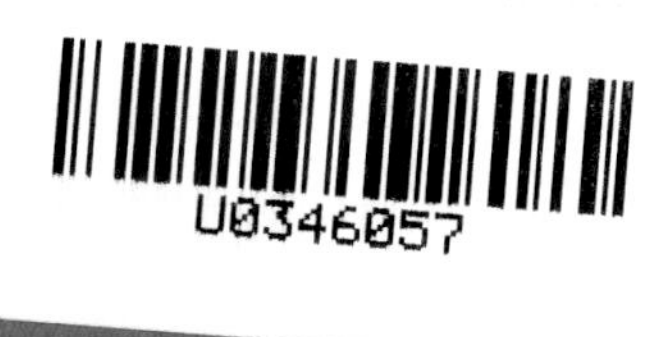
U0346057

本套丛书被国家新闻出版广电总局评为：
向全国推荐优秀古籍整理图书

□明清名医全书大成

李时珍医学全书

主　　编　柳长华
副 主 编　徐春波　王振国　李玉清　刘士杰
编写人员　柳长华　徐春波　王振国　李玉清
　　　　　成建军　玄振玉　陈　婷　刘士杰

中国中医药出版社

·北　京·

图书在版编目（CIP）数据

李时珍医学全书/柳长华主编．—2版．—北京：中国中医药出版社，2015.2（2020.6重印）
（明清名医全书大成）
ISBN 978－7－5132－2325－6

Ⅰ．①李…　Ⅱ．①柳…　Ⅲ．①中国医药学－古籍－中国－明代
Ⅳ．①R2－52

中国版本图书馆CIP数据核字（2015）第013821号

中国中医药出版社出版
北京经济技术开发区科创十三街31号院二区8号楼
邮政编码　100176
传真　010 64405750
山东临沂新华印刷物流集团有限责任公司印刷
各地新华书店经销
*
开本 787×1092　1/16　印张 107.25　字数 2736 千字
2015年2月第2版　2020年6月第2次印刷
书　号　ISBN 978－7－5132－2325－6
*
定价　490.00元
网址　www.cptcm.com

如有印装质量问题请与本社出版部调换（010 64405510）

社长热线　010 64405720
购书热线　010 64065415　010 64065413
微信服务号　zgzyycbs
书店网址　csln.net/qksd/
官方微博　http://e.weibo.com/cptcm
淘宝天猫网址　http://zgzyycbs.tmall.com

明清名医全书大成丛书编委会

前　言

《明清名医全书大成》系列丛书是集明清30位医学名家医学著作而成。中医药学是一个伟大的宝库，其学术源远流长，发展到明清时期，已日臻成熟，在继承前代成就的基础上，并有许多发展，是中医的鼎盛时期。突出表现在：名医辈出，学派林立，在基础学科和临床各科方面取得了很大成就，特别是本草学和临床学尤为突出。同时著书立说很活跃，医学著作大量面世，对继承发扬中医药学起到了巨大的推动作用。

本草学在明代的发展达到了空前的高峰，其著述之多，内容之丰，观点之新，思想之成熟，都是历代难以与之媲美的。尤其是明代李时珍的《本草纲目》被誉为“天下第一药典”。全书52卷、62目，载药1892种，附本草实物考察图谱1110幅，附方万余首。他“奋编摩之志，僭纂述之权”，“书考八百余家”，“剪繁去复，绳谬补遗，析族区类，振纲分目”，在药物分类、鉴定、生药、药性、方剂、炮制、编写体例等许多方面均有很大贡献，其刊行以来，受到国内外医药界的青睐，在中国药学史上起到了继往开来的作用，多种译本流传于世界诸多国家，其成就已远远超出医药学的范围，曾被英国生物学家达尔文誉为“中国的百科全书”。除时珍之卓越贡献之外，还有缪希雍的《神农本草经疏》，是对《神农本草经》的阐发和注释，与其一生药学经验的总结，详明药理及病忌、药忌，为明代本草注疏药理之先。更有清代张璐的《本经逢原》，其药物分类舍弃《神农本草经》三品窠臼，而遵《本草纲目》按自然属性划分，体例以药物性味为先，次以主治、发明，内容广泛，旁征博引，参以个人体会。全书以《神农本草经》为主，引申发明，凡性味效用，诸家治法以及药用真伪优劣的鉴别，都明确而扼要地作了叙述，使“学人左右逢源，不逾炎黄绳墨”而“足以为上工”也。另外，尚有薛己的《本草约言》，汪昂的《本草备要》，徐灵胎之《神农本草经百种录》，陈修园之《神农本草经读》，张志聪之《本草崇原》等，这些书也都各具特点，流传甚广。

明清时期基础理论的研究仍以《内经》以来所形成的自发唯物论和朴素辩

证法理论体系为基础，不断地总结医疗实践经验，有所发明，有所创造，从不同方面丰富和发展了中医学的理论。如明代的张景岳等十分强调命门在人体的重要作用，把命门看成是人体脏腑生理功能的动力，并受朱震亨相火论的影响，把命门、相火联系起来，在临床上对后世医学有相当影响。清代叶天士、吴鞠通、王孟英等对温热病发生、发展规律的探讨，以及对卫气营血辨证和三焦辨证的创立等。关于人体解剖生理的认识：有些医家对脑的功能有新的记述。如李时珍有“脑为元神之府”，汪昂记有“人之记性在脑”，喻嘉言有“脑之上为天门，身中万神集会之所”等记述，对于中医学理论体系的丰富和发展，都作出了很大的贡献。

临床各科在明清时期得到了很大发展，因此时医学十分注意临床观察，临床经验丰富。很多医家都非常重视辨证论治及四诊八纲，如李时珍的《濒湖脉学》，是这一时期重要的脉学著作，该书以歌诀形式叙述介绍了27种脉象，便于学习、理解、诵读和记忆，流传甚广。孙一奎在《赤水玄珠·凡例》中概括地指出：“凡证不拘大小轻重，俱有寒热、虚实、表里、气血八个字。苟能于此八个字认得真切，岂必无古方可循?”张景岳在《景岳全书》中强调以阴阳为总纲，以表里、虚实、寒热为六变。他使中医基础理论和临床实践结合得更加紧密，形成了理、法、方、药的完整理论体系。

内科医著明清时期很多。薛立斋的《内科摘要》一书，首开中医“内科”书名之先河。也正式明确中医内科的概念，使内科病证的诊治有了很大提高。具有代表性的著作有王肯堂的《证治准绳》，张景岳的《景岳全书》等。从学术理论方面，以温补学派的出现和争论为其特点。其主要倡导者有薛立斋、孙一奎、张景岳、李中梓等，主要观点是重视脾肾。薛立斋注重脾肾虚损证，重视肾中水火和脾胃的关系，因而脾肾并举，注重温补。温补派的中坚张景岳的《类经附翼》《景岳全书》，原宗朱震亨说，后转而尊崇张元素和李杲，反对朱说，力倡“阳非有余，阴常不足”。极力主张温补肾阳在养生和临床上的重要性。李中梓则在薛立斋、张景岳的影响下，既重视脾胃，也重滋阴养阳。温补之说，成为明清时期临床医学发展上的一大特点。

温病学派的兴起是明清时期医学的突出成就之一。叶天士的《温热论》，创温病卫气营血由表入里的传变规律，开卫气营血辨证论治法则。吴鞠通的《温病条辨》，乃继承叶氏温病学说，但提出了温病的传变为“三焦由上及下，由浅入深”之说，成为温病三焦辨证的起始。其他如王孟英的《温热经纬》等著作都丰富了温病学说。

骨伤科、外科在明清时期也有了一定的发展。这一时期外科闻名的医家和医学专著空前增多。如薛立斋的《外科枢要》，汪石山的《外科理例》等，记述外科病证，论述外科证治，各有特点。骨伤科有王肯堂的《疡医证治准绳》，是继《普济方》之后对骨伤科方药诊治的进一步系统归纳。

妇产科在明清时期发展很快，成就比较显著。如万密斋的《广嗣纪要》对影响生育的男女生殖器畸形、损伤，以及妊娠等做了记述。薛立斋在《保婴撮要》中强调妇科疾病之养正，记述有烧灼断脐法，以预防脐风；王肯堂的《女科证治准绳》收录和综合前人对妇产科的论述。武之望的《济阴纲目》列述了经、带、胎、产等项，纲目分明，选方实用。

儿科在明清时期内容较前更加充实，专著明显增多。如万密斋的《全幼心鉴》《幼科发挥》《育婴秘诀》《广嗣纪要》《痘疹世医心法》等儿科专著，继承了钱乙之说，强调小儿肝常有余，脾常不足的特点，治疗重视调补脾胃，除药物外，还注意推拿等法。王肯堂的《幼科证治准绳》综合历代儿科知识，采集各家论述，对麻痘、热症等多种小儿疾病论述颇详，流传甚广。

眼、耳鼻咽喉及口腔科在这一时期也有一定的进展。如王肯堂的《证治准绳》论述眼疾 171 症，详述证治，是对眼病知识的较好汇集。薛立斋的《口齿类要》记述口、齿、舌、唇、喉部的疾患，注重辨证治疗，简明扼要，介绍医方 604 首，为现存以口齿科为名的最早专书之一。

气功及养生方面，在此期也较为重视，出现了不少有影响、有特色的养生学专著。如万密斋的《养生四要》。张景岳在《类经·摄生》中也阐发了《内经》的有关养生论述，对养神和养形做了精辟论述，富有唯物辩证精神。另如叶天士在《临证指南医案》中记述 300 例老年病的验案，强调颐养功夫，寒温调摄和戒烟酒等。

清朝末年，西方医学开始传入中国，因此，西医学术对中医学术产生很大影响，在临床上中西医病名相对照，并以此指导临床诊治，中西医汇通学派形成。如其代表人物唐容川，立足中西医汇通，发扬祖国医学，精研中医理论，遵古而不泥古，建立了治疗血证的完整体系。

综上所述，明清时期名医辈出，医学确有辉煌成就，在中医药学发展的长河中占有重要的位置，这就是我们编辑出版《明清名医全书大成》之目的所在。

全书共收录了 30 位医家，集成 30 册医学全书，其中明代 13 位，清代 17

位。收录原则为成名于明清时期（1368～1911）的著名医家，其医学著作在两部以上（包括两部）；每位医家医学全书的收书原则：医家的全部医学著作；医家对中医经典著作（《内经》《难经》《神农本草经》《伤寒论》《金匮要略》）的注疏；其弟子或后人整理的医案。整理本着搞清版本源流、校注少而精，做到一文必求其确。整理重点在学术思想研究部分，力求通过学术思想研究达到继承发扬的目的。

本书为新闻出版署"九五"重点图书之一，在论证和编写过程中，得到了马继兴、张灿玾、李今庸、郭霭春、李经纬、余瀛鳌、史常永等审定委员的指导和帮助，在此表示衷心感谢。本书30位主编均为全国文献整理方面有名望的学科带头人，经过几年努力编撰而成。虽几经修改，但因种种原因，如此之宏篇巨著错误之处在所难免，敬请各位同仁指正。

编著者

1999年5月于北京

内容提要

李时珍（公元1518～1593年），字东璧，号濒湖，蕲州人。李时珍是明代以来有重要影响的一位医药学家，他临床经验丰富，重视对本草学的研究，一生著述颇多。根据书目与文献的记载，著有《本草纲目》《奇经八脉考》《濒湖脉学》《命门考》《三焦客难》《濒湖医案》《濒湖集简方》《五藏图论》等。本书乃将李氏存世的《本草纲目》《奇经八脉考》《濒湖脉学》三种，汇为一编，名为《李时珍医学全书》。

校注说明

李时珍（公元1518～1593），字东璧，号濒湖，蕲州人。李时珍是明代以来有重要影响的一位医药学家，他临床经验丰富，重视对本草学的研究，一生著述颇多。最有影响的著作为《本草纲目》。又著有《濒湖医案》《濒湖脉学》《奇经八脉考》《五藏图论》《三焦客难》《命门考》《濒湖集简方》及《薖所馆诗话》。今所存者，惟《本草纲目》《濒湖脉学》《奇经八脉考》三种。

《李时珍医学全书》是大型丛书《明清名医全书大成》中的一种，今收集存世的李时珍医学著作共三种，详为校注，汇为一编。本次整理研究，是遵照《明清名医全书大成》的编写细则而进行工作，今将此次校注的有关情况说明如下。

一、版本的选择使用

（一）《本草纲目》

《本草纲目》于万历六年成书以后，由于卷帙浩大，未能即时付梓。直到万历十八年始由南京胡成龙刊刻，至二十一年刻成，即后世所称之“金陵本”。此书一经问世，即广为流通，版刻浸多，明清二代，见于著录的各种版本就有60余种。今检其要者，略作说明。

1．胡成龙金陵刻本

今存之金陵本，版框高200毫米，宽138毫米，半页12行，行24字，单鱼尾，版心刻书名卷次，四周单边。全书共52卷，附图二卷。首有王世贞序，次列辑书姓氏，次为附图，附图后为本草纲目总目并李时珍所撰凡例一篇。金陵本虽为初刻本，但刊刻之质量并不好。其字体虽为书写上板，但书匠之气甚为明显，文字不整，且版面拥挤。刻板所用之基材亦不佳，字迹多有漫漶不清之处，字与字之间多有空缺之处，但文字并不见缺。最为突出的是文字的脱误较多。今金陵本存世已不多，已知有七部。国内存两部，一部存中国中医研究院图书馆，一部存上海市图书馆；日本存有三部，一部藏京都大森纪念文库，一部存伊藤笃太郎博士手中，一部存日本内阁文库；德国皇家图书馆藏一部；美国国会图书馆藏一部。

金陵本刻成之后，印数并不多。根据王重民先生《中国善本书提要》记载，另有一种摄元堂本，乃金陵本的重刊本。其中指出，此本“即金陵胡承龙原刻原板，盖崇祯年间售与新安程嘉祥摄元堂，故题衔均有剜改。辑书姓氏改为校书姓氏，云：新安婺源县后学程嘉祥少岐甫较正重刻，赐进士出身中宪大夫江西袁州府知府前礼部郎中伯程汝继简阅，山东济南府邹平县儒学教谕叔程升校正，徽州府儒学廪生程士玉同较，歙县门人宋宗殷惟存甫同阅。附图改题为：新安婺源县后学程嘉祥集，徽州府儒学廪生程士玉、徽州府歙县门人宋宗殷同校。卷内有：金氏图书之记、南明斋等印记。有程国祥序、王世贞序、程升序、程嘉祥序。称程嘉祥较正重刻，实则除补三篇序文，全书所补不过三数版片，既未较正，尤非重刻也。”又据王重民《中国善本书提要》，摄元堂本至少刊刻过两次，其中一本高201毫米，宽138毫米，序次为王世贞序，程国祥序，程升序，程嘉祥序，卷内有“金氏图书之记”、“南溟斋”等印记；另一本高200毫米，宽135毫米，序次为程国祥序，王世贞序，程升序，程嘉祥序，卷内有“金氏图书之记”、“南溟斋”等印记。此二种版本今均未见。

2. 江西夏良心刻本

由于金陵本刻工不佳，至万历三十一年，江西都察院右副都御史夏良心等旋即进行重刻。其在刻书序中称：“《本草纲目》一书，虽人皆称善，然初刻未工，图画漫漶，行之不广，故与江西按察使张鼎思商议并集资，于万历癸卯（公元1603年）正月，以金陵本为底本进行重刻，是年六月峻工。此本版框高222毫米，宽150毫米，半页9行，行20字，花口，四周单边，书口下记有刻工姓氏及字数。此本除原载的王世贞序外，新增夏良心、张鼎思“重刻本草纲目叙”及李建元“进本草纲目疏”。书后附刻李时珍《濒湖脉学》与《奇经八脉考》。江西本是金陵本的第一次重刻本，与初刻所距时日甚短。重刻者虽改正了原本中的某些脱误，但大多承讹袭谬，且又新增许多新的错误。但此版本为官刻，流通较广，后人亦多据此版本进行复刻。今存者主要有万历三十四年杨道会湖北刻本、明·梅墅烟萝阁刻本、清顺治十四年张朝璘刻本、康熙二十三年金阊绿荫堂刻本等。

3. 湖北晋江杨道会刻本

此本刻于万历三十四年丙午（公元1606年）。此书卷首有湖广布政使杨道会及钦差湖广提学副使董其昌序。董序云：“蕲州李君悉加集结，凡五十二卷。会西蜀陈文献公请修一代方技传，丁酉（1597）三殿灾，史事中辍。其副本一锲于江右。楚方伯四明薛公，温陵杨公相与谋曰：此楚人之弓也，不当楚人得之乎？虽校雠缮写，以镘金剞劂成书。”此本版框高224毫米，宽150毫米，每半页9行，行20字。前有杨道会序、董其昌序、王世贞序、李建元进书疏。药图为江西本图二卷，附刊有《濒湖脉学》《奇经八脉考》。此本是在江西本的基础上而重刻。

4. 武林钱蔚起六有堂刻本

此本刻于崇祯庚辰（公元1640年），是以江西本为底本的重刻本。卷首除江西本所载外，另有钱蔚起重刻《本草纲目》小引，扉叶有“重订本草纲目，翻刻千里必究，武林钱衙藏版”之题记。版框高215毫米，宽140毫米，每半页9行，每行20字，药图析为三卷。此版本的特点是板刻工整，所以流通较广。清代重刻的各种版本，大多以此为底本。如吴毓昌太和堂本、张云中本、书业堂本、绿荫堂本、芥子园本、三乐斋本、务本堂本、英德堂本等。但此版本沿袭了江西本的讹误，并新增了许多讹误。

5. 张氏味古斋刻本

此本刻于光绪十一年（公元1885年），由合肥张绍棠等校订刊行。扉页题“光绪乙酉夏合肥张氏味古斋重校刊德清俞樾署检”，次为张朝璘序、黎元宽序、李明睿序、熊文举序、李元鼎序、吴毓昌序、吴本泰序、吴太冲序、钱蔚起小引、夏良心序、张鼎思叙、王世贞序、李建元进疏，书后附《濒湖脉学》《奇经八脉考》《本草万方针线》及清赵学敏的《本草纲目拾遗》。张氏因患坊刻之《本草纲目》多因仍讹误，遂重为锲板。此本既经张氏等校订，在文字上与金陵本、江西本出入较大。张氏在《重订本草纲目序》中称“经文集解之舛误者，据依古书检核善本”而加以订正，但相当一部分异文，则是因文义有疑而辄为改正。所以，其中据理而校改的内容较多。张氏等所校订，均径改文字，其中虽多有称善者，但以不误为误者亦比比焉。除文字的改订之外，对卷前的附图亦做了较大的改动。张氏味古斋本对文字和附图的校订，就一般读者来说，其阅读和使用更为便利，加之板刻精良，流通甚广。清代中叶以后的大多数版本，即是在此基础上进行翻刻的。

金陵本以后的各种重刻本，较有代表性的刊本主要有三种。一是明万历三十一年（公元1603年）江西夏良心等重刊本；二是崇祯十三年（公元1640年）钱蔚起以夏本为底本的重刊本；三是光绪十一年（公元1885年）张绍棠的校刻本。可以认定，后出的各种翻刻本，都是从金陵本衍化而来，所以，校勘的价值并不高。本次整理研究，即以金陵本为底本，以上述三种版本为校本。又《本草纲目》是李时珍在《证类本草》的基础上编撰的，并参考和引用了大量的古今医学和经史文献。今则以《政和重修经史证类备用本草》（今称《证类本草》）为主要校本，另凡徵引所及，例得备书。

（二）《奇经八脉考》

此书《明史·艺文志》已行著录，作“《奇经八脉考》一卷”。较早的著录见于明末清初的《千顷堂书目》，亦作一卷。《郑堂读书记》著录并解释说：“《奇经八脉考》一卷，《本草纲目》附刊本，明·李时珍撰。《四库全书》著录，《明史·艺文志》亦载之。奇经八脉者，其名出于《难经》，而其论原于《素问》，以非十二经之正，故谓之奇经也。东璧以八脉散在群书者，略而不悉，医不知此，罔探病机，乃参考诸说，萃集成编。前为奇经八脉总说，次分八脉，阴维脉、阳维脉、阴跻脉、阳跻脉、冲脉、任脉、带脉、气口九道十则，各详其证治，并附以九道脉图及说，阐发《内经》之旨。从此，八脉明而脉理尽矣。脉理尽而病无不察，可以穷治之之方矣。较之滑伯仁《十四经发挥》更加精核。末又有释音一篇，当出于东璧自作云。”《万卷精华楼藏书记》著录并解释说：“《奇经八脉考》一卷，明·李时珍撰。通行本，与《本草纲目》合刊，未见单行本。前有张鼎思序，引书目六十五种，后有释音。”此书是一部论述经络学说的专著。今存最早的刻本是明·万历三十一年夏良心等《本草纲目》的附刻本，因此，今存世的本子比较多。单行本主要有清书业堂刻本等。此次整理研究，即以明·万历三十一年夏良心等附刻本为底本，以书业堂本等为校本。

（三）《濒湖脉学》

此书《明史·艺文志》即有著录，作“《濒湖脉学》一卷。”较早的著录见于明末清初的《千顷堂书目》，亦作一卷。此书是一部脉学专著。明代行世的脉学书，流通较广的是托名王叔和的《脉诀》。李时珍认为此书谬误较多，学者习诵以为权舆，而终不能明脉理。于是参考其父所著之《四诊发明》，而作此书。《郑堂读书记》著录并解释说：“是编乃专辨《脉诀》之误而作。东璧以宋之俗子杜撰《脉诀》，鄙陋纰缪，戴同父启宗尝刊其误，因钞撮其父月池言闻《四诊发明》之精要，以刊伪本《脉诀》之误。并分脉为二十七种，剖析毫厘，极为精密。于体状、相类、主病三者，俱作七言歌括，所以便习诵也。后附宋崔希范嘉彦所著《四言举要》一篇及诸家考证《脉诀》之说。凡四目：一曰《脉诀》非叔和书；二曰七表八里九道之非；三曰男女辨位；四曰脏腑部位，皆所以互相发明也。与同父《脉诀刊误》三卷同一攻击《脉诀》之书。《脉诀》行而《脉经》隐。《脉诀》之误既明，《脉经》其可复乎。书成于嘉靖甲子，自为小引，并载考证书目。此与《奇经八脉考》俱附刊于《本草纲目》后。前有张鼎思重刻序，但称癸卯而不著纪年。以其时考之，当属万历三十一年。”《万卷精华楼藏书记》著录并解释说：“《濒湖脉学》一卷，明·李时珍撰。通行本，与《本草纲目》合刊。前有自序。是书辨宋人高阳生伪《诀》之误，附以崔真人《四言脉诀》及诸家考证之说。分脉为二十七种，辨别极细，最便初学，八脉考尤能发前人所未发。”其中所称“诸家考证《脉诀》之说”，即今存之《脉诀考证》一篇。李时珍在此篇内引了七家之说，意在纠正《脉诀》中的错误。今之通行本，将此篇析出，则《四言脉诀》后竟缺之。此篇之内容不足三千言，从来未有单行，今之整理，仍附于卷末。又《濒湖脉学》初由夏良心、张鼎思等附刻于《本草纲目》之后，因此，今存世的本子比较多。单行的本子较早为咸丰三年双梧书室本、光绪五年扫叶山房本等。此次整理研究，即以明·万历三十一年夏良心等附刻本为底本，以双梧书室本和扫叶山房本为校本。

二、整理研究方法

1. 凡有所校改，必有依据。底本中的脱误衍倒等问题，均据别本予以校正，并出校记说明。无别本可依者，则据文理和前后之文例予以校正，并出校记说明。

2. 考李时珍引用文献，皆以简明实用为原则，故对所引之内容，往往私以去取，以致引文之内容与原文献出入甚大。此次校勘，凡属节引、意引而无损文义者，仍存其旧；文义不足者，则据原书予以补入；对有明显错误者，则据原书予以校正，均出校记说明。

3. 凡异体字、俗字均径改为通行之简体字，如笴作笋、藷作薯、梯作柿、莓作莼、椶作粽、濇作涩、颇作领、姙作妊、靓作睹等，不出校记。明显的错字，如研末作研未、树梢作树稍、六经作大经、梅师作海师等，均予径改，不出校记。

4. 底本中的通假字均予保留，并出校记说明。

5. 注释仅限于对生僻之字词之解释。

6. 为保持底本之面貌，凡药物的用量，不做改动；有毒之药物，如细辛、斑蝥等，其用量有偏重者，请参考现代常规用量而使用；某些禁止使用的动物药如犀角、虎骨等，请使用其代用品。

10. 原书卷首有药物附图，本为鉴别之用，今无实用价值，故未收入。

10. 原书无标点，今采用国家颁布的《标点符号用法》进行标点。

11. 有关李时珍的生平与学术思想等问题，请参考书后所附之作者学术思想研究。

12. 为体现建国以来学者们对李时珍医学著作的研究概况，谨将有关论文题录附于书末。

柳长华

1999年5月于山东中医药大学

总 目 录

本 草 纲 目

序

纪[①]称望龙光[②]，知古剑；觇宝气，辨明珠。故萍实商羊[③]，非天明[④]莫洞。厥后博物称华[⑤]，辨字称康[⑥]，析宝玉称倚顿[⑦]，亦仅仅晨星耳。楚蕲阳李君东璧，一日过予弇山园[⑧]谒予，留饮数日。予窥其人，睟然貌也，癯然身也，津津然谈议也，真北斗以南一人。解其装，无长物，有《本草纲目》数十卷。谓予曰：时珍，荆楚鄙人也，幼多羸疾，质成钝椎，长耽典籍，若啖蔗饴。遂渔猎群书，搜罗百氏，凡子史经传，声韵农圃，医卜星相，乐府诸家，稍有得处，辄著数言。古有《本草》一书，自炎皇及汉、梁、唐、宋，下迨国朝，注解群氏旧矣。第其中舛谬差讹遗漏，不可枚数，乃敢奋编摩之志，僭纂述之权。岁历三十稔，书考八百余家，稿凡三易。复者芟之，阙者缉之，讹者绳之。旧本一千五百一十八种，今增药三百七十四种，分为一十六部，著成五十二卷，虽非集成，亦粗大备，僭名曰《本草纲目》，愿乞一言，以托不朽。予开卷细玩，每药标正名为纲，附释名为目，正始也。次以集解、辨疑、正误，详其土产形状也。次以气味、主治、附方，著其体用也。上自坟典，下及传奇，凡有相关，靡不备采。如入金谷之园，种色夺目；如登龙君之宫，宝藏悉陈；如对冰壶玉鉴，毛发可指数也。博而不繁，详而有要，综核究竟，直窥渊海。兹岂仅以医书觏哉。实性理之精微，格物之通典，帝王之秘录，臣民之重宝也。李君用心嘉惠何勤哉。噫！碔玉莫剖，朱紫相倾，弊也久矣。故辨专车之骨[⑨]，必俟鲁儒；博支机之石[⑩]，必访卖卜。予方著《弇州卮言》，恚博古如丹铅卮言[⑪]后乏人也，何幸睹兹集哉。兹集也，藏之深山石室无当，盍锲之，

---

① 纪：史籍记载帝王事迹之记。

② 龙光：宝剑之光。

③ 萍实商羊：萍实，萍蓬草之实。《孔子家语·致思》："楚昭王渡江，江中有物大如斗，圆而赤，直触王舟，舟人取之，王大怪之。使使聘于鲁，问于孔子。孔子曰：此为萍实也，可剖而食之，吉祥也，惟霸者为能获焉。"商羊，鸟名。《说苑·辨物》："齐有飞鸟，一足来下，止于殿前，舒翅而跳，齐侯大怪之。又使聘问孔子。孔子曰：此名商羊。急告民，趣治沟渠，天将大雨。于是，天果大雨。"

④ 天明：谓神而明之者，此指孔子。

⑤ 博物称华：晋·张华之《博物志》。

⑥ 辨字称康：东汉·郑康成之文字训诂。

⑦ 倚顿：人名，鲁人能识玉理者。

⑧ 弇山园：明·王世贞之室名。

⑨ 专车之骨：谓骨之大也。《国语·鲁语下》："吴伐越，堕会稽，获骨焉，节专车。吴子使来好聘，且问之仲尼，曰：无以吾命。宾发币于大夫，及仲尼，仲尼爵之。既彻俎而宴，客执骨而问曰：敢问骨何为大？仲尼曰：丘闻之：昔禹致群神于会稽山，防风氏后至，禹杀而戮之，其骨节专车，此为大矣。"

⑩ 支机之石：相传为织女之石。宋之问《明河篇》："更将织女支机石，还问成都卖卜人。"

⑪ 卮言：支离无首尾之言。

以共天下后世味《太玄》如子云[①] 者。

时万历岁庚寅春上元日弇州山人凤洲王世贞拜撰。

① 子云：东汉扬雄之字。

凡　例

《神农本草》三卷，三百六十种，分上、中、下三品。梁·陶弘景增药一倍，随品附入。唐、宋重修，各有增附，或并或退，品目虽存，旧额淆混，义意俱失。今通列一十六部为纲，六十类为目，各以类从。三品书名，俱注各药之下，一览可知，免寻索也。

旧本玉、石、水、土混同，诸虫、鳞、介不别，或虫入木部，或木入草部，今各列为部，首以水、火，次之以土，水、火为万物之先，土为万物母也。次之以金、石，从土也。次之以草、谷、菜、果、木，从微至巨也。次之以服、器，从草木也。次之以虫、鳞、介、禽、兽，终之以人，从贱至贵也。

药有数名，今古不同，但标正名为纲，余皆附于释名之下，正如始也。仍注各本草名目，纪原也。

唐、宋增入药品，或一物再出三出，或二物三物混注，今俱考正分别归并，但标其纲，而附列其目。如标龙为纲，而齿、角、骨、脑、胎、涎皆列为目；标粱为纲，而赤、黄粱米皆列为目之类。

诸品首以释名，正名也。次以集解，解其出产、形状、采取也。次以辨疑、正误，辨其可疑，正其谬误也。次以修治，谨炮炙也。次以气味，明性也。次以主治，录功也。次以发明，疏义也。次以附方，著用也。或欲去方，是有体无用矣。旧本附方二千九百三十五，今增八千一百六十一。

唐、宋以朱墨圈盖分别古今，经久讹谬，今既板刻，但直书诸家本草名目于药名、主治之下，便览也。

诸家本草，重复者删去，疑误者辨正，采其精粹，各以人名书于诸款之下，不没其实，且是非有归也。

诸物有相类而无功用宜参考者，或有功用而人卒未识者，俱附录之。无可附者，附于各部之末。盖有隐于古而显于今者，如莎根即香附子，陶氏不识而今则盛行，辟虺雷昔人罕言，而今充万物之类，虽冷僻不可遗也。

唐、宋本所无，金、元、我明诸医所用者，增入三十九种。时珍续补三百七十四种。虽曰医家药品，其考释性理，实吾儒格物之学，可裨《尔雅》、《诗疏》之缺。

旧本序例重繁，今止取神农为正，而旁采《别录》诸家附于下，益以张、李诸家用药之例。

古本百病主治药，略而不切，王氏《集要》、祝氏《证治》亦约而不纯，今分病原列之，以便施用，虽繁不紊也。

神农旧目及宋本总目，附于例后，存古也。

凡例

目　　录

本草纲目石部第十一卷

石之五

本草纲目草部第十二卷

草之一

本草纲目草部第十三卷

草之二

本草纲目草部第十四卷

草之三

① 芷：此下原有“香”字，衍文，今据正文名删。

本草纲目草部第十五卷

草之四

① 草：原作“根”，字误，今据正文名改。

本草纲目草部第十六卷

草之五

本草纲目草部第十七卷

草之六

本草纲目草部第十八卷

草之七

本草纲目草部第十九卷

草之八

本草纲目谷部第二十四卷

谷之三

本草纲目谷部第二十五卷

谷之四

本草纲目菜部第二十六卷

菜之一

本草纲目菜部第二十七卷

菜之二

本草纲目菜部第二十八卷

菜之三

菜之四

本草纲目果部第二十九卷

本草纲目果部第三十卷

本草纲目果部第三十一卷

本草纲目果部第三十二卷

果之四

本草纲目果部第三十三卷

果之五

果之六

本草纲目木部第三十四卷

木之一

本草纲目木部第三十五卷

木之二

本草纲目木部第三十六卷

木之三

本草纲目木部第三十七卷

本草纲目服器部第三十八卷

服器之一

服器之二

本草纲目虫部第四十二卷

虫之四

本草纲目鳞部第四十三卷

鳞之一

鳞之二

本草纲目鳞部第四十四卷

鳞之三

鳞之四

本草纲目介部第四十五卷

介之一

本草纲目禽部第四十九卷

禽之三

禽之四

本草纲目兽部第五十卷

兽之一

本草纲目兽部第五十一卷

兽之二

兽之三

兽之四

本草纲目人部第五十二卷

人之一

本草纲目序例目录第一卷

序　　例

本草纲目序例第一卷

序例上

历代诸家本草

神农本草经〔掌禹锡曰〕旧说本草经三卷，神农所作，而不经见，汉书艺文志亦无录焉。汉平帝纪云：元始五年，举天下通知方术本草者所在，轺传遣诣京师。楼护传称：护少诵医经本草方术数十万言。本草之名盖见于此。唐李世勣等以梁七录载神农本草三卷，推以为始。又疑所载郡县有后汉地名，似张机、华佗辈所为，皆不然也。按淮南子云：神农尝百草之滋味，一日而七十毒。由是医方兴焉。盖上世未著文字，师学相传，谓之本草。两汉以来，名医益众，张华辈始因古学附以新说，通为编述，本草由是见于经录也。〔寇宗奭曰〕汉书虽言本草，不能断自何代而作。世本淮南子虽言神农尝百草以和药，亦无本草之名。惟帝王世纪云：黄帝使岐伯尝味草木，定本草经，造医方以疗众疾。乃知本草之名，自黄帝始。盖上古圣贤，具生知之智，故能辨天下品物之性味，合世人疾病之所宜。后世贤智之士，从而和之，又增其品焉。〔韩保升曰〕药有玉石、草、木、虫、兽，而云本草者，为诸药中草类最多也。

名医别录〔李时珍曰〕神农本草药分三品，计三百六十五种，以应周天之数。梁·陶弘景复增汉、魏以下名医所用药三百六十五种，谓之名医别录，凡七卷。首叙药性之源①，论病名之诊②，次分玉石一品，草一品，木一品，虫兽一品③，果菜一品，米食一品，有名未用三品。以朱书神农，墨书别录，进上梁武帝。弘景字通明，宋末为诸王侍读，归隐勾曲山，号华阳隐居，武帝每咨访之，年八十五卒，谥贞白先生。其书颇有裨补，亦多谬误。〔弘景自序曰〕隐居先生在乎茅山之上，以吐纳余暇，游意方技，览本草药性，以为尽圣人之心，故撰而论之。旧称神农本经，予以为信然。昔神农氏之王天下也，画八卦以通鬼神之情，造耕种以省杀生之弊，宣药疗疾，以拯夭伤之命。此三道者，历众圣而滋彰。文王、孔子，彖、象、繇、辞，幽赞人天。后稷、伊尹，播厥百谷，惠被群生。岐、黄、彭、扁，振扬辅导，恩流含气。岁逾三千，民到于今赖之。但轩辕已前，文字未传，药性所主，当以识识相因，不尔，何由得闻。至于桐、雷，乃著在编简。此书应与素问同类，但后人多更修饬之尔。秦皇所焚，医方、卜术不预，故犹得全录，而遭汉献迁徙，晋怀奔迸，文籍焚糜，十不遗一。今之所存，有此三卷。其所出郡县乃后汉时

---

① 源：《本草经集注》作“本源”，《证类本草》卷一作“源本”，义同。

② 诊：《本草经集注》《证类本草》卷一作“形诊”二字。

③ 虫兽一品：此四字原脱，今据《本草经集注》及《证类本草》卷一补。

制，疑仲景、元化等所记。又有桐君采药录，说其花叶形色。药对四卷，论其佐使相须。魏、晋以来，吴普、李当之等更复损益。或五百九十五，或四百四十一，或三百一十九，或三品混糅，冷热舛错，草石不分，虫兽无辨，且所主治，互有得失。医家不能备见，则智识有浅深。今辄苞综诸经，研括烦省，以神农本经三品合三百六十五为主，又进名医别[①]品亦三百六十五，合七百三十种。精粗皆取，无复遗落，分别科条，区畛物类，兼注诏时用，土地所出及仙经道术所须，并此序录[②]，合为七卷。虽未足追踵前良，盖亦二家撰制，吾去世之后，可贻诸知音尔。

桐君采药录〔时珍曰〕桐君，黄帝时臣也。书凡二卷，纪其花叶形色，今已不传。后人又有四时采药、太常采药时月等书。

雷公药对〔禹锡曰〕北齐徐之才撰。以众药名品、君臣、性毒、相反及所生疾病，分类记之。凡二卷。〔时珍曰〕陶氏前已有此书，吴氏本草所引雷公是也。盖黄帝时雷公所著，之才增饰之尔。之才丹阳人，博识善医，历事北齐诸帝得宠，仕终尚书左仆射，年八十卒，赠司徒，封西阳郡王，谥文明。北史有传。

李氏药录〔保升曰〕魏·李当之，华佗弟子。修神农本草三卷，而世少行。〔时珍曰〕其书散见吴氏、陶氏本草中，颇有发明。

吴氏本草〔保升曰〕魏·吴普，广陵人，华佗弟子。凡一卷。〔时珍曰〕其书分记神农、黄帝、岐伯、桐君、雷公、扁鹊、华佗、李氏所说，性味甚详，今亦失传。

雷公炮炙论〔时珍曰〕刘宋时雷敩所著，非黄帝时雷公也。自称内究守国安正公，或是官名也。胡洽居士重加定述。药凡三百种，为上中下三卷。其性味、炮炙、熬煮、修事之法多古奥，文亦古质，别是一家，多本于乾宁晏先生。其首序论述物理，亦甚幽玄，录载于后。乾宁先生名晏封，著制伏草石论六卷，盖丹石家书也。

唐本草〔时珍曰〕唐高宗命司空英国公李勣等修陶隐居所注神农本草经，增为七卷。世谓之英公唐本草，颇有增益。显庆中，右监门长史苏恭重加订注，表请修定。帝复命太尉赵国公长孙无忌等二十二人与恭详定。增药一百一十四种，分为玉石、草、木、人、兽、禽、虫鱼、果、米谷、菜、有名未用十一部，凡二十卷，目录一卷，别为药图二十五卷，图经七卷，共五十三卷，世谓之唐新本草。苏恭所释虽明，亦多驳误。礼部郎中孔志约序曰：天地之大德曰生，运阴阳以播物；含灵之所保曰命，资亭育以尽年。蛰穴栖巢，感物之情盖寡；范金揉木，逐欲之道方滋。而五味或爽，时昧甘辛之节；六气斯沴，易愆寒燠之宜。中外交侵，形神分战。饮食伺衅，成肠胃之眚；风湿候隙，构手足之灾。机缠肤腠，莫之救止，渐固膏肓，期于夭折。暨炎辉纪物，识药石之功；云瑞名官，穷诊候之术。草木咸得其性，鬼神无所遁情。刳麝剸犀，驱泄邪恶；飞丹炼石，引纳清和。大庇苍生，普济黔首，功侔造化[③]，恩迈裁成。日用不知，于今是赖。岐、和、彭、缓，腾绝轨于前；李、华、张、吴，振英声于后。昔秦政煨燔，兹经不预；永嘉丧乱，斯道尚存。梁

---

① 别：《本草经集注》及《证类本草》卷一均作“副”，此字异而义同。

② 录：原脱，今据《本草经集注》及《证类本草》卷一补。

③ 化：原作“凡”，字误，今据《证类本草》卷一改。

陶弘景雅好摄生，研精药术，以为本草经者，神农之所作，不刊之书也。惜其年代浸远，简编残蠹，与桐、雷众记颇或踳驳。兴言撰缉，勒成一家，亦以雕琢经方，润色医业。然而时钟鼎峙，闻见阙于殊方；事非佥议，诠释拘于独学。至如重建平之防己，弃槐里之半夏。秋采榆仁，冬收云实。谬粱米之黄白，混荆子之牡蔓。异繁缕于鸡肠，合由跋于鸢尾。防葵狼毒，妄曰同根；钩吻黄精，引为连类。铅锡莫辨，橙柚不分。凡此比例，盖亦多矣。自时厥后，以迄于今。虽方技分镳，名医继轨，更相祖述，罕能厘正。乃复采杜衡于及己，求忍冬于络石。舍陟厘而取莂藤，退飞廉而用马蓟。承疑行妄，曾无有觉。疾瘵多殆，良深慨叹。既而朝议郎行右监门府长史骑都尉臣苏恭，摭陶氏之乖违，辨俗用之纰紊。遂表请修定，深副圣怀。乃诏太尉扬州都督监修国史上柱国赵国公臣无忌、大中大夫行尚药奉御臣许孝崇等二十二人，与苏恭详撰。窃以动植形生，因方舛性；春秋节变，感气殊功。离其本土，则质同而效异；乖于采摘，乃物是而时非。名实既爽，寒温多谬。用之凡庶，其欺已甚；施之君父，逆莫大焉。于是上禀神规，下询众议，普颁天下，营求药物。羽毛鳞介，无远不臻；根茎花实，有名咸萃。遂乃详探秘要，博综方术。本经虽缺，有验必书；别录虽存，无稽必正。考其同异，择其去取。铅翰昭章，定群言之得失；丹青绮焕，备庶物之形容。撰本草并图经目录等，凡成五十四卷。庶以网罗今古，开涤耳目。尽医方之妙极，拯生灵之性命。传万祀而无昧，悬百王而不朽。

药总诀〔禹锡曰〕梁陶隐居撰，凡二卷，论药品五味寒热之性、主疗疾病及采蓄时月之法。一本题曰药象口诀，不著撰人名。

药性本草〔禹锡曰〕药性论凡四卷，不著撰人名氏。分药品之性味，君臣佐使主病之效。一本云陶隐居撰。然其药性之功，有与本草相戾者，疑非隐居书也。〔时珍曰〕药性论即药性本草，乃唐甄权所著也。权，扶沟人，仕隋为秘省正字。唐太宗时，年百二十岁，帝幸其第，访以药性，因上此书，授朝散大夫，其书论主治亦详。又著脉经、明堂人形图各一卷。详见唐史。

千金食治〔时珍曰〕唐孙思邈撰千金备急方三十卷，采摭素问、扁鹊、华佗、徐之才等所论补养诸说，及本草关于食用者，分米谷、果、菜、鸟兽、虫鱼为食治附之，亦颇明悉。思邈隐于太白山，隋、唐征拜皆不就，年百余岁卒。所著有千金翼方、枕中素书、摄生真录、福禄论、三教论、老子、庄子注。

食疗本草〔禹锡曰〕唐·同州刺史孟诜撰。张鼎又补其不足者八十九种，并旧为二百二十七条，凡三卷。〔时珍曰〕诜，梁人也。武后时举进士，累迁凤阁舍人，出为台州司马，转同州刺史。睿宗召用，固辞。卒年九十。因周礼·食医之义，著此书，多有增益。又撰必效方十卷，补养方三卷。唐史有传。

本草拾遗〔禹锡曰〕唐开元中三原县尉陈藏器撰。以神农本经虽有陶、苏补集之说，然遗沉尚多，故别为序例一卷，拾遗六卷，解纷三卷，总曰本草拾遗。〔时珍曰〕藏器，四明人。其所著述，博极群书，精核物类，订绳谬误，搜罗幽隐，自本草以来，一人而已。肤谫之士，不察其该详，惟诮其僻怪。宋人亦多删削。岂知天地品物无穷，古今隐显亦异，用舍有时，名称或变，岂可以一隅之见，而遽讥多闻哉。如避虺雷、海马、胡豆之类，皆隐于昔而用于今；仰天皮、灯花、败扇之类，皆万家所用者。若非此书收载，何从稽考。此本草之书，所以不厌详悉也。

海药本草〔禹锡曰〕南海药谱二卷，不著撰人名氏，杂记南方药物所产郡县及疗疾之功，颇无伦次。〔时珍曰〕此即海药本草也，凡六卷，唐人李珣所撰。珣盖肃、代时人，收采海药亦颇详明。又郑虔有胡本草七卷，皆胡中药物。今不传。

四声本草〔禹锡曰〕唐·兰陵处士萧炳撰。取本草药名上一字，以平、上、去、入四声相从，以便讨阅，无所发明，凡五卷。进士王收序之。

删繁本草〔禹锡曰〕唐·润州医博士兼节度随军杨损之撰。删去本草不急及有名未用之类为五卷。开元以后人也。无所发明。

本草音义〔时珍曰〕凡二卷，唐·李含光撰。又甄立言、殷子严皆有音义。

本草性事类〔禹锡曰〕京兆医工杜善方撰，不详何代人，凡一卷。以本草药名随类解释，附以诸药制使、畏恶、相反、相宜、解毒者。

食性本草〔禹锡曰〕南唐·陪戎副尉剑州医学助教陈士良撰。取神农、陶隐居、苏恭、孟诜、陈藏器诸家药关于饮食者类之，附以食医诸方，及五时调养脏腑之法。〔时珍曰〕书凡十卷，总集旧说，无甚新义。古有淮南王食经一百二十卷，并有崔浩食经九卷，竺暄食经十卷，膳馐养疗二十卷，昝殷食医心鉴三卷，娄居中食治通说一卷，陈直奉亲养老书二卷，并有食治诸方，皆祖食医之意也。

蜀本草〔时珍曰〕蜀主孟昶命翰林学士韩保升等与诸医士，取唐本草参校增补注释，别为图经，凡二十卷，昶自为序，世谓之蜀本草。其图说药物形状，颇详于陶、苏也。

开宝本草〔时珍曰〕宋太祖开宝六年，命尚药奉御刘翰、道士马志等九人，取唐、蜀本草详校，仍取陈藏器拾遗诸书相参，刊正别名，增药一百三十三种，马志为之注解，翰林学士卢多逊等刊正。七年，复招志等重定，学士李昉等看详。凡神农者白字，名医所传者墨字，别之，并目录共二十一卷。序曰：三坟之书，神农预其一；百药既辨，本草存其录。旧经三卷，世所流传；名医别录，互为编纂。至梁·贞白先生陶弘景，乃以别录参其本经，朱墨杂书，时谓明白，而又考彼功用，为之注释，列为七卷，南国行焉。逮乎有唐，别加参校，增药余八百味，添注为二十一卷，本经漏功则补之，陶氏误说则证之。然而载历年祀，又逾四百。朱字墨字，无本得同；旧注新注，其文互缺。非圣主抚大同之运，永无疆之休，其何以改而正之哉。乃命尽考传误，刊为定本，类例非允，从而革焉。至于笔头灰，兔毫也，而在草部，今移附兔头骨之下；半天河、地浆，皆水也，亦在草部，今移附玉石类之间。败鼓皮移附于兽皮，胡桐泪改从于木类。紫矿亦木也，自玉石品而取焉；伏翼实禽也，由虫鱼部而移焉。橘柚附于果实，食盐附于光盐。生姜、干姜，同归一说。至于鸡肠、蘩蒌、陆英、蒴藋，以类相似，从而附之。仍采陈藏器拾遗、李含光音义，或讨源于别本，或传效于医家，参而较之，辨其臧否。至于突厥白，旧说灰类也，今是木根；天麻根，解似[①]赤箭，今又全异。去非取是，特立新条。自余刊正，不可悉数。下采众议，定为印板。乃以白字为神农所说，墨字为名医所传。唐附今附，各加显注。详其解

① 似：原作“以”，字误，今据《证类本草》卷一改。

释，审其形性。证谬误而辨之者，署为今注；考文记而述之者，又为今按。义既刊定，理亦详明。又以新旧药合九百八十三种，并目录二十一卷，广颁天下，传而行焉。

嘉祐补注本草〔时珍曰〕宋仁宗嘉祐二年，诏光禄卿直秘阁掌禹锡、尚书祠部郎中秘阁校理林亿等，同诸医官重修本草。新补八十二种，新定一十七种，通计一千八十二条，谓之嘉祐补注本草，共二十卷。其书虽有校修，无大发明。其序略云：神农本草经三卷，药止三百六十五种。至陶隐居又进名医别录，亦三百六十五种，因而注释，分为七卷。唐·苏恭等又增一百一十四种，广为二十卷，谓之唐本草。国朝开宝中，两诏医工刘翰、道士马志等修，增一百三十三种，为开宝本草，伪蜀·孟昶，亦尝命其学士韩保升等稍有增广，谓之蜀本草，嘉祐二年八月，诏臣禹锡、臣亿等再加校正。臣等被命，遂更研核。窃谓前世医工，原诊用药，随效辄记，遂至增多。概见诸书，浩博难究，虽屡加删定，而去取非一。或本经已载，而所述粗略；或俚俗常用，而太医未闻。向非因事详著，则遗散多矣。乃请因其疏语，更为补注。因诸家医书、药谱所载物品功用，并从采掇。惟名近迂僻，类乎怪诞，则所不取。自余经史百家，虽非方饵之急，其间或有参说药验较然可据者，亦兼收载，务从该洽，以副诏意。凡名本草者非一家，今以开宝重定本为正。其分布卷类，经注杂糅，间以朱墨，并从旧例，不复厘改。凡补注并据诸书所说，其意义与旧文相参者，则从删削，以避重复。其旧已著见而意有未完，后书复言，亦具存之，欲详而易晓。仍每条并以朱书其端云：臣等谨按某书云某事。其别立条者，则解于其末，云见某书。凡所引书，唐、蜀二本草为先，他书则以所著先后为次第。凡书旧名本草者，今所引用，但著其所作人名曰某，惟唐、蜀本则曰唐本云、蜀本云。凡字朱墨之别，所谓神农本经者，以朱字；名医因神农旧条而有增补者，以墨字间于朱字；余所增者，皆别立条，并以墨字。凡陶隐居所进者，谓之名医别录，并以其注附于末。凡显庆所增者，亦注其末曰唐本先附。凡开宝所增者，亦注其末曰今附。凡今所增补，旧经未有，于逐条后开列云新补。凡药旧分上、中、下三品，今之新补难于详辨，但以类附见。如绿矾次于矾石，山姜花次于豆蔻，扶移次于水杨之类是也。凡药有功用，本经未见，而旧注已曾引注，今之所增，但涉相类，更不立条，并附本注之末，曰续注。如地衣附于垣衣，燕覆附于通草，马藻附于海藻之类是也。凡旧注出于陶氏者，曰陶隐居云。出于显庆者，曰唐本注。出于开宝者，曰今注。其开宝考据传记者，别曰今按、今详、又按。皆以朱字别书于其端。凡药名本经已见，而功用未备，今有所益者，亦附于本注之末。凡药有今世已尝用，而诸书未见，无所辨证者，如胡卢巴、海带之类，则请从太医众论参议，别立为条，曰新定。旧药九百八十三种，新补八十二种，附于注者不预焉。新定一十七种，总新旧一千八十二条，皆随类附著之。英公、陶氏、开宝三序，皆有义例，所不可去，仍载于首卷云。

图经本草〔时珍曰〕宋仁宗既命掌禹锡等编绎本草，累年成书。又诏天下郡县，图上所产药物，用唐永徽故事，专命太常博士苏颂撰述成此书，凡二十一卷。考证详明，颇有发挥。但图与说异，两不相应。或有图无说，或有物失图，或说是图非。如江州菝葜乃仙遗粮，滁州青木香乃兜铃根，俱混列图；棠毬子即赤爪木，天花粉即栝楼根，乃重出条之类，亦其小小疏漏耳。颂，字子容，同安人，举进士，哲宗朝位至丞相，封魏国公。

证类本草〔时珍曰〕宋徽宗大观二年，蜀医唐慎微取嘉祐补注本草及图经本草合为一书，复拾唐本草、陈藏器本草、孟诜食疗本草旧本所遗者五百余种，附入各部，并增五种。仍采雷公炮炙及唐本、食疗、陈藏器诸说收未尽者，附于各条之后。又采古今单方，并经、史、百家之书有关药物者，亦附之。共三十一卷，名证类本草。上之朝廷，改名大观本草。慎微貌寝陋而学该博，使诸家本草及各药单方，垂之千古，不致沦没者，皆其功也。政和中，复命医官曹孝忠校正刊行，故又谓之政和本草。

本草别说〔时珍曰〕宋哲宗元祐中，阆中医士陈承，合本草及图经二书为一，间缀数语，谓之别说，高宗绍兴末，命医官王继先等校正本草，亦有所附，皆浅俚无高论。

日华诸家本草〔禹锡曰〕国初开宝中，四[①] 明人撰。不著姓氏，但云日华子大明。序集诸家本草近世所用药，各以寒、温、性、味、华、实、虫、兽为类，其言功用甚悉，凡二十卷。〔时珍曰〕按千家姓大姓出东莱，日华子盖姓大名明也。或云其姓田。未审然否。

本草衍义〔时珍曰〕宋政和中，医官通直郎寇宗奭撰。以补注及图经二书，参考事实，核其情理，援引辩证，发明良多，东垣、丹溪诸公亦尊信之。但以兰花为兰草，卷丹为百合，是其误也。书及序例凡二十卷。平阳张魏卿以其说分附各药之下，合为一书。

洁古珍珠囊〔时珍曰〕书凡一卷，金易州明医张元素所著。元素，字洁古，举进士不第，去学医，深阐轩、岐秘奥，参悟天人幽微。言古方新病不相能，自成家法。辨药性之气味、阴阳、厚薄、升降、浮沉、补泻，六气、十二经、及随证用药之法，立为主治、秘诀、心法、要旨，谓之珍珠囊。大扬医理，灵、素之下，一人而已。后人翻为韵语，以便记诵，谓之东垣珍珠囊，谬矣。惜乎止论百品，未及遍评。又著病机气宜保命集四卷，一名活法机要。后人误作河间刘完素所著，伪撰序文词调于卷首以附会之。其他洁古诸书，多是后人依托，故驳杂不伦。

用药法象〔时珍曰〕书凡一卷，元·真定明医李杲所著。杲，字明之，号东垣。通春秋、书、易，忠信有守，富而好施，援例为济源监税官。受业于洁古老人，尽得其学，益加阐发，人称神医。祖洁古珍珠囊，增以用药凡例、诸经向导、纲要活法，著为此书。谓世人惑于内伤外感，混同施治，乃辨其脉证、元气阴火、饮食劳倦、有余不足，著辨惑论三卷、脾胃论三卷。推明素问、难经、本草、脉诀及杂病方论，著医学发明九卷、兰室秘藏五卷。辨析经络脉法，分比伤寒六经之则，著此事难知二卷。别有痈疽、眼目诸书及试效方，皆其门人所集述者也。

汤液本草〔时珍曰〕书凡二卷，元·医学教授古赵王好古撰。好古，字进之，号海藏，东垣高弟，医之儒者也。取本草及张仲景、成无己、张洁古、李东垣之书，间附己意，集而为此。别著汤液大法四卷、医垒元戎十卷、阴证略例、癍论萃英、钱氏补遗各一卷。

日用本草〔时珍曰〕书凡八卷，元·海宁医士吴瑞，取本草之切于饮食者，分

---

① 四：原脱，今据《证类本草》卷一补。

为八门，间增数品而已。瑞，字瑞卿，元文宗时人。

本草歌括〔时珍曰〕元·瑞州路医学教授胡仕可，取本草药性图形作歌，以便童蒙者。我明刘纯、熊宗立、傅滋辈，皆有歌括及药性赋，以授初学记诵。

本草衍义补遗〔时珍曰〕元末·朱震亨所著。震亨，义乌人，字彦修，从许白云讲道，世称丹溪先生。尝从罗太无学医，遂得刘、张、李三家之旨而推广之，为医家宗主。此书盖因寇氏衍义之义而推衍之，近二百种，多所发明。但兰草之为兰花，胡粉之为锡粉，未免泥于旧说，而以诸药分配五行，失之牵强耳。所著有格致余论、局方发挥、伤寒辨疑、外科精要新论、风木问答诸书。

本草发挥〔时珍曰〕书凡三卷，洪武时丹溪弟子山阴徐彦纯用诚所集。取张洁古、李东垣、王海藏、朱丹溪、成无已数家之说，合成一书尔，别无增益。

救荒本草〔时珍曰〕洪武初，周定[①]王因念旱涝民饥，咨访野老田夫，得草木之根苗花实可备荒者四百四十种，图其形状，著其出产、苗叶、花子、性味、食法，凡四卷，亦颇详明可据。近人翻刻，削其大半，虽其见浅，亦书之一厄也。王号诚斋，性质聪敏，集普济方一百六十八卷、袖珍方四卷、诗、文、乐府等书。嘉靖中，高邮王磐著野菜谱一卷，绘形缀语，以告救荒，略而不详。

庚辛玉册〔时珍曰〕宣德中，宁献王取崔昉外丹本草、土宿真君造化指南、独孤滔丹房鉴源、轩辕述宝藏论、青霞子丹台录诸书所载金石草木可备丹炉者，以成此书。分为金石部、灵苗部、灵植部、羽毛部、鳞甲部、饮馔部、鼎器部，通计二卷，凡五百四十一品。所说出产形状，分别阴阳，亦可考据焉。王号臞仙，该通百家，所著医、卜、农、圃、琴、棋、仙学、诗家诸书，凡数百卷。造化指南三十三篇，载灵草五十三种，云是土宿昆元真君所说，抱朴子注解，盖亦宋、元时方士假托者尔。古有太清草木方、太清服食经、太清丹药录、黄白秘法、三十六水法、伏制草石论诸书，皆此类也。

本草集要〔时珍曰〕弘治中，礼部郎中慈溪王纶，取本草常用药品，及洁古、东垣、丹溪所论序例，略节为八卷，别无增益，斤斤泥古者也。纶，字汝言，号节斋，举进士，仕至都御史。

食物本草〔时珍曰〕正德时，九江知府江陵汪颖撰。东阳卢和，字廉夫，尝取本草之系于食品者编次此书。颖得其稿，厘为二卷，分为水、谷、菜、果、禽、兽、鱼、味八类云。

食鉴本草〔时珍曰〕嘉靖时，京口宁原所编。取可食之物，略载数语，无所发明。

本草会编〔时珍曰〕嘉靖中，祁门医士汪机所编。机，字省之。惩王氏本草集要不收草木形状，乃削去本草上、中、下三品，以类相从，菜谷通为草部，果品通为木部，并诸家序例共二十卷。其书撮约，似乎简便而混同，反难检阅。冠之以荠，识陋可知，掩去诸家，更觉零碎，臆度疑似，殊无实见，仅有数条自得可取尔。

本草蒙筌〔时珍曰〕书凡十二卷，祁门医士陈嘉谟撰。谟，字廷采。嘉靖末，依王氏集要，部次集成。每品具气味、产采、治疗、方法，创成对语，以便记诵。间附己意于后，颇有发明。便于初学，名曰蒙筌，诚称其实。

本草纲目明楚府奉祠敕封文林郎蓬溪

① 定：原作“宪”，今据《明史》本传改。下同。

知县蕲州李时珍东璧撰。搜罗百氏，访采四方。始于嘉靖壬子，终于万历戊寅，稿凡三易。分为五十二卷，列为一十六部，部各分类，类凡六十。标名为纲，列事为目。增药三百七十四种，方八千一百六十。

引据古今医家书目

〔时珍曰〕自陶弘景以下，唐、宋诸本草引用医书，凡八十四家，而唐慎微居多。时珍今所引，除旧本外，凡二百七十六家。

黄帝素问王冰注
唐玄宗开元广济方
天宝单方图
唐德宗贞元广利方
太仓公方
宋太宗太平圣惠方
扁鹊方三卷
张仲景金匮玉函方
华佗方十卷
张仲景伤寒论成无己注
支太医方
张文仲随身备急方
徐文伯方
初虞世古今录验方
秦承祖方
王焘外台秘要方
华佗中藏经
姚和众延龄至宝方
范汪东阳方
孙真人千金备急方
孙真人食忌
孙真人千金翼方
孙真人枕中记
席延赏方
孙真人千金髓方
叶天师枕中记
篋中秘宝方
许孝宗篋中方
钱氏篋中方
刘禹锡传信方
王绍颜续传信方
延年秘录
柳州救三死方
李绛兵部手集方
御药院方
崔行功纂要方
刘涓子鬼遗方
乘闲集效方
陈延之小品方
葛洪肘后百一方
服气精义方
谢士泰删繁方
胡洽居士百病方
孙兆口诀
梅师集验方
崔元亮海上集验方
深师脚气论即梅师
姚僧垣集验方
孙氏集验方
孟诜必效方
平尧卿伤寒类要
斗门方
韦宙独行方
王珉伤寒身验方
胜金方
文潞公药准
周应简要济众方
塞上方
王衮博济方
沈存中灵苑方
救急方
张路大效方
崔知悌劳瘵方
近效方

陈抃经验方
陈氏经验后方
苏沈良方东坡、存中
十全博救方
昝殷食医心镜
必用方
张杰子母秘录
杨氏产乳集验方
昝殷产宝
谭氏小儿方
小儿宫气方
万全方
太清草木方
李翱何首乌传
普救方
神仙服食方
嵩阳子威灵仙传
寒食散方
贾相公牛经
贾诚马经
已上八十四家，系旧本所引。
灵枢经
王冰玄珠密语
张杲医说
黄帝书
褚氏遗书
李濂医史
秦越人难经
圣济总录
刘氏病机赋
皇甫谧甲乙经
宋徽宗圣济经
刘克用药性赋
王叔和脉经
张仲景金匮要略
彭祖服食经
巢元方病原论
神农食忌
神仙服食经
宋侠经心录
魏武帝食制
李氏食经
王执中资生经
娄居中食治通说
饮膳正要
刘河间原病式
太清灵宝方
玄明粉方
刘河间宣明方
戴起宗脉诀刊误
吴猛服椒诀
许洪本草指南
黄氏本草权度
陆氏证治本草
土宿真君造化指南
医余录
月池人参传李言闻
胡演升炼丹药秘诀
名医录
月池艾叶传
张子和儒门事亲
张洁古医学启源
菖蒲传
医鉴龚氏
活法机要
杨天惠附子传
洁古家珍
李东垣医学发明
东垣辨惑论
东垣脾胃论
东垣兰室秘藏
东垣试效方
王海藏医家大法
海藏医垒元戎
海藏此事难知
海藏阴证发明

罗天益卫生宝鉴
丹溪格致余论
丹溪局方发挥
卢和丹溪纂要
丹溪医案
杨珣丹溪心法
方广丹溪心法附余
丹溪活套
程充丹溪心法
滑伯仁撄宁心要
惠民和剂局方
陈言三因方
孙真人千金月令方
严用和济生方
王氏易简方王硕
杨子建万全护命方
继洪澹寮方
是斋指迷方王贶
杨士瀛仁斋直指方
余居士选奇方
黎居士易简方
杨氏家藏方杨倓
济生拔萃方杜思敬。
胡濙卫生易简方
朱端章卫生家宝方
许学士本事方许叔微
鸡峰备急方张锐
孙用和传家秘宝方
王隐君养生主论
真西山卫生歌
赵士衍九龠卫生方
王方庆岭南方
岭南卫生方
初虞世养生必用方
周定王普济方一百七十卷
虞抟医学正传
李仲南永类钤方
周定王袖珍方

傅滋医学集成
萨谦斋瑞竹堂经验方
王履溯洄集
叶氏医学统旨
万表积善堂经验方
戴原礼证治要诀
医学纲目
孙氏仁存堂经验方
戴原礼金匮钩玄
医学指南
杨氏颐真堂经验方
刘纯玉机微义
医学切问
陆氏积德堂经验方
刘纯医经小学
王玺医林集要
德生堂经验方
臞仙乾坤秘韫
饶氏医林正宗
法生堂经验方
臞仙乾坤生意
周良采医方选要
刘松篁保寿堂经验方
窥玄子法天生意
杨拱医方摘要
陈日华经验方
梁氏总要
医方大成
王仲勉经验方
吴球活人心统
方贤奇效良方
刘长春经验方
吴球诸证辨疑
阎孝忠集效方
禹讲师经验方
赵氏儒医集要
孙天仁集效方
戴古渝经验方

濒湖医案
试效录验方
龚氏经验方
濒湖集简方
经验济世方
蔺氏经验方
杨起简便方
孙一松试效方
阮氏经验方
坦仙皆效方
董炳集验方
赵氏经验方
危氏得效方危亦林
朱端章集验方
杨氏经验方
居家必用方
经验良方
唐瑶经验方
邓笔峰卫生杂兴
救急易方
张氏经验方
王英杏林摘要
急救良方
龚氏经验方
白飞霞韩氏医通
白飞霞方外奇方
徐氏家传方
张三丰仙传方
温隐居海上方
郑氏家传方
王氏奇方
海上仙方
谈野翁试验方
丘玉峰群书日抄
海上名方
包会应验方
何子元群书续抄
十便良方
孟氏诜方
张氏潜江切要
李楼怪证奇方
生生编
邵真人青囊杂纂
夏子益奇疾方
摘玄方
赵宜真济急仙方
纂要奇方
端效方
王永辅惠济方
奚囊备急方
史谌指南方
王璆百一选方
臞仙寿域神方
陈直奉亲养老书①
世医通变要法
吴旻扶寿精方
李廷飞三元延寿书
何大英发明证治
王氏医方捷径
保庆集
保生余录
神医普救方
杨炎南行方
彭用光体仁汇编
传信适用方
王氏究源方
王节斋明医杂著
摄生妙用方
艾元英如宜方
济生秘览
王氏手集
萧静观方

---

① 奉亲养老书：《文献通考》、《四库总目》并作“寿亲养老书”，后世书目著录又作“养老奉亲书”。乃同书而异名。

锦囊秘览
唐仲举方
杨尧辅方
金匮名方
严月轩方
郑师甫方
芝隐方
通妙真人方
三十六黄方
葛可久十药神书
苏遒玄感传尸论
上清紫庭追劳方
朱肱南阳活人书
韩祇和伤寒书
庞安时伤寒总病论
吴绶伤寒蕴要
赵嗣真伤寒论
成无己伤寒明理论
刘河间伤寒直格
陶华伤寒六书
李知先活人书括
陈自明妇人良方
郭稽中妇人方
熊氏妇人良方补遗
胡氏济阴方
妇人明理论
妇人千金家藏方
便产须知
二难宝鉴
妇人经验方
钱乙小儿直诀
刘昉幼幼新书
幼科类萃
陈文中小儿方
曾世荣活幼心书
徐用宣袖珍小儿方
张焕小儿方
寇衡全幼心鉴
演山活幼口议
阮氏小儿方
鲁伯嗣婴童百问
活幼全书
郑氏小儿方
汤衡婴孩宝鉴
卫生总微论即保幼大全
鲍氏小儿方
汤衡婴孩妙诀
姚和众童子秘诀
全婴方
王日新小儿方
小儿宫气集
魏直博爱心鉴
高武痘疹管见又名正宗
李言闻痘疹证治
痘疹要诀
李实痘疹渊源
闻人规痘疹八十一论
张清川痘疹便览
陈自明外科精要
薛己外科心法
外科通玄论
齐德之外科精义
薛己外科发挥
薛己外科经验方
杨清叟外科秘传
李迅痈疽方论
周良采外科集验方
眼科龙木论
飞鸿集
倪维德原机启微集
明目经验方
宣明眼科
眼科针钩方
咽喉口齿方

已上二百七十六家，时珍所引者。

引据古今经史百家书目

〔时珍曰〕自陶弘景、唐、宋已下所引用者，凡一百五十一家。时珍所引用者，除旧本外，凡四百四十家。

易经注疏王弼
诗经注疏孔颖达、毛苌
尔雅注疏李巡、邢昺、郭璞
尚书注疏孔安国
春秋左传注疏杜预
孔子家语
礼记注疏郑玄
周礼注疏
张湛注列子
郭象注庄子
杨倞注荀子
淮南子鸿烈解
吕氏春秋
葛洪抱朴子
战国策
司马迁史记
班固汉书
范晔后汉书
陈寿三国志
王隐晋书
沈约宋书
萧显明梁史
李延寿北史
魏征隋书
欧阳修唐书
王瓘轩辕本纪
穆天子传
秦穆公传
蜀王本纪
鲁定公传
汉武故事
汉武内传
壶居士传
崔魏公传
李宝臣传
何君谟传
李孝伯传
李司封传
柳宗元传
梁四公子记
唐武后别传
南岳魏夫人传
三茅真君传
葛洪神仙传
干宝搜神记
紫灵元君传
刘向列仙传
徐铉稽神录
玄中记
洞微志
郭宪洞冥记
乐史广异记
刘敬叔异苑
王子年拾遗记
太平广记
吴均续齐谐记
段成式酉阳杂俎
异术
王建平典术
杜佑通典
异类
何承天纂文
张华博物志
魏略
东方朔神异经
盛宏之荆州记
郭璞注山海经
何晏九州记
宗懔荆楚岁时记
华山记
顾微广州记

徐表南州记
嵩山记
裴渊广州记
万震南州异物志
南蛮记
杨孚异物志
房千里南方异物志
太原地志
刘恂岭表录
孟琯岭南异物志
永嘉记
朱应扶南记
张氏燕吴行纪
南城志
五溪记
王氏番禺记
白泽图
轩辕述宝藏论
青霞子丹台录
斗门经
独孤滔丹房镜源
东华真人煮石法
房室图
太清草木记
神仙芝草经
异鱼图
太清石壁记
灵芝瑞草经
狐刚子粉图
魏王花木志
夏禹神仙经
四时纂要
贾思勰音叶齐民要术
三洞要录
郭义恭广志
汜胜之种植书
八帝圣化经
崔豹古今注

丁谓天香传
八帝玄变经
陆机诗义疏
陆羽茶经
神仙感应篇
李畋该闻录
张鷟朝野佥载
神仙秘旨
杨亿谈苑
开元天宝遗事
修真秘旨
宣政录
郑氏明皇杂录
颖阳子修真秘诀
五行书
孙光宪北梦琐言
左慈秘诀
广五行记
欧阳公归田录
陶隐居登真隐诀
遁甲书
沈括梦溪笔谈
耳珠先生诀
龙鱼河图
景焕野人闲话
韩终采药诗
王充论衡
黄休复茆亭客话
金光明经
颜氏家训
范子计然
宋齐丘化书
楚辞
李善注文选
张协赋
本事诗
江淹集
宋王微赞

庾肩吾集
陈子昂集
陆龟蒙诗
梁简文帝劝医文

已上一百五十一家，旧本所引者。

许慎说文解字
吕忱字林
周弼六书正讹
周弼说文字原
王安石字说
赵古则六书本义
顾野王玉篇
孙愐唐韵
魏子才六书精蕴
仓颉解诂
丁度集韵
黄公武古今韵会
洪武正韵
阴氏韵府群玉
包氏续韵府群玉
急就章
张揖广雅
孙炎尔雅正义
孔鲋小尔雅
曹宪博雅
罗愿尔雅翼
扬雄方言
陆佃埤雅
埤雅广义
刘熙释名
司马光名苑
陆机鸟兽草木虫鱼疏
师旷禽经
袁达禽虫述
淮南八公相鹤经
黄省曾兽经
王元之蜂记
朱仲相贝经
龟经
张世南质龟论
钟毓果然赋
马经
傅肱蟹谱
李石续博物志
韩彦直橘谱
毛文锡茶谱
唐蒙博物志
蔡襄荔枝谱
蔡宗颜茶对
张华感应类从志
欧阳修牡丹谱
刘贡父芍药谱
赞宁物类相感志
范成大梅谱
范成大菊谱
杨泉物理论
刘蒙泉菊谱
史正志菊谱
王佐格古论
陈翥桐谱
沈立海棠记
天玄主物簿
陈仁玉菌谱
王西楼野菜谱
穆修靖灵芝记
戴凯之竹谱
叶庭珪香谱
李德裕平泉草木记
僧赞宁竹谱
洪驹父香谱
周叙洛阳花木记
苏易简纸谱
苏氏笔谱
洛阳名园记
苏氏砚谱
苏氏墨谱

张果丹砂秘诀
杜季阳云林石谱
九鼎神丹秘诀
张果玉洞要诀
李德裕黄冶论
升玄子伏汞图
桓谭盐铁论
大明一统志
韦述两京记
宝货辨疑
太平寰宇记
祝穆方舆要览
嵇含南方草木状
逸周书
郦道元注水经
沈莹临海水土记
汲冢竹书
陆禋续水经
临海异物志
左氏国语
三辅黄图
陈祈畅异物志
谢承续汉书
三辅故事
曹叔雅异物志
法盛晋中兴书
张勃吴录
薛氏荆扬异物志
后魏书
环氏吴纪
万震凉州异物志
南齐书
东观秘记
刘欣期交州记
唐会要
刘义庆世说
范成大桂海虞衡志
五代史
世本
东方朔林邑记
南唐书
类编
东方朔十洲记
宋史
逸史
任豫益州记
辽史
野史
宋祁剑南方物赞
元史
费信星槎胜览
周达观真腊记
吾学编
顾玠海槎录
刘郁出使西域记
大明会典
朱辅山溪蛮丛笑
袁滋云南记
太平御览
陈彭年江南别录
永昌志
册府元龟
江南异闻录
蜀地志
集事渊海
李肇国史补
华阳国志
马端临文献通考
楚国先贤传
茅山记
白孔六帖
葛洪西京杂记
太和山志
古今事类合璧
周密齐东野语
西凉记

祝穆事文类聚
周密癸辛杂志
荆南记
欧阳询艺文类聚
周密浩然斋日钞
永州记
郑樵通志
周密志雅堂杂钞
南裔记
陶九成说郛
罗大经鹤林玉露
竺法真罗浮山疏
虞世南北堂书钞
陶九成辍耕录
田九成西湖志
贾似道悦生随钞
叶盛水东日记
南郡记
徐坚初学记
徐氏总龟对类
伏深齐地记
文苑英华
邵桂子瓮天语
郡国志
锦绣万花谷
毛直方诗学大成
邺中记
洪迈夷坚志
苏子仇池笔记
廉州记
淮南万毕术
鲜于枢钩玄
辛氏三秦记
高氏事物纪原
松窗杂记
金门记
伏侯中华古今注
杜宝大业拾遗录
周处风土记
应劭风俗通
苏鹗杜阳编
嵩高记
班固白虎通
方勺泊宅编
襄沔记
服虔通俗文
方镇编年录
邓显明南康记
颜师古刊谬正俗
杨慎丹铅录
方国志
杜台卿玉烛宝典
刘绩霏雪录
荀伯子临川记
河图玉版
叶梦得水云录
洪迈松漠纪闻
河图括地象
孙柔之瑞应图记
江湖纪闻
春秋题辞
许善心符瑞记
王安贫武陵记
春秋运斗枢
夏小正
赵蔡行营杂记
春秋元命包
崔寔四时月令
张匡业行程记
春秋考异邮
月令通纂
金幼孜北征录
礼斗威仪
王桢农书
张师正倦游录
孝经援神契

王旻山居录
段公路北户录
周易通卦验
山居四要
胡峤陷卢记
京房易占
居家必用
隋炀帝开河记
刘向洪范五行传
便民图纂
玉策记
遁甲开山图
刘伯温多能鄙事
述征记
南宫从岣嵝神书
臞仙神隐书
任昉述异记
皇极经世书
务本新书
祖冲之述异记
性理大全
俞宗本种树书
薛用弱集异记
五经大全
起居杂记
陈翱卓异记
通鉴纲目
洞天保生录
神异记
程氏遗书
林洪山家清供
李元独异志
朱子大全
闺阁事宜
录异记
老子
陈元靓事林广记
戴祚甄异传
鹖冠子
事海文山
异闻记
管子
万宝事山
祖台之志怪
墨子
奚囊杂纂
陶氏续搜神记
晏子春秋
三洞珠囊
杨氏洛阳伽蓝记
董子
陶隐居杂录
太上玄科
贾谊新书
西樵野记
太清外术
韩诗外传
琅琊漫钞
鲁至刚俊灵机要
刘向说苑
姚福庚巳编
地镜图
杜恕笃论
王明清挥麈[①] 余话
五雷经
卢谌祭法
景焕牧竖闲谈
雷书
王睿炙毂子
陈霆两山墨谈
乾象占
叶世杰草木子
韦航细谈
列星图

① 麈：原作“尘”，字误，今据《四库总目》改。

梁元帝金楼子
孙升谈圃
演禽书
蔡邕独断
庞元英谈薮
吐纳经
王浚川雅述
爱竹谈薮
谢道人天空经
章俊卿山堂考索
彭乘墨客挥犀
魏伯阳参同契
洪迈容斋随笔
蔡绦铁围山丛话
萧了真金丹大成
百川学海
侯延赏退斋闲览
许真君书
翰墨全书
遁斋闲览
陶弘景真诰
文系
顾文荐负暄录
朱真人灵验篇
朱子离骚辨证
陆文量菽园杂记
太上玄变经
何孟春余冬录
王性之挥麈录
李筌太白经注
黄震慈溪日钞
赵与时宾退录
八草灵变篇
类说
叶石林避暑录
鹤顶新书
吴淑事类赋
刘禹锡嘉话录
造化指南
左思三都赋
姚[①] 宽西溪丛话
修真指南
葛洪遐观赋
俞琰席上腐谈
周颠仙碑
鲁褒钱神论
胡仔渔隐丛话
刘根别传
綦母钱神论
熊太古冀越集
法华经
稽康养生论
王济日询手记
涅槃经
王之纲通微集
李氏仕学类钞
圆觉经
储咏祛疑说
周必大阴德录
楞严经
文字指归
翰苑丛记
变化论
造化权舆
解颐新语
自然论
潘埙楮记室
赵溍养疴漫笔
刘义庆幽明录
仇远稗史
江邻几杂志
百感录
魏武帝集

① 姚：原作“亮”，今据卷十一·消石条所引及《四库总目》改。

张耒明道杂志
海录碎事
魏文帝集
唐小说
琐碎录
曹子建集
林氏小说
治闻说
韩文公集
晁以道客话
龙江录
柳子厚文集
刘跂暇日记
灵仙录
欧阳公文集
康誉之昨梦录
白獭髓
三苏文集
邢坦斋笔衡
异说
宛委录
苏黄手简
张世南游宦纪闻
高氏蓼花洲闲录
山谷刀笔
何远春渚纪闻
毕氏幕府燕闲录
李太白集
东坡诗集
吴澄草庐集
杜子美集
黄山谷集
吴莱渊颖集
王维诗集
宋徽宗诗
杨维祯铁崖集
岑参诗集
王元之集
宋景濂潜溪集
钱起诗集
梅尧臣诗集
方孝孺逊志斋集
白乐天长庆集
王荆公临川集
吴玉昆山小稿
元稹长庆集
邵尧夫集
陈白沙集
刘禹锡集
周必大集
何仲默集
张籍诗集
杨万里诚斋集
张东海集
李绅文集
范成大石湖集
杨升庵集
李义山集
陆放翁集
唐荆川集
左贵嫔集
陈止斋集
焦希程集
王梅溪集
张宛丘集
方虚谷集
葛氏韵语阳秋
蔡氏诗话
古今诗话
锦囊诗对

已上四百四十家，时珍所引者。

采集诸家本草药品总数

神农本草经三百四十七种除并入一十八种外，草部一百六十四种，谷部七种，菜部一十三种，果部一十一种，木部四十四种，土部二种，金石部四十一种，虫部二十九种，介部八种，鳞部七种，禽部五种，兽部一十五种，人部一种。

陶弘景名医别录三百六种除并入五十九种外，草部一百三十种，谷部一十九种，菜部一十七种，果部一十七种，木部二十三种，服器部三种，水部二种，土部三种，金石部三十二种，虫部一十七种，介部五种，鳞部十种，禽部一十一种，兽一十二种，人部五种。

李当之药录一种草部。

吴普本草一种草部。

雷敩炮炙论一种兽部。

苏恭唐本草一百一十一种草部三十四种，谷部二种，菜部七种，果部一十一种，木部二十二种，服器部三种，土部三种，金石部一十四种，虫部一种，介部二种，鳞部一种，禽部二种，兽部八种，人部一种。

甄权药性本草四种草部一种，谷部一种，服器部一种，金石部一种。

孙思邈千金食治二种菜部。

孟诜食疗本草一十七种草部二种，谷部三种，菜部三种，果部一种，鳞部六种，禽部二种。

陈藏器本草拾遗三百六十九种草部六十八种，谷部一十一种，菜部一十三种，果部二十种，木部三十九种，服器部三十五种，火部一种，水部二十六种，土部二十八种，金石部一十七种，虫部二十四种，介部一十种，鳞部二十八种，禽部二十六种，兽部一十五种，人部八种。

李珣海药本草一十四种草部四种，谷部一种，果部一种，木部五种，虫部一种，介部二种。

萧炳四声本草二种草部一种，土部一种[①]。

陈士良食性本草二种菜部一种，果部一种。

韩保升蜀本草五种菜部二种，木部一种，介部一种，兽部一种。

马志开宝本草一百一十一种草部三十七种，谷部二种，菜部六种，果部一十九种，木部一十五种，服器部一种，土部一种，金石部九种，虫部二种，介部二种，鳞部一十一种，禽部一种，兽部四种，人部一种。

掌禹锡嘉祐本草七十八种草部一十七种，谷部三种，菜部十种，果部二种，木部六种，服器部一种，水部四种，金石部八种，鳞部一种[②]，介部八种，禽部一十三种，兽部一种，人部四种。

苏颂图经本草七十四种草部五十四种，谷部二种，菜部四种，果部五种，木部一种，金石部三种，虫部二种，介部一种，禽部一种，兽部一种。

大明日华本草二十五种草部七种，菜部二种，果部二种，木部一种，金石部八种，虫部一种，鳞部一种，禽部一种，人部二种。

唐慎微证类本草八种菜部一种，木部一种，土部一种，金石部一种，虫部二种，兽部一种，人部一种。

寇宗奭本草衍义一种兽部。

李杲用药法象一种草部。

朱震亨本草补遗三种草部一种，谷部一种，木部一种，土部一种。

吴瑞日用本草七种谷部一种，菜部三种，果部二种，兽部一种。

周定王救荒本草二种草部一种，菜部一种。

---

① 土部一种：此四字原脱，今据卷七土部分目及正文补。

② 鳞部一种：此四字原脱，今据卷四十三鳞部分目及正文补。

汪颖食物本草一十七种谷部三种，菜部二种，果部一种，禽部十种，兽部一种。

汪机本草会编三种草部一种，果部一种，虫部一种。

宁原食鉴本草四种谷部一种，菜部一种，鳞部一种，兽部一种。

陈嘉谟本草蒙筌二种介部一种，人部一种。

李时珍本草纲目三百七十四种草部八十六种，谷部一十五种，菜部一十七种，果部三十四种，木部二十一种，服器部三十五种，火部十种，水部十一种，土部二十一种，金石部二十六种，虫部二十六种，介部五种，鳞部二十八种，禽部五种，兽部二十三种，人部一十一种。

神农本经名例

上药一百二十种为君，主养命以应天，无毒，多服久服不伤人。欲轻身益气，不老延年者，本上经。

中药一百二十种为臣，主养性以应人，无毒有毒，斟酌其宜。欲遏病补虚羸者，本中经。

下药一百二十五种为佐使，主治病以应地，多毒，不可久服。欲除寒热邪气，破积聚愈疾者，本下经。

三品合三百六十五种，法三百六十五度，一度应一日，以成一岁。倍其数，合七百三十名也。〔陶弘景曰〕今按上品药性，亦能遣疾，但势力和厚，不为速效，岁月常服，必获大益。病既愈矣，命亦兼申，天道仁育，故曰应天。一百二十种者，当谓寅、卯、辰、巳之月，法万物生荣时也。中品药性，疗病之辞渐深，轻身之说稍薄，祛患为速，延龄为缓，人怀性情，故曰应人。一百二十种，当谓午、未、申、酉之月，法万物成熟时也。下品药性，专主攻击，毒烈之气，倾损中和，不可常服，疾愈即止，地体收杀，故曰应地。一百二十五种者，当谓戌、亥、子、丑之月，法万物枯藏时也，兼以闰之盈数焉[①]。若单服或配隶，自随人患，参而行之，不必偏执也。〔掌禹锡曰〕陶氏本草例：神农以朱书，别录以墨书。本经药止三百六十五种，今此言倍其数，合七百三十名，是并别录副品而言。则[②]此一节乃别录之文，传写既久，错乱所致。遂令后世捃摭此类，以为非神农之书，率以此故也。〔时珍曰〕神农本草，药分三品。陶氏别录倍增药品，始分部类。唐、宋诸家大加增补，兼或退出。虽有朱墨之别，三品之名，而实已紊矣。或一药而分数条，或二物而同一处；或木居草部，或虫入木部；水土共居，虫鱼杂处；淄渑罔辨，玉珷不分；名已难寻，实何由觅。今则通合古今诸家之药，析为十六部。当分者分，当并者并，当移者移，当增者增。不分三品，惟逐各部。物以类从，目随纲举。每药标一总名，正大纲也。大书气味、主治，正小纲也。分注释名、集解、发明，详其目也。而辨疑、正误、附录附之，备其体也。单方又附于其末，详其用也。大纲之下，明注本草及三品，所以原始也。小纲之下，明注各家之名，所以注实也。分注则各书人名，一则古今之出处不没，一则各家之是非有归，虽旧章似乎剖析，而支脉更觉分明。非敢僭越，实便讨寻尔。

药有君臣佐使，以相宣摄。合和宜一君、二臣、三佐、五使，又可一君、三臣、九佐使也。〔弘景曰〕用药犹如立人

---

① 焉：《本草经集注》、《证类本草》作“加之”二字。两义并通。

② 则：原脱，今据《证类本草》卷一补。

之制，若多君少臣，多臣少佐，则气力不周也。然检仙经世俗诸方，亦不必皆尔。大抵养命之药多君，养性之药多臣，疗病之药多佐，犹依本性所主，而复斟酌之。上品君中，复有贵贱；臣佐之中，亦复如之。所以门冬、远志，别有君臣；甘草国老，大黄将军，明其优劣，皆不同秩也。〔岐伯曰〕方制君臣者，主病之谓君，佐君之谓臣，应臣之谓使，非上、中、下三品之谓也，所以明善恶之殊贯也。〔张元素曰〕为君者最多，为臣者次之，佐者又次之。药之于证，所主同者，则各等分。或云力大者为君。〔李杲曰〕凡药之所用，皆以气味为主。补泻在味，随时换气，主病为君。假令治风，防风为君；治寒，附子为君；治湿，防己为君；治上焦热，黄芩为君；中焦热，黄连为君。兼见何证，以佐使药分治之，此制方之要也。本草上品为君之说，各从其宜尔。

药有阴阳配合，子母兄弟。〔韩保升曰〕凡天地万物皆有阴阳，大小各有色类，并有法象。故羽毛之类，皆生于阳而属于阴；鳞介之类，皆生于阴而属于阳。所以空青法木，故色青而主肝；丹砂法火，故色赤而主心；云母法金，故色白而主肺；雌黄法土，故色黄而主脾；慈石法水，故色黑而主肾。余皆以此例推之。子母兄弟，若榆皮为母，厚朴为子之类是也。

根茎花实，苗皮[①]骨肉。〔元素曰〕凡药根之在土中者，中半已上，气脉之上行也，以生苗者为根；中半已下，气脉之下行也，以入土者为梢。病在中焦与上焦者用根，在下焦者用梢，根升梢降。人之身半已上，天之阳也，用头；中焦用身；身半已下，地之阴也，用梢。乃述类象形者也。〔时珍曰〕草木有单使一件者，如羌活之根，木通之茎，款冬之花，葶苈之实，败酱之苗，大青之叶，大腹之皮，郁李之核，檗木 之皮，沉香之节，苏木之肌，胡桐之泪，龙脑之膏是也。有兼用者，远志、小草、蜀漆、常山之类是也。有全用者，枸杞、甘菊之类是也。有一物两用者，当归头尾，麻黄根节，赤白茯苓，牛膝春夏用苗、秋冬用根之类是也。羽毛、鳞介、玉石、水火之属，往往皆然，不可一律论也。

有单行者，有相须者，有相使者，有相畏者，有相恶者，有相反者，有相杀者。凡此七情，合和视之[②]。当用相须相使者良，勿用相恶相反者。若有毒宜制，可用相畏相杀者。不尔，勿合用也。〔保升曰〕本经三百六十五种中，单行者七十一种，相须者十二种，相使者九十种，相畏者七十八种，相恶者六十种，相反者十八种，相杀者三十六种。凡此七情，合和视之。〔弘景曰〕今检旧方用药，亦有相恶相反者。如仙方甘草丸有防己、细辛，俗方玉石散用栝蒌、干姜之类，服之乃不为害。或有制持之者，譬如寇、贾辅汉，程、周佐吴，大体既正，不得以私情为害。虽尔，不如不用尤良。半夏有毒，须用生姜，取其相畏相制也。〔宗奭曰〕相反为害深于相恶者，谓彼虽恶我，我无忿心，犹如牛黄恶龙骨，而龙骨得牛黄更良，此有以制伏故也。相反者，则彼我交仇，必不和合。今画家用雌黄、胡粉相近，便自黯妬，可证矣。〔时珍曰〕药有七情：独行者，单方不用辅也。相须者，同类不可离也，如人参、甘草，黄檗、知母之类。相使者，我之佐使也。相恶者，

---

① 苗皮：《本草经集注》、《证类本草》卷一、《千金》卷一第六引作“草石”。

② 合和视之：《本草经集注》作“合和当视之”。《证类本草》卷一作“合和时视之”。《千金》卷一第六作“合和之时，用意视之”。皆字异而义同。

夺我之能也。相畏者，受彼之制也。相反者，两不相合也。相杀者，制彼之毒也。古方多有用相恶相反者。盖相须相使同用者，帝道也。相畏相杀同用者，王道也。相恶相反同用者，霸道也。有经有权，在用者识悟尔。

药有酸、咸、甘、苦、辛五味，又有寒、热、温、凉四气，〔宗奭曰〕凡称气者，是香臭之气。其寒、热、温、凉，是药之性。且如鹅白脂性冷，不可言气冷也。四气则是香、臭、腥、臊。如蒜、阿魏、鲍鱼、汗袜，则其气臭；鸡、鱼、鸭、蛇，则其气腥；狐狸、白马茎、人中白，则其气臊；沉、檀、龙、麝，则其气香是也。则气字当改为性字，于义方允。〔时珍曰〕寇氏言寒、热、温、凉是性，香、臭、腥、臊是气，其说与礼记文合。但自素问以来，只以气味言，卒难改易，姑从旧尔。〔好古曰〕味有五，气有四。五味之中，各有四气。如辛则有石膏之寒，桂、附之热，半夏之温，薄荷之凉是也。气者天也，味者地也。温热者天之阳，寒凉者天之阴；辛甘者地之阳，咸苦者地之阴。本草五味不言淡，四气不言凉，只言温、大温、热、大热、寒、大寒、微寒、平、小毒、大毒、有毒、无毒，何也？淡附于甘，微寒即凉也。

及有毒无毒。〔岐伯曰〕病有久新，方有大小，有毒无毒，固宜常制。大毒治病，十去其六；常毒治病，十去其七；小毒治病，十去其八；无毒治病，十去其九。谷、肉、果、菜，食养尽之，无使过之，伤其正也。〔又曰〕耐毒者以厚药，不胜毒者以薄药。〔王冰云〕药气有偏胜，则脏气有偏绝，故十分去其六、七、八、九而止也。

阴干暴干，采造时月生熟。〔弘景曰〕凡采药时月，皆是建寅岁首，则从汉太初后所记也。其根物多以二月八月采者，谓春初津润始萌，未充枝叶，势力淳浓也。至秋枝叶干枯，津润归流于下也。大抵春宁宜早，秋宁宜晚，花、实、茎、叶，各随其成熟尔。岁月亦有早晏，不必都依本文也。所谓阴干者，就六甲阴中干之也。又依遁甲法，甲子旬阴中在癸酉，以药著酉地也。实不必然，但露暴于阴影处干之尔。若可两用，益当为善。〔孙思邈曰〕古之医者，自解采取，阴干暴干皆如法，用药必依土地，所以治病十愈八九。今之医者，不知采取时节，至于出产土地，新、陈、虚、实，所以治病十不得五也。〔马志曰〕今按法阴干者多恶，如鹿茸阴干悉烂，火干且良。草木根苗，九月以前采者，悉宜日干；十月以后采者，阴干乃好。〔时珍曰〕生产有南北，节气有早迟，根苗异收采，制造异法度。故市之地黄以锅煮熟，大黄用火焙干，松黄和蒲黄，樟脑杂龙脑，皆失制作伪者也。孔志约云：动植形生，因地舛性；春秋节变，感气殊功。离其本土，则质同而效异，乖于采取，则物是而时非。名实既虚，寒温多谬，施于君父，逆莫大焉。〔嘉谟曰〕医药贸易多在市家。谚云：卖药者两眼，用药者一眼，服药者无眼，非虚语也。古圹灰云死龙骨，苜蓿根为土黄芪，麝香捣荔核搀藿香，采茄叶杂煮半夏为玄胡索，盐松梢为肉苁蓉，草仁充草豆蔻，西呆代南木香，熬广胶入荞面作阿胶，煮鸡子及鱼枕为琥珀，枇杷蕊代款冬，驴脚胫作虎骨，松脂混麒麟竭，番消和龙脑香。巧诈百般，甘受其侮，甚致杀人。归咎用药，乃大关系，非此寻常，不可不慎也。

土地所出，真伪陈新，并各有法。〔弘景曰〕诸药所生，皆的有境界，秦、汉已前，当言列国。今郡县之名，后人所增尔。江东以来，小小杂药，多出近道，气力性理，不及本邦。假令荆、益不通，则全用历阳当归，钱塘三建，岂得相似。所以疗病不及往人，亦当缘此。又且医不识药，惟听市人，市人又不辨究，皆委采送之家。采送之家[①]，传习造作，真伪好恶，并皆莫测。所以钟乳醋煮令白，细辛水渍使直，黄芪蜜蒸为甜，当归酒洒取润，蜈蚣朱足令赤，螵蛸胶于桑枝，以虺床当蘼芜，以荠苨乱人参。此等既非事实，合药不量剥除。只如远志、牡丹，才不收半；地黄、门冬，三分耗一。凡去皮除心之属，分两不应，不知取足。王公贵胜合药之日，群下窃换好药，终不能觉。以此疗病，固难责效。〔宗奭曰〕凡用药必须择土地所宜者则真，用之有据。如上党人参，川西当归，齐州半夏，华州细辛。东壁土、冬月灰、半天河水、热汤、浆水之类，其物至微，其用至广，盖亦有理。若不能究厥理，治病徒费其功。〔杲曰〕陶隐居本草言狼毒、枳实、橘皮、半夏、麻黄、吴茱萸皆须陈久者良，其余须精新也。然大黄、木贼、荆芥、芫花、槐花之类，亦宜陈久，不独六陈也。凡药味须要专精。至元庚辰六月，许伯威年五十四，中气本弱，病伤寒八九日，热甚，医以凉药下之，又食梨，冷伤脾胃，四肢逆冷，时发昏愦，心下悸动，吃噫不止，面色青黄，目不欲开。其脉动中有止，时自还，乃结脉也。用仲景复脉汤加人参、肉桂，急扶正气。生地黄减半，恐伤阳气。服二剂，病不退。再为诊之，脉证相对。因念莫非药欠专精陈腐耶？再市新药与服，其证减半，又服而安。凡诸草、木、昆虫，产之有地；根、叶、花、实，采之有时。失其地，则性味少异；失其时，则气味不全。又况新陈之不同，精粗之不等。倘不择而用之，其不效者，医之过也。唐耿沣诗云：老医迷旧疾，朽药误新方。是矣。岁物专精见后。

药性有宜丸者，宜散者，宜水煮者，宜酒渍者，宜膏煎者，亦有一物兼宜者，亦有不可入汤酒者，并随药性，不得违越。〔弘景曰〕又按病有宜服丸、服散、服汤、服酒、服膏煎者，亦兼参用，察病之源[②]，以为其制。〔华佗曰〕病有宜汤者[③]、宜丸者，宜散者，宜下者，宜吐者，宜汗者。汤可以荡涤脏腑，开通经络，调品阴阳。丸可以逐风冷，破坚积，进饮食。散可以去风寒暑湿之邪，散五脏之结伏，开肠利胃。可下而不下，使人心腹胀满烦乱。可汗而不汗，使人毛孔闭塞，闷绝而终。可吐而不吐，使人结胸上喘，水食不入而死。〔杲曰〕汤者荡也，去大病用之。散者散也，去急病用之。丸者缓也，舒缓而治之也。㕮咀者，古制也。古无铁刃，以口咬细，煎汁饮之，则易升易散而行经络也。凡治至高之病，加酒煎。去湿以生姜，补元气以大枣，发散风寒以葱白，去膈上痰以蜜。细末者，不循经络，止去胃中及脏腑之积。气味厚者，白汤调；气味薄者，煎之和滓服。去下部之疾[④]，其丸极大而光且圆。治中焦者次之，治上焦者极小。稠面糊取其迟化，直至中下。或酒或醋，取其收[⑤]散之意也。犯半夏、南星，欲去湿者，丸以姜汁稀糊，取其易化也。水浸宿炊饼，又易化；滴水丸，又易化。炼蜜丸者，取其迟化而循经络也。蜡丸取其难化而旋旋取效，或毒药不伤脾胃也。〔元素曰〕病在

---

① 采送之家：此四字原脱，今据《本草经集注》及《证类本草》卷一补。

② 察病之源：此四字原脱，今据《本草经集注》及《证类本草》卷一补。

③ 者：原脱，今据《中藏经》补。

④ 疾：原作“痰”，字误，今据《汤液本草》改。

⑤ 收：原脱，今据《本草发挥》卷四补。

头面及皮肤者，药须酒炒；在咽下脐上者，酒洗之；在下者，生用。寒药须酒浸曝干，恐伤胃也。当归酒浸，助发散之用也。〔嘉谟曰〕制药贵在适中，不及则功效难求，太过则气味反失。火制四：煅、炮、炙、炒也。水制三：渍、泡、洗也。水火共制，蒸、煮二者焉。法造虽多，不离于此。酒制升提，姜制发散，入盐走肾而软坚，用醋注肝而住痛。童便制，除劣性而降下；米泔制，去燥性而和中。乳制润枯生血，蜜制甘缓益元。陈壁土制，窃真气骤补中焦；麦麸皮制，抑酷性勿伤上膈。乌豆汤、甘草汤渍曝，并解毒致令平和；羊酥油、猪脂油涂烧，咸渗骨容易脆断。去瓤者免胀，抽心者除烦。大概具陈，初学熟玩。

欲疗病先察其原，先候病机。五脏未虚，六腑未竭，血脉未乱，精神未散，服药必活。若病已成，可得半愈。病势已过，命[①] **将难全。**〔弘景曰〕自非明医听声察色诊脉，孰能知未病之病乎。且未病之人，亦无肯自疗。故齐侯怠于皮肤之微，以致骨髓之痼。非但识悟之为难，亦乃信受之弗易。仓公有言：信巫不信医，死不治也。〔时珍曰〕素问云：上古作汤液，故为而弗服；中古道德稍衰，邪气时至，服之万全；当今之世，必齐毒药攻其中，镵石针艾治其外。又曰：中古治病，至而治之汤液，十日不已，治以草苏荄枝，本末为助，标本已得，邪[②] 气乃服。暮世治[③] 病，不本四时，不知日月，不审逆从，病形已成，以为可攻，故病未已，新病复起。〔淳于意曰〕病有六不治：骄恣不论于理，一不治；轻身重财，二不治；衣食不适，三不治；阴阳脏气不定，四不治；形羸不能服药，五不治；信巫不信医，六不治。六者有一，则难治也。〔宗奭曰〕病有六失：失于不审，失于不信，失于过时，失于不择医，失于不识病，失于不知药[④]。六失有一，即为难治。又有八要：一曰虚，二曰实，三曰冷，四曰热，五曰邪，六曰正，七曰内，八曰外也。素问言：凡治病，察其形气色泽，观人勇怯、骨肉、皮肤，能知其情，以为诊法。若患人脉病不相应，既不得见其形，医止据脉供药，其可得乎。今豪富之家，妇人居帏幔之内，复以帛蒙手臂，既无望色之神，听声之圣，又不能尽切脉之巧，未免详问。病家厌繁，以为术疏，往往得药不服。是四诊之术，不得其一矣，可谓难也。呜呼！

若用毒药疗病，先起如黍粟，病去即止，不去倍之，不去十之，取去为度。〔弘景曰〕今药中单行一两种有毒，只如巴豆、甘遂、将军，不可便令尽剂，如经所云：一物一毒，服一丸如细麻；二物一毒，服二丸如大麻；三物一毒，服三丸如胡豆；四物一毒，服四丸如小豆；五物一毒，服五丸如大豆；六物一毒，服六丸如梧子；从此至十，皆以梧子为数。其中又有轻重，且如狼毒、钩吻，岂如附子、芫花辈耶。此类皆须量宜。〔宗奭曰〕虽[⑤] 有此例，更合论人老少虚实，病之新久，药之多毒少毒，斟量之，不可执为定法。

疗寒以热药，疗热以寒药，饮食不消以吐下药，鬼疰蛊毒以毒药，痈肿疮瘤以疮药，风湿以风湿药，各随其所宜。〔弘

① 命：原作“愈”，字误，今据《本草经集注》及《证类本草》卷一改。

② 邪：原作“神”，字误，今据《素问·移精变气论》改。

③ 治：原作“之”，声之误，今据《素问·移精变气论》改。

④ 失于不知药：此五字原脱，今据《本草衍义》卷一补。

⑤ 虽：原作“须”，义晦，今据《本草衍义》卷一、《证类本草》卷一改。

景曰〕药性一物兼主十余病者，取其偏长为本。复观人之虚实补泻，男女老少，苦乐荣悴，乡壤风俗，并各不同。褚澄疗寡妇尼僧，异乎妻妾，此是达其性怀之所致也。〔时珍曰〕气味有厚薄，性用有躁静，治体有多少，力化有浅深。正者正治，反者反治。用热远热，用寒远寒，用凉远凉，用温远温。发表不远热，攻里不远寒。不远热则热病至，不远寒则寒病至。治热以寒，温而行之；治寒以热，凉而行之；治温以清，冷而行之；治清以温，热而行之。木郁达之，火郁发之，土郁夺之，金郁泄之，水郁折之。气之胜也，微者随之，甚者制之；气之复也，和者平之，暴者夺之。高者抑之，下者举之，有余折之，不足补之，坚者削之，客者除之，劳者温之，结者散之，留者行之，燥者濡之，急者缓之，散者收之，损者益之，逸者行之，惊者平之，吐之、汗之、下之、补之、泻之，久新同法。又曰：逆者正治，从者反治。反治者，热因寒用，寒因热用，塞因塞用，通因通用。必伏其所主，而先其所因。其始则同，其终则异。可使破积，可使溃坚，可使气和，可使必已。又曰：诸寒之而热者取之阴，热之而寒者取之阳，所谓求其属以衰之也。此皆约取素问之粹言。

病在胸膈已上者，先食后服药；病在心腹已下者，先服药而后食。病在四肢血脉者，宜空腹而在旦；病在骨髓者，宜饱满而在夜。〔弘景曰〕今方家先食后食，盖此义也。又有须酒服者，饮服者，冷服者，热服者。服汤则有疏有数，煮汤则有生有熟。各有法用，并宜详审。〔杲曰〕古人服药活法：病在上者，不厌频而少；病在下者，不厌顿而多。少服则滋荣于上，多服则峻补于下。凡云分再服、三服者，要令势力相及，并视人之强弱，病之轻重，以为进退增减，不必泥法。

夫大病之主，有中风伤寒，寒热温疟，中恶霍乱，大腹水肿，肠澼下痢，大小便不通，奔豚上气，咳逆呕吐，黄疸消渴，留饮澼食，坚积癥瘕，癫邪惊痫[①]**鬼疰，喉痹齿痛，耳聋目盲，金疮踒折，痈肿恶疮，痔瘘瘿瘤；男子五劳七伤，虚乏羸瘦；女子带下崩中，血闭阴蚀；虫蛇蛊毒所伤。此大略宗兆，其间变动枝叶，各宜依端绪以取**[②]**之。**〔弘景曰〕药之所主，止说病之一名，假令中风，乃有数十种，伤寒证候亦有二十余条，更复就中求其类例，大体归其始终，以本性为根宗，然后配证以合药尔。病之变状，不可一概言之。所以医方千卷，犹未尽其理。春秋已前及和、缓之书蔑闻，而道经略载扁鹊数法，其用药犹是本草家意。至汉淳于意及华佗等方，今时有存者，亦皆条理药性。惟张仲景一部，最为众方之祖，又悉依本草。但其善诊脉，明气候，以意消息之尔。至于刳肠剖臆，刮骨续筋之法，乃别术所得，非神农家事。自晋代以来，有张苗、宫泰、刘德、史脱、靳邵、赵泉、李子豫等，一代良医。其贵胜阮德如、张茂先辈。逸民皇甫士安及江左葛洪、蔡谟、殷仲堪诸名人等，并研精药术。宋有羊欣、元徽、胡洽、秦承祖，齐有尚书褚澄、徐文伯、嗣伯群从兄弟，疗病亦十愈八九。凡此诸人，各有所撰用方，观其指趣，莫非本草者。或时用别药，亦循其性度，非相逾越。范汪方百余卷，及葛洪肘后，其中有细碎单行经用者，或田舍试验之法，或殊域异识之术。如藕皮散血，起

① 癫邪惊痫：《本草经集注》及《证类本草》作“惊邪癫痫”，义长。

② 取：原作“收”，字误，今据《本草经集注》及《证类本草》卷一改。

自庖人；牵牛逐水，近出野老。饼店蒜齑，乃是下蛇之药；路边地菘，而为金疮所秘。此盖天地间物，莫不为天地间用。触遇则会，非其主对矣。颜光禄亦云：道经仙方，服食断谷，延年却老，乃至飞丹炼石之奇，云腾羽化之妙，莫不以药道为先。用药之理，一同本草，但制御之途，小异世法。所用不多，远至二十余物，或单行数种。岁月深积，便致大益，即本草所云久服之效，不如俗人微觉便止。今庸医处疗，皆耻看本草，或倚约旧方，或闻人传说，便揽笔疏之，以此表奇。其畏恶相反，故自寡昧，而药类违[①]僻，分两参差，不以为疑。偶尔值瘥，则自信方验。旬月未瘳，则言病源深结。了不反求诸已，虚构声称，自应贻谴矣。其五经四部，军国礼服，少有乖越，止于事迹非宜尔。至于汤药，一物有谬，便性命及之。千乘之君，百金之长，可不深思戒慎耶。〔宗奭曰〕人有贵贱少长，病当别论；病有新久虚实，理当别药。盖人心如面，各各不同，惟其心不同，脏腑亦异。欲以一药通治众人之病，其可得乎？张仲景曰：有土地高下不同，物性刚柔食居亦异。是故黄帝兴四方之问，岐伯举四治之能。且如贵豪之家，形乐志苦者也。衣食足则形乐而外实，思虑多则志苦而内虚。故病生于脉，与贫下异，当因人而治。后世医者，委此不行，所失甚矣。又凡人少长老，其气血有盛壮衰三等。故岐伯曰少火之气壮，壮火之气衰。盖少火生气，壮火散气，况衰火乎。故治法亦当分三等。其少日服饵之药，于壮老之时，皆须别处，决不可忽。又云：人以气血为本。世有童男室女，积想在心，思虑过当，多致劳损。男则神色先散，女则月水先闭。盖忧愁思虑则伤心，心伤则血逆竭，故神色先散而月水先闭也。火既受病，不能营养其子，故不嗜食。脾既虚则金气亏，故发嗽。嗽既作，水气绝，故四肢干。木气不充，故多怒，鬓发焦，筋痿。俟五脏传遍，故卒不能死，然终死矣。此于诸劳最为难治。或能改易心志，用药扶接，间得九死一生耳。有人病久嗽，肺虚生寒热。以款冬花焚三两芽，俟烟出，以笔管吸其烟，满口则咽之，至倦乃已。日作五七次，遂瘥。有人病疟月余，又以药吐下之，气遂弱。观其脉病，乃夏伤暑，秋又伤风。因与柴胡汤一剂安。后又饮食不节，寒热复作，吐逆不食，胁下急痛，此名痰疟。以十枣汤一服，下痰水数升，服理中散二钱，遂愈。有妇人病吐逆，大小便不通，烦乱，四肢冷，渐无脉，凡一日半。与大承气汤二剂，至夜半大便渐通，脉渐生，翌日乃安。此关格之病，极难治。经曰关则吐逆，格则不得小便。亦有不得大便者。有人苦风痰头痛，颤掉吐逆，饮食减。医以为伤冷物，温之不愈，又以丸下之，遂厥。复与金液丹，后谵言吐逆，颤掉不省人，狂若见鬼，循衣摸床，手足冷，脉伏。此胃中有结热，故昏瞀不省人。以阳气不能布于外，阴气不持于内，即颤掉而厥。遂与大承气汤，至一剂，乃愈。有妇人病温，已十二日。诊其脉，六七至而涩，寸稍大，尺稍小，发寒热，颊赤口干，不了了，耳聋。问之，病后数日，经水乃行。此属少阳热入血室，治不对病，必死。乃与小柴胡汤二日，又加桂枝干姜汤一日，寒热止。但云：我脐下急痛。与抵党丸，微利，痛止身凉，尚不了了，复与小柴胡汤。次日云：我胸中热燥，口鼻干。又少与调胃承气汤，不利。与大陷胸丸半服，利三行。次日虚烦

---

① 违：原作“远”，义晦，今据《本草经集注》及《证类本草》卷一改。

不宁，妄有所见，狂言，知有燥屎，以其极虚，不敢攻之，与竹叶汤，去其烦热，其大便自通，中有燥屎数枚，狂烦尽解，惟咳嗽唾沫，此肺虚也，不治，恐乘虚作肺痿。以小柴胡去人参、姜、枣，加干姜、五味子汤，一日咳减，二日悉痊。有人年六十，脚肿生疮，忽食猪肉，不安。医以药下之，稍愈。时出外，中风汗出，头面暴肿，起紫黑色，多睡，耳轮上有浮泡小疮，黄汁出，乃与小续命汤倍加羌活服之，遂愈。有人年五十四，素羸，多中寒，小年尝服生硫黄数斤，近服菟丝有效。脉左上二部、右下二部弦紧有力。五七年来，病右手足筋急拘挛，言语稍迟。遂与仲景小续命汤，加薏苡仁一两，以治筋急，减黄芩、人参、芍药各半以避中寒，杏仁只用一百五枚。后云：尚觉大冷。因尽去人参、芩、芍，加当归一两半，遂安。小续命汤今人多用，不能逐证加减，遂至危殆，故举以为例。

陶隐居名医别录合药分剂法则

古秤惟有铢两而无分名。今则以十黍为一铢，六铢为一分，四分成一两，十六两为一斤。虽有子谷秬黍之制，从来均之已久，依此用之。〔苏恭曰〕古秤皆复，今南秤是也。后汉以来，分一斤为二斤，一两为二两。古方惟张仲景，而已涉今秤，若用古秤，则水为殊少矣。〔杲曰〕六铢为一分，即二钱半也，二十四铢为一两。古云三两，即今之一两；云二两，即今之六钱半也。〔时珍曰〕蚕初吐丝曰忽，十忽曰丝，十丝曰厘，四厘曰累，音垒。十厘曰分，四累曰字，二分半也。十累曰铢，四分也。四字曰钱，十分也。六铢曰一分，去声，二钱半也。四分曰两，二十四铢也。八两曰锱，二锱曰斤。二十四两曰镒，一斤半也，准官秤十二两。三十斤曰钧。四钧曰石，一百二十斤也。方中有曰少许者，些子也。今古异制，古之一两，今用一钱可也。

今方家云等分者，非分两之分，谓诸药斤两多少皆同尔，多是丸散用之。

凡散云刀圭者，十分方寸匕之一，准如梧桐子大也。方寸匕者，作匕正方一寸，抄散取不落为度。钱[①] 五匕者，即今五铢钱边五字者抄之，不落为度。一撮者，四刀圭也。匕即匙也。

药以升合分者，谓药有虚实轻重，不得用斤两，则以升平之。十撮为一勺，十勺为一合，十合为一升。升方作上径一寸，下径六分，深八分。内散药，勿[②]按抑之，正尔微动令平尔。〔时珍曰〕古之一升，即今之二合半也。量之所起为圭，四圭为撮，十撮为勺，十勺为合，十合为升，十升为斗，五斗曰斛，二斛曰石。

凡汤酒膏药云㕮咀者，谓秤毕捣之如大豆，又吹去细末。药有易碎难碎，多末少末，今皆细切如㕮咀也。〔恭曰〕㕮咀，商量斟酌之也。〔宗奭曰〕㕮咀有含味之意，如人以口齿咀啮，虽破而不尘。古方多言㕮咀，此义也。〔杲曰〕㕮咀，古制也，古无铁刃，以口咬细，令如麻豆，煎之。今人以刀锉细尔。

凡丸药云如细麻者，即胡麻也，不必扁扁，略相称尔，黍粟亦然。云如大麻子者，准三细麻也。如胡豆者，即今青斑豆也，以二大麻准之。如小豆者，今赤小豆也，以三大麻准之。如大豆者，以二小豆

---

① 钱：原脱，今据《本草经集注》、《证类本草》卷一补。

② 勿：原作“物”，声之误，今据《本草经集注》、《证类本草》卷一改。

准之。如梧子者，以二大豆准之。如弹丸及鸡子黄者，以四十梧子准之。〔宗奭曰〕今人用古方多不效者何也？不知古人之意尔。如仲景治胸痹，心中痞坚，逆气抢心，用治中汤。人参、术、干姜、甘草四物，共一十二两，水八升，煮取三升，每服一升，日三服，以知为度。或作丸，须鸡子黄大，皆奇效。今人以一丸如杨梅许服之，病既不去，乃曰药不神。非药之罪，用药者之罪也。

凡方云巴豆若干枚者，粒有大小，当去心皮秤之，以一分准十六枚。附子、乌头若干枚者，去皮毕，以半两准一枚。枳实若干枚者，去瓤毕，以一分准二枚。橘皮一分准三枚。枣大小三枚准一两。干姜一累者，以一两为正。

凡方云半夏一升者，洗毕秤五两为正。蜀椒一升，三两为正。吴茱萸一升，五两为正。菟丝子一升，九两为正。庵䕡子一升，四两为正。蛇床子一升，三两半为正。地肤子一升，四两为正。其子各有虚实轻重不可秤准者，取平升为正

凡方云用桂一尺者，削去皮重半两为正。甘草一尺者，二两为正。云某草一束者，三两为正。云一把者，二两为正。

凡方云蜜一斤者，有七合。猪膏一斤者，有一升二合也。

凡丸散药，亦先切细暴燥乃捣之。有各捣者，有合捣者，并随方。其润湿药，如天门冬、地黄辈，皆先增分两切暴。独捣碎更暴。若逢阴雨，微火烘之，既燥，停冷捣之。〔时珍曰〕凡诸草木药及滋补药，并忌铁器，金性克木之生发之气，肝肾受伤也。惟宜铜刀、竹刀修治乃佳。亦有忌铜器者，并宜如法。丸散须用青石碾、石磨、石臼，其砂石者不良。

凡筛丸散，用重密绢，各筛毕，更合于臼中，捣数百遍，色理和同，乃佳也。巴豆、杏仁、胡麻诸膏腻药，皆先熬黄，捣合如膏，指擵莫结切。视泯泯，乃稍稍入散中，合研捣散，以轻疏绢筛度之，再合捣匀。

凡煮汤，欲微火令小沸。其水依方，大略二十两药，用水一斗，煮取四升，以此为准。然利汤欲生，少水而多取汁；补汤欲熟，多水而少取汁。不得令水多少。用新布，两人以尺木绞之，澄去垽浊，纸覆令密。温汤勿用铁器。服汤宁小沸，热则易下，冷则呕涌。〔之才曰〕汤中用酒，须临熟乃下之。〔时珍曰〕陶氏所说，乃古法也。今之小小汤剂，每一两用水二瓯为准，多则加，少则减之。如剂多水少，则药味不出；剂少水多，又煎耗药力也。凡煎药并忌铜铁器，宜用银器瓦罐，洗净封固，令小心者看守，须识火候，不可太过不及。火用木炭、芦苇为佳。其水须新汲味甘者，流水、井水、沸汤等，各依方，详见水部。若发汗药，必用紧火，热服。攻下药，亦用紧火煎熟，下消、黄再煎，温服。补中药，宜慢火，温服。阴寒急病，亦宜紧火急煎服之。又有阴寒烦躁及暑月伏阴在内者，宜水中沉冷服。

凡渍药酒，皆须细切，生绢袋盛，入酒密封，随寒暑日数漉出。滓可暴燥，微捣更渍，亦可为散服。〔时珍曰〕别有酿酒者，或以药煮汁和饭，或以药袋安置酒中，或煮物和饭同酿，皆随方法。又有煮酒者，以生绢袋药入坛密封，置大锅中，水煮一日，埋土中七日，出火毒乃饮。**凡建中、肾沥诸补汤，滓合两剂，加水煮竭饮之，亦敌一剂，皆先暴燥。**〔陈藏器曰〕凡汤中用麝香、牛黄、犀角、羚羊角、蒲黄、丹砂、芒消、阿胶辈，须细末如粉，临时纳汤中，搅和服之。

凡合膏，初以苦酒渍令淹浃，不用多汁，密覆勿泄。云晬时者，周时也，从今

旦至明旦。亦有止一宿者。煮膏当三上三下，以泄其热势，令药味得出。上之使匝匝沸，乃下之，使沸静良久乃止。中有薤白者，以两头微焦黄为候。有白芷、附子者，以小黄色为度。以新布绞去滓，滓亦可酒煮饮之。摩膏滓可傅病上。膏中有雄黄、朱砂、麝香辈，皆别捣如面，绞膏毕乃投中，疾搅勿使沉聚在下。有水银、胡粉者，于凝膏中研令消散。〔时珍曰〕凡熬贴痈、疽、风、湿诸病膏者，先以药浸油中三日乃煎之，煎至药枯，以绢滤净，煎热下黄丹或胡粉或密陀僧，三上三下，煎至滴水成珠不散，倾入器中，以水浸三日，去火毒用。若用松脂者，煎至成丝，倾入水中，拔扯数百遍乃止。俱宜谨守火候，勿令太过不及也。其有朱砂、雄黄、龙脑、麝香、血竭、乳香、没药等料者，并待膏成时投之。黄丹、胡粉、密陀僧并须水飞瓦炒过。松脂须炼数遍乃良。

凡丸中用蜡，皆烊投少蜜中搅调以和药。〔杲曰〕丸药用蜡，取其固护药之气味势力，以过关膈而作效也。若投以蜜，下咽亦易散化，如何得到脏中。若有毒药，反又害之，非用蜡之本意也。

凡用蜜，皆先火[①]煎，掠去其沫，令色微黄，则丸药经久不坏。〔雷敩曰〕凡炼蜜，每一斤止得十二两半是数，火少火过，并不得用也。修合丸药，用蜜只用蜜，用饧只用饧，用糖只用糖，勿交杂用，必泻人也。

采药分六气岁物

岐伯曰：厥阴司天为风化，在泉为酸化，清毒不生。少阴司天为热化，在泉为苦化，寒毒不生。太阴司天为湿化，在泉为甘化，燥毒不生。少阳司天为火化，在泉为苦化，寒毒不生。阳明司天为燥化，在泉为辛化，湿毒不生。太阳司天为寒化，在泉为咸化，热毒不生。治病者，必明六化分治。五味所生，五脏所宜，乃可言盈虚病生之绪。本乎天者天之气，本乎地者地之气。谨候气宜，无失病机。司岁备物，则无遗主矣。岁物者，天地之专精也。非司岁物则气散，质同而异等也。气味有厚薄，性用有躁静，治保有多少，力化有浅深。上淫于下，所胜平之；外淫于内，所胜治之。〔王冰曰〕化于天者为天气，化于地者为地气。五毒皆五行之气所为，故所胜者不生，惟司天在泉之所生者其味正。故药工专司岁气，所收药物，则所主无遗略矣。五运有余，则专精之气，药物肥浓，使用当其正气味也。不足则药不专精而气散，物不纯，形质虽同，力用则异矣。故天气淫于下，地气淫于内者，皆以所胜平治之。如风胜湿，酸胜甘之类是也。

七　方

岐伯曰：气有多少，形有盛衰，治有缓急，方有大小。又曰：病有远近，证有中外，治有轻重。近者奇之，远者偶之。汗不以奇，下不以偶。补上治上制以缓，补下治下制以急。近而奇偶，制小其服；远而奇偶，制大其服。大则数少，小则数多。多则九之，少则一之。奇之不去则偶之，偶之不去则反佐以取之，所谓寒热温凉，反从其病也。〔王冰曰〕脏位有高下，腑气有远近，病证有表里，药用有轻重。单方为奇，复方为偶。心肺为近，肝肾为远，脾胃居中。肠膗胞胆，亦有远近。识见高远，权以合宜。方奇而分两偶，方偶而分两奇。近而偶制，多数服之；远而奇制，少数服之。则肺服九，心服七，脾服

① 火：原作“大”，义晦，今据《本草经集注》、《证类本草》卷一改。

五，肝服三，肾服一，为常制也。方与其重也宁轻，与其毒也宁善，与其大也宁小。是以奇方不去，偶方主之；偶方不去，则反佐以同病之气而取之。夫微小之热，折之以寒；微小之冷，消之以热。甚大寒热，则必能与异气相格。声不同不相应，气不同不相合。是以反其佐以同其气，复令寒热参合，使其始同终异也。〔时珍曰〕逆者正治，从者反治。反佐，即从治也。谓热在下而上有寒邪拒格，则寒药中入热药为佐，下膈之后，热气既散，寒性随发也。寒在下而上有浮火拒格，则热药中入寒药为佐，下膈之后，寒气既消，热性随发也。此寒因热用，热因寒用之妙也。温凉仿此。〔完素曰〕流变在乎病，主病在乎方，制方在乎人。方有七：大、小、缓、急、奇、偶、复也。制方之体，本于气味。寒、热、温、凉，四气生于天；酸、苦、辛、咸、甘、淡，六味成于地。是以有形为味，无形为气。气为阳，味为阴。辛甘发散为阳，酸苦涌泻为阴；咸味涌泄为阴，淡味渗泄为阳。或收或散，或缓或急，或燥或润，或软或坚，各随脏腑之证，而施药之品味，乃分七方之制也。故奇、偶、复者，三方也。大、小、缓、急者，四制之法也。故曰：治有缓急，方有大小。

大方〔岐伯曰〕君一臣二佐九，制之大也。君一臣三佐五，制之中也。君一臣二，制之小也。又曰：远而奇偶，制大其服，近而奇偶，制小其服。大则数少，小则数多。多则九之，少则二之。〔完素曰〕身表为远，里为近。大小者，制奇偶之法也。假如小承气汤、调胃承气汤，奇之小方也；大承气汤、抵当汤，奇之大方也，所谓因其攻里而用之也。桂枝、麻黄，偶之小方也；葛根、青龙，偶之大方也，所谓因其发表而用之也。故曰：汗不以奇，下不以偶。〔张从正曰〕大方有二：有君一臣三佐九之大方，病有兼证而邪不一，不可以一二味治者宜之；有分两大而顿服之大方，肝肾及下部之病道远者宜之。王太仆以心肺为近，肾肝为远，脾胃为中。刘河间以身表为远，身里为近。以予观之，身半以上其气三，天之分也。身半以下其气三，地之分也。中脘，人之分也。

小方〔从正曰〕小方有二：有君一臣二之小方，病无兼证，邪气专一，可一二味治者宜之；有分两少而频服之小方，心肺及在上之病者宜之，徐徐细呷是也。〔完素曰〕肝肾位远，数多则其气缓，不能速达于下，必大剂而数少，取其迅急下走也。心肺位近，数少则其气急下走，不能升发于上，必小剂而数多，取其易散而上行也。王氏所谓肺服九、心服七、脾服五、肝服三、肾服一，乃五脏生成之数也。

缓方〔岐伯曰〕补上治上制以缓，补下治下制以急，急则气味厚，缓则气味薄，适其病所，远而中道气味之者，食而过之，无越其制度也。〔王冰曰〕假如病在肾而心气不足，服药宜急过之，不以气味饲心，肾药凌心，心复益衰矣。余上下远近例同。〔完素曰〕圣人治上不犯下，治下不犯上，治中上下俱无犯。故曰：诛伐无过，命曰大惑。〔好古曰〕治上必妨下，治表必连里。用黄芩以治肺必妨脾，用苁蓉以治肾必妨心，服干姜以治中必僭上，服附子以补火必涸水。〔从正曰〕缓方有五：有甘以缓之之方，甘草、糖、蜜之属是也，病在胸膈，取其留恋也。有丸以缓之之方，比之汤散，其行迟慢也。有品件众多之缓方，药众则递相拘制，不得各骋其性也。有无毒治病之缓方，无毒则性纯功缓也。有气味俱薄之缓方，气味薄则长于补上治上，比至其下，药力已衰矣。

急方〔完素曰〕味厚者为阴，味薄者为阴中之阳，故味厚则下泄，味薄则通气。气厚者为阳，气薄为阳中之阴，故气厚则发热，气薄则发汗是也。〔好古曰〕治主宜缓，缓则治其本也；治客宜急，急则治其标也。表里汗下，皆有所当缓、所当急。〔从正曰〕急方有四：有急病急攻之急方，中风关格之病是也。有汤散荡涤之急方，下咽易散而行速也。有毒药之急方，毒性能上涌下泄以夺病势也。有气味俱厚之急方，气味俱厚，直趋于下而力不衰也。

奇方〔王冰曰〕单方也。〔从正曰〕奇方有二：有独用一物之奇方，病在上而近者宜之。有药合阳数一、三、五、七、九之奇方，宜下不宜汗。〔完素曰〕假如小承气，奇之小方也；大承气、抵当汤，奇之大方也，所谓因其攻下而为之也。桂枝、麻黄，偶之小方也；葛根、青龙，偶之大方也，所谓因其发散而用之也。

偶方〔从正曰〕偶方有三：有两味相配之偶方，有古之二方相合之偶方，古谓之复方，皆病在下而远者宜之。有药合阴数二、四、六、八、十之偶方，宜汗不宜下。王太仆言汗药不以偶，则气不足以外发；下药不以奇，则药毒攻而致过。意者下本易行，故单行则力孤而微，汗或难出，故并行则力齐而大乎？而仲景制方，桂枝汗药，反以五味为奇；大承气下药，反以四味为偶，何也？岂临事制宜，复有增损乎？

复方〔岐伯曰〕奇之不去则偶之，是谓重方。〔好古曰〕奇之不去复以偶，偶之不去复以奇，故曰复。复者，再也，重也。所谓十补一泄，数泄一补也。又伤寒见风脉，伤风得寒脉，为脉证不相应，宜以复方主之。〔从正曰〕复方有三：有二方、三方及数方相合之复方，如桂枝二越婢一汤、五积散之属是也。有本方之外别加余药，如调胃承气加连翘、薄荷、黄芩、卮子为凉膈散之属是也。有分两均齐之复方，如胃风汤各等分之属是也。王太仆以偶为复方，今七方有偶又有复，岂非偶乃二方相合，复乃数方相合之谓乎？

十　剂

徐之才曰：药有宣、通、补、泄、轻、重、涩、滑、燥、湿十种，是药之大体，而本经不言，后人未述。凡用药者，审而详之，则靡所遗失矣。

宣剂〔之才曰〕宣可去壅，生姜、橘皮之属是也。〔杲曰〕外感六淫之邪，欲传入里，三阴实而不受，逆于胸中，天分气分窒塞不通，而或哕或呕，所谓壅也。三阴者，脾也。故必破气药，如姜、橘、藿香、半夏之类，泻其壅塞。〔从正曰〕俚人以宣为泻，又以宣为通，不知十剂之中已有泻与通矣。仲景曰：春病在头，大法宜吐，是宣剂即涌剂也。经曰：高者，因而越之，木郁则达之。宣者升而上也。以君召臣曰宣是矣。凡风痫中风，胸中诸实，痰饮寒结，胸中热郁，上而不下，久则嗽喘满胀，水肿之病生焉，非宣剂莫能愈也。吐中有汗，如引涎追泪嚏鼻，凡上行者，皆吐法也。〔完素曰〕郁而不散为壅，必宣以散之，如痞满不通之类是矣。攻其里，则宣者上也。泄者下也。涌剂则瓜蒂、卮子之属是矣。发汗通表亦同。〔好古曰〕经有五郁：木郁达之，火郁发之，土郁夺之，金郁泄之，水郁折之，皆宣也。宣，扬制曰宣朗，君召臣曰宣唤，臣奉君命宣布上意，皆宣之意也。〔时珍曰〕壅者，塞也；宣者，布也，散也。郁塞之病，不升不降，传化失常。或郁久生病，或病久生郁。必药以宣布敷散之，如承流宣化之意，不独涌越为宣也。是以气郁有余，则香附、抚芎之属以开之，不足则补中益气以运之。火郁微则山卮、青黛以散之，甚则升阳解肌以发之。湿郁则苍术、白芷之属以燥之，甚则风药以胜之。痰郁微则南星、橘皮之属以化之，甚则瓜蒂、藜芦之属以涌之。血郁微则桃仁、红花以行之，甚则或吐或利以逐之。食郁微则山查、神曲以消之，甚则上涌下利以去之，皆宣剂也。

通剂〔之才曰〕通可去滞，通草、防己之属是也。〔完素曰〕留而不行，必通以行之，如水病为痰澼之类。以木通、防己之属攻其内，则留者行也。滑石、茯苓、芫花、甘遂、大戟、牵牛之类是也。〔从正曰〕通者，流通也。前后不得溲便，宜木通、海金沙、琥珀、大黄之属通之。痹痛郁滞，经隧不利，亦宜通之。〔时珍曰〕滞，留滞也。湿热之邪留于气分，而为痛痹癃闭者，宜淡味之药上助肺气下降，通其小便，而泄气中之滞，木通、猪苓之类是也。湿热之邪留于血分，而为痹痛肿注、二便不通者，宜苦寒之药下引，通其前后，而泄血中之滞，防己之类是也。经曰味薄者通，故淡味之药谓之通剂。

补剂〔之才曰〕补可去弱，人参、羊肉之属是也。〔杲曰〕人参甘温，能补气虚；羊肉甘热，能补血虚。羊肉补形，人参补气，凡气味与二药同者皆是也。〔从正曰〕五脏各有补泻，五味各补其脏，有表虚、里虚、上虚、下虚、阴虚、阳虚、气虚、血虚。经曰：精不足者补之以味，形不足者补之以气。五谷、五菜、五果、五肉，皆补养之物也。〔时珍曰〕经云：不足者补之。又云：虚则补其母。生姜之辛补肝，炒盐之咸补心，甘草之甘补脾，五味子之酸补肺，黄檗之苦补肾。又如茯神之补心气，生地黄之补心血；人参之补脾气，白芍药之补脾血；黄芪之补肺气，阿胶之补肺血；杜仲之补肾气，熟地黄之补肾血；芎劳之补肝气，当归之补肝血之类，皆补剂。不特人参、羊肉为补也。

泄剂〔之才曰〕泄可去闭，葶苈、大黄之属是也。〔杲曰〕葶苈苦寒，气味俱厚，不减大黄，能泄肺中之闭，又泄大肠。大黄走而不守，能泄血闭肠胃渣秽之物。一泄气闭利小便，一泄血闭利大便。凡与二药同者皆然。〔从正曰〕实则泻之。诸痛为实，痛随利减。芒消、大黄、牵牛、甘遂、巴豆之属，皆泻剂也。其催生下乳，磨积逐水，破经泄气，凡下行者，皆下法也。〔时珍曰〕去闭当作去实。经云实者泻之，实则泻其子，是矣。五脏五味皆有泻，不独葶苈、大黄也。肝实泻以芍药之酸，心实泻以甘草之甘，脾实泻以黄连之苦，肺实泻以石膏之辛，肾实泻以泽泻之咸，是矣。

轻剂〔之才曰〕轻可去实，麻黄、葛根之属是也。〔从正曰〕风寒之邪，始客皮肤，头痛身热，宜解其表，内经所谓轻而扬之也。痈疮疥痤，俱宜解表，汗以泄之，毒以熏之，皆轻剂也。凡熏洗蒸炙，熨烙刺砭，导引按摩，皆汗法也。〔时珍曰〕当作轻可去闭。有表闭里闭，上闭下闭。表闭者，风寒伤营，腠理闭密，阳气怫郁，不能外出，而为发热、恶寒、头痛、脊强诸病，宜轻扬之剂发其汗，而表自解也。里闭者，火热郁抑，津液不行，皮肤干闭，而为肌热、烦热、头痛、目肿、昏瞀、疮疡诸病，宜轻扬之剂以解其肌，而火自散也。上闭有二：一则外寒内热，上焦气闭，发为咽喉闭痛之证，宜辛凉之剂以扬散之，则闭自开。一则饮食寒冷抑遏阳气在下，发为胸膈痞满闭塞之证，宜扬其清而抑其浊，则痞自泰也。下闭亦有二：有阳气陷下，发为里急后重，数至圊而不行之证，但升其阳而大便自顺，所谓下者举之也。有燥热伤肺，金气膹郁，窍闭于上，而膀胱闭于下，为小便不利之证，以升麻之类探而吐之，上窍通而小便自利矣，所谓病在下取之上也。

重剂〔之才曰〕重可去怯，慈石、铁粉之属是也。〔从正曰〕重者，镇缒之谓也。怯则气浮，如丧神守，而惊悸气上，朱砂、水银、沉香、黄丹、寒水石之伦，皆体重也。久病咳嗽，涎潮于上，形羸不可攻者，以此缒之。经云：重者，因而减之。贵其渐也。〔时珍曰〕重剂凡四：有惊则气乱，而魂气飞扬，如丧神守者；有怒则气逆，而肝火激烈，病狂善怒者，并铁粉、雄黄之类以平其肝。有神不守舍，而多惊健忘，迷惑不宁者，宜朱砂、紫石英之类以镇其心。有恐则气下，精志失守而畏，如人将捕者，宜慈石、沉香之类以安其肾。大抵重剂压浮火而坠痰涎，不独治怯也。故诸风掉眩及惊痫痰喘之病，吐逆不止及反胃之病，皆浮火痰涎为害，俱宜重剂以坠之。

滑剂〔之才曰〕滑可去着，冬葵子、榆白皮之属是也。〔完素曰〕涩则气着，必滑剂以利之。滑能养窍，故润利也，〔从正曰〕大便燥结，宜麻仁、郁李之类；小便淋沥，宜葵子、滑石之类。前后不通，两阴俱闭也，名曰三焦约。约者，束也。宜先以滑剂润养其燥，然后攻之。〔时珍曰〕着者，有形之邪，留着于经络脏腑之间也，便尿浊带、痰涎、胞胎、痈肿之类是矣。皆宜滑药以引去其留着之物。此与木通、猪苓通以去滞相类而不同。木通、猪苓，淡泄之物，去湿热无形之邪；葵子、榆皮，甘滑之类，去湿热有形之邪。故彼曰滞，此曰着也。大便涩者，菠稜、牵牛之属；小便涩者，车前、榆皮之属；精窍涩者，黄檗、葵花之属；胞胎涩者，黄葵子、王不留行之属；引痰涎自小便去者，则半夏、茯苓之属；引疮毒自小便去者，则五叶藤、萱草根之属，皆滑剂也。半夏、南星皆辛而涎滑，能泄湿气、通大便。盖辛能润，能走气，能化液也。或以为燥物，谬矣。湿去则土燥，非二物性燥也。

涩剂〔之才曰〕涩可去脱，牡蛎、龙骨之属是也。〔完素曰〕滑则气脱，如开肠洞泄，便溺遗失之类，必涩剂以收敛之。〔从正曰〕寝汗不禁，涩以麻黄根、防风。滑泄不已，涩以豆蔻、枯矾、木贼、罂粟壳。喘嗽上奔，涩以乌梅、诃子。凡酸味同乎涩者，收敛之义也。然此种皆宜先攻其本，而后收之可也。〔时珍曰〕脱者，气脱也，血脱也，精脱也，神脱也。脱则散而不收，故用酸涩温平之药，以敛其耗散。汗出亡阳，精滑不禁，泄痢不止，大便不固，小便自遗，久嗽亡津，皆气脱也。下血不已，崩中暴下，诸大亡血，皆血脱也。牡蛎、龙骨、海螵蛸、五倍子、五味子、乌梅、榴皮、诃黎勒、罂粟壳、莲房、棕灰、赤石脂、麻黄根之类，皆涩药也。气脱兼以气药，血脱兼以血药及兼气药，气者血之帅也。脱阳者见鬼，脱阴者目盲，此神脱也，非涩药所能收也。

燥剂〔之才曰〕燥可去湿，桑白皮、赤小豆之属是也。〔完素曰〕湿气淫胜，肿满脾湿，必燥剂以除之，桑皮之属。湿胜于上，以苦吐之，以淡渗之是也。〔从正曰〕积寒久冷，吐利腥秽，上下所出水液澄彻清冷，此大寒之病，宜姜、附、胡椒辈以燥之。若病湿气，则白术、陈皮、木香、苍术之属除之，亦燥剂也。而黄连、黄檗、卮子、大黄，其味皆苦，苦属火，皆能燥湿，此内经之本旨也，岂独姜、附之俦为燥剂乎。〔好古曰〕湿有在上、在中、在下、在经、在皮、在里。〔时珍曰〕湿有外感，有内伤。外感之湿，雨露岚雾地气水湿，袭于皮肉筋骨经络之间；内伤之湿，生于水饮酒食及脾弱肾强，固不可一例言也。故风药可以胜湿，燥药可以除湿，淡药可以渗湿，泄小便可以引湿，利大便可以逐湿，吐痰涎可以祛湿。湿而有热，苦寒之剂燥之；湿而有寒，辛热之剂燥之，不独桑皮，小豆为燥剂也。湿去则燥，故谓之燥。

润剂〔之才曰〕湿可去枯，白石英、紫石英之属是也。〔从正曰〕湿者，润湿也。虽与滑类，少有不同。经云辛以润之，辛能走气、能化液故也。盐消味虽咸，属真阴之水，诚濡枯之上药也。人有枯涸皴揭之病，非独金化，盖有火以乘之，故非湿剂不能愈。〔完素曰〕津耗为枯。五脏痿弱，荣卫涸流，必湿剂以润之。〔好古曰〕有减气而枯，有减血而枯。〔时珍曰〕湿剂当作润剂。枯者燥也。阳明燥金之化，秋令也，风热怫甚，则血液枯涸而为燥病。上燥则渴，下燥则结，筋燥则强，皮燥则揭，肉燥则裂，骨燥则枯，肺燥则痿，肾燥则消。凡麻仁、阿胶膏润之属，皆润剂也。养血则当归、地黄之属，生津则麦门冬、栝蒌根之属，益精则苁蓉、枸杞之属。若但以石英为润药则偏矣，古人以服石为滋补故尔。

刘完素曰：制方之体，欲成七方十剂之用者，必本于气味也。寒、热、温、凉，四气生于天；酸、苦、辛、咸、甘、淡，六味成乎地。是以有形为味，无形为气。气为阳，味为阴。阳气出上窍，阴味出下窍。气化则精生，味化则形长。故地产养形，形不足者温之以气；天产养精，精不足者补之以味。辛甘发散为阳，酸苦涌泄为阴；咸味涌泄为阴，淡味渗泄为阳。辛散、酸收、甘缓、苦坚、咸软。各随五脏之病，而制药性之品味。故方有七，剂有十。方不七，不足以尽方之变；剂不十，不足以尽剂之用。方不对证[①]，非方也；剂不蠲疾，非剂也。此乃太古先师，设绳墨而取曲直；叔世方士，乃出规矩以为方圆。夫物各有性，制而用之，变而通之，施于品剂，其功用岂有穷哉。如是有因其性为用者，有因其所胜而为制者，有气同则相求者，有气相克则相制者，有气有余而补不足者，有气相感则以意使者，有质同而性异者，有名异而实同者。故蛇之性上窜而引药，蝉之性外脱而退翳，虻饮血而用以治血，鼠善穿而用以治漏，所谓因其性而为用者如此。弩牙速产，以机发而不括也；杵糠下噎，以杵筑下也，所谓因其用而为使者如此。浮萍不沉水，可以胜酒；独活不摇风，可以治风，所谓因其所胜而为制也如此。麻，木谷而治风；豆，水谷而治水，所谓气相同则相求者如此。牛，土畜，乳可以止渴疾；豕，水畜，心可以镇恍惚，所谓因其气相克则相制也如此。熊肉振羸，兔肝明视，所谓其气有余补不足也如此。鲤之治水，鹜之利水，所谓因其气相感则以意使者如此。蜜成于蜂，蜜温而蜂寒；油生于麻，麻温而油寒，兹同质而异性也。蘼芜生于芎䓖，蓬蘽生于覆盆，兹名异而实同者也。所以如此之类，不可胜举。故天地赋形，不离阴阳，形色自然，皆有法象。毛羽之类，生于阳而属于阴；鳞甲之类，生于阴而属于阳。空青法木，色青而主肝；丹砂法火，色赤而主心；云母法金，色白而主肺；慈石法水，色黑而主肾；黄石脂法土，色黄而主脾。故触类而长之，莫不有自然之理也。欲为医者，上知天

① 证：《保命集》卷上第九作“病”。

文，下知地理，中知人事，三者俱明，然后可以语人之疾病。不然，则如无目夜游，无足登涉，动致颠殒，而欲愈疾者，未之有也。

雷敩炮炙论·序曰：若夫世人使药，岂知自有君臣，既辨君臣，宁分相制。只如栿毛今盐草也。**沾溺，立销斑肿之毒；象胆挥黏，乃知药有情异。鲑鱼插树，立便干枯；用狗涂之，**以犬胆灌之，插鱼处立如故也。**却当荣盛。无名**无名异形似玉柳石，又如石炭[①]味别。**止楚，截指而似去甲毛；圣石开盲，明目而如云离日。当归止血破血，头尾效各不同；**头止血，尾破血。**蕤子熟生，足睡不眠立据。弊箅淡卤，**常使著[②]甑中箅，能淡盐味。**如酒沾交。**今蜜枳缴枝，又云交加枝。**铁遇神砂，如泥似粉；石经鹤粪，化作尘飞。栿见橘，花似髓。断弦折剑，遇鸾血而如初；**以鸾血烧作胶，粘折处，铁物永不断。**海竭江枯，投游波**燕子是也。**而立泛。令铅拒火，须仗修天；**今呼为补天石。**如要形坚，岂忘紫背。**有紫背天葵，如常食葵菜，只是背紫面青，能坚铅形。**留砒住鼎，全赖宗心。**别有宗心草，今呼石竹，不是食者粽心，恐误。其草出欻州，生处多虫兽。**雌得芹花，**其草名为立起，其形如芍药，花色青，可长三尺已来，叶上黄斑色，味苦涩，堪用，煮雌黄立住火。**立便成庚[③]；硇遇赤须，**其草名赤须，今呼为虎须草是，用煮硇砂即生火。**水留金鼎，水中生火，非猾髓而莫能；**海中有兽名曰猾，以髓入在油中，其油[④]粘水，水中火生，不可救之，用酒喷之即止，勿于屋下收。**长齿生牙，赖雄鼠之骨末。**其齿若年多不生者，取雄鼠脊骨作末，揩折处，齿立生如故。**发眉堕落，涂半夏而立生；**眉发堕落者，以生半夏茎杵之取涎，涂发落处立生。**目辟眼䁖，有五花而自正。**五加皮，其叶有雄雌，三叶为雄，五叶为雌，须使五叶者。作末酒浸饮之，其目䁖者正。**脚生肉栿，裩系菪根；**脚有肉栿者，取莨菪根于裩带上系之，感应永不痛。**囊皱漩多，夜煎竹木。**多小便者，夜煎萆薢一片服之，永不夜起也。**体寒腹大，全赖鸬鹚；**若患腹大如鼓，米饮调鸬鹚末服，立枯如故也。**血泛经过，饮调瓜子。**甜瓜子内仁捣作末，去油，饮调服之，立绝。**咳逆数数，酒服熟雄；**天雄泡过，以酒调一钱服，立定也。**遍体疹风，冷调生侧。**附子旁生者为侧子，作末冷酒服，立瘥也。**肠虚泻痢，须假草零；**捣五倍子作末，以熟水下之，立止也。**久渴心烦，宜投竹沥。除癥去块，全仗消硇；**消、硇即硇砂、消石二味，于乳钵中研作粉，同煅了，酒服，神效也。**益食加觞，须煎芦朴。**不食者，并饮酒少者，煎逆水芦根并厚朴二味汤服。**强筋健骨，须是苁鳝；**苁蓉并鳝鱼二味，作末，以黄精汁丸服之，可力倍常也。出乾宁记中。**驻色延年，精蒸神锦。**黄精自然汁拌细研神锦，于柳木甑中蒸七日了，以水蜜丸服，颜貌可如幼女之容色也。**知疮所在，口点阴胶；**阴胶即甑中气垢，少许于口中，可知脏腑所起，直至住处知痛，乃可医也。**产后肌浮，甘皮酒服。**产后肌浮，酒服甘皮立愈。**口疮舌坼，立愈黄苏。**口疮舌坼，以根黄涂苏炙作末，含之立差。**脑痛欲亡，鼻投消末；**头痛者，以消石作末内鼻中，立止。**心痛欲死，速觅延胡。**以延胡索作散，酒服之立愈。**如斯百种，是药之功。某忝遇明时，谬看医**

---

① 炭：原作“灰”，字误，今据《证类本草》卷一改。

② 著：原作“者”，字之误，今改。

③ 庚：《证类本草》卷一作“庚”，字误。庚，草名。

④ 其油：此二字原脱，今据《证类本草》卷一补。

理，虽寻圣[①]法，难可穷微。略陈药饵之功能，岂溺仙人之要术，其制药炮、熬、煮、炙，不能记年月哉。欲审元由，须看海集。某不量短见，直录炮、熬、煮、炙，列药制方，分为上、中、下三卷，有三百件名，具陈于后。

气味阴阳

阴阳应象论曰：积阳为天，积阴为地。阴静阳躁，阳生阴长，阳杀阴藏。阳化气，阴成形。阳为气，阴为味。味归形，形归气，气归精，精归化，精食气，形食味，化生精，气生形。味伤形，气伤精，精化为气，气伤于味。阴味出下窍，阳气出上窍。清阳发腠理，浊阴走五脏；清阳实四肢，浊阴归六腑。味厚者为阴，薄者为阴中之阳。气厚者为阳，薄者为阳中之阴。味厚则泄，薄则通；气薄则发泄，厚则发热。辛甘发散为阳，酸苦涌泄为阴；咸味涌泄为阴，淡味渗泄为阳。六者或收或散，或缓或急，或润或燥，或软或坚，以所利而行之，调其气，使之平也。〔元素曰〕清之清者发腠理，清之浊者实四肢；浊之浊者归六腑，浊之清者走五脏。附子气厚，为阳中之阳；大黄味厚，为阴中之阴。茯苓气薄，为阳中之阴，所以利小便，入手太阳，不离阳之体也；麻黄味薄，为阴中之阳，所以发汗，入手太阴，不离阴之体也。凡同气之物必有诸味，同味之物必有诸气。气味各有厚薄，故性用不等。〔杲曰〕味之薄者则通，酸、苦、咸、平是也。味之厚者则泄，咸、苦、酸、寒是也。气之厚者发热，辛、甘、温、热是也。气之薄者渗泄，甘、淡、平、凉是也。渗谓小汗，泄谓利小便也。〔宗奭曰〕天地既判，生万物者五气耳。五气定位，则五味生。故曰生物者气也，成之者味也。以奇生则成而偶，以偶生则成而奇。寒气坚，故其味可用以软；热气软，故其味可用以坚；风气散，故其味可用以收；燥气收，故其味可用以散。土者冲气之所生，冲气则无所不和，故其味可用以缓。气坚则壮，故苦可以养气。脉软则和，故咸可以养脉。骨收则强，故酸可以养骨。筋散则不挛，故辛可以养筋。肉缓则不壅，故甘可以养肉。坚之而后可以软，收之而后可以散。欲缓则用甘，不欲则弗用，用之不可太过，太过亦病矣。古之养生治疾者，必先通乎此，否则能已人之疾者盖寡矣。

李杲曰：夫药有温、凉、寒、热之气，辛、甘、淡、酸、苦、咸之味也。升、降、浮、沉之相互，厚、薄、阴、阴之不同。一物之内，气味兼有；一药之中，理性具焉。或气一而味殊，或味同而气异。气象天，温热者天之阳，凉寒者天之阴。天有阴、阳，风、寒、暑、湿、燥、火，三阴、三阳上奉之也。味象地，辛、甘、淡者地之阳，酸、苦、咸者地之阴；地有阴、阳，金、木、水、火、土，生、长、化、收、藏下应之也。气味薄者，轻清成象，本乎天者亲上也。气味厚者，重浊成形，本乎地者亲下也。〔好古曰〕本草之味有五，气有四。然一味之中有四气，如辛味则石膏寒，桂、附热，半夏温，薄荷凉之类是也。夫气者天也，温热天之阳，寒凉天之阴。阳则升，阴则降。味者地也，辛、甘、淡地之阳，酸、苦、咸地之阴。阳则浮，阴则沉。有使气者，使味者，气味俱使者，先使气而后使味者，先使味而后使气者。有一物一味者，一物三味者；一物一气者，一物二气者。或生熟异气味，或根苗异气味。或温多而成热，或凉多而成寒，或寒热各半而

---

① 圣：原脱，今据《证类本草》卷一补。

成温。或热者多，寒者少，寒不为之寒；或寒者多，热者少，热不为之热，不可一途而取也。或寒热各半，昼服则从热之属而升，夜服则从寒之属而降。或晴则从热，阴则从寒。变化不一如此，况四时六位不同，五运六气各异，可以轻用为哉。

六节脏象论云：天食人以五气，地食人以五味。五气入鼻，藏于心肺，上使五色修明，音声能彰。五味入口，藏于肠胃，味有所藏，以养五气，气和而生，津液相成，神乃自生。又曰：形不足者，温之以气；精不足者，补之以味。〔王冰曰〕五气者，臊气凑肝，焦气凑心，香气凑脾，腥气凑肺，腐气凑肾也。心荣色，肺主音，故气藏于心[①]肺，而明色彰声也。气为水之母，故味藏于肠胃而养五气。〔孙思邈曰〕精以食气，气养精以荣色；形以食味，味养形以生力。精顺五气以灵，形受五味以成。若食气相反则伤精，食味不调则损形。是以圣人先用食禁以存性[②]，后制药物以防命，气味温补以存精形。

五味宜忌

岐伯曰：木生酸，火生苦，土生甘，金生辛，水生咸。辛散，酸收，甘缓，苦坚，咸软。毒药攻邪，五谷为养，五果为助，五畜为益，五菜为充，气味[③]合而服之，以补精益气。此五味各有所利，四时五脏，病随所宜也。又曰：阴之所生，本在五味；阴之五宫，伤在五味。骨正筋柔，气血以流，腠理以密，骨气以精[④]，长有天命。又曰：圣人春夏养阳，秋冬养阴，以从其根，二气常存。春食凉，夏食寒，以养阳；秋食温，冬食热，以养阴。

五欲肝欲酸，心欲苦，脾欲甘，肺欲辛，肾欲咸，此五味合五脏之气也。

五宜青色宜酸，肝病宜食麻、犬、李、韭。赤色宜苦，心病宜食麦、羊、杏、薤。黄色宜甘，脾病宜食粳、牛、枣、葵。白色宜辛，肺病宜食黄黍、鸡、桃、葱。黑色宜咸，肾病宜食大豆黄卷、猪、栗、藿。

五禁肝病禁辛，宜食甘，粳、牛、枣、葵。心病禁咸，宜食酸，麻、犬、李、韭。脾病禁酸，宜食咸，大豆、豕、栗、藿。肺病禁苦[⑤]，宜食麦、羊、杏、薤。肾病禁甘，宜食辛，黄黍、鸡、桃、葱。〔思邈曰〕春宜省酸增甘以养脾，夏宜省苦增辛以养肺，秋宜省辛增酸以养肝，冬宜省咸增苦以养心，四季宜省甘增咸以养肾。〔时珍曰〕五欲者，五味入胃，喜归本脏，有余之病，宜本味以通之。五禁者，五脏不足之病，畏其所胜，而宜其所不胜也。

五走酸走筋，筋病毋多食酸，多食令人癃。酸气涩收，胞得酸而缩卷，故水道不通也。苦走骨，骨病毋多食苦，多食令人变呕。苦入下脘，三焦皆闭，故变呕也。甘走肉，肉病毋多食甘，多食令人悗心。甘气柔润，胃柔则缓，缓则虫动，故悗心也。辛走气，气病毋多食辛，多食令人洞心。辛走上焦，与气俱行，久留心下，故洞心也。咸走血，血病毋多食咸，多食令人渴。血与咸相得则凝，则胃汁注之，故咽路焦而舌本干。九针论作咸走骨，骨病毋多食咸。苦走血，血病毋多食苦。

五伤酸伤筋，辛胜酸。苦伤气，咸胜

---

① 心：原脱，今据《素问·六节藏象论》王冰注补。
② 性：原作“生”，字误，今据《千金》卷二十六改。
③ 味：原脱，今据《素问·藏气法时论》补。
④ 精：原作“清”，字误，今据《素问·生气通天论》改。
⑤ 苦：原脱，今据《灵枢·五味》篇补。

苦。甘伤肉，酸胜甘。辛伤皮毛，苦胜辛。咸伤血，甘胜咸

五过味过于酸，肝气以津，脾气乃绝，肉胝䐢而唇揭。味过于苦，脾气不濡，胃气乃厚，皮槁而毛拔。味过于甘，心气喘满，色黑，肾气不平，骨痛而发落。味过于辛，筋脉沮绝，精神乃失，筋急而爪枯。味过于咸，大骨气劳，短肌[①]，心气抑，脉凝涩而变色。〔时珍曰〕五走五伤者，本脏之味自伤也，即阴之五宫，伤在五味也。五过者，本脏之味伐其所胜也，即脏气偏胜也。

五味偏胜

岐伯曰：五味入胃，各归所喜。酸先入肝，苦先入心，甘先入脾，辛先入肺，咸先入肾。久而增气，物化之常；气增而久，夭之由也。〔王冰曰〕入肝为温，入心为热，入肺为清，入肾为寒，入脾为至阴而四气兼之，皆为增其味而益其气。故各从本脏之气，久则从化。故久服黄连、苦参反热，从苦化也。余味仿此。气增不已，则脏气偏胜，必有偏绝；脏有偏绝，必有暴夭。是以药不具五味，不备四气，而久服之，虽暂获胜，久必致夭。故绝粒服饵者不暴亡，无五味资助也。〔杲曰〕一阴一阳之谓道，偏阴偏阳之谓疾。阳剂刚胜，积若燎原，为消狂痈疽之属，则天癸竭而荣涸。阴剂柔胜，积若凝水，为洞泄寒中之病，则真火微而卫散。故大寒大热之药，当从权用之，气平而止。有所偏助，令人脏气不平，夭之由也。

标本阴阳

李杲曰：夫治病者，当知标本。以身论之，外为标，内为本；阳为标，阴为本。故六腑属阳为标，五脏属阴为本；脏腑在内为本，十二经络在外为标。而脏腑阴阳气血经络又各有标本焉。以病论之，先受为本，后传为标。故百病必先治其本，后治其标。否则邪气滋甚，其病益蓄。纵先生轻病，后生重病，亦先治其轻，后治其重，则邪气乃伏。有中满及病大小便不利，则无问先后标本，必先治满及大小便，为其急也。故曰缓则治其本，急则治其标。又从前来者为实邪，后来者为虚邪。实则泻其子，虚则补其母。假如肝受心火，为前来实邪，当于肝经刺荥穴以泻心火，为先治其本；于心经刺荥穴以泻心火，为后治其标。用药则入肝之药为引，用泻心之药为君。经云本而标之，先治其本，后治其标是也。又如肝受肾水为虚邪，当于肾经刺井穴以补肝木，为先治其标；后于肝经刺合穴以泻肾水，为后治其本。用药则入肾之药为引，补肝之药为君。经云标而本之，先治其标，后治其本是也。

升降浮沉

李杲曰：药有升降浮沉化，生长收藏成，以配四时，春升夏浮，秋收冬藏，土居中化。是以味薄者升而生，气薄者降而收，气厚者浮而长，味厚者沉而藏，气味平者化而成。但言补之以辛、甘、温、热及气味之薄者，即助春夏之升浮，便是泻秋冬收藏之药也。在人之身，肝心是矣。但言补之以酸、苦、咸、寒及气味之厚者，即助秋冬之降沉，便是泻春夏生长之药也。在人之身，肺肾是矣。淡味之药，渗即为升，泄即为降，佐使诸药者也。用药者，循此则生，逆此则死，纵令不死，亦危困矣。王好古曰：升而使之降，须知抑也；沉而使之浮，须知载也。辛散也，而行之也横；甘发也，而行之也上；苦泄

① 肌：原脱，今据《素问·生气通天论》补。

也，而行之也下；酸收也，其性缩；咸软也，其性舒，其不同如此。鼓掌成声，沃火成沸，二物相合，象在其间矣。五味相制，四气相和，其变可轻用哉。本草不言淡味、凉气，亦缺文也。

味薄者升：甘平、辛平、辛微温、微苦平之药是也。

气薄者降：甘寒、甘凉、甘淡寒凉、酸温、酸平、咸平之药是也。

气厚者浮：甘热、辛热之药是也。

味厚者沉：苦寒、咸寒之药是也。

气味平者，兼四气四味：甘平、甘温、甘凉、甘辛平、甘微苦平之药是也。

李时珍曰：酸咸无升，甘辛无降，寒无浮，热无沉，其性然也。而升者引之以咸寒，则沉而直达下焦；沉者引之以酒，则浮而上至颠顶。此非窥天地之奥而达造化之权者，不能至此。一物之中，有根升梢降，生升熟降，是升降在物亦在人也。

四时用药例

李时珍曰：经云必先岁气，毋伐天和。又曰：升降浮沉则顺之，寒热温凉则逆之。故春月宜加辛温之药，薄荷、荆芥之类，以顺春升之气；夏月宜加辛热之药，香薷、生姜之类，以顺夏浮之气；长夏宜加甘苦辛温之药，人参、白术、苍术、黄檗之类，以顺化成之气；秋月宜加酸温之药，芍药、乌梅之类，以顺秋降之气；冬月宜加苦寒之药，黄芩、知母之类，以顺冬沉之气，所谓顺时气而养天和也。经又云：春省酸增甘以养脾气，夏省苦增辛以养肺气，长夏省甘增咸以养肾气，秋省辛增酸以养肝[①]气，冬省咸增苦以养心[②]气。此则既不伐天和，而又防其太过，所以体天地之大德也。昧者舍本从标，春用辛凉以伐木，夏用咸寒以抑火，秋用苦温以泄金，冬用辛热以涸水，谓之时药，殊背素问逆顺之理。以夏月伏阴，冬月伏阳，推之可知矣。虽然月有四时，日有四时，或春得秋病，夏得冬病，神而明之，机而行之，变通权宜，又不可泥一也。王好古曰：四时总以芍药为脾剂，苍术为胃剂，柴胡为时剂，十一脏皆取决于少阳，为发生之始故也。凡用纯寒纯热之药，及寒热相杂，并宜用甘草以调和之，惟中满者禁用甘尔。

五运六淫用药式

厥阴司天，巳亥年。**风淫所胜，平以辛凉，佐以苦甘，以甘缓之，以酸泻之。**王注云：厥阴气未为盛热，故以凉药平之。**清反胜之，治以酸温，佐以甘苦。**

少阴司天，子午年。**热淫所胜，平以咸寒，佐以苦甘，以酸收之。寒反胜之，治以甘温，佐以苦酸辛。**

太阴司天，丑未年。**湿淫所胜，平以苦热，佐以酸辛，以苦燥之，以淡泄之。湿上甚而热，治以苦温，佐以甘辛，以汗为故。**身半以上，湿气有余，火气复郁，则宜解表流汗而祛之也。**热反胜之，治以苦寒，佐以苦酸。**

少阳司天，寅申[③]年。**火淫所胜，平以酸冷，佐以苦甘，以酸收之，以苦发之，以酸复之。**热气已退，时发动者，是为心虚气散不敛，以酸收之，仍兼寒助，乃能除根。热见太甚，则以苦发之。汗已便凉，是邪气尽。汗已犹热，是邪未尽，则以酸收之。已汗又热，又汗复热，是脏虚也，则补其心可也。**寒反胜之，治以甘**

① 肝：原作“肺”，义晦，并与上重出。详此言一脏之气旺时，当制其旺气，养其所胜之脏气，当作“肝”是。张本作“肝”，兹改。

② 心：原作“肾”，字误，今改。

③ 寅申：原作“子午”。详子午为少阴君火司天，今据《素问·至真要大论》改。

热，佐以苦辛。

阳明司天，卯酉年。**燥淫所胜，平以苦温，佐以酸辛，以苦下之。**制燥之法以苦温。宜下必以苦，宜补必以酸，宜泻必以辛。**热反胜之，治以辛寒，佐以苦甘。**

太阳司天，辰戌年。**寒淫所胜，平以辛热，佐以苦甘，以咸泻之。热反胜之，治以咸冷，佐以苦辛。**

厥阴在泉，寅申年。**风淫于内，治以辛凉，佐以苦，以甘缓之，以辛散之。**风喜温而恶清，故以辛凉胜之。佐[①]以苦，随所利也。木苦急，以甘缓之。木苦抑，以辛散之。**清反胜之，治以酸温，佐以苦甘，以辛平之。**

少阴在泉，卯酉年。**热淫于内，治以咸寒，佐以甘苦，以酸收之，以苦发之。**热性恶寒，故以咸寒。热甚于表，以苦发之；不尽，复寒制之；寒制不尽，复苦发之，以酸收之。甚者再方，微者一方，可使必已。时发时止，亦以酸收之。**寒反胜之，治以甘热，佐以苦辛，以咸平之。**

太阴在泉，辰戌年。**湿淫于内，治以苦热，佐以酸淡，以苦燥之，以淡泄之。**湿与燥反，故以苦热，佐以酸淡，利窍也。**热反胜之，治以苦冷，佐以咸甘，以苦平之。**

少阳在泉，巳亥年。**火淫于内，治以咸冷，佐以苦辛，以酸收之，以苦发之。**火气大行于心腹，咸性柔软以制之，以酸收其散气。大法须汗者，以辛佐之。**寒反胜之，治以甘热，佐以苦辛，以咸平之。**

阳明在泉，子午年。**燥淫于内，治以苦温，佐以[②]甘辛，以苦下之。**温利凉性，故以苦下之。**热反胜之，治以平[③]寒，佐以苦甘，以酸平之，以和为利。**

太阳在泉，丑未年。**寒淫于内，治以甘热，佐以苦辛，以咸泻之，以辛润之，以苦坚之。**以热治寒，是为摧胜，折其气也。**热反胜之，治以咸冷，佐以甘辛，以苦平之。**

李时珍曰：司天主上半年，天气司之，故六淫谓之所胜，上淫于下也，故曰平之。在泉主下半年，地气司之，故六淫谓之于内，外淫于内也，故曰治之。当其时而反得胜己之气者，谓之反胜。六气之胜，何以徵之？燥甚则地干，暑胜则地热，风胜则地动，湿胜则地泥，寒胜则地裂，火胜则地涸是也。其六气胜复主客、证治、病机甚详，见《素问·至真要大论》，文多不载。

六腑六脏用药气味补泻

肝胆温补凉泻。辛补酸泻。

心小肠热补寒泻。咸补甘泻。

肺大肠凉补温泻。酸补辛泻。

肾膀胱寒补热泻。苦补咸泻。

脾胃温热补，寒凉泻，各从其宜。甘补苦泻。

三焦命门同心。

张元素曰：五脏更相平也。一脏不平，所胜平之。故云：安谷则昌，绝谷则亡。水去则营散，谷消则卫亡，神无所居。故血不可不养，卫不可不温。血温气和，营卫乃行，常有天命。

五脏五味补泻

肝苦急，急食甘以缓之，甘草。**以酸泻之，**赤芍药。**实则泻子。**甘草。**肝欲散，急食辛以散之，**川芎。**以辛补之，**细辛。**虚则补母。**地黄、黄檗。

心苦缓，急食酸以收之，五味子。**以**

---

① 佐：原脱，今据《素问·至真要大论》王冰注补。

② 苦温佐以：原脱，今据《素问·至真要大论》补。

③ 平：原作“辛”，字误，今据《素问·至真要大论》改。

甘泻之，甘草、参、芪。实则泻子。甘草。心欲软，急食咸以软之，芒消。以咸补之，泽泻。虚则补母。生姜。

脾苦湿，急食苦以燥之，白术。以苦泻之，黄连。实则泻子。桑白皮。脾欲缓，急食甘以缓之，炙甘草。以甘补之，人参。虚则补母。炒盐。

肺苦气逆，急食苦以泄之，诃子。以辛泻之，桑白皮。实则泻子。泽泻。肺欲收，急食酸以收之，白芍药。以酸补之，五味子。虚则补母。五味子。

肾苦燥，急食辛以润之，黄檗、知母。以咸泻之，泽泻。实则泻子。芍药。肾欲坚，急食苦以坚之，知母。以苦补之，黄檗。虚则补母。五味子。

张元素曰：凡药之五味，随五脏所入而为补泻，亦不过因其性而调之。酸入肝，苦入心，甘入脾，辛入肺，咸入肾。辛主散，酸主收，甘主缓，苦主坚，咸主软。辛能散结润燥，致津液，通气；酸能收缓敛散；甘能缓急调中；苦能燥湿坚软；咸能软坚；淡能利窍。李时珍曰：甘缓、酸收、苦燥、辛散、咸软、淡渗，五味之本性，一定而不变者也。其或补或泻，则因五脏四时而迭相施用者也。温、凉、寒、热，四气之本性也，其于五脏补泻，亦迭相施用也。此特洁古张氏因素问饮食补泻之义，举数药以为例耳，学者宜因意而充之。

脏腑虚实标本用药式

肝藏血，属木，胆火寄于中，主血，主目，主筋，主呼，主怒。

本病：诸风眩运，僵仆强直惊痫，两胁肿痛，胸肋满痛，呕血，小腹疝痛痃瘕，女人经病。

标病：寒热疟，头痛吐涎，目赤面青多怒，耳闭颊肿，筋挛卵缩，丈夫㿗疝，女人少腹肿痛阴病。

有余泻之

泻子甘草

行气香附　芎䓖　瞿麦　牵牛　青橘皮

行血红花　鳖甲　桃仁　莪茂　京三棱　穿山甲　大黄　水蛭　虻虫　苏木　牡丹皮

镇惊雄黄　金箔　铁落　真珠　代赭石　夜明砂　胡粉　银薄　铅丹　龙骨　石决明

搜风羌活　荆芥　薄荷　槐子　蔓荆子　白花蛇　独活　防风　皂荚　乌头　白附子　僵蚕　蝉蜕

不足补之

补母枸杞　杜仲　狗脊　熟地黄　苦参　萆薢　阿胶　菟丝子

补血当归　牛膝　续断　白芍药　血竭　没药　芎䓖

补气天麻　柏子仁　白术　菊花　细辛　密蒙花　决明　谷精草　生姜

本热寒之

泻木芍药　乌梅　泽泻

泻火黄连　龙胆草　黄芩　苦茶　猪胆

攻里大黄

标热发之

和解柴胡　半夏

解肌桂枝　麻黄

心藏神，为君火，包络为相火，代君行令，主血，主言，主汗，主笑。

本病：诸热瞀瘛，惊惑谵妄烦乱，啼笑骂詈，怔忡健忘，自汗，诸痛痒疮疡。

标病：肌热畏寒战栗，舌不能言，面赤目黄，手心烦热，胸胁满痛，引腰背肩胛肘臂。

火实泻之

泻子黄连　大黄

气甘草　人参　赤茯苓　木通　黄檗

血丹参　牡丹　生地黄　玄参

镇惊朱砂　牛黄　紫石英

神虚补之

补母细辛　乌梅　酸枣仁　生姜　陈皮

气桂心　泽泻　白茯苓　茯神　远志　石菖蒲

血当归　乳香　熟地黄　没药

本热寒之

泻火黄芩　竹叶　麦门冬　芒消　炒盐

凉血地黄　卮子　天竺黄

标热发之

散火甘草　独活　麻黄　柴胡　龙脑

脾藏意[①]**，属土，为万物之母，主营卫，主味，主肌肉，主四肢。**

本病：诸湿肿胀，痞满噫气，大小便闭，黄疸痰饮，吐泻霍乱，心腹痛，饮食不化。

标病：身体胕肿，重困嗜卧，四肢不举，舌本强痛，足大趾不用，九窍不通。诸痉项强。

土实泻之

泻子诃子　防风　桑白皮　葶苈

吐豆豉　卮子　萝卜子　常山　瓜蒂　郁金　虀汁　藜芦　苦参　赤小豆　盐汤　苦茶

下大黄　芒消　青礞石　大戟　甘遂　续随子　芫花

土虚补之

补母桂心　茯苓

气人参　黄芪　升麻　葛根　甘草　陈橘皮　藿香　葳蕤　缩砂仁　木香　扁豆

血白术　苍术　白芍药　胶饴　大枣　干姜　木瓜　乌梅　蜂蜜

本湿除之

燥中宫白术　苍术　橘皮　半夏　吴茱萸　南星　草豆蔻　白芥子

洁净府木通　赤茯苓　猪苓　藿香

标湿渗之

开鬼门葛根　苍术　麻黄　独活

肺藏魄，属金，总摄一身元气，主闻，主哭，主皮毛。

本病：诸气膹郁，诸痿喘呕，气短，咳嗽上逆，咳唾脓血，不得卧，小便数而欠，遗失不禁。

标病：洒淅寒热，伤风自汗，肩背痛冷，臑臂前廉痛。

气实泻之

泻子泽泻　葶苈　桑白皮　地骨皮

除湿半夏　白矾　白茯苓　薏苡仁　木瓜　橘皮

泻火粳米　石膏　寒水石　知母　诃子

通滞枳壳　薄荷　干生姜　木香　厚朴　杏仁　皂荚　桔梗　紫苏梗

气虚补之

补母甘草　人参　升麻　黄芪　山药

润燥蛤蚧　阿胶　麦门冬　贝母　百合　天花粉　天门冬

敛肺乌梅　粟壳　五味子　芍药　五倍子

本热清之

清金黄芩　知母　麦门冬　卮子　沙参　紫苑　天门冬

本寒温之

温肺丁香　藿香　款冬花　檀香　白豆蔻　益智　缩砂　糯米　百部

标寒散之

解表麻黄　葱白　紫苏

肾藏志，属水，为天一之源，主听，

---

① 意：原作"智"，字误，今据《素问·宣明五气篇》改。

主骨，主二阴。

本病：诸寒厥逆，骨痿腰痛，腰冷如冰，足胻肿寒，少腹满急疝瘕，大便闭泄，吐利腥秽，水液澄彻清冷不禁，消渴引饮。

标病：发热不恶热，头眩头痛，咽痛舌燥，脊股后廉痛。

水强泻之

泻子大戟　牵牛

泻腑泽泻　猪苓　车前子　防己　茯苓

水弱补之

补母人参　山药

气知母　玄参　补骨脂　砂仁　苦参

血黄檗　枸杞　熟地黄　锁阳　肉苁蓉　山茱萸　阿胶　五味子

本热攻之

下伤寒少阴证，口燥咽干，大承气汤。

本寒温之

温里附子　干姜　官桂　蜀椒　白术

标寒解之

解表麻黄　细辛　独活　桂枝

标热凉之

清热玄参　连翘　甘草　猪肤

命门为相火之原，天地之始，藏精生血，降则为漏，升则为铅，主三焦元气。

本病：前后癃闭，气逆里急，疝痛奔豚，消渴膏淋，精漏精寒，赤白浊，溺血，崩中带漏。

火强泻之

泻相火黄檗　知母　牡丹皮　地骨皮　生地黄　茯苓　玄参　寒水石

火弱补之

益阳附子　肉桂　益智子　破故纸　沉香　川乌头　硫黄　天雄　乌药　阳起石　舶茴香　胡桃　巴戟天　丹砂　当归　蛤蚧　覆盆

精脱固之

涩滑牡蛎　芡实　金樱子　五味子　远志　山茱萸　蛤粉　五味

三焦为相火之用，分布命门元气，主升降出入，游行天地之间，总领五脏六腑营卫经络内外上下左右之气，号中清之府。上主纳，中主化，下主出。

本病：诸热瞀瘛，暴病暴死暴喑，躁扰狂越，谵妄惊骇，诸血溢血泄，诸气逆冲上，诸疮疡痘疹瘤核。

上热则喘满，诸呕吐酸，胸痞胁痛，食饮不消，头上出汗。

中热则善饥而瘦，解㑊中满，诸胀腹大，诸病有声，鼓之如鼓，上下关格不通，霍乱吐利。

下热则暴注下迫，水液浑浊，下部肿满，小便淋沥或不通，大便闭结下痢。

上寒则吐饮食痰水，胸痹，前后引痛，食已还出。

中寒则饮食不化，寒胀，反胃吐水，湿泻不渴。

下寒则二便不禁，脐腹冷，疝痛。

标病：恶寒战栗，如丧神守，耳鸣耳聋，嗌肿喉痹，诸病胕肿，疼酸惊骇，手小指次指不用。

实火泻之

汗麻黄　柴胡　葛根　荆芥　升麻　薄荷　羌活　石膏

吐瓜蒂　沧盐　齑汁

下大黄　芒消

虚火补之

上人参　天雄　桂心

中人参　黄芪　丁香　木香　草果

下附子　桂心　硫黄　人参　沉香　乌药　破故纸

本热寒之

上黄芩　连翘　卮子　知母　玄参　石膏　生地黄

中黄连　连翘　生苄　石膏

下黄檗　知母　生苄　石膏　牡丹地骨皮

标热散之

解表柴胡　细辛　荆芥　羌活　葛根石膏

胆属木，为少阳相火，发生万物，为决断之官，十一脏之主。主同肝。

本病：口苦，呕苦汁，善太息，澹澹如人将捕状，目昏不眠。

标病：寒热往来，痁疟，胸胁痛，头额痛，耳痛鸣聋，瘰疬结核马刀，足小指次指不用。

实火泻之

泻胆龙胆　牛胆　猪胆　生蕤仁　生酸枣仁　黄连　苦茶

虚火补之

温胆人参　细辛　半夏　炒蕤仁　炒酸枣仁　当归　地黄

本热平之

降火黄芩　黄连　芍药　连翘　甘草

镇惊黑铅　水银

标热和之

和解柴胡　芍药　黄芩　半夏　甘草

胃属土，主容受，为水谷之海。主同脾。

本病：噎膈反胃，中满肿胀，呕吐泻痢，霍乱腹痛，消中善饥，不消食，伤饮食，胃管当心痛，支两胁。

标病：发热蒸蒸，身前热，身前寒，发狂谵语，咽痹，上齿痛，口眼㖞斜，鼻痛衄衄赤齇。

胃实泻之

湿热大黄　芒消

饮食巴豆　神曲　山查　阿魏　硇砂郁金　三棱　轻粉

胃虚补之

湿热苍术　白术　半夏　茯苓　橘皮生姜

寒湿干姜　附子　草果　官桂　丁香肉豆蔻　人参　黄芪

本热寒之

降火石膏　地黄　犀角　黄连

标热解之

解肌升麻　葛根　豆豉

大肠属金，主变化，为传送之官。

本病：大便闭结，泄痢下血，里急后重，疽痔脱肛，肠鸣而痛。

标病：齿痛喉痹，颈肿口干，咽中如核，衄衄目黄，手大指次指痛，宿食发热寒栗。

肠实泻之

热大黄　芒消　芫花[①]　牵牛　巴豆　郁李仁　石膏

气枳壳　木香　橘皮　槟榔

肠虚补之

气皂荚

燥桃仁　麻仁　杏仁　地黄　乳香松子　当归　肉苁蓉

湿白术　苍术　半夏　硫黄

陷升麻　葛根

脱龙骨　白垩　诃子　粟壳　乌梅白矾　赤石脂　禹余粮　石榴皮

本热寒之

清热秦艽　槐角　地黄　黄芩

本寒温之

温里干姜　附子　肉豆蔻

标热散之

解肌石膏　白芷　升麻　葛根

小肠主分泌水谷，为受盛之官。

本病：大便水谷利，小便短，小便闭，小便血，小便自利，大便后血，小肠气痛，宿食夜热旦止。

---

① 芫花：原作“桃花”，字误，今据《脏腑标本用药式》改。

标病：身热恶寒，嗌痛颔肿，口糜耳聋。

实热泻之

气木通　猪苓　滑石　瞿麦　泽泻　灯草

血地黄　蒲黄　赤茯苓　卮子　牡丹皮

虚寒补之

气白术　楝实　茴香　砂仁　神曲　扁豆

血桂心　玄胡索

本热寒之

降火黄檗　黄芩　黄连　连翘　卮子

标热散之

解肌藁本　羌活　防风　蔓荆

膀胱主津液，为胞之府，气化乃能出，号州都之官，诸病皆干之。

本病：小便淋沥，或短数，或黄赤，或白，或遗失，或气痛。

标病：发热恶寒，头痛，腰脊强，鼻窒，足小指不用。

实热泻之

泄火滑石　猪苓　泽泻　茯苓

下虚补之

热黄柏　知母

寒桔梗　升麻　益智　乌药　山茱萸

本热利之

降火地黄　卮子　茵陈　黄檗　牡丹皮　地骨皮

标寒发之

发表麻黄　桂枝　羌活　苍术　防己　黄芪　木贼

引经报使洁古珍珠囊

手少阴心黄连　细辛

手太阳小肠藁本　黄檗

足少阴肾独活　桂　知母　细辛

足太阳膀胱羌活

手太阴肺桔梗　升麻　葱白　白芷

手阳明大肠白芷　升麻　石膏

足太阴脾升麻　苍术　葛根　白芍

足阳明胃白芷　升麻　石膏　葛根

手厥阴心主柴胡　牡丹皮

手少阳三焦柴胡　青皮

足厥阴肝青皮　吴茱萸　川芎　柴胡

足少阳胆连翘　柴胡　上　地骨皮　中青皮　下　附子

本草纲目序例目录第二卷

序例下

本草纲目序例第二卷

序例下

药名同异

【五物同名】**独摇草**羌活　鬼臼　鬼督邮　天麻　薇衔

【四物同名】**堇**堇菜　蒴藋　乌头　石龙芮

苦菜贝母　龙葵　苦苣　败酱

鬼目白英　羊蹄　紫葳　麂目

红豆赤小豆　红豆蔻　相思子　海红豆

白药桔梗　白药子　栝楼　会州白药

豚耳猪耳　菘菜　马齿苋　车前

【三物同名】**美草**甘草　旋花　山姜

山姜美草　苍术　杜若

蜜香木香　多香木　沉香

女萎萎蕤　蔓楚　紫葳

鬼督邮徐长卿　赤箭　独摇草

王[①]**孙**黄芪　猢狲　牡蒙

百枝萆薢　防风　狗脊

接骨草山蒴藋　续断　攀倒甑

虎须款冬花　沙参　灯心草

鹿肠败酱　玄参　斑龙肠

解毒子苦药子　鬼臼　山豆根

羊乳羚羊乳　沙参　枸杞

豕首猪头　蠡实　天门冬

山石榴金罂子　小檗　杜鹃花

狗骨犬骨　鬼箭　猫儿刺木

苦蘵败酱　苦参　酸浆草

仙人杖枸杞　仙人草　立死竹

木莲木馒头　木兰　木芙蓉

白幕天雄　白英　白微

立制石理石　礜石　石胆

守田半夏　莔草　狼尾草

水玉半夏　玻璃　水精石

芑地黄　薏苡　白黍

黄牙金　硫黄　金牙石

石花琼枝菜　乌韭　钟乳石汁

淡竹叶水竹叶　碎骨子　鸭跖草

牛舌牛之舌　车前　羊蹄

虎膏虎脂　豨莶　天南星

酸浆米浆水　灯笼草　三叶酸草

石龙蜥蜴　荭草　络石

木蜜大枣　蜜香　枳椇

石蜜乳糖　樱桃　蜂蜜

【二物同名】**淫羊藿**仙灵脾　天门冬

黄芝芝草　黄精

黑三棱京三棱　乌芋

知母蝭母　沙参

地精人参　何首乌

龙衔蛇含　黄精

金钗股钗子股　忍冬藤

荠苨桔梗　杏叶沙参

神草人参　赤箭

芰草黄芪　菱

长生草羌活　红茂草

仙茅长松　婆罗门参

水香兰草　泽兰

---

① 王：原作"土"，字误，今据卷十二黄芪条改。

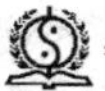

儿香知母　芫花
千两金淫羊藿　续随子
墙蘼蛇床　营实
香草兰草　零陵草
逐马玄参　丹参
百两金牡丹　百两金草
牡蒙紫参　王孙
香菜香薷　罗勒
地筋白茅根　菅茅根
都梁香兰草　泽兰
杜衡杜若　马蹄香
香苏爵床　水苏
鼠姑牡丹　鼠妇虫
孩儿菊兰草　泽兰
漏芦飞廉　鬼油麻
兰根兰草　白茅
地血紫草　茜草
木芍药牡丹　赤芍药
白及连及　黄精
蔺根兰草　防风
药实贝母　黄药子
夏枯草乃东草　茺蔚
黄昏合欢　王孙
夜合合欢　何首乌
戴椹黄芪　旋覆花
甘露子地蚕　甘蕉子
雷丸竹苓　菟葵
马蓟术　大蓟
龙珠赤珠　石龙刍
不死草卷柏　麦门冬
苦薏野菊　莲子心
乌韭石发　麦门冬
地葵苍耳　地肤子
紫河车蚤休　人胞衣
伏兔飞廉　茯苓
草蒿青蒿　青葙子
黄蒿鼠曲　黄花蒿
马肝石何首乌　乌须石

火杴茺蔚　豨莶
露葵葵菜　莼
益明茺蔚　地肤
千金藤解毒之草　陈思岌
忍冬金银藤　麦门冬
香茅鼠曲草
丽春罂粟　仙女蒿
仙人掌草　射干
旱莲鳢肠　连翘
石发乌韭　陟厘
兰华兰草　连翘
羊婆奶沙参　萝藦子
大蓼荭草　马蓼
石衣乌韭　陟厘
鬼针鬼钗草　鬼齿烂竹
血见愁茜草　地锦
山葱茖葱　藜芦
地椒野小椒　水杨梅
斑杖虎杖　攀倒甑
鸡肠草蘩缕之类　鹅不食草
鹿葱萱草　藜芦
地节葳蕤　枸杞
芒草芭茅　莽草
凤尾草金星草　贯众
扁竹扁蓄　射干
莞草白芷　茵芋
妓女萱草　地肤苗
紫金牛草根似巴戟　射干
通草木通　通脱木
天豆云实　石龙芮
重台蚤休　玄参
胭脂菜藜　落葵
羊肠羊之肠　羊桃
白草白敛　白英
更生菊
燕尾草兰草　慈姑
白昌商陆　水菖蒲
臭草云实　茺蔚

地菵草　赤地利
红内消紫荆皮　何首乌
龙须席草　海菜
水萍浮萍　慈姑
林兰石斛　木兰
承露仙人肝藤　伏鸡子根
象胆象之胆　芦荟
水葵水莕　莼
杜兰石斛　木兰
冬葵子葵菜　姑活
马尾马之尾　商陆
水芝芡实　冬瓜
屏风防风　水莕
三白草候农之草　牵牛
鸦臼乌桕木　鹳鸠鸟
天葵菟葵　落葵
赤葛何首乌　乌敛莓
猢狲头鳢肠　地锦
鹿藿野绿豆　葛苗
水花浮萍　浮石
酸母酸模　酢浆草
菩提子薏苡　无患子
景天慎火草　萤火虫
山芋山药　旱芋
鬼盖人参　地菌
相思子木红豆　郎君子虫
王瓜土瓜　菝葜
石南风药　南藤
萝藦雀瓢　百合
鸡骨香沉香　降真香
黄瓜胡瓜　栝楼
胡菜胡荽　芸薹
甜藤甘藤　忍冬
白马骨兽之骨　又木名
金罂金樱子　安石榴
胡豆蚕豆　豌豆
朹子山查　杨梅
金盏银台水仙花　王不留行

木绵古贝　杜仲
水栗芰实　萍蓬草根
阳桃猕猴桃　五敛子
胡王使者羌活　白头翁
獐头獐首　土菌
独摇白杨　栟栘
菥蓂大齐　白棘
桑上寄生桑耳
鼠矢鼠粪　山茱萸
苦心知母　沙参
日及木槿　扶桑
芨堇　乌头
乌犀犀角　皂荚
梫木桂　又木名
大青大青草　扁青石
茆莼　女菀
文蛤海蛤　五倍子
桦木桦皮　木芙蓉
络石草　石
榛榛子　厚朴
果蠃蠮螉　栝楼
风药石南　泽兰
将军大黄　硫黄
椑鼠李　漆柿
石鲮络石藤　穿山甲
冬青冻青　女贞
石芝芝草　石脑
榇梧桐　木槿
铅华胡粉　黄丹
处石慈石　玄石
石脑石芝　太一余粮
寒水石石膏　凝水石
石绿绿青　绿盐
石英紫石英　水晶
石盐礐石　光明盐
蜃车螯　蜃蛟
石蚕沙虱　甘露子
占斯樟寄生　雀瓮虫

鹬田间小鸟　鱼狗鸟
地蚕蛴螬　甘露子
地鸡土菌
沙虱水虫　石蚕
䴗伯劳　杜鹃
青蚨蚨蝉　铜钱
蟪蛄蝉　蝼蛄
鼺鼠蝼蛄　鼺鼠
飞生飞生虫　鼯鼠
蜗蠃蜗牛　螺蛳
负蠜鼠负　蟲螽
负盘蜚蠊　行夜
黄颊鱼鳡鱼　黄颡鱼
土龙蚯蚓　鼍龙
白鱼鲦鱼　衣鱼
鱼师有毒之鱼　鱼狗鸟
鱼虎土奴鱼　鱼狗鸟
人鱼鳑鱼　鲵鱼
鲨鱼吹沙鱼　鲛鱼
天狗獾　鱼狗鸟
水狗獭　鱼狗鸟
山鸡翟雉　鷩雉
扶老秃鹫　灵寿木
鬼鸟姑获鸟　鬼车鸟
醴泉瑞水名　人口中津
无心薇衔　鼠曲草
朝开暮落花木槿　狗溺台
【比类隐名】上青木香马兜铃
野天麻茺蔚
鬼油麻漏芦
甜桔梗荠苨
山牛蒡大蓟
草续断石龙刍
杜牛膝天名精
野芝麻玄参
甜葶苈菥蓂
木羊乳丹参
天蔓菁天名精
草甘遂蚤休
黄芫花荛花
杏叶沙参荠苨
野鸡冠青葙子
山苋菜牛膝
黄大戟芫花
胡薄荷积雪草
龙脑薄荷水苏
青蛤粉青黛
野红花大戟
竹园荽海金砂
野园荽鹅不食草
野胡萝卜
草鸱头贯众
野茴香马芹
野甜瓜土瓜
野萱草射干
野天门冬百部
黑狗脊贯众
草血竭地锦
水巴戟香附
土细辛杜衡
獐耳细辛及己
草鸢头鸢尾
草天雄草如兰状
草附子香附
土附子草乌头
木藜芦鹿骊
山荞麦赤地利
金荞麦羊蹄
鬼蒟蒻天南星
山大黄酸模
牛舌大黄羊蹄
土萆薢土茯苓
刺猪苓土茯苓
白菝葜萆薢
赤薜荔赤地利
龙鳞薜荔常春藤

夜牵牛紫菀
便牵牛牛蒡
山甘草紫金藤
水甘草
木甘草
草云母云实
草硫黄芡实
草钟乳韭菜
草鳖甲干茄
山地栗土茯苓
羞天草海芋
羞天花鬼臼
土质汗茺蔚
茅质汗
野兰漏芦
木天蓼
木芙蓉拒霜
木莲蓬木馒头
胡韭子补骨脂
野槐苦参
草麝香郁金香
石庵蔄骨碎补
硬石膏长石
白灵砂粉霜
野茄苍耳
木半夏
野生姜黄精

相须相使相畏相恶诸药

出徐之才药对，今益以诸家本草续增者。

甘草术、苦参、干漆为之使。恶远志。忌猪肉。

黄芪茯苓为之使。恶白鲜、龟甲。

人参茯苓、马蔺为之使。恶卤咸、溲疏。畏五灵脂。

沙参恶防己。

桔梗节皮为之使。畏白及、龙胆、龙眼。忌猪肉、伏砒。

黄精忌梅实。

葳蕤畏卤咸。

知母得黄檗及酒良。伏蓬砂、盐。

术防风、地榆为之使。忌桃、李、雀肉、菘菜、青鱼。

狗脊萆薢为之使。恶莎草、败酱。

贯众雚菌、赤小豆为之使。伏石钟乳。

巴戟天覆盆子为之使。恶雷丸、丹参、朝生。

远志得茯苓、龙骨、冬葵子良。畏真珠、飞廉、藜芦、齐蛤。

淫羊霍薯蓣、紫芝为之使。得酒良。

玄参恶黄芪、干姜、大枣、山茱萸。

地榆得发良。恶麦门冬。伏丹砂、雄黄、硫黄。

丹参畏咸水。

紫参畏辛夷。

白头翁蠡实为之使。得酒良。

白及紫石英为之使。恶理石。畏杏仁、李核仁。

〔上草之一〕

黄连黄芩、龙骨、理石为之使。忌猪肉。畏牛膝、款冬。恶冷水、菊花、玄参、白僵蚕、白鲜、芫花。

胡黄连忌猪肉。恶菊花、玄参、白鲜。

黄芩龙骨、山茱萸为之使。恶葱实。畏丹砂、牡丹、藜芦。

秦艽菖蒲为之使。畏牛乳。

柴胡半夏为之使。恶皂荚。畏女菀、藜芦。

羌独活蠡实为之使。

苦参玄参为之使。恶贝母、漏芦、菟丝子、伏汞、雌黄、焰消。

白鲜恶桔梗、茯苓、萆薢、螵蛸。

贝母厚朴、白薇为之使。恶桃花。畏秦艽、荞草、礜石。

龙胆贯众、赤小豆为之使。恶地黄、防葵。

细辛曾青、枣根为之使。忌生菜、狸肉。恶黄芪、狼毒、山茱萸。畏滑石、消石。

白薇恶黄芪、干姜、大枣、山茱萸、大黄、大戟、干漆。

〔上草之二〕

当归恶蔄茹、湿面。制雄黄。畏菖蒲、生姜、海藻、牡蒙。

芎䓖白芷为之使。畏黄连。伏雌黄。

蛇床恶牡丹、贝母、巴豆。

藁本恶蔄茹。畏青葙子。

白芷当归为之使。恶旋覆花。制雄黄、硫黄。

牡丹忌蒜、胡荽。伏砒。畏菟丝子、贝母、大黄。

芍药须丸、乌药、没药为之使。恶石斛、芒消。畏消石、鳖甲、小蓟。

杜若得辛夷、细辛良。恶柴胡、前胡。

补骨脂得胡桃、胡麻良。恶甘草。忌诸血、芸薹。

缩砂蜜白檀香、豆蔻、人参、益智、黄檗、茯苓、赤白石脂为之使。得诃子、鳖甲、白芜荑良。

蓬莪茂得酒、醋良。

香附子得芎䓖、苍术、醋、童子小便良。

零陵香伏三黄、朱砂。

泽兰防己为之使。

积雪草伏硫黄。

香薷忌山白桃。

〔上草之三〕

菊花术、枸杞根、桑根白皮、青蘘叶为之使。

庵蔄荆子、薏苡为之使。

艾叶苦酒、香附为之使。

茺蔚制三黄、砒石。

薇衔得秦皮良。

夏枯草土瓜为之使。伏汞、砂。

红蓝花得酒良。

续断地黄为之使。恶雷丸。

漏芦连翘为之使。

飞廉得乌头良。忌麻黄。

苍耳忌猪肉、马肉、米泔。

天名精垣衣、地黄为之使。

芦笋忌巴豆。

麻黄厚朴、白微为之使。恶辛夷、石韦。

〔上草之四〕

地黄得酒、麦门冬、姜汁、缩砂良。恶贝母。畏芜荑。忌葱、蒜、萝卜、诸血。

牛膝恶萤火、龟甲、陆英。畏白前。忌牛肉。

紫菀款冬为之使。恶天雄、藁本、雷丸、远志、瞿麦。畏茵陈。

女菀畏卤咸。

冬葵子黄芩为之使。

麦门冬地黄、车前为之使。恶款冬、苦芙、苦瓠。

畏苦参、青蘘、木耳。伏石钟乳。

款冬花杏仁为之使。得紫菀良。恶玄参、皂荚、消石。畏贝母、麻黄、辛夷、黄芩、黄芪、连翘、青葙。

佛耳草款冬为之使。

决明子蓍实为之使。恶大麻子。

瞿麦牡丹、蘘草为之使。恶螵蛸。伏丹砂。

葶苈榆皮为之使。得酒、大枣良。恶白僵蚕、石龙芮。

车前子常山为之使。

女青蛇衔为之使。

荩草畏鼠负。

蒺藜乌头为之使。

〔上草之五〕

大黄黄芩为之使。恶干漆。忌冷水。

商陆得大蒜良。忌犬肉。伏硇砂、砒石、雌黄。

狼毒大豆为之使。恶麦句姜。畏醋、占斯、密陀僧。

狼牙芜荑为之使。恶地榆、枣肌。

蔄茹甘草为之使。恶麦门冬。

大戟小豆为之使。得枣良。恶薯蓣。畏菖蒲、芦苇、鼠屎。

泽漆小豆为之使。恶薯蓣。

甘遂瓜蒂为之使。恶远志。

莨菪畏蟹、犀角、甘草、升麻、绿豆。

蓖麻忌炒豆。伏丹砂、粉霜。

常山畏玉札。忌葱、菘菜。伏砒石。

藜芦黄连为之使。恶大黄。畏葱白。

附子地胆为之使。得蜀椒、食盐，下达命门。恶蜈蚣，豉汁。畏防风、甘草、人参、黄芪、绿豆、乌韭、童溲、犀角。

天雄远志为之使。恶腐婢、豉汁。

白附子得火良。

乌头远志、莽草为之使。恶藜芦、豉汁。畏饴糖、黑豆、冷水。伏丹砂、砒石。

天南星蜀漆为之使。得火、牛胆良。恶莽草。畏附子、干姜、防风、生姜。伏雄黄、丹砂、焰消。

半夏射干、柴胡为之使。恶皂荚。忌海藻、饴糖、羊血。畏生姜、干姜、秦皮、龟甲、雄黄。

鬼臼畏垣衣。

羊踯躅畏卮子。恶诸石及面。伏丹砂、硇砂、雌黄。

芫花决明为之使。得醋良。

莽草畏黑豆、紫河车。

石龙芮巴戟为之使。畏蛇蜕皮、吴茱萸。

荨麻畏人溺。

钩吻半夏为之使。恶黄芩。

〔上草之六〕

菟丝子薯蓣、松脂为之使。得酒良。恶雚菌。

五味子苁蓉为之使。恶葳蕤。胜乌头。

牵牛子得干姜、青木香良。

紫葳畏卤咸。

栝楼根枸杞为之使。恶干姜。畏牛膝、干漆。

黄环鸢尾为之使。恶茯苓、防已、干姜。

天门冬地黄、贝母、垣衣为之使。忌鲤鱼。畏曾青、浮萍。制雄黄、硇砂。

何首乌茯苓为之使。忌葱、蒜、萝卜、诸血、无鳞鱼。

萆薢薏苡为之使。畏前胡、柴胡、牡蛎、大黄、葵根。

土茯苓忌茶。

白敛代赭为之使。

威灵仙忌茶、面汤。

茜根畏鼠姑。制雄黄。

防己殷孽为之使。恶细辛。畏萆薢、女菀、卤咸。杀雄黄、消石毒。

络石杜仲、牡丹为之使。恶铁落。畏贝母、菖蒲、杀殷孽毒。

〔上草之七〕

泽泻畏海蛤、文蛤。

石菖蒲秦皮、秦艽为之使。恶麻黄、地胆。忌饴糖、羊肉、铁器。

石斛陆英为之使。恶凝水石、巴豆。畏雷丸、僵蚕。

石韦滑石、杏仁、射干为之使。得菖蒲良。制丹砂、矾石。

乌韭垣衣为之使。

〔上草之八〕

柏叶、柏实瓜子、桂心、牡蛎为之使。畏菊花、羊蹄、诸石及面曲。

桂得人参、甘草、麦门冬、大黄、黄芩。调中益气。得柴胡、紫石英、干地黄，疗吐逆。畏生葱、石脂。

辛夷芎䓖为之使。恶五石脂。畏菖蒲、黄连、蒲黄、石膏、黄环。

沉香、檀香忌见火。

麒麟竭得密陀僧良。

丁香畏郁金。忌火。

〔上木之一〕

黄檗木恶干漆。伏硫黄。

厚朴干姜为之使。恶泽泻、消石、寒水石。忌豆。

杜仲恶玄参、蛇蜕皮。

干漆半夏为之使。畏鸡子、紫苏、杉木、漆姑草、蟹。忌猪脂。

桐油畏酒。忌烟。

楝实茴香为之使。

槐实景天为之使。

秦皮苦瓠、防葵，大戟为之使。恶吴茱萸。

皂荚柏实为之使。恶麦门冬。畏人参、苦参、空青。伏丹砂、粉霜、硫黄、硇砂。

巴豆芫花为之使。得火良。恶蘘草、牵牛。畏大黄、藜芦、黄连、芦笋、酱、豉、豆汁、冷水。

栾华决明为之使。

〔上木之二〕

桑根白皮桂心、续断、麻子为之使。

酸枣恶防己。

山茱萸蓼实为之使。恶桔梗、防风、防己。

五加皮远志为之使。畏玄参，蛇皮。

溲疏漏芦为之使。

牡荆实防己为之使。恶石膏。

蔓荆子恶乌头、石膏。

栾荆子决明为之使。恶石膏。

石南五加皮为之使。恶小蓟。

〔上木之三〕

茯苓、茯神马蔺为之使。得甘草、防风、芍药、麦门冬、紫石英，疗五脏。恶白敛、米醋、酸物。畏地榆、秦艽、牡蒙、龟甲、雄黄。

雷丸厚朴、芫花、蓄根、荔实为之使。恶葛根。

桑寄生忌火。

竹沥姜汁为之使。

占斯茱萸为之使。

〔上木之四〕

杏仁得火良。恶黄芩、黄芪、葛根。畏蘘草。

桃仁香附为之使

榧实壳反绿豆，杀人。

秦椒恶栝楼、防葵。畏雌黄。

蜀椒杏仁为之使。得盐良。畏款冬花、防风、附子、雄黄、橐吾、冷水、麻仁、浆。

吴茱萸蓼实为之使。恶丹参、消石、白垩。畏紫石英。

食茱萸畏紫石英。

石莲子得茯苓、山药、白术、枸杞子良。

莲蕊须忌地黄、葱、蒜。

荷叶畏桐油。

〔上果部〕

麻花䗪虫为之使。

麻仁恶茯苓。畏牡蛎、白微。

小麦面畏汉椒、萝卜。

大麦石蜜为之使。

罂粟壳得醋、乌梅、橘皮良。

大豆得前胡、杏仁、牡蛎、乌喙、诸胆汁良。恶五参、龙胆、猪肉。

大豆黄卷得前胡、杏子、牡蛎、天雄、乌喙、鼠屎、石蜜良。恶海藻、龙胆。

诸豆粉畏杏仁。

〔上谷部〕

生姜秦椒为之使。恶黄芩、黄连、天鼠粪。杀半夏、南星、莨菪毒。

干姜同。

莳香得酒良。

菥蓂子得荆实、细辛良。恶干姜、苦参。

薯蓣紫芝为之使。恶甘遂。

藿菌得酒良。畏鸡子。

六芝并薯蓣为之使。得发良。得麻子仁、牡桂、白瓜子，益人。畏扁青、茵陈蒿。

〔上菜部〕

金恶锡。畏水银、翡翠石、余甘子、驴马脂。

朱砂银畏石亭脂、慈石、铁。忌诸血。

生银恶锡。畏石亭脂、慈石、荷叶、蕈灰、羚羊角、乌贼骨、黄连、甘草、飞廉、鼠尾、龟甲、生姜、地黄、羊脂、苏子油。恶羊血、马目毒公。

赤铜畏苍术、巴豆、乳香、胡桃、慈姑、牛脂。

黑铅畏紫背天葵。

胡粉恶雌黄。

锡畏五灵脂、伏龙肝、羖羊角、马鞭草、地黄、巴豆、蓖麻、姜汁、砒石、硇砂。

诸铁制石亭脂。畏慈石、皂荚、乳香、灰炭、朴消、硇砂、盐卤、猪犬脂、荔枝。

〔上金石之一〕

玉屑恶鹿角。畏蟾肪。

玉泉畏款冬花、青竹。

青琅玕得水银良。杀锡毒。畏鸡骨。

白石英恶马目毒公。

紫石英长石为之使。得茯苓、人参、芍药，主心中结气。得天雄、菖蒲，主霍乱。恶鮀甲、黄连、麦句姜。畏扁青、附子及酒。

云母泽泻为之使。恶徐长卿。忌羊血。畏鮀甲、矾石、东流水、百草上露、茅屋漏水。制汞。伏丹砂。

丹砂恶慈石。畏咸水、车前、石韦、皂荚、决明、瞿麦、南星、乌头、地榆、桑椹、紫河车、地丁、马鞭草、地骨皮、阴地厥、白附子。忌诸血。

水银畏慈石、砒石、黑铅、硫黄、大枣、蜀椒、紫河车、松脂、松叶、荷叶、谷精草、金星草、萱草、夏枯草、莨菪子、雁来红、马蹄香、独脚莲、水慈姑、瓦松、忍冬。

汞粉畏慈石、石黄、黑铅、铁浆、陈酱、黄连、土茯苓。忌一切血。

粉霜畏硫黄、荞麦杆灰。

〔上金石之二〕

雄黄畏南星、地黄、莴苣、地榆、黄芩、白芷、当归、地锦、苦参、五加皮、紫河车、五叶藤、鹅肠草、鸡肠草、鹅不食草、圆桑叶、猬脂。

雌黄畏黑铅、胡粉、芎䓖、地黄、独帚、益母、羊不食草、地榆、瓦松、五加皮、冬瓜汁。

石膏鸡子为之使。畏铁。恶莽草、巴豆、马目毒公。

理石滑石为之使。恶麻黄。

方解石恶巴豆。

滑石石韦为之使。恶曾青。制雄黄。

不灰木制三黄、水银。

五色石脂畏黄芩、大黄、官桂。

赤石恶大黄、松脂。畏芫花、豉汁。

白石脂燕屎为之使。恶松脂。畏黄芩、黄连、甘草、飞廉、毒公。

黄石脂曾青为之使。恶细辛。畏蜚

蠊、黄连、甘草。忌卵味[1]。

孔公孽木兰为之使。恶术、细辛。忌羊血。

石钟乳蛇床为之使。恶牡丹、玄石、牡蒙、人参、术。忌羊血。畏紫石英、蘘草、韭实、独蒜、胡葱、胡荽、麦门冬、猫儿眼草。

殷孽恶防己。畏术。

〔上金石之三〕

阳起石桑螵蛸为之使。恶泽泻、雷丸、菌桂、石葵、蛇蜕皮。畏菟丝子。忌羊血。

慈石柴胡为之使。恶牡丹、莽草。畏黄石脂。杀铁毒。消金。伏丹砂。养水银。

玄石畏松脂、柏实、菌桂。

代赭石干姜为之使。畏天雄、附子。

禹余粮牡丹为之使。制五金、三黄。

太一余粮杜仲为之使。畏贝母、菖蒲、铁落。

空青、曾青畏菟丝子。

石胆水英为之使。畏牡桂、菌桂、辛夷、白微、芫花。

礜石得火良。铅丹、棘针为之使。畏水。恶马目毒公、虎掌、细辛、鹜屎。忌羊血。

砒石畏冷水、绿豆、醋、青盐、蒜、消石、水蓼、常山、益母、独帚、菖蒲、木律、菠薐、萵苣、鹤顶草、三角酸、鹅不食草。

礞石得焰消良。

〔上金石之四〕

大盐漏芦为之使。

朴消石韦为之使。畏麦句姜、京三棱。

凝水石畏地榆。

消石火为之使。恶曾青、苦参、苦菜。畏女菀、杏仁、竹叶、粥。

硇砂制五金、八石。忌羊血。畏一切酸浆水、醋、乌梅、牡蛎、卷柏、萝卜、独帚、羊蹄、商陆、冬瓜、苍耳、蚕沙、海螵蛸、羊䯒骨、羊踯躅、鱼腥草、河豚鱼胶。

蓬砂畏知母、芸薹、紫苏、甑带、何首乌、鹅不食草。

石硫黄曾青、石亭脂为之使。畏细辛、朴消、铁、醋、黑锡、猪肉、鸭汁、余甘子、桑灰、益母、天盐、车前、黄檗、石韦、荞麦、独帚、地骨皮、地榆、蛇床、蓖麻、菟丝、蚕沙、紫荷、菠薐、桑白皮、马鞭草。

矾石甘草为之使。恶牡蛎，畏麻黄、红心灰藋。

绿矾畏醋。

〔上金石之五〕

蜜蜡恶芫花、齐蛤。

蜂子畏黄芩、芍药、白前、牡蛎、紫苏、生姜、冬瓜、苦荬。

露蜂房恶干姜、丹参、黄芩、芍药、牡蛎。

桑螵蛸得龙骨止精。畏旋覆花、戴椹。

白僵蚕恶桔梗、茯苓、茯神、萆薢、桑螵蛸。

晚蚕沙制硇砂、焰消、粉霜。

斑蝥马刀为之使。得糯米、小麻子良。恶曾青、豆花、甘草。畏巴豆、丹参、空青、黄连、黑豆、靛汁、葱、茶、醋。

芫青、地胆、葛上亭长并同斑蝥。

蜘蛛畏蔓菁、雄黄。

水蛭畏石灰、食盐。

蛴螬蜚蠊为之使。恶附子。

---

① 味：原作“末”，字误，今据《证类本草》卷三改。

蛲螂畏石膏、羊角、羊肉。

衣鱼畏芸草、莽草、莴苣。

䗪虫畏皂荚、菖蒲、屋游。

蜚虻恶麻黄。

蜈蚣畏蛞蝓、蜘蛛、白盐、鸡屎、桑白皮。

蚯蚓畏葱、盐。

蜗牛、蛞蝓畏盐。

〔上虫部〕

龙骨、龙齿得人参、牛黄、黑豆良。畏石膏、铁器。忌鱼。

龙角畏蜀椒、理石、干漆。

鼍甲蜀漆为之使。畏芫花、甘遂、狗胆。

蜥蜴恶硫黄、斑蝥、芜荑。

蛇蜕得火良。畏慈石及酒。

白花蛇、乌蛇得酒良。

鲤鱼胆蜀漆为之使。

乌贼鱼骨恶白及、白敛、附子。

河豚鱼畏橄榄、甘蔗、芦根、粪汁、鱼茗木、乌茝草根。

〔上鳞部〕

龟甲恶沙参、蜚蠊。畏狗胆。

鳖甲恶矾石、理石。

牡蛎贝母为之使。得甘草、牛膝、远志、蛇床子良。恶麻黄、吴茱萸、辛夷。伏硇砂。

蚌粉制石亭脂、硫黄。

马刀得火良。

海蛤蜀漆为之使。畏狗胆、甘遂、芫花。

〔上介部〕

伏翼苋实、云实为之使。

夜明沙恶白敛、白微。

五灵脂恶人参

〔上禽部〕

羖羊角菟丝子为之使。

羊胫骨伏硇砂。

羖羊屎制粉霜。

牛乳制秦艽、不灰木。

马脂、驼脂柔五金。

阿胶得火良。薯蓣为之使。畏大黄。

牛黄人参为之使。得牡丹、菖蒲，利耳目。恶龙骨、龙胆、地黄、常山、蜚蠊。畏牛膝、干漆。

犀角松脂、升麻为之使。恶雷丸、雚菌、乌头、乌喙。

熊胆恶防己、地黄。

鹿茸麻勃为之使。

鹿角杜仲为之使。

鹿角胶得火良。畏大黄。

麋脂忌桃、李。畏大黄。

麝香忌大蒜。

猬皮得酒良。畏桔梗、麦门冬。

猬脂制五金、八石。伏雄黄。

〔上兽部〕

相反诸药凡三十六种

甘草反大戟、芫花、甘遂、海藻。

大戟反芫花、海藻。

乌头反贝母、栝楼、半夏、白敛、白及。

藜芦反人参、沙参、丹参、玄参、苦参、细辛、芍药、狸肉。

河豚反煤炲、荆芥、防风、菊花、桔梗、甘草、乌头、附子。

蜜反生葱。

柿反蟹

服药食忌

甘草忌猪肉、菘菜、海菜。

黄连、胡黄连忌猪肉、冷水。

苍耳忌猪肉、马肉、米泔。

桔梗、乌梅忌猪肉。

仙茅忌牛肉、牛乳。

半夏、菖蒲忌羊肉、羊血、饴糖。

牛膝忌牛肉。

阳起石、云母、钟乳、硇砂、礜石并忌羊血。

商陆忌犬肉。

丹砂、空青、轻粉并忌一切血。

吴茱萸忌猪心、猪肉。

地黄、何首乌忌一切血、葱、蒜、萝卜。

补骨脂忌猪血、芸薹。

细辛、藜芦忌狸肉、生菜。

荆芥忌驴肉。反河豚、一切无鳞鱼、蟹。

紫苏、天门冬、丹砂、龙骨忌鲤鱼。

巴豆忌野猪肉、菰笋、芦笋、酱、豉、冷水。

苍术、白术忌雀肉、青鱼、菘菜、桃、李。

薄荷忌鳖肉。

麦门冬忌鲫鱼。

常山忌生葱、生菜。

附子、乌头、天雄忌豉汁、稷米。

牡丹忌蒜、胡荽。

厚朴、蓖麻忌炒豆。

鳖甲忌苋菜。

威灵仙、土茯苓忌面汤、茶。

当归忌湿面。

丹参、茯苓、茯神忌醋及一切酸。

凡服药，不可杂食肥猪犬肉、油腻羹鲙、腥臊陈臭诸物。

凡服药，不可多食生蒜、胡荽、生葱、诸果、诸滑滞之物。

凡服药，不可见死尸、产妇、淹秽等事。

妊娠禁忌

乌头 附子 天雄 乌喙 侧子 野葛 羊踯躅 桂 南星 半夏 巴豆 大戟 芫花 藜芦 薏苡仁 薇衔 牛膝 皂荚 牵牛 厚朴 槐子 桃仁 牡丹皮 梲根 茜根 茅根 干漆 瞿麦 蔄茹 赤箭 草三棱 蔄草 鬼箭 通草 红花 苏木 麦蘖 葵子 代赭石 常山 水银 锡粉 硇砂 砒石 芒消 硫黄 石蚕 雄黄 水蛭 虻虫 芫青 斑蝥 地胆 蜘蛛 蝼蛄 葛上亭长 蜈蚣 衣鱼 蛇蜕 蜥蜴 飞生 䗪虫 樗鸡 蚱蝉 蛴螬 猬皮 牛黄 麝香 雌黄 兔肉 蟹爪甲 犬肉 马肉 驴肉 羊肝 鲤鱼 蛤蟆 鳅鳝 龟鳖 蟹 生姜 小蒜 雀肉 马刀

饮食禁忌

猪肉忌生姜、荞麦、葵菜、胡荽、梅子、炒豆、牛肉、马肉、羊肝、麋鹿、龟鳖、鹌鹑、驴肉

猪肝忌鱼鲙、鹌鹑、鲤鱼肠子

猪心肺忌饴、白花菜、吴茱萸

羊肉忌梅子、小豆、豆酱、荞麦、鱼鲙、猪肉、醋、酪、鲊

羊心肝忌梅、小豆、生椒、苦笋

白狗血忌羊、鸡

犬肉忌菱角、蒜、牛肠、鲤鱼、鳝鱼

驴肉忌凫茈、荆芥茶、猪肉

牛肉忌黍米、韭薤、生姜、猪肉、犬肉、栗子

牛肝忌鲇鱼

牛乳忌生鱼、酸物

马肉忌仓米、生姜、苍耳、粳米、猪肉、鹿肉

兔肉忌生姜、桔皮、芥末、鸡肉、鹿肉、獭肉

獐肉忌梅、李、生菜、鸽、虾

麋鹿忌生菜、菰蒲、鸡、鮠鱼、雉、虾

鸡肉忌胡蒜、芥末、生葱、糯米、李

子、鱼汁、犬肉、鲤鱼、兔肉、獭肉、鳖肉、野鸡

鸡子忌同鸡

雉肉忌荞麦、木耳、蘑菇、胡桃、鲫鱼、猪肝、鲇鱼、鹿肉

野鸭忌胡桃、木耳

鸭子忌李子、鳖肉

鹌鹑忌菌子、木耳

雀肉忌李子、酱、生肝

鲤鱼忌猪肝、葵菜、犬肉、鸡肉

鲫鱼忌芥末、蒜、糖、猪肝、鸡雉、鹿肉、猴肉

青鱼忌豆藿

鱼鲊忌豆藿、麦酱、蒜、葵、绿豆

黄鱼忌荞麦

鲈鱼忌乳酪

鲟鱼忌干笋

鲴鱼忌野猪、野鸡

鲐鱼忌牛肝、鹿肉、野猪

鳅鳝忌犬肉、桑柴煮

鳖肉忌苋菜、薄荷、芥菜、桃子、鸡子、鸭肉、猪肉、兔肉

螃蟹忌荆芥、柿子、橘子、软枣

虾子忌猪肉、鸡肉

李子忌蜜、浆水、鸭、雀肉、鸡、獐

橙橘忌槟榔、獭肉

桃子忌鳖肉

枣子忌葱、鱼

枇杷忌热面

杨梅忌生葱

银杏忌鳗鲡

慈姑忌茱萸

诸瓜忌油饼

沙糖忌鲫鱼、笋、葵菜

荞麦忌猪肉、羊肉、雉肉、黄鱼

黍米忌葵菜、蜜、牛肉

绿豆忌榧子，杀人，鲤鱼鲊

炒豆忌猪肉

生葱忌蜜、鸡、枣、犬肉、杨梅

韭薤忌蜜、牛肉

胡荽忌猪肉

胡蒜忌鱼鲙、鱼鲊、鲫鱼、犬肉、鸡

苋菜忌蕨、鳖

白花菜忌猪心肺

梅子忌猪肉、羊肉、獐肉

凫茈忌驴肉

生姜忌猪肉、牛肉、马肉、兔肉

芥末忌鲫鱼、兔肉、鸡肉、鳖

干笋忌沙糖、鲟鱼、羊心肝

木耳忌雉肉、野鸭、鹌鹑

胡桃忌野鸭、酒、雉

栗子忌牛肉

李东垣随证用药凡例

风中六腑手足不遂，先发其表，羌活、防风为君，随证加药。然后行经养血，当归、秦艽、独活之类，随经用之。

风中五脏耳聋目瞀，先疏其里，三化汤。然后行经，独活、防风、柴胡、白芷、川芎，随经用之。

破伤中风脉浮在表，汗之；脉沉在里，下之。背搐，羌活、防风；前搐，升麻、白芷；两旁搐，柴胡、防风；右搐，加白芷。

伤风恶风防风为君，麻黄、甘草佐之。

伤寒恶寒麻黄为君，防风、甘草佐之。

六经头痛须用川芎，加引经药。太阳，蔓荆；阳明，白芷；太阴，半夏；少阴，细辛；厥阴，吴茱萸；巅顶，藁本。

眉棱骨痛羌活、白芷、黄芩。

风湿身痛羌活。

嗌痛颔肿黄芩、鼠粘子、甘草、桔梗。

肢节肿痛羌活。

眼暴赤肿防风、芩、连、泻火，当归佐酒煎服。

眼久昏暗熟地、当归为君，羌、防为臣，甘草、甘菊之类佐之。

风热牙疼喜冷恶热，生地、当归、升麻、黄连、牡丹皮、防风。

肾虚牙疼桔梗、升麻、细辛、吴茱萸。

风湿诸病须用羌活、白术。

风冷诸病须用川乌。

一切痰饮须用半夏。风加南星，热加黄芩，湿加白术、陈皮，寒加干姜。

风热诸病须用荆芥、薄荷。

诸咳嗽病五味为君，痰用半夏，喘加阿胶佐之。不拘有热无热，少加黄芩。春加川芎、芍药，夏加卮子、知母，秋加防风，冬加麻黄、桂枝之类。

诸嗽有痰半夏、白术、五味、防风、枳壳、甘草。

咳嗽无痰五味、杏仁、贝母、生姜、防风。

有声有痰半夏、白术、五味、防风。

寒喘痰急麻黄、杏仁。

热喘咳嗽桑白皮、黄芩、诃子。

水饮湿喘白矾、皂荚、葶苈。

热喘燥喘阿胶、五味、麦门冬。

气短虚喘人参、黄芪、五味。

诸疟寒热柴胡为君。

脾胃困倦参、芪、苍术。

不思饮食木香、藿香。

脾胃有湿嗜卧有痰，白术、苍术、茯苓、猪苓、半夏、防风。

上焦湿热黄芩泻肺火。

中焦湿热黄连泻心火。

下焦湿热酒洗黄檗、知母、防己。

下焦湿肿酒洗汉防己、龙胆草为君，甘草、黄檗为佐。

腹中胀满须用姜制厚朴、木香。

腹中窄狭须用苍术。

腹中实热大黄、芒消。

过伤饮食热物大黄为君。冷物，巴豆为丸散。

宿食不消须用黄连、枳实。

胸中烦热须用卮子仁、茯苓。

胸中痞塞实用厚朴、枳实，虚用芍药、陈皮，痰热用黄连、半夏，寒用附子、干姜。

六郁痞满香附、抚芎。湿加苍术，痰加陈皮，热加卮子，食加神曲，血加桃仁。

诸气刺痛枳壳、香附，加引经药。

诸血刺痛须加当归，详上下用根梢。

胁痛寒热须用柴胡。

胃脘寒痛须加草豆蔻、吴茱萸。

少腹疝痛须加青皮、川楝子。

脐腹疼痛加熟苄、乌药。

诸痢腹痛下后当归、白芍、甘草为君，当归、白术佐之。先痢后便，黄檗为君，地榆佐之。先便后痢，黄芩为君，当归佐之。里急，消、黄下之。后重，加木香、藿香、槟榔和之。腹痛用芍药，恶寒加桂，恶热加黄芩，不痛芍药减半。

水泻不止须用白术、茯苓为君，芍药、甘草佐之。谷不化，加防风。

小便黄涩黄檗、泽泻。

小便不利黄檗、知母为君，茯苓、泽泻为使。

心烦口渴干姜、茯苓、天花粉、乌梅。禁半夏、葛根。

小便余沥黄檗、杜仲。

茎中刺痛生甘草梢。

肌热有痰须用黄芩

虚热有汗须用黄芪、地骨皮、知母。

虚热无汗用牡丹皮、地骨皮。

潮热有时黄芩。午加黄连，未加石膏，申加柴胡，酉加升麻，辰、戌加羌活，夜加当归。

自汗盗汗须用黄芪、麻黄根。

惊悸恍惚须用茯神。

一切气痛调胃，香附、木香。破滞气，青皮、枳壳。泄气，牵牛、萝卜子。助气，木香、藿香。补气，人参、黄芪。冷气，草蔻、丁香。

一切血痛活血补血，当归、阿胶、川芎、甘草。凉血，生地黄。破血，桃仁、红花、苏木、茜根、玄胡索、郁李仁。止血，发灰、棕灰。

上部见血须用防风、牡丹皮、剪草、景天、麦门冬为使。

中部见血须用黄连、芍药为使。

下部见血须用地榆为之使。

新血红色生地黄、炒卮子。

陈血瘀色熟地黄。

诸疮痛甚苦寒为君，黄芩、黄连。佐以甘草，详上下用根梢及引经药。十二经皆用连翘。知母、生地黄酒洗为用。参、芪、甘草、当归，泻心火，助元气，止痛。解结，用连翘、当归、藁本。活血去血，用苏木、红花、牡丹皮。脉沉病在里，宜加大黄利之。脉浮为表，宜行经，芩、连、当归、人参、木香、槟榔、黄柏、泽泻。自腰已上至头者，加枳壳引至疮所。加鼠粘子，出毒消肿。加肉桂，入心引血化脓。坚不溃者，加王瓜根、黄药子、三棱、莪茂、昆布。

上身有疮须用黄芩、防风、羌活、桔梗。上截黄连，下身黄柏、知母、防风，用酒水各半煎。引药入疮，用皂角针。

下部痔漏苍术、防风为君，甘草、佐之。详证加减。

妇人胎前有病，以黄芩、白术安胎，然后用治病药。发热及肌热者，芩、连、参、芪。腹痛者，白芍、甘草。

产后诸病忌柴胡、黄连、芍药。渴去半夏加白茯苓，喘嗽去人参，腹胀去甘草，血痛加当归、桃仁。

小儿惊搐与破伤风同。

心热摇头咬牙额黄，黄连、甘草、导赤散。

肝热目眩，柴胡、防风、甘草、泻青丸。

脾热鼻上红，泻黄散。

肺热右腮红，泻白散。

肾热额上红，知母、黄檗、甘草。

陈藏器诸虚用药凡例

夫众病积聚，皆起于虚也，虚生百病。积者，五脏之所积，聚者，六腑之所聚，如斯等疾，多从旧方，不假增损。虚而劳者，其弊万端，宜应随病增减。古之善为医者，皆自采药，审其体性所主，取其时节早晚，早则药势未成，晚则盛势已欺。今之为医，不自采药，且不委节气早晚，又不知冷热消息分两多少，徒有疗病之名，永无必愈之效，此实浮惑。聊复审其冷热，记增损之主尔。

虚劳头痛复热，加枸杞、葳蕤。

虚而欲吐，加人参。

虚而不安，亦加人参。

虚而多梦纷纭，加龙骨。

虚而多热，加地黄、牡蛎、地肤子、甘草。

虚而冷，加当归、芎䓖、干姜。

虚而损，加钟乳、棘刺、苁蓉、巴戟天。

虚而大热，加黄芩、天门冬。

虚而多忘，加茯神、远志。

虚而口干，加麦门冬、知母。

虚而吸吸，加胡麻、覆盆子、柏子仁。

虚而多气兼微咳，加五味子、大枣。

虚而惊悸不安，加龙齿、沙参、紫石英、小草。若冷，则用紫石英、小草；若客热，即用沙参、龙齿；不冷不热，皆用之。

虚而身强，腰中不利，加磁石、杜仲。

虚而多冷，加桂心、吴茱萸、附子、乌头。

虚而劳，小便赤，加黄芩。

虚而客热，加地骨皮、白水黄芪。白水，地名。

虚而冷，加陇西黄芪。

虚而痰，复有气，加生姜、半夏、枳实。

虚而小肠利，加桑螵蛸、龙骨、鸡肶胵。

虚而小肠不利，加茯苓、泽泻。

虚而损，溺白，加厚朴。

髓竭不足，加生地黄、当归。

肺气不足，加天门冬、麦门冬、五味子。

心气不足，加上党参、茯神、菖蒲。

肝气不足，加天麻、川芎䓖。

脾气不足，加白术、白芍药、益智。

肾气不足，加熟地黄、远志、牡丹皮。

胆气不足，加细辛、酸枣仁、地榆。

神昏不足，加朱砂、预知子、茯神。

张子和汗吐下三法

人身不过表里，气血不过虚实。良工先治其实，后治其虚。粗工或治实，或治虚。谬工则实实虚虚。惟庸工能补其虚，不敢治其实。举世不省其误，此余所以著三法也。夫病，非人身素有之物，或自外入，或自内生，皆邪气也。邪气中人，去之可也，揽而留之可乎？留之轻则久而自尽，甚则久而不已，更甚则暴死矣。若不去邪而先以补剂，是盗未出门而先修室宇，真气未胜而邪已横鹜矣。惟脉脱下虚，无邪无积之人，始可议补尔。他病惟先用三法，攻去邪气，而元气自复也。

素问一书，言辛甘发散、淡渗泄为阳，酸、苦、咸涌泄为阴。发散归于汗，涌归于吐，泄归于下。渗为解表同于汗，泄为利小便同于下，殊不言补。所谓补者，辛补肝，咸补心，甘补肾，酸补脾，苦补肺，更相君臣佐使，皆以发腠理、致津液、通气血而已，非今人所用温燥邪僻之补也。盖草木皆以治病，病去则五谷、果、菜、肉皆补物也，犹当辨其五脏所宜，毋使偏倾可也。若以药为补，虽甘草、苦参，久服必有偏胜增气而夭之虑，况大毒有毒乎。是故三法犹刑罚也，粱肉犹德教也。治乱用刑，治治用德，理也。余用三法，常兼众法，有按有蹻，有揃有导，有减增，有续止。医者不得余法而反诬之，哀哉！如引涎漉涎，取嚏追泪，凡上行者，皆吐法也。熏蒸、渫洗、熨烙、针刺、砭射，导引、按摩，凡解表者，皆汗法也。催生、下乳，磨积、逐水，破经、泄气，凡下行者，皆下法也。

天之六气，风、寒、暑、湿、燥、火，发病多在上；地之六气，雾、露、雨、雪、水、泥，发病多在乎下；人之六味，酸、苦、甘、辛、咸、淡，发病多在乎中，发病者三，出病者亦三。风寒之邪，结搏于皮肤之间，滞于经络之内，留而不去，或发痛注麻痹，肿痒拘挛，皆可汗而出之。痰饮宿食在胸膈为诸病，皆可涌而出之。寒湿固冷火热客下焦发为诸病，皆可泄而出之。吐中有汗，下中有补。经云：知其要者，一言而终。是之谓也。

吐法凡病在胸膈中脘已上者，皆宜吐之。考之本草，吐药之苦寒者，瓜蒂、卮子、茶末、豆豉、黄连、苦参、大黄、黄芩。辛苦而寒者，常山、藜芦、郁金。甘而寒者，桐油。甘而温者，牛肉。甘苦而寒者，地黄、人参芦。苦而温者，青木香、桔梗芦、远志、厚朴。辛苦而温者，薄荷、芫花、菘萝。辛而温者，萝卜子、谷精草、葱根须、杜衡、皂荚。辛而寒者，胆矾、石绿、石青。辛而温者，蝎梢、乌梅、乌头、附子尖、轻粉。酸而寒者，晋矾、绿矾、齑汁。酸而平者，铜绿。甘酸而平者，赤小豆。酸而温者，饭浆。咸而寒者，青盐、沧盐、白米饮。甘而寒者，牙消。辛而热者，砒石。诸药惟常山、胆矾、瓜蒂有小毒，藜芦、芫花、乌、附、砒石有大毒，他皆吐药之无毒者。凡用法，先宜少服，不涌渐加之，仍以鸡羽撩之；不出，以齑投之，不吐再投，且投且探，无不吐者。吐至瞑眩，慎勿惊疑，但饮冰水、新水立解。强者可一吐而安，弱者作三次吐之。吐之次日，有顿快者，有转甚者，引之未尽也，俟数日再吐之。吐后不禁物，惟忌饱食酸咸硬物干物油肥之物。吐后心火既降，阴道必强，大禁房室悲忧，病人既不自责，必归罪于吐法也。不可吐者有八：性刚暴好怒喜淫者，病势已危老弱气衰者，自吐不止者，阳败血虚者，吐血、咯血、衄血、嗽血、崩血、溺血者，病人粗知医书不辨邪正者，病人无正性反复不定者，左右多嘈杂之言者，皆不可吐，吐则转生他病，反起谤端，虽恳切求之，不可强从也。

汗法风寒暑湿之邪，入于皮肤之间而未深，欲速去之，莫如发汗，所以开玄府而逐邪气也。然有数法：有温热发汗，寒凉发汗，熏渍发汗，导引发汗，皆所以开玄府而逐邪气也。以本草校之，荆芥、薄荷、白芷、陈皮、半夏、细辛、苍术、天麻、生姜、葱白，皆辛而温者也。蜀椒、胡椒、茱萸、大蒜，皆辛而热者也。青皮、防己、秦艽，其辛而平者乎。麻黄、人参、大枣，其甘而温者乎。葛根、赤茯苓，其甘而平者乎。桑白皮，其甘而寒者乎。防风、当归，其甘辛而温者乎。官桂、桂枝，其甘辛而大热者乎。厚朴、桔梗，其苦而温者乎。黄芩、知母、枳实、苦参、地骨皮、柴胡、前胡，其苦而寒者乎。羌活、独活，其苦辛而微温者乎。升麻，其苦甘且平者乎。芍药，其酸而微寒者乎。浮萍，其辛酸而寒者乎。凡此皆发散之属也。善择者，当热而热，当寒而寒，不善择者反此，则病有变也。发汗中病则止，不必尽剂。凡破伤风、小儿惊风、飧泄不止、酒病火病，皆宜汗之，所谓火郁则发之也。

下法积聚陈莝于中，留结寒热于内，必用下之。陈莝去而肠胃洁，癥瘕尽而营卫通。下之者，所以补之也。庸工妄投，当寒反热，当热反寒，故谓下为害也。考以本草，下之寒者，戎盐之咸，犀角之酸咸，沧盐、泽泻之甘咸，枳实之苦酸，腻粉之辛，泽漆之苦辛，杏仁之苦甘。下之微寒者，猪胆之苦。下之大寒者，牙消之甘，大黄、牵牛、瓜蒂、苦瓠、牛胆、蓝汁、羊蹄根苗之苦，大戟、甘遂之苦甘，朴消、芒消之苦咸。下之温者，槟榔之辛，芫花之苦辛，石蜜之甘，皂角之辛咸。下之热者，巴豆之辛，下之凉者，猪羊血之咸。下之平者，郁李仁之酸，桃花之苦。皆下药也。惟巴豆性热，非寒积不可轻用，妄下则使人津液涸竭，留毒不去，胸热口燥，转生他病也。其不可下者凡四：洞泄寒中者，表里俱虚者，厥而唇青手足冷者，小儿病后慢惊者，误下必致杀人。其余大积大聚、大痞大秘、大燥大坚，非下不可，但须寒热积气用之，中病则止，不必尽剂也。

病有八要六失六不治

注见神农名例

药对岁物药品

立冬之日，菊、卷柏先生，为阳起石、桑螵蛸使，凡十物使，主二百草为之长。立春之日，木兰、射干先生[①]，为柴胡、半夏使，主头痛四十五节。立夏之日，蜚蠊先生，为人参、茯苓使，主腹中七节，保神守中。夏至之日，豕首、茱萸先生，为牡蛎、乌喙使，主四肢三十二节。立秋之日，白芷、防风先生，为细辛、蜀漆使，主胸背二十四节。〔禹锡曰〕五条出药对中，义旨渊深，非俗所究，而是主统之本，故载之。〔时珍曰〕此亦素问岁物之意，出上古雷公药对中，而义不传尔。按杨慎卮言云：白字本草，相传出自神农。今观其中，如肠鸣幽幽，劳极洒洒，发髲仍自还神化，及此五条，文近素问，决非后世医所能为也。此文以立冬日为始，则上古以建子为正也。

神农本草经目录

〔时珍曰〕神农古本草凡三卷，三品共三百六十五种，首有名例数条。至陶氏作别录，乃拆分各部，而三品亦移改，又拆出青葙、赤小豆二条，故有三百六十七种，逮乎唐、宋，屡经变易，旧制莫考。今又并入已多，故存此目，以备考古云耳。

上品药一百二十种

丹砂　云母　玉泉　石钟乳　矾石　消石　朴消　滑石　空青　曾青　禹余粮　太一余粮　白石英　紫石英　五色石脂　菖蒲　菊花　人参　天门冬　甘草　干地黄　术　菟丝子　牛膝　茺蔚子　女萎　防葵　麦门冬　独活　车前子　木香　薯蓣　意苡仁　泽泻　远志　龙胆　细辛　石斛　巴戟天　白英　白蒿　赤箭　庵蔺子　菥蓂子　蓍实　赤芝　黑芝　青芝　白芝　黄芝　紫芝　卷柏　蓝实　蘼芜　黄连　络石　蒺藜子　黄芪　肉苁蓉　防风　蒲黄　香蒲　续断　漏芦　天名精　决明子　丹参　飞廉　五味子　旋花　兰草　蛇床子　地肤子　景天　茵陈蒿　杜若　沙参　徐长卿　石龙刍　云实　王不留行　牡桂　菌桂　松脂　槐实　枸杞　橘柚　柏实　茯苓　榆皮　酸枣　干漆　蔓荆实　辛夷　杜仲　桑上寄生　女贞实　蕤核　藕实茎　大枣　葡萄　蓬藥　鸡头实　胡麻　麻蕡　冬葵子　苋实　白瓜子　苦菜　龙骨　麝香　熊脂　白胶　阿胶　石蜜　蜂子　蜜蜡　牡蛎　龟甲　桑螵蛸

中品药一百二十种

雄黄　雌黄　石硫黄　水银　石膏　慈石　凝水石　阳起石　理石　长石　石胆　白青　扁青　肤青　干姜　枲耳实　葛根　栝楼　苦参　茈胡　芎䓖　当归　麻黄　通草　芍药　蠡实　瞿麦　玄参　秦艽　百合　知母　贝母　白芷　淫羊藿　黄芩　石龙芮　茅根　紫菀　紫草　茜根　败酱　白鲜皮　酸浆　紫参　藁本　狗脊　萆薢　白兔藿　营实　白微　薇衔　翘根　水萍　王瓜　地榆　海藻　泽兰　防己　牡丹　款冬花　石韦　马先蒿　积雪草　女菀　王孙　蜀羊泉　爵床　卮子　竹叶　檗木　吴茱萸　桑根白皮　芜荑　枳实　厚朴　秦皮　秦椒　山茱萸　紫葳　猪苓　白棘　龙眼　木兰　五加皮　卫矛　合欢　披子　梅实　桃核仁　杏核仁　蓼实　葱实　薤　假苏　水苏　水靳　发髲　白

① 先生：原脱，今据《本草经集注》、《证类本草》卷二补。

马茎　鹿茸　牛角䚡　羖羊角　牡狗阴茎　羚羊角　犀角　牛黄　豚卵　麋脂　丹雄鸡　雁肪　鳖甲　鮀鱼甲　蠡鱼　鲤鱼胆　乌贼鱼骨　海蛤　文蛤　石龙子　露蜂房　蚱蝉　白僵蚕

下品药一百二十五种

孔公孽　殷孽　铁粉　铁落　铁　铅丹　粉锡　锡镜鼻　代赭　戎盐　大盐　卤硷　青琅玕　礜石　石灰　白垩　冬灰　附子　乌头　天雄　半夏　虎掌　鸢尾　大黄　葶苈　桔梗　莨菪子　草蒿　旋覆花　藜芦　钩吻　射干　蛇含　常山　蜀漆　甘遂　白敛　青葙子　雚菌　白及　大戟　泽漆　茵芋　贯众　荛花　牙子　羊踯躅　芫花　姑活　别羁　商陆　羊蹄　萹蓄　狼毒　鬼臼　白头翁　羊桃　女青　连翘　石下长卿　蔄茹　乌韭　鹿藿　蚤休　石长生　陆英　荩草　牛扁　夏枯草　屈草　巴豆　蜀椒　皂荚　柳华　楝实　郁李仁　莽草　雷丸　梓白皮　桐叶　石南　黄环　溲疏　鼠李　松萝　药实根　蔓椒　栾华　淮木　大豆黄卷　腐婢　瓜蒂　苦瓠　六畜毛蹄甲　燕屎　天鼠屎　鼺鼠　伏翼　蛤蟆　马刀　蟹　蛇蜕　猬皮　蠮螉　蜣螂　蛞蝓　白颈蚯蚓　蛴螬　石蚕　雀瓮　樗鸡　斑猫　蝼蛄　蜈蚣　马陆　地胆　萤火　衣鱼　鼠妇　水蛭　木虻　蜚虻　蜚蠊　䗪虫　贝子

宋本草旧目录

〔时珍曰〕旧目不录可也，录之所以存古迹也，又以见三品之混乱，不必泥古也。

新旧药合一千八十二种

三百六十种神农本经白字。

一百八十二种名医别录墨字。

一百一十四种唐本先附

一百三十三种今附开宝所附。

一百九十四种有名未用　八十二种新补

一十七种新定

已上皆宋嘉祐本草所定者。

四百八十八种陈藏器余　二种唐本余

一十三种海药余　八种食疗余

一百种图经外类已上皆唐慎微续收补入者。

玉石部上品七十三种。中品八十七种。下品九十三种。

草部上品之上八十七种。上品之下五十三种。中品之上六十二种。中品之下七十八种。下品之上六十二种。下品之下一百五种。

木部上品七十二种。中品九十二种。下品九十九种。

人部三品二十五种。

兽部上品二十种。中品一十七种。下品二十一种。

禽部三品五十六种。

虫鱼部上品五十种。中品五十六种。下品八十一种。

果部三品五十三种。

米谷部上品七种。中品二十三种。下品一十八种。

菜部上品三十种。中品一十三种。下品二十二种。

有名未用一百九十四种。

图经外类一百种。

本草纲目主治目录第三卷

百病主治药上

诸风 痉风 项强 癫痫 卒厥 伤寒热病 瘟疫 暑 湿 火热 诸气 痰饮 脾胃 吞酸嘈杂 噎膈 反胃 呕吐 哕啘 呃逆 霍乱 泄泻 痢 疟 心下痞满 胀满 诸肿 黄疸 脚气 痿 转筋 喘逆 咳嗽 肺痿肺痈 虚损 瘵疰 邪祟 寒热 吐血衄血 齿衄 血汗 咳嗽血 诸汗 怔忡 健忘 惊悸 烦惑 狂躁 不眠 多眠 消渴 遗精梦泄 赤白浊 癃淋 溲数遗尿 小便血 阴痿 强中 囊痒 大便燥结 脱肛 痔漏 下血 瘀血 积聚 诸虫 肠鸣 心腹痛 胁痛 腰痛 疝㿗

本草纲目主治第三卷

百病主治药上

诸　风

有中脏，中腑，中经，中气，痰厥，痛风，破伤风，麻痹。

【吹鼻】皂荚末　细辛末　半夏末　梁上尘　葱茎插鼻耳

【熏鼻】巴豆烟　蓖麻烟　黄芪汤

【擦牙】白梅肉　南星末　蜈蚣末　苏合丸　白矾盐　龙脑　南星

【吐痰】藜芦或煎，或散。**皂荚末**酒服。**食盐**煎汤。**人参芦**或煎，或散。**瓜蒂、赤小豆**齑汁调服。**莱菔子**擂汁。**桐油**扫入。**桔梗芦**为末，汤服二钱。**牙皂、莱菔子**为末，煎灌。**附子尖**研末，茶服。**牛蒡子末**羌活酒服。**常山末**水煎。**醋蜜**和服。**胆矾末**醋调灌。**牙皂晋矾末**水服。**大虾**煮熟，食虾饮汁，探吐。**苦茗茶**探吐。**石绿**醋糊为丸，每化一丸。**砒霜**研末，汤服少许。**地松**捣汁。**豨莶**捣汁。**离鬲草**汁。**芭蕉油**汁。**石胡荽**汁。**三白草**汁。**苏方木**煎酒调乳香末二钱服，治男女中风口噤，立吐恶物出。**橘红**一斤，熬逆流水一碗服，乃吐痰圣药也。

【贴㖞】南星末姜汁调贴。**蓖麻仁**捣贴。**炒石灰**醋调贴。**乌头末**龟血调贴。**鸡冠血　蜗牛**捣贴。**生鹿肉**切贴。**鲇鱼尾**切贴。**皂荚末**醋调贴。**伏龙肝**鳖血调贴。**蟮鱼血　蛞蝓**捣贴。**寒食面**醋贴。**桂末**水调贴。**马膏　桂酒　大麦面**栝楼汁调。**蟹膏**贴。**衣鱼**摩之。**蜘蛛**向火摩之。**牛角鳃**炙熨。**水牛鼻**火炙熨之。**大蒜膏**贴合谷穴。**巴豆**贴手掌心。

【各经主治】藁本手太阳。**羌活**足太阳。**白芷**手阳明。**葛根**足阳明。**黄芪**手少阳。**柴胡**足少阳。**防风**手太阴。**升麻**足太阴。**细辛**手少阴。**独活**足少阴。**芎䓖**手足厥阴。

【发散】麻黄发散贼风、风寒、风热、风湿、身热麻痹不仁。熬膏服之，治风病取汗。**荆芥**散风热，祛表邪，清头目，行瘀血。主贼风、顽痹、㖞斜。同薄荷熬膏服，治偏风。研末，童尿、酒服，治产后中风，神效。**薄荷**治贼风，散风热、风寒，利关节，发毒汗，为小儿风涎要药。**葛根**发散肌表风寒、风热，止渴。**白芷**解利阳明及肺经风寒、风热，皮肤风痹瘙痒，利九窍，表汗不可缺之。**升麻**发散阳明风邪。**葱白**散风寒、风热、风湿，身痛。**生姜**散风寒、风湿。**桂枝**治一切风冷、风湿、骨节挛痛，解肌开腠理，抑肝气，扶脾土，熨阴痹。**黄荆根**治肢体诸风、心风、头风，解肌发汗。**铁线草**治男女诸风、产后风，发出粘汗。**水萍**治热毒风湿麻痹，左瘫右痪，三十六风，蜜丸酒服取汗。治风热瘙痒，煎水浴取汗。

【风寒风湿】〔草部〕**羌活**一切风寒风湿，不问久新，透关利节，为太阳厥阴少阴要药。**防风**三十六般风，去上焦风邪，头目滞气，经络留湿，一身骨节痛。除风去湿仙药。**藁本**一百六十恶风，头面身体风湿，手足亸曳。**石菖蒲**浸酒服，治三十六风，一十二痹，主骨痿。丸服，治中风湿痹，不能屈伸。**豨莶**治肝肾风气，麻痹瘫缓诸病，九蒸九晒，丸服。**枲耳**大风湿痹，毒在骨髓，为末水服，或丸服，百日病出，如丹如疥，如驳起皮，亦可酿酒。**牛蒡根**风毒缓弱，浸酒服。老人中风，口目瞤动，风湿久痹，筋挛骨痛，一二十年风疾病。**茵陈蒿**风湿挛缩，酿酒服。浴风痹。**白术**逐风湿，舌本强，消痰益胃。**苍术**大风顽痹。筋骨软弱，散风除湿解郁。汁酿酒，治一切风湿筋骨痛。**车前子　水蓼　陆英　飞廉　忍冬　坐拿草　蒴藋　伏牛花　石南藤　百灵藤**酒。**青藤**酒。**钩吻**并主风邪湿痹，骨痛拘挛。**防己**中风湿，不语拘挛，口目㖞斜，泻血中湿热。**茵芋**年久风湿痹痛，拘急软弱。**艾叶**灸诸风口噤。浴风湿麻痹。**白附子**诸风冷气失音，头面游风，足弱无力。风㖞，同僵蚕、全蝎研末，酒服。**附子　乌头　天雄**并主风湿痰气麻痹，拘挛不遂。通经络，开气道，燥湿痰。**草乌头**恶风冷痰瘫缓，年久麻痹。**芫花**毒风冷痰，四肢拘挛。**羊踯躅**贼风走皮中淫淫痛，风湿痹痛，不遂言蹇，酒蒸为末，牛乳酒服，亦效。**蓖麻子油**酒煮日服，治偏风不遂。作膏，通关，拔风邪出外。〔谷菜〕**大豆**炒焦投酒中饮，主风痹瘫缓，口噤口㖞，破伤中风，产后风痉头风。煮食，治湿痹膝痛。醋蒸卧，治四肢挛缩。**豆豉**浸酒，治膝挛不遂，骨痛。**大豆黄卷　巨胜**酿酒，治风痹痛。**麻仁**骨髓风毒，痛不能动，炒香浸酒饮。**麻勃**一百二十种恶风，黑色遍身苦痹挛。**麦麸**醋蒸，熨风湿痹痛。**薏苡**久风湿痹，筋急拘挛，亦煮酒服。**茄子**腰脚风血积冷，筋挛痛。煎汁熬膏，入粟粉、麝香、朱砂，丸服。〔果木〕**秦椒**治风湿痹。**蜀椒**大风肉枯，生虫游走，痹痛死肌，寒热，腰脚不遂，散寒除湿，为丸。**吴茱萸**煎酒，治顽风痹痒。同姜、豉煎酒，冷服取汗，治贼风口㖞不语。**柏叶**酿酒。**松节**酒。**秦皮**风寒湿痹。**五加皮**名追风使，治一切风湿，痿痹挛急，宜酿酒。**皂荚**通关节，搜肝风，泻肝气。**蔓荆实**除贼风，搜肝气，筋骨间寒湿痹，头旋脑鸣。**栾荆子**大风诸风不遂。〔虫部〕**蚕沙**风缓顽痹不随，炒浸酒服，亦蒸熨。**蝎**半身不遂，抽掣，口目㖞斜，研入麝香，酒服。**竹虱**半身不遂，同麝香浸酒服，出汗。〔鳞介〕**守宫**中风瘫缓，同诸药煎服。**鲮鲤甲**中风瘫缓，寒热风痹，及风湿强直，痛不可忍。**乌蛇**酒，**白花蛇**酒。**蚺蛇**酒。并主贼风，顽痹痛痒，大风，疮癣有虫。**鳝鱼**逐十二风邪湿气，作臛取汗。**水龟**酿酒，主大风缓急拘挛。煮食，除风痹痛。〔禽部〕**鸡屎白**炒研，豆淋酒服，主风寒湿痹，口噤不省人事。**五灵脂**散血活血引经有功。瘫缓，热酒服二钱。风冷痹痛，同乳、没、川乌，丸服。**雁肪　鹈鹕油**主风痹，透经络，引药气入内。〔兽部〕**羊脂**贼风痿痹肿痛，彻毒气，引药入内。**熊脂**风痹。**青羖羊角**炒研酒服，治风痰恍惚，闷绝复苏。**驴毛骨**中一切风，炒黄浸酒服，取汗。**狸骨**一切游风。**羊胫骨**酒。**虎胫骨**酒。并主诸风注痛。〔金石〕**雄黄**除百节中大风，搜肝气。**金牙石**一切腰脚不遂，火煅酒淬饮。**河砂**风湿顽痹，冷风瘫缓，晒热坐之，冷即易，取汗。**鼠壤土**蒸熨中风冷痹，偏枯死肌。

【风热湿热】〔草部〕**甘草**泻火，利九窍百脉。**黄芩　黄连　菊花　秦艽**并治风热湿热。**玄参　大青　苦参　白鲜皮　白头翁　白英　青葙子　败酱　桔梗**并治风热。**大黄**汤涤湿热，下一切风热。**柴胡**治湿痹拘挛，平肝胆三焦包络相火，少阳寒热必用之药。**升麻**去皮肤肌肉风热。**白微**暴中风，身热腹满，忽忽不知人。**龙葵**治风消热，令人少睡。**麦门冬**清肺火，止烦热。**天门冬**风湿偏痹及热中风。**牡丹皮**寒热，中风瘈疭，惊痫烦热，手足少阴厥阴四经伏火。**钓藤**肝风心热，大人头眩。小儿十二惊痫。**紫葳及茎叶**热风游风风刺。**蒺藜**诸风瘙痒，大便结。〔谷果〕**胡麻**久食不生风热，风病人宜食之。**绿豆**浮风风疹。**白扁豆**行风气，除湿热。**茶茗**中风昏愦多睡。**梨汁**除风热不语。叶亦作煎。〔木部〕**槐实**气热烦闷。**枝**酿酒，治大风痿痹，**白皮**治中风，皮肤不仁。身直不得屈伸，煎酒及水服。**胶**一切风热，口噤筋挛，四肢不收，顽痹周身如虫行。**侧柏叶**凡中风不省口噤，手足亸曳，便取一握同葱白捣酒煎服，能退风和气，不成废人。**花桑枝**炒香煎饮，治风气拘挛，身体风疹。久服终身不患偏风。**叶**煎酒，治一切风。蒸罨风痛。出汗。**白杨皮**毒风缓弱，气在皮肤中，浸酒服。**皂荚子**疏导五脏风热。丸服，治腰脚风痛不能行。**卮子**去热毒风。除烦闷。**黄檗皮**肾经风热。**地骨皮**肾家风湿痹。**柽叶**远近一切风，煎汁和竹沥服。**荆沥**除风热，开经络，导痰涎，日饮之。**竹沥**暴中风痹，大热烦闷，失音不语，子冒风痉，破伤风噤，养血清痰，并宜同姜汁饮之。**竹叶**痰热，中风不语，烦热。**天竹黄**诸风热痰涎，失音不语。〔虫兽〕**蝉花**一切风热瘙痒。**犀角**大热风毒，氄毦烦闷，中风失音。**羚羊角**一切热，毒风湿注，伏在骨间，及毒风卒死，子痫痉疾。〔金石〕**石膏**风热烦躁。**铁华粉**平肝，除风热。**铁落**　**劳铁**　**赤铜**并除贼风反折，烧赤浸酒饮。

【痰气】〔草部〕**天南星**中风中气痰厥，不省人事，同木香煎服。诸风口噤，同苏叶、生姜煎服。**半夏**消痰除湿，痰厥中风，同甘草、防风煎服。**前胡**化痰热，下气散风。**旋覆花**风气湿痹，胸上痰结留饮。中风壅滞，蜜丸服。**香附子**心肺虚气客热，行肝气，升降诸气。煎汤浴风疹。**木香**中气不省人事，研末服之，行肝气，调诸气。**藿香**升降诸气。**苏叶**散风寒，行气利肺。**苏子**治腰脚中湿气风结气①，治风顺气化痰，利膈宽肠。煮粥食，治风寒湿痹，四肢挛急，不能践地。**玄胡索**除风治气，活血通经络。**兰叶**浴风痛，俗名风药。**大戟**　**甘遂**并治经络痰饮留滞，麻痹隐痛，牵引走注。**威灵仙**治诸风，宣通五脏，去冷滞痰水，利腰膝。**牵牛子**除风毒，下一切壅滞。〔果木〕**杏仁**头面风气，往来烦热，散风降气化痰。遂日生吞，治偏风不遂，失音不语，肺中风热。**陈橘皮**理气除湿痰。**枳实**　**枳壳**大风在皮肤中如麻豆，苦痒麻木，破气胜湿化痰。**枳茹**渍酒服，治中风身直，及口僻目斜。**槟榔**除一切风、一切气，宣利脏腑。**乌药**治中风中气，气顺则风散，气降则痰下。**龙脑香**入骨治骨痛，散经络壅滞。**苏合香**　**安息香**通诸窍脏腑，一切不正之气。〔虫兽〕**麝香**入肉，治风在骨髓，中风不省，香油灌二钱。**白僵蚕**散风痰。酒服七枚，治口噤发汗，并一切风疰、风疹。〔金石〕**铅霜**坠中风痰湿。**矾石**除风消痰。

【血滞】〔草部〕**当归**　**芎䓖**并主一切风、一切气、一切虚。破恶血，养新血。蜜丸服，治风痰，行气解郁。**丹参**除风邪留热，骨节痛，四肢不遂。破宿血，生新血。渍酒饮，治风毒足软，名奔马草。**芍药**治风，除血痹，泻肝，安脾肺。风毒在骨髓痛，同虎骨浸酒饮。**地黄**逐血痹，填骨髓。**茺蔚子**治风解热，茎叶，治血风

① 风结气：原作“气风结”，字倒，今据《证类本草》卷二十八乙正。

痛。**地榆**汁酿酒，治风痹补脑。**虎杖**煮酒，治风在骨节间。**姜黄**止暴风痛，除风热，理血中之气。**红蓝花**治六十二种风及血气痛。子煎服，治女子中风烦渴。〔谷菜〕**麻仁**中风出汗，下气，逐一切风，利血脉。**韭汁**肥白人中风失音。〔果木〕**桃仁**血滞风痹，大便结。酒浸作丸，治偏风。**苏方木**男女中风口噤，同乳香服。**乳香**中风口噤，烧烟熏，口目喎斜，活血止痛。〔虫兽〕**蜜蜡**暴风身冷如瘫，化贴并裹手足。**阿胶**男女一切风病，骨节痛不随。**醍醐**酒服，治中风烦热。**野驼脂**一切风疾，皮肤急痹，酒服并摩之。

【风虚】〔草部〕**天麻**主肝气不足，风虚内作，头运目旋，麻痹不仁，语言不遂，为定风神药。**黄芪**风虚自汗。逐五脏恶血，泻阴火，去虚热。无汗则发，有汗则止。**人参**补元气，定魂魄，生津液，消痰。**沙参**去皮肌浮风，宣五脏风气，养肝气。**长松**煮酒，治一切风虚。**黄精**补中，除风湿。**葳蕤**治中风暴热，不能动摇，虚风湿毒，风温自汗灼热，一切虚乏。**牛膝**寒湿痿痹，拘挛膝痛，强筋，补肝脏风虚。**石龙芮**　**骨碎补**　**巴戟天**　**狗脊**　**萆薢**　**菝葜**　**土茯苓**　**何首乌**并主风虚风湿，痹痛软弱，补肝肾，利关节。**列当**煮酒，去风血，补腰肾。**白及**肾中邪气，风痱不收，补肺气。**仙茅**一切风气，腰脚风冷，挛痹不能行，九蒸九晒，浸酒服。**淫羊藿**一切冷风，挛急不仁，老人昏耄。浸酒服，治偏风。**蛇床子**男女风虚，湿痹毒风，腰胯酸痛，浴大风身痒。**补骨脂**风虚冷痹，骨髓伤败，一切风气痛，作丸服。**菟丝子**补肝风虚，利腰脚。**覆盆子**劳损风虚，补肝明目。**石斛**脚膝软弱，久冷风痹。酥浸蒸，服至一镒，永不骨痛。**络石**　**木莲叶**　**扶芳藤**并主风血，暖腰脚，一切冷气，浸酒饮。〔菜果〕**薯蓣**去冷风，头面游风，强筋骨，壮脾胃。**栗**肾虚腰脚无力，日食十颗。栗楔，治筋骨风痛。**松子**诸风，骨节风。〔木部〕**松叶**风痛脚痹，浸酒服，出汗。**松节**风虚久痹，骨节痛，能燥血中之湿。**杜仲**　**海桐皮**　**山茱萸**　**枸杞子**并主风虚，腰脚痛。**冬青子**浸酒，去风虚。**神木**治周痹偏风，毒风不语。**石南**逐诸风，脚弱。**南烛**熬膏，治一切风，强筋益气。**不雕木**浸酒，去风气补虚，**放杖木**为风痹肾弱要药。**木天蓼**酿酒，治风劳虚冷有奇效。〔石部〕**慈石**周痹风湿，肢节中痛，男女风虚，同白石英浸水，煮粥食。**白石英**风虚冷痹，诸阳不足，烧淬酒饮。**孔公孽**风冷膝痹，同石斛浸酒饮。**石脑**　**石钟乳**　**阳起石**　**代赭石**　**禹余粮**　**石硫黄**并主风冷湿痹。**云母粉**中风寒热，如在舟车。**海蚕**诸风冷气虚劳。**乌鸡**中风舌强，烦热麻痹，酒煮食。**练鹊**浸酒饮，治风。**麋角**风虚冷痹，暖腰膝，壮阳。

痉　风

即痉病，属太阳、督脉二经。其证发热口噤如痫，身体强直，角弓反张，甚则搐搦。伤风有汗者，为柔痉。伤寒湿无汗者，为刚痉。金疮折伤，痈疽产后，俱有破伤风湿发痉之证。

【风寒风湿】〔草部〕**麻黄**　**桂枝**　**术**并主风寒风湿痉。**羌活**风寒风湿，伤金疮痫痉。产后中风，口噤不知人，酒水煎服。**葛根**金疮中风寒，发痉欲死，煮汁服，干者为末。**荆芥**散风湿风热。产后中风口噤，四肢强直，角弓反张，或搐搦欲死，为末，豆淋酒服，入童尿尤妙。**防风**主金疮中风湿内痉。**天南星**打扑伤损，金疮，破伤风及伤湿，牙关紧急。角弓反张，同防风末，热酒小便调服，名玉真散，三服即苏。南星、半夏等分为末，姜汁、竹沥灌服一钱。仍灸印堂。口噤，生研同姜汁或龙脑皆牙，名开关散。**薇衔**小儿破伤风口噤，同白附子末、薄荷，酒服一字。**细辛**督脉为病，脊强而厥。**防己**除风湿，手足挛急。**芍药　芎䓖**一切风气。**当归**客血内寒，中风痓，汗不出。产后中风不省，吐涎瘛疭，同荆芥末、童尿酒服，下咽即有生意。**附子**阴痓自汗。**草乌**破伤风病，同白芷、葱白煎酒，取汗。**威灵仙**破伤风病，同独蒜、香油捣服，取汗。〔菜谷〕**大蒜**产后中风，角弓反张不语，煎酒服，取汗。或煎水服。**黑大豆**破伤风湿，炒半熟，研蒸，以酒淋汁服，取汗，仍傅疮上。亦同朱砂末酒服。〔石部〕**雄黄**破伤中风，同白芷煎酒服，取汗。〔鳞介〕**白花蛇**破伤中风，项强身直，同乌蛇、蜈蚣末服。**土虺蛇**破伤中风，口噤目斜，同地龙、南星丸服，取汗。**守宫**破伤风病，同南星、腻粉丸服，取汗。**龙齿**主诸痉。**鳔胶**破伤风搐强直，炒研同麝香，苏木酒服，仍封疮口。有表症，同蜈蚣末，煎羌活、防风、川芎汤服。产后搐搦，乃风入子脏，与破伤风同，炒研，蝉蜕汤服三钱。**牡蛎**破伤湿病，口噤强直，酒服二钱，并傅之。〔虫〕**蜜蜡**破伤风湿如疟，以热酒化一块服，与玉真散对用立效。**蝎**破伤中风，同天麻、蟾酥为丸，豆淋酒服，取汗，仍同麝香贴之。**蟾蜍**破伤风病，剁烂入花椒，同酒炒熟，再入酒热服，取汗。**蜈蚣**破伤中风，同蝎梢、附子、乌头末，热酒服一字，仍贴疮上，取汗。研末掺牙，立苏。**僵蚕**口噤，发汗。〔禽兽〕**鸡子**痫痓。**鸡屎白**破伤中风，产后中风，小儿脐风，口噤反张，强直瘛疭，以黑豆同炒黄，用酒沃之，少顷温服，取汗。或入竹沥。**野鸽屎**破伤风病传入里，炒研，同江鳔、白僵蚕、雄黄末，蒸饼丸服。**雀屎**破伤风，疮作白痂无血者，杀人最急，研末酒服五分。**鸭涎**小儿痓风反张，滴之。**黄明胶**破伤风，烧研酒服，取汗。**狐目**同上，神效无比。**狐肝　狼屎中骨**破伤风，同蝉蜕、桑花末，米饮服。**六畜毛蹄甲**痫痓。〔人〕**手足爪甲**破伤中风，油炒，热酒服，取汗便愈。手足颤掉加南星。

【风热湿热】〔石部〕**铁落**炒热，淬酒饮，主贼风痓。〔草〕**黄连**破伤风，煎酒入黄蜡化服。**地黄**产后风痓，取汁同姜汁交浸焙研，酒服。〔果木〕**杏仁**金疮及破伤中风，角弓反张，杵蒸绞汁服，并涂疮上，仍以烛火炙之取效。**槐胶　桑沥**破伤中风，和酒饮至醉。**篁叶**痓风。**竹沥**去痰热子冒风痓。金疮中风，破伤中风，产后中风，小儿中风，发痓口噤，反张欲死，饮一二升，或入姜汁。**栾荆**狂痓。**苏方木**破伤中风，产后中风，为末，酒服三钱，立效。〔虫兽〕**蝉蜕**破伤风病发热，炒研，酒服一钱，仍以葱涎调涂，去恶汗。小儿脐风口禁，入全蝎、轻粉。**羚羊角**子痫痓疾。**牛黄**热痓。**乌牛尿**刺伤中水，热饮一升。〔人〕**人尿**痓风及产后风痓，入酒饮。**发髲灰**大人痓，小儿惊。

【外傅】贝母　茅花并金疮伤风。**刘寄奴　麦面**烧盐。**白芋　炒盐　鹭头灰　鼠灰　乱发灰**并傅风入疮中肿痛。**胡粉**主疮入水湿肿痛，同炭灰傅。**煨葱**傅金疮伤水。同干姜、黄檗煎水，洗诸疮伤风水。**薤白　韭叶**并主诸疮中风寒及水湿肿痛，捣烘用之，冷即易，或加炙至水出。**箭笴**漆刮涂。**鲤鱼目**灰。**鲇鱼目**灰。并主刺疮伤风及水。傅取汗出。**猪肉**乘热贴之，连易三次，立消。**人耳塞**破伤中风或水，痛不可忍，封之一夕，水尽即安。

【洗浸】鸡肠草手足疮伤水。**桑灰汁**疮伤风水，入腹杀人。**自己尿**金疮中风，日洗数次。

【熨灸】商陆疮伤水湿，捣炙，熨之，冷即易。**蜀椒**诸疮中风肿痛，和面煨熨。**槐白皮**安疮上，灸百壮。**桑枝**刺伤疮，犯露水肿痛多杀人，炮热烙之，冷即易。**黍瓤　青布　牛屎　白马通　骡屎**并主诸疮，伤风及水，肿痛欲死者，单烧熏令水出尽愈。

项　强

【风湿】防风凡腰痛项强，不可回头，乃手足太阳症，必须用此。**荆芥**秋后作枕及铺床下，立春去之。**羌活　白芷　藁本　薄荷　菊花　贝母**。

癫痫

有风热，惊邪，皆兼虚与痰。

【吐痰】瓜蒂　藜芦　乌头尖　附子尖　石胆　石绿并吐癫痫暗风痰涎。**芭蕉油**暗风痫疾，眩运仆倒，饮之取吐。**白梅**擦牙追涎，或加白矾。**皂荚**水浸，挼汁熬膏，入麝摊晒，每以一片化浆水，灌鼻取涎。

【风热惊痰】〔草木〕**羌活　防风　荆芥　薄荷　细辛　龙胆　防己　藁本　升麻　青黛　白鲜皮**并主风热惊痫。**百合　鸭跖草**并主癫邪，狂叫身热。**钓藤**卒痫，同甘草煎服。**防葵**癫痫狂走者，研末酒服。**莨菪子**癫狂风痫，浸酒煎丸服。**蛇含　紫菀　半夏**并主寒热惊痫瘈疭。**天南星**风痫痰迷，九蒸九晒，姜汁丸服。**郁金**失心风癫，痰血络聚心窍，同明矾丸。**甘遂**心风癫痫，痰迷心窍，猪心煮食。**黄连**泄心肝火，去心窍恶血。**苦参**童尿煎汁，酿酒饮，主三十年痫。**天门冬**风癫发则作吐，耳鸣引胁痛，为末酒服。**紫河车**惊痫癫疾，摇头弄舌，热在腹中。**薇衔**惊痫吐舌。**附子**暗风痫疾，同五灵脂末、猪心血丸服。**苍耳**大风痫疾。**艾叶**癫痫诸风，灸谷道正门当中，随年壮。**茯神　琥珀　雷丸　莽草　蔓荆子　木兰皮**并主风癫惊邪狂走。**苦竹笋　竹叶　竹沥　天竹黄**并主风热痰涎发癫狂痫疾。**芦荟**小儿癫痫。**苏合香**惊痓邪气。**皂荚**搜肝通肺，风痫五种，烧研，同苍耳、密陀僧丸服。**蓖麻仁**五种风痫，用麻黄、石膏煮食。**桑白皮**惊痫客忤，泻肺气。**桂心**伐肝扶脾。**芜荑**小儿虫痫，发则恶症昏搐。同漆灰水服。**紫葳花根叶**久近风痫，酒服三钱，后梳发漱水四十九口愈。**震烧木**大惊失心，煮汁服。〔金石〕**丹砂**猪心煮过，同茯神丸服。**黄丹**同白矾末服。**黑铅**同水银、南星丸服。**密陀僧　金屑　银屑　生铁　铁粉　铁落　铁精　铁华粉　铁浆　古镜　珊瑚　紫石英　菩萨石　雄黄**同丹砂研末，丸服。**雌黄**同黄丹、麝香丸服。**矾石**同细茶丸服。**慈石　玄石　石青　消石　青礞石　代赭石**已上二十五味，并主风热痰涎癫痫。**水银**失心风，同藕节炒，丸服。**蛇黄**暗风痫疾，火煅醋淬末服。**伏龙肝**狂癫风邪不识人，为末水服。**天子籍田三推犁下土**惊悸癫邪，安神定魄。〔虫部〕**蜂房　雀瓮　蚯蚓　全蝎　蜈蚣　蜣螂　白僵蚕**并主癫痫发搐。**蚕退纸**癫狂乱走，悲泣妄言，及风痫病，烧灰酒服。**蚱蝉**癫病寒热，小儿痫绝不能言。**衣鱼**小儿痫，同竹沥煎酒服。〔鳞介〕**龙角　龙骨　龙齿**癫疾狂走，五惊十二痫。**白花蛇　乌蛇**定痫搐。**蛇蜕**蛇痫，癫疾瘈疭，摇头弄舌。**玳瑁**热痫。〔禽部〕**鸭涎**癫痫发搐。**雁毛**小儿佩之辟痫。**啄木鸟**久年风痫，同荆芥煅服。**乌鸦**暗风痫疾，煅研入朱砂服，不过十日愈。又煅研，同苍耳子、胡桃服。**鸱头**癫痫眩冒瘈疭，同黄丹为丸服。肉亦可食。**鸮肉**食之主风痫。**凤凰台**鸡痫，癫痫发狂，水磨服。〔兽部〕**狗齿及粪中骨　白狗血**并狗痫。**豚卵　猪屎**并猪痫。**羊齿** **羊头骨**羊痫。**羖羊角**风痫，烧灰酒服。**牛齿** **牛屎中豆** **牛拳木**并牛痫。**马齿** **马目** **马悬蹄** **马绳索** **野马肉**并马痫。**驴乳**心热气痫。**驴脂**酒服，主狂癫不能语，不识人。**六畜毛蹄甲**惊痫癫痓。**牡鼠**煎油，主惊痫。**羚羊角** **犀角** **犛牛角** **象牙** **牛黄** **鲊荅** **野猪黄及胆** **熊胆**并主风热癫痫。**麝香** **虎睛** **鼻狐肝** **狐肉**并主癫痫，恍惚歌笑。**猴头骨**癫痫口噤。**人发**痫痓。**人胞**煮食，治久癫失志，亦和药作丸服。**人魄**磨水服，定癫狂。

【风虚】〔草部〕**人参**消胸中痰，治惊痫。小儿风痫，同辰砂、蛤粉末、猪心血丸服。**石菖蒲**开心孔，通九窍，出音声。为末，猪心汤日服，治癫痫风疾。**远志**安心志。**天麻**小儿风痫，善惊失志，补肝定风。**蛇床子** **芍药** **牡丹** **女萎**并主惊痫，寒热瘈疭。**当归** **芎䓖** **地黄**并养血。**缩砂** **桔梗** **香附**并惊痫邪气。**萆薢**缓关节老血，头旋风痫。〔果木〕**酸石榴**小儿痫，酿蝎五枚，泥，煅研，乳服五分。**柏实**定痫养血。〔虫禽〕**蜂蜜** **鸡子**并痫痓。**白雄鸡及脑**癫邪狂妄。

卒厥

有尸厥，气厥，火厥，痰厥，血厥，中恶，魇死，惊死。

【外治】半夏 **菖蒲** **皂角** **雄黄** **梁上尘**并主卒死尸厥魇死，客忤中恶，为末吹鼻。**葱黄**插入鼻中七八寸，及纳下部。**薤汁** **韭汁**并灌鼻。**醋**鬼击卒死，灌少许入鼻。**酒**惊怖卒死，灌之，并吹两鼻。**乳香** **安息香** **樟木**并烧烟熏之。**鸡冠血**寝死，中恶卒死，涂面及心，并纳口鼻。**东门上鸡头**为末酒服。**犬肉**搨心上。**青牛蹄**魇死，安头上即苏。**牛黄** **麝香**水服。**热汤**忤恶卒死，隔衣熨腹，冷即易。**井底泥**卧忽不寤，勿以火照，但痛啮足拇趾甲际，多唾其面，以泥涂目，令人垂头于井中呼之即苏。**瓦甑**魇死不寤，覆面打破之。**鞋履**卧时一仰一覆，则不魇。**人尿**中恶不醒，尿其面上即苏。**烧人灰**置枕中，辟魇寐。

【内治】女青诸卒死，捣末酒灌，立活。**菖蒲汁** **蠡实根汁**并灌之。**南星** **木香** **附子**同木香煎服。**陈粟米**卒得鬼打，擂水服。**白薇**妇人无故汗多，卒厥不省人事，名血厥。同当归、人参、甘草煎服。**巴豆**鬼击，同杏仁汁服，取利。**常山**小儿惊忤，中恶卒死，同牡蛎煎服吐痰。**盐胆水**吐痰厥。**烧尸场上土**尸厥，泡汤灌。**食盐**卒鬼击，水灌并巽之。**锅底土**魇寐死，末灌二钱，并吹鼻。**白鸭血** **白犬血** **猪心血** **尾血**并灌之。**犀角**中恶鬼气，卒死厥逆，口鼻出清血，须臾不救，似乎尸厥，但腹不鸣，心下暖，同麝香、朱砂末服二钱，即苏。**羚羊角**热毒风攻注，中恶毒气，卒不识人。**狐胆**人卒暴亡，即取温水化灌，入喉即活，移时者无及。**马屎**卒中恶死，绞汁灌之。**白马夜眼**卒死尸厥，同尾烧丸服。**裩裆** **汗衫**并中鬼昏厥，口鼻出血，烧灰汤服。**铁锥柄**鬼打鬼排中恶，和桃奴、鬼箭丸服。**刀鞘**鬼打，烧灰水服。

伤寒热病

寒乃标，热乃本。春为温，夏为热，秋为瘅，冬为寒，四时天行为疫疠。

【发表】〔草部〕**麻黄** **羌活**太阳、少阴。**葛根** **升麻** **白芷**阳明、太阴。**细辛**少阴。**苍术**太阴。**荆芥** **薄荷** **紫苏**并发四时伤寒不正之汗。**香薷**四时伤寒不正之气，为末，热酒服，取汗。**香附**散时气寒疫。**艾叶**时气温疫，煎服取汗。**苍耳叶**发风寒头痛汗。**浮萍**夹惊伤寒，同犀角、钓藤末服取汗。**天仙藤**治伤寒，同麻黄发汗。**牛蒡根**捣汁服，发天行时疾汗。〔谷菜〕**豆豉**治数种伤寒，同葱白，发汗通关节。汗后不解，同盐吐之。**胡麻**煎酒，发汗。**生姜** **小蒜** **葱白**〔果木〕**茗茶**并发汗。**杏仁**同酢煎，发时行温病汗。**桃叶**蒸卧，发伤寒汗。**胡桃**同葱、姜擂茶服，发汗。**桂枝**太阳解肌。**皂荚**伤寒初起，烧赤水服取汗。研汁和姜、蜜服，取汗。〔水石〕**百沸汤**多饮取汗。**丹砂**伤寒时气，始得一二日，煮服取汗。涂身向火亦出汗。**石膏**阳明发热，解肌出汗。**代赭石**伤寒无汗，同干姜末热醋调，涂掌心合定，暖卧取汗。

【攻里】 〔草部〕**大黄**阳明、太阴、少阴、厥阴，燥热满痢诸证。**栝楼实**利热实结胸。**甘遂**寒实结胸。**葶苈**结胸狂躁。**大戟** **芫花**胁下水饮。**荛花**行水。**蜀漆**行水。**千里及**主天下疫气，煮汁吐利。〔果木〕**桃仁**下瘀血。**巴豆**寒热结胸。〔虫石〕**水蛭** **虻虫**下瘀血。**芒消**下痞满燥结。

【和解】 〔草部〕**柴胡**少阳寒热诸症。伤寒作余热，同甘草煎服。**半夏** **黄芩** **芍药** **牡丹** **贝母** **甘草**并主寒热。**白术** **葳蕤** **白微** **白鲜皮** **防风** **防己**并主风温、风湿。**泽泻** **秦艽** **海金沙** **木通** **海藻**并主湿热。**黄连** **大青** **黄药** **白药** **荠苨** **船底苔** **陟厘**并主天行热毒狂烦。**知母** **玄参** **连轺** **天门冬** **麦门冬** **栝楼根**并主热病烦渴。**前胡** **恶实** **射干** **桔梗**并主痰热咽痛。**蕙草** **白头翁**热痢。**五味子**咳嗽。**苦参**热病狂邪，不避水火，蜜丸服。**龙胆草**伤寒发狂，末服二钱。**青黛**阳毒发斑，及天行头痛寒热，水研服。**地黄**温毒发斑，熬黑膏服。同薄荷汁服，主热瘴昏迷。**青葙苗**捣汁服，大治温疠。**蘘荷**温病初得，头痛壮热，捣汁服。**芦根**伤寒内热，时疾烦闷，煮汁服。**葎草**汗后虚热，杵汁服。**蛇莓**伤寒大热，杵汁服。**番木鳖**热病，磨汁服。**虎杖**时疫流毒攻手足，肿痛欲断，煮汁渍之。**含水藤**天行时气烦渴。〔谷部〕**黑大豆**疫疠发肿，炒熟，同甘草煎服。**豆豉**伤寒头痛，寒热瘴气，及汗后不解，身热懊侬，同卮子煎服。余毒攻手足，煎酒服。暴痢，同薤白煎服。**赤小豆**除湿热。**薏苡仁**风湿痛。**粳米**烦热。**饧**建中。**麻子**脾约秘结。〔菜部〕**百合**百合病。**葱白**少阴下利。**干姜**痞湿及下利。**茄子**温疾。**甜菜汁**解时行壮热。**生瓜菜汁**解阳毒壮热头痛。〔果部〕**大枣**和营卫。**杏仁**利肺气。**桃仁**行血。**乌梅**烦渴及蛔厥。**桔皮**呕哕痰气。**槟榔**伤寒痞满结胸，末服。**马槟榔**伤寒热病，每嚼数枚水吞。**梨汁**热毒烦渴。木皮，伤寒温病，同甘草、秫米、锅煤服。**芰实**伤寒积热。**吴茱萸**厥阴头痛，多涎。**蜀椒**阴毒时气及蛔厥。**盐麸子**天行寒热。〔木部〕**卮子**烦热懊侬。**黄檗**热毒下利及吐血。**厚朴**满痞头痛。**枳壳**痞满。**枳实**满实。**竹叶**烦热。**竹茹**温气寒热。**秦皮**热痢。**梓白皮**时行温病，壮热发黄，煎服。**桐木皮**伤寒发狂，煎服，取吐下。**榉木皮**时行头痛，热结在肠胃。**柳叶**天行热病。**楝实**温疾伤寒，大热烦狂。**李根白皮**奔豚。**茯苓**行湿利小便。**猪苓**热渴水逆，小便不利。〔水土〕**腊雪**解伤寒时气温疾大热。**冬霜**解伤寒内热。**夏冰**阳毒热盛，置于膻中。**凉水**阳毒，浸青布贴胸中。**蚯蚓粪**谵语狂乱，凉水服。**蜣螂转丸**时气烦热，绞汁服。**梁上尘** **釜底墨**并主阳毒发狂斑。〔金石〕**黑铅**伤寒毒气。**铅丹**火劫惊邪。**古文钱**时气欲死，煮汁入麝香服，取吐或下。**铁粉**阳毒发狂，同龙胆草、磨刀水服。**铁铧**小儿百日伤寒壮热，烧赤淬水服。**石膏**伤寒头痛如裂，壮热如火，解肌发汗，阳明潮热大渴。同黄连煎服，治伤寒发狂。**滑石**解利四时一切伤寒，同甘草末服。**凝水石**时气热盛。**雄黄**伤寒咳逆，煎酒服。烧烟熏狐惑。**食盐**伤寒寒热。**赤石脂**　**禹余粮**少阴下利。**石蟹**天时热疾。〔鳞介〕**龙骨**火劫惊邪。下利不止。**鳖甲**阴毒。**玳瑁**热结狂言，磨水服。**牡蛎**伤寒寒热，及自汗水结。**海蛤**伤寒血结，同芒消、滑石、甘草服。**文蛤**伤寒大汗，烦热口渴，末服。**贝子**伤寒狂热。〔禽部〕**鸡子**伤寒发斑下痢。生吞一枚，治伤寒发狂烦躁。打破煮浑入浆啜之，治天行不解。井中浸冷，吞七枚，治妊娠时疾，安胎。**鸡屎白**伤寒寒热。〔兽部〕**猪胆**少阳证热渴，又导大便不通。**猪膏**伤寒时气，温水服一弹丸，日三。**猪肤**少阴咽痛。**犀角**伤寒热毒，发狂发斑，吐血下血。**牛黄**天行热病。**羚羊角**伤寒热在肌肤。**牛角**时气寒热头痛。**马屎**　**羊屎**　**羊尿**伤寒手足疼欲脱，并洗之。**阿胶**热毒下痢。〔人部〕**人尿**少阴下痢，入白通汤。**人屎**大热狂走，水渍服。**人中黄**研水。**胞衣水**并主热病发狂，饮之。

【温经】〔草部〕**人参**伤寒厥逆发躁，脉沉，以半两煎汤，调牛胆南星末服。坏证不省人事，一两煎服，脉复即苏。夹阴伤寒，小腹痛，呕吐厥逆，脉伏，同姜、附煎服，即回阳。**附子**治三阴经证。及阴毒伤寒，阴阳易病。**蓼子**女劳复，卵缩入腹绞痛，煮汁服。**草乌头**阴毒，插入谷道中。〔谷菜〕**黑大豆**阴毒，炒焦投酒热服，取汗。**干姜**阴毒，同附子用，补中有发。**韭根**阴阳易病。**葱白**阴毒，炒热熨脐。**芥子**阴毒，贴脐，发汗。〔果部〕**蜀椒**阴毒，入汤液用。**胡椒**阴毒，同葱白、麝香和蜡作挺，插入茎内，出汗愈。**吴茱萸**阴毒，酒拌蒸熨足心。〔木部〕**松节**炒焦投酒服，治阴毒。**乌药子**阴毒，炒黑，水煎服，取汗。**青竹皮**女劳复，外肾肿，腹中绞痛，水煎服。**皂荚仁**阴毒。〔石禽〕**雄黄**阴毒，入汤药。**消石**　**石硫黄**阴毒，二味为末，服三钱，取汗。硫黄同巴豆丸服，治阴阳二毒。**太阴玄精石**阴毒，正阳丹用之。**鸡屎白**阴毒，同黑豆、乱发、地肤子炒焦入酒服，取汗。**鸽屎**阴毒，炒焦酒服，取汗。〔兽人〕**鼠屎**阴易腹痛，同韭根煮汁服，取汗。**豚卵**阴阳易病，小腹急痛，热酒吞二枚。**麝香**阴毒。**父母爪甲**阴阳易病，同中衣裆烧灰酒服。**妇人阴毛**阴阳易病，卵缩欲死，烧灰，以洗阴水服。〔服器〕**裈裆**女劳复及阴阳易，烧灰水服。下裳带烧服，病免劳复。**月经衣**烧末，水服。

【食复劳复】〔草部〕**麦门冬**伤寒后小劳，复作发热，同甘草、竹叶、粳米煎服。**胡黄连**劳复，同卮子丸服。**芦根**劳复食复，煮汁服。〔谷果〕**饭**伤寒多食，复作发热。烧末饮服。**曲**食复，煮服。**橘皮**食复，水煎服。〔木石〕**枳壳**劳复发热，同卮子、豉、浆水煎服。**卮子**食复发热，上方加大黄。劳复发热，同枳壳、豭鼠屎、葱白煎服。**胡粉**食复劳复，水服少许。**凝水石**解伤寒劳复。**鳖甲**食复劳复，烧研水服。**抱出鸡子壳**劳复，炒研汤服一合，取汗。**马屎**劳复，烧末冷酒服。**豭鼠屎**　**人屎**劳复，烧灰酒服。**头垢**劳复，含枣许水下。**洗手足水**食复劳复，饮一合。**头巾**劳复口渴，浸汁服。**缴脚布**劳复，洗汁服。**砧上垢**食复劳复，同病人足下土、鼠屎煎服。**饭箩**食复，烧灰水服。

瘟　　疫

【辟禳】〔草部〕**苍术**山岚瘴气，温疾恶气，弭灾沴。烧烟黑，去鬼邪。**升麻**吐温疫时气毒疠。**苍耳**为末水服，避恶邪，不染疫疾。**虎耳**擂酒服，治瘟疫。**木**

香 辟虺雷 徐长卿 鬼督邮 藁本 女青 山柰 菝葜 葎草并辟毒疫温鬼邪气。白茅香 茅香 兰草并煎汤浴，辟疫气。艾纳香 兜纳香 蜘蛛香 〔木部〕沉香 蜜香 檀香 降真香 苏合香 安息香 詹糖香 樟脑 返魂香 兜木香 皂荚 古厕木并烧之辟疫。钓樟叶置门上。乌药 预知子 阿魏 乳香腊月二十四日五更，取初汲水浸至元旦五更，人嚼一块，饮水三呷，一年无疫。松叶细切酒服，日三，能辟五年瘟。柏叶时气瘴疫，社中东南枝，为末，日服。桃枝 桃橛 桃符并辟疫。桃仁茱萸、青盐炒过，每嚼一二十枚，预辟瘴疠。三岁陈枣核中仁常服百邪不干。〔谷菜〕椒柏酒 屠苏酒元旦饮之，辟瘟疠。黑豆布袋一斗，纳井中一夜取出，每服七粒，辟禳时气。赤小豆除夕正月朔望投井中，辟瘟病。正月七日，囊盛置井中，三日取出，男吞七粒，女吞二七，一年无病。元旦向东吞三七粒，一年无疫。立秋日面西吞七粒，不病痢。豉和白术浸酒常饮，除瘟疫病。麻子仁除夜同小豆投井中，辟疫。穄米为末水服，不染温疫。蒜时气温病，捣汁服。立春元旦，作五辛盘食，辟温疫。蔓菁立春后庚子日，饮汁，一年免时疾。马齿苋元旦食之，解疫气。生姜辟邪。淡竹叶解疫。〔服器〕初病人衣蒸过，则一家不染。草绳度所住户中壁，屈结之，则不染。〔水土〕半天河水饮之辟疫。东壁土 冢上土石五月五日取，埋户外，一家不患时气。〔石部〕丹砂蜜丸，太岁日平旦，各吞三七丸，永无疫疾。阳起石解温疫冷气。婆娑石瘴疫，热闷头痛。〔鳞介〕蚺蛇肉 鳡鱼 鲵鱼 牛鱼 鲍鱼头灰 贲龟 珠鳖 蚬肉并食辟疫。〔禽兽〕雄鸡冬至作腊，立春食之，辟疫。东门上鸡头辟疫禳恶。雄鹊冬至埋圊前，辟时疾温气。石燕肉炒浸酒饮，辟温疫岚瘴。五灵脂辟疫。獭肉煮服，主疫气温病及牛马疫。狸肉温鬼毒气，皮中如针刺。麝香 灵猫阴 雄狐屎烧之辟疫。马骨及蹄佩之辟疫。貘皮寝之避疠。

【瘴疠】〔草部〕升麻吐。钗子股吐。葛根 草犀 大黄温瘴。附子冷瘴。恒山吐。芫花下。金丝草 锦地罗 千金藤 伏鸡子根 解毒子 含水藤 千里及 肉豆蔻 苍术〔菜谷〕葱 茖葱 蒜 白菘 苦茄 豉 红曲 烧酒〔果木〕茶 盐肤子 槟榔 乌梅 大腹皮 安息香 苏合香 阿魏 相思子吐。〔石部〕丹砂 雄黄 砒石 婆娑石〔鳞部〕蚺蛇肉 鲮鲤甲 海豚鱼作脯。海鹞鱼烧服。〔兽部〕猪血 猪屎 羖羊角 山羊肉 羚羊角 犀角 麝香 果然肉 猴头骨及肉〔人部〕天灵盖

暑

有受暑中暍，受凉中暑。

【中暍】〔草谷〕水蓼煮汁灌。胡麻炒黑，井水擂灌。寒食面井水灌。〔菜果〕大蒜同道中热土捣，水澄服。瓜蒂吐之即省。〔水土〕热汤布蘸熨心即苏，仍徐灌之。地浆灌。道中热土壅脐上，令人溺于中，即苏。车辇土澄水服。仰天皮新水调灌。热瓦互熨心上。

【清暑】〔草部〕香薷解暑利小便，有彻上彻下之功。夏月解表之药，能发越阳气，消散畜水。黄连酒煮丸服，主伏暑在心脾，发热吐泻痢渴诸病。石香薷 紫苏叶 苍术 白术 木通 车前 泽泻 半夏 藿香 缩砂〔谷菜〕白扁豆 薏苡仁 稷米 大蒜〔果木〕木瓜 枇杷叶 赤茯苓 厚朴 猪苓并主伤暑有湿热诸病。桂心大解暑毒，同茯苓丸服。同蜜作渴水饮。黄檗去湿热，泻阴火，滋肾

水，去痿弱。〔水石〕**雪水** **夏冰** **滑石** **石膏** **朱砂**解渴。**雄黄**暑毒在脾，湿气连脚，或吐或痛，或痢或疟，炼过丸服。**消石** **硫黄**二味结砂，主外伤暑热，内伤生冷，发为头痛寒热，吐泻霍乱，心腹痛诸病。三伏吞硫黄百粒，去积滞甚妙。**玄精石**解暑消积。

【泻火益元】〔草部〕**黄芪**伤暑自汗，喘促肌热。**人参**暑伤元气，大汗痿躄，同麦门冬、五味子煎服，大泻阴火，补元气，助金水。**甘草**生泻火，熟补火，与参、芪同为泻火益气之药。**麦门冬**清肺金，降心火，止烦渴咳嗽。**黄芩** **知母**泻肺火，滋肾水。**虎杖**同甘草煎饮，压一切暑毒烦渴，利小便。〔果木〕**苦茗**同姜煎饮，或醋同饮，主伤暑泻痢。**石南叶**煎服解暑。**乌梅**生津止渴。**西瓜** **甜瓜** **椰子浆**解暑毒。

湿

有风湿，寒湿，湿热。

【风湿】〔草部〕**羌独活** **防风** **细辛** **麻黄** **木贼** **浮萍** **藁本** **芎䓖** **蛇床子** **黄芪** **黄精** **葳蕤** **秦艽** **菖蒲** **漏芦** **菊花** **马先蒿** **白蒿** **庵䕡** **旋覆** **豨莶** **苍耳** **薇衔** **蒴藋** **石龙芮** **茵蓣** **防己** **茜根** **忍冬** **苏子** **南星** **萆薢** **土茯苓** **龙常** **葱白** **薏苡** **胡麻** **大豆** **秦椒** **蔓椒** **蜀椒红** **柏实** **松叶** **沉香** **龙脑** **蔓荆** **皂荚** **枸杞** **五加皮** **桂枝** **伏牛花** **厚朴**与苍术、橘皮同除湿病。〔石部〕**慈石** **白石英**〔虫鳞〕**蝎**风淫湿痹，炒研入麝香，酒服。**鳝鱼**湿风恶气，作臛食。

【寒湿】〔草部〕**苍术**除上中下三焦湿，发汗利小便，逐水功最大。湿气身重作痛，熬膏服。诸方详见本条。**草乌头**除风湿，燥脾胃，同苍术制煮作丸服。**附子** **乌头** **芫花** **王孙** **狗脊** **牛膝** **山柰** **红豆蔻** **草果** **蠡实** **艾叶** **木香** **杜若** **山姜** **廉姜**〔谷菜〕**葡萄酒** **烧酒** **豆黄** **生姜** **干姜** **芥子** **蒜葫** **莳香**〔果木〕**吴茱萸** **胡椒** **椺子** **莲实** **桂心** **丁香** **樟脑** **乌药** **山茱萸**〔兽部〕**貘皮** **木狗皮** **诸兽毛皮毡** **火针**。

【湿热】〔草部〕**山茵陈** **黄芩** **黄连** **防己** **连翘** **白术** **柴胡** **苦参** **龙胆草** **车前** **木通** **泽泻** **通草** **白鲜** **莸草** **半夏** **海金沙** **地黄** **甘遂** **大戟** **萱草** **牵牛**气分。**大黄**血分。**营实根** **夏枯草**〔谷菜〕**赤小豆** **大豆黄卷** **薏苡仁** **旱芹**丸服。**干姜** **生姜**〔木部〕**椿白皮** **茯苓** **猪苓** **酸枣** **柳叶** **木槿** **榆皮**〔介石〕**蚬子**下湿热气。**滑石** **石膏** **矾石** **绿矾**。

火 热

有郁火，实火，虚火，气分热，血分热，五脏热，十二经热。

【升散】〔草部〕**柴胡**平肝胆三焦包络相火，除肌热潮热，寒热往来，小儿骨热疳热，妇人产前产后热。虚劳发热，同人参煎服。**升麻**解肌肉热，散郁火。**葛根**解阳明烦热，止渴散郁火。**羌活**散火郁发热。**白芷**散风寒身热，浴小儿热。**薄荷汁**骨蒸劳热。**水萍**暴热身痒，能发汗。**香附**散心腹客热气郁。

【泻火】〔草部〕 **黄连**泻肝胆心脾火，退客热。**黄芩**泻肺及大肠火，肌肉骨蒸诸热。肺热如火燎，烦躁咳嗽引饮，一味煎服。**胡黄连**骨蒸劳热，小儿疳热，妇人胎蒸。**秦艽**阳明湿热，劳热潮热骨蒸。**沙参**清肺热。**桔梗**肺热。**龙胆**肝胆火，胃中伏热。**青黛**五脏郁火。**蛇莓** **白鲜皮** **大青**并主时行腹中大热。**连翘**少阳阳明三焦气分之火。**青蒿**热在骨间。**恶实**食前挼吞三枚，散诸结节筋骨烦热毒。**灯笼草**骨热肺热。**积雪草**暴热，小儿热。**虎杖**压一切热毒。**茵陈**去湿热。**景天**身热，小儿惊热。**钓藤**平心肝火，利小便。同甘草、滑石服，治小儿惊热。**酸浆　防己　木通　通草　灯心　泽泻　车前　地肤　石韦　瞿麦**并利小便，泄火热。**乌韭**热在肠胃。**屋游**热在皮肤。**土马鬃**骨热烦败。**大黄**泻诸实热不通，足太阴手足阳明厥阴五经血分药。〔菜果〕**莙荙子　李叶　桃叶　枣叶**〔木部〕**楮叶　楝实　羊桃　秦皮　梓白皮**并浴小儿身热。**卮子**心肺胃小肠火，解郁利小便。**鼠李根皮**身皮热毒。**木兰皮**身热面疱。**桑白皮**虚劳肺火。**地骨皮**泻肺火肾火胞中火，补正气，去骨间有汗之蒸，同防风、甘草煎服。**溲疏**皮肤热，胃中热。**竹叶　竹茹　竹沥**并主烦热有痰。**荆沥**热痰。〔水石〕**雪水　冰水　井水**并除大热。**石膏**除三焦肺胃大肠火，解肌发汗退热，潮热骨蒸发热，为丸散服。食积痰火，为丸服。小儿壮热，同青黛丸服。**长石**胃中热，四肢寒。**理石**营卫中大热烦毒。**方解石**胸中留热。**玄精石**风热。**凝水石**身热，皮中如火烧，烦满，水饮之，凉血降火。**食盐　卤硷**除大热。**消石**五脏积热。**朴消**胃中结热。紫雪、碧雪、红雪、金石凌，皆解热结药也。**玄明粉**胃中实热，肠中宿[①]垢。〔虫介〕**白颈蚯蚓**解热毒狂烦。**雪蛆　玳瑁**凉心解毒。〔兽部〕**犀角**泻肝凉心清胃，解大热诸毒气。**牛黄**凉心肝。**羚羊角**风热寒热。**象牙**骨蒸热。**牛胆　猪胆　熊胆**并除肝火。**白马胫骨**煅过，降火可代芩、连。〔人部〕**人中白**降三焦膀胱肝经相火。**人溺**滋降火甚速。**人屎**大解五脏实热，骨蒸劳热。

【缓火】〔草部〕**甘草**生用，泻三焦五脏六腑火。**黄芪**泻阴火，补元气，去虚热。无汗则发，有汗则止。**人参**与黄芪、甘草三味，为益气泻火、除肌热躁热之圣药，甘温除大热也。**麦门冬**降心火，清肺热虚劳客热，止渴。**五味子**与人参、麦门冬三味，为清金滋水泻火止渴止汗生脉之剂。**天门冬**肺劳风热，丸服。阴虚火动有痰热，同五味子丸服。妇人骨蒸，同生地黄丸服。**葳蕤**五劳七伤虚热。煎服，治发热口干小便少。**白术**除胃中热、肌热，止汗。妇人血虚发热，小儿脾虚骨蒸，同茯苓、甘草、芍药煎服。**茅根　地筋**客热在肠胃。**甘焦根　菰根　芦根　天花粉**并主大热烦渴。**栝楼根**润肺降火化痰。饮酒发热，同青黛、姜汁丸服。妇人月经不调，夜热痰嗽，同青黛、香附末服。〔菜谷〕**山药**除烦热，凉而补。**小麦**客热烦渴，凉心。**粱米**脾胃客热。**麻仁**虚劳客热，水煎服。〔果部〕**梨**消痰降火，凉心肺。**柿**凉肺，压胃热。**李**曝食，去骨间劳热。**乌梅**下气除热。**马槟榔**热病，嚼食。**蕉子**凉心。**甘蔗**解热。〔介禽〕**鳖肉**同柴胡诸药丸服，治骨蒸。**鸭肉　鸽肉**并解热。〔兽人〕**兔肉**凉补。**豪猪肉　猪肉**肥热人宜食之。**猪乳　酥酪　醍醐　人乳。**

【滋阴】〔草部〕**生地黄**诸经血热，滋阴退阳。蜜丸服，治女人发热成劳。蜜煎服，治小儿壮热，烦渴昏沉。**熟地黄**血虚劳热，产后虚热，老人虚燥。同生地黄为末，姜汁糊丸，治妇人劳热。**玄参**烦躁骨蒸，滋阴降火，与地黄同功。治胸中氤氲之气，无根之火，为圣剂。同大黄、黄连丸服，治三焦积热。**当归**血虚发[②]热，困渴引饮，目赤面红，日夜不退，脉洪如白虎证者，同黄芪煎服。**丹参**冷热劳，风邪留热。同鼠屎末服，主小儿中风，身热

---

① 宿：原作"缩"，字误，今据卷十一玄明粉条改。

② 发：原脱，今据卷十四当归条附方补。

拘急。**牡丹**治少阴厥阴血分伏火，退无汗之骨蒸。**知母**心烦，骨热劳往来，产后蓐劳，热劳。泻肺、命火，滋肾水。〔木部〕**黄檗**下焦湿热，滋阴降火。

【各经火药】肝气，柴胡；血，黄芩。**心**气，麦门冬；血，黄连。**脾**气，白芍药；血，生地黄。**肺**气，石膏；血，卮子。**肾**气，知母；血，黄檗。**胆**气，连翘；血，柴胡。**小肠**气，赤茯苓；血，木通。**大肠**气，黄芩；血，大黄。**膀胱**气，滑石；血，黄檗。**胃**气葛根；血，大黄。**三焦**气，连翘；血，地骨。**包络**气，麦门冬；血，牡丹皮。

【各经发热药】肝气，柴胡；血，当归。**心**气，黄连；血，生地黄。**脾**气，芍药；血，木瓜。**肺**气，石膏；血，桑白皮。**肾**气，知母；血，地黄。**胆**气，柴胡；血，栝楼。**小肠**气，赤茯苓；血，木通。**大肠**气，芒消。血，大黄。**膀胱**气，滑石；血，泽泻。**胃**气，石膏；血，芒消。**三焦**气，石膏；血，竹叶。**包络**气，麦门冬；血，牡丹皮。

诸　气

怒则气逆，喜则气散，悲则气消，恐则气下，惊则气乱，劳则气耗，思则气结，寒则气收，炅则气泄。

【郁气】　〔草部〕**香附**心腹膀胱连胁下气妨，常日忧愁。总解一切气郁，行十二经气分，有补有泻，有升有降。**苍术**消气块，解气郁。**抚芎**与香附、苍术，总解诸郁。**木香**心腹一切滞气。和胃气，泄肺气，行肝气。凡气郁而不舒者，宜用之。冲脉为病，逆气里急。同补药则补，同泻药则泻。中气，竹沥、姜汁调灌。气胀，同诃子丸服。一切走注，酒磨服。**藿香**快气。**鸡苏**　**紫苏**顺气。**薄荷**去愤气。〔谷菜〕**赤小豆**缩气，散气。**莱菔子**练五脏恶气，化积滞。**葱白**除肝中邪气，通上下阳气。**胡荽**热气结滞，经年数发，煎饮。**莴苣**　**白苣**开胸膈壅气。**马齿苋**诸气不调，煮粥食。**黄瓜菜**通结气。〔果木〕**杏仁**下结气，同桂枝、橘皮、诃黎勒丸服。**青橘皮**疏肝散滞，同茴香、甘草末服。**槟榔**宣利五脏六腑壅滞，破胸中一切气，性如铁石。**大腹皮**下一切气。**卮子**五脏结气，炒黑煎服。**梨木灰**气积郁冒。**橄榄**　**毗黎勒**开胃下气。**榆荚仁**消心腹恶气，令人能食。〔石兽〕**铁落**胸膈热气，食不下。**长石**胁肋肺间邪气。**麝香**　**灵猫阴**〔人部〕**人尿**一切气块，煎苦参酿酒饮。

【痰气】　〔草部〕**半夏**消心腹胸胁痰热结气。**贝母**散心胸郁结之气，消痰。**桔梗**　**前胡**　**白前**　**苏子**并主消痰，一切逆气。**射干**散胸中痰结热气。**芫花**诸般气痛，醋炒，同玄胡索服。**威灵仙**宣通五脏，去心腹冷滞，推陈致新。男妇气痛，同韭根、乌药、鸡子煮酒服。**牵牛**利一切气壅滞。三焦壅滞，涕唾痰涎，昏眩不爽，皂角汁丸服。气筑奔冲，同槟榔末服。〔谷菜〕**荞麦**消气宽肠。**黑大豆**调中下气。**生姜**心胸冷热气。暴逆气上，嚼数片[①] 即止。**莱菔子**　**白芥子**消痰下气。〔果部〕**山楂**行结气。**橘皮**痰隔气胀，水煎服。下焦冷气，蜜丸服。**橙皮**消痰下气，同生姜、檀香、甘草作饼服。**柚皮**消痰下气，及愤懑之痰，酒煮蜜拌服。**枸橼皮**除痰，止心下气痛。**金橘**下气快肠。**枇杷叶**下气止呕。**杨梅**除愤愤恶气。〔木部〕**枳实**　**枳壳**　**茯苓**破结气，逐痰水。**桑白皮**下气消痰。**皂荚**一切痰气，烧研，同萝卜子、姜汁、蜜丸服。〔介部〕**龟**

---

① 片：原作“升”，义晦，今据卷二十六生姜条附方改。

甲抑结气不散，酒炙，同柏叶、香附丸服。**牡蛎**惊恚怒气，结气老血。**担罗**同昆布作羹，消结气。

【血气】〔草部〕**当归**气中之血。**芎䓖**血中之气。**蓬莪茂**气中之血。**姜黄**血中之气。**三棱**血中之气。**郁金**血气。**玄胡索**〔木部〕**乳香** **没药** **麒麟竭** **安息香**并活血散气。

【冷气】〔草部〕**艾叶**心腹一切冷气恶气，捣汁服。**附子**升降诸气，煎汁入沉香服。**乌头**一切冷气，童尿浸，作丸服。**肉豆蔻** **草豆蔻** **红豆蔻** **高良姜** **益智子** **荜茇** **荜勃没** **缩砂** **补骨脂** **胡卢巴** **蒟酱**并破冷气。**五味子**奔豚冷气，心腹气胀。〔菜部〕**蒜葫** **芸薹** **蔓菁芥** **干姜** **蔊菜** **秦荻藜** **马芹**并破冷气。**茴香**肾邪冷气，同附子制为末服。**白芥子**腹中冷气，微炒为丸服。〔果木〕**蜀椒**解郁结。其性下行通三焦。凡人食饱气上，生吞一二十枚即散。**秦椒** **胡椒** **毕澄茄** **吴茱萸** **食茱萸** **桂** **沉香** **丁香** **丁皮** **檀香** **乌药** **樟脑** **苏合香** **阿魏** **龙脑树子**并破冷气，下恶气。**厚朴**男女气胀，饮食不下，冷热相攻，姜汁炙，研末饮服。**诃黎勒**一切气疾，宿食不消，每夜嚼咽。〔金石〕**金屑**破冷气。**黑铅**肾脏气发，同石亭脂、木香、麝香丸服。**铜器**炙熨冷气痛。**车辖**冷气走痛，烧淬水服。**白石英**心胃中冷气。**紫石英**寒热邪气，补心气，养肺气。**灵砂**治冷气，升降阴阳，既济水火。**玄精石** **砒石** **硇砂**元脏虚冷气痛，同桃仁丸服。又同川乌头丸服。**硫黄**一切冷气积痛，同青盐丸服。同消石、青皮、陈皮丸服。〔鱼禽〕**鳢鱼**下一切气，同胡椒、大蒜、小豆、葱，水煮食。**黄雌鸡** **乌雌鸡** 并治冷气着床。

痰 饮

痰有六：湿、热、风、寒、食、气也。饮有五：支、留、伏、溢、悬也。皆生于湿。

【风寒湿郁】〔草〕**半夏**行湿下气，湿去则涎燥，气下则痰降，乃痰饮主药。法制半夏可咀嚼。胸膈痰壅，姜汁作饼煎服。停痰冷饮，同橘皮煎服。中焦痰涎，同枯矾丸服。结痰不出，同桂心、草乌头丸服。支饮作呕，同生姜、茯苓煎服。风痰湿痰，清壶丸。风痰，辰砂化痰丸。气痰，三仙丸。惊痰，辰砂半夏丸。老人风痰，半夏消石丸。小儿痰热，同南星入牛胆阴干丸服。**天南星**除痰燥湿。壮人风痰，同木香、生姜煎服。痰迷心窍，寿星丸。小儿风痰，抱龙丸。**苍术**消痰水，解湿郁，治痰夹淤血成囊。**白术**消痰水，燥脾胃。心下有水，同泽泻煎服。五饮酒癖，同姜、桂丸服。**旋覆花**胸上痰结，唾如胶漆，及膀胱留饮，焙研蜜丸服。**威灵仙**心膈痰水，宿脓久积。停痰宿饮，喘咳呕逆，同半夏，皂角水丸。**麻黄**散肺经火郁，止好唾痰喘。**细辛**破痰利水，开胸中滞结。**薄荷**小儿风涎要药。**苏子**治风顺气消痰。**佛耳草**除痰压时气。**附子**胃冷湿痰呕吐，同半夏、生姜丸服。**乌头** **天雄** **白附子**并主风痰湿痰。**草乌头**胸上冷痰，食不下，心腹冷痰作痛。**紫金牛**风痰。**百两金**风涎。**艾叶**口吐清水，煎服。**防己**膈间支饮喘满，木防己汤。**葶苈**胸中痰饮结气。**人参**胸中痰，变酸水，逆黄。**肉豆蔻**冷气呕沫，同半夏、木香丸。**益智子**上膈客寒，吐沫。**草豆蔻** **高良姜** **廉姜** **荜茇** **红豆蔻** **蒟酱** **狼毒**〔菜谷〕**干姜**并主冷痰，燥湿温中。**生姜**除湿去痰下气。痰厥卒风，同附子煎服。**芥及子** **白芥子**痰在胁下及皮里膜外，非此莫除。同白术丸服。同苏子、莱菔子丸，下痰气。**米醋　烧酒**　〔果木〕**木瓜　楂子　榅桲　橙皮　柚皮**并去湿痰水唾。**橘皮**除湿痰留饮，呕哕反胃。二陈汤，润下丸，宽中丸。痰膈胸中热胀，水煎服。嘈杂吐清水，为末舐之。下焦冷痰，丸服。**槟榔**消谷下气，逐水除痰澼，为末汤服。呕吐痰水，同橘皮煎或末服。**大腹皮　都念子　都咸子　蜀椒**温中除湿，心腹留饮。椒目，同巴豆丸服，治留饮腹痛。**吴茱萸**厥阴痰涎。**胡椒　毕澄茄　厚朴**消痰温中。痰壅呕逆，姜汁制末服。**沉香**冷痰虚热，同附子煎服。**杉材**肺壅痰滞。**皂荚**胸中痰结，挼汁熬膏丸服。一切痰气，烧研同莱菔子丸服。钓痰丸，同半夏、白矾丸含。子及木皮，并治风痰。**白杨皮**浸酒化痰澼。**槐胶**一切风涎。〔石虫〕**矾石**痰涎饮澼。**赤石脂**饮水成澼，吐水不止，末服一斤良。**白僵蚕**散风痰结核。一切风痰，研末姜汁服。**桂蠹**寒澼。

【湿热火郁】　〔草〕**栝楼**降火清金，涤痰结。清痰利膈，同半夏熬膏服。胸痹痰嗽，取子同薤白煎服。饮酒痰澼，胁胀呕吐腹鸣，同神曲末服。**贝母**化痰降气，解郁润肺。痰胀，同厚朴丸服。**前胡　柴胡　黄芩　桔梗　知母　白前　紫菀　麦门冬　灯笼草　鸭跖草　悬钩子　解毒子　辟虺雷　草犀　泽泻　舵菜　山药　竹笋**〔果木〕**乌梅　林檎　白柿　盐麸子　甘蔗汁　梨汁　藕汁　茗　皋芦叶　蕤核　枳实　枳壳**胸胁痰澼，停水痞胀，为末服。**桑白皮**上焦痰气。**荆沥**烦热痰唾，漾漾欲吐。**竹沥**去烦热，清痰养血。痰在经络四肢，及皮里膜外，非此不达不行。**竹茹　竹叶**痰热呕逆。**木槿花**风痰壅逆，研末汤服。**茯苓**膈中痰水，淡渗湿热。**诃黎勒**降火消痰。叶亦下气消痰。**天竹黄**〔金石〕**铅　铅霜　铅丹　胡粉　铁华粉**并降风热惊痰。**密陀僧**痰结胸中不散，醋、水煮过，为末，每酒水煎二钱饮。**灵砂**上盛下虚，痰涎壅逆。**水银**小儿惊热风涎。**蓬砂　浮石**〔虫鳞〕**五倍子**并化顽痰，解热毒。**百药煎**清金化痰，同细茶、海螵蛸丸服。**海螵蛸**〔介兽〕**海蛤　文蛤　蛤粉　牡蛎**并化湿痰热痰老痰。**烂蚬壳**心胸痰水吞酸，烧服。**牛黄**化热痰。**阿胶**润肺化痰，利小便。

【气滞食积】　〔草部〕**香附子**散气郁，消饮食痰饮，利胸膈。停痰宿食，同半夏、白矾、皂角水丸服。**鸡苏**消谷，除酸水。**苏叶**〔谷菜〕**曲　神曲　麦蘖**并消食积痰饮，下气。**醋　莱菔及子**消食下痰，有推墙倒壁之功。**仙人杖菜**去冷痰澼。**蕹菜**消食，豁冷痰。**桑耳**澼饮积聚。留饮宿食，同巴豆蒸过丸服。**蘑菰　茼蒿**〔果石〕**山楂**并消食积痰。**盐杨梅**消食去痰，作屑服。**银杏**生食降痰。**杏仁　雄黄　粉霜　轻粉　金星石　青礞石　硇砂　绿矾**并消痰涎积癖。**银朱**痰气结胸，同矾石丸服，有声自散。**石膏**食积痰火，煅研醋糊丸服。〔介禽〕**马刀　牡蛎　魁蛤**痰积。**蚌粉**痰涎结于胸膈，心腹痛日夜不止，或干呕，以巴豆炒赤，去豆，醋糊丸服。**鬼眼睛**痰饮积及湿痰心腹痛，烧研酒服。**五灵脂**痰血凝结，同半夏、姜汁丸服。

【宣吐】人参芦　桔梗芦　藜芦　三白草汁。恒山　蜀漆　郁金同藜芦末。**杜衡　石苋　石胡荽汁。离鬲草汁。附子尖　土瓜根　及己　苦参　地松　豨莶　羊踯躅　紫河车　虎耳草　芭蕉油　萝卜子　苦瓠　瓜蒂　苦茗　乌梅　酸榴皮　梨汁　桐油　皂荚　卮子　相思子　松萝　热汤　齑水　盐卤水　石绿　石青　石胆　白青　砒石　密陀僧　矾石　大盐　虾汁。**

【荡涤】甘遂直达水气所结之处。**芫**

花胸中痰水，胁下饮澼。荛花肠胃留澼。大戟湿热水澼。续随子痰饮宿滞。牵牛痰饮宿滞。大黄 射干 桃花宿水痰饮积滞，为末水服，或作饼食，取利。接骨木下水饮。巴豆寒澼宿食，大便闭，酒煮三日夜，煎丸水下。风痰湿病，安掌心取汗。芒消 朴消。

脾 胃

有劳倦内伤，有饮食内伤，有湿热，有虚寒。

【劳倦】〔草部〕甘草补脾胃，除邪热，益三焦元气，养阴血。人参劳倦内伤，补中气，泻邪火。煎膏合姜、蜜服。黄芪益脾胃，实皮毛，去肌热，止自汗。黄精 葳蕤补中益气。白术熬膏服良。苍术安脾除湿，熬膏作丸散，有四制、八制、坎离、交感诸丸。柴胡平肝，引清气自左而上。升麻入胃，引清气自右而上。芍药泻肝，安脾肺，收胃气。石斛厚脾胃，长肌肉。使君子健脾胃，除虚热。连翘脾胃湿热。木香 甘松香 藿香 缩砂蔤 白豆蔻 紫苏〔菜谷〕罗勒 莳萝 马芹并理元气。茴香同生姜炒黄丸服，开胃进食。茼蒿 荠菜 苜蓿 蒜菜 仙人杖草 草豉 胡萝卜 芋 山药 石耳 蘑菰 鸡㙡 五芝 胡麻 小麦 大麦 雀麦 糯 粳 籼 稷 黍 蜀秫 粱 粟 秫䅟子 稗子 稂 东墙 雕胡 蓬子 水粟 菵草米 苐草米 薏苡 罂子粟 黑大豆 赤小豆 绿豆 白豆 豌豆 蚕豆 豇豆 扁豆 刀豆 豆豉 豆腐 豆黄壮气润肌。以猪脂和丸，每服百丸，即易肥健，甚验。脾弱不食，同麻子熬香研，日服。陈廪米 青精饭 诸米粥 饴糖 酒 糟〔果木〕大枣同姜末点服。仲思枣 木瓜 柰 白柿 橘皮 钩栗 橡子 榛子 龙眼 橄榄 榧子 槟榔 大腹皮 桄榔面 莎木面 波罗蜜 无花果 摩厨子 芡实 莲实 藕 甘蔗 沙糖 凫茈 清明柳枝脾弱食不化似翻胃，煎汤煮小米，滚面晒收，每用烹食。沉香 檀香 诃黎勒 厚朴 茯苓〔水石〕潦水 甘澜水 立春清明水 太一余粮 白石脂 石面 代赭石〔虫部〕蜂蜜 蚕蛹 乳虫〔鳞介〕龙齿 鳟 鲻 鲩 鳜 鲌 鲫 鲂 鲤 鲈 鳜 鲳 鲨 白鲞 鲙残鱼 比目鱼 虾 鳖 淡菜 海蛇〔禽兽〕鸡 雉 鹳雉 英鸡 凫 鹧鸪 鹭 鹬 雀 突厥雀 鸠 青鹤 桑扈 莺 鹘嘲 猪脾舌 狗肉 羊肉 牛肉 牛膍 虎肉 兔肉。

【虚寒】〔草部〕附子 草豆蔻 高良姜 山姜 廉姜 益智子 荜茇 蒟酱 肉豆蔻〔菜谷〕干姜 生姜 蒜 韭 薤 芥 芜菁 糯米 秫 烧酒〔果木〕胡椒 毕澄茄 秦椒 蜀椒 吴茱萸 食茱萸 丁香 桂。

【食滞】〔草部〕大黄荡涤宿食，推陈致新。地黄去胃中宿食。香附 三棱 莪茂 木香 柴胡消谷。荆芥 薄荷 苏荏 水苏并消鱼鲙。青黛 越王余算 海藻 肉豆蔻 草果 缩砂 蒟酱 红豆蔻 仙茅〔谷菜〕大麦 荞麦 豆黄 蒸饼 女曲 黄蒸 曲 神曲同苍术丸服。红曲 糵米 麦糵 饴糖 酱 醋 酒 糟 蒜 葱 胡葱 胡荽 白菘 莱菔 芜菁 姜〔果木〕杏仁停食，用巴豆炒过，末服。橘皮为末，煎饮代茶。青皮盐、醋、酒、汤四制为末，煎服。 柑皮 橙皮 柚皮 木瓜 榅桲 山楂消肉。奈子 杨梅 银杏生食。槟榔 大腹子 榧子 无漏子 茶 凫茈 蜀椒 胡椒 毕澄茄 茱萸 巴豆一切生冷硬物。阿魏消肉。皂荚 楸白皮 厚朴 乌药 樟材 檀香 桂食果腹胀，饭丸吞七枚。

诃黎勒 **枳实** **郁李仁**〔水土〕**齑水**吐。**浆水**消。**生熟汤**消。**百草霜** **梁上尘**〔金石〕**朴消**食饮热结。**青礞石**食积宿滞，同巴豆等丸服。**水中白石**食鲙成瘕，烧淬水服七次，利下。**食盐**酒肉过多胀闷，擦牙漱下，如汤沃雪。**硇砂**消肉。**蓬砂** **孔公蘖**〔介禽〕**鳖甲** **淡菜** **海月** **白鲞**并消宿食。**鳝头**烧服，去痞癥，食不消。**凫** **鸡屎白** **鹰屎白** **雀屎白** **鸽屎** **五灵脂**。

【酒毒】〔草部〕**葛花** **葛根汁** **白茅根汁** **水萍** **菰笋** **秦艽** **苦参** **地榆** **菊花**酒醉不语，为末酒服。**悬钩子** **木鳖子**醋磨。**天南星**同朱砂丸服，解酒毒积毒。**五味子** **山姜花** **高良姜** **红豆蔻** **缩砂** **白豆蔻** **蒟酱** **肉豆蔻** **蠡实** **蕉子**〔谷菜〕**麦苗汁** **丹黍米**饮酒不醉。**黑大豆** **赤小豆** **腐婢** **绿豆** **蚕豆苗**煮食。**扁豆** **豆腐**烧酒醉死，切片贴身。**豉**同葱白煎。**曲** **萝卜** **蔓菁**大醉不堪，煮粥饮汁。根蒸三次研末，酒后水服二钱，不作酒气。**白菘**解酒醉不醒，研子一合，井水服。**水芹** **苦苣** **白苣** **苦竹笋** **酸笋** **越瓜** **甜瓜**〔果木〕**橘皮** **柑皮** **橙皮** **柚皮** **金橘** **杨梅**干屑服之，止呕吐酒。**乌梅** **榔梅** **梨** **楂子** **榅桲** **柿** **椑柿** **银杏** **橄榄** **槟榔** **波罗蜜** **都桷子** **枳椇子** **盐麸子** **醋林子** **甘蔗** **沙糖** **石蜜** **藕** **芰** **西瓜** **丁香** **长寿仙人柳**酒病，为末酒服。**河边木**端午投酒中饮之，令人不醉。**桑椹汁** **苦竹叶**〔水石〕**新汲水**烧酒醉死，浸发及手足，仍少灌之。**食盐**擦牙漱咽，解酒毒。先食一匙，饮酒不醉。**蓬砂**服之，饮酒不醉。**雄黄**饮酒成癖，遇酒即吐，同巴豆、蝎梢、白面丸服。**石灰**酒毒下痢，泥煅，醋糊丸服。**铅霜**〔虫鱼〕**五倍子** **鲻鱼** **黄颡鱼**〔介部〕**蚌** **蛎黄** **蛤蜊** **车螯** **田螺** **蜗螺** **海月**〔禽兽〕**鸡内金**消酒积，同豆粉丸服。**五灵脂**酒积黄肿，入麝丸服。**豭猪项肉**酒积黄胀，同甘遂服，取下酒布袋。**猪肾**酒积掺葛粉炙食。**牛膍** **狐胆** **麝香**并解酒毒。**鹿茸**饮酒成泄，冲任虚寒，同狗脊、白敛丸服。**驴蹄底**饮酒过度，欲至穿肠，水煮浓汁冷饮。

吞酸嘈杂

有痰食热证，有阳气下陷虚证。

【痰食】〔草部〕**苍术** **香附** **黄连** **蓬莪茂** **缩砂仁** **半夏** **鸡苏**生食。**荠苎**生食，去肠间酸水。**旋覆花**〔菜谷〕**萝卜**食物作酸，生食即止。**米醋**破结气，心中酸水痰饮。**神曲** **麦蘖**〔果木〕**橘皮** **木瓜** **楂子** **榠楂** **榅桲** **山楂**并除心间酸水，止恶心。**胡桃**食物醋心，以干姜同嚼下，立止。**槟榔**醋心吐水，同橘皮末服。**大腹皮**痰隔醋心，同疏气药、盐、姜煎服。**厚朴**吐酸水，温胃气。**樟材**宿食不消，常吐酸臭水，煎汤服。**皂荚子心**嚼食，治膈痰吞酸。**卮子**〔虫兽〕**蚬壳**吞酸心痛，烧服。**羊屎**煎酒服。**头垢**噫吐酸浆，以浆水煎服一杯。

【阳陷】〔草部〕**人参**消胸中痰变酸水。妊娠吐水，心酸痛，不能饮食，同干姜丸服。**柴胡**除痰热。**升麻** **葛根**凡胃弱伤冷，郁遏阳气者，宜三味升发之。**荜茇**胃冷口酸流清水，心连脐痛，同厚朴末、鲫鱼肉丸服。**廉姜**胃口冷，吐清水。**草豆蔻** **益智子** **红豆蔻** **高良姜**〔木鳞〕**吴茱萸**醋心甚者，煎服。有人服之，二十年不发也。**鱼鲙**心下酸水。

噎 膈

噎病在咽嗌，主于气，有痰有积。膈病在膈膜，主于血，有挟积，挟饮澼，挟瘀血及虫者。

【利气化痰】〔草部〕**半夏**噎膈反胃，大便结者，同白面、轻粉作丸煮食，取利。**山豆根**研末，橘皮汤下。**昆布**气噎，咽中如有物，吞吐不出，以小麦煮过，含咽。**栝楼**胸痹咽塞，同薤白、白酒煮服。**芦根**五噎吐逆，煎服。**天南星　前胡　桔梗　贝母　香附子　紫苏子　木香　藿香　泽泻　缩砂　茴香　高良姜　红豆蔻　草果　白豆蔻　生姜**咽中有物，吞吐不出，含之一月愈。噎气，姜入厕内浸过，漂晒研末，入甘草末服。**橘皮**卒气噎，去白焙研，水煎服。胸痹咽塞，习习如痒，唾沫，同枳实、生姜煎服。**槟榔**五膈五噎，同杏仁以童尿煎服。**青橘皮　厚朴　茯苓　沉香**膈气，同木香、乌药、枳壳为末，盐汤下。**檀香　苏合香　丁香　枳壳　枳实**。

【开结消积】〔草部〕**三棱**治气胀，破积气。反胃，同丁香末服。**蓬莪茂**破积气，治吐酸水。**郁金**破恶血，止痛。**阿魏**五噎膈气，同五灵脂丸服。**威灵仙**噎膈，同蜜煎服，吐痰。**凤仙子**噎食不下，酒浸晒研，酒丸服。**马蹄香**噎食膈气，为末，酒熬膏服。**紫金牛**治噎膈。**板蓝汁**治噎膈，杀虫，频饮。**红蓝花**噎膈拒食，同血竭浸酒服。**荛花　甘遂**梅核气，同木香末服。**大黄**食已即吐，大便结，同甘草煎服。〔谷菜〕**杵头糠**膈气噎塞，蜜丸噙咽。卒噎，噙之咽汁，或煎饮。**荞麦秸灰**淋取硷，入蓬砂服，治噎食。**韭汁**去胃脘血。入盐，治噎膈，入姜汁、牛乳，治反胃。〔果木〕**乌芋**主五噎膈气。**乌梅　杏仁　山楂　桃仁　桑霜**消噎食积块。**巴豆霜**〔水石〕**粮罂中水**饮之，主噎疾杀虫。**浸蓝水**主噎疾，温饮一杯，杀虫。**梁上尘**主噎膈食积。**硇砂**噎膈吐食，有积癥，用之神效。荞面包煅，同槟榔、丁香末，烧酒服。同人言、黄丹各升打过，同桑霜末，烧酒服。同平胃散末，点服三钱，当吐黑物如石。**黑铅**膈气，同水银、人言结砂，入阿魏丸服。灰，同醋熬膏，蒸饼和丸服。**绿矾**面包泥固煅研，枣肉丸服。鲫鱼留胆去肠，酿煅末服。**白矾**治噎膈，化痰澼，蒸饼丸服。或同硫黄炒过，入朱砂丸服。**雄黄　轻粉　石硷　蓬砂　砒石**并化积垢，通噎膈。〔服器〕**寡妇木梳**烧灰，钥匙汤下。〔虫鳞〕**蛇含蛤蟆**煅研酒服。**蜣螂**同地牛儿用，治噎膈。**壁虎**噎膈反胃，炒焦入药用。**鲫鱼**膈气，酿大蒜，泥包煨焦，和平胃散，丸服。〔禽兽〕**鸠**食之不噎。**巧妇窠**噎膈，烧研酒服，神验。**鹏雏**煅研酒服。**五灵脂**噎膈痰涎夹血。**鸬鹚头**烧研酒服。**鹰粪**食哽，烧灰，水服。**白鹅尾毛**噎食，烧灰，饮服。**鸡嗉**噎气不通，烧研，入木香，沉香、丁香、红枣丸服。**狼喉结**噎疾，晒研，以五分入饭食。**白水牛喉**噎膈，结肠不通，醋炙五次，为末，每服一钱，饮下，立效。**狗宝**噎食病，每用一分，以威灵仙、食盐浸水服，日三服，三日愈。**黄狗胆**和五灵脂末，丸服。**狗屎中粟**噎膈吐食，淘净煮粥，入薤白、沉香末食。**狸骨**噎病不通饮食，炒研白汤服。**羚羊角**噎塞不通，研末，饮服二钱，日三。**野人粪**治噎膈，同阿魏末，以姜片蘸食。**人溺　秋石**噎病，每服一钱。**人淋石**治噎食，俗名涩饭病，磨汁服。**人癖石**消坚，治噎膈。**天灵盖**噎膈，用七个同黑豆煅研，酒服一钱。**人胆**噎膈病，盛糯米阴干取黑色者，每服十五粒，通草汤下。**胞衣水**膈气反胃，饮一钟，当有虫出。**头垢**主噎疾，以酸浆煎膏用之，立愈。**人屎**烧服。

反　胃

主于虚，有兼气，兼血，兼寒，兼痰，兼积者。病在中下二焦，食不能入，是有火；食入反出，是无火。

【温中开结】 〔草部〕**附子**温中破积。反胃不下食，以石灰泡热，姜汁淬三次，同丁香、粟米煎服，或为末舐，或为丸噙。或包丁香，以姜汁煮焙丸服。**白豆蔻**脾虚反胃，同丁香、缩砂、陈廪米，姜汁丸服。**白芷**血风反胃，猪血蘸食。**木香**同丁香煎服，治反胃关格。**王瓜**反胃，烧研酒服。或入平胃散末。**木鳖子**三十个去皮油，牛乳、蜂蜜各半斤，石器慢熬干研，日取一匙入粥食。**火杴草**焙末蜜丸。**荜茇** **草豆蔻** **红豆蔻** **高良姜** **肉豆蔻** **藿香** **抚芎** **苏子** **前胡** **香附** **半夏**并温中消食止吐。**三棱**同丁香末服。**益智子**客寒犯胃，多唾沫。〔谷菜〕**干饧糟**同姜捣饼焙研，入甘草、食盐服。**韭菜**炸熟，盐醋[1]吃十顿，治噎膈反胃。**生姜**汁煮粥食。麻油煎研，软柿蘸食。**白芥子**酒服二钱。**紫芥子** **大蒜** **干姜** **兰香**作饼。**莳萝** **茴香** **杵头糠** **萝卜**蜜煎细嚼。**薤白** 〔果木〕**槟榔** **青皮** **橘皮**西壁土炒，姜、枣煎服。**胡椒**醋浸七次，酒糊丸服，或加半夏或同煨姜煎服。**毕澄茄**吐出黑汁者，米糊丸服。**枇杷叶**同人参、丁香煎服。**栗子壳**煮汁。**松节**煎酒。**千槌花**煮汁。**丁香**盐梅丸咽。姜、蔗汁丸服。木香同煎服。**桂心** **沉香** **檀香** **茯苓** **厚朴** **枳实** 〔金石〕**雄黄** **雌黄**同甘草丸服。**铅灰**醋熬，蒸饼丸服。**铅丹**坠痰消积，同白矾、石亭脂煅研，丸服。**水银**同铅结砂，入硫黄、官桂为末，姜汁服，清镇反胃。**灵砂**镇坠反胃神丹也。**赤石脂**蜜丸服。**砒石**同巴豆、附子、黄蜡丸服。**白矾** **丹砂** **釜煤** **朴消** **蓬砂** **轻粉** **硇砂** 〔鳞介〕**烂蛤**烧服。**蚌粉**姜汁服。同田螺壳灰、乌梅烧研，人参汤服。**鲫鱼**酿绿矾煅研服。**鲤鱼**童尿浸煨，研末入粥食。〔禽兽〕**抱出鸡子壳**酒服。**鸡肶胵皮**烧研酒服。**鹈鹕皮毛**烧研酒服。**五灵脂**狗胆汁丸，热姜酒磨服。或加沉香、木香、阿魏。**猫衣**煅研，入朱砂噙。**虎肚**煅研，入平胃散末服。**虎脂**切块，麻油浸收，每以酒一钟，和油一杯服。不问久近皆效。**猬皮**煮汁服，或炙食，或烧灰酒服。**白马尿**热饮。**驴尿**已上并能杀虫。**驴屎** **羊屎**五钱，童尿煎服。**牛龄草**同杵头糠、糯米粉、牛乳和丸煮食。**羊胲子**煅研，入枣肉、平胃散末，沸汤点服。

【和胃润燥】 〔草部〕**人参**止反胃吐食，煎饮或煮粥食，或同半夏、生姜、蜜煎服。**白术** **芍药** **芦根**止反胃五噎吐逆，去膈间客热，煮汁服。**茅根**反胃上气，除客热在胃，同芦根煎汁饮。〔谷菜〕**山药** **粟米**作丸，醋煮吞。**罂粟**同人参、山药煮食。**陈仓米**水煎服。或炊焙为末，入沉香末服。**马齿苋**饮汁。**柳蕈**煎服。**莼心** **麻仁** **胡麻油** 〔果木〕**杏仁** **桃仁** **梨**插丁香十五粒煨食，止反胃。**棠梨叶**炒研酒服，止反胃。**甘蔗汁**同姜汁饮，治反胃。**干柿**连蒂捣酒服，止反胃，开胃化痰。**干枣叶**同丁香、藿香煎服，止反胃。**石莲**入少肉豆蔻末，蜜汤服，止反胃。**乌芋**主五噎膈气。**梓白皮**主反胃。**淡竹茹** **竹沥** **醴泉** **井华水**并主反胃。**螺蛳泥**每火酒服一钱，止反胃。**地龙屎**同木香、大黄末，水服，止反胃。**白善土**醋煅。**西壁土** **灶中土**米饮服三钱。**蚕茧**反胃吐食，煎汁煮鸡子食之。**缫丝汤**煮粟米粥食，止反胃。**牛羊乳**反胃燥结，时时咽之，或入汤剂。**牛涎**噎膈反胃，以水服二匙，或入蜜，或入麝香，或和糯米粉作丸，煮食。**羊肉**蒜、薤作生食。**羊胃**作羹食。**乌雄鸡**虚冷反胃，入胡荽子煮，食二

---

① 醋：原脱，今据《证类本草》卷二十八及卷二十六韭条补。

只愈。**乌雌鸡**炒香，投酒中一夜饮。**反毛鸡**同人参、当归煮食。

呕　吐

有痰热，有虚寒，有积滞。

【痰热】〔草部〕**葛根**大热呕吐，小儿呕吐，荡粉食。**泽泻**行水止吐。**香附**妊娠恶阻，同藿香、甘草煎服。**黄连**　**苦耽**劳乏呕逆。**麦门冬**止呕吐燥渴。**前胡**化痰止吐。**芦根**主呕逆不食，除膈间客热，水煮服。或入童尿。**干苔**煮汁。**赤小豆**　**豌豆**止呕逆。**绿豆粉**　**芇草子**〔果木〕**茯苓**　**猪苓**　**卮子**　**楸白皮**　**梓白皮**止呕逆，下气。**苏方木**人常呕吐，用水煎服。**杨梅**止呕吐，除烦愦。**枇杷**止吐下气。**木白皮**止呕逆，煮服大佳。**叶**止呕吐不止。〔水石〕**黄丹**止吐逆。**胡粉**　**水银**　**铅**　**滑石**暴得吐逆，汤服二钱。**石膏**胃火吐逆。**阴阳水**饮数口即定。〔虫兽〕**蝉蜕**胃热吐食，同滑石末水服。**芦蠹虫**小儿乳后吐逆，二枚煮汁服。**羊屎**呕吐酸水，以十枚煎酒服。**牛乳**小儿吐乳，入葱姜煎服。**兔头骨**天行吐不止，烧研饮服。**人乳**小儿初生吐乳，同籧篨、篾、盐、少许，煎汁入牛黄服。

【虚寒】〔草部〕**细辛**虚寒呕吐，同丁香末服。**苍术**暖胃消谷，止呕吐。**白术**胃虚呕逆，及产后呕吐。**人参**止呕吐，胃虚有痰，煎汁入姜汁、竹沥服。胃寒，同丁香、藿香、橘皮煎服。妊娠吐水，同干姜丸服。**艾叶**口吐清水，煎服。**半夏**呕逆厥冷，内有寒痰，同面作弹丸，煮吞之。妊娠呕吐，同人参、干姜丸服。小儿痰吐，同面包丁香煨熟丸服。**南星**除痰下气止呕。**旋覆花**止呕逆不下食，消痰下气。**苏子**止吐。**香薷**伤暑呕吐。**藿香**脾胃吐逆为要药。**木香**　**当归**温中，止呕逆。**茅香**温胃止吐。**白豆蔻**止吐逆，散冷气，胃冷忽恶心，嚼数枚酒下。小儿胃寒吐乳，同缩砂、甘草末饮服。**生附子**胃寒有痰，同半夏、生姜煎服。**缩砂仁**　**廉姜**　**白芷**　**红豆蔻**　**高良姜**温中下气消食。忽呕清水，含咽即平。**肉豆蔻**温中下气止吐，及小儿乳霍。**益智子**胃冷。〔谷菜〕**糯米**虚寒吐逆。**烧酒**　**白扁豆**　**豇豆**　**干姜**　**生姜**煎醋食。又同半夏煎服，去痰下气，杀虫止呕吐。**芥子**胃寒吐食。**白芥子**〔果木〕**橘皮**止吐消痰温中。嘈杂吐清水，去白研末，时舐之。**蜀椒**止吐杀虫。**胡椒**去胃中寒痰，食已即吐水，甚验。**毕澄茄**　**吴茱萸**　**食茱萸**并止冷吐。**槟榔**止吐水，同橘皮煎服。**沉香**　**檀香**　**丁香**治吐，同陈皮煎服，小儿丸服，或同半夏丸服。**厚朴**痰壅呕逆不食，姜汁炙研，米饮服。主胃冷，吐不止。**诃黎勒**止呕吐不食，消痰下气，炒研糊丸服。〔石兽〕**赤石脂**饮食冷过多，成澼吐水，每酒服方寸匕，尽一斤，终身不吐痰水。**硫黄**诸般吐逆，同水银研，姜汁糊丸服。**鹿髓**主呕吐。**熊脂**饮食呕吐。

【积滞】〔草谷〕**香附子**止呕吐，下气消食。**缩砂蔤**温中消食止吐。**大黄**口中常呕淡泔，煎服。**续随子**痰饮不下食，呕吐。**牵牛**　**神曲**　**麦糵**〔木禽〕**巴豆**　**五灵脂**治呕吐汤药不能下者，狗胆丸服。

哕　啘

有痰热，有虚寒。

【痰热】芦根客热呕哕，煮汁服。**茅根**温病热哕，同葛根煎服。温病冷哕，同枇杷叶煎服。**苏叶**卒啘不止，浓煎呷。**葛根汁**干呕不止，呷之。**前胡**　**胡麻**呕啘不止。合清油煎服。**大麻仁**止呕逆，炒研，水绞汁服。**小麦**　**小麦面**呕哕不止，醋作弹丸煮熟，热茶吞之。未定再作。**赤小豆**止呕逆。**生姜**干呕厥逆，时嚼之，亦同半夏煎服，乃呕家圣药。**萝卜** **蔓菁子**〔果木〕**枇杷**止吐逆。叶，下气消痰。啘哕不止，煮汁或嚼汁咽。**杨梅**止呕哕去痰。**枳椇**止呕哕，解酒毒。**甘蔗**止呕哕不息，入姜汁服。**茯苓** **猪苓** **淡竹茹** **仙人杖**哕气呕逆，煮汁服。〔水石〕**阴阳水** **古砖**煮汁。**滑石**〔虫鳞〕**蠮螉** **黄蜂子**干呕。**蝉蜕**胃热呕逆。**芦蠹虫** **海蛤** **蛤粉** **白蚬壳**并止呕啘。**蛇蜕**止呕。〔禽兽〕**鸡子**天行呕逆，水煮浸冷吞之。**鸡卵黄**炼汁服。**雁肪**治结热呕逆。**水牛肉**主啘。

【虚寒】〔草部〕**细辛**虚寒呕哕，同丁香、柿蒂汤服。**半夏**伤寒干啘，为末，姜汤服。胃寒哕逆，停痰留饮，同藿香、丁皮煎服。支饮作呕，哕逆欲死，同生姜煎服。**燕蓐草**烧服，止呕哕。**白术**产后呕哕，同生姜煎服。**草豆蔻**胃弱呕逆，同高良姜煎汁和面煮食。**高良姜**止胃寒呕哕。**荜茇**冷痰恶心，末服。胃冷流清水，心腹痛，同厚朴、鲫鱼和丸服。**白豆蔻**胃冷忽恶心，嚼之酒下。**益智子** **麻黄**并止客寒犯胃多唾。**桔梗**止寒呕。**木香** **藿香** **旋覆花** **红豆蔻** **肉豆蔻** **附子** **乌头** **蒟酱** **苍术**〔谷菜〕**糯米** **糟笋中酒**止哕气呕逆，或加人参及牛乳。**烧酒** **白扁豆** **干姜**止干呕。**薤**止干呕，煮服。**芥** **兰香**啘呕，取汁服。〔果部〕**橘皮**除湿消痰止呕。凡呕清水者，去白研末，时舐之。**橙皮**止恶心，下气消痰。**木瓜**止呕逆，心膈痰呕。**榠楂**止恶心，去胸中酸水。**楂子**同。**山楂** **葡萄藤叶** **蘡薁藤**并主呕啘厥逆，煮汁饮。**五子实** **柿蒂**煮汁饮，止咳逆哕气。同丁香、生姜煎服。寒加良姜、甘草，痰加半夏，虚加人参，气加陈皮、青皮。**槟榔** **荜澄茄**止寒呕。**吴茱萸**〔木石〕**梓白皮**温病感寒，变为胃啘，煮汁服。**丁香**胃寒咳逆哕气，煮汁服。**诃黎勒**呕逆不食，炒研糊丸服。**厚朴**痰壅呕哕。**黄丹** **代赭石** **硫黄**〔鳞兽〕**鳡鱼**食之已呕。**鲫鱼** **石首鱼** **鳖肉** **羊乳**大人干呕，小儿哕啘，时时呷之。**青羊肝**病后呕逆，作生淡食，不过三次。**牛䐁** **鹿角**食后喜呕，烧研，同人参末姜汤服。小儿哕痰，同大豆末涂乳饮之。**獭骨**呕哕不止，煮汁饮。

呃　逆

呃音噫，不平也。有寒有热，有虚有实，其气自脐下冲上，作呃呃声，乃冲脉之病，世亦呼为咳逆，与古之咳嗽气急之咳逆不同。朱肱以哕为咳逆，王履以咳嗽为咳逆，皆非也。

【虚寒】〔草谷菜部〕**半夏**伤寒呃逆，危证也，以一两，同生姜煎服。**紫苏**咳逆短气，同人参煎服。**乌头**阴毒咳逆，同干姜等分，研炒色变，煎服。**缩砂**同姜皮冲酒服。**麻黄**烧烟嗅之立止。**细辛**卒客忤逆，口不能言，同桂安口中。**旋覆花**心痞噫不息，同代赭石服。**高良姜** **蒟酱** **苏子** **荏子** **紫菀** **女菀** **肉豆蔻** **刀豆**病后呃逆，连壳烧服。**姜汁**久患咳噫，连至四五十声，以汁和蜜煎服，三次立效。亦擦背。**兰香叶**咳噫，以二两同生姜四两捣，人面四两椒盐作烧饼，煨熟食。〔果木〕**橘皮**呃逆，二两去白煎服。或加丁香。**荔枝**呃噫，七个烧末汤下，立止。**胡椒**伤寒咳逆，日夜不止，寒气攻胃也，入麝煎酒服。**毕澄茄**治上证，同高良姜末煎，入少醋服。**吴茱萸**止咳逆。肾气上筑于咽喉，逆气连属不能出，或至数十声，上下不得喘息，乃寒伤胃脘，肾虚气逆，上乘于胃，与气相并也，同橘皮、附子丸服。**蜀椒**呃噫，炒研糊丸，醋汤下。**梨木灰**三十年结气咳逆，气从脐旁起上冲，胸满气促郁冒，同麻黄诸药丸服。**石莲子**胃虚呃逆，炒末水服。一加丁香、茯苓。**梲子** **丁香**伤寒呃逆及哕逆，同柿蒂末、人参汤下。**沉香**胃冷久呃，同紫苏、白豆蔻末，汤服。**乳香**阴证呃逆，同硫黄烧烟熏之，或煎酒嗅。**桂心** 〔土石〕**伏龙肝**产后咳逆，同丁香、白豆蔻末、桃仁、茱萸煎汤下。**代赭石**心痞噫逆。**硫黄** 〔虫〕**黄蜡**阴病打呃，烧烟熏之。

【湿热】 〔草果〕**大黄**伤寒阳证呃逆便闭者下之，或蜜兑导之。**人参芦**因气昏瞀呃噫者，吐之。**人参**吐利后胃虚膈热而咳逆者，同甘草、陈皮、竹茹煎服。**干柿**产后咳逆心烦，水煮呷。**柿蒂**煮服，止咳逆哕气。**青橘皮**伤寒呃逆，末服。〔木石〕**枳壳**伤寒呃噫，同木香末，白汤服。**淡竹叶** **竹茹** **牡荆子** **滑石**病后呃噫，参、术煎服益元散。

霍　乱

有湿热，寒湿，并七情内伤，六气外感。

【湿热】 〔草部〕**香薷**霍乱转筋腹痛，水煮汁服。**石香薷** **术**健胃安脾，除湿热，止霍乱吐下。**蓼子**霍乱烦渴，同香薷煎服。**前胡** **桔梗**并下气，止霍乱转筋。**苏子** **紫苏**水煮服，止霍乱胀满。**薄荷** **鸡苏** **扁竹**霍乱吐利，入豉煮羹服。**芦根茎叶**霍乱烦闷，水煮汁服。胀痛加姜、橘。**蓬莪**煮汁服。**蘡薁藤汁** **通草** **防己**同白芷服。**木通** **泽泻** **芍药**霍乱转筋。**干苔**霍乱不止，煮汁服。**鳢舌** **女菀** **水堇** **海根** 〔谷菜〕**黄仓米** **粟米** **丹黍米** **蜀黍** **黄、白粱米**并主霍乱大渴杀人，煮汁或水研绞汁饮。**粟米泔** **粳米**霍乱烦渴，水研汁，入竹沥、姜汁饮。**白扁豆**霍乱吐利不止，研末醋服。花、叶皆可绞汁，入醋服。同香薷、厚朴煎服。**豌豆**同香薷煎服。**豇豆** **大豆**霍乱腹胀痛，生研水服。**绿豆叶**绞汁入醋服。**绿豆粉**新水调服。**水芹**止小儿吐泻。〔果木〕**木瓜**霍乱大吐下，转筋不止，水煎或酒煎服。核及枝、叶、皮、根皆可用。**榠楂** **樝子**并同。**梨叶**煮汁服。**棠梨枝叶**同木瓜煎服。**梅叶**煮汁服。**乌梅**止吐逆霍乱，下气消痰止渴。**盐梅**煎汁呷。**藕汁**入姜汁同饮。**莲薏**止霍乱。**卮子**霍乱转筋，烧研汤服。**桑叶**煎饮。**桑白皮**止霍乱吐泻。**荆叶**煎饮。**柏木**洗转筋。**槐叶**同桑叶、甘草煎饮。**苏方木**煎饮。**枫皮** 〔服器〕**厕筹**中恶霍乱转筋，烧烟床下熏之。**厕户帘**烧灰酒服，主小儿霍乱。**尿桶板**煎服。**败木梳**霍乱转筋，一枚烧灰酒服。**寡妇荐**三七茎，煮汁，止小儿霍乱疾。**头缯**霍乱吐利，本人者，泡汁呷之。**故麻鞋底**霍乱转筋，烧投酒中饮。**路旁草鞋**洗净煎饮。**绵絮**霍乱转筋，酒煮裹之。**青布**浸汁和姜汁服，止霍乱。〔水土〕**东流水** **井泉水**饮之，仍浸两足。**山岩泉水**多饮令饱，名洗肠。**醴水** **热汤**转筋，器盛熨之。**生熟汤**饮之即定。**酸浆水**煎干姜屑呷。**地浆**干霍乱欲死，饮之即愈。**东壁土**煮汁饮。**釜脐墨**泡汤，饮一二口即止。**倒挂尘**泡汤饮。**土蜂窠**小儿吐泻，炙研服。**蜣螂转丸**烧研酒服。〔金石〕**铅丹**主霍乱。**黑铅**同水银结砂，作丸服。**水银**不拘冷热吐泻霍乱，同硫黄研末服，亦丸服。**古文钱**霍乱转筋，以七枚同木瓜、乌梅煎服。**朱砂**霍乱转筋已死，心下微温者，以二两和蜡三两烧烟，熏令汗而苏。**石膏**小儿伤热，吐泻黄色，同寒水石、甘草末服。**滑石**伏暑吐泻，同藿香、丁香末服。**玄精石**冷热霍乱，同硫黄、半夏丸服。**消石**同硫黄、滑石、矾石、白面丸服，治暑月吐泻诸病。**白矾**沸汤服二钱。〔虫兽〕**蜜蜡**霍乱吐利，酒化一弹丸服。**牛涎**小儿霍乱，入盐少许服。**牛龄草**霍乱，同人参、生姜，浆水煎服。**乌牛尿** **黄牛尿**绞汁服。**白狗屎**绞汁服。**人尿**小儿霍乱，抹乳上乳之。

【寒湿】〔草部〕**藿香**霍乱腹痛垂死，同橘皮煎服。暑月同丁香、滑石末服。**木香**霍乱转筋，为末酒服。**香附子** **附子**霍乱吐下，为末四钱，盐半钱，水煎服。小儿吐泻，小便白，熟附子、白石脂、龙骨丸服。**南星**吐泻厥逆，不省人事，为末，姜、枣同煎服，仍以醋调贴足心。**半夏**霍乱腹满，同桂末服。**人参**止霍乱吐利，煎汁入鸡子白服，或加丁香，或加桂心。**缩砂蔤** **荜茇** **蒟酱** **山姜** **杜若** **山柰** **刘寄奴** **蒚车香**并温中下气消食，止霍乱。**肉豆蔻**温中消食。霍乱胀痛，为末，姜汤服。**白豆蔻**散冷滞，理脾胃。**草豆蔻**温中消食下气。霍乱烦渴，同黄连、乌豆煎饮。**高良姜**温中消食下气。霍乱腹痛，炙香煮酒，或水煎冷服。**蓬莪茂**霍乱冷气。**艾叶**霍乱转筋，煎服。**水蓼**霍乱转筋，煎饮，并捋脚。〔谷菜〕**糯米**止霍乱后吐逆不止，水研汁服。**糯米泔**止霍乱烦渴。**烧酒**和新汲水饮。**醋**霍乱吐利，或不得吐利，煎服。转筋，绵蘸搨之。**葱白**霍乱转筋，同枣煎服。**薤**霍乱干呕，煮食数次。**小蒜**煮汁饮，并贴脐，灸七壮。**胡蒜**转筋，捣贴足心。**芥子**捣末傅脐。**白芥子** **蔓菁子**煮汁服。**干姜**霍乱转筋，茶服一钱。**生姜**煎酒服。**莳萝** **茴香**〔果木〕**橘皮**除湿痰霍乱，但有一点胃气者，服之回生，同藿香煎服，不省者灌之。**槟榔** **大腹皮** **椰子皮**煮汁饮。**桃叶**止霍乱腹痛，煮汁服。**胡椒**二七粒吞之，或同绿豆研服。**毕澄茄** **吴茱萸**煮服，或入干姜。叶亦可。**食茱萸** **丁香**末服。**丁皮** **桂心** **沉香** **白檀香**磨汁。**乳香** **安息香** **苏合香** **樟脑** **樟材** **楠材** **钓樟**磨汁。**乌药**并主中恶霍乱，心腹痛。**乌木屑**酒服。**诃黎勒**风痰霍乱，为末酒服，小儿汤服。**皂荚**霍乱转筋，吹鼻。**厚朴**霍乱胀满腹痛，为末服。或加桂心、枳实、生姜煎服。**海桐皮**中恶霍乱，煎服。〔金石〕**硫黄**伏暑伤冷吐泻，同消石炒成砂，糯糊丸服。或同水银研黑，姜汁服。暑月吐泻，同滑石末，米饮服。**阳起石** **不灰木**霍乱厥逆，同阳起石、阿魏、巴豆丸服。**炒盐**霍乱腹痛，熨之。转筋欲死者，填脐灸之。**铜器**霍乱转筋腹痛，炙热熨之。

【积滞】〔草谷〕**大黄**同巴豆、郁金丸服，治干霍乱。**陈仓米**吐泄，同麦芽、黄连煎服。**穬麦蘖** **神曲**〔木部〕**巴豆**伏暑伤冷，同黄丹、蜡丸服。**樟木**干霍乱不吐不利，煎服取吐。〔石部〕**食盐**吐干霍乱。〔器部〕**屠砧上垢**干霍乱，酒服一团，取吐。〔禽部〕**雄雀粪**干霍乱胀闷欲死，取三七枚研，酒服。〔人部〕**百齿霜**小儿霍乱，水服少许。

泄 泻

有湿热，寒湿，风暑，积滞，惊痰，虚陷。

【湿热】〔草部〕**白术**除湿热，健脾胃。湿泄，同车前子末服。虚泄，同肉豆蔻、白芍药丸服。久泄，同茯苓、糯米丸服。小儿久泄，同半夏、丁香丸服。老人脾泄，同苍术、茯苓丸服。老小滑泄，同山药丸服。**苍术**湿泄如注，同芍药、黄芩、桂心煎服。暑月暴泄，同神曲丸服。**车前子**暑月暴泄，炒研服。**苎叶**骤然水泄，阴干研服。**秦艽**暴泄引饮，同甘草煎。**黄连**湿热脾泄，同生姜末服。食积脾泄，同大蒜丸服。**胡黄连**疳泻。**泽泻** **木通** **地肤子** **灯心**〔谷菜〕**粟米**并除湿热，利小便，止烦渴，燥脾胃。**青粱米** **丹黍米** **山药**湿泄，同苍术丸服。**薏苡仁**

〔木石〕**卮子**食物直出，十个微炒，煎服。**黄檗**小儿热泻，焙研米汤服，去下焦湿热。**茯苓** **猪苓** **石膏**水泄腹鸣如雷，煅研，饭丸服二十丸，二服，愈。**雄黄**暑毒泄痢，丸服。**滑石** 〔兽部〕**猪胆**入白通汤，止少阴下利。

【虚寒】 〔草部〕**甘草** **人参** **黄芪** **白芍药**平肝补脾，同白术丸服。**防风** **藁本**治风泄，风胜湿。**火杴草**风气行于肠胃，泄泻，醋糊丸服。**蘼芜**湿泄，作饮服。**升麻** **葛根** **柴胡**并主虚泄风泄，阳气下陷作泄。**半夏**湿痰泄，同枣煎服。**五味子**五更肾泄，同茱萸丸服。**补骨脂**水泄日久，同粟壳丸服。脾胃虚泄，同豆蔻丸服。**肉豆蔻**温中消食，固肠止泄。热泄，同滑石丸服。冷泄，同附子丸服。滑泄，同粟壳丸服。久泄，同木香丸服。老人虚泻，同乳香丸服。**木香**煨热，实大肠，和胃气。**缩砂**虚劳冷泄，宿食。**草豆蔻**暑月伤冷泄。**益智子**腹胀忽泄，日夜不止，诸药不效，元气脱也，浓煎二两服。**荜茇**暴泄，身冷自汗脉微，同干姜、肉桂、高良姜丸服，名已寒丸。**附子**少阴下利厥逆，同干姜、甘草煎服。脏寒脾泄，同肉豆蔻丸服。大枣煮丸服。暴泄脱阳，久泄亡阳，同人参、木香、茯苓煎服。老人虚泄，同赤石脂丸服。**草乌头**水泄寒利，半生半炒丸服。**艾叶**泄泻，同吴茱萸煎服。同姜煎服。**莨菪子**久泄，同大枣烧服。**菝葜** 〔谷菜〕**陈廪米**涩肠胃，暖脾。**糯米粉**同山药、沙糖食，止久痢泄。**烧酒**寒湿泄。**黄米粉** **干麨** **干糕**并止老人久泄。**罂粟壳**水泄不止，宜涩之，同乌梅、大枣煎服。**神曲** **白扁豆** **薏苡仁** **干姜**中寒水泄，炮研饮服。**葫蒜** **薤白** **韭白** 〔果木〕**栗子**煨食，止冷泄如注。**乌梅**涩肠止渴。**酸榴皮**一二十年久泄，焙研米饮服，便止。**石莲**除寒湿，脾泄肠滑，炒研米饮服。**胡椒**夏月冷泄，丸服。**蜀椒**老人湿泄，小儿水泄，醋煮丸服。久泄飧泄不化谷，同苍术丸服。**吴茱萸**老人脾冷泄，水煎入盐服。**橡斗子** **大枣** **木瓜** **榅桲** **都桷** **槠子** **诃黎勒**止泄实肠。久泄，煨研入粥食。同肉豆蔻末服。长服方，同厚朴、橘皮丸服。**厚朴**止泄厚肠温胃，治腹中鸣吼。**丁香**冷泄虚滑，水谷不消。**乳香**泄澼腹痛。**桂心** **没石子** **昆梨勒** 〔石虫鳞介〕**白垩土**水泄，同干姜、楮叶丸服。**石灰**水泄，同茯苓丸服。**赤石脂**滑泄疳泄，煅研米饮服。大肠寒泄遗精，同干姜、胡椒丸服。**白石脂**滑泄，同干姜丸服。同龙骨丸服。**白矾**止滑泄水泄，醋糊丸服。老人加诃子。**消石**伏暑泄泻，同硫黄炒，丸服。同硫黄、白矾、滑石、飞面，水丸服。**硫黄**元脏冷泄，黄蜡丸服。久泄加青盐。脾虚下白涕，同炒面丸服。气虚暴泄，同枯矾丸服。伏暑伤冷，同滑石末服，或同胡椒丸服。**禹余粮**冷劳肠泄不止，同乌头丸服。**阳起石**虚寒滑泄，厥逆精滑，同钟乳、附子丸服。**钟乳粉**大肠冷滑，同肉豆蔻丸服。**霹坜砧**止惊泄。**五倍子**久泄，丸服。水泄，加枯矾。**龙骨**滑泄，同赤石脂丸服。**龟甲**久泄。〔禽兽〕**乌鸡骨**脾虚久泄，同肉豆蔻、草果煮食。**黄雌鸡** **羖羊角灰**久泄，同矾丸服。**鹿茸**饮酒即泄，同苁蓉丸服。**猪肾**冷利久泄，掺骨碎补末，煨食。**猪肠**脏寒久泄，同吴茱萸蒸丸服。**猪肝**冷劳虚泄。**牛髓**泄利。

【积滞】神曲 **麦蘖** **荞麦粉**脾积泄，沙糖水服三钱。**芜荑**气泄久不止，小儿疳泄，同豆蔻、诃子丸服。**楮叶**止一切泄利，同巴豆皮炒研蜡丸服。**巴豆**积滞泄泻，可以通肠，可以止泄。夏月水泄，及小儿吐泻下痢，灯上烧，蜡丸水服。**黄丹** **百草霜**并治积泄。

【外治】田螺傅脐。**木鳖子**同丁香、麝香贴脐上，虚泄。**蛇床子**同熟艾各一两，木鳖子四个，研匀，绵包安脐上，熨斗熨之。**蓖麻仁**七个，同熟艾半两，硫黄二钱，如上法用。**猪苓**同地龙、针砂末，葱汁和，贴脐。**椒红**小儿泄，酥和贴囟。蓖麻九个贴囟亦可。**巴豆纸**小儿泄，剪作花，贴眉心。**大蒜**贴两足心，亦可贴脐。**赤小豆**酒调，贴足心。

痢

有积滞，湿热，暑毒，虚滑，冷积，蛊毒。

【积滞】大黄诸痢初起，浸酒服，或同当归煎服。**巴豆**治积痢，同杏仁丸服。小儿用百草霜同化蜡丸服。**巴豆皮**同楮叶烧丸服，治一切泻痢。**藜芦**主泄痢。**紫苋　马苋**和蜜食，主产后痢。**莱菔**汁和蜜服，干者嚼之，止噤口痢。**莱菔子**下痢后重。**青木香**下痢腹痛，气滞里急，实大肠。**山楂**煮服，止痢。**曲**消谷止痢。一日百起，同马兰子为散服。**蒸饼　捻头**汤调地榆末服，止血痢。**槟榔**消食下气，治下痢后重如神。**枳实　枳壳**止痢顺气。**荞麦粉**消积垢。鸡子白丸服，主噤口痢。**百草霜**消食积。同黄连末服，止热痢。**腻粉**消积滞。同定粉丸服，止血痢。**定粉**止久积痢，鸡子白和炙研服。**黄丹**消积痢，同蒜服。又同黄连丸服。**密陀僧**煅研，醋汤服。**硇砂**一切积痢，同巴豆、朱砂，蜡丸服。**砒霜**积痢休息，同黄丹末，蜡丸服。**红矾**止积痢。**鸡内金**焙服。主小儿痢。

【湿热】〔草部〕　**黄连**热毒赤痢，水煎露一夜热服。小儿入蜜，或炒焦，同当归末、麝香，米汤服。下痢腹痛，酒煎服。伤寒痢，同艾水煎服。暴痢，同黄芩煎服。气痢后重，同干姜末服。赤白日久，同盐梅烧末服。鸡子白丸服。诸痢脾泄，入猪肠煮丸。湿痢，同吴茱萸炒丸服。香连丸加减，通治诸痢。四治黄连丸，治五疳八痢。**胡黄连**热痢，饭丸服。血痢，同乌梅、灶下土末，茶服。**白头翁**一切毒痢，水煎服。赤痢咽肿，同黄连、木香煎服。赤痢下重，同黄连、黄檗、秦皮煎服。**柴胡**积热痢，同黄芩，半水半酒煎服。**大青**热病下痢困笃者，同甘草、胶、豉、赤石脂煎服。**龙牙草**热痢，同陈茶煎服。根为末，米饮服。**青蒿**冷热久痢，同艾叶、豆豉作饼，煎服。**白蒿**夏月暴水痢，为末服。**地榆**冷热痢，煮汁熬服，止久痢疳痢。**青黛**疳痢，末服。**益母草**同米煮粥，止疳痢。同盐梅烧服，止杂痢。**枲耳**熬膏。**荆芥**烧末。**蛇含**水煎，并主产后痢。**山苏**末服，止休息痢。**黄芩**下痢腹痛日久，同芍药、甘草用。**地黄**止下痢腹痛。汁，主蛊痢。**蘘荷汁**蛊痢。**葛谷**十年赤白痢。**马蔺子**水痢，同面服。**鸡肠草**汁，和蜜服。**车前汁**和蜜服。**蒲根**同粟米煎服。**鸭跖草**煎。**牛膝　龙胆　赤地利**煎。**女萎　王瓜子**炒服。**风延母　甘藤　陟厘　水藻**十三味，并主热痢。**菰手**小儿水痢。**冬葵子**同末茶服。**刘寄奴**同乌梅、白姜煎。**地肤子**同地榆、黄芩末服。苗、叶用汁。**千里及**同小青煎。**山漆**米泔服。**旱莲**末服。**苦参**炒焦，水服。**榼藤子**烧灰。**狼牙**水煎。**贯众**酒煎。**地锦**末服。**山豆根　忍冬**煎。**蓝汁　紫参**同甘草煎服。**桔梗　白及　蒲黄　昨叶何草**〔谷菜〕**绿豆**火麻汁煮。皮蒸食，二三年赤痢。**赤小豆**合蜡煎服。**黑豆**二十一味，并主血痢。**胡麻**和蜜食。**麻子仁**炒研。**豆豉**炒焦酒服，入口即定。**小豆花**热痢，入豉汁作羹食。痢后气满不能食，煮食一顿即愈。**豇豆　豌豆　荠根茎**烧灰水服。**白扁豆**并主赤白痢。**豆腐**休息痢，醋煎服。**葱白**下痢腹痛，煮粥食，又煮鲫鱼鲊食。**苦菜**夏月毒痢，煮粥食。**黄瓜**小儿热痢，同蜜食。**冬瓜叶**积热痢，拖面食。**丝瓜**酒痢便血，烧灰酒服。**茄根茎叶**同榴皮末，沙糖水服。**胡荽**炒末服。**木耳**血痢，姜醋煮食，或烧灰水服。久痢，炒研酒服。久者加鹿角胶。**芸薹汁**和蜜服。**苦荬菜**〔果木〕**乌芋**火酒浸收用。**胡桃**同枳壳、皂荚烧服。并治血痢。**柿**止小儿秋痢血痢。**柿根** **荷蒂** **杨梅**烧服。**刺蜜** **无花果** **甜瓜** **乌药**烧灰丸服。**槐花**炒研服。**榉皮**同犀角煎服。**盐麸子及树皮**煮服。并止血痢。**樗白皮**除湿热杀虫。血痢，醋糊丸服。脏毒下痢，为末服。水谷痢、小儿疳痢，并水和作馄饨煮食。休息痢，同木香为丸，或加诃子、丁香。**柏叶**血痢，同芍药炒，水煎服。血痢蛊痢疳痢，同黄连煎。小儿洞痢，煎代茶。**卮子**主热痢下重。血痢连年，同鼠尾草、蔷薇汁熬丸服。**黄檗**除下焦湿热及血痢，同黄连、醋煎服。孕痢，同大蒜丸服，神验。**天蓼**末服，止气痢。**桑寄生**治毒痢，同川芎、防风、甘草煎服。**木槿花**噤口痢，煎面食。皮煮汁，止血痢渴。**茯苓**渗湿热。**棕灰** **败船茹**并止血痢。〔水土石部〕**新汲水** **滑石**俱治热痢。**黄土**热毒痢，水煮澄清服。**雄黄**暑毒泄痢，蒸[①]过丸服。**古文钱**煮酒，止痢。**白盐**血痢，烧服或入粥食。**石绿**〔鳞介虫禽〕**蜗螺**热痢。**水蛇**毒痢。**贝子** **五灵脂**俱血痢。**白鸭血**小儿白痢如鱼冻，酒泡服。**白鸭通**〔兽人〕**犀角**俱热毒痢。**猪胆**盛黑豆吞之。犬胆、牛胆俱同。**熊胆**疳痢。**野猪黄**血痢，水服。**童子尿**休息痢，煮杏仁、猪肝食。

【虚寒】〔草部〕**甘草**泻火止痛。久痢，煎服。又浆水炙，同生姜煎服。同肉豆蔻煎服。**芍药**补脾散血，止腹痛后重。**人参**冷痢厥逆，同诃子、生姜煎服。禁口痢，同莲肉煎呷。老人虚痢，同鹿角末服。**当归**止腹痛里急后重，生血养血。久痢，吴茱萸炒过蜜丸服。**白术**胃虚及冷痢多年。**苍术**久痢，同川椒丸服。**熟艾叶**止腹痛及痢后寒热，醋煎服，或入生姜。久痢，同橘皮，酒糊丸服。**乌头**久痢，烧研蜡丸服。**附子**休息痢，鸡子白丸服。**草乌头**寒痢，半生半烧，醋糊丸服。**肉豆蔻**冷痢，醋面包煨研服。气痢，煨熟同槐子、仓米末服。**蕙草**伤寒下痢，同当归、黄连煮酒服。五色诸痢，同木香末服。**漏芦**冷劳泄痢，同艾叶丸服。**独用将军**酒服，治禁口痢。**玄胡索**下痢腹痛，酒服二钱。**缩砂仁**赤白痢、休息痢，腹中虚痛。同干姜丸服，治冷痢。**草豆蔻**泄痢寒痛。**荜茇**虚痢呕逆。用牛羊乳汁煎服。**破故纸**久痢胃虚。**黄芪**泄痢腹痛。**漏篮子**休息恶痢。**云实** **肉苁蓉** **艾纳香**〔谷菜〕**秫米** **丹黍米** **粳米**并主泄痢肠澼。**火麻叶**冷痢白冻，为末，冷水服。**小豆花**痢后气满不能食，煮食一顿即愈。**白扁豆花**同胡椒作馄饨煮食。**糯壳**爆米花，以姜汁服，治禁口痢、虚寒痢。**山药**半生半炒末服，治禁口痢。**大蒜**禁口痢及小儿痢，同冷水服，或丸黄丹服。**薤白**疳痢久痢，煮粥、作饼、炒黄皆宜。**韭白**醋炒食。**生姜**久痢，同干姜作馄饨食。**浮麦**和面作饼食。**麦面**炒焦服。**小麦粉**〔果木〕**蜀椒** **椶子**并止冷痢。**胡椒**赤白痢，同绿豆丸服。**吴茱萸**燥湿热，止泻痢，同黄连丸服。同黑豆搓热吞之。**石莲**禁口痢，末服。**沙糖**禁口痢，同乌梅煎呷。**桃胶**产痢疠痛后重，同沉香、蒲黄末服。**桂心**久痢，姜汁炙紫，同黄连等分，为末服。**肥皂荚**风湿下痢，同盐烧入粥食。**皂荚刺**风入大肠，久痢脓血，同枳实、槐花丸服。子，治久痢，焙研米糊丸服。里急后重，子，同枳壳丸服。**厚朴**止泄痢，厚肠胃。水谷痢，同黄

① 蒸：原作“径”，声之误，今据卷九雄黄条改。

连煎服。**乳香**虚冷腹痛。**沉香**气痢。**丁香**禁口痢，同莲肉末，米饮服。〔土石〕**白垩　赤壁土　代赭**并止泄痢。**蚯蚓泥**久痢，一升，炒烟尽，沃水半升饮。墨赤白痢，同干姜，醋糊丸服。**钟乳粉**冷滑不止，同肉豆蔻，枣肉丸服。**石硫黄**虚冷久痢，蛤粉丸服。〔虫鳞介部〕**蜂蜜**赤白痢，和姜汁服。**黄蜡**厚肠胃，同阿胶、当归、黄连、黄檗、廪米煮服。**蝮蛇骨**烧服。**鳝头**烧。**鳗鲡头**烧服，并止疳痢。**鲤鱼**暴痢，烧灰，饮服。**鲫鱼**久痢，酿五倍子烧服。血痢，酿白矾烧服。头灰，止痢。**白鲞　金鱼　鳖臛　龟臛　龟甲**〔禽兽〕**乌骨鸡**并止虚痢。**黄雌鸡**煮汁，止噤口痢。**鸡卵**久痢产痢，醋煮食。小儿痢，和蜡煎食。疳痢，同定粉炒食。**鸡卵黄**白痢，同胡粉煅，酒服。胎痢，同黄丹烧服。**雉**虚痢产痢，作馄饨食。**阿胶**赤白虚痢，同黄连、茯苓丸服。**乳腐**赤白痢，浆水煮食。**牛乳**冷气痢，同荜茇煎服。**牛肝　牛膍**虚冷痢，并醋煮食。**羊脂**痢痛，同阿胶煮粥食。孕痢，煮酒服。**羊肾**劳痢，作羹食。**羊肝**冷滑久痢，缩砂末逐片掺上，焙研，入干姜末等分，饭丸服。下痢垂死，掺白矾炙食。**羊脊骨**通督脉，止痢。**羊骨灰**洞泄下痢，水服。**牛骨灰**水谷痢。**狗骨灰**休息痢，饮服。**狗头骨灰**久痢劳痢，同干姜、莨菪灰丸服。**羚羊角**热毒痢，末服。小儿痢，烧服。**鹿角**小儿痢，烧同发灰服。**鹿茸　狗肝**煮粥。**猪肾**作馄饨食。**山羊肉**作脯，并主虚冷久痢。**貒肉**丹石毒痢。**猪肉**禁口痢，作脯炙食。**猪肠**热毒酒痢，同黄连蒸丸服。**猪肝**休息痢，同杏仁、童尿煮食。**猬皮灰**五色痢，酒服。**虎骨**休息痢，炙研服。小儿洞注下痢，烧服。**诸朽骨**水痢，同面服。

【止涩】〔草部〕**赤白花鼠尾草**赤白诸痢，浓煮作丸，或末，或煎服。**狼把草**久痢、血痢、疳痢，或煎或末服。**赤白鸡冠花**酒煎。**木贼**煎水。**菝葜**同蜡茶，白梅丸服。**营实根**疳痢，煎服。**五味子**〔谷果〕**罂粟**同壳炙，蜜丸服。**粟壳**醋炙，蜜丸服。同陈皮末服。同槟榔末服。同厚朴末服。**阿芙蓉　苦茶**热毒痢，末服，或同醋，或同姜煎服。同白梅丸服。**乌梅**止渴，除冷热痢，水煎服。血痢，同茶、醋服。同黄连丸服。休息痢，同建茶、干姜丸服。**梅叶**煮汁，止休息痢[①]。**林檎**止痢，煮食。小儿痢，同楮实杵汁服。**荔枝壳**同橡斗、榴皮、甘草煎服。**酸榴**捣汁或烧服。**酸榴皮及根**或煎，或散，或丸，或烧服。**大枣**疳痢，和光粉烧食。**蛀枣**止小儿痢。**橡实**同楮叶，末服。**槲白皮**煮汁熬膏服。**橡斗　阿月浑子　木瓜　海红　棠梨**煨食。**麝梨**煨食。**榠楂**煨食。**胡颓子　昆梨勒　韶子　椋子**生食。**醋林子　李根白皮**煮。**荷叶灰**〔木部〕**楮叶**炒研，和面作饼食，断痢。小儿痢，浸水煮木瓜服。**没石子**虚滑久痢、血痢，饭丸服。产后痢，烧研酒服。**枸橘叶**同萆薢炒研服。**白杨皮**孕痢，煎服。**赤松皮**三十年痢，研面一斗和粥食。**松杨木皮**冷热水谷痢，煮服。**水杨枝叶**久痢，煮服。**金樱子**久痢，同粟壳丸服，花、叶、子、根并可用。**海桐皮**疳痢久痢。**诃子**止久痢，实大肠。**枫皮**煎饮。**山矾叶　城东腐木**〔石服虫部〕**桃花石　禹余粮　五石脂**并止泄痢。**赤石脂**末服。冷痢，加干姜作丸。伤寒下痢，同干姜、粳米煎服。**白石脂**小肠澼便血，米饮服。久痢，加干姜丸服。**矾石**醋糊丸服。冷劳痢，加羊肝。**石灰**十年血痢，熬黄澄水，日三服。酒积下痢，水和泥裹煅研，醋糊丸服。**云母粉**米饮服。**故衣帛**主胎前痢、小儿痢。**五倍子**久痢，半生半烧

① 痢：原脱，今据卷二十九梅叶主治补。

丸服，或加枯矾。赤痢，加乌梅。**百药煎**酒痢，同五倍子、槐花丸服。**露蜂房** **蛤蟆灰**并止小儿痢。**柳蠹粪** **桑蠹粪**并主产后痢。**蝉蜕**烧服。**蜣螂**烧。**蚕连**〔鳞介〕**龙骨**涩虚痢。伤寒痢、休息痢，煮汁服，或丸服。**鲮鲤甲**久痢里急，同蛤粉炒研服。**蚺蛇胆**止疳痢、血痢，䗪虫为使。**鲎壳**产后痢。**蚌粉** **海蛤** **魁蛤** **烂蚬壳** **牡蛎** **甲香**〔禽兽〕**猪蹄甲** **马粪灰**水服一丸。**獭屎灰**并止久痢。**鹈鹕嘴** **牛屎汁** **羊屎汁** **兔头灰** **狸头灰** **豺皮灰**并主疳痢。**牛角鰓**冷痢、小儿痢，饮服。

【**外治**】**木鳖子**六个研，以热面饼挖孔，安一半，热贴脐上，少顷再换即止。**芥子**同生姜捣膏封脐。**黄丹**同蒜捣封脐，仍贴足心。**水蛙**入麝捣，贴脐。**田螺**入麝捣，贴脐。**蓖麻**同硫黄捣，填脐。**针砂**同官桂、枯矾，水调贴脐。

疟

有风、寒、暑、热、湿、食、瘴、邪八种，五脏疟，六腑疟，劳疟，疟母。

【**暑热**】〔草部〕**柴胡**少阳本经药，通治诸疟为君，随寒热虚实，入引经佐使。**黄芩**去寒热往来，入手少阴、阳明、手足少阳[①]、太阴六经。**甘草**五脏六腑寒热。**黄芪**太阴疟寒热，自汗虚劳。**牛膝**久疟劳疟，水煎日服。茎叶浸酒服。**苍耳子**久疟不止，酒糊丸服。叶捣汁。**马鞭草**久疟，捣汁酒服。**马兰**诸疟寒热，捣汁，发日早服。**香薷**同青蒿末，酒服。暑疟，加桂枝、麦芽。**青蒿**虚疟寒热，捣汁服，或同桂心煎酒服。温疟但热不寒，同黄丹末服。截疟，同常山、人参末酒服。**人参**虚疟食少，必同白术用。孕疟、产后疟、瘴疟，未分阴阳，一两煎冷服。**白术**同苍术、柴胡，为疟家必用之药。**升麻**邪入阴分者，同红花，入柴胡四物提之。**葛根**无汗者加之。久疟，同柴胡、二术用，一补一发。**芎䓖** **知母** **葳蕤** **牛蒡根**并主劳疟。**当归**水煎，日服。**地黄** **菖蒲** **玄参** **紫参** **白及** **胡黄连** **女青** **防己** **青木香**〔谷菜〕**麦苗**汁。**胡麻**并主温疟。**粳米**热疟、肺疟，白虎汤用。**秫米**肺疟有痰，同恒山、甘草煎服。**豆豉**心疟、肾疟。**寒食面**热疟，青蒿汁丸服二钱。**翻白草**煎酒。**冬瓜叶**断疟，同青蒿、马鞭草、官桂，糊丸服。**翘摇**〔果木〕**蜀椒**并温疟。**甘蔗**劳疟。**竹叶**温疟、心疟。**地骨皮**虚疟、热疟。**猪苓** **茯苓**〔水石虫部〕**冬霜**热疟，酒服一钱。**石膏**热甚口渴头痛者加之。**鼠负**七枚，饴糖包吞即断。同豆豉丸服。**蚯蚓**热疟狂乱，同薄荷、姜、蜜服。泥，同白面丸服。**蝉花**〔鳞介〕**乌贼骨**并温疟。**龟壳**断疟，烧研酒服。**鳖甲**久疟，病在血分。劳疟、老疟，醋炙末服。**牡蛎**虚疟寒热自汗。牡疟，同麻黄、蜀漆、甘草煎服。

【**寒湿**】〔草部〕**附子**五脏气虚，痰饮结聚发疟，同红枣、葱、姜，水煎冷服。眩仆厥逆，加陈皮、甘草、诃子。瘴疟，同生姜煎服。断疟，同人参、丹砂丸服，取吐。**草乌头**秋深久疟，病气入腹，腹高食少，同苍术、杏仁煎服。**草豆蔻**虚疟自汗，煨入平胃散。瘴疟，同熟附子煎服。山岚发疟，同常山浸酒饮。一切疟，同恒山炒焦糊丸，冷酒服，名瞻仰丸。**苍术** **麻黄** **羌活** **高良姜**脾虚，同干姜炮研，猪胆丸服。〔谷菜〕**火麻叶**炒研服。**生姜汁**露一夜服，孕疟尤效。**干姜**炒黑，发时酒服。**独蒜**烧研酒服。**薤白**〔果木石部〕**乌梅**劳疟，同姜、豉、甘草、柳枝、童便服。**橘皮**痎疟，以姜汁浸煮，焙

---

① 阳：原作“阴”，字误，今据卷十三黄芩条发明改。

研，同枣煎服。**青橘皮**治疟疏肝，当汗而不透者，须再汗之，以此佐紫苏。止疟，烧研，发日早，酒服一钱，临发再服。**桂心**寒多者加之。同青蒿，看寒热多少，三七分为末，姜酒服。**丁香**久疟，同常山、槟榔、乌梅，浸酒服。**硫黄**朱砂等分，糊丸服。同茶末，冷水服。**云母石**牝疟，但寒不热，同龙骨、蜀漆为散服。**代赭石**〔鳞禽兽部〕**龙骨**老疟，煮服取汗。**鸡子白**久疟。**鹧鸪**煮酒饮。**猪脾**虚寒疟，同胡椒、高良姜、吴茱萸末，作馄饨食。**牛肝**醋煮食。**羊肉**　**黄狗肉**并作臛食，取汗。**山羊肉**久疟，作脯食。**果然肉**食，去瘴疟。皮，亦辟疟。**驴脂**多年疟，和乌梅丸服。**鹿角**小儿疟，生研服。

【痰食】〔草部〕**常山**疟多痰水饮食，非此不能破癖利水。醋煮干，水煎服，不吐不泻。鸡子清丸，煮熟服。同茯苓、甘草浸酒服。同草果、知母、贝母煎酒服。同大黄、甘草煎水服。同小麦、竹叶煎水服。同黄丹丸服。瘴疟，同知母、青蒿、桃仁煎服。孕疟，同乌梅、甘草、石膏，酒、水浸服。**芫花**久疟结癖在胁，同朱砂丸服。**醉鱼花**鲫鱼酿煨服，治久疟成癖，并捣花贴之。**大黄**疟多败血痰水，当下不尽者，须再下之，必此佐常山。**阿魏**痰癖寒热，同雄黄、朱砂丸服。**半夏**痰药必用，痰多者倍加。同白豆蔻、生姜、大枣、甘草各二十五块，如皂子大，同葱根煎一碗，露一夜，分三服，热疟重者极效。**三棱**　**莪茂**〔谷果〕**神曲**　**麦蘖**并治食疟，消疟母。**槟榔**消食辟瘴。同酒蒸常山丸服，名胜金丸，或加穿山甲。**桃仁**同黄丹丸服，或加蒜。**桃花**末服，取利。**杏仁**〔木石〕**巴豆**　**砒霜**为劫痰截疟神剂。同硫黄、绿豆丸。同雄黄、朱砂、白面丸。同绿豆、黑豆、朱砂丸。同恒山、丹砂作饼，麻油炸熟研末，并冷水服。**黄丹**坠痰消积。诸疟，蜜水调服一钱。同青蒿丸。同百草霜丸。同独蒜丸。同桃仁丸。同建茶丸。同恒山丸。并止疟。**矾红**食疟，同蒜丸服。**绿矾**阴疟，同干姜、半夏，醋汤服。**矾石**醋糊丸服。**古石灰**同五灵脂、头垢丸服。**密陀僧**〔虫禽〕**白僵蚕**痰疟，丸服。**鲮鲤甲**痎疟、牡疟、寒热疟，同干枣烧研服。同酒蒸当归、柴胡、知母，丸服。**夜明砂**五疟不止及胎前疟，冷茶服二钱，或加朱砂、麝香，丸服。**鸡肶胵黄皮**小儿疟，烧服。**雄鸡屎**。

【邪气】〔谷果服器〕**端午粽尖**丸疟药。**桃枭**水丸服。五种疟，同巴豆、黑豆、朱砂丸服。**钟馗**烧服。**历日**烧灰丸服。**故鞋底**灰。**甑带**〔虫介禽兽〕**蜈蚣**　**勒鱼骨**入断疟药。**疟龟**痎疟，烧服，或浴，或佩。**鸱鸮**炸食。**犬毛**烧服。**白狗屎**烧服。**白驴蹄**同砒霜丸服，治鬼疟。**猴头骨**烧水服。**黑牛尾**烧酒服。**乌猫屎**小儿病，桃仁汤下。**狸屎灰**鬼病，发无期度。**灵猫阴**〔人部〕**头垢**　**天灵盖**　**小儿脐带**烧灰，饮服。**人胆**装糯米，入麝香熏干，青者治久疟连年，陈皮汤下十五粒。

【吐痰】常山　**蜀漆**　**藜芦**煎。**地菘**汁。**豨莶**汁。**葎草**汁。**石胡荽**汁。**离鬲草**汁。**三白草**汁。**泽漆**　**荛花**　**豉汤**　**瓜蒂**　**相思子**擂水，**逆流水**　**人尿**和蜜，取吐。

【外治】旱莲　**毛茛草**　**石龙芮**　**马齿苋**　**小蒜**同胡椒、百草霜杵。同阿魏、胭脂。同桃仁罨。**蜘蛛**　**蛤蟆**　**烧人场上黑土**并系臂。**吴葵华**挼手。**鱼腥草**擦身，取汗。**乌头末**发时，酒调涂背上。**鬼箭羽**同鲮鲤甲末，发时搐鼻。**燕屎**泡酒，熏鼻。**野狐粪**同夜明砂，醋糊丸，把嗅。**野狐肝**糊丸，绯帛裹系中指。**虎睛**　**虎骨**　**虎爪**　**麝香**　**狸肝**　**野猪头骨**　**驴皮骨**　**牛骨**　**天牛**　**马陆**　**两头蛇**佩。**蛇蜕**塞耳。**人牙**　**人胆**。

心下痞满

痛者为结胸胸痹，不痛者为痞满。有因下而结者，从虚及阳气下陷；有不因下而痞结者，从土虚及痰饮食郁湿热治之。

【湿热气郁】〔草部〕**桔梗**胸胁痛刺，同枳壳煎。**黄连**湿热痞满。**黄芩**利胸中气，脾经湿热。**柴胡**伤寒心下诸痰热结实，胸中邪气，心下痞，胸胁痛。**前胡**痰满胸胁中痞，心腹结气。**贝母**主胸胁逆气，散心胸郁结之气，姜汁炒丸。**芎䓖**治一切气、一切血，燥湿开郁，搜肝气。**木香**能升降诸气，专泄胸腹滞塞。阳衰气胀懒食，同诃子，糖和丸服。**甘松**理元气，去郁病。**香附子**利三焦，解六郁，消饮食痰饮。一切气疾，同砂仁、甘草末服。同乌药末煮服。同茯神丸服。一味浸酒服之。**泽泻**主痞满，渗湿热，同白术、生姜煎服。**芍药**脾虚中满，心下痞。**白豆蔻**散肺中滞气。**射干**胸膈热满，腹胀。**大黄**泄湿热，心下痞满。伤寒下早，心下满而不痛，同黄连煎服。**草豆蔻**　**吴茱萸**湿热痞满，同黄连煎服。**枳实**除胸膈痰澼，逐停水，破结实，消胀满，心下急，痞痛逆气，解伤寒结胸，胃中湿热。卒胸痹痛，为末，日服。胸痹结胸，同厚朴、栝楼、薤白煎服。同白术丸服。**枳壳**　**厚朴**并泄脾消痰，除胸痞胁胀。**皂荚**破痰囊，腹胀满欲令瘦者，煨丸取利。**卮子**解火郁，行结气。**蕤核**破心下结痰痞气。**茯苓**胸胁气逆胀满，同人参煎服。

【痰食】〔草部〕**半夏**消痰热满结。小结胸，痛止在心下，同黄连、栝楼煎服。**旋覆花**汗下后，心下痞满，噫气不止。**缩砂**痰气膈胀，以萝卜汁浸，焙研汤服。**泽漆**心下伏瘕如杯，同大黄、葶苈丸服。**栝楼**胸痹痰结，痛彻心背，痞满喘咳，取子丸服，或同薤白煎酒服。**三棱**胸满，破积。**牵牛**胸膈[1]食积，以末一两，同巴豆霜，水丸服。〔谷菜〕**神曲**同苍术丸服，除痞满食气。**麦蘖**同神曲、白术、橘皮丸服，利膈消食。**生姜**心下坚痞，同半夏煮服。**姜皮**消痞。**白芥子**冷痰痞满，同白术丸服。〔果木〕**橘皮**痰热痞满，同白术丸服，或煎服。**青橘皮**胸膈气滞，同茴香、甘草、白盐制末，点服。四制为末，煎服，名快膈汤。**瓜蒂**吐痰痞。**槟榔**消水谷，下痰气。伤寒痞满不痛者，同枳实研末，黄连汤下。结胸痛者，酒煎二两服。**大腹皮**痞满醋心。**诃黎勒**胸膈结气。**巴豆**阴证寒实结胸，大便不通，贴脐灸[2]之。〔金石〕**密陀僧**胸中痰结，醋水煎干为末，酒水煎服，取吐。**银朱**痰气结胸，同明矾丸服。**芒消**。

【脾虚】〔草部〕**人参**主胸胁逆满，消胸中痰，消食变酸水，泻心肺脾胃火邪。心下结硬，按之无，常觉痞满，多食则吐，气引前后，噫呃不除，由思虑郁结，同橘皮去白丸服。**术**除热消食，消痰水。胸膈烦闷，白术末，汤服。消痞强胃，同枳实为丸服。心下坚大如盘，水饮所作，腹满胁鸣，实则失气，虚则遗尿，名气分，同枳实水煎服。**苍术**除心下急满，解郁燥湿。**远志**去心下膈气。**升麻**　**柴胡**升清气，降浊气。**附子**〔兽部〕**羊肉**老人膈痞不下食，同橘皮、姜、面作臛食。

胀　满

有湿热，寒湿，气积，食积，血积。

【湿热】术除湿热，益气和中。脾胃

---

① 膈：原作“胀”，字误，今据卷十八牵牛子条附方改。

② 灸：原作“炙”，字误，今据卷三十五巴豆条附方改。

不和，冷气客之为胀满，同陈皮丸服。**黄连**去心火及中焦湿热。**黄芩**脾经诸湿，利胸中热。**柴胡**宣畅气血，引清气上行。**桔梗**腹满肠鸣，伤寒腹胀，同半夏、橘皮煎服。**射干**主胸胁满，腹胀气喘。**薄荷　防风　车前　泽泻　木通　白芍药**去脏腑壅气，利小便，于土中泻木而补脾。**大黄**主肠结热，心腹胀满。**半夏**消心腹痰热满结，除腹胀。小儿腹胀，以酒和丸，姜汤下，仍姜汁调，贴脐中。**牵牛**除气分湿热，三焦壅结。湿气中满，足胫微肿，小便不利，气急咳嗽，同厚朴末服。水蛊胀满，白黑牵牛末各二钱，大麦面四两，作饼食。小儿腹胀，水气流肿，小便赤少，生研一钱，青皮汤下。**忍冬**治腹胀满。**泽泻**渗湿热。**赤小豆**治热，利小便，下腹胀满，散气。**豌豆**利小便，腹胀满。**荠菜**子，治腹胀。根，主胀满腹大，四肢枯瘦，尿涩，以根同甜葶苈丸服。**木瓜**治腹胀善噫。**厚朴**消痰下气，除胀满，破宿血，化水谷，治积年冷气雷鸣。腹胀脉数，同枳实，大黄煎服。腹痛胀满，加甘草、桂、姜、枣。男女气胀，冷热相攻，久不愈，姜汁炙研，米饮日服。**皂荚**主腹胀满。胸腹胀满，煨研丸服，取利甚妙。**枳实**消食破积，去胃中湿热。**枳壳**逐水消胀满，下气破结。老幼气胀，气血凝滞，四制丸服。**茯苓**主心腹胀满，渗湿热。**猪苓　鸬鹚**大腹鼓胀，体寒，烧研，米饮服。**鸡屎白**下气，利大小便，治心腹鼓胀，消积。鸡屎醴：治鼓胀，旦食不能暮食，以袋盛半升渍酒，日饮三次，或为末酒服。欲下，则煮酒顿服。**野鸡**心腹胀满，同茴香、马芹诸料，入蒸饼作馄饨食。**豪猪肚及屎**主热风鼓胀，烧研酒服。**猪血**中满腹胀，旦食不能暮食，晒研酒服，取利。**牛溺**主腹胀，利小便气胀，空心温服一升。癥癖鼓胀，煎如饴，服枣许，取利。**蛤蟆**鼓气，煅研酒服。青蛙，入猪肚内煮食。

【寒湿】**草豆蔻**除寒燥湿，开郁破气。**缩砂蔤**治脾胃结滞不散，补肺醒脾。**益智子**主客寒犯胃。腹胀忽泻，日夜不止，二两煎汤服，即止。**胡芦巴**治肾冷，腹胁胀满，面色青黑。**胡椒**虚胀腹大，同全蝎丸服。**附子**胃寒气满，不能传化，饥不能食，同人参、生姜末，煎服。**丁香**小儿腹胀，同鸡屎白，丸服。**诃黎勒**主冷气，心腹胀满，下气。**禹余粮**。

【气虚】**甘草**除腹胀满，下气。**人参**治心腹鼓痛，泻心肺脾中火邪。**萎蕤**主心腹结气。**青木香**主心腹一切气，散滞气，调诸气。**香附子**治诸气胀满，同缩砂、甘草为末服。**紫苏**治一切冷气，心腹胀满。**莱菔子**气胀气蛊，取汁浸缩砂炒七次，为末服。**生姜**下气，消痰喘胀满，亦纳下部导之。**姜皮**消胀痞，性凉。**马芹子**主心腹胀满，开胃下气。**山药**心腹虚胀，手足厥逆，或过服苦寒者，半生半炒为末，米饮服。**百合**除浮肿，胪胀痞满。**败瓢**酒炙三五百次，烧研[①]服，治中满鼓胀。**槟榔**治腹胀，生捣末服。**沉香**升降诸气。**全蝎**病转下后，腹胀如鼓，烧灰，入麝，米饮服。

【积滞】**蓬莪茂**治积聚诸气胀。**京三棱**治气胀，破积。**刘寄奴穗**血气胀满，为末，酒服三钱，乃破血下胀仙药也。**马鞭草**行血活血。鼓胀烦渴，身干黑瘦，锉曝，水煮服。**神曲**补虚消食。三焦滞气，同莱菔子煎服。少腹坚大如盘，胸满食不消化，汤服方寸匕。**糵米**消食下气，去心腹胀满。产后腹胀，不得转气，坐卧不得，酒服一合，气转即愈。**葫蒜**下气，消谷化肉。**山楂**化积消食，行结气。**橘皮**下

① 研：原脱，今据卷二十八败瓢条附方补。

气破癖，除痰水滞气。**胡椒**腹中虚胀，同蝎尾、莱菔子丸服。**车脂**少小腹胀，和轮下土服。**胡粉**化积消胀。小儿腹胀，盐炒摩腹。**古文钱**心腹烦满，及胸胁痛欲死，水煮汁服。**钢铁**主胸膈气塞，不化食。**水银**治积滞鼓胀。**黑盐**腹胀气满，酒服六铢。酒肉过多，胀满不快，用盐擦牙，温水漱下，二三次即消。**芒消**治腹胀，大小便不通。**绿矾**消积滞，燥脾湿，除胀满，平肝，同苍术丸服，名伐木丸。**猪项肉**酒积，面黄腹胀，同甘遂捣丸服。取下酒布袋也。

诸　肿

有风肿，热肿，水肿，湿肿，气肿，虚肿，积肿，血肿。

【开鬼门】〔草部〕**麻黄**主风肿、水肿，一身面目浮肿，脉浮，小便不利，同甘草煮汤服，取汗。水肿脉沉，浮者为风，虚肿者为气，皆非水也，麻黄、甘草、附子煮汤服。**羌活**疗风用独活，疗水用羌活。风水浮肿，及妊娠浮肿，以萝卜子炒过研末，酒服二钱，日二。**防风**治风行周身，及经络中留湿，治风去湿之仙药也。**柴胡**主大肠停积水胀。**浮萍**去风湿，下水气，治肿，利小便，为末，酒服方寸匕。**鼠粘子**除肤风，利小便。风水身肿欲裂，炒末，每服二钱，日三。风热浮肿，半炒研末酒服。水蛊腹大，面糊丸服。根、茎亦主风肿，逐水效。**天仙藤**妊娠浮肿，谓之子气，乃素有风气，勿作水治，同香附、陈皮、甘草、乌药、紫苏煎服。**忍冬**去寒热身肿，风湿气。**蒺藜**洗浮肿。**陆英**洗水气虚肿。**狗脊**〔谷菜〕**黍穰 葱白根**〔果木〕**杏叶**并洗足肿。**楠材**肿自足起，同桐木煎洗，并少饮之。**桐叶**手足浮肿，同小豆煮汁渍洗，并少饮之。**柳枝及根皮**洗风肿。

【洁净府】泽泻逐三焦停水，去旧水，养新水，消肿胀，渗湿热。水湿肿胀，同白术末服。**鸭跖草**和小豆煮食，下水。**苍耳子**大腹水肿，烧灰，同葶苈末服。**苏子**消渴变水，同莱菔子服，水从小便出。**木通**利大小便，水肿，除诸经湿热。**通脱木**利小便，除水肿。**香薷**散水肿，利小便。大叶者浓煎汁熬，丸服，治水甚捷，肺金清而热自降也。暴水、风水、气水，加白术末丸，至小便利为效。**灯心草**除水肿癃闭。**冬葵子**利小便，消水气。妊娠水肿，同茯苓末服，小便利则愈。**蜀葵子**利小便，消水肿。**葶苈**利水道，下膀胱水，皮间邪水上出，面目浮肿，大降气，与辛酸同用，以导肿气。通身肿满，为末，枣肉丸服，神验。或用雄鸡头捣丸。阳水暴肿，喘渴尿涩，同防己末，以绿头鸭血，和丸服之效。**马鞭草**大腹水肿，同鼠尾草煮汁熬稠丸服，神效。**马兰**水肿尿涩，同黑豆、小麦，酒、水煎服。**益母草**服汁，主浮肿，下水。**旋覆花**除水肿大腹，下气。**萱草根、叶**通身水肿，晒研，二钱，入席下尘，米饮服。**蓼子**下水气，面浮肿。**海金沙**脾胃肿满，腹胀如鼓，喘不得卧，同白术、甘草、牵牛为末服。**汉防己**利大小便，主水肿，通行十二经，去下焦湿肿，泄膀胱火，必用之药。皮水，胕肿在皮肤中，不恶风，按之不没指，同黄芪、桂枝、茯苓、甘草煎服。**水蘋**主暴热，下气，利小便。**海藻**下十二水肿，利小便。**海带　昆布**利水道，去面肿。**越王余算**去水肿浮气。**天蓼**主水气。**茅根**虚病后，饮水多，小便不利作肿，同赤小豆煮食，水随小便下。**蒲公英**煮服，消水肿。**薇**利大小便，下浮肿。〔谷部〕**薏苡仁**水肿喘急，以郁李仁绞汁煮粥食。**黑大豆**逐水去肿。桑柴灰煮食，下水鼓。范汪方：煮汁入酒，再煮服，水从小便出。肘后方：煮干为末服。**赤小豆**下水肿，利小便。桑灰汁煮食代饭，冬灰亦可。同姜、蒜煮食。水蛊，腹大有声，皮黑者，同白茅根煮食。足肿，煮汁渍洗。**腐婢**下水气。**绿豆**煮食，消肿下气。十种水气，同附子逐日煮食。〔菜部〕**葫蒜**同蛤粉丸服，消水肿。同田螺、车前，贴脐，通小便。**胡葱**浮肿，同小豆、消石煮食。**罗勒**消水气。**百合**除浮肿胪胀。**冬瓜**小腹水胀，利小便。酿赤小豆煨熟，丸服。瓜瓤淡煮汁饮，止水肿烦渴。**胡瓜**水病肚胀肢浮，以醋煮食，须臾水下。〔果部〕**李核仁**下水气，除浮肿。**杏核仁**浮肿急，小便少，炒研入粥食。头面风肿，同鸡子黄涂帛上贴之，七八次愈。**乌梅**水气满急，同大枣煮汁，入蜜咽之。**桃白皮**水肿，同秫米酿酒服。**椒目**治十二种水气胀满，行水渗湿。炒研，酒服方寸匕。**败荷叶**阳水浮肿，烧研水服。足肿，同藁本煎洗。〔木部〕**木兰皮**主水肿。**柳叶**下水气。**榉皮**通身水肿，煮汁日饮。**榆皮、叶**消水肿，利小便。皮末，同米煮粥食之。**柯树皮**大腹水病，煮汁熬丸服，病从小便出也。**桑白皮**去肺中水气，水肿腹满胪胀，利水道也。**桑椹**利水气，消肿。水肿胀满，以桑白皮煎水煮椹，同糯米酿酒饮。**桑叶**煎饮代茶，除水肿，利大小肠。**桑枝**同上。**桑柴灰**淋汁煮小豆食，下水胀。**楮实**水气蛊胀，用洁净釜①熬膏，和茯苓、白丁香丸服，效。**楮叶**通身水肿，煎汁如饴，日服。积年水气，面肿如水，煎汁煮粥食。**楮白皮**逐水肿气满，利小便。煮汁酿酒，治水肿入腹，短气咳嗽，及妇人新产，风入脏内，肿胀短气。风水肿浮，同木通、猪苓、桑白皮、陈皮煎服。膀胱石水，肢削，小腹胀，取根皮同桑白皮、白术、同黑豆煎汁，入酒服之效。**楮汁**天行病后，脐下如水肿，日服一杯，小便利即消。**卮子**热水肿疾，炒研饮服。妇人胎肿，属湿，丸服有验。**茯苓及皮**主水肿，利水道。皮同椒目煎水，日饮。**猪苓**利水发汗，主肿胀满急，消胎肿。**皂荚**身面卒肿，炙渍酒饮，或加黑锡。**五加皮**风湿肿。**枳茹**水胀暴风。〔石部〕**滑石**利水，燥湿，除热。**白石英**石水，腹坚胀满，煮酒服。**凝水石**除胃中热，水肿，小腹痹，泻肾。**矾石**却水。水肿，同青矾、白面丸服。**青矾**水肿黄病，作丸服。〔虫部〕**蝼蛄**利大小便，治肿甚效。十种水病，腹满喘促，五枚焙研，汤服。肘后方：每日炙食十枚。普济方：左右用，同大戟、芫花、甘遂服。同轻粉嗃鼻，消水病。**青蛙**消水肿，同胡黄连末，入猪肚内煮食。水蛊，腹大有声，皮黑，酥炙，同蝼蛄、苦瓠末服。〔介鳞〕**海蛤**治十二种水气浮肿，利大小肠。水痫肿病，同杏仁、防已、葶苈、枣肉丸服。水肿发热，同木通、猪苓、泽泻、滑石、葵子、桑皮煎服。石水肢瘦腹独大者，同防已、葶苈、茯苓、桑皮、桔皮、郁李丸服。气肿，同昆布、凫茈、海螵蛸、荔枝壳煎饮服。**蛤粉**清热利湿，消浮肿，利小便。气虚浮肿，同大蒜丸服。**贝子**下水气浮肿。**田螺**利大小便，消手足浮肿，下水气。同大蒜、车前贴脐，水从小便出。**鲤鱼**煮食，下水气，利小便。用醋煮食。赤小豆煮食。酿白矾，泥包煨研，食粥，随上下用。**白鱼**开胃下气，去水气。**鲫鱼**合小豆、商陆煮食，消水肿。**鲈鱼**治水气。**鳢鱼**合小豆煮食，下大水面目浮胀及妊娠水气。入冬瓜、葱白，主十种水垂死。**鳡鱼**疗水肿，利小便。**黄颡鱼**合大蒜、商陆煮食，消水，利小便。绿豆同煮亦可。

① 釜：原作“府”，字误，今据卷三十六楮条附方改。

〔禽兽〕**青头鸭**大腹水肿垂死，煮汁服取汗，亦作粥食。**雄鸭头**治水肿，利小便。捣，和汉防己末，丸服。**凫肉**治热毒水肿。**鸬鹚**利水道。**鸡子**身面肿满，涂之频易。**猪脂**主水肿。**猪肾**包甘遂煨食，下水。**羊肺**水肿，尿短喘嗽，同葶苈子、醋，蜜丸服。**豪猪肚及屎**水病，热风鼓胀，烧研酒服。**牛溺**水肿腹胀，利小便，空腹饮之。喘促者，入诃子皮末熬，丸服，当下水。**水牛角䚡　人中白**水气肿满，煎令可丸，每服一豆。**秋石**拌食代盐。

【逐陈莝】〔草〕**三白草**水肿，服汁取吐。**蒴藋根**浑身水肿，酒和汁服，取吐利。**蓖麻子仁**水癥肿满，研水服，取吐利。**商陆**主水肿胀满，疏五脏水气，泻十种水病，利大小肠。切根，同赤小豆、粳米煮饭，日食甚效。或同粟米粥食。或取汁和酒饮，利水为妙。或同羊肉煮食。**大戟**主十二水，腹满痛，发汗，利大小便。水肿喘急及水蛊，同干姜末服。或同当归、橘皮煎服。或同木香末，酒服。或同木香、牵牛末，猪肾煨食。或煮枣食。并取利水为神效。**泽漆**去大腹水气，四肢面目浮肿。十肿水气，取汁熬膏，酒服。**甘遂**主面目浮肿，下五水，泄十二水疾，泻肾经及隧道水湿痰饮，直达水气所结之处，及泄水之圣药。水肿腹满，同牵牛煎呷。膜外水气，同荞麦面作饼食，取利。身面浮肿，以末二钱入猪肾煨食，取利。正水胀急，大小便不利欲死，半生半炒为末，和面作棋子煮食，取利。小儿疳水，同青橘皮末服。水蛊喘胀，同大戟煎呷，不过十服。妊娠肿满，白蜜丸服。**续随子**治肺中水气，日服十粒，下水最速，不可多服。一两去油，分作七服，治七人，用酒下。阳水肿胀，同大黄丸服。**芫花**主五水在五脏皮肤及饮澼。水蛊胀满，同枳壳醋煮丸服。**荛花**主十二水，肠中留澼。**莨菪子　狼毒**破水癖。**防葵**肿满洪大，为末酒服。**牵牛**利大小便，除虚肿水病，气分湿热。阴水阳水，俱同大黄末，锅焦饭丸服。诸水饮病，同茴香末服。水肿气促，坐卧不得，用二两炒，取末，乌牛尿浸一夜，入葱白一握，平旦煎，分二服，水从小便出。小儿肿病，二便不利，白黑牵牛等分，水丸服。水蛊胀满，同大麦面作饼烧食，降气。**马兜铃**去肺中湿气，水肿腹大喘急，煎汤服。**羊桃根**去五脏五水，大腹，利小便，可作浴汤。水气鼓，大小便涩，同桑白皮、木通、大戟煎汁熬稠服，取利。**紫藤**煎汁熬服，下水癊病。**大豆黄卷**除胃中热，消水病胀满，同大黄醋炒为末服。**荞麦**水肿喘急，同大戟末作饼食，取利。**米醋**散水气。**葱白**水癊病，煮汁服，当下水。病已困者，烂捣坐之，取气，水自下。**老丝瓜**巴豆炒过，入陈仓米同炒，取米去豆，丸服。**巴豆**十种水病。水蛊大腹有声，同杏仁丸服。煮汁，拭身肿。**郁李仁**大腹水肿，面目皆浮，酒服七七粒，能泻结气，利小便。肿满气急，和面作饼食，大便通即愈，**乌桕木**暴水癥结，利大小便。水气虚肿，小便少，同木通、槟榔末服。**鼠李**下水肿腹胀。**接骨木根**下水肿。**楤木**煮服，下水。**针砂**消积平肝。水肿尿短，同猪苓、地龙、葱涎贴脐。**轻粉　粉霜**消积，下水。**银朱**正水病，大便利者，同硫黄丸服。

【调脾胃】〔草部〕**白术**逐皮间风水结肿，脾胃湿热。四肢肿满，每用半两，同枣煎服。**苍术**除湿发汗，消痰饮，治水肿胀满。**黄连**湿热水病，蜜丸，每服四五丸，日三服。**黄芪**风肿自汗。**香附子**利三焦，解六郁，消胕肿。酒肿虚肿，醋煮丸服。气虚浮肿，童尿浸焙丸服。**藿香**风水毒肿。**砂仁**遍身肿满，阴肿，同土狗一个等分研，和老酒服。**葳蕤**小儿痫后，气血尚虚，热在皮肤，身面俱肿，同葵子、龙胆、茯苓、前胡煎服。**使君子**小儿虚肿，上下皆浮，蜜炙末服。**附子**脾虚湿肿，同小豆煮焙丸服。男女肿因积得，积去肿再作，喘满，小便不利，医者到此多束手，盖中下二焦气不升降，用生附子一个，入生姜十片，煎[①]水入沉香汁冷服，须数十枚乃效。**乌头**阴水肿满，同桑白皮煮汁熬膏服。〔菜果〕**姜皮**消浮肿腹胀。**萝卜**酒肿及脾虚足肿，同皂荚煮熟，去皂荚，入蒸饼，捣丸服。**柑皮**产后虚浮，四肢肿，为末酒服。**槟榔**逐水消胀。**椰子浆**消水。**沙棠果**食之却水病。**吴茱萸**燥脾行水。**苏合香**下水肿，同水银、白粉服。〔禽兽〕**白雄鸡**　**黄雌鸡**并同小豆煮食，消肿。**猪肝**肝虚浮肿，同葱、豉、蒜、醋炙食。脊肉亦可。**狗肉**气水鼓胀，尿少，蒸食。**羊肉**身面浮肿，同商陆煮臛食。**水牛肉**消水除湿，头尾皆宜。**牛膍**热气水气。**貒肉**水胀垂死，作羹下水大效。**獭肉**水胀热毒，煮汁服。**鼠肉**水鼓石鼓，身肿腹胀，煮粥食。

【血肿】〔草部〕**红蓝花**捣汁服，不过三服。**刘寄奴**下气，治水胀。**泽兰**产后血虚浮肿，同防己末，醋汤服。**紫草**胀满，通水道。

黄　疸

有五，皆属热湿。有瘀热，脾虚，食积，瘀血，阴黄。

【湿热】〔草部〕**茵陈**治通身黄疸，小便不利。阳黄，同大黄用；阴黄，同附子用。湿热黄疸，五苓散加之。酒疸，同栀子、田螺擂烂，酒服。痫黄如金，同白鲜皮煎服。同生姜，擦诸黄病。**白鲜皮**主黄疸、热黄、急黄、谷黄、劳黄、酒黄。**秦艽**牛乳煎服，利大小便，疗酒黄黄疸，解酒毒，治胃热。以一两酒浸饮汁，治五疸。**大黄**治湿热黄疸。伤寒瘀热发黄者，浸水煎服，取利。**栝楼根**除肠胃痼热，八疸，身面黄。黑疸危疾，捣汁服，小儿加蜜。酒疸、黄疸，青栝楼焙研煎服，取利。时疾发黄，黄栝楼绞汁，入芒消服。**胡黄连**小儿黄疸，同黄连末入黄瓜内，面里煨熟，捣丸服。**黄连**诸热黄疸。**柴胡**湿热黄疸，同甘草、茅根水煎服。**苦参**主黄疸，除湿热。**贝母**主时行黄疸。**山慈姑**同苍耳擂酒服，治黄疸。**茅根**利小便，解酒毒，治黄疸。五种疸疾，用汁合猪肉作羹食。**葛根**酒疸，煎汤服。**紫草**火黄，身有赤点，午前即热，同吴蓝、黄连、木香煎服。**恶实**治急黄，身热发狂，同黄芩煎服。**苍耳叶**挼安舌下，出涎，去目黄。**麦门冬**身重目黄。**龙胆**除胃中伏热，时疾热黄，去目中黄，退肝经邪热。谷疸因食得，劳疸因劳得，用一两，同苦参末二两，牛胆汁丸服亦效。**马蔺**解酒疸。**荆芥**除湿疸。**丽春草**疗时患变成阴黄疸，采花末服，根杵汁服，取利。**大青**主热病发黄。**麻黄**伤寒发黄表热，煎酒服取汗。**灯心根**四两，酒水各半，煎服。**萱草根**治酒疸，捣汁服。**苦耽**治热结发黄，目黄，大小便涩，捣汁服，多效，除湿热。**漆草**主黄疸，杵汁和酒服。**鬼臼**黑疸不妨食者，捣汁服。**翘根**治伤寒瘀热发黄。**萹蓄**治黄疸，利小便，捣汁顿服一斤。多年者，日再服。**紫花地丁**黄疸内热，酒服末三钱。**大戟**泄天行黄病。**藜芦**黄疸肿疾，为末水服，取吐。**芫花**酒疸尿黄，同椒目烧末，水服。**木鳖子**酒疸脾黄，磨醋服一二盏，取利。**土瓜根**利大小便，治酒黄病。黄疸变黑及小儿发黄，取汁服，病从小便出。**百条根**同糯米饭捣，罨脐上，黄肿自小便

---

① 煎：原作“用”，字误，今据卷十七附子附方改。

出。**伏鸡子根**主诸热急黄，天行黄疸。**山豆根**治五般急黄，水服末二钱。**茜根**主黄疸。**木通**主脾疸，常欲眠，心烦，利小便。**白英**主寒热八疸，煮汁饮。**泽泻**利小便。**菰笋**除目黄，利大小便，解酒毒。**莼**治热疸。**地锦**主脾劳黄疸，同皂矾诸药丸服。**乌韭**　**垣衣**主疸。〔谷部〕**胡麻**杀五黄，下三焦热毒气。伤寒发黄，乌麻油和水，搅鸡子白服之。**麦苗**消酒毒，酒疸目黄，捣汁日饮。**谷颖**主黄病，为末酒服。**薏苡根**主黄疸如金，捣汁和酒服。**丽春花**治黄病，麻油服三钱。**蔓菁子**利小便，煮汁服。黄疸如金，生研水服。急黄[①]便结，生捣，水绞汁服，当鼻中出水及下诸物则愈。**莴苣子**肾黄如金，水煎服。**翘摇**杵汁服，主五种黄疾。**芹菜**煮饮。**苦瓠**嗜鼻，去黄水。〔果部〕**桃根**黄疸如金，煎水日服。**瓜蒂**嗜鼻，取黄水，或揩牙追涎。**乌芋**消疸。**盐麸子**解酒毒黄疸，根白皮捣，米疳浸一夜，温服一二升，治酒疸。〔木部〕**卮子**解五种黄病。**黄檗**胃中结热黄疸。**黄栌**解酒疸目黄，水煮服。**柳华**黄疸面黑。**柳根皮**黄疸初起，水煎服。**桦皮**诸疸煮服。**柞木皮**黄疸，烧末水服。**木兰皮**酒疸，利小便，同黄芪末服。〔石部〕**滑石**化食毒，除热黄疸。**方解石**热结黄疸。**朴消**积热黄疸。〔介部〕**蟹**湿热黄疸，烧研丸服。**田螺**利大小便，去目黄。生擂酒服，治酒疸。〔兽部〕**猪脂**五疸，日服取利。**牛脂**走精黄，面目俱黄，舌紫面裂，同豉煎热，绵裹贴舌上。**牛乳**老人黄疸，煮粥食。**牛胆**谷疸食黄，和苦参、龙胆丸服。**牛屎**黄疸，绞汁服。或为末丸服。**豪猪屎**烧服，治疸。〔人部〕**发髲**伤寒发黄，烧研水服。女劳黄疸，发热恶寒，小腹满，用一团，猪膏煎化服，病从小便出。**女人月经衣**女劳黄疸，烧灰酒服。

【脾胃】　〔草部〕**黄芪**酒疸，心下痛，胫肿发斑，由大醉当风入水所致，同木兰皮末，酒服。**白术**主疸，除湿热，消食，利小便。泻血萎黄积年者，土炒，和熟地黄丸服。苍术亦可。**远志**面目黄。**当归**白黄，色枯舌缩，同白术煎服。〔菜果〕**老茄**妇人血黄，竹刀切，阴干为末，每服二钱，酒下。**椒红**治疸。〔服石〕**妇人内衣**房劳黄病，块起若瘕，十死一生，烧灰酒服。**白石英**　**五色石脂**〔禽部〕**黄雌鸡**时行黄疾，煮食饮汁。**鸡子**三十六黄，用一个连壳烧研，醋一合温服，鼻中虫出为效，甚者不过三次神效。时行发黄，以酒、醋浸鸡子一夜，吞白数枚。

【食积】　〔谷部〕**神曲**　**麦蘖**　**黄蒸**食黄黄汗，每夜水浸，平旦绞汁温服。**米醋**黄疸、黄汗。〔菜木〕**丝瓜**食黄，连子烧研，随所伤物煎汤，服二钱。**皂荚**食气黄肿，醋炙，同巴豆丸服。〔金石〕**针砂**消积，平肝，治黄。脾劳黄病，醋炒七次，同干漆、香附、平胃散，丸服。湿热黄疸，同百草霜、粳米丸服。**矾石**黄疸水肿，同青矾、白面丸服。女劳黄疸，变成黑疸，腹胀如水，同消石丸服。妇人黄疸，因经水时房劳所致，同橘皮化蜡丸服。**绿矾**消积燥湿，化痰除胀。脾病黄肿，同百草霜、当归丸服。同百草霜、五倍子、木香丸服。同平胃散，丸服。酒黄，同平胃散、顺气散，丸服。食劳黄，枣肉丸服。血证黄肿，同百草霜、炒面丸服，或同小麦、枣肉丸服。**百草霜**消积滞，治黄疸。〔禽部〕**白丁香**急黄欲死，汤服立苏。**五灵脂**酒积黄肿[②]，入麝香，

---

① 黄：原作“急”，涉上误，今据卷二十六芜菁条附方改。

② 肿：原作“腥”，字误，今据卷四十八五灵脂附方改。

丸服。

脚　　气

有风湿，寒湿，湿热，食积。

【风寒湿气】〔草部〕**牛蒡**脚气风毒，浸酒饮。**忍冬**脚气筋骨引痛，热酒服末。**木鳖子**麸炒去油，同桂末，热酒服，取汗。**高良姜**脚气人晚食不消，欲作吐者，煎服即消。**苏子**风湿脚气，同高良姜、橘皮丸服。**丹参**风痹足软，渍酒饮。**胡卢巴**寒湿脚气，酒浸，同破故纸末，入木瓜蒸熟，丸服。**麻黄　羌活　细辛　苍术　白术　天麻　牡蒙　夏枯草　附子　侧子　艾叶　秦艽　白蒿　庵蔺　薇衔　马先蒿　水苏　紫苏　漏芦　飞廉　青葙　苍耳　茵芋　马蔺子　茜根　菊花　旋覆　菖蒲　水萍　萆薢　青藤**酒。**石南藤**酒。**菝葜**酒浸服。**土茯苓**〔谷菜〕**芸薹**并主风寒湿痹脚气。**豉**患脚人常渍酒饮，以滓傅之。**薏苡仁**干湿脚气，煮粥食，大验。**茴香**干湿脚气，为末酒服。**葱白**〔果木〕**杏仁　秦椒　蜀椒　蔓椒　大腹皮**并主风寒湿脚气。**槟榔**风湿脚气冲心，不识人，为末，童尿服。沙牛尿亦可。老人弱人脚气胀满，以豉汁服。**吴茱萸**寒湿脚气，利大肠壅气。冲心，同生姜擂汁服。**乌药**脚气掣痛，浸酒服。**五加皮**风湿脚痛五缓，煮酒饮，或酒制作丸服。**枎栘　白杨皮**毒风脚气缓弱，浸酒饮。**松节**风虚脚痹痛，酿酒饮。**松叶**十二风痹脚气，酿酒尽一剂，便能行远。**棉芽**作蔬，去风毒脚气。**乳香**同血竭、木瓜丸服，主久新脚气。**苏合香　厚朴　皂荚子　官桂　栾荆　干漆　石南叶　海桐皮**〔金石〕**石亭脂**同川乌、无名异、葱汁丸服。**礜石**浸酒。**硫黄**牛乳煎。**慈石　玄精石　白石英**〔虫鳞〕**晚蚕沙**浸酒。**青鱼　鳢鱼　鳗鲡　秦龟甲**〔禽兽〕**乌雄鸡　牛酥　羊脂　麋脂　熊肉**并主风湿脚气。**猪肚**烧研酒服。**羊乳　牛乳**调硫黄末服，取汗。**牛皮胶**炒研酒服，寒湿脚气痛立止。

【湿热流注】〔草部〕**木通　防己　泽泻　香薷　荆芥　豨莶　龙常草　车前子　海金沙　海藻　大黄　商陆**合小豆、绿豆煮饭食。**甘遂**泻肾脏风湿下注，脚气肿痛生疮，同木鳖子入猪肾煨食，取利。**牵牛**风毒脚气肠秘，蜜丸日服，亦生吞之。**威灵仙**脚气入腹，胀闷喘急，为末，酒服二钱，或为丸服，痛减药亦减。**莸草**湿痹脚气尿少，同小豆煮食。**三白草**脚气风毒，擂酒服。**巴戟天**饮酒人脚气，炒过同大黄炒研，蜜丸服。**香附子**〔谷菜〕**胡麻**腰脚痛痹，炒末，日服至一年，永瘥。**大麻仁**脚气腹痹，浸酒服。肿渴，研汁煮小豆食。**赤小豆**同鲤鱼煮食，除湿热脚气。**黑大豆**煮汁饮，主风毒脚气冲心，烦闷不识人。**马齿苋**脚气浮肿，尿涩，煮食。**百合　竹笋**风热脚气。**紫菜**〔果木〕**木瓜**湿痹，脚气冲心，煎服。枝、叶皆良。**橘皮**脚气冲心，同杏仁丸服。**桃仁**脚气腰痛，为末酒服，一夜即消。**枇杷叶**脚气恶心。**杨梅核仁**湿热脚气。**枳壳**同甘草末服，疏导脚气。**桑叶及枝**脚气水气，浓煎汁服，利大小肠。**郁李仁**脚气肿喘，大小便不利，同薏苡煮粥食。**紫荆皮**煎酒服。**茯神木**脚气痹痛，为末酒服。**赤茯苓　猪苓**〔石部〕**滑石**〔介部〕**淡菜　蚬肉**〔兽部〕**猪肝、肾、肚**作生食，治老人脚气。**乌特牛尿**热饮，利小便，主风毒脚气肿满，甚妙。

【洗渫】水蓼　水荭　毛蓼　甘松　水英　陆英　曼陀罗花　螺厣草　大戟　猫儿眼睛草　苦参　落雁木　黍瓤同椒目。**生葱　莱菔根　荷心**同藁本。**苏木**同忍冬。**杉材　楠材　樟材　钓樟　枎栘**并煎水熏洗。**白矾汤　鳖肉**同苍术、苍耳、寻风藤煮汁洗。

【敷贴】**附子**姜汁调。**天雄**　**草乌头**姜汁调，或加大黄、木鳖子末。**白芥子**同白芷末。**皂荚**同小豆末。**蓖麻仁**同苏合香丸贴足心，痛即止。**乌桕皮**脚气生疮有虫，末傅追涎。**人中白**脚气成漏孔，煅水滴之。**羊角**烧研酒调傅之，取汗，永不发。**田螺**脚气攻注，同盐杵，傅股上即定。**木瓜**袋盛踏之。**蜀椒**袋盛踏之。**樟脑**　**柳华**　**治鸟巢**　**萝卜花**并籍鞋靴。**木狗皮**　**豺皮**　**麂皮**并裹足。

【熨熏】**麦麸**醋蒸热熨。**蚕沙**蒸热熨。**蒴藋根**酒、醋蒸热熨。**蓖麻叶**蒸裹频易。**荆叶**蒸热卧之，取汗。烧烟熏涌泉穴。**针砂**同川乌末炒，包熨。**食盐**蒸热踏之，或擦腿膝后洗之，并良。**火针**。

痿

有湿热，湿痰，瘀血。血虚属肝肾，气虚属脾肺。

【湿热】〔草部〕**黄芩**去脾肺湿热，养阴退阳。**秦艽**阳明湿热，养血荣筋。**知母**泻阴火，滋肾水。**生地黄**　**黄连**　**连翘**　**泽泻**　**威灵仙**　**防己**　**木通**并除湿热。**薇衔**治痿躄，去风湿**卷柏**治痿躄，强阴。**陆英**足膝寒痛，阴痿短气。**升麻**　**柴胡**引经。〔木部〕**黄檗**除湿热，滋肾水。益气药中加之，使膝中气力涌出，痿软即去，为痿病要药。**茯苓**　**猪苓**并泄湿热。**五加皮**主痿躄，贼风伤人，软脚。

【痰湿】〔草部〕**苍术**除湿，消痰，健脾，治筋骨软弱，为治痿要药。**白术**　**神曲**　**香附子**　**半夏**并除湿消痰。**天南星**筋痿拘缓。**白附子**诸风冷气，足弱无力。**附子**　**天雄**风痰冷痹，软脚毒风，为引经药。**豨莶**　**类鼻**并风湿痿痹。〔果木〕**橘皮**利气，除湿痰。**松节**酿酒，主脚弱，能燥血中之湿。**桂**引经。酒调，涂足躄筋急。

【虚燥】〔草部〕**黄芪**益元气，泻阴火，逐恶血，止自汗，壮筋骨，利阴气，补脾肺。**人参**益元气，泻阴火，益肺胃，生津液，降痿痹，消痰生血。**麦门冬**降心火，定肺气，主痿躄。强阴益精。**知母**泻阴火，滋肾水，润心肺。**甘草**泻火调元。**山药**补虚羸，强筋骨，助肺胃。**石斛**脚膝冷疼痹弱，逐皮肌风，壮筋骨，益气力。**牛膝**痿痹，腰膝软怯冷弱，不可屈申。或酿酒服。**菟丝子**益精髓，坚筋骨，腰疼膝冷，同牛膝丸服。**何首乌**骨软行步不得，腰膝痛，遍身瘙痒，同牛膝丸服。**萆薢**腰脚痹软，同杜仲丸服。**菝葜**风毒脚弱，煮汁酿酒服。**土茯苓**除风湿，利关节，治拘挛，令人健行。**狗脊**男妇脚弱腰痛，补肾。**骨碎补**治痢后远行，或房劳，或外感，致足痿软，或痛或痹，汁和酒服。**菖蒲**酿酒饮，主骨痿。**芎䓖**　**芍药**　**当归**　**地黄**　**天门冬**　**紫菀**　**紫葳**并主痿躄养血润燥。**肉苁蓉**　**锁阳**　**列当**　**五味子**　**覆盆子**　**巴戟天**　**淫羊藿**〔木部〕**山茱萸**　**枸杞子**　**杜仲**〔兽部〕**白胶**　**鹿茸**　**鹿角**　**麋角**　**腽肭脐**并强阴气，益精血，补肝肾，润燥养筋，治痿弱。

转　筋

有风寒外束，血热，湿热吐泻。

【内治】〔草部〕**木香**　**木瓜汁**入酒调服。**桔梗**　**前胡**　**艾叶**　**紫苏**　**香薷**　**半夏**　**附子**　**五味子**　**菖蒲**　**缩砂**　**高良姜**〔菜部〕**葱白**　**薤白**　**生姜**　**干姜**〔果木〕**木瓜**利筋脉，主转筋、筋挛诸病。枝、叶、皮、根并同。**棠梨枝、叶**　**楂子**　**榠樝**　**吴茱萸**炒煎酒服，得利安。叶，同艾、醋罨之。**松节**转筋挛急，同乳香炒焦研末，木瓜酒服。**桂**霍乱转筋。足躄筋急，同酒涂之。**沉香**止转筋。**厚朴**　**卮子**

〔器水土禽〕**厕筹**并霍乱转筋。**故麻鞋底**烧赤，投酒中饮。**梳篦**烧灰，酒服。**败蒲席**烧服。**屠几垢**酒服取吐。**山岩泉水**多服令饱，名洗肠。**釜底墨**酒服。**古文钱**同木瓜、乌梅煎服。**鸡矢白**转筋入腹，为末水服。**羊毛**醋煮裹脚。

【外治】**蓼**洗。**蒜**盐捣敷脐，灸七壮。擦足心，并食一瓣。**柏叶**捣裹，并煎汁淋。枝、叶亦可。**楠木**洗。**竹叶**熨。**皂荚末**嗃鼻。**热汤**熨之。**车毂中脂**涂足心。**青布　绵絮**并酢煮搨之。**铜器**炙，熨肾堂。**朱砂**霍乱转筋，身冷心下温者，蜡丸烧笼中熏之，取汗。**蜜蜡**脚上转筋，销化贴之。

喘　逆

古名咳逆上气。有风寒，火郁，痰气，水湿，气虚，阴虚，脚气，齁𪔤。

【风寒】〔草部〕**麻黄**风寒，咳逆上气。**羌活**诸风冷湿，奔喘逆气[①]。**苏叶**散风寒，行气，消痰，利肺。感寒上气，同橘皮煎服。**款冬花**咳逆上气，喘息呼吸，除烦消痰。**南藤**上气咳嗽，煮汁服。**细辛　荩草　破故纸**〔果木〕**蜀椒**并主虚寒喘嗽。**松子仁**小儿寒嗽壅喘，同麻黄、百部、杏仁丸服。**桂**咳逆上气，同干姜、皂荚丸服。**皂荚**咳逆上气不得卧，炙研蜜丸，服一丸。风痰，同半夏煎服。痰喘咳嗽，以三挺分夹巴豆、杏仁、半夏，以姜汁、香油、蜜分炙为末，舐之。**巴豆**寒痰气喘，青皮一片夹一粒烧研，姜汁、酒服，到口便止。〔鳞部〕**鲤鱼**烧末，发汗定喘。咳嗽，入粥中食。

【痰气】〔草部〕**半夏**痰喘，同皂荚煎服。失血喘急，姜汁和面煨研，丸服。**桔梗**痰喘，为末，童尿煎服。**白前**下胸胁逆气，呼吸欲绝。久咳上气不得卧，同紫菀、半夏、大戟渍水饮。喉呷作声不得眠，焙末酒服。**蓬莪茂**上气喘急，五钱煎酒服。气短不接，同金铃子末，入蓬砂，酒服。**苏子**消痰利气定喘，与橘皮相宜。上气咳逆，研汁煮粥食。**缩砂仁**上气咳逆，同生姜擂酒服。**莨菪子**积年上气咳嗽，羊肺蘸末服。**葶苈**肺壅上气喘促，肺湿痰喘，枣肉丸服，亦可浸酒。**甘遂**水气喘促，同大戟末，服十枣丸。控涎丹。**泽漆**肺咳上气，煮汁，煎半夏诸药服。**大戟**水喘，同荞面作饼食，取利。**栝楼**痰喘气急，同白矾末，萝卜蘸食。小儿痰喘膈热，去子，以寒食面和饼炙研，水服。**贝母　荏子　射干　芫花　荛花　黄环　前胡　蒟酱　荞麦粉**咳逆上气，同茶末、生蜜水服，下气不止，即愈。**芥子**并消痰下气，定喘咳。**白芥子**咳嗽支满，上气多唾，每酒吞七粒。老人痰喘，同莱菔子、苏子煎服。**莱菔子**老人气喘，蜜丸服。痰气喘，同皂荚炭，蜜丸服。久嗽痰喘，同杏仁丸服。**生姜**暴逆上气，嚼之屡效。**茴香**肾气上冲胁痛，喘息不得卧，擂汁和酒服。〔果木〕**橘皮　杏仁**咳逆上气喘促，炒研蜜和，含之。上气喘息，同桃仁丸服，取利。久患喘急，童尿浸换半月，焙研，每以枣许，同薄荷、蜜煎服，甚效。浮肿喘急，煮粥食。**桃仁**上气咳嗽喘满，研汁煮粥食。**槟榔**痰喘，为末服。四磨汤。**椒目**诸喘不止，炒研，汤服二钱劫之，乃用他药。**崖椒**肺气喘咳，同干姜末，酒服一钱。**茗茶**风痰喘嗽不能卧，同白僵蚕末，汤服。子，同百合丸服。**银杏**降痰，定喘，温肺，煨食。**瓜蒂**吐痰。**柿蒂　都咸子　马兜铃**肺气喘急，酥炒，同甘草末煎服。**楸叶**上气咳嗽，腹满瘦弱，煎水熬膏，纳入下部。**诃黎勒　桑白皮**

① 气：原脱，今据《证类本草》卷六及卷十三独活条补。

厚朴 **枳实** **茯苓** **牡荆** 〔金石〕**青礞石**并泻肺气，消痰定喘。**雌黄**停痰在胃，喘息欲绝，同雄黄作大丸，半夜投糯粥中食。**硫黄**冷澼在胁，咳逆上气。**轻粉**小儿涎喘，鸡子蒸食，取吐利。**金屑** **玉屑** **白石英** **紫石英** **石硷** 〔介虫〕**海蛤** **文蛤** **蛤粉** **白僵蚕** 〔禽兽〕**蝙蝠**久咳上气，烧末饮服。**猪蹄甲**久咳痰喘，入半夏、白矾煅研，入麝香服。或同南星煅，丸服。**阿胶**肺风喘促，涎潮目窜，同紫苏、乌梅煎服。**驴尿**卒喘，和酒服。

【火郁】〔草部〕**知母**久嗽气急，同杏仁煎服，次以杏仁、萝卜子丸服。**茅根**肺热喘急，煎水服，名如神汤。**蓝叶**上气咳嗽，呀呷有声，捣汁服，后食杏仁粥。**大黄**人忽喘急闷绝，涎出吐逆，齿动，名伤寒并热霍乱[①]，同人参煎服。**天门冬** **麦门冬** **黄芩** **沙参** **前胡** **荩草** 䕭草 〔谷菜果服〕**丹黍根**煮服，并主肺热喘息。**生山药**痰喘气急，捣烂，入蔗汁热服。**沙糖**上气喘嗽，同姜汁煎咽。**桃皮**肺热喘急欲死，客热往来，同芫花煎汤薄胸口，数刻即止。**故锦**上气喘急，烧灰茶服，神效。〔石鳞〕**石膏**痰热喘急，同寒水石末，人参汤下。或同甘草末服。**龙骨**恚怒气伏在心下，不得喘息，咳逆上气。〔人部〕**人溺**久嗽，上气失声。

【虚促】 〔草部〕**人参**阳虚喘息，自汗，头运欲绝，为末汤服。甚者，加熟附子同煎。产后发喘，血入肺窍，危证也，苏木汤调服五钱。**五味子**咳逆上气，以阿胶为佐，收耗散之气。痰嗽气喘，同白矾末，猪肺蘸食。**马兜铃**肺热喘促，连连不止，清肺补肺。酥炒，同甘草末煎服。**黄芪** **紫菀** **女菀** **款冬花** 〔菜果木部〕**韭汁**喘息欲绝，饮一升。**大枣**上气咳嗽，酥煎含咽。**胡桃**虚寒喘嗽，润燥化痰，同生姜嚼咽。老人喘嗽，同杏仁、生姜，蜜丸服。产后气喘，同人参煎服。**沉香**上热下寒喘急，四磨汤。**蒲颓叶**肺虚喘咳甚者，焙研，米饮服，三十年者亦愈。**乌药** 〔金石〕**石钟乳**肺虚喘急，蜡丸服。**太乙余粮** 〔鳞禽〕**蛤蚧**虚喘面浮，同人参蜡丸，入糯粥呷之。**鱼鲙**风人，脚气人，上气喘咳。**鹳雉**五脏气喘不得息，作臛食。**鸡卵白** 〔兽部〕**阿胶**虚劳喘急，久嗽经年，同人参末，日服。**猪肉**上气咳嗽烦满，切作䭔子，猪脂煎食。**猪肪**煮熟切食。**猪胰**肺干胀喘急，浸酒服。**羊肺** **青羊角**吐血喘急，同桂末服。**貒骨**炙研酒服，日三。**獭肝**虚劳上气。

【齁䶎】 〔草部〕**石胡荽**寒齁，擂酒服。**醉鱼草花**寒齁，同米粉作果炙食。**半边莲**寒齁，同雄黄煅，丸服。**石苋**同甘草煎服，取吐。**苎根**痰齁，豆腐蘸食。**蓖麻仁**炒，取甜者食。叶，同白矾，猪肉裹煨食。年久者，同桑叶、御米壳丸服。**马蹄香**末。**藜芦**并吐。**木鳖子**小儿咸齁，磨水饮，即吐出痰，重者三服即效。〔谷菜〕**脂麻秸灰**小儿盐齁，淡豆腐蘸食。**淡豉**齁喘痰积，同砒霜、枯矾丸，水服即止。**莱菔子**遇厚味即发者，蒸研，蒸饼丸服。〔果木〕**银杏**同麻黄、甘草煎服。定喘汤：加半夏、苏子、杏仁、黄芩、桑白皮 款冬花。**茶子**磨米泔汁，滴鼻取涎。喘急咳嗽，同百合蜜丸服。**苦丁香** **皂荚**酥炙，蜜丸服，取利。**榆白皮**阴干为末煎，日二服。**柏树皮汁**小儿盐齁，和面作饼烙食，取吐下。**白瓷器**为末蘸食。〔鳞介禽兽〕**鲫鱼**人尿浸死，煨食，主小儿齁。**海螵蛸**小儿痰齁，米[②]饮服一钱。**烂螺壳**小儿齁，为末，日落时服。**鸡子**尿内浸三日，煮食，主年深齁。**蝙蝠**一二十年上气，烧

① 霍乱：原脱，今据卷十七大黄条附方补。
② 米：原脱，今据卷四十四乌贼鱼条附方补。

研服。**猫屎灰**痰齁，沙糖水服。

咳　嗽

有风寒，痰湿，火热，燥郁。

【风寒】〔草菜〕**麻黄**发散风寒，解肺经火郁。**细辛**去风湿，泄肺破痰。**白前**风寒上气，能保定肺气，多以温药佐使。久咳唾血，同桔梗、桑白皮、甘草煎服。**百部**止暴嗽，浸酒服。三十年嗽，煎膏服。小儿寒嗽，同麻黄、杏仁丸服。**款冬花**为温肺治嗽要药。**牛蒡根**风寒伤肺壅咳**飞廉**风邪咳嗽。**佛耳草**除寒嗽，同款冬花、地黄烧烟吸，治①久近咳嗽。**缩砂**　**紫苏**　**芥子**并主寒嗽。**生姜**寒湿嗽，烧含之。久嗽，以白饧或蜜煮食。小儿寒嗽，煎汤浴之。**干姜**〔果木〕**蜀椒**　**桂心**并主寒嗽。〔土石〕**釜月下土**卒咳嗽，同豉丸服。**车钉**妊娠咳嗽，烧投酒中，冷饮。**石灰**老小暴嗽，同蛤粉丸服。**钟乳石**肺虚寒嗽。〔虫鱼〕**蜂房**小儿咳嗽，烧灰服。**鲫鱼**烧服，止咳嗽。〔禽兽〕**白鸡**卒嗽，煮苦酒服。**鸡子白皮**久咳，同麻黄末服。**羊胰**远年咳嗽，同大枣浸酒服。

【痰湿】〔草部〕**半夏**湿痰咳嗽，同南星、白术丸服。气痰咳嗽，同南星、官桂丸服。热痰咳嗽，同南星、黄芩丸服。肺热痰嗽，同栝楼仁丸服。**天南星**气痰咳嗽，同半夏、橘皮丸服。风痰咳嗽，炮研煎服。**莨菪子**久嗽不止，煮炒研末，同酥煮枣食。三十年呷嗽，同木香熏黄烧烟吸。**葶苈**肺壅痰嗽，同知母、贝母、枣肉丸服。**芫花**卒得痰嗽，煎水煮枣食。有痰，入白糖，少少服。**玄胡索**老小痰嗽，同枯矾和饧食。**旋覆花**　**白药子**　**千金藤**　**黄环**　**荛花**　**大戟**　**甘遂**　**草犀**　**苏子**　**荏子**〔菜谷〕**白芥子**　**蔓菁子**并主痰气咳嗽。**莱菔子**痰气咳嗽，炒研和糖含。上气痰嗽，唾脓血，煎汤服。**莱菔**痨瘦咳嗽，煮食之。**丝瓜**化痰止嗽，烧研，枣肉丸服。**烧酒**寒痰咳嗽，同猪脂、茶末，香油、蜜浸服。〔果木〕**白果**　**榧子**　**海枣**　**桪子**　**都念子**　**盐麸子**并主痰嗽。**香橼**煮酒，止痰嗽。**橘皮**痰嗽，同甘草丸服。经年气嗽，同神曲、生姜、蒸饼丸服。**枳壳**咳嗽痰滞。**皂荚**咳嗽囊结。卒寒嗽，烧研，豉汤服。咳嗽上气，蜜炙丸服。又同桂心、干姜丸服。**淮木**久嗽上气。**楮白皮**水气咳嗽。**桑白皮**去肺中水气。咳血，同糯米末服。**厚朴**〔金石〕**矾石**化痰止嗽，醋糊丸服。或加人参或加建茶，或同炒卮子丸服。**浮石**清金化老痰，咳嗽不止，末服或丸。**雌黄**久嗽，煅过丸服。**雄黄**冷痰劳嗽。**密陀僧**　**礞石**　**硇砂**〔介虫〕**马刀**　**蛤蜊粉**并主痰嗽。**鲎鱼壳**积年咳嗽，同贝母、桔梗、牙皂丸服。**蚌粉**痰嗽面浮，炒红，齑水入油服。**鬼眼睛**　**白蚬壳**卒嗽不止，为末酒服。**海蛤**　**白僵蚕**酒后痰嗽，焙研茶服。

【痰火】〔草部〕**黄芩**　**桔梗**　**荠苨**　**前胡**　**百合**　**天门冬**　**山豆根**　**白鲜皮**　**马兜铃**并清肺热，除痰咳。**甘草**除火伤肺咳。小儿热嗽，猪胆汁浸炙，蜜丸服。**沙参**益肺气，清肺火，水煎服。**麦门冬**心肺虚热，火嗽，嚼食甚妙，寒多人禁服。**百部**热咳上气，火炙，酒浸服。暴咳嗽，同姜汁煎服。三十年嗽，汁和蜜炼服。小儿寒嗽，同麻黄、杏仁丸服。**天花粉**虚热咳嗽，同人参末服。**栝楼**润肺，降火，涤痰，为咳嗽要药。干咳，汁和蜜炼含。痰嗽，和明矾丸服。痰咳不止，同五倍子丸噙。热咳不止，同姜、蜜蒸含。肺热痰嗽，同半夏丸服。酒痰咳嗽，同青黛丸服。妇人夜咳，同香附、青黛末服。**灯笼草**肺热咳嗽喉痛，为末汤服，仍傅喉外。

---

① 治：原脱，今据卷十六鼠曲草条发明补。

贝母清肺消痰止咳，砂糖丸食。又治孕嗽。小儿晬嗽，同甘草丸服。**知母**消痰润肺，滋阴降火。久近痰嗽，同贝母末，姜片蘸食。**石韦**气热嗽，同槟榔，姜汤服。**射干**老血在心脾间，咳唾气臭，散胸中热气。**马勃**肺热久嗽，蜜丸服。**桑花**〔谷菜〕**丹黍米**并止热咳。**百合**肺热咳嗽，蜜蒸含之。**土芋**〔果木〕**枇杷叶**并止热咳。**杏仁**除肺中风热咳嗽，童尿浸，研汁熬，酒丸服。**巴旦杏**　**梨汁**消痰降火，食之良。卒咳，以一碗入椒四十粒，煎沸入黑饧一块，细服。又以一枚刺孔，纳椒煨食。又切片酥煎冷食。又汁和酥、蜜、地黄汁熬稠含。**干柿**润心肺，止热咳。嗽血，蒸熟，掺青黛食。**柿霜**　**余甘子**丹石伤肺咳嗽。**甘蔗汁**虚热咳嗽涕唾，入青粱米煮粥食。**大枣**　**石蜜**　**刺蜜**　**桑叶**并主热咳。〔金石〕**金屑**风热咳嗽。**石膏**热盛喘咳，同甘草末服。热嗽痰涌如泉，煅过，醋糊丸服。**浮石**热咳，丸服。**石灰木**肺热，同玄精石诸药末服。**玄精石**　**硼砂**消痰止咳。**五倍子**敛肺降火，止嗽。**百药煎**清肺化痰。敛肺劫嗽，同诃子、荆芥丸含。化痰，同黄芩、橘皮、甘草丸含。

【虚劳】〔草〕**黄芪**补肺泻火，止痰嗽、自汗及咳脓血。**人参**补肺气。肺虚久嗽，同鹿角胶末煎服。化痰止嗽，同明矾丸服。喘嗽有血，鸡子清五更调服。小儿喘嗽，发热自汗，有血，同天花粉服。**五味子**收肺气，止咳嗽，乃火热必用之药。久咳肺胀，同粟壳丸服。久嗽不止，同甘草、五倍子、风化消末噙。又同甘草、细茶末噙。**紫菀**止咳脓血，消痰益肺。肺伤咳嗽，水煎服。吐血咳嗽，同五味子丸服。久嗽，同款冬花、百部末服。小儿咳嗽，同杏仁丸服。**款冬花**肺热劳咳，连连不绝，涕唾稠粘，为温肺治嗽之最。痰嗽带血，同百合丸服。以三两烧烟，筒吸之。**仙灵脾**劳气，三焦咳嗽，腹满不食，同五味子、覆盆子丸服。**地黄**咳嗽吐血，为末酒服。**柴胡**除劳热胸胁痛，消痰止嗽。**牛蒡子**咳嗽伤肺。**鬼臼**咳劳。〔谷果〕**罂粟壳**久咳多汗，醋炒，同乌梅末服。**阿芙蓉**久劳咳，同牛黄、乌梅诸药丸服。同粟壳末服。**寒具**消痰润肺止咳。**桃仁**急劳咳嗽，同猪肝、童尿煮，丸服。**胡桃**润燥化痰。久咳不止，同人参、杏仁丸服。**金果**补虚，除痰嗽。**仲思枣**　**乌梅**〔木石〕**干漆**并主劳嗽。**诃梨勒**敛肺降火，下气消痰。久咳，含之咽汁。**钟乳粉**虚劳咳嗽。**赤石脂**咳则遗屎，同禹余粮煎服。〔诸虫鳞介〕**蜜蜡**虚咳，发热声嘶，浆水煮，丸服。**蛇含蛙**久劳咳嗽，吐臭痰，连蛇煅末，酒服。**鲫鱼头**烧研服。**鳖骨**蒸咳嗽，同柴胡诸药煮食。**生龟**一二十年咳嗽，煮法酿酒服。**龟甲**　**蛤蚧**〔禽兽〕**鹳鹆**　**鹦鹉**并主劳咳。**慈乌**骨蒸劳咳，酒煮食。**乌鸦**骨蒸劳咳嗽，煅末酒服。心，炙食。**五灵脂**咳嗽肺胀，同胡桃仁丸服，名敛肺丸。**猪肾**同椒煮食。卒嗽，同干姜煮食，取汗。**猪胰**二十年嗽，浸酒饮。同腻粉煅研服。**猪肺**肺虚咳嗽，麻油炒食。**猪胆**瘦病咳嗽，同人尿、姜汁、橘皮、诃子煮汁服。**羊胰**久嗽，温肺润燥，同大枣浸酒服。**羊肺**　**羊肉**　**貒骨**　**獭肝**　**阿胶**并主劳咳。**黄明胶**久嗽，同人参末、豉汤日服。**人尿**虚劳咳嗽。

【外治】**木鳖子**肺虚久嗽，同款冬花烧烟，筒吸之。**榆皮**久嗽欲死，以尺许出入喉中，吐脓血愈。**熏黄**三十年呷嗽，同木通、莨菪子烧烟，筒熏之。**钟乳粉**一切劳嗽，同雄黄、款冬花、佛耳草烧烟吸之。**故茅屋上尘**老嗽不止，同石黄诸药烧烟吸。

肺痿肺痈

有火郁，分气虚、血虚。

【排逐】〔草谷〕**鸡苏**肺痿吐血咳嗽，研末米饮服。**防己**肺痿咯血，同葶苈末，糯米汤服。肺痿喘咳，浆水煎呷。**桔梗**肺痈，排脓养血，补内漏。仲景治胸满振寒，咽干吐浊唾，久久吐脓血，同甘草煎服，吐尽脓血愈。**苇茎**肺痈，咳嗽烦满，心胸甲错，同桃仁、瓜瓣、薏苡煎服，吐脓血愈。**芦根**骨蒸肺痿，不能食，同麦门冬、地骨皮、茯苓、桔皮、生姜煎服。**甘草**去肺痿之脓血。久咳肺痿，寒热烦闷，多唾，每以童尿调服一钱。肺痿吐涎沫，头眩，小便数而不咳，肺中冷也，同干姜煎服。**王瓜子**肺痿吐血，炒研服。**升麻　紫菀　贝母　败酱**并主肺痈，排浓破血。**知母　黄芩**并主肺痿，咳嗽喉腥。**薏苡仁**肺痈，咳脓血，水煎入酒服。煮醋服，当吐血出。〔果木〕**橘叶**肺痈，捣汁一盏服，吐出脓血愈。**柘黄**肺痈不问已成未成，以一两，同百草霜二钱，糊丸，米饮服三十丸，甚捷。**夜合皮**肺痈唾浊水，煎服。**竹沥**老小肺痿，咳臭脓，日服三五次。**淡竹茹　茯苓**〔人部〕**人尿**肺痿寒热，气急面赤，调甘草服。**人中白　天灵盖**热劳肺痿。

【补益】〔草部〕**人参**消痰，治肺痿，鸡子清调服。**天门冬**肺痿，咳涎不渴，捣汁入饴、酒、紫菀末丸含。**栝楼**肺痿咳血，同乌梅、杏仁末，猪肺蘸食。**款冬花**劳咳肺痿，同百合末服。**麦门冬**肺痿肺痈，咳唾脓血。**蒺藜子**肺痿唾脓。**五味子　女菀　沙参**〔果石〕**白柿**并润肺止咳。**白石英**肺痿唾脓。〔鳞兽〕**鲫鱼**肺痿咳血，同羊肉、莱菔煮服。**蛤蚧**久咳肺痿，肺痈咯血。**羊肺**久咳肺痿，同杏仁、柿霜、豆粉、真酥、白蜜炙食。**羊脂髓**肺痿骨蒸，同生苄汁、姜汁、白蜜炼服。**猪肺**肺痿嗽血，蘸薏苡食。**猪胰**和枣浸酒服。**鹿血**酒服。**阿胶　醍醐　鹿角胶　黄明胶**肺痿唾血，同花桑叶末服。

虚　损

有气虚，血虚，精虚，五脏虚，虚热，虚寒。

【气虚】〔草部〕**甘草**五劳七伤，一切虚损，补益五脏。大人羸瘦，童尿煮服。小儿羸瘦，炙焦蜜丸服。**人参**五劳七伤，虚而多梦者加之，补中养营。虚劳发热，同柴胡煎服。房劳吐血，独参汤煎服。**黄芪**五劳羸瘦，寒热自汗，补气实表。**黄精**五劳七伤，益脾胃，润心肺，九蒸九晒食。**青蒿**劳热在骨节间作寒热，童尿熬膏，或为末服。或入人参、麦门冬丸服。**石斛**五脏虚劳羸瘦，长肌肉，壮筋骨，锁涎。涩丈夫元气，酒浸酥蒸服满镒，永不骨痛。**骨碎补**五劳六极，手足不收，上热下寒，肾虚。**五味子**壮水锁阳，收耗散之气。**忍冬藤**久服轻身长年益寿，煮汁酿酒饮。**补骨脂**五劳七伤，通命门，暖丹田，脂麻炒过丸服。同茯苓、没药丸服，补肾养心养血。**附子**补下焦阳虚。**天雄**补上焦阳虚。**蛇床子**暖男子阳气、女子阴气。**仙茅**丸服。**淫羊藿　狗脊**并主冷风虚劳。**柴胡　秦艽　薄荷**并解五劳七伤虚热。**羌活**五劳七伤酸痛。**苏子**补虚劳，肥健人。**青木香**气劣不足。同补药则补，同泻药则泻。**天门冬　沙参　葳蕤　白茅根　白英　地肤子　黄连　术　熏草　石蕊　玉柏　千岁蘽**〔菜谷〕**五芝　石耳　韭白　薤白　山药　甘薯**并补中益气。**大麻子**虚劳内热，大小便不利，水煎服。**胡麻**〔果木〕**柿霜　藕**并补中益元气，厚肠。**莲实**补虚损，交心肾，固精气，利耳目，厚肠胃，酒浸入猪肚煮丸服，或蒸熟蜜丸服，仙方也。**柏子仁**恍惚虚损吸吸。**枸杞子**五劳七伤，煮粥食。**地骨皮**去下焦肝肾虚热。虚劳客热，末服。热劳如燎，同柴胡煎服。虚劳寒热苦渴，同麦门冬煎服。**五加皮**五劳七伤，采茎叶末服。**冬青**风热，浸酒服。**女贞实**虚损百病，同旱莲、桑椹丸服。**柘白皮**酿酒，补虚损。**厚朴**虚而尿白者加之。**沉香**补脾胃命门。**桂**补命门营卫。**松根白皮** **茯苓** **白棘** **桑白皮**〔石虫〕**云母粉**并主五劳七伤虚损。**五色石脂**补五脏。**白石英** **紫石英**补心气下焦。**枸杞虫**起阳益精，同地黄丸服。**蚕蛹**炒食，治劳瘦，杀虫。**海蚕**虚劳冷气，久服延年。〔鳞介禽兽〕**鲫鱼** **鲥鱼** **嘉鱼** **石首鱼** **鳜鱼** **鳖肉** **淡菜** **海蛇** **鸡肉** **白鹭**炙食。**桑扈** **鸠** **雀**并补虚羸。**犬肉** **牛肉** **牛肚** **狐肉**生。**猪肉** **貒肉**并主虚劳。**狗肾**产后肾劳，如疟体冷。**猪肚**同人参、粳米、姜、椒煮食，补虚。**猴肉**风劳，酿酒。**山獭** **紫河车**一切男女虚劳。

【血虚】 〔草木〕**地黄**男子五劳七伤，女子伤中失血。同人参、茯苓熬，琼玉膏。酿酒、煮粥皆良。面炒研末酒服，治男女诸虚积冷，同菟丝子丸服。**麦门冬**五劳七伤客热。男女血虚，同地黄熬膏服。**泽兰**妇人频产劳瘦，丈夫面黄，丸服。**黄檗**下焦阴虚，同知母丸服，或同糯米丸服。**当归** **芎劳** **白芍药** **丹参** **玄参** **续断** **牛膝** **杜仲** **牡丹皮**〔介兽〕**龟版** **绿毛龟** **鳖甲** **阿胶** **醍醐** **酥酪** **驼脂** **牛骨髓** **牛乳** **羊乳**并补一切虚、一切血。**羊肉**益产妇。**羊脂**产后虚羸，地黄汁、姜汁、白蜜煎服。**羊肝**同枸杞根汁作羹食。**羊胃**久病虚羸，同白术煮饮。

【精虚】 〔草木〕**肉苁蓉**五劳七伤，茎中寒热痛，强阴益精髓。同羊肉煮食。**列当** **锁阳**同上。**菟丝子**五劳七伤，益精补阳，同杜仲丸服。**覆盆子**益精强阴，补肝明目。每旦水服三钱，益男子精，女人有子。**何首乌**益精血气，久服有子，服食有方。**萝摩子**益精气，同枸杞、五味、地黄诸药末服，极益房室。**巴戟天** **车前子** **远志** **蓬蘽** **百脉根** **决明子** **蒺藜子** **五味子** **旋花根** **萆薢** **菝葜** **土茯苓** **杜仲皮**〔石虫〕**石钟乳** **阳起石** **石脑** **石髓**并补益精气，五劳七伤。**慈石**养胃益精，补五脏，同白石英浸水煮粥，日食。**石硫黄**[①] **桑螵蛸** **青蚨** **九香虫** **牡蛎** **羊脊髓** **猪脊髓**并补虚劳，益精气。**羊肾**虚劳精竭，作羹食。五劳七伤，同肉苁蓉煮羹食。虚损劳伤，同白术煮粥饮。**鹿茸**虚劳洒洒如疟，四肢酸痛，腰脊痛，小便数，同当归丸服。同牛膝丸服。**白胶**同茯苓丸服。**麋茸**研末，同酒熬膏服。**麋角** **鹿髓** **鹿血、肾** **獐肉、骨**酿酒。**腽肭脐**并补精血。

瘵疰

有虫积，尸气。

【除邪】 〔草部〕**青蒿**骨蒸鬼气，熬膏，入猪胆，甘草末丸服。子，功同。**王瓜子**传尸劳瘵，焙研，酒服一钱。**玄参**传尸邪气，作香烧。**甘松**同玄参，熏劳瘵。**茅香**冷劳久病，同艾叶烧，丸服。**苦耽**传尸伏连鬼气。**鬼臼**尸疰殗殜，传尸劳瘵。**天麻** **鸢尾** **海根**并主飞尸[②]鬼气殗殜，传尸劳瘵。**知母** **秦艽** **胡黄连** **芦根** **酸浆子** **百部** **紫菀** **甘草** **桔梗** **人参** **黄芪**〔谷菜〕**浮麦**并主传尸，骨蒸劳热，自汗。**阿芙蓉** **鹿角菜**小儿骨蒸热劳。**茄子**传尸劳气。〔果木〕**李**去骨节间劳热。**杏核仁**男女五劳七伤，童尿煮七次，蜜蒸

① 黄：原作“石”，字误，今据卷十一石硫黄条改。
② 尸：原脱，今据卷十六海根条补。

食。**乌梅**虚劳骨蒸。**冬桃**解劳热。**桃核仁**主骨蒸作热，一百二十颗杵为丸，平旦井水下，饮酒令醉，任意吃水，隔日一作。急劳咳嗽，同猪肝、童尿煮丸服。冷劳减食，茱萸炒收，日食二十粒，酒下，重者服五百粒愈。传尸鬼气，咳嗽痃癖，煮汁作粥食。五尸鬼疰，九十九种，传及傍人，急以桃仁五十枚研泥，水四升煮服，取吐，不尽再吐。**蜀椒**丸服。**槟榔**　**安息香**　**苏合香**并杀传尸劳瘵虫。**樟木节**风劳有虫，同天灵盖诸药服。**干漆**传尸劳瘵，五劳七伤，同柏子仁、酸枣、山茱萸丸服。**皂荚**卒热劳疾，酥炙丸服。急劳烦热，同刺及木皮烧灰淋煎，嗽，入麝香，以童尿浸，蒸饼丸服。**桑柴灰**尸疰鬼疰，三十六种，变动九十九种，死复传人，淋汁煮赤小豆，同羊肉作羹食。**樗白皮**鬼疰传尸，童尿、豆豉煎服。**地骨皮**骨蒸烦热，同防风、甘草煎服。**酸枣仁**骨蒸劳热，擂汁煮粥食。**阿魏**传尸冷气。**无患子皮**飞尸。**柳叶**　**阿勒勃**　**黄檗**〔金石〕**金薄**并主骨蒸劳热。**石膏**骨蒸劳热，研粉服。**雄黄**五尸劳病，同大蒜丸服。骨蒸发热，小便研，烧石熏之。**鹅管石**熏劳嗽。**白矾**冷劳泄痢，同羊肝丸服。**禹余粮**冷劳肠泄，同乌头丸服。**阳起石**　**慈石**并主五劳七伤虚乏。**霹雳砧**〔诸虫鳞介〕**虫白蜡**并杀余虫。**石决明**骨蒸劳极。**纳鳖**传尸劳。**鳖甲**冷痛劳瘦，除骨节间劳热结实，补阴补气。**鳖肉**益气补不足，去血热。骨蒸潮热咳嗽，同前胡、贝母等药煮食，丸服。**蛤蚧**治肺劳传尸，咳嗽咯血。**蛇吞蛙**劳嗽吐臭痰，煅研酒服。**鳗鲡鱼**传尸疰气劳损。骨蒸劳瘦，酒煮服。〔禽兽〕**啄木鸟**取虫，煅研酒服。**慈乌**补劳治瘦，止咳嗽骨蒸，五味淹食。**乌鸦**瘦病咳嗽，骨蒸劳痰，煅研酒服。五劳七伤，吐血咳嗽，酿栝楼根，日煮食。**鹰矢白**杀劳虫。**猪脊髓**骨蒸劳伤，同猪胆、童尿、柴胡等煎服。**猪肝**急劳瘦悴寒热，同甘草丸服。**猪肾**传尸劳瘵，童尿、酒煮服。**猪肚**骨蒸热劳，四时宜食。**猪胆**骨蒸劳极。**羊肉**骨蒸久冷，同山药作粥食。骨蒸传尸，同皂荚、酒煮食，当吐虫出。**白羊头蹄**五劳七伤，同胡椒、荜茇、干姜煮食。**诸朽骨**骨蒸劳热，煮汁淋之，取汗。**猫肝**杀劳瘵虫，生晒研，每朔望五更酒服。**獭肝**传尸伏连殗殜，劳瘵虚汗，咳嗽发热，杀虫，阴干为末，水服，日三。**鹿茸**　**腽肭脐**虚劳。**熊脂**酒服，杀劳虫，补虚损。**象牙**骨蒸。**獭肉**　**狸骨**　**虎牙**　**鼠肉**并杀劳虫。〔人部〕**人屎**骨蒸劳极，名伏连传尸，同小便各一升，入新粟米饭五升，曲半饼，密封二七日，每旦服一合，午再服，并去恶气。人屎浸水早服之，晚服童尿。**人尿**滋阴降火。男女劳证，日服二次。骨蒸发热，以五升煎一升，入蜜三匙，每服一碗，日二服。**人中白**传尸热劳，肺痿消瘦，降火，消瘀血。**秋石**虚劳冷疾，有服法。**人乳**补五脏，治瘦悴。虚损劳瘵，同麝香、木香服，或同胞衣末服。**人牙**烧用，治劳。**天灵盖**传尸尸疰，鬼疰伏连[①]。肺痿，骨蒸盗汗，退邪气，追劳虫，炙黄，水煎服。同麝香丸服。小儿骨蒸，加黄连，末服。追虫，有天灵盖散。**人胞**男女一切虚损劳极，洗煮，入茯神丸服。河车大造丸。**人胆**尸疰伏连[②]。**人肉**瘵疾。

邪　祟

邪气乘虚，有痰、血、火、郁。

【除辟】〔草部〕**升麻**杀百精老物，殃鬼邪气。中恶腹痛，鬼附啼泣。**徐长卿**

---

① 连：原脱，今据卷五十二天灵盖条补。

② 连：原脱，今据卷五十二人胆条补。

鬼疰精物邪恶气，百精老魅注易，亡走啼哭恍惚。**鬼督邮**　**马目毒公**　**鬼臼**杀鬼疰精物，避恶气不祥，尸疰传尸。**忍冬**飞尸、遁尸、风尸、沉尸、尸疰、鬼击①，并煮汁服，或煎膏化酒服。**丹参**中恶，百邪鬼魅，腹痛气作，声音鸣吼，定精。**防葵**狂邪，鬼魅精怪。**白鲜皮**大热饮水，狂走大呼。白蒺藜卒中五尸，丸服。**女青**　**赤箭**　**天麻**　**野葛**　**海根**　**雷丸**　**蓝实**　**败芒箔**　**卷柏**　**桔梗**　**知母**　**小草**　**远志**　**甘松**　**藁本**　**迷迭香**　**白微**　**人参**　**苦参**　**沙参**　**紫菀**　**狼毒**　**草犀**　**白茅香**　**茅香**　**白及**　**商陆**　**木香**　**缩砂**　**藿香**　**瓶香**　**藒车香**　**兰草**　**山柰**　**山姜**　**蒟酱**　**蕙草**　**姜黄**　**莪茂**　**郁金香**　**鸡苏**　**菖蒲**　**艾叶**　**苦耽**　**云实**　**蓖麻**　**蜀漆**　**艾纳香**　**射罔**　**射干**　**鸢尾**　**芫花**　**荛花**　**水堇**　**钩吻**　**羊踯躅**　**海藻**　**蘼芜**　**青蒿**　**石长生**　**独行根**　**白兔藿**　**续随子**　**蜘蛛香**　**屋四角茅**　**赤车使者**〔谷菜〕**豌豆**煮汁。**白豆**　**大豆**并主鬼毒邪气疰忤。**酒**　**醋**　**陈粟米**并主鬼击。**粳米**五种尸病，日煮汁服。**芥子**邪恶鬼疰气，浸酒服。**白芥子**御②恶气，飞尸遁尸，邪魅。**大蒜**杀鬼去痛，同香墨、酱汁服。鬼毒风气，同杏仁、雄黄服。**百合**百邪鬼魅，啼泣不止。**胡荽**　**罗勒**　**旱芹**　〔果木器服〕**桃枭**　**桃花**　**桃白皮**　**桃胶**　**桃毛**并主邪恶鬼疰精气。**桃仁**鬼疰寒热疼痛，研服。**陈枣核中仁**疰忤恶气。常服，百邪不干。**榧子**　**蜀椒**　**毕澄茄**　**吴茱萸**　**柏实**　**鬼箭**　**沉香**　**蜜香**　**丁香**　**檀香**　**乌药**　**必栗香**　**竹叶**　**鬼齿**并主中恶邪鬼疰气。**降真香**带之辟邪恶气、宅舍怪异。**安息香**心腹恶气，鬼疰，魍魉，鬼胎，中恶魇寐。常烧之，去鬼来神。妇人夜梦鬼交，烧熏永断。**苏合香**辟恶，杀鬼精物。**詹糖香**　**樟脑**　**乳香**　**阿魏**　**桦皮脂**　**樗白皮**　**干漆**　**皂荚**　**桑柴灰**　**无患子**　**巴豆**　**琥珀**并杀鬼精尸疰。**卮子**五尸注病，烧研水服。**乌臼根皮**尸疰中恶，煎入朱砂服。**古厕木**鬼魅传尸，魍魉神祟，烧之。**古榇板**鬼气疰忤，中恶心腹痛，梦悸，常为鬼神祟挠，和桃枝煎酒服，取吐下。**死人枕**　**桃橛**　**甑带**煮汁。**铳楔**　**败芒箔**　〔水土金石〕**粮罂水**并主尸疰鬼气。**半天河水**鬼疰，狂邪气，恍惚妄言。**铸钟黄土**　**鼢鼠壤土**　**伏龙肝**　**釜脐墨**　**京墨**　**黑铅**　**铅丹**并主疰忤邪气。**古镜**　**铜镜鼻**　**铁落**　**朱砂**　**水银**　**硫黄**　**石膏**　**生银**　**雄黄**　**代赭**　**金牙石**　**金刚石**　**砺石**　**蛇黄**　**食盐**　**霹雳砧**〔诸虫鳞介〕**露蜂房**　**芫菁**　**龙骨**　**龙齿**　**鼍甲**并主疰病鬼邪。**鲮鲤**五邪惊啼悲伤，妇人鬼魅哭泣。**蛤蚧**　**鳗鲡**　**鲛鱼皮**　**海虾**　**蟹爪**　**贝子**　**牡蛎**　〔禽兽〕**丹雄鸡**　**黑雌鸡**　**乌骨鸡**　**鸡冠血**　**东门鸡头**并主邪气鬼物疰忤。**鸡卵白**五遁尸气冲心，或牵腰脊，顿吞七枚。**胡燕卵黄**　**乌鸦**　**鹊巢**烧服。**白鸭血**并主鬼魅邪气。**鹰肉**食之，去野狐邪魅。觜、爪烧灰，水服。屎白烧灰，酒服。**牛黄**　**野猪黄**　**羊脂**　**猪脂**　**白犬血**　**猪心血**　**尾血**　**猪乳**　**豚卵**　**羖羊角**烧。**羚羊角及鼻**　**犀角**　**鹿角及茸**　**鹿头**　**麂头骨**　**猴头骨**　**狐头、尾及屎**烧灰，辟邪恶。五脏，主狐魅及人见鬼，作羹食。**兔头及皮**　**猫头骨**　**猫肉**　**狸肉及骨**　**豹肉及鼻**　**虎肉及骨**取二十六种魅。爪、牙、皮、屎同。**象牙**　**狼牙**　**熊胆**　**麝香**　**灵猫阴**　**獭肝**鬼疰邪魅，烧末服。**腽肭脐**鬼气尸疰狐魅。**六畜毛蹄甲**　**马悬蹄**　**马屎**　**狮屎**　**底野迦**　**鼠屎**　**彭侯**　〔人部〕**乱发**尸疰，烧灰服。**头垢**

---

① 击：原脱，今据卷十八忍冬条主治补。

② 御：原作“熨”，字误，今据卷二十六白芥子条改。

人尿鬼气疰病，日日服之。**天灵盖**尸疰鬼气。**人胆**。

寒热

有外感，内伤，火郁，虚劳，疟，疮，瘰疬。

【和解】 〔草部〕**甘草**五脏六腑寒热邪气，凡虚而多热者加之。**知母**肾劳，憎寒烦热。**丹参**虚劳寒热。**白头翁**狂易寒热。**胡黄连**小儿寒热。**黄芩**寒热往来，及骨蒸热毒。**柴胡**寒热邪气，推陈至新，去早辰潮热，寒热往来，妇人热入血室。**前胡**伤寒寒热，推陈致新。**白鲜皮**主壮热恶寒。**茅根** **大黄**并主血闭寒热。**旋覆花**五脏间寒热。**茵预**寒热如疟。**屋游**浮热在皮肤，往来寒热。**乌韭** **龙胆**骨间寒热。**白微**寒热酸痛。**秦艽** **当归** **芎䓖** **芍药**并主虚劳寒热。**荆芥** **积雪草** **紫草** **夏枯草** **蠡实** **芦根** **云实** **木通** **蒲黄** **吴蓝** **连翘** **蛇含** **鸭跖草** **凌霄花** **土瓜根** 〔菜果〕**冬瓜**泡汁饮。**茄子** **马齿苋** **苋实** **薤白** **杏花**女子伤中寒热痹。**桃毛**血瘕寒热。 〔木石〕**厚朴**解利风寒寒热。**牡荆** **蔓荆**并除骨间寒热。**冷水**服丹石，病发恶寒，冬月淋至百斛，取汗乃愈。**松萝** **枳实** **竹茹** **雄黄**肝病寒热。**石膏**中风寒热。**滑石**胃热寒热。**曾青**养肝胆，除寒热。**石青** **石胆** **食盐** **朴消** **矾石** 〔虫介兽人〕**雀瓮** **龟甲**骨中寒热，或肌体寒热欲死，作汤良。**海蛤**胸痛寒热。**蛤蜊**老癖为寒热。**贝子**温疰寒热，解肌，散结热。**龙齿**大人骨间寒热。**鼍甲**伏坚寒热。**猪悬蹄甲**小儿寒热，烧末乳服。**牛黄** **人尿**。

【补中清肺】 〔草谷〕**黄芪**虚疾寒热。**沙参** **黄精** **葳蕤** **术**并除寒热，益气和中。**桔梗**除寒热，利肺。**灯笼草** **麦门冬** **紫菀** **旋花根** **黄环** **天门冬** **白英** **忍冬** **豌豆** **绿豆** **赤小豆** **秫** **百合** **山药** 〔果木〕**吴茱萸** **椒红** **桂**利肝肺气，心腹寒热。**辛夷**五脏身体寒热。**沉香**诸虚寒热冷痰，同附子煎服。**乌药**解冷热。**桑叶**除寒热，出汗。**茯苓** **酸枣** **山茱萸** 〔石部〕**殷蘖**瘀血寒热。**阳起石** **禹余粮** 〔禽兽〕**鹜肪**风虚寒热。**猳猪头肉**寒热。**熊脂** **鹿角** **麋脂**。

吐血衄血

有阳乘阴者，血热妄行；阴乘阳者，血不归经。血行清道出于鼻，血行浊道出于口。呕血出于肝，吐血出于胃，衄血出于肺。耳血曰衈，眼血曰衈，肤血曰血汗，口鼻并出曰脑衄，九窍俱出曰大衄。

【逐瘀散滞】 〔草部〕**大黄**下瘀血血闭。心气不足，吐血衄血，胸胁刺胀，同芩、连煎服。亦单为散，水煎服。**甘遂** **芫花** **大戟**吐血痰涎，血不止者，服此下行即止。**杜衡**吐血有瘀，用此吐之。**红蓝花** **郁金**破血。为末，井水服，止吐血。**茜根**活血行血。为末，水煎服，止吐衄诸血。或加黑豆、甘草丸服。同艾叶、乌梅丸服。**剪草**一切失血，为末和蜜，九蒸九晒服。**三七**吐衄诸血，米泔服三钱。**蓖麻叶**涂油炙，熨囟上，止衄。**三棱**末，醋调涂五椎上，止衄。 〔谷菜〕**麻油**衄血，注鼻，能散血。**醋**衄血，和胡粉服，仍和土敷阴囊上。**韭汁**止吐血。和童尿服，消胃脘瘀血。**葱汁**散血。塞鼻，止衄。**蔓菁汁**止吐血。**莱菔汁**止吐血大衄，仍注鼻中。**桑耳**塞鼻，止衄。 〔果木〕**栗楔**破血。烧服，止吐衄。壳亦可。**荷叶**破恶血，留好血。口鼻诸血，生者擂汁服，干者末服，或烧服，或加蒲黄。**藕汁**散瘀血，止口鼻诸血。亦注鼻止衄。**桃仁**破瘀血血闭。**桃枭**破血。止吐血，诸药不效，烧服。**榴花**散血。为末服，止吐衄。同黄葵花煎服，或为末服，亦塞鼻止衄。**干柿**脾之果，消宿血，治吐血咯血。**棕灰**消瘀血。止吐衄诸血，水服。**血竭**吹鼻，止衄。**山茶**吐衄，为末，酒入童尿服。**胡颓子根**吐血，煎水服。**蕤核**衄血。**枫香**吐衄，为末水服，或加蛤粉，或加绵灰。**椰子皮**止衄。**苏木**　〔服器〕**红绵灰**水服。**黄丝绢灰**水服。**白纸灰**水服，止吐衄，效不可言。**麻纸灰**　**藤纸灰**入麝香，酒服，止衄血。**屏风故纸灰**酒服，止衄。**败船茹**止吐血。〔土石〕**白垩土**衄血，水服二钱，除根。**伏龙肝**水淘汁，入蜜服，止吐血。**金墨**吐衄，磨汁服。**铛墨**炒过，水服二钱，止吐衄诸血。**百草霜**水服，并吹鼻止衄。**白瓷器末**吐血，皂角仁汤服二钱。衄血，吹鼻。**地龙粪**吐血，水服二钱。**花乳石**能化血为水，主诸血。凡喷血出升斗者，煅研，童尿入酒服三五钱。**金星石**主肺损吐血嗽血。**石灰**散瘀血。凡卒吐血者，刀头上烧研，水服三钱。**白矾**吹鼻，止衄。**硇砂**衄血不止，水服二钱。**食盐**散血。**戎盐**主吐血。**芒消**下瘀血。**珊瑚**吹鼻，止衄。〔虫鳞〕**蚕退纸灰**吐血不止，蜜丸含咽。**蛴螬**主吐血在胸腹不出。**蜘蛛网**卒吐血者，米饮吞一团。**露蜂房**主吐衄血。**蜗牛**焙研，同乌贼骨吹鼻，止衄。**虻虫**　**水蛭**　**五倍子末**水服，并吹鼻，止衄。**壁钱窠**塞鼻，止衄。**龙骨**服，止吐血；吹鼻，止衄；吹耳，止衈。**鲤鱼鳞灰**散血。衄不止，水服二钱。**乌贼骨**末服，治卒吐血；吹鼻，止衄。**鳔胶**散瘀血，止呕血。**鳝血**滴鼻，止衄。**胆**滴耳，止衈。〔禽兽〕**五灵脂**吐血，同芦荟丸服。同黄芪末，水服。**鸡屎白**　**老鸱骨**　**驼屎灰**　**骡屎灰**　**马悬蹄灰**　**牛骨灰**　**猬皮灰**并吹鼻止衄。**白马通**服汁，塞鼻，并止吐衄。**牛耳垢**塞鼻，止衄。**黄明胶**贴山根，止衄。炙研，同新绵灰饮服，止吐血。〔人部〕**发灰**散瘀血。止上下诸血，并水服方寸匕，日三。吹鼻，止衄。**人尿**止吐衄，姜汁和服，降火散瘀血，服此者十无一死。**吐出血**炒黑研末，麦门冬汤服三分，以导血归源。**衄血**接取点目角，并烧灰水服一钱。**人爪甲**刮末吹鼻，止衄妙。

【滋阴抑阳】　〔草部〕**生地黄**凉血生血。治心肺损，吐血衄血，取汁和童尿煎，入白胶服。心热吐衄，取汁和大黄末丸服。同地龙[①]、薄荷末，服之。**紫参**唾血衄衄。同人参、阿胶末服，止吐血。**丹参**破宿血，生新血。**地榆**止吐衄，米醋煎服。**牡丹皮**和血，生血，凉血。**当归头**止血，身和血，尾破血。衄血不止，末服一钱。**芎䓖**破宿血，养新血，治吐衄诸血。**芍药**散恶血，逐贼血，平肝助脾。太阳衄衄不止，赤芍药为末，服二钱。咯血，入犀角汁。**黄芩**诸失血。积热吐衄，为末水煎服。**黄连**吐衄不止，水煎服。**胡黄连**吐衄，同生地黄、猪胆汁丸服。**黄药子**凉血降火。吐血，水煎服。衄血，磨汁服，或末服。**白药子**烧服。**蒲黄**　**青黛**水服。**蓝汁**　**车前子**　**大小蓟汁**。**马兰**　**泽兰**　**水苏**煎或末。**紫苏**熬膏。**薄荷**　**青蒿**汁。**青葙**汁。**马蔺子**　**阴地厥**　**鳢肠**汁。**蘘荷根**汁。**生葛**汁。**浮萍**末。**桑花**末。**船底苔**煎。**土马鬃**并止吐血衄血。**荆芥**吐血，末服。口鼻出血，烧服。九窍出血，酒服。**茅根**汁或末。**茅针**　**茅花**　**金丝草**　**白鸡冠花**并主吐血衄血。**屋上败茅**浸酒。**地菘**末。**龙葵**同人参末。**螺靥草**擂酒，并止吐血。**苍耳**汁。**贯众**末。**黄葵子**末。**王不留行**煎。**苎根**汁。**决明**末。**龙鳞薜荔**末。**垣衣**汁。**屋游**末服，并止衄血。**地肤**九窍出血，同卮子、甘草、生姜、大枣、灯草，

① 龙：原作“黄”，字误，今据卷十六地黄条附方改。

水煎服。**麦门冬**吐衄不止，杵汁和蜜服，或同地黄煎服，即止。**马勃**积热吐血，沙糖丸服。妊娠吐血，米饮和服。〔谷菜〕**小麦**止唾血。**浙泔**饮，止吐血。**麦面**水服，止吐衄。**粟米粉**绞汁，止衄。**翻白草**吐血，煎服。〔果木〕**莲花**酒服末，止损血。**柏叶**煎、丸、散、汁，止吐衄诸血。**卮子**清胃脘血，止衄。**桑叶**末。**地骨皮**煎服，并主吐血。**柳絮**末服，止吐咯血。**槐花**末服，主吐唾咯血。同乌贼骨，吹衄血。**楮叶**汁。**黄檗**末。**槲若**末。**竹叶竹茹**并主吐血衄血。**荆叶**九窍出血，杵汁入酒服。〔金石〕**朱砂**同蛤粉酒服，主诸般吐血。**滑石**水服。**铅霜**水服。**胡粉**炒醋。**黄丹**水服。**玄明粉**水服。**水银**并主热衄。〔介兽〕**螺蛳**服汁，主黄疸吐血。**蛤粉**同槐花末，水服。**犬胆**并止衄血。**犀角**汁，止积热吐衄。〔人部〕**人中白**入麝，酒服，止衄。**人中黄**末服，主呕血。烧灰，吹鼻衄。

【理气导血】〔草木〕**香附**童尿调末服，或同乌药、甘草煎服。**桔梗**末。**箬叶**灰。**乌药**　**沉香**并止吐血衄血。**防风**上部见血须用。**白芷**破宿血，补新血。涂山根，止衄。**半夏**散瘀血。**天南星**散血，末服。**贝母**末。**芦荻皮**灰。**栝楼**灰。**榧子**末服，并主吐血。**石菖蒲**肺损吐血，同面，水服。**芎䓖**同香附末服，主头风即衄。**灯心草**末。**香薷**末。**谷精草**末。**枇杷叶**末。**玄胡索**塞耳。并止衄。**折弓弦**口鼻大衄，烧灰同白矾吹之。

【调中补虚】〔草谷〕**人参**补气生血，吐血后煎服一两。内伤，血出如涌泉，同荆芥灰、蒸柏叶、白面水服。**黄芪**逐五脏恶血。同紫萍末服，止吐血。**甘草**养血补血，主唾脓血。**白及**羊肺蘸食，主肺损吐血。水服，止衄。**百合**汁，和蜜蒸食，主肺病吐血。**稻米**末服，止吐衄。**蕈蘚叶**香油炒食。**饴糖**　**白扁豆**　**白术**〔石虫〕**钟乳粉**　**五色石脂**　**代赭石**并主虚劳吐血。**灵砂**暴惊九窍出血，人参汤服三十粒。**鳖甲**　**蛤蚧**　**淡菜**　**阿胶**　**白狗血**热饮。**鹿角胶**并主虚损吐血。**水牛脑**劳伤吐血，同杏仁、胡桃、白蜜、麻油熬干，末服。**羊血**热饮，主衄血经月。**酥酪醍醐**灌鼻，止涕血。

【从治】附子阳虚吐血，同地黄、山药丸服。**益智子**热伤心系吐血，同丹砂、青皮、麝香末服。**桂心**水服。**干姜**童尿服。并主阴乘阳吐血衄血。**艾叶**服汁，止吐衄。**姜汁**服汁，仍滴鼻。**芥子**涂囟。**葫蒜**贴足心。并主衄血。又服蒜汁，止吐血。

【外治】冷水耳目鼻血不止，以水浸足、贴囟、贴顶、噀面、薄胸皆宜。

齿　衄

有阳明风热，湿热，肾虚。

【除热】防风　**羌活**　**生苄**　**黄连**。

【清补】人参齿缝出血成条，同茯苓、麦门冬煎服，奇效。上盛下虚，服凉药益甚者，六味地黄丸、黑锡丹。

【外治】香附姜汁炒研，或同青盐、百草霜。**蒲黄**炒焦。**苦参**同枯矾。**骨碎补**炒焦。**丝瓜藤**灰。**寒水石**同朱砂、甘草、片脑。**五倍子**烧。**地龙**同矾、麝。**紫矿**　**枯矾**　**百草霜**并揩掺。**麦门冬**　**屋游**　**地骨皮**　**苦竹叶**　**盐**并煎水漱。**童尿**热漱。**蜀椒**　**苦竹茹**并煎醋漱。**蟾酥**按。**铁钉**烧烙。

血　汗

即肌衄，又名脉溢，血自毛孔出。心主血，又主汗，极虚有火也。

【内治】人参气散血虚，红汗污衣，同归、芪诸药煎服。又建中汤、辰砂、妙香散皆宜。抓伤血络，血出不止，以一两煎服。**葎草**产妇大喜，汗出赤色污衣，喜则气出也。捣汁一升，入醋一合，时服一杯。**黄芩**灸疮血出不止，酒炒末下。**生姜汁**毛窍节次血出，不出则皮胀如鼓，须臾口目皆胀合，名脉溢，以水和汁各半服。**郁李仁**鹅梨汁调末服，止血汗。**朱砂**血汗，入麝，水服。**人中白**血从肤腠出，入麝，酒服二钱。**水银**毛孔出血，同朱砂、麝香服。**黄犊脐中屎**九窍四肢指歧间血出，乃暴怒所致，烧末水服方寸匕，日五次。

【外治】**旱莲**傅灸疮血出不止。**蜣螂**灰，同上。**粪桶箍**烧傅搔痒血出不止。**五灵脂**掺抓痣血出不止。**男子胎发**医毛孔血出。**煮酒瓶上纸**同上。

咳　嗽　血

咳血出于肺，嗽血出于脾，咯血出于心，唾血出于肾。有火郁，有虚劳。

【火郁】**麦门冬　片黄芩　桔梗　生地黄　金丝草　茅根　贝母　姜黄　牡丹皮　芎䓖　白芍药　大青　香附子　茜根　丹参　知母　荷叶**末。**藕汁　桃仁　柿霜　干柿**入脾肺，消宿血、咯血、痰涎血。**杏仁**肺热咳血，同青黛、黄蜡作饼，干柿夹煨，日食。**水苏**研末饮服。**紫菀**同五味子蜜丸服，并治吐血后咳。**白前**久咳唾血，同桔梗、甘草、桑白皮煎服。**荆芥穗**喉脘痰血，同甘桔煎服。**蒲黄　桑白皮　茯神　柳絮**末。**韭汁**，和童尿。**生姜**蘸百草霜。**黄檗　槐花**末服。**槲若**水煎。**发灰　童尿**并主咳咯唾血。**卮子**炒焦，清胃脘血。**诃子**火郁嗽血。**乌鸦**劳嗽吐血。

【虚劳】**人参　地黄　百合　紫菀　白及　黄芪　五味子　阿胶　白胶　酥酪　黄明胶**肺损嗽血，炙研汤服。**猪胰**一切肺病，咳唾脓血。**猪肺**肺虚咳血，蘸薏苡仁末食。**猪心**心虚咯血，包沉香、半夏末，煨食。**乌贼骨**女子血枯，伤肝唾血。

诸　汗

有气虚，血虚，风热，湿热。

【气虚】**黄芪**泄邪火，益元气，实皮毛。**人参**一切虚汗，同当归、猪肾煮食，止怔忡自汗。**白术**末服，或同小麦煎服，止自汗。同黄芪、石斛、牡蛎末服，主脾虚自汗。**麻黄根**止诸汗必用，或末，或煎，或外扑。**葳蕤　知母　地榆**并止自汗。**附子**亡阳自汗。**艾叶**盗汗，同茯神、乌梅煎服。**何首乌**贴脐。**郁金**涂乳。**粳米粉**外扑。**麻勃**中风汗出。**糯米**同麦麸炒，末服。**韭根**四十九根煎服，止盗汗。〔果木〕**酸枣仁**睡中汗出，同参、苓末服。**茯神**虚汗盗汗，乌梅汤服。血虚心头出汗，艾汤调服。**柏实**养心止汗。**桂**主表虚自汗。**杜仲**产后虚汗，同牡蛎服。**吴茱萸**产后盗汗恶寒。**雷丸**同胡粉扑。〔虫兽〕**五倍子**同荞麦粉作饼，煨食，仍以唾和填脐中。**牡蛎粉**气虚盗汗，同杜仲酒服。虚劳盗汗，同黄芪、麻黄根煎服。产后盗汗，麸炒研，猪肉汁服。阴汗，同蛇床子、干姜、麻黄根扑之。**龙骨**止夜卧惊汗。**黄雌鸡**伤寒后虚汗，同麻黄根煮汁，入肉苁蓉、牡蛎粉煎服。**猪肝**脾虚，食即汗出，为丸服。**羊胃**作羹食。**牛羊脂**酒服，止卒汗。

【血虚】〔草兽〕**当归　地黄　白芍药　猪膏**产后虚汗，同姜汁、蜜、酒煎服。**猪心**心虚自汗，同参、归煮食。**肾**产后汗蓐劳，煮粥餍食。

【风热】〔草部〕**防风**止盗汗，同人参、芎䓖末服。自汗，为末，麦汤服。**白芷**盗汗，同朱砂服。**荆芥**冷风出汗，煮汁服。**龙胆**男女小儿及伤寒一切盗汗，为末酒服，或加防风。**黄连**降心火，止汗。**胡**

黄连小儿自汗。**麦门冬** 〔谷菜〕**小麦浮麦** **麦面**盗汗，作丸煮食。**豉**盗汗，熬末酒服。**蒸饼**每夜食一枚，止自汗盗汗。**黄蒸米醋**并止黄汗。**胡瓜**小儿出汗，同黄连、胡黄连、黄檗、大黄诸药，丸服。〔果木〕**桃枭**止盗汗，同霜梅、葱白、灯心等煎服。**椒目**盗汗，炒研，猪唇汤服。**盐麸子**收汗。**经霜桑叶**除寒热盗汗，末服。**竹沥**产后虚汗，热服。〔服器〕**败蒲扇灰**水服并扑。**甑蔽灰**水服。**死人席灰**煮浴。**五色帛**拭盗汗，乃弃之。

怔 忡

血虚，有火，有痰。

【养血清神】 〔草木〕**人参**同当归末，猪肾煮食。**当归** **地黄** **黄芪** **远志** **黄芩** **黄连**泻心火，去心窍恶血。**巴戟天**益气，去心痰。**香附**忧愁心忪，少气疲瘦。**牡丹皮**主神不足，泄包络火。**麦门冬** **茯神** **茯苓** **酸枣** **柏实**安魂定魄，益智宁神。

健 忘

心虚，兼痰，兼火。

【补虚】 〔草木〕**甘草**安魂魄，泻火养血，主健忘。**人参**开心益智，令人不忘，同猪肪炼过，酒服。**远志**定心肾气，益智慧不忘，为末。酒服。**石菖蒲**开心孔，通九窍，久服不忘不惑，为末，酒下。**仙茅**久服通神，强记聪明。**淫羊藿**益气强志，老人昏耄，中年健忘。**丹参** **当归** **地黄**并养血安神定志。**预知子**心气不足，恍惚错忘，忪悸烦郁，同人参、菖蒲、山药、黄精等，为丸服。〔谷菜果木〕**麻勃**主健忘。七夕日收一升，同人参二两为末，蒸熟，每卧服一刀圭，能尽知四方事。**山药**镇心神，安魂魄，主健忘，开达心孔，多记事。**龙眼**安志强魂，主思虑伤脾，健忘怔仲，自汗惊悸，归脾汤用之。**莲实**清心宁神，末服。**乳香**心神不足，水火不济，健忘惊悸，同沉香、茯神丸服。**茯神** **茯苓** **柏实** **酸枣** 〔鳞兽〕**白龙骨**健忘，同远志末，汤服。**虎骨**同龙骨、远志，末服。**六畜心**心昏多忘，研末酒服。

【痰热】 〔草果〕**黄连**降心火，令人不忘。**玄参**补肾止忘。**麦门冬** **牡丹皮** **柴胡** **木通**通利诸经脉壅寒热之气，令人不忘。**商陆花**人心昏塞，多忘喜误，为末，夜服。梦中亦醒悟也。**桃枝**作枕及刻人佩之，主健忘。〔金石兽〕**旧铁铧**心虚恍惚健忘，火烧淬酒浸水，日服。**铁华粉** **金薄** **银薄** **银膏** **朱砂** **空青** **白石英**心脏风热，惊悸善忘，化痰安神，同朱砂为末服。**牛黄**除痰热健忘。

惊 悸

有火，有痰，兼虚。

【清镇】 〔草谷〕**黄连**泻心肝火，去心窍恶血，止惊悸。**麦门冬** **远志** **丹参** **牡丹皮** **玄参** **知母**并定心，安魂魄，止惊悸。**甘草**惊悸烦闷，安魂魄。伤寒心悸脉代，煎服。**半夏**心下悸忪，同麻黄丸服。**天南星**心胆被惊，神不守舍，恍惚健忘，妄言妄见。同朱砂、琥珀丸服。**柴胡**除烦止惊，平肝胆包络相火。**龙胆**退肝胆邪热，止惊悸。**芍药**泻肝，除烦热惊狂。**人参** **黄芪** **白及** **胡麻** **山药** **淡竹沥** **黄檗** **柏实** **茯神** **茯苓** **乳香** **没药** **血竭** **酸枣仁** **厚朴** **震烧木**大惊失志，煮汁服。〔金石〕**霹雳砧**大惊失心恍惚，安神定志。**天子籍田犁下土**惊悸颠邪，水服。**金屑** **银屑** **生银** **朱砂银** **朱砂银膏** **自然铜** **铅霜** **黄丹** **铁精** **铁粉** **紫石英**煮汁。**雄黄** **玻璃** **白石英** **五色石脂** 〔鳞介禽兽〕**龙骨** **龙齿** **夜明沙**

鼍甲 **牛黄** **羚羊角** **虎睛、骨、胆** **羖羊角** **象牙** **麝脐香** **犀角** **醍醐**并镇心平肝，除惊悸。**猪心**除惊补血，产后惊悸，煮食。**猪心血**同青黛、朱砂丸服，治心病邪热。**猪肾**心肾虚损，同参、归煮食。**六畜心**心虚作痛，惊悸恐惑。**震肉**因惊失心，作脯食。**人魄**磨水服，定惊悸狂走。

狂惑

有火，有痰，及畜血。

【清镇】〔草部〕**黄连** **蓝汁** **麦门冬** **荠苨** **茵陈** **海金沙**并主伤寒发狂。**葳蕤** **紫参** **白头翁**并主狂疟。**白微**暴中风热，忽忽不知人，狂惑邪气。**白鲜皮**腹中大热饮水，欲走发狂。**龙胆**伤寒发狂，为末，入鸡子清、生蜜，凉水服。**撒法**即番红花，水浸服，主伤寒发狂。**葛根** **栝楼根** **大黄**热病谵狂，为散服。**攀倒甑汁**主风热狂躁，服。**苦参**热病发狂，不避水火，蜜丸服。**麦门冬** **芍药** **景天** **鸭跖草**并主热狂。**葶苈**卒发狂，白犬血丸服。**郁金**失血颠狂，同明矾丸服。**莨菪子** **防葵**并主颠狂，多服令人狂走。〔谷菜〕**麦苗**汁，主时疾狂热。**麦奴**阳毒热狂大渴。**葱白**天行热狂。**百合**颠邪狂叫涕泣。**淡竹笋**热狂有痰。〔果木〕**瓜蒂**热水服，取吐。**甘蔗**天行热狂，腊月瓶封粪坑中，绞汁服。**苦枣** **桃花** **楝实** **淡竹叶**并主热狂。**竹沥**痰在胸膈，使人颠狂。小儿狂语，夜后便发，每服二合。**卮子**蓄热狂躁，同豉煎服，取吐。**桐木皮**吐下。**雷丸**颠痫狂走。**芑**诸风狂痓。**经死绳灰**卒发狂，水服。〔水土金石〕**半天河**鬼狂。**腊雪**热狂。**伏龙肝**狂颠风邪，水服。**釜墨** **百草霜**并阳毒发狂。**车脂**中风发狂，醋服一团。**朱砂**颠痫狂乱，猪心煮过，同茯神丸服。产后败血入心，狂颠见祟，为末，地龙滚过，酒服。**寒水石**伤寒发狂，逾垣上屋，同黄连末服。**玄明粉**伤寒发狂，同朱砂服。**粉霜**伤寒积热，及风热生惊如狂，同铅霜、轻粉、白面，作丸服。**玄精石** **菩萨石** **雄黄**并热狂。**铁落**平肝去怯，善怒发狂，为饮服，下痰气。**铁甲**忧结善怒，狂易。**铁浆**发热狂走。**银屑** **银膏** **金屑**〔鳞介〕**龙齿**并镇神，定狂热。**文鳐**食之已狂。**贝子** **玳瑁**并主伤寒热狂。〔虫禽〕**蚕退纸灰**颠狂邪祟，狂走悲泣自高，酒服一匕。**白雄鸡**颠邪狂妄，自贤自圣，作羹粥食。惊愤邪僻，志气错越，入真珠、薤白煮食。**鸡子**天行热疾狂走，生吞一枚。**鸥**燥渴狂邪，五味腌食。**鹊巢灰**服，主颠狂。**凤凰台**磨水服，主热狂。〔兽人〕**羚羊角**惊梦狂越僻谬，平肝安魂。**犀角**时疾热毒入心，狂言妄语，镇肝退热，消痰解毒。**牛黄** **犛牛黄**并惊。**驴脂**狂颠，和乌梅丸服。**驴肉**风狂忧愁不乐，安心止烦，煮食，或作粥食之。**六畜毛蹄甲**颠狂妄走。**豭猪肉**狂病久不愈。**白犬血**热病发狂，见鬼垂死，热贴胸上。**狗肝**心风发狂，擦消石、黄丹，煮嚼。**灵猫阴**狂邪鬼神，镇心安神。**人中黄**热病发狂如见鬼，久不得汗，及不知人，煅研水服。**人屎**时行大热狂走，水服。**人尿**血闷热狂。**人魄**磨水服，定惊悸颠狂。**胞衣水**诸热毒狂言。**紫河车**煮食，主失心风，耳塞颠狂鬼神。

烦躁

肺主烦，肾主躁。有痰，有火，有虫厥。

【清镇】〔草部〕**黄连** **黄芩** **麦门冬** **知母** **贝母** **车前子** **丹参** **玄参** **甘草** **柴胡** **甘蕉根** **白前** **葳蕤** **龙胆草** **防风** **蠡实** **芍药** **地黄** **五味子** **酸浆** **青黛** **栝楼子** **葛根** **菖蒲** **菰笋**

萱根　土瓜根　王不留行并主热烦。**海苔**研饮，止烦闷。**胡黄连**主心烦热，米饮末服。**牛蒡根**服汁，止热攻心烦。**款冬花**润心肺，除烦。**白术**烦闷，煎服。**苎麻　蒲黄**并主产后心烦。〔谷菜〕**小麦　糯米泔　淅二泔　赤小豆　豉　麸　蘖米　酱汁　米醋　芋　堇　水芹菜　白菘菜　淡竹笋　壶卢　冬瓜　越瓜**〔果木〕**西瓜　甜瓜　乌梅及核仁　李根白皮　杏仁　大枣　榅桲　椑柿　荔枝　巴旦杏　橄榄　波罗蜜　梨汁　枳椇　葡萄　甘蔗　刺蜜　都咸子　都桷子　藕　荷叶　芡茎　猴桃　竹沥　竹叶　淡竹叶　楝实　厚朴　黄栌　卢会　卮子　荆沥　猪苓　酸枣仁　胡桐泪　茯神　茯苓　槐子**大热心烦，烧研酒服。**黄檗**〔金石〕**铅霜　不灰木　真玉　禹余粮　滑石**煎汁煮粥。**五色石脂　朱砂　理石　凝水石　石膏　玄明粉　石硷　甜消**〔鳞介〕**龙骨　文蛤　真珠**合知母服。**蛏肉**〔禽兽〕**抱出鸡子壳**小儿烦满欲死，烧末酒服。**鸡子白　诸畜血　驴肉　羚羊角**并主热烦。**犀角**磨汁服，镇心，解大热，风毒攻心，毷氉热闷。**水羊角灰**气逆烦满，水服。**白犬骨灰**产后烦懑，水服。

不　眠

有心虚，胆虚，兼火。

【清热】〔草部〕**灯心草**夜不合眼，煎汤代茶。**半夏**阳盛阴虚，目不得瞑，同秫米，煎以千里流水，炊以苇火，饮之即得卧。**地黄**助心胆气。**麦门冬**除心肺热，安魂魄。〔谷菜〕**秫米　大豆**日夜不眠，以新布火炙熨目，并蒸豆枕之。**干姜**虚劳不眠，研末二钱，汤服取汁。**苦竹笋　睡菜　厥菜　马蕲子**〔果木〕**乌梅　榔梅　榆**并令人得睡。**榆荚仁**作糜羹食，令人多睡。**蕤核**熟用。**酸枣**胆虚烦心不得眠，炒熟为末，竹叶汤下，或加人参、茯苓、白术、甘草，煎服。或加人参、辰砂、乳香，丸服。**大枣**烦闷不眠，同葱白煎服。**木槿叶**炒煎饮服，令人得眠。**郁李仁**因悸不得眠，为末酒服。**松萝**去痰热，令人得睡。**乳香**治不眠，入心活血。**茯神　知母　牡丹皮**〔金石〕**生银　紫石英　朱砂**〔虫兽〕**蜂蜜　白鸭**煮汁。**马头骨灰**胆虚不眠，同乳香、酸枣，末服。

多　眠

脾虚，兼湿热，风热。

【脾湿】〔草木〕**木通**脾病，常欲眠。**术　葳蕤　黄芪　人参　沙参　土茯苓　茯苓　荆沥　南烛**并主好睡。**蕤核**生用治足睡。**花构叶**人耽睡，晒研汤服，日二。〔鳞禽〕**龙骨**主多寐泄精。**鸤鸠**安神定志，令人少睡。

【风热】〔草部〕**苦参　营实**并除有热好眠。**甘蓝及子**久食益心力，治人多睡。**龙葵　酸浆**并令人少睡。**当归　地黄**并主脾气痿躄嗜卧。**苍耳　白微**风温灼热多眠。**白苣　苦苣**〔果木〕**茶**治风热昏愦，多睡不醒。**皋卢**除烦消痰，令人不睡。**酸枣**胆热好眠，生研汤服。**枣叶**生煎饮。〔兽部〕**马头骨灰**胆热多眠，烧灰水服，日三夜一。亦作枕。又同朱砂、铁粉、龙胆，丸服。

消　渴

上消少食，中消多食，下消小便如膏油。

【生津润燥】〔草部〕**栝楼根**为消渴要药，煎汤、作粉、熬膏皆良。**黄栝楼**酒洗熬膏，白矾丸服。**王瓜子**食后嚼二三两。**王瓜根　生葛根**煮服。**白芍药**同甘草煎服，日三，渴十年者亦愈。**兰叶**生津止渴，除陈气。**芭蕉根汁**日饮。**牛蒡子　葵根**消渴，小便不利，煎服；消中尿多，亦煎服。**甘藤汁** **大瓠藤汁** 〔谷菜〕**菰米**煮汁。**青粱米** **粟米** **麻子仁**煮汁。**沤麻汁** **波棱根**同鸡内金末，米饮日服，治日饮水一石者。**出了子萝卜**杵汁饮，或为末，日服，止渴润燥。**蔓菁根** **竹笋** **生姜**鲫鱼胆和丸服。〔果木〕**乌梅**止渴生津，微研水煎，入豉再煎服。**椑柿**止烦渴。**君迁子** **李根白皮** **山矾** 〔石虫〕**矾石** **五倍子**生津止渴，为末，水服，日三。**百药煎** **海蛤** **魁蛤** **蛤蜊** **真珠** **牡蛎**煅研，鲫鱼汤服，二三服即止。〔禽兽〕**焊鸡汤**澄清饮，不过三只。**焊猪汤**澄清日饮。**酥酪** **牛羊乳** **驴马乳**。

【降火清金】 〔草部〕**麦门冬**心肺有热，同黄连丸服。**天门冬** **黄连**三消，或酒煮，或猪肚蒸，或冬瓜汁浸，为丸服。小便如油者，同栝楼根丸服。**浮萍**捣汁服，同栝楼根丸服。**葎草**虚热渴，杵汁服。**紫葛**产后烦渴，煎水服。**凌霄花**水煎。**泽泻** **白药** **贝母** **白英** **沙参** **荠苨** **茅根**煎水。**茅针** **芦根** **菰根** **凫葵** **水频** **水莼** **水藻** **陟厘** **莸草** **灯心草** **苎根** **苦杖** **紫菀** **荭草** **白芷**风邪久渴。**款冬花**消渴喘息。**苏子**消渴变水，同萝卜末，桑白皮汤，日三服，水从小便出。**燕蓐草**烧灰，同牡蛎、羊肺为末。〔谷菜〕**小麦**作粥饭食。**麦麸**止烦渴。**薏苡仁**煮汁。**乌豆**置牛胆百日，吞之。**大豆苗**酥炙末服。**赤小豆**煮汁。**腐婢** **绿豆**煮汁。**豌豆**淡煮。**冬瓜**利小便，止消渴，杵汁饮。**干瓤**煎汁。苗、叶、子俱良。〔果木〕**梨汁** **庵罗果**煎饮。**林檎** **芰实** **西瓜** **甘蔗** **乌芋** **黄檗**止消渴，尿多能食，煮汁服。**桑白皮**煮汁。**地骨皮** **荆沥** **竹沥**日饮。**竹叶** **茯苓**上盛下虚，火炎水涸，消渴，同黄连等分，天花粉糊丸服。**猪苓** 〔衣服〕**故麻鞋底**煮汁服。**井索头灰**水服。**黄绢**煮汁。 〔水石〕**新汲水** **腊雪水** **夏冰** **甘露** **醴泉** **乌古瓦**煮汁。**黑铅**同水银结如泥，含豆许咽汁。**铅白霜**同枯矾丸噙。**黄丹**新水服一钱。**密陀僧**同黄连丸服。**锡吝脂**主三焦消渴。**滑石** **石膏** **长石** **无名异**同黄连丸服。**朱砂**主烦渴。**凝水石** **卤硷** **汤瓶硷**粟米和丸，人参汤，每服二十丸。同葛根、水萍煎服。同菝葜、乌梅末煎服。**浮石**煮汁服。同青黛、麝香服。同蛤粉、蝉蜕末，鲫鱼胆调服。〔虫兽〕**石燕**煮汁服，治久患消渴。**蚕茧**煮汁饮。**蚕蛹**煎酒服。**晚蚕沙**焙研，冷水服二钱，不过数服。**缲丝汤** **雪蚕** **蜗牛**浸水饮，亦生研汁。**田螺**浸水饮。**蜗螺** **蚬**浸水饮。**海月** **猪脬**烧研，酒服。**雄猪胆**同定粉丸服。**牛胆**除心腹热渴。

【补虚滋阴】 〔草部〕**地黄** **知母** **葳蕤**止烦渴，煎汁饮。**人参**生津液，止消渴，为末，鸡子清调服。同栝楼根，丸服。同粉草、猪胆汁，丸服。同葛粉、蜜，熬膏服。**黄芪**诸虚发渴，生痈或痈后作渴，同粉草半生半炙末服。**香附**消渴累年，同茯苓末。日服。**牛膝**下虚消渴，地黄汁浸曝，为丸服。**五味子**生津补肾。**菟丝子**煎饮。**蔷薇根**水煎。**菝葜**同乌梅煎服。**覆盆子** **悬钩子** 〔谷菜果木〕**糯米粉**作糜一斗食，或绞汁和蜜服。**糯谷**炒取花，同桑白皮煎饮，治三消。**稻穰心灰**浸汁服。**白扁豆**栝楼根汁和丸服。**韭菜**淡煮，吃至十斤效。**藕汁** **椰子浆** **栗壳**煮汁服。**枸杞** **桑椹**单食。**松脂** 〔石鳞禽兽〕**矾石** **石钟乳** **蛤蚧** **鲤鱼** **嘉鱼** **鲫鱼**酿茶煨食，不过数枚。**鹅**煮汁。**白雄鸡** **黄雌鸡**煮汁。**野鸡**煮汁。**白鸽**切片，同土苏煎汁，咽之。**雄鹊肉** **白鸥肉**主躁渴狂邪。**雄猪肚**煮汁饮。仲景方：黄连、知母、麦门冬、栝楼根、粱米同蒸，丸服。**猪脊骨**同甘草、木香、石莲、大枣，煎服。**猪肾** **羊肾**下虚消渴。**羊肚**胃虚消渴。**羊肺** **羊肉**同瓠子、姜汁、白面，煮食。**牛胃** **牛髓** **牛脂**同栝楼汁，熬膏服。**牛脑** **水牛肉** **牛鼻**同石燕，煮汁服。**兔及头骨**煮汁服。**鹿头**煮汁服。

【杀虫】 〔木石〕**苦楝根皮**消渴有虫，煎水入麝香服，人所不知。研末，同茴香末服。**烟胶**同生姜浸水，日饮。**水银**主消渴烦热，同铅结砂，入酥炙皂角、麝香，末服。**雌黄**肾消尿数，同盐炒干姜，丸服。〔鳞禽〕**鳝头** **鳅鱼**烧研，同薄荷叶，新水服二钱。**鲫鱼胆** **鸡肠** **鸡内金**膈消饮水，同栝楼根炒为末，糊丸服。**五灵脂**同黑豆末，每服三钱，冬瓜皮汤下。〔兽人〕**犬胆**止渴杀虫。**牛粪**绞汁服。**麝香**饮酒食果物成渴者，研末酒丸，以枳椇子汤下。**牛鼻拳**煮汁饮，或烧灰酒服。**众人溺坑水**服之。

遗精梦泄

有心虚，肾虚，湿热，脱精。

【心虚】 〔草木果石〕**远志** **小草** **益智** **石菖蒲** **柏子仁** **人参** **菟丝子**思虑伤心，遗沥梦遗，同茯苓、石莲丸服。又主茎寒精自出，溺有余沥。**茯苓**阳虚有余沥，梦遗，黄蜡丸服。心肾不交，同赤茯苓熬膏，丸服。**莲须**清心，通肾，固精。**莲子心**止遗精，入辰砂末服。**石莲肉**同龙骨、益智等分末服。酒浸，猪肚丸，名水芝丹。**厚朴**心脾不调，遗沥，同茯苓，酒、水煎服。**朱砂**心虚遗精，入猪心煮食。**紫石英**。

【肾虚】 〔草菜〕**巴戟天**夜梦鬼交精泄。**肉苁蓉**茎中寒热痛，泄精遗沥。**山药**益肾气，止泄精，为末酒服。**补骨脂**主骨髓伤败，肾冷精流，同青盐末服。**五味子**肾虚遗精，熬膏日服。**石龙芮**补阴气不足，失精茎冷。**葳蕤** **蒺藜** **狗脊**固精强骨，益男子，同远志、茯神、当归丸服。**益智仁**梦泄，同乌药、山药丸服。**木莲**惊悸遗精，同白牵牛末服。**覆盆子** **韭子**宜肾壮阳，止泄精。为末酒服，止虚劳梦泄，亦醋煮丸服。**葈葱子** **葱实**〔果木〕**胡桃**房劳伤肾，口渴精溢自出，大便燥，小便或赤或利，同附子、茯苓丸服。**芡实**益肾固精，同茯苓、石莲、秋石丸服。**樱桃** **金樱子**固精，熬膏服，或加芡实丸，或加缩砂丸服。**柘白皮**劳损梦交泄精，同桑白皮煮酒服。**乳香**卧时含枣许嚼咽，止梦遗。**棘刺**阴痿精自出，补肾益精。**沉香**男子精冷遗失，补命门。**安息香**男子夜梦鬼交遗失。**杜仲** **枸杞子** **山茱萸**〔金石〕**石硫黄** **五石脂** **赤石脂**小便精出，大便寒滑，干姜、胡椒丸服。**石钟乳**止精壮阳，浸酒日饮。**阳起石**精滑不禁，大便溏泄，同钟乳、附子丸服。〔虫鳞〕**桑螵蛸**男子虚损，昼寐泄精，同龙骨末服。**晚蚕蛾**止遗精白浊，焙研丸服。**九肋鳖甲**阴虚梦泄，烧末酒服。**龙骨**多寐泄精，小便泄精，同远志丸服，亦同韭子末服。**紫稍花**〔禽兽〕**鸡肶胵** **黄雌鸡** **乌骨鸡**遗精白浊，同白果、莲肉、胡椒煮食。**鹿茸**男子腰肾虚冷，夜梦鬼交，精溢自出，空心酒服方寸匕，亦煮酒饮。**鹿角**水磨服，止脱精梦遗。酒服，主妇人梦与鬼交，鬼精自出。**白胶**虚遗，酒服。**阿胶**肾虚失精，酒服。**猪肾**肾虚遗精，入附子末，煨食。**狗头骨皮**梦遗，酒服。**獐肉**秋石。

【湿热】 〔草木〕**半夏**肾气闭，精无管摄妄遗，与下虚不同，用猪苓炒过，同牡蛎丸服。**薰草**梦遗，同参、术等药煮服。**车前草**服汁。**续断** **漏芦** **泽泻** **苏子**梦中失精，炒研服。**黄檗**积热心忪梦遗，入片脑丸服。**龙脑** **五加皮**〔金介〕**铁锈**内热遗精，冷水服一钱。**牡蛎粉**梦遗便溏，醋糊丸服。**蛤蜊粉　烂蚬壳　田螺壳　真珠**并止遗精。

赤白浊

赤属血，白属气。有湿热，有虚损。

【湿热】〔草谷菜〕**猪苓**行湿热，同半夏末酒煮，羊卵丸服。**半夏**猪苓炒过，同牡蛎丸服。**黄连**思想无穷，发为白淫，同茯苓丸服。**知母**赤白浊及梦遗，同黄檗、蛤粉、山药、牡蛎丸服。**茶茗叶**尿白如注，小腹气痛，烧入麝香服。**生地黄**心虚热赤浊，同木通、甘草煎服。**大黄**赤白浊，以末入鸡子内蒸食。**苍术**脾湿下流，浊沥。**荞麦粉**炒焦，鸡子白丸服。**稻草**煎浓汁，露一夜服。**神曲　萝卜**酿茱萸蒸过，丸服。**冬瓜仁**末，米饮服。**松蕈**〔果木〕**银杏**十枚，擂水日服，止白浊。**榧子　椿白皮**同滑石等分，饭丸服。一加黄檗、干姜、白芍、蛤粉。**榆白皮**水煎。**楮叶**蒸饼丸服。**柳叶**清明日采，煎饮代茶。**牡荆子**酒饮二钱。**厚朴**心脾不调，肾气浑，姜汁炒，同茯苓服。

【虚损】〔草果木兽〕**黄芪**气虚白浊，盐炒，同茯苓丸服。**五味子**肾虚白浊脊痛，醋糊丸服。**肉苁蓉**同鹿茸、山药、茯苓丸服。**菟丝子**思虑伤心肾，白浊遗精，同茯苓、石莲丸服。又同麦门冬丸服。**络石**养胃气，土邪干水，小便白浊，同人参、茯苓、龙骨，末服。**木香**小便浑如精状，同当归、没药丸服。**萆薢**下焦虚寒，白浊茎痛，同菖蒲、益智、乌药煎服。**附子**白浊便数，下寒，炮末，水煎服。**益智**白浊，同厚朴煎服；赤浊，同茯神、远志、甘草丸服。**远志**心虚赤浊，同益智、茯神丸服。**石莲**心虚赤浊，研末六钱，甘草一钱，煎服；白浊，同茯苓煎服。**芡实**白浊，同茯苓、黄蜡丸服。**土瓜根**肾虚，小便如淋。**石菖蒲**心虚白浊。**茱萸　巴戟天　山药　茯苓**心肾气虚，梦遗白浊，赤白各半，地黄汁及酒熬膏丸服。阳虚甚，黄蜡丸服。**羊骨**虚劳白浊，为末酒服。小便膏淋，橘皮汤服。**羊胫骨**脾虚白浊，同厚朴、茯苓丸服。**鹿茸**。

癃　淋

有热在上焦者，口渴；热在下焦者，不渴；湿在中焦，不能生肺者。前后关格者，下焦气闭也。转胞者，系了戾也。五淋者，热淋、气淋、虚淋、膏淋、沙石淋也。

【通滞利窍】〔草部〕**瞿麦**五淋小便不通，下沙石。**龙葵根**同木通、胡荽，煎服，利小便。**蜀葵花**大小便关格，胀闷欲死，不治则杀人。以一两捣入麝香五分，煎服，根亦可。**子**末服，通小便。**赤藤**五淋，同茯苓、苎根末，每服一钱。**车前汁**和蜜服。**子**煎服，或末。**杜衡**吐痰，利水道。**泽泻　灯心草　木通　扁竹**煎服。**石韦**末服。**通草　防己　羊桃**汁。**蒲黄　败蒲席**煮汁。**芦根　石龙刍　葵根**煎。**葵子　地肤　旋花　黄藤**煮汁。**黄环根**汁。**酸浆　乌敛莓　黄葵子**末服。**王不留行　含水藤**〔菜谷〕**苦瓠**小便不通胀急者，同蝼蛄末，冷水服，亦煮汁渍阴。**蘩缕　水芹　苋　马齿苋　莴苣　波稜　蕨萁　麦苗　蜀黍根**煮汁。**黍茎**汁。**粟奴　粟米　粱米　仓米　米泔　米粥**〔果木〕**葡萄根　猪苓　茯苓　榆叶**煮汁。**榆皮**煮汁。**木槿　桑枝　桑叶　桑白皮　楮皮**〔水石〕**井水　浆水　东流水　长石　滑石**燥湿，分水道，降心火，下石淋为要药，汤服之。

【清上泄火】〔草部〕**桔梗**小便不通，焙研，热酒频服。**葎草**膏淋，取汁和醋服，尿下如豆汁。**黄芩**煮汁。**卷柏　船底苔**煎服。**麦门冬　天门冬　苦杖**并清肺利小便。**鸡肠草**气淋胀痛，同石韦煎服。

土马鬃　**水荇菜**　**水苹**　**海藻**　**石莼**〔菜谷〕**菰笋**　**越瓜**　**壶卢**　**冬瓜**　**小麦**五淋，同通草煎服。**大麦**卒淋，煎汁和姜汁饮。**乌麻**热淋，同蔓菁子浸水服。**赤小豆**　**黑豆**　**绿豆**　**麻仁**　**捻头**〔果木〕**甘蔗**　**沙糖**　**干柿**热淋，同灯心煎服。**苦茗**　**皋卢**　**枳椇**　**淡竹叶**煎饮。**琥珀**清肺利小肠，主五淋，同麝香服。转脬，用葱白汤下。**卮子**利五淋，通小便，降火从小便出。**枸杞叶**　**溲疏**　**柳叶**〔石土〕**戎盐**通小便，同茯苓、白术煎服。**白盐**和醋服，仍烧吹入孔中。**蚯蚓泥**小便不通，同朴消服。〔虫禽介兽〕**蚯蚓**擂水服，通小便。老人加茴香。小儿入蜜，傅茎卵上。**田螺**煮食，利大小便，同盐傅脐。**甲香**下淋。**鸭肉**　**豚卵**　**豭猪头**寒热五癃。**猪脂**水煎服，通小便。**猪胆**酒服。**猪乳**小儿五淋。

【解结】〔草木〕**大黄**　**大戟**　**郁李仁**　**乌桕根**　**桃花**并利大小肠宿垢。**古文钱**气淋，煮汁服。**黑铅**通小便，同生姜、灯心煎服。**寒水石**男女转脬，同葵子、滑石煮服。**芒消**小便不通，茴香酒服二钱。亦破石淋。**消石**小便不通，及热、气、劳、血、石五淋，生研服，随证换引。**石燕**伤寒尿涩，葱汤服之。**白石英**煮汁。**云母粉**水服。**白瓷器**淋痛，煅研，同地黄服。**石槽灰下土**井水服，通小便。〔鳞虫禽兽〕**白鱼**小便淋闭，同滑石、发灰服，仍纳茎中。小儿以摩脐腹。**蜣螂**利大小便及转脬，烧二枚，水服。**鼠妇**气癃不便，为末酒服。亦治产妇尿闭。**蚕蜕**烧灰，主热淋如血。**蛇蜕**通小便，烧末酒服。**伏翼**利水，通五淋。**鸡屎白**利大小便。**孔雀屎**　**胡燕屎**　**败笔头**　**牛屎**　**象牙**煎服，通小便；烧服，止小便。**人爪甲灰**水服，利小便及转脬。**头垢**通淋闭。

【湿热】〔草谷〕**葳蕤**卒淋，以一两同芭蕉四两煎，调滑石末服。**苎根**煮汁服，利小便。又同蛤粉水服，外傅脐。**菝草**合小豆煮食。**海金沙**小便不通，同蜡茶末，日服。热淋急痛，甘草汤调服。膏淋如油，甘草、滑石同服。**三白草**　**葶苈**　**马先蒿**　**章柳**　**茵陈蒿**　**白术**　**秦艽**　**水萍**　**葛根**　**薏苡子、根、叶**并主热淋。**黄麻皮**热淋，同甘草煎服。**烧酒**〔果木〕**椒目**　**樗根白皮**并除湿热，利小便。〔土部〕**梁上尘**水服。**松墨**水服。

【沙石】〔草部〕**人参**沙淋，石淋，同黄芪等分为末，以蜜炙萝卜片蘸，食盐汤下。**马蔺花**同败笔灰、粟米末酒服，下沙石。**菝葜**饮服二钱，后以地榆汤浴腰腹，即通。**地钱**同酸枣汁、地龙同饮。**瞿麦**末服。**车前子**煮服。**黄葵花**末服。**菟葵**汁。**葵根**煎。**萱根**煎。**牛膝**　**虎杖**煎。**石帆**煎。**瓦松**煎水熏洗。〔谷菜〕**薏苡根**煎。**黑豆**同粉草、滑石服。**玉蜀黍**　**苜蓿根**煎。**黄麻根**汁。**壶卢**　**萝卜**蜜炙嚼食。〔果部〕**胡桃**煮粥。**桃胶**　**桃花**　**乌芋**煮食。**胡椒**同朴消服，日二。**猕猴桃**〔器石〕**故甑蔽**烧服。**越砥**烧淬酒服。**滑石**下石淋要药。**河沙**炒热，沃酒服。**霹雳砧**磨汁。**石胆**　**浮石**煮酢服。**消石**　**硇砂**〔虫鳞介部〕**蝼蛄**焙末酒服。**葛上亭长**　**腹中子**水吞。**地胆**　**斑蝥**　**鲤鱼齿**古方多用烧服。**石首鱼头中石**研水服。**鳖甲**末酒服。**蜥蜴**　**蛤蚧**　**马刀**〔禽兽〕**鸡屎白**炒末服。**雄鸡胆**同屎白，酒服。**伏翼**　**雄鹊肉**　**胡燕屎**冷水服。**牛角**烧服。**牛耳毛、阴毛**烧服。**淋石**磨水服。

【调气】〔草部〕**甘草梢**茎中痛，加酒煮玄胡索、苦楝子尤妙。**玄胡索**小儿小便不通，同苦楝子末服。**木香**　**黄芪**小便不通，二钱煎服。**芍药**利膀胱大小肠。同槟榔末煎服，治五淋。**马蔺花**同茴香、葶苈末，酒服，通小便。**白芷**气淋，醋浸焙末服。**附子**转脬虚闭，两脉沉伏，盐水浸炮，同泽泻煎服。**箬叶**烧同滑石服。亦治转脬。**徐长卿**小便关格，同冬葵根诸药煎服。**酸草**汁合酒服，或同车前汁服。**桔梗　半夏**〔菜器〕**胡荽**通心气。小便不通，同葵根煎水，入滑石服。**葱白**初生小儿尿闭，用煎乳汁服。大人炒热熨脐，或加艾灸，或加蜜捣合阴囊。**大蒜**煨熟，露一夜，嚼以新水下，治淋沥。小儿气淋，同豆豉蒸饼丸服。**萝卜**末服，治五淋。**多年木梳**烧灰，水服。**甑带**洗[①]汁，煮葵根服。**连枷关**转脬，烧灰水服。**好绵**烧入麝酒服，治气结淋病。〔果木〕**陈橘皮**利小便五淋。产后尿闭，去白二钱，酒服即通。**杏仁**卒不小便，二七个炒研服。**槟榔**利大小便气闭，蜜汤服，或童尿煎服。亦治淋病。**茱萸**寒湿患淋。**槲若**冷淋茎痛，同葱白煎服。孩子淋疾，三片煮饮即下。**苦楝子**利水道，通小肠，主膏淋，同茴香末服。**棕毛**烧末，水、酒服二钱，即通。**沉香**强忍房事，小便不通，同木香末服。**紫檀　皂荚刺**烧研，同破故纸末酒服，通淋。**大腹皮　枳壳**〔禽部〕**鸡子壳**小便不通，同海蛤、滑石末服。

【滋阴】〔草部〕**知母**热在下焦血分，小便不通而不渴，乃无阴则阳无以化，同黄檗酒洗各一两，入桂一钱，丸服。**牛膝**破恶血，小便不利，茎中痛欲死，以根及叶煮酒服。或云：热淋、沙石淋，以一两水煎日饮。**牛蒡叶**汁同地黄汁蜜煎，调滑石末服，治小便不通急痛。**蓟根**热淋，服汁。**续断**服汁。**菟丝子**煎服。**恶实**炒研煎服。**紫菀**妇人小便卒不得出，井水服末三撮即通。有血，服五撮。**益母草　生地黄**〔果木〕**生藕汁**同地黄、葡萄汁，主热淋。**紫荆皮**破宿血，下五淋，水煮服。产后诸淋，水、酒煎服。〔石虫〕**白石英**煮汁。**云母粉**水服。**桑螵蛸**小便不通，及妇人转脬，同黄芩煎服。〔鳞介〕**牡蛎**小便淋闭，服血药不效，同黄檗等分，末服。**贝子**五癃。利小便不通，烧研酒服。**石决明**水服，通五淋。**蚬石蜐　鲤鱼　鳙鱼　黄颡鱼**〔禽兽〕**白雄鸡**并利小便。**鸡子黄**小便不通，生吞数枚。**阿胶**小便及转脬，水煮服。**牛耳毛、尾毛、阴毛**并主诸淋，烧服。**发灰**五癃，关格不通，利水道，下石淋。

【外治】蓖麻仁研入纸捻，插孔中。**瓦松**熏洗沙石淋。**苦瓠汁**渍阴。**莴苣**贴脐。**茴香**同白蚯蚓贴脐。**大蒜**同盐贴脐。蒜、盐、卮子贴脐。同甘遂贴脐，以艾灸二七壮。百药无效，用此极效。**葱管**插入三寸，吹之即通。**葱白**同盐炒贴脐。葱、盐、姜、豉贴脐。葱、盐、巴豆、黄连贴脐上，灸七壮取利。**高良姜**同苏叶、葱白煎汤，洗后服药。**苎根**贴脐。**炒盐**吹入孔内。**滑石**车前汁和，涂脐阔四寸，热即易。**白矾**同麝香贴脐。**蝼蛄**焙末吹入孔中。**白鱼**纳数枚入孔中。**田螺**同麝贴脐。**猪胆**连汁笼阴头，少顷汁入即消，极效。**猪脬**吹气法。

溲数遗尿

有虚热，虚寒。肺盛则小便数而欠，虚则欠咳小便遗。心虚则少气遗尿。肝实则癃闭，虚则遗尿。脬遗热于膀胱则遗尿。膀胱不约则遗，不藏则水泉不禁。脬损，则小便滴沥不禁。

【虚热】〔草菜〕**香附**小便数，为末酒服。**白微**妇人遗尿，同白芍末酒服。**败船茹**妇人遗尿，为末酒服。**菰根汁　麦门冬　土瓜根**并止小便不禁。**牡丹皮**除厥阴热，止小便。**生地黄**除湿热。**续断　漏芦**

---

① 洗：原作“烧”，字误，今据卷三十八甑条附方改。

并缩小便。**桑耳**遗尿，水煮，或为末酒服。**松蕈**食之，治溲浊不禁。〔木石〕**茯苓**小便数，同矾煮山药为散服。不禁，同地黄汁熬膏，丸服。小儿尿床，同茯神、益智，末服。**黄檗**小便频数，遗精白浊，诸虚不足，用糯米、童尿，九浸九晒，酒糊丸服。**溲疏**止遗尿。**椿白皮** **石膏**小便卒数，非淋，人瘦，煮汁服。**雌黄**肾消尿数不禁，同盐炒干姜，丸服。**乌古瓦**煮汁服，止小便。**胡粉** **黄丹** **象牙** **象肉**水煮服，通小便；烧服，止小便多。

【虚寒】〔草部〕**仙茅**丈夫虚劳，老人失尿，丸服。**补骨脂**肾气虚寒，小便无度，同茴香丸服。小儿遗尿，为末，夜服。**益智子**夜多小便，取二十四枚入盐煎服。心虚者，同茯苓、白术末服，或同乌梅丸服。**覆盆子**益肾脏，缩小便，酒焙末服。**草乌头**老人遗尿，童尿浸七日，炒盐，酒糊丸，服二十[①]丸。**萆薢**尿数遗尿，为末，盐汤服，或为丸服。**菝葜**小便滑数，为末酒服。**狗脊**主失尿不节，利老人，益男子。**葳蕤**茎中寒，小便数。**人参** **黄芪**气虚遗精。**牛膝**阴消，老人失尿。**蔷薇根**止小便失禁及尿床，捣汁为散，煎服，并良。**甘草头**夜煎服，止小儿遗尿。**鸡肠草**止小便数遗，煮羹食。**菟丝子** **五味子** **肉苁蓉** **蒺藜** **菖蒲**并暖水脏，止小便多。**附子**暖丹田，缩小便。〔菜谷〕**山药**矾水煮过，同茯苓末服。**茴香**止便数，同盐蘸糯糕食。**韭子**入命门，治小便频数遗尿，同糯米煮粥食。**山韭**宜肾，主大小便数。**干姜**止夜多小便。**小豆叶**煮食，止小便数。杵汁，止遗尿。**豇豆**止小便。**糯米**暖肺，缩小便。**粢糕**〔果木〕**芡实**小便不禁，同茯苓、莲肉、秋石丸服。**莲实**小便数，入猪肚煮过，醋糊丸服。**银杏**小便数，七生七煨食之，温肺益气。**胡桃**小便夜多，卧时煨食，酒下。**蜀椒**通肾，缩小便。**桂**小儿遗尿，同龙骨、雄鸡肝丸服。**乌药**缩小便。叶，煎代茶饮。**山茱萸**〔石虫〕**硇砂**冷病，夜多小便。**桑螵蛸**益精止遗尿，炮熟[②]为末，酒服。**紫稍花** **青蚨** **露蜂房** **海月**〔禽兽〕**雀肉、卵**并缩小便。**鸡子**作酒，暖水脏，缩小便。**黄雌鸡** **雄鸡肝、肠、嗉、肶胵、翎羽**并止小便遗失不禁。**鸡屎白**产后遗尿，烧灰酒服。**鹿茸**小便数，为末服。**鹿角**炙末酒服。**鹿角霜**上热下寒，小便不禁，为丸服，频数加茯苓。**麝香**止小便利水，服一钱。**羊肺** **羊肚**作羹食，止小便。**羊脬**下虚遗尿，炙熟食。**猪脬**梦中遗尿，炙食。同猪肚盛糯米，煮食。**猪肠** **秋石**并主梦中遗尿数。

【止塞】〔果木〕**酸石榴**小便不禁，烧研，以榴白皮煎汤服二钱，枝亦可，日二。**荷叶** **金樱子** **诃黎勒**〔服器〕**麻鞋带鼻**水煮服，治尿床。又尖头烧，水服。**本人荐草**烧水服。**白纸**安床下，待遗上，晒干烧末，酒服。〔禽介〕**鹊巢中草**小便不禁，烧研，蔷薇根汤服。**燕蓐草**遗尿，烧研水服。**鸡窠草**烧研酒服。**牡蛎**不渴而小便大利欲死，童尿煎二两服。〔鳞石〕**龙骨**同桑螵蛸为末服。**白矾**男女遗尿，同牡蛎服。**赤石脂**同牡蛎、盐末，丸服。

小　便　血

不痛者为尿血，主虚；痛者为血淋，主热。

【尿血】〔草部〕**生地黄**汁，和姜汁、蜜服。**蒲黄**地黄汁调服，或加发灰。

---

① 十：原作“三”，字误，今据卷十七乌头条附方改。

② 熟：原作“食”，字误，今据卷三十九桑螵蛸条改。

益母草汁。**车前草**汁。**旱莲**同车前取汁服。**芭蕉根**旱莲等分，煎服。**白芷**同当归末服。**镜面草**汁。**五叶藤**汁。**茅根**煎饮。劳加干姜。**玄胡索**同朴消煎服。**升麻**小儿尿血，煎服。**刘寄奴**末服。**龙胆草**煎服。**荆芥**同缩砂末服。**甘草**小儿尿血，煎服。**人参**阴虚者，同黄芪[1]，蜜炙萝卜蘸食。**郁金**破恶血，血淋尿血，葱白煎。**当归**煎酒。**香附**煎酒，服后服地榆汤。**狼牙草**同蚌粉、槐花、百药煎，末服。**葵茎**烧酒服。**败酱**化脓血。**苎根**煎服。**牛膝**煎服。**地榆**　**菟丝子**　**肉苁蓉**　**蒺藜**　**续断**　**漏芦**　**泽泻**　〔菜谷〕**苦荬**酒、水各半，煎服。**水蕲汁**日服[2]。**韭汁**和童尿服。**韭子**　**葱汁**　**葱白**水煎。**莴苣**贴脐。**淡豉**小便血条，煎饮。**黍根灰**酒服。**胡麻**水浸绞汁。**火麻**水煎。**麦麸**炒香，猪脂蘸食。**胡燕窠中草灰**妇人尿血，酒服。〔果木〕**荷叶**水煎。**乌梅**烧末，醋糊丸服。**棕榈**半烧半炒，水服。**地骨皮**新者，浓煎入酒服。**柏叶**同黄连末，酒服。**竹茹**煎水。**琥珀**灯心汤调服。**槐花**同郁金末，淡豉汤服。**卮子**水煎。**棘刺**水煎。**荆叶**汁，和酒服。**乳香**末，饮服。〔器用〕**墨**大小便血，阿胶汤化服二钱。**败船茹**妇人尿血，水煎。〔虫鳞禽兽〕**衣鱼**妇人尿血，纳入二十枚。**五倍子**盐梅丸服。**蚕茧**大小便血，同蚕连、蚕沙、僵蚕为末，入麝香服。**龙骨**酒服。**鸡肶胵**　**鹿角**末服。**白胶**水煮服。**鹿茸**　**丈夫爪甲**烧灰酒服。**发灰**酒服。

【血淋】　〔草部〕**牛膝**煎。**车前子**末服。**海金沙**沙糖水服一钱。**生地黄**同车前汁温服，又同生姜汁服。**地锦**服汁。**小蓟葵根**同车前子煎服。**茅根**同干姜煎服。**黑牵牛**半生半炒，姜汤服。**香附**同陈皮、赤茯苓煎服。**酢浆草**汁，入五苓散服。**山箬叶**烧，入麝香服。**山慈姑花**同地檗花煎服。**白薇**同芍药酒服。**地榆**　**鸡苏**　**葵子**　〔菜谷〕**水蕲根**汁。**茄叶**末，盐、酒服二钱。**赤小豆**炒末，葱汤服。**大豆叶**煎服。**青粱米**同车前子煮粥，治老人血淋。**大麻根**水煎。〔果木〕**桃胶**同木通、石膏，水煎服。**莲房**烧，入麝香，水服。**槟榔**磨，麦门冬汤服。**干柿**三枚，烧服。**槲白皮**同桑黄煎服。**琥珀**末服。**山卮子**同滑石末，葱汤服。**藕节**汁。**竹茹**水煎。〔石虫〕**浮石**甘草汤服。**石燕**同赤小豆、商陆、红花，末服。**百药煎**同黄连、车前、滑石、木香、末服。**晚蚕蛾**末，热酒服二钱。**蛲螂**研水服。**海螵蛸**生地黄汁调服。又同地黄、赤茯苓，末服。**鲟鱼**煮汁。**鲤鱼齿**　〔禽兽〕**鸡屎白**小儿血淋，糊丸服。**阿胶**　**黄明胶**　**发灰**米汤入醋服，大小便血。血淋，入麝香。

阴　痿

有湿热者，属肝脾；有虚者，属肺肾。

【湿热】　〔草菜〕**天门冬**　**麦门冬**　**知母**　**石斛**并强阴益精。**车前子**男子伤中。养肺强阴，益精生子。**葛根**起阴。**牡丹皮**　**地肤子**　**升麻**　**柴胡**　**泽泻**　**龙胆**　**庵蔄**并益精补气，治阴痿。**丝瓜汁**阴茎挺长，肝经湿热也，调五倍子末傅之，内服小柴胡加黄连。〔果木〕**枳实**阴痿有气者加之。**茯苓**　**五加皮**　**黄檗**　〔水石〕**菊花上水**益色壮阳。**丹砂**同茯苓，丸服。

【虚弱】　〔草部〕**人参**益肺肾元气，熬膏。**黄芪**益气利阴。**甘草**益肾气内伤，令人阴不痿。**熟地黄**滋肾水，益真阴。**肉苁蓉**茎中寒热疼痒，强阴，益精气，多

---

① 芪：原作“芩”，字误，今据《三因方》卷九及本书卷十二人参条附方改。

② 服：原作“汁”，字误，今据卷二十六水蕲条附方改。

子。男子绝阳不生，女子绝阴不产，壮阳，日御过倍，同羊肉煮粥食之。**锁阳**益精血，大补阴气，润燥治痿，功同苁蓉。**列当**兴阳，浸酒服。**何首乌**长筋骨，益精髓，坚阳道，令人有子。**牛膝**治阴痿补肾，强筋填髓。**远志**益精强志，坚阳道，利丈夫。**巴戟天**同上。**百脉根**除劳，补不足，浸酒服。**狗脊**坚腰脊，利俯仰，宜老人。**仙茅**丈夫虚劳，老人无子，益阳道，房事不倦。**附子** **天麻**益气长阴，助阳强筋。**牡蒙** **淫羊藿**阴痿茎中痛，丈夫绝阳无子，女人绝阴无子，老人昏耄，煮酒饮。**蓬藥**益精长阴，令人坚强有子。**覆盆子**强阴健阳，男子精虚阴痿，酒浸为末，日服三钱，能令坚长。**菟丝子**强阴，坚筋骨，茎寒精出。**蛇床子**主阴痿，久服令人有子，益女人阴气，同五味、菟丝，丸服。**五味子**强阴，益男子精，壮水锁阳，为末酒服，尽一斤，可御十女。**补骨脂**主骨髓伤败肾冷，通命门，暖丹田，兴阳事，同胡桃诸药丸服。**艾子**壮阳，助水脏，暖子宫。**萝摩子**益精气，强阴道。叶同。**木莲**壮阳。**木香** 〔菜果〕**山药**益气强阴。**韭** **薤**归肾壮阳。**葫**温补。**胡桃**阳痿，同补骨脂、蜜丸服。**阿月浑子**肾虚痿弱，得山茱萸良。**吴茱萸**女[①]子阴冷，嚼细纳入，良久如火。〔木石〕**山茱萸**补肾气，添精髓，兴阳道，坚阴茎。**枸杞**补肾强阴。**石南**肾气内伤，阴衰脚弱，利筋骨皮毛。**白棘**丈夫虚损，阴痿精出。**女贞实**强阴。**没石子**烧灰，治阴毒痿。**石钟乳**下焦伤竭，强阴益阳，煮牛乳或酒服。**阳起石**男子阴痿，茎头寒，腰酸膝冷，命门不足，为末酒服。又同地肤子服。**慈石**浸酒服。**硇砂**除冷病，暖水脏，大益阳事。止小便。**白石英**阴痿，肺痿。**石硫黄**阳虚寒，壮阴道。〔虫鱼〕**雄蚕蛾**益精气，强阴道，交接[②]不倦，炒蜜丸服。**枸杞虫**和地黄丸服，大起阴，益精。**蜂窠**阴痿，烧研酒服，并傅之。**紫稍花**益阳秘精，治阴痿，同龙骨、麝香丸服。**鲤鱼胆**同雄鸡肝丸服。**虾米**补肾兴阴，以蛤蚧、茴香、盐治之良。**九香虫**补脾胃，壮元阳。**蜻蛉** **青蚨** **樗鸡** **桑螵蛸** **海马** **泥鳅**食之。**海蛤** **魁蛤**〔禽兽〕**雀卵**阴痿不起，强之令热，多精有子，和天雄、菟丝丸服。**雀肉**冬月食之，起阳道，秘精髓。**雀肝** **英鸡** **蒿雀** **石燕** **雄鸡肝**起阴，同菟丝子、雀卵丸服。**鹿茸** **鹿角** **鹿髓及精** **鹿肾** **白胶** **麋角** **麝香** **豮猪肾**同枸杞叶、豆豉汁，煮羹食。**牡狗阴茎**伤中阴痿，令强热生子。**狗肉** **羊肉** **羊肾** **灵猫阴** **腽肭脐** **白马阴茎**和苁蓉丸服，百日见效。**山獭阴茎**阴虚阴痿，精寒而清，酒磨服。**败笔头**男子交婚之夕茎痿，烧灰，酒服二钱。〔人部〕**秋石** **紫河车**。

强　中

有肝火盛强，有金石性发。其证茎盛不衰，精出不止，多发消渴痈疽。

【伏火解毒】知母 **地黄** **麦门冬** **黄芩** **玄参** **荠苨** **黄连** **栝楼根** **大豆** **黄檗** **地骨皮** **冷石** **石膏** **猪肾** **白鸭通**。

【补虚】补骨脂玉茎长硬不痿，精出，捏之则脆痒如刺针，名肾漏。韭子各一两，为末，每服三钱，水煎服，日三。**山药** **肉苁蓉** **人参** **茯神** **慈石** **鹿茸**。

囊　痒

阴汗、阴臊、阴疼，皆属湿热，亦有

---

① 女：原作“男”，字误，今据卷三十二吴茱萸条附方改。

② 接：原作“精”，字误，今据卷三十九原蚕条改。

肝肾风虚。厥阴实则挺长，虚则暴痒。

【内服】**白芷　羌活　防风　柴胡　白术　麻黄根　车前子　白蒺藜　白附子　黄芩　木通　远志　藁本香　黑牵牛　石菖蒲　生地黄　当归　细辛　山药　荆芥穗　补骨脂**男子阴囊湿痒。**黄芪**阴汗，酒炒为末，猪心蘸食。**毕勃没**止阴汗。**苍术　龙胆草　川大黄　天雄　大蒜**阴汗作痒，同淡豉丸服。**卮子仁　茯苓　黄檗　五加皮**男女阴痒。**杜仲　滑石　白僵蚕**男子阴痒痛。**猪脬**肾气阴痒，多食，盐酒下。

【熏洗】**蛇床子　甘草　水苏　车前子　狼牙草　莨菪子　墙头烂草**妇人阴痒，同荆芥、牙皂煎洗。**荷叶**阴肿痛及阴痿囊痒。同浮萍、蛇床煎洗。**阿月浑子木皮　茱萸　槐花　松毛　牡荆叶　木兰皮　白矾　紫稍花。**

【傅扑】**五味子**阴冷。**蒲黄　蛇床子　生大黄**嚼傅。**麻黄根**同牡蛎、干姜扑。又同硫黄末扑之。**没石子　菖蒲**同蛇床子傅。**干姜**阴冷。**胡麻**嚼涂。**大豆黄**嚼涂。**吴茱萸　蜀椒**同杏仁傅，又主女人阴冷。**杏仁**炒，塞妇人阴痒。**银杏**阴上生虱作痒，嚼涂。**桃仁**粉涂。**茶末　松香**同花椒浸香油、烧灰滴搽。**皂角**糯禾烧烟日熏。**肥皂**烧搽。**麸炭**同紫苏叶，香油调涂。**铸铧锄孔中黄土　炉甘石**同蚌粉扑。**密陀僧　滑石**同石膏入少矾傅。**阳起石**涂湿痒臭汗。**雄黄**阴痒有虫，同枯矾、羊蹄汁搽。**五倍子**同茶末涂。**龙骨　牡蛎　乌贼骨　鸡肝　羊肝　猪肝**并塞妇人阴痒。**牛屎**烧傅。

大便燥结

有热，有风，有气，有血，有湿，有虚，有阴，有脾约，三焦约，前后关格。

【通利】〔草部〕**大黄　牵牛**利大小便，除三焦壅结，气秘[①] 气滞，半生半炒服，或同大黄末服，或同皂荚丸服。**芫花　泽泻　荛花**并利大小便。**射干**汁服，利大小便。**独行根**利大肠。**甘遂**下水饮，治二便关格，蜜水服之，亦傅脐。**续随子**利大小肠，下恶滞物。〔果木〕**桃花**水服，通大便。**桃叶**汁服，通大小便。**郁李仁**利大小肠，破结气血燥，或末或丸，作面食。**乌桕皮**煎服，利大小便；末服，治三焦约，前后大小便关格不通。**巴豆　樗根白皮　雄楝根皮**〔石虫〕**腻粉**通大肠壅结，同黄丹服。**白矾**利大小肠，二便关格，围脐中，滴冷水。**蜣螂**二便不通，焙末水服。**蝼蛄**二便不通欲死，同蜣螂末服。

【养血润燥】〔草部〕**当归**同白芷末服。**地黄　冬葵子　吴葵花　羊蹄根　紫草**利大肠。痈疽痘疹闭结，煎服。**土瓜根**汁灌肠。〔谷菜〕**胡麻　胡麻油　麻子仁**老人虚人产后闭结，煮粥食之。**粟米　秫　荞麦　大小麦　麦酱汁　马齿苋　苋菜　芋　百合　葫　苦耽　波棱菜　苦荬菜　白苣　菘　苜蓿　薇　落葵　笋**〔果木〕**甘蔗　桃仁**血燥，同陈皮服。产后闭，同藕节煎服。**杏仁**气闭，同陈皮服。**苦枣　梨　菱　柿子　柏子仁**老人虚闭，同松子仁、麻仁，丸服。〔石虫〕**食盐**润燥，通大小便，傅脐及灌肛内，并饮之。**炼盐黑丸**通治诸病。**蜂蜜　蜂子　螺蛳　海蛤**并利大小便。**田螺**傅脐。〔禽兽〕**鸡屎白　牛乳　驴乳　乳腐　酥酪　猪脂　诸血　羊胆**下导。**猪胆**下导。**猪肉**冷利。**兔　水獭　阿胶**利大小肠，调大肠圣药也。老人虚闭，葱白汤服。产后虚闭，同枳壳、滑石，丸服。**黄明胶**〔人部〕**发灰**二便不通，水服。**人溺**利大肠。

---

① 秘：原脱，今据卷十八牵牛子条补。

【导气】〔草部〕**白芷**风闭，末服。**蒺藜**风闭，同皂荚末服。**烂茅节**大便不通，服药不利者，同沧盐，吹入肛内一寸。**生葛** **威灵仙** **旋覆花** **地蜈蚣汁**并冷利。**草乌头**二便不通，葱蘸插入肛内，名霹雳箭。**羌活**利大肠。〔菜谷〕**石莼**风闭，煮饮。**萝卜子**利大小肠风闭气闭，炒，擂水服。和皂荚末服。**蔓菁子油**二便闭，服一合。**葱白**大肠虚闭，同盐捣贴脐。二便闭，和酢傅小腹，仍灸七壮。小儿虚闭，煎汤调阿胶末服。仍蘸蜜，插肛内。**生姜**蘸盐，插肛内。**茴香**大小便闭，同麻仁、葱白煎汤，调五苓散服。**大麦蘖**产后闭塞，为末服。〔果木〕**枳壳**利大小肠。同甘草煎服，治小儿闭塞。**枳实**下气破结。同皂荚丸服，治风气闭。**陈橘皮**大便气闭，连白酒煮，焙研，酒服二钱。老人加杏仁，丸服。**槟榔**大小便气闭，为末，童尿、葱白煎服。**乌梅**大小便不通，气奔欲死，十枚纳入肛内。**瓜蒂**末，塞肛内。**厚朴**大肠干结，猪脏煮汁丸服。**茶末**产后闭结，葱涎和丸，茶服百丸。**皂荚**风人虚人脚气人，大肠或闭或利。酥炒，蜜丸服。便闭，同蒜捣，傅脐内。**白胶香**同鼠屎，纳下部。〔器兽〕**甑带**大小便闭，煮汁和蒲黄服。**雄鼠屎**二便不通，水调傅脐。

【虚寒】〔草部〕**黄芪**老人虚闭，同陈皮末，以麻仁煮，蜜煎匀和服。**人参**产后闭，同枳壳、麻仁，丸服。**甘草**小儿初生，大便不通，同枳壳一钱，煎服。**肉苁蓉**老人虚闭，同沉香、麻仁，丸服。**锁阳**虚闭，煮食。**半夏**辛能润燥，主冷闭，同硫黄丸服。**附子**冷闭，为末蜜水服。〔果石〕**胡椒**大小便关格，胀闷杀人，二十一粒煎，调芒消半两服。**吴茱萸枝**二便卒关格，含一寸自通。**硫黄**性热而利，老人冷闭。

脱　肛

有泻痢，痔漏，大肠气虚也。附肛门肿痛。

【内服】〔草部〕**防风**同鸡冠花丸服。**茜根**榴皮煎酒服。**蛇床子**同甘草末服。**黄栝楼**服汁，或入矾煅为丸。**防己实**焙煎代茶。**榼藤子**烧服。**卷柏**末服。**鸡冠花**同棕灰、羌活末服。**益奶草**浸酒服。**紫堇花**同慈石服，并傅。**阿芙蓉**〔果木〕**荷钱**酒服并傅。**蜀椒**每旦嚼一钱，凉水下，数日效。**槐角**同槐花炒末，猪肾蘸食。**花构叶**末服，并涂。**诃黎勒** **桑黄**并治下痢肛门急疼。**甑带**煮汁。〔石虫〕**慈石**火煅醋淬末服，仍涂囟上。**百药煎**同乌梅、木瓜煎服。〔介兽〕**鳖头**烧服，并涂。**虎胫骨**蜜炙丸服。**猬皮灰**同慈石、桂心服。

【外治】〔草部〕**木贼** **紫萍** **莨菪子** **蒲黄** **蕙草根中涕**并涂。**苎根**煎洗。**苦参**同五倍子、陈壁土煎洗，木贼末傅之。**香附子**同荆芥煎洗。**女萎**烧熏。**曼陀罗子**同橡斗、朴消煎洗。**酢浆草**煎洗。〔菜谷〕**生萝卜**捣贴脐中，束之。**胡荽**烧熏。**胡荽子**痔漏脱肛，同粟糠、乳香烧烟熏。**蕺菜**捣涂。**粟糠**烧熏。**榴皮**洗。**枳实**蜜炙熨。**橡斗**可洗可傅。**巴豆壳**同芭蕉汁洗后，以麻油、龙骨、白矾傅。**皂荚**烧熏，亦炙熨。**黄皮桑树叶**洗。**龙脑**傅。**槿皮**洗。**故麻鞋底**同鳖头烧灰傅之。〔土金石部〕**东壁土**傅。**孩儿茶**同熊胆、片脑傅。**梁上尘**同鼠屎烧熏。**石灰**炒热坐。**食盐**炒坐。**赤石脂** **铁精** **铁铧粉**并傅。**生铁汁**热洗。**朴消**同地龙涂。**白矾**〔虫介鳞兽〕**蛞蝓** **缘桑螺**烧灰。**蜗牛**烧灰。**蜣螂**烧灰。**蜘蛛**烧灰，并涂。**蛱蝶**研末，涂手心。**蛤蟆皮**烧熏。**五倍子**可傅可洗。**田螺**捣坐，化水洗。**烂螺壳** **龟血** **鳖血**

鲫鱼头灰 **白龙骨** **狗涎** **羊脂** **败笔头灰**并涂。**熊胆**贴肛边肿痛极效。

痔漏

初起为痔，久则成漏。痔属酒色郁气血热或有虫，漏属虚与湿热。

【内治】〔草部〕**黄连**煮酒丸服。大便结者，加枳壳。**黄芩** **秦艽** **白芷** **牡丹** **当归** **木香** **苦参** **益母草**饮汁。**茜根** **海苔** **木贼**下血，同枳壳、干姜、大黄，炒焦服之。**蘘荷根**下血，热汁服。**苍耳茎、叶**下血，为末服。**萹蓄**汁服。**苦杖**焙研，蜜丸服。**酢浆草**煮服。**连翘** **旱莲**捣酒服。**蒲黄**酒服。**羊蹄**煮炙。**忍冬**酒煮丸服。**萆薢**同贯众末，酒服。**何首乌** **榼藤子**烧研饮服。**牵牛**痔漏有虫，为末，猪肉蘸食。〔谷菜〕**神曲**主食痔。**赤小豆**肠痔有血，苦酒煮晒为末服。**腐婢**积热痔漏下血。**粟糠** **粟浆**五痔饮之。**糯米**以骆驼作饼食。**胡麻**同茯苓入蜜作麨日食。**胡荽子**炒研酒服。**芸薹子**主血痔。**莙荙子**治漏，同诸药、鲫鱼烧研服。**莴苣子**痔瘘下血。**桑耳**作羹食。**鸡纵** **槐耳**烧服。〔果木〕**胡桃**主五痔。**橡子**痔血，同糯米粉炒黄和蒸，频食。**杏仁汁**煮粥，治五痔下血。**莲花蕊**同牵牛、当归末，治远年痔漏。**黄檗**肠痔脏毒，下血不止，四制作丸服。**樆芽**肠痔下血，作蔬及煎汁服。**梧桐白皮**主肠痔。**苦楝子**主虫痔。**槐实**五痔疮瘘，同苦参丸服，或煎膏纳窍中。**槐花**外痔长寸许，日服，并洗之。**槐叶**肠风痔疾，蒸晒，代茗饮。**枳实**蜜丸服，治五痔。**冬青子**主痔，九蒸九晒吞之。**紫荆皮**煎服，主痔肿。**伏牛花**五痔下血。**赤白茯苓**同没药、破故纸酒浸蒸饼研丸服，治痔漏效。**槲若**血痔，同槐花末服。**椒目**痔漏肿痛，水服。**都桷子** **枳椇木皮** **醋林子**痔漏下血。**蔓椒根**主痔，烧末服，并煮汁浸之。**槟榔**虫痔，研末服。〔服石〕**针线袋**烧灰水服。**新绵灰**酒服二钱。**石灰**虫痔，同川乌头丸服。**赤石脂** **白石脂** **白矾**痔漏，同生盐末，白汤服五钱。**石燕**治肠风痔瘘年久者。**禹余粮**主痔漏。〔虫鳞〕**蚕纸灰**酒服止血。**蟾蜍**烧研，煮猪脏蘸食。**蜮蜡**食之，主痔。**鲎鱼**杀虫痔。**蛸鱼**主五痔下血，瘀血在腹。**鳡鱼**五痔下血肛痛，同葱煮食。**鲫鱼**酿白矾烧研服，主血痔。**鼍皮骨**烧服，杀痔虫。**鲮鲤甲**烧服，杀痔虫。〔禽兽〕**鹰嘴爪**烧服，主五痔虫。**鹰头**痔瘘，烧灰入麝香，酒服。**鹳鹆**五痔止血，炙或为末服。**竹鸡**炙食，杀虫痔。**鸳鸯**炙食，主血痔。**猬皮**痔漏多年，炙研饮服，并烧灰涂之。**鼹鼠**食之，主痔瘘。**獭肝**烧研水服，杀虫痔。**土拨鼠**痔瘘，煮食。**狐四足**痔瘘下血，同诸药服。**野狸**肠风痔瘘，作羹臛食。**野猪肉**久痔下血，炙食。**豭猪头**煮食，主五痔。**犬肉**煮食，引痔虫。**牛脾**痔瘘，腊月淡煮，日食一度。**牛角鳃**烧灰酒服。**虎胫骨**痔瘘脱肛，蜜炙丸服。

【洗渍】**苦参** **飞廉** **苦芙** **白鸡冠** **白芷** **连翘** **酢浆草** **木鳖子**洗并涂。**稻藁灰**汁。**胡麻** **丁香** **槐枝** **柳枝**洗痔如瓜，后以艾灸。**芜荑** **棘根** **木槿根**煎洗。**花**，末傅之。**仙人杖** **桃根** **猕猴桃** **无花果** **冬瓜** **苦瓠** **苦荬菜** **鱼腥草**煎洗，并入枯矾、片脑傅。**马齿苋**洗，并食之。**葱白** **韭菜** **五倍子** **童尿**。

【涂点】**胡黄连**鹅胆调。**草乌头**反内痔。**白头翁**捣烂。**白及** **白敛** **黄连汁**。**旱莲汁**。**山豆根汁**。**土瓜根** **通草花粉** **繁缕**傅积年痔。**荞麦秸灰**点痔。**卢会** **耳环草** **龙脑**葱汁化搽。**木瓜**鳝涎调，贴反花痔。**桃叶**杵坐。**血竭**血痔。**没药** **楮叶**杵。**孩儿茶**同麝香，唾调贴。**无名异**火煅醋淬研，塞漏孔。**密陀僧**同铜青涂。**黄丹**

同滑石涂。**石灰**点。**硇砂**点。**石胆**煅点。**孔公孽　殷孽　硫黄　黄矾　绿矾　水银**枣研塞漏孔。**铁华粉　白蜜**同葱捣涂。肛门生疮，同猪胆熬膏导之。**乌烂死蚕　露蜂房　蛞蝓**研，入龙脑傅之。**蜈蚣**痔漏作痛，焙研，入片脑傅之。或香油煎过，入五倍子末收搽之。**蜣螂**焙末搽之。为末，入冰片，纸捻蘸入孔内，渐渐生肉退出。**蛴螬**研末傅。**田螺**入片脑取水搽，白矾亦可。**甲香**五痔。**鱼鲊　鱼鲙　海豚鱼　鳝鱼　鳢鱼**炙贴，引虫。**鲤鱼肠　鲤鱼鳞**绵裹坐，引虫。**蝮蛇屎**杀痔瘘虫。**蚺蛇胆　蛇蜕　啄木**痔瘘，烧研纳之。**胡燕屎**杀痔虫。**鸡胆**搽。**鸭胆　鹅胆　牛胆　鼠膏　猬胆　熊胆**入片脑搽。**麝香**同盐涂。**狨肉及皮　男子爪甲灰**涂之。

【熏灸】马兜铃　粟糠烟　**酒**痔瘘，掘土坑烧赤沃之，撒茱萸入内，坐之。**艾叶**灸肿核上。**枳壳**炙熨痔痛，煎水熏洗。**干橙烟　茱萸**蒸肠痔，杀虫。**灯火**焠痔肿甚妙。**毡袜**烘熨之。**鳗鲡**烧熏痔瘘，杀虫。**羊粪**烧熏痔瘘。**猪悬蹄**烧烟。

下　　血

血清者，为肠风，虚热生风，或兼湿气。血浊者，为脏毒，积热食毒，兼有湿热。血大下者为结阴，属虚寒。便前为近血，便后为远血。又有蛊毒虫痔。

【风湿】〔草菜〕**羌活　白芷**肠风下血，为末，米饮服。**秦艽**肠风泻血。**赤箭**止血。**升麻　天名精**止血破瘀。**木贼**肠风下血，水煎服。肠痔下血，同枳壳、干姜、大黄，炒研末服。**胡荽子**肠风下血，和生菜食，或为末服。**皂角蕈**泻血，酒服一钱。**葱须**治便血肠澼。〔木部〕**皂角**羊肉和丸服。同槐实为散服。里急后重，同枳壳丸服。**皂角刺灰**[①] 同槐花、胡桃、破故纸为末服。**肥皂荚**烧研丸服。**槐实**去大肠风热。**槐花**炒研酒服，或加柏叶，或加卮子，或加荆芥，或加枳壳，或煮猪脏为丸服。〔虫兽〕**干蝎**肠风下血，同白矾末，饮服半钱。**野猪肉**炙食，不过十顿。外肾烧研，饮服。

【湿热】〔草部〕**白术**泻血萎黄，同地黄丸服。**苍术**脾湿下血，同地榆煎服。肠风下血，以皂荚汁煮焙，丸服。**贯众**肠风酒痢痔漏诸下血，焙研米饮服，或醋糊丸服。**地榆**下部见血必用之。结阴下血，同甘草煎服。下血二十年者，同鼠尾草煎服。虚寒人勿用。**黄连**中部见血须用之。积热下血，四制丸服。脏毒下血，同蒜丸服。酒痔下血，酒煮丸服。肠风下血，茱萸炒过，丸服。**黄芩**水煎服。**苦参**肠风泻血。**木香**同黄连入猪肠煮，捣丸服。**郁金**肠毒入胃，下血频痛，同牛黄，浆水服。**香附子**诸般下血，童尿浸，米醋炒，服二钱，或醋糊丸服。或入百草霜、麝香，尤效。**水苏**煎服。**青蒿**酒痔下血，为末服。**益母草**痔疾下血，捣汁饮。**刘寄奴**大小便下血，为末茶服。**鸡冠**止肠风泻血，白花并子炒煎服。结阴下血，同椿根白皮丸服。**大小蓟**卒泻鲜血属火热，捣汁服之。**马蔺**[②] **子**同何首乌、雌雄黄丸服。**苍耳叶**五痔下血，为末服。**箬叶**烧灰汤服。**芦花**诸失血病，同红花、槐花、鸡冠花煎服。**桔梗**中蛊下血。**蘘荷根**痔血，捣汁服。**萱根**大小便血，和生姜、香油炒热，沃酒服。**地黄**凉血，破恶血，取汁，化牛皮胶服。肠风下血，生熟地黄、五味子丸服。小儿初生便血，以汁和酒蜜，与服数匙。**紫菀**产后下血，水服。**地肤叶**泻血，

① 灰：原作“皮”，字误，今据卷三十五皂荚条附方改。

② 蔺：原作“兰”，字误，今据卷十五蠡实条附方改。

作汤煮粥食。**王不留行**粪后血，末服。**金盏草**肠痔下血。**虎杖**肠痔下血，焙研，蜜丸服。**车前草**捣汁服。**马鞭草**酒积下血，同白芷烧灰，蒸饼丸服。**旱莲**焙末饮服。**凌霄花**粪后血，浸酒服。**蔷薇根**止下血。**栝楼实**烧灰，同赤小豆末服。**王瓜子**烧研，同地黄、黄连丸服。**生葛汁**热毒下血，和藕汁服。**白敛**止下血。**威灵仙**肠风下血，同鸡冠花，米醋煮研服。**茜根**活血，行血，止血。**木莲**风入脏，或食毒积热，下鲜血，或酒痢，烧研，同棕灰、乌梅、甘草等分，末服。大便涩者，同枳壳末服。**羊蹄根**肠风下血，同老姜炒赤，沃酒饮。**蒲黄**止泻血，水服。**金星草**热毒下血，同干姜末，水服之。**石韦**便前下血，为末，茄枝汤下。**金疮小草**肠痔下血，同甘草浸酒饮。〔菜部〕**丝瓜**烧灰酒服，或酒煎服。**经霜老茄**烧灰酒服。蒂及根、茎、叶，俱治肠风下血。**蕨花**肠风热毒，焙末饮服。**败瓢**烧灰，同黄连末服。**翻白草**止下血。**萝卜**下血，蜜炙任意食之。酒毒，水煮入少醋食，或以皮同薄荷叶烧灰，入生蒲黄末服。**芸薹**同甘草末服，治肠风脏毒。**独蒜**肠毒下血，和黄连丸服。暴下血，同豆豉丸服。〔果木〕**银杏**生和百药煎丸服，亦煨食。**乌芋**汁，和酒服。**藕节汁**止下血，亦末服。**茗叶**热毒下血，同百药煎末服。**黄檗**主肠风下血，里急后重，热肿痛。小儿下血，同赤芍药丸服。**椿根白皮**肠风泻血，醋糊丸服，或酒糊丸。或加苍术，或加寒食面。经年者，加人参、酒煎服。**椿荚**半生半烧，米饮服。**木槿**肠风泻血，作饮。**山茶**为末，童尿、酒服。**卮子**下鲜血，烧灰水服。**枳壳**烧黑，同羊胫炭末服。根皮亦末服。**枳实**同黄芪末服。**橘核**肠风下血，同樗根皮末服。**楮白皮**为散服。**柏叶**烧服，或九蒸九晒，同槐花丸服。**柏子**酒煎服。**松木皮**焙末服。〔土石〕**黄土**水煮汁服。**车辖**小儿下血，烧赤淬水服。**血师**肠风下血，火煅醋淬七次，为末，每服一钱，白汤下。〔虫兽〕**白僵蚕**肠风泻血，同乌梅丸服。**蚕茧**大小便血，同蚕蜕纸、晚蚕沙、白僵蚕，炒研服。**桑蠹屎**烧研，酒服。**柳蠹屎**止肠风下血。**海螵蛸**一切下血，炙研，木贼汤下。**田螺**酒毒下血，烧焦末服，壳亦止下血，**鲎鱼尾**止泻血。　**乌龟肉**炙食，止泻血。**猪血**卒下血不止，酒炒食。**猪脏**煮黄连丸服，煮槐花丸服，煮胡荽食之。**白马通**　**犀角**磨汁服。同地榆、生地黄丸服。

【虚寒】　〔草菜〕**人参**因酒色甚下血，同柏叶、荆芥、飞面末水服。**黄芪**泻血，同黄连丸服。**艾叶**止下血，及产后泻血，同老姜煎服。**附子**下血日久虚寒，同枯矾丸服，或同生黑豆煎服。**草乌头**结阴下血，同茴香、盐煎露服。**天南星**下血不止，用石灰炒黄，糊丸服。**莨菪子**肠风下血，姜汁酒同熬，丸服。**云实**主肠澼。**骨碎补**烧末酒服。**干姜**主肠澼下血。〔木石〕**桂心**结阴下血，水服方寸匕。**天竺桂**　**乌药**焙研，饭丸服。**雄黄**结阴便血，入枣内同铅[①] 汁煮一日，以枣肉丸服。〔鳞兽〕**鲫鱼**酿五倍子煅研，酒服。**鳜鱼**止泻血。**鹿角胶**。

【积滞】　〔果木〕**山楂**下血，用寒热脾胃药俱不效者，为末，艾汤服即止。**巴豆**煨鸡子食。**芫荑**猪胆汁丸服，治结阴下血。**苦楝实**蜜丸服。〔虫兽〕**水蛭**漏血不止，炒末酒服。**鸡肶胵黄皮**止泻血。**猬皮**炙末，饮服。**猬脂**止泻血。**獭肝**肠痔下血，煮食之。

【止涩】　〔草部〕**金丝草**　**三七**白酒服二钱，或入四物汤。**卷柏**大肠下血，同

---

① 铅：原脱，今据卷九雄黄条附方补。

侧柏、棕榈烧灰酒服。生用破血，炙用止血。远年下血，同地榆煎服。**昨叶何草**烧灰，水服一钱。**血见愁**姜汁和捣，米饮服。〔果木〕**荷叶** **莲房灰** **橡斗壳**同白梅煎服。**酸榴皮**末服，亦煎服。**乌梅**烧研，醋糊丸服。**橄榄**烧研，米饮服。**干柿**入脾消宿血。久下血者，烧服，亦丸服。**黄柿**小儿下血，和米粉蒸食。**柿木皮**末服。**棕榈皮**同栝楼烧灰，米饮服。**诃黎勒**止泻血。**鼠李**止下血。**金樱东行根**炒用，止泻血。〔服器〕**黄丝绢灰**水服。**败皮巾灰** **皮鞋底灰** **甑带灰**涂乳上，止小儿下血。**百草霜**米汤调，露一夜服。〔石虫〕**绿矾**酿鲫鱼烧灰服，止肠风泻血。煅过，入青盐、硫黄再煅，入熟附子末，粟糊丸服，治积年下血，一服见效。**石燕**年久肠风，磨水日服。**蛇黄**醋煅七次，末服。**五倍子**半生半烧丸服，肠风加白矾。**百药煎**半生半炒饭丸服，肠风加荆芥灰，脏毒加白芷、乌梅烧过，酒毒加槐花。〔兽人〕**牛骨灰**水服。**牛角䚡**煅末，豉汁服。**人爪甲**积年泻血，百药不效，同麝香、白矾、干姜、白矾、败皮巾灰，等分饮服，极效。**发灰**饮服方寸匕。

瘀　　血

有郁怒，有劳力，有损伤。

【破血散血】 〔草部〕**生甘草**行厥阴、阳阴二经污浊之血。**黄芪**逐五脏间恶血。**白术**利腰脐间血。**黄芩**热入血室。**黄连**赤目瘀血，上部见血。**败酱**破多年凝血。**射干**消瘀血、老血在心脾间。**萆薢**关节老血。**桔梗**打击瘀血，久在肠内时发动者，为末，米饮服。**大黄**煎酒服，去妇人血癖，男女伤损瘀血，醋丸。治干血气，产后血块。**蓬莪茂**消扑损内伤瘀血，通肝经聚血，妇人月经血气。**三棱**通肝经积血，妇人月水，产后恶血。**牡丹皮**瘀血留舍肠胃，女人一切血气。**芍药**逐贼血，女人血闭，胎前产后一切血病。**红蓝花**多用破血，少用养血。酒煮，下产后血。**常春藤**腹内诸冷血风血，煮酒服。 **当归** **丹参** **芎䓖** **白芷** **泽兰** **马兰** **大小蓟** **芒箔** **芒茎**并破宿血，养新血。**玄参**治血瘕，下寒血。**贯众** **紫参** **玄胡索** **茅根** **杜衡** **紫金牛** **土当归** **芭蕉根** **天名精** **牛蒡根** **苎麻叶** **飞廉** **续断** **蘩菜** **茺蔚** **䕡蒿** **紫苏** **荆芥** **爵床** **野菊** **番红花** **刘寄奴** **庵䕡** **薰草** **苦杖** **马鞭草** **车前** **牛膝** **蒺藜** **独用将军** **地黄** **紫金藤** **葎草** **茜草** **剪草** **通草** **赤雹儿**并破瘀血血闭。**半夏** **天南星** **天雄** **续随子** **山漆** 〔谷菜〕**赤小豆** **米醋** **黄麻根** **麻子仁**并消散瘀血。**黑大豆** **大豆黄卷** **红曲** **饴饧** **芸薹子**并破瘀血。**韭汁**清胃脘恶血。**葱汁** **莱菔** **生姜** **干姜** **堇菜** **繁缕** **木耳** **杨栌耳** **苦竹肉** 〔果木〕**桃仁** **桃胶** **桃毛** **李仁** **杏枝**并破瘀血老血。**红柿** **桄榔子** **槠子** **山楂** **荷叶** **藕** **蜀椒** **秦椒** **柳叶** **桑叶** **琥珀**并消瘀血。**卮子**清胃脘血。**茯苓**利腰脐血。**乳香** **没药** **麒麟竭** **质汗**并活血散血止血。**松杨**破恶血，养新血。**栚栘**踠跌瘀血。**白杨皮**去折伤宿血在骨肉间疼。**干漆**削年深积滞老血。**苏方木** **榈木** **紫荆皮** **卫矛** **奴柘** 〔石虫〕**朴消**并破瘀恶血。**雄黄** **花乳石** **金星石** **硇砂** **菩萨石**并化腹内瘀血。**自然铜** **生铁** **石灰** **殷蘖** **越砥** **砺石** **水蛭** **虻虫** 〔鳞介〕**鳜鱼** **鮹鱼** **鳔胶** **龟甲** **鳖甲** 〔禽兽〕**白雄鸡翮**并破腹内瘀血。**黑雌鸡**破心中宿血，补心血。**五灵脂**生行血，熟止血。**鸦翅** **牛角䚡** **白马蹄** **犛牛酥** **狮屎** **犀角** **羚羊角** **鹿角** 〔人部〕**人尿** **人中白**并破瘀血。

积聚癥瘕

左为血，右为食，中为痰气。积系于脏，聚系于腑，癥系于气与食，瘕系于血与虫，痃系于气郁，癖系于痰饮。心为伏梁，肺为息贲，脾为痞气，肝为肥气，肾为奔豚。

【血气】〔草部〕**三棱**老癖癥瘕积聚结块，破血中之气。小儿气癖，煮汁作羹与乳母食。**蓬莪茂**破痃癖冷气，血气积块，破气中之血，酒磨服。**郁金**破血积，专入血分。**姜黄**癥瘕血块，入脾，兼治血中之气。**香附子**醋炒，消积聚癥瘕。**蒴藋根**鳖瘕坚硬肿起，捣汁服。卒暴癥块如石欲死，煎酒服。**大黄**破癥瘕积聚留饮，老血留结。醋丸，或熬膏服，产后血块尤宜。同石灰、桂心熬醋，贴积块。男子败积，女子败血，以荞面同酒服，不动真气。**牡丹**　**芍药**　**当归**　**芎䓖**　**丹参**　**玄参**　**紫参**　**白头翁**　**玄胡索**　**泽兰**　**赤车使者**　**刘寄奴**　**续断**　**凤仙子**　**蔄茹**　**大戟**　**蒺藜**　**虎杖**　**水荭**　**马鞭草**　**土瓜根**　**麻黄**　**薇衔**〔谷菜〕**米醋**并除积癥瘕，恶血癖块。醋煎生大黄，治痃癖。**胡麻油**吐发瘕。**白米**吐米瘕。**秫米**吐鸭癥。**丹黍米泔**治鳖瘕。**寒食饧**吐蛟龙癥。**芸薹子**破癥瘕结血。**山蒜**积块，妇人血瘕，磨醋贴。**陈酱茄**烧研，同麝贴鳖瘕。**生芋**浸酒服，破癖气。**桑耳**〔果木〕**桃仁**并破血闭癥瘕。**桃枭**破伏梁结气，为末酒服。**甜瓜子仁**腹内结聚，为肠胃内壅要药。**橄榄**　**观音柳**腹中痞积，煎汤露一夜服，数次即消。**芫荑**嗜酒成酒鳖，多怒成气鳖，炒煎日服。**槲木灰**淋汁酿酒服，消癥瘕痃癖。**琥珀**　**蟨**　**木麻**　**没药**〔土石〕**土墼**鳖瘕。**白垩**　**自然铜**　**铜镜鼻**并主妇女癥瘕积聚。**石灰**同大黄、桂心熬膏，贴腹胁积块。**石炭**积聚，同自然铜、大黄、当归，丸服。**阳起石**破子脏中血结气，冷癥寒瘕。**凝水石**腹中积聚邪气，皮中如火烧。**食盐**五脏癥结积聚。**禹余粮**　**太一余粮**　**空青**　**曾青**　**石胆**〔虫部〕**水蛭**　**葛上亭长**〔鳞介〕**龙骨**　**鼍甲**并主血积癥瘕。**守宫**血块，面煨食数枚，即下。**鳖肉**妇人血瘕，男子痃癖积块，桑灰，蚕沙淋汁煮烂捣，丸服。**鳖甲**癥块痃癖，坚积寒热，冷瘕劳瘦，醋炙牛乳服。血瘕，同琥珀、大黄末，酒服即下。**魁蛤**冷癥血块，烧过，醋淬丸服。**龟甲**　**秦龟甲**　**玳瑁**　**牡蛎**　**蛤蜊**　**车螯壳**　**鲟鱼**并主积瘕。**海马**远年积聚癥块，同大黄诸药丸服。**虾**鳖瘕作痛，久食自消。**夜明沙**〔兽部〕**熊脂**并主积聚寒热。**猫头灰**鳖瘕，酒服。**鼠灰**妇人狐瘕，同桂末服。**麝香**〔人部〕**人尿**癥积满腹，服一升，下血片，二十日即出。**癖石**消坚积。

【食气】〔草部〕**青木香**积年冷气痃癖，癥块胀疼。**白蒿**去伏瘕，女人癥瘕。**蓍叶**同独蒜、穿山甲、盐、醋调，贴痞块，化为脓血。**海苔**消茶积。**木鳖子**痞积痞块。**番木鳖**　**预知子**　**苏子**〔谷菜〕**米秕**并破癥结，下气消食。**麦面**米食成积，同酒曲丸服。**荞麦面**炼五脏滓秽，磨积滞。**神曲**　**麦蘖**　**蘖米**　**蔓菁**并消食下气，化癥瘕积聚。**萝卜**化面积痰癖，消食下气。**水蕨**腹中痞积，淡食一月，即下恶物。**姜叶**食鲙成癥，捣汁服。**皂角蕈**积垢作疼，泡汤饮作泄。**马齿苋**〔果木〕**山楂**化饮食，消肉积癥瘕。子亦磨积。**槟榔**　**桑灰霜**破积块。**阿魏**破癥破积肉积。**枳壳**五积六聚，巴豆煮过，丸服。**枳实**〔土石〕**百草霜**　**梁上尘**并消食积。**砂锅**消食块，丸服。**锻灶灰**　**胡粉**　**黄丹**　**密陀僧**　**铁华粉**　**蓬砂**　**玄精石**并主癥瘕食积。**针砂**食积黄肿。**朱砂**心腹疗癖，以饲鸡取屎炒，末服。**雄黄**胁下痃癖及伤食，酒、水同巴豆、白面丸服。竹筒蒸七次，丸服，治癥瘕积聚。同白矾，贴痞块。**青礞石**积年食癥攻刺，同巴豆、大黄、三棱作丸服。一切积病，消石煅过，同赤石脂丸服。**绿矾**消食积，化痰燥湿。**硇砂**冷气痃癖瘕，桑柴灰淋过，火煅，为丸服。积年气块，醋煮木瓜酿过，入附子丸服。**石硷**消痰磨积，去食滞宿垢，同山楂、阿魏、半夏丸服。**石髓**〔鳞禽〕**鱼鲙**去冷气痃瘕，横关伏梁。**鱼脂**熨癥块。**五灵脂**化食消气，和巴豆、木香丸服。酒积黄肿，同麝丸服。**鸡屎白**食米成癥，合米炒研水服，取吐。鳖瘕及宿癥，炒研酒服。**鹰屎白**小儿奶癖癥，膈下硬，同密陀僧、硫黄、丁香末服。**雀粪**消癥瘕久痼，蜜丸服。和姜、桂、艾叶丸服，烂痃癖伏梁诸块。**鸽粪**痞块。**猪项肉**合甘遂丸服，下酒布袋积。**猪脾**朴消煮过，用水荭花子末服，消痞块。**猪肾**同葛粉炙食，治酒积面黄。**猪肪**食发成瘕，嗜食与油，以酒煮沸，日三服。**猪肚**消积聚癥瘕。**牛肉**同恒山煮食，治癖疾。同石灰蒸食，治痞积。**牛脑**脾积痞气，同朴消蒸饼丸服。又同木香、鸡肫等末服。**鼠肉**煮汁作粥，治小儿癥瘕。**狗胆**痞块，同五灵脂、阿魏丸服。**狗屎**浸酒服，治鱼肉成癥。**驴屎**癥癖诸疼。**驴尿**杀积虫。**白马尿**肉癥思肉，饮之当有虫出。男子伏梁，女子瘕疾，旦旦服之。食发成瘕，饮之。痞块心疼，和僵蚕末傅之。**腽肭脐**男子宿癥气块，积冷劳瘦。

【痰饮】〔草部〕**威灵仙**去冷滞痰水，久积癥瘕，痃癖气块，宿脓恶水。停痰宿饮，大肠冷积，为末，皂角熬膏丸服。或加半夏。**牵牛**去痃癖气块。男妇五积，为末蜜丸服。食积，加巴豆霜。**芎䓖**酒癖胁胀呕吐，腹有水声，同三棱为末，每葱汤服二钱。**续随子**一切痃癖。同腻粉、青黛丸服，下涎积。**狼毒**积聚饮食，痰饮癥瘕，胸下积癖。**紫菀**肺积息贲。**商陆**腹中暴癥，如石刺痛。**黄连　天南星**并主伏梁。**柴胡　桔梗　苦参**并寒热积聚。**白术　苍术　黄芪　人参　高良姜　防葵　旋覆花　葶苈　鸢尾　独行根　三白草　常山　蜀漆　甘遂　赭魁　昆布　海藻**并主痃瘕痰水。**莨菪子**积冷痃癖，煮枣食之。**附子　天雄　草乌头**〔谷菜〕**烧酒**并主冷毒气块痃癖。**蒜**烂痃瘕，日吞三颗。又吐蛇瘕。**韭菜**煮食，除心腹痼冷痃癖。**生芋**浸酒饮，破痃癖。**白芥子**贴小儿乳癖。**仙人杖**〔果木〕**大枣**并去痰癖。**栗子**日食七枚，破冷癖气。**橘皮**胸中瘕热，湿痰痃癖。**青皮**破积结坚癖。**林檎**研末，傅小儿闪癖。**桃花**末服，下痰饮积滞。**榧子**食茶成癖，日食之。**苦茗**嗜茶成癖。**蜀椒**破癥癖。食茶面黄，作丸服。**胡椒**虚寒积癖在两胁，喘急，久则为疽，同蝎尾、木香丸服。**吴茱萸**酒煮，熨癥块。**巴豆**破癥瘕结聚，留饮痰澼。一切积滞，同黄檗、蛤粉丸服。**桂心　沉香　丁香　草豆蔻　蒟酱**并破冷癥痃癖。**郁李仁**破癖气，利冷脓。**乌桕根皮**水癥结聚。**奴柘**痃癖，煎饮。**白杨皮**痰癖，浸酒饮。**枳实　枳壳　婆罗得　木天蓼**〔金石〕**浮石**并化痰癖。**赤白玉**痃癖气块往来痛，糊丸服。**理石**破积聚。酒渍服，治癖。**石硫黄**冷癖在胁，积聚。**消石**破积散坚。**砒石　礜石　特生礜石**并痼冷坚癖积气。**玄明粉**宿滞癥结。**朴消**留澼癥结。同大蒜、大黄，贴痞块。**黑锡灰　水银粉　粉霜　银朱**〔介禽〕**海蛤　蛤蜊粉**并主积聚痰涎。**蚌粉**痰涎积聚，心腹痛，或哕食，巴豆炒过，丸服。**蛸蝉**小儿痞气，煮饮食。**淡菜**冷气痃癖，烧食。**鹳胫骨及觜　雀胫骨及觜**并主小儿乳癖①，

① 乳癖：原脱，今据卷四十八雀条补。

煮汁，烧灰服。〔兽部〕**牛乳**冷气痃癖。**驼脂**劳风冷积，烧酒服之。

诸　虫

有蛔、白、蛲、伏、肉、肺、胃、弱、赤九种。又有尸虫、劳虫、疳虫、瘕虫。

【杀虫】〔草部〕**术**嗜生米有虫，蒸饼丸服。**蓝叶**杀虫蚑。应声虫及鳖瘕，并服汁。**马蓼**去肠中蛭虫。**鹤虱**杀蛔、蛲及五脏虫，肉汁服末。心痛，醋服。**狼毒　狼牙　藜芦**并杀腹脏一切虫。**葎草**杀九虫。**龙胆**去肠中小虫及蛔痛，煎服。**白芷**浴身。**黄精**并去三尸。**杜衡　贯众　蘼芜　紫河车　云实　白菖　百部　天门冬　赭魁　石长生**并杀蛔、蛲、寸白诸虫。**连翘　山豆根**下白虫。**黄连　苦参　苍耳　飞廉　天名精　蜀羊泉　蒺藜　干苔　酸草　骨碎补　羊蹄根　赤藤　牵牛　蛇含　营实根**并杀小虫、疳虫。**艾叶**蛔痛，捣汁服，或煎水服，当吐下虫。虫食肛，烧熏之。**萹蓄**小儿蛔痛，煮汁，煎醋，熬膏，皆有效。**使君子**杀小儿蛔，生食煎饮，或为丸散，皆效。**石龙刍　漏芦　肉豆蔻　蒟酱　马鞭草**熬膏。**瞿麦　灯笼草　地黄　白及**〔谷菜〕**小麦**炒，末服。并杀蛔虫。**薏苡根**下三虫，止蛔痛，一升煎服，虫尽死。**大麻子**同茱萸根浸水服，虫尽下。亦捣汁服。**白米**米癥嗜米，同鸡屎白炒服，取吐。**秫米**食鸭成癥瘕，研水服，吐出鸭雏。**丹黍米泔**服，治鳖瘕。**寒食饧**吐蛟龙癥。**生姜**杀长虫。**槐耳**烧末水服，蛔立出。**雚菌**去三虫，为末，入臛食。**天花蕈　灰藋　马齿苋　苦瓠　败瓢**〔果部〕**柿**并杀虫。**橘皮**去寸白。**桃华**去赤虫。**桃仁　桃叶**杀尸虫。**槟榔**杀三虫、伏、尸，为末，大腹皮汤下。**榧子**去三虫，食七日，虫化为水。**阿勃勒　酸榴东行根　樱桃东行根　林檎东行根**并杀三虫，煎水服。**吴茱萸东行根**杀三虫，酒、水煎服。肝劳生虫，同粳米、鸡子白丸服。肝劳发热有虫，令人好呕，同橘皮、大麻[①]子，浸酒服。**醋林子**寸白、蛔痛，小儿疳蛔，皆为末，酒服。**藕**同蜜食，令人腹脏肥，不生诸虫。**杏仁**杀小虫。**蜀椒**蛔痛，炒淋酒服。**乌梅**煎服，安蛔。**盐麸树皮**〔木部〕**乌药**并杀蛔。**柏叶**杀五脏虫，益人，不生诸虫。**相思子**杀腹脏皮肤一切虫。**桑白皮　金樱根　郁李根　蔓荆**并杀寸白虫。**阿魏　卢会　黄檗　樗白皮　合欢皮　皂荚及小刺、木皮　大风子　苦竹叶　石南**并杀小虫、疳虫。干漆杀三虫，儿虫痛，烧同芜荑末服。叶亦末服。**楝白皮**杀蛔虫，煎水服，或为末，或入麝香，或煮鸡子食。实，杀三虫。醋浸塞谷道中，杀长虫。花，杀蚕虱。**芜荑**去三虫、恶虫，为末饮服。或同槟榔丸服。炒煎，日服，治气鳖、酒鳖。**大空**去三虫。涂发，杀虮虱。**荚蒾**煮粥食，杀三虫。**雷丸　厚朴　梓白皮　楸白皮　桐木皮　山茱萸　丁香　檀香　苏合香　安息香　龙脑香　樟脑香**并杀三虫。〔水石〕**神水**和獭肝丸，杀虫积。**浸蓝水**杀虫，下水蛭。**黑锡灰**沙糖服，下寸白。**黄丹　密陀僧　曾青**并下寸白。**胡粉**葱汁丸服，治女人虫心疼，下寸白。**硫黄**杀腹脏虫、诸疮虫。气鳖、酒鳖，以酒常服。**雌黄　雄黄**虫疼吐水，煎醋服。又杀诸疮虫。**食盐**杀一切虫。**霹雳砧**杀劳虫。**石灰**杀蛲虫。**砒石　理石　长石　白青**并杀三虫。**梳篦**去虱癥。**死人枕席**杀尸疰、石蛔。〔虫鳞〕**蜂子**小儿五虫，从口吐出。**蜂窠灰**酒服，寸白、蛔虫皆死出。**蚕茧及蛹**除蛔。**白蜡　白僵蚕**

① 麻：原作“黄”，字误，今据卷三十二吴茱萸条附方改。

蚺蛇胆及肉 **蝮蛇**并杀三虫。**鼍甲** **鳜鱼** **鲟鱼**并杀小虫。**鳗鲡鱼**淡煮食，杀诸虫、劳虫。**虾**鳖瘕，宜食。**海虾鲊**杀虫。**河豚** **海豚** **海螵蛸** 〔禽兽〕**鸽头** **竹鸡** **百舌** **乌鸦**并杀虫。**鸮**杀三虫及腹脏一切虫。**五灵脂**心脾虫痛，同槟榔末服。小儿虫痛，同灵矾丸服，取吐。**鸡子白**蛔痛，打破，合醋服。入好漆在内吞之，虫即出。**鸡屎白**鳖癥、米瘕。**鸽屎**杀蛔，烧服。**蜀水花**杀蛔。**啄木鸟** **鹰屎白** **熊脂** **獭肝** **猫肝** **虎牙**并杀劳虫。**猪肚**杀劳虫。酿黄米蒸丸服。治疳蛔瘦病。**猪血**嘈杂有虫，油炒食之。**猪肪**发瘕，煮食。**猫头灰**酒服，治鳖瘕。**獾肉** **鼠肉** **兔屎**并杀疳、劳、蛔虫。**羊脂** **牛胆** **熊胆** **麝香** **猬皮及脂**并杀小虫。**鼬鼠心肝**虫痛，同乳、没丸服。**六畜心**包朱砂、雄黄煮食，杀虫。**白马溺** **驴尿**〔人部〕**人尿**并杀癥瘕有虫。**胞衣水** **天灵盖**杀劳虫。

肠 鸣

有虚气，水饮，虫积。

〔草部〕**丹参** **桔梗** **海藻**并主心腹邪气上下，雷鸣幽幽如走水。**昆布** **女菀** **女萎**并主肠鸣游气，上下无常处。**半夏** **石香薷** **荜茇** **红豆蔻** **越王余算**并主虚冷肠鸣。**大戟**痰饮，腹内雷鸣。**黄芩**主水火击搏有声。**穬麦蘖** **饴糖**〔果木〕**橘皮** **杏仁**并主肠鸣。**厚朴**积年冷气，腹内雷鸣。**卮子**热鸣。〔石部〕**硇砂**血气不调，肠鸣宿食。**石髓** 〔虫介〕**原蚕沙**肠鸣热中。**鳝鱼**冷气肠鸣。**淡菜** 〔兽部〕**羚羊屎**久痢肠鸣。

心 腹 痛

有寒气，热气，火郁，食积，死血，痰澼，虫物，虚劳，中恶，阴毒。

【温中散郁】 〔草部〕**木香**心腹一切冷痛、气痛，九种心痛，妇人血气刺痛，并磨酒服。心气刺痛，同皂角末丸服。内钓腹痛，同乳、没丸服。**香附子**一切气，心腹痛，利三焦，解六郁，同缩砂仁、甘草末点服。心脾气痛，同高良姜末服。血气痛，同荔枝烧研酒服。**艾叶**心腹一切冷气鬼气，捣汁饮，或末服。同香附，醋煮丸服，治心腹小腹诸痛。**芎䓖**开郁行气。诸冷痛中恶，为末，烧酒服，**藁本**大实心痛，已用利药，同苍术煎服，彻其毒。**苍术**心腹胀痛，解郁宽中。**甘草**去腹中冷痛。**高良姜**腹内暴冷久冷痛，煮饮。心脾痛，同干姜丸服。又四制丸服。**苏子**一切冷气痛，同高良姜、橘皮等分，丸服。**姜黄**冷气痛，同桂末，醋服。小儿胎寒，腹痛，吐乳，同乳香、没药、木香丸服。**附子**心腹冷痛，胃寒蛔动，同炒卮子酒糊丸服。寒厥心痛，同郁金、橘红，醋糊丸服。**香薷**暑月腹痛。**石菖蒲** **紫苏** **藿香** **甘松香** **山柰** **廉姜** **山姜** **白豆蔻** **草豆蔻** **缩砂** **蒟酱** **白茅香** **蕙草** **益智子** **荜茇**〔谷部〕**胡椒粥** **茱萸粥** **葱豉酒** **姜酒** **茴香**并主一切冷气，心痛、腹痛、心腹痛。**烧酒**冷痛，入盐服。阴毒腹痛，尤宜。**黑大豆**肠痛如打，炒焦，投酒饮。**神曲**食积心腹痛，烧红淬酒服。〔菜部〕**葱白**主心腹冷气痛，虫痛，疝痛，大人阴毒，小儿盘肠内钓痛。卒心痛，牙关紧急欲死，捣膏，麻油送下，虫物皆化黄水出。阴毒痛，炒熨脐下，并擂酒灌之。盘肠痛，炒贴脐上，并浴腹，良久尿出愈。**葱花**心脾如刀刺，同茱萸一升，煎服。**小蒜**十年五年心痛，醋煮饱食即愈。**葫**冷痛，同乳香丸服。醋浸煮食之。鬼注心腹痛，同墨及酱汁服。吐血心痛，服汁。**韭**腹中冷痛，煮食。胸痹痛如锥刺，服汁，吐去恶血。**薤白**胸痹刺痛彻心背，喘息咳唾，同栝楼实，白酒煮服。**生姜**心下急痛，同半夏煎服，或同杏仁煎。**干姜**卒心痛，研末服。心脾冷痛，同高良姜丸服。**芥子**酒服，止心腹冷痛。阴毒，贴脐。**马芹子**卒心痛，炒末酒服。**茴香　莼菜　菥蓂子　秦荻藜　蔓菁　芥**〔果部〕**杏仁**并主心腹冷痛。**乌梅**胀痛欲死，煮服。**大枣**急心痛，同杏仁、乌梅丸服。陈枣核仁，止腹痛。**胡桃**急心痛，同枣煨嚼，姜汤下。**荔枝核**心痛、脾痛，烧研酒服。**椰子皮**卒心痛，烧研水服。**橘皮**途路心痛，煎服甚良。**木瓜　枸橼**并心气痛。**胡椒**心腹冷痛，酒吞三七粒。**茱萸**心腹冷痛，及中恶心腹痛，擂酒服。叶亦可。**榄子**同上。〔木部〕**桂**秋冬冷气腹痛，非此不除。九种心疼，及寒疝心痛，为末酒服。心腹胀痛，水煎服。产后心痛，狗胆丸服。**乌药**冷痛，磨水入橘皮、苏叶煎服。**松节**阴毒腹痛，炒焦入酒服。**乳香**冷心痛，同胡椒、姜、酒服。同茶末、鹿血丸服。**丁香**暴心痛，酒服。**安息香**心痛频发，沸汤泡服。**天竺桂　沉香　檀香　苏合香　必栗香　龙脑香　樟脑香　樟材　杉材　楠材　阿魏　皂荚　白棘　枸杞子　厚朴**〔金石〕**铁华粉**并主冷气心腹痛。**铜器**炙熨冷痛。**灵砂**心腹冷痛，同五灵脂，醋糊丸服。**硫黄**一切冷气痛，黄蜡丸服。同消石、青皮、陈皮丸服。**消石**同雄黄末点目眦，止诸心腹痛。**砒石**积气冷痛，黄蜡丸服。**硇砂**冷气，血气，积气，心腹痛，诸疼。**神针火**〔鳞兽〕**鲍鱼灰**妊娠感寒腹痛，酒服。**猪心**急心痛经年，入胡椒十粒煮食。心血，蜀椒丸服。

【**活血流气**】〔草部〕**当归**和血，行气，止疼。心下刺疼，酒服方寸匕。女人血气，同干漆丸服。产后痛，同白蜜煎服。**芍药**止痛散血，治[①]上中腹痛。腹中虚痛，以二钱同甘草一钱煎服。恶寒加桂，恶热加黄芩。**玄胡索**活血利气。心腹少腹诸痛，酒服二钱，有神。热厥心痛，同川楝末二钱服。血气诸痛，同当归、橘红丸服。**蓬莪茂**破气，心腹痛，妇人血气，丈夫奔豚。一切冷气及小肠气，发即欲死，酒、醋和水煎服。一加木香末，醋汤服。女人血气，同干漆末服。小儿盘肠，同阿魏研末服。**郁金**血气冷气痛欲死，烧研醋服，即苏。**姜黄**产后血痛，同桂末酒服，血下即愈。**刘寄奴**血气，为末酒服。**红蓝花**血气，擂酒服。**大黄**干血气，醋熬膏服。冷热不调，高良姜丸服。**蒲黄**血气心腹诸疼，同五灵脂煎醋或酒服。**紫背金**[②]**盘**女人血气，酒服。**丹参　牡丹　三棱　败酱**〔谷菜〕**米醋**并主血气冷气心腹诸痛。**青粱米**心气冷痛，桃仁汁煮粥食。**红曲**女人血气，同香附、乳香末，酒服。**丝瓜**女人干血气，炒研酒服。**桑耳**女人心腹痛，烧研酒服。**杉菌**〔果木〕**桃仁**卒心痛，疰心痛，研末水服。桃枝，煎酒。**桃枭**血气中恶痛，酒磨服。**没药**血气心痛，酒、水煎服。**乳香　麒麟竭　降真香　紫荆皮**〔金石〕**铜青　赤铜屑**并主血气心痛。**自然铜**血气痛。火煅醋淬，末服。**诸铁器**女人心痛，火烧淬酒饮。**石炭**同上。**白石英　紫石英**并主女人心腹痛。〔鳞部〕**乌贼鱼血**血刺心痛，磨醋服。**青鱼枕**[③]血气心腹痛。磨水服。〔禽兽〕**五灵脂**心腹胁肋少腹诸痛。疝痛，血气，同蒲黄煎醋服。或丸，或一味炒焦酒服。虫痛加槟榔。**狗胆**血气撮痛，丸服。

【**痰饮**】**半夏**湿痰心痛，油炒丸服。**狼毒**九种心痛，同吴茱萸、巴豆、人参、

---

① 治：原作“分”，字误，今据卷十四芍药条改。

② 金：原作“天”，字误，今据卷三十紫背金盘条改。

③ 枕：原作“鮀”，今据《证类本草》卷二十一及本书卷四十四青鱼条头中枕主治改。

附子、干姜丸服。心腹冷痰胀痛，同附子、旋覆花丸服。**草乌头**冷痰成包，心腹疞痛。**百合** **椒目**留饮腹痛，同巴豆丸服。**牡荆子**炒研服。**枳实**胸痹痰水痛，末服。**枳壳**心腹结气痰水。**矾石**诸心痛，以醋煎一皂子服。同半夏丸服。同朱砂、金薄丸服。**五倍子**心腹痛，炒焦，酒服立止。牡蛎粉烦满心脾痛，煅研酒服。**蛤粉**心气痛，炒研，同香附末服。**白螺壳**湿痰心痛及膈气痛，烧研酒服。

【火郁】 〔草部〕**黄连**卒热心腹烦痛，水煎服。**苦参**大热腹中痛，及小腹热痛，面色青赤，煎醋服。**黄芩**小腹绞痛，小儿腹痛。得厚朴、黄连，止腹痛。**山豆根**卒腹痛，水研服，入口即定。**青黛**心口热痛，姜汁服一钱。**马兜铃**烧研酒服。**马兰汁**绞肠沙痛。**沙参** **玄参** 〔谷果〕**生麻油**卒热心痛，饮一合。**麻子仁**妊娠心痛，研水煎服。**荞麦粉**绞肠沙痛，炒黄[①]，水烹服。**黍米**十年心痛，淘汁温服。**粳米** **高粱米**并煮汁服，止心痛。**绿豆**心痛，以三七粒，同胡椒二七粒，研服。**茶**十年五年心痛，和醋服。〔木部〕**川楝子**入心及小肠，主上下腹痛，热厥心痛，非此不除。同玄胡索末，酒服。**槐枝**九种心痛，煎水服。**槐花** **乌桕根** **石瓜**并主热心痛。**卮子**热厥心痛，炒焦煎服。冷热腹痛，同附子丸服。**郁李仁**卒心痛，嚼七粒，温水下，即止。**茯苓** **琥珀** 〔石兽〕**戎盐** **食盐**吐，心腹胀痛。**玄明粉**热厥心腹痛，童尿服三钱。**丹砂**男女心腹痛，同白矾末服。**蜂蜜**卒心痛。**黄蜡**急心痛，烧化丸，凉水下。**晚蚕沙**男女心痛，泡汤服。**驴乳**卒心痛连腰脐，热饮二升。**羚羊角**腹痛热满，烧末水服。**犀角**热毒痛。**阿胶**丈夫少腹痛。**兔血**卒心痛，和茶末、乳香丸服。**败笔头**心痛不止，烧灰，无根水下。**狗屎**心痛欲死，研末酒服。**山羊屎**心痛，同油发烧灰，酒服断根。**狐屎**肝气心痛，苍苍如死灰，喘息，烧和姜黄服。**驴屎汁** **马屎汁** 〔人部〕**人屎**和蜜、水。**人溺**并主绞肠沙痛欲死，服之。**虫痛**见诸虫下。

【中恶】 〔草部〕**艾叶**鬼击中恶，卒然着人如刀刺状，心腹切痛，或即吐血下血，水煎服。实，亦可用。**桔梗** **升麻** **木香**磨汁。**藿香** **郁金香** **茅香** **兰草** **蕙香** **山柰** **山姜** **缩砂** **蘼芜** **蜘蛛香** **蒟酱** **丹参** **苦参**煎酒。**姜黄** **郁金** **肉豆蔻** **菖蒲** **鸡苏** **甘松** **忍冬**水煎。**卷柏** **女青**末服。**芒箔**煮服。**鬼督邮** **草犀** **狼毒** **海根** **藁本** **射干** **鸢尾** **鬼臼** **续随子** 〔谷菜〕**醇酒** **豌豆** **白豆** **大豆** **胡荽** **罗勒** **芥子**浸酒。**白芥子** **大蒜** 〔果木〕**榧子** **桃枭**末服。**桃胶** **桃符** **桃花**末服。**桃仁**研服。**桃白皮** **三岁枣中仁**常服。**蜀椒** **茱萸** **蜜香** **沉香** **檀香** **安息香**化酒。**乳香** **丁香** **阿魏** **樟材** **鬼箭** **鬼齿**水煎。**琥珀** **苏合香**化酒。**城东腐木**煎酒。**古榇板**煎酒。〔服器〕**桃橛**煮汁。**车脂**化酒。**刀鞘灰**水服。**砧垢**吐。**铁椎柄灰**丸服。**履屧鼻绳灰**酒服。**毡袜跟灰**酒服。**网巾灰**酒服。〔水土〕**粮罂中水** **黄土**画地作五字，取中土，水服。**陈壁土**同矾丸服。**铸钟土**酒服。**柱下土**水服。**伏龙肝**水服。**仰天皮**人垢和丸服。**釜墨**汤服。**墨** 〔石介〕**古钱**和薏苡根煎服。**铅丹**蜜服。**食盐**烧服取吐。**雄黄** **灵砂** **硫黄** **金牙** **蛇黄** **田螺壳**烧服。鳖头灰 〔禽兽〕**乌骨鸡**搨心上。**白雄鸡**煮汁，入醋、麝、真珠服。肝同。**鸡子白**生吞七枚。**鹳骨** **犀角** **鹿茸及角** **麋角** **麝香** **灵猫阴** **猫肉及头骨**

① 黄：原作“热”，字误，今据卷二十二荞麦条附方改。

狸肉及骨 **腽肭脐** **熊胆**并主中恶心腹绞痛。

胁痛

有肝胆火，肺气，郁，死血，痰澼，食积，气虚。

【木实】〔草部〕**黄连**猪胆炒，大泄肝胆之火，肝火胁痛，姜汁炒丸。左金丸：同茱萸炒，丸服。**柴胡**胁痛主药。**黄芩** **龙胆** **青黛** **卢会**并泻肝胆之火。**芍药** **抚芎**并搜肝气。**生甘草**缓火。**木香**散肝经滞气，升降诸气。**香附子**总解诸郁，治膀胱连胁下气妨。**地肤子**胁下痛，为末酒服。〔果木〕**青桔皮**泻肝胆积气必用之药。**卮子** **卢会** **桂枝**。

【痰气】〔草部〕**芫花**心下痞满，痛引两胁，干呕汗出，同甘遂、大戟为散，枣汤服。**大戟** **甘遂**痰饮胁痛。控涎丸。**狼毒**两胁气结痞满，心下停痰鸣转，同附子、旋覆花丸服。**香薷**心烦胁痛连胸欲死，捣汁饮。**防风**泻肺实烦满胁痛。**半夏** **天南星** **桔梗** **苏梗** **细辛** **杜若** **白前** **贝母**〔谷菜〕**生姜**并主胸胁逆气。**白芥子**痰在胸胁支满，每酒吞七粒。又同白术丸服。**薏苡根**胸胁卒痛，煮服即定。〔果木〕**橘皮** **槟榔** **枳壳**心腹结气痰水，两胁胀痛。因惊伤肝，胁骨痛，同桂末服。**枳实**胸胁痰澼气痛。**茯苓**〔虫介〕**白僵蚕** **牡蛎粉** **文蛤**并主胸胁逆气满痛。〔兽石〕**羚羊角**胸胁痛满，烧末水服。**麝香** **古钱**心腹烦满，胸胁痛欲死，煮汁服。

【血积】〔草部〕**大黄**腹胁老血痛。**凤仙花**腰胁引痛不可忍，晒研，酒服三钱，活血消积。**当归** **芎䓖** **姜黄** **玄胡索** **牡丹皮** **红蓝花**〔谷菜〕**神曲** **红曲**并主死血食积作痛。**韭菜**瘀血，两胁刺痛。〔果木〕**吴茱萸**食积。**桃仁** **苏木** **白棘刺**腹胁刺痛，同槟榔煎酒服。**巴豆**积滞。**五灵脂**胁痛，同蒲黄煎醋服。

【虚陷】〔草谷菜部〕**黄芪** **人参** **苍术** **柴胡** **升麻**并主气虚下陷，两胁支痛。**黑大豆**腰胁卒痛，炒焦煎酒服。**茴香**胁下刺痛，同枳壳末，盐、酒服。**马芹子**腹冷胁痛。

【外治】**食盐** **生姜** **葱白** **韭菜** **艾叶**并炒熨。**冬灰**醋炒熨。**芥子** **茱萸**并醋研傅。**大黄**同石灰、桂心熬醋贴。同大蒜、朴消捣贴。

腰痛

有肾虚，湿热，痰气，瘀血，闪肭，风寒。

【虚损】〔草部〕**补骨脂**骨髓伤败，腰膝冷。肾虚腰痛，为末酒服，或同杜仲、胡桃丸服。妊娠腰痛，为末，胡桃、酒下。**菊花**腰痛去来陶陶。**艾叶**带脉为病，腰溶溶如坐水中。**附子**补下焦之阳虚。**蒺藜**补肾，治腰痛及奔豚肾气，蜜丸服。**萆薢**腰脊痛强，男子臀腰痛，久冷痹软，同杜仲末，酒服。**狗脊** **菝葜** **牛膝** **肉苁蓉** **天麻** **蛇床子** **石斛**〔谷菜〕**山药**并主男子腰膝强痛，补肾益精。**韭子**同安息香丸服。**茴香**肾虚腰痛，猪肾煨食。腰痛如刺，角茴末，盐酒服，或加杜仲、木香，外以糯米炒熨。**干姜** **葫荽子** **胡麻**〔果木〕**胡桃**肾虚腰痛，同补骨脂丸服。**栗子**肾虚腰脚不遂，风干日食。**山楂**老人腰痛，同鹿茸丸服。**阿月浑子** **莲实** **芡实** **沉香** **乳香**并补腰膝命门。**杜仲**肾虚冷臀痛，煎汁煮羊肾作羹食。浸酒服。为末酒服。青娥丸。**枸杞根**同杜仲、萆薢，浸酒服。**五加皮**贼风伤人，软脚臀腰，去多年瘀血。**柏实**腰中重痛，肾中寒，膀胱冷脓宿水。**山茱萸** **桂**〔介兽〕**龟甲**并主腰肾冷痛。**鳖甲**卒腰痛，不可俯仰，炙研酒服。**猪肾**腰虚痛，包杜仲末煨食。**羊肾**为末酒服。老人肾硬，同杜仲炙食。**羊头、蹄、脊骨**和蒜、薤煮食。同肉苁蓉、草果煮食。**鹿茸**同菟丝子、茴香丸服。同山药煮酒服。**鹿角**炒研酒服，或浸酒。**麋角及茸**酒服。**虎胫骨**酥炙，浸酒饮。

【湿热】〔草部〕**知母**腰痛，泻肾火。**葳蕤**湿毒腰痛。**威灵仙**宿脓恶水，腰膝冷疼，酒服一钱取利，或丸服。**青木香**气滞腰痛，同乳香酒服。**地肤子**积年腰痛时发，为末酒服，日五六次。**蛤蟆草**湿气腰痛，同葱、枣煮酒常服。**牵牛子**除湿热气滞，腰痛下冷脓，半生半炒，同硫黄末，白面作丸，煮食。**木鳖子　薏草**〔果木〕**桃花**湿气腰痛，酒服一钱，一宿即消。或酿酒服。**槟榔**腰重作痛，为末酒服。**甜瓜子**腰腿痛，酒浸末服。**皂荚子**腰脚风痛，酥炒丸服。**郁李仁**宣腰胯冷脓。**茯苓**利腰脐间血。**海桐皮**风毒腰膝痛。**桑寄生**〔介兽〕**淡菜**腰痛胁急。**海蛤　牛黄**妊娠腰痛，烧末酒服。

【风寒】羌活　麻黄太阳病腰脊痛。**藁本**十种恶风鬼注，流入腰痛。

【血滞】〔草谷〕**玄胡索**止暴腰痛，活血利气，同当归、桂心末，酒服。**蘘荷根**妇人腰痛，捣汁服。**甘草　细辛　当归　白芷　芍药　牡丹　泽兰　鹿藿**并主女人血沥腰痛。**术**利腰脐间血，补腰膝。**庵蔄子**闪挫痛，擂酒服。**甘遂**闪挫痛，入猪肾煨食。**续断**折跌，恶血腰痛。**神曲**闪挫，煅红淬酒服。**莳萝**闪挫，酒服二钱。**莴苣子**闪挫，同粟米、乌梅、乳、没丸服。**丝瓜根**闪挫，烧研服。子亦良，渣傅之。**冬瓜皮**折伤，烧研酒服。〔果木〕**西瓜皮**闪挫，干研酒服。**橙核**闪挫，炒末酒服。**橘核**肾疰。**青橘皮**气滞。**桃枭　干漆**〔虫介〕**红娘子**并行血。**鳖肉**妇人血瘕腰痛。**鼍甲**腰中重痛。

【外治】桂反腰血痛，醋调涂。**白檀香**肾气腰痛，磨水涂。**芥子**痰注及扑损痛，同酒涂。**猫屎**烧末，和唾涂。**天麻　半夏、细辛**同煮，熨之。**大豆　糯米**并炒熨寒湿痛。**蒴藋**寒湿痛，炒热眠之。**黄狗皮**裹腰痛。**爵床　葡萄**[1]**根**并浴腰脊痛。

疝　㿗

腹病曰疝，丸病曰㿗。有寒气，湿热，痰积，血滞，虚冷。男子奔豚，女子肓肠。小儿木肾。

【寒气】〔草部〕**附子　乌头**寒疝厥逆，脉弦紧，煎水入蜜服，或蜜煮为丸。寒疝滑泄，同玄胡索、木香煎服。**草乌头**寒气心疝二十年者，同茱萸丸服。**胡卢巴**同附子、硫黄丸服，治肾虚冷痛。得茴香、桃仁，治膀胱气。炒末，茴香酒下，治小肠气。同茴香、面丸服，治冷气疝瘕。同沉香、木香、茴香丸服，治阴㿗肿痛。**马蔺子**小腹疝痛冷积，为末酒服，或拌面煮食。**木香**小肠疝气，煮酒日饮。小儿阴肿，同枳壳、甘草煎服。**玄胡索**散气和血，通经络，止小腹痛。同全蝎等分，盐、酒服。**艾叶**一切冷气少腹痛，同香附醋煮丸服，有奇效。**牡蒿**阴肿，擂酒服。**紫金藤**丈夫肾气。〔菜果〕**茴香**疝气，膀胱肓肠气，煎酒，煮粥皆良。同杏仁、葱白为末，酒服。又同蚕沙丸服。同荔枝末服。同川椒末服。炒熨脐下。**薤白汁　木瓜**并主奔豚。**橘核**膀胱小肠气，阴㿗肾冷，炒研酒服，或丸服。**荔枝核**小肠疝气，烧酒服，或加茴香、青皮。阴㿗，同硫黄丸服。**胡桃**心腹疝痛，烧研酒服。**槟榔**奔豚膀胱诸气，半生半熟，酒服。**吴茱**

---

[1] 萄：原作“菊”，字误，今据卷三十三葡萄条根主治改。

萸寒疝往来，煎酒服。四制丸服，治远近疝气，偏堕诸气。**胡椒**疝痛，散气开郁，同玄胡索末等分，茴香酒下。**蜀椒**　**橄榄核**阴㿉。同荔核、山楂核烧服。**栗根**偏气，煎酒服。**芡根**偏堕气块，切煮食。**桃仁**男子阴肿，小儿卵㿉，炒研酒服，仍傅之。**山楂核**　〔木石〕**楝实**㿉疝肿痛，五制丸服。叶，主疝入囊痛，煎酒服。**苏方木**偏堕肿痛，煮酒服。**楮叶**疝气入囊，为末酒服。木肾，同雄黄丸服。**阿魏**㿉疝痛，败精恶血，结在阴囊，同硇砂诸药丸服。**牡荆子**小肠疝气，炒擂酒服。**杉子**疝痛，一岁一粒，烧研酒服。**鼠李子**疝瘕积冷，九蒸酒渍服。**铁秤锤**疝肿，烧淬酒服。**古镜**小儿疝硬，煮汁服。**硇砂**疝气卵肿，同乳香、黄蜡丸服。〔虫鳞〕**茴香虫**疝气。**蜘蛛**大人小儿㿉。狐疝偏有大小，炒焦同桂末服。**蜥蜴**小儿阴㿉，烧灰酒服。**杜父鱼**小儿差颓，核有小大，以鱼咬之，七下即消。**淡菜**腰痛疝瘕。〔禽兽〕**乌鸡**寒疝绞痛，同生地黄蒸取汁服，当下出寒癖。**鸡子黄**小肠疝气，温水搅服。**雄鸡翅**阴肿如斗，随左右烧灰饮服。**雀**肾冷偏堕疝气，同茴香、缩砂、椒、桂煨食，酒下。小肠疝，同金丝矾研酒服。**雀卵**　**雀屎**并疝瘕。**乌鸦**偏堕疝气，煅研，同胡桃、苍耳子末，酒服。**狐阴茎**　**狸阴茎**男子卵㿉，烧灰水服。

【湿热】〔草部〕**黄芩**小腹绞痛，小便如淋，同木通、甘草煎服。**柴胡**平肝胆三焦火，疝气寒热。**龙胆**厥阴病，脐下至足肿痛。**丹参**通心包络。**沙参**　**玄参**并主卒得疝气，小腹阴肿相引痛欲死，各酒服二钱。**地肤子**膀胱疝瘕。疝危急者，炒研酒服。狐疝阴卵㿉疾，同白术、桂心末服。**马鞭草**妇人疝气，酒煎热服，仍浴身取汗。**羌活**男子奔豚，女人疝瘕。**海藻**疝气下堕，卵肿。**藁本**　**蛇床子**　**白鲜皮**并主妇人疝瘕。**泽泻**　**屋游**　〔谷菜〕**赤小豆**并小肠膀胱奔豚气。**莴苣子**阴㿉肿痛，为末煎服。**丝瓜**小肠气痛连心，烧研酒服。〔果木〕**梨叶**小儿疝痛，煎服。**卮子**湿热因寒气郁抑，劫药，以卮子降湿热，乌头去寒郁，引入下焦，不留胃中，有效。**杏仁**　**甘李根皮**　**桐木皮**　**诃黎勒**　〔水石〕**甘澜水**并主奔豚气。**代赭石**小肠疝气，火煅醋淬末服。**禹余粮**育肠气痛，为末饮服。**甘锅**偏堕疝，热酒服。

【痰积】〔草木〕**牵牛**肾气作痛，同川椒、茴香入猪肾煨食，取下恶物。**射干**利积痰瘀血疝毒。阴疝痛刺，捣汁服，取利，亦丸服。**大黄**小腹痛，老血留结。**甘遂**疝瘕。偏气，同茴香末酒服。**狼毒**阴疝欲死，同防风、附子丸服。**荆芥**破结聚气，下瘀血。阴㿉肿痛，焙末酒服。**蒲黄**同五灵脂，治诸疝痛。**三棱**破积。**蓬莪茂**破痃癖，妇人血气，丈夫奔豚。一切气痛疝痛，煨研葱、酒服。**香附子**治食积痰气疝痛，同海石末，姜汁服。**商陆**　**天南星**　**贝母**　**芫花**　**防葵**　**巴豆**　**干漆**　**五加皮**　**鼠李**　**山楂核**同。**枳实**末服。**青橘皮**并主疝瘕积气。**胡卢巴**小肠疝，同茴香、荞面丸服，取下白脓，去根。〔虫兽〕**斑蝥**小肠气，枣包煨食。**芫青**　**地胆**　**桑螵蛸**　**雀粪**　**五灵脂**并主疝瘕。**猬皮**疝积，烧灰酒服。

【挟虚】甘草缓火止痛，**苍术**疝多湿热，有挟虚者，先疏涤，而后用参、术，佐以疏导。虚损偏堕，四制苍术丸。**赤箭**　**当归**　**芎䓖**　**芍药**并主疝瘕，搜肝止痛。**山茱萸**　**巴戟**　**远志**　**牡丹皮**并主奔豚冷气。**熟地黄**脐下急痛。**猪脬**疝气堕痛，入诸药煮食。

【阴㿉】〔外治〕**地肤子**　**野苏**　**槐白皮**并煎汤洗。**马鞭草**　**大黄**和醋。**白垩土**并涂傅。**蒺藜**粉摩。**苋根**涂阴下冷痛，入腹杀人。**热灰**上症，醋调涂。**釜月下土**同上。**白头翁**捣涂，一夜成疮，二十日愈。**木芙蓉**同黄檗末，以木鳖子磨醋和涂。**雄鸡翅灰**同蛇床子末傅。**石灰**同卮子、五倍子末，醋和傅。**牡蛎粉**水癀，同干姜末傅。**铁精粉**　**蓬砂**水研。**地龙粪**　**马齿苋**并涂小儿阴肿。**茱萸**冷气，内外肾钓痛，同盐研罨。**蜀椒**阴冷渐入囊，欲死，作袋包。

本草纲目主治目录第四卷

百病主治药下

痛风　**头痛**　**眩运**　**眼目**　**耳**　**面**　**鼻**　**唇**　**口舌**　**咽喉**　**音声**　**牙齿**　**须发**　**胡臭**　**丹毒**　**风瘙疹痱**　**疬疡癜风**　**瘿瘤**　**疣痣**　**瘰疬**　**九漏**　**痈疽**　**诸疮**上下　**外伤诸疮**漆疮　冻疮　皲裂　灸疮　汤火疮　**金镞竹木伤**　**跌仆折伤**肠出杖疮　**五绝**缢死　溺死　压死　冻死　惊死　**诸虫伤**蛇虺　蜈蚣　蜂虿　蜘蛛　蠼螋　蚕蛓　蚯蚓　蜗牛　射工　沙虱　蛭　蝼蛄　蚁蝇　蚰蜒　辟除诸虫　**诸兽伤**虎狼　熊罴猪猫　犬狾　驴马　鼠咬　人咬　**诸毒**金石　草木　果菜　虫鱼　禽兽　**蛊毒**　**诸物哽咽**　**妇人经水**　**带下**　**崩中漏下**月水不止　五十行经　**胎前子烦**　胎啼　**产难**死胎　生胎　**产后下乳**　回乳　断产

阴病阴寒　阴吹　阴肿痛　阴痒阴蚀　阴脱　产门不合　产门生合

小儿初生诸病沐浴　解毒　便闭　不啼　不乳　吐乳　无皮　目闭　血眼　肾缩　解颅　囟陷　囟肿　项软　龟背　语迟　行迟　流涎　夜啼　脐肿　脐风

惊痫　**诸疳**　**痘疮**

本草纲目主治第四卷

百病主治药下

痛　风

属风、寒、湿、热、挟痰及血虚、污血。

【风寒风湿】〔草木〕**麻黄**风寒、风湿、风热痹痛，发汗。**羌活**风湿相搏，一身尽痛，非此不除。同松节煮酒，日饮。**防风**主周身骨节尽痛，乃治风去湿仙药。**苍术**散风，除湿，燥痰，解郁，发汗，通治上中下湿气。湿气身痛，熬汁作膏，点服。**桔梗**寒热风痹，滞气作痛，在上者宜加之。**茜根**治骨节痛，燥湿行血。**紫葳**除风热血滞作痛。**苍耳子**风湿周痹，四肢拘痛，为末煎服。**牵牛子**除气分湿热，气壅腰脚痛。**羊踯躅**风湿痹痛走注，同糯米、黑豆，酒、水煎服，取吐利。风痰注痛，同生南星捣饼，蒸四五次收之，临时焙丸，温酒下三丸，静卧避风。**芫花**风湿痰注作痛。**草乌头**风湿痰涎，历节走痛不止，入豆腐中煮过，晒研，每服五分，仍外傅痛处。**乌头**　**附子**并燥湿痰，为引经药。**百灵藤**酒。**石南藤**酒。**青藤**酒。并主风湿骨痛顽痹。**薏苡仁**久风湿痹，筋急不可屈伸。风湿身痛，日晡甚者，同麻黄、杏仁、甘草煎服。**豆豉**　**松节**去筋骨痛，能燥血中之湿。历节风痛，四肢如脱，浸酒日服。**桂枝**引诸药横行手臂。同椒、姜浸酒，絮熨阴痹。**海桐皮**腰膝注痛，血脉顽痹，同诸药浸酒服。**五加皮**风湿骨节挛痛，浸酒服。**枸杞根及苗**去皮肤骨节间风。子，补骨。〔虫兽〕**蚕沙**浸酒。**蝎梢**肝风。**蚯蚓**脚风宜用。**穿山甲**风痹疼痛，引经通窍。**守宫**通经络，入血分。历节风痛，同地龙、草乌头诸药丸服。**白花蛇**骨节风痛。**乌蛇**同上。**水龟**风湿拘挛，筋骨疼痛，同天花粉、枸杞子、雄黄、麝香、槐花煎服。版，亦入阴虚骨痛方。**五灵脂**散血活血，止诸痛，引经有效。**虎骨**筋骨毒风，走注疼痛，胫骨尤良。白虎风痛膝肿，同通草煮服，取汗。同没药末服。风湿痛，同附子末服。头骨，浸酒饮。

【风痰湿热】〔草部〕**半夏**　**天南星**并治风痰、湿痰、热痰凝滞，历节走注。右臂湿痰作痛，南星、苍术煎服。**大戟**　**甘遂**并治湿气化为痰饮，流注胸膈经络，发为上下走注，疼痛麻痹。能泄脏腑经隧之湿。**大黄**泄脾胃血分之湿热。酥炒煎服，治腰脚风痛，取下冷脓恶物即止。**威灵仙**治风湿痰饮，为痛风要药，上下皆宜。腰膝积年冷病诸痛，为末酒下，或丸服，以微利为效。**黄芩**三焦湿热风热，历节肿痛。**秦艽**除阳明风湿、湿热，养血荣筋。**龙胆草**　**木通**煎服。**防己**　**木鳖子**并主湿热肿痛，在下加之。**姜黄**治风痹臂痛，能入手臂，破血中之滞气。**红蓝花**活血滞，止痛，瘦人宜之。〔菜果〕**白芥子**暴风毒肿，痰饮流入四肢经络作痛。**桃仁**血滞风痹挛痛。**橘皮**下滞气，化湿痰。

风痰麻木，或手木，或十指麻木，皆是湿痰死血，以一斤去白，逆流水五碗，煮烂去滓至一碗，顿服取吐[①]，乃吐痰之圣药也。**槟榔**一切风气，能下行。〔木石〕**枳壳**风痹淋痹，散痰疏[②]滞。**黄檗**除下焦湿热痛肿，下身甚者加之。**茯苓**渗湿热。**竹沥**化热痰。**苏方木**活血止痛。**滑石**渗湿热。〔兽禽〕**羚羊角**入肝平风，舒筋，止热毒风历节掣痛效。**羊胫骨**除湿热，止腰脚筋骨痛，浸酒服。

【补虚】〔草部〕**当归　芎䓖　芍药　地黄　丹参**并养新血，破宿血，止痛。**牛膝**补肝肾，逐恶血，治风寒湿痹，膝痛不可屈伸，能引[③]诸药下行，痛在下者加之。**石斛**脚膝冷痛痹弱，酒浸酥蒸，服满一镒，永不骨痛。**天麻**诸风湿痹不仁，补肝虚，利腰膝。腰脚痛，同半夏、细辛袋盛，蒸热互熨，汗出则愈。**萆薢　狗脊**寒湿膝痛腰背强，补肝肾。**土茯苓**治疮毒筋骨痛，去风湿，利关节。**锁阳**润燥养筋。〔谷木〕**罂粟壳**收敛固气，能入肾，治骨痛尤宜。**松脂**历节风酸痛，炼净，和酥煎服。**乳香**补肾活血，定诸经之痛。**没药**逐经络滞血，定痛。历节诸风痛不止，同虎胫骨末，酒服。

【外治】白花菜傅风湿痛。**芥子**走注风毒痛，同醋涂。**蓖麻油**入膏，拔风邪出外。**鹈鹕油**入膏，引药气入内。**羊脂**入膏，引药气入内，拔邪出外。**野驼脂**摩风痛。**牛皮胶**同姜汁化，贴骨节痛。**驴骨**浴历节风。**蚕沙**蒸熨。

头　痛

有外感，气虚，血虚，风热，湿热，寒湿，痰厥，肾厥，真痛，偏痛。右属风虚，左属痰热。

【引经】太阳麻黄、藁本、羌活、蔓荆。**阳明**白芷、葛根、升麻、石膏。**少阳**柴胡、芎䓖。**太阴**苍术、半夏。**少阴**细辛。**厥阴**吴茱萸、芎䓖。

【湿热痰湿】〔草部〕**黄芩**一味酒浸晒研，茶服，治风湿、湿热、相火、偏正诸般头痛。**荆芥**散风热，清头目。作枕，去头项风。同石膏末服，去风热头痛。**薄荷**除风热，清头目，蜜丸服。**菊花**头目风热肿痛，同石膏、芎䓖、末服。**蔓荆实**头痛，脑鸣，目泪。太阳头痛，为末浸酒服。**水苏**风热痛，同皂荚、芫花丸服。**半夏**痰厥头痛，非此不除，同苍术用。**栝楼**热病头痛，洗瓤温服。**香附子**气郁头痛，同川芎末常服。偏头风，同乌头、甘草丸服。**大黄**热厥头痛，酒炒三次，为末，茶服。**钓藤**平肝风心热。**茺蔚子**血逆，大热头痛。**木通　青黛　大青　白鲜皮　茵陈　白蒿　泽兰　沙参　丹参　知母　吴蓝　景天**并主天行头痛。**前胡　旋覆花**〔菜果〕**竹笋**并主痰热头痛。**东风菜　鹿藿　苦茗**并治风热头痛。清上止痛，同葱白煎服。巴豆烟熏过服，止气虚头痛。**杨梅**头痛，为末茶服。**橘皮**〔木石〕**枳壳**并主痰气头痛。**榉皮**时行头痛，热结在肠。**枸杞**寒热头痛。**竹茹**饮酒人头痛，煎服。**竹叶　竹沥　荆[④]沥**并痰热头痛。**黄檗　栀子　茯苓　白垩土**并湿热头痛。合王瓜为末服，止疼。**石膏**阳明头痛如裂，壮热如火。并风热，同竹叶煎。风寒，同葱、茶煎。风痰，同川芎、甘草煎。**铁粉**头痛鼻塞，同龙脑水服。**光明盐**〔兽人〕**犀**

---

① 吐：原作“工”，字误，今据卷三十橘条黄橘皮附方改。

② 疏：原作“流”，字误，今据卷三十六枳条释名改。

③ 引：原作“行”，义晦，今据卷十六牛膝条发明改。

④ 荆：原作“白”，字误，今据卷三十六牡荆条主治及附方改。

角伤寒头痛寒热，诸毒气痛。**童尿**寒热头痛至极者，一盏，入葱、豉煎服，陶隐居盛称之。

【风寒湿厥】〔草谷菜果〕**芎**[①]**䓖**风入脑户头痛，行气开郁，必用之药。风热及气虚，为末茶服。偏风，浸酒服。卒厥，同乌药末服。**防风**头面风去来。偏正头风，同白芷，蜜丸服。**天南星**风痰头痛，同荆芥丸服。痰气，同茴香丸服。妇人头风，为末酒服。**乌头　附子**浸酒服，煮豆食，治头风。同白芷末服，治风毒痛。同川芎或同高良姜服，治风寒痛。同葱汁丸，或同钟乳、全蝎丸，治气虚痛。同全蝎、韭根丸，肾厥痛。同釜墨，止痰厥痛。**天雄**头面风去来痛。**草乌头**偏正头风，同苍术、葱汁丸服。**白附子**偏正头风，同牙皂末服。痰厥痛，同半夏、南星丸服。**地肤子**雷头风肿，同生姜擂酒服，取汗。**杜衡**风寒头痛初起，末服，发汗。**蒴藋**煎酒取汁。**蓖麻子**同川芎烧服，取汗。**萆薢**同虎骨、旋覆花末服，取汗。**南藤**酿酒服，并治头风。**通草**烧研酒服，治洗头风。**菖蒲**头风泪下。**杜若**风入脑户，痛肿涕泪。**胡卢巴**气攻痛，同三棱、干姜末，酒服。**牛膝**脑中痛。**当归**煮酒。**地黄　芍药**并血虚痛。**葳蕤　天麻　人参　黄芪**并气虚痛。**苍耳　大豆黄卷**并头风痹。**胡麻**头面游风。**百合**头风目眩。**胡荽　葱白　生姜**并风寒头痛。**杏仁**时行头痛，解肌。风虚痛欲破，研汁入粥食，得大汗即解。**茱萸**厥阴头痛呕涎，姜、枣、人参煎服。**蜀椒　枳椇**〔木石虫兽〕**柏实**并主头风。**桂枝**伤风头痛自汗。**乌药**气厥头痛，及产后头痛，同川芎末，茶服。**皂荚**时气头痛，烧研，同姜、蜜，水服，取汗。**山茱萸**脑骨痛。**辛夷　伏牛花　空青　曾青**并风眩头痛。**石硫黄**肾厥头痛、头风，同消石丸服。同胡粉丸服。同食盐丸服。同乌药丸服。**蜂子　全蝎　白僵蚕**葱汤服，或入高良姜，或以蒜制为末服，治痰厥、肾厥痛。**白花蛇**脑风头痛，及偏头风，同南星、荆芥诸药末服。**鱼鳔**八般头风，同芎芷末，冲酒热饮，醉醒则愈。**羊肉**头脑大风，汗出虚劳。**羊屎**雷头风，焙研酒服。

【吐痰】见风及痰饮。

【外治】谷精草为末㗜鼻，调糊贴脑，烧烟熏鼻。**玄胡索**同牙皂、青黛为丸。**瓜蒂　藜芦　细辛　苍耳子　大黄　远志　荜茇　高良姜　牵牛**同砂仁、杨梅末。**芸薹子　皂荚　白棘针**同丁香、麝香。**雄黄**同细辛。**玄精石　消石　人中白**同地龙末，羊胆为丸。**旱莲汁　萝卜汁　大蒜汁　苦瓠汁**并㗜鼻。**艾叶**揉丸嗅之，取出黄水。**蓖麻仁**同枣肉纸卷，插入鼻内。**半夏烟　木槿子烟　龙脑烟**并熏鼻。**灯火**焠之。**荞麦面**作大饼，更互合头，出汗。或作小饼，贴四眼角，灸之。**黄蜡**和盐作兜鍪，合之即止。**麝香**同皂荚末，安顶上，炒盐熨之。**茱萸叶**蒸热枕之，治大寒犯脑痛，亦浴头。**桐木皮　冬青叶　石南叶　牡荆根　槵子皮　莽草　葶苈　豉汁　驴头汁**并治头风。**全蝎**同地龙、土狗、五倍子末。**柚叶**同葱白。**山豆根　南星**同川乌。**乌头　草乌头**同栀子、葱汁。**乳香**同蓖麻仁。**决明子**并贴太阳穴。**露水**八月朔旦取，磨墨点太阳，止头疼。**桂木**阴雨即发痛，酒调，涂顶额。**井底泥**同消、黄傅。**朴消**热痛，涂顶上。**诃子**同芒消、醋摩之。**牛蒡根**同酒煎膏摩之。**绿豆**作枕去头风。决明、菊花皆良。**麦面**头皮虚肿，薄如裹水，水嚼傅之良。**卮子**蜜和傅舌上，追涎去风甚妙。

① 芎：原作“草”，字误，今据卷十四芎䓖条主治及附方改。

眩　运

眩是目黑，运是头旋，皆是气虚挟痰，挟火，挟风，或挟血虚，或兼外感四气。

【风虚】　〔草菜〕**天麻**[①]目黑头旋，风虚内作，非此不能除，为治风神药，名定风草。首风旋运，消痰定风，同川芎，蜜丸服。**术**头忽眩[②]运，瘦削食土，同面丸服。**荆芥**头旋目眩。产后血运欲死，童尿调服。**白芷**头风血风眩运，蜜丸服。**苍耳子**诸风头运，蜜丸服。女人血风头旋，闷绝不省，为末酒服，能通顶门。**菊苗**男女头风眩运，发落有痰，发则昏倒，四月收，阴干为末，每酒服二钱。秋月收花浸酒，或酿酒服。**蘹葋根**头风旋运，同独活、石膏煎酒服。产后血运，煎服。**贝母**洗洗[③]恶风寒。目眩项直。**杜若**风入脑户，眩倒，目䀮䀮。**钓藤**平肝风心火，头旋目眩。**排风子**目赤头旋，同甘草、菊花末。**当归**失血眩运，芎䓖煎服。**芎䓖**首风旋运。**红药子**产后血运。**附子**　**乌头**　**薄荷**　**细辛**　**木香**　**紫苏**　**水苏**　**白蒿**　**飞廉**　**卷柏**　**蘼芜**　**羌活**　**藁本**　**地黄**　**人参**　**黄芪**　**升麻**　**柴胡**　**山药**并治风虚眩运。**生姜**〔木虫鳞兽〕**松花**头旋脑肿，浸[④]酒饮。**槐实**风眩欲倒，吐涎如醉，漾漾如舟车上。**辛夷**眩冒，身兀兀如在车船上。**蔓荆实**脑鸣昏闷。**伏牛花**　**丁香**　**茯神**　**茯苓**　**山茱萸**　**地骨皮**　**全蝎**　**白花蛇**　**乌蛇**并头风眩运。**鹿茸**眩运，或见一为二，半两煎酒，入麝服。**驴头**中风头眩，身颤，心肺[⑤]浮热，同豉煮食。**兔头骨及肝**　**羚羊角**　**羊头蹄及头骨**　**羊肉**　**牛胃**　**猪脑**　**猪血**　**熊脑**并主风眩瘦弱。

【痰热】　〔草菜〕**天南星**风痰眩运吐逆，同半夏、天麻、白面煮丸。**半夏**痰厥昏运，同甘草、防风煎服。风痰眩运，研末水沉粉，入朱砂丸服。金花丸：同南星、寒水石、天麻、雄黄、白面，煮丸服。**白附子**风痰，同石膏、朱砂、龙脑丸服。**大黄**湿热眩运，炒末茶服。**旋覆花**　**天花粉**　**前胡**　**桔梗**　**黄芩**　**黄连**　**泽泻**　**白芥子**热痰烦运，同黑芥子、大戟、甘遂、芒消、朱砂丸服。〔果木〕**橘皮**　**荆沥**　**竹沥**头风旋运目眩，心头漾漾欲吐。**枳壳**　**黄檗**　**卮子**〔金石〕**石胆**女人头运，天地转动，名曰心眩，非血风也。以胡饼剂和，切小块焙干，每服一块，竹茹汤下。**云母**中风寒热，如在舟船上。同恒山服，吐痰饮。**石膏**风热。**铅、汞结砂**。**硫黄**　**消石**并除上盛下虚，痰涎眩运。**朱砂**　**雄黄**〔虫禽〕**白僵蚕**并风痰。**鹘嘲**头风目眩，炙食一枚。**鹰头**头目虚运，同川芎末服。**鸱头**头风旋运。同茼茹、白术丸服。

【外治】　**甘蕉油**吐痰。**瓜蒂**吐痰。痰门吐法可用。**茶子**头中鸣响，为末嗃鼻。

眼　目

有赤目传变，内障昏盲，外障翳膜，物伤眯目。

【赤肿】　〔草部〕**黄连**消目[⑥]赤肿，泻肝胆心火，不可久服。赤目痛痒，出泪羞明，浸鸡子白点。蒸人乳点。同冬青煎点。同干姜、杏仁煎点。水调贴足心。烂弦风赤同人乳、槐花、轻粉蒸熨。风热盲

---

① 天麻：原脱，今据卷十二赤箭天麻条补。

② 眩：原作“暗”，字误，今据《外台》卷十五引《崔氏方》改。

③ 洗：原脱，今据《证类本草》卷八及本书卷十三贝母条补。

④ 浸：原脱，今据卷三十四松条附方补。

⑤ 肺：原作“肝”，字误，今据《证类本草》卷十八及本书卷五十驴肉条附方改。

⑥ 目：原作“末”，字误，今据卷十三黄连条改。

翳，羊肝丸服。**胡黄连**浸人乳，点赤目。小儿涂足心。**黄芩**消肿赤瘀血。**芍药**目赤涩痛，补肝明目。**桔梗**赤目肿痛。肝风盛，黑睛痛，同牵牛丸服。**白牵牛**风热赤目，同葱白煮丸。**龙胆**赤肿瘀肉高起，痛不可忍，除肝胆邪热，去目中黄，佐柴胡，为眼疾必用之药。暑月目涩，同黄连汁点。漏脓，同当归末服。**葳蕤**目痛眦烂泪出，赤目涩痛，同芍药、当归、黄连煎洗。**白芷**赤目努肉，头风侵目痒泪，一切目疾，同雄黄丸服。**薄荷**去风热。烂弦，以姜汁浸研，泡汤洗。**荆芥**头目一切风热疾，为末酒服。**蓝叶**赤目热痛，同车前、淡竹叶煎洗。**山茵陈**赤肿，同车前子末服。**王瓜子**赤目痛涩，同槐花、芍药丸服。**香附子**肝虚睛痛羞明，同夏枯草末、砂糖水服。头风睛痛，同川芎末，茶服。**防己**目睛暴痛，酒洗三次，末服。**夏枯草**补养厥阴血脉，故治目痛如神。**菖蒲**诸般赤目，捣汁熬膏点之。同盐傅，挑针。**地黄**血热，睡起目赤，煮粥食。暴赤痛，小儿蓐内目赤，并贴之。**地肤子**风热赤目，同地黄作饼，晒研服。**苦参**　**细辛**并明目，益肝胆，止风眼下泪。**黄芪**　**连翘**又洗烂弦。**大黄**并主热毒赤目。**赤芍药**　**白及**　**防风**　**羌活**　**白鲜皮**　**柴胡**　**泽兰**　**麻黄**并主风热赤目肿痛。**野狐浆草汁**　**积雪草汁**　**瞿麦汁**　**车前草汁**并点赤目。叶赤贴之。**千里及汁**点烂弦风眼。**五味子**同蔓荆子煎。**覆盆草汁**滴风烂眼，去虫。**五味子**同蔓荆子煎，洗烂弦。**艾叶**同黄连煎水，洗赤目。**附子**暴赤肿痛，纳粟许入目。**高良姜**吹鼻退赤。**狗尾草**戛赤目，去恶血。**石斛**同川芎㗜鼻，起倒睫。**木鳖子**塞鼻，起倒睫。〔谷菜〕**粟泔淀**同地黄，贴熨赤目。**豆腐**热贴。**黑豆**袋盛泡热，互熨数十次。**烧酒**洗火眼。**生姜**目暴赤肿，取汁点之。**干姜**目睛久赤，及冷泪作痒，泡汤洗之。取粉点之，尤妙。末，贴足心。**东风菜**肝热目赤，作羹食。**荠菜**　**枸杞菜**〔果部〕**西瓜**日干，末服。**石莲子**眼赤痛，同粳米作粥食。**梨汁**点努肉。赤目，入腻粉、黄连末。**甘蔗汁**合黄连煎，点暴赤肿。**杏仁**同古钱埋之，化水点目中赤脉。同腻粉，点小儿血眼。油烧烟，点胎赤眼。**酸榴皮**点目泪。**盐麸**[①]**子**〔木部〕**海桐皮**　**山矾叶**同姜浸热水。**黄栌**并洗风赤眼。**桐油**烙风眼。**秦皮**洗赤目肿。暴肿，同黄连、苦竹叶煎服。**黄檗**目热赤痛，泻阴火。时行赤目，浸水蒸洗。婴儿赤目，浸人乳点。**卮子**目赤热痛，明目。**枸杞根皮**洗天行赤目。**楮枝灰**泡汤，洗赤目。**榉皮**洗飞血赤目。**栾华**目痛眦烂肿赤，合黄连作煎点。**槐花**退目赤。胎赤，以枝磨铜器汁涂之。**冬青叶**同黄连熬膏，点诸赤眼。子汁，亦可同朴消点之。**木芙蓉叶**水和，贴太阳，止赤目痛。**丁香**百病在目，同黄连煎乳点之。**蕤核仁**和胡粉、龙脑，点烂赤眼。**郁李仁**和龙脑，点赤目。**淡竹沥**点赤目。**荆沥**点赤目。**诃黎勒**磨蜜，点风眼。**桑叶**赤目涩疼，为末，纸卷烧烟熏鼻中。**白棘钩**点倒睫。**青布**目痛碜涩，及病后目赤有翳，炙热，卧时熨之。〔水土〕**热汤**沃赤目。**白垩**赤烂眼倒睫，同铜青泡汤洗。**古砖**浸厕中取出，生霜，点赤目。〔金石〕**金环**　**铜匙**并烙风赤、风热眼。**玛瑙**熨赤烂。**水精**　**玻璃**熨热肿。**琉璃**水浸，熨目赤。**盐药**点风赤烂眼。**炉甘石**火煅，童尿淬研，点风湿烂眼。同朴消泡，洗风眼。**芒消**洗风赤眼。**白矾**同铜青洗风赤眼。甘草水调，贴目胞，去赤肿。**青矾**洗赤烂眼，及倒睫，及暴赤眼。**石胆**洗风赤眼，止疼。**绿盐**同

① 麸：原作“面”，字误，今据卷三十二盐麸子条改。

蜜，点胎赤眼。**光明盐** **牙消** **消石**点赤目疼。**卤硷**同青梅、古钱浸汤，点风热赤目。纸包风处，日取点一切目疾。同石灰、醋傅倒睫。**古钱**磨姜汁，点赤目肿痛。磨蜜，艾烟熏过，点赤目生疮。**铜青**和水涂碗中，艾烟薰干，贴烂眼泪出。**无名异**点灯，熏倒睫毛。**石燕**磨水，点倒睫。**铅丹**同乌贼骨末，蜜调，点赤目。贴太阳，止肿痛。**土朱**同石灰，贴赤目肿闭。**玄精石**目生赤脉，同甘草末服。目赤涩痛，同黄檗点之。**井泉石**风毒赤目，同谷精草、井中苔、豆豉末服。眼睑赤肿，同大黄、卮子服。**石膏** 〔虫部〕**五倍子**主风赤烂眼研傅之。或烧过，入黄丹。同白善土、铜青泡洗。蔓荆子同煎洗。其中虫，同炉甘石点之。**泥中蛆**洗晒研，贴赤目。**蝇**到睫，嗃鼻。**人虱**倒睫拔毛，取血点之。〔介鳞〕**穿山甲**倒睫，羊肾脂炙嗃鼻。火眼，烧烟熏之。**守宫粪**涂烂赤眼。**田螺**入盐化汁，点肝热目赤。入黄连、真珠，止目痛。入铜绿，点烂眼。**海螺**同。**蚌**赤目、目暗，入黄连，取汁点。**海螵蛸**同铜绿泡汤，洗妇人血风眼。**鲤鱼胆** **青鱼胆**[①] 〔禽兽〕**乌鸡胆** **鸭胆** **鸡子白**并点赤目。**鸡卵白皮**风眼肿痛，同枸杞白皮嗃鼻。**鸡冠血**点目泪不止。**驴乳**浸黄连，点风热赤目。**驴尿**同盐，点弩肉。**猪胆** **犬胆** **羊胆**蜜蒸九次。**熊胆**并点赤目。**猬胆** 〔人部〕**小儿脐带血**并点痘风眼。**人乳汁**点赤目多泪。和雀粪，点弩肉。**人尿**洗赤目。**耳塞**点一切目疾。**头垢**点赤目。

【昏盲】 〔草部〕**人参**益气明目。酒毒目盲，苏木汤调末服。小儿惊后，瞳人不正，同阿胶煎服。**黄精**补肝明目，同蔓荆子九蒸九晒为末，日服之。**苍术**补肝明目，同熟地黄丸服。同茯苓丸服。青盲雀目、同猪肝或羊肝，粟米汤煮食。目昏涩，同木贼末服。小儿目涩不开，同猪胆煮丸服。**玄参**补肾明目。赤脉贯瞳，猪肝蘸末服。**当归**内虚目暗，同附子丸服。**青蒿子**目涩，为末日服，久则目明。**枲耳子**为末，入粥食，明目。**地黄**补阴，主目䀮䀮无所见。补肾明目，同椒红丸服。**麦门冬**明目轻身，同地黄、车前丸服。**决明子**除肝胆风热，淫肤赤白膜，青盲。益肾明目，每旦吞一匙，百日后夜见物光。补肝明目，同蔓菁酒煮为末，日服。积年失明，青盲雀目，为末，米饮服。或加地肤子丸服。**地肤子**补虚明目，同地黄末服。叶，洗雀目，去热暗涩疼。汁，点物伤睛陷。**车前子**明目，去肝中风热毒冲眼，赤痛障翳，脑痛泪出。风热目暗，同黄连末服。目昏障翳，补肝肾，同地黄、菟丝子丸服。名驻景丸。**疾藜**三十年失明，为末日服。**菟丝子**补肝明目，浸酒丸服。**营实**目热暗，同枸杞子、地肤子丸服。**千里及**退热明目，同甘草煮服。**地衣草**治雀目，末服。**葳蕤**眼见黑花，昏暗痛赤，每日煎服。**淫羊藿**病后青盲，同淡豉煎服。小儿雀目，同蚕蛾、甘草、射干末[②]，入羊肝内煮食。**天麻** **芎䓖** **萆薢**并补肝明目。**白术**目泪出。**菊花**风热，目疼欲脱，泪出，养目去盲，作枕明目。叶同。**五味子**补肾明目，收瞳子散。**覆盆子**补肝明目。**茺蔚子**益精明目。瞳子散大者勿用。**木鳖子**痞后目盲，同胡黄连丸服。**龙脑薄荷**暑月目昏，取汁点之。**箬叶灰**淋汁，洗一切目疾。**柴胡**目暗，同决明子末，人乳和傅目上，久久目视五色。**荠苨** **地榆** **蓍实** **艾实** **牛蒡子** **蓼子** **款冬花** **瞿麦** **通草** **柴胡** **细辛** **鳢肠** **酸浆子** **萱草** **槌胡根** **荭草实**〔谷菜〕 **赤小豆** **腐婢**

---

① 胆：原脱，今据卷四十四青鱼条补。

② 末：原作“水”，字误，今据卷十二淫羊藿附方改

白扁豆并明目。**大豆**肝虚目暗，牛胆盛之，夜吞三七粒。**苦荞皮**同黑豆、绿豆皮、决明子、菊花作枕，至老目明。**葱白**归目益精，除肝中邪气。**葱实**煮粥食，明目。**蔓菁子**明目益气，使人洞视，水煮三遍，去苦味，日干为末，水服。一用醋煮，或醋蒸三遍，末服，治青盲，十得九愈。或加决明子，酒煮。或加黄精，九蒸九晒。花，为末服，治虚劳目暗。**芥子**雀目，炒末，羊肝煮食。挼入目中，去翳。**白芥子**涂足心，引热归下，痘疹不入目。**荠菜　菥蓂　苋苣　莴苣　翘摇　冬瓜仁　木耳**〔果部〕**梅核仁　胡桃**并明目。**石蜜**明目，去目中热膜，同巨胜子丸服。**枣皮灰**同桑皮灰煎汤洗，明目。**椒目**眼生黑花年久者，同苍术丸服。**蜀椒　秦椒**〔木部〕**桂　辛夷　枳实　山茱萸**并明目。**沉香**肾虚目黑，同蜀椒丸服。**桐花**眼见禽虫飞走，同酸枣、羌活、玄明粉煎服。**槐子**久服除热明目除泪，煮饮，或入牛胆中风干吞之。或同黄连末丸服。**五加皮**明目。浸酒，治目僻目䀮。**牡荆茎**青盲，同乌鸡丸服。**黄檗**目暗，每旦含洗，终身无目疾。**松脂**肝虚目泪，酿酒饮。**椿荚灰**逐月洗头，明目。**樜子皮**洗头，明目。**桑叶及柴灰　柘木灰**逐月按日，煎水洗目，明目，治青盲。**蔓荆子**明目除昏，止睛痛。**蕤核**同龙脑，点一切风热昏暗黑花。**梓白皮**主目中疾。**石南**小儿受惊，瞳人不正，视东则见西，名通睛，同瓜子、藜芦吹鼻。**秦皮　逐折　栾荆　木槿皮　桑寄生**洗。**苦竹叶及沥　天竹黄　卢会　密蒙花**〔金石〕**银屑　银膏　赤铜屑　玉屑　铁精　铅灰**揩牙洗目。**炉甘石**目暗昏花，同黄丹炼蜜丸。**钟乳石　赤石脂　青石脂　长石　理石**并明目。**石膏**去风热，雀目夜昏，同猪肝煮食。风寒入脑系，败血凝滞作眼寒，同川芎、甘草末服。**丹砂**目昏内障，神水散大，同慈石、神曲丸服。**芒消**逐月按日洗眼，明目。**黄土**目卒无所见，浸水洗之。**食盐**洗目，明目止泪。**戎盐　慈石　石青　白青　石硫青**〔水部〕**腊雪　明水　甘露　菖蒲及柏叶上露**〔虫介鳞部〕**萤火**并明目。**蜂蜜**目肤赤胀。肝虚雀目，同蛤粉、猪肝煮食。**蚌粉**雀目夜盲，同猪肝、米泔煮食，与夜明砂同功。**蛤粉**雀目，炒研，油蜡和丸，同猪肝煮食。**玳瑁**迎风目泪，肝肾虚热也。同羚羊角、石燕子末服。**真珠**合鲤鱼胆、白蜜，点肝虚雀目。**鲫鱼**热病目暗雀，作臛食，胬肉，贴之。**鲤鱼脑**和胆，点青盲。**青鱼睛汁**〔禽兽〕**乌目汁**并注目，能夜见物。**鹳鸽睛汁　鹰睛汁**并主目，能见碧霄之物。**鹤脑**和天雄、葱实服，能夜书字。**雀头血**点雀目。**伏翼**主目痒疼，夜视有精光。血及胆滴目中，夜见物。**雄鸡胆**目为物伤，同羊胆、鲫鱼胆点。**乌鸡肝**风热目暗，作羹食。**鸠**补肾，益气，明目。**猪肝**补肾明目。雀目，同海螵蛸、黄蜡煮食。同石决明、苍术末煮食。**青羊肝**补肝风虚热，目暗赤痛，及热病后失明，作生食，并水浸贴之。青盲，同黄连、地黄丸服。小儿雀目，同白牵牛末煮食。又同谷精草煮食。赤目失明，同决明子、蓼子末服。风热昏暗生翳，生捣末，黄连丸服。不能远视，同葱子末，煮粥食。赤目失明。目病䀮䀮，煮热熏之。**牛肝**补肝明目。**兔肝**风热上攻，目暗不见物，煮粥食。**犬胆**肝虚目暗，同萤火末点。目中脓水，上伏日酒服。**牛胆**明目，酿槐子吞。酿黑豆吞。和柏叶、夜明砂丸服。**鼠胆**点青盲雀目。目，和鱼膏点，明目。屎，明目。**白犬乳**点十年青盲。**醍醐**傅脑，明目。**牛涎**点损目、破目。**鹿茸**补虚明目。**羖羊角**并明目。**羚羊角**并明目。〔人部〕**天灵盖**治青盲。

【翳膜】〔草部〕**白菊花**病后生翳，同蝉花末服。瘫豆生翳，同绿豆皮、谷精草末，煮干柿食。**淫羊藿**目昏生翳，同王瓜末服。**茼实**目翳瘀肉，倒睫拳毛，同猪肝丸服。**谷精草**去翳，同防风末服。痘后翳，同猪肝丸服。**天花粉**痘后目障，同蛇蜕、羊肝煮食。**羊肝** **覆盆子根**粉，点痘后翳。**白药子**疳眼生翳，同甘草、猪肝煮食。**黄芩**肝热生翳，同淡豉末，猪肝煮食。**水萍**瘫疮入目，以羊肝煮汁调末服，十服见效。**番木鳖**瘫疮入目，同脑、麝吹耳。**马勃**瘫疮入目，同蛇皮、鱼子煅研服。**贝母**研末点翳。同胡椒末[①]止泪。同真丹点弩肉，或同丁香。**麻黄根**内外障翳，同当归、麝香喑鼻。**鳢肠**同蓝叶浸油摩顶，生发去翳。**牛膝叶**汁，点目生珠管。**青葙子**肝热赤障，翳肿青盲。**败酱**赤目翳障弩肉。**白豆蔻**白睛翳膜，利肺气。**木贼**退翳。**荅根**同诸药点翳。**鹅不食草**喑鼻塞耳贴目，为去翳神药。**景天花汁** **仙人草汁**〔菜谷〕**苦瓠汁**并点翳。小壶卢吸翳。**荠根**明目去翳，卧时纳入眦内，久久自落。荠实，主目痛青盲去翳，久服视物鲜明。**菥蓂子**目痛泪出，益精光，去弩肉，为末，卧时点之。**苋实**青盲目翳黑花，肝家客热。**马齿苋**目中息肉淫肤，青盲白翳，取子为末，蒸熨。**兰香子**安目中磨翳，亦煎服。**黑豆皮**痘后翳。**绿豆皮**痘后翳，同谷精、白菊花末，柿饼、粟米泔煮食，极效。〔果木〕**杏仁**去油，入铜绿，点翳。入腻粉，点弩肉。**李胶**治翳，消肿定痛。**蘡薁藤汁**点热翳，去白障。**龙脑香**明目，去肤翳，内外障，日点数次，或加蓬砂，并喑鼻。**密蒙花**青盲肤翳，赤肿眵多，目[②]中赤脉，及疳气攻眼，润肝燥。同黄檗丸服，去障翳。**楮实**肝热生翳，研末日服。同荆芥丸服，治目昏。叶末及白皮灰，入麝，点一切翳。**楸叶**煨取汁熬，点小儿翳。**枸杞汁**点风障赤膜昏疼。榨油点灯，明目。**蕤核**心腹邪热，目赤肿疼，泪出眦烂。同黄连，点风眼翳膜。同蓬砂，或同青盐、猪胰，点膜翳。**没药**目翳晕疼肤赤，肝血不足。**乳香** **琥珀**磨翳。**鼍** 〔水土〕**井华水**洗肤翳。浸目睛突出。**白瓷器**煅研。**东壁土**〔金石〕**锡吝脂** **珊瑚** **玛瑙** **宝石** **玻璃** **菩萨石**并点翳。**古文钱**磨汁，点盲去翳，及目卒不见。**丹砂**擦翳，点息肉。同贝母，点珠管。**轻粉**点翳。同黄丹吹鼻，去痘后翳。**粉霜**痘疹入目生翳，同朱砂水调，倾耳中。**炉甘石**明目去翳，退赤收湿，煅赤，童尿淬七次，入龙脑，点一切目疾。或黄连水煮过，亦良。同蓬砂、海螵蛸、朱砂，点目翳昏暗烂赤。**空青浆**，点青盲内障翳膜。瞳人破者，得再见物。一切目疾，同黄连、槐芽、片脑吹鼻。肤翳，同蕤仁点。黑翳，同矾石、贝子点。**曾青**一切风热目病，同白姜、蔓荆子、防风末，喑鼻。瘫疮入目，同丹砂、蛴螬点。**密陀僧**浮翳多泪。**花乳石**多年翳障，同川芎、防风诸药点之。**井泉石**小儿热疳，雀目青盲生翳，同石决明服。**玄精石**赤目失明障翳，同石决明、蕤仁、黄连、羊肝丸服。**越砥**磨汁点翳，去盲止痛。**铅丹**一切目疾，同蜜熬点。同乌贼骨，点赤目生翳。同白矾，点翳。同鲤鱼胆，点目生珠管。同轻粉吹耳，去痘疹生翳。**石燕**磨，点障翳拳毛倒睫。**石蟹**磨，点青盲淫肤丁翳。**蓬砂**点目翳弩肉瘀突，同片脑用。**绿盐**点翳，去赤止痛。**芒消**点障翳赤肿涩痛。或入黄丹、脑、麝。**消石**同黄丹、片脑点翳。**浮石** 〔虫鳞介部〕**蚕蜕**

① 末：原脱，今据卷十三贝母条附方补。

② 目：原作“脉”，字误，今据《证类本草》卷十三及本书卷三十六密蒙花条改。

并去障翳。**蝉蜕**目昏障翳，煎水服。产后翳，为末，羊肝汤服。**芫青**去顽翳，同樗鸡、斑蝥、蓬砂、蕤仁点。**樗鸡** **蛴螬汁**滴青翳白膜。**蛇蜕**卒生翳膜，和面炙研汤服。痘后翳，同天花粉、羊肝煮食。**蚺蛇胆**点翳。**乌蛇胆**风毒气眼生翳。**鲤鱼胆** **青鱼胆**并点翳障。或加黄连、海螵蛸。或加鲤鱼牛羊熊胆、麝香，合决明丸服。**海螵蛸**点一切浮翳及热泪。伤寒热毒攻目生翳，入片脑。赤翳攀睛贯瞳人，加辰砂，黄蜡丸，纳之。小儿疳眼流脓，加牡蛎、猪肝煮食。**鳗鲡血** **鳝血**并点痘疹入目生翳。**鲛鱼皮**去翳，功同木贼。**鱼子**入翳障弩肉药。**石决明**明目磨翳。同甘草、菊花煎服，治羞明。海蚌、木贼水煎服，治肝虚生翳。同谷精草末，猪肝蘸食，治痘后翳。**真珠**点目去翳。合左缠根，治麸豆入目。地榆煮过，醋浸研末，点顽翳。**紫贝**生研，同猪肝煮食，治痘疹生翳。**白贝**烧研，点目花翳痛。**珂**点翳，或入片脑、枯矾。**螺蛳**常食，去痘后翳。**牡蛎**〔禽兽〕**抱出鸡卵壳**点翳障，及痴疹入目。**雀**内外障翳丸药。**雀屎**点弩肉赤脉贯瞳子者即消，又去目痛赤白膜。**五灵脂**治血贯瞳人。同海螵蛸末，猪肝蘸食，治浮翳。**夜明砂**目盲障翳，入猪肝煮食。**胡燕屎** **猪脂**并点翳。**猪胆皮灰**点翳，不过三五度。**猪血**点痘入目。**猪胰**同蕤仁点翳。**猪鼻灰**目中风翳，水服。**猪悬蹄**炒，同蝉蜕、羚羊角末服，治斑豆生翳。烧灰，浸汤洗。**羊胆**点青盲赤障白翳风疾，病后失明。**羊睛**点翳膜目赤。白珠磨汁点。**白羊髓**点赤翳。**熊胆**明目除翳，清心平肝。水化点。**象胆**功同熊胆。睛，和人乳滴之。**獭胆**目翳黑花，飞蝇上下，视物不明，入点药。**兔屎**去浮翳、痘后翳，日干，茶服一钱，或加槟榔末。**羚羊角** **犀角**清肝明目。**麝香** **虎骨**〔人部〕**人唾津**并退翳。**爪甲**刮末点翳，及痘后生翳，或加朱砂。目生珠管，烧灰，同贝子灰、龙齿末调。**胞衣**烧，点赤目生翳。

【诸物眯目】 **地肤汁** **猪脂** **牛酥** **鲍鱼头**煮汁。**鸡肝血**并点诸物入目。**蚕沙**诸物入目，水吞十枚。**甑带**沙石入目，水服一钱。**真珠** **珊瑚** **宝石** **貂皮**并拭尘沙入目。**乌鸡胆**点尘沙眯目。**食盐**尘物入目，洗之。**羊筋** **鹿筋** **新桑白皮**尘物入目，嚼纳粘之。**兰香子**尘物入目，纳入粘之。**墨汁**点飞丝尘物芒屑入目。**蘘荷根汁** **粟米**嚼汁。**豉**浸水。**大麦**煮汁。并洗麦稻芒屑入目。**白松汁** **蔓菁汁** **马齿苋灰** **藕汁** **柘浆** **鸡巢草灰**淋汁。**人爪甲**并点飞丝入目。**菖蒲**塞鼻，去飞丝入目。**瞿麦**眯目生翳，其物不出，同干姜末日服。

耳

耳鸣、耳聋。有肾虚，有气虚，有郁火，有风热。耳痛是风热，聤耳是湿热。

【补虚】〔草谷〕**熟地黄** **当归** **肉苁蓉** **菟丝子** **枸杞子**肾虚耳聋，诸补阳药皆可通用。**黄芪** **白术** **人参**气虚聋鸣，诸补中药皆可通用。**骨碎补**耳鸣，为末，猪肾煨食。**百合**为末，日服。**社日酒**〔果木〕**干柿**同粳米、豆豉煮粥，日食，治聋。**柘白皮**酿酒，主风虚耳聋。**牡荆子**浸酒，治聋。**茯苓**卒聋，黄蜡和嚼。**山茱萸** **黄檗**〔石禽兽〕**慈石**养肾气，治聋。老人取汁作猪肾羹食。**鸡子**作酒，止耳鸣。和蜡炒食，治聋。**猪肾**煮粥，治聋。**羊肾**补肾治聋。脊骨，同慈石、白术诸药煎服。**鹿肾** **鹿茸角**并补虚治聋。

【解郁】〔草部〕**柴胡**去少阳郁火，耳鸣、耳聋。**连翘**耳鸣*辉辉焞焞*，除少阳三焦火。**香附**卒聋，炒研，莱菔子汤下。**牵牛**疳气耳聋，入猪肾煨食。**栝楼根**煮汁酿酒服，治聋。**黄芩** **黄连** **龙胆** **卢会**

抚芎　芍药　木通　半夏　石菖蒲　薄荷　防风风热郁火耳鸣，诸流气解郁消风降火药，皆可用也。〔金石〕**生铁**甚热耳鸣，烧赤淬酒饮，仍以慈石塞耳。**空青　白青**〔虫禽〕**蠮螉**并治聋。**全蝎**耳聋，酒服一钱，以闻水声为效。**乌鸡屎**卒聋，同乌豆炒，投酒取汗为愈。

【外治】〔草木〕**木香**浸麻油煎，滴聋，日四五次。**预知子**卒聋，入石榴，酿酒滴。**凌霄叶**汁滴。**地黄　骨碎补**并煨，塞聋。**菖蒲**同巴豆塞。**附子**卒聋，醋浸插耳。烧灰，同石菖蒲塞耳，止鸣。**草乌头**塞鸣痒聋。**甘遂**插耳，口含甘草。**蓖麻子**同大枣作挺插。**土瓜根**塞耳，灸聋。**经霜青箬叶**入椒烧吹。**栝楼根**猪脂煎，塞耳鸣。**鸡苏**生挼。**巴豆**蜡和。**细辛　狼毒　龙脑　槐胶　松脂**同巴豆。并塞耳聋。**椒目**肾虚耳鸣，如风水钟磬者，同巴豆、菖蒲、松脂塞之，一日一易，神效。**胡桃**煨研热塞，食顷即通。**芥子**人乳和，塞耳鸣。**葱茎**插耳鸣。同蜜水，滴聋鸣。**杏仁**蒸油滴。**石榴**入醋煨熟，入黑李子、仙枣子，滴卒聋。**生麻油**日滴，取耵聍。**烧酒**耳中有核，痛不可动，滴入半时，即可箝。〔石虫〕**慈石**入少麝香，淘，鹅油和塞。同穿山甲塞耳，口含生铁。**消石　芫青**同巴豆、蓖麻。**斑蝥**同巴豆。**真珠**并塞。**地龙水**〔鳞介〕**龟尿　蟹膏　吊脂　荷印膏**并滴聋。**蚺蛇膏　花蛇膏　蝮蛇膏**并塞聋。**海螵蛸**同麝香吹。**穿山甲**同蝎尾、麝香和蜡，塞鸣聋。**鲤鱼胆、脑　鲫鱼胆、脑　乌贼鱼血**〔禽兽〕**白鹅膏、羼　雁肪　乌鸡肪　鹈鹕油　鸊鹈膏　鼠胆　猬脂　驴脂　猫尿　人尿**并滴聋。**雀脑　兔脑　熊脑　鼠脑**并塞聋。**蚯蚓**同青盐、鼠脂塞。**蚕蜕**纸卷麝香，熏聋。

【耳痛】〔草木〕**连翘　柴胡　黄芩　龙胆　鼠粘子　商陆**塞。**楝实　牛蒡根**熬汁。**蓖麻子**并涂。**木鳖子**耳卒热肿，同小豆、大黄，油调涂。**木香**以葱黄染鹅脂，蘸末内入。**菖蒲**作末炒罨，甚效。**郁金**浸水滴。**茱萸**同大黄、乌头末，贴足心，引热下行，止耳鸣耳痛。〔水石〕**矾石**化水。**芒消**水。**磨刀水**并滴。**蚯蚓屎**涂。**炒盐**枕。〔虫兽〕**蛇蜕**耳忽大痛，如虫在内走，或流血水，或干痛，烧灰吹入，痛立止。**桑螵蛸**灰掺。**鳝血**滴。**穿山甲**同土狗吹。**鸠屎**末吹。**麝香**通窍。

【聤耳】〔草木〕**白附子**同羌活、猪羊肾煨食。**附子　红蓝花**同矾末。**青黛**同香附、黄檗末。**败酱　狼牙　蒲黄　桃仁**炒。**杏仁**炒。**橘皮灰**入麝。**青皮灰　楠材灰　槟榔　故绵灰。麻秸灰。苦瓠灰。车脂**并吹耳。**胡桃**同狗胆研塞。**柳根**捣封。**薄荷汁。青蒿汁。茺蔚汁。燕脂汁。虎耳草汁。麻子汁。韭汁。柑叶汁**并滴耳。〔土石〕**伏龙肝　蚯蚓泥　黄矾　白矾**同黄丹。**雄黄**同雌黄、硫黄。**炉甘石**同矾、麝香。**浮石**同没药、麝香。**密陀僧　轻粉**并吹耳。**硫黄**和蜡作挺塞。〔虫兽〕**五倍子　桑螵蛸　蝉蜕灰　蜘蛛　全蝎　龙骨　穿山甲　海螵蛸　鸠屎**并同麝香吹耳。**羊屎**同燕脂末吹。**鲤鱼肠、脑　鳗鲡鱼骨　鱼鲊　鼠肝**并塞聤耳引虫。**石首鱼枕　夜明砂**并掺入耳。**犬胆**同矾塞。**发灰**同杏仁塞。**人牙灰**吹五般聤耳。

【虫物入耳】半夏同麻油。**百部**浸油。**苍耳汁　葱汁　韭汁　桃叶汁　姜汁　酱汁　蜀椒　石胆　水银　古钱**煎猪脂。**人乳汁　人尿　猫尿　鸡冠血**并滴耳。**鳝头**灰塞。**石斛**插耳烧熏。**铁刀声**并主百虫入耳。**胡麻油**煎饼枕之。**车脂**涂。**绿矾　硇砂**同石胆。**龙脑**并吹耳。**羊乳　牛乳　牛酪　驴乳　猫尿**并滴蚰蜒入耳。**鸡肝**枕。**猪肪**枕之。并主蜈蚣、虫、蚁入耳。**穿山甲**灰吹。**杏仁油**滴，并主蚁入耳。**灯心**浸油，钓小虫、蚁入耳。**鳝血**同皂角子虫，滴蝇入耳。**菖蒲**塞蚤、虱入耳。**稻秆灰**煎汁，滴虱入耳。**皂矾**蛆入耳，吹之。**田泥**马蟥入耳，枕之。**生金**水银入耳，枕之引出。**薄荷汁**水入耳中，滴之。

面

面肿是风热。紫赤是血热。疱是风热，即谷嘴。皶是血热，即酒皶。皯黵是风邪客于皮肤，痰饮渍于腑脏，即雀卵斑，女人名粉滓斑。

【风热】 **白芷香** **白附子** **薄荷叶** **荆芥穗** **零陵香** **黄芩** **藁本香** **升麻** **羌活** **葛根** **麻黄** **海藻** **防风** **远志** **白术** **苍术**并主阳明风热。**菟丝子**浸酒服。**葱根**主发散。**牛蒡根**汗出中风面肿，或连头项，或连手足，研烂，酒煎成膏贴之，并服三匙。**黑豆**风湿面肿，麻黄汤中加入，取小汗。**大黄**头面肿大疼痛，以二两，同僵蚕一两为末，姜汁和丸弹子大，服。**辛夷** **黄檗** **楮叶**煮粥食。**石膏**并去风热。**蟹膏**涂面肿。**炊帛**甑气熏面浮肿，烧灰傅之即消。

【皶疱皯黵】 〔内治〕**葳蕤**久服，去面上黑皯，好颜色。**升麻** **白芷** **防风** **葛根** **黄芪** **人参** **苍术** **藁本**并达阳明阳气，去面黑。**女菀**治面黑，同铅丹末酒服，男女二十日，黑从大便出。**冬葵子**同柏仁、茯苓末服。**桑耳**末服。**苍耳叶**末服，并去面上黑斑。**天门冬**同蜜捣丸，日用洗面，去黑。**甘松香**同香附、牵牛末，日服。**益母草**煅研日洗。**夏枯草**烧灰，入红豆洗。**续随子茎汁**洗皯黵，剥人皮。**蒺藜** **苦参** **白及** **零陵香** **茅香**并洗面黑，去皯黵。**蓖麻仁**同硫黄、密陀僧、羊髓和涂，去雀斑。同白枣、大枣、瓦松、肥皂丸洗。**山柰**同鹰屎、密陀僧、蓖麻仁，夜涂旦洗，去雀斑。**白附子**去面上诸风百病。疵皯，酒和贴之，自落。**白牵牛**酒浸为末，涂面，去风刺粉滓。**栝楼实**去手面皱，悦泽人面。同杏仁、猪胰研涂，令人面白。**羊蹄根**面上紫泡，同姜汁、椒末、穿山甲灰，包[①]擦之。**土瓜根**面黑面疮，为末夜涂，百日光采射人。**白敛**同杏仁研涂，去粉滓酒皶。**半夏**面上黑气，焙研醋调涂。**术**渍酒，拭皯疱。**艾灰**淋硷，点皯黡。**山药** **山慈姑** **白及** **蜀葵花及子** **马蔺花**杵，涂皶疱，**菟丝子汁**涂。**旋花** **水萍** **卷柏** **紫参** **紫草** **凌霄花** **细辛** **藿香** **乌头** **白头翁** **白微** **商陆**〔谷菜〕**胡麻油**并涂面皯黵、皶疱、粉刺，游风入面。**胡豆** **毕豆** **绿豆** **大豆**并作澡豆，去皯黵。**马齿苋**洗面疱及瘢痕。**莙荙子**醋浸揩面，去粉滓，光泽，**菰笋**酒皶面赤。**藋灰**点面皯。**胡荽**洗黑子。**冬瓜仁、叶、瓤**并去皯黵，悦泽白晰。仁，为丸服，面白如玉。服汁，去面热。**蔓菁子** **落葵子**〔果木〕**李花** **梨花** **木瓜花** **杏花** **樱桃花**并入面脂，去黑皯皱皮，好颜色。**桃花**去雀斑，同冬瓜仁研，蜜涂。粉刺如米，同丹砂末服，令面红润。同鸡血涂身面，光华鲜洁。**白柿**多食，去面皯。**杏仁**头面诸风皶疱，同鸡子白涂。两颊赤痒，频揩之。**李仁**同鸡子白夜涂，去皯好色。**银杏**同酒糟嚼涂，去皯黵皶疱。**乌梅**为末，唾调涂。**樱桃枝**同紫萍、牙皂、白梅，洗雀斑。**粟苵**涂面去皱。**橙核**夜涂，去粉刺面皯。**柑核** **蜀椒** **海红豆** **无患子**并入面药，去皯。**白杨皮**同桃花、白冬瓜子服，去面黑令白。**木兰皮**面热赤疱皯黵，酒浸百日，为末服。亦入澡药。**菌桂**养精神，久服面生光华，常如童子。**枸杞子**酒服，去皯疱。**山茱萸**面

---

① 包：原作“泡”，字误，今据卷十九羊蹄条附方改。

疱。**卮子**面赤皶疱，亦入涂药。**柳华**面热黑。**桂枝**和盐蜜涂。**龙脑香**酥和，涂酒皶赤鼻。**白檀香**磨汁涂。**笃耨香**同附子、冬瓜子、白及、石榴皮，浸酒涂。**没石子**磨汁。**槲若**洗皶疱。**桐油**和黄丹、雄黄，涂酒皶赤鼻。**白茯苓**和蜜涂。**皂荚子**同杏仁涂。**皂荚** **肥皂荚** **蔓荆子** **楸木皮** **辛夷** **樟脑**并入面脂。**榆叶** 〔水石〕**浆水**洗。**冬霜**服，解酒后面赤。**密陀僧**去瘢䵟，乳煎涂面，即生光。同白附子、白鸡屎末，人乳涂。**铅粉**抓伤面皮，油调涂。**轻粉**入面脂，抓伤面皮，姜汁调涂。**云母粉**同杏仁、牛乳蒸涂。**朱砂**水服二匕，色白如莹。入鸡子，抱雏出，取涂面，去䵟䵳，面白如玉。**白石脂**同白敛、鸡子白涂。**石硫黄**酒皶，同杏仁、轻粉搽。同槟榔、片脑擦。同黄丹、枯矾擦。**禹余粮**同半夏、鸡子涂。**水银**同胡粉、猪脂，涂少年面疱。**杓上砂**面上风粟，隐暗涩痛，挑去即愈。**白盐**擦赤鼻。**珊瑚**同马珂、鹰屎白、附子，浆水涂。**石膏** 〔虫介〕**白僵蚕**蜜和擦面，灭黑黯，好颜色，或加白牵牛。**石蜜**常服，面如花红。**蜂子**炒食，并浸酒涂面，去雀斑面疱，悦白。**蜂房**酒服，治皶瘤出脓血。**牡蛎**丸服，令面白。**真珠**和乳傅面，去䵟，润泽。**蛟髓** 〔禽兽〕**白鹅膏**并涂面悦白。**鸡子白**酒或醋浸，傅疵䵟面疱。**啄木血**服之，面色如朱。**鸬鹚骨**烧，同白芷末，涂雀斑。**蜀水花**和猪脂，涂鼻面酒皶䵟䵳，入面脂。**鹰屎白**同胡粉涂之。**白丁香**蜜涂。**蝙蝠脑** **夜明砂** **麝香**并去䵟䵳。**猪胰**面粗丑䵟䵳，同杏仁、土瓜根、蔓菁子浸酒，夜涂旦洗。**猪蹄**煎胶，涂老人面。**羊胆**同牛胆、酒，涂皯疱。**羊胫骨**䵟䵳粗陋，身皮粗厚，同鸡子白涂。**羚羊胆**煮沸，涂雀斑。**鹿角尖**磨汁，涂皯疱，神效。**鹿角**磨汁涂面，光泽如玉。骨，酿酒饮，肥白。**麋脂**涂少年面疱。**羊胰及乳**同甘草末涂。**猪髻膏** **马髻膏** **驴髻膏** **犬胰并脂** **羊脂、脑** **牛脂、脑及髓** **熊脂** **鹿脂、脑** **麋髓、脑**并入面脂，去䵟䵳，灭痕，悦色。**鼠头灰**鼻面皶。〔人部〕**人精**和鹰屎涂面，去黑子及瘢。**人胞**妇人劳损，面䵟皮黑，渐瘦[①]，和五味食之。**人口津**不语时，涂皶疱。

【瘢痕】 **蒺藜**洗。**葵子**涂。**马齿苋**洗。**大麦麨**和酥傅。秋冬用小麦麨。**寒食饭**涂。**冬青子及木皮灰**入面脂。**真玉**摩面。**马蔺根**洗。**禹余粮**身面瘢痕，同半夏、鸡子黄涂，一月愈。**白瓷器**水摩。**冻凌**频摩。**热瓦**频摩。**白僵蚕**同白鱼、鹰屎涂。**鹰屎白**灭痕，和人精摩。同僵蚕、蜜摩。同白附子摩。同白鱼、蜜摩。**蜀水花**入面脂摩。**鸡子黄**炒黑拭之。**鸡屎白**炒。**羊髓** **獭髓** **牛髓** **牛酥**并灭瘢痕。**鼠**煎猪脂摩。**猪脂**三斤，饲乌鸡取屎白，入白芷、当归煎，去滓，入鹰屎白傅之。**轻粉**抓伤面，姜汁调涂。**铅粉**抓伤面，油调涂。

【面疮】 〔草部〕**荠苨**酒服。**紫草** **艾叶**醋搽之。妇人面疮，烧烟熏，定粉搽。**蓖麻子**肺风面疮，同大枣、瓦松、白果、肥皂为丸，日洗。**土瓜根**面上痦瘟，夜涂日洗。**凌霄花**两颊浸淫，连及两耳，煎汤日洗。**何首乌**洗。**牵牛**涂。**甘松**面上风疮，同香附、牵牛末，日洗。**蛇床子**同轻粉。**曼陀罗花** 〔谷菜果木〕**胡麻**嚼。**白米**并涂小儿面上甜疮。**黄粱米**小儿面疮如火，烧研，和蜜涂。**丝瓜**同牙皂烧，擦面疮。**枇杷叶**茶服，治面上风疮。**桃花**面上黄水疮，末服。**杏仁**鸡子白和涂。**银杏**和糟嚼涂[②]。**柳絮**面上脓疮，同腻粉涂。

① 瘦：原脱，今据卷五十二人胞条补。
② 涂：原脱，今据卷三十银杏条附方补。

柳叶洗面上恶疮。**木槿子**烧。〔土石〕**胡燕窠土**入麝。并搽黄水肥疮。**密陀僧**涂面疮。**黄矾**妇人颊疮频发，同胡粉、水银、猪脂[1]涂。**绿矾**小儿甜疮，枣包烧涂。**盐汤**搨面上恶疮。〔虫鳞〕**斑蝥**涂面上痦瘟。**蚯蚓**烧。**乌蛇**烧。并涂面疮。**鲫鱼头**烧，和酱汁，涂面上黄水疮。〔禽兽〕**鸡内金**金腮疮，初生如米豆，久则穿蚀，同郁金傅。**羖羊须**香瓣疮，生面颐耳下，浸淫出水，同荆芥、干姜烧，入轻粉搽。**熊脂** **鹿角**。

鼻

鼻渊，流浊涕，是脑受风热。鼻鼽，流清涕，是脑受风寒，包热在内。脑崩臭秽，是下虚。鼻窒，是阳明湿热，生息肉。鼻皶，是阳明风热及血热，或脏中有虫。鼻痛，是阳明风热。

【渊鼽】 **内治：**〔草菜〕**苍耳子**末，日服二钱，能通顶门。同白芷、辛夷、薄荷为末，葱、茶服。**防风**同黄芩、川芎、麦门冬、人参、甘草，末服。**川芎**同石膏、香附、龙脑，末服。**草乌头**脑泄臭秽，同苍术、川芎，丸服。**羌活** **藁本** **白芷** **鸡苏** **荆芥** **甘草** **甘松** **黄芩** **半夏** **南星** **菊花** **菖蒲** **苦参** **蒺藜** **细辛** **升麻** **芍药**并去风热痰湿。**丝瓜根**脑崩腥臭，有虫也，烧研服。〔果木〕**藕节**鼻渊，同芎䓖末服。**蜀椒** **辛夷**辛走气，能助清阳上行通于天，治鼻病而利九窍。头风清涕，同枇杷花末，酒服。**卮子** **龙脑香** **百草霜**鼻出臭涕，水服三钱。〔石虫〕**石膏** **全蝎** **贝子**鼻渊脓血，烧研酒服。**烂螺壳** **外治：** **荜茇**吹。**白芷**流涕臭水，同硫黄、黄丹吹。**乌叠泥**吹。**石绿**吹鼻鼽。**皂荚**汁，熬膏嗃之。**大蒜**同荜茇捣，安囟上，以熨斗熨之。**艾叶**同细辛、苍术、川芎末，隔帕安顶门，熨之。**破瓢灰**同白螺壳灰、白鸡冠灰、血竭、麝香末，酒洒[2]艾上作饼，安顶门熨之。**车轴脂**水调，安顶门熨之。**附子**葱涎和贴足心。大蒜亦可。

【窒息】 **内治：**〔草菜〕**白微**肺实鼻塞，不知香臭，同贝母、款冬、百部为末服。**天南星**风邪入脑，鼻塞结硬，流浊涕，每以二钱，同甘草、姜、枣煎服。**小蓟**煎服。**麻黄** **白芷** **羌活** **防风** **升麻** **葛根** **辛夷** **川芎** **菊花** **地黄** **白术** **薄荷** **荆芥** **前胡** **黄芩** **甘草** **桔梗** **木通** **水芹** **干姜**〔果木〕**干柿**同粳米煮粥食。**毕澄茄**同薄荷、荆芥丸服。**槐叶**同葱、豉煎服。**山茱萸** **釜墨**水服。**石膏**〔鳞兽〕**蛇肉**肺风鼻塞。**羊肺**鼻瘜，同白术、肉苁蓉、干姜、芎䓖为末，日服。**人中白** **外治：** **细辛**鼻齆，不闻香臭，时时吹之。**瓜蒂**吹之。或加白矾，或同细辛、麝香，或同狗头灰。**皂荚** **麻鞋灰** **矾石** **麝香**并吹。**蒺藜**同黄连煎汁，灌入鼻中，嚏出瘜肉如蛹。**苦瓜汁** **马屎汁** **地胆汁** **狗胆**并滴。**狗头骨灰**入硇，日嗃之，肉化为水。**青蒿灰** **龙脑香** **硇砂**并滴。**桂心** **丁香** **蕤核** **藜芦** **石胡荽** **薰草**并塞。**菖蒲**同皂荚末塞。**蓖麻子**同枣塞，一月闻香臭。**白矾**猪脂同塞。同硇砂点之。尤妙。同蓖麻、盐梅、麝香塞。**雄黄**一块塞，不过十日，自落。**铁锈**和猪脂塞，经日肉出。**蠮螉** **狗脑** **雄鸡肾**并塞鼻引虫。**猬皮**炙研塞。**醍醐**小儿鼻塞，同木香、零陵香煎膏，涂顶门，并塞之。

【鼻干】 **黄米粉**小儿鼻干无涕，脑热也。同矾末，贴囟门。

---

① 猪脂：原作“尼”，字误，今据《肘后方》卷五及本书卷十一黄矾条附方改。

② 洒：原作“醋”，义晦，今据卷二十八败瓢条附方改。

【鼻痛】 **石硫黄**搽。**石硫赤**冷水调搽，一月愈。**酥** **羊脂**并涂之。

【鼻伤】 **猫头上毛**搽破鼻，剪碎和唾傅。**发灰**搽落耳、鼻，乘热急蘸灰，缀定，缚住勿动。

【鼻毛】 **硇砂**鼻中生毛，昼夜长一二尺，渐圆如绳，痛不可忍，同乳香丸服十粒，自落。

【赤皶】 **内治：凌霄花**鼻上酒皶，同卮子末日服，同硫黄、胡桃、腻粉揩搽。**使君子**酒皶面疮，以香油浸润，卧时嚼三五个，久久自落。**苍耳叶**酒蒸焙研服。**卮子**鼻皶面疱，炒研，黄蜡丸服。同枇杷叶为末，酒服。**橘核**鼻赤酒皶，炒研三钱，同胡桃一个，擂酒服。**木兰皮**酒皶赤疱，醋浸晒研，日服。**百草霜**日服二钱。**蜂房**炙末酒服。**大黄** **紫参** **桔梗** **生地黄** **薄荷** **防风** **苦参** **地骨皮** **桦皮** **石膏** **蝉蜕** **乌蛇** **外治：黄连**鼻皶，同天仙藤灰，油调搽。**马蔺子**杵傅。**蜀葵花**夜涂旦洗。**蓖麻仁**同瓦松、大枣、白果、肥皂丸洗。**牵牛**鸡子白调，夜涂旦洗。**银杏**同酒糟嚼傅。**槲若**皶瘤脓血，烧灰纳疮中，先以泔煮榆叶汁洗。**硫黄**同枯矾末，茄汁调涂。或加黄丹，或加轻粉。**轻粉**同硫黄、杏仁涂。**槟榔**同硫黄、龙脑涂，仍研蓖麻、酥油搽。**大枫子**同硫黄、轻粉、木鳖子涂。**雄黄**同硫黄、水粉，乳汁调傅，不过三五次。或同黄丹。**鸬鹚屎**鼻赤，同猪脂涂。**雄雀屎**同蜜涂。**没石子**水调。**密陀僧**乳调。**鹿角**磨汁。**石胆**并涂擦。

【鼻疮】 **黄连**同大黄、麝香搽鼻中。末，傅鼻下赤䘌。**玄参** **大黄**同杏仁。**杏仁**和乳汁。**桃叶**研。**盆边零饭**烧。**辛夷**同麝。**黄檗**同槟榔。**芦会** **紫荆花**贴。**密陀僧**同白芷。**犬骨灰** **牛骨灰**并主鼻中疮。**海螵蛸**同轻粉。**马绊绳灰** **牛拳灰**并傅小儿鼻下赤疮。

唇

脾热则唇赤或肿，寒则唇青或噤，燥则唇干或裂，风则唇动或㖞，虚则唇白无色，湿热则唇渖湿烂，风热则唇生核。狐则上唇有疮，惑则下有疮。

【唇渖】 〔草菜〕**葵根**紧唇湿烂，乍瘥乍发，经年累月，又名唇渖，烧灰和脂涂。**赤苋** **马齿苋** **蓝汁**并洗。**马芥子**傅。**缩砂**烧涂。〔果木〕**甜瓜**噙。**西瓜皮**烧噙。**桃仁** **青橘皮**烧。**橄榄**烧。**黄檗**蔷薇根汁调。**松脂**化。〔土石〕**东壁土**并涂。**杓上砂**挑去则疮愈。**胡粉**〔虫鳞〕**蛴螬**烧。**鳖甲**烧。**乌蛇皮**烧。**鳝鱼**烧。**五倍子**同诃子。〔禽人〕**鸡屎白** **白鹅脂** **人屎灰** **头垢** **膝垢**并和脂涂。

【唇裂】 〔草谷〕**昨叶何草**唇裂生疮，同姜、盐捣擦。**黄连**泻火。**生地黄**凉血。**麦门冬**清热。**人参**生津。**当归**生血。**芍药**润燥。**麻油**〔果服〕**桃仁** **橄榄仁** **青布灰** **屠几垢**〔虫禽〕**蜂蜜** **猪脂** **猪胰** **酥**。

【唇肿】 〔草木〕**大黄** **黄连** **连翘** **防风** **薄荷** **荆芥** **蓖麻仁** **桑汁**〔水石〕**石膏** **芒消**并涂。**井华水**下唇肿痛，或生疮，名驴觜风，以水常润之，乃可擦药。上唇肿痛生疮，名鱼口风。〔兽〕**猪脂**唇肿黑，痛痒不可忍，以瓷刀去血，以古钱磨脂涂之。

【唇核】 **猪屎汁**温服。

【唇动】 **薏苡仁**风湿入脾，口唇瞤动痟揭，同防己、赤小豆、甘草煎服。

【唇青】 **青葙子** **决明**并主唇口青。

【唇噤】 〔草〕**天南星**擦牙，煎服。**葛蔓**灰，点小儿口噤。**艾叶**傅舌。**荆芥** **防风** **秦艽** **羌活** **芥子**醋煎，傅舌。**大豆**炒授酒水擦牙。〔木土〕**苏方木** **青**

布灰，酒服，仍烧刀上取汁搽。**白棘钩**水煎。**竹沥** **荆沥** **皂荚** **乳香** **伏龙肝**澄水服。〔虫兽〕**白僵蚕**发汗。**雀屎**水丸服。**鸡屎白**酒服。**白牛屎** **牛涎** **牛黄** **猪乳** **驴乳**并小儿口噤。

【吻疮】 〔草菜〕**蓝汁**洗。**葵根**烧。**瓦松**烧。**缩砂壳**烧。**越瓜**烧。〔果木〕**槟榔**烧。**青皮** **竹沥**和黄连、黄丹、黄檗涂。**白杨枝**烧。**鸡舌香** **梓白皮**〔服器〕**青布**烧涂。**木履尾**煨，拄两吻，二七次。**箸头**烧。**几屑**烧涂。**东壁土**和胡粉。**胡燕窠土** **新瓦末** **胡粉**同黄连搽。**蜂蜜** **龟甲**烧。**甲煎** **甲香**并涂。**发灰**小儿燕口疮，饮服，并涂。

口　舌

舌苦是胆热，甘是脾热，酸是湿热，涩是风热，辛是燥热，咸是脾湿，淡是胃虚，麻是血虚，生胎是脾热闭，出血是心火郁，肿胀是心脾火毒，疮裂是上焦热，木强是风痰湿热，短缩是风热。舌出数寸有伤寒、产后、中毒、大惊数种。口糜是膀胱移热于小肠，口臭是胃火食郁。喉腥是肺火痰滞。

【舌胀】 〔草谷〕**甘草**木强肿胀塞口，不治杀人，浓煎噙漱。**芍药**同甘草煎。**半夏** **羊蹄** **络石**并漱。**蓖麻油**燃熏。**附子尖**同巴豆。**黄葵花**同黄丹。**蒲黄**同干姜。**青黛**同朴消、片脑。**赤小豆**同醋。**醋**和釜墨。**粟米**〔木器〕**桑根汁**并涂之。**龙脑香**伤寒舌出数寸，掺之随消。**冬青叶**舌胀出口，浓煎浸之。**巴豆**伤寒后舌出不收，纸卷一枚纳鼻中，自收。**黄檗**浸竹沥。**木兰皮**汁。**皂荚刺灰**煎汁，并漱重舌。**桂** **甑带灰** **箕舌灰**〔土石〕**伏龙肝**和醋，或加牛蒡汁。**釜墨** **黄丹**并涂重舌。**铁锁锈** **铁落**并为末噙服。**铁秤锤**舌胀，咽生息肉，烧赤淬醋服。**蓬砂**姜片蘸，擦木舌。**玄精石**同牛黄、朱砂等掺。**白矾**同朴消掺。同桂安舌下。**消石**同竹沥含。**芒消**同蒲黄掺。中仙茅毒，舌胀出口，以消、黄下之。小儿舌胀塞口，紫雪、竹沥多服之。**朱砂**妇人产子，舌出不收，傅之，仍惊之，则入。**石胆** **皂矾**〔虫鳞禽兽〕**五倍子**并掺之。**白僵蚕**或加黄连。**蜂房**炙。**鼠妇**杵。**海螵蛸**同鸡子黄。**鲫鱼头**烧。**蛇蜕灰**重舌重腭。并醋和掺。**鸡冠血**中蜈蚣毒，舌胀出口，浸之咽下。**五灵脂**重舌，煎醋漱。**三家屠肉**小儿重舌，切片磨之，即啼。**鹿角**炙熨，亦磨涂。**羊乳** **牛乳**饮。**发灰**傅。〔草木〕**玄参** **连翘** **黄连** **薄荷** **升麻** **防风** **桔梗** **赤芍药** **大青** **生地黄** **黄芩** **牛蒡子** **牡丹皮** **黄檗** **木通** **半夏** **茯苓**〔石〕**芒消** **石膏**。

【舌胎】 **薄荷**舌胎语涩，取汁，同姜、蜜擦。**生姜**诸病舌上生胎，以青布蘸井水抹后，时时以姜擦之。**白矾**小儿初生，白膜裹舌，刮出血，以少许傅之，否则发惊。

【舌衄】 〔草谷〕**生地黄**同阿胶末，米饮服。汁和童尿酒服。**黄药子**同青黛水服。**蒲黄**同青黛水服，并傅之。同乌贼骨傅。**香薷**煎汁，日服三升。**大小蓟**汁，和酒服。**蓖麻油**点灯熏鼻自止。**茜根** **黄芩** **大黄** **升麻** **玄参** **麦门冬** **艾叶** **飞罗面**水服。**豆豉**水煎服。**赤小豆**绞汁服。〔木石〕**黄檗**蜜炙，米饮服。**槐花**炒服并掺。**龙脑**引经。**卮子** **百草霜**同蚌粉服。醋调涂。**石膏**〔虫人〕**五倍子**同牡蛎、白胶香掺。**紫金沙**蜂房顶也。同贝母、卢会，蜜丸水服。**发灰**水服一钱。或加巴豆，同烧灰。

【强痹】 **雄黄**中风舌强，同荆芥末，豆淋酒服。**醋**小儿舌强肿，和饴含之。**乌药**因气舌麻。**皂荚** **矾石**并擦痰壅舌麻。

人参去气虚舌短。**黄连** **石膏**主心热舌短。

【舌苦】 **柴胡** **黄芩** **苦参** **黄连** **龙胆**泻胆。**麦门冬**清心。**枳椇**解酒毒。

【舌甘】 **生地黄** **芍药** **黄连。**

【舌酸】 **黄连** **龙胆**泻肝。**神曲** **萝卜**消食，嚼。

【舌辛】 **黄芩** **卮子**泻肺。**芍药**泻脾。**麦门冬**清心。

【舌淡】 **白术**燥脾。**半夏** **生姜**行水。**茯苓**渗湿。

【舌咸】 **知母**泻肾。**乌贼骨**淡胃。

【舌涩】 **黄芩**泻火。**葛根**生津。**防风** **薄荷**去风热。**半夏** **茯苓**去痰热。

【口糜】 **内治：**〔草部〕**桔梗**同甘草煎服。**麦门冬** **玄参** **赤芍药** **连翘** **秦艽** **薄荷** **升麻** **黄连** **黄芩** **生地黄** **知母** **牡丹** **木通** **甘草** **石斛** **射干** **附子**口疮，久服凉药不愈，理中加附子反治之，含以官桂。〔果木〕**栗子**小儿口疮，日煮食之。**蜀椒**口疮久患者，水洗面拌煮熟，空腹吞之，以饭压下，不过再服。**龙脑**经络火邪，梦遗口疮，同黄檗蜜丸服。**地骨皮**口舌糜烂，同柴胡煎服。**黄檗** **茯苓** **猪苓**〔金石〕**朴消** **蓬砂** **石膏** **滑石** **青钱**口内热疮，烧淬酒饮。**猪膏**口疮塞咽，同黄连煎服。**噙漱：细辛**口舌生疮糜烂，同黄连或黄檗末掺之，名赴筵散。外以醋调贴脐。**黄连**煎酒呷含。同干姜末掺之，名水火散。**升麻**同黄连末噙。**甘草**同白矾。**天门冬**口疮连年，同麦门冬、玄参丸噙。**蔷薇根**日久延及胸中，三年已上者，浓煎含漱。夏用枝叶。**大青叶**浸蜜。**蘘荷根**汁。**蛇莓**汁。**牛膝** **忍冬**并漱口疮。**蒲黄** **黄葵花**烧。**赤葵茎** **缩砂壳灰** **角蒿灰**并涂口疮。**贝母**小儿口生白疮，如鹅口疮，为末，入蜜抹之，日五六上。**白及**乳调。**燕脂**乳调。**黍米**嚼。**赤小豆**醋调。并涂小儿鹅口。豉口舌疮，炒焦，含一夜愈。**米醋**浸黄檗。**萝卜汁** **姜汁**并漱满口烂疮。**瓠**烧，涂口鼻中肉烂痛。**茄科**烧，同盐傅口中生蕈。**茄蒂灰** **桃枝**煎漱。**杏仁**少入腻粉，卧时细嚼吐涎。**槟榔**烧，入轻粉掺。**甜瓜**含。**西瓜**含。**细茶**同甘草。**凫茈灰** **梧桐子灰** **没石子**同甘草，并掺口疮。**黄檗**口舌疮，蜜浸含之。同青黛掺。同铜绿掺。同滑石、五倍子掺。同荜茇煎醋漱。**乳香**白口疮，同没药、雄黄、轻粉涂。赤口疮，同没药、铜绿、枯矾涂。**楝根**口中漏疮，煎服。**冬青叶汁** **黄竹沥** **小檗汁**并含漱。**桂**同姜汁，涂下虚口疮及鹅口。**桑汁** **柘浆** **甑带灰**并涂鹅口。**甑垢**口舌生疮，刮涂即愈。**乌叠泥**或加蓬砂。**釜墨** **胡粉**猪髓和。**黄丹**蜜蒸。**密陀僧**煅研。**铁销**水调。**黑石脂**。并涂口疮。**铜绿**同白芷掺，以醋漱之。**水银**口疮，同黄连煮热含之。**寒水石**口疮膈热，煅，和朱砂、片脑掺之。**朴消**口舌生疮，含之，亦擦小儿鹅口，或加青黛。或入寒水石，少入朱砂。**白矾**漱鹅口。同朱砂傅小儿鹅口。同黄丹掺。**蓬砂**同滑石含。**胆矾**煅。**蜂蜜** **竹蜂蜜**并涂口疮。**五倍子**掺之，立可饮食。同黄檗、滑石。或加密陀僧。或同青黛、铜绿，治大人、小儿白口疮，似木耳状，急者吹入咽喉。**蚕茧**包蓬砂焙研，掺。**白僵蚕**炒研蜜和。**晚蚕蛾** **蚕纸灰** **鲫鱼头**烧，并掺。**蛇皮**拭。**鸡内金**烧傅一切口疮。**白鹅屎**傅鹅口。**羊胫髓**同胡粉涂。**牛羊乳**含。**酥**含。**鹿角**磨汁，涂鹅口。**人中白**同枯矾，涂口疮，鹅口。 **上治：天南星**同密陀僧末，醋调贴眉心，二时洗去。**巴豆油纸**贴眉心。或贴囟门，起泡，以菖蒲水洗去。 **下治：细辛**醋调贴脐。**生南星**或加草乌，或加黄檗。**生半夏** **生附子** **吴茱萸**或加地龙。**密陀僧** **汤瓶硷**并醋调贴足心。**生硫黄** **生矾** **消石**俱水入少面调，贴足心。**黄连**同黄芩、黄檗，水调，贴足心。**白矾**化汤濯足。

【口臭】 〔草菜〕**大黄**烧研揩牙。**细辛**同白豆蔻含。**香薷** **鸡苏** **藿香** **益智** **缩砂** **草果** **山姜** **高良姜** **山柰** **甘松** **杜**[①]**若** **香附**掺牙。**黄连** **白芷** **薄荷** **荆芥** **芎䓖** **蒲蒻** **茴香** **莳萝** **胡荽** **邪蒿** **莴苣** **生姜** **梅脯** **橄榄** **橘皮** **橙皮** **卢橘** **蜀椒** **茗** **沙糖** **甜瓜子** **木樨花** **乳香** **龙脑及子** **无患子仁** **丁香** **檀香** 〔水石〕**井华水**正旦含，吐厕中。**密陀僧**醋调漱。**明矾**入麝香，擦牙。**蓬砂** **食盐** **石膏** **象胆**。

【喉腥】 **知母** **黄芩**并泻肺热，喉中腥气。**桔梗** **桑白皮** **地骨皮** **五味子**[②] **麦门冬**。

咽　　喉

咽痛是君火，有寒包热。喉痹是相火，有嗌疸，俗名走马喉痹，杀人最急，惟火及针焠效速，次则拔发咬指，吐痰嗃鼻。

【降火】 〔草部〕**甘草**缓火，去咽痛，蜜炙煎服。肺热，同桔梗煎。**桔梗**去肺热。利咽嗌，喉痹毒气，煎服。**知母** **黄芩**并泻肺火。**薄荷** **荆芥** **防风**并散风热。**玄参**去无根之火。急喉痹，同鼠粘子末服。发斑咽痛，同升麻、甘草煎服。**蠡实**同升麻煎服。根、叶同。**恶实**除风热，利咽膈。喉肿，同马蔺子末服。悬痈肿痛，同甘草煎咽，名开关散。**牛蒡根**捣汁服，亦煎。**射干**喉痹咽痛，不得消息，利肺热，捣汁服，取利。**灯笼草**热咳咽痛，末服，仍醋调外涂。**白头翁**下痢咽痛，同黄连、木香煎服。**麦门冬**虚热上攻咽痛，同黄连丸服。**缩砂**热咳咽痛，为末水服。**悬钩子茎**喉塞，烧研水服。**蔷薇根**尸咽，乃尸虫上蚀，痛痒，语声不出，同甘草、射干煎服。**栝楼皮**咽喉肿痛，语声不出，同僵蚕、甘草末服。**乌敛莓**同车前、马蔺杵汁咽。**络石**喉痹欲死，煎水呷之。**马勃**蜜水揉呷。马喉痹，火硝吹之。**龙胆** **大青** **红花** **鸭跖草** **紫葳**并捣汁服。**榼藤子**烧。**鹅抱** **忍冬**并煎酒服。**通草**含咽，散诸结喉痹。**灯心草**烧灰，同盐吹喉痹甚捷。同蓬砂，同箬叶灰皆可。同红花灰，酒服一钱，即消。**葛蔓**卒喉痹，烧服。**木通**咽痛喉痹，煎水呷。**商陆**熨、炙及煎酒涂顶。**白芷**同雄黄水和，涂顶。**都管草** **百两金** **钗子股** **避虺雷** **蒺藜** **谷精草** **蛇含** **番木鳖** **九仙子** **山豆根** **朱砂根** **黄药子** **白药子** **苦药子**并可咽，及煎服，末服，涂喉外。〔谷菜〕**豆豉**咽生息肉，刺破出血，同盐涂之，神效。**白面**醋和涂喉外。**水苦荬**磨服。**糟酱茄** **丝瓜汁** 〔果木〕**西瓜汁** **橄榄** **无花果** **苦茗**并噙咽。**吴茱萸**醋调涂足心。**李根皮**磨水涂顶，先以皂末吹鼻。**黄檗**酒煮含。喉肿，醋傅之。**龙脑香**同黄檗、灯心、白矾烧吹。**梧桐泪**磨汁扫。**槐花** **槐白皮** **诃黎勒** **盐麸子** **皋芦** **朴消**并含咽，煎服，末服。**不灰木**同玄精石、真珠丸服。**石蟹**磨汁，及涂喉外。**黑石脂**口疮咽痛。**食盐**点喉风、喉痹、咽痛甚效。**戎盐** **盐蟹汁** 〔兽人〕**牛涎**并含咽。**牛靥**喉痹。**猪肤**咽痛。**沙牛角**喉痹欲死，烧研酒服。**牛鼻拳**烧灰，缠喉风。**猪胆**腊月盛黄连、朴消，风干吹之。**腊猪尾**烧灰，水服。**败笔头**饮服二钱。**鼯鼠肚** **人尿**并含咽，或入盐。

---

① 杜：原作“桂”，字误，今据卷十四杜若条主治改。

② 五味子：原作“知母”，与上重出。今据《卫生宝鉴》卷十一改。

【风痰】 〔草部〕**羌活**喉闭口噤，同牛蒡子煎灌。**升麻**风热咽痛，煎服，或取吐。**半夏**咽痛，煎醋呷。喉痹不通，吹鼻。同巴豆、醋，同熬膏化服，取吐。**天南星**同白僵蚕末服。**菖蒲汁**烧[①] 铁锤淬[②]酒服。**贝母** **细辛** **远志**并吹之。**蛇床子**冬月喉痹，烧烟熏之，其痰自出。**蓖麻油**烧燃熏焠，其毒自破。仁，同朴消研水服，取吐。**麻黄**尸咽痛痒，烧熏。**苍耳根**缠喉风，同老姜研酒服。**木贼**烧服一钱，即血出。**高良姜**同皂荚吹鼻。**马蔺根** **艾叶** **地松** **马蹄香** **箭头草** **益母草** **蛤蟆衣**同霜梅。**萱草根** **瑞香花根** **紫菀根** **牛膝**并杵汁入酢灌之，取吐，甚则灌鼻。**藜芦** **恒山** **钩吻** **莽草** **荛花**并末，吐痰。**白附子**同矾涂舌。**草乌头**同石胆吹。**天雄** **附子**蜜炙含。**蔺茹** **云实根汁**〔谷菜〕**饴糖** **大豆汁**并含咽。**粳谷奴**走马喉痹，研服立效。**稻穰**烧煤和醋灌鼻，追痰。**麻子**尸咽，烧服。**青蘘**飞丝入咽，嚼咽。**韭根** **薤根** **芥子**并傅喉外。**葱白** **独蒜**并塞鼻。**百合** **桑耳**并浸蜜含。**生姜汁**和蜜服，治食诸禽中毒，咽肿痹。**萝卜子**〔果木〕**秦椒** **瓜蒂**并吐风痰。**桃皮** **荔枝根**并煮含。**榧子**尸咽，杀虫。**杏仁**炒，和桂末服。**白梅**同生矾含。**山柑皮** **桂皮** **荆沥**并含咽。**干漆**喉痹欲死，烧烟吸之。**巴豆**烧烟熏焠，纸卷塞鼻。**皂荚**急喉痹，生研点之，即破，外以醋调涂之。挼水灌。**乌药**煎醋。**桐油** **无患子**研灌，并吐风痰。**楮实**水服一个。**枣针**烧服。**枸橘叶**咽喉成漏，煎服。**胡颓根**喉痹煎酒。**紫荆皮** **堇竹叶** **百草霜**并煎服。〔土器〕**梁上尘**同枯矾、盐、皂，吹。**土蜂窠**擦舌根。**漆箸**烧烟熏焠。**故甑蔽**烧服。**履鼻绳**尸咽，烧服。**牛鼻拳灰**〔金石〕**绿矾**并吹喉。**白矾**生含，治急喉闭。同盐，点一切喉病。巴豆同枯过，治喉痹甚捷。猪胆盛过，吹。新砖浸取霜，吹。**蓬砂**含咽，或同白梅丸。或同牙消含。**硇砂**悬痈卒肿，绵裹含之。喉痹口噤，同马牙消点之。**代赭石** **马衔**并煎汁服。**车辖**烧，焠酒饮。**铁秤锤**烧焠，菖蒲汁饮。**铅白霜**同甘草含，或同青黛丸噙。**银朱**同海螵蛸吹。**雄黄**磨水服，同巴豆研服，取吐下。或入瓶烧烟熏鼻，追涎。**石胆**吹喉痹神方。或入牙皂末。**马牙消**同僵蚕末、蓬砂，吹。**消石** 〔虫部〕**天浆子**并含咽。**白僵蚕**喉痹欲死，姜汁调灌。或加南星，加石胆，加白矾，加甘草，加蜂房。同乳香烧烟熏。**蚕退纸灰**蜜丸含。**桑螵蛸**烧，同马勃丸服。**壁钱**同白矾烧吹。**蜘蛛**焙研吹。**五倍子**同僵蚕、甘草、白梅丸含，自破。**土蜂子**嗌痛。**蜂房灰** 〔鳞介〕**海螵蛸**并吹。**黄颡鱼颊骨**烧灰，茶服三钱。**鲤鱼胆**[③]同灶底灰，涂喉外。**鳢鱼胆**水化灌之。**青鱼胆**含咽。或灌鼻，取吐。或盛石胆，阴干，吹。**鲛鱼胆**和白矾扫喉，取吐。**鼍胆**薄荷汁灌，取吐。**蛇蜕**烧烟吸之。裹白梅含。同当归末酒服，取吐。**牡蛎** 〔禽兽〕**鸡内金**烧吹。**鸡屎白**含咽。**雄雀屎**[④] 水服。沙糖丸含。**猪脑**喉痹已破，蒸熟，入姜食之[⑤]。

音　声

喑有肺热，有肺痿，有风毒入肺，有虫食肺。痖有寒包热，有狐惑。不语有失音，有舌强或痰迷，有肾虚喑痱。

【邪热】 〔草部〕**桔梗** **沙参** **知**

---

① 烧：原作"和"，义晦，今据卷十九菖蒲条附方改。

② 淬：原脱，今据卷十九菖蒲条附方改。

③ 胆：原脱，今据卷四十四鲤鱼条附方补。

④ 屎：原脱，今据卷四十八雀屎附方补。

⑤ 之：原作"匕"，字误，今据卷五十豕条脑附方改。

母 **麦门冬**并除肺热。**木通** **菖蒲**并出音声。小儿卒喑，麻油泡汤服。**黄芩**热病声喑，同麦门冬丸服。**人参**肺热声痖，同诃子末噙。产后不语，同菖蒲服。**牛蒡子**热时声痖，同桔梗、甘草煎服。**青黛**同薄荷，蜜丸含。**马勃**失声不出，同马牙消，沙糖丸服。**燕覆子**续五脏断绝气，使语声气足。**灯笼草** **栝楼** **甘草** **贝母** 〔谷部〕**赤小豆**小儿不语，酒和傅舌。**萝卜**咳嗽失音，同皂荚煎服。汁，和姜汁服。**胡麻油** 〔果木〕**梨汁**客热中风不语，卒喑风不语。同竹沥、荆沥、生地汁熬膏服。**柿**润声喉。**槐花**炒嚼，去风热失音。**卮子**去烦闷喑痖。**诃黎勒**小便煎汁含咽。感寒失音，同桔梗、甘草、童尿，并水煎服。久咳嗽失音，加木通。**杉木灰**淋水饮，治肺壅失音。**乳香**中风口噤不语。**荆沥** **竹沥** **竹叶**煎汁。**天竹黄**并治痰热失音，中风不语。**地骨皮** **桑白皮** 〔虫兽〕**蝉蜕**痖病，为末水服。**蛤蟆胆**小儿失音不语，点舌尖上，立效。**鸡子**开喉声。**犀角**风热失音。**猪脂**肺伤失音，同生姜煮，蘸白及末食。**猪油**肺热暴喑，一斤炼，入白蜜，时服一匙。**酥** **人乳**失音，和竹沥服。卒不得语，和酒服。中风不语，舌强，和酱汁服。**人尿**久咳失声。

【风痰】 〔草谷〕**羌活**贼风失音。中风口噤不语，煎酒饮，或炒大豆投之。小儿，同僵蚕，入麝香、姜汁服。**蘘荷根**风冷失音，汁和酒服。**天南星**诸风口噤不语，同苏叶、生姜煎服。小儿痫后失音，煨研，猪胆汁服。**荆芥**诸风口噤不语，为末，童尿酒服。**黄芪**风喑不语，同防风煎汤熏之。**红花**男女中风，口噤不语，同乳香服。**远志**妇人血噤失音。**白术**风湿舌木强。**防己**毒风不语。**附子**口卒噤喑，吹之。**白附子**中风失音。**黑大豆**卒然失音，同青竹箅子煮服。卒风不语，煮汁或酒含之。**豉汁**卒不得语，入美酒服。**酒**咽伤声破，同酥调干姜末服。**干姜**卒风不语，安舌下。**生姜汁** 〔果木〕**橘皮**卒失音，煎呷。**杏仁**润声气。卒痖，同桂含之。蜜、酥煮丸噙。生含，主偏风失音不语。**榧子**尸咽痛痒，语音不出，有虫食咽，同芜荑、杏仁、桂丸噙。**桂**风僻失音，安舌下咽汁，同菖蒲煎服。**楮枝、叶**卒风不语，煮酒服。**东家鸡栖木**失音不语，烧灰水服，尽一升，效。〔石器〕**密陀僧**惊气入心，喑不能言，茶服一匙，平肝去怯也。**雄黄**中风舌强，同荆芥末，豆淋酒服。**矾石**中风失音，产后不语，汤服一钱。痰盛多服。吐之。**孔公蘗**令喉声圆。**履鼻绳**尸咽，语声不出，有虫，烧灰水服。**梭头**失音不语，刺手心，痛即语。〔虫介〕**白僵蚕**中风失音，酒服。**五倍子** **百药煎** **龟尿**中风舌喑不语，小儿惊风不语，点舌下。**真珠**卒忤不语，鸡冠血丸，纳口中。〔禽人〕**鸡屎白**中风失音，痰迷，水煮服。**乱发灰**中风失音，百药不效，同桂末酒服。

牙 齿

牙痛，有风热，湿热，胃火，肾虚，虫龋。

【风热、湿热】 〔草部〕**秦艽**阳明湿热。**黄芩**中焦湿热。**白芷**阳明风热。同细辛掺。入朱砂掺。**黄连**胃火湿热。牙痛恶热，揩之立止。**升麻**阳明本经药，主牙根浮烂疳䘌。胃火，煎漱。**羌活**风热，煮酒漱。同地黄末煎服。**当归** **牡丹** **白头翁** **薄荷**风热。**荆芥**风热，同葱根、乌桕根煎服。**细辛**和石灰掺。**缩砂仁**嚼。**荜茇**并去口齿浮热。木鳖子嗃鼻，如神。**附子**

尖同天雄[①]尖、蝎梢末，点之即止。**大黄**胃火牙痛。烧研揩牙。同地黄贴之。**生地黄**牙痛牙长，并含咋之。食蟹龈肿，皂角蘸汁炙研，掺之。**苍术**盐水浸烧，揩牙，去风热、湿热。**香附**同青盐、生姜，日擦固齿。同艾叶煎漱。**牛蒡根**热毒风肿，取汁入盐熬膏，涂龈上。**积雪草**塞耳。**红豆蔻**　**酸草**　**鹅不食草**并嗃鼻。**山柰**入麝，擦牙吹鼻。**芎䓖**　**山豆根**　**大戟**并咬含。**木鳖子**磨醋。**高良姜**同蝎。**青木香**并擦牙。**薰草**同升麻、细辛。**屋游**同盐。**栝楼皮**同蜂房。**鹤虱**　**地菘**　**红灯笼枝**　**芭蕉汁**　**苍耳子**　**恶实**　**青蒿**　**猫儿眼睛草**　**瓦松**同矾。**蔷薇根**　〔谷菜〕**薏苡根**　**胡麻**　**黑豆**并煎漱。**萝卜子**　**莳萝**并嗃鼻。**水芹**利口齿。**赤小豆**　**老姜**同矾。**干姜**同椒。**鸡肠草**同旱莲、细辛。**苋根**烧。**灰藋**烧。**茄科**烧。**丝瓜**烧。并同盐擦。**大蒜**煨擦。**芸薹子**同白芥子、角茴嗃鼻。**马齿苋**汁。**木耳**同荆芥。**壶卢子**　〔果木〕**桃白皮**同柳、槐皮。**李根白皮**并煎漱。**胡椒**去齿根浮热。风、虫、寒三痛，同绿豆咬之。同荜茇塞孔。**荔枝**风牙痛，连壳入盐烧揩。**瓜蒂**风热痛，同麝香咬。**蜀椒**坚齿。风、虫、寒三痛，同牙皂煎醋漱。**吴茱萸**煎酒。**荷蒂**同醋。**秦椒**　**杉叶**风虫，同芎䓖、细辛煎酒漱。**松叶**　**松节**并煎水，入盐或酒漱。**松脂**揩。**桂花**风虫牙痛。**辛夷**面肿引痛。**乳香**风虫嚼咽。**地骨皮**虚热上攻，同柴胡、薄荷，水煎漱。**槐枝**　**柳白皮**　**白杨皮**　**枳壳**　**臭橘皮**　**郁李根**　**竹沥**　**竹叶**同当归尾煎。**荆茎**同荆芥、荜茇煎。**郁李根**并煎漱。**没石子**　**皂荚**同盐、矾烧。**肥皂荚**同盐烧。**无患子**同大黄、香附、盐煅。**丁香**远近牙痛，同胡椒、荜茇、全蝎末点之，立止。**枫香**年久齿痛。**龙脑**同朱砂。　〔土石〕**蚯蚓泥**烧。并揩牙。**壁上尘土**同盐烧，嗃鼻。**金钗**烧烙。**白银**风牙，烧赤，焠火酒，漱之即止。**石膏**泻胃火。同荆芥、防风、细辛、白芷末，日揩。**白矾**煎漱，止血，及齿碎。**黄矾**漱风热牙疼。**食盐**揩牙洗目，坚牙明目，止宣露。卧时封龈，止牙痛出血。槐枝煎过，去风热。皂角同烧，去风热。**青盐**同上。川椒煎干，揩牙，永无齿疾。**朴消**皂荚煎过，擦风热，及食蟹龈肿。**雄黄**同干姜嗃鼻。**铅灰**　〔虫禽兽部〕**白僵蚕**同姜炒。**蚕退纸灰**并揩擦。**露蜂房**同盐烧擦。同全蝎擦。同细辛漱，煎酒漱。**百药煎**风热，泡汤含。同玄胡索末、雄黄末擦。**白马头蛆**取牙。**全蝎**　**五灵脂**恶血齿痛，醋煎漱。**雄鸡屎**烧咬。**羊胫骨灰**湿热，同当归、白芷擦。**诸朽骨**风热，煨咬。

【肾虚】　〔草菜〕**旱莲草**同青盐炒焦，揩牙，乌须固齿。**补骨脂**同青盐日揩。风虫，同乳香。**蒺藜**打动牙痛，擦漱。**骨碎补**同乳香塞。**独蒜**熨。**甘松**同硫黄煎漱。**牛膝**含漱。**地黄**　〔石兽〕**石燕子**揩牙，坚固，止痛及齿疏。**硫黄**肾虚，入猪脏煮丸服。**羊胫骨灰**补骨。

【虫䘌】　〔草部〕**桔梗**同薏苡根，水煎服。**大黄**同地黄贴。**镜面草**　**蜀羊泉**　**紫蓝**并点。**雀麦**同苦瓠叶煎醋炮，纳口中，引虫。**覆盆子**点目取虫。**荜茇**同木鳖子嗃鼻。同胡椒塞孔。**细辛**　**莽草**　**苦参**　**恶实**并煎漱。**附子**塞孔。又塞耳。**羊踯躅**蜡丸。**藤黄**　**乌头**　**草乌头**　**天南星**　**芫花**并塞孔。**山柰**　**莨菪子**　**艾叶**　〔菜谷〕**韭子**并烧烟熏。**韭根**同泥贴，引虫。**茄根**汁涂。烧灰贴。**烧酒**浸花椒漱。　〔果木〕**银杏**食后生嚼一二枚。**地椒**同川芎揩。**杨梅根皮**　**酸榴根皮**　**吴茱萸根**并煎漱。**杏**

① 天雄：原作"附子"，与上重出，今据卷十七附子尖附方改。

仁煎漱或烧烙。**桃橛**烧汁滴。**桃仁** **柏枝**并烧烙。**皂荚子**醋煮烙之。**胡桐泪**为口齿要药。热湿牙痛，及风疳䘌齿骨槽风，为末，入麝，夜夜贴之。宣露臭气，同枸杞根漱。蠹黑，同丹砂、麝香掺。**巴豆**风虫，绵裹咬。烧烟熏。同蒜塞耳。**阿魏**同臭黄塞耳。**丁香**齿疳䘌露黑臭，煮汁食。同射干、麝香揩。**海桐皮**煮汁并漱。**槐白皮** **枸橘刺** **鼠李皮** **地骨皮**醋。**枫柳皮** **白杨皮** **白棘刺**并煎漱。**樟脑**同朱砂揩。同黄丹、肥皂塞孔。**楤白皮**塞孔，牙自烂。**乳香**同椒，或巴豆，或矾，塞孔。**松脂** **卢会** **芜荑** **天蓼根**〔金石〕**花硷** **石硷**并塞孔。**铁**[①] **铧头**积年齿䘌，烧赤，入硫黄、猪脂熬沸，柳枝搵药烙之。**砒霜**同黄丹，蜡丸塞耳。**石灰**风虫，和蜜煅擦。沙糖和塞孔。**雄黄**和枣塞。**硇砂**塞孔。**轻粉**同黄连掺。**土朱**同荆芥掺。**绿矾**〔虫鳞〕**五倍子**并掺。**蟾酥**同胡椒丸咬。**蜘蛛**焙研，入麝掺。**地龙**化水和面塞孔，上傅皂荚末。同玄胡索、荜茇末，塞耳。**钱窠**包乳香烧，纳孔中。包胡椒塞耳。**石蜜** **竹蜂** **蚺蛇胆**同枯矾、杏仁掺。**鳞蛇胆** **海虾鲊**〔禽兽〕**雀屎** **燕屎**并塞孔。**夜明砂**同蟾酥丸咬。**啄木鸟**烧纳孔中。舌，同巴豆咬之。**猪肚**咬之引虫。**熊胆**同猪胆、片脑搽。**麝香**咬之，二次断根。**豺皮灰**傅。

【齿疏】 **沥青**入细辛掺。**寒水石**煅，同生炉甘石掺。

【齿长】 **白术**牙齿日长，渐至难食，名髓溢，煎水漱之。**生地黄**咋之。

【齿缺】 **银膏**补之。

【生齿】 **雄鼠脊骨**研揩即生。**雄鼠屎**日拭一枚，三七日止。**黑豆**牛屎内烧存性，入麝掺之，勿见风，治大人小儿牙齿不生，牛屎中豆尤妙。**路旁稻粒**点牙落处，一七下自生。**乌鸡屎**雌雄各半，入旧麻鞋灰、麝香少许，擦之。

【齿𪘏】 **胡桃**食酸齿𪘏，嚼之即解。

【妒齿】 **地骨皮**妒齿已去，不能食物，煎水漱之。

须发

内服：〔草部〕**菊花**和巨胜、茯苓，蜜丸服，去风眩，变白不老。**旱莲**内煎膏服，外烧揩牙，乌髭发，益肾阴。汁涂，眉发生速。作膏点鼻中，添脑。**常春藤** **扶芳藤** **络石** **木通** **石松**并主风血，好颜色，变白不老，浸酒饮。**白蒿** **青蒿** **香附**并长毛发。**茜草**汁，同地黄熬膏服。**地黄**九蒸九晒，日噙。**牛膝** **麦门冬** **肉苁蓉** **何首乌** **龙珠** **旱藕** **瞿麦**〔谷菜〕**青精饭** **黑大豆** **白扁豆** **大麦** **胡麻**九蒸九晒。**马齿苋** **繁缕** **韭** **姜** **蔓菁子**〔果木〕**胡桃** **蜀椒**并久服，变白生毛发。**干柿**同枸杞子丸服，治女人蒜发。**榴花**和铁丹服，变白如墨。**松子** **槐实** **秦皮** **桑寄生** **放杖木** **女贞实** **不凋木** **鸡桑叶** **南烛**并久服变白，乌须发。**桑椹**蜜丸服，变白。〔介石〕**鳖肉**长须发。**自己发灰**同椒煅酒服，发不白，名还精丹。**石灰**发落不止，炒赤浸酒服。

【发落】 〔草部〕**半夏**眉发堕落，涂之即生。**骨碎补**病后发落，同野蔷薇枝煎刷。**香薷**小儿发迟，同猪脂涂。**茉莉花**蒸油。**蓬蘽子**榨汁。**芭蕉油** **蓖麻子** **金星子** **兰草** **蕙草** **昨叶何**[②]**草**并浸油梳头，长发令黑。**土马鬃灰**。**乌韭灰**。**水萍** **水苏** **蜀羊泉** **含水藤**〔谷菜〕**胡麻油及叶** **大麻子及叶**并沐日梳，长发。

① 铁：原作“针”，字误，今据卷八诸铁器条铁铧附方改。

② 叶何：原作“荷叶”，字误，今据卷二十一昨叶何草主治改。

公英　**旱莲**并揩牙乌须。**生姜**擦。**莴苣子**　**白菘子油**　**芸薹子油**　〔果木〕**甜瓜叶汁**并涂发，令长黑。**榧子**同胡桃、侧柏叶浸水，梳发不落。**枣根**蒸汁。**榠楂**　**木瓜**并浸油。**蜀椒**浸酒。**柏子油**　**辛夷**　**松叶**并浸油、水涂头，生毛发。**侧柏叶**浸油，生发。烧汁，黑发。和猪脂，沐发长黑。根皮，生发。**皂荚**地黄、姜汁炙研，揩牙乌须。**樗叶**同椿根、楸叶汁，涂秃生发。**楸叶汁**　**蔓荆子**同猪脂。**桑椹**浸水。并涂头，生毛发。**桐叶**同麻子煮米泔，沐发则长。连子蒸取汁，沐发则黑。**桑白皮**同柏叶，沐发不落。**山茶子**掺发解脂。**合欢木皮灰**　**槐枝灰**　**石荆**　〔禽兽〕**雁骨灰**并沐头长发。**鸡子白**　**猪胆**沐头解脂。**雁肪**　**䴔脂**　**鸡肪**　**猪鬐膏**　**熊脂及脑**并沐头生发。**豹脂**朝涂暮生。**犬乳**涂赤发。**羖羊角灰**，同牛角灰、猪脂，涂秃发。**羊屎灰**淋汁沐头，生发。和猪脂，变发黄赤。**猪屎灰**，涂发落。**发灰**油煎枯，涂发黑长。

【发白】　〔草菜谷部〕**栝楼**同青盐、杏仁煅末，拔白易黑，亦揩牙。**百合**　**姜皮**并拔白易黑。**狼把草**　**黑豆**煎醋染发。**大麦**同铁砂、没石子。**荞麦**同铁砂。〔果木〕**酸石榴**并染须发。**胡桃**和胡粉，拔白生黑。烧，同贝母，揩牙乌须。青皮皮肉及树皮根，皆染须发。**余甘子**合铁粉，涂头生须发。**橡斗**　**毗黎勒浆**　**椰子浆**　**盐麸子**　**菱壳**　**芰花**　**莲须**　**红白莲花**并涂须发。**鸡舌香**同姜汁，拔白生黑。**詹糖香**同胡桃皮涂，发黑如漆。**梧桐子汁**点孔生黑。木皮，和乳汁涂须。**楄皮**包侧柏，烧熏香油烟，抹须发即黑。**乌桕子油**　**乌桕皮**　**诃黎勒**　**没石子**　**婆罗得**　〔金石〕**黑铅**梳白发。烧灰染发。**胡粉**同石灰染须。**铅霜**梳须发。**铅丹**染。**铜钱锈**磨油，涂赤发秃落。**铁熱**染。**生铁**浸水。**铁砂**和没石子染。**石灰**染。**绿矾**薄荷、乌头、铁浆水染。**赤铜屑**　〔虫兽〕**五倍子**炒，同赤铜屑诸药，为染须神方。**百药煎**　**水蛭**同龟尿拈须，自黑。**蜗牛**同金墨埋马屎中，化水染须妙。**蜜**　**蜡**　**鳖脂**　**猪胆**　**狗胆**　**犬乳**并点白生黑。

【生眉】　〔草谷〕**白鲜皮**眉发脆脱。**香附**长须眉。**苦参**　**仙茅**大风，眉发脱落。**昨叶何草**生眉发膏为要药。**半夏**眉发堕落，涂之即生。茎涎同。**鳢肠汁**涂眉发，生速。**乌麻花**浸油。〔菜木〕**芥子**同半夏、姜汁。**蔓菁子**醋和，并涂。**生姜**擦。**柳叶**同姜汁，擦眉落。**白矾**眉发脱落，蒸饼丸服。**雄黄**和醋涂。**雁肪**涂。**狗脑**眉发火瘢不生，和蒲黄，日三傅之。**蒜汁**眉毛动摇，目不能瞬，唤之不应，和酒服，即愈。

胡　臭

有体臭，腋臭，漏臭。

内治：花蜘蛛二枚，捣烂酒服，治胡臭。**鳝鱼**作臛，空肠饱食，覆取汗，汗出如白胶，从腰脚中出，后以五木汤浴之，慎风一日，每五日一作。**水乌鸡**生水中，形似家鸡，香油入姜汁四两，炒熟，用酒醅三四碗同食，嚼生葱下，被盖出汗，数次断根，不忌口。

外治：　〔草谷〕**苏子**捣涂。**青木香**切片，醋浸一宿夹之，数次愈。**郁金**鸦、鹘等一切臭。**木馒头**煎洗后，以炉底末傅。**甘遂**二两为末，掺新杀牙猪肉上，乘热夹之。内服热甘草汤，必大泄气，不可近。**百草灰**水和熏洗，酥和饼夹之，干即易，疮出愈。**马齿苋**杵团入袋成，泥裹火烧过，入蜜热夹。**生姜**频擦。**炊饭**热拭腋下，与犬食之，七日一次，愈乃止。**三年醋**和石灰，傅腋下。〔果木〕**小龙眼核**六个，胡椒十四粒，研汁擦之，三次愈。**辛夷**同木香、细辛、芎䓖粉涂之。**槲若**洗后，苦瓠烟熏之。**桔枸树汁**同木香、东桃西柳枝、七姓妇人乳，煎热，五月五日洗之，将水放在十字街，去勿顾。**鸡舌香**〔金石〕**伏龙肝**掺。**铜屑**热醋和掺。或炒热，袋面熨之。**镜锈**同密陀僧，醋调掺。**铜绿**同密陀僧、白及灰，醋调掺之。**古文钱**烧赤，焠醋研，入麝，水调涂。**铜矿石**磨汁涂。**密陀僧**油和涂。蒸饼切片，掺末涂之。**黄丹**入少轻粉，唾和涂。同东壁土、铜绿末，以古钱磨泻灯油调掺。**胡粉**水银、面脂研涂。牛脂煎涂，不过三次。**水银**同胡粉掺上。**粉霜**同水银、面脂研涂。**石绿**同轻粉，醋调涂。**石灰**有汗干掺，无汗醋和。**胆矾**入少轻粉，姜汁调搽，热痛乃止。**白矾**常粉之。同密陀僧、轻粉擦。同黄丹、轻粉擦，同蛤粉、樟脑擦。〔虫介〕**蜣螂**揩涂一夜。**田螺**入巴豆一粒在内，待化水，擦腋下，绝根。入麝香，埋露地七七日，点患孔，神妙。入巴豆、麝香、胆矾，待成水，五更不住自擦腋下，待大便行，是其证，不尽再作，后以枯矾、蛤粉、樟脑粉之，断根。**蜘蛛**一个，黄泥入赤石脂包，煅研，入轻粉少许，卧时醋调一字傅腋下，次日泻下黑汁，埋之。**蝙蝠**煅研，田螺水调涂腋下，随服下药。〔禽人〕**鸡子**煮熟去壳，热夹之，弃路口勿顾。**夜明砂**豉汁和涂。**自己小便**热洗，日数次。**自己口唾**频擦。

丹　毒

火盛生风，亦有兼脾胃气郁者。

内解：〔草部〕**连翘**　**防风**　**薄荷**　**荆芥**　**大青**　**黄连**　**升麻**　**甘草**　**知母**　**防己**　**牛蒡子**　**赤芍药**　**金银花**　**生地黄**　**牡丹皮**　**麻黄**　**射干**　**大黄**　**漏芦**　**红内消**　**萹蓄**汁服。**积雪草**捣汁服。**水甘草**同甘草煎服。**攀倒甑**同甘草煎服。**旋花根**汁服。**丹参**〔菜木〕**马齿苋**汁服。**芸薹**汁服，并傅。**青布汁**　**卮子**　**黄檗**　**青木香**　**鸡舌香**　**桂心**　**枳壳**　**茯苓**　**竹沥**〔金石〕**生铁**烧，焠水服。**生银**磨水服。**土朱**蜜调服。同青黛、滑石、荆芥末，并傅之。〔介〕**牡蛎肉**〔禽兽〕**鹜肉**　**白雄鸡**并食。**犀角**　**羚羊角**　**猪屎汁**　**黄龙汤**五色丹毒，饮二合，并涂。

外涂：〔草部〕**黄芩**　**苦芙**　**马兰**　**白芷**葱汁调，亦煎浴。**水荇**　**水蘋**　**浮萍**并涂[①]。**景天**　**蒴藋**　**蛇衔**　**生苄**　**水藻**　**牛膝**同甘草、伏龙肝。**蓖麻子**　**大黄**磨水。**蓝叶**　**淀汁**　**芭蕉根**汁。**蓼叶灰**　**栝楼**醋调。**老鸦眼睛草**醋同捣。**仙人草**　**五叶藤**　**赤薜荔**　**排风藤**　**木鳖仁**磨醋。**萝摩草**　**虎刺根叶**汁。**青黛**同土朱。**五味子**　**荏子**　**红花苗**并涂傅。**苎根**　**赤地利**　**白及**　**白敛**〔谷菜〕**赤小豆**洗浴，及傅之。**绿豆**同大黄。**豆叶**　**大麻子**　**大豆**煮汁。**麻油**　**荞面**醋和。**黄米粉**鸡子和。**豉**炒焦。**糯米粉**盐和。**菘菜**　**芸薹**　**大蒜**　**胡荽**　**干姜**蜜和。**鸡肠草**　**葱白**汁。**马齿苋**〔果木〕**李根**研油，田中流水调。**桃仁**　**慈姑叶**涂。**槟榔**醋调。**枣根**洗。**栗树皮及梂**浴。**荷叶**涂。**卮子**末水和。**榆白皮**鸡子白和涂，煎沐。**棘根**洗。**五加皮**洗。和铁槽水涂。**柳木**洗傅。**柳叶**洗。**乳香**羊脂调。**桐树皮**　**楸木皮**〔服器〕**草鞋灰**和人乳、发灰调。**蒲席灰**　**甑带灰**〔水土〕**磨刀水**　**白垩土**同寒水石涂。**燕窠土**　**蜂窠土**　**蚯蚓泥**　**猪槽下泥**　**檐溜下泥**　**釜下土**和屋漏水。**伏龙肝**　**白瓷末**猪脂和。**屋尘**猪脂和。**瓷瓯中白灰**醋磨。〔金石〕**锻铁精**猪脂和涂。**铁锈**磨水。**胡粉**唾和。**银朱**鸡子白和。**无名异**葱汁调。**石灰**醋调。**阳起石**煅研，水调。**土朱**同青黛、滑石。**寒水石**同白土傅。**芒消**水和。

---

① 涂：原作“服”，今据卷十九水萍条附方改。

白矾油和。〔虫鳞〕蜜和干姜末。**蝼蛄**同生姜捣涂。**露蜂房**煎汁，调芒消。**白僵蚕**和慎火草傅。**烂死蚕**傅。**蛴螬**末傅。**水蛭**咂。**黄蜂子**　**鲫鱼**合小豆捣涂。**鲤鱼血**　**海蛇**　**鳝鱼**　**螺蛳**　**虾**　〔禽兽〕**鸡血**　**雉尾灰**　**猪肉**贴。**青羊脂**频摩即消。**绵羊脑**同朴消涂。**酪**入盐。**羚羊角灰**鸡子白调。**鹿角末**猪脂调。**牛屎**涂，干即易。**猪屎**烧涂。**发灰**和伏龙肝、猪膏和之。

风瘙疹痱

内治：　同丹毒。**苍耳花、叶、子**各等分，为末，以炒焦黑豆浸酒服二钱，治风热瘾疹，搔痒不止。**苦参**肺风皮肤瘙痒，或生瘾疹疥癣，为末，以皂角汁熬膏丸服。**枸橘核**为末，酒服，治风瘙痒。**赤土**风瘙痒甚，酒服一钱。**云母粉**水服二钱。**蜜**酒服。**黄蜂子**　**蜂房**同蝉蜕末服。**白僵蚕**酒服。**全蝎**。

外治：白芷　**浮萍**　**槐枝**　**盐汤**　**吴茱萸**煎酒。**楮枝叶**　**蚕沙**并洗浴。**景天汁**　**石南汁**　**枳实汁**　**芒消汤**　**矾汤**并拭磨。**枳壳**炙熨风疹，肌中如麻豆。**燕窠土**涂。**铁锈**磨水摩。**石灰**醋和涂，随手即消。**烂死蚕**涂赤白游疹。**吊脂**涂。**虾**捣涂。**海虾鲊**贴。**鳝血**涂赤游风。**鲤鱼皮**贴。

【痱疹】　**升麻**洗。**菟丝汁**抹。**绿豆粉**同滑石扑。**枣叶**和葛粉扑。**慈姑叶汁**调蚌粉掺。**楝花**末扑。**冬霜**加蚌粉掺。**腊雪**抹。**屋上旧赤白垩**掺。**壁土**　**不灰木**　**滑石**　**井泉石**同寒水石。**石灰**同蛤粉、甘草涂。**蚌粉**。

疬疡癜风

疬疡是汗斑，癜风是白斑片，赤者名赤疵。

内治：　〔草谷〕**蒺藜**白癜风，每酒服二三钱。**女萎**　**何首乌**白癜，同苍术、荆芥等分，皂角汁煎膏，丸服。**胡麻油**和酒服。〔木鳞〕**桑枝**同益母草熬膏服。**枳壳**紫癜风。**牙皂**白癜风，烧灰酒服。**白花蛇**白癜疬疡斑点，酒浸，同蝎梢、防风末服。**乌蛇**同天麻诸药，浸酒服。〔禽兽〕**白鸽**炒熟，酒服。**猪胰**酒浸蒸食，不过十具。**猪肚**白煮食。

外治：　〔草谷〕**附子**紫白癜风，同硫黄，以姜汁调，茄蒂蘸擦。**白附子**同上。**贝母**紫白癜斑，同南星、姜汁擦。同百部、姜汁擦。同干姜，浴后擦之，取汗。**知母**醋磨涂。**茵陈**洗疬疡。**防己**同浮萍煎，浴擦。**羊蹄根**同独头枯矾、轻粉、生姜擦取汗。**苍耳草**　**酸草**同水萍。**紫背萍**并洗擦。**菰笋**　**木莲藤汁**并擦。**蓖麻汁**　**续随子汁**　**灰藋灰**并剥白癜风、疬疡。**蒺藜**　**小麦**烧油涂。**酱**　**醋**　〔果木〕**胡桃**　**青皮**并同硫黄擦。或入硇砂、酱汁少许。**杏仁**每夜擦。**薰陆香**同白敛揩。**桑柴灰**蒸汁热洗。**猫儿刺叶**烧淋熬膏，涂白癜。〔服器〕**故帛灰**　**麻鞋底灰**　**甑带**　**蒸笼片**　**弊帚**　**炊帚**　〔水石〕**半天河水**　**树孔中蚛汁**　**韭上露**　**车辙、牛蹄涔中水**　**水银**并拭疬疡癜风。**轻粉**同水银、姜汁擦。**雄黄**身面白驳。**密陀僧**同雄黄，擦汗斑。或加雌黄、白矾、硫黄。**胆矾**同牡蛎、醋，擦赤白癜。**人言**入茄中煨擦，或涂姜上擦。**硫黄**同附子、醋，擦疬疡风。同密陀僧。同轻粉、杏仁。同鸡子白。**自然灰**淋汁涂。**石灰**　**砒石**　**银**身面赤疵，日揩令热，久久自消。〔虫鳞〕**蜣螂**捣涂白驳，一宿即瘥。**鳝鱼**同蒜汁、墨汁，频涂赤疵。小儿赤疵，刺父足心血贴之，即落。**蛇皮**热摩数百遍，弃之。**鳗鲡鱼骨**涂白驳风，即时转色，五七度乃愈。**臭鱼鲊**拭白驳，热擦令汗出。**乌贼鱼骨**磨醋涂。同硫黄、姜汁擦。〔禽兽〕**丹鸡冠血、翅下血**涂。**驴尿**和姜汁洗。**诸朽骨**磨醋涂之。**马尿**洗赤疵，日四五度。**白马汗**雕青，调水蛭末涂之。

瘿瘤疣痣

内治：〔草部〕**杜衡**破留血痰饮，消项下瘿瘤。**贝母**同连翘服，主项下瘿瘤。**黄药子**消瘿气，煮酒服。传信方。甚神效。**海藻**消瘿瘤结气，散项下硬核痛。初起，浸酒日饮，滓涂之。**海带**　**昆布**蜜丸。**海苔**　**白头翁**浸酒。**牛蒡根**蜜丸。**连翘**　**丹参**　**桔梗**　**夏枯草**　**木通**　**玄参**　**当归**　**常山**吐。**篇蓄草**吐。**天门冬**　**瞿麦**　**三棱**　**射干**　**土瓜根**　**香附**　**漏卢**〔菜谷〕**紫菜**　**龙须菜**　**舵菜**并主瘿瘤结气。**小麦**消瘿。醋浸，同海藻末，酒服。**山药**同蓖麻，生涂项核。**败壶卢**烧搽腋瘤。**赤小豆**〔果木〕**橙**　**荔枝**并消瘿。**瓜蒂**　**松萝**并吐。**柳根**煮汁酿酒，消瘿气。**白杨皮**同上。**问荆**结气瘤痛。〔土石〕**蝗蛆**蚀瘤，熬烧末，猪脂和傅。**蜣螂丸**烧酒服，治瘿。**土黄**枯瘤赘痔乳。**针沙**　**自然铜**并浸水日饮，消瘿。**铅**　**浮石**〔介鳞〕**牡蛎**　**马刀**　**海蛤**　**蛤蜊**　**淡菜**　**海螵蛸**〔兽人〕**鹿靥**并消瘿气结核。**羊靥**　**牛靥**并酒浸炙香，含咽。**猪靥**焙末酒服。或酒浸炙食。**旄牛靥**烧服，消瘿。**獐肉**炙热搨瘤，频易，出脓血愈。**猪屎**血瘤出血，涂之。**人精**粉瘤，入竹筒内烧沥，频涂。

【疣痣】〔草谷〕**地肤子**同矾洗疣目。**艾叶**同桑灰淋汁，点疣痣瘤靥。灸痣，三壮即去。**狗尾草**穿疣。**升麻**煎水，入蜜拭。**芫花**同大戟、甘遂末，焦瘤瘿自去。根煮线，系瘤痣。**蒴藋子**涂。**续随子**涂。**天南星**醋涂。**剪刀草**涂。**博洛回**涂。**藜芦灰**　**青蒿灰**　**麻秸灰**　**麦秆灰**　**荞麦秸灰**　**豆秸灰**　**茄梗灰**　**藜灰**　**灰藋灰**　**冬瓜藤灰**　并淋汁，点疣痔，腐痈瘤，去点印。**大豆**　**米醋**并厌禳去疣。**白粱米**炒热研，入唾和涂。**马齿苋灰**涂瘤。**苦苣汁**〔果木〕**白梅**并点疣痣。**杏仁**　**李仁**并同鸡子白研，涂疣。**柏脂**同松脂涂疣。**死人枕席**拭疣自烂。**秃帚**每月望子时扫之。**栎木灰**　**桑柴灰**〔水石〕**冬灰**　**石灰**并蚀黑子疣赘瘤痣。**屋漏水**涂疣。**硫黄**纸卷焠疣。**砒石**同巴豆、糯米点疣。**盐**涂疣，频舐。**白矾**　**铜绿**　**硇砂**并涂痣黡疣赘。〔虫鳞〕**斑蝥**点疣痣，同人言、糯米炒黄，去米，同大蒜捣涂。**螳螂**食疣。**蜘蛛网**缠瘤疣。**鳙鱼**食之已疣。〔禽人〕**鸡内金**擦疣。**鸡子白**醋浸软，涂疣。**猪脂**　**牛涎**　**人疮脓**　**人唾**并涂疣。**发**缠疣。

瘰　疬

附结核。

内治：〔菜草〕**夏枯草**煎服，或熬膏服，并贴，入厥阴血分，乃瘰疬圣药也。**连翘**入少阳，乃瘰疬必用之药。同脂麻末，时食。马刀挟瘿，同瞿麦、大黄、甘草煎服。**海藻**消瘰疬，浸酒日饮，滓为末服。蛇盘疬，同僵蚕丸服。**昆布**为末浸酒，时时含咽，或同海藻。**玄参**散瘰疬结核，久者生捣傅之。**何首乌**日日生服，并嚼叶涂之。**土茯苓**久溃者，水煎服。**白敛**酒调多服，并生捣涂之。**苦参**牛膝汁丸服。**野菊根**擂酒服，渣涂甚效。**薄荷**取汁，同皂荚汁熬膏，丸药服。**木鳖子**鸡子白蒸食。**白鲜皮**煮食。**水荭子**末服。**大黄**乳中瘰疬起，同黄连煎服，取利。**蚤休**吐泻瘰疬。**蓖麻子**每夜吞二三枚。同白胶香熬膏服。同松脂研贴。**芫花根**初起，擂水服，吐利之。**月季花**同芫花，酿鲫鱼煮食。**荆芥**洗。**牛蒡子**　**防风**　**苍耳子**　**续断**　**积雪草**　**白芷**　**芎藭**　**当归**　**白头翁**　**黄芪**　**淫羊藿**　**柴胡**　**桔梗**　**黄芩**　**海蕴**　**海带**　**胡麻**　**水苦荬**项上风疬，酒磨服。

橙发瘰疬。**槲皮**吐瘰疬，并洗之。**皂荚子**醋、硇煮过，照疮数吞之。连翘、玄参煮过嚼之。**胡桐泪**瘰疬，非此不除。**桑椹汁**熬膏内服。**巴豆**小儿瘰疬，入鲫鱼内，草包煅研，粥丸服，取利。**黄檗**〔器虫〕**毡屉灰**酒服，吐瘰疬。**黄蜡**同白矾丸服。**全蝎** **白僵蚕**水服五分，日服，一月愈。**蜘蛛**五枚，晒末，酥调涂。**斑蝥**粟米炒研，鸡子清丸服。入鸡子内蒸熟，去蝥食，入药甚多。**红娘子** **芫青** **葛上亭长** **地胆**〔鳞介〕**白花蛇**同犀角、牵牛、青皮、腻粉服。**壁虎**初起，焙研，每日酒服。**鼋甲**酒浸炙研服。**牡蛎粉**同玄参丸服。同甘草末服。**蜗牛壳**小儿瘰疬，牛乳炒研，入大黄末服，取利。**鼍甲**〔禽兽〕**左蟠龙**饭丸服。**夜明砂**炒服。**狸头**炙研服。**猫狸**鼠疬，如常作羹食。

外治：〔草菜〕**山慈姑**磨酒涂。**莽草**鸡子白调涂。**地菘**生涂。**半夏**同南星、鸡子白涂。**草乌头**同木鳖子涂。**猫儿眼草**熬膏涂。**商陆**切片，艾灸。**车前草**同乌鸡屎涂。**紫花地丁**同蒺藜涂。**青黛**同马齿苋涂。**毛蓼**纳入，引脓血。**葶苈**已溃，作饼灸。**白及**同贝母、轻粉傅。**白敛** **土瓜根** **半夏** **水堇** **藜芦** **通草花上粉**〔谷菜〕**大麻**同艾灸。**蒜**同茱萸，涂恶核肿结。**芥子**和醋涂。**干姜**作挺纳入，蚀脓。**山药**少阳经分疙瘩，不问浅深，同蓖麻子捣贴。**堇菜**寒热瘰疬，结核鼠漏，为末煎膏，日摩之。**桑菰**同百草霜涂。**马齿苋** **鹿藿**〔果木〕**胡桃**和松脂涂。**桃白皮**贴。**杏仁**炒，榨油涂。**鼠李**寒热瘰疬，捣傅。**枫香**同蓖麻子贴。**楸叶**煎膏。**柏叶** **栎木皮**〔器土〕**油鞋** **鞋底灰** **多年茅厕中土**同轻粉，傅年久者。〔金石〕**黑铅灰**和醋，涂瘰疬结核，能内消为水。**铁爇**涂。**砒霜**蚀瘰疬败肉，作丸用。**磨刀泾**涂瘰疬结核。**食盐**和面烧。**消石** **芒消**并下。**雄黄**同水银、黄蜡、韶脑，作膏贴。**轻粉** **盐药**〔虫〕**蜈蚣**炙，同茶末涂。**蝼蛄**同丁香烧贴。**矾石** **硇砂** **红娘子**瘰疬结核。**蚯蚓**同乳、没诸药涂。**蜗牛**烧，同轻粉涂。**蛤蟆**烧涂。**蜂房**烧，和猪脂涂瘰疬漏。**蜘蛛**晒研，酥调涂。〔鳞介〕**黄颡鱼**溃烂，同蓖麻子煅涂。**穿山甲**溃烂，烧傅。一加斑蝥、艾。**田螺**烧涂。**鬼眼精**已破，研涂。**马刀**主肌中窜醪。〔禽兽〕**伏翼**年久者，同猫头、黑豆烧涂之。**鸭脂**同半夏傅。**鸡肶胵**烧傅。**雄鸡屎**烧傅。**狼屎**烧涂。**猫头骨及皮毛**烧傅。舌，生研涂。涎，涂之。屎，烧傅。**狸头骨** **狐头骨**同狸头烧傅。**羊肶胵** **猬心、肝**并烧傅。**猪膏**淹生地黄煎沸，涂瘰疬瘘。**虎肾** **羚羊角** **女人精汁**频涂。**乱发灰**鼠瘘，同鼠骨入腊猪脂煎消，半酒服[①]，半涂，鼠从疮中出。

【结核】 〔草菜〕**天南星**治痰瘤结核，大者如拳，小者如粟，生研涂之。**甘遂**同大戟、白芥子为丸，治痰核。**金星草**末服。**桔梗** **玄参** **大黄**酒蒸。**白头翁** **连翘** **射干** **三棱** **莪茂** **黄芩** **海藻** **昆布** **海带** **蒲公英**并散颈下结核。**蒜**同茱萸捣，涂恶核肿结。**堇菜**结核聚气，为末，油煎日摩。**百合**同蓖麻研涂。**詹糖香**〔土石〕**土墼**痰核红肿，菜子油和涂，即消。**浮石**枕后生脑痹痰核，烧研，入轻粉，油调涂。**石灰**结核红肿，状如瘰疬，煅研，同白果捣贴。**慈石**鼠瘘项核喉痛。**白僵蚕** **蜘蛛**项下结核，酒浸研烂，去滓服。**鲫鱼**生捣涂恶核。**牡蛎**以茶引之，消项下结核。以柴胡引之，去胁下坚。

九　漏

虽有九名，皆取象耳，但分部位可

① 服：原脱，今据卷五十一鼠条附方及《千金》卷二十三治鼠漏方补。

也。

双治：〔草部〕**苦参**浸酒服。**忍冬**浸。**牵牛**煨猪肾。**黄芪**　**何首乌**　**土茯苓**　**萆薢**　**栝楼根**　**白及**　**牛蒡叶**　**地榆**　**虎蓟根**　**积雪草**　**白敛**　**土瓜根**　**通草**　**黄药子**　**剪草**　**茜根灰**　**漏蓝子**　**侧子**　**马兜铃**　**半夏**　**荆芥穗**　**荠苎**　**香白芷**　**蛇含草**　**麋衔**　**蓖麻子**　**狼毒**　**芫花根**　**附子**　**天南星**　**诸蒿灰**　**藜灰**〔谷草〕**麦面**和盐炒涂。**苦瓠**　**荞麦灰**〔果木〕**桃花**　**大腹皮**　**楸叶**熬膏，神方。**柳枝**烧熏。**柳根须**煎洗。**乳香**　**榆白皮**　**卢会**　**石南叶**　**柞木枝**〔火土〕**烛烬**　**土蜂窠**〔金石〕**胡粉**　**铁华粉**　**朱砂**　**炉甘石**　**孔公孽**　**殷孽**　**古冢灰**　**石灰**　**赤石脂**　**水银**　**水银粉**　**特生礜**　**礜石**　**北亭砂**　**砒石**　**代赭石**　**石胆**　**禹余粮**　**慈石毛**　**黄矾**　**白矾石**　**消石**　**密陀僧**　**食盐**　**石硫黄**　**石硫赤**　**戎盐**　**雄、雌黄**〔虫〕**斑蝥**芫青、地胆、葛上亭长同。**蜘蛛**　**胡蜣螂**　**蟾蜍头**　**蜈蚣**　**露蜂房**　**樗鸡**　**鲮鲤甲**　**蜥蜴**　**白花蛇**　**自死蛇**并骨。**蛇蜕**　**蝮蛇胆**并屎。**乌蛇**　**蛇吞蛙**　**鼍甲**　**蚺蛇胆**　**鲤肠、鳞**　**鲎鲊**　**鳢肝、肠**　**鳞鱼**并血。**鳗鲡鱼**　**鳔胶**　**海豚鱼**　**海鳗鲡**　**鼋甲**　**秦龟甲**　**文蛤**　**牡蛎粉**　**甲香**　**大田螺**〔禽兽〕**啄木鸟**　**鸳鸯**　**乌鸦头**　**青鸺**　**子规肉**　**鹳脑**　**鹰头**烧涂痔漏。**鹏鸟**鼠漏，炙食。**猪膏**　**豭猪屎**　**羊屎**　**牡狗茎**　**狗肉**引虫。**狗骨**并头骨。**马通汁**　**牛胆**并脾。**乌牛耳垢**胁漏出水。**野猪皮**　**牛屎**　**猫头骨**并脑，及眼睛、肉、舌、皮、毛。**鹿皮**并齿。**狸头骨**并肉。**狐屎**并足。**兔皮、毛**　**鼹鼠**　**牡鼠屎**　**土拨鼠**　**猬心、肝**。

痈　疽

深为疽，浅为痈。大为痈，小为疖。

【肿疡】〔草部〕**甘草**行污浊之血，消五发之疽，消肿导毒。一切发背痈疽，用末和大麦粉，汤和热傅，未成者内消，已成者即溃。仍以水炙一两，水浸一夜，服之。或以黑铅汁淬酒服，或取汁熬膏。阴囊痈，水炙煎服，二十日即消。**忍冬**痈疽，不问发背、发颐、发眉、发脑、发乳诸处，捣叶入少酒涂四围，内以五两，同甘草节一两，水煎，入酒再煎，分三服。重者一二服，大肠通利即效，功胜红内消，其滓亦可丸服。或捣汁同酒煎服。**远志**一切痈疽、发背、疖毒恶候，死血阴毒在中不痛者，即痛，或忧怒等气在中作痛不可忍者，即止。热者即凉，溃者即敛，为末，每服三钱，温酒浸，取清服，其滓涂之。**红内消**痈疽毒疮，水熬入酒时饮，滓为丸服。**连翘**消肿止痛，十二经疮药，不可无此。痈肿初起，煮服取汗。**木莲**一切痈疽初起，四十九个，研细绞汁服，功同忍冬。背痈，取末服，下利即愈。**常春藤**一切肿痛，研汁入酒服，利恶物，去其根本。**络石**同上。**秦艽**发背初起，同牛乳煎服，取利。**山慈姑**同苍耳擂酒服，取汗。**豨莶**同乳香、枯矾研，酒服，取汗。熬膏，贴一切痈疽，发背恶疮，丁肿喉痹。**地菘**捣汁，日服。**苍耳**擂酒取汗。**紫花地丁**同苍耳擂酒取汗，渣同面涂。**乌敛莓**擂酒热服，取汗，渣涂。**迎春花**酒服末，取汗。**马蔺花叶**同松毛、牛膝煎服。**曲节草**同甘草煎服。**香附子**已溃未溃，以姜汁炒研，日服。**草乌头**阴疽不起，同南星、桂心、姜汁热服，未破内消，久溃能去黑烂。**牵牛**诸毒初起，气壮者，煎醋服，利脓血妙。**决明**同甘草煮服，并涂。**石韦**发背，冷酒服。**石胡荽**同穿山甲、当归尾擂酒服，并涂之。**地锦草**同乳、没等擂酒服，并涂。**积雪草**　**野菊**　**栝楼**　**天门冬**并擂酒服，滓涂。**升麻**除风肿，行瘀血，为疮家圣药。肿毒卒起，磨醋涂之。**羌活**散痈肿败血，入太阳经。**地榆**诸疮痛加之。**黄芩**痒者加之。**黄连**诸疮痛痒，皆属心火。**龙胆**痈肿口干。**紫草**活血利肠。**当归　芍药　芎䓖**和血止痛。**三棱**消坚硬。**黄葵花**肿痛及恶疮脓水，为疮家圣药。盐收经年用，尤妙。**胡黄连**同穿山甲贴。**芭蕉**同生姜贴。**生地黄**杵涂，木香盖之。**龙葵**捣涂，或入麝，或同蛤蟆。**大黄**醋调贴。同五倍、黄檗贴。**乌头**同黄檗贴。**商陆**擦石痈。盐捣，傅一切毒。**莨菪子**贴石痈坚硬。**天麻　都管草**醋贴。**箬叶　红蓝花　苎根　益母草　金丝草　大戟　水仙根　飞廉　马鞭草　漏卢　蘘荷根　鸭跖草　续断　大蓟根　薇衔　火炭母　泽兰　地杨梅　地蜈蚣　姜黄　蒲公英　蓼实　紫河车　半夏　天南星　王不留**洗。**白芍　栝楼根**醋调。**三七　蒺藜苗**熬膏。**苦参　土瓜根　独用将军**[①]　**石蒜　牡丹皮　大青　草乌头　小青　鬼臼根　萝摩叶　射干**醋调。**羊蹄根**醋磨。**蒟蒻　石菖蒲　芫花**胶和。**金星草　半夏**鸡子白调。**莽草　螺靥草　水堇　水荅草　毛茛　水莼叶　海芋根　蒲黄　海藻叶　海根　水荭草　防己**〔谷菜〕**黑大豆**生研。**豌豆**并主一应痈肿初起。**绿豆粉**一应痈疽初起，恶心，同乳香、甘草服，以护心。**胡麻油**大毒发背，以一斤煎沸，入醋二碗，分五次服，毒不内攻。入葱煎黑，热涂，自消。**翻白草**擂酒服。**茄子**消石收成膏，酒服，治发背恶疮。磨醋，涂肿毒。生合热毒。**豆豉**作饼灸。**大蒜**灸一切肿毒阴毒。**苦瓠**切片，灸囊痈。**葱白**米粉炒黑，醋调涂。**赤小豆**同鸡子白，涂一切痈疽。**粢米粉**炒黑，鸡子白涂。**麦粉**一切痈疽发背热痛，炒黑，醋调贴，痛即止，久则肿消。**荞麦粉**痈疽发背，同硫黄末傅，疽头凹黑，煮食即起。**山药**生涂，或同蓖麻、糯米。**蔓菁**同盐涂，或同芸薹。**紫芥子**同柏叶涂，无不愈者。**麦面　米醋　冬瓜**合之。**苦茄**醋磨。**蕺菜**[②]　**百合**生。**干姜**醋调。**生姜**猪胆调。**白芥子**醋调。**莱菔子**醋研[③]。**马齿苋　秦狄藜**醋杵。**旱堇　皂角蕈**醋磨。**桑黄**〔果木〕**野葡萄根**晒研，水调。**茱萸**醋和。并涂一切痈肿。**橡子**醋磨，涂石痈。**胡桃**背痈骨疽未成者，同槐花末，热酒服之。油者，涂诸肿。**乌药**行气止痛。孕中有痈，同牛皮胶煎服。**槐花**痈疽发背初起，炒冲酒服，取汗即愈。**黄檗**诸疮痛不可忍者，加之。和鸡子白涂。同川乌头末傅之。**柞木叶**同荷蒂、甘草节、萱草、地榆煎服，痈疽即消，脓血自干。**紫荆皮**活血行气，消肿解毒，同独活、白芷、芍药、木蜡为末，葱汤调涂。发背痈疽初起，酒调涂之，内同白芷酒服。**皂子**六月六日，吞七枚，可免疮疖。**木芙蓉花、叶**散热解毒。一切痈疽发背恶疮，蜜调涂之。已成即溃，已溃排脓。或同苍耳叶烧用。或同菊花叶煎洗。**扶桑花、叶**同芙蓉、牛蒡叶、蜜捣涂。**巴豆树根**一切痈疽发背大患，末涂之，妙不可言。**松脂**一切痈疽，同铜青、蓖麻捣贴。入膏药用。**枫木皮**痈疽已成，擂酒服，并傅。**樓香**头疖肿毒，麻脂调涂，七日腐落[④]。**黄杨**捣涂疖子。**楮实　桑白皮**并涂石痈。**桑叶**涂穿掌毒，即愈。**紫檀**磨醋。**皂荚**煎膏。**榆白皮**醋调，涂痈肿。**水杨柳汤　热汤**并沃洗，肿毒即消。**新汲水**射肿毒令散。**桑柴火**灸肿疡不破，溃疡不腐不敛，拔毒止痛生肌。〔器土〕**纸钱**烧筒中，吸肿毒。**火针　墨**磨醋。**倒挂尘**

---

① 军：原脱，今据卷十六独用将军条补。

② 菜：原作“草”，字误，今据卷二十七蕺条改。

③ 研：原脱，今据卷二十莱菔子条主治补。

④ 落：原作“肉”，字误，今据卷三十四樓香条改

同葱。**伏龙肝**同蒜。**釜下土**同椒。**鼠壤土**同醋。**土蜂窠**同醋。**蚯蚓泥**同盐。**粪坑土** **井底泥** **檐溜下泥** **无名异**醋磨。并涂痈肿。〔金石〕**黑铅**消痈肿发背诸疮，甘草煮酒，溶铅投入九次，饮之取醉。**铁浆**发背初起，饮二升，取利。**菩萨石**主金石毒作痈疽。**胡粉** **黄丹** **密陀僧**并入膏用。**消石**发背初起，泡汤搨数次即散。**水中白石**背肿如盘，烧赤焠水洗，数次即消。**紫石英**煅研，醋调。**慈石** **石青** **石蟹**磨醋。**蛇黄** **盐药**〔虫部〕**土蜂子**醋调。**赤翅蜂** **独脚蜂**并涂痈肿。**露蜂房**恶疽、附骨疽，根在脏腑。烧灰，同巴豆煎油，涂软疖。**五倍子**炒紫，同蜜涂。或加黄檗、大黄。**水蛭**咂血。**蜜蜡**〔介鳞〕**玳瑁** **牡蛎**鸡子白调。**蛤粉**并消痈肿。**车螯壳**消肿，烧赤醋淬，同甘草、酒服，并涂。不问大小浅深，利去病根，则免传变。煅研，入[1]轻粉少许，用栝楼、甘草节酒煎，入蜜调服。**龟板**初起，烧研酒服。**穿山甲**炮研酒服。**蛇蜕**烧，醋和涂。石痈，贴之一夜愈。**蛇头灰**醋调。**蛇角** **蚌粉** **鲫鱼**〔禽兽〕**白鹅膏** **雁肪** **天鹅油** **鸨肪**并涂。**鹈鹕油**能透入病所。**鸡冠血**频滴不已，即散。**鸡内金**发背初起，润湿贴之，不过三五个即消。**鹇鸡子**痈疽发背，百药不效，同狗屎熬贴。**白鸭通** **牛胆** **猪胆** **猪脑**并涂。**猪肾**同飞面捣贴。**腊羊脂**一切肿毒初起，抹擦即消，神验。**猪膏** **牛脂**并冷水浸贴，频易。**黄明胶**一切痈疽，活血止痛。水浸贴之，化酒饮之，不内攻，不传恶证。同穿山甲烧研，酒服，极妙。已破者，化调黄丹。**犬屎**绞汁服，并涂。**狗宝**痈疽诸毒，同蟾酥诸药为丸。**狗齿**烧研，醋涂发背及马鞍疮。**鹿角**痈肿留血在阴中。发背初起，烧灰醋涂，日五六上。**鹿脂** **麋脂** **鹿胆** **羚羊角**磨水。**貘膏** **阿胶**〔人部〕**人唾**并涂肿。**人屎**一切痈肿末溃，研末，入麝，调贴头上。背发欲死，烧和醋涂。**人乳**痈脓不出，和面傅之，即日即出。**人牙**阴疽头凹沉黯，不痛不热，服内补药不发，必用人牙煅，穿山甲炙，各二钱半，分作二服，当归、麻黄煎汤服，外以姜汁和面涂之。又方：人牙煅，川乌头、硫黄末等分，酒服。**人髭须**烧傅。**月经衣**洗水调药。

【代针】 **茅针**酒煮服，一针一孔。**冬葵子**水吞百粒。**蜀葵子** **恶实** **瞿麦**并傅之。**苘实** **薏苡仁**并吞一枚。**苦荬汁**滴之。**百合**同盐捣涂。**皂角刺**烧灰，酒服三钱。发背不溃，同甘草、黄芪末服。**白棘刺**烧灰一钱，水服之。**巴豆**点头。**箔经绳**烧傅。**白瓷器**末傅。**石胆**同雀屎点。**硇砂**点。**雀屎**点。**白鸡翅下第一毛**烧灰，水服。**人齿垽**点。

【溃疡】 〔草部〕**黄芪**痈疽久败，排脓止痛，生肌内补，为疮家圣药。**人参**熬膏。**术** **苍术** **远志** **当归** **黄芩** **藁本** **芎䓖**并排脓止痛生肌。**白芷**蚀脓。**牛膝**插疮口，去恶血。**地黄**熬膏，贴痈疖恶血。**地榆** **芦叶灰** **蒴藋灰** **蒿灰** **茼茹**并蚀恶血死肌。**木香**痈疽不敛臭败，同黄连、槟榔傅。**芭蕉油**抹疮口不合。**附子**痈疽努肉，浓醋煎洗。疮口久冷不合，作饼灸之，数日即生肉。隔蒜灸亦可。**蔷薇根** **白敛** **白及** **丹参** **紫参** **木通** **毛蓼** **赤地利** **石斛** **何首乌**〔谷菜〕**胡麻**炒黑。**青大麦**炒。**丝瓜汁**抹。并敛疮口。**烂茄**酒服。〔果木〕**乌梅**蚀恶疮努肉，烧点甚良。**荷蒂**洗。**槲白皮**洗败疮。烧服，治附骨疽。**栎木灰**淋汁熬膏，蚀痈肿。**巴豆**炒焦，涂肿疡，解毒；涂瘀肉，

---

① 入：原作“汁”，字误，今据卷五十一猫条皮毛附方改。

自化；作捻，导脓。**松脂** **枫香** **苏方木**排脓止痛生肌。**没药** **血竭** **乳香**并消肿止痛生肌。痈疽头颤，熟水研服。**番降真**同枫、乳香，熏痈疽恶气。**丁香**傅恶肉。**地骨皮**洗烂痈。**合欢皮**煎膏。**柳枝**煎膏。实，逐脓血。**槐白皮**煎膏，止痛长肉。**楸叶**蚀脓血。白皮，煎膏贴。**桐叶**醋蒸，贴疽，退热止痛秘方。**梧桐叶**炙研，贴发背。**桐子油**傅。燃灯，熏肿毒初起。**白杨皮**傅骨疽。**山白竹灰**蚀肉。**故甑蔽**烧，傅骨疽。**黄檗** **桑柴** **蒲席灰**并敛疮口。**松木皮**烧傅。**木兰皮**〔金石〕**矾石**蚀恶肉，生好肉。凡痈疽发背人，以黄蜡丸服，能防毒护膜，托里化脓，止痛生肌。**麦饭石**一切痈疽发背，火煅醋淬，同烧过鹿角末、生敛末、醋熬膏，围贴，未成即消，排脓生肌。**硫黄**诸疮努肉出数寸，涂之即消。不合，粉之即合。**慈石**同忍冬、黄丹熬膏，贴溃疡。**银朱**疽疮发背，同矾汤洗，以桑柴火炙之。**食盐**溃疡作痒，摩其四围。**密陀僧**熬膏用。骨疽出骨，同桐油调贴。**砒石**蚀败肉。**石灰**同荞麦秸灰煎霜，点腐肉及溃肿疡。**寒水石**同黄丹，敛疮口。**五色石脂**〔虫〕**蜜蜡** **虫白蜡** **紫矿**并生肌止痛敛口。**桑螵蛸**烧，涂软疖。**全蝎**诸肿，同卮子煎油，入蜡贴之。**原蚕蛾**玉枕生痈，破后如箸头，同石韦末贴。**斑蝥**痈疽不破，或破而无脓，同蒜捣豆许贴之，少顷脓出，去药。**地胆**蚀恶肉。**蟑螂**烧，傅恶肉。**壁钱窠**贴。**五倍子**〔鳞介〕**龙骨**并敛疮口。**守宫**痈肿大痛，焙研，油调涂。**水蛇灰**傅骨疽。**鲤鱼**一切肿毒，已溃未溃，烧涂。积年骨疽，切片搨之，引虫。**鲫鱼**诸毒，包柏叶烧，入轻粉，油搽。骨疽脓出，包盐炙焦搽。**鳖甲**蚀恶肉，敛口，烧掺。**白螺壳灰**同倒挂尘，傅软疖。**蟹膏** **石蟹**并涂久疽。〔禽兽〕**黑雌鸡**排脓，生新血。**鸡屎**同艾，熏骨疽。**夜明砂**排脓，同乳香、桂心涂。**猪蹄**煮汁，洗痈疽，溃热毒，去恶肉。痈疽发乳，同通草煮羹食。**狗头骨**痈疽疖毒，同芸薹子末傅。**兔头**发背发脑，捣贴，热痛即如水也。**鹿角胶** **鹿茸** **麝香**蚀一切痈疽脓水。**豮猪屎**蚀恶肉，同雄黄、槟榔傅。**黄鼠**解毒止痛，煎油，入黄丹、黄蜡熬膏。**鼠**溃痈不合，烧涂。皮，生封附骨疽，即追脓出。烧，傅疮口。**猫头**收疮口，煅，和鸡子白涂。颈毛、鼠屎，烧，傅鬓疖。**象皮**敛疮口。**鼹鼠** **猪悬蹄** **马牙灰** **猪屎灰** **发灰**并敛疮口。又同蜂房、蛇蜕灰酒服。

【乳痈】 〔草部〕**天花粉**轻则妒乳，重则乳痈，酒服末二钱。**白芷**同贝母末，酒服。**半夏**煨研，酒服，及吹鼻。**紫苏** **栝楼** **忍冬**并煎酒服。**玉簪根** **萱根** **马鞭**同姜。**木莲**并擂酒服，渣涂之。**何首乌**煮酒。**香蒲**捣汁。**鼠粘子** **冬葵子** **粽箬灰** **茵蓿子** **葛蔓灰**并研末，酒服。**贝母** **丹参**同白芷、芍药、猪脂、醋，熬膏涂。**大黄**同甘草熬膏贴，亦末傅。**射干**同萱根涂。**龙舌草**同忍冬涂。**燕脂**乳头裂，同蛤粉涂。**水荇**同苎根涂。**莼** **水萍** **黄芩** **山慈姑** **益母草** **大蓟** **莽草**和醋。**木鳖子**磨醋。**蒲黄**〔谷菜〕**百合**并涂吹乳妒。**麦面**水煮糊，投酒热饮，仍炒黄，醋煮糊涂之，即散。**赤小豆**酒服并涂。**米醋**烧石投之，温渍。**蔓菁**同盐涂。**老茄**烧，傅乳裂。**蒲公英**〔果〕**橘叶**酒服，未成即消，已成即溃。**银杏**乳痈溃烂，研服并涂。**白梅** **水柳**、**根**并捣贴。**桂心**同甘草、乌头末，酒涂，脓化为水。**枫香**贴小儿剑疽。**丁香**奶头花裂，傅之。妒乳乳痈，水服。**牙皂荚**蜜炙研，酒服。或烧研，同蛤粉服。**皂荚刺**烧，和蚌粉酒服。**柳根皮**捣炙熨之，一夜即消。**桦皮**烧研酒下，一服即消，腐烂者亦可服。**蔓荆子**炒末，酒服，并涂。**榆白皮**醋捣。**木芙蓉** 〔器石〕**车脂**热酒服。**灯盏油**调炒脂麻涂。**研朱石锤**煮热熨。**石膏**煅研，酒服三钱，取汗。**杓上砂**吹乳，酒服七枚。**姜石** **蚯蚓泥**〔虫介〕**露蜂房**烧灰服，并涂。**百药煎**煎酒。**蜘蛛** **龟版**并烧研，酒服。**穿山甲**乳痈、乳岩，炮研酒服。吹乳，炙，同木通、自然铜末，酒服。**自死蛇**烧涂。**蛇皮灰** **鳝头灰** 〔禽兽〕**鸡屎白灰**并酒服。**白丁香**吹乳，酒服一钱。**母猪蹄**同通草煮食。已破，煎洗。**水胶**腊酒煮涂。**鹿角**磨涂。**鼠屎**吹奶，同红枣烧，入麝，酒服。乳痈初起，酒服七枚，取汗。已成，同黄连、大黄末，黍米粥，涂上四边，即消。**猫皮毛**乳痈溃烂，煅，入轻粉，油涂。**猪脂**冷水浸贴。**白狗骨灰** **牛屎** **马尿** **人屎灰** **人牙灰**并涂。

【便毒】 〔草部〕**贝母**初起，同白芷煎酒服。渣傅。**栝楼**同黄连煎服。**鼠粘子**炒末，同朴消酒服。**忍冬**酒煎。**木莲**擂酒。**芫花根**擂水服，渣傅。**黄葵子**同皂荚、石灰、醋涂。**山慈姑**涂。**芭蕉叶**烧，和轻粉涂。**石龙芮**挼揉。**草乌头**磨水涂。**菖蒲**生涂。**山药**同炒糖涂。**冬葵子** **贯众**〔果木〕**胡桃**烧。并酒服。**皂荚**煨研，酒服。醋和涂。**子**研，水服。**肥皂**捣涂。**枫香**入麝。**纺车弦**烧。**千步峰**磨醋、姜，并涂。**铜钱**同胡桃嚼食。**铁秤锤**初起，压一夜。**枯矾**同寒食面糊涂。**蜘蛛**初起，研酒热服，取利。**斑蝥**同滑石服，毒从小便出，即消。**红娘子**入鸡子内煨食，小便去脓血。**五倍子**炒黄，醋涂，一日夜即消。**穿山甲**同猪苓、醋炙，研酒服，外同轻粉、麻油涂之。**鲫鱼**同山药捣贴。**鳔胶**煮软研贴，亦烧末酒服。**水胶**化涂即消。

【解毒】 〔草部〕**败酱**除痈肿，破多年凝血，化脓为水。腹痈有脓，薏苡仁、附子为末，水服，小便当下出愈。**大蓟叶**肠痈瘀血。**人参**酒毒，胸生疽疮，同酒炒大黄末，姜汤服，得汗即愈。**黄芪**除肠胃间恶血。**薏苡仁** **冬瓜仁** **甜瓜仁**肠痈已成，小腹肿痛，小便似淋，或大便下脓，同当归、蛇蜕，水煎服，利下恶物。**大枣**肠痈，连核烧，同百药煎末服。**乌药**孕中有痈，同牛皮胶煎服。**皂角刺**腹内生疮，在肠脏，不可药治，酒煎服，脓悉从小便出，极效。**棇担尖**肠痈已成，烧灰，酒服少许，当作孔出脓。〔土鳞〕**死人冢上土**外涂[①]。**龙骨**肠痈内疽。**鲫鱼**猪脂煎服。**雄鸡顶毛**并屎，烧，空心酒服。**犬胆**去肠中脓血。**马牙**肠痈未成，烧灰，和鸡子白涂。**悬蹄**肠痈下瘀血。**猪悬蹄甲**伏热在腹，肠痈内蚀。

诸 疮 上

丁疮，恶疮，杨梅疮，风癞，疥癣，热疮，瘑疮，手疮，足疮，胻疮。

【丁疮】 〔草部〕**苍耳根**汁，和童尿服，或葱酒服，取汗。灰，同醋涂，拔根。**山慈姑**同苍耳擂酒服，取汗。**石蒜**煎服取汗。**豨莶**酒服取汗，极效。**大蓟**同乳香、枯矾末，酒服，取汗。**白芷**同姜擂酒服，取汗。**王不留行**同蟾酥服，取汗。**草乌头**同葱白丸服，取汗。同巴豆贴，拔根。同川乌头、杏仁、白面涂。**菊花叶**丁肿垂死，捣汁服，入口即活，神验方也。冬用根。**莼**擂酒服。**常春藤**和蜜服。**荠苨**汁服。**金沸草** **益母草**捣汁服，渣涂。烧灰纫入，拔根。**荆芥**煮服，及醋捣涂。**紫花地丁**擂水服，同葱、蜜涂。**艾灰汁**和石灰点之，三遍拔根。**地菘**和糟。**附子**和醋。**蒺藜**和醋。**马兜铃**同蛛网捣。**龙葵** **地黄** **旱莲** **水杨梅** **木鳖子** 〔谷菜〕

---

① 涂：原脱，今据《千金》卷二十三及本书卷七死人冢上土条附方改。

麦面和猪脂。**胡麻灰**和针砂。**小豆花**　**寒食饧**并涂丁。**白米粉**熬黑，蜜涂。**米醋**以面围，热淋之。**翻白草**煎酒服，取汗。**蒲公英**擂酒服，取汗。**丝瓜叶**同葱白、韭菜，研汁和酒服，渣傅。**独蒜**蘸门臼灰擦之，即散。又同小蓟、豨莶、五叶草，擂酒服。**马齿苋**和梳垢封。烧，和醋封之。和石灰封。**白苣汁**滴孔中。**土菌**同豨莶涂。**芜菁**同铁衣涂。**蕺菜**　**灰藋灰**　**山丹**　**百合**　**生姜**　〔果木〕**野葡萄根**先刺疔上，涂以蟾酥，乃擂汁，入酒，调绿豆粉，饮醉而愈。**银杏**油浸研，盦水疔。**荔枝**同白梅。**胡桃**嚼盦。**榴皮**灸疔。**槐花**四两，煎酒服。叶、皮、茎同。**柳叶**煮汁服。**枸杞**治十三种疔，四时采根茎，同诸药服。**棘钩**同陈橘皮，煎服。同丁香烧傅。**乌桕叶**食六畜牛马肉，生疔欲死，捣汁一二碗，取下利。根亦可。又主暗疔昏狂。**皂荚**炙研，同麝涂。子，傅。**巴豆**点。**木芙蓉**涂。**绯帛**同蜂房诸药烧服，并入膏贴。**旧油纸伞灰**同古石灰服，取汗。**箭笴茹**作柱灸疔。**凉水**挑破去血，噙水频咂。**烛烬**同胡麻、针砂涂。**土蜂窠**同蛇皮煅，酒服一钱。**铁浆**日饮一升。**锈钉**调蓝水冷服。煅，同人乳傅。**浮石**同没药，醋糊丸服。**银朱**水和丸服。**矾石**煨葱捣丸，酒服二钱，同寒食面涂。**鼠壤土**童尿调涂。**粪下土**同全蝎、蝉蜕涂。**铁粉**同蔓菁根捣涂。**铁精**同轻粉、麝香点傅。**雄黄**同蟾酥、葱、蜜插之。**石灰**同半夏傅。**硇砂**同雄黄贴。**姜石**鸡子白和涂。**慈石**醋和。**铜矿石**　〔虫部〕**斑蝥**并涂。**蟾酥**同雄黄、乳香丸，服三丸。外以白面、雄黄和，纳一粒，立效。**露蜂房**洗。**人虱**十枚，着疮中，箔绳灸之。**蝉蜕**丁疮不破，毒入肠胃，和蜜水服，并涂。同僵蚕、醋涂四围，拔根。**蜜**和葱。**独脚蜂**烧。**赤翅蜂**烧。**独脚蚁**　**蜘蛛**和醋。**草蜘蛛**　**螳螂**〔鳞介〕**蝮蛇皮灰**并傅之。**蛇蜕**丁肿鱼脐，水煎服。烧，和鸡子涂。**鲍鱼头**同发灰烧。**穿山甲**烧研，同贝母末，傅马丁。**海马**同雄黄诸药涂。**田螺**入片脑，取水点。**蚬**汁洗。**海螵蛸**　〔兽人〕**腊猪头灰**并掺之。**狗宝**同蟾酥诸药服，治赤丁。**牝猪屎**丁毒入腹，绞汁服。**牡狗屎**绞汁服，并涂。**青羊屎**煮服。**马屎**　**驴屎**并炒熨丁疮中风。**獭屎**水和封，即脓出痛止。**鼠屎**头发灰烧，纳之。**猪胆**和葱涂。**白犬血**　**马齿**烧。**黑牛耳垢**　**人耳塞**同盐、蒲公英贴。**发灰**。

【恶疮】　〔草部〕**牛膝**卒得恶疮，不识，捣涂。**贝母**烧灰，油调，傅人畜恶疮，敛口。**藿香**冷疮败烂，同茶烧傅。**黄芩**恶疮蚀疽。**秦艽**掺诸疮口不合。**苍耳**恶疮，捣汁服，并傅。**芎䓖**同轻粉涂。**菖蒲**湿疮遍身，为末卧之。**忍冬**同雄黄，熏恶疮。**无心草**傅多年恶疮。**草乌头**　**地榆**　**沙参**　**黄芩花**并涂恶疮脓水。**何首乌**　**燕蓐草**　**瞿麦**　**扁竹**并傅浸淫恶疮。**藜芦**　**鼠尾草**并傅反花恶疮。**青蒿灰**　**马先蒿**　**䕡茹**　**角蒿**　**骨碎补**并蚀恶疮烂肉。**莽草**　**雚菌**　**青葙子**　**苦参**　**鹤虱**　**钩吻**并杀恶疮虫。**蛇床子**　**莨草**　**漏篮子**　**杜衡**　**牛蒡根**　**狼牙**洗。**大蓟根**　**野菊根**　**蛇衔**　**积雪草**　**商陆**　**狼跋子**　**及己**　**香附子**　**马鞭草**　**狼毒**　**艾纳香**　**漏芦**　**藁本香**　**黄连**　**虎杖根**　**地肤子**洗。**白敛**　**石长生**　**紫草**　**芫花根**　**紫参**　**赤芍药**　**山慈姑**　**白及**　**石蒜**　**牡丹皮**　**蜀羊泉**　**天麻**　**紫花地丁**　**紫金藤**　**天蓼**　**蔷薇根**　**当归**　**赤薜荔**　**丹参**　**兔葵叶**　**紫葛藤**　**羊桃**洗。**冬葵根**　**马勃**　**蕲艾叶**　**剪草**　**昨叶何**①**草**　**通草及花上粉**　**羊蹄草**　**昆布**

① 叶何：原作"荷叶"，字误，今据《证类本草》卷十一及本书卷二十一昨叶何草条改。

胡麻油　**扁豆**　**大麻仁**炒。**陈仓米**和酢。**豆豉**　**寒食饭**并傅一切恶疮。**芸薹菜**煨捣，熨异疽。油涂风疮。**繁缕汁**涂恶疮，有神效之功。**鸡肠草**灰，和盐，主一切恶疮、反花疮。**马齿苋**封积年疮。烧傅反花疮。**蒲公英**　**冬瓜叶**并傅多年恶疮。**苦苣**对口恶疮，同姜擂服，并傅。**丝瓜根**诸疮久溃，熬水扫之，大凉。**蕺菜**竹筒煨捣，封恶疮。**酱瓣**同人尿，涂浸淫疮癣。**苦瓠汁**　**灰藋**　**邪蒿**〔果木〕**慈姑叶**并涂恶疮。**桃白皮**纫恶疮。**杏仁**入轻粉，涂诸疮肿痛。**马槟榔**恶疮肿痛，内食一枚，外嚼涂之。**柏沥**涂恶疮有虫。**巴豆**煎油调硫黄、轻粉，搽一切恶疮。**苦竹叶**烧，和鸡子白，涂一切恶疮。**柳华及枝叶**煎膏，涂反花恶疮。**桑叶**肺风毒疮如癞，蒸一夜，晒研，水服二钱。**枫香**　**松脂**　**麒麟竭**　**乳香**　**没药**　**詹糖香**并入恶疮膏。**槐皮**　**杨栌叶**　**胡颓子根**并洗。**冬青叶**醋煮。**楸叶**　**桐叶及木皮**　**榉叶**同盐。**皂荚刺**烧。**楮叶**　**占斯**　**大风子**　**木绵子油**　**桐子油**　**青布灰**并傅多年恶疮。**败蒲席灰**筋溢恶疮。**三家洗碗水**入盐。**半天河水**并洗恶疮。**东壁土**诸般恶疮，同大黄末傅。**蚯蚓泥**傅燕窝疮，及时行腮肿。**白鳝泥**傅火带疮。**鬼屎**傅人马恶疮。**盐车脂角土**　**胡燕窠土**　**屋内壖下虫尘土**　**白蚁泥**同黄丹。**粪坑泥**〔金石〕**云母粉**并涂一切浸淫恶疮。**胡粉**反花恶疮，同胭脂涂。蜂窠恶疮，同朱砂、蜜涂。**水银**一切恶疮，同黄连、胡粉傅。恶肉毒疮，状如豆，半在里，包擦之。或同大风子。**铁浆**蛇皮恶疮，频涂。**雄黄**蛇缠及一切疮，醋调涂。**浮石**诸般恶疮，同没药丸服。**蓬砂**一切恶疮，同甘草浸麻油，每次一小合。**石硫黄**一切恶疮，同荞面作饼贴。**银朱**顽疮日久，同古石灰、松香、油熬贴之。**石灰**多年恶疮，同鸡子白涂。**硇砂**　**石胆**并去恶疮败肉。**雌黄**　**熏黄**　**孔公孽**　**黄矾**　**绿矾**　**白矾**　**铜青**　**锡**　**铅**　**铁落**　**铁锈**　**铁熬**〔虫部〕**乌烂死蚕**涂一切恶疮。**地胆**傅恶疮。岩疮如舌，令人昏迷，速用此同桑白皮、滑石、木通诸药服，以宣其毒。**青腰虫**蚀恶疮息肉，剥人肌皮。**蜘蛛**晒研，傅一切恶疮。膜贴积年诸疮，及反花疮。**蜂房**洗傅。**斑蝥**〔介鳞〕**文蛤**并傅恶疮漏烂。**鼋脂**摩。**鼋甲**恶疮，酒浸炙研服。**鼍甲**同。**鼍脂**摩。**穿山甲**　**蛇蜕**　**自死蛇**　**蝮蛇皮**并烧傅。**蚺蛇**　**鳞蛇**　**白花蛇**　**乌蛇**并酿酒、作丸，治恶疮。**蛇婆**炙食。**鲫鱼**烧灰，同酱汁，涂诸疮十年不愈者。浸淫毒疮，生切，和盐捣涂。**海螵蛸**止疮多脓水不燥。**黄颡鱼**烧。**鳗鲡膏**　**海豚鱼肪**　**鱼脂**〔禽兽〕**孔雀屎**并傅恶疮。**雀屎**傅浸淫恶疮。**鸡冠血**浸淫疮，不治杀人，日涂四五次。**鸡肉**猫睛疮，有光无脓血，痛痒不常，饮食减少，名曰寒疮，但食鸡、鱼、葱、韭，自愈。**白鸽肉**解恶疮毒。**鸽屎**反花疮初生，恶肉如米粒，破之血出，恶肉反出于外，炒研傅。**青鹤**　**蠓艟屎**　**猪脂**　**猪髓**并主恶疮。**羊屎**反花恶疮，鲫鱼酿烧傅。**猪颊骨**炙油，涂恶疮。悬蹄烧，傅十年恶疮。**驴悬蹄**天柱毒疮，生大椎上，出水，同胡粉、麝香傅。**马屎**涂多年恶疮疼痒，不过数次。**犬胆**傅痂疡恶疮。**焊猪汤**洗。**驴脂**　**野驼脂**　**麋脂**　**狼膏**　**猬脂**及心、肝。**隐鼠膏**　**黄鼠**煎膏。**象胆**　**熊脂**　**鹿角**　**羚羊角**及肉。**狗头骨**灰。**虎骨**及屎。**猫头骨**灰。**鼠头**灰。**象皮灰**　**鼬鼠灰**及骨。**马发灰**　**野猪皮灰**　**牛屎**　**双头鹿胎中屎**〔人部〕**人中白**烧。**人唾**并主一切恶疮。**人牙**恶疮，同鸡内金等烧傅。**发灰**瘰岩恶疮，米汤服二钱，外同白及、皂荚刺灰傅。**小儿胎屎**蚀恶疮息肉。

【杨梅疮】　〔草部〕**土茯苓**治杨梅

疮及杨梅风，并服轻粉成筋骨疼瘫痪痈疽，为必用之药。每用四两，入皂荚子七粒，煎水代茶。或加牵牛，或加苦参、五加皮，或加防风、薏苡仁、木通、木瓜、白鲜皮、金银花、皂荚子，煎服。筋骨疼，虚人，同人参丸服。**天花粉**同川芎、槐花丸服。**栝楼皮**末，酒服，先服败毒散。**蔷薇根**年久筋骨痛，煮酒饮。或加木瓜、五加皮、茯苓、当归。**大黄**初起者，同皂荚刺、郁金、白牵牛末，酒服。又方：同白僵蚕、全蝎末，蜜汤服，并取下恶物。同皂荚刺、轻粉末服，取下恶物，并齿出毒血愈。**线香**烧烟熏。**浮萍**洗。**野菊**同枣根煎洗。**金银花**　**苦参**　**龙胆**　**木通**　**泽泻**　**柴胡**　**荆芥**　**防风**　**薄荷**　**威灵仙**　**蓖麻子**　**黄芩**　**黄连**　**白鲜皮**　**连翘**　**胡麻**　〔果木〕**胡桃**同槐花、红枣、轻粉丸服。**椰子壳**筋骨痛，研末，热酒服，取汗。**乌梅**炒焦，油调搽。**葡萄汁**调药。**杏仁**　**细茶**　**木瓜**　**槐花**四两，炒，煎酒热服。**黄檗**去湿热。同乳香末、槐花，水和涂。**大风子**和轻粉涂。**五加皮**　**槐角**　**皂荚子**　**卮子**　**血竭**　**乳香**　**没药**　**卢会**　〔金石〕**铜青**醋煮，酒调涂，极痛，出水愈。或入轻粉、冰片少许。**绿矾**煅研，香油搽。**汞粉**或服或熏，劫疮，效最速，但用失法者，有筋骨痈疽之害。掺猪肾，油煎食。入鸡子，蒸热食。同丹砂、雄黄末，酒服。或加黄丹、孩儿茶，或加槐花、龟板，或加槐花、天花粉、孩儿茶，为丸服。一方：同甘草、百草霜丸服。杨梅癣，同大风子末涂。同杏仁涂。**水银**同铅结砂，入乳、没、黄丹，作神灯照之。熏之。**黑铅**同锡结砂，入蜈蚣末，作捻照之。煮酒服，解轻粉毒。**银朱**年久顽疮，同朱砂、枯矾、全蝎丸服。同宫香作捻，被中熏鼻。或加孩儿茶、皂荚子。或同雄黄、枯矾作丸，熏之。同铅、汞、白花蛇作捻，照。同轻粉，入黄蜡、麻油，作膏贴。筋骨痛，同枯矾作捻，熏脐取汗。**粉霜**涂。**雄黄**猪髓调搽。同杏仁、轻粉、猪胆搽。同轻粉、黄丹、孩儿茶、朱砂丸服。**白砒**同雄黄、牛黄化蜡丸服。同石黄点之。同轻粉、银朱搽。**丹砂**同雄黄、百草霜丸作捻，被中熏之。**石膏**煅搽。酒服，发汗，解轻粉毒。**铁浆**　**盐水**并漱轻粉毒。**孩儿茶**　**百草霜**　**蓬砂**　**胡粉**　**枯矾**　**黄丹**　〔虫鳞〕**蝉蜕**　**全蝎**　**白僵蚕**　**露蜂房**　**蜈蚣**同全蝎、香油、水粉、柏油熬膏贴。**白花蛇**同穿山甲诸药丸服。亦入熏照药。**穿山甲**顽疮成风，陈菜子油，作膏贴。**龟甲**　**鬼眼睛**同辰砂、片脑涂。**猬皮**杨梅疳泻，同鳖甲、象牙丸服。**麝香**。

【风癞】　〔草部〕**苦参**热毒风、大风、肺风、肾风生疮，遍身痹痒，皂荚膏丸服。同荆芥丸，浸酒饮。煮猪肚食，取虫数万下。**何首乌**大风，同胡麻九蒸九晒服。**长松**同甘草煎服，旬日即愈。**黄精**蒸食。**草乌头**油、盐炒，为丸服。**马矢蒿**末服。**马鞭草**末服。**浮萍**煎服，末服，并洗。**凌霄花**同地龙、蚕、蝎，末服。**栝楼**浸酒。**白蒿**酿酒。**艾汁**酿酒。**狼毒**同秦艽服。**大黄**同皂荚刺服。**牛膝**骨疽癞病，酒服。**白鲜皮**一切热毒风疮赤烂，眉发脱脆皮急。**羌活**　**防风**　**巴戟天**　**黄芪**　**牡丹**　**天雄**并主癞风。**蓖麻子**黄连水浸吞。**莨菪子**恶疮似癞，烧傅。**地黄叶**恶疮似癞十年者，捣傅。**百灵藤**浴汗，并熬膏酒服。**青藤**酒。**葎草**　**陆英**　**蒴藋**　**苦瓠藤**并浴癞。十年不瘥者，汁涂之。〔谷果〕**胡麻油**浸之。**大麻仁**浸酒。**亚麻**　**荷叶**同石灰汁渍。〔木器〕**大腹子**傅。**松脂**炼服。**松叶**浸酒。**天蓼**酿酒。**预知子**同雄黄熬膏服。**皂荚**煎膏丸服。刺，烧灰服，最验。根皮，主肺风恶疮。**桦皮**肺风毒疮如癞，同枳壳、荆芥诸药服。**桑叶**肺风如癞，蒸一夜，晒研水服。**乳香**同牛乳、甘草蒸服。**杨花**同花蛇等丸服。**大风子油**同苦参丸服。调轻粉搽。**桑柴灰**洗。**卮子**赤癞、白癞。**皮巾子** **皮腰袋**烧灰，入癞药。〔水石〕**碧海水** **古冢中水** **石灰**并洗。**禹余粮**癞风发落，同白矾、青盐煅，丸服。**金星石**大风虫疮，同诸石末丸服。**石硫黄**疠风有虫，酒服少许，兼和大风子油涂。**玄精石** **雄黄** **雌黄** **握雪礜石** **石油**〔虫鳞〕**葛上亭长**并入涂药。**蜂蜜**同姜汁炼服。**蜜蜂子**同诸蛇丸服。**五倍子** **蛇蜕**恶疮似癞，十年不瘥，烧灰酒服，和猪脂涂。**白花蛇** **乌蛇** **蚺蛇** **蝮蛇**并酿酒服。**乌蛇胆**入冬瓜化水服。**蚺蛇胆及膏**涂。**自死蛇**恶疮似癞，渍汁涂。**鳢鱼**顽疮疥癞，酿苍耳煮食。**鲫鱼**恶疮似癞，十年不瘥，烽灰和酱涂。**鲎鱼胆**同诸矾末服，杀虫。**蝎虎**同蚕沙、小麦面末服。**鲮鲤甲** **蚖**〔禽兽〕**五灵脂**油调涂。**驴蹄灰** **头发**同大豆，入竹筒内，烧汁涂。

【疥癣】 〔草部〕**苦参** **菖蒲** **剪草** **百部**并浸酒服。**艾叶**烧烟熏，煎醋涂，烧灰搽。**淫羊藿** **青蒿** **山茵陈** **乌头** **马鞭草**并洗。**杜衡** **白鲜皮** **苍耳子** **黄连** **大蓟汁** **白及** **青葙叶** **紫参** **积雪草** **蛇床子** **丹参** **天南星** **紫草** **木藜芦** **地榆** **莨菪根** **狼牙草** **沙参** **谷精草** **薄荷** **三白草** **线香** **狼把草** **狗舌草** **姜黄** **冬葵子** **芍药** **酢浆草** **芎䓖** **石长生** **白菖蒲** **钩吻** **羊蹄根** **酸模** **木莲藤** **莽草** **山豆根** **何首乌** **藜芦** **天门冬** **蔄茹** **狼跋子**酒磨。**狼毒** **蔷薇根** **白蒺藜** **荩草** **地锦草** **败酱** **防己** **葎草** **猫儿眼睛草**〔谷菜〕**大豆沥** **黄豆油** **秫米**炒黑。**小麦**烧。**胡麻油** **芸薹子油**已上或涂、或洗、或服。**胡麻**生嚼，涂坐板疮。**丝瓜皮**焙研，烧酒涂坐板疮。**粟米泔** **灰藋** **藜叶** **冬瓜藤**并洗疥疮。**韭根**炒黑。**薤叶**煮。**蒜** **马齿苋** **丝瓜叶**擦。**土菌灰** **杏仁** **桃叶** **桃仁** **鹿梨根** **榅桲木皮** **银杏**嚼。并涂疥癣。**胡桃**同雄黄、熟艾捣，裹阴囊。**山楂** **杨梅树皮** **樟材** **钓樟** **柳华及叶**并洗疥癣。**枫香**同黄檗、轻粉涂。**松脂**同轻粉擦。**乳香** **没药** **血竭** **皂荚**煮猪肚食。**樟脑** **卢会** **黄檗** **樗根白皮**及叶。**楸树皮、叶** **海桐皮** **楝实及根** **芜荑** **大风子**并杀疥癣虫。**榆白**捣涎，涂疥癣虫疮。**柏油**涂小儿衣，引疮虫。亦同水银擦。**槿皮**醋调搽癣，或浸汁磨雄黄。**巴豆**擦癣。同腻粉点疥。**楮叶**擦癣。**乌药** **棕木** **槐叶** **檀皮** **桑沥** **荆沥** **松脂** **柏油** **胡颓根** **栾荆** **鼠李子** **木绵子油**并涂疥癣。〔水土〕**秋露**调药。**半天河水** **梅雨水** **温泉** **碧海水** **盐胆水**并洗疥癣顽疮。**燕窠土** **烟胶**搽牛皮风癣。〔金石〕**轻粉**牛皮癣，酒服半钱。小儿癣，同猪脂涂。**雌黄**同轻粉、猪脂，涂牛皮顽癣。**明矾**榴皮蘸，掺牛皮癣。**胡粉**掺疥癣。黄脓疮，同松香、黄丹、飞矾膏贴。**水银**同胡粉，涂窝疥虫癣。同芜荑涂。同大风子涂。**银朱**同牛髓、桐油，杀疥癣虫。**舱船灰**同牛屎，熏下身癣。**矾红**同螺蛳、槿皮，涂癣。**硫黄**鸡子油，搽疥癣。煅过，掺顽疮。**铁落** **铁锈** **青琅玕** **朱砂** **雄黄** **熏黄** **石油** **黄矾** **绿矾** **砒霜** **盐药** **戎盐**并入涂掺药。**石灰** **茧卤汁**并洗疥癣，杀虫。**斑蝥**同蜜和，浸醋涂。**五倍子**一切癣疮，同枯矾涂。**青腰虫**杀虫。**紫矿**〔介鳞〕**蚌粉**并涂疥癣湿疮。**鳢鱼**酿苍耳，淡煮食。**鳣鱼肝**炙食。**河豚子肝**同蜈蚣烧，掺疥癣。**鼋甲**疥癣死肌，炙浸酒服。**鱼鲊**涂虫疮。**海虾** **鳝鱼** **鳗鲡**并涂。**白花蛇**入丸、散。**乌蛇**入丸、散。**蚺蛇**食。**自死蛇**烧。**蝮蛇** **鲮鲤甲** **鼋甲**

蟹膏 **田螺** **螺蛳** 〔禽兽〕**鸡冠血** **抱出鸡子壳灰**并涂疥癣。**鸳鸯**炙贴。**鸽** **猪肚**皂荚同煮食。**狐肉及五脏**作臛食。**鼹鼠**煮食。**猪脂**煎芫花，杀疥虫。**牛蹄甲**同驴屎烧，傅牛皮风癣。**驴屎**烧，傅湿癣。**驴脂** **羊脂** **野猪脂** **猬脂** **狨脂**并涂。**羚羊角** **虎骨** **兔骨** **诸朽骨**并洗、涂。**鼬鼠**煎膏。**狒肉**炙贴。并主疥癣。**旧靴鞋底灰**同轻粉、皂矾，搽癣。

【**热疮**】 〔草部〕**败酱**暴热火疮赤气。**葛根**傅小儿热疮。**葵花**小儿蓐疮。**剪春罗**傅火带疮。**积雪草**恶疮赤熛。**仙人草** **产死妇人冢上草**并治小儿酢疮，头上面硬者。**青黛** **蓝叶** **酸浆子** **龙葵** **野菊根** **天花粉**同滑石。**黄药子** 〔菜谷〕**丝瓜汁**调辰砂。**生百合**并涂天泡热疮。花同。**麦麸**涂热疮。**芋苗灰**擦黄水疮。**赤小豆**洗。**罗勒灰** 〔果木〕**桃仁**并傅黄烂疮。**茱萸**煎酒，拭火烂疮。**莲房灰**和井泥。**荷花**并贴天泡疮。**枸杞叶**涂火赫毒疮。**梓白皮**小儿热疮。叶，傅手足火烂疮。**荆茎**灼疮发热，焱疮有效。**黄檗**入矾。**芫荑** 〔金石〕**滑石**并涂热疮。**铁浆**时气生疮内热者，饮之。**生铁**小儿熛疮，烧，淬水浴。**蚯蚓泥**炒。**无名异**并涂天泡湿疮。**银朱**和盐梅涂。〔鳞介〕**青鱼胆** **田螺**并涂热疮黄水。〔禽兽〕**蚬肉**诸小热疮，年久不愈，多食之。**鸭粪**同鸡子白，涂热疮。**羚羊角灰**身面卒得赤斑或熛子，不治杀人，鸡子白和涂。**羊胆**时行热熛疮，和酢服。**酪**涂身面热疮肌疮。**牛屎**烧，傅小儿烂疮。**乱发**孩儿热疮，以鸡子黄同熬干，待有液出，取涂疮，粉以苦参。

【**瘑疮**】 **桃花**瘑疮生手足间，相对生，如茱萸子，疼痒浸淫，久则生虫，有干湿二种，状如蜗牛，同盐捣傅。**桃叶**同醋。**腊饧** **鲫鱼**生捣。**蚕蛹** **海豚鱼** **白犬血** **猪髓** **牛屎** **荆沥** **雄黄** **硫黄** **水银**同胡粉。**燕窠土**并涂瘑疮及癣。

【**手疮**】 **热汤**代指生指甲旁，结脓脱爪，初时刺汤中浸之，或刺热汤七度，冷汤七度，或刺热饭中二七度，皆良。**甘草** **地榆** **蜀椒** **葱** **盐** **芒消**并煎汤，渍代指。**硇砂**唾、面和成。**蜜蜡** **梅核仁**和醋。**人尿**和醋。**鱼鲊**和乌梅杵。**猪膏**和白垩土。**羊胆**并涂代指。**蓝汁**服之，主瘭疽喜著十指，状如代指，根深至肌，肿痛应心，能烂筋骨，毒散入脏，能杀人，宜炙百壮，或烙令焦，俗名天蛇毒，南人多病之。**葵根**汁。**升麻**汁。**芸薹**汁。**竹沥** **犀角**汁。**青黛**并温服，主瘭疽。**盐汤** **醋汤** **腊饧**并浸瘭疽。**大麻仁**炒。**麻油滓** **黑大豆**生。**蔓菁子** **酸模** **无心草** **车脂**同梁上尘。**灶突土**同梁上尘。**土蜂窠**同乳香、醋。**燕窠土**同胎儿屎。**白狗屎**灰。**虎屎**灰。**马骨**灰。**猪胆** **牛耳垢** **蜈蚣**焙研，猪胆调。**皂荚**灰。**田螺** **鲫鱼**同乱发、猪脂熬膏。并傅瘭疽。**水蛇皮**裹天蛇毒，数日当有虫出，如蛇状。**海苔** **麦醋糟**炒末，并傅手背肿痛。**生薤**苦酒煮，涂手指赤色，随月生死。**羊脂**涂脾横爪赤。**猪胰** **青琅玕** **真珠**并涂手足逆胪。**艾叶** **牛屎**并熏鹅掌风。**椒根** **烧酒** **灰汤**并洗鹅掌风。**油胡桃**擦鹅掌疮。**鳖甲**烧，傅人咬指烂。

【**足疮**】 **绿矾**甲疽，因甲长侵肉，或割甲伤汤水，肿溃出水，甚则浸淫趾趺，经年不愈，盐汤洗净，煅研，厚傅之，即日汁止，十日痂落。女人甲疽肉突，煎汤洗之，并同雄黄、硫黄、乳香、没药掺之。**石胆**煅。**硇砂**同矾。**乳香**同石胆。**血竭** **熏黄**同蛇皮灰。**牡蛎**生研服，并傅。**虎骨**橘皮汤洗后，油和傅。**蛇皮**烧，同雄黄傅。**黄芪**同蔄茹、猪脂、苦酒，熬膏涂。**知母** **麋衔** **乌头** **鬼针** **胡桃树皮**灰。**马齿苋**并傅甲疽。**黑木耳**贴肉刺，自腐。**茛菪子根**汁。**血见愁**　**红花**同地骨皮。**没石子**同皂荚灰，醋和。**皂矾**煅。**白矾**同黄丹、朴消。**羊脑**同新酒糟。**人虱**黑白各一枚。并涂肉刺。**焊鸡汤**洗鸡眼。**茶末**　**荆芥叶**捣，或烧灰。**蚌粉**　**滑石**同石膏、矾。**花乳石**同黄丹、水粉。**白矾**同黄丹。**鹅掌皮灰**并傅足趾丫湿烂疮。**粪桶箍灰**傅脚缝疮血出不止。**生面**　**半夏**并涂远行足趼，一夜平。**草乌头**远行足肿，同细辛、防风掺鞋内。**茄根**洗夏月趾肿不能行。**草鞋**远行足肿，尿浸湿，置烧热砖上踏之，即消。**黄牛屎**足跟肿痛，入盐炒盦。**牛皮胶**足底木硬，同姜汁、南星末调涂，烘之。**朴消**女人扎足，同杏仁、桑白皮、乳香煎汤浸之，即软。**黄檗**猪胆浸晒，研末。**白附子**末。**烟胶**油调。**轻粉**并傅。**银朱**同黄蜡作隔纸膏。**蚯蚓粪**同芒消傅。**皂荚**　**乌桕根**末傅。并主足上风疮湿痒。**男子头垢**女人足上裙风疮，和桐油作隔纸膏贴。**木鳖子**湿疮足肿，同甘遂入猪肾煮食，下之。**食盐**手足心毒，同椒末，醋涂。

【胻疮】　即臁疮。**艾叶**烧烟熏出恶水，或同雄黄、布烧。或同荆叶、鸡屎，坑中烧熏，引虫出。**翻白草**煎洗。**菝葜叶**椒、盐水煮贴。**野园荽**同轻粉、桐油贴。**金星草**刮星。**覆盆叶**浆水洗傅。**马勃**葱汤洗傅。**乌头**同黄檗末傅。**悬钩子叶**同地蘼叶、食盐作贴。**桑耳**同楮耳、牛屎茹、发灰傅。**楮叶**一日三贴。**冬青叶**醋煮贴。**黄檗**同轻粉、猪胆贴。**柿霜**同柿蒂灰傅。**桐油**日涂。或入轻粉，或入发熬化。脚肚风疮如癞，同人乳扫之。**地骨皮**同甘草节、白蜡、黄丹、香油，熬膏贴。**左脚草鞋**烧灰，同轻粉傅。**陈枣核**烧。**老杉节**烧。**白棘叶**末。**白胶**　**血竭**　**白垩土**煅。**蚯蚓泥**同轻粉。**伏龙肝**同黄檗、黄丹、轻粉、赤石脂贴。**胡粉**炒，同桐油。**黄丹**同黄蜡、香油熬膏。**密陀僧**同香油。**银朱**同黄蜡摊膏。同古石灰、松香、麻油，化膏贴。**古石灰**鸡子油和煅过，桐油调，作夹纸膏贴。**无名异**同黄丹。**盐中黑泥**煅。**铜绿**黄蜡化，拖隔纸。**舱船灰**煅，同轻粉末。**蜜蜡**五枝汤洗后，摊贴十[①]层。**生龟壳**烧灰，入轻粉、麝香涂。**鸡子黄**同黄蜡煎。**鸡内金**贴，十日愈。**羊屎**烧，同轻粉末。**牛包衣**烧。**虎骨**末傅，齑汁先洗。**马颊骨**烧。**鹿角**烧。**人骨**烧。**人顶骨**同龙骨、硫黄。**头垢**作饼贴，或入轻粉。又同枯矾、猪胆涂。**乱发**桐油炙干，同水龙骨煅，桐油和。**牛蹄甲灰**冷臁口深，同发灰、轻粉、黄蜡、京墨，作膏贴。**百草霜**热臁口厚，同轻粉、麻油，作隔纸膏贴。**猳猪屎**胻疽深败，百方不效，蚀去恶肉，烧末填之，取效。**白蔺茹**同雄、硫、矾末，傅蚀恶肉尽，乃用上方。**酸榴皮**煎洗。**百药煎**脚肚细疮，久则包脚出水，唾涂四围。**马齿苋**臁疮生虫，蜜调傅，一夜虫出。同葱白、石灰捣团，阴干研傅。**泥矾**同牛羊肚傅。**生鲤鱼**　**鳢鱼肠**　**鲫鱼**同皂荚、穿山甲末。**鳝鱼**　**虾**同糯饭。**蛤蟆**同乱发、猪脂煎化，入盐涂。并引虫出。**乌鸡骨**同三家棺木，三家甑单，烧，导疮中碎骨自出。**牛膝**久成漏疮，酒服。

诸　疮　下

头疮，软疖，秃疮，炼眉，月蚀，㾦疮，䘌疮，阴㾦，阴疮。

【头疮】　**菖蒲**生涂。**艾灰**　**蓼子**同鸡子白、蜜。**镜面草**同轻粉、麻油。**鸡肠草**烧灰，同盐。**蒺藜**　**苦参**　**木耳**蜜和。**小麦**烧傅。**红曲**嚼涂。**胡麻**嚼涂。**糯饭**入轻粉。**豆油**　**豆豉**薄汁，和泥包烧，研

① 十：原作“千”，字误，今据卷三十九蜜蜡条附方改。

涂。**乌梅**烧。**杏仁**烧。**桃枭**烧，入轻粉。**槟榔**磨粉。**黄檗** **枳实**烧研，同醋。**肥皂**烧，同轻粉、麻油。**木芙蓉**油和。**乌桕根**同雄黄。**鬼齿**烧，同轻粉。**百草霜**同轻粉。**灶下土**同十字道上土，等分。**燕窠土**同麝香。**轻粉**葱汁调。**白矾**半生半枯，酒调。**雄黄** **皮鞋底**煮烂涂。或烧灰，入轻粉。**草鞋鼻灰** **尿桶上垢**炒。**蜂房灰**脂和。**蚕退纸灰**入轻粉。**蛇退灰**同上。**象肉灰**。**牛屎**灰。**五倍子**同白芷。**桑蛀屑**同轻粉、麻油。**地龙**同轻粉。**蜜蜂**研涂。**鲫鱼**酿附子炙，和蒜研。或酿发灰。**咸鱼**油煎取滓。**海螵蛸**同轻粉、白胶香。**鳖甲**烧。**甲香** **甲煎** **猪肾**掺轻粉、五倍子，烧研。**猪髓**入轻粉。**熊脂**并涂肥疮、烂疮。**古松薄皮**小儿胎风头疮，入豉少许，烧，同轻粉，油涂。**榆白皮**晒研，醋和绵上，贴头面疮，引虫。**菟丝苗** **何首乌** **马齿**并煎汤洗。**桃花**头上肥疮，为末水服。

【软疖】 **苍耳叶**同生姜杵。**胡麻**烧焦，热嚼。**芸薹子**同狗头骨灰，醋和。**白梅**烧，同轻粉。**松香**同蓖麻、铜青。**白胶香**同蓖麻，入少油，煎膏。**石灰**鸡子白傅。**茄**半个，合之。**五倍子**熬香油。**蜂房**烧，同巴豆熬香油。**桑螵蛸**炙研，油和。**鸡子壳**烧，入轻粉。**猪鬃**同猫颈毛烧，入鼠屎一粒，研。**线香** **益母草**末。**葛蔓**灰。**大芋**研。**鼠粘叶**贴。**天仙莲叶**杵。**赤小豆**末。**糯饭**烧。**桃奴**烧。**肥皂**研。**山黄杨子**研。**枯矾**油和。**木芙蓉**末。**白瓷**末。**水龙骨**烧。**蚯蚓泥**油和。**蛤蟆**灰。**鳜鱼尾**贴。**雀屎**水和。**男子屎**腊猪脂和。

【秃疮】 **皂荚** **蓝** **苦瓠藤** **盐**并煎汤洗。**火炭**淬水。**酸泔** **马肉**煎汁。**马屎**绞汁。**马尿**并洗头。**羊屎**煎水洗，仍末涂。**羊蹄根**擦。**蒜**擦。**桃皮汁**日服，并涂。**桑椹汁**日服，治赤秃，先以桑灰汁洗。**香薷**汁，和胡粉。**贯众**烧研，或入白芷。**黄葵花**同黄芩、大黄末。**鸡窠草**同白头翁花、猪脂和。**麦面**同豆豉、醋。**豆豉**同屋尘煅，入轻粉。**桃花**末，或同椹。**桃奴**同黑豆末。**杏仁**七个，青钱一个，捣烂，灯油调涂。**甘蔗**烧，同柏油。**茱萸**炒焦，同轻粉。**楸叶**捣，或入椿、桃叶。**樟脑**同花椒、脂麻涂，先以退猪汤洗。**松脂**同黄蜡、麻油、石绿，熬膏贴。**燕窠土**同蠮螉窠。**百草霜**入轻粉。**烟胶**同矾。**胆矾**同朱砂、猪脂，入硇砂少许。**轻粉**同黄蜡、鹅油涂。同烟胶，油调。同葱汁。**绿矾**同苦楝子烧傅。同轻粉、淡豉傅。**慈竹虫**同水泉研涂。**鲫鱼灰**酱汁和，或入雄黄末。**雄鸡屎**和酱汁、醋。**羊髓**入轻粉。**人髑髅**同大豆炒研。**人屎灰**。**赤马皮灰**。**马蹄灰**。**马骨灰**。**牛角灰**。**牛屎灰**。**猪屎灰**。**猪悬蹄灰**。**鼠屎灰**。**虎骨末**。**葶苈末**。**藜芦末**。**莽草** **芫花末**。**苇灰** **大豆**炒焦。**大麻子**炒焦。**芜菁叶灰**。**皂荚灰** **慈竹箨**灰。**苦竹叶灰**。**苦参末**。**蛇衔末**。**莨草末**。**蜀羊泉** **银朱** **雄黄** **雌黄** **鹅掌皮**灰。**鸽屎**并用猪脂或香油调涂。**胡荽子** **土细辛** **梁上尘**并用香油调涂。**山豆根**水调。**马齿苋**灰，或熬膏。**瓜蒂**熬膏。**葱**入[①]蜜。**紫草**煎汁。**陈油滓** **鸡子黄**熬油。**榆白皮**醋和，引虫。**蕺菜**竹筒煨捣。**木绵子**烧油。**猪胆**筒盛香油煨沸，下胆涂。**猪肚** **猪脬** **羊脬** **羊脯** **熊脑** **猬脂** **牛脂** **羊脂** **白马脂** **小儿胎屎**并拓秃，引虫。**猫屎**烧灰，傅鬼舐头。**丝瓜叶**汁，涂头疮生蛆。

【炼眉】 即炼银癣。**黄连**研末，油调涂。碗内艾烟熏过，入皂矾一粒，轻粉少许涂之。**菟丝子**炒研。**小麦**烧黑。**卮子**炒研。**百药煎**同生矾末。**穿山甲**炙焦研，入轻粉。**猪骱髓**入轻粉、白胶香。**黑驴屎**

---

① 入：原脱，今据卷二十六葱条葱茎白附方补。

灰。**坩锅末**同轻粉。并油调涂。**麦麸**炒黑，酒调。

【月蚀】 生于耳、鼻、面及下部窍侧，随月盛衰，久则成疳。小儿多在两耳。**黄连**末，或加轻粉、蛇床子。**青黛**末，或加黄檗。**蔷薇根**同地榆、轻粉。**土马鬃**同井苔。**马齿苋**同黄檗。**肥皂荚**灰，同枯矾。**苦竹叶**灰，同猪脂。**绿豆粉**同枯矾、黄丹。**东壁土**同胡粉。**轻粉**枣包，煅。**白矾**同黄丹。**曾青**同雄黄、黄芩。**硫黄**同斑蝥，茴茹。**蛤蟆**灰，同猪膏。同硫黄、枯矾。**兔屎**入蛤蟆腹中，煅研。**虎骨**生研，同猪脂。**蛇蜕**灰。**鳔胶**灰。**龟甲**灰。**甲煎** **鸡屎白**炒。**马骨**灰。**败鼓皮**灰。**角蒿**灰。**救月杖**灰。**救月豉椎**灰。**月桂子** **寡妇床头土** **蚯蚓泥** **胡粉** **屠几垢** **寒食泔淀**。**生白米**嚼。**薤**醋煮。**鸡子黄**炒油。**天鹅油**调草乌、龙脑。**醍醐** **羊脂** **熊胆** **猪胆** **鸡胆**并涂耳面月蚀疳疮。**醋**同油煎沸，傅之，二日一易。**羚羊须**小儿耳面香瓣疮，同白矾、荆芥、小枣，入轻粉傅之。**茱萸根**同蔷薇根、地榆煎水洗。**地骨皮**洗并掺。**蜡烛**照之，使热气相及。

【疳疮】 **黄连**同卢会、蟾灰。同款冬花。**桔梗**同茴香烧灰。**黄矾**同白矾、青黛烧。**马悬蹄**灰，入麝香。**蓝淀**并涂口鼻急疳。**甘松**同轻粉、卢会掺猪肾，贴急疳。**雄黄**同铜绿。同葶苈。同天南星。同枣烧。并涂走马急疳。**铜青**同人中白，傅走马疳。同枯矾。同蜘蛛、麝香。并傅牙疳。**砒霜**同石绿。**绿矾**煅，入麝香。**五倍子**烧研。同枯矾、青黛。**百药煎**同五倍、青黛煅，入铜青。**人中白**煅，入麝。同铜青、枯矾。同壁钱烧。并涂走马疳。**鲫鱼**酿砒烧，傅急疳。酿当归烧，掺牙疳，胆，滴小儿鼻，治脑疳。**鸡内金**烧。**魁蛤**灰。**贝子** **海螵蛸** **猪骨髓** **海桐皮** **熊胆** **牛骨**灰。**牛耳垢** **轻粉** **白矾** **石硷**并主口鼻疳疮。**人屎**疳蚀口鼻，绵裹末贴，引虫。**罗勒**同轻粉、铜青，涂鼻䘌赤烂。同轻粉、密陀僧，主牙疳。**黄檗**同铜青。同大枣煅研。**柳华**烧，入麝。**橄榄**烧，入麝。**橡斗**入盐烧。**大麻仁**嚼。**蒲公英** **鸡肠草** **繁缕** **蔷薇根** **胡桐泪** **樗根皮** **青黛** **杏仁油**并涂口鼻疳䘌。**飞廉**烧，傅口疳，下疳。**角蒿**灰，涂口齿疳绝胜。**鼠李根皮**同蔷薇根熬膏，日含，治口疳，万不失一。疳蚀口鼻及脊骨，煮汁灌之。**乌叠泥**同雄黄、贝母。同蓬砂。**铅白霜**同铜青，入少矾。**蓬砂** **蚕茧**同白矾。同矾、鸡内金、锅盖垢。**蚺蛇胆**入麝。**鼍甲**灰，并涂口齿疳。**蚕退纸**灰，同麝香，傅牙疳。同乳香、轻粉，傅一切疳疮。**紫荆皮**涂鼻疳。**盐**同面煅。**卢会**并吹鼻疳。**丁香**吹鼻，杀脑疳。含汁，治齿疳。**马屎汁**。**驴屎汁**。**马尿** **驴尿**并漱口鼻疳蚀。**银屑** **生地黄**并煎水，入盐，洗口鼻疳蚀。**胡粉** **葵根**灰。**蒸糯米气水**并涂身面疳疮。**白僵蚕**炒研，和蜜。**晚蚕蛾**入麝。并傅风疳。**地骨皮**作捻，纴年久疳瘘，自然生肉。**羊羔骨**灰，同雄黄、麝香，填疳疮成漏。**羖羊脂**同莨菪子烧烟，熏疳孔。**马夜眼**末，纳孔中永断。亦烧研塞。**羊胆**小儿疳疮，和酱汁灌入肛内。**没食子**末，吹肛内，主口鼻疳。**猪肝**牙疳危急，煮蘸赤芍药任意食之，后服平胃药。**羯羊肝**赤石脂煮食。**猫头灰**酒服。**升麻**煎汁。**艾叶**煎汁。**浮石**火煅醋淬，同金银花末服。**鳗鲡**煮食。并主疳䘌。

【䘌疮】 **蕙草**狐惑食肛，默卧汗出，同黄连、酸浆煎服。**赤小豆**生芽，为末。**萹蓄**煮汁。**蛇莓**汁。**乌梅**炒丸。**桃仁**盐、醋煎服。**升麻** **云实**末。**马鞭草**汁。**蒜**并主下部䘌疮。**牡丹**下部生疮已洞决者，研末，汤服。**生漆**一合，入鸡子连白吞之，吐下虫出。**猪胆**醋熬，饮三口，虫死便愈。亦灌肛内，利出虫物。同蜜熬调，作挺纳入。**茱萸**下部痔匿，掘坑烧赤，以酒沃之，内萸于中，坐熏，不过三次。**桃叶**同梅叶蒸熏。**艾叶**烧烟熏。**食盐**炒熨。**槲皮**同榉皮熬膏。**桃白皮**煎膏。**木鳖子**磨水。**大枣**和水银研。**荅叶**杵。**楝皮　苦参　豨莶　青葙叶　樗白皮　牡荆子　皂荚**灰。**飞廉**灰。**角蒿**灰。**青蛙**同鸡骨烧灰。**蝮蛇**灰。**马悬蹄**灰。**猪脂　犬脂　犬心**并导纳下部。**蜣螂**同牛屎、羊肉杵纳，引虫。**鸡内金　鲫鱼骨　雄黄　雌黄　硫黄**并傅。

【阴疳】　**甘草**同槐枝、赤皮葱、大豆煎汁，日洗三次。**槐皮**煎汁。**浆水　肥猪肠　沟中恶水**并洗后傅药。**黄连**同黄檗，傅阴疳欲断。**黄檗**猪胆汁炙研，入轻粉。**苦参**同蜡茶、蛤粉、密陀僧、猪脂涂。**蒲黄**同水银。**灯草**灰，同轻粉、麝香。**胡黄连**同孩儿茶。**绿豆粉**同蟾灰、胭脂。**枣核**同发烧。**橄榄**烧。**银杏**嚼。**胡麻**嚼。**杏仁**油。**诃子**同麝。**故网巾**灰，同孩儿茶。**黄蔷薇**叶，焙。**飞廉**末。**地骨皮**末。**桐油伞纸**灰。**蚯蚓泥**同豉，作饼。同繁缕灰，作饼贴。**乌叠泥**同轻粉、片脑。或加真珠。**轻粉**末。**炉甘石**煅，同孩儿茶。同黄丹、轻粉。**矾石**同麻仁末。**黄丹**同枯矾。**密陀僧**同青黛、海粉、黄连。**五倍子**同枯矾。同花椒、茶。同镜锈。**田螺**烧，同轻粉、脑、麝。**鸡内金**烧。或同蚕茧、白矾、锅盖垢烧。**抱出鸡子壳**烧，或入轻粉。外肾痈疮，同黄连、轻粉。**蛤蟆**灰，同兔屎。**驼绒**灰，同黄丹。**人中白**同枯矾、铜青，煅研，入蜜炙黄檗、冰片。**天灵盖**煅。或入红枣、红褐同烧。**头垢**蚕茧内烧。**鬼眼睛**烧。**烂蚬壳**烧。**贝子**烧。**海螵蛸　龙骨　百药煎　鲫鱼胆　象皮**灰。**猫骨**灰。**虎牙**生。**猬皮**灰。**鼬鼠**灰。**发**灰　**硫黄　赤石脂　铜青**并涂下疳阴疮。**鼠李根皮**同蔷薇根煮汁。膏涂。**母猪屎**烧，傅男女下疳。**室女血衲**烧，傅男子阴疮溃烂。

【阴疮】　**甘草**煎蜜，涂阴头粟疮，神妙。**青黛**地骨汤洗，同款冬、麝末涂。**胡粉**杏仁或白果炒过，研涂。阴疮浸淫，同枯矾。**白矾**同麻仁、猪脂。**黄矾**同麝。**没石子**烧。**荷叶**灰，同茶。**田螺**灰，同轻粉。**鳖甲**灰。**油发**灰涂。亦可米汤服。**烂蚬壳**烧。**蚌粉**烧。**鲤鱼骨**烧。**鳔胶**烧。**海螵蛸　鲤胆　鲫胆**并涂阴头妒精疮。**蚯蚓泥**同豉。外肾生疮，同绿豆粉涂。**蜂蜜**先以黄檗水洗，乃涂。**猪脬**煅，入黄丹。**牛蹄甲**灰。**马骨**灰。并傅玉茎疮。**木香**同黄连、密陀僧。**鸡肠草**烧，同蚯蚓泥。并涂阴疮坏烂。**黄檗**同黄连煎水洗，仍研末，同猪胆搽。**松香**同椒烧油。**五倍子**同蜡茶、轻粉。**紫梢花　孔公孽　蒲黄**并涂阴囊疮湿痒。**黄连**同胡粉。**大豆皮　狗骨**灰。**狗屎**灰。**人屎**灰。并傅小儿阴疮。**青纸**贴。**皂荚**烧熏。**麦面**小儿歧股生疮，连囊湿痒。**蛇床子**同浮萍、荷叶煎汁洗。**狼牙草　越瓜　蜀椒　茱萸　五加皮　槐枝**并煎水洗。

外伤诸疮

漆疮，冻疮，皴疮，灸疮，汤火疮。

【漆疮】　**蜀椒**洗。涂鼻孔，近漆亦不生疮。**芥　苋　薄荷　山楂　茱萸　荷叶　杉材　黄栌　柳叶　铁浆　新汲水**并洗。**韭**汁。**白菘**汁。**鸡肠草**汁。**蜀羊泉**汁。**井中苔　萍　蓝**汁。**贯众**末。**苦芙**末。**秫米**末。**无名异**末。**白矾**化汤。**石蟹**磨汁。**芒消**化。**蟹黄**化。**猪脂　羊乳**并涂。**猪肉**内食肉，外嚼穄米涂。

【冻疮】　**甘草**煎水洗，涂以三黄末。**麦苗**煮汁。**茄根、茎、叶**煮汁。**马屎**煮汁。**酒糟**浸水。**米醋** **热汤**并浸洗。**姜汁**熬膏。**桐油**熬发。**鼠**熬猪脂。**附子**面调。**大黄**水调。**黄檗**乳调，或加白敛。**藕**蒸杵。**柏叶**炙研。**松叶**炙研。**橄榄**烧。**老丝瓜**灰。**蟹壳**灰。**鹅掌黄皮**灰。**原蚕蛾** **蜜蜡**化。**鸭脑** **鸡脑** **雀脑** **蒿雀脑** **豚脑**并涂抹皴裂。**腊酒糟**同猪脂、姜汁、盐，炒热掺之。**五倍子**同牛髓，或同牛鼻绳灰填之。**银杏**嚼。**白及**嚼。**铁热** **獭足**灰。**白鹅膏** **猪膏** **牛脑** **马鬐膏** **狼膏** **鹧鸪膏**并涂。**牛皮胶**涂尸脚裂。**鸡屎**煮汁，浸尸脚裂。**蜀椒**煮洗。**含水藤**汁洗。**酒**化猪脑或膏洗。

【**灸疮**】 **黄芩**灸疮血出不止，酒服二钱即止。**白鱼**灸疮不发，作脍食。**青布**灰。**鳢肠**并贴灸疮。**薤白**煎猪脂涂。**菾菜** **茅花** **瓦松** **木芙蓉** **楸根皮、叶** **车脂** **海螵蛸** **牛屎**灰。**兔皮及毛**并涂灸疮不瘥。**鹰屎白**灸疮肿痛，和人精涂。**灶中黄土**煮汁淋洗。

【**汤火伤疮**】 **柳叶**汤火毒入腹热闷，煎服。皮，烧傅。**人尿**火烧，不识人，发热，顿饮一二升。**生萝卜**烟熏欲死，嚼汁咽。又嚼，涂火疮。**当归**煎麻油、黄蜡。**丹参**同羊脂。**地黄**同油、蜡熬膏。**甘草**蜜煎。**大黄**蜜调。**蓖麻仁**同蛤粉。**苦参**油调。**白及**油调。**黄葵花**浸油。**赤地利**灭痕。**蛇莓**止痛。**大麦**炒黑。**小麦**炒黑。**麦面**同卮子研。**荞麦**炒研。**胡麻**生研。**绿豆粉** **黍米**炒。**粟米**炒。**蒸饼**烧。**白饧**烧。**胡桃**烧。**杨梅树皮**烧，和油。**乌柿木皮**灰。**榆白皮**嚼。**黄栌木**烧。**杉皮**烧。**松皮**烧。**柏根白皮**煎猪脂。**柏叶**止痛，灭痕。**卮子**鸡子白调。**木芙蓉**油调。**山茶花**油调。**经霜桑叶**烧。**木炭**磨汁。**坩锅**入轻粉。**饼炉灰**油调。**铁锈**竹油调。**银朱**菜油调。**赤石脂**同寒水石、大黄，水调。**云母石**同羊髓。**金刚石**磨水。**赤土**磨水。**蚯蚓泥**菜油调。**井底泥** **乌古瓦** **胡粉** **青琅玕** **寒水石**烧。**石膏** **古石灰**炒。**甘蕉油** **刘寄奴** **蜀葵花** **葵菜** **白敛** **浮萍** **景天** **龙舌草** **佛甲草** **垣衣**灰。**石苔**灰。**井中苔、蓝** **菰根** **稻草**灰。**生姜** **败瓢**灰。**黄瓜**化水。**茄花** **丝瓜叶**汁。**榉叶** **槐实** **荆茎**灰。**桐油** **鸡子黄**熬油。**鲥鱼**蒸油埋土中，七日收。**蜂蜜**同薤白杵。**猪胆**调黄檗。**牡鼠**煎油。**虎骨**炙研。尿中骨同。**猪毛尾**同烧灰，和胶。**鹿角胶**化。**黄明胶** **牛屎**湿涂。**乌毡**灰。**蜀水花** **蚕蛾** **海螵蛸** **鲤鱼** **烂螺壳**烧。**蛤粉** **人精**和鹰屎白，或女人精涂。**人中白**并涂。**食盐**但汤火伤，先以盐掺护肉，乃用涂药。**海蛇**贴。**梨**贴之，免烂。**皂矾**化水洗，疼即止。**酱汁** **米醋**并洗，以滓傅。**蒲荷**汁。**黄檗**末。并涂冬月向火，两股生疮湿痒。

金镞竹木伤

【**内治**】 **大黄**金疮烦痛，同黄芩丸服。**甘草** **三七** **当归** **芎䓖** **藁本** **白芍药** **羌活** **红蓝花** **牛膝** **郁金**并酒服，活血止痛。**木通**煮汁酿酒。**乌韭** **垣衣**并渍酒服。**紫葛** **每始王木** **桑寄生** **故绵** **黑大豆**并煎水服。**赤小豆**醋渍沙研。**炒盐**酒服，主血出多。**童尿**热服，止血。**所出血**和水服。**没药**未透膜者，同乳香、童尿，酒煎服。**牡丹皮**末服，立尿出血。**葱汁**同麻子煮服，吐败血。**薤白**生肌。**蕉子**生食，合口。**五子实**宜食。**槟榔**金疮恶心，同橘皮末服。**蔷薇根**为末日服，生肌止痛。**金疮小草**捣服，破血生肌。**杨白皮**水服，并涂，止痛。**棘刺花**金疮内漏。**雄黄**金疮内漏，同童尿服五钱，血化为水也。**花蕊石**童尿、酒服，并掺之，血化为水，不作脓。**杏仁**金疮中风，蒸绞汁服，并涂之。**大蒜**金疮中风，煮酒服，取汗。**米醋**金疮昏运。**琥珀**金疮闷绝，尿服一钱。**蝙蝠**烧末水服，当下血水。**女人中衣带**金疮犯内，血出不止，五寸烧灰，水服。**人势**下蚕室人，疮口不合，取本势烧存性，研末，水服。**玳瑁甲**，煎汁。或刺血热饮。**龟筒**煎汁。**贝子**烧研，水服。**白鸭通**汁。**人屎**汁。**月经衣**烧灰，酒服。**裈裆**汁并解药箭毒。**牡鼠肉**箭镞入肉，烧研酒服，疮痒即出。**生地黄**毒箭入肉，丸服，百日自出。**猪腰子**毒箭伤，磨酒服，并涂。**半夏**金刃箭镞入骨肉，同白敛末服。**王不留行**　**瞿麦**并主竹木入肉，研末，水服并傅。**酸枣仁**刺入肉中，烧末，水服，立出。

【外治】　**石灰**傅金疮吐血，定痛神品。或同大黄末，或同槐花末，或同苎麻叶捣收，或同麻叶、青蒿捣收，或同韭汁收，或同晚蚕蛾捣收，或同牡鼠捣收。**松烟墨**　**釜底墨**　**百草霜**　**石炭**　**门臼灰**　**寒水石**同沥青。**云母粉**　**香炉灰**　**无名异**　**石蚕**　**蜜栗子**　**乌叠泥**　**黄丹**或入白矾。**铜屑**或入松脂。**铜青**　**石青**　**石胆**　**慈石**　**硇砂**　**白矾**　**皂矾**　**蜜蜡**　**壁钱窠**贴。**五倍子**　**紫矿**　**白僵蚕**　**牡蛎**粉。**蜘蛛**网。**鸡血**破生鸡拓之。**牛血**伤重者，破牛腹纳入，食久即苏也。**象皮**灰，合创口。**犬胆**　**狗头骨**　**白马通**　**马屎中粟**　**天鹅绒**灰。**人精**　**人屎灰**傅金疮肠出。**三七**内服外傅。**白及**同石膏。**苎叶**　**金星草**消肿。**紫参**　**白头翁**　**地榆**　**白芷**　**白微**　**刘寄奴**　**马蔺子**　**马兰**　**贯众**　**夏枯草**　**泽兰**　**大小蓟**　**苦芙**　**狼牙草**　**艾叶**　**续断**　**天南星**　**地菘**　**马鞭草**　**漏卢**　**车前草**　**青黛**　**天雄**　**鹿蹄草**　**钩吻**　**野葛叶**　**蛇衔**　**蜀葵花**　**白敛**　**石韦**　**白药子**　**地锦**　**萝摩子**　**冬葵**　**王不留行**　**金疮小草**　**葱白**炒封。或同蜜捣封，或煎汁洗之。**糯米**浸七七日，炒研。**稗根**　**生面**　**胡麻**　**干梅**烧。**槟榔**同黄连末。**独栗**嚼。**乌柿**　**荷叶**　**藕节**　**乳香**　**没药**　**血竭**　**元慈勒**　**降真香**或入五倍子。**柽乳**　**质汗**　**琥珀**　**紫檀香**　**地骨皮**并止血神妙。**刺桐花**　**桑白皮**灰，和马屎涂。亦煮汁服。缝金疮肠出。**桑叶**同苎叶、金樱叶①。军中名一捻金。**桑皮汁**　**桑柴**灰。**杉皮**灰。**棕皮**灰。**柳花**　**楮实**　**钓樟**　**绯帛**灰。**绵纸**灰。**拨火杖**灰。**败船茹**灰。**甑带**灰。**灯花**并止血定痛。**枫香**傅金疮筋断。**旋花根**金疮筋断，杵汁滴入，并贴。日三易，半月愈。**苏方木**刀斧伤指，或断者，末傅。茧裹，数日如故。**鸡子白皮**误割舌断，先以套之。**牛蒡根、叶**傅之，永不畏风。**铁熬**涂金疮，风水不入。**朱鳖**佩之，刀剑不能伤。**女人裈裆**炙熨，止血。**热汤**故帛染拓。**冷水**浸之，并止血。**人气**吹之，断血。**栝楼根**箭镞针刺入肉，捣涂，日三易之。**莨菪根**箭头不出，为丸贴脐。恶刺伤人，煮汁滴之。**巴豆**箭镞入肉，同蜣螂涂之，拔出。**雄黄**　**盐药**　**山獭屎**并傅药箭毒。**蔷薇根**　**蓖麻子**　**双杏仁**　**独栗子**　**黑豆**并嚼涂镞刃针刺入肉不出。**桑灰汁**　**鳞蛇胆**　**羊屎**同猪脂。**车脂**　**石油**并涂针箭竹刺入肉。**松脂**针入肉中，傅裹，五日根出，不痛不痒。**鼠脑**针刺竹木入肉，捣涂即出。箭镝针刀在咽喉胸膈诸处，同肝捣涂之。**象牙**诸铁及杂骨鱼刺入肉，刮末厚傅，其刺自软，箭物自出也。**人爪**针折及竹木刺入肉，并刮末，同酸枣仁涂之，次日出也。**齿垢**涂竹木入肉，令不烂。或加黑虱一枚。**牛膝**　**白茅根**　**白梅**并嚼。**铁华粉**　**晚蚕蛾**　**蠮螉**　**马肉蛆**　**鱼鳔**并捣。**鸦**炙研，醋调。**鸡毛**灰。**乌雄鸡肉**捣。**陈熏肉**切片。**鹿角**　**鹿脑**　**狐唇**　**狐屎**并涂竹木刺入肉。**人尿**刺入肉，温渍之。

① 叶：原作“菜”，无义，今据卷三十六金樱叶主治改。

跌仆折伤

肠出，杖疮。

【内治活血】 **大黄**同当归煎服。或同桃仁。**玄胡索**豆淋酒服。**刘寄奴**同玄胡索、骨碎补，水煎服。**土当归**煎酒服。或同葱白、荆芥，水煎服。**三七**磨酒。**虎杖**煎酒。**蒲黄**酒服。**黄葵子**酒服。**五爪龙**汁，和童尿、酒服。**婆婆针袋儿**擂水服，并傅。即萝摩。**何首乌**同黑豆、皂角等丸服，治损宽筋。**黑大豆**煮汁频饮。**豆豉**水煎。**寒食蒸饼**酒服。**红曲**酒服。**生姜汁**，同香油，入酒。**补骨脂**同茴香、辣桂末，酒服。**干藕**同茴香末，日服。**荷叶**烧研，童尿服，利血甚效。**白莴苣子**同乳香、乌梅、白术服，止痛。**胡桃**擂酒。**杏枝　松节　白杨皮**并煎酒服。**甜瓜叶　琥珀　没药　桂**并调酒服。**栘杨木皮**浸酒。**夜合树皮**擂酒服，并封之，和血消肿。**松杨**破恶血，养好血。**当归　蓬莪茂　三棱　赤芍药　牡丹皮　苏方木　马兰　泽兰　败蒲灰**。**童尿**酒服，不拘有无瘀血，推陈致新，胜于他药。**白马蹄**烧研，酒服，化血为水。**羊角**沙糖水炒焦，酒服，止痛。**鹿角**恶血骨痛，酒服，日三。**黄明胶**同冬瓜皮炒焦，酒服，取汗。亦治多年损痛。**雄鸡血**和酒热饮至醉，痛立止也。**鸦右翅**瘀血攻心，面青气短。七枚，烧研酒服，当吐血愈。**鲍鱼**煎服，主损伤，瘀血在四肢不收者。**水蛭**酒服，行血。或加大黄、牵牛取利。**麻油**入酒服，烧热地卧之，觉即疼肿俱消。**黄茄种**消青肿，焙末酒服二钱，一夜平。重阳收，化为水服，散恶血。**猪肉**伤损血在胸膈不食者，生剁，温水送下一钱，即思食。

【内治接骨】 **骨碎补**研汁和酒服，以滓傅之。或研入黄米粥裹之。**地黄**折臂断筋损骨，研汁和酒服，一月即连续，仍炒热贴。**白及**酒服二钱，不减自然铜也。**黄麻灰**同发灰、乳香，酒服。**接骨木**煎服。**卖子木**去血中留饮，续绝补髓。**自然铜**散血止痛，乃接骨要药。**铜屑**酒服。**古文钱**同真珠、甜瓜子末，酒服。**铜钴锅**水飞，酒服二钱，不过再服。**生铁**煎酒，散血。**铁浆粉**闪肭脱臼，同黍米、葱白炒焦，酒服，仍水、醋调傅。**无名异**酒服，散血。入乳、没接骨。**乌古瓦**煅研酒服，接骨神方。**胡粉**同当归、莪茂末，苏木汤服。**䗪虫**接骨神药，擂酒服。或焙存性，酒服三钱。或入自然铜末。一用乳、没、龙骨、自然铜等分，麝香少许，每服三分，入干䗪末一个，酒服。又可代杖。秘方。又土鳖炒干，巴豆霜、半夏等分，研末，每黄酒服一二分，接骨如神。**龟血**酒服，捣肉封之。**蟹**擂酒，连饮数碗，以滓封之，半日骨内有声，即接。干者，烧研酒服。**鹗骨**烧研，同煅过古钱等分，每酒服一钱，接骨极效。**雕骨**烧末，酒服二钱，随病上下。**鹰骨**同上。**人骨**同乳香、红绢灰，酒服。**少妇发**一团，包乳香一块，烧过，酒服一字，妙。

【外治散瘀接骨】 **大黄**姜汁调涂，一夜变色。**凤仙花叶**捣涂频上，一夜即平。**半夏**水调涂，一夜即消。**附子**煎猪脂、醋涂。**糯米**寒食浸，至小满酒研，如用，水调涂之。**白杨皮**血沥在骨肉间，痛不可忍，杂五木煎汤服之。**黄土**瘀血凝痛欲死，蒸热布裹，更互熨之，死者亦活也。**白矾**泡汤熨之，止痛。闪出骨窍，同绿豆、蚕沙炒傅。**乌鸡**一切折伤，兽触胸腹者，连毛捣烂醋和，隔布拓之，待振寒欲吐，徐取下，再上。**牛马血**折伤垂死，破牛或马腹纳入，浸热血中，即苏。**苎叶**和石灰捣收。**地黄**炒热杵泥。**灯心**嚼。**牛膝　旋花根　紫苏　三七　莨菪子　蛇床　栝楼根　白敛　土瓜根　茜根　地锦　骨**

碎补　**水萍**　**威灵仙**　**何首乌**　**稻𥞊**　**黍米**烧。**麦麸**醋炒。**麦面**水和，并服。**稗草**　**绿豆粉**炒紫。**豆黄**　**豆腐**贴，频易。**酒糟**　**葱白**煨。**萝卜**　**生姜**同葱白、面炒。汁，同酒调面。**桃仁**　**李核仁**　**肥皂**醋调。**盐杨梅**和核研。**桑白皮**煎膏。**降真香**　**麒麟竭**　**水桐皮**　**乳香**　**没药**　**落雁木**　**质汗**　**桑叶**　**卮子**同面捣。**蜜栗子**　**石青**　**故绯**　**炊单布**　**蛤蚧**　**吊脂**　**海螵蛸**　**鳔胶**水煮。**鳖肉**生捣。**龟肉**　**摄龟**并生捣。**熊肉**贴。**羊脂**　**野驼脂**　**犛牛酥**　**牛髓**　**猪髓**并摩。**黄牛屎**炒罯。**白马屎**炒罯。**诸朽骨**唾磨涂。**猪肉**炙贴。**牛肉**炙贴。**乌毡**盐、醋煮热裹。并消瘀血青肿。**紫荆皮**伤眼青肿，童尿浸研，和姜、苄汁，涂之。**釜底墨**涂手搔疮肿。**母猪蹄**煮，洗伤挞诸败疮。**栗子**筋骨断碎，瘀血肿痛，生嚼涂之，有效。**蟹肉**筋骨折伤断绝，连黄捣泥，微纳罯，筋即连也。**五灵脂**骨折肿痛，同白及、乳、没，油调涂。接骨，同茴香，先傅乳香，次涂小米粥，乃上药，帛裹木夹，三五日效[①]。**狗头骨**接骨，烧研，热醋调涂。**牛蹄甲**接骨，同乳、没烧研，黄米糊和傅。**芸薹子**同黄米、龙骨，接骨。**鞋底灰**同面和。

【肠出】　**热鸡血**金疮肠出，干人屎末抹之，桑白皮缝合，以血涂之。**慈石**金疮肠出，纳入，同滑石末，米饮日服二钱。**人参**胁腹肠出，急抹油内入，人参、枸杞汁淋之，吃羊肾粥，十日愈。**小麦**金疮肠出，煮汁噀面。**大麦**煮汁，洗肠[②]推入，但饮米糜。**冷水**坠损肠出，喷其身面则入。

【杖疮】　〔内治〕**童尿**杖毕，即和酒服，免血攻心。**三七**酒服三钱，血不冲心，仍嚼涂之。**红曲**擂酒服。**大黄**煎酒服，下去瘀血，外以姜汁或童尿调涂，一夜黑者紫，二夜紫者白。**无名异**临时服之，杖不甚伤。**䗪虫**方见折伤。**白蜡**酒服一两。**人骨**烧末酒服。并杖不痛。〔外治〕**半夏**末破者，水调涂，一夜血散。**凤仙花叶**已破者，频涂，一夜血散。冬用干。**葱白**炒罯。**酒糟**隔纸罯。**豆腐**热贴，色淡为度。**萝卜**捣贴。**羊肉**热贴。**猪肉**热贴。**芙蓉**同皂角、鸡子白。**绿豆粉**同鸡子白。**黄土**同鸡子、童尿，不住上。**石灰**油调。或和猪血，烧三次，研。**滑石**同大黄、赤石脂。**水粉**同水银、赤石脂。**雄黄**同密陀僧，或同无名异。**乳香**煎油。或入没药、米粉。**牛蒡根、叶**涂之，永不畏风。**大豆黄末**。**黍米**炒焦。**马齿苋**杵。**赤龙皮**烧。**五倍子**醋炒。**血竭**　**密陀僧**香油熬膏。**松香**　**黄蜡**并熬膏。**鸡子黄**熬油。**猪胆**汁扫。**未毛鼠**同桑椹浸油扫之。**黄瓜**六月六日瓶收，浸水扫之。**猪蹄**汤洗。**羊皮**卧之，消青肿。

五　绝

缢死，溺死，压死，冻死，惊死。

【缢死】　**半夏**五绝死，但心头温者，以末吹鼻，皆可活。**皂荚末**五绝死者，吹其耳鼻。**梁上尘**五绝死，吹耳鼻。**葱心**五绝死，刺其耳鼻出血，即愈。**蓝汁**缢死，灌之。**鸡冠血**缢死者，徐徐抱住，解绳，不得割断，安脚卧之，紧挽其发，一人摩其胸胁，一人屈其臂及足胫，待其气回，刺血滴入口中，即活。或桂汤亦可。**鸡屎白**缢死，心下犹温者，酒服枣许。

【溺死】　**皂荚**吹其耳鼻，及绵包纳入下部，出水即活。梁尘亦可。**食盐**溺死，放大凳上，高其后脚，盐擦脐中，待水流出，但心头温者皆活。**石灰**裹纳下

---

① 效：原脱，今据卷四十八寒号虫附方补。

② 肠：原作“贴”，字误，今据《千金》卷二十五及本书卷二十二大麦附方改。

部，出水。**灶灰**埋之，露其七孔。白沙亦可。**老姜**溺死人横安牛背上，扶定，牵牛徐行，出水后，以姜擦牙。

【压死】 **麻油**墙壁物卒压死，心头温者，将身盘坐，紧提其发，用半夏吹鼻取嚏，以油和姜汁灌之，余同折伤。**豆豉**跌死，煎服。**童尿**热灌。

【冻死】 **灶灰**冬月冻死，略有气者，炒灰包熨心上，冷即换，待气回，少与酒、粥。不可近火，即死。

【惊死】 **醇酒**惊怖死，俗名吓死，灌之。

诸 虫 伤

蛇虺，蜈蚣，蜂虿，蜘蛛，蠼螋，蚕蛓，蚯蚓蜗牛，射工沙虱，蛭蝼蚁蝇，蚰蜒，辟除诸虫。

【蛇虺伤】 〔内治〕**贝母**酒服至醉，毒水自出。**丝瓜根**擂生酒饮醉，立愈。**白芷**水服半两，扎定两头，水出即消。或同雄黄、麝香、细辛，酒服。**甘草**毒蛇伤人，目黑口噤，毒气入腹，同白矾末，冷水服二钱。**蒜**一升，乳二升，煮食，仍煮童尿热渍之。**麻油** **米醋**并急饮二碗，毒即散。**兔葵** **荠苨** **长松** **恶实** **辟虺雷** **草犀** **白兔藿** **黄药子** **蘘荷** **地榆** **鬼臼** **决明叶** **蛇莓** **冬葵根、叶** **海根** **苋菜**并主蛇、虫、虺、蝮伤，捣汁或为末服。**五叶藤** **茴香** **半边莲** **樱桃叶** **小青** **大青** **水蘋**并捣汁服，滓傅。**络石**服汁并洗。**紫荆皮**煎服并洗。**木香** **青黛**同雄黄。**鬼针** **茱萸**并水服，外涂之。**水苏** **小蓟** **苎根、叶** **金凤花、叶** **苍耳**并酒服，外涂之。**重台**酒服，外同续随子涂。**磨刀水** **铁浆** **雄黄** **犀角**并服之，令毒不攻内。**五灵脂**同雄黄、酒灌之①，外涂之。〔外治〕**艾叶**隔蒜灸之。**蜀椒**涂之。蛇入人口，破尾，纳椒末入内，自出。**母猪尾血**蛇入人七孔，割血滴之。**蛇含草** **蛇菵草** **马蔺草** **天名精** **续随子** **蜈蚣草** **鹿蹄草** **益母草** **菩萨草** **天南星** **预知子** **鱼腥草** **扁豆叶** **慈姑叶** **山慈姑** **山豆根** **独行根** **赤薜荔** **千里及** **灰藋叶** **乌桕皮** **椶木皮** **旱堇汁** **水芹** **马兰** **狼牙** **荨麻** **山漆** **薄荷** **紫苏** **葛根** **通草** **葎草** **蚤休** **地菘** **豨莶** **海芋** **荏叶** **水莕**极效。**酸浆** **醋草** **芋叶** **藜叶** **甜藤** **蕨根** **白苣** **莴苣** **菰根** **干姜** **姜汁** **韭根汁**。**独蒜** **薤白** **酒糟** **巴豆** **榧子** **桑汁** **楮汁** **楮叶**同麻叶。**桂心**同栝楼末。**白矾**或入雄黄。**丹砂** **胡粉** **食盐** **盐药** **铁精粉** **蚯蚓泥** **檐溜下泥** **蜜** **蜘蛛** **甲煎** **牛酥**入盐。**生蚕蛾**捣。**蛤蟆**捣。**五灵脂** **猪齿灰** **猪耳垢** **牛耳垢** **人耳塞**同头垢、井泥、蚯蚓泥。**人齿垢** **梳垢** **鼠屎** **鼬鼠屎** **食蛇鼠屎** **双头鹿腹中屎**并涂一切蛇伤。**秦皮**洗，并傅。**人尿**洗之，抹以口津。蛇缠人足，尿之，或沃以温汤。**男子阴毛**蛇伤，以口含之，咽汁。**鸡子**合蛇伤处。**鸩喙**刮末傅之。佩之，辟蛇虺。**麝香**傅。**蜈蚣**烧傅。**雄黄**同干姜傅。并佩之，辟蛇虺。

【蜈蚣伤】 **蜗牛** **蛞蝓** **乌鸡屎** **五灵脂** **独蒜** **芸薹子**油。**蛇含** **香附**嚼。**苋菜** **马齿苋** **菩萨草** **人参** **蚯蚓泥** **胡椒** **茱萸** **楝叶**汁。**生姜**汁调蚌粉。**桑根汁** **雄黄** **井底泥** **食盐** **生铁**磨醋。**耳塞** **头垢**同苦参。**地上土** **尿坑泥** **城东腐木**渍汁。并涂之。**鸡冠血**涂。中蜈蚣毒，舌胀出口者，含满咽汁。**鸡子**合之。**蜘蛛**咂咬处。**麻鞋底**炙熨。**乱发**烧熏。**灯火**照熏。**牛血** **猪血**并主误吞蜈

---

① 之：原作“鼻”，字误，今据《证类本草》卷三十二及本书卷四十八寒号虫发明改。

蚣，饮之至饱，当吐出也。

【蜂虿伤】〔内治〕贝母酒服。〔外治〕雄黄磨醋。菩萨石　梳垢　麝香　牛酥　牛角灰。牛屎灰。蟹壳烧。甲煎　楮汁　苋汁　茱萸　蛇含　葵花　灰藋　人参嚼。白兔藿　五叶藤　尿坑泥　檐溜下泥并涂蜂伤。小蓟　恶实　葵叶　鬼针并涂蝎伤，仍取汁服。芋叶　苦苣　冬瓜叶　马齿苋　胡麻油　韭汁　干姜　薄荷　青蒿　大麻叶　苦李仁　楝叶汁　蓝汁　酒糟　藜叶　蜀椒　食茱萸　木槿叶　齿中残饭　半夏　附子磨醋。黄丹　硇砂　土槟榔　地上土　白矾同南星。丹砂　食盐　蜗牛　蛞蝓　五灵脂　海螵蛸　驴耳垢　守宫涂蝎伤。蜘蛛咂蝎伤。热酒洗。赤龙浴水　冷水　温汤并浸洗。葱白隔灸。槐枝炮熨。皂荚炙熨。油梳炙熨。鸡子　木碗并合之。拨火杖蝎伤，取横井上，自安。

【蜘蛛伤】〔内治〕醇酒山中草蜘蛛毒人，一身生丝，饮醉并洗之。贝母酒服。苍耳叶煎酒。小蓟煎糖饮，并傅之。秦皮煎服。鬼针汁。蓝青汁。羊乳　牛乳并饮及傅。〔外治〕芋叶　葱　胡麻油　山豆根　通草　豨莶　藜叶　灰藋　合欢皮　旧簟灰　蔓菁汁　桑汁　雄黄　鼠负　蚯蚓　土蜂窠　赤翅蜂　驴尿泥　鸡冠血　麝香　猴屎　头垢并涂之。驴屎汁。人屎汁。并浸洗。白矾傅壁镜毒。

【蠼螋伤】〔内治〕醇酒蠼螋，状如小蜈蚣、蚰蜒，八足，背有二须，能夹人成疮，又能尿人影，成疮累累蓋人，恶寒且热，但饮酒至醉，良。〔外治〕米醋　豆豉　茶叶　梨叶　鸡肠草　鱼腥草　马鞭草　大黄　豨莶　蒺藜　巴豆　败酱草　故蓑衣灰。旧簟灰　鹿角汁。犀角汁。羊须灰。麝香　乌鸡翅灰。燕窠土　地上土　食盐　胡粉　雄黄　丹砂并涂。槐白皮浸醋洗。鸡子合之。

【蚕蛓伤】苦苣　莴苣　赤薜荔　苎根　预知子　樃桐皮　百部　灰藋　田父　麝香并涂蚕咬。紫荆皮洗蚕咬。蚕网[①]草诸虫如蚕咬，毒入腹，煮饮。草犀服汁，解恶蛓毒。豉　茖葱　马齿苋　食茱萸　松脂　青黛　韭汁　燕窠土　雄黄　牛耳垢　狐屎并傅恶蛓虫伤。丁香傅桑蝎伤。麻油灯熏蝎虫伤。蛇退洗恶虫伤。蒜同曲。胡瓜根　灰藋叶　马鞭草　干姜　葱汁　韭汁　茶叶　杏仁　巴豆　桑灰　雄黄　丹砂　蚁蛭　蜜蜡　头垢并傅狐尿蛓疮。乌鸡拓狐尿疮。发烟熏狐尿疮。人尿　驴尿　白马尿并浸狐尿刺疮。

【蚯蚓蜗牛伤】石灰　盐汤并主中蚯蚓咬毒，形如大风，泡汤浸之，良。葱　蜀羊泉同黄丹。百舌窠中土同醋。鸭通并傅蚯蚓咬。吹火筒蚓呵小儿阴肿，吹之即消。蓼子浸蜗牛吹。

【射工沙虱毒】〔内治〕山慈姑吐之。苍耳叶煎酒。雄黄磨酒。牛膝煎水。草犀汁。苋汁。马齿苋汁。梅叶汁。蘘荷汁。狼毒汁。鬼臼汁。悬钩子汁。浮萍末。知母末。射干末。白矾末，同甘草。丹砂末。斑蝥烧。溪狗虫烧。鸂鶒炙食。鹅血　鸭血并主射工、沙虱、溪毒中人，寒热生疮。〔外治〕莴苣　蒜　白芥子　芥子　葱　茖葱　茱萸同蒜、葱煮汁。鸡肠草　梨叶　皂荚末，和醋。白鸡屎和饧。鹦玛毛、屎　芫青　鼠负　熊胆　麝香　白矾并涂射工、沙虱、溪毒疮。豉母虫含之，除射工毒。溪鬼虫喙　鹅毛并佩之，辟射工毒。

【蛭蝼蚁蝇伤】黄泥水　浸蓝水　牛血　羊血同猪脂。鸡血　狗涎蒸饼染食。并主误吞水蛭，服之即下出。朱砂傅

① 网：原作“茧”，字误，今据卷十六蚕网草条改。

水蛭伤人疮。**灰藋** **槲叶** **藜叶** **盐药** **石灰**并涂蝼蛄咬。**土槟榔** **穿山甲** **山豆根** **檐溜下泥** **地上土**并涂蚁咬。**百部**杀蝇蠓咬毒。**盐**擦黄蝇毒。

【蚰蜒伤】 **白矾** **胡麻**并涂蚰蜒咬。

【辟除诸虫】 〔辟蚊蚋〕**社酒**洒壁。**蝙蝠血**涂帐。**腊水**浸灯心。**荠枝**作灯杖。**天仙藤**同木屑。**木鳖**同川芎、雄黄。**浮萍**烧熏，或加羌活。**茅香**同木鳖、雄黄。**菖蒲**同楝花、柏子。**夜明砂**单烧，或同浮萍、苦楝花。**鳖甲**同夜明砂。并烧熏。〔辟壁虱蚤虫〕**樟脑** **菖蒲** **白菖** **木瓜** **蒴藋** **龙葵** **茯苓**末。**辣蓼** **荞麦秸**并铺席下。**白胶香** **百部** **牛角** **骡蹄** **白马蹄** **蟹壳**并烧烟熏。**蟹黄**同安息香、松鼠烧。〔辟虮、虱〕**虱建草** **大空** **藜芦** **百部** **白矾** **水银** **银朱** **轻粉** **铜青**〔辟蝇蛾〕**绿矾水** **腊雪水**〔辟蚰蜒〕**春牛泥**〔辟蠹虫〕**莴苣**端午日收。**芸香** **角蒿叶**并安箱中。**莽草**烧熏。

诸 兽 伤

虎狼，熊罴猪猫，犬猘，驴马，鼠咬，人咬。

【虎狼伤】 〔内治〕**醇酒**饮醉。**芒茎**捣汁，或同葛根煎汁。**葛根**汁，或研末。**兔葵**汁。**地榆**汁。**草犀**汁。**胡麻油** **生姜**汁。**沙糖** **铁浆**并内饮外涂，则毒不入腹。**妇人月经衣**① 烧服，主虎狼伤。〔外治〕**山漆** **豨莶** **粟米** **干姜** **薤白** **独栗** **白矾** **蛴螬** **猬脂** **菩萨石**并涂虎咬爪伤。**青布**烧熏虎狼咬伤疮。

【熊罴猪猫伤】 〔内治〕**蒴藋**汁服。**蒜菜**汁服，并主熊罴伤，仍外涂。〔外治〕**独栗**烧。**粟米**嚼。并涂熊兽伤。**松脂**作饼。**龟版**灰。**鼠屎**灰。**薄荷** **檐溜泥**并涂猫咬。**射罔**杀禽兽毒。

【犬猘伤】 〔内治〕**雄黄**同麝香，酒服。同青黛，水服。**苍耳叶**煎酒。**桃白皮**煎水。**紫荆皮**汁。**地黄**汁。**白兔藿**汁。**蔓菁根**汁。**生姜**汁。**韭根**汁。并内饮、外涂百度。**故梳**同韭根煎。**百家箸**煎汁。**头垢**同猬皮灰，水服。**猬头**烧，同发灰，水服。**驴尿** **狼牙草**灰水服。**芫青**米炒，酒服。并主猘犬、恶犬伤。**莨菪子**狂犬伤，日吞七粒，及捣根涂。**铁浆**狂犬伤，饮之，毒不入内。**斑蝥**风狗伤，以三个研细，酒煎服，即下肉狗四十个乃止，未尽再服。用七个，糯米一撮，炒黄，去米，入百草霜一钱，米饮服之，取下肉狗。**糯米**一勺，斑蝥三七个，分作三次炒，去蝥研末，分作三服，冷水滴油下，取恶物。**蛤蟆脍** **蚺蛇脯**并主狂犬伤，食之不发。〔外治〕**艾叶**猘犬伤，灸七壮，或隔床下土灸之。**瓦松**同雄黄，贴风狗咬，永不发。**卮子**烧，入硫黄末。**栾荆皮**同沙糖。**雄黄**入麝香。**山慈姑** **苏叶**嚼。**蓼叶** **莽草** **蓖麻子** **韭汁** **薤白** **葱白** **胆矾** **蚯蚓泥** **红娘子** **死蛇灰** **犬屎** **虎骨**牙、脂同。**人血**并涂狂犬、恶犬伤。**人参**狗咬破伤风，桑柴烧存性，掺之。**屋游** **地榆** **鹿蹄草** **黄药子** **秫米** **干姜** **乌柿** **赤薜荔** **杏仁** **马蔺根**同杏仁。**白果** **白矾** **菩萨石** **竹篮耳**灰。**冬灰** **黄蜡** **猪耳垢** **鼠屎**灰。**牛屎** **人屎**并涂犬伤。**人尿** **冷水** **屋漏水**并洗犬伤。

【驴马伤】 〔内治〕**马齿苋**马咬毒入心，煎服之。**人屎**马汗、马血入疮，欲死，服汁。**马屎中粟**剥驴马中毒，绞汁服，并涂之，仍以尿洗。**柽柳**剥驴马毒血入内，浸汁服，并取木片炙之。**葶苈**马汗毒气入腹，浸汤饮，取下恶血。**醇酒**马毒气入腹，杀人，多饮令醉。〔外治〕**益母**

---

① 衣：原脱，今据《证类本草》卷十五及本书卷五十二妇人月水附方补。

草和醋。鼠屎并涂马咬。独栗烧。白马通鸡冠血并涂马咬及马汗入疮，剥驴马骨刺伤人欲死。月经水涂马血入疮，剥马骨伤人，神效。马头灰。马鞭灰。鸡毛灰。乌梅和醋。雄黄 白矾 石灰并傅马汗或毛入疮肿痛，入腹杀人。水堇汁。冷水 热汤并洗马汗、马毛入疮。

【鼠咬】 狸肉食。狸肝 猫头及毛灰。猫屎 麝香并涂。

【人咬】 龟版灰。摄龟甲灰。并涂之。人尿浸。

诸毒

金石，草木，果菜，虫鱼，禽兽。

【金石毒】 甘草安和七十二种石，一千二百种草，解百药毒。凡药毒，用麻油浸甘草节嚼之，咽汁良。大青 麦门冬 人参汤 荠苨汁 莼心 冬葵子 瞿麦 蓝汁。金星草 葳蕤汁 苎根汁 萱根 蕉根汁 绿豆 胡豆 白扁豆 黑大豆 余甘子 冬瓜练 乌芋 水芹汁 寒水石 铅溶化淬酒。魁蛤肉 牡蛎肉 蚌肉 蚬子肉 蛏肠 石蟹汁 鳗鲡鱼 田螺 雁肪肉 鸭肉 白鸭通 乌肉 犀角汁 猪膏 猪肉 猪骨 猪肉 羊血 兔血 诸血 牛膍 兔肉并解一切丹石毒。〔砒石毒〕米醋吐。乌桕根下。白芷 郁金并井水服。胡粉地浆服。白扁豆水服。蚤休磨汁。黑铅 鲞鱼并磨汁。蓝汁 荠苨汁 酱汁 绿豆汁 豆粉 大豆汁 杨梅树皮汁 冬瓜藤汁 早稻秆灰汁 地浆 井泉水 白鸭通汁 豭猪屎汁 人屎汁 鸭血 羊血 雄鸡血 胡麻油 〔矾石毒〕黑大豆 白鹅膏 〔硇砂毒〕绿豆汁 浮萍硇砂损阴，同猪蹄煎汁渍洗。〔硫黄毒〕金星草 胡麻油 米醋 飞廉 细辛 余甘子煎水。乌梅煎。黑铅煎。铁浆 朴消 猪血 羊血 冷猪肉 鸭肉 猪脂〔雄黄毒〕防己煎汁。〔丹砂毒〕蓝青汁 咸水〔水银毒〕黑铅 炭末煎汁。金器破口，煮汁服。入耳，熨之、枕之引出。〔轻粉毒〕黄连 贯众 酱汁 黑铅壶浸酒。斑蝥 猪肉 〔石英毒〕麻鞋煮汁。石燕煮汁。醇酒服紫石英乍热者，饮之良。鸡子 猪肉 〔钟乳毒〕鸡子清 猪肉〔石炭毒〕冷水中石炭毒，昏瞀，饮之即解。〔生金毒〕白药子 余甘子 翡翠石 鹧鸪肉 鸭血 白鸭通汁。鸡屎淋汁。金蛇煮汁。〔生银毒〕葱汁 鸡子汁。鸭血 鸭通汁。银蛇煮汁。水银服之即出。〔锡毒〕杏仁 〔铜毒〕慈姑 胡桃 鸭通汁 〔铁毒〕慈石 皂荚 猪、犬脂 乳香 貘屎 〔土坑毒气〕猪肉。

【草木毒】 防风诸药毒已死，只心头温者，擂水冷灌之。葛根诸药毒吐下欲死，煮汁服。甘草 荠苨 蓝汁。蓝实 承露仙 榼藤子 淡竹叶同甘草、黑豆同煎服。粟米绞汁。土芋取吐。绿豆汁。黑豆汁。白扁豆汁。生姜 葱汁。芽茶同白矾。地浆 黄土煮汁。蚕故纸灰水服。鼋甲 玳瑁 车渠 龟筒 白鹇 白鸽血 鹧鸪 孔雀脯 牛膍 犀角汁。猪屎汁。人屎汁并解百药毒。〔钩吻毒〕荠苨汁 蕹菜汁 葛根汁 葱汁 桂汁 白鸭血 白鹅血 羊血并热饮。鸡子清 鸡瞂雏同麻油研烂灌之，取吐。犀角汁 猪膏 人屎汁 〔射罔毒〕蓝汁 葛根 大麻子汁 大小豆汁 饴糖 藕汁 荽汁 竹沥 冷水 蚯蚓粪 贝齿 六畜血 人屎汁〔乌头、附子、天雄毒〕防风汁 远志汁 甘草汁 人参汁 黄芪 乌韭 绿豆 黑豆 寒食饧 大枣肉 井华水 陈壁土泡汤服。〔蒙汗毒〕冷水 〔鼠莽毒〕蚤休磨水。镜面草 豇豆汁 黑豆汁 乌桕根 明矾入少茶，水服。鸡血 鸭血 羊血并热饮。〔羊踯躅毒〕卮子汁 〔狼毒毒〕

蓝汁 盐汁 白敛 杏仁 木占斯〔防葵毒〕葵根汁〔莨菪毒〕荠苨 甘草 升麻汁。蟹汁。犀角汁。〔山芋毒〕地浆 人屎汁。〔苦瓠毒〕稷米汁。黍瓤汁。〔大戟毒〕菖蒲汁。〔甘遂毒〕黑豆汁〔芫花毒〕防风汁。防己 甘草桂汁〔仙茅毒〕大黄〔藜芦毒〕葱汁 雄黄 温汤〔瓜蒂毒〕麝香〔半夏、南星毒〕生姜汁 干姜煮汁。防风〔桔梗毒〕白粥〔巴豆毒〕黄连汁 菖蒲汁 甘草汁 葛根汁 白药子 黑豆汁 生藿汁 卢会 冷水 寒水石〔桂毒〕葱汁〔漆毒〕贯众 紫苏 蟹〔桐油毒〕热酒 甘草 干柿。

【果菜毒】 麝香 猪骨灰水服。米醋 头垢 童屎并解诸果菜毒。山鹊肉解诸果毒。甘草 酱汁 酒糟 葛汁 白兔藿 白花藤 鸡屎灰并解诸菜毒。同贝齿、胡粉为末。酒服。杏根煎汁。〔蜀椒毒〕葵子汁 豉汁 桂汁 蒜汁 大枣 冷水 地浆 黄土 雄鸡毛灰 水服。童尿〔蜀椒毒〕冷水 绿豆粉 蚕豆苗〔面毒〕萝卜 枸杞苗 贝子烧。胡桐泪〔豆粉毒〕杏仁 豆腐 萝卜〔萵苣毒〕姜汁〔水芹毒〕硬糖 杏仁同乳饼、粳米煮粥食。〔水莨菪毒〕甘草汁〔野芋毒〕地浆 人屎汁〔野菌毒〕甘草煎麻油服。防风汁。忍冬汁。蠡实 酱汁 生姜 胡椒 绿豆汁。梨叶汁。荷叶煎。阿魏 地浆 黄土煮。鹧鸪 石首鱼枕 童尿 人屎汁。

【虫鱼毒】 紫苏 荏叶 水苏 芦根 芦花 菩萨草酒服。大黄汁 马鞭草汁。苦参煎醋。缩砂仁 草豆蔻 酱汁 米醋 胡麻油 黑豆汁 冬瓜汁 橘皮煎。乌梅 橄榄 蜀椒 胡椒 莳萝 茴香 胡葱 大蒜 朴消 蓬砂同甘草，浸香油。鱼皮烧。鱼鳞烧。鲛鱼皮烧。獭皮煮汁。并解一切鱼肉、虾、蟹毒。〔河豚毒〕荻芽 芦花 蒌蒿 胡麻油 白扁豆 大豆汁 橄榄 五倍子同白矾，水银。槐花水服。橘皮煮。黑豆汁 紫苏汁 青黛汁 蓝汁 蜈蚣解虫、鱼毒。羊蹄叶捣汁或煎，解胡夷鱼、檀胡鱼、鲑鱼毒。〔黄鲿鱼毒〕地浆黄鲿及无鳞诸鱼，反荆芥，服此解之。〔鳝鱼毒〕蟹食之即解。〔蟹毒〕苏汁 藕汁 冬瓜汁 干蒜汁 芦根汁蟹、柿相反，令人吐血，服此解。橙皮 丁香〔鳖毒〕橄榄 胡椒〔马刀毒〕新汲水〔虾毒〕鸡鹊炙食。〔斑蝥、芫青、地胆、樗鸡毒〕蓝汁 玉簪根 桂汁 黑豆汁 糯米 猪肉 猪胰〔䗪虫毒〕卮子〔蓝蛇头毒〕蓝蛇尾食之即解。〔水虫毒〕秃鹙毛。

【禽兽毒】 白兔藿诸肉菜大毒不可入口者，饮汁即解。白花藤 黄藤 黑豆汁 酱汁 米醋 山楂 阿魏 草豆蔻 犀角汁并解一切肉食鱼菜果蕈诸毒。〔诸鸟肉毒〕生姜 白扁豆 狸头骨灰水服。〔雉毒〕姜汁 犀角汁〔鸡子毒〕米醋〔鸩毒〕葛粉水服。绿豆粉〔六畜肉毒〕乌桕叶汁食牛马六畜肉生疔欲死，顿服三碗取利。白扁豆 小豆汁 豉汁 葱子煮汁。猪屎灰水服。并解六畜肉毒。甘草汁 兰草汁 阿魏 绿豆汁 黄檗汁 麻鞋底煮汁。黄土煮汁。东壁土水服。地浆 头垢并解六畜牛马诸肉毒。〔牛肉毒〕狼牙烧。圣齑〔独肝牛毒〕牛肚啖蛇牛独肝，毛发向后，有毒，汁饮。人乳汁和豉汁服。〔马肝毒〕猪骨灰水服。鼠屎末服。头垢〔猪肉毒〕猪屎灰水服。〔狗毒〕杏仁 芦根〔猪肝毒〕猪脂顿服五升。垢头巾泡汤服。〔肉脯毒〕韭汁 黄土煮服。地浆 贝子烧，水服。猪骨灰水服。犬屎灰酒服。人屎灰酒服。头垢含咽。

蛊毒

【解毒】 〔草部〕**荠苨**解蛊毒、百药毒，饮其汁。**蘘荷**服汁，蛊立出。卧其叶，即自呼蛊主姓名。**山慈姑**同大戟、五倍子为紫金丹，服。**徐长卿** **天麻** **钗子股** **甘草**吐。**避虺雷** **升麻**吐。**锦地罗** **吉利草** **蘼芜** **紫金牛** **木香** **龙胆草** **草犀** **格注草** **紫菀** **马兜铃** **郁金**下。**郁金香** **钩吻** **金丝草** **合子草** **芫花**下。**预知子** **荛花**下。**牵牛子**下。**鸢尾**下。**土瓜根**吐、下。**山豆根** **桔梗**下。**解毒子** **鬼臼** **白兔藿** **千里及**吐、下。**羊蹄根** **泽漆**吐。**慎火草** **常山**吐。**藜芦** **莼** **赤车使者** **茜根汁** **胡麻油**吐。**糯谷颖**煎汁。**麦苗**汁。**小麦面**水服。**豆豉** **胡荽根**擂酒。**马齿苋**汁。**大蒜** **苦瓠汁**吐。**鹿藿** **百合根** **槟榔** **大腹皮** **桃白皮**下。**榧子** **枣木心**吐。**龙眼** **食茱萸** **蜀椒** **盐麸子** **甜瓜蒂**吐。**地椒** **榴根皮** **凫茈** **槲树皮** **巴豆** **樗根皮** **苏合香** **生漆** **相思子** **雷丸** **桃寄生** **猪苓** **石南实** **桑木心** **鬼箭羽** **琥珀** **半天河** **车脂** **猪槽水** **故锦汁** **釜墨** **伏龙肝** **古镜** **朱砂银** **铁精** **菩萨石** **金牙石** **雄黄** **方解石** **长石** **代赭石** **石胆** **黄矾石** **白矾石** **石蟹** **诸盐水** **石硷** **霹坜砧** **斑蝥** **蚕蜕纸** **五倍子** **芫青** **露蜂房** **蜂子** **鲮鲤甲** **龙齿** **蚺蛇胆**及肉。**自死蛇** **蝮蛇** **蛇蜕皮** **蛇婆** **鲩鱼胆** **鱼枕** **青鱼枕** **鲞鱼枕** **龟筒** **鲛鱼皮** **玳瑁** **贝齿子** **鹳骨** **鹤肫中砂子**磨水服。**鸧鸡** **白鸡血** **鸠血** **鸺鸡子** **鸡头** **鸡屎白** **白鸽血** **鹧鸪** **白鸭血** **凫血** **孔雀血** **白鹇** **胡燕屎** **鹊脑髓** **猪肝** **猪屎汁** **豚卵** **羊肝、肺** **羊胆** **羖羊皮** **犀角** **鹿角** **灵猫阴** **麝香** **猫头骨**及屎。**狐五脏** **獭肝** **败鼓皮** **猬皮** **貒膏脑** **六畜毛蹄甲** **人牙** **头垢** **人屎**。

诸物哽咽

【诸骨哽】 **缩砂蔤**诸骨哽，浓煎咽。**艾叶**煎酒。**地菘**同白矾、马鞭草、白梅，丸噙。**凤仙子**研，水咽。根、叶煎醋。**半夏**同白芷水服，取吐。**云实根**研汁咽。**瞿麦**水服。**蔷薇根**水服。**白敛**同白芷，水服。**白药**煎醋。**威灵仙**醋浸，丸噙。同砂仁，煎服。**鸡苏**同朴消，丸禽。**丝瓜根**烧服。**栗荴**烧吹。**乳香**水研。**桑椹**嚼咽。**金樱根**煎醋。**浆水脚**同慈石、橘红，丸咽。**蚯蚓泥**擦喉外。**蓬砂**含咽。**桑螵蛸**煎醋。**蜂蜜**噙。**鲩鱼胆**酒化，取吐。**鳜鱼胆**取吐。**鲫鱼胆**点咽。**鲇鱼肝**同栗子皮、乳香丸，线绵包吞，钓出。**乌贼骨**同橘红、寒食面，丸吞。**鸭肫衣**炙研，水服。**雕粪**诸鸟兽骨哽，烧灰，酒服。**猪膏**含咽。**羊胫骨**①灰饮服。**狗涎**频滴。**虎骨**诸兽骨哽，末，水服。**虎屎**烧，酒服。**狼屎**兽骨哽，烧服。**鹿角**末，咽。**筋**，吞钓出。〔鸡骨哽〕**贯众**同缩砂、甘草末，包含。**白芷**同半夏末服，呕出。**缩砂** **苎根**捣丸，鸡汤化下。**凤仙根**煎酒。**水仙根** **玉簪花根**汁。**蓖麻子**同百药煎，研服。**盐麸子根**煎醋，吐。**乳香**水研。**金樱根**煎醋。**茯苓**同楮实末，乳香汤下。**五倍子**末，掺之，即下。**鸡内金**烧吹。**鸡足距**烧水服，翮翎同。〔鱼骨哽〕**贯众**同前。**缩砂**浓煎。**苎根**擂泥，鱼汤下。**蓖麻子**同百药煎，研咽。**水仙根** **玉簪根**并擂汁服。**醉鱼草**吐。**白芍药**嚼。**马勃**蜜丸噙。**饴糖**含咽。**百合**涂项外。**橘皮**噙。**橄榄**嚼咽。**茱萸**鱼骨入腹，煎水服，软出。**白胶香** **木兰皮** **皂荚**吹鼻。**椿子**擂酒服，吐

---

① 胫骨：原作“骨胫”，今据卷五十羊胫骨附方改。

之。**楮叶汁**啜之。嫩皮捣丸，水下二三十丸。**桑椹**嚼。**金樱根**煎醋。**琥珀珠**推之。**仙人杖**煮汁。**鬼齿**煮汁，或丸含。**青鱼胆**吐。**鲩鱼胆**吐。**乌贼骨**　**诸鱼鳞灰**水服。**鱼笱须**烧服。**鱼网**烧服，或煮汁。**鸬鹚头及骨、嗉、喙、翅、屎**并烧服。**鱼狗**烧服，亦煮服。**秃鹙喙**烧服。**獭肝及骨、爪**烧服。**獭爪**项下爬之。**海獭皮**煮汁。〔金、银、铜、铁哽〕**缩砂蔤**浓煎服。或加甘草。**凤仙子及根**擂汁，下铜铁物哽。**王不留行**误吞铁石，同黄檗，丸服。**艾叶**煎酒。**百部**浸酒。**木贼**为末。并主误吞铜钱。**葵汁**　**薤白**并主误吞钱物钗镮，频食取利。**饴糖**　**慈姑汁**　**凫茈**　**胡桃**并主误吞铜钱，多食之。**南烛根**水服。**白炭**烧红研末，水服。**石灰**同硫黄少许，酒服。**胡粉**同猪脂服一两。并主误吞金银铜钱在腹。**水银**误吞金银，服半两即出。**铜弩牙**误吞珠钱，烧淬水饮。**慈石**误吞铁物，钱穿拽之。**古文钱**误吞铁物，用白梅淹烂，捣服一丸，即吐出。**蜂蜜**吞铜钱，服之即出。**鹅羽**误吞金银，烧服。**猪、羊脂**误吞铜钱诸物，多食之，利出。**鸵鸟屎**　**貘屎**误吞铜钱砂石入腹，水化服之，即消。〔竹、木哽〕**半夏**服取吐。**蓖麻子**同凝水石噙，自不见也。**秤锤**　**铁锯**并烧，淬酒饮。**鲩鱼胆**酒服，取吐。**鳜鱼胆**一切骨哽竹木入咽，日久不出，痛刺黄瘦，以一皂子煎酒服，取吐。**鲫鱼胆**点。**象牙**为末，水服。〔芒刺、谷贼〕**舂杵头细糠**含咽。**胡麻**误吞谷麦芒刺，名谷贼，炒研，白汤服。**饴糖**含咽。**鹅涎**下谷贼。**象牙**诸物刺咽，磨水服，即吐。**甑带灰**水服，主草哽。〔桃李哽〕**狗骨**煮汁，摩头上。**麝香**酒服。〔发哽〕**木梳**烧灰酒服。**自己发灰**水服一钱。〔食哽〕**鹰屎**烧，水服。

妇人经水

经闭，有血滞，血枯；不调，有血虚者过期，血热者先期，血气滞者作痛。

【活血流气】　**香附**血中之气药。生用上行，熟用下行，炒黑则止血。童尿制，入血分补虚；盐水制，入血分润燥。酒炒行经络，醋炒消积聚，姜炒化痰饮。得参、术，补气；得归、苄，补血；得苍术、芎䓖，解郁；得[①]卮子、黄连，降火；得厚朴、半夏，消胀；得神曲、枳实，化食；得紫苏、葱白，解表邪；得三棱、莪茂，消积磨块；得茴香、破故纸，引气归元；得艾叶，治血气，暖子宫。乃气病之总司，为女科之仙药。**当归**一切气，一切劳。破恶血，养新血，补诸不足。头止血，身养血，尾破血。妇女百病，同地黄丸服。月经逆行，同红花煎服。血气胀痛，同干漆丸服。室女经闭，同没药末，红花酒调服。**丹参**破宿血，生新血，安生胎，落死胎，止血崩带下，调经脉，或前或后，或多或少，兼治冷热劳，腰脊痛，骨节烦疼，晒研，每服二钱，温酒调下。**芎䓖**一切气，一切血，破宿血，养新血，搜肝气，补肝血，润肝燥，女人血闭无子，血中气药也。**芍药**女子寒血闭胀，小腹痛，诸老血留结，月候不调。**生地黄**凉血生血，补真阴，通月水。**兰草**生血和气，养营调经。**泽兰**营气，破宿血，主妇人劳瘦，女科要药也。**茺蔚子**调经，令人有子，活血行气，有补阴之功。**庵䕡子**同桃仁浸酒，通月经。**玄胡索**月经不调，结块淋露，利气止痛，破血，同当归、橘红丸服。**柴胡**妇人热入血室，寒热，经水不调。**黄芩**下女子血闭淋漏。**茅根**月水不匀，淋沥，除恶血。**菴**

① 得：原脱，今据卷十四莎草香附子发明改。

茈根通经脉，宜妇人。**醍醐菜**擂酒，通经。**茶汤**入砂糖少许，露一夜，服即通，不可轻视。**铅霜**室女经闭，烦[1]热，生地黄汁服。**木香　乳香　乌药　白芷　桑耳**并主血气。**荔枝核**血气痛，同香附末服。**荜茇**血气痛，经不调，同蒲黄丸服。**附子**通经，同当归煎服。**芥子**酒服末，通月水。**韭汁**治经脉逆行，入童尿饮。**丝瓜**为末，酒服，通月经。**土瓜根**经水不利，同芍药、桂枝、䗪虫为末，酒服。**薏苡根**煎服，通经。**牛膝**血结，经病不调，同干漆，地黄汁丸服。**牛蒡根**月水不通，积块欲死，蒸三次，浸酒日饮。**马鞭草**通月经瘕块，熬膏服。**虎杖**通经，同没药、凌霄花，末服。**蒺藜**通经，同当归末，酒服。**木麻**月闭癥瘕，久服令人有子。**硇砂**月水不通，积聚刺痛，破结血，暖子宫，同皂荚、陈橘皮，丸服。**白垩土**女子寒热癥瘕，月闭无子，子宫冷。**铜镜鼻**血闭癥瘕，伏肠绝孕。**乌金石**通月水，煎汤，服巴豆三丸。**蚕沙**月经久闭，炒，煮酒饮一盏即通。**葛上亭长**血闭癥块，米炒研服。**乌鸦**经闭，炙研，同水蛭等药服。**獭胆**通经，同硇砂等药，丸服。爪同。**白狗屎**月水乍多乍少，烧末酒服。**鼠屎**通经，酒服一钱。**童男童女发**通经，同斑蝥、麝香，末服。**人乳**日饮三合，通经。**水蛭　地胆　樗鸡　五灵脂　鳖甲　纳鳖　穿山甲　龙胎　蛤粉　菩萨石　铜弩牙　朴消　紫荆皮　木占斯　桂心　干漆　厚朴**煎酒。**栝楼根　质汗　甜瓜蔓　蓬莪茂　三棱　枣木　紫葳　庵罗果　桃仁　牡丹皮　刘寄奴　紫参　姜黄　郁金　红蓝花　瞿麦　番红花　续随子　蛇莓　瓦松　石帆　赤孙施　蒲黄**并破血通经。**大枣**妇人脏燥，悲哭如祟，同小麦、甘草，水煎服。**葶苈**纳阴中，通月水。

【益气养血】　**人参**血虚者益气，阳生则阴长也。**术**利腰脐间血，开胃消食。**熟地黄**伤中胞胎，经候不调，冲任伏热，久而无子，同当归、黄连，丸服。**石菖蒲**女人血海冷败。**补骨脂　泽泻　阳起石　玄石　白玉　青玉　紫石英**并主子宫虚冷，月水不调，绝孕。**阿胶**女人血枯，经水不调，无子，炒研酒服。**雀卵　乌贼鱼骨　鲍鱼汁**并主女子血枯病，伤肝，唾血下血，通经闭。**驴包衣**天癸不通，煅研，入麝，新汲水下，不过三服。

带　下

是湿热夹痰，有虚有实。

苍术燥湿强脾，四制丸服。**艾叶**白带，煮鸡子食。**石菖蒲**赤白带下，同破故纸末服。**白芷**漏下赤白，能蚀脓。白带冷痛腥秽，同蜀葵根、白芍、枯矾，丸服。石灰淹过，研末酒服。**草果**同乳香末服。**糯米**女人白淫，同花椒烧研，醋糊丸服。**莲米**赤白带，同江米、胡粉，入乌骨鸡煮食。**白扁豆**炒研，米饮日服。花同。**荞麦**炒焦，鸡子白服。**韭子**白带白淫，醋煮丸服。**芍药**同香附末，煎服。同干姜末服。**沙参**七情内作，或虚冷者，为末，米饮日服。**狗脊**室女白带，冲任虚损，关节重，同鹿茸丸服。亦治妇人。**枸杞根**带下脉数，同地黄，煮酒饮。**椿根白皮**同滑石丸服。同干姜、芍药、黄檗，丸服。**木槿皮**煎酒，止带下，随赤白用。**榆荚仁**和牛肉作食，止带下。**茯苓**丸服。**松香**酒煮，丸服。**槐花**同牡蛎末，酒服。**冬瓜仁**炒研，汤服。**牡荆子**炒焦，饮服。**益母草**为末，汤服。**夏枯草**为末，饮服。**鸡冠花**浸酒饮，或末服。**马齿苋**绞汁，和鸡子白服。**大蓟根**浸酒饮。**酢浆草**阴干，酒服。**椒目**炒研，水服。**榄子**同石菖蒲，末服。**韭汁**

---

① 烦：原脱，今据卷八铅霜附方补。

同童尿，露一夜，温服。**葵叶　葵花**治带下，目中溜火，和血润燥，为末酒服，随赤白用。**蜀葵根**散脓血恶汁，治带下，同白芷、芍药、枯矾，化蜡丸服。**败酱**治带下，破多年凝血，化脓为水。**漏卢**产后带下，同艾叶丸服。**甑带**五色带下，煮汁服。**泽兰子**女人三十六疾。**马矢蒿　蠡实　紫葳　茜根　白敛　土瓜根　赤地利　鬼箭羽　水芹　蒲黄　景天　猪苓　李根白皮　金樱根　酸榴皮　桃毛　白果　石莲　芡实　城东腐木　橡斗　秦皮　人参　黄芪　肉苁蓉　何首乌　葳蕤　当归　芎䓖　升麻**升提。**柴胡**升提。**阳起石　白石脂　五色石脂　玉泉　石胆　代赭石　石硫黄　石硫赤　硇砂**并主赤白带下，无子。**石灰**白带白淫，同茯苓丸服。**云母粉**水服方寸匕，立见效。**禹余粮**赤白带，同干姜丸服。**石燕**月水湛浊，赤带多年，煎饮或末，日服。**白矾**白沃漏下，经水不利，子肠坚僻，中有干血，烧研，同杏仁丸，纳阴户内。**白瓷器**主白崩带。**伏龙肝**炒烟尽，同棕灰、梁上尘服。**秋石**枣肉丸服。**牛角䚡**烧灰，酒服。**狗头骨**同上。**兔皮灰**同上。**猪肾**宜多食。**猪肝**同金墨、百草霜，煨食。**羊胰**鲊洗蒸食，数次愈。**羊肉**产后带下赤白，绝孕，豉、蒜煮熟，入酥食。**山羊肉**主赤白带。**狗阴茎**女人带下十二疾。**鹿角**白浊，炒研酒服。**鹿茸**赤白带下，炙末酒服。室女白带，冲任虚寒，同狗脊、白敛，丸服。**白马左蹄**五色带下，烧灰，酒服。**驼毛　乌驴皮　牛骨及蹄甲、阴茎　麋角　鹿血　阿胶　丹雄鸡　乌骨鸡　鸡内金　雀肉　雀卵　雀屎　伏翼　五灵脂　鳗鲡鱼　鲤鱼鳞　龙骨　鼍甲　龟甲　鳖肉　鲎鱼骨　海螵蛸　牡蛎粉　马刀　海蛤　蛤粉　蚌粉　蜜蜂子　土蜂子　蚕蜕纸灰**。**故绵灰**。**淡菜　海蛇　全蝎　丹参　三七　地榆**并主赤白带。**贯众**醋炙，末服，止赤白带。**蛇床子**同枯矾，纳阴户。**古砖**烧赤，安蒸饼坐之。

崩中漏下

月水不止，五十行经。

【调营清热】　当归漏[①]下绝孕，崩中诸不足。**丹参**功同当归。**芎䓖**煎酒。**生地黄**崩中及经不止，擂汁酒服。**芍药**崩中痛甚，同柏叶煎服。经水不止，同艾叶煎服。**肉苁蓉**血崩，绝阴不产。**人参**血脱益阳，阳生则阴长。**升麻**升阳明清气。**柴胡**升少阳清气。**防风**炙研，面糊煮酒服一钱，经效。**白芷**主崩漏，入阳明经。**香附子**炒焦酒服，治血如崩山，或五色漏带，宜常服之。**黄芩**主淋漏下血，养阴退阳，去脾经湿热。阳乘阴，崩中下血，研末，霹雳酒服一钱。四十九岁，月水不止，条芩醋浸七次，炒研为丸，日服。**青蘘**汁服半升，立愈。**鸡冠花及子**为末，酒服。**大、小蓟**煎服。或浸酒饮。**菖蒲**产后崩中，煎酒服。**蒲黄**止崩中，消瘀血，同五灵脂末炒，煎酒服。**凌霄花**为末，酒服。**茜根**止血内崩，及月经不止。五十后行经，作败血论，同阿胶、柏叶、黄芩、地黄、发灰，煎服。**三七**酒服二钱。**石韦**研末，酒服。**水苏**煎服。**柏叶**月水不止，同芍药煎服。同木贼炒，末服。**槐花**漏血，烧研酒服。血崩不止，同黄芩，烧秤锤酒服。**淡竹茹**崩中，月水不止，微炒，水煎服。**黄麻根**水煎。**甜瓜子**月经太过，研末，水服。**黑大豆**月水不止，炒焦，冲酒。**白扁豆花**血崩，焙研，饮服。**蒸饼**烧研，饮服。**玄胡索**因损血崩，煮酒服。**缩砂**焙研，汤服。**益智子**同上。**椒目**焙研，酒服。**胡椒**同诸药，丸服。**艾叶**漏血，崩

① 漏：原作“酒”，字误，今据《证类本草》卷八及本书卷十四当归主治改。

中不止，同干姜、阿胶，煎服。**木莓根皮**煎酒，止崩。**续断** **石莲子** **蠡实** **茅根** **桃毛** **小檗** **冬瓜仁** **松香** **椿根白皮** **鹿角** **鹿茸** **鹿血** **猪肾** **乌骨鸡** **丹雄鸡** **鸡内金** **雀肉** **鲎尾** **蚌壳** **文蛤** **海蛤** **鲍鱼**并主漏下崩中。**毛蟹壳**崩中腹痛，烧研，饮服。**牡蛎**崩中及月水不止，煅研，艾煎醋膏，丸服。**鳖甲**漏下五色，醋炙研，酒服。同干姜、诃黎勒，丸服。**紫矿**经水不止，末服。**鳔胶**崩中赤白，焙研，鸡子煎饼食，酒下。**阿胶**月水不止，炒焦，酒服，和血滋阴。**羊肉**崩中垂死，煮归、芐、干姜服。

【止涩】 **棕灰**酒服。**莲房**经不止，烧研，酒服。血崩，同荆芥烧服。产后崩，同香附烧服。**败瓢**同莲房烧服。**丝瓜**同棕烧服。**木耳**炒黑，同发灰服，取汗。**桑耳**烧黑，水服。**槐耳**烧服。**乌梅**烧服。**梅叶**同棕灰服。**荷叶**烧服。**桃核**烧服。**胡桃**十五个，烧研，酒服。壳亦可。**甜杏仁黄皮**烧服。**凫茈**一岁一个，烧研，酒服。**漆器灰**同棕灰服。**故绵**同发烧服。**败蒲席灰**酒服。**木芙蓉花**经血不止，同莲房灰，饮服。**槐枝灰**赤白崩，酒服。**幞头灰**水服。**白纸灰**酒服。**蚕蜕纸灰**同槐子末服。**百草霜**狗胆汁服。**松烟墨**漏下五色，水服。**乌龙尾**月水不止，炒，同荆芥末服。**绵花子**血崩如泉，烧存性，酒服三钱。**贯众**煎酒。**丁香**煎酒。**地榆**月经不止，血崩，漏下赤白，煎醋服。**三七**酒服。**地锦**酒服。**木贼**崩中赤白，月水不断，同当归、芎䓖服。漏血不止，五钱，煎水服。血崩气痛，同香附、朴消，末服。**石花**同细茶、漆器末，酒服。**桑花**煎水。**翻白草**擂酒。**醍醐菜**杵汁，煎酒。**夏枯草**研末，饮服。**桂心**煅研，饮服二钱。**何首乌**同甘草，煮酒服。**柍杨皮**同牡丹、牡蛎煎酒，止白崩。**橡斗壳** **金樱根** **榴皮**根同。**鬼箭羽** **城东腐木** **石胆** **代赭石** **白垩土** **玄精石** **硇砂** **五色石脂** **太乙余粮**并主赤沃崩中，漏下不止。**赤石脂**月水过多，同补骨脂末，米饮服二钱。**禹余粮**崩中漏下五色，同赤石脂、牡蛎、乌贼骨、伏龙肝、桂心，末服。**伏龙肝**漏下，同阿胶、蚕沙末，酒服。**五灵脂**血崩不止，及经水过多，半生半炒，酒服，能行血止血。为末熬膏，入神曲，丸服。烧存性，铁锤烧，淬酒服。**鹊巢**积年漏下，烧研，酒服。**牛角䚡**烧研，酒服。**羊胫骨**月水不止，煅，入棕灰，酒服。**狗头骨**血崩，烧研，糊丸，酒服。**乌驴屎**血崩，及月水不止，烧研，糊丸，酒服。**乌驴皮** **羖羊角**烧。**马悬蹄**煅。**马鬐及尾**烧。**牛骨及蹄甲**煅。**孔雀屎**烧。**龙骨**煅。**鼍甲**煅。**海螵蛸** **鲤鱼鳞**并主崩中下血，漏下五色。

胎 前

子烦，胎啼。

【安胎】 **黄芩**同白术，为安胎清热圣药。**白术**同枳壳丸服，束胎易生。**续断**三月孕，防胎堕，同杜仲丸服。**益母草子**同。胎前宜熬膏服。**丹参**安生胎，落死胎。**青竹茹**八九月伤动作痛，煎酒服。**竹沥**因交接动胎，饮一升。**白药子**胎热不安，同白芷末服。**黄连**因惊胎动出血，酒饮。**知母**月未足，腹痛如欲产状，丸服。**枳壳**腹痛，同黄芩煎服。同甘草、白术丸服，令胎瘦易生也。**大枣**腹痛，烧研，小便服。**缩砂仁**行气止痛。胎气伤动，痛不可忍，炒研，酒服。子痫昏瞀，炒黑，酒下。**香附子**安胎顺气，为末，紫苏汤服，名铁罩散。恶阻，同藿香、甘草末，入盐汤服。**槟榔**胎动下血，葱汤服末。**益智子**漏胎下血，同缩砂末，汤服。**大腹皮** **榉皮** **陈橘皮** **藿香** **木香** **紫苏**并行气安胎。**芎䓖**损动胎气，酒服二钱。亦可验胎有无。**当归**妊娠伤动，或子死腹中，服此，未损即安，已损即下，同芎䓖末，水煎服。堕胎下血，同葱白煎服。**朱砂**上症，用末一钱，鸡子白三枚，和服，未死安，已死出。**葱白**下血抢心困笃，浓煎服，未死安，已死出。**薤白**同当归煎服。**艾叶**妊娠下血，半产下血，仲景胶艾汤主之。胎动心痛胀，或下血，或子死腹中，煮酒服。胎迫心，煮醋服。**阿胶**胎动下血，葱豉汤化服。葱、艾，煎服。尿血，饮服。血痢，大便血，煎服。**黄明胶**酒服。**秦艽**同甘草、白胶、糯米，煎服。同阿胶、艾叶，煎服。**木贼**同川芎末，煎服。**生地黄**捣汁，或末，或渍酒，或煮鸡子。**桑寄生**同阿胶、艾叶煎。**酱豆**炒研，酒服。**赤小豆芽**酒服，日三。亦治胎漏。**桃枭**烧服。**莲房**烧服。**百草霜**同棕灰、伏龙肝、童尿、酒服。**鸡子**二枚，生，和白粉食。**鹿角**同当归煎服。腰痛，烧投酒中七次，饮。**生银**煎水，或同苎根煎酒服。**代赭石　鹿茸　麋角　黑雌鸡　豉汁　大蓟　蒲黄　蒲蒻　卖子木**并止血安胎。**菖蒲**半产下血不止，捣汁服。**荷鼻**胎动见黄水，一个，烧研，糯米汤服。**糯米**胎动下黄水，同黄芪、芎䓖，煎服。**秫米**同上。**粳米**同上。**蜜蜡**下血欲死，一两，化投酒半升服，立止。**熟地黄**漏胎不止，血尽则胎死，同生地黄末，白术汤服。腹[①]痛脉虚，同当归丸服。**苎根**同银煎服。**葵根**烧灰，酒服。**五倍子**酒服。**鸡卵黄**酒煮，日食。**鸡肝**切，和酒食。**龙骨　铁秤锤**并主漏胎，下血不止。**人参　黄芪**胎前诸虚。〔外治〕**弩弦**胎动上膈，系腰立下。**蛇蜕**胎动欲产，袋盛系腰下。**伏龙肝**研水服。**井底泥　犬尿泥**并主妊娠伤寒，涂腹护胎。**嫩卷荷叶**孕妇伤寒，同蚌粉涂腹，并服之。〔子烦〕**竹沥**胎气上冲，烦躁，日频饮之。**葡萄**煎服。擂汁亦佳。**黄连**酒服一钱。**知母**枣肉丸服。**生银**同葱白、阿胶煎服。**蟹爪**煎服。〔胎啼〕**黄连**腹中儿哭，煎汁常呷。

产　难

【催生】　**香附子**九月十月服此，永无惊恐。同缩砂、甘草末服，名福胎饮。**人参**横生倒产，同乳香、丹砂，鸡子白、姜汁调服，子母俱安。**白芷**煎服。或同百草霜，童尿、醋汤服。**益母草**难产及子死，捣汁服。**蒺藜子**同贝母末服，催生坠胎，下胞衣。**贝母**末服。**麻子仁**倒产，吞二枚。**黄麻根**煮服，催生破血，下胞衣。**盐豉**烧研，酒服。**皂荚子**吞一枚。**柞木皮**同甘草煎服。**乳香**丸服，末服。同丁香、兔胆，丸服。**龙脑**新水服少许，立下。**凤仙子**水吞。**山楂核**吞。**桃仁**吞。**牛屎中大豆**吞。**槐实**内热难产，吞之。**舂杵糠**烧服。**柑橘瓤**烧服。**莲花　胡麻　赤石脂　代赭石　禹余粮　石蟹　蛇黄**煮。**鳔胶**烧。**蛟髓　白鸡距**烧，和酒服。**白雄鸡毛**同上。**鸡子白**生吞一枚。**乌鸡冠血　兔血**同乳香末服。**兔脑**同乳香丸服。头同。**兔皮毛**血上攻心，烧末酒服。**败笔头灰**藕汁服。**鼠灰**酒服。**骡蹄灰**入麝，酒服。**麝香**水服一钱，即下。**羚羊角尖**刮末，酒服。**狗毛灰**酒服。**白狗血**血上攻心，酒服。**猪心血**和乳香、丹砂，丸服。**真珠**酒服一两，即下。**鳖甲**烧末，酒服。**龟甲**烧末，酒服。矮小女子，交骨不开，同发灰、当归，酒服。**生龟**临月佩之，临时烧服。**海马　文鳐鱼**并同。**本妇爪甲**烧末，酒服。**人尿**煎服。**蚕蜕纸灰**同蛇蜕灰，酒服。**土蜂窠**泡汤服。**弹丸**酒服一钱。**松烟墨**水服。**芒消**童尿、酒服。**云母粉**酒服半两，入口即产。**诸铁器**烧赤淬酒。**布针**二七

---

① 腹：原作“胎”，义晦，今据《本事方》卷十改。

个，烧淬酒。**铁镬锈**同白芷、童尿，入醋服。**马衔**煮汁服，并持之。**铜弩**牙。**古文钱**并淬酒。**铳楔灰**酒服。**箭秆**同弓弦烧，酒服。**弓弩弦**煮汁，或烧灰服。**凿柄木灰**酒服。**破草鞋灰**酒服。**簸箕**淋水服。**车脂**吞二豆许。**夫裈带**烧五寸，酒服。**钟馗左脚**烧末，水服。并主产难，及胞衣不下。**蛇蜕**横生逆产，胎衣不下，炒焦酒服，泡汤浴产门。同蝉蜕、头发，烧研，酒服。**鹿粪**经日不产，干湿各三钱，为末，姜汤下。**猪膏**化酒，多饮。**五灵脂**半生半炒，酒服。**牛膝**酒煎。**地黄**汁，和酢服。**洗儿汤**饮。**井底泥**水服。**灶突后黑土**酒服。并下胎衣。**金箔**七片，磨汤服。

【滑胎】　**榆白皮**末。**牵牛子**末服，并临月服之，滑胎易产。**冬葵子**末服。同牛膝煎服。根同。**葵花**横生倒产，酒服。**黄葵子**汤服。**车前子**酒服。或同菟丝子。**蜀黍根**酒服。**赤小豆**吞之，或煮服。生研水服，治产后月闭。**马槟榔**细嚼数枚，井水下。**当归**同芎末，大豆、童尿、流水服。**慈姑**汁，服一升。**瞿麦**煮汁。**酸浆子**吞。**木通**　**通草**　**泽泻**　**预知子**　**水松**　**马齿苋**　**黄杨叶**　**海带**　**麦蘖**　**滑石**　**浆水**并主产难，横生逆生，胎衣不下。**蜂蜜**横生难产，同麻油各半碗服，立下。**蒲黄**日月未足欲产，及胞衣不下，并水服二钱。同地龙、橘皮末服，甚妙。〔外治〕**蓖麻仁**捣，贴足心。**本妇鞋**炙，熨腹下。**蚯蚓土**炒，拓心下。**牛屎**热涂腹上。并主产难，下生胎、死胎、胞衣。**食盐**涂儿足，并母腹。**釜下墨**画儿足。并主逆生。**磨刀水**盘肠产，摩肠上，内服慈石汤。**赤马皮**临产坐之。**马衔**　**郎君子**　**飞生**　**石燕**并临时把之。**厕筹**烧烟，催生。**女中衣**覆井上，下胎衣。**乳发**胎衣不下，撩母口中。**市门土**八月带之，临产酒服一钱，易产。**海马**　**文鳐鱼**　**獭皮**　**生龟**并临月佩之。

【胎死】　**当归**同芎末、童尿、流水煎[1]服。**丹参**末。**黄葵子**末。**瞿麦**煎。**益母草**汁。**贝母**末，酒服。**鬼臼**煎酒。**红花**煎酒。**大麦蘖**煎水。**麦曲**煎水磨胎。**紫金藤**　**苦瓠**灰。**雀麦**煎水。**大豆**煎醋。**胡麻油**和蜜。**肉桂**童尿、酒服末。**榆白皮**末。**皂荚刺灰**酒服。**木莓根皮**破血。**炊蔽灰**水服。**松烟墨**水服。**蓖麻子**四枚，同巴豆三枚，入麝香，贴脐。**伏龙肝**酒服，仍贴脐下。**水银**吞二两，即下。**胡粉**水服。**硇砂**同当归酒服。**丹砂**水煮过，研末酒服。**斑蝥**一个，烧末，水服。**蟹爪**同甘草、阿胶，煎服。**夜明砂灰**酒服。**乌鸡**煮汁服，仍摩脐下。**鸡卵黄**和姜汁服。**雌鸡屎**三七枚，煎水煮米粥食。**鹿角屑**葱汤服。**羊血**热饮。**人尿**煎服。并下死胎及胎衣。

【堕生胎】　**附子**堕胎，为百药长。**天雄**　**乌喙**　**侧子**　**半夏**　**天南星**　**玄胡索**　**补骨脂**　**莽草**　**商陆**　**瞿麦**　**牛膝**　**羊踯躅**　**土瓜根**　**薏苡根**　**茜根**　**蒺藜**　**红花**　**茅根**　**鬼箭羽**　**牡丹皮**　**大麦蘖**　**麦曲**　**蔄茹**　**大戟**　**薇衔**　**黑牵牛**　**三棱**　**野葛**　**藜芦**　**干姜**　**桂心**　**皂荚**　**干漆**　**槐实**　**巴豆**　**棁根**　**衣鱼**　**蝼蛄**　**虻虫**　**水蛭**　**䗪虫**　**蛴螬**　**蚱蝉**　**斑蝥**　**芫青**　**地胆**　**蜈蚣**　**蛇蜕**　**石蚕**　**马刀**　**飞生**　**亭长**　**蜥蜴**　**蟹爪**同桂心、瞿麦、牛膝为末，煎酒服。**鸡卵白**三家卵，三家盐，三家水，和服。**麝香**同桂心。**石蟹**　**硇砂**　**水银**　**胡粉**　**琉璃瓶**研末，黄酒服。**雄黄**　**雌黄**　**朴消**　**代赭**　**牛黄**　**茶汤**入沙糖少许，露一夜，胎至三月亦下也。**安息香**下鬼胎。**芫花根**下鬼胎癥块，研末一钱，桃仁汤下。**内产户**，下胎。**土**

[1] 煎：原脱，今据卷十四当归附方补。

牛膝根染麝香，内产户，下胎。**苦实把豆儿**同上。

产　　后

【补虚活血】　**人参**血运，同紫苏、童尿，煎酒服。不语，同石菖蒲，煎服。发喘，苏木汤服末二钱。秘塞，同麻仁、枳壳，丸服。诸虚，同当归、猪肾煮食。**当归**血痛，同干姜末服。自汗，同黄芪、白芍药，煎服。**蒲黄**血运、血癥、血烦、血痛、胞衣不下，并水服二钱。或煎服。**苏木**血运、血胀、血噤，及气喘欲死，并煎服。**黄芪**产后一切病。**杜仲**诸病，枣肉丸服。**泽兰**产后百病。根，作菜食。**益母草**熬膏，主胎前产后诸病。**茺蔚子**同上。**地黄**酿酒，治产后百病。酒服，下恶血。**桃仁**煮酒。**薤白**　**何首乌**并主产后诸疾。**麻子仁**浸酒，去瘀血，产后余疾。**玄参**　**蜀椒**　**蚺蛇膏**　**蛏**　**淡菜**　**阿胶**并主产乳余疾。**童尿**和酒，通治产后恶血诸疾。**羊肉**利产妇字乳余疾。腹痛虚弱，腹痛厥逆，同归、芍、甘草，水煎服。**羊脂**上症，同地黄、姜汁，煎食。**黄雌鸡**产后宜食。或同百合、粳米，煮食。**黑雌鸡**同上。**狗头**产后血奔入四肢，煮食。**繁缕**破血，产妇宜食之，或酒炒，或绞汁，或醋糊丸服。**马齿苋**破血，止产后虚汗及血痢。**芸薹子**行滞血，治产后一切心腹痛。

【血运】　**红花**煮酒服，下恶血、胎衣。**茜根**煎水。**红曲**擂酒。**神曲**炒研，汤服。**虎杖**煎水。**夏枯草**汁。**松烟墨**磨醋。**白纸灰**酒服。**鳔胶**烧末，童尿、酒服。**鸡子**生吞一枚。**产妇血**一枣大，和醋服之。**接骨木**血运烦热，煎服。**续断**血运寒热，心下硬，煎服。**红药子**血运腹胀厥逆，同红花煎服。**百合**血运狂言。**香附子**血运狂言，生研，姜、枣煎服。**漆器**烧烟熏。**米醋**煅炭淬熏。韭菜沃熏。

【血气痛】　**丹参**破宿血，生新血。**败芒箔**止好血，去恶血，煮酒服。**三七**酒服。**芎䓖**　**三棱**　**莪茂**　**甘蕉根**　**玄胡索**酒服。**鸡冠花**煎酒。**大黄**醋丸。**虎杖**水煎。**鳖菜**　**蒴藋**水煎。**红蓝花**酒煎。**赤小豆**　**羊蹄实**　**败酱**　**牛膝**　**红曲**擂酒。**槐耳**酒服。**姜黄**同桂，酒服。**郁金**烧研，醋服。**莲薏**生研，饮服。**生姜**水煎。**三岁陈枣核**烧。**山楂**水煎。**秦椒**　**桂心**酒服。**天竺桂**　**榿木**水煎。**质汗**　**芫花**同当归末服。**椆木**水煎。**庵蔄**苗或子，童尿、酒煎。**刘寄奴**煎或末。**天仙藤**炒研，童尿、酒服。**没药**同血竭、童尿、酒。**慈姑**汁，服一升，主血闷攻心欲死。**荷叶**炒香，童尿服。**枳实**同酒炒芍药，煎服。**石刺木**煎汁。**紫荆皮**醋糊丸服。**鬼箭羽**同当归、红花煎。或同四物汤。**琥珀**入丸、散。**茱萸根白皮**　**升麻**煎酒。**麻黄**煎酒。**布包盐**煅服。**釜下墨**酒服。**伏龙肝**酒服立下。**户限下土**酒服。**自然铜**煅，淬醋饮之。**铁斧**烧，淬酒饮。**铁秤锤**同上。**石琅玕**磨水。**乌金**①**石**烧赤淬酒，同煅过寒水石，末服。**姜石**同代赭石丸服。**蟹爪**酒、醋煎服。血不下，煮蟹食之。**鸡子白**醋吞一枚。**羊血**血闷欲绝，热饮一升。**鹿角**烧末，豉②汁服。**羚羊角**烧末，酒服。**海马**　**白僵蚕**　**五灵脂**　**伏翼**　**龙胎**　**兔头**炙热，摩腹痛。**干漆**产后青肿疼痛，及血气水疾，同麦芽煅研，酒服。

【下血过多】　**贯众**心腹痛，醋炙，研末服。**艾叶**血不止，同老姜煎服，立止。感寒腹痛，焙熨脐上。**紫菀**水服。**石菖蒲**煎酒。**槠木皮**煎水。**椿白皮**　**桑白皮**

---

① 金：原作“淦”，字误，今据卷九石炭释名及附方改。

② 豉：原作“豆”，字误，今据卷五十一鹿角附方改。

炙，煎水。**百草霜**同白芷末服。**乌毡皮**酒服，并止血。**鳝鱼**宜食。**凌霄花**并主产后恶漏淋沥。**旋覆花**同葱煎服。**紫背金盘**酒服。**小蓟**同益母草煎服。**代赭石**地黄汁和服。**松烟墨**煅研酒服。并主堕胎下血不止。

【风痉】 **荆芥**产后中风，痉直口噤，寒热不识人，水煎入童尿、酒服。或加当归。**白术**同泽泻煮服。**羌活**研末，水煎。**黑大豆**炒焦冲酒。**穞豆**同上。**鸡屎**炒焦冲酒。**白鲜皮**余痛，中风，水煎服。**竹沥** **地榆**并主产乳痉疾。**鸡苏**产后中风，恶血不止，煎服。**井泉石**产后搦搐。**鹿肉**产后风虚邪僻。

【寒热】 **柴胡** **白马通灰**水服。**羖羊角灰**酒服。并主产后寒热闷胀。**苦参**主产后烦热。**甘竹根**烦热，煮汁。**松花**壮热，同芎、归、蒲黄、红花、石膏，煎服。**知母** **猪肾**煮食。**狗肾**煮食。并主产后蓐劳寒热。

【血渴】 **黄芩**产后血渴，同麦门冬煎服。**紫葛**烦渴，煎呷。**芋根**产妇宜食之，破血。饮汁，止渴。

【咳逆】 **石莲子**产后咳逆，呕吐心忡，同黄芩末，水煎服。**壁钱窠**产后咳逆，三五日欲死，煎汁呷之。

【下乳汁】 **母猪蹄**同通草煮食，饮汁。**牛鼻**作羹食，不过三日，乳大下。**羊肉**作臛食。**鹿肉**作臛食。**鼠肉**作羹臛食。**死鼠**烧末，酒服。**鲤鱼**烧服二钱。鳞灰亦可。**鲍鱼汁**同麻仁、葱豉，煮羹食。**虾汁**煮汁或羹。**胡麻**炒研，入盐食。**麻子仁**煮汁。**赤小豆**煮汁。**豌豆**煮汁。**丝瓜**烧存性，研，酒服取汗。**莴苣**煎汁服。子，研，酒服。**白苣**同上。**木馒头**同猪蹄煮食。**通草**同上。**贝母**同知母、牡蛎粉，以猪蹄汤日服。**土瓜根**研末，酒服，日二。**栝楼根**烧研酒服，或酒、水煎服。**栝楼子**炒研，酒服二钱。**胡荽**煮汁或酒。**繁缕** **泽泻** **细辛** **殷孽**产下乳汁。**石钟乳粉**漏卢汤调服一钱，乳下止。**石膏**煮汁服。**王不留行**通血脉，下乳汁之神品也。**穿山甲**炮研，酒服二钱，名涌泉散。**蜜蜂子**炒治食。**漏卢** **飞廉** **荆三棱**并煎水洗乳。

【回乳】 **神曲**产后无子饮乳，欲回转者，炒研，酒服二钱，此李濒湖自制神方也。**大麦蘖**炒研，白汤服二钱。**缴脚布**勒乳一夜，即回。

【断产】 **零陵香**酒服二钱，尽一两，绝孕。**薇衔**食之令人绝孕。**凤仙子**产后吞之，即不受胎。**玉簪花根**产后同凤仙子、紫葳、丹砂作丸服，不复孕。**马槟榔**经水后常嚼二枚，井水下，久则子宫冷不孕也。**白面**每经行后，以一升浸酒，三日服尽。**印纸灰**产后以水服二钱，令人断产。**水银** **黑铅**并冷子宫。**牛膝** **麝香** **凌霄花**。

阴　病

【阴寒】 **吴茱萸**同椒。**丁香** **蛇床子**并塞。**硫黄**煎洗。

【阴吹】 **乱发**妇人胃气下泄，阴吹甚喧，宜猪膏煎乱发化服，病从小便出。

【阴肿痛】 **白敛** **白垩土**并主女阴肿痛。**肉苁蓉** **牛膝**煮酒服。**蛇床子**洗。**卷柏**洗。**枸杞根**洗。**诃黎勒**和蜡烧熏。**枳实**炒煎。**炒盐**熨。并主女人阴痛。**黄芪**主妇人子脏风邪气。**防风**得当归、芍药、阳起石，主妇人子脏风。**黄连** **菊苗** **羌活** **白芷** **藁本** **荜茇** **白鲜皮** **地锦** **干漆** **槐实** **阳起石**并主女人疝瘕痛。**蜀羊泉**女人阴中内伤，皮间积实。**泽兰**洗。**大豆**和饭杵，纳。**桃仁**烧傅。并主产后阴肿。**青布灰**同发灰服。**五倍子**末傅。并主交接后血出不止。

【阴痒、阴蚀】 **蛇床子** **小蓟** **狼牙**

瞿麦 **荆芥**同牙皂、墙头腐草，煎洗。**五加皮** **槐白皮** **槐耳** **桑耳** **芜荑** **胡麻** **枸杞根** **椿白皮**同落雁木煎汤。**城东腐木** **猪胆**并煎汤熏洗。**鲤鱼骨** **桃仁**并烧烟熏。**桃叶**杵。**杏仁**烧研。**羊蹄根**末，和鲤鱼脑。**鳗鲡** **雄鸡肝** **猪肝** **羊肝** **狗阴茎** **狐阴茎**并捣内阴中，主阴痒、阴蚀有虫。**石胆** **黑石脂** **孔公蘖** **土殷蘖** **白矾** **硫黄** **龟甲**烧。**鲫胆**骨灰同。**鲤骨**灰。**鸡子**同光粉炒。**乌鲗骨**并主女人阴痒、阴蚀、阴疮。**箭笴** **针线袋**并主产后肠痒，密安席下。

【阴脱】 **土瓜根**妇人阴癞，同桂枝、芍药、䗪虫为末，酒服。**慈石**子宫不收，名瘣疾，煅，酒淬丸服。**穿山甲**妇人阴癞，硬如卵状，炙研酒服。**升麻** **柴胡**并升提。**羌活**煎酒服。**枯矾**阴脱作痒，酒服，日三。**车脂**煮酒。**景天**酒服。**鳖头灰**水服。**人屎**炒赤，酒服，日三。**狐阴茎**并主产后子肠脱下。**蓖麻子**贴顶心及脐。**蝎**吹鼻。**半夏**生产，子肠先下，产后不收，以末嗃鼻则上。**白及**同乌头末，纳之。**铁炉中紫尘**同羊脂熨纳之。**茄根灰**纳之。**铁胤粉**同龙脑少许，研水刷之。**羊脂**频涂。**鲫鱼头**烧傅。**兔头**烧傅。**五倍子**矾汤洗后傅之。**石灰**炒，淬水洗。**皂荚根皮、子**同楝皮、石莲子，煎汤熏洗。**蛇床子** **老鸦蒜** **老鸦眼睛草** **篁竹根**并煎水熏洗。**胡麻油**煎热熏洗，皂角末吹鼻。**枳壳**煎，浴产后肠出。**铁精**和羊脂炙熨。**五灵脂** **白鸡翎** **鼠屎**并烧烟熏。

【产门不合】 **石灰**炒热，淬水洗。

【产门生合】 **铅**作铤日纴。**石灰**铜钱割开，傅之止血。

【脬损】 **黄绢**女人交接及生产损脬，小便淋沥不断，以炭灰淋汁煮烂，入蜜蜡、茅根、马勃，煎汤日服。一同白牡丹皮、白及末，水煎日服。

小儿初生诸病

沐浴，解毒，便闭，无皮，不啼，不乳，吐乳，目闭，血眼，肾缩，解颅，囟陷，囟肿，项软，龟背，语迟，行迟，流涎，夜啼，脐肿，脐风。

【沐浴】 **猪胆** **黄连** **梅叶**同桃叶、李叶。**益母草** **虎骨**并煎汤浴儿，不生疮疥诸病。**轻粉**浴讫，以少许摩身，不畏风，又解诸毒。

【解毒】 **甘草**汁。**韭汁**并灌少许，吐出恶水、恶血，永无诸疾。**豆豉**浓煎，喂三五口，胎毒自散。**胡麻**生嚼，绢包与咂，其毒自下。**粟米粥**日嚼少许，助谷神。**朱砂**蜜和豆许。**牛黄**蜜和豆许。**黄连**灌一匙。并解胎毒及痘毒。**脐带**初生十三日，以本带烧灰乳服，可免痘患。

【便闭】 **胡麻油**初生大小便不通，入芒消少许，煎沸，徐灌即通。**甘草**同枳壳煎水灌。**葱白**尿不通，煎乳灌之。**轻粉**先咂胸、背、手足心并脐七处，以蜜化三分，与服即通。

【无皮】 **白米粉** **车辇土** **密陀僧**初生无皮，并扑之，三日即生。

【不啼】 **冷水**灌少许，外以葱鞭之。

【不乳】 **水银**吞米粒大，下咽即乳，咽中有物如麻子也。**凌霄花**百日儿忽不乳，同蓝汁、消、黄，丸服。

【吐乳】 **蓬莪茂**同绿豆煎乳，调牛黄服。**籧篨**同牛黄、食盐少许，煎人乳服。

【目闭】 **甘草**月内目闭不开，或肿涩，或出血，名慢肝风，猪胆汁炙，研末灌之。**苍术**上症，用二钱，入猪胆汁中，煮热熏之，嚼汁哺之。**芎䓖**小儿好闭目，或赤肿，脑热也，同朴消、薄荷末，吹鼻中。**熊胆**蒸水频点之，内服四物加天花粉、甘草。

【血眼】 **杏仁**嚼乳汁点之。

【肾缩】 **吴茱萸**同大蒜、硫黄涂其腹，仍用蛇床子烧烟熏之。

【解颅】 **防风**同白及、柏子仁末，乳和。**天南星**醋和。**漆花** **槲榆皮** **蟹螯灰**同白及末。**鼠脑** **猪颊车髓** **黄狗头**炙研，鸡子白和。**驴头骨及悬蹄灰**油和。并日涂。**丹雄鸡冠血**滴上，以赤芍末粉之。

【囟陷】 **乌鸡骨**同地黄末服。**乌头**同附子、雄黄末贴。**半夏**涂足心。

【囟肿】 **黄蘗**水和，贴足心。

【项软】 **附子**同南星贴。**蓖麻子**病后天柱骨倒，同木鳖子仁贴之。

【龟背】 **红内消**龟尿调涂，久久自愈。

【语迟】 **百舌鸟**炙食。**伯劳踏枝**鞭之。

【行迟】 **五加皮**同木瓜末服。**木占斯**。

【流涎】 **半夏**同皂荚子仁，姜汁丸服。**牛噍草**服。**鹿角**末，米饮服。**白羊屎**频纳口中。**东行牛涎**涂。**桑白皮汁**涂。**天南星**水调贴足。

【夜啼】 〔内治〕**当归**胎寒好啼，日夜不止，焙研，乳和灌。**前胡**蜜丸服。**刘寄奴**同地龙为末服。**伏龙肝**丹砂、麝香丸服。**灯花**抹乳头吮。**胡粉**水服三豆。**硫黄**同黄丹煅，埋过，丸服。**白花蛇睛**研，竹沥灌。**虎睛**研，竹沥灌。**牛黄**乳汁化豆许灌。**狼屎中骨**烧灰，水服。或加豺皮灰。**缚猪绳灰**水服。**巴豆**〔时珍曰〕小儿夜啼，多是停乳腹痛，余每以蜡匮巴豆药一二丸服之，屡效。〔外治〕**牵牛子** **五倍子** **牛蹄甲** **马蹄** **马骨**并贴脐。**狗毛**绛袋盛，系儿臂。**鸡屎**浴儿，并服少许。**猪窠草** **鸡窠草** **井口边草** **白雄鸡翎** **牛屎**并密安席下。**土拔鼠头骨** **烧尸场土**并安枕旁。**仙人杖**安身畔。**树孔中草**著户中。**古榇板**点灯照之。

【脐肿】 **荆芥**煎汤洗后，煨葱贴之，即消。**桂心**炙熨。**东壁土** **伏龙肝** **白石脂** **枯矾** **车脂** **龙骨** **海螵蛸** **猪颊车髓**同杏仁捣。**脐带灰**同当归、麝。**油发灰** **当归** **甑带灰** **绯帛灰** **锦灰** **绵灰**并傅脐湿或肿。

【脐风】 **独蒜**安脐上，灸至口出蒜气，仍以汁嗃鼻。**盐豉**贴脐灸之。**枣猫**同诸药贴灸。**鲫鱼**先以艾灸人中、承浆，烧研酒服。**全蝎**酒炙研，入麝服。**白僵蚕**二枚，炒研，蜜服。**守宫**以丹砂养赤，为末，薄荷汤服。**猴屎**烧研蜜服。**牛黄**竹沥化服。**白牛屎**涂口中。**鸡屎白**口噤，面赤属心，白属肺，酒研，或水煮汁服。**猪脂**百日内噤风，口中有物如蜗牛、白虫也，擦之令消。**驴毛**入麝炒焦，乳汁和服。**乌驴乳** **猪乳** **牛涎** **牛龆草汁** **大豆黄卷汁**并灌之。**钓藤**同甘草煎服。**夜合花枝**煮汁，拭小儿撮口。**葛蔓**烧灰点咽。**天浆子**同僵蚕、轻粉灌之。同蜈蚣烧服。**甘草**浓煎。**蛇莓汁**并灌之，吐痰涎。

惊 痫

有阴阳二证。

【阳证】 **黄连**平肝胆心风热。**羌活** **龙胆草** **青黛** **金银薄** **铁粉** **剪刀股** **马衔** **铁精** **铜镜鼻** **雄黄** **代赭石** **鳖甲** **鲮鲤甲** **全蝎** **守宫** **龙骨**齿、脑、角同。**真珠** **牡蛎粉** **蛇蜕** **白花蛇** **乌蛇** **伏翼** **五灵脂** **牛胆** **牛黄**竹沥化服。**驼黄** **野猪黄** **熊胆** **鲊答** **羚羊角** **狐肝、胆** **蛇黄**并平肝风，定惊痫。**甘草**泄心火，补元气。煎汁吐撮口风痰。**钓藤**同甘草煎服，主小儿寒热，十二惊痫，胎风。**丹砂**色赤入心，安神除热。月内惊风欲死，涂五心。惊热多啼，同牛黄服。客忤卒死，同蜜服。惊忤不语，血入心窍，猪心血丸服。急惊搐搦，同天南星、全蝎末服。**卢会** **龙脑**引经。**石菖蒲** **柏子仁** **茯神** **茯苓** **牡丹皮** **琥珀** **荆沥** **淡竹沥** **淡竹叶** **竹茹** **木通** **天竹黄** **铅霜** **黄丹** **紫石英** **菩萨石** **玳瑁** **象牙** **犀角**磨汁服。**天浆子**研汁服。同全蝎、丹砂丸。**田螺**并主心经痰热惊痫。**腊雪**止儿热啼。**油发灰**乳服，止儿惊啼。**发髲**合鸡子黄煎，消为水服。主小儿惊热百病。**月经**惊痫发热，和青黛水服二钱，入口即定。**黄芩**肺虚惊啼，同人参末服。**桔梗** **薄荷** **荆芥** **防风** **藁本** **紫菀** **款冬花**并主惊痫，上焦风热。**桑根白皮**汁。**细辛** **驴乳** **驴毛** **牛鼻津** **白狗屎** **马屎中粟**并主客忤惊热。**慈石**炼汁。**地黄** **玄石**并主养肾定惊。**乳香**同没药服。**阿魏**同炮蒜丸服，并主盘肠痛惊。**半夏** **天南星** **枳壳** **杏仁** **神曲** **僵蚕** **青礞石** **金牙石** **白矾** **石绿** **石油** **水银** **粉霜** **轻粉** **银朱** **雷墨**并主惊痫，风痰热痰。**薇衔** **女萎** **女菀** **莽草** **芜荑** **白鲜皮** **蜀羊泉** **鲤鱼脂** **蜂房** **鹳屎** **鸭血** **鸡子** **雄鸡血** **鸡冠血** **鸡屎白** **猪心** **猪卵** **猬皮**灰。**虎睛**魄、鼻、爪并同。**猴头骨** **狗屎**屎中骨同。**六畜毛蹄甲** **牛拳木**煎服。**车脂**纳口中。**胡燕窠土**并主惊痫。**蜥蜴**同蜈蚣、螳螂嗜鼻，定搐。**蓝叶**同凝水石傅头上。**厕筹**烧贴囟，治惊窜。**白玉**同寒水石涂足心。止惊啼。**老鸦蒜**同车前子末，水调贴[①]手足心，主急惊。**牡鼠**煎油，摩惊痫。**黄土**熨惊风遍身乌色。**灯火**焠。**李叶** **榆叶** **马绊绳**并煎水浴。**安息香**烧之，辟惊。**鹅毛** **雁毛**并主小儿辟惊痫。

【阴证】 **黄芪** **人参**同黄芪、甘草，治小儿胃虚而成慢惊，乃泄火补金、益土平木之神品。**天麻**定风神药。**天南星**慢惊，同天麻、麝香服，或丸服，坠痰。暑毒入心，昏迷搐搦，同附子、半夏生研，猪胆丸服。**附子**慢惊，同全蝎煎服。尖，吐风痰。吹鼻，治脐风。**乌头**同上。**蜀椒**同牡蛎煎醋服。**胡椒**慢脾风，同丁香、羊屎末服。**蚤休**惊痫，摇头弄舌，热在腹中，慢惊带阳症，同栝楼根末服。**乌药**磨汤服。**开元钱**慢脾惊风，利痰奇妙，以一个烧出珠子，研末，木香汤下。**麒麟竭**同乳香丸服。**麻黄**吐泄后慢惊脾风，同白术、全蝎、薄荷末服。**桂心**平肝。**焰消** **硫黄**金液丹。**升麻** **远志** **蛇床子** **缩砂** **曼陀罗花**并主慢惊阴痫。**羊肉**头、蹄、头骨并同。**羊乳** **鹿茸** **马阴茎及鬐毛**并主阴痫。**独头蒜**灸脐及汁嗜鼻。**芸薹子**同川乌末，涂顶。

诸　疳

虚热有虫。

黄连猪肚蒸丸，治疳杀虫。小儿食土，以汁拌土晒，与之。**胡黄连**主骨蒸疳痢。潮热，同柴胡服。疳热肚胀，同五灵脂丸服。肥热疳，同黄连、朱砂安猪胆内煮熟，入卢会、麝香丸服。**青黛**水服，主疳热疳痢，杀虫。**使君子**主五疳虚热，杀虫健脾胃，治小儿百病。**卢会**上症，同使君子丸服。**大黄**熬膏丸服，主无辜闪癖瘰疬。**黑牵牛**疳气浮肿，同白牵牛半生半炒、陈皮、青皮等分，丸服。**橘皮**疳瘦，同黄连、麝香、猪胆丸服。**楝实**五疳，同川芎、猪胆丸服。**轻粉**吃泥肚大，沙糖丸服。**绿矾**疳气，火煅醋淬，枣肉丸服。**蚕蛹**煮食，治疳气，退热杀虫。**白僵蚕**久疳，天柱骨倒，炒研，薄荷汤每服半钱。**粪蛆**主一切疳，研末，麝香汤服。或入甘草末。或烧灰拌食物。蛤蟆生蛆尤妙。**蜘**

① 子末，水调贴：此五字原脱，今据本书卷十三石蒜附方补。

蛛烧啖，主大腹疳。**夜明砂**一切疳病，研末，猪肉汁服，取下胎毒。无辜疳，末拌饭食之。魃病，绛袋佩之。**五灵脂**五疳潮热有虫，同胡黄连、猪胆丸服。**野猪黄**水研日服。胆同。**牡鼠**炙食，主寒热诸疳。作羹，甚瘦人。哺露大腹，炙食之。**鼠屎**疳病大腹，同葱、豉煎服。**柴胡　前胡　甜瓜叶　阿勃勒**并主疳热。**萹蓄**魃病。**漏卢**煮猪肝食。**苦耽　离鬲草　白矾**并主无辜疳疾。**益母草**煮粥。**樗根皮**丸服。**胡粉**同鸡子蒸，或炒。**鸡子**入轻粉、巴豆蒸食。**大枣　狼把草　鳖血　鳗鲡　狸头骨**猫骨同。**豺皮　兔屎　獾肉　鹑**并主疳痢。**葛蕈疳痢，吹肛。鹈鹕觜**久痢成疳，烧末水服。**蔷薇根　芜荑　羊蹄根　虎胆　熊胆　猪胆**并杀疳虫。**蚺蛇胆**灌鼻，治脑疳。灌肛，治疳痢。**鲫鱼胆**灌鼻，治脑疳。**白棘针**研末，同瓜丁，嗃鼻，主诸疳。**菖蒲　冬瓜　柳枝及白皮　郁李根　楮叶**并煎汤浴儿。**伯劳　白马眼**并小儿魃病佩之。

痘　疮

【预解】　黄连　脐带并见初生下。**葵根**煮食。**黑大豆**同绿豆、赤小豆、甘草煮食饮汁。**胡麻油**煎浓食，外同葱涎摻周身。**朱砂**蜜调服。**白水牛虱**焙研，作面饼食。**生玳瑁**同生犀磨汁，日服。**兔肉**腊月作酱食。**兔血**同朱砂或雄黄作丸服。**白鸽**除夕食之，以毛煎水浴儿。卵，入厕中半日，取白和丹砂丸服，毒从二便出。**鸡卵**入蚯蚓蒸熟，立春日食。童尿或厕坑中浸七日，洗净煮食。**鹤卵**煮食。**鹳卵**煮食。**丝瓜蔓　壶卢须　兔头　鳢鱼**并除夕煎汤浴儿，令出痘多者少，少者无。

【内托】　升麻解毒，散痘疹前热。**柴胡**退痘后热。**牛蒡子**痘出不快，便闭，咽不利，同荆芥、甘草煎服。**贯众**同升麻、芍药煎。**老丝瓜**烧研，沙糖水服。**山楂**水煎。干陷，酒煎。**荔枝**浸酒。壳，煎汤。**葡萄**擂酒服。**橄榄**研。**胡桃**烧研，胡荽酒服。**胡荽**浸酒服。**泰和老鸡**五味煮食。**竹笋**汤。**虾汤　鱼汤　生蚬水**并主痘出不快。**黄芪**主气虚色白不起。**人参**同上。**甘草**初出干淡不长，色白不行浆，不光泽，既痂而胃弱不食，痘后生痈肿，或溃后不收，皆元气不足也，并宜参、芪、甘草三味主之，以固营卫，生气血。或加糯米助肺，芎䓖行气，芍药止痛，肉桂引血化脓。**芎䓖　芍药　肉桂　糯米　肉豆蔻**止泻。**丁香**灰白不起，脾胃虚弱。**麻黄**风寒倒陷，蜜炒酒服。**猪心血**痘疮倒靥，同片脑酒服。引入心经，同乳香丸服。**猪齿　猫头　猫牙**同人、猪、犬牙烧灰，水服。**猫屎**同人、狗、猪屎烧灰，水服。**狗屎中粟**末服一钱。**人牙**烧，入麝香酒服。**人中白**烧研，汤服。**天灵盖**烧研，酒服三分。或加雄黄。**白丁香**研末，入麝，酒服。**鸮头**烧研，水服。**老鸦左翅**烧灰，猪血丸服。并主陷下。**大戟**变黑归肾，研末水服。**威灵仙**上症，同片脑服。**紫草**血热紫赤便闭者宜之。同红花、蝉蜕煎服。**红花**和血。**燕脂**干红，同胡桃服。点痘疔。点目，令痘不入目。**犀角**磨汁。**玳瑁**磨汁。**桦皮**煮汁。并主紫赤干红。**抱过鸡子壳**倒陷便血昏睡，焙研，汤服五分，仍涂胸、背、风池。**猪膘**便闭，煮食。**灯心草**烦喘，小便不利，同鳖甲煎服。**牛黄**紫黑，谵语发狂，同丹砂、蜜服。**丹砂**人心狂乱，同益元散、片脑水服。**山豆根**咽痛不利。**白柿**痘入目，日食之。**真珠**痘疔，研末，水服。**桃胶**痘后发搐，酒化服。**象牙**痘不收，磨水服。**黄明胶**瘢痕，水化服。

【外治】　沉香同乳香、檀香烧烟，辟恶气，托痘。**稻草　猪爪壳**并烧烟，辟恶气。**胡荽**煎酒喷儿，并洒床帐席下[①]。**水杨柳根**风寒出不快，煎汤浴。**茱萸**口噤，嚼一二粒抹之。**茶叶**烧熏痘痒。**马齿苋**灰。**败茅黄绢**灰。**海螵蛸**末。**黄牛屎**灰。**荞麦　大豆　赤小豆　豌豆　绿豆**并研傅烂痘及痈。**枇杷叶**洗烂痘。**青羊脂**摩豆疮如疥。**姜石　芒消**并涂豆毒。**雄黄**痘疔，同紫草末，燕脂水涂。**蚕茧**同白矾煅，傅痘疳。**蜂蜜　酥油**并润痘痂欲落不落，且无瘢痕。**白僵蚕**用雄鸡尾浸酒，和涂豆瘢。**密陀僧**人乳调涂豆瘢。**猪肉汁　马肉汁**并洗痘瘢。**柳叶**暑月生蛆，铺卧引之。**毕澄茄**嗃鼻，治痘入目[②]。

小儿惊痫

有阴阳二证。

【阳证】　**甘草**补元气，泻心火。小儿撮口发噤，煎汁灌之，吐去痰涎。**黄连**平肝胆心火。**胡黄连　黄芩**小儿惊啼，同人参末服。**防风**治上焦风邪，四肢挛急。**羌活**诸风痫痓，去肾间风，搜肝风。**白鲜皮**小儿惊痫。**老鸦蒜**主急惊，同车前子末，水调[③]贴手足。**龙胆**骨间寒热，惊痫入心。**细辛**小儿客忤，同桂心纳口中。**薇衔**惊痫吐舌。**薄荷**去风热。**荆芥**一百二十惊，同白矾丸服。**牡丹**惊痫瘈疭。**藁本**痫疾脊厥而强。**莽草**摩风痫，日数十发。**半夏**吹鼻。**青黛**水服。**蓝叶**同凝水石傅头上。**女萎　女菀　紫菀　款冬花**惊痫寒热。**蜀羊泉**小儿惊。**蛇莓**孩子口噤，以汁灌之。**凌霄花**百日儿无故口青[④]不乳，同蓝叶、消、黄丸服。**葛蔓**小儿口噤，病在咽中，烧灰点之。**钓藤**小儿寒热，十二惊痫瘈疭，客忤胎风，同甘草煎服。**石菖蒲**客忤惊痫。**曲**食痫。**淡竹笋**消痰热，小儿惊痫天吊。**李叶**浴惊痫。**杏仁　柏子仁**小儿躽啼惊痫，温水服之。**乳香**同甘遂服。**没药**盘肠气痛，同乳香服。**阿魏**盘肠痛，同蒜炮，丸服。**安息香**烧之，辟惊。**芦荟**镇心除热。**夜合花枝**小儿撮口，煮汁拭洗。**榆花**浴小儿痫热。**芜荑**惊后失音，同曲、蘖黄连丸服。**龙脑**入心经，为诸药使。**桑根白皮汁**治天吊惊痫客忤。**枳壳**惊风搐搦痰涎，同豆豉末，薄荷汁服。**荆沥**心热惊痫。**茯苓　茯神**惊痫。**琥珀**胎惊，同防风、朱砂末服。胎痫，同朱砂、全蝎末服。**淡竹叶　青竹茹　竹沥**惊痫天吊，口噤烦热。**天竹黄**惊痫天吊，去诸风热。**车脂**止惊啼，纳口中。**马绊绳**煎洗儿痫。**木牛拳**煎服，止儿痫。**厕筹**贴囟，治惊窜。**灯火**焠惊风。**腊雪**小儿热啼。**黄土熨**惊风，遍身乌色。**胡燕窠土**小儿惊痫。**金箔　银箔**风热惊痫，镇心安魂。**锡吝脂**小儿天吊搐搦，同水银、牛黄丸服。**铅霜**去积热痰涎，镇惊，同牛黄、铁粉服。惊风喉闭口紧，同蟾酥少许，乌梅蘸擦牙关。**黄丹**惊痫，镇心安神。**铜镜鼻**客忤惊痛面青，烧焠酒饮。**铁粉**惊痫发热多涎，镇心抑肝，水服少许。或加丹砂。**铁精**风痫。**铁华粉**虚痫。**剪刀股**惊风。**马衔**风痫。**白玉**小儿惊啼，同寒水石涂足心。**紫石英**补心定惊。风热瘈疭，同寒水石诸药煎服。**菩萨石**热狂惊痫。**朱砂**色赤入心，心热非此不除。月内惊风欲死，磨水涂五心。惊热多啼，同牛黄末服。客忤卒死，蜜服方寸匕。惊忤不语，血入心窍，猪心血丸服。急惊搐搦，同天南星、全蝎末服。**水银**惊风热涎潮，同南星、麝香服。**粉霜　轻粉**并下痰涎惊热。**银朱**内钓惊啼，同乳

---

① 此下原有缚猪绳及注十一种药，已见前夜啼条下，今删。

② 以上二十七种药及主治，原错在此后小儿惊痫桔梗下，今移于此。

③ 子末水调：此四字原脱，今据卷十三石蒜条附方补。

④ 青：原脱，今据卷十三紫葳附方补。

香、大蒜丸服。**雄黄**惊痫，同朱砂末服。**石油**小儿惊风，化和丸散服。**慈石**养肾止惊，炼水饮。**玄石** **代赭**小儿惊气入腹。急惊搐搦不定，火煅醋淬，金箔汤服一钱。**石绿**同轻粉，吐急惊。**礞石**惊风痰涎，煅研服，亦丸服。**金牙石** **蛇黄** **雷墨** **盐豉**小儿撮口，贴脐灸之。**露蜂房**惊痫瘈疭寒热，煎汁服。**螳螂**定惊搐，同蜈蚣、蜥蜴𠻳鼻。**天浆子**急慢惊风，研汁服。同全蝎、朱砂丸服。噤风，同蜈蚣烧，丸服。脐风，同僵蚕、腻粉灌之。**白僵蚕**惊痫客忤，去风痰。撮口噤风，为末蜜服。烧地，以大蒜泥制服。**枣猫**脐风。**全蝎**小儿惊痫风搐，薄荷包炙研服。胎惊天吊，入朱砂、麝香。或丸服。风痫及慢惊，用石榴煅过末服。慢惊，同白术、麻黄末服。脐风，同麝服。**玳瑁**清热，止急惊客忤。**鳖甲**小儿惊痫，炙研乳服。**真珠**小儿惊热。**田螺壳**惊风有痰。**牡蛎**安神去烦，小儿惊痫。**龙骨**小儿热气惊痫，安神定魂魄。**龙齿**小儿五惊十二痫，身热不可近。**龙角**惊痫瘈疭，身热如火。**鲮鲤甲**肝惊。**守宫**风痓惊痫。心虚惊痫。**蛇蜕**小儿百二十种惊痫瘈疭，弄舌摇头。**白花蛇**小儿风热，急慢惊风搐搦。**乌蛇** **鲤鱼脂**小儿惊忤诸痫。**鹳屎**天吊惊风发不止，炒研，入麝香、牛黄、蝎，末服。**鹅毛**小儿衣之，辟惊痫。**雁毛**同上。**鸭肉**小儿热惊。**鸡冠血**小儿卒惊客忤搐吊。**白雄鸡血**惊风不醒，抹唇、口、脑。亦治惊痫。**鸡子**止惊。**伏翼**小儿惊，酿朱砂烧研服。慢惊，炙焦，同人中白、蝎、麝，丸服。**五灵脂**小儿惊风五痫。**鸡屎白**小儿惊忤惊啼，烧灰，水服。**猪心血**心热惊痫，调朱砂末服，引入心。**猪心、肝、肾**并主惊痫。**豚卵、猪乳、齿、屎**并主惊痫。**白狗屎**小儿惊痫客忤，烧服。**狗屎中骨**寒热惊痫。**牛胆**治惊风有奇功。**鼻津**客忤，灌之。**马屎**烧末煮酒，浴儿卒忤。**尾**烧烟熏客忤。**屎中粟**烧，治小儿客忤。**马绊绳**煎浴小儿痫。**驴乳**小儿痫疾，客忤天吊，风痰咳，服之。**驴毛**煎饮，治客忤。**牛黄**惊痫寒热，竹沥调服，或蜜调，或入朱砂。**驼黄**风热惊疾。**六畜毛蹄甲**客热惊痫。**鲊答** **虎睛** **虎魄** **虎鼻、爪** **象牙** **犀角**浓磨汁服。**牛黄及角** **野猪黄及脂** **熊胆**惊痫瘈疭，竹沥化服。**羚羊角**平肝定风。**麝香**惊痫客忤惊啼，通诸窍，开经络，透肌骨，辟邪气。**狐肝、胆**惊痫寒热搐搦。**牡鼠**煎油，摩惊痫。**猬皮**惊啼，烧服。**猴头骨及手**惊痫寒热口噤。**发髲**合鸡子黄煎，消为水服，主小儿惊热百病。**油发灰**乳服，止小儿惊啼。**月经血**小儿惊痫发热，和青黛水服二钱，入口即瘥。

【阴证】 **黄芪**补脉泻心。**人参**同黄芪、甘草，治小儿胃虚而成慢惊，为泻火补金、益土平木之神剂。**桔梗**主小儿惊痫。

本草纲目水部目录第五卷

李时珍曰：水者，坎之象也。其文横则为☰，纵则为☵。其体纯阴，其用纯阳。上则为雨露霜雪，下则为海河泉井。流止寒温，气之所锺既异；甘淡咸苦，味之所入不同。是以昔人分别九州水土，以辨人之美恶寿夭。盖水为万化之源，土为万物之母。饮资于水，食资于土。饮食者，人之命脉也，而营卫赖之。故曰：水去则营竭，谷去则卫亡。然则水之性味，尤慎疾卫生者之所当潜心也。今集水之关于药食者，凡四十三种，分为二类：曰天，曰地。旧本水类共三十二种，散见玉石部。

名医别录一种梁·陶弘景注。 **本草拾遗二十六种**唐·陈藏器。 **嘉祐本草四种**宋·掌禹锡。 **本草纲目一十一种**明·李时珍。

〔**附注**〕魏·李当之药录　吴普本草　宋·雷敩炮炙　齐·徐之才药对　唐·苏恭本草　孙思邈千金　唐·李珣海药　甄权药性　宋·马志开宝　苏颂图经　唐慎微证类　寇宗奭衍义　大明日华　金·张元素珍珠囊　元·李杲法象　王好古汤液　朱震亨补遗　明·汪颖食物　汪机会编　王纶集要

水之一天水类一十三种

雨水拾遗　**潦水**纲目　**露水**拾遗　**甘露**拾遗　**甘露蜜**拾遗　**明水**拾遗　**冬霜**拾遗　**腊雪**嘉祐　**雹**拾遗　**夏冰**拾遗　**神水**纲目　**半天河**别录　**屋漏水**拾遗

上附方旧一新三

水之二地水类三十种

流水拾遗　**井泉水**嘉祐　**节气水**纲目　**醴泉**拾遗　**玉井水**拾遗　**乳穴水**拾遗　**温汤**拾遗　**碧海水**拾遗　**盐胆水**拾遗　**阿井水**纲目　**山岩泉水**拾遗　**古冢中水**拾遗　**粮罂中水**拾遗　**赤龙浴水**拾遗　**车辙水**纲目　**地浆**别录　**热汤**嘉祐　**生熟汤**拾遗　**齑水**纲目　**浆水**嘉祐　**甑气水**拾遗　**铜壶滴漏水**纲目　**三家洗碗水**拾遗　**磨刀水**纲目　**浸蓝水**纲目　**猪槽中水**拾遗　**市门溺坑水**拾遗　**洗手足水**纲目　**洗儿汤**纲目　**诸水有毒**拾遗

右附方旧一十八新四十七

互考铁浆　淬铁水　玉泉　石脑油　菊潭水　石中黄水　沤麻汤　米泔水　酒　醋　饧糖　沙糖　茶　蜜　蚯蚓水　蜗牛水　缫丝汤　螺蛳水　蚬子水　蟹花漆水　焊鸡汤　焊猪汤　洗裈水　胞衣水

本草纲目水部第五卷

水之一天水类一十三种。

雨水拾遗

【释名】 〔时珍曰〕地气升为云，天气降为雨，故人之汗，以天地之雨名之。

【气味】 **咸，平，无毒。**

立春雨水

【主治】 **夫妻各饮一杯，还房，当获时有子，神效。**藏器。**宜煎发散及补中益气药。**时珍。

【发明】 〔时珍曰〕虞抟医学正传云：立春节雨水，其性始是春升发之气，故可以煮中气不足、清气不升之药。古方妇人无子，是日夫妇各饮一杯，还房有孕，亦取其资始发育万物之义也。

梅雨水

【主治】 **洗疮疥，灭瘢痕，入酱易熟。**藏器。

【发明】 〔藏器曰〕江淮以南，地气卑湿，五月上旬连下旬尤甚。月令土润溽暑，是五月中气。过此节以后，皆须曝书画。梅雨沾衣，便腐黑。浣垢如灰汁，有异他水。但以梅叶汤洗之乃脱，余并不脱。〔时珍曰〕梅雨或作霉雨，言其沾衣及物，皆生黑霉也。芒种后逢壬为入梅，小暑后逢壬为出梅。又以三月为迎梅雨，五月为送梅雨。此皆湿热之气，郁遏熏蒸，酿为霏雨。人受其气则生病，物受其气则生霉，故此水不可造酒醋。其土润溽暑，乃六月中气，陈氏之说误矣。

液雨水

【主治】 **杀百虫，宜煎杀虫消积之药。**时珍。

【发明】 〔时珍曰〕立冬后十日为入液，至小雪为出液，得雨谓之液雨，亦曰药雨。百虫饮此皆伏蛰，至来春雷鸣起蛰乃出也。

潦水纲目

【释名】 〔时珍曰〕降注雨水谓之潦，又淫雨为潦。韩退之诗云：潢潦无根源，朝灌夕已除。是矣。

【气味】 **甘，平，无毒。**

【主治】 **煎调脾胃，去湿热之药。**时珍。

【发明】 〔成无己曰〕仲景治伤寒瘀热在里，身发黄，麻黄连轺赤小豆汤，煎用潦水者，取其味薄而不助湿气，利热也。

露水拾遗

【释名】 〔时珍曰〕露者，阴气之液也，夜气着物而润泽于道傍也。

【气味】 **甘，平，无毒。**

【主治】 **秋露繁时，以盘收取，煎如饴，令人延年不饥。**藏器。**禀肃杀之气，宜煎润肺杀祟之药，及调疥癣虫癞诸散。**虞抟。

百草头上秋露，未晞时收取，愈百

疾，止消渴，令人身轻不饥，肌肉[①] **悦泽。别有化云母作粉服法。**藏器。**八月朔日收取，摩墨点太阳穴，止头痛，点膏肓穴，治劳瘵，谓之天灸。**时珍。

百花上露，令人好颜色。藏器。

柏叶上露，菖蒲上露，并能明目，旦旦洗之。时珍。

韭叶上露，去白癜风，旦旦涂之。时珍。

凌霄花上露，入目损目。

【发明】 〔藏器曰〕薛用弱续齐谐记云：司农邓绍，八月朝入华山，见一童子，以五采囊盛取柏叶下露珠满囊。绍问之。答云：赤松先生取以明目也。今人八月朝作露华囊[②]，象此也。又郭宪洞冥记云：汉武帝时，有吉云国，出吉云草，食之不死。日照之，露皆五色。东方朔得玄、青、黄三露，各盛五合，以献于帝。赐群臣服之，病皆愈。朔曰：日初出处，露皆如饴。今人煎露如饴，久服不饥。吕氏春秋云：水之美者，有三危[③] 之露，为水即[④] 重于水也。〔时珍曰〕秋露造酒最清冽。姑射神人吸风饮露。汉武帝作金盘承露，和玉屑服食。杨贵妃每晨吸花上露，以止渴解酲。番国有蔷薇露，甚芬香，云是花上露水，未知是否。〔藏器曰〕凡秋露春雨着草，人素有疮及破伤者触犯之，疮顿不痒痛，乃中风及毒水，身必反张似角弓之状。急以盐豉和面作碗子，于疮上灸一百壮，出恶水数升，乃知痛痒而瘥也。

甘露拾遗

【释名】 **膏露**纲目**瑞露**纲目**天酒**纲目**神浆**〔时珍曰〕按瑞应图云：甘露，美露也。神灵之精，仁瑞之泽，其凝如脂，其甘如饴，故有甘、膏、酒、浆之名。晋中兴书云：王者敬养耆老，则降于松柏；尊贤容众，则降于竹苇。列星图云：天乳一星明润，则甘露降。已上诸说，皆瑞气所感者也。吕氏春秋云：水之美者，三危之露。和之美者，揭雩[⑤] 之露，其色紫[⑥]。拾遗记云：昆仑之山有甘露，望之如丹，着草木则皎莹如雪。山海经云：诸沃之野，摇山之民，甘露是饮，不寿者八百岁。一统志云：雅州蒙山常有甘露。已上诸说，皆方域常产者也。杜镐言：甘露非瑞也，乃草木将枯，精华顿发于外，谓之雀饧，于理甚通。

【气味】 **甘，大寒，无毒。**

【主治】 **食之润五脏，长年不饥，神仙。**藏器。

甘露蜜拾遗

【集解】 〔藏器曰〕生巴西绝域中，状如饧也。〔时珍曰〕按方国志云：大食国秋时收露，朝阳曝之，即成糖霜，盖此物也。又一统志云：撒马儿罕地在西番，有小草丛生，叶细如蓝，秋露凝其上，味如蜜，可熬为饧，夷人呼为达即古宾，盖甘露也。此与刺蜜相近，又见果部。

【气味】 **甘，平，无毒。**

【主治】 **胸膈诸热，明目止渴。**藏器。

明水拾遗

【释名】 **方诸水**〔藏器曰〕方诸，大蚌也。熟摩令热，向月取之，得水二三

---

① 肌肉：原脱，今据《证类本草》卷五补。

② 露华囊：《证类本草》作“露华明”，《续齐谐记》作“眼明袋”。皆字异而义同。

③ 三危：《吕氏春秋·孝得览》高诱注：“西极山名。”

④ 即：此下《证类本草》有“味”字。

⑤ 揭雩：《吕氏春秋·孝行览》作“宰揭”。高诱注：“山名，处则未闻。”

⑥ 紫：《吕氏春秋·孝行览》作“如玉”二字。

合，亦如朝露。阳燧向日，方诸向月，皆能致水火也。周礼明诸承水于月，陈馔为玄酒是也。〔时珍曰〕明水者，取其清明纯洁，敬之至也。周礼·司烜氏以夫燧取明火于日，鉴取明水于月，以恭祭祀。魏伯阳参同契云：阳燧以取火，非日不生光；方诸非星月，安能得水浆。淮南子云：方诸见月，则津而为水。注者或以方诸为石，或以为大蚌，或以为五石炼成，皆非也。按考工记云：铜锡相半，谓之鉴燧之剂，是火为燧、水为鉴也。高堂隆云：阳燧一名阳符，取火于日。阴燧一名阴符，取水于月。并以铜作之，谓之水火之镜。此说是矣。干宝搜神记云：金锡之性，一也。五月丙午日午时铸，为阳燧；十一月壬子日子时铸，为阴燧。

【气味】 **甘，寒，无毒。**

【主治】 **明目定心，去小儿烦热，止渴。**藏器。

冬霜拾遗

【释名】 〔时珍曰〕阴盛则露凝为霜，霜能杀物而露能滋物，性随时异也。乾象占云：天气下降而为露，清风薄之而成霜。霜所以杀万物，消祲沴。当降而不降，当杀物而不杀物，皆政弛而慢也。不当降而降，不当杀物而杀物，皆政急而残也。许慎说文云：早霜曰䨪，白霜曰皑。又有玄霜。〔承曰〕凡取霜，以鸡羽扫之，瓶中密封阴处，久亦不坏。

【气味】 **甘，寒，无毒。**

【主治】 **食之解酒热，伤寒鼻塞，酒后诸热面赤者。**藏器。**和蚌粉，傅暑月痱疮，及腋下赤肿，立瘥。**陈承。

【附方】 新一。**寒热疟疾**秋后霜一钱半，热酒服之。集玄方。

腊雪宋嘉祐

【释名】 〔时珍曰〕按刘熙释名云：雪，洗也。洗除瘴疠虫蝗也。凡花五出，雪花六出，阴之成数也。冬至后第三戊为腊，腊前三雪，大宜菜麦，又杀虫蝗。腊雪密封阴处，数十年亦不坏；用水浸五谷种，则耐旱不生虫；洒几席间，则蝇自去；淹藏一切果食，不蛀蠹，岂非除虫蝗之验乎。〔藏器曰〕春雪有虫，水亦易败，所以不收。

【气味】 **甘，冷，无毒。**

【主治】 **解一切毒，治天行时气温疫，小儿热痫狂啼，大人丹石发动，酒后暴热，黄疸，仍小温服之。**藏器。**洗目，退赤。**张从正。**煎茶煮粥，解热止渴。**吴瑞。**宜煎伤寒火暍之药，抹痱亦良。**时珍。

【发明】 〔宗奭曰〕腊雪水，大寒之水也，故治已上诸病。

雹音驳。拾遗

【释名】 〔时珍曰〕程子云：雹者，阴阳相搏之气，盖沴气也。或云：雹者，炮也，中物如炮也。曾子云：阳之专气为雹，阴之专气为霰。陆农师云：阴包阳为雹，阳包阴为霰。雪六出而成花，雹三出而成实。阴阳之辨也。五雷经云：雹乃阴阳不顺之气结成。亦有懒龙鳞甲之内，寒冻生冰，为雷所发，飞走堕落，大生者如斗升，小者如弹丸。又蜥蜴含水，亦能作雹，未审果否。

【气味】 **咸，冷，有毒。〔时珍曰〕按五雷经云：人食雹，患疫疾大风颠邪之证。〔藏器曰〕酱味不正者，当时取一二升纳瓮中，即还本味也。**

夏冰拾遗

【释名】 **凌**去声。〔时珍曰〕冰者，太阴之精，水极似土，变柔为刚，所谓物极反兼化也。故字从水，从仌。周礼：凌人掌冰，以供祭祀宾客。左传：古者占在北陆而藏冰，西陆朝觌而出之。其藏之也，深山穷谷，涸阴沍寒；其用之也，禄位宾客丧祭。郎颉：藏冰以时，则雷出不震；弃冰不用，则雷不发而震。今人冬月藏冰于窖，登之以盐，是也。淮南万毕术有凝水石作冰法，非真也。

【气味】 **甘，冷，无毒。**

【主治】 **去热烦，熨人乳石发热肿。**藏器。**解烦渴，消暑毒。**吴瑞。**伤寒阳毒，热盛昏迷者，以冰一块置于膻中，良。亦解烧酒毒。**时珍。

【发明】 〔藏器曰〕夏暑盛热食冰，应与气候相反，便作宜人，诚恐入腹冷热相激，却致诸疾也。食谱云：凡夏用水，止可隐映饮食，令气凉尔，不可食之。虽当时暂快，久皆成疾也。〔时珍曰〕宋徽宗食冰太过，病脾疾，国医不效，召杨介诊之。介用大理中丸。上曰：服之屡矣。介曰：疾因食冰，臣因以冰煎此药，是治受病之原也。服之果愈。若此，可谓活机之士矣。

【附方】 新一。**灭瘢痕**以冻凌频熨之，良。千金方。

神水纲目

【集解】 〔时珍曰〕金门记云：五月五日午时有雨，急伐竹竿，中必有神水，沥取为药。

【气味】 **甘，寒，无毒。**

【主治】 **心腹积聚及虫病，和獭肝为丸服。又饮之，清热化痰，定惊安神。**时珍。

半天河别录下品

【释名】 **上池水**〔弘景曰〕此竹篱头水，及空树穴中水也。〔时珍曰〕战国策云：长桑君饮扁鹊以上池之水，能洞见脏腑。注云：上池水，半天河也。然别有法。

【气味】 **甘，微寒，无毒。**

【主治】 **鬼疰，狂，邪气，恶毒。**别录。**洗诸疮。**弘景。**主蛊毒。**日华。**杀鬼精，恍惚妄语，与饮之，勿令知之。**甄权。**槐树间者，主诸风及恶疮风瘙疥痒。**藏器。

【发明】 〔宗奭曰〕半天河水，在上天泽之水也，故治心病鬼疰狂邪恶毒。

【附方】 旧一，新一。**辟禳时疫**半天河水，饮之。医林集要。**身体白驳**取树木孔中水洗之，捣桂末唾和傅之，日再上。张文仲备急方。

屋漏水拾遗

【气味】 **辛，苦，有毒。**〔李延飞曰〕水滴脯肉，食之，成癥瘕，生恶疮。又檐下雨滴菜，亦有毒，不可食之。

【主治】 **洗犬咬疮，更以水浇屋檐，取滴下土傅之，效。**藏器。**涂疣目，傅丹毒。**时珍。

水之二地水类三十种

流水拾遗

【集解】 〔时珍曰〕流水者，大而江河，小而溪涧，皆流水也。其外动而性静，其质柔而气刚，与湖泽陂塘之止水不同。然江河之水浊，而溪涧之水清，复有不同焉。观浊水流水之鱼，与清水止水之鱼，性色迥别，淬剑染帛，各色不同，煮粥烹茶，味亦有异，则其入药，岂可无辨乎。

千里水　东流水　甘烂水一名劳水。

【气味】　**甘，平，无毒。**

【主治】　**病后虚弱，扬之万遍，煮药禁神最验。**藏器。**主五劳七伤，肾虚脾弱，阳盛阴虚，目不能瞑，及霍乱吐利，伤寒后欲作奔豚。**时珍。

逆流水

【主治】　**中风，卒厥，头风，疟疾，咽喉诸病，宣吐痰饮。**时珍。

【发明】　〔藏器曰〕千里水、东流水二水，皆堪荡涤邪秽，煎煮汤药，禁咒神鬼。潢污行潦，尚可荐之王公，况其灵长者哉。本经云：东流水为云母石所畏。炼云母用之，与诸水不同，即其效也。〔思邈曰〕江水，流泉远涉，顺势归海，不逆上流，用以治头，必归于下。故治五劳七伤羸弱之病，煎药宜以陈芦、劳水，取其水不强、火不盛也。无江水，则以千里东流水代之，如泾、渭之类。〔时珍曰〕劳水即扬泛水，张仲景谓之甘烂水。用流水二斗，置大盆中，以杓高扬之千万遍，有沸珠相逐，乃取煎药。盖水性本咸而体重，劳之则甘而轻，取其不助肾气而益脾胃也。虞传医学正传云：甘烂水甘温而性柔，故烹伤寒阴证等药用之。顺流水性顺而下流，故治下焦腰膝之证，及通利大小便之药用之。急流水湍上峻急之水，其性急速而下达，故通二便风痹之药用之。逆流水洄澜之水，其性逆而倒上，故发吐痰饮之药用之也。〔宗奭曰〕东流水取其性顺疾速，通膈下关也。倒流水取其回旋流止，上而不下也。〔张从正曰〕昔有患小便闭者，众工不能治，令取长川急流之水煎前药，一饮立溲，则水可不择乎。

【附方】　新三。**目不得瞑**乃阳气盛，不得入于阴，阴气盛，故目不得瞑。治法饮以半夏汤，用流水千里外者八升，扬之万遍，取其清五升煮之，炊苇薪火，置秫米一升，半夏五合，徐炊令竭为一升，去滓，饮汁一小杯，日三饮，以知为度。详半夏下。灵枢经。**汗后奔豚**茯苓桂枝汤。治发汗后，脐下悸，欲作奔豚者。茯苓一两，炙甘草二钱半，桂枝三钱，大枣二枚，以甘烂水二升，煮茯苓，减半，服之，日再。张仲景金匮要略。**服药过剂**烦闷，东流水饮一二升。肘后方。

井泉水宋嘉祐

【释名】　〔时珍曰〕井字象井形，泉字象水流穴中之形。

【集解】　〔颖曰〕井水新汲，疗病利人。平旦第一汲，为井华水，其功极广，又与诸水不同。凡井水有远从地脉来者为上，有从近处江湖渗来者次之，其城市近沟渠污水杂入者成硷，用须煎滚，停一时，候硷澄乃用之，否则气味俱恶，不堪入药食茶酒也。雨后水浑，须擂入桃、杏仁澄之。〔时珍曰〕凡井以黑铅为底，能清水散结，人饮之无疾；入丹砂镇之，令人多寿。按麻知几水解云：九畴昔访灵台太史，见铜壶之漏水焉。太史召司水者曰：此水已三周环，水滑则漏迅，漏迅则刻差，当易新水。子因悟曰：天下之水，用之灭火则同，濡槁则同，至于性从地变，质与物迁，未尝同也。故蜀江濯锦则鲜，济源烹楮则皛。南阳之潭渐于菊，其人多寿；辽东之涧通于参，其人多发。晋之山产矾石，泉可愈疽；戎之麓伏硫黄，汤可浴疠。扬子宜荈，淮蔡宜醪；沧卤能盐，阿井能胶。澡垢以污，茂田以苦。瘿消于藻带之波，痰破于半夏之洳。冰水咽而霍乱息，流水饮而癃闭通。雪水洗目而赤退，咸水濯肌而疮干。菜之为齑，铁之为浆，曲之为酒，蘖之为醋，千派万种，言不可尽。至于井之水一也，尚数名焉，况其他者乎。反酌而倾曰倒流，出甃未入曰无根，无时初出曰新汲，将旦首汲曰井华。夫一井之水，而功用不同，岂可烹煮之间，将行药势，独不择夫水哉？昔有患小溲闭者，众不能瘥，张子和易之以长川之急流，煎前药，一饮立溲。此正与灵枢经治不瞑半夏汤，用千里流水同意味。后之用水者，当以子和之法为制。予于是作水解。

井华水

【气味】 **甘，平，无毒。**

【主治】 **酒后热痢，洗目中肤翳，治人大惊，九窍四肢指歧皆出血，以水噀面。和朱砂服，令人好颜色，镇心安神。治口臭，堪炼诸药石。投酒醋，令不腐。**嘉祐。**宜煎补阴之药。**虞抟。**宜煎一切痰火气血药。**时珍。

新汲水

【主治】 **消渴反胃，热痢热淋，小便赤涩，却邪调中，下热气，并宜饮之。射痈肿令散，洗漆疮。治坠损肠出，冷喷其身面，则肠自入也。又解闭口椒毒，下鱼骨哽。**嘉祐。**解马刀毒。**之才。**解砒石、乌喙、烧酒、煤炭毒，治热闷昏瞀烦渴。**时珍。

【发明】 〔禹锡曰〕凡饮水疗疾，皆取新汲清泉，不用停污浊暖，非直无效，亦且损人。〔虞抟曰〕新汲井华水，取天一真气，浮于水面，用以煎补阴之剂，乃炼丹煮茗，性味同于雪水也。〔时珍曰〕井泉，地脉也，人之经血象之，须取其土厚水深，源远而质洁者，食用可也。易曰井泥不食，井冽寒泉食，是矣。人乃地产，资禀与山川之气相为流通，而美恶寿夭，亦相关涉。金石草木，尚随水土之性，而况万物之灵者乎。贪淫有泉，仙寿有井，载在往牒，必不我欺。淮南子云：土地各以类生人。是故山气多男，泽气多女，水气多瘖，风气多聋，林气多癃，木气多伛，下气多尰，石气多力，阴气多瘿，暑气多夭，寒气多寿，谷气多痹，丘气多狂[①]，广气多仁，陵气多贪。坚土人刚，弱土人脆，垆土人大，沙土人细，息土人美，耗土人丑，轻土多利，重土多迟。清水音小，浊水音大，湍水人轻，迟水人重。皆应其类也，又河图括地象云：九州殊题，水泉刚柔各异。青州角徵会，其气慓轻，人声急，其泉酸以苦。梁州商徵接，其气刚勇，人声塞，其泉苦以辛。兖豫宫徵会，其气平静，人声端，其泉甘以苦。雍冀商羽合，其气驶烈，人声捷，其泉咸以辛。观此二说，则人赖水土以养生，可不慎所择乎。〔时珍曰〕按后汉书云：有妇人病经年，世谓寒热注病。十一月，华佗令坐石槽中，平旦用冷水灌，云当至百。始灌七十，冷颤欲死，灌者惧欲止，佗不许，灌至八十，热气乃蒸出，嚣嚣然高二三尺。满百灌，乃使然火温床，厚覆而卧，良久冷汗出，以粉扑之而愈。又南史云：将军房伯玉，服五石散十许剂，更患冷疾，夏月常复衣。徐嗣伯诊之曰：乃伏热也，须以水发之，非冬月不可。十一月冰雪大盛时，令伯玉解衣坐石上，取新汲冷水，从头浇之，尽二十斛，口噤气绝，家人啼哭请止，嗣伯执挝谏者。又尽水百斛，伯玉始能动，背上彭彭有气。俄而起坐，云热不可忍，乞冷饮。嗣伯以水一升饮之，疾遂愈。自尔常发热，冬月犹单衫，体更肥壮。时珍窃谓二人所病，皆伏火之证，素问所谓诸禁鼓栗，皆属于火也。治法火郁则发之，而二子乃于冬月平旦浇以冷水者，冬至后阳气在内也，平旦亦阳气方盛时也，折之以

① 狂：《酉阳杂俎》作“尪”。当作“尪”。

寒，使热气郁遏至极，激发而汗解，乃物不极不反，是亦发之之意。素问所谓正者正治，反者反治[①]，逆而从之，从而逆之，疏通道路，令气调和者也。春月则阳气已泄，夏秋则阴气在内，故必于十一月至后，乃可行之。二子之医，可谓神矣。

【附方】 旧八，新二十一。**九窍出血**方见主治下。**衄血不止**叶氏用新汲水，随左右洗足即止，累用有效。一方：用冷水噀面。一方：冷水浸纸贴囟上，以熨斗熨之，立止。一方：用冷水一瓶，淋射顶上及哑门上。或以湿纸贴之。**金疮血出**不止，冷水浸之即止。延寿方。**犬咬血出**以水洗，至血止，绵裹之。千金方。**蝎虿螫伤**以水浸故布拓蒙之，暖即易。千金方。**马汗入疮**或马毛入疮，肿入腹，杀人。以冷水浸之，频易水，仍饮好酒，立瘥。千金方。**鱼骨哽咽**取水一杯，合口向水，张口取水气，哽当自下。肘后方。**中砒石毒**多饮新汲井水，得吐利佳。集简方。**中乌喙毒**方同上。**中蒙汗毒**饮冷水即安。济急方。**中煤炭毒**一时运倒，不救杀人。急以清水灌之。唐瑶经验方。**服药过剂**卒呕不已。饮新汲水一升。肘后方。**烧酒醉死**急以新汲水浸其发，外以故帛浸湿，贴其胸膈，仍细细灌之，至苏乃已。濒湖集简方。**饮酒齿痛**井水频含漱之。直指方。**破伤风病**用火命妇人取无根水一盏，入百草霜调捏作饼，放患处，三五换，如神，此蒋亚香方也。谈野翁试验方。**坠损肠出**方见主治下。**眼睛突出**一二寸者，以新汲水灌渍睛中，数易之，自入。梅师方。**时行火眼**患人每日于井上，视井旋匝三遍，能泄火气。集玄方。**心闷汗出**不识人，新汲水和蜜饮之，甚效。千金方。**呕吐阳厥**卒死者。饮新汲水三升佳。千金方。**霍乱吐泻**勿食热物，饮冷水一碗，仍以水一盆浸两足，立止。救急良方。**厌禳瘟疫**腊旦除夜，以小豆、川椒各七七粒投井中，勿令人知，能却瘟疫。又法：元旦以大麻子三七粒，投井中。**口气臭恶**正旦含井华水吐弃厕下，数度即瘥也。肘后方。**心腹冷痛**男子病，令女人取水一杯饮之；女人病，令男子取水一杯饮之。肘后方。**寒热注病**方见发明下。**火病恶寒**方见发明下。**丁毒疽疮**凡手指及诸处有疮起，发痒，身热恶寒，或麻木，此极毒之疮也。急用针刺破，挤去恶血，候血尽，口噙凉水吮之，水温再换，吮至痛痒皆住即愈，此妙法也。保寿堂方。**妇人将产**井华水服半升，不作运。千金方。**初生不啼**取冷水灌之，外以葱白茎细鞭之，即啼。全幼心鉴。

节气水纲目

【集解】 〔时珍曰〕一年二十四节气，一节主半月，水之气味，随之变迁，此乃天地之气候相感，又非疆域之限也。月令通纂云：正月初一至十二日止，一日主一月。每旦以瓦瓶秤水，视其轻重，重则雨多，轻则雨小。观此，虽一日之内，尚且不同，况一月乎。

立春、清明二节贮水，谓之神水

【主治】 宜浸造诸风脾胃虚损、诸丹丸散及药酒，久留不坏。

寒露、冬至、小寒、大寒四节，及腊日水

【主治】 宜浸造滋补五脏及痰火积聚虫毒诸丹丸，并煮酿药酒，与雪水同功。

立秋日五更井华水

【主治】 长幼各饮一杯，能却疟痢百病。

重午日午时水

---

① 正者正治，反者反治：《素问·至真要大论》作“逆者正治，从者反治”。

【主治】 **宜造疟痢疮疡金疮百虫蛊毒诸丹丸。**

小满、芒种、白露三节内水

【主治】 **并有毒。造药，酿酒醋一应食物，皆易败坏。人饮之，亦生脾胃疾。**并时珍。

醴泉拾遗

【释名】 **甘泉**〔时珍曰〕醴，薄酒也，泉味如之，故名。出无常处，王者德至渊泉，时代升平，则醴泉出，可以养老。瑞应图云：醴泉，水之精也，味甘如醴，流之所及，草木皆茂，饮之令人多寿。东观记云：光武中元元年，醴泉出京师，人饮之者，痼疾皆除。

【气味】 **甘，平，无毒。**

【主治】 **心腹痛，疰忤鬼气邪秽之属，并就泉空腹饮之。又止热消渴及反胃霍乱为上，亦以新汲者为佳。**藏器。

玉井水拾遗

【集解】 〔藏器曰〕诸有玉处山谷水泉皆是也。山有玉而草木润，身有玉而毛发黑。玉既重宝，水又灵长，故有延生之望。令人多寿者，岂非玉石津液之功乎。太华山有玉水溜下，土人得服之，多长生。

【气味】 **甘，平，无毒。**

【主治】 **久服神仙，令人体润，毛发不白。**藏器。

乳穴水拾遗

【集解】 〔藏器曰〕近乳穴处流出之泉也。人多取水作饮酿酒，大有益。其水浓者，秤之重于他水，煎之上有盐花，此真乳液也。

【气味】 **甘，温，无毒。**

【主治】 **久服肥健人，能食，体润不老，与钟乳同功。**藏器。

温汤拾遗

【释名】 **温泉纲目沸泉**〔藏器曰〕下有硫黄，即令水热，犹有硫黄臭。硫黄主诸疮，故水亦宜然。当其热处，可焊猪羊、熟鸡子也。〔时珍曰〕温泉有处甚多。按胡仔渔隐丛话云：汤泉多作硫黄气，浴之则袭人肌肤。惟新安黄山是朱砂泉，春时水即微红色，可煮茗。长安骊山是矾石泉，不甚作气也。朱砂泉虽红而不热，当是雄黄尔。有砒石处亦有汤泉，浴之有毒。

【气味】 **辛，热，微毒。**

【主治】 **诸风筋骨挛缩，及肌皮顽痹，手足不遂，无眉发，疥癣诸疾，在皮肤骨节者，入浴。浴讫，当大虚惫，可随病与药，及饮食补养。非有病人，不宜轻入。**藏器。

【发明】 〔颖曰〕庐山有温泉，方士往往教患疥癣风癞杨梅疮者，饱食入池，久浴得汗出乃止，旬日自愈也。

碧海水拾遗

【集解】 〔藏器曰〕东方朔十洲记云：夜行海中，拨之有火星者，咸水也。色既碧，故曰碧海。〔时珍曰〕海乃百川之会。天地四方，皆海水相通，而地在其中。其味咸，其色黑，水行之正也。

【气味】 **咸，小温，有小毒。**

【主治】 **煮浴，去风瘙疥癣。饮一合，吐下宿食胪胀。**藏器。

盐胆水拾遗

【释名】 **卤水**〔藏器曰〕此乃盐初熟，槽中沥下黑汁也。〔时珍曰〕盐下沥水，则味苦不堪食。今人用此水，收豆腐。独孤滔云：盐胆煮四黄，锝物。

【气味】 **咸，苦，有大毒。**

【主治】 **蚀䘌疥癣，瘘疾虫咬，及马牛为虫蚀，毒虫入肉生子。六畜饮一合，当时死，人亦然。凡疮有血者，不可涂之。藏器。痰厥不省，灌之取吐，良。**时珍。

阿井水[①] 纲目

【气味】 **甘、咸，平，无毒。**

【主治】 **下膈，疏痰，止吐。**时珍。

【发明】 〔时珍曰〕阿井在今兖州阳谷县，即古东阿县也。沈括笔谈云：古说济水伏流地中，今历下凡发地下皆是流水。东阿亦济水所经，取井水煮胶谓之阿胶。其性趣下，清而且重，用搅浊水则清，故以治淤浊及逆上之痰也。又青州范公泉，亦济水所注，其水用造白丸子，利膈化痰。管子云：齐之水，其泉青白，其人坚劲，寡有疥瘙，终无痟酲。水性之不同如此。陆羽烹茶，辨天下之水性美恶，烹药者反不知辨此，岂不戾哉。

山岩泉水拾遗

【释名】 〔时珍曰〕此山岩土石间所出泉，流为溪涧者也。尔雅云：水正出曰槛[②]泉，悬出曰沃泉，仄出曰氿泉。其泉源远清冷，或山有玉石美草木者为良；其山有黑土毒石恶草者不可用。陆羽云：凡瀑涌漱湍之水，饮之令人有颈疾。〔颖曰〕昔在浔阳，忽一日城中马死数百。询之，云数日前雨，洗出山谷中蛇虫之毒，马饮其水然也。

【气味】 **甘，平，无毒。**

【主治】 **霍乱烦闷，呕吐腹空，转筋恐入腹，宜多服之，名曰洗肠，勿令腹空，空则更服。人皆惧此，然尝试有效。但身冷力弱者，防致脏寒，当以意消息之。**藏器。

古冢中水拾遗

【主治】 **有毒，杀人。洗诸疮皆瘥。**藏器。

粮罂中水拾遗

【集解】 〔藏器曰〕乃古冢中食罂中水也，取清澄久远者佳。古文曰：蔗留余节，瓜表遗犀。言二物不烂，余皆成水也。

【气味】 **辛，平，有小毒。**

【主治】 **鬼气中恶疰忤，心腹痛，恶梦鬼神，杀蛔虫。进一合，不可多饮，令人心闷。又云：洗眼见鬼，未试。**藏器。

【附方】 新一。**噎疾**古冢内罐罂中水，但得饮之即愈，极有神效。寿域方。

赤龙浴水拾遗

【集解】 〔藏器曰〕此泽间小泉有赤蛇在中者，人或遇之，经雨取水服。

【气味】 **有小毒。**

【主治】 **瘕结气，诸瘕，恶虫入腹，及咬人生疮者。**藏器。

车辙中水纲目

【释名】 **〔时珍曰〕辙，乃车行迹也。**

【主治】 **疬疡风，五月五日取洗之，甚良。牛蹄迹中水亦可。**时珍。

地浆别录下品

【释名】 **土浆**〔弘景曰〕此掘黄土地作坎，深三尺，以新汲水沃入搅浊，少

① 水：原作“泉”，字误，今据分卷目录改。
② 槛：字或作“滥”。泉水涌出曰槛泉。

顷取清用之，故曰地浆，亦曰土浆。

【气味】 甘，寒，无毒。

【主治】 解中毒烦闷。别录。**解一切鱼内果菜药物诸菌毒，疗霍乱及中暍卒死者，饮一升妙**。时珍。

【发明】 〔弘景曰〕枫上菌，食之令人笑不休，饮此即解。〔时珍曰〕按罗天益卫生宝鉴云：中暑霍乱，乃暑热内伤，七神迷乱所致。阴气静则神藏，躁则消亡，非至阴之气不愈。坎为地，地属阴，土曰静顺。地浆作于墙阴坎中，为阴中之阴，能泻阳中之阳也。

【附方】 旧一，新六。**热渴烦闷**地浆一盏，饮之。圣惠方。**干霍乱病**不吐不利，胀痛欲死。地浆三五盏服即愈，大忌米汤。千金方。**服药过剂**闷乱者。地浆饮之。肘后方。**闭口椒毒**吐白沫，身冷欲死者，地浆饮之。张仲景金匮方。**中野芋毒**土浆饮之。集简方。**黄鲿鱼毒**食此鱼，犯荆芥，能害人。服地浆解之。集简方。**中砒霜毒**地浆调铅粉服之，立解。集玄方。

热汤宋嘉祐

【释名】 百沸汤纲目**麻沸汤**仲景**太和汤**。

【气味】 甘，平，无毒。〔时珍曰〕按汪颖云：热汤须百沸者佳。若半沸者，饮之反伤元气，作胀。或云热汤漱口损齿。病目人勿以热汤洗浴。冻僵人勿以热汤灌之，能脱指甲。铜瓶煎汤服，损人之声。

【主治】 助阳气，行经络。宗奭。**熨霍乱转筋入腹及客忤死**。嘉祐。

【发明】 〔宗奭曰〕热汤能通经络，患风冷气痹人，以汤淋脚至膝上，厚覆取汗周身，然别有药，亦假阳气而行尔。四时暴泄痢，四肢冷，脐腹疼，深汤中坐，浸至腹上，频频作之，生阳诸药，无速于此。虚寒人始坐汤中必颤，仍常令人伺守之。〔张从正曰〕凡伤寒伤风伤食伤酒，初起无药，便饮太和汤碗许，或酸齑汁亦可，以手揉肚，觉恍惚，再饮再揉，至无所容，探吐，汗出则已。〔时珍曰〕张仲景治心下痞，按之濡，关上脉浮，大黄黄连泻心汤，用麻沸汤煎之，取其气薄而泄虚热也。朱真人灵验篇云：有人患风疾数年，掘坑令坐坑内，解衣，以热汤淋之，良久以簟盖之，汗出而愈。此亦通经络之法也。时珍常推此意，治寒湿加艾煎汤，治风虚加五枝或五加煎汤淋洗，觉效更速也。

【附方】 旧四，新九。**伤寒初起**取热汤饮之，候吐则止。陈藏器本草。**初感风寒**头痛憎寒者，用水七碗，烧锅令赤，投水于内，取起再烧再投，如此七次，名沸汤，乘热饮一碗，以衣被覆头取汗，神效。伤寒蕴要。**忤恶卒死**铜器或瓦器盛热汤，隔衣熨其腹上，冷即易，立愈。陈藏器本草。**霍乱转筋**以器盛汤熨之，仍令蹋器，使足底热彻，冷则易。嘉祐本草。**暑月暍死**以热汤徐徐灌之，小举其头，令汤入腹，即苏。千金方。**火眼赤烂**紧闭目，以热汤沃之，汤冷即止，频沃取安，妙在闭目。或加薄荷、防风、荆芥煎汤沃之，亦妙。赵原阳济急方。**金疮血出**不止，以故布蘸热汤盦之。延寿书。**代指**[①] **肿痛**麻沸汤渍之，即安。千金方。**痈肿初起**以热汤频沃之，即散也。集简方。**冻疮不瘥**热汤洗之。陈藏器。**马汗入疮**肿痛欲死。沸汤温洗即瘥。千金方。**蝎虿螫伤**温汤渍之，数易，至旦愈。华陀治彭城夫人方。**蛇绕不解**热汤淋之，即脱。千金方。

---

① 指：原作“脂”，字误，今据《千金》卷二十二改。

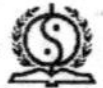

生熟汤拾遗

【释名】 阴阳水〔时珍曰〕以新汲水百沸汤合一钱和匀，故曰生熟，今人谓之阴阳水。

【气味】 **甘，咸，无毒。**

【主治】 **调中消食。凡痰疟，及宿食毒恶之物，胪胀欲作霍乱者，即以盐投中，进一二升，令吐尽痰食，便愈。**藏器。**凡霍乱及呕吐，不能纳食及药，危甚者，先饮数口即定。**时珍。

【发明】 〔时珍曰〕上焦主纳，中焦腐化，下焦主出。三焦通利，阴阳调和，升降周流，由脏腑畅达。一失其道，二气淆乱，浊阴不降，清阳不升，故发为霍乱呕吐之病。饮此汤辄定者，分其阴阳，使得其平也。〔藏器曰〕凡人大醉，及食瓜果过度者，以生熟汤浸身，则汤皆为酒及瓜味。博物志云：浸至腰，食瓜可五十枚，至颈则无限也。未试。

齑水纲目

【集解】 〔时珍曰〕此乃作黄齑菜水也。

【气味】 **酸，咸，无毒。**

【主治】 **吐诸痰饮宿食，酸苦涌泄为阴也。**时珍。

浆水宋嘉祐

【释名】 酸浆〔嘉谟曰〕浆，酢也。炊粟米热，投冷水中，浸五六日，味酢，生白花，色类浆，故名，若浸至败者，害人。

【气味】 **甘、酸，微温，无毒。**〔宗奭曰〕不可同李食，令人霍乱吐利。妊妇勿食，令儿骨瘦。水浆尤不可饮，令绝产。醉后饮之，失音。

【主治】 **调中引气，宣和强力，通关开胃止渴，霍乱泄利，消宿食。宜作粥，薄暮啜之，解烦去睡，调理腑脏。煎令酸，止呕哕，白人肤，体如缯帛。**嘉祐。**利小便。**时珍。

【发明】 〔震亨曰〕浆水性凉善走，故解烦渴而化滞物。

【附方】 旧五，新一。**霍乱吐下**酸浆水，煎干姜屑，呷之。兵部手集。**过食脯腊**筋痛闷绝。浆水煮粥，入少鹰屎，和食。孙真人方。**滑胎易产**酸浆水和水少许，顿服。产宝。**手指肿痛**浆水入少盐，热渍之，冷即易之。孙真人方。**面上黑子**每夜以暖浆水洗面，以布揩赤，用白檀香磨汁涂之。外台秘要。**骨哽在咽**慈石火煅醋淬，陈橘红焙，多年浆水脚炒，等分为末，别以浆水脚和丸芡子大，每含咽一丸。圣济录。

甑气水拾遗

【主治】 **以器承取，沐头，长毛发，令黑润。朝朝用梳摩小儿头，久觉有益也。**藏器。

【附方】 新一。**小儿诸疳**遍身或面上生疮，烂成孔臼，如大人杨梅，用蒸糯米时甑蓬四边滴下气水，以盘承取，扫疮上，不数日即效，百药不效者，用之神妙。集简方。

铜壶滴漏水纲目

【主治】 **性滑，上可至颠，下可至泉，宜煎四末之药。**虞抟。

三家洗碗水拾遗

【主治】 **恶疮久不瘥，煎沸入盐洗之，不过三五度。**藏器。

磨刀水纲目

【气味】 **咸，寒，无毒。**〔时珍曰〕

洗手则生癣。

【主治】 **利小便，消热肿**。时珍。

【附方】 新五。**小便不通**磨刀交股水一盏，服之效。集简方。**肛门肿痛**欲作痔疮。急取屠刀磨水服，甚效。集简方。**盘肠生产**肠干不上者。以磨刀水少润肠，煎好慈石一杯，温服，自然收上。乃扁鹊方也。**蛇咬毒攻**入腹。以两刀于水中相摩，饮其汁。救急方。**耳中卒痛**磨刀铁浆，滴入即愈。活人心统。

浸蓝水纲目

【气味】 **辛、苦，寒，无毒。**

【主治】 **除热，解毒，杀虫。治误吞水蛭成积，胀痛黄瘦，饮之取下则愈。**时珍。**染布水，疗咽喉病及噎疾，温服一锺良。**时珍。

【发明】 〔时珍曰〕蓝水、染布水，皆取蓝及石灰能杀虫解毒之义。昔有人因醉饮田中水，误吞水蛭，胸腹胀痛，面黄，遍医不效。因宿店中渴甚，误饮此水，大泻数行，平明视之，水蛭无数，其病顿愈也。

猪槽中水拾遗

【主治】 **蛊毒，服一盏。又疗蛇咬疮，浸之效。**藏器。

市门溺坑水拾遗

【气味】 **无毒。**

【主治】 **止消渴，重者服一小盏，勿令知之，三度瘥。**藏器。

洗手足水纲目

【主治】 **病后劳复，或因梳头，或食物复发，取一合饮之，效。**圣惠。

洗儿汤纲目

【主治】 **胎衣不下，服一盏，勿令知之。**延年秘录。

诸水有毒拾遗

水府龙宫，不可触犯。〔藏器曰〕水之怪魍魉，温峤然犀照水，为神所怒是也。**水中有赤脉，不可断之。井水沸溢，不可饮。**〔时珍曰〕但于三十步内取青石一块投之，即止。**古井眢井不可入，有毒杀人。**〔时珍曰〕夏月阴气在下，尤忌之。但以鸡毛投之，盘旋而舞不下者，必有毒也。以热醋数斗投之，则可入矣。古冢亦然。**古井不可塞，令人盲聋。阴地流泉有毒，二八月行人饮之，成瘴疟，损脚力。泽中停水，五六月有鱼鳖精，人饮之，成瘕病。沙河中水，饮之令人喑。两山夹水，其人多瘿。流水有声，其人多瘿。花瓶水，饮之杀人，腊梅尤甚。炊汤洗面，令人无颜色；洗体，令人成癣；洗脚，令人疼痛生疮。铜器上汗入食中，令人生疽，发恶疮。冷水沐头，热泔沐头，并成头风，女人尤忌之。水经宿，面上有五色者，有毒，不可洗手。时病后浴冷水，损心胞。盛暑浴冷水，成伤寒。汗后入冷水，成骨痹。**〔时珍曰〕顾闵远行，汗后渡水，遂成骨痹痿蹶，数年而死也。**产后洗浴，成痉风，多死。酒中饮冷水，成手颤。酒后饮茶水，成酒癖。饮水便睡，成水癖。小儿就瓢及瓶饮水，令语讷。夏月远行，勿以冷水濯足。冬月远行，勿以热汤濯足。**

本草纲目火部目录第六卷

李时珍曰：水火所以养民，而民赖以生者也。本草医方，皆知辨水而不知辨火，诚缺文哉。火者南方之行，其文横则为☲卦，直则为火字，炎上之象也。其气行于天，藏于地，而用于人。太古燧人氏上观下察，钻木取火，教民熟食，使无腹疾。周官司烜氏以燧取明火于日，鉴取明水于月，以供祭祀。司爟氏掌火之政令，四时变国火以救时疾。曲礼云：圣王用水火金木，饮食必时。则古先圣王之于火政，天人之间，用心亦切矣，而后世慢之何哉？今撰火之切于日用灸焫者凡一十一种，为火部云。

本草拾遗一种唐·陈藏器。 **本草纲目**一十一种明·李时珍。 **附注**元·朱震亨。

火之一凡一十一种

阳火 阴火纲目 **燧火**纲目 **桑柴火**纲目 **炭火**纲目 **芦火 竹火**纲目 **艾火**纲目 阳燧、火珠附 **神针火**纲目 **火针**纲目 **灯火**纲目 **灯花**拾遗 **烛烬**纲目

上附方新一十三

本草纲目火部第六卷

火之一凡一十一种

阳火　阴火纲目

【集解】　〔李时珍曰〕火者，五行之一，有气而无质，造化两间，生杀万物，显仁藏用，神妙无穷，火之用其至矣哉。愚尝绎而思之，五行皆一，惟火有二。二者，阴火、阳火也。其纲凡三，其目凡十有二。所谓三者，天火也，地火也，人火也。所谓十有二者，天之火四，地之火五，人之火三也。试申言之，天之阳火二：太阳，真火也；星精，飞火也。赤物暾暾，降则有灾，俗呼火殃。天之阴火二：龙火也，雷火也。龙口有火光，霹雳之火，神火也。地之阳火三：钻木之火也，击石之火也，戛金之火也。地之阴火二：石油之火也，见石部石脑油。水中之火也。江湖河海，夜动有火。或云：水神夜出，则有火光。人之阳火一，丙丁君火也。心、小肠，离火也。人之阴火二：命门相火也，起于北海，坎火也，游行三焦，寄位肝胆。三昧之火也。纯阳，乾火也。合而言之，阳火六，阴火亦六，共十二焉。诸阳火遇草而焫，得木而燔，可以湿伏，可以水灭。诸阴火不焚草木而流金石，得湿愈焰，遇水益炽。以水折之，则光焰诣天，物穷方止；以火逐之，以灰扑之，则灼性自消，光焰自灭。故人之善反于身者，上体于天而下验于物，则君火相火、正治从治之理，思过半矣。此外又有萧丘之寒火，萧丘在南海中，上有自然之火，春生秋灭。生一种木，但小焦黑。出抱朴子外篇。又陆游云：火山军，其地锄耘深入，则有烈焰，不妨种植。亦寒火也。泽中之阳焰，状如火焰，起于水面。出素问王冰注。野外之鬼磷，其火色青，其状如炬，或聚或散，俗呼鬼火。或云：诸血之磷光也。金银之精气，凡金银玉宝，皆夜有火光。此皆似火而不能焚物者也。至于樟脑、猾髓，皆能水中发火；樟脑见木部，猾髓见兽部。浓酒、积油，得热气则火自生。烧酒、醇酒，得火气则自焚。油满百石，则火自生。油纸、油衣、油铁，得热蒸激，皆自生火也。南荒有厌火之民，国近黑昆仑，人能食火炭。食火之兽；原化记云：祸斗兽，状如犬而食火，粪复为火，能烧人屋。西戎有食火之鸟。驼鸟，见禽部。火鸦蝙蝠，能食焰烟；火龟火鼠，生于火地。火龟见介部龟下，火鼠见兽部鼠下。此皆五行物理之常，而乍闻者目为怪异，盖未深诣乎此理故尔。复有至人，入水不溺，入火不焚，入金石无碍，步日月无影。斯人也，与道合真，不知其名，谓之至人。蔡九峰止言木火、石火、雷火、水火、虫火、磷火，似未尽该也。震亨曰：太极动而生阳，静而生阴，阳动而变，阴静而合，而生水火木金土，各一其性。惟火有二：曰君火，人火也；曰相火，天火也。火内阴而外阳，主乎动者也，故凡动皆属火。以名而

言，形气相生，配于五行，故谓之君；以位而言，生于虚无，守位禀命，因其动而可见，故谓之相。天主生物，故恒于动；人有此生，亦恒于动。动者，皆相火之为也。见于天者，出于龙雷则木之气，出于海则水之气也；具于人者，寄于肝肾二部，肝木而肾水也。胆者肝之腑，膀胱者肾之腑，心包络者肾之配，三焦以焦言，而下焦司肝肾之分，皆阴而下者也。天非此火不能生物，人非此火不能自生。天之火虽出于木，而皆本乎地。故雷非伏，龙非蛰，海非附于地，则不能鸣，不能飞，不能波也。鸣也，飞也，波也，动而为火者也。肝肾之阴，悉具相火，人而同乎天也。然而东垣以火为元气之贼，与元气不两立，一胜则一负者，何哉？周子曰：神发知矣。五性感物而万事出。有知之后，五者之性，为物所感而动，即内经五火也。五性厥阳之火，与相火相扇，则妄动矣。火起于妄，变化莫测，煎熬真阴，阴虚则病，阴绝则死。君火之气，经以暑与湿言之；相火之气，经以火言之，盖表其暴悍酷烈甚于君火也。故曰相火元气之贼。周子又曰：圣人定之以中正仁义而主静。朱子曰：必使道心常为一身之主，而人心每听命焉。夫人心听命而又主之以静，则彼五火之动皆中节，相火惟有裨补造化，以为生生不息之运用尔，何贼之有。或曰：内经止于六气言火，未言及脏腑也。曰：岐伯历举病机一十九条，而属火者五。诸热瞀瘛，皆属于火；诸逆冲上，皆属于火；诸躁狂越，皆属于火；诸禁鼓栗，如丧神守，皆属于火；诸病胕肿，疼酸惊骇，皆属于火，是也。刘河间云：诸风掉眩属于肝，风火也；诸气膹郁属于肺，燥火也；诸湿肿满属于脾，湿火也。诸痛痒疮属于心，郁火也。是皆火之为病，出于脏腑者然也。以陈无择之通敏，犹以暖温为君火，日用之火为相火，无怪乎后人之聋瞽也。

燧火纲目

【集解】 〔时珍曰〕周官·司爟氏四时变国火以救时疾，季春出火，季秋纳火，民咸从之。盖人之资于火食者，疾病寿夭生焉。四时钻燧，取新火以为饮食之用，依岁气而使无亢不及，所以救民之时疾也。榆柳先百木而青，故春取之，其火色青。杏枣之木心赤，故夏取之，其火色赤。柞楢之木理白，故秋取之，其火色白。槐檀之木心黑，故冬取之，其火色黑。桑柘之木肌黄，故季夏取之，其火色黄。天文大火之次，于星为心。季春龙见于辰而出火，于时为暑。季秋龙伏于戌而纳火，于时为寒。顺天道而百工之作息皆因之，以免水旱灾祥之流行也。后世寒食禁火，乃季春改火遗意，而俗作介推事，谬矣。道书云：灶下灰火谓之伏龙屎，不可爇香事神。

桑柴火纲目

【主治】 痈疽发背不起，瘀肉不腐，及阴疮瘰疬流注，臁疮顽疮，然火吹灭，日灸二次，未溃拔毒止痛，已溃补接阳气，去腐生肌。凡一切补药诸膏，宜此火煎之。但不可点艾，伤肌。时珍。

【发明】 〔震亨曰〕火以畅达拔引郁毒，此从治之法也。〔时珍曰〕桑木能利关节，养津液。得火则拔引毒气，而祛逐风寒，所以能去腐生新。抱朴子云：一切仙药，不得桑煎不服。桑乃箕星之精，能助药力，除风寒痹诸痛，久服终身不患风疾故也。〔藏器曰〕桑柴火炙蛇，则足见。

炭火纲目

【集解】 〔时珍曰〕烧木为炭。木久则腐，而炭入土不腐者，木有生性，炭无生性也。葬家用炭，能使虫蚁不入，竹木之根自回，亦缘其无生性耳。古者冬至、夏至前二日，垂土炭于衡两端，轻重令匀，阴气至则土重，阳气至则炭重也。

【主治】 **栎炭火，宜煅炼一切金石药。烰炭火，宜烹煎焙炙百药丸散。**时珍。

白炭

【主治】 **误吞金银铜铁在腹，烧红，急为末，煎汤呷之；甚者，刮末三钱，井水调服，未效再服。又解水银、轻粉毒。带火炭纳水底，能取水银出也。上立炭带之，辟邪恶鬼气。除夜立之户内，亦辟邪恶。**时珍。

【附方】 新六。**卒然咽噎**炭末蜜丸，含咽。千金方。**白虎风痛**日夜走注，百节如啮。炭灰五升，蚯蚓屎一升，红花七捻，和熬，以醋拌之，用故布包二包，更互熨痛处，取效。圣惠方。**久近肠风下血**，用紧炭三钱，枳壳烧存性五钱，为末。每服三钱，五更米饮下一服，天明再服，当日见效。忌油腻毒物。普济方。**汤火灼疮**炭末，香油调涂。济急方。**白癞头疮**白炭烧红，投沸汤中，温洗之取效。百一方。**阴囊湿痒**麸炭、紫苏叶末，扑之。经验方。

芦火　竹火纲目

【主治】 **宜煎一切滋补药。**时珍。

【发明】 〔时珍曰〕凡服汤药，虽品物专精，修治如法，而煎药者卤莽造次，水火不良，火候失度，则药亦无功。观夫茶味之美恶，饭味之甘餲，皆系于水火烹饪之得失，即可推矣。是以煎药须用小心老成人，以深罐密封，新水活火，先武后文，如法服之，未有不效者。火用陈芦、枯竹，取其不强，不损药力也。桑柴火取其能助药力，烰炭取其力慢，栎炭取其力紧。温养用糠及马屎、牛屎者，取其缓而能使药力匀遍也。

艾火纲目

【主治】 **灸百病。若灸诸风冷疾，入硫黄末少许，尤良。**时珍。

【发明】 〔时珍曰〕凡灸艾火者，宜用阳[①]燧火珠承日，取太阳真火。其次则钻槐取火，为良。若急卒难备，即用真麻油灯，或蜡烛火，以艾茎烧点于炷，滋润灸疮，至愈不痛也。其戛金击石钻燧入木之火，皆不可用。邵子云：火无体，因物以为体，金石之火，烈于草木之火，是矣。八木者，松火难瘥，柏火伤神多汗，桑火伤肌肉，柘火伤气脉，枣火伤内吐血，橘火伤营卫经络，榆火伤骨失志，竹火伤筋损目也。南齐书载武帝时，有沙门从北齐赍赤火来，其火赤于常火而小，云以疗疾，贵贱争取之，灸至七炷，多得其验。吴兴杨道庆虚疾二十年，灸之即瘥。咸称为圣火，诏禁之不止。不知此火，何物之火也。

【附录】 **阳燧**〔时珍曰〕火镜也。以铜铸成，其面凹，摩热向日，以艾承之，则得火。周礼·司烜氏以火燧取明火于日，是矣。**火珠**见石部水精下。

神针火纲目

【主治】 **心腹冷痛，风寒湿痹，附骨阴疽，凡在筋骨隐痛者，针之，火气直达病所，甚效。**时珍。

【发明】 〔时珍曰〕神针火者，五

---

① 阳：原作"汤"，字误，今据本条附录改。

月五日取东引桃枝，削为木针，如鸡子大，长五六寸，干之。用时以绵纸三五层衬于患处，将针蘸麻油点着，吹灭，乘热针之。又有雷火神针法，用熟蕲艾末一两，乳香、没药、穿山甲、硫黄、雄黄、草乌头、川乌头、桃树皮末各一钱，麝香五分，为末，拌艾，以厚纸裁成条，铺药艾于内，紧卷如指大，长三四寸，收贮瓶内，埋地中七七日，取出。用时，于灯上点着，吹灭，隔纸十层，乘热针于患处，热气直入病处，其效更速。并忌冷水。

火针纲目

【释名】 **燔针**素问**焠针**素问**烧针**伤寒论**煨针**〔时珍曰〕火针者，素问所谓燔针、焠针也，张仲景谓之烧针，川蜀人谓之煨针。其法：麻油满盏，以灯草二七茎点灯，将针频涂麻油，灯上烧令通赤用之。不赤或冷，则反损人，且不能去病也。其针须用火箸铁造之为佳。点穴墨记要明白，差则无功。

【主治】 **风寒筋急挛引痹痛，或瘫缓不仁者，针下疾出，急按孔穴则疼止，不按则疼甚。癥块结积冷病者，针下慢出，仍转动，以发出污浊。痈疽发背有脓无头者，针令脓溃，勿按孔穴。凡用火针，太深则伤经络，太浅则不能去病，要在消息得中。针后发热恶寒，此为中病。凡面上及夏月湿热在两脚时，皆不可用此。**时珍。

【发明】 〔时珍曰〕素问云：病在筋，调之筋，燔针劫刺其下，及筋急者。病在骨，调之骨，焠针药熨之。又灵枢经叙十二经筋所发诸痹痛，皆云治在燔针劫刺，以知为度，以痛为输。又云：经筋之病，寒则反折筋急，热则纵弛不收，阴痿不用。焠刺者，焠寒急也。纵缓不收者，无用燔针。观此，则燔针乃为筋寒而急者设，以热治寒，正治之法也。而后世以针积块，亦假火气以散寒涸，而发出污浊也。或又以治痈疽者，则是以从治之法，溃泄其毒气也。而昧者以治伤寒热病，则非矣。张仲景云：太阳伤寒，加温针必发惊。营气微者，加烧针则血流不行，更发热而烦躁。太阳病，下之，心下痞。表里俱虚，阴阳俱竭，复加烧针，胸烦、面色青黄、肤润者，难治。此皆用针者不知往哲设针之理，而谬用以致害人也。又凡肝虚目昏多泪，或风赤，及生翳膜顽厚，或病后生白膜失明，或五脏虚劳风热，上冲于目生翳，并宜熨烙之法。盖气血得温则宣流，得寒则凝涩故也。其法用平头针如翳大小，烧赤，轻轻当翳中烙之，烙后翳破，即用除翳药傅点。

灯火纲目

【主治】 **小儿惊风昏迷搐搦窜视诸病。又治头风胀痛，视头额太阳络脉盛处，以灯心蘸麻油点灯焠之，良。外痔肿痛者，亦焠之。油能去风解毒，火能通经也。小儿初生，因冒寒气欲绝者，勿断脐，急烘絮包之，将胎衣烘热，用灯炷于脐下往来燎之，暖气入腹内，气回自甦。又烧铜匙柄熨烙眼弦内，去风退赤，甚妙。**时珍。

【发明】 〔时珍曰〕凡灯惟胡麻油、苏子油然者，能明目治病。其诸鱼油、诸禽兽油、诸菜子油、棉花子油、桐油、豆油、石脑油诸灯烟，皆能损目，亦不治病也。

【附方】 新七。**搅肠沙痛**阴阳腹痛，手足冷，但身上有红点。以灯草蘸油点火，焠于点上。济急方。**小儿诸惊**仰向后者，灯火焠其囟门、两眉齐之上下。眼翻不下者，焠其脐上下。不省人事者，焠其手足心、心之上下。手拳不开，目往上者，焠其顶心、两手心。撮口出白沫者，焠其口上下、手足心。小儿惊风秘诀。**百虫咬伤**以灯火熏之，出水妙。济急方。**杨梅毒疮**方广心法附余用铅汞结砂、银朱各二钱，白花蛇一钱，为末，作纸捻七条。初日用三条，自后日用一条，香油点灯于烘炉中，放被内盖卧，勿透风。须食饱口含椒茶，热则吐去，再含。神灯熏法：用银朱二钱，孩儿茶、龙挂香、皂角子各一钱，为末，以纸卷作灯心大，长三寸，每用一条，安灯盏内，香油浸点，置水桶中，以被围坐，用鼻吸烟咽之。口含冷茶，热则吐去。日熏二次。三日后口中破皮，以陈酱水漱之。神灯照法：治杨梅疮，年久破烂坑陷者。用银朱、水粉、线香各三钱，乳香、没药各五分，片脑二分，为末，以纸卷作捻，浸油点灯照疮，日三次，七日见效。须先服通圣散数贴，临时口含椒茶，以防毒气入齿也。**年深疥癣**遍身延蔓者。硫黄、艾叶研匀作捻，浸油点灯，于被中熏之。以油涂口鼻耳目，露之。集玄方。

灯花拾遗

【主治】 **傅金疮，止血生肉。**藏器。**小儿邪热在心，夜啼不止，以二三颗，灯心汤调，抹乳吮之。**时珍。

【发明】 〔时珍曰〕昔陆贾言灯花爆而百事喜，汉书·艺文志有占灯花术，则灯花固灵物也。钱乙用治夜啼，其亦取此义乎。我明宗室富顺王一孙，嗜灯花，但闻其气，即哭索不已。时珍诊之，曰：此癖也。以杀虫治癖之药丸服，一料而愈。

烛烬纲目

【集解】 〔时珍曰〕烛有蜜蜡烛、虫蜡烛、柏油烛、牛脂烛，惟蜜蜡、柏油者，烬可入药。

【主治】 **丁肿，同胡麻、针砂等分，为末，和醋傅之。治九漏，同阴干马齿苋等分，为末，以泔水洗净，和腊猪脂傅之，日三上。**时珍。

本草纲目土部目录第七卷

李时珍曰：土者五行之主，坤之体也。具五色而以黄为正色，具五味而以甘为正味。是以禹贡辨九州之土色，周官辨十有二壤之土性。盖其为德，至柔而刚，至静有常，兼五行生万物而不与其能，坤之德其至矣哉。在人则脾胃应之，故诸土入药，皆取其裨助戊已之功。今集土属六十一种为土部。旧本三十九种，散见玉石部。

神农本经二种梁·陶弘景注。 **名医别录三种**梁·陶弘景。 **唐本草三种**唐·苏恭。 **本草拾遗二十八种**唐·陈藏器。 **四声本草一种**唐·萧炳。 **开宝本草一种**宋·马志。 **证类本草一种**宋·唐慎微。 **衍义补遗一种**元·朱震亨。 **本草纲目二十一种**明·李时珍。

【附注】 魏·李当之药录 吴普本草 宋·雷敩炮炙 齐·徐之才药对 唐·甄权药性 孙思邈千金 唐·杨损之删繁 李珣海药 蜀·韩保升重注 宋·掌禹锡补注 苏颂图经 大明日华 宋·寇宗奭衍义 金·张元素珍珠囊 元·李杲法象 元·王好古汤液 明·汪机会编 陈嘉谟蒙筌

土之一凡六十一种

白垩本经 **甘土**拾遗 **赤土**纲目① **黄土**拾遗 **东壁土**别录 **太阳土**纲目 天星上土、六癸上土、上壬日土、清明戌上土、神后土附。 **天子籍田三推犁下土**拾遗 社稷坛土、春牛土、富家土、亭部中土附 **道中热土**拾遗 **车辇土**拾遗 **市门土**拾遗 **户限下土**拾遗 **千步峰**纲目 **鞋底下土**拾遗 **柱下土**拾遗 **床脚下土**拾遗 **烧尸场上土**纲目 **冢上土**拾遗 **桑根下土**拾遗 **胡燕窠土**拾遗 **百舌窠中土**拾遗 **土蜂窠**拾遗 **蜣螂转丸**拾遗 **鬼屎**拾遗 **鼠壤土**拾遗 **鼢鼠壤土**拾遗 **屋内壖下虫尘土**拾遗 **蚁垤土**拾遗 **白蚁泥**纲目 **蚯蚓泥**纲目 **螺蛳泥**纲目 **白鳝泥**纲目 **猪槽上垢土**拾遗 **犬尿泥**纲目 **驴尿泥**拾遗 **尿坑泥**纲目 **粪坑底泥**纲目 **檐溜下泥**纲目 **田中泥**纲目 **井底泥**证类 **乌爹泥**纲目 **弹丸土**拾遗 **自然灰**拾遗 **伏龙肝**别录 **土墼**纲目 **甘锅**纲目 **砂锅**纲目 **白瓷器**唐本 **乌古瓦**唐本 **古砖**拾遗 **烟胶**纲目 **墨**开宝 **釜脐墨**四声 **百草霜**纲目 **梁上尘**唐本 **门臼尘**纲目 **寡妇床头尘土**拾遗 **瓷瓯中白灰**拾遗 **香炉灰**纲目 **锻灶灰**别录 **冬灰**本经 **石硷**补遗

上附方旧五十六新一百七十五

---

① 纲目：原作“拾遗”，涉上误，今据正文出处改。

本草纲目土部第七卷

土之一 凡六十一种

白垩音恶。本经下品

【释名】 **白善土**别录**白土粉**衍义**画粉**〔时珍曰〕土以黄为正色，则白者为恶色，故名垩。后人讳之，呼为白善。

【集解】 〔别录曰〕白垩生邯郸山谷，采无时。〔弘景曰〕即今画家用者，甚多而贱，俗方稀用。〔颂曰〕胡居士云，始兴上桂县晋阳乡有白善，而今处处皆有之，人家往往用以浣衣。西山经云：大次之山，其阳多垩。中山经云：葱聋之山，其中有大谷，多白黑青黄垩。垩[①]有五色，入药惟白者耳。〔宗奭曰〕白善土。京师谓之白土粉，切成方块，卖于人浣衣。〔时珍曰〕白土处处有之，用烧白瓷器坯者。

【修治】 〔敩曰〕凡使勿用色青并底白者，捣筛末，以盐汤飞过，曝干用，则免结涩人肠也。每垩二两，用盐一分。〔大明曰〕入药烧用，不入汤饮。

【气味】 **苦，温，无毒。**〔别录曰〕辛，无毒。不可久服，伤五脏，令人羸瘦。〔权曰〕甘，平[②]，温暖。

【主治】 **女子寒热癥瘕，月闭积聚。**本经。**阴肿痛，漏下，无子，泄痢。**别录。**疗女子血结，涩肠止痢。**甄权。**治鼻洪吐血，痔瘘泄精，男子水脏冷，女子子宫冷。**大明。**合王瓜等分，为末，汤点二钱服，治头痛。**宗奭。

【发明】 〔时珍曰〕诸土皆能胜湿补脾，而白垩土，则兼入气分也。

【附方】 新九。**衄血不止**白土末五钱，井华水调服，二服除根。瑞竹堂方。**水泄不化**日夜不止。白垩煅、干姜炮各一两，楮叶生研二两，为末，糊丸绿豆大，每米饮下二十丸。普济方。**翻胃吐食**男妇皆治。白善土煅赤，以米醋一升淬之，再煅再淬，醋干为度，取一两研，干姜二钱半炮，为末。每服一钱调下，服至一斤以上为妙。千金翼。**卒暴咳嗽**白善土粉、白矾一两，为末，姜汁糊丸梧子大，临卧姜汤服二十丸。普济方。**风赤烂眼**倒睫拳毛。华佗方用白土一两，铜青一钱，为末。每以半钱泡汤洗。乾坤生意。加焰消半两，为末，汤泡杏仁杵，和丸皂子大。每用凉水浸一丸，洗眼。乾坤秘韫。**小儿热丹**白土一分，寒水石半两，为末，新水调涂，钱乙小儿方。**痱子瘙痒**旧屋梁上刮赤白垩末，傅之。普济方。**代指肿痛**猪膏和白善土傅之。肘后方。**臁疮不干**白善土煅研末，生油调搽。集玄方。

甘土拾遗

【集解】 〔藏器曰〕甘土出安西及东京龙门，土底澄取之，洗腻服如灰，水和涂衣，去油垢。

---

① 垩：原脱，今据《证类本草》卷五补。
② 平：原脱，今据《证类本草》卷五补。

【主治】 **草药及诸菌毒，热汤调末服之。**藏器。

赤土纲目

【气味】 **甘，温，无毒。**

【主治】 **主汤火伤，研末涂之。**时珍。

【附方】 新三。**牙宣疳䘌**赤土、荆芥叶同研，揩之，日三次。普济方。**风疹瘙痒**甚不能忍者。赤土研末，空心温酒服一钱。御药院方。**身面印文**刺破，以醋调赤土傅之，干又易，以黑灭为度。千金方。

黄土拾遗

【释名】 〔藏器曰〕张司空言：三尺以上曰粪，三尺以下曰土。凡用当去上恶物，勿令入客水。

【气味】 **甘，平，无毒。**〔藏器曰〕土气久触，令人面黄。掘土犯地脉，令人上气身肿。掘土犯神杀，令人生肿毒。

【主治】 **泄痢冷热赤白，腹内热毒绞结痛，下血，取干土，水煮三五沸，绞去滓，暖服一二升。又解诸药毒，中肉毒，合口椒毒，野菌毒。**藏器。

【发明】 〔时珍曰〕按刘跂钱乙传云：元丰中，皇子仪国公病瘛疭，国医未能治，长公主举乙入，进黄土汤而愈。神宗召见，问黄土愈疾之状。乙对曰：以土胜水，水得其平，则风自退尔。上悦，擢太医丞。又夷坚志云：吴少师得疾，数月消瘦，每日饮食入咽，如万虫攒攻，且痒且病，皆以为劳瘵，迎明医张锐诊之。锐令明旦勿食，遣卒诣十里外，取行路黄土至，以温酒二升搅之，投药百粒饮之。觉痛几不堪，及登溷，下马蝗千余，宛转，其半已困死，吴亦惫甚，调理三日乃安。因言夏月出师，燥渴，饮涧水一杯，似有物入咽，遂得此病。锐曰：虫入人脏，势必孳生，饥则聚咂精血，饱则散处脏腑。苟知杀之而不能扫取，终无益也。是以请公枵腹以诱之，虫久不得土味，又喜酒，故乘饥毕集，一洗而空之。公大喜，厚赂谢之，以礼送归。

【附方】 旧二，新十。**小儿吃土**用干黄土一块，研末，浓煎黄连汤调下。救急方。**乌沙惊风**小儿惊风，遍身都乌者。急推向下，将黄土一碗，捣末，入久醋一钟，炒热包定熨之，引下至足，刺破为妙。小儿秘诀。**卒患心痛**画地作王字，撮取中央土，水和一升服，良。陈藏器本草。**目卒无见**黄土搅水中，澄清洗之。肘后方。**牛马肉毒**及肝毒。取好土三升，水煮清一升服，即愈。一方：入头发寸截和之，发皆贯肝而出也。肘后方。**内痔痛肿**朝阳黄土、黄连末、皮消各一两，用猪胆汁同研如泥，每日旋丸枣大，纳入肛内，过一夜，随大便去之。内服乌梅、黄连二味丸药。孙氏集效方。**颠扑欲死**一切伤损，从高坠下，及木石所迮，落马扑车，淤血凝滞，气绝欲死者，亦活。用净土五升蒸热，以故布重裹作二包，更互熨之。勿大热，恐破肉，取痛止则已，神效之方。孙真人千金方。**杖疮未破**干黄土末，童尿入鸡子清调涂刷上，干即上，随以热水洗去，复刷复洗，数十次，以紫转红为度，仍刷两胯，以防血攻阴也。摄生方。**汤火伤灼**醋调黄土，涂之。谈野翁方。**蜈蚣螫伤**画地作王字，内取土掺之，即愈。集简方。**蜂蚁叮螫**反手取地上土傅之。或入醋调。千金方。**蠼螋尿疮**画地作蠼螋形，以刀细取腹中土，唾和涂之，再涂即愈。孙真人云：予得此疾，经五六日不愈，或教此法，遂瘳。及知万物相感，莫晓其由也。千金方。

铸钟黄土拾遗

【主治】 **卒心痛，疰忤恶气，温酒服一钱**。藏器。

铸铧鉏孔中黄土拾遗

【主治】 **丈夫阴囊湿痒，及阴汗，细末扑之**。藏器。

东壁土别录下品

【气味】 **甘，温，无毒**。

【主治】 **下部疮，脱肛**。别录**止泄痢霍乱烦闷**。藏器。**温疟，点目去翳。同蚬壳为末，傅豌豆疮**。甄权。**疗小儿风脐**。弘景。**摩干、湿二癣，极效**。苏恭。

【发明】 〔弘景曰〕此屋之东壁上土也，常先见日故尔。又可除油垢衣，胜石灰、滑石。〔藏器曰〕取其向阳久干也。〔宗奭曰〕久干之说不然。盖东壁先得太阳真火烘炙，故治瘟疫。初出少火之气壮，及当午则壮火之气衰，故不用南壁而用东壁。〔时珍曰〕昔一女，忽嗜河中污泥，日食数碗。玉田隐者以壁间败土调水饮之，遂愈。又凡脾胃湿多，吐泻霍乱者，以东壁土，新汲水搅化，澄清服之，即止。盖脾主土，喜燥而恶湿，故取太阳真火所照之土，引真火生发之气，补土而胜湿，则吐泻自止也。岭南方治瘴疟香椿散内用南壁土，近方治反胃呕吐用西壁土者，或取太阳离火所照之气，或取西方收敛之气，然皆不过借气补脾胃也。

【附方】 旧三，新九。**急心痛**五十年陈壁土、枯矾二钱，为末，蜜丸，艾汤服。集玄方。**霍乱烦闷**向阳壁土，煮汁服。圣济录。**药毒烦闷**欲死者。东壁土调水三升，顿饮之。肘后方。**解乌头毒**不拘川乌、草乌毒，用多年陈壁土泡汤服之。冷水亦可。通变要法。**六畜肉毒**东壁土末，水服一钱，即安。集玄方。**目中翳膜**东壁土细末，日点之，泪出佳，肘后方。**肛门凸出**故屋东壁上土一升，研末，以长皂荚挹末粉之，仍炙皂荚，更互熨之。外台秘要。**痱子瘙痒**干壁土末傅之，随手愈。普济方。**耳疮唇疮**东壁土和胡粉傅之。救急方。**疬破经年**脓水不绝。用百年茅屋厨中壁土为末，入轻粉调傅，半月即干愈。永类方。**诸般恶疮**拔毒散：东墙上土、大黄等分，为末，用无根井华水调搽，干再上。瑞竹堂方。**发背痈疖**多年烟熏壁土、黄檗等分，为末，姜汁拌调摊贴之，更以茅香汤调服一钱匕。经验方。

太阳土纲目

【主治】 **人家动土犯禁，主小儿病气喘，但按九宫，看太阳在何宫，取其土煎汤饮之，喘即定**。时珍。出正传。

【附录】 **执日天星上土**〔藏器曰〕取和薰草、柏叶以涂门户，方一尺，令盗贼不来。**执日六癸上土**〔时珍曰〕抱扑子云：常以执日取六癸上土、市南门土、岁破土、月建土，合作人，着朱鸟地上，辟盗。**二月上壬日土**〔藏器曰〕泥屋之四角，宜蚕。**清明日戌上土**〔时珍曰〕同狗毛作泥，涂房户内孔穴，蛇鼠诸虫永不入。**神后土**〔时珍曰〕逐月旦日取泥屋之四角，及塞鼠穴，一年鼠皆绝迹，此李处士禁鼠法也。神后，正月起申顺行十二辰。

天子藉田三推犁下土拾遗

【释名】 〔时珍曰〕月令：天下以元日祈谷于上帝，亲载耒，率三公、九卿、诸侯、大夫躬耕。天子三推，三公五推，卿、诸侯九推。反执爵于太寝，命曰劳酒。

【主治】 **水服，主惊悸癫邪，安神定魄强志。藏之，入宫不惧，利见大官，宜婚市。王者封禅五色土次之**。藏器。

【附录】 **社稷坛土**〔藏器曰〕牧宰

临官，自取涂门户，令盗贼不入境也。**春牛土**〔藏器曰〕收角上土置户上，令人宜田。〔时珍曰〕宋时立春日进春牛，御药院取牛睛以充眼药。令人鞭春时，庶民争取牛土，云宜蚕；取土撒檐下，云辟蚰蜒。**富家土**〔藏器曰〕七月丑日，取中庭土泥灶，令人富。勿令人知。〔时珍曰〕除日取富家田中土泥灶，招吉。**亭部中土**〔时珍曰〕取作泥涂灶，水火盗贼不经；涂屋四角，鼠不食蚕；涂仓囷，鼠不食稻；塞穴百日，鼠皆绝云。出阴阳杂书云。

道中热土拾遗

【主治】 **夏月暍死，以土积心口，少冷即易，气通则苏**。藏器。**亦可以热土围脐旁，令人尿脐中；仍用热土、大蒜等分，捣水去滓灌之，即活**。时珍。

十字道上土

【主治】 **主头面黄烂疮，同灶下土等分傅之**。时珍。

车辇土拾遗

【主治】 **恶疮出黄汁，取盐车边脂角上土涂之**。藏器。**行人暍死，取车轮土五钱，水调澄清服，一碗即苏。又小儿初生，无肤色赤，因受胎未得土气也。取车辇土碾傅之，三日后生肤**。时珍。

市门土拾遗

【释名】 〔时珍曰〕日中为市之处门栅也。

【主治】 **妇人易产，入月带之。产时，酒服一钱**。藏器。

户限下土拾遗

【释名】 〔时珍曰〕限，即门阈也。

【主治】 **产后腹痛，热酒服一钱。又治吹奶，和雄雀粪，暖酒服方寸匕**。藏器。

千步峰纲目

【集解】 〔时珍曰〕此人家行步地上高起土也，乃人往来鞋履沾积而成者。技家言人宅有此，主兴旺。

【主治】 **便毒初发，用生姜蘸醋磨泥涂之**。时珍。

鞋底下土拾遗

【主治】 **适他方不伏水土，刮下，和水服，即止**。藏器。

柱下土拾遗

【主治】 **腹痛暴卒，水服方寸匕**。藏器。**胎衣不下，取宅中柱下土，研末，鸡子清和服之**。思邈。

床脚下土拾遗

【主治】 **猘犬咬，和水傅之，灸七壮**。藏器。

烧尸场上土纲目

【主治】 **邪疟，取带黑土同葱捣作丸，塞耳。或系膊上，即止。男左女右**。时珍。

【附方】 新四。**好魇多梦**烧人灰，置枕中、履中，自止。本草拾遗。**尸厥卒死不知人者**。烧尸场土二三钱，擂细，汤泡灌之，即活。如无，以灶心土代之。何氏方。**小儿夜啼**烧尸场土，置枕边。集简方。**脚底多汗**烧人场上土，铺于鞋底内蹉之。灰亦可。集玄方。

冢上土拾遗

【主治】 **瘟疫。五月一日，取土或砖石，入瓦器中，埋着门外阶下，合家不**

患时气。又正旦取古冢砖，咒悬大门上，一年无疫疾。藏器。

【附方】 新一。**肠痛死人冢上土，**作泥涂之，良。千金方。

桑根下土拾遗

【主治】 **中恶风恶水而肉肿者，水和傅上，灸二三十壮，热气透入，即平。**藏器。

胡燕窠土拾遗

【主治】 **无毒。同屎作汤，浴小儿，去惊邪。**弘景。**主风瘙瘾疹，及恶刺疮，浸淫瘑疮遍身，至心者死，并水和傅之，三两日瘥。**藏器。**治口吻白秃诸疮。**时珍。

【附方】 旧三，新八。**湿瘑疥疮**胡燕窠大者，用托子处土，为末，以淡盐汤洗拭，干傅之，日一上。小品方。**黄水肥疮**燕窠土一分，麝香半分，研傅之。普济方。**浸淫湿疮**发于心下者，不早治杀人。用胡燕窠中土，研末，水和傅。葛氏。**口角烂疮**燕窠泥傅之，良。救急方。**白秃头疮**百年屋下燕窠泥、蠮螉窠，研末，剃后麻油调搽。圣济录。**蠼螋尿疮**绕身汁出。以燕窠中土和猪脂、苦酒傅之。外台秘要。**瘭疽恶疮**着手足肩背，累累如赤豆，出汗。剥痂，以温醋、米泔洗净，用胡燕窠土和百日男儿屎，傅之。千金方。**皮肤中痛**名癥疰。用醋和燕窠土傅之。千金方。**风瘙瘾疹**胡燕窠土，水和傅之。千金方。**小儿丹毒**向阳燕窠土，为末，鸡子白和傅。卫生易简方。**一切恶疮**燕窠内外泥粪，研细，油调搽。一加黄檗末。瑞竹堂方。

百舌窠中土拾遗

【主治】 **蚯蚓及诸恶虫咬疮，醋调傅之。**藏器。

土蜂窠拾遗

【释名】 **蠮螉窠**〔时珍曰〕即细腰蜂也。

【气味】 **甘，平，无毒。**

【主治】 **痈肿风头。**别录。**小儿霍乱吐泻，炙研，乳汁服一钱。**圣惠。**醋调涂肿毒，及蜘蛛咬。**藏器。**醋调涂蜂虿毒。**宗奭。**治丁肿乳蛾，妇人难产。**时珍。

【附方】 新六。**女人难产**土蜂儿窠，水泡汤饮之。取时逢单是男，双是女，最验。妇人良方。**肿毒焮痛**陈藏器本草用醋和泥蜂窠涂之。直指：加川乌头等分，云未结则散，已结则破也。**丁疮肿痛**土蜂窠煅，蛇皮烧，等分，酒服一钱。直指方。**咽喉乳蛾**土蜂窠一个，为末。先用楮叶擦破病人舌，令血出。以醋和末，用翎点之。令痰涎出为效。后用扁竹根擂水服数口，取利。瑞竹堂方。**手足发指毒痛不可忍。**用壁间泥蜂窠为末，入乳香少许研匀，以醋调涂，干即以醋润之。奇效方。**蠼螋尿疮**螟蛉窠，水调傅之。集玄方。

蜣螂转丸拾遗

【释名】 **土消**〔藏器曰〕此蜣螂所推丸也。藏在土中，掘地得之，正圆如人捻作，弥久者佳。

【气味】 **咸，苦，大寒，无毒。**

【主治】 **汤淋绞汁服，疗伤寒时气，黄疸烦热，及霍乱吐泻。烧存性酒服，治项瘿。涂一切瘘疮。**藏器。

鬼屎拾遗

【集解】 〔藏器曰〕生阴湿地，如屎，亦如地钱，黄白色。

【主治】 **人马反花疮，刮取，和油**

涂之。藏器。

鼠壤土拾遗

【释名】〔时珍曰〕柔而无块曰壤。

【主治】**中风筋骨不随，冷痹骨节疼，手足拘急，风掣痛，偏枯死肌，多收曝干，蒸热袋盛，更互熨之。**藏器。**小儿尿和，涂丁肿。**思邈。

鼢鼠壤土拾遗

【集解】〔藏器曰〕此是田中尖嘴小鼠也。阴穿地中，不能见日。

【主治】**鬼疰气痛，秫米泔汁和作饼，烧热绵裹熨之。又主肿毒，和醋傅之，极效。**藏器。**孕妇腹内钟鸣，研末二钱，麝香汤下，立愈。**时珍。

屋内壖下虫尘土拾遗

【释名】〔时珍曰〕壖音软，平声。河边地及垣下地，皆谓之壖。

【主治】**恶疮久不干，油调傅之。**藏器。

蚁垤土拾遗

【释名】**蚁封**〔时珍曰〕垤音迭，高起也。封，聚土也。

【主治】**狐刺疮，取七粒和醋搽。又死胎在腹，及胞衣不下，炒三升，囊盛，拓心下，自出也。**藏器。

白蚁泥纲目

【主治】**恶疮肿毒，用松木上者，同黄丹各炒黑，研和香油涂之，取愈乃止。**时珍。

蚯蚓泥纲目

【释名】**蚓蝼**音娄**六一泥**

【气味】**甘、酸，寒，无毒。**

【主治】**赤白久热痢，取一升炒烟尽，沃汁半升，滤净饮之。**藏器。**小儿阴囊忽虚热肿痛，以生甘草汁入轻粉末调涂之。以盐研傅疮，去热毒，及蛇犬伤。**日华。**傅狂犬伤，出犬毛，神效。**苏恭。

【附方】旧五，新十七。**断截热疟**邵氏青囊方用五月五日午时取蚯蚓粪，以面和丸梧子大，朱砂为衣。每服三丸，无根水下，忌生冷，即止。皆效。或加菖蒲末、独头蒜同丸。**伤寒谵语**蚯蚓屎凉水调服。简便方。**小便不通**蚯蚓粪、朴消等分，水和傅脐下，即通。皆效方。**小儿吐乳**取田中地龙粪一两，研末，空心以米汤服半钱，不过二三服效。圣惠方。**小儿卵肿**地龙粪，以薄荷汁和涂之。危氏得效方。**妇人吹乳**用韭地中蚯蚓屎，研细筛过，米醋调，厚傅，干则换，三次即愈。凉水调亦可。蔺氏经验方。**时行腮肿**柏叶汁调蚯蚓泥涂之。丹溪方。**一切丹毒**水和蛐蟮泥傅之。外台。**脚心肿痛**因久行久立致者。以水和蚯蚓粪厚傅，一夕即愈。永类钤方。**耳后月蚀**烧蚯蚓粪，猪脂和傅。子母秘录。**聤耳出水**成疮。蚯蚓粪为末傅之，并吹入。千金方。**齿龂宣露**蚯蚓泥，水和成团，煅赤，研末，腊猪脂调傅之，研末，腊猪脂调傅之，日三。千金方。**咽喉骨哽**五月五日午时韭畦中，面东勿语，取蚯蚓泥取之。每用少许，搽喉外，其骨自消，名六一泥。**蜈蚣螫伤**蚯蚓泥傅之，效。集效方。**金疮困顿**蚯蚓屎末，水服方寸匕，日三服。千金方。**解射罔毒**蚯蚓屎末，井水服二方寸匕。千金方。**吐血不止**石榴根下地龙粪，研末，新汲水服三钱，圣惠。**反胃转食**地龙粪一两，木香三钱，大黄七钱，为末，每服五钱，无根水调服，忌煎煿酒醋椒姜热物，一二服其效如神。邵真人经验方。**燕窝生疮**韭地蛐蟮屎，米泔水和，煅过，入百草霜等分，研末，香油调涂之。摘玄方。**小儿头热鼻塞不通**。湿地龙粪捻饼，贴囟上，日数易之。圣惠方。**足臁烂疮**韭地蚯蚓泥，干研，入轻粉，清油调傅。便民图纂。**外肾生疮**蚯蚓屎二分，绿豆粉一分，水研涂之，干又上之。便民图纂。

螺蛳泥纲目

【主治】　**性凉。主反胃吐食，取螺蛳一斗，水浸，取泥晒干，每服一钱，火酒调下**。时珍。

白鳝泥纲目

【主治】　**火带疮，水洗取泥炒研，香油调傅**。时珍。

猪槽上垢土拾遗

【主治】　**难产，取一合和面半升，乌豆二十颗，煮汁服**。藏器。**火焰丹毒，赤黑色，取槽下泥傅之，干又上**。时珍。

犬尿泥纲目

【主治】　**妊娠伤寒，令子不落，涂腹上，干即易**。时珍。

驴尿泥拾遗

【主治】　**蜘蛛咬傅之**。藏器。

尿坑泥纲目

【主治】　**主蜂蝎诸虫咬，取涂之**。时珍。

粪坑底泥纲目

【主治】　**发背诸恶疮，阴干为末，新水调傅，其痛立止**。时珍。

【附方】　新一。**丁肿**粪下土、蝉蜕、全蝎等分，捣作钱大饼，香油煎滚，温服。以滓傅疮四围，丁自出也。圣济总录。

檐溜下泥纲目

【主治】　**猪咬、蜂螫、蚁叮、蛇伤毒，并取涂之。又和羊脂，涂肿毒、丹毒**。时珍。

【附方】　新一。**蝎虿螫叮**蝎有雌雄，雄者痛在一处，以井底泥封之，干则易；雌者痛牵诸处，以瓦沟下泥封之。若无雨，以新汲水，从屋上淋下取泥。肘后方。

田中泥纲目

【主治】　**马蝗入人耳，取一盆枕耳边，闻气自出。人误吞马蝗入腹者，酒和一二升服，当利出**。时珍。

井底泥证类

【主治】　**涂汤火疮**。证类。**疗妊娠热病，取傅心下及丹田，可护胎气**。时珍。

【附方】　新五。**头风热痛**井底泥和大黄、芒消末，傅之。千金方。**胎衣不下**井底泥一鸡子大，井华水服即下。集玄方。**卧忽不寤**勿以火照，但痛啮其踵及足拇趾甲际，而多唾其面，以井底泥涂其目，令人垂头入井中，呼其姓名，便苏也。肘后方。**小儿热疖**井底泥傅其四围。谈野翁方。**蜈蚣螫人**井底泥频傅之。千金方。

乌爹泥纲目

【释名】　**乌垒泥**纲目。**孩儿茶**〔时珍曰〕乌爹或作乌丁，皆番语，无正字。

【集解】　〔时珍曰〕乌爹泥，出南番爪哇、暹罗、老挝诸国，今云南老挝暮云场地方造之，云是细茶末入竹筒中，紧塞两头，埋污泥沟中，日久取出，捣汁熬制而成。其块小而润泽者为上，块大而焦枯者次之。

【气味】 **苦、涩，平，无毒。**

【主治】 **清上膈热，化痰生津，涂金疮、一切诸疮，生肌定痛，止血收湿。**时珍。

【附方】 新八。**鼻渊流水**孩儿茶末吹之，良。本草权度。**牙疳口疮**孩儿茶、硼砂等分，为末搽之。积德堂方治走马牙疳，用孩儿茶、雄黄、贝母等分，为末，米泔漱净搽之。**下疳阴疮**外科用孩儿茶末，米泔洗净，傅之神效。或加胡黄连等分。纂奇方：孩儿茶一钱，真珠一分，片脑半分，为末傅之。唐氏用孩儿茶一钱，轻粉一分，片脑一字，为末搽之。**痔疮肿痛**孩儿茶、麝香为末，唾津调傅。孙氏集效方。**脱肛气热**孩儿茶二分，熊胆五分，片脑一分，为末，人乳搽肛上，热汁自下而肛收也。亦治痔疮。董炳方。

弹丸土拾遗

【主治】 **妇人难产，热酒服一钱。**藏器。

自然灰拾遗

【集解】 〔藏器曰〕生南海畔，状如黄土，灰可浣衣。琉璃、玛瑙、玉石以此灰埋之，即烂如泥，至易雕刻。

【主治】 **白癜风、疬疡风，重淋取汁，和醋傅之，以布揩破乃傅之，为疮勿怪。**藏器。

伏龙肝别录下品

【释名】 **灶心土**〔弘景曰〕此灶中对釜月下黄土也。以灶有神，故号为伏龙肝，并以迂隐其名尔。今人又用广州盐城屑，以疗漏血瘀血，亦是近月之土，盖得火烧之义也。〔敩曰〕凡使勿误用灶下土。其伏龙肝，是十年以来，灶额内火气积久自结，如赤色石，中黄，其形貌八棱，取得研细，以水飞过用。〔时珍曰〕按广济历作灶忌日云：伏龙在不可移作。则伏龙者，乃灶神也。后汉书言：阴子方腊日晨炊而灶神见形。注云：宜市买猪肝泥灶，令妇孝。则伏龙肝之名义，又取此也。临安陈舆言：砌灶时，纳猪肝一具于土，俟其日久，与土为一，乃用之，始与名符。盖本于此。独孤滔丹书言：伏龙肝取经十年灶下，掘深一尺，有色如紫瓷者是真，可缩贺，伏丹砂。盖亦不知猪肝之义，而用灶下土以为之者也。

【气味】 **辛，微温，无毒。**〔权曰〕咸。〔大明曰〕热，微毒。

【主治】 **妇人崩中吐血，止咳逆血。醋调，涂痈肿毒气。**别录。**止鼻洪，肠风带下，尿血泄精，催生下胞，及小儿夜啼。**大明。**治心痛狂颠，风邪蛊毒，妊娠护胎，小儿脐疮重舌，风噤反胃，中恶卒魇，诸疮。**时珍。

【附方】 旧十六，新十七。**卒中恶气**伏龙肝末，一鸡子大，水服取吐。千金方。**魇寐暴绝**灶心对锅底土，研末，水服二钱，更吹入鼻。千金方。**中风口噤**不语，心烦恍惚，手足不随，或腹中痛满，或时绝而复苏。伏龙肝末五升，水八升搅，澄清濯之。千金方。**狂颠谬乱**不识人。伏龙肝末，水服方寸匕，日三服。千金方。**小儿夜啼**伏龙肝末二钱，朱砂一钱，麝香少许，为末，蜜丸绿豆大，每服五丸，桃符汤下。普济方。**小儿重舌**釜下土，和苦酒涂之。千金方。**重舌肿木**伏龙肝末，牛蒡汁调涂之。圣惠方。**冷热心痛**伏龙肝末。方寸匕，热以水温，冷以酒服。外台秘要。**反胃吐食**灶中土年久者，为末，米饮服三钱，经验。百一选方。**卒然咳嗽**釜月土一分，豉七分，捣丸梧桐子大。每饮下四十丸。肘后方。**吐血衄血**伏龙肝末半升，新汲水一升，淘汁和蜜服。广利方。**吐血泻血**心腹痛。伏龙肝、地垆土、多年烟壁土，等分，每服五钱，水二碗，煎一碗，澄清。空心服，白粥补之。普济方。**妇人血漏**伏龙肝半两，阿胶、蚕沙炒各一两，为末。每空肚酒服二三钱，以知为度。寇氏衍义。**赤白带下**日久黄瘁，六脉微涩。伏龙肝炒令烟尽，棕榈灰、屋梁上尘炒烟尽，等分，为末，入龙脑、麝香各少许，每服三钱，温酒或淡醋汤下。一年者，半月可安。大全方。**产后血气**攻心痛，恶物不下。用灶中心土研末，酒服二钱，泻出恶物，立效。救急方。**妊娠热病**伏龙肝末一鸡子许，水调服之，仍以水和涂脐方寸，干又上。伤寒类要。**子死腹中**母气欲绝。伏龙肝末三钱，水调下。十全博救[①]方。**横生逆产**灶中心对锅底土，细研。每服一钱，酒调，仍搽母脐中。救急方。**胞衣不下**灶下土一寸，醋调，纳脐中，续服甘草汤三四合。产宝。**中诸蛊毒**伏龙肝末一鸡子大，水服取吐。千金方。**六畜肉毒**方同上。**阴冷发闷**冷气入腹，肿满杀人。釜月下土，和鸡子白傅之。千金方。**男阴卒肿**方同上。**诸腋狐臭**伏龙肝末，频傅之。千金方。**聤耳出汁**绵裹伏龙肝末塞之，日三易。圣济录。**小儿脐疮**伏龙肝末傅之。圣惠方。**小儿丹毒**多年灶下黄土末，和屋漏水傅之，新汲水亦可，鸡子白或油亦可，干即易。肘后方。**小儿热疖**釜下土、生椒末等分，醋和涂之。千金翼。**臁疮久烂**灶内黄土年久者，研细，入黄檗、黄丹、赤石脂、轻粉末，等分，清油调入油绢中贴之，勿动，数日愈。纵痒，忍之良。济急方。**发背欲死**伏龙肝末，酒调，厚傅之，干即易，平乃止。千金。**一切痈肿**伏龙肝以蒜和作泥贴之，干再易，或鸡子黄和亦可。外台秘要。**杖疮肿痛**釜月下土为末，油和涂之，卧羊皮上，频涂。千金方。**灸疮肿痛**灶中黄土末，煮汁淋之。千金方。

土墼音急纲目

【释名】 **煤赭**〔时珍曰〕此是烧石灰窑中流结上渣也，轻虚而色赭。

【主治】 **妇人鳖瘕，及头上诸疮。凡人生痰核如指大，红肿者，为末，以菜子油调搽，其肿即消；或出脓，以膏药贴之。**时珍。

【附方】 新一。**白秃腊梨**灰窑内烧过红土墼四两，百草霜一两，雄黄一两，胆矾六钱，榆皮三钱，轻粉一钱，为末，猪胆汁调，剃头后搽之，百发百中，神方也。陆氏积德堂方。

甘锅纲目

【释名】 **销金银锅**吴人收瓷器屑，碓舂为末，筛澄取粉，呼为滓粉，用胶水和剂作锅，以销金银者。

【主治】 **偏坠疝气，研末，热酒调服二钱。又主炼眉疮、汤火疮，研末，入轻粉少许傅之。锅上黝，烂肉。**时珍。

砂锅纲目

【集解】 〔时珍曰〕沙土埏埴烧成者。

【主治】 **消积块黄肿，用年久者，研末，水飞过，作丸，每酒服五钱。**时珍。

白瓷器唐本草

【集解】 〔恭曰〕定州者良，余皆不如。〔时珍曰〕此以白土为坯，坯烧成

---

① 救：原作"效"，字误，今据卷一引据古今医家书目及《证类本草》卷五改。

者，古人以代白垩用，今饶州者亦良。

【气味】 **平，无毒。**

【主治】 **妇人带下白崩，止呕吐，破血止血。水磨，涂疮灭瘢。**唐本。**研末，傅痈肿，可代针。又点目，去翳。**时珍。

【附方】 旧二，新七。**鼻衄不止**定州白瓷细末，吹少许，立止。经验方。**吐血不止**上色白瓷器末二钱，皂荚子仁煎汤下，连服三服，即愈。圣济方。**小便淋痛**真定瓷器煅研二两，生熟地黄末各一两。每用二钱，木通煎汤服。传信适用方。**一切骭齁**处州瓷器为末。发时用二钱，以手指点津液蘸药，点舌下咽之，即效。普济方。**目生翳膜**用细料白瓷钟一个，大火煅过，研末，纸筛，加雄黄二分，为末。早晚各点少许，不可多用，牛角簪拨出翳膜为妙。若红，用人退末点四角即愈。孙天人集效方。**身面白丹**白瓷瓦末，和猪脂涂之。梅师方。**赤黑丹疥**或痒或燥，不急治，遍身即死。白瓷末，猪脂和涂之。圣济录。**汤火伤灼**多能鄙事用青瓷碗片为末，水飞过，和桐油傅，数次瘥。活幼口议用景德镇瓷器打碎，埋灶内，炭火铺上，一夜取出，去火毒，为末，入黄丹少许傅之，立愈。

乌古瓦唐本草

【集解】 〔时珍曰〕夏桀始以泥坯烧作瓦。

【气味】 **甘，寒，无毒。**

【主治】 **以水煮及渍汁饮，止消渴，取屋上年深者良。**唐本。**煎汤服，解人心中大热。**甄权。**止小便，煎汁服。**大明。**研末，涂汤火伤。**藏器。**治折伤，接骨。**时珍。

【附方】 旧一，新六。**暑月暍死**屋上两畔瓦，热熨心头，冷即易之。千金方。**折伤筋骨秘传神效散**：治跌扑伤损，骨折骨碎，筋断，痛不可忍。此药极能理伤续断，累用累验。用路上墙脚下，往来人便溺处，久碎瓦片一块，洗净火煅，米醋淬五次，黄色为度，刀刮细末。每服三钱，好酒调下，在上食前，在下食后。不可以轻易而贱之，诚神方也。邵以正真人经验方。**汤火伤灼**取多年屋上吻兽为末，油和涂之，立效。儒门事亲方。**灸牙痛法**取土底年深，既古且润，三角瓦一块。令三姓童子，候星初出时，指第一星，下火于瓦上灸之。本草拾遗。**唇吻生疮**新瓦为末，生油调涂。集玄方。**瘢痕凸起**热瓦频熨之。千金方。**蜂虿螫伤**瓦摩其上，唾二七遍，置瓦于故处。千金。

古砖拾遗

【主治】 **哕气，水煮汁服之。久下白痢虚寒者，秋月小腹多冷者，并烧热，布裹坐之，令热气入腹，良。又治妇人五色带下，以面作煎饼七个，安于烧赤黄砖上，以黄栝楼傅面上，安布两重，令患者坐之，令药气入腹熏之，当有虫出如蚕子，不过三五度瘥。**藏器。

【附方】 新三。**寒湿脚气**砖烧红，以陈臭米泔水淬之，乘热布包三块，用膝夹住，绵被覆之，三五次愈。扶寿方。**赤眼肿痛**新砖浸粪池中，年久取放阴处，生花刷下，入脑子和点之。普济方。**臀生湿疮**日以新砖坐之，能去湿气。集玄方。

烟胶纲目

【集解】 〔时珍曰〕此乃熏消牛皮灶上及烧瓦窑上黑土也。

【主治】 **头疮白秃，疥疮风癣，痒痛流水，取牛皮灶岸为末，麻油调涂。或和轻粉少许。**时珍。

【附方】 新三。**牛皮血癣**烟胶三钱，寒水石三钱，白矾二钱，花椒一钱半，为末，腊猪脂调搽。积德堂方。**消渴引饮**瓦窑突上黑煤，干似铁屎者，半斤，为末，入生姜四两，同捣，绢袋盛，水五升浸汁，每饮五合。圣济录。**胞衣不下**灶突后黑土三指撮，五更酒下。陈藏器。

墨宋开宝

【释名】 **乌金**纲目。**陈玄**纲目。**玄香**纲目。**乌玉玦**〔时珍曰〕古者以黑土为墨，故字从黑土。许慎说文云：墨，烟煤所成，土之类也，故从黑土。刘熙释名云：墨者，晦也。

【集解】 〔宗奭曰〕墨，松之烟也。世有以粟草灰伪为者，不可用，须松烟墨方可入药。惟远烟细者为佳，粗者不可用。今高丽国所贡墨于中国，不知何物合，不宜入药。鄜延有石油，其烟甚浓，其煤可为墨，黑光如漆，不可入药。〔时珍曰〕上墨，以松烟用梣皮汁解胶和造，或加香药等物。今人多以窑突中墨烟，再三以麻油入内，用火烧过造墨，谓之墨烟，墨光虽黑，而非松烟矣，用者详之。石墨见石炭下。乌贼鱼腹中有墨，马之宝墨，各见本条。

【气味】 **辛，温，无毒。**

【主治】 **止血，生肌肤，合金疮，治产后血运，崩中卒下血，醋磨服之，又止血痢，及小儿客忤，捣**①**筛温水服之。又眯目物芒入目，点摩瞳子上。**开宝。**利小便，通月经，治痈肿。**时珍。

【发明】 〔震亨曰〕墨属金而有火，入药甚健，性又能止血。

【附方】 旧十，新六。**吐血不止**金墨磨汁，同莱菔汁饮。或生地黄汁亦可。集简方。**衄血不止**眩冒欲死。浓墨汁滴入鼻中。梅师方。**热病衄血**出数升者，取好墨为末，鸡子白丸梧子大。用生地黄汁下一二十丸，少顷再服。仍以葱汁磨墨，滴入鼻内，即止。外台秘要。**大小便血**好墨细末二钱，阿胶化汤调服。热多者尤相宜。寇氏本草衍义。**卒淋不通**好墨烧一两，为末。每服一字，温水服之。普济方。**赤白下痢**姜墨丸：用干姜、好墨各五两，为末，醋浆和丸梧子大。每服三四十丸，米饮下，日夜六七服愈。肘后方。**崩中漏下**青黄赤白，使人无子。好墨一钱，水服，日二服。肘后方上。**堕胎血溢**不止。墨三两，火烧醋淬三次，出火毒，没药一两，为末，每服二钱，醋汤下。普济方。**妇人难产**墨一寸，末之，水服立产②。肘后方。**胎死腹中**新汲水磨金墨服之。普济方。**胞衣不出**痛引腰脊。好墨，温酒服二钱。肘后方。**痈肿发背**醋磨浓墨涂四围，中以猪胆汁涂之，干又上，一夜即消。赵氏方。**客忤中恶**多于道间、门外得之，令人心腹绞痛，胀满，气冲心胸，不即治杀人。捣墨，水和服二钱。肘后方。**飞丝入目**磨浓墨点之，即出。千金方。**尘物入目**方同上。**产后血运**心闷气绝。以丈夫小便研浓墨一升妥。子母秘录。

釜脐墨四声

【释名】 **釜月中墨**四声**铛墨**开宝**釜煤**纲目**釜炲**纲目**锅底墨**〔时珍曰〕大者曰釜、曰锅，小者曰铛。

【气味】 **辛，温，无毒。**

【主治】 **中恶蛊毒，吐血血运，以酒或水温服二钱。亦涂金疮，止血生肌。**开宝。**消食积，舌肿喉痹口疮，阳毒发**

---

① 捣：原作“揭”，字误，今据《证类本草》卷十三改。

② 产：原作“瘥”，义晦，今据《证类本草》卷十三改。

狂。时珍。

【发明】〔颂曰〕古方治伤寒黑奴丸，用釜底墨、灶突墨、梁上尘三物同合诸药，为其功用相近耳。

【附方】旧七，新六。**卒心气痛**铛墨二钱，热小便调下。千金方。**中恶心痛**铛墨五钱，盐一钱，研匀，热水一钱调下。千金方。**转筋入腹**釜底墨末，和酒服一钱。肘后方。**霍乱吐下**锅底墨煤半钱，灶额上墨半钱，百沸汤一盏，急搅数千下，以碗覆之，通口服，一二口立止。经验方。**吐血咯血**锅底墨炒过，研细，井华水服二钱，连进三服。济急方。**妇人逆产**以手中指取釜下墨，交画儿足下，即顺。千金方。**产血不下**锅底墨烟，热酒服二钱。生生编。**舌卒肿大**如猪脬状，满口，不治杀人。釜墨和酒涂之。千金方。**鼻气壅塞**水服釜墨一钱。千金方。**鼻中息肉**方同上，三五日愈。普济方。**聤耳脓血**月下灰吹满耳，深入无苦，即自出。肘后方。**小儿口疮**釜底墨，时时搽之。普济方。**手搔疮肿**作脓。用锅脐墨研细，清油调搽。简便方。

百草霜纲目

【释名】**灶突墨**纲目**灶额墨**〔时珍曰〕此乃灶额及烟炉中墨烟也。其质轻细，故谓之霜。

【气味】**辛，温，无毒。**

【主治】**消化积滞，入下食药中用。**苏颂。**止上下诸血，妇人崩中带下、胎前产后诸病，伤寒阳毒发狂，黄疸，疟痢，噎膈，咽喉口舌一切诸疮。**时珍。

【发明】〔时珍曰〕百草霜、釜底墨、梁上倒挂尘，皆是烟气结成，但其体质有轻虚结实之异。重者归中下二焦，轻者入心肺之分。古方治阳毒发狂，黑奴丸，三者并用，而内有麻黄、大黄，亦是攻解三焦结热，兼取火化从治之义。其消积滞，亦是取其从化，故疸膈疟痢诸病多用之。其治失血胎产诸病，虽是血见黑则止，亦不离从化之理。

【附方】新二十。**衄血不止**百草霜末吹之，立止也。**衄血吐血**刘长春经验方治吐血，及伤酒食醉饱，低头掬损肺脏，吐血汗血，口鼻妄行，但声未失者。用乡外人家百草霜末，糯米汤服二钱。一方：百草霜五钱，槐花末二两。每服二钱，茅根汤下。**齿缝出血**百草霜末掺之，立止。集简方。**妇人崩中**百草霜二钱，狗胆汁拌匀，分作二服。当归酒下。经验方。**胎动下血**或胎已死。百草霜二钱，棕灰一钱，伏龙肝五钱，为末。每服一二钱，白汤入酒及童尿调下。笔峰杂兴方。**胎前产后**逆生横生，瘦胎，产前产后虚损，月候不调，崩中。百草霜、白芷等分，为末。每服二钱，童子小便、醋各少许调匀，热汤化服，不过二服。杜壬方。**妇人白带**百草霜一两，香金墨半两，研末。每服三钱，猪肝一叶，批开入药在内，纸裹煨熟，细嚼，温酒送之。永类方。**脏毒下血**百草霜五钱，以米汤调，露一夜，次早空心服。邵真人经验方。**暴作泻痢**百草霜末，米饮调下二钱。续十全方。**一切痢下**初起一服如神，名铁刷丸。百草霜三钱，金墨一钱，半夏七分，巴豆煮十四粒，研匀，黄蜡三钱，同香油化开，和成剂。量大小，每服三五丸，或四五十丸，姜汤下。灊江方。**小儿积痢**驻车丸：用百草霜二钱，巴豆煨去油一钱，研匀，以飞罗面糊和丸绿豆大。每服三五丸，赤痢甘草汤下，白痢米饮下，红白姜汤下。全幼心鉴。**挟热下痢**脓血。灶突中墨、黄连各一两，为末。每酒下二钱，日二服。圣惠方。**寒热疟疾**方见铅丹下。**魇寐卒死**锅底墨，水灌二钱，并吹鼻。医说。**尸厥不醒**脉动如故。灶突墨弹丸，浆水和饮，仍针百会、足大趾中趾甲侧。千金方。**咽中结块**不通水食，危困欲死。百草霜，蜜和丸芡子大。每新汲水化一丸灌下，甚者不过二丸，名百灵丸。普济方。**鼻疮脓臭**百草霜末，冷水服二钱。三因方。**白秃头疮**百草霜和猪脂涂之。简便方。**头疮诸疮**以醋汤洗净，百草霜入腻粉少许。生油调涂，立愈。证类本草。**瘭疽出汁**着手足肩背，累累如米。用灶突墨、灶屋尘、釜下土研匀，水一斗，煮三沸，取汁洗，日三四度。外台秘要。

梁上尘唐本草。

【释名】 **倒挂尘名乌龙尾**纲目**烟珠**

【修治】 〔敩曰〕凡梁上尘，须去烟火大远，高堂殿上者，拂下，筛净末用。〔时珍曰〕凡用倒挂尘，烧令烟尽，筛取末入药。雷氏所说，似是梁上灰尘，今人不见用。

【气味】 **辛、苦，微寒，无毒。**〔大明曰〕平。

【主治】 **腹痛，噎膈，中恶，鼻衄，小儿软疮。**唐本。**食积，止金疮血出，齿断出血。**时珍。

【附方】 旧七，新十二。**翻胃吐食**梁上尘，黑驴尿调服之。集简方。**霍乱吐利**屋下倒挂尘，滚汤泡，澄清服，即止。卫生易简方。**小便不通**梁上尘二指撮，水服之。外台秘要。**大肠脱肛**乌龙尾即梁上尘，同鼠屎烧烟于桶内，坐上熏之，数次即不脱也。济急。**喉痹乳蛾**乌龙尾、枯矾、猪牙皂荚以盐炒黄，等分，为末。或吹或点皆妙。孙氏集效方。**牙疼㗜鼻**壁上扫土，用盐炒过，为末。随左右㗜鼻。普济方。**鼻中息肉**梁尘吹之。普济方。**夜卧魇死**勿用火照，急取梁尘纳鼻中，即活。琐碎录。**卒自缢死**梁上尘如豆大，各纳一筒中，四人同时极力吹两耳及鼻中，即活。外台秘要。**经血不止**乌龙尾炒烟尽、荆芥穗各半两，为末，每服二钱，茶下。圣济录。**妇人胎动**日月未足欲产。梁上尘、灶突墨等分，酒服方寸匕。千金方。**横生逆产**梁上尘，酒服方寸匕。子母秘录。**妇人妒乳**醋和梁上尘涂之。千金方。**石痈不脓**梁上尘灰、葵根茎灰等分，用醋和傅之。千金方。**发背肿痛**厨内倒吊尘，为末，以生葱极嫩心同捣膏傅之，留顶，一日一换，干则以水润之。濒湖集简方。**无名恶疮**梁上倒挂尘少许，韭地蚯蚓泥二条，生蜜和捻作饼如钱大，阴干，用蜜水调，频傅之。杨起简便方。**小儿头疮**浸淫成片。梁上尘和油瓶下滓，以皂荚汤洗后涂之。子母秘录。**小儿赤丹**屋尘和腊猪脂傅之。千金方。**老嗽不止**故茅屋上尘，年久着烟火者，和石黄、款冬花、妇人月经衣带为末，水和涂茅上待干，入竹筒中烧烟吸咽，无不瘥也。陈藏器本草。

门臼尘纲目

【主治】 **止金疮出血。又诸般毒疮，切蒜蘸擦，至出汗即消。**时珍。

寡妇床头尘土拾遗

【主治】 **耳上月割疮，和油涂之。**藏器。

瓷瓯中白灰拾遗

【集解】 〔藏器曰〕瓷器物初烧时，相隔皆以灰为泥，然后烧之。但看瓷里有灰，即收之备用。

【主治】 **游肿，醋摩**[①] **傅之。**藏器。

香炉灰纲目

【主治】 **跌扑金刃伤损，罨之，止**

① 摩：《证类本草》卷四作"磨"。二字通用。

血生肌。香炉岸，主疥疮。时珍。

锻灶灰别录下品。

【集解】 〔弘景曰〕此锻铁灶中灰尔，得铁力故也。

【主治】 **癥瘕坚积，去邪恶气。**别录。〔恭曰〕疗暴癥有效。古方贰车丸中用之。

【附方】 新一。**产后阴脱**铁炉中紫尘、羊脂，二味和匀，布裹炙热，熨推纳上。徐氏胎产方。

冬灰本经下品。

【释名】 〔宗奭曰〕诸灰一爇而成，其体轻力劣；惟冬灰则经三四月方撤炉，其灰既晓夕烧灼，其力全燥烈，而体益重故也。

【集解】 〔别录曰〕冬灰，生方谷川泽。〔弘景曰〕此即今浣衣黄灰尔，烧诸蒿藜积聚炼作之，性亦烈，荻灰尤烈。〔恭曰〕冬灰本是藜灰，余草不真。又有青蒿灰、柃灰，乃烧木叶作。并入染家用，亦蚀恶肉。〔时珍曰〕冬灰，乃冬月灶中所烧薪柴之灰也。专指作蒿藜之灰，亦未必然。原本一名藜灰，生方谷川泽，殊为不通。此灰既不当言川泽，又岂独方谷乃有耶。今人以灰淋汁，取硷浣衣，发面令皙，治疮蚀恶肉，浸蓝靛染青色。

【气味】 **辛，微温，有毒。**

【主治】 **去黑子、肬、息肉、疽，蚀疥瘙。**本经。**煮豆食，大下水肿。**苏恭。**醋和热灰，熨心腹冷气痛，及血气绞痛，冷即易。**藏器。**治犬咬，热灰傅之。又治溺死、冻死，蚀诸痈疽恶肉。**时珍。

【发明】 〔时珍曰〕古方治人溺水死，用灶中灰一石埋之，从头至足，惟露七孔，良久即苏。凡蝇溺水死，试以灰埋之，少顷即便活，甚验，盖灰性暖而能拔水也。

【附方】 新七。**人溺水死**方见上。**堕水冻死**只有微气者，勿以火炙，用布袋盛热灰，放在心头，冷即换，待眼开，以温酒与之。普济方。**阴冷疼闷**冷气入腹，肿满杀人，醋和热灰，频熨之。千金方。**汤火伤灼**饼炉中灰，麻油调傅。不得着水，仍避风。寇氏衍义。**犬咬伤人**苦酒和灰傅之。或热汤和之。千金方。

石硷补遗

【释名】 **灰硷 花硷**〔时珍曰〕状如石类硷，故亦得硷名。

【集解】 〔时珍曰〕石硷，出山东济宁诸处。彼人采蒿蓼之属，开窖浸水，漉起晒干烧灰，以原水淋汁，每百引入粉面二三斤，久则凝淀如石，连汁货之四方，浣衣发面，甚获利也。他处以灶灰淋浓汁。亦去垢发面。

【气味】 **辛、苦，温，微毒。**

【主治】 **去湿热，止心痛，消痰，磨积块，去食滞，洗涤垢腻，量虚实用，过服损人。**震亨。**杀齿虫，去目翳，治噎膈反胃，同石灰烂肌肉，溃痈疽瘰疬，去瘀肉，点痣黡疣赘痔核，神效。**时珍。

【附方】 新六。**多年反胃**方见铅下。**消积破气**石硷三钱，山查三两，阿魏五钱，半夏皂荚水制过一两，为末，以阿魏化醋煮糊丸服。摘玄方。**一切目疾**石硷拣去黑碎者，厚纸七层，包挂风处，四十九日取，研极细，日日点之。普济方。**拳毛倒睫**用刀微划动，以药泥眼胞上，睫自起也。石硷一钱，石灰一钱，醋调涂之。摘玄方。**虫牙疼痛**花硷填孔内，立止。儒门事亲。**痣黡疣赘**花硷、矿灰，以小麦秆灰汁煎二味令干，等分为末，以针刺破，水调点之，三日三上，即去，须新合乃效。圣济录。

本草纲目金石部目录第八卷

李时珍曰：石者，气之核，土之骨也。大则为岩崖，细则为砂尘。其精为金为玉，其毒为礜为砒。气之凝也，则结而为丹青；气之化也，则液而为矾汞。其变也，或自柔而刚，乳卤成石是也，或自动而静，草木成石是也。飞走含灵之为石，自有情而之无情也；雷震星陨之为石，自无形而成有形也。大块资生，鸿钧炉鞴，金石虽若顽物，而造化无穷焉。身家攸赖，财剂卫养，金石虽曰死瑶，而利用无穷焉。是以禹贡、周官列其土产，农经、轩典详其性功，亦良相、良医之所当注意者也。乃集其可以济国却病者一百六十种为金石部，分为四类：曰金，曰玉，曰石，曰卤。旧本玉石部三品，共二百五十三种。今并入二十八种，移三十二种入水部，三十九种入土部，三种入服器部，一种入介部，一种入人部。

神农本草经四十一种梁·陶弘景注。**名医别录三十二种**同上。　**唐本草一十四种**唐·苏恭。　**本草拾遗一十七种**唐·陈藏器。　**药性本草一种**唐·甄权。　**开宝本草九种**宋·马志。　**嘉祐本草八种**宋·掌禹锡。　**图经本草三种**宋·苏颂。　**日华本草八种**宋人·大明。　**证类本草一种**宋·唐慎微。　**本草纲目二十六种**明·李时珍。

【附注】　魏·李当之药录　吴普本草　宋·雷敩炮炙　齐·徐之才药对　唐·孙思邈千金　李珣海药　唐·杨损之删繁　萧炳四声　蜀·韩保升重注　宋·寇宗奭衍义　陈承别说　金·张元素珍珠囊　元·李杲法象　王好古汤液　朱震亨补遗　明·汪机会编　徐用诚发挥　王纶集要

金石之一 金类二十八种

金别录　**银**别录黄银、乌银附　**锡吝脂**纲目即银矿　**银膏**唐本　**朱砂银**日华　**赤铜**唐本　**自然铜**开宝　**铜矿石**唐本　**铜青**嘉祐　**铅**日华　**铅霜**日华　**粉锡**本经即胡粉　**铅丹**本经即黄丹　**密陀僧**唐本　**锡**拾遗　**古镜**拾遗　**古文钱**日华　**铜弩牙**别录　**诸铜器**纲目铜盆　钴鉧　秤锤　铜匙　铜甑　**铁**本经　**钢铁**别录　**铁落**本经　**铁精**本经　**铁华粉**开宝　**铁锈**拾遗　**铁爇**拾遗　**铁浆**拾遗　**诸铁器**纲目　铁杵　铁秤锤　铁铳　铁斧　铁刀　刀环　剪刀股　故锯　布针　箭镞　钥匙　铁钉　铁铧　铁犁　车辖　马衔　马镫

上附方旧五十二，新一百八十三

金石之二 玉类一十四种

玉别录　**白玉髓**别录　**青玉**别录。璧玉、玉英、合玉石附　**青琅玕**本经　**珊瑚**唐本　**马脑**嘉祐　**宝石**纲目　**玻璃**拾遗　**水精**拾遗。水珠、硝石附　**琉璃**拾遗　**云母**本经　**白石英**本经　**紫石英**本经　**菩萨石**日华

上附方旧一十二，新一十八

本草纲目金石部第八卷

金石之一金类二十八种

金别录中品

校正：并入拾遗金浆。

【释名】 **黄牙**镜源**太真**〔时珍曰〕按许慎说文云：五金黄为之长，久埋不生衣，百炼不轻，从革不违，生于土，故字左右注，象金在土中之形。尔雅云：黄金谓之璗，美者谓之镠，饼谓之鈑，绝泽谓之铣。独孤滔云：天生牙谓之黄牙。梵书谓之苏伐罗。〔弘景曰〕仙方名金为太真。

【集解】 〔别录曰〕金屑生益州，采无时。〔弘景曰〕金之所生，处处皆有，梁、益、宁三州多有，出水沙中，作屑，谓之生金。建平、晋安亦有金沙，出石中，烧熔鼓铸为硙，虽被火亦未熟，犹须更炼。高丽、扶南及西域等地成器，皆炼熟可服。〔藏器曰〕生金生岭南夷獠峒穴山中，如赤黑碎石、金铁屎之类。南人云：毒蛇齿落在石中。又云：蛇屎着石上，及鸩鸟屎着石上皆碎，取毒处为生金，有大毒，杀人。本草言黄金有毒，误矣。生金与黄金全别也。常见人取金，掘地深丈余，至纷子石，石皆一头黑焦，石下有金，大者如指，小者犹麻豆，色如桑黄，咬时极软，即是真金。夫匠窃而吞者，不见有毒，其麸金出水沙中，毡上淘取，或鹅鸭腹中得之，即便打成器物，亦不重炼。煎取金汁，便堪镇心。〔志曰〕今医家所用，皆炼熟金箔，及以水煮金器，取汁用之，则无毒矣。皇朝收复岭表，询访彼人，并无蛇屎之说，藏器传闻之言，非矣。〔颂曰〕今饶、信、南剑、登[①]州所出，采亦多端，或有若山石状者，若米豆粒者，此类皆未经火，并为生金。〔珣曰〕山海经所说诸山出金极多，不能备录。广州记云：大食国出金最多，货易并用金钱。异物志云：金生丽水。又蔡州出[②]瓜子金，云南出颗块金，在山石间采之。黔南、遂府、吉州水中，并产麸金。岭表录云：五岭内富州、宾州、澄州、涪县，江溪河皆产金。居人多养鸭取屎，以淘金片，日得一两或半两，有终日不获一星者。其金夜明。〔宗奭曰〕颗块金，即穴山至百十尺，见伴金石，定见金也。其石褐色，一头如火烧黑之状，其金色深赤黄。麸金，即在江沙水中淘汰而得，其色浅黄。皆是生金，得之皆当铸炼，麸金耗多。入药当用块金，色既深，则金气足余。须防药制成及点化者，此等焉得有造化之气。如紫雪之类，用金煮汁，盖假其自然之气尔。又东南金色深，西南金色淡，亦土地所宜也。〔时珍曰〕金有山金、沙金二种。其色七青、八黄、九紫、十赤，以赤为足色。和银者性柔，试石则有色青；和铜者性硬，试石则有声。宝货辩疑云：马蹄金象马蹄，难得。橄榄金出荆湖岭南。胯子金象带胯，出湖南北。瓜子金大如瓜子，麸金如麸片，出湖南、高丽。沙金细如沙屑，出蜀中。叶

---

① 登：原作"澄"，字误，今据《证类本草》卷四改。

② 出：原脱，今据《证类本草》卷四补。

子金出云南。地镜图云：黄金之气赤，夜有火光及白鼠。或云：山有薤，下有金。凡金曾在冢墓间及为钗钏溲器者，陶隐居谓之辱金，不可合炼。宝藏论云：金有二十种。又外国五种。还丹金，出丹穴中，体含丹砂，色尤赤，合丹服之，希世之宝也。麸金出五溪、汉江，大者如瓜子，小者如麦，性平无毒。山金出交广南韶诸山，衔石而生。马蹄金乃最精者，二蹄一斤。毒金即生金，出交广山石内，赤而有大毒，杀人，炼十余次，毒乃已。此五种皆真金也。水银金、丹砂金、雄黄金、雌黄金、硫黄金、曾青金、石绿金、石胆金、母砂金、白锡金、黑铅金，并药制成者。铜金、生铁金、熟铁金、鍮石金，并药点成者。已上十五种，皆假金也，性顽滞有毒。外国五种，乃波斯紫磨金、东夷青金、林邑赤金、西戎金、占城金也。

金屑

【气味】 **辛，平，有毒。**〔大明曰〕无毒。〔珣曰〕生者有毒，熟者无毒。〔宗奭曰〕不曰金而更加屑字者，是已经磨屑可用之义，必须烹炼锻屑为箔，方可入药。金箔亦同生金，有毒能杀人，且难解。有中其毒者，惟鹧鸪肉可解之。若不经锻，屑即不可用。金性恶锡，畏水银，得余甘子则体柔，亦相感耳。〔时珍曰〕洗金以盐。骆驼、驴、马脂，皆能柔金。金遇铅则碎，翡翠石能屑金，亦物性相制也，金蛇能解生金毒。晋贾后饮金屑酒而死，则生金有毒可知矣。凡用金箔，须辨出铜箔。

【主治】 **镇精神，坚骨髓，通利五脏邪气，服之神仙。**别录。**疗小儿惊伤五脏，风痫失志，镇心安魂魄。**甄权。**癫痫风热，上气咳嗽，伤寒肺损吐血，骨蒸劳极作渴，并以箔人丸散。**李珣。**破冷气，除风。**青霞子。

金浆拾遗

【气味】 同金。

【主治】 **长生神仙。久服，肠中尽为金色。**藏器。

【发明】 〔弘景曰〕生金辟恶而有毒，不炼服之杀人。仙经以醯、蜜及猪肪、牡荆、酒辈炼至柔软，服之成仙，亦以合水银作丹砂。医方都无用者，当是虑其有毒尔。〔损之曰〕生者杀人，百炼者乃堪服，水银合膏饮即不炼。〔颂曰〕金屑古方不见用者，惟作金箔，入药甚便。又古方金石凌、红雪、紫雪辈，皆取金银煮汁，此通用经炼者，假其气尔。〔时珍曰〕金乃西方之行，性能制木，故疗惊痫风热肝胆之病，而古方罕用，惟服食家言之。淮南三十六水法，亦化为浆服饵。葛洪抱朴子言：饵黄金不亚于金液。其法用豕负革肪、苦酒炼之百遍即柔，或以樗皮治之，或以牡荆酒、慈石消之为水，或以雄黄、雌黄合饵，皆能地仙。又言丹砂化为圣金，服之升仙。别录、陈藏器亦言久服神仙。其说盖自秦皇、汉武时方士传流而来。岂知血肉之躯，水谷为赖，可能堪此金石重坠之物久在肠胃乎？求生而丧生，可谓愚也矣。故太清法云：金禀中宫阴己之气，性本刚，服之伤损肌肉。又东观秘记云：亡人以黄金塞九窍，则尸不朽。此虽近于理，然亦诲盗矣，曷若速化归虚之为愈也哉。

【附方】 新五。**风眼烂弦**金环烧红，掠上下睑肉，日数次，甚妙。集简方。**牙齿风痛**火烧金钗针之，立止。集简方。**轻粉破口**凡水肿及疮病，服轻粉后口疮龈烂。金器煮汁频频含漱，能杀粉毒，以愈为度。外台秘要。**水银入耳**能蚀人脑。以金枕耳边，自出也。张仲景方。**水银入肉**令人筋挛。惟以金物熨之，水银当出蚀金，候金白色是也，频用取效，此北齐徐王方也。本草拾遗。

银别录中品

校正：并入开宝生银。

【释名】　白金纲目**鋈**〔时珍曰〕尔雅：白金谓之银，其美者曰镠。说文云：鋈，白金也。梵书谓之阿路巴。

【集解】　〔别录曰〕银屑生永昌，采无时。〔弘景曰〕银之所出处，亦与金同，但是生土中也。炼饵法亦似金。永昌属益州，今属宁州。〔恭曰〕银与金，生不同处，所在皆有，而以虢州者为胜，此外多铅秽为劣。高丽作贴者，云非银矿所出，然色青不如虢州者。〔志曰〕生银出饶州乐平诸坑银矿中，状如硬锡，文理粗错自然者真。〔颂曰〕银在矿中与铜相杂，土人采得，以铅再三煎炼方成，故为熟银。生银则生银矿中，状如硬锡。其金坑中所得，乃在土石中渗漏成条，若丝发状，土人谓之老翁须，极难得。方书用生银，必得此乃真。〔珣曰〕按南越志：波斯国有天生药银，用为试药指环。又烧朱粉瓮下，多年沉积有银，号杯铅银，光软甚好，与波斯银功力相似，只是难得。今时烧炼家，每一斤生铅，只得一二铢。山海经云：东北乐平郡堂少山出银甚多。黔中生银体硬，不堪入药。〔宗奭曰〕银出于矿，须煎炼成，故名熟银。其生银即不自矿中出而特然生者，又谓之老翁须，其入用大同。世之术士。以朱砂而成，以铅汞而成，以焦铜而成者，既无造化之气，岂可入药，不可不别。〔时珍曰〕闽、浙、荆、湖、饶、信、广、滇、贵州诸处，山中皆产银，有矿中炼出者，有沙土中炼出者。其生银，俗称银笋、银牙者也，亦曰出山银。独孤滔丹房镜源所谓铅坑中出褐色石，形如笋，打破即白，名曰自然牙，曰自然芽，曰自然铅，亦曰生铅，此有变化之道，不堪服食者是也。管子云：上有铅，下有银。地镜图云：山有葱，下有银。银之气，入夜正白，流散在地，其精变为白雄鸡。宝藏论云：银有十七种。又外国四种。天生牙，生银坑内石缝中，状如乱丝，色红者上。入火紫白如草根者次之，衔黑石者最奇，生乐平、鄱阳产铅之山，一名龙牙，一名龙须，是正生银无毒，为至药根本也。生银生石矿中，成片块，大小不定，状如硬锡。母砂银，生五溪丹砂穴中，色理红光。黑铅银，得子母之气。此四种为真银。有水银、草砂银、曾青银、石绿银、雄黄银、雌黄银、硫黄银、胆矾银、灵草银，皆是以药制成者；丹阳银、铜银、铁银、白锡银，皆以药点化者，十三种皆假银也。外国四种：新罗银、波斯银、林邑银、云南银，并精好。

银屑

【修治】　〔弘景曰〕医方镇心丸用之，不可正服。为屑，当以水银研令消也。〔恭曰〕方家用银屑，取见成银箔，以水银消之为泥，合消石及盐研为粉，烧出水银，淘出盐石，为粉极细，用之乃佳，不得只磨取屑耳。〔时珍曰〕入药只用银箔易细，若用水银盐消制者，反有毒矣。龙木论谓之银液。又有锡箔可伪，宜辨之。

【气味】　**辛、平，有毒。**〔珣曰〕大寒，无毒。详生银下。

【主治】　**安五脏，定心神，止惊悸。除邪气，久服轻身长年。**别录。**定志，去惊痫，小儿癫疾狂走。**甄权。**破冷除风。**青霞子。**银箔坚骨，镇心明目，去风热癫痫，入丸散用。**李珣。

生银

【气味】　**辛，寒，无毒。**〔独孤滔云〕铅内银有毒。〔保升曰〕畏黄连、甘草、飞廉、石亭脂、砒石，恶羊血、马目毒公。〔大明曰〕冷，微毒。畏慈石，恶锡，忌生血。〔时珍曰〕荷叶、蕈灰能粉银。羚羊角、乌贼鱼骨、鼠尾、龟壳、生姜、地黄、慈石，俱能瘦银。羊脂、紫苏子，皆能柔银。

【主治】 **热狂惊悸，发痫恍惚，夜卧不安谵语，邪气鬼祟。服之明目镇心，安神定志。小儿诸热丹毒，并以水磨服之，功胜紫雪。**开宝。**小儿中恶，热毒烦闷，水磨服之。**大明。**煮水入葱白、粳米作粥食，治胎动不安，漏血。**时珍。

【发明】 〔好古曰〕白银属肺。〔颂曰〕银屑，葛洪肘后方治痈肿五石汤中用之。〔宗奭曰〕本草言银屑有毒，生银无毒，释者略漏不言。盖生银已发于外，无蕴郁之气，故无毒；矿银蕴于石中，郁结之气全未敷畅，故有毒也。〔时珍曰〕此说非矣。生银初煎出如缦理，乃其天真，故无毒。熔者投以少铜，则成丝文金花，铜多则反败银，去铜则复还银，而初入少铜终不能出，作伪者又制以药石铅锡。且古法用水银煎消，制银箔成泥入药，所以银屑有毒。银本无毒，其毒则诸物之毒也。今人用银器饮食，遇毒则变黑；中毒死者，亦以银物探试之，则银之无毒可徵矣。其入药，亦是平肝镇怯之义。故太清服炼书言，银禀西方辛阴之神，结精为质，性刚戾，服之能伤肝，是也。抱朴子言银化水服，可成地仙者，亦方士谬言也，不足信。〔㺹曰〕凡使金银铜铁，只可浑安在药中，借气生药力而已，勿入药服，能消人脂。

【附方】 旧二，新四。**妊娠腰痛**如折者。银一两，水三升，煎二升，服之。子母秘录。**胎动欲堕**痛不可忍。银五两，苎根二两，清酒一盏，水一大盏，煎一盏温服。妇人良方。**胎热横闷**生银五两，葱白三寸，阿胶炒半两，水一盏。煎服。亦可入糯米，作粥食。圣惠方。**风牙疼痛**文银一两，烧红淬烧酒一盏，热漱饮之，立止。集简方。**口鼻疳蚀**穿唇透颊。银屑一两，水三升，铜器煎一升，日洗三四次。圣济录。**身面赤疵**常以银揩，令热，久久自消。千金翼。

【附录】 **黄银**拾遗。〔恭曰〕黄银本草不载，俗云为器辟恶，乃为瑞物。〔藏器曰〕黄银载在瑞物图经，既堪为器，明非瑞物。〔时珍曰〕按方勺泊宅编云：黄银出蜀中，色与金无异，但上石则白色。熊太古冀越集云：黄银绝少，道家言鬼神畏之。六贴载唐太宗赐房玄龄带云：世传黄银鬼神畏之。春秋运斗枢云：人君秉金德而生，则黄银见世。人以鍮石为黄银，非也。鍮石，即药成黄铜也。**乌银**〔藏器曰〕今人用硫黄熏银，再宿泻之，则色黑矣。工人用为器。养生者以器煮药，兼于一二丈处。夜承露醴饮之，长年辟恶。

锡吝脂纲目

【集解】 〔时珍曰〕此乃波斯国银矿也。一作悉蔺脂。

【主治】 **目生翳膜，用火烧铜针轻点，乃傅之，不痛。又主一切风气，及三焦消渴饮水，并入丸药用。**时珍。

【附方】 新一。**小儿天吊多涎**，搐搦不定。锡吝脂一两，水淘黑汁令尽，水银一分，以少枣肉研，不见星，牛黄半分，麝香半分，研匀，粳米饭丸黍米大。每服三二十丸，新汲水下，名保命丹。普济方。

银膏唐本草

【集解】 〔恭曰〕其法用白锡和银薄及水银合成之，凝硬如银，合炼有法。〔时珍曰〕今方士家有银脆，恐即此物也。

【气味】 **辛，大寒，有毒。**

【主治】 热风，心虚惊悸，恍惚狂走，膈上热，头面热，风冲心上下，安神定志，镇心明目，利水道，治人心风健忘，亦补牙齿缺落。苏恭。

朱砂银日华

【集解】〔时珍曰〕此乃方士用药合朱砂炼制而成者。鹤顶新书云：丹砂受青阳之气，始生矿石，二百年成丹砂而青女孕，三百年而成铅，又二百年而成银，又二百年复得太和之气，化而为金。又曰：金公以丹砂为子，是阴中之阳，阳死阴凝，乃成至宝。

【气味】 冷，无毒。〔大明曰〕畏石亭脂、慈石、铁，忌一切血。

【主治】 延年益色，镇心安神，止惊悸，辟邪，治中恶蛊毒，心热煎烦，忧忘虚劣。大明。

赤铜唐本草。

【释名】 红铜纲目**赤金**弘景**屑名铜落 铜末 铜花 铜粉 铜砂**〔时珍曰〕铜与金同，故字从金、同也。

【集解】〔弘景曰〕铜为赤金，生熟皆赤，而本草无用。今铜青及大钱皆入方用，并是生铜，应在下品之例也。〔时珍曰〕铜有赤铜、白铜、青铜。赤铜出川、广、云、贵诸处山中，土人穴山采矿炼取之。白铜出云南，青铜出南番，惟赤铜为用最多，且可入药。人以炉甘石炼为黄铜，其色如金。砒石炼为白铜，杂锡炼为响铜。山海经言出铜之山四百六十七，今则不知其几也。宝藏论云：赤金一十种。丹阳铜、武昌白慢铜、一生铜，生银铜，皆不由陶冶而生者，无毒，宜作鼎器。波斯青铜，可为镜。新罗铜，可作钟。石绿、石青、白、青等铜，并是药制成。铁铜以苦胆水浸至生赤，煤熬炼成而黑坚。锡坑铜大软，可点化。自然铜见本条。鹤顶新书云：铜与金银同一根源也，得紫阳之气而生绿，绿二百年而生石，铜始生于中，其气禀阳。故质刚戾。管子云：上有陵石，下有赤铜。地镜图云：山有慈石，下有金若铜。草茎黄秀，下有铜器。铜器之精，为马为僮。抱朴子云：铜有牝牡。在火中尚赤时，令童男、童女以水灌之，铜自分为两段，凸起者牡也，凹下者牝也。以牝为雌剑，牡为雄剑，带之入江湖，则蛟龙水神皆畏避也。

赤铜屑

【修治】〔时珍曰〕即打铜落下屑也。或以红铜火煅水淬，亦自落下。以水淘净，用好酒入沙锅内炒见火星，取研末用。

【气味】 苦，平，微毒。〔时珍曰〕苍术粉铜，巴豆、牛脂软铜，慈姑、乳香哑铜，物性然也。

【主治】 贼风反折，熬使极热，投酒中，服五合，日三。或以五斤烧赤，纳二斗酒中百遍，如上服之。又治腋臭，以醋和如麦饭，袋盛，先刺腋下脉去血，封之，神效。唐本。**明目，治风眼，接骨焊齿，疗女人血气及心痛。**大明。**同五倍子，能染须发。**时珍。

【发明】〔时珍曰〕太清服炼法云：铜禀东方乙阴之气结成，性利，服之伤肾。既云伤肾，而又能接骨，何哉？〔藏器曰〕赤铜屑主折伤[①]，能焊人骨，及六畜有损者，细研酒服，直入骨损处，六畜死后，取骨视之，犹有焊痕，可验。打熟铜不堪用。〔慎微曰〕朝野佥载云：定州崔务坠马折足，医者取铜末和酒服之，遂瘥，及亡后十年改葬，视其胫骨折处，犹

① 折伤：原作“伤寒”，义晦，今据《证类本草》卷五改。

有铜束之也。

【附方】 旧一。**腋下狐臭**崔氏方：用清水洗净，又用清酢浆洗净，微揩破，取铜屑和酢热揩之，甚验，外台。

自然铜宋开宝

【释名】 **石髓铅**〔志曰〕其色青黄如铜，不从矿炼，故号自然铜。

【集解】 〔志曰〕自然铜生邕州山岩间出铜处，于坑中及石间采得，方圆不定，其色青黄如铜。〔颂曰〕今信州、火山军铜坑中及石间皆有之。信州出一种如乱铜丝状，云在铜矿中，山气熏蒸，自然流出，亦若生银老翁须之类，入药最好。火山军出者，颗块如铜，而坚重如石，医家谓之后石，用之力薄。采无时。今南方医者说：自然铜有两三体：一体大如麻黍，或多方解，累累相缀，至如斗大者，色煌煌明烂如黄金、鍮石，入药最上。一体成块，大小不定，亦光明而赤。一体如姜石①、铁屎之类，又有如不冶而成者，形大小不定，皆出铜坑中，击之易碎，有黄赤，有青黑②，炼之乃成铜也。其说分析颇精，而未尝见似乱丝者。又云：今市人多以鍮石为自然铜，烧之成青焰如硫黄者是也。此亦有二三种：一种有壳如禹余粮，击破其中光明如鉴，色黄类鍮石也。一种青黄而有墙壁，成文如束针。一种碎理如团砂者，皆光明如铜，色多青白而赤少者，烧之皆成烟焰，顷刻都尽。今医家多误以此为自然铜，市中所货往往是此，而自然铜用须火煅，此乃畏火，不必形色，只此可辨也。〔独孤滔曰〕自然铜出信州铅山县，银场铜坑中深处有铜矿，多年矿气结成，似马气勃也。色紫重，食之苦涩者是真。今人以大硇石为自然铜，误矣。〔承曰〕今辰州川泽中，出一种自然铜，形圆似蛇含，大者如胡桃，小者如栗，外有皮，黑色光润，破之与鍮石无别，但比鍮石不作臭气耳，入药用之殊验。〔敩曰〕石髓铅即自然铜。勿用方金牙，真相似，若误饵之，吐杀人。石髓铅似干银泥，味微甘也。〔时珍曰〕按宝藏论云：自然铜生曾青、石绿穴中，状如寒林草根，色红腻，亦有墙壁。又一类似丹砂，光明坚硬有棱，中含铜脉，尤佳。又一种似木根，不红腻，随手碎为粉，至为精明，近铜之山则有之。今俗中所用自然铜，皆非也。

【修治】 〔敩曰〕采得石髓铅捶碎，同甘草汤煮二伏时，至明漉出，摊令干，入臼中捣了，重筛过，以醋浸一宿，至明，用六一泥泥瓷盒子，盛二升，文武火中养三日夜，才干用盖盖了，火煅两伏时，去上研如粉用。凡修事五两，以醋两镒为度。〔时珍曰〕今人只以火煅醋淬七次，研细水飞过用。

【气味】 **辛，平，无毒。**〔大明曰〕凉。

【主治】 **折伤，散血止痛，破积聚。**开宝。**消瘀血，排脓，续筋骨，治产后血邪，安心，止惊悸，以酒磨服。**大明。

【发明】 〔宗奭曰〕有人以自然铜饲折翅胡雁，后遂飞去。今人打扑损，研细水飞过，同当归、没药各半钱，以酒调服，仍手摩病处。〔震亨曰〕自然铜，世以为接骨之药，然此等方尽多，大抵宜补气、补血、补胃。俗工惟在速效，迎合病人之意，而铜非煅不可用，若新出火者，其火毒、金毒相扇，挟香药热毒，虽有接骨之功，燥散之祸，甚于刀剑，戒之。〔时珍曰〕自然铜接骨之功，与铜屑同，不可诬也。但接骨之后，不可常服，即便

---

① 石：原脱，今据此后铜矿石条集解补。

② 黑：原作“赤”，今据《证类本草》卷五改。

理气活血可尔。

【附方】 新三。**心气刺痛**自然铜，火煅醋淬九次，研末，醋调一字服，即止。卫生易简方。**项下气瘿**自然铜贮水瓮中，逐日饮食，皆用此水，其瘿自消。或火烧烟气，久久吸之，亦可。杨仁斋直指方。**暑湿瘫痪**四肢不能动。自然铜烧红。酒浸一夜，川乌头炮、五灵脂、苍术酒浸，各一两，当归二钱酒浸，为末，酒糊丸梧子大。每服七丸，酒下，觉四肢麻木即止。陆氏积德堂方。

铜矿石矿音古猛切，亦作鉚。唐本草

【释名】 **〔时珍曰〕矿，粗恶也。五金皆有粗石衔之，故名。麦之粗者曰麸，犬之恶者亦曰犷。**

【集解】 〔恭曰〕铜矿石，状如姜石而有铜星，熔之取铜也，出铜山中。许慎说文云：矿，铜铁朴石也。

【气味】 **酸，寒，有小毒。**

【主治】 **丁肿恶疮，为末傅之。驴马脊疮，臭腋，磨汁涂之。**唐本。

铜青宋嘉祐

【释名】 **铜绿**

【集解】 〔藏器曰〕生熟铜皆有青，即是铜之精华，大者即空绿，以次空青也。铜青则是铜器上绿色者，淘洗用之。〔时珍曰〕近时人以醋制铜生绿，取收晒干货之。

【气味】 **酸，平，微毒。**

【主治】 **妇人血气心痛，合金疮止血，明目，去肤赤息肉。**藏器。**主风烂眼泪出。**之才。**治恶疮、疳疮，吐风痰，杀虫。**时珍。

【发明】 〔时珍曰〕铜青乃铜之液气所结，酸而有小毒，能入肝胆，故吐利风痰，明目杀疳，皆肝胆之病也。抱朴子云：铜青涂木，入水不腐。

【附方】 旧二，新十一。**风痰卒中**碧林[①]丹：治痰涎潮盛，卒中不语，及一切风瘫。用生绿二两，乳细，水化去石，慢火熬干，取辰日、辰时、辰位上修合，再研入麝香一分，糯米粉糊和丸弹子大，阴干。卒中者，每丸作二服，薄荷酒研下；余风，朱砂酒化下。吐出青碧涎，泻下恶物，大效。治小儿，用绿云丹：铜绿不计多少，研粉，醋面糊丸芡子大。每薄荷酒化服一丸，须臾吐涎如胶，神效。经验方。**烂弦风眼**铜青，水调涂碗底，以艾熏干，刮下，涂烂处。卫生易简方。**赤发秃落**油磨铜钱末涂之即生。普济方。**面黡黑痣**以草划破，铜绿末傅之，三日勿洗水，自落。厚者，再上之。圣济录。**走马牙疳**铜青、滑石、杏仁等分，为末，擦之立愈。邵真人经验方。**口鼻疳疮**铜青、枯矾等分，研傅之。又方：人中白一钱，铜绿三分，研傅之。**杨梅毒疮**铜绿醋煮研末，烧酒调搽，极痛出水。次日即干。或加白矾等分，研掺。简便方。**臁疮顽癣**铜绿七分研，黄蜡一两化熬，以厚纸拖过，表里别以纸隔贴之。出水妙。亦治杨梅疮及虫咬。笔峰杂兴。**肠风痔瘘**方见密陀僧下。**诸蛇螫毒**铜青傅之。千金方。**百虫入耳**生油调铜绿滴入。卫生家宝方。**头上生虱**铜青、明矾末掺之。摘玄方。

铅日华

【释名】 **青金**说文**黑锡　金公**纲目**水中金**〔时珍曰〕铅易沿流，故谓之铅。锡为白锡，故此为黑锡。而神仙家拆其字为金公，隐其名为水中金。

【集解】 〔颂曰〕铅生蜀郡平泽，今有银坑处皆有之，烧矿而取。〔时珍曰〕

---

① 林：《证类本草》卷五作"琳"。二字古书通用。

铅生山穴石间，人挟油灯，入至数里，随矿脉上下曲折斫取之。其气毒人，若连月不出，则皮肤痿黄，腹胀不能食，多致疾而死。地镜图云：草青茎赤，其下多铅。铅锡之精为老妇。独孤滔云：嘉州、利州出草节铅，生铅未锻者也。打破脆，烧之气如硫黄。紫背铅，即熟铅，铅之精华也，有变化，能碎金刚钻。雅州出钓脚铅，形如皂子大，又如蝌蚪子，黑色，生山涧沙中，可干汞。卢氏铅粗恶力劣，信州铅杂铜气，阴平铅出剑州，是铜铁之苗，并不可用。宝藏论云：铅有数种：波斯铅，坚白为天下第一。草节铅，出犍为，银之精也。衔银铅，银坑中之铅也，内含五色。并妙。上饶乐平铅，次于波斯、草节。负版铅，铁苗也，不可用。倭铅，可勾金。土宿真言[①] 本草云：铅乃五金之祖，故有五金狴犴、追魂使者之称，言其能伏五金而死八石也。雌黄乃金之苗，而中有铅气，是黄金之祖矣。银坑有铅，是白金之祖矣。信铅杂铜，是赤金之祖矣。与锡同气，是青金之祖矣。朱砂伏于铅而死于硫，硫恋于铅而伏于硇，铁恋于磁而死于铅，雄恋于铅而死于五加。故金公变化最多，一变而成胡粉，再变而成黄丹，三变而成密陀僧，四变而为白霜。雷氏炮炙论云：令铅住火，须仗修天；如要形坚，岂忘紫背。注云：修天，补天石也。紫背，天葵也。

【修治】　〔时珍曰〕凡用以铁铫熔化泻瓦上，滤去渣脚，如此数次收用。其黑锡灰，则以铅沙取黑灰。白锡灰，不入药。

【气味】　**甘，寒，无毒。**〔藏器曰〕小毒。

【主治】　**镇心安神，治伤寒毒气，反胃呕哕，蛇蝎所咬，炙熨之。**大明。**疗瘿瘤，鬼气疰忤。错为末，和青木香，傅疮肿恶毒。**藏器。**消瘰疬痈肿，明目固牙，乌须发，治实女，杀虫坠痰，治噎膈消渴风痫，解金石药毒。**时珍。

黑锡灰

【主治】　**积聚，杀虫，同槟榔末等分，五更米饮服。**震亨。

【发明】　〔好古曰〕黑锡属肾。〔时珍曰〕铅禀北方癸水之气，阴极之精，其体重实，其性濡滑，其色黑，内通于肾，故局方黑锡丹、宣明补真丹皆用之。得汞交感，即能治一切阴阳混淆，上盛下虚，气升不降，发为呕吐眩运、噎膈反胃危笃诸疾，所谓镇坠之剂，有反正之功。但性带阴毒，不可多服，恐伤人心胃耳。铅性又能入肉，故女子以铅珠纴耳，即自穿孔；实女无窍者，以铅作铤，逐日纴之，久久自开，此皆昔人所未知者也。铅变化为胡粉、黄丹、密陀僧、铅白霜，其功皆与铅同。但胡粉入气分，黄丹入血分，密陀僧镇坠下行，铅白霜专治上焦胸膈，此为异耳。方士又铸为梳，梳须发令光黑，或用药煮之，尤佳。

【附方】　旧四，新十七。**乌须明目**黑铅半斤，锅内熔汁，旋入桑条灰，柳木搅成沙，筛末。每早揩牙，以水漱口洗目，能固牙明目，黑须发。胜金方。**揩牙乌髭**黑铅消化，以不蛀皂荚寸切投入，炒成炭，入盐少许，研匀。日用揩牙。摘去白髭，黑者更不白也。又方：黑锡一斤，炒灰埋地中五日，入升麻、细辛、诃子同炒黑。日用揩牙，百日效。普济。**牙齿动摇**方同上。**乌须铅梳**铅十两，锡三两，婆罗得三个，针砂、熟地黄半两，茜根、胡桃皮一两，没石子、诃黎勒皮、硫黄、石榴皮、慈石、皂矾、乌麻油各二钱半，为末，先化铅锡，入末一半，柳木搅匀，倾

---

① 言：卷一引据古今医家书目作“君”。

入梳模子，印成修齿。余末同水煮梳，三日三夜，水耗加之，取出故帛重包五日。每以熟皮衬手梳一百下，须先以皂荚水洗净拭干。普济。**肾脏气发**攻心，面黑欲死，及诸气奔豚喘急。铅二两，石亭脂二两，木香一两，麝香一钱。先化铅炒干，入亭脂急炒，焰起以醋喷之，倾入地坑内覆住，待冷取研，粟饭丸芡子大。每用二丸，热酒化服，取汗或下或通气即愈。如大便不通，再用一丸，入玄明粉五分。圣济录。**妇人血气**冷痛攻心。方同上。**风痫吐沫**反目抽掣，久患者。黑铅、水银结砂，南星炮，各一两，为末，糯饭丸绿豆大。一岁一丸，乳汁下。普济方。**反胃哕逆**黑铅化汁，以柳木槌研成粉，一两，入米醋一升，砂锅熬膏，入蒸饼末少许，捣丸小豆大。每服十丸，姜汤下。圣济。**多年反胃**不止。紫背铅二两，石亭脂二两，盐卤汁五两，烧铅以卤汁淬尽，与亭脂同炒，焰起，挑于水[①]上，焰止，研匀，蒸饼和丸梧子大。每服二十丸，煎石莲、干柿汤下。圣济方。**消渴烦闷**黑铅、水银等分，结如泥。常含豆许，吞津。圣惠方。**寸白虫病**先食猪肉一片，乃以沙糖水调黑铅灰四钱，五更服之，虫尽下，食白粥一日。许学士病嘈杂，服此下二虫，一寸断，一长二尺五寸，节节有斑文也。本事方。**水肿浮满**乌锡五两，皂荚一挺炙，酒二斗，煮六沸。频服，至小便出二三升，即消。千金翼。**小便不通**黑铅错末一两，生姜半两，灯心一握，井水煎服，先以炒葱贴脐。圣惠方。**卒然咳嗽**炉中铅屑、桂心、皂荚等分，为末，蜜丸如梧子大。每饮下十五丸，忌葱。备急方。**瘰疬结核**铅三两，铁器炒取黑灰，醋和涂上，故帛贴之，频换，去恶汁。如此半月，不痛不破，内消为水而愈。刘禹锡传信方。**痈疽发背**黑铅一斤，甘草三两微炙，瓶盛酒一斗浸甘草，乃熔铅投酒中，如此九度，去滓。饮酒醉卧即愈。经验方。**金石药毒**黑铅一斤，熔化，投酒一升，如此十余次，待酒至半升，顿饮。胜金方。**取轻粉毒**出山黑铅五斤，打壶一把，盛烧酒十五斤，纳土茯苓半斤，乳香三钱，封固，重汤煮一日夜，埋土中，出火毒。每日早晚任性饮数杯，后用瓦盆接小便，自有粉出为验。服至筋骨不痛，乃止。医方摘要。**解砒霜毒**烦躁如狂，心腹疼痛，四肢厥冷，命在须臾。黑铅四两，磨水一碗灌之。华佗危病方。**解硫黄毒**黑锡煎汤服，即解。集简方。

铅霜日华

【释名】 **铅白霜**

【修治】 〔颂曰〕铅霜，用铅杂水银十五分之一合炼作片，置醋瓮中密封，经久成霜。〔时珍曰〕以铅打成钱，穿成串，瓦盆盛生醋，以串横盆中，离醋三寸，仍以瓦盆覆之，置阴处，候生霜刷下，仍合住。

【气味】 **甘、酸，冷，无毒。**〔宗奭曰〕铅霜涂木瓜，即失酸味，金克木也。

【主治】 **消痰，止惊悸，解酒毒，去胸膈烦闷，中风痰实，止渴。**大明。**去膈热涎塞。**宗奭。**治吐逆，镇惊去怯，黑须发。**时珍。

【发明】 〔颂曰〕铅霜性极冷，治风痰及婴孺惊滞药，今医家用之尤多。〔时珍曰〕铅霜乃铅汞之气交感英华所结，道家谓之神符白雪，其坠痰去热，定惊止泻，盖有奇效，但非久服常用之物尔。病在上焦者，宜此清镇。

【附方】 旧二，新九。**小儿惊热心肺积热**，夜卧多惊。铅霜、牛黄各半分，

① 挑于水：《圣济总录》卷四作“铫子盖”，义长。

铁粉一分，研匀。每服一字，竹沥调下。圣济录。**惊风痫疾**喉闭牙紧。铅白霜一字，蟾酥少许，为末，乌梅肉蘸药于龈上揩之，仍吹通关药，良久便开。普济方。**消渴烦热**铅白霜、枯白矾等分，为末，蜜丸芡子大。绵裹，含化咽汁。又方：铅白霜一两，根黄、消石各一两，为末。每冷水服一钱。圣济录。**喉痹肿痛**铅白霜、甘草半两，青黛一两，为末，醋糊丸芡子大。每含咽一丸，立效。圣济录。**悬痈肿痛**铅白霜一分，甘草半生半炙一分，为末，绵裹含咽。圣惠方。**口疳龈烂**气臭血出，不拘大人小儿。铅白霜、铜绿各二钱，白矾豆许，为末扫之。宣明方。**鼻衄不止**铅白霜末，新汲水服一字。十全博救方。**痔疮肿痛**铅白霜、白片脑各半字，酒调涂之，随手见效。婴童百问。**室女经闭**恍惚烦热。铅霜半两，生地黄汁一合，调下，日三服。圣惠方。**梳发令黑**铅霜包梳，日日梳之，胜于染者。普济方。

粉锡本经下品

【释名】 **解锡**本经**铅粉**纲目**铅华**纲目**胡粉**弘景**定粉**药性**瓦粉**汤液**光粉**日华**白粉**汤液**水粉**纲目**官粉**〔弘景曰〕即今化铅所作胡粉也，而谓之粉锡，以与今乖。〔时珍曰〕铅、锡一类也，古人名铅为黑锡，故名铅锡。释名曰：胡者糊也，和脂以糊面也。定、瓦言其形，光、白言其色。俗呼吴越者为官粉，韶州者为韶粉，辰州者为辰粉。

【正误】 〔恭曰〕铅丹、胡粉，实用炒锡造，陶言化铅误矣。〔震亨曰〕胡粉是锡粉，非铅粉也。古人以锡为粉，妇人用以附面者，其色类肌肉，不可入药。〔志曰〕粉锡、黄丹二物，俱是化铅为之。英公李勣序云铅锡莫辨者，谓此也。按李含光音义云：黄丹、胡粉皆是化铅，未闻用锡者。参同契云：胡粉投炭中，色坏，还为铅。抱朴子·内篇云：愚人不信黄丹、胡粉是化铅所作。苏恭以二物俱炒锡作，大误矣。〔时珍曰〕锡炒则成黑灰，岂有白粉。苏恭已误，而朱震亨复踵其误，何哉。

【集解】 〔时珍曰〕按墨子云：禹造粉。张华博物志云：纣烧铅锡作粉。则粉之来亦远矣。今金陵、杭州、韶州、辰州皆造之，而辰粉尤真，其色带青。彼人言造法：每铅百斤，熔化，削成薄片，卷作筒，安木甑内，甑下、甑中各安醋一瓶，外以盐泥固济，纸封甑缝。风炉安火，四两养一七，便扫入水缸内，依旧封养，次次如此，铅尽为度。不尽者，留炒作黄丹。每粉一斤，入豆粉二两，蛤粉四两，水内搅匀，澄去清水。用细灰按成沟，纸隔数层，置粉于上，将干，截成瓦定形，待干收起。而范成大虞衡志言：桂林所作铅粉最有名，谓之桂粉，以黑铅着糟瓮中罨化之。何孟春余冬录云：嵩阳产铅，居民多造胡粉。其法：铅块悬酒缸内，封闭四十九日，开之则化为粉矣。化不白者，炒为黄丹。黄丹滓为密陀僧。三物收利甚博。其铅气有毒，工人必食肥猪犬肉、饮酒及铁浆以厌之。枵腹中其毒，辄病至死。长幼为毒熏蒸，多痿黄瘫挛而毙。其法略皆不同，盖巧者时出新意，以速化为利故尔。又可见昔人炒锡之谬。相感志云：韶粉蒸之不白，以萝卜瓮子蒸之则白。

【气味】 **辛，寒，无毒**[①]。〔权曰〕甘、辛，凉。〔时珍曰〕胡粉能制硫黄。又雌黄得胡粉而失色，胡粉得雌黄而色黑，盖相恶也。又入酒中去酸味，收蟹不沙。

---

① 无毒：《本草纲目拾遗》卷首正误作“有毒”。

【主治】　**伏尸毒螫，杀三虫**。本经。**去鳖瘕，疗恶疮，止小便利，堕胎**。别录。**治积聚不消**。**炒焦，止小儿疳痢**。甄权。**治痈肿瘘烂，呕逆，疗癥瘕，小儿疳气**。大明。**止泄痢、久积痢**。宗爽。**治食复劳复，坠痰消胀，治疥癣狐臭，黑须发**。时珍。

【发明】　〔弘景曰〕胡粉金色者，疗尸虫弥良。〔藏器曰〕久痢成疳者，胡粉和水及鸡子白服，以粪黑为度，为其杀虫而止痢也。〔时珍曰〕胡粉，即铅之变黑为白者也。其体用虽与铅及黄丹同，而无消盐火烧之性，内有豆粉、蛤粉杂之，止能入气分，不能入血分，此为稍异。人服食之，则大便色黑者，此乃还其本质，所谓色坏还为铅也。亦可入膏药代黄丹用。

【附方】　旧十四，新三十。**劳复食复**欲死者。水服胡粉少许。肘后方。**小儿脾泄**不止。红枣二十个去核，将官粉入内，以阴阳瓦焙干，去枣研粉。每服三分，米汤下。孙真人集效方。**赤白痢下**频数，肠痛。定粉一两，鸡子清和，炙焦为末，冷水服一钱。肘后方。**小儿无辜疳**，下痢赤白。胡粉熟蒸，熬令色变，以饮服半钱。子母秘录。**小儿腹胀**胡粉、盐熬色变，以摩腹上。子母秘录。**腹皮青色**不速治，须臾死。方同上。**小儿夜啼**水服胡粉三豆大，日三服。子母秘录。**身热多汗**胡粉半斤，雷丸四两，为末粉身。千金方。**妇人心痛**急者。好官粉为末，葱汁和丸小豆大。每服七丸，黄酒送下即止。粉能杀虫，葱能透气故也。邵真人方。**寸白蛔虫**胡粉炒燥，方寸匕，入肉臛中，空心服，大效。张文仲备急方。**服药过剂**闷乱者。水和胡粉服之。千金方。**鼻衄不止**胡粉炒黑，醋服一钱，即止。圣惠方。**齿缝出血**胡粉半两，麝香半钱，为末。卧时揩牙。圣济录。**坠扑瘀血**从高落下，瘀血抢心，面青气短欲死。胡粉一钱，和水服即安。肘后方。**折伤接骨**官粉、硼砂等分，为末。每服一钱，苏木汤调下，仍频饮苏木汤，大效。接骨方。**杖疮肿痛**水粉一两，赤石脂生一钱，水银一分，以麻油杵成膏，摊油纸贴之。肉消者，填满紧缚。救急方。**抓伤面皮**香油调铅粉搽之，一夕愈。集简方。**食梅牙齼**韶粉揩之。相感志。**染白须发**胡粉、石灰等分，水和涂之，以油纸包，烘令温暖，候未燥间洗去，以油润之，黑如漆也。博物志。**腋下胡臭**胡粉常粉之。或以胡粉三合，和牛脂煎稠涂之。千金方。**阴股常湿**胡粉粉之。备急方。**干湿癣疮**方同上。**黄水脓疮**官粉煅黄，松香各三钱，黄丹一钱，飞矾二钱，为末，香油二两，熬膏傅之。邵真人方。**小儿耳疮**月蚀。胡粉和土涂之。子母秘录。**小儿疳疮**熬胡粉、猪脂和涂。张文仲方。**小儿舌疮**胡粉和猪䯒骨中髓，日三傅之。食医心鉴。**燕口吻疮**胡粉炒一分，黄连半两，为末，傅之。普济方。**痘疮瘢痕**或凸或凹。韶粉一两，轻粉一定，和研，猪脂调傅。陈文中小儿方。**妒精阴疮**铅粉二钱，银杏仁七个，铜铫内炒至杏黄，去杏取粉，出火毒，研搽效。集简方。**反花恶疮**胡粉一两，胭脂一两，为末。盐汤洗净傅之，日五次。圣惠方。**疮似蜂窠**愈而复发。胡粉、朱砂等分，为末，蜜和涂之。圣济录。**血风臁疮**孙氏集效方用官粉四两，水调入碗内，以蕲州艾叶烧烟熏干，入乳香少许同研，香油调作隔纸膏，反复贴之。杨氏简便方用官粉炒过，桐油调作隔纸贴之。**小儿丹毒**唾和胡粉，从外至内傅之良。千金方。**汤火烧疮**胡粉，羊髓和，涂之。孙真人方。**疮伤水湿**胡粉、炭灰等分，脂和涂孔上，水即出也。千金方。**蠼螋尿疮**酢和胡粉涂之。千金方。**诸蛇螫伤**胡粉和大蒜捣涂。千金方。**误吞金银**及钱。胡粉一两，猪脂调，分再服，令消烊出也。外台秘要。**三年目翳**胡粉涂之。圣惠方。**口中干燥**烦渴无津。雄猪胆五枚，酒煮皮烂，入定粉一两研匀，丸芡子大。每含化一丸咽汁。太平圣惠方。**腹中鳖癥**胡粉、黍米淋汁温服，大效。卫生易简方。**接骨续筋**止痛活血。定粉、当归各一钱，硼砂一钱半，为末。每服一钱，苏木煎汤调下，仍频饮汤。同上。**发背恶疮**诸痈疽。好光粉二两，真麻油三两，慢火熬，以柳枝急搅，至滴水成珠，入白胶末少许，入器水浸两日，油纸摊贴，名神应膏。直指方。

铅丹本经下品

【释名】 **黄丹**弘景**丹粉**唐本**朱粉**纲目**铅华**

【正误】 见粉锡下。

【集解】 〔别录曰〕铅丹生于铅，出蜀郡平泽。〔弘景曰〕即今熬铅所作黄丹也。俗方稀用，惟仙经涂丹釜所须。云化成九光者，当谓九光丹以为釜尔，无别法也。〔宗奭曰〕铅丹化铅而成，别录言生于铅，则苏恭炒锡作成之说误矣，不惟难辨，锡则色黯，铅则明白，以此为异。〔时珍曰〕按独孤滔丹房镜源云：炒铅丹法：用铅一斤，土硫黄十两，消石一两。熔铅成汁，下醋点之，滚沸时下硫一块，少顷下消少许，沸定再点醋，依前下少许消、黄，待为末，则成丹矣。今人以作铅粉不尽者，用消石、矾石炒成丹。若转丹为铅，只用连须葱白汁拌丹慢煎，煅成金汁倾出，即还铅矣。货者多以盐消砂石杂之。凡用以水漂去消盐，飞去砂石，澄干，微火炒紫色，地上去火毒，入药。会典云：黑铅一斤，烧丹一斤五钱三分也。

【气味】 **辛，微寒，无毒**。〔大明曰〕微咸，凉，无毒。伏砒，制硇、硫。〔震亨曰〕一妇因多子，月内服铅丹二两，四肢冰冷，食不入口。时正仲冬，急服理中汤加附子数十贴乃安。谓之凉无毒可乎？〔时珍曰〕铅丹本无甚毒，此妇产后冬月服之过剂，其病宜矣。

【主治】 **吐逆胃反，惊痫癫疾，除热下气，炼化还成九光，久服通神明**。本经。**止小便，除毒热脐挛，金疮血溢**。别录。**惊悸狂走，消渴。煎膏用，止痛生肌**。甄权。**镇心安神，止吐血及嗽，傅疮长肉，及汤火疮，染须**。大明。**治疟及久积**。宗奭。**坠痰杀虫，去怯除忤恶，止痢明目**。明珍。

【发明】 〔成无己曰〕仲景龙骨牡蛎汤中用铅丹，乃收敛神气以镇惊也。〔好古曰〕涩可去脱而固气。〔时珍曰〕铅丹体重而性沉，味兼盐、矾，走血分，能坠痰去怯，故治惊痫癫狂、吐逆反胃有奇功。能消积杀虫，故治疳疾下痢疟疾有实绩。能解热拔毒，长肉去瘀，故治恶疮肿毒，及入膏药，为外科必用之物也。

【附方】 旧八，新二十五。**消渴烦乱**黄丹，新汲水服一钱，以荞麦粥压之。圣惠方。**吐逆不止**碧霞丹：用北黄丹四两，米醋半升，煎干，炭火三秤，就铫内煅红，冷定为末，粟米饭丸梧子大。每服七丸，醋汤下。集验方。**伏暑霍乱**水浸丹，见木部巴豆下。**小儿吐逆**不止，宜此清镇。烧针丸：用黄丹研末，小枣肉和丸芡子大。每以一丸，针签于灯上烧过，研细，乳汁调下。一加朱砂、枯矾等分。谢氏小儿方。**反胃气逆**胃虚。铅丹二两，白矾二两，生石亭脂半两。以丹、矾研匀，入坩锅内，以炭半秤煅赤，更一夜，出毒两日，入亭脂同研，粟米饭和丸绿豆大。每日米饮下十五丸。圣济录。**泄泻下痢**赤白。用枣肉捣烂，入黄丹、白矾各皂子大，粳米饭一团，和丸弹子大，铁线穿，于灯上烧过，为末。米饮服之。摘玄方。**赤白痢下**黄丹炒紫，黄连炒，等分为末，以糊丸麻子大。每服五十丸，生姜、甘草汤下。普济方。**妊娠下痢**疞痛。用乌鸡卵一个，开孔去白留黄，入铅丹五钱搅匀，泥裹煨干研末，每服二钱，米饮下，一服愈，是男；二服愈，是女。三因方。**吐血咯血**咳血。黄丹，新汲水服一钱。经验方。**寒热疟疾**体虚汗多者。黄丹、百草霜等分，为末。发日，空心米饮服三钱，不过二服愈。或糊丸，或蒜丸，皆效。肘后方用飞炒黄丹一两，恒山末三两，蜜丸梧子大。每服五十丸，温酒下。平旦及未发、将发时，各一服，无不效。普济方：端午日，用黄丹炒二两，独蒜一百个，捣丸梧子大。每服九丸，空心长流水面东下。二三发后乃用。神效。亦治痢疾。三因方用黄丹炒、建茶等分，为末。温酒服二钱。又黄丹飞焙，面糊丸芡子大。每枣子一枚，去核，包一丸，纸裹煨熟食之。**温疟不止**黄丹炒半两，青蒿童尿浸二两，为末。每服二钱，寒多酒服，热多茶服。仁存堂方。**小儿瘴疟**壮热不寒。黄丹二钱，蜜水和服，冷者酒服，名鬼哭丹。刘涓子鬼遗方。**风痫发止**驱风散：用铅丹二两，白矾二两为末。用三角砖相斗，以七层纸铺砖上，铺丹于纸上，矾铺丹上，以十斤柳木柴烧过为度，取研。每服二钱，温酒下。王氏博济方。**客忤中恶**道间门外得之，令人心腹刺痛，气冲心胸胀满，不治害人。真丹方寸匕，蜜三合，和灌之。肘后方。**一切目疾**昏障治，只障不治。蜂蜜半斤，铜锅熬起紫色块，入飞过真黄丹二两，水一碗，再炼，至水气尽，以细生绢铺薄纸一层，滤净，瓶封埋地内三七。每日点眼七次，药粘则洗之。一方：入诃子肉四个。保寿堂方。**赤眼痛**黄丹、蜂蜜调贴太阳穴，立效。明目经验方。**赤目及翳**铅丹、白矾等分，为末点之。又方：铅丹、乌贼骨等分，合研，白蜜蒸点之。千金方。**眼生珠管**铅丹半两，鲤鱼胆汁和如膏。日点三五次。圣惠方。**痘疹生翳**黄丹、轻粉等分，为末。吹少许入耳内，左患吹右，右患吹左。疹痘方。**小儿重舌**黄丹一豆大，安舌下。子母秘录。**小儿口疮**糜烂。黄丹一钱，生蜜一两，相和蒸黑。每以鸡毛蘸搽，甚效。普济方。**腋下胡臭**黄丹入轻粉，唾调，频掺之。普济方。**妇人逆产**真丹涂儿足下。集验方。**蚰蜒入耳**黄丹、酥、蜜、杏仁等分，熬膏。绵裹包塞之，闻香即出，抽取。圣惠方。**蝎虿螫人**醋调黄丹涂之。肘后方。**金疮出血**不可以药速合，则内溃伤肉。只以黄丹、滑石等分，为末傅之。集玄方。**外痔肿痛**黄丹、滑石等分。为末，新汲水调，日五上之。婴童百问。**血风臁疮**黄丹一两，黄蜡一两，香油五钱，熬膏。先以葱、椒汤洗，贴之。陆氏积德堂方。**远近臁疮**黄丹飞炒，黄檗酒浸七日焙，各一两，轻粉半两，研细。以苦茶洗净，轻粉填满，次用黄丹护之，外以檗末摊膏贴之，勿揭动，一七见效。孙氏集效方。

密陀僧唐本草

【释名】 **没多僧**唐本**炉底**〔恭曰〕密陀、没多，并胡言也。

【集解】 〔恭曰〕出波斯国，形似黄龙齿而坚重，亦有白色者，作理石文。〔颂曰〕今岭南、闽中银铜冶处亦有之，是银铅脚。其初采矿时，银铜相杂，先以铅同煎炼，银随铅出。又采山木叶烧灰，开地作炉，填灰其中，谓之灰池。置银铅于灰上，更加火煅，铅渗灰下，银住灰上，罢火候冷，出银。其灰池感铅银气，积久成此物，未必自胡中来也。〔承曰〕

今市中所货，是小瓶实铅丹锻成者，大块尚有瓶形。银冶所出最良，而罕有货者。外国者未尝见之。〔时珍曰〕蜜陀僧原取银冶者，今既难得，乃取煎销银铺炉底用之。造黄丹者，以脚滓炼成密陀僧，其似瓶形者是也。

【修治】　〔敩曰〕凡使捣细，安瓷锅中，重纸袋盛柳蛀末焙之，次下东流水浸满，火煮一伏时，去柳末、纸袋，取用。

【气味】　**咸、辛，平，有小毒。**〔大明曰〕甘，平，无毒。〔时珍曰〕制狼毒。

【主治】　**久痢，五痔，金疮，面上瘢䵟，面膏药用之。**唐本。〔保升曰〕五痔，谓牡、酒、肠、血、气也。**镇心，补五脏，治惊痫咳嗽，呕逆吐痰。**大明。**疗反胃消渴，疟疾下痢。止血，杀虫，消积。治诸疮，消肿毒，除胡臭，染髭发。**时珍。

【发明】　〔时珍曰〕密陀僧感铅银之气，其性重坠下沉，直走下焦，故能坠痰、止吐、消积，定惊痫，治疟痢，止消渴，疗疮肿，洪迈夷坚志云：惊气入心络，瘖不能言语者，用密陀僧末一匕，茶调服，即愈。昔有人伐薪，为狼所逐而得是疾，或授此方而愈。又一军校采藤逢恶蛇病此，亦用之而愈。此乃惊则气乱，密陀僧之重以去怯而平肝也。其功力与铅丹同，故膏药中用代铅丹云。

【附方】　旧三，新一十五。**痰结胸中**不散。密陀僧一两，醋、水各一盏，煎干为末。每服二钱，以酒、水各一小盏，煎一盏，温服，少顷当吐出痰涎为妙。圣惠方。**消渴饮水**神效丸：用密陀僧二两，研末，汤浸蒸饼丸梧子大。浓煎蚕茧、盐汤，或茄根汤，或酒下，一日五丸，日增五丸，至三十丸止，不可多服。五六服后，以见水恶心为度。恶心时，以干物压之，日后自定，甚奇。选奇方。**赤白下痢**蜜陀僧三两，烧黄色研粉。每服一钱，醋、茶下，日三服。圣惠方。**肠风痔瘘**铜青、密陀僧各一钱，麝香少许，为末，津和涂之。济急方。**小儿初生**遍身如鱼脬，又如水晶，破则成水，流渗又生者。密陀僧生研掞之，仍服苏合香丸。救急方。**惊气失音**方见发明。**腋下胡臭**浆水洗净，油调蜜陀僧涂。以一钱，用热蒸饼一个，切开掺末夹之。集简方。**香口去臭**密陀僧一钱，醋调漱口。普济方。**大人口疮**密陀僧锻研掺之。圣济方。**小儿口疮**不能吮乳。密陀僧末，醋调涂足心，疮愈洗去。蔡医博方也。黎居士简易方。**鼻内生疮**蜜陀僧、香白芷等分，为末。蜡烛油调涂之。简便方。**鼻皶赤疱**密陀僧二两，细研。人乳调，夜涂旦洗。圣惠方。**痘疮瘢黡**方同上。谭氏。**䵟黯斑点**方同上。外台。**夏月汗斑**如疹。用蜜陀僧八钱，雄黄四钱，先以姜片擦热，仍以姜片蘸末擦之，次日即焦。活人心统。**骨疽出骨**一名多骨疮，不时出细骨，乃母受胎未及一月，与六亲骨肉交合，感其精气，故有多骨之名，以密陀僧末，桐油调匀，摊贴之即愈。寿域方。**血风臁疮**密陀僧、香油入粗碗内磨化，油纸摊膏，反覆贴之。孙氏集效方。**阴汗湿痒**密陀僧末傅之。戴氏加蛇床子末。

锡拾遗

【释名】　**鑞**音腊**钖**音引**贺**〔时珍曰〕尔雅：锡谓之钖。郭璞注云：白鑞也。方术家谓之贺，盖锡以临贺出者为美也。

【集解】　〔别录曰〕锡生桂阳山谷。〔弘景曰〕今出临贺，犹是桂阳地界。铅与锡相似，而入用大异。〔时珍曰〕锡出云南、衡州。许慎说文云：锡者，银铅之间也。土宿本草云：锡受太阴之气而生，二百年不动成砒，砒二百年而锡始生。锡禀阴气，故其质柔。二百年不动，遇太阳之气乃成银。今人置酒于新锡器内，浸渍日久或杀人者，以砒能化锡，岁月尚近，便被采取，其中蕴毒故也。又曰：砒乃锡根。银色而铅质，五金之中独锡易制，失其药则为五金之贼，得其药则为五金之媒。星槎胜览言：满剌加国，于山溪中淘沙取锡，不假煎炼成块，名曰斗锡也。

【正误】 〔恭曰〕临贺采者名铅，一名白镴，惟此一处资天下用。其锡，出银处皆有之。体相似，而入用大异。〔时珍曰〕苏恭不识铅锡，以锡为铅，以铅为锡。其谓黄丹、胡粉为炒锡，皆由其不识故也。今正之。

【气味】 **甘，寒，微毒。**〔独孤滔曰〕羚羊角、五灵脂、伏龙肝、马鞭草皆能缩贺。硇、砒能硬锡。巴豆、蓖麻、姜汁、地黄能制锡。松脂焊锡。锡矿缩银。

【主治】 **恶毒风疮。**大明。

【发明】 〔时珍曰〕洪迈夷坚志云：汝人多病瘿。地饶风沙，沙入井中，饮其水则生瘿。故金房间人家，以锡为井阑，皆夹锡钱镇之，或沉锡井中，乃免此患。

【附方】 新二。**解砒霜毒**锡器，于粗石上磨水服之。济急方。**杨梅毒疮**黑铅、广锡各二钱半，结砂，蜈蚣二条，为末，纸卷作小捻，油浸一夜，点灯日照疮二次，七日见效。集玄方。

古镜拾遗

校正：并入本经锡铜镜鼻。

【释名】 **鉴** **照子**〔时珍曰〕镜者景也，有光景也。鉴者监也，监于前也。轩辕内传言：帝会王母，铸镜十二，随月用之。此镜之始也。或云始于尧臣尹寿。

【气味】 **辛，无毒。**〔大明曰〕平，微毒。

【主治】 **惊痫邪气，小儿诸恶，煮汁和诸药煮服，文字弥古者佳。**藏器。**辟一切邪魅，女人鬼交，飞尸蛊毒，催生，及治暴心痛，并火烧淬酒服。百虫入耳鼻中，将镜就敲之，即出。**大明。**小儿疝气肿硬，煮汁服。**时珍。

【发明】 〔时珍曰〕镜乃金水之精，内明外暗。古镜如古剑，若有神明，故能辟邪魅忤恶。凡人家宜悬大镜，可辟邪魅。刘根传云：人思形状，可以长生。用九寸明镜照面，熟视令自识己身形，久则身神不散，疾患不入。葛洪抱朴子云：万物之老者，其精悉能托人形惑人，唯不能易镜中真形。故道士入山，以明镜径九寸以上者背之，则邪魅不敢近，自见其形，必反却走。转镜对之，视有踵者山神，无踵者老魅也。群书所载，古镜灵异，往往可证，谩撮于左方：龙江录云：汉宣帝有宝镜，如八铢钱，能见妖魅，帝常佩之。异闻记云：隋时王度有一镜，岁疫令持镜诣里中，有疾者照之即愈。樵牧闲谈云：孟昶时张敌得一古镜，径尺余，光照寝室如烛，举家无疾，号无疾镜。西京杂记云：汉高祖得始皇方镜，广四尺，高五尺，表里有明，照之则影倒见；以手捧心，可见肠胃五脏；人疾病照之，则知病之所在；女子有邪心，则胆张心动。酉阳杂俎云：无劳县舞溪石窟有方镜，径丈，照人五脏，云是始皇骨镜。松窗录云：叶法善有一铁镜，照物如水。人有疾病，照见脏腑。宋史云：秦宁县耕夫得镜，厚三寸，径尺二，照见水底，与日争辉。病热者照之，心骨生寒。云仙录云：京师王氏有镜六鼻，常有云烟，照之则左右前三方事皆见。黄巢将至，照之，兵甲如在目前。笔谈云：吴僧一镜，照之知未来吉凶出处。又有火镜取火，水镜取水，皆镜之异者也。

【附方】 新一。**小儿夜啼**明鉴挂床脚上。圣惠方。

锡铜镜鼻本经下品

【释名】 〔弘景曰〕此物与胡粉异类而共条者，古无纯铜作镜，皆用锡杂之，即今破古铜镜鼻尔。用之当烧赤纳酒中。若醯中出入百遍，乃可捣也。〔志曰〕凡铸镜皆用锡，不尔即不明白，故言锡铜镜鼻，今广陵者为胜。〔时珍曰〕锡铜相和，得水浇之极硬，故铸镜用之。考工记云：金锡相半，谓之鉴燧之剂，是也。

【气味】 **酸，平，无毒。**〔权曰〕微寒。〔药诀曰〕冷，无毒。

【主治】 **女子血闭癥瘕，伏肠**[①] **绝孕。**本经。**伏尸邪气。**别录。**产后余疹刺痛，三十六候，取七枚投醋中熬，呷之。亦可入当归、芍药煎服。**甄权。

【附方】 新一。**小儿客忤**面青惊痛。铜照子鼻烧赤，少酒淬过，与儿饮。圣惠方。

镜锈即镜上绿也。俗名杨妃垢。

【主治】 **腋臭，又疗下疳疮，同五倍子末等分，米泔洗后傅之。**时珍。

古文钱日华

【释名】 **泉　孔方兄　上清童子**纲目**青蚨**〔时珍曰〕管子言禹以历山之金铸币，以救人困，此钱之始也。至周太公立九府泉法，泉体圆含方，轻重以铢，周流四方，有泉之象，故曰泉。后转为钱。鲁褒钱神论云：为世神宝，亲爱如兄，字曰孔方。又昔有钱精，自称上清童子。青蚨血涂子母钱，见虫部。

【集解】 〔颂曰〕凡铸铜之物，多和以锡。考工记云：攻金之工，金有六剂，是也。药用古文钱、铜弩牙之类，皆有锡，故其用近之。〔宗奭曰〕古钱其铜焦赤有毒，能腐蚀坏肉，非特为有锡也。此说非是。但取周景王时大泉五十及宝货，秦半两，汉荚钱、大小五铢，吴大泉五百、六钱当千，宋四铢、二铢，及梁四柱、北齐常平五铢之类，方可用。〔时珍曰〕古文钱但得五百年之外者即可用，而唐高祖所铸开元通宝，得轻重大小之中，尤为古今所重。綦母氏钱神论云：黄金为父，白银为母，铅为长男，锡为适妇，其性坚刚，须汞终始，体圆应天，孔方效地，此乃铸钱之法也。三伏铸钱，其汁不清，俗名炉冻，盖火克金也。唐人端午于江心铸镜，亦此意也。

【气味】 **辛，平，有毒。**〔时珍曰〕同胡桃嚼即碎，相制也。

【主治】 **翳障，明目，疗风赤眼，盐卤浸用。妇人生产横逆，心腹痛，月膈五淋，烧以醋淬用。**大明。**大青钱煮汁服，通五淋；磨入目，主盲障肤赤；和薏苡根煮服，止心腹痛。**藏器。

【发明】 〔宗奭曰〕古钱有毒，治目中障瘀，腐蚀坏肉，妇人横逆产，五淋，多用之。予少时常患赤目肿痛，数日不能开。客有教以生姜一块，洗净去皮，以古铜钱刮汁点之，初甚苦，热泪蔑面，然终无损。后有患者，教之，往往疑惑，信士点之，无不一点遂愈，更不须再。但作疮者，不可用也。〔时珍曰〕以胡桃同嚼食二三枚，能消便毒。便毒属肝，金伐木也。

【附方】 旧一，新二十一。**时气欲死**大钱百文，水一斗煮八升，入麝香末三分，稍饮至尽，或吐或下愈。肘后方。**时气温病**头痛壮热脉大，始得一日者。比轮钱一百五十七文，水一斗，煮取七升，服汁。须臾复以水五升，更煮一升，以水二

---

① 肠：原作“阳”，字误，今据《千金翼》卷二、《证类本草》卷五改。

升投中，合得三升，出钱饮汁，当吐毒出也。肘后方。**心腹烦满**及胸胁痛欲死者。比轮钱二十枚，水五升，煮三升，分三服。肘后方。**急心气痛**古文钱一个，打碎，大核桃三个，同炒热，入醋一碗冲服。杨诚经验方。**霍乱转筋**青铜钱四十九枚，木瓜一两，乌梅炒五枚，水二盏，煎分温服。圣济录。**慢脾惊风利痰奇效**。用开元通宝钱背后上下有两月痕者，其色淡黑，颇小。以一个放铁匙上，炭火烧四围上下，各出珠子，取出候冷，倾入盏中，作一服，以南木香汤送下，或人参汤亦可。钱虽利痰，非胃家所好，须以木香佐之。杨仁斋直指方。**下血不止**大古钱四百文，酒三升，煮二升，分三服。普济方。**赤白带下**铜钱四十文，酒四升，煮取二升，分三服。千金方。**小便气淋**比轮钱三百文，水一斗，煮取三升，温服。千金方。**沙石淋痛**古文钱，煮汁服。普济方。**伤水喘急**因年少饮冷水惊恐所致者。古文钱七枚洗净，白梅七个，水一钟，同浸三宿，空心一呷，良久得吐效。仁存方。**唇肿黑痛**痒不可忍。四文大钱于石上磨猪脂汁涂之，不过数遍愈。幼幼新书。**口内热疮**青钱二十文，烧赤投酒中服之，立瘥。陈藏器本草。**眼赤生疮**连年不愈。古钱一文，生姜石[①]一个，洗净，以钱于石上磨蜜，取浓汁三四滴在盏，覆瓦上，以艾灸瓦内七壮熏蜜，取点之效。普济方。**赤目浮翳**古钱一文，盐方寸匕，治筛点之。千金方。**目卒不见**钱于石上磨汁，注眦中。普济方。**目生珠管**及肤翳。铜钱青一两，细墨半两，为末，醋丸白豆大。每以一丸，乳汁、新汲水各少许，浸化点之。圣惠方。**腋下胡臭**古文钱十文，铁线串烧，醋淬十次，入麝香研末，调涂。应急良方。**跌扑伤损**半两钱五个，火煅醋淬四十九次，甜瓜子五钱，真珠二钱，研末。每服一字，好酒调。随上下，食前后。青囊。**误吞铁钱**古文铜钱十个，白梅肉十个，淹过即烂，捣丸绿豆大。每服一丸，流水吞下，即吐出。圣济录。**百虫入耳**青钱十四文，煎猪膏二合，少少滴之。圣济录。**便毒初起**方见发明下。

铜弩牙别录下品

【释名】〔时珍曰〕黄帝始作弩。刘熙释名云：弩，怒也，有怒势也。其柄曰臂，似人臂也。钩弦者曰牙，似人牙也。牙外曰郭。下曰悬刀。合名之曰机。〔颂曰〕药用铜弩牙，以其有锡也。

【气味】　**平，微毒。**

【主治】　**妇人难产，血闭，月水不通，阴阳隔塞**。别录。

【发明】　〔弘景曰〕铜弩牙治诸病，烧赤纳酒中饮汁，古者弥胜。〔刘完素曰〕弩牙速产，以机发而不括，因其用而为使也。

【附方】　旧一。**误吞珠钱**哽在咽者。铜弩牙烧赤，纳水中，冷饮汁，立愈。圣惠方。

诸铜器纲目

【气味】　**有毒**。〔时珍曰〕铜器盛饮食茶酒，经夜有毒。煎汤饮，损人声。〔藏器曰〕铜器上汗有毒，令人发恶疮内疽。

【主治】　**霍乱转筋，肾堂及脐下疰痛，并炙器隔衣熨其脐腹肾堂**。大明。**古铜器畜之，辟邪祟**。时珍。

【发明】　〔时珍曰〕赵希鹄洞天录云：山精水魅多历年代，故能为邪祟。三代钟鼎彝器，历年又过之，所以能辟祟也。

---

① 生姜石：《普济方》卷七十三作“青江石”。

铜钴鉧一作钴𬭁，熨斗也。

【主治】 **折伤接骨，捣末研飞，和少酒服，不过二方寸匕。又盛灰火，熨脐腹冷痛。**时珍。

铜秤锤

【主治】 **产难横生，烧赤淬酒服。**大明。

铜匙柄

【主治】 **风眼赤烂，及风热赤眼翳膜，烧热烙之，频用妙。**时珍。

铁本经下品

校正：并入别录生铁，拾遗劳铁。

【释名】 **黑金**说文**乌金**〔时珍曰〕铁，截也，刚可截物也。于五金属水，故曰黑金。

【集解】 〔别录曰〕铁出牧羊平泽及枋城或析城，采无时。〔弘景曰〕生铁是不破镭，枪、釜之类。钢铁是杂炼生镭，作刀、镰者。镭音柔。〔颂曰〕铁今江南、西蜀有炉冶处皆有之。初炼去矿，用以铸泻器物者，为生铁。再三销折，可以作镰者，为镭铁，亦谓之熟铁。以生柔相杂和，用以作刀剑锋刃者，为钢铁。锻家烧铁赤沸，砧上打下细皮屑者，为铁落。锻灶中飞出如尘，紫色而轻虚，可以莹磨铜器者，为铁精。作针家磨𬬻细末者，谓之针砂。取诸铁于器中水浸之，经久色青沫出可以染皂者，为铁浆。以铁拍作片段，置醋糟中积久衣生刮取者，为铁华粉。入火飞炼者，为铁粉。又马衔、秤锤、车辖及锯、杵、刀、斧，并俗用有效。〔时珍曰〕铁皆取矿土炒成。秦、晋、淮、楚、湖南、闽、广诸山中皆产铁，以广铁为良。甘肃土锭铁，色黑性坚，宜作刀剑。西番出宾铁尤胜。宝藏论云：铁有五种：荆铁出当阳，色紫而坚利；上饶铁次之；宾铁出波斯，坚利可切金玉；太原、蜀山铁顽滞；刚铁生西南瘴海中山石上，状如紫石英，水火不能坏，穿珠切玉如土也。土宿本草云：铁受太阳之气。始生之初，卤石产焉。一百五十年而成慈石，二百年孕而成铁，又二百年不经采炼而成铜，铜复化为白金，白金化为黄金，是铁与金银同一根源也。今取慈石碎之。内有铁片，可验矣。铁禀太阳之气，而阴气不交，故燥而不洁。性与锡相得。管子云：上有赭，下有铁。

劳铁本经〔恭曰〕此柔铁也，即熟铁。〔藏器曰〕经用辛苦者，曰劳铁。

【气味】 **辛，平，有毒。**〔大明曰〕畏慈石、火炭，能制石亭脂毒。〔敩曰〕铁遇神砂，如泥似粉。〔时珍曰〕铁畏皂荚、猪犬脂、乳香、朴消、硇砂、盐卤、荔枝。貘食铁而蛟龙畏铁。凡诸草木药皆忌铁器，而补肾药尤忌之，否则反消肝肾，盖[①]肝伤则[②]母气愈虚矣。

【主治】 **坚肌耐痛。**本经。**劳铁疗贼风，烧赤投酒中饮。**藏器。

生铁别录中品

【气味】 **辛，微寒，微毒。**见铁下。

【主治】 **下部及脱肛。**别录。**镇心安五脏，治痫疾，黑鬓发。治癣及恶疮疥，蜘蛛咬，蒜磨，生油调傅。**大明。**散瘀血，消丹毒。**时珍。

【发明】 〔恭曰〕诸铁[③]疗病，并不入散，皆煮取汁用之。〔藏器曰〕铁砂铁精，并入丸散。〔时珍曰〕铁于五金，色黑配水，而其性则制木，故痫疾宜之。素问治阳气太盛，病狂善怒者，用生铁落，正取伐木之义。日华子言其镇心安五

---

① 盖：原作“上”，字误，张本作“盖”，今改。

② 则：原作“气”，字误，张本作“则”，今改。

③ 铁：原作“药”，文义未安，今据《证类本草》卷四改。

脏，岂其然哉。本草载太清服食法，言服铁伤肺者，乃肝字之误。

【附方】 旧五，新一。**脱肛历年**不入者。生铁二斤，水一斗，煮汁五升，洗之，日再。集验方。**热甚耳聋**烧铁投酒中饮之，仍以慈石塞耳，日易，夜去之。千金方。**小儿丹毒**烧铁淬水，饮一合。陈氏本草。**小儿燥疮**一名烂疮。烧铁淬水中二七遍，浴之二三起，作浆。子母秘录。**打扑瘀血**在骨节及胁外不去。以生铁一斤，酒三升，煮一升服。肘后方。**熊虎伤毒**生铁煮令有味，洗之。肘后方。

钢铁别录中品

校正：并入开宝铁粉，拾遗针砂。

【释名】 **跳铁**音条。

【集解】 〔时珍曰〕钢铁有三种：有生铁夹熟铁炼成者，有精铁百炼出钢者，有西南海山中生成状如紫石英者。凡刀剑斧凿诸刃，皆是钢铁。其针砂、铁粉、铁精，亦皆用钢铁者。按沈括笔谈云：世用钢铁，以柔铁包生铁泥封，炼令相入，谓之团钢，亦曰灌钢，此乃伪钢也。真钢是精铁百炼，至斤两不耗者，纯钢也。此乃铁之精纯，其色明莹，磨之黯然青且黑，与常铁异。亦有炼尽无钢者，地产不同也。又有地溲，淬柔铁二三次，即钢可切玉，见石脑油下。凡铁内有硬处不可打者，名铁核，以香油涂烧之即散。

【气味】 **甘，平，无毒。**

【主治】 **金疮，烦满热中，胸膈气塞，食不化。**别录。

铁粉宋开宝。〔恭曰〕乃钢铁飞炼而成者。人多取杂铁作屑飞之，其体重，真钢者不尔也。

【气味】 **咸，平，无毒。**

【主治】 **安心神，坚骨髓，除百病。变黑**[①]**，润肌肤，令人不老，体健能食，久服令人身重肥黑。合和诸药，各有所主。**开宝。**化痰镇心，抑肝邪，特异。**许叔微。

【发明】 见铁落下。

【附方】 新六。**惊痫发热**铁粉，水调少许服之。圣惠方。**急惊涎潮**壮热闷乱。铁粉二钱，朱砂一钱，为末。每服一字，薄荷汤调下。杨氏家藏方。**伤寒阳毒**狂言妄语乱走，毒气在脏也。铁粉二两，龙胆草一两，为末。磨刀水调服一钱，小儿五分。全幼心鉴。**头痛鼻塞**铁粉二两，龙脑半分，研匀。每新汲水服一钱。圣惠方。**雌雄疔疮**铁粉一两，蔓菁根三两，捣如泥封之，日二换。集玄方。**风热脱肛**铁粉研，同白敛末傅上，按入。直指方。

针砂拾遗。〔藏器曰〕此是作针家磨铲细末也。须真钢砂乃堪用，人多以柔铁砂杂和之，飞为粉，人莫能辨也。亦堪染皂。

【主治】 **功同铁粉。和没食子染须，至黑。**藏器。**消积聚肿满黄疸，平肝气，散瘿。**时珍。

【附方】 新十。**风湿脚痛**针砂、川乌头为末，和匀炒热，绵包熨之。摘玄方。**风痹暖手**铁砂四两，硇砂三钱，黑脚白矾六钱，研末，以热醋或水拌湿，油纸裹置袋内，任意执之，冷再拌。圣济录。**脾劳黄病**针砂四两醋炒七次，干漆烧存性二钱，香附三钱，平胃散五钱，为末，蒸饼丸梧子大。任汤使下。摘玄方。**湿热黄疮**助脾去湿。针砂丸：用针砂不拘多少，擂尽锈，淘洗白色，以米醋于铁铫内浸过一指，炒干，再炒三五次，候通红取出。用陈粳米半升，水浸一夜，捣粉作块，煮半熟，杵烂，入针砂二两半，百草霜炒一

① 变黑：《证类本草》卷四作"变白"，此下铁华粉亦云"延年变白"。

两半，捣千下，丸梧子大。每服五十丸，用五加皮、牛膝根、木瓜浸酒下。初服若泄泻，其病源去也。乾坤生意。**水肿尿少**针砂醋煮炒干、猪苓、生地龙各三钱，为末，葱涎研和，傅脐中约一寸厚，缚之，待小便多为度，日二易之。入甘遂更妙。德生堂方。**泄泻无度**诸药不效。方同上，不用甘遂。医学正传。**虚寒下痢**肠滑不禁。针砂七钱半，官桂一钱，枯矾一钱，为末，以凉水调摊脐上下，缚之。当觉大热，以水润之。可用三四次，名玉胞肚。仁存方。**项下气瘿**针砂入水缸中浸之，饮食皆用此水，十日一换砂，半年自消散。杨仁斋直指方。**染白须发**针砂醋炒七次一两，诃子、白及各四钱，百药煎六钱，绿矾二钱，为末，用热醋调刷须发，菜叶包住，次早酸浆洗去。此不坏须，亦不作红。又方：针砂、荞面各一两，百药煎为末，茶调，夜涂旦洗。再以诃子五钱，没石子醋炒一个，百药煎少许，水和涂一夜，温浆洗去，黑而且光。

铁落本经中品

【释名】 **铁液**别录**铁屑**拾遗**铁蛾**〔弘景曰〕铁落，是染皂铁浆也。〔恭曰〕是锻家烧铁赤沸，砧上锻之，皮甲落者。若以浆为铁落，则钢浸之汁，复谓何等？落是铁皮，滋液黑于余铁，故又名铁液。〔时珍曰〕生铁打铸，皆有花出，如兰如蛾，故俗谓之铁蛾，今烟火家用之。铁末浸醋书字于纸，背后涂墨，如碑字也。

【气味】 **辛，平，无毒。**〔别录曰〕甘。

【主治】 **风热恶疮，疡疽疮痂，疥气在皮肤中。**本经。**除胸膈中热气，食不下，止烦，去黑子，可以染皂。**别录。**治惊邪癫痫，小儿客忤，消食及冷气，并煎服之。**大明。**主鬼打鬼疰邪气，水渍沫出，澄清，暖饮一二杯。**藏器。**炒热投酒中饮，疗贼风痉。又裹以熨腋下，疗胡臭，有验。**苏恭。**平肝去怯，治善怒发狂。**时珍。

【发明】 〔时珍曰〕按素问·病能论云：帝曰：有病怒狂者，此病安生？岐伯曰：生于阳也。阳气者，暴折而不决，故善怒，病名阳厥。曰：何以知之？曰：阳明者常动，巨阳、少阳不动而动大疾，此其候也。治之当夺其食则已。夫食入于阴，长气于阳，故夺其食即已。以生铁落为饮。夫生铁落者，下气疾也。此素问本文也，愚尝释之云：阳气怫郁而不得疏越，少阳胆木，挟三焦少阳相火、巨阳阴火上行，故使人易怒如狂，其巨阳、少阳之动脉，可诊之也。夺其食，不使胃火复助其邪也。饮以生铁落，金以制木也。木平则火降，故曰下气疾速，气即火也。又李仲南永类方云：肿药用铁蛾及针砂入丸子者，一生须断盐。盖盐性濡润，肿若再作，不可为矣。制法：用上等醋煮半日，去铁蛾①，取醋和，蒸饼为丸。每姜汤服三四十丸，以效为度。亦只借铁气尔，故日华子云煎汁服之。不留滞于脏腑，借铁虎之气以制肝木，使不能克脾土，土不受邪，则水自消矣。铁精、铁粉、铁华粉、针砂、铁浆入药，皆同此意。

【附方】 新一。**小儿丹毒**煅铁屎研末，猪脂和傅之。千金方。

铁精本经中品

【释名】 **铁花**〔弘景曰〕铁精，铁之精华也。出煅灶中，如尘紫色，轻者为佳，亦以磨莹铜器用之。

【气味】 **平，微温。**

【主治】 **明目，化铜。**本经。**疗惊**

① 蛾：原作“人”，义晦，张本作“蛾”，今改。

悸，定心气，小儿风痫，阴㿉脱肛。别录。

【发明】 见铁落。

【附方】 旧五，新二，**下痢脱肛**铁精粉傅之。至宝方。**女人阴脱**铁精、羊脂，布裹炙热，熨推之。圣惠方。**男子阴肿**铁精粉傅之。子母秘录。**疔肿拔根**铁渣一两，轻粉一钱，麝香少许，为末。针画十字口，点药入内，醋调面糊傅之，神效。普济方。**食中有蛊**腹内坚痛，面目青黄，淋露骨立，病变无常。用炉中铁精研末，鸡肝和丸梧子大。食前酒下五丸，不过十日愈。肘后。**蛇骨刺人毒痛**。铁精粉豆许，吹入疮内。肘后方。

铁华粉宋开宝

【释名】 **铁胤粉**日华。**铁艳粉** **铁霜**

【修治】 〔志曰〕作铁华粉法：取钢煅作叶，如笏或团，平面磨错，令光净，以盐水洒之，于醋瓮中，阴处埋之，一百日铁上衣生，即成粉矣。刮取细捣筛，入乳钵研如面，和合诸药为丸散，此铁之精华，功用强于铁粉也。〔大明曰〕悬于酱瓿上生霜者，名铁胤粉。淘去粗滓咸味，烘干用。

【气味】 **咸，平，无毒。**

【主治】 **安心神，坚骨髓，强志力，除风邪，养血气，延年变白**①**，去百病，随所冷热，和诸药用，枣膏为丸**。开宝。**止惊悸虚痫，镇五脏，去邪气，治健忘，冷气心痛，痃癖癥结，脱肛痔瘘，宿食等，及傅竹木刺入肉**。大明。

【发明】 见铁落。

【附方】 新一。**妇人阴挺**铁孕粉②一钱，龙脑半钱，研，水调刷产门。危氏得效方。

铁锈拾遗

【释名】 **铁衣**〔藏器曰〕此铁上赤衣也。刮下用。

【主治】 **恶疮疥癣，和油涂之。蜘蛛虫咬，蒜磨涂之**。藏器。**平肝坠热，消疮肿、口舌疮。醋磨，涂蜈蚣咬**。时珍。

【发明】 〔时珍曰〕按陶华云：铁锈水和药服，性沉重，最能坠热开结有神也。

【附方】 新八。**风瘙瘾疹**锈铁磨水涂之。集简方。**汤火伤疮**青竹烧油，同铁锈搽之。积德堂方。**丁肿初起**多年土内锈钉，火煅醋淬，刮下锈末，不论遍次，煅取收之。每用少许，人乳和，挑破傅之。仍炒研二钱，以齑水煎滚，待冷调服。普济方。**脚腿红肿**热如火炙，俗名赤游风。用铁锈水涂解之。惠济方。**重舌肿胀**铁锈锁烧红，打下锈，研末，水调一钱，噙咽。生生编。**小儿口疮**铁锈末，水调傅之。集简方。**内热遗精**铁锈末，冷水服一钱，三服止。活人心统。**妇人难产**杂草烧镬锈、白芷等分，为末。每服二钱，童尿、米醋各半，和服见效。救急方。

铁爇拾遗

【释名】 **刀烟**纲目**刀油**〔时珍曰〕以竹木爇火，于刀斧刃上烧之，津出如漆者，是也。江东人多用之。

【主治】 **恶疮蚀䘌，金疮毒物伤皮肉，止风水不入，入水不烂，手足皲坼，疮根结筋，瘰疬毒肿，染髭发，令永黑，及热未凝时涂之，少顷当干硬。用之须防水。又杀虫立效**。藏器。

---

① 白：原作"病"，涉下病字误，今据《证类本草》卷四改。

② 铁孕粉：即铁胤粉。

【附方】 新一。**项边疬子**以桃核于刀上烧烟熏之。陈氏本草。

铁浆拾遗

【集解】 〔藏器曰〕陶氏谓铁落为铁浆，非也。此乃取诸铁于器中，以水浸之，经久色青沫出，即堪染皂者。〔承曰〕铁浆是以生铁渍水服饵者。旋入新水，日久铁上生黄膏，则力愈胜。唐太妃所服者，乃此也。若以杂皂者为浆，其酸苦臭涩不可近，矧服食乎？

【气味】 **咸，寒，无毒。**

【主治】 **镇心明目。主癫痫发热，急黄狂走，六畜颠狂，人为蛇、犬、虎、狼、毒刺、恶虫等啮，服之毒不入肉，兼解诸毒入腹。**藏器。

【附方】 旧二，新三。**时气生疮**胸中热。铁浆饮之。梅师方。**一切疔肿**铁浆日饮一升。千金方。**发背初起**铁浆饮二升，取利。外台秘要。**蛇皮恶疮**铁浆频涂之。谈野翁方。**漆疮作痒**铁浆频洗，愈。外台。

诸铁器纲目

【集解】〔时珍曰〕旧本铁器条繁，今撮为一。大抵皆是借其气，平木解毒重坠，无他义也。

铁杵拾遗 即药杵也。

【主治】 **妇人横产，胞衣不下，烧赤淬酒饮，自顺。**藏器。

铁秤锤宋开宝

【气味】 **辛，温，无毒。**

【主治】 **贼风。止产后血瘕腹痛，及喉痹热塞，烧赤淬酒，热饮。**开宝。**治男子疝痛，女子心腹妊娠胀满，漏胎，卒下血。**时珍。

【附方】 新四。**喉痹肿痛**菖蒲根嚼汁，烧秤锤淬一杯，饮之。普济方。**舌肿咽痛**咽生息肉，舌肿。秤锤烧赤，淬醋一盏，咽之。圣惠方。**误吞竹木**秤锤烧红，淬酒饮之。集玄方。**便毒初起**极力提起，令有声。以铁秤锤摩压一夜，即散。集简方。

铁铳纲目

【主治】 **催生。烧赤，淋酒入内，孔中流出，乘热饮之，即产。旧铳尤良。**

铁斧纲目

【主治】 **妇人产难横逆，胞衣不出，烧赤淬酒服。亦治产后血瘕，腰腹痛。**时珍。

【发明】 〔时珍曰〕古人转女为男法：怀妊三月，名曰始胎，血脉未流，象形而变，是时宜服药，用斧置床底，系刃向下，勿令本妇知。恐不信，以鸡抱之，则一窠皆雄也。盖胎化之法，亦理之自然。故食牡鸡，取阳精之全于天产者；佩雄黄，取阳精之全于地产者；操弓矢，藉斧斤，取刚物之见于人事者。气类潜感，造化密移，物理所必有。故妊妇见神像异物，多生鬼怪，即其征矣。象牙、犀角，纹逐象生；山药、鸡冠，形随人变。以鸡卵告灶而抱雏，以苕箒扫猫而成孕。物且有感，况于人乎？〔藏器曰〕凡人身有弩肉，可听人家钉棺下斧声之时，便下手速擦二七遍，以后自得消平。产妇勿用。

铁刀拾遗

【主治】 **蛇咬毒入腹，取两刀于水中相摩，饮其汁。百虫入耳，以两刀于耳门上摩敲作声，自出。**藏器。**磨刀水，服，利小便，涂脱肛痔核，产肠不上，耳中卒痛。**时珍。

大刀环纲目

【主治】 **产难数日不出，烧赤淬酒一杯，顿服。**时珍。

剪刀股纲目

【主治】 **小儿惊风。钱氏有剪刀股**

丸，用剪刀环头研破，煎汤服药。时珍。

铁锯拾遗

【主治】 **误吞竹木入咽，烧故锯令赤，渍酒热饮**。藏器。

布针纲目

【主治】 **妇人横产，取二七枚烧赤淬酒七遍，服**。时珍。

【附方】 新一。**眼生偷针**布针一个，对井睨视，已而折为两段，投井中，勿令人见。张杲医说。

铁镞纲目

【主治】 **胃热呃逆，用七十二个，煎汤啜之**。时珍。

铁甲纲目

【主治】 **忧郁结滞，善怒狂易，入药煎服**。时珍。

铁锁纲目

【主治】 **齆鼻不闻香臭，磨石上取末，和猪脂绵裹塞之，经日肉出，瘥**。普济。

钥匙日华。

【主治】 **妇人血噤失音冲恶，以生姜、醋、小便同煎服。弱房人亦可煎服**。大明。

铁钉拾遗

【主治】 **酒醉齿漏出血不止，烧赤注孔中即止**。时珍。〔藏器曰〕有犯罪者，遇恩赦免，取枷上铁及钉等收之。后入官带之，得除免。

铁铧即锸也。纲目

【主治】 **心虚风邪，精神恍惚健忘，以久使者四斤，烧赤投醋中七次，打成块，水二斗，浸二七日，每食后服一小盏**。时珍。

【附方】 新三。**小儿伤寒**百日内患壮热。用铁铧一斤，烧赤，水二斗，淬三七次，煎一半，入柳叶七片，浴之。圣济录。**积年齿䘌**旧铁铧头一枚，炭火烧赤，捻硫黄一分，猪脂一分，于上熬沸。以绵包柳枝揾药，热烙齿缝，数次愈。普济方。**灌顶油法**治脑中热毒风，除目中翳障，镇心明目。生油二斤，故铁铧五两碎，消石半两，寒水石一两，马牙消半两，曾青一两，绵裹入油中浸七日。每以一钱顶上摩之，及滴少许入鼻内，甚妙。此大食国胡商方。圣惠方。

铁犁镵尖日华。

【主治】 **得[①]水，制朱砂、水银、石亭脂毒**。大明。

车辖即车轴铁辖头，一名车缸。宋开宝

【主治】 **喉痹及喉中热塞，烧赤，投酒中热饮**。开宝。**主小儿大便下血，烧赤，淬水服**。时珍。

【附方】 旧一，新一。**小儿下血**方见上。**妊娠咳嗽**车缸一枚，烧赤投酒中，冷饮。圣惠方。**走注气痛**车缸烧赤，温布裹熨病上。千金方。

马衔即马勒口铁也。〔大明曰〕古旧者好，亦可作医工针也。宋开宝。

【主治】 **小儿痫，妇人难产，临时持之，并煮汁服一盏**。开宝。**治马喉痹，肿连颊，吐血气数，煎水服之**。圣惠。

马镫纲目

【主治】 **田野磷火，人血所化，或出或没，来逼夺人精气，但以马镫相戛作声即灭。故张华云：金叶一振，游光敛色**。时珍。

---

① 得：《证类本草》卷四作“浸”。

金石之二玉类一十四种。

玉别录上品

校正：并入别录玉屑。

【释名】 **玄真**〔时珍曰〕按许慎说文云：玉乃石之美者。有五德：润泽以温，仁也；鳃理自外可以知中，义也；其声舒扬远闻，智也；不挠而折，勇也；锐廉而不技，洁也。其字象三玉连贯之形。葛洪抱朴子云：玄真者，玉之别名也，服之令人身飞轻举。故曰：服玄真者，其命不极。

【集解】 〔别录曰〕玉泉、玉屑，生蓝田山谷。采无时。〔弘景曰〕好玉出蓝田及南阳徐善亭部界中，日南、卢容水中，外国于阗、疏勒诸处皆善。洁白如猪膏，叩之鸣者，是真也。其比类者，甚多相似，宜精别之。所以燕石入笥，卞氏长号也。〔珣曰〕异物志云：玉出昆仑。别宝经云：凡石韫玉，但将石映灯看之，内有红光，明如初出日，便知有玉也。〔颂曰〕今蓝田、南阳、日南不闻有玉，惟于阗出之。晋鸿胪卿张匡邺使于阗，作行程记，载其采玉之地云：玉河，在于阗城外。其源出昆山，西流一千三百里，至于阗界牛头山，乃疏为三河：一日白玉河，在城东三十里；二日绿玉河，在城西二十里；三曰乌玉河，在绿玉河西七里。其源虽一，而其玉随地而变，故其色不同。每岁五六月大水暴涨，则玉随流而至。玉之多寡，由水之大小。七八月水退，乃可取，彼人谓之捞玉，其地有禁，器用服食，往往用玉。各地所有，亦自彼来。王逸玉论，载玉之色曰：赤如鸡冠，黄如蒸粟，白如截肪，黑如纯漆，谓之玉符，而青玉独无说焉。今青白者常有，黑者时有，黄赤者绝无，虽礼之六器，亦不能得其真者。今仪州出一种石，如蒸粟色，彼人谓之粟玉，或云亦黄玉之类，但少润泽，声不清越，为不及也。然服食者，惟贵纯白，他色亦不取焉。〔承曰〕仪州粟玉，乃黄石之光莹者，非玉也。玉坚而有理，火刃不可伤。此石小刀便可雕刻，与阶州白石同体而异色尔。〔时珍曰〕按太平御览云：交州出白玉，夫余出赤玉，挹娄出青玉，太秦出菜玉，西蜀出黑玉。蓝田出美玉，色如蓝，故曰蓝田。淮南子云：钟山之玉，炊以炉炭，三日三夜，而色泽不变，得天地之精也。观此诸说，则产玉之处亦多矣，而今不出者，地方恐为害也。故独以于阗玉为贵焉。古礼玄珪苍璧，黄琮赤璋，白琥玄璜，以象天地四时而立名尔。礼记云，石蕴玉则气如白虹，精神见于山川也。博物志云：山有瑴者生玉。尸子云：水圆折者有珠，方折者有玉。地镜图云：二月山中草木生光下垂者有玉，玉之精如美女。玉书云：玉有山玄文，水苍文，生于山而木润，产于水而流芳，藏于璞而文采露于外。观此诸说，则玉有山产、水立二种。中国之玉多在山，于阗之玉则在河也。其石似玉者，珷、玞、琨、珉、璁、璎也。北方有罐子玉，雪白有气眼，乃药烧成者，不可不辩，然皆无温润。稗官载火玉色赤，可烹鼎，暖玉可辟寒，寒玉可辟暑，香玉有香，软玉质柔，观日玉，洞见日中宫阙，此皆希世之宝也。〔宗奭曰〕燕玉出燕北，体柔脆如油，和粉色，不入药用。

玉屑别录

【修治】 〔弘景曰〕玉屑是以玉为屑，非别一物也。仙经服瑴玉，有捣如米粒，乃以苦酒辈，消令如泥。亦有合为浆者，凡服玉，皆不得用已成器物及冢中玉璞。〔恭曰〕饵玉当以消作水者为佳，屑如麻豆，服者取其精润脏腑，滓秽当完出也。又为粉服者，即使人淋壅。屑如麻豆，其义殊深。化水法，在淮南三十六水法中。

【气味】 **甘，平，无毒。**〔珣曰〕咸，寒，无毒。〔时珍曰〕恶鹿角，养丹砂。

【主治】 **除胃中热，喘息烦满，止渴，屑如麻豆服之，久服轻身长年。**别录。**润心肺，助声喉，滋毛发。**大明。**滋养五脏，止烦躁，宜共金、银、麦门冬等同煎服，有益。**李珣。

【附方】 新三。**小儿惊啼**白玉二钱半，寒水石半两，为末，水调涂心下。圣惠方。**痃癖鬼气**往来疼痛，及心下不可忍者，不拘大人小儿。白玉、赤玉等分，为末，糊丸梧子大。每服三十丸，姜汤下。圣惠方。**面身瘢痕**真玉日日磨之，久则自灭。圣济录。

玉泉本经

【释名】 **玉札**本经**玉浆**开宝**琼浆**〔普曰〕玉泉，一名玉屑。〔弘景曰〕此当是玉之精华，白[①]者质色明澈，可消之为水，故名玉泉。今人无复的识者，通一为玉尔。〔志曰〕按别本注云：玉泉者，玉之泉液也。以仙室玉池中者为上，故一名玉液。今仙经三十六水法中，化玉为玉浆，称为玉泉，服之长年不老，然功劣于自然泉液也。〔宗奭曰〕本经言：玉泉生蓝田山谷，采无时。今蓝田无玉，而泉水古今不言采。陶氏言玉为水，故名玉泉。如此则当言玉水，不当言玉泉，泉乃流布之义。今详泉字乃浆之误，去古既远，文字脱误也。道藏经有金饭玉浆之文，唐李商隐有琼浆未饮结成冰之诗，是采玉为浆，断无疑矣。别本所注不可取也。若如所言，则举世不能得，亦漫立此名耳。〔时珍曰〕玉泉作玉浆甚是。别本所注乃玉髓也，别录自有条，诸家未深考尔。

【修治】 〔青霞子曰〕作玉浆法：玉屑一升，地榆草一升，稻米一升，取白露二升，铜器中煮，米熟绞汁。玉屑化为水，以药纳入，所谓神仙玉浆也。〔藏器曰〕以玉杀朱草汁，化成醴。朱草，瑞草也。术家取蟾蜍膏软玉如泥，以苦酒消之成水。

【气味】 **甘。平，无毒。**〔普曰〕神农、岐伯、雷公：甘。李当之：平。畏款冬花、青竹。

【主治】 **五脏百病，柔筋强骨，安魂魄，长肌肉，益气。利血脉，久服耐寒暑，不饥渴，不老神仙。人临死服五斤，三年色不变。**本经。**疗妇人带下十二病，除气癃，明耳目，久服轻身长年。**别录。**治血块。**大明。

【发明】 〔慎微曰〕天宝遗事：杨贵妃含玉咽津，以解肺渴。王莽遗孔休玉曰：君面有疵，美玉可以灭瘢。后魏·李预得餐玉之法，乃采访蓝田，掘得若环璧杂器形者，大小百余枚，捶作屑，日食之，经年云有效验，而好酒损志。及疾笃，谓妻子曰：服玉当屏居山林，排弃嗜欲，而吾酒色不绝，自致于死，非药之过也。尸体必当有异于人，勿使速殡，令后人知餐服之功。时七月中旬，长安毒热，停尸四日，而体色不变，口无秽气。〔弘景曰〕张华云：服玉用蓝田谷玉白色者，平常服之，则应神仙。有人临死服五斤，死经三年，其色不变。古来发冢见尸如生者，其身腹内外，无不大有金玉。汉制，王公皆用珠襦玉匣，是使不朽故也。炼服之法，水屑随宜。虽曰性平，而服玉者亦多发热，如寒食散状。金玉既天地重宝，不比余石，若未深解节度，勿轻用之。

---

① 白：原脱，今据《证类本草》卷三补。

〔志曰〕抱朴子云：服金者，寿如金；服玉者，寿如玉。但其道迟成，须服一二百斤，乃可知也。玉可以乌米酒及地榆酒化之为水，亦可以葱浆消之为粭①，亦可饵以为丸，亦可以烧为粉。服之一年以上，入水不沾，入火不灼，刃之不伤，百毒不死。不可用已成之器，伤人无益，得璞玉乃可用也。赤松子以玄虫血渍玉为水服之，故能乘烟霞上下。玉屑与水服之，俱令人不死。所以不及金者，令人数数发热，似寒食散状也。若服玉屑，宜十日一服雄黄、丹砂各一刀圭，散发洗沐冷水，迎风而行，则不发热也。董君异常以玉醴与盲人服，旬日而目愈也。〔时珍曰〕汉武帝取金茎露和玉屑服，云可长生，即此物也。但玉亦未必能使生者不死，惟使死者不朽尔。养尸招盗，反成暴弃，曷若速朽归虚之为见理哉。

白玉髓别录有名未用

校正：并入拾遗玉膏。

【释名】 玉脂纲目玉膏拾遗玉液

【集解】 〔别录曰〕生蓝田玉石间。〔时珍曰〕此即玉膏也，别本以为玉泉者是矣。山海经云：密山上多丹木，丹水出焉，西流注于稷泽。其中多白玉，是有玉膏。其源沸沸汤汤，黄帝是食是飨。是生玄玉，玉膏所出，以灌丹木。黄帝乃取密山之玉，綮而投之钟山之阳，瑾瑜之玉为良，坚栗精密，泽而有光，五色发作，以和柔刚。天地鬼神，是食是飨。君子服之，以御不详。谨按：密山亦近于阗之间。是食者，服食也。是飨者，祭祀也。服之者，佩服也。玉膏，即玉髓也。河图玉版云：少室之山，有白玉膏，服之成仙。十洲记云：瀛洲有玉膏如酒，名曰玉醴，饮数升辄醉，令人长生。抱朴子云：生玉之山，有玉膏流出，鲜明如水精，以无心草末和之。须臾成水，服之一升长生。皆指此也。〔藏器曰〕今玉石间水饮之，亦长生润泽。

【气味】 **甘，平，无毒。**

【主治】 **妇人无子，不老延年。**别录

青玉别录有名未用

【释名】 **谷玉**〔时珍曰〕谷，一作瑴，又作珏，谷、角二音。二玉相合曰瑴，此玉常合生故也。

【集解】 〔别录曰〕生蓝田。〔弘景曰〕张华言合玉浆用瑴玉，正缥白色，不夹石。大者如升，小者如鸡子，取于穴中者，非今作器物玉也。出襄乡县旧穴中。黄初时，诏征南将军夏侯尚求之。〔时珍曰〕按格古论云：古玉以青玉为上，其色淡青，而带黄色。绿玉深绿者佳，淡者次之。菜玉非青非绿，如菜色，此玉之最低者。

【气味】 **甘，平，无毒。**

【主治】 **妇人无子，轻身不老长年。**别录。

【附录】 **璧玉**〔别录曰〕味甘，无毒。主明目益气，使人多精生子。〔时珍曰〕璧，瑞玉圜也。此玉可为璧，故曰璧玉。璧外圆象天，内方象地。尔雅云：璧大六寸谓之瑄，肉倍好谓之璧，好倍肉谓之瑗。**玉英**〔别录曰〕味甘，主风瘙皮肤痒。生山窍中，明白可作镜，一名石镜，十二月采。**合玉石**〔别录曰〕味甘，无毒。主益气，疗消渴，轻身辟谷。生常山中丘，如彘肪。〔时珍曰〕此即碾玉砂也，玉须此石碾之乃光。

---

① 粭：音贻，糖膏。《证类本草》卷三作"粘"，字误。

青琅玕本经下品

校正：并入拾遗石阑干。

【释名】 **石阑干**拾遗**石珠**别录**青珠**〔时珍曰〕琅玕，象其声也。可碾为珠，故得珠名。

【集解】 〔别录曰〕青琅玕[①] 生蜀郡平泽，采无时。〔弘景曰〕此蜀都赋所称青珠、黄环者也。琅玕亦是昆仑山上树名，又九真经中大丹名。〔恭曰〕琅玕有数种色，以青者入药为胜，是琉璃之类，火齐宝也。今出嶲州以西乌白蛮中，及于阗国。〔藏器曰〕石阑干生大海底，高尺余，如树，有根茎，茎上有孔，如物点之。渔人以网罾得之，初从水出微红，后渐青。〔颂曰〕今秘书中有异鱼图，载琅玕青色，生海中。云海人以网于海底取之，初出水红色，久而青黑，枝柯似珊瑚，而上有孔窍，如虫蛀，击之有金石之声，乃与珊瑚相类。其说与别录生蜀郡平泽，及苏恭所云不同，人莫能的识。谨按尚书：雍州厥贡球、琳、琅玕。尔雅云：西北之美者，有昆仑墟之球、琳、琅玕。孔安国、郭璞注，皆以为石之似珠者。而山海经云，昆仑山有琅玕。若然是石之美者，明莹若珠之色，而状森植尔。大抵古人谓石之美者，多谓之珠，广雅谓琉璃、珊瑚皆为珠是也。已上所说，皆出西北山中，而今图乃云海底得之。盖珍贵之物，山海或俱产焉，今医家亦以难得而稀用也。〔宗奭曰〕书云：雍州厥贡球、琳、琅玕。西域记云，天竺国正出此物。苏恭云，是琉璃之类。琉璃乃火成之物，琅玕非火成者，安得同类。〔时珍曰〕按许慎说文云：琅玕，石之似玉者。孔安国云：石之似珠者。总龟云：生南海石崖间，状如笋，质似玉。玉册云：生南海崖石内，自然感阴阳之气而成，似珠而赤。列子云：蓬莱之山，珠玕之树丛生。据诸说，则琅玕生于西北山中及海山崖间。其云生于海底网取者，是珊瑚，非琅玕也。在山为琅玕，在水为珊瑚，珊瑚亦有碧色者。今回回地方出一种青珠，与碧靛相似，恐是琅玕所作者也。山海经云：开明山北有珠树。淮南子云：曾城九重，有珠树在其西。珠树即琅玕也。余见珊瑚下。

【气味】 **辛，平，无毒。**〔之才曰〕杀锡毒，得水银良，畏鸡骨。

【主治】 **身痒，火疮痈疡，疥瘙死肌。**本经。**白秃，浸淫在皮肤中，煮炼服之，起阴气，可化为丹。**别录。**疗手足逆胪，**弘景。**石阑干：主石淋，破血，产后恶血，磨服，或煮服，亦火烧投酒中服。**藏器。

珊瑚唐本草

【释名】 **钵摆娑福罗**梵书。

【集解】 〔恭曰〕珊瑚生南海，又从波斯国及师子国来。〔颂曰〕今广州亦有，云生海底作枝柯状，明润如红玉，中多有孔，亦有无孔者，枝柯多者更难得，采无时。谨按海中经云：取珊蝴，先作铁网沉水底，珊瑚贯中而生，岁高三二尺，有枝无叶，因绞网出之，皆摧折在网中，故难得完好者。不知今之取者是尔否？汉积翠池中，有珊瑚高一丈三二尺，一本三柯，上有四百六十条，云是南越王赵佗所献，夜有光景。晋石崇家有珊瑚高六七尺。今并不闻有此高大者。〔宗奭曰〕珊瑚有红油色者，细纵文可爱。有如铅丹色者，无纵文，为下品。入药用红油色者。波斯国海中有珊瑚洲，海人乘大舶堕铁网

---

① 青琅玕：原作“石阑干”，字误，今据《证类本草》卷五改。

水底取之。珊瑚初[①]生磐石上，白如菌，一岁而黄，二岁变赤，枝干交错，高三四尺。人没水以铁发其根，系网舶上，绞而出之，失时有取则腐蠹。〔时珍曰〕珊瑚生海底，五七株成林，谓之珊瑚林。居水中直而软，见风日则曲而硬，变红色者为上，汉赵佗谓之火树是也。亦有黑色者不佳，碧色者亦良。昔人谓碧者为青琅玕，俱可作珠。许慎说文云：珊瑚色赤，或生于海，或生于山。据此说，则生于海者为珊瑚，生于山者为琅玕，尤可徵矣。互见琅玕下。

【气味】 **甘，平，无毒。**

【主治】 **去目中翳，消宿血。为末吹鼻，止鼻衄。**唐本。**明目镇心，止惊痫。**大明。**点眼，去飞丝。**时珍。

【发明】 〔珣曰〕珊瑚主治与金相似。〔宗奭曰〕今人用为点眼筯，治目翳。〔藏器曰〕珊瑚刺之汁流如血，以金投之为丸名金浆，以玉投之为玉髓，久服长生。

【附方】 旧一。**小儿麸翳**未坚，不可乱药。宜以珊瑚研如粉，日少少点之，三日愈。钱相公箧中方。

马脑宋嘉祐

【释名】 **玛瑙 文石 摩罗迦隶**佛书。〔藏器曰〕赤烂红色，似马之脑，故名，亦云马脑珠。胡人云是马口吐出者，谬言也。〔时珍曰〕按增韵云：玉属也。文理交错，有似马脑，因以名之。拾遗记云是鬼血所化，更谬。

【集解】 〔藏器曰〕马脑生西国玉石间，亦美石之类，重宝也。来中国者，皆以为器。又出[②]日本国。用砑木不热者为上，热者非真也。〔宗奭曰〕马脑非玉非石，自是一类。有红、白、黑三种，亦有文如缠丝者。西人以小者为玩好之物，大者碾为器。〔时珍曰〕马脑出西南诸国，云得自然灰即软，可刻也。曹昭格古论云：多出北地、南番、西番，非石非玉，坚而且脆，刀刮不动，其中有人物鸟兽形者最贵。顾荐负暄录云：马脑品类甚多，出产有南北，大者如斗，其质坚硬，碾造费工。南马脑产大食等国，色正红无瑕，可作杯斝。西北者色青黑，宁夏、瓜、沙、羌地砂碛中得者尤奇。有柏枝马脑，花如柏枝。有夹胎马脑，正视莹白，侧视则若凝血，一物二色也。截子马脑，黑白相间。合子马脑，漆黑中有一白线间之。锦江马脑，其色如锦。缠丝马脑，红白如丝。此皆贵品。浆水马脑，有淡水花。酱斑马脑，有紫红花。曲蟮马脑，粉红花。皆价低。又紫云马脑出和州，土马脑出山东沂州，亦有红色云头、缠丝、胡桃花者，又竹叶马脑，出淮右，花如竹叶，并可作桌面、屏风。金陵雨花台小马脑，止可充玩耳。试马脑法，以砑木不热为真。

【气味】 **辛，寒，无毒。**

【主治】 **辟恶，熨目赤烂。**藏器。**主目生障翳，为末日点。**时珍。

宝石纲目

【集解】 〔时珍曰〕宝石出西番、同鹘地方诸坑井内，云南、辽东亦有之。有红、绿、碧、紫数色：红者名刺子，碧者名靛子，翠者名马价珠，黄者名木难珠，紫者名蜡子。又有鸦鹘石、猫精石、石榴子、红扁豆等名色，皆其类也。山海经言骒山多玉，凄水出焉，西注于海，中

① 初：原作“所”，义晦，今据《证类本草》卷四改。

② 出：原作“人”，字误，今据《证类本草》卷四改。

多采石。采石，即宝石也。碧者，唐人谓之瑟瑟。红者，宋人谓之靺鞨。今通呼为宝石。以镶首饰器物，大者如指头，小者如豆粒，皆碾成珠状。张勃吴录云：越巂、云南河中出碧珠，须祭而取之，有缥碧、绿碧。此即碧色宝石也。

【主治】 **去翳明目，入点药用之。灰尘入目，以珠拭拂即去。**时珍。

玻璃拾遗

【释名】 **颇黎**纲目**水玉**拾遗。〔时珍曰〕本作颇黎。颇黎，国名也。其莹如水，其坚如玉，故名水玉，与水精同名。

【集解】 〔藏器曰〕玻璃，西国之宝也。玉石之类，生土中。或云千岁冰所化，亦未必然。〔时珍曰〕出南番。有酒色、紫色、白色，莹澈与水精相似，碾开有雨点花者为真。外丹家亦用之。药烧者有气眼而轻。玄中记云：大秦国有五色颇黎，以红色为贵，梁四公子记云：扶南人来卖碧颇黎镜，广一尺半，重四十斤，内外皎洁，向明视之，不见其质。蔡绦云：御库有玻璃母，乃大食所贡，状如铁滓，煅之但作珂子状，青、红、黄、白数色。

【气味】 **辛，寒，无毒。**

【主治】 **惊悸心热，能安心明目，去赤眼，熨热肿。**藏器。**摩翳障。**大明。

水精拾遗

【释名】 **水晶**纲目**水玉**纲目**石英**〔时珍曰〕莹澈晶光，如水之精英，会意也。山海经谓之水玉，广雅谓之石英。

【集解】 〔时珍曰〕水精亦颇黎之属，有黑、白二色。倭国多水精，第一。南水精白，北水精黑，信州、武昌水精浊。性坚而脆，刀刮不动，色澈如泉，清明而莹，置水中无瑕、不见珠者佳。古语云水化，谬言也。药烧成者，有气眼，谓之硝子，一名海水精。抱朴子言，交广人作假水精碗，是此。

【气味】 **辛，寒，无毒。**

【主治】 **熨目，除热泪。**藏器。**亦入点目药。穿串吞咽中，推引诸哽物。**时珍。

【附录】 **火珠**〔时珍曰〕说文谓之火齐珠。汉书谓之玫瑰，音枚回。唐书云：东南海中有罗刹国，出火齐珠，大者如鸡卵，状类水精，圆白，照数尺。日中以艾承之则得火，用灸艾炷不伤人。今占城国有之，名朝霞大火珠。又续汉书云，哀牢夷出火精、琉璃，则火齐乃火精之讹，正与水精对。**碝石**音软。〔时珍曰〕出雁门。石次于玉，白色如冰，亦有赤者。山海经云：北山多碝石。礼云，士佩碝玫，是也。

琉璃拾遗

【释名】 **火齐**〔时珍曰〕汉书作流离，言其流光陆离也。火齐，与火珠同名。

【集解】 〔藏器曰〕集韵云：琉璃，火齐珠也。南州异物志云：琉璃本质是石，以自然灰治之可为器，石不得此则不可释。佛经所谓七宝者，琉璃、车渠、马脑、玻璃、真珠是也。〔时珍曰〕按魏略云：大秦国出金银琉璃，有赤、白、黄、黑、青、绿、缥、绀、红、紫十种。此乃自然之物，泽润光采，逾于众玉。今俗所用，皆销冶石汁，以众药灌而为之，虚脆不贞。格古论云：石琉璃出高丽，刀刮不动，色白，厚半寸许，可点灯，明于牛角者。异物志云：南天竺诸国出火齐，状如云母，色如紫金，重沓可开，析[①]之则

---

① 析：原作“折”，字误，今据《证类本草》卷三改。

薄如蝉翼，积之乃如纱縠，亦琉璃、云母之类也。按此石今人以作灯球，明莹而坚耐久。苏颂言亦可入药，未见用者。

【主治】 **身热目赤，以水浸冷熨之。**藏器。

云母本经上品

【释名】 **云华　云珠　云英　云液　云砂　磷石**本经。〔时珍曰〕云母以五色立名，详见下文。按荆南志云：华容方台山出云母，土人候云所出之处，于下掘取，无不大获，有长五六尺可为屏风者，但掘时忌作声也。据此，则此石乃云之根，故得云母之名，而云母之根，由阳起石也。抱朴子有云：服云母十年，云气常覆其上，服其母以致其子，理自然也。

【集解】 〔别录曰〕云母生太山山谷、齐山、庐山及琅琊北定山石间，二月采之。云华五色具，云英色多青，云珠色多赤，云液色多白，云砂色青黄，磷石色正白。〔弘景曰〕按仙经云母有八种：向日视之，色青白多黑者名云母，色黄白多青者名云英，色青白多赤者名云珠，如冰[①]露乍黄乍白者名云砂，黄白晶晶者名云液，皎然纯白明澈者名磷石，此六种并好服，各有时月；其黯黯纯黑、有文斑斑如铁者名云胆，色杂黑而强肥者名地涿，此二种并不可服。炼之有法，宜精细；不尔，入腹大害人。今江东惟用庐山者为胜，青州者亦好，以沙土养之，岁月生长。〔颂曰〕今兖州云梦山及江州、淳州、杭越间亦有之，生土石间。作片成层可析，明滑光白者为上。其片有绝大而莹洁者，今人以饰灯笼，亦古扇屏之遗意也。江南生者多青黑，不堪入药。谨按方书用云母，皆以白泽者为贵；惟中山卫叔卿单服法，用云母五色具者。葛洪抱朴子云：云母有五种，而人不能别，当举以向日看之，阴地不见杂色也。五色并具而多青者名云英，宜春服之；五色并具而多赤名云珠，宜夏服之；五色并具而多白者名云液，宜秋服之；五色并具而多黑者名云母，宜冬服之；但有青黄二色者名云砂，宜季夏服之；晶晶纯白者名磷石，四时可服也。古方服五云甚多，然修炼节度，恐非文字可详，不可轻饵也。〔损之曰〕青赤黄紫白者并堪服，白色轻薄通透者为上，黑者不任用，令人淋沥发疮。

【修治】 〔敩曰〕凡使，黄黑者厚而顽，赤色者，经妇人手把者，并不中用。须要光莹如冰色者为上。每一斤，用小地胆草、紫背天葵、生甘草、地黄汁各一镒，干者细锉，湿者取汁了，于瓷埚中安置，下天池水三镒，着火煮七日夜，水火勿令失度，云母自然成碧玉浆在埚底，却以天池水猛投其中，搅之，浮如蜗涎者即去之。如此三度淘净，取沉香一两捣作末，以天池水煎沉香汤二升以来，分为三度，再淘云母浆了，日晒任用。〔抱朴子曰〕服五云之法：或以桂葱水玉化之为水，或以露于铁器中，以原水熬之为水，或以消石合于筒中埋之为水，或以蜜溲为酪，或以秋露渍之百日，韦囊挺以为粉，或以无颠草樗血合饵之。服至一年百病除，三年反老成童，五年役使鬼神。〔胡演曰〕炼粉法：八九月间取云母，以矾石拌匀，入瓦罐内封口，三伏时则自柔软，去矾，次日取百草头上露水渍之，百日，韦囊挺以为粉。〔时珍曰〕道书言盐汤煮云母可为粉。又云：云母一斤，盐一斗渍之，铜器中蒸一日，臼中捣成粉。又云：云母一斤，白盐一升，同捣细，入重布袋挼之，沃令盐味尽，悬高处风吹，自然成

---

① 冰：原作“冰”，字误，今据《证类本草》卷三改。

粉。

【气味】 **甘，平，无毒。**〔权曰〕有小毒，恶徐长卿，忌羊血、粉。〔之才曰〕泽泻为之使，畏鮀甲及流水。〔弘景曰〕炼之用矾则柔烂，亦是相畏也。百草上露乃胜东流水，亦有用五月茅屋溜水者。〔独孤滔曰〕制汞，伏丹砂。

【主治】 **身皮死肌，中风寒热，如在车船上，除邪气，安五脏，益子精，明目，久服轻身延年。**本经。**下气坚肌，续绝补中，疗五劳七伤。虚损少气，止痢，久服悦泽不老，耐寒暑，志高神仙。**别录。**主下痢肠澼，补肾冷。**甄权。

【发明】 〔保升曰〕云母属金，故色白而主肺。〔宗奭曰〕古虽有服炼法，今人服者至少，谨之至也。惟合云母膏，治一切痈毒疮等，方见和剂局方。〔慎微曰〕明皇杂录云：开元中，名医纪朋，观人颜色谈笑，知病浅深，不待诊脉。帝召入掖庭，看一宫人，每日昃则笑歌啼号若狂疾，而足不能覆地。朋视之曰：此必因食饱而大促力，顿仆于地而然。乃饮云母汤，熟寐而失所苦。问之，乃言太华公主载诞，某当主讴，惧声不能清长，因吃㹠蹄羹，饱而歌大曲，唱罢觉胸中甚热，戏于砌台，因遂下，久而方苏，遂病此也。又经效方云：青城山丈人观主康道丰，治百病云母粉方：用云母一斤，拆开揉入大瓶内筑实，上浇水银一两封固，以十斤顶火煅赤取出，却拌香葱、紫连翘二件，合捣如泥，后以夹绢袋盛，于大水盆内摇取粉，余滓未尽，再添草药重捣取粉。以木盘一面，于灰上印一浅坑，铺纸倾粉在内，候干焙之，以面糊丸梧子大。遇有病者，服之无不效。知成都府辛谏议，曾患大风，众医不愈，道丰进此，服之神验。〔抱朴子曰〕他物埋之即朽，着火即焦；而五云入猛火中经时不焦，埋之不腐。故服之者长生，入水不ウ，入火不烧，践棘不伤。〔时珍曰〕昔人言云母壅尸，亡人不朽。盗发冯贵人冢，形貌如生，因共奸之；发晋幽公冢，百尸纵横及衣服皆如生人，中并有云母壅之故也。

【附方】 旧七，新七。**服食云母**上白云母二十斤薄擘，以露水八斗作汤，分半淘洗二次。又取[①]二斗作汤，纳芒消十斤，木器中渍二十日，取出绢袋盛，悬屋上，勿见风日，令燥。以鹿皮为囊揉之，从旦至午，筛滓复揉，得好粉五斗，余者弃之。以粉一斗纳崖蜜二斤，搅糊，入竹筒中，薄削封口漆固，埋北垣南崖下，入地六尺，覆土。春夏四十日、秋冬三十日出之，当成水。若洞洞不消，更埋三十日。此水能治万病，及劳气风疼。每以温水一合和服之，日三服。十日小便当变黄，二十日腹中寒澼消，三十日龋齿更生，四十日不畏风寒，五十日诸病皆愈，颜色日少，长生神仙。千金方。**痰饮头痛**往来寒热。云母粉二两炼过，恒山一两，为末。每服方寸匕，汤服取吐。忌生葱、生菜。深师方。**牝疟多寒**云母烧二日夜，龙骨，蜀漆烧去腥，等分为散。未发前，浆水服半钱。仲景金匮方。**小儿下痢**赤白及水痢。云母粉半两，煮白粥调食之。食医心鉴。**赤白久痢**积年不愈。饮调云母粉方寸匕服，二服立见神效。千金方。**妇人带下**水和云母粉方寸匕服，立见神效。千金方。**小便淋疾**温水和云母粉服三钱。千金方。**妇人难产**经日不生。云母粉半两，温酒调服，入口即产，不顺者即顺，万不失一。陆氏云：此是何德扬方也，已救三五十人。积德堂方。**粉滓面䵟**云母粉、杏仁等分为末，黄牛乳拌，略蒸，夜涂旦

---

① 取：原作“作”，字误，今据《千金》卷二十七改。

洗。圣济录。**风瘮遍身**百计不愈。煅云母粉，清水调服二钱良。千金方。**一切恶疮**云母粉傅之。千金方。**火疮败坏**云母粉和生羊髓涂之。圣惠方。**金疮出血**云母粉傅之绝妙。事林广记。**风热汗出**水和云母粉服三钱，不过再服立愈。千金翼。

白石英本经上品

【释名】 **〔时珍曰〕徐锴云：英，亦作瑛，玉光也。今五种石英，皆石之似玉而有光莹者。**

【集解】 〔别录曰〕白石英生华阴山谷及太山，大如指，长二三寸，六面如削，白澈有光，长五六寸者弥佳。其黄端白棱，名黄石英；赤端白棱，名赤石英；青端赤棱，名青石英；黑泽有光，名黑石英。二月采，亦无时。〔弘景曰〕今医家用新安所出，极细长白澈者；寿阳八公山多大者，不正用之。仙经大小并有用，惟须精白无瑕杂者。如此说，则大者为佳。其四色英，今不复用。〔恭曰〕白石英所在皆有，今泽州、虢州、洛州山中俱出。虢州者大，径三四寸，长五六寸。今通以泽州者为胜。〔宗奭曰〕白石英状如紫石英，但差大而六棱，白色若水精。〔时珍曰〕泽州有英鸡，食石英，性最补。见禽部。

【气味】 **甘，微温，无毒。**〔别录曰〕辛。〔普曰〕神农：甘，黄帝、雷公、扁鹊：无毒。〔之才曰〕恶马目毒公。

【主治】 **消渴，阴痿不足，咳逆，胸膈间久寒，益气，除风湿痹，久服轻身长年。**本经。**疗肺痿，下气，利小便，补五脏，通日月光，耐寒热。**别录。**治肺痈吐脓，咳逆上气，疸黄。**甄权。**实大肠。**好古。

五色石英

【主治】 **心腹邪气，女人心腹痛，镇心，胃中冷气，益毛发，悦颜色，治惊悸，安魂定魄，壮阳道，下乳。随脏而治：青治肝，赤治心，黄治脾，白治肺，黑治肾。**大明。

【发明】 〔藏器曰〕湿可去枯，白石英、紫石英之属是也。〔时珍曰〕白石英，手太阴、阳明气分药也，治痿痹肺痈枯燥之病。但系石类，止可暂用，不宜久服。〔颂曰〕古人服食，惟白石英为重。紫石英但入五石饮。其黄赤青黑四种，本草虽有名，而方家都不见用者。乳石论以钟乳为乳，以白石英为石，是六英之贵，惟白石也。又曰：乳者阳中之阴，石者阴中之阳。故阳生十一月后甲子服乳，阴生五月后甲子服石。然而相反畏恶，动则为害不浅。故乳石之发，方治虽多，而罕有济者，诚不可轻饵也。〔宗奭曰〕紫、白二石英，攻疾可暂煮汁用，未闻久服之益。张仲景只令㕮咀，不为细末，岂无意焉？若久服，宜详审之。

【附方】 旧二，新七。**服石英法**白石英一斤，打成豆大，于砂盆中和粗砂，着水挼二三千下，洗净又挼，仍安柳箕中，入蒿叶少许，同水熟挼至光净，即以绵袋盛，悬门上。每日未梳前，以水或酒吞七粒，用饭二匙压下小腹。一切秽恶、白酒、牛肉，石家所忌者，皆不忌。久则新石推出陈石，石常在小腹内温暖，则气息调和，经脉通达，腰肾坚强，百病自除。石若得力，一斤即止；若不得力，十斤亦须服。此物光滑，既无浮碎着人肠胃作疮，又无石气发作诸病也。又法：泽州白石英，光净无点翳者，打小豆大，去细者，水淘净，袋盛，悬铛内，清水五大升，煮汁一升，澄清，平早服。以汁煮粥更佳。服后饮酒三二杯，可行百步。一袋可煮二十度。如无力，以布裹埋南墙下三尺土内，百日又堪用也。石煮猪肉法：白石英一两，袋盛，水三升，煮四升，猪肉一斤，同葱椒盐豉煮，以汁作羹食。石蒸羊肉法：白石英三两，打作小块，精羊肉一斤包之，荷叶裹之，于一石米饭中蒸熟，取出去石，切肉和葱椒作小馄饨，煮熟。每旦空腹冷浆水吞一百个，后以冷饭压之。百无所忌，永不发动。石煮牛乳法：白石英五两，捣碎密绢盛，以牛乳三升，酒三升，同煎至四升，去石，以瓶收之。每食前暖服三合。治虚损劳瘦，皮燥阴痿，脚弱烦疼。石饲牸牛法：白石英三斤，捣筛。取十岁以上生犊牸牛一只，每日和豆与食，经七日，即可收乳。每旦热服一升，余者作粥食。百无所忌。润养脏腑，悦泽肌肉，令人体健。凡服石并忌芥菜、蔓菁、芜荑、葵菜、荠苨，宜食冬瓜、龙葵，压石气。孙真人千金翼。**风虚冷痹**诸阳不足，及肾虚耳聋，益精保神。白石英三两，坩锅内火煅酒淬三次，入瓶中密封，勿泄气。每早温服一钟，以少饭压之。一法：磁石火煅醋淬五次，白石英各五两，绢袋盛，浸一升酒中五六日，温服。将尽，更添酒。千金翼。**惊悸善忘心**脏不安，上膈风热，化痰安神。白石英一两，朱砂一两，为散。每服半钱，食后煎金银汤下。简要济众方。**石水腹坚**胀满。用白石英十两，槌豆大，瓷瓶盛好酒二斗浸之，以泥重封，将马粪糠火烧之，常令小沸，从卯至午住火。次日暖一中盏饮之，日三度。酒尽可再烧一度。圣惠方。

紫石英本经上品

【集解】〔别录曰〕紫石英生太山山谷，采无时。〔普曰〕生太山或会稽，欲令如削，紫色达头如樗蒲者。〔弘景曰〕今第一用太山石，色重澈下有根。次出雹零山，亦好。又有南成石，无根，又有青绵石，色亦重黑明澈。又有林邑石，腹里必有一物如眼。吴兴石，四面才有紫色，无光泽。会稽诸暨石，形色如石榴子。先时并杂用，今惟采太山最胜。仙经不正用，而俗方重之。〔禹锡曰〕按岭表录云：泷州山中多紫石英，其色淡紫，其质莹澈，随其大小皆五棱，两头如箭镞。煮水饮之，暖而无毒，比之北中白石英，其力倍矣。〔宗奭曰〕紫石英明澈如水精，但色紫而不匀。〔时珍曰〕按太平御览云：自大岘至太山，皆有紫石英。太山所出，甚环玮。平氏阳山县所出，色深特好。乌程县北垄山所出，甚光明，但小黑。东莞县爆山所出，旧以贡献。江夏矾山亦出之。永嘉固陶村小山所出，芒角甚好，但小薄尔。

【修治】〔时珍曰〕凡入丸散，用火煅醋淬七次，研末水飞过，晒干入药。

【气味】 **甘，温，无毒。**〔别录曰〕辛。〔普曰〕神农、扁鹊：味甘，平。李当之：大寒。雷公：大温。岐伯：甘，无毒。〔之才曰〕长石为之使。畏扁青、附子。恶鮀甲、黄连、麦句姜。得茯苓、人参，疗心中结气。得天雄、菖蒲，疗霍乱。〔时珍曰〕服食紫石英，乍寒乍热者，饮酒良。

【主治】 **心腹咳逆邪气，补不足，女子风寒在子宫，绝孕十年无子。久服温中，轻身延年。**本经。**疗上气心腹痛，寒热邪气结气，补心气不足，定惊悸，安魂魄，填下焦，止消渴，除胃中久寒，散痈肿，令人悦泽。**别录。**养肺气，治惊痫，蚀脓。**甄权。

【发明】〔好古曰〕紫石英，入手少阴、足厥阴经。〔权曰〕虚而惊悸不安者，宜加用之。女子服之有子。〔颂曰〕乳石论，无单服紫石者，惟五石散中用之。张文仲备急方，有镇心单服紫石煮水法，胡洽及千金方，则多杂诸药同用。今方治妇人及心病，时有使者。〔时珍曰〕紫石英，手少阴、足厥阴血分药也。上能镇心，重以去怯也。下能益肝，湿以去枯也。心生血，肝藏血，其性暖而补，故心神不安，肝血不足，及女子血海虚寒不孕者宜之。别录言其补心气、甄权言其养肺者，殊昧气阳血阴营卫之别。惟本经所言诸证，甚得此理。

【附方】　旧二新一。**虚劳惊悸**补虚止惊，令人能食。紫石英五两，打如豆大，水淘一遍，以水一斗，煮取三升，细细服，或煮粥食，水尽可再煎之。张文仲方。**风热瘛疭**风引汤：治风热瘛疭，及惊痫瘛疭。紫石英、白石英、寒水石、石膏、干姜、大黄、龙齿、牡蛎、甘草、滑石等分，㕮咀，水一升，煎去三分，食后温呷，无不效者。仲景金匮方。**痈肿毒气**紫石英火烧醋淬，为末，生姜、米醋煎傅之，摩亦得。日华本草。

菩萨石日华

【释名】　**放光石**　**阴精石**纲目。义见下。

【集解】　〔宗奭曰〕嘉州峨眉山出菩萨石，色莹白明澈，若太山狼牙石、上饶水精之类，日中照之有五色，如佛顶圆光，因以名之。〔时珍曰〕出峨眉、五台、匡庐岩窦间。其质六棱，或大如枣栗，其色莹洁，映日则光采微芒，有小如樱珠，则五色粲然可喜，亦石英之类也。丹炉家煅制，作五金三黄匮。

【气味】　**甘，平，无毒。**

【主治】　**解药毒蛊毒，及金石药发动作痈疽渴疾，消扑损瘀血，止热狂惊痫，通月经，解风肿，除淋，并水磨服。蛇虫蜂蝎狼犬毒箭等伤，并末傅之。**大明。**明目去翳。**时珍。

本草纲目石部目录第九卷

金石之三石类上三十二种

丹砂本经 水银本经 水银粉嘉祐即轻粉 粉霜纲目 银朱纲目 灵砂证类 雄黄本经 雌黄本经 石膏本经，即寒水石，玉火石，龙石膏附 理石本经白肌石附 长石本经 方解石别录 滑石本经 不灰木开宝松石附 五色石脂本经 桃花石唐本 炉甘石纲目 井泉石嘉祐 无名异开宝 蜜栗子纲目 石锺乳本经 孔公孽本经 殷孽本经石床，石花，石骨附 土殷孽别录 石脑别录 石髓拾遗 石脑油嘉祐地溲附 石炭纲目然石附 石灰本经 石面纲目 浮石日华晕石附

上附方旧六十九，新三百一十七

本草纲目石部第九卷

金石之三 石类上三十二种

丹砂本经上品

【释名】　朱砂〔时珍曰〕丹乃石名，其字从井中一点，象丹在井中之形，义出许慎说文。后人以丹为朱色之名，故呼朱砂。

【集解】　〔别录曰〕丹砂生符陵山谷，采无时。光色如云母可拆者良，作末名真朱。〔弘景曰〕即今朱砂也。俗医别取武都仇池雄黄夹雌黄者，名为丹砂用之，谬矣。符陵是涪州接巴郡南，今无复采者。乃出武陵、西川诸蛮夷中，皆通属巴地，故谓之巴砂。仙经亦用越砂，即出广州临漳者。此二处并好，惟须光明莹澈为佳。如云母片者，谓之云母砂。如樗蒲子、紫石英形者，谓之马齿砂，亦好。如大小豆及大块圆滑者，谓之豆砂。细末碎者，谓之末砂。此二种粗，不入药用，但可画用尔。采[①]砂皆凿坎入数丈许。虽同出一郡县，亦有好恶。地有水井，胜火井也。仙方炼饵，最为长生之宝。〔恭曰〕丹砂大略二种，有土砂、石砂。其土砂，复有块砂、末砂，体并重而色黄黑，不任画，用疗疮疥亦好，但不入心腹之药，然可烧之，出水银乃多也。其石砂有十数品，最上者为光明砂，云一颗别生一石龛内，大者如鸡卵，小者如枣栗，形似芙蓉，破之如云母，光明照彻，在龛中石台上生，得此者带之辟恶，为上。其次或出石中，或出水内，形块大者如拇指，小者如杏仁，光明无杂，名马牙砂，一名无重砂，入药及画俱善，俗间亦少有之。其磨嵳新井、别井、水井、火井、芙蓉、石末、石堆、豆末等砂，形类颇相似。入药及画，当择去其杂土石，便可用矣。别有越砂，大者如拳，小者如鸡鸭卵，形虽大，其杂土石，不如细而明净者。经言末之名真朱者，谬矣，岂有一物以全末殊名乎。〔敩曰〕砂凡百等，不可一一论。有妙硫砂，如拳许大，或重一镒，有十四面，面如镜，若遇阴沉天雨，即镜面上有红浆汁出。有梅柏砂，如梅子许大，夜有光生，照见一室，有白庭砂，如帝珠子许大，面上有小星现。有神座砂、金座砂、玉座砂，不经丹灶，服之而自延寿命。次有白金砂、澄水砂、阴成砂、辰锦砂、芙蓉砂、镜面砂、箭镞砂、曹末砂、土砂、金星砂、平面砂、神末砂等，不可一一细述也。〔颂曰〕今出辰州、宜州、阶州，而辰砂为最。生深山石崖间，土人采之，穴地数十丈始见其苗，乃白石，谓之朱砂床。砂生石上，其大块者如鸡子，小者如石榴子，状若芙蓉头、箭镞，连床者紫黯若铁色，而光明莹澈，碎之崭岩作墙壁，又似云母片可拆者，真辰砂也，无石者弥佳。过此皆淘土石中得之，非生于石床

---

① 采：原作“朱”，字误，今据《证类本草》卷三改。

者。宜砂绝有大块者，碎之亦作墙壁，但罕有类物状，而色亦深赤，为用不及辰砂，盖出土石间，非白石床所生也。然近宜州邻地春州、融州皆有砂，故其水尽赤。每烟雾郁蒸之气，亦赤黄色，土人谓之朱砂气，尤能作瘴疠为人患也。阶砂又次之，不堪入药，惟可画色尔。凡砂之绝好者，为光明砂，其次谓之颗块，其次谓之鹿簌，其下谓之末砂。惟光明砂入药，余并不用。〔宗奭曰〕丹砂今人谓之朱砂。辰州砂多出蛮峒锦州界猎獠峒老鸦井。其井深广数十丈，先聚薪于井焚之。其青石壁迸裂处，即有小龛。龛中自有白石床，其石如玉。床上乃生砂，小者如箭镞，大者如芙蓉，光明可鉴，研之鲜红，砂洎床大者重七八两至十两。晃州所出形如箭镞带石者，得自土中，非此比也。〔承曰〕金州、商州亦出一种砂，色微黄，作土气，陕西、河东、河北、汴东、汴西并以入药，长安、蜀州研以代银朱作漆器。又信州近年出一种砂，极有大者，光芒墙壁，略类宜州所产。然有砒气，破之多作生砒色。若入药用，见火恐杀人。今浙中市肆往往货之，不可不审。〔时珍曰〕丹砂以辰、锦者为最。麻阳即古锦州地。佳者为箭镞砂，结不实者为肺砂，细者为末砂。色紫不染纸者为旧坑砂，为上品；色鲜染纸者为新坑砂，次之。苏颂、陈承所谓阶州、金、商州砂者，乃陶弘景所谓武都雄黄，非丹砂也。范成大桂海志云：本草以辰砂为上，宜砂次之。然宜州出砂处，与湖北大牙山相连。北为辰砂，南为宜砂，地脉不殊，无甚分别，老者亦出白石床上。苏颂乃云，宜砂出土石间，非石床所生，是未识此也。别有一种色红质嫩者，名土坑砂，乃土石间者，不甚耐火。邕州亦有砂，大者数十百两，作块黑暗，少墙壁，不堪入药，惟以烧取水银。颂云融州亦有，今融州无砂，乃邕州之讹也。臞仙庚辛玉册云：丹砂石以五溪山峒中产者，得正南之气为上。麻阳诸山与五溪相接者，次之。云南、波斯、西胡砂，并光洁可用。柳州一种砂，全似辰砂，惟块圆如皂角子，不入药用。商州、黔州土丹砂，宜、信州砂，皆内含毒气及金银铜铅气，不可服。张果丹砂要诀云：丹砂者，万灵之主，居之南方。或赤龙以建号，或朱鸟以为名。上品生于辰、锦二州石穴，中品生于交、桂，下品生于衡、邵。各有数种，清浊体异，真伪不同。辰、锦上品砂，生白石床之上，十二枚为一座，色如未开莲花，光明耀日。亦有九枚为一座。七枚、五枚者次之。每座中有大者为主，四围小者为臣朝护，四面杂砂一二斗抱之。中有芙蓉头成颗者，亦入上品。又有如马牙光明者，为上品；白光若云母，为中品。又有紫灵砂，圆长似笋而红紫，为上品；石片棱角生青光，为下品。交、桂所出，但是座上及打石得，形似芙蓉头而光明者，亦入上品；颗粒而通明者，为中品；片段不明澈者，为下品。衡、邵所出，虽是紫砂，得之砂石中者，亦下品也。有溪砂，生溪州砂石之中；土砂，生土穴之中，土石相杂，故不入上品，不可服饵。唐·李德裕黄冶论云：光明砂者，天地自然之宝，在石室之间，生雪床之上。如初生芙蓉，红芭未拆。细者环拱，大者处中，有辰居之象，有君臣之位。光明外澈，采之者，寻石脉而求，此造化之所铸也。〔土宿真君曰〕丹砂受青阳之气，始生矿石，二百年成丹砂而青女孕，又二百年而成铅，又二百年成银，又二百年复得太和之气，化而为金，故诸金皆不若丹砂金为上也。

【修治】　〔敩曰〕凡修事朱砂，静室焚香斋沐后，取砂以香水浴过，拭干，碎捣之，钵中更研三伏时。取一瓷锅子，每朱砂一两，同甘草二两，紫背天葵一镒，五方草一镒，着砂上，以东流水煮三伏时，勿令水阙。去药，以东流水淘净，干晒[1]，又研如粉，用小瓷瓶入青芝草、山须草半两盖之，下十斤火煅，从巳至午方歇，候冷取出，细研用。如要服，则以熬蜜丸细麻子大，空腹服一丸。〔时珍曰〕今法惟取好砂研末，以流水飞三次用。其末砂多杂石末、铁屑，不堪入药。又法：以绢袋盛砂，用荞麦灰淋汁，煮三伏时取出，流水浸洗过，研粉飞晒用。又丹砂以石胆、消石和埋土中，可化为水。

【气味】 **甘，微寒，无毒。**〔普曰〕神农：甘。歧伯：苦，有毒。扁鹊：苦。李当之：大寒。〔权曰〕有大毒。〔大明曰〕凉，微毒。〔之才曰〕恶慈石，畏咸水，忌一切血。〔时珍曰〕丹砂，别录云无毒，歧伯、甄权言有毒，似相矛盾。按何孟春余冬录云：丹砂性寒而无毒，入火则热而有毒，能杀人，物性逐火而变。此说是也。丹砂之畏慈石、碱水者，水克火也。〔敩曰〕铁遇神砂，如泥似粉。〔土宿真君曰〕丹砂用阴地厥、地骨皮、车前草、马鞭草、皂荚、石韦、决明、瞿麦、南星、白附子、乌头、三角酸、藕荷、桑椹、地榆、紫河车、地丁，皆可伏制。而金公以砂为子，有相生之道，可变化。

【主治】 **身体五脏百病，养精神，安魂魄，益气明目，杀精魅邪恶鬼。久服通神明不老。能化为汞。**本经。**通血脉，止烦满消渴，益精神，悦泽人面，除中恶腹痛，毒气疥瘘诸疮。轻身神仙。**别录。**镇心，主尸疰抽风。**甄权。**润心肺，治疮痂息肉，并涂之。**大明。**治惊痫，解胎毒痘毒，驱邪疟，能发汗，**时珍。

【发明】 〔保升曰〕朱砂法火色赤而主心。〔杲曰〕丹砂纯阴，纳浮溜之火而安神明，凡心热者非此不能除。〔好古曰〕乃心经血分主药，主命门有余。〔青霞子曰〕丹砂外包八石，内含金精，禀气于甲，受气于丙，出胎见壬，结块成庚，增光归戊，阴阳升降，各本其原，自然不死。若以气衰血败，体竭骨枯，八石之功，稍能添益。若欲长生久视，保命安神，须饵丹砂。且丹石见火，悉成灰烬；丹砂伏火，化为黄银。能重能轻，能神能灵，能[2]黑能白，能暗能明。一斛人擎，力难升举；万斤遇火，轻速上腾。鬼神寻求，莫知所在。〔时珍曰〕丹砂生于炎方，禀离火之气而成，体阳而性阴，故外显丹色而内含真汞。其气不热而寒，离中有阴也。其味不苦而甘，火中有土也。是以同远志、龙骨之类，则养心气；同当归、丹参之类，则养心血；同枸杞、地黄之类，则养肾；同厚朴、川椒之类，则养脾；同南星、川乌之类，则祛风。可以明目，可以安胎，可以解毒，可以发汗，随佐使而见功，无所往而不可。夏子益奇疾方云：凡人自觉本形作两人，并行并卧，不辨真假者，离魂病也。用辰砂、人参、茯苓，浓煎日饮，真者气爽，假者化也。类编云：钱丕少卿夜多恶梦，通宵不寐，自虑非吉。遇邓州推官胡用之曰：昔常如此。有道士教戴辰砂如箭镞者，涉旬即验，四五年不复有梦。因解髻中一绛囊遗之。即夕无梦，神魂安静。道书谓丹砂辟恶安魂，观此二事可征矣。〔抱朴子曰〕临沅县廖氏家，世世寿考。后徙去，子孙多夭折。他人居其故宅，复多寿考。疑其井水赤，乃掘之，得古人埋丹砂数十斛也。饮

---

① 晒：原作“熬”，义晦，今据《证类本草》卷三改。

② 灵，能：原作“云，黄”，字误，今据《证类本草》卷三改。

此水而得寿，况炼服者乎。〔颂曰〕郑康成注周礼，以丹砂、石胆、雄黄、矾石、慈石为五毒。古人惟以攻疮疡，而本经以丹砂为无毒，故多炼治服食，鲜有不为药患者，岂五毒之说胜乎？当以为戒。〔宗奭曰〕朱砂镇养心神，但宜生使。若炼服，少有不作疾者。一医疾，服伏火者数粒，一旦大热，数夕而毙。沈存中云：表兄李胜炼朱砂为丹，岁余，沐浴再入鼎，误遗一块。其徒丸服之，遂发懵冒，一夕而毙。夫生朱砂，初生小儿便可服。因火力所变，遂能杀人，不可不谨。〔陈文中曰〕小儿初生，便服朱砂、轻粉、白蜜、黄连水，欲下胎毒。此皆伤脾败阳之药，轻粉下痰损心，朱砂下涎损神，儿实者服之软弱，弱者服之易伤，变生诸病也。〔时珍曰〕叶石林避暑录载：林彦振、谢任伯皆服伏火丹砂，俱病脑疽死。张杲医说载：张悫服食丹砂，病中消数年，发鬓疽而死。皆可为服丹之戒。而周密野语载：临川周推官平生孱弱，多服丹砂、乌、附药，晚年发背疽。医悉归罪丹石，服解毒药不效。疡医老祝诊脉曰：此乃极阴证，正当多服伏火丹砂及三建汤。乃用小剂试之，复作大剂，三日后用膏敷贴，半月而疮平，凡服三建汤一百五十服。此又与前诸说异。盖人之脏腑禀受万殊，在智者辨其阴阳脉证，不以先入为主。非妙入精微者，不能企此。

【附方】 旧八，新二十六。**服食丹砂**三皇真人炼丹方：丹砂一斤，研末重筛，以醇酒沃之如泥状。盛以铜盘，置高阁上，勿令妇女见。燥则复以酒沃，令如泥，阴雨疾风则藏之。尽酒三斗，乃暴之，三百日当紫色。斋戒沐浴七日，静室饭丸麻子大，常以平旦向日吞三丸。一月三虫出，半年诸病瘥，一年须发黑，三年神人至。太上玄变经。**小神丹方**真丹末三斤，白蜜六斤，搅合日曝，至可丸，丸麻子大，每旦服十丸。一年白发反黑，齿落更生，身体润泽，老翁成少。抱朴子内编。**明目轻身**去三尸，除疮癞。美酒五升，浸朱砂五两，五宿，日干研末，蜜丸小豆大。每服二十丸，白汤下，久服见效。卫生易简方。**神注丹方**白茯苓四两，糯米酒煮，软竹刀切片，阴干为末，入朱砂末二钱，以乳香水打糊丸梧子大，朱砂末二钱为衣。阳日二丸，阴日一丸。要秘精，新汲水下；要逆气过精，温酒下。并空心。王好古医垒元戎。**乌髭变白**小雌鸡二只，只与乌油麻一件同水饲之。放卵时，收取先放者打窍，以朱砂末填入糊定，同众卵抱出鸡取出，其药自然结实，研粉，蒸饼和丸绿豆大。每酒下五七丸。不惟变白，亦且愈疾。张潞方。**小儿初生**六日，解胎毒，温肠胃，壮气血。朱砂豆大，细研，蜜一枣大，调与吮之，一日令尽。姚和众至宝方。**预解痘毒**初发时或未出时。以朱砂末半钱，蜜水调服。多者可少，少者可无，重者可轻也。丹溪方。**初生儿惊**月内惊风欲死。朱砂磨新汲水涂五心，最验。斗门方。**小儿惊热**夜卧多啼。朱砂半两，牛黄一分，为末。每服一字，犀角磨水调下。普济方。**急惊搐搦**丹砂半两，天南星一个，一两重者，炮裂酒浸，大蝎三个，为末。每服一字，薄荷汤下。圣济录。**惊忤不语**打扑惊忤，血入心窍，不能言语。朱砂为末，以雄猪心血和，丸麻子大。每枣汤下七丸。直指方。**客忤卒死**真丹方寸匕，蜜三合，和灌之。肘后方。**癫痫狂乱**归神丹：治一切惊忧，思虑多忘，及一切心气不足，癫痫狂乱。豮猪心二个，切，入大朱砂二两、灯心三两在内，麻扎，石器煮一伏时，取砂为末，以茯神末二两，酒打薄糊丸梧子大。每服九丸至十五丸、至二十五丸，麦门冬汤下，甚者乳香、人参汤下。百一选方。**产后癫狂**败血及邪气入心，如见祟物，颠狂。用大辰砂一二钱，研细飞过，用饮儿乳汁三四茶匙调湿，以紫项地龙一条入药滚三滚，刮净，去地龙不用，入无灰酒一盏，分作三四次服。何氏方。**心虚遗精**猪心一个，批片相连，以飞过朱砂末掺入，线缚，白水煮熟食之。唐瑶经验方。**离魂异病**方见发明。**夜多恶梦**方见发明。**男妇心痛**朱砂、明矾枯等分，为末。沸汤调服。摘玄方。**心腹宿癥**及卒得癥。朱砂研细，搜饭，以雄鸡一只，饿二日，以饭饲之，收粪曝燥为末。温酒服方寸匕，日三服。服尽更作，愈乃止。外台秘要。**霍乱转筋**身冷，心下微温者。朱砂研二两，蜡三两，和丸著火笼中熏之，周围厚覆，勿令烟泄。兼床下着火，令腹微暖，良久当汗出而苏。外台秘要。**辟瘴正阳**丹砂三两，水飞。每服半钱，温蜜汤下。圣济录。**伤寒发汗**外台秘要治伤寒时气温疫，头痛壮热脉盛，始得一二日者。取真丹一两，水一斗，煮一升，顿服，覆被取汗。忌生血物。肘后用真丹末酒调，遍身涂之，向火坐，得汗愈。**辟禳温疫**上品朱砂一两，细研，蜜和丸麻子大。常以太岁日平旦，一家大小勿食诸物，向东各吞三七丸，勿令近齿，永无温疫。外台。**诸般吐血**朱砂、蛤粉等分，为末。酒服二钱。又方：丹砂半两，金箔四片，蚯蚓三条，同研，丸小豆大。每冷酒下二丸。圣济录。**妊妇胎动**朱砂末一钱，和鸡子白三枚，搅匀顿服。胎死即出，未死即安。普济方。**子死腹中**不出。朱砂一两，水煮数沸，为末。酒服立出。十全博救方。**目生障翳**生辰砂一块，日日擦之，自退。王居云病此，用之如故。普济方。**目膜息肉**丹砂一两，五月五日研匀，铜器中以水浆一盏，腊水一盏，浸七日，暴干，铜刀刮下，再研瓶收。每点少许眦上。圣济录。**目生胬肉**及珠管。真丹、贝母等分，为末。点注，日三四度。肘后方。**面上皯黯**鸡子一枚去黄，朱砂末一两，入鸡子内封固，入白伏雌下，抱至雏出，取涂面即去。不过五度，面白如玉。此乃陈朝张贵妃常用方，出西王母枕中方。外台秘要。**沙蜂叮螫**朱砂末，水涂之。摘玄方。**木蛭疮毒**南方多雨，有物曰木蛭，大类鼻涕，生于古木之上，闻人气则闪闪而动。人过其下，堕人体间，即立成疮，久则遍体。惟以朱砂、麝香涂之，即愈。张杲医说。**产后舌出**不收。丹砂傅之，暗掷盆盎作堕地声惊之，即自收。集简方。

水银本经中品

【释名】 **汞**别录**澒汞**同**灵液**纲目**姹女**药性。〔时珍曰〕其状如水似银，故名水银。澒者，流动貌。方术家以水银和牛、羊、豕三脂杵成膏，以通草为炷，照于有金宝处，即知金银铜铁铅玉龟蛇妖怪，故谓之灵液。〔颂曰〕广雅：水银谓之澒。丹灶家名汞，其字亦通用尔。

【集解】 〔别录曰〕水银生符陵平土，出于丹砂。〔弘景曰〕今水银有生熟。此云生符陵平土者，是出朱砂腹中，亦有别出沙地者，青白色，最胜。出于丹砂者，是今烧粗末朱砂所得，色小白浊，不及生者。甚能消化金银，使成泥，人以镀物是也。烧时飞着釜上灰，名汞粉，俗呼为水银灰，最能去虱。〔恭曰〕水银出于朱砂，皆因热气，未闻朱砂腹中自出之者，火烧飞取，人皆解法。南人蒸取之，得水银虽少，而朱砂不损，但色少变黑尔。〔颂曰〕今出秦州、商州、道州、邵武军，而秦州乃来自西羌界。经云出于丹砂者，乃是山石中采粗次朱砂，作炉置砂于中，下承以水，上覆以盆，器外加火煅养，则烟飞于上，水银溜于下，其色小白浊，陶氏言别出沙地者青白色，今不闻有此。西羌人亦云如此烧取，但其山中所生极多，至于一山自拆裂，人采得砂石，皆大块如升斗，碎之乃可烧煅，故西来水银极多于南方者。又取草汞法：用细叶马齿苋干之，十斤得水银八两或十两。先以槐木槌之，向日东作架晒之，三二日即干。如经年久，烧存性，盛入瓦瓮内，封口，埋土坑中四十九日，取出自成矣。〔时珍曰〕汞出于砂为真汞。雷敩言有草汞。陶弘景言有沙地汞。淮南子言弱土之气生白礜石，礜石生白礜。苏颂言陶说者不闻有之。按陈埏墨谈云，拂林国当日没之处，地有水银海，周围四五十里。国人取之，近海十里许掘坑井数十，乃使健夫骏马，皆贴金箔，行近海边。日照金光晃耀，则水银滚沸如潮而来，其势若粘裹。其人即回马疾驰，水银随赶。若行缓，则人马俱扑灭也。人马行速，则水银势远力微，遇坑堑而溜积于中。然后取之，用香草同煎，则成花银，此与中国所产不同。按此说似与陶氏沙地所出相合；又与陈藏器言人服水银病拘挛，但炙金物熨之，则水银必出蚀金之说相符。盖外番多丹砂，其液自流为水银，不独炼砂取出，信矣。胡演丹药秘诀云：取砂汞法，用瓷瓶盛朱砂，不拘多少，以纸封口，香汤煮一伏时，取入水火鼎内，炭塞口，铁盘盖定。凿地一孔，放碗一个盛水，连盘覆鼎于碗上，盐泥固缝，周围加之煅之，待冷取出，汞自流入碗矣。邕州溪峒烧取极易，以百两为一铫，铫之制似猪脬，外糊厚纸数重，贮之即不走漏。若撒失在地，但以川椒末或茶末收之，或以真金及鍮石引之即上。〔嘉谟曰〕取去汞之砂壳，名天流，可点化。

【修治】 〔敩曰〕凡使勿用草汞并旧朱漆中者，经别药制过者，在尸中过者，半生半死者。其朱砂中水银色微红，收得后用葫芦贮之，免遗失，若先以紫背天癸并夜交藤自然汁二味同煮一伏时，其毒自退。若修十两，二汁合七镒。

【气味】 **辛，寒，有毒。**〔权曰〕有大毒。〔大明曰〕无毒。〔之才曰〕畏慈石、砒霜。〔宗奭曰〕水银得铅则凝，得硫则结，并枣肉研则散，别法煅为腻粉、粉霜，唾研之死虱，铜得之则明，灌尸中则后腐，以金银铜铁置其上则浮，得紫河车则伏，得川椒则收。可以勾金，可为涌泉匮，盖藉死水银之气也。〔土宿真君曰〕荷叶、松叶、松脂、谷精草、萱草、金星草、瓦松、夏枯草、忍冬、莨菪子、雁来红、马蹄香、独脚莲、水慈姑，皆能制汞。

【主治】 **疥[①] 瘘痂疡白秃，杀皮肤中虱，堕胎除热，杀金银铜锡毒。熔化还复为丹，久服神仙不死，**本经。**以傅男子阴，阴消无气。**别录。**利水道，去热毒。**藏器。**主天行热疾，除风，安神镇心，治恶疮瘑疥，杀虫，催生，下死胎。**大明。**治小儿惊热涎潮。**宗奭。**镇坠痰逆，呕吐反胃。**时珍。

【发明】 〔弘景曰〕还复为丹，事出仙经。酒和日暴，服之长生。〔权曰〕水银有大毒，朱砂中液也。乃还丹之元母，神仙不死之药，能伏炼五金为泥。〔抱朴子曰〕丹砂烧之成水银，积变又还成丹砂，其去凡草木远矣，故能令人长生。金汞在九窍，则死人为之不朽，况服食乎？〔藏器曰〕水银入耳，能食人脑至尽；入肉令百节挛缩，倒阴绝阳。人患疮疥，多以水银涂之，性滑重，直入肉，宜

① 疥：原作"疹"，字误，今据《证类本草》卷四改。

谨之。头疮切不可用，恐入经络，必缓筋骨，百药不治也。〔宗奭曰〕水银入药，虽各有法，极须审谨，有毒故也。妇人多服绝娠。今有水银烧成丹砂，医人不晓误用，不可不谨。唐·韩愈云：太学士李干遇方士柳泌，能烧水银为不死药，以铅满一鼎，按中为空，实以水银，盖封四际，烧为丹砂。服之下血，四年病益急，乃死。余不知服食说自何世起，杀人不可计，而世慕尚之益至，此其惑也。在文书所记耳闻者不说。今直取目见，亲与之游，而以药败者六七公，以为世诫。工部尚书归登，自说服水银得病，有若烧铁杖自颠贯其下，摧而为火，射窍节以出，狂痛呼号泣绝，其裀席得水银，发且止，唾血十数年以毙。殿中御史李虚中，疽发其背死。刑部尚书李逊谓余曰：我为药误。遂死。刑部侍郎李建，一旦无病死。工部尚书孟简，邀我于万州，屏人曰：我得秘药，不可独不死，今遗子一器，可用枣肉为丸服之。别一年而病。后有人至，讯之，曰：前所服药误，方且下之，下则平矣。病二岁卒。东川节度御史大夫卢坦，溺血，肉痛不可忍，乞死。金吾将军李道古，以柳泌得罪，食泌药，五十死海上。此皆可为戒者也。蕲不死乃速得死，谓之智，可不可也。五谷三牲，盐醯果蔬，人所常御。人相厚勉，必曰强食。今惑者皆曰：五谷令人夭，三牲皆杀人，当务减节。一筵之馔，禁忌十之二三。不信常道而务鬼怪，临死乃悔。后之好者又曰：彼死者皆不得其道也，我则不然。始动曰：药动故病，病去药行，乃不死矣。及且死又悔。呜呼！可哀也已。〔时珍曰〕水银乃至阴之精，禀沉着之性。得凡火煅炼，则飞腾灵变；得人气熏蒸，则入骨钻筋。绝阳蚀脑。阴毒之物无似之者。而大明言其无毒。本经言其久服神仙，甄权言其还丹元母，抱朴子以为长生之药。六朝以下贪生者服食，致成废笃而丧厥躯，不知若干人矣。方士固不足道，本草其可妄言哉。水银但不可服食尔，而其治病之功，不可掩也。同黑铅结砂，则镇坠痰涎；同硫黄结砂，则拯救危病。此乃应变之兵，在用者能得肯綮而执其枢机焉。余见铅白霜及灵砂下。

【附方】 旧五，新二十四。**初生不乳**咽中有噤物如麻豆许。用水银米粒大与之，下咽即愈。圣惠方。**小儿痫疾**能压一切热。水银小豆许，安盏中，沉汤内煮一食顷，与服。勿仰儿头，恐入脑也。圣济方。**急惊坠涎**水银半两，生南星一两，麝香半分，为末，入石脑油同捣，和丸绿豆大。每服一丸，薄荷汤下。**失心风疾**水银一两，藕节八个，研成砂子，丸如芡子大。每服二丸，磨刀水下，一二服。经验方。**精魅鬼病**水银一两，浆水一升，炭火煎减三分。取水银一豆许，神符裹吞之，晚又服，一二日止。广济方。**反胃吐食**水不能停。黑铅、水银各一钱半，结砂，舶硫黄五钱，官桂一钱，为末。每服六钱，一半米汤，一半自然姜汁，调作一处服。圣济录。**消渴烦热**水银一两，铅一两，结砂，皂荚一挺酥炙，麝香一钱，为末。每服半钱，白汤下。圣济录。**胆热衄衊**血上妄行。水银、朱砂、麝香等分，为末，每服半钱，新汲水下。宣明方。**血汗不止**方同上。**妊妇胎动**母欲死，子尚在，以此下之。水银、朱砂各半两，研膏。以牛膝半两，水五大盏。煎汁，入蜜调服半匙。圣惠方。**妇人难产**水银二两[①]，先煮后服，立出。梅师方。**胎死腹中**其母欲死。水银二两吞之，立出。梅师方。**妇人断产**水银以麻油煎一日，空心服枣大一丸，永断，

---

① 二两：按水银剧毒，此用二两，临证慎用。

不损人。妇人良方。**解金银毒**水银一两，服之即出。千金方。**误吞金银**及环子钗子。以汞半两吞之，再服即出。圣惠方。**百虫入耳**水银豆许，倾入耳中，以耳向下，击铜物数声即出。能食人脑，非急切勿用。圣济录。**头上生虱**水银和蜡烛油揩之，一夜皆死。摘玄方。**腋下胡臭**水银、胡粉等分，以面脂和，频掺之。千金方。**少年面疱**水银、胡粉等分，研，腊猪脂和。夜涂旦拭，勿见水，三度瘥。肘后方。**老小口疮**水银一分，黄连六分，水二升，煮五合。含之，日十次。普济方。**白癜风痒**水银数拭之，即消。千金方。**虫癣瘙痒**水银、胡粉等分，研傅。又水银、芜荑，和酥傅之。外台秘要。**痔虫作痒**水银、枣膏各二两同研，绵裹纳下部，明日虫出。梅师方。**恶肉毒疮**一女年十四，腕软处生物如黄豆大，半在肉中，红紫色，痛甚，诸药不效。一方士以水银四两，白纸二张揉熟，蘸银擦之，三日自落而愈。李楼怪医方。**一切恶疮**水银、黄连、胡粉熬黄，各一两，研匀傅之，干则以唾调。肘后方。**杨梅毒疮**水银、黑铅各一钱结砂，黄丹一钱，乳香、没药各五分，为末。以纸卷作小捻，染油点灯，日照疮三次，七日见效。方广附余：用水银、黑铅结砂、银朱各二钱，白花蛇一钱，为末，作纸捻七条。头日用三条，自后日用一条，香油点灯于炉中，放被内熏之，勿透风。头上有疮，连头盖之。一方：水银一钱二分，黑铅、白锡各八分，共结砂，黄丹四分，朱砂六分，为末，分作十二纸捻，以香油浸灯盏内，点于小桶中。以被围病人坐之，以鼻细细吸烟，三日后口出恶物为效。**痘后生翳**水银一钱，虢丹五钱，研作六丸，甘锅糊定，火煅一日取出，薄绵裹之。左翳塞右耳，右翳塞左耳，自然坠下。危氏方。

水银粉宋嘉祐

【释名】 **汞粉** **轻粉**拾遗**峭粉**日华**腻粉**〔时珍曰〕轻言其质，峭言其状，腻言其性。昔萧史与秦穆公炼飞云丹，第一转乃轻粉，即此。

【修治】 〔时珍曰〕升炼轻粉法：用水银一两，白矾二两，食盐一两，同研不见星，铺于铁器内，以小乌盆覆之。筛灶灰，盐水和，封固盆口。以炭打二炷香取开，则粉升于盆上矣。其白如雪，轻盈可爱。一两汞，可升粉八钱。又法：水银一两，皂矾七钱，白盐五钱，同研，如上升炼。又法：先以皂矾四两，盐一两，焰消五钱，共炒黄为曲。水银一两，又曲二两，白矾二钱，研匀，如上升炼。海客论云：诸矾不与水银相合，而绿矾和盐能制水银成粉，何也？盖水银者金之魂魄，绿矾者铁之精华，二气同根，是以暂制成粉。无盐则色不白。

【气味】 **辛，冷，无毒。**〔大明曰〕畏慈石、石黄、忌一切血，本出于丹砂故也。〔时珍曰〕温燥有毒，升也，浮也。黄连、土茯苓、陈酱、黑铅、铁浆，可制其毒。

【主治】 **通大肠，转小儿疳痹瘰疬，杀疮疥癣虫，及鼻上酒皶，风疮瘙痒。**藏器。**治痰涎积滞，水肿鼓胀，毒疮。**时珍。

【发明】 〔宗奭曰〕水银粉下膈涎，并小儿涎潮瘛疭药多用。然不可常服及过多，多则损人。若兼惊则须审之。盖惊为心气不足，不可下。下之里虚，惊气入心，不可治。其人本虚，更须禁此，慎之至也。〔刘完素曰〕银粉能伤牙齿。盖上下齿龈属手足阳明之经，毒气感于肠胃，而精神气血水谷既不胜其毒，则毒即循经上行，而至齿龈嫩薄之分为害[1] 也。〔时珍曰〕水银乃至阴毒物，因火煅丹砂而出，加以盐、矾炼而为轻粉，加以硫黄升而为银朱，轻飞灵变，化纯阴为燥烈。其性走而不守，善劫痰涎，消积滞。故水肿风痰湿热毒疮被劫，涎从齿龈而出，邪郁为之暂开，而疾因之亦愈。若服之过剂，或不得法，则毒气被蒸，窜入经络筋骨，莫之能出。痰涎既去，血液耗亡，筋失所养，营卫不从。变为筋挛骨痛，发为痈肿疳漏，或手足皲裂，虫癣顽痹，经年累月，遂成废痼，其害无穷。观丹客升炼水银轻粉，鼎器稍失固济，铁石撼透，况人之筋骨皮肉乎？陈文中言轻粉下痰而损心气，小儿不可轻用，伤脾败阳，必变他证，初生尤宜慎之。而演山氏谓小儿在胎，受母饮食热毒之气，畜在胸膈，故生下个个发惊，宜三日之内与黄连去热，腻粉散毒，又与人参朱砂蜜汤解清心肺，积毒既化，儿可免此患。二说不同，各有所见。一谓无胎毒者，不可轻服；一谓有胎毒者，宜预解之。用者宜审。

【附方】 旧三，新三十二。**小儿初生**浴汤中入盐少许，拭干，以腻粉少许摩其身，既不畏风，又散诸气。全幼心鉴。**初生锁肚**证由胎中热毒，结于肛门，儿生之后，闭而不通三日者。急令妇人咂儿前后心手足并脐七处，四五次。以轻粉半钱，蜜少许，温水化开，时时与少许，以通为度。全幼心鉴。**小儿涎喘**服药不退者。用无雄鸡子一个取清，入轻粉抄十钱拌和，银器盛，置汤瓶上蒸熟。三岁儿尽食，当吐痰或泄而愈。气实者乃可用。演山活幼口议。**幼儿哯乳**不止，服此立效。腻粉一钱，盐豉七粒，去皮研匀，丸麻子大。每服三丸，藿香汤下。活幼口议。**小儿吃泥**及腹肚。用腻粉一分，沙糖和丸麻子大。空心米饮下一丸，良久泄出泥土，瘥。经验方[2]。**大小便闭**胀闷欲死，二三日则杀人。腻粉一钱，生麻油一合，相和，空心服。圣惠方。**大便壅结**腻粉半钱，沙糖一弹丸，研丸梧子大。每服五丸，临卧温水下。又方：腻粉二钱，黄丹一钱，为末。每米饮服一钱。普济方。**血痢腹痛**腻粉五钱，定粉三钱，同研，水浸蒸饼心少许，和丸绿豆大。每服七丸或十丸。艾一枚，水一盏，煎汤下。秘宝方。**消中嗜食**多因外伤瘅[3] 热，内积忧思，啖食碱物及面，致脾胃干燥，饮食倍常，不生肌肉，大便反坚，小便无度。轻粉一钱为末，姜汁拌匀，长流水下，齿浮是效。后服猪肚丸补之。危氏得效方。**一切虚风**不二散：用腻粉一两，汤煎五度如麻[4] 脚，慢火焙干，麝香半两，细研。每服一字，温水调下。孙用和秘宝方。**水气肿满**汞粉一钱，乌鸡子去黄，盛粉，蒸饼包，蒸熟取出，苦葶苈炒一钱，同蒸饼杵丸绿豆大。每车前汤下三五丸，日三服，神效。医垒元戎。**痘疮生翳**轻粉、黄丹等分为末。左目患吹右耳，右目吹左耳，即退。王氏痘疹方。**女人面脂**太真红玉膏：轻粉、滑石、杏仁去皮等分，为末，蒸过，入脑、麝少许，以鸡子清调匀，洗面毕傅之，旬日后，色如红玉。闺阁事宜。**抓破面皮**生姜自然汁调轻粉末搽之，更无痕迹。救急方。**牙齿疼痛**轻粉一钱，大蒜一瓣，杵饼，安膈骨前陷中。先以铜钱隔了，用蚬壳盖定扎住，一宿愈。左疼安右，右疼安左。摘玄方。**风虫牙疳**脓血有虫。轻粉一钱，黄连一两，为末掺

---

① 害：原作“审”，字误，张本作“害”，今改。

② 方：原作“也”，字误，今据《证类本草》卷四改。

③ 瘅：原作“痹”，义晦，今据《世医得效方》卷七改。

④ 麻：《证类本草》作“茶”。

之。普济方。**小儿耳烂**轻粉、枣子灰等分，研，油调傅。摘玄方。**底耳肿痛**汁水不绝，轻粉一钱，麝香一分，为末掺之。简便方。**烂弦风眼**腻粉末，口津和，点大眦，日二三次。圣惠方。**小儿头疮**葱汁调腻粉涂之。又方：鸡子黄炒出油，入麻油及腻粉末，傅之。集简方。**小儿生癣**猪脂和轻粉抹之。直指方。**牛皮恶癣**五更食炙牛肉一片，少刻以轻粉半钱，温酒调下。直指方。**杨梅疮癣**岭南卫生方用汞粉、大风子肉等分，为末，涂之即愈。医方摘玄用轻粉二钱，杏仁四十二个去皮，洗疮拭干搽之，不过三次即愈。干则以鹅胆汁调。**杨梅毒疮**医学统旨用轻粉一钱，雄黄、丹砂各二钱半，槐花炒、龟版炙各一两，为末，糊丸梧子大。每服一钱，冷茶下，日二服，七日愈。杨诚经验方用轻粉、胡桃仁、槐花炒研、红枣肉各二钱，捣丸。分作三服。初日鸡汤下，二日酒下，三日茶下，三日服尽，五日疮干，七日痂落。一方：用豮猪肾一对，去膜批开，各掺轻粉一钱扎定，麻油二两炸熟。顿食，不破口肿牙。仍服金银花药。一方用大鸡卵一个，去黄留白，入轻粉一钱搅匀，纸糊饭上蒸熟食。**下疳阴疮**轻粉末干掺之，即结靥而愈。万表积善堂方。**臁疮不合**以齑汁温洗拭干，用葱汁调轻粉傅之。一方：轻粉五分，黄蜡一两，以粉掺纸上，以蜡铺之。缚在疮上，黄水出即愈。永类方。**痈疽恶疮**杨梅诸疮。水银一两，朱砂、雄黄各二钱半，白矾、绿豆各二两半，研匀罐盛，灯盏盖定，盐泥固济，文武火炼，升罐口扫收。每以三钱，入乳香、没药各五分，洒太乙膏上贴之，绝效，名曰五宝霜。

粉霜纲目

【释名】　**水银霜**　**白雪**纲目**白灵砂**

〔时珍曰〕以汞粉转升成霜，故日粉霜。抱朴子云：白雪，粉霜也。以海卤为匮，盖以土鼎。勿泄精华，七日乃成。要足阳气，不为阴侵。惟姜、藕、地丁、河车可以炼之点化。在仙为玄壶，在人为精原，在丹为木精，在造化为白雪，在天为甘露，

【修治】　〔时珍曰〕升炼法：用真汞粉一两，入瓦罐内令匀。以灯盏仰盖罐口，以盐泥涂缝。先以小炭火铺罐底四周，以水湿纸不住手在灯盏内擦，勿令间断。逐渐加火，至罐颈住火。冷定取出，即成霜如白蜡。按外台秘要载古方崔氏造水银霜法云：用水银十两，石硫黄十两，各以一铛熬之。良久银热黄消，急倾为一铛，少缓即不相入，仍急搅之。良久硫成灰，银不见，乃下伏龙肝末十两，盐末一两，搅之。别以盐末铺铛底一分，入药在上，又以盐末盖面一分，以瓦盆覆之，盐土和泥涂缝，炭火煅一伏时，先文后武，开盆刷下，凡一转。后分旧土为四分，以一分和霜，入盐末二两，如前法飞之讫。又以土一分，盐末二两，和飞如前，凡四转。土尽更用新土，如此七转，乃成霜用之。此法后人罕知。故附于此云。

【气味】　**辛，温，有毒。**〔时珍曰〕畏荞麦秆灰、硫黄。

【主治】　**下痰涎，消积滞，利水，与轻粉同功。**时珍。

【发明】〔元素曰〕粉霜、轻粉，亦能洁净府，去膀胱中垢腻，既毒而损齿，宜少用之。〔时珍曰〕其功过与轻粉同。

【附方】　新六。**小儿急惊搐搦涎盛。**粉霜二钱，白牵牛砂、轻粉各一钱，为末。每服一字，薄荷汤下，吐涎为效。全婴方。**小儿躁渴**粉霜一字，大儿半钱，莲花汤调下。冬月用莲肉。保幼大全。**风热**

惊狂神白丹：治伤寒积热，及风生惊搐，或如狂病，诸药不效。粉霜一两，以白面六钱，和作饼子，炙熟同研，轻粉半两，铅白霜二钱半，为末，滴水丸梧子大。每服十丸至十五丸，米饮下。宣明方。**痘疹生翳**粉霜八分，朱砂一钱，为末。水调少许，倾入耳内。鸿飞集。**腋下胡臭**粉霜、水银等分，以面脂和涂之。圣济录。**杨梅恶疮**粉霜一味搽之。集简方。

银朱纲目

【释名】 **猩红** **紫粉霜**〔时珍曰〕昔人谓水银出于丹砂，熔化还复为朱者，即此也。名亦由此。

【集解】 〔时珍曰〕胡演丹药秘诀云：升炼银朱，用石亭脂二斤，新锅内熔化，次下水银一斤，炒作青砂头，炒不见星。研末罐盛，石版盖住，铁线缚定，盐泥固济，大火煅之。待冷取出，贴罐者为银朱，贴口者为丹砂。今人多以黄丹及矾红杂之，其色黄黯，宜辨之。真者谓之水华朱。每水银一斤，烧朱一十四两八分，次朱三两五钱。

【气味】 **辛，温，有毒。**

【主治】 **破积滞，劫痰涎，散结胸，疗疥癣恶疮，杀虫及虱，功同粉霜。**时珍。

【发明】 〔时珍曰〕银朱乃硫黄同汞升炼而成，其性燥烈，亦能烂龈挛筋，其功过与轻粉同也。今厨人往往以之染色供馔，宜去之。

【附方】 新二十。**小儿内钓**多啼。银朱半钱，乳香、煨蒜各一钱，为末，研丸黍米大。半岁五丸，薄荷汤下。心鉴。**男女阴毒**银朱、轻粉各一钱，用五日独蒜一枚，捣和作饼。贴手心，男左女右，两手合定，放阴下，顷间气回、汗出即愈。但口中微有气，即活。唐瑶经验方。**痰气结胸**鹤顶丹：不问阴阳虚实，炒过陷胸、泻心等药。用银朱半两，明矾一两，同碾。以熨斗盛火，瓦盏盛药，熔化，急刮搓丸。每服一钱，真茶入姜汁少许服之。心上隐隐有声，结胸自散。不动脏腑，不伤真气，明矾化痰，银朱破积，故也。曾世荣活幼全书。**正水肿病**大便利者。银朱半两，硫黄煅四两，为末，面糊丸梧子大。每饮下三十丸。普济方。**咽喉疼痛**银朱、海螵蛸末等分，吹之取涎。救急方。**火焰丹毒**银朱调鸡子清涂之。李楼怪症方。**汤火灼伤**银朱研细，菜油调傅，二次愈。多能鄙事。**疽疮发背**银朱、白矾等分，煎汤温洗，却用桑柴火远远炙之，日三次，甚效。救急方。**鱼脐丁疮**四面赤，中央黑。银朱，水和丸。每服一丸，温酒下，名走马丹。普济方。**杨梅毒疮**银朱、官香等分，为末，以纸卷作捻，点灯置桶中。以鼻吸烟，一日一作，七日愈。又方：银朱二钱，孩儿茶一钱，龙挂香一钱，皂角子一钱，为末。如上法用。又方：银朱、轻粉各一钱，黄蜡、清油各一两，化开和收。以油纸摊贴，疮痂自脱也。**筋骨疼痛**猩红三钱，枯矾四钱，为末，作三纸捻。每旦以一捻蘸油点火熏脐，被覆卧之，取汗。纂要奇方。**日久顽疮**不收者。银朱一钱，千年地下石灰五分，松香五钱，香油一两，为末。化摊纸上贴之。应急良方。**臁疮不敛**方同上。**血风臁疮**生脚股上，乃湿毒成风也。黄蜡一两溶化，入银朱一两，搅摊纸上，刺孔贴之。简便方。**黄水湿疮**银朱、盐梅和捣傅之。集玄方。**癣疮有虫**银朱、牛骨髓、桐油调搽。医方摘要。**头上生虱**银朱浸醋，日日梳头。包银朱纸以碗覆烧之，茶清洗下烟子，揉之，包头一夜，至旦虱尽死。积德堂方。

灵砂证类

【释名】 **二气砂**〔慎微曰〕茅亭客话载，以灵砂饵胡孙、鹦鹉、鼠、犬等，变其心，辄会人言，丹之通为灵者。〔时珍曰〕此以至阳钩至阴，脱阴反阳，故曰灵砂。

【修治】 〔慎微曰〕灵砂，用水银一两，硫黄六铢，细研炒作青砂头，后入水火既济炉，抽之如束针纹者，成就也。〔时珍曰〕按胡演丹药秘诀云：升灵砂法：用新锅安逍遥炉上，蜜揩锅底，文火下烧，入硫黄二两熔化，投水银半斤，以铁匙急搅，作青砂头。如有焰起，喷醋解之。待汞不见星，取出细研，盛入水火鼎内，盐泥固济，下以自然火升之，干水十二盏为度，取出如束针纹者，成矣。庚辛玉册云：灵砂者，至神之物也。硫汞制而成形，谓之丹基。夺天地造化之功，窃阴阳不测之妙。可以变化五行，炼成九还。其未升鼎者，谓之青金丹头；已升鼎者，乃曰灵砂。灵砂有三：以一伏时周天火而成者，谓之金鼎灵砂；以九度抽添用周天火而成者，谓之九转灵砂；以地数三十日炒炼而成者，谓之医家老火灵砂。并宜桑灰淋醋煮伏过用，乃良。

【气味】 **甘，温，无毒。**

【主治】 **五脏百病，养神安魂魄，益气明目，通血脉，止烦满，益精神，杀精魅恶鬼气。久服通神明不老，轻身神仙，令人心灵。**慎微。**主上盛下虚，痰涎壅盛，头旋吐逆，霍乱反胃，心腹冷痛，升降阴阳，既济水火，调和五脏，辅助元气。研末，糯糊为丸，枣汤服，最能镇坠，神丹也。**时珍。

【发明】 〔时珍曰〕硫黄，阳精也；水银，阴精也。以之相配夫妇之道，纯阴纯阳二体合璧。故能夺造化之妙，而升降阴阳，既济水火，为扶危拯急之神丹，但不可久服尔。苏东坡言：此药治久患反胃，及一切吐逆，小儿惊吐，其效如神，有配合阴阳之妙故也。时珍常以阴阳水送之，尤妙。

【附方】 新七。**伏热吐泻**阴阳丸：用硫黄半两，水银一钱，研黑，姜汁糊丸小豆大。三岁三丸，冷水下，大人三四十丸。郑氏小儿方。**诸般吐逆**方同上。**霍乱吐逆**不问虚实冷热。二气散，一名青金丹：用水银、硫黄等分，研不见星。每服一字至半钱，生姜汤调下。钱氏小儿方。**脾疼反胃**灵砂一两，蚌粉一两，同炒赤，丁香、胡椒各四十九粒，为末，自然姜汁煮，半夏粉糊丸梧子大。每姜汤下二十丸。普济方。**冷气心痛**灵砂三分，五灵脂一分，为末，稀糊丸麻子大。每服二十丸，食前石菖蒲、生姜汤下。直指方。**九窍出血**因暴惊而得，其脉虚者。灵砂三十粒，人参汤下，三服愈。此证不可错认作血得热则流，妄用凉药误事。杨仁斋直指方。**养正丹**又名交泰丹，乃宝林真人谷伯阳方也。却邪辅正，助阳接真。治元气亏虚，阴邪交荡，上盛下虚，气不升降，呼吸不足，头旋气短，心怯惊悸，虚烦狂言，盗汗，腹痛腰痛，反胃吐食，霍乱转筋，咳逆。又治中风涎潮，不省人事，阳气欲脱，四肢厥冷。伤寒阴盛自汗，唇青脉沉。妇人产后月候不匀，带下腹痛。用黑盏一只，入黑铅溶汁，次下水银，次下朱砂末，炒不见星，少顷乃下硫黄末，急搅。有焰，酒醋解之。取出研末，糯粉煮糊丸绿豆大。每服二十丸，盐汤下。四味皆等分。此药升降阴阳，既济心肾，神效，不可具述。和剂局方。

雄黄本经中品

【释名】 **黄金石**本经**石黄**唐本**熏黄**

〔普曰〕雄黄生山之阳，是丹之雄，所以名雄黄也。〔恭曰〕出石门者名石黄，亦是雄黄，而通名黄金石，石门者为劣尔。恶者名熏黄，止用熏疮疥，故名之。〔藏器曰〕今人敲取石黄中精明者为雄黄，外黑者为熏黄。雄黄烧之不臭，熏黄烧之则臭，以此分别。〔权曰〕雄黄，金之苗也。故南方近金冶处时有之，但不及西来者真好尔。〔宗奭曰〕非金苗也。有金窟处无雄黄。〔时珍曰〕雄黄入点化黄金用，故名黄金石，非金苗也。

【集解】 〔别录曰〕雄黄生武都山谷、敦煌山之阳，采无时。〔弘景曰〕武都，氐羌也，是为仇池。宕昌亦有之，小劣。敦煌在凉州西数千里，近来纷扰，皆用石门、始兴石黄之好者耳。凉州黄好者作鸡冠色，不臭而坚实。其黯黑及虚软者，不好也。〔恭曰〕宕昌、武都者为佳，块方数寸，明澈如鸡冠，或以为枕，服之辟恶。其青黑坚者，不入药用。贞观年中，以宕州新出有得方数尺者，但重脆不可全致之耳。〔禹锡曰〕水经注云：黄水出零陵县，西北连巫山，溪出雄黄，颇有神异。常以冬月祭祀，凿石深数丈，方采得之，故溪水取名焉。又抱朴子云：雄黄当得武都山中出者，纯而无杂，其赤如鸡冠，光明晔晔者，乃可用。其但纯黄似雌黄色无光者，不任作仙药，可合理病药耳。〔颂曰〕今阶州即古武都山中有之。形块如丹砂，明澈不夹石，其色如鸡冠者真。有青黑色而坚者名熏黄，有形色似真而气臭者名臭黄，并不入服食，只可疗疮疥。其臭以醋洗之便去，足以乱真，尤宜辨。又阶州接西戎界，出一种水窟雄黄，生于山岩中有水流处。其石名青烟石、白鲜石。雄黄出其中，其块大者如胡桃，小者如粟豆，上有孔窍，其色深红而微紫，体极轻虚而功用更胜，丹灶家尤贵重之。〔时珍曰〕武都水窟雄黄，北人以充丹砂，但研细色带黄耳。丹房镜源云：雄黄千年化为黄金。武都者上，西番次之。铁色者上，鸡冠次之。以沉水银脚铁末上拭了，旋有黄衣生者为真。一云：验之可以熁虫，死者为真，细嚼口中含汤不臭辣者次之。〔敩曰〕凡使勿用臭黄，气臭；黑鸡黄，色如乌鸡头；夹腻黄，一重黄，一重石，并不堪用。真雄黄，似鹧鸪鸟肝色者为上。

【修治】 〔敩曰〕每雄黄三两，以甘草、紫背天葵、地胆、碧棱花各五两，细锉，东流水入坩锅中，煮三伏时，漉出，捣如粉，水飞澄去黑者，晒干再研用。其内有劫铁石，又号赴矢黄，能劫于铁，并不入药用。〔思邈曰〕凡服食用武都雄黄，须油煎九日九夜，乃可入药，不尔有毒，慎勿生用。〔时珍曰〕一法：用米醋入萝卜汁煮干用良。〔抱朴子曰〕饵法：或以蒸煮，或以消石化为水，或以猪脂裹蒸之于赤土上，或以松脂和之，或以三物炼之，引之① 如布，白如冰。服之令人长生，除百病，杀三虫。伏火者，可点铜成金，变银成金。

【气味】 **苦，平，寒，有毒。**〔别录曰〕甘，大温。〔权曰〕辛，有大毒。〔大明曰〕微毒。〔土宿真君曰〕南星、地黄、莴苣、五加皮、紫河车、地榆、五叶藤、黄芩、白芷、当归、地锦、鹅肠草、鸡肠草、苦参、鹅不食草、圆桑、猬脂，皆可制雄黄。

【主治】 **寒热，鼠瘘恶疮，疽痔死肌，杀精物恶鬼邪气百虫毒，胜五兵。炼食之，轻身神仙。**本经。**疗疥虫䘌疮，目痛，鼻中息肉，及绝筋破骨，百节中大**

---

① 引之：原脱，今据《抱朴子内篇》卷二、《证类本草》卷四补 。

风，积聚癖气，中恶腹痛鬼疰，杀诸蛇虺毒，解藜芦毒，悦泽人面。饵服之者，皆飞入脑中，胜鬼神，延年益寿，保中不饥。得铜可作金。别录。**主疥癣风邪，癫痫岚瘴，一切虫兽伤。**大明。**搜肝气，泻肝风，消涎积。**好古。**治疟疾寒热，伏暑泄痢，酒饮成癖惊痫，头风眩运，化腹中瘀血，杀劳虫疳虫。**时珍。

【发明】〔权曰〕雄黄能杀百毒，辟百邪，杀蛊毒。人佩之，鬼神不敢近；入山林，虎狼伏；涉川水，毒物不敢伤。〔抱朴子曰〕带雄黄入山林，即不畏蛇。若蛇中人，以少许傅之，登时愈。吴楚之地，暑湿郁蒸，多毒虫及射工、沙虱之类，但以雄黄、大蒜等分，合捣一丸佩之。或已中者，涂之亦良。〔宗奭曰〕焚之，蛇皆远去。治蛇咬方，见五灵脂下。唐书云：甄立言究习方书，为太常丞。有尼年六十余，患心腹鼓胀，身体羸瘦，已二年。立言诊之，曰：腹内有虫，当是误食发而然。令饵雄黄一剂，须臾吐出一蛇，如拇指，无目，烧之犹有发气，乃愈。又明皇杂录云：有黄门奉使交广回。太医周顾曰：此人腹中有蛟龙。上惊问黄门有疾否？曰：臣驰马大庾岭，热困且渴，遂饮涧水，竟腹中坚痞如石。周遂以消石、雄黄煮服之。立吐一物，长数寸，大如指，视之鳞甲皆具。此皆杀蛊毒之验也。〔颂曰〕雄黄治疮疡尚矣。周礼：疡医，疗疡以五毒攻之。郑康成注云：今医方有五毒之药，作之，合黄堥，置石胆、丹砂、雄黄、矾石、慈石其中，烧之三日三夜，其烟上着，鸡羽扫取以注疮，恶肉破骨则尽出也。杨亿笔记载：杨嵎少时，有疡生于颊，连齿辅车，外肿若覆瓯，内溃出脓血，痛楚难忍，百疗弥年不瘥。人令依郑法烧药注之，少顷，朽骨连牙溃出，遂愈。信古方攻病之速也。黄堥音武。即今有盖瓦合也。〔时珍曰〕五毒药。范汪东阳方变为飞黄散，治缓疽恶疮，蚀恶肉。其法取瓦盆一个，安雌黄于中，丹砂居南。慈石居北，曾青居东，白石英居西，矾石居上，石膏次之，钟乳居下，雄黄覆之，云母布于下，各二两末。以一盆盖之，羊毛泥固济，作三隅灶，以陈苇烧一日，取其飞黄用之。夫雄黄乃治疮杀毒要药也，而入肝经气分，故肝风肝气、惊痫痰涎、头痛眩运、暑疟泄痢、积聚诸病，用之有殊功。又能化血为水。而方士乃炼治服饵，神异其说，被其毒者多矣。按洪迈夷坚志云：虞雍公允文感暑痢，连月不瘥。忽梦至一处，见一人如仙官，延之坐。壁间有药方，其辞云：暑毒在脾，湿气连脚。不泄则痢，不痢则疟。独炼雄黄，蒸饼和药。别作治疗，医家大错。公依方。用雄黄水飞九度，竹筒盛，蒸七次，研末，蒸饼和丸梧子大。每甘草汤下七丸，日三服。果愈。太平广记载成都刘无名服雄黄长生之说，方士言尔，不可信。

【附方】旧十三，新四十九。**卒中邪魔**雄黄末吹鼻中。集验方。**鬼击成病**腹中烦满欲绝。雄黄粉酒服一刀圭，日三服，化血为水也。孙真人千金方。**辟禳魇魔**以雄黄带头上，或以枣许系左腋下，终身不魇。张文仲方。**家有邪气**用真雄黄三钱，水一碗，以东南桃枝咒洒满屋，则绝迹。勿令妇女见知。集简方。**女人病邪**女人与邪物交通，独言独笑，悲思恍惚者。雄黄一两，松脂二两，溶化，以虎爪搅之，丸如弹子。夜烧于笼中，令女坐其上，以被蒙之，露头在外，不过三剂自断。仍以雄黄、人参、防风、五味子等分为末，每旦井水服方寸匕，取愈。肘后方。**小丹服法**雄黄、柏子仁各二斤，松脂炼过十斤，合捣为丸。每旦北向服五丸。

百日后，拘魂制魄，与神人交见。太上玄变经。**转女为男**妇人觉有妊，以雄黄一两，绛囊盛之，养胎转女成男，取阳精之全于地产也。千金方。**小儿诸病**雄黄、朱砂等分为末。每服一钱，猪心血入齑水调下。直指方。**骨蒸发热**雄黄末一两，入小便一升，研如粉。乃取黄理石一枚，方圆一尺者，炭火烧之三食顷，浓淋汁于石上。置薄毡于上，患人脱衣坐之，衣被围住，勿令泄气，三五度瘥。外台秘要。**伤寒咳逆**服药无效。雄黄二钱，酒一盏，煎七分，乘热嗅其气，即止。活人书。**伤寒狐惑**虫蚀下部，痛痒不止。雄黄半两，烧于瓶中，熏其下部。圣惠方。**偏头风病**至灵散：用雄黄、细辛等分为末。每以一字吹鼻，左痛吹右，右痛吹左。博济方。**五尸注病**发则痛变无常，昏恍[①]沉重，缠结脏腑，上冲心胁，即身中尸鬼接引为害也。雄黄、大蒜各一两，杵丸弹子大。每热酒服一丸。肘后方。**腹胁痞块**雄黄一两，白矾一两，为末，面糊调膏摊贴，即见功效。未效再贴，待大便数百斤之状乃愈，秘方也。集玄方。**胁下痃癖**及伤饮食。煮黄丸：用雄黄一两，巴豆五钱，同研，入白面二两，滴水为丸梧子大。每服二十四丸，浆水煮三十沸，入冷浆水沉冷吞下，以利为度，如神。保命集。**饮酒成癖**酒癥丸：治饮酒过度，头旋恶心呕吐，及酒积停于胃间，遇饮即吐，久而成癖。雄黄皂角子大六个，巴豆连皮油十五个，蝎梢十五个，同研，入白面五两半，滴水丸豌豆大，将干，入麸内炒香。将一粒放水试之，浮则取起收之。每服二丸，温酒下。和剂局方。**发癥饮油**有饮油五升以来方快者，不尔则病。此是发入于胃，气血裹之，化为虫也。雄黄半两为末，水调服之，虫自出。夏子益奇疾方。**癥瘕积聚**去三尸，益气延年却老。雄黄二两为末，水飞九度，入新竹筒内，以蒸饼一块塞口，蒸七度，用好粉脂一两，和丸绿豆大。每服七丸，酒下，日三服。千金方。**小腹痛满**不得小便。雄黄末蜜丸，塞阴孔中。伤寒类要。**阴肿如斗**痛不可忍。雄黄、矾石各二两，甘草一尺，水五升，煮二升，浸之。肘后方。**中饮食毒**雄黄、青黛等分，为末。每服二钱。新汲水下。邓笔峰方。**虫毒蛊毒**雄黄、生矾等分，端午日研化，蜡丸梧子大。每服七丸，念药王菩萨七遍，熟水下。苏东坡良方。**结阴便血**雄黄不拘多少，入枣内，线系定，煎汤。用铅一两化汁，倾入汤内同煮，自早至晚，不住添沸汤，取出为末，共枣杵如丸梧子大。每服三十丸，煎黑铅汤空心下，只三服止。普济方。**暑毒泄痢**方见发明下。**中风舌强**正舌散：用雄黄、荆芥穗等分，为末。豆淋酒服二钱。卫生宝鉴。**破伤中风**雄黄、白芷等分，为末。酒煎灌之，即苏。邵真人经验方。**风狗咬伤**雄黄五钱，麝香二钱，为末，酒下，作二服。救急良方。**百虫入耳**雄黄烧捻熏之，自出。十便良方。**马汗入疮**雄黄、白矾各一钱，乌梅三个，巴豆一个，合研。以油调半钱傅之良。经验方。**蜘蛛伤人**雄黄末傅之。朝野佥载。**金疮内漏**雄黄半[②]豆大，纳之，仍以小便服五钱，血皆化为水。肘后方。**杖疮肿痛**雄黄二分，密陀僧一分，研末。水调傅之，极妙。救急方。**中药箭毒**雄黄末傅之，沸汁出愈。外台秘要。**解藜芦毒**水服雄黄末一钱。外台。**小儿痘疔**雄黄一钱，紫草三钱，为末，胭脂汁调。先以银簪挑破，搽之极妙。痘疹证治。**白秃头疮**雄黄、猪胆汁和傅之。圣济录。**眉毛脱落**雄黄末一两，醋和涂之。圣济录。**筋肉化**

---

① 恍：原作“光”，字误，今据《肘后方》卷一改。

② 半：《证类本草》卷四作“末”。

虫有虫如蟹走于皮下，作声如小儿啼，为筋肉之化。雄黄、雷丸各一两为末，掺猪肉上炙熟[①]，吃尽自安。夏氏奇疾方。**风痒如虫**成炼雄黄、松脂等分，研末，蜜丸梧子大。每饮下十丸，日三服，百日愈[②]。忌酒肉盐豉。千金方。**丁疮恶毒**千金方：刺四边及中心，以雄黄末傅之，神验。积德堂方用雄黄、蟾酥各五分，为末，葱、蜜捣丸小米大，以针刺破疮顶，插入，甚妙。**广东恶疮**雄黄一钱半，杏仁三十粒去皮，轻粉一钱，为末，洗净，以雄猪胆汁调上，二三日即愈。百发百中，天下第一方，出武定侯储内。积德堂方。**蛇缠恶疮**雄黄末，醋调傅之。普济方。**缠喉风痹**雄黄磨新汲水一盏服，取吐、下愈。续十全方。**风热痛**用[③]雄黄、干姜各[④]等分，为末。嗃鼻，左痛嗃右，右痛嗃左。**牙齿虫痛**雄黄末，和枣肉丸，塞孔中。类要。**走马牙疳**臭烂出血。雄黄豆大七粒，每粒以淮枣去核包之，铁线串，于灯上烧化为末。每以少许掺之，去涎，以愈为度。全幼心鉴。**小儿牙疳**雄黄一钱，铜绿二钱，为末贴之。陈氏小儿方。**疳虫蚀齿**[⑤]雄黄、葶苈等分，研末，腊猪胆和，以[⑥]枝点之。金匮方。**耳出臭脓**雄黄、雌黄、硫黄等分为末，吹之。圣济方。**臁疮日久**雄黄二钱，陈艾[⑦]五钱，青布卷作大捻。烧烟熏之，热水流出，数次愈。笔峰杂兴。**鼻准赤色**雄黄、硫黄各五钱，水粉二钱，用头生乳汁调傅，不过三五次愈。摄生妙用方。

熏黄

【主治】　**恶疮疥癣，杀虫虱，和诸药熏嗽。**

【附方】　新五。**小便不通**熏黄末豆许，内孔中，良。崔氏方。**卅年呷嗽**熏黄、木香、莨菪子等分为末，羊脂涂青纸上，以末铺之，竹筒烧烟，吸之。崔氏方。**咳嗽熏法**熏黄一两，以蜡纸调卷作筒十枚，烧烟吸咽，取吐止。一日一熏，惟食白粥，七日后以羊肉羹补之。千金方。**水肿上气**咳嗽腹胀。熏黄一两，款冬花二分，熟艾一分，以蜡纸铺艾，洒二末于上，狄[⑧]管卷成筒，烧烟，吸咽三十口则瘥。三日尽一剂，百日断盐、醋。外台秘要。**手足甲疽**熏黄、蛇皮等分为末。以泔洗净，割去甲，入肉处傅之，一顷痛定，神效。近效方。

雌黄本经中品

【释名】　砒七火切〔时珍曰〕生山之阴，故曰雌黄。土宿本草云：阳石气未足者为雌，已足者为雄，相距五百年而结为石。造化有夫妇之道，故曰雌雄。

【集解】　〔别录曰〕雌黄生武都山谷，与雄黄同山生。其阴山有金，金精熏则生雌黄。采无时，〔弘景曰〕今雌黄出武都仇池者，谓之武都仇池黄，色小赤。出扶南林邑者，谓之昆仑黄，色如金，而似云母甲错，画家所重。既有雌雄之名，又同山之阴阳，合药便当以武都为胜。仙经无单服法，惟以合丹砂、雄黄飞炼为丹尔。金精是雌黄，铜精是空青，而服空青反胜于雌黄，其义难了。〔敩曰〕雌黄一块重四两，拆开得千重，软如烂金者，

---

① 熟：原作“热”，字误，今据《传信适用方》卷四改。

② 愈：原作“不”，字误，今据《千金》卷二十三改。

③ 用：原作“有”，字误，张本作“用”，今改。

④ 各：原作“不”，字误，张本作“各”，今改。

⑤ 齿：原作“鼻”，义晦，今据《金匮》卷下第二十二改。

⑥ 以：原作“不”，字误，今据《金匮》卷下第二十二改。

⑦ 艾：原作“皮”，字误，今据本书卷四诸疮门改。

⑧ 狄：字当作“荻”，此因音同而借用，荻与芦同类。《外台》卷九作“苇”，义同。

佳；其夹石及黑如铁色者，不可用。〔时珍曰〕按独孤滔丹房镜源云：背阴者，雌黄也。溜成者，即黑色轻干。如焦锡块。臭黄作者，硬而无衣。拭法：但于甲上磨之，上色者好。又烧熨斗底，以雌划之，如赤黄线一道者好。舶上来如噀血者上，湘南者次之，青者尤佳。叶子者为上，造化黄金非此不成。亦能柔五金，干汞，转硫黄，伏粉霜。又云：雄黄变铁，雌黄变锡。

【修治】 〔敩曰〕凡修事，勿令妇人、鸡、犬、新犯淫人、有患人、不男人、非形人，及曾是刑狱臭秽之地，犯之则雌黄黑如铁色，不堪用也，反损人寿。每四两，用天碧枝、和阳草、栗遂子草各五两，入瓷锅中煮三伏时，其色如金汁，一垛在锅底下。用东流水猛投于中，如此淘三度，去水拭干，臼中捣筛，研如尘用。又曰：雌得芹花，立便成庾。芹花一名立起草，形如芍药，煮雌能住火也。

【气味】 **辛，平，有毒。**〔别录曰〕大寒。不入汤用。〔土宿真君曰〕芎䓖、地黄、独帚、益母、羊不食草、地榆、五加皮、瓦松、冬瓜汁，皆可制伏。又雌见铅及胡粉则黑。

【主治】 **恶疮头秃痂疥，杀毒虫虱身痒邪气诸毒。炼之久服，轻身增年不老。**本经。**蚀鼻内息肉，下部䘌疮，身面白驳，散皮肤死肌，及恍惚邪气，杀蜂蛇毒。久服令人脑满。**别录。**治冷痰劳嗽，血气虫积，心腹痛，癫痫，解毒。**时珍。

【发明】 〔保升曰〕雌黄法土，故色黄而主脾。〔时珍曰〕雌黄、雄黄同产，但以山阳山阴受气不同分别。故服食家重雄黄，取其得纯阳之精也，雌黄则兼有阴气故尔。若夫治病，则二黄之功亦仿佛，大要皆取其温中、搜肝杀虫、解毒祛邪焉尔。

【附方】 旧七，新五。**反胃吐食**雌黄一分，甘草生半分，为末，饭丸梧子大。以五叶草、糯米煎汤，每服四丸。圣济录。**停痰在胃**喘息不通，呼吸欲绝。雌黄一两，雄黄一钱，为末，化蜡丸弹子大。每服一丸，半夜时投热糯米粥中食之。济生方。**心痛吐水**不下饮食，发止不定。雌黄二两，醋二斤，慢火煎成膏，用干蒸饼和丸梧子大，每服七丸，姜汤下。圣惠方。**妇人久冷**血气攻心，痛不止。以叶子雌黄二两，细研，醋一升，煎浓，和丸小豆大，每服十五丸，醋汤下。圣惠方。**小腹痛满**天行病，小腹满，不得小便。雌黄末蜜丸，纳尿孔中，入半寸。肘后方。**癫痫瘈疭**眼暗嚼舌。雌黄、黄丹炒各一两，为末，入麝香少许，以牛乳汁半升熬成膏，和杵千下，丸麻子大。每温水服三五丸。直指方。**肺劳咳嗽**雌黄一两，入瓦合内，不固济，坐地上，以灰[1]培之，厚二寸。以炭一斤簇定顶，火煅三分去一，退火出毒，为末，蟾[2]酥和丸粟米大。每日空心杏仁汤下三丸。斗门方。**久嗽暴嗽**金粟丸：用叶子雌黄一两研。以纸筋泥固济小合子一个，令干，盛药。水调赤石脂封口，更以泥封，待干，架在地上，炭火十斤簇煅。候火消三分之一，去火候冷取出，当如镜面，光明红色。钵内细研，蒸饼丸粟米大。每服三丸、五丸，甘草水服。服后睡良久。胜金方。**肾消尿数**干姜半两，以盐四钱炒黄成颗，雌黄一两半，为末，蒸饼和丸绿豆大。每服十丸至三十丸，空心盐汤下。圣济录。**小便不**

① 灰：原作“火”，字误，今据《证类本草》卷四改。

② 蟾：原作“糖”，字误，今据《证类本草》卷四改。

禁颗块雌黄一两半研，干姜半两、盐四钱同炒姜色黄，为末，水和蒸饼丸绿豆大。每服十丸至二十丸，空心盐汤下之。经验方。**乌癞虫疮**雌黄粉，醋和鸡子黄调，涂之。圣惠方。**牛皮顽癣**雌黄末，入轻粉，和猪膏傅之。直指方。

石膏本经中品

【释名】　**细理石**别录**寒水石**纲目。〔震亨曰〕火煅细研醋调，封丹灶，其固密甚于脂膏。此盖兼质与能而得名，正与石脂同意。〔时珍曰〕其文理细密，故名细理石。其性大寒如水，故名寒水石，与凝水石同名异物。

【集解】　〔别录曰〕石膏生齐山山谷及齐卢山、鲁蒙山，采无时。细理白泽者良，黄者令人淋。〔弘景曰〕二郡之山，即青州、徐州也。今出钱塘县，皆在地中，雨后时时自出，取之如棋子，白澈最佳。彭城者亦好。近道多有而大块，用之不及彼也。仙经不须此。〔恭曰〕石膏、方解石大体相似，而以未破为异。今市人皆以方解代石膏，未见有真石膏也。石膏生于石旁。其方解不因石而生，端然独处，大者如升，小者如拳，或在土中，或生溪水，其上皮随土及水苔色，破之方解，大者方尺。今人以此为石膏，疗风去热虽同，而解肌发汗不如真者。〔大明曰〕石膏通亮，理如云母者上。又名方解石。〔敩曰〕凡使勿用方解石。方解虽白不透明，其性燥。若石膏则出剡州茗[①]山县义情山，其色莹净如水精，性良善也。〔颂曰〕石膏今汾、孟、虢、耀州、兴[②]元府亦有之。生于山石上，色至莹白，与方解石肌理形段刚柔绝相类。今难得真者。用时，惟以破之皆作方棱者，为方解石。今石膏中时时有莹澈可爱有纵理而不方解者，或以为石膏，然据本草又似长石。或又谓青石间往往有白脉贯彻类肉之膏肪者，为石膏，此又本草所谓理石也。不知石膏定是何物？今且依市人用方解石尔。〔阎孝忠曰〕南方以寒水石为石膏，以石膏为寒水石，正与汴京相反，乃大误也。石膏洁白坚硬，有墙壁。寒水石则软烂，以手可碎，外微青黑，中有细文。又一种坚白全类石膏，而敲之成文者，名方解石也。〔承曰〕陶言钱塘山中雨后时自出。今钱塘人凿山取之甚多，捣作齿药货用，浙人呼为寒水石，入药最胜他处者。〔宗奭曰〕石膏纷辩不决，未悉厥理。本草只言生齐山、卢山、蒙山，细理白泽者良，即知他处者非石膏也。〔震亨曰〕本草药之命名，多有意义，或以色，或以形，或以气，或以质，或以味，或以能，或以时是也。石膏固济丹炉，苟非有膏，岂能为用。此盖兼质与能而得名。昔人以方解为石膏，误矣。石膏味甘而辛，本阳明经药，阳明主肌肉。其甘也，能缓脾益气，止渴去火。其辛也，能解肌出汗，上行至头，又入太阴、少阳。彼方解石，止有体重质坚性寒而已，求其有膏而可为三经之主治者焉在哉。〔时珍曰〕石膏有软、硬二种。软石膏，大块生于石中，作层如压扁米糕形，每层厚数寸。有红白二色，红者不可服，白者洁净，细文短密如束针，正如凝成白蜡状，松软易碎，烧之即白烂如粉。其中明洁，色带微青，而文长细如白丝者，名理石也。与软石膏乃一物二种，碎之则形色如一，不可辨矣。硬石膏，作块而生，直理起棱，如马齿坚白，击之则段段横解，光亮如云母、白石英，有墙壁，烧之亦易散，仍硬不作粉。其似

① 茗：原作“若”，字误，今据《证类本草》卷四改。

② 兴：原脱，今据《证类本草》卷四补。

硬石膏成块，击之块块方解，墙壁不明者，名方解石也，烧之则姹散亦不烂。与硬石膏乃一类二种，碎之则形色如一，不可辨矣。自陶弘景、苏恭、大明、雷敩、苏颂、阎孝忠皆以硬者为石膏，软者为寒水石。至朱震亨始断然以软者为石膏，而后人遵用有验，千古之惑始明矣。盖昔人所谓寒水石者，即软石膏也；所谓硬石膏者，乃长石也。石膏、理石、长石、方解石四种，性气皆寒，俱能去大热结气，但石膏又能解肌发汗为异尔。理石即石膏之类，长石即方解之类，俱可代用，各从其类也。今人以石膏收豆腐，乃昔人所不知。

【修治】　〔敩曰〕凡使，石臼中捣成粉，罗过，生甘草水飞过，澄晒筛研用。〔时珍曰〕古法惟打碎如豆大，绢包入汤煮之。近人因其性寒，火煅过用，或糖拌炒过，则不妨脾胃。

【气味】　**辛，微寒，无毒。**〔别录曰〕甘，大寒。〔好古曰〕入足阳明、手太阴、少阳经气分。〔之才曰〕鸡子为之使。恶莽草、巴豆、马目毒公。畏铁。

【主治】　**中风寒热，心下逆气惊喘，口干舌焦，不能息，腹中坚痛，除邪鬼，产乳金疮。**本经。**除时气头痛身热，三焦大热，皮肤热，肠胃中结气，解肌发汗，止消渴烦逆，腹胀暴气，喘息**[①]**咽热，亦可作浴汤。**别录。**治伤寒头痛如裂，壮热皮如火燥。和葱煎茶，去头痛。**甄权。**治天行热狂，头风旋，下乳，揩齿益齿。**大明。**除胃热肺热，散阴邪，缓脾益气。**李杲。**止阳明经头痛，发热恶寒，日晡潮热，大渴引饮，中暑潮热，牙痛。**元素。

【发明】　〔成无已曰〕风，阳邪也；寒，阴邪也；风喜伤阳，寒喜伤阴。营卫阴阳，为风寒所伤，则非轻剂所能独散。必须轻重之剂同散之，乃得阴阳之邪俱去，营卫之气俱和。是以大青龙汤，以石膏为使。石膏乃重剂，而又专达肌表也。又云：热淫所胜，佐以苦甘。知母、石膏之苦甘以散热。〔元素曰〕石膏性寒，味辛而淡，气味俱薄，体重而沉，降也阴也，乃阳明经大寒之药。善治本经头痛牙痛，止消渴中暑潮热。然能寒胃，令人不食，非腹有极热者，不宜轻用。又阳明经中热，发热恶寒，燥热，日晡潮热，肌肉壮热，小便浊赤，大渴引饮，自汗，苦头痛之药，仲景用白虎汤是也。若无以上诸证，勿服之。多有血虚发热象白虎证，及脾胃虚劳，形体病证，初得之时，与此证同。医者不识而误用之，不可胜救也。〔杲曰〕石膏，足阳明药也。故仲景治伤寒阳明证，身热、目痛、鼻干、不得卧。身以前，胃之经也。胸前，肺之室也。邪在阳明，肺受火制，故用辛寒以清肺气，所以有白虎之名。又治三焦皮肤大热，入手少阳也。凡病脉数不退者，宜用之；胃弱者，不可用。〔宗奭曰〕孙兆言四月以后天气热时，宜用白虎。但四方气候不齐，岁中运气不一，亦宜两审。其说甚雅。〔时珍曰〕东垣李氏云立夏前多服白虎汤者，令人小便不禁，此乃降令太过也。阳明津液不能上输于肺，肺之清气亦复下降故尔。初虞世古今录验方，治诸蒸病有五蒸汤，亦是白虎加人参、茯苓、地黄、葛根，因病加减。王焘外台秘要治骨蒸劳热久嗽，用石膏文如束针者一斤，粉甘草一两，细研如面，日以水调三四服。言其无毒有大益，乃养命上药，不可忽其贱而疑其寒。名医录言睦州杨士丞女，病骨蒸内热外寒，众医不瘥，处州吴医用此方而体遂凉。愚谓此皆少壮肺胃火盛，能

---

① 息：原脱，今据《证类本草》卷四、《千金翼》卷二补。

食而病者言也。若衰暮及气虚血虚胃弱者，恐非所宜。广济林训导年五十，病痰嗽发热。或令单服石膏药至一斤许，遂不能食，而咳益频，病益甚，遂至不起。此盖用药者之瞀瞀也，石膏何与焉。杨士瀛云：石膏煅过，最能收疮晕，不至烂肌。按刘跂钱乙传云：宗室子病呕泄，医用温药加喘。乙曰：病本中热，奈何以刚剂燥之，将不得前后溲，宜与石膏汤。宗室与医皆不信。后二日果来召。乙曰：仍石膏汤证也。竟如言而愈。又按：古方所用寒水石，是凝水石，唐宋以来诸方所用寒水石，即今之石膏也，故寒水石诸方多附于后。近人又以长石、方解石为寒水石，不可不辨之。

【附方】　旧四，新二十五。**伤寒发狂**逾垣上屋。寒水石二钱，黄连一钱，为末。煎甘草冷服，名鹊石散。本事方。**风热心躁**口干狂言，浑身壮热，寒水石半斤，烧半日，净地坑内盆合，四面拥起，经宿取出，入甘草末、天竺黄各二两，龙脑二分，糯米糕丸弹子大，蜜水磨下。集验方。**解中诸毒**方同上。**乳石发渴**寒水石一块含之，以瘥为度。圣济录。**男女阴毒**寒水石不拘多少为末，用两馏饭捣丸栗子大，日干。每用一丸，炭火煅红烧研，以滚酒调服，饮葱醋汤投之，得汗愈。蔡氏经验必用方。**小儿丹毒**寒水石末一两，和水涂之。集玄方。**小儿身热**石膏一两，青黛一钱，为末，糕糊丸龙眼大。每服一丸，灯心汤化下。普济方。**骨蒸劳病**外寒内热，附骨而蒸也。其根在五脏六腑之中，必因患后得之。骨肉日消，饮食无味，或皮燥而无光。蒸盛之时，四肢渐细，足趺肿起。石膏十两，研如乳粉法[①]，水和服方寸匕，日再，以身凉为度。外台秘要。**热盛喘嗽**石膏二两，甘草炙半两，为末。每服三钱，生姜、蜜调下。普济方。**痰热喘嗽**痰涌如泉。石膏、寒水石各五钱，为末。每人参汤服三钱。保命集。**食积痰火**泻肺火胃火。白石膏火煅，出火毒，半斤，为末，醋糊丸梧子大。每服四五十丸，白汤下。丹溪方。**胃火牙疼**好软石膏一两，火煅，淡酒淬过，为末，入防风、荆芥、细辛、白芷五分，为末。日用揩牙，甚效。保寿堂方。**老人风热**内热，目赤头痛，视不见物。石膏三两，竹叶五十片，沙糖一两，粳米三合，水三大盏，煎石膏、竹叶，去滓，取二盏，煮粥入糖食。养老方。**风邪眼寒**乃风入头，系败血凝滞，不能上下流通，故风寒客之而眼寒也。石膏煅二两，川芎二两，甘草炙半两，为末。每服一钱，葱白、茶汤调下，日二服。宣明方。**头风涕泪**疼痛不已。方同上。**鼻衄头痛**心烦。石膏、牡蛎一两，为末。每新汲水服二钱。并滴鼻内。普济方。**筋骨疼痛**因风热者。石膏三钱，飞罗面七钱，为末，水和煅红，冷定。滚酒化服，被盖取汗。连服三日，即除根。笔峰杂兴。**雀目夜昏**百治不效。石膏末每服一钱，猪肝一片薄批，掺药在上缠定，沙瓶煮熟，切食之，一日一服。明目方。**湿温多汗**妄言烦渴。石膏、炙甘草等分为末。每服二钱匕，浆水调下。庞安时伤寒论。**小便卒数**非淋，令人瘦。石膏半斤捣碎，水一斗，煮五升。每服五合。肘后方。**小儿吐泻**黄色者，伤热也。玉露散：用石膏、寒水石各五钱，生甘草二钱半，为末。滚汤调服一钱。钱乙小儿方。**水泻腹鸣**如雷，有火者。石膏火煅，仓米饭和丸梧子大，黄丹为衣。米饮下二十丸。不二服，效。李楼奇方。**乳汁不下**石膏三两，水二升，煮三沸。三日饮

① 法：原脱，今据《外台》卷十三引《崔氏方》及《证类本草》卷四补。

尽妙。子母秘录。**妇人乳痛**一醉膏：用石膏煅红，出火毒，研。每服三钱，温酒下，添酒尽醉。睡觉，再进一服。陈日华经验方。**油伤火灼**痛不可忍。石膏末傅之，良。梅师方。**金疮出血**寒水石、沥青等分，为末。干掺，勿经水。积德堂方。**刀疮伤湿**溃烂不生肌。寒水石煅一两，黄丹二钱，为末，洗敷。甚者，加龙骨一钱，孩儿茶一钱。积德堂方。**疮口不敛**生肌肉，止疼痛，去恶水。寒水石烧赤，研，二两，黄丹半两，为末，掺之。名红玉散。和剂局方。**口疮咽痛**上膈有热。寒水石煅三两，朱砂三钱半，脑子半字，为末，掺之。三因方。

【附录】 **玉火石**〔颂曰〕密州九仙山东南隅地中，出一种石，青白而脆，击之内有火，谓之玉火石。彼医用之。其味甘、微辛，温。疗伤寒发汗，止头目昏眩痛，功与石膏等，土人以当石膏用之。**龙石膏**〔别录曰〕有名未用，无毒，主消渴益寿。生杜陵，如铁脂中黄。

理石本经中品

【释名】 **肌石**别录**立制石**本经。〔时珍曰〕理石即石膏之顺理而微硬有肌者，故曰理石、肌石。〔弘景曰〕仙经时，呼为长理石。石胆一名立制，今此又名立制，疑必相乱。

【集解】 〔别录曰〕理石如石膏，顺理而细，生汉中山谷及卢山，采无时。〔弘景曰〕汉中属梁州，卢山属青州。今出宁州。俗用亦稀。〔恭曰〕此石夹两石间如石脉，打用之，或在土中重叠而生。皮黄赤，肉白，作斜[①]理文，全不似石膏。市人或刮削去皮，以代寒水石，并以当礜石，并是假伪。今卢山亦无此物，见出襄州西泛水侧。〔宗奭曰〕理石如长石。但理石如石膏，顺理而细；其非顺理而细者，为长石。疗体亦不相远。〔时珍曰〕理石即石膏中之长文细直如丝而明洁色带微青者。唐人谓石膏为寒水石，长石为石膏，故苏恭言其不似石膏也。此石与软石膏一类二色，亦可通用，详石膏下。

【气味】 **辛[②]，寒，无毒。**〔别录曰〕大寒。〔之才曰〕滑石为之使，恶麻黄。

【主治】 **身热，利胃解烦，益精明目，破积聚，去三虫。**本经。**除营卫中去来大热结热，解烦毒，止消渴，及中风痿痹。**别录。**渍酒服，疗癖，令人肥悦。**苏恭。

【附录】 **白肌石**〔别录有名未用曰〕味辛，无毒。主强筋骨，止渴不饥，阴热不足。一名肌石，一名洞石，生广焦国[③]卷山青石间。〔时珍曰〕按此即理石也，其形名气味主疗皆同。

长石本经中品

【释名】 **方石**本经**直石**别录**土石**别录**硬石膏**纲目

【集解】 〔别录曰〕长石，理如马齿，方而润泽，玉色。生长子山谷及太山、临淄，采无时。〔弘景曰〕长子县属上党，临淄县属青州。俗方、仙经并无用此者。〔恭曰〕此石状同石膏而厚大，纵理而长，文似马齿。今均州辽坂山有之，土人以为理石。〔颂曰〕今惟潞州有之，如苏恭所说。按本经理石、长石二物，味效亦别。又云：理石似石膏，顺理而细。陶隐居言，亦呼为长理石。今灵宝丹用长

---

① 斜：原作"针"，义晦，今据《证类本草》卷四改。

② 辛：原作"甘"，字误，今据《证类本草》卷四改。

③ 焦国：原脱，今据《证类本草》卷三十、《千金翼》卷四补。

理石为一物。医家相承用者，乃似石膏，与今潞州所出长石无异，而诸郡无复出理石者，医方亦不见单用，往往呼长石为长理石。〔时珍曰〕长石即俗呼硬石膏者，状似软石膏而块不扁，性坚硬洁白，有粗理，起齿棱，击之则片片横碎，光莹如云母、白石英，亦有墙壁似方解石，但不作方块尔。烧之亦不粉烂而易散，方解烧之亦然，但姹声为异尔。昔人以此为石膏，又以为方解，今人以此为寒水石，皆误矣。但与方解乃一类二种，故亦名方石，气味功力相同，通用无妨。唐宋诸方所用石膏，多是此石，昔医亦以取效，则亦可与石膏通用，但不可解肌发汗耳。

【气味】 **辛、苦，寒，无毒。**

【主治】 **身热，胃中结气，四肢寒厥，利小便，通血脉，明目去翳眇，下三虫，杀蛊毒。久服不饥。**本经。**止消渴，下气，除胁肋肺间邪气。**别录。

方解石别录下品

【释名】 **黄石**〔志曰〕敲破，块块方解，故以为名。

【集解】 〔别录曰〕方解石生方山，采无时。〔弘景曰〕本经长石，一名方石，疗体相似，疑即此也。〔恭曰〕此物大体与石膏相似，不附石而生，端然独处。大者如升，小者如拳，甚大者方尺。或在土中，或生溪水，其上皮随土及水苔色，破之方解。今人以为石膏，用疗风去热虽同，而解肌发汗不及也。〔志曰〕今沙州大鸟山出者佳。〔颂曰〕方解石本草言生方山。陶隐居疑与长石为一物，苏恭云疗热不减石膏。若然，似可通用，但主头风不及石膏也。其肌理形段刚柔皆同，但以附石不附石为言，岂得功力顿异？如雌黄、雄黄亦有端然独处者，亦有附石生者，不闻别有名号，功力相异也。〔时珍曰〕方解石与硬石膏相似，皆光洁如白石英，但以敲之段段片碎者为硬石膏，块块方棱者为方解石，盖一类二种，亦可通用。唐宋诸方皆以此为石膏，今人又以为寒水石，虽俱不是，而其性寒治热之功，大抵不相远，惟解肌发汗不能如硬石膏为异尔。

【气味】 **苦、辛，大寒，无毒。**〔之才曰〕恶巴豆。

【主治】 **胸中留热结气，黄疸，通血脉，去蛊毒。**别录。

滑石本经上品

【释名】 **画石**衍义**液石**别录**䏲石**音辽**脱石**音夺**冷石**弘景**番石**别录**共石**〔宗奭曰〕滑石今谓之画石，因其软滑可写画也。〔时珍曰〕滑石性滑利窍，其质又滑腻，故以名之。表画家用刷纸代粉，最白腻。䏲乃脂膏也，因以名县。脱乃肉无骨也。此物最滑腻，无硬者为良，故有诸名。

【集解】 〔别录曰〕滑石生赭阳山谷，及太山之阴，或掖北白山，或卷山，采无时。〔弘景曰〕滑石色正白，仙经用之为泥。今出湘州、始安郡诸处。初取软如泥，久渐坚强，人多以作冢中明器物。赭阳属南阳，掖县属青州东莱，卷县属司州荥阳。又有冷石，小青黄，并冷利，能熨油污衣物。〔恭曰〕此石所在皆有。岭南始安出者，白如凝脂，极软滑。出掖县者，理粗质青有黑点，惟可为器，不堪入药。齐州南山神通寺南谷亦大有，色青白不佳，而滑腻则胜。〔藏器曰〕始安、掖县所出二石，形质既异，所用又殊。始安者软滑而白，宜入药。东莱者硬涩而青，乃作器石也。〔敩曰〕凡使有多般，其白滑石如方解石，色似冰白，画石上有白腻文者，真也。乌滑石似䏲，画石上有青白腻文，入用亦妙。绿滑石性寒有毒，不入药用。黄滑石似金颗颗圆。画石上有青黑色者，勿用，杀人。冷滑石青苍色，画石上作白腻文，亦勿用之。〔颂曰〕今道、永、莱、濠州皆有之。凡二种。道、永州出者白滑如凝脂。南越志云：眷城县出眷石。即滑石也。土人以为烧器，烹鱼食，是也。莱、濠州出者理粗质青，有黑点，亦谓之斑石。二种皆可作器，甚精好。初出软柔，彼人就穴中制作，用力殊少也。本草所载土地皆是北方，而今医家所用白色者，自南方来。或云沂州所出甚白佳，与本草所云太山之阴相合，而彼土不取为药。今濠州所供青滑石，云性寒无毒，主心气涩滞，与本经大同小异。又张勃吴录地理志及大康地记云：郁林州布山县马湖马岭山皆有虺，甚毒杀人，有冷石可以解之。石色赤黑，味苦，屑之著疮中，并以切齿立苏，一名切齿石。今人多用冷石作粉，治痱疮，或云即滑石也，但味之甘苦不同尔。〔时珍曰〕滑石，广之桂林各邑及瑶峒中皆出之，即古之始安也。白黑二种，功皆相似。山东蓬莱县桂府村所出者亦佳，故医方有桂府滑石，与桂林者同称也。今人亦以刻图书，不甚坚牢。滑石之根为不灰木，滑石中有光明黄子为石脑芝。

【修治】　〔敩曰〕凡用白滑石，先以刀刮净研粉，以牡丹皮同煮一伏时。去牡丹皮，取滑石，以东流水淘过，晒干用。

【气味】　**甘，寒，无毒。**〔别录曰〕大寒。〔之才曰〕石韦为之使，恶曾青，制雄黄。

【主治】　**身热泄澼，女子乳难癃闭，利小便，荡胃中积聚寒热，益精气。久服轻身耐饥长年。**本经。**通九窍六腑津液，去留结，止渴，令人利中。**别录。**燥湿，分水道，实大肠，化食毒，行积滞，逐凝血，解燥渴，补脾胃，降心火，偏主石淋为要药。**震亨。**疗黄疸水肿脚气，吐血衄血，金疮血出，诸疮肿毒。**时珍。

【发明】　〔颂曰〕古方治淋沥，多单使滑石。又与石韦同捣末，饮服刀圭，更快。又主石淋，取十二分研粉，分作两服，水调下。烦热定，即停后服。〔权曰〕滑石疗五淋，主产难，服其末。又末与丹参、蜜、猪脂为膏，入其月即空心酒下弹丸大，临产倍服，令胎滑易生，除烦热心躁。〔元素曰〕滑石气温味甘，治前阴窍涩不利，性沉重，能泄上气令下行，故曰滑则利窍，不与诸淡渗药同。〔好古曰〕入足太阳经。滑能利窍，以通水道。为至燥之剂。猪苓汤用滑石、阿胶，同为滑剂以利水道，葱、豉、生姜同煎，去滓澄清以解利。淡味渗泄为阳，故解表利小便也。若小便自利者，不宜用。〔时珍曰〕滑石利窍，不独小便也。上能利毛腠之窍，下能利精溺之窍。盖甘淡之味，先入于胃，渗走经络，游溢津气，上输于肺，下通膀胱。肺主皮毛，为水之上源。膀胱司津液，气化则能出。故滑石上能发表，下利水道，为荡热燥湿之剂。发表是荡上中之热，利水道是荡中下之热。发表是燥上中之湿，利水道是燥中下之湿。热散则三焦宁而表里和，湿去则阑门通而阴阳利。刘河间之用益元散，通治表里上下诸病，盖是此意，但未发出尔。

【附方】　旧六，新一十二。**益元散**又名天水散、太白散、六一散。解中暑伤寒疫疠，饥饱劳损，忧愁思虑，惊恐悲怒，传染并汗后遗热劳复诸疾。兼解两感伤寒，百药酒食邪热毒。治五劳七伤，一切虚损，内伤阴痿，惊悸健忘，痫瘛烦满，短气痰嗽，肌肉疼痛，腹胀闷痛，淋闭涩痛，服石石淋。疗身热呕吐泄泻，肠澼下痢赤白。除烦热，胸中积聚，寒热。止渴，消畜水。妇人产后损液，血虚阴虚热甚，催生下乳。治吹乳乳痈，牙疮齿疳。此药大养脾肾之气，通九窍六腑，去留结，益精气，壮筋骨，和气，通经脉，消水谷，保真元，明耳目，安魂定魄，强志轻身，驻颜益寿，耐劳役饥渴，乃神验之仙药也。白滑石水飞过六两，粉甘草一两，为末，每服三钱，蜜少许，温水调下。实热用新汲水下，解利用葱豉汤下，通乳用猪肉面汤调下，催生用香油浆下。凡难产或死胎不下，皆由风热燥涩，结滞紧敛，不能舒缓故也。此药力至，则结滞顿开而瘥矣。刘河间伤寒直格。**膈上烦热**多渴，利九窍。滑石二两捣，水三大盏，煎二盏，去滓，入粳米煮粥食。圣惠方。**女劳黄疸**日晡发热恶寒，小腹急，大便溏黑，额黑。滑石、石膏等分，研末，大麦汁服方寸匕，日三，小便大利愈。腹满者难治。千金方。**伤寒衄血**滑石末，饭丸梧子大。每服十丸，微嚼破，新水咽下，立止。汤晦叔云：鼻衄，乃当汗不汗所致。其血紫黑时，不以多少，不可止之。且服温和药，调其营卫；待血鲜时，急服此药止之也。本事方。**乳石发动**烦热烦渴。滑石粉半两，水一盏，绞白汁，顿服。圣惠方。**暴得吐逆**不下食。生滑石末二钱匕，温水服，仍以细面半盏押定。寇氏衍义。**气壅关格**不通，小便淋结，脐下妨闷兼痛。滑石粉一两，水调服。广利方。**小便不通**滑石末一升，以车前汁和，涂脐之四畔，方四寸，干即易之。冬月水和。杨氏产乳。**妇人转脬**因过忍小便而致。滑石末，葱汤服二钱。圣惠方。**妊娠子淋**不得小便。滑石末水和，泥脐下二寸。外台秘要。**伏暑水泄**白龙丸：滑石火煅过一两，硫黄四钱，为末，面糊丸绿豆大。每用淡姜随大小服。普济方。**伏暑吐泄**或吐，或泄，或疟，小便赤，烦渴。玉液散：用桂府滑石烧四两，藿香一钱，丁香一钱。为末。米汤服二钱。普济方。**霍乱及疟**方同上。**痘疮狂乱**循衣摸床，大热引饮。用益元散，加朱砂二钱，冰片三分，麝香一分。每灯草汤下。二三服。王氏痘疹方。**风毒热疮**遍身出黄水。桂府滑石末傅之，次日愈。先以虎杖、豌豆、甘草等分，煎汤洗后乃搽。普济方。**阴下湿汗**滑石一两，石膏煅半两，枯白矾少许，研掺之。集简方。**脚指缝烂**方同上。**杖疮肿痛**滑石、赤石脂、大黄等分为末。茶汤洗净，贴。赵氏经验方。**热毒怪病**目赤鼻胀，大喘，浑身出斑，毛发如铁，乃因中热。毒气结于下焦。用滑石、白矾各一两，为末，作一服。水三碗，煎减半，不住饮之。夏子益奇疾方。

不灰木宋开宝

【释名】 **无灰木**见下。

【集解】 〔颂曰〕不灰木出上党，今泽、潞山中皆有之，盖石类也。其色[①]白，如烂木，烧之不然，以此得名。或云滑石之根也，出滑石处皆有之。采无时。〔藏器曰〕要烧成灰，但斫破，以牛乳煮了，黄牛粪烧之，即成灰。〔时珍曰〕不灰木有木、石二种：石类者其体坚重，或以纸裹蘸石脑油然灯，彻夜不成灰，人多用作小刀靶。开山图云：徐无山出不灰之木，生火之石。山在今顺天府玉田县东北。庚辛玉册云：不灰木，阴石也。生西南蛮夷中，黎州、茂州者好，形如针，文全若木，烧之无烟。此皆言石者也。伏深齐地记云：东武城有胜火木，其木经野火烧之不灭，谓之不灰木。杨慎丹铅录云：太平寰宇记云不灰木俗多为铤子，烧之成

① 色：此下《证类本草》卷五有“青”字。

炭而不灰，出胶州。其叶如蒲草，今人束以为燎，谓之万年火把。此皆言木者也。时珍常得此火把，乃草叶束成，而中夹松脂之类，一夜仅烧一二寸尔。

【气味】 **甘，大寒，无毒。**〔独孤滔曰〕煮汞，结草砂，煅三黄，匮五金。

【主治】 **热痱疮，和枣叶、石灰为粉，傅之。**开宝。**除烦热阳厥。**时珍。

【发明】 〔时珍曰〕不灰木性寒，而同诸热药治阴毒。刘河间宣明方，治阳绝心腹痞痛，金针丸中亦用服之。盖寒热并用，所以调停阴阳也。

【附方】 新四。**肺热咳嗽**卧时盛者。不灰木一两半，太阴玄精石二两，甘草炙半两，贝母一两半，天南星白矾水煮过半两，为末。每服半钱。姜汤下。圣济录。**咽喉肿痛**五心烦热。不灰木以牛粪烧赤四两，太阴玄精石煅赤四两，真珠一钱，为末，糯米粥丸芡子大。每服一丸，以生地黄汁、粟米泔研化服。日二次。圣济录。**霍乱烦满**气逆腹胀，手足厥冷。不灰木、阳起石煅、阿魏半两，巴豆去心，杏仁去皮，各二十五个，为末，粟饭丸樱桃大，穿一孔。每服一丸，灯上烧烟尽，研，米姜汤下，以利为度。圣济录。**阴毒腹痛**回阳丹：用不灰木煅、牡蛎煅、高良姜炒、川乌头炮、白芍药各一钱，为末，入麝香少许，每用一钱，男用女唾调涂外肾，女用男唾调涂乳上，得汗即愈。玉机微义。

【附录】 **松石**〔颂曰〕今处州出一种松石，如松干，而实石也。或云松久化为石。人多取傍山亭及琢为枕。虽不入药，与不灰相类，故附之。

五色石脂本经上品

校正：并入五种石脂。

【释名】 〔时珍曰〕膏之凝者曰脂。此物性粘，固济炉鼎甚良，盖兼体用而言也。

【集解】 〔别录曰〕五色石脂生南山之阳山谷中。又曰：青石脂生齐区山及海涯。黄石脂生嵩高山，色如莺雏。黑石脂生颍川阳城。白石脂生太山之阴。赤石脂生济南、射阳，又太山之阴。并采无时。〔普曰〕五色石脂一名五色符。青符生南山或海涯。黄符生蒿山，色如豚脑、雁雏。黑符生洛西山空地。白符生少室天娄山或太山。赤符生少室或太山，色绛滑如脂。〔弘景曰〕今俗惟用赤石、白石二脂。好者出吴郡，亦出武陵、建平、义阳。义阳者出鄳县界东八十里，状如豚脑，赤者鲜红可爱，随采复生。余三色石脂无正用。但黑石脂入画用尔。〔恭曰〕义阳即申州，所出乃桃花石，非石脂也。白石脂今出慈阳诸山，胜于余处者。赤石脂今出虢州卢氏县，泽州陵川县，又慈州吕乡县，宜州诸山亦有，并色理鲜腻为佳。二脂太山不闻有之，旧出苏州、余杭山，今不收采。〔承曰〕今苏州见贡赤白二石脂，但入药不甚佳。惟延州山中所出最良，揭两石中取之。〔颂曰〕白石脂、赤石脂，今惟潞州出之，潞与慈州相近也。〔宗奭曰〕赤、白石脂四方皆有，以理腻粘舌缀唇者为上。

【修治】 〔敩曰〕凡使赤脂，研如粉，新汲水飞过三度，晒干用。〔时珍曰〕亦有火煅水飞者。

【气味】 **五种石脂，并甘、平。**〔大明曰〕并温，无毒。畏黄芩、大黄、官桂。

【主治】 **黄疸，泄痢肠澼脓血，阴蚀下血赤白，邪气痈肿，疽痔恶疮，头疡疥瘙。久服补髓益气，肥健不饥，轻身延年。五石脂各随五色，补五脏。**本经。**治泄痢，血崩带下，吐血衄血，涩精淋沥，除烦，疗惊悸，壮筋骨，补虚损。久服悦**

色。**治疮疖痔漏，排脓**。大明。

青石脂

【气味】 酸，平，无毒。〔普曰〕青符。神农：甘。雷公：酸，无毒。桐君：辛，无毒。李当之：大寒。

【主治】 养肝胆气，明目，疗黄疸泄痢肠澼，女子带下百病，及疽痔恶疮。久服补髓益气，不饥延年。别录。

黄石脂

【气味】 苦，平，无毒。〔普曰〕黄符。雷公：苦。李当之：小寒。〔之才曰〕曾青为之使，恶细辛，畏蜚廉、黄连、甘草。〔斆曰〕服之忌卵味。

【主治】 养脾气，安五脏，调中，大人小儿泄痢肠澼下脓血，去白虫，除黄疸痈疽虫。久服轻身延年。别录。

黑石脂〔别录曰〕一名石墨，一名石涅。〔时珍曰〕此乃石脂之黑者，亦可为墨，其性粘舌，与石炭不同。南人谓之画眉石。许氏说文云：黛，画眉石也。

【气味】 咸，平，无毒。〔普曰〕黑符。桐君：甘，无毒。

【主治】 养肾气，强阴，主阴蚀疮，止肠澼泄痢，疗口疮咽痛。久服益气不饥延年。别录。

白石脂

【气味】 甘、酸，平，无毒。〔普曰〕白符，一名随。岐伯、雷公：酸，无毒。桐君：甘，无毒。扁鹊：辛。李当之：小寒。〔权曰〕甘、辛。〔杲曰〕温。〔之才曰〕得厚朴、米汁饮，止便脓。燕屎为之使。恶松脂。畏黄芩。〔颂曰〕畏黄连、甘草、飞廉、马目毒公。

【主治】 养肺气，厚肠，补骨髓，疗五脏惊悸不足，心下烦，止腹痛下水，小肠澼，热溏便脓血，女子崩中漏下赤白沃，排痈疽疮痔。久服安心不饥，轻身延年。别录。**涩大肠**。甄权。

【附方】 旧四，新二。**小儿水痢形之**①不胜汤药。白石脂半两研粉，和白粥空肚食之。子母秘录。**小儿滑泄**白龙丸：白石脂、白龙骨等分为末，水丸黍米大。每量大小，木瓜、紫苏汤下。全幼心鉴。**久泄久痢**白石脂、干姜等分研，百沸汤和面为稀糊搜之，并手丸梧子大。每米饮下三十丸。斗门方。**儿脐汁出**赤肿，白石脂末熬温，扑之，日三度。勿揭动。韦宙独行方。**儿脐血出**多啼，方同上。寇氏衍义。**粉滓面䵟**白石脂六两，白敛十二两，为末，鸡子白和。夜涂旦洗。圣济录。

赤石脂

【气味】 甘、酸、辛，大温，无毒。〔普曰〕赤符。神农、雷公：甘。黄帝、扁鹊：无毒。李当之：小寒。〔之才曰〕畏芫花，恶大黄、松脂。〔颂曰〕古人亦单服食，云发则心痛，饮热酒不解。用绵裹葱、豉，煮水饮之。

【主治】 养心气，明目益精，疗腹痛肠澼，下痢赤白，小便利，及痈疽疮痔，女子崩中漏下，产难胞衣不出。久服补髓好颜色，益智不饥，轻身延年。别录。**补五脏虚乏**。甄权。**补心血，生肌肉，厚肠胃，除水湿，收脱肛**。时珍。

【发明】 〔弘景曰〕五色石脂，本经疗体亦相似，别录分条具载，今俗惟用赤、白二脂断下痢耳。〔元素曰〕赤、白石脂俱甘、酸，阳中之阴，固脱。〔杲曰〕降也，阳中阴也。其用有二：固肠胃有收敛之能，下胎衣无推荡之峻。〔好古曰〕涩可去脱，石脂为收敛之剂，赤入丙，白入庚。〔时珍曰〕五石脂皆手足阳明药也。其味甘，其气温，其体重，其性涩。涩而重，故能收湿止血而固下；甘而温，故能

---

① 之：《证类本草》卷三作“羸”，义长。

益气生肌而调中。中者，肠胃肌肉惊悸黄疸是也；下者，肠澼泄痢崩带失精是也。五种主疗，大抵相同。故本经不分条目，但云各随五色补五脏。别录虽分五种，而性味主治亦不甚相远，但以五味配五色为异，亦是强分尔。赤白二种，一入气分，一入血分。故时用尚之。张仲景用桃花汤治下痢便脓血。取赤石脂之重涩，入下焦血分而固脱；干姜之辛温，暖下焦气分而补虚；粳米之甘温，佐石脂，干姜而润肠胃也。

【附方】 旧五，新七。**小儿疳泻**赤石脂末，米饮调服半钱，立瘥。加京芎等分，更妙。斗门方。**大肠寒滑**小便精出。赤石脂、干姜各一两，胡椒半两。为末，醋糊丸梧子大。每空心米饮下五七十丸。有人病此，热药服至一斗二升，不效，或教服此，终四剂而息。寇氏衍义。**赤白下痢**赤石脂末，饮服一钱。普济方。**冷痢腹痛**下白冻如鱼脑。桃花丸：赤石脂煅，干姜炮，等分为末，蒸饼和丸。量大小服，日三服。和剂局方。**老人气痢**虚冷。赤石脂五两水飞，白面六两，水煮熟，入葱、酱作臛。空心食三四次即愈。养老方。**伤寒下痢**便脓血不止。桃花汤主之。赤石脂一斤，一半全用，一半末用，干姜一两，粳米半升，水七升，煮米熟去滓。每服七合。纳末方寸匕，日三服，愈乃止。张仲景方。**痢后脱肛**赤石脂、伏龙肝为末，傅之。一加白矾。钱氏小儿方。**反胃吐食**绝好赤石脂为末。蜜丸梧子大。每空腹姜汤下一二十丸。先以巴豆仁一枚，勿令破，以津吞之，后乃服药。圣惠方。**痰饮吐水**无时节者，其原因冷饮过度，遂令脾胃气弱，不能消化饮食。饮食入胃，皆变成冷水，反吐不停，赤石脂散主之。赤石脂一斤，捣筛，服方寸匕，酒饮自任，稍加至三匕。服尽一斤，则终身不吐痰水，又不下痢，补五脏，令人肥健。有人痰饮，服诸药不效。用此遂愈。千金翼方。**心痛彻背**赤石脂、干姜、蜀椒各四分，附子炮二分，乌头炮一分，为末，蜜丸梧子大。先食服一丸。不知，稍增之。张仲景金匮方。**经水过多**赤石脂、破故纸一两，为末。每服二钱，米饮下。普济方。**小便不禁**赤石脂煅，牡蛎煅，各三两，盐一两，为末，糊丸梧子大。每盐汤下十五丸。普济方。

桃花石唐本草

【集解】 〔恭曰〕桃花石出申州锺山县，似赤石脂，但舐之不着舌者是也。〔珣曰〕其状亦似紫石英，色若桃花，光润而重，目之可爱。〔颂曰〕今信阳州有之，形块似赤石脂、紫石英辈，采无时。陶弘景言，赤石脂出义阳者，状如纯脑，鲜红可爱。苏恭非之，云是桃花石，久服肥人，今土人以疗痢。功用亦不相远。〔宗奭曰〕桃花石有赤、白二种。有赤地淡白点如桃花片者，有淡白地赤点如桃花片者。人往往镌磨为器用。人亦罕服之。〔时珍曰〕此即赤白石脂之不粘舌、坚而有花点者，非别一物也，故其气味功用皆同石脂。昔张仲景治痢用赤石脂名桃花汤，和剂局方治冷痢有桃花丸，皆即此物耳。

【气味】 **甘，温，无毒。**

【主治】 **大肠中冷脓血痢。久服令人肥悦能食。**唐本。

炉甘石纲目

【释名】 **炉先生**〔土宿真君曰〕此物点化为神药绝妙，九天三清俱尊之曰炉先生，非小药也。〔时珍曰〕炉火所重，其味甘，故名。

【集解】 〔时珍曰〕炉甘石所在坑

治处皆有，川蜀、湘东最多，而太原、泽州、阳城、高平、灵丘、融县及云南者为胜，金银之苗也。其块大小不一，状似羊脑，松如石脂，亦粘舌。产于金坑者，其色微黄，为上。产于银坑者，其色白，或带青，或带绿，或粉红。赤铜得之，即变为黄，今之黄铜，皆此物点化也。造化指南云：炉甘石受黄金、白银之气熏陶，三十年方能结成。以大秽浸及砒煮过，皆可点化，不减三黄。崔昉外丹本草云：用铜一斤，炉甘石一斤，炼之即成鍮石一斤半。非石中物取出乎。真鍮石生波斯，如黄金，烧之赤而不黑。

【修治】 〔时珍曰〕凡用炉甘石，以炭火煅红，童子小便淬七次，水洗净，研粉，水飞过，晒用。

【气味】 **甘，温，无毒。**

【主治】 **止血，消肿毒，生肌，明目去翳退赤，收湿除烂。同龙脑点，治目中一切诸病。**时珍。

【发明】 〔时珍曰〕炉甘石，阳明经药也。受金银之气，故治目病为要药。时珍常用炉甘石煅淬、海螵蛸、硼砂各一两，为细末，以点诸目病，甚妙。入朱砂五钱，则性不粘也。

【附方】 新十五。**目暴赤肿**炉甘石火煅尿淬，风化消等分，为末。新水化一粟点之。御药院方。**诸般翳膜**炉甘石、青矾、朴消等分，为末。每用一字，沸汤化开，温洗，日三次。宣明方。**一切目疾**真炉甘石半斤，用黄连四两，锉豆大，银石器内，水二碗，煮二伏时，去黄连为末，入片脑二钱半，研匀罐收。每点少许，频用取效。又方：炉甘石煅一钱，盆消一钱，为末。热汤泡洗。**目中诸病**石连光明散：治眼中五轮八廓诸证，神效。炉甘石半斤，取甘石半斤，取如羊脑、鸭头色者，以桑柴灰一斗，火煅赤研末，用雅州黄连各四两，切片，煎水浸石，澄取粉，晒干。用铅粉二定，以二连水浸过。炒之。雄黄研末。每用甘石、铅粉各三分，雄黄一分，片脑半分，研匀，点眼甚妙。张氏方。**目暗昏花**炉甘石火煅童尿淬七次，代赭石火煅醋淬七次，黄丹水飞，各四两为末。白沙蜜半斤，以铜铛炼去白沫，更添清水五六碗，熬沸下药，文武火熬至一碗，滴水不散，以夹纸滤入瓷器收之。频点日用。卫生易简方。**烂弦风眼**刘长春方：治风眼流泪，烂弦。白炉甘石四两，火煅童尿淬七次，地上出毒三日，细研。每用椒汤洗目后，临卧点三四次，次早以茶汤洗去，甚妙。又方：炉甘石一斤火煅，黄连四两煎水淬七次，为末，入片脑。每用点目。宣明眼科方：用炉甘石、石膏各一钱，海螵蛸三分，为末。入片脑、麝香各少许，收点。卫生易简方用炉甘石二两。以黄连一两煎水，入童尿半盏再熬，下朴消一两又熬成。以火煅石淬七次，洗净为末，入密陀僧末一两研匀，收点之。**聤耳出汁**炉甘石、矾石各二钱，胭脂半钱，麝香少许，为末，缴净吹之。普济方。**齿疏陷物**炉甘石煅、寒水石等分，为末。每用少许擦牙，忌用刷牙，久久自密。集玄方。**漏疮不合**童尿制炉甘石、牡蛎粉，外塞之。内服滋补药。杂病治例。**下疳阴疮**炉甘石火煅醋淬五次一两，孩儿茶三钱，为末，麻油调傅。立愈。通妙邵真人方。**阴汗湿痒**炉甘石一分，真蚌粉半分，研粉扑之。直指方。

井泉石宋嘉祐

【释名】 **〔时珍曰〕性寒如井泉，故名。**

【集解】 〔禹锡曰〕井泉石，近道处处有之，以出饶阳郡者为胜。生田野中间，穿地深丈余得之。形如土色，圆方长短大小不等，内实而外圆，重重相叠，采无时。又一种如姜石者，时人多指为井泉石，非是。〔颂曰〕深州城西二十里，剧家村出之。

【修治】 〔禹锡曰〕凡用，细研水飞过。不尔，令人淋。

【气味】 **甘，大寒，无毒。**

【主治】 **诸热，解心脏热结。热嗽，小儿热疳，雀目青盲，眼赤肿痛，消肿毒。得决明、菊花，疗小儿眼疳生翳膜。得大黄、卮子，治眼睑肿赤。**嘉祐。

【附方】 新四。**膀胱热闭**小便不快，井泉石、海金沙、车前子、滑石各一两，为末。每服二钱，蜜汤下。圣济录。**风毒赤目**井泉石半两，井中苔焙、谷精草一两，豉焙一合，为末。每服二钱，空心井华水服。圣济录。**产后搐搦**俗名鸡爪风。舒筋散：用井泉石四两另研，天麻酒浸、木香各一两，人参、川芎、官桂、丁香各半两，为末。每服三钱，大豆淋酒调下，出汗即愈。宣明方。**痤疿瘙痒**井泉石生三两，寒水石煅四两，脑子半钱。为末扑之。圣济录。

无名异宋开宝

【释名】 **〔时珍曰〕无名异，瘦[1]词也。**

【集解】 〔志曰〕无名异出大食国，生于石上，状如黑石灰。番人以油炼如璧石，嚼之如饧。〔颂曰〕今广州山石中及宜州南[2]八里[3]龙济山中亦有之。黑褐色，大者如弹丸，小者如黑石子，采无时。〔敩曰〕无名异形似石炭，味别。〔时珍曰〕生川、广深山中，而桂林极多，一包数百枚，小黑石子也，似蛇黄而色黑，近处山中亦时有之。用以煮蟹，杀腥气；煎炼桐油，收水气；涂剪剪灯，则灯自断也。

【气味】 **甘，平，无毒。**〔颂曰〕咸，寒。伏硫黄。

【主治】 **金疮折伤内损，止痛，生肌肉。**开宝。**消肿毒痈疽，醋磨傅之。**苏颂。**收湿气。**时珍。

【发明】 〔时珍曰〕按雷敩炮炙论·序云：无名止楚，截指而似去甲毛。崔昉外丹本草云：无名异，阳石也。昔人见山鸡被网损其足，脱去，衔一石摩其损处，遂愈而去。乃取其石理伤折大效，人因傅之。

【附方】 新十。**打伤肿痛**无名异为末，酒服，赶下四肢之末，血皆散矣。集验方。**损伤接骨**无名异、甜瓜子各一两，乳香、没药各一钱，为末。每服五钱，热酒调服，小儿三钱。服毕，以黄米粥涂纸上，掺左顾牡蛎末裹之，竹篦夹住。多能鄙事。**临杖预服**[4]无名异末，临时温服三五钱，则杖不甚痛，亦不甚伤。谈野翁试效方。**赤瘤丹毒**无名异末，葱汁调涂立消。简便方。**痔漏肿痛**无名异炭火煅红，米醋淬七次，为细末。以温水洗疮，绵裹筋头填末入疮口，数次愈。简便方。**天泡湿疮**无名异末，井华水调服之。普济方。**臁疮溃烂**无名异、虢丹细研，清油调搽。湿则干搽之。济急方。**股阴瘙痌**无名异二钱，麝香一字，研。酒半碗，午后空腹服，立效。多能鄙事。**拳毛倒睫**无名异末，纸卷作捻，点灯吹杀熏之，睫自起。保命集。**消渴引饮**无名异一两，黄连二两，为末，蒸饼丸绿豆大。每服百丸，以茄根、蚕茧煎汤送下。圣济录。**脚气痛楚**无名异末，化牛皮胶调涂之，频换。卫生

① 瘦：原作“庾”，字误。瘦词，隐词也。兹改。
② 南：原脱，今据《证类本草》卷三补。
③ 里：原作“星”，字误，今据《证类本草》卷三改。
④ 服：原作“报”，义晦，张本作“服”，今改。

易简方。

蜜栗子纲目

【集解】 〔时珍曰〕蜜栗子生川、广、江、浙金坑中，状如蛇黄而有刺，上有金线缠之，色紫褐，亦无名异之类也。丹炉家采作五金匮药，制三黄。

【主治】 **金疮折伤，有效。**时珍。

石锺乳本经上品

【释名】 **留公乳**别录**虚中**吴普**芦石**别录**鹅管石**纲目**夏石**别录**黄石砂**药性。〔时珍曰〕石之津气，锺聚成乳，滴溜成石，故名石锺乳。芦与鹅管，象其空中之状也。

【集解】 〔别录曰〕石锺乳生少室山谷及太山，采无时。〔普曰〕生太山山谷阴处岸下，溜汁[①]所成，如乳汁，黄白色，空中相通，二月、三月采，阴干。〔弘景曰〕第一出始兴，而江陵及东境名山石洞亦皆有。惟通中轻薄如鹅翎管，碎之如爪甲，中无雁齿，光明者为善。长挺乃有一二尺者。色黄，以苦酒洗刷则白。仙经少用，而俗方所重。〔恭曰〕第一始兴，其次广、连、澧、朗、郴等州者，虽厚而光润可爱，饵之并佳。今峡州、青溪、房州三洞出者，亚于始兴。自余非其土地，不可轻服。多发淋渴，止可捣筛，白练裹之，合诸药草浸酒服之。陶云有一二尺者，谬说也。〔思邈曰〕乳石必须土地清白光润，罗纹、鸟翮、蝉翼一切皆成，白者可用。其非土地者，慎勿服之，杀人甚于鸩[②]毒。〔志曰〕别本注云：凡乳生于深洞幽穴，皆龙蛇潜伏，或龙蛇毒气，或洞口阴阳不均，或通风气，雁齿涩，或黄或赤，乳无润泽，或煎炼火色不调，一煎已后不易水，则生火毒，服即令人发淋。又乳有三种：石乳者，其山洞纯石，以石津相滋，阴阳交备，蝉翼纹成，其性温；竹乳者，其山洞遍生小竹，以竹津相滋，乳如竹状，其性平；茅山之乳者，其山有土石相杂，遍生茅草，以茅津相滋为乳，乳色稍黑而滑润，其性微寒。一种之中，有上中下色，皆以光泽为好。余处亦有，不可轻信。〔炳曰〕如蝉翅者上，爪甲者次，鹅管者下。明白而薄者可服。〔颂曰〕今道州江华县及连、英、韶、阶、峡州山中皆有之。生岩穴阴处，溜山液而成，空中相通，长者六七寸，如鹅翎管状，色白微红。唐·李补阙炼乳法云：取韶州锺乳，无问厚薄，但令颜色明净光泽者，即堪入炼，惟黄、赤二色不任用。柳宗元书亦云：取其色之美而已，不必惟土之信。是此药所重，惟在明白者，不必如上所说数种也。今医家但以鹅管中空者为最。又本经中品载殷孽云锺乳根也。孔公孽，殷孽根也。石花、石床并与殷孽同。又有石脑，亦锺乳之类。凡此五种，医家亦复稀用，但用钟乳尔。〔时珍曰〕按范成大桂海志所说甚详明。云桂林接宜、融山洞穴中，钟乳甚多。仰视石脉涌起处，即有乳床，白如玉雪，石液融结成者。乳床下垂，如倒数峰小山，峰端渐锐且长如冰柱，柱端轻薄中空如鹅翎。乳水滴沥不已，且滴且凝，此乳之最精者，以竹管仰承取之。炼治家又以鹅管之端，尤轻明如云母爪甲者为胜。

【修治】 〔敩曰〕凡使勿用头粗厚并尾大者，为孔公石，不用。色黑及经大火惊过，并久在地上收者，曾经药物制者，并不得用。须要鲜明、薄而有光润者，似鹅翎筒子为上，有长五六寸者。凡

---

① 汁：原作“汗”，义晦，今据《千金翼》卷二、《证类本草》卷三改。

② 鸩：原作“鸡”，今据《千金》卷二十四改。

修事法：钟乳八两，用沉香、零陵香、藿香、甘松、白茅各一两，水煮过，再煮汁，方用煮乳，一伏时漉出。以甘草、紫背天葵各二两同煮，漉出拭干，缓火焙之，入臼杵粉，筛过入钵中。令有力少壮者二三人不住研，三日三夜勿歇。然后以水飞澄，过绢笼，于日中晒干，入钵再研二万遍，乃以瓷盒收之。〔慎微曰〕太清经炼钟乳法：取好细末置金银器中，瓦一片密盖，勿令泄气，蒸之，自然化作水也。李补阙炼乳法见后。

【气味】 **甘，温，无毒。**〔普曰〕神农：辛。桐君、黄帝、医和：甘。扁鹊：甘，无毒。〔权曰〕有大毒。〔之才曰〕蛇床为之使。恶牡丹、玄石、牡蒙。畏紫石英、蘘草。忌羊血。〔时珍曰〕相感志云：服乳石，忌参、术，犯者多死。〔土宿真君曰〕钟乳产于阳洞之内，阳气所结，伏之可柔五金。麦门冬、独蒜、韭实、胡葱、胡荽、猫儿眼草，皆可伏之。

【主治】 **咳逆上气，明目益精，安五脏，通百节，利九窍，下乳汁。**本经。**益气，补虚损，疗脚弱疼冷，下焦伤竭，强阴。久服延年益寿，好颜色，不老，令人有子。不炼服之，令人淋。**别录。**主泄精寒嗽，壮元气，益阳事，通声。**甄权。**补五劳七伤。**大明。**补髓，治消渴引饮。**青霞子。

【发明】 〔慎微曰〕柳宗元与崔连州书云：草木之生也依于土，有居山之阴阳，或近木，或附石，其性移焉。况石钟乳直产于石，石之精粗疏密，寻尺特异，而穴之上下，土之厚薄，石之高下不可知，则其依而产者，固不一性。然由其精密而出者，则油然而清，炯然而辉，其窍滑以夷，其肌廉以微。食之使人荣华温柔，其气宣流，生胃通肠，寿考康宁。其粗疏而下者，则奔突结涩，乍大乍小，色如枯骨，或类死灰，奄悴顿不发，丛齿积颣，重浊顽璞。食之使人偃蹇壅郁，泄火生风，戟喉痒肺，幽关不聪，心烦喜怒，肝举气刚，不能平和。故君子慎取其色之美，而不必惟土之信，以求其至精，凡为此也。〔震亨曰〕石钟乳为慓悍之剂。内经云：石药之气悍，仁哉言也。凡药气之偏者，可用于暂而不可久，夫石药又偏之甚者也。自唐时太平日久，膏粱之家惑于方士服食致长生之说，以石药体厚气厚，习以成俗，迨宋至今，犹未已也。斯民何辜，受此气悍之祸而莫之能救，哀哉！本草赞其久服延年之功，柳子厚又从而述美之，予不得不深言也。〔时珍曰〕石钟乳乃阳明经气分药也，其气慓疾，令阳气暴充，饮食倍进，而形体壮盛。昧者得此自庆，益肆淫泆，精气暗损，石气独存，孤阳愈炽。久之营卫不从，发为淋渴，变为痈疽，是果乳石之过耶？抑人之自取耶？凡人阳明气衰，用此合诸药以救其衰，疾平则止，夫何不可？五谷五肉久嗜不已，犹有偏绝之弊，况石药乎？种树书云：凡果树，作穴纳钟乳末少许固密，则子多而味美。纳少许于老树根皮间，则树复茂。信然，则钟乳益气、令人有子之说，亦可类推。但恐嗜欲者未获其福，而先受其祸也。然有禀赋异常之人，又不可执一而论。张杲医说载：武帅雷世贤多侍妾，常饵砂、母、钟乳，日夜煎炼，以济其欲。其妾父苦寒泄不嗜食，求丹十粒服之，即觉脐腹如火，少焉热狂，投井中，救出遍身发紫泡，数日而死，而世贤服饵千计，了无病恼，异哉！沈括笔谈载：夏英公性豪侈，而禀赋异于人。才睡即身冷而僵如死者，常服仙茅、钟乳、硫黄，莫知纪极。每晨以钟乳粉入粥食之。有小吏窃食，遂发疽死。此与终身服附子无恙者，同一例也。沈括又云：医之为术，苟非得之于心，未见能臻其妙也。如服钟乳，当终身忌术，术能动钟乳也。然有药势不能蒸，须要其动而激发者。正如火少，必借风气鼓之而后发，火盛则鼓之反为害。此自然之理也。凡服诸药，皆宜仿此。又十便良方云：凡服乳人，服乳三日，即三日补之；服乳十日，即十日补之。欲饱食，以牛羊獐鹿等骨煎汁，任意作羹食之。勿食仓米、臭肉，及犯房事。一月后精气满盛，百脉流通，身体觉热，绕脐肉起，此为得力，可稍近房事。不可频数，令药气顿竭，弥更害人，戒之慎之！名之为乳，以其状人之乳也。与神丹相配，与凡石迴殊，故乳称石。语云：上士服石服其精，下士服石服其滓。滓之与精，其力远也。此说虽明快，然须真病命门火衰者宜之，否则当审。

【附方】　新十一。**李补阙服乳法**主五劳七伤，咳逆上气，治寒嗽，通音声，明目益精，安五脏，通百节，利九窍，下乳汁，益气补虚损，疗脚弱疼冷，下焦伤竭，强阴，久服延年益寿不老，令人有子。取韶州钟乳，无问厚薄，但颜色明净光泽者即堪入炼，惟黄赤二色不任用。置于金银器中，大铛着水，沉器煮之，令如鱼眼沸，水减即添。乳少三日三夜，乳多七日七夜，候干，色变黄白即熟。如疑生，更者满十日最佳。取出去水，更以清水煮半日，其水色清不变即止，乳无毒矣。入瓷钵中，玉槌着水研之。觉干涩，即添水，常令如稀米泔状。研至四五日，揩之光腻，如书中白鱼，便以水洗之，不随水落者即熟，落者更研，乃澄取暴干。每用一钱半，温酒空腹调下，兼和丸散用。其煮乳黄浊水，切勿服。服之损人咽喉，伤肺，令人头痛，或下利不止。其有犯者，但食猪肉解之。孙真人千金方。**钟乳煎**治风虚劳损，腰脚无力，补益强壮。用钟乳粉炼成者三两，以夹练袋盛之，牛乳一大升，煎减三之一，去袋饮乳，分二服，日一作。不吐不利，虚冷人微溏无苦。一袋可煮三十度，即力尽，别作袋。每煎讫，须濯净，令通气。其滓和面喂鸡，生子食之。此崔尚书方也。孙真人千金翼。**钟乳酒**安五脏，通百节，利九窍，主风虚，补下焦，益精明目。钟乳炼成粉五两，以夹练袋盛之，清酒六升，瓶封，汤内煮减三之二，取出添满，封七日，日饮三合。忌房事、葱、豉、生食、硬食。外台秘要。**钟乳丸**治丈夫衰老，阳绝肢冷，少气减食，腰疼脚痹，下气消食，和中长肌。钟乳粉二两，兔丝子酒浸焙，石斛各一两，吴茱萸汤泡七次炒半两，为末，炼蜜和丸梧子大。每服七丸，空心温酒或米汤下，日二服。服讫行数百步，觉胸口热，稍定即食干饭豆酱。忌食粗臭恶食，及闻尸秽等气。初服七日，勿为阳事，过七日乃可行，不宜伤多。服过半剂，觉有功，乃续服。此曹公卓方也。和剂局方。**元气虚寒**方见阳起石下。**一切劳嗽**胸膈痞满。焚香透膈散：用鹅管石、雄黄、佛耳草、款冬花等分，为末。每用一钱，安香炉上焚之，以筒吸烟入喉中，日二次。宣明方。**肺虚喘急**连绵不息。生钟乳粉光明者五钱，蜡三两化和，饭甑内蒸熟，研丸梧子大。每温水下一丸。圣济录。**吐血损肺**炼成钟乳粉，每服二钱，糯米汤下，立止。十便良方。**大肠冷滑**不止。钟乳粉一两，肉豆寇煨半两，为末，煮枣肉丸梧子大。每服七十丸，空心米饮下。济生方。**乳汁不通**气少血衰，脉涩不行，故乳少也。炼成钟乳粉二钱，浓煎漏卢汤调下。或与通草等分为末，米饮服方寸匕，日三次。外台秘要。**精滑不禁**大腑溏泄，手足厥冷，方见阳起石下。

孔公孽本经中品

【释名】 **孔公石**纲目**通石**〔时珍曰〕孔窍空通，附垂于石，如木之芽孽，故曰孔空孽，而俗讹为孔公尔。〔恭曰〕此孽次于钟乳，状如牛羊角，中有孔通，故名通石。别录误以此为殷孽之根，而俗犹呼为孔公孽是也。

【集解】 〔别录曰〕孔公孽，殷孽根也。青黄色，生梁山山谷。〔弘景曰〕梁山属冯翊郡，此即今钟乳床也，亦出始兴，皆大块，打破之。凡钟乳之类有三种，同一体。从石室上汁溜积久盘结者，为钟乳床，即孔公孽也。其以次小笼炭者，为殷孽，大如牛羊角，长一二尺，今人呼此为孔公孽也。殷孽复溜，轻好者为钟乳。虽同一类，而疗体各异，贵贱悬殊。三种同根，而所生各处，当是随其土地为胜尔。〔保升曰〕钟乳之类凡五种：钟乳、殷孽、孔公孽、石床、石花也。虽同一体，而主疗各异。〔颂曰〕孔公孽、殷孽既是钟乳同生，则有孽处皆当有乳，今不闻有之。岂用之既寡，则采者亦稀乎？抑时人不知孽中有乳，不尽采乎？不能尽究也。〔恭曰〕孔公孽次于钟乳，别录误以为殷孽之根。殷孽即孔公孽之根，俗人乃以孔公孽为殷孽，陶氏依之，以孔公孽为钟乳床，非矣。〔时珍曰〕以姜石、通石二名推之，则似附石生而粗者，为殷孽；接殷孽而生，以渐空通者，为孔公孽；接孔公孽而生者，为钟乳。当从苏恭之说为优。盖殷孽如人之乳根，孔公孽如乳房，钟乳如乳头也。

【气味】 **辛，温，无毒。**〔普曰〕神农：辛。岐伯：咸。扁鹊：酸，无毒。〔大明曰〕甘，暖。〔权曰〕甘，有小毒。〔之才曰〕木兰为之使，恶细辛、术，忌羊血。

【主治】 **伤食不化，邪结气恶，疮疽瘘痔，利九窍，下乳汁。**本经。**男子阴疮，女子阴蚀，及伤食病，常欲眠睡。**别录。**主腰冷膝痹毒气，能使喉声圆亮。**甄权。**轻身充肌。**青霞子。

【发明】 〔弘景曰〕二孽不堪丸散，止可水煮汤，并酒渍饮之，甚疗脚弱脚气。

【附方】 新一。**风气脚弱**孔公孽二斤，石斛五两，酒二斗，浸服。肘后方。

殷孽本经中品

【释名】 **姜石**〔时珍曰〕殷，隐也。生于石上，隐然如木之孽也。〔恭曰〕此即孔公孽根也，盘结如姜，故名姜石。俗人乃以孔公孽为之，误矣。详孔公孽下。

【集解】 〔别录曰〕殷孽，钟乳根也。生赵国山谷，又梁山及南海，采无时。〔弘景曰〕赵国属冀州，亦出始兴。

【气味】 **辛，温，无毒。**〔之才曰〕恶防己，畏术。

【主治】 **烂伤瘀血，泄痢寒热，鼠瘘癥瘕结气，脚冷疼弱。**本经。**治**[①] **筋骨弱并痔瘘，及下乳汁。**别录。

【发明】 见孔公孽下。

【附录】 **石床**唐本草。〔恭曰〕味甘，温，无毒。酒渍服，与殷孽同功。一名乳床，一名逆石，一名石笋。生钟乳堂中，采无时。钟乳水滴下凝积，生如笋状，久渐与上乳相接为柱也。陶谓孔公孽为乳床，非也。殷孽、孔公孽在上，石床、石花在下，性体虽同，上下有别。**石花**唐本草。〔恭曰〕味甘，温，无毒。主腰脚风冷，渍酒服，与殷孽同功。一名乳花。生乳穴堂中，乳水滴石上，散如霜雪

---

① 治：原作"熏"，义晦，今据《证类本草》卷四改。

者。三月、九月采之。〔大明曰〕壮筋骨，助阳道。〔宗奭曰〕石花白色，圆如覆大马杓，上有百十枝，每枝各槎牙分歧如鹿角。上有细文起，以指撩之，铮铮然有声。其体甚脆，不禁触击。多生海中石上，世方难得，家中曾得一本。本条所注皆非是。〔时珍曰〕石花是钟乳滴于石上迸散，日久积成如花者。苏恭所说甚明。寇宗奭所说，乃是海中石梅石柏之类，亦名石花，不入药用，非本草石花，正自误矣。**石骨**〔恭曰〕石骨，服之力胜钟乳，似骨，如玉坚润，生五石脂中。

土殷孽别录下品

【释名】 **土乳**唐本。〔志曰〕此则土脂液也，生于土穴，状如殷孽，故名。

【集解】 〔别录曰〕生高山崖上之阴，色白如脂，采无时。〔弘景曰〕此犹似钟乳、孔公孽之类，故亦有孽名，但在崖上尔，今不知用。〔恭曰〕此即土乳也。出渭州鄣县三交驿西北坡平地土窟中，见有六十余坎，昔人采处。土人云：服之亦同钟乳，而不发热。陶及本草云，生崖上，非也。〔时珍曰〕此即钟乳之生于山崖土中者，南方名山多有之。人亦掘为石山，货之充玩，不知其为土钟乳也。

【气味】 **咸，平，无毒。**

【主治】 **妇人阴蚀，大热，干痂。**别录。

石脑别录中品

【释名】 **石饴饼**别录**石芝**纲目**化公石**〔时珍曰〕其状如结脑，故名。昔有化公服此，又名化公石。

【集解】 〔别录曰〕石脑生名山土石[①]中，采无时。〔弘景曰〕此石亦钟乳之类，形如曾青而白色黑斑而软易破。今茅山东及西平山并有之，凿土龛取出。〔恭曰〕出徐州宋里山，初在烂石中，入土一丈以下得之，大如鸡卵，或如枣许，触着即散如面，黄白色。土人号为握雪礜石，云服之长生。〔保升曰〕苏恭引握雪礜石为注，非矣。〔时珍曰〕按抱朴子·内篇云：石脑芝生滑石中，亦如石中黄子状，但不皆有耳。打破大滑石千计，乃可得一枚。初破之，在石中五色光明而自得，服一升得长生，乃石芝也。别录所谓石脑及诸仙服食，当是此物也。苏恭所说，本是石脑而又以注握雪礜石，误矣。握雪乃石上之液，与此不同。见后本条。

【气味】 **甘，温，无毒。**

【主治】 **风寒虚损，腰脚疼痹，安五脏，益气。**别录。

【发明】 〔弘景曰〕俗方不见用，仙经有刘君导仙散用之。又真诰云：李整采服，疗风痹虚损，而得长生。〔恭曰〕隋时化公所服，亦名石脑。〔时珍曰〕真诰载姜伯真在大横山服石脑，时时使人身热而不渴，即此。

石髓拾遗

【集解】 〔藏器曰〕石髓生临海华盖山石窟。土人采取澄淘如泥，作丸如弹子，有白有黄弥佳。〔时珍曰〕按列仙传言，邛疏煮石髓服，即钟乳也。仙经云：神山[②]五百年一开，石髓出，服之长生。王列入山见石裂，得髓食之，因撮少许与嵇康，化为青石。北史云：龟兹国北大山中，有如膏者，流出成川，行数里入地，状如醍醐，服之齿发更生，病人服之皆愈。方镇编年录云：高展为并州判官，一日见砌间沫出，以手撮涂老吏面，皱皮顿

---

① 石：原脱，今据《千金翼》卷二、《证类本草》卷四补。

② 山：原作“仙”，字误，张本作“山”，今改。

改，如少年色。展以为神药，问承天道士。道士曰：此名地脂，食之不死。乃发砌，无所见。此数说皆近石髓也。

【气味】 **甘，温，无毒。**

【主治】 **寒热羸瘦，无颜色，积聚，心腹胀满，食饮不消，皮肤枯槁，小便数疾，癖块，腹内肠鸣，下痢，腰脚疼冷，性壅，宜寒瘦人。**藏器。

石脑油宋嘉祐

校正：并入拾遗石漆。

【释名】 **石油**纲目**石漆**拾遗**猛火油** **雄黄油** **硫黄油**纲目。

【集解】 〔禹锡曰〕石脑油宜以瓷器贮之。不可近金银器，虽至完密，直尔透过。道家多用，俗方不甚须。〔宗奭曰〕真者难收，多渗蚀器物。入药最少。烧炼家研生砒入油，再研如膏，入坩锅内，瓦盖置火上，俟油泣尽出之，又研又入油，又上火炼之，砒即伏矣。〔时珍曰〕石油所出不一，出陕之肃州、鄜州、延州、延长，广之南雄，以及缅甸者，自石岩流出，与泉水相杂，汪汪而出，肥如肉汁。土人以草挹入缶中，黑色颇似淳漆，作雄硫气。土人多以然灯甚明，得水愈炽，不可入食。其烟甚浓，沈存中宦西时，扫其煤作墨，光黑如漆，胜于松烟。张华博物志载：延寿县南山石泉注为沟，其水有脂，挹取着器中，始黄后黑如凝膏，然之极明，谓之石漆。段成式酉阳杂俎载：高奴县有石脂水，腻浮水上如漆，采以膏车及然灯。康誉之昨梦录载：猛火油出高丽东，日烘石热所出液也，惟真琉璃器可贮之。入水涓滴，烈焰遽发；余力入水，鱼鳖皆死。边人用以御敌。此数说，皆石脑油也。国朝正德末年，嘉州开盐井，偶得油水，可以照夜，其光加倍。沃之以水则焰弥甚，扑之以灰则灭。作雄硫气，土人呼为雄黄油，亦曰硫黄油。近复开出数井，官司主之。此亦石油，但出于井尔。盖皆地产雄、硫、石脂诸石，源脉相通，故有此物。王冰谓龙火得湿而焰，遇水而燔，光焰诣天，物穷方止，正是此类，皆阴火也。

【气味】 **辛，苦，有毒。**〔独孤滔曰〕化铜，制砒。

【主治】 **小儿惊风，化涎，可和诸药作丸散。**嘉祐。**涂疮癣虫癞，治针、箭入肉药中用之。**时珍。

【发明】 〔时珍曰〕石油气味与雄、硫同，故杀虫治疮。其性走窜，诸器皆渗，惟瓷器、琉璃不漏。故钱乙治小儿惊热膈实，呕吐痰涎，银液丸中，用和水银、轻粉、龙脑、蝎尾、白附子诸药为丸，不但取其化痰，亦取其能透经络、走关窍也。

【附录】 **地溲**〔时珍曰〕沟涧流水，及引水灌田之次，多有之。形状如油，又如泥，色如黄金，甚腥烈。冬月收取，以柔铁烧赤投之，二三次，刚可切玉。

石炭纲目

【释名】 **煤炭** **石墨** **铁炭** **乌金石**纲目**焦石**〔时珍曰〕石炭即乌金石，上古以书字，谓之石墨，今俗呼为煤炭，煤墨音相近也。拾遗记言焦石如炭，岭表录言康州有焦石穴，即此也。

【集解】 〔时珍曰〕石炭南北诸山产处亦多，昔人不用，故识之者少。今则人以代薪炊爨，煅炼铁石，大为民利。土人皆凿山为穴，横入十余丈取之。有大块如石而光者，有疏散如炭末者，俱作硫黄气，以酒喷之则解。入药用坚块如石者。昔人言夷陵黑土为劫灰者，即此疏散者也。孝经援神契云：王者德至山陵，则出墨丹。水经言：石炭可书，然之难尽，烟气中人。酉阳杂俎云：无劳县出石墨，爨之弥年不消。夷坚志云：彰德南郭村井中产石墨。宜阳县有石墨山。汧阳县有石墨洞。燕之西山，楚之荆州、兴国州，江西之庐山、袁州、丰城、赣州，皆产石炭，可以炊爨。并此石也。又有一种石墨，舐之粘舌，可书字画眉，名画眉石者，即黑石脂也。见石脂下。

【气味】 **甘、辛，温，有毒。**〔时珍曰〕人有中煤气毒者，昏瞀至死，惟饮冷水即解。〔独孤滔曰〕去锡晕，制三黄、硇砂、消石。

【主治】 **妇人血气痛，及诸疮毒，金疮出血，小儿痰痫。**时珍。

【附方】 新五。**金疮出血**急以石炭末厚傅之。疮深不宜速合者，加滑石。医学集成。**误吞金银**及钱，在腹中不下者。光明石炭一杏核大，硫黄一皂子大，为末，酒下。普济方。**腹中积滞**乌金石即铁炭也三两，自然铜为末，醋熬一两，当归一两，大黄童尿浸晒一两，为末。每服二钱，红花酒十盏，童尿半盏，同调，食前服，日二服。张子和儒门事亲。**月经不通**巴豆去油，如绿豆大三丸，以乌金石末一钱，调汤送下，即通。卫生易简方。**产后儿枕**刺痛。黑白散：用乌金石烧酒淬七次，寒水石煅为末，等分，每用粥饮服一钱半，即止，未止再服。洁古保命集。

【附录】 **然石**〔时珍曰〕曹叔雅异物志云：豫章有石，黄色，如理疏，以水灌之便热，可以烹鼎，冷则再灌。张华谓之然石。高安亦有之。

石灰本经中品

【释名】 **石垩**弘景**垩灰**本经**希灰**别录**锻石**日华**白虎**纲目**矿灰**纲目

【集解】 〔别录曰〕石灰生中山川谷。〔弘景曰〕近山生石，青白色，作灶烧竟，以水沃之，即热蒸而解。俗名石垩。〔颂曰〕所在近山处皆有之，烧青石为灰也。又名石锻。有风化、水化二种：风化者，取锻了石置风中自解，此为有力；水化者，以水沃之，热蒸而解，其力差劣。〔时珍曰〕今人作窑烧之，一层柴或煤炭一层在下，上累青石，自下发火，层层自焚而散。入药惟用风化、有夹石者良。

【气味】 **辛，温，有毒。**〔大明曰〕甘，无毒。〔独孤滔曰〕伏雄黄、硫黄、硇砂，去锡晕。

【主治】 **疽汤疥瘙，热气，恶疮癞[①]疾，死肌堕眉，杀痔虫，去黑子息肉。**本经。**疗髓骨疽。**别录。**治病疥，蚀恶肉。止金疮血，甚良。**甄权。**生肌长肉，吐血，白癜疬疡，瘢疵痔瘘，瘿赘疣子。妇人粉刺，产后阴不能合。解酒酸，治酒毒，暖水脏，治气[②]。**大明。**堕胎。**保升。**散血定痛，止水泻血痢，白带白淫，收脱肛阴挺，消积聚结核，贴口㖞，黑须发。**时珍。

【发明】 〔弘景曰〕石灰性至烈，人以度酒饮之，则腹痛下利。古今多以构冢，用捍水而辟虫。故古冢中水洗诸疮，皆即瘥。〔恭曰〕别录及今人用疗金疮，止血大效。若五月五日采繁缕、葛叶、鹿活草、槲叶、芍药、地黄叶、苍耳叶、青蒿叶，合石灰捣，为团如鸡卵，暴干末，以疗疮生肌大妙神验。〔权曰〕止金疮血，和鸡子白、败船茹甚良。不入汤饮。〔颂曰〕古方多用合百草团末，治金疮殊胜。今医家或以腊月黄牛胆汁搜和，纳入胆中

---

① 癞：原作“痫”，字误，今据《千金翼》卷二、《证类本草》卷五改。

② 治气：义晦，《证类本草》卷五作“疗冷气”三字，义长。

风干研用，更胜草药者。古方以诸草杂石灰熬煎，点疣痣黑子，丹灶家亦用之。〔时珍曰〕石灰，止血神品也。但不可着水，着水即烂肉。

【附方】 旧十四，新三十二。**人落水死**裹石灰纳下部中，水出尽即活。千金方。**痰厥气绝**心头尚温者。千年石灰一合，水一盏，煎滚去清水，再用一盏煎极滚，澄清灌之，少顷痰下自愈[①]。集玄方。**中风口㖞**新石灰醋炒，调如泥，涂之。左涂右，右涂左，立便牵正。寇氏衍义。**风牙肿痛**二年石灰、细辛等分，研。搽即止。普济方。**虫牙作痛**矿灰，沙糖和，塞孔中。普济方。**风虫牙痛**百年陈石灰为末四两，蜂蜜三两，拌[②]匀，盐泥固济，火煅一日，研末。擦牙神效。名神仙失笑散。张三丰方。**干霍乱病**千年石灰，沙糖水调服二钱，或淡醋汤可。名落盏汤。摘玄方。**偏坠气痛**陈石灰炒、五倍子、山卮子等分，为末，面和醋调，敷之，一夜即消。医方摘要。**妇人血气**方见兽部猪血下。**产后血渴**不烦者。新石灰一两，黄丹半钱，渴时浆水调服一钱。名桃花散。张洁古活法机要。**白带白淫**风化石灰一两，白茯苓三两，为末，糊丸梧子大。每服二三十丸，空心米饮下，绝妙。集玄方。**水泻不止**方同上。**酒积下痢**石灰五两，水和作团，黄泥包，煅一日夜，去泥为末，醋糊丸梧子大。每服三十丸，姜汤空心下。摘玄方。**血痢十年**石灰三升熬黄，水一斗投之，澄清。一服一升，日三服。崔知悌方。**虚冷脱肛**石灰烧热，故帛裹坐，冷即易之。圣惠方。**产门不闭**产后阴道不闭，或阴脱出。石灰一斗熬黄，以水二斗投之，澄清熏。肘后方。**产门生合**不开。用铜钱磨利割开，以陈石灰傅之，即愈。通变方。**腹胁积块**风化石灰半斤，瓦器炒极热，入大黄末一两，炒红取起，入桂末半两，略烧，入米醋和成膏，摊绢上贴之。内服消块药，甚效。丹溪心法。**疟疾寒热**一日一发或二三发，或三日一发。古城石灰二钱，头垢、五灵脂各一钱，研末，饭丸皂子大。每服一丸，五更无根水下，即止。集玄方。**老小暴嗽**石灰一两，蛤粉四钱，为末，蒸饼丸豌豆大，焙干。每服三十丸。温齑汁下。普济方。**卒暴吐血**石灰于刀头上烧研，井水下二钱。普济方。**发落不止**乃肺有劳热，瘙痒。用石灰三升，水拌炒焦。酒三斗浸之[③]。每服三合，常令酒气相接，则新发更生，神验。千金方。**染发乌须**矿灰一两，水化开，七日，用铅粉一两研匀，好醋调搽，油纸包一夜。先以皂角水洗净乃用。集玄方。**身面疣目**苦酒渍石灰，六七日，取汁频滴之，自落。千金方。**面黡疣痣**水调矿灰一盏，好糯米全者，半插灰中，半在灰外，经宿米色变如水精。先以针微拨动，点少许于上，经半日汁出，剔去药，不得着水，二日而愈也。集玄方。**疣痣留赘**石灰一两，用桑灰淋汁熬成膏。刺破点之。普济方。**痈疽瘀肉**石灰半斤，荞麦秸灰半斤，淋汁煎成霜，密封。每以针画破涂之，自腐。普济方。**疔疮恶肿**石灰、半夏等分，为末，傅之。普济方。**脑上痈疖**石灰入饭内捣烂，合之。李楼奇方。**痰核红肿**寒热，状如瘰疬。石灰火煅为末，以白果肉同捣，贴之。蜜调亦可。活人心统。**痄腮肿痛**醋调石灰傅之。简便方。**多年恶疮**多年石灰研末，鸡子清和成块，煅过再研，姜汁调傅。救急方。**瘘疮不合**古冢中石灰，厚傅之。千金方。**痔疮**

---

① 愈：原作“不”，字误，江西本作“愈”，今改。

② 拌：原作“不”，字误，江西本作“拌”，今改。

③ 之：此下《千金翼》、《证类本草》有“密封，冬二七日，春秋七日”十字。

有虫古石灰、川乌头炮等分，为末，烧饭丸梧子大。每服二三十丸，白汤下。活法机要。**疥疮有虫**石灰淋汁，洗之数次。孙真人方。**血风湿疮**千年陈石灰研搽，痛即止，疮即愈，神效。蔺氏方。**火焰丹毒**醋和石灰涂之。或同青靛涂。摘玄方。**卒发风疹**醋浆和石灰涂之，随手灭。元希声侍郎秘方也。外台秘要。**夏月痱疱**石灰煅一两，蛤粉二两，甘草一两，研，扑之。集玄方。**汤火伤灼**年久石灰傅之。或加油调。肘后方。**杖疮肿痛**新石灰，麻油调搽，甚妙。集简方。**刀刃金疮**石灰裹之，定痛止血，又速愈。疮深不宜速合者，入少滑石傅之。肘后方。**误吞金银**或钱，在腹内不下。石灰，硫黄一皂子大，同研为末，酒调服之。孙用和秘宝方。**马汗入疮**石灰傅之。摘玄方。**蝼蛄咬人**醋和石灰涂之。圣惠方。**蚯蚓咬人**其毒如大风，眉须皆落。以石灰水浸之，良。经验方。

古墓中石灰，名地龙骨。

【主治】 **顽疮瘘疮，脓水淋漓，敛诸疮口。棺下者尤佳**。时珍。

艌船油石灰，名水龙骨。

【主治】 **金疮跌扑伤损，破皮出血，及诸疮瘘，止血杀虫**。时珍。

【附方】 新三。**软疖不愈**烂船底油石灰，研末，油调傅之。胡氏方。**下体癣疮**艌船灰、牛粪，烧烟熏之，一日一次，即安。医方摘玄。**血风臁疮**船上旧油灰，将泥作釜，火煅过研末，入轻粉少许，苦茶洗净傅之。忌食发物。邵真人经验方。

石面纲目

【集解】 〔时珍曰〕石面不常生，亦瑞物也。或曰饥荒则生之。唐玄宗天宝三载，武威番禾县醴泉涌出。石化为面，贫民取食之。宪宗元和四年，山西云、蔚、代三州山谷间，石化为面，人取食之。宋真宗祥符五年四月，慈州民饥，乡宁县山生石脂如面，可作饼饵。仁宗嘉祐七年三月，彭城地生面。五月，钟离县地生面。哲宗元丰三年五月，青州临朐、益都石皆化面，人取食之。搜集于此，以备食者考求云。

【气味】 **甘，平，无毒。**

【主治】 **益气调中，食之止饥**。时珍。

浮石日华

校正：并入拾遗水花。

【释名】 **海石纲目水花**

【集解】 〔时珍曰〕浮石，乃江海间细沙、水沫凝聚，日久结成者。状如水沫及钟乳石，有细孔如蛀窠，白色，体虚而轻。今皮作家用磨皮垢甚妙。海中者味咸，入药更良。〔抱朴子云〕烧泥为瓦，燔木为炭，水沫为浮石，此皆去其柔脆，变为坚刚也。交州记云：海中有浮石，轻虚可以磨脚，煮水饮之止渴。即此也。

【气味】 **咸，平，无毒**。〔时珍曰〕小寒

【主治】 **煮汁饮，止渴，治淋，杀野兽毒**。大明。**止咳**。弘景。**去目翳**。宗奭。**清金降火，消积块，化老痰**。震亨。**消瘤瘿结核疝气，下气，消疮肿**。时珍。

【发明】 〔藏器曰〕水花主远行无水止渴，和苦栝楼为丸，每旦服二十丸，永无渴也。〔震亨曰〕海石治老痰积块，咸能软坚也。〔时珍曰〕浮石乃水沫结成，色白而体轻，其质玲珑，肺之象也。气味咸寒，润下之用也。故入肺除上焦痰热，止咳嗽而软坚。清其上源，故又治诸淋。按余琰席上腐谈云：肝属木，当浮而反沉，肺属金，当沉而反浮，何也？肝实而肺虚也。故石入水则沉，而南海有浮水之石。木入水则浮，而南海有沉水之香。虚

实之反如此。

【附方】 新十二。**咳嗽不止**浮石末汤服，或蜜丸服。肘后方。**消渴引饮**本事方：浮石、舶上青黛等分，麝香少许，为末。温汤服一钱。又方：白浮石、蛤粉、蝉壳等分，为末。鲫鱼胆汁七个，调服三钱，神效。**血淋砂淋**小便涩痛。用黄烂浮石为末。每服二钱，生甘草煎汤调服。直指方。**石淋破血**浮石满一手，为末，以水三升，酢一升，和煮二升，澄清。每服一升。传信适用方。**小肠疝气**茎缩囊肿者。直指方用浮石为末。每服二钱，木通、赤茯苓、麦门冬煎汤调下。丹溪方：用海石、香附等分，为末。每服二钱，姜汁调下。**头核脑痹**头枕后生痰核，正者为脑，侧者为痹。用轻虚白浮石烧存性，为末，入轻粉少许，麻油调，扫涂之。勿用手按，即涨。或加焙干黄牛粪尤好。亦治头痹。直指方。**底耳有脓**海浮石一两，没药一钱，麝香一字，为末。缴净吹之。普济方。**疳疮不愈**海浮石烧红醋淬数次二两，金银花一两，为末。每服二钱半，水煎服。病在上食后，在下食前。一年者，半年愈。儒门事亲。**疔疮发背**白浮石半两，没药二钱半，为末，醋糊丸梧子大。每服六七丸，临卧，冷酒下。普济方。**诸般恶疮**方同上。

【附录】 **晕石**拾遗。〔藏器曰〕生海底，状如姜石，紫褐色，极紧似石，是咸水结成，自然生晕。味咸，寒，无毒。主石淋，磨汁饮之，亦烧赤投酒中饮。

石芝纲目

【集解】 〔葛洪曰〕芝有石、木、草、菌、肉五类，各近百种。道家有石芝图。石芝者，石象芝也。生于海隅名山岛屿之涯，有积石处。其状如肉，有头尾四足如生物，附于大石。赤者如珊瑚，白者如截肪，黑者如泽漆，青者如翠羽，黄者如紫金，皆光明洞彻。大者十余斤，小者三四斤，须斋祭取之，捣末服。其类有七明九光芝，生临水高山石崖之间。状如盘碗，不过径尺，有茎连缀之，起三四寸。有七孔者名七明，九孔者名九光，光皆如星，百步内夜见其光。常以秋分伺之，捣服方寸匕，入口则翕然身热，五味甘美。得尽一斤，长生不老，可以夜视也。玉脂芝，生于有玉之山。玉膏流出，百千年凝而成芝。有鸟兽之形，色无常彩，多似玄玉、苍玉及水精。得而末之，以无心草汁和之，须臾成水。服至一升，长生也。石蜜芝生少室石户中。有深谷不可过，但望见石蜜从石户上入石偃盖中，良久辄有一滴。得服一升，长生不老也。石桂芝生石穴中，有枝条似桂树，而实石也。高尺许，不明而味辛。〔时珍曰〕神仙之说，渺茫不知有无；然其所述之物，则非无也。贵州普定分司署内有假山，山间有树，根干枝条皆石，而中有叶如榴，袅袅茂翠，开花似桂微黄。嘉靖丁巳，佥事焦希程赋诗纪之，以比康于断松化石之事，而不知其名。时珍按图及抱朴子之说，此乃石桂芝也。海边有石梅，枝干横斜，石柏，叶如侧柏，亦是石桂之类云。

【主治】 **诸芝捣末，或化水服，令人轻身，长生不老。**葛洪。

本草纲目石部目录第十卷

金石之四石类下三十九种

阳起石本经 **慈石**本经 **玄石**别录 **代赭石**本经。赤石附 **禹余粮**本经 **太一余粮**本经 **石中黄子**唐本 **空青**本经 **曾青**本经 **绿青**本经 **扁青**本经 **白青**本经。绿肤青、碧石青附 **石胆**本经。即胆矾 **礜石**本经 **特生礜石**别录 **握雪礜石**唐本 **砒石**开宝 **土黄**纲目 **金星石**嘉祐。金石附 **婆娑石**开宝 **礞石**嘉祐 **花乳石**嘉祐 **白羊石**图经 **金牙石**别录 **金刚石**纲目 **砭石**纲目。石砮附 **越砥石**别录。即磨刀石 **姜石**唐本 **麦饭石**图经 **水中白石**拾遗 **河砂**拾遗 **杓上砂**纲目 **石燕**唐本 **石蟹**开宝 **石蛇**图经 **石蚕**开宝 **石鳖**纲目 **蛇黄**唐本 **霹雳砧**拾遗 **雷墨**纲目

上附方旧二十五，新九十五

本草纲目石部第十卷

金石之四石类下三十九种

阳起石本经中品

【释名】 **羊起石**别录**白石**本经**石生**别录[①]。〔时珍曰〕以能命名。

【集解】 〔别录曰〕阳起石生齐山山谷及琅琊或云山，云母根也。采无时。〔普曰〕生太山。〔弘景曰〕：此所出与云母同，而甚似云母，但厚异尔。今用[②]乃出益州，与矾石同处，色小黄黑。但矾石、云母根未知何者是？俗用乃稀，仙经服之。〔恭曰〕此石以白色肌理似殷孽，仍夹带云母滋润者为良，故本经一名白石；今用纯黑如炭者，误矣。云母之黑者名云胆，服之损人，则黑阳起石亦必恶矣。今齐山在齐州西北，无阳起石。石乃在齐山西北六七里庐山出之。本经云山或庐字讹也。太山、沂州惟有黑者，白者独出齐州。〔珣曰〕太山所出黄者绝佳，邢州鹊山出白者亦好。〔颂曰〕今惟出齐州，他处不复有。齐州惟一土山，石出其中，彼人谓之阳起山。其山常有温暖气，虽盛冬大雪遍境，独此山无积白，盖石气熏蒸使然也。山惟一穴，官中常禁闭。至初冬则州发丁夫，遣人监取。岁月积久，其穴益深，镵凿他石，得之甚难。以白色明莹若狼牙者为上，亦有挟他石作块者不堪。每岁采择上供之余，州中货之，不尔无由得也。货者虽多，而精好者亦难得。旧说是云母根，其中犹带云母，今不复见此矣。古方服食不见用者，今补下药多使之。〔时珍曰〕今以云头雨脚轻松如狼牙者为佳，其铺茸茁角者不佳。王建平典术乃云，黄白而赤重厚者佳，云母之根也。庚辛玉册云：阳起，阳石也。齐州拣金山出者胜，其尖似箭镞者力强，如狗牙者力微，置大雪中倏然没者为真。

【修治】 〔大明曰〕凡入药烧后水煅用之，凝白者佳。〔时珍曰〕凡用火煅赤，酒淬七次，研细水飞过，日干。亦有用烧酒浸过，同樟脑入罐升炼，取粉用者。

【气味】 **咸，微温，无毒。**〔普曰〕神农、扁鹊：酸，无毒。桐君、雷公、岐伯：咸，无毒。李当之：小寒。〔权曰〕甘，平。〔之才曰〕桑螵蛸为之使，恶泽泻、菌桂、雷丸、石葵、蛇蜕皮，畏菟丝子，忌羊血，不入汤。

【主治】 **崩中漏下，破子脏中血，癥瘕结气，寒热腹痛，无子，阴痿不起，补不足。**本经。**疗男子茎头寒，阴下湿痒，去臭汗，消水肿。久服不饥，令人有子。**别录。**补肾气精乏，腰疼膝冷湿痹，子宫久冷，冷癥寒瘕，止月水不定。**甄权。**治带下温疫冷气，补五劳七伤。**大明。**补命门不足。**好古。**散诸热肿。**时

---

① 别录：原脱，今据《证类本草》卷四补。
② 用：原作“从”，义晦，今据《证类本草》卷四改。

珍。

【发明】 〔宗奭曰〕男子妇人下部虚冷，肾气乏绝，子脏久寒者，须水飞用之。凡石药冷热皆有毒，亦宜斟酌。〔时珍曰〕阳起石，右肾命门气分药也，下焦虚寒者宜用之，然亦非久服之物。张子和儒门事亲云：喉痹，相火急速之病也。相火，龙火也，宜以火逐之。一男子病缠喉风肿，表里皆作[①]，药不能下。以凉药灌入鼻中，下十余行。外以阳起石烧赤、伏龙肝等分细末，日以新汲水调扫百遍。三日热始退，肿始消。此亦从治之道也。

【附方】 新三。**丹毒肿痒**阳起石煅研，新水调涂。儒门事亲。**元气虚寒**精滑不禁，大腑溏泄，手足厥冷。阳起石煅研、钟乳粉各等分，酒煮附子末同面糊丸梧子大，每空心米饮服五十丸，以愈为度。济生方。**阴痿阴汗**阳起石煅为末，每服二钱，盐酒下。普济方。

慈石本经中品

【释名】 **玄石**本经**处石**别录**熁铁石**衍义**吸针石**〔藏器曰〕慈石取铁，如慈母之招子，故名。〔时珍曰〕石之不慈者，不能引铁，谓之玄石，而别录复出玄石于后。

【集解】 〔别录曰〕慈石生太山川谷及慈山山阴，有铁处则生其阳。采无时。〔弘景曰〕今南方亦有好者。能悬吸铁，虚连三为佳。仙经丹房黄白术中多用之。〔藏器曰〕出相[②]州北山。〔颂曰〕今慈州、徐州及南海傍山中皆有之，慈州者岁贡最佳，能吸铁虚连数十铁或一二斤刀器，回转不落者尤良。采无时。其石中有孔，孔中有黄赤色，其上有细毛，功用更胜。按南州异物志云：涨海崎头水浅而多慈石，徼外大舟以铁叶固之者，至此皆不得过。以此言之，海南所出尤多也。〔敩曰〕凡使勿误用玄中石并中麻石。此二石俱似慈石，只是吸铁不得。而中麻石心有赤，皮粗，是铁山石也。误服令人生恶疮，不可疗。真慈石一片，四面吸铁一斤者，此名延年沙。四面只吸铁八两者，名续采石。四面吸五两者，名慈石。〔宗奭曰〕慈石其色[③]轻紫，石上皲[④]涩，可吸连铁，俗谓之熁铁石。其玄石，即慈石之黑色者，慈磨铁锋，则能指南，然常偏东，不全南也。其法取新纩中独缕，以半芥子许蜡，缀于铁腰，无风处垂之，则针常指南。以针横贯灯心，浮水上，亦指南。然常偏丙位，盖丙为大火，庚辛受其制，物理相感尔。〔土宿真君曰〕铁受太阳之气，始生之初，石产焉。一百五十年而成慈石，又二百年孕而成铁。

【修治】 〔敩曰〕凡修事一斤，用五花皮一镒，地榆一镒，取[⑤]绵十五两，三件并锉。于石上捶，碎作二三十块。将石入瓷瓶中，下草药，以东流水煮三日夜，漉出拭干，布裹再捶细，乃碾如尘，水飞过再碾用。〔宗奭曰〕入药须火烧醋淬，研末水飞。或醋煮三日夜。

【气味】 **辛，寒，无毒。**〔权曰〕咸，有小毒。〔大明曰〕甘、涩，平。〔藏器曰〕性温，云寒误也。〔之才曰〕柴胡为之使，杀铁毒，消金，恶牡丹、莽草，畏黄石脂。〔独孤滔曰〕伏丹砂，养汞，去铜晕。

【主治】 **周痹风湿，肢节中痛，不**

---

① 作：原脱，今据《儒门事亲》卷三补。

② 相：原作“雄”，字误，今据《证类本草》卷四改。

③ 色：原作“毛”，字误，今据《证类本草》卷四、《本草衍义》卷五改。

④ 皲：原作“颇”，义晦，今据《证类本草》卷四、《本草衍义》卷五改。

⑤ 取：《证类本草》卷四作“故”。

可持物，洗洗酸消，除大热烦满及耳聋。本经。**养肾脏，强骨气，益精除烦，通关节，消痈肿鼠瘘，颈核喉痛，小儿惊痫，炼水饮之。亦令人有子。**别录。**补男子肾虚风虚。身强，腰中不利，加而用之。**甄权。**治筋骨羸弱，补五劳七伤，眼昏，除烦躁。小儿误吞针铁等，即研细末，以筋肉莫令断，与末同吞，下之。**大明。**明目聪耳，止金疮血。**时珍。

【发明】　〔宗奭曰〕养肾气，填精髓，肾虚耳聋目昏者皆用之。〔藏器曰〕重可去怯，慈石、铁粉之类是也。〔时珍曰〕慈石法水，色黑而入肾，故治肾家诸病而通耳明目。一士子频病目，渐觉昏暗生翳。时珍用东垣羌活胜风汤加减法与服，而以慈朱丸佐之。两月遂如故。盖慈石入肾，镇养真精，使神水不外移；朱砂入心，镇养心血，使邪火不上侵；而佐以神曲，消化滞气，生熟并用，温养脾胃发生之气，乃道家黄婆媒合婴姹之理，制方者宜窥造化之奥乎。方见孙真人千金方神曲丸，但云明目，百岁可读细书，而未发出药微义也，孰谓古方不可治今病耶。独孤滔云：慈石乃坚顽之物，无融化之气，止可假其气①服食，不可久服渣滓，必有大患。夫药以治病，中病则止，砒硇犹可饵服，何独慈石不可服耶。慈石既炼末，亦匪坚顽之物，惟在用者能得病情而中的尔。淮南万毕术云：慈石悬井，亡人自归。注云：以亡人衣裹慈石悬于井中，逃人自反也。

【附方】　旧三，新一十二。**耳卒聋闭**熁铁石半钱，入病耳内，铁砂末入不病耳内，自然通透。直指方。**肾虚耳聋**真慈石一豆大，穿山甲烧存性研一字，新绵塞耳内，口含生铁一块，觉耳中如风雨声即通。济生方。**老人耳聋**慈石一斤捣末，水淘去赤汁，绵裹之。猪肾一具，细切。以水五斤煮石，取二斤，入肾，下盐豉作羹食之。米煮粥食亦可。养老方。**老人虚损风湿，**腰肢痹痛。慈石三十两，白石英二十两，捶碎瓮盛，水二斗浸于露地。每日取水作粥食，经年气力强盛，颜如童子。养老方。**阳事不起**慈石五斤研，清酒渍二七日。每服三合，日三夜一。千金。**眼昏内障**慈朱丸：治神水宽大渐散，昏如雾露中行，渐睹空花，物成二体，久则光不收，及内障神水淡绿、淡白色者。真慈石火煅醋淬七次二两，朱砂一两，神曲生用三两，为末。更以神曲末一两煮糊，加蜜丸梧子大。每服二十丸，空心饭汤下。服后俯视不见，仰视微见星月，此其效也。亦治心火乘金、水衰反制之病。久病累发者服之，永不更作。倪维德原机启微集。**小儿惊痫**慈石炼水饮之。圣济录。**子宫不收**名瘣疾，痛不可忍。慈石丸：用慈石酒浸煅研末，米糊丸梧子大。每卧时滑石汤下四十丸。次早用慈石散，米汤服二钱。散用慈石酒浸半两，铁粉二钱半，当归五钱，为末。**大肠脱肛**直指方：慈石半两，火煅醋淬七次，为末。每空心米饮服一钱。简便方用慈石末，面糊调涂囟上。入后洗去。**金疮肠出**纳入，以慈石、滑石各三两为末。米饮服方寸匕，日再。刘绢子鬼遗方。**金疮血出**慈石末傅之，止痛断血。千金方。**误吞针铁**真慈石枣核大，钻孔线穿吞，拽之立出。钱相公箧中方。**丁肿热毒**慈石末，酢和封之，拔根立出。外台秘要。**诸般肿毒**吸铁石三钱，金银藤四两，黄丹八两，香油一斤，如常熬膏，贴之。乾坤秘韫。

慈石毛

【气味】　**咸，温，无毒。**

① 气：原作“而”，字误，今据《丹房镜源·杂论篇》改。

【主治】 **补绝伤，益阳道，止小便白数，治腰脚，去疮瘘，长肌肤，令人有子，宜入酒。**〔藏器曰〕本经言石不言毛，毛、石功状殊也。

玄石别录中品

【释名】 **玄水石**别录**处石**〔时珍曰〕玄以色名。

【集解】 〔别录曰〕玄石生太山之阳，山阴有铜。铜者雌，铁者雄。〔弘景曰〕本经慈石一名玄石。别录又出玄石，一名处石。名既同，疗体又相似，而寒温铜铁畏恶有异。俗方不用，亦无识者，不知与慈石相类否。〔恭曰〕此物，铁液也。慈石中有细孔，孔中黄赤色，初破好者能拾针[①]吸铁。其无孔而光泽纯黑者，玄石也。不能拾，疗体亦劣于慈石。〔颂曰〕今北番以慈石作礼物，其块多光泽，吸铁无力，疑即此玄石也。医方罕用。〔时珍曰〕慈石生山之阴有铁处，玄石生山之阳有铜处，虽形相似，性则不同，故玄石不能吸铁。

【气味】 **咸，温，无毒。**〔之才曰〕畏松脂、柏实、菌桂。

【主治】 **大人小儿惊痫，女子绝孕，小腹冷痛，少精身重。服之令人有子。**别录。

代赭石本经下品

【释名】 **须丸**本经**血师**别录**土朱**纲目**铁朱**〔别录曰〕出代郡者名代赭，出姑幕者名须丸。〔时珍曰〕赭，赤色也。代，即雁门也。今俗呼为土朱、铁朱。管子云：山上有赭，其下有铁。铁朱之名或缘此，不独因其形色也。

【集解】 〔别录曰〕代赭生齐国山谷，赤红青色如鸡冠，有泽染爪甲不渝者良。采无时。〔弘景曰〕是代郡城门下赤土也。江东久绝，俗用乃疏，而为仙方之要，与戎盐、卤硷皆是急须。〔恭曰〕此石多从代州来，云山中采得，非城门下土也。今齐州亭山出赤石，其色有赤红青者。其赤者亦如鸡冠且润泽，土人惟采以丹楹柱，而紫色且暗，与代州出者相似，古来用之。今灵州鸣沙县界河北，平地掘深四五尺得者，皮上赤滑，中紫如鸡肝，大胜齐、代所出者。〔颂曰〕今河东汴东山中亦有之。古方紫丸治小儿用代赭，云无真，以左顾牡蛎代使，乃知真者难得。今医家所用，多择取大块，其上文头有如浮沤丁者为胜，谓之丁头代赭。北山经云：少阳之山，中多美赭。西山经云：石脆之山，灌水出焉。中有流赭，以涂牛马无病。郭璞注云：赭，赤土也。今人以涂牛角，云辟恶。〔时珍曰〕赭石处处山中有之，以西北出者为良。宋时处州岁贡万斤。崔昉外丹本草云：代赭，阳石也。与太乙余粮并生山峡中。研之作朱色，可点书，又可罨金益色赤。张华以赤土拭宝剑，倍益精明，即此也。

【修治】 〔敩曰〕凡使研细，以腊水重重飞过，水面上有赤色如薄云者去之。乃用细茶脚汤煮一伏时，取出又研一万匝。以净铁铛烧赤，下白蜜蜡一两，待化投新汲水冲之，再煮一二十沸，取出晒干用。〔时珍曰〕今人惟煅赤以醋淬三次或七次，研，水飞过用，取其相制，并为肝经血分引用也。相感志云：代赭以酒醋煮之，插铁钉于内，扇之成汁。

【气味】 **苦，寒，无毒。**〔别录曰〕甘。〔权曰〕甘，平。〔之才曰〕畏天雄、附子。干姜为之使。

【主治】 **鬼疰贼风蛊毒，杀精物恶**

---

① 针：原作“铁”，涉下铁字误，今据《证类本草》卷四改。

鬼，腹中毒邪气，女子赤沃漏下。本经。**带下百病，产难胞不出，堕胎，养血气，除五脏血脉中热，血痹血瘀，大人小儿惊气入腹，及阴痿不起**。别录。**安胎建脾，止反胃吐血鼻衄，月经不止，肠风痔瘘，泻痢脱精，遗溺夜多，小儿惊痫疳疾，金疮长肉，辟鬼魅**。大明。

【发明】 〔好古曰〕代赭入手少阴、足厥阴经。怯则气浮，重所以镇之。代赭之重，以镇虚逆。故张仲景治伤寒汗吐下后心下痞硬，噫气不深者，旋覆代赭汤主之。用旋覆花三两，代赭石一两，人参二两，生姜五两，甘草三两，半夏半斤，大枣十二枚。水一斗，煮六升，去滓，再煎三升，温服一升，日三服。〔时珍曰〕代赭乃肝与包络二经血分药也，故所主治皆二经血分之病。昔有小儿泻后眼上，三日不乳，目黄如金，气将绝。有名医曰：此慢惊风也，宜治肝。用水飞代赭石末，每服半钱，冬瓜仁煎汤调下，果愈。

【附方】 旧二，新一十四。**哮呷有声**卧睡不得。土朱末，米醋调，时时进一二服。普济方。**伤寒无汗**代赭石、干姜等分为末，热醋调涂两手心，合掌握定，夹于大腿内侧，温覆汗出乃愈。伤寒蕴要。**婴儿疟疾**无计可施。代赭石五枚煅红醋淬，朱砂五分，砒霜一豆大，同以纸包七重，打湿煨干，入麝香少许为末。香油调一字，涂鼻尖上及眉心、四肢，神应。保幼大全。**急慢惊风**吊眼撮口，搐搦不定。代赭石火烧醋淬十次，细研水飞，日干。每服一钱，或半钱，煎真金汤调下，连进三服。儿脚胫上有赤斑，即是惊气已出，病当安也。无斑点者，不可治。直指方。**慢肝惊风**方见发明。**小肠疝气**代赭石火煅醋淬，为末。每白汤服二钱。寿域方。**肠风下血**血师一两，火煅，米醋淬，尽醋一升，捣罗如面。每服一钱，白汤下。斗门。**吐血衄血**方同。**堕胎下血**不止。代赭石末一钱，生地黄汁半盏调。日三五次，以瘥为度。圣济录。**妇人血崩**赭石火煅醋淬七次，为末。白汤服二钱。普济方。**赤眼肿闭**土朱二分，石膏一分，为末。新汲水调傅眼头尾及太阳穴。直指方。**喉痹肿痛**紫朱煮汁饮。普济方。**牙宣有䘌**土朱、荆芥同研，揩之三日。普济方。**诸丹热毒**土朱、青黛各二钱，滑石、荆芥各一钱，为末。每服一钱半，蜜水调下，仍外傅之。直指方。**一切疮疖**土朱、虢丹、牛皮胶等分为末，好酒一碗冲之，澄清服。以渣傅之，干再上。朱氏集验方。**百合病发**已汗下复发者。百合七个擘破，泉水浸一宿，赭一两，滑石三两，泉水二钟，煎一钟，入百合汁，再煎一钟，温服。伤寒蕴要。

【附录】 **玄黄石**[①] 〔藏器曰〕出淄川、北海山谷土石中，如赤土代赭之类，土人以当朱，呼为赤石，一名零陵，恐是代赭之类。味甘，平、温，无毒。主惊恐，身热邪气，镇心。久服令人眼明悦泽。〔时珍曰〕此亦他方代赭耳，故其功效不甚相远也。

禹余粮本经上品

【释名】 **白余粮**〔时珍曰〕石中有细粉如面，故曰余粮，俗呼为太一禹余粮。见太一下。〔承曰〕会稽山中出者甚多。彼人云昔大禹会稽于此，余粮者本为此尔。

【集解】 〔别录曰〕禹余粮生东海池泽，及山岛中或池泽中。〔弘景曰〕今多出东阳，形如鹅鸭卵，外有壳重叠，中有黄细末如蒲黄，无沙者佳。近年茅山凿地大得之，极精好，状如牛黄，重重甲

---

① 玄黄石：原脱，今据《证类本草》卷三补。

错。其佳处乃紫色靡靡如面，嚼之无复嗲[①]，仙经服食用之。南人又呼平泽中一种藤，叶如菝葜，根作块有节，似菝葜而色赤，味似薯蓣，谓为禹余粮，此与生池泽者复有仿佛。或疑今石即是太一也。〔颂曰〕今惟泽州、潞州有之。旧说形如鹅鸭卵，外有壳。今图上者全是山石之形，都不作卵状，与旧说小异。采无时。张华博物志言：扶海洲上有茀草，其实食之如大麦，名自然谷，亦名禹余粮，世传禹治水弃其所余食于江中而为药。则茀草与此异物同名，抑与生池泽者同种乎。〔时珍曰〕禹余粮乃石中黄粉，生于池泽；其生山谷者，为太一余粮。本文明白。陶引藤生禹余粮，苏引草生禹余粮，虽名同而实不同，殊为迂远。详太一余粮下。

【修治】 〔弘景曰〕凡用，细研水洮，取汁澄之，勿令有沙土也。〔敩曰〕见太一下。

【气味】 **甘，寒，无毒。**〔别录曰〕平。〔权曰〕咸。〔之才曰〕牡丹为之使。伏五金，制三黄。

【主治】 **咳逆寒热烦满，下赤白，血闭癥瘕，大热。炼饵服之，不饥轻身延年。**本经。**疗小腹痛结烦疼。**别录。**主崩中。**甄权。**治邪气及骨节疼，四肢不仁，痔瘘等疾。久服耐寒暑。**大明。**催生，固大肠。**时珍。

【发明】 〔成无己曰〕重可去怯，禹余粮之重，为镇固之剂。〔时珍曰〕禹余粮手足阳明血分重剂也。其性涩，故主下焦前后诸病。李知先诗曰：下焦有病人难会，须用余粮、赤石脂。抱朴子云：禹余粮丸日再服，三日后令人多气力，负担远行，身轻不极。其方药多不录。

【附方】 旧三，新六。**大肠咳嗽**咳则遗矢者，赤石脂禹余粮汤主之。方同下。洁古家珍。**冷劳肠泄**不止。神效太一丹：禹余粮四两，火煅醋淬，乌头一两，冷水浸一夜，去皮脐焙，为末，醋糊丸梧子大。每食前温水下五丸。圣惠方。**伤寒下痢**不止，心下痞硬，利在下焦者，赤石脂禹余粮汤主之。赤石脂、禹余粮各一斤，并碎之，水六升，煮取二升，去滓，分再服。仲景伤寒论要。**赤白带下**禹余粮火煅醋淬，干姜等分，赤下干姜减半，为末。空心服二钱匕。胜金方。**崩中漏下**青黄赤白，使人无子。禹余粮煅研，赤石脂煅研，牡蛎煅研，乌贼骨，伏龙肝炒，桂心，等分为末。温酒服方寸匕，日二[②]服，忌葱、蒜。张文仲备急方。**育肠气痛**妇人少腹痛。禹余粮为末。每米饮服二钱，日二服，极效。卫生易简方。**产后烦躁**禹余粮一枚，状如酸馅者，入地埋一半紧筑，炭灰一斤煅之。湿土罨一宿，打破，去外面石，取里面细者研，水淘五七度，日干，再研万遍。用甘草汤服二钱，一服立效。经验方。**身面瘢痕**禹余粮、半夏等分为末，鸡子黄和傅。先以布拭赤，勿见风，日三。十日，十年者亦灭。圣济录。**大风疠疾**眉发堕[③]落，遍身顽痹。禹余粮二斤，白矾一斤，青盐一斤，为末。罐[④]子固济[⑤]，炭火一秤煅之，从辰至戌。候冷研粉，埋土中，三日取出。每一两，入九蒸九暴炒熟胡麻末三两。每服二钱，荆芥茶下，日二服。圣惠方。

---

① 嗲：同碜。《证类本草》卷三作“碜”。俗称“牙碜”。

② 二：原脱，今据《千金》卷四、《外台》卷三十四补。

③ 堕：原作“落”，涉下误，今据《圣惠方》卷二十四改。

④ 罐：原作“锥”，字误，今据《圣惠方》卷二十四改。

⑤ 济：原作“齐”，字误，今据《圣惠方》卷二十四改。

太一余粮本经上品

【释名】 **石脑**本经**禹哀**吴普。〔藏器曰〕太一者，道之宗源。太者大也，一者道也。大道之师，即理化神君，禹之师也。师尝服之，故有太一之名。张司空云：还魂石中黄子，鬼物禽兽守之，不可妄得。会稽有地名蓼，出余粮。土人掘之，以物请买，所请有数，依数必得。此犹有神，岂非太一乎？

【集解】 〔别录曰〕太一余粮生太山山谷，九月采。〔普曰〕生太山。上有甲，甲中有白，白中有黄，如鸡子黄色。采无时。〔弘景曰〕本草有太一余粮、禹余粮两种，治体相同。而今世惟有禹余粮，不复识太一。登真隐诀：长生四镇丸云，太一禹余粮，定六腑，镇五脏。合其二名，莫辨何者的是？今人亦总呼为太一禹余粮。有人于铜官采空青于石坎，大得黄赤色石，极似今之余粮，而色过赤好，疑此是太一也。彼人呼为雌黄，涂物正如雄色。〔恭曰〕太一余粮及禹余粮，乃一物而以精粗为名尔。其壳若瓷，方圆不定。初在壳中未凝结，犹是黄水，名石中黄子。久凝乃有数色，或青或白，或赤或黄。年多变赤，因赤渐紫。紫及赤者，俱名太一。其诸色通谓禹余粮。今太山不见采得，而会稽、王屋、泽、潞州诸山皆有。陶云黄赤色，疑是太一。然无壳裹，殊非的称。〔敩曰〕凡使，勿误用石中黄并卵石黄，二石真相似。其石中黄向[①]里赤黑黄，味淡微跙。卵石黄味酸。个个如卵[②]，内有子一块，不堪用。若误饵之，令人肠干。太一余粮看即如石，轻敲便碎如粉，兼重重如叶子雌黄也。〔宗奭曰〕太一余粮，是用其壳也，故入药须火烧醋淬。石中黄是壳中干者及细末者，石中黄水，是未成余粮黄浊水也。〔时珍曰〕按别录言，禹余粮生东海池泽及山岛，太一余粮生太山山谷，石中黄出余粮处有之，乃壳中未成余粮黄浊水也。据此则三者一物也。生于池泽者为禹余粮，生于山谷者为太一余粮，其中水黄浊者为石中黄水，其凝结如粉者为余粮，凝干如石者为石中黄。其说本明，而注者臆度，反致义晦。晋宋以来，不分山谷、池泽所产，故通呼为太一禹余粮。而苏恭复以紫赤色者为太一，诸色为禹余粮。皆由未加详究本文也。寇宗奭及医方乃用石壳为禹余粮，殊不察未成余粮黄浊水之文也。其壳粗顽不入药。庚辛玉册云：太一禹余粮，阴石也，所在有之。片片层叠，深紫色。中有黄土，名曰石黄。其性最热，冬月有余粮处，其雪先消。云林石谱云：鼎州祈阁山出石，石中有黄土，目之为太一余粮。色紫黑，礧块大小圆扁，外多粘缀碎石，涤云黄土，即空虚可贮水为砚。滴丹方鉴云：五色余粮及石中黄，皆可干汞，出金色。

【修治】 〔敩曰〕凡修事，用黑豆五合，黄精五合，水二斗，煮取五升。置瓷锅中，下余粮四两煮之。旋添，汁尽为度，其药气自然香如新米，捣了，又研一万杵，方用。

【气味】 **甘，平，无毒。**〔普曰〕神农、岐伯、雷公：甘，平。李当之：小寒。扁鹊：甘，无毒。〔之才曰〕杜仲为之使。畏贝母、菖蒲、铁落。

【主治】 **咳逆上气，癥瘕血闭漏下，除邪气，肢节不利。久服耐寒暑不饥，轻身飞行千里，神仙。**本经。**治大饱绝力身**

---

① 向：原作“句”，字误，今据《证类本草》卷三改。

② 如卵：原作“卬卬”，字误，今据《证类本草》卷三改。

重。别录。**益脾，安脏气**。雷敩。**定六腑，镇五脏**。弘景。

【发明】 〔时珍曰〕禹余粮、太一余粮、石中黄水，性味功用皆同，但入药有精粗之等尔。故服食家以黄水为上，太一次之，禹余粮又次之。列仙传言，巴戎赤斧上华山，饵禹余粮，即此。

石中黄子唐本草

【释名】 〔宗奭曰〕子当作水。既云黄浊水，焉得名子？

【集解】 〔恭曰〕此禹余粮壳中，未成余粮黄浊水也。出余粮处有之。〔颂曰〕今惟河中府中条山谷出之。其石形如面剂，紫黑色。石皮内黄色者，谓之中黄。葛洪抱朴子云：石中黄子所在有之，近[①] 水山尤多。在大石中，其石常润湿不燥。打其石有数十重，见之赤黄溶溶，如鸡子之在壳中也。即当未坚时饮之。不尔，便渐坚凝如石，不中服也。破一石中，多者有一升，少者数合，可顿服之。〔机曰〕石中干者及细末者，当名余粮，不当名石中黄。详本文未成余粮四字可见。〔时珍曰〕余粮及石中已凝细粉也，石中黄则坚凝如石者也。石中黄水则未凝者也。故雷敩云，用余粮勿用石中黄，是矣。

【气味】 **甘，平，无毒。**

【主治】 **久服轻身延年不老**。唐本。

空青本经上品

【释名】 **杨梅青**〔时珍曰〕空言质，青言色，杨梅言似也。

【集解】 〔别录曰〕空青生益州山谷，及越巂山有铜处。铜精熏则生空青，其腹中空。三月中采，亦无时。能化铜铁铅锡作金。〔弘景曰〕越巂属益州。益州诸郡无复有，恐久不采之故也。今出铜官者色最鲜深，出始兴者弗如，凉州高平郡有空青山亦甚多。今空青但圆实如铁珠，无空腹者，皆凿土石中取之。而以合丹成，则化铅为金，诸石药中，惟此最贵。医方乃稀用之，而多充画色，殊为可惜。〔恭曰〕出铜处兼有诸青，但空青为难得。今出蔚州、兰州、宣州、梓州。宣州者最好，块段细，时有腹中空者。蔚州、兰州者片块大，色极深，无空腹者。陶氏所谓圆实如铁珠者，乃白青也。〔大明曰〕空青大者如鸡子，小者如相思子，其青厚如荔枝壳，其内有浆酸甜。〔藏器曰〕铜之精华，大者即空绿，次即空青也。〔颂曰〕今饶、信州亦时有之，状若杨梅，故名杨梅青。其腹中空、破之有浆者，绝难得。〔宗奭曰〕真宗尝诏取空青中有水者，久而方得。其杨梅青，信州穴山而取，极难得，治翳极有功，中亦或有水者，用与空青同，第有优劣尔。〔时珍曰〕张果玉洞要诀云：空青似杨梅，受赤金之精，甲乙阴灵之气，近泉而生，久而含润。新从坎中出，钻破中有水，久即干如珠，金星灿灿。庚辛玉册云：空青，阴石也。产上饶，似钟乳者佳，大片含紫色有光采。次出蜀严道及北代山，生金坎中，生生不已，故青为之丹。有如拳大及卵形者，中空有水如油，治盲立效。出铜坑者亦佳，堪画。又有杨梅青、石青，皆是一体，而气有精粗。点化以曾青为上、空青次之，杨梅青又次之。造化指南云：铜得紫阳之气而生绿，绿二百年而生石绿，铜始生其中焉。曾、空二青，则石绿之得道者，均谓之矿。又二百年得青阳之气，化为鍮石。观此诸说，则空青有金坑、铜坑二种，或以有浆为上，不空无浆者为下也。

---

① 近：原作“泌”，义晦，今据《抱朴子内篇》卷十一、《证类本草》卷三改。

方家以药涂铜物生青，刮下伪作空青者，终是铜青，非石绿之得道者也。

【气味】 **甘、酸，寒，无毒。**〔别录曰〕大寒。〔权曰〕畏菟丝子。酒浸醋拌制过，乃可变化。

【主治】 **青盲耳聋，明目，利九窍，通血脉，养精神，益肝气。久服轻身延年。**本经。**疗目赤痛，去肤翳，止泪出，利水道，下乳汁，通关节，破坚积。令人不忘，志高神仙。**别录。**治头风，镇肝。瞳人破者，得再见物。**甄权。**钻孔取浆，点多年青盲内障翳膜，养精气。其壳摩翳。**大明。**中风口㖞不正，以豆许含咽，甚效。**时珍。出范汪方。

【发明】 〔保升曰〕空青法木，故色青而主肝。〔颂曰〕治眼翳障为最要之药。〔时珍曰〕东方甲乙，是生肝胆，其气之清者为肝血，其精英为胆汁。开窍于目，血五脏之英，皆因而注之为神。胆汁充则目明，汁减则目昏。铜亦青阳之气所生，其气之清者为绿，犹肝血也；其精英为空青之浆，犹胆汁也。其为治目神药，盖亦以类相感应耳。石中空者，埋土中三、五日，自有浆水。

【附方】 旧二，新三。**眼目䀮䀮**不明。空青少许，渍露一宿，点之。千金方。**黑翳覆瞳**空青、矾石烧各一两，贝子四枚，研细，日点。圣济录。**肤翳昏暗**空青二钱，蕤仁去皮一两，片脑三钱，细研，日点。圣济录。**一切目疾**雀目、赤目、青盲、内外障翳、风眼用此，觉目中凉冷为验。杨梅青洗净，胡黄连洗，各二钱半；槐芽，日未出时勿语采之，入青竹筒内，垂于天、月二德方，候干，勿见鸡犬，为末，一钱半。为末，入龙脑一字密收。每卧时，漱口仰头，吹一字入两鼻内便睡，隔夜便用。圣济录。**中风口㖞**见主治。

曾青本经上品

【释名】 〔时珍曰〕曾音层。其青层层而生，故名。或云其生从实至空，从空至层，故曰曾青也。

【集解】 〔别录曰〕曾青生蜀中山谷及越巂。采无时。能化金铜。〔普曰〕生蜀郡石山。其山有铜处，曾青出其阳。青者铜之精。〔弘景曰〕旧说与空青同山，疗体亦相似。今铜官更无曾青。惟出始与。形累累如黄连相缀，色理相类空青，甚难得而贵，仙经少用之。化金之事，法同空青。〔恭曰〕出蔚州者好，鄂州者次之，余州并不任用。〔时珍曰〕但出铜处，年古即生。形如黄连相缀，又如蚯蚓屎，方棱，色深如波斯青黛，层层而生，打之如金声者为真。造化指南云：层青生铜矿中，乃石绿之得道者。肌肤得东方正色，可以合炼大丹，点化与三黄齐驱。衡山记云：山有层青冈，出层青，可合仙药。

【修治】 〔敩曰〕凡使勿用夹石及铜青。每一两要紫背天葵、甘草、青芝草三件，干湿各一镒，细锉，放瓷锅内，安青于中。东流水二镒，缓缓煮之，五昼夜，勿令水火失时。取出以东流水浴过，研乳如粉用。

【气味】 **酸，小寒，无毒。**〔之才曰〕畏菟丝子。〔独孤滔曰〕曾青住火成膏，可结汞，制丹砂，盖含金气所生也。须酒醋渍煮用。〔葛洪曰〕曾青涂铁，色赤如铜。

【主治】 **目痛，止泪出，风痹，利关节，通九窍，破癥坚积聚。久服轻身不老。**本经。**养肝胆，除寒热，杀白虫，疗头风脑中寒，止烦渴，补不足，盛阴气。**别录。

【发明】 〔时珍曰〕曾青治目，义同空青。古方辟邪太乙神精丹用之，扁鹊治积聚留饮有层青丸，并见古今录验方，药多不录。

【附方】 新三。**斑疮入目**不退者。曾青一钱，丹砂二钱，为末。蛴螬五枚，捣汁和点。圣济录。**风热目病**曾青散：治一切风热毒气上攻，目赤或烂，怕日羞明，隐涩眵泪，或痒或痛。曾青四两，蔓荆子二两，白姜炮、防风各一两，为末。每以少许搐鼻中，立有功效。和剂局方。**耳内恶疮**曾青五钱，雄黄七钱半，黄芩二钱五分，为末。傅之。卫生宝鉴。

绿青本经上品

【释名】 **石绿**唐本**大绿**纲目

【集解】 〔别录曰〕绿青生山之阴穴中，色青白。〔弘景曰〕此即用画绿色者，亦出空青中，相挟带。今画工呼为碧青，而呼空青作绿青，正相反矣。〔恭曰〕绿青即扁青也，画工呼为石绿。其碧青即白青也，不入画用。〔颂曰〕旧不著所出州土，但[①]云生山之阴穴中。次空青条上云，生益州山谷及越嶲山有铜处，此物当是生其山之阴尔。今出韶州、信州。其色青白，画工用为绿色者，极有大块，其中青白花文可爱。信州人琢为腰带器物，及妇人服饰。其入药，当用颗块如乳香者佳。〔宗奭曰〕其色黑绿色者佳。〔时珍曰〕石绿，阴石也。生铜坑中，乃铜之祖气也。铜得紫阳之气而生绿，绿久则成石，谓之石绿，而铜生于中，与空青、曾青同一根源也。今人呼为大绿。范成大桂海志云：石绿，铜之苗也，出广西右江有铜处。生石中，质如石者，名石绿。一种脆烂如碎土者，名泥绿，品最下。大明会典云：青绿石矿一斤[②]，淘净绿一十一两四钱。暗色绿石[③]矿一斤，淘净绿一十两八钱。硇砂一斤，烧造硇砂绿一十五两五钱。

【气味】 **酸，寒，无毒**[④]。〔时珍曰〕有小毒。

【主治】 **益气，止泄痢，疗鼽鼻。**别录。**吐风痰甚效。**苏颂。

【发明】 〔颂曰〕今医家多用吐风痰。其法拣上色精好者研筛，水飞再研。如风痰眩闷，取二三钱同生龙脑三四豆许研匀，以生薄荷汁合酒温调服之。偃卧须臾，涎自口角流出乃愈。不呕吐，其功速于他药，今人用之比比皆效，故著之。〔宗奭曰〕同硇砂作吐上涎药，验则验矣，亦能损心。〔时珍曰〕痰在上宜吐之，在下宜利之，亦须观人之虚实强弱而察其脉，乃可投之。初虞世有金虎、碧霞之戒，正此意也。金虎丹治风痰，用天雄、腻粉诸药者。

【附方】 新四。**急惊昏迷**不省人事。石绿四两，轻粉一钱，为末。薄荷汁入酒调一字服，取吐。全婴方。**风痰迷闷**碧霞丹：用石绿十两，乌头尖、附子尖、蝎梢各七十个，为末，糊丸芡子大。每服一丸，薄荷汁入酒半合化下，须臾吐出痰涎。和剂局方。**小儿疳疮**肾疳鼻疳、头疮耳疮、久不瘥者。石绿、白芷等分为末。先以甘草水洗疮，拭净傅之，一日愈。集玄方。**腋下胡臭**石绿三钱，轻粉一钱，浓醋调涂。五次断根。集玄方。

扁青本经上品

【释名】 **石青**纲目**大青**〔时珍曰〕扁以形名。

【集解】 〔别录曰〕扁青生朱崖山

---

① 但：原作"旦"，字误，今据《证类本草》卷三改。

② 一斤：原脱，今据《大明会典》卷一五七补。

③ 石：原作"每"，字误，今据《大明会典》卷一五七改。

④ 酸寒无毒：原脱，今据《证类本草》卷三补。

谷、武都、朱提，采无时。〔弘景曰〕朱提音殊匙，在南海中。仙经俗方都无用者。〔普曰〕生蜀郡。〔恭曰〕此即绿青也。朱崖已南及林邑、扶南舶上来者，形块大如拳，其色又青，腹中亦时有空者。武昌者，片块小而色更佳。简州、梓州者，形扁作片而色浅。〔时珍曰〕苏恭言即绿青者非也，今之石青是矣。绘画家用之，其色青翠不渝，俗呼为大青，楚、蜀诸处亦有之。而今货石青者，有天青、大青、西夷回回青、佛头青，种种不同，而回青尤贵。本草所载扁青、层青、碧青、白青，皆其类耳。

【气味】 **甘，平，无毒。**〔普曰〕神农、雷公：小寒，无毒。

【主治】 **目痛明目，折跌痈肿，金疮不瘳，破积聚，解毒气，利精神。久服轻身不老。**本经。**去寒热风痹，及丈夫茎中百病，益精。**别录。**治丈夫内绝，令人有子。**吴普。**吐风痰癫痫，平肝。**时珍。

【附方】 新一。**顽痰不化**石青一两，石绿半两，并水飞为末，面[①]糊丸绿豆大。每服十丸，温水下。吐去痰一二碗，不损人。瑞竹堂方。

白青本经上品

【释名】 **碧青**唐本**鱼目青**

【集解】 〔别录曰〕白青生豫章山谷，采无时。可消为铜剑，辟五兵。〔弘景曰〕医方不用，市无卖者，仙经三十六水方中时有须处。铜剑之法，在九元子术中。〔恭曰〕此即陶氏所云空青，圆如铁珠，色白而腹不空者，是也。研之色白如碧，亦谓之碧青，不入画用。无空青时亦用之，名鱼目青，以形似鱼目故也。今出简州、梓州者好。〔时珍曰〕此即石青之属，色深者为石青，淡者为碧青也。今绘彩家亦用。范子计然云：白青出弘农、豫章、新淦，青色者善。淮南万毕术云：白青得铁，即化为铜也。

【气味】 **甘、酸、咸，平，无毒。**〔普曰〕神农：甘，平。雷公：咸，无毒。

【主治】 **明目，利九窍，耳聋，心下邪气，令人吐，杀诸毒三虫。久服通神明轻身。**本经。

【附录】 **绿肤青**〔别录曰〕味辛、咸，平，无毒。主蛊[②]毒及蛇菜肉诸毒恶疮。不可久服，令人瘘[③]。一名推青，一名推石。生益州山谷。〔弘景曰〕俗方仙经无用，人亦不识。**碧石青**〔别录曰〕味甘，无毒。主明目益精，去白癣，延年。

石胆本经上品

【释名】 **胆矾**纲目**黑石**吴普**毕石**本经**君石**当之**铜勒**吴普**立制石**〔时珍曰〕胆以色味命名，俗因其似矾，呼为胆矾。

【集解】 〔别录曰〕石胆生秦州羌道山谷大石间，或羌里句青山。二月庚子、辛丑日采。其为石也，青色多白文，易破，状似空青。能化铁为铜，合成金银。〔弘景曰〕仙经时用，俗方甚少，此药殆绝。今人时有采者，其色青绿，状如琉璃而有白文，易破折。梁州、信都无复有，俗乃以青色矾当之，殊无仿佛。〔恭曰〕此物出铜处有之，形似曾青，兼绿相间，味极酸苦，磨铁作铜色，此是真者。出蒲州虞卿县东亭谷窟及薛集窟中，有块如鸡卵者为真。陶云似琉璃者，乃绛矾也。比来人亦以充之，又以醋揉青矾为之，并伪矣。〔颂曰〕今惟信州铅山县有

---

① 面：原作“曲”，义晦，今据《瑞竹堂经验方》卷二改。

② 蛊：原作“虫”，字误，今据《千金翼》卷二、《证类本草》卷四改。

③ 瘘：《千金翼》卷二、《证类本草》卷四作“瘦”。

之。生于铜坑中，采得煎炼而成。又有自然生者，尤为珍贵。并深碧色。今南方医人多使之，又著其说云：石胆最上出蒲州，大者如拳，小者如桃栗，击之纵横解皆成叠文，色青，见风[①]久则绿，击破其中亦青。其次出上饶、曲江铜坑间者，粒细有廉棱，如钗股米粒。本草言伪者以醋揉青矾为之，全不然，但取粗恶石胆合消石销溜而成之。块大色浅，浑浑无脉理，击之则碎无廉棱者，是也。亦有挟[②]石者，乃削取石胆床，溜造时投消石中，及凝则相著也。〔时珍曰〕石胆出蒲州山穴中，鸭觜色者为上，俗呼胆矾；出羌里者，色少黑次之；信州者又次之。此物乃生于石，其经煎炼者，即多伪也。但以火烧之成汁者，必伪也。涂于铁及铜上烧之红者，真也。又以铜器盛水，投少许入中，及不青碧，数日不异者，真也。玉洞要诀云：石胆，阳石也。出嵩岳及蒲州中条山。禀灵石异气，形如瑟瑟，其性流通，精感入石，能化五金，变化无穷。沈括笔谈载：铅山有苦泉，流为涧，挹水熬之，则成胆矾。所熬之釜，久亦化为铜也。此乃煎熬作伪，非真石胆也，不可入药。

【气味】 **酸、辛，寒，有毒。**〔普曰〕神农：酸，小寒。李当之：大寒。桐君：辛，有毒。扁鹊：苦，无毒。〔大明曰〕酸、涩，无毒。〔权曰〕有大毒。〔之才曰〕水英为之使。畏牡桂、菌桂、芫花、辛夷、白薇。

【主治】 **明目目痛，金疮诸痫痉，女子阴蚀痛，石淋寒热，崩中下血，诸邪毒气，令人有子。炼饵服之，不老。久服，增寿神仙。**本经。**散癥积，咳逆上气，及鼠瘘恶疮。**别录。**治虫牙，鼻内息肉。**大明。**带下赤白，面黄，女子脏急**[③]。苏恭。**入吐风痰药最快。**苏颂。

【发明】 〔时珍曰〕石胆气寒，味酸而辛，入少阳胆经。其性收敛上行，能涌风热痰涎，发散风木相火，又能杀虫，故治咽喉口齿疮毒有奇功也。周密齐东野语云：密过南浦，有老医授治喉痹极速垂死方，用真鸭觜胆矾末，醋调灌之，大吐胶痰数升，即瘥。临汀一老兵妻苦此，绝水粒三日矣，如法用之即瘥。屡用无不立验，神方也。又周必大阴德录云：治蛊胀及水肿秘方，有用蒲州、信州胆矾明亮如翠琉璃似鸭觜者，米醋煮以君臣之药，服之胜于铁砂、铁蛾。盖胆矾乃铜之精液，味辛酸，入肝胆制脾鬼故也。安城魏清臣肿科黑丸子，消肿甚妙，不传，即用此者。

【附方】 旧五，新一十五。**老小风痰**胆矾末一钱，小儿一字，温醋汤调下，立吐出涎，便醒。谭氏小儿方。**女人头运**天地转动，名曰心眩，非血风也。胆子矾一两，细研，用胡饼剂子一个，按平一指厚，以篦子勒成骰子，大块勿界断，于瓦上焙干。每服一骰子，为末，灯心竹茹汤调下。许学士本事方。**喉痹喉风**二圣散：用鸭觜胆矾二钱半，白僵蚕炒五钱，研。每以少许吹之，吐涎。济生方。**齿痛及落**研细石胆，以人乳和膏擦之，日三四次。止痛，复生齿，百日后复故乃止。每日以新汲水漱净。王焘外台秘要。**口舌生疮**众疗不瘥。胆矾半两，入银锅内火煅赤，出毒一夜，细研。每以少许傅之，吐出酸涎水，二三次瘥。胜金方。**走马牙疳**北枣一枚去核，入鸭觜胆矾，纸包煅赤，出火毒，研末傅之，追涎。杨起简便方。**小儿**

① 风：原作“用”，字误，今据《证类本草》卷三改。

② 有挟：原作“气扶”，字误，今据《证类本草》卷三改。

③ 急：《证类本草》卷三作“寒”。

齿疳鸭觜胆矾一钱，匙上煅红，麝香少许研匀。傅龈上，立效。活幼口议。**小儿鼻疳**蚀烂。胆面烧烟尽，研末。掺之，一二日愈。集简方。**风眼赤烂**胆矾三钱，烧研，泡汤日洗。明目经验方。**百虫入耳**胆矾末和醋灌之，即出。千金方。**疯犬咬毒**胆矾末傅之，立愈。济急方。**一切诸毒**胆子矾末，糯米糊丸鸡头子大，以朱砂为衣，仍以朱砂养之。冷水化一丸服，立愈。胜金方。**挑生蛊毒**胸口痛者。胆矾二钱，茶清泡服，即吐出。岭南卫生方。**腋下胡臭**胆矾半生半熟，入腻粉少许，为末。每用半钱，以自然姜汁调涂，十分热痛乃止。数日一用，以愈为度。黎居士简易方。**赤白癜风**胆矾、牡蛎粉各半两，生研，醋调，摩之。圣济录。**甲疽肿痛**石胆一两，烧烟尽，研末。傅之，不过四五度瘥。梅师方。**痔疮热肿**鸭觜青胆矾煅研，蜜水调傅，可以消脱。直指方。**肿毒不破**胆矾、雀屎各少许，点之。直指方。**杨梅毒疮**醋调胆矾末搽之。痛甚者，加乳香、没药。出恶水，一二上即干。又方：胆矾、白矾、水银各三钱半，研不见星，入香油、津唾各少许，和匀。坐帐内，取药涂两足心，以两手心对足心摩擦，良久再涂再擦，尽即卧。汗出，或大便去垢，口出秽涎为验。每一次，强者用四钱，弱者二钱，连用三日。外服疏风散，并澡洗。刘氏经验方。

礜石本经下品

【释名】 **白礜石**别录**太白石**别录**立制石**本经**青分**[①] **石**本经**固羊石**本经**石盐**别录**泽乳**吴普**鼠乡**吴普。〔时珍曰〕礜义不解。许氏说文云：礜，毒石也。西山经云：皋涂之山，有白石，其名曰礜，可以毒鼠。郭璞注云：鼠食则死，蚕食而肥。则鼠乡之意以此。

【集解】 〔别录曰〕礜石生汉中山谷及少室，采无时。〔当之曰〕或生少室，或生魏兴，十二月采。〔弘景曰〕今蜀汉亦有，而好者出南康南野溪及彭城界中、洛阳城南堑。又湖[②] 东新宁及零陵皆有。白礜石，能柔金。以黄泥包，炭火烧之，一日一夕则解，可用。丹房及黄白术多用之。〔恭曰〕此石能拒火，久烧但解散，不可脱其坚。今市人乃取洁白理石当之，烧即为灰也。今汉川武当西辽坂名礜石谷，即是真出处。少室有粒细理，不如汉中者。〔颂曰〕今潞州、阶州亦有之。〔时珍曰〕详见特生礜石下。

【气味】 **辛，大热，有毒。**〔别录曰〕甘，生温、熟热。〔普曰〕神农、岐伯：辛，有毒。桐君、黄帝：甘，有毒。〔权曰〕甘，有小毒。铅丹为之使。恶羊血，不入汤。〔之才曰〕得火良。棘针为之使。恶马目毒公、鹜屎、虎掌、细辛，畏水。

【主治】 **寒热鼠瘘，蚀死肌风痹，腹中坚癖邪气。**本经。**除热明目，下气，除膈中热，止消渴，益肝气，破积聚，痼冷腹痛，去鼻中息肉，久服令人筋挛。火炼百日，服一刀圭。不炼服，则杀人及百兽。**别录。**除胸膈间积气，去冷湿风痹瘙痒积年者。**甄权。

【发明】 〔弘景曰〕常取生礜石纳水，令水不冰，如此则生者性亦大热矣。〔张仲景云〕生用，破人心肝。〔恭曰〕此药攻击积冷之病为良。若以余物代之，疗病无效，正为此也。〔宗奭曰〕治久积及久病腹冷有[③] 功，直须慎用，其毒不可

---

① 分：原作"介"，字误，今据《千金翼》卷二、《证类本草》卷五改。

② 湖：《证类本草》卷五作"湘"。

③ 有：原作"用"，义晦，今据《证类本草》卷五、《本草衍义》卷六改。

试也。〔时珍曰〕礜石性气与砒石相近，盖亦其类也。古方礜石、矾石常相混书，盖二字相似，故误耳。然矾石性寒无毒，礜石性热有毒，不可不审。陆农师云：礜石之力，十倍钟乳。按洪迈容斋随笔云：王子敬静息贴，言礜石深是可疑，凡喜散者辄发痈，盖散者，寒食散也，古人多服之，中有礜石，性热有毒。故云深可疑也。刘表在荆州，与王粲登鄣山，见一冈不生百草。粲曰：此必古冢，其人在世，服生礜石，热不出外，故草木焦灭。表掘之，果有礜石满茔。又今洛水不冰，下亦有礜石，人谓之温洛是也。取此石安瓮中，水亦不冰。文鹳伏孵，取石置巢中，以助温气，其性如此，岂可服？予兄文安公镇金陵，秋暑减食。医者汤三益教服礜石丸。已而饮啖日进，遂加意服之。越十月而毒作，衄血斗余。自是数数不止，竟至精液皆竭而死。时珍窃谓洪文安之病，未必是礜石毒发。盖亦因其健啖自恃，厚味房劳，纵恣无忌，以致精竭而死。夫因减食而服石，食既进则病去矣，药当止矣。而犹有服之不已，恃药妄作，是果药之罪欤？

【附方】 新一。**风冷脚气**白礜石煅二斤，酒三斗，渍三日，稍稍饮之。肘后方。

特生礜石别录下品

【释名】 **苍礜石** **苍石**别录**鼠毒**

〔恭曰〕特生礜石，一名苍礜石。梁州礜石亦有青者，汉中人亦以毒鼠，不入方用。〔宗奭曰〕礜石、特生礜石止是一物，但以特生、不特生为异用。所谓特生者，不附著他石为特尔，今用者绝少。〔时珍曰〕礜石有苍、白二种，而苍者多特生，故此云一名苍礜石，则别录苍石系重出矣。其功疗皆相同，今并为一。

【集解】 〔别录曰〕特生礜石一名苍礜石，生西域，采无时。〔又曰〕苍石生西域，采无时。〔弘景曰〕旧说鹊巢中者佳。鹊常入水冷，故取以壅卵令热。今不可得。惟出汉中者，其外形紫赤色，内白如霜，中央有臼，形状如齿者佳。又出荆州新城郡房陵县缥白色[①] 者为好。亦先以黄土包烧一日，亦可纳斧孔烧之，合[②] 玉壶诸丸。仙经不言特生，止是白礜石耳。〔恭曰〕陶说中如齿臼形者正是。今出梁州，北马道戍涧中亦有之。形块小于白礜石，而肌粒大数倍，乃如小豆许。其白礜粒细如粟米耳。今房陵、汉川、均州、荆州与白礜石同处，有色青者，是也。〔宗奭曰〕博物志言，鹳伏卵，取礜石入巢助暖，方家得此石乃真。陶氏以注特生礜石，则二石是一物明矣。但屡检鹳巢无此石，况礜石焉得处处有之？若鹳入水冷故取此石，则鸬鹚之类皆食于水，亦自然生化繁息。此则乃俗士之言，未尝究其实而穷其理也。〔时珍曰〕礜石有数种，白礜石、苍礜石、紫礜石、红皮礜石、桃花礜石、金星礜石、银星礜石、特生礜石俱是一物，但以形色立名。其性皆热毒，并可毒鼠制汞，惟苍、白二色入药用。诸礜生于山，则草木不生，霜雪不积；生于水则水则不冰冻，或有温泉，其气之热可知矣。庚辛玉册云：礜，阳石也，生山谷。水中濯出似矾，有文理横截在中者为佳。伏火，制砂汞。其状颇与方解石相似，但投水不冰者为真。其出金穴中者，名握雪礜石。

【气味】 **甘，温。有毒。**〔之才曰〕

---

① 色：原作“赤”，义晦，今据《证类本草》卷五改。

② 合：原作“今”，字误，今据《证类本草》卷五改。

火炼之良，畏水。

【主治】 **明目利耳，腹内绝寒，破坚结及鼠瘘，杀百虫恶兽。久服延年。**别录。**苍石：主寒热下气瘘蚀，杀禽兽。**别录。

【发明】 〔时珍曰〕别录言，礜石久服令人筋挛，特生礜石久服延年。丹书亦云，礜石化为水，能伏水银，炼入长生药。此皆方士谬说也，与服砒石、汞长生之义同，其死而无悔者乎？

握雪礜石唐本草

【集解】 〔恭曰〕握雪礜石出徐州宋里山。入土丈余，于烂土石间得之。细散如面，黄白色。土人号为握雪礜石，一名化公石，一名石脑，云服之长生。〔时珍曰〕谨按独孤滔丹房镜源云：握雪礜石，出曲滩泽。盛寒时有髓生于石上，可采。一分结汞十两。又按：南宫从岣嵝神书云：石液，即丹矾之脂液也。此石出襄阳曲滩泽中，或在山，或在水，色白而粗糯。至冬月有脂液出其上，旦则见日而伏。当于日未出时，以铜刀刮置器内，火煅通赤，取出，楮汁为丸，其液沾处便如铁色。以液一铢，制水银四两，器中火之立干。但此液亦不多得，乃神理所惜，采时须用白鸡、清酒祭之。此石华山、嵩山皆出，而有脂液者，惟此曲滩。又熊太古冀越集亦言：丹山矾十两，可干汞十两。此乃人格物之精，发天地之秘也。据三书所引，则握雪礜石乃石之液，非土中石脑也。苏恭所说，自是石脑。其说与别录及陶弘景所注石脑相合，不当复注于此。又按：诸书或作礜石，或作矾石，未知孰是。古书二字每每讹混。以理推之，似是矾石。礜石有毒，矾石无毒故也。

【气味】 **甘，温，无毒。**

【主治】 **痼冷积聚，轻身延年。多食令人热。**唐本。**治大风疮。**时珍。

砒石宋开宝

【释名】 **信石 人言纲目生者名砒黄，炼者名砒霜。**〔时珍曰〕砒，性猛如貔，故名。惟出信州，故人呼为信石，而又隐信字为人言。

【集解】 〔颂曰〕砒霜不著所出郡县，今近铜山处亦有之，惟信州者佳。其块有甚大者，色如鹅子黄，明澈不杂。此类本处自是难得之物，一两大块真者，人竞珍[①]之，不啻千金。古服食方中亦载用之，必得此类，乃可入药。其市肆所畜片如细屑，亦夹土石，入药服之，为害不浅。〔承曰〕信州玉山有砒井，官中封禁甚严。生不夹石者，色赤甚于雄黄，以冷水磨，解热毒，近火即杀人，所谓不啻金价者此也。今市货者，取山中夹砂石者，烧烟飞作白霜，乃碎屑而芒刺，其伤火多者，块大而微黄，所谓如鹅子色明澈者此也。古方并不入药，惟烧炼丹石家用之。近人多以治疟，但以疟本伤暑，而此物生者能解热毒也。今俗医不究其理，即以所烧霜服之，必大吐下，因此幸有安者，遂为定法，尔后[②]所损极多，不可不慎。初烧霜时，人在上风十余丈外立，下风所近草木皆死；又以和饭毒鼠，死鼠猫犬食之亦死，毒过于射罔远矣。衡山所出一种，力差劣于信州者。〔宗奭曰〕今信凿坑井下取之。其坑常封锁，坑中有浊绿水，先绞水尽，然后下凿取。生砒谓之砒黄，色如牛肉，或有淡白路，谓石非石，

① 珍：原作“作”，字误，今据《证类本草》卷五改。

② 定法尔后：此四字原脱，今据《证类本草》卷五补。

谓土非土。磨酒饮，治积气[①]。有火便有毒，不可造次服也。取法：将生砒就置火上，以器覆之，令烟上飞，着器凝结。累然下垂如乳尖者入药为胜，平短者次之，大块乃是下等片，如细屑者极下也。〔时珍曰〕此乃锡之苗，故新锡器盛酒日久能杀人者，为有砒毒也。生砒黄以赤色者为良，熟砒霜以白色者为良。

【修治】 〔敩曰〕凡使用，以小瓷瓶盛，后入紫背天葵、石龙芮二味，火煅从巳至申，便用甘草[②]水浸，从申至子，出拭干，入瓶再煅，别研三万下用。〔时珍曰〕医家皆言生砒轻见火则毒甚，而雷氏治法用火煅，今所用多是飞烧者，盖皆欲求速效，不惜其毒也，曷若用生者为愈乎。

【气味】 **苦、酸，暖，有毒。**〔时珍曰〕辛、酸，大热，有大毒。〔大明曰〕畏绿豆、冷水、醋[③]。入药，醋煮杀毒用。〔土宿真君曰〕砒石用草制，炼出金花，成汁化铜干汞。青盐、鹤顶草、消石、蒜、水蓼、常山、益母、独帚、木律、菖蒲、三角酸、鹅不食草、波薐、莴苣，皆能伏砒。

【主治】 **砒黄治疟疾肾气，带之辟蚤虱。**大明。**冷水磨服，解热毒，治痰壅。**陈承。**磨服，治癖积气。**宗奭。**除齁喘积痢，烂肉，蚀瘀腐瘰疬。**时珍。**砒霜：疗诸疟，风痰在胸膈，可作吐药。不可久服，伤人。**开宝。**治妇人血气冲心痛，落胎。**大明。**蚀痈疽败肉，枯痔杀虫，杀人及禽兽。**时珍。

【发明】 〔宗奭曰〕砒霜疟家用，或过剂，则吐泻兼作，须煎绿豆汁兼冷水饮之。〔徐彦纯曰〕疟丹多用砒霜大毒之药。本草谓主诸疟风痰[④]在胸膈，可作吐药。盖以性之至烈，大能燥痰也。虽有燥痰之功，大伤胸气，脾胃虚者，切宜戒之。〔时珍曰〕砒乃大热大毒之药，而砒霜之毒尤烈。鼠雀食少许即死，猫犬食鼠雀亦殆，人服至一钱许亦死。虽钩吻、射罔之力，不过如此，而宋人著本草不甚言其毒，何哉。此亦古者礜石之一种也，若得酒及烧酒，则腐烂肠胃，顷刻杀人，虽绿豆冷水亦难解矣。今之收瓶酒者，往往以砒烟熏瓶，则酒不坏，其亦嗜利不仁者哉？饮酒潜受其毒者，徒归咎于酒耳。此物不入汤饮，惟入丹丸。凡痰疟及齁喘用此，真有劫病立地之效。但须冷水吞之，不可饮食杯勺之物，静卧一日或一夜，亦不作吐；少物引发，即作吐也。其燥烈纯热之性，与烧酒、焰消同气，寒疾湿痰被其劫而怫郁顿开故也。今烟火家用少许，则爆声更大，急烈之性可知矣。此药亦止宜于山野藜藿之人。若嗜酒膏粱者，非其所宜，疾亦再作，不慎口欲故尔。凡头疮及诸疮见血者，不可用，此其毒入经必杀人。李楼奇方云：一妇病心痛数年不愈。一医用人言半分，茶末一分，白汤调下，吐瘀血一块而愈。得日华子治妇人血气心痛之旨乎？

【附方】 旧五，新十。**中风痰壅**四肢不收，昏愦若醉。砒霜如绿豆大，研，新汲水调下少许，以热水投之，大吐即愈。未吐再服。圣惠方。**寒热痁疾**孙贞宗秘宝方用信砒二两研粉，寒水石三两别捣末。用生铁铫一个，铺石末，后铺砒在上，又以石末盖之。厚盏覆定，醋糊纸条密封十余重，炭火一斤煅之。待纸条黑时

---

① 气：原作“栽”，义晦，今据《本草衍义》卷六、《证类本草》卷五改。

② 草：原作“从”，字误，今据《证类本草》卷五改。

③ 醋：原缺，今据《证类本草》卷五砒霜条补。

④ 痰：原作“疾”，字误，今据《玉机微义》卷七改。

取出，候冷，刮盏上砒末乳细，粟米饭丸绿豆大，辰砂为衣。每用三四丸，小儿一二丸，发日早以腊茶清下，一日不得食热物。男人患，女人着药入口中；女人患，男人着药入口中。本事方用人言一钱，绿豆末一两，为末，无根井水丸绿豆大，黄丹为衣，阴干。发日五更冷水下五、七丸。卫生宝鉴：一剪金：用人言醋煮、硫黄、绿豆等分，为末。每一豆许，用红绢包之，采丝扎定。每剪下一粒，新汲水空心吞下，治疟圣药也。医垒元戎九转灵砂丹：用砒霜、黄丹、紫河车各一钱，为末，雄黑豆一百粒，水浸一夜，研泥，和丸梧子、绿豆、黍米三样大。每服一二十丸，不[①]发日五更向东，无根水下。紫河车、绿豆、黑豆，皆解砒毒也。本草权度不二散：用砒一钱，面二两，和匀，香油一斤煎黄色，以草纸压去油，入茶三两，为末。每服一钱，发日早冷茶下。**一切积痢**砒霜、黄丹等分，蜡和收，旋丸绿豆大。每米饮下三丸。普济方。**休息下痢**经一二年不瘥，羸瘦衰弱。砒霜成块者为末、黄蜡[②]各半两，化蜡入砒，以柳条搅，焦则换，至七条，取起收之。每旋丸梧子大，冷水送下。小儿，黍米大。和剂局方。**脾疼腰痛**即上方，用冷水下。**妇人血气**心痛。方见发明下。**走马牙疳**恶疮。砒石、铜绿等分，为末，摊纸上贴之，其效如神。又方：砒霜半两，醋调如糊，碗内盛，待干刮下。用粟米大，绵裹安齿缝，来日取出，有虫自死。久患者，不过三日即愈。普济方。**项上瘰疬**信州砒黄研末，浓墨汁丸梧子大，铫内炒干，竹筒盛之。每用针破，将药半丸贴之，自落，蚀尽为度。灵苑方。**痰喘齁船**方见谷部，豉下。**一切漏疮**有孔。用信石，新瓦火煅，研末，以津调少许于纸捻上，插入，蚀去恶管，漏多勿齐上。最妙。急救良方。

土黄纲目

【修治】　〔时珍曰〕用砒石二两，木鳖子仁、巴豆仁各半两，硇砂二钱，为末，用木鳖子油、石脑油和成一块，油裹，埋土坑内，四十九日取出，劈作小块，瓷器收用。

【气味】　**辛、酸，热，有毒。**〔独孤滔曰〕土黄制雄黄。

【主治】　**枯瘤赘痔乳，食瘘疬并诸疮恶肉。**时珍。

金星石宋嘉祐附银星石

【集解】　〔颂曰〕金星石、银星石并出濠州、并州，采无时。二石主疗大体相似。〔宗奭曰〕二石治大风疾，别有法，须烧用之。金星石生于苍石内，外有金色麸片，银星石有银色麸片。又一种深青色坚润，中有金色如麸片者，不入药用，工人碾为器，或妇人首饰用。〔时珍曰〕金星有数种。苏颂所说二石，武当山亦有之。或云金星出胶东，银星出雁门，盖亦礞石之类也。寇宗奭所说二石治大风者，今考圣惠方·大风门，皆作金星礜石、银星礜石，则似是礜石之类。丹方鉴源·礜石篇中，亦载二石名，似与苏说者不同。且金星、银星无毒，主热涎血病；礜石则有毒，主风癞疾。观此，则金星、银星入药，各有二种矣。又歙州砚石，亦有金星、银星者。琼州亦出金星石，皆可作砚。悲翠石能屑金，亦名金星石。此皆名同物异也。刘河间宣明方点眼药方中用金精石、银精石，不知即此金星、银星否也。

---

① 不：原脱，今据《医垒元戎》卷五补。

② 蜡：原作“丹”，今据《和剂局方》卷六缚虎圆改。

【气味】 **甘，寒，无毒。**

【主治】 **脾肺壅毒，及肺损吐血嗽血，下热涎，解众毒。**嘉祐。**水磨少许服，镇心神不宁，亦治骨哽。**时珍。

【附方】 新二。**吐血嗽血**肺损者。金星石、银星石、玄精石、不灰木、阳起石、云母石等分。用坩锅一个，铺冬月水牛粪一二寸，铺药一层，铺灰二寸，又药一层，重重如此，以灰盖之，盐泥固济。用炭一秤，火煅一日夜，埋土中一夜，取出药块，去灰为末。每一两入龙脑、麝香各半钱，阿胶二钱半炒。每服一钱，糯米汤下，日三服。圣惠方。**大风虫疮**有五色虫取下。诸石丸：用金星礜石、银星礜石、云母石、禹余粮石、滑石、阳起石、慈石、凝水石、密陀僧、自然铜、龙涎石等分，捣碎瓶盛，盐泥固济之。炭火十斤，煅过为末，醋糊丸小豆大。每服十五丸，白花蛇酒下，一日三服，以愈为度。太平圣惠方。

【附录】 **金石**拾遗。〔藏器曰〕味甘，温，无毒。主久羸瘦，不能食，无颜色，补腰脚冷，令人健壮，益阳，有暴热脱发，飞炼服之。生五台山清凉寺石中，金屑作赤褐色也。

婆娑石宋开宝

【释名】 **摩挲石**〔时珍曰〕西溪丛话云：舶船过产石山下，爱其石，以手扪之，故曰摩挲。不知然否？

【集解】 〔志曰〕婆娑石生南海，胡人采得之。其石绿色，无斑点，有金星，磨成乳汁者为上。又有豆斑石，虽亦解毒，而功力不及。复有鄂绿，有文理，磨铁成铜色，人多以此为之，非真也。验法，以水磨点鸡冠热血，当化成水是也。〔宗奭曰〕石如淡色石绿，间微有金星者佳。又有豆斑石，亦如此石，但有黑斑点，无金星。〔颂曰〕胡人尤珍贵之，以金装饰作指弫带之。每欲食及食罢，辄含吮数次以防毒。今人有得指面许块，则价值百金也。〔时珍曰〕庚辛玉册云：摩挲石，阳石也。出三佛齐。海南有山，五色耸峙，其石有光焰。其水下滚如箭，船过其下，人以刀斧击取。烧之作硫黄气。以形如黄龙齿而坚重者为佳。匮五金，伏三黄，制铅汞。

【气味】 **甘、淡，寒，无毒。**

【主治】 **解一切药毒，瘴疫热闷头痛。**开宝。

礞石宋嘉祐

【释名】 **青礞石**〔时珍曰〕其色濛濛然，故名。

【集解】 〔时珍曰〕礞石，江北诸山往往有之，以盱山出者为佳。有青、白二种，以青者为佳。坚细而青黑，打开中有白星点，煅后则星黄如麸金。其无星点者，不入药用。通城县一山产之，工人以为器物。

【修治】 〔时珍曰〕用大坩锅一个，以礞石四两打碎，入消石四两拌匀。炭火十五斤簇定，煅至消尽，其石色如金为度。取出研末，水飞去消毒，晒干用。

【气味】 **甘、咸，平，无毒。**

【主治】 **食积不消，留滞脏腑，宿食癥块久不瘥。小儿食积羸瘦，妇人积年食癥，攻刺心腹。得巴豆、硇砂、大黄、荆三棱作丸服良。**嘉祐。**治积痰惊痫，咳嗽喘急。**时珍。

【发明】 〔时珍曰〕青礞石气平味咸，其性下行，阴也沉也，乃厥阴之药。肝经风木太过，来制脾土，气不运化，积滞生痰，壅塞上中二焦，变生风热诸病，故宜此药重坠。制以消石，其性疏快，使木平气下，而痰积通利，诸证自除。汤衡婴孩宝鉴，言礞石乃治惊利痰之圣药。吐痰在水上，以石末糁之，痰即随水而下，则其沉坠之性可知。然止可用之救急，气弱脾虚者，不宜久服。杨士瀛谓其功能利痰，而性非胃家所好。如慢惊之类，皆宜佐以木香。而王隐君则谓痰为百病，不论虚实寒热，概用滚痰丸通治百病，岂理也哉。朱丹溪言：一老人忽病目盲，乃大虚证，一医与礞石药服之，至夜而死。吁！此乃盲医虚虚之过，礞石岂杀人者乎？况目盲之病，与礞石并不相干。

【附方】 新四。**滚痰丸**通治痰为百病，惟水泻双娠者不可服。礞石、焰消各二两，煅过研飞晒干，一两。大黄酒蒸八两，黄芩酒洗八两，沉香五钱。为末，水丸梧子大。常服一二十丸，欲利大便则服一二百丸，温水下。王隐君养生主论。**一切积病**金宝神丹：治一切虚冷久积，滑泄久痢，癖块，血[①]刺心腹，下痢[②]及妇人崩中漏下。青礞石半斤为末，消石末二两，坩锅内铺头盖底，按实。炭火二十斤，煅过取出，入赤石脂末二两，滴水丸芡子大。候干，入坩锅内，小火煅红，收之。每服一丸至二三丸，空心温水下，以少食[③]压之。久病泻痢，加至五七丸。杨氏家藏方。**急慢惊风**夺命散：治急慢惊风，痰涎壅塞咽喉，命在须臾，服此坠下风痰，乃治惊利痰之圣药也。真礞石一两，焰消一两，同煅过为末。每服半钱或一钱。急惊痰热者，薄荷自然汁入生蜜调下；慢惊脾虚者，木香汤入熟蜜调下。亦或雪糕丸绿豆大，每服二三丸。汤氏婴孩宝书。**小儿急惊**青礞石磨水服。卫生方。

花乳石宋嘉祐

【释名】 **花蕊石**〔宗奭曰〕黄石中间有淡白点，以此得花之名。图经作花蕊石，是取其色黄。

【集解】 〔禹锡曰〕花乳石出陕、华诸郡。色正黄，形之大小方圆无定。〔颂曰〕出陕州阌乡，体至坚重，色如硫黄，形块有极大者，陕西人镌为器用，采无时。〔时珍曰〕玉册云：花乳石，阴石也。生代州山谷中，有五色，可代丹砂匮药。蜀中汶山、彭县亦有之。

【修治】 〔时珍曰〕凡入丸散，以罐固济，顶火煅过，出火毒，研细水飞晒干用。

【气味】 **酸、涩，平，无毒。**

【主治】 **金疮出血，刮末傅之即合，仍不作脓。又疗妇人血运恶血。**嘉祐。**治一切失血伤损，内漏目翳。**时珍。

【发明】 〔颂曰〕花蕊石古方未有用[④]者，近世以合硫黄同煅[⑤]，研末，傅金疮，其效如神。人有仓[⑥]卒中金刃，不及煅治者，但刮末傅之亦效。〔时珍曰〕花蕊石旧无气味。今尝试之，其气平，其味涩而酸，盖厥阴经血分药也。其功专于止血，能使血化为水，酸以收之也。而又能下死胎，落胞衣，去恶血，恶血化则胎与胞无阻滞之患矣。东垣所谓胞衣不出，涩剂可以下之，故赤石脂亦能下胞胎，与此同义。葛可久治吐血出升斗，有花蕊石散，和剂局方治诸血及损伤金疮胎产，有花蕊石散，皆云能化血为水。则此石之功，盖非寻常草木之比也。

【附方】 新五。**花蕊石散**治五内崩损，喷血出斗升，用此治之。花蕊石煅存

---

① 血：《杨氏家藏方》卷五作“攻”。
② 痢：此下《杨氏家藏方》卷五有“赤白”二字。
③ 少食：原作“少许”，义晦，今据《杨氏家藏方》卷五改。
④ 用：原脱，今据《证类本草》卷五补。
⑤ 煅：原作“银”，字误，今据《证类本草》卷五改。
⑥ 仓：原作“疮”，字误，今据《证类本草》卷五补。

性，研如粉。以童子小便一钟，男入酒一半，女入醋一半，煎温，食后调服三钱，甚者五钱。能使瘀血化为黄水，后以独参汤补之。葛可久十药神书。**花蕊石散**治一切金刃箭镞伤，及打扑伤损，狗咬至死者，急以药掺伤处，其血化为黄水，再掺便活，更不疼痛。如内损血入脏腑，煎童子小便，入酒少许，热调一钱服，立效。畜生抵伤，肠出不损者，急纳入，桑白皮线缝之，掺药，血止立活。妇人产后败血不尽，血运，恶血奔心，胎死腹中，胎衣不下，至死，但心头温暖者。急以童子小便调服一钱，取下恶物如猪肝，终身不患血风血气。若膈上有血，化为黄水，即时吐出，或随小便出，甚效。硫黄四两，花蕊石一两，并为粗末拌匀，以胶泥固济，日干，瓦罐一个盛之，泥封口，焙干，安在四[①]方砖上，砖上书八卦五行字。用炭一秤簇匝，从巳午时自下生火，煅至炭消冷定，取出为细末，瓶收用。和剂局方。**金疮出血**方见主治**多年障翳**花蕊石水飞焙、防风、川芎䓖、甘菊花、白附子、牛蒡子各一两，甘草炙半两，为末。每服半钱，腊茶下。卫生家宝方。**脚缝出水**好黄丹，入花蕊石末，掺之。谈野翁试效方。

白羊石宋图经

【集解】 〔颂曰〕生兖州白羊山，春中掘地采之，以白莹者为良。又有黑羊石，生兖州宫山之西，亦春中掘地采之，以黑色、有墙壁、光莹者为上。

【气味】 **淡，生凉、熟热，无毒。**

【主治】 **解药毒。黑羊石同。**苏颂。

金牙石别录下品

【释名】 **黄牙石**〔时珍曰〕象形。

【集解】 〔别录曰〕金牙生蜀郡，如金色者良。〔弘景曰〕今出蜀汉，似粗金，大如棋子而方。又有铜牙亦相似，但外黑，内色小浅，不入药用。〔恭曰〕金牙离本处，入土水中，久皆黑色，不可谓之铜牙也。此出汉中金牙湍，湍两岸石间打出者，内即金色，岸颓[②]入水久者皆黑。近南山溪谷、茂州、维州亦有，胜于汉中者。〔颂曰〕今雍州亦有之。〔时珍曰〕崔昉本草云：金牙石，阳石也。生川、陕山中，似蜜栗[③]子，有金点形者妙。圣济经治疠风大方中，用金牙石、银牙石。银牙恐即金牙石之白色者尔，方书并无言及者，姑阙。

【修治】 〔大明曰〕入药烧赤，去粗乃用。

【气味】 **咸，平，无毒。**〔大明曰〕甘，平。

【主治】 **鬼疰毒蛊诸疰。**别录。**治一切冷风气，筋骨挛急，腰脚不遂，烧浸酒服。**甄权。**暖腰膝，补水脏，惊悸，小儿惊痫。**大明。

【发明】 〔弘景曰〕金牙惟酒、散及五疰丸用之，余方少用。〔颂曰〕葛洪肘后方，治风毒厥，有大小金牙酒，但浸其汁饮之。孙思邈千金方治风毒及鬼疰、南方障气、传尸等，各有大小金牙散之类是也。小金牙酒主风疰百病，虚劳湿冷，缓弱不仁，不能行步，近人用之多效，故著其法云。金牙、细辛、莽草、防风、地肤子、地黄、附子、茵蓣、续断、蜀椒、蒴藋根各四两，独活一斤，十二物，金牙捣末，别盛练囊，余皆薄切，同入一大囊，以清酒四两渍之，密器泥口，四宿酒

---

① 四：原作"西"，字误，今据《和剂局方》卷八改。

② 颓：原作"颒"，字误，今据《证类本草》卷五改。

③ 栗：原作"粟"，义晦，今据卷九蜜栗子改。

成。温服二合，日二次取效。

金刚石纲目

【释名】 **金刚钻**〔时珍曰〕其砂可以钻玉补瓷，故谓之钻。

【集解】 〔时珍曰〕金刚石出天竺诸国及西番。葛洪抱朴子云：扶南出金刚，生水底石上，如钟乳状，体似紫石英，可以刻玉。人没水取之，虽铁椎击之亦不能伤。惟羚羊角扣之，则漼然冰泮。丹房镜源云：紫背铅能碎金刚钻。周密齐东野语云：玉人攻玉，以恒河之砂，以金刚钻镂之，其形如鼠矢，青黑色如石如铁。相传出西域及回纥高山顶上，鹰隼粘带食入腹中，遗粪于河北砂碛间，未知然否。玄中记云：大秦国出金刚，一名削玉刀，大者长尺许，小者如稻黍，着环中，可以刻玉。观此则金刚有甚大者，番僧以充佛牙是也。欲辨真伪，但烧赤淬醋中，如故不酥碎者为真。若觉钝，则煅赤，冷定即锐也。故西方以金刚喻佛性，羚羊角喻烦恼。十洲记载西海流砂有昆吾石，治之作剑如铁，光明如水精，割玉如泥，此亦金刚之大者。又兽有貘及啮铁、狡兔，皆能食铁，其粪俱可为兵切玉，详见兽部貘下。

【主治】 **磨水涂汤火伤。作钗环服佩，辟邪恶毒气。**时珍。

砭石音边纲目

【释名】 **针石**

【集解】 〔时珍曰〕按东山经云，高氏之山，凫丽之山，皆多铁石。郭璞注云：可为砭针也。素问·异法方宜论云：东方之域，鱼盐之地，海滨傍水，其病为疮疡，其治宜砭石，故砭石亦从东方来。王冰注云：砭石如玉，可以为针。盖古者以石为针，季世以针代石，今人又以瓷针刺病，亦砭之遗意也。但砭石无识者，岂即石砮之属为之欤。

【附录】 **石砮**〔时珍曰〕石砮出肃慎。国人以枯木为矢，青石为镞，施毒，中人即死。石生山中。禹贡荆州、梁州皆贡砮，即此石也。又南方藤州，以青石为刀剑，如铜铁，妇人用作环玦。琉球国人垦田，以石为刀，长尺余。皆此类也

【主治】 **刺百病痈肿。**

越砥别录中品

【释名】 **磨刀石**藏器**羊肝石**纲目**砺石**〔时珍曰〕尚书：荆州厥贡砥砺。注云：砥以细密为名，砺以粗粝为称。俗称者为羊肝石，因形色也。〔弘景曰〕越砥，今细砺石也。出临平。

【气味】 **甘，无毒。**

【主治】 **目盲，止痛，除热瘙。**本经。**磨汁点目，除障翳。烧赤投酒饮，破血瘕痛切。**藏器。

砺石

【主治】 **破宿血，下石淋，除结瘕，伏鬼物恶气，烧赤投酒中饮之。人言踏之患带下，未知所由。**藏器。

磨刀垽一名龙白泉粉。

【主治】 **傅蠼螋尿疮，有效。**藏器。**涂瘰疬结核。**时珍。

姜石唐本草

【释名】 **礓砺石**〔时珍曰〕姜石以形名。或作礓砾，邵伯温云，天有至戾，地有至幽，石类得之则为礓砾是也。俗作礓砺。

【集解】 〔恭曰〕姜石所在有之，生土石间，状如姜，有五种，以色白而烂

不磣者良，齐州[1] 历城东者好，采无时。〔宗奭曰〕所在皆有，须不见日色旋取，微白者佳。

【气味】 **咸，寒，无毒。**

【主治】 **热豌豆疮，丁毒等肿。**唐本。

【附方】 旧二，新三。**丁疮肿痛**白姜石末，和鸡子清傅之，干即易，丁自出，神效。崔氏方。**乳痈肿大**如碗肿痛。方同上。外台秘要。**产后胀冲**气噎。硃砺石、代赭石等分，为末，醋糊丸梧子大。每服三五十丸，醋汤下。洁古保命集。**通身水肿**姜石烧赤，纳黑牛尿中，热服，日饮一升。千金方。

麦饭石宋图经

【释名】 〔时珍曰〕象形。

【集解】 〔时珍曰〕李迅云：麦饭石处处山溪中有之。其石大小不等，或如拳，或如鹅卵，或如盏，或如饼，大略状如握聚一团麦饭，有粒点如豆如米，其色黄白，但于溪间麻石中寻有此状者即是。古方云，曾作磨者佳，误矣。此石不可作磨。若无此石，但以旧面磨近齿处石代之，取其有麦性故耳。

【气味】 **甘，温，无毒。**

【主治】 **一切痈疽发背。**时珍。

【发明】 〔颂曰〕大凡石类多主痈疽。世传麦饭石膏，治发背疮甚效，乃中岳山人吕子华秘方。裴员外啗之以名第，河南尹胁之以重刑，吕宁绝荣望，守死不传其方。取此石碎如棋子，炭火烧赤，投米醋中浸之，如此十次，研末筛细，入乳钵内，用数人更碾五、七日，要细腻如面，四两。鹿角一具，要生取连脑骨者，其自脱者不堪用，每二三寸截之，炭火烧令烟尽即止，为末研细，二两。白敛生研末，二两。用三年米醋入银石器内，煎令鱼目沸，旋旋入药在内，竹杖子不住搅，熬一二时久，稀稠得所，倾在盆内，待冷以纸盖收，勿令尘入。用时，以鹅翎拂膏，于肿上四围赤处尽涂之，中留钱大泄气。如未有脓即内消，已作头即撮小，已溃即排脓如湍水。若病久肌肉烂落，见出筋骨者，即涂细布上贴之，干即易，逐日疮口收敛。但中膈不穴者，即无不瘥。已溃者，用时先以猪蹄汤洗去脓血，故帛挹干，乃用药。其疮切忌手触动，嫩肉仍不可以口气吹风，及腋气、月经、有孕人见之，合药亦忌此等。初时一日一洗一换，十日后二日一换。此药要极细，方有效，若不细，涂之即极痛也。此方孙真人千金月令已有之，但不及此详悉耳。又北齐马嗣明治杨遵彦背疮，取粗黄石如鹅卵大者，猛火烧赤，纳浓醋中，当有屑落醋中，再烧再淬，石至尽，取屑日干捣筛极细末，和醋涂之，立愈。刘禹锡传信方，谓之炼石法，用傅疮肿无不验。

水中白石拾遗

【集解】 〔时珍曰〕此石处处溪涧中有之。大者如鸡子，小者如指头，有黑白二色，入药用白小者。

【主治】 **食鱼鲙多，胀满成瘕，痛闷，日渐羸弱。取数十枚烧赤，投五升水中七遍，热饮。如此三五度，当利出瘕也。又烧淬水中，纳盐三合，洗风瘙瘾疹。**藏器。**治背上忽肿如盘，不识名者。取一二碗，烧热投水中，频洗之，立瘥。**苏颂。

【发明】 〔时珍曰〕昔人有煮石为粮法，即用此石也。其法用胡葱汁或地榆根等煮之，即熟如芋，谓之石羹。抱朴子

---

① 州：原作“城”，字误，今据《证类本草》卷五改。

云：洛阳道士董威辟谷方：用防风、苋[1]子、甘草之属十许种为散，先服三方寸匕，乃吞石子如雀卵十二枚。足百日，不食，气力颜色如故。欲食，则饮葵汤，下去石子。又有赤龙血、青龙膏，皆可煮石。又有引石散，投方寸匕，可煮白石子一斗，立熟如芋，可食。

河砂拾遗

【释名】　砂，小石也。字从少石，会意。

【主治】　石淋，取细白沙三升炒热，以酒三升淋汁，服一合，日再服。又主绞肠沙痛，炒赤，冷水淬之，澄清服一二合。时珍。**风湿顽痹不仁，筋骨挛缩，冷风瘫缓，血脉断绝。六月取河砂，烈日暴令极热，伏坐其中，冷即易之。取热彻通汗，随病用药。切忌风冷劳役。**藏器。

【附方】　新一。**人溺水死**白沙炒，覆死人面上下，惟露七孔，冷湿即易。千金。

杓上砂纲目

【集解】　〔时珍曰〕此淘米杓也。有木杓、瓢杓，皆可用。

【主治】　面上风粟，或青或黄赤，隐暗涩痛，及人唇上生疮者，本家杓上刮去唇砂一二粒，即安。又妇人吹乳，取砂七枚，温酒送下，更以炊帚枝通乳孔。此皆莫解其理。时珍。

石燕唐本草

【集解】　〔李勣曰〕石燕出零陵。〔恭曰〕永州祁阳县西北一十里有土冈上，掘深丈余取之。形似蚶而小，坚重如石也。俗云，因雷雨则自石穴中出，随雨飞堕者，妄[2]也。〔颂曰〕祁阳县江畔沙滩上有之。或云：生洞中，凝僵似石者佳，采无时。〔宗奭曰〕石燕如蚬蛤之状，色如土，坚重如石。既无羽翼，焉能飞出？其言近妄。〔时珍曰〕石燕有二：一种是此，乃石类也，状类燕而有文，圆大者为雄，长小者为雌；一种是钟乳穴中石燕，似蝙蝠者，食乳汁能飞，乃禽类也，见禽部。禽石燕食乳，食之补助，与钟乳同功，故方书助阳药多用之。俗人不知，往往用此石为助阳药，刊于方册，误矣。

【气味】　甘，凉，无毒。

【主治】　淋疾，煮汁饮之。妇人难产，两手各把一枚，立验。唐本。**疗眼目障翳，诸般淋沥，久患消渴，脏腑频泻，肠风痔瘘，年久不瘥，面色虚黄，饮食无味，妇人月水湛浊，赤白带下多年者，每日磨汁饮之。一枚用三日，以此为准。亦可为末，水飞过，每日服半钱至一钱，米饮服。至一月，诸疾悉平。**时珍。

【发明】　〔时珍曰〕石燕性凉，乃利窍行湿热之物。宋人修本草，以食钟乳禽石燕，混收入此石燕下。故世俗误传此石能助阳，不知其正相反也。

【附方】　旧三，新七。**伤寒尿涩**小腹胀满。石燕为末，葱白汤调半钱，胀通为度。圣惠方。**小便淋痛**石燕子七枚，捣黍米大，新桑根白皮三两锉，拌匀，分作七贴。每贴用水一盏，煎七分，空心、午前各一服。简要济众方。**血淋心烦**石燕子、商陆、赤小豆、红花等分，为末。每服一钱，葱白汤调下。圣惠方。**久年肠风**石燕磨水，常服勿歇。灵苑方。**赤白带下**多年不止。石燕一枚，磨水服，立效。徐氏家传方。**襁褓吐乳**咳嗽，久不愈。石燕子为末，以蜜调少许，涂唇上，日三、五

---

① 苋：原脱，今据《抱朴子内篇》卷十五补。

② 妄：原作“安”，字误，今据《证类本草》卷五改。

次。卫生宝鉴。**拳毛倒睫**石燕子一雌一雄，磨水点搽眼。先以镊子摘去拳毛，乃点药，后以黄连水洗之。乾坤生意。**牢牙止痛**石燕三对，火煅醋淬七次，青盐、乳香各一两，细辛半两，为末。揩之，荆芥汤漱口。一方：去乳香、细辛，加麝香。**齿疏不坚**石燕子五对，火煅、米醋淬七次，为末，青盐、麝香各少许，研匀。日用揩牙后，以温酒漱咽之。元遗山方。**服石发动**石燕子七个，打碎，水三升，煮二升，频频淋洗，以瘥为度。圣济。

石蟹宋开宝

【集解】 〔志曰〕石蟹生南海，云是寻常蟹尔，年月深久，水沫相着，因化成石，每遇海潮即飘[①]出。又有一种入洞穴年深者亦然。皆细研水飞，入诸药相助用之。〔颂曰〕近海州郡皆有之。体质石也，而都与蟹相似，但有泥与粗石相着尔。〔时珍曰〕按顾玠海槎录云：崖州榆林港内半里许，土极细腻，最寒，但蟹入则不能运动，片时成石矣。人获之名石蟹，置之几案，云能明目也。复有石虾似虾，出海边；石鱼似鱼，出湘山县。石鱼、虾[②]并不入药用。一统志言，凤翔汧阳县西有山鱼陇，掘地破石得之，云可辟蠹也。

【气味】 **咸，寒，无毒。**

【主治】 **青盲目淫，肤翳丁翳，漆疮**。开宝。**解一切药毒并蛊毒，天行热疾，催生落胎，疗血运，并热水磨服**。大明。**醋摩傅痈肿。熟水磨服，解金石毒**。苏颂。

【附方】 新一。**喉痹肿痛**石蟹磨水饮，并涂喉外。圣济录。

石蛇宋图经

【集解】 〔颂曰〕石蛇出南海水旁山石间，其形盘屈如蛇，无首尾，内空，红紫色，以左盘者良。又似车螺，不知何物所化。大抵与石蟹同类，功用亦相近。〔宗奭曰〕石蛇色如古墙上土，盘结如查梨大，空中，两头巨细一等。不与石蟹同类，蟹则真蟹所化，蛇非真蛇。今人用之绝少。〔时珍曰〕按姚宽西溪丛话云：南恩州海边有石山觜，每蟹过之则化为石，蛇过亦然。此说不知果否？若然，则石蛇亦真蛇所化。

【气味】 **咸，平，无毒。**

【主治】 **解金石毒**。苏颂。

石蚕宋开宝

【释名】 **石僵蚕**纲目

【集解】 〔志曰〕石蚕生海岸石旁，状如蚕，其实石也。

【气味】 **苦，热，无毒**。〔药诀曰〕苦，热，有毒。〔独孤滔曰〕制丹砂。

【主治】 **金疮止血生肌，破石淋血结，磨服，当下碎石**。开宝。

石鳖纲目

【集解】 〔时珍曰〕石鳖生海边，形状大小俨如䗪虫，盖亦化成者。䗪虫俗名土鳖。

【气味】 **甘，凉，无毒。**

【主治】 **淋疾血病，磨水服**。时珍。

蛇黄唐本草

【集解】 〔恭曰〕蛇黄出岭南，蛇腹中得之，圆重如锡，黄黑青杂色。〔志曰〕蛇黄多赤色，有吐出者，野人或得之。〔颂曰〕今越州、信州亦有之。今医

---

① 飘：原作“瓢”，字误，今据《证类本草》卷四改。

② 虾：原作“山”，张本作“虾”，兹改。

所用，云是蛇冬蛰时所含土，到春发蛰吐之而去，大如弹丸，坚如石，外黄内黑色，二月采之。与旧说不同，未知孰是。〔时珍曰〕蛇黄生腹中，正如牛黄之意。世人因其难得，遂以蛇含石代之，以其同出于蛇故尔。广西平南县有蛇黄冈，土人九月掘下七八尺，始得蛇黄，大者如鸡子，小者如弹丸，其色紫。庚辛玉册云：蛇含自是一种石，云蛇入蛰时，含土一块，起蛰时化作黄石，不稽之言也。有人掘蛇窟寻之，并无此说。

【修治】 〔大明曰〕入药烧赤醋淬三四次，研末水飞用。

【气味】 **冷，无毒。**

【主治】 **心痛疰忤，石淋，小儿惊痫，妇人产难，以水煮研服汁。**唐本。**镇心。**大明。**磨汁，涂肿毒。**时珍。

【附方】 新六。**暗风痫疾**忽然仆地，不知人事，良久方醒。蛇黄，火煅醋淬七次，为末。每调酒服二钱，数服愈。年深者亦效。危氏得效方。**惊风痫疳**神穴丹：治急惊风、痫疾、天吊、疳热等证。用紫色蛇黄四两煅过，豮猪屎二两小者泥固煅过，铁粉一两，朱砂半两，麝香一钱，为末，糯粉糊丸芡子大，漆盘晒干。看之每丸有一小穴，故名神穴。每服一丸，薄荷酒化下，立苏。齐[①]烫，冷水化下。灵苑方。**小儿项软**因风虚者。蛇含石一块，煅七次，醋淬七次研，郁金等分，为末，入麝香少许，白米饭丸龙眼大。每服一丸，薄荷汤化服，一日一服。活幼全书。**瘴疟鬼疟**食疟。蛇含石末一两，信石末一两，研匀，入水火鼎内。上以盏盖，六一泥固济，煅至药升在盏，刮下为末，米糕糊丸绿豆大，雄黄为衣。每服一丸，黑豆研水，五更送下。摘玄方。**血痢不止**蛇含石二枚，火煅醋淬，研末。每服三钱。米饮下。普济方。**肠风下血**脱肛。蛇黄二颗，火煅醋淬七次。为末。每服三钱，陈米饮下。普济方。

霹雳砧拾遗

【释名】 **雷楔**〔时珍曰〕旧作针及屑，误矣。

【集解】 〔藏器曰〕此物伺候震处，掘地三尺得之。其形非一，有似斧刀者，锉刀者，有安二孔者。一云出雷州，并河东山泽间。因雷震后得者。多似斧色，青黑斑文，至硬如玉。或言是人间石造，纳与天曹，不知事实。〔时珍曰〕按雷书云：雷斧如斧，铜铁为之。雷砧似砧，乃石也，紫黑色。雷锤重数斤，雷钻长尺余，皆如钢铁，雷神以劈物击物者。雷环如玉环，乃雷神所珮遗落者。雷珠乃神龙所含遗下者，夜光满室。又博物志云：人间往往见细石形如小斧，名霹雳斧，一名霹雳楔。玄中记云，玉门之西有一国，山上立庙，国人年年出钻，以给雷用。此谬言也。雷虽阴阳二气激薄有声，实有神物司之，故亦随万物启蛰，斧钻砧锤皆实物也。若曰在天成象，在地成形，如星陨为石。则雨金石、雨粟麦、雨毛血及诸异物者，亦在地成形者乎？必太虚中有神物使然也。陈时苏绍雷锤重九斤。宋时沈括于震木之下得雷楔，似斧而无孔。鬼神之道幽微，诚不可究极。

【气味[②]】 **无毒。**

【主治】 **大惊失心，恍惚不识人，并石淋，磨汁服。亦煮服。作枕，除魔梦不详。**藏器。**刮末服，主瘵疾，杀劳虫，下蛊毒，止泄泻，置箱箦间，不生蛀虫。诸雷物佩之，安神定志，治惊邪之疾。**时珍。出雷书。

---

① 齐：同“脐”。

② 气味：此二字原脱，今据前后文例补。

雷墨纲目

【集解】 〔时珍曰〕按雷书云：凡雷书木石，谓木札，入二三分，青黄色。或云：雄黄、青黛、丹砂合成，以雷楔书之。或云蓬莱山石脂所书。雷州每雷雨大作，飞下如沙石，大者如块，小者如指，坚硬如石，黑色光艳至重。刘恂岭表录云：雷州骤雨后，人于野中得石如黳石，谓之雷公墨，扣之铮然，光莹可爱。又李肇国史补云：雷州多雷，秋则伏蛰，状如人，掘取食之。观此，则雷果有物矣。

【主治】 **小儿惊痫邪魅诸病，以桃符汤磨服即安。**时珍。

本草纲目石部目录第十一卷

石之五 卤石类二十种附录二十七种

食盐别录　**戎盐**本经　**光明盐**唐本　**卤碱**本经　**凝水石**本经。即寒水石　**玄精石**开宝　**绿盐**唐本　**盐药**拾遗。悬石附　**朴消**本经　**玄明粉**药性　**消石**本经。即焰消　**硇砂**唐本。石药附　**蓬砂**日华。特蓬杀附　**石硫黄**本经　**石硫赤**别录。**石硫青**别录。硫黄香附　**矾石**本经　**绿矾**日华　**黄矾**纲目　**汤瓶内硷**纲目

上附方旧一百零二，新二百四十九。附录诸石二十七种

本草纲目石部第十一卷

石之五卤石类二十种。附录二十七种。

食盐别录中品

校正：〔志曰〕原在米部，今移入此。〔时珍曰〕并入本经大盐。

【释名】　鹾音磋。〔时珍曰〕盐字象器中煎卤之形。礼记：盐曰咸鹾。尔雅云：天生曰卤，人生曰盐。许慎说文云：盐，咸也。东方谓之斥，西方谓之卤，河东谓之咸。黄帝之臣宿沙氏，初煮海水为盐。本经大盐，即今解池颗盐也。别录重出食盐，今并为一。方士呼盐为海砂。

【集解】　〔别录曰〕大盐出邯郸及河东池泽。〔恭曰〕大盐即河东印盐也，人之常食者，形粗于食盐。〔弘景曰〕有东海盐、北海盐、南海盐、河东盐池、梁益盐井、西羌山盐、胡中树盐，色类不同，以河东者为胜。东海盐官盐白草粒细。北海盐黄草粒粗。以作鱼鲊及咸菹，乃言北胜，而藏茧必用盐官者。蜀中盐小淡，广州盐咸苦，不知其为疗体复有优劣否。〔藏器曰〕四海之内何处无之，惟西南诸夷稍少，人皆烧竹及木盐当之。〔颂曰〕并州末盐，乃刮碱煎炼者，不甚佳，所谓卤碱是也。大盐生河东池泽，粗于末盐，即今解盐也。解州安邑两池取盐，于池旁耕地，沃以池水，每得南风急，则宿夕成盐满畦，彼人谓之种盐，最为精好。东海、北海、南海盐者，今沧、密、楚、秀、温、台、明、泉、福、广、琼、化诸州，煮海水作之，谓之泽盐，医方谓之海盐。海边掘坑，上布竹木，覆以蓬茅，积沙于上。每潮汐冲沙，由卤碱淋于坑中。水退则以火炬照之，卤气冲火皆灭。因取海卤贮盘中煎之，顷刻而就。其煮盐之器，汉谓之牢盆，今或鼓铁为之。南海人编竹为之，上下周以蜃灰，横丈深尺，平底，置于灶背，谓之盐盘。梁益盐井者，今归州及四川诸郡皆有盐井，汲其水以煎作盐，如煮海法。又滨州有土盐，煎炼草土而成，其色最粗黑，不堪入药。通、泰、海州并有停户[①]，刮碱煎盐输官，如并州末盐之类，而味更优，以供给江湖，极为饶衍。〔时珍曰〕盐品甚多：海盐取海卤煎炼而成，今辽冀、山东、两淮、闽浙、广南所出是也。并盐取井卤煎炼而成，今四川、云南所出是也。池盐出河东安邑、西夏灵州，今惟解州种之。疏卤地为畦陇，而堑围之。引清水注入，久则色赤。待夏秋南风大起，则一夜结成，谓之盐南风。如南风不起，则盐失利。亦忌浊水淤淀盐脉也。海丰、深州者，亦引海水入池晒成。并州、河北所出，皆鹻盐也，刮取鹻土，煎炼而成。阶、成、凤州所出，皆崖盐也，生于土崖之间，状如白矾，亦名生盐。此五种皆食盐也，上供国课，下济民用。海盐、井盐、鹻盐三者出

---

① 户：原作“夕”，义晦，今据《证类本草》卷四改。

于人，池盐、崖盐二者出于天。周礼云：盐人掌盐之政令。祭祀供其苦盐、散盐，宾客供其形盐，王之膳羞，供其饴盐。苦盐，即颗盐也，出于池，其盐为颗，未炼治，其味咸苦。散盐，即末盐，出于海及井，并煮鹻而成者，其盐皆散末也。形盐，即印盐，或以盐刻作虎形也，或云积卤所结，其形如虎也。饴盐，以饴拌成者；或云生于戎地，味甜而美也。此外又有崖盐生于山崖，戎盐生于土中，伞子盐生于井，石盐生于石，木盐生于树，蓬盐生于草。造化生物之妙，诚难殚知也。

【修治】　〔时珍曰〕凡盐，人多以矾、消灰、石之类杂之。入药须以水化，澄去脚滓，煎炼白色，乃良。

大盐

【气味】　**甘、咸，寒，无毒。**〔别录曰〕食盐咸，温，无毒。多食伤肺，喜咳。〔权曰〕有小毒。〔时珍曰〕咸、微辛，寒，无毒。〔保升曰〕多食令人失色肤黑，损筋力。〔之才曰〕漏卢为之使。〔敩曰〕擞箄淡卤。乌贼骨亦淡卤。

【主治】　**肠胃结热喘逆，胸中病，令人吐。**本经。**伤寒寒热，吐胸中痰澼，止心腹卒痛，杀鬼蛊邪疰毒气，下部䘌疮，坚肌骨。**别录。**除风邪，吐下恶物，杀虫，去皮肤风毒。调和脏腑，消宿物，令人壮健。**藏器。**助**[①]**水脏，及霍乱心痛，金疮，明目，止风泪邪气，一切虫伤疮肿火灼疮，长肉补皮肤，通大小便，疗疝气，滋五味。**大明。**空心揩齿，吐水洗目，夜见小字。**甄权。**解毒，凉血润燥，定痛止痒，吐一切时气风热、痰饮关格诸病。**时珍。

【发明】　〔弘景曰〕五味之中，惟此不可缺。西北方人食不耐咸，而多寿少病好颜色；东南方人食绝欲咸，而少早[②]多病，便是损人伤肺之效。然以浸鱼肉，则能经久不败，以沾布帛，则易致朽烂，所施各有所宜也。〔宗奭曰〕素问云：咸走血。故东方食鱼盐之人多黑色，走血之验可知。病喘嗽人及水肿者，宜全禁之。北狄用以淹尸，取其不坏也。其烧剥金银熔汁作药，仍须解州大盐为佳。〔时珍曰〕洪范：水曰润下作咸。素问曰：水生咸。此盐之根源也。夫水周流于天地之间，润下之性无所不在，其味作咸，凝结为盐，亦无所不在。在人则血脉应之。盐之气味咸腥，人之血亦咸腥。咸走血，血病无多食咸，多食则脉凝泣而变色，从其类也。煎盐者用皂角收之，故盐之味微辛。辛走肺，咸走肾。喘嗽水肿消渴者，盐为大忌。或引痰吐，或泣血脉，或助水邪故也。然盐为百病之主，百病无不用之。故服补肾药用盐汤者，咸归肾，引药气入本脏也。补心药用炒盐者，心苦虚，以咸补之也。补脾药用炒盐者，虚则补其母，脾乃心之子也。治积聚结核用之者，咸能软坚也。诸痈疽眼目及血病用之者，咸走血也。诸风热病用之者，寒胜热也。大小便病用之者，咸能润下也。骨病齿病用之者，肾主骨，咸入骨也。吐药用之者，咸引水聚也。能收豆腐与此同义。诸蛊及虫伤用之者，取其解毒也。〔颂曰〕唐柳柳州纂救三死方云：元和十一年十月，得霍乱，上不可吐，下不可利，出冷汗三大斗许，气即绝。河南房伟传此方，入口即吐，绝气复通，一法用盐一大匙，熬令黄，童子小便一升，合和温服，少顷吐下，即愈也。

【附方】　旧四十二，新二十七。**炼盐黑丸**崔中丞炼盐黑丸方：盐末一升，纳粗瓷瓶中，实筑泥头。初以煻火烧，渐渐

---

① 助：《证类本草》卷四作“暖”。

② 早：《证类本草》卷四作“寿”。

加炭火，勿令瓶破，候赤彻，盐如水汁，即去火，待凝，破瓶取出。豉一升，熬煎。桃仁一两，和麸炒熟。巴豆二两，去心膜，纸中炒令油出，须生熟得所，熟即少力，生又损人。四物捣匀，入蜜和丸梧子大。每服三丸，平旦时服。天行时气，豉汁及茶下。心痛，酒下，入口便止。血痢，饮下，初变水痢，后便止。鬼疟，茶饮下。骨蒸，蜜汤下。忌久冷浆水。合药久则稍加之。凡服药后吐利，勿怪。吐利若多，服黄连汁止之。或遇杀药人药久不动者，更一、两丸。药后忌口二三日。其药腊月合之，瓷瓶密封，勿令泄气。一剂可救百人。或在道途，或在村落，无药可求，但用此药，即敌大黄、朴硝数两，曾用有效。小儿、女子不可服，被搅作也。刘禹锡传信方。**卒中尸遁**其状腹胀，气[1]急冲心，或块起，或牵腰脊者是。服盐汤取吐。孙真人方。**尸疰鬼疰**下部蚀疮。炒盐布裹，坐熨之。药性论。**鬼击中恶**盐一盏，水二盏，和服，以冷水噀之，即苏。救急方。**中恶心痛**或连腰脐，盐和鸡子大，青布裹，烧赤，纳酒中，顿服。当吐恶物愈。甄权药性论。**中风腹痛**盐半斤，熬水干，着口中，饮热汤二斤，得吐愈。肘后方。**脱阳虚证**四肢厥冷，不省人事，或小腹紧痛，冷汗气喘。炒盐熨脐下气海，取暖。救急方。**心腹胀坚**痛闷欲死。盐五合，水一升，煎服。吐下即定，不吐更服。梅师方。**腹胀气满**黑盐，酒服六铢。后魏书。**酒肉过多**胀满不快。用盐花搽牙，温水漱下二三次，即如汤沃雪也。简便方。**干霍乱病**上不得吐，下不得利。方见发明。**霍乱腹痛**炒盐一包，熨其心腹，令气透，又以一包熨其背。救急方。**霍乱转筋**欲死气绝，腹有暖气者。以盐填脐中，灸盐上七壮，即苏。救急方。**肝虚转筋**肝脏气虚，风冷抟于筋，遍体转筋，入腹不可忍。热汤三斗，入盐半斤，稍热渍之。圣惠方。**一切脚气**盐三升，蒸热分裹，近壁，以脚踏之，令脚心热。又和槐白皮蒸之，尤良。夜夜用之。食疗本草。**脚气疼痛**每夜用盐擦腿膝至足甲，淹少时，以热汤泡洗。有一人病此，曾用验。救急方。**胸中痰饮**伤寒热病疟疾须吐者，并以盐汤吐之。外台秘要。**病后胁胀**天行病后，两胁胀满，熬盐熨之。外台秘要方。**妊娠心痛**不可忍。盐烧赤，酒服一撮。产宝。**妊妇逆生**盐摩产妇腹，并涂儿足底，仍急爪搔之。千金方。**妇人阴痛**青布裹盐，熨之。药性论。**小儿疝气**并内吊肾气。以葛袋盛盐，于户口悬之，父母用手捻料尽，即愈。日华子本草。**小儿不尿**安盐于脐中，以艾灸之。药性论。**小便不通**湿纸包白盐，烧过，吹少许入尿孔中，立通。普济方。**气淋脐痛**盐和醋服之。广利方。**二便不通**盐和苦酒傅脐中，干即易。仍以盐汁灌肛内，并内用纸裹盐投水中饮之。家藏方。**漏精白浊**雪白盐一两，并筑紧固济，煅一日，出火毒，白茯苓、山药各一两，为末，枣肉和蜜丸梧子大。每枣汤下三十丸。盖甘以济咸，脾肾两得也。直指方。**下痢肛痛**不可忍者。熬盐包坐熨之。肘后方。**血痢不止**白盐，纸包烧研，调粥吃，三四次即止也。救急方。**中蛊吐血**或下血如肝。盐一升，苦酒一升，煎化顿服，得吐即愈，乃支太医方也。小品方。**金疮血出**甚多，若血冷则杀人。宜炒盐三撮，酒调服之。梅师方。**金疮中风**煎盐令热，以匙抄。沥却水，热泻疮上。冷更着，一日勿住，取瘥，大效。肘后方。**小儿撮口**盐豉[2]捣贴脐上，灸之。

① 气：原脱，今据《证类本草》卷四补。

② 豉：原作“头”，义晦，今据卷四小儿初生诸病门脐风项及《证类本草》卷四改。

子母秘录。**病笑不休**沧盐煅赤，研入河水煎沸，啜之，探吐热痰数升。即愈。素问曰：神有余，笑不休。神，心火也。火得风则焰，笑之象也。一妇病此半年，张子和用此方，遂愈。儒门事亲。**饮酒不醉**凡饮酒，先食盐一匕，则后饮必倍。肘后方。**明目坚齿**去翳，大利老眼。海盐，以百沸汤泡散，清汁于银石器内，熬取雪白盐花，新瓦器盛。每早揩牙漱水，以大指甲点水洗目，闭坐良久，乃洗面。名洞视千里法，极神妙。永类钤方。**风热牙痛**槐枝煎浓汤二碗，入盐一斤，煮干炒研，日用揩牙，以水洗目。唐瑶经验方。**齿䘌齿动**盐半两，皂荚两挺，同烧赤，研。夜夜揩齿，一月后并瘥，其齿牢固。食疗本草。**齿龈宣露**每旦噙盐，热水含百遍。五日后齿即牢。千金方。**齿疼出血**每夜盐末厚封龈上，有汁沥尽乃卧。其汁出时，叩齿勿住。不过十夜，疼血皆止。忌猪、鱼、油菜等。极验。肘后方。**喉中生肉**绵裹箸头，拄盐揩之，日五六度。孙真人方。**帝钟**[①] **喉风**垂长半寸，煅食盐频点之，即消。圣惠方**风病耳鸣**盐五升蒸热，以耳枕之，冷复易之。肘后方。**耳卒疼痛**方同上。**目中泪出**盐点目中，冷水洗数次，瘥。范汪方。**目中浮翳**遮睛。白盐生研少许，频点屡效，小儿亦宜。直指方。**小儿目翳**或来或去，渐大侵睛。雪白盐少许，灯心蘸点，日三五次。不痛不碍，屡用有效。活幼口议。**尘物眯目**以少盐并豉置水中，视之立出。孙真人方。**酒皶赤鼻**白盐常擦之，妙。直指方。**口鼻急疳**蚀烂腐臭。斗子盐、白面等分，为末。每以吹之。普济方。**面上恶疮**五色者。盐汤浸绵搨疮上，五六度即瘥。药性论。**体如虫行**风热也。盐一斗，水一石，煎汤浴之，三四次。亦疗一切风气。外台秘要。**疮癣痛痒**初生者。嚼盐频擦之。妙。千金翼。**手足心毒**风气毒肿。盐末、椒末等分，酢和。傅之，立瘥。肘后方。**手足疣目**盐傅上，以舌舐之。不过三度，瘥。肘后方。**热病生䘌**下部有疮。熬盐熨之。不过三次。梅师方。**一切漏疮**故布裹盐，烧赤为末。每服一钱。外台秘要。**臁疮经年**盐中黑泥，晒研搽之。永类方。**蠼螋尿疮**盐汤浸绵，搨疮上。食疗本草。**蜈蚣咬人**嚼盐涂之，或盐汤浸之，妙。梅师方。**蚯蚓蛟毒**形如大风，眉鬓皆落。惟浓煎盐汤，浸身数遍即愈。浙西军将张韶病此，每夕蚯蚓鸣于体，一僧用此方而安，蚓畏盐也。经验方。**蜂虿叮螫**嚼盐涂之。千金方。**解黄蝇毒**乌蒙山峡多小黄蝇，生毒蛇鳞中，啮人初无所觉，渐痒为疮。勿搔，但以冷水沃之，擦盐少许，即不为疮。方舆胜览。**毒蛇伤螫**嚼盐涂之，灸三壮，仍嚼盐涂之。徐伯玉方。**虱出怪病**临卧浑身虱出，约至五升，随至血肉俱坏，每宿渐多，痛痒不可言状，惟吃水，卧床昼夜号哭，舌尖出血不止，身齿俱黑，唇动鼻开。但饮盐醋汤十数日即安。夏子益奇疾方。**解狼毒毒**盐汁饮之。千金方。**药箭毒气**盐贴疮上，灸三十壮，良。集验方。**救溺水死**以大凳卧之，后足放高，用盐擦脐中，待水自流出，切勿倒提出水。救急方。**溃痈作痒**以盐摩其四围，即止。外科精义。

戎盐本经下品

【释名】 **胡盐**别录**羌盐**日华**青盐**纲目**秃登盐**唐本**阴土盐**〔大明曰〕西番所食者，故号戎盐、羌盐。〔恭曰〕：戎盐，即胡盐也。沙州名秃登盐，廓州名为阴土盐，生河岸山坂之阴土石间，故名。

【集解】 〔别录曰〕戎盐生胡盐山，

---

① 帝钟：或作“帝中”，皆“悬雍”之别称。

及西羌北地、酒泉福禄城东南角。北海青，南海赤。十月采。〔当之曰〕戎盐味苦臭，是海潮水浇山石，经久盐凝着石，取之北海者青，南海者赤。〔弘景曰〕史书言虏中盐有九种：白盐、食盐，常食者；黑盐，主腹胀气满；胡盐，主耳聋目痛；柔盐，主马脊疮；又有赤盐、驳盐、臭盐、马齿盐四种，并不入食。马齿即大盐，黑盐疑是卤碱，柔盐疑是戎盐，而此戎盐又名胡盐，二三相乱。今戎盐虏中甚有，从凉州来，亦从敦煌来。其形作块片，或如鸡鸭卵，或如菱米，色紫白，味不甚咸，口尝气臭正如毈鸡子臭者乃真。又河南盐池泥中，自有凝盐如石片，打破皆青黑色，善疗马脊疮，又疑此是戎盐。又巴东朐䏰县北崖有盐井，盐水自凝，生伞子盐，一二寸，中央突张如伞形，亦有方如石膏、博棋者。〔恭曰〕戎盐即胡盐，生河崖山坂之阴土石间，大小不常，坚白似石，烧之不鸣烢也。〔宗奭曰〕戎盐成垛，裁之如枕，细白，味甘、咸。〔颂曰〕陶氏所说九种，今人不能遍识。医家治眼及补下药多用青盐，恐即戎盐也。本草云：北海青，南海赤。今青盐从西羌来者，形块方棱，明莹而青黑色，最奇。北海来者，作大块而不光莹，又多孔窍，若蜂窠状，色亦浅于西盐，彼人谓之盐枕，入药差劣。北胡又有一种盐，作片屑，如碎白石，彼人亦谓之青盐，缄封于匣，与盐枕并作礼贽，不知是何色类。〔时珍曰〕本草戎盐云，北海青，南海赤，而诸注乃用白盐，似与本文不合。按凉州异物志云：姜赖之墟，今称龙城。刚卤千里，蒺藜之形。其下有盐，累棋而生。出于胡国，故名戎盐。赞云：盐山二岳，二色为质。赤者如丹，黑者如漆。小大从意，镂之为物。作兽辟恶，佩之为吉。或称戎盐，可以疗疾。此说与本草本文相合，亦惟赤、黑二色，不言白者。盖白者乃光明盐，而青盐、赤盐则戎盐也。故西凉记云：青盐池出盐，正方半寸，其形如石，甚甜美。真腊记云：山间有石，味胜于盐，可琢为器。梁杰公传言，交河之间，掘碛下数尺，有紫盐，如红如紫，色鲜而甘。其下丈许，有瑿珀。北户录亦言，张掖池中出桃花盐，色如桃花，随月盈缩。今宁夏近凉州地，盐井所出青盐，四方皎洁如石。山丹卫即张掖地，有池产红盐，红色。此二盐，即戎盐之青、赤二色者。医方但用青盐，而不用红盐，不知二盐皆名戎盐也。所谓南海、北海者，指西海之南北而言，非炎方之南海也。张果玉洞要诀云：赤戎盐出西戎，禀自然水土之气，结而成质。其地水土之气黄赤，故盐亦随土气而生。味淡于石盐，力能伏阳精。但于火中烧汁红赤，凝定色转益者，即真也。亦名绛盐。抱朴子书有作赤盐法。又岭南一种红盐，乃染成者，皆非真红盐也。又丹房鉴源云：蛮盐可伏雌雄，红盐为上。

【气味】 **咸，寒，无毒。**〔宗奭曰〕甘、咸。〔大明曰〕平。〔独孤滔曰〕戎盐，赤、黑二色，能累卵，干汞，制丹砂。

【主治】 **明目目痛，益气，坚肌骨，去毒蛊。**本经。**心腹痛，溺血吐血，齿舌血出。**别录。**助水脏，益精气，除五脏癥结，心腹积聚，痛疮疥癣。**大明。**解芫青、斑蝥毒。**时珍。

【发明】 〔宗奭曰〕戎盐甘咸，功在却血、入肾，治目中瘀赤涩昏。〔时珍曰〕戎盐功同食盐，不经煎炼，而味咸带甘，入药似胜。周礼注云，饴盐味甜，即戎盐，不知果否？或云以饴拌盐也。

【附方】 新六**小便不通**戎盐汤：用戎盐弹丸大一枚，茯苓半斤，白术二两，水煎，服之。仲景金匮方。**风热牙痛**青盐一斤，槐枝半斤，水四碗，煎汁二碗，煮盐至干，炒研。日用揩牙洗目。唐氏经验方。**牢牙明目**青盐二两，白盐四两，川椒四两，煎汁拌盐炒干。日用揩牙洗目，永无齿疾目疾。通变要法。**风眼烂弦**戎盐化水，点之。普济方。**痔疮漏疮**白矾四两，青盐四两，为末，猪尿脬一个盛之，阴干。每服五钱，空心温水下。赵氏经验方。

光明盐唐本草

【释名】 **石盐**唐本**圣石**蜀本**水晶盐**纲目〔时珍曰〕雷敩炮炙论·序云：圣石开盲，明目而如云离日。则光明者，乃兼形色与功而名也。

【集解】 〔恭曰〕光明盐生盐州五原，盐池下凿取之。大者如升，皆正方光彻。〔颂曰〕今阶州出一种石盐，生山石中，不由煎炼，自然成盐，色甚明莹，彼人甚贵之，云即光明盐也。〔时珍曰〕石盐有山产、水产二种。山产者即崖盐也，一名生盐，生山崖之间，状如白矾，出于阶、成、陵、凤、永、康诸处。水产者生池底，状如水晶、石英，出西域诸处。吴录云：天竺有新淘水，味甘美，下有石盐。白如水晶。又波斯出自然白盐，如细石子。金幼孜北征录云：北虏有盐海子，出白盐，莹洁如水晶。又有盐池盐，色或青或白，军士采食之。此皆水产者也。梁四公子传云：高昌国烧羊山出盐，大者如斗，状白如玉。月望收者，其文理粗，明澈如冰；非月望收者，其文理密。金楼子云：胡中白盐，产于崖，映月光明洞澈如水晶。胡人以供国厨，名君王盐，亦名玉华盐。此则山产者也。皆自然之盐。所谓天成者也。益州记云：汶山有咸石，以水渍而煎之成盐。此亦石盐之类，而稍不同者。

【气味】 **咸、甘，平，无毒。**

【主治】 **头痛诸风，目赤痛，多眵泪。**唐本。

【发明】 〔时珍曰〕光明盐得清明之气，盐之至精者也，故入头风眼目诸药尤良。其他功同戎盐，而力差次之。

卤碱本经下品

【释名】 **卤盐** **寒石**吴普**石硷**补遗。〔时珍曰〕碱音有二：音咸者，润下之味；音减者，盐土之名，后人作硷，作鹻是矣。许慎说文云：卤，西方碱地也。故字从西省文，象盐形。东方谓之斥，西方谓之卤，河东谓之碱。传云：兑为泽，其于地也为刚卤，亦西方之义。

【集解】 〔别录曰〕卤碱生河东池泽。〔弘景曰〕今俗不复见卤碱，疑是黑盐。又云：是煎盐釜下凝滓。二说未详。〔恭曰〕卤碱生河东，河东盐不釜煎，明非凝滓，又疑是黑盐，皆不然。此是硷土也，今人熟皮用之，于硷地掘取。〔颂曰〕并州人刮碱煎炼，不甚佳，即卤碱也。〔机曰〕卤碱，即卤水也。〔时珍曰〕说文既言卤碱皆斥地之名，则谓凝滓及卤水之说皆非矣。卤盐与卤硷不同。山西诸州平野，及太谷、榆次高亢处，秋间皆生卤，望之如水，近之如积雪。土人刮而熬之为盐，微有苍黄色者，即卤盐也。尔雅所谓天生曰卤、人生曰盐者是矣。凡盐未经滴去苦水，则不堪食，苦水即卤水也。卤水之下，澄盐凝结如石者，即卤硷也。丹溪所谓石硷者，乃灰硷也，见土类。吴普本草谓卤硷，一名卤盐者，指卤水之盐，非卤地之盐也，不妨同名。

【气味】 **苦，寒，无毒。**〔别录〕苦、咸，寒。〔独孤滔曰〕卤盐制四黄，作焊药。同硇砂罨铁，一时即软。

【主治】 **大热消渴狂烦，除邪，及下蛊毒，柔肌肤**。本经。**去五脏肠胃留热结气，心下坚，食已呕逆喘满，明目目痛**。别录。

【附方】 新二。**风热赤眼虚肿涩痛**。卤𪉟一升，青梅二十七个，古钱二十一文，新瓶盛，密封，汤中煮一炊时。三日后取点，日三五度。圣惠方。**齿腐龈烂**不拘大人小儿。用上好碱土，热汤淋取汁，石器熬干刮下，入麝香少许研，掺之。宣明方。

凝水石本经中品

【释名】 **白水石**本经**寒水石** **凌水石**别录**盐精石** **泥精** **盐枕**纲目**盐根**〔时珍曰〕拆片投水中，与水同色，其水凝动；又可夏月研末，煮汤入瓶，倒悬井底，即成凌冰，故有凝水、白水、寒水、凌水诸名。生于积盐之下，故有盐精以下诸名。石膏亦有寒水之名，与此不同。

【集解】 〔别录曰〕凝水石，色如云母可析者，盐之精也。生常山山谷、中水县及邯郸。〔弘景曰〕常山即恒山，属并州。中水属河间。邯郸属赵郡。此处地皆碱卤，故云盐精，而碎之亦似朴消。此石末置水中，夏月能为冰者佳。〔时珍曰〕别录言凝水，盐之精也。陶氏亦云卤地所生，碎之似朴消。范子计然云，出河东。河东，卤地也。独孤滔丹房鉴源云：盐精出盐池，状如水精。据此诸说，则凝水即盐精石也，一名泥精，昔人谓之盐枕，今人谓之盐根。生于卤地积盐之下，精液渗入土中，年久至泉，结而成石，大块有齿棱，如马牙消，清莹如水精，亦有带青黑色者，皆至暑月回润，入水浸久亦化。陶氏注戎盐，谓盐池泥中自有凝盐如石片，打破皆方，而色青黑者，即此也。苏颂注玄精石，谓解池有盐精石，味更咸苦，乃玄精之类；又注食盐，谓盐枕作精块，有孔窍，若蜂窠，可缄封为礼贽者，皆此物也。唐宋诸医不识此石，而以石膏、方解石为注，误矣。今正之于下。

【正误】 〔恭曰〕凝水石有纵理、横理两种，色清明者为上。或云纵理为寒水石，横理为凝水石。今出同州韩城，色青横理如云母为良；出澄州者，斜理文色白为劣也。〔颂曰〕今河东汾、隰州及德顺军亦有之，三月采。又有一种冷油石，全与此相类，但投沸油铛中，油即冷者，是也。此石性冷有毒，误服令人腰以下不能举。〔宗奭曰〕凝水石文理通彻，人或磨刻为枕，以备暑月之用。入药须烧过。或市人末入轻粉以乱真，不可察。陶氏言夏月能为冰者佳，如此则举世不能得矣。〔阎孝忠曰〕石膏，洁白坚硬，有墙壁。寒水石软烂，可以手碎，外微青黑，中有细文。〔王隐君曰〕寒水石，坚白晶洁，状若明矾、蓬砂之质。或有碎之，粒粒大小皆四方，故又名方解石，今人谓之硬石膏者是也。〔时珍曰〕寒水石有二：一是软石膏，一是凝水石。惟陶弘景所注，是凝水之寒水石，与本文相合。苏恭、苏颂、寇宗奭、阎孝忠四家所说，皆是软石膏之寒水石。王隐君所说，则是方解石。诸家不详本文盐精之说，不得其说，遂以石膏、方解石指为寒水石。唐宋以来相承其误，通以二石为用，而盐精之寒水，绝不知用，此千载之误也。石膏之误近千载，朱震亨氏始明；凝水之误，非时珍深察，恐终于绝响矣。

【修治】 〔敩曰〕凡使，须用生姜自然汁煮干，研粉用。每十两用生姜一镒也。

【气味】 **辛，寒，无毒**。〔别录曰〕甘，大寒。〔普曰〕神农：辛。岐伯、医和、扁鹊：甘，无毒。李当之：大寒。

〔时珍曰〕辛、咸。〔之才曰〕解巴豆毒，畏地榆。〔独孤滔曰〕制丹砂，伏玄精。

【主治】 **身热，腹中积聚邪气，皮中如火烧，烦满，水饮之。久服不饥。**本经。**除时气热盛，五脏伏热，胃中热，止渴，水肿，小腹痹。**别录。**压丹石毒风，解伤寒劳复。**甄权。**治小便白，内痹，凉血降火，止牙疼，坚牙明目。**时珍。

【发明】 〔时珍曰〕凝水石禀积阴之气而成，其气大寒，其味辛咸，入肾走血除热之功，同于诸盐。古方所用寒水石是此石，唐宋诸方寒水石是石膏，近方寒水石则是长石、方解石，俱附各条之下，用者详之。

【附方】 旧二，新二。**男女转脬**不得小便。寒水石二两，滑石一两，葵子一合，为末，水一斗，煮五升。时服一升，即利。永类方。**牙龈出血**有窍。寒水石粉三两，朱砂二钱，甘草脑子一字，为末。干掺。普济方。**汤火伤灼**寒水石烧研傅之。卫生易简方。**小儿丹毒**皮肤热赤。寒水石半两，白土一分，为末，米醋调涂之。经验方。

玄精石宋开宝

【释名】 **太乙玄精石** **阴精石**纲目 **玄英石**〔时珍曰〕此石乃碱卤至阴之精凝结而成，故有诸名。

【集解】 〔颂曰〕玄精石出解州解池，及通、泰州积盐仓中亦有之。其色青白龟背者佳，采无时。又解池有盐精石，味更咸苦，亦玄精之类也。〔恭曰〕近地亦有之，色亦青白，片大不佳。〔时珍曰〕玄精是碱卤津液流渗入土，年久结成石片，片状如龟背之形。蒲、解出者，其色青白通彻。蜀中赤盐之液所结者，色稍红光。沈存中笔谈云：太阴玄精生解州盐泽之卤，沟渠土内得之。大者如杏叶，小者如鱼鳞，悉皆尖角，端正似刻，正如龟甲状。其裙襕小椭[①]，其前则剡，其后则上剡，正如穿山甲相掩之处，前[②]是龟甲，更无异也。色绿而莹彻，叩之则直理而拆，莹明如鉴，拆处亦六角，如柳叶，火烧过则悉解拆，薄如柳叶，片片相离，白如霜雪，平洁可爱。此乃禀积阴之气凝结，故皆六角。今天下所用玄精，乃绛州山中所出绛石，非玄精也。

【气味】 **咸，温，无毒。**〔时珍曰〕甘、咸，寒。〔独孤滔曰〕制硫黄、丹砂。

【主治】 **除风冷邪气湿痹，益精气，妇人痼冷漏下，心腹积聚冷气，止头痛，解肌。**开宝。**主阴证伤寒，指甲面色青黑，心下胀满结硬，烦渴，虚汗不止，或时狂言，四肢逆冷，咽喉不利肿痛，脉沉细而疾，宜佐他药服之。又合他[③]药，涂大风疮[④]。**宗奭。

【发明】 〔颂曰〕古方不见用，近世补药及伤寒多用之。其著者，治伤寒正阳丹出汗也。〔时珍曰〕玄精石禀太阴之精，与盐同性，其气寒而不温，其味甘咸而降，同硫黄、消石治中盛下虚，救阴助阳，有扶危拯逆之功。故铁瓮申先生来复丹用之，正取其寒，以配消、硫之热也。开宝本草言其性温，误矣。

【附方】 旧一，新八。**正阳丹**治伤寒三日，头痛壮热，四肢不利。太阴玄精石、消石、硫黄各二两，硇砂一两，细研，入瓷瓶固济。以火半斤，周一寸熁之，约近半日，候药青紫色，住火。待冷

---

① 椭：原作“堕”，义晦，今据《梦溪笔谈》卷二十六改。

② 前：《梦溪笔谈》卷二十六作“全”。

③ 他：原作“大”，字误，今据《本草衍义》卷五、《证类本草》卷四改。

④ 疮：《本草衍义》卷五、《证类本草》卷四作“疾”，义长。

取出，用腊月雪水拌匀，入罐子中，屋后北阴下阴干。又入地埋二七日，取出细研，面糊和丸鸡头子大。先用热水浴后，以艾汤研下一丸。以衣盖汗出为瘥。图经本草。**小儿风热**挟风蕴热，体热。太阴玄精石一两，石膏七钱半，龙脑半两，为末。每服半钱，新汲水下。普济方。**肺热咳嗽**方见不灰木下。**冷热霍乱**分利阴阳。玄精石、半夏各一两，硫黄三钱，为末，面糊丸梧子大。每米[1] 饮服三十丸。指南方。**头风脑痛**玄精石末，入羊胆中阴干。水调一字，吹鼻中，立止。千金方。**目赤涩痛**玄精石半两，黄檗炙一两，为末。点之，良。普济方。**赤目失明**内外障翳。太阴玄精石阴阳火煅、石决明各一两，蕤仁、黄连各二两，羊子肝七个，竹刀切晒，为末，粟米饭丸梧子大。每卧时茶服二十丸。服至七日，烙顶心以助药力，一月见效。宋丞相言：黄典史病此，梦神传此方，愈。朱氏集验方。**目生赤脉**玄精石一两，甘草半两，为末。每服一钱，小儿半钱，竹叶煎汤调下。总微论。**重舌涎出**水浆不入。太阴玄精石二两，牛黄、朱砂、龙脑一分，为末。以铍针舌上去血，盐汤漱口，掺末咽津，神效。圣惠方。

绿盐唐本草

【释名】 **盐绿　石绿**纲目

【集解】 〔恭曰〕绿盐出焉耆国，水中石下取之，状若扁青、空青，为眼药之要。今人以光明盐、硇砂、赤铜屑，酿之为块，绿色，以充之。〔珣曰〕出波斯国，生石上，舶上将来，谓之石绿，装色久而不变。中国以铜、醋造者，不堪入药，色亦不久。〔时珍曰〕方家言波斯绿盐色青，阴雨中干而不湿者为真。又造盐绿法：用熟铜器盛取浆水一升，投青盐一两在内，浸七日取出，即绿色。以物刮末，入浆水再浸七日或二七取出。此非真绿盐也。

【气味】 **咸、苦、辛平，无毒。**

【主治】 **目赤泪出，肤翳眵暗。**唐本。**点目，明目消翳。疗小儿无辜疳气。**李珣。

【附方】 新二**胎赤眼痛**盐绿一分，蜜半两，于蚌蛤内相和。每夜卧时浆水洗目，炙热点之，能断根。圣济录。**目暗赤涩多泪**。盐绿一钱，蕤仁去皮一钱，研热，入好酥一钱。研匀。每夜点一麻子。圣惠方。

盐药拾遗

【集解】 〔藏器曰〕生海西南雷、罗诸州山谷。似芒消，末细，入口极冷。南人少有服者，恐极冷入腹伤人，宜慎之。

【气味】 **咸，冷，无毒。**

【主治】 **眼赤眦烂风赤，细研水和点之。又水研服，去热烦痰满头痛，明目镇心。又主蛇虺恶虫毒，药箭镞毒，疥癣痈肿瘰疬，并摩傅之，甚者水化服之。又解独自草箭毒。**藏器。

【附录】 **悬石**〔保升曰〕人若常服炼石者，至殁，冢中生悬石，若芒消，其冷如雪，杀火毒。

朴消本经上品

校正：并入别录芒消、嘉祐马牙消。

【释名】 **消石朴**别录**盐消**纲目**皮消**〔志曰〕消是本体之名，石乃坚白之号，朴者未化之义也。以其芒消、英消皆从此出，故曰消石朴也。〔时珍曰〕此物见水即消，又能消化诸物，故谓之消。生于盐

---

① 米：原作“服”，字误，张本作“米”，今改。

卤之地，状似末盐，凡牛马诸皮须此治熟，故今俗有盐消、皮消之称。煎炼入盆，凝结在下，粗朴者为朴消，在上有芒者为芒消，有牙者为马牙消。神农本经止有朴消、消石，名医别录复出芒消，宋嘉祐本草又出马牙消，盖不知消石即是火消，朴消即是芒消、马牙消，一物有精粗之异尔。诸说不识此，遂致纷纭也。今并芒消、牙消于一云。

【集解】 〔别录曰〕朴消生益州山谷有咸水之阳，采无时，色青白者佳，黄者伤人，赤者杀人。又曰：芒消，生于朴消。〔敩曰〕朴消中炼[①]出，形似麦芒，号曰芒消。〔志曰〕以暖水淋朴消，取汁炼之，令减半，投于盆中，经宿乃有细芒生，故谓之芒消也。又有英消者，其状若白石英，作四五棱，莹澈可爱，主疗与芒消同，亦出于朴消，其煎炼自别有法，亦呼为马牙消。〔宗奭曰〕朴消是初采得一煎而成者，未经再炼，故曰朴消。可以熟生牛马皮，及治金银有伪。芒消是朴消淋汁再炼者。〔时珍曰〕消有三品：生西蜀者，俗呼川消，最胜；生河东者，俗呼盐消，次之；生河北、青、齐者，俗呼土消。皆生于斥卤之地，彼人刮扫煎汁，经宿结成，状如末盐，犹有沙土猥杂，其色黄白，故别录云，朴消黄者伤人，赤者杀人。须再以水煎化，澄去滓脚，入萝卜数枚同煮熟，去萝卜倾入盆中，经宿则结成白消，如冰如蜡，故俗呼为盆消。齐、卫之消则底多，而上面生细芒如锋，别录所谓芒消者是也。川、晋之消则底少，而上面生牙如圭角，作六棱，纵横玲珑，洞澈可爱，嘉祐本草所谓马牙消者是也。状如白石英，又名英消。二消之底，则通名朴消也。取芒消、英消，再三以萝卜煎炼去咸味，即为甜消。以二消置之风日中吹去水气，则轻白如粉，即为风化消。以朴消、芒消、英消同甘草煎过，鼎罐升煅，则为玄明粉。陶弘景及唐宋诸人皆不知诸消是一物，但有精粗之异，因名迷实，谬猜乱度，殊无指归。详见消石正误下。

朴消本经

【气味】 **苦，寒，无毒。**〔别录曰〕苦、辛，大寒，无毒。炼白如银，能寒能热，能滑能涩，能辛能咸能酸，入地千年不变。〔权曰〕苦、咸，有小毒。〔时珍曰〕别录所列神化之说，乃消石之功。详见消石下。〔之才曰〕石韦为之使，恶麦句姜。〔张从正曰〕畏三棱。

【主治】 **百病，除寒热邪气，逐六腑[②]积聚，结固留癖。能化七十二种石。炼饵服之，轻身神仙。**本经。**胃中食饮热结，破留血闭绝，停痰痞满，推陈致新。**别录。**疗热胀，养胃消谷。**皇甫谧。**治腹胀，大小便不通。女子月候不通。**甄权。**通泄五脏百病及癥结，治天行热疾，头痛，消肿毒，排脓，润毛发。**大明。

芒消别录

【气味】 **辛、苦，大寒，无毒。**〔权曰〕咸，有小毒。

【主治】 **五脏积聚，久热胃闭，除邪气，破留血，腹中痰实结搏，通经脉，利大小便及月水，破五淋，推陈致新。**别录。**下瘰疬黄疸病，时疾壅热，能散恶血，堕胎。傅漆[③]疮。**甄权。

马牙消宋嘉祐

【气味】 **甘，大寒，无毒。**〔时珍曰〕咸、微甘。即英消也。

【主治】 **除五脏积热伏气。**甄权。

---

① 炼：原作“拣”，字误，今据《证类本草》卷三改。

② 腑：原作“脏”，字误，今据《千金翼》卷二、《证类本草》卷三改。

③ 漆：原作“膝”，字误，今据《证类本草》卷三改。

末筛点眼赤，去赤肿障翳涩泪痛，亦入点眼药中用。大明。**功同芒消**。时珍。

【发明】〔成无己曰〕内经云：咸味下泄为阴。又云：咸以软之。热淫于内，治以咸寒。气坚者以咸软之，热盛者以寒消之。故张仲景大陷胸汤、大承气汤、调胃承气汤皆用芒消，以软坚去实热，结不至坚者不可用也。〔好古曰〕本草云，朴消味辛，是辛以润肾燥也。今人不用辛字，只用咸字，咸能软坚也。其义皆是。本草言芒消利小便而堕胎，然伤寒妊娠可下者用此，兼大黄引之，直入大肠[①]，润燥软坚泻热，而母子俱安。经云：有故无殒，亦无殒也，此之谓欤。以在下言之，则便溺俱阴。以前后言之，则前气后血。以肾言之，总主大小便难。溺涩秘结，俱为水少火盛。经云，热淫于内，治以咸寒，佐之以苦，故用芒消、大黄相须为使也。〔元素曰〕芒消气薄味厚，沉而降，阴也。其用有三：去实热，一也；涤肠中宿垢，二也；破坚积热块，三也。孕妇惟三四月及七八月不可用，余皆无妨。〔宗奭曰〕朴消是初得一煎而成者，其味酷涩，所以力紧急而不和，治食鲙不消，以此荡逐之。芒消是朴消淋过炼成，故其性和缓，故今多用治伤寒。〔时珍曰〕朴消澄下，消之粗者也，其质重浊。芒消、牙消结于上，消之精者也，其质清明。甜消、风化消，则又芒消、牙消之去气味而甘缓轻爽者也。故朴消止可施于卤莽之人，及傅涂之药；若汤散服饵，必须芒消、牙消为佳。张仲景伤寒论只用芒消，不用朴消，正此义也。消禀太阴之精，水之子也。气寒味咸，走血而润下，荡涤三焦肠胃实热阳强之病，乃折治火邪药也。唐时，腊日赐群臣紫雪、红雪、碧雪，皆用此消炼成者，通治积热诸病有神效，贵在用者中的尔。

【附方】旧十七，新一十五。**紫雪**疗伤寒温疟，一切积热烦热，狂易叫走，瘴疫毒疠，卒死脚气，五尸五疰，心腹诸疾，㽲刺切痛，解诸热毒，邪热发黄，蛊毒鬼魅，野道热毒，小儿惊痫百病。黄金一百两，石膏、寒水石、滑石、慈石各三斤，捣碎，水一斛，煮四斗，去滓。入犀角屑、羚羊角、青木香、沉香各五两，玄参洗焙、升麻各一斤，甘草炒八两，丁香一两，入前汁中煮取一斗五升，去滓。入炼朴消十斤，消石三十二两，于药汁中，微火煎之，柳木不住搅，至水气欲尽，倾木盆中。待欲凝，入麝香一两二钱半，朱砂末三两，搅匀，收之。每服一二钱，凉水服。临时加减，甚者一两。和剂局方。**红雪**治烦热，消宿食，解酒毒，开三焦，利五脏，除毒热，破积滞。治伤寒狂躁，胃烂发斑，温瘴脚气，黄疸头痛，目昏鼻塞，口疮喉痹，重舌肠痈等病。用川朴消十斤炼去滓，羚羊角屑、黄芩、升麻各三两，人参、赤芍药、槟榔、枳壳麸炒、生甘草、淡竹叶、木香各二两，木通、卮子、葛根、桑白皮、大青、蓝叶各一两半，苏方木六两，并锉片。水二斗五升，煎至九升，去滓，滤过煎沸。下消不住手搅，待水气将尽，倾入器中。欲凝，下朱砂一两，麝香半两，经宿成雪。每服一二钱，新汲水调下。欲行，则热汤化服一两。和剂方。**碧雪**治一切积热，天行时疾，发狂昏愦，或咽喉肿塞，口舌生疮，心中烦躁，或大小便不通，胃火诸病。朴消、芒消、马牙消、消石、石膏水飞、寒水石水飞各一斤，以甘草一斤，煎水五升，入诸药同煎，不住手搅，令消熔得所，入青黛一斤，和匀，倾盆内，经宿结

① 肠：原作“腹”，字误，今据《汤液本草》卷下改。

成雪，为末。每含咽，或吹之，或水调服二三钱。欲通利，由热水服一两。和剂局方。**凉膈驱积**王旻山人甘露饮：治热壅，凉胸膈，驱积滞。蜀芒消末一大斤，用蜜十二两，冬加一两，和匀，入新竹筒内，半筒已上即止，不得令满。却入炊甑中，令有药处在饭内，其虚处出其上，蒸之。候饭熟取出，绵滤入瓷钵中，竹篦搅勿停手，待凝，收入瓷盒。每卧时含半匙，渐渐咽之。如要通转，即多服之。刘禹锡传信方。**乳石发动**烦闷。芒消，蜜水服一钱，日三服。圣惠方。**骨蒸热病**芒消末，水服方寸匕，日二，神良。千金方。**腹中痞块**皮消一两，独蒜一个，大黄末八分，捣作饼。贴于患处，以消为度。邵氏经验方。**食物过饱**不消，遂成痞膈。马牙消一两，吴茱萸半斤，煎汁投消，乘热服之。良久未转，更进一服，立效。窦群在常州，此方得效也。经验方。**关格不通**大小便闭，胀欲死，两三日则杀人。芒消三两，泡汤一升服，取吐即通。百一方。**小便不通**白花散：用芒消三钱，茴香酒下。简要济众方。**时气头痛**朴消末二两，生油调涂顶上。圣惠方。**赤眼肿痛**朴消置豆腐上蒸化，取汁收点。简便方。**风眼赤烂**明净皮消一盏，水二碗煎化，露一夜，滤净澄清。朝夕洗目。三日其红即消，虽半世者亦愈也。杨诚经验方。**退翳明目**白龙散：用马牙消光净者，厚纸裹实，安在怀内着肉，养一百二十日，研粉，入少龙脑。不计年岁深远，眼生翳膜，远视不明，但瞳人不破散者，并宜日点之。经验方。**诸眼障翳**牙消十两，汤泡汁，厚纸滤过，瓦器熬干，置地上一夜，入飞炒黄丹一两，麝香半分，再罗过，入脑子。日点。济急仙方。**逐月洗眼**芒消六钱，水一盏六分，澄清。依法洗目，至一年，眼如童子也。正月初三，二月初八，三月初四，四月初四，五月初五，六月初四，七月初三，八月初一，九月十三，十月十三，十一月十六，十二月初五日。圣惠方。**牙齿疼痛**皂荚浓浆，同朴消煎化，淋于石上，待成霜。擦之。普济方。**食蟹龈肿**朴消傅之，即消。普济方。**喉痹肿痛**外台用朴消一两，细细含咽，立效。或加丹砂一钱。气塞不通，加生甘草末二钱半，吹之。**小儿重舌**马牙消涂于舌上下，日三。姚和众。**口舌生疮**朴消含之良。孙真人方。**小儿鹅口**马牙消擦舌上，日五度。简要济众。**豌豆毒疮**未成脓者。猪胆汁和芒消末涂之。梅师。**代指肿痛**芒消煎汤渍之。圣惠方。**火焰丹毒**水调芒消末涂之。梅师。**一切风疹**水煮芒消汤拭之。梅师。**漆疮作痒**芒消汤涂之。千金。**灸疮飞蝶**因艾灸火疮痂退落，疮内鲜肉片子，飞如蝶状，腾空飞去，痛不可言，是血肉俱热，怪病也。用朴消、大黄各半两，为末。水调下，微利即愈。夏子益奇疾方。**妇人难产**芒消末二钱，童子小便温服，无不效者。信效方。**死胎不下**方同上。丰城曾尉有猫孕五子，一子已生，四子死腹中，用此灌之即下。又治一牛亦下。信效方。**女人扎足**脱骨汤：用杏仁一钱，桑白皮四钱，水五碗，新瓶煎三碗，入朴消五钱，乳香一钱，封口煎化。置足于上，先熏后洗。三日一作，十余次后，软若束绵也。闺阁事宜。

风化消

【修治】 〔时珍曰〕以芒消于风日中消尽水气，自成轻飘白粉也。或以瓷瓶盛，挂檐下，待消渗出瓶外，刮下收之。别有甜瓜盛消渗出刮收者，或黄牯牛胆收消刮取，皆非甜消也。

【主治】 **上焦风热，小儿惊热痰，清肺解暑。以人乳和涂，去眼睑赤肿，及头面暴热肿痛。煎黄连，点赤目。**时珍。

【发明】　〔时珍曰〕风化消甘缓轻浮，故治上焦心肺痰热，而不泄利。

玄明粉药性

【释名】　**白龙粉**〔时珍曰〕玄，水之色也，明，莹澈也。御药院方谓之白龙粉。

【修治】　〔时珍曰〕制法：用白净朴消十斤，长流水一石，煎化去滓，星月下露一夜，去水取消。每一斗，用萝卜一斤切片，同煮熟滤净，再露一夜取出。每消一斤，用甘草一两，同煎去滓，再露一夜取出。以大沙罐一个，筑实盛之，盐泥固济厚半寸，不盖口，置炉中，以炭火十斤，从文至武煅之。待沸定，以瓦一片盖口，仍前固济，再以十五斤顶火煅之。放冷一伏时，取出，隔纸安地上，盆覆三日出火毒，研末。每一斤，入生甘草末一两，炙甘草末一两，和匀，瓶收用。

【气味】　**辛、甘，冷，无毒。**

【主治】　**心热烦躁，并五脏宿滞癥结。**甄权。**明目，退膈上虚热，消肿毒。**大明。

【发明】　〔杲曰〕玄明粉，沉也。阴也，其用有二：去胃中之实热。荡肠中之宿垢。大抵用此以代盆消耳。〔玄明粉传曰〕唐明皇帝闻终南山道士刘玄真服食多寿，乃诏而问之。玄真曰：臣按仙经，修炼朴消，号玄明粉，止服此方，遂无病长生。其药无滓性温，阴中有阳，能除一百二十种疾。生饵尚能救急难性命，何况修炼长服。益精壮气，助阳证阴。不拘丈夫妇人，幼稚襁褓。不问四时冷热。一切热毒风冷，痃癖气胀满，五劳七伤，骨蒸传尸，头痛烦热，五内气塞，大小肠不通，三焦热淋，疰忤，咳嗽呕逆，口苦舌干，咽喉闭塞，惊悸健忘，营卫不调，中酒中鲙，饮食过度，腰膝冷痛，手足酸痹，久冷久热，四肢壅塞，背膊拘急，目昏眩运，久视无力，肠风痔病，血澼不调，妇人产后，小儿疳气，阴毒伤寒，表里疫疠。此药久服，令人悦泽。开关健脾，驻颜明目，轻身延寿，功效不可具载。但用一两，分为十二服，临时酌量加减。似觉壅热伤寒，头痛鼻塞，四肢不举，饮食不下，烦闷气胀，须通泻求安者，即看年纪高下，用药二钱半或半两，以桃花煎汤下为使，最上；次用葱汤下；如未通，以沸汤投之即效。或食诸鱼藕菜饮食诸毒药，用葱白汤调服二钱，毒物立泄下。若女人身怀六甲，长服安胎生子，亦无疮肿疾病。若要微畅不闭塞，但长服之，稍稍得力，朝服夕应，不搜刮人五脏，怡怡自泰。其药初服时，每日空腹，酒饮茶汤任下二钱匕，良久更下三钱匕。七日内常微泄利黄黑水涎沫等，此是搜淘诸疾根本出去，勿用畏之。七日后渐知腹内暖，消食下气，长服除故养新，气血日安。用大麻子汤下为使，惟忌苦参。详载太阴经中。〔好古曰〕玄明粉治阴毒一句，非伏阳在内不可用。若用治真阴毒，杀人甚速。〔震亨曰〕玄明粉火煅而成，其性当温。日长服久服，轻身固胎，驻颜益寿，大能补益，岂理也哉？予亲见一二朋友，不信予言而亡，故书以为戒。〔时珍曰〕神农本草言朴消炼饵服之，轻身神仙，盖方士窜入之言。后人因此制为玄明粉。煅炼多遍，佐以甘草，去其咸寒之毒。遇有三焦肠胃实热积滞，少年气壮者，量与服之，亦有速效。若脾胃虚冷，及阴虚火动者服之，是速其咎矣。

【附方】　新三。**热厥气痛**玄明粉三钱，热童尿调下。集简方。**伤寒发狂**玄明粉二钱，朱砂一钱，末之，冷水服。伤寒蕴要。**鼻血不止**玄明粉二钱，水服。圣济。

消石本经上品

【释名】 **芒消**别录**苦消**甄权**焰消**土宿**火消**纲目**地霜**蜀本**生消**宋本**北帝**玄珠〔志曰〕以其消化诸石，故名消石。初煎炼时有细芒，而状若朴消，故有芒消之号。不与朴消及别录芒消同类。〔宗奭曰〕消石是再煎炼时取去芒消凝结在下者，精英既去，但余滓如石而已。入药功力亦缓，惟能发烟火。〔权曰〕芒消一作苦消，言其味苦也。〔时珍曰〕消石，丹炉家用制五金八石，银工家用化金银，兵家用作烽燧火药，得火即焰起，故有诸名。狐刚子粉图炼粉圆，谓之北帝玄珠。开宝本草重出生消、芒消，今并为一，并详下文。

【集解】 〔别录曰〕消石生益州山谷及武都、陇西、西羌，采无时。〔弘景曰〕消石疗病与朴消相似，仙经用此消化诸石，今无真识此者。或云与朴消同山，所以朴消一名消石朴也。又云一名芒消，今芒消乃是炼朴消作之。并未核研其验。有人得一种物，色与朴消大同小异，朏朏如握盐雪不冰，烧之紫青烟起，云是真消石也。今宕昌以北诸山有碱土处皆有之。〔志曰〕此即地霜也。所在山泽，冬月地上有霜，扫取以水淋汁，后乃煎炼而成，状如钗脚，好者长五分以来。陶说多端，盖由不的识之故也。〔又曰〕生消生[1]茂州西山岩石间，形块大小不定，色青白，采无时。〔时珍曰〕消石，诸卤地皆产之，而河北庆阳诸县及蜀中尤多。秋冬间遍地生白，扫取煎炼而成。贷者苟且，多不洁净，须再以水煎化，倾盆中，一夜结成，澄在下者，状如朴消，又名生消，谓炼过生出之消也。结在上者，或有锋芒如芒消，如有圭棱或马牙消，故消石亦有芒消、牙消之名，与朴消之芒、牙同称，而水火之性则异也。崔昉外丹本草云：消石，阴石也。此非石类，乃碱卤煎成，今呼焰消。河北商城及怀、卫界，沿河人家，刮卤淋汁炼就，与朴消小异，南地不产也。昇玄子伏汞图云：消石生乌场国，其色青白，用白石英炙热点上，便消入石中者为真。其石出处，气极秽恶，飞鸟不能过其上。人或单衣过之，身上诸虫悉化为水。能消金石，为水服之长生，以形若鹅管者佳。谨按昇玄子所说，似与今之消石不同，而姚宽西溪丛话以其说为真正消石，岂外国所产与中国异耶。抑别一种耶。当俟博物者订正。

【正误】 〔弘景曰〕神农本经无芒消，只有消石，一名芒消。名医别录乃出芒消，疗与消石同，疑即消石也。旧出宁州，黄白粒大，味极辛苦。今医家多用煮炼作色者全白，粒细而味不甚烈。皇甫士安言：无朴消可用消石。消石生山之阴。盐之胆也。取石脾与消石以水煮之，一[2]斛得三斗，正白如雪，以水投中即消，故名消石。其味苦无毒，主消渴热中，止烦满，三月采于赤山。朴消者，亦生山之阴，有盐咸苦之水，则朴消生于其阳。其味苦无毒，其色黄白，主疗热，腹中饱胀，养胃消谷，去邪气，亦得水而消，其疗与消石小异。按如此说，是取芒消合煮，更成为真消石，但不知石脾是何物也。以朴消作芒消者，用暖汤淋汁煮之，着木盆中，经宿即成矣。今益州人复炼矾石作消石，绝柔白，而味犹是矾尔。〔又曰〕：朴消今出益州北部汶山郡西川、蚕陵二县界，生山崖上，色多青白，亦杂黑斑。土人择取白软者，以当消石用之，当

---

① 生：原作“石”，字误，今据《证类本草》卷三改。

② 一：原作“以”，字误，今据《证类本草》卷三改。

烧令汁沸出，状如矾石也。〔藏器曰〕石脾、芒消、消石，并出西戎卤地，碱水结成。〔恭曰〕朴消有纵理、缦理二种，用之无别。其白软者，朴消苗也，虚软少力。炼为消石，所得不多；以当消石，功力大劣也。〔又曰〕消石即是芒消，朴消一名消石朴。今炼粗恶朴消，取汁煎作芒消，即是消石。别录复出芒消，误矣。晋宋古方，多用消石，少用芒消；近代诸医，但用芒消，鲜言消石。理既明白，不合重出，〔颂曰〕旧说朴消、芒消、消石三物同种。初采得苗，以水淋汁煎成者为朴消，一名消石朴。又炼朴消或地霜而成，坚白如石者，为消石，一名芒消。又取朴消淋汁炼煎结成有细芒者，为芒消。虽一体异名，而修炼之法既殊，则主治之功亦别。然本经所载，疑是二种。今医方所用，亦不能究。但以未炼成块微青色者为朴消；炼成盆中有芒者为芒消，亦谓之盆消；芒消之底澄凝者，为消石朴。消力紧，芒消次之，消石更缓。未知孰是？苏恭言，晋宋古方，多用消石，少用芒消。按张仲景伤寒论，承气、陷胸皆用芒消。葛洪肘后方，伤寒时气亦多用芒消，惟治食鲙不化云，无朴消，用芒消代之。是晋宋以前通用朴消、芒消矣。胡洽方，十枣汤用芒消，大五饮丸用消石，并云无消石用芒消。是梁隋间通用芒消、消石矣。以此言之，朴消、消石为精，芒消为粗，故陶氏引皇甫士安之言为证，是消石当时已难得其真，故方书通以相代矣。又古方金石凌法，用朴消、消石、芒消、马牙消四种相参，次第下之。方出唐世，不知当时如何分别也。又南方医人著消说云：本草有朴消、消石、芒消，而无马牙消。诸家所注，三种竟无断决。或言芒消、消石是一物，不合重出。或言煎炼朴消，经宿盆中有细芒为芒消。或言马牙消自是一物。今诸消之体各异，理亦易明，而惑乃如此。朴消味苦而微咸，出蜀郡者，莹白如冰雪，内地者小黑，皆苏脆易碎，风吹之则结霜，泯泯如粉，熬之烊沸，亦可熔铸。以水合甘草、猪胆煮至减半，投大盆中，又下凝水石屑，同渍一宿，则凝结如白石英者，芒消也。扫地霜煎炼而成，试竹上如解盐，而味辛苦，烧之成焰都尽①者，消石也，能消金石，又性畏火，而能制诸石使拒火，亦天地之神物也。牙消，即是芒消也。又有生消，不因煮炼而成，亦出蜀道，类朴消而小坚也。其论虽辩，然与古人所说殊别，亦未可全信也。〔好古曰〕消石者，消之总名也。但不经火者，谓之生消；朴消经火者，谓之芒消、盆消。〔时珍曰〕诸消，自晋唐以来，诸家皆执名而猜，都无定见。惟马志开宝本草，以消石为地霜炼成，而芒消、马牙消是朴消炼出者，一言足破诸家之惑矣。诸家盖因消石一名芒消，朴消一名消石朴，二名相混，遂致费辨不决。而不知消有水火二种，形质虽同，性气迥别也。惟神农本经朴消、消石二条为正。其别录芒消、嘉祐马牙消、开宝生消，俱系多出，今并归并之。神农所列朴消，即水消也，有二种，煎炼结出细消，结出马牙者为牙消，其凝底成块者通为朴消，其气味皆咸而寒。神农所列消石即火消也。亦有二种煎炼结出细芒者，亦名芒消，结出马牙者亦名牙消，又名生消，其凝底成块者通为消石，其气味皆辛苦而大温。二消皆有芒消、牙消之称，故古方有相代之说。自唐宋以下，所用芒消、牙消，皆是水消也。南医所辨虽明，而以凝水石、猪胆煎成者为芒消，则误矣。今通正其误。其石脾一

① 尽：原作“书”，字误，今据《证类本草》卷三改。

名消石者，造成假消石也。见后石脾下。

【修治】 〔大明曰〕真消石，柳枝汤煎三周时，如汤少，即加热者，伏火即止。〔敩曰〕凡使消石，先研如粉，用鸡肠菜、柏子仁共二十五个，和作一处，丸如小帝珠子，以瓷瓶子于五斤火中煅赤，投消石四两于瓶内，连投药丸入瓶，自然伏火也。〔抱朴子曰〕能消柔五金，化七十二石为水。制之须用地莲子、猪牙皂角、苦参、南星、巴豆、汉防已、晚蚕砂。〔时珍曰〕熔化，投甘草入内，即伏火。

消石

【气味】 **苦，寒，无毒。**〔别录曰〕辛，大寒，无毒。〔普曰〕神农：苦。扁鹊：甘。〔权曰〕咸，有小毒。〔时珍曰〕辛、苦、微咸，有小毒，阴中之阳也。得陈皮，性疏爽。〔之才曰〕火为之使，恶苦参、苦菜。畏女菀、杏仁、竹叶。

【主治】 **五脏积热，胃胀闭，涤去蓄结饮食，推陈致新，除邪气。炼之如膏，久服轻身。**本经。**疗五脏十二经脉中百二十疾，暴伤寒，腹中大热，止烦满消渴，利小便，及瘘蚀疮。天地至神之物，能化七十二种石。**别录。**破积散坚，治腹胀，破血，下瘰疬，泻得根出。**甄权。**含咽，治喉闭。**大明。**治伏暑伤冷，霍乱吐利，五种**[①] **淋疾，女劳黑疸，心肠疞痛，赤眼，头痛牙痛。**时珍。

生消

【气味】 **苦，大寒，无毒。**〔时珍曰〕辛、苦、大温，无毒。

【主治】 **风热癫痫，小儿惊邪瘛疭，风眩头痛，肺壅耳聋，口疮喉痹咽塞，牙颔肿痛，目赤热，多眵泪。**开宝。

【发明】 〔土宿真君曰〕消石感海卤之气所产，乃天地至神之物，能寒能热，能滑能涩，能辛能苦，能酸能咸，入地千年，其色不变，七十二石，化而为水，制服草木，柔润五金，制炼八石，虽大丹亦不舍[②] 此也。〔时珍曰〕土宿所说，乃消石神化之妙。别录列于朴消之下，误矣。朴消属水，味咸而气寒，其性下走，不能上升，阴中之阴也。故惟荡涤肠胃积滞，折治三焦邪火。消石属火，味辛带苦微咸，而气大温，其性上升，水中之火也。故能破积散坚，治诸热病，升散三焦火郁，调和脏腑虚寒。与硫黄同用，则配类二气，均调阴阳，有升降水火之功，治冷热缓急之病。煅制礞石，则除积滞痰饮。盖硫黄之性暖而利，其性下行；消石之性暖而散，其性上行。礞石之性寒而下，消石之性暖而上。一升一降，一阴一阳，此制方之妙也。今兵家造烽火铳机等物，用消石者，直入云汉，其性升可知矣。雷公炮炙论序云：脑痛欲死，鼻投消末，是亦取其上升辛散，乃从治之义。本经言其寒，别录言其大寒，正与龙脑性寒之误相似。凡辛苦物未有大寒者，况此物得火则焰生，与樟脑、火酒之性同，安有性寒、大寒之理哉。史记·仓公传云：淄川王美人怀子不乳，来召淳于意。意往饮以莨菪药一撮，以酒饮之，旋乳。意复诊其脉躁，躁者有余病，即饮以消石一剂，出血豆比五六枚而安。此去血结之验也。

【附方】 旧四，新十。**头痛欲死**消石末吹鼻内，即愈。炮炙论。**诸心腹痛**焰消、雄黄各一钱，研细末。每点少许入眦内。名火龙丹。集玄方。**腰腹诸痛**方同上。**赤眼肿痛**消石末，卧时，以铜筯点黍米大入目眦。至旦，以盐水洗去之。圣惠方。**眼目障翳**男女内外障翳，或三五个月

① 种：原作“肿”，字误，今据此后附方《灵苑方》主治改。

② 舍：原作“拾”，江西本作“舍”，今改。

不见效者，一点复明。好焰消一两，铜器熔化，入飞过黄丹二分，片脑二分，铜匙急抄入罐内，收之。每点少许，其效如神。兖州朱秀才忽不见物，朝夕拜天，因梦神传此方，点之而愈。张三丰仙方。**风热喉痹**及缠喉风病。玉钥匙：用焰消一两半，白僵蚕一钱，硼砂半两，脑子一字，为末，吹之。三因方。**重舌鹅口**竹沥同焰消点之。普济。**伏暑泻痢**及肠风下血，或酒毒下血，一服见效，远年者不过三服。消石、舶上硫黄各一两，白矾、滑石半两，飞面四两，为末，滴水丸梧子大。每新汲水下三五十丸。名甘露丸。普济方。**五种淋疾**劳淋、血淋、热淋、气淋、石淋及小便不通至甚者。透格散：用消石一两，不夹泥土雪白者，生研为末，每服二钱，各依汤使。劳淋，劳倦虚损，小便不出，小腹急痛，葵子末煎汤下，通后便须服补虚丸散。小便不出时，下血疼痛满急；热淋，小便热，赤色，脐下急痛，并用冷水调下。气淋，小腹满急，尿后常有余沥，木通煎汤下。石淋，茎内痛，尿不能出，内引小腹膨胀急痛，尿下砂石，令人闷绝，将药末先入铫内，隔纸炒至纸焦为度，再研，用温水调下。小便不通，小麦汤下。卒患诸淋，只以冷水下。并空心，调药使消如水，乃服之。沈存中灵苑方。**蛟龙癥病**方见雄黄发明下。**服石发疮**疼不可忍。用纸圈围之。中心填消石令满，以匙抄水淋之。觉不热痛，即止。兵部手集。**发背初起**恶寒啬啬，或已生疮肿隐疹。消石三两，暖水一升，泡化，青布折三重，温[①]搨赤处，热即换，频易取瘥。外台秘要。**女劳黑疸**〔仲景曰〕黄家日晡发热，反恶寒，此为女劳得之。膀胱急，少腹满，身尽黄，额上黑，足下热，因作黑疸。腹胀如水，大便黑，时溏，非水也。腹满者难治。消石、矾石烧等分，为末。以大麦粥汁和服方寸匕，日三。病随大小便去，小便黄，大便黑，是其候也。金匮。**手足不遂**大风，及丹石热风不遂。用消石一两，生乌麻油二斤，置铛中，以土墼盖口，纸泥固济，火煎。初时气腥，熟则气香，更以生麻油二升，合煎得所，收不津器中。服时坐室中，重作小纸屋，然火于内，服一大合，发汗，力壮者日二服。三七日，头面疱疮皆减也，然必以火为使。波罗门僧方。

硇砂硇音铙。唐本草

【释名】　**硇砂**音硇**狄盐**日华**北庭砂**四声**气砂**图经**透骨将军**土宿。〔时珍曰〕硇砂性毒。服之使人硇乱，故曰硇砂。狄人以当盐食。土宿本草云：硇性透物，五金借之以为先锋，故号为透骨将军。〔炳曰〕生北庭者为上，人呼为北庭砂。

【集解】　〔恭曰〕硇砂出西戎，形如牙硝，光净者良。〔颂曰〕今西凉夏国及河东、陕西近边州郡亦有之。然西戎来者颗块光明，大者有如拳，重三五两，小者如指面，入药最紧。边界出者，杂碎如麻豆粒，又夹砂石，用之须水飞澄去土石讫，亦无力，彼人谓之气砂。〔时珍曰〕硇砂亦消石之类，乃卤液所结，出于青海，与月华相射而生，附盐而成质，虏人采取淋炼而成。状如盐块，以白净者为良。其性至透，用黝罐盛悬火上则常干，或加干姜同收亦良。若近冷及得湿，即化为水或渗失也。一统志云：临洮兰县有洞出硇砂。张匡邺行程记云：高昌北庭山中，常有烟气涌起而无云雾，至夕光焰若炬火，照见禽鼠皆赤色，谓之火焰山。采硇砂者，乘木屐取之，若皮底即焦矣。北庭即今西域火州也。

---

① 温：《外台》卷二十、《证类本草》卷三作“湿”。

【修治】 〔宗奭曰〕凡用须水飞过，去尘秽，入瓷器中，重汤煮干，则杀其毒。〔时珍曰〕今时人多用水飞净，醋煮干如霜，刮下用之。

【气味】 **咸、苦、辛，温，有毒。**〔恭曰〕不宜多服。柔金银，可为焊药。〔权曰〕酸、咸、有大毒。能消五金八石，腐坏人肠胃。生食之，化人心为血。中其毒者，生绿豆研汁，饮一二升解之。畏浆水，忌羊血。〔大明曰〕辛、酸，暖，无毒。畏一切酸。凡修治，用黄丹、石灰作柜，煅赤使用，并无毒。世人自疑烂肉，而人被刀刃所伤，以之罨傅，当时生痂。〔藏器曰〕其性大热，服之有暴热损发，云温者误也。〔抱朴子曰〕伏硇药甚多：牡蛎、海螵蛸、晚蚕砂、羊䯏骨、河豚鱼胶、鱼腥草、萝卜、独帚、卷柏、羊蹄、商陆、冬瓜、羊踯躅、苍耳、乌梅。〔敩曰〕硇遇赤须，汞留金鼎。

【主治】 **积聚，破结血，止痛下气，疗咳嗽宿冷，去恶肉，生好肌，烂胎。亦入驴马药用。**唐本。**主妇人丈夫羸瘦积病，血气不调，肠鸣，食饮不消，腰脚痛冷，痃癖痰饮，喉中结气，反胃吐水，令人能食肥健。**藏器。**除冷病。大益阳事。**甄权。**补水脏，暖子宫，消瘀血，宿食不消，食肉饱胀，夜多小便，丈夫腰胯酸重，四肢不任，妇人血气心**[①] **疼，气块痃癖，及血崩带下，恶疮息肉。傅金疮生肉。**大明。**去目翳胬肉。**宗奭。**消内积。**好古。**治噎膈癥瘕，积痢骨哽，除痣黡疣赘。**时珍。

【发明】 〔藏器曰〕一飞为酸砂，二飞为伏翼，三飞为定精，色如鹅儿黄。入诸补药为丸服之，有暴热。〔颂曰〕此药近出唐世，而方书著古人单服一味伏火作丸子，亦有兼硫黄、马牙消辈合饵者，不知方出何时，殊非古法。此物本攻积聚，热而有毒，多服腐坏人肠胃，生用又能化人心为血，固非平居可饵者。而西土人用淹肉炙以当盐，食之无害，盖积习之久，自不毒也，〔宗奭曰〕金银有伪，投硇砂锅中，伪物尽消化，况人腹中有久积，岂不腐溃。〔元素曰〕硇砂破坚癖，不可独用，须入群队药中用之。〔时珍曰〕硇砂大热有毒之物，噎膈反胃积块内癥之病，用之则有神功。盖此疾皆起于七情饮食所致，痰气郁结，遂成有形，妨碍道路，吐食痛胀，非此物化消，岂能去之。其性善烂金银铜锡，庖人煮硬肉，入硇砂少许即烂，可以类推矣。所谓化人心为血者，亦甚言其不可多服尔。张果玉洞要诀云：北庭砂秉阴石之气，含阳毒之精，能化五金八石，去秽益阳，其功甚著，力并硫黄。独孤滔丹房鉴源云：硇砂性有大毒，为五金之贼，有沉冷之疾，则可服之，疾减便止，多服则成拥塞痈肿。二说甚明，而唐宋医方乃有单服之法，盖欲得其助以纵欲，而不虞其损阴以发祸也。其方唐慎微已收附本草后，今亦存之。以备考者知警。

【附方】 旧四，新二十四。**服食法**硇砂丸：硇砂不计多少，入罐子内，上面更坐罐子一个，纸筋白土上下通泥了，晒干。上面罐子内盛水，以苍耳干叶为末，铺头盖底，以火烧之。火尽旋添火，水尽旋添水，从辰初起至戌一伏时，住火勿动，次日取出研，米醋面糊和丸梧子大。每服四五丸，温酒或米饮下，并无忌。久服进食无痰[②]。经验方。**元脏虚冷**气攻脐腹疼痛。用硇砂一两，以纤霞草末二两和匀，用小砂罐不固济，慢火烧赤，乃入硇

---

① 心：原作“疼”，涉下疼字误，今据《证类本草》卷五改。

② 痰：《证类本草》卷五作“病”，义长。

在罐内，不盖口，加顶火一秤，待火尽炉寒取出。用川乌头去皮脐，生研末二两，和匀，汤浸蒸饼丸梧子大。每服三丸，木香汤、醋汤任下，日一服。陈巽方。**肾脏积冷**气攻心腹疼痛，面青足冷。硇砂二两，桃仁一两去皮，酒一小盏，煎硇十余沸，去砂石，入桃仁泥，旋旋煎成膏，蒸饼和丸梧子大。每热酒下二十丸。圣惠方。**积年气块**脐腹痛疼。硇砂醋煮二两，木瓜三枚切，须去瓤，入硇在内，碗盛，于日中晒至瓜烂，研匀，以米醋五升，煎如稀饧，蜜收。用时旋以附子末和丸梧子大，热酒化下一丸。圣惠方。**痃癖癥块**硇砂丸：治痃癖癥块，暖水脏，杀三虫，妇人血气，子宫冷。腊月收桑条灰，淋去苦汁，日干。每硇砂一两，用水三两，以水化硇，拌灰干湿得所。以瓶盛灰半寸，入硇于内，以灰填盖固济，文武火煅赤，冷定取出，研。以箕铺纸三重，安药于上，以热水淋之，直待硇味尽即止。以钵盛汁，于热灰火中养之，常令鱼眼沸，待汁干入瓶，再煅一食顷，取出重研，以粟饭和丸绿豆大。每空心，酒下五丸，病去即止。圣惠方。**噎膈反胃**邓才清兴方：用北庭砂二钱，水和荞麦面包之，煅焦，待冷，取中间湿者，焙干一钱，入槟榔二钱，丁香二个，研匀。每服七厘，烧酒送下，日三服，愈即止。后吃白粥半月，仍服助胃丸药。孙天仁集效方用北庭砂二两：一两，用人言末一两，同入罐内，文武火升三炷香，取出，灯盏上末；一两，以黄丹末一两，同入罐内，如上法升过，取末。用桑灰霜一两，研匀。每服三分，烧酒下，愈即止。又方：平胃散各一钱，入硇砂、生姜各五分，为末。沸汤点服二钱，当吐出黑物如石，屡验。**一切积痢**灵砂丹：用硇砂、朱砂各二钱半，为末，用黄蜡半两，巴豆仁三七粒去膜，同入石器内，重汤煮一伏时，候豆紫色为度。去二七粒，止将一七粒同二砂研匀，溶蜡和收。每旋丸绿豆大，或三丸，五丸，淡姜汤下。本事方。**月水不通**脐腹积聚疼痛。硇砂一两，皂角五挺。去皮子，锉为末，以头醋一大盏，熬膏，入陈橘皮末三两，捣三百杵，丸梧子大。每温酒下五丸。圣惠方。**死胎不下**硇砂、当归各半两，为末。分作二服，温酒调下。如人行五里，再一服。瑞竹堂方。**喉痹口噤**硇砂、马牙消等分，研匀，点之。圣济方。**悬痈卒肿**硇砂半两，绵裹含之，咽津即安。圣惠方。**牙齿肿痛**老鼠一个去皮，以硇砂淹擦，三日肉烂化尽，取骨，瓦上焙干，为末，入樟脑一钱，蟾酥二分。每以少许点牙根上，立止。孙氏集效方。**偏头风痛**硇砂末一分，水润豉心一分，捣丸皂子大。绵包露出一头，随左右内鼻中，立效。圣惠方。**损目生瘀**赤肉弩出不退。杏仁百个，蒸熟去皮尖研，滤取净汁，入硇砂末一钱，水煮化。日点一二次自落。普济方。**鼻中息肉**硇砂点之，即落。白飞霞方。**鼻中毛出**昼夜可长一二尺，渐渐粗圆如绳，痛不可忍，摘去复生，此因食猪羊血过多致，用生乳香、硇砂各一两为末，饭丸梧子大。每空心临卧各服十丸，水下。自然退落。夏子益奇疾方。**鱼骨哽[①]咽**硇砂少许，嚼咽立下。外台秘要。**蚰蜒入耳**硇砂、胆矾等分为末。每吹一字，虫化为水。圣济录。**割甲侵肉**久不瘥。硇砂、矾石为末裹之，以瘥为度。外台秘要。**蝎虿叮螫**水调硇砂涂之，立愈。千金方。**代指肿痛**唾和白硇砂，以面作碗子，套指入内，一日瘥。千金方。**面上疣目**硇砂、硼砂、铁锈、麝香等分研，搽三次自落。集效方。**疔疮肿毒**好硇砂、雄黄等分

---

① 哽：原作“硬”，字误，今据《外台》卷八改。

研。以银篦刺破疮口，挤去恶血，安药一豆入内，纸花贴住即效。毒气入腹呕吐者，服护心散[①]。瑞竹堂方。**疝气卵肿**胀痛不可忍。念珠丸：用硇砂、乳香各二钱，黄蜡一两，研溶和丸，分作一百单八丸，以绵缝[②]，露一夜，次日取出，蛤粉为衣。每用一丸，乳香汤吞下，日二服，取效。本事方。**诸劳久嗽**方见兽部下。

【附录】 **石药**拾遗。〔藏器曰〕味苦，寒，无毒。主折伤内损瘀血烦闷欲死者，酒消服之。南人毒箭中人，及深山大蝮伤人，速将病者顶上十字厘之，出血水，药末傅之，并傅伤处，当上下出黄水数升，则闷解。俚人重之，以竹筒盛，带于腰，以防毒箭；亦主恶疮、热毒痈肿、赤白游风、瘘蚀等疮，并水和傅之。出贺州山内石上，似碎石、硇砂之类[③]。

蓬砂日华

【释名】 **鹏砂**日华**盆砂**〔时珍曰〕名义未解。一作硼砂。或云：炼出盆中结成，为之盆砂，如盆消之义也。

【集解】 〔颂曰〕硼砂出南海，其状甚光莹，亦有极大块者。诸方稀用，可焊金银。〔宗奭曰〕南番者，色重褐，其味和，入药其效速；西戎者，其色白，其味焦，入药其功缓。〔时珍曰〕硼砂生西南番，有黄白二种。西者白如明矾，南者黄如桃胶，皆是炼结成，如硇砂之类。西者柔物去垢，杀五金，与消石同功，与砒石相得也。

【附录】 **特蓬杀**拾遗。〔藏器曰〕味辛、苦，温，小毒。主飞金石用之，炼丹亦须用。生西国，似石脂、蛎粉之类，能透金、石、铁无碍下通出[④]。

【气味】 **苦、辛，暖，无毒。**〔颂曰〕温、平。〔时珍曰〕甘、微咸，凉，无毒。〔独孤滔曰〕制汞，哑铜，结砂子。〔土宿真君曰〕知母、鹅不食草、芸苔、紫苏、甑带、何首乌，皆能伏硼砂。同砒石煅过，有变化。

【主治】 **消痰止嗽，破癥结喉痹。**大明。**上焦痰热，生津液，去口气，消障翳，除噎膈反胃，积块结瘀肉，阴㿉骨哽，恶疮及口齿诸病。**时珍。

【发明】 〔颂曰〕今医家用硼砂治咽喉，最为要切。〔宗奭曰〕含化咽津，治喉中肿痛，膈上痰热，初觉便治，不能成喉痹，亦缓取[⑤]效可也。〔时珍曰〕硼砂，味甘微咸而气凉，色白而质轻，故能去胸膈上焦之热。素问云，热淫于内，治以咸寒，以甘缓之，是也。其性能柔五金而去垢腻，故治噎膈积聚、骨哽结核、恶肉阴㿉用之者，取其柔物也；治痰热、眼目障翳用之者，取其去垢也。洪迈夷坚志云：鄱阳汪友良，因食误吞一骨，哽于咽中，百计不下。恍惚梦一朱衣人曰：惟南蓬砂最妙。遂取一块含化咽汁，脱然而失。此软坚之征也。日华言其苦辛暖，误矣。

【附方】 新十四。**鼻血不止**硼砂一钱，水服立止。集简方。**劳瘵有虫**硼砂、硇砂、兔屎等分为末，蜜丸梧子大。每服七丸，生甘草一分，新水一钟，揉汁送下。自朔至望，五更时，令病人勿言，服之。乾坤秘韫。**木舌肿强**硼砂末，生姜片蘸揩，少时即消。普济方。**咽喉谷贼**肿痛。蓬砂、牙消等分为末，蜜和半钱，含咽。直指方。**咽喉肿痛**破棺丹：用蓬砂、白梅等分，捣丸芡子大。每噙化一丸。经

---

① 护心散：《瑞竹堂方》卷五作“内托香粉散”。
② 绵缝：《本事方》卷二作“线穿”。
③ 附录一节，原错在“蓬砂”条下，今移正。
④ 附录一节，原脱，今据《证类本草》卷五补。
⑤ 取：原作“别”，字误，今据《证类本草》卷五改。

验方。**喉痹牙疳**盆砂末吹，并擦之。集简方。**骨哽在咽**方见发明。**小儿阴癀**肿大不消。硼砂一分，水研涂之，大有效。集玄方。**饮酒不醉**先服盆砂二钱妙。相感志。**饮食毒物**硼砂四两，甘草四两，真香油一斤，瓶内浸之。遇有毒者，服油一小盏。久浸尤佳。瑞竹堂经验方。**一切恶疮**方同上。**弩肉瘀突**南鹏砂黄色者一钱，片脑少许，研末，灯草蘸点之。直指方。

石硫黄本经中品

【释名】　**硫黄**吴普**黄硇砂**药性**黄牙阳候**纲目**将军**〔时珍曰〕硫黄秉纯阳火石之精气而结成，性质通流，色赋中黄，含其猛毒，为七十二石之将，故药品中号为将军。外家谓之阳候，亦曰黄牙，又曰黄硇砂。

【集解】　〔别录曰〕石硫黄生东海牧羊山谷中，及太行、河西山，矾石液也。〔普曰〕或生易阳，或生河西，或五色黄是潘水石液也。烧令有紫焰，八月、九月采。〔弘景曰〕东海郡属北徐州，而箕山亦有。今第一出湖南林邑，色如鹅子初出壳者，名昆仑黄。次出外国。从蜀中来，色深而煌煌。此云矾石液，今南方则无矾石，恐不必尔。〔珣曰〕广州记云：生昆仑国及波斯国西方明之境，颗块莹净，不夹石者良。蜀中雅州亦出之，光腻甚好，功力不及舶上来者。〔颂曰〕今惟出南海诸番。岭外州郡或有，而不甚佳。鹅黄者名昆仑黄，赤色者名石亭脂，青色者名冬结石，半白半黑者名神惊石，并不堪入药。又有一种水硫黄，出广南及资州，溪涧水中流出，以茅收取熬出，号真珠黄，气腥臭，止入疮药，亦可煎炼成汁，以模写作器，亦如鹅子黄色。〔时珍曰〕凡产石硫黄之处，必有温泉，作硫黄气。魏书云：盘盘国有火山，山旁皆焦熔，流数十里乃凝坚，即石硫黄也。张华博物志云：西域硫黄出且弥山。去高昌八百里，有山高数十丈，昼则孔中状如烟，夜则如灯光。庚辛玉册云：硫黄有二种：石硫黄，生南海琉球山中；土硫黄，生于广南。以嚼之无声者为佳，舶上倭硫黄亦佳。今人用配消石作烽燧烟火，为军中要物。

【修治】　〔敩曰〕凡使勿用青赤色及半白半青、半赤半黑者。自有黄色，内莹净似物命者，贵也。凡用四两。先以龙尾蒿自然汁一镒，东流水三镒，紫背天葵汁一镒，粟逐子[①]茎汁，四件合之，搅令匀。入坩锅内，用六乙泥固济底下，将硫黄碎之，入锅中，以前汁旋旋添入，火煮汁尽为度。再以百部末十两，柳蚛末二斤，一簇草二斤，细锉，以东流水同硫黄煮二伏时。取出，去诸药，用熟甘草汤洗了，入钵研二万匝用。〔时珍曰〕凡用硫黄，入丸散用，须以萝卜剜空，入硫在内，合定，稻糠火煨熟，去其臭气；以紫背浮萍同煮过，消其火毒；以皂荚汤淘之，去其黑浆。一法：打碎，以绢袋盛，用无灰酒煮三伏时用。又消石能化硫为水，以竹筒盛硫埋马粪中一月亦成水，名硫黄液。

【气味】　**酸，温，有毒。**〔别录曰〕大热。〔普曰〕神农、黄帝、雷公：咸，有毒。医和、扁鹊：苦、无毒。〔权曰〕有大毒，以黑锡煎汤解之，及食冷猪血。〔珣曰〕人能制伏归本色，服之能除百病。如有发动，宜猪肉、鸭羹、余甘子汤并解之。〔葛洪曰〕四黄惟阳候为尊，金石煅炼者不可用，惟草木制伏者堪入药用。桑灰、益母、紫荷、波薐、天盐、桑白皮、地骨皮、车前、马鞭草、黄檗、何首乌、

---

① 粟逐子：《证类本草》卷四作“粟遂子”，义未详。

石韦、荞麦、独帚、地榆、蛇床、菟丝、篦麻、蚕砂，或灰或汁，皆可伏之。〔之才曰〕曾青为之使，畏细辛、飞廉、朴消、铁、醋。〔玄寿先生曰〕硫是矾之液，矾是铁之精，慈石是铁之母。故铁砂慈石制，伏硫黄立成紫粉。〔独孤滔曰〕硫能干汞，见五金而黑，得水银则色赤也。

【主治】 **妇人阴蚀疽痔恶血，坚筋骨，除头秃。能化金银铜铁奇物。**本经。**疗心腹积聚，邪气冷痛在胁，咳逆上气，脚冷疼弱无力，及鼻衄恶疮，下部䘌疮，止血，杀疥虫。**别录。**治妇人血结。**吴普。**下气，治腰肾久冷，除冷风顽痹，寒热。生用治疥癣，炼服主虚损泄精。**甄权。**壮阳道，补筋骨劳损，风劳气，止嗽，杀脏虫邪魅。**大明。**长肌肤，益气力，老人风秘，并宜炼服。**李珣。**主虚寒久痢，滑泄霍乱，补命门不足，阳气暴绝，阴毒伤寒，小儿慢惊。**时珍。

【发明】 〔弘景曰〕俗方用治脚弱及痼冷甚效。仙经颇用之，所化奇物，并是黄白术及合丹法。〔颂曰〕古方未有服饵硫黄者。本经所用，止于治疮蚀、攻积聚、冷气脚弱等，而近世遂火炼治为常服丸散。观其治炼服食之法，殊无本源，非若乳石之有论议节度。故服之其效虽紧，而其患更速，可不戒之。土硫黄辛热腥臭，止可治疥杀虫，不可服。〔宗奭曰〕今人治下元虚冷，元气将绝，久患寒泄，脾胃虚弱，垂命欲尽，服之无不效。中病当便已，不可尽剂。世人盖知用而为福，而不知其为祸，此物损益兼行故也。如病势危急，可加丸数服，少则不效，仍加附子、干姜、桂。〔好古曰〕如太白丹、来复丹，皆用硫黄佐以消石，至阳佐以至阴，与仲景白通汤佐以人尿、猪胆汁大意相同。所以治内伤生冷、外冒暑热、霍乱诸病，能去格拒之寒，兼有伏阳，不得不尔。如无伏阳，只是阴虚，更不必以阴药佐之，何也？硫黄亦号将军，功能破邪归正，返滞还清，挺出阳精，消阴化魄。〔时珍曰〕硫黄秉纯阳之精，赋大热之性，能补命门真火不足，且其性虽热而疏利大肠，又与躁涩者不同，盖亦救危妙药也。但炼制久服，则有偏胜之害。况服食者，又皆假此纵欲，自速其咎，于药何责焉。按孙升谈圃云：硫黄，神仙药也。每岁三伏日饵百粒，去脏腑积滞有验。但硫黄伏生于石下，阳气溶液凝结而就，其性大热，火炼服之，多发背疽。方匀泊宅编云：金液丹，乃硫黄炼成，纯阳之物，有痼冷者所宜。今夏至人多服之，反为大患。韩退之作文戒服食，而晚年服硫黄而死，可不戒乎？夏英公有冷病，服硫黄、钟乳，莫之纪极，竟以寿终，此其禀受与人异也。洪迈夷坚志云：唐与正亦知医，能以意治疾。吴巡检病不得溲，卧则微通，立则不能涓滴，遍用通利药不效。唐问其平日自制黑锡丹常服，因悟曰：此必结砂时，硫飞去，铅不死。铅砂入膀胱，卧则偏重，犹可溲；立则正塞水道，故不通。取金液丹三百粒，分为十服，煎瞿麦汤下。铅得硫气则化，累累水道下，病遂愈。硫之化铅，载在经方，苟无通变，岂能臻妙？类编云：仁和县一吏，早衰齿落不已。一道人令以生硫黄入猪脏中煮熟捣丸，或入蒸饼丸梧子大，随意服之。饮啖倍常，步履轻捷，年逾九十，犹康健。后醉牛血，遂洞泄如金水，尪悴而死。内医官管范云：猪肪能制硫黄，此用猪脏尤妙。王枢使亦常服之。

【附方】 旧八，新四十一。**硫黄杯** 此杯配合造化，调理阴阳，夺天地冲和之气，乃水火既济之方。不冷不热，不缓不急，有延年却老之功，脱胎换骨之妙。大能清上实下，升降阴阳。通九窍，杀九虫，除梦泄，悦容颜，解头风，开胸膈，化痰涎，明耳目，润肌肤，添精髓。蠲疝坠。又治妇人血海枯寒，赤白带下。其法用瓷碗以胡桃擦过，用无砂石硫黄生熔成汁，入明矾少许，则尘垢悉浮，以杖掠去，绵滤过，再入碗熔化，倾入杯内，荡成杯，取出，埋土中一夜，木贼打光用之。欲红入朱砂，欲青则入葡萄，研匀同煮成。每用热酒二杯，清早空心温服，则百病皆除，无出此方也。**紫霞杯**叶石林水云录云：用硫黄袋盛，悬罐内，以紫背浮萍同水煮之，数十沸取出，候干研末十两。用珍珠、琥珀、乳香、雄黄、朱砂、羊起石、赤石脂、片脑、紫粉、白芷、甘松、三柰、木香、血竭、没药、韶脑、安息香各一钱，麝香七分，金箔二十片，为末，入铜杓中，慢火熔化。以好样酒杯一个，周围以粉纸包裹，中开一孔，倾硫入内，旋转令匀，投冷水中取出。每旦盛酒饮二三杯，功同上方。昔中书刘景辉因遘劳瘵，于太白山中遇一老仙，亲授是方，服之果愈。人能清心寡欲而服此，仙缘可到也。**金液丹**固真气，暖丹田，坚筋骨，壮阳道。除久寒痼冷，补劳伤虚损。治男子腰肾久冷，心腹积聚，胁下冷痛，腹中诸虫，失精遗尿，形羸力劣，腰膝痛弱，冷风顽痹，上气衄血，咳逆寒热，霍乱转筋，虚滑下利。又治痔瘘湿䘌生疮，下血不止，及妇人血结寒热，阴蚀疽痔等。用石硫黄十两研末，用瓷盒盛，以水和赤石脂封口，盐泥固济，日干。地内先埋一小罐，盛水令满，安盒在内，用泥固济。慢火养七日七夜，候足加顶火一斤煅，俟冷取出研末。每一两，用蒸饼一两，水浸为丸，如梧子大。每服三十丸至[1]百丸，空心米饮服。又治伤寒身冷脉微，或吐或利，或自汗不止，或小便不禁，并宜服之，得身热脉出为度。惠民和剂局方。**暖益腰膝**王方平通灵玉粉散：治腰膝，暖水脏，益颜色，其功不可具载。硫黄半斤，桑柴灰五斗，淋取汁，煮三伏时。以铁匙抄于火上试之，伏火即止。候干，以大火煅之。如未伏更煮，以伏为度。煅了研末。穿地坑一尺二寸，投水于中，待水清，取和硫末，坩锅内煎如膏。铁钱抄出，细研，饭丸麻子大。每空心盐汤下十丸，极有效验。乡人王昭遂服之，年九十，颜貌如童子，力倍常人。杜光庭玉函方。**风毒脚气**痹弱。硫黄末三两，钟乳五升，煮沸入水，煎至三升，每服三合。又法：牛乳三升，煎一升半，以五合调硫黄末一两服，厚盖取汗，勿见风。未汗再服，将息调理数日，更服。北人用此多效。亦可煎为丸服。肘后方。**阴证伤寒**极冷，厥逆烦躁，腹痛无脉，危甚者。舶上硫黄为末，艾汤服三钱，就得睡汗出而愈。本事方。**阴阳二毒**黑龙丹：用舶上硫黄一两，柳木槌研二三日。巴豆一两，和壳，计个数，用二升铛子一口，将硫铺底，安豆于上，以酽米醋半斤浇之。盏子紧合定，醋纸固缝，频以醋润之。文武火熬，候豆作声，可一半为度，急将铛子离火，即便入臼中捣细。再以醋两茶脚洗铛中药入臼，旋下蒸饼捣丸鸡头子大。若是阴毒，用椒四十九粒，葱白二茎，水一盏，煎六分。热吞下一丸；阳毒，用豆豉四十九粒，葱白一茎，水一盏，煎同前，吞下不得嚼破。经五六日方可服之。若未传入，或未及日数，不可服。有孕妇人吐泻，亦可服。博济方。**一切冷气**积块作痛。硫黄、焰消各四两结砂，青皮、陈皮各四两，为末，糊丸梧子大。每空心米饮下三十丸。鲍氏方。**元脏久冷**腹痛虚泄，

① 至：原作“三”，义晦，今据《和剂局方》卷五改。

里急，玉粉丹：用生硫黄五两，青盐一两，细研，以蒸饼丸绿豆大。每服五丸，空心热酒下，以食压之。经验方。**元脏冷泄**腹痛虚极。硫黄一两，黄蜡化丸梧子大。每服五丸，新汲水下。一加青盐二钱，蒸饼和丸，酒下。普济方。**气虚暴泄**日夜三二十行，腹痛不止，夏月路行，备急最妙。朝真丹：用硫黄二两，枯矾半两，研细。水浸蒸饼丸梧子大，朱砂为衣。每服十五丸至二十丸，温水下，或盐汤任下。孙尚药秘宝方。**伏暑伤冷**二气交错，中脘痞结，或泄或呕，或霍乱厥逆。二气丹：硫黄、消石等分研末，石器炒成砂，再研，糯米糊丸梧子大。每服四十丸，新井水下。济生方。**伤暑吐泻**硫黄、滑石等分为末。每服一钱，米饮下，即止。救急良方。**霍乱吐泻**硫黄一两，胡椒五钱，为末，黄蜡一两化，丸皂子大。每凉水下一丸。圣济录。**小儿吐泻**不拘冷热，惊吐反胃，一切吐利，诸治不效者。二气散：用硫黄半两，水银二钱半，研不见星。每服一字至半钱，生姜水调下，其吐立止。或同炒结砂为丸，方见灵砂下。钱氏小儿方。**反胃呕吐**方见水银。**脾虚下白**脾胃虚冷，停水滞气，凝成白涕下出。舶上硫黄一两研末，炒面一分同研，滴冷热水丸梧子大。每米汤下五十丸。杨子建护命方。**下痢虚寒**硫黄半两，篦麻仁七个，为末。填脐中，以衣隔，热汤熨之，止乃已。仁存方。**协热下痢**赤白。用硫黄、蛤粉等分为末，糊丸梧子大。每服十五丸，米饮下。指南方。**肠风下血**方见鲫鱼。**老人冷秘**风秘或泄泻，暖元脏，除积冷，温脾胃，进饮食，治心腹一切痃癖冷气。硫黄柳木槌研细，半夏汤泡七次焙研，等分，生姜自然汁调蒸饼和杵百下，丸梧子大。每服十五丸至二十丸，空心温酒或姜汤下，妇人醋汤下。和剂局方。**久疟不止**鲍氏方：用硫黄、朱砂等分为末。每服二钱，腊茶清，发日五更服。当日或大作或不作，皆其效也。寒多倍硫，热多倍砂。朱氏方：用硫黄、腊茶等分为末。发日早冷水服二钱，二服效。寒多加硫，热多加茶。**酒鳖气鳖**嗜酒任气，血凝于气，则为气鳖。嗜酒痼冷，败血入酒，则为血鳖。摇头掉尾，大者如鳖，小者如钱。上侵人喉，下蚀人肛，或附胁背，或隐肠腹。用生硫黄末，老酒调下，常服之。直指方。**咳逆打呃**硫黄烧烟，嗅之立止。医方摘要。**头痛头风**如神丹：光明硫黄、消石各一两，细研，水丸芡子大。空心嚼一丸，茶下。普济方。**肾虚头痛**圣惠方用硫黄一两，胡粉为末，饭丸梧子大。痛时冷水服五丸，即止。本事方用硫黄末、食盐等分，水调生面糊丸梧子大。每薄荷茶下五丸。普济方用生硫黄六钱，为末，乌药四钱，为末，蒸饼丸梧子大。每服三五丸，食后茶清下。**鼻上作痛**上品硫黄末，冷水调搽。澹寮方。**酒皶赤鼻**生硫黄半两，杏仁二钱，轻粉一钱，夜夜搽之。瑞竹堂方用舶上硫黄、鸡心槟榔等分，片脑少许，为末。绢包，日日擦之。加篦麻油更妙。**鼻面紫风**乃风热上攻阳明经络，亦治风刺瘾疹。舶上硫黄、白矾枯等分，为末。每以黄丹少许，以津液和涂之，一月见效。宣明方。**身面疣目**蜡纸卷硫黄末少许，点之，焠之有声，目去。普济方。**疬疡风病**白色成片。以布拭，醋摩硫黄、附子涂之，或硫黄、白矾擦之。集验方。**小儿聤耳**硫黄末和蜡作挺插之，日二易。千金方。**小儿口疮**糜烂。生硫黄水调，涂手心、足心。效即洗去。危氏得效方。**耳卒声闭**硫黄、雄黄等分研末。绵裹塞耳，数日即闻人语也。千金方。**诸疮弩肉**如蛇出数寸。硫黄末一两，肉上薄之，即缩。圣惠方。**痈疽不合**石硫黄粉，以箸蘸插入孔中，以瘥为度。外台秘要。**一切恶疮**真君妙神散：用好硫黄三两，荞麦粉二两，为末，井水和捏作小饼，日干收之。临用细研，新汲水调傅之。痛者即不痛，不痛则即痛而愈。坦仙皆效方。**疥疮有虫**硫黄末，以鸡子煎香油调搽，极效。救急良方。**顽癣不愈**倾过银有盖罐子，入硫黄一两熔化，取起冷定打开，取硫同盖研末，搽之。孙氏集效方。**疠风有虫**硫黄末酒调少许，饮汁。或加大风子油更好。直指方。**女子阴疮**硫黄末傅之，瘥乃止。肘后方。**玉门宽冷**硫黄煎水频洗。心传方。**小儿夜啼**硫黄二钱半，铅丹二两，研匀，瓶固煅过，埋土中七日取出，饭丸黍米大。每服二丸，冷水下。普济方。**阴湿疮疱**硫黄傅之，日三。梅师方。

石硫赤别录有名未用

【释名】 **石亭脂**图经**石硫丹**弘景**石硫芝**

【集解】 〔别录曰〕理如石耆[①]，生山石间。〔普曰〕生羌道山谷。〔时珍曰〕此即硫黄之多赤者，名石亭脂，而近世通呼硫黄为石亭脂，亦未考此也。按抱朴子云：石硫丹，石之赤精，石硫黄之类也。浸溢于涯崖之间，其濡湿者可丸服，坚结者可散服。五岳皆有，而箕山为多，许由、巢父服之，即石硫芝是矣。

【气味】 **苦，温，无毒。**

【主治】 **妇人带下，止血。轻身长年。**别录。**壮阳除冷，治疮杀虫，功同硫黄。**时珍。

【附方】 新二。**赤鼻作痛**紫色石亭脂，红色次之，黄色勿用。研末，冷水调搽，半月绝根。圣济录。**风湿脚气**石亭脂生用一两，川乌头生一两，无名异二两，为末，葱白自然汁和丸梧子大。每服一钱，空心淡茶、生葱吞下，日一服。瑞竹堂方。

石硫青别录有名未用

【释名】 **冬结石**〔别录曰〕生武都山石间，青白色，故名。〔时珍曰〕此硫黄之多青色者。苏颂图经言石亭脂、冬结石并不堪入药，未深考此也。

【气味】 **酸，温，无毒。**

【主治】 **疗泄，益肝气，明目。轻身长年。**别录。**治疮杀虫，功同硫黄。**时珍。

【附录】 **硫黄香**拾遗。〔藏器曰〕味辛，温，无毒。去恶气，杀虫。似硫黄而香。云出都昆国，在扶南南三十[②]里。

矾石本经上品

校正：并入海药波斯矾，嘉祐柳絮矾。

【释名】 **涅石**纲目**羽涅**别录**羽泽**别录**煅枯者名巴石，轻白者名柳絮矾。**〔时珍曰〕矾者，燔也。燔石而成也。山海经云：女床之山，其阴多涅石。郭璞注云：矾石也。楚人名涅石，秦人名为羽涅。

【集解】 〔别录曰〕矾石生河西山谷，及陇西武都、石门，采无时。能使铁为铜。〔弘景曰〕今出益州北部西川，从河西来。色青白，生者名马齿矾。炼成纯白名白矾，蜀人以当消石。其黄黑者名鸡屎矾，不入药用，惟堪镀作以合熟铜，投苦酒中，涂铁皆作铜色。外虽铜色，内质不变。〔恭曰〕矾石有五种：白矾多入药用；青、黑二矾，疗疳及疮；黄矾亦疗疮生肉，兼染皮；绛矾本来绿色，烧之乃赤，故名绛矾。〔颂曰〕矾石初生皆石也，

---

① 耆：原作“者”，字误，今据《证类本草》卷三十改。

② 十：《证类本草》卷三作“千”。

采得烧碎煎炼，乃成矾也。凡有五种，其色各异，白矾、黄矾、绿矾、黑矾、绛矾也。今白矾出晋州、慈州、无为州，入药及染人所用甚多。黄矾丹灶家所须，亦入药。黑矾惟出西戎，亦谓之皂矾，染须鬓药用之，亦染皮用。绿矾入咽喉口齿药及染色。绛矾烧之则赤，今亦稀见。又有矾精、矾蝴蝶、巴石、柳絮矾，皆是白矾也。炼白矾时，候其极沸，盘心有溅溢，如物飞出，以铁匕接之，作虫形者，矾蝴蝶也。但成块光莹如水精者，矾精也。二者入药，力紧于常矾。其煎炼而成，轻虚如绵絮者，柳絮矾。其烧汁至尽，色白如雪者，谓之巴石。〔珣曰〕波斯、大秦所出白矾，色白而莹净，内有棘针文，入丹灶家，功力逾于河西、石门者，近日文州诸番往往有之。波斯又出金线矾[①]，打破内有金线文者为上，多入烧炼家用。〔时珍曰〕矾石析而辨之，不止于五种也。白矾，方士谓之白君，出晋地者上，青州、吴中者次之。洁白者为雪矾；光明者为明矾，亦名云母矾；文如束针，状如粉扑者，为波斯白矾，并入药为良。黑矾，铅矾也，出晋地，其状如黑泥者，为昆仑矾；其状如赤石脂有金星者，为铁矾；其状如紫石英，火引之成金线，画刀上即紫赤色者，为波斯紫矾，并不入服饵药，惟丹灶及疮家用之。绿矾、绛矾、黄矾俱见本条。其杂色者，则有鸡屎矾、鸭屎矾、鸡毛矾、粥矾，皆下品，亦入外丹家用。

【修治】　〔敩曰〕凡使白矾石，以瓷瓶盛，于火中煅令内外通赤，用钳揭起盖，旋安石蜂巢入内烧之。每十两用巢六两，烧尽为度。取出放冷，研粉，以纸裹，安五寸深土坑中一宿，取用。又法：取光明如水晶，酸、咸、涩味全者，研粉，以瓷瓶用六一泥泥之，待干，入粉三升在内，旋旋入五方草、紫背天葵各自然汁一镒，待汁干，盖了瓶口，更泥上下，用火一百斤煅之。从巳至未，去火取出，其色如银，研如轻粉用之。〔时珍曰〕今人但煅干汁用，谓之枯矾，不煅者为生矾。若入服食，须循法度。按九鼎神丹秘诀，炼矾石入服食法：用新桑合盘一具。于密室净扫，以火烧地令热，洒水于上，或洒苦酒于上，乃布白矾于地上，以盘覆之，四面以灰拥定。一日夜，其石精皆飞于盘上，扫取收之。未尽者，更如前法，数遍乃止，此为矾精。若欲作水，即以扫下矾精一斤，纳三年苦酒一斗中清之，号曰矾华，百日弥佳。若急用之，七日亦可。

【气味】　**酸，寒，无毒。**〔普曰〕神农、岐伯：酸。久服伤人骨。扁鹊：咸。雷公：酸，无毒。〔权曰〕涩。凉，有小毒。〔之才曰〕甘草为之使，恶牡蛎，畏麻黄。〔独孤滔曰〕红心灰藋制矾。

【主治】　**寒热，泄痢白沃，阴蚀恶疮，目痛，坚骨齿。炼饵服之，轻身不老增年**[②]。本经。**除固热在骨髓，去鼻中息肉。**别录。**除风去热**[③]**，消痰止渴，暖水脏，治中风失音。和桃仁、葱汤浴，可出汗。**大明。**生含咽津，治急喉痹。疗鼻衄齆鼻，鼠漏瘰疬疥癣。**甄权。**枯矾贴嵌甲，牙缝中血出如衄。**宗奭。**吐下痰涎饮澼，燥湿解毒追涎，止血定痛，食恶肉，生好肉，治痈疽疔肿恶疮，癫痫疸疾，通大小便，口齿眼目诸病，虎犬蛇蝎百虫伤。**时珍。

波斯白矾海药

【气味】　**酸、涩，温，无毒。**

---

① 矾：原脱，今据《证类本草》卷三补。

② 年：原缺，今据《千金翼》卷二、《证类本草》卷三补。

③ 热：《证类本草》卷三作“劳”。

【主治】　**赤白漏下阴蚀，泄痢疮疥，解一切毒蛇虫等，去目赤暴肿齿痛，火炼之良。**李珣。

柳絮矾嘉祐

【气味】　同矾石。

【主治】　**消痰止渴，润心肺**[①]。大明。

【发明】　〔弘景曰〕俗中合药，火熬令燥，以疗[②]齿痛，多则坏齿，即伤骨之证[③]也。而经云坚骨齿，诚为可疑。〔宗奭曰〕不可多服，损心肺，却水故也。水化书纸上，干则水不能濡，故知其性却水也。治膈下涎药多用者，此意尔。〔时珍曰〕矾石之用有四：吐利风热之痰涎，取其酸苦涌泄也；治诸血痛脱肛阴挺疮疡，取其酸涩而收也；治痰饮泄痢崩带风眼，取其收而燥湿也；治喉痹痈疽中蛊蛇虫伤螫，取其解毒也。按李迅痈疽方云：凡人病痈疽发背，不问老少，皆宜服黄矾丸。服至一两以上，无不作效，最止疼痛，不动脏腑，活人不可胜数。用明亮白矾一两生研，以好黄蜡七钱熔化，和丸梧子大。每服十丸，渐加至二十丸，熟水送下。如未破则内消，已破即便合。如服金石发疮者，引以白矾末一二匙，温酒调下，亦三五服见效。有人遍身生疮，状如蛇头，服此亦效。诸方俱称奇效，但一日中服近百粒，则有力。此药不惟止痛生肌，能防毒气内攻，护膜止泻，托里化脓之功甚大，服至半斤尤佳，不可欺其浅近，要知白矾大能解毒也。今人名为蜡矾丸，用之委有效验。

【附方】　旧二十六，新六十四。**中风痰厥**四肢不收，气闭膈塞者。白矾一两，牙皂角五钱，为末。每服一钱，温水调下，吐痰为度。陈师古方。**胸中痰澼**头痛不欲食。矾石一两，水二升，煮一升，纳蜜半合，频服。须臾大吐，未吐，饮少热汤引之。外台秘要。**风痰痫病**化痰丸：生白矾一两，细茶五钱，为末，炼蜜丸如梧子大。一岁十丸，茶汤下；大人，五十丸。久服。痰自大便中出。断病根。邓笔峰杂兴。**小儿胎寒**嗢啼发痫。白矾煅半日，枣肉丸黍米大。每乳下一丸，愈乃止，去痰良。保幼大全。**产后不语**胡[④]氏孤凤散：用生白矾末一钱，熟水[⑤]调下。妇人良方。**牙关紧急**不开者。白矾盐化等分，搽之，涎出自开。集简方。**走马喉痹**用生白矾末涂于绵针上，按于喉中，立破。绵针者，用榆条，上以绵缠[⑥]作枣大也。儒门事亲方。**喉痈乳蛾**济生帐带散：用矾三钱，铁铫内熔化，入劈开巴豆三大粒，煎干去豆，研矾用之，入喉立愈。甚者，以醋调灌之。亦名通关散。法制乌龙胆：用白矾末盛入猪胆中，风干研末。每吹一钱入喉，取涎出妙。**咽喉谷贼**肿痛。生矾石末少少点肿处，吐涎，以痒为度。圣惠方。**风热喉痛**白矾半斤，研末化水，新砖一片，浸透取晒，又浸又晒，至水干，入粪厕中浸一月，取洗，安阴处，待霜出扫收。每服半钱。水下。普济方。**悬痈垂长**咽中妨[⑦]闷。白矾烧灰、盐花等分，为末。箸头频点药[⑧]在上，

---

① 肺：原作“肝”，义晦，今据《证类本草》卷三改。

② 疗：原作“痛”，字误，今据《证类本草》卷三改。

③ 证：原作“说”，字误，今据《证类本草》卷三改。

④ 胡：原作“明”，字误，今据《妇人良方》卷十八改。

⑤ 水：原作“之”，字误，今据《妇人良方》卷十八改。

⑥ 缠：原作“立”，义晦，今据《儒门事亲》卷十五改。

⑦ 妨：原作“烦”，字误，今据《证类本草》卷三改。

⑧ 药：原缺，今据《证类本草》卷三补。

去涎。孙用和秘宝方。**小儿舌膜**初生小儿有白膜皮裹舌，或遍舌根。可以指甲刮破令血出，以烧矾末半绿豆许傅之。若不摘去，其儿必哑。姚和众至宝方。**牙齿肿痛**白矾一两烧灰，大露蜂房一两微炙。每用二钱，水煎含漱去涎。简要济众方。**患齿碎坏**欲尽者。常以绵裹矾石含嚼，吐去汁。肘后方。**齿龈血出**不止。矾石一两烧，水三升，煮一升，含漱。千金方。**木舌肿强**白矾、桂心等分，为末。安舌下。圣惠方。**太阴口疮**生甘草二寸，白矾一粟大，噙之，咽津。活法机要。**口舌生疮**下虚上壅。定斋方：用白矾泡汤濯足。张子和方：用白矾末、黄丹水飞炒等分研，擦之。**小儿鹅口**满口白烂。枯矾一钱，朱砂二分，为末。每以少许傅之。日三次，神验。普济方。**小儿舌疮**饮乳不得。白矾和鸡子，置醋中，涂儿足底，二七愈。千金方。**口中气臭**明矾入麝香为末，擦牙上。生生编。**衄血不止**枯矾末吹之，妙。圣济方。**鼻中息肉**千金用矾烧末，猪脂和，绵裹塞之。数日息肉随药出。一方用明矾一两，蓖麻仁七个，盐梅肉五个，麝香一字，杵丸，绵裹塞之，化水自下也。**眉毛脱落**白矾十两烧研，蒸饼丸梧子大。每空心温水下七丸，日加一丸，至四十九日减一丸，周而复始，以愈为度。圣济录。**发斑怪证**有人眼赤鼻张，大喘，浑身出斑，毛发如铜铁，乃热毒气结于下焦也。白矾、滑石各一两为末，作一服。水三碗，煎减半，不住服，尽即安。夏子益奇疾方。**目翳努肉**白矾石纳黍米大入目，令泪出。日日用之，恶汁去尽，其疾日减。外台秘要。**目生白膜**矾石一升，水四合，铜器中煎半合，入少蜜调之，以绵滤过。每日点三四度。姚和众延龄至宝方。**赤目风肿**甘草水磨明矾傅眼胞上效。或用枯矾频擦眉心。集简方。**烂弦风眼**白矾煅一两，铜青三钱，研末，汤泡澄清，点洗。永类方。**聤耳出汁**枯矾一两，铅丹炒一钱，为末，日吹之。圣济录。**卒死壮热**矾石半斤，水一斗半，煮汤浸脚及踝，即得苏也。肘后方。**脚气冲心**白矾三两，水一斗五升，煎沸浸洗。千金方。**风湿膝痛**脚气风湿，虚汗，少力多痛，及阴汗。烧矾末一匙头，投沸汤，淋洗痛处。御药院方。**黄肿水肿**推车丸：用明矾二两，青矾一两，白面半斤，同炒令赤，以醋煮米粉糊为丸。枣汤下三十丸。济急方。**女劳黄疸**黄家日晡发热而反恶寒，膀胱急，少腹满，目尽黄，额上黑，足下热，因作黑疸。其腹胀如水状，大便必黑，时溏，此女劳之病，非水也。自大劳大热，交接后入水所致。腹满者难治。用矾石烧、消石熬黄等分，为散。以大麦粥汁和服方寸匕。日三服。病从大小便去，小便正黄，大便正黑，是其候也。张仲景金匮方。**妇人黄疸**经水不调，房事触犯所致。白矾、黄蜡各半两，陈橘皮三钱，为末，化蜡丸梧子大。每服五十丸，以滋血汤或调经汤下。济阴方。**妇人白沃**经水不利，子脏坚僻，中有干血，下白物。用矾石烧，杏仁一分，研匀，炼蜜丸枣核大，纳入脏①中，日一易之。张仲景金匮方。**妇人阴脱**作痒。矾石烧研，空心酒服方寸匕，日三。千金翼。**男妇遗尿**枯白矾、牡蛎粉等分，为末。每服方寸匕，温酒下，日三服。余居士选奇方。**二便不通**白矾末填满脐中，以新汲水滴之，觉冷透腹内，即自然通。脐平者，以纸围环之。经验方。**霍乱吐泻**枯白矾末一钱，百沸汤调下。华佗危病方。**伏暑泄泻**玉华丹：白矾煅为末，醋糊为丸。量大小，用木瓜汤下。经验

① 脏：原作“肠”，字误，今据《金匮》卷下第二十二改。

方。**老人泄泻**不止。枯白矾一两，诃黎勒煨七钱半，为末。米饮服二钱，取愈。太平圣惠方。**赤白痢下**白矾飞过为末，好醋、飞罗面为丸梧子大。赤痢甘草汤，白痢干姜汤下。生生方。**气痢不止**巴石丸：取白矾一大斤，以炭火净地烧令汁尽，其色如雪，谓之巴石。取一两研末，熟猪肝作丸梧子大。空腹，量人加减。水牛肝更佳。如素食人，以蒸饼为丸。或云白矾中青黑者，名巴石。刘禹锡传信方。**冷劳泄痢**食少，诸药不效。白矾三两烧，羊肝一具去脂，酽醋三升煮烂，擂泥和丸梧子大。每服二十丸，米饮下，早夜各一服。普济方。**泄泻下痢**白龙丹：用明矾枯过为末，飞罗面醋打糊丸梧子大。每服二三十丸，白痢姜汤下，赤痢甘草汤下，泄泻米汤下。经验方。**疟疾寒热**即上方。用东南桃心七个，煎汤下。**反胃呕吐**白矾、硫黄各二两，铫内烧过，入朱砂一分，为末，面糊丸小豆大。每姜汤下十五丸。又方：白矾枯三两，蒸饼丸梧子大。每空心米饮服十五丸。普济方。**化痰治嗽**明矾二两，生参末一两，苦醋二升，熬为膏子，以油纸包收，旋丸豌豆大。每用一丸，放舌下，其嗽立止，痰即消。定西侯方：只用明矾末，醋糊丸梧子大。每睡时茶下二三十丸。摘要：用明矾半生半烧，山卮子炒黑，等分为末，姜汁糊为丸。如上服。杂兴方用白明矾、建茶等分为末，糊丸服。**诸心气痛**儒门事亲方用生矾一皂子大，醋一盏，煎七分服，立止。邵真人方用明矾一两烧，朱砂一钱，金箔三个，为末。每服一钱半，空心白汤下。**中诸蛊毒**晋矾、建茶等分，为末。新汲水调下二钱，泻吐即效。未吐再服。济生方。**蛇虫诸毒**毒蛇、射工、沙虱等伤人，口噤目黑，手足直，毒气入腹。白矾、甘草等分，为末。冷水服二钱。瑞竹堂方。**驴马汗毒**所伤疮痛。白矾飞过，黄丹炒紫，等分，贴之。王氏博济方。**虎犬伤人**矾末纳入裹之，止痛尤妙。肘后方。**蛇咬**[①] **蝎螫**烧刀矛头令赤，置白矾于上，汁出热滴之，立瘥。此神验之方也。真元十三年，有两僧流南方，到邓州，俱为蛇啮，令用此法便瘥，更无他苦。刘禹锡传信方。**壁镜毒人**必死。白矾涂之。太平广记。**刀斧金疮**白矾、黄丹等分为末。傅之最妙。救急方。**折伤止痛**白矾末一匙，泡汤一碗，帕蘸乘热熨伤处。少时痛止，然后排整筋骨，点药。灵苑方。**漆疮作痒**白矾汤拭之。千金方。**牛皮癣疮**石榴皮蘸明矾末抹之。切勿用醋。即虫沉下。直指方。**小儿风疹**作痒。白矾烧投热酒中，马尾揾酒涂之。子母秘录。**小儿脐肿**出汁不止。白矾烧灰傅之。圣惠方。**干湿头疮**白矾半生半煅，酒调涂上。生生编。**身面瘊子**白矾、地肤子等分，煎水。频洗之。多能鄙事。**腋下胡臭**矾石绢袋盛之，常粉腋下，甚妙。许尧臣方。**鱼口疮毒**白矾枯研，寒食面糊调。傅上，即消。救急良方。**阴疮作臼**取高昌白矾、麻仁等分，研末，猪脂和膏。先以槐白皮煎汤洗过，涂之。外以楸叶贴上。不过三度愈。葛洪肘后方。**足疮生虫**南方地卑湿，人多患足疮，岁久生虫如蛭，乃风毒攻注而然。用牛或羊或猪肚，去粪不洗，研如泥，看疮大小，入煅过泥矾半两。已上研匀，涂帛上贴之。须臾痒入心，徐徐连帛取下，火上炙之。虫出，丝发马尾千万，或青白赤黑，以汤洗之。三日一作，不过数次，虫尽疮愈。南宫从岣嵝神书。**嵌甲作疮**足趾甲入肉作疮，不可履靴。矾石烧灰傅之，蚀恶肉，生好肉。细细割去甲角，旬日取愈，此方神效。肘

① 咬：原作“蛟”，字误，今据《证类本草》卷三改。

后方。**鸡眼肉刺**枯矾、黄丹、朴消等分，为末，搽之。次日浴二三次，即愈。多能鄙事。**冷疮成漏**明矾半生半飞，飞者生肉，生者追脓。五灵脂水飞，各半钱为末。以皮纸裁条，唾和末作小捻子，香油捏湿，于末拖过，剪作大小捻，安入漏，早安午换。候脓出尽后，有些小血出，方得干水住药，自然生肉痊好。普济方。**鱼睛丁疮**枯矾末，寒食面糊调贴。消肿无脓。崔氏方。**丁疮肿毒**雪白矾末五钱，葱白煨熟，捣和丸梧子大。每服二钱五分，以酒送下，未效再服。久病、孕妇不可服。卫生宝鉴。**痈疽肿毒**方见前发明下。**阴汗湿痒**枯矾扑之。又泡汤沃洗。御药院方。**交接劳复**卵肿或缩入，腹痛欲绝。矾石一分，消三分，大麦粥清服方寸匕，日三服，热毒从二便出也。肘后方。**女人阴痛**矾石三分炒，甘草末半分[①]，绵裹导之，取瘥。肘后百一方。**丁肿恶疮**二仙散：用生矾、黄丹临时等分。以三棱针刺血，待尽傅之。不过三上，决愈。乃太医李管勾方。卫生宝鉴。**虫蛇兽毒**及蛊毒。生明矾、明雄黄等分，于端午日研末，黄蜡和丸梧子大。每服七丸，念药王菩萨七遍，熟水送下。东坡良方。

绿矾日华

【释名】　**皂矾**纲目**青矾**　**煅赤者名绛矾**唐本**矾红**〔时珍曰〕绿矾可以染皂色，故谓之皂矾。又黑矾亦名皂矾，不堪服食，惟疮家用之。煅赤者俗名矾红，以别朱红。

【集解】　〔颂曰〕绿矾出隰州温泉县、池州铜陵县，并煎矾处生焉。初生皆石也，煎炼乃成。其形似朴消而绿色，取置铁板上，聚炭烧之，矾沸流出，色赤如金汁者，是真也。沸定时，汁尽，则色如黄丹。又有皂荚矾，或云即绿矾也。〔恭曰〕绿矾新出窟未见风者，正如琉璃色，人以为石胆。烧之赤色，故名绛矾。出瓜州者良。〔时珍曰〕绿矾晋地、河内、西安、沙州皆出之，状如焰消。其中拣出深青莹净者，即为青矾；煅过变赤，则为绛矾。入圬墁及漆匠家多用之，然货者亦杂以沙土为块。昔人往往以青矾为石胆，误矣。

【气味】　**酸，凉，无毒。**

【主治】　**疳及诸疮。**苏恭。**喉痹虫牙口疮，恶疮疥癣。酿鲫鱼烧灰服，疗肠风泻血。**大明。**消积滞，燥脾湿，化痰涎，除胀满黄肿疟利，风眼口齿诸病。**时珍。

【发明】　〔时珍曰〕绿矾酸涌涩收，燥湿解毒化涎之功与白矾同，而力差缓。按张三丰仙传方载伐木丸云：此方乃上清金蓬头祖师所传。治脾土衰弱，肝木气盛，木来克土，病心腹中满，或黄肿如土色，服此能助土益元。用苍术二斤，米泔水浸二宿，同黄酒面曲四两炒赤色，皂矾一斤，醋拌晒干，入瓶火煅，为末，醋糊丸梧子大。每服三四十丸，好酒、米汤任下，日二三服。时珍常以此方加平胃散，治一贱役中满腹胀，果有效验。盖此矾色绿味酸，烧之则赤，既能入血分伐木，又能燥湿化涎，利小便，消食积，故胀满黄肿疟痢疳疾方往往用之，其源则自张仲景用矾石消石治女劳黄疸方中变化而来。〔颂曰〕刘禹锡传信方治喉痹，用皂荚矾，入好米醋同研含之，咽汁立瘥。此方出于李谟，甚奇妙。皂荚矾，即绿矾也。

【附方】　旧一，新一十九。**重舌木舌**皂矾二钱，铁上烧红，研，掺之。陆氏积德堂方。**喉风肿闭**皂矾一斤，米醋三斤

---

① 分：原作“方”，字误，今据《肘后》卷五第四十二改。

拌，晒干末，吹之。痰涎出尽，用良姜末少许，入茶内漱口，咽之即愈。孙氏集效方。**眼暴赤烂**红枣五斤，入绿矾在内，火煨熟，以河水、井水各一碗，桃、柳心各七个，煎稠。每点少许入眦上。摘玄方。**烂玄风眼**青矾火煅出毒，细研，泡汤澄清，点洗。永类方。**倒睫拳毛**方同上。**疟疾寒热**矾红、独蒜头煨等分，捣丸芡子大。每白汤嚼下一丸，端午日合之。普济方。**少阴疟疾**呕吐。绿矾一钱，干姜泡，半夏姜制半两，为末。每服半钱，发日早[①]以醋汤下。圣济录。**翻胃吐食**白面二斤半，蒸作大馒头一个，头上开口，剜空，将皂矾填满，以新瓦围住，盐泥封固，挖土窑安放。文武火烧一日夜，取出研末，枣肉为丸梧子大。每服二十丸，空心酒、汤任下。忌酒色。医方摘要。**大便不通**皂矾一钱，巴霜二个，同研，入鸡子内搅匀，封头，湿纸裹，煨熟食之，酒下，即通。集玄方。**肠风下血**积年不止，虚弱甚者，一服取效。绿矾四两，入砂锅内，新瓦盖定，盐泥固济，煅赤取出，入青盐、生硫黄各一两，研匀。再入锅中固济，煅赤取出，去火毒，研。入熟附子末一两，粟米粥糊丸梧子大。每空心米饮、温酒任下三十丸。永类方。**妇人血崩**青矾二两，轻粉一钱，为末，水丸梧子大。每服二三十丸，新汲水下。摘玄方。**血证黄肿**绿矾四两，百草霜一升，炒面半升，为末，沙糖和丸梧子大。每服三四十丸，食后姜汤下。郑时举所传。又方：小麦淘净一斤，皂矾半斤，同炒黄为末，黑枣肉半斤捣匀，米醋打糊丸梧子大。每姜汤下八九十丸，一日三服。简便方。**脾病黄肿**青矾四两，煅成赤珠子，当归四两，酒酻浸七日，焙[②]，百草霜三两，为末，以浸药酒打糊丸梧子大。每服五丸至七丸，温水下，一月后黄去立效，此方祖传七世。又方：绿矾四两，百草霜、五倍子各一两，木香二钱，为末，酒煎，飞面丸梧子大。每空心酒下五丸。又方：平胃散四两，青矾二两，为末，醋糊丸，米饮下。或加乌沉汤四两，酒糊丸亦可。洁古活法机要。**酒黄水肿**黄肿积病。青矾半斤，醋一大盏，和匀，瓦盆内煅干为度；平胃散、乌药顺气散各半两，为末，醋煮糊丸梧子大。每酒或姜汤下二三十丸。不忌口，加锅灰。赵原杨真人济急方。**食劳黄病**身目俱黄。青矾锅内安，炭煅赤，米醋拌为末，枣肉和丸梧子大。每服二三十丸，食后姜汤下。救急方。**腹中食积**绿矾二两研，米醋一大碗，瓷器煎之，柳条搅成膏，入赤脚乌一两研，丸绿豆大。每空心温酒下五丸。圣惠方。**疳虫食土**及生物。研绿矾末，猪胆汁丸绿豆大。每米饮下五七丸。保幼大全。**小儿疳气**不可疗者。绿矾煅赤，醋淬三次，为末，枣肉和丸绿豆大。每服十丸，温水下，日三。集验方。**走马疳疮**绿矾入锅内，炭火煅红，以醋拌匀，如此三次，为末，入麝香少许。温浆水漱净，掺之。谈野翁试效方。**白秃头疮**皂矾、楝树子，烧研，搽之。普济方。**小儿头疮**绛矾一两，淡豉一两，炒黑，腻粉二钱，研匀。以桑灰汤洗净，掺之良。**小儿甜疮**大枣去核，填入绿矾，烧存性研，贴之。拔萃方。**耳生烂疮**枣子去核，包青矾煅研，香油调傅之。摘玄方。**蚰蜒入耳**水调绿矾，灌之。普济方。**蛆入耳中**绿矾掺之，即化为水。摘玄方。**疮中生蛆**绿矾末掺贴，即化为水。摘玄方。**汤火伤灼**皂矾和凉水浇之。其疼即止，肿亦消。杨诚经验方。**癣疮作痒**螺蛳十四个，槿树皮末

① 发日早：《圣济总录》卷三十六作“未发日”，义同。

② 焙：原作“倍”，义晦，张本作“焙”，今改。

一两，入碗内蒸熟，入矾红三钱捣匀，搽之。孙氏集效方。**甲疽延烂**崔氏方治甲疽，或因割甲伤肌，或因甲长侵肉，遂成疮肿，黄水浸淫相染，五指俱烂，渐上脚趺，泡浆四边起，如火烧疮，日夜倍增，医不能疗。绿矾石五两，烧至汁尽，研末，色如黄丹，收之。每以盐汤洗拭，用末厚傅之，以软帛缠[①]裹，当日即汁断疮干。每日一遍，盐汤洗濯，有脓处使净傅，其痂干处不须近。但有急痛处涂酥少许令润。五日即觉上痂起，依前洗傅。十日痂渐剥尽，软处或更生白脓泡，即擦破傅之，自然瘥也。张侍郎病此，卧经六十日，京医并处方无效，得此法如神。王焘外台秘要。**妇人甲疽**妇人趾甲内生疮，恶肉突出，久不愈，名臭田螺。用皂矾日晒夜露。每以一两，煎汤浸洗。仍以矾末一两，加雄黄二钱，硫黄一钱，乳香、没药各一钱，研匀，搽之。医方摘要。**涂染白发**绿矾、薄荷、乌头等分为末，以铁浆水浸。日染之。相感志。**腋下胡气**绿矾半生半煅为末，入少轻粉。以半钱，浴后姜汁调搽，候十分热痛乃止。仁斋直指方。

黄矾纲目

【集解】　〔恭曰〕黄矾，丹灶家所须，亦入染皮用。〔时珍曰〕黄矾出陕西瓜州、沙州及舶上来者为上，黄色状如胡桐泪。人于绿矾中拣出黄色者充之，非真也。波斯出者，打破中有金丝文，谓之金线矾，磨刀剑显花文。丹房鉴源云：五色山脂，吴黄矾也。

【气味】　**酸、涩，咸，有毒。**

【主治】　**疗疮生肉。**苏恭。**野鸡瘘痔，恶疮疥癣。**李珣。**治阳明风热牙疼。**李杲。

【附方】　新五。**聤耳出汁**黄矾二两烧枯，绵裹二钱塞之。圣惠方。**妇人颊疮**每年频发。水银一两半，以猪脂揉擦，令消尽。入黄矾石末二两，胡粉一两，再加猪脂和令如泥。洗疮净，涂之。别以胡粉涂膏上。此甘家秘方也。肘后方。**身上瘢痕**黄矾石烧令汁尽，胡粉炒令黄，各八分，细研，以腊月猪脂和研如泥。以生布揩令痛，乃涂药五度。取鹰粪、白燕窠中草烧灰等分，和人乳涂之。其瘢自灭，肉平如故。崔元亮海上集验方。**急疳蚀齿**黄矾、青矾半钱，白矾烧一钱，麝香一分，为末。傅之，吐涎。圣惠方。**妒精阴疮**黄矾、青矾、麝香等分，为末。傅之，不过三度。千金方。

汤瓶内硷纲目

【集解】　〔时珍曰〕此煎汤瓶内，澄结成水硷，如细砂者也。

【主治】　**止消渴，以一两为末，粟米烧饭丸梧子大，每人参汤下二十丸。又小儿口疮，卧时以醋调末书十字两足心，验。**时珍。

【附方】　新二。**消渴引饮**汤瓶内硷、葛根、水萍焙等分。每服五钱，水煎服。又方：汤瓶内硷、菝葜根炒各一两，乌梅连核二两焙，为散。每服二钱，水一盏，石器煎七分，温呷，日一服。圣济录。

附录诸石二十七种

〔时珍曰〕别录有名未用诸石，及诸家所列而不详，难以类附者，通附于此云。

石脾〔别录有名未用曰〕味甘，无毒。主胃中寒热，益气，令人有子。一名胃石，一名膏石，一名消石。生隐蕃山谷石间，黑如大豆，有赤文，色微黄，而轻

---

① 缠：原作“缓”，字误，今据《外台》卷二十九改。

薄如棋子，采无时。〔弘景曰〕皇甫士安言消石，取石脾与消石以水煮之，一斛得三斗，正白如雪，以水投中即消，故名消石。按此说，是取消石合煮成为真消石，不知石脾是何物？本草有石脾、石肺，人无识者。〔藏器曰〕石脾生西戎卤地，碱水结成者。〔时珍曰〕石脾乃生成者，陶氏所说是造成者。按九鼎神丹经云：石脾乃阴阳结气，五盐之精，因矾而成，峨嵋山多有之。俗无识者，故古人作成代用。其法用白矾、戎盐各一斤为末，取苦参水二升，铛中煮五沸，下二物煎减半，去滓熬干，色白如雪，此为石脾也。用石脾、朴消、芒消各一斤为末，苦参水二斗，铜铛煎十沸，入三物煮减半，去滓煎，着器中，冷水渍一夜，即成消石。可化诸石为水，此与焰消之消石不同，皆非真也。

石肺〔别录曰〕味辛，无毒。主疠咳寒久痿，益气明目。生水中，状如覆肺，黑泽有赤文，出水即干。〔弘景曰〕今浮石亦疗咳，似肺而不黑泽，非此也。

石肝〔别录曰〕味酸，无毒。主身痒，令人色美。生常山，色如肝。

石肾〔别录曰〕味酸，主泄痢，色白如珠。

紫石华〔别录曰〕味甘，平，无毒。主渴，去小肠热。一名茈石华。生中牟山阴。采无时。

白石华〔别录曰〕味辛，无毒。主瘅消渴，膀胱热。生腋北乡北邑山，采无时。

黄石华〔别录曰〕味甘，无毒。主阴痿消渴。膈中热，去百毒。生腋北山，黄色，采无时。

黑石华〔别录曰〕味甘、无毒。主阴痿消渴，去热，疗月水不利。生弗其劳山阴石间，采无时。

陵石〔别录曰〕味甘，无毒。主益气耐寒，轻身长年。生华山，其形薄泽。〔时珍曰〕按圣济录云：汗后耳聋。用陵石，有窍如银眼者，为末。每服一钱，冷水下。

终石〔别录曰〕味辛，无毒。主阴痿痹，小便难，益精气。生陵阴，采无时。

封石〔别录曰〕味甘、无毒。主消渴热中，女子疽蚀。生常山少室，采无时。〔时珍曰〕虎尾之山，游戏之山，婴侯之山、丰山、服山，多封石，即此。

遂石〔别录曰〕味甘，无毒。主消渴伤中，益气。生太山阴，采无时。

五羽石〔别录曰〕主轻身长年。一名金黄，生海水中蓬葭山中，黄如金。

紫佳[①] **石**〔别录曰〕味酸，无毒。主痹血气。一名赤英，一名石血。生邯郸，石如爵茈，二月采。〔弘景曰〕三十六水方，呼为紫贺石。

火药纲目。〔时珍曰〕味辛、酸，有小毒。主疮癣，杀虫，辟湿气温疫。乃焰消、硫黄、杉木炭所合，以为烽燧铳机诸药者。

石耆〔别录曰〕味甘，无毒。主咳逆气。生石间，色赤如铁脂，四月采。

马肝石纲目。〔时珍曰〕按郭宪洞冥记云：郅支国进马肝石百片，青黑如马肝，以金函盛水银养之。用拭白发，应手皆黑。云和九转丹吞一粒，弥年不饥。亦可作砚。

猪牙石纲目。〔时珍曰〕明目去翳。出西番，文理如象牙，枣红色。

碧霞石纲目。〔时珍曰〕明目，去翳障。

龙涎石纲目。〔时珍曰〕主大风疠疮。出齐州。一名龙仙石。

铅光石纲目。〔时珍曰〕主哽骨。

---

① 佳：《证类本草》卷三十作“加”。

太阳石纲目。〔时珍曰〕刘守真宣明方治远年近日一切目疾方：用太阳石、太阴石、碧霞石、猪牙石、河洛石、寒水石、紫石英、代赭石、菩萨石、金精石、银精石、禹余石、矾矿石、云母石、炉甘石、井泉石、阳起石、滑石、乌贼骨、青盐、铜青各一两，硇砂半两，密陀僧一两，鹏砂三钱，乳香二钱，麝香、脑子一钱，轻粉一钱半，黄丹四两，各为末，熊胆一斤，白砂蜜二斤，井华水九碗，同熬至四碗，点水内不散为度，滤净收点。此方所用太阳石、太阴石等，多无考证，姑附于此。

朵梯牙纲目。〔时珍曰〕周宪王普济方，眼科去翳，用水飞朵梯牙，火煅大海螺，碗糖霜，为末，日点。又方：用可铁刺一钱，阿飞勇一钱，李子树胶四钱，白雪粉八钱，为末，鸡子白调作锭，每以乳女儿汁磨点之。又方：安咱芦，出回回地面，黑丁香即蜡粪，海螵蛸，各为末，日点。所谓朵梯牙、碗糖霜、安咱芦、可铁刺、阿飞勇，皆不知何物也。附录于此以俟。

白狮子石拾遗。〔藏器曰〕主白虎病，江东人呼为历节风是也。置此于病者前自愈，亦厌伏之意也。白虎，粪神名，状如猫。扫粪置门下，令人病此。疗法：以鸡子揩病人痛处，咒愿，送于粪堆之头上，勿反顾。

镇宅大石拾遗。〔藏器曰〕主灾异不起。荆楚岁时记：十二月暮日，掘宅四角，各埋一大石为镇宅。又鸿宝万毕术云：埋丸石于宅四隅，捶桃核七枚，则鬼无能殃也。

神丹拾遗。〔藏器曰〕味辛，温，有小毒。主万病，有寒温。飞金石及诸药合成，服之长生神仙。

烟药拾遗。〔藏器曰〕味辛，温，有毒。主瘰疬五痔瘘瘿瘤，疮根恶肿。乃石黄、空青、桂心并四两，干姜一两，为末，置铁片上烧之。以猪脂涂碗覆之，待药飞上，如此五度。随疮大小，以鼠屎大纳孔中，面封之，三度根出也。无孔，针破纳之。

本草纲目草部目录第十二卷

李时珍曰：天造地化而草木生焉。刚交于柔而成根荄，柔交于刚而成枝干。叶萼属阳，华实属阴。由是草中有木，木中有草。得气之粹者为良，得气之戾者为毒。故有五形焉，金、木、水、火、土。五气焉，香、臭、臊、腥、膻。五色焉，青、赤、黄、白、黑。五味焉，酸、苦、甘、辛、咸。五性焉，寒、热、温、凉、平。五用焉，升、降、浮、沉、中。炎农尝而辨之，轩岐述而著之，汉、魏、唐、宋明贤良医代有增益。但三品虽存，淄渑交混，诸条重出，泾渭不分。苟不察其精微，审其善恶，其何以权七方、衡十齐而寄死生耶？于是剪繁去复，绳缪补遗，析族区类，振纲分目。除谷、菜外，凡得草属之可供医药者六百一十种，分为十类：曰山，曰芳，曰隰，曰毒，曰蔓，曰水，曰石，曰苔，曰杂，曰有名未用。旧本草部上中下三品，共四百四十七种。今并入三十一种，移二十三种入菜部，三种入谷部，四种入果部，二种入木部，自木部移并一十四种，蔓草二十九种，菜部移并一十三种，果部移并四种，外类有名未用共二百四十七种。

神农本草经一百六十四种梁·陶弘景注。 **名医别录一百三十种**陶弘景注。七十八种有名未用。 **李氏药录一种**魏·李当之。 **吴氏本草一种**魏·吴普。 **唐本草三十四种**唐·苏恭。 **本草拾遗六十八种**唐·陈藏器。 **食疗本草二种**唐·孟诜。 **海药本草四种**唐·李珣。 **四声本草一种**唐·萧炳。 **开宝本草三十七种**宋·马志。 **嘉祐本草一十七种**宋·掌禹锡。 **图经本草五十四种**宋·苏颂。 **日华本草七种**宋人大明。 **用药法象一种**元·李杲。 **本草补遗一种**元·朱震亨。 **本草会编一种**明·汪机。 **本草纲目八十六种**明·李时珍。

【附注】 宋·雷敩炮炙论 北齐·徐之才药对 唐·杨损之删繁 唐·孙思邈千金 蜀·韩保升重注 南唐·陈士良食性 宋·寇宗奭衍义 唐慎微证类 陈承别说 金·张元素珍珠囊 元·王好古汤液 吴瑞日用 明·汪颖食物 王纶集要 陈嘉谟蒙筌 定王救荒 宁原食鉴

草之一 山草类上三十一种

甘草本经 **黄耆**本经 **人参**本经 **沙参**本经 **荠苨**别录 **桔梗**本经 **长松**拾遗 **黄精**别录 **萎蕤**本经。鹿药 委蛇附 **知母**本经 **肉苁蓉**本经 **列当**开宝 **琐阳**补遗 **赤箭** **天麻**本经 **术**本经 **狗脊**本经 **贯众**本经 **巴戟天**本经。巴棘附 **远志**本经 **百脉根**唐本 **淫羊藿**本经 **仙茅**开宝 **玄参**本经 **地榆**本经 **丹参**本经 **紫参**本经 **王孙**本经 **紫草**本经 **白头翁**本经 **白及**本经 **三七**纲目

上附方旧八十六，新二百六十。

本草纲目草部第十二卷

草之一山草类三十一种。

甘草本经上品

【释名】　**蜜甘**别录**蜜草**别录**美草**别录**蕗草**别录**灵通**记事珠**国老**别录〔弘景曰〕此草最为众药之主，经方少有不用者，犹如香中有沉香也。国老即帝师之称，虽非君而为君所宗，是以能安和草石而解诸毒也。〔甄权曰〕诸药中甘草为君，治七十二种乳石毒，解一千二百般草木毒，调和众药有功，故有国老之号。

【集解】　〔别录曰〕甘草生河西川谷积沙山及上郡。二月、八月除日采根，曝干，十日成。〔陶弘景曰〕河西上郡今不复通市。今出蜀汉中，悉从汶山诸夷中来。赤皮断理，看之坚实者，是抱罕草，最佳。抱罕乃西羌地名。亦有火炙干者，理多虚疏。又有如鲤鱼肠者，被刀破，不复好。青州间有而不如。又有紫甘草，细而实，乏时亦可用。〔苏颂曰〕今陕西、河东州郡皆有之。春生青苗，高一二尺，叶如槐叶，七月开紫花似柰冬，结实作角子如毕豆。根长者三四尺，粗细不定，皮赤色，上有横梁，梁下皆细根也。采得去芦头及赤皮，阴干用。今甘草有数种，以坚实断理者为佳。其轻虚纵理及细韧者不堪，惟货汤家用之。谨按尔雅云：蘦，大苦。郭璞：蘦似地黄。又诗·唐风云，采苓采苓，首阳之巅，是也。蘦与苓通用。首阳之山在河东蒲坂县，乃今甘草所生处相近，而先儒所说苗叶与今全别，岂种类有不同者乎?〔李时珍曰〕按沈括笔谈云：本草注引尔雅蘦大苦之注为甘草者，非矣。郭璞之注，乃黄药也，其味极苦，故谓之大苦，非甘草也。甘草枝叶悉如槐，高五六尺，但叶端微尖而糙涩，似有白毛，结角如相思角，作一本生，至熟时角拆，子扁如小豆，极坚，齿啮不破，今出河东西界。寇氏衍义亦取此说，而不言大苦非甘草也。以理度之，郭说形状殊不相类，沈说近之。今人惟以大径寸而结紧断纹者为佳，谓之粉草。其轻虚细小者，皆不及之。刘绩霏雪录，言安南甘草大者如柱，土人以架屋，不识果然否也。

根

【修治】　〔雷敩曰〕凡使须去头尾尖处，其头尾吐人。每用切长三寸，擘作六七片，入瓷器中盛，用酒浸蒸，从巳至午，取出暴干锉细用。一法：每斤用酥七两涂炙，酥尽为度。又法：先炮令内外赤黄用。〔时珍曰〕方书炙甘草皆用长流水蘸湿炙之，至熟刮去赤皮，或用浆水炙熟，未有酥炙、酒蒸者。大抵补中宜炙用，泻火宜生用。

【气味】　**甘，平，无毒。**〔寇宗奭曰〕生则微凉，味不佳；炙则温。〔王好古曰〕气薄味厚，升而浮，阳也。入足太阴厥阴经。〔时珍曰〕通入手足十二经。〔徐之才曰〕术、苦参、干漆为之使，恶远志，反大戟、芫花、甘遂、海藻。〔权曰〕忌猪肉。〔时珍曰〕甘草与藻、戟、遂、芫四物相反，而胡洽居士治痰澼，以十枣汤加甘草、大黄，乃是痰在膈上，欲令通泄，以拔去病根也。东垣李杲治项下结核，消肿溃坚汤加海藻。丹溪朱震亨治劳瘵，莲心饮用芫花。二方俱有甘草，皆本胡居士之意也。故陶弘景言古方亦有相恶相反者①，乃不为害。非妙达精微者，不知此理。

【主治】 **五脏六腑寒热邪气，坚筋骨，长肌肉，倍气力，金疮尰，解毒。久服轻身延年。**本经。尰音时勇切，肿也。**温中下气，烦满短气，伤脏咳嗽，止渴，通经脉，利血气，解百药毒，为九土之精，安和七十二种石，一千二百种草。**别录。**主腹中冷痛，治惊痫，除腹胀满，补益五脏，肾气内伤，令人阴不痿，主妇人血沥腰痛，凡虚而多热者加用之。**甄权。**安魂定魄，补五劳七伤，一切虚损，惊悸烦闷健忘，通九窍，利百脉，益精养气，壮筋骨。**大明。**生用泻火热，熟用散表寒，去咽痛，除邪热，缓正气，养阴血，补脾胃，润肺。**李杲。**吐肺痿之脓血，消五发之疮疽。**好古。**解小儿胎毒惊痫，降火止痛。**时珍。

稍

【主治】 **生用治胸中积热，去茎中痛，加酒煮玄胡索、苦楝子尤妙。**元素。

头

【主治】 **生用能行足厥阴、阳明二经污浊之血，消胀导毒。**震亨。**主痈肿，宜入吐药。**时珍。

【发明】 〔震亨曰〕甘草味甘，大缓诸火，黄中通理，厚德载物之君子也。欲达下焦，须用梢子。〔杲曰〕甘草气薄味厚，可升可降，阴中阳也。阳不足者，补之以甘。甘温能除大热，故生用则气平，补脾胃不足而大泻心火；炙之则气温，补三焦元气而散表寒，除邪热，去咽痛，缓正气，养阴血。凡心火乘脾，腹中急痛，腹皮急缩者，宜倍用之。其性能缓急，而又协和诸药，使之不争。故热药得之缓其热，寒药得之缓其寒，寒热相杂者用之得其平。〔好古曰〕五味之用，苦泄辛散，酸收咸软，甘上行而发，而本草言甘草下气何也？盖甘味主中，有升降浮沉，可上可下，可外可内，有和有缓，有补有泄，居中之道尽矣。张仲景附子理中汤用甘草，恐其僭上也；调胃承气汤用甘草，恐其速下也，皆缓之之意。小柴胡汤有柴胡、黄芩之寒，人参、半夏之温，而用甘草者，则有调和之意。建中汤用甘草，以补中而缓脾急也；凤髓丹用甘草，以缓肾急而生元气也，乃甘补之意。又曰：甘者令人中满，中满者勿食甘，甘缓而壅气，非中满所宜也。凡不满而用炙甘草为之补，若中满而用生甘草为之泻，能引诸药直至满所，甘味入脾，归其所喜，此升降浮沉之理也。经云，以甘补之，以甘泻之，以甘缓之，是矣。〔时珍曰〕甘草外赤中黄，色兼坤离；味浓气薄，资全土德。协和群品，有元老之功；普治百邪，得王道之化。赞帝力而人不知，敛神功而己不与，可谓药中之良相也。然中满、呕吐、酒客之病，不喜其甘；而大戟、芫花、甘遂、海藻，与之相反。是亦迂缓不可以救昏昧，而君子尝见嫉于宵人之意欤？〔颂曰〕按孙思邈千金方论云：甘草解百药毒，如汤沃雪。有中乌头、巴豆毒，甘草入腹即定，验如反掌。方称大豆解百药毒，予每试之不效，加入甘草为甘豆汤，其验乃奇也。又葛洪肘后备急方云：席辩刺史尝言岭南俚人解蛊毒药，并

① 反者：原作“相反并”三字，今据卷一《神农本草经》名例引弘景说改。

是常用之物，畏人得其法，乃言三百头牛药，或言三百两银药。久与亲狎，乃得其详。凡饮食时，先取炙熟甘草一寸，嚼之咽汁，若中毒随即吐出。仍以炙甘草三两，生姜四两，水六升，煮二升，日三服。或用都淋藤、黄藤二物，酒煎温常服，则毒随大小溲出。又常带甘草数寸，随身备急。若经含甘草而食物不吐者，非毒物也。三百头牛药，即土常山也。三百两银药，即马兜铃藤也。详见各条。

【附方】 旧十五，新二十。**伤寒心悸**脉结代者。甘草二两，水三升，煮一半，服七合，日一服。伤寒类要。**伤寒咽痛**少阴证。甘草汤主之。用甘草二两蜜水炙，水二升，煮一升半，服五合，日二服。张仲景伤寒论。**肺热喉痛**有痰热者。甘草炒二两，桔梗米泔浸一夜一两，每服五钱，水一钟半，入阿胶半片，煎服。钱乙直诀。**肺痿多涎**肺痿吐涎沫，头眩，小便数而不咳者，肺中冷也，甘草干姜汤温之。甘草炙四两，干姜炮二两，水三升，煮一升五合，分服。张仲景金匮要略。**肺痿久嗽**涕唾多，骨节烦闷，寒热。以甘草三两炙，捣为末。每日取小便三合，调甘草末一钱，服之。广利方。**小儿热嗽**甘草二两，猪胆汁浸五宿，炙研末，蜜丸绿豆大，食后薄荷汤下十丸。名凉膈丸。圣惠方。**初生解毒**小儿初生，未可便与朱砂蜜。只以甘草一指节长，炙碎，以水二合，煮取一合，以绵染点儿口中，可为一蚬壳，当吐出胸中恶汁。此后待儿饥渴，更与之。令儿智慧无病，出痘稀少。王璆选方。**初生便闭**甘草、枳壳煨各一钱，水半盏煎服。全幼心鉴。**小儿撮口**发噤。用生甘草二钱半，水一盏，煎六分，温服，令吐痰涎，后以乳汁点儿口中。金匮玉函。**婴儿目涩**月内目闭不开，或肿羞明，或出血者，名慢肝风。用甘草一截，以猪胆汁炙为末，每用米泔调少许灌之。幼幼新书。**小儿遗尿**大甘草头煎汤，夜夜服之。危氏得效方。**小儿尿血**甘草一两二钱，水六合，煎二合，一岁儿一日服尽。姚和众至宝方。**小儿羸瘦**甘草三两，炙焦为末，蜜丸绿豆大。每温水下五丸，日二服。金匮玉函。**大人羸瘦**甘草三两炙，每旦以小便煮三四沸，顿服之，良。外台秘要。**赤白痢下**崔宣州衍所传方用甘草一尺，炙劈破，以淡浆水蘸三二度，又以慢火炙之，后用生姜去皮半两，二味以浆水一升半，煎取八合，服之立效。梅师方用甘草一两炙，肉豆蔻七个煨锉，以水三升，煎一升，分服。**舌肿塞口**不治杀人。甘草煎浓汤，热漱频吐。圣济总录。**太阴口疮**甘草二寸，白矾一粟大，同嚼咽汁。保命集。**发背痈疽**崔元亮海上集验方云：李北海言，此方乃神授，极奇秘。用甘草三大两，生捣筛末，大麦面九两，和匀，取好酥少许入内，下沸水搜如饼状，方圆大于疮一分，热傅肿上，以绸片及故纸隔，令通风，冷则换之。已成者脓水自出，未成者肿便内消。仍当[①]吃黄芪粥为妙。又一法：甘草一大两，微[②]炙捣碎，水一大升浸之，器上横一小刀子，露一宿，平明以物搅令沫出，去沫服之，但是疮肿发背皆甚效。苏颂图经。**诸般痈疽**甘草三两，微炙切，以酒一斗同浸瓶中，用黑铅一片溶成汁，投酒中取出，如此九度。令病者饮酒至醉，寝后即愈也。经验方。**一切痈疽**诸发，预期服之，能消肿逐毒，使毒不内攻，功效不可俱述。用大横文粉草二斤捶碎，河水浸一宿，揉取浓汁，再以密绢过，银石器内慢火熬成膏，

① 当：《证类本草》卷六作“常”。

② 微：原作“水”，义晦，今据《证类本草》卷六改。

以瓷罐收之。每服一二匙，无灰酒或白汤下，曾服丹药者亦解之，或微利无妨，名国老膏。外科精要方。**痈疽秘塞**生甘草二钱半，井水煎服，能疏导下恶物。直指方。**乳痈初起**炙甘草二钱，新水煎服，仍令人咂之。直指方。**些小痈疖**发热时，即用粉草节，晒干为末，热酒服一二钱，连进数服，痛热皆止。外科精要方。**痘疮烦渴**粉甘草炙，栝楼根等分，水煎服之。甘草能通血脉，发疮痘也。直指方。**阴下悬痈**生于谷道前后，初发如松子大，渐如莲子，数十日后，赤肿如桃李，成脓即破，破则难愈也。用横文甘草一两，四寸截断，以溪涧长流水一碗，河水、井水不用，以文武火慢慢蘸水炙之，自早至午，令水尽为度，劈开视之，中心水润乃止。细锉，用无灰好酒二小碗，煎至一碗，温服，次日再服，便可保无虞。此药不能急消，过二十日，方得消尽。兴化守康朝病已破，众医拱手，服此两剂即合口，乃韶州刘从周方也。李迅痈疽方。**阴头生疮**蜜煎甘草末，频频涂之神效。千金方。**阴下湿痒**甘草煎汤，日洗三五度。古今录验。**代指肿痛**甘草煎汤渍之。千金方。**冻疮发裂**甘草煎汤洗之。次以黄连、黄檗、黄芩末，入轻粉、麻油调傅。谈野翁方。**汤火灼疮**甘草煎蜜涂。李楼奇方。**蛊毒药毒**甘草节，以真麻油浸之，年久愈妙。每用嚼咽，或水煎服，神妙。直指方。**小儿中蛊**欲死者。甘草半两，水一盏，煎五分服，当吐出。金匮玉函。**牛马肉毒**甘草煮浓汁，饮一二升，或煎酒服，取吐或下。如渴，不可饮水，饮之即死。千金方。**饮馔中毒**未审何物，卒急无药。只煎甘草荠苨汤，入口便活。金匮玉函方。**水莨菪毒**菜中有水莨菪，叶圆而光，有毒，误食令人狂乱，状若中风，或作吐①。以甘草煮汁服之，即解。金匮玉函妙方。

黄耆本经上品

【释名】 **黄芪**纲目**戴糁**本经**戴椹**别录又名独椹。**芰草**别录又名蜀脂。**百本**别录**王孙**药性论〔时珍曰〕耆，长也。黄耆色黄，为补药之长，故名。今俗通作黄芪。或作蓍者非矣，蓍乃蓍龟之蓍，音尸。王孙与牡蒙同名异物。

【集解】 〔别录曰〕黄耆生蜀郡山谷、白水、汉中，二月、十月采，阴干。〔弘景曰〕第一出陇西洮阳，色黄白甜美，今亦难得。次用黑水宕昌者，色白肌理粗，新者亦甘而温补。又有蚕陵白水者，色理胜蜀中者而冷补。又有赤色者，可作膏贴。俗方多用，道家不须。〔恭曰〕今出原州及华原者最良，蜀汉不复采用。宜州、宁州者亦佳。〔颂曰〕今河东、陕西州郡多有之。根长二三尺以来。独茎，或作丛生，枝干去地二三寸。其叶扶疏作羊齿状，又如蒺藜苗。七月中开黄紫花。其实作荚子，长寸许。八月中采根用。其皮折之如绵，谓之绵黄耆。然有数种，有白水耆、赤水耆、木耆，功用并同，而力不及白水耆。木耆，短而理横。今人多以苜蓿根假作黄耆，折皮亦似绵，颇能乱真。但苜蓿根坚而脆，黄耆至柔韧，皮微黄褐色，肉中白色，此为异耳。〔承曰〕黄耆本出绵上者为良，故名绵黄耆，非谓其柔韧如绵也。今图经所绘宪州者，地与绵上相邻也。〔好古曰〕绵上即山西沁州，白水在陕西同州。黄耆味甘，柔软如绵，能令人肥；苜蓿根，味苦而坚脆，俗呼为土黄耆，能令人瘦。用者宜审。〔嘉谟曰〕绵上，沁州乡名，今有巡检司，白水、赤水二乡，俱属陇西。〔时珍曰〕黄耆叶似槐叶而微尖小，又似蒺藜叶而微阔大，青

① 作吐：《金匮》卷下第二十五作“吐血”。

白色。开黄紫花，大如槐花。结小尖角，长寸许。根长二三尺，以紧实如箭竿者为良。嫩苗亦可炸淘茹食。其子收之，十月下种，如种菜法亦可。

【修治】 〔敩曰〕凡使勿用木耆草，真相似，只是生时叶短并根横也。须去头上皱皮，蒸半日，擘细，于槐砧上锉用。〔时珍曰〕今人但捶扁，以蜜水涂炙数次，以熟为度。亦有以盐汤润透，器盛，于汤瓶蒸熟切用者。

根

【气味】 **甘，微温，无毒。**本经。**白水者冷，补。**别录。〔元素曰〕味甘，气温，平。气薄味厚，可升可降，阴中阳也。入手足太阴气分，又入手少阳、足少阴命门。〔之才曰〕茯苓为之使，恶龟甲、白鲜皮。

【主治】 **痈疽久败疮，排脓止痛，大风癞疾，五痔鼠瘘，补虚，小儿百病。**本经。**妇人子脏风邪气，逐五脏间恶血，补丈夫虚损，五劳羸瘦，止渴，腹痛泄痢，益气，利阴气。**别录。**主虚喘，肾衰耳聋，疗寒热，治发背，内补。**甄权。**助气壮筋骨，长肉补血，破癥癖，瘰疬瘿赘，肠风血崩，带下赤白痢，产前后一切病，月候不匀，痰嗽，头风热毒赤目。**日华。**治虚劳自汗，补肺气，泻肺火心火，实皮毛，益胃气，去肌热及诸经之痛。**元素。**主太阴疟疾，阳维为病苦寒热，督脉为病逆气里急。**好古。

【发明】 〔弘景曰〕出陇西者温补，出白水者冷补。又有赤色者，可作膏，用消痈肿。〔藏器曰〕虚而客热，用白水黄耆；虚而客冷，用陇西黄耆。〔大明曰〕黄耆药中补益，呼为羊肉。白水耆凉无毒，排脓治血，及烦闷热毒骨蒸劳。赤水耆凉无毒，治血退热毒，余功并同。木耆凉无毒，治烦排脓之力，微于黄耆，遇阙即倍用之。〔元素曰〕黄耆甘温纯阳，其用有五：补诸虚不足，一也；益元气，二也；壮脾胃，三也；去肌热，四也；排脓止痛，活血生血，内托阴疽，为疮家圣药，五也。又曰：补五脏诸虚，治脉弦自汗，泻阴火，去虚热，无汗则发之，有汗则止之。〔好古曰〕黄耆治气虚盗汗，并自汗及肤痛，是皮表之药；治咯血，柔脾胃，是中州之药；治伤寒尺脉不至，补肾脏元气，是里药，乃上中下内外三焦之药也。〔杲曰〕灵枢云：卫气者，所以温分肉而充皮肤，肥腠理而司开阖。黄耆既补三焦，实卫气，与桂同功；特比桂甘平，不辛热为异耳。但桂则通血脉，能破血而实卫气，耆则益气也。又黄耆与人参、甘草三味，为除躁热肌热之圣药。脾胃一虚，肺气先绝。必用黄耆温分肉，益皮毛，实腠理，不令汗出，以益元气而补三焦。〔震亨曰〕黄耆补元气，肥白而多汗者为宜；若面黑形实而瘦者服之，令人胸满，宜以三拗汤泻之。〔宗奭曰〕防风、黄耆，世多相须而用。唐许胤宗初仕陈为新蔡王外兵参军时，柳太后病风不能言，脉沉而口噤。胤宗曰：既不能下药，宜汤气蒸之，药入腠理，周时可瘥。乃造黄耆防风汤数斛，置于床下，气如烟雾，其夕便得语也。〔杲曰〕防风能制黄耆，黄耆得防风其功愈大，乃相畏而相使也。〔震亨曰〕人之口通乎地，鼻通乎天。口以养阴，鼻以养阳。天主清，故鼻不受有形而受无形；地主浊，故口受有形而兼乎无形。柳太后之病不言，若以有形之汤，缓不及事；今投以二物，汤气满室，则口鼻俱受。非智者通神，不可回生也。〔杲曰〕小儿外物惊，宜用黄连安神丸镇心药。若脾胃寒湿，呕[①]吐腹痛，泻痢青白，宜

① 呕：原脱，今据《兰室秘藏》卷下补。

用益黄散药。如脾胃伏火，劳役不足之证，及服巴豆之类，胃虚而成慢惊者，用益黄、理中之药，必伤人命。当于心经中，以甘温补土之源，更于脾土中，以甘寒泻火，以酸凉补金，使金旺火衰，风木自平矣。今立黄耆汤泻火补金益土，为神治之法。用炙黄耆二钱，人参一钱，炙甘草五分，白芍药五分，水一大盏，煎半盏，温服。〔机曰〕萧山魏直著博爱心鉴三卷，言小儿痘疮，惟有顺、逆、险三证。顺者为吉，不用药。逆者为凶，不必用药。惟险乃悔吝之象，当以药转危为安，宜用保元汤加减主之。此方原出东垣，治慢惊土衰火旺之法。今借而治痘，以其内固营血，外护卫气，滋助阴阳，作为脓血，其证虽异，其理则同。去白芍药，加生姜，改名曰保元汤。炙黄耆三钱，人参二钱，炙甘草一钱，生姜一片，水煎服之。险证者，初出圆晕干红少润也，将长光泽，顶陷不起也，既出虽起惨色不明也，浆行色灰不荣也，浆定光润不消也，浆老湿润不敛也，结痂而胃弱内虚也，痂落而口渴不食也，痂后生痈肿也，痈肿溃而敛迟也。凡有诸证，并宜此汤。或加芎䓖，加官桂，加糯米以助之。详见本书。〔嘉谟曰〕人参补中，黄耆实表。凡内伤脾胃，发热恶寒，吐泄怠卧，胀满痞塞，神短脉微者，当以人参为君，黄耆为臣；若表虚自汗亡阳，溃疡痘疹阴疮者，当以黄耆为君，人参为臣，不可执一也。

【附方】 旧五，新九。**小便不通**绵黄耆二钱，水二盏，煎一盏，温服。小儿减半。总微论。**酒疸黄疾**心下懊痛，足胫满，小便黄，饮酒发赤黑黄斑，由大醉当风，入水所致。黄耆二两，木兰一两，为末。酒服方寸匕，日三服。肘后方。**气虚白浊**黄芪盐炒半两，茯苓一两，为末。每服一钱，白汤下。经验良方。**治渴补虚**男子妇人诸虚不足，烦悸焦渴，面色萎黄，不能饮食，或先渴而后发疮疖，或先痈疽而后发渴，并宜常服此药，平补气血，安和脏腑，终身可免痈疽之疾。用绵黄耆箭杆者去芦六两，一半生焙，一半以盐水润湿，饭上蒸三次，焙锉，粉甘草一两，一半生用，一半炙黄为末。每服二钱，白汤点服，早晨、日午各一服，亦可煎服，名黄芪六一汤。外科精要。**老人秘塞**绵黄耆、陈皮去白各半两，为末。每服三钱，用大麻子一合，研烂，以水滤浆，煎至乳起，入白蜜一匙，再煎沸，调药空心服，甚者不过二服。此药不冷不热，常服无秘塞之患，其效如神。和剂局方。**肠风泻血**黄耆、黄连等分，为末，面糊丸绿豆大。每服三十丸，米饮下。孙用和秘宝方。**尿血沙淋**痛不可忍。黄耆、人参等分，为末。以大萝卜一个，切一指厚大，四五片，蜜二两，淹炙令尽，不令焦，点末食无时，以盐汤下。永类方。**吐血不止**黄耆二钱半，紫背浮萍五钱，为末。每服一钱，姜蜜水下。圣济总录。**咳嗽脓血**咽干，乃虚中有热，不可服凉药。以好黄耆四两，甘草一两，为末。每服二钱，点汤服。席延赏方。**肺痈得吐**黄耆二两，为末。每服二钱，水一中盏，煎至六分，温服，日三四服。圣惠方。**甲疽疮脓**生足趾甲边，赤肉突出，时常举发者。黄耆二两，䕡茹一两，醋浸一宿，以猪脂五合，微火上煎取二合，绞去滓，以封疮口上，日三度，其肉自消。外台秘要。**胎动不安**腹痛，下黄汁。黄耆、川芎䓖合一两，糯米一合，水一升，煎半升，分服。妇人良方。**阴汗湿痒**绵黄耆，酒炒为末，以熟猪心点吃妙。赵真人济急方。**痈**[①] **疽内固**

① 痈：原作“痒”，字误，今据《本事方》卷六改。

黄耆、人参各一两，为末，入真龙脑一钱，用生藕汁和丸绿豆大。每服二十丸，温水下，日三[①] 服。本事方。

茎叶

【主治】 **疗渴及筋挛，痈肿疽疮。**别录。

人参本经上品

【释名】 **人𣶒**音参。或省作浸。**黄参**吴普**血参**别录**人御**本经**鬼盖**本经**神草**别录**土精**别录**地精**广雅**海肤** **皱面还丹**广雅〔时珍曰〕人浸年深，浸渐长成者，根如人形，有神，故谓之人𣶒、神草。𣶒字从浸，亦浸渐之义。𣶒即浸字，后世因字文繁，遂以参星之字代之，从简便尔。然承误日久，亦不能变矣，惟张仲景伤寒论尚作浸字。别录一名人微，微乃𣶒字之讹也。其成有阶级，故曰人御。其草背阳向阴，故曰鬼盖。其在五参，色黄属土，而补脾胃，生阴血，故有黄参、血参之名。得地之精灵，故有土精、地精之名。广五行记云：隋文帝时，上党有人宅后每夜闻人呼声，求之不得。去宅一里许，见人参枝叶异常，掘之入地五尺，得人参，一如人体，四肢毕备，呼声遂绝。观此，则土精之名，尤可证也。礼斗威仪云：下有人参，上有紫气。春秋运斗枢云：摇光星散而为人参。人君废山渎之利，则摇光不明，人参不生。观此，则神草之名，又可证矣。

【集解】 〔别录曰〕人参生上党山谷及辽东，二月、四月、八月上旬采根，竹刀刮暴干，无令见风。根如人形者有神。〔普曰〕或生邯郸，三月生叶小锐，枝黑茎有毛，三月、九月采根，根有手足，面目如人者神。〔弘景曰〕上党在冀州西南，今来者形长而黄，状如防风，多润实而甘。俗乃重百济者，形细而坚白，气味薄于上党者。次用高丽者，高丽即是辽东，形大而虚软，不及百济，并不及上党者。其草一茎直上，四五叶[②] 相对生，花紫色。高丽人作人参赞云：三桠五叶，背阳向阴。欲来求我，椵树相寻。椵音贾，树似桐，甚大，阴广则多生，采作甚有法。今近山亦有，但作之不好。〔恭曰〕人参见用多是高丽百济者，潞州太行紫团山所出者，谓之紫团参。〔保升曰〕今沁州、辽州、泽州、箕州、平州、易州、檀州、幽州、妫州、并州并出人参，盖其山皆与太行连亘相接故也。〔珣曰〕新罗国所贡者，有手足，状如人形，长尺余，以杉木夹定，红丝缠饰之。又沙州参，短小不堪用。〔颂曰〕今河东诸州及泰山皆有之，又有河北榷场及闽中来者名新罗人参，俱不及上党者佳。春生苗，多于深山背阴，近椵漆下湿润处。初生小者三四寸许，一桠五叶；四五年后生两桠五叶，未有花茎；至十年后生三桠；年深者生四桠，各五叶。中心生一茎。俗名百尺杵。三月、四月有花，细小如粟，蕊如丝，紫白色。秋后结子，或七八枚，如大豆，生青熟红，自落。根如人形者神。泰山出者，叶干青，根白，殊别。江淮间出一种土人参，苗长一二尺，叶如匙而小，与桔梗相似，相对生，生五、七节。根亦如桔梗而柔，叶极甘美。秋生紫花，又带青色。春秋采根，土人或用之。相传欲试上党参，但使二人同走，一含人参，一空口，度走三五里许，其不含人参者必大喘，含者气息自如，其人参乃真也。〔宗奭曰〕上党者根颇纤长，根下垂，有及一尺余者，或十歧者，其价与银等，稍为难得。土人得一窠，则置板上，以新彩绒饰

① 三：原作“日”，义晦，今据《本事方》卷六改。

② 叶：原脱，今据《证类本草》卷六补。

之。〔嘉谟曰〕紫团参，紫大[1]稍扁。百济参，白坚且圆，名白条参，俗名羊角参。辽东参，黄润纤长有须，俗名黄参，独胜。高丽参，近紫体虚。新罗参，亚黄味薄。肖人形者神，其类鸡腿者力洪。〔时珍曰〕上党，今潞州也。民以人参为地方害，不复采取。今所用者皆是辽参。其高丽、百济、新罗三国，今皆属于朝鲜矣。其参犹来中国互市。亦可收子，于十月下种，如种菜法。秋冬采者坚实，春夏采者虚软，非地产有虚实也。辽参连皮者黄润色如防风，去皮者坚白如粉，伪者皆以沙参、荠苨、桔梗采根造作乱之。沙参体虚无心而味淡，荠苨体虚无心，桔梗体坚有心而味苦。人参体实有心而味甘，微带苦，自有余味，俗名金井玉阑也。其似人形者，谓之孩儿参，尤多赝伪。宋·苏颂图经本草所绘潞州者，三桠五叶，真人参也。其滁州者，乃沙参之苗叶。沁州、兖州者，皆荠苨之苗叶。其所云江淮土人参者，亦荠苨也。并失之详审。今潞州者尚不可得，则他处者尤不足信矣。近又有薄夫以人参先浸取汁自啜，乃晒干复售，谓之汤参，全不任用，不可不察。考月池翁讳言闻，字子郁，衔太医吏目。尝著人参传上下卷甚详，不能备录，亦略节要语于下条云耳。

【修治】 〔弘景曰〕人参易蛀虫，唯纳新器中密封，可经年不坏。〔炳曰〕人参频见风日则易蛀。惟用盛过麻油瓦罐，泡净焙干，入华阴细辛与参相间收之，密封，可留经年。一法：用淋过灶灰晒干罐收亦可。〔李言闻曰〕人参生时背阳，故不喜见风日，凡生用宜㕮咀，熟用宜隔纸焙之，或醇酒润透㕮咀焙熟用，并忌铁器。

根

【气味】 **甘，微寒，无毒。**〔别录曰〕微温。〔普曰〕神农：小寒。桐君、雷公：苦。黄帝、岐伯：甘，无毒。〔元素曰〕性温，味甘、微苦，气味俱薄，浮而升，阳中之阳也。又曰：阳中微阴。〔之才曰〕茯苓、马蔺为之使，恶溲疏、卤碱，反藜芦。一云：畏五灵脂，恶皂荚、黑豆，动紫石英。〔元素曰〕人参得升麻引用，补上焦之元气，泻肺中之火；得茯苓引用，补下焦之元气，泻肾中之火。得麦门冬则生脉，得干姜则补气。〔杲曰〕得黄耆、甘草，乃甘温除大热，泻阴火，补元气，又为疮家圣药。〔震亨曰〕人参入手太阴。与藜芦相反，服参一两，入藜芦一钱，其功尽废也。〔言闻曰〕东垣李氏理脾胃，泻阴火，交泰丸内用人参、皂荚，是恶而不恶也。古方疗月闭四物汤加人参、五灵脂，是畏而不畏也。又疗痰在胸膈，以人参、藜芦同用而取涌越，是激其怒性也。此皆精微妙奥，非达权衡者不能知。

【主治】 **补五脏，安精神，定魂魄，止惊悸，除邪气，明目开心益智。久服轻身延年。**本经。**疗肠胃中冷，心腹鼓痛，胸胁逆满，霍乱吐逆，调中，止消渴，通血脉，破[2]坚积，令人不忘。**别录。**主五劳七伤，虚损痰弱，止呕哕，补五脏六腑，保中守神。消胸中痰，治肺痿及痫疾，冷气逆上，伤寒不下食，凡虚而多梦纷纭者加之。**甄权。**止烦躁，变酸水。**李珣。**消食开胃，调中治气，杀金石药毒。**大明。**治肺胃阳不足，肺气虚促，短气少气，补中缓中，泻心肺脾胃中火邪，止渴生津液。**元素。**治男妇一切虚证，发热自**

---

① 大：原作“人”，字误，今据《本草蒙筌》卷一改。

② 破：原作“补”，字误，今据《证类本草》卷六改。

汗，眩运头痛，反胃吐食，痎疟，滑泻久痢，小便频数淋沥，劳倦内伤，中风中暑，痿痹，吐血嗽血下血，血淋血崩，胎前产后诸病。时珍。

【发明】〔弘景曰〕人参为药切要，与甘草同功。〔杲曰〕人参甘温，能补肺中元气，肺气旺则四脏之气皆旺，精自生而形自盛，肺主诸气故也。张仲景云，病人汗后身热亡血脉沉迟者，下痢身凉脉微血虚者，并加人参。古人血脱者益气，盖血不自生，须得生阳气之药乃生，阳生则阴长，血乃旺也。若单用补血药，血无由而生矣。素问言：无阳则阴无以生，无阴则阳无以化。故补气须用人参，血虚者亦须用之。本草十剂云：补可去弱，人参、羊肉之属是也。盖人参补气，羊肉补形，形气者，有无之象也。〔好古曰〕洁古老人言，以沙参代人参，取其味甘也。然人参补五脏之阳，沙参补五脏之阴，安得无异？虽云补五脏，亦须各用本脏药相佐使引之。〔言闻曰〕人参生用气凉，熟用气温；味甘补阳，微苦补阴。气主生物，本乎天；味主成物，本乎地。气味生成，阴阳之造化也。凉者，高秋清肃之气，天之阴也，其性降；温者，阳春生发之气，天之阳也，其性升。甘者，湿土化成之味，地之阳也，其性浮；微苦者，火土相生之味，地之阴也，其性沉。人参气味俱薄。气之薄者，生降熟升；味之薄者，生升熟降。如土虚火旺之病，则宜生参，凉薄之气，以泻火而补土，是纯用其气；脾虚肺怯之病，则宜熟参，甘温之味，以补土而生金，是纯用其味也。东垣以相火乘脾，身热而烦，气高而喘，头痛而渴，脉洪而大者，用黄檗佐人参。孙真人治夏月热伤元气，人汗大泄，欲成痿厥，用生脉散，以泻热火而救金水。君以人参之甘寒，泻火而补元气；臣以麦门冬之苦甘寒，清金而滋水源，佐以五味子之酸温，生肾精而收耗气。此皆补天元之真气，非补热火也。白飞霞云：人参炼膏服，回元气于无何有之乡。凡病后气虚及肺虚嗽者，并宜之。若气虚有火者，合天门冬膏对服之。

〔正误〕〔敩曰〕夏月少使人参，发心痃之患。〔好古曰〕人参甘温，补肺之阳，泄肺之阴。肺受寒邪，宜此补之。肺受火邪，则反伤肺，宜以沙参代之。〔王纶曰〕凡酒色过度，损伤肺肾真阴，阴虚火动，劳嗽吐血咳血等证，勿用之。盖人参入手太阴能补火，故肺受火邪者忌之。若误服参、耆甘温之剂，则病日增；服之过多，则死不可治。盖甘温助气，气属阳，阳旺则阴愈消；惟宜苦甘寒之药，生血降火。世人不识，往往服参、耆为补而死者多矣。〔言闻曰〕孙真人云：夏月服生脉散、肾沥汤三剂，则百病不生。李东垣亦言生脉散、清暑益气汤，乃三伏泻火益金之圣药，而雷敩反谓发心痃之患非矣。痃乃脐旁积气，非心病也。人参能养正破坚积，岂有发痃之理。观张仲景治腹中寒气上冲，有头足，上下痛不可触近，呕不能食者，用大建中汤，可知矣。又海藏王好古言人参补阳泄阴，肺寒宜用，肺热不宜用。节斋王纶因而和之，谓参、耆能补肺火，阴虚火动失血诸病，多服必死。二家之说皆偏矣。夫人参能补元阳，生阴血，而泻阴火，东垣李氏之说也明矣。仲景张氏言亡血血虚者，并加人参；又言肺寒者去人参加干姜，无令气壅。丹溪朱氏亦言虚火可补，参、耆之属；实火可泻，芩、连之属。二家不察三氏之精微，而谓人参补火，谬哉。夫火与元气不两立，元气胜则邪火退。人参既补元气而又补邪火，是反复之小人矣，何以与甘草、苓、术谓之四君子耶。虽然，三家之言不可尽废也。惟其语有滞，故守之者泥而执一，遂视人参如蛇蝎，则不可也。凡人面白面黄面青黧悴者，皆脾肺肾气不足，可用也；面赤面黑者，气壮神强，不可用也。脉之浮而芤濡虚大迟缓无力，沉而迟涩弱细结代无力者，皆虚而不足，可用也；若弦长紧实滑数有力者，皆火郁内实，不可用也。洁古谓喘嗽勿用者，痰实气壅之喘也；若肾虚气短喘促者，必用也。仲景谓肺寒而咳勿用者，寒束热邪壅郁在肺之咳也；若自汗恶寒而咳者，必用也。东垣谓久病郁热在肺勿用者，乃火郁于内宜发不宜补也；若肺虚火旺气短自汗者，必用也。丹溪言诸痛不可骤用者，乃邪气方锐，宜散不宜补也；若里虚吐利及久病胃弱虚痛喜按者，必用也。节斋谓阴虚火旺勿用者，乃血虚火亢能食，脉弦而数，凉之则伤胃，温之则伤肺，不受补者也；若自汗气短肢寒脉虚者，必用也。如此详审，则人参之可用不可用，思过半矣。〔机曰〕节斋王纶之说，本于海藏王好古，但纶又过于矫激。丹溪言虚火可补，须用参、芪。又云阴虚潮热，喘嗽吐血，盗汗等证，四物加人参、黄檗、知母。又云好色之人，肺肾受伤，咳嗽不愈，琼玉膏主之。又云肺肾虚极者，独参膏主之。是知阴虚劳瘵之证，未尝不用人参也。节斋，私淑丹溪者也，而乃相反如此。斯言一出，印定后人眼目。凡遇前证，不问病之宜用不宜，辄举以借口。致使良工掣肘，惟求免夫病家之怨。病家亦以此说横之胸中，甘受苦寒，虽至上呕下泄，去死不远，亦不悟也。古今治劳莫过于葛可久，其独参汤、保真汤，何尝废人参而不用耶？节斋之说，诚未之深思也。〔杨起曰〕人参功载本草，人所共知。近因病者吝财薄医，医复算本惜费，不肯用参疗病，以致轻者至重，重者至危。然有肺寒、肺热、中满、血虚四证，只宜散寒、消热、消胀、补营，不用人参，其说近是；殊不知各加人参在内，护持元气，力助群药，其功更捷。若曰气无补法，则谬矣。古方治肺寒以温肺汤，肺热以清肺汤，中满以分消汤，血虚以养营汤，皆有人参在焉。所谓邪之所辏，其气必虚。又曰养正邪自除，阳旺则生阴血，贵在配合得宜尔。庸医每谓人参不可轻用，诚哉庸也。好生君子，不可轻命薄医，医亦不可计利不用。书此奉勉，幸勿曰迂。

【附方】 旧九，新六十。**人参膏**用人参十两细切，以活水二十盏浸透，入银石器内，桑柴火缓缓煎取十盏，滤汁，再以水十盏，煎取五盏，与前汁合煎成膏，瓶收，随病作汤使。丹溪云：多欲之人，肾气衰惫，咳嗽不止，用生姜、橘皮煎汤化膏服之。浦江郑兄，五月患痢，又犯房室，忽发昏运，不知人事，手撒目暗，自汗如雨，喉中痰鸣如曳锯声，小便遗失，脉大无伦，此阴亏阳绝之证也。予令急煎大料人参膏，仍与灸气海十八壮，右手能动，再三壮，唇口微动，遂与膏服一盏，半夜后服三盏，眼能动，尽三斤，方能言而索粥，尽五斤而痢止，至十斤而全安，若作风治则误矣。一人背疽，服内托十宣药已多，脓出作呕，发热，六脉沉数有力，此溃疡所忌也。遂与大料人参膏，入竹沥饮之，参尽一十六斤，竹伐百余竿而安。后经旬余，值大风拔木，疮起有脓，中有红线一道，过肩胛，抵右肋。予曰：急作参膏，以芎、归、橘皮作汤，入竹沥、姜汁饮之。尽三斤而疮溃，调理乃安。若痈疽溃后，气血俱虚，呕逆不食，变证不一者，以参、耆、归、术等分，煎膏服之，最妙。**治中汤**〔颂曰〕张仲景治胸痹，心中痞坚，留气结胸，胸满，胁下逆气抢心，治中汤主之。即理中汤，人参、术、干姜、甘草各三两，四味以水八升，煮三升，每服一升，日三服，随证加减。此方自晋宋以后至唐名医，治心腹病者，无不用之，或作汤，或蜜丸，或为散，皆有奇效。胡洽居士治霍乱，谓之温中汤。陶隐居百一方云：霍乱余药乃或难求，而治中方、四顺汤、厚朴汤不可暂缺，常须预合自随也。唐石泉公王方庆云：数方不惟霍乱可医，诸病皆疗也。四顺汤，用人参、甘草、干姜、附子炮各二两，水六升，煎二升半，分四服。**四君子汤**治脾胃气虚，不思饮食，诸病气虚者，以此为主。人参一钱，白术二钱，白茯苓一钱，炙甘草五分，姜三片，枣一枚，水二钟，煎一钟，食前温服，随证加减。和济局方。**开胃化痰**不思饮食，不拘大人小儿。人参焙二两，半夏姜汁浸焙五钱，为末，飞罗面作糊，丸绿豆大。食后姜汤下三五十丸，日三服。圣惠方：加陈橘皮五钱。经验方。**胃寒气满**不能传化，易饥不能食。人参末二钱，生附子末半钱，生姜二钱，水七合，煎二合，鸡子清一枚，打转空心服之。圣济总录。**脾胃虚弱**不思饮食。生姜半斤取汁，白蜜十两，人参末四两，银锅煎成膏，每米饮调服一匙。普济方。**胃虚恶心**或呕吐有痰。人参一两，水二盏，煎一盏，入竹沥一杯，姜汁三匙，食远温服，以知为度，老人尤宜。简便方。**胃寒呕恶**不能腐熟水谷，食即呕吐。人参、丁香、藿香各二钱半，橘皮五钱，生姜三片，水二盏，煎一盏，温服。拔萃方。**反胃呕吐**饮食入口即吐，困弱无力，垂死者。上党人参三大两拍破，水一大升，煮取四合，热服，日再。兼以人参汁，入粟米、鸡子白、薤白，煮粥与啖。李直方司勋，于汉南患此，两月余，诸方不瘥。遂与此方，当时便定。后十余日，遂入京师。绛每与名医论此药，难可为俦也。李绛兵部手集。**食入即吐**人参半夏汤：用人参一两，半夏一两五钱，生姜十片，水一斗，以杓扬二百四十遍，取三升，入白蜜三合，煮一升半，分服。张仲景金匮方。**霍乱呕恶**人参二两，水一盏半，煎汁一盏，入鸡子白一枚，再煎温服。一加丁香。卫生家宝方。**霍乱烦闷**人参五钱，桂心半钱，水二盏，煎服。圣惠方。**霍乱吐泻**烦躁不止。人参二两，橘皮三两，生姜一两，水六升，煮三升，分三服。圣济总录。**妊娠吐水**酸心腹痛，不能饮食。人参、干姜炮等分，为末，以生地黄汁和丸梧子大。每服五十丸，米汤下。和剂局方。**阳虚气喘**自汗盗汗，气短头晕。人参五钱，熟附子一两，分作四帖。每帖以生姜十片，流水二盏，煎一盏，食远温服。济生方。**喘急欲绝**上气鸣息者。人参末，汤服方寸匕，日五六服效。肘后方。**产后发喘**乃血入肺窍，危症也。人参末一两，苏木二两，水二碗，煮汁一碗，调参末服，神效。圣惠方。**产后血运**人参一两，紫苏半两，以童尿、酒、水三合，煎服。医方摘要。**产后不语**人参、石菖蒲、石莲肉等分，每服五钱，水煎服。妇人良方。**产后诸虚**发热自汗。人参、当归等分，为末，用猪腰子一个，去膜切小片，以水三升，糯米半合，葱白二茎，煮米熟，取汁一盏，入药煎至八分，食前温服。永类方。**产后秘塞**出血多。以人参、麻子仁、枳壳麸炒为末，炼蜜丸梧子大。每服五十丸，米饮下。济生方。**横生倒产**人参末、乳香末各一钱，丹砂末五分，研匀，鸡子白一枚，入生姜自然汁三匙，搅匀，冷服，即母子俱安，神效，此施汉卿方也。妇人良方。**开心益智**人参末一两，炼成豮猪肥肪十两，以淳酒和匀。每服一杯，日再服。服至百日，耳目聪明，骨髓充盈，肌肤润泽，日记千言，兼去风热痰病。千金方。**闻雷即昏**一小儿七岁，闻雷即昏倒，不知人事，此气怯也。以人参、当归、麦门冬各二两，五味子五钱，水一斗，煎汁五升，再以水五升，煎滓取汁二升，合煎成膏。每服三匙，白汤化下。服尽一斤，自后闻雷自若矣。杨起简便方。**忽喘闷绝**方见大黄下。**离魂异疾**有人卧则觉身外有身，一样无别，但不语。盖人卧则魂归于肝，此由肝虚邪袭，魂不归舍，病名曰离魂。用人参、龙齿、赤茯苓各一钱，水一盏，煎半盏，调飞过朱砂末一钱，睡时服。一夜一服，三夜后，真者气爽，假者即化矣。夏子益怪证奇疾方。**怔忡自汗**心气不足也。人参半两，当归半两，用豮猪腰子二个，以水二碗，煮至一碗半，取腰子细切，人参、归同煎至八分，空心吃腰子，以汁送下。其滓焙干为末，以山药末作糊，丸绿豆大，每服五十丸，食远枣汤下，不过两服即愈。此昆山神济大师方也。一加乳香二钱。王璆百一选方。**心下结气**凡心下硬，按之则无，常觉膨满，多食则吐，气引前后，噫呃不除，由思虑过多，气不以时而行则结滞，谓之结气。人参一两，橘皮去白四两，为末，炼蜜丸梧子大，每米饮下五六十丸。圣惠方。**房后困倦**人参七钱，陈皮一钱，水一盏半，煎八分，食前温服，日再服，千金不传。赵永庵方。**虚劳发热**愚鲁汤：用上党人参、银州柴胡各三钱，大枣一枚，生姜三片[①]，水一钟半，煎七分，食远温服，日再服，以愈为度。奇效良方。**肺热声哑**人参二两，诃子一两，为末噙咽。丹溪摘玄。**肺虚久咳**人参末二两，鹿角胶炙研一两。每服三钱，用薄荷豉汤一盏，葱少许，入铫子煎一二沸，倾入盏内。遇咳时，温呷三五口甚佳[②]。食疗本草。**止嗽化痰**人参末一两，明矾二两，以酽醋二升，熬矾成膏，人参末炼蜜和收。每以豌豆大一丸，放舌下，其嗽即止，痰自消。简便方。**小儿喘咳**发热自汗吐红，脉虚无力者。人参、天花粉等分，每服半钱，蜜水调下，以瘥为度。经验方。**喘咳嗽血**咳喘上气，喘急，嗽血吐血，脉无力者。人参末每服三钱，鸡子清调之，五更初服便睡，去枕仰卧，只一服愈。年深者，再服。咯血者，服尽一两甚好。一方以乌鸡子水磨千遍，自然化作水，调药尤妙。忌醋咸腥酱，面鲊醉饱。将息乃佳。沈存中灵苑方。**咳嗽吐血**人参、黄耆、飞罗面各一两，百合五钱，为末，水丸梧子大。每服五十丸，食前茅根汤下。朱氏集验方用人参、乳香、辰砂等分，为末，乌梅肉和丸弹子大。每白汤化下一丸，日一服。**虚劳吐血**甚者，先以十灰散止之，其人必困倦，法当补阳生阴，独参汤主之。好人参一两，肥枣五枚，水二钟，煎一钟服，熟睡一觉，即减五六，继服调理药。葛可久十药神书。**吐血下血**因七情所感，酒色内伤，气血妄行，口鼻俱出，心肺脉破，血如涌泉，须臾不救。用人参焙，侧柏中蒸焙，荆芥穗烧存性，各五钱，为末。用二钱入飞罗面二钱，以新汲水调如稀糊服，少倾再啜，一服立止。华陀中藏经。**衄血不止**人参、柳枝，寒食采者，等分，为末。每服一钱，东流水服，日三服。无柳枝，用莲子心。圣济总录。**齿缝出血**人参、赤茯苓、麦门冬各二钱，水一钟，煎七分，食前温服，日再。苏东坡得此，自谓神奇。后生小子多患此病，予累试之，累如所言。谈野翁试效方。**阴虚尿血**人参焙，黄耆盐水炙，等分，为末。用红皮大萝卜一枚，切作四片，以蜜二两，将萝卜逐片蘸炙，令干再炙，勿令焦，以

---

① 片：原作“两”，字误，今据《奇效良方》卷二十二改。

② 佳：原作“加”，声之误，张本作“佳”，今改。

蜜尽为度。每用一片，蘸药食之，仍以盐汤送下，以瘥为度。三因方。**沙淋石淋**方同上。**消渴引饮**人参为末，鸡子清调服一钱，日三四服。集验用人参、栝蒌根等分，生研为末，炼蜜丸梧子大。每服百丸，食前麦门冬汤下。日二服，以愈为度，名玉壶丸。忌酒面炙煿。郑氏家传消渴方：人参一两，粉草二两，以雄猪胆汁浸炙，脑子半钱，为末，蜜丸芡子大。每嚼一丸，冷水下。圣济总录用人参一两，葛粉二两，为末。发时以豮猪汤一升，入药三钱，蜜二两，慢火熬至三合，状如黑饧，以瓶收之，每夜以一匙含咽，不过三服取效也。**虚疟寒热**人参二钱二分，雄黄五钱，为末，端午日用粽尖捣丸梧子大。发日侵晨，井华水吞下七丸，发前再服，忌诸般热物，立效。一方：加神曲等分。丹溪纂要。**冷痢厥逆**六脉沉细。人参、大附子各一两半。每服半两，生姜十片，丁香十五粒，粳米一撮，水二盏，煎七分，空心温服。经验方。**下痢禁口**人参、莲肉各三钱，以井华水二盏，煎一盏，细细呷之。或加姜汁炒黄连三钱。经验良方。**老人虚痢**不止，不能饮食。上党人参一两，鹿角去皮炒研五钱，为末。每服方寸匕，米汤调下，日三服。十便良方。**伤寒坏证**凡伤寒时疫，不问阴阳，老幼妊妇，误服药饵，困重垂死，脉沉伏，不省人事，七日以后，皆可服之，百不失一，此名夺命散，又名复脉汤。人参一两，水二钟，紧火煎一钟，以井水浸冷服之，少顷鼻梁有汗出，脉复立瘥。苏韬光侍郎云：用此救数十人。予作清流宰，县倅申屠行辅之子妇患时疫三十余日，已成坏病，令服此药而安。王璆百一选方。**伤寒厥逆**身有微热，烦躁，六脉沉细微弱，此阴极发躁也。无忧散：用人参半两，水一钟，煎七分，调牛胆南星末二钱，热服立苏。三因方。**夹阴伤寒**先因欲事，后感寒邪，阳衰阴盛，六脉沉伏，小腹绞痛，四肢逆冷，呕吐清水，不假此药，无以回阳。人参、干姜炮各一两，生附子一枚，破作八片，水四升半，煎一升，顿服，脉出身温即愈。吴绶伤寒蕴要。**筋骨风痛**人参四两，酒浸三日，晒干，土茯苓一斤，山慈姑一两，为末，炼蜜丸梧子大。每服一百丸，食前米汤下。经验方。**小儿风痫**瘛疭。用人参、蛤粉、辰砂等分，为末，以猳猪心血和[①]丸绿豆大。每服五十丸，金银汤下，一日二服，大有神效。卫生宝鉴。**脾虚慢惊**黄耆汤，见黄耆发明下。**痘疹险证**保元汤，见黄耆发明下。**惊后瞳斜**小儿惊后瞳人不正者。人参、阿胶糯米炒成珠，各一钱，水一盏，煎七分，温服，日再服，愈乃止，效。直指方。**小儿脾风**多困。人参、冬瓜仁各半两，南星一两，浆水煮过，为末。每用一钱，水半盏，煎二[②]三分，温服。本事方。**酒毒目盲**一人形实，好饮热酒，忽病目盲而脉涩，此热酒所伤，胃气污浊，血宛其中而然。以苏木煎汤，调人参末一钱服，次日鼻及两掌皆紫黑，此滞血行矣。再以四物汤，加苏木、桃仁、红花、陈皮，调人参末服，数日而愈。丹溪纂要。**酒毒生疽**一妇嗜酒，胸[③]生一疽，脉紧而涩。用酒炒人参，酒炒大黄，等分为末，姜汤服一钱，得睡汗出而愈，效。丹溪医案。**狗咬风伤**肿痛。人参置桑柴炭上烧存性，以碗覆定，少顷为末，掺之立瘥。经验方。**蜈蚣咬伤**嚼人参涂之。医学集成。**蜂虿螫伤**人参末傅之。证治要诀。**胁破肠出**急以油抹

---

① 血和：原作“和血”，字倒，今据《卫生宝鉴》卷九改。

② 盏煎二：原作“钱”，义晦，今据《本事方》卷十八改。

③ 胸：《丹溪心法》卷五作“脑”。

入，煎人参、枸杞汁淋之，内吃羊肾粥，十日愈。危氏得效方。**气奔怪疾**方见虎杖。

芦

【气味】 **苦，温，无毒。**

【主治】 **吐虚劳痰饮**。时珍。

【发明】 〔吴绶曰〕人弱者，以人参芦代瓜蒂。〔震亨曰〕人参入手太阴，补阳中之阴，芦则反能泻太阴之阳。亦如麻黄，苗能发汗，根则止汗。谷属金而糠之性热，麦属阳而麸之性凉。先儒谓物物具一太极，学者可不触类而长之乎。一女子性躁味厚，暑月因怒而病呃，每作则举身跳动，昏冒不知人。其形气俱实，乃痰因怒郁，气不得降，非吐不可。遂以人参芦半两，逆流水一盏半，煎一大碗饮之，大吐顽痰数碗，大汗昏睡一日而安。又一人作劳发疟，服疟药变为热病，舌短痰嗽，六脉洪数而滑，此痰蓄胸中，非吐不愈。以参芦汤加竹沥二服，涌出胶痰三块，次与人参、黄耆、当归煎服，半月乃安。

沙参本经上品

校正：并入别录有名未用部羊乳。

【释名】 **白参**吴普**知母**别录**羊乳**别录**羊婆奶**纲目**铃儿草**别录**虎须**别录**苦心**别录。又名文希，一名识美，一名志取。〔弘景曰〕此与人参、玄参、丹参、苦参、是为五参，其形不尽相类，而主疗颇同，故皆有参名。又有紫参，乃牡蒙也。〔时珍曰〕沙参白色，宜于沙地，故名。其根多白汁，俚人呼为羊婆奶，别录有名未用羊乳，即此也。此物无心味淡，而别录一名苦心，又与知母同名，不知所谓也。铃儿草，象花形也。

【集解】 〔别录曰〕沙参生河内川谷及冤句般阳续山，二月、八月采根暴干。又曰：羊乳一名地黄，三月采，立夏后母死。〔恭曰〕出华山者为善。〔普曰〕二月生苗，如葵，叶青色，根白，实如芥，根大如芜菁，三月采。〔弘景曰〕今出近道，丛生，叶似枸杞，根白实者佳。〔保升曰〕其根若葵根，其花白色。〔颂曰〕今淄、齐、潞、随、江、淮、荆、湖州郡皆有之。苗长一二尺以来，丛生崖壁间，叶似枸杞而有叉丫，七月开紫花，根如葵根，大如指许，赤黄色，中正白实者佳，二月、八月采根。南[①] 土生者叶有细有大，花白，瓣上仍有白粘，此为小异。〔藏器曰〕羊乳根如荠苨而圆，大小如拳，上有角节，折之有白汁，人取根当荠苨。苗作蔓，折之有白汁。〔时珍曰〕沙参处处山原有之。二月生苗，叶如初生小葵叶，而团扁不光。八九月抽茎，高一二尺。茎上之叶，则尖长如枸杞叶，而小有细齿。秋月叶间开小紫花，长二三分，状如铃铎，五出，白蕊，亦有白花者。并结实，大如冬青实，中有细子。霜后苗枯。其根生沙地者长尺余，大一虎口，黄土地者则短而小。根茎皆有白汁。八九月采者，白而实；春月采者，微黄而虚。小人亦往往絷蒸压实以乱人参，但体轻松，味淡而短耳。

根

【气味】 **苦，微寒，无毒。**〔别录曰〕羊乳，温，无毒。〔普曰〕沙参，岐伯：咸。神农、黄帝、扁鹊：无毒。〔李当之〕大寒。〔好古曰〕甘、微苦。〔之才曰〕恶防已，反藜芦。

【主治】 **血结惊气，除寒热，补中，益肺气。**本经。**疗胸痹，心腹痛，结热邪气头痛，皮间邪热，安五脏。久服利人。**

① 南：原作“而”，字误，今据《证类本草》卷七改。

又云：**羊乳主头肿痛，益气，长肌肉**。别录。**去皮肌浮风，疝气下坠，治常欲眠，养肝气，宣五脏风气**。甄权。**补虚，止惊烦，益心肺，并一切恶疮疥癣及身痒，排脓，消肿毒**。大明。**清肺火，治久咳肺痿**。时珍。

【发明】　〔元素曰〕肺寒者，用人参。肺热者，用沙参代之，取其味甘也。〔好古曰〕沙参味甘微苦，厥阴本经之药，又为脾经气分药。微苦补阴，甘则补阳，故洁古取沙参代人参。盖人参性温，补五脏之阳；沙参性寒，补五脏之阴。虽云补五脏，亦须各用本脏药相佐，使随所引而相辅之可也。〔时珍曰〕人参甘苦温，其体重实，专补脾胃元气，因而益肺与肾，故内伤元气者宜之。沙参甘淡而寒，其体轻虚，专补肺气，因而益脾与肾，故金能受火克者宜之。一补阳而生阴，一补阴而制阳，不可不辨之也。

【附方】　旧一，新二。**肺热咳嗽**沙参半两，水煎服之。卫生易简方。**卒得疝气**小腹及阴中相引痛如绞，自汗出，欲死者。沙参捣筛为末，酒服方寸匕，立瘥。肘后方。**妇人白带**多因七情内伤或下元虚冷所致。沙参为末，每服二钱，米饮调下。证治要诀。

荠苨音齐尼，并上声。别录中品

校正：并入图经杏参。

【释名】　**杏参**图经**杏叶沙参**救荒**菧苨**菧音底。尔雅**甜桔梗**纲目**白面根**救荒**苗名隐忍**〔时珍曰〕荠苨多汁，有济菧之状，故以名之。济菧，浓露也。其根如沙参而叶而杏，故河南人呼为杏叶沙参。苏颂图经杏参，即此也。俗谓之甜桔梗。尔雅云：菧，菧苨也。郭璞云：即荠苨也。隐忍，说见下文。

【集解】　〔弘景曰〕荠苨根茎都似人参，而叶小异，根味甜绝，能杀毒。以其与毒药共处，毒皆自然歇，不正入方家用也。又曰：魏文帝言荠苨乱人参，即此也。荠苨叶甚似桔梗，但叶下光明滑泽无毛为异，又不如人参相对耳。〔恭曰〕人参苗似五加而阔短，茎圆有三四椏，椏头有五叶，陶引荠苨乱人参，误矣。且荠苨、桔梗又有叶差互者，亦有叶三四对者，皆一茎直上，叶既相乱，惟以根有心为别尔。〔颂曰〕今川蜀、江浙皆有之。春生苗茎，都似人参，而叶[①]小异，根似桔梗，但无心为异。润州、陕州尤多，人家收以为果，或作脯啖，味甚甘美，兼可寄远，二月、八月采根暴干。〔承曰〕今人多以蒸过压扁乱人参，但味淡尔。〔宗奭曰〕陶以根言，故云荠苨乱人参；苏以苗言，故以陶为误矣。〔机曰〕荠苨苗茎与桔梗相似，其根与人参相乱。今言苗茎都似人参，近于误也。当以人参、荠苨、桔梗三注参看自明矣。〔时珍曰〕荠苨苗似桔梗，根似沙参，故奸商往往以沙参、荠苨通乱人参。苏颂图经所谓杏参，周定王救荒本草所谓杏叶沙参，皆此荠苨也。图经云：杏参生淄州田野，根如小菜根。土人五月采苗叶，治咳嗽上气。救荒本草云：杏叶沙参，一名白[②]面根，苗高一二尺，茎色清白。叶似杏叶而小，微尖而背白，边有叉牙。杪间开五瓣白碗子花。根形如野胡萝卜，颇肥，皮色灰黝，中间白色[③]。味甜微寒。亦有开碧花者。嫩苗炸熟水淘，油盐拌食。根换水煮，亦可食，人以蜜煎充果。又陶弘景注桔梗，言其叶名隐忍，可煮食之，治蛊毒。谨按

---

① 叶：原脱，今据《证类本草》卷九补。

② 白：原作“句”，字误，今据《救荒本草》卷上改。

③ 色：原作“毛”，字误，今据《救荒本草》卷上改。

尔雅云：蒡，隐忍也。郭璞注云：似苏。有毛。江东人藏以为菹，亦可瀹食。葛洪肘后方云：隐忍草，苗似桔梗，人皆食之。捣汁饮，治蛊毒。据此则隐忍非桔梗，乃荠苨苗也。荠苨苗甘可食，桔梗苗苦不可食，尤为可证。神农本经无荠苨，止有桔梗一名荠苨，至别录始出荠苨。盖荠苨、桔梗乃一类，有甜、苦二种，则其苗亦可呼为隐忍也。

根

【气味】　**甘，寒，无毒。**

【主治】　**解百药毒**。别录。**杀蛊毒，治蛇虫咬，热狂温疾，罯毒箭**。大明。**利肺气，和中明目止痛，蒸切作羹粥食，或作齑菹食**。昝殷。**食之，压丹石发动**。孟诜。**主咳嗽消渴强中，疮毒丁肿，辟沙虱短狐毒**。时珍。

【发明】　〔时珍曰〕荠苨寒而利肺，甘而解毒，乃良品也，而世不知用，惜哉。按葛洪肘后方云：一药而兼解众毒者，惟荠苨汁浓饮二升，或煮嚼之，亦可作散服。此药在诸药中，毒皆自解也。又张鷟朝野佥载云：各医言虎中药箭，食清泥而解；野猪中药箭，豗荠苨而食。物犹知解毒，何况人乎？又孙思邈千金方，治强中为病，茎长兴盛，不交精出，消渴之后，发为痈疽，有荠苨丸、猪肾荠苨汤方，此皆本草所未及者。然亦取其解热解毒之功尔，无他义。

【附方】　旧四，新三。**强中消渴**猪肾荠苨汤，治强中之病，茎长兴盛，不交精液自出，消渴之后，即发痈疽。皆由恣意色欲，或饵金石所致，宜此以制肾中热也。用猪肾一具，荠苨、石膏各三两，人参、茯苓、磁石、知母、葛根、黄芩、栝蒌根、甘草各二两，黑大豆一升，水一斗半，先煮猪肾、大豆取汁一斗、去滓下药，再煮三升，分三服。后人名为石子荠苨汤。又荠苨丸：用荠苨、大豆、茯神、磁石、栝楼根、熟地黄、地骨皮、玄参、石斛、鹿茸各一两，人参、沉香各半两，为末。以猪肚治净煮烂，杵和丸梧子大。每服七十丸，空心盐汤下。并千金方。**丁疮肿毒**生荠苨根捣汁，服一合，以滓傅之，不过三度。千金翼。**面上皯疱**荠苨、肉桂各一两，为末。每用方寸匕，酢浆服之，日一服。又灭瘢痣。圣济总录。**解诸蛊毒**荠苨根捣末，饮服方寸匕，立瘥。陈延之小品方。**解钩吻毒**钩吻叶与芹叶时相似，误食之杀人。惟以荠苨八两，水六升，煮取三升，每服五合，日五服。仲景金匮玉函。**解五石毒**荠苨生捣汁，多服之。立瘥。苏颂图经。

隐忍叶

【气味】　**甘、苦，寒，无毒。**

【主治】　**蛊毒腹痛，面目青黄，林露骨立，煮汁一二升饮**。时珍。**主腹脏风壅，咳嗽上气**。苏颂。

桔梗本经下品

【释名】　**白药**别录**梗草**别录**荠苨**本经〔时珍曰〕此草之根结实而梗直，故名。吴普本草一名利如，一名符扈，一名房图，方书并无见，盖亦庾辞尔。桔梗、荠苨乃一类，有甜、苦二种，故本经桔梗一名荠苨，而今俗呼荠苨为甜桔梗也。至别录始出荠苨条，分为二物，然其性味功用皆不同，当以别录为是。

【集解】　〔别录曰〕桔梗生嵩高山谷及冤句，二月采根暴干。〔普曰〕叶如荠苨，茎如笔管，紫赤色，二月生苗。〔弘景曰〕近道处处有，二三月生苗，可煮食之。桔梗疗蛊毒甚验，俗方用此，乃名荠苨。今别有荠苨，能解药毒，可乱人参，叶甚相似。但荠苨叶下光明滑泽无毛为异，叶生又不如人参相对耳。〔恭曰〕

荠苨、桔梗，叶有差互者，亦有叶三四对者，皆一茎直上，叶既相乱，惟以根有心为别耳。〔颂曰〕今在处有之。根如指大，黄白色。春生苗，茎高尺余。叶似杏叶而长椭[①]，四叶相对而生，嫩时亦可煮食。夏开小花紫碧色，颇似牵牛花，秋后结子。八月采根，其根有心，若无心者为荠苨。关中所出桔梗，根黄皮，似蜀葵根。茎细，青色。叶小，青色，似菊叶也。

根

【修治】 〔敩曰〕凡使勿用木梗，真似桔梗，只是咬之腥涩不堪。凡用桔梗，须去头上尖硬二三分已来，并两畔附枝。于槐砧上细锉，用生百合捣膏，投水中浸一伏时滤出，缓火熬令干用。每桔梗四两，用百合二两五钱。〔时珍曰〕今但刮去浮皮，米泔水浸一夜，切片微炒用。

【气味】 **辛，微温，有小毒。**〔普曰〕神农、医和：苦，无毒。黄帝、扁鹊：辛、咸。岐伯、雷公：甘，无毒。〔李当之〕大寒。〔权曰〕苦、辛。〔时珍曰〕当以苦、辛、平为是。〔之才曰〕节皮为之使。畏白及、龙胆草，忌猪肉。得牡蛎、远志，疗恚怒；得消石、石膏，疗伤寒；白粥解其痊毒[②]。〔时珍曰〕伏砒。徐之才所云节皮，不知何物也。

【主治】 **胸胁痛如刀刺，腹满肠鸣幽幽，惊恐悸气。**本经。**利五脏肠胃，补血气，除寒热风痹，温中消谷，疗喉咽痛，下蛊毒。**别录。**治下痢，破血积气，消积[③]聚痰涎，去肺热气促嗽逆，除腹中冷痛，主中恶及小儿惊痫。**甄权。**下一切气，止霍乱转筋，心腹胀痛，补五劳，养气，除邪辟温，破癥瘕肺痈，养血排脓，补内漏及喉痹。**大明。**利窍，除肺部风热，清利头目咽嗌，胸膈滞气及痛，除鼻塞。**元素。**治寒呕。**李杲。**主口舌生疮，赤目肿痛。**时珍。

【发明】 〔好古曰〕桔梗气微温，味苦辛，味厚气轻，阳中之阴，升也。入手太阴肺经气分及足少阴经。〔元素曰〕桔梗清肺气，利咽喉，其色白，故为肺部引经。与甘草同行，为舟楫之剂。如大黄苦泄峻下之药，欲引至胸中至高之分成功，须用辛甘之剂升之。譬如铁石入江，非舟楫不载。所以诸药有此一味，不能下沉也。〔时珍曰〕朱肱活人书治胸中痞满不痛，用桔梗、枳壳，取其通肺利膈下气也。张仲景伤寒论治寒实结胸，用桔梗、贝母、巴豆，取其温中消谷破积也。又治肺痈唾脓，用桔梗、甘草，取其苦辛清肺，甘温泻火，又能排脓血、补内漏也。其治少阴证二三日咽痛，亦用桔梗、甘草，取其苦辛散寒，甘平除热，合而用之，能调寒热也。后人易名甘桔汤，通治咽喉口舌诸病。宋仁宗加荆芥、防风、连翘，遂名如圣汤，极言其验也。按王好古医垒元戎载之颇详，云失音加诃子，声不出加半夏，上气加陈皮，涎嗽加知母、贝母，咳渴加五味子，酒毒加葛根，少气加人参，呕加半夏、生姜，唾脓血加紫菀，肺痿加阿胶，胸膈不利加枳壳，心胸痞满加枳实，目赤加卮子、大黄，面肿加茯苓，肤痛加黄耆，发斑加防风、荆芥，疫毒加鼠粘子、大黄，不得眠加卮子。〔震亨曰〕干咳嗽，乃痰火之邪郁在肺中，宜苦梗以开之。痢疾腹痛，乃肺金之气郁在大肠，亦宜苦梗开之，后用痢药。此药能开提气血，故气药中宜用之。

【附方】 旧十，新七。**胸满不痛**桔梗、枳壳等分，水二钟，煎一钟，温服。

---

① 椭：原作“隋”，声之误，今据《证类本草》卷十改。

② 痊毒：原作“签味”义晦，今据《证类本草》卷十改。

③ 积：原脱，今据《证类本草》卷十改。

南阳活人书。**伤寒腹胀**阴阳不和也，桔梗半夏汤主之。桔梗、半夏、陈皮各三钱，姜五片，水二钟，煎一钟服。南阳活人书。**痰嗽喘急**桔梗一两半，为末，用童子小便半升，煎四合，去滓温服。简要济众方。**肺痈咳嗽**胸满振寒，脉数咽干，不渴，时出浊唾腥臭，久久吐脓如粳米粥者，桔梗汤主之。桔梗一两，甘草二两，水三升，煮一升，分温再服。朝暮吐脓血则瘥。张仲景金匮玉函方。**喉痹毒气**桔梗二两，水三升，煎一升，顿服。千金方。**少阴咽痛**少阴证，二三日咽痛者，可与甘草汤；不瘥者，与桔梗汤主之。桔梗一两，甘草二两，水三升，煮一升，分服。张仲景伤寒论。**口舌生疮**方同上。**齿䘌肿痛**桔梗、薏苡仁等分，为末服。永类方。**骨槽风痛**牙根肿痛。桔梗为末，枣瓤和丸皂子大，绵裹咬之。仍以荆芥汤漱之。经验方。**牙疳臭烂**桔梗、茴香等分，烧研傅之。卫生易简方。**肝风眼黑**目睛痛，肝风盛也，桔梗丸主之。桔梗一斤，黑牵牛头末三两，为末，蜜丸梧子大。每服四十丸，温水下，日二服。保命集。**鼻出衄血**桔梗为末，水服方寸匕，日四服。一加生犀角屑。普济方。**吐血下血**方同上。**打击瘀血**在肠内，久不消，时发动者。桔梗为末，米饮下一刀圭。肘后要方。**中蛊下血**如鸡肝，昼夜出血石余，四脏皆损，惟心未毁，或鼻破将死者。苦桔梗为末，以酒服方寸匕，日三服。不能下药，以物拗口灌之。心中当烦，须臾自定，七日止。当食猪肝臛[①] 以补之，神良。一方加犀角等分。初虞世古今录验。**妊娠中恶**心腹疼痛。桔梗一两锉，水一钟，生姜三片，煎六分，温服。圣惠方。**小儿客忤**死不能言。桔梗烧研三钱，米汤服之。仍吞麝香豆许。张文仲备急方。

芦头

【主治】　**吐上膈风热痰实，生研末，白汤调服一二钱，探吐。**时珍。

长松拾遗

【释名】　**仙茆**〔时珍曰〕其叶如松，服之长年，功如松脂及仙茆，故有二名。

【集解】　〔藏器曰〕长松生关内山谷中，草似松，叶上有脂，山人服之。〔时珍曰〕长松生古松下，根色如荠苨，长三五寸，味甘微苦，类人参，清香可爱。按张天觉文集云：僧普明居五台山，患大风，眉发俱堕，哀苦不堪。忽遇异人，教服长松，示其形状。明采服之，旬余毛发俱生，颜色如故。今并代间土人，多以长松杂甘草、山药为汤煎，甚佳。然本草及方书皆不载，独释慧祥清凉传始叙其详如此。韩𢙣医通云：长松产太行西北诸山，根似独活而香。

根

【气味】　**甘，温，无毒。**

【主治】　**风血冷气宿疾，温中去风。**藏器。**治大风恶疾，眉发堕落，百骸腐溃。每以一两，入甘草少许，水煎服，旬日即愈。又解诸虫毒。补益长年。**时珍。

【附方】　新一。**长松酒**滋补一切风虚，乃庐山休休子所传。长松一两五钱，状似独活而香，乃酒中圣药也。熟地黄八钱，生地黄、黄芪蜜炙、陈皮各七钱，当归、厚朴、黄檗各五钱，白芍药煨、人参、枳壳各四钱，苍术米泔制、半夏制、天门冬、麦门冬、砂仁、黄连各三钱，木香、蜀椒、胡桃仁各二钱，小红枣肉八个，老米一撮，灯心五寸长一百二十根，一料分十剂，绢袋盛之。凡米五升，造酒一尊，煮一袋，窨久乃饮。韩氏医通。

---

① 臛：原作“肺”，义晦，今据《外台》卷二十八改。

黄精别录上品

校正：并入拾遗救荒草。

【释名】 **黄芝**瑞草经**戊己芝**五符经**菟竹**别录**鹿竹**别录**仙人余粮**弘景**救穷草**别录**米脯**[①]蒙筌**野生姜**蒙筌**重楼**别录**鸡格**别录**龙衔**广雅**垂珠**〔颂曰〕隋时羊公服黄精法云：黄精是芝草之精也，一名葳蕤，一名白及，一名仙人余粮，一名苟格，一名马箭，一名垂珠，一名菟竹。〔时珍曰〕黄精为服食要药，故别录列于草部之首，仙家以为芝草之类，以其得坤土之精粹，故谓之黄精。五符经云，黄精获天地之淳精，故名为戊己芝，是此义也。余粮、救穷，以功名也。鹿竹、菟竹，因叶似竹，而鹿兔食之也。垂珠，以子形也。陈氏拾遗救荒草即此也，今并为一。〔嘉谟曰〕根如嫩姜，俗名野生姜。九蒸九曝，可以代粮，又名米餔。

【集解】 〔别录曰〕黄精生山谷，二月采根阴干。〔弘景曰〕今处处有之。二月始生，一枝多叶，叶状似竹而短。根似萎蕤。萎蕤根如荻根及菖蒲，概节而平直；黄精根如鬼臼、黄连，大节而不平。虽燥，并柔有脂润。俗方无用此，而为仙经所贵，根、叶、花、实皆可饵服，酒散随宜，具在断谷方中。其叶乃与钩吻相似，惟茎不紫、花不黄为异，而人多惑之。其类乃殊，遂致死生之反，亦为奇事。〔敩曰〕钩吻真似黄精，只是叶头尖有毛钩子二个，若误服之害人。黄精叶似竹也。〔恭曰〕黄精肥地生者，即大如拳；薄地生者，犹如拇指。萎蕤肥根，颇类[②]其小者，肌理形色，大都相似。今以鬼臼、黄连为比，殊无仿佛。黄精叶似柳及龙胆、徐长卿辈而坚。其钩吻蔓生，叶如柿叶，殊非比类。〔藏器曰〕黄精叶偏生不对者名偏精，功用不如正精。正精叶对生。钩吻乃野葛之别名，二物殊不相似，不知陶公凭何说此。〔保升曰〕钩吻一名野葛，陶说叶似黄精者当是，苏说叶似柿者，当别是一物。〔颂曰〕黄精南北皆有，以嵩山、茅山者为佳。三月生苗，高一二尺以来。叶如竹叶而短，两两相对。茎梗柔脆，颇似桃枝，本黄末赤。四月开青白花，状如小豆花。结子白如黍粒，亦有无子者。根如嫩生姜而黄色，二月采根，蒸过暴干用。今遇八月采，山中人九蒸九暴作果卖，黄黑色而甚甘美。其苗初生时，人多采为菜茹，谓之笔[③]菜，味极美，江南人说黄精苗叶稍类钩吻，但钩吻叶头极尖而根细，而苏恭言钩吻蔓生，恐南北所产之异耳。〔时珍曰〕黄精野生山中，亦可劈根长二寸，稀种之，一年后极稠，子亦可种。其叶似竹而不尖，或两叶、三叶、四五叶，俱对节而生。其根横行，状如萎蕤，俗采其苗炸熟，淘去苦味食之，名笔管菜。陈藏器本草言青粘是萎蕤，见萎蕤发明下。又黄精、钩吻之说，陶弘景、雷敩、韩保升皆言二物相似。苏恭、陈藏器皆言不相似。苏颂复设两可之辞。今考神农本草、吴普本草，并言钩吻是野葛，蔓生，其茎如箭，与苏恭之说相合。张华博物志云：昔黄帝问天老曰：天地所生，有食之令人不死者乎？天老曰：太阳之草名黄精，食之可以长生；太阴之草名钩吻，不可食之，入口立死。人信钩吻杀人，不信黄精之益寿，不亦惑乎。按此但以黄精、钩吻相对待而言，不言其相似也。陶氏因此遂谓二物相似，与神农所说钩吻不合。恐当以苏恭所说为是，而陶、

---

① 餔：《证类本草》卷六作“脯”，义同。
② 类：原脱，今据《证类本草》卷六补。
③ 笔：原作“毕”，《证类本草》卷六作“笔”，此下又名“笔管菜”，今据改。

雷所说别一毒物，非钩吻也。历代本草惟陈藏器辨物最精审，尤当信之。余见钩吻条。

根

【修治】　〔敩曰〕凡采得以溪水洗净蒸之，从巳至子，薄切暴干用。〔颂曰〕羊公服黄精法：二月、三月采根，入地八九寸为上。细切一石，以水二石五斗，煮去苦味，漉出，囊中压取汁，澄清再煎，如膏乃止。以炒黑黄豆末，相和得所，捏作饼子，如钱大，初服二枚，日益之。亦可焙干筛末，水服。〔诜曰〕饵黄精法：取瓮子去底，釜内安置得所，入黄精令满，密盖，蒸至气溜，即暴之。如此九蒸九暴。若生则刺人咽喉。若服生者，初时只可一寸半，渐渐增之，十日有食，服止三尺五寸。三百日后，尽见鬼神，久必升天。根、叶、花、实皆可食之，但以相对者是正，不对者名偏精也。

【气味】　**甘，平，无毒。**〔权曰〕寒。〔时珍曰〕忌梅实，花、叶、子并同。

【主治】　**补中益气，除风湿，安五脏。久服轻身延年不饥。**别录。**补五劳七伤，助筋骨，耐寒暑，益脾胃，润心肺。单服九蒸九暴食之，驻颜断谷。**大明。**补诸虚，止寒热，填精髓，下三尸虫。**时珍。

【发明】　〔时珍曰〕黄精受戊己之淳气，故为补黄宫之胜品。土者万物之母，母得其养，则水火既济，木金交合，而诸邪自去，百病不生矣。神仙芝草经云：黄精宽中益气，使五脏调良，肌肉充盛，骨髓坚强，其力增倍，多年不老，颜色鲜明，发白更黑，齿落更生。又能先下三尸虫：上尸名彭质，好宝货，百日下；中尸名彭矫，好五味，六十日下；下尸名彭居，好五色，三十日下，皆烂出也。根为精气，花实为飞英，皆可服食。又按雷氏炮炙论·序云：驻色延年，精蒸[①]神锦。注云：以黄精自然汁拌研细神锦，于柳木甑中蒸七日，以木蜜丸服之。木蜜，枳椇也。神锦不知是何物，或云朱砂也。〔禹锡曰〕按抱朴子云：黄精服其花胜其实，服其实胜其根。但花难得，得其生花十斛，干之才可得五六斗尔，非大有力者不能办也。日服三合，服之十年，乃得其益。其断谷不及术。术饵令人肥健，可以负重涉险；但不及黄精甘美易食，凶年可与老少代粮，谓之米脯也。〔慎微曰〕徐铉稽神录云：临川士家一婢，逃入深山中，久之见野草枝叶可爱，取根食之，久久不饥。夜息大树下，闻草中动，以为虎攫，上树避之。及晓下地，其身欻然凌空而去，若飞鸟焉。数岁家人采薪见之，捕之不得，临绝壁下网围之，俄而腾上山顶。或云此婢安有仙骨，不过灵药服食尔。遂以酒饵置往来之路，果来，食讫，遂不能去，禽之，具述其故。指所食之草，即是黄精也。

【附方】　旧一，新四。**服食法**圣惠方用黄精根茎不限多少，细锉阴干捣末。每日水调末服，任多少。一年内变老为少，久久成地仙。臞仙神隐书：以黄精细切一石，用水二石五斗煮之，自旦至夕，候冷，以手挼碎，布袋榨取汁煎之。渣焙干为末，同入釜中，煎至可丸，丸如鸡子大。每服一丸，日三服。绝粮轻身，除百病。渴则饮水。**补肝明目**黄精二斤，蔓菁一升淘，同和，九蒸九晒，为末。空心每米饮下二钱，日二服，延年益寿。圣惠方。**大风癞疮**营气不清，久风入脉，因而成癞，鼻坏色败。用黄精根去皮，洁净共以洗，二斤，暴，纳粟米饭中，蒸至米熟，时时食之。圣济总录。**补虚精气**黄

---

① 蒸：原作"煎"，字误，今据卷一雷序改。

精、枸杞子等分，捣作饼，日干为末，炼蜜丸梧子大。每汤下五十丸。奇效良方。

萎蕤音威绥。本经上品

【释名】 **女萎**本经**葳蕤**吴普**萎𦻱**音威移。**委萎**尔雅**萎香**纲目**荧**尔雅。音行。**玉竹**别录**地节**别录。〔时珍曰〕按黄公绍古令韵会云：葳蕤，草木叶垂之貌。此草根长多须，如冠缨下垂之绥而有威仪，故以名之。凡羽盖旌旗之缨绥，皆象葳蕤，是矣。张氏瑞应图云：王者礼备，则葳蕤生于殿前。一名萎香。则威仪之义，于此可见。别录作萎蕤，省文也。说文作萎𦻱，音相近也。尔雅作委萎，字相近也。其叶光莹而象竹，其根多节，故有荧及玉竹、地节诸名。吴普本草又有乌女、虫蝉之名。宋本一名马熏，即乌萎之讹者也。

【正误】 〔弘景曰〕本经有女萎无萎蕤，别录无女萎有萎蕤，而功用正同，疑女萎即萎蕤，惟名异尔。〔恭曰〕女萎功用及苗蔓与萎蕤全别。今本经朱书是女萎功效，故别录墨书乃萎蕤功效也。〔藏器曰〕本草女萎、萎蕤同传。陶云是一物。苏云二物不同，于中品别出女萎一条。然其主霍乱泄痢肠鸣，正与上品女萎[①]相合，则是更非二物矣。〔颂曰〕观古方书所用，胡洽治时气洞下有女萎丸，治伤寒冷下结肠丸中用女萎，治虚劳下痢小黄耆酒中加女萎，详此数方所用，乃似中品女萎，缘其性温主霍乱泄痢故也。又治贼风手足枯痹四肢拘挛茵蓣酒中用女萎，初虞世治身体疬疡斑驳有女萎膏，乃似上品本经朱书女萎，缘其主中风不能动摇及去皯好色故也。又治伤寒七八日不解续命鳖甲汤，及治脚弱鳖甲汤，并用萎蕤，及延年方治风热项急痛四肢骨肉烦热有萎蕤饮，又主虚风热发即头痛，有萎蕤[②]，乃似上品，别录墨书萎蕤，缘其主虚热湿温毒腰痛故也。三者既白，则非一物明矣，且萎蕤甘平，女萎甘温，安得为一物。〔时珍曰〕本经女萎，乃尔雅委萎二字，即别录萎蕤也，上古钞写讹为女萎尔。古方治伤寒风虚用女萎者，即萎蕤也，皆承本草之讹而称之。诸家不察，因中品有女萎名字相同，遂致费辨如此。今正其误，只依别录书萎蕤为纲，以便寻检。其治泄痢女萎，乃蔓草也，见本条。

【集解】 〔别录曰〕萎蕤生太山山谷及丘陵，立春后采，阴干。〔普曰〕叶青黄色，相值如姜叶，二月、七月采。〔弘景曰〕今处处有之。根似黄精，小异。服食家亦用之。〔颂曰〕今滁州、舒州及汉中、均州皆有之。茎干强直，似竹箭杆，有节。叶狭而长，表白里青，亦类黄精。根黄[③]而多须，大如指，长一二尺。或云可啖。三月开青花，结圆实。〔时珍曰〕处处山中有之。其根横生似黄精，差小，黄白色，性柔多须，最难燥。其叶如竹，两两相值。亦可采根种之，极易繁也。嫩叶及根，并可煮淘食茹。

根

【修治】 〔敩曰〕凡使勿用黄精并钩吻，二物相似。萎蕤节上有须毛，茎斑，叶尖处有小黄点，为不同。采得以竹刀刮去节皮，洗净，以蜜水浸一宿，蒸了焙干用。

【气味】 **甘，平，无毒。**〔普曰〕神农：苦。桐君、雷公、扁鹊：甘，无毒。黄帝：辛。〔之才曰〕畏卤碱。

【主治】 **女萎：主中风暴热，不能动摇，跌筋结肉，诸不足。久服去面黑**

① 萎：原作"蕤"，字误，今据《证类本草》卷六改。

② 萎蕤：此下《外台》卷十五及《证类本草》卷六有"丸"字。

③ 根黄：原脱，今据《证类本草》卷六补。

皯，好颜色润泽，轻身不老。本经。**萎蕤：主心腹结气，虚热湿毒腰痛，茎中寒，及目痛眦烂泪出**。别录。**时疾寒热，内补不足，去虚劳客热。头痛不安，加而用之，良**。甄权。**补中益气**。萧炳。**除烦闷，止消渴，润心肺，补五劳七伤虚损，腰脚疼痛。天行热狂，服食无忌**。大明。**服诸石人不调和者，煮汁饮之**。弘景。**主风温自汗灼热，及劳疟寒热，脾胃虚乏，男子小便频数，失精，一切虚损**。时珍。

【发明】 〔杲曰〕萎蕤能升能降，阳中阴也。其用有四：主风淫四末，两目泪烂，男子湿注腰痛，女子面生黑皯。〔时珍曰〕萎蕤性平味甘，柔润可食。故朱肱南阳活人书，治风温自汗身重，语言难出，用萎蕤汤，以之为君药。予每用治虚劳寒热痁疟，及一切不足之证，用代参、耆，不寒不燥，大有殊功，不止于去风热湿毒而已，此昔人所未阐者也。〔藏器曰〕陈寿魏志·樊阿传云：青粘一名黄芝，一名地节。此即萎蕤，极似偏精。本功外，主聪明，调血气，令人强壮。和漆叶为散服，主五脏益精，去三虫，轻身不老，变白，润肌肤，暖腰脚，惟有热不可服。晋嵇绍有胸中寒疾，每酒后苦唾，服之得愈。草似竹，取根花叶阴干用。昔华陀入山见仙人所服，以告樊阿，服之寿百岁也。〔颂曰〕陈藏器以青粘即葳蕤。世无识者，未敢以为信然。〔时珍曰〕苏颂注黄精，疑青粘是黄精，与此说不同。今考黄精、萎蕤性味功用大抵相近，而萎蕤之功更胜。故青粘一名黄芝，与黄精同名；一名地节，与萎蕤同名。则二物虽通用亦可。

【附方】 旧一，新六。**服食法**二月、九月采萎蕤根，切碎一石，以水二石煮之，从旦至夕，以手挼烂，布囊榨取汁，熬稠。其渣晒为末，同熬至可丸，丸如鸡头子大。每服一丸，白汤下，日三服。导气脉，强筋骨，治中风湿毒，去面皱颜色，久服延年。臞仙神隐书。**赤眼涩痛**萎蕤、赤芍药、当归、黄连等分，煎汤熏洗。卫生家宝方。**眼见黑花**赤痛昏暗。甘露汤：用萎蕤焙四两，每服二钱，水一盏，入薄荷二叶，生姜一片，蜜少许，同煎七分，卧时温服，日一服。圣济总录。**小便卒淋**萎蕤一两，芭蕉根四两，水二大碗，煎一碗半，入滑石二钱，分三服。太平圣惠方。**发热口干**小便涩。用萎蕤五两，煎汁饮之。外台秘要。**乳石发热**萎蕤三两，炙甘草二两，生犀角一两，水四升，煮一升半，分三服。圣惠方。**痫后虚肿**小儿痫病瘥后，血气上虚，热在皮肤，身面俱肿。萎蕤、葵子、龙胆、茯苓、前胡等分，为末。每服一钱，水煎服。圣济总录。

【附录】 **鹿药**开宝。〔志曰〕鹿药甘，温，无毒。主风血，去诸冷，益老起阳，浸酒服之。生姑藏已西，苗根并似黄精，鹿好食其根。〔时珍曰〕胡洽居士言鹿食九种解毒之草，此其一也。或云即是萎蕤，理亦近之。姑附以俟。**委蛇**音威贻。〔别录曰〕味甘，平，无毒。主消渴少气，令人耐寒。生人家园中，大枝长须，多叶而两两相值，子如芥子。〔时珍曰〕此亦似是萎蕤，并俟考访。

知母本经中品

【释名】 **蚳母**本经。音迟[①]。说文作芪。**连母**本经**蝭母**蝭音匙，又音提，或作墓。**货母**本经**地参**本经**水参**又名水须、水浚。**莐**尔雅。音覃。**莸藩**音沉烦。**苦心**别录**儿草**别录。又名儿踵草、女雷、女理、鹿列、韭逢、东根、野蓼、昌支。

① 迟：《证类本草》卷八作“岐”。

〔时珍曰〕宿根之旁，初生子根，状如蚳蝱之状，故谓之蚳母。讹为知母、蝭母也。余多未详。

【集解】〔别录曰〕知母生河内川谷，二月、八月采根暴干。〔弘景曰〕今出彭城。形似菖蒲而柔润，叶至难死，掘出随生，须枯燥乃止。〔禹锡曰〕按范子云：提母出三辅，黄白者善。郭璞释尔雅云：荨，蝭母也。生山上，叶如韭。〔颂曰〕今濒河怀、卫、彰德诸郡及解州、滁州亦有之。四月开青花如韭花，八月结实。

根

【修治】〔敩曰〕凡使，先于槐砧上锉细。焙[①]干，木臼杵捣，勿犯铁器。〔时珍曰〕凡用，拣肥润里白者，去毛切。引经上行则用酒浸焙干，下行则用盐水润焙。

【气味】**苦，寒，无毒**。〔大明曰〕苦、甘。〔权曰〕平。〔元素曰〕气寒，味大辛、苦。气味俱厚，沉而降，阴也。又云：阴中微阳，肾经本药，入足阳明、手太阴经气分。〔时珍曰〕得黄檗及酒良，能伏盐及蓬砂。

【主治】**消渴热中，除邪气，肢体浮肿，下水，补不足，益气**。本经。**疗伤寒久疟烦热，胁下邪气，膈中恶，及风汗内疸。多服令人泄**。别录。**心烦躁闷，骨热劳往来，产后蓐劳，肾气劳，憎寒虚烦**。甄权。**热劳传尸疰病**[②]**，通小肠，消痰止嗽，润心肺，安心，止惊悸**。大明。**凉心去热，治阳明火热，泻膀胱、肾经火，热厥头痛，下痢腰痛，喉中腥臭**。元素。**泻肺火，滋肾水，治命门相火有余**。好古。**安胎。止子烦，辟射工、溪毒**。时珍。

【发明】〔权曰〕知母治诸热劳，患人虚而口干者，加用之。〔杲曰〕知母入足阳明、手太阴。其用有四：泻无根之肾火，疗有汗之骨蒸，止虚劳之热，滋化源之阴。仲景用此入白虎汤治不得眠者，烦躁也。烦出于肺，躁出于肾，君以石膏，佐以知母之苦寒，以清肾之源；缓以甘草、粳米，使不速下也。又凡病小便闭塞而渴者，热在上焦气分，肺中伏热不能生水，膀胱绝其化源，宜用气薄味薄淡渗之药，以泻肺火清肺金而滋水之化源。若热在下焦血分而不渴者，乃真水不足，膀胱干涸，乃无阴则阳无以化，法当用黄檗、知母大苦寒之药，以补肾与膀胱，使阴气行而阳自化，小便自通。方法详载木部黄檗下。〔时珍曰〕肾苦燥，宜食辛以润之。肺苦逆，宜食辛以泻之。知母之辛苦寒凉，下则润肾燥而滋阴，上则清肺金而泻火，乃二经气分药也。黄檗则是肾经血分药。故二药必相须而行，昔人譬之虾与水母，必相依附。补阴之说，详黄檗条。

【附方】旧二，新五。**久近痰嗽**自胸膈下塞停饮，至于脏腑。用知母、贝母各一两为末，巴豆三十枚去油，研匀。每服一字，用姜三片，二面蘸药，细嚼咽下，便睡，次早必泻一行，其嗽立止。壮人乃用之。一方不用巴豆。医学集成。**久嗽气急**知母去毛切五钱，隔纸炒，杏仁姜水泡去皮尖焙五钱，以水一钟半，煎一钟，食远温服。次以萝卜子、杏仁等分，为末，米糊丸，服五十丸，姜汤下，以绝病根。邓笔峰杂兴方。**妊娠子烦**因服药致胎气不安，烦不得卧者。知母一两，洗焙为末，枣肉丸弹子大。每服一丸，人参汤

---

① 焙：原作“烧”，义晦，今据《证类本草》卷八改。

② 病：原作“痛”，字误，今据《证类本草》卷八改。

下。医者不识此病，作虚烦治，反损胎气。产科郑宗文得此方于陈藏器本草拾遗中，用之良验。杨归厚产乳集验方。**妊娠腹痛**月未足，如欲产之状。用知母二两为末，蜜丸梧子大，每粥饮下二十丸。陈延之小品方。**溪毒射工**凡中溪毒，知母连根叶捣作散服，亦可投水捣绞汁饮一二升。夏月出行，多取其屑自随。欲入水，先取少许投水上流，便无畏。兼辟射工。亦可煮汤浴之，甚佳。肘后良方。**紫癜风疾**醋磨知母擦之，日三次。卫生易简方**嵌甲肿痛**知母烧存性研，掺之。多能方。

肉苁蓉本经上品

【释名】　**肉松容**吴普**黑司命**吴普。〔时珍曰〕此物补而不峻，故有从容之号。从容，和缓之貌。

【集解】　〔别录曰〕肉苁蓉生河西山谷及代郡雁门，五月五日采，阴干。〔普曰〕生河西山阴地，丛生，二月至八月采。〔弘景曰〕代郡雁门属并州，多马处便有之，言是野马精落地所生。生时似肉，以作羊肉羹补虚乏极佳，亦可生啖，河南间至多。今第一出陇西，形扁广[①]，柔润多花而味甘。次出北国者，形短而少花。巴东建平间亦有，而不嘉也。〔恭曰〕此乃论草苁蓉也，陶未见肉者。今人所用亦草苁蓉刮去花，代肉苁蓉，功力稍劣。〔保升曰〕出肃州福禄县沙中。三月、四月掘根，长尺余，切取中央好者三四寸，绳穿阴干，八月始好，皮有松子鳞甲。其草苁蓉四月中旬采，长五六寸至一尺以来，茎圆紫色。〔大明曰〕生教落树下，并土堑上，此即非马交之处，陶说误尔。又有花苁蓉，即暮春抽苗者，力较微尔。〔颂曰〕今陕西州郡多有之，然不及西羌界中来者，肉厚而力紧。旧说是野马遗沥所生，今西人云大木间及土堑垣中多生，乃知自有种类尔。或疑其初生于马沥，后乃滋殖，如茜根生于人血之类是也。五月采取，恐老不堪，故多三月采之。〔震亨曰〕河西混一之后，今方识其真形，何尝有所谓鳞甲者，盖苁蓉罕得，人多以金莲根用盐盆制而为之，又以草苁蓉充之，用者宜审。〔嘉谟曰〕今人以嫩松梢盐润伪之。

【修治】　〔敩曰〕凡[②]使，先须清酒浸一宿，至明以棕刷去沙土浮甲，劈破中心，去白膜一重，如竹丝草样。有此，能隔人心前气不散，令人上气也。以甑蒸之，从午至酉取出，又用酥炙得所。

【气味】　**甘，微温，无毒。**〔别录曰〕酸、咸。〔普曰〕神农、黄帝：咸。雷公：酸。李当之：小温。

【主治】　**五劳七伤，补中，除茎中寒热痛，养五脏，强阴，益精气，多子，妇人癥瘕。久服轻身。**本经。**除膀胱邪气腰痛，止痢。**别录。**益髓，悦颜色，延年，大补壮阳，日御过倍，治女人血崩。**甄权。**男子绝阳不兴，女子绝阴不产，润五脏，长肌肉，暖腰膝，男子泄精，尿[③]血遗沥，女子带下阴痛。**大明。

【发明】〔好古曰〕命门相火不足者，以此补之，乃肾经血分药也。凡服苁蓉以治肾，必妨心。〔震亨曰〕峻补精血。骤用，反动大便滑也。〔敩曰〕强筋健髓，以苁蓉、鳝鱼二味为末，黄精汁丸服之，力可十倍。此说出乾宁记。〔颂曰〕西人多用作食。只刮去鳞甲，以酒浸洗去黑汁，薄切，合山芋、羊肉作羹，极美好，益人，胜服补药。〔宗奭曰〕洗去黑汁，

① 广：原作“黄”，字误，今据《证类本草》卷七改。

② 凡：原作“见”，字误，今据《证类本草》卷七改。

③ 尿：原脱，今据《证类本草》卷七补。

气味皆尽矣。然嫩者方可作羹，老者[1]味苦。入药少则不效。

【附方】 旧一，新四。**补益劳伤**精败面黑。用苁蓉四两，水煮令烂，薄细切，研精羊肉，分为四度，下五味，以米煮粥空心食。药性论。**肾虚白浊**肉苁蓉、鹿茸、山药、白茯苓等分，为末，米糊丸梧子大，每枣汤下三十丸。圣济总录。**汗多便秘**老人虚人皆可用。肉苁蓉酒浸焙二两，研沉香末一两，为末，麻子仁汁打糊，丸梧子大。每服七十丸，白汤下。济生方。**消中易饥**肉苁蓉、山茱萸、五味子为末，蜜丸梧子大，每盐酒下二十丸。医学指南。**破伤风病**口禁身强。肉苁蓉切片晒干，用一小盏，底上穿定，烧烟于疮上熏之，累效。卫生总微。

列当宋开宝

【释名】 **栗[2]当**开宝**草苁蓉**开宝**花苁蓉**日华

【集解】 〔志曰〕列当生山南岩石上，如藕根，初生掘取阴干。〔保升曰〕原州、秦州、渭州、灵州皆有之。暮春抽苗，四月中旬采取，长五六寸至一尺以来，茎圆白色，采取压扁日干。〔颂曰〕草苁蓉根与肉苁蓉极相类，刮去花压扁以代肉者，功力殊劣。即列当也。

根

【气味】 **甘，温，无毒。**

【主治】 **男子五劳七伤，补腰肾，令人有子，去风血，煮酒[3]浸酒服之。**开宝。

【附方】 旧一**阳事不兴**栗当好者二斤，即列当，捣筛毕，以好酒一斗浸之经宿，随性日饮之。昝殷食医心镜。

锁阳补遗

【集解】 〔时珍曰〕锁阳出肃州。按陶九成辍耕录云：锁阳生鞑靼田地，野马或与蛟龙遗精入地，久之发起如笋，上丰下俭，鳞甲栉比，筋脉连络，绝类男阳，即肉苁蓉之类。或谓里之淫妇，就而合之，一得阴气，勃然怒长。土人掘取洗涤，去皮薄切晒干，以充药货，功力百倍于苁蓉也。时珍疑此自有种类，如肉苁蓉、列当，亦未必尽是遗精所生也。

【气味】 **甘，温，无毒。**

【主治】 **大补阴气，益精血，利大便。虚人大便燥结者，啖之可代苁蓉，煮粥弥佳。不燥结者勿用。**震亨。**润燥养筋，治痿弱。**时珍。

赤箭本经上品天麻宋开宝

校正：天麻系宋本重出，今并为一。

【释名】 **赤箭芝**药性**独摇芝**抱朴子**定风草**药性**离母**本经**合离草**抱朴子**神草**吴普**鬼督邮**本经〔弘景曰〕赤箭亦是芝类。其茎如箭杆，赤色，叶生其端。根如大魁，又云如芋，有十二子为卫。有风不动，无风自摇。如此，亦非俗所见。而徐长卿亦名鬼督邮。又有鬼箭，茎有羽，其主疗并相似，而益大乖异，并非此赤箭也。〔颂曰〕按抱朴子云：仙方有合离草，一名独摇芝，一名离母。所以谓之合离、离母者，此草下根如芋魁，有游子十二枚周环之，以仿十二辰也。去大魁数尺，皆有细根如白发，虽相须而实不相连，但以气相属尔。如菟丝之草，下有伏菟[4]之根。无此则丝不得上，亦不相属也。然则

---

① 老者：原脱，今据《本草衍义》卷八及《证类本草》卷七补。

② 栗：原作“粟”，字误，今据《证类本草》卷十一改。

③ 酒：《证类本草》卷十一作“及”。

④ 菟：原作“苓”，字误，今据《证类本草》卷六改。

赤箭之异，陶隐居已云非俗所见；菟丝之下有伏菟，亦不闻有见者，殆其种类时有神异者而如此尔。〔时珍曰〕赤箭以状而名，独摇、定风以性异而名，离母、合离以根异而名，神草、鬼督邮以功而名。天麻即赤箭之根，开宝本草重出一条，详后集解下。

【集解】 〔别录曰〕赤箭生陈仓川谷、雍州及太山少室，三月、四月、八月采根暴干。〔弘景曰〕陈仓今属雍州扶风郡。〔志曰〕天麻生郓州、利州、太山、劳山诸处，五月采根暴干。叶如芍药而小，当中抽一茎，直上如箭杆。茎端结实，状若续随子。至叶枯时，子黄熟。其根连一二十[①]枚，犹如天门冬之类。形如黄瓜，亦如芦菔，大小不定。彼人多生啖，或蒸煮食之。今多用郓州者佳。〔恭曰〕赤箭是芝类。茎似箭杆，赤色。端有花，叶赤色，远看如箭有羽。四月开花，结实似枯苦楝子，核作五六棱，中有肉如面，日暴而枯萎。其根皮肉汁，大类天门冬，惟无心脉尔。去根五六寸，有十余子卫之，似芋，可生啖之，无干服之法。〔颂曰〕赤箭今江湖间亦有之，然不中药用。其苗如苏恭所说，但本经云三月、四月、八月采根，不言用苗。而今方家乃三月、四月采苗，七月、八月、九月采根，与本经参差不同，难以兼著，故但从今法。又曰：天麻今汴京东西、湖南州郡皆有之。春生苗，初出若芍药，独抽一茎直上，高三四尺，如箭杆状，青赤色，故名赤箭芝。茎中空，依半以上，贴茎微有尖小叶。梢头生成穗，开花结子，如豆粒大。其子至夏不落，却透虚入茎中，潜生土内。其根形如黄瓜，连生一二十枚，大者至重半斤，或五六两。其皮黄白色，名曰龙皮。肉名天麻，二月、三月、五月、八月内采。初得乘润刮去皮，沸汤略煮过，暴干收之。嵩山、衡山人，或取生者蜜煎作果食，甚珍之。〔宗奭曰〕赤箭，天麻苗也。与天麻治疗不同，故后人分为二条。〔承曰〕今医家见用天麻，即是赤箭根。开宝本草又于中品出天麻一条，云出郓州。今之赤箭根苗，皆自齐郓而来者为上。苏颂图经所载天麻之状，即赤箭苗之未长大者也。赤箭用苗，有自表入里之功；天麻用根，有自内达外之理。根则抽苗径直而上，苗则结子成熟而落，返从杆中而下，至土而生，此粗可识其外内主治之理。今翰林沈括最为博识，尝云：古方用天麻不用赤箭，用赤箭不用天麻，则天麻、赤箭本为一物明矣。〔机曰〕赤箭、天麻一物也，经分为二，以根与苗主治不同也。产不同地者，各有所宜也。〔时珍曰〕本经止有赤箭，后人称为天麻。甄权药性论云，赤箭芝一名天麻，本自明白。宋人马志重修本草，重出天麻，遂致分辩如此。沈括笔谈云：神农本草明言赤箭采根。后人谓其茎如箭，疑当用茎，盖不然也。譬如鸢尾、牛膝，皆因茎叶相似，其用则根，何足疑哉？上品五芝之外，补益上药，赤箭为第一。世人惑于天麻之说，遂止用之治风，良可惜哉。沈公此说虽是，但根茎并皆可用。天麻子从茎中落下，俗名还筒子。其根暴干，肉色坚白，如羊角色，呼羊角天麻；蒸过黄皱如干瓜者，俗呼酱瓜天麻，皆可用者。一种形尖而空，薄如玄参状者，不堪用。抱朴子云：独摇芝生高山深谷之处，所生左右无草。其茎大如手指，赤如丹素。叶似小苋。根有大魁如斗，细者如鸡子十二枚绕之。人得大者，服之延年。按此乃天麻中一种神异者，如人参中之神参也。〔敩曰〕

① 二十：原作“十二”，义晦，今据《证类本草》卷六改。

凡使天麻勿用御风草，二物相似，只是叶茎不同。御风草根茎斑，叶背白有青点。使御风草即勿使天麻。若同用，令人有肠结之患。

【正误】　〔藏器曰〕天麻生平泽，似马鞭草，节节生紫花。花中有子，如青葙[①]子，子性寒，作饮去热气。茎叶捣傅痈肿。〔承曰〕藏器所说，与赤箭不相干，乃别一物也。〔时珍曰〕陈氏所说，乃一种天麻草，是益母草之类是也。嘉祐本草误引入天麻下耳。今正其误。

【修治】　〔敩曰〕修事天麻十两，锉安于瓶中。用蒺藜子一镒，缓火熬焦，盖于天麻上，以三重纸封系，从巳至未取出。蒺藜炒过，盖系如前，凡七遍。用布拭上气汗，刀劈焙干，单捣用。若用御风草，亦同此法。〔时珍曰〕此乃治风痹药，故如此修事也。若治肝经风虚，惟洗净，以湿纸包，于糠火中煨熟，取出切片，酒浸一宿，焙干用。

赤箭

【气味】　**辛，温，无毒。**〔志曰〕天麻，辛、平，无毒。〔大明曰〕甘，暖。〔权曰〕赤箭芝一名天麻。味甘，平，无毒。〔好古曰〕苦，平，阴中之阳也。

【主治】　**杀鬼精物，蛊毒恶气。久服益气力，长阴肥健。**本经。**轻身增年，消痈肿，下支满，寒疝下血。**别录。**天麻：主诸风湿痹，四肢拘挛，小儿风痫惊气，利腰膝，强筋力。久服益气，轻身长年。**开宝。**治冷气㿏痹，摊缓不随，语多恍惚，善惊失志。**甄权。**助阳气，补五劳七伤，鬼疰，通血脉，开窍。服食无忌。**大明。**治风虚眩运头痛。**元素。

【发明】　〔杲曰〕肝虚不足者，宜天麻、芎䓖以补之。其用有四：疗大人风热头痛，小儿风痫惊悸，诸风麻痹不仁，风热语言不遂。〔时珍曰〕天麻乃肝经气分之药。素问云：诸风掉眩，皆属于木。故天麻入厥阴之经而治诸病。按罗天益云：眼黑头旋，风虚内作，非天麻不能治。天麻乃定风草，故为治风之神药。今有久服天麻药，遍身发出红丹者，是其祛风之验也。〔宗奭曰〕天麻须别药相佐使，然后见其功，仍须加而用之。人或蜜渍为果，或蒸煮食，当深思则得矣。

【附方】　新二。**天麻丸**消风化痰，清利头目，宽胸利膈。治心忪烦闷，头运欲倒，项急，肩背拘倦，神昏多睡，肢节烦痛，皮肤瘙痒，偏正头痛，鼻齆，面目虚浮，并宜服之。天麻半两，芎䓖二两，为末，炼蜜丸如芡子大。每食后嚼一丸，茶酒任下。普济方。**腰脚疼痛**天麻、半夏、细辛各二两，绢袋二个，各盛药令匀，蒸热交互熨痛处，汗出则愈。数日再熨。卫生易简方。

还筒子

【主治】　**定风补虚，功同天麻。**时珍。

【附方】　新一。**益气固精**补血黑发益寿，有奇效。还筒子半两，芡实半两，金银花二两，破故纸酒浸，春三、夏一、秋二、冬五日，焙研末二两，各研末，蜜糊丸梧子大。每服五十丸，空心盐汤温酒任下。郑西泉所传方。邓才杂兴方。

术直律切。本经上品

【释名】　**山蓟**本经**杨枹**音孚**枹蓟**尔雅**马蓟**纲目**山姜**别录**山连**别录**吃力伽**日华。〔时珍曰〕按六书本义，术字篆文，象其根干枝叶之形。吴普本草一名山芥，一名天蓟。因其叶似蓟，而味似姜、芥也。西域谓之吃力伽，故外台秘要有吃力

---

① 青葙：原作“箱”，今据《证类本草》卷九补青字，并改箱字。

伽散。扬州之域多种白术，其状如枹，故有杨枹及枹蓟之名，今人谓之吴术是也。枹乃鼓槌之名。古方二术通用，后人始有苍、白之分，详见下。

【集解】　〔别录曰〕术生郑山山谷、汉中、南郑，二月、三月、八月、九月采根暴干。〔弘景曰〕郑山，即南郑也。今处处有，以蒋山、白山、茅山者为胜。十一月、十二月采者好，多脂膏而甘。其苗可作饮，甚香美。术有两种：白术叶大有毛而作桠，根甜而少膏，可作丸散用；赤术叶细无桠，根小苦而多膏，可作煎用。东境术大而无气烈，不任用。今市人卖者，皆以米粉涂令白，非自然矣，用时宜刮去之。〔颂曰〕术今处处有之，以茅山、嵩山者为佳。春生苗，青色无桠。茎作蒿干状，青赤色，长三二尺以来。夏开花，紫碧色，亦似刺蓟花，或有黄白色者。入伏后结子，至秋而苗枯。根似姜而旁有细根，皮黑，心黄白色，中有膏液紫色。其根干湿并通用。陶隐居言术有二种，则尔雅所谓枹蓟，即白术也。今白术生杭、越、舒、宣州高山岗上，叶叶相对，上有毛，方茎，茎端生花，淡紫碧红数色，根作桠生。二月、三月、八月、九月采，暴干用，以大块紫花为胜。古方所用术者，皆白术也。〔宗奭曰〕苍术长如大拇[①]指，肥实，皮色褐，其气味辛烈，须米泔浸洗去皮用。白术粗促，色微褐，其气亦微辛苦而不烈。古方及本经止言术，不分苍、白二种，亦宜两审。〔时珍曰〕苍术，山蓟也，处处山中有之。苗高二三尺，其叶抱茎而生，梢间叶似棠梨叶，其脚下叶有三五叉，皆有锯齿小刺。根如老姜之状，苍黑色，肉白有油膏。白术，枹蓟也，吴越有之。人多取根栽莳，一年即稠。嫩苗可茹，叶稍大而有毛。根如指大，状如鼓槌，亦有大如拳者。彼人剖开暴干，谓之削术，亦曰片术。陈自良言白而肥者，是浙术；瘦而黄者，是幕阜山所出，其力劣。昔人用术不分赤白。自宋以来，始言苍术苦辛气烈，白术苦甘气和，各自施用，亦颇有理。并以秋采者佳。春采者虚软易坏。嵇含南方草木状云：药有乞力伽，即术也。濒海所产，一根有至数斤者，采饵尤良。〔嘉谟曰〕浙术俗名云头术，种平壤，颇肥大，由粪力也，易润油，歙术俗名狗头术，虽瘦小，得土气充也，甚燥白，胜于浙术，宁国、昌化、池州者，并同歙术，境相邻也。

术白术也。

【气味】　**甘，温，无毒。**〔别录曰〕甘。〔权曰〕甘、辛。〔杲曰〕味苦而甘，性温，味厚气薄，阳中阴也，可升可降。〔好古曰〕入手太阳、少阴，足太阴、阳明、少阴、厥阴六经。〔之才曰〕防风、地榆为之使。〔权曰〕忌桃、李、菘菜、雀肉、青鱼。〔嘉谟曰〕咀后人乳汁润之，制其性也。脾病以陈壁土炒过，窃土气以助脾也。

【主治】　**风寒湿痹，死肌痉疸，止汗除热消食。作煎饵久服，轻身延年不饥。**本经。**主大风在身面，风眩头痛，目泪出，消痰水，逐皮间风水结肿，除心下急满，霍乱吐下不止，利腰脐间血，益津液，暖胃消谷嗜食。**别录。**治心腹胀满，腹中冷痛，胃虚下利，多年气痢，除寒热，止呕逆。**甄权。**反胃，利小便，主五劳七伤，补腰膝，长肌肉，治冷气，痃癖气块，妇人冷癥瘕。**大明。**除湿益气，和中补阳，消痰逐水，生津止渴，止泻痢，消足胫湿肿，除胃中热、肌热。得枳实，消痞满气分。佐黄芩，安胎清热。**元素。

---

① 拇：原作“小”，义晦，今据《本草衍义》卷七改。

理胃益脾，补肝风虚，主舌本强，食则呕，胃脘痛。身体重，心下急痛，心下水痞。冲脉为病，逆气里急，脐腹痛。好古。

【发明】 〔好古曰〕本草无花白术之名。近世多用白术治皮间风，出汗消痰，补胃和中，利腰脐间血，通水道。上而皮毛，中而心胃，下而腰脐，在气主气，在血主血，无汗则发，有汗则止，与黄耆同功。〔元素曰〕白术除湿益燥，和中补气。其用有九：温中，一也；去脾胃中湿，二也；除胃中热，三也；强脾胃，进饮食，四也；和胃生津液，五也；止肌热，六也；四肢困倦，嗜卧，目不能开，不思饮食，七也；止渴，八也；安胎，九也。凡中焦不受湿不能下利，必须白术以逐水益脾。非白术不能去湿，非枳实不能消痞，故枳术丸以之为君。〔机曰〕脾恶湿，湿胜则气不得施化，津何由生？故曰膀胱者津液之府，气化则能出焉。用白术以除其湿，则气得周流而津液生矣。

【附方】 旧七，新二十四。**枳术丸**消痞强胃，久服令人食自不停也。白术一两，黄壁土炒过，去土，枳实麸炒去麸一两，为末，荷叶包饭烧熟，捣和丸梧子大。每服五十丸，白汤下。气滞，加橘皮一两。有火，加黄连一两。有痰，加半夏一两。有寒，加干姜五钱，木香三钱。有食，加神曲、麦蘖各五钱。洁古家珍。**枳术汤**心下坚大如盘，边如旋杯，水饮所作。寒气不足，则手足厥逆，腹满胁鸣相逐。阳气不通即身[①]冷，阴气不通即骨疼。阳前通则恶寒，阴前通则痹不仁。阴阳相得，其气乃行；大气一转，其气乃散。实则矢气，虚则遗尿，名曰气分，宜此主之。白术一两，枳实七个，水五升，煮三升，分三服。腹[②]中软即散。仲景金匮玉函。**白术膏**服食滋补，止久泄痢。上好白术十斤，切片，入瓦锅内，水淹过二寸，文武火煎至一半，倾汁入器内，以渣再煎，如此三次，乃取前后汁同熬成膏，入器中一夜，倾去上面清水，收之。每服二三匙，蜜汤调下。千金良方。**参术膏**治一切脾胃虚损，益元气。白术一斤，人参四两，切片，以流水十五碗浸一夜，桑柴文武火煎取浓汁熬膏，入炼蜜收之，每以白汤点服。集简方。**胸膈烦闷**白术末，水服方寸匕。千金方。**心下有水**白术三两，泽泻五两，水三升，煎一升半，分三服。梅师方。**五饮酒癖**一留饮，水停心下；二癖饮，水在两胁下；三痰饮，水在胃中；四溢饮，水在五脏间；五流饮，水在肠间。皆由饮食冒寒，或饮茶过多致此。倍术丸：用白术一斤，干姜炮、桂心各半斤，为末，蜜丸梧子大，每温水服二三十丸。惠民和剂局方。**四肢肿满**白术三两，㕮咀，每服半两，水一盏半，大枣三枚，煎九分，温服，日三四服，不拘时候。本事方。**中风口噤**不知人事。白术四两，酒三升，煮取一升，顿服。千金方。**产后中寒**遍身冷直，口噤，不识人。白术四两，泽泻一两，生姜五钱，水一升，煎服。产宝。**头忽眩运**经久不瘥，四体渐羸，饮食无味，好食黄土。用术三斤，曲三斤，捣筛，酒和丸梧子大。每饮服二十丸，日三服。忌菘菜、桃、李、青鱼。外台秘要。**湿气作痛**白术切片，煎汁熬膏，白汤点服。集简方。**中湿骨痛**术一两，酒三盏，煎一盏，顿服。不饮酒，以水煎之。三因良方。**妇人肌热**血虚者。吃力伽散：用白术、白茯苓、白芍药各一两，甘

---

① 身：原作“水”，字误，今据《金匮》卷中第十四改。

② 腹：原作“胸”，字误，今据《金匮》卷中第十四及《证类本草》卷十三改。

草半两，为散，姜、枣煎服。王焘外台秘要。**小儿蒸热**脾虚羸瘦，不能饮食。方同上。**风瘙瘾疹**白术为末，酒服方寸匕，日二服。千金方。**面多皯黯**雀卵色。苦酒渍[①]术，日日拭之，极效。肘后方。**自汗不止**白术末，饮服方寸匕，日二服。千金方。**脾虚盗汗**白术四两，切片，以一两同黄耆炒[②]，一两同牡蛎炒，一两同石斛炒，一两同麦麸炒，拣术为末。每服三钱，食远粟米汤下，日三服。丹溪方。**老小虚汗**白术五钱，小麦一撮，水煮干，去麦为末，用黄耆汤下一钱。全幼心鉴。**产后呕逆**别无他疾者。白术一两二钱，生姜一两五钱，酒水各二升，煎一升，分三服。妇人良方。**脾虚胀满**脾气不和，冷气客于中，壅遏不通，是为胀满。宽中丸：用白术二两，橘皮四两，为末，酒糊丸梧子大，每食前木香汤送下三十丸，效。指迷方。**脾虚泄泻**白术五钱，白芍药一两，冬月用肉豆蔻煨，为末，米饭丸梧子大。每米饮下五十丸，日二。丹溪心法。**湿泻暑泻**白术、车前子等分，炒为末，白汤下二三钱。简便方。**久泻滑肠**白术炒、茯苓各一两，糯米炒二两，为末，枣肉拌食，或丸服之。简便方。**老小滑泻**白术半斤黄土炒过，山药四两炒，为末，饭丸。量人大小，米汤服。或加人参三钱。濒湖集简方。**老人常泻**白术二两，黄土拌蒸，焙干去土，苍术五钱，泔浸炒，茯苓一两，为末，米糊丸梧子大，每米汤下七八十丸。简便方。**小儿久泻**脾虚，米谷不化，不进饮食。温白丸：用白术炒二钱半，半夏曲二钱半，丁香半钱，为末，姜汁面糊丸黍米大，每米饮随大小服之。全幼心鉴。**泻血萎黄**肠风痔漏，脱肛泻血，面色萎黄，积年不瘥者。白术一斤，黄土炒过，研末，干地黄半斤，饭上蒸熟，捣和，干则入少酒，丸梧子大。每服十五丸，米饮下，日三服。普济方。**孕妇束胎**白术、枳壳麸炒等分，为末，烧饭丸梧子大。入月一日，每食前温水三十丸，胎瘦则易产也。保命集。**牙齿日长**渐至难食，名髓溢病。白术煎汤，漱服取效，即愈也。张锐鸡峰备急良方。

苍术

【释名】 **赤术**别录**山精**抱朴**仙术**纲目**山蓟**〔时珍曰〕异术言术者山之精也，服之令人长生辟谷，致神仙，故有山精、仙术之号。术有赤、白二种，主治虽近，而性味止发不同。本草不分苍、白，亦未可据。今将本经并别录、甄权、大明四家所说功用，参考分别，各自附方，庶使用者有所依凭。

【修治】 〔大明曰〕用术以米泔浸一宿，入药。〔宗奭曰〕苍术辛烈，须米泔浸洗，再换泔浸二日，去上粗皮用。〔时珍曰〕苍术性燥，故以糯米泔浸去其油，切片焙干用。亦有用脂麻同炒，以制其燥者。

【气味】 **苦、温，无毒。**〔别录曰〕甘。〔权曰〕甘、辛。〔时珍曰〕白术甘而微苦，性温而和。赤术甘而辛烈，性温而燥，阴中阳也，可升可降，入足太阴、阳明、手太阴、阳明、太阳之经。忌同白术。

【主治】 **风寒湿痹，死肌痉疸。作煎饵久服，轻身延年不饥。**本经。**主头痛，消痰水，逐皮间风水结肿，除心下急满及霍乱吐下不止，暖胃消谷嗜食。**别录。**除恶气，弭灾沴。**弘景。**主大风㾓痹，心腹胀痛，水肿胀满，除寒热，止呕逆下泄冷痢。**甄权。**治筋骨软弱，痃癖气**

① 渍：《肘后方》卷六作“煮”。

② 一两同黄耆炒：此六字原脱，今据《丹溪心法》卷三补。

块，妇人冷气癥瘕，山岚瘴气温疾。大明。**明目，暖水脏**。刘完素。**除湿发汗，健胃安脾，治痿要药**。李杲。**散风益气，总解诸郁**。震亨。**治湿痰留饮或挟瘀血成窠囊，及脾湿下流，浊沥带下，滑泻肠风**。时珍。

【发明】 〔宗奭曰〕苍术气味辛烈，白术微辛苦而不烈。古方及本经止言术，未分苍、白。只缘陶隐居言术有两种，自此人多贵白者，往往将苍术置而不用。如古方平胃散之类，苍术为最要药，功效尤速。殊不详本草原无白术之名。稽康曰：闻道人遗言，饵术、黄精，令人久寿。亦无白字，用宜两审。〔杲曰〕本草但言术，不分苍、白。而苍术别有雄壮上行之气，能除湿，下安太阴，使邪气不传入脾也。以其经泔浸火炒，故能出汗，与白术止汗特异，用者不可以此代彼。盖有止发之殊，其余主治则同。〔元素曰〕苍术与白术主治同，但比白术气重而体沉，若除上湿发汗，功最大；若补中焦，除脾胃湿，力少不如白术。腹中窄狭者，须用之。〔震亨曰〕苍术治湿，上中下皆有可用。又能总解诸郁。痰、火、湿、食、气、血六郁，皆因传化失常，不得升降，病在中焦，故药必兼升降。将欲升之，必先降之；将欲降之，必先升之。故苍术为足阳明经药，气味辛烈，强胃强脾，发谷之气，能径入诸经，疏泄阳明之湿，通行敛涩。香附乃阴中快气之药，下气最速。一升一降，故郁散而平。〔杨士瀛曰〕脾精不禁，小便漏浊淋不止，腰背酸疼，宜用苍术以敛脾精，精生于谷故也。〔弘景曰〕白术少膏，可作丸散；赤术多膏，可作煎用。昔刘涓子挼取其精而丸之，名守中金丸，可以[①]长生。〔颂曰〕服食多单饵术，或合白茯苓，或合石菖蒲，并捣末，旦[②]日水服，晚再进，久久弥佳。斫取生术，去土水浸，再三煎如饴糖，酒调饮之，更善。今茅山所造术煎，是此法也。陶隐居言取其精丸之，今乃是膏煎，恐非真也。〔慎微曰〕梁庾肩吾答陶隐居赉术煎启云：绿叶抽条，紫花标色。百邪外御，六府内充。山精见书，华神在录。木荣火谢，尽采撷之难；启旦移申，穷淋漉之剂。又谢术蒸启云：味重金浆，芳逾玉液。足使坐致延生，伏深铭感。又葛洪抱朴子·内篇云：南阳文氏，汉末逃难壶山中，饥困欲死。有人教之食术，遂不饥。数十年乃还乡里，颜色更少，气力转胜。故术一名山精，神农药经所谓欲长生，常服山精，是也。〔时珍曰〕按吐纳经云：紫微夫人术序云：吾察草木之胜速益于己者，并不及术之多验也。可以长生久视，远而更灵。山林隐逸得服术者，五岳比肩。又神仙传云：陈子皇得饵术要方，其妻姜氏得疲病，服之自愈，颜色气力如二十时也。时珍谨按已上诸说，皆似苍术，不独白术。今服食家亦呼苍术为仙术，故皆列于苍术之后，又张仲景辟一切恶气，用赤术同猪蹄甲烧烟。陶隐居亦言术能除恶气，弭灾沴。故今病疫及岁旦，人家往往烧苍术以辟邪气。类编载越民高氏妻，病恍惚谵语，亡夫之鬼凭之。其家烧苍术烟，鬼遽求去。夷坚志载江西一士人，为女妖所染。其鬼将别曰：君为阴气所浸，必当暴泄，但多服平胃散为良。中有苍术能去邪也。许叔微本事方云：微患饮癖三十年。始因少年夜坐写文，左向伏几，是以饮食多坠左边。中夜必饮酒数杯，又向左卧。壮时不觉，三五年后，觉酒止从左

① 以：原作“作”，字误，今据《证类本草》卷六改。

② 旦：原作“但”，字误，今据《证类本草》卷六改。

下有声，胁痛食减嘈杂，饮酒半杯即止。十数日，必呕酸水数升。暑月止右边有汗，左边绝无。遍访名医及海上方，间或中病，止得月余复作。其补如天雄、附子、礜石辈，利如牵牛、甘遂、大戟，备尝之矣。自揣必有癖囊，如潦水[①]之有科[②]臼，不盈科不行。但清者可行，而浊者停滞，无路以决之，故积至五七日，必呕而去。脾土恶湿，而水则流湿，莫若燥脾以去湿，崇土以填科臼。乃悉屏诸药，只以苍术一斤，去皮切片为末，油麻半两，水二盏[③]，研滤汁，大枣五十[④]枚，煮去皮核，捣和丸梧子大。每日空腹温服五十丸，增至一二百丸。忌桃、李、雀肉，服三月而疾除。自此常服，不呕不痛，胸膈宽利，饮啖如故，暑月汗亦周身，灯下能书细字，皆术之力也。初服时必觉微燥，以山卮子末沸汤点服解之，久服亦自不燥矣。

【附方】 旧三，新三十。**服术法**乌髭发，驻颜色，壮筋骨，明耳目，除风气，润肌肤，久服令人轻健。苍术不计多少，米泔水浸三日，逐日换水，取出刮去黑皮，切片暴干，慢火炒黄，细捣为末。每一斤，用蒸过白茯苓末半斤，炼蜜和丸梧子大，空心卧时热水下十五丸。别用术末六两，甘草末一两，拌和作汤点之，吞丸尤妙。忌桃、李、雀、蛤、及三白、诸血。经验方。**苍术膏**邓才笔峰杂兴方：除风湿，健脾胃，变白驻颜，补虚损，大有功效。苍术新者，刮去皮薄切，米泔水浸二日，一日一换，取出，以井华水浸过二寸，春、秋五日，夏三日，冬七日，漉出，以生绢袋盛之，放在一半原水中，揉洗津液出，纽干。将渣又捣烂，袋盛于一半原水中，揉至汁尽为度。将汁入大砂锅中，慢火熬成膏。每一斤，入白蜜四两，熬二炷香。每膏一斤，入水澄白茯苓末半斤，搅匀瓶收。每服三匙，侵早、临卧各一服，以温酒送下。忌醋及酸物、桃、李、雀、蛤、菘菜、青[⑤]鱼等物。吴球活人心统。**苍术膏**：治脾经湿气，少食，足肿无力，伤食，酒色过度，劳逸有伤，骨热。用鲜白苍术二十斤，浸刮去粗皮，晒切，以米泔浸一宿，取出，同溪水一石，大砂锅慢火煎半干，去渣。再入石南叶三斤，刷去红衣，楮实子一斤，川当归半斤，甘草四两，切，同煎黄色，滤去滓，再煎如稀粥，乃入白蜜三斤，熬成膏。每服三五钱，空心好酒调服。**苍术丸**萨谦斋瑞竹堂方云：清上实下，兼治内外障，服。茅山苍术洗刮净一斤，分作四分，用酒、醋、糯泔、童尿各浸三日，一日一换，取出，洗捣晒焙，以黑脂麻同炒香，共为末，酒煮面糊丸梧子大，每空心白汤下五十丸。李仲南永类方：八制苍术丸疏风顺气养肾，治腰脚湿气痹痛。苍术一斤，洗刮净，分作四分，用酒、醋、米泔、盐水各浸三日，晒干。又分作四分，用川椒红、茴香、补骨脂、黑牵牛各一两，同炒香，拣去不用，只取术研末，醋糊丸梧子大。每服五十丸，空心盐酒送下。五十岁后，加沉香末一两。**苍术散**治风湿，常服壮筋骨，明目。苍术一斤，粟米泔浸过，竹刀刮去皮。半斤以无灰酒浸，半斤以童子小便浸，春五、夏三、秋七、冬十日，取出。净地上掘一坑，炭火煅赤，去炭，将浸药酒、小便倾入坑内，却放术在中，以瓦器盖定，泥封一宿，取

① 潦水：“潦”字原无，今据《本事方》卷三补。潦水，雨后的积水。

② 科：通“窠”。

③ 盏：原作“钱”，字误，今据《本事方》卷三改。

④ 五十：《本事方》卷三作“十五”。

⑤ 青：原作“首”，义晦，今据《证类本草》卷六改。

出为末。每服一钱，空心温酒或盐汤下。万表积善堂方：六制苍术散治下元虚损，偏坠茎痛。茅山苍术净刮六斤，分作六分：一斤，仓米泔浸二日，炒；一斤，酒浸二日，炒；一斤，青盐半斤炒黄，去盐；一斤，小茴香四两炒黄，去茴；一斤，大茴香四两炒黄，去茴；一斤，用桑椹子汁浸二日，炒。取术为末，每服三钱，空心温酒下。**固真丹**瑞竹堂方固真丹，燥湿养脾，助胃固真。茅山苍术刮净一斤，分作四分：一分青盐一两炒，一分川椒一两炒，一分川楝子一两炒，一分小茴香、破故纸各一两炒。并拣术研末，酒煮，面糊丸梧子大，每空心米饮下五十丸。乾坤生意平补固真丹：治元脏久虚，遗精白浊，妇人赤白带下崩漏。金州苍术刮净一斤，分作四分：一分川椒一两炒，一分破故纸一两炒，一分茴香、食盐各一两炒，一分川楝肉一两炒。取净术为末，入白茯苓末二两，酒洗当归末二两，酒煮，面糊丸梧子大，每空心盐酒下五十丸。**固元丹**治元脏久虚，遗精白浊五淋，及小肠膀胱疝气，妇人赤白带下，血崩便血等疾，以小便频数为效。好苍术刮净一斤，分作四分：一分小茴香、食盐各一两同炒，一分川椒、补骨脂各一两同炒，一分川乌头、川楝子肉各一两同炒，一分用醇醋、老酒各半升，同煮干焙，连同炒药通为末，用酒煮糊丸梧子大。每服五十丸，男以温酒，女以醋汤，空心下。此高司法方也。王璆百一选方。**少阳丹**苍术米泔浸半日，刮皮晒干为末一斤，地骨皮温水洗净，去心晒研一斤，熟桑椹二十斤，入瓷盆揉烂，绢袋压汁，和末如糊，倾入盘内，日晒夜露，采日精月华，待干研末，炼蜜和丸赤小豆大。每服二十丸，无灰酒下，日三服。一年变发返黑，三年面如童子。刘松石保寿堂方。**交感丹**补虚损，固精气，乌髭发，此铁瓮城申先生方也，久服令人有子。茅山苍术刮净一斤，分作四分，用酒、醋、米泔、盐汤各浸七日，晒研，川椒红、小茴香各四两，炒研，陈米糊和丸梧子大。每服四十丸，空心温酒下。圣济总录。**交加丸**升水降火，除百病。苍术刮净一斤，分作四分：一分米泔浸炒，一分盐水浸炒，一分川椒炒，一分破故纸炒。黄檗皮刮净一斤，分作四分：一分酒炒，一分童尿浸炒，一分小茴香炒，一分生用。拣去各药，只取术、檗为末，炼蜜丸梧子大。每服六十丸，空心盐汤下。邓才笔峰杂兴方。**坎离丸**滋阴降火，开胃进食，强筋骨，去湿热。白苍术刮净一斤，分作四分：一分川椒一两炒，一分破故纸一两炒，一分五味子一两炒，一分川芎䓖一两炒，只取术研末。川檗皮四斤，分作四分：一斤酥炙，一斤人乳汁炙，一斤童尿炙，一斤米泔炙，各十二次，研末。和匀，炼蜜丸梧子大。每服三十丸，早用酒，午用茶，晚用白汤下。积善堂方。**不老丹**补脾益肾，服之，七十亦无白发。茅山苍术刮净，米泔浸软，切片四斤，一斤酒浸焙，一斤醋浸焙，一斤盐四两炒，一斤椒四两炒。赤、白[①]何首乌各二斤，泔浸，竹刀刮切，以黑豆、红枣各五升，同蒸至豆烂，曝干。地骨皮去骨一斤。各取净末，以桑椹汁和成剂，铺盆内，汁高三指，日晒夜露，取日月精华，待干，以石臼捣末，炼蜜和丸梧子大。每空心酒服一百丸。此皇甫敬之方也。王海藏医垒元戎。**灵芝丸**治脾肾气虚，添补精髓，通利耳目。苍术一斤，米泔水浸，春、夏五日，秋、冬七日，逐日换水，竹刀刮皮切晒，石臼为末，枣肉蒸，和丸梧子大。每服三、五十丸，枣汤

① 白：原脱，今据《医垒元戎》卷五补。

空心服。奇效良方。**补脾滋肾**生精强骨，真仙方也。苍术去皮五斤，为末，米泔水漂，澄取底用。脂麻二升半，去壳研烂，绢袋滤去渣，澄浆拌术，暴干。每服三钱，米汤或酒空心调服。孙氏集效方。**面黄食少**男妇面无血色，食少嗜卧。苍术一斤，熟地黄半斤，干姜炮各一两，春秋七钱，夏五钱，为末，糊丸梧子大，每温水下五十丸。济生拔萃方。**小儿癖疾**苍术四两，为末，羊肝一具，竹刀批开，撒术末线缚，入砂锅煮熟，捣作丸服。生生编。**好食生米**男子、妇人因食生熟物留滞肠胃，遂至生虫，久则好食生米，否则终日不乐，至憔悴萎黄，不思饮食，以害其生。用苍术米泔水浸一夜，锉焙为末，蒸饼丸梧子大。每服五十丸，食前米饮下，日三服。益昌伶人刘清啸，一娼名曰花翠，年逾笄病此。惠民局监赵尹，以此治之，两旬而愈。盖生米留滞，肠胃受湿，则谷不磨而成此疾，苍术能去湿暖胃消谷也。杨氏家藏经验方。**腹中虚冷**不能饮食，食辄不消，羸弱生病。术二斤，曲一斤，炒为末，蜜丸梧子大。每服三十丸，米汤下，日三服。大冷加干姜三两，腹痛加当归三两，羸弱加甘草二两。肘后方。**脾湿水泻**注下，困弱无力，水谷不化，腹痛甚者。苍术二两，芍药一两，黄芩半两，淡桂二钱，每服一两，水一盏半，煎一盏，温服。脉弦头微痛，去芍药，加防风二两。保命集。**暑月暴泻**壮脾温胃，饮食所伤。曲术丸：用神曲炒，苍术米泔浸一夜焙，等分为末，糊丸梧子大。每服三五十丸，米饮下。和剂局方。**飧泻久痢**椒术丸：用苍术二两，川椒一两，为末，醋糊丸梧子大。每服二十丸，食前温水下。恶痢久者，加桂。保命集。**脾湿下血**苍术二两，地榆一两，分作二服，水二盏，煎一盏，食前温服。久痢虚滑，以此下桃花丸。保命集。**肠风下血**苍术不拘多少，以皂角挼浓汁浸一宿，煮干，焙研为末，面糊丸如梧子大。每服五十丸，空心米饮下，日三服。妇人良方。**湿气身痛**苍术泔浸切，水煎，取浓汁熬膏，白汤点服。简便方。**补虚明目**健骨和血。苍术泔浸四两，熟地黄焙二两，为末，酒糊丸梧子大。每温酒下三五十丸，日三服。普济方。**青盲雀目**圣惠方用苍术四两，泔浸一夜，切焙研末。每服三钱，猪肝三两，批开掺药在内，扎定，入粟米一合，水一碗，砂锅煮熟，熏眼，临卧食肝饮汁，不拘大人、小儿皆治。又方：不计时月久近。用苍术二两，泔浸，焙捣为末，每服一钱，以好羊子肝一斤，竹刀切破，掺药在内，麻扎，以粟米泔煮熟，待冷食之，以愈为度。**眼目昏涩**苍术半斤，泔浸七日，去皮切焙，木贼各二两，为末。每服一钱，茶酒任下。圣惠方。**婴儿目涩**不开，或出血。苍术二钱，入猪胆中扎煮。将药气熏眼后，更嚼取汁与服妙。幼幼新书。**风牙肿痛**苍术盐水浸过，烧存性，研末揩牙，去风热。普济方。**脐虫怪病**腹中[①]如铁石，脐中水出，旋变作虫行，绕身匝痒难忍，拨扫不尽。用苍术浓煎汤浴之。仍以苍术末，入麝香少许，水调服。夏子益奇疾方。

苗

【主治】 **作饮甚香，去水**。弘景。**亦止自汗**。

狗脊本经中品

【释名】 **强膂**别录**扶筋**别录**百枝**本经**狗青**吴普。〔恭曰〕此药苗似贯众，根长多歧，状如狗之脊骨，而肉作青绿色，故以名之。〔时珍曰〕强膂、扶筋，以功

---

① 中：《传信适用方》卷四第十作“胀”。

名也。别录又名扶盖，乃扶筋之误。本经狗脊一名百枝，别录萆薢一名赤节，而吴普本草谓百枝为萆薢，赤节为狗脊，皆似误也。

【集解】 〔别录曰〕狗脊生常山川谷，二月、八月采根暴干。〔普曰〕狗脊如萆薢，茎节如竹有刺，叶圆赤，根黄白，亦如竹根，毛有刺。岐伯经云：茎无节，叶端圆青赤，皮白有赤脉。〔弘景曰〕今山野处处有之，与菝葜相似而小异。其茎叶小肥，其节疏，其茎大直，上有刺，叶圆有赤脉，根凸凹㟏㕡如羊角强细者是。〔颂曰〕今太行山、淄、温、眉州亦有之。苗尖细碎青色，高一尺以来，无花。其茎中似贯众而细。其根黑色，长三四寸，多歧，似狗之脊骨，大有两指许。其肉青绿色。春秋采根暴干。今方亦有用金毛者。陶氏所说乃有刺萆薢，非狗脊也，今江左俗犹用之。〔敩曰〕凡使狗脊，勿用透山藤[①]根，形状一般，只是入顶苦，不可饵也。〔时珍曰〕狗脊有二种：一种根黑色，如狗脊骨；一种有金黄毛，如狗形，皆可入药。其茎细而叶花两两对生，正似大叶蕨，比贯众叶有齿，面背皆光。其根大如拇指，有硬黑发簇之。吴普、陶弘景所说根苗，皆是菝葜；苏恭、苏颂所说，即真狗脊也。按张揖广雅云：菝葜，狗脊也。张华博物志云：菝葜与萆薢相乱，一名狗脊。观此则昔人以菝葜为狗脊，相承之误久矣。然菝葜、萆薢、狗脊三者，形状虽殊，而功用亦不甚相远。

根

【修治】 〔敩曰〕凡修事，火燎去须，细锉了，酒浸一夜，蒸之，从巳至申，取出晒干用。〔时珍曰〕今人惟锉炒去毛须用。

【气味】 **苦，平，无毒。**〔别录曰〕甘，微温。〔普曰〕神农：苦。桐君、黄帝、岐伯、雷公、扁鹊：甘，无毒。李当之：小温。〔权曰〕苦、辛，微热。〔之才曰〕萆薢为之使，恶败酱、莎草。

【主治】 **腰背强，关机缓急，周痹寒湿膝痛，颇利老人。**本经。**疗失溺不节，男女脚弱腰痛，风邪淋露，少气目暗，坚脊利俯仰，女子伤中关节重。**别录。**男子女人毒风软脚，肾气虚弱，续筋骨，补益男子。**甄权。**强肝肾，健骨，治风虚。**时珍。

【附方】 新四**男子诸风**四宝丹：用金毛狗脊，盐泥固济，煅红去毛，苏木、萆薢、川乌头生用等分，为末，米醋和丸梧子大。每服二十丸，温酒、盐汤下。普济方。**室女白带**冲任虚寒，鹿茸丸：用金毛狗脊燎去毛、白敛各一两，鹿茸酒蒸焙二两，为末，用艾煎醋汁打糯米糊，丸梧子大。每服五十丸，空心温酒下。济生方。**固精强骨**金毛狗脊、远志肉、白茯神、当归身等分，为末，炼蜜丸梧子大。每酒服五十丸。集简方。**病后足肿**但节食以养胃气，外用狗脊煎汤渍洗。吴绶蕴要。

贯众本经下品

【释名】 **贯节**本经**贯渠**本经**百头**本经又名虎卷、扁府。**草鸱头**别录**黑狗脊**纲目**凤尾草**图经〔时珍曰〕此草叶茎如凤尾，其根一本而众枝贯之。故草名凤尾，根名贯众、贯节、贯渠。渠者，魁也。吴普本草作贯中，俗作贯仲、管仲者，皆谬称也。尔雅云，泺音灼，贯众，即此也。别录一名伯萍，一名药藻，皆字讹也。金星草一名凤尾草。与此同名，宜互考之。〔弘景曰〕近道皆有之。叶如大蕨。其根

---

① 藤：原作“形”，涉下误，今据《证类本草》卷八改。

形色毛芒，全似老鸱头，故呼为草鸱头。

【集解】　〔别录曰〕贯众生玄山山谷及冤句少室山，二月、八月采根阴干。〔普曰〕叶青黄色，两两相对。茎有黑毛丛生，冬夏不死。四月花白，七月实黑，聚相连卷旁生。三月、八月采根，五月采叶。〔保升曰〕苗似狗脊，状如雉尾，根直多枝，皮黑肉赤，曲者名草鸱头，所在山谷阴处则有之。〔颂曰〕今陕西、河东州郡及荆、襄间多有之，而少有花者。春生苗，赤。叶大如蕨。茎干三棱，叶绿色似鸡翎，又名凤尾草。其根紫黑色，形如大瓜，下有一黑须毛，又似老鸱。郭璞注尔雅云，叶员锐，茎毛黑，布地，冬不死，广雅谓之贯节是矣，〔时珍曰〕多生山阴近水处。数根丛生，一根数茎，茎大如箸，其涎滑。其叶两两对生，如狗脊之叶而无锯齿，青黄色，面深背浅。其根曲而有尖嘴，黑须丛族，亦似狗脊根而大，状如伏鸱。

根

【气味】　**苦，微寒，有毒。**〔之才曰〕雚菌，赤小豆为之使，伏石钟乳。

【主治】　**腹中邪热气，诸毒，杀三虫。**本经**去寸白，破癥瘕，除头风，止金疮。**别录。**为末，水服一钱，止鼻血有效。**苏颂。**治下血崩中滞下，产后血气胀痛，斑疹毒，漆毒，骨哽。解猪病。**时珍。

【发明】　〔时珍曰〕贯众大治妇人血气，根汁能制三黄，化五金，伏钟乳，结砂制汞，且能解毒软坚。王海藏治夏月痘出不快，快斑散用之。云贯众有毒，而能解腹中邪热之毒，病因内感而发之于外者多效，非古法之分经也。又黄山谷煮豆帖，言荒年以黑豆一升挼净，入贯众一斤，锉如骰子大，同以水煮，文火斟酌至豆熟，取出日干，覆令展尽余汁，簸去贯众，每日空心啗豆五、七粒，能食百草木枝叶有味可饱。又王璆百一选方，言滁州蒋教授，因食鲤鱼玉蝉羹，为肋肉所哽，凡药皆不效。或令以贯众浓煎汁一盏，分三服，连进至夜，一咯而出。亦可为末，水服一钱。观此可知其软坚之功，不但治血治疮而已也。

【附方】　新一十五。**鼻衄不止**贯众根末，水服一钱。普济方。**诸般下血**肠风酒痢，血痔鼠痔下血。黑狗脊，黄者不用，须内肉赤色者，即本草贯众也。去皮毛，锉焙为末。每服二钱，空心米饮下。或醋糊丸梧子大，每米饮下三四十丸。或烧存性，出火毒为末，入麝香少许，米饮服二钱。普济方。**女人血崩**贯众半两，煎酒服之，立止。集简方。**产后亡血**过多，心腹彻痛者。用贯众状如刺猬者一个，全用不锉，只揉去毛及花萼，以好醋蘸湿，慢火炙令香熟，候冷为末，米饮空心每服二钱，甚效。妇人良方。**赤白带下**年深，诸药不能服，日二服。久咳，渐成劳瘵。凤尾草为末，用鱼鲊蘸食之。圣惠方。**痘疮不快**快斑散：用贯众、赤芍药各一钱，升麻、甘草各五分，入淡竹叶三片，水一盏半，煎七分，温服。王海藏方。**头疮白秃**贯众、白芷为末，油调涂之。又方：贯众烧末，油调涂。圣惠方。**漆疮作痒**油调贯众末涂之。千金方。**鸡鱼骨哽**贯众、缩砂、甘草等分，为粗末，绵包少许，含之咽汁，久则随痰自出。普济方。**解轻粉毒**齿缝出血，臭肿。贯众、黄连各半两，煎水，入冰片少许，时时漱之。陆氏积德堂方。**血痢不止**凤尾草根，即贯众，五钱，煎酒服。陈解元吉言所传。集简方。**便毒肿痛**贯众，酒服二钱良。多能鄙事。

花

【主治】　**恶疮，令人泄。**别录。

巴戟天本经上品

【释名】 **不凋草**日华**三蔓草**〔时珍曰〕名义殊不可晓。

【集解】 〔别录曰〕巴戟天生巴郡及下邳山谷，二月、八月采根阴干。〔弘景曰〕今亦用建平、宜都者，根状如牡丹而细，外赤内黑，用之打去心。〔恭曰〕其苗俗名三蔓草。叶似茗，经冬不枯。根如连珠，宿根青色，嫩根白紫，用之亦同，以连珠多肉厚者为胜。〔大明曰〕紫色如小念珠，有小孔子，坚硬难捣。〔宗奭曰〕巴戟天本有心，干缩时偶自落，或抽去，故中心或空，非自有小孔也。今人欲要中间紫色，则多伪以大豆汁沃之，不可不察。〔颂曰〕今江淮、河东州郡亦有，但不及蜀州者佳，多生山林内。内地生者，叶似麦门冬而厚大，至秋结实。今方家多以紫色为良。蜀人云：都无紫色者。采时或用黑豆同煮，欲其色紫，殊失气味，尤宜辨之。又有一种山葎根，正似巴戟，但色白。土人采得，以醋水煮之，乃以杂巴戟，莫能辨也。但击破视之，中紫而鲜洁者，伪也；其中虽紫，又有微白，糁有粉色，而理小暗者，真也。真巴戟嫩时亦白，干时亦煮治使紫，力劣弱耳。

根

【修治】 〔敩曰〕凡使须用枸杞子汤浸一宿，待稍软漉出，再酒浸一伏时，漉出，同菊花熬焦黄，去菊花，以布拭干用。〔时珍曰〕今法：惟以酒浸一宿，锉焙入药。若急用，只以温水浸软去心也。

【气味】 **辛、甘、微温，无毒。**〔大明曰〕苦。〔之才曰〕覆盆子为之使，恶雷丸、丹参、朝生。

【主治】 **大风邪气，阴痿不起，强筋骨，安五脏，补中增志益气。**本经。**疗头面游风，小腹及阴中相引痛，补五劳，益精，利男子。**别录。**治男子夜梦鬼交精泄，强阴下气，治风癞。**甄权。**治一切风，疗水胀。**日华。**治脚气，去风**[①]**疾，补血海。**时珍。出仙经。

【发明】 〔好古曰〕巴戟天，肾经血分药也。〔权曰〕病人虚损，加而用之。〔宗奭曰〕有人嗜酒，日须五、七杯，后患脚气甚危。或教以巴戟半两，糯米同炒，米微转色，去米不用，大黄一两，锉炒，同为末，熟蜜丸，温水服五、七十丸，仍禁酒，遂愈。

【附录】 **巴棘**〔别录曰〕味苦，有毒。主恶疥疮出虫。生高地，叶白有刺，根连数十枚。一名女木。

远志本经上品

【释名】 **苗**[②] **名小草**本经**细草**本经**棘菀**本经**葽绕**本经。〔时珍曰〕此草服之以益智强志，故有远志之称。世说载谢安云：处则为远志，出则为小草。记事珠谓之醒心杖。

【集解】 〔别录曰〕远志生太山及冤句川谷，四月采根叶阴干。〔弘景曰〕冤句属兖州济阴郡，今此药犹从彭城北兰陵来。用之去心取皮，一斤止得三两尔。亦入仙方用。小草状似麻黄而青。〔志曰〕茎叶似大青而小。比之麻黄，陶不识也。〔禹锡曰〕按尔雅云：葽绕，棘菀。郭璞注云：今远志也。似麻黄，赤华，叶锐而黄。其上谓之小草。〔颂曰〕今河、陕、洛西州郡亦有之。根形如蒿根，黄色。苗似麻黄而青，又如毕豆。叶亦有似大青而小者。三月开白花。根长及一尺。泗州出者花红，根叶俱大于他处。商州出者根乃黑色。俗传夷门出者最佳。四月采根晒

---

① 风：原作“以”，字误，张本作“风”，今改。

② 苗：《证类本草》卷六、《千金翼》卷二作“叶”。

干。古方通用远志、小草。今医但用远志，稀用小草。〔时珍曰〕远志有大叶、小叶二种：陶弘景所说者小叶也，马志所说者大叶也，大叶者花红。

根

【修治】 〔敩曰〕凡使须去心，否则令人烦闷。仍用甘草汤浸一宿，暴干或焙干用。

【气味】 **苦，温，无毒。**〔之才曰〕远志、小草，得茯苓、冬葵子、龙骨良。畏珍珠、藜芦、蜚蠊、齐蛤。〔弘景曰〕药无齐蛤，恐是百合也。〔权曰〕是蛴螬也。〔恭曰〕药录下卷有齐蛤，陶说非也。

【主治】 **咳逆伤中，补不足，除邪气，利九窍，益智慧，耳目聪明，不忘，强志倍力。久服轻身不老。**本经。**利丈夫，定心气，止惊悸，益精，去心下膈气，皮肤中热，面目黄**①。别录。**杀天雄、附子、乌头毒，煎汁饮之。**之才。**治健忘，安魂魄，令人不迷，坚壮**② **阳道。**甄权。**长肌肉，助筋骨，妇人血噤失音，小儿客忤。**日华。**肾积奔豚。**好古。**治一切痈疽。**时珍。

叶

【主治】 **益精补阴气，止虚损梦泄。**别录。

【发明】 〔好古曰〕远志，肾经气分药也。〔时珍曰〕远志入足少阴肾经，非心经药也。其功专于强志益精，治善忘。盖精与志，皆肾经之所藏也。肾精不足，则志气衰，不能上通于心，故迷惑善忘。灵枢经云：肾藏精，精舍志。肾盛怒而不止则伤志，志伤则喜忘其前言，腰脊不可以俯仰屈伸，毛悴色夭。又云：人之善忘者，上气不足，下气有余，肠胃实而心肺虚，虚则营卫留于下，久之不以时上，故善忘也。陈言三因方，远志酒治痈疽，云有奇功，盖亦补肾之力尔。葛洪抱朴子云：陵阳子仲服远志二十年，有子三十七人，坐在立亡也。

【附方】 旧三，新四。**心孔昏塞**多忘善误。丁酉日密自至市买远志，着巾角中，还为末服之，勿令人知。肘后方。**胸痹心痛**逆气，膈中饮食不下。小草丸：用小草、桂心、干姜、细辛、蜀椒出汗各三两，附子二分炮，六物捣下筛，蜜和丸梧子大。先食米汁下三丸，日三服，不知稍增，以知为度。忌猪肉、冷水、生葱、生③ 菜。范汪东阳方。**喉痹作痛**远志肉为末，吹之，涎出为度。直指方。**脑风头痛不可忍。**远志末㗜鼻。宣明方。**吹乳肿痛**远志焙研，酒服二钱，以滓傅之。袖珍方。**一切痈疽**远志酒：治一切痈疽发背疖毒，恶候侵大。有死血阴毒在中则不痛，傅之即痛。有忧怒等气积，内攻则痛不可忍，傅之即不痛。或蕴热在内，热逼人手不可近，傅之即清凉。或气虚冷，溃而不敛，傅之即敛。此本韩大夫宅用以救人方，极验。若七情内郁，不问虚实寒热，治之皆愈。用远志不以多少，米泔浸洗，捶去心，为末。每服三钱，温酒一盏调，澄少顷，饮其清，以滓傅患处。三因方。**小便为浊**远志，甘草水煮半斤，茯神、益智仁各二两，为末，酒糊丸梧子大，每空心枣汤下五十丸。普济。

百脉根唐本

【集解】 〔恭曰〕出肃州、巴西。叶似苜蓿，花黄，根如远志。二月、三月采根日干。〔时珍曰〕按唐书作柏脉根，

---

① 黄：此下《证类本草》卷六、《千金翼》卷二有“好颜色延年”五字。

② 壮：原作“状”，字误，今据《证类本草》卷六改。

③ 生：原脱，今据《外台》卷十二引《古今录验》补。

肃州岁贡之。千金、外台大方中亦时用之。今不复闻此，或者名称又不同也。

根

【气味】 **苦，微寒，无毒。**

【主治】 **下气止渴去热，除虚劳，补不足。酒浸或水煮，丸散兼用。**唐本。

淫羊藿本经中品

【释名】 **仙灵脾**唐本**放杖草**日华**弃杖草**日华**千两金**日华**干鸡筋**日华**黄连祖**日华**三枝九叶草**图经**刚前**本经〔弘景曰〕服之使人好为阴阳，西川北部有淫羊，一日百遍合，盖食此藿所致，故名淫羊藿。〔时珍曰〕豆叶曰藿，此叶似之，故亦名藿。仙灵脾、千两金、放杖、刚前，皆言其功力也。鸡筋、黄连祖，皆因其根形也。柳子厚文作仙灵毗，入脐曰毗，此物补下，于理尤通。

【集解】 〔别录曰〕淫羊藿生上郡阳山山谷。〔恭曰〕所在皆有。叶形似小豆而圆薄，茎细亦坚，俗名仙灵脾是也。〔颂曰〕江东、陕西、泰山、汉中、湖湘间皆有之。茎如粟秆。叶青似杏，叶上有刺。根紫色有须。四月开白花，亦有紫花者。碎小独头子。五月采叶晒干。湖湘出者，叶如小豆，枝茎紧细，经冬不凋，根似黄连。关中呼为三枝九叶草。苗高一二尺许，根叶俱堪用。蜀本草言生处不闻水声者良。〔时珍曰〕生大山中。一根数茎，茎粗如线，高一二尺。一茎二桠，一桠三叶。叶长二三寸，如杏叶及豆藿，面光背淡，甚薄而细齿，有微刺。

根叶

【修治】 〔敩曰〕凡使时呼仙灵脾，以夹刀夹去叶四畔花枝，每一斤用羊脂四两拌炒。待脂尽为度。

【气味】 **辛，寒，无毒。**〔普曰〕神农、雷公：辛。李当之：小寒。〔权曰〕甘，平。可单用。〔保升曰〕性温。〔时珍曰〕甘、香、微辛，温。〔之才曰〕薯蓣、紫芝为之使，得酒良。

【主治】 **阴痿绝伤，茎中痛，利小便，益气力，强志。**本经。**坚筋骨，消瘰疬赤痈，下部有疮，洗出虫。丈夫久服，令人无子。**别录。〔机曰〕无子字误，当作有子。**丈夫绝阳无子，女人绝阴无子，老人昏耄，中年健忘，一切冷风劳气，筋骨挛急，四肢不仁，补腰膝，强心力。**大明。

【发明】 〔时珍曰〕淫羊藿味甘气香，性温不寒，能益精气，乃手足阳明、三焦、命门药也，真阳不足者宜之。

【附方】 旧三，新五。**仙灵脾酒**益丈夫兴阳，理腰膝冷。用淫羊藿一斤，酒一斗，浸三日，逐时饮之。食医心镜。**偏风不遂**皮肤不仁，宜服。仙灵脾酒：仙灵脾一斤，细锉，生绢袋盛，于不津器中，用无灰酒二斗浸之，重封，春、夏三日、秋、冬五日后，每日暖饮，常令醺然，不得大醉，酒尽再合，无不效验。合时，切忌鸡犬妇人见。圣惠方。**三焦咳嗽**腹满不饮食，气不顺。仙灵脾、覆盆子、五味子炒各一两，为末，炼蜜丸梧子大，每姜茶下二十丸。圣济录。**目昏生翳**仙灵脾，生王瓜即小栝楼红色者，等分，为末。每服一钱，茶下，日二服。圣济总录。**病后青盲**日近者可治。仙灵脾一两，淡豆豉一百粒，水一碗半，煎一碗，顿服即瘳。百一选方。**小儿雀目**仙灵脾根、晚蚕蛾各半两，炙甘草、射干各二钱半，为末。用羊子肝一枚，切开掺药二钱，扎定，以黑豆一合，米泔一盏，煮熟，分二次食，以汁送之。普济方。**痘疹入目**仙灵脾、威灵仙等分，为末。每服五分，米汤下。痘疹便览。**牙齿虚痛**仙灵脾为粗末，煎汤频漱，大效。奇效方。

仙茅开宝

【释名】 **独茅**开宝**茅爪子**开宝**婆罗门参**〔珣曰〕其叶似茅，久服轻身，故名仙茅。梵音呼为阿轮勒陀。〔颂曰〕其根独生。始因西域婆罗门僧献方于唐玄宗，故今江南呼为婆罗门参，言其功补如人参也。

【集解】 〔珣曰〕仙茅生西域，叶似茅，其根粗细有节，或如笔管，有节文理。花[①]黄色多涎[②]。自武城来，蜀中诸州亦皆有之。今大庾岭、蜀川、江湖、两浙诸州亦有之。叶青如茅而软，且略阔，面有纵文。又似初生棕榈秧，高尺许。至冬尽枯，春初乃生。三月有花如卮子花，黄色，不结实。其根独茎而直，大如小指，下有短细肉根相附，外皮稍粗褐色，内肉黄白色。二月、八月采根暴干用。衡山出者花碧，五月结黑子。〔时珍曰〕苏颂所说详尽得之。但四五月中抽茎四五寸，开小花深黄色六出，不似卮子。处处大山中有之，人惟取梅岭者用，而会典成都岁贡仙茅二十一斤。

根

【修治】 〔敩曰〕采得以清水洗，刮去皮，于槐砧上用铜刀切豆许大，以生稀布袋盛，于乌豆水中浸一宿，取出用酒拌湿蒸之，从巳至亥，取出暴干。勿犯铁器及牛乳，斑人鬓须。〔大明曰〕彭祖单服法：以竹刀刮切，糯米泔浸去赤汁出毒，后无妨损。

【气味】 **辛，温，有毒。**〔珣曰〕叶，微温，有小毒。又曰：辛，平，宣而复补，无大毒，有小热、小毒。

【主治】 **心腹冷气不能食，腰脚风冷挛痹不能行，丈夫虚劳，老人失溺无子，益阳道。久服通神强记，助筋骨，益肌肤，长精神，明目。**开宝。**治一切风气，补暖腰脚，清安五脏。久服轻身，益颜色。丈夫五劳七伤，明耳目，填骨髓。**李珣。**开胃消食下气，益房事不倦。**大明。

【发明】 〔颂曰〕五代唐筠州刺史王颜著续传信方，因国书编录西域婆罗门僧服仙茅方，当时盛行。云五劳七伤，明目益筋力，宣而复补。云十斤乳石不及一斤仙茅，表其功力也。本西域道人所传。开元元年婆罗门僧进此药，明皇服之有效，当时禁方不传。天宝之乱，方书流散，上都僧不空三藏始得此方，传与司徒李勉、尚书路嗣供、给事齐杭、仆射张建封服之，皆得力。路公久服金石无效，得此药，其益百倍。齐给事守缙云日，少气力，风疹继作，服之遂愈。八九月采得，竹刀刮去黑皮，切如豆粒，米泔浸两宿，阴干捣筛，熟蜜丸梧子大，每旦空心酒饮任便下二十丸。忌铁器，禁食牛乳及黑牛肉，大减[③]药力。〔机曰〕五台山有仙茅，患大风者，服之多瘥。〔时珍曰〕按许真君书云：仙茅久服长生。其味甘能养肉，辛能养节，苦能养气，咸能养骨，滑能养肤，酸能养筋，宜和苦酒服之，必效也。又范成大虞衡志云：广西英州多仙茅，其羊食之，举体悉化为筋，不复有血肉，食之补人，名乳羊。沈括笔谈云：夏文庄公禀赋异于人，但睡则身冷如逝者，既觉须令人温之，良久乃能动。常服仙茅、钟乳、硫黄，莫知纪极。观此则仙茅盖亦性热，补三焦命门之药也，惟阳弱精寒、禀赋素怯者宜之。若体壮相火炽盛者服之，反能动火。按张杲医说云：一人中

---

① 花：原脱，今据此下文义补。

② 涎：原作“延”，字误，今据《证类本草》卷十一改。

③ 减：原作“咸”，字误，今据《证类本草》卷十一改。

仙茅毒，舌胀出口，渐大与肩齐。因以小刀剺之，随破随合，剺至百数，始有血一点出，曰可救矣。煮大黄、朴消与服，以药掺之，应时消缩。此皆火盛性淫之人过服之害也。弘治间，东海张弼梅岭仙茅诗，有使君昨日才持去，今日人来乞墓铭之句。皆不知服食之理，惟借药纵恣以速其生者，于仙茅何尤。

【附方】 新二。**仙茅丸**壮筋骨，益精神，明目，黑髭须。仙茅二斤，糯米泔浸五日，去赤水，夏月浸三日，铜刀刮锉阴干，取一斤；苍术二斤，米泔浸五日，刮皮焙干，取一斤；枸杞子一斤；车前子十二两；白茯苓去皮，茴香炒，柏子仁去壳，各八两；生地黄焙，熟地黄焙，各四两；为末，酒煮糊丸如梧子大。每服五十丸，食前温酒下，日二服。圣济总录。**定喘下气补心肾**。神秘散：用白仙茅半两，米泔浸三宿，晒炒；团参二钱半；阿胶一两半，炒；鸡胵胵一两，烧；为末。每服二钱，糯米饮空心下，日二。三因方。

玄参本经中品

【释名】 **黑参**纲目**玄台**吴普**重台**本经**鹿肠**吴普**正马**别录**逐马**药性**馥草**开宝**野脂麻**纲目**鬼藏**吴普〔时珍曰〕玄，黑色也。别录一名端，一名咸，多未详。〔弘景曰〕其茎微似人参，故得参名。〔志曰〕合香家用之，故俗呼馥草。

【集解】 〔别录曰〕玄参生河间川谷及冤句，三月、四月采根[①]暴干。〔普曰〕生冤句山阳。三月生苗。其叶有毛，四四相值，似芍药。黑茎，茎方，高四五尺。叶亦生枝间。四月实黑。〔弘景曰〕今出近道，处处有之。茎似人参而长大。根甚黑，亦微香，道家时用，亦以合香。〔恭曰〕玄参根苗并臭，茎亦不似人参，未见合香。〔志曰〕其茎方大，高四五尺，紫赤色而有细毛。叶如掌大而尖长。根生青白，干即紫黑，新者润腻。陶云茎似人参，苏言根苗并臭，似未深识。〔颂曰〕二月生苗。叶似脂麻对生，又如槐柳而尖长有锯齿。细茎青紫色。七月开花青碧色。八月结子黑色。又有白花者，茎方大，紫赤色而有细毛，有节若竹者，高五六尺。其根一根五七枚，三月、八月采暴干。或云蒸过日干。〔时珍曰〕今用玄参，正如苏颂所说。其根有腥气，故苏恭以为臭也。宿根多地蚕食之，故其中空。花有紫白二种。

根

【修治】 〔敩曰〕凡采得后，须用蒲草重重相隔，入甑蒸两伏时，晒干用。勿犯铜器，饵之噎人喉，丧人目。

【气味】 **苦，微寒，无毒**。〔别录曰〕咸。〔普曰〕神农、桐君、黄帝、雷公：苦，无毒。岐伯：寒。〔元素曰〕足少阴肾经君药也，治本经须用。〔之才曰〕恶黄耆、干姜、大枣、山茱萸，反藜芦。

【主治】 **腹中寒热积聚，女子产乳余疾，补肾气，令人明目**。本经。**主暴中风伤寒，身热支满，狂邪忽忽不知人，温疟洒洒，血瘕，下寒血，除胸中气，下水止烦渴，散颈下核，痈肿，心腹痛，坚癥，定五脏。久服补虚明目，强阴益精**。别录。**热风头痛，伤寒劳复，治暴结热，散瘤瘿[②]瘰疬**。甄权。**治游风，补劳损，心惊烦躁，骨蒸传尸邪气，止健忘，消肿毒**。大明。**滋阴降火，解斑毒，利咽喉，通小便血滞**。时珍。

【发明】 〔元素曰〕玄参乃枢机之

① 根：原作“干”，今据《证类本草》卷八、《千金翼》卷二改。

② 瘿：原作“瘘”，义晦，今据《证类本草》卷八引《药性论》改。

剂，管领诸气上下，清肃而不浊，风药中多用之。故活人书治伤寒阳毒，汗下后毒不散，及心下懊憹，烦不得眠，心神颠倒欲绝者，俱用玄参。以此论之，治胸中氤氲之气，无根之火，当以玄参为圣剂也。〔时珍曰〕肾水受伤，真阴失守，孤阳无根，发为火病，法宜壮水以制火，故玄参与地黄同功。其消瘰疬亦是散火，刘守真言结核是火病。

【附方】 旧二，新七。**诸毒鼠瘘**玄参渍酒，日日饮之。开宝本草。**年久瘰疬**生玄参捣傅之，日二易之。广利方。**赤脉贯瞳**玄参为末，以米泔煮猪肝，日日蘸食之。济急仙方。**发斑咽痛**玄参升麻汤：用玄参、升麻、甘草各半两，水三盏，煎一盏半，温服。南阳活人书。**急喉痹风**不拘大人小儿。玄参、鼠粘子半生半炒各一两，为末，新水服一盏立瘥。圣惠方。**鼻中生疮**玄参末涂之。或以水浸软塞之。卫生易简方。**三焦积热**玄参、黄连、大黄各一两，为末，炼蜜丸梧子大。每服三四十丸，白汤下。小儿丸粟米大。丹溪方。**小肠疝气**黑参㕮咀炒，为丸。每服一钱半，空心酒服，出汗即效。孙天仁集效方。**烧香治痨**经验方用玄参一斤，甘松六两，为末，炼蜜一斤和匀，入瓶中封闭，地中埋罯十日取出。更用灰末六两，炼蜜六两，同和入瓶，更罯五日取出。烧之，常令闻香，疾自愈。〔颂曰〕初入瓶中封固，煮一伏时，破瓶取捣入蜜，别以瓶盛，埋地中罯过用。亦可熏衣。

地榆本经中品

校正：并入别录有名未用酸赭。

【释名】 **玉豉** **酸赭**〔弘景曰〕其叶似榆而长，初生布地，故名。其花子紫黑色如豉，故又名玉豉。〔时珍曰〕按外丹方言地榆一名酸赭，其味酸、其色赭故也。今蕲州俚人呼地榆为酸赭，又讹赭为枣，则地榆、酸赭为一物甚明，其主治之功亦同，因并别录有名未用酸赭为一云。

【集解】〔别录曰〕地榆生桐柏及冤句山谷，二月、八月采根暴干。又曰：酸赭生昌阳山，采无时。〔颂曰〕今处处平原川泽皆有之。宿根三月内生苗，初生布地，独茎直上，高三四尺，对分出叶。叶似榆叶而稍狭，细长似锯齿状，青色。七月开花如椹子，紫黑色。根外黑里红，似柳根。〔弘景曰〕其根亦入酿酒。道方烧作灰，能烂石，故煮石方用之。其叶山人乏茗时，采作饮亦好，又可炸茹。

根

【气味】 **苦，微寒，无毒。**〔别录曰〕甘、酸。〔权曰〕苦，平。〔元素曰〕气微寒，味微苦，气味俱薄，其体沉而降，阴中阳也，专主下焦血。〔杲曰〕味苦、酸，性微寒，沉也，阴也。〔之才曰〕得发良，恶麦门冬，伏丹砂、雄黄、硫黄。

【主治】 **妇人乳产，痓痛七伤，带下五漏[①]，止痛止汗，除恶肉，疗金疮。**本经。**止脓血，诸瘘恶疮热疮，补绝伤，产后内塞，可作金疮膏，消酒，除渴，明目。**别录。**止冷热痢疳痢，极效。**开宝。**止吐血鼻衄肠风，月经不止，血崩，产前后诸血疾，并水泻。**大明。**治胆气不足。**李杲。**汁酿酒治风痹，补脑。捣汁涂虎犬蛇虫伤。**时珍。**酸赭味酸，主内漏，止血不足。**别录。

【发明】〔颂曰〕古者断下多用之。〔炳曰〕同樗皮治赤白痢。〔宗奭曰〕其性沉寒，入下焦。若热血痢则可用。若虚寒人及水泻白痢，即未可轻使。〔时珍曰〕地榆除下焦热，治大小便血证。止血取上

① 五漏：《证类本草》卷九作“病”。

截切片炒用。其梢则能行血，不可不知。杨士瀛云：诸疮，痛者加地榆，痒者加黄芩。

【附方】 旧八，新六。**男女吐血**地榆三两，米醋一升，煮十余沸，去滓，食前稍热服一合。圣惠方。**妇人漏下**赤白不止，令人黄瘦。方同上。**血痢不止**地榆晒研，每服二钱，掺在羊血上，炙熟食之，以捻头煎汤送下。一方：以地榆煮汁作饮，每服三合。圣济。**赤白下痢**骨立者。地榆一斤，水三升，煮一升半，去滓，再煎如稠饧，绞滤，空腹服三合，日再服。崔元亮海上方。**久病肠风**痛痒不止。地榆五钱，苍术一两，水二钟，煎一钟，空心服，日一服。活法机要。**下血不止**二十年者。取地榆、鼠尾草各二两。水二升，煮一升，顿服。若不断，以水渍屋尘饮一小杯投之。肘后方。**结阴下血**腹痛不已。地榆四两，炙甘草三两，每服五钱，水一盏，入缩砂四七枚，煎一盏半，分二服。宣明方。**小儿疳痢**地榆煮汁，熬如饴糖，与服便已。肘后方。**毒蛇螫人**新地榆根捣汁饮，兼以渍疮。肘后方。**虎犬咬伤**地榆煮汁饮，并为末傅之。亦可为末，白汤服，日三。忌酒。梅师方。**代指肿痛**地榆煮汁渍之，半日愈。千金方。**小儿湿疮**地榆煮浓汁，日洗二次。千金方。**小儿面疮**焮赤肿痛。地榆八两，水一斗，煎五升，温洗之。卫生总微方。**煮白石法**七月七日取地榆根，不拘多少阴干，百日烧为灰。复取生者，与灰合捣万下。灰三分，生末一分，合之。若石二三斗，以水浸过三寸，以药入水搅之，煮至石烂可食乃已。臞仙神隐书。

叶

【主治】 **作饮代茶，甚解热。**苏恭。

丹参本经上品

【释名】 **赤参**别录**山参**日华**郄蝉草**本经**木羊乳**吴普**逐马**弘景**奔马草**〔时珍曰〕五参五色配五脏。故人参入脾曰黄参，沙参入肺曰白参，玄参入肾曰黑参，牡蒙入肝曰紫参，丹参入心曰赤参，其苦参则右肾命门之药也。古人舍紫参而称苦参，未达此义尔。〔炳曰〕丹参治风软脚，可逐奔马，故名奔马草，曾用实有效。

【集解】 〔别录曰〕丹参生桐柏川谷及太山，五月采根暴干。〔弘景曰〕此桐柏在义阳，是淮水发源之山，非江东临海之桐柏也。今近道处处有之。茎方有毛，紫花，时人呼为逐马。〔普曰〕茎叶小房如荏有毛，根赤色，四月开紫花，二月、五月采根阴干。〔颂曰〕今陕西、河东州郡及随州皆有之。二月生苗，高一尺许。茎方有棱，青色。叶相对，如薄荷而有毛。三月至九月开花成穗，红紫色，似苏花。根赤色，大者如指，长尺余，一苗数根。〔恭曰〕冬采者良，夏采者虚恶。〔时珍曰〕处处山中有之。一枝五叶，叶如野苏而尖，青色皱毛。小花成穗如蛾形，中有细子。其根皮丹而肉紫。

根

【气味】 **苦，微寒，无毒。**〔普曰〕神农、桐君、黄帝、雷公：苦，无毒。岐伯：咸。〔李当之〕大寒。〔弘景曰〕久服多眼赤，故应性热，今云微寒，恐谬也。〔权曰〕平。〔之才曰〕畏硷水，反藜芦。

【主治】 **心腹邪气，肠鸣幽幽如走水，寒热积聚，破癥除瘕，止烦满，益气。**本经。**养血，去心腹痛疾结气，腰脊强脚痹，除风邪留热。久服利人。**别录。**渍酒饮，疗风痹足软。**弘景。**主中恶及百邪鬼魅，腹痛气作，声音鸣吼，能定精。**甄权。**养神定志，通利关脉，治冷热劳，

骨节疼痛，四肢不遂，头痛赤眼，热温狂闷，破宿血，生新血，安生胎，落死胎，止血崩带下，调妇人经脉不匀，血邪心烦，恶疮疥癣，瘿赘肿毒丹毒，排脓止痛，生肌长肉。大明。**活血，通心包络，治疝痛。**时珍。

【发明】　〔时珍曰〕丹参色赤味苦，气平而降，阴中之阳也。入手少阴、厥阴之经，心与包络血分药也。按妇人明理论云：四物汤治妇人病，不问产前产后，经水多少，皆可通用。惟一味丹参散，主治与之相同。盖丹参能破宿血，补新血，安生胎，落死胎，止崩中带下，调经脉，其功大类当归、地黄、芎䓖、芍药故也。

【附方】　旧三，新四。**丹参散**治妇人经脉不调，或前或后，或多或少，产前胎不安，产后恶血不下，兼治冷热劳，腰脊痛，骨节烦疼。用丹参洗净，切晒为末。每服二钱，温酒调下。妇人明理方。**落胎下血**丹参十二两，酒五升，煮取三升，温服一升，一日三服。亦可水煮。千金方。**寒疝腹痛**小腹阴中相引痛，白汗出，欲死。以丹参一两为末。每服二钱，热酒调下。圣惠方。**小儿身热**汗出拘急，因中风起。丹参半两，鼠屎炒三十枚，为末。每服三钱，浆水下。圣济总录。**惊痫发热**丹参摩膏：用丹参、雷丸各半两，猪膏二两，同煎七上七下，滤去滓盛之。每以摩儿身上，日三次。千金方。**妇人乳痈**丹参、白芷、芍药各二两，㕮咀，以醋淹一夜，猪脂半斤，微火煎成膏，去滓傅之。孟诜必效方。**热油火灼**除痛生肌。丹参八两锉，以水微调，取羊脂二斤，煎三上三下，以涂疮上。肘后方。

紫参本经中品

【释名】　**牡蒙**本经**童肠**别录**马行**别录**众戎**别录**五鸟花**纲目〔时珍曰〕紫参、王孙，并有牡蒙之名。古方所用牡蒙，多是紫参也。按钱起诗集云：紫参，幽芳也。五葩连萼，状如飞禽羽举。故俗名五鸟花。

【集解】　〔别录曰〕紫参生河西及冤句山谷，三月采根，火炙使紫色。〔普曰〕紫参一名牡蒙，生河西或商山。圆聚生根，黄赤有文，皮黑中紫，五月花紫赤，实黑大如豆。〔弘景曰〕今方家皆呼为牡蒙，用之亦少。〔恭曰〕紫参叶似羊蹄，紫花青穗。其根皮紫黑，肉红白，肉浅皮深。所在有之。长安见用者，出蒲州。牡蒙乃王孙也，叶似及己而大，根长尺余，皮肉亦紫色，根苗不相似。〔颂曰〕今河中、晋、解、齐及淮、蜀州郡皆有之。苗长一二尺，茎青而细。其叶青似槐叶，亦有似羊蹄者。五月开花白色，似葱花，亦有红紫而似水荭者。根淡紫，黑色，如地黄状，肉红白色，肉浅而皮深。三月采根，火炙紫色。又云：六月采，晒干用。〔时珍曰〕紫参根干紫黑色，肉带红白，状如小紫草。范子计然云：紫参出三辅，有三色，以青赤色为善。

根

【气味】　**苦，寒，无毒。**〔别录曰〕微寒。〔普曰〕牡蒙，神农、黄帝：苦。〔李当之〕小寒。〔之才曰〕畏辛夷。

【主治】　**心腹积聚，寒热邪气，通九窍，利大小便。**本经**疗肠大热，唾血衄血，肠中聚血，痈肿诸疮，止渴益精。**别录**治心腹坚胀，散瘀血，治妇人血闭不通。**甄权。**主狂疟瘟疟，鼽血汗出。**好古。**治血痢。**好古。**牡蒙：治金疮，破血，生肌肉，止通，赤白痢，补虚益气，除脚肿，发阴阳。**苏恭。

【发明】　〔时珍曰〕紫参色紫黑，气味俱厚，阴也，沉也。入足厥阴之经，肝脏血分药也。故治诸血病，及寒热疟痢痈肿积块之属厥阴者。古方治妇人肠覃病乌啄丸，所用牡蒙，即此物也。唐·苏恭注王孙引陈延之小品方牡蒙所主之证，正是紫参。若王孙则止治风湿痹证，不治血病。故今移附于此。

【附方】 旧一，新二。**紫参汤**治痢下。紫参半斤，水五升，煎二升，入甘草二两，煎取半升，分三服。张仲景金匮玉函。**吐血不止**紫参、人参、阿胶炒等分，为末，乌梅汤服一钱。一方去人参，加甘草，以糯米汤服。圣惠方。**面上酒刺**五参丸：用紫参、丹参、人参、苦参、沙参各一两，为末，胡桃仁杵和丸梧子大。每服三十丸，茶下。普济。

王孙本经中品

校正： 并入拾遗旱藕。

【释名】 **牡蒙**弘景**黄孙**别录**黄昏**别录**旱藕**〔普曰〕楚名王孙。齐名长孙，又名海孙。吴名白功草，又名蔓延。〔时珍曰〕紫参一名牡蒙，木部合欢一名黄昏，皆与此名同物异。

【集解】 〔别录曰〕王孙生海西川谷，及汝南城郭垣下。〔普曰〕蔓延赤文，茎叶[①] 相当。〔弘景曰〕今方家皆呼为黄昏，云牡蒙，市人少识者。〔恭曰〕按陈延之小品方，述本草牡蒙一名王孙。徐之才药对有牡蒙无王孙，此则一物明矣。牡蒙叶似及己而大，根长尺余，皮肉皆紫色。〔藏器曰〕旱藕生太行山中，状如藕。〔时珍曰〕王孙叶生巅顶，似紫河车叶。按神农及吴普本草，紫参一名牡蒙。陶弘景亦曰，今方家呼紫参为牡蒙。其王孙并无牡蒙之名，而陶氏于王孙下乃云，又名牡蒙，且无形状。唐·苏恭始以紫参、牡蒙为二物，谓紫参叶似羊蹄，王孙叶似及己。但古方所用牡蒙，皆为紫参；后人所用牡蒙，乃王孙非紫参也。不可不辨。唐玄宗时隐民姜抚上言：终南山有旱藕，饵之延年，状类葛粉。帝取作汤饼，赐大臣。右骁骑将军甘守诚曰：旱藕者，牡蒙也，方家久不用，抚易名以神之尔。据此牡蒙乃王孙也。盖紫参止治血证积聚疟痢，而王孙主五脏邪气痹痛疗百病之文，自可推也。苏恭引小品方牡蒙所主之证，乃紫参，非王孙，故今移附紫参之下。

根

【气味】 **苦，平，无毒。**〔普曰〕神农、雷公：苦，无毒。黄帝：甘。〔藏器曰〕旱藕：甘，平，无毒。

【主治】 **五脏邪气，寒湿痹，四肢疼酸，膝冷痛。**本经。**疗百病，益气。**别录。**旱藕：主长生不饥，黑毛发。**藏器。

紫草本经中品

【释名】 **紫丹**别录**紫芙**音袄**茈葨**广雅。音紫戾。**藐**尔雅。音邈。**地血**吴普**鸦衔草**〔时珍曰〕此草花紫根紫，可以染紫，故名。尔雅作茈草。瑶、侗人呼为鸦衔草。

【集解】 〔别录曰〕紫草生砀山山谷及楚地，三月采根阴干。〔弘景曰〕今出襄阳，多从南阳新野来，彼人种之，即是今染紫者，方药都不复用。博物志云：平氏阳山紫草特好，魏国者染色殊黑，比年东山亦种之，色小浅于北者。〔恭曰〕所在皆有，人家或种之。苗似兰香，茎赤节青，二月开花紫白色，结实白色，秋月熟。〔时珍曰〕种紫草，三月逐垄下子，九月子熟时刈草，春社前后采根阴干，其根头有白毛如茸。未花时采，则根色鲜明；花过时采，则根色黯恶。采时以石压扁曝干。收时忌人溺及驴马粪并烟气，皆

---

① 茎叶：原作“整延”，义晦，今据《太平御览》卷九九三引《吴氏本草》改。

令草黄色。

根

【修治】 〔敩曰〕凡使，每一斤用蜡二两溶水拌蒸之，待水干，取去头并两畔髭，细锉用。

【气味】 **苦，寒，无毒。**〔权曰〕甘，平。〔元素曰〕苦，温。〔时珍曰〕甘、咸，寒。入手、足厥阴经。

【主治】 **心腹邪气，五疸，补中益气，利九窍。**本经。**通水道，疗肿胀满痛。以合膏，疗小儿疮，及面皻。**别录。**治恶疮癣。**甄权。**治斑疹痘毒，活血凉血，利大肠。**时珍。

【发明】 〔颂曰〕紫草古方稀用。今医家多用治伤寒时疾发疮疹不出者，以此作药，使其发出。韦宙独行方，治豌豆疮，煮紫草汤饮，后人相承用之，其效尤速。〔时珍曰〕紫草味甘咸而气寒，入心包络及肝经血分。其功长于凉血活血，利大小肠。故痘疹欲出未出，血热毒盛，大便闭涩者，宜用之。已出而紫黑便闭者，亦可用。若已出而红活，及白陷大便利者，切宜忌之。故杨士瀛直指方云：紫草治痘，能导大便，使发出亦轻。得木香、白术佐之，尤为有益。又曾世荣活幼心书云：紫草性寒，小儿脾气实者犹可用，脾气虚者反能作泻。古方惟用茸，取其初得阳气，以类触类，所以用发痘疮。今人不达此理，一概用之，非矣。

【附方】 旧三，新六。**消解痘毒**紫草一钱，陈皮五分，葱白三寸，新汲水煎服。直指方。**婴童疹痘**三四日，隐隐将出未出，色赤便闭者。紫草二两锉，以百沸汤一盏泡，封勿泄气，待温时服半合，则疮虽出亦轻。大便利者勿用。煎服亦可。经验后方。**痘毒黑疔**紫草三钱，雄黄一钱，为末，以胭脂汁调，银簪挑破，点之极妙。集简方。**痈疽便闭**紫草、栝楼实等分，新水煎服。直指方。**小儿白秃**紫草煎汁涂之。圣惠方。**小便卒淋**紫草一两，为散，每食前用井华水服二钱。千金翼。**产后淋沥**方同上。产宝。**恶虫咬人**紫草煎油涂之。圣惠方。**火黄身热**午后却凉，身有赤点。或黑点者，不可治。宜烙手足心、背心、百会、下廉。内服紫草汤：紫草、吴蓝一两，木香、黄连各一两，水煎服。三十六黄方。

白头翁本经下品

【释名】 **野丈人**本经**胡王使者**本经**奈何草**别录〔弘景曰〕处处有之。近根处有白茸，状似白头老翁，故以为名。〔时珍曰〕丈人、胡使、奈何，皆状老翁之意。

【集解】 〔别录曰〕白头翁生高山山谷及田野，四月采。〔恭曰〕其叶似芍药而大，抽一茎。茎头一花，紫色，似木槿花。实大者如鸡子，白毛寸余，皆披下，似纛头，正似白头老翁，故名焉。陶言近根有白茸，似不识也。太常所贮蔓生者，乃是女萎。其白头翁根，似续断而扁。〔保升曰〕所在有之。有细毛，不滑泽，花蕊黄。二月采花，四月采实，八月采根，皆日干。〔颂曰〕处处有之。正月生苗，作丛生，状似白薇而柔细稍长。叶生茎头，如杏叶，上有细白毛而不滑泽。近根有白茸。根紫色，深如蔓菁。其苗有风则静，无风而摇，与赤箭、独活同也。陶注未述茎叶，苏注言叶似芍药，实如鸡子，白毛寸余者，皆误矣。〔宗奭曰〕白头翁生河南洛阳界，其新安山野中屡尝见之，正如苏恭所说。至今本处山中及人卖白头翁丸，言服之寿考，又失[①]古人命

---

① 失：原作“夫”，字误，今据《证类本草》卷十一、《本草衍义》卷十二改。

名之义。陶氏所说，失于不审，宜其排叱也。〔机曰〕寇宗奭以苏恭为是，苏颂以陶说为是。大抵此物用根，命名取象，当准苏颂图经，而恭说恐别是一物也。

根

【气味】 **苦，温，无毒。**〔别录曰〕有毒。〔吴绶曰〕苦、辛，寒。〔权曰〕甘、苦，有小毒。豚实为之使。〔大明曰〕得酒良。花、子、茎、叶同。

【主治】 **温疟，狂易寒热，癥瘕积聚瘿气，逐血止腹痛，疗金疮。**本经。**鼻衄。**别录。**止毒痢。**弘景。**赤痢腹痛，齿痛，百节骨痛，项下瘤疬。**甄权。**一切风气，暖腰膝，明目消赘。**大明。

【发明】 〔颂曰〕俗医合补下药甚验，亦冲人。〔杲曰〕气厚味薄，可升可降，阴中阳也。张仲景治热痢下重，用白头翁汤主之。盖肾欲坚，急食苦以坚之。痢则下焦虚，故以纯苦之剂坚之。男子阴疝偏坠，小儿头秃膻腥，鼻衄无此不效，毒痢有此获功。〔吴绶曰〕热毒下痢紫血鲜血者宜之。

【附方】 旧二，新三。**白头翁汤**治热痢下重。用白头翁二两。黄连、黄柏、秦皮各三两，水七升，煮二升，每服一升，不愈更服。妇人产后痢虚极者，加甘草、阿胶各二两。仲景金匮玉函方。**下痢咽肿**春夏病此，宜用白头翁、黄连各一两，木香二两，水五升，煎一升半，分三服。圣惠方。**阴癞偏肿**白头翁根生者，不限多少，捣傅肿处。一宿当作疮，二十日愈。外台秘要。**外痔肿痛**白头翁草，一名野丈人，以根捣涂之，逐血止痛。卫生易简方。**小儿秃疮**白头翁根捣傅，一宿作疮，半月愈。肘后方。

花

【主治】 **疟疾寒热，白秃头疮。**时珍。

白及本经下品

校正：并入别录白给。

【释名】 **连及草**本经**甘根**本经**白给**〔时珍曰〕其根白色，连及而生，故曰白及。其味苦，而曰甘根，反言也。吴普作白根，其根有白，亦通。金光明经谓之罔达罗喝悉多。又别录有名未用白给，即白及也，性味功用皆同，系重出，今并为一。

【集解】 〔别录曰〕白及生北山川谷及冤句及越山。又曰：白给生山谷，叶如藜芦，根白相连，九月采。〔普曰〕茎叶如生姜、藜芦，十月花，直上，紫赤色，根白连，二月、八月、九月采。〔弘景曰〕近道处处有之。叶似杜若，根形似菱米，节间有毛。方用亦稀，可以作糊。〔保升曰〕今出申州。叶似初生棕苗叶及藜芦。三四月抽出一苔，开紫花。七月实熟，黄黑色。冬凋。根似菱，有三角，白色，角头生芽。八月采根用。〔颂曰〕今江淮、河、陕、汉、黔诸州皆有之，生石山上。春生苗，长一尺许。叶似栟榈，两指大，青色。夏开紫花。二月七月采根。〔时珍曰〕韩保升所说形状正是，但一科止抽一茎。开花长寸许，红紫色，中心如舌。其根如菱米，有脐，如凫茈之脐，又如扁扁螺旋纹。性难干。

根

【气味】 **苦，平，无毒。**〔别录曰〕辛，微寒。白给：辛，平，无毒。〔普曰〕神农：苦。黄帝：辛。李当之：大寒。雷公：辛，无毒。〔大明曰〕甘、辛。〔杲曰〕苦、甘，微寒，性涩，阳中之阴也。〔之才曰〕紫石英为之使，恶理石，畏李核、杏仁，反乌头。

【主治】 **痈肿恶疮败疽，伤阴死肌，胃中邪气，贼风鬼击，痱缓不收。**本经。

除白癣疥虫。结热不消，阴下痿，面上皯疱，令人肌滑。甄权。**止惊邪血邪血痢，痫疾风痹，赤眼癥结，温热疟疾，发背瘰疬，肠风痔瘘，扑损，刀箭疮，汤火疮，生肌止痛。**大明。**止肺血。**李杲。

白给：主伏虫白癣肿痛。别录。

【发明】 〔恭曰〕山野人患手足皲拆者，嚼以涂之有效。为其性粘也。〔颂曰〕今医家治金疮不瘥及痈疽方多用之。〔震亨曰〕凡吐血不止，宜加白及。〔时珍曰〕白及性涩而收，得秋金之令，故能入肺止血，生肌治疮也。按洪迈夷坚志云：台州狱吏悯一大囚。囚感之，因言：吾七次犯死罪，遭讯拷，肺皆损伤，至于呕血。人传一方，只用白及为末，米饮日服，其效如神。后其囚凌迟，刽者剖其胸，见肺间窍穴数十处，皆白及填补，色犹不变也。洪贯之闻其说，赴任洋州，一卒忽苦咯血甚危，用此救之，一日即止也。摘玄云：试血法：吐在水碗内，浮者肺血也，沉者肝血也，半浮半沉者心血也。各随所见，以羊肺、羊肝、羊心煮熟，蘸白及末，日日食之。

【附方】 旧一，新八。**鼻衄不止**津调白及末，涂山根上，仍以水服一钱，立止。经验方。**心气疼痛**白及、石榴皮各二钱，为末，炼蜜丸黄豆大。每服三丸，艾醋汤下。生生编。**重舌鹅口**白及末，乳汁调涂足心。圣惠方。**妇人阴脱**白及、川乌头等分，为末，绢裹一钱纳阴中，入三寸，腹内热即止，日用一次。广济方。**疔疮肿毒**白及末半钱，以水澄之，去水，摊于厚纸上贴之。袖珍方。**打跌骨折**酒调白及末二钱服，其功不减自然铜、古铢钱也。永类方。**刀斧伤损**白及、石膏煅等分，为末。掺之，亦可收口。济急方。**手足皲裂**白及末水调塞之。勿犯水。济急方。**汤火伤灼**白及末油调傅之。赵真人方。

三七纲目

【释名】 **山漆纲目金不换**〔时珍曰〕彼人言其味左三右四，故名三七，盖恐不然。或云本名山漆，谓其能合金疮，如漆粘物也，此说近之。金不换，贵重之称也。

【集解】 〔时珍曰〕生广西南丹诸州番峒深山中，采根暴干，黄黑色。团结者，状略似白及；长者如老干地黄，有节。味微甘而苦，颇似人参之味。或云：试法，以末掺猪血中，血化为水者乃真。近传一种草，春生苗，夏高三四尺。叶似菊艾而劲厚，有歧尖。茎有赤棱。夏秋开黄花，蕊如金丝，盘纽可爱，而气不香，花干则絮如苦荬絮。根叶味甘，治金疮折伤出血，及上下血病甚效。云是三七，而根大如牛蒡根，与南中来者不类，恐是刘寄奴之属，甚易繁衍。

根

【气味】 **甘，微苦，温，无毒。**

【主治】 **止血散血定痛，金刃箭伤跌扑杖疮血出不止者，嚼烂涂，或为末掺之，其血即止。亦主吐血衄血，下血血痢，崩中经水不止，产后恶血不下，血运血痛，赤目痈肿，虎咬蛇伤诸病。**时珍。

【发明】 〔时珍曰〕此药近时始出，南人军中用为金疮要药，云有奇功。又云：凡杖扑伤损，瘀血淋漓者，随即嚼烂，罨之即止，青肿者即消散。若受杖时，先服一二钱，则血不冲心，杖后尤宜服之，产后服亦良。大抵此药气温、味甘微苦，乃阳明、厥阴血分之药，故能治一切血病，与骐麟竭、紫矿相同。

【附方】 新八。**吐血衄血**山漆一钱，自嚼米汤送下。或以五分，加入八核汤。濒湖集简方。**赤痢血痢**三七三钱，研末，米泔水调服，即愈。同上。**大肠下血**三七研末，同淡白酒调一二钱服，三服可愈。加五分入四物汤，亦可。同上。**妇人血崩**方同上。**产后血多**山漆研末，米汤服一钱。同上。**男妇赤眼**十分重者，以山漆根磨汁涂四围甚妙。同上。**无名痈肿**疼痛不止，山漆磨米醋调涂即散。已破者，研末干涂。**虎咬蛇伤**山漆研末，米饮服三钱，仍嚼涂之。并同上。

叶

【主治】 **折伤跌扑出血，傅之即止，青肿经夜即散，余功同根。**时珍。

本草纲目草部目录第十三卷

草之二山草类下三十九种

上附方旧七十三，新二百二十七。

本草纲目草部第十三卷

草之二山草类下三十九种

黄连本经上品

【释名】 **王连**本经**支连**药性。〔时珍曰〕其根连珠而色黄，故名。

【集解】 〔别录曰〕黄连生巫阳川谷及蜀郡太山之阳，二月、八月采根。〔弘景曰〕巫阳在建平。今西间者色浅而虚，不及东阳、新安诸县最胜。临海诸县者不佳。用之当布挼去毛，令如连珠。〔保升曰〕苗似茶，丛生，一茎生三叶，高尺许，凌冬不凋，花黄色。江左者，节高若连珠。蜀都者，节下不连珠。今秦地及杭州、柳州者佳。〔颂曰〕今江、湖、荆、夔州郡亦有，而以宣城九节坚重相击①有声者为胜，施、黔者次之，东阳、歙州、处州者又次之。苗高一尺以来，叶似甘菊，四月开花黄色，六月结果实似芹子，色亦黄。江左者根若②连珠，其苗经冬不凋，叶如小雉尾草，正月开花作细穗，淡白微黄色。六七月根紧，始堪采。〔恭曰〕蜀道者粗大，味极浓苦，疗渴为最。江东者节如连珠，疗痢大善。澧州者更胜。〔时珍曰〕黄连，汉末李当之本草，惟取蜀郡黄肥而坚者为善。唐时以澧州者为胜。今虽吴、蜀皆有，惟以雅州、眉州者为良。药物之兴废不同如此。大抵有二种：一种根粗无毛有珠，如鹰鸡爪形而坚实，色深黄；一种无珠多毛而中虚，黄色稍淡。各有所宜。

根

【修治】 〔敩曰〕凡使以布拭去肉毛，用浆水浸二伏时，漉出，于柳木火上焙干用。〔时珍曰〕五脏六腑皆有火，平则治，动则病，故有君火相火之说，其实一气而已，黄连入手少阴心经，为治火之主药：治本脏之火，则生用之；治肝胆之实火，则以猪胆汁浸炒；治肝胆之虚火，则以醋浸炒；治上焦之火，则以酒炒；治中焦之火，则以姜汁炒；治下焦之火，则以盐水或朴消炒；治气分湿热之火，则以茱萸汤浸炒；治血分块中伏火，则以干漆水炒。诸法不独为之引导，盖辛热能制其苦寒，咸寒能制其燥性，在用者详酌之。

【气味】 **苦，寒，无毒。**〔别录曰〕微寒。〔普曰〕神农、岐伯、黄帝、雷公：苦，无毒。李当之：小寒。〔之才曰〕黄芩、龙骨、理石为之使，恶菊花、玄参、白鲜皮、芫花、白僵蚕，畏款冬、牛膝，胜乌头，解巴豆毒。〔权曰〕忌猪肉，恶冷水。〔敩曰〕服此药至十两，不得食猪肉；若服至三年，一生不得食也。〔时珍曰〕道书言服黄连犯猪肉令人泄泻，而方家有猪肚黄连丸、猪脏黄连丸，岂只忌肉而不忌脏腑乎。

---

① 击：原作“擊”，字误，今据《证类本草》卷七改。

② 若：原作“黄”，字误，今据《证类本草》卷七改，并与此上文义合。

【主治】 **热气，目痛眦伤泣出。明目，肠澼腹痛下痢，妇人阴中肿痛。久服令人不忘。**本经。**主五脏冷热，久下泄澼脓血，止消渴大惊，除水利骨，调胃厚肠益胆，疗口疮。**别录。**治五劳七伤，益气，止心腹痛，惊悸烦躁，润心肺，长肉止血，天行热疾，止盗汗并疮疥。猪肚蒸为丸，治小儿疳气，杀虫。**大明。**羸瘦气急。**藏器。**治郁热在中，烦躁恶心，兀兀欲吐，心下痞满。**元素。**主心病逆而盛，心积伏梁。**好古。**去心窍恶血，解服药过剂烦闷及巴豆、轻粉毒。**时珍。

【发明】 〔元素曰〕黄连性寒味苦，气味俱厚，可升可降，阴中阳也，入手少阴经。其用有六：泻心脏火一也，去中焦湿热二也，诸疮必用三也，去风湿四也，赤眼暴发五也，止中部见血六也。张仲景治九种心下痞，五等泻心汤，皆用之。〔成无己曰〕苦入心，寒胜热，黄连、大黄之苦寒，以导心下之虚热。蛔得甘则动，得苦则安，黄连、黄檗之苦，以安蛔也。〔好古曰〕黄连苦燥，苦入心，火就燥。泻心者其实泻脾也，实则泻其子也。〔震亨曰〕黄连去中焦湿热而泻心火，苦脾胃气虚，不能转运者，则以茯苓、黄芩代之。以猪胆汁拌炒，佐以龙胆草，则大泻肝胆之火。下痢胃口热噤口者，用黄连、人参煎汤，终日呷之。如吐再强饮，但得一呷下咽便好。〔刘完素曰〕古方以黄连为治痢之最。盖治痢惟宜辛苦寒药，辛能发散开通郁结，苦能燥湿，寒能胜热，使气宣平而已。诸苦寒药多泄，惟黄连、黄檗性冷而燥，能降火去湿而止泻痢，故治痢以之为君。〔宗奭曰〕今人多用黄连治痢，盖执以苦燥之义。下俚但见肠虚渗泄，微似有血，便即用之，又不顾寒热多少，惟欲尽剂，由是多致危困。若气实初病，热多血痢，服之便止，不必尽剂。虚而冷者，慎勿轻用。〔杲曰〕诸痛痒疮疡，皆属心火。凡诸疮宜以黄连、当归为君，甘草、黄芩为佐。凡眼暴发赤肿，痛不可忍者，宜黄连、当归以酒浸煎之。宿食不消，心下痞满者，须用黄连、枳实。〔颂曰〕黄连治目方多，而羊肝丸尤奇异。今医家洗眼，以黄连、当归、芍药等分，用雪水或甜水煎汤热洗之，冷即再温，甚益眼目。但是风毒赤目花翳，用之无不神效。盖眼目之病。皆是血脉凝滞使然，故以行血药合黄连治之。血得热则行，故乘热洗也。〔韩悉曰〕火分之病，黄连为主，不但泻心火，而与芩、檗诸苦药列称者比也。目[①] 疾人，以人乳浸蒸，或点或服之。生用为君，佐以官桂少许，煎百沸，入蜜空心服之，能使心肾交于顷刻。入五苓、滑石，大治梦遗。以黄土、姜汁、酒、蜜四炒为君，以使君子为臣，白芍药酒煮为佐，广木香为使，治小儿五疳。以茱萸炒者，加木香等分，生大黄倍之，水丸，治五痢。此皆得制方之法也。〔时珍曰〕黄连治目及痢为要药。古方治痢：香连丸，用黄连、木香；姜连散，用干姜、黄连；变通丸，用黄连、茱萸；姜黄散，用黄连、生姜。治消渴，用酒蒸黄连。治伏暑，用酒煮黄连。治下血，用黄连、大蒜。治肝火，用黄连、茱萸。治口疮，用黄连、细辛。皆是一冷一热，一阴一阳，寒因热用，热因寒用，君臣相佐，阴阳相济，最得制方之妙，所以有成功而无偏胜之害也。〔弘景曰〕俗方多用黄连治痢及渴，道方服食长生。〔慎微曰〕刘宋王微黄连赞云：黄连味苦，左右相因。断凉涤暑，阐命轻身。缙云昔御，飞跸上旻。不行而至，吾闻其人。又梁江淹黄连

① 目：此上原有“比”字，乃涉上衍，今据《韩氏医通》卷下第七删。

颂云：黄连上草，丹砂之次。御孽辟妖，长灵久视。骖龙行天，驯马匝地。鸿飞以仪，顺道则利。〔时珍曰〕本经、别录并无黄连久服长生之说，惟陶弘景言道方久服长生。神仙传载封君达、黑穴公，并服黄连五十年得仙。窃谓黄连大苦大寒之药，用之降火燥湿，中病即当止。岂可久服，使肃杀之令常行，而伐其生发冲和之气乎？素问载岐伯言：五味入胃，各归所喜攻。久而增气，物化之常也。气增而久，夭之由也。王冰注云：酸入肝为温，苦入心为热，辛入肺为清，咸入肾为寒，甘入脾为至阴而四气兼之，皆增其味而益其气，故各从本脏之气为用。所以久服黄连、苦参反热，从火化也。余味皆然。久则脏气偏胜，即有偏绝，则有暴夭之道。是以绝粒服饵之人不暴亡者，无五味偏助也。又秦观与乔希圣论黄连书云：闻公以眼疾饵黄连，至十数两犹不已，殆不可也。医经有久服黄连、苦参反热之说。此虽大寒，其味至苦，入胃则先归于心，久而不已，心火偏胜则热，乃其理也。况眼疾本于肝热，肝与心为子母。心火也，肝亦火也，肾孤脏也，人患一水不胜二火。岂可久服苦药，使心有所偏胜，是以火救火，其可乎？秦公此书，盖因王公之说而推详之也。我明荆端王素多火病，医令服金花丸，乃芩、连、卮、檗四味，饵至数年，其火愈炽，遂至内障丧明。观此则寒苦之药，不但使人不能长生，久则气增偏胜，速夭之由矣。当以素问之言为法，陶氏道书之说，皆谬谈也。杨士瀛云：黄连能去心窍恶血。

【附方】 旧二十二，新四十。**心经实热**泻心汤：用黄连七钱，水一盏半，煎一盏，食远温服。小儿减之。和剂局方。**卒热心痛**黄连八钱，㕮咀，水煎热服。外台秘要。**肝火为痛**黄连，姜汁炒为末，粥糊丸梧子大。每服三十丸，白汤下。左金丸：用黄连六两，茱萸一两，同炒为末，神曲糊丸梧子大。每服三四十丸，白汤下。丹溪方。**伏暑发热**作渴呕恶，及赤白痢，消渴，肠风酒毒，泄泻诸病，并宜酒煮黄龙丸主之。川黄连一斤切，以好酒二升半，煮干焙研，糊丸梧子大。每服五十丸，熟水下，日三服。和剂局方。**阳毒发狂**奔走不定。宣黄连、寒水石等分，为末。每服三钱，浓煎甘草汤下。易简方。**骨节积热**渐渐黄瘦。黄连四分切，以童子小便五大合浸经宿，微煎三四沸，去滓，分作二服。广利方。**小儿疳热**流注，遍身疮蚀，或潮热，肚胀作渴。猪肚黄连丸：用猪肚一个洗净，宣黄连五两，切碎水和，纳入肚中缝定，放在五升粳米上蒸烂，石臼捣千杵，或入少饭同杵，丸绿豆大。每服二十丸，米饮下。仍服调血清心之药佐之。盖小儿之病，不出于疳，则出于热，常须识此。直指方。**三消骨蒸**黄连末，以冬瓜自然汁浸一夜，晒干又浸，如此七次，为末，以冬瓜汁和丸梧子大。每服三四十丸，大麦汤下。寻常渴，只一服见效。易简方。**消渴尿多**肘后方用黄连末，蜜丸梧子大。每服三十丸，白汤下。宝鉴用黄连半斤，酒一升浸，重汤内煮一伏时，取晒为末，水丸梧子大。每服五十丸，温水下。崔氏：治消渴，小便滑数如油。黄连五两，栝楼根五两，为末，生地黄汁丸梧子大。每牛乳下五十丸，日二服。忌冷水、猪肉。总录用黄连末入猪肚内蒸烂，捣丸梧子大，饭饮下。**湿热水病**黄连末，蜜丸梧子大。每服二丸至四五丸，饮下，日三四服。范汪方。**破伤风病**黄连五钱，酒二盏，煎七分，入黄蜡三钱，溶化热服之。高文虎蓼花洲闲录。**小便白淫**因心肾气不足，思想无穷所致。黄连、白茯苓等分，为末，酒糊丸梧子大。

每服三十丸，煎补骨脂汤下，日三服。普济方。**热毒血痢**宜黄连一两，水二升，煮取半升，露一宿，空腹热服，少卧将息，一二日即止。千金方。**赤痢久下**累治不瘥。黄连一两，鸡子白和为饼，炙紫为末，以浆水三升，慢火煎成膏。每服半合，温米饮下。一方：只以鸡子白和丸服。胜金方。**热毒赤痢**黄连二两切，瓦焙令焦，当归一两焙，为末，入麝香少许。每服二钱，陈米饮下。佛智和尚在闽，以此济人。本事方。**赤白久痢**并无寒热，只日久不止。用黄连四十九个，盐梅七个，入新瓶内，烧烟尽，热研。每服二钱，盐米汤下。杨子建护命方。**赤白暴痢**如鹅鸭肝者，痛不可忍。用黄连、黄芩各一两，水二升，煎一升，分三次热服。经验方。**冷热诸痢**胡洽九盏汤：治下痢，不问冷热赤白，谷滞休息久下，悉主之。黄连长三寸三十枚，重一两半，龙骨如棋子大四枚，重一两，大附子一枚，干姜一两半，胶一两半，细切。以水五合着铜器中，去火三寸煎沸，便取下，坐土上，沸止，又上水五合，如此九上九下。纳诸药入水内，再煎沸，辄取下，沸止又上，九上九下，度可得一升，顿服即止。图经本草。**下痢腹痛**赤白痢下，令人下部疼重，故名重下，日夜数十行，脐腹绞痛。以黄连一升，酒五升，煮取一升半，分再服，当止绞痛也。肘后方。**治痢香连丸**李绛兵部手集治赤白诸痢，里急后重，腹痛。用宣黄连、青木香等分，捣筛，白蜜丸梧子大。每服二三十丸，空腹饮下，日再服，其效如神。久冷者，以煨蒜捣和丸之。不拘大人婴孺皆效。易简方：黄连茱萸炒过四两，木香面煨一两，粟米饭丸。钱仲阳香连丸：治小儿冷热痢，加煨熟诃子肉。又治小儿泻痢，加煨熟肉豆蔻。又治小儿气虚泻痢腹痛，加白附子尖。刘河间治久痢，加龙骨。朱丹溪治噤口痢，加石莲肉。王氏治痢渴，加乌梅肉，以阿胶化和为丸。**五疳八痢**四治黄连丸：用连珠黄连一斤，分作四分：一分用酒浸炒，一分用自然姜汁炒，一分用吴茱萸汤浸炒，一分用益智仁同炒，去益智，研末。白芍药酒煮切焙四两，使君子仁焙四两，广木香二两，为末。蒸饼和丸绿豆大。每服三十丸，米饮食前下，日三服。忌猪肉冷水。韩氏医通。**伤寒下痢**不能食者。黄连一升，乌梅二十枚去核，炙燥为末，蜡一棋子大，蜜一升合煎，和丸梧子大。一服二十丸，日三服。又方：黄连二两，熟艾如鸭子大一团，水三升，煮取一升，顿服立止。并肘后方。**气痢后重**里急或下泄。杜壬方：姜连散：用宣连一两，干姜半两，各为末，收。每用连一钱，姜半钱，和匀，空心温酒下，或米饮下，神妙。济生方：秘传香连丸：用黄连四两，木香二两，生姜四两，以姜铺砂锅底，次铺连，上铺香，新汲水三碗，煮焙研，醋调仓米糊为丸，如常，日服五次。**小儿下痢**赤白多时，体弱不堪。以宣连用水浓煎，和蜜，日服五六次。子母秘录。**诸痢脾泄**脏毒下血。雅州黄连半斤，去毛切，装肥猪大肠内，扎定，入砂锅中，以水酒煮烂，取连焙，研末，捣肠和丸梧子大。每服百丸，米汤下，极效。直指。**湿痢肠风**百一选方变通丸：治赤白下痢，日夜无度，及肠风下血。用川黄连去毛，吴茱萸汤泡过，各二两，同炒香，拣出各为末，以粟米饭和丸梧子大，各收。每服三十丸，赤痢甘草汤下黄连丸，白痢姜汤下茱萸丸，赤白痢各用十五丸，米汤下。此乃浙西河山纯老方，救人甚效。局方戊已丸：治脾胃受湿，下痢腹痛，米谷不化。用二味加白芍药，同炒研，蒸饼和丸服。**积热下血**聚金丸：治汤胃积热，或因酒毒下血，腹痛作渴，脉弦数。黄连四两，分作四分。一分生用，一分切炒，一分炮切，一分水浸晒研末。条黄芩一两，防风一两，为末，面糊丸如梧子大。每服五十丸，米泔浸枳壳水，食前送下。冬月加酒蒸大黄一两。杨氏家藏方。**脏毒下血**黄连为末，独头蒜煨研，和丸梧子大，每空心陈米饮下四十丸。济生方。**酒痔下血**黄连酒浸，煮熟为末，酒糊丸梧子大。每服三四十丸，白汤下。一方：用自然姜汁浸焙炒。医学集成。**鸡冠痔疾**黄连末傅之。加赤小豆末尤良。斗门方。**痔病秘结**用此宽肠。黄连、枳壳等分，为末，糊丸梧子大。每服五十丸，空心米饮下。医方大成。**痢痔脱肛**冷水调黄连末涂之，良。经验良方。**脾积食泄**川黄连二两，为末，大蒜捣和丸梧子大。每服五十丸，白汤下。活人心统。**水泄脾泄**神圣香黄散：宣连一两，生姜四两，同以文火炒至姜脆，各自拣出为末。水泄用姜末，脾泄用连末，每服二钱，空心白汤下。甚者不过二服。亦治痢疾。博济方。**吐血不止**黄连一两捣散：每服一钱[①]，水七分，入豉二十粒，煎至五分，去滓温服。大人、小儿皆治。简要济众方。**眼目诸病**胜金黄连丸：用宣连不限多少，捶碎，以新汲水一大碗，浸六十日，绵滤取汁，入原碗内，重汤上熬之，不住搅之，候干。即穿地坑子可深一尺，以瓦铺底，将熟艾四两坐在瓦上，以火然之。以药碗覆上，四畔泥封，开孔出烟尽，取刮下，丸小豆大，每甜竹叶汤下十丸。刘禹锡传信方羊肝丸：治男女肝经不足，风热上攻，头目昏暗羞明，及障翳青盲。用黄连末一两，羊子肝一具，去膜，擂烂和丸梧子大。每食后暖浆水吞十四丸，连作五剂瘥。昔崔承元活一死囚，囚后病死。一旦崔病内障，逾年半夜独坐，闻阶除悉窣之声，问之。答曰：是昔蒙活之囚，今故报恩。遂告以此方而没。崔服之，不数月，眼复明。因传于世。**暴赤眼痛**宣黄连锉，以鸡子清浸，置地下一夜，次早滤过，鸡羽蘸滴目内。又方：苦竹两头留节，一头开小孔，入黄连片在内，油纸封，浸井中一夜。次早服竹节内水，加片脑少许，外洗之。海上方用黄连、冬青叶煎汤洗之。选奇方用黄连、干姜、杏仁等分，为末，绵包浸汤，闭目乘热淋洗之。**小儿赤眼**水调黄连末，贴足心，甚妙。全幼心鉴。**烂弦风眼**黄连十文，槐花、轻粉少许，为末，男儿乳汁和之，饭上蒸过，帛裹，熨眼上，三四次即效，屡试有验。仁存方。**目卒痒痛**乳汁浸黄连，频点眦中。抱朴子云：治目中百病。外台秘要。**泪出不止**黄连浸浓汁渍拭之。肘后方。**牙痛恶热**黄连末掺之，立止。李楼奇方。**口舌生疮**肘后用黄连煎酒，时含呷之。赴筵散：用黄连、干姜等分，为末掺之。**小儿口疳**黄连、卢荟等分，为末，每蜜汤服五分。走马疳，入蟾灰等分，青黛减半，麝香少许。简便方。**小儿鼻䘌**鼻下两道赤色，有疳。以米泔洗净，用黄连末傅之，日三四次。张杰子母秘录。**小儿月蚀**生于耳后。黄连末傅之。同上。**小儿食土**取好黄土煎黄连汁搜之，晒干与食。姚和众童子秘诀。**预解胎毒**小儿初生，以黄连煎汤浴之，不生疮及丹毒。又方：未出声时，以黄连煎汁灌一匙，令终身不出斑。已出声者灌之，斑虽发亦轻。此祖方也。王海藏汤液本草。**腹中鬼哭**黄连煎浓汁，母常呷之。熊氏补遗。**因惊胎动**出血。取黄连末酒服方寸匕，日三服。子母秘录。**妊娠子烦**口干不得卧。黄连末，每服一钱，粥饮下。或酒蒸黄连丸，亦妙。妇人良方。

---

① 钱：原作“盏”，字误，今据《证类本草》卷七改。

痈疽肿毒已溃未溃皆可用。黄连、槟榔等分，为末，以鸡子清调搽之。王氏简易方。**中巴豆毒**下利不止。黄连、干姜等分，为末，水服方寸匕。肘后方。

胡黄连宋开宝

【释名】　**割孤露泽**〔时珍曰〕其性味功用似黄连。故名。割孤露泽，胡语也。

【集解】　〔恭曰〕胡黄连出波斯国，生海畔陆地。苗若夏枯草，根头似鸟嘴，折之内鸜鹆眼者良。八月上旬采之。〔颂曰〕今南海及秦陇间亦有之。初生似芦，干则似杨柳枯枝，心黑外黄，不拘时月收采。〔承曰①〕折之尘出如烟者，乃为真也。

根

【气味】　**苦，平，无毒。**〔恭曰〕大寒。恶菊花、玄参、白鲜皮，解巴豆毒。忌猪肉，令人漏精。

【主治】　**补肝胆，明目，治骨蒸劳热三消，五心烦热，妇人胎蒸虚惊，冷热泄痢，五痔，厚肠胃，益颜色。浸人乳汁，点目甚良。**苏恭。**治久痢成疳，小儿惊痫寒热不下食，霍乱下痢，伤寒咳嗽温疟，理腰肾，去阴汗。**开宝。**去果子积。**震亨。

【附方】　旧二，新一十三。**伤寒劳复身热**，大小便赤如血色。用胡黄连一两，山卮子二两，去壳，入蜜半两，拌和，炒令微焦为末，用猪胆汁和丸梧子大。每服十丸，用生姜二片，乌梅一个，童子小便三合，浸半日去滓，食后暖小便令温吞之，卧时再服，甚效。苏颂图经本草。**小儿潮热**往来盗汗。用南番胡黄连、柴胡等分，为末。炼蜜丸芡子大。每服一丸至五丸，安器中，以酒少许化开，更入水五分，重汤煮二三十沸，和滓服。孙兆秘宝方。**小儿疳热**肚胀潮热发焦，不可用大黄、黄芩伤胃之药，恐生别证。以胡黄连五钱，灵脂一两，为末，雄猪胆汁和丸绿豆大。米饮服，每服一二十丸。全幼心鉴。**肥热疳疾**胡黄连丸：用胡黄连、黄连各半两，朱砂二钱半，为末，入猪胆内扎定，以杖子钓悬于砂锅内，浆水煮一炊久，取出研烂，入卢荟、麝香各一分，饭和丸麻子大。每服五七丸至一二十丸，米饮下。钱乙小儿方诀。**五心烦热**胡黄连末，米饮服一钱。易简方。**小儿疳泻**冷热不调。胡黄连半两，绵姜一两炮，为末。每服半钱，甘草节汤下。卫生总微论。**小儿自汗**盗汗，潮热往来。胡黄连、柴胡等分，为末，蜜丸芡子大。每用一二丸，水化开，入酒少许，重汤煮一二十沸，温服。保幼大全。**小儿黄疸**胡黄连、川黄连各一两，为末，用黄瓜一个，去瓤留盖，入药在内合定，面裹煨熟，去面，捣丸绿豆大，每量大小温水下。总微论。**吐血衄血**胡黄连、生地黄等分，为末，猪胆汁丸梧子大，卧时茅花汤下五十丸。普济方。**血痢不止**胡黄连、乌梅肉、灶下土等分，为末，腊茶清下。普济方。**热痢腹痛**胡黄连末，饭丸梧子大。每米汤下三十丸。鲜于枢钩玄。**婴儿赤目**茶调胡黄连末，涂手足心，即愈。济急仙方。**痈疽疮肿**已溃未溃皆可用之。胡黄连、穿山甲烧存性，等分为末，以茶或鸡子清调涂。简易方。**痔疮疼肿**不可忍者。胡黄连末，鹅胆汁调搽之。孙氏集效方。**怪病血余**方见木部茯苓下。

黄芩本经中品

【释名】　**腐肠**本经**空肠**别录**内虚**别录**妒妇**吴普**经芩**别录**黄文**别录**印头**吴普**苦**

① 承曰：原脱，今据《证类本草》卷九补。

督邮记事**内实者名子芩**弘景**条芩**纲目**㹠尾芩**唐本**鼠尾芩**〔弘景曰〕圆者名子芩，破者名宿芩，其腹中皆烂，故名腐肠。〔时珍曰〕芩说文作莶，谓其色黄也。或云芩者黔也，黔乃黄黑之色也。宿芩乃旧根，多中空，外黄内黑，即今所谓片芩，故又有腐肠、妒妇诸名。妒妇心黯，故以比之。子芩乃新根，多内实，即今所谓条芩。或云西芩多中空而色黔，北芩多内实而深黄。

【集解】　〔别录曰〕黄芩生秭归川谷及冤句，三月三日采根阴干。〔弘景曰〕秭归属建平郡。今第一出彭城，郁州亦有之。惟深色坚实者好。俗方多用，道家不须。〔恭曰〕今出宜州、鄜州、泾州者佳。兖州大实亦好，名㹠尾芩。〔颂曰〕今川蜀、河东、陕西近郡皆有之。苗长尺余，茎干粗如箸，叶从地四面作丛生，类紫草，高一尺许，亦有独茎者，叶细长青色，两两相对，六月开紫花，根如知母粗细，长四五寸，二月、八月采根暴干。吴普本草云：二月生赤黄叶，两两四四相值。其茎空中，或方圆，高三四尺。四月花紫红赤。五月实黑根黄。二月至九月采。与今所说有小异也。

根

【气味】　**苦，平，无毒。**〔别录曰〕大寒。〔普曰〕神农、桐君、雷公：苦，无毒。李当之：小温。〔杲曰〕可升可降，阴也。〔好古曰〕气寒，味微苦而甘，阴中微阳，入手太阴血分。〔元素曰〕气凉，味苦、甘，气厚味薄，浮而升，阳中阴也，入手少阳、阳明经。酒炒则上行。〔之才曰〕山茱萸、龙骨为之使，恶葱实，畏丹砂、牡丹、藜芦。得厚朴、黄连，止腹痛。得五味子、牡蛎，令人有子。得黄芪、白敛、赤小豆，疗鼠瘘。〔时珍曰〕得酒，上行。得猪胆汁，除肝胆火。得柴胡，退寒热。得芍药，治下痢。得桑白皮，泻肺火。得白术，安胎。

【主治】　**诸热黄疸，肠澼泄痢，逐水，下血闭，恶疮疽蚀火疡。**本经。**疗痰热胃中热，小腹绞痛，消谷，利小肠，女子血闭淋露下血，小儿腹痛。**别录。**治热毒骨蒸，寒热往来，肠胃不利，破拥气，治五淋，令人宣畅，去关节烦闷，解热渴。**甄权。**下气，主天行热疾，丁疮排脓，治乳痈发背。**大明。**凉心，治肺中湿热，泻肺火上逆，疗上热，目中肿赤，瘀血壅盛，上部积血，补膀胱寒水，安胎，养阴退阳。**元素。**治风热湿热头疼，奔豚热痛，火咳肺痿喉腥，诸失血。**时珍。

【发明】　〔杲曰〕黄芩之中枯而飘者，泻肺火，利气，消痰，除风热，清肌表之热；细实而坚者，泻大肠火，养阴退阳，补膀胱寒水，滋其化源。高下之分与枳实、枳壳同例。〔元素曰〕黄芩之用有九：泻肺热，一也；上焦皮肤风热风湿，二也；去诸热，三也；利胸中气，四也；消痰膈，五也；除脾经诸湿，六也；夏月须用，七也；妇人产后养阴退阳，八也；安胎，九也。酒炒上行，主上部积血，非此不能除。下痢脓血，腹痛后重，身热久不能止者，与芍药、甘草同用之。凡诸疮痛不可忍者，宜芩、连苦寒之药，详上下分身梢及引经药用之。〔震亨曰〕黄芩降痰，假其降火也。凡去上焦湿热，须以酒洗过用。片芩泻肺火，须用桑白皮佐之。若肺虚者，多用则伤肺，必先以天门冬保定肺气而后用之。黄芩、白术乃安胎圣药，俗以黄芩为寒而不敢用，盖不知胎孕宜清热凉血，血不妄行，乃能养胎。黄芩乃上中二焦药，能降火下行，白术能补脾也。〔罗天益曰〕肺主气，热伤气，故身体麻木。又五臭入肺为腥，故黄芩之苦寒，能泻火补气而利肺，治喉中腥臭。

〔颂曰〕张仲景治伤寒心下痞满泻心汤，凡四方皆用黄芩，以其主诸热、利小肠故也。又太阳病下之利不止，喘而汗出者，有葛根黄芩黄连汤，及主妊娠安胎散，亦多用之。〔时珍曰〕洁古张氏言黄芩泻肺火，治脾湿；东垣李氏言片芩治肺火，条芩治大肠火；丹溪朱氏言黄芩治上中二焦火；而张仲景治少阳证小柴胡汤，太阳少阳合病下利黄芩汤，少阳证下后心下满而不痛泻心汤，并用之；成无已言黄芩苦而入心，泄痞热。是黄芩能入手少阴阳明、手足太阴少阳六经矣。盖黄芩气寒味苦，色黄带绿，苦入心，寒胜热，泻心火，治脾之湿热，一则金不受刑，一则胃火不流入肺，即所以救肺也。肺虚不宜者，苦寒伤脾胃，损其母也。少阳之证，寒热胸胁痞满，默默不欲饮食，心烦呕，或渴或否，或小便不利。虽曰病在半表半里，而胸胁痞满，实兼心肺上焦之邪。心烦喜呕，默默不欲饮食，又兼脾胃中焦之证。故用黄芩以治手足少阳相火，黄芩亦少阳本经药也。成无已注伤寒论，但云柴胡、黄芩之苦，以发传邪之热，芍药、黄芩之苦，以坚敛肠胃之气，殊昧其治火之妙。杨士瀛直指方云：柴胡退热，不及黄芩。盖亦不知柴胡之退热，乃苦以发之，散火之标也；黄芩之退热，乃寒能胜热，折火之本也。仲景又云：少阳证腹中痛者，去黄芩，加芍药。心下悸，小便不利者，去黄芩，加茯苓。似与别录治少腹绞痛、利小肠之文不合。成氏言黄芩寒中，苦能坚肾，故去之，盖亦不然。至此当以意逆之，辨以脉证可也。若因饮寒受寒，腹中痛，及饮水心下悸，小便不利，而脉不数者，是里无热证，则黄芩不可用也。若热厥腹痛，肺热而小便不利者，黄芩其可不用乎？故善观书者，先求之理，毋徒泥其文。昔有人素多酒欲，病少腹绞痛不可忍，小便如淋，诸药不效。偶用黄芩、木通、甘草三味煎服，遂止。王海藏言有人因虚服附子药多，病小便闭，服芩、连药而愈。此皆热厥之痛也，学者其可拘乎？予年二十时，因感冒咳嗽既久，且犯戒，遂病骨蒸发热，肤如火燎，每日吐痰碗许，暑月烦渴，寝食几废，六脉浮洪。遍服柴胡、麦门冬、荆沥诸药，月余益剧，皆以为必死矣。先君偶思李东垣治肺热如火燎，烦躁引饮而昼盛者，气分热也。宜一味黄芩汤，以泻肺气分之火。遂按方用片芩一两，水二钟，煎一钟，顿服。次日身热尽退，而痰嗽皆愈。药中肯綮，如鼓应桴，医中之妙，有如此哉。

【附方】 旧三，新一十四。**三黄丸** 孙思邈千金方云：巴郡太守奏加减三黄丸：疗男子五痨七伤，消渴不生肌肉，妇人带下，手足寒热，泻五脏火。春三月，黄芩四两，大黄三两，黄连四两。夏三月，黄芩六两，大黄一两，黄连七两。秋三月，黄芩六两，大黄三两，黄连三两。冬三月，黄芩三两，大黄五两，黄连二两。三物随时合捣下筛，蜜丸乌豆大。米饮每服五丸，日三。不知，增至七丸。服一月病愈，久服走及奔马，人用有验。禁食猪肉。图经本草。**三补丸**治上焦积热，泻五脏火。黄芩、黄连、黄檗等分，为末，蒸饼丸梧子大，每白汤下二三十丸。丹溪纂要。**肺中有火**清金丸：用片芩炒为末，水丸梧子大。每服二三丸，白汤下。同上。**肤热如燎**方见发明下。**小儿惊啼**黄芩、人参等分，为末。每服一字，水饮下。普济方。**肝热生翳**不拘大人小儿。黄芩一两，淡豉三两，为末。每服三钱，以熟猪肝裹吃，温汤送下，日二服。忌酒面。卫生家宝方。**少阳头痛**亦治太阳头痛，不拘偏正。小清空膏：用片黄芩酒浸透，晒干为末。每服一钱，茶酒任下。东垣兰室秘藏。**眉眶作痛**风热有痰。黄芩酒浸、白芷等分，为末。每服二钱，茶下。洁古家珍。**吐血衄血**或发或止，积热所致。黄芩一两，去中心黑朽者，为末。每服三钱，水一盏，煎六分，和滓温服。圣惠方。**吐衄下血**黄芩三两，水三升，煎一升半，每温服一盏[①]。亦治妇人漏下血。庞安时总[②]病论。**血淋热痛**黄芩一两，水煎热服。千金方。**经水不断**芩心丸：治妇人四十九岁已后，天癸当住，每月却行，或过多不止。用条芩心二两，米醋浸七日，炙干又浸，如此七次，为末，醋糊丸梧子大。每服七十丸，空心温酒下，日二次。瑞竹堂方。**崩中下血**黄芩为细末，每服一钱，霹雳酒下，以秤锤烧赤，淬酒中也。许学士云：崩中多用止血及补血药。此方乃治阳乘于阴，所谓天暑地热，经水沸溢者也。本事方。**安胎清热**条芩、白术等分，炒为末，米饮和丸梧子大。每服五十丸，白汤下。或加神曲。凡妊娠调理，以四物去地黄，加白术、黄芩为末，常服甚良。丹溪纂要。**产后血渴**饮水不止。黄芩、麦门冬等分，水煎温服，无时。杨氏家藏方。**灸疮血出**一人灸火至五壮，血出不止如尿，手冷欲绝。以酒炒黄芩二钱为末，酒服即止。李楼怪证奇方。**老小火丹**黄芩末，水调涂之。梅师方。

子

【主治】 **肠澼脓血**。别录。

秦艽音交。本经中品

【释名】 **秦纠**唐本**秦爪**萧炳。〔恭曰〕秦艽俗作秦胶，本名秦纠，与纠同。〔时珍曰〕秦艽出秦中，以根作罗纹交纠者佳，故名秦艽、秦纠。

【集解】 〔别录曰〕秦艽生飞鸟山谷，二月八月采根暴干。〔弘景曰〕今出甘松、龙洞、蚕陵，以根作罗纹相交长大黄白色者为佳。中多衔[③]土，用宜破去。〔恭曰〕今出泾州、鄜州、岐州者良。〔颂曰〕今河陕州郡多有之。其根土黄色而相交纠，长一尺以来，粗细不等。枝干高五六寸。叶婆娑，连茎梗俱青色，如莴苣叶。六月中开花紫色，似葛花，当月结子。每于春秋采根阴干。

根

【修治】 〔敩曰〕秦艽须于脚文处认取：左文列为秦，治疾；右文列为艽，即发脚气。凡用秦，以布拭去黄白毛，乃用还元汤浸一宿，日干用。〔时珍曰〕秦艽但以左文者为良，分秦与艽为二名，谬矣。

【气味】 **苦，平，无毒**。〔别录曰〕辛，微温。〔大明曰〕苦，冷。〔元素曰〕气微温，味苦、辛，阴中微阳，可升可降，入手阳明经。〔之才曰〕菖蒲为之使，畏牛乳。

【主治】 **寒热邪气，寒湿风痹，肢节痛，下水利小便**。本经**疗风无问久新，通身挛急**。别录。**传尸骨蒸，治疳及时气**。大明。**牛乳点服，利大小便，疗酒黄、黄疸，解酒毒，去头风**。甄权。**除阳明风湿，及手足不遂，口噤牙痛口疮，肠风泻血，养血荣筋**。元素。**泄热益胆气**。好古。**治胃热虚劳发热**。时珍。

【发明】 〔时珍曰〕秦艽，手足阳明经药也，兼入肝胆，故手足不遂，黄疸烦渴之病须之，取其去阳明之湿热也。阳明有湿，则身体酸疼烦热；有热，则日晡潮热骨蒸，所以圣惠方治急劳烦热，身体

---

① 盏：原作“钱”，字误，今据《伤寒总病论》卷三改。

② 总：原作“卒”，字误，今据卷一引据古今医家书目改。

③ 衔：原作“冲”，字误，今据《证类本草》卷八改。

酸疼，用秦艽、柴胡各[①]一两，甘草五钱，为末，每服三钱，白汤调下。治小儿骨蒸潮热，减食瘦弱，用秦艽、炙甘草各一两，每用一二钱，水煎服之。钱乙加薄荷叶五钱。

【附方】　旧五，新六。**五种黄疸**崔元亮海上方云：凡黄有数种：伤酒发黄，误食鼠粪亦作黄，因劳发黄，多痰涕，目有赤脉，益憔悴，或面赤恶心者是也。用秦艽一大两，锉作两帖。每帖用酒半升，浸绞取汁，空腹服，或利便止。就中饮酒人易治，屡用得力。贞元广利方治黄病内外皆黄，小便赤，心烦口干者。以秦艽三两，牛乳一大升，煮取七合，分温再服。此方出于许仁则。又孙真人方：加芒消六钱。**暴泻引饮**秦艽二两，甘草炙半两。每服三钱，水煎服。圣惠方。**伤寒烦渴**心神躁热。用秦艽一两，牛乳一大盏，煎六分，分作二服。太平圣惠方。**急劳烦热**方见发明下。**小儿骨蒸**同上。**小便艰难**或转胞，腹满闷，不急疗，杀人。用秦艽一两，水一盏，煎六分，分作二服。又方：加冬葵子等分，为末，酒服一匕。圣惠方。**胎动不安**秦艽、甘草炙、鹿角胶炒，各半两，为末。每服三钱，水一大盏，糯米五十粒，煎服。又方：秦艽、阿胶炒、艾叶等分，如上煎服。圣惠方。**发背初起**疑似者。便以秦艽、牛乳煎服，得快利三五行，即愈。崔元亮海上集验方。**疮口不合**一切皆治。秦艽为末掺之。直指方。

茈胡本经上品

【释名】　**地熏**本经**芸蒿**别录**山菜**吴普**茹草**吴普〔恭曰〕茈是古柴字。上林赋云茈姜，及尔雅云茈草，并作此茈字。此草根紫色，今太常用茈胡是也。又以木代系，相承呼为柴胡。且检诸本草无名此者。〔时珍曰〕茈字有柴、紫二音。茈姜、茈草之茈皆音紫，茈胡之茈音柴。茈胡生山中，嫩则可茹，老则采而为柴，故苗有芸蒿、山菜、茹草之名，而根名柴胡也。苏恭之说殊欠明。古本张仲景伤寒论，尚作此字也。

【集解】　〔别录曰〕茈胡叶名芸蒿，辛香可食，生弘农川谷及冤句，二月、八月采根暴干。〔弘景曰〕今出近道，状如前胡而强。博物志云：芸蒿叶似邪蒿，春秋有白蒻，长四五寸，香美可食，长安及河内并有之。〔恭曰〕伤寒大小柴胡汤，为痰气之要。若以芸蒿根为之，大谬矣。〔颂曰〕今关陕、江湖间近道皆有之，以银州者为胜。二月生苗甚香。茎青紫坚硬，微有细线。叶似竹叶而稍紧小，亦有似斜蒿者，亦有似麦门冬叶而短者。七月开黄花。根淡赤色，似前胡而强。生丹州者结青子，与他处者不类。其根似芦头，有赤毛如鼠尾，独窠长者好。〔敩曰〕茈胡出在平州平县，即今银州银县也。西畔生处，多有白鹤、绿鹤于此飞翔，是茈胡香直上云间，若有过往闻者，皆气爽也。〔承曰〕柴胡以银、夏者最良，根如鼠尾，长一二尺，香味甚佳。今图经所载，俗不识其真，市人以同、华者代之。然亦胜于他处者，盖银、夏地方多沙，同、华亦沙苑所出也。〔机曰〕解散用北柴胡，虚热用海阳软柴胡为良。〔时珍曰〕银州即今延安府神木县，五原城是其废迹。所产柴胡长尺余而微白且软，不易得也。北地所产者，亦如前胡而软，今人谓之北柴胡是也，入药亦良。南土所产者，不似前胡，正如蒿根，强硬不堪使用。其苗有如韭叶者，竹叶者，以竹叶者为胜。其如邪蒿者最下也。按夏小正月令云：仲春芸始生。仓颉解诂云：芸，蒿也。似邪蒿，可食。

① 各：原脱，今据《圣济总录》卷八十七补。

亦柴胡之类，入药不甚良，故苏恭以为非柴胡云。近时有一种，根似桔梗、沙参，白色而大，市人以伪充银柴胡，殊无气味，不可不辨。

根

【修治】 〔敩曰〕凡采得银州柴胡，去须及头，用银刀削去赤薄皮少许，以粗布拭净，锉用。勿令犯火，立便无效也。

【气味】 **苦，平，无毒。**〔别录曰〕微寒。〔普曰〕神农、岐伯、雷公：苦，无毒。〔大明曰〕甘。〔元素曰〕气味俱轻，阳也，升也，少阳经药，引胃气上升。苦寒以发散表热。〔杲曰〕升也，阴中之阳，手足少阳厥阴四经引经药也。在脏主血，在经主气。欲上升，则用根，以酒浸；欲中及下降，则用梢。〔之才曰〕半夏为之使，恶皂荚，畏女菀、藜芦。〔时珍曰〕行手足少阳，以黄芩为佐；行手足厥阴，以黄连为佐。

【主治】 **心腹肠胃中结气，饮食积聚，寒热邪气，推陈致新。久服轻身明目益精。**本经。**除伤寒心下烦热，诸痰热结实，胸中邪气，五脏间游气，大肠停积水胀，及湿痹拘挛，亦可作浴汤。**别录。**治热劳骨节烦疼，热气肩背疼痛，劳乏羸瘦，下气消食，宣畅气血，主时疾内外热不解，单煮服之良。**甄权。**五劳七伤，除烦止惊，益气力，消痰止嗽，润心肺，添精髓，健忘。**大明。**除虚劳，散肌热，去早晨潮热，寒热往来，胆瘅，妇人产前产后诸热，心下痞，胸胁痛。**元素。**治阳气下陷，平肝胆三焦包络相火，及头痛眩运，目昏赤痛障翳，耳聋鸣，诸疟，及肥气寒热，妇人热入血室，经水不调，小儿痘疹余热，五疳羸热。**时珍。

【发明】 〔之才曰〕茈胡得桔梗、大黄、石膏、麻子仁、甘草、桂，以水一斗，煮取四升，入消石三方寸匕，疗伤寒寒热头痛，心下烦满。〔颂曰〕张仲景治伤寒，有大小柴胡及柴胡加龙骨、柴胡加芒消等汤，故后人治寒热，此为最要之药。〔杲曰〕能引清气而行阳道，伤寒外，诸有热则加之，无热则不加也。又能引胃气上行，升腾而行春令者，宜加之。又凡诸疟以柴胡为君，随所发时所在经分，佐以引经之药。十二经疮疽中，须用柴胡以散诸经血结气聚，功与连翘同也。〔好古曰〕柴胡能去脏腑内外俱乏，既能引清气上行而顺阳道，又入足少阳。在经主气，在脏主血。前行则恶热，却退则恶寒。惟气之微寒，味之薄者，故能行经。若佐以三棱、广茂、巴豆之类，则能消坚积，是主血也。妇人经水适来适断，伤寒杂病，易老俱用小柴胡汤，加以四物之类，并秦艽、牡丹皮辈，为调经之剂。又言妇人产后血热必用之药也。〔宗奭曰〕柴胡本经并无一字治劳，今人治劳方中鲜有不用者。呜呼！凡此误世甚多。尝原病劳，有一种其脏虚损，复受邪热，因虚而致劳，故曰劳者牢也，当须斟酌用之，如经验方中治劳热青蒿煎之用柴胡，正合宜尔，服之无不效，热去即须急止。若或无热，得此愈甚，虽至死，人亦不怨，目击甚多。日华子又谓补五劳七伤，药性论亦谓治劳乏羸瘦。若此等病，苟无实热，医者执而用之，不死何待？注释本草，一字亦不可忽。盖万世之后，所误无穷，可不谨哉？如张仲景治寒热往来如疟状，用柴胡汤，正合其宜也。〔时珍曰〕劳有五劳，病在五脏。若劳在肝、胆、心，及包络有热，或少阳经寒热者，则柴胡乃手足厥阴少阳必用之药。劳在脾胃有热，或阳气下陷，则柴胡乃引清气、退热必用之药。惟劳在肺、肾者，不用可尔。然东垣李氏言诸有热者宜加之，无热则不加。又言诸经之疟，皆以柴胡为君。十二经疮疽，须用柴胡以散结聚。则是肺疟、肾疟，十二经之疮，有热者皆可用之矣。但要用者精思病原，加减佐使可也。寇氏不分脏腑经络有热无热，乃谓柴胡不治劳乏，一概摈斥，殊非通论。如和剂局方治上下诸血，龙脑鸡苏丸，用银柴胡浸汁熬膏之法，则世人知此意者鲜矣。按庞元英谈薮云：张知阁久病疟，热时如火，年余骨立。医用茸、附诸药，热益甚。召医官孙琳诊之。琳投小柴胡汤一帖，热减十之九，三服脱然。琳曰：此名劳疟，热从髓出，加以刚剂，气血愈亏，安得不瘦？盖热有在皮肤、在脏腑、在骨髓，非柴胡不可。若得银柴胡，只须一服；南方者力减，故三服乃效也。观此则得用药之妙的矣。寇氏之说，可尽凭乎。

【附方】　旧一，新五。**伤寒余热**伤寒之后，邪入经络，体瘦肌热，推陈致新，解利伤寒时气伏暑，仓卒并治，不论长幼。柴胡四两，甘草一两，每服三钱，水一盏煎服。许学士本事方。**小儿骨热**十五岁以下，遍身如火，日渐黄瘦，盗汗咳嗽烦渴。柴胡四两，丹砂三两，为末，豮猪胆汁拌和，饭上蒸熟，丸绿豆大。每服一丸，桃仁、乌梅汤下，日三服。圣济总录。**虚劳发热**柴胡、人参等分，每服三钱，姜、枣同水煎服。澹寮方。**湿热黄疸**柴胡一两，甘草二钱半，作一剂，以水一碗，白茅根一握，煎至七分，任意时时服，一日尽。孙尚药秘宝方。**眼目昏暗**柴胡六铢，决明子十八铢，治筛，人乳汁和傅目上，久久夜见五色。千金方。**积热下痢**柴胡、黄芩等分，半酒半水煎七分，浸冷，空心服之。济急方。

苗

【主治】　**卒聋，捣汁频滴之。**千金。

前胡别录中品

【释名】　〔时珍曰〕按孙愐唐韵作湔胡，名义未解。

【集解】　〔别录曰〕前胡二月、八月采根暴干。〔弘景曰〕近道皆有，生下湿地，出吴兴者为胜。根似柴胡而柔软，为疗殆欲同之，本经上品有茈胡而无此，晚来医乃用之。〔大明曰〕越、衢、婺、睦等处者皆好，七八月采之，外黑里白。〔颂曰〕今陕西、梁汉、江淮、荆襄州郡及相州、孟州皆有之。春生苗，青白色，似斜蒿。初出时有白茅，长三四寸，味甚香美，又似芸蒿。七月内开白花，与葱花相类。八月结实。根青紫色。今鄜延将来者，大与柴胡相似。但柴胡赤色而脆，前胡黄而柔软，为不同尔。一说：今诸方所用前胡皆不同。汴京北地者，色黄白，枯脆绝无气味。江东乃有三四种：一种类当归，皮斑黑，肌黄而脂润，气味浓烈。一种色理黄白，似人参而细短，香味都微。一种如草乌头，肤赤而坚，有两三歧为一本，食之亦戟人咽喉，中破以姜汁渍捣服之，甚下膈解痰实。然皆非真前胡也。今最上者出吴中。又寿春生者，皆类柴胡而大，气芳烈，味亦浓苦，疗痰下气，最胜诸道者。〔敩曰〕凡使勿用野蒿根，缘真似前胡，只是味粗酸。若误用之，令人反胃不受食。若是前胡，味甘微苦也。〔时珍曰〕前胡有数种，惟以苗高一二尺，色似斜蒿，叶如野菊而细瘦，嫩时可食，秋月开黪白花，类蛇床子花，其根皮黑肉白，有香气为真。大抵北者为胜，故方书称北前胡云。

根

【修治】　〔敩曰〕修事先用刀刮去苍黑皮并髭土了，细锉，以甜竹沥浸令润，日中晒干用。

【气味】 **苦，微寒，无毒。**〔权曰〕甘、辛、平。〔之才曰〕半夏为之使，恶皂荚，畏藜芦。

【主治】 **痰满，胸胁中痞，心腹结气，风头痛，去痰下气，治伤寒寒热，推陈致新，明目益精。**别录。**能去热实，及时气内外俱热，单煮服之。**甄权。**治一切气，破癥结，开胃下食，通五脏，主霍乱转筋，骨节烦闷，反胃呕逆，气喘咳嗽，安胎，小儿一切疳气。**大明。**清肺热，化痰热，散风邪。**时珍。

【发明】 〔时珍曰〕前胡味甘、辛，气微平，阳中之阴，降也。乃手足太阴阳明之药，与柴胡纯阳上升入少阳厥阴者不同也。其功长于下气，故能治痰热喘嗽痞膈呕逆诸疾，气下则火降，痰亦降矣。所以有推陈致新之绩，为痰气要药。陶弘景言其与柴胡同功，非矣。治证虽同，而所入所主则异。

【附方】 旧一。**小儿夜啼**前胡捣筛，蜜丸小豆大。日服一丸，熟水下，至五六丸，以瘥为度。普济方。

防风本经上品

【释名】 **铜芸**本经**茴芸**吴普**茴草**别录**屏风**别录**蕳根**别录**百枝**别录**百蜚**吴普。〔时珍曰〕防者，御也。其功疗风最要，故名。屏风者，防风隐语也。曰芸、曰茴、曰蕳者，其花如茴香，其气如芸蒿。蕳，兰也。

【集解】 〔别录曰〕防风生沙苑川泽及邯郸、琅琊、上蔡，二月、十月采根暴干。〔普曰〕正月生叶细圆，青黑黄白。五月黄花。六月结实黑色。〔弘景曰〕郡县无名沙苑。今第一出彭城兰陵，即近琅琊者。郁州百市亦有之。次出襄州、义阳县界，亦可用。惟以实而脂润，头节坚如蚯蚓头者为好。〔恭曰〕今出齐州龙山最善，淄州、兖州、青州者亦佳。叶似牡蒿、附子苗等。沙苑在同州南，亦出防风，轻虚不如东道者，陶云无沙苑误矣。〔颂曰〕今汴东、淮、浙州郡皆有之。茎叶俱青绿色，茎深而叶淡，似青蒿而短小。春初时嫩紫红色，江东宋亳人采作菜茹，极爽口。五月开细白花，中心攒聚作大房，似莳萝花。实似胡荽子而大。根土黄色，与蜀葵根相类，二月、十月采之。关中生者，三月、六月采之，然轻虚不及齐州者良。又有石防风，出河中府，根如蒿根而黄，叶青花白，五月开花，六月采根暴干，亦疗头风胀痛。〔时珍曰〕江淮所产多是石防风，生于山石之间。二月采嫩苗作菜，辛甘而香，呼为珊瑚菜。其根粗丑，其子亦可种。吴绶云：凡使以黄色而润者为佳，白者多沙条，不堪。

【气味】 **甘，温，无毒。**〔别录曰〕辛，无毒。叉头者令人发狂，叉尾者发人痼疾。〔普曰〕神农、黄帝、岐伯、桐君、雷公、扁鹊：甘，无毒。〔李当之〕小寒。〔元素曰〕味辛而甘，气温，气味俱薄，浮而升，阳也。手足太阳经之本药。〔好古曰〕又行足阳明、太阴二经，为肝经气分药。〔杲曰〕防风能致黄芪，黄芪得防风其功愈大，乃相畏而相使者也。〔之才曰〕得葱白能行周身，得泽泻、藁本疗风，得当归、芍药、阳起石、禹余粮疗妇人子脏风。畏萆薢，杀附子毒，恶藜芦、白敛、干姜、芫花。

【主治】 **大风，头眩痛恶风，风邪目盲无所见，风行周身，骨节疼痛，久服轻身。**本经。**烦满胁痛，风头面去来，四肢挛急，字乳金疮内痉。**别录。**治三十六般风，男子一切劳劣，补中益神，风赤眼，止冷泪及瘫痪，通利五脏关脉，五劳七伤，羸损盗汗，心烦体重，能安神定志，匀气脉。**大明。**治上焦风邪，泻肺**

实，散头目中滞气，经络中留湿，主上部见血。元素。**搜肝气**。好古。

叶

【主治】 **中风热汗出**。别录。〔颂曰〕江东一种防风，茹其嫩苗，云动风，与此文相反，岂别是一物耶？

花

【主治】 **四肢拘急，行履不得，经脉虚羸，骨节间痛，心腹痛**。甄权。

子

【主治】 **疗风更优，调食之**。苏恭。

【发明】 〔元素曰〕防风，治风通用，身半已上风邪用身，身半已下风邪用梢，治风去湿之仙药也，风能胜湿故尔。能泻肺实，误服泻人上焦元气。〔杲曰〕防风治一身尽痛，乃卒伍卑贱之职，随所引而至，乃风药中润剂也。若补脾胃，非此引用不能行。凡脊痛项强，不可回顾，腰似折，项似拔者，乃手足太阳证，正当用防风。凡疮在胸膈已上，虽无手足太阳证，亦当用之，为能散结，去上部风。病人身体拘倦者，风也，诸疮见此证亦须用之。钱仲阳泻黄散中倍用防风者，乃于土中泻木也。

【附方】 旧二，新九。**自汗不止**防风去芦为末，每服二钱，浮麦煎汤服。朱氏集验方：防风用麸炒，猪皮煎汤下。**睡中盗汗**防风二两，芎䓖一两，人参半两，为末。每服三钱，临卧饮下。易简方。**消风顺气**老人大肠秘涩。防风、枳壳麸炒一两，甘草半两，为末，每食前白汤服二钱。简便方。**偏正头风**防风、白芷等分，为末，炼蜜丸弹子大。每嚼一丸，茶清下。普济方。**破伤中风**牙关紧急。天南星、防风等分，为末。每服二三匙，童子小便五升，煎至四升，分二服，即止也。经验后方。**小儿解颅**防风、白及、柏子仁等分，为末。以乳汁调涂，一日一换。养生主论。**妇人崩中**独圣散：用防风去芦头，炙赤为末。每服一钱，以面糊酒调下，更以面糊酒投之，此药累经效验。一方：加炒黑蒲黄等分。经验方。**解乌头毒**附子、天雄毒。并用防风煎汁饮之。千金方。**解芫花毒**同上。**解野菌毒**同上。**解诸药毒**已死，只要心间温暖者，乃是热物犯之，只用防风一味，擂冷水灌之。万氏积善堂。

独活本经上品

【释名】 **羌活**本经**羌青**本经**独摇草**别录**护羌使者**本经**胡王使者**吴普**长生草**〔弘景曰〕一茎直上，不为风摇，故曰独活。〔别录曰〕此草得风不摇，无风自动，故名独摇草。〔大明曰〕独活，是羌活母也。〔时珍曰〕独活以羌中来者为良，故有羌活、胡王使者诸名，乃一物二种也。正如川芎、抚芎、白术、苍术之义，入用微有不同，后人以为二物者非矣。

【集解】 〔别录曰〕独活生雍州川谷，或陇西南安[①]，二月、八月采根暴干。〔弘景曰〕此州郡县并是羌地。羌活形细而多节软润，气息极猛烈。出益州北都西川者为独活。色微白，形虚大，为用亦相似而小不如。至易蛀，宜密器藏之。〔颂曰〕独活、羌活今出蜀汉者佳。春生苗叶如青麻。六月开花作丛，或黄或紫。结实时叶黄者，是夹石上所生；叶青者，是土脉中所生。本经云二物同一类。今人以紫色而节密者为羌活，黄色而作块者为独活。而陶隐居言独活色微白，形虚大，用与羌活相似。今蜀中乃有大独活，类桔梗而大，气味亦不与羌活相类，用之微寒而少效。今又有独活，亦自蜀中来，类羌

① 安：原作“要”，字误，今据《证类本草》卷六改。

活，微黄而极大，收时寸解干之，气味亦芳烈，小类羌活，又有槐叶气者，今京下多用之，极效验，意此为真者。而市人或择羌活之大者为独活，殊未为当。大抵此物有两种，西蜀者，黄色，香如蜜；陇西者，紫色，秦陇人呼为山前独活。古方但用独活，今方既用独活而又用羌活，兹为谬矣。〔机曰〕本经独活一名羌活，本非二物。后人见其形色气味不同，故为异论。然物多不齐，一种之中自有不同。仲景治少阴所用独活，必紧实者；东垣治太阳所用羌活，必轻虚者。正如黄芩取枯飘者名片芩治太阴，条实者名子芩治阳明之义同也。况古方但用独活无羌活，今方俱用，不知病宜两用耶？抑未之考耶？〔时珍曰〕独活、羌活乃一类二种，以中国者为独活，西羌者为羌活，苏颂所说颇明。按王硕易简方云：羌活须用紫色有蚕头鞭节者。独活是极大羌活有臼如鬼眼者，寻常皆以老宿前胡为独活者，非矣。近时江淮山中出一种土当归，长近尺许，白肉黑皮，气亦芬香，如白芷气，人亦谓之水白芷，用充独活，解散亦或用之，不可不辨。

根

【修治】 〔敩曰〕采得细锉，以淫羊藿拌挹，二日，暴干去藿，用，免烦人心。〔时珍曰〕此乃服食家治法，寻常去皮或焙用尔。

【气味】 **苦、甘，平，无毒**〔别录曰〕微温。〔权曰〕苦、辛。〔元素曰〕独活微温，甘、苦、辛，气味俱薄[①]，浮而升，阳也，足少阴行经气分之药。羌活性温，辛苦，气味俱薄，浮而升，阳也，手足太阳行经风药，并入足厥阴少阴经气分。〔之才曰〕豚实为之使。〔弘景曰〕药无豚实。恐是蠡实也。

【主治】 **风寒所击，金疮止痛，奔豚痫痓，女子疝瘕。久服轻身耐老。**本经。**疗诸贼风，百节痛风，无问久新。**别录。**独活：治诸中风湿冷，奔喘逆气，皮肤苦痒，手足挛痛劳损，风毒齿痛。羌活：治贼风失音不语，多痒，手足不遂，口面㖞斜，遍身瘰痹、血癞。**甄权。**羌、独活：治一切风并气，筋骨挛拳，骨节酸疼，头旋目赤疼痛，五劳七伤，利五脏及伏梁水气。**大明。**治风寒湿痹，酸痛不仁，诸风掉眩，颈项难伸。**李杲。**去肾间风邪，搜肝风，泻肝气，治项强、腰脊痛。**好古。**散痈疽败血。**元素。

【发明】 〔恭曰〕疗风宜用独活，兼水宜用羌活。〔刘完素曰〕独活不摇风而治风，浮萍不沉水而利水，因其所胜而为制也。〔张元素曰〕风能胜湿，故羌活能治水湿。独活与细辛同用，治少阴头痛。头运目眩，非此不能除。羌活与川芎同用，治太阳、少阴头痛，透关利节，治督脉为病，脊强而厥。〔好古曰〕羌活乃足太阳、厥阴、少阴药，与独活不分二种。后人因羌活气雄，独活气细。故雄者治足太阳风湿相搏，头痛、肢节痛、一身尽痛者，非此不能除，乃却乱反正之主君药也。细者治足少阴伏风，头痛、两足湿痹、不能动止者，非此不能治，而不治太阳之证。〔时珍曰〕羌活、独活皆能逐风胜湿，透关利节，但气有刚劣不同尔。素问云：从下上者，引而去之。二味苦辛而温，味之薄者，阴中之阳，故能引气上升，通达周身，而散风胜湿。按文系曰：唐刘师贞之兄病风。梦神人曰：但取胡王使者浸酒服便愈。师贞访问皆不晓。复梦其母曰：胡王使者，即羌活也。求而用之，兄疾遂愈。〔嘉谟曰〕羌活本手足太阳表里引经之药，又入足少阴、厥阴。名

① 气味俱薄：《汤液本草》卷中作“气厚味薄”。

列君部之中，非比柔懦之主。小无不入，大无不通。故能散肌表八风之邪，利周身百节之痛。

【附方】 旧七，新七。**中风口噤**通身冷，不知人。独活四两，好酒一升，煎半升服。千金方。**中风不语**独活一两，酒二升，煎一升，大豆五合，炒有声，以药酒热投，盖之良久，温服三合，未瘥再服。陈延之小品方。**热风瘫痪**常举发者。羌活二斤，构子一升，为末。每酒服方寸匕，日三服。广济方。**产后中风**语涩，四肢拘急。羌活三两，为末。每服五钱，酒、水各一盏，煎减半服。小品方。**产后风虚**独活、白鲜皮各三两，水三升，煮二升，分三服。耐酒者，入酒同煮。小品方。**产后腹痛**羌活二两，煎酒服。必效方。**产肠脱出**方同上。子母秘录。**妊娠浮肿**羌活、萝卜子同炒香，只取羌活为末。每服二钱，温酒调下，一日一服，二日二服，三日三服。乃嘉兴主[①]簿张昌明所传。许学士本事方。**风水浮肿**方同上。**历节风痛**独活、羌活、松节等分，用酒煮过，每日空心饮一杯。外台秘要。**风牙肿痛**肘后方用独活煮酒热漱之。文潞公药准用独活、地黄各三两，为末。每服三钱，水一盏煎，和滓温服，卧时再服。**喉闭口噤**羌活三两，牛蒡子二两，水煎一钟，入白矾少许，灌之取效。圣济录。**睛垂至鼻**人睛忽垂至鼻，如黑角塞，痛不可忍，或时时大便血出痛，名曰肝胀。用羌活煎汁，服数盏自愈。夏子益奇疾方。**太阳头痛**羌活、防风、红豆等分，为末，嗃鼻。玉机微义。

土当归纲目

【集解】 原缺

根

【气味】 **辛，温，无毒。**

【主治】 **除风和血，煎酒服之。闪拗手足，同荆芥、葱白煎汤淋洗之。**时珍。出卫生易简方。

都管草宋图经

【集解】 〔颂曰〕都管草生宜州田野，根似羌活头，岁长一节，苗高一尺许，叶似土当归，有重台，二月、八月采根阴干。施州生者作蔓，又名香毬，蔓长丈余，赤色，秋结红实，四时皆有，采其根枝，淋洗风毒疮肿。〔时珍曰〕按范成大桂海志云：广西出之，一茎六叶。

根

【气味】 **苦、辛，寒，无毒。**

【主治】 **风肿痈毒赤疣，以醋摩涂之。亦治咽喉肿痛，切片含之，立愈。**苏颂。**解蜈蚣、蛇毒。**时珍。

升麻本经上品

【释名】 **周麻**〔时珍曰〕其叶似麻，其性上升，故名。按张揖广雅及吴普本草并云，升麻一名周升麻。则周或指周地，如今人呼川升麻之义。今别录作周麻，非省文，即脱误也。

【集解】 〔别录曰〕升麻生益州山谷，二月、八月采根日干。〔弘景曰〕旧出宁州者第一，形细而黑，极坚实。今惟出益州，好者细削，皮青绿色，谓之鸡骨升麻。北部亦有，而形虚大，黄色。建平亦有，而形大味薄，不堪用。人言是落新妇根，不然也。其形相似，气色非也。落新妇亦解毒，取叶挼作小儿浴汤，主惊忤。〔藏器曰〕落新妇今人多呼为小升麻，功用同于升麻，亦大小有殊也。〔志曰〕升麻，今嵩高出者色青，功用不如蜀者。〔颂曰〕今蜀汉、陕西、淮南州郡皆有之，

---

① 主：原脱，今据《本事方》卷四补。

以蜀川者为胜。春生苗，高三尺以来。叶似麻叶，并青色。四月、五月着花，似粟穗，白色。六月以后结实，黑色。根如蒿根，紫黑色，多须。

根

【修治】 〔敩曰〕采得刮去粗皮，用黄精自然汁浸一宿，暴干，锉蒸再暴用。〔时珍曰〕今人惟取里白外黑而紧实者，谓之鬼脸升麻，去须及头芦，锉用。

【气味】 **甘、苦，平、微寒，无毒。**〔元素曰〕性温，味辛微苦，气味俱薄，浮而升，阳也，为足阳明、太阴引经的药。得葱白、白芷，亦入手阳明、太阴。〔杲曰〕引葱白，散手阳明风邪。引石膏，止阳明齿痛。人参、黄芪，非此引之，不能上行。〔时珍曰〕升麻，同柴胡，引生发之气上行；同葛根，能发阳明之汗。

【主治】 **解百毒，杀百精老物殃鬼，辟瘟疫瘴气邪气，蛊毒入口皆吐出，中恶腹痛，时气毒疠，头痛寒热，风肿诸毒，喉痛口疮。久服不夭，轻身长年。**本经。**安魂定魄，鬼附啼泣，疳匿，游风肿毒。**大明。**小儿惊痫，热壅不通，疗痈肿豌豆疮，水煎绵沾拭疮上。**甄权。**治阳明头痛，补脾胃，去皮肤风邪，解肌肉间风热，疗肺痿咳唾脓血，能发浮汗。**元素。**牙根浮烂恶臭，太阳鼽衄，为疮家圣药。**好古。**消斑疹，行瘀血，治阳陷眩运，胸胁虚痛，久泄下痢，后重遗浊，带下崩中，血淋下血，阴痿足寒。**时珍。

【发明】 〔元素曰〕补脾胃药，非此为引用不能取效。脾痹非此不能除。其用有四：手足阳明引经，一也；升阳气于至阴之下，二也；去至高之上及皮肤风邪，三也；治阳明头痛，四也。〔杲曰〕升麻发散阳明风邪，升胃中清气，又引甘温之药上升，以补卫气之散而实其表。故元气不足者，用此于阴中升阳，又缓带脉之缩急。此胃虚伤冷，郁遏阳气于脾土者，宜升麻、葛根以升散其火郁。〔好古曰〕升麻葛根汤，乃阳明发散药。若初病太阳证便服之，发动其汗，必传阳明，反成其害也。朱肱活人书言瘀血入里，吐血衄血者，犀角地黄汤，乃阳明经圣药。如无犀角，以升麻代之。二物性味相远，何以代之？盖以升麻能引地黄及余药同入阳明也。〔时珍曰〕升麻引阳明清气上行，柴胡引少阳清气上行。此乃禀赋素弱，元气虚馁，及劳役饥饱生冷内伤，脾胃引经最要药也。升麻葛根汤，乃发散阳明风寒药也。时珍用治阳气郁遏，及元气下陷诸病，时行赤眼，每有殊效，神而明之，方可执泥乎？一人素饮酒，因寒月哭母受冷，遂病寒中，食无姜、蒜，不能一啜。至夏酷暑，又多饮水，兼怀怫郁。因病右腰一点胀痛，牵引右胁，上至胸口，则必欲卧。发则大便里急后重，频欲登圊，小便长而数，或吞酸，或吐水，或作泻，或阳痿，或厥逆，或得酒少止，或得热稍止。但受寒食寒，或劳役，或入房，或怒或饥，即时举发。一止则诸证泯然，如无病人，甚则日发数次。服温脾胜湿滋补消导诸药，皆微止随发。时珍思之，此乃饥饱劳逸，内伤元气，清阳陷遏，不能上升所致也。遂用升麻葛根汤合四君子汤，加柴胡、苍术、黄芪煎服，服后仍饮酒一二杯助之。其药入腹，则觉清气上行，胸膈爽快，手足和暖，头目精明，神采迅发，诸证如扫。每发一服即止，神验无比。若减升麻、葛根，或不饮酒，则效便迟。大抵人年五十以后，其气消者多，长者少；降者多，升者少；秋冬之令多，而春夏之令少。若禀受弱而有前诸证者，并宜此药活法治之。素问云：阴精所奉其人寿，阳精所奉其人夭。千古之下，窥其奥而阐其微者，张洁古、李东垣二人而已。外此，则著参同契、悟真篇者，旨与此同也。又升麻能解散痘毒，惟初发热时，可用解毒；痘已出后，气弱或泄泻者，亦可少用；其升麻葛根汤，则见斑后必不可用，为其解散也。本草以升麻为解毒、吐蛊毒要药，盖以其为阳明本经药，而性又上升故也。按范石湖文集云：李焘为雷州推官，鞫狱得治蛊方：毒在上用升麻吐之，在腹用郁金下之，或合二物服之，不吐则下。此方活人甚多也。

【附方】 旧五，新八。**服食丹砂**石泉公王方庆岭南方云：南方养生治病，无过丹砂。其方用升麻末三两，研炼过，光明砂一两，以蜜丸梧子大，每日食后服三丸。苏颂图经本草。**豌豆斑疮**比岁有病天行发斑疮，头面及身，须臾周匝，状如火烧疮，皆戴白浆，随决随生，不治数日必死，瘥后瘢黯，弥岁方减，此恶毒之气所为。云晋元帝时，此病自西北流起，名虏疮。以蜜煎升麻，时时食之。并以水煮升麻，绵沾拭洗之。葛洪肘后方。**辟瘴明目**七物升麻丸：升麻、犀角、黄芩、朴消、卮子、大黄各二两，豉二升，微熬同捣末，蜜丸梧子大。觉四肢大热，大便难，即服三十丸，取微利为度。若四肢小热，只食后服二十丸。非但辟瘴，甚能明目。王方庆岭南方。**卒肿毒起**升麻磨醋频涂之。肘后方。**喉痹作痛**升麻片含咽。或以半两煎服取吐。直指方。**胃热齿痛**升麻煎汤饮，热漱咽之，解毒。或加生地黄。直指方。**口舌生疮**升麻一两，黄连三分，为末，绵裹含咽。本事方。**热痱瘙痒**升麻煎汤饮，并洗之。千金方。**小儿尿血**蜀升麻五分，水五合，煎一合，服之。一岁儿，一日一服。姚和众至宝方。**产后恶血**不尽，或经月半年。以升麻三两，清酒五升，煮取二升，分半再服。当吐下恶物，极良。千金翼方。**解莨菪毒**升麻煮汁，多服之。外台秘要。**挑生蛊毒野葛毒**。并以升麻多煎频饮之。直指方。**射工溪毒**升麻、乌翣煎水服，以滓涂之。肘后方。

苦参本经中品

【释名】 **苦蘵**本经**苦骨**纲目**地槐**别录**水槐**别录**菟槐**别录**骄槐**别录**野槐**纲目**白茎**别录又名岑茎、禄白、陵郎、虎麻。〔时珍曰〕苦以味名，参以功名，槐以叶形名也。苦蘵与菜部苦蘵同名异物。

【集解】 〔别录曰〕苦参生汝南山及田野，三月、八月、十月采根暴干。〔弘景曰〕近道处处有之。叶极似槐叶，花黄色，子作荚，根味至苦恶。〔颂曰〕其根黄色，长五七寸许，两指粗细。三五茎并生，苗高三四尺以来。叶碎青色，极似槐叶，春生冬凋。其花黄白色，七月结实如小豆子。河北生者无花子。五月、六月、十月采根暴干。〔时珍曰〕七八月结角如萝卜子，角内有子二三粒，如小豆而坚。

根

【修治】 〔敩曰〕采根，用糯米浓泔汁浸一宿，其腥秽气并浮在水面上，须重重淘过，即蒸之，从巳至申，取晒切用。

【气味】 **苦，寒，无毒。**〔之才曰〕玄参为之使，恶贝母、菟丝、漏卢，反藜芦。〔时珍曰〕伏汞，制雌黄、焰消。

【主治】 **心腹结气，癥瘕积聚，黄疸，溺有余沥，逐水，除痈肿，补中，明目止泪。**本经。**养肝胆气，安五脏，平胃气，令人嗜食轻身，定志益精，利九窍，除伏热肠澼，止渴醒酒，小便黄赤，疗恶疮、下部䘌。**别录。**渍酒饮，治疥杀虫。**弘景。**治恶虫、胫酸。**苏恭。**治热毒风，**

皮肌烦燥[①] **生疮，赤癞眉脱，除大热嗜睡，治腹中冷痛，中恶腹痛**。甄权。**杀疳虫。炒存性，米饮服，治肠风泻血并热痢**。时珍。

【发明】　〔元素曰〕苦参味苦气沉纯阴，足少阴肾经君药也。治本经须用，能逐湿。〔颂曰〕古今方用治风热疮疹最多。〔宗奭曰〕沈存中笔谈，载其苦腰重久坐不能行。有一将佐曰：此乃病齿数年，用苦参揩齿，其气味入齿伤肾所致也。后有太常少卿昭亮，亦用苦参揩齿，岁久亦病腰。自后悉不用之，腰疾皆愈。此皆方书不载者。〔震亨曰〕苦参能峻补阴气，或得之而致腰重者，因其气降而不升也，非伤肾之谓也。其治大风有功，况风热细疹乎？〔时珍曰〕子午乃少阴君火对化，故苦参、黄柏之苦寒，皆能补肾，盖取其苦燥湿、寒除热也。热生风，湿生虫，故又能治风杀虫。惟肾水弱而相火胜者，用之相宜。若火衰精冷，真元不足，及年高之人，不可用也。素问云：五味入胃，各归其所喜攻，久而增气，物化之常也。气增而久，夭之由也。王冰注云：入肝为温，入心为热，入肺为清，入肾为寒，入脾为至阴而兼四气，皆为增其味而益其气，各从本脏之气。故久服黄连、苦参而反热者，此其类也。气增不已，则脏气有偏胜，偏胜则脏有偏绝，故有暴夭。是以药不具五味，不备四气，而久服之，虽且获胜，久必暴夭。但人疏忽，不能精候尔。张从正亦云：凡药皆毒也。虽甘草、苦参，不可不谓之毒。久服则五味各归其脏，必有偏胜气增之患。诸药皆然，学者当触类而长之可也。至于饮食亦然。又按史记云：太仓公淳于意医齐大夫病龋齿，灸左手阳明脉，以苦参汤日漱三升，出入其风，五六日愈。此亦取其去风气湿热、杀虫之义。

【附方】　旧九，新一十九。**热病狂邪**不避水火，欲杀人。苦参末，蜜丸梧子大。每服十丸，薄荷汤下。亦可为末，二钱，水煎服。千金方。**伤寒结胸**天行病四五日，结胸满痛壮热。苦参一两，以醋三升，煮取一升二合，饮之取吐即愈。天行毒病，非苦参、醋药不解[②]，及温覆取汗良。外台秘要。**谷疸食劳**头旋，心怫郁不安而发黄。由失饥大食，胃气冲熏所致。苦参三两，龙胆一合，为末，牛胆丸梧子大。生大麦苗汁服五丸，日三服。肘后方。**小儿身热**苦参煎汤浴之良。外台秘要。**毒热足肿**作痛欲脱者。苦参煮酒渍之。姚僧坦[③] 集验方。**梦遗食减**白色苦参三两，白术五两，牡蛎粉四两，为末。用雄猪肚一个，洗净，砂罐煮烂，石臼捣和药，干则入汁，丸小豆大。每服四十丸，米汤下，日三服。久服身肥食进，而梦遗立止。刘松石保寿堂方。**小腹热痛**青黑或赤色，不能喘者。苦参一两，醋一升半，煎八合，分二服。张杰子母秘录。**中恶心痛**苦参三两，苦酒一升半，煮取八合，分二服。肘后方。**饮食中毒**鱼肉菜等毒。上方煎服，取吐即愈。梅师方。**血痢不止**苦参炒焦为末，水丸梧子大。每服十五丸，米饮下。孙氏仁存堂方。**大肠脱肛**苦参、五倍子、陈壁土等分，煎汤洗之，以木贼末傅之。医方摘要。**妊娠尿难**方见贝母下。**产后露风**四肢苦烦热：头痛者，与小柴胡；头不痛者，用苦参二两，黄芩一两，生地黄四两，水八升，煎二升，分数服。**齿缝出血**苦参一两，枯矾一钱，为

---

① 燥：原作“躁”，字误，今据《证类本草》卷八改。

② 解：原作“鲜”，字误，今据《证类本草》卷八改。

③ 坦：原作“垣”，字误，今据卷一引据古今医家书目改。

末，日三揩之，立验。普济方。**龋齿风痛**方见发明下。**鼻疮脓臭**有虫也。苦参、枯矾一两，生地黄汁三合，水二盏，煎三合，少少滴之。普济方。**肺热生疮**遍身皆是。用苦参末，粟米饮，丸梧子大。每服五十丸。空心米饮下。御药院方。**遍身风疹**痹痛不可忍，胸颈脐腹及近隐皆然者，亦多涎痰，夜不得睡。用苦参末一两，皂角二两，水一升，揉滤取汁。石器熬成膏，和末丸梧子大。每服三十丸，食后温水服，次日便愈。寇宗奭衍义。**大风癞疾**〔颂曰〕用苦参五两切，以好酒三斗渍三十日。每次饮一合，日三服，常服不绝。若觉痹，即瘥。张子和儒门事亲用苦参末二两，以猪肚盛之，缝合煮熟，取出去药。先饿一日，次早先饮新水一盏，将猪肚食之，如吐再食。待一二时，以肉汤调无忧散五七钱服，取出大小虫一二万为效。后以不蛀皂角一斤，去皮子，煮汁，入苦参末调糊。下何首乌末二两，防风末一两半，当归末一两，芍药末五钱，人参末三钱，丸梧子大。每服三五十丸，温酒或茶下，日三服。仍用麻黄、苦参、荆芥煎水洗之。圣济总录：苦参丸：治大风癞及热毒风疮疥癣。苦参九月末掘取，去皮暴干，取粉一斤，枳壳麸炒六两，为末，蜜丸。每温酒下三十丸，日二夜一服。一方：去枳壳。**肾脏风毒**及心肺积热，皮肤生疥癞，痛痒时出黄水，及大风手足坏烂，一切风疾。苦参三十一两，荆芥穗一十六两，为末，水糊丸梧子大。每服三十丸，茶下。和剂局方。**上下诸瘘**或在项，或在下部。用苦参五升，苦酒一斗，渍三四日服之，以知为度。肘后方。**鼠瘘恶疮**苦参二斤，露蜂房二两，曲二斤，水二斗，渍二宿，去滓，入黍米二升，酿熟，稍饮，日三次。肘后方。**下部漏疮**苦参煎汤，日日洗之。直指方。**瘰疬结核**苦参四两，牛膝汁丸绿豆大。每暖水下二十丸。张文仲备急方。**汤火伤灼**苦参末，油调傅之。卫生宝鉴。**赤白带下**苦参二两，牡蛎粉一两五钱，为末。以雄猪肚一个，水三碗煮烂，捣泥和丸梧子大。每服百丸，温酒下。陆氏积德堂方。

实十月收采。

【气味】 同根。

【主治】 **久服轻身不老，明目。饵如槐子法，有验。**苏恭。

白鲜音仙。本经中品

【释名】 **白膻**弘景**白羊鲜**弘景**地羊鲜**图经**金雀儿椒**日华。〔弘景曰〕俗呼为白羊鲜。气息正似羊膻，故又名白膻。〔时珍曰〕鲜者，羊之气也。此草根白色，作羊膻气，其子累累加椒，故有诸名。

【集解】 〔别录曰〕白鲜皮生上谷川谷及冤句，四月、五月采根阴干。〔弘景曰〕近道处处有，以蜀中者为良。〔恭曰〕其叶似茱萸，高尺余，根皮白而心实，花紫白色。根宜二月采，若四月、五月采，便虚恶矣。〔颂曰〕今河中、江宁府、滁州、润州皆有之。苗高尺余，茎青，叶稍白，如槐亦似茱萸。四月开花淡紫色，似小蜀葵花。根似小蔓菁，皮黄白而心实。山人采嫩苗为菜茹。

根皮

【气味】 **苦，寒，无毒。**〔别录曰〕咸。〔之才曰〕恶螵蛸、桔梗、茯苓、萆薢。

【主治】 **头风黄疸，咳逆淋沥，女子阴中肿痛，湿痹死肌，不可屈伸起止行步。**本经。**疗四肢不安，时行腹中大热饮水，欲走大呼，小儿惊痫，妇人产后余痛。**别录。**治一切热毒风、恶风，风疮疥癣赤烂，眉发脱脆，皮肌急，壮热恶寒，解热黄、酒黄、急黄、谷黄、劳黄。**甄权。**通关节，利九窍及血脉，通小肠水气，天行时疾，头痛眼疼。其花同功。**大明。**治肺嗽。**苏颂。

【发明】　〔时珍曰〕白鲜皮气寒善行，味苦性燥，足太阴、阳明经去湿热药也，入手太阴、阳明，为诸黄风痹要药。世医止施之疮科，浅矣。

【附方】　旧一，新一。**鼠瘘已破**出脓血者。白鲜皮煮汁，服一升，当吐若鼠子也。肘后方。**产后中风**人虚不可服他药者。一物白鲜皮汤，用新汲水三升，煮取一升，温服。陈延之小品方。

延胡索宋开宝

【释名】　**玄胡索**〔好古曰〕本名玄胡索，避宋真宗讳，改玄为延也。

【集解】　〔藏器〕延胡索生于奚，从安东来，根如半夏，色黄。〔时珍曰〕奚乃东北夷也。今二茅山西上龙洞种之。每年寒露后栽，立春后生苗，叶如竹叶样，三月长三寸高，根丛生如芋卵样，立夏掘起。

根

【气味】　**辛，温，无毒。**〔珣曰〕苦、甘。〔杲曰〕甘、辛，温，可升可降，阴中阳也。〔好古曰〕苦、辛，温，纯阳，浮也。入手、足太阴经。

【主治】　**破血，妇人月经不调，腹中结块，崩中淋露，产后诸血病，血运，暴血冲上，因损下血。煮酒或酒磨服。**开宝。**除风治气，暖腰膝，止暴腰痛，破癥癖，扑损瘀血，落胎。**大明。**治心气小腹痛，有神。**好古。**散气，治肾气，通经络。**李珣**活血利气，止痛，通小便。**时珍。

【发明】　〔珣曰〕主肾气，及破产后恶露或儿枕。与三棱、鳖甲、大黄为散甚良，虫蛀成末者尤良。〔时珍曰〕玄胡索味苦微辛，气温，入手足太阴厥阴四经，能行血中气滞，气中血滞，故专治一身上下诸痛，用之中的，妙不可言。荆穆王妃胡氏，因食荞麦面着怒，遂病胃脘当心痛，不可忍。医用吐下行气化滞诸药，皆入口即吐，不能奏功。大便三日不通。因思雷公炮炙论云：心痛欲死，速觅延胡。乃以玄胡索末三钱，温酒调下，即纳入，少顷大便行而痛遂止。又华老年五十余，病下痢腹痛垂死，已备棺木。予用此药三钱，米饮服之，痛即减十之五，调理而安。按方勺泊宅编云：一人病遍体作痛，殆不可忍。都下医或云中风，或云中湿，或云脚气，药悉不效。周离亨言：是气血凝滞所致。用玄胡索、当归、桂心等分，为末，温酒服三四钱，随量频进，以止为度，遂痛止。盖玄胡索能活血化气，第一品药也。其后赵待制霆因导引失节，肢体拘挛，亦用此数服而愈。

【附方】　旧三，新一十二。**老小咳嗽**玄胡索一两，枯矾二钱半，为末。每服二钱，软饧一块和，含之。仁存堂方。**鼻出衄血**玄胡索末，绵裹塞耳内，左衄塞右，右衄塞左。普济方。**小便尿血**玄胡索一两，朴消七钱半，为末。每服四钱，水煎服。活人书。**小便不通**捻头散：治小儿小便不通。用玄胡索、川苦楝子等分，为末。每服半钱或一钱，白汤滴油数点调下。钱仲阳小儿直诀。**膜外气疼**及气块。玄胡索不限多少，为末，猪胰一具，切作块子，炙熟蘸末，频食之。胜金方。**热厥心痛**或发或止，久不愈，身热足寒者。用玄胡索去皮，金铃子肉等分，为末，每温酒或白汤下二钱。圣惠方。**下痢腹痛**方见发明下。**妇女血气**腹中刺痛，经候不调。用玄胡索去皮醋炒，当归酒浸炒各一两。橘红二两，为末，酒煮，米糊丸梧子大，每服一百丸，空心艾醋汤下。济生方。**产**

后诸病凡产后，秽污不尽，腹满，及产后血运，心头硬，或寒热不禁，或心闷、手足烦热、气力欲绝诸病。并用玄胡索炒研，酒服二钱，甚效。圣惠方。**小儿盘肠气痛**。玄胡索、茴香等分，炒研，空心米饮量儿大小与服。卫生易简方。**疝气危急**玄胡索盐炒，全蝎去毒生用，等分为末。每服半钱，空心盐酒下。直指方。**冷气腰痛**玄胡索、当归、桂心三味，方见发明下。**肢体拘痛**方同上。**偏正头痛**不可忍者。玄胡索七枚，青黛二钱，牙皂二个去皮子，为末，水和丸如杏仁大。每以水化一丸，灌入病人鼻内，随左右，口咬铜钱一个，当有涎出成盆而愈。永类方。**坠落车马**筋骨痛不止。玄胡索末，豆淋酒服二钱，日二服。圣惠方。

贝母本经中品

【释名】 莔尔雅。音萌。**勤母**别录**苦菜**别录**苦花**别录**空草**别录**药实**〔弘景曰〕形似聚贝子，故名贝母。〔时珍曰〕诗云言采其莔，即此。一作蝱，谓根状如蝱也。苦菜、药实，与野苦荬、黄药子同名。

【集解】 〔别录曰〕贝母生晋地，十月采根暴干。〔恭曰〕其叶似大蒜。四月蒜熟时，采之良。若十月，苗枯根亦不佳也。出润州、荆州、襄州者最佳，江南诸州亦有。〔颂曰〕今河中、江陵府、郢、寿、随、郑、蔡、润、滁州皆有之。二月生苗，茎细，青色。叶亦青，似荞麦叶，随苗出。七月开花，碧绿色，形如鼓子花。八月采根，根有瓣子，黄白色，如聚贝子。此有数种。陆机诗疏云：莔，贝母也。叶如栝楼而细小。其子在根下，如芋子，正白，四方连累相着，有分解。今近道出者正类此。郭璞注尔雅言白花叶似韭，此种罕复见之。〔敩曰〕贝母中有独颗团不作两片无皱者，号曰丹龙精，不入药用。误服令人筋脉永不收，惟以黄精、小蓝汁服之，立解。

根

【修治】 〔敩曰〕凡使，先于柳木灰中炮黄，擘去内口鼻中有米许大者心一颗，后拌糯米于鏊上同炒。待米黄，去米用。

【气味】 **辛，平，无毒**。〔别录曰〕苦，微寒。〔恭曰〕味甘、苦，不辛。〔之才曰〕厚朴、白微为之使，恶桃花，畏秦艽、莽草、礜石，反乌头。

【主治】 **伤寒烦热，淋沥邪气疝瘕，喉痹乳难，金疮风痉**。本经。**疗腹中结实，心下满，洗洗恶风寒，目眩项直，咳嗽上气，止烦热渴，出汗，安五脏，利骨髓**。别录。**服之不饥断谷**。弘景。**消痰，润心肺。末和沙糖丸含，止嗽。烧灰油调，傅人畜恶疮，敛疮口**。大明。**主胸胁逆气，时疾黄疸。研末点目，去肤翳。以七枚作末酒服，治产难及胞衣不出。与连翘同服，主项下瘤瘿疾**。甄权。

【发明】 〔承曰〕贝母能散心胸郁结之气，故诗云，言采其莔，是也。作诗者，本以不得志而言。今用治心中气不快、多愁郁者，殊有功，信矣。〔好古曰〕贝母乃肺经气分药也。仲景治寒实结胸外无热证者，三物小陷胸汤主之，白散亦可，以其内有贝母也。成无己云：辛散而苦泄，桔梗、贝母之苦辛，用以下气。〔机曰〕俗以半夏有毒，用贝母代之。夫贝母乃太阴肺经之药，半夏乃太阴脾经、阳明胃经之药，何可以代？若虚劳咳嗽、吐血咯血、肺痿肺痈、妇人乳痈痈疽及诸郁之证，半夏乃禁忌，皆贝母为向导，犹可代也；至于脾胃湿热，涎化为痰，久则生火，痰火上攻，昏愦僵仆蹇涩诸证，生死旦夕，亦岂贝母可代乎？〔颂曰〕贝母治恶疮。唐人记其事云：江左尝有商人，左膊上有疮如人面，亦无他苦。商人戏以酒滴口中，其面赤色。以物食之，亦能食，多则膊内肉胀起。或不食，则一臂痹焉。有名医教其历试诸药，金石草木之类，悉无所苦，至贝母，其疮乃聚眉闭口[①]。商人喜，因以小苇筒毁其口灌之，数日成痂遂愈，然不知何疾也。本经言主金疮，此岂金疮之类欤。

【附方】　新一十七。**忧郁不伸**胸膈不宽。贝母去心，姜汁炒研，姜汁面糊丸。每服七十丸，征士锁甲煎汤下。集效方。**化痰降气**止咳解郁，消食除胀，有奇效。用贝母去心一两，姜制厚朴半两，蜜丸梧子大，每白汤下五十丸。笔峰方。**小儿晬嗽**百日内咳嗽痰壅。贝母五钱，甘草半生半炙二钱，为末，沙糖丸芡子大，每米饮化下一丸。全幼心鉴。**孕妇咳嗽**贝母去心，麸炒黄为末，沙糖拌丸芡子大。每含咽一丸，神效。救急易方。**妊娠尿难**饮食如故。用贝母、苦参、当归各[②]四两，为末，蜜丸小豆大，每饮服三丸至十丸。金匮要略。**乳汁不下**二母散：贝母、知母、牡蛎粉等分，为细末，每猪蹄汤调服二钱，此祖传方也。王海藏汤液本草。**冷泪目昏**贝母一枚，胡椒七粒，为末点之。儒门事亲方。**目生弩肉**肘后用贝母、真丹等分为末，日点。摘玄方用贝母、丁香等分为末，乳汁调点。**吐血不止**贝母炮研，温浆水服二钱。圣惠方。**衄血不止**贝母炮研末，浆水服二钱，良久再服。普济方。**小儿鹅口**满口白烂。贝母去心为末，半钱，水五分，蜜少许，煎三沸，缴净抹之，日四五度。圣惠方。**吹奶作痛**贝母末吹鼻中，大效。危氏得效方。**乳痈初肿**贝母末，酒服二钱，仍令人吮之，即通。仁斋直指方。**便痈肿痛**贝母、白芷等分为末，酒调服或酒煎服，以滓贴之。永类钤方。**紫白癜斑**贝母、南星等分为末，生姜带汁擦之。德生堂方用贝母、干姜等分为末，如澡豆，入密室中浴擦，得汗为妙。谈野翁方以生姜擦动，醋磨贝母涂之。圣惠方用贝母、百部等分为末，自然姜汁调搽。**蜘蛛咬毒**缚定咬处，勿使毒行。以贝母末酒服半两，至醉。良久酒化为水，自疮口出，水尽，仍塞疮口，甚妙。仁斋直指方。**蛇蝎咬伤**方同上。

山慈姑宋嘉祐

【释名】　**金灯**拾遗**鬼灯檠**纲目**朱姑**纲目**鹿蹄草**纲目**无义草**〔时珍曰〕根状如水慈姑，花状如灯笼而朱色，故有诸名。段成式酉阳杂俎云：金灯之花与叶不相见，人恶种之，谓之无义草。又有试剑草，亦名鹿蹄草，与此同名，见后草之五。

【集解】　〔藏器曰〕山慈姑生山中湿地，叶似车前，根如慈姑。〔大明曰〕零陵间有一种团慈姑，根如小蒜，所主略同。〔时珍曰〕山慈姑处处有之。冬月生叶，如水仙花之叶而狭。二月中抽一茎如箭杆，高尺许。茎端开花白色，亦有红色、黄色者，上有黑点，其花乃众花簇成一朵，如丝纽成可爱。三月结子，有三棱，四月初苗枯，即掘取其根，状如慈姑及小蒜，迟则苗腐难寻矣。根苗与老鸦蒜极相类，但老鸦根无毛，慈姑有毛壳包裹为异尔。用之，去毛壳。

根

【气味】　**甘、微辛，有小毒。**

【主治】　**痈肿疮瘘瘰疬结核等，醋磨傅之。亦剥人面皮，除皯䵳。**藏器。**主**

---

① 口：原作“目”，字误，今据《证类本草》卷八改。

② 各：原脱，今据《金匮要略》卷下第二十补。

疔肿，攻毒破皮，解诸毒蛊毒，蛇虫狂犬伤。时珍。

【附方】 新五。**粉滓面皯**山慈姑根，夜涂旦洗。普济方。**牙龈肿痛**红灯笼枝根，煎汤漱吐。孙天仁集效方。**痈疽疔肿**恶疮及黄疸。慈姑连根同苍耳草等分，捣烂，以好酒一钟，滤汁温服。或干之为末，每酒服三钱。乾坤生意。**风痰痫疾**金灯花根似蒜者一个，以茶清研如泥，日中时以茶调下，即卧日中，良久，吐出鸡子大物，永不发。如不吐，以热茶投之。奇效良方。**万病解毒丸**一名太乙紫金丹，一名玉枢丹。解诸毒，疗诸疮，利关节，治百病，起死回生，不可尽述。凡居家远出，行兵动众，不可无此。山慈姑去皮洗极净焙，二两，川五倍子洗刮焙，二两，千金子仁白者研，纸压去油，一两，红芽大戟去芦洗焙，一两半，麝香三钱，以端午七夕重阳或天德月德黄道上吉日，预先斋戒盛服，精心治药，为末，陈设拜祷，乃重罗令匀，用糯米浓饮和之，木臼杵千下，作一钱一锭。病甚者连服，取利一二行，用温粥补之。凡一切饮食药毒，蛊毒瘴气，河豚、土菌、死牛马等毒，并用凉水磨服一锭，或吐或利即愈。痈疽发背，疔肿杨梅等，一切恶疮，风疹赤游，痔疮，并用凉水或酒磨涂，日数次，立消。阴阳二毒伤寒，狂乱瘟疫，喉痹喉风，并用冷水入薄荷汁数匙化上。心气痛并诸气，用淡酒化下。泄泻痢下，霍乱绞肠沙，用薄荷汤下。中风中气，口紧眼歪，五癫五痫，鬼邪鬼胎，筋挛骨痛，并暖酒下。自缢、溺水、鬼迷，心头温者，冷水磨灌之。传尸痨瘵，凉水化服，取下恶物虫积为妙。久近痎疟，将发时，东流水煎桃枝汤化服。女人经闭，红花酒化服。小儿惊风，五疳五痢，薄荷汤下。头风头痛，酒研贴两太阳上。诸腹鼓胀，麦芽汤化下。风虫牙痛，酒磨涂之。亦吞少许。打扑伤损，松节煎酒下。汤火伤。毒蛇恶犬，一切虫伤，并冷水磨涂，仍服之。王璆百一选方。

叶

【主治】 **疮肿，入蜜捣涂疮口，候清血出，效。**慎微。**涂乳痈、便毒尤妙。**时珍。

【附方】 新一。**中溪毒生疮**朱姑叶捣烂涂之。生东间，叶如蒜叶。外台秘要。

花

【主治】 **小便血淋涩痛，同地蘗花阴干，每用三钱，水煎服。**圣惠。

石蒜宋图经

【释名】 **乌蒜**纲目**老鸦蒜**救荒**蒜头草**纲目**婆婆酸**纲目**一枝箭**纲目**水麻**图经
〔时珍曰〕蒜以根状名，箭以茎状名。

【集解】 〔颂曰〕水麻生鼎州、黔州，其根名石蒜，九月采之。或云金灯花根，亦名石蒜，即此类也。〔时珍曰〕石蒜处处下湿地有之，古谓之乌蒜，俗谓之老鸦蒜、一枝箭是也。春初生叶，如蒜秧及山慈姑叶，背有剑脊，四散布地。七月苗枯，乃于平地抽出一茎如箭杆，长尺许。茎端开花四五朵，六出红色，如山丹花状而瓣长，黄蕊长须。其根状如蒜，皮色紫赤，肉白色。此有小毒，而救荒本草言其可炸熟水浸过食，盖为救荒尔。一种叶如大韭，四五月抽茎，开花如小萱花黄白色者，谓之铁色箭，功与此同。二物并抽茎开花，后乃生叶，叶花不相见，与金灯同。

根

【气味】 **辛，甘，温，有小毒。**

【主治】 **傅贴肿毒。**苏颂。**疔疮恶核，可水煎服取汗，及捣傅之。又中溪毒**

者，酒煎半升服。取吐良。时珍。

【附方】 新三。**便毒诸疮**一枝箭，捣烂涂之即消。若毒太甚者，洗净，以生白酒煎服，得微汗即愈。王永辅济世方。**产肠脱下**老鸦蒜即酸头草一把，以水三碗，煎一碗半，去滓熏洗，神效。危氏得效方。**小儿惊风**大叫一声就死者，名老鸦惊。以散麻缠住胁下及手心足心，以灯火爆之。用老鸦蒜晒干、车前子等分，为末，水调贴手足[1]心。仍以灯心焠手足心，及肩膊眉心鼻心，即醒也。王日新小儿方。

水仙会编

【释名】 **金盏银台**〔时珍曰〕此物宜卑湿处，不可缺水，故名水仙。金盏银台，花之状也。

【集解】 〔机曰〕水仙花叶似蒜，其花香甚清。九月初栽于肥壤，则花茂盛，瘦地则无花。五月初收根，以童尿浸一宿，晒干，悬火暖处。若不移宿根更旺。〔时珍曰〕水仙丛生下湿处。其根似蒜及薤而长，外有赤皮裹之。冬月生叶，似薤及蒜。春初抽茎，如葱头。茎头开花数朵，大如簪头，状如酒杯，五尖上承，黄心，宛然盏样，其花莹韵，其香清幽，一种千叶者，花皱，下轻黄而上淡白，不作杯状，人重之，指为真水仙，盖不然，乃一物二种尔。亦有红花者。按段成式酉阳杂俎云：捺祇出拂林国，根大如鸡卵，叶长三四尺，似蒜中心抽条，茎端开花六出，红白色，花心黄赤，不结子，冬生夏死，取花压油，涂身去风气，据此形状，与水仙仿佛，岂外国名谓不同耶。

根

【气味】 **苦、微辛，滑，寒，无毒。**〔土宿真君曰〕取汁伏汞，煮雄黄，拒火。

【主治】 **痈肿及鱼骨哽。**时珍。

花

【气味】 缺。

【主治】 **作香泽，涂身理发，去风气。又疗妇人五心发热，同干荷叶、赤芍药等分，为末，白汤每服二钱，热自退也。**时珍。出卫生易简方。

白茅本经中品

【释名】 **根名茹根**本经**兰根**本经**地筋**别录。〔时珍曰〕茅叶如矛，故谓之茅。其根牵连，故谓之茹。易曰，拔茅连茹，是也。有数种：夏花者为茅，秋花者为菅。二物功用相近，而名谓不同。诗云，白华菅兮，白茅束兮，是也。别录不分茅菅乃二种，谓茅根一名地菅，一名地筋，而有名未用又出地筋，一名菅根。盖二物之根状皆如筋，可通名地筋，不可并名菅也，正之。

【集解】 〔别录曰〕茅根生楚地山谷田野，六月采根。〔弘景曰〕此即今白茅菅。诗云，露彼菅茅，是也。其根如渣芹甜美。〔颂曰〕处处有之。春生芽，布地如针，俗谓之茅针，亦可啖，甚益小儿。夏生白花茸茸然，至秋而枯。其根至洁白，六月采之。又有菅，亦茅类也。陆机草木疏云：菅似茅而滑无毛，根下五寸中有白粉者，柔韧宜为索，沤之尤善。其未沤者名野菅，入药与茅功等。〔时珍曰〕茅有白茅、菅茅、黄茅、香茅、芭茅数种，叶皆相似。白茅短小，三四月开白花成穗，结细实。其根甚长，白软如筋而有节，味甘，俗呼丝茅，可以苫盖及供祭祀苞苴之用，本经所用茅根是也。其根干之，夜视有光，故腐则变为萤火。菅茅只生山上，似白茅而长，入秋抽茎，开花成穗如荻花，结实尖黑，长分许，粘衣刺

[1] 足：原脱，今据卷四惊痫门与此下文义补。

人。其根短硬如细竹根，无节而微甘，亦可入药，功不及白茅，尔雅所谓白华野菅是也。黄茅似菅茅，而茎上开叶，茎下有白粉，根头有黄毛，根亦短而细硬无节，秋深开花重穗如菅，可为索绹，古名黄菅，别录所用菅根是也。香茅一名菁茅，一名琼茅，生湖南及江淮间，叶有三脊，其气香芬，可以包藉及缩酒，禹贡所谓荆州苞匦菁茅是也。芭茅丛生，叶大如蒲，长六七尺，有二种，即芒也。见后芒下。

茅根

【气味】 **甘，寒，无毒。**

【主治】 **劳伤虚羸，补中益气，除瘀血血闭寒热，利小便。**本经。**下五淋，除客热在肠胃，止渴坚筋，妇人崩中。久服利人。**别录。**主妇人月经不匀，通血脉淋沥。**大明。**止吐衄诸血，伤寒哕逆，肺热喘急，水肿黄疸，解酒毒。**时珍。

【发明】 〔弘景曰〕茅根服食断谷甚良。俗方稀用，惟煎汁疗淋及崩中尔。〔时珍曰〕白茅根甘，能除伏热，利小便，故能止诸血哕逆喘急消渴，治黄疸水肿，乃良物也。世人因微而忽之，惟事苦寒之剂，致伤冲和之气，乌足知此哉。

【附方】 旧二，新一十三。**山中辟谷**凡辟难无人之境，取白茅根洗净，咀嚼，或石上晒焦捣末，水服方寸匕，可辟谷不饥。肘后方。**温病冷啘**因热甚饮水，成暴冷啘者。茅根切，枇杷叶拭去毛炙香，各半斤，水四升，煎二升，去滓，稍稍饮之。庞安常伤寒总病论。**温病热哕**乃伏热在胃，令人胸满则气逆，逆则哕，或大下，胃中虚冷，亦致哕也。茅根切，葛根切，各半斤，水三升，煎一升半。每温饮一盏，哕止即停。同上。**反胃上气**食入即吐。茅根、芦根二两，水四升，煮二升，顿服得下，良。圣济总录。**肺热气喘**生茅根一握，㕮咀，水二盏，煎一盏，食后温服。甚者三服止，名如神汤。圣惠方。**虚后水肿**因饮水多，小便不利。用白茅根一大把，小豆三升，水三升，煮干，去茅食豆，水随小便下也。肘后方。**五种黄病**黄疸、谷疸、酒疸、女疸、劳疸也。黄汗者，乃大汗出入水所致，身体微肿，汗出如黄檗汁。用生茅根一把，细切，以猪肉一斤，合作羹食。肘后。**解中酒毒**恐烂五脏。茅根汁，饮一升。千金方。**小便热淋**白茅根四升，水一斗五升，煮取五升，适冷暖饮之。日三服。肘后方。**小便出血**茅根煎汤，频饮为佳。谈野翁方。**劳伤溺血**茅根、干姜等分，入蜜一匙，水二钟，煎一钟，日一服。**鼻衄不止**茅根为末，米泔水服二钱。圣惠方。**吐血不止**千金翼用白茅根一握，水煎服之。妇人良方用根洗捣汁，日饮一合。**竹木入肉**白茅根烧末，猪脂和涂之。风入成肿者，亦良。肘后方。

茅针

即初生苗也。拾遗。

【气味】 **甘，平，无毒。**〔大明曰〕凉。

【主治】 **下水。**别录。**治消渴，能破血。**甄权。**通小肠，治鼻衄及暴下血，水煮服之。恶疮痈肿、软疖未溃者，以酒煮服，一针一孔，二针二孔。生挼，傅金疮止血。**藏器。

花

【气味】 **甘，温，无毒。**

【主治】 **煎饮，止吐血衄血，并塞鼻。又傅灸疮不合。署刀箭金疮，止血并痛。**大明。

屋上败茅

【气味】 **苦，平，无毒。**

【主治】 **卒吐血，锉三升，酒浸煮一升服。和酱汁研，傅斑疮及蚕啮疮。**藏器。**屋**[①] **四角茅，主鼻洪**。大明。

【发明】 〔时珍曰〕按陈文中小儿方治痘疮溃烂，难靥不干。多年墙屋上烂茅，择洗焙干，为末掺之。此盖取其性寒而解毒，又多受雨露霜雪之气，兼能燥湿也。

【附方】 新三。**妇人阴痒**墙头烂茅、荆芥、牙皂等分，煎水频熏洗之。摘玄方。**大便闭塞**服药不通者。沧盐三钱，屋檐烂草节七个，为末。每用一钱，竹筒吹入肛内一寸即通，名提金散。圣济录。**卒中五尸**其状腹痛胀急，不得气息，上冲心胸，旁攻两胁，或磈磊涌起，或牵引腰脊，此乃身中尸鬼接引为害。取屋上四角茅，人铜器中，以三赤布帛覆腹，着器布上，烧茅令热，随痛追逐，跖下痒即瘥也。肘后方。

地筋别录有名未用

【释名】 **菅根**别录**土筋**同

【集解】 〔别录曰〕地筋生泽[②]中，根有毛，三月生，四月实白，三月三日采根。〔弘景曰〕疑此即是白茅而小异也。〔藏器曰〕地筋如地黄，根叶并相似，而细多毛，生平泽，功用亦同地黄，李邕方中用之。〔时珍曰〕此乃黄菅茅[③]之根也，功与白茅根相同，详见白茅下。陈藏器所说，别是一物，非菅根也。

【气味】 **甘，平，无毒。**

【主治】 **益气止渴，除热在腹脐，利筋**。别录。**根、苗、花，功与白茅同**。时珍。

芒拾遗

校正：并入拾遗石芒、败芒箔。

【释名】 **杜荣**尔雅**芭芒**寰宇志**芭茅**〔时珍曰〕芒，尔雅作莣。今俗谓之芭茅，可以为篱笆故也。

【集解】 〔藏器曰〕尔雅：莣，杜荣。郭璞注云：草似茅，皮可为绳索履屩也。今东人多以为箔。又曰：石芒生高山，如芒而节短，江西呼为折草，六七月生穗如荻。〔时珍曰〕芒有二种，皆丛生，叶皆如茅而大，长四五尺，甚快利，伤人如锋刃。七月抽长茎，开白花成穗，如芦苇花者，芒也；五月抽短茎，开花如芒者，石芒也。并于花将产时剥其箨皮，可为绳箔草履诸物，其茎穗可为扫帚也。

茎

【气味】 **甘，平，无毒。**

【主治】 **人畜为虎狼等伤，恐毒入内，取茎杂葛根浓煮汁服，亦生取汁服**。藏器。**煮汁服，散血**。时珍。

败芒箔

【主治】 **产妇血满腹胀血渴，恶露不尽，月闭，止好血，下恶血，去鬼气疰痛癥结，酒煮服之。亦烧末，酒下。弥久着烟者佳**。藏器。

龙胆本经中品

【释名】 **陵游**〔志曰〕叶如龙葵，味苦如胆，因以为名。

【集解】 〔别录曰〕龙胆生齐朐山谷及冤句，二月、八月、十一月、十二月采根阴干。〔弘景曰〕今出近道，以吴兴者为胜。根状似牛膝，其味甚苦。〔颂曰〕宿根黄白色，下抽根十余条，类牛膝而短。直上生苗，高尺余。四月生叶如嫩蒜，细茎如小竹枝。七月开花，如牵牛花，作铃铎状，青碧色。冬后结子，苗便枯。俗呼草龙胆。又有山龙胆，味苦涩，

---

① 屋：原脱，今据《证类本草》卷八补。

② 泽：原作“汉”，字误，今据《证类本草》卷三十改。

③ 茅：原作“毛”，声之误，今改。

其叶经霜雪不凋。山人用治四肢疼痛，与此同类而别种也。采无时候。

根

【修治】　〔敩曰〕采得阴干。用时，铜刀切去须、土[①]、头、子，锉细，甘草汤浸一宿，漉出，暴干用。

【气味】　**苦、涩，大寒，无毒。**〔敩曰〕空腹饵之，令人溺不禁。〔之才曰〕贯众、小豆为之使，恶地黄、防葵。

【主治】　**骨间寒热，惊痫邪气，续绝伤，定五脏，杀蛊毒。**本经。**除胃中伏热，时气温热，热泄下痢，去肠中小虫，益肝胆气，止惊惕。久服益智不忘，轻身耐老。**别录。**治小儿壮热骨热，惊痫入心，时疾热黄，痈肿口干。**甄权。**客忤疳气，热狂，明目止烦，治疮疥。**大明。**去目中黄及睛赤肿胀，瘀肉高起，痛不可忍。**元素。**退肝经邪热，除下焦湿热之肿，泻膀胱火。**李杲。**疗咽喉痛，风热盗汗。**时珍。

【发明】　〔元素曰〕龙胆味苦性寒，气味俱厚，沉而降，阴也，足厥阴、少阳经气分药也。其用有四：除下部风湿，一也；及湿热，二也；脐下至足肿痛，三也；寒湿脚气，四也。下行之功与防己同，酒浸则能上行，外行以柴胡为主，龙胆为使，治眼中疾必用之药。〔好古曰〕益肝胆之气而泄火。〔时珍曰〕相火寄在肝胆，有泻无补，故龙胆之益肝胆之气，正以其能泻肝胆之邪热也。但大苦大寒，过服恐伤胃中生发之气，反助火邪，亦久服黄连反从火化之义。别录久服轻身之说，恐不足信。

【附方】　旧四，新六。**伤寒发狂**草龙胆为末，入鸡子清、白蜜，化凉水服二钱。伤寒蕴要。**四肢疼痛**山龙胆根细切，用生姜自然汁浸一宿，去其性，焙干捣末，水煎一钱匕，温服之。此与龙胆同类别种，经霜不凋。苏颂图经本草。**谷疸劳疸**谷疸因食而得，劳疸因劳而得。用龙胆一两，苦参三两，为末，牛胆汁和丸梧子大。先食以麦饮服五丸，日三服，不知稍增。劳疸加龙胆一两，卮子仁三七枚，以猪胆和丸。删繁方。**一切盗汗**妇人、小儿一切盗汗，又治伤寒后盗汗不止。龙胆草研末，每服一钱，猪胆汁三两点，入温酒少许调服。杨氏家藏方。**小儿盗汗**身热。龙胆草、防风各等分，为末。每服一钱，米饮调下。亦可丸服，及水煎服。婴童百问。**咽喉热痛**龙胆擂水服之。集简方。**暑行目涩**生龙胆草[②]捣汁一[③]合，黄连浸汁一匙，和点之。危氏得效方。**眼中漏脓**龙胆草、当归等分，为末。每服二钱，温水下。鸿飞集。**蛔虫攻心**刺痛，吐清水。龙胆一两，去头锉，水二盏，煮一盏，隔宿勿食，平旦顿服之。圣惠方。**卒然尿血**不止。龙胆一虎口，水五升，煮取二升半，分为五服。姚僧坦集验方。

细辛本经上品

【释名】　**小辛**本经**少辛**〔颂曰〕华州真细辛，根细而味极辛，故名之曰细辛。〔时珍曰〕小辛、少辛皆此义也。按山海经云，浮戏之山多少辛。管子云，五沃之土，群药生少辛，是矣。

【集解】　〔别录曰〕细辛生华阴山谷，二月、八月采根阴干。〔弘景曰〕今用东阳临海者，形段乃好，而辛烈不及华阴、高丽者。用之去其头节。〔当之曰〕细辛如葵赤黑，一根一叶相连。〔颂曰〕今处处有之，皆不及华阴者为真，其根细

---

① 土：原作“上”，字误，今据《证类本草》卷六改。

② 草：原脱，今据《世医得效方》卷十六补。

③ 一：原缺，今据《世医得效方》卷十六补。

而极辛。今人多以杜衡为之。杜衡根似饭帚密闹，细长四五寸，微黄白色，江淮呼为马蹄香，不可误用。〔宗奭曰〕细辛叶如葵，赤黑色，非此则杜衡也。杜衡叶如马蹄之下，故俗名马蹄香。盖[①]根似白前，又似细辛。按沈括梦溪笔谈云：细辛出华山，极细而直，柔韧，深紫色，味极辛，嚼之习习如椒而更甚于椒。本草云，细辛水渍令直，是以杜衡伪为之也。东南所用细辛，皆杜衡也。杜衡黄白色，拳曲而脆，干则作团，又谓之马蹄。襄汉间又有一种细辛，极细而直，色黄白，乃是鬼督邮，亦非细辛也。〔时珍曰〕博物志言杜衡乱细辛，自古已然矣。沈氏所说甚详。大抵能乱细辛者，不止杜衡，皆当以根苗色味细辨之。叶似小葵，柔茎细根，直而色紫，味极辛者，细辛也。叶似马蹄，茎微粗，根曲而黄色，味亦辛者，杜衡也。一茎直上，茎端生叶如伞，根似细辛，微粗直而黄白色，味辛微苦者，鬼督邮也。似鬼督邮而色黑者，及已也。叶似小桑，根似细辛，微粗长而黄色，味辛而有臊气者，徐长卿也。叶似柳而根似细辛，粗长黄白色而味苦者，白微也。似白微而白直味甘者，白前也。

根

【修治】 〔敩曰〕凡使细辛，切去头子，以瓜水浸一宿，暴干用。须拣去双叶者，服之害人。

【气味】 **辛，温，无毒。**〔普曰〕神农、黄帝、雷公、桐君：小温。岐伯：无毒。李当之：小寒。〔权曰〕苦、辛。〔之才曰〕曾青、枣根为之使。得当归、芍药、白芷、芎䓖、牡丹、藁本、甘草，共疗妇人。得决明、鲤鱼胆、青羊肝，共疗目痛。恶黄芪、狼毒、山茱萸。忌生菜、狸肉。畏消石、滑石。反藜芦。

【主治】 **咳逆上气，头痛脑动，百节拘挛，风湿痹痛死肌。久服明目利九窍，轻身长年。**本经。**温中下气，破痰利水道，开胸中滞结，除喉痹齆鼻不闻香臭，风痫癫疾，下乳结，汗不出，血不行，安五脏，益肝胆，通精气。**别录。**添胆气，治嗽，去皮风湿痒，风眼泪下，除齿痛，血闭，妇人血沥腰痛。**甄权。**含之，去口臭。**弘景。**润肝燥，治督脉为病，脊强而厥。**好古。**治口舌生疮，大便燥结，起目中倒睫。**时珍。

【发明】 〔宗奭曰〕治头面风痛，不可缺此。〔元素曰〕细辛气温，味大辛，气厚于味，阳也，升也，入足厥阴、少阴血分，为手少阴引经之药。香味俱细，故入少阴，与独活相类。以独活为使，治少阴头痛如神。亦止诸阳头痛，诸风通用之。味辛而热，温少阴之经，散水气以去内寒。〔成无己曰〕水停心下不行，则肾气燥，宜辛以润之。细辛之辛，以行水气而润燥。〔杲曰〕胆气不足，细辛补之。又治邪气自里之表，故仲景少阴证，用麻黄附子细辛汤。〔时珍曰〕气之厚者能发热，阳中之阳也。辛温能散，故诸风寒风湿头痛痰饮胸中滞气惊痫者，宜用之。口疮喉痹䘌齿诸病用之者，取其能散浮热，亦火郁则发之之义也。辛能泄肺，故风寒咳嗽上气者，宜用之。辛能补肝，故胆气不足，惊痫眼目诸病，宜用之。辛能润燥，故通少阴及耳窍，便涩者宜用之。〔承曰〕细辛非华阴者不得为真。若单用末，不可过一钱。多则气闷塞不通者死，虽死无伤。近年开平狱中尝治此，不可不记。非本有毒，但不识多寡耳。

【附方】 旧二，新六。**暗风卒倒**不省人事。细辛末，吹入鼻中。危氏得效

① 盖：原作“芦”，字误，今据《本草衍义》卷七、《证类本草》卷六改。

方。**虚寒呕哕**饮食不下。细辛去叶半两，丁香二钱半，为末。每服一钱，柿蒂汤下。**小儿客忤**口不能言。细辛、桂心末等分，以少许内口中。外台秘要。**小儿口疮**细辛末，醋调，贴脐上。卫生家宝方。**口舌生疮**细辛、黄连等分，为末掺之，漱涎甚效，名兼金散。一方用细辛、黄檗。三因方。**口疮䘌齿**肿痛。细辛煮浓汁，热含冷吐，取瘥。圣惠方。**鼻中息肉**细辛末，时时吹之。圣惠方。**诸般耳聋**细辛末，溶黄蜡丸鼠屎大，绵裹一丸塞之，一二次即愈。须戒怒气，名聪耳丸。龚氏经验方。

杜衡别录中品

【释名】 **杜葵**纲目**马蹄香**唐本**土卤**尔雅**土细辛**纲目〔恭曰〕杜衡叶似葵，形似马蹄，故俗名马蹄香。〔颂曰〕尔雅杜又名土卤，然杜若亦名杜衡，或疑是杜若，而郭璞注云，似葵，当是杜衡也。

【集解】 〔别录曰〕杜衡生山谷，三月三日采根，熟洗暴干。〔弘景曰〕根叶都似细辛，惟气小异尔。处处有之。方药少用，惟道家服之。令人身衣香。〔恭曰〕生山之阴，水泽下湿地。叶似葵[1]，形如马蹄。根似细辛、白前等。今俗以及己代之，谬矣。及己独茎，茎端四叶，叶间白花，殊无芳气。有毒，服之令人吐，惟疗疮疥，不可乱杜衡也。〔颂曰〕今江淮间皆有之。春初于宿根上生苗，叶似马蹄下状，高二三寸，茎如麦藁粗细，每窠上有五七叶，或八九叶，别无枝蔓。又于茎叶间罅内芦头上贴地生紫花，其花似见不见，暗结实如豆大，窠内有碎子，似天仙子。苗叶俱青，经霜即枯，其根成空，有似饭帚密闹，细长四五寸，粗于细辛，微黄白色，味辛，江淮俗呼为马蹄香。谨按山海经云：天帝之山有草焉。状如葵，其臭如蘼芜，名曰杜衡。可以走马，食之已瘿。郭璞注云：带之可以走马。或曰：马得之而健走也。〔宗奭曰〕杜衡用根似细辛，但根色白，叶如马蹄之下。市人往往以乱细辛，将二物相对，便见真伪。况细辛惟出华州者良。杜衡色黄，拳局而脆，干则出作团。详细辛下。〔时珍曰〕按土宿本草云：杜细辛，叶圆如马蹄，紫背者良，江南、荆、湖、川陕、闽、广俱有之。取自然汁，可伏硫、砒，制汞。

根

【气味】 **辛，温，无毒。**

【主治】 **风寒咳逆。作浴汤，香人衣体。**别录。**止气奔喘促，消痰饮，破留血，项间瘿瘤之疾。**甄权。**下气杀虫。**时珍。

【发明】 〔时珍曰〕古方吐药往往用杜衡者，非杜衡也，乃及己也。及己似细辛而有毒，吐人。昔人多以及己当杜衡，杜衡当细辛，故尔错误也。杜衡则无毒，不吐人，功虽不及细辛，而亦能散风寒，下气消痰，行水破血也。

【附方】 新六。**风寒头痛**伤风伤寒，头痛发热，初觉者。马蹄香为末，每服一钱，热酒调下，少顷饮热茶一碗，催之出汗即愈，名香汗散。王英杏林摘要。**饮水停滞**大热行极，及食热饼后，饮冷水过多不消，停滞在胸不利，呼吸喘息者。杜衡三分，瓜蒂二分，人参一分，为末。汤服一钱，日二服，取吐为度。肘后方。**痰气哮喘**马蹄香焙研，每服二三钱，正发时淡醋调下，少顷吐出痰涎为验。普济方。**噎食膈气**马蹄香四两，为末，好酒三升，熬膏。每服二匙，好酒调下，日三服。孙氏集效方。**吐血瘀聚**凡吐血后，心中不闷者

---

① 葵：原作"槐"，字误，今据《证类本草》卷八及此上文义改。

必止；若烦躁闷乱刺胀者，尚有瘀血在胃，宜吐之。方同饮水停滞。**喉闭肿痛**草药金锁匙，即马蹄草，以根捣，井华水调下即效。救急方。

【附录】 **木细辛**〔藏器曰〕味苦，温，有毒。主腹内结聚癥瘕，大便不利，推陈去恶，破冷气。未可轻服，令人利下至困。生终南山，冬月不凋，苗如大戟，根似细辛。

及已别录下品

【释名】 **獐耳细辛**〔时珍曰〕及已名义未详。二月生苗，先开白花，后方生叶三片，状如獐耳，根如细辛，故名獐耳细辛。

【集解】 〔恭曰〕及已生山谷阴虚软地。其草一茎，茎头四叶，隙着白花。根似细辛而黑，有毒。今人以当杜衡，非也。二月采根，日干。

根

【气味】 **苦，平，有毒。**〔恭曰〕入口使人吐血。

【主治】 **诸恶疮疥痂瘘蚀，及牛马诸疮。**唐本。**头疮白秃风瘙，皮肤虫痒，可煎汁浸并傅之。**大明。**杀虫。**时珍。

【发明】 〔弘景曰〕今人以合疮疥膏，甚验。〔时珍曰〕今人不知及已，往往以当杜衡，却以杜衡当细辛，故杜衡诸方多是及已也。辩见细辛、杜衡二条。

【附方】 新一。**头疮白秃**獐耳细辛，其味香辣，为末，以槿木煎油调搽。活幼全书。

鬼督邮唐本草

【释名】 **独摇草**唐本。〔时珍曰〕此草独茎而叶攒其端，无风自动，故曰鬼独摇草，后人讹为鬼督邮尔。因其专主鬼病，犹司鬼之督邮也。古者传舍有督邮之官主之。徐长卿、赤箭皆治鬼病，故并有鬼督邮之名，名同而物异。

【集解】 〔恭曰〕鬼督邮所在有之。有必丛生，苗惟一茎，茎端生叶若伞状，根如牛膝而细黑。今人以徐长卿代之，非也。〔保升曰〕茎似细箭杆，高二尺以下。叶生茎端，状如伞。花生叶心，黄白色。根横生而无须，二月、八月采根。徐长卿、赤箭并有鬼督邮之名，而主治不同，宜审用之。〔时珍曰〕鬼督邮与及已同类，根苗皆相似。但以根如细辛而色黑者，为及已；根如细辛而色黄白者，为鬼督邮。

根

【修治】 〔敩曰〕凡采得细锉，用生甘草水煮一伏时，日干用。

【气味】 **辛、苦，无毒。**〔时珍曰〕有小毒。

【主治】 **鬼疰卒忤中恶，心腹邪气，百精毒，温疟疫疾，强腰脚，益膂力。**唐本。

【发明】 〔时珍曰〕按东晋深师方，治上气咳嗽，邪嗽、燥[①] 嗽、冷嗽，四满丸，用鬼督邮同蜈蚣、芫花、踯躅诸毒药为丸，则其有毒可知矣。非毒药不能治鬼疰邪恶之病，唐本云无毒，盖不然。

徐长卿本经上品

校正：今据吴氏本草，并入石下长卿。

【释名】 **鬼督邮**本经**别仙踪**苏颂。〔时珍曰〕徐长卿，人名也，常以此药治邪病，人遂以名之。名医别录于有名未用复出石下长卿条，云一名徐长卿。陶弘景注云：此是误尔。方家无用，亦不复识。今考二条功疗相似。按吴普本草云：徐长卿一名石下长卿。其为一物甚明，但石间

---

① 燥：原作“鰇”，字误，今据《外台》卷九改。

生者为良。前人欠审，故尔差舛。〔弘景曰〕鬼督邮之名甚多。今俗用徐长卿者，其根正如细辛，小短扁扁尔，气亦相似。今狗脊散用鬼督邮者，取其强悍宜腰脚，故知是徐长卿，而非鬼箭、赤箭。

【集解】 〔别录曰〕徐长卿生泰山山谷及陇西，三月采。又曰：石下长卿生陇西山谷池泽，三月采。〔恭曰〕所在川泽有之。叶似柳，两叶相当，有光泽。根如细辛，微粗长，黄色而有臊气。今俗以代鬼督邮，非也。鬼督邮自有本条。〔保升曰〕生下湿川泽之间。苗似小桑，两叶相对。三月苗青，七月、八月着子，似萝藦子而小。九月苗黄，十月凋，八月采根，日干。〔颂曰〕今淄齐淮泗间皆有之，三月、四月采，谓之别仙踪。〔时珍曰〕鬼督邮、及己之乱杜衡，其功不同，苗亦不同也。徐长卿之乱鬼督邮，其苗不同，其功同也。杜衡之乱细辛，则根苗功用皆仿佛，乃弥近而大乱也。不可不审。

根

【修治】 〔敩曰〕凡采得粗杵，拌少蜜令遍，以瓷器盛，蒸三伏时，日干用。

【气味】 **辛，温，无毒。**〔别录曰〕石下长卿：咸、平，有毒。〔普曰〕徐长卿一名石下长卿。神农，雷公：辛。〔时珍曰〕治鬼之药多有毒，当从别录。

【主治】 **鬼物百精蛊毒，疫疾邪恶气，温疟。久服强悍轻身。**本经。**益气延年。又曰：石下长卿：主鬼疰精物邪恶气，杀百精蛊毒，老魅注易，亡走啼哭，悲伤恍惚。**别录。

【发明】 〔时珍曰〕抱朴子言上古辟瘟疫有徐长卿散，良效。今人不知用此。

【附方】 新二。**小便关格**徐长卿汤：治气壅关格不通，小便淋结，脐下妨闷。徐长卿炙半两，茅根三分，木通、冬葵子一两，滑石二两，槟榔一分，瞿麦穗半两，每服五钱，水煎，入朴消一钱，温服，日二服。圣惠方。**注车注船**凡人登车船烦闷，头痛欲吐者。宜用徐长卿、石长生、车前子、车下李根皮各等分，捣碎，以方囊系半合于衣带及头上，则免此患。肘后方。

白微本经中品

【释名】 **薇草**别录**白幕**别录**春草**本经**葞**音尾**骨美**〔时珍曰〕微，细也。其根细而白也。按尔雅：葞，春草也。微、葞音相近，则白微又葞音之转也。别录以葞为莽草之名，误矣。

【集解】 〔别录曰〕白微生平原川谷，三月三日采根阴干。〔弘景曰〕近道处处有之。〔颂曰〕今陕西诸郡及舒、滁、润、辽州亦有之。茎叶俱青，颇类柳叶。六七月开花，八月结实。其根黄白色，类牛膝而短小，今人八月采之。

根

【修治】 〔敩曰〕凡采得，以糯米泔汁浸一宿，取出去髭，于槐砧上细锉，蒸之从申至巳，晒干用。〔时珍曰〕后人惟以酒洗用。

【气味】 **苦、咸、平，无毒。**〔别录曰〕大寒。〔之才曰〕恶黄芪、大黄、大戟、干姜、大枣、干漆、山茱萸。

【主治】 **暴中风身热肢满，忽忽不知人，狂惑邪气，寒热酸疼，温疟洗洗，发作有时。**本经。**疗伤中淋露，下水气，利阴气，益精。久服利人。**别录。**治惊邪风狂痓病，百邪鬼魅。**弘景。**风温灼热多眠，及热淋遗尿，金疮出血。**时珍。

【发明】 〔好古曰〕古方多用治妇人，以本草有疗伤中淋露之故也。〔时珍曰〕白微古人多用，后世罕能知之。按张仲景治妇人产中虚烦呕逆，安中益气，竹皮丸方中，用白微同桂枝一分，竹皮、石膏三分，甘草七分，枣肉为大丸，每以饮化一丸服。云有热者倍白微，则白微性寒，乃阳明经药也。徐之才药对言白微恶大枣，而此方又以枣为丸，盖恐诸药寒凉伤脾胃尔。朱肱活人书治风温发汗后，身犹灼热，自汗身重多眠，鼻息必鼾，语言难出者，萎蕤汤中亦用之。孙真人千金方，有诏书发汗白微散焉。

【附方】 新五。**肺实鼻塞**不知香臭。白微、贝母、款冬花一两，百部二两，为末。每服一钱，米饮下。普济方。**妇人遗尿**不拘胎前产后。白微、芍药各一两，为末。酒服方寸匕，日三服。千金方。**血淋热淋**方同上。**妇人血厥**人平居无疾苦，忽如死人，身不动摇，目闭口噤，或微知人，眩冒，移时方寤，此名血厥，亦名郁冒。出汗过多，血少，阳气独上，气塞不行，故身如死。气过血还，阴阳复通，故移时方寤。妇人尤多此证。宜服白微汤：用白微、当归各一两，人参半两，甘草一钱半。每服五钱，水二盏，煎一盏，温服。本事方。**金疮血出**白微为末，贴之。儒门事亲。

白前别录中品

【释名】 **石蓝**唐本**嗽药**同上。〔时珍曰〕名义未详。

【集解】 〔弘景曰〕白前出近道，根似细辛而大，色白不柔易折，气嗽方多用之。〔恭曰〕苗高尺许，其叶似柳，或似芫花，根长于细辛，白色，生州渚沙碛之上，不生近道。俗名石蓝，又名嗽药。今用蔓生者味苦，非真也。〔志曰〕根似白微、牛膝辈，二月、八月采，阴干用。〔嘉谟曰〕似牛膝，粗长坚直易断者，白前也。似牛膝，短小柔软能弯者，白微也，近道俱有，形色颇同，以此别之，不致差误。

根

【修治】 〔敩曰〕凡用，以生甘草水浸一伏时，漉出，去头须了，焙干收用。

【气味】 **甘，微温，无毒。**〔权曰〕辛。〔恭曰〕微寒。

【主治】 **胸胁逆气，咳嗽上气，呼吸欲绝。**别录。**主一切气，肺气烦闷，贲豚肾气。**大明。**降气下痰。**时珍。

【发明】 〔宗奭曰〕白前能保定肺气，治嗽多用，以温药相佐使尤佳。〔时珍曰〕白前色白而味微辛甘，手太阴药也。长于降气，肺气壅实而有痰者宜之。若虚而长哽气者，不可用也。张仲景治嗽而脉浮，泽漆汤中亦用之。其方见金匮要略，药多不录。

【附方】 旧二，新一。**久嗽唾血**白前、桔梗、桑白皮三两，炒，甘草一两，炙，水六升，煮一升，分三服。忌猪肉、菘菜。外台。**久咳上气**体肿，短气胀满，昼夜倚壁不得卧，常作水鸡声者，白前汤主之：白前二两，紫菀、半夏各三两，大戟七合，以水一斗，渍一宿，煮取三升，分作数服。禁食羊肉、饧糖大佳。深师方。**久患暇呷**咳嗽，喉中作声，不得眠。取白前焙捣为末，每温酒服二钱。深师方。

草犀拾遗

【释名】 〔时珍曰〕其解毒之功如犀角，故曰草犀。

【集解】 〔藏器曰〕草犀生衢、婺、洪、饶间。苗高二三尺，独茎，根如细辛。生水中者名水犀。〔珣曰〕广州记云：生岭南及海中，独茎对叶而生，如灯台草，根若细辛。

根

【气味】　辛，平，无毒。

【主治】　解一切毒气，虎狼虫虺所伤，溪毒野蛊恶刺等毒，并宜烧研服之，临死者亦得活。李珣。天行疟瘴寒热，咳嗽痰壅，飞尸喉痹疮肿，小儿寒热丹毒，中恶注忤，痢血等病，煮汁服之。岭南及睦、婺间中毒者，以此及千金藤并解之。藏器。

钗子股海药

校正：并入拾遗金钗股

【释名】　金钗股〔时珍曰〕石斛名金钗花，此草状似之，故名。

【集解】　〔藏器曰〕金钗股生岭南及南海山谷，根如细辛，每茎三四十根。〔珣曰〕忠州、万州者亦佳，草茎功力相似。缘岭南多毒，家家贮之。〔时珍曰〕按岭表录云：广中多蛊毒，彼人以草药金钗股治之，十救八九，其状如石斛也。又忍冬藤解毒，亦号金钗股，与此同名云。

根

【气味】　苦，平，无毒。

【主治】　解毒痈疽神验，以水煎服。李珣。解诸药毒，煮汁服。亦生研，更烈，必大吐下。如无毒，亦吐去热痰。疟瘴天行，蛊毒喉痹。藏器。

吉利草纲目

【集解】　〔时珍曰〕按嵇含南方草木状云：此草生交广，茎如金钗股，形类石斛，根类芍药。吴黄武中，江夏李俣徒合浦遇毒，其奴吉利偶得此草与服，遂解，而吉利即遁去。俣以此济人，不知其数也。又高凉郡产良耀草，叶如麻黄，花白似牛李，秋结子如小粟，煨食解毒，功亚于吉利草。始因梁耀得之，因以为名，转梁为良耳。

根

【气味】　苦，平，无毒。

【主治】　解蛊毒，极验。时珍。

朱砂根纲目

【集解】　〔时珍曰〕朱砂根生深山中，今惟太和山人采之。苗高尺许，叶似冬青叶，背甚赤，夏月长茂。根大如箸，赤色，此与百两金仿佛。

根

【气味】　苦，凉，无毒。

【主治】　咽喉肿痹，磨水或醋咽之，甚良。时珍。

辟虺雷唐本草

【释名】　辟蛇雷纲目。〔时珍曰〕此物辟蛇虺有威，故以雷名之。

【集解】　〔恭曰〕辟虺雷状如粗块苍术，节中有眼。〔时珍曰〕今川中峨眉、鹤鸣诸山皆有之。根状如苍术，大者若拳。彼人以充方物，苗状当俟访问。

根

【气味】　苦，大寒，无毒。

【主治】　解百毒，消痰，祛大热、头痛，辟瘟疫。唐本。治咽喉痛痹，解蛇虺毒。时珍。

锦地罗纲目

【集解】　〔时珍曰〕锦地罗出广西庆远山岩间，镇安、归顺、柳州皆有之。根似萆薢及栝楼根状。彼人颇重之，以充方物。

根

【气味】　微苦，平，无毒。

【主治】　山岚瘴毒疮毒，并中诸毒，以根研生酒服一钱匕，即解。时珍。

紫金牛宋图经

【集解】　〔颂曰〕生福州。叶如茶叶，上绿下紫。结实圆，红色如丹朱。根微紫色，八月采根，去心暴干，颇似巴戟。

【气味】　**辛，平，无毒。**

【主治】　**时疾膈气，去风痰**。苏颂。**解毒破血**。时珍。

拳参宋图经

【集解】　〔颂曰〕生淄州田野，叶如羊蹄，根似海虾，黑色，土人五月采之。

【气味】　缺。

【主治】　**为末，淋渫肿气**。苏颂。

铁线草宋图经

【集解】　〔颂曰〕生饶州，三月采根阴干。〔时珍曰〕今俗呼萹蓄为铁线草，盖同名耳。

【气味】　**微苦，平，无毒。**

【主治】　**疗风消肿毒，有效**。苏颂。

【附方】　新一。**男女诸风**产后风尤妙。铁线草根五钱，五加皮一两，防风二钱，为末。以乌骨鸡一斤重者，水内淹死，去毛肠，砍作肉，生入药，剁匀，下麻油些少，炒黄色，随人量入酒煮熟。先以排风藤煎浓汤，沐浴头身，乃饮酒食鸡，发出粘汗即愈。如不沐浴，必发出风丹乃愈。滑伯仁撄宁心要。

金丝草纲目

【集解】　〔时珍曰〕金丝草出庆阳山谷，苗状当俟访问。

【气味】　**苦，寒，无毒。**

【主治】　**吐血咳血，衄血下血，血崩瘴气，解诸药毒，疗痈疽丁肿恶疮，凉血散热**。时珍。

【附方】　新三。**妇人血崩**金丝草、海柏枝、砂仁、花椒、蚕退纸、旧锦灰，等分，为末，煮酒空心服。陈光述传。谈野翁方。**痈疽丁肿**一切恶疮。金丝草、忍冬藤、五叶藤、天荞麦，等分，煎汤温洗。黑色者，加醋。又铁箍散：用金丝草灰二两，醋拌晒干，贝母五两，去心，白芷二两，为末，以凉水调贴疮上，香油亦可。或加龙骨少许。**天蛇头毒**落苏即金丝草、金银花藤、五叶紫葛、天荞麦，等分，切碎，用绝好醋浓煎，先熏后洗。救急方。

本草纲目草部目录第十四卷

草之三

当归本经 **芎䓖**本经 **蘼芜**本经 **蛇床**本经 **藁本**本经。徐黄附 **蜘蛛香**纲目 **白芷**本经 **芍药**本经 **牡丹**本经。鼠姑附 **木香**本经 **甘松香**开宝 **山柰**纲目 **廉姜**拾遗 **杜若**本经 **山姜**药性 **高良姜**别录。即红豆蔻 **豆蔻**别录。即草果 **白豆蔻**开宝 **缩砂蔤**开宝 **益智子**开宝 **荜茇**开宝 **蒟酱**唐本 **肉豆蔻**唐本 **补骨脂**开宝。即破故纸 **姜黄**唐本 **郁金**唐本 **蓬莪茂**开宝 **荆三棱**开宝 **莎草、香附子**别录 **瑞香**纲目 **茉莉**纲目。素馨附 **郁金香**开宝 **茅香**开宝 **白茅香**拾遗 **排草香**纲目 **迷迭香**拾遗 **䔧车香**拾遗 **艾纳香**开宝 **兜纳香**海药 **线香**纲目 **藿香**嘉祐 **薰草、零陵香**别录 **兰草**本经 **泽兰**本经 **马兰**日华 **香薷**别录 **石香葇**开宝 **爵床**本经 **赤车使者**唐本 **假苏**本经。即荆芥 **薄荷**唐本 **积雪草**本经 **苏**别录 **荏**别录。即白苏 **水苏**本经。即鸡苏 **荠苧**拾遗。石荠苧附

上附方旧八十一，新三百七十一。

本草纲目草部第十四卷

草之三芳草类五十六种。

当归本经中品

【释名】 **乾归**本经**山蕲**尔雅**文无**纲目〔颂曰〕按尔雅：薜，山蕲。又云：薜，白蕲。薜音百。蕲即古芹字。郭璞注云：当归也，似芹而粗大。许慎说文云：生山中者名薜，一名山蕲。然则当归，芹类也。在平地者名芹，生山中粗大者名当归也。〔宗奭曰〕今川蜀皆以畦种，尤肥好多脂，不以平地、山中为等差也。〔时珍曰〕当归本非芹类，特以花叶似芹，故得芹名。古人娶妻为嗣续也，当归调血为女人要药，有思夫之意，故有当归之名。正与唐诗“胡麻好种无人种，正是归时又不归”之旨相同。崔豹古今注云：古人相赠以芍药，相招以文无。文无一名当归，芍药一名将离故也。〔承曰〕当归治妊妇产后恶血上冲，仓卒取效。气血昏乱者，服之即定。能使气血各有所归，恐当归之名必因此出也。

【集解】 〔别录曰〕当归生陇西川谷，二月、八月采根阴干。〔弘景曰〕今陇西四阳黑水当归，多肉少枝气香，名马尾当归。西川北部当归，多根枝而细。历阳所出者，色白而气味薄，不相似，呼为草当归，缺少时亦用之。〔恭曰〕今出当州、宕州、翼州、松州，以宕州者最胜。有二种：一种似大叶芎䓖者，名马尾当归，今人多用；一种似细叶芎䓖者，名蚕头当归，即陶称历阳者，不堪用，茎叶并卑下于芎䓖。〔颂曰〕今川蜀、陕西诸郡及江宁府、滁州皆有之，以蜀中者为胜。春生苗，绿叶有三瓣。七八月开花似莳萝，浅紫色，根黑黄色，以肉厚而不枯者为胜。〔时珍曰〕今陕、蜀、秦州、汶州诸处人多栽莳为货。以秦归头圆尾多色紫气香肥润者，名马尾归，最胜他处；头大尾粗色白坚枯者，为镵头归，止宜入发散药尔。韩𢘆言：川产者力刚而善攻，秦产者力柔而善补，是矣。

根

【修治】 〔敩曰〕凡用去芦头，以酒浸一宿入药。止血破血，头尾效各不同。若要破血，即使头一节硬实处。若要止痛止血，即用尾。若一并用，服食无效，不如不使，惟单使妙也。〔元素曰〕头止血，尾破血，身和血，全用即一破一止也。先以水洗净土。治上酒浸，治外酒洗过，或火干、日干入药。〔杲曰〕头止血而上行，身养血而中守，梢破血而下流，全活血而不走。〔时珍曰〕雷、张二氏所说头尾功效各异。凡物之根，身半已上，气脉上行，法乎天；身半已下，气脉下行，法乎地。人身法象天地，则治上当用头，治中当用身，治下当用尾，通治则全用，乃一定之理也。当以张氏之说为优。凡晒干乘热纸封瓮收之，不蛀。

【气味】 **苦，温，无毒。**〔别录曰〕辛，大温。〔普曰〕神农、黄帝、桐君、扁鹊：甘，无毒。岐伯、雷公：辛，无毒。李当之：小温。〔杲曰〕甘、辛、温，无毒。气厚味薄，可升可降，阳中微阴，入手少阴、足太阴、厥阴经血分。〔之才曰〕恶蔄茹、湿面，畏菖蒲、海藻、牡蒙、生姜，制雄黄。

【主治】 **咳逆上气，温疟寒热洗洗在皮肤中，妇人漏下绝子，诸恶疮疡金疮，煮汁饮之。**本经。**温中止痛，除客血内塞，中风痓汗不出，湿痹中恶，客气虚冷，补五脏，生肌肉。**别录。**止呕逆，虚劳寒热，下痢腹痛齿痛，女人沥血腰痛，崩中，补诸不足。**甄权。**治一切风、一切气，补一切劳，破恶血，养新血，及癥癖，肠胃冷。**大明。**治头痛，心腹诸痛，润肠胃筋骨皮肤，治痈疽，排脓止痛，和血补血。**时珍。**主痿癖嗜卧，足下热而痛。冲脉为病，气逆里急。带脉为病，腹痛，腰溶溶如坐水中。**好古。

【发明】 〔权曰〕患人虚冷者，加而用之。〔承曰〕世俗多谓惟能治血，而金匮、外台、千金诸方皆为大[①]补不足、决取立效之药。古方用治妇人产后恶血上冲，取效无急于此。凡气血昏乱者，服之即定。可以补虚，备产后要药也。〔宗奭曰〕药性论补女子诸不足一说，尽当归之用矣。〔成无己曰〕脉者，血之府，诸血皆属心。凡通脉者，必先补心益血。故张仲景治手足厥寒、脉细欲绝者，用当归之苦温以助心血。〔元素曰〕其用有三：一心经本药，二和血，三治诸病夜甚。凡血受病，必须用之。血壅而不流则痛，当归之甘温能和血，辛温能散内寒，苦温能助心散寒，使气血各有所归。〔好古曰〕入手少阴，以其心生血也；入足太阴，以其脾裹血也；入足厥阴，以其肝藏血也。头能破血，身能养血，尾能行血。全用，同人参、黄芪，则补气而生血；同牵牛、大黄则行气而破[②]血。从桂、附、茱萸则热，从大黄、芒消则寒。佐使分定，用者当知。酒蒸治头痛，诸痛皆属木，故以血药主之。〔机曰〕治头痛，酒煮服清，取其浮而上也。治心痛，酒调末服，取其浊而半沉半浮也。治小便出血，用酒煎服。取其沉入下极也。自有高低之分如此。王海藏言当归血药，如何治胸中咳逆上气？按当归其味辛散，乃血中气药也，况咳逆上气，有阴虚阳无所附者，故用血药补阴，则血和而气降矣。〔韩懋曰〕当归主血分之病。川产力刚可攻，秦产力柔宜补。凡用，本病宜酒制，有痰以姜制，导血归源之理。血虚以人参、石脂为佐，血热以生地黄、条芩为佐，不绝生化之源。血积配以大黄。要之，血药不容舍当归。故古方四物汤以为君，芍药为臣，地黄为佐，芎䓖为使也。

【附方】 旧八，新一十九。**血虚发热**当归补血汤：治肌热躁热，困渴引饮，目赤面红，昼夜不息，其脉洪大而虚，重按全无力，此血虚之候也。得于饥困劳役，证象白虎，但脉不长实为异耳。若误服白虎汤即死，宜此主之。当归身酒洗二钱，绵黄芪蜜炙一两，作一服。水二钟，煎一钟，空心温服，日再服。东垣兰室秘藏。**失血眩运**凡伤胎去血，产后去血，崩中去血，金疮去血，拔牙去血，一切去血过多，心烦眩运，闷绝不省人事。当归二两，芎䓖一两，每用五钱，水七分，酒三分，煎七分，热服，日再。妇人良方。**衄血不止**当归焙，研末，每服一钱，米饮调下。圣济录。**小便出血**当归四两，锉，酒

① 大：原作“人”，字误，今据《证类本草》卷八改。

② 破：原作“补”，字误，今据《汤液本草》卷中改。

三升，煮取一升，顿服。肘后。**头痛欲裂**当归二两，酒一升，煮取六合，饮之，日再服。外台秘要方。**内虚目暗**补气养血。用当归生晒六两，附子火炮一两，为末。炼蜜丸梧子大。每服三十丸，温酒下，名六一丸。圣济总录。**心下痛刺**当归为末，酒服方寸匕。必效方。**手臂疼痛**当归三两切，酒浸三日，温饮之。饮尽，别以三两再浸，以瘥为度。事林广记。**温疟不止**当归一两，水煎饮，日一服。圣济总录。**久痢不止**当归二两，吴茱萸一两，同炒香，去萸不用，为末，蜜丸梧子大。每服三十丸，米饮下，名胜金丸。普济方。**大便不通**当归、白芷等分，为末。每服二钱，米汤下。圣济总录。**妇人百病**诸虚不足者。当归四两，地黄二两，为末，蜜丸梧子大。每食前，米饮下十五丸。太医支法存方。**月经逆行**从口鼻出。先以京墨磨汁服，止之。次用当归尾、红花各三钱，水一钟半，煎八分，温服，其经即通。简便方。**室女经闭**当归尾、没药各一钱，为末，红花浸酒，面北饮之，一日一服。普济方。**妇人血气**脐下气胀，月经不利，血气上攻欲呕，不得睡。当归四钱，干漆烧存性二钱，为末，炼蜜丸梧子大。每服十五丸，温酒下。永类方。**堕胎下血**不止。当归焙一两，葱白一握，每服五钱，酒一盏半，煎八分，温服。圣济总录。**妊娠胎动**神妙佛手散：治妇人妊娠伤动，或子死腹中，血下疼痛，口噤欲死，服此探之，不损则痛止，已损便立下，此乃徐王神验方也。当归二两，芎䓖一两，为粗末，每服三钱，水一盏，煎令泣泣欲干，投酒一盏，再煎一沸，温服，或灌之，如人行五里，再服，不过三五服便效。张文仲备急方。**产难胎死**横生倒生。用当归三两，芎䓖一两，为末，先以大黑豆炒焦，入流水一盏，童便一盏，煎至一盏，分为二服，未效再服。妇人良方。**倒产子死**不出。当归末，酒服方寸匕。子母秘录。**产后血胀**腹痛引胁。当归二钱，干姜炮五分，为末，每服三钱，水一盏，煎八分，入盐、酢少许，热服。妇人良方。**产后腹痛**如绞。当归末五钱，白蜜一合，水一盏，煎一盏，分为二服，未效再服。妇人良方。**产后自汗**壮热气短，腰脚痛不可转。当归三钱，黄芪合芍药酒炒各二钱，生姜五片，水一盏半，煎七分，温服。和剂局方。**产后中风**不省人事，口吐涎沫，手足瘛疭。当归、荆芥穗等分，为末，每服二钱，水一盏，酒少许，童尿少许，煎七分，灌之。下咽即有生意，神效。圣惠方。**小儿胎寒**好啼，昼夜不止，因此成痫。当归末一小豆大，以乳汁灌之，日夜三四度。肘后方。**小儿脐湿**不早治，成脐风。或肿赤，或出水。用当归末傅之。一方入麝香少许，一方用胡粉等分，试之最验。若愈后因尿入复作，再傅即愈。圣惠方。**汤火伤疮**焮赤溃烂，用此生肌，拔热止痛。当归、黄蜡各一两，麻油四两，以油煎当归焦黄，去滓，纳蜡搅成膏，出火毒，摊贴之。和剂局方。**白黄色枯**舌缩，恍惚若语乱者死。当归、白术二两，水煎，入生苄汁、蜜和服。三十六黄方。

芎䓖音穷芎。本经上品

【释名】 **胡䓖**别录**川芎**纲目**香果**别录**山鞠穷**纲目〔时珍曰〕芎本作营，名义未详。或云：人头穹窿穷高，天之象也。此药上行，专治头脑诸疾，故有芎䓖之名。以胡戎者为佳，故曰胡䓖。古人因其根节状如马衔，谓之马衔芎䓖；后世因其状如雀脑，谓之雀脑芎；其出关中者，呼为京芎，亦曰西芎；出蜀中者，为川芎；出天台者，为台芎；出江南者，为抚芎，皆因地而名也。左传：楚人谓萧人曰：有麦曲乎？有山鞠芎乎？河鱼腹疾奈何？二物皆御湿，故以谕之。丹溪朱氏治六郁越鞠丸中用越桃、鞠穷，故以命名，金光明经谓之阇莫迦。

【集解】 〔别录曰〕芎䓖叶名蘼芜，生武功川谷、斜谷西岭，三月、四月采根暴干。〔普曰〕芎䓖或生胡无桃山阴，或泰山。叶细香，青黑文，赤如藁本，冬夏丛生，王月花赤，七月实黑，附端两叶。三月采根，有节如马衔。〔弘景曰〕武功、斜谷西岭，俱近长安。今出历阳，处处亦有，人家多种之。叶似蛇床而香，节大茎细，状如马衔，谓之马衔芎䓖。蜀中亦有而细。〔恭曰〕今出秦州，其历阳出者不复用。其人间种者，形块大，重实多脂。山中采者，瘦细。味苦、辛。以九月、十月采之为佳，若三月、四月虚恶非时也。〔颂曰〕关陕、川蜀、江东山中多有之，而以蜀川者为胜。四五月生叶，似水芹、胡荽、蛇床辈，作丛而茎细。其叶倍香，江东、蜀人采叶作饮。七八月开碎白花，如蛇床子花。根坚瘦，黄黑色。关中出者形块重实，作雀脑状者为雀脑芎，最有力。〔时珍曰〕蜀地少寒，人多栽莳，深秋茎叶亦不萎也。清明后宿根生苗，分其枝横埋之，则节节生根。八月根下始结芎䓖，乃可掘取，蒸暴货之。救荒本草云：叶似芹而微细窄，有丫叉，又似白芷，叶亦细，又似胡荽叶而微壮，一种似蛇床叶而亦粗。嫩叶可炸食。〔宗奭曰〕凡用，以川中大块，里色白，不油，嚼之微辛甘者佳。他种不入药，止可为末。煎汤沐浴而已。

根

【气味】 **辛，温，无毒。**〔普曰〕神农、黄帝、岐伯、雷公：辛，无毒。扁鹊：酸，无毒。李当之：生温，熟寒。〔元素曰〕性温，味辛、苦，气厚味薄，浮而升，阳也。少阳本经引经药，入手、足厥阴气分。〔之才曰〕白芷为之使，畏黄连，伏雌黄。得细辛，疗金疮止痛。得牡蛎，疗头风吐逆。

【主治】 **中风入脑头痛，寒痹筋挛缓急，金疮，妇人血闭无子。**本经。**除脑中冷动，面上游风去来，目泪出，多涕唾，忽忽如醉，诸寒冷气，心腹坚痛，中恶卒急肿痛，胁风痛，温中内寒。**别录。**腰脚软弱，半身不遂。胞衣不下。**甄权。**一切风，一切气，一切劳损，一切血。补五劳，壮筋骨，调众脉，破癥结宿血，养新血，吐血鼻血溺血，脑痈发背，瘰疬瘿赘，痔瘘疮疥，长肉排脓，消瘀血。**大明。**搜肝气，补肝血，润肝燥，补风虚。**好古。**燥湿，止泻痢，行气开郁。**时珍。**蜜和大丸，夜服，治风痰殊效。**苏颂。**齿根出血，含之多瘥。**弘景。

【发明】 〔宗奭曰〕今人用此最多，头面风不可缺也。然须以他药佐之。〔元素曰〕川芎上行头目，下行血海，故清神及四物汤皆用之。能散肝经之风，治少阳厥阴经头痛，及血虚头痛之圣药也。其用有四：为少阳引经，一也；诸经头痛，二也；助清阳之气，三也；去湿气在头，四也。〔杲曰〕头痛必用川芎。如不愈，加各引经药：太阳羌活，阳明白芷，少阳柴胡，太阴苍术，厥阴吴茱萸，少阴细辛，是也。〔震亨曰〕郁在中焦，须抚芎开提其气以升之，气升则郁自降。故抚芎总解诸郁，直达三焦，为通阴阳气血之使。〔时珍曰〕芎䓖，血中气药也。肝苦急，以辛补之，故血虚者宜之。辛以散之，故气郁者宜之。左传言麦曲鞠穷御湿，治河鱼腹疾。予治湿泻每加二味，其应如响也。血痢已通而痛不止者，乃阴亏气郁，药中加芎为佐。气行血调，其病立止。此皆医学妙旨，圆机之士，始可语之。〔宗奭曰〕沈括笔谈云：一族子旧服芎䓖，医郑叔熊见之云：芎䓖不可久服，多令人暴死。后族子果无疾而卒。又朝士张子通之妻，病脑风，服芎䓖甚久，一旦暴亡。皆目见者。此皆单服既久，则走散真气。若使他药佐使，又不久服，中病便已，则焉能至此哉？〔虞抟曰〕骨蒸多汗，及气弱之人，不可久服。其性辛散。令真气走泄，而阴愈虚也。〔时珍曰〕五味入胃，各归其本脏。久服则增气偏胜，必有偏绝，故有暴夭之患。若药具五味，备四气，君臣佐使配合得宜，岂有此害哉？如芎䓖，肝经药也，若单服既久，则辛喜归肺，肺气偏胜，金来贼木，肝必受邪，久则偏绝，岂不夭亡，故医者贵在格物也。

【附方】 旧七，新一十七。**生犀丸**宋真宗赐高相国，去痰清目，进饮食，生犀丸：用川芎十两，紧小者，粟米泔浸二日换，切片子，日干为末。分作两料。每料入麝、脑各一分，生犀半两，重汤煮，蜜和丸小弹子大。茶、酒嚼下一丸。痰，加朱砂半两。膈痰，加牛黄一分，水飞铁粉一分。头目昏，加细辛一分。口眼㖞斜，加炮天南星一分。御药院方。**气虚头痛**真川芎䓖为末。腊茶调服二钱，甚捷。曾有妇人产后头痛，一服即愈。集简方。**气厥头痛**妇人气盛头痛，及产后头痛。川芎䓖、天台乌药等分，为末。每服二钱，葱茶调下。御药院方加白术，水煎服。**风热头痛**川芎䓖一钱，茶叶二钱，水一钟，煎五分，食前热服。简便方。**头风化痰**川芎洗切，晒干为末。炼蜜丸如小弹子大。不拘时嚼一丸，茶清下。经验后方。**偏头风痛**京芎细锉，浸酒日饮之。斗门方。**风热上冲**头目运眩，或胸中不利。川芎、槐子各一两，为末。每服三钱，用茶清调下。胸中不利，以水煎服。张洁古保命集。**首风旋运**及偏正头疼，多汗恶风，胸膈痰饮。川芎䓖一斤，天麻四两，为末。炼蜜丸如弹子大。每嚼一丸，茶清下。刘河间宣明方。**失血眩运**方见当归下。**一切心痛**大芎一个，为末。烧酒服之。一个住一年，两个住二年。孙氏集效方。**经闭验胎**经水三个月不行，验胎法：川芎生为末，空心煎艾汤服一匙。腹内微动者是有胎，不动者非也。灵苑方。**损动胎气**因跌扑举重，损胎不安，或子死腹中者，芎䓖为末。酒服方寸匕，须臾一二服，立出。十全方。**崩中下血**昼夜不止。千金方用芎䓖一两，清酒一大盏，煎取五分，徐徐进之。圣惠：加生地黄汁二合，同煎。**酒癖胁胀**时复呕吐，腹有水声。川芎䓖、三棱炮各一两，为末。每服二钱，葱白汤下。圣济总录。**小儿脑热**好闭目，或太阳痛，或目赤肿。川芎䓖、薄荷、朴硝各二钱，为末。以少许吹鼻中。全幼心鉴。**齿败口臭**水煎芎䓖含之。广济方。**牙齿疼痛**大川芎䓖一个，入旧糟内藏一月，取焙，入细辛同研末，揩牙。本事方。**诸疮肿痛**抚芎煅研，入轻粉，麻油调涂。普济方。**产后乳悬**妇人产后，两乳忽长，细小如肠，垂过小肚，痛不可忍，危亡须臾，名曰乳悬。将芎䓖、当归各一斤，以半斤锉散，于瓦石器内，用水浓煎，不拘多少频服；仍以一斤半锉块，于病人桌下烧烟，令将口鼻吸烟。用尽未愈，再作一料。仍以蓖麻子一粒，贴其顶心。夏子益奇疾方。

蘼芜本经上品

【释名】 **薇芜**别录**蕲茝**尔雅**江蓠**别录〔颂曰〕蕲茝，古芹芷字也。〔时珍曰〕蘼芜，一作蘼芜，其茎叶靡弱而繁芜，故以名之。当归名蕲，白芷名蓠。其叶似当归，其香似白芷，故有蕲茝、江蓠之名。王逸云，蓠草生江中，故曰江蓠，是也。余见下。

【集解】　〔别录曰〕芎䓖叶名蘼芜。又曰：蘼芜，一名江蓠，芎䓖苗也。生雍州川泽及冤句，四月、五月采叶暴干。〔弘景曰〕今出历阳，处处人家多种之。叶似蛇床而香，骚人借以为譬，方药稀用。〔恭曰〕此有二种：一种似芹叶，一种似蛇床，香气相似，用亦不殊。〔时珍曰〕别录言，蘼芜一名江蓠，芎䓖苗也，而司马相如子虚赋，称芎䓖菖蒲，江蓠蘼芜。上林赋云：被以江蓠，揉以蘼芜。似非一物，何耶？盖嫩苗未结根时，则为蘼芜；既结根后，乃为芎䓖。大叶似芹者为江蓠，细叶似蛇床者为蘼芜。如此分别，自明白矣。淮南子云：乱人者，若芎䓖之与藁本，蛇床之与蘼芜。亦指细叶者言也。广志云：蘼芜香草，可藏衣中。管子云：五沃之土生蘼芜。郭璞赞云：蘼芜香草，乱之蛇床。不损其真，自烈[①]以芳。又海中苔发，亦名江蓠，与此同名耳。

【气味】　**辛，温，无毒。**

【主治】　**咳逆，定惊气，辟邪恶，除蛊毒鬼疰，去三虫。久服通神**。本经。**主身中老风，头中久风、风眩**。别录。**作饮，止泄泻**。苏颂。

花

【主治】　**入面脂用**。时珍。

蛇床本经上品

【释名】　**蛇粟**本经**蛇米**本经**虺床**尔雅**马床**广雅**墙蘼**别录。又名思益、绳毒、枣棘。〔时珍曰〕蛇虺喜卧于下食其子，故有蛇床、蛇粟诸名。其叶似蘼芜，故曰墙蘼。尔雅云：盱，虺床也。

【集解】　〔别录曰〕蛇床生临淄川谷及田野，五月采实阴干。〔弘景曰〕田野墟落甚多，花叶正似蘼芜。〔保升曰〕叶似小叶芎䓖。花白，子如黍粒，黄白色，生下湿地，所在皆有。以杨州、襄州者为良。〔颂曰〕三月生苗，高三二尺，叶青碎，作丛似蒿枝。每枝上有花头百余，结同一窠，似马芹类。四五月乃开白花[②]，又似伞状。子黄褐色，如黍米，至轻虚。〔时珍曰〕其花如碎米攒簇，其子两片合成，似莳萝子而细。亦有细棱，凡花实似蛇床者，当归、芎䓖、水芹、藁本、胡萝卜是也。

子

【修治】　〔敩曰〕凡使，须用浓蓝汁并百部草根自然汁，同浸一伏时，漉出日干。却用生地黄汁相拌蒸之，从巳至亥，取出日干用。〔大明曰〕凡服食，即挼去皮壳，取仁微炒杀毒，即不辣也。作汤洗浴，则生用之。

【气味】　**苦，平，无毒**。〔别录曰〕辛、甘，无毒。〔权曰〕有小毒。〔之才曰〕恶牡丹、贝母、巴豆。伏硫黄。

【主治】　**男子阴痿湿痒，妇人阴中肿痛，除痹气，利关节，癫痫恶疮。久服轻身，好颜色**。本经。**温中下气，令妇人子脏热。男子阴强。久服令人有子**。别录。**治男子女人虚湿痹，毒风瘰痛，去男子腰痛，浴男子阴，去风冷，大益阳事**。甄权。**暖丈夫阳气、女人阴气，治腰胯酸疼，四肢顽痹，缩小便，去阴汗湿癣齿痛，赤白带下，小儿惊痫，扑损瘀血，煎汤浴大风身痒**。大明。

【发明】　〔敩曰〕此药令人阳气盛数，号曰鬼考也。〔时珍曰〕蛇床乃右肾命门、少阳三焦气分之药，神农列之上品，不独辅助男子，而又有益妇人。世人舍此而求补药于远域，岂非贱目贵耳乎。

---

① 烈：原作“裂”，字误，今据《证类本草》卷七改。

② 花：原作“色”，字误，今据《证类本草》卷七改。

【附方】 旧三，新十一。**阳事不起**蛇床子、五味子、菟丝子等分，为末，蜜丸梧子大。每服三十丸，温酒下，日三服。千金方。**赤白带下**月水不来。用蛇床子、枯白矾等分，为末。醋面糊丸弹子大，胭脂为衣，绵裹纳入阴户。如热极，再换，日一次。儒门事亲方。**子宫寒冷**温中坐药，蛇床子散：取蛇床子仁为末，入粉少许。和匀如枣大，绵裹纳之，自然温也。金匮玉函方。**妇人阴痒**蛇床子一两，白矾二钱，煎汤频洗。集简方。**产后阴脱**绢盛蛇床子，蒸热熨之。又法：蛇床子五两，乌梅十四个，煎水，日洗五六次。千金方。**妇人阴痛**方同上。**男子阴肿**胀痛。蛇床子末，鸡子黄调傅之。永类方。**大肠脱肛**蛇床子、甘草各一两，为末。每服一钱，白汤下，日三服。并以蛇床末傅之。经验方。**痔疮肿痛**不可忍。蛇床子煎汤熏洗。简便方。**小儿癣疮**蛇床子杵末，和猪脂涂之。千金方。**小儿甜疮**头面耳边连引，流水极痒，久久不愈者。蛇床子一两，轻粉三钱，为细末，油调搽之。普济方。**耳内湿疮**蛇床子、黄连各一钱，轻粉一字，为末吹之。全幼心鉴。**风虫牙痛**千金用蛇床子、烛烬，同研，涂之。集简方用蛇床子煎汤，乘热漱数次，立止。**冬月喉痹**肿痛，不可下药者。蛇床子烧烟于瓶中，口含瓶嘴吸烟，其痰自出。圣惠方。

藁本本经中品

【释名】 **藁茇**纲目**鬼卿**本经**鬼新**本经**微茎**别录。〔恭曰〕根上苗下似禾藁，故名藁本。本，根也。〔时珍曰〕古人香料用之，呼为藁本香。山海经名藁茇。

【集解】 〔别录曰〕藁本生崇山山谷，正月、二月采根暴干，三十日成。〔弘景曰〕俗中皆用芎䓖根须，其形气乃相类。而桐君药录说芎䓖苗似藁本，论说花实皆不同，所生处又异。今东山别有藁本，形气甚相似，惟长大耳。〔恭曰〕藁本茎叶根味与芎䓖小别。今出宕州者佳。〔颂曰〕今西川、河东州郡及兖州、杭州皆有之。叶似白芷香，又似芎䓖，但芎䓖似水芹而大，藁本叶细尔。五月有白花，七八月结子。根紫色。〔时珍曰〕江南深山中皆有之。根似芎䓖而轻虚，味麻，不堪作饮也。

根

【气味】 **辛，温，无毒。**〔别录曰〕微寒。〔权曰〕微温。〔元素曰〕气温，味苦、大辛，无毒。气厚味薄，升也，阳也。足太阳本经药。〔之才曰〕恶蔺茹，畏青葙子。

【主治】 **妇人疝瘕，阴中寒肿痛，腹中急，除风头痛，长肌肤，悦颜色。**本经。**辟雾露润泽，疗风邪亸曳金疮。可作沐药面脂。**别录。**治一百六十种恶风鬼疰，流入腰痛冷，能化小便，通血，去头风䵟疱。**甄权。**治皮肤疵皯，酒齄粉刺，痫疾。**大明。**治太阳头痛巅顶痛，大寒犯脑，痛连齿颊。**元素。**头面身体皮肤风湿。**李杲。**督脉为病，脊强而厥。**好古。**治痈疽，排脓内塞。**时珍。

【发明】 〔元素曰〕藁本乃太阳经风药，其气雄壮，寒气郁于本经，头痛必用之药。颠顶痛非此不能除。与木香同用，治雾露之清邪中于上焦。与白芷同作面脂。既治风，又治湿，亦各从其类也。〔时珍曰〕邵氏闻见录云：夏英公病泄，太医以虚治不效。霍翁曰：风客于胃也。饮以藁本汤而止。盖藁本能去风湿故耳。

【附方】 新三。**大实心痛**已用利药，用此彻其毒。藁本半两，苍术一两，作二服。水二钟，煎一钟，温服。活法机要。**干洗头屑**藁本、白芷等分，为末。夜擦旦梳，垢自去也。便民图纂。**小儿疥癣**藁本煎汤浴之，并以浣衣。保幼大全。

实

【主治】 **风邪流入四肢**。别录。

【附录】 **徐黄**〔别录有名未用曰〕味辛，平，无毒。主心腹积瘕。茎，主恶疮。生泽中，大茎细叶，香如藁本。

蜘蛛香纲目

【集解】 〔时珍曰〕蜘蛛香，出蜀西茂州松潘山中，草根也。黑色有粗须，状如蜘蛛及藁本、芎䓖，气味芳香，彼人亦重之。或云猫喜食之。

根

【气味】 **辛，温，无毒。**

【主治】 **辟瘟疫，中恶邪精，鬼气尸疰**。时珍。

白芷本经上品。

【释名】 **白茝**音止，又昌海切。**芳香**本经**泽芬**别录**苻蓠**别录**虈**许骄切。**莞**音官**叶名蒚麻**音力。**药**音约。〔时珍曰〕徐锴云，初生根干为芷，则白芷之义取乎此也。王安石字说云：茝香可以养鼻，又可养体，故茝字从臣。茝音怡，养也。许慎说文云：晋谓之虈，齐谓之茝，楚谓之蓠，又谓之药。生于下泽，芬芳与兰同德，故骚人以兰茝为咏，而本草有芳香、泽芬之名，古人谓之香白芷云。

【集解】 〔别录曰〕白芷生河东川谷下泽，二月、八月采根曝干。〔弘景曰〕今处处有之，东间甚多。叶可合香。〔颂曰〕所在有之，吴地尤多。根长尺余，粗长尺余，粗细不等，白色。枝干去地五寸以上。春生叶，相对婆娑，紫色，阔三指许，花白微黄，入伏后结子，立秋后苗枯。二月、八月采根[①] 曝干[②]。以黄泽者为佳。〔敩曰〕凡采勿用四条一处生者，名丧公藤。又勿用马兰根。

根

【修治】 〔敩曰〕采得刮去土皮。细锉，以黄精片等分，同蒸一伏时，晒干去黄精用。〔时珍曰〕今人采根洗刮寸截，以石灰拌匀，晒收，为其易蛀，并欲色白也。入药微焙。

【气味】 **辛，温，无毒。**〔元素曰〕气温，味苦、大辛，气味俱轻，阳也。手阳明引经本药，同升麻则通行手、足阳明经，亦入手太阴经。〔之才曰〕当归为之使，恶旋覆花，制雄黄、硫黄。

【主治】 **女人漏下赤白，血闭阴肿，寒热，头风侵目泪出，长肌肤，润泽颜色，可作面脂**。本经。**疗风邪，久渴吐呕，两胁满，头眩目痒。可作膏药**。别录。**治目赤胬肉，去面皯疵瘢，补胎漏滑落，破宿血，补新血，乳痈发背瘰疬，肠风痔瘘，疮痍疥癣，止痛排脓**。大明。**能蚀脓，止心腹血刺痛，女人沥血腰痛，血崩**。甄权。**解利手阳明头痛，中风寒热，及肺经风热，头面皮肤风痹燥痒**。元素。**治鼻渊鼻衄，齿痛，眉棱骨痛，大肠风秘，小便去血，妇人血风眩运，翻胃吐食，解砒毒蛇伤，刀箭金疮**。时珍。

【发明】 〔杲曰〕白芷疗风通用，其气芳香，能通九窍，表汗不可缺也。〔刘完素曰〕治正阳明头痛，热厥头痛，加而用之。〔好古曰〕同辛夷、细辛用治鼻病，入内托散用长肌肉，则入阳明可知矣。〔时珍曰〕白芷色白味辛，行手阳明庚金；性温气厚，行足阳明戊土；芳香上达，入手太阳肺经。肺者，庚之弟，戊之子也。故所主之病不离三经。如头目眉齿诸病，三经之风热也；如漏带痈疽诸病，三经之湿热也。风热者辛以散之，湿热者

---

① 根：原脱，今据《证类本草》卷八补。

② 干：原脱，今据《证类本草》卷八补。

温以除之。为阳明主药，故又能治血病胎病，而排脓生肌止痛。按王璆百一选方云：王定国病风头痛，至都梁求明医杨介治之。连进三丸，即时病失。恳求其方，则用香白芷一味，洗晒为末，炼蜜丸弹子大。每嚼一丸，以茶清或荆芥汤化下。遂命名都梁丸。其药治头风眩运，女人胎前产后，伤风头痛，血风头痛，皆效。戴原礼要决亦云：头痛挟热，项生磊块者，服之甚宜。又臞仙神隐书，言种白芷能辟蛇，则夷坚志所载治蝮蛇伤之方，亦制以所畏也，而本草不曾言及。〔宗奭曰〕药性论言白芷能蚀脓，今人用治带下，肠有败脓，淋露不已，腥秽殊甚，遂致脐腹冷痛，皆由败脓血所致，须此排脓。白芷一两，单叶红蜀葵根二两，白芍药、白枯矾各半两，为末。以蜡化丸梧子大。每空心及饭前，米饮下十丸或十五丸。俟脓尽，乃以他药补之。

【附方】　旧一。新三十三。**一切伤寒**神白散，又名圣僧散：治时行一切伤寒，不问阴阳轻重、老少男女孕妇，皆可服之。用白芷一两，生甘草半两，姜三片，葱白三寸，枣一枚，豉五十粒，水二碗，煎服取汗。不汗再服。病至十余日未得汗者，皆可服之。此药可卜人之好恶也。如煎得黑色，或误打翻，即难愈；如煎得黄色，无不愈者。煎时要至诚，忌妇人鸡犬见。卫生家宝方。**一切风邪**方同上。**风寒流涕**香白芷一两，荆芥穗一钱，为末。蜡茶点服二钱。百一选方。**小儿流涕**是风寒也。白芷末、葱白，捣丸小豆大，每茶下二十丸。仍以白芷末，姜汁调，涂太阳穴，乃食热葱粥取汗。圣惠方。**小儿身热**白芷煮汤浴之。取汗避风。子母秘录。**头面诸风**香白芷切，以萝卜汁浸透，日干为末，每服二钱，白汤下。或以嗃鼻。直指方。**偏正头风**百药不治，一服便可，天下第一方也。香白芷炒二两五钱，川芎炒、甘草炒、川乌头半生半熟各一两，为末。每服一钱，细茶、薄荷汤调下。谈野翁试效方。**头风眩运**都梁丸，见发明下。**眉棱骨痛**属风热与痰。白芷、片芩酒炒等分，为末。每服二钱，茶清调下。丹溪纂要。**风热牙痛**香白芷一钱，朱砂五分，为末。蜜丸芡子大，频用擦牙。此乃濠州一村妇以医人者，庐州郭医云，绝胜他药也。或以白芷、吴茱萸等分，浸水漱涎。医林集要。**一切眼疾**白芷、雄黄为末，炼蜜丸龙眼大，朱砂为衣。每服一丸，食后茶下，日二服。名还睛丸。普济方。**口齿气臭**百一选方用香白芷七钱，为末。食后井水服一钱。济生方用白芷、川芎等分，为末，蜜丸芡子大，日噙之。**盗汗不止**太平白芷一两，辰砂半两，为末。每服二钱，温酒下。屡验。朱氏集验方。**血风反胃**香白芷一两，切片，瓦炒黄为末。用猪血七片，沸汤泡七次，蘸末食之。日一次。妇人良方。**脚气肿痛**白芷、芥子等分，为末，姜汁和，涂之效。医方摘要。**妇人白带**白芷四两，以石灰半斤，淹三宿，去灰切片，炒研末。酒服二钱，日二服。医学集成。**妇人难产**白芷五钱，水煎服之。唐瑶经验。**胎前产后**乌金散：治胎前产后虚损，月经不调，崩漏及横生逆产。用白芷、百草霜等分，为末。以沸汤入童子小便同醋调服二钱。丹溪加滑石，以芎归汤调之。普济方。**大便风秘**香白芷炒，为末。每服二钱，米饮入蜜少许，连进二服。十便良方。**小便气淋**结涩不通，白芷醋浸焙干，二两，为末。煎木通、甘草酒调下一钱，连进二服。普济方。**鼻衄不止**就以所出血调白芷末，涂山根，立止。简便方。**小便出血**白芷、当归等分，为末。米饮每服二钱。经验方。**肠风下血**香白芷为末。每服二钱，米饮下，神效。余居士选奇方。**痔漏出血**方同上，并煎汤熏洗。直指方。**痔疮肿痛**先以皂角烟熏之。后以鹅胆汁调白芷末涂之，即消。医方摘要。**肿毒热痛**醋调白芷末傅之。卫生易简方。**乳痈初起**白芷、贝母各二钱，为末。温酒服之。秘传外科方。**疔疮初起**白芷一钱，生姜一两，擂酒一盏，温服取汗，即散。此陈指挥方也。袖珍方。**痈疽赤肿**白芷、大黄等分，为末，米饮服二钱。经验方。**小儿丹瘤**游走入腹必死。初发，急以截风散截之。白芷、寒水石为末。生葱汁调涂。全幼心鉴。**刀箭伤疮**香白芷嚼烂涂之。集简方。**解砒石毒**白芷末，井水服二钱。事林广记。**诸骨哽咽**白芷、半夏等分，为末。水服一钱，即呕出。普济方。**毒蛇伤螫**临川有人被蝮伤，即昏死，一臂如股，少顷遍身皮胀，黄黑色。一道人以新汲水调香白芷末一斤，灌之。觉脐中搰搰然，黄水自口出，腥秽逆人，良久消缩如故云。以麦门冬汤调尤妙，仍以末搽之。又经山寺僧为蛇伤，一脚溃烂，百药不愈。一游僧以新水数洗净腐败，见白筋，挹干，以白芷末，入胆矾、麝香少许掺之，恶水涌出。日日如此，一月平复，洪迈夷坚志。

叶

【主治】 **作浴汤，去尸虫**。别录。**浴丹毒瘾疹风瘙**。时珍。

【附方】 新一。**小儿身热**白芷苗、苦参等分，煎浆水，入盐少许洗之。卫生总微论。

芍药芍音杓，又音勺。本经中品

【释名】 **将离**纲目**犁食**别录**白木**别录**余容**别录**铤**别录**白者名金芍药**图经**赤者名木芍药**〔时珍曰〕芍药，犹婥约也。婥约，美好貌。此草花容婥约，故以为名。罗愿尔雅翼言，制食之毒，莫良于勺，故得药名。亦通。郑风诗云：伊其相谑，赠之以芍药。韩诗外传云：勺药，离草也。董子云：勺药一名将离，故将别赠之。俗呼其花之千叶者为小牡丹，赤者为木芍药，与牡丹同名也。

【集解】〔别录曰〕芍药生中岳川谷及丘陵，二月、八月采根暴干。〔弘景曰〕今出白山、蒋山、茅山最好，白而长尺许。余处亦有而多赤，赤者小利。〔志曰〕此有赤白两种，其花亦有赤白二色。〔颂曰〕今处处有之，淮南者胜。春生红芽作丛，茎上三枝五叶，似牡丹而狭长，高一二尺。夏初开花，有红白紫数种，结子似牡丹子而小。秋时采根。崔豹古今注云：芍药有二种，有草芍药，木芍药。木者花大而色深，俗呼为牡丹，非矣。安期生服炼法：芍药有金芍药，色白多脂；木芍药，色紫瘦多脉。〔承曰〕本经芍药生丘陵。今世多用人家种植者，乃欲其花叶肥大，必加粪壤。每岁八九月取根分削，因利以为药。今淮南真阳尤多，根虽肥大而香味不佳，入药少效。〔时珍曰〕昔人言洛阳牡丹、扬州芍药甲天下。今药中所用，亦多取扬州者。十月生芽，至春乃长，三月开花。其品凡三十余种，有千叶、单叶、楼子之异。入药宜单叶之根，气味全厚。根之赤白，随花之色也。

根

【修治】 〔敩曰〕凡采得，竹刀刮去皮并头土①，锉细。以蜜水拌蒸。从巳至未，晒干用。〔时珍曰〕今人多生用。惟避中寒者以酒炒，入女人血药以醋炒耳。

【气味】 **苦，平，无毒**。〔别录曰〕酸，微寒，有小毒。〔普曰〕神农：苦。

---

① 土：原作“上”，字误，今据《证类本草》卷八改。

桐君：甘，无毒。岐伯：咸。雷公：酸。李当之：小寒。〔元素曰〕性寒，味酸，气厚味薄，升而微降，阳中阴也。〔杲曰〕白芍药酸，平，有小毒，可升可降，阴也。〔好古曰〕味酸而苦，气薄味厚，阴也，降也，为手足太阴行经药，入肝脾血分。〔之才曰〕须丸为之使，恶石斛、芒消，畏消石、鳖甲、小蓟，反藜芦。〔禹锡曰〕别本须丸作雷丸。〔时珍〕同白术补脾，同芎䓖泻肝，同人参补气，同当归补血，以酒炒补阴，同甘草止腹痛，同黄连止泻痢，同防风发痘疹，同姜、枣温经散湿。

【主治】 **邪气腹痛，除血痹，破坚积，寒热疝瘕，止痛，利小便，益气。**本经。**通顺血脉，缓中，散恶血，逐贼血，去水气，利膀胱大小肠，消痈肿，时行寒热，中恶腹痛腰痛。**别录。**治脏腑拥气，强五脏，补肾气，治时疾骨热，妇人血闭不通，能蚀脓。**甄权。**女人一切病，胎前产后诸疾，治风补劳，退热除烦益气，惊狂头痛，目赤明目，肠风泻血痔瘘，发背疮疥。**大明。**泻肝，安脾肺，收胃气，止泻利，固腠理，和血脉，收阴气，敛逆气。**元素。**理中气，治脾虚中满，心下痞，胁下痛，善噫，肺急胀逆喘咳，太阳鼽衄目涩，肝血不足，阳维病苦寒热，带脉病苦腹痛满，腰溶溶如坐水中。**好古。**止下痢腹痛后重。**时珍。

【发明】 〔恭曰〕赤者利小便下气，白者止痛散血。〔大明曰〕赤者补气，白者补血。〔弘景曰〕赤者小利，俗方以止痛不减当归。白者，道家亦服食之，及煮石用。〔成无己曰〕白补而赤泻，白收而赤散。酸以收之，甘以缓之，故酸甘相合，用补阴血。逆气而除肺燥。又云：芍药之酸，敛津液而益营血，收阴气而泄邪热。〔元素曰〕白补赤散，泻肝补脾胃。酒浸行经，止[1]中部腹痛。与姜同用，温经散湿通塞，利腹中痛，胃气不通。白芍入脾经补中焦，乃下利必用之药。盖泻利皆太阴病，故不可缺此。得炙甘草为佐，治腹中痛，夏月少加黄芩，恶寒加桂，此仲景神方也。其用凡六：安脾经，一也；治腹痛，二也；收胃气，三也；止泻痢，四也；和血脉，五也；固腠理，六也。〔宗奭曰〕芍药须用单叶红花者为佳，然气虚寒人禁之。古人云：减芍药以避中寒。诚不可忽。〔震亨曰〕芍药泻脾火，性味酸寒，冬月必以酒炒。凡腹痛多是血脉凝涩，亦必酒炒用。然止能治血虚腹痛，余并不治。为其酸寒收敛，无温散之功也。下痢腹痛必炒用，后重者不炒。产后不可用者，以其酸寒伐生发之气也。必不得已，亦酒炒用之。〔时珍曰〕白芍药益脾，能于土中泻木。赤芍药散邪，能行血中之滞。日华子言赤补气，白治血，欠审矣。产后肝血已虚，不可更泻，故禁之。酸寒之药多矣，何独避芍药耶。以此颂曰：张仲景治伤寒多用芍药，以其主寒热、利小便故也。〔杲曰〕或言古人以酸涩为收，本经何以言利小便。曰：芍药能益阴滋湿而停津液，故小便自行，非因通利也。曰：又言缓中何也。曰：损其肝者缓其中，即调血也，故四物汤用芍药。大抵酸涩者为收敛停湿之剂，故主手足太阴经收敛之体，又能治血海而入于九地之下，后至厥阴经。白者色在西方，故补；赤者色在南方，故泻。

【附方】 旧六，新一十。**服食法**颂曰：安期生服炼芍药法云芍药有二种，救病用金芍药，色白多脂肉；其木芍药，色紫瘦多脉。若取审看，勿令差错。凡采

---

① 止：原作"上"，字误，今据《汤液本草》卷中改。

得，净洗去皮，以东流水煮百沸，阴干，停三日，又于木甑内蒸之，上覆以净黄土，一日夜熟，出阴干，捣末。以麦饮或酒服三钱匕，日三。服满三百日①，可以登岭，绝谷不饥。图经本草。**腹中虚痛**白芍药三钱，炙甘草一钱，夏月加黄芩五分，恶寒加肉桂一钱，冬月大寒再加桂一钱。水二盏，煎一半，温服。洁古用药法象。**风毒骨痛**在髓中。芍药二分，虎骨一两，炙为末，夹绢袋盛，酒三升，渍五日。每服三合，日三服。经验方。**脚气肿痛**白芍药六两，甘草一两，为末。白汤点服。事林广记。**消渴引饮**白芍药、甘草等分，为末。每用一钱，水煎服，日三服。鄂渚辛祐之患此九年，服药止而复作。苏朴授此方，服之七日顿愈。古人处方，殆不可晓，不可以平易而忽之也。陈日华经验方。**小便五淋**赤芍药一两，槟榔一个，面裹煨，为末。每服一钱，水一盏，煎七分，空心服。博济方。**衄血不止**赤芍药为末，水服二钱匕。事林广记。**衄血咯血**白芍药一两，犀角末二钱半，为末。新水服一钱匕，血止为限。古今录验。**崩中下血**小腹痛甚者。芍药一两，炒黄色，柏叶六两，微炒。每服二两，水一升，煎六合，入酒五合，再煎七合，空心分为两服。亦可为末，酒服二钱。圣惠方。**经水不止**白芍药、香附子、熟艾叶各一钱半，水煎服之。熊氏补遗。**血崩带下**赤芍药、香附子等分，为末。每服二钱，盐一捻，水一盏，煎七分，温服。日二服，十服见效。名如神散。良方。**赤白带下**年深月久不瘥者。取白芍药三两，并干姜半两，锉熬令黄，捣末，空心水饮服二钱匕，日再服。广济方：只用芍药炒黑，研末，酒服之。贞元广利方。**金疮出血**白芍药一两，熬黄为末，酒或米饮服二钱，渐加之，仍以末傅疮上即止，良验。广利方。**痘疮胀痛**白芍药为末，酒服半钱匕。痘疹方。**木舌肿满**塞口杀人。红芍药、甘草煎水热漱。圣济总录。**鱼骨哽咽**白芍药嚼细咽汁。事林广记。

牡丹本经中品

【释名】　**鼠姑**本经**鹿韭**本经**百两金**唐本**木芍药**纲目**花王**〔时珍曰〕牡丹以色丹者为上，虽结子而根上生苗，故谓之牡丹。唐人谓之木芍药，以其花似芍药，而宿干似木也。群花品中，以牡丹第一，芍药第二，故世谓牡丹为花王，芍药为花相。欧阳修花谱所载，凡三十余种。其名或以地，或以人，或以色，或以异，详见本书。

【集解】　〔别录曰〕牡丹生巴郡山谷及汉中，二月、八月采根阴干。〔弘景曰〕今东间亦有，色赤者为好。〔恭曰〕生汉中、剑南。苗似羊桃，夏生白花，秋实圆绿，冬实赤色，凌冬不凋。根似芍药，肉白皮丹。土人谓之百两金，长安谓之吴牡丹者，是真也。今俗用者异于此，别有臊气也。〔颂曰〕今出合州者佳，和州、宣州者并良。白者补，赤者利。〔大明曰〕此便是牡丹花根也。巴、蜀、渝、合州者上，海盐者次之。〔颂曰〕今丹、延、青、越、滁、和州山中皆有，但花有黄紫红白数色。此当是山牡丹，其茎梗枯燥，黑白色。二月于梗上生苗叶，三月开花。其花叶与人家所种者相似，花瓣止五六叶尔。五月结子黑色，如鸡头子大。根黄白色，可长五七寸，大如笔管。近世人多贵重，欲其花之诡异，皆秋冬移接，培以壤土，至春盛开，其状百变，故其根性殊失本真，药中不可用此，绝无力也。〔宗奭曰〕牡丹花亦有绯者，深碧色者。

---

① 日：原脱，今据《证类本草》卷八补。

惟山中单叶花红者，根皮入药为佳，市人或以枝梗皮充之，尤谬。〔时珍曰〕牡丹惟取红白单瓣者入药。其千叶异品，皆人巧所致，气味不纯，不可用。花谱载丹州、延州以西及褒斜道中最多，与荆棘无异，土人取以为薪，其根入药尤妙。凡栽花者，根下着白敛末辟虫，穴中点硫黄杀蠹，以乌贼骨针其树必枯，此物性，亦不可不知也。

根皮

【修治】 〔敩曰〕凡采得根日干，以铜刀劈破去骨，锉如大豆许，用酒拌蒸，从巳至未，日干用。

【气味】 **辛，寒，无毒。**〔别录曰〕**苦，微寒。**〔普曰〕**神农、岐伯：辛。雷公、桐君：苦，无毒。桐君：杏，有毒。**〔好古曰〕**气寒，味苦、辛，阴中微阳，入手厥阴、足少阴经。**〔之才〕**畏贝母、大黄、菟丝子。**〔大明曰〕**忌蒜、胡荽，伏砒。**

【主治】 **寒热，中风瘛疭，惊痫邪气，除癥坚瘀血留舍肠胃，安五脏，疗痈疮。**本经。**除时气头痛，客热五劳，劳气头腰痛，风噤癫疾。**别录。**久服轻身益寿。**吴普。**治冷气，散诸痛，女子经脉不通，血沥腰痛。**甄权。**通关腠血脉，排脓，消扑损瘀血，续筋骨，除风痹，落**[①]**胎下胞，产后一切冷热血气。**大明。**治神志不足，无汗之骨蒸，衄血吐血。**元素。**和血生血凉血，治血中伏火，除烦热。**时珍。

【发明】 〔元素曰〕牡丹乃天地之精，为群花之首。叶为阳，发生也。花为阴，成实也。丹者赤色，火也。故能泻阴胞中之火。四物汤加之，治妇人骨蒸。又曰：牡丹皮入手厥阴、足少阴，故治无汗之骨蒸；地骨皮入足少阴、手少阳，故治有汗之骨蒸。神不足者手少阴，志不足者足少阴，故仲景肾气丸用之，治神志不足也。又能治肠胃积血，及吐血、衄血必用之药，故犀角地黄汤用之。〔杲曰〕心虚，肠胃积热，心火炽甚，心气不足者，以牡丹皮为君。〔时珍曰〕牡丹皮治手、足少阴、厥阴四经血分伏火。盖伏火即阴火也，阴火即火相也。古方惟以此治相火，故仲景肾气丸用之。后人乃专以黄檗治相火，不知牡丹之功更胜也。此乃千载秘奥，人所不知，今为拈出。赤花者利，白花者补，人亦罕悟，宜分别之。

【附方】 旧三，新三。**癞疝偏坠**气胀不能动者，牡丹皮、防风等分，为末，酒服二钱，甚效。千金方。**妇人恶血**攻聚上面多怒。牡丹皮半两，干漆烧烟尽半两，水二钟，煎一钟服。诸证辨疑。**伤损瘀血**牡丹皮二两，虻虫二十一枚，熬过同捣末。每旦温酒服方寸匕。血当化为水下。贞元广利方。**金疮内漏**牡丹皮为末，水服三指撮，立尿出血也。千金方。**下部生疮**已决洞者，牡丹末，汤服方寸匕，日三服。肘后方。**解中蛊毒**牡丹根捣末，服一钱匕，日三服。外台秘要。

【附录】 **鼠姑**〔别录曰〕味苦，平，无毒。主咳逆上气，寒热鼠瘘，恶疮邪气。一名䑕，生丹水。〔弘景曰〕今人不识，而牡丹一名鼠姑，鼠妇亦名鼠姑，未知孰是。

木香本经上品

【释名】 **蜜香**别录**青木香**弘景**五木香**图经**南木香**纲目〔时珍曰〕木香，草类也。本名蜜香，因其香气如蜜也。缘沉香中有蜜香，遂讹此为木香尔。昔人谓之青木香。后人因呼马兜铃根为青木香，乃呼

① 落：原作“治”，义晦，今据《证类本草》卷九补。

此为南木香、广木香以别之。今人又呼一种蔷薇为木香，愈乱真矣。三洞珠囊云：五香者，即青木香也。一株五根，一茎五枝，一枝五叶，叶间五节，故名五香，烧之能上彻九天也。古方治痈疽有五香连翘汤，内用青木香。古乐府云，氍毹毾㲪[①]五木香，皆指此也。〔颂曰〕修养书云：正月一日取五木煮[②]汤以浴，令人至老须发黑。徐锴注云：道家谓青木香为五香[③]，亦云五木，多以为浴是矣。金光明经谓之矩琵佗香。

【集解】 〔别录曰〕木香生永昌山谷。〔弘景曰〕此即青木香也。永昌不复贡，今多从外国舶上来，乃云出大秦国。今皆以合香，不入药用。〔恭曰〕此有二种，当以昆仑来者为佳，西胡[④]来者不善。叶似羊蹄而长大，花如菊花，结实黄黑，所在亦有之。功用极多。陶云不入药用，非也。〔权曰〕南州异物志云：青木香出天竺，是草根，状如甘草也。〔颂曰〕今惟广州舶上来，他无所出。根窠大类茄子，叶似羊蹄而长大。亦有如山药而根大开紫花者。不拘时月，采根芽为药。以其形如枯骨，味苦粘牙者为良。江淮间亦有此种，名土青木香，不堪药用。蜀本草言孟昶苑中亦尝种之，云苗高三四尺，叶长八九寸，皱软而有毛，开黄花，恐亦是土木香种也。〔敩曰〕其香是芦蔓根条，左盘旋。采得二十九日，方硬如朽骨。其有芦头丁盖子色青者，是木香神也。〔宗奭曰〕常自岷州出塞，得青木香，持归西洛。叶如牛蒡，但狭长，茎高二三尺，花黄一如金钱，其根即香也。生嚼即辛香，尤行气。〔承曰〕木香今多从外国来，陶说为是。苏颂图经所载广州者，乃是木类。又载滁州[⑤]、海州者，乃是马兜铃根。治疗冷热，殊不相似，皆误图耳。〔时珍曰〕木香，南方诸地皆有。一统志云：叶类丝瓜，冬月取根，晒干。

根

【修治】 〔时珍曰〕凡入理气药，只生用，不见火。若实大肠，宜面煨熟用。

【气味】 **辛，温，无毒。**〔元素曰〕气热，味辛、苦，气味俱厚，沉而降，阴也。〔杲曰〕苦、甘、辛，微温，降也，阴也。〔好古曰〕辛、苦，热，味厚于气，阴中阳也。

【主治】 **邪气，辟毒疫温鬼，强志，主淋露。久服不梦寤魇寐。**本经。**消毒，杀鬼精物，温疟蛊毒，气劣气不足，肌中偏寒，引药之精。**别录。**治心腹一切气，膀胱冷痛，呕逆反胃，霍乱泄泻痢疾，健脾消食，安胎。**大明。**九种心痛，积年冷气，痃癖癥块胀痛，壅气上冲，烦闷羸劣，女人血气刺心，痛不可忍，末酒服之。**甄权。**散滞气，调诸气，和胃气，泄肺气。**元素。**行肝经气。煨熟，实大肠。**震亨。**治冲脉为病，逆气里急，主脬渗小便秘。**好古。

【发明】 〔弘景曰〕青木香，大秦国人以疗毒肿、消恶气有验。今惟制蛀虫丸用之。常以煮汁沐浴大佳。〔宗奭曰〕木香专泄决胸腹间滞塞冷气，他则次之。得橘皮、肉豆蔻、生姜相佐使绝佳，效尤速。〔元素曰〕木香除肺中滞气。若治中下二焦气结滞，及不转运，须用槟榔为

---

① 氍毹毾㲪：氍毹，毛织的毯子。毾㲪，细密的毛毡。

② 煮：原作"者"，字误，今据《证类本草》卷六改。

③ 为五香：原脱，今据《证类本草》卷六补。

④ 胡：原作"湖"，字误，今据《证类本草》卷六改。

⑤ 州：原作"鬼"，字误，今据《证类本草》卷六改。

使。〔震亨曰〕调气用木香，其味辛，气能上升，如气郁不达者宜之。若阴火冲上者，则反助火邪，当用黄檗、知母，而少以木香佐之。〔好古曰〕本草云：主[1]气劣，气不足，补也；通壅气，导一切气，破也。安胎，健脾胃，补也；除痃癖癥块，破也。其不同如此。洁古张氏但言调气，不言补也。〔机曰〕与补药为佐则补，与泄药为君则泄也。〔时珍曰〕木香乃三焦气分之药，能升降诸气，诸气膹郁，皆属于肺，故上焦气滞用之者，乃金郁则泄之也。中气不运，皆属于脾，故中焦气滞宜之者，脾胃喜芳香也。大肠气滞则后重，膀胱气不化则癃淋，肝气郁则为痛，故下焦气滞者宜之，乃塞者通之也。〔权曰〕隋书言樊子盖为武威太守，车驾入吐谷浑，子盖以彼多瘴气，献青木香以御雾露之邪。〔颂曰〕续传信方著张仲景青木香丸，主阳衰诸不足。用昆仑青木香、六路诃子皮各二十两，捣筛，糖和丸梧子大。每空腹酒下三十丸，日再，其效尤速。郑驸马去沙糖用白蜜，加羚羊角十二两。用药不类古方，而云仲景，不知何从而得也？

【附方】 旧二，新一十九。**中气不省**闭目不语，如中风状。南木香为末，冬瓜子煎汤灌下三钱。痰盛者，加竹沥、姜汁。济生方。**气胀懒食**即青木香丸，见发明下。热者牛乳下，冷者酒下，圣惠方。**心气刺痛**青木香一两，皂角炙一两，为末，糊丸梧桐子大，每汤服五十丸，甚效。摄生方。**一切走注**气痛不和。广木香，温水磨浓汁，入热酒调服。简便方。**内钓腹痛**木香、乳香、没药各五分，水煎服之。阮氏小儿方。**小肠疝气**青木香四两，酒三斤，煮过，每日饮三次。孙天仁集效方。**气滞腰痛**青木香、乳香各二钱，酒浸，饭上蒸，均以酒调服。圣惠方。**耳卒聋闭**昆仑真青木香一两切，以苦酒浸一夜，入胡麻油一合，微火煎，三上三下，以绵滤去滓，日滴三四次，以愈为度。外台秘要。**耳内作痛**木香末，以葱黄染鹅脂，蘸末深纳入耳中。圣济录。**霍乱转筋**腹痛。木香末一钱，木瓜汁一盏，入热酒调服。圣济总录。**一切下痢**不拘丈夫妇人小儿。木香一块，方圆一寸，黄连半两，二味用水半升同煎干，去黄连，薄切木香，焙干为末。分作三服：第一服橘皮汤下，二服陈米饮下，三服甘草汤下。此乃李景纯所传。有一妇人久痢将死，梦中观音授此方，服之而愈也。孙兆秘宝方。**香连丸方**方见黄连下。**肠风下血**木香、黄连等分，为末，入肥猪大肠内，两头扎定，煮极烂，去药食肠。或连药捣为丸服。刘松石保寿堂方。**小便浑浊**如精状。木香、没药、当归等分，为末，以刺棘心自然汁和丸梧子大，每食前盐汤下三十丸。普济方。**小儿阴肿**小儿阳明经风热湿气相搏，阴茎无故肿，或痛缩，宜宽此一经自愈。广木香、枳壳麸炒二钱半，炙甘草二钱，水煎服。曾氏小儿方。**小儿天行**壮热头痛。木香六分，白檀香三分，为末。清水和服。仍温水调涂囟顶上取瘥。圣惠方。**天行发斑**赤黑色。青木香一两，水二升，煮一升服。外台秘要。**一切痈疽**疮疖、疳瘘恶疮、下疰臁疮溃后，外伤风寒，恶汁臭败不敛，并主之。木香、黄连、槟榔等分，为末，油调频涂之，取效。和剂局方。**恶蛇虺伤**青木香不拘多少，煎水服，效不可述。袖珍方。**腋臭阴湿**凡腋下、阴下湿臭，或作疮。青木香以好醋浸，夹于腋下、阴下。为末傅之。外台秘要。**牙齿疼痛**青木香末，入麝香少许，揩牙，盐汤

---

① 主：原作“生”，字误，今据《汤液本草》卷中改。

漱之。圣济录。

甘松香宋开宝

【释名】 **苦弥哆**音扯。〔时珍曰〕产于川西松州，其味甘，故名。金光明经谓之苦弥哆。

【集解】 〔志曰〕广志云：甘松出姑臧、凉洲诸山，细叶，引蔓丛生，可合诸香及裛衣。〔颂曰〕今黔、蜀州郡及辽州亦有之。丛生山野，叶细如茅草，根极繁密，八月采之，作汤浴令人身香。

根

【气味】 **甘，温，无毒。**〔好古曰〕平。

【主治】 **恶气，卒心腹痛满，下气。**开宝。**黑皮䵟黯，风疳齿䘌，野鸡痔。得白芷、附子良。**藏器。**理元气，去气郁。**好古。**脚气膝浮，煎汤淋洗。**时珍。

【发明】 〔时珍曰〕甘松芳香能开脾郁，少加入脾胃药中，甚醒脾气。杜宝拾遗录云：寿禅师妙医术，作五香饮，更加别药，止渴兼补最妙。一沉香饮，二丁香饮，三檀香饮，四泽兰饮，五甘松饮也。

【附方】 新四。**劳瘵熏法**甘松六两，玄参一斤，为末。每日焚之。奇效方。**风疳虫牙**蚀肉至尽。甘松、腻粉各二钱半，卢会半两，猪肾一对，切炙为末，夜漱口后贴之，有涎吐出。圣济总录。**肾虚齿痛**甘松、硫黄等分，为末，泡汤漱之，神效。经效济世方。**面䵟风疮**香附子、甘松各四两，黑牵牛半斤，为末。日用洗面。妇人良方。

山柰纲目

【释名】 **山辣**纲目**三柰**〔时珍曰〕山柰俗讹为三禁，又讹为三赖，皆土音也。或云：本名山辣，南人舌音呼山为三，呼辣如赖，故致谬误，其说甚通。

【集解】 〔时珍曰〕山柰生广中，人家栽之。根叶皆如生姜，作樟木香气。土人食其根如食姜，切断暴干，则皮赤黄色，肉白色。古之所谓廉姜，恐其类也。段成式酉阳杂俎云：柰只出拂林国。长三四尺，根大如鸭卵，叶似蒜，中心抽条甚长，茎端有花六出，红白色，花心黄赤，不结子，其草冬生夏死。取花压油，涂身去风气。按此说颇似山柰，故附之。

根

【气味】 **辛，温，无毒。**

【主治】 **暖中，辟瘴疠恶气，治心腹冷气痛，寒湿霍乱，风虫牙痛。入合诸香用。**时珍。

【附方】 新六。**一切牙痛**三柰子一钱，面包煨熟，入麝香二字，为末。随左右𠯈一字入鼻内，口含温水漱去，神效。名海上一字散。普济方。**风虫牙痛**仁存方用山柰为末，铺纸上作筒，烧灯吹灭，乘热和药吹入鼻内，痛即止。摄生方用肥皂一个去穰，入山柰、甘松各三分，花椒、食盐不拘多少，填满，面包煅红，取研，日用擦牙漱去。**面上雀斑**三柰子、鹰粪、密陀僧、蓖麻子等分，研匀，以乳汁调之。夜涂旦洗去。**醒头去屑**三柰、甘松香、零陵香一钱，樟脑二分，滑石半两，为末。夜擦旦篦去。水云录。**心腹冷痛**三柰、丁香、当归、甘草等分，为末，醋糊丸梧子大。每服三十丸，酒下。集简方。

廉姜拾遗

【释名】 **姜汇**纲目**蔟葰**音族绥。

【集解】 〔弘景曰〕杜若苗似廉姜。〔藏器曰〕廉姜似姜，生岭南、剑南，人多食之。〔时珍曰〕按异物志云：生沙石中，似姜，大如螺，气猛近于臭。南人以为齑，其法陈皮，以黑梅及盐汁渍之，乃成也。又郑樵云：廉姜似山姜而根大。

【气味】 **辛，热，无毒。**

【主治】 **胃中冷，吐水，不下食。**藏器。**温中下气，消食益智。**时珍。

杜若本经上品

校正：并入图经·外类山姜。

【释名】 **杜衡**本经**杜莲**别录**若芝**别录**楚衡**广雅**獏子姜**獏音爪。药性论。**山姜**别录云：一名白莲，一名白苓。〔颂曰〕此草一名杜衡，而草部中品自有杜衡条，即尔雅所为土卤者也。杜若，即广雅所谓楚衡者也。其类自别，古人多相杂引用。故九歌云：采芳洲兮杜若。离骚云：杂杜衡与芳芷。王逸辈皆不分别，但云香草，故二名相混。古方或用，今人罕使，故少有识者。

【集解】 〔别录曰〕杜若生武陵川泽及冤句，二月、八月采根曝干。〔弘景曰〕今处处有之。叶似姜而有文理。根似高良姜而细，味辛香。又绝似旋覆根，殆欲相乱，叶小异尔。楚辞云：山中人兮芳杜若，是矣。〔恭曰〕今江湖多有之，生阴地，苗似廉姜，根似高良姜，全少辛味。陶云：似旋覆根者，即真杜若也。〔保升曰〕苗似山姜，花黄，子赤，大如棘子，中似豆蔻。今出岭南、硖州者甚好。范子计然云：杜衡、杜若出南郡、汉中，大者大善。〔颂曰〕卫州一种山姜，茎叶如姜。开紫花，不结子，八月采根入药。〔时珍曰〕杜若人无识者，今楚地山中时有之。山人亦呼为良姜，根似姜，味亦辛。甄权注豆蔻所谓獏子姜，苏颂图经·外类所谓山姜，皆此物也。或又以大者为高良姜，细者为杜若。唐时峡州贡之。

【修治】 〔敩曰〕凡使勿用鸭喋草根，真相似，只是味效不同。凡采得根，以刀刮去黄赤皮，细锉，用三重绢袋阴干。临使以蜜浸一夜，漉出用。

根

【气味】 **辛，微温，无毒。**〔之才曰〕得辛夷、细辛良，恶柴胡、前胡。〔苏颂曰〕山姜：辛，平，有小毒。

【主治】 **胸胁下逆气，温中，风入脑户，头肿痛，涕泪，久服益精，明目轻身，令人不忘。**本经。**治眩倒目𥉂𥉂，止痛，除口臭气。**别录。**山姜：去皮间风热，可作炸汤，又主暴冷，及胃中逆冷，霍乱腹痛。**苏颂。

【发明】 〔时珍曰〕杜若乃神农上品，治足少阴、太阳诸证要药，而世不知用，惜哉。

山姜药性

【释名】 **美草**〔弘景曰〕东人呼为山姜，南人呼为美草。〔时珍曰〕与杜若之山姜，名同物异也。

【集解】 〔权曰〕山姜根及苗，并如姜而大，作樟木臭，南人食之。又有獏子姜，黄色而紧，辛辣，破血气殊强于此姜。颂曰山姜出九真交趾，今闽广皆有之。刘恂岭表录异云：茎叶皆姜也，但根不堪食。亦与豆蔻花相似，而微小尔。花生叶间，作穗如麦粒，嫩红色。南人取其未大开者，谓之含胎花，以盐水淹藏入甜糟中，经冬如琥珀色，辛香可爱，用为鲙，无以加矣。又以盐杀治暴干者，煎汤服之，极除冷气，甚佳。〔时珍曰〕山姜生南方。叶似姜，花赤色甚辛，子似草豆蔻，根如杜若及高良姜。今人以其子伪充草豆蔻，然其气甚猛烈。

根

【气味】 **辛，热，无毒。**

【主治】 **腹中冷痛，煮服甚效。作丸散服，辟谷止饥。**弘景。**去恶气，温中，中恶霍乱，心腹冷痛，功用如姜。**甄权。

花及子

【气味】　**辛，温，无毒。**

【主治】　**调中下气，破冷气作痛，止霍乱，消食。杀酒毒。**大明。

高良姜别录中品

校正：并入开宝本草红豆蔻。

【释名】　**蛮姜**纲目**子名红豆蔻**〔时珍曰〕陶隐居言此姜始出高良郡，故得此名。按高良，即今高州也。汉为高凉县，吴改为郡。其山高而稍凉，因以为名，则高良当作高凉也。

【集解】　〔时珍曰〕出高良郡，二月、三月采根。形气与杜若相似，而叶如山姜。〔恭曰〕出岭南者，形大虚软，生江左者细紧，亦不甚辛，其实一也[①]。今人呼细者为为杜若，大者为高良姜，亦非也。〔颂曰〕今岭南诸州及黔、蜀皆有之，内郡虽有而不堪入药。春生茎叶如姜苗而大，高一二尺许，花红紫色，如山姜花。〔珣曰〕红豆蔻生南海诸谷，高良姜子也。其苗如芦，其叶如姜，花作穗，嫩叶卷之而生，微带红色。嫩者入盐，累累作朵不散落，须以朱槿花染令色深。善醒醉，解酒毒，无他要使也。〔时珍曰〕按范成大桂海志云：红豆蔻花丛生，叶瘦如碧芦，春末始发。初开花抽一干，有大箨包之。箨拆花见。一穗数十蕊，淡红鲜妍，如桃杏花色。蕊重则下垂如葡萄，又如火齐璎珞及剪彩鸾枝之状。每蕊有心两瓣，人比之连理也。其子亦似草豆蔻。

【修治】　〔时珍曰〕高良姜、红豆蔻，并宜炒过入药。亦有以姜同吴茱萸、东壁土炒过入药用者。

根

【气味】　**辛，大温，无毒。**〔志曰〕辛、苦，大热，无毒。〔张元素曰〕辛，热，纯阳，浮也。入足太阴、阳明经。

【主治】　**暴冷，胃中冷逆，霍乱腹痛。**别录。**下气益声，好颜色。煮饮服之，止痢。**藏器。**治风破气，腹内久冷气痛，去风冷痹弱。**甄权。**转筋泻痢，反胃，解酒毒，消宿食。**大明。**含块咽津，治忽然恶心，呕清水，逡巡即瘥。若口臭者，同草豆蔻为末。煎饮。**苏颂。**健脾胃，宽噎膈，破冷癖，除瘴疟。**时珍。

【发明】　〔杨士瀛曰〕噫逆胃寒者，高良姜为要药，人参、茯苓佐之，为其温胃，解散胃中风邪也。〔时珍曰〕孙思邈千金方言：心脾冷痛，用高良姜，细锉炒为末[②]，米饮服一钱，立止。太祖高皇帝御制周颠仙碑文，亦载其有验云。又秽迹佛有治心口痛方云：凡男女心口一点痛者，乃胃脘有滞或有虫也。多因怒及受寒而起，遂致终身。俗言心气痛者，非也。用高良姜以酒洗七次焙研，香附子以醋洗七次焙研，各记收之。病因寒得，用姜末二钱，附末一钱；因怒得，用附末二钱，姜末一钱；寒怒兼有，各一钱半，以米饮加入生姜汁一匙，盐一捻，服之立止。韩飞霞医通书亦称其功云。

【附方】　旧三，新八。**霍乱吐利**火炙高良姜令焦香。每用五两，以酒一升，煮三四沸，顿服。亦治腹痛中恶。外台。**霍乱腹痛**高良姜一两锉，以水三大盏，煎二盏半，去滓，入粳米一合，煮粥食之，便止。圣惠方。**霍乱呕甚不止。**用高良姜生锉二钱，大枣一枚，水煎冷服，立定。名冰壶汤。普济方。**脚气欲吐**苏恭曰：凡患脚气人，每旦饱食，午后少食，日晚不

---

① 也：原作“色”，字误，今据《证类本草》卷九改。

② 末：原作“漠”，字误，今据《证类本草》卷九改。

食。若饥，可食豉粥。若觉不消，欲致霍乱者。即以高良姜一两，水三升，煮一升，顿服尽，即消。若卒无者，以母姜一两代之，清酒煎服。虽不及高良姜，亦甚效也。**心脾冷痛**高良姜丸：用高良姜四两，切片，分作四分：一两用陈廪米半合，炒黄去米；一两用陈壁土半两，炒黄去土；一两用巴豆三十四个，炒黄去豆；一两用斑蝥三十四个，炒黄去蝥。吴茱萸一两，酒浸一夜，同姜再炒。为末。以浸茱酒打糊丸梧子大，每空心姜汤下五十丸。永类钤方用高良姜三钱，五灵脂六钱，为末。每服三钱，醋汤调下。**养脾温胃**去冷消痰，宽胸下气，大治心脾疼及一切冷[1]物伤。用高良姜、干姜等分，炮研末，面糊丸梧子大，每食后橘皮汤下十五丸。妊妇勿服。和剂局方。**脾虚寒疟**寒多热少，饮食不思。用高良姜麻油炒、干姜炮各一两，为末。每服五钱，用猪胆汁调成膏子，临发时热酒调服。以胆汁和丸，每服四十丸，酒下亦佳。吴幵内翰，政和丁酉居全椒县，岁疟大作，用此救人以百计。张大亨病此，甚欲致仕，亦服之愈。大抵寒发于胆，用猪胆引二姜入胆，去寒而燥脾胃，一寒一热，阴阳相制，所以作效也。一方只用二姜半生半炮各半两，穿山甲炮三钱，为末。每服二钱，猪肾煮酒下。朱氏集验方。**妊妇疟疾**先因伤寒变成者，用高良姜三钱锉，以豮猪胆汁浸一夜，东壁土炒黑，去土，以肥枣肉十五枚，同焙为末。每用三钱，水一盏，煎热，将发时服，神妙。永类钤方。**暴赤眼痛**以管吹良姜末入鼻取嚏，或弹出鼻血。即散。谈野翁试验方。**风牙痛肿**高良姜二寸，全蝎焙一枚，为末掺之，吐涎，以盐汤漱口，此乃乐清丐者所传。鲍季明病此，用之果效。王璆百一选方。**头痛㗜鼻**高良姜生研频㗜。普济方。

红豆蔻开宝

【气味】 **辛，温，无毒。**〔权曰〕苦、辛，多食令人舌粗，不思饮食。〔时珍曰〕辛热，阳也，浮也。入手、足太阴经。生生编云：最能动火伤目致衄，食料不宜用之。

【主治】 **肠虚水泻，心腹绞痛，霍乱呕吐酸水，解酒毒，**藏器。**冷气腹痛，消瘴雾毒气，去宿食，温腹肠，吐泻痢疾。**甄权。**治噎膈反胃，虚疟寒胀，燥湿散寒。**时珍。

【发明】 〔时珍曰〕红豆蔻李东垣脾胃药中常用之，亦取其辛热芳香，能醒脾温肺、散寒燥湿、消食之功尔。若脾肺素有伏火者，切不宜用。

【附方】 新一。**风寒牙痛**红豆蔻为末，随左右以少许㗜鼻中，并掺牙取涎。或加麝香。卫生家宝方。

豆蔻别录上品

校正：自果部移入此。

【释名】 **草豆蔻**开宝**漏蔻**异[2]物志**草果**郑樵通志。〔宗奭曰〕豆蔻，草豆蔻也。此是对肉豆蔻而名。若作果，则味不和。前人编入果部，不知有何义意？花性热，淹至京师，味微苦不甚美，干则色淡紫。为能消酒毒，故为果尔。〔时珍曰〕按杨雄方言云：凡物盛多曰蔻。豆蔻之名，或取此义。豆象形也。南方异物志作漏蔻，盖南人字无正音也。今虽不专为果，犹入茶食料用，尚有草果之称焉。金光明经三十二品香药，谓之苏乞迷罗细。

【集解】 〔别录曰〕豆蔻生南海。〔恭曰〕苗似山姜，花黄白色，苗根及子

---

① 冷：原脱，今据《和剂局方》卷三补。

② 异：原作“草”，字误，今据卷一引据古今医家书及此下文义改。

亦似杜若。〔颂曰〕草豆蔻今岭南皆有之。苗似芦，其叶似山姜、杜若辈，根似高良姜。二月开花作穗房，生于茎下，嫩叶卷之而生，初如芙蓉花，微红，穗头深色。其叶渐广，花渐出，而色渐淡。亦有黄白色者。南人多采花以当果，尤贵其嫩者。并穗入盐同淹治，叠叠作朵不散。又以木槿花同浸，欲其色红尔。其结实若龙眼子而锐，皮无鳞甲，皮中子如石榴瓣，夏月熟时采之暴干，根苗微作樟木香，根茎子并辛香。〔珣曰〕豆蔻生交趾。其根似益智，皮壳小厚。核如石榴而辛香，叶如芄兰而小。三月采其叶，细破阴干用，味近苦而有甘。〔时珍曰〕草豆蔻、草果虽是一物，然微有不同。今建宁所产豆蔻，大如龙眼而形微长，其皮黄白薄而棱峭，其仁大如缩砂仁而辛香气和。滇广所产草果，长大如诃子，其皮黑厚而棱密，其子粗而辛臭，正如斑蝥之气。彼人皆用芼茶及作食料，恒用之物。广人取生草蔻入梅汁，盐渍令红，暴干荐酒，名红盐草果。其初结小者，名鹦哥舌。元朝饮膳，皆以草果为上供。南人复用一种火杨梅伪充草豆蔻，其形圆而粗，气味辛猛而不和，人亦多用之，或云即山姜实也。不可不辨。

【修治】 〔敩曰〕凡使须去蒂，取向里子及皮，用茱萸同于鏊上缓炒。待茱萸微黄黑，即去茱萸，取草豆蔻皮及子杵用之。〔时珍曰〕今人惟以面裹煻火煨熟，去皮用之。

仁

【气味】 **辛，温，涩，无毒。**〔好古曰〕大辛热，阳也，浮也。入足太阴、阳明经。

【主治】 **温中，心腹痛，呕吐，去口臭气。**别录。**下气，止霍乱，一切冷气，消酒毒。**开宝。**调中补胃，健脾消食，去客寒，心与胃痛。**李杲。**治瘴疠寒疟，伤暑吐下泄痢，噎膈反胃，痞满吐酸，痰饮积聚，妇人恶阻带下，除寒燥湿，开郁破气，杀鱼肉毒。制丹砂。**时珍。

【发明】 〔弘景曰〕豆蔻辛烈甚香，可常食之。其五和糁中物，皆宜人[①]。豆蔻、廉姜、枸橼、甘蕉、麂目是也。〔宗奭曰〕草豆蔻气味极辛微香，性温而调散冷气甚速。虚弱不能饮食者，宜此与木瓜、乌梅、缩砂、益智、曲糵、甘草、生姜同用也。〔杲曰〕风寒客邪在胃口之上，当心作疼者，宜煨熟用之。〔震亨曰〕草豆蔻性温，能散滞气，消[②]膈上痰。若明知身受寒邪，口食寒物，胃脘作疼，方可温散，用之如鼓应桴。或湿痰郁结成病者，亦效。若热郁者不可用，恐积温成热也。必用栀子之剂。〔时珍曰〕豆蔻治病，取其辛热浮散，能主太阴阳明，除寒燥湿，开郁化食之力而已。南地卑下，山岚烟瘴，饮啖酸咸，脾胃常多寒湿郁滞之病。故食料必用，与之相宜。然过多亦能助脾热伤肺损目。或云与知母同用，治瘴疟寒热，取其一阴一阳无偏胜之害。盖草果治太阴独胜之寒，知母治阳明独胜之火也。

【附方】 旧一，新九。**心腹胀满**短气。用草豆蔻一两，去皮为末。以木瓜生姜汤，调服半钱。千金方。**胃弱呕逆**不食。用草豆蔻仁二枚，高良姜半两，水一盏，煮取汁，入生姜汁半合，和白面作拨刀，以羊肉臛汁煮熟，空心食之。普济。**霍乱烦渴**草豆蔻、黄连各一钱半，乌豆五十粒，生姜三片，水煎服之。圣济总录。

---

① 人：原作“久”，字误，今据《证类本草》卷二十三改。

② 消：原作“则”，义晦，张本作“消”，今改。

虚疟自汗不止。用草果一枚，面裹煨熟，连面研，入平胃散二钱，水煎服。经效济世方。**气虚瘴疟**热少寒多，或单寒不热，或虚热不寒。用草果仁、熟附子等分，水一盏，姜七片，枣一枚，煎半盏服。名果附汤。济生方。**脾寒疟疾**寒多热少，或单寒不热，或大便泄而小便多，不能食。用草果仁、熟附子各二钱半，生姜七片，枣肉二枚，水三盏，煎一盏，温服。医方大成。**脾肾不足**草果仁一两，以舶茴香一两炒香，去茴不用；吴茱萸汤泡七次，以破故纸一两炒香，去故纸不用；胡卢巴一两，以山茱萸一两炒香，去茱萸不用。上三味为散。酒糊丸梧子大。每服六十丸，盐汤下。百一选方。**赤白带下**连皮草果一枚，乳香一小块，面裹煨焦黄，同面研细。每米饮服二钱，日二服。卫生易简方。**香口辟臭**豆蔻、细辛为末，含之。肘后方。**脾痛胀满**草果仁二个，酒煎服之。直指方。

花

【气味】　**辛，热，无毒。**

【主治】　**下气，止呕逆，除霍乱，调中补胃气，消酒毒。**大明。

白豆蔻宋开宝

【释名】　**多骨。**

【集解】　〔藏器曰〕白豆蔻出伽古罗国，呼为多骨。其草形如芭蕉，叶似杜若，长八九尺而光滑，冬夏不凋，花浅黄色，子作朵如葡萄，初出微青，熟则变白，七月采之。〔颂曰〕今广州、宜州亦有之，不及番舶来者佳。〔时珍曰〕白豆蔻子圆大如白牵牛子，其壳白厚，其仁如缩砂仁，入药去皮炒用。

仁

【气味】　**辛，大温，无毒。**〔好古〕大辛热，味薄气厚，轻清而升，阳也，浮也。入手太阴经。

【主治】　**积冷气，止吐逆反胃，消谷下气。**开宝。**散肺中滞气，宽膈进食，去白睛翳膜。**李杲。**补肺气，益脾胃，理元气，收脱气。**好古。**治噎膈，除疟疾寒热，解酒毒。**时珍。

【发明】　〔颂曰〕古方治胃冷，吃食即欲吐，及呕吐六物汤，皆用白豆蔻，大抵主胃[1]冷，即相宜也。〔恭曰〕白豆蔻气味俱薄，其用有五：专入肺经本药，一也；散胸中滞气，二也；去感寒腹痛，三也；温暖脾胃，四也；治赤眼暴发，去太阳经目内大眦红筋，用少许，五也。〔时珍曰〕按杨士瀛云：白豆蔻治脾虚疟疾，呕吐寒热，能消能磨，流行三焦，营卫一转，诸证自平。

【附方】　旧一，新四。**胃冷恶心**凡食即欲吐。用白豆蔻子三枚，捣细，好酒一盏，温服，并饮数服佳。张文仲备急方。**人忽恶心**多嚼白豆蔻子最佳。肘后方。**小儿吐乳**胃寒者。白豆蔻仁十四个，缩砂仁十四个，生甘草二钱，炙甘草二钱，为末，常掺入儿口中。危氏得效方。**脾虚反胃**白豆蔻、缩砂仁各二两，丁香一两，陈廪米一升，黄土炒焦，去土研细，姜汁和丸梧子大。每服百丸，姜汤下。名太仓丸。济生方。**产后呃逆**白豆蔻、丁香各半两，研细，桃仁汤服一钱，少顷再服。乾坤生意。

缩砂蔤宋开宝

【释名】　〔时珍曰〕名义未详。藕下白蒻多蔤，取其密藏之意。此物实在根下，仁藏壳内，亦或此意欤。

【集解】　〔珣曰〕缩砂密生西海及

---

① 主胃：原作“胃主”，字倒，今据《证类本草》卷九改。

西戎等地，波斯诸国。多从安东道来。〔志曰〕生南地。苗似廉姜，子形如白豆蔻，其皮紧厚而皱，黄赤色，八月采之。〔颂曰〕今惟岭南山泽间有之。苗茎似高良姜，高三四尺，叶长八九寸，阔半寸已来。三月、四月开花在根下，五六月成实，五七十枚作一穗，状似益智而圆，皮紧厚而皱，有粟纹，外有细刺，黄赤色。皮间细子一团，八隔，可四十余粒，如大黍米，外微黑色，内白而香，似白豆蔻仁。七月、八月采之。辛香可调食味，及蜜煎糖缠用。

仁

【气味】　**辛，温，涩，无毒。**〔权曰〕辛、苦。〔藏器曰〕酸。〔珣曰〕辛、咸，平。得诃子、豆蔻、白芜荑、鳖甲良。〔好古曰〕辛，温，阳也，浮也。入手足太阴、阳明、太阳、足少阴七经。得白檀香、豆蔻为使，入肺；得人参、益智为使，入脾；得黄檗、茯苓为使，入肾；得赤白石脂为使，入大小肠也。

【主治】　**虚劳冷泻，宿食不消，赤白泄痢，腹中虚痛下气。**开宝。**主冷气腹**[①]**痛，止休息气痢劳损，消化水谷，温暖脾胃**[②]。甄权。**上气咳嗽，奔豚鬼疰，惊痫邪气。**藏器。**一切气，霍乱转筋，能起酒香味。**大明。**和中行气，止痛安胎。**杨士瀛。**治脾胃气结滞不散。**元素。**补肺醒脾，养胃益肾，理元气，通滞气，散寒饮胀痞，噎膈呕吐，止女子崩中，除咽喉口齿浮热。化铜铁骨哽。**时珍。

【发明】　〔时珍曰〕按韩丞医通云：肾恶燥。以辛润之。缩砂仁之辛，以润肾燥。又云：缩砂属土，主醒脾调胃，引诸药归宿丹田。香而能窜，和合五脏冲和之气，如天地以土为冲和之气，故补肾药用同地黄丸蒸，取其达下之旨也。又化骨食草木药及方士炼三黄皆用之，不知其性何以能制此物也。

【附方】　旧二，新一十四。**冷滑下痢**不禁虚羸。用缩砂仁熬为末，以羊子肝薄切掺之，瓦上焙干为末，入二姜末等分，饭丸梧子大，每服四十丸，白汤下，日二服。又方：缩砂仁、炮附子、干姜、厚朴、陈橘皮等分，为末，饭丸梧子大每服四十丸，米饮下，日二服。并药性论。**大便泻血**三代相传者。缩砂仁为末，米饮热服二钱，以愈为度。十便良方。**小儿脱肛**缩砂去皮为末，以猪腰子一片，批开擦末在内，缚定，煮熟与儿食，次服白矾丸。如气逆肿喘者，不治。保幼大全。**遍身肿满**阴亦肿者。用缩砂仁、土狗一个，等分，研，和老酒服之。直指方。**痰气膈胀**砂仁捣碎，以萝卜汁浸透，焙干为末。每服一二钱，食远沸汤服。简便方。**上气咳逆**砂仁洗净炒研、生姜连皮等分，捣烂，热酒食远泡服。简便方。**子痫昏冒**缩砂和皮炒黑，热酒调下二钱。不饮者，米饮下。此方安胎止痛皆效，不可尽述。温隐居方。**妊娠胎动**偶因所触，或跌坠伤损，致胎不安，痛不可忍者。缩砂熨斗内炒热，去皮用仁，捣碎。每服二钱，热酒调下。须臾觉腹中胎动处[③]极热，即胎已安矣。神效。孙尚药方。**妇人血崩**新缩砂仁，新瓦焙研末，米饮服三钱。妇人良方。**热拥咽痛**缩砂壳为末，水服一钱。戴原礼方。**牙齿疼痛**缩砂常嚼之良。直指方。**口吻生疮**缩砂壳煅研，擦之即愈。此蔡医博秘方也。黎居士简易方。**鱼骨入咽**缩砂、甘草等分，为末。绵裹含之咽汁，

① 腹：原脱，今据《证类本草》卷九补。

② 脾胃：原作“肝肾”，义晦，今据《证类本草》卷九改。

③ 处：原脱，今据《证类本草》卷九补。

当随痰出矣。王璆百一选方。**误吞诸物**金银铜钱等物不化者，浓煎缩砂汤饮之。即下。危氏得效方。**一切食毒**缩砂仁末，水服一二钱。事林广记。

益智子宋开宝

【释名】 〔时珍曰〕脾主智，此物能益脾胃故也，与龙眼名益智义同。按苏轼记云：海南产益智，花实皆长穗，而分为三节。观其上中下节，以候早中晚禾之丰凶。大丰则皆实，大凶皆不实，罕有三节并熟者。其为药只治水，而无益于智，其得此名，岂以其知岁耶？此亦一说也，终近穿凿。

【集解】 〔藏器曰〕益智出昆仑国及交趾国，今岭南州郡往往有之。顾微广州记云：其叶似蘘荷，长丈余。其根上有小枝，高八九寸，无华萼。茎如竹箭，子从心出。一枝有十子丛生，大如小枣。其中核黑而皮白，核小者佳，含之摄涎秽。或四破去核，取外皮蜜煮为粽食，味辛。晋卢循遗刘裕益智粽，是此也。〔恭曰〕益智子似连翘子头未开者，苗叶花根与豆无别，惟子小尔。〔时珍曰〕按嵇含南方草木状云：益智二月花，连着实，五六月熟。其子如笔头而两头尖，长七八分，杂五味中，饮酒芬芳，亦可盐曝及作粽食。观此则顾微言其无华者，误矣。今之益智子形如枣核，而皮及仁，皆似草豆蔻云。

仁

【气味】 **辛，温，无毒。**

【主治】 **遗精虚漏，小便余沥，益气安神，补不足，利三焦，调诸气。夜多小便者，取二十四枚碎，入盐同煎服，有奇验。**藏器。**治客寒犯胃，和中益气，及人多唾。**李杲。**益脾胃，理元气，补肾虚滑沥。**好古。**冷气腹痛，及心气不足，梦泄赤浊，热伤心系，吐血血崩诸证。**时珍。

【发明】 〔刘完素曰〕益智辛热，能开发郁结，使气宣通。〔王好古曰〕益智本脾药，主君相二火。在集香丸则入肺，在四君子汤则入脾，在大凤髓丹则入肾，三脏互有子母相关之义。当于补药中兼用之，勿多服。〔时珍曰〕益智大辛，行阳退阴之药也，三焦、命门气弱者宜之。按杨士瀛直指方云：心者脾之母，进食不止于和脾，火能生土，当使心药入脾胃药中，庶几相得。故古人进食药中，多用益智，土中益火也。又按洪迈夷坚志云：秀川进士陆迎，忽得吐血不止，气厥惊颤，狂躁直视，至深夜欲投户而出。如是两夕，遍用方药弗瘳。夜梦观音授一方，命但服一料，永除病根。梦觉记之，如方治药，其病果愈。其方：用益智子仁一两，生朱砂二钱，青橘皮五钱，麝香一钱，碾为细末。每服一钱，空心灯心汤下。

【附方】 新八。**小便频数**脬气不足也。雷州益智子盐炒，去盐，天台乌药等分，为末，酒煮山药粉为糊，丸如梧子大。每服七十丸，空心盐汤下。名缩泉丸。朱氏集验方。**心虚尿滑**及赤白二浊。益智子仁、白茯苓、白术等分，为末，每服三钱，白汤调下。**白浊腹满**不拘男妇。用益智仁盐水浸炒，厚朴姜汁炒等分，姜三片，枣一枚，水煎服。永类钤方。**小便赤浊**益智子仁、茯神各二两，远志、甘草水煮各半斤，为末，酒糊丸梧子大，空心姜汤下五十丸。**腹胀忽泻**日夜不止，诸药不效，此气脱也。用益智子仁二两，浓煎饮之，立愈。危氏得效方。**妇人崩中**益智子炒碾细，米饮入盐，服一钱。产宝。**香口辟臭**益智子仁一两，甘草二钱，碾粉舐之。经验良方。**漏胎下血**益智仁半两，缩砂仁一两，为末。每服三钱，空心白汤下，日二服。胡氏济阴方。

荜茇宋开宝

【释名】 **荜拨**〔时珍曰〕荜拨当作荜茇，出南方草木状，番语也。陈藏器本草作毕勃，扶南传作逼拨，大明会典作毕茇。又段成式酉阳杂俎云：摩伽陀国呼为荜拨梨，拂林国呼为阿梨诃陀。

【集解】 〔恭曰〕荜拨生波斯国。丛生，茎叶似蒟酱，其子紧细，味辛烈于蒟酱。胡人将来，入食味用也。〔藏器曰〕其根名毕勃没，似柴胡而黑硬。〔颂曰〕今岭南特有之，多生竹林内。正月发苗作丛，高三四尺，其茎如箸。叶青圆如蕺菜，阔二三寸如桑，面光而厚。三月开花白色在表。七月结子如小指大，长二寸已来，青黑色，类椹子而长。九月收采，杀曝干。南人爱其辛香，或取叶生茹之。复有舶上来者，更辛香。〔时珍曰〕段成式言青州防风子可乱荜茇，盖亦不然。荜茇气味正如胡椒，其形长一二寸，防风子圆如胡荽子，大不相侔也。

【修治】 〔敩曰〕凡使，去挺用头，以醋浸一宿，焙干，以刀刮去皮粟子令净乃用，免伤人肺，令人上气。

【气味】 **辛，大温，无毒。**〔时珍曰〕气热味辛，阳也，浮也。入手足阳明经。然辛热耗散，能动脾肺之火，多用令人目昏，食料尤不宜之。

【主治】 **温中下气，补腰脚，杀腥气，消食，除胃冷，阴疝痃[①]癖**。藏器。**霍乱冷气，心痛血气**。大明。**水泻虚痢，呕逆醋心，产后泄痢，与阿魏和合良。得诃子、人参、桂心、干姜，治脏腑虚冷，肠鸣泄痢[②]，神效**。李珣。**治头痛鼻渊牙痛**。时珍。

【发明】 〔宗奭曰〕荜茇走肠胃，冷气呕吐心腹满痛者宜之。多服走泄真气，令人肠虚下重。〔颂曰〕按唐太宗实录云：贞观中，上以气痢久未痊，服名医药不应，因诏访求其方。有卫士进黄牛乳煎荜茇方，御用有效。刘禹锡亦记其事云，后累试于虚冷者必效。〔时珍曰〕牛乳煎详见兽部牛乳下。荜茇为头痛鼻渊牙痛要药，取其辛热，能入阳明经散浮热也。

【附方】 旧二，新八。**冷痰恶心**荜茇一两，为末，食前用米汤服半钱。圣惠方。**暴泄身冷**自汗，甚则欲呕，小便清，脉微弱，宜已寒丸治之。荜茇、肉桂各二钱半，高良姜、干姜各三钱半，为末，糊丸梧子大。每服三十丸，姜汤下。和剂局方。**胃冷口酸**流清水，心下连脐痛。用荜茇半两，厚朴姜汁浸炙一两，为末，入热鲫鱼肉，研和丸绿豆大。每米饮下二十丸，立效。余居士选奇方。**瘴气成块**在腹不散。用荜茇一两，大黄一两，并生为末，入麝香少许，炼蜜丸梧子大，每冷酒服三十丸。永类钤方。**妇人血气作痛**，及下血无时，月水不调。用荜茇盐炒，蒲黄炒，等分为末，炼蜜丸梧子大。每空心温酒服三十丸，两服即止。名二神丸。陈氏方。**偏头风痛**荜茇为末，令患者口含温水，随左右痛，以左右鼻吸一字，有效。经验良方。**鼻流清涕**荜茇末吹之，有效。卫生易简方。**风虫牙痛**荜茇末揩之，煎苍耳汤漱去涎。本草权度：用荜茇末、木鳖子肉，研膏化开，㗜鼻。圣济总录：用荜茇、胡椒等分，为末，化蜡丸麻子大，每以一丸塞孔中。

荜勃没

【气味】 **辛，温，无毒。**

【主治】 **五劳七伤，冷气呕逆，心**

---

① 痃：原脱，今据《证类本草》卷九补。

② 泄痢：原脱，今据《证类本草》卷九补。

腹胀满，食不消化，阴汗寒疝核肿，妇人内冷无子，治腰肾冷，除血气。藏器。

蒟酱蒟音矩。唐本草

【释名】 **蒟子**广志**土荜茇**食疗**苗名扶恶士，蒌藤**〔时珍曰〕按嵇含云：蒟子可以调食，故谓之酱，乃荜茇之类也。故孟诜食疗谓之土荜茇。其蔓叶名扶留藤，一作扶𣗼，一作浮留，莫解其义。蒌则留字之讹也。

【集解】 〔恭曰〕蒟酱生巴蜀中，蜀都赋所谓流味于番禺者。蔓生，叶似王瓜而厚大光泽，味辛香，实似桑椹，而皮黑肉白。西戎亦时将来，细而辛烈。交州、爱州人家多种之，蔓生，其子长大，苗名浮留藤。取叶合槟榔食之，辛而香也。〔颂曰〕今夔川、岭南皆有之。昔汉武帝使唐蒙晓谕南越。越王食蒙以蒟酱，曰：此出番禺城下。武帝感之，遂开牂牁、越巂也。刘渊林注蜀都赋云：蒟酱缘木而生，其子如桑椹，熟时正青，长二三寸。以蜜及盐藏而食之，辛香。与苏恭所说大同小异。盖渊林所云乃蜀产，苏恭所云乃海南者尔。今惟贵荜茇而不尚蒟酱，故鲜有用者。〔李珣曰〕广州记云：出波斯国，实状若桑根，紫褐色者为上，黑者是老根不堪。然近多黑色，少见褐者，黔中亦有，形状滋味一般。〔时珍曰〕蒟酱，今两广、滇南及川南、渝、泸、威、茂、施诸州皆有之。其苗谓之蒌叶，蔓生依树，根大如箸。彼人食槟榔者，以此叶及蚌灰少许同嚼食之，云辟瘴疠，去胸中恶气。故谚曰：槟榔浮留，可以忘忧。其花实即蒟子也。按嵇含草木状云：蒟酱即荜茇也。生于番国者大而紫，谓之荜茇。生于番禺者小而青，谓之蒟子。本草以蒟易蒌子，非矣。蒌子一名扶留，其草形全不相同。时珍窃谓蒟子蔓生，荜茇草生，虽同类而非一物，然其花实气味功用则一也。嵇氏以二物为一物，谓蒟子非扶留，盖不知扶留非一种也。刘歆期交州记云：扶留有三种：一名获扶[1]留，其根香美；一名扶留藤，其味亦辛；一名南扶留，其叶青味辛是矣。今蜀人惟取蒌叶作酒曲，云香美。

【修治】 〔敩曰〕凡采得后，以刀刮上粗皮，捣细。每五钱，用生姜自然汁五两拌之，蒸一日，曝干用。

根、叶、子

【气味】 **辛，温，无毒。**〔时珍曰〕气热味辛，阳也，浮也。

【主治】 **下气温中，破痰。**唐本。**咳逆上气，心腹虫痛，胃弱虚泻，霍乱吐逆，解酒食味。**李珣。**散结气，心腹冷痛，消谷。**孟诜。**解瘴疠，去胸中恶邪气，温脾燥热。**时珍。

【附方】 新一。**牙疼**蒟酱、细辛各半两，大皂荚五铤，去子，每孔入青盐烧存性，同研末，频掺吐涎。御药院方。

肉豆蔻宋开宝

【释名】 **肉果**纲目**迦拘勒**〔宗奭曰〕肉豆蔻对草豆蔻为名，去壳只用肉。肉油色者佳，枯白瘦虚者劣。〔时珍曰〕花实皆似豆蔻而无核，故名。

【集解】 〔藏器曰〕肉豆蔻生胡国，胡名迦拘勒。大舶来即有，中国无之。其形圆小，皮紫紧薄，中肉辛辣。〔珣曰〕生昆仑，及大秦国。〔颂曰〕今岭南人家亦种之。春生苗，夏抽茎开花，结实似豆蔻，六月、七月采。〔时珍曰〕肉豆蔻花及实状虽似草豆蔻，而皮肉之颗则不同。颗外有皱纹，而内有斑缬纹，如槟榔纹。

---

① 扶：原脱，今据《齐民要术》卷十引《交州记》补。

最易生蛀，惟烘干密封，则稍可留。

实

【修治】〔敩曰〕凡使，须以糯米粉熟汤搜裹豆蔻，于煻灰火中煨熟，去粉用。勿令犯铁。

【气味】**辛，温，无毒。**〔权曰〕苦、辛。〔好古曰〕入手足阳明经。

【主治】**温中，消食止泄，治积冷心腹胀痛，霍乱中恶，鬼气冷疰，呕沫冷气，小儿乳霍**。开宝。**调中下气，开胃，解酒毒。消皮外络下气**。大明。**治宿食痰饮，止小儿吐逆，不下乳，腹痛**。甄权。**主心腹虫痛，脾胃虚冷，气并冷热，虚泄赤白痢，研末粥饮服之**。李珣。**暖脾胃，固大肠**。时珍。

【发明】〔大明曰〕肉豆蔻调中下气，消皮外络下气，味珍，力更殊。〔宗奭曰〕亦善下气，多服则泄气，得中则和平其气。〔震亨曰〕属金与土，为丸温中补脾。日华子称其下气，以脾得补而善运化，气自下也。非若陈皮、香附之快泄。寇氏不详其实，遂以为不可服也。〔机曰〕痢疾用此涩肠，为伤乳泄泻之要药。〔时珍曰〕土爱暖而喜芳香，故肉豆蔻之辛温，理脾胃而治吐利。

【附方】旧一，新六。**暖胃除痰进食消食**。肉豆蔻二个，半夏姜汁炒五钱，木香二钱半，为末。蒸饼丸芥子大，每食后津液下五丸、十丸。普济方。**霍乱吐利**肉豆蔻为末，姜汤服一钱。普济方。**久泻不止**肉豆蔻煨一两，木香二钱半，为末。枣肉和丸，米饮服四五十丸。又方：肉豆蔻煨一两，熟附子七钱，为末糊丸，米饮服四五十丸。又方：肉豆蔻煨，粟壳炙，等分为末，醋糊丸，米饮服四五十丸。并百一选方。**老人虚泻**肉豆蔻三钱，面裹煨熟，去面研，乳香一两，为末。陈米粉糊丸梧子大。每服五七十丸，米饮下。此乃常州侯教授所传方。瑞竹堂方。**小儿泄泻**肉豆蔻五钱，乳香二钱半，生姜五片，同炒黑色，去姜，研为膏收，旋丸绿豆大。每量大小，米饮下。全幼心鉴。**脾泄气痢**豆蔻一颗，米醋调面裹，煨令焦黄，和面研末。更以樆子炒研末一两，相和。又以陈廪米炒焦，为末和匀。每以二钱煎作饮，调前二味三钱，旦暮各一服，便瘥。续传信方。**冷痢腹痛不能食者**。肉豆蔻一两去皮，醋和面裹煨，捣末。每服一钱，粥饮调下。圣惠方。

补骨脂宋开宝

【释名】**破故纸**开宝**婆固脂**药性论**胡韭子**日华〔时珍曰〕补骨脂言其功也。胡人呼为婆固脂，而俗讹为破故纸也。胡韭子，因其子之状相似，非胡地之韭子也。

【集解】〔志曰〕补骨脂生岭南诸州及波斯国。〔颂曰〕今岭外山坂间多有之。四川合州亦有，皆不及番舶者佳。茎高三四尺，叶小似薄荷，花微紫色，实如麻子，圆扁而黑，九月采。〔大明曰〕徐表南州记云：是胡韭子也。南番者色赤，广南者色绿，入药微炒用。

子

【修治】〔敩曰〕此性燥毒，须用酒浸一宿，漉出，以东流水浸三日夜，蒸之，从巳至申，日干用。一法：以盐同炒过。曝干用。

【气味】**辛，大温，无毒。**〔权曰〕苦、辛。〔珣曰〕恶甘草。〔时珍曰〕忌芸薹及诸血，得胡桃、胡麻良。

【主治】**五劳七伤，风虚冷，骨髓伤败，肾冷精流，及妇人血气堕胎**。开宝。**男子腰疼，膝冷囊湿，逐诸冷痹顽，止小便，腹中冷**。甄权。**兴阳事，明耳目**。大明。**治肾泄，通命门，暖丹田，敛**

精神。时珍。

【发明】 〔颂曰〕破故纸今人多以胡桃合服，此法出于唐郑相国。自叙云：予为南海节度，年七十有五。越地卑湿，伤于内外，众疾俱作，阳气衰绝，服乳石补药，百端不应。元和七年，有诃陵国舶主李摩诃，知予病状，遂传此方并药。予初疑而未服，摩诃稽首固请，遂服之。经七八日而觉应验，自尔常服，其功神效。十年二月。罢郡归京，录方传之。用破故纸十两，净择去皮，洗过曝，捣筛令细。胡桃瓤二十两，汤浸去皮，细研如泥，更以好蜜和，令如饴糖，瓷器盛之。旦日以暖酒二合，调药一匙服之，便以饭压。如不饮酒人，以暖热水调之，弥久则延年益气，悦心明目，补添筋骨。但禁芸薹、羊血，余无所忌。此物本自外番随海舶而来，非中华所有。番人呼为补骨脂，语讹为破故纸也。王绍颜续传信方，载其事颇详，故录之。〔时珍曰〕此方亦可作丸，温酒服之。按白飞霞方外奇方云：破故纸属火，收敛神明，能使心包之火与命门之火相通。故元阳坚固，骨髓充实，涩以治脱也。胡桃属木，润燥养血。血属阴，恶燥。故油以润之。佐破故纸，有木火相生之妙。故语云：破故纸无胡桃，犹水母之无虾也。又破故纸恶甘草，而瑞竹堂方青娥丸内加之何也？岂甘草能调和百药，恶而不恶耶？又许叔微学士本事方云：孙真人言补肾不若补脾，予曰补脾不若补肾。肾气虚弱，则阳气衰劣，不能熏蒸脾胃。脾胃气寒，令人胸膈痞塞，不进饮食，迟于运化，或腹胁虚胀，或呕吐痰涎，或肠鸣泄泻。譬如鼎釜中之物，无火力，虽终日不熟，何能消化？济生二神丸，治脾胃虚寒泄泻，用破故纸补肾，肉豆蔻补脾。二药虽兼补，但无斡旋。往往常加木香以顺其气，使之斡旋，空虚仓廪。仓廪空虚，则受物矣。屡用见效，不可不知。

【附方】 旧二，新一十三。**补骨脂丸**治下元虚败，脚手沉重，夜多盗汗，纵欲所致。此药壮筋骨，益元气。补骨脂四两炒香，菟丝子四两酒蒸，胡桃肉一两去皮，乳香、没药、沉香各研二钱半，炼蜜丸如梧子大。每服二三十丸，空心盐汤、温酒任下。自夏至起冬至止，日一服。此乃唐宣宗时，张寿太尉知广州，得方于南番人。有诗云：三年时节向边隅，人信方知药力殊，夺得春光来在手，青娥休笑白髭须。和剂方。**男女虚劳**男子女人五劳七伤，下元久冷，一切风病，四肢疼痛，驻颜壮气，乌髭须。补骨脂一斤，酒浸一宿，晒干，却用乌油麻一升和炒，令麻子声绝，簸去，只取补骨脂为末，醋煮面糊丸如梧子大，每服二三十丸，空心温酒、盐汤任下。经验方。**肾虚腰痛**经验方用破故纸一两，炒为末，温酒服三钱，神妙。或加木香一钱。和剂局方青娥丸：治肾气虚弱，风冷乘之。或血气相搏，腰痛如折，俯仰不利，或因劳役伤肾，或卑湿伤腰，或损坠堕伤，或风寒客搏，或气滞不散，皆令腰痛，或腰间如物重坠。用破故纸酒浸炒一斤，杜仲去皮，姜汁浸炒一斤，胡桃肉去皮二十个，为末，以蒜捣膏一两，和丸梧子大。每空心温酒服二十丸，妇人淡醋汤下。常服壮筋骨，活血脉，乌髭须，益颜色。**妊娠腰痛**通气散：用破故纸二两，炒香为末，先嚼胡桃肉半个，空心温酒调下二钱。此药神妙。妇人良方。**定心补肾**养血返精丸：破故纸炒二两，白茯苓一两，为末。没药五钱，以无灰酒浸高一指，煮化和末。丸梧子大。每服三十丸，白汤下。昔有人服此，至老不衰。盖故纸补肾，茯苓补心，没药养血，三者既壮，自然身安。朱氏集验方。**精气不固**破故纸、青盐等分，同炒为末。每服二钱，米饮下。三因方。**小便无度**肾气虚寒，破故纸十两酒蒸，茴香十两盐炒，为末。酒糊丸梧子大。每服百丸，盐酒下，或以末[①]糁猪肾煨食之。普济方。**小儿遗尿**膀胱冷也。夜属阴，故小便不禁。破故纸炒为末，每夜热汤服五分。婴童百问。**玉茎不痿**精滑无歇，时时如针刺，捏之则脆，此名肾漏。用破故纸、韭子各一两，为末。每用三钱，水二盏，煎六分服，日三次，愈则止。夏子益奇方。**脾肾虚泻**二神丸：用破故纸炒半斤，肉豆蔻生用四两，为末，肥枣丸，研膏，和丸梧子大。每空心米饮服五七十丸。本事方加木香二两，名三神丸。**水泻久痢**破故纸炒一两，粟壳炙四两，为末，炼蜜丸弹子大。每服一丸，姜、枣同水煎服。百一选方。**牙痛日久**肾虚也。补骨脂二两，青盐半两，炒研擦之。御药院方。**风虫牙痛**上连头脑。补骨脂炒半两，乳香二钱半，为末擦之。或为丸塞孔内。自用有效。传信适用方。**打坠腰痛**瘀血凝滞。破故纸炒、茴香炒、辣桂等分，为末。每热酒服二钱。故纸主腰痛行血。直指方。

姜黄唐本草

【释名】 蒁音述宝鼎香纲目。

【集解】 〔恭曰〕姜黄根叶都似郁金。其花春生于根，与苗并出，入夏花烂无子。根有黄、青、白三色。其作之方法，与郁金同。西戎人谓之蒁。其味辛少苦多，亦与郁金同，惟花生异耳。〔藏器曰〕姜黄真者，是经种三年以上老姜，能生花。花在根际，一如蘘荷。根节坚硬，气味辛辣，种姜处有之，终是难得。西番亦有来者。与郁金、蒁药相似。如苏恭所说，即是蒁药而非姜黄。又言姜黄是蒁，郁金是胡蒁。如此则三物无别，递相连名，总称为蒁，则功状当不殊，而今郁金味苦寒，色赤，主马热病；姜黄味辛温，色黄；蒁味苦色青。三物不同，所用各别。〔大明曰〕海南生者，即蓬莪蒁；江南生者，即为姜黄。〔颂曰〕姜黄今江、广、蜀川多有之。叶青绿，长一二尺许，阔三四寸，有斜文如红蕉叶而小。花红白色，至中秋渐凋。春末方生，其花先生，次方生叶，不结实。根盘屈黄色，类生姜而圆，有节。八月采根，片切暴干。蜀人以治气胀，及产后败血攻心，甚验。蛮人生啖，云可以祛邪辟恶。按郁金、姜黄、蒁药三物相近，苏恭不能分别，乃为一物。陈藏器以色味分别三物，又言姜黄是三年老姜所生。近年汴都多种姜，往往有姜黄生卖，乃是老姜。市人买啖，云治气为最。大方亦时用之。又有廉姜，亦是其类，而自是一物。〔时珍曰〕近时以扁如干姜形者，为片子姜黄；圆如蝉腹形者，为蝉肚郁金，并可浸水染色。蒁形虽似郁金，而色不黄也。

根

【气味】 **辛、苦、大寒，无毒。**〔藏器曰〕辛少苦多，性热不冷，云大寒，误矣。

【主治】 **心腹结积疰忤，下气破血，除风热，消痈肿，功力烈于郁金。**唐本。**治癥瘕血块，通月经，治扑损瘀血，止暴风痛冷气，下食。**大明。**祛邪辟恶，治气胀，产后败血攻心。**苏颂。**治风痹臂痛。**时珍。

【发明】 〔时珍曰〕姜黄、郁金、蒁药三物，形状功用皆相近。但郁金入心治血；而姜黄兼入脾，兼治气；蒁药则入肝，兼治气中之血，为不同尔。古方五痹汤用片子姜黄，治风寒湿气手臂痛。

---

① 末：原作“米”，字误，今据《普济方》卷二十九改。

戴原礼要诀云：片子姜黄能入手臂治痛。其兼理血中之气可知。

【附方】 旧二，新二。**心痛难忍**姜黄一两，桂三两，为末。醋汤服一钱。经验方。**胎寒腹痛**啼哭吐乳，大便泻青，状若惊搐，出冷汗。姜黄一钱，没药、木[①]香、乳香二钱，为末，蜜丸芡子大。每服一丸，钓藤煎汤化下。和剂方。**产后血痛**有块。用姜黄、桂心等分，为末，酒服方寸匕。血下尽即愈。昝殷产宝。**疮癣初生**姜黄末掺之妙。千金翼。

郁金唐本草

【释名】 **马蒁**〔震亨曰〕郁金无香而性轻扬，能致达酒气于高远。古人用治郁遏不能升者，恐命名因此也。〔时珍曰〕酒和郁鬯，昔人言是大秦国所产郁金花香，惟郑樵通志言即是此郁金。其大秦三代时未通中国，安得有此草？罗愿尔雅翼亦云是此根，和酒令黄如金，故谓之黄流。其说并通。此根形状皆似莪蒁，而医马病，故名马蒁。

【集解】 〔恭曰〕郁金生蜀地及西戎。苗似姜黄，花白质红，末秋出茎心而无实。其根黄赤，取四畔子根去皮火干，马药用之，破血而补，胡人谓之马蒁。岭南者有实似小豆蔻[②]，不堪啖。〔颂曰〕今广南、江西州郡亦有之，然不及蜀中者佳。四月初生苗似姜黄[③]，如苏恭所说。〔宗奭曰〕郁金不香。今人将染妇人衣最鲜明，而不耐日炙，微有郁金之气。〔时珍曰〕郁金有二：郁金香是用花，见本条；此是用根者。其苗如姜，其根大小如指头，长者寸许，体圆有横纹如蝉腹状，外黄内赤。人以浸水染色，亦微有香气。

根

【气味】 **辛、苦，寒，无毒**。〔元素曰〕气味俱厚，纯阴。〔独孤滔曰〕灰可结砂子。

【主治】 **血积下气，生肌止血，破恶血，血淋尿血，金疮**。唐本。**单用，治女人宿血气心痛，冷气结聚，温醋摩服之**[④]。**亦治马胀**。甄权。**凉心**。元素。**治阳毒入胃，下血频痛**。李杲。**治血气心腹痛，产后败血冲心欲死，失心颠狂蛊毒**。时珍。

【发明】 〔震亨曰〕郁金属火、属土与[⑤]水，其性轻扬上行，治吐血衄血，唾血血腥，及经脉逆行，并宜郁金末加韭汁、姜汁、童尿同服，其血自清。痰中带血者，加竹沥。又鼻血上行者，郁金、韭汁加四物汤服之。〔时珍曰〕郁金入心及包络，治血病。经验方治失心颠狂，用真郁金七两，明矾三两，为末，薄糊丸梧子大。每服五十丸，白汤下。有妇人颠狂十年，至人授此。初服心胸间有物脱去，神气洒然，再服而苏，此惊忧痰血络聚心窍所致。郁金入心去恶血，明矾化顽痰故也。庞安常伤寒论云：斑豆始有白泡，忽搐入腹，渐作紫黑色，无脓，日夜叫乱者。郁金一枚，甘草二钱半，水半碗煮干，去甘草，切片焙研为末，入真脑子炒半钱。每用一钱，以生猪血五七滴，新汲水调下。不过二服。甚者毒气从手足心出，如痈状乃瘥，此乃五死一生之候也。又范石湖文集云：岭南有挑生之害，于饮食中行厌胜法，鱼肉能反生于人腹中，而人以死，则阴役其家。初得觉胸腹痛，次

---

① 木：原作“没”，字误，今据《和剂局方》卷十改。

② 蔻：原脱，今据《证类本草》卷九补。

③ 黄：原脱，今据《证类本草》卷九补。

④ 服：原作“傅”，义晦，今据《证类本草》卷九改。

⑤ 属土与：原作“与土有”，义晦，今据《本草衍义》补遗改。

日刺人，十日则生在腹中也。凡胸膈痛，即用升麻或胆矾吐之。若膈下痛，急以米汤调郁金末二钱服，即泻出恶物。或合升麻、郁金服之，不吐则下。李巽岩侍郎为雷州推官，鞫狱得此方，活人甚多也。

【附方】 旧三，新十。**失心颠狂**方见发明下。**痘毒入心**方见发明下。**厥心气痛**不可忍。郁金、附子、干姜等分，为末。醋糊丸梧子大，朱砂为衣。每服三十丸，男酒女醋下。奇效方。**产后心痛**血气上冲欲死。郁金烧存性，为末二钱，米醋一呷，调灌即苏。袖珍方。**自汗不止**郁金末，卧时调涂于乳上。集简方。**衄血吐血**川郁金为末，井水服二钱。甚者再服。黎居士易简方。**阳毒下血**热气入胃，痛不可忍。郁金五大个，牛黄一皂荚子，为散。每服用醋浆水一盏，同煎三沸，温服。孙用和秘宝方。**尿血不定**郁金末一两，葱白一握，水一盏，煎至三合，温服，日三服。经验方。**风痰壅滞**郁金一分，藜芦十分，为末。每服一字，温浆水调下。仍以浆水一盏漱口，以食压之。经验方。**挑生蛊毒**方见发明下。**中砒霜毒**郁金末二钱，入蜜少许，冷水调服。事林广记。**痔疮肿痛**郁金末，水调涂之，即消。医方摘要。**耳内作痛**郁金末一钱，水调，倾入耳内，急倾出之。圣济总录。

蓬莪茂音述。宋开宝

【释名】 **蒁药**

【集解】 〔志曰〕蓬莪茂生西戎及广南诸州。叶似蘘荷，子似干椹，茂在根下并生，一好一恶，恶者有毒。西人取之，先放羊食，羊不食者弃之。〔藏器曰〕一名蓬莪，黑色；二名蒁，黄色；三名波杀，味甘有大毒。〔大明曰〕即南中姜黄根也。海南生者名蓬莪蒁。〔颂曰〕今江浙或有之。三月生苗。在田野中。其茎如钱大，高二三尺。叶青白色，长一二尺，大五寸以来，颇类蘘荷。五月有花作穗，黄色，头微紫。根如生姜，而茂在根下，似鸡鸭卵，大小不常。九月采，削去粗皮，蒸熟暴干用。

根

【修治】 〔敩曰〕凡使，于砂盆中以醋磨令尽，然后于火畔熁干，重筛过用。〔颂曰〕此物极坚硬，难捣治，用时热灰火中煨令透，乘热捣之，即碎如粉。〔时珍曰〕今人多以醋炒或煮熟入药，取其引入血分也。

【气味】 **苦、辛，温，无毒。**〔大明曰〕得酒醋良。

【主治】 **心腹痛，中恶疰忤鬼气，霍乱冷气，吐酸水，解毒，食饮不消，酒研服之。又疗妇人血气结积，丈夫奔豚。**开宝。**破痃癖冷气，以酒醋磨服。**甄权。**治一切气，开胃消食，通月经，消瘀血，止扑损痛下血，及内损恶血。**大明。**通肝经聚血。**好古。

【发明】 〔颂曰〕蓬莪茂，古方不见用者。今医家治积聚诸气，为最要之药。与荆三棱同用之良，妇人药中亦多使。〔好古曰〕蓬莪色黑，破气中之血，入气药发诸香。虽为泄剂，亦能益气，故孙尚药用治气短不能接续，及大小七香丸、集香丸、诸汤散多用此也。又为肝经血分药。〔时珍曰〕郁金入心，专治血分之病；姜黄入脾，兼治血中之气；蒁入肝，治气中之血，稍为不同。按王执中资生经云：执中久患心脾疼，服醒脾药反胀。用耆域所载蓬莪蒁面裹炮熟研末，以水与酒醋煎服，立愈。盖此药能破气中之血也。

【附方】 旧一，新七。**一切冷气**抢心切痛，发即欲死。久患心腹痛时发者，此可绝根。蓬莪茂二两醋煮，木香一两煨，为末。每服半钱，淡醋汤下。卫生家宝方。**小肠脏气**非时痛不可忍。蓬莪茂研末，空心葱酒服一钱。杨子建护命方。**妇人血气**游走作痛，及腰痛。蓬莪茂、干漆二两，为末，酒服二钱。腰痛核桃酒下。普济方。**小儿盘肠**内钓痛。以莪茂半两。用阿魏一钱化水浸一日夜，焙研。每服一字，紫苏汤下。保幼大全。**小儿气痛**蓬莪茂炮熟为末。热酒服一大钱。十全博救方。**上气喘急**蓬莪茂五钱，酒一盏半，煎八分服。保生方。**气短不接**正元散：治气不接续，兼治滑泄，及小便热，王丞相服之有验。用蓬莪茂一两，金铃子去核一两，为末。入蓬砂一钱，炼过研细。每服二钱。温酒或盐汤空心服。孙用和秘宝方。**初生吐乳**不止。蓬莪茂少许，盐一绿豆，以乳一合，煎三五沸，去滓，入牛黄两粟大，服之甚效也。保幼大全。**浑身燎泡**方见荆三棱。

荆三棱宋开宝

校正：并入开宝草三棱。

【释名】 **京三棱**开宝**草三棱**开宝**鸡爪三棱**开宝**黑三棱**图经**石三棱**〔颂曰〕三棱，叶有三棱也。生荆楚地，故名荆三棱以著其地，开宝本草作京者误矣。又出草三棱条，云即鸡爪三棱，生蜀地，二月、八月采之。其实一类，随形命名尔，故并见之。

【集解】 〔藏器曰〕三棱总有三四种。京三棱，黄色体重，状若鲫鱼而小，又有黑三棱，状如乌梅而稍大，体轻有须，相连蔓延，作漆色，蜀人以织为器，一名莛者是也。疗体并同。〔颂曰〕京三棱旧不著所出地土，今荆襄、江淮、济南、河陕间皆有之，多生浅水旁及陂泽中。春生苗，叶似莎草极长，高三四尺，又似茭蒲叶而有三棱。五六月抽茎，高四五尺，大如人指，有三棱如削成。茎端开花，大体皆如莎草而大，黄紫色。苗下即魁，初生成块如附子大，或有扁者，其旁有根横贯，一根则连数魁，魁上亦出苗。其魁皆扁长，如小鲫鱼，体重者，三棱也。其根末将尽一魁，未发苗，小圆如乌梅者，黑三棱也。又根之端钩曲如爪者，鸡爪三棱也。皆皮黑肌白而至轻。或云：不出苗只生细根者，谓之鸡爪三棱。又不生细根者，谓之黑三棱，大小不常，其色黑，去皮即白。三者本一种，但力有刚柔，各适其用。因其形为名，如乌头、乌喙、云母、云华[①] 之类，本非两物也。今人乃妄以凫茈、香附子为之。又河中府有石三棱，根黄白色，形如钗股，叶绿如蒲，苗高及尺，叶上[②] 亦有三棱，四月开花，白色如蓼蒁花，五月采根，亦消积气。今举世所用三棱，皆淮南红蒲根也。泰州尤多。其体至坚重，刻削鱼形，叶扁茎[③] 圆，不复有三棱，不知何缘命名为三棱也？虽太医亦不以为谬。流习既久，用根者不识其苗，采药者莫究其用，因缘差失，不复辨别。今三棱皆独旁引二[④] 根，无直下根，其形大体多如鲫鱼。〔时珍曰〕三棱多生荒废陂池湿地。春时丛生，夏秋抽高茎，茎端复生数叶，开花六七枝，花皆细碎成穗，黄紫色，中有细子。其叶茎花实俱有三棱，并与香附苗叶花实一样，但长大尔。其茎光滑三棱，如棕之叶茎。茎中有白穰，剖之织物，柔韧如藤。吕忱字林云：莛草生水中，根可

① 华：原作“苗”，字误，今据《证类本草》卷九改。

② 叶上：原脱，今据《证类本草》卷九补。

③ 茎：原作“形”，字误，今据《证类本草》卷九改。

④ 二：原作“下”，字误，今据《证类本草》卷九改。

缘器。即此草茎，非根也。抱朴子言蕼根花鲜，亦是此草。其根多黄黑须，削云须皮，乃如鲫状，非本根似鲫也。

根

【修治】　〔元素曰〕入用须炮熟。〔时珍曰〕消积须用醋浸一日，炒或煮熟焙干，入药乃良。

【气味】　**苦，平，无毒。**〔藏器曰〕甘，平，温。〔大明曰〕甘、涩，凉。〔元素曰〕苦、甘，无毒，阴中之阳。能泻真气，真气虚者勿用。

【主治】　**老癖癥瘕，积聚结块，产后恶血血结，通月水，堕胎，止痛利气。**开宝。**治气胀，破积气，消扑损瘀血，妇人血脉不调，心腹痛，产后腹痛血运。**大明。**心膈痛，饮食不消。**元素。**通肝经积血，治疮肿坚硬。**好古。**下乳汁。**时珍。

【发明】　〔好古曰〕三棱色白属金，破血中之气，肝经血分药也。三棱、莪茂治积块疮硬者，乃坚者削之也。〔志曰〕俗传昔人患癥癖死，遗言令开腹取之。得病块，干硬如石，文理有五色。以为异物，削成刀柄。后因以刀刈三棱，柄消成水，乃知此药可疗癖也。〔时珍曰〕三棱能破气散结，故能治诸病。其功可近于香附而力峻，故难久服。按戴原礼证治要诀云：有人病癥癖腹胀，用三棱、莪茂，以酒煨煎服之，下一黑物如鱼而愈也。

【附方】　旧三，新五。**癥瘕鼓胀**三棱煎：用三棱根切一石，水五石，煮三石，去滓更煎，取三斗汁入锅中，重汤煎如稠糖，密[1]器收之。每旦酒服一匕，日二服。千金翼方。**痃癖气块**草三棱、荆三棱、石三棱、青橘皮、陈橘皮、木香各半两，肉豆蔻、槟榔各一两，硇砂二钱，为末。糊丸梧子大，每姜汤服三十丸。奇效方。**痃癖不瘥**胁下硬如石。京三棱一两炮，川大黄一两，为末，醋熬成膏。每日空心生姜橘皮汤下一匙，以利下为度。圣惠方。**小儿气癖**三棱煮汁作羹粥，与奶母食，日亦以枣许与儿食，小儿新生百日及十岁以下，无问痫热痃癖等皆理之。秘妙不可具言，大效。子母秘录。**痞气胸满**口干，肌瘦食减，或时壮热。石三棱、京三棱、鸡爪三棱并炮，蓬莪茂三枚，槟榔一枚，青橘皮五十片醋浸去白，陈仓米一合醋浸淘过，巴豆五十个去皮，同青皮、仓米炒干，去豆为末，糊丸绿豆大。每米饮下三丸，日一服。圣济总录。**反胃恶心**药食不下。京三棱炮一两半，丁香三分，为末。每服一钱，沸汤点服。圣济总录。**乳汁不下**京三棱三个，水二碗，煎汁一碗，洗奶取汁出为度，极妙。外台秘要。**浑身燎泡**如棠梨状，每个出水，有石一片，如指甲大，其泡复生，抽尽肌肤肉，即不可治。用荆三棱、蓬莪茂各五两，为末。分三服，酒调连进愈。危氏得效方。

莎草　香附子别录中品

【释名】　**雀头香**唐本草**附子**图经**水香棱**图经**水巴戟**图经**水莎**图经**侯莎**尔雅**莎结**图经**夫须**别录**续根草**图经**地藾根**图经**地毛**广雅〔时珍曰〕别录止云莎草，不言用苗用根。后世皆用其根，名香附子，而不知莎草之名也。其草可为笠及雨衣，疏而不沾，故字从草沙。亦作蓑字，因其为衣垂绥，如孝子衰衣之状，故又从衰也。尔雅云：薃音浩、侯，莎其实缇是也。又云：薹，夫须也。薹乃笠名，贱夫所须也。其根相附连续而生，可以合香，故谓之香附子。上古谓之雀头香。按江表传

[1] 密：原作“蜜”，字误，今据《证类本草》卷九改。

云，魏文帝遣使于吴求雀头香，即此。其叶似三棱及巴戟，而生下湿地，故有水三棱，水巴戟之名。俗人呼为雷公头。金光明经谓之目萃哆。记事珠谓之抱灵居士。

【集解】　〔别录曰〕莎草生田野，二月、八月采。〔弘景曰〕方药不复用，古人为诗多用之，而无识者。乃有鼠蓑[①]，疗体异此。〔恭曰〕此草根名香附子，一名雀头香，所在有之，茎叶都似三棱，合和香用之。〔颂曰〕今处处有之。苗叶如薤而瘦，根如箸头大。谨按唐玄宗天宝单方图，载水香棱功状与此相类。云水香棱原生博平郡池泽中，苗名香棱，根名莎结，亦名草附子。河南及淮南下湿地即有，名水莎。陇西谓之地藾根。蜀郡名续根草，亦名水巴戟。今涪都最饶，名三棱草。用茎作鞋履，所在皆有。采苗及花与根疗病。〔宗奭曰〕香附子今人多用。虽生于莎草根，然根上或有或无。有薄皲皮，紫黑色，非多毛也。刮去皮则色白。若便以根为之，则误矣。〔时珍曰〕莎叶如老韭叶而硬，光泽有剑脊棱。五六月中抽一茎，三棱中空，茎端复出数叶。开青花成穗如黍，中有细子。其根有须，须下结子一二枚，转相延生，子上有细黑毛，大者如羊枣而两头尖。采得燎去毛，暴干货之。此乃近时日用要药，而陶氏不识，诸注亦略，乃知古今药物兴废不同。如此则本草诸药，亦不可以今之不识，便废弃不收，安知异时不为要药如香附者乎？

根

【修治】　〔敩曰〕凡采得阴干，于石臼中捣之，切忌铁器。〔时珍曰〕凡采得连苗暴干，以火燎去苗及毛。用时以水洗净，石上磨去皮。用童子小便浸透，洗晒捣用。或生或炒，或以酒醋盐水浸，诸法各从本方。详见于下。又稻草煮之，味不苦。

【气味】　**甘，微寒，无毒。**〔宗奭曰〕苦。〔颂曰〕天宝单方云：辛，微寒，无毒，性涩。〔元素曰〕甘、苦，微寒，气厚于味，阳中之阴，血中之气药也。〔时珍曰〕辛、微苦、甘，平。足厥阴、手少阳药也。能兼行十二经，入脉气分。得童子小便、醋、芎䓖、苍术良。

【主治】　**除胸中热，充皮毛，久服令人益气，长须眉。**别录。**治心腹中客热，膀胱间连胁下气妨，常日忧愁不乐，心忪少气。**苏颂。**治一切气，霍乱吐泻腹痛，肾气膀胱冷气。**李杲。**散时气寒疫，利三焦，解六郁，消饮食积聚，痰饮痞满，胕肿腹胀，脚气，止心腹肢体头目齿耳诸痛，痈疽疮疡，吐血下血尿血，妇人崩漏带下，月候不调，胎前产后百病。**时珍。

苗及花

【主治】　**丈夫心肺中虚风及客热，膀胱连胁下时有气妨，皮肤瘙痒瘾疹，饮食不多，日渐瘦损，常有忧愁心忪少气等证。并收苗花二十余斤锉细，以水二石五斗，煮一石五斗，斛中浸浴，令汗出五六度，其瘙痒即止。四时常用，瘾疹风永除。**天宝单方图。**煎饮散气郁，利胸膈，降痰热，**时珍。

【发明】　〔好古曰〕香附治膀胱两胁气妨，心忪少气，是能益气，乃血中之气药也。本草不言治崩漏，而方中用治崩漏，是能益气而止血也。又能逐去瘀血，是推陈也。正如巴豆治大便不通而又止泄泻同意。又云：香附阳中之阴，血中之气药，凡气郁血气必用之。炒黑能止血治崩漏，此妇人之仙药也。多服亦能走气。〔震亨曰〕香附须用童子小便浸过，能总

---

① 蓑：原作“莎”，字误，今据《证类本草》卷九改。

解诸郁，凡血气必用之药，引至气分而生血，此正阴生阳长之义。本草不言补，而方家言于老人有益，意有存焉。盖于行中有补理。天之所以为天者，健而有常也。健运不息，所以生生无穷，即此理尔。今即香中亦用之。〔时珍曰〕香附之气平而不寒，香而能窜，其味多辛能散，微苦能降，微甘能和。乃足厥阴肝、手少阳三焦气分主药，而兼通十二经气分。生则上行胸膈，外达皮肤；熟则下走肝肾，外彻腰足；炒黑则止血，得童溲浸炒则入血分而补虚，盐水浸炒则入血分而润燥，青盐炒则补肾气，酒浸炒则行经络，醋浸炒则消积聚，姜汁炒则化痰饮。得参、术则补气，得归、苄则补血，得木香则疏滞和中，得檀香则理气醒脾，得沉香则升降诸气，得芎䓖、苍术则总解诸郁，得卮子、黄连则能降火热，得茯神则交济心肾，得茴香、破故纸则引气归元，得厚朴、半夏则决壅消胀，得紫苏、葱白则解散邪气，得三棱、莪茂则消磨积块，得艾叶则治血气暖子宫，乃气病之总司，女科之主帅也。飞霞子韩𢣮云：香附能推陈致新，故诸书皆云益气。而俗有耗气之说，宜于女人不宜于男子者，非矣。盖妇人以血用事，气行则无疾。老人精枯血闭，惟气是资。小儿气日充，则形乃日固。大凡病则气滞而馁，故香附于气分为君药，世所罕知，臣以参、芪，佐以甘草，治虚怯甚速也。𢣮游方外时，悬壶轻赍，治百病黄鹤丹，治妇人青囊丸，随宜用引，辄有小效。人索不已，用者当思法外意可也。黄鹤丹乃铢衣翁在黄鹤楼所授之方，故名。其方用香附一斤，黄连半斤，洗晒为末，水糊丸梧子大。假如外感，葱姜汤下；内伤，米饮下；气病，木[①]香汤下；血病，酒下；痰病，姜汤下；火病，白汤下。余可类推。青囊丸乃邵应节真人祷母病，感方士所授者，方用香附略炒一斤，乌药略炮五两三钱，为末，水醋煮面糊为丸。随证用引，如头痛，茶下；痰气，姜汤下；多用酒下为妙。

【附方】　旧一，新四十七。**服食法**〔颂曰〕唐玄宗天宝单方图云：水香棱根名莎结，亦名草附子，说已见前。其味辛，微寒，无毒。凡丈夫心中客热，膀胱间连胁下气妨，常日忧愁不乐，心忪少气者。取根二大升，捣熬令香，以生绢袋盛，贮于三大斗无灰清酒中浸之。三月后，浸一日即堪服；十月后，即七日，近暖处乃佳。每空腹温饮一盏，日夜三四次，常令酒气相续，以知为度。若不饮酒，即取根十两，加桂心五两，芜荑三两，和捣为散，以蜜和为丸，捣一千杵，丸如梧子大。每空腹酒及姜蜜汤饮汁等下二十丸，日再服，渐加至三十丸，以瘥为度。**交感丹**凡人中年精耗神衰，盖由心血少，火不下降；肾气惫，水不上升，致心肾隔绝，营卫不和。上则多惊；中则塞痞，饮食不下；下则虚冷遗精。愚医徒知峻补下田，非惟不能生水滋阴，而反见衰悴。但服此方半年，屏去一切暖药，绝嗜欲，然后习秘固溯流之术，其效不可殚述。俞通奉年五十一，遇铁瓮城申先生授此，服之老犹如少，年至八十五乃终也。因普示群生，同登寿域。香附子一斤，新水浸一宿，石上擦去毛，炒黄，茯神去皮木，四两，为末。炼蜜丸弹子大。每服一丸，侵早细嚼，以降气汤下。降气汤用香附子如上法半两，茯神二两，炙甘草一两半，为末。点沸汤服前药。萨谦斋瑞竹堂经验方。**一品丸**治气热上攻，头目昏眩，及治偏正头痛。大香附子去皮，水煮一时，捣晒焙研为末，炼蜜丸弹子大。每服

① 木：原脱，今据《韩氏医通》卷下补。

一丸，水一盏，煎八分服。女人醋汤煎之。奇效良方。**升降诸气**治一切气病，痞胀喘哕，噫酸烦闷，虚痛走注，常服开胃消痰，散壅思食。早行山行，尤宜服之，去邪辟瘴。香附子炒四百两，沉香十八两，缩砂仁四十八两。炙甘草一百二十两，为末。每服一钱，入盐少许，白汤点服。和剂局方。**一切气疾**心腹胀满，噎塞，噫气吞酸，痰逆呕恶，及宿酒不解。香附子一斤，缩砂仁八两，甘草炙四两，为末。每白汤入盐点服。为粗末煎服亦可。名快气汤。和剂局方。**调中快气**心腹刺痛。小乌沉汤：香附子擦去毛焙二十两，乌药十两，甘草炒一两，为末。每服二钱，盐汤随时点服。和剂局方。**心脾气痛**白飞霞方外奇方云：凡人胸膛软处一点痛者，多因气及寒起，或致终身，或子母相传。俗名心气痛，非也，乃胃脘有滞尔。惟此独步散，治之甚妙。香附米醋浸，略炒为末，高良姜酒洗七次，略炒为末。俱各封收。因寒者，姜二钱，附一钱；因气者，附二钱，姜一钱；因气与寒者，各等分，和匀。以热米汤入姜汁一匙，盐一捻，调下立止。不过七八次除根。王璆百一方云：内翰吴开夫人，心痛欲死，服此即愈。类编云：梁混心脾痛数年不愈，供事秽迹佛，梦传此方，一服而愈，因名神授一匕散。**心腹诸痛**艾附丸：治男女心气痛、腹痛、少腹痛、血气痛，不可忍者。香附子二两，蕲艾叶半两，以醋汤同煮熟，去艾炒为末，米醋糊丸梧子大，每白汤服五十丸。集简方。**停痰宿饮**风气上攻，胸膈不利。香附皂荚水浸、半夏各一两，白矾末半两，姜汁面糊丸梧子大。每服三四十丸，姜汤随时下。仁存方。**元脏腹冷**及开胃。香附子炒为末。每用二钱，姜、盐同煎服。普济方。**酒肿虚肿**香附去皮[①]，米醋煮干，焙研为末，米醋糊丸服。久之败水从小便出。神效。经验方。**气虚浮肿**香附子一斤，童子小便浸三日，焙为末。糊丸。每米饮下四五十丸，日二。丹溪心法。**老小痃癖**往来疼痛。香附、南星等分，为末。姜汁糊丸梧子大，每姜汤下二三十丸。圣惠。**癞疝胀痛**及小肠气。香附末二钱，以海藻一钱煎酒，空心调下，并食海藻。濒湖集简方。**腰痛揩牙**香附子五两，生姜二两，取自然汁浸一宿，炒黄为末，入青盐二钱，擦牙数次，其痛即止。乾坤生意。**血气刺痛**香附子炒一两，荔枝核烧存性五钱。为末。每服二钱。米饮调下。妇人良方。**女人诸病**瑞竹堂方：四制香附丸：治妇人女子经候不调，兼诸病，大香附子擦去毛一斤，分作四分，四两醇酒浸，四两醇醋浸，四两盐水浸，四两童子小便浸。春三、秋五、夏一、冬七日。淘洗净，晒干捣烂，微焙为末，醋煮面糊丸梧子大，每酒下七十丸。瘦人加泽兰、赤茯苓末二两，气虚加四君子料，血虚加四物料。济生堂方：煮附济阴丸：治妇人月经不调，久成癥积。一切风气。用香附子一斤，分作四分，以童溲、盐水、酒、醋各浸三日，艾叶一斤，浆水浸过。醋糊和作饼，晒干，晚蚕砂半斤炒，莪茂四两酒浸，当归四两酒浸，各焙为末。醋糊丸梧子大，每服七十丸，米饮下，日二。醋附丸：治妇人室女一切经候不调，血气刺痛，腹胁膨胀，心忪乏力，面色痿黄，头运恶心，崩漏带下，便血。癥瘕积聚，及妇人数堕胎，由气不升降，服此尤妙，香附子米醋浸半日，砂锅煮干，捣焙，石臼为末，醋糊为丸，醋汤下。澹寮方：艾附丸：治同上。香附子一斤，熟艾四两，醋煮，当归

① 皮：原作“艾”，字误，今据《普济方》卷一九二引《经验良方》改。

酒浸二两，为末。如上丸服。**妇人气盛**血衰，变生诸症，头运腹满，皆宜抑气散主之。香附子四两，炒茯苓、甘草炙各一两，橘红二两，为末。每服二钱，沸汤下。济生方。**下血血崩**血如山崩。或五色漏带，并宜常服，滋血调气，乃妇人之仙药也。香附子去毛炒焦为末，极热酒服二钱立愈。昏迷甚者三钱，米饮下。亦可加棕灰。许学士本事。**赤白带下**及血崩不止。香附子、赤芍药等分，为末。盐一捻，水二盏，煎一盏，食煎温服。圣惠方。**安胎顺气**铁罩散：香附子炒为末，浓煎紫苏汤服一二钱。一加砂仁。中藏经。**妊娠恶阻**胎气不安，气不升降，呕吐酸水，起坐不便，饮食不进。二香散：用香附子一两，藿香叶、甘草各二钱，为末。每服二钱，沸汤入盐调下。圣惠方。**临产顺胎**九月、十月服此，永无惊恐。福胎饮：用香附子四两，缩砂仁炒三两，甘草炙一两，为末。每服二钱。米饮下。朱氏集验方。**产后狂言**血运，烦渴不止。生香附子去毛为末。每服二钱，姜、枣水煎服，同上。**气郁吐血**丹溪用童子小便调香附末二钱服。澹寮方治吐血不止。莎草根一两，白茯苓半两，为末。每服二钱，陈粟米饮下。**肺破咯血**香附末一钱，米饮下，日二服。百一选方。**小便尿血**香附子、新地榆等分，各煎汤。先服香附汤三五呷，后服地榆汤至尽。未效再服。指迷方。**小便血淋**痛不可忍。香附子、陈皮、赤茯苓等分，水煎服。十便良方。**诸般下血**香附，童子小便浸一日，捣碎，米醋拌焙为末。每服二钱，米饮下。直指方：用香附以醋、酒各半煮熟，焙研为末。黄秫米糊丸梧子大。每服四十丸，米饮下，日二服。戴原礼云：只以香附子末二钱，入百草霜、麝香各少许，同服，效尤速也。**老小脱肛**香附子、荆芥穗等分。为末每服一匙，水一大碗，煎十数沸淋洗。三因方。**偏正头风**香附子炒一斤，乌头炒一两，甘草二两，为末，炼蜜丸弹子大。每服一丸，葱茶嚼下。本事方。**气郁头痛**澹寮方用香附子炒四两，川芎䓖二两，为末。每服二钱，腊茶清调下。常服除根明目。华佗中藏经加甘草一两，石膏二钱半，**头风睛痛**方同妊娠恶阻。**女人头痛**香附子末，茶服三钱，日三五服。经验良方。**肝虚睛痛**冷泪羞明。补肝散用香附子一两，夏枯草半两，为末。每服一钱，茶清下。简易方。**耳卒聋闭**香附子瓦炒研末，萝卜子煎汤，早夜各服二钱。忌铁器。卫生易简方。**聤耳出汁**香附末，以绵杖送入。蔡邦度知府常用，有效。经验良方。**诸般牙痛**香附、艾叶煎汤漱之。仍以香附末擦之，去涎。普济方。**牢牙去风**益气乌髭，治牙疼牙宣，乃铁瓮先生妙方也。香附子炒存性三两，青盐、生姜各半两，为末。日擦。济生方。**消渴累年**不愈。莎草根一两，白茯苓半两，为末。每陈粟米饮服三钱，日二。**痈疽疮疡**曾孚先云：凡痈疽疮疡，皆因气滞血凝而致，宜服诸香药，引气通血。常器之云：凡气血闻香即行，闻臭即逆。疮疡皆由气涩而血聚，最忌臭秽不洁，触之毒必引蔓。陈正节公云：大凡疽疾，多因怒气而得，但服香附子药，进食宽气，大有效也。独胜散：用香附子去毛，以生姜汁淹一宿，焙干碾为细末，无时以白汤服二钱。如疮初作，以此代茶。疮溃后，亦宜服之。或只以局方小乌沉汤，少用甘草，愈后服至半年，尤妙。陈自明外科精要。**蜈蚣咬伤**嚼香附涂之，立效。袖珍方。

瑞香纲目

【集解】　〔时珍曰〕南土处处山中有之。枝干婆娑，柔条厚叶。四时不凋。

冬春之交。开花成簇，长三四分，如丁香状，有黄、白、紫三色。格古论云：瑞香高者三四尺，有数种：有枇杷叶者，杨梅叶者，柯叶者，毬子者，挛枝者。惟挛枝者花紫香烈，枇杷叶者结子。其始出于庐山，宋时人家栽之，始著名，挛枝者其节挛曲，如断折之状也。其根绵软而香。

根

【气味】 **甘、咸，无毒。**

【主治】 **急喉风，用白花者研水灌之。**时珍。出医学集成。

茉莉纲目

【释名】 **柰花**〔时珍曰〕嵇含草木状作末利，洛阳名园记作抹厉，佛经作抹利，王龟龄集作没利，洪迈集作末丽。盖末利本胡语，无正字，随人会意而已。韦君呼为狎客，张敏叔呼为远客。杨慎丹铅录云：晋书都人簪柰花，即今末利花也。

【集解】 〔时珍曰〕末利原出波斯，移植南海，今滇、广人栽莳之。其性畏寒，不宜中土。弱茎繁枝，绿叶团尖。初夏开小白花，重瓣无蕊，秋尽乃止，不结实。有千叶者，红色者，蔓生者。其花皆夜开，芬香可爱。女人穿为首饰，或合面脂。亦可熏茶，或蒸取液以代蔷薇水。又有似末利而瓣大，其香清绝者，谓之狗牙，亦名雪瓣，海南有之。素馨、指甲，皆其类也，并附于下。

花

【气味】 **辛，热，无毒。**

【主治】 **蒸油取液，作面脂头泽，长发润燥香肌，亦入茗汤。**时珍。

根

【气味】 **热，有毒。**

【主治】 **以酒磨一寸服，则昏迷一日乃醒，二寸二日，三寸三日。凡跌损骨节脱臼接骨者用此，则不知痛也。**汪机。

【附录】

素馨〔时珍曰〕素馨亦自西域移来，谓之耶悉茗花，即酉阳杂俎所载野悉蜜花也。枝干袅娜，叶似末利而小。其花细瘦四瓣，有黄、白二色。采花压油泽头，甚香滑也。

指甲花有黄、白二色，夏月开，香似木犀，可染指甲，过于凤仙花。

郁金香宋开宝

校正：〔禹锡曰〕陈氏言郁是草英，不当附于木部。今移入此。

【释名】 **郁香**御览**红蓝花**纲目**紫述香**纲目**草麝草** **茶矩摩**佛书。〔颂曰〕许慎说文解字云：郁，芳草也。十叶为贯，百二十贯筑以煮之。郁鬯乃百草之英，合而酿酒以降神，乃远方郁人所贡，故谓之郁。郁，今郁林郡也。〔时珍曰〕汉郁林郡，即今广西、贵州、浔、柳、邕、宾诸州之地。一统志惟载柳州罗城县出郁金香，即此也。金光明经谓之茶矩摩香。此乃郁金花香，与今时所用郁金根，名同物异。唐慎微本草收此入彼下，误矣。按赵古则六书本义：鬯字象米在器中，以匕扱之之意。郁字从臼，奉缶置于几上，鬯有彡饰，五体之意。俗作郁。则郁乃取花筑酒之意，非指地言。地乃因此草得名耳。

【集解】 〔藏器曰〕郁金香生大秦国，二月、三月有花，状如红蓝，四月、五月采花，即香也。〔时珍曰〕按郑玄云：郁草似兰。杨孚南州异物志云：郁金出罽宾。国人种之，先以供佛，数日萎，然后取之。色正黄，与芙蓉花裹嫩莲者相似，可以香酒。又唐书云：太宗时，伽毘国献郁金香，叶似麦门冬，九月花开，状似芙蓉，其色紫碧，香闻数十步，花而不实，欲种者取根。二说皆同，但花色不同，种或不一也。古乐府云，中有郁金苏合香者，是此郁金也。晋左贵嫔有郁金颂云：伊有奇草，名曰郁金。越自殊域，厥珍来寻。芳香酷烈，悦目怡心，明德惟馨，淑人是钦。

【气味】 **苦，温无毒。**〔藏器曰〕平。

【主治】 **蛊野诸毒，心腹间恶气鬼疰，鸦鹘等一切臭。入诸香药用。**藏器。

茅香宋开宝

校正：并入宋图经香麻。

【释名】 **唱尸罗金光明经。香麻**〔时珍曰〕苏颂图经复出香麻一条，云出福州，煎汤浴风甚良，此即香茅也。闽人呼茅如麻故尔。今并为一。

【集解】 〔志曰〕茅香生剑南道诸州，其茎叶黑褐色，花白色，即非白茅香也。〔颂曰〕今陕西、河东、汴东州郡亦有之，辽、泽州充贡。三月生苗，似大麦。五月开白花，亦有黄花者。有结实者，有无实者。并正月、二月采根，五月采花，八月采苗。〔宗奭曰〕茅香根如茅，但明洁而长。可作浴汤，同藁本尤佳。仍入印香中，合香附子用。〔时珍曰〕茅香凡有二：此是一种香茅也；其白茅香，别是南番一种香草，唐慎微本草不知此义，乃以白茅花及白茅香诸注引入茅香之下。今并提归各条。

花

【气味】 **苦，温，无毒。**

【主治】 **中恶，温胃止呕吐，疗心腹冷痛。**开宝。

【附方】 新一。**冷劳久病**茅香花、艾叶四两，烧存性，研末，粟米饭丸梧子大。初以蛇床子汤下二十丸至三十丸，微吐不妨，后用枣汤下，立效。圣济总录。

苗、叶

【主治】 **作浴汤，辟邪气，令人身香。**开宝。

白茅香拾遗

【集解】 〔藏器曰〕白茅香生安南，如茅根，道家用作浴汤。〔珣曰〕广志云：生广南山谷，合诸名香甚奇妙，尤胜舶上来者。〔时珍曰〕此乃南海白茅香，亦今排香之类，非近道之白茅及北土茅香花也。

根

【气味】 **甘，平，无毒。**

【主治】 **恶气，令人身香。煮汤服，治腹内冷。**藏器。**小儿遍身疮疱，合桃叶煎汤浴之。**李珣。

排草香纲目

【集解】 〔时珍曰〕排草香出交趾，今岭南亦或莳之，草根也，白色，状如细柳根，人多伪杂之。案范成大桂海志云：排草香状如白茅香，芬烈如麝香，人亦用以合香，诸香无及之者。又有麝香木，出古城，乃老朽树心节，气颇类麝。

根

【气味】 **辛，温，无毒。**

【主治】 **辟臭，去邪恶气。**时珍。

【附录】

瓶香〔珣曰〕案陈藏器云：生南海山谷，草之状也。其味寒无毒，主鬼魅邪精，天行时气，并宜烧之。水煮，洗水肿[①] 浮气。与生姜、芥子煎汤，浴风疟甚效。

耕香〔藏器曰〕生乌许国，茎生细叶，味辛温无毒，主鬼气，调中去臭。〔时珍曰〕二香皆草状，恐亦排草之类也，故附之。

---

① 肿：原脱，今据《证类本草》卷十补。

迷迭香拾遗

【集解】 〔藏器曰〕广志云：出西海。魏略云：出大秦国。〔时珍曰〕魏文帝时，自西域移植庭中，同曹植等各有赋。大意其草修干柔茎，细枝弱根。繁花桔实，严霜弗凋。收采幽杀，摘去枝叶。入袋佩之，芳香甚烈。与今之排香同气，

【气味】 **辛，温，无毒。**

【主治】 **恶气，令人衣香，烧之去鬼。**藏器。〔珣曰〕性平不温。合羌活为丸，烧之。辟蚊蚋。

藒车香拾遗

【集解】 〔藏器曰〕广志云：藒车香生徐州，高数尺，黄叶白花。尔雅：藒车，乞舆。郭璞云：香草也。〔珣曰〕生海南山谷，齐民要术云：凡诸树木虫蛀者，煎此香冷淋之，即辟也。〔时珍曰〕楚词：畦留夷与藒车。则昔人常栽莳之，与今兰香、零陵相类也。

【气味】 **辛，温，无毒。**〔珣曰〕微寒。

【主治】 **鬼气，去臭，及虫鱼蛀蠹。**藏器。**治霍乱，辟恶气，熏衣佳。**珣。

艾纳香宋开宝

【集解】 〔志曰〕广志云：艾纳出西国，似细艾。又有松树皮上绿衣，亦名艾纳，可以和合诸香，烧之能聚其烟，青白不散，而与此不同。〔禹锡曰〕案古乐府云：行胡从何方，列国持何来，氍毹毾㲪五木香，迷迭艾纳及都梁。是也。

【气味】 **甘，温、平，无毒。**

【主治】 **恶气杀虫，主腹冷泄痢。**志。**伤寒五泄，心腹注气，止肠鸣，下寸白，烧之辟瘟疫，合蜂窠浴脚气良。**珣。**治癣辟蛇。**藏器。

兜纳香海药

【集解】 〔珣曰〕案广志云：出西海剽国诸山。魏略云：出大秦国。草类也。

【气味】 **辛，平，无毒。**〔藏器曰〕甘，温。

【主治】 **温中，除暴冷。**藏器。**恶疮肿瘘，止痛生肌，并入膏用。烧之，辟远近恶气。带之夜行，壮胆安神。与茅香、柳枝煎汤浴小儿，易长。**李珣。

线香纲目

【集解】 〔时珍曰〕今人合香之法甚多，惟线香可入疮科用。其料加减不等。大抵多用白芷、芎䓖、独活、甘松、三柰、丁香、藿香、藁本、高良姜、角茴香、连乔、大黄、黄芩、柏木、兜娄香末之类，为末，以榆皮面作糊和剂，以唧筩笮成线香，成条如线也。亦或盘成物象字形，用铁铜丝悬爇者，名龙挂香。

【气味】 **辛，温，无毒。**

【主治】 **熏诸疮癣。**时珍。

【附方】 新一。**杨梅毒疮**龙挂香、孩儿茶、皂角子各一钱，银朱二钱，为末，纸卷作捻，点灯置桶中，以鼻吸咽。一日三次，三日止。内服解毒药，疮即干。集简方。

藿香宋嘉祐

校正：〔承曰〕宜入草部。

【释名】 **兜娄婆香**〔时珍曰〕豆叶曰藿，其叶似之，故名。楞严经云：坛前以兜娄婆香煎水洗浴。即此。法华经谓之多摩罗跋香，金光明经谓之钵怛罗香，皆兜娄二字梵言也。涅槃又谓之迦算香。

【集解】 〔禹锡曰〕按广志云：藿香出海边国。茎如都梁，叶似水苏，可着

衣服中。嵇含南方草木状云：出交趾、九真、武平、兴古诸地，吏民自种之。榛生，五六月采，日干乃芬香。〔颂曰〕藿者岭者南多有之。人家亦多种。二月生苗，茎梗甚密，作丛，叶似桑而小薄，六月七月采之。须黄色乃可收。金楼子及俞益期笺皆云：扶南国人言：五香共是一木。其根是旃檀，节是沈香，花是鸡舌，叶是藿香，胶是熏陆。故本草以五香共条，义亦出此。今南中藿香乃是草类，与嵇含所说正相符合。范晔合香方云：零藿虚燥。古人乃以合香。即此扶南之说，似涉欺罔也。〔时珍曰〕藿香方茎有节中虚，叶微似茄叶，洁古、东垣惟用其叶，不用枝梗。今人并枝梗用之，因叶多伪故耳。唐史云：顿逊国出藿香，插枝便生，叶如都梁者，是也。刘欣期交州记言藿香似苏合香者，谓其气相似，非谓形状也。

枝叶

【气味】 **辛，微温，无毒。**〔元素曰〕辛、甘。又曰：甘、苦，气厚味薄，浮而升，阳也。〔杲曰〕可升可降，阳也。入手、足太阴经。

【主治】 **风水毒肿，去恶气。止霍乱心腹痛。**别录。**脾胃吐逆为要药。**苏颂。**助胃气，开胃口，进饮食。**元素。**温中快气，肺虚有寒，上焦壅热，饮酒口臭，煎汤漱之。**好古。

【发明】 〔杲曰〕芳香之气助脾胃，故藿香能止呕逆，进饮食。〔好古曰〕手、足太阴之药。故入顺气乌药散，则补肺；入黄芪四君子汤，则补脾也。

【附方】 新六。**升降诸气**藿香一两，香附炒五两，为末，每以白汤点服一钱。经效济世方。**霍乱吐泻**垂死者，服之回生。用藿香叶、陈皮各半两，水二盏，煎一盏，温服。百一选方。**暑月吐泻**滑石炒二两，藿香二钱半，丁香五分，为末。每服一二钱，淅米泔调服。禹讲师经验方。**胎气不安**气不升降，呕吐酸水。香附、藿香、甘草二钱，为末。每服二钱，入盐少许，沸汤服之。圣惠。**香口去臭**藿香洗净，煎汤，时时噙漱。摘玄方。**冷露疮烂**藿香叶、细茶等分，烧灰，油调涂叶上贴之。应验方。

薰草别录中品零陵香宋开宝

【释名】 **蕙草**别录**香草**开宝**燕草**纲目**黄零草**玉册。〔时珍曰〕古者烧香草以降神，故曰薰，曰蕙。薰者熏也，蕙者和也。汉书云，薰以香自烧，是矣。或云，古人祓除，以此草熏之。故谓之薰。亦通。范成大虞衡志言，零陵即今永州，不出此香，惟融、宜等州甚多，土人以编席荐，性暖宜人。谨按：零陵旧治在今全州。全乃湘水之源，多生此香，今人呼为广零陵香者，乃真薰草也。若永州、道州、武冈州，皆零陵属地也。今镇江、丹阳皆莳而刈之，以酒洒制货之，芬香更烈，谓之香草，与兰草同称。楚辞云：既滋兰之九畹，又树蕙之百亩。则古人皆栽之矣。张揖广雅云：卤，薰也，其叶谓之蕙。而黄山谷言一干数花者为蕙。盖因不识兰草、薰草，强以兰花为分别也。郑樵修本草，言兰即蕙，蕙即零陵香，亦是臆见，殊欠分明。但兰草、蕙草，乃一类二种耳。

【集解】 〔别录曰〕薰草一名蕙草，生下湿地，三月采阴干，脱节者良。又曰：蕙实，生鲁山平泽。〔弘景曰〕桐君药录：薰草叶如麻，两两相对，山海经云：浮山有草，麻叶而方茎，赤华而黑实，气如蘼芜，名曰薰草，可以已疠。今俗人皆呼燕草状如茅而香者为薰草，人家颇种之者，非也。诗书家多用蕙，而竟不知是何草，尚其名而迷其实，皆此类也。

〔藏器曰〕薰草即是零陵香，薰乃蕙草根也。〔志曰〕零陵香生零陵山谷，叶如罗勒。南越志云：土人名燕草，又名薰草，即香草也。山海经薰草即是此。〔颂曰〕零陵香今湖广诸州皆有之。多生下湿地，叶如麻，两两相对，茎方，常以七月中旬开花至香，古云薰草是也。岭南人皆作窑灶，以火炭焙干，令黄色乃佳。江淮亦有土生者，亦可作香，但不及湖岭者，至枯槁香尤芬熏耳。古方但用薰草，不用零陵香。今合香家及面脂、澡豆诸法皆用之。都下市肆货之甚便。〔时珍曰〕今惟吴人栽造，货之亦广。

薰草

【气味】 **甘，平，无毒。**〔权曰〕苦，无毒。〔珣曰〕辛，温，无毒。不宜多服，令人气喘。〔玉册云〕伏三黄、朱砂。

【主治】 **明目止泪，疗泄精，去臭恶气，伤寒头痛，上气腰痛。**别录。**单用，治鼻中息肉，鼻齆。**甄权。**零陵香：主恶气心腹痛满，下气，令体香，和诸香作汤丸用，得酒良。**开宝。**主风邪冲心，虚劳疳䘌得升麻、细辛煎饮，治牙齿肿痛善。**李珣。**治血气腹胀，茎叶煎酒服。**大明。**妇人浸油饰头，香无以加。**宗奭。

【发明】 〔时珍曰〕薰草芳馨，其气辛散上达，故心腹恶气齿痛鼻塞皆用之。脾胃喜芳香，芳香可以养鼻是也。多服作喘，为能耗散真气也。

【附方】 新十。**伤寒下痢**蕙草汤：用蕙草、当归各二两，黄连四两，水六升，煮二升服，日三服。范汪方。**伤寒狐惑食肛者。**蕙草、黄连各四两，㕮咀，以白酸浆一斗，渍一宿，煮取二升，分三服。小品方。**头风旋运**痰逆恶心懒食。真零陵香、藿香叶、莎草根炒等分，为末。每服二钱，茶下，日三服。本事方。**小儿鼻塞**头热。用薰草一两，羊髓三两，铫内慢火熬成膏，去滓，日摩背上三四次。圣惠方。**头风白屑**零陵香、白芷等分，水煎汁，入鸡子白搅匀，傅数十次，终身不生。圣惠方。**牙齿疼痛**零陵香梗叶煎水，含漱之。普济方。**风牙疳牙**零陵香洗炙，荜茇炒，等分，为末掺之。普济方。**梦遗失精**薰草汤：用薰草、人参、白术、白芍药、生地黄各二两，茯神、桂心、甘草炙各二两，大枣十二枚，水八升，煮三升，分二服。外台秘要。**妇人断产**零陵香为末，酒服二钱。每服至一两，即一年绝孕。盖血闻香即散也。医林集要。**五色诸痢**返魂丹：用零陵香草去根。以盐酒浸半月，炒干，每两入广木香一钱半，为末。里急腹痛者，用冷水服一钱半，通了三四次，用热米汤服一钱半，止痢。只忌生梨一味。集简方。

蕙实

别录有名未用部。〔藏器曰〕即兰蕙之蕙也。五月采之，辛香。

【气味】 **辛，平，无毒。**

【主治】 **明目补中。**别录。

根茎中涕

【主治】 **伤寒寒热出汗，中风面肿，消渴热中，逐水。**别录。**主五痔脱肛有虫。**时珍。出千金。

兰草本经上品

【释名】 蕑音闲**水香**本经**水香兰**开宝**女兰**纲目**香草**纲目**燕尾香**开宝**大泽兰**炮炙论**兰泽草**弘景**煎泽草**唐本**省头草**纲目**都梁香**李当之**孩儿菊**纲目**千金草**〔志曰〕叶似马兰，故名兰草。其叶有歧，俗呼燕尾香。时人煮水以浴，疗[①]风，故又名香水兰。〔藏器曰〕兰草生泽畔，妇人和油

① 疗：原脱，今据《证类本草》卷七补。

泽头，故云兰泽。盛弘之荆州记云：都梁有山，下有水清浅，其中生兰草，因名都梁香。〔时珍曰〕都梁即今之武冈州也，又临淮盱眙县亦有都梁山，产此香。兰乃香草，能辟不祥。陆玑诗疏言：郑俗，三月男女秉蕳于水际，以自祓除。盖兰以阑之，蕳以闲之。其义一也。淮南子云：男子种兰，美而不芳。则兰须女子种之，女兰之名，或因乎此。其叶似菊，女子、小儿喜佩之，则女兰、孩菊之名，又或以此也。唐瑶经验方言：江南人家种之，夏月采置发中，令头不脜，故名省头草。其说正合煎泽之义。古人兰蕙皆称香草，如零陵香草、都梁香草。后人省之，通呼为香草尔。近世但知兰花，不知兰草。惟虚谷方回考订，极言古之兰草即今之千金草，俗名孩儿菊者，其说可据。详下正误。

【集解】 〔别录曰〕兰草生太吴池泽，四月、五月采。〔弘景曰〕方药俗人并不识用。太吴应是吴国太伯所居，故呼太吴。今东间[①] 有煎泽草，名兰香，或是此也。李当之云：是今人所种都梁香草也。泽兰亦名都梁香。〔恭曰〕兰即兰泽香草也。圆茎紫萼，八月花白。俗名兰香，煮以洗浴。生溪涧水旁，人间亦多种之，以饰庭池。陶所引煎泽草，都梁香者是也，而不能的识。〔保升曰〕生下湿地，叶似泽兰，尖长有歧，花红白色而香。〔藏器曰〕兰草、泽兰异物同名，陶不能知，苏亦浪别。兰草生泽畔，叶光润，根小紫，五月、六月采，阴干，即都梁香也。泽兰叶尖微有毛，不光润，茎方节紫，初采微辛，干之亦辛。苏云八月花白者，即泽兰也。以注兰草，殊误矣。〔时珍曰〕兰草、泽兰一类二种也。俱生水旁下湿处。二月宿根生苗成丛，紫茎素枝，赤节绿叶，叶对节生，有细齿。但以茎圆节长，而叶光有歧者，为兰草；茎微方，节短而叶有毛者，为泽兰。嫩时并可挼而佩之，八九月后渐老，高者三四尺，开花成穗，如鸡苏花，红白色，中有细子。雷敩炮炙论所谓大泽兰，即兰草也；小泽兰，即泽兰也。礼记佩帨兰茝，楚辞纫秋兰以为佩，西京杂记载汉时池苑种兰以降神，或杂粉藏衣书中辟蠹者，皆此二兰也。今吴人莳之，呼为香草，夏月刈取，以酒油洒制，缠作把子，货为头泽佩带，与别录所出太吴之文正相符合。诸家不知二兰乃一物二种，但功用有气血之分，故无定指，惟寇氏、朱氏之误尤甚，故考正于下。或云家莳者为兰草，野生者为兰泽，亦通。

【正误】 〔寇宗奭曰〕兰草诸家之说异同，乃未的识，故无定论。今江陵、鼎、澧州山谷之间颇有之，山外平田即无，多生阴地幽谷，叶如麦门冬而阔，且韧，长及一二尺，四时常青，花黄绿色，中间瓣上有细紫点。春芳者为春兰，色深；秋芳者为秋兰，色淡。开时满室尽香，与他花香又别。〔朱震亨曰〕兰叶禀金水之气而似有火，人知其花香之贵，而不知其叶有药方。盖其叶能散久积陈郁之气甚有力，即今之栽置座右者。〔时珍曰〕二氏所说，乃近世所谓兰花，非古之兰草也。兰有数种，兰草、泽兰生水旁，山兰即兰草之生山中者。兰花亦生山中，与三兰迥别。兰花生近处者，叶如麦门冬而春花；生福建者，叶如菅茅而秋花。黄山谷所谓一干一花为兰，一干数花为蕙者，盖因不识兰草、蕙草，遂以兰花强生分别也。兰草与泽兰同类。故陆玑言兰似泽兰，但广而长节。离骚言其绿叶紫茎素枝，可纫可佩可藉可膏可浴。郑诗言士女

---

① 间：原作“门”，字误，今据《证类本草》卷七改。

秉蕳。应劭风俗通言尚书奏事，怀香握兰。礼记言诸侯贽薰。汉书言兰以自香烧也。若夫兰花，有叶无枝，可玩而不可纫佩藉浴秉握膏焚。故朱子离骚辨证，言古之香草必花叶俱香，而燥湿不变，故可刈佩。今之兰蕙，但花香而叶乃无气，质弱易萎，不可刈佩，必非古人所指甚明。古之兰似泽兰，而蕙即今之零陵香。今之似茅而花有两种者，不知何时误也？熊太古冀越集，言世俗之兰，生于深山穷谷，决非古时水泽之兰也。陈遯斋闲览，言楚骚之兰，或以为都梁香，或以为泽兰，或以为猗兰，当以泽兰为正。今人所种如麦门冬者，名幽兰，非真兰也。故陈止斋著盗兰说以讥之。方虚谷订兰说，言古之兰草，即今之千金草，俗名孩儿菊者。今之所谓兰，其叶如茅而嫩者，根名土续断，因花馥郁，故得兰名也。杨升庵云：世以如蒲萱者为兰，九畹之受诬久矣。又吴草庐有兰说甚详，云兰为医经上品之药，有枝有茎，草之植者也。今所谓兰，无枝无茎。因黄山谷称之，世遂谬指为离骚之兰。寇氏本草亦溺于俗，反疑旧说为非。夫医经为实用，岂可误哉？今之兰，果可利水杀蛊而除痰癖乎？其种盛于闽，朱子乃闽人，岂不识其土产而反辨析如此？世俗至今犹以非兰为兰，何其惑之难解也？呜呼！观诸儒之明析如此，则寇、朱二氏之误可知，而医家用兰草者当不复疑矣。

叶

【修治】 见泽兰下。

【气味】 **辛，平，无毒。**〔杲曰〕甘、寒。

【主治】 **利水道，杀蛊毒，辟不祥。久服益气轻身不老，通神明。**本经。**除胸中痰癖。**别录。**生血，调气，养营。**雷敩。**其气清香，生津止渴，润肌肉，治消渴胆瘅。**李杲。**煮水，浴风病马志。消痈肿，调月经。煎水，解中牛马毒。**时珍。**主恶气，香泽可作膏涂发。**藏器。

【发明】 〔时珍曰〕按素问云：五味入口，藏于脾胃，以行其精气。津液在脾，令人口甘，此肥美所发也。其气上溢，转为消渴。治之以兰，除陈气也。王冰注云：辛能发散故也。李东垣治消渴生津饮，用兰叶，盖本于此，详见泽兰下。又此草浸油涂发，去风垢，令香润。史记所谓罗襦襟解，微闻香泽者是也。崔寔四时月令作香泽法：用清油浸兰香、藿香、鸡舌香、苜蓿叶四种，以新绵裹，浸胡麻油，和猪脂纳铜铛中，沸定，下少许青蒿，以绵幕瓶，铛嘴泻出，瓶收用之。

【附方】 新一。**食牛马毒**杀人者。省头草连根叶煎水服，即消。唐瑶经验方。

泽兰本经中品

校正：并入嘉祐地笋。

【释名】 **水香**吴普**都梁香**弘景**虎兰**本经**虎蒲**别录**龙枣**本经**孩儿菊**纲目**风药**纲目**根名地笋**嘉祐〔弘景曰〕生于泽旁，故名泽兰，亦名都梁香。〔时珍曰〕此草亦可为香泽，不独指其生泽旁也。齐安人呼为风药，吴普本草一名水香，陶氏云亦名都梁，今俗通呼为孩儿菊，则其与兰草为一物二种，尤可证矣。其根可食，故曰地笋。

【集解】 〔别录曰〕泽兰生汝南诸大泽旁，三月三日采，阴干。〔普曰〕生下地水旁，叶如兰，二月生苗，赤节，四叶相植枝节间。〔弘景曰〕今处处有之，多生下湿地，叶微香，可煎油及作浴汤，人家多种之，而叶小异。今山中又有一种甚相似，茎方，叶小强，不甚香。既云泽兰，则山中者为非，而药家乃采用之。〔恭曰〕泽兰茎方节紫，叶似兰草而不甚香，今京下用者是也。陶说乃是兰草，茎圆紫萼白花，殊非泽兰也。〔颂曰〕今荆、徐、随、寿、蜀、梧州、河中府皆有之。根紫黑色，如粟根。二月生苗，高二三尺。茎干青紫色，作四棱。叶生相对，如薄荷，微香。七月开花，带紫白色，萼通紫色，亦似薄荷花。三月采苗阴干。荆湖岭南人家多种之。寿州出者无花子。此与兰草大抵相类。但兰草生水旁，叶光润，根小紫，五六月盛；而泽兰生水泽中及下湿地，叶尖，微有毛，不光润，方茎紫节，七月八月初采微辛，此为异尔。〔敩曰〕凡使须别雌雄。大泽兰茎叶皆圆，根青黄，能生血调气；与荣合小泽兰迥别，叶上斑，根头尖，能破血，通久积。〔宗奭曰〕泽兰出土，便分枝梗，叶皆如菊，但尖长尔。吴普言叶似兰，误矣。今兰叶如麦门冬，殊不相似。〔时珍曰〕吴普所说，乃真泽兰也。雷敩所说，大泽兰即兰草也，小泽兰即此泽兰也。寇宗奭所说泽兰则是，而破吴普之说则非，盖由误认兰花为兰草也。详见兰草正误下。

叶

【修治】 〔敩曰〕凡用大小泽兰，细锉，以绢袋盛，悬于屋南畔角上，令干用。

【气味】 **苦，微温。无毒。**〔别录曰〕甘。〔普曰〕神农、黄帝、岐伯、桐君：酸，无毒。〔李当之〕小温。〔权曰〕苦、辛。〔之才曰〕防己为之使。

【主治】 **金疮，痈肿疮脓。**本经。**产后金疮内塞。**别录。**产后腹痛，频产血气衰冷，成劳瘦羸，妇人血沥腰痛。**甄权。**产前产后百病。通九窍，利关节，养血气，破宿血，消癥瘕，通小肠，长肌肉，消扑损瘀血，治鼻血吐血，头风目痛，妇人劳瘦，丈夫面黄。**大明。

【发明】 〔颂曰〕泽兰，妇人方中最为急用。古人治妇人泽兰丸甚多。〔时珍曰〕兰草、泽兰气香而温，味辛而散，阴中之阳，足太阴、厥阴经药也。脾喜芳香，肝宜辛散。脾气舒，则三焦通利而正气和；肝郁散，则营卫流行而病邪解。兰草走气道，故能利水道，除痰癖，杀蛊辟恶，而为消渴良药；泽兰走血分，故能治水肿，涂痈毒，破瘀血，消癥瘕，而为妇人要药。虽是一类而功用稍殊，正如赤、白茯苓、芍药，补泻皆不同也。雷敩言，雌者调气生血，雄者破血通积，正合二兰主治。大泽兰之为兰草，尤可凭据。血生于气，故曰调气生血也。又荀子云，泽芷以养鼻，谓泽兰、白芷之气，芳香通乎肺也。

【附方】 旧一，新四。**产后水肿血虚浮肿。**泽兰、防已等分，为末。每服二钱。醋汤下。张文仲备急方。**小儿蓐疮**嚼泽兰心封之良。子母秘录。**疮肿初起**泽兰捣封之良。集简方。**损伤瘀血方同上。产后阴翻**产后阴户燥热，遂成翻花。泽兰四两，煎汤熏洗二三次，再入枯矾煎洗之，即安。集简方。

地笋宋嘉祐

【气味】 **甘、辛，温，无毒。**

【主治】 **利九窍，通血脉，排脓治血。**藏器。**止鼻洪吐血，产后心腹痛。产妇可作蔬菜食，佳。**大明。

子

【主治】 **妇人三十六疾。**千金方承泽丸中用之。

马兰日华

【释名】 **紫菊**〔时珍曰〕其叶似兰而大，其花似菊而紫，故名。俗称物之大者为马也。

【集解】 〔藏器曰〕马兰生泽旁，如泽兰而气臭，楚词以恶草喻恶人，北人见其花呼为紫菊，以其似单瓣菊花而紫也。又有山兰，生山侧，似刘寄奴，叶无桠，不对生，花心微黄赤，亦大破血，皆可用。〔时珍曰〕马兰，湖泽卑湿处甚多，二月生苗，赤茎白根，长叶有刻齿，状似泽兰，但不香尔。南人多采汋晒干为蔬及馒馅。入夏高二三尺，开紫花，花罢有细子。楚辞无马兰之名，陈氏指为恶草，何据？

根叶

【气味】 **辛，平，无毒。**

【主治】 **破宿血，养新血，止鼻衄吐血。合金疮，断血痢，解酒疸及诸菌毒、蛊毒。生捣，涂蛇咬。**大明。**主诸疟及腹中急痛，痔疮。**时珍。

【发明】 〔时珍曰〕马兰辛平，能入阳明血分，故治血与泽兰同功。近人用治痔漏云有效，春夏取生，秋冬取干者，不用盐醋，白水煮食，并饮其汁。或以酒煮焙研，糊丸，米饮日日服之。仍用煎水入盐少许，日日熏洗之。医学集成云：治痔用马兰根，捣傅片时，看肉平即去之。稍迟，恐肉反出也。

【附方】 新六。**诸疟寒热**赤脚马兰捣汁，入水少许，发日早服。或入少糖亦可。圣济总录。**绞肠沙痛**马兰根叶，细嚼咽汁，立安。寿域神方。**打伤出血**竹节草即马兰，同旱莲草、松香、皂子叶即柜子叶，冬用皮，为末，搽入刀口。摘玄方。**喉痹口紧**用地白根即马兰根，或叶捣汁，入米醋少许，滴鼻孔中，或灌喉中，取痰自开。孙一松试效方。**水肿尿涩**马兰菜一虎口，黑豆、小麦各一撮，酒、水各一钟，煎一钟，食前温服以利小水，四五日愈。杨起简便方。**缠蛇丹毒**马兰、甘草擂醋搽之。济急方。

【附录】

麻伯〔别录有名未用曰〕味酸、无毒。主益气出汗。一名君莒，一名衍草，一名道止，一名自死。生平陵，如兰，叶黑厚白裹茎，实赤黑，九月采根。**相乌**〔又曰〕味苦。主阴痿。一名乌葵。如兰香，赤茎，生山阳，五月十五日采，阴干。**天雄草**〔又曰〕味甘，温，无毒。主益气阴痿。生山泽中，状如兰，实如大豆，赤色。**益奶草**拾遗。〔藏器曰〕味苦，平，无毒。主五痔脱肛，止血，炙令香，浸酒服。生永嘉山谷，叶如泽兰，茎赤，高二三尺也。

香薷音柔。别录中品

校正：自菜部移入此。

【释名】 **香菜**食疗**香茸**同上**香菜**千金**蜜蜂草**纲目〔时珍曰〕薷，本作菜。玉篇云，菜菜苏之类，是也。其气香，其叶柔，故以名之。草初生曰茸，孟诜食疗作香戎者，非是。俗呼蜜蜂草，象其花房也。

【集解】 〔弘景曰〕家家有此，作菜生食，十月中取干之。〔颂曰〕所在皆种，但北土差少，似白苏而叶更细，寿春及新安皆有之。彼间又有一种石香菜，生石上，茎叶更细，色黄而辛香弥甚，用之尤佳。吴人以为茵陈用之。〔宗奭曰〕香薷生山野间，荆湖南北、二川皆有之。汴洛作圃种之，暑月亦作蔬菜。叶如茵陈，花茸紫，连边成穗，凡四五十房为一穗，如荆芥穗，别是一种香气。〔时珍曰〕香薷有野生，有家莳。中州人三月种之，呼为香菜，以充蔬品。丹溪朱氏惟取大叶者为良，而细叶者香烈更甚，今人多用之，方茎，尖叶有刻缺，颇似黄荆叶而小，九月开紫花成穗。有细子细叶者，仅高数寸，叶如落帚叶，即石香薷也。

【修治】 〔敩曰〕凡采得去根留叶，锉暴干，勿令犯火。服至十两，一生不得食白山桃也。〔时珍曰〕八九月开花着穗时，采之阴干，入用。

【气味】　**辛，微温，无毒。**

【主治】　**霍乱腹痛吐下，散水肿。**别录。**去热风。卒转筋者，煮汁顿服半升，即止。为末水服，止鼻衄。**孟诜。**下气，除烦热，疗呕逆冷气。**大明。**春月煮饮代茶，可无热病，调中温胃。含汁漱口，去臭气。**汪颖。**主脚气寒热。**时珍。

【发明】　〔弘景曰〕霍乱煮饮无不瘥者，作煎除水肿尤良。〔颂曰〕霍乱转筋者，单煮服之。若四肢烦冷，汗出而渴者，加蓼子同煮服。〔震亨曰〕香薷属金与水，有彻上彻下之功，解暑利小便，又治水甚捷，以大叶者浓煎丸服。肺得之，清化行而热自降也。〔时珍曰〕世医治暑病，以香薷饮为首药。然暑有乘凉饮冷，致阳气为阴邪所遏，遂病头痛，发热恶寒，烦躁口渴，或吐或泻，或霍乱者。宜用此药，以发越阳气，散水和脾。若饮食不节，劳役作丧之人，伤暑大热大渴，汗泄如雨，烦躁喘促，或泻或吐者，乃劳倦内伤之证，必用东垣清暑益气汤、人参白虎汤之类，以泻火益元可也。若用香薷之药，是重虚其表，而又济之以热矣。盖香薷乃夏月解表之药，如冬月之用麻黄，气虚者尤不可多服。而今人不知暑伤元气，不拘有病无病，概用代茶，谓能辟暑，真痴前说梦也。且其性温，不可热饮，反致吐逆。饮者惟宜冷服，则无拒格之患。其治水之功果有奇效。一士妻自腰以下胕肿，面目亦肿，喘急欲死，不能伏枕，大便溏泄，小便短少，服药罔效。时珍诊其脉沉而大，沉主水，大主虚，乃病后冒风所致，是名风水也。用千金神秘汤加麻黄，一服喘定十之五。再以胃苓汤吞深师薷术丸，二日小便长，肿消十之七，调理数日全安。益见古人方皆有至理，但神而明之，存乎其人而已。

【附方】　旧四，新六。**一切伤暑**和剂局方：香薷饮：治暑月卧湿当风，或生冷不节，真邪相干，便致吐利，或发热头痛体痛，或心腹痛，或转筋，或干呕，或四肢逆冷，或烦闷欲死，并主之。用香薷一斤，厚朴姜汁炙，白扁豆微炒，各半斤，锉散，每服五钱，水二盏，酒半盏，煎一盏，水中沉冷，连进二服立效。活人书：去扁豆，入黄连四两，姜汁同炒黄色用。**水病洪肿**胡洽居士香薷煎：用干香薷五十斤，锉，入釜中，以水淹过三寸，煮使气力都尽，去滓澄之。微火煎至可丸，丸如梧子大。一服五丸，日三服，日渐增之，以小便利则愈。苏颂图经本草。**通身水肿**深师薷术丸：治暴水风水气水，通身皆肿，服至小便利为效。用香薷叶一斤，水一斗，熬极烂去滓，再熬成膏，加白术末七两，和丸梧子大。每服十丸，米饮下，日五、夜一服。外台秘要。**四时伤寒**不正之气。用水香薷为末。热酒调服一二钱，取汗。卫生易简方。**心烦胁痛**连胸欲死者。香薷捣汁一二升服。肘后。**鼻衄不止**香薷研末，水服一钱。圣济总录。**舌上出血**如钻孔者。香薷煎汁服一升，日三服。肘后方。**口中臭气**香薷一把，煎汁含之。千金方。**小儿发迟**陈香薷二两，水一盏，煎汁三分，入猪脂半两，和匀，日日涂之。永类钤方。**白秃惨痛**即上方入胡粉，和涂之。子母秘录。

石香葇宋开宝附

【释名】　**石苏**

【集解】　〔志曰〕石香葇生蜀郡陵、荣、资、简州，及南中诸处，生山岩石缝中，二月、八月采。苗茎花实俱可用。〔宗奭曰〕处处有之。但山中临水附崖处或有之，不必山岩石缝也。九月、十月尚有花。〔时珍曰〕香薷、石香薷，一物也，但随所生而名尔。生平地者叶大，崖石者叶细，可通用之。

【气味】 **辛香，温，无毒。**

【主治】 **调中温胃，止霍乱吐泻，心腹胀满，腹痛肠鸣。**开宝。**功比香薷更胜。**萧炳。**制硫黄。**时珍。

爵床本经中品

【释名】 **爵麻**吴普**香苏**别录**赤眼老母草**唐本。〔时珍曰〕爵床不可解。按吴氏本草作爵麻，甚通。

【集解】 〔别录曰〕爵床生汉中川谷及田野。〔恭曰〕此草生平泽熟田近道旁，似香莱，叶长而大，或如荏且细，俗名赤眼老母草。〔时珍曰〕原野甚多。方茎对节，与大叶香薷一样。但香薷搓之气香，而爵床搓之不香微臭，以此为别。

茎叶

【气味】 **咸，寒，无毒。**〔时珍曰〕微辛。

【主治】 **腰脊痛，不得着床，俯仰艰难，除热，可作浴汤。**本经。**疗血胀下气。治杖疮，捣汁涂之立瘥。**苏恭。

赤车使者唐本草

【释名】 **小锦枝**炮炙论。

【集解】 〔恭曰〕赤车使者，苗似香莱、兰香，叶茎赤，根紫赤色，八月、九月采根，日干。〔保升曰〕生荆州、襄州，根紫如茜根，二月、八月采。〔时珍曰〕此与爵床相类，但以根色紫赤为别尔。

根

【修治】 〔敩曰〕此草原名小锦枝，凡用并粗捣，以七岁童子小便拌蒸，晒干入药。

【气味】 **辛、苦，温，有毒。**〔权曰〕有小毒。

【主治】 **风冷邪疰，蛊毒癥瘕，五脏积气。**苏恭。**治恶风冷气。服之悦泽肌皮，好颜色。**甄权。

【发明】 〔颂曰〕古方治大风风痹，有赤车使者酒。今人稀用，鲜有识者。〔时珍曰〕上古辟瘟疫邪气，有赤车使者丸，此药不怪，苟加询采，必能得之，但古今名称或不同耳。

假苏本经中品

校正：自菜部移入此。

【释名】 **姜芥**别录**荆芥**吴普**鼠蓂**本经〔弘景曰〕假苏方药不复用。〔恭曰〕此即菜中荆芥也，姜芥声讹尔。先居草部，今录入菜部。〔士良曰〕荆芥本草呼为假苏。假苏又别是一物，叶锐，多野生，以香气似苏，故呼为苏。〔颂曰〕医官陈巽言，江左人，谓假苏、荆芥实两物，苏恭以本草一名姜芥，荆姜声讹，谓为荆芥，非矣。〔时珍曰〕按吴普本草云：假苏一名荆芥，叶似落藜而细，蜀中生啖之。普乃东汉末人。去别录时未远，其言当不谬，故唐人苏恭祖其说，而陈士良、苏颂复启为两物之疑，亦臆说尔。曰苏、曰姜、曰芥，皆因气味辛香，如苏、如姜、如芥也。

【集解】 〔别录曰〕假苏生汉中川泽。〔颂曰〕今处处有之。叶似落藜而细，初生香辛可啖，人取作生菜。古方稀用，近世医家为要药，并取花实成穗者，曝干入药。又有胡荆芥，俗呼新罗荆芥。又有石荆芥，生山石间。体性相近，入药亦同。〔时珍曰〕荆芥原是野生，今为世用，遂多栽莳。二月布子生苗，炒食辛香。方茎细叶，似独帚叶而狭小，淡黄绿色。八月开小花，作穗成房，房如紫苏房，内有细子如葶苈子状，黄赤色，连穗收采用之。

【正误】 〔藏器曰〕张鼎食疗本草，荆芥一名析蓂，误矣。析蓂自有本条，见草部。〔时珍曰〕汪机本草会编，言假苏是白苏，亦误矣，白苏乃荏也。见后。

茎穗

【气味】 **辛，温，无毒。**〔诜曰〕作菜食久，动渴疾，熏人五脏神。反驴肉、无鳞鱼，详后发明下。

【主治】 **寒热鼠瘘，瘰疬生疮，破结聚气，下瘀血，除湿疸。**本经。**去邪，除劳渴冷气，出汗，煮汁服之。捣烂醋和，傅丁肿肿毒。**藏器。**单用治恶风贼风，口面㖞斜，遍身㾓痹，心虚忘事，益力添精，辟邪毒气，通利血脉，传送五脏不足气，助脾胃。**甄权。**主血劳，风气壅满，背脊疼痛，虚汗，理丈夫脚气，筋骨烦疼，及阴阳毒伤寒头痛，头旋目眩，手足筋急。**士良。**利五脏，消食下气，醒酒。作菜生熟皆可食，并煎茶饮之。以豉汁煎服。治暴伤寒，能发汗。**日华。**治妇人血风及疮疥，为要药。**苏颂。**产后中风身强直，研末酒服，**孟诜。**散风热，清头目，利咽喉，消疮肿，治项强，目中黑花，及生疮阴癞，吐血衄血，下血血痢，崩中痔漏。**时珍。

【发明】 〔元素曰〕荆芥辛苦，气味俱薄，浮而升，阳也。〔好古曰〕肝经气分药也，能搜肝气。〔时珍曰〕荆芥入足厥阴经气分，其功长于祛风邪，散瘀血，破结气，消疮毒。盖厥阴乃风木也，主血，而相火寄之，故风病血病疮病为要药。其治风也，贾丞相称为再生丹，许学士谓有神圣功，戴院使许为产后要药，萧存敬呼为一捻金，陈无择隐为举卿古拜散。夫岂无故而得此隆誉哉？按唐韵：荆字举卿切，芥字古拜切。盖二字之反切，隐语以秘其方也。〔又曰〕荆芥反鱼蟹河豚之说，本草医方并未言及，而稗官小说往往载之。按李延飞延寿书云，凡食一切无鳞鱼，忌荆芥。食黄鲿鱼后食之。令人吐血，惟地浆可解。与蟹同食，动风。又蔡绦铁围[①]山丛话云：予居岭峤，见食黄颡鱼犯姜芥者立死，甚于钩吻。洪迈夷坚志云：吴人魏几道，啖黄颡鱼羹，后采荆芥和茶饮。少顷足痒，上彻心肺，狂走，足皮欲裂。急服药，两日乃解。陶九成辍耕录云：凡食河豚，不可服荆芥药，大相反。予在江阴见一儒者，因此丧命。苇航纪谈云：凡服荆芥风药，忌食鱼。杨诚斋曾见一人，立致于死也。时珍按：荆芥乃日用之药，其相反如此，故详录之。以为警戒。又按物类相感志言：河豚用荆芥同煮，三五次换水，则无毒。其说与诸书不同，何哉？大抵养生者，宁守前说为戒可也。

【附方】 旧四，新二十七。**头项风强**八月后，取荆芥穗作枕，及铺床下，立春日去之。千金方。**风热头痛**荆芥穗、石膏等分，为末。每服二钱。茶调下。永类钤方。**风热牙痛**荆芥根、乌桕根、葱根等分，煎汤频含漱之。**小儿惊痫**一百二十种。用荆芥穗二两，白矾半生半枯一两，为末，糊丸黍米大，朱砂为衣。每姜汤下二十丸，日二服。医学集成。**一切偏风口眼㖞斜。**用青荆芥一斤，青薄荷一斤，同入砂盆内研烂，生绢绞汁，于瓷器中煎成膏，漉去滓三分之一，将二分日干，为末，以膏和丸梧子大。每服三十丸，白汤下，早暮各一服。忌动风物。经验方。**中风口噤**荆芥穗为末，酒服二钱，立愈，名荆芥散。贾似道云：此方出曾公谈录，前后用之甚验。其子名顺者，病此已革，服之立定，真再生丹也。**产后中风**华佗愈风

① 围：原脱，今据卷一引据古今经史百家书目补。

散：治妇人产后中风口噤，手足瘛疭如角弓，或产后血运，不省人事，四肢强直，或心眼倒筑，吐泻欲死。用荆芥穗子，微焙为末。每服三钱，豆淋酒调服，或童子小便服之。口噤则挑齿灌之，断噤则灌入鼻中，其效如神。大抵产后太暖[1]，则汗出而腠理疏，则易于中风也。〔时珍曰〕此方诸书盛称其妙。姚僧坦集验方以酒服，名如圣散，云药下可立待应效。陈氏方名举卿古拜散。萧存敬方用古老钱煎汤服，名一捻金。王贶指迷方加当归等分，水煎服。许叔微本事方云：此药委有奇效神圣之功。一妇人产后睡久，及醒则昏昏如醉，不省人事。医用此药及交加散，云服后当睡，睡中[2]必以左手搔头，用之果然。昝殷产宝方云：此病多因怒气伤肝，或忧气内郁，或坐草受风而成，急宜服此药也。戴原礼证治要诀名独行散。贾似道悦生随抄呼为再生丹。**产后迷闷**因怒气发热迷闷者。独行散：用荆芥穗，以新瓦半炒半生为末，童子小便服一二钱。若角弓反张，以豆淋酒下。或锉散，童尿煎服极妙。盖荆介乃产后要药，而角弓反张，乃妇人急候，得此证者，十存一二而已。戴原礼要诀。**产后血运**筑心眼倒，风缩欲死者。取干荆芥穗捣筛末，每用二钱匕，童子小便一酒盏，调匀，热服立效。口噤者挑齿，口闭者灌鼻中，皆效。近世名医用之，无不如神也。图经本草。**产后血眩**风虚，精神昏冒。荆芥穗一两三钱，桃仁五钱去皮尖，炒为末，水服三钱。若喘加杏仁去皮尖炒，甘草炒，各三钱。保命集。**产后下痢**大荆芥四五穗，于盏内烧存性，不得犯油火，入麝香少许，以沸汤些须调下。此药虽微，能愈大病，不可忽之。深师方。**产后鼻衄**荆芥焙研末，童子小便服二钱，海上方也。妇人良方。**九窍出血**荆芥煎酒，通口服之。直指方。**口鼻出血**如涌泉，因酒色太过者。荆芥烧研，陈皮汤服二钱，不过二服也。**吐血不止**经验方：用荆芥连根洗，捣汁半盏服。干穗为末亦可。圣惠方：用荆芥穗为末，生地黄汁调服二钱。**小便尿血**荆芥、缩砂等分，为末。糯米饮下三钱，日三服。集简。**崩中不止**荆芥穗于麻油灯上烧焦，为末。每服二钱，童子小便服。此夏太君娘娘方也。妇人良方。**痔漏肿痛**荆芥煮汤，日日洗之。简易方。**大便下血**经验方：用荆芥炒为末。每米饮服二钱，妇人用酒下，亦可拌面作馄饨食之。简便方：用荆芥二两，槐花一两，同炒紫为末。每服三钱，清茶送下。**小儿脱肛**荆芥、皂角等分，煎汤洗之，以铁浆涂上。亦治子宫脱出。经验方。**阴癞肿痛**荆芥穗瓦焙为散，酒服二钱，即消。寿域神方。**小儿脐肿**荆芥煎汤洗净，以煨葱刮薄出火毒，贴之即消。海上方。**瘰疬溃烂**疬疮牵至胸前两腋，块如茄子大，或牵至两肩上，四五年不能疗者，皆治之，其效如神。武进县朱守仁传，云其项不能回头，用此数日减可。如疮烂破者，用荆芥根下一段剪碎，煎沸汤温洗，良久，看烂破处紫黑，以针一刺去血，再洗三四次愈。用樟脑、雄黄等分，为末，麻油调，扫上出水。次日再洗再扫，以愈为度。活法机要。**丁肿诸毒**荆芥一握切，以水五升，煮取二升，分二服冷饮。药性论。**一切疮疥**荆芥末，以地黄自然汁熬膏，和丸梧子大。每服三五十丸，茶酒任下。普济方。**脚椏湿烂**荆芥叶捣傅之。简便方。**缠脚生疮**荆芥烧灰，葱汁调傅，先以甘草汤洗之。摘玄方。**小儿风寒**烦热有痰，不省人事。荆芥穗半两焙，麝香、片脑各一字，为末，每茶服半

---

① 暖：原作"眩"，字误，今据《本事方》卷十改。
② 睡中：原脱，今据《本事方》卷十补。

钱。大人亦治。普济方。**头目诸疾**一切眼疾，血劳，风气头痛，头旋目眩。荆芥穗为末，每酒服三钱。龙树论。**癃闭不通**小腹急痛，无问久新。荆芥、大黄为末，等分，每温水服三钱。小便不通，大黄减半；大便不通，荆芥减半。名倒换散。普济方。

薄荷唐本草

校正：自菜部移入此。

【释名】 **菝蔺**音跋活。**蕃荷菜**蕃音鄱。**吴菝蔺**食性**南薄荷**衍义**金钱薄荷**〔时珍曰〕薄荷，俗称也。陈士良食性本草作菝蔺，杨雄甘泉赋作茇葀，吕忱字林作茇苦，则薄荷之为讹称可知矣。孙思邈千金方作蕃荷，又方音之讹也。今人药用，多以苏州者为胜，故陈士良谓之吴菝蔺，以别胡菝蔺也。〔宗奭曰〕世称此为南薄荷，为有一种龙脑薄荷，所以别之。〔机曰〕小儿方多用金钱薄荷，谓其叶小颇圆如钱也，书作金银误矣。

【集解】 〔颂曰〕薄荷处处有之。茎叶似荏而尖长，经冬根不死，夏秋采茎叶曝干，古方稀用，或与薤作齑食，近世治风寒为要药，故人家多莳之。又有胡薄荷，与此相类，但味少甘为别。生江浙间，彼人多以作茶饮之，俗呼新罗薄荷。近汴洛僧寺或植一二本者，天宝单方所谓连钱草者是也。又有石薄荷，生江南山石间，叶微小，至冬紫色，不闻有别功用。〔恭曰〕薄荷，人家种之。亦堪生食。一种蔓生者，功用相似。〔时珍曰〕薄荷，人多栽莳。二月宿根生苗，清明前后分之。方茎赤色，其叶对生，初时形长而头圆，及长则尖。吴、越、川、湖人多以代茶。苏州所莳者，茎小而气芳，江西者稍粗，川蜀者更粗，入药以苏产为胜。物类相感志云：凡收薄荷，须隔夜以粪水浇之。雨后乃刈收，则性凉，不尔不凉也。野生者，茎叶气味都相似。

茎叶

【气味】 **辛，温，无毒。**〔思邈曰〕苦、辛，平。〔元素曰〕辛、凉。〔敩曰〕茎性燥。〔甄权曰〕同薤作齑食相宜。新病瘥人勿食之，令人虚汗不止。瘦弱人久食之，动消渴病。

【主治】 **贼风伤寒发汗，恶气心腹胀满，霍乱，宿食不消，下气，煮汁服之，发汗，大解劳乏，亦堪生食。**唐本。**作菜久食，却肾气，辟邪毒，除劳气，令人口气香洁。煎汤洗漆疮。**思邈。**通利关节，发毒汗，去愤气，破血止痢。**甄权。**疗阴阳毒，伤寒头痛，四季宜食。**士良。**治中风失音吐痰。**日华。**主伤风头脑风，通关格，及小儿风涎，为要药。**苏颂。**杵汁服，去心脏风热。**孟诜。**清头目，除风热。**李杲。**利咽喉口齿诸病，治瘰疬疮疥，风瘙瘾疹。捣汁含漱，去舌胎语涩。挼叶塞鼻，止衄血。涂蜂螫蛇伤。**时珍。

【发明】 〔元素曰〕薄荷辛凉，气味俱薄，浮而升，阳也。故能去高巅及皮肤风热。〔士良曰〕薄荷能引诸药入营卫，故能发散风寒。〔宗奭曰〕小儿惊狂壮热，须此引药。又治骨蒸热劳，用其汁与众药熬为膏。猫食薄荷则醉，物相感尔。〔好古曰〕薄荷，手、足厥阴气分药也。能搜肝气，又主肺盛有余肩背痛，及风寒汗出。〔时珍曰〕薄荷入手太阴、足厥阴，辛能发散，凉能清利，专于消风散热，故头痛头风眼目咽喉口齿诸病，小儿惊热及瘰疬疮疥，为要药。戴原礼氏治猫咬，取其汁涂之有效，盖取其相制也。〔陆农师曰〕薄荷，猫之酒也。犬，虎之酒也。桑椹，鸠之酒也。茵草，鱼之酒也。昝殷食医心镜云：薄荷煎豉汤暖酒和饮，煎茶生食，并宜。盖菜之有益者也。

【附方】 旧二，新八。**清上化痰**利咽膈，治风热。以薄荷末，炼蜜丸芡子大，每噙一丸。白沙糖和之亦可。简便单方。**风气瘙痒**用大薄荷、蝉蜕等分，为末。每温酒调服一钱。永类钤方。**舌胎语蹇**薄荷自然汁，和白蜜、姜汁擦之。医学集成。**眼弦赤烂**薄荷，以生姜汁浸一宿，晒干为末。每用一钱，沸汤泡洗。明目经验方。**瘰疬结核**或破未破。以新薄荷二斤，取汁，皂荚一挺，水浸去皮，捣取汁，同于银石器内熬膏，入连翘末半两，连白青皮、陈皮，黑牵牛半生半炒，各一两，皂荚仁一两半，同捣和丸梧子大。每服三十丸，煎连翘汤下。济生方。**衄血不止**薄荷汁滴之。或以干者水煮，绵裹塞鼻。许学士本事方。**血痢不止**薄荷叶煎汤常服。普济。**水入耳中**薄荷汁滴入立效。外台秘要。**蜂虿螫伤**薄荷叶挼贴之。同上。**火毒生疮**炙火久，火气入内，两股生疮，汁水淋漓者。用薄荷煎汁频涂，立愈。张杲医说。

积雪草本经中品

【释名】 **胡薄荷**天宝方**地钱草**唐本**连钱草**药图**海苏**〔弘景曰〕积雪草方药不用，想此草以寒凉得名耳。〔恭曰〕此草叶圆如钱，荆楚人谓为地钱草，徐仪药草图名连钱草，余见下。

【集解】 〔别录曰〕积雪草生荆州川谷。〔恭曰〕此草叶圆大如钱，茎细而劲，蔓生溪涧侧，生处亦稀。〔颂曰〕今处处有之，八九月采苗叶，阴干用。段成式酉阳杂俎云：地钱叶圆茎细，有蔓延地，一曰积雪草，一曰连钱草。谨按天宝单行方云：连钱草生咸阳下湿地，亦生临淄郡、济阳郡池泽中，甚香。俗间或云圆叶似薄荷，江东吴越丹阳郡极多，彼人常充生菜食之。河北柳城郡尽呼为海苏，好近水生，经冬不死，咸阳、洛阳亦有之。或名胡薄荷，所在皆有。单服疗女子小腹疼。〔宗奭曰〕积雪草南方多有，生阴湿地，不必荆楚。形如水荇而小，面亦光洁，微尖为异，叶叶各生，今人谓之连钱草，盖取象也。〔时珍曰〕按苏恭注薄荷云：一种蔓生，功用相似。苏颂图经云：胡薄荷与薄荷相类，但味少甘，生江浙间，彼人多以作茶饮，俗呼为新罗薄荷，天宝方所用连钱草是也。据二说，则积雪草即胡薄荷，乃薄荷之蔓生者尔。又臞仙庚辛玉册云：地钱，阴草也。生荆、楚、江、淮、闽、浙间，多在宫院寺庙砖砌间，叶圆似钱，引蔓铺地，香如细辛，不见开花也。

茎叶

【气味】 **苦，寒，无毒。**〔大明曰〕苦、辛。〔颂曰〕甘，平，无毒。〔时珍曰〕取汁结草砂，伏硫黄。

【主治】 **大热，恶疮痈疽，浸淫赤熛，皮肤赤，身热。**本经。**捣傅热肿丹毒。**苏恭。**主暴热，小儿寒热，腹内热结，捣汁服之。**藏器。**单用治瘰疬鼠漏，寒热时节来往。**甄权。**以盐挼贴肿毒，并风疹疥癣。**日华。**胡菝蔄：主风气壅并攻胸膈，作汤饮之立效。**士良。**研汁点暴赤眼，良。**时珍。

【附方】 旧二，新二。**热毒痈肿**秋后收连钱草阴干为末，水调傅之，生捣亦可。寇氏衍义。**女子少腹痛**〔颂曰〕天宝单行方云：女子忽得小腹中痛，月经初来，便觉腰中切痛连脊间，如刀锥所刺，不可忍者。众医不别，谓是鬼疰，妄服诸药，终无所益。其疾转增。审察前状相当，即用此药。其药夏五月正放花时，即采暴干，捣筛为糁。每服二方寸匕，和好醋二小合，搅匀，平旦空腹顿服之。每旦一服，以知为度。如女子先冷者，即取前药五两，加桃仁二百枚。去皮尖，熬捣为散，以蜜为丸如梧子大。每旦空腹以饮及酒下三十丸，日再服，以愈为度。忌麻子、荞麦。图经本草方。**男女血病**九仙驱红散：治呕吐诸血及便血、妇人崩中神效。用积雪草五钱，当归酒洗、卮子仁酒炒、薄黄炒、黄连炒、条黄芩酒炒、生地黄酒洗、陈槐花炒各一钱，上部加藕节一钱五分，下部加地榆一钱五分，水二钟，煎一钟服，神效。此方得之甚秘，此草与本草主治不同，不可晓也。董炳集验方。**牙痛塞耳**用连钱草即积雪草，和水沟污泥同捣烂，随左右塞耳内。摘玄方。

苏别录中品

校正：自菜部移入此。

【释名】 **紫苏**食疗**赤苏**肘后方**桂荏**〔时珍曰〕苏从稣，音酥，舒畅也。苏性舒畅，行气和血，故谓之苏。曰紫苏者，以别白苏也。苏乃荏类，而味更辛如桂，故尔雅谓之桂荏。

【集解】 〔弘景曰〕苏叶下紫色而气甚香，其无紫色不香似荏者，名野苏，不堪用。〔颂曰〕苏，紫苏也。处处有之，以背面皆紫者佳。夏采茎叶，秋采子。有数种，水苏、鱼苏、山鱼苏皆是荏类，各有别条。〔时珍曰〕紫苏、白苏皆以二三月下种，或宿子在地自生。其茎方，其叶团而有尖，四围有巨齿，肥地者面背皆紫，瘠地者面青背紫，其面背皆白者即白苏，乃荏也。紫苏嫩时采叶，和蔬茹之。或盐及梅卤作菹食甚香，夏月作熟汤饮之。五六月连根采收，以火煨其根，阴干则经久叶不落。八月开细紫花，成穗作房，如荆芥穗。九月半枯时收子，子细如芥子而色黄赤，亦可取油如荏油，务本新书云：凡地畔近道可种苏，以遮六畜，收子打油燃灯甚明，或熬之以油器物。丹房镜源云：苏子油，能柔五金八石。沙州记云：乞弗虏之地，不种五谷，惟食苏子。故王祯云，苏有遮护之功。又有灯油之用，不可阙也。今有一种花紫苏，其叶细齿密纽，如剪成之状，香色茎子并无异者，人称回回苏云。〔敩曰〕薄荷根茎真似紫苏，但叶不同尔。薄荷茎燥，紫苏茎和，入药须以刀刮去青薄皮锉之。

茎叶

【气味】 **辛，温，无毒。**〔李廷飞曰〕不可同鲤鱼食，生毒疮。

【主治】 **下气，除寒中，其子尤良。**别录。**除寒热，治一切冷气。**孟诜。**补中益气，治心腹胀满，止霍乱转筋，开胃下食，止脚气，通大小肠。**日华。**通心经，益脾胃，煮饮尤胜，与橘皮相宜。**苏颂。**解肌发表，散风寒，行气宽中，消痰利肺，和血温中止痛。定喘安胎，解鱼蟹毒。治蛇犬伤。**时珍。**以叶生食作羹，杀一切鱼肉毒。**甄权。

【发明】 〔颂曰〕若宣通风毒，则单用茎，去节尤良。〔时珍曰〕紫苏，近世要药也。其味辛，入气分；其色紫，入血分。故同橘皮、砂仁则行气安胎；同藿香、乌药，则温中止痛；同香附、麻黄，则发汗解肌；同芎䓖、当归则和血散血；同木瓜、厚朴，则散湿解暑，治霍乱、脚气；同桔梗、枳壳，则利膈宽肠；同杏仁、莱菔子，则消痰定喘也。〔机曰〕宋仁宗命翰林院定汤饮。奏曰：紫苏熟水第一。以其能下胸膈浮气也。盖不知其久则泄人真气焉。〔宗奭曰〕紫苏其气香，其味微辛甘能散。今人朝暮饮紫苏汤，甚无益。医家谓芳草致豪贵之疾者，此有一焉。若脾胃寒人，多致滑泄，往往不觉。

【正误】 〔颂曰〕苏主鸡瘕，本经不著，南齐褚澄治李道念食白瀹鸡子成瘕，以苏煮服，吐出鸡雏而愈也。〔时珍曰〕按南齐书，褚澄所用者蒜也，非苏也。盖二字相似，誊录误耳，苏氏欠考矣。详见蒜下。

【附方】 旧二，新一十三。**感寒上气**苏叶三两，橘皮四两，酒四升，煮一升半，分再服。肘后方。**伤寒气喘**不止。用赤苏一把，水三升，煮一升，稍稍饮之。肘后。**劳复食复**欲死者。苏叶煮汁二升，饮之。亦可入生姜、豆豉同煮饮。肘后。**卒啘不止**香苏浓煮，顿服三升，良。千金。**霍乱胀满**未得吐下。用生苏捣汁饮之，佳。干苏煮汁亦可。肘后方。**诸失血病**紫苏不限多少，入大锅内，水煎令干，去滓熬膏，以炒熟赤豆为末，和丸梧子大。每酒下三五十丸，常服之。斗门方。**金疮出血**不止。以嫩紫苏叶、桑叶同捣贴之。永类钤方。**颠扑伤损**紫苏捣傅之，疮口自合。谈野翁试验方。**伤损血出**不止。以陈紫苏叶蘸所出血挼烂傅之，血不作脓，且愈后无瘢，甚妙也。永类钤方。**风狗咬伤**紫苏叶嚼傅之。千金方。**蛇虺伤人**紫苏叶捣饮之。千金方。**食蟹中毒**紫苏煮汁饮二升。金匮要略。**飞丝入目**令人舌上生泡。用紫苏叶嚼烂，白汤咽之。危氏得效方。**乳痈肿痛**紫苏煎汤频服，并捣封之。海上仙方。**咳逆短气**紫苏茎叶二钱，人参一钱，水一钱，煎服。普济。

子

【气味】 **辛，温，无毒。**

【主治】 **下气，除寒温中。**别录。**治上气咳逆，冷气及腰脚中湿气，风结气。研汁煮粥长食，令人肥白身香。**甄权。**调中，益五脏，止霍乱呕吐反胃，补虚劳，肥健人，利大小便，破癥结，消五膈，消痰止嗽，润心肺。**日华。**治肺气喘急。**宗奭。**治风顺气，利膈宽肠，解鱼蟹毒。**时珍。

【发明】 〔弘景曰〕苏子下气，与橘皮相宜。〔时珍曰〕苏子与叶同功。发散风气宜用叶，清利上下则宜用子也。

【附方】 旧三，新六。**顺气利肠**紫苏子、麻子仁等分，研烂，水滤取汁，同米煮粥食之。济生方。**治风顺气**利肠宽中。用紫苏子一升，微炒杵，以生绢袋盛，于三斗清酒中浸三宿，少少[①]饮之。圣惠。**一切冷气**紫苏子、高良姜、橘皮等分，蜜丸梧子大。每服十丸，空心酒下。药性论。**风湿脚气**方同上。**风寒湿痹**四肢挛急，脚肿不可践地。用紫苏子二两，杵碎，以水三升，研取汁，煮粳米二合，作粥，和葱、椒、姜、豉食之。圣惠方。**消渴变水**服此令水从小便出。用紫苏子炒三两，萝卜子炒三两，为末。每服二钱，桑根白皮煎汤服，日三次。圣济总录。**梦中失精**苏子一升，熬杵研末，酒服方寸匕，日再服。外台秘要。**食蟹中毒**紫苏子煮汁饮之。金匮要略。**上气咳逆**紫苏子入水研滤汁，同粳米煮粥食。简便方。

荏[②] 别录上品

校正：自菜部移入此。

【释名】 䕋音鱼。弘景**白苏**图经〔弘景曰〕荏状如苏，东人呼为䕋，以其似苏字，但除禾边故也。〔颂曰〕苏有数种：有水苏、白苏、鱼苏、山鱼苏。皆是荏类。

【集解】 〔别录曰〕荏叶，九月采，阴干。〔弘景曰〕荏状如苏，高大白色，不甚香。其子研之，杂米作糜，甚肥美，下气补益。笮其子作油，日煎之，即今油帛及和漆所用者，服食断谷亦用之，名为重油。〔恭曰〕荏叶人常生食，其子故不

① 少：原作“炒”，字误，今据《圣惠方》卷九十五改。

② 此条原脱，今据分卷目录与《证类本草》补。

及苏也。〔藏器曰〕江东以荏子为油，北土以大麻为油，此二油俱堪油物。若其和漆，荏者为强尔。〔炳曰〕又有大荏，形似野荏，高大。叶大小荏一倍，不堪食。人收其子，以充油绢帛，与大麻子同。其小荏子欲熟，人采其角食之，甚香美。大荏叶不堪食。〔颂曰〕白苏，方茎圆叶，不紫，亦甚香，实亦入药。鱼苏，似茵陈，大叶而香，吴人以煮鱼者，一名鱼蓊。生山石间者名山鱼苏，主休息痢，大小溲频数。干末，米饮调服之，效。〔诜曰〕可蒸令熟，烈日干之，当口开，舂取米食之。亦可休粮。

叶

【气味】 **辛，温，无毒。**

【主治】 **调中，去臭气。**别录。**捣傅虫咬及男子阴肿。**藏器。**调气，润心肺，长肌肤，益颜色，消宿食，止上气咳嗽，去狐臭，傅虫咬。**日华。

【附方】 旧二。**男女阴肿**男子：荏叶生捣，和醋封之。女人：绵裹内，三四易。孟诜食疗。**蛇虺中人**以荏叶烂杵，猪脂和，薄傅上。梅师方。

子

【气味】 **辛，温，无毒。**〔诜曰〕亦少破气。多食，发心闷。

【主治】 **咳逆，下气，温中补体。**别录。**生食，止渴润肺。**蒸熟日干，舂取米食，补中益气，通血脉，填精髓。孟诜。**止嗽。**日华。

水苏本经中品

校正：自菜部移入此。

【释名】 **鸡苏**吴普**香苏**肘后**龙脑薄荷**日用**芥葅**音祖**芥苴**并别录。〔时珍曰〕此草似苏而好生水旁，故名水苏，其叶辛香，可以煮鸡，故有龙脑、香苏、鸡苏诸名。芥葅、芥苴当作芥苏，乃是一名而误录尔。亦因味辛如芥，故名。宋惠民和剂局方有龙脑薄荷丸，专治血病。元吴瑞日用本草谓即水苏，必有所据也。周定王救荒本草，言薄荷即鸡苏，以生东平龙脑冈者为良，故名；陈嘉谟本草蒙筌，以薄荷种于苏州府学地名龙脑者，得名俱不同何哉？

【集解】 〔别录曰〕水苏生九真池泽。七月采。〔弘景曰〕方药不用，莫能识；九真辽远，亦无能访之。〔恭曰〕此苏生下泽水侧，苗似旋覆，两叶相当，大香馥。青、齐、河间人名为水苏，江左名为荠苧，吴会谓之鸡苏，而陶氏更于菜部出鸡苏，误矣。〔保升曰〕叶似白薇，两叶相当，花生节间，紫白色，味辛而香，六月采茎叶日干。〔颂曰〕水苏处处有之，多生水岸旁。南人多以作菜。江北甚多，而人不取食。又江左人谓鸡苏、水苏是两种。陈藏器谓荠苧自是一物，非水苏。水苏叶有雁齿，气香而辛；荠苧叶上有毛，稍长，气臭也。又茵陈注云：江南所用茵陈，茎叶都似家茵陈而大，高三四尺，气极芬香，味甘辛，俗名龙脑薄荷。〔宗奭曰〕水苏气味与紫苏不同，辛而不和，然状一如苏。但面不紫，及周围槎牙如雁齿耳。〔瑞曰〕水苏即鸡苏，俗呼为龙脑薄荷。〔时珍曰〕水苏、荠苧一类二种尔。水苏气香，荠苧气臭为异。水苏三月生苗，方茎中虚，叶似苏叶而微长，密齿，面皱色青，对节生，气甚辛烈。六七月开花成穗，如苏穗，水红色。穗中有细子，状如荆芥子，可种易生，宿根亦自生。沃地者苗高四五尺。

茎叶

【气味】 **辛，微温，无毒。**

【主治】 **下气杀谷，除饮食，辟口臭，去邪毒，辟恶气。久服通神明，轻身耐老。**本经。**主吐血衄血血崩。**别录。**治**

肺痿血痢，崩中带下。日华。**主诸气疾及脚肿**。苏颂。**酿酒渍酒及酒煮汁常服，治头风目眩，及产后中风。恶血不止，服之弥妙**。孟诜。**作生菜食，除胃间酸水**。时珍。

【发明】　〔时珍曰〕鸡苏之功，专于理血下气，清肺辟恶消谷，故太平和剂局方治吐血衄血、唾血咳血、下血血淋、口臭口苦、口甜喉腥、邪热诸病，有龙脑薄荷丸方，药多不录。用治血病，果有殊效也。

【附方】　旧六，新九。**漏血欲死**鸡苏煮汁一升服之。梅师方。**吐血下血**鸡苏茎叶煎汁饮之。梅师方。**吐血咳嗽**龙脑薄荷焙研末，米饮服一钱，取效。**衄血不止**梅师方：用鸡苏五合，香豉二合，同捣，搓如枣核大，纳鼻孔中，即止。圣惠方：用鸡苏二两，防风一两，为末。每服二钱，温水下，仍以叶塞鼻。普济方：用龙脑薄荷、生地黄等分，为末，冷水服。**脑热鼻渊**肺壅多涕。鸡苏叶、麦门冬、川芎䓖、桑白皮炒、黄芪炙、甘草炙、生地黄焙，等分为末，炼蜜丸梧子大。每服四十丸，人参汤下。圣济总录。**风热头痛**热结上焦，致生风气，痰厥头痛。用水苏叶五两，皂荚炙去皮子三两，芫花醋炒焦一两，为末，炼蜜丸梧子大，每服二十丸，食后荆芥汤下。圣惠方。**耳卒聋闭**鸡苏叶生捣，绵裹塞之。孟诜食疗。**沐发令香**鸡苏煮汁，或烧灰淋汁，沐之。普济。**头生白屑**方同上。**暑月目昏**多眵泪生。龙脑薄荷叶捣烂，生绢绞汁，点之。圣济总录。**霍乱困笃**鸡苏三两，水二升，煎一升，分三服。圣惠。**中诸鱼毒**香苏浓煮汁饮之，良。肘后方。**蛇虺螫伤**龙脑薄荷叶研末，酒服，并涂之。易简方。

荠苎拾遗

【释名】　**臭苏**日华**青白苏**〔时珍曰〕日华子释水苏云，一名臭苏，一名青白苏，正此草也，误作水苏尔。其形似水苏而臭，似白苏而青，故有二名。

【集解】　〔藏器曰〕按苏恭言，江左名水苏为荠苎。按水苏叶有雁齿，气香而辛。荠苎叶稍长，其上有毛，气臭，亦可为生菜。〔时珍曰〕荠苎处处平地有之。叶似野苏而稍长，有毛气臭。山人茹之，味不甚佳。

茎叶

【气味】　**辛，温，无毒。**

【主治】　**冷气泄痢。生食，除胸间酸水。挼碎，傅蚁瘘**。藏器。

【附录】

石荠　〔藏器曰〕味辛，温，无毒。主风冷气，疮疥瘙痒，痔瘘下血，煮汁服之。生山石间，细叶紫花，高一二尺，山人用之。

本草纲目草部目录第十五卷

草之四隰草类五十二种。

菊本经 **野菊**拾遗 **庵蕳**本经。对庐附 **蓍**本经 **艾**别录。夏台附 **千年艾**纲目 **茵陈蒿**本经 **青蒿**本经 **黄花蒿**纲目 **白蒿**本经 **角蒿**唐本 **䕡蒿**拾遗 **马先蒿**本经 **阴地厥**图经 **牡蒿**别录 **九牛草**图经 **茺蔚**本经。即益母草 **鏨菜草**拾遗 **薇衔**本经。无心草附 **夏枯草**本经 **刘寄奴草**唐本 **曲节草**图经。即六月霜 **丽春草**图经 **旋覆花**本经 **青葙**[1] 本经。陶朱术、雁来红、天灵草、思蓂子附 **鸡冠花**嘉祐 **红蓝花**开宝 **番红花**纲目 **燕脂**纲目 **大蓟、小蓟**别录 **续断**本经 **苦芙**别录 **漏卢**本经 **飞廉**本经 **苎麻**别录 **苘麻**唐本。即白麻 **大青**别录 **小青**图经 **胡卢巴**嘉祐 **蠡实**本经。即马蔺子。必似勒附 **恶实**别录。即牛蒡 **(枲耳)**本经。即苍耳 **天名精**本经。即地菘、鹤虱 **豨莶**唐本 **箬**纲目 **芦**别录 **甘蕉**别录 **蘘荷**别录 **麻黄**本经。云花草附 **木贼**嘉祐。问荆附 **石龙刍**本经。即龙须草 **龙常草**别录。即粽心草 **灯心草**开宝

上附方旧一百四十四，新二百八十六。

① 青葙：此下原有“子”字，今据本卷青葙条删。

本草纲目草部第十五卷

草之四隰草类上五十二种。

菊本经上品

【释名】 **节华**本经**女节**别录**女华**别录**女茎**别录**日精**别录**更生**别录**傅延年**别录**治蘠**尔雅**金蕊**纲目**阴成**别录**周盈**别录。〔时珍曰〕按陆佃埤雅云：菊本作蘜，从鞠。鞠，穷也。月令：九月，菊有黄华。华事至此而穷尽，故谓之蘜。节华之名，亦取其应节候也。崔实月令云：女节、女华，菊华之名也。治蘠、日精，菊根之名也。抱朴子云：仙方所谓日精、更生、周盈，皆一菊而根茎花实之名异也。〔颂曰〕唐天宝单方图载白菊云：原生南阳山谷及田野中。颍川人呼为回峰菊，汝南名茶苦蒿，上党及建安郡、顺政郡并名羊欢草，河内名地薇蒿。

【集解】 〔别录曰〕菊花生雍州川泽及田野。正月采根，三月采叶，五月采茎，九月采花，十一月采实，皆阴干。〔弘景曰〕菊有两种：一种茎紫气香而味甘，叶可作羹食者，为真菊；一种青茎而大，作蒿艾气，味苦不堪食者，名苦薏，非真菊也。叶正相似，惟以甘苦别之。南阳郦县最多，今近道处处有之，取种便得。又有白菊，茎叶都相似，惟花白，五月取之。仙经以菊为妙用，但难多得，宜常服之。〔藏器曰〕白菊生平泽，五月花，紫白色。〔颂曰〕处处有之，以南阳菊潭者为佳。初春布地生细苗，夏茂，秋花，冬实。然种类颇多。惟紫茎气香，叶厚至柔者，嫩时可食，花微大，味甚甘者，为真；其茎青而大，叶细气烈似蒿艾，花小味苦者，名苦薏 非真也。南阳菊亦有两种：白菊叶大如艾叶，茎青根细，花白蕊黄；其黄菊叶似茼蒿，花蕊都黄。今服饵家多用白者。又有一种开小花[1]，花瓣下如小珠子，谓之珠子菊，云入药亦佳。〔宗奭曰〕菊花近世有二十余种。惟单叶花小而黄，绿叶色深小而薄，九月应候而开者是也。邓州白菊单叶者，亦入药。余皆医经不用。〔瑞曰〕花大而香者，为甘菊；花小而黄者，为黄菊；花小而气恶者，为野菊。〔时珍曰〕菊之品凡百种，宿根自生，茎叶花色，品品不同。宋人刘蒙泉、范至能、史正志皆有菊谱，亦不能尽收也。其茎有株蔓紫赤青绿之殊，其叶有大小厚薄尖秃之异，其花有千叶单叶、有心无心、有子无子、黄白红紫、间色深浅、大小之别，其味有甘苦辛之辨，又有夏菊秋菊冬菊之分。大抵惟以单叶味甘者入药，菊谱所载甘菊、邓州黄、邓州白者是矣。甘菊始生于山野，今则人皆栽植之。其花细碎，品不甚高。蕊如蜂窠，中有细子，亦可捺种。嫩叶及花皆可炸食。白菊花稍大，味不甚甘，亦秋月采之。菊之无子者，谓之牡菊。烧灰撒地中，能死

---

① 花：原作“小”，今据《证类本草》卷六菊花条改。

蛙黾。说出周礼。

花叶、根、茎、实并同

【气味】　**苦，平，无毒。**〔别录曰〕甘。〔损之曰〕甘者入药，苦者不入药。〔杲曰〕苦、甘，寒，可升可降，阴中微阳也。〔时珍曰〕本经言菊花味苦，别录言菊花味甘。诸家以甘者为菊，苦者为苦薏，惟取甘者入药。谨按张华博物志言菊有两种，苗花如一，惟味小异，苦者不中食。范至能谱序，言惟甘菊一种可食，仍入药饵。其余黄白二花，皆味苦，虽不可饵，皆可入药。其治头风，则白者尤良。据此二说，则是菊类自有甘苦二种，食品须用甘菊，入药则诸菊皆可，但不得用野菊名苦薏者尔。故景焕牧竖闲谈云：真菊延龄，野菊泄人。正如黄精益寿、钩吻杀人之意。〔之才曰〕术及枸杞根、桑根白皮、青葙叶为之使。

【主治】　**诸风头眩肿痛，目欲脱，泪出，皮肤死肌，恶风湿痹。久服利血气，轻身耐老延年。**本经。**疗腰痛去来陶陶，除胸中烦热，安肠胃，利五脉，调四肢。**别录。陶陶，纵缓貌。**治头目风热，风旋倒地，脑骨疼痛，身上一切游风令消散，利血脉，并无所忌。**甄权。**作枕明目，叶亦明目，生熟并可食。**大明。**养目血，去翳膜。**元素。**主肝气不足。**好古。

白菊

【气味】　**苦、辛，平，无毒。**

【主治】　**风眩，能令头不白。**弘景。**染髭发令黑。和巨胜、茯苓蜜丸服之，去风眩，变白不老，益颜色。**藏器。

【发明】　〔震亨曰〕黄菊花属土与金，有水与火，能补阴血，故养目。〔时珍曰〕菊春生夏茂，秋花冬实，备受四气，饱经露霜，叶枯不落，花槁不零，味兼甘苦，性禀平和。昔人谓其能除风热，益肝补阴，盖不知其得金水之精英尤多，能益金水二脏也。补水所以制火，益金所以平木，木平则风息，火降则热除，用治诸风头目，其旨深微。黄者入金水阴分，白者入金水阳分，红者行妇人血分，皆可入药，神而明之，存乎其人。其苗可蔬，叶可啜，花可饵，根实可药，囊之可枕，酿之可饮，自本至末，罔不有功。宜乎前贤比之君子，神农列之上品，隐士采入酒斝，骚人餐其落英。费长房言九日饮菊酒，可以辟不祥。神仙传言康风子、朱孺子皆以服菊花成仙。荆州记言胡广久病风羸，饮菊潭水多寿。菊之贵重如此，是岂群芳可伍哉？钟会菊有五美赞云：圆花高悬，准天极也。纯黄不杂，后土色也。早植晚发，君子德也。冒霜吐颖，象贞质也。杯中体轻，神仙食也。西京杂记言：采菊花茎叶，杂秫米酿酒，至次年九月始熟，用之。

【附方】　旧方六，新十六。**服食甘菊**玉函方云：王子乔变白增年方，用甘菊，三月上寅日采苗，名曰玉英；六月上寅日采叶，名曰容成；九月上寅日采花，名曰金精；十二月上寅日采根茎，名曰长生。四味并阴干，百日取等分，以成日合捣千杵为末，每酒服一钱匕。或以蜜丸梧子大，酒服七丸，一日三服。百日，身①轻润泽②；一年，发白变黑；服之二年，齿落再生；五年，八十岁老翁，变为儿童也。孟诜云：正月采叶，五月五日采茎，九月九日采花。**服食白菊**太清灵宝方引：九月九日白菊花二斤，茯苓一斤，并捣罗为末。每服二钱，温酒调下，日三服。或以炼过松脂和丸鸡子大，每服一丸。主头眩，久服令人好颜色不老。〔藏器曰〕抱朴子言刘生丹法，用白菊汁、莲花汁、地

---

① 身：原脱，今据《证类本草》卷六补。

② 泽：原脱，今据《证类本草》卷六补。

血汁、樗汁，和丹蒸服也。**白菊花酒**天宝单方：治丈夫妇人久患头风眩闷，头发干落，胸中痰壅，每发即头旋眼昏，不觉欲倒者，是其候也。先灸两风池各二七壮，并服此酒及散，永瘥。其法：春末夏初，收白菊软苗，阴干捣末，空腹取一方寸匕，和无灰酒服之，日再服，渐加三方寸匕。若不饮酒者，但和羹粥汁服，亦得。秋八月合花收暴干，切取三大斤，以生绢袋盛，贮三大斗酒中，经七日服之，日三次，常令酒气相续为佳。苏颂图经。**风热头痛**菊花、石膏、川芎各三钱，为末。每服一钱半，茶调下。简便方。**膝风疼痛**菊花、陈艾叶作护膝，久则自除也。吴旻扶寿方。**癍痘入目**生翳障。用白菊花、谷精草、绿豆皮等分，为末。每用一钱，以干柿饼一枚，粟米泔一盏，同煮候泔尽，食柿，日食三枚。浅者五七日，远者半月，见效。仁斋直指方。**病后生翳**白菊花、蝉蜕等分，为散。每用二三钱，入蜜少许，水煎服。大人小儿皆宜，屡验。救急方。**疔肿垂死**菊花一握，捣汁一升，入口即活，此神验方也。冬月采根。肘后方。**女人阴肿**甘菊苗捣烂煎汤，先熏后洗。危氏得效方。**酒醉不醒**九月九日真菊花为末，饮服方寸匕。外台秘要。**眼目昏花**双美丸：用甘菊花一斤，红椒去目六两，为末，用新地黄汁和丸梧子大。每服五十丸，临卧茶清下。瑞竹堂方。

花上水

【主治】 **益色壮阳，治一切风。**大明。

野菊拾遗

【释名】 **苦薏**〔时珍曰〕薏乃莲子之心，此物味苦似之，故与之同名。

【集解】 〔藏器曰〕苦薏生泽畔，茎如马兰，花如菊。菊甘而薏苦，语曰苦如薏是也。〔时珍曰〕苦薏处处原野极多，与菊无异，但叶薄小而多尖，花小而蕊多，如蜂窠状，气味苦辛惨烈。

根、叶、茎、花

【气味】 **苦、辛，温，有小毒。**〔震亨曰〕野菊花，服之大伤胃气。

【主治】 **调中止泄，破血，妇人腹内宿血宜之。**藏器。**治痈肿疔毒，瘰疬眼息。**时珍。

【附方】 新四。**痈疽疔肿**一切无名肿毒。孙氏集效方：用野菊花连茎捣烂，酒煎热服取汗，以渣傅之即愈。卫生易简方用野菊花茎叶、苍耳草各一握，共捣，入酒一碗，绞汁服，以渣傅之，取汗即愈。或六月六日采苍耳叶，九月九日采野菊花，为末，每酒服三钱，亦可。**天泡湿疮**野菊花根、枣木，煎汤洗之。医学集成。**瘰疬未破**野菊花根捣烂，煎酒服，以渣傅之自消，不消亦自破也。瑞竹堂经验方。

庵䕡音淹闾。本经上品

【释名】 **覆闾**〔时珍曰〕庵，草屋也。闾，里门也。此草乃蒿属，老茎可以盖覆庵闾，故以名之。贞元广利方谓之庵䕡蒿云，又史注云：庵庐，军行宿室也。则闾似当作庐。

【集解】 〔别录曰〕庵䕡子生雍州川谷，亦生上党及道边，十月采实阴干。〔弘景曰〕状如蒿艾之类，近道处处有之，仙经亦时用之，人家种此辟蛇也。〔颂曰〕今江淮亦有之。春生苗，叶如艾蒿，高二三尺。七月开花，八月结实，九月采实。〔时珍曰〕庵䕡叶不似艾，似菊叶而薄，多细丫，面背皆青。高者四五尺，其茎白色，如艾茎而粗。八九月开细花，淡黄色。结细实如艾实，中有细子，极易繁衍。艺花者以之接菊。

子

【气味】 **苦、微寒，无毒。**〔别录曰〕微温。〔普曰〕神农、雷公、桐君、岐伯：苦，小温，无毒。〔李当之〕温。〔权曰〕辛，苦。〔时珍曰〕降也，阴中微阳，入足厥阴经血分。〔之才曰〕荆实、薏苡为之使。

【主治】 **五脏瘀血，腹中水气，胪胀留热，风寒湿痹，身体诸痛。久服轻身延年不老。**本经。**疗心下坚，膈中寒热，周痹，妇人月水不通，消食明目。駏驉食之神仙。**别录。**益气，主男子阴痿不起，治心腹胀满。**甄权。**腰脚重痛，膀胱痛，及骨节烦痛，不下食。**大明。**擂酒饮，治闪挫腰痛，及妇人产后血气痛。**时珍。

【发明】 〔颂曰〕本经言久服轻身不老，而古方少有服食者，惟入诸杂治药中，如胡洽治惊邪狸骨丸之类，大方中用之。孙思邈千金翼、韦宙独行方，主踠折瘀血，并单用庵蕳煮汁服，亦可末服。今人治打扑多用此法，或饮或散，其效最速。〔时珍曰〕吴普本草及名医别录，并言駏驉食庵蕳神仙，此亦谓其多寿尔。駏驉乃兽名，似骡而小，前足长，后足短，不能自食，每负蟨鼠为之啮食。

【附方】 旧一，新二。**瘀血不散**变成痈肿。生庵蕳蒿捣汁一升，服之。广利方。**月水不通**妇人宿有风冷，留血积聚，月水不通。庵蕳子一升，桃仁二升，酒浸去皮尖，研匀入瓶内，以酒二斗浸，封五日后，每饮三合，日三服。圣惠方。**产后血痛**庵蕳子一两，水一升，童子小便二杯，煎饮。频湖集简方。

【附录】 **对庐**〔别录有名未用曰〕味苦，寒，无毒。主疥疮久不瘳，生死肌，除大热，煮汁洗之。似庵蕳。八月采。

蓍音尸。本经上品

【释名】 〔时珍曰〕按班固白虎通载孔子云：蓍之为言耆也。老人历年多，更事久，事能尽知也。陆佃埤雅云：草之多寿者，故字从耆。博物志言：蓍千岁而三百茎，其本已老，故知吉凶。

【集解】 〔别录曰〕蓍实生少室山谷，八月、九月采实，日干。〔恭曰〕此草所在有之，其茎可为筮。陶氏误以楮实为之。楮实味甘，此味苦，今正之。〔颂曰〕今蔡州上蔡县白龟祠旁，其生如蒿作丛，高五六尺，一本一二十茎，至多者五十茎，生便条直，所以异于众蒿也。秋后有花，出于枝端，红紫色，形如菊花，结实如艾实。史记·龟策传云：龟千岁乃游于莲叶之上。蓍百茎共一根。所生之处，兽无虎狼，虫无毒螫。徐广注云：刘向言龟千岁而灵，蓍百年而一本生百茎也。褚先生云：蓍满百茎，其下必有神龟守之，其上常有青云覆之。传云：天下和平，王道得而蓍茎长丈，其丛生满百茎。方今取蓍者，八十茎已上，长八尺者，即已难得。但得满六十茎以上，长六尺者，即可用矣。今蔡州所上，皆不言如此。则此类亦神物，故不常有也。〔时珍曰〕蓍乃蒿属，神草也。故易曰：蓍之德，圆而神。天子蓍长九尺，诸侯七尺，大夫五尺，士三尺。张华博物志言：以末大于本者为主，次蒿，次荆，皆以月望浴之。然则无蓍揲卦，亦可以荆、蒿代之矣。

实

【气味】 **苦、酸，平，无毒。**

【主治】 **益气充肌肤，明目聪慧先知。久服不饥不老轻身。**本经。

叶

【主治】 **痞疾。**时珍。

【附方】 新一。**腹中痞块。**蓍叶、独蒜、穿山甲末、食盐，同以好醋捣成饼，量痞大小贴之，两炷香为度。其痞化为脓血，从大便出。刘松石保寿堂方。

艾别录中品

【释名】 **冰台**尔雅**医草**别录**黄草**埤[①]雅**艾蒿**〔时珍曰〕王安石字说云：艾可乂疾，久而弥善，故字从乂。陆佃埤雅云：博物志言削冰令圆，举而向日，以艾承其影则得火。则艾名冰台，其以此乎？医家用灸百病，故曰灸草。一灼谓之一壮，以壮人为法也。

【集解】 〔别录曰〕艾叶生田野，三月三日采，暴干。〔颂曰〕处处有之，以复道及四明者为佳，云此种灸百病尤胜。初春布地生苗，茎类蒿，叶背白，以苗短者为良。三月三日，五月五日，采叶暴干，陈久方可用。〔时珍曰〕艾叶，本草不著土产，但云生田野。宋时以汤阴复道者为佳，四明者图形。近代惟汤阴者谓之北艾，四明者谓之海艾。自成化以来，则以蕲州者为胜，用充方物，天下重之，谓之蕲艾。相传他处艾灸酒坛不能透，蕲艾一灸则直透彻，为异也。此草多生山原。二月宿根生苗成丛，其茎直生，白色，高四五尺。其叶四布，状如蒿，分为五尖，桠上复有小尖，面青背白，有茸而柔厚。七八月叶间出穗如车前穗，细花，结实累累盈枝，中有细子，霜后始枯。皆以五月五日连茎刈取，暴干收叶。先君月池子讳言闻，尝著蕲艾传一卷。有赞云：产于山阳，采以端午。治病灸疾，功非小补。又宗懔荆楚岁时记云：五月五日鸡未鸣时，采艾似人形者揽而取之，收以灸病甚验。是日采艾为人，悬于户上，可禳毒气。其茎干之，染麻油引火点灸炷，滋润灸疮，至愈不疼。亦可代蓍策，及作烛心。

叶

【修治】 〔宗奭曰〕艾叶干捣，去青滓，取白，入石硫黄末少许，谓之硫黄艾，灸家用之。得米粉少许，可捣为末，入服食药用。〔时珍曰〕凡用艾叶，须用陈久者，治令细软，谓之熟艾。若生艾灸火，则伤人肌脉。故孟子云：七年之病，求三年之艾。拣取净叶，扬去尘屑，入石臼内木杵捣熟，罗去渣滓，取白者再捣，至柔烂如绵为度。用时焙燥，则灸火得力。入妇人丸散，须以熟艾，用醋煮干，捣成饼子，烘干再捣为末用。或以糯糊和作饼，及酒炒者，皆不佳。洪氏容斋随笔云：艾难著力，若入白茯苓三五片同碾，即时可作细末，亦一异也。

【气味】 **苦，微温，无毒。**〔恭曰〕生寒，熟热。〔元素曰〕苦温，阴中之阳。〔时珍曰〕苦而辛，生温熟热，可升可降，阳也。入足太阴、厥阴、少阴之经。苦酒、香附为之使。

【主治】 **灸百病。可作煎，止吐血下痢，下部䘌疮，妇人漏血，利阴气，生肌肉，辟风寒，使人有子。作煎勿令见风。**别录。**捣汁服，止伤血，杀蛔虫。**弘景。**主衄血下血，脓血痢，水煮及丸散任用。**苏恭。**止崩血、肠痔血，搨金疮，止腹痛，安胎。苦酒作煎，治癣甚良。捣汁饮，治心腹一切冷气鬼气。**甄权。**治带下，止霍乱转筋，痢后寒热。**大明。**治带脉为病，腹胀满，腰溶溶如坐水中。**好古。**温中逐冷除湿。**时珍。

【发明】 〔诜曰〕春月采嫩艾作菜食，或和面作馄饨如弹子，吞三五枚，以饭压之，治一切鬼恶气，长服止冷痢。又以嫩艾作干饼子，用生姜煎服，止泻痢及

---

① 埤：原作"碑"，字误，今据卷一引据古今经史百家书目改。

产后泻血，甚妙。〔颂曰〕近世有单服艾者，或用蒸木瓜和丸，或作汤空腹饮，甚补虚羸；然亦有毒发则热气冲上，狂躁不能禁，至攻眼有疮出血者，诚不可妄服也。〔震亨曰〕妇人无子，多由血少不能摄精。俗医谓子宫虚冷，投以辛热，或服艾叶。不知艾性至热，入火灸则气下行，入药服则气上行。本草止言其温，不言其热。世人喜温，率多服之，久久毒发，何尝归咎于艾哉！予考苏颂图经而因默有感焉。〔时珍曰〕艾叶生则微苦太辛，熟则微辛太苦，生温熟热，纯阳也。可以取太阳真火，可以回垂绝元阳。服之则走三阴，而逐一切寒湿，转肃杀之气为融和。灸之则透诸经，而治百种病邪，起沉痾之人为康泰，其功亦大矣。苏恭言其生寒，苏颂言其有毒。一则见其能止诸血，一则见其热气上冲，遂谓其性寒有毒，误矣。盖不知血随气而行，气行则血散，热因久服致火上冲之故尔。夫药以治病，中病则止。若素有虚寒痼冷，妇人湿郁带漏之人，以艾和归、附诸药治其病，夫何不可？而乃妄意求嗣，服艾不辍，助以辛热，药性久偏，致使火躁，是谁之咎欤，于艾何尤？艾附丸治心腹少腹诸痛，调女人诸病，颇有深功。胶艾汤治虚痢，及妊娠产后下血，尤著奇效。老人丹田气弱，脐腹畏冷者，以熟艾入布袋兜其脐腹，妙不可言。寒湿脚气，亦宜以此夹入袜内。

【附方】 旧二十四，新二十七。**伤寒时气**温疫头痛，壮热脉盛，以干艾叶三升，水一斗，煮一升，顿服取汗。肘后方。**妊娠伤寒**壮热，赤斑变为黑斑，溺血。用艾叶如鸡子大，酒三升，煮二升半，分为二服。伤寒类要。**妊娠风寒**卒中，不省人事，状如中风。用熟艾三两，米醋炒极热，以绢包熨脐下，良久即苏。妇人良方**中风口㖞**以苇筒长五寸，一头刺入耳内，四面以面密封，不透风，一头以艾灸之七壮。患右灸左，患左灸右。胜金方。**中风口噤**熟艾灸承浆一穴，颊车二穴，各五壮。千金方。**中风掣痛**不仁不随。并以干艾斛许，揉团纳瓦甑中，并下塞诸孔，独留一目，以痛处著甑目，而烧艾熏之，一时即知矣。肘后方。**舌缩口噤**以生艾捣傅之。干艾浸湿亦可。圣济录。**咽喉肿痛**医方大成：同嫩艾捣汁，细咽之。经验方：用青艾和茎叶一握，同醋捣烂，傅于喉上。冬月取干艾亦得。李臣所传方也。**癫痫诸风**熟艾于阴囊下谷道正门当中间，随年岁灸之。斗门方。**鬼击中恶**卒然着人，如刀刺状，胸胁腹内疞刺切痛不可按，或即吐血、鼻中出血、下血，一名鬼排。以熟艾如鸡子大三枚，水五升，煎二升，顿服。肘后方。**小儿脐风**撮口。艾叶烧灰填脐中，以帛缚定效。或隔蒜灸之，候口中有艾气立愈。简便方。**狐惑虫**䘌病人齿无色，舌上白，或喜睡不知痛痒处，或下痢，宜急治下部。不晓此者，但攻其上，而下部生虫，食其肛，烂见五脏，便死也。烧艾于管中，熏下部令烟入，或少加雄黄更妙。罂中烧烟亦可。肘后方。**头风久痛**蕲艾揉为丸，时时嗅之，以黄水出为度。青囊杂纂。**头风面疮**痒出黄水。艾二两，醋一升，砂锅煎取汁，每薄纸上贴之，一日二[①]上。御药院方。**心腹恶气**艾叶捣汁饮之。药性论。**脾胃冷痛**白艾末，沸汤服二钱。卫生易简方。**蛔虫心痛**如刺，口吐清水。白熟艾一升，水三升，煮一升服，吐虫出。或取生艾捣汁，五更食香脯一片，乃饮一升，当下虫出。肘后方。**口吐清水**干蕲艾煎汤啜之。怪证奇方。**霍乱吐下**不止。以艾一把，水三升，煮一升，顿服。外台秘要。**老小白**

① 二：《御药院方》卷十作“一二”二字。

痢艾姜丸：用陈北艾四两，干姜炮三两，为末，醋煮仓米糊丸梧子大。每服七十丸，空心米饮下，甚有奇效。永类方。**诸痢久下**艾叶、陈皮等分，煎汤服之，亦可为末，酒煮烂饭和丸，每盐汤下二三十丸。圣济总录。**暴泄不止**陈艾一把，生姜一块，水煎热服。生生编。**粪后下血**艾叶、生姜煎浓汁，服三合。千金方。**野鸡痔病**先以槐柳汤洗过，以艾灸上七壮，取效。郎[①]中王及乘骡入西川，数日病痔大作，如胡瓜贯于肠头，其热如火，忽至僵仆，无计。有主邮者云：须灸即瘥。乃用上法灸三五壮，忽觉一道热气入肠中，因大转泻，血秽并出，泻后遂失胡瓜所在矣。经验良方。**妊娠下血**张仲景曰：妇人有漏下者，有半产后下血不绝者，有妊娠下血者，并宜胶艾汤主之。阿胶二两，艾叶三两，芎䓖、甘草各二两，当归、地黄各三两，芍药四两，水五升，清酒五升，煮取三升，乃纳胶令消尽，每温服[②]一升，日三服。金匮要略。**妊娠胎动**或腰痛，或抢心，或下血不止，或倒产子死腹中。艾叶一鸡子大，酒四升，煮二升，分二服。肘后方。**胎动迫心**作痛。艾叶鸡子大，以头醋四升，煎二升，分温服。子母秘录。**妇人崩中**连日不止，熟艾鸡子大，阿胶炒为末半两，干姜一钱，水五盏，先煮艾姜至二盏半，倾出，入胶烊化，分三服，一日服尽。初虞世古今录验。**产后泻血**不止。干艾叶半两，炙熟老生姜半两，浓煎汤，一服止[③]，妙。孟诜食疗本草。**产后腹痛**欲死，因感寒起者。陈蕲艾二斤，焙干，捣铺脐上，以绢覆住，熨斗熨之，待口中艾气出，则痛自止矣。杨诚经验方。**忽然吐血**一二口，或心衄，或内崩。熟艾三团，水五升，煮二升服。一方：烧灰水服二钱。千金方。**鼻血不止**艾灰吹之，亦可以艾叶煎服。圣惠方。**盗汗不止**熟艾二钱，白茯神三钱，乌梅三个，水一钟，煎八分，临卧温服。通妙真人方。**火眼肿痛**以艾烧烟起，用碗覆之，候烟尽，碗上刮煤下，以温水调化洗眼，即瘥。更入黄连尤佳。斗门方。**面上皯䵳**艾灰、桑灰各三升，以水淋汁，再淋至三遍，以五色布纳于中，同煎，令可丸时，每以少许傅之，自烂脱，甚妙。外台秘要。**妇人面疮**名粉花疮。以定粉五钱，菜子油调泥碗内，用艾一二团，烧烟熏之，候烟尽，覆地上一夜，取出调搽，永无瘢痕，亦易生肉。谈野翁试验方。**身面疣目**艾火灸三壮即除。圣惠方。**鹅掌风病**蕲艾真者四五两，水四五碗，煮五六滚，入大口瓶内盛之，用麻布二层缚之，将手心放瓶上熏之，如冷再热，如神。陆氏积德堂方。**疥疮熏法**熟蕲艾一两，木鳖子三钱，雄黄二钱，硫黄一钱，为末，揉入艾中，分作四条。每以一条安阴阳瓦中，置被里烘熏，后服通圣散。医方摘要。**小儿疳疮**艾叶一两，水一升，煮取四合服。备急方。**小儿烂疮**艾叶烧灰傅之，良。子母秘录。**臁疮口冷**不合。熟艾烧烟熏之。经验方。**白癞风疮**干艾随多少，以浸曲酿酒如常法，日饮之，觉痹即瘥。肘后方。**疔疮肿毒**艾蒿一担烧灰，于竹筒中淋取汁，以一二合，和石灰如糊。先以针刺疮至痛，乃点药三遍，其根自拔。玉山韩光以此治人神验。贞观初，衢州徐使君访得此方。予用治三十余人，得效。孙真人千金方。**发背初起**未成，及诸热肿。以湿纸搨上，先干处是头，著艾灸之。不论壮数，痛者

① 郎：原作"即"，字误，今据《证类本草》卷九改。

② 服：原作"酒"，字误，今据《金匮》卷下第二十改。

③ 止：原作"立"，义晦，今据《证类本草》卷九改。

灸至不痛，不痛者灸至痛乃止。其毒即散，不散亦免内攻，神方也。李绛兵部手集。**痈疽不合**疮口冷滞。以北艾煎汤洗后，白胶熏之。直指方。**咽喉骨哽**用生艾蒿数升，水、酒共一斗，煮四升，细细饮之，当下。外台秘要。**误吞铜钱**艾蒿一把，水五升，煎一升，顿服便下。钱相公箧中方。**诸虫蛇伤**艾灸数壮甚良。集简方。**风虫牙痛**化蜡少许，摊纸上，铺艾，以箸卷成筒，烧烟，随左右熏鼻，吸烟令满口，呵气，即疼止肿消。靳季谦病此月余，一试即愈。普济方。

实

【气味】　**苦、辛，暖，无毒。**

【主治】　**明目，疗一切鬼气。**甄权。**壮阳，助水脏腰膝，及暖子宫。**大明。

【发明】　〔诜曰〕艾子和干姜等分，为末，蜜丸梧子大。空心每服三十[①]丸，以饭三五匙压之，日再服。治百恶气，其鬼神速走出。田野之人，与此甚相宜也。

【附录】　**夏台**〔别录有名未用曰〕味甘，主百疾，济绝气。〔弘景曰〕此药神奇乃尔，不复识用，可恨也。〔时珍曰〕艾名冰台，此名夏台，艾灸百病能回绝气，此主百病济绝气，恐是一物重出也，故附于艾后。

千年艾纲目

【集解】　〔时珍曰〕千年艾出武当太和山中。小茎高尺许，其根如蓬蒿，其叶长寸余，无尖桠，面青背白。秋开黄花，如野菊而小，结实如青珠丹颗之状。三伏日采叶暴干。叶不似艾，而作艾香，搓之即碎，不似艾叶成茸也。羽流以充方物。

叶

【气味】　**辛、微苦，温，无毒。**

【主治】　**男子虚寒，妇人血气诸痛，水煎服之。**时珍。

茵陈蒿本经上品

【释名】　〔藏器曰〕此虽蒿类，经冬不死，更因旧苗而生，故名因陈，后加蒿字耳。〔时珍曰〕按张揖广雅及吴普本草并作因尘，不知何义。

【集解】　〔别录曰〕茵陈生太山及丘陵坡岸上，五月及立秋采，阴干。〔弘景曰〕今处处有之，似蓬蒿而叶紧细。秋后茎枯，经冬不死，至春又生。〔韩保升曰〕叶似青蒿而背白。〔大明曰〕茵陈出和州及南山岭上，一名石茵陈。〔颂曰〕近道皆有之，不及太山者佳。春初生苗，高三五寸，似蓬蒿而叶紧细，无花实，五月、七月采茎叶阴干，今谓之山茵陈。江宁府一种茵陈，叶大根粗，黄白色，至夏有花实。阶州一种白蒿，一似青蒿而背白，本土皆以为茵陈入药。今南方医人用山茵陈，乃有数种。或著其说云：山茵陈，汴京及北地用者，如艾蒿，叶细而背白，其气亦如艾，味苦，干则色黑。江南所用者，茎叶都似家茵陈而大，高三四尺，气极芬香，味甘辛，俗又名龙脑薄荷。吴中所用，乃石香葇也，叶至细，色黄味辛，甚香烈，性温。若误作解脾药服，大令人烦。以本草论之，但有茵陈蒿，无山茵陈。注云：叶似蓬蒿而紧细。今汴京北地所用山茵陈是也。大体世方用山茵陈疗体痛，解伤寒发汗，行肢节滞气，化痰利膈，治劳倦最要。详本草正经，惟疗黄疸，利小便，与世方都不应。今试取汴京所用山茵陈为解肌发汗药，灼然少效；江南山茵陈疗伤寒脑痛绝胜。比见诸医议论，谓家茵陈亦能解肌下隔，去胸中烦。方家少用，但可研作饮服之。本

① 十：原脱，今据《证类本草》卷九补。

草所无，自出俗方。茵陈蒿当别是一物，主疗自异，不得为山茵陈也。此说亦未可据。但以功较之，则江南者为胜；以经言之，则非本草所出。医方所用，更当考论尔。〔敩曰〕凡使须用叶有八角者，阴干，去根细锉，勿令犯火。〔时珍曰〕茵陈昔人多莳为蔬，故入药用山茵陈，所以别家茵陈也。洪舜俞老圃赋云：酣糟紫姜之掌，沐醯青陈之丝，是也。今淮扬人，二月二日犹采野茵陈苗，和粉面作茵陈饼食之。后人各据方士所传，遂致淆乱。今山茵陈二月生苗，其茎如艾。其叶如淡色青蒿而背白，叶歧紧细而扁整。九月开细花黄色，结实大如艾子，花实并与庵䕡花实相似，亦有无花实者。

茎叶

【气味】　**苦，平、微寒，无毒。**〔普曰〕神农、岐伯、雷公：苦，无毒。黄帝：辛，无毒。〔权曰〕苦、辛，有小毒。〔大明曰〕石茵陈苦，凉，无毒。伏硇砂。〔张元素曰〕苦、甘，阴中微阳。入足太阳经。

【主治】　**风湿寒热邪气，热结黄疸。久服轻身益气耐老。面白悦长年。白兔食之仙。**本经。**治通身发黄，小便不利，除头热，去伏瘕。**别录。**通关节，去滞热，伤寒用之。**藏器。**石茵陈：治天行时疾热狂，头痛头旋，风眼疼，瘴疟。女人癥瘕，并闪损乏绝。**大明。

【发明】　〔弘景曰〕仙经云：白蒿，白兔食之仙。而今茵陈乃云此，恐是误耳。〔宗奭曰〕张仲景治伤寒热甚发黄，身面悉黄者，用之极效。一僧因伤寒后发汗不彻，有留热，面身皆黄，多热，期年不愈。医作食黄[①]治不对，而食不减。予与此药，服五日病减三分之一，十日减三分之二，二十日病悉去。方用山茵陈、山栀子各三分，秦艽、升麻各四钱，为散。每用三钱，水四合，煎二合，去滓，食后温服，以知为度。此药以山茵陈为本，故书之。〔王好古曰〕张仲景茵陈栀子大黄汤，治湿热也。栀子柏皮汤，治燥热也。如苗涝则湿黄，苗旱则燥黄。湿则泻之，燥则润之可也。此二药治阳黄也。韩祗和、李思训治阴黄，用茵陈附子汤。大抵以茵陈为君主，而佐以大黄、附子，各随其寒热也。

【附方】　旧二，新六。**茵陈羹**除大热黄疸，伤寒头痛，风热瘴疟，利小便。以茵陈细切，煮羹食之。生食亦宜。食医心镜。**遍身风痒**生疮疥。用茵陈煮浓汁洗之，立瘥。千金方。**疬疡风病**茵陈蒿两握，水一斗五升，煮取七升。先以皂荚汤洗，次以此汤洗之，冷更作。隔日一洗，不然恐痛也。崔行功纂要。**风疾挛急**茵陈蒿一斤，秫米一石，曲三斤，和匀，如常法酿酒服之。圣济总录。**痫黄如金**好眠吐涎。茵陈蒿、白鲜皮等分，水二钟煎服，日二服。三十六黄方。**遍身黄疸**茵陈蒿一把，同生姜一块，捣烂，于胸前四肢，日日擦之。**男子酒疸**用茵陈蒿四根，栀子七个，大田螺一个，连壳捣烂，以百沸白酒一大盏，冲汁饮之，秘方也。**眼热赤肿**山茵陈、车前子等分。煎汤调茶调散，服数服。直指方。

青蒿本经下品

【释名】　**草蒿**本经**方溃**本经**䓿**音牵，去声。**𫛢蒿**蜀本**香蒿**衍义。〔保升曰〕草蒿，江东人呼为𫛢蒿，为其气息似𫛢也。北人呼为青蒿。尔雅云：蒿，䓿也。孙炎注云：荆楚之间，谓蒿为䓿。郭璞注云：今人呼青蒿香中炙啖者为䓿是也。

---

① 黄：原脱，今据《证类本草》卷七、《本草衍义》卷八补。

〔时珍曰〕晏子云：蒿，草之高者也。按尔雅诸蒿，独菣得单称为蒿，岂以诸蒿叶背皆白，而此蒿独青，异于诸蒿故耶。

【集解】 〔别录曰〕青蒿生华阴川泽。〔弘景曰〕处处有之，即今青蒿，人亦取杂香菜食之。〔保升曰〕嫩时醋淹为菹，自然香。叶似茵陈蒿而背不白，高四尺许。四月、五月采，日干入药。诗云：呦呦鹿鸣，食野之蒿。即此蒿也。〔颂曰〕青蒿春生苗，叶极细，可食。至夏高四五尺。秋后开细淡黄花，花下便结子，如粟米大，八九月采子阴干。根茎子叶并入药用，干炙作饮香尤佳。〔宗奭曰〕青蒿得春最早，人剔以为蔬，根赤叶香。沈括梦溪笔谈云：青蒿一类，自有二种：一种黄色，一种青色。本草谓之青蒿，亦有所别也。陕西银绥之间，蒿丛中时有一两窠，迥然青色者，土人谓之香蒿。茎叶与常蒿一同，但常蒿色淡青，此蒿深青，如松桧之色。至深秋余蒿并黄，此蒿犹青，其气芬芳。恐古人所用，以深青者为胜。不然，诸蒿何尝不青？〔时珍曰〕青蒿二月生苗，茎粗如指而肥软，茎叶色并深青。其叶微似茵陈，而面背俱青。其根白硬。七八月开细黄花颇香。结实大如麻子，中有细子。

【修治】 〔敩曰〕凡使，惟中为妙，到膝即仰，到腰即俯。使子勿使叶，使根勿使茎，四件若同使，翻然成痼疾。采得叶，用七岁儿七个溺，浸七日七夜，漉出晒干。

叶、茎、根、子

【气味】 **苦，寒，无毒。**〔时珍曰〕伏硫黄。

【主治】 **疥瘙痂痒恶疮，杀虱，治留热在骨节间，明目。**本经。**鬼气尸疰伏留，妇人血气，腹内满，及冷热久痢。秋冬用子，春夏用苗，并捣汁服。亦暴干为末，小便入酒和服。**藏器。**补中益气，轻身补劳，驻颜色，长毛发，令黑不老，兼去蒜发，杀风毒。心痛热黄，生捣汁服，并贴之。**大明。**治疟疾寒热。**时珍。**生捣傅金疮，止血止疼良。**苏恭。**烧灰隔纸淋汁，和石灰煎，治恶疮息肉黡瘢。**孟诜。

【发明】 〔颂曰〕青蒿治骨蒸热劳为最，古方单用之。〔时珍曰〕青蒿得春木少阳之气最早，故所主之证，皆少阳、厥阴血分之病也。按月令通纂言伏内庚日，采青蒿悬于门庭内，可辟邪气。阴干为末，冬至、元旦各服二钱亦良。观此，则青蒿之治鬼疰伏尸，盖亦有所伏也。

【附方】 旧四，新十三。**男妇劳瘦**青蒿细锉，水三升，童子小便五升，同煎取一升半。去滓入器中煎成膏，丸如梧子大。每空心及卧时，温酒吞下二十丸。斗门方。**虚劳寒热**肢体倦疼，不拘男妇。八九月青蒿成实时采之，去枝梗，以童子小便浸三日，晒干为末。每服二钱，乌梅一个，煎汤服。灵苑方。**骨蒸鬼气**童子小便五大斗澄清，青蒿五斗，八九月拣带子者最好，细锉相和，纳大釜中，以猛火煎取三大斗，去滓，溉釜令净，再以微火煎可二大斗，入猪胆一枚，同煎一大斗半，去火待冷，以瓷器盛之。每欲服时，取甘草二三两，炙熟为末，以煎和捣千杵为丸。空腹粥饮下二十丸，渐增至三十丸止。崔元亮海上方。**骨蒸烦热**青蒿一握，猪胆汁一枚，杏仁四十个，去皮尖炒，以童子小便一大盏，煎五分，空心温服。十便良方。**虚劳盗汗**烦热口干。用青蒿一斤，取汁熬膏，入人参末、麦门冬末各一两，熬至可丸，丸如梧子大，每食后米饮服二十丸，名青蒿丸。圣济总录。**疟疾寒热**肘后方用青蒿一握，水二升，捣汁服之。仁存方用五月五日天未明时采青蒿阴干四两，桂心一两，为末。未发前，酒服二钱。经验方用端午日采青蒿叶阴干，桂心等分，为末。每服一钱，先寒用热酒，先热用冷酒，发日五更服之。切忌发物。**温疟痰甚**但热不寒。用青蒿二两，童子小便浸焙，黄丹半两，为末。每服二钱，白汤调下。仁存方。**赤白痢下**五月五日采青蒿、艾叶等分，同豆豉捣作饼，日干，名蒿豉丹。每用一饼，以水一盏半煎服。圣济总录。**鼻中衄血**青蒿捣汁服之，并塞鼻中，极验。卫生易简方。**酒痔便血**青蒿用叶不用茎，用茎不用叶，为末。粪前冷水，粪后水酒调服。永类钤方。**金疮扑损**肘后方用青蒿捣封之，血止则愈。一方：用青蒿、麻叶、石灰等分，五月五日捣和晒干。临时为末，搽之。圣惠方。**牙齿肿痛**青蒿一握，煎水漱之。济急方。**毒蜂螫人**嚼青蒿封之即安。肘后方。**耳出浓汁**青蒿末，绵裹纳耳中。圣惠方。**鼻中息肉**青蒿灰、石灰等分，淋汁熬膏点之。圣济总录。

子

【气味】 **甘，冷，无毒。**

【主治】 **明目开胃，炒用。治劳瘦，壮健人小便浸用之。治恶疮疥癣风疹，煎水洗之。**大明。**治鬼气，为末酒服方寸匕。**孟诜。**功同叶。**时珍。

【附方】 新一。**积热眼涩**三月三日或五月五日，采青蒿花或子，阴干为末，每井华水空心服二钱。久服明目，可夜看书，名青金散。十便良方。

黄花蒿纲目

【释名】 **臭蒿**

【集解】 〔大明曰〕臭蒿一名草蒿。〔时珍曰〕香蒿、臭蒿，通可名草蒿。此蒿与青蒿相似，但此蒿色绿带淡黄，气辛臭不可食，人家采以罨酱黄酒曲者是也。

叶

【气味】 **辛、苦，凉，无毒。**

【主治】 **小儿风寒惊热。**时珍。

子

【气味】 **辛，凉，无毒。**

【主治】 **治劳，下气开胃，止盗汗及邪气鬼毒。**大明。

白蒿本经上品

【释名】 **蘩**尔雅**由胡**尔雅**蒌蒿**食疗**蔏**音商。〔时珍曰〕白蒿有水陆二种，尔雅通谓之蘩，以其易蘩衍也。曰：蘩，皤蒿。即今陆生艾蒿也，辛熏不美。曰：蘩，由胡。即今水生蒌蒿也，辛香而美。曰：蘩之醜，秋为蒿。则通指水陆二种而言，谓其春时各有种名，至秋老则皆呼为蒿矣。曰藾，曰萧，曰荻，皆老蒿之通名，象秋气肃赖之气。

【集解】 〔别录曰〕白蒿生中山川泽，二月采。〔弘景曰〕蒿类甚多，而俗中不闻呼白蒿者。方药家既不用，皆无复识之。〔恭曰〕尔雅皤蒿。即白蒿也，所在有之。叶颇似细艾，上有白毛错[①]涩，粗于青蒿。从初生至秋，白于众蒿。〔禹锡曰〕蓬蒿可以为茹。故诗笺云，以豆荐蘩菹也。陆玑诗疏云：凡艾白色为皤。今白蒿先诸草发生，香美可食，生蒸皆宜。〔颂曰〕此草古人以为菹。今人但食蒌蒿，不复食此。或疑白蒿即蒌蒿，而孟诜食疗又别著蒌蒿条，所说不同，明是二物，乃知古今食品之异也。又今阶州以白蒿为茵陈，其苗叶亦相似，然以入药，恐不可用也。〔时珍曰〕白蒿处处有之，有水陆二种。本草所用，盖取水生者，故曰生中山川泽，不曰山谷平地也。二种形状相似，但陆生辛熏，不及水生者香美尔。诗云：呦呦鹿鸣，食野之苹。苹即陆生皤蒿，俗呼艾蒿是矣。鹿食九种解毒之草，白蒿其

---

① 错：《证类本草》卷六作“粗”，义同。

一也。诗云：于以采蘩，于沼于沚。左传云：蘋蘩蕰藻之菜，可以荐于鬼神，羞于王公。并指水生白蒿而言，则本草白蒿之为蒌蒿无疑矣。郑樵通志谓苹为蒌蒿，非矣。鹿乃山兽，蒌乃水蒿。陆玑诗疏谓苹为牛尾蒿，亦非矣。牛尾蒿色青不白，细叶直上，状如牛尾也。蒌蒿生陂泽中，二月发苗，叶似嫩艾而歧细，面青背白。其茎或赤或白，其根白脆。采其根茎，生熟菹曝皆可食，盖嘉蔬也。景差大招云：吴酸蒿蒌不沾薄。谓吴人善调酸，瀹蒌蒿为齑，不沾不薄而甘美，此正指水生者也。

苗根

【气味】　**甘，平，无毒。**〔思邈曰〕辛，平。〔时珍曰〕发疮疥。

【主治】　**五脏邪气，风寒湿痹，补中益气，长毛发令黑，疗心悬，少食常饥。久服轻身，耳目聪明不老。**本经。**生挼，醋淹为菹食，甚益人。捣汁服，去热黄及心痛。曝为末，米饮空心服一匙，治夏月暴水痢。烧灰淋汁煎，治淋沥疾。**孟诜。**利膈开胃，杀河豚鱼毒。**时珍。

【发明】　〔弘景曰〕服食家七禽散云，白兔食白蒿仙，与庵蕳同法耳。〔时珍曰〕本经列白蒿于上品，有功无毒，而古今方家不知用，岂不得服之之诀欤。

【附方】　旧一。**恶疮癞疾**但是恶疾遍体，面目有疮者，皆可服之。用白艾蒿十束如升大，煮取汁，以曲及米一如酿酒法，候熟稍服之。梅师方。

子

【气味】　缺。

【主治】　**鬼气。为末，酒服之，良。**孟诜。

角蒿唐本草

【集解】　〔恭曰〕角蒿似白蒿，花如瞿麦，红赤可爱，子似王不留行，黑色作角，七月、八月采。〔保升曰〕叶似蛇床、青蒿，子角似蔓菁，青黑而细，秋熟，所在皆有之。〔宗奭曰〕茎叶如青蒿，开淡红紫花，大约径三四分。花罢结角，长二寸许，微弯。〔敩曰〕凡使，勿用红蒿并邪蒿，二味真似角蒿，只是此香而角短尔。采得，于槐砧上细锉用之。

【气味】　**辛、苦，有小毒。**

【主治】　**干湿䘌诸恶疮有虫者。**唐本。**治口齿疮绝胜。**宗奭。

【附方】　旧二，新一。**齿龈宣露**多是疳也。角蒿烧灰，夜涂上。切忌油腻、沙糖、干枣。外台秘要。**口疮不瘥**入胸中并生者。不拘大人小儿，以角蒿灰涂之，有汁吐去，一宿效。千金方。**月蚀耳疮**用蒿灰掺之良。集简方。

䕡蒿拾遗

【释名】　**莪蒿**尔雅**萝蒿**同上**抱娘蒿**〔时珍曰〕陆农师云：䕡之为言高也。莪，亦峨也。莪科高也，可以覆蚕，故谓之萝。抱根丛生，故曰抱娘。

【集解】　〔时珍曰〕䕡蒿生高岗，似小蓟，宿根先于百草。尔雅云：莪，萝。是也。诗·小雅云：菁菁者莪。陆玑注云：即莪蒿也。生泽国[①]渐洳处。叶似斜蒿而细科，二月生。茎、叶可食，又可蒸，香美颇似蒌蒿。但味带麻，不似蒌蒿甘香。

【气味】　**辛，温，无毒。**

【主治】　**破血下气，煮食之。**藏器。

马先蒿本经中品

【释名】　**马新蒿**唐本**马矢蒿**本经**练石草**别录**烂石草**同上**虎麻**〔时珍曰〕蒿气

① 国：《证类本草》卷十一作“田”。

如马矢，故名。马先，乃马矢字讹也。马新，又马先之讹也。〔弘景曰〕练石草，一名烂石草，即马矢蒿。今方药不复用之。

【集解】 〔别录曰〕马先蒿、练石草，并生南阳川泽。〔恭曰〕叶大如茺蔚，花红白色。二月、八月采茎叶，阴干用。八月、九月实熟，俗谓之虎麻是也。一名马新蒿，所在有之。茺蔚苗短小，其子夏中熟。二物初生，极相似也。〔禹锡曰〕按尔雅云：蔚，牡菣。注云，即蒿之无子者。诗云：匪莪伊蔚。陆玑云：牡蒿也。二月始生，七月开花，似胡麻花而紫，亦八月生角，似小豆角，锐而长。一名马新蒿。是也。〔颂曰〕郭璞以牡菣为无子，而陆玑云有子，二说小异。今当用有子者为正。〔时珍曰〕别录牡蒿、马先蒿，原是二条。陆玑所谓有子者，乃马先蒿，而复引无子之牡蒿释之，误矣。牡蒿详见本条。

【气味】 **苦，平，无毒。**别录曰：练石草，寒。

【主治】 **寒热鬼疰，中风湿痹，女子带下病，无子。**本经。**练石草：治五癃，破石淋、膀胱中结气，利水道小便。**别录。**恶疮。**弘景。

【附方】 旧一。**大疯癞疾**骨肉疽败，眉须堕落，身体痒痛。以马先蒿，一名马矢蒿，一名烂石草，炒捣末。每服方寸匕，食前温酒下，一日三服，一年都瘥。肘后方。

阴地厥宋图经

【集解】 〔颂曰〕生邓州顺阳县内乡山谷。叶似青蒿，茎青紫色，花作小穗，微黄，根似细辛。七月采根用。〔时珍曰〕江浙亦有之。外家采制丹砂、硫黄。

根苗

【气味】 **甘、苦，微寒，无毒。**

【主治】 **肿毒风热。**苏颂。

【附方】 新一。**男妇吐血**后，胸膈虚热。阴地厥、紫荷车、贯众、甘草各半两。每服三钱，水煎服。圣济总录。

牡蒿别录下品

【释名】 **齐头高**〔时珍曰〕尔雅：蔚，牡菣。蒿之无子者。则牡之名以此也。诸蒿叶皆尖，此蒿叶独奓而秃，故有齐头之名。

【集解】 〔别录曰〕牡蒿生田野，五月、八月采。〔弘景曰〕方药不复用。〔恭曰〕齐头蒿也，所在有之。叶似防风，细薄而无光泽。〔时珍曰〕齐头蒿三四月生苗，其叶扁而本狭，末奓有秃歧。嫩时可茹。鹿食九草，此其一也。秋开细黄花，结实大如车前实，而内子微细不可见，故人以为无子也。

苗

【气味】 **苦，微甘，温，无毒。**

【主治】 **充肌肤，益气，令人暴肥。不可久服，血脉满盛。**别录。**擂汁服，治阴肿。**时珍。

【附方】 新一。**疟疾寒热**齐头蒿根、滴滴金根各一把，擂生酒一钟，未发前服。以滓傅寸口，男左女右。二日便止。海上名方。

九牛草宋图经

【集解】 〔颂曰〕生筠州山冈上。二月生苗，独茎，高一尺。叶似艾叶，圆而长，背有白毛，面青。五月采苗用。〔时珍曰〕陈嘉谟本草蒙筌以此为蕲艾，谬矣。

苗

【气味】 **微苦，有小毒。**

【主治】 **解风劳，治身体痛。与甘草同煎服，不入众药用**苏颂

茺蔚本经上品

【释名】 **益母**本经**益明**本经**贞蔚**别录**蓷**尔雅。音推。**野天麻**会编**猪麻**纲目**火杴**本经**郁臭草**图经**苦低草**图经**夏枯草**外台**土质汗**纲目。〔时珍曰〕此草及子皆充盛密蔚，故名茺蔚。其功宜于妇人及明目益精，故有益母之称。其茎方类麻，故谓之野天麻。俗呼为猪麻，猪喜食之也。夏至后即枯，故亦有夏枯之名。近效方谓之土质汗。林亿云：质汗出西番，乃热血合诸药煎成，治金疮折伤。益母亦可作煎，治折伤，故名为土质汗也。〔禹锡曰〕尔雅：萑，蓷。注云：今茺蔚也。又名益母。刘歆云：蓷，臭秽也。臭秽，即茺蔚也。陆玑云：蓷，益母也。故曾子见之感思。

【集解】 〔别录曰〕茺蔚生海滨池[①]泽，五月采。〔弘景曰〕今处处有之。叶如荏，方茎，子形细长，有三棱。方用亦稀。〔颂曰〕今园圃及田野极多。郭璞注尔雅云：叶似荏，方茎白华，华生节间。节节生花，实似鸡冠子，黑色，茎作四方棱，五月采。又云九月采实，医方稀有用实者。〔宗奭曰〕茺蔚初春生时，亦可浸洗，淘去苦水，煮作菜食。凌冬不凋悴也。〔时珍曰〕茺蔚近水湿处甚繁。春初生苗如嫩蒿，入夏长三四尺，茎方如黄麻茎。其叶如艾叶而背青，一梗三叶，叶有尖歧。寸许一节，节节生穗，丛簇抱茎。四五月间，穗内开小花，红紫色，亦有微白色者。每萼内有细子四粒，粒大如同蒿子，有三棱，褐色，药肆往往以作巨胜子货之。其草生时有臭气，夏至后即枯，其根白色。苏颂图经谓其叶似荏，其子黑色，似鸡冠子，九月采实，寇宗奭衍义谓其凌冬不凋者，皆误传也。此草有白花、紫花二种，茎叶子穗皆一样。但白者能入气分，红者能入血分，别而用之可也。按闺阁事宜云：白花者为益母，紫花者为野天麻。返魂丹注云：紫花者为益母，白花者不是。陈藏器本草云：茺蔚生田野间，人呼为郁[②]臭草。天麻生平泽，似马鞭草，节节生紫花，花中有子，如青葙子。孙思邈千金方云：天麻草、茎如火麻[③]，冬生苗，夏着赤花，如鼠尾花。此皆似以茺蔚、天麻为二物，盖不知其是一物二种。凡物花皆有赤白，如牡丹、芍药、菊花之类是矣。又按郭璞尔雅注云：蓷音推，即茺蔚，又名益母。叶似荏，白华，华生节间。又云：蓷音推，方茎，叶长而锐，有穗，穗间有花紫缥色，可以为饮，江东呼为牛蘈。据此则是蓷、蘈名本相同，但以花色分别之，其为一物无疑矣。宋人重修本草，以天麻草误注天麻，尤为谬失。陈藏器本草又有錾菜，云生江南阴地，似益母，方茎对节白花，主产后血病。此即茺蔚之白花者，故其功主血病亦相同。

子

【修治】 〔时珍曰〕凡用，微炒香，亦或蒸熟，烈日曝燥，舂簸去壳，取仁用。

【气味】 **辛、甘，微温，无毒。**〔别录曰〕甘，微寒。〔时珍曰〕甘、辛，温。灰制硫黄。

【主治】 **明目益精，除水气，久服轻身。**本经。**疗血逆大热，头痛心烦。**别录。**产后血胀。**大明。**舂仁生食，补中益**

---

① 池：原作“地”，字误，今据《证类本草》卷六改。

② 郁：原脱，今据《证类本草》卷六补。

③ 茎如火麻：《千金》卷二十三作“叶如麻”三字。

气，通血脉，填精髓，止渴润肺。吴瑞。**治风解热，顺气活血，养肝益心，安魂定魄，调女人经脉，崩中带下，产后胎前诸病。久服令人有子。**时珍。

【发明】　〔震亨曰〕茺蔚子活血行气，有补阴之功，故名益母。凡胎前产后所恃者，血气也。胎前无滞，产后无虚，以其行中有补也。〔时珍曰〕茺蔚子味甘微辛，气温，阴中之阳，手、足厥阴经药也。白花者入气分，紫花者入血分。治妇女经脉不调，胎产一切血气诸病，妙品也，而医方鲜知用。时珍常以之同四物、香附诸药治人，获效甚多。盖包络生血，肝藏血。此物能活血补阴，故能明目益精，调经，治女人诸病也。东垣李氏言瞳子散大者，禁用茺蔚子，为其辛温主散，能助火也。当归虽辛温，而兼苦甘，能和血，故不禁之。愚谓目得血而能视，茺蔚行血甚捷，瞳子散大，血不足也，故禁之，非助火也。血滞病目则宜之，故曰明目。

茎〔大明曰〕苗、叶、根同功。

【气味】　〔藏器曰〕寒。〔时珍曰〕茎、叶：味辛、微苦。花：味微苦、甘。根：味甘。并无毒。〔镜源曰〕制硫黄、雌黄、砒石。

【主治】　**瘾疹，可作浴汤。**本经。**捣汁服，主浮肿，下水，消恶毒疔肿、乳痈丹游等毒，并傅之。又服汁，主子死腹中，及产后血胀闷。滴汁入耳中，主聤耳。捣傅蛇虺毒。**苏恭。**入面药，令人光泽，治粉刺。**藏器。**活血破血，调经解毒，治胎漏产难，胎衣不下，血运血风血痛，崩中漏下，尿血泻血，疳痢痔疾，打扑内损瘀血，大便小便不通。**时珍。

【发明】　〔时珍曰〕益母草之根、茎、花、叶、实，并皆入药，可同用。若治手、足厥阴血分风热，明目益精，调女人经脉，则单用茺蔚子为良。若治肿毒疮疡，消水行血，妇人胎产诸病，则宜并用为良。盖其根茎花叶专于行，而子则行中有补故也。

【附方】　旧十四，新七。**济阴返魂丹**昝殷产宝曰：此方乃吉安文江高师禹，备礼求于名医所得者，其效神妙，活人甚多，能治妇人胎前产后诸疾危证。用野天麻，又名益母，又名火杴，又名负担，即茺蔚子也。叶似艾叶，茎类火麻，方梗凹面，四五六月节节开花，红紫色如蓼花，南北随处皆有，白花者不是。于端午、小暑，或六月六日，花正开时，连根收采阴干，用叶及花子。忌铁器，以石器碾为细末，炼蜜丸如弹子大，随证嚼服用汤使。其根烧存性为末，酒服，功与黑神散不相上下。其药不限丸数，以病愈为度。或丸如梧子大，每服五七十丸。又可捣汁滤净，熬膏服之。胎前脐腹痛，或作声者，米饮下。胎前产后，脐腹刺痛，胎动不安，下血不止，当归汤下。产后，以童子小便化下一丸，能安魂定魄，血气自然调顺，诸病不生。又能破血痛，养脉息，调经络，并温酒下。胎衣不下，及横生不顺，死胎不下，经日胀满，心闷心痛，并用炒盐汤下。产后血运，眼黑血热，口渴烦闷，如见鬼神，狂言不省人事，以童子小便和酒化下。产后结成血块，脐腹奔痛，时发寒热，有冷汗，或面垢颜赤，五心烦热，并用童子小便、酒下，或薄荷自然汁下。产后恶露不尽，结滞刺痛，上冲心胸满闷，童子小便、酒下。产后泻血水，以枣汤下。产后痢疾，米汤下。产后血崩漏下，糯米汤下。产后赤白带下，煎胶艾汤下。月水不调，温酒下。产后中风，牙关紧急，半身不遂，失音不语，童便、酒下。产后气喘咳嗽，胸膈不利，恶心吐酸水，面目浮肿，两胁疼痛，举动失力，温酒下。产后月内咳嗽，自汗发热，久则变为骨蒸，童便、酒下。产后鼻衄，舌黑口干，童便酒下。产后两太阳穴痛，呵欠心忪，气短羸瘦，不思饮食，血风身热，手足顽麻，百节疼痛，并米饮化下。产后大小便不通，烦躁口苦者，薄荷汤下。妇人久无子息，温酒下。**益母膏**近效方：治产妇诸疾，及折伤内损有瘀血，每天阴则痛，神方也。三月采益母草，一名负担，一名夏枯草，连根叶茎花洗择①令净，于箔上摊暴水干，以竹刀切长五寸，勿用铁刀，置于大锅中，以水浸过二三寸，煎煮，候草烂水减三之二，漉去草，取汁约五六斗，入盆中澄半日，以绵滤去浊滓，以清汁入釜中，慢火煎取一斗，如稀饧状，瓷瓶封收。每取梨大，暖酒和服，日再服。或和羹粥亦可。如远行，即更炼至可丸收之。服至七日，则疼渐平复也。产妇恶露不尽及血运，一二服便瘥。其药无忌。又能治风，益心力。外台秘要。**妇人难产**益母草捣汁七大合，煎减半，顿服立止。无新者，以干者一大握，水七合，煎服。韦宙独行方。**胎死腹中**益母草捣熟，以暖水少许，和绞取汁，顿服之。韦宙独行方。**产后血运**心气欲绝。益母草研汁，服一盏，绝妙。子母秘录。**产后血闭**不下者。益母草汁一小盏，入酒一合，温服。圣惠方。**带下赤白**益母草花开时采，捣为末。每服二钱，食前温汤下。集验方。**小便尿血**益母草捣汁，服一升立差。此苏澄方也。外台秘要。**赤白杂痢**困重者。益母草日干，陈盐梅烧存性，等分为末。每服三钱，白痢干姜汤、赤痢甘草汤下。名二灵散。卫生家宝方。**小儿疳痢**垂死者。益母草嫩叶，同米煮粥食之，取足，以瘥为度，甚佳。饮汁亦可。广利方。**痔疾下血**益母草叶，捣汁饮之。食医心镜。**一切痈疮**妇人妒乳乳痈，小儿头疮，及浸淫黄烂热疮，疥疽阴蚀。并用天麻草切五升，以水一斗半，煮一斗，分数次洗之以杀痒。千金。**急慢疔疮**圣惠方：用益母草捣封之，仍绞五合服，即消。医方大成：用益母草四月连花采之，烧存性。先以小尖刀十字划开疔根，令血出。次绕根开破，捻出血，拭干。以稻草心蘸药捻入疮口，令到底。良久当有紫血出，捻令血净，再捻药入，见红血乃止。一日夜捻药三五度。重者二日根烂出，轻者一日出。有疮根胀起，即是根出，以针挑之。出后仍傅药生肌易愈。忌风寒房室酒肉一切毒物。**疖毒已破**益母草捣敷甚妙。斗门方。**勒乳成痈**益母为末，水调涂乳上，一宿自瘥。生捣亦得。圣惠方。**喉闭肿痛**益母草捣烂，新汲水一碗，绞浓汁顿饮，随吐愈。冬月用根。卫生易简方。**聤耳出汁**茺蔚茎叶汁滴之。圣惠方。**粉刺黑斑**闺阁事宜云：五月五日收带根天麻紫花者，晒干烧灰。以商陆根捣自然汁，加酸醋和搜灰作饼，炭火煅过收之。半年方用，入面药，甚能润肌。〔苏颂曰〕唐天后炼益母草泽面法：五月五日采根苗具者，勿令着土，暴干捣罗，以面水和成团，如鸡子大，再暴干。仍作一炉，四旁开窍，上下置火，安药中央。大火烧一炊久，即去大火，留小火养之，勿令火绝。经一伏时出之，瓷器中研治，筛再研，三日收用，如澡豆法，日用。一方：每十两，加滑石一两，胭脂一钱。**马咬成疮**苦低草，切细，和醋炒涂之。孙真人方。**新生小儿**益母草五两，煎水浴之，不生疮疥。简要济众。

① 择：原作“泽”，字误，今据《证类本草》卷六改。

錾菜音惭。拾遗

【集解】 〔藏器曰〕錾菜生江南阴地，似益母，方茎对节，白花。〔时珍曰〕此即益母之白花者，乃尔雅所谓蓷是也。其紫花者，尔雅所谓蘈是也。蓷、蘈皆同一音，乃一物二种。故此条亦主血病，与益母功同。郭璞独指白花者为益母，昝殷谓白花者非益母，皆欠详审。嫩苗可食，故谓之菜。寇宗奭言茺蔚嫩苗可煮食，正合此也。

苗

【气味】 **辛，平，无毒。**

【主治】 **破血，产后腹痛，煮汁服。**藏器。

薇衔薇音眉。本经上品

【释名】 **麋衔**本经**鹿衔**唐本**吴风草**唐本**无心**吴普**无颠**吴普**承膏**别录**承肌**吴普。〔恭曰〕南人谓之吴风草。一名鹿衔草，言鹿有疾，衔此草即瘥也。〔时珍曰〕据苏说，则薇衔、麋衔当作麋衔也。鹿、麋一类也。按郦道元水经注云：魏兴锡山多生薇衔草，有风不偃，无风独摇。则吴风亦当作无风，乃通。〔藏器曰〕一名无心草，非草之无心者，方药少用。

【集解】 〔别录曰〕薇衔生汉中川泽及冤句、邯郸。七月采茎叶，阴干。〔恭曰〕此草丛生，似茺蔚及白头翁，其叶有毛，赤茎。又有大小二种：楚人谓大者为大吴风草，小者为小吴风草。〔保升曰〕叶似茺蔚，丛生有毛，其花黄色，其根赤黑色。

茎叶

【气味】 **苦，平，无毒。**〔别录曰〕微寒。〔之才曰〕得秦皮良。

【主治】 **风湿痹历节痛，惊痫吐舌，悸气贼风，鼠瘘痈肿。**本经。**暴癥，逐水，疗痿蹶。久服轻身明目。**别录。**妇人服之，绝产无子。**藏器。**煎水，洗瘭疽甲疽恶疮。**时珍。出外科精义。

【发明】 〔时珍曰〕麋衔乃素问所用治风病自汗药，而后世不知用之，诚缺略也。素问黄帝曰：有病身热懈惰，汗出如浴，恶风少气，此为何病？岐伯曰：病名酒风。治之以泽泻、术各三五分，麋衔五分，合以三指撮为后饭。后饭者，先服药也。

【附方】 新二。**年深恶疮**无心草根、钓苓根、狼毒、白丁香各五钱，麝香一字，为末掺之。又方：无心草根、干姜各二钱，钓苓根三钱，为末掺之。并外科精义。**小儿破伤**风病，拘急口噤。没心草半两，白附子炮二钱半，为末。每服一字，薄荷酒灌下。圣济录。

【附录】 **无心草**宋图经。〔颂曰〕生秦州及商州，凤翔各县皆出之。三月开花，五月结实，六七月采根苗，阴干用。性温，无毒。主积血，逐气块，益筋节，补虚损，润颜色，疗澼泄腹痛。〔时珍曰〕麋衔一名无心草，此草功用与之相近，其图形亦相近，恐即一物也，故附之俟访考焉。鼠耳草亦名无心，与此不同。

夏枯草本经下品

【释名】 **夕句**本经**乃东**本经**燕面**别录**铁色草**〔震亨曰〕此草夏至后即枯。盖禀纯阳之气，得阴气则枯，故有是名。

【集解】 〔别录曰〕夏枯草生蜀郡川谷，四月采。〔恭曰〕处处有之，生平泽。冬至后生，叶似旋覆。三月、四月开花，作穗紫白色，似丹参花，结子亦作穗。五月便枯，四月采之。〔时珍曰〕原野间甚多，苗高一二尺许，其茎微方。叶对节生，似旋覆叶而长大，有细齿，背白多纹[1]。茎端作穗，长一二寸，穗中开淡紫小花，一穗有细子四粒。丹溪云无子，亦欠察矣。嫩苗瀹过，浸去苦味，油盐拌之可食。

【正误】 〔宗奭曰〕今谓之臭郁。自秋便生，经冬不悴，春开白花，夏结子。〔震亨曰〕臭郁草有臭味，即茺蔚是也；夏枯草无臭味，明是两物。俱生于春。夏枯先枯而无子，郁臭后枯而结子。

茎叶

【气味】 **苦、辛，寒，无毒**。〔之才曰〕土瓜为之使。伏汞砂。

【主治】 **寒热瘰疬鼠瘘头疮，破癥，散瘿结气，脚结湿痹，轻身**。本经。

【发明】 〔震亨曰〕本草言夏枯草大治瘰疬，散结气。有补养厥阴血脉之功，而不言及。观其退寒热，虚者可使；若实者以行散之药佐之，外以艾灸，亦渐取效。〔时珍曰〕黎居士易简方，夏枯草治目疼，用沙糖水浸一夜用，取其能解内热、缓肝火也。楼全善云：夏枯草治目珠疼至夜则甚者，神效。或用苦寒药点之反甚者，亦神效。盖目珠连目本，即系也，属厥阴之经。夜甚及点苦寒药反甚者，夜与寒亦阴故也。夏枯禀纯阳之气，补厥阴血脉，故治此如神，以阳治阴也。一男子至夜目珠疼，连眉棱骨，及头半边肿痛。用黄连膏点之反甚，诸药不效。灸厥阴、少阳，疼随止，半日又作。月余，以夏枯草二两，香附二两，甘草四钱，为末。每服一钱半，清茶调服。下咽则疼减半，至四五服良愈矣。

【附方】 旧一，新六。**明目补肝**肝虚目睛痛，冷泪不止，筋[2]脉痛，羞明怕日。夏枯草半两，香附子一两，为末。每服一钱，腊茶汤调下。简要济众。**赤白带下**夏枯草，花开时采，阴干为末。每服二钱，米饮下，食前。徐氏家传方。**血崩不止**夏枯草为末，每服方寸匕，米饮调下。圣惠方。**产后血运**心气欲绝者。夏枯草捣绞汁服一盏，大妙。徐氏家传方。**扑伤金疮**夏枯草口嚼烂，罯上即愈。卫生易简。**汗斑白点**夏枯草煎浓汁，日日洗之。乾坤生意。**瘰疬马刀**不问已溃未溃，或日久成漏。用夏枯草六两，水二钟，煎七分，食远温服。虚甚者，则煎汁熬膏服。并涂患处，兼以十全大补汤加香附、贝母、远志尤善。此物生血，乃治瘰疬之圣药也。其草易得，其功甚多。薛己外科经验方。

刘寄奴草唐本草

【释名】 **金寄奴**大明**乌藤菜**纲目。〔时珍曰〕按李延寿南史云：宋高祖刘裕，小字寄奴。微时伐荻新州，遇一大蛇，射之。明日往，闻杵臼声。寻之，见童子数人皆青衣，于榛林中捣药。问其故。答曰：我主为刘寄奴所射，今合药傅之。裕曰：神何不杀之？曰：寄奴王者，不可杀也。裕叱之，童子皆散，乃收药而反。每遇金疮傅之即愈。人因称此草为刘寄奴草。郑樵通志云：江南人因汉时谓刘为卯金刀，乃呼刘为金。是以又有金寄奴之名。江东人谓之乌藤菜云。

【集解】 〔恭曰〕刘寄奴草生江南。茎似艾蒿，长三四尺，叶似山兰草而尖长，一茎直上有穗，叶互生，其子似稗而细。〔保升曰〕今出越州，蒿之类也。高四五尺，叶似菊，其花白色，其实黄白色作穗，夏月收苗干之。〔颂曰〕今河中府、孟州、汉中、滁州亦有之。春生苗，茎似

① 纹：原作“故”，字误，今据《救荒本草》上卷改。

② 筋：原作“血”，义晦，今据《证类本草》卷十一改。

艾蒿，上有四棱，高二三尺以来。叶青似柳，四月开碎小黄白花，形如瓦松，七月结实似黍而细，根淡紫色似莴苣。六月、七月采苗及花子通用。〔时珍曰〕刘寄奴一茎直上。叶似苍术，尖长糙涩，面深背淡。九月茎端分开数枝，一枝攒簇十朵小花，白瓣黄蕊，如小菊花状。花罢有白絮，如苦荬花之絮。其子细长，亦如苦荬子。所云实如黍稗者，似与此不同，其叶亦非蒿类。

子苗同

【修治】　〔敩曰〕凡采得，去茎叶，只用实。以布拭去薄壳令净，拌酒蒸，从巳至申，暴干用。〔时珍曰〕茎、叶、花、子皆可用。

【气味】　**苦，温，无毒。**

【主治】　**破血下胀。多服令人下痢。**苏恭。**下血止痛，治产后余疾，止金疮血，极效。**别录。**心腹痛，下气，水胀血气，通妇人经脉癥结，止霍乱水泻。**大明。**小儿尿血，新者研末服。**时珍。

【附方】　旧一，新七。**大小便血**刘寄奴为末，茶调空心服二钱，即止。集简方。**折伤瘀血**在腹内者。刘寄奴、骨碎补、延胡索各一两，水二升，煎七合，入酒及童子小便各一合，顿温服之。千金方。**血气胀满**刘寄奴穗实为末，每服三钱，酒煎服。不可过多，令人吐利。此破血之仙药也。卫生易简方。**霍乱成痢**刘寄奴草煎汁饮。圣济总录。**汤火伤灼**刘寄奴捣末，先以糯米浆鸡翎扫上，后乃掺末。并不痛，亦无痕，大验之方。凡汤火伤，先以盐末掺之，护肉不坏，后乃掺药为妙。本事方。**风入疮口**肿痛。刘寄奴为末，掺之即止。圣惠方。**小儿夜啼**刘寄奴半两，地龙炒一分，甘草一寸，水煎，灌少许。圣济总录。**赤白下痢**阴阳交带，不问赤白。刘寄奴、乌梅、白姜等分，水煎服。赤加梅，白加姜。艾元英如宜方。

曲节草宋图经

【释名】　**六月凌**音令。图经**六月霜**纲目**绿豆青**图经**蛇蓝**〔时珍曰〕此草性寒，故有凌、霜、绿豆之名。

【集解】　〔颂曰〕曲节草生均州。四月生苗，茎方色青有节，叶似刘寄奴而青软，七八月着花似薄荷，结子无用。五月、六月采茎叶，阴干。

茎叶

【气味】　**甘，平，无毒。**

【主治】　**发背疮，消痈肿，拔毒。同甘草作末，米汁调服。**苏颂。

丽春草宋图经

【释名】　**仙女蒿**图经**定参草**〔颂曰〕丽春草生檀嵎山川谷，檀嵎山在高密界。河南淮阳郡、颍川及谯郡、汝南郡等，并呼为龙羊草。河北近山、邺郡、汲郡，并名丛兰艾。上党紫团山亦有，名定参草，又名仙女蒿。今所在有之。甚疗阴黄，人莫能知。〔时珍曰〕此草有殊功，而不著其形状。今罂粟亦名丽春草，九仙子亦名仙女娇，与此同名，恐非一物也。当俟博访。

花及根

【气味】　缺。

【主治】　**阴黄黄疸。**苏颂。

【发明】　〔颂曰〕唐天宝中，颍川郡杨正进方，名医皆用有效。其方云：丽春草疗因时患伤热，变成阴黄，遍身壮热，小便黄赤，眼如金色，面又青黑，心头气痛，绕心如刺，头旋欲倒，兼胁下有瘕气，及黄疸等，经用有验。其药春三月采花，阴干一升，捣散。每平明空腹取三方寸匕，和生麻油一盏顿服，日一服，隔五日再进，以知为度。其根疗黄疸，捣汁一盏，空腹顿服，须臾即利三两行，其疾立已。一剂不能全愈，隔七日更一剂，永瘥。忌酒面猪鱼蒜粉酪等。

旋覆花本经下品

【释名】 **金沸草**本经**金钱花**纲目**滴滴金**纲目**盗庚**尔雅**夏菊**纲目**戴椹**别录。〔宗奭曰〕花缘繁茂，圆而覆下，故曰旋覆。〔时珍曰〕诸名皆因花状而命也。尔雅云：蕧，盗庚也。盖庚者金也，谓其夏开黄花，盗窃金气也。酉阳杂俎云：金钱花一名毘尸沙，自梁武帝时始进入中国。

【集解】 〔别录曰〕旋覆生平泽川谷。五月采花，日干，二十日成。〔弘景曰〕出近道下湿地，似菊花而大。别有旋蕌根，出河南，北国亦有，形似芎䓖，惟合旋蕌膏用之，余无所用，非此。旋覆花根也。〔保升曰〕叶似水苏，花黄如菊，六月至九月菜花。〔颂曰〕今所在皆有。二月以后生苗，多近水旁，大似红蓝而无刺，长一二尺以来，叶如柳，茎细。六月开花如菊花，小铜钱大，深黄色。上党田野人呼为金钱花，七八月采花。今近道人家园圃所莳金钱花，花叶并同，极易繁盛，恐即旋覆也。〔宗奭曰〕旋覆叶如大菊，又如艾蒿。秋开花大如梧桐子，花淡黄色，其香过于菊。别有旋花，乃鼓子花，非此花也。见本条。〔时珍曰〕花状如金钱菊。水泽边生者，花小瓣单；人家栽者，花大蕊簇，盖壤瘠使然。其根细白。俗传露水滴下即生，故易繁，盖亦不然。

花

【修治】 〔敩曰〕采得花，去蕊并壳皮及蒂子，蒸之，从巳至午，晒干用。

【气味】 **咸，温，有小毒。**〔别录曰〕甘，微温，冷利。〔权曰〕甘，无毒。〔大明曰〕无毒。〔宗奭曰〕苦、甘、辛。

【主治】 **结气胁下满，惊悸，除水，去五脏间寒热，补中下气。**本经。**消胸上痰结，唾如胶漆，心胸痰水，膀胱留饮，风气湿痹，皮间死肉，目中眵䁾，利大肠，通血脉，益色泽。**别录。**主水肿，逐大腹，开胃，止呕逆不下食。**甄权。**行痰水，去头目风。**宗奭。**消坚软痞，治噫气。**好古。

【发明】 〔颂曰〕张仲景治伤寒汗下后，心下痞坚，噫气不除，有七物旋覆代赭汤；杂治妇人，有三物旋覆汤。胡洽居士治痰饮在两胁胀满，有旋覆花丸，用之尤多。成无己曰：硬则气坚，旋覆之咸，以软痞坚也。〔震亨曰〕寇宗奭言其行痰水去头目风，亦走散之药。病人涉虚者，不宜多服，冷利大肠，宜戒之。〔时珍曰〕旋覆乃手太阴肺、手阳明大肠药也。所治诸病，其功只在行水下气通血脉尔。李卫公言嗅其花能损目。唐慎微本草误以为旋花根方收附此下，今改正之。

【附方】 旧一，新三。**中风壅滞**旋覆花，洗净焙研，炼蜜丸梧子大。夜卧以茶汤下五丸至七丸、十丸。经验方。**半产漏下**虚寒相抟，其脉弦芤。旋覆花汤：用旋覆花三两，葱十四茎，新绛少许，水三升，煮一升，顿服。金匮要略。**月蚀耳疮**旋覆花烧研，羊脂和涂之。集简方。**小儿眉癣**小儿眉毛眼睫，因癣退不生。用野油花即旋覆花、赤箭即天麻苗、防风等分，为末。洗净，以油调涂之。总微论。

叶

【主治】 **傅金疮，止血。**大明。**治疔疮肿毒。**时珍。

根

【主治】 **风湿。**别录。

青葙本经下品

【释名】 **草蒿**本经**萋蒿**本经**昆仑草**唐本**野鸡冠**纲目**子名草决明**本经。〔时珍曰〕青葙名义未详。胡麻叶亦名青蘘，此草又多生于胡麻地中，与之同名，岂以其相似而然耶？青葙亦名草蒿，其功相似，而名亦相同，何哉？其子明目，与决明子同功，故有草决明之名。其花叶似鸡冠，嫩苗似苋，故谓之鸡冠苋。郑樵通志言俗名牛尾蒿者，误矣。

【集解】 〔别录曰〕青葙生平谷道旁。三月采茎叶，阴干。五月六月采子。〔弘景曰〕处处有之。似麦栅花，其子甚细。别有草蒿，或作草藁，主疗殊相类，形名又相似可疑，而实两种也。〔恭曰〕此草苗高尺余，叶细软，花紫白色，实作角，子黑而扁光，似苋实而大，生下湿地，四月、五月采[①]，荆襄人名为昆仑草。〔颂曰〕今江淮州郡近道亦有之。二月生青苗，长三四尺。叶阔似柳而软。茎似蒿，青红色。六月、七月内生花，上红下白。子黑光而扁，似莨菪。根亦似蒿根而白，直下独茎生根。六月、八月采子。〔时珍曰〕青葙生田野间，嫩苗似苋可食，长则高三四尺。苗叶花实与鸡冠花一样无别。但鸡冠花穗或有大而扁或团者，此则梢间出花穗，尖长四五寸，状如兔尾，水红色，亦有黄白色者。子在穗中，与鸡冠子及苋子一样难辨。苏恭言其结角，误矣。萧炳言黄花者名陶朱术，与陈藏器所说不同。又有天灵草，亦此类也，并附于下。

【附录】 **桃朱术**〔炳曰〕青葙一种花黄者，名陶朱术，苗相似。〔藏器曰〕桃朱术生园中，细如芹，花紫，子作角。以镜向旁敲之，则子自发。五月五日乃收子，带之令[②]妇人为夫所爱。**雁来红**〔时珍曰〕茎叶穗子并与鸡冠同。其叶九月鲜红，望之如花，故名。吴人呼为老少年。一种六月叶红者，名十样锦。**天灵草**〔时珍曰〕按土宿真君本草云：状如鸡冠花，叶亦如之，折之有液如乳，生江湖荆南陂池间。五月取汁，可制雄、硫，煮雌炼砂。**思蓂子**〔敩曰〕思蓂子、鼠细子，二件真似青葙子，只是味不同。思蓂子味跙，煎之有涎。

茎叶

【修治】 〔敩曰〕凡用先烧铁杵臼，乃捣用之。

【气味】 **苦，微寒，无毒。**

【主治】 **邪气，皮肤中热，风瘙身痒，杀三虫。**本经。**恶疮疥虱痔蚀，下部䘌疮。**别录。**捣汁服，大疗温疠。**苏恭。**止金疮血。**大明。

子

【气味】 **苦，微寒，无毒。**〔权曰〕苦，平。

【主治】 **唇口青。**本经。**治五脏邪气，益脑髓，镇肝，明耳目，坚筋骨，去风寒湿痹。**大明。**治肝脏热毒冲眼，赤障青盲翳肿，恶疮疥疮。**甄权。

【发明】 〔炳曰〕理眼，有青葙子丸。〔宗奭曰〕青葙子，经中不言治眼，惟药性论、日华子始言治肝明目。今人多用治眼，殊与经意不相当。〔时珍曰〕青葙子治眼，与决明子、苋实同功。本经虽不言治眼，而云一名草决明，主唇口青，则其明目之功可知矣。目者肝之窍，唇口青者足厥阴经之证，古方除热亦多用之，青葙子之为厥阴药，又可知矣。况用之治目，往往有验，尤可征。据魏略云：初平

---

① 采：原脱，今据《证类本草》卷十补。

② 令：原作"今"，字误，今据《证类本草》卷六改。

中有青牛先生，常服青葙子丸，年百余岁，如五六十者。

【附方】 旧一。**鼻衄不止**眩冒欲死。青葙子汁三合，灌入鼻中。贞元广利方。

鸡冠宋嘉祐

【释名】 〔时珍曰〕以花状命名。

【集解】 〔时珍曰〕鸡冠处处有之。三月生苗，入夏高者五六尺，矬者才数寸。其叶青柔，颇似白苋菜而窄，梢有赤脉。其茎赤色，或圆或扁，有筋起。六七月梢间开花，有红、白、黄三色。其穗圆长而尖者，俨如青葙之穗；扁卷而平者，俨如雄鸡之冠。花大有围一二尺者，层层卷出可爱。子在穗中，黑细光滑，与苋实一样。其穗如秕麦状。花最耐久，霜后始蔫。

苗

【气味】 **甘，凉，无毒。**

【主治】 **疮痔及血病。**时珍。

子

【气味】 **甘，凉，无毒。**

【主治】 **止肠风泻血，赤白痢。**藏器。**崩中带下，入药炒用。**大明。

花

【气味】 同上。

【主治】 **痔漏下血，赤白下痢，崩中赤白带下，分赤白用。**时珍。

【附方】 新十。**吐血不止**白鸡冠花，醋浸煮七次，为末。每服二钱，热酒下。经验方。**结阴便血**鸡冠花、椿根白皮等分，为末，炼蜜丸梧子大。每服三十丸，黄芪汤下，日二服。圣济总录。**粪后下血**白鸡冠花并子炒，煎服。圣惠方。**五痔肛肿**久不愈，变成瘘疮。用鸡冠花、凤眼草各一两，水二碗，煎汤频洗。卫生宝鉴。**下血脱肛**白鸡冠花、防风等分，为末，糊丸梧子大，空心米饮每服七十丸。一方：白鸡冠花炒、棕榈灰、羌活一两，为末。每服二钱，米饮下。永类钤方。**经水不止**红鸡冠花一味，晒干为末。每服二钱，空心酒调下。忌鱼腥猪肉。孙氏集效方。**产后血痛**白鸡冠花，酒煎服之。李楼奇方。**妇人白带**白鸡冠花晒干为末，每旦空心酒服三钱。赤带用红者。孙氏集效方。**白带沙淋**白鸡冠花、苦壶卢等分，烧存性，空心火酒服之。摘玄。**赤白下痢**鸡冠花煎酒服。赤用红，白用白。集简方。

红蓝花宋开宝

【释名】 **红花**开宝**黄蓝**〔颂曰〕其花红色，叶颇似蓝，故有蓝名。

【集解】 〔志曰〕红蓝花即红花也，生梁汉及西域。博物志云：张骞得种于西域。今魏地亦种之。〔颂曰〕今处处有之。人家场圃所种，冬月布子于熟地，至春生苗，夏乃有花。花下作梂猬多刺，花出梂上。圃人乘露采之，采已复出，至尽而罢。梂中结实，白颗如小豆大。其花暴干，以染真红，又作胭脂。〔时珍曰〕红花二月、八月、十二月皆可以下种，雨后布子，如种麻法。初生嫩叶、苗亦可食。其叶如小蓟叶。至五月开花，如大蓟花而红色。侵晨采花捣熟，以水淘，布袋绞去黄汁又捣，以酸粟米泔清又淘，又绞袋去汁，以青蒿覆一宿，晒干，或捏成薄饼，阴干收之。入药搓碎用。其子五月收采，淘净捣碎煎汁，入醋拌蔬食，极肥美。又可为车脂及烛。

花

【气味】 **辛，温，无毒。**〔元素曰〕入心养血，谓其苦温，阴中之阳，故入心。佐当归，生新血。〔好古曰〕辛而甘苦温，肝经血分药也。入酒良。

【主治】 **产后血运口噤，腹内恶血不尽绞痛，胎死腹中，并酒煮服。亦主蛊**

毒。开宝。**多用破留血，少用养血**。震亨。**活血润燥，止痛散肿，通经**。时珍。

【发明】　〔时珍曰〕血生于心包，藏于肝，属于冲任。红花汁与之同类，故能行男子血脉，通女子经水。多则行血，少则养血。按养疴漫笔云：新昌徐氏妇，病产运已死，但胸膈微热。有名医陆氏曰：血闷也。得红花数十斤，乃可活。遂亟购得，以大锅煮汤，盛三桶于窗格之下，舁妇寝其上熏之，汤冷再加。有顷指动，半日乃苏。按此亦得唐许胤宗以黄芪汤熏柳太后风病之法也。

【附方】　旧五，新三。**六十二种风**张仲景治六十二种风。兼腹内血气刺痛。用红花一大两，分为四分，以酒一大升，煎钟[①]半，顿服之。不止再服。图经本草。**一切肿疾**红花熟捣取汁服，不过三服便瘥。外台秘要。**喉痹壅塞**不通者。红蓝花捣，绞取汁一小升服之，以瘥为度。如冬月无生花，以干者浸湿绞汁煎服，极验。广利方。**热病胎死**红花酒煮汁，饮二三盏。熊氏补遗。**胎衣不下**方同上。杨氏产乳。**产后血运**心闷气绝。红花一两，为末，分作二服，酒二盏，煎一盏，连服。如口噤，斡开灌之。或入小便尤妙。子母秘[②]录。**聤耳出水**红蓝花三钱半，枯矾五钱，为末，以绵杖缴净吹之。无花则用枝叶。一方去矾，圣惠方。**噎膈拒食**端午采头次红花，无灰酒拌，焙干，血竭瓜子样者，等分为末，无灰酒一盏，隔汤顿热，徐咽。初服二分，次日四分，三日五分。杨起简便方。

子

【主治】　**天行疮痘，水吞数颗**。开宝。**功与花同**。苏颂。

【附方】　旧二，新一。**血气刺痛**红蓝子一升，捣碎，以无灰酒一大升拌子，暴干，重捣筛，蜜丸梧子大，空心酒下四十丸。张仲景方。**疮疽不出**红花子、紫草茸各半两，蝉蜕二钱半，水酒钟半，煎减半，量大小加减服。庞安常伤寒论。**女子中风**血热烦渴。以红蓝子五合，熬捣，旦日取半大匙，以水一升，煎取七合，去渣细细咽之。贞元广利方。

苗

【主治】　**生捣，涂游肿**。开宝。

番红花纲目

【释名】　**洎夫蓝纲目撒法郎**。

【集解】　〔时珍曰〕番红花出西番回回地面及天方国，即彼地红蓝花也。元时以入食馔用。按张华博物志言，张骞得红蓝花种于西域，则此即一种，或方域地气稍有异耳。

【气味】　**甘，平，无毒**。

【主治】　**心忧郁积，气闷不散，活血。久服令人心喜。又治惊悸**。时珍。

【附方】　新一。**伤寒发狂惊怖恍惚**。用撒法郎二分，水一盏，浸一夕服之。天方国人所传。王玺医林集要。

燕脂纲目

【释名】　**䞓赦**〔时珍曰〕按伏侯中华古今注云：燕脂起自纣，以红蓝花汁凝作之。调脂饰女面，产于燕地，故曰燕脂。或作䞓赦。匈奴人名妻为阏氏，音同燕脂，谓其颜色可爱如燕脂也。俗作臙肢、胭支者，并谬也。

【集解】　〔时珍曰〕燕脂有四种：一种以红蓝花汁染胡粉而成，乃苏鹗演义所谓燕脂叶似蓟，花似蒲，出西方，中国谓之红蓝，以染粉为妇人面色者也。一种以山燕脂花汁染粉而成，乃段公路北户录

---

① 钟：《金匮》卷下第二十二作“减”。

② 秘：原脱，今据《证类本草》卷九补。

所谓端州山间有花丛生，叶类蓝，正月开花似蓼，土人采含苞者为燕脂粉，亦可染帛，如红蓝者也。一种以山榴花汁作成者，郑虔胡本草载之。一种以紫矿染绵而成者，谓之胡燕脂，李珣南海药谱载，今南人多用紫矿燕脂，俗呼紫梗是也。大抵皆可入血病药用。又落葵子亦可取汁和粉饰[①]面，亦谓之胡燕脂，见菜部。

【气味】 **甘，平，无毒。**

【主治】 **小儿聤耳，浸汁滴之。**开宝。**活血，解痘毒。**时珍。

【附方】 新五。**乳头裂破**燕脂、蛤粉为末，傅之。危氏得效方。**婴孩鹅口**白厚如纸，用坯子燕脂，以乳汁调涂之，一宿效。男用女乳，女用男乳。集简方。**漏疮肿痛**猪胆七个，绵燕脂十个洗水，和匀，搽七次即可。救急方。**防痘入目**燕脂嚼汁点之。集简方。**痘疮倒陷**干燕脂三钱，胡桃烧存性一个，研末，用胡荽煎酒服一钱，再服取效。救急方。

大蓟 小蓟别录中品

【释名】 **虎蓟**弘景**马蓟**范汪**猫蓟**弘景**刺蓟**日华**山牛蒡**日华**鸡项草**图经**千针草**图经**野红花**纲目。〔弘景曰〕大蓟是虎蓟，小蓟是猫蓟，叶并多刺，相似。田野甚多，方药少用。〔时珍曰〕蓟犹髻也，其花如髻也。曰虎、曰猫，因其苗状狰狞也。曰马者，大也。牛蒡，因其根似牛蒡根也。鸡项，因其茎似鸡之项也。千针、红花，皆其花状也。郑樵通志谓尔雅之蘩曰狗毒者即此，未知是否?〔藏器曰〕蓟门以多蓟得名，当以北方者为胜也。

【集解】 〔别录曰〕大小蓟，五月采。〔恭曰〕大小蓟叶虽相似，功力有殊。大蓟生山谷，根疗痈肿；小蓟生平泽，不能消肿，而俱能破血。〔颂曰〕小蓟处处有之，俗名青刺蓟。二月生苗，二三寸时，并根作菜，茹食甚美。四月高尺余，多刺，心中出花，头如红蓝花而青紫色，北人呼为千针草。四月采苗，九月采根，并阴干用。大蓟苗根与此相似，但肥大尔。〔宗奭曰〕大小蓟皆相似，花如髻。但大蓟高三四尺，叶皱；小蓟高一尺许，叶不皱，以此为异。作菜虽有微芒，不害人。

大蓟根叶同。

【气味】 **甘，温，无毒。**〔弘景曰〕有毒。〔权曰〕苦，平。〔大明曰〕叶凉。

【主治】 **女子赤白沃，安胎，止吐血鼻衄，令人肥健。**别录。**捣根绞汁服半升，主崩中血下立瘥。**甄权。**叶：治肠痈，腹脏瘀血，作[②]运扑损，生研，酒并小便任服。又恶疮疥癣，同盐研罯之。**大明。

小蓟根苗同。

【气味】 **甘，温，无毒。**〔大明曰〕凉。

【主治】 **养精保血。**别录。**破宿血，生新血，暴下血，血崩[③]，金疮出血，呕血等，绞取汁温服。作煎和糖，合金疮，及蜘蛛蛇蝎毒，服之亦佳。**藏器。**治热毒风，并胸膈烦闷，开胃下食，退热，补虚损。苗：去烦热，生研汁服。**并大明。**作菜食，除风热。夏月热烦不止，捣汁半升服，立瘥。**孟诜。

【发明】 〔大明曰〕小蓟力微，只可退热，不似大蓟能健[④]养下气也。〔恭曰〕大小蓟皆能破血。但大蓟兼疗痈肿，而小蓟专主血，不能消肿也。

【附方】 旧五，新九。**心热吐血口**

---

① 饰：原作“筯”，字误，今据本书卷二十七改。

② 作：《证类本草》卷九作“血”。

③ 崩：《证类本草》卷九作“痢”。

④ 健：《证类本草》卷九作“补”。

干。用刺蓟叶及根，捣[1]绞取汁，每顿服二小盏。圣惠方。**舌硬出血**不止。刺蓟捣汁，和酒服。干者为末，冷水服。普济方。**九窍出血**方同上。简要济众。**卒泻鲜血**小蓟叶捣汁，温服一升。梅师方。**崩中下血**大小蓟根一升，酒一斗，渍五宿，任饮。亦可酒煎服，或生捣汁温服。又方：小蓟茎叶洗切，研汁一盏，入生地黄汁一盏，白术半两，煎减半，温服。千金方。**堕胎下血**小蓟根叶、益母草五两，水二大碗，煮汁一碗，再煎至一盏，分二分，一日服尽。圣济总录。**金疮出血**不止。小蓟苗捣烂涂之。孟诜食疗本草。**小便热淋**马蓟根捣汁服。圣惠方。**鼻塞不通**小蓟一把，水二升，煮取一升，分服。外台秘要方。**小儿浸淫**疮痛不可忍，发寒热者。刺蓟叶新水调傅疮上，干即易之。简要济众方。**癣疮作痒**刺蓟叶捣汁服之。千金方。**妇人阴痒**小蓟煮汤，日洗三次。广济方。**诸瘘不合**虎蓟根、猫蓟根、酸刺根、枳根、杜衡各一把，斑蝥三分，炒为末，蜜丸枣大。日一服，并以小丸纳疮中。肘后方。**丁疮恶肿**千针草四两，乳香一两，明矾五钱，为末。酒服二钱，出汗为度。普济方。

续断本经上品

【释名】 **属折**本经**接骨**别录**龙豆**本经**南草**别录。〔时珍曰〕续断、属折、接骨，皆以功命名也。

【集解】 〔别录曰〕续断生常山山谷，七月、八月采，阴干。〔普曰〕出梁州，七月七日采。〔弘景曰〕按桐君药录云：续断生蔓延，叶细茎如荏，大根本，黄白有汁，七月八月采根。今皆用茎叶节节断，皮黄皱，状如鸡脚者，又呼为桑上寄生。时人又有接骨树，高丈余许，叶似蒴藋，皮主金疮。广州又有续断藤，一名诺[2]藤，断其茎，以器承取汁饮，疗虚损绝伤，用沐头，长发，折枝插地即生。恐皆非真。李当之云是虎蓟，与此大乖，但虎蓟亦疗血。〔恭曰〕所在山谷皆有。今俗用者，叶似苎而茎方，根如大蓟，黄白色。陶说非也。〔颂曰〕今陕西、河中、兴元、舒、越、晋、绛诸州亦有之。三月以后生苗，干四棱，似苧麻，叶两两相对而生。四月开花，红白色，似益母花。根如大蓟，赤黄色。谨按范汪方云：续断即是马蓟，与小蓟叶相似，但大于小蓟尔。叶似旁翁菜而小厚，两边有刺，刺人，其花紫色，与今越州所图者相类。而市之货者，亦有数种，少能辨其粗良。医人但以节节断、皮黄皱者为真。〔敩曰〕凡使，勿用草茅根，缘真相似，若误服令人筋软。〔时珍曰〕续断之说不一。桐君言是蔓生，叶似荏。李当之、范汪并言是虎蓟。日华子言是大蓟，一名山牛蒡。苏恭、苏颂皆言叶似苎麻，根似大蓟，而名医别录复出大小蓟条，颇难依据。但自汉以来，皆以大蓟为续断，相承久矣。究其实，则二苏所云，似与桐君相符，当以为正。今人所用，以川中来，色赤而瘦，折之有烟尘起者为良焉。郑樵通志谓范汪所说者乃南续断，不知何据？盖以别川续断耳。

根

【修治】 〔敩曰〕凡采得根，横切锉之，又去向里硬筋，以酒浸一伏时，焙干，入药用。

【气味】 **苦，微温，无毒。**〔别录曰〕辛。〔普曰〕神农、雷公、黄帝、李

---

① 根捣：原作“捣根”，今据《证类本草》卷九、《圣惠方》卷三十七乙正。

② 诺：原作“诸”，字误，今据《证类本草》卷七、《齐民要术》引《广州记》改。

当之：苦，无毒。扁鹊：辛，无毒。〔之才曰〕地黄为之使，恶雷丸。

【主治】　**伤寒，补不足，金疮痈伤折跌，续筋骨，妇人乳难。久服益气力。**本经。**妇人崩中漏血，金疮血内漏，止痛生肌肉，及踠伤恶血腰痛，关节缓急。**别录。**去诸温毒，通宣血脉。**甄权。**助气，补五劳七伤，破癥结瘀血，消肿毒，肠风痔瘘，乳痈瘰疬，妇人产前后一切病，胎漏，子宫冷，面黄虚肿，缩小便，止泄精尿血。**大明。

【发明】　〔时珍曰〕宋张叔潜秘书，知剑州时，其阁下病血痢。一医用平胃散一两，入川续断末二钱半，每服二钱，水煎服即愈。绍兴壬子，会稽时行痢疾。叔潜之子以方传人，往往有验。小儿痢服之皆效。

【附方】　旧二，新二。**小便淋沥**生续断捣绞汁服，即马蓟根也。初虞世古今录验。**妊娠胎动**两三月堕，预宜服此。川续断酒浸，杜仲姜汁炒去丝，各二两，为末，枣肉煮烂杵和丸梧子大。每服三十丸，米饮下。**产后诸疾**血运，心闷烦热，厌厌气欲绝，心头硬，乍寒乍热。续断皮一握，水三升，煎二升，分三服。如人行一里，再服。无所忌。此药救产后垂死。子母秘录。**打扑伤损**闪肭骨节[①]，用接[②]骨草叶捣烂罨之，立效。卫生易简方。

苦芙音袄。别录下品

【释名】　**钩、芙**尔雅**苦板**〔时珍曰〕凡物穉曰芙，此物嫩时可食，故以名之。

【集解】　〔弘景曰〕苦芙处处有之，伧人取茎生食之。〔保升曰〕所在下湿地有之，茎圆无刺，可生啖，子若猫蓟。五月五日采苗，暴干。〔恭曰〕今人以为漏卢，非也。〔时珍曰〕尔雅：钩，芙。即此苦芙也。芙大如拇指，中空，茎头有苔似蓟，初生可食。许慎说文言江南人食之下气。今浙东人清明节采其嫩苗食之，云一年不生疮疥。亦捣汁和米为食，其色清，久留不败。造化指南云：苦板大者名苦藉，叶如地黄，味苦，初生有白毛，入夏抽茎有毛，开白花甚繁，结细实。其无花实者，名地胆草，汁苦如胆也。处处湿地有之。入炉火家用。

苗

【气味】　**苦，微寒，无毒。**

【主治】　**面目通身漆疮。烧灰傅之，亦可生食。**别录。**烧灰疗金疮，甚验。**弘景。**治丹毒。**大明。**煎汤洗痔，甚验。**汪颖。**下气解热。**时珍。

漏卢本经上品

【释名】　**野兰**本经**荚蒿**苏恭**鬼油麻日华。**〔时珍曰〕屋之西北黑处谓之漏。凡物黑色谓之卢。此草秋后即黑，异于众草，故有漏卢之称。唐韵作蔖。其荚如麻，故俗呼为鬼油麻云。

【集解】　〔别录曰〕漏卢生乔山山谷，八月采根，阴干。〔弘景曰〕乔山应是黄帝所葬处，乃在上郡。今[③]出近道。市人取苗用之。俗中取根名鹿骊根，苦酒摩以疗疮疥。〔恭曰〕此药俗名荚蒿，茎叶似白蒿，花黄，生荚，长似细麻之荚，大如箸许，有四五瓣，七八月后皆黑，异于众草，蒿之类也。常用其茎叶及子，未见用根。其鹿骊，山南谓之木黎芦，有毒，非漏卢也。今人以马蓟似苦芙者为

①　节：原作“接”，声之误，今据《卫生易简方》卷九改。

②　接：原作“节”，声之误，今据《卫生易简方》卷九改。

③　今：原作“及”，字误，今据《证类本草》卷七改。

漏卢，亦非也。〔志曰〕别本言漏卢茎大如箸，高四五尺，子房似油麻房而小。江东人取其苗用，胜于根。江宁及上党者佳。陶云鹿骊，苏云木黎芦，皆非也。漏卢自别。〔藏器曰〕南人用苗，北土用根，乃树生，如茱萸树，高二三尺，有毒杀蛊，山人以洗疮疥。〔保升曰〕叶似角蒿，今曹、兖州下湿处最多。六月、七月采茎，日干，黑于众草。〔大明曰〕花苗并可用。形并气味似干牛蒡，头上有白花子。〔颂曰〕今汴东州郡及秦[①]、海州皆有之。旧说茎叶似白蒿，花黄有[②]荚，茎若箸大，房类油麻而小。今诸郡所图上，惟单州者差相类。沂州者花叶颇似牡丹。秦州者花似单叶寒菊，紫色，五七枝同一干。海州者花紫碧，如单叶莲花，花萼下及根旁有白茸裹之，根如蔓菁而细，又类葱本，黑色，淮甸人呼为老翁花。三州所生花虽别，而叶颇相类，但秦、海州者叶更作锯齿状。一物而殊类如此，医家何所适从？当依旧说，以单州出者为胜。又本草飞廉一名漏卢，云与苦芙相类，其根生则肉白皮黑，干则黑如玄参，七八月采花阴干用。所说与秦州、海州所图漏卢花叶及根颇相近，然彼人但名漏卢，不曰飞廉也。〔敩曰〕一种真似漏卢，只是味苦酸，误服令人吐不止。〔时珍曰〕按沈存中笔谈云：今方家所用漏卢乃飞廉也。飞廉一名漏卢，苗似苦芙，根如牛蒡绵头者是也。采时用根。今闽中所谓漏卢，茎如油麻，高六七尺，秋深枯黑如漆，采时用苗，乃真漏卢也。余见飞廉下。

根苗

【修治】 〔敩曰〕凡采得漏卢，细锉，以生甘草相对拌蒸之，从巳至申，拣出晒干用。

【气味】 **咸，寒，无毒。**〔别录曰〕大寒。〔藏器曰〕有毒。〔杲曰〕无毒。足阳明本经药也。〔之才曰〕连翘为之使。

【主治】 **皮肤热毒，恶疮疽痔，湿痹，下乳汁。久服轻身益气，耳目聪明，不老延年。**本经。**止遗溺，热气疮痒如麻豆，可作浴汤。**别录。**通小肠，泄精尿血，肠风，风赤眼，小儿壮热，扑损，续筋骨，乳痈瘰疬金疮，止血排脓，补血长肉，通经脉。**大明。

【发明】 〔弘景曰〕此药久服甚益人，而服食方罕见用之。近道出者，惟疗瘘疥耳，市人皆取苗用。〔时珍曰〕漏卢下乳汁，消热毒，排脓止血，生肌杀虫。故东垣以为手足阳明药，而古方治痈疽发背，以漏卢汤为首称也。庞安常伤寒论治痈疽及预解时行痘疹热，用漏卢叶，云无则以山栀子代之。亦取其寒能解热，盖不知其能入阳明之故也。

【附方】 旧二，新六。**腹中蛔虫**漏卢为末，以饼臛和方寸匕，服之。外台秘要。**小儿无辜**疳病肚胀，或时泄痢，冷热不调。以漏卢一两，杵为散。每服一钱，以猪肝一两，入盐少许，同煮熟，空心顿食之。圣惠方。**冷劳泄痢**漏卢一两，艾叶炒四两，为末。米醋三升，入药末一半，同熬成膏，入后末和丸梧子大，每温水下三十丸。圣济总录。**产后带下**方同上。**乳汁不下**乃气脉壅塞也。又治经络凝滞，乳内胀痛，邪畜成痈，服之自然内消。漏卢二两半，蛇退十条炙焦，瓜蒌十个烧存性，为末。每服二钱，温酒调下，良久以热羹汤投之，以通为度。和剂方。**历节风痛**筋脉拘挛。古圣散：用漏卢麸炒半两，

① 秦：原作“奉”，义晦，今据《证类本草》卷七改。

② 有：原作“白”，义晦，今据《证类本草》卷七改。

地龙去土炒半两，为末，生姜二两取汁，入蜜三两，同煎三五沸，入好酒五合，盛之。每以三杯，调末一钱，温服。圣济总录。**一切痈疽**发背，初发二日，但有热证，便宜服漏卢汤，退毒下脓，乃是宣热拔毒之剂，热退即住服。漏卢用有白茸者、连翘、生黄芪、沉香各一两，生粉草半两，大黄微炒一两，为细末。每服二钱，姜枣汤调下。李迅痈疽集验方。**白秃头疮**五月收漏卢草，烧灰，猪膏和涂之。圣济总录。

飞廉本经上品

【释名】 **漏卢**别录**木禾**别录**飞雉**同上**飞轻**同**伏兔**同**伏猪**同**天荠**同。〔时珍曰〕飞廉，神禽之名也。其状鹿身豹文，雀头蛇尾，有角，能致风气。此草附茎有皮如箭羽，复疗风邪，故有飞廉、飞雉、飞轻诸名。

【集解】 〔别录曰〕飞廉生河内川泽，正月采根，七月、八月采花，阴干。〔弘景曰〕处处有之。极似苦芙，惟叶多刻缺，叶下附茎，轻有皮起似箭羽，其花紫色。俗方殆无用，而道家服其枝茎，可得长生，又入神枕方。今既别有漏卢，则此漏卢乃别名尔。〔恭曰〕此有两种：一种生平泽中，是陶氏所说者。一种生山冈上者，叶颇相似，而无刻缺，且多毛，其茎亦① 无羽，其根直下，更无旁枝，生则肉白皮黑，中有黑脉，日干则黑如玄参。用茎叶及根，疗疳蚀杀虫，与平泽者俱有验。今俗以马蓟似苦芙者为漏卢，并非是也。〔保升曰〕叶似苦芙，茎似软羽，花紫色，子毛白。所在平泽皆有，五月、六月采，日干。〔敩曰〕凡使勿用赤脂蔓，与飞廉形状相似，只赤脂蔓见酒则色便如血，以此可表识之。〔颂曰〕今秦州所图漏卢，花似单叶寒菊，紫色，五七枝同一干。海州所图漏卢，花紫碧色，如单叶莲花，花萼下及根旁有白茸裹之，根黑色，如蔓菁而细，又类葱本，与陶苏所说飞廉相近，然彼但谓之漏卢。今医家罕有用飞廉者，不能的识。〔时珍曰〕飞廉亦蒿类也。苏颂图经疑海州所图之漏卢是飞廉。沈存中笔谈亦言飞廉根如牛蒡而绵头。古方漏卢散下云，用有白茸者。则是有白茸者乃飞廉无疑矣。今考二物气味功用俱不相远，似可通用，岂或一类有数种，而古今名称各处不同乎。

根及花

【修治】 〔敩曰〕凡用根，先刮去粗皮，杵细，以苦酒拌一夜，漉出，日干细杵用。

【气味】 **苦，平，无毒。**〔权曰〕苦、咸，有毒。〔之才曰〕得乌头良，恶② 麻黄。

【主治】 **骨节热，胫重酸疼。久服令人身轻。**本经。**头眩顶重，皮间邪风，如蜂螫针刺，鱼子细起，热疮痈疽痔，湿痹，止风邪咳嗽，下乳汁。久服益气明目不老，可煮可干用。**别录。**主留血，疗疳蚀，杀虫。**苏恭。**小儿疳痢，为散，水浆服，大效。**萧炳。**治头风旋运。**时珍。

【发明】 〔时珍曰〕葛洪抱朴子书，言飞廉单服可轻身延寿。又言服飞廉煎，可远涉疾行，力数倍于常。本经别录所列亦是良药，而后人不知用，何哉。

【附方】 旧一。**疳䘌蚀口**及下部。用飞廉蒿烧灰捣筛，以两钱匕著痛处。甚痛，则忍之；若不痛，非疳也。下部虫如马尾大，相缠出无数。十日瘥，二十日平

---

① 亦：原作“赤”，义晦，今据《证类本草》卷七改。

② 恶：原作“惠”，字误，今据《证类本草》卷七改。

复。千金翼方。

苎麻别录下品

【释名】　〔时珍曰〕苎麻作纻，可以绩纻故谓之纻。凡麻丝之细者为绘，粗者为纻。陶弘景云：苎即今绩苎麻是也。麻字从广，从林，音派，象屋下林麻之形。广音掩。

【集解】　〔颂曰〕苎麻旧不著所出州土，今闽、蜀、江、浙多有之。剥其皮可以绩布。苗高七八尺。叶如楮叶而无叉，面青背白，有短毛。夏秋间着细穗青花。其根黄白而轻虚，二月、八月采。按陆玑草木疏云：苎一科数十茎，宿根在土中，至春自生，不须栽种。荆扬间岁三刈，诸园种之岁再刈，便剥取其皮，以竹刮其表，厚处自脱，得里如筋者煮之，用缉布。今江、浙、闽中尚复如此。〔宗奭曰〕苎如荨麻，花如白杨而长成穗，每一朵凡数十穗，青白色。〔时珍曰〕苎，家苎也。又有山苎，野苎也。有紫苎，叶面紫；白苎，叶面青，其背皆白。可刮洗煮食救荒，味甘美。其子茶褐色，九月收之，二月可种。宿根亦自生。

根

【气味】　**甘，寒，无毒。**〔权曰〕甘，平。〔大明曰〕甘、滑，冷，无毒。

【主治】　**安胎，贴热丹毒。**别录。**治心膈热，漏胎下血，产前后心烦，天行热疾，大渴大狂，服金石药人心热，署毒箭蛇虫咬。**大明。**沤苎汁，止消渴。**别录。

【发明】　〔震亨曰〕苎根大能补阴而行滞血，方药或恶其贱，似未曾用也。〔藏器曰〕苎性破血，将苎麻与产妇枕之，止血运。产后腹痛，以苎安腹上即止也。又蚕咬人毒入肉，取苎汁饮之。今人以苎① 近蚕种，则蚕不生是矣。

【附方】　旧四，新七。**痰哮咳嗽**苎根煅存性，为末，生豆腐蘸三五钱，食即效。未全可以肥猪肉二三片蘸食，甚效。医学正传。**小便不通**圣惠方：用麻根、蛤粉半两，为末。每服二钱，空心新汲水下。摘玄方：用苎根洗研，摊绢上，贴少腹连阴际，须臾即通。**小便血淋**苎根煎汤频服，大妙。亦治诸淋。圣惠方。**五种淋疾**苎麻根两茎，打碎，以水一碗半，煎半碗，顿服即通，大妙。斗门方。**妊娠胎动**忽下黄汁如胶，或如小豆汁，腹痛不可忍者，苎根去黑皮切二升，银一斤，水九升，煎四升。每服以水一升，入酒半升，煎一升，分作二服。一方不用银。梅师方。**肛门肿痛**生苎根捣烂，坐之良。濒湖集简方。**脱肛不收**苎根捣烂，煎汤熏洗之。圣惠方。**痈疽发背**初起未成者。苎根熟捣傅上，日夜数易，肿消则瘥。图经本草。**五色丹毒**苎根煮浓汁，日三浴之。外台秘要。**鸡鱼骨哽**谈野翁试验方：用苎麻根捣汁，以匙挑灌之，立效。医方大成：用野苎麻根捣碎，丸如龙眼大，鱼骨鱼汤下，鸡骨鸡汤下。

叶

【气味】　同根。

【主治】　**金疮伤折血出，瘀血。**时珍。

【发明】　〔时珍曰〕苎麻叶甚散血，五月五日收取，和石灰捣作团，晒干收贮。遇有金疮折损者，研末傅之，即时血止，且易痂也。按李仲南永类方云：凡诸伤瘀血不散者，五六月收野苎叶、苏叶，擂烂，傅金疮上。如瘀血在腹内，顺流水绞汁服即通，血皆化水。以生猪血试之，可验也。秋冬用干叶亦可。

---

① 苎：原作“子”，字误，今据《证类本草》卷十一改。

【附方】 新三。**骤然水泻**日夜不止，欲死，不拘男妇。用五月五日采麻叶，阴干为末。每服二钱，冷水调下。勿吃热物，令人闷倒。只吃冷物。小儿半钱。杨子建护命方。**冷痢白冻**方同上。**蛇虺咬伤**青麻嫩头捣汁，和酒等分，服三盏。以渣傅之，毒从窍中出，以渣弃水中即不发。看伤处有窍是雄蛇，无窍是雌蛇，以针挑破伤处成窍，傅药。摘玄方。

苘麻苘音顷。唐本草

【释名】 **白麻**〔时珍曰〕苘一作䔛，又作䔛。种必连顷，故谓之䔛也。

【集解】 〔恭曰〕苘即䔛麻也。今人取皮作布及索者。实似大麻子，九月、十月采，阴干。〔颂曰〕处处有之。北人种以绩布，及打绳索。苗高四五尺或六七尺，叶似苎而薄，花黄，实壳如蜀葵，其中子黑色。〔时珍曰〕苘麻今之白麻也。多生卑湿处，人亦种之。叶大似桐叶，团而有尖。六七月开黄花。结实如半磨形，有齿，嫩青老黑。中子扁黑，状如黄葵子。其茎轻虚洁白。北人取皮作麻。以茎蘸硫黄作焠灯，引火甚速。其嫩子，小儿亦食之。

实

【气味】 **苦，平，无毒。**

【主治】 **赤白冷热痢，炒研为末，每蜜汤服一钱。痈肿无头者，吞一枚。**苏恭。**生眼翳瘀肉，起倒睫拳毛。**时珍。

根

【主治】 **亦治痢。古方用之。**苏颂。

【附方】 新三。**一切眼疾**苘麻子一升，为末。以豮猪肝批片，蘸末炙熟，再蘸再炙，末尽乃为末。每服一字，陈米饮下，日三服。圣济总录。**目生翳膜**久不愈者。用䔛实，以柳木作 磑，磨去壳，马尾筛取黄肉去焦壳，每十两可得四两，非此法不能去壳也。用猪肝薄切，滚药慢炙熟，为末，醋和丸梧子大。每服三十丸，白汤下。一方：以䔛实内袋中蒸熟，暴为末，蜜丸，温水下。圣济总录。

大青别录中品

【释名】 〔时珍曰〕其茎叶皆深青，故名。

【集解】 〔别录曰〕大青三四月采茎，阴干。〔弘景曰〕今出东境及边道，紫茎长尺许，茎叶皆用。〔颂曰〕今江东州郡及荆南、眉、蜀、濠诸州皆有之。春生青紫茎，似石竹苗叶，花红紫色，似马蓼，亦似芫花，根黄，三月、四月采茎叶，阴干用。〔时珍曰〕处处有之。高二三尺，茎圆。叶长三四寸，面青背淡，对节而生。八月开小花，红色成簇。结青实大如椒颗，九月色赤。

茎叶

【气味】 **苦，大寒，无毒。**〔权曰〕甘。〔时珍曰〕甘、微咸，不苦。

【主治】 **时气头痛，大热口疮。**别录。**除时行热毒，甚良。**弘景。**治温疫寒热。**甄权。**治热毒风，心烦闷，渴疾口干，小儿身热疾风疹，及金石药毒。涂罯肿毒。**大明。**主热毒痢，黄疸、喉痹、丹毒。**时珍。

【发明】 〔颂曰〕古方治伤寒黄汗、黄疸等，有大青汤。又治伤寒头身强、腰脊痛，葛根汤内亦用大青。大抵时疾多用之。〔时珍曰〕大青气寒，味微苦咸，能解心胃热毒，不特治伤寒也。朱肱活人书治伤寒发赤斑烦痛，有犀角大青汤、大青四物汤。故李象先指掌赋云：阳毒则狂斑烦乱，以大青、升麻，可回困笃。

【附方】 新五。**喉风喉痹**大青叶捣汁灌之，取效止。卫生易简方。**小儿口疮**大青十八铢，黄连十二铢，水三升，煮一升服。一日二服，以瘥为度。千金方。**热病下痢**困笃者。大青汤：用大青四两，甘草、赤石脂三两，胶二两，豉八合，水一斗，煮三升，分三服，不过二剂瘥。肘后方。**热病发斑**赤色烦痛。大青四物汤：用大青一两，阿胶、甘草各二钱半，豉二合，分三服。每用水一盏半，煎一盏，入胶烊化服。又犀角大青汤：用大青七钱半，犀角二钱半，栀子十枚，豉二撮，分二服。每服水一盏半，煎八分，温服。南阳活人书。**肚皮青黑**小儿卒然肚皮青黑，乃血气失养，风寒乘之，危恶之候也。大青为末，纳口中，以酒送下。保幼大全方。

小青宋图经

【集解】　〔颂曰〕小青生福州，三月生花，彼土人当月采叶用之。

叶

【气味】　缺。

【主治】　**生捣，傅痈肿疮疖甚效**。苏颂。**治血痢腹痛，研汁服，解蛇毒**。时珍。

【附方】　新二。**蛇虺螫伤**卫生易简方：用小青一握，细研，入香白芷半两，酒调服。手挼患处，候黄水出为效。摘玄方用小青、大青、牛膝叶同捣汁，和酒服，以渣傅之。**中暑发昏**小青叶井水浸去泥，控干，入沙糖擂汁，急灌之。寿域方。

胡芦巴宋嘉祐

【释名】　**苦豆**

【集解】　〔禹锡曰〕胡芦巴出广州并黔州。春生苗，夏结子，子作细荚，至秋采。今人多用岭南者。或云是番萝卜子，未审的否。〔颂曰〕今出广州。或云种出海南诸番，盖其国芦菔子也。舶客将种莳于岭外亦生，然不及番中来者真好。今医家治元脏虚冷为要药，而唐已前方不见用，本草不著，盖是近出也。

【修治】　〔时珍曰〕凡入药，淘净，以酒浸一宿，晒干，蒸熟或炒过用。

【气味】　**苦，大温，无毒**。〔杲曰〕纯阳。

【主治】　**元脏虚冷气。得附子、硫黄，治肾虚冷，腹胁胀满，面色青黑。得蘹香子、桃仁，治膀胱气甚效**。嘉祐。**治冷气疝瘕，寒湿脚气，益右肾，暖丹田**。时珍。

【发明】　〔宗奭曰〕膀胱气，用此合桃仁麸炒等分，为末。半为散，半以酒糊和丸梧子大。每服五七十丸，空心盐酒下。其散以热米饮下，与丸子相间，空心服。日各一二服。〔时珍曰〕胡芦巴，右肾命门药也。元阳不足，冷气潜伏，不能归元者，宜之。宋惠民和剂局方有胡芦巴丸，治大人小儿小肠奔豚偏坠及小腹有形如卵，上下走痛，不可忍者。用胡芦巴八钱，茴香六钱，巴戟去心、川乌头炮去皮各二钱，楝实去核四钱，吴茱萸五钱，并炒为末，酒糊丸梧子大。每服十五丸，小儿五丸，盐酒下。太医薛己云：一人病寒疝，阴囊肿痛，服五苓诸药不效，与此而平也。又张子和儒门事亲云：有人病目不睹，思食苦豆，即胡芦巴，频频不缺。不周岁而目中微痛，如虫行入眦，渐明而愈。按此亦因其益命门之功，所谓益火之原，以消阴翳是也。

【附方】　新六。**小肠气痛**胡芦巴炒研末，每服二钱，茴香酒下。直指方。**肾脏虚冷**腹胁胀满。胡芦巴炒二两，熟附子、硫黄各七钱五分，为末，酒煮曲糊丸梧桐子大，每盐汤下三四十丸。圣济总录。**冷气疝瘕**胡芦巴酒浸晒干，荞麦炒研面，各四两，小茴香一两，为末，酒糊丸梧子大。每服五十丸，空心盐汤或盐酒下。服至两月，大便出白脓，则除根。方广心法附余。**阴癞肿痛**偏坠，或小肠疝气，下元虚冷，久不愈者，沉香内消丸主之。沉香、木香各半两，胡芦巴酒浸炒，小茴香炒，各二两，为末，酒糊丸梧子大。每服五、七十丸，盐酒下。**气攻头痛**胡芦巴炒，三棱酒浸焙，各半两，干姜炮二钱半，为末，姜汤或温酒每服二钱。济生方。**寒湿脚气**腿膝疼痛，行步无力。胡芦巴酒浸一宿焙，破故纸炒香，各四两，为末。以木瓜切顶去瓤，安药在内令满，用顶合住签定，烂蒸，捣丸梧子大。每服七十丸，空心温酒下。杨氏家藏方。

蠡实本经中品

【释名】　**荔实**别录**马蔺子**唐本**马楝子**图经**马薤**礼记注**马帚**尔雅**铁扫帚**救荒**剧草**本经**旱蒲**礼记**豕首**本经**三坚**〔弘景曰〕方药不用，俗无识者。惟天名精亦名豕首。〔恭曰〕此即马蔺子也。月令：仲冬荔挺出。郑玄注云：荔，马薤也。通俗文云：一名马蔺。本草谓之荔实。〔颂曰〕马蔺子，北人讹为马楝子。广雅云：马薤，荔也。高诱云：荔挺出，荔草挺出也。讲礼者不识，呼为荔挺，又作马苋，并误矣。马苋亦名豚耳，即马齿也。〔时珍曰〕尔雅云：荓音瓶，马帚也。此即荔草，谓其可为马刷，故名。今河南北人呼为铁扫帚，是矣。

【集解】　〔别录曰〕蠡实生河东川谷，五月采实，业干。〔颂曰〕今陕西诸郡及鼎、澧州亦有之，近汴尤多。叶似薤而长厚，三月开紫碧花，五月结实作角子，如麻大而赤色有棱，根细长，通黄色，人取以为刷。三月开花，五月采实，并阴干用。许慎说文云：荔似蒲而小，根可为刷。高诱云：河北平泽率生之。江东颇多，种于阶庭，但呼为旱蒲，不知即马薤也。〔时珍曰〕蠡草生荒野中，就地丛生，一本二三十茎，苗高三四尺，叶中抽茎，开花结实。

【正误】　〔宗奭曰〕蠡实，陶隐居言方药不用，俗无识者。本草诸家所注不相应。若果是马蔺，则日华子本草不当更言可为蔬菜。盖马蔺叶出土已硬，又无味，马牛皆不食，岂堪人食。今不敢以蠡实为马蔺，更俟博识。〔时珍曰〕别录蠡实亦名荔实，则蠡乃荔字之讹也。张揖广雅云，荔又名马蔺，其说已明。又按周定王救荒本草言其嫩苗味苦，炸熟换水浸去苦味，油盐调食，则马蔺亦可作菜矣。寇氏但据陶说疑之，欠考矣。陶氏不识之药多矣。今正其误。

实

【修治】　〔时珍曰〕凡入药炒过用，治疝则以醋拌炒之。

【气味】　**甘，平，无毒**。〔保升曰〕寒。〔颂曰〕山人服之，云大温，甚有奇效。

【主治】　**皮肤寒热，胃中热气，风寒湿痹，坚筋骨，令人嗜食。久服轻身**。本经。**止心烦满，利大小便，长肌肤肥大**。别录。**疗金疮血内流，痈肿，有效**。苏恭。**妇人血气烦闷，产后血运，并经脉不止，崩中带下，消一切疮疖，止鼻衄吐血，通小肠，消酒毒，治黄病，杀蕈毒，傅蛇虫咬**。大明。**治小腹疝痛，腹内冷积，水痢诸病**。时珍。

【附方】　旧二，新六。**诸冷极病**医所不治者。马蔺子九升洗净，空腹服一合，酒下，日三服。千金方。**寒疝诸疾**寒疝不能食，及腹内一切诸疾，消食肥肌。马蔺子一升，每日取一把，以面拌煮吞之，服尽愈。姚僧坦集验方。**喉痹肿痛**卫生易简方用蠡实一合，升麻五分，水一升，煎三合，入少蜜搅匀，细呷，大验。圣惠方用马蔺子二升，升麻一两，为末，蜜丸，水服一钱。又方：马蔺子八钱，牛蒡子六钱，为末，空心温水服方寸匕。**水痢百病**张文仲备急方用马蔺子，以六月六日面熬，各等分，为末，空心米饮服方寸匕。如无六月六日面，常面亦可，牛骨灰亦可。又方：马蔺子、干姜、黄连各等分，为散，熟汤服二方寸匕，入腹即断也。冷热皆治，常用神效，不得轻之。忌猪肉、冷水。**肠风下血**有疙瘩疮，破者不治。马蔺子一斤，研破酒浸，夏三、冬七日，晒干，何首乌半斤，雄黄、雌黄各四两，为末，以浸药酒打糊丸梧子大。每服三十丸，温酒下，日三服，见效。普济方。

花、茎[①] **及根、叶**

【主治】 **去白虫**本经。**疗喉痹，多服令人溏泄**。别录。**主痈疽恶疮**。时珍。

【发明】 〔颂曰〕蠡草花实皆入药。列仙传 ，寇先生宋人，好种荔，食其葩实，是矣。〔时珍曰〕按叶水东日记云：北方田野人患胸腹饱胀者，取马楝花擂凉水服，即泄数行而愈。据此则多服令人泄之说有验，而蠡实之为马蔺更无疑矣。

【附方】 旧三，新六。**睡死不寤**蠡实根一握，杵烂，以水绞汁，稍稍灌之。外台秘要。**喉痹口噤**马蔺花二两，蔓荆子一两，为末，温水服一钱。**喉痹肿痛**喘息欲死者。外台秘要用马蔺根叶二两，水一升半，煮一盏，细饮之，立瘥。圣惠方用根捣汁三合，蜜一合，慢火熬成，徐徐咽之，日五七度。一方：单汁饮之，口噤者灌下。无生者，以刷煎汁。**沙石热淋**马蔺花七枚烧，故笔头二七枚烧，粟米一合炒，为末。每服三钱，酒下，日二服。名通神散。**小便不通**马蔺花炒，茴香炒，葶苈炒，为末，每酒服二钱。十便良方。**一切痈疽**发背恶疮。用铁扫帚，同松毛、牛膝，以水煎服。乾坤生意。**面上瘢黡**取铁扫帚，地上自落叶并子，煎汤频洗，数次自消。寿域神方。**面疱鼻皻**马蔺子花，杵傅之佳。肘后方。

【附录】 **必似勒**拾遗。〔藏器曰〕辛，温，无毒。主冷气，胃[②]闭不消食[③]，心腹胀满。生昆仑，状似马蔺子也。

恶实别录中品

【释名】 **鼠粘**别录**牛蒡**别录**大力子**纲目**蒡翁菜**纲目**便牵牛**纲目**蝙蝠刺**〔时珍曰〕其实状恶而多刺钩，故名。其根叶皆可食，人呼为牛菜，术人隐之，呼为大力也。俚人谓之便牵牛。河南人呼为夜叉头。〔颂曰〕实壳多刺，鼠过之则缀惹不可脱，故谓之鼠粘子，亦如羊负来之比。

【集解】 〔别录曰〕恶实生鲁山平泽。〔恭曰〕鲁山在邓州东北。此草叶大如芋，子壳似粟状，实细长如茺蔚子。〔颂曰〕恶实即牛蒡子也，处处有之。叶大如芋叶而长。实似葡萄核而褐色，外壳似栗梂，而小如指头，多刺。根有极大者，作菜茹益人。秋后采子入药。〔时珍曰〕牛蒡古人种子，以肥壤栽之。剪苗汋淘为蔬，取根煮曝为脯，云甚益人，今人亦罕食之。三月生苗，起茎高者三四尺。四月开花成丛，淡紫色。结实如枫梂而小，萼上细刺百十攒簇之，一梂有子数十颗。其根大者如臂，长者近尺，其色灰黪。七月采子，十月采根。

子

---

① 茎：原作“在”，字误，今改。

② 胃：原作“胸”，字误，今据《证类本草》卷八改。

③ 食：原脱，今据《证类本草》卷八补。

【修治】　〔敩曰〕凡用拣净，以酒拌沾，待有白霜重出，以布拭去，焙干捣粉用。

【气味】　**辛，平，无毒。**〔藏器曰〕苦。〔元素曰〕辛温，阳中之阴，升也。〔杲曰〕辛平，阳也，降也。

【主治】　**明目补中，除风伤。**别录。**风毒肿，诸瘘。**藏器。**研末浸酒，每日服三二盏，除诸风，去丹石毒，利腰脚。又食前熟挼三枚吞之，散诸结节筋骨烦热毒。**甄权。**吞一枚，出痈疽头。**苏恭。**炒研煎饮，通利小便。**孟诜。**润肺散气，利咽膈，去皮肤风，通十二经。**元素。**消斑疹毒。**时珍。

【发明】　〔杲曰〕鼠粘子其用有四：治风湿瘾疹，咽喉风热，散诸肿疮疡之毒，利凝滞腰膝之气，是也。

【附方】　旧五，新十一。**风水身肿**欲裂。鼠粘子二两，炒研为末。每温水服二钱，日三服。圣惠方。**风热浮肿**咽喉闭塞。牛蒡子一合，半生半熟，为末，热酒服一寸匕。经验方。**痰厥头痛**牛蒡子炒、旋覆花等分，为末。腊茶清服一钱，日二服。圣惠方。**头痛连睛**鼠粘子、石膏等分，为末，茶清调服。医方摘要。**咽膈不利**疏风壅涎唾。牛蒡子微炒、荆芥穗一两，炙甘草半两，为末。食后汤服二钱，当缓缓取效。寇氏本草衍义。**悬痈喉痛**风热上抟也。恶实炒、甘草生等分，水煎含咽，名启关散。普济方。**喉痹肿痛**牛蒡子六分，马蔺子六分，为散。每空心温水服方寸匕，日再服。仍以牛蒡子三两，盐二两，研匀，炒热包熨喉外。广济方。**咽喉痘疹**牛蒡子二钱，桔梗一钱半，粉甘草节七分，水煎服。痘疹要诀。**风热瘾疹**牛蒡子炒、浮萍等分，以薄荷汤服二钱，日二服。初虞世古今录验。**风龋牙痛**鼠粘子炒，煎水含，嗽吐之。延年方。**小儿痘疮**时出不快，壮热狂躁，咽膈壅塞，大便秘涩，小儿咽喉肿不利。若大便利者，勿服。牛蒡子炒一钱二分，荆芥穗二分，甘草节四分，水一盏，同煎至七分，温服。已出亦可服。名必胜散。和剂局方。**妇人吹乳**鼠粘二钱，麝香少许，温酒细吞下。袖珍方。**便痈肿痛**鼠粘子二钱，炒研末，入蜜一匙，朴消一匙，空心温酒服。袖珍方。**蛇蝎蛊毒**大力子，煮汁服。卫生易简方。**水蛊腹大**恶实微炒一两，为末，面糊丸梧子大，每米饮下十丸。张文仲方。**历节肿痛**风热攻手指，赤肿麻木，甚则攻肩背两膝，遇暑热则大便秘。牛蒡子三两，新豆豉炒、羌活各一两，为末。每服二钱，白汤下。本事方。

根、茎

【气味】　**苦，寒，无毒。**〔权曰〕甘，平。〔藏器曰〕根须蒸熟暴干用。不尔，令人欲吐。

【主治】　**伤寒寒热汗出，中风面肿，消渴热中，逐水。久服轻身耐老。**别录。**根：主牙齿痛，劳疟诸风，脚缓弱风毒，痈疽，咳嗽伤肺，肺壅疝瘕，冷气积血。**苏恭。**根：浸酒服，去风及恶疮。和叶捣碎，傅杖疮金疮，永不畏风。**藏器。**主面目烦闷，四肢不健，通十二经脉，洗五脏恶气。可常作菜食，令人身轻。**甄权。**切根拌豆、面作饭食，消胀壅。茎叶煮汁作浴汤，去皮间习习如虫行。又入盐花生捣，搨一切肿毒。**孟诜。

【发明】　〔颂曰〕根作脯食甚良。茎叶宜煮汁酿酒服。冬月采根，蒸暴入药。刘禹锡传信方：疗暴中风，用紧细牛蒡根，取时避风，以竹刀或荆刀刮去土，生布拭了，捣绞取汁一大升，和好蜜四大合，温分两服，得汗出便瘥。此方得之岳鄂郑中丞。郑因食热肉一顿，便中暴风。外甥卢氏为颍阳令，有此方。服，当时便瘥。

【附方】 旧五，新一十六。**时气余热**不退，烦躁发渴，四肢无力，不能饮食。用牛蒡根捣汁，服一小盏，效。圣惠方。**天行时疾**生牛蒡根捣汁五合，空腹分为二服。服讫，取桑叶一把，炙黄，以水一升，煮取五合，顿服取汗，无叶用枝。孙真人食忌。**热攻心烦**恍惚。以牛蒡根捣汁一升，食后分为二服。食医心镜。**伤寒搐搦**汗后覆盖不密，致腰背手足搐搦者，牛蒡根散主之。牛蒡根十条，麻黄、牛膝、天南星各六钱锉，于盆内研细，好酒一升同研，以新布绞取汁。以炭火半秤烧一地坑令赤，扫净，倾药汁入坑内，再烧令黑色，取出于乳钵内细研。每服一钱，温酒下，日三服。朱肱活人书。**一切风疾**十年、二十年者，牛蒡根一升，生地黄、枸杞子、牛膝各三升，用袋盛药，浸无灰酒三升内，每任意饮之。外台秘要。**老人中风**口目瞤[①]动，烦闷不安。牛蒡根切一升，去皮晒干，杵为面，白米四合淘净，和作馎饦，豉汁中煮，加葱椒五味，空心食之。恒服极效。寿亲养老书。**老人风湿**久痹，筋挛骨痛。服此壮肾，润皮毛，益气力。牛蒡根一升切，生地黄一升切，大豆二升炒，以绢袋盛，浸一斗酒中，五六日，任性空心温服二三盏，日二服。集验方。**头面忽肿**热毒风气内攻，或连手足赤肿，触着痛者。牛蒡子根，一名蝙蝠刺，洗净研烂，酒煎成膏，绢摊贴肿处。仍以热酒服一二匙，肿消痛减。斗门方。**头风掣痛**不可禁者，摩膏主之。取牛蒡茎叶，捣取浓汁二升，无灰酒一升，盐花一匙头，煻火煎稠成膏，以摩痛处，风毒自散。摩时须极力令热，乃效。冬月用根。箧中方。**头风白屑**牛蒡叶捣汁，熬稠涂之。至明，皂荚水洗去。圣惠方。**喉中热肿**鼠粘根一升，水五升，煎一升，分三服。延年方。**小儿咽肿**牛蒡根捣汁，细咽之。普济方。**热毒牙痛**热毒风攻头面，齿龈肿痛不可忍。牛蒡根一斤捣汁，入盐花一钱，银器中熬成膏。每用涂齿龈下，重者不过三度瘥。圣惠方。**项下瘿疾**鼠粘子根一升，水三升，煮取一升半，分三服。或为末，蜜丸常服之。救急方。**耳卒肿痛**牛蒡根切，绞汁二升，银锅内熬膏涂之。圣济总录。**小便不通**脐腹急痛。牛蒡叶汁、生地黄汁二合，和匀，入蜜二合。每服一合，入水半盏，煎三五沸，调滑石末一钱服。圣济总录。**疖子肿毒**鼠粘子叶贴之。千金方。**石瘘出脓**坚实寒热。鼠粘子叶为末，和鸡子白封之。外台秘要。**诸疮肿毒**牛蒡根三茎洗，煮烂捣汁，入米煮粥，食一碗，甚良。普济方。**积年恶疮**反花疮、漏疮不瘥者。牛蒡根捣，和腊月猪脂，日日封之。千金方。**月水不通**结成癥块，腹肋胀大，欲死。牛蒡根二斤锉，蒸三遍，以生绢袋盛之，以酒二斗浸五日，每食前温服一盏。普济方

枲耳本经中品

【释名】 **胡枲**本经**常思**弘景**苍耳**尔雅**卷耳**诗经**爵耳**诗疏**猪耳**纲目**耳珰**诗疏**地葵**本经**葹**音施**羊负来**弘景**道人头**图经**进贤菜**记事珠**喝起草**纲目**野茄**纲目**缣丝草**〔颂曰〕诗人谓之卷耳，尔雅谓之苍耳，广雅谓之枲耳，皆以实得名也。陆机诗疏云：其实正如妇人耳珰，今或谓之耳珰草。郑康成谓是白胡荽[②]，幽州人呼为爵耳。博物志云：洛中有人驱羊入蜀，胡枲子多刺，粘缀羊毛，遂至中土，故名羊负

---

① 瞤：原缺，今据《寿亲养老书·治老人诸风》第十四补。

② 荽：原作“枲”，字误，今据《证类本草》卷八改。

来。俗呼为道人头。〔弘景曰〕伧人皆食之，谓之常思菜。以叶覆麦作黄衣者，方用甚稀。〔时珍曰〕其叶形如枲麻，又如茄，故有枲耳及野茄诸名。其味滑如葵，故名地葵，与地肤同名。诗人思夫赋卷耳之章，故名常思菜。张揖广雅作常枲，亦通。

【集解】　〔别录曰〕枲耳生安陆川谷及六[①]安田野，实熟时采。〔颂曰〕今处处有之。陆氏诗疏云：其叶青白似胡荽，白华细茎，蔓生，可煮为茹，滑而少味。四月中生子，正如妇人耳珰。郭璞云：形如鼠耳，丛生如盘。今之所有皆类此，但不作蔓生。〔时珍曰〕按周定王救荒本草云：苍耳叶青白，类粘糊菜叶。秋间结实，比桑椹短小而多刺。嫩苗炸熟，水浸淘拌食，可救饥。其子炒去皮，研为面，可作烧饼食，亦可熬油点灯。

实

【修治】　〔大明曰〕入药炒熟，捣去刺用，或酒拌蒸过用。

【气味】　**甘，温，有小毒。**〔别录曰〕苦。〔权曰〕甘，无毒。〔恭曰〕忌猪肉、马肉、米泔，害人。

【主治】　**风头寒痛，风湿周痹，四肢拘挛痛，恶肉死肌，膝[②]痛。久服益气。**藏器。**治肝热，明目**甄权。**治一切风气，填髓暖腰脚，治瘰疬疥疮及瘙痒。**大明。**炒香浸酒服，去风补益。**时珍。

【附方】　旧三，新四。**久疟不瘥**苍耳子，或根茎亦可，焙研末，酒糊丸梧子大。每酒服三十丸，日二服。生者捣汁服亦可。朱氏集验方。**大腹水肿**小便不利。苍耳子灰、葶苈末等分。每服二钱，水下，日二服。千金方。**风湿挛痹**一切风气。苍耳子三两，炒为末，以水一升半，煎取七合，去滓呷之。食医心镜。**牙齿痛肿**苍耳子五升，水一斗，煮取五升，热含之。冷即吐去，吐后复含，不过一剂瘥。茎叶亦可，或入盐少许。孙真人千金翼。**鼻渊流涕**苍耳子即缣丝草子，炒研为末，每白汤点服一二钱。证治要诀。**眼目昏暗**枲耳实一升，为末，白米半升作粥，日食之。普济方。**嗜酒不已**毡中苍耳子七枚，烧灰投酒中饮之，即不嗜。陈藏器本草。

茎、叶

【修治】　〔敩曰〕凡采得去心，取黄精，以竹刀细切拌之，蒸从巳至亥时出，去黄精，阴干用。

【气味】　**苦，辛，微寒，有小毒。**〔恭曰〕忌猪肉、马肉、米泔。伏硇砂。

【主治】　**溪毒。**别录。**中风伤寒头痛。**孟诜。**大风癫痫，头风湿痹，毒在骨髓，腰膝风毒。夏月采曝为末，水服一二匕，冬月酒服。或为丸，每服二三十丸，日三服，满百日，病出如瘑疥，或[③]汁出，或斑驳甲错皮起，皮落则肌如凝脂。令人省睡，除诸毒螫，杀虫疳湿䘌。久服益气[④]，耳目聪明，轻身强志。**苏恭。**挼叶安舌下，出涎，去目黄好睡。烧灰和腊猪脂，封丁肿出根。煮酒服，主狂犬咬毒。**藏器。

【发明】　〔时珍曰〕苍耳叶[⑤]久服去风热有效，最忌猪肉及风邪，犯之则遍身发出赤丹也。按苏沈良方云：枲耳根、苗、叶、实，皆洗濯阴干，烧灰汤淋，取浓汁，泥连两灶炼之。灰汁耗，即旋取傍釜中热灰汤益之。一日夜不绝火，乃旋得

① 六：原作“大”，字误，今据《证类本草》卷八改。

② 膝：原作“滕”，字误，今据《证类本草》卷八改。

③ 或：原作“成”，字误，今据《证类本草》卷八改。

④ 气：原脱，今据《证类本草》卷八补。

⑤ 叶：原作“药”，字误，今改。

霜，干瓷瓶收之。每日早晚酒服二钱，补暖去风驻颜，尤治皮肤风，令人肤革清[1]净。每澡沐入少许尤佳。宜州文[2]学昌从谏，服此十余年，至七八十，红润轻健，皆此药力也。斗门方云：妇人血风攻脑，头旋闷绝，忽死倒地，不知人事者，用喝起草嫩心阴干为末，以酒服一大钱，其功甚效。此物善通顶门连脑，盖即苍耳也。

【附方】 旧十二，新十七。**万应膏**治一切痈疽发背，无头恶疮，肿毒疔疖，一切风痒，臁疮杖疮，牙疼喉痹。五月五日采苍耳根叶数担，洗净晒萎细锉，以大锅五口，入水煮烂，以筛滤去粗滓，布绢再滤。复入净锅，武火煎滚，文火熬稠，搅成膏，以新罐贮封。每以敷贴，即愈。牙疼即敷牙上，喉痹敷舌上或噙化，二三次即效。每日用酒服一匙，极有效。集简方。**一切风毒**并杀三虫肠痔，能进食。若病胃胀满，心闷发热，即宜服之。五月五日午时附地刈取枲耳叶，洗暴，捣下筛。每服方寸匕，酒或浆水下，日二夜三。若觉吐逆，则以蜜丸服，准计方寸匕数也。风轻者，日二服。若身体作粟或麻豆出，此为风毒出也。可以针刺溃去黄汁，乃止。七月七、九月九，亦可采用。千金方。**一切风气**苍耳嫩叶一石切，和麦糵五升作块，于蒿艾中罯二十日成曲。取米一斗，炊作饭，看冷暖，入曲三升酿之，封二七日成熟。每空心暖服，神验。封此酒可两重布，不得令密，密则溢出。忌马肉、猪肉。孟诜食疗本草。**诸风头运**苍耳叶晒干为末，每服一钱，酒调下，日三服。若吐，则以蜜丸梧子大，每服二十[illegible]。十日全好矣。杨氏经验方。**血风脑运**方见发明下。**毒攻手足**肿痛欲断。苍耳捣汁渍之，并以滓傅之，立效。春用心，冬用子。千金翼。**卒中水毒**初觉头目微痛，恶寒，骨节强急，旦醒暮剧，手足逆冷，三日则虫蚀下部，六七日脓溃，食至五脏，杀人也。捣常思草，绞汁服一二升，并以绵染，导其下部。肘后方。**毒蛇溪毒**沙虱、射工等所伤，口噤眼黑，手足强直，毒攻腹内成块，逡巡不救。苍耳嫩苗一握，取汁，和酒温灌之，以滓厚傅伤处。胜金方。**疫病不染**五月五日午时多采苍耳嫩叶，阴干收之。临时为末，冷水服二钱，或水煎举家皆服，能辟邪恶。千金方。**风瘙瘾疹**身痒不止。用苍耳茎、叶、子等分，为末。每服二钱，豆淋酒调下。圣惠方。**面上黑斑**苍耳叶焙为末，食后米饮调服一钱，一月愈。摘玄方。**赤白汗斑**苍耳嫩叶尖，和青盐擂烂，五六月间擦之，五七次效。摘玄方。**大风疠疾**袖珍方：用嫩苍耳、荷叶等分，为末。每服二钱，温酒下，日二服。乾坤生意：用苍耳叶为末，以大枫子油和丸梧子大。每服三四十丸，以茶汤下，日二服。又方：五月五日或六月六日，五更带露采苍耳草，捣取汁，熬作锭子。取半斤鳢鱼一尾，剖开不去肚肠，入药一锭，线缝，以酒二碗，慢火煮熟令吃，不过三五个鱼即愈也。忌盐一百日。**卒得恶疮**苍耳、桃皮作屑，纳疮中。百一方。**反花恶疮**有肉如饭粒，破之血出，随生反出。用苍耳叶捣汁，服三合，并涂之，日二上。圣济总录。**一切疔肿**诜曰：危困者，用苍耳根叶捣，和小儿尿绞汁，冷服一升，日三服，拔根甚验。养生方：用苍耳根苗烧灰，和醋淀涂之，干再上。不十次，即拔根出。邵真人方：苍耳根三两半，乌梅肉五个，连须葱三根，酒二钟，煎一钟，热服取汗。**齿风动痛**苍耳一握，以浆水煮，入盐含漱。外台

---

① 清：《苏沈良方》卷十作“滑”。

② 文：原脱，今据《苏沈良方》卷十补。

秘要。**缠喉风病**苍耳根一把，老姜一块，研汁，入酒服。圣济总录。**赤目生疮**作痛。道人头末二两，乳香一钱，每用一钱，烧烟㗜鼻。圣济总录。**鼻衄不止**苍耳茎叶捣汁一小盏服。圣惠方。**五痔下血**五月五日采苍耳茎叶为末，水服方寸匕甚效。千金翼。**赤白下痢**苍耳草不拘多少洗净，用水煮烂去滓，入蜜用武火熬成膏。每服一二匙，白汤下。医方摘玄。**产后诸痢**苍耳叶捣绞汁，温服半中盏，日三四服。圣惠方。**误吞铜钱**苍耳头一把，以水一升，浸水中十余度，饮水愈。肘后方。**花蜘蛛毒**咬人，与毒蛇无异。用野缣丝，即道人头，捣汁一盏服，仍以渣傅之。摘玄方。

花

【主治】　**白癞顽痒**。时珍。

天名精本经上品

校正：〔时珍曰〕据苏、沈二说，并入唐本鹤虱，开宝地菘，别录有名未用埊松。

【释名】　**天蔓菁**别录**天门精**别录**地菘**别录**埊松**别录。埊与地同。**玉门精**别录**麦句姜**本经**蟾蜍兰**别录**蛤蟆蓝**本经**蚵蚾草**纲目**豕首**本经**彘颅**别录**活鹿草**异苑**刘㯅草**㯅音胡革反。**皱面草**纲目**母猪芥**纲目**实名鹤虱，根名杜牛膝**。〔恭曰〕天名精，即活鹿草也。别录一名天蔓菁，南人名为地菘，叶与蔓菁、菘菜相类，故有此名。其味甘辛，故有姜称。状如蓝，而蛤蟆好居其下，故名蛤蟆蓝。香气似兰，故又名蟾蜍兰。〔时珍曰〕天名精乃天蔓菁之讹也。其气如豕彘，故有豕首、彘颅之名。昔人谓之活鹿草，俗人因其气臊，讹为狐狸臊者，是也。尔雅云：茢薽，豕首也。郭璞注云：江东呼为豨首，可以炒蚕蛹食。〔藏器曰〕郭璞注尔雅蘧麦，云即麦句姜者，非也。陶公注钓樟条云：有一草似狼牙，气辛臭，名为地菘，人呼为刘㯅草，主金疮。按异苑云：宋元嘉中，青州刘㯅射一獐，剖五脏以此草塞之，蹶然而起。㯅怪而拔草，便倒，如此三度。㯅因密录此草种之，主折伤，愈多人，因以名之。既有活鹿之名，雅与獐事相合。陶、苏俱说是地菘，定非二物。

【正误】　〔弘景曰〕天名精即今之豨莶，亦名豨首。夏月杵汁服之，除热病。味至苦而云甘，或非是也。〔恭曰〕豨首苦而臭，名精辛而香，全不相类也。〔禹锡曰〕苏恭云：天名精南人名地菘。陈藏器本草解纷，亦言天名精为地菘。开宝本草不当重出地菘条，例宜刊削。〔时珍曰〕按沈括笔谈云：世人既不识天名精，又妄认地菘为火杴，本草又出鹤虱一条，都成纷乱。不知地菘即天名精，其叶似菘，又似蔓菁，故有二名，鹤虱即其实也。又别录有名未用埊松，即此地菘，亦系误出，今并正之，合而为一。

【集解】　〔别录曰〕天名精生平原川泽，五月采。〔保升曰〕地菘也。小品方名天蔓菁，又名天芜菁。叶似山南菘菜，夏秋抽条，颇似薄荷，花紫白色，味辛而香。〔志曰〕地菘所在皆有，生人家及路旁阴处，高二三寸，叶似菘叶而小。又曰：鹤虱，出波斯者为胜。今上党亦有，力势薄于波斯者。〔恭曰〕鹤虱生西戎，子似蓬蒿子而细，合茎叶用之。〔颂曰〕天名精，江湖间皆有之，状如韩保升所说。又曰：鹤虱，江淮衡湘皆有之。春生苗，叶皱紫苏，大而尖长，不光。茎高二尺许。七月生黄白花，似菊。八月结实，子极尖细，干即黄黑色。南人呼其叶为火杴。按火杴即豨莶，虽花实相类，而别是一物，不可杂用。〔时珍曰〕天名精嫩苗绿色，似皱叶菘芥，微有狐气。淘净炸之，亦可食。长则起茎，开小黄花，如小野菊花。结实如同蒿，子亦相似，最粘人衣，狐气尤甚。炒熟则香，故诸家皆云辛而香，亦巴人食负蠜，南人食山柰之意尔。其根白色，如短牛膝。此物最贱，而唐本草言鹤虱出西戎，宋本草言出波斯者何哉？盖当时人不知用之，惟西戎、波斯始知入药，且土产所宜故尔。亦苜蓿云出西域，而不知中国饲马者即是也。详见豨莶下。

叶根同

【气味】 **甘，寒，无毒。**〔别录曰〕埊松：辛，无毒。〔时珍曰〕微辛，甘，有小毒。生汁吐人。〔之才曰〕垣衣、地黄为之使。

【主治】 **瘀血血瘕欲死，下血止血，利小便，久服轻身耐老。**本经。**除小虫，去痹，除胸中结热，止烦渴，逐水，大吐下。**别录。**破血生肌，止鼻衄，杀三虫，除诸毒肿，丁疮瘘痔，金疮内射，身痒瘾疹不止者，揩之立已。**唐本。**地菘：主金疮，止血，解恶虫蛇螫毒，挼以傅之。**开宝。**吐痰止疟，治牙痛口紧喉痹。**时珍。**埊松：主眩痹。**别录有名未用。

【发明】 〔时珍曰〕天名精，并根苗而言也。地菘、埊松，皆言其苗叶也。鹤虱，言其子也。其功大抵只是吐痰止血杀虫解毒，故擂汁服之能止痰疟，漱之止牙疼，挼之傅蛇咬，亦治猪瘟病也。按孙天仁集效方云：凡男妇乳蛾喉咙肿痛，及小儿急慢惊风，牙关紧急，不省人事者。以鹤虱草，一名皱面草，一名母猪芥，一名杜牛膝，取根洗净捣烂，入好酒绞汁灌之，良久即苏。仍以渣傅项下，或醋调搽亦妙。朱端章集验方云：余被檄任淮西幕府时，牙疼大作。一刀镊人以草药一捻，汤泡少时，以手蘸汤挹痛处即定。因求其方，用之治人多效，乃皱面地菘草也，俗人讹为地葱。沈存中笔谈专辩地菘，其子名鹤虱，正此物也。钱季诚方：用鹤虱一枚，擢置齿中。高监方：以鹤虱煎米醋漱口，或用防风、鹤虱煎水噙漱，仍研草塞痛处，皆有效也。

【附方】 旧二，新九。**男女吐血**皱面草即地菘，晒干为末。每服一二钱，以茅花泡汤调服，日二次。卫生易简。**咽喉肿塞**伤寒蕴要：治痰涎壅滞，喉肿水不可下者，地菘一名鹤虱草，连根叶捣汁，鹅翎扫入，去痰最妙。圣济总录：用杜牛膝、鼓锤草，同捣汁灌之。不得下者，灌鼻得吐为妙。又方：杜牛膝春夏用茎，秋冬用根，一把，青矾半两，同研，点患处，令吐脓血痰沫，即愈。**缠喉风肿**蚵蚾草即皱面草，细研，以生蜜和丸弹子大，每噙一二丸即愈。干者为末，蜜丸亦可。名救生丸。经效济世方。**诸骨哽咽**地菘、马鞭草各一握，去根，白梅肉一个，白矾一钱，捣作弹丸，绵裹含咽，其骨自软而下也。普济方。**风毒瘰疬**赤肿。地菘捣傅，干即易之。圣惠方。**丁疮肿毒**鹤虱草叶，浮酒糟，同捣傅之，立效。孙氏集效方。**发背初起**地菘杵汁一升，日再服，瘥乃止。伤寒类要。**恶疮肿毒**地菘捣汁，日服三四次。外台秘要。**恶蛇咬伤**地菘捣傅之。易简方。

鹤虱唐本草

【气味】 **苦，辛，有小毒。**〔大明曰〕凉，无毒。

【主治】 **蛔蛲虫。为散，以肥肉臛汁服方寸匕，亦入丸散用。**唐本。**虫心痛。以淡醋和半匕服，立瘥。**开宝。**杀五脏虫，止疟，傅恶疮。**大明。

【发明】 〔颂曰〕鹤虱，杀虫方中为最要药。初虞世古今录验方：疗蛔咬心痛，取鹤虱十两，捣筛蜜丸梧子大，以蜜汤空腹吞四五十丸。忌酒肉。韦云患心痛十年不瘥，于杂方内见[1]，合服之便愈。李绛兵部手集方：治小儿蛔虫啮心腹痛，亦单用鹤虱研末，以肥猪肉汁下之。五岁一服二分，虫出即止也。

【附方】 新一。**大肠虫出**不断，断之复生，行坐不得。鹤虱末，水调半两服，自愈。怪疾奇方。

豨莶音喜枚。唐本

校正：并入唐本猪膏母。

【释名】 **希仙**纲目**火枚草**唐本**猪膏莓**唐本**虎膏**唐本**狗膏**唐本**粘糊菜**救荒。〔时珍曰〕韵书楚人呼猪为豨，呼草之气味辛毒为莶。此草气臭如猪而味莶螫，故谓之豨莶。猪膏、虎膏、狗膏，皆因其气，以及治虎狗伤也。火枚当作虎莶，俗音讹尔，近人复讹豨莶为希仙矣。救荒本草言其嫩苗炸熟，浸去苦味，油盐调食，故俗谓之粘糊菜。

【集解】 〔恭曰〕豨莶，田野皆食[2]之，一名火枚。叶似酸浆而狭长，花黄白色。三月、四月采苗叶暴干。又曰：猪膏莓，生平泽下湿地，所在皆有。一名虎膏，一名狗膏。叶似苍耳，茎圆有毛。〔颂曰〕豨莶处处有之。春生苗，叶似芥叶而狭长，文粗。茎高二三尺。秋初有花如菊，结实颇似鹤虱。夏采叶，暴干用。〔藏器曰〕猪膏草，叶似荏有毛。〔保升曰〕猪膏叶似苍耳，两枝相对，茎叶俱有毛，黄白色，五月、六月采苗，日干。〔时珍曰〕按苏恭唐本草谓豨莶似酸浆，猪膏莓似苍耳，列为二种。而成讷进豨莶丸表，言此药与本草所述相异，多生沃壤，高三尺许，节叶相对。张咏豨莶丸表言此草金棱银钱，素茎紫荄，对节而生，蜀号火枚，茎叶颇同苍耳。又按沈括笔谈云：世人妄认地菘为火枚。有单服火枚法者，乃是地菘，不当用火枚。火枚乃本草名猪膏莓者，后人不识，重复出条也。按此数说各异，而今人风痹多用豨莶丸，将何适从耶。时珍尝聚诸草订视，则猪膏草素茎有直棱，兼有斑点，叶似苍耳而微长，似地菘而稍薄，对节而生，茎叶皆有细毛。肥壤一株分枝数十。八九月开小花，深黄色，中有长子如同蒿子，外萼有细刺粘人。地菘则青茎，圆而无棱，无斑无毛，叶皱似菘芥，亦不对节。观此则似与成张二氏所说相合。今河南陈州采豨莶充方物，其状亦是猪膏草，则沈氏谓豨莶即猪膏莓者，其说无疑矣。苏恭所谓似酸浆者，乃龙葵，非豨莶，盖误认尔。但沈氏言世间单服火枚，乃是地菘，不当用猪膏莓，似与成张之说相反。今按豨莶、猪膏莓条，并无治风之说。惟本经地菘条，有去痹除热，久服轻身耐老之语，则治风似当用地菘。然成张进御之方，必无虚谬之理。或者二草皆有治风之功乎？而今服猪膏莓之豨莶者，复往往有效。其地菘不见有服之者。则豨莶之为猪膏，尤不必疑矣。

豨莶

【气味】 **苦，寒，有小毒。又曰：猪膏莓，辛、苦，平，无毒。**〔藏器曰〕有小毒。苏恭曰猪膏无毒，误矣。

【主治】 **豨莶：治热𧏾烦满不能食。生捣汁三合服，多则令人吐。又曰：猪膏莓主金疮止痛，断血生肉，除诸恶疮，消浮肿。捣封之，汤渍散傅并良。**苏恭。**主久疟痰阴，捣汁服取吐。捣傅虎伤、狗咬、蜘蛛咬、蚕咬、蠼螋溺疮。**藏器。**治肝肾风气，四肢麻痹，骨痛膝弱，风湿诸疮。**时珍。

【发明】 〔颂曰〕蜀人单服豨莶法：

---

① 见：原脱，今据《证类本草》卷十一补。
② 食：《证类本草》卷十一作"识"。

五月五日、六月六日、九月九日，采叶，去根茎花实，净洗暴干。入甑中，层层洒酒与蜜蒸之，又暴。如此九过，则气味极香美。熬捣筛末，蜜丸服之。云甚益元气，治肝肾风气，四肢麻痹，骨间冷，腰膝无力者，亦能行大肠气。诸州所说，皆云性寒有小毒，与唐本同。惟文州及高邮州云：性热无毒。服之补益，安五脏，生毛发，兼主风湿疮，肌肉顽痹，妇人久冷尤宜用。须去粗茎，留枝叶花实蒸暴。两说不同。岂单用叶则寒而有毒，并枝花实则热而无毒乎？抑土地所产不同而然欤。〔时珍曰〕生捣汁服则令人吐，故云有小毒。九蒸九暴则补人去痹，故云无毒。生则性寒，熟则性温，云热者非也。〔慎微曰〕按江陵府节度使成讷进豨莶丸方表略云：臣有弟䜣，年二十一中风，伏枕五年，百医不瘥。有道人钟针因睹此患，曰：可饵豨莶丸必愈。其草多生沃壤，高三尺许，节叶相对。当夏五月以来收之，每去地五寸剪刈，以温水洗去泥土，摘叶及枝头。凡九蒸九暴，不必太燥，但以取足为度。仍熬捣为末，炼蜜丸如梧子大，空心温酒或米饮下二三十丸。服至二千丸，所患愈加，不得忧虑，是药攻之力。服至四千丸，必得复。至五千丸，当复丁壮。臣依法修合，令䜣服之，果如其言。服后须吃饭三五匙压之。五月五日采者佳。奉敕宣付医院详录。又知益州张咏进豨莶丸表略云：切以餐石饮水，可作充肠之馔；饵松含柏，亦成救病之功。是以疗饥者不在于羞珍，愈病者何烦于异术？倘获济时之药，辄陈鄙物之形。不耻管窥，辄干天听。臣因换龙兴观，掘得一碑，内说修养气术，并药方二件。依方差人访问采觅，其草颇有异，金棱银钱，素茎紫荄，对节而生。蜀号火杴，茎叶颇同苍耳。不费登高历险，每常求少获多。急采非难，广收甚易。倘勤久服，旋见神功。谁知至贱之中，乃有殊常之效。臣自吃至百服，眼目清明。即至千服，髭须乌黑，筋力轻健，效验多端。臣本州有都押衙罗守一，曾因中风坠马，失音不语。臣与十服，其病立瘥。又和尚智严，年七十，忽患偏风，口眼㖞斜，时时吐涎。臣与十服，亦便得痊。今合一百剂，差职员[①]史元奏进。

【附方】 新五。**风寒泄泻**火杴丸：治风气行于肠胃，泄泻。火杴草为末，醋糊丸梧子大。每三十丸，白汤下。圣济总录。**痈疽肿毒**一切恶疮。豨莶草端午采者一两，乳香一两，白矾烧半两，为末。每服二钱，热酒调下。毒重者连进三服，得汗妙。乾坤秘韫。**发背丁疮**豨莶草、五叶草即五爪龙、野红花即小蓟、大蒜等分，擂烂，入热酒一碗，绞汁服，得汗立效。乾坤秘韫。**丁疮肿毒**端午采豨莶草，日干为末。每服半两，热酒调下。汗出即愈，极有效验。集简方。**反胃吐食**火杴草焙为末，蜜丸梧子大，每沸汤下五十丸。百一选方。

【附录】 **类鼻**〔别录有名未用曰〕味酸，温，无毒。主痿痹。生田中高地。叶如天名精，美根，五月采。〔时珍曰〕此似猪膏草也。古今名谓或不同，故附于此。**羊屎柴**〔时珍曰〕按乾坤生意云：一名牛屎柴，生山野中。叶类鹤虱，四月开白花。其叶主痈疽发背，捣傅之。冬月用根。可以毒鱼。

箬纲目

【释名】 **篛**与箬同。**蘘叶**〔时珍曰〕箬若竹而弱，故名。其生疏辽，故又

---

① 职员：原作“职贡”，意为藩属或外国对朝廷的进贡，义晦，今据《证类本草》卷十一改。

谓之江。

【集解】 〔时珍曰〕箬生南方平泽。其根与茎皆似小竹，其节箨与叶皆似芦荻，而叶之面青背淡，柔而韧，新旧相代，四时常青。南人取叶作笠，及裹茶盐，包米粽，女人以衬鞋底。

叶

【气味】 **甘，寒，无毒。**

【主治】 **男女吐血、衄血、呕血、咯血、下血。并烧存性，温汤服一钱匕。又通小便，利肺气喉痹，消痈肿。**时珍。

【附方】 新一十二。**一切眼疾**笼箬烧灰，淋汁洗之，久之自效。经验方。**咽喉闭痛**蒻叶、灯心草烧灰等分，吹之，甚妙。集简方。**耳忽作痛**或红肿内胀。将经霜青箬露在外，将朽者烧存性，为末。傅入耳中，其疼即止。杨起简便方。**肺壅鼻衄**箬叶烧灰、白面三钱，研匀，井花水服二钱。圣济总录。**经血不止**箬叶灰、蚕纸灰等分，为末。每服二钱，米饮下。圣济总录。**肠风便血**茶篓内箬叶，烧存性。每服三匙，空心糯米汤下。或入麝香少许。王璆百一选方。**男妇血淋**亦治五淋。多年煮酒瓶头箬叶，三五年至十年者尤佳。每用七个，烧存性，入麝香少许，陈米饮下，日三服。有人患此，二服愈。福建煮过夏月酒多有之。百一选方。**尿白如注**小腹气痛。茶笼内箬叶烧存性，入麝香少许，米饮下。经验方。**小便涩滞**不通。干箬叶一两烧灰，滑石半两，为末，每米饮服三钱。普济方。**男妇转脬**方同上。**吹奶乳痈**五月五日粽箬烧灰，酒服二钱，即散，累效。济急仙方。**痘疮倒靥**箬叶灰一钱，麝香少许，酒服。张德恭痘疹便览方。

芦别录下品

校正：并入拾遗江中采出芦。

【释名】 **苇**音伟。**葭**音加。**花名蓬蕽**唐本**笋名虇**音拳。〔时珍曰〕按毛苌诗疏云：苇之初生曰葭，未秀曰芦，长成曰苇。苇者，伟大也。芦者，色卢黑也。葭者，嘉美也。

【集解】 〔恭曰〕芦根生下湿地。茎叶似竹，花若荻花，名蓬蕽。二月八月采根，日干用。〔颂曰〕今在处有之，生下湿陂泽中。其状都似竹，而叶抱茎生，无枝。花白作穗若茅花。根亦若竹根而节疏。其根取水底味甘辛者。其露出及浮水中者，并不堪用。按郭璞注尔雅云：葭即芦也。苇即芦之成者。菼，䓇。似苇而小，中实，江东呼为乌蓲，音丘。或谓之薕，即荻也。至秋坚成，即谓之萑，音桓。蒹似萑而细长，高数尺，江东谓之蒹。其花皆名艻，音调。其萌皆名虇，堪食如竹笋。若然，则芦苇通为一物也。所谓蒹，乃今作帘者是也。所谓菼者，今以当薪者是也。而人罕能别蒹菼与芦苇也。又北人以苇与芦为二物。水旁下湿所生者皆名苇。其细不及指大，人家池圃所植者，皆名芦。其干差大，深碧色者，谓之碧芦[①]，亦难得。然则芦苇皆可通用矣。〔时珍曰〕芦有数种：其长丈许中空皮薄色白者，葭也，芦也，苇也。短小于苇而中空皮厚色青苍者，菼也，䓇也，荻也，萑也。其最短小而中实者蒹也，薕也。皆以初生、已成得名。其身皆如竹，其叶皆长如箬叶，其根入药，性味皆同。其未解叶者，古谓之紫萚。〔敩曰〕芦根须要逆水生，并黄泡肥厚者，去须节并赤黄皮用。

根

【气味】 **甘，寒，无毒。**

---

① 谓之碧芦：此四字原脱，今据《证类本草》卷十一补。

【主治】 **消渴客热，止小便利。**别录。**疗反胃呕逆不下食，胃中热，伤寒内热，**弥良。苏恭。**解大热，开胃，治噎哕不止。**甄权。**寒热时疾烦闷，泻痢人渴，孕妇心热。**大明。

笋

【气味】 **小苦，冷，无毒。**〔宁原曰〕忌巴豆。

【主治】 **膈间客热，止渴，利小便，解河豚及诸鱼蟹毒。**宁原。**解诸肉毒。**时珍。

【发明】 〔时珍曰〕按雷公炮炙论·序云：益食加觞，须煎芦、朴。注云：用逆水芦根并厚朴二味等分，煎汤服。盖芦根甘能益胃，寒能降火故也。

【附方】 旧六，新六。**骨蒸肺痿**不能食者，苏游芦根饮主之。芦根、麦门冬、地骨皮、生姜各十两，橘皮、茯苓各五两，水二斗，煮八升，去滓，分五服，取汗乃瘥。外台秘要。**劳复食复**欲死。并以芦根煮浓汁饮。肘后方。**呕哕不止**厥逆者。芦根三斤切，水煮浓汁，频饮二升。必效：若以童子小便煮服，不过三升[①]愈。肘后方。**五噎吐逆**心膈气滞，烦闷不下食。芦根五两锉，以水三大盏，煮取二盏，去滓温服。金匮玉函方。**反胃上气**芦根、茅根各二两，水四升，煮二升，分服。千金方。**霍乱烦闷**芦根三钱，麦门冬一钱，水煎服。千金方。**霍乱胀痛**芦根一升，生姜一升，橘皮五两，水八升，煎三升，分服。太平圣惠方。**食狗肉毒**心下坚，或腹胀口干，忽发热妄语。芦根煮汁服。梅师方。**中马肉毒**方同上。圣惠。**鯸鮧鱼毒**方同上。千金。**食蟹中毒**方同上。千金。**中药箭毒**方同上。千金。

茎、叶

【气味】 **甘，寒，无毒。**

【主治】 **霍乱呕逆，肺痈烦热，痈疽。烧灰淋汁，煎膏，蚀恶肉，去黑子。**时珍。**箨：治金疮，生肉灭瘢。**徐之才。**江中采出芦：令夫妇和同，用之有法。**藏器。

【发明】 〔时珍曰〕古方煎药多用劳水及陈芦火，取其水不强，火不盛也。芦中空虚，故能入心肺，治上焦虚热。

【附方】 新六。**霍乱烦渴**腹胀。芦叶一握，水煎服。又方：芦叶五钱，糯米二钱半，竹茹一钱，水煎，入姜汁、蜜各半合，煎两沸，时时呷之。圣惠方。**吐血不止**芦荻外皮烧灰，勿令白，为末，入蚌粉少许，研匀，麦门冬汤服一二钱。三服可救一人。圣惠方。**肺痈咳嗽**烦满微热，心胸甲错。苇茎汤：用苇茎切二升，水二斗，煮汁五升，入桃仁五十枚，薏苡仁、瓜瓣各半升，煮取二升服。当吐出脓血而愈。张仲景金匮玉函方。**发背溃烂**陈芦叶为末，以葱椒汤洗净，傅之神效。乾坤秘韫。**痈疽恶肉**白炭灰、白荻灰等分，煎膏涂之，蚀尽恶肉，以生肉膏贴之。亦去黑子。此药只可留十日，久则不效。葛洪肘后方。**小儿秃疮**以盐汤洗净，蒲苇灰傅之。圣济总录。

蓬茙

【气味】 **甘，寒，无毒。**

【主治】 **霍乱。水煮浓汁服，大验。**苏恭。**煮汁服，解中鱼蟹毒。**苏颂。**烧灰吹鼻，止衄血。亦入崩中药。**时珍。

【附方】 新二。**干霍乱病**心腹胀痛。芦蓬茸一把，水煮浓汁，顿服二升。小品方。**诸般血病**水芦花、红花、槐花、白鸡冠花、茅花等分，水二钟，煎一钟服。万表积善堂方。

---

① 升：《外台》卷六引《必效》作“服”。

甘蕉别录下品

【释名】　**芭蕉**衍义**天苴**史记注**芭苴**〔时珍曰〕按陆佃埤雅云：蕉不落叶，一叶舒则一叶焦，故谓之蕉。俗谓干物为巴，巴亦蕉意也。稽圣赋云：竹布实而根苦，蕉舒花而株槁。芭苴乃蕉之音转也。蜀人谓之天苴。曹叔雅异物志云：芭蕉结实，其皮赤如火，其肉甜如蜜，四五枚可饱人，而滋味常在牙齿间，故名甘蕉。

【集解】　〔弘景曰〕甘蕉本出广州。今江东并有，根叶无异，惟子不堪食耳。〔恭曰〕甘蕉出岭南者，子大味甘；北间者，但有花无实。〔颂曰〕今二广、闽中、川蜀皆有，而闽广者实极甘美可啖，他处虽多，而作花者亦少，近时中州种之甚盛，皆芭蕉也。其类亦多。有子者名甘蕉，卷心中抽干作花。初生大萼，似倒垂菡萏，有十数层，层皆作瓣，渐大则花出瓣中，极繁盛。红者如火炬，谓之红蕉。白者如蜡色，谓之水蕉。其花大类象牙，故谓之牙蕉。其实亦有青黄之别，品类亦多，最甘美，曝干可寄远，北土得之以为珍果。其茎解散如丝，闽人以灰汤练治，纺绩为布，谓之蕉葛。〔宗奭曰〕芭蕉三年以上即有花，自心中抽出，一茎止一花，全如莲花，瓣亦相似，但色微黄绿，中心无蕊，悉是花叶也。花头常下垂，每一朵自中夏开，直至中秋后方尽，凡三叶开则三叶脱落也。〔时珍曰〕按万震南州异物志云：甘蕉即芭蕉，乃草类也。望之如树株，大者一围余。叶长丈许，广尺余至二尺。其茎虚软如芋，皆重皮相裹。根如芋魁，青色，大者如车毂。花着茎末，大如酒杯，形色如莲花。子各为房，实随花长，每花一阖，各有六子，先后相次，子不俱生，花不俱落也。蕉子凡三种，未熟时皆苦涩，熟时皆甜而脆，味如葡萄，可以疗饥。一种子大如拇指，长六七寸，锐似羊角，两两相抱者，名羊角蕉，剥其皮黄白色，味最甘美。一种子大如鸡卵，有类牛乳者，名牛乳蕉，味微减。一种子大如莲子，长四五寸，形正方者，味最弱也。并可蜜藏为果。又顾玠海槎录云：海南芭蕉常年开花结实，有二种：板蕉大而味淡，佛手蕉小而味甜。通呼为蕉子。不似江南者，花而不实。又范成大虞衡志云：南中芭蕉有数种：极大者凌冬不凋，中抽一条，长数尺，节节有花，花褪叶根有实，去皮取肉，软烂如绿柿，味极甘冷，四季恒实。土人以饲小儿，云性凉[①]，去客热，谓之蕉子，又名牛蕉子。以梅汁渍，曝干压扁，味甘酸有微霜，名芭蕉干。一种鸡蕉子，小于牛蕉，亦四季实。一种牙蕉子，小于鸡蕉，尤香嫩甘美，惟秋初结子。一种红蕉，叶瘦，类芦箬，花色正红，如榴花，日拆一两叶，其端各有一点鲜绿可爱，春开至秋尽犹芳，俗名美人蕉。一种胆瓶蕉，根出土时肥饱，状如胆瓶也。又费信星槎胜览云：南番阿鲁诸国，无米谷，惟种芭蕉、椰子，取实代粮也。

【气味】　**甘，大寒，无毒。**〔恭曰〕性冷，不益人。多食动冷气。

【主治】　**生食，止渴润肺。蒸熟晒裂，春取仁食，通血脉，填骨髓。**孟诜。**生食，破血，合金疮，解酒毒。干者，解肌热烦渴。**吴瑞。**除小儿客热，压丹石毒。**时珍。

根

【气味】　**甘，大寒，无毒。**〔恭曰〕寒。〔颂曰〕甘蕉、芭蕉，性相同也。

【主治】　**痈肿结热。**别录。**捣烂傅肿，去热毒。捣汁服，治产后血胀闷。**苏

---

① 性凉：原脱，今据《桂海虞衡志》改。

恭。**主黄疸**。孟诜。**治天行热狂，烦闷消渴，患痈毒并金石发动，躁热口干，并绞汁服之。又治头风游风**。大明。

【附方】　旧四，新六。**发背欲死**芭蕉根捣烂涂之。肘后方。**一切肿毒**方同上。**赤游风疹**方同上。**风热头痛**方同上。**风虫牙痛**芭蕉自然汁一碗，煎热含漱。普济。**天行热狂**芭蕉根捣汁饮之。日华子本草。**消渴饮水**骨节烦热。用生芭蕉根捣汁，时饮一二合。圣惠方。**血淋涩痛**芭蕉根、旱莲草各等分，水煎服，日二。圣惠方。**产后血胀**捣芭蕉根绞汁，温服二三合。**疮口不合**芭蕉根取汁，抹之良。直指方。

蕉油以竹筒插入皮中，取出，瓶盛之。

【气味】　**甘，冷，无毒。**

【主治】　**头风热，止烦渴，及汤火伤。梳头，止女人发落，令长而黑**。大明。**暗风痫病，涎作运闷欲倒者，饮之取吐，极有奇效**。苏颂。

【附方】　新一。**小儿截惊**以芭蕉汁、薄荷汁煎匀，涂头顶，留囟门，涂四肢，留手足心勿涂，甚效。邓笔峰杂兴。

叶

【主治】　**肿毒初发，研末，和生姜汁涂之**。时珍。圣惠方。

【附方】　新一。**岐毒初起**芭蕉叶，熨斗内烧存性，入轻粉，麻油调涂，一日三上，或消或破，皆无痕也。仁斋直指方。

花

【主治】　**心痹痛。烧存性研，盐汤点服二钱**。日华。

蘘荷别录中品

校正：自菜部移入此，并入有名未用蘘草为一。

【释名】　**覆葅**别录**蘘草**别录**猼苴**音博**蒚苴**说文**嘉草**〔弘景曰〕本草白蘘荷，而今人呼赤者为蘘荷，白者为覆苴。盖食以赤者为胜，入药以白者为良，叶同一种尔。〔时珍曰〕覆苴，许氏说文作蒚苴，司马相如上林赋作猼苴，与芭蕉音相近。离骚·大招云：醢豚若狗脍苴蒪。王逸注云：苴蒪，音博，蘘荷也。见本草。而今之本草无之，则脱漏亦多矣。

【集解】　〔别录曰〕蘘草生淮南山谷。〔颂曰〕蘘荷，荆襄江湖间多种之，北地亦有。春初生，叶似甘蕉，根似姜芽而肥，其叶冬枯，根堪为葅。其性好阴，在木下生者尤美。潘岳闲居赋云：蘘荷依阴，时藿向阳，是也。宗懔荆楚岁时记云：仲冬以盐藏蘘荷，用备冬储，又以防虫。史游急就篇云：蘘荷冬日藏，其来远矣。然有赤白二种：白者入药，赤者堪啖，及作梅果多用之。〔宗奭曰〕蘘荷，八九月间腌贮，以备冬月作蔬果。治病止用白者。〔时珍曰〕苏颂图经言荆襄江湖多种，今访之无复识者。惟杨慎丹铅录云急就章注：蘘荷即今甘露。考之本草形性相同。甘露即芭蕉也。崔豹古今注云：蘘荷似芭蕉而白色，其子花生根中，花未败时可食，久则消烂矣。根似姜。宜阴翳地，依荫而生。又按王旻山居录云：蘘荷宜树阴下，二月种之。一种永生，不须锄耘，但加粪耳。八月初踏其苗令死，则根滋茂。九月初取其傍生根为葅，亦可酱藏。十月中以糠覆其根下，则过冬不冻死也。

【修治】　〔敩曰〕凡使勿用革牛草，真相似，其革牛草腥涩。凡使白蘘荷，以铜刀刮去粗皮一重，细切，入砂盆中研如膏，取自然汁炼作煎，新器摊冷，如干胶状，刮取用之。

根

【气味】　**辛，温，有小毒。**〔思邈曰〕辛，微温，涩，无毒。

【主治】　**中蛊及疟，捣汁服。**别录。**溪毒，沙虱**[①]**，蛇毒。**弘景。**诸恶疮。根心：主稻麦芒入目中不出，以汁注目即出。**苏恭。**赤眼涩痛，捣汁点之。**时珍。

蘘草

【气味】　**苦、甘，寒，无毒。**〔大明曰〕平。

【主治】　**温疟寒热，酸嘶邪气，辟不祥。**别录。

【发明】　〔弘景曰〕中蛊者服蘘荷汁，并卧其叶，即呼蛊主姓名。多食损药力，又不利脚。人家种之，亦云辟蛇。〔颂曰〕按干宝搜神记云：外姊夫蒋士先，得疾下血，言中蛊。其家密以蘘荷置于席下，忽大笑曰：蛊我者，张小小也。乃收小小，小小亡走。自此解蛊药多用之，往往验也。周礼庶氏以嘉草除蛊毒，宗懔谓嘉草即蘘荷是也。陈藏器云，蘘荷、茜根为主蛊之最，谓此。〔时珍曰〕别录：菜部蘘荷，谓根也；草部蘘草，谓叶也。其主治亦颇相近，今并为一云。

【附方】　旧八，新一。**卒中蛊毒**下血如鸡肝，昼夜不绝，脏腑败坏待死者。以蘘荷叶密置病人席下，勿令知之，必自呼蛊主姓名也。梅师方。**喉中似物**吞吐不出，腹胀羸瘦。取白蘘荷根捣汁服，蛊立出也。梅师方。**喉舌疮烂**酒渍蘘荷根半日，含漱其汁，瘥乃止。外台秘要。**吐血痔血**向东蘘荷根一把，捣汁三升服之。肘后方。**妇人腰痛**方同上。**月信涩滞**蘘荷根细切，水煎取二升，空心入酒和服。经验方。**风冷失声**咽喉不利。蘘荷根二两，捣绞汁，入酒一大盏，和匀，细细服，取瘥。肘后方。**伤寒时气**温病初得，头痛壮热，脉盛者。用生蘘荷根叶合捣，绞汁服三四升。肘后。**杂物入目**白蘘荷根取心捣，绞取汁，滴入目中，立出。普济方。

麻黄本经中品

【释名】　**龙沙**本经**卑相**别录**卑盐**别录。〔时珍曰〕诸名殊不可解。或云其味麻，其色黄，未审然否。张揖广雅云：龙沙，麻黄也。狗骨，麻黄根也。不知何以分别如此。

【集解】　〔别录曰〕麻黄生晋地及河东，立秋采茎，阴干令青。〔弘景曰〕今出青州、彭城、荥阳、中牟者为胜，色青而多沫。蜀中亦有，不好。〔恭曰〕郑州鹿台及关中沙苑河旁沙州上最多。同州沙苑既多，其青、徐者亦不复用。〔禹锡曰〕按段成式酉阳杂俎云：麻黄茎头开花，花小而黄，丛生。子如覆盆子，可食。〔颂曰〕今近汴京多有之，以荥阳、中牟者为胜。春生苗，至夏五月则长及一尺以来。梢上有黄花，结实如百合瓣而小，又似皂荚子，味甜，微有麻黄气，外皮红，里仁子黑。根紫赤色。俗说有雌雄二种：雌者于三月、四月内开花，六月结子。雄者无花，不结子。至立秋后收茎阴干。〔时珍曰〕其根皮色黄赤，长者近尺。

【附录】　**云花草**[②]〔时珍曰〕按葛洪肘后方治马疥，有云花草，云状如麻黄，而中坚实也。

茎

【修治】　〔弘景曰〕用之折去节根，水煮十余沸，以竹片掠去上沫。沫令人烦，根节能止汗故也。

【气味】　**苦，温，无毒。**〔别录曰〕微温。〔普曰〕神农、雷公：苦，无毒。

---

① 虱：原作“虫”，字误，今据《证类本草》卷二十八改。

② 草：原作“子”，字误，今据此下文义及分卷目录改。

扁鹊：酸。李当之：平。〔权曰〕甘，平。〔元素曰〕性温，味苦而甘辛，气味俱薄，轻清而浮，阳也，升也。手太阴之药，入足太阳经，兼走手少阴、阳明。〔时珍曰〕麻黄微苦而辛，性热而轻扬。僧继洪云：中牟有麻黄之地，冬不积雪，为泄内阳也。故过用则泄真气。观此则性热可知矣。服麻黄自汗不止者，以冷水浸头发，仍用扑法即止。凡服麻黄药，须避风一日，不尔病复作也。凡用须佐以黄芩，则无赤眼之患。〔之才曰〕厚朴、白微为之使。恶辛夷、石韦。

【主治】 **中风伤寒头痛，温疟，发表出汗，去邪热气，止咳逆上气，除寒热，破癥坚积聚。**本经。**五脏邪气缓急，风胁痛，字乳余疾，止好唾，通腠理，解肌，泄邪恶气，消赤黑斑毒。不可多服，令人虚。**别录。**治身上毒风疹痹，皮肉不仁，主壮热温疫，山岚瘴气。**甄权。**通九窍，调血脉，开毛孔皮肤。**大明。**去营中寒邪，泄卫中风热。**元素。**散赤目肿痛，水肿风肿，产后血滞。**时珍。

【发明】 〔弘景曰〕麻黄疗伤寒，解肌第一药。〔颂曰〕张仲景治伤寒，有麻黄汤及葛根汤、大小青龙汤，皆用麻黄。治肺痿[①]上气，有射干麻黄汤、厚朴麻黄汤，皆大方也。〔杲曰〕轻可去实，麻黄、葛根之属是也。六淫有余之邪，客于阳分皮毛之间，腠理闭拒，营卫气血不行，故谓之实。二药轻清成象，故可去之。麻黄微苦，其形中空，阴中之阳，入足太阳寒水之经。其经循背下行，本寒而又受外寒，故宜发汗，去皮毛气分寒邪，以泄表实。若过发则汗多亡阳，或饮食劳倦及杂病自汗表虚之证用之，则脱人元气，不可不禁。〔好古曰〕麻黄治卫实之药，桂枝治卫虚之药，二物虽为太阳证药，其实营卫药也。心主营为血，肺主卫为气。故麻黄为手太阴肺之剂，桂枝为手少阴心之剂。伤寒伤风而咳嗽，用麻黄、桂枝，即汤液之源也。〔时珍曰〕麻黄乃肺经专药，故治肺病多用之。张仲景治伤寒无汗用麻黄，有汗用桂枝。历代明医解释，皆随文傅会，未有究其精微者。时珍常绎[②]思之，似有一得，与昔人所解不同云。津液为汗，汗即血也。在营则为血，在卫则为汗。夫寒伤营，营血内涩，不能外通于卫，卫气闭固，津液不行，故无汗发热而憎寒。夫风伤卫，卫气外泄，不能内护于营，营气虚弱，津液不固，故有汗发热而恶风。然风寒之邪，皆由皮毛而入。皮毛者，肺之合也。肺主卫气，包罗一身，天之象也。是证虽属乎太阳，而肺实受邪气。其证时兼面赤怫郁，咳嗽有痰，喘而胸满诸证者，非肺病乎？盖皮毛外闭，则邪热内攻，而肺气膹郁。故用麻黄、甘草同桂枝，引出营分之邪，达之肌表，佐以杏仁泄肺而利气。汗后无大热而喘者，加以石膏。朱肱活人书，夏至后加石膏、知母，皆是泄肺火之药。是则麻黄汤虽太阳发汗重剂，实为发散肺经火郁之药也。腠理不密，则津液外泄，而肺气自虚。虚则补其母。故用桂枝同甘草，外散风邪以救表，内伐肝木以防脾。佐以芍药，泄木而固脾，泄东所以补西也。使以姜枣，行脾之津液而和营卫也。下后微喘者加厚朴、杏仁，以利肺气也。汗后脉沉迟者加人参，以益肺气也。朱肱加黄芩为阳旦汤，以泻肺热也。皆是脾肺之药。是则桂枝虽太阳解肌轻剂，实为理脾救肺之药也。此千古未发之秘旨，愚因表而出之。又少阴病发热脉沉，有麻黄附子细辛

---

① 痿：原作“瘘”，字误，今据《证类本草》卷八改。

② 绎：原作“释”，字误，张本作“绎”，今改。

汤、麻黄附子甘草汤。少阴与太阳为表里，乃赵嗣真所谓熟附配麻黄，补中有发也。一锦衣夏月饮酒达旦，病水泄，数日不止，水谷直出。服分利消导升提诸药则反剧。时珍诊之，脉浮而缓，大肠下弩，复发痔血。此因肉食生冷茶水过杂，抑遏阳气在下，木盛土衰，素问所谓久风成飧泄也。法当升之扬之。遂以小续命汤投之，一服而愈。昔仲景治伤寒六七日，大下后，脉沉迟，手足厥逆，咽喉不利，唾脓血，泄利不止者，用麻黄汤平其肝肺，兼升发之，即斯理也。神而明之，此类是矣。

【附方】 旧五，新七。**天行热病**初起一二日者。麻黄一大两去节，以水四升煮，去沫，取二升，去滓，着米一匙及豉[①]，为稀粥。先以汤浴后，乃食粥，厚覆取汗，即愈。孟诜必效[②]方。**伤寒雪煎**麻黄十斤去节，杏仁四升去皮熬，大黄一斤十二两。先以雪水五石四斗，渍麻黄于东向灶釜中。三宿后，纳大黄搅匀，桑薪煮至二石，去滓。纳杏仁同煮至六七斗，绞去滓，置铜器中。更以雪水三斗，合煎令得二斗四升，药成，丸如弹子大。有病者以沸白汤五合，研一丸服之，立汗出。不愈，再服一丸。封药勿令泄气。千金方。**伤寒黄疸**表热者，麻黄醇酒汤主之。麻黄一把，去节绵裹，美酒五升，煮取半升，顿服取小汗。春月用水煮。千金方。**里水黄肿**张仲景云：一身面目黄肿，其脉沉，小便不利，甘草麻黄汤主之。麻黄四两，水五升，煮去沫，入甘草二两，煮取三升。每服一升，重覆汗出。不汗再服。慎风寒。千金云：有患气急久不瘥，变成水病，从腰以上肿者，宜此发其汗。**水肿脉沉**属少阴。其脉浮者为风[③]，虚胀者为气，皆非水也。麻黄附子汤汗之。麻黄三两，水七升，煮去沫，入甘草二两，附子炮一枚，煮取二升半。每服八分，日三服，取汗。张仲景金匮要略。**风痹冷痛**麻黄去根五两，桂心二两，为末，酒二升，慢火熬如饧。每服一匙，热酒调下，至汗出为度。避风。圣惠方。**小儿慢脾风**，因吐泄后而成。麻黄长五寸十个去节，白术指面大二块，全蝎二个，生薄荷叶包煨，为末。二岁以下一字，三岁以上半钱，薄荷汤下。圣惠方。**尸咽痛痹**语声不出。麻黄以青布裹，烧烟筒中熏之。圣惠方。**产后腹痛**及血下不尽。麻黄去节，为末，酒服方寸匕，一日二三服，血下尽即止。子母秘录。**心下悸病**半夏麻黄丸：用半夏、麻黄等分，末之，炼蜜丸小豆大。每饮服三丸，日三服。金匮要略。**痘疮倒黡**〔寇宗奭曰〕郑州麻黄去节半两，以蜜一匙同炒良久，以水半升煎数沸，去沫再煎去三分之一，去滓乘热服之，避风，其疮复出也。一法：用无灰酒煎，其效更速。仙源县笔工李用之子，病斑疮风寒倒黡已困，用此一服便出，如神。**中风诸病**麻黄一秤去根，以王相日乙卯日，取东流水三石三斗，以净铛盛五七斗，先煮五沸，掠去沫，逐旋添水，尽至三五斗，漉去麻黄，澄定，滤去滓，取清再熬至一斗，再澄再滤，取汁再熬，至升半为度，密封收之，一二年不妨。每服一二匙，热汤化下取汗。熬时要勤搅，勿令着底，恐焦了。仍忌鸡犬阴人见之。此刘守真秘方也。宣明方。

根节

【气味】 **甘，平，无毒。**

---

① 豉：原作"鼓"，字误，今据《证类本草》卷八改。

② 效：原作"用"，字误，今据《证类本草》卷八改。

③ 风：原作"气"，义晦，今据《金匮》卷中第十四改。

【主治】 **止汗，夏月杂粉扑之。**弘景。

【发明】 〔权曰〕麻黄根节止汗，以故竹扇杵末同扑之。又牡蛎粉、粟粉并麻黄根等分，为末，生绢袋盛贮。盗汗出，即扑，手摩之。〔时珍曰〕麻黄发汗之气快不能御，而根节止汗效如影响，物理之妙，不可测度如此。自汗有风湿、伤风、风温、气虚、血虚、脾虚、阴虚、胃热、痰饮、中暑、亡阳、柔痓诸证，皆可随证加而用之。当归六黄汤加麻黄根，治盗汗尤捷。盖其性能行周身肌表，故能引诸药外至卫分而固腠理也。本草但知扑之之法，而不知服饵之功尤良也。

【附方】 新八。**盗汗阴汗**麻黄根、牡蛎粉为末，扑之。**盗汗不止**麻黄根、椒目等分，为末。每服一钱，无灰酒下。外以麻黄根、故蒲扇为末，扑之。奇效良方。**小儿盗汗**麻黄根三分，故蒲扇灰一分，为末，以乳汁服三分，日三服。仍以干姜三分同为末，三分扑之。古今录验。**诸虚自汗**夜卧即甚，久则枯瘦。黄芪、麻黄根各一两，牡蛎米泔浸洗煅过，为散。每服五钱，水二盏，小麦百粒，煎服。和剂局方。**虚汗无度**麻黄根、黄芪等分，为末，飞面糊作丸梧子大。每用浮麦汤下百丸，以止为度。谈野翁试验方。**产后虚汗**黄芪、当归各一两，麻黄根二两。每服一两，煎汤下。**阴囊湿疮**肾有劳热。麻黄根、石硫黄各一两，米粉一合，为末，傅之。千金方。**内外障翳**麻黄根一两，当归身一钱，同炒黑色，入麝香少许，为末。嗃鼻，频用。此南京相国寺东黑孩儿方也。普济。

木贼宋嘉祐

【释名】 〔时珍曰〕此草有节，面糙涩。治木骨者，用之磋擦则光净，犹云木之贼也。

【集解】 〔禹锡曰〕木贼出秦、陇、华、成诸郡近水地。苗长尺许，丛生。每根一干，无花叶，寸寸有节，色青，凌冬不雕。四月采之。〔颂曰〕所在近水地有之，采无时，今用甚多。〔时珍曰〕丛丛直上，长者二三尺，状似凫茈苗及粽心草，而中空有节，又似麻黄茎而稍粗，无枝叶。

茎

【气味】 **甘，微苦，无毒。**〔时珍曰〕温。

【主治】 **目疾，退翳膜，消积块，益肝胆，疗肠风，止痢，及妇人月水不断，崩中赤白。**嘉祐。**解肌，止泪止血，去风湿，疝痛，大肠脱肛。**时珍。

【发明】 〔禹锡曰〕木贼得牛角鳃、麝香，治休息久痢。得禹余粮、当归、芎䓖，治崩中赤白。得槐蛾、桑耳，治肠风下血。得槐子、枳实，治痔疾出血。〔震亨曰〕木贼去节烘过，发汗至易，本草不曾言及。〔时珍曰〕木贼气温，味微甘苦，中空而轻，阳中之阴，升也，浮也。与麻黄同形同性，故亦能发汗解肌，升散火郁风湿，治眼目诸血疾也。

【附方】 旧三，新九。**目昏多泪**木贼去节，苍术泔浸，各一两，为末。每服二钱，茶调下。或蜜丸亦可。**急喉痹塞**木贼以牛粪火烧存性，每冷水服一钱，血出即安也。圣惠方。**舌硬出血**木贼煎水漱之，即止。圣惠方。**血痢不止**木贼五钱，水煎温服，一日一服。圣惠方。**泻血不止**方同上，日二服。广利方。**肠痔下血**多年不止。用木贼、枳壳各二两，干姜一两，大黄二钱半，并于铫内炒黑存性，为末。每粟米饮服二钱，甚效也。苏颂图经本草。**大肠脱肛**木贼烧存性，为末掺之，按入即止。一加龙骨。三因方。**妇人血崩**血气痛不可忍，远年近日不瘥者，雷氏木贼散主之。木贼一两，香附子一两，朴消半两，为末。每服三钱，色黑者，酒一盏煎，红赤者，水一盏煎，和滓服，日二服。脐下痛者，加乳香、没药、当归各一钱，同煎。忌生冷硬物猪鱼油腻酒面。医垒元戎。**月水不断**木贼炒三钱，水一盏，煎七分，温服，日一服。圣惠方。**胎动不安**木贼去节、川芎等分，为末。每服三钱，水一盏，入金银一钱，煎服。圣济总录。**小肠疝气**木贼细锉，微炒为末，沸汤点服二钱，缓服取效。一方：用热酒下。寇氏本草衍义。**误吞铜钱**木贼为末，鸡子白调服一钱。圣惠方。

【附录】 **问荆**〔藏器曰〕味苦，平，无毒。主结气瘤痛，上气气急，煮汁服之。生伊洛[①]洲渚间，苗如木贼，节节相接，一名接续草。

石龙刍本经上品

【释名】 **龙须**本经**龙修**山海经**龙华**别录**龙珠**本经**悬莞**别录**草续断**本经**缙云草**纲目**方宾**别录**西王母簪**〔时珍曰〕刈草包束曰刍。此草生水石之处，可以刈束养马，故谓之龙刍。述异记周穆王东海岛中养八骏处，有草名龙刍，是矣。故古语云：一束龙刍，化为龙驹，亦孟子刍豢之义。龙须、王母簪，因形也。缙云，县名，属今处州，仙都山产此草，因以名之。崔豹古今注云，世言黄帝乘龙上天，群臣攀龙须坠地生草，名曰龙须者，谬也。江东以草织席，名西王母席，亦岂西王母骑虎而堕其须乎。

【集解】 〔别录曰〕石龙刍生梁州山谷湿地，五月、七月采茎暴干，以九节多珠者良。〔弘景曰〕茎青细相连，实赤，今出近道水石处，似东阳龙须以作席者，但多节尔。〔藏器曰〕今出汾州、沁州、石州，亦处处有之。〔保升曰〕丛生，茎如綖，所在有之，俗名龙须草，可为席，八月、九月采根暴干。〔时珍曰〕龙须丛生，状如粽心草及凫茈，苗直上，夏月茎端开小穗花，结细实，并无枝叶。今吴人多栽莳织席，他处自生者不多也。本经明言龙刍一名龙须，而陶弘景言龙刍似龙须但多节，似以为二物者，非矣。

茎

【气味】 **苦，微寒，无毒。**〔别录曰〕微温。

【主治】 **心腹邪气，小便不利淋闭，风湿鬼疰恶毒。久服补虚羸，轻身，耳目聪明，延年。**本经。**补内虚不足，痞满，身无润泽，出汗，除茎中热痛，疗蛔虫及[②]不消食。**别录。

败席

【主治】 **淋及小便卒不通，弥败有垢者方尺，煮[③]汁服之。**藏器。

龙常草别录有名未用

【释名】 **粽心草**〔时珍曰〕俚俗五月采，系角黍之心，呼为粽心草是也。

【集解】 〔别录曰〕生河水旁，状如龙刍，冬夏生。〔时珍曰〕按尔雅云：莞，鼠莞也。郑樵解为龙刍。郭璞云：纤细似龙须，可为席，蜀中出者好。恐即此龙常也。盖是龙须之小者尔。故其功用亦相近云。

茎

【气味】 **咸，温，无毒。**

【主治】 **轻身，益阴气，疗痹寒湿。**

① 洛：原作“没”，字误，今据《证类本草》卷九改。

② 及：原作“肿”，义晦，今据《证类本草》卷七改。

③ 煮：原作“者”，今据《证类本草》卷七石龙刍条改。

别录。

灯心草宋开宝

【释名】 **虎须草**纲目**碧玉草**纲目

【集解】 〔志曰〕灯心草生江南泽地，丛生，茎圆细而长直，人将为席。〔宗奭曰〕陕西亦有之。蒸熟待干，折取中心白穰燃灯者，是谓熟草。又有不蒸者，但生干剥取为生草。入药宜用生草。〔时珍曰〕此即龙须之类，但龙须紧小而瓤实，此草稍粗而瓤虚白。吴人栽莳之，取瓤为灯炷，以草织席及蓑。他处野生者不多。外丹家以之伏硫、砂。雷公炮炙论·序云：硇遇赤须，永留金鼎。注云：赤须亦呼虎须草，煮硇能住火。不知即此虎须否也。

茎及根

【修治】 〔时珍曰〕灯心难研，以粳米粉浆染过，晒干研末，入水澄之，浮者是灯心也，晒干用。

【气味】 **甘，寒，无毒。**〔元素曰〕辛，甘，阳也。〔吴绶曰〕淡，平。

【主治】 **五淋，生煮服之。败席煮服，更良。**开宝。**泻肺，治阴窍涩不利，行水，除水肿癃闭。**元素。**治急喉痹，烧灰吹之甚捷。烧灰涂乳上，饲小儿，止夜啼。**震亨。**降心火，止血通气，散肿止渴。烧灰入轻粉、麝香，治阴疳。**时珍。

【附方】 旧一，新九。**破伤出血**灯心草嚼烂傅之，立止。胜金方。**衄血不止**灯心一两，为末，入丹砂一钱。米饮每服二钱。圣济总录。**喉风痹塞**瑞竹堂方用灯心一握，阴阳瓦烧存性，又炒盐一匙，每吹一捻，数次立愈。一方：用灯心灰二钱，蓬砂末一钱，吹之。一方：灯心、箬叶烧灰，等分，吹之。惠济方用灯心草、红花烧灰，酒服一钱，即消。**痘疮烦喘**小便不利者。灯心一把，鳖甲二两，水一升半，煎六合，分二服。庞安常伤寒论。**夜不合眼**难睡。灯草煎汤代茶饮，即得睡。集简方。**通利水道**白飞霞自制天一丸：用灯心十斤，米粉浆染，晒干研末，入水澄去粉，取浮者晒干，二两五钱，赤白茯苓去皮共五两，滑石水飞五两，猪苓二两，泽泻三两，人参一两切片熬膏，合药丸如龙眼大，朱砂为衣。每用一丸，任病换引。大段小儿生理向上，本天一生水之妙，诸病以水道通利为捷径也。韩氏医通。**湿热黄疸**灯草根四两，酒、水各半，入瓶内煮半日，露一夜，温服。集玄方。

灯花烬见火部。

本草纲目草部目录第十六卷

草之五隰草类下七十三种

地黄本经。胡面莽附　**牛膝**本经　**紫菀**本经　**女菀**本经　**麦门冬**本经　**萱草**嘉祐　**捶胡根**拾遗　**淡竹叶**纲目　**鸭跖草**嘉祐。即竹[1]叶菜　**冬葵**本经　**蜀葵**嘉祐　**菟葵**唐本　**黄蜀葵**嘉祐　**龙葵**唐本**蜀羊泉**本经　**鹿蹄草**纲目　**败酱**本经。即苦菜　**迎春花**纲目　**款冬花**本经　**鼠曲草**日华。即米曲、佛耳草　**决明**本经　**地肤**本经。即落帚　**瞿麦**本经　**王不留行**别录　**剪春罗**纲目　**金盏草**纲目　**葶苈**本经　**车前**本经　**狗舌草**唐本　**马鞭草**别录。即龙牙　**蛇含**本经　**女青**别录　**鼠尾草**别录　**狼把草**开宝　**狗尾草**纲目　**鳢肠**唐本。即旱莲草　**连翘**本经　**陆英**本经　**蒴藋**别录　**水英**图经　**蓝**本经　**蓝淀**纲目　**青黛**开宝。雀翘附　**甘蓝**拾遗　**蓼**本经　**水蓼**唐本　**马蓼**纲目　**荭草**别录　**毛蓼**拾遗　**海根**拾遗　**火炭母草**图经　**三白草**唐本　**蚕网草**拾遗　**蛇网草**拾遗　**虎杖**别录　**莸草**拾遗　**萹蓄**本经　**荩草**本经　**蒺藜**本经　**谷精草**开宝　**海金沙**嘉祐　**地杨梅**拾遗　**水杨梅**纲目　**地蜈蚣草**[2]纲目　**半边莲**纲目　**紫花地丁**纲目　**鬼针草**拾遗　**独用将军**唐本。留军待附　**见肿消**图经　**攀倒甑**图经　**水甘草**图经

上附方旧一百七十一，新二百九十一。

---

① 竹：原作“作”，字误，今改。

② 草：原脱，今据正文名补。

本草纲目草部第十六卷

草之五隰草类下七十三种。

地黄本经上品

【释名】　苄音户。**芑**音起。**地髓**本经。〔大明曰〕生者以水浸验之。浮者名天黄，半浮半沉者名人黄，沉者名地黄。入药沉者为佳，半沉者次之，浮者不堪。〔时珍曰〕尔雅云：苄，地黄。郭璞云：江东呼为苄。罗愿云：苄以沉下者[①]为贵，故字从下。

【集解】　〔别录曰〕地黄生咸阳川泽黄土地者佳，二月、八月采根阴干。〔弘景曰〕咸阳即长安也。生渭城者乃有子实如小麦。今以彭城干地黄最好，次历阳，近用江宁板桥者为胜。作干者有法，捣汁和蒸，殊用工意；而此云阴干，恐以蒸作为失乎？人亦以牛膝、萎蕤作之，人不能别。〔颂曰〕今处处有之，以同州者为上。二月生叶，布地便出似车前，叶上有皱文而不光。高者及尺余，低者三四寸，其花似油麻花而红紫色，亦有黄花者。其实作房如连翘，中子甚细而沙褐色。根如人手指，通黄色，粗细长短不常。种之甚易，根入土即生。一说：古称种地黄宜黄土。今不然，大宜肥壤虚地，则根大而多汁。其法以苇席围编如车轮，径丈余，以壤土实苇席中为坛。坛上又以苇席实土为一级，比下坛径减一尺。如此数级，如浮屠。乃以地黄根节多者寸断之，莳坛上，层层令满，逐日水灌，令茂盛。至春秋分时，自上层取之，根皆长大而不断折，不被斫伤故也。得根暴干。出同州者光润甘美。〔宗奭曰〕地黄叶如甘露子，花如脂麻花，但有细斑点。北人谓之牛奶子花，茎有微细短白毛。〔时珍曰〕今人惟以怀庆地黄为上，亦各处随时兴废不同尔。其苗初生塌地，叶如山白菜而毛涩，叶面深青色，又似小芥叶而颇厚，不叉丫。叶中撺茎，上有细毛。茎梢开小筒子花，红黄色。结实如小麦粒。根长四五寸，细如手指，皮赤黄色，如羊蹄根及胡萝卜根，曝干乃黑，生食作土气。俗呼其苗为婆婆奶。古人种子，今惟种根。王旻山居录云：地黄嫩苗，摘其旁叶作菜，甚益人。本草以二月、八月采根，殊未穷物性。八月残叶犹在，叶中精气，未尽归根。二月新苗已生，根中精气已滋于叶。不如正月、九月采者殊好，又与蒸曝相宜。礼记云：羊苄豕薇，则自古已食之矣。〔嘉谟曰〕江浙壤地种者，受南方阳气，质虽光润而力微；怀庆山产者，禀北方纯阴，皮有疙瘩而力大。

干地黄

【修治】　〔藏器曰〕干地黄，本经不言生干及蒸干。方家所用二物各别，蒸干即温补，生干即平宜，当依此法用。〔时珍曰〕本经所谓干地黄者，即生地黄

---

① 者：原作“珍”，字误，《尔雅翼》卷七云：“以沉下者为良”。兹改。

之干者也。其法取地黄一百斤，择肥者六十斤洗净，晒令微皱。以拣下者洗净，木臼中捣绞汁尽，投酒更捣，取汁拌前地黄，日中晒干，或火焙干用。

【气味】 **甘，寒，无毒**。〔别录曰〕苦。〔权曰〕甘，平。〔好古曰〕甘、苦，寒，气薄味厚，沉而降，阴也。入手足少阴厥阴及手太阳之经。酒浸，上行外行。日干者平，火干者温，功用相同。〔元素曰〕生地黄大寒，胃弱者斟酌用之。恐损胃气。〔之才曰〕得清酒、麦门冬良。恶贝母，畏芜荑。〔权曰〕忌葱、蒜、萝卜、诸血，令人营卫涩，须发白。〔敩曰〕忌铜铁器，令人肾消并发白，男损营，女损卫。〔时珍曰〕姜汁浸则不泥膈，酒制则不妨胃①。鲜用则寒，干用则凉。

【主治】 **伤中，逐血痹，填骨髓，长肌肉。作汤除寒热积聚，除痹，疗折跌绝筋。久服轻身不老，生者尤良。**本经。**主男子五劳七伤，女子伤中胞漏下血，破恶血，溺血，利大小肠，去胃中宿食，饱力断绝，补五脏内伤不足，通血脉，益气力，利耳目。**别录。**助心胆气，强筋骨长志，安魂定魄，治惊悸劳劣，心肺损，吐血鼻衄，妇人崩中血运。**大明。**产后腹痛。久服变白延年。**甄权。**凉血生血，补肾水真阴，除皮肤燥，去诸湿热。**元素。**主心病掌中热痛，脾气痿蹶嗜卧，足下热而痛。**好古。**治齿痛唾血。**

生地黄

【主治】 **大寒。妇人崩中血不止，及产后血上薄心闷绝。伤身胎动下血，胎不落，堕坠踠折，瘀血留血，鼻衄吐血。皆捣饮之。**别录。**解诸热，通月水，利水道。捣贴心腹，能消瘀血。**甄权。

【发明】 〔好古曰〕生地黄入手少阴，又为手太阳之剂，故钱仲阳泻丙火与木通同用以导赤也。诸经之血热，与他药相随，亦能治之。溺血、便血皆同。〔权曰〕病人虚而多热者，宜加用之。〔戴原礼曰〕阴微阳盛，相火炽强，来乘阴位，日渐煎熬，为虚火之证者，宜地黄之属，以滋阴退阳。〔宗奭曰〕本经只言干、生二种，不言熟者。如血虚劳热，产后虚热，老人中虚燥热者，若与生干，当虑太寒，故后世改用蒸曝熟者。生熟之功殊别，不可不详。〔时珍曰〕本经所谓干地黄者，乃阴干、日干、火干者，故又云生者尤良。别录复云生地黄者，乃新掘鲜者，故其性大寒。其熟地黄乃后人复蒸晒者。诸家本草皆指干地黄为熟地黄，虽主治证同，而凉血补血之功稍异，故今别出熟地黄一条于下。

熟地黄

【修治】 〔颂曰〕作熟地黄法：取肥地黄三二十斤净洗，别以拣下瘦短者三二十斤捣绞取汁，投石器中，浸漉令浃，甑上浸三四过。时时浸滤转蒸讫，又暴使汁尽，其地黄当光黑如漆，味甘如饴。须瓷器收之，以其脂柔喜润也。〔敩曰〕采生地黄去皮，瓷锅上柳木甑蒸之，摊令气歇，拌酒再蒸，又出令干。勿犯铜铁器，令人肾消并发白，男损营，女损卫也。〔时珍曰〕近时造法：拣取沉水肥大者，以好酒入缩砂仁末在内，拌匀，柳木甑于瓦锅内蒸令气透，晾干。再以砂仁酒拌蒸晾。如此九蒸九晾乃止。盖地黄性泥，得砂仁之香而窜，合和五脏冲和之气，归宿丹田故也。今市中惟以酒煮熟售者，不可用。

【气味】 **甘、微苦，微温，无毒。**〔元素曰〕甘、微苦，寒。假酒力酒蒸，则微温而大补。味厚气薄，阴中之阳，沉

① 胃：原脱，按熟地黄发明项云："生地黄酒炒则不妨胃"。兹补之。

也。入手足少阴厥阴之经。治外治上，须酒制。忌萝卜、葱、蒜、诸血。得牡丹皮、当归，和血生血凉血，滋阴补髓。

【主治】 **填骨髓，长肌肉，生精血，补五脏内伤不足，通血脉，利耳目，黑须发，男子五劳七伤，女子伤中胞漏，经候不调，胎产百病。**时珍。**补血气，滋肾水，益真阴，去脐腹急痛，病后胫股酸痛。**元素。**坐而欲起，目䀮䀮无所见。**好古。

【发明】 〔元素曰〕地黄生则大寒而凉血，血热者须用之；熟则微温而补肾，血衰者须用之。又脐下痛属肾经，非熟地黄不能除，乃通肾之药也。〔好古曰〕生地黄治心热、手足心热，入手足少阴厥阴，能益肾水，凉心血，其脉洪实者宜之。若脉虚者，则宜熟地黄，假火力蒸九数，故能补肾中元气。仲景六味丸以之为诸药之首，天一所生之源也。汤液四物汤治藏血之脏，以之为君者，癸乙同归一治也。〔时珍曰〕按王硕易简方云：男子多阴虚，宜用熟地黄；女子多血热，宜用生地黄。又云：生地黄能生精血，天门冬引入所生之处；熟地黄能补精血，用麦门冬引入所补之处。虞抟医学正传云：生地黄生血，而胃气弱者服之，恐妨食；熟地黄补血，而痰饮多者服之，恐泥膈。或云：生地黄酒炒则不妨胃，熟地黄姜汁炒则不泥膈。此皆得用地黄之精微者也。〔颂曰〕崔元亮海上方：治一切心痛，无问新久。以生地黄一味，随人所食多少，捣绞取汁，搜面作馎饦或冷淘食，良久当利出虫，长一尺许，头似壁宫，后不复患矣。昔有人患此病二年，深以为恨。临终戒其家人，吾死后当剖去病本。从其言果香虫，置于竹节中，每所食皆饲之。因食地黄馎饦亦与之，随即坏烂，由此得方。刘禹锡传信方亦纪其事云：贞元十年，通事舍人崔抗女，患心痛垂绝，遂作地黄冷淘食，便吐一物，可方寸匕，状如蛤蟆，无足目，似有口，遂愈。冷淘勿着盐。

【附方】 旧十三，新五十一。**服食法**地黄根净洗，捣绞汁，煎令稠，入白蜜更煎，令可丸，丸如梧子大。每晨温酒送下三十丸，日三服。亦可以青州枣和丸。或别以干地黄末入膏，丸服亦可，百日面如桃花，三年身轻不老。抱朴子云：楚文子服地黄八年，夜视有光。**地黄煎**补虚除热，治吐血唾血，取乳石，去痈疖等疾。生地黄不拘多少，三捣三压，取汁令尽，以瓦器盛之，密盖勿泄气。汤上煮减半，绞去滓，再煎如饧，丸弹子大。每温酒服一丸，日二服。千金。**地髓煎**生地黄十斤，洗净，捣压取汁，鹿角胶一斤半，生姜半斤，绞取汁，蜜二升，酒四升。文武火煮地黄汁数沸，即以酒研紫苏子四两，取汁入煎一二十沸，下胶，胶化，下姜汁、蜜再煎，候稠，瓦器盛之。每空心酒化一匕服，大补益。同上。**地黄粥**大能利血生精。地黄切二合，与米同入罐中煮之。候熟，以酥二合，蜜一合，同炒香入内，再煮熟食。臞仙神隐。**地黄酒**见谷部酒下。**琼玉膏**常服开心益智，发白返黑，齿落更生，辟谷延年。治痈疽劳瘵，咳嗽唾血等病，乃铁瓮城申先生方也。生地黄汁十六斤取汁，人参末一斤半，白茯苓末三斤，白沙蜜十斤，滤净拌匀，入瓶内，箬封，安砂锅中，桑柴火煮三日夜。再换蜡纸重封，浸井底一夜，取起，再煮一伏时。每以白汤或酒点服一匙。丹溪云：好色虚人，咳嗽唾血者，服之甚捷。国朝太医院进御服食，议加天门冬、麦门冬、枸杞子末各一斤，赐名益寿永真。臞仙方：加琥珀、沉香半两。**明目补肾**生苄、熟苄各二两，川椒红一两，为末，蜜丸梧桐子大，每空心盐汤下三十丸。普济方。

固齿乌须一治齿痛，二行津液，三变白须，其功极妙。地黄五斤，柳木甑内，以土盖上，蒸熟晒干。如此三次，捣为小饼。每噙咽一枚。御药院方。**男女虚损**或大病后，或积劳后，四体沉滞，骨肉酸痛，吸[①] 吸少气，或小腹拘急，腰背强痛，咽干唇燥。或饮食无味，多卧少起，久者积年，轻者百日，渐至瘦削。用生地黄二斤，面一斤，捣烂，炒干为末。每空心酒服方寸匕，日三服。忌如法。肘后方。**虚劳困乏**地黄一石，取汁，酒三斗，搅匀煎收。日服。必效方。**病后虚汗**口干心躁。熟地黄五两，水三盏，煎一盏半，分三服，一日尽。圣惠方。**骨蒸劳热**张文仲方：用生地黄一升，捣三度，绞取汁[②]尽，分再服。若利即减之，以凉为度。外台秘要。**妇人发热**欲成劳病，肌瘦食减，经候不调。地髓煎：用干地黄一斤，为末，炼蜜丸梧子大。每酒服五十丸。保庆集。**妇人劳热**心忪[③]。地黄煎：用生干地黄、熟干地黄等分，为末。生姜自然汁，入水相和，打糊丸梧子大。每服三十丸，用地黄汤下，或酒醋茶汤下亦可，日二服。觉脏腑虚冷，则晨服八味丸，地黄性冷坏脾。阴虚则发热，地黄补阴血故也。妇人良方。**咳嗽唾血**劳瘦骨蒸，日晚寒热。生地黄汁三合，煮白粥临熟入地黄汁搅匀，空心食之。食医心镜。**吐血咳嗽**熟地黄末，酒服一钱，日三。圣惠方。**吐血不止**生地黄汁一升二合，白胶香二两，以瓷器盛，入甑蒸，令胶消，服之。梅师。**肺损吐血**或舌上有孔出血。生地黄八两取汁，童便五合同煎热，入鹿角胶炒研一两，分三服。**心热吐衄**脉洪数者。生苄汁半升，熬至一合，入大黄末一两，待成膏，丸梧子大，每熟水下五丸至十丸。并圣惠方。**鼻出衄血**干地黄、地龙、薄荷等分，为末。冷水调下。孙兆秘宝方。**吐血便血**地黄汁六合，铜器煎沸，入牛皮胶一两，待化入姜汁半杯，分三服。便止。或微转一行，不妨。圣惠方。**肠风下血**生地黄、熟地黄并酒浸，五味子等分，为末，以炼蜜丸梧子大，每酒下七十丸。百一选方。**初生便血**小儿初生七八日，大小便血出，乃热传心肺。不可服凉药，只以生地黄汁五七匙，蜜半匙，和服之。全幼心鉴。**小便尿血**吐血，及耳鼻出血。生地黄汁半升，生姜汁半合，蜜一合，和服。圣惠方。**小便血淋**生地黄汁、车前叶汁各三合，和煎服。圣惠方。**小儿蛊痢**生苄汁一升二合，分三四服，立效。子母秘录。**月水不止**生地黄汁，每服一盏，酒一盏，煎服，日二次。千金方。**月经不调**久而无子，乃冲任伏热也。熟地黄半斤，当归二两，黄连一两，并酒浸一夜，焙研为末，炼蜜丸梧子大。每服七十丸，米饮温酒任下。禹讲师方。**妊娠漏胎**下血不止。百一方用生地黄汁一升，渍酒四合，煮三五沸服之。不止又服。崔氏方用生地黄为末，酒服方寸匕，日一夜一。经心录：加干姜为末。保命集二黄丸：用生地黄、熟地黄等分，为末。每服半两，白术、枳壳煎汤，空心调下，日二服。**妊娠胎痛**妊妇冲任脉虚，惟宜抑阳助阴。内补丸：用熟地黄二两，当归一两，微炒为末。蜜丸[④]梧子大，每温酒下三十丸。许学士本事方。**妊娠胎动**生地黄捣汁，煎沸，入鸡子白一枚，搅服。圣惠方。**产后血痛**有块，并经脉行后，腹痛不调。黑神散：用熟地黄一斤，陈生姜半斤，同炒干为末。每服二钱，温酒调下。妇人良方。**产后恶血**不

---

① 吸：原作“及”，字误，今据《肘后方》卷四改。
② 取汁：原脱，今据《外台》卷十三补。
③ 忪：原作“松”，字误，今据《妇人良方》卷五第三改。
④ 蜜丸：原脱，今据《本事方》卷十补。

止。干地黄捣末，每食前热酒服一钱。连进三服。瑞竹堂方。**产后中风**胁不得转。交加散：用生地黄五两研汁，生姜五两取汁，交互相浸一夕，次日各炒黄，浸汁干，乃焙为末。每酒服一方寸匕。济生方。**产后烦闷**乃血气上冲，生地黄汁、清酒各一升，相和煎沸，分二服。集验方。**产后百病**地黄酒：用地黄汁渍曲二升，净秫米二斗，令发，如常酿之。至熟，封七日，取清，常服令相接。忌生冷鲊蒜鸡猪鱼肉一切毒物。未产先一月酿成。夏月不可造。千金翼方。**胞衣不出**生地黄一升，苦酒三合，相和暖服。必效方。**寒疝绞痛**来去。用乌鸡一只，治如常法。生地黄七斤，锉细。甑中同蒸，下以铜器承取汁。清旦服，至日晡令尽。其间当下诸寒澼讫，作白粥食之。久疝者作三剂。肘后方。**小儿阴肿**以葱椒汤暖处洗之。唾调地黄末傅之。外肾热者，鸡子清调，或加牡蛎少许。危氏方。**小儿热病**壮热烦渴，头痛。生地黄汁三合，蜜半合，和匀，时时与服。普济方。**热暍昏沉**地黄汁一盏服之。**热瘴昏迷**烦闷，饮水不止，至危者，一服见效。生地黄根、生薄荷叶等分，擂烂，取自然汁，入麝香少许，井华水调下，觉心下顿凉，勿再服。普济方。**温毒发斑黑膏**：治温毒发斑呕逆。生地黄二两六钱二字半，好豆豉一两六钱二字半，以猪膏十两合之，露一夜，煎减三分之一，绞去滓，入雄黄、麝香如豆大，搅匀，分作三服，毒从皮中出则愈。忌芜荑。千金方。**血热生癣**地黄汁频服之。千金方。**丁肿乳痈**地黄捣敷之，热即易。性凉消肿，无不效。梅师方。**痈疖恶肉**地黄三斤，水一斗，煮取三升，去滓煎稠，涂纸上贴之，日三易。鬼遗方。**一切痈疽**及打扑伤损，未破疼痛者。以生地黄杵如泥，摊在上，掺木香末于中，又摊地黄泥一重贴之，不过三五度即内消也。王衮博济方。**打扑损伤**骨碎及筋伤烂，用生地黄熬膏裹之。以竹简编夹急缚，勿令转动。一日一夕，可十易之，则瘥。类说云：许元公过桥堕马，右臂臼脱，左右急挼入臼中，昏迷不知痛苦。急召田录事视之，曰：尚可救。乃以药封肿处，中夜方苏，达旦痛止，痛处已白。日日换贴，其瘀肿移至肩背，乃以药下去黑血三升而愈。即上方也。出肘后方中。损伤打扑瘀血在腹者，用生地黄汁三升，酒一升半，煮二升半，分三服。出千金方。**物伤睛突**轻者睑胞肿痛，重者目睛突出，但目系未断者，即纳入。急捣生地黄，绵裹傅之。仍以避风膏药，护其四边。圣济总录。**睡起目赤**肿起，良久如常者，血热也。卧则归于肝，故热则目赤肿，良久血散，故如常也。用生地黄汁，浸粳米半升，晒干，三浸三晒。每夜以米煮粥食一盏，数日即愈。有人病此，用之得效。医余。**眼暴赤痛**水洗生地黄、黑豆各二两，捣膏。卧时以盐汤洗目，闭目以药厚罨目上，至晓，水润取下。圣济总录。**蓐内赤目**生地黄薄切，温水浸贴。小品方。**牙疳宣露**脓血口气。生地黄一斤，盐二合，末，自捣和团，以面包煨令烟断，去面入麝一分，研匀，日夜贴之。圣济录。**牙齿挺长**出一分者，常咋生地黄，甚妙。张文仲备急方。**牙动欲脱**生地黄绵裹咂之。令汁渍根，并咽之，日五六次。千金方。**食蟹龈肿**肉努出者。生地黄汁一碗，牙皂角数条火炙，蘸尽地黄汁，为末傅之。永类方。**耳中常鸣**生地黄截，塞耳中，日数易之。或煨熟，尤妙。肘后方。**须发黄赤**生地黄一斤，生姜半斤，各洗，研自然汁，留滓。用不蛀皂角十条，去皮弦，蘸汁，炙至汁尽为度。同滓入罐内泥固，煅存性，为末，用铁器盛。末三钱汤调，停二日，临卧刷染须发上，即黑。本事方。**竹木入肉**生地黄嚼烂罨之。救急方。**毒箭入肉**煎生地黄汁作丸服，至百日，箭出。千金方。**猘犬咬伤**地黄捣汁，饭饼涂之，百度愈。百一方。

叶

【主治】 **恶疮似癞，十年者，捣烂日涂，盐汤先洗。**千金方。〔时珍曰〕按抱朴子云：韩子治用地黄苗喂五十岁老马，生三驹，又一百三十岁乃死也。张鷟朝野佥载云：雉被鹰伤，衔地黄叶点之；虎中药箭，食清泥解之。鸟兽犹知解毒，何况人乎。

实

【主治】 **四月采，阴干捣末，水服方寸匕，日三服，功与地黄等。**苏颂。〔弘景曰〕出渭城者有子，淮南七精丸用之。

花

【主治】 **为末服食，功同地黄。**苏颂。**肾虚腰脊痛，为末，酒服方寸匕，日三。**时珍。

【附方】 新一。**内障青盲**风赤生翳，及坠眼日久，瞳损失明。地黄花晒、黑豆花晒、槐花晒各一两，为末。猪肝一具，同以水二斗，煮至上有凝脂，掠尽瓶收。每点少许，三四次。圣惠方。

【附录】 **胡面莽**拾遗。〔藏器〕味甘，温，无毒。主去痃癖及冷气，止腹痛，煮服。生岭南，叶如地黄。

牛膝本经上品

【释名】 **牛茎**广雅**百倍**本经**山苋菜**救荒**对节菜**〔弘景曰〕其茎有节，似牛膝，故以为名。〔时珍曰〕本经又名百倍，隐语也。言其滋补之功，如牛之多力也。其叶似苋，其节对生，故俗有山苋、对节之称。

【集解】 〔别录曰〕牛膝生河内川谷及临朐，二月、八月、十月采根，阴干。〔普曰〕叶如夏蓝，茎本赤。〔弘景曰〕今出近道蔡州者，最长大柔润。其茎有节，茎紫节大者为雄，青细者为雌，以雄为胜。〔大明曰〕怀州者长白，苏州者色紫。〔颂曰〕今江淮、闽粤、关中亦有之，然不及怀庆者为真。春生苗，茎高二三尺，青紫色，有节如鹤膝及牛膝头[①]。叶尖圆如匙，两两相对。于节上生花作穗，秋结实甚细。以根极长大至三尺而柔润者为佳。茎叶亦可单用。〔时珍曰〕牛膝处处有之，谓之土牛膝，不堪服食。惟北土及川中人家栽莳者为良。秋间收子，至春种之。其苗方茎暴节，叶皆对生，颇似苋叶而长且尖艄。秋月开花，作穗结子，状如小鼠负虫，有涩毛，皆贴茎倒生。九月采取根，水中浸两宿，挼去皮，裹扎暴干，虽白直可贵，而挼去白汁入药，不如留皮者力大也。嫩苗可作菜茹。

根

【修治】 〔敩曰〕凡使去头芦，以黄精自然汁浸一宿，漉出，锉，焙干用。〔时珍曰〕今惟以酒浸入药，欲下行则生用，滋补则焙用，或酒拌蒸过用。

【气味】 **苦、酸，平，无毒。**〔普曰〕神农：甘。雷公：酸，无毒。〔李当之〕温。〔之才曰〕恶萤火、龟甲、陆英，畏白前，忌牛肉。

【主治】 **寒湿痿痹，四肢拘挛，膝痛不可屈伸，逐血气，伤热火烂，堕胎。久服轻身耐老，**本经。**疗伤中少气，男子阴消，老人失溺，补中续绝，益精利阴气，填骨髓，止发白，除脑中痛及腰脊痛，妇人月水不通，血结。**别录。**治阴痿，补肾，助十二经脉，逐恶血。**甄权。**治腰膝软怯冷弱，破癥结，排脓止痛，产**

---

① 头：《证类本草》卷六作“状”。

后心腹痛并血运，落死胎。大明。**强筋，补肝脏风虚，**好古。**同苁蓉浸酒服，益肾。竹木刺入肉，嚼烂罨之。即出。**宗奭。**治久疟寒热，五淋尿血，茎中痛，下痢，喉痹口疮齿痛，痈肿恶疮伤折。**时珍。

【发明】 〔权曰〕病人虚羸者，加而用之。〔震亨曰〕牛膝能引诸药下行，筋骨痛风在下者，宜加用之。凡用土牛膝，春夏用叶，秋冬用根，惟叶汁效尤速。〔时珍曰〕牛膝乃足厥阴、少阴之药。所主之病，大抵得酒则能补肝肾，生用则能去恶血，二者而已。其治腰膝骨痛、足痿阴消、失溺久疟、伤中少气诸病，非取其补肝肾之功欤？其癥瘕心腹诸痛、痈肿恶疮、金疮折伤喉齿、淋痛尿血、经候胎产诸病，非取其去恶血之功欤？按陈日华经验方云：方夷吾所编集要方，予刻之临汀。后在鄂渚，得九江守王南强书云：老人久苦淋疾，百药不效。偶见临汀集要方中用牛膝者，服之而愈。又叶朝议亲人患血淋，流下小便在盆内凝如蒴藋，久而有变如鼠形，但无足尔，百治不效。一村医用牛膝煎浓汁，日饮五服，名地髓汤。虽未即愈，而血色渐淡，久乃复旧。后十年病又作，服之又瘥。因检本草，见肘后方治小便不利茎中痛欲死，用牛膝并叶，以酒煮服之。今再拈出，表其神功。又按杨士[1]瀛直指方云：小便淋痛，或尿血，或沙石胀痛。用川牛膝一两，水二盏，煎一盏，温服。一妇患此十年，服之得效。杜牛膝亦可，或入麝香、乳香尤良。

【附方】 旧十三，新八。**劳疟积久不止者。**长牛膝一握，生切，以水六升，煮二升，分三服。清早一服，未发前一服，临发时一服。外台秘要。**消渴不止**下元虚损，牛膝五两为末，生地黄汁五升浸之，日曝夜浸，汁尽为度，蜜丸梧子大，每空心温酒下三十丸，久服壮筋骨，驻颜色，黑发，津液自生。经验方。**卒暴癥疾**腹中有如石刺[2]昼夜啼呼。牛膝二斤，以酒一斗渍之，密封，于灰火中温令味出。每服五合至一升，随量饮。肘后方。**痢下肠蛊**凡痢下应先白后赤，若先赤后白为肠蛊。牛膝二两捣碎，以酒一升渍经一宿。每服一两杯，日三服。肘后方。**妇人血块**土牛膝根洗切，焙捣为末，酒煎温服，极效。福州人单用之。图经本草。**女人血病**万病丸：治妇人月经淋闭，月信不来，绕脐寒疝痛，及产后血气不调，腹中结瘕癥不散诸病。牛膝酒浸一宿焙，干漆炒令烟尽，各一两，为末，生地黄汁一升，入石器内，慢火熬至可丸，丸如梧子大。每服二丸，空心米饮下。拔萃方。**妇人阴痛**牛膝五两，酒三升，煮取一升半，去滓，分三服。千金方。**生胎欲去**牛膝一握捣，以无灰酒一盏，煎七分，空心服。仍以独根土牛膝涂麝香，插入牝户中。妇人良方。**胞衣不出**牛膝八两，葵子三合，水九升，煎三升，分三服。延年方。**产后尿血**川牛膝水煎频服。熊氏补遗。**喉痹乳蛾**新鲜牛膝根一握，艾叶七片，捣和人乳，取汁灌入鼻内，须臾痰涎从口鼻出，即愈。无艾亦可。一方：牛膝捣汁，和陈酢灌之。**口舌疮烂**牛膝浸酒含漱，亦可煎饮。肘后方。**牙齿疼痛**牛膝研末含漱。亦可烧灰。千金方。**折伤闪肭**杜牛膝捣罨之。卫生易简方。**金疮作痛**生牛膝捣敷，立止。梅师方。**卒得恶疮**人不识者。牛膝根捣傅之。千金方。**痈疖已溃**用牛膝根略刮去皮，插入疮口中，留半寸在外，以嫩

---

① 士：原作“氏”，字误，今据卷一引据古今医家书目改。

② 有如石刺：《肘后方》第四十六作“有物如石，痛如刺”。

橘叶及地锦草各一握，捣其上。牛膝能去恶血，二草温凉止痛，随干随换，有十全之功也。陈日华经验方。**风瘙瘾疹**及痞瘟。牛膝末，酒服方寸匕，日三服。千金方。**骨疽癞病**方同上。

茎叶

【气味】 缺。

【主治】 **寒湿痿痹，老疟淋秘，诸疮。功同根，春夏宜用之。**时珍。

【附方】 旧三，新一。**气湿痹痛**腰膝痛。用牛膝叶一斤切，以米三合，于豉汁中煮粥。和盐酱空腹食之。圣惠方。**老疟不断**牛膝茎叶一把切，以酒三升渍服，令微有酒气。不即断，更作，不过三剂止。肘后方。**溪毒寒热**东间有溪毒中人，似射工，但无物。初病恶寒发热烦懊，骨节强痛。不急治，生虫食脏杀人。用雄牛膝茎紫色节大者一把，以酒、水各一杯同捣，绞汁温饮，日三服。肘后方。**眼生珠管**牛膝并叶捣汁，日点三四次。圣惠方。

紫菀本经中品

【释名】 **青菀**别录**紫蒨**别录**返魂草**纲目**夜牵牛**〔时珍曰〕其根色紫而柔宛。故名，许慎说文作茈菀。斗门方谓之返魂草。

【集解】 〔别录曰〕紫菀生汉中、房陵山谷及真定、邯郸。二月、三月采根，阴干。〔弘景曰〕近道处处有之。其生布地，花紫色，本有白毛，根甚柔细。有白者名白菀，不复用。〔大明曰〕形似重台，根作节，紫色润软者佳。〔颂曰〕今耀、成、泗、寿、台、孟、兴国诸州皆有之。三月内布地生苗，其叶二四相连，五月、六月内开黄白紫花，结黑子。余如陶说。〔恭曰〕白菀，即女菀也。疗体与紫菀相同，无紫菀时亦用之。〔颖曰〕紫菀连根叶采之，醋浸，入少盐收藏，作菜辛香，号名仙菜。盐不宜多，则腐也。〔时珍曰〕按陈自明云：紫菀以牢山所出根如北细辛者为良，沂兖以东皆有之。今人多以车前、旋复根赤土染过伪之。紫菀肺病要药，肺本自亡津液，又服走津液药，为害滋甚，不可不慎。

根

【修治】 〔敩曰〕凡使先去须。有白如练色，号曰[①]羊须草，自然不同。去头及土，用东流水洗净，以蜜浸一宿，至明于火上焙干用。一两用蜜二分。

【气味】 **苦，温，无毒。**〔别录曰〕辛。〔权曰〕苦，平。〔之才曰〕款冬为之使，恶天雄、瞿麦、藁本、雷丸、远志，畏茵陈。

【主治】 **咳逆上气，胸中寒热结气，去蛊毒痿蹶，安五脏。**本经。**疗咳唾脓血，止喘悸，五劳体虚，补不足，小儿惊痫。**别录。**治尸疰，补虚下气，劳气虚热，百邪鬼魅。**甄权。**调中，消痰止渴，润肌肤，添骨髓。**大明。**益肺气，主息贲。**好古。

【附方】 旧三，新四。**肺伤咳嗽**紫菀五钱，水一盏，煎七分，温服。日三次。卫生易简方。**久嗽不瘥**紫菀、款冬花各一两，百部半两，捣罗为末。每服三钱，姜三片，乌梅一个，煎汤调下，日二，甚佳。图经本草。**小儿咳嗽**声不出者。紫菀末、杏仁等分，入蜜同研，丸芡子大。每服一丸，五味子汤化下。全幼心鉴。**吐血咳嗽**吐血后咳者。紫菀、五味炒为末，蜜丸芡子大，每含化一丸。指南方。**产后下血**紫菀末，水服五撮。圣惠方。**缠喉风痹**不通欲死者。用返魂草根一茎，洗净纳入喉中，待取恶涎出即瘥，神

---

① 曰：原作“白”，义晦，今据《证类本草》卷八及此下女菀条下文义改。

效。更以马牙消津咽之，即绝根本。一名紫菀，南人呼为夜牵牛。斗门方。**妇人小便**卒不得出者。紫菀为末，井华水服三撮，即通。小便血者，服五撮立止。千金方。

女菀本经中品

【释名】　**白菀**别录**织女菀**别录**女复**广雅**茆**音柳。〔时珍曰〕其根似女体柔婉，故名。

【集解】　〔别录曰〕女菀生汉中山谷或山阳。正月、二月采，阴干。〔弘景曰〕比来医方无复用之。复有白菀似紫菀，恐非此也。〔恭曰〕白菀即女菀，有名未用重出一条，故陶说疑之。功与紫菀相似。〔宗奭曰〕女菀即白菀，非二物也。唐修本草删去白菀，甚合宜。〔时珍曰〕白菀，即紫菀之色白者也。雷斅言，紫菀白如练色者，名羊须草，恐即此物也。

根

【气味】　**辛，温，无毒。**〔之才曰〕畏卤碱。

【主治】　**风寒洗洗，霍乱泄痢，肠鸣上下无常处，惊痫寒热百疾。**本经。**疗肺伤咳逆出汗，久寒在膀胱支满，饮酒夜食发病。**别录。

【发明】　〔时珍曰〕按葛洪肘后方载治人面黑令白方：用真女菀三分，铅丹一分，为末，醋浆服一刀圭，日三服。十日大便黑，十八日面如漆，二十一日全白便止，过此太白矣。年三十后不可服。忌五辛。孙思邈千金方用酒服，男十日，女二十日，黑色皆从大便出也。又名医录云：宋兴国时，有女任氏色美，聘进士王公辅，不遂意，郁久面色渐黑，母家求医。一道人用女真散，酒下二钱，一日二服。数日面貌微白，一月如故。恳求其方，则用黄丹、女菀二物等分尔。据此，则葛氏之方，已试有验者矣。然则紫菀治手太阴血分，白菀手太阴气分药也。肺热则面紫黑，肺清则面白。三十岁以后则肺气渐减，不可复泄，故云不可服之也。

麦门冬本经上品

【释名】　**虋冬**音门**秦名乌韭，齐名爱韭，楚名马韭，越名羊韭**并别录**禹韭**吴普**禹余粮**别录**忍冬**吴普**忍凌**吴普**不死草**吴普**阶前草**〔弘景曰〕根似穬麦，故谓之麦门冬。〔时珍曰〕麦须曰虋，此草根似麦而有须，其叶如韭，凌不凋，故谓之麦虋冬，及有诸韭、忍冬诸名，俗作门冬，便于字也。可以服食断谷。故又有余粮、不死之称，吴普本草：一名仆垒，一名随脂。

【集解】　〔别录曰〕麦门冬叶如韭，冬夏长生。生函谷川谷及堤坂肥土石间久废处。二月、三月[1]、八月、十月采根，阴干。〔普曰〕生山谷肥地，丛生，叶如韭，实[2] 青黄，采无时。〔弘景曰〕函谷即秦关，处处有之，冬月作实如青珠，以四月采根，肥大者为好。〔藏器曰〕出江宁者小润，出新安者大白。其苗大者如鹿葱，小者如韭叶，大小有三四种，功用相似，其子圆碧。〔颂曰〕所在有之。叶青似莎草，长及尺余，四季不凋。根黄白色有须在，根如连珠形。四月开淡红花，如红蓼花。实碧而圆如珠。江南出者叶大，或云吴地者尤胜。〔时珍曰〕古人惟用野生者。后世所用多是种莳而成。其法：四月初采根，于黑壤肥沙地栽之。每年六月、九月、十一月三次上粪及耘灌，夏至

① 三月：原脱，今据《证类本草》卷六及《千金翼》卷二补。

② 实：原脱，今据《证类本草》卷六及《太平御览》卷九八九补。

前一日取根，洗晒收之。其子亦可种，但成迟尔。浙中来者甚良，其叶似韭而多纵文且坚韧为异。

根

【修治】　〔弘景曰〕凡用取肥大者，汤泽，抽去心，不尔令人烦。大抵一斤须减去四五两也。〔时珍曰〕凡入汤液，以滚水润湿，少顷抽去心，或以瓦焙软，乘热去心。若入丸散，须瓦焙热，即于风中吹冷，如此三四次，即易燥，且不损药力。或以汤浸捣膏和药，亦可。滋补药，则以酒浸擂之。

【气味】　**甘，平，无毒。**〔别录曰〕微寒。〔普曰〕神农、岐伯：甘，平。黄帝、桐君、雷公：甘，无毒。李当之：甘、小温。〔杲曰〕甘、微苦，微寒，阳中微阴，降也。入手太阴经气分。〔之才曰〕地黄、车前为之使。恶款冬、苦瓠、苦芙。畏苦参、青蘘、木耳。伏石钟乳。

【主治】　**心腹结气，伤中伤饱，胃络脉绝，羸瘦短气。久服轻身不老不饥。**本经。**疗身重目黄，心下支满，虚劳客热，口干燥渴，止呕吐，愈痿蹶，强阴益精，消谷调中保神，定肺气，安五脏，令人肥健，美颜色，有子。**别录。**去心热**[①]**，止烦热，寒热体劳，下痰饮。**藏器。**治五劳七伤，安魂定魄，止嗽，定肺痿吐脓，时疾热狂头痛。**大明。**治热毒大水，面目肢节浮肿，下水，主泄精。**甄权。**治肺中伏火，补心气不足，主血妄行，及经水枯，乳汁不下。**元素。**久服轻身明目。和车前、地黄丸服，去湿痹**[②]**，变白，夜视有光。**藏器。**断谷为要药。**弘景。

【发明】　〔宗奭曰〕麦门冬治肺热之功为多，其味苦，但专泄而不专收，寒多人禁服。治心肺虚热及虚劳。与地黄、阿胶、麻仁，同为润经益血、复脉通心之剂；与五味子、枸杞子，同为生脉之剂。〔元素曰〕麦门冬治肺中伏火、脉气欲绝者，加五味子、人参二味为生脉散，补肺中元气不足。〔杲曰〕六七月间湿热方旺，人病骨乏无力，身重气短，头眩眼黑，甚则痿软。故孙真人以生脉散补其天元真气。脉者，人之元气也。人参之甘寒，泻热火而益元气。麦门冬之苦寒，滋燥金而清水源。五味子之酸温，泻丙火而补庚金，兼益五脏之气也。〔时珍曰〕按赵继宗儒医精要云：麦门冬以地黄为使，服之令人头不白，补髓，通肾气，定喘促，令人肌体滑泽，除身上一切恶气不洁之疾，盖有君而有使也。若有君无使，是独行无功矣。此方惟火盛气壮之人服之相宜。若气弱胃寒者，必不可饵也。

【附方】　旧三，新九。**麦门冬煎**补中益心，悦颜色，安神益气，令人肥健，其力甚快。取新麦门冬根去心，捣熟绞汁，和白蜜。银器中重汤煮，搅不停手，候如饴乃成。温酒日日化服之。图经本草。**消渴饮水**用上元板桥麦门冬鲜肥者二大两。宣州黄连九节者二大两，去两头尖三五节，小刀子调理去皮毛了，吹去尘，更以生布摩拭秤之，捣末。以肥大苦瓠汁浸麦门冬，经宿然后去心，即于臼中捣烂，纳黄连末和捣[③]，并手丸如梧子大。食后饮下五十丸，日再。但服两日，其渴必定。若重者，即初服一百五十丸，二日服一百二十丸，三日一百丸，四日八十丸，五日五十丸。合药要天气晴明之夜，方浸药。须净处，禁妇人鸡犬见之。如觉可时，只服二十五丸。服讫觉虚，即取白

① 去心热：《证类本草》卷九引陈藏器《本草拾遗》作“去心煮饮”四字。

② 湿痹：《证类本草》卷六作“温瘴”。

③ 捣：原作“丸”，字误，今据《证类本草》卷六改。

羊头一枚治净，以水三大斗煮烂，取汁一斗以来，细细饮之。勿食肉，勿入盐。不过三剂平复也。崔元亮海上集验方。**劳气欲绝**麦门冬一两，甘草炙二两，粳米半合，枣二枚，竹叶十五片，水二升，煎一升，分三服。南阳活人书。**虚劳客热**麦门冬煎汤频饮。本草衍义。**吐血衄血**诸方不效者。麦门冬去心一斤，捣取自然汁，入蜜二合，分作二服。即止。活人心统。**衄血不止**麦门冬去心、生地黄各五钱，水煎服。立止。保命集。**齿缝出血**麦门冬煎汤漱之。兰室宝鉴。**咽喉生疮**脾肺虚热上攻也。麦门冬一两，黄连半两，为末。炼蜜丸梧子大。每服二十丸，麦门冬汤下。普济方。**乳汁不下**麦门冬去心，焙为末。每用三钱，酒磨犀角约一钱许，温热调下，不过二服便下。熊氏补遗。**下痢口渴**引饮无度。麦门冬去心三两，乌梅肉二十个，细锉，以水一升，煮取七合，细细呷之。必效。**金石药发**麦门冬六两，人参四两，甘草炙二两，为末，蜜丸梧子大。每服五十丸，饮下，日再服。本草图经。**男女血虚**麦门冬三斤，取汁熬成膏，生地黄三斤，取汁熬成膏，等分，一处滤过，入蜜四之一，再熬成，瓶收。每日白汤点服。忌铁器。医方摘要。

萱草宋嘉祐

【释名】 **忘忧**说文**疗愁**纲目**丹棘**古今注**鹿葱**嘉祐**鹿剑**土宿**妓女**吴普**宜男**〔时珍曰〕萱本作谖。谖，忘也。诗云：焉得谖草，言树之背。谓忧思不能自遣，故欲树此草，玩味以忘忧也。吴人谓之疗愁。董子云：欲忘人之忧，则赠之丹棘，一名忘忧故也。其苗烹食，气味如葱，而鹿食九种解毒之草，萱乃其一，故又名鹿葱。周处风土记云：怀妊妇人佩其花，则生男，故名宜男。李九华延寿书云：嫩苗为蔬，食之动风，令人昏然如醉，因名忘忧。此亦一说也。嵇康养生论：神农经言中药养性，故合欢蠲忿，萱草忘忧。亦谓食之也。郑樵通志乃言萱草一名合欢者，误矣。合欢见木部。

【集解】 〔颂曰〕萱草处处田野有之，俗名鹿葱。五月采花，八月采根。今人多采其嫩苗及花跗作葅食。〔时珍曰〕萱宜下湿地，冬月丛生。叶如蒲、蒜辈而柔弱，新旧相代，四时青翠。五月抽茎开花，六出四垂，朝开暮蔫，至秋深乃尽，其花有红黄紫三色。结实三角，内有子大如梧子，黑而光泽。其根与麦门冬相似，最易繁衍。南方草木状言，广中一种水葱，状如鹿葱，其花或紫或黄，盖亦此类也。或言鹿葱花有斑文，与萱花不同时者，谬也。肥土所生，则花厚色深，有斑文，起重台，开有数月；瘠土所生，则花薄而色淡，开亦不久。嵇含宜男花序亦云，荆楚之土号为鹿葱，可以荐葅，尤可凭据。今东人采其花跗干而货之，名为黄花菜。

苗花

【气味】 **甘，凉，无毒。**

【主治】 **煮食，治小便赤涩，身体烦热，除酒疸。**大明。**消食，利湿热。**时珍。**作葅，利胸膈，安五脏，令人好欢乐，无忧，轻身明目。**苏颂。

根

【主治】 **沙淋，下水气，酒疸黄色遍身者，捣汁服。**藏器。**大热衄血，研汁一大盏，和生姜汁半盏，细呷之。**宗奭。**吹乳、乳痈肿痛，擂酒服，以滓封之。**时珍。

【发明】 〔震亨曰〕萱属木，性下走阴分，一名宜男，宁无微意存焉？

【附方】 新四。**通身水肿**鹿葱根叶，晒干为末。每服二钱，入席下尘半钱，食前米饮服。圣惠方。**小便不通**萱草根煎水频饮。杏林摘要。**大便后血**萱草根和生姜，油炒，酒冲服。圣济总录。**食丹药毒**萱草根研汁服之。事林广记。

捶胡根拾遗

【集解】　〔藏器曰〕生江南川谷荫地，苗如萱草，其根似天门冬。凡用抽去心。

【气味】　**甘，寒，无毒。**

【主治】　**润五脏，止消渴，除烦去热，明目，功如麦门冬。**藏器。

淡竹叶纲目

【释名】　**根名碎骨子。**〔时珍曰〕竹叶象形，碎骨言其下胎也。

【集解】　〔时珍曰〕处处原野有之。春生苗，高数寸，细茎绿叶，俨如竹米落地所生细竹之茎叶。其根一窠数十须，须上结子，与麦门冬一样，但坚硬尔，随时采之。八九月抽茎，结小长穗。俚人采其根苗，捣汁和米作酒曲，甚芳烈。

【气味】　**甘，寒，无毒。**

【主治】　**叶：去烦热，利小便，清心，根：能堕胎催生。**时珍。

鸭跖草跖音只。宋嘉祐补

【释名】　**鸡**[①] **舌草**拾遗**碧竹子**同上**竹鸡草**纲目**竹叶菜**同上。**淡竹叶**同上**耳环草**同上**碧蝉花**同上**蓝姑草**〔藏器曰〕鸭跖生江东、淮南平地。叶如竹，高一二尺，花深碧，好为色，有角如鸟嘴。〔时珍曰〕竹叶菜处处平地有之。三四月生苗，紫茎竹叶，嫩时可食。四五月开花，如蛾形，两叶如翅，碧色可爱。结角尖曲如鸟喙，实在角中，大如小豆。豆中有细子，灰黑而皱，状如蚕屎。巧匠采其花，取汁作画色及彩羊皮灯，青碧如黛也。

苗

【气味】　**苦，大寒，无毒。**

【主治】　**寒热瘴疟，痰饮丁肿，肉癥涩滞，小儿丹毒。发热狂痫，大腹痞满，身面气肿，热痢，蛇犬咬、痈疽等毒。**藏器。**和赤小豆煮食，下水气湿痹，利小便。**大明。**消喉痹，**时珍。

【附方】　新四。**小便不通**竹鸡草一两，车前草一两，捣汁入蜜少许，空心服之。集简方。**下痢赤白**蓝姑草，即淡竹叶菜，煎汤日服之。活幼全书。**喉痹肿痛**鸭跖草汁点之。袖珍方。**五痔肿痛**耳环草一名[②] 碧蝉儿花。挼软纳患处，即效。危亦林得效方。

葵本经上品

校正：自菜部移入此。

【释名】　**露葵**纲目**滑菜**〔时珍曰〕按尔雅翼云：葵者，揆也。葵叶倾日，不使照其根，乃智以揆之也。古人采葵必待露解，故曰露葵。今人呼为滑菜，言其性也。古者葵为五菜之主，今不复食之，故移入此。

【集解】　〔别录曰〕冬葵子生少室山。〔弘景曰〕以秋种葵，覆养经冬，至春作子者，谓之冬葵，入药性至滑利。春葵子亦滑，不堪药用，故是常葵耳，术家取葵子微炒，烨烢，音毕乍。散着湿地，遍踏之。朝种暮生，远[③] 不过宿。〔恭曰〕此即常食之葵也。有数种，皆不入药用。〔颂曰〕葵处处有之。苗叶作菜茹，更甘美，冬葵子古方入药最多。葵有蜀葵、锦葵、黄葵、终葵、菟葵，皆有功

---

① 鸡：此上原有“岑”字。今据《证类本草》卷十一删。

② 一名：原脱，今据《世医得效方》卷七补。

③ 远：原作“还”，字误，今据《证类本草》卷二十七改。

用。〔时珍曰〕葵菜古人种为常食，今之种者颇鲜。有紫茎、白茎二种，以白茎为胜。大叶小花，花紫黄色，其最小者名鸭脚葵。其实大如指顶，皮薄而扁，实内子轻虚如榆荚仁。四五月种者可留子。六七月种者为秋葵，八九月种者为冬葵，经年收采。正月复种者为春葵。然宿根至春亦生。按王祯农书云：葵，阳草也。其菜易生，郊野甚多，不拘肥瘠地皆有之。为百菜之主，备四时之馔。本丰而耐旱，味甘而无毒。可防荒俭，可以菹腊，其枯栉可以榜族、根子又能疗疾，咸无遗弃。诚疏茹之要[①]品，民生之资益者也。而今人不复食之，亦无种者。

苗

【气味】 **甘，寒，滑，无毒。为百菜主。其心伤人**。别录。〔弘景曰〕葵叶尤冷利，不可多食。〔颂曰〕作菜茹甚甘美，但性滑利，不益人。〔诜曰〕其性虽冷，若热食之，令人热闷动风气。四季[②]月食之，发宿疾。天行病后食之，令人失明。霜葵生食，动五种留饮，吐水。凡服百药，忌食其心，心有毒也。黄背紫茎者，勿食之。不可合鲤鱼黍米鲊食，害人。〔时珍曰〕凡被狂犬咬者，永不可食，食之即发。食葵须用蒜，无蒜勿食之。又伏硫黄。

【主治】 **脾之菜也。宜脾，利胃气，滑大肠**。思邈。**宜导积滞，妊妇食之，胎滑易生**。苏颂。**煮汁服，利小肠，治时行黄病。干叶为末及烧灰服，治金疮出血**。甄权。**除客热，治恶疮，散脓血，女人带下，小儿热毒下痢丹毒，并宜食之**。汪颖。**服丹石人宜食**。孟诜。**润燥利窍，功与子同**。同上。

【发明】 〔张从正曰〕凡久病大便涩滞者，宜食葵菜，自然通利，乃滑以养窍也。〔时珍曰〕按唐王焘外台秘要云：天行斑疮，须臾遍身，皆戴白浆，此恶毒气也。高宗永徽四年，此疮自西域东流于海内。但煮葵菜叶以蒜齑啖之，则止。又圣惠方亦云：小儿发斑，用生葵菜叶绞汁，少少与服，散恶毒气。按此即今痘疮也。今之治者，惟恐其大小二便频数，泄其元气，痘不起发。葵菜滑窍，能利二便，似不相宜，而昔人赖之。岂古今运气不同，故治法亦随时变易欤。

【附方】 旧四，新三。**天行斑疮**方见上。**肉锥怪疾**有人手足甲[③]忽长，倒生肉刺，如锥痛不可忍者，但食葵菜即愈。夏子益奇疾方。**诸瘘不合**先以泔清温洗，拭净，取葵菜微火烘暖贴之。不过二三百叶，引脓尽，即肉生也。忌诸鱼、蒜、房事。必效方。**汤火伤疮**葵菜为末傅之。食物本草。**蛇蝎螫伤**葵菜捣汁服之。千金方。**误吞铜钱**葵菜捣汁冷饮。普济方。**丹石发动**口干咳嗽者。每食后饮冬月葵齑汁一盏，便卧少时。食疗本草。

根

【气味】 **甘，寒，无毒。**

【主治】 **恶疮，疗淋，利小便，解蜀椒毒**。别录。**小儿吞钱不出，煮汁饮之，神妙**。甄权。**治疳疮出黄汁**。孟诜。**利窍滑胎，止消渴，散恶毒气**。时珍。

【附方】 旧五，新七。**二便不通**胀急者。生冬葵根二斤，捣汁三合，生姜四两，取汁一合，和匀，分二服。连用即通也。**消渴引饮**小便不利。葵根五两，水三大盏，煮汁，平旦服，日一服。并圣惠方。**消中尿多**日夜尿七八升。冬葵根五斤，水五斗，煮三斗。每日平旦服二升。

---

① 要：《农书·谷谱·蔬属》作“上”。

② 季：原脱，今据《证类本草》卷二十七、《千金》卷二十六补。四季月谓四时之季月，即农历三月、六月、九月、十二月，土王之时。

③ 甲：原脱，今据《传信适用方》卷四补。

外台秘要。**胎漏下血**血尽子死。葵根茎烧灰，酒服方寸匕，日三。千金方。**瘭疽恶毒**肉中忽生一黤子，大如豆粟，或如梅李，或赤或黑，或白或青，其黡有核，核有深根，应心，能烂筋骨，毒入脏腑即杀人。但饮葵根汁，可折其热毒。姚僧坦集验方。**妒乳乳痈**葵茎及子为末，酒服方寸匕，日二。昝殷产宝。**身面疳疮**出黄汁者。葵根烧灰，和猪脂涂之。食疗本草。**小儿蓐疮**葵根烧末傅之。外台。**小儿紧唇**葵根烧灰，酥调涂之。圣惠方。**口吻生疮**用经年葵根烧灰傅之。外台秘要。**蛇虺螫伤**葵根捣涂之。古今录验。**解防葵毒**。葵根捣汁饮之。千金方。

冬葵子

〔别录曰〕十二月采之。〔机曰〕子乃春生，不应十二月可采也。

【气味】 **甘，寒，滑，无毒**。黄芩为之使。

【主治】 **五脏六腑，寒热羸瘦，五癃，利小便。久服坚骨长肌肉，轻身延年**。本经。**疗妇人乳难**[①] **内闭，肿痛**。别录。**出痈疽头**。孟诜。**下丹石毒**。弘景。**通大便，消水气，滑胎治痢**。时珍。

【发明】 〔时珍曰〕葵气味俱薄，淡滑为阳，故能利窍通乳，消肿滑胎也。其根叶与子功用相同。按陈自明妇人良方云：乳妇气脉壅塞，乳汁不行，及经络凝滞，奶房胀痛，留蓄作痈毒者。用葵菜子炒香、缩砂仁等分，为末，热酒服二钱。此药滋气脉，通营卫，行津液，极验。乃上蔡张不愚方也。

【附方】 旧八，新一十二。**大便不通**十日至一月者。肘后方：冬葵子三升，水四升，煮取一升服。不瘥更作。圣惠用葵子末、人乳汁等分，和服立通。**关格胀满**大小便不通，欲死者。肘后方用葵子二升，水四升，煮取一升，纳猪脂一丸如[②]鸡子，顿服。千金用葵子为末，猪脂和丸梧子大。每服五十丸，效止。**小便血淋**葵子一升，水三升，煮汁，日三服。千金方。**妊娠患淋**冬葵子一升，水三升，煮二升，分服。千金方。**妊娠下血**方同上。**产后淋沥**不通。用葵子一合，朴消八分，水二升，煎八合，下消服之。集验方。**妊娠水肿**身重，小便不利，洒淅恶寒，起即头眩。用葵子、茯苓各三两，为散。饮服方寸匕，日三服。小便利则愈。若转胞者，加发灰，神效。金匮要略。**生产困闷**冬葵子一合，捣破，水二升，煮汁半升，顿服，少时便产。昔有人如此服之，登厕，立扑儿于厕中也。**倒生口噤**冬葵子炒黄为末，酒服二钱匕，效。昝殷产宝。**乳汁不通**方见发明。**胎死腹中**葵子为末，酒服方寸匕。若口噤不开者，灌之，药下即苏。千金方。**胞衣不下**冬葵子一合，牛膝一两，水二升，煎一升服。千金方。**血痢产痢**冬葵子为末，每服二钱，入蜡茶一钱，沸汤调服，日三。圣惠方。**痎疟邪热**冬葵子阴干为末，酒服二钱。午日取花挼手，亦去疟。圣惠方。**痈肿无头**孟诜曰：三日后，取葵子一百粒，水吞之，当日即开也。经验方云：只吞一粒即破。如吞两粒，则有两头也。**便毒初起**冬葵子末，酒服二钱。儒门事亲。**面上疱疮**冬葵子、柏子仁、茯苓、瓜瓣各一两，为末。食后酒服方寸匕，日三服。陶隐居方。**解蜀椒毒**冬葵子煮汁饮之。千金方。**伤寒劳复**葵子二升，粱米一升，煮粥食，取汗立安。圣惠。

蜀葵宋嘉祐

校正：自菜部移入此。并入有名未用

---

① 难：原脱，今据《证类本草》卷二十七、《千金翼》卷四补。

② 丸如：原脱，今据《证类本草》卷二十七补。

别录吴葵华。

【释名】 **戎葵**尔雅**吴葵**〔藏器曰〕尔雅云：菺音坚，戎葵也。郭璞注云：今蜀葵也。叶似葵，花如木槿花。戎蜀其所自来，因以名之。〔时珍曰〕罗愿尔雅翼吴葵作胡葵，云胡，戎也。夏小正云，四月小满后五日，吴葵华，别录吴葵，即此也。而唐人不知，退入有名未用。嘉祐本草重于菜部出蜀葵条。盖未读尔雅注及千金方吴葵一名蜀葵之文故也。今并为一。

【集解】 〔颂曰〕蜀葵似葵，花如木槿花，有五色。小花者名锦葵，功用更强。〔时珍曰〕蜀葵处处人家植之。春初种子，冬月宿根亦自生苗，嫩时亦可茹食。叶似葵菜而大，亦似丝瓜叶，有歧叉。过小满后长茎，高五六尺。花似木槿而大，有深红浅红紫黑白色、单叶千叶之异。昔人谓其疏茎密叶、翠萼艳花、金粉檀心者，颇善状之。惟红白二色入药。其实大如指头，皮薄而扁，内仁如马兜铃仁及芜荑仁，轻虚易种。其秸剥皮，可缉布作绳。一种小者名锦葵，即荆葵也。尔雅谓之荍，音乔。其花大如五铢钱，粉红色，有紫缕文。掌禹锡补注本草，谓此即戎葵，非矣。然功用亦相似。

苗

【气味】 **甘，微寒，滑，无毒。**〔思邈曰〕不可久食，钝人志性。若被狗啮者食之，永不瘥也。〔李延飞曰〕合猪肉食，人无颜色。

【主治】 **除客热，利肠胃。**思邈。**煮食，治丹石发热，大人小儿热毒下痢。**藏器。**作蔬食，滑窍治淋，润燥易产。**时珍。**捣烂涂火疮，烧研傅金疮。**大明。

根茎

【主治】 **客热，利小便，散脓血恶汁。**藏器。

【发明】 〔宗奭曰〕蜀葵，四时取[①]红色、单叶者根，阴干，治带下，排脓血恶物，极验也。

【附方】 新七。**小便淋痛**葵花根洗锉，水煎五七沸，服之如神。卫生宝鉴。**小便血淋**葵花根二钱，车前子一钱，水煮，日服之。简便单方。**小便尿血**葵茎，无灰酒服方寸匕，日三。千金。**肠胃生痈**怀忠丹：治内痈有败血，腥秽殊甚，脐腹冷痛，用此排脓下血。单叶红蜀葵根、白芷各一两，白枯矾、白芍药各五钱，为末，黄蜡溶化，和丸梧子大，每空心米饮下二十丸。待脓血出尽，服十宣散补之。坦仙皆效方。**诸疮肿痛**不可忍者。葵花根去黑皮，捣烂，入井华水调稠贴之。普济方。**小儿吻疮**经年欲腐。葵根烧研傅之。圣惠方。**小儿口疮**赤葵茎炙干为末，蜜和含之。圣惠方。

吴葵华别录

【气味】 **咸，寒，无毒。**〔禹锡曰〕蜀葵华：甘，冷，无毒。

【主治】 **理心气不足。**别录。**小儿风疹痎疟。**嘉祐。**治带下，目中溜火，和血润燥，通窍，利大小肠。**时珍。

【发明】 〔张元素曰〕蜀葵花，阴中之阳也。赤者治赤带，白者治白带，赤者治血燥，白者治气燥，皆取其寒滑润利之功也。又紫葵花，入染髭发方中用。

【附方】 旧二，新五。**二便关格**胀闷欲死，二三日则杀人。蜀葵花一两捣烂，麝香半钱，水一大盏，煎服。根亦可用。**痎疟邪热**蜀葵花白者，阴干为末。服之。午日取花挼手，亦能去疟。苏颂图经本草。**妇人带下**脐腹冷痛，面色萎黄，日渐虚困。用葵花一两，阴干为末，每空心

① 取：原脱，今据《证类本草》卷二十七、《本草衍义》卷十九补。

温酒服二钱匕。赤带用赤葵，白带用白葵，圣惠方。**横生倒产**葵花为末，酒服方寸匕。千金方。**酒皶赤鼻**蜀葵花研末，腊猪脂和匀，夜傅旦洗。仁存方。**误吞针钱**葵花煮汁服之。普济方。**蜂蝎螫毒**五月五日午时，收蜀葵花、石榴花、艾心等分，阴干为末，水调涂之。肘后方。

子

【气味】 **甘，冷，无毒。**

【主治】 **淋涩，通小肠，催生落胎，疗水肿，治一切疮疥并瘢疵赤靥。**大明。

【发明】 〔时珍曰〕按杨士瀛直指方云：蜀葵子炒，入宣毒药中最验。又催生方：用子二钱，滑石三钱，为末。顺流水服五钱，即下。

【附方】 旧一，新二。**大小便闭**不通者。用白花胡葵子为末，煮浓汁服之。千金方。**石淋破血**五月五日，收葵子炒研，食前温酒下一钱，当下石出。圣惠方。**痈肿无头**蜀葵子为末，水调傅之。经验后方。

菟葵唐本草

【释名】 **天葵**图经**莃**音希。**雷丸草**外丹本草

【集解】 〔恭曰〕菟葵苗如石龙芮，而叶光泽，花白似梅，其茎紫黑，煮啖极滑。所在下泽田间皆有，人多识之。六月、七月采茎叶，曝干入药。〔禹锡曰〕郭璞注尔雅云：菟葵似葵而小，叶状如藜，有毛，灼之可食而滑。〔宗奭曰〕菟葵，绿叶如黄蜀葵，其花似拒霜，甚雅，其形至小，如初开单叶蜀葵，有檀心，色如牡丹姚黄，其叶则蜀葵也。唐刘梦得所谓菟葵燕麦动摇春风者，是也。〔时珍曰〕按郑樵通志云：菟葵，天葵也。状如葵菜。叶大如钱而厚，面青背微紫，生于崖石。凡丹石之类，得此而后能神。所以雷公炮炙论云，如要形坚，岂忘紫背，谓其能坚铅也。此说得于天台一僧。又按南宫从岣嵝神书云：紫背天葵出蜀中，灵草也。生于水际。取自然汁煮汞则坚，亦能煮八石拒火也。又按初虞世古今录验云：五月五前斋戒，看桑下有菟葵者，至五日午时，至桑下咒曰：系黎乎俱当苏婆诃。咒毕，乃以手摩桑阴一遍，口啮菟葵及五叶草嚼熟，以唾涂手，熟揩令遍。再斋七日，不得洗手。后有蛇虫蝎虿咬伤者，以此手摩之，即愈也。时珍窃谓古有咒由一科，此亦其类，但不知必用菟葵，取何义也。若谓其相制，则治毒虫之草亦多矣。

苗

【气味】 **甘，寒，无毒。**

【主治】 **下诸石五淋，止虎蛇毒。诸疮捣汁饮之。涂疮能解毒止痛。**唐本。

黄蜀葵宋嘉祐

校正：自菜部移入此。

【释名】 〔时珍曰〕黄蜀葵别是一种，宜入草部，而嘉祐本草定入菜部，为其与蜀葵同名，而气味主治亦同故也。今移于此。

【集解】 〔禹锡曰〕黄蜀葵花，近道处处有之。春生苗叶，颇似蜀葵，而叶尖狭多刻缺，夏末开花浅黄色，六七月采，阴干之。〔宗奭曰〕黄蜀葵与蜀葵别种，非是蜀葵中黄者也。叶心下有紫檀色，摘下剔散，日干之。不尔，即浥烂也。〔时珍曰〕黄葵二月下种，或宿子在土自生，至夏始长，叶大如蓖麻叶，深绿色，开岐丫，有五尖如人爪形，旁有小尖。六月开花，大如碗，鹅黄色，紫心六瓣而侧，旦开午收暮落，人亦呼为侧金盏花。随即结角，大如拇指，长二寸许，本大末尖，六棱有毛，老则黑色。其棱自绽，内有六房，如脂麻房。其子累累在房

内，状如茼麻子，色黑。其茎长者六七尺，剥皮可作绳索。

花

【气味】 **甘，寒，滑，无毒。**

【主治】 **小便淋及催生。治诸恶疮脓水久不瘥者，作末傅之即愈，为疮家要药。**嘉祐。**消痈肿。浸油，涂汤火伤。**时珍。

【附方】 新八。**沙石淋痛**黄蜀葵花一两，炒为末。每米饮服一钱，名独圣散。普济方。**难产催生**如圣散：治胎脏干涩难产，剧者并进三服，良久腹中气宽，胎滑即下也。用黄葵花焙研末，熟汤调服二钱。无花，用子半合研末，酒淘去滓，服之。产宝鉴。**胎死不下**即上方，用红花酒下。**痈疽肿毒**黄蜀葵花，用盐掺，收瓷器中，密封，经年不坏，每用傅之，自平自溃。无花，用根叶亦可。直指方。**小儿口疮**黄葵花，烧末傅之。肘后方。**小儿木舌**黄蜀葵花为末一钱，黄丹五分，傅之。直指方。**汤火灼伤**用瓶盛麻油，以箸就树夹取黄葵花，收入瓶内，勿犯人手，密封收之。遇有伤者，以油涂之甚妙。经验方。**小儿秃疮**黄蜀葵花、大黄、黄芩等分，为末。米泔净洗，香油调搽。普济方。

子及根

【气味】 **甘，寒，滑，无毒。**

【主治】 **痈肿，利小便，五淋水肿，产难，通乳汁。**时珍。

【发明】 〔颂曰〕冬葵、黄葵、蜀葵，形状虽各不同，而性俱寒滑，故所主疗不甚相远。〔时珍曰〕黄葵子古方少用，今为催生及利小便要药。或单[①]用，或汤散皆宜，盖其性滑，与冬葵子同功故也。花、子与根性功相同，可以互用。无花用子，无子用根。

【附方】 旧二。新二。**临产催生**〔宗奭曰〕临产时以四十九粒研烂，温水服之，良久即产。经验方。用子焙研三钱，井华水服。无子用根，煎汁服。**便痈初起**淮人用黄蜀葵子十七粒，皂角半挺，为末，以石灰同醋调涂之。永类钤方。**痈肿不破**黄葵子研，酒服，一粒则一头，神效。卫生易简方。**打扑伤损**黄葵子研，酒服二钱。海上方。

龙葵唐本草

校正：并入图经老鸦眼睛草。

【释名】 **苦葵**图经**苦菜**唐本**天茄子**图经**水茄**纲目**天泡草**纲目**老鸦酸浆草**纲目**老鸦眼睛草**图经〔时珍曰〕龙葵，言其性滑如葵也。苦以菜味名，茄以叶形名，天泡、老鸦眼睛皆以子形名也。与酸浆相类，故加老鸦以别之。五爪龙亦名老鸦眼睛草，败酱、苦苣并名苦菜，名同物异也。

【集解】 〔弘景曰〕益州有苦菜，乃是苦蘵。〔恭曰〕苦蘵，即龙葵也。俗亦名苦菜，非荼也。龙葵所在有之，关河间谓之苦菜，叶圆花白，子若牛李子，生青熟黑。但堪煮食，不任生啖。〔颂曰〕龙葵近处亦稀，惟北方有之。人谓之苦葵。叶圆似排风而无毛，花白色，子亦似排风子，生青熟黑，其赤者名赤珠，亦可入药。又曰：老鸦眼睛草，生江湖间。叶如茄子叶，故名天茄子。或云，即漆姑草也。漆姑即蜀羊泉，已见本经草部。人亦不能决识之。〔时珍曰〕龙葵、龙珠，一类二种也，皆处处有之。四月生苗，嫩时可食，柔滑。渐高二三尺，茎大如箸，似灯笼草而无毛，叶似茄叶而小。五月以后，开小白花，五出黄蕊。结子正圆，大如五味子，上有小蒂，数颗同缀，其味

---

① 单：原脱，今据上下文义补。

酸。中有细子，亦如茄子之子。但生青熟黑者为龙葵，生青熟赤者为龙珠，功用亦相仿佛，不甚辽远。苏颂图经菜部既注龙葵，复于外类重出老鸦眼睛草，盖不知其即一物也。又谓老鸦眼睛是蜀羊泉，误矣。蜀羊泉叶似菊，开紫花，子类枸杞，详见草部本条。杨慎丹铅录谓龙葵即吴葵，反指本草为误，引素问、千金四月吴葵华为证，盖不知千金方言吴葵即蜀葵，已自明白矣。今并正之。

苗

【气味】 **苦、微甘，滑，寒，无毒。**

【主治】 **食之解劳少睡，去虚热肿。**唐本。**治风，补益男子元气，妇人败血。**苏颂。**消热散血，压丹石毒宜食之。**时珍。

【附方】 旧一。**去热少睡**龙葵菜同米，煮作羹粥食之。食医心镜。

茎、叶、根

【气味】 同苗。

【主治】 **捣烂和土，傅丁肿火丹疮，良。**孟诜。**疗痈疽肿毒，跌扑伤损，消肿散血。**时珍。**根与木通、胡荽煎汤服，通利小便。**苏颂。

【附方】 旧四，新八。**通利小便**方见上。**从高坠下**欲死者。取老鸦眼睛草茎叶捣汁服，以渣傅患处。唐瑶经验方。**火焰丹肿**老鸦眼睛草叶，入醋细研傅之，能消赤肿。苏颂图经本草。**痈肿无头**龙葵茎叶捣傅。经验方。**发背痈疽**成疮者。苏颂图经云：用龙葵一两为末，麝香一分，研匀，涂之甚善。袖珍方云：一切发背痈疽恶疮。用蛤蟆一个，同老鸦眼睛草茎叶捣烂，傅之即散。神效。**诸疮恶肿**老鸦眼睛草擂酒服，以渣傅之。普济方。**丁肿毒疮**黑色焮肿者，乃服丹石毒也；赤色者，肉面毒也。用龙葵根一握洗切，乳香末、黄连三两，杏仁六十枚。和捣作饼，厚如三钱，依疮大小傅之，觉痒即换去。痒不可忍，切勿搔动。候炊久，疮中似石榴子戢戢然，乃去药。时时以甘草汤温洗，洗后以蜡贴之。终身不得食羊血。如无龙葵，以蔓菁根代之。圣济总录。**天泡湿疮**龙葵苗叶捣傅之。**吐血不止**天茄子苗半两，人参二钱半，为末。每服二钱，新汲水下。圣济总录。**辟除蚤虱**天茄叶铺于席下，次日尽死。**多年恶疮**天茄叶贴之，或为末贴。救急良方。**产后肠出**不收。老鸦酸浆草一把，水煎，先熏后洗，收乃止。救急方。

子七月采之。

【主治】 **丁肿。**唐本。**明目轻身甚良。**甄权。**治风，益男子元气，妇人败血。**苏颂。

龙珠拾遗

【释名】 **赤珠**〔颂曰〕龙葵子赤者名赤珠，象形也。

【集解】 〔甄权曰〕龙葵，赤珠者名龙珠，挼去汁可食，能变白令黑。〔藏器曰〕龙珠生道旁，子圆似龙葵，但熟时正赤耳。〔时珍曰〕龙珠、龙葵，虽以子之黑赤分别，其实一物二色，强分为二也。

苗

【气味】 **苦，寒，无毒。**

【主治】 **能变白发，令人不**[①] **睡。主诸热毒，石气发动，调中解烦。**藏器。

【发明】 〔权曰〕龙珠，服之变白令黑，耐老。若能生食得苦者，不食他菜，十日后即有灵异也。不与葱、薤同啖，根亦入药用。

子

---

① 不：原作“下”，字误，今据《证类本草》卷六改。

【气味】 同菜。

【主治】 **丁肿**。藏器。

酸浆本经中品

校正：菜部苦耽，草部酸浆、灯笼草，俱并为一。

【释名】 **醋浆**本经**苦蒧**音针**苦耽**嘉祐**灯笼草**唐本**皮弁草**食疗**天泡草**纲目**王母珠**嘉祐**洛神珠**同上**小者名苦蘵**。〔藏器曰〕尔雅苦蒧，寒浆也。郭璞注云：即今酸浆，江东人呼为苦蘵。小者为苦蘵，亦呼为小苦耽。崔豹古今注云：蘵，一名蘵子，实形如皮弁，其子圆如珠。〔时珍曰〕酸浆，以子之味名也。苦蒧、苦耽，以苗之味名也。灯笼、皮弁，以角之形名也。王母、洛神珠，以子之形名也。按杨慎卮言云：本草灯笼草、苦耽、酸浆，皆一物也。修本草者非一时一人，故重复耳。燕京野果名红姑娘，外垂绛囊，中含赤子如珠，酸甘可食，盈盈绕砌，与翠草同芳，亦自可爱。盖姑娘乃瓜囊之讹，古者瓜姑同音，娘囊之音亦相近耳。此说得之，故今以本经酸浆，唐本草灯笼草，宋嘉祐本草苦耽，俱并为一焉。

【集解】 〔别录曰〕酸浆生荆楚川泽及人家田园中，五月采，阴干。〔弘景曰〕酸浆处处多有，苗似水茄而小，叶亦可食。子作房，房中有子如梅李大，皆黄赤色，小儿食之。〔保升曰〕酸浆即苦蒧也，根如菹芹，白色绝苦。〔禹锡曰〕苦耽生故墟垣堑间，高二三尺，子作角，如撮口袋，中有子如珠，熟则赤色。关中人谓之洛神珠，一名王母珠，一名皮弁草。一种小者名苦蘵。尔雅谓之黄蒢。〔恭曰〕灯笼草所在有之。枝干高三四尺，有红花状若灯笼，内有红子可爱，根、茎、花、实并入药用。〔宗奭曰〕酸浆即苦耽也。嘉祐重出苦耽条。天下有之，苗如天茄子，开小白花，结青壳，熟则深红，壳中子大如樱，亦红色，樱中复有细子，如落苏之子，食之有青草气也。〔时珍曰〕龙葵、酸浆，一类二种也。酸浆、苦蘵一种二物也。但大者为酸浆，小者为苦蘵，以此为别。败酱亦名苦蘵，与此不同。其龙葵、酸浆苗叶一样，但龙葵茎光无毛，五月入秋开小白花，五出黄蕊，结子无壳，累累数颗同枝，子有蒂盖，生青熟紫黑。其酸浆同时开小花黄白色，紫心白蕊，其花如杯状，无瓣，但有五尖，结一铃壳，凡五棱，一枝一颗，下悬如灯笼之状，壳中一子，状如龙葵子，生青熟赤。以此分别，便自明白。按庚辛玉册云：灯笼草四方皆有，惟川陕者最大。叶似龙葵，嫩时可食。四五月开花结实，有四叶盛之如灯笼，河北呼为酸浆。据此及杨慎之说，则灯笼、酸浆之为一物，尤可证矣。唐慎微以三叶酸草附于酸浆之后，盖不知其名同物异也。其草见草之九酢浆下。

苗、叶、茎、根

【气味】 **苦，寒，无毒**。〔禹锡曰〕有小毒。〔恭曰〕苦，大寒，无毒。〔时珍曰〕方士取汁煮丹砂，伏白矾，煮三黄，炼消、硫。

【主治】 **酸浆：治热烦满，定志益气，利水**① **道**。本经。**捣汁服，治黄病，多效**。弘景。**灯笼草：治上气咳嗽风热，明目，根茎花实并宜**。唐本。**苦耽苗子：治传尸伏连，鬼气疰忤邪气，腹内热结，目黄不下食，大小便涩，骨热咳嗽，多睡劳乏，呕逆痰壅，痃癖痞满，小儿无辜疬子，寒热大腹，杀虫落胎，去蛊毒，并煮汁饮，亦生捣汁服。研膏，傅小儿闪癖。**

---

① 水：原作“小”，字误，今据《证类本草》卷八《千金翼》卷二改。

嘉祐。

【发明】 〔震亨曰〕灯笼草，苦能除湿热，轻能治上焦，故主热咳咽痛。此草治热痰咳嗽，佛耳草治寒痰咳嗽也。与片芩清金丸同用，更效。〔时珍曰〕酸浆利湿除热。除热故清肺治咳，利湿故能化痰治疸。一人病虚乏咳嗽有痰，愚以此加入汤中用之，有效。

【附方】 新三。**热咳咽痛**灯笼草为末，白汤服，名清心丸。仍以醋调傅喉外。丹溪纂要。**喉疮作痛**灯笼草，炒焦研末，酒调呷之。医学正传。**灸疮不发**酸浆叶贴之。

子

【气味】 **酸，平，无毒。**〔别录曰〕寒。

【主治】 **热烦，定志益气，利水道，产难吞之立产。**别录。**食之除热，治黄病，尤益小儿。**苏颂。**治骨蒸劳热，尸疰疳瘦，痰癖热结，与苗茎同功。**嘉祐。

【附方】 新二。**酸浆实丸**治三焦肠胃伏热，妇人胎热难产。用酸浆实五两，苋实三两，马蔺子炒、大盐榆白皮炒二两，柴胡、黄芩、栝楼根、蔄茹各一两，为末。炼蜜丸梧子大。每服三十丸，木香汤下。圣济总录。**天泡湿疮**天泡草铃儿生捣敷之。亦可为末，油调敷。邓才杂兴方。

蜀羊泉本经中品

【释名】 **羊泉**别录**羊饴**别录**漆姑草**〔时珍曰〕诸名莫解。能治漆疮，故曰漆姑。

【集解】 〔别录曰〕蜀羊泉生蜀郡山谷。〔弘景曰〕方不复用，人无识者。〔恭曰〕此草俗名漆姑，叶似菊，花紫色，子类枸杞子，根如远志，无心有糁。所在平泽有之，生阴湿地，三月、四月采苗叶阴干。〔藏器曰〕陶注杉材云：漆姑叶细细，多生石边，能疗漆疮。苏云漆姑是羊泉。按羊泉乃大草。漆姑草如鼠迹大，生阶墀间阴处，气辛烈，挼傅漆疮，亦主溪毒，乃同名也。〔颂曰〕或言老鸦眼睛草即漆姑草，漆姑乃蜀羊泉，人不能决识。〔时珍曰〕漆姑有二种：苏恭所说是羊泉，陶陈所说是小草。苏颂所说老鸦眼睛草，乃龙葵也。又黄蜂作窠，衔漆姑草汁为蒂，即此草也。

【气味】 **苦，微寒，无毒。**

【主治】 **秃疮，恶疮热气，疥瘙痂癣虫。**本经。**疗龋齿，女子阴中内伤，皮间实积。**别录。**主小儿惊，生毛发，捣涂漆疮。**苏恭。**蚯蚓气呵者，捣烂入黄丹盦之。**时珍。出摘玄方。

【附方】 新一。**黄疸疾**漆草一把，捣汁和酒服。不过三五次，即愈。摘玄方。

鹿蹄草纲目

【释名】 **小秦王草**纲目**秦王试剑草**〔时珍曰〕鹿蹄象叶形。能合金疮，故名试剑草。又山慈姑亦名鹿蹄，与此不同。

【集解】 〔时珍曰〕按轩辕述宝藏论云：鹿蹄多生江广平陆及寺院荒处，淮北绝少，川陕亦有。苗似堇菜，而叶颇大，背紫色。春生紫花。结青实，如天茄子。可制雌黄、丹砂。

【气味】 缺。

【主治】 **金疮出血，捣涂即止。又涂一切蛇虫犬咬毒。**时珍。

败酱本经中品

【释名】 **苦菜**纲目**苦蘵**纲目**泽败**别录**鹿肠**本经**鹿首**别录**马草**别录〔弘景曰〕根作陈败豆酱气，故以为名。〔时珍曰〕南人采嫩者，暴蒸作菜食，味微苦而有陈酱气，故又名苦菜，与苦荬、龙葵同名，亦名苦蘵，与酸浆[1]同名，苗形则不同也。

【集解】　〔别录曰〕败酱生江夏川谷，八月采根，暴干。〔弘景曰〕出近道。叶似豨莶，根形如柴胡。〔恭曰〕此药不出近道，多生冈岭间。叶似水莨及薇衔，丛生，花黄根紫，作陈酱色，其叶殊不似豨莶也。〔颂曰〕江东亦有之，状如苏恭所说。〔时珍曰〕处处原野有之，俗名苦菜，野人食之。江东人每采收储焉。春初生苗，深冬始凋。初时叶布地生，似菘菜叶而狭长，有锯齿，绿色，面深背浅。夏秋茎高二三尺而柔弱，数寸一节，节间生叶，四散如伞。颠顶开白花成簇，如芹花、蛇床子花状。结小实成簇。其根白紫，颇似柴胡。吴普言其根似桔梗，陈自明言其根似蛇莓根者，皆不然。

根苗同。

【修治】　〔敩曰〕凡收得便粗杵，入甘草叶相拌对蒸。从巳至未，去甘草叶，焙干用。

【气味】　**苦，平，无毒。**〔别录曰〕咸，微寒。〔权曰〕辛，苦，微寒。〔大明曰〕酸。〔时珍曰〕微苦带甘。

【主治】　**暴热火疮赤气，疥瘙疽痔，马鞍热气。**本经。**除痈肿浮肿结热，风痹不足，产后腹**[2]**痛。**别录。**治毒风𤸷痹，破多年凝血，能化脓为水，产后诸病，止腹痛，除**[3]**疹烦渴。**甄权。**治血气心腹痛，破癥结，催生落胞，血运鼻衄吐血，赤白带下。赤眼障膜努肉，聤耳，疮疖疥癣丹毒，排脓补瘘。**大明。

【发明】　〔时珍曰〕败酱乃手足阳明厥阴药也。善排脓破血，故仲景治痈及古方妇人科皆用之。乃易得之物，而后人不知用，盖未遇识者耳。

【附方】　旧二，新三。**腹痛有脓**薏苡仁附子败酱汤：用薏苡仁十分，附子二分，败酱五分，捣为末。每以方寸匕，水二升，煎一升，顿服。小便当下。即愈。张仲景金匮玉函。**产后恶露**七八日不止。败酱、当归各六分，续断、芍药各八分，芎䓖、竹茹各四分，生地黄炒十二分，水二升，煮取八合，空心服。外台秘要。**产后腰痛**乃血气流入腰腿，痛不可转者。败酱、当归各八分，芎䓖、芍药、桂心各六分，水二升，煮八合，分二服。忌葱。广济方。**产后腹痛**如椎刺者。败酱草五两，水四升，煮二升，每服二合，日三服，良。卫生易简方。**蠼螋尿疮**绕腰者，败酱煎汁涂之。良。杨氏产乳。

迎春花纲目

【集解】　〔时珍曰〕处处人家栽插之。丛生，高者二三尺，方茎厚叶。叶如初生小椒叶而无齿，面青背淡。对节生小枝，一枝三叶。正月初开小花，状如瑞香，花黄色，不结实。

叶

【气味】　**苦，涩，平，无毒。**

【主治】　**肿毒恶疮，阴干研末，酒服二三钱，出汗便瘥。**卫生易简方。

款冬花本经中品

【释名】　**款冻**郭璞**颗冻**尔雅**氐冬**别录**钻冻**衍义**菟奚**尔雅**橐吾**本经**虎须**本经〔时珍曰〕按述征记云：洛水至岁末凝厉时，款冬生于草冰之中，则颗冻之名以此而得。后人讹为款冬，乃款冻尔。款者至也，至冬而花也。〔宗奭曰〕百草中，惟

[1] 浆：原作“酱”，声之误，今据本卷前酸浆条改。
[2] 腹：原脱，今据《千金翼》卷二补。
[3] 除：原作“余”，字误，今据《大观本草》卷八改。

此不顾冰雪，最先春也，故世谓之钻冻。虽在冰雪之下，至时亦生芽，春时人采以代蔬。入药须微见花者良。如已芬芳，则都无气力。今人多使如箸头者，恐未有花也。

【集解】 〔别录曰〕款冬生常山山谷及上党水旁，十一月采花阴干。〔弘景曰〕第一出河北，其形如宿莼未舒者佳，其腹里有丝。次出高丽百济，其花乃似大菊花。次亦出蜀北部宕昌，而并不如。其冬月在冰下生，十二月、正月旦取之。〔恭曰〕今出雍州南山溪水，及华州山谷涧间。叶似葵而大，丛生，花出根下。〔颂曰〕今关中亦有之。根紫色，叶似萆薢，十二月开黄花，青紫萼，去土一二寸，初出如菊花萼，通直而肥实无子。则陶氏所谓出高丽百济者，近此类也。又有红花者，叶如荷而斗直，大者容一升，小者容数合，俗呼为蜂斗叶，又名水斗叶。则苏氏所谓大如葵而丛生者，是也。傅咸款冬赋序云：予曾逐禽，登于北山，于时仲冬之月，冰凌盈谷。积雪被崖，顾见款冬炜然，始敷华艳，是也。

【修治】 〔敩曰〕凡采得，须去向里裹花蕊壳，并向里实如栗零壳者。并枝叶，以甘草水浸一宿，却取款冬叶相拌裛一夜，晒干去叶用。

【气味】 **辛，温，无毒。**〔别录曰〕甘。〔好古曰〕纯阳，入手太阴经。〔之才曰〕杏仁为之使，得紫菀良，恶皂荚、消石、玄参，畏贝母、辛夷、麻黄、黄芪、黄芩、连翘、青葙。

【主治】 **咳逆上气善喘，喉痹，诸惊痫寒热邪气。**本经。**消渴，喘息呼吸。**别录。**疗肺气心促急，热乏劳咳，连连不绝，涕唾稠粘，肺痿肺痈，吐脓血。**甄权。**润心肺，益五脏，除烦消痰，洗肝明目，及中风等疾。**大明。

【发明】 〔颂曰〕本经主咳逆，古方用为温肺治嗽之最。崔知悌疗久咳熏法：每旦取款冬花如鸡子许，少蜜拌花使润，纳一升铁铛中。又用一瓦碗钻一孔，孔内安一小笔管，以面泥缝，勿令漏气。铛下着炭火，少时烟从筒出，以口含吸，咽之。如胸中少闷，须举头，即将指头按住筒口，勿使漏，至烟尽乃止。如是五日一为之。待至六日，饱食羊肉馎饦一顿，永瘥。〔宗奭曰〕有人病嗽多日，或教然款冬花三两，于无风处以笔管吸其烟，满口则咽之，数日果效。

【附方】 新二。**痰嗽带血**款冬花、百合蒸焙，等分为末。蜜丸龙眼大，每卧时嚼一丸，姜汤下。济生方。**口中疳疮**款冬花、黄连等分，为细末，用唾津调成饼子。先以蛇床子煎汤漱口，乃以饼子傅之，少顷确住，其疮立消也。杨诚经验方。

鼠曲草

校正：并入有名未用鼠耳，及东垣药类法象佛耳草。

【释名】 **米曲**纲目**鼠耳**别录**佛耳草**法象**无心草**别录**香茅**拾遗**黄蒿**会编**茸母**〔时珍曰〕曲言其花黄如曲色。又可和米粉食也。鼠耳言其叶形如鼠耳，又有白毛蒙茸似之，故北人呼为茸母。佛耳，则鼠耳之讹也。今淮人呼为毛耳朵，则香茅之茅，似当作毛。按段成式杂俎云：蚍蜉酒草，鼠耳也，一名无心草。岂蚍蜉食此，故有是名耶。

【集解】 〔别录曰〕鼠耳一名无心，生田中下地，厚叶肥茎。〔藏器曰〕鼠曲草，生平岗熟地，高尺余，叶有白毛，黄花。荆楚岁时记云：三月三日，取鼠曲汁，密[①] 和为粉，谓之龙舌粐以压时气。粐音板，米饼也。山南人呼为香茅。取花杂榉皮染褐，至破犹鲜。江西人呼为鼠耳草也。〔汪机曰〕佛耳草，徽人谓之黄蒿。二三月苗长尺许，叶似马齿苋而细，有微白毛，花黄。土人采茎叶和米粉，捣作粑果食。〔时珍曰〕日华本草鼠曲，即别录鼠耳也。唐宋诸家不知，乃退鼠耳入有名未用中。李杲药类法象用佛耳草，亦不知其即鼠耳也。原野间甚多。二月苗，茎叶柔软，叶长寸许，白茸如鼠耳之毛。开小黄花成穗，结细子。楚人呼为米曲，北人呼为茸母。故邵桂子瓮天语云：北方寒食，采茸母草和粉食。宋徽宗诗茸母初生认禁烟者，是也。

【气味】 **甘，平，无毒。**〔别录曰〕鼠耳：酸，无毒。〔杲曰〕佛耳草：酸，性热，款冬花为之使。宜少食之，过则损目。

【主治】 **鼠耳：主痹寒寒热，止咳。**别录。**鼠曲：调中益气，止泄除痰，压时气，去热嗽。杂米粉作糗食，甜美。**日华。**佛耳：治寒嗽及痰，除肺中寒，大升肺气。**李杲。

【发明】 〔震亨曰〕治寒痰嗽，宜用佛耳草；热痰嗽，宜用灯笼草。〔时珍曰〕别录云治寒热止咳，东垣云治寒嗽，言其标也；日华云治热嗽，言其本也。大抵寒嗽，多是火郁于内而寒覆于外也。按陈氏经验方云：三奇散：治一切咳嗽，不问久近昼夜无时。用佛耳草五十文，款冬花二百文，熟地黄二两，焙研末。每用二钱，于炉中烧之，以筒吸烟咽下，有涎吐去。予家一仆久病此，医治不效。偶在沅州得一婢，用此法，两服而愈也。

决明本经上品

【释名】 〔时珍曰〕此马蹄决明也，以明目之功而名。又有草决明、石决明，皆同功者。草决明即青葙子，陶氏所谓萋蒿是也。

【集解】 〔别录曰〕决明子生龙门川泽，十月十日采，阴干百日。〔弘景曰〕龙门在长安北。今处处有之。叶如茳芒。子形似马蹄，呼为马蹄决明，用之当捣碎。又别有草决明，是萋蒿子[②]，在下品中。〔颂曰〕今处处人家园圃所莳，夏初生苗，高三四尺许。根带紫色。叶似苜蓿而大。七月开黄花，结角。其子如青绿豆而锐，十月采之。按尔雅：薢茩决光。郭璞释云：药草，决明也。叶黄锐，赤华，实如山茱萸。或曰蔆也。关西谓之薢茩，音皆苟。其说与此种颇不类。又有一种马蹄决明，叶如江豆，子形似马蹄。〔宗奭曰〕决明，苗高四五尺，春亦为蔬。秋深结角，其子生角中如羊肾。今湖南北人家所种甚多。或在村野成段。蜀本图经言叶似苜蓿而阔大者，甚为允当。〔时珍曰〕决明有二种：一种马蹄决明，茎为三四尺，叶大于苜蓿，而本小末奓，昼开夜合，两两相贴。秋开淡黄花五出，结角如初生细豇豆，长五六寸。角中子数十粒，参差相连，状如马蹄，青绿色，入眼目药最良。一种茳芒决明，救荒本草所谓山扁豆是也。苗茎似马蹄决明，但叶之本小末尖，正似槐叶，夜亦不合。秋开深黄花五出，结角大如小指，长二寸许。角中子成数列，状如黄葵子而扁，其色褐，味甘滑。二种苗叶皆可作酒曲，俗呼为独占缸。但茳芒嫩苗及花与角子，皆可瀹茹及点茶食；而马蹄决明苗角皆韧苦，不可食也。苏颂言薢茩即决明，殊不类，恐别一物也。

---

① 密：《证类本草》卷十一作“蜜”。

② 子：原作“草”，今据《证类本草》卷七改。

子

【气味】 **咸，平，无毒。**〔别录曰〕苦、甘，微寒。〔之才曰〕蓍实为之使，恶大麻子。

【主治】 **青盲，目淫肤，赤白膜，眼赤泪出。久服益精光，轻身。**本经。**疗唇口青。**别录。**助肝气，益精，以水调末涂肿毒。熁太阳穴，治头痛。又贴脑**[①]**心，止鼻洪。作枕，治头风明目，甚于黑豆。**日华。**治肝热风眼赤泪，每旦取一匙挼净，空心吞之。百日后夜见物光。**甄权。**益肾，解蛇毒。**震亨。**叶作菜食，利五脏明目，甚良。**甄权。

【发明】 〔时珍曰〕相感志言：圃中种决明，蛇不敢入。丹溪朱氏言决明解蛇毒，本于此也。王旻山居录言：春月种决明，叶生采食，其花阴干亦可食。切忌泡茶，多食无不患风。按马蹄决明苗角皆韧而苦，不宜于食。纵食之，有利五脏明目之功，何遂至于患风耶。又刘绩霏雪录言：人家不可种决明，生子多跛。此迂儒误听之说也，不可信。

【附方】 旧一，新七。**积年失明**决明子二升为末。每食后粥饮服方寸匕。外台秘要。**青盲雀目**决明一升，地肤子五两，为末。米饮丸梧子大，每米饮下二三十丸。普济方。**补肝明目**决明子一升，蔓菁子二升，以酒五升煮，暴干为末。每饮服二钱，温水下。日二服。圣惠方。**目赤肿痛**决明子炒研，茶调傅两太阳穴，干则易之，一夜即愈。医方摘玄。**头风热痛**方同上。**鼻衄不止**方见主治。**癣疮延蔓**决明子一两为末，入水银、轻粉少许，研不见星，擦破上药，立瘥，此东坡家藏方也。奇效良方。**发背初起**草决明生用一升捣，生甘草一两，水三升，煮一升，分二服。大抵血滞则生疮，肝主藏血，决明和肝气，不损元气也。许学士本事方。

【附录】

茳芏。拾遗。〔藏器曰〕陶云：决明叶如茳芏。按茳芏生道旁，叶小于决明，性平无毒。火炙作饮极香，除痰止渴，令人不睡，调中，隋稠禅师采作五色饮以进炀帝者，是也。又有茳芏，字从土，音吐，一名江蓠子，乃草似莞，生海边，可为席者，与决明叶不相类。〔时珍曰〕茳芏亦决明之一种，故俗犹称独占缸。说见前集解下。

合明草拾遗。〔藏器曰〕味甘，寒，无毒。主暴热淋，小便赤涩，小儿瘈病，明目下水，止血痢，捣绞汁服。生下湿地，叶如四出花，向夜叶即合。

地肤本经上品

【释名】 **地葵**本经**地麦**别录**落帚**日华**独帚**图经**王蔧**尔雅**王帚**郭璞**扫帚**弘景**益明**药性**涎衣草**唐本**白地草**纲目**鸭舌草**图经**千心妓女**土宿本草。〔时珍曰〕地肤、地麦，因其子形似也。地葵，因其苗味似也。鸭舌，因其形似也。妓女，因其枝繁而头多也。益明，因其子功能明目也。子落则老，茎可为帚，故有帚、蔧诸名。

【集解】 〔别录曰〕地肤子生荆州平泽及田野，八月、十月采实，阴干。〔弘景曰〕今田野间亦多，皆取茎苗为扫帚。其子微细，入补药丸散用，仙经不甚用。〔恭曰〕田野人名为地麦草，北人名涎衣草。叶细茎赤，出熟田中。苗极弱，不能胜举。今云堪为扫帚，恐未之识也。〔大明曰〕地肤即落帚子也。子色青，似一眠起蚕沙之状。〔颂曰〕今蜀川、关中近地皆有之。初生薄地，五六寸，根形如

---

① 脑：原作“胸”，义晦，今据《证类本草》卷七改。

蒿，茎赤[1]叶青，大似荆芥。三月开黄白花，结子青白色，八月、九月采实。神仙七精散云：地肤子，星之精也。或曰其苗即独帚也，一名鸭舌草。陶弘景所谓茎苗可为扫帚者，苏恭言其苗弱不胜举，二说不同，而今医家皆以为独帚。密州图上者，云根作丛生，每窠有二三十茎，茎有赤有黄，七月开黄花，其实地肤也。至八月而藍干成。可采。此正与独帚相合。恐西北出者短弱，故苏说云耳。〔时珍曰〕地肤嫩苗，可作蔬茹，一科数十枝，攒簇团团直上，性最柔弱，故将老时可为帚，耐用。苏恭云不可帚，止言其嫩苗而已。其子最繁。尔雅云：葥王蔧。郭璞注云：王帚也，似藜，可以为扫帚，江东呼为落帚。此说得之。

子

【气味】　**苦，寒，无毒。**〔时珍曰〕甘，寒。

【主治】　**膀胱热，利小便，补中益精气，久服耳目聪明，轻身耐老。**本经。**去皮肤中热气，使人润泽，散恶疮疝瘕，强阴。**别录。**治阴卵㿗疾，去热风，可汤沐浴。与阳起石同服，主丈夫阴痿不起，补气益力。**甄权。**治客热丹肿，**日华。

【发明】　〔藏器曰〕众病皆起于虚。虚而多热者，加地肤子、甘草。

【附方】　旧三，新七。**风热赤目**地肤子焙一升，生地黄半斤，取汁和作饼，晒干研末。每服三钱，空心酒服。圣惠方。**目痛眯目**凡目痛及眯目中伤有热瞑者。取地肤子白汁，频注目中。王焘外台秘要。**雷头风肿**不省人事。落帚子同生姜研烂，热冲酒服，取汗即愈。圣济总录。**胁下疼痛**地肤子为末，酒服方寸匕。寿域神方。**疝气危急**地肤子即落帚子，炒香研末。每服一钱，酒下。简便方。**狐疝阴㿗**超越举重，卒得阴㿗，及小儿狐疝，伤损生㿗。并用地肤子五钱，白术二钱半，桂心五分，为末，饮或酒服三钱，忌生葱、桃、李。必效方。**久疹腰痛**积年，有时发动。六月、七月取地肤子，干末。酒服方寸匕。日五六服。肘后。**血痢不止**地肤子五两，地榆、黄芩各一两，为末。每服方寸匕，温水调下。圣惠方。**妊娠患淋**热痛酸楚，手足烦疼。地肤子十二两，水四升，煎二升半，分服。子母秘录。**肢体疣目**地肤子、白矾等分，煎汤频洗。寿域神方。

苗叶

【气味】　**苦。寒，无毒。**〔时珍曰〕甘、苦。烧灰煎霜，制砒石、粉霜、水银、硫黄、雄黄、硇砂。

【主治】　**捣汁服，主赤白痢，烧灰亦善。煎水洗目，去热暗雀盲涩痛。**别录。**主大肠泄泻，和气，涩肠胃，解恶疮毒。**苏颂。**煎水日服，治手足烦疼，利小便诸淋。**时珍。

【发明】　〔时珍曰〕按虞抟医学正传云：抟兄年七十，秋间患淋，二十余日，百方不效。后得一方，取地肤草捣自然汁，服之遂通。至贱之物，有回生之功如此。时珍按：圣惠方治小便不通，用地麦草一大把，水煎服。古方亦常用之。此物能益阴气，通小肠。无阴则阳无以化，亦东垣治小便不通，用黄檗、知母滋肾之意。

【附方】　新一。**物伤睛陷**弩肉突出。地肤洗去土二两，捣绞汁，每点少许，冬月以干者煮浓汁。圣惠方。

瞿麦瞿音劬。本经中品

【释名】　**蘧麦**尔雅**巨句麦**本经**大菊**

---

[1] 赤：原作“亦”，字误，今据《证类本草》卷七改。

尔雅**大兰**别录**石竹**日华**南天竺草**纲目〔弘景曰〕子颇似麦，故名瞿麦。〔时珍曰〕按陆佃解韩诗外传云：生于两旁谓之瞿。此麦之穗旁生故也。尔雅作蘧，有渠、衢二音。日华本草云，一名燕麦，一名杜姥草者，误矣。燕麦即雀麦，雀瞿二字相近，传写之讹尔。

【集解】　〔别录曰〕瞿麦生太山山谷，立秋采，阴干。〔弘景曰〕今出近道。一茎生细叶，花红紫赤色可爱，合子叶刈取之。子颇似麦子。有两种，一种微大，花边有叉桠，未知何者是也。今市人皆用小者。复一种，叶广相似而有毛，花晚而甚赤。按经云采实，其中子细。燥熟便脱尽矣。〔颂曰〕今处处有之。苗高一尺以来，叶尖小青色，根紫黑色，形如细蔓菁。花红紫赤色，亦似映山红，二月至五月开。七月结实作穗，子颇似麦。河阳河中府出者，苗可用。淮甸出者根细，村民取作刷帚。尔雅谓之大菊，广雅谓之茈萎是也。〔时珍曰〕石竹叶似地肤叶而尖小，又似初生小竹叶而细窄，其茎纤细有节，高尺余，梢间开花。田野生者，花大如钱，红紫色。人家栽者，花稍小而妩媚，有红①白粉红紫赤斑烂数色，俗呼为洛阳花。结实如燕麦，内有小黑子。其嫩苗炸熟水淘过。可食。

穗

【修治】　〔敩曰〕凡使只用蕊壳，不用茎叶。若一时同使，即空心令人气噎，小便不禁也。用时以堇竹沥浸一伏时，漉晒。

【气味】　**苦，寒，无毒。**〔别录曰〕苦。〔权曰〕甘。〔之才曰〕蘘草、牡丹为之使，恶螵蛸，伏丹砂。

【主治】　**关格诸癃结，小便不通，出刺，决痈肿，明目去翳，破胎堕子，下闭血。**本经。**养肾气，逐膀胱邪逆，止霍乱，长毛发。**别录。**主五淋。**甄权。**月经不通，破血块排脓。**大明。

叶

【主治】　**痔瘘并泻血，作汤粥食。又治小儿蛔虫，及丹石药发。并眼目肿痛及肿毒，捣傅。治浸淫疮并妇人阴疮。**大明。

【发明】　〔杲曰〕瞿麦利小便为君主之用。〔颂曰〕古今方通心经、利小肠为最要。〔宗奭曰〕八正散用瞿麦，今人为至要药。若心经虽有热，而小肠虚者服之，则心热未退，而小肠别作病矣。盖小肠与心为传送，故用此入小肠。本草并不治心热。若心无大热，止治其心，或制之不尽，当求其属以衰之可也。〔时珍曰〕近古方家治产难，有石竹花汤，治九孔出血，有南天竺饮，皆取其破血利窍也。

【附方】　旧六，新五。**小便石淋**宜破血。瞿麦子捣为末，酒服方寸匕，日三服，三日当下石。外台秘要。**小便不利**有水气，栝楼瞿麦丸主之。瞿麦二钱半，大附子一个，茯苓、山芋各三两，为末。蜜和丸梧子大。一服三丸，日三。未知，益至七八丸，以小便利、腹中温为知也。张仲景金匮方。**下焦结热**小便淋闷，或有血出，或大小便出血。瞿麦穗一两，甘草炙七钱五分，山卮子仁炒半两，为末。每服七钱，连须葱头七个，灯心五十茎，生姜五片，水二碗，煎至七分，时时温服，名立效散。千金方。**子死腹中**或产经数日不下。以瞿麦煮浓汁服之。千金方。**九窍出血**服药不止者，南天竺草，即瞿麦，拇指大一把，山卮子仁三十个，生姜一块，甘草炙半两，灯草一小把，大枣五枚，水煎服。圣济总录。**目赤肿痛浸淫**等疮。瞿麦炒黄为末，以鹅涎调涂眦头即开。或捣汁

---

① 红：原作“细”，字误，今据此上文文义改。

涂之。圣惠方。**眯目生翳**其物不出者，生肤翳者。瞿麦、干姜炮为末，井华水调服二钱，日二服。圣惠方。**鱼脐疔疮**瞿麦烧灰，和油傅之，甚佳。崔氏方。**咽喉骨哽**瞿麦为末。水服方[①] 寸匕。日二。外台秘要。**竹木入肉**瞿麦为末，水服方寸匕。或煮汁，日饮三次。梅师方。**箭刀在肉**及咽喉胸膈诸隐处不出。酒服瞿麦末方寸匕，日三服。千金方。

王不留行别录上品

【释名】 **禁宫花**日华**剪金花**日华**金盏银台**〔时珍曰〕此物性走而不住，虽有王命不能留其行，故名。吴普本草作一名不流行，盖误也。

【集解】 〔别录曰〕王不留行生太山山谷，二月、八月采。〔弘景曰〕今处处有之。叶似酸浆，子似菘子，人言是蓼子，不尔。多入痈瘘方用。〔保升曰〕所在有之。叶似菘蓝。其花红白色，子壳似酸浆，其中实圆黑似菘子，大如黍栗。三月收苗，五月收子。根苗花子并通用。〔颂曰〕今江浙及并河近处皆有之。苗茎俱青，高七八寸已来。根黄色如荠根。叶尖如小匙头，亦有似槐叶者，四月开花，黄紫色[②]，随茎而生，如菘子状，又似猪蓝花。五月采苗茎，晒干用。俗谓之剪金草。河北生者，叶圆花红，与此小别。〔时珍曰〕多生麦地中。苗高者一二尺，三四月开小花，如铎铃状，红白色。结实如灯笼草子，壳有五棱，壳内包一实，大如豆。实内细子，大如菘子，生白熟黑，正圆如细珠可爱。陶氏言叶似酸浆，苏氏言花如菘子状者，皆欠详审，以子为花叶状也。灯笼草即酸浆也。苗、子皆入药。

苗、子

【修治】 〔敩曰〕凡采得拌湿蒸之，从巳至未。以浆水浸一宿，焙干用。

【气味】 **苦，平，无毒。**〔普曰〕神农：苦，平。岐伯、雷公：甘。〔元素曰〕甘、苦，平。阳中之阴。

【主治】 **金疮止血，逐痛出刺，除风痹内塞，止心烦鼻衄，痈疽恶疮瘘乳，妇人难产。久服轻身耐老增寿**别录。**治风毒。通血脉。**甄权。**游风风疹，妇人血经不匀，发背。**日华。**下乳汁。**元素。**利小便，出竹木刺。**时珍。

【发明】 〔元素曰〕王不留行，下乳引导用之，取其利血脉也。〔时珍曰〕王不留行能走血分，乃阳明冲任之药。俗有“穿山甲、王不留，妇人服了乳长流”之语，可见其性行而不住也。按王执中资生经云，一妇人患淋卧久，诸药不效。其夫夜告予。予按既效方治诸淋，用剪金花十余叶煎汤，遂令服之。明早来云：病减八分矣。再服而愈。剪金花一名禁宫花，一名金盏银台，一名王不留行是也。〔颂曰〕张仲景治金疮，有王不留行散。贞元广利方治诸风痉，有王不留行汤，皆最效。

【附方】 旧一，新八。**鼻衄不止**剪金花连茎叶阴干，浓煎汁温服，立效。指南方。**粪后下血**王不留行末，水服一钱。圣济总录。**金疮亡血**王不留行散：治身被刀斧伤，亡血。用王不留行十分，八月八日采之；蒴藋细叶十分，七月七日采之；桑东南根白皮十分，三[③] 月三日采之。川椒三分，甘草十分，黄芩、干姜、芍药、厚朴各二分。以前三味烧存性，后六味为散，合之。每大疮饮服方寸匕，小疮但粉之。产后亦可服。张仲景金匮要略。

---

① 方：原作“一”，义晦，今据《证类本草》卷八改。

② 色：原作“叶”，义晦，今据《证类本草》卷七改。

③ 三：原作“八”，今据《金匮》卷中第十八改。

妇人乳少因气郁者。涌泉散：王不留行，穿山甲炮、龙骨、瞿麦穗、麦门冬等分，为末。每服一钱，热酒调下，后食猪蹄羹，仍以木梳梳乳，一日三次。卫生宝鉴方。**头风白屑**王不留行、香白芷等分，为末。干掺，一夜篦去。圣惠。**痈疽诸疮**王不留行汤：治痈疽妒乳。月蚀白秃，及面上久疮，去虫止痛。用王不留行、东南桃枝、东引茱萸根皮各五两，蛇床子、牡荆子、苦竹叶、蒺藜子各三升，大麻子一升。以水二斗半，煮取一斗，频频洗之。千金方。**误吞铁石**骨刺不下，危急者。王不留行、黄檗等分，为末，汤浸蒸饼，丸弹子大，青黛为衣，线穿挂风处。用一丸，冷水化灌之。百一选方。**竹木针刺**在肉中不出，疼痛。以王不留行为末。熟水服方寸匕，兼以根傅，即出。梅师方。**丁肿初起**王不留行子为末，蟾酥丸黍米大。每服一丸，酒下，汗出即愈。集简方。

剪春罗纲目

【释名】 **剪红罗**

【集解】 〔时珍曰〕剪春罗二月生苗，高尺余。柔茎绿叶，叶对生，抱茎。入夏开花，深红色，花大如钱，凡六出，周回如剪成可爱。结实大如豆，内有细子。人家多种之为玩。又有剪红纱花，茎高三尺，叶旋覆，夏秋开花，状如石竹花而稍大，四围如剪，鲜红可爱。结穗亦如石竹，穗中有细子。方书不见用者。计其功，亦应利小便、主痈肿也。

【气味】 **甘，寒，无毒。**

【主治】 **火带疮绕腰生者，采花或叶捣烂，蜜调涂之。为末亦可。**时珍。出证治要诀。

金盏草救荒

校正：并入宋图经杏叶草。

【释名】 **杏叶草**图经**长春花**〔时珍曰〕金盏，其花形也。长春，言耐久也。

【集解】 〔颂曰〕杏叶草，一名金盏草，生常州。蔓延篱下。叶叶相对。秋后有子如鸡头实，其中变生一小虫，脱而能行。中夏采花。〔周定王曰〕金盏儿花，苗高四五寸。叶似初生莴苣叶，厚而狭，抱茎而生。茎柔脆。茎头开花，大如指头，金黄色，状如盏子，四时不绝。其叶味酸，炸熟水浸过，油盐拌食。〔时珍曰〕夏月结实，在萼内，宛如尺蠖虫数枚蟠屈之状，故苏氏言其化虫，实非虫也。

【气味】 **酸，寒，无毒。**

【主治】 **肠痔下血久不止。**苏颂。

葶苈本经下品

【释名】 **丁历**别录**䔿蒿**䔿音典。**大室**本经**大适**本经**狗荠**别录〔时珍曰〕名义不可强解。

【集解】 〔别录曰〕葶苈生藁城平泽及田野，立夏后采实，阴干。〔弘景曰〕出彭城者最胜，今近道亦有。母即公荠也，子细黄至苦，用之当熬。〔颂曰〕今汴东、陕西、河北州郡皆有之。曹州者尤佳。初春生苗叶，高六七寸，似荠。根白色，枝茎俱青。三月开花，微黄。结角，子扁小如黍粒微长，黄色。月令：孟夏之月，靡草死。许慎、郑玄注皆云靡草，荠、葶苈之属是也。一说葶苈单茎向上，叶端出角，粗且短，又有一种狗荠草，叶近根下作歧[①]，生角细长。取时必须分别此二种也。〔敩曰〕凡使勿用赤须子，真相似，只是味微甘苦耳，葶苈子之苦，入顶也。〔时珍曰〕按尔雅云：䔿，葶苈也。郭璞注云：实叶皆似芥，一名狗荠。然则狗芥即是葶苈矣。盖葶苈有甜苦二

---

① 岐：原作“奇”，义晦，今据《外台》卷十改。

种。狗芥味微甘，即甜葶苈也。或云甜葶苈是菥蓂子，考其功用亦似不然。

子

【修治】 〔敩曰〕凡使葶苈，以糯米相合，置于燠上，微焙，待米熟，去米，捣用。

【气味】 **辛，寒，无毒。**〔别录曰〕苦，大寒。得酒良。〔权曰〕酸，有小毒。入药炒用。〔杲曰〕沉也。阴中阳也。〔张仲景曰〕葶苈傅头疮，药气入脑，杀人。〔之才曰〕榆皮为之使，得酒良，恶白僵蚕、石龙芮。〔时珍曰〕宜大枣。

【主治】 **癥瘕积聚结气，饮食寒热，破坚逐邪，通利水道。**本经。**下膀胱水，伏留热气，皮间邪水上出，面目浮肿，身暴中风热痱痒，利小腹。久服令人虚。**别录。**疗肺壅上气咳嗽，止喘促，除胸中痰饮。**甄权。**通月经。**时珍。

【发明】 〔杲曰〕葶苈大降气，与辛酸同用，以导肿气。本草十剂云：泄可去闭，葶苈、大黄之属。此二味皆大苦寒，一泄血闭，一泄气闭。盖葶苈之苦寒，气味俱厚，不减大黄，又性过于诸药，以泄阳分肺中之闭，亦能泄大便，为体轻象阳故也。〔宗奭曰〕葶苈有甜、苦二种，其形则一也。经既言味辛苦，即甜者不复更入药也。大概治体皆以行水走泄为用，故曰久服令人虚，盖取苦泄之义，药性论不当言味酸。〔震亨曰〕葶苈属火性急，善逐水。病人稍涉虚者，宜远之，且杀人甚健[①]，何必久服而后虚也。〔好古曰〕苦甜二味，主治不同。仲景泻肺汤用苦，余方或有用甜者，或有不言甜苦者，大抵苦则下泄，甜则少缓，量病人虚实用之，不可不审。本草虽云治同，而甜苦之味安得不异。〔时珍曰〕甘苦二种，正如牵牛，黑白二色，急缓不同；又如壶卢，甘苦二味，良毒亦异。大抵甜者下泄之性缓，虽泄肺而不伤胃；苦者下泄之性急，既泄肺而易伤胃，故以大枣辅之。然肺中水气膹满急者，非此不能除。但水去则止，不可过剂尔。既不久服，何至杀人。淮南子云：大戟去水，葶苈愈胀，用之不节，乃反成病。亦在用之有节。

【附方】 旧十四，新六。**阳水暴肿**面赤烦渴，喘急，小便涩，其效如神，甜葶苈一两半，炒研末，汉防己末二两，以绿头鸭血及头，合捣万杵，丸梧子大。甚者，空腹白汤下十丸，轻者五丸，日三四服，五日止，小便利为验。一加猪苓末二两。外台秘要。**通身肿满**苦葶苈炒四两，为末，枣肉和丸梧子大。每服十五丸，桑白皮汤下，日三服。此方，人不甚信，试之自验。**水肿尿涩**梅师方用甜葶苈二两，炒为末，以大枣二十枚，水一大升，煎一升，去枣入葶苈末，煎至可丸如梧子大。每饮服六十丸。渐加，以微利为度。崔氏方用葶苈三两，绢包饭上蒸熟，捣万杵，丸梧子大，不须蜜和。每服五丸，渐加至七丸，以微利为佳，不可多服，令人不堪。若气发，服之得利，气下即止。水气无比，萧驸马水肿，服此得瘥。外科精义治男妇大小头面手足肿。用苦葶苈炒研，枣肉和丸小豆大。每服十丸，煎麻子汤下。日三服。五七日小便多，则消肿也。忌咸酸生冷。**大腹水肿**肘后方用苦葶苈二升，炒为末。割鹍雄鸡血及头，合捣丸梧子大。每小豆汤下十丸，日三服。又方：葶苈二升，春酒五升，渍一夜。稍服一合，小便当利。又方：葶苈一两，杏仁二十枚，并熬黄色，捣。分十服，小便去当瘥。**腹胀积聚**葶苈子一升熬。以酒五升浸七日，日服三合。千金方。**肺湿痰喘**甜葶苈炒为末，枣肉丸服。摘玄方。**痰饮咳嗽**

---

① 健：《本草衍义补遗》作“捷”，义长。

含奇丸：用曹州葶苈子一两，纸衬炒令黑，知母一两，贝母一两，为末。枣肉半两，砂糖一两半，和丸弹丸大。每以新绵裹一丸，含之咽津，甚者不过三丸。箧中方。**咳嗽上气**不得卧，或遍体气肿，或单面肿，鼓足肿，并主之。葶苈子三升，微火熬研，以绢袋盛，浸清酒五升中，冬七日，夏三日。初服如胡[①]桃许大，日三夜一，冬月日二夜二。量其气力，取微利一二[②]为度。如患急者，不待日满，亦可绞服。崔知悌方。**肺壅喘急**不得卧，葶苈大枣泻肺汤主之。葶苈炒黄捣末，蜜丸弹丸大。每用大枣二十枚，水三升，煎取二升，乃入葶苈一丸，更煎取一升，顿服。亦主支饮不得息。仲景金匮玉函方。**月水不通**葶苈一升，为末，蜜丸弹子大。绵裹纳阴中二寸，一宿易之。有汁出，止。千金方。**卒发颠狂**葶苈一升，捣三千杵，取白犬血和丸麻子大。酒服一丸，酒服一丸，三服取瘥。肘后。**头风疼痛**葶苈子为末。以汤淋汁沐头，三四度即愈。肘后方。**疳虫蚀齿**葶苈、雄黄等分，为末。腊月猪脂和成，以绵裹槐枝蘸点。金匮要略。**白秃头疮**葶苈末涂之。圣惠方。**瘰疬已溃**葶苈二合，豉一升，捣作饼子，如钱大，厚二分，安疮孔上，艾作炷灸之，令温热，不可破肉。数易之而灸。但不可灸初起之疮，恐葶苈气入脑伤人也。永类方。**马汗毒气**入腹。葶苈子一两炒研，水一升浸汤服，取下恶血。续十全方。

车前本经上品。

【释名】　**当道**本经**芣苢**音浮以。**马舄**音昔。**牛遗**并别录**牛舌**诗疏**车轮菜**救荒**地衣**纲目**蛤蟆衣**别录〔时珍曰〕按尔雅云：芣苢，马舄。马舄，车前。陆玑诗疏云：此草好生道边及牛马迹中，故有车前、当道、马舄、牛遗之名。舄，足履也。幽州人谓之牛舌，蛤蟆喜藏伏于下，故江东称为蛤蟆衣。又韩诗外传言，直曰车前，瞿曰芣苢，恐亦强说也。瞿乃生于两旁者。

【集解】　〔别录曰〕车前生真定平泽丘陵阪道中，五月五日采，阴干。〔弘景曰〕人家及路边甚多。韩诗言芣苢是木似李，食其实宜子孙者，谬矣。〔恭曰〕今出开州者胜。〔颂曰〕今江湖、淮甸、近汴、北地处处有之。春初生苗，叶布地如匙面，累年者长及尺余。中抽数茎，作长穗如鼠尾。花甚细密，青色微赤。结实如葶苈，赤黑色。今[③]人五月采苗，七月、八月采实。人家园圃或种之，蜀中尤尚。北人取根日干，作紫菀卖之，甚误所用。陆玑言嫩苗作茹大滑，今人不复啖之。〔时珍曰〕王旻山居录有种车前剪苗食法，则昔人常以为蔬矣。今野人犹采食之。

子

【修治】　〔时珍曰〕凡用须以水淘洗去泥沙，晒干。入汤液，炒过用；入丸散，则以酒浸一夜，蒸熟研烂。作饼晒干，焙研。

【气味】　**甘，寒，无毒。**〔别录曰〕咸。〔权曰〕甘，平。〔大明曰〕常山为之使。

【主治】　**气癃止痛，利水道小便，除湿痹。久服轻身耐老。**本经。**男子伤中，女子淋沥不欲食，养肺强阴益精，令人有子，明目疗赤痛。**别录。**去风毒，肝中风热，毒风冲眼，赤痛障翳，脑痛泪出，压丹石毒，去心胸烦热。**甄权。**养**

---

① 胡：原脱，今据《外台》卷十补。
② 二：原脱，今据《证类本草》卷二补。
③ 今：原作“令”，义晦，今据《证类本草》卷六改。

肝。萧炳。**治**[①] **妇人难产**陆玑。**导小肠热，止暑湿泻痢**。时珍。

【发明】 〔弘景曰〕车前子性冷利，仙经亦服饵之，云令人身轻，能跳越岸谷，不老长生也。〔颂曰〕车前子入药最多。驻景丸用车前、菟丝二物，蜜丸食下服，古今以为奇方也。〔好古曰〕车前子，能利小便而不走气，与茯苓同功。〔时珍曰〕按神仙服食经车前一名地衣，雷之精也。服之形化，八月采之。今车前五月子已老，而云七、八月者，地气有不同尔。唐张籍诗云：开州午月车前子，作药人皆道有神。惭愧文君怜病眼。三千里外寄闲人。观此亦以五月采开州者为良，又可见其治目之功。大抵入服食，须佐他药，如六味地黄之用泽泻可也。若单用则泄太过，恐非久服之物。欧阳公常得暴下病，国医不能治。夫人买市人药一贴，进之而愈。力叩其方，则车前子一味为末，米饮服二钱匕。云此药利水道而不动气，水道利则清浊分，而谷藏自止矣。

【附方】 旧七，新五。**小便血淋**作痛。车前子晒干为末，每服二钱，车前叶煎汤下。普济方。**石淋作痛**车前子二升，以绢袋盛，水八升，煮取三升，服之，须臾石下。肘后方。**老人淋病**身体热甚。车前子五合，绵裹煮汁，入青粱米四合，煮粥食，常服明目。寿亲养老书。**孕妇热淋**车前子五两，葵根切一升，以水五升，煎取一升半，分三服。以利为度。梅师方。**滑胎易产**车前子为末。酒服方寸匕。不饮酒者，水调服。诗云：采采芣苡，能令妇人乐有子也。陆玑注云：治妇人产难故也。妇人良方。**横产不出**车前子末，酒服二钱。子母秘录。**阴冷闷疼**渐入囊内，肿满杀人。车前子末，饮服方寸匕，日二服。千金方。**隐疹入腹**体肿舌强。车前子末粉之，良。千金方。**阴下痒痛**车前子煮汁频洗。外台秘要。**久患内障**车前子、干地黄、麦门冬等分，为末。蜜丸如梧子大，服之。累试有效。圣惠方。**补虚明目**驻景丸：治肝肾俱虚，眼昏黑花，或生障翳，迎风有泪。久服补肝肾，增目力。车前子、熟地黄酒蒸焙三两，菟丝子酒浸五两，为末，炼蜜丸梧子大。每温酒下三十丸，日二服，和剂局方。**风热目暗**涩痛。车前子、宣州黄连各一两，为末。食后温酒服一钱，日二服。圣惠方。

草及根

【修治】 〔敩曰〕凡使须一窠有九叶，内有蕊，茎可长一尺二寸者。和蕊叶根，去土了，称一镒者，力全。使叶勿使蕊茎，锉细，于新瓦上摊干用。

【气味】 **甘，寒，无毒**。〔土宿真君曰〕可伏硫黄，结草砂，伏五矾、粉霜。

【主治】 **金疮，止血衄鼻，瘀血血瘕，下血，小便赤，止烦下气，除小虫**。别录。**主阴㿉**。之才。**叶：主泄精病，治尿血。能补五脏，明目，利小便，通五淋**。甄权。

【发明】 〔弘景曰〕其叶捣汁服。疗泄精甚验。〔宗奭曰〕陶说大误矣。此药甘滑，利小便，泄精气，有人作菜频食，小便不禁，几为所误也。

【附方】 旧四，新七。**小便不通**车前草一斤，水三升，煎取一升半，分三服。一方，入冬瓜汁。一方，入桑叶汁。百一方。**初生尿涩**不通。车前捣汁，入蜜少许，灌之。全幼心鉴。**小便尿血**车前捣汁五合，空心服。外台秘要。**鼻衄不止**生车前叶，捣汁饮之甚善。图经本草。**金疮血出**车前叶捣傅之。千金方。**热痢不止**车前叶捣汁，入蜜一合煎，温服，圣惠方。

① 治：原作“收”，义晦，今据《证类本草》卷六改。

产后血渗入大小肠。车前草汁一升，入蜜一合，和煎一沸，分二服。崔氏方。**湿气腰痛**蛤蟆草连根七科，葱白连须七科，枣七枚，煮酒一瓶，常服，终身不发。简便方。**喉痹乳蛾**蛤蟆衣、凤尾草擂烂，入霜梅肉、煮酒各少许，再研绞汁，以鹅翎刷患处，随手吐痰，即消也。赵溍养疴漫笔。**目赤作痛**车前草自然汁，调朴消末，卧时涂眼胞上，次早洗去。小儿目痛，车前草汁，和竹沥点之。圣济总录。**目中微翳**车前叶、枸杞叶等分，手中揉汁出，以桑叶两重裹之。悬阴处一夜，破桑叶取点，不过三五度。十便良方。

狗舌草唐本草

【集解】 〔恭曰〕狗舌草生渠堑湿地，丛[①]生，叶似车前而无文理，抽茎开花，黄白色。四月、五月采茎，暴干。

【气味】 **苦，寒，有小毒。**

【主治】 **蛊疥瘙疮，杀小虫。为末和涂之，即瘥。**苏恭。

马鞭草别录下品

校正：并入图经龙牙草。

【释名】 **龙牙草**图经**凤颈草**〔恭曰〕穗类鞭鞘，故名马鞭。〔藏器曰〕此说未近，乃其节生紫花如马鞭节耳。〔时珍曰〕龙牙凤颈，皆因穗取名。苏颂图经外类重出龙牙，今并为一。又今方士谬立诸草为各色龙牙之名，甚为淆乱，不足凭信。

【集解】 〔弘景曰〕村墟陌甚多。茎似细辛，花紫色，微似蓬蒿也。〔恭曰〕叶似狼牙及茺蔚，抽三四穗，紫花，似车前，穗类鞭鞘，都不似蓬蒿也。〔保升曰〕花白色，七月、八月采苗叶，日干用。〔颂曰〕今衡[②]山、庐山、江淮州郡皆有之。苗类益母而茎圆，高二三尺。又曰：龙牙草生施州，高二尺以来。春夏有苗叶，至秋冬而枯。采根洗净用。〔时珍曰〕马鞭下地甚多，春月生苗，方茎，叶似益母，对生，夏秋开细紫花，作穗如车前穗，其子如蓬蒿子而细，根白而小。陶言花似蓬蒿，韩言花色白，苏言茎圆，皆误矣。

苗叶

【气味】 **苦，微寒，无毒。**保升。〔大明曰〕辛，凉，无毒。〔权曰〕苦，有毒。伏丹砂、硫黄。

【主治】 **下部䘌疮。**别录。**癥瘕血瘕，久疟，破血杀虫。捣烂煎取汁，熬如饴，每空心酒服一匕。**藏器。**治妇人血气肚胀，月候不匀，通月经。**大明。**治金疮，行血活血。**震亨。**捣涂痈肿及蠼螋尿疮，男子阴肿。**时珍。

【附方】 旧五，新十。**疟痰寒热**马鞭草捣汁五合，酒二合，分二服。千金方。**鼓胀烦渴**身干黑瘦。马鞭草细锉，曝干，勿见火。以酒或水同煮，至味出，去滓温服。以六月中旬，雷鸣时采者有效。卫生易简方。**大腹水肿**马鞭草、鼠尾草各十斤，水一石，煮取五斗，去滓，再煎令稠，以粉和丸大豆大。每服二三丸，加至四五丸，神效。肘后方。**男子阴肿**大如升，核痛，人所不能治者，马鞭草捣涂之。集验方。**妇人疝痛**名小肠气。马鞭草一两，酒煎滚服，以汤浴身，取汗甚妙。纂要奇方。**妇人经闭**结成瘕块，肋胀大欲死者。马鞭草根苗五斤，锉细，水五斗，煎至一斗，去滓，熬成膏。每服半匙，食前温[③]酒化下，日二服。圣惠方。**酒积**

---

① 丛：原作“取”，字误，今据《证类本草》卷十一改。

② 衡：原作“冲”，字误，今据《证类本草》卷十一改。

③ 前温：此二字原脱，今据《证类本草》卷十一、《圣惠方》卷七十二补。

下血马鞭草灰四钱，白芷灰一钱，蒸饼丸梧子大。每米饮下五十丸。摘玄方。**鱼肉癥瘕**凡食鱼鲙及生肉，在胸膈不化，成癥瘕，马鞭草捣汁，饮一升，即消。千金方。**马喉痹风**躁肿连颊，吐血[①]数者。马鞭草一握，勿见风，截去两头，捣汁饮之，良。千金方。**乳痈肿痛**马鞭草一握，酒一碗，生姜一块，擂汁服，渣傅之。卫生易简方。**白癞风疮**马鞭草为末。每服一钱，食前荆芥、薄荷汤下，日三服。忌铁器。太平圣惠方。**人疥马疥**马鞭草不犯铁器，捣自然汁半盏，饮尽，十日内愈，神效。董炳集验方。**赤白下痢**龙牙草五钱，陈茶一撮，水煎服，神效。医方摘要。**发背痈毒**痛不可忍，龙牙草捣汁饮之。以滓傅患处。集简方。**杨梅恶疮**马鞭草煎汤，先熏后洗，气到便爽，痛肿随减。陈嘉谟本草蒙筌。

根

【气味】 **辛，涩，温，无毒。**

【主治】 **赤白下痢初起，焙捣罗末，每米饮服一钱匕，无所忌。**苏颂。

蛇含本经下品

校正：并入图经紫背龙牙。

【释名】 **蛇衔**本经**威蛇**大明**小龙牙**纲目**紫背龙牙**〔恭曰〕陶氏本草作蛇合，合乃含字之误也。含、衔义同。见古本草。〔时珍曰〕按刘敬叔异苑云：有田父见一蛇被伤，一蛇衔一草着疮上，经日伤蛇乃去。田父因取草治蛇疮皆验，遂名曰蛇衔草也。其叶似龙牙而小，背紫色，故俗名小龙牙，又名紫背龙牙。苏颂图经重出紫背龙牙，今并为一。

【集解】 〔别录曰〕蛇含出益州山谷，八月采，阴干。〔弘景曰〕蛇衔处处有之。有两种，并生石上，亦生黄土地。当用细叶有黄花者。〔颂曰〕出益[②]州，今近处亦有。生土石上，或下湿地，蜀中人家亦种之，辟蛇。一茎五叶或七叶，有两种。八月采根阴干，日华子云，茎叶俱用。五月采之。又曰：紫背龙牙，生蜀中，春夏生叶，采无时。〔时珍曰〕此二种：细叶者名蛇衔，大叶者名龙衔。龙衔亦入疮膏用。〔敩曰〕蛇衔只用叶晒干，勿犯火。根茎不用。勿误用有蘖尖叶者，号竟命草，其味酸涩。误服令人吐血不止，速服知时子解。

【气味】 **苦，微寒，无毒。**〔权曰〕有毒。〔颂曰〕紫背龙牙，辛，寒，无毒。

【主治】 **惊痫。寒热邪气，除热，金疮疽痔，鼠瘘疮，头疡。**本经。**疗心腹邪气，腹痛湿痹，养胎，利小儿。**别录。**治小儿寒热丹疹。**甄权。**止血协风毒，痈肿赤眼。汁傅蛇虺蜂毒。**大明。**紫背龙牙：解一切蛇毒。治咽喉中痛，含咽之便效。**苏颂。

【发明】 〔藏器曰〕蛇含治蛇咬。今以草纳蛇口中，纵伤人亦不能有毒也。种之，亦令无蛇。〔颂曰〕古今治丹毒疮肿方通用之。古今录验治赤疹，用蛇衔草，捣极烂傅之即瘥。赤疹由冷湿搏于肌中，甚即为热，乃成赤疹。天热则剧[③]，冷则减是也。〔时珍曰〕按葛洪抱朴子云：蛇衔膏连已断之指。今考葛洪肘后方载蛇衔膏云：治痈肿瘀血，产后积血，耳目诸病，牛领马鞍疮。用蛇衔、大黄、附子、芍药、大戟、细辛、独活、黄芩、当归、莽草、蜀椒各一两，薤白十四枚。上为末。以苦酒淹一宿，以猪膏二斤，七星火上煎沸，成膏收之。每温酒服一弹丸，日

① 血：《证类本草》卷十一、《千金》卷六作“气”。

② 益：原作“兴”，字误，今据《证类本草》卷十改。

③ 剧：原作“据”，字误，今据《证类本草》卷十、《外台》卷三十改。

再服。病在外，摩之傅之；在耳，绵裹塞之；在目，点之。若入龙衔藤一两，则名龙衔膏也。所谓连断指者，不知即此膏否。

【附方】　旧三，新一。**产后泻痢**小龙牙根一握，浓煎服之甚效，即蛇含是也。斗门方。**金疮出血**蛇含草捣傅之。肘后方。**身面恶癣**紫背草入生矾研，傅二三次断根。直指方。**蜈蚣蝎伤**蛇衔挼傅之。古今录验。

女青本经下品

【释名】　**雀瓢**本经

【集解】　〔别录曰〕女青，蛇衔根也。生朱崖，八月采，阴干。〔弘景曰〕若是蛇衔根，不应独生朱崖。俗用者是草叶，别是一物，未详孰是。术云，带此一两，则疫疠不犯，弥宜识真者。又云：今市人用一种根，形状如续断，茎叶至苦，乃云是女青根，出荆州。〔恭曰〕此草即雀瓢也。生平泽，叶似萝摩，两相对，子似瓢形，大如枣许，故名雀瓢。根似白薇。茎叶并臭。其蛇衔都非其类。又别录云：叶嫩时似萝摩，圆端大茎，实黑，茎叶汁黄白。亦与前说相似。若是蛇衔根，何得苗生益州，根在朱崖，相去万里余也。萝摩叶似女青，故亦名雀瓢。〔藏器曰〕萝摩是白环藤，雀瓢是女青，二物相似，不能分别，终非一物也。〔机曰〕萝摩以子言，女青以根言，蛇衔以苗言，三者气味功用大有不同。诸注因其同名雀瓢，而疑为一物，又因其各出州郡，而复疑为二物。本草明言女青是蛇衔根，岂可以根苗异地而致疑？如靡芜、芎䓖所产不同，亦将分为二物乎。如赤箭、徐长卿同名鬼督邮，亦将合为一物耶。〔时珍曰〕女青有二：一是藤生，乃苏恭所说似萝摩者；一种草生，则蛇衔根也。蛇衔有大、小二种：叶细者蛇衔，用苗茎叶；大者为龙衔，用根。故王焘外台秘要龙衔膏，用龙衔根煎膏治痈肿金疮者，即此女青也。陈藏器言女青、萝摩不能分别，张揖广雅言女青是葛类，皆指藤生女青，非此女青也。别录明说女青是蛇衔根，一言可据。诸家止因其生朱崖致疑，非矣。方土各有相传不同尔，况又不知有两女青乎。又罗浮山记云：山有男青似女青。此则不知是草生藤生者也。

根

【气味】　**辛，平，有毒。**〔权曰〕苦，无毒。蛇衔为使。

【主治】　**蛊毒，逐邪恶气，杀鬼温疟，辟不祥。**本经。

【附方】　旧二，新一。**人卒暴死**捣女青屑一钱，安咽中，以水或送下，立活也。南岳魏夫人内传。**吐利卒死**及大人小儿，卒腹皮青黑赤，不能喘息。即急用女青末纳口中，酒送下。子母秘录。**辟禳瘟疫**正月上寅日，捣女青末，三角绛囊盛，系帐中，大吉。肘后方。

鼠尾草别录下品

【释名】　**葝**音勍**山陵翘**吴普**乌草**拾遗**水青**拾遗〔时珍曰〕鼠尾以穗形命名。尔雅云：葝，鼠尾也。可以染皂，故名乌草，又曰水青。苏颂图经谓鼠尾一名陵时者，乃陵翘之误也。

【集解】　〔别录曰〕鼠尾生平泽中，四月采叶，七月采花，阴干。〔弘景曰〕田野甚多，人采作滋染皂。〔保升曰〕所在下湿地有之。惟黔中人采为药。叶如蒿，茎端复生四五穗，穗若车前，花有赤白二[①]种。〔藏器曰〕紫花，茎叶俱可染皂用。

---

①　二：原脱，今据《证类本草》卷十一补。

花、叶

【气味】 苦，微寒。无毒。〔藏器曰〕平。

【主治】 **鼠瘘寒热，下痢脓血不止。白花者主白下，赤花者主赤下**。别录。**主疟疾水蛊**。时珍。

【发明】 〔弘景曰〕古方疗痢多用之。当浓煮令可丸服之，或煎如饴服。今人亦用作饮，或末服亦得。日三服。

【附方】 旧一，新三。**大腹水蛊**方见马鞭草下。**久痢休息**时止时作。鼠尾草花捣末，饮服一钱。圣惠方。**下血连年**鼠尾草、地榆二两，水二升，煮一升，顿服。二十年者，不过再服。亦可为末，饮服之。千金方。**反花恶疮**内生恶肉，如饭粒，破之血出，随生反出于外。鼠尾草根切，同猪脂捣傅。圣济总录。

狼把草宋开宝

校正：并入拾遗郎耶草。

【释名】 **郎耶草**〔时珍曰〕此即陈藏器本草郎耶草也。闽人呼爷为郎罢，则狼把当作郎罢乃通。又方士言此草即鼠尾草，功用亦近之，但无的据耳。

【集解】 〔藏器曰〕狼把草生山道旁，与秋穗子并可染皂。〔又曰〕郎耶草生山泽间，高三四尺，叶作雁齿，如鬼针苗。鬼针，即鬼钗也。其叶有椏，如钗脚状。〔禹锡曰〕狼把草出近道，古方未见用者，惟陈藏器言之而不详。文宗黄帝御书记其主疗血痢，甚为精至。谨用书于本草图经外类篇首。

【气味】 苦，平，无毒。

【主治】 **黑人发，令人不老。又云：郎耶草：主赤白久痢，小儿大腹痞满，丹毒寒热。取根茎煮汁服**。藏器。**狼把草：主丈夫血痢，不疗妇人。根：治积年疳痢。取草二斤，捣绞取汁一小升，纳白面半鸡子许，和匀。空腹顿服。极重者，不过三服。或收苗阴干，捣末，蜜水半盏，服一方寸匕**。图经。**可染须发，治积年癣，天阴即痒，搔出黄水者，捣末掺之**。时珍。

狗尾草纲目

【释名】 **莠**音酉**光明草**纲目**阿罗汉草**〔时珍曰〕莠草秀而不实，故字从秀。穗形象狗尾，故俗名狗尾。其茎治目痛，故方士称为光明草、阿罗汉草。

【集解】 〔时珍曰〕原野垣墙多生之。苗叶似粟而小，其穗亦似粟，黄白色而无实。采茎筒盛，以治目病。恶莠之乱苗，即此也。

茎

【主治】 **疣目，贯发穿之，即干灭也。凡赤眼拳毛倒睫者，翻转目睑，以一二茎蘸水戛去恶血，甚良**。时珍。

鳢肠唐本草

【释名】 **莲子草**唐本**旱莲草**图经**金陵草**图经**墨烟草**纲目**墨头草**纲目**墨菜**纲目**猢孙头**必用**猪牙草**〔时珍曰〕鳢，乌鱼也，其肠亦乌。此草柔茎，断之有墨汁出，故名，俗呼墨菜是也。细实颇如莲房状，故得莲名。

【集解】 〔恭曰〕鳢肠生下湿地，所在坑渠间多有。苗似旋覆。二月、八月采，阴干。〔颂曰〕处处有之，南方尤多。此有二种：一种叶似柳而光泽，茎似马齿苋，高一二尺，开花细而白，其实若小莲房，苏恭谓似旋覆者是也；一种苗梗枯瘦，颇似莲花而黄色，实亦作房而圆，南人谓之连翘者。二种折其苗皆有汁出，须臾而黑，俗谓之旱莲子，亦谓之金陵草。〔时珍曰〕旱莲有二种：一种苗似旋覆而花白细者，是鳢肠；一种花黄紫而结房如莲房者，乃是小莲翘也。炉火家亦用之。见连翘条。

草

【气味】 **甘、酸，平，无毒。**

【主治】 **血痢。针灸疮发，洪血不可止者，傅之立已。汁涂眉发，生速而繁。**唐本。**乌髭发，益肾阴。**时珍。**止血排脓，通小肠，傅一切疮并蚕瘑。**大明。**膏点鼻中，添脑。**萧炳。

【附方】 旧一，新九。**金陵煎**益髭发，变白为黑。金陵草一秤，六月以后收采，拣青嫩无泥土者。不用洗，摘去黄叶，烂捣，新布绞取汁，以纱绢滤过，入通油器钵盛之，日中煎五日。又取生姜一斤绞汁，白蜜一斤合和，日中煎。以柳木篦搅勿停手，待如稀饧，药乃成矣。每日及午后各服一匙，以温酒一盏化下。如欲作丸，日中再煎，令可丸，大如梧子，每服三十丸。及时多合为佳，其效甚速。孙真人千金月令方。**乌须固齿**摄生妙生方：七月取旱莲草连根一斤，用无灰酒洗净，青盐四两，淹三宿，同汁入油锅中，炒存性，研末。日用擦牙，连津咽之。又法：旱莲取汁，同盐炼干，研末擦牙。奉亲养老书旱莲散：乌髭固牙。温尉云：纳合相公用此方，年七十须发不白，恳求始得，后遇张经，始传分两也。旱莲草一两半，麻枯饼三两，升麻、青盐各三两半，诃子连核二十个，皂角三挺，月蚕沙二两，为末，薄醋面糊丸弹子大。晒干入泥瓶中，火煨令烟出存性，取出研末，日用揩牙。**偏正头痛**鳢肠草汁滴鼻中。圣济总录。**一切眼疾**翳膜遮障，凉脑，治头痛，能生发。五月五日平旦合之。莲子草一握，蓝叶一握，油一斤，同浸，密封四十九日。每卧时，以铁匙点药摩顶上，四十九遍，久久甚佳。圣济总录。**系臂截疟**旱莲草捶烂，男左女右，置寸口上，以古文钱压定，帛系住，良久起小泡，谓之天灸。其疟即止，甚效。王执中资生经。**小便溺血**金陵草一名墨头草、车前草各等分，杵取自然汁。每空心服三杯，愈乃止。医学正传。**肠风脏毒**下血不止。旱莲子草，瓦上焙，研末。每服二钱，米饮下。家藏经验方。**痔漏疮发**旱莲草一把，连根须洗净，用石臼擂如泥，以极热酒一盏冲入，取汁饮之，滓傅患处，重者不过三服即安。太仆少卿王鸣凤患此，策杖方能移步，服之得瘥。累治有验。刘松石保寿堂方。**丁疮恶肿**五月五日收旱莲草阴干，仍露一夜收。遇疾时嚼一叶贴上，外以消毒膏护之，二三日丁脱。圣济总录。**风牙疼痛**猢孙头草，入盐少许，于掌心揉擦即止。集玄方。

连翘本经下品

校正：并入有名未用本经翘根。

【释名】 **连**尔雅**异翘**尔雅**旱莲子**药性**兰华**吴普**三廉**别录**根名连轺**仲景**竹根**别录〔恭曰〕其实似莲作房，翘出众草，故名。〔宗奭曰〕连翘亦不翘出众草。太山山谷间甚多。其子折之，片片相比如翘，应以此得名耳。〔时珍曰〕按尔雅云：连，异翘。则是本名连，又名异翘，人因合称为连翘矣。连轺亦作连苕，即本经下品翘根是也。唐·苏恭修本草退入有名未用中，今并为一。旱莲乃小翘，人以为鳢肠者，故同名。

【集解】 〔别录曰〕连翘生太山山谷。八月采。阴干。〔弘景曰〕处处有之。今用茎花实。〔恭曰〕此物有两种：大翘，小翘。大翘生下湿地，叶狭长如水苏。花黄可爱，着子似椿实之未开者，作房翘出众草。其小翘生冈原之上，叶花实皆似大翘而小细。山南人并用之，今长安惟用大翘子，不用茎花也。〔颂曰〕今近汴京及河中、江宁、润、淄、泽、兖、鼎、岳、利诸州，南康军皆有之。有大小二种：大翘生下湿地或山冈上，青叶狭长，如榆叶、水苏辈，茎赤色，高三四尺，独茎。梢间开花黄色，秋结实似莲，内作房瓣，根黄如蒿根，八月采房。其小翘生冈原之上，花叶实皆似大翘而细。南方生者，叶狭而小，茎短，才高一二尺，花亦黄，实房黄黑，内含黑子如粟粒，亦名旱莲，南人用花叶。今南方医家说，云连翘有二种：一种似椿实之未开者，壳小坚而外完，无跗萼，剖之则中解，气甚芳馥，其实才干，振之皆落，不着茎也；一种乃如菡萏，壳柔，外有跗萼抱之，而无解脉，亦无香气，干之虽久，着茎不脱，此甚相异，此种江南下泽间极多。如椿实者，乃自蜀中来，入用胜似江南者。据本草则亦常蜀中者为胜，然未见其茎叶也。

【气味】　**苦，平，无毒。**〔元素曰〕性凉味苦，气味俱薄，轻清而浮，升也阳也。手搓用之。〔好古曰〕阴中阳也。入手足少阳手阳明经，又入手少阴经。〔时珍曰〕微苦、辛。

【主治】　**寒热鼠瘘瘰疬，痈肿恶疮瘿瘤，结热蛊毒。**本经。**去白虫。**别录。**通利五淋，小便不通，除心家客热。**甄权。**通小肠，排脓，治疮疖，止痛，通月经。**大明。**散诸经血结气聚，消肿。**李杲。**泻心火，除脾胃湿热，治中部血证，以为使。**震亨。**治耳聋浑浑焞焞。**好古。

【发明】　〔元素曰〕连翘之用有三：泻心经客热，一也；去上焦诸热，二也；为疮家圣药，三也。〔杲曰〕十二经疮药中不可无此，乃结者散之之义。〔好古曰〕手足少阳之药，治疮疡瘤瘿核有神，与柴胡同功，但分气血之异尔。与鼠粘子同用治疮疡，别有神功。〔时珍曰〕连翘状似人心，两片合成，其中有仁甚香，乃少阴心经、厥阴包络气分主药也。诸痛痒疮皆属心火，故为十二经疮家圣药，而兼治手足少阳手阳明三经气分之热也。

【附方】　旧一。新二。**瘰疬结核**连翘、脂麻等分，为末，时时食之。简便方。**项边马刀**属少阳经。用连翘二斤，瞿麦一斤，大黄三两，甘草半两。每用一两，以水一碗半，煎七分，食后热服。十余日后，灸临泣穴二七壮，六十日决效。张洁古活法机要。**痔疮肿痛**连翘煎汤熏洗，后以刀上飞过绿矾入麝香贴之。集验方。

茎叶

【主治】　**心肺积热。**时珍。

翘根

【气味】　**甘，寒、平，有小毒。**〔普曰〕神农、雷公：甘，有毒。李当之：苦。〔好古曰〕苦，寒。

【主治】　**下热气，益阴精，令人面悦好，明目。久服轻身耐老。**本经。**以作蒸饮酒病人。**别录。**治伤寒瘀热欲发黄。**时珍。

【发明】　〔本经曰〕翘根生蒿高平泽，二月、八月采。〔弘景曰〕方药不用，人无识者。〔好古曰〕此即连翘根也，能下热气。故张仲景治伤寒瘀热在里，麻黄连轺赤小豆汤用之。注云：即连翘根也。

【附方】　新一。**痈疽肿毒**连翘草及根各一升，水一斗六升，煮汁三升服取汗。外台秘要。

陆英本经下品

【释名】　解见下文。

【集解】　〔别录曰〕陆英生熊耳川谷及冤句，立秋采。〔恭曰〕此即蒴藋也。古方无蒴藋，惟言陆英。后人不识，浪出蒴藋条。此叶似芹及接骨花，三物亦同一类。故芹名水英，此名陆英，接骨树名木英[①]，此三英也。花叶并相似。〔志曰〕苏恭以陆英、蒴藋为一物。今详陆英味苦寒无毒，蒴藋味酸温有毒。既此不同，难谓一种，盖其类尔。〔宗奭曰〕蒴藋与陆英性味及出产皆不同，治疗又别，自是二物，断无疑矣。〔颂曰〕本草陆英生熊耳川谷及冤句。蒴藋不载所出州土，但云生田野，所在有之。春抽苗，茎有节，节间生枝，叶大似水芹。春夏采叶，秋冬采根茎。陶苏皆以为一物，马志以性味不同，疑非一种，亦不能细别。但尔雅：木谓之华，草谓之荣，不荣而实谓之秀，荣而不实谓之英。此物既有英名，当是其花。故本经云，立秋采，正是其花时也。〔时珍曰〕陶、苏本草、甄权药性论，皆言陆英即蒴藋，必有所据。马志、寇宗奭虽破其说，而无的据。仍当是一物，分根茎花叶用，如苏颂所云也。

【气味】　**苦，寒，无毒。**〔权曰〕陆英一名蒴藋，味苦、辛，有小毒。

【主治】　**骨间诸痹，四肢拘挛疼酸，膝寒痛，阴痿，短气不足，脚肿。**本经。**能捋风毒。脚气上冲，心烦闷绝，水气虚肿。风瘙皮肌恶痒，煎汤入少酒浴之，妙。**甄权。

蒴藋音朔弔。别录下品

【释名】　**堇草**别录**芨**别录**接骨草**

【集解】　〔别录曰〕蒴藋生田野。春夏采叶，秋冬采茎根。〔弘景曰〕田野墟村甚多。〔恭曰〕此陆英也，剩出此条。尔雅云：芨，堇草。郭璞注云：乌头苗也。检三堇别名亦无此者。别录言此一名堇草，不知所出处。〔宗奭曰〕蒴藋花白，子初青如绿豆，每朵如盏面大，又平生，有一二百子，十月方熟红。〔时珍曰〕每枝五叶。说见陆英下。

【气味】　**酸，温，有[②]毒。**〔大明曰〕苦，凉，有毒。

【主治】　**风瘙隐疹，身痒湿痹，可作浴汤。**别录。**浴疡癞风痹。**大明。

【附方】　旧十二，新七。**手足偏风**蒴藋叶，火燎，厚铺床上。趁热眠于上，冷复易之。冬月取根，舂碎熬热用。外台秘要。**风湿冷痹**方同上。**寒湿腰痛**方同上。**脚气胫肿**骨疼。蒴藋根研碎，和酒醋共三分，根下合蒸熟，封裹肿上，一二日即消。亦治不仁。千金方。**浑身水肿**坐卧不得。取蒴藋根去皮，捣汁一合，和酒一合，暖服，当微吐利。梅师方。**头风作痛**蒴藋根二升，酒二升，煮服，汗出止。千金方。**头风旋运**起倒无定。蒴藋、独活、白石膏各一两，枳实炒七钱半，每服三钱，酒一盏，煎六分服。圣惠方。**产后血运**心闷烦热。用接骨草，即蒴藋，破如算子一握，水一升，煎半升，分二服。或小便出血者，服之亦瘥。卫生易简方。**产后恶露**不除。续骨木二十两锉，水一斗，煮三升，分三服，即下。千金方。**疟疾不止**蒴藋一大握，炙令赤色，以水浓煎一盏，欲发前服。斗门方。**卒暴癥块**坚如石，作痛欲殆，取蒴藋根一小束。洗净细擘，以酒二升，渍三宿，温服五合至一升，日三服。若欲速用，于热灰中温出药味服之。此方无毒，已愈十六人矣，神验。药尽再作之。古今录验。**鳖瘕坚硬**肿起如盆，眠卧不得。蒴藋根白皮一握，捣汁和水服。千金方。**下部闭塞**蒴藋根一把，捣汁水和，绞去滓。强人每服一升。外台秘要。**一切风疹**蒴藋煮汤，和少酒涂之，无不瘥。梅师方。**小儿赤游**上下游行，至心即

---

① 树名木英：原作“名木英树”，义晦，今据《证类本草》卷十一改。

② 有：原作“无”，字误，今据《证类本草》卷十一改。

死。蒴藋煎汁洗之。子母秘录。**五色丹毒**蒴藋叶捣傅之。千金方。**痈肿恶肉**不消者，蒴藋灰、石灰各淋取汁，合煎如膏，傅之。能蚀恶肉，亦去痣疵。此药过十日即不中用也。千金方。**手足疣目**蒴藋子，揉烂，涂目上。圣惠方。**熊罴伤人**蒴藋一大把，以水一升渍，须臾，取汁饮，以滓封之。张文仲备急方。

水英宋图经

【释名】 **鱼津草**〔颂曰〕唐天宝单方图言：此草原生永阳池泽及河海边。临汝人呼为牛荭草，河北信都人名水节，河内连内黄呼为水棘，剑南、遂宁等郡名龙移草，淮南诸郡名海茬。岭南亦有，土地尤宜，茎叶肥大，名海精木，亦名鱼津草。〔时珍曰〕此草不著形状气味，无以考证。芹菜亦名水英，不知是此否也。

【气味】 缺。

【主治】 **骨风**。苏颂。

【发明】 〔颂曰〕蜀人采其花合面药。凡丈夫妇人无故两脚肿满，连膝胫中痛，屈申急强者，名骨风。其疾不宜针灸及服药，惟每日取此草五斤，以水一石，煮三斗，及热浸并淋膝上，日夜三四度。不经五日即瘥，数用神验。其药春取苗，夏采叶及花，冬用根。肿甚者，加生椒目三升、水二斗。用毕，即摩粉避风。忌油腻生菜猪鱼等物。

蓝本经上品

【释名】 〔时珍曰〕按陆佃埤雅云：月令仲夏令民无刈蓝以染。郑玄言恐伤长养之气也。然则刈蓝先王有禁，制字从监，以此故也。

【集解】 〔别录曰〕蓝实生河内平泽，其茎叶可以染青。〔弘景曰〕此即今染襟碧所[①]用者，以尖叶者为胜。〔恭曰〕蓝有三种：一种叶围径二寸许，厚三四分者，堪染青，出岭南，太常名为木蓝子；陶氏所说乃是菘蓝，其汁抨为淀甚青者，本经所用乃是蓼蓝实也，其苗似蓼而味不辛，不堪[②]为淀，惟作碧色尔。〔颂曰〕蓝处处有之，人家蔬圃作畦种。至三月、四月生苗，高三二尺许，叶似水蓼，花红白色，实亦若蓼子而大，黑色，五月、六月采实。但可染碧，不堪作淀，此名蓼蓝，即医方所用者也。别有木蓝，出岭南，不入药。有菘蓝，可为淀，亦名马蓝。尔雅所谓葴，马蓝是也。又扬州一种马蓝，四时俱有，叶类苦荬菜，土人连根采服，治败血。江宁一种吴蓝，二月内生，如蒿，叶青花白，亦解热毒。此二种虽不类，而俱有蓝名，且古方多用吴蓝，或恐是此，故并附之。〔宗奭曰〕蓝实即大蓝实也。谓之蓼蓝者，非是。乃尔雅所谓马蓝者。解诸药毒不可阙也。实与叶两用，注不解实，只解叶，为未尽。〔时珍曰〕蓝凡五种，各有主治，惟蓝实专取蓼蓝者。蓼蓝：叶如蓼，五六月开花，成穗细小，浅红色，子亦如蓼，岁可三刈，故先王禁之。菘蓝：叶如白菘。马蓝：叶如苦荬，即郭璞所谓大叶冬蓝，俗中所谓板蓝者。二蓝花子并如蓼蓝。吴蓝：长茎如蒿而花白，吴人种之。木蓝：长茎如决明，高者三四尺，分枝布叶，叶如槐叶，七月开淡红花，结角长寸许，累累如小豆角，其子亦如马蹄决明子而微小，迥与诸蓝不同，而作淀则一也。别有甘蓝，可食，见本条。苏恭以马蓝为木蓝，苏颂以菘蓝为马蓝，宗奭以蓝实为大叶蓝之实，皆非矣。今并列于下。

---

① 所：原作“圻”，字误，今据《证类本草》卷七改。

② 不堪：原脱，今据《证类本草》卷七补。

蓝实

【气味】 **苦，寒，无毒。**〔权曰〕甘。

【主治】 **解诸毒。杀蛊蚑疰鬼螫毒。久服头不白，轻身。**本经。蚑音其，小儿鬼也。**填骨髓，明耳目，利五脏，调六腑，通关节，治经络中结气，使人健少睡，益心力。**甄权。**疗毒肿。**苏恭。

蓝叶汁此蓼蓝也。

【气味】 **苦、甘，寒，无毒。**

【主治】 **杀百药毒。解狼毒、射罔毒。**别录。〔弘景曰〕解毒不得生蓝汁，以青緤布渍汁亦善。**汁涂五心，止烦闷，疗蜂螫毒。**弘景。**斑蝥、芫青、樗鸡毒。朱砂、砒石毒。**时珍。

马蓝

【主治】 **妇人败血。连根焙，捣下筛[1]，酒服一钱匕。**苏颂。

吴蓝

【气味】 **苦、甘，冷，无毒。**

【主治】 **寒热头痛，赤眼，天行热狂，丁疮，游风热毒，肿毒风疹，除烦止渴，杀疳，解毒药毒箭，金疮血闷，毒刺虫蛇伤，鼻衄吐血，排脓，产后血运，小儿壮热。解金石药毒、狼毒、射罔毒。**大明。

【发明】 〔震亨曰〕蓝属水，能使败血分归经络。〔时珍曰〕诸蓝形虽不同，而性味不远，故能解毒除热。惟木蓝叶力似少劣，蓝子则专用蓼蓝者也。至于用淀与青布，则是刘蓝浸水入石灰澄成者，性味不能不少异，不可与蓝汁一概论也。有人病呕吐，服玉壶诸丸不效，用蓝汁入口即定，盖亦取其杀虫降火尔。如此之类，不可不知。〔颂曰〕蓝汁治虫豸伤。刘禹锡传信方著其法云：取大蓝汁一碗，入雄黄、麝香二物少许，以点咬处，仍细服其汁，神异之极也。张荐员外住剑南，张延赏判官，忽被斑蜘蛛咬头上，一宿，咬处有二道赤色，细如箸，绕项上，从胸前下至心。经两宿，头面肿痛，大如数升碗，肚渐肿，几至不救。张公出钱五百千，并荐家财又数百千，募能疗者。忽一人应召，云可治。张公甚不信之，欲验其方。其人云：不谙方，但疗人性命尔。遂取大蓝汁一碗，以蜘蛛投之，至汁而死。又取蓝汁加麝香、雄黄，更以一蛛投入，随化为水。张公因甚异之，遂令点于咬处。两日悉平，作小疮而愈。

【附方】 旧十一，新六。**小儿赤痢**捣青蓝汁二升，分四服。子母秘录。**小儿中蛊**下血欲死。捣青蓝汁，频服之。圣惠方。**阴阳易病**伤寒初愈，交合阴阳，必病拘急，手足拳，小腹急热，头不能举，名阴阳易，当汗之。满四日难治。蓝一把，雄鼠屎三十枚，水煎服。取汗。圣惠方。**惊痫发热**干蓝、凝水石等分，为末，水调傅头上。圣惠方。**上气咳嗽**呷呀息气，喉中作声，唾粘。以蓝叶水浸捣汁一升，空腹频服。须臾以杏仁研汁，煮粥食之。一两日将息，依前法更服，吐痰尽方瘥。梅师方。**飞血赤目热痛。**干蓝叶切二升，车前草半两，淡竹叶切三握，水四升，煎二升，去滓温洗。冷即再暖，以瘥为度。圣济总录。**腹中鳖癥**蓝叶一升，捣，以水三升，绞汁服一升，日二次。千金方。**应声虫病**腹中有物作声，随人语言，名应声虫病。用板蓝汁一盏，分五服，效。夏子益奇疾方。**卒中水毒**捣蓝青汁，傅头身令匝。肘后方。**服药过剂**烦闷，及中毒烦闷欲死，捣蓝汁服数升。肘后方。**卒自缢死**以蓝汁灌之。千金方。**毒箭伤人**蓝青捣饮并傅之。如无蓝，以青布渍汁饮。肘后

---

① 筛：原作“节”，字误，今据《证类本草》卷七改。

方。**唇边生疮**连年不瘥。以八月蓝叶一斤，捣汁洗之，不过三度瘥。千金方。**齿䘌肿痛**紫蓝烧灰傅之，日五度。圣惠方。**白头秃疮**粪蓝煎汁频洗。圣济录。**天泡热疮**蓝叶捣傅之，良。集简方。**疮疹不快**板蓝根一两，甘草一分，为末。每服半钱或一钱，取雄鸡冠血三二点，同温酒少许调下。钱氏小儿方。

蓝淀纲目

【释名】　〔时珍曰〕澱，石殿也，其滓澄殿在下也。亦作淀，俗作靛。南人掘地作坑，以蓝浸水一宿，入石灰搅至千下，澄去水，则青黑色。亦可干收，用染青碧。其搅刘浮沫，掠出阴干，谓之靛花，即青黛，见下。

【气味】　**辛、苦，寒，无毒。**

【主治】　**解诸毒。傅热疮，小儿秃疮热肿。**藏器。**止血杀虫，治噎膈。**时珍。

【发明】　〔时珍曰〕淀乃蓝与石灰作成。其气味与蓝稍有不同，而其止血拔毒杀虫之功，似胜于蓝。按广五行记云：唐永徽中，绛州一僧，病噎不下食数年。临终时命其徒曰：吾死后，可开吾胸喉，视有何物苦我如此。及死，其徒依命，开视胸中，得一物，形似鱼而有两头，遍体悉似肉鳞，安钵中，跳跃不已。戏投诸味，虽不见食，皆化为水。又投诸毒物，亦皆销化。一僧方作蓝淀，因以少淀投之，即怖惧奔走，须臾化成水。世传淀水能治噎疾，盖本于此。今方士或以染缸水饮人治噎膈，皆取其杀虫也。

【附方】　新四。**时行热毒**心神烦躁。蓝淀一匙，新汲水一盏服。圣惠方。**小儿热丹**蓝淀傅之。秘录方。**口鼻急疳**数日欲死。以蓝淀傅之令遍，日十度，夜四度。千金翼。**误吞水蛭**青靛调水饮，即泻出。普济方。

青黛宋开宝

【释名】　**靛花**纲目**青蛤粉**〔时珍曰〕黛，眉色也。刘熙释名云：灭去眉毛，以此代之，故谓之黛。

【集解】　〔志曰〕青黛从波斯国来。今以太原并庐陵、南康等处，染淀瓮上沫紫碧色者用之，与青黛同功。〔时珍曰〕波斯青黛，亦是外国蓝靛花，既不可得，则中国靛花亦可用。或不得已，用青布浸汁代之。货者复以干淀充之，然有石灰，入服饵药中当详之。

【气味】　**咸，寒，无毒。**〔权曰〕甘，平。

【主治】　**解诸药毒，小儿诸热，惊痫发热，天行头痛寒热，并水研服之。亦磨傅热疮恶肿，金疮下血，蛇犬等毒。**开宝。**解小儿疳热，杀虫。**甄权。**小儿丹热，和水服之。同鸡子白、大黄末，傅疮痈蛇虺螫毒。**藏器。**泻肝，散五脏郁火，解热，消食积。**震亨。**去热烦，吐血咯血，斑疮阴疮，杀恶虫。**时珍。

【发明】　〔宗奭曰〕青黛乃蓝为之者。有一妇人患脐下腹上，下连二阴，遍生湿疮，状如马瓜疮，他处并无，痒而痛，大小便涩，出黄汁，食亦减，身面微肿。医作恶疮治，用鳗鲡鱼、松脂、黄丹之药涂之，热痛甚。问其人嗜酒食，喜鱼蟹发风等物。急令洗其膏药，以马齿苋四两，杵烂，入青黛一两，再研匀涂之。即时热减，痛痒皆去。仍以八正散，日三服之。分败[①] 客热。药干即上。如此二日，减三分之一，五日减三分之二，二十日愈。此盖中下焦蓄风热毒气也。若不出，当作肠痈内痔。仍须禁酒色发风物。然不

---

① 败：《本草衍义》卷十作“散”，义长。

能禁，后果患内痔。

【附方】　旧六，新七。**心口热痛**姜汁调青黛一钱服之。医学正传。**内热吐血**青黛二钱，新汲水下。圣惠方。**肺热咯血**青饼子：用青黛一两，杏仁以牡蛎粉炒过一两，研匀，黄蜡化和，作三十饼子。每服一饼，以干柿半个夹定。湿纸裹，煨香嚼食，粥饮送下。日三服。华佗中藏经。**小儿惊痫**青黛量大小，水研服之。生生编。**小儿夜啼**方同上。**小儿疳痢**宫气方歌云：孩儿杂病变成疳，不问强羸女与男。烦热毛焦鼻口燥，皮肤枯槁四肢瘫。腹中时时更下痢，青黄赤白一般般。眼涩面黄鼻孔赤，谷道开张不可看。此方便是青黛散，孩儿百病服之安。**耳疳出汁**青黛、黄檗末，干掺。谈野翁方。**烂弦风眼**青黛、黄连泡汤，日洗。明目方。**产后发狂**四物汤加青黛，水煎服。摘玄。**伤寒赤斑**青黛二钱，水研服。活人书。**豌豆疮毒**未成脓者。波斯青黛一枣许，水研服。梅师方。**瘰疬未穿**靛花、马齿苋同捣，日日涂傅，取效。简便方。**诸毒虫伤**青黛、雄黄等分，研末，新汲水服二钱。古今录验。

【附录】

雀翘〔别录有名未用曰〕味咸。益气明目。生蓝中。叶细黄，茎赤有刺。四月实，锐黄中黑。五月采，阴干。一名去母，一名更生。

甘蓝拾遗

校正：自菜部移入此。

【释名】　**蓝菜**千金

【集解】　〔藏器曰〕此是西土蓝也。叶阔可食。〔时珍曰〕此亦大叶冬蓝之类也。按胡洽居士云：河东、陇西羌胡多种食之，汉地少有。其叶长大而厚，煮食甘美。经冬不死，春亦有英。其花黄，生角结子，其功与蓝相近也。

【气味】　甘，平，无毒。

【主治】　**久食，大益肾，填髓脑，利五脏六腑，利关节，通经络中结气，心下结伏气，明耳目，健人，少睡。益心力，壮筋骨。作菹经宿色黄，和盐食，治黄毒。**藏器。

子

【主治】　人多睡。思邈。

蓼本经中品

校正：自菜部移入此。

【释名】　〔时珍曰〕蓼类皆高扬，故字从翏，音料，高飞貌。

【集解】　〔别录曰〕蓼实生雷泽川泽。〔弘景曰〕此类多人所食。有三种：一是青蓼，人家常用，其叶有圆有尖，以圆者为胜，所用即此也；一是紫蓼，相似而紫色；一是香蓼，相似而香，并不甚辛，好食。〔保升曰〕蓼类甚多。有青蓼、香蓼、水蓼、马蓼、紫蓼、赤蓼、木蓼七种：紫、赤二蓼，叶小狭而厚；青、香二蓼，叶亦相似而俱薄；马、水二蓼，叶俱阔大，上有黑点；木蓼一名天蓼，蔓生，叶似柘叶。六蓼花皆红白，子皆大如胡麻，赤黑而尖扁；惟木蓼花黄白，子皮青滑。诸蓼并冬死，惟香蓼宿根重生，可为生菜。〔颂曰〕木蓼亦有大小二种，皆蔓生。陶氏以青蓼入药，余亦无用。三茅君传有作白蓼酱方，药谱无白蓼，疑即青蓼也。〔宗奭曰〕蓼实即草部下品水蓼之子也。彼言水蓼是用茎，此言蓼实是用子也。春初以壶卢盛水浸湿，高挂火上，日夜使暖，遂生红牙，取为蔬，以备五辛盘。〔时珍曰〕韩保升所说甚明。古人种蓼为蔬，收子入药。故礼记烹鸡豚鱼鳖，皆实蓼于其腹中，而和羹脍亦须切蓼也。后世饮食不用，人亦不复栽，惟造酒曲者用其汁耳。今但以平泽所生香蓼、青蓼、紫蓼为良。

实

【气味】 **辛，温，无毒。**〔诜曰〕多食吐水，壅气损阳。

【主治】 **明目温中，耐风寒，下水气，面浮肿痈疡。**本经。**归鼻，除肾气，去疬疡，止霍乱，治小儿头疮。**甄权。

【附方】 旧一，新三。**伤寒劳复**因交后卵肿，或缩入腹痛。蓼子一把，水挼汁，饮一升。肘后方。**霍乱烦渴**蓼子一两，香薷二两。每服二钱，水煎服。圣惠。**小儿头疮**蓼子为末，蜜和鸡子白同涂之，虫出不作痕。药性论。**蜗牛咬毒**毒行遍身者。蓼子煎水浸之，立愈。不可近阴，令弱也。陈藏器本草。

苗叶

【气味】 **辛，温，无毒。**〔思邈曰〕黄帝云：食蓼过多，有毒，发心痛。和生鱼食，令人脱气，阴核痛求死。二月食蓼。伤人胃。扁鹊云：久食令人寒热，损髓减气少精。妇人月事来时食蓼、蒜，喜为淋。与大麦面相宜。

【主治】 **归舌，除大小肠邪气，利中益志。**别录。**干之酿酒，主风冷，大良。**弘景。**作生菜食，能入腰脚。煮汤捋脚，治霍乱转筋。煮汁日饮，治痃癖。捣烂，傅狐尿疮。**藏器。**脚暴软，赤蓼烧灰淋汁浸之，以桑叶蒸罯，立愈。**大明。**杀虫伏砒。**时珍。

【附方】 旧四，新三。**蓼汁酒**治胃脘冷，不能饮食，耳目不聪明，四肢有气，冬卧足冷。八月三日取蓼日干，如五升大，六十把，水六石，煮取一石，去滓，拌米饭，如造酒法，待熟，日饮之。十日后，目明气壮也。千金方。**肝虚转筋**吐泻。赤蓼茎叶切三合，水一盏，酒三合，煎至四合，分二服。圣惠方。**霍乱转筋**蓼叶一升，水三升，煮取汁二升，入香豉一升，更煮一升半，分三服。药性论。**夏月暍死**浓煮蓼汁一盏服。外台。**小儿冷痢**蓼叶捣汁服。千金。**血气攻心**痛不可忍。蓼根洗锉，浸酒饮。斗门。**恶犬咬伤**蓼叶捣泥傅。肘后。

水蓼唐本草

【释名】 **虞蓼**尔雅**泽蓼**〔志曰〕生于浅水泽中，故名水蓼。〔时珍曰〕按尔雅云：蔷，虞蓼也。山夹水曰虞。

【集解】 〔恭曰〕水蓼生下湿水旁。叶似马蓼，大于家蓼，茎赤色，水挼食之，胜于蓼子。〔宗奭曰〕水蓼大概与水荭相似，但枝低耳。今造酒取叶，以水浸汁，和面作曲，亦取其辛耳。〔时珍曰〕此乃水际所生之蓼，叶长五六寸，比水荭叶稍狭，比家蓼叶稍大，而功用仿佛。故寇氏谓蓼实即水蓼之子者，以此故。

茎叶

【气味】 **辛，无毒。**〔大明曰〕冷。

【主治】 **蛇伤，捣傅之。绞汁服之，止蛇毒入腹心闷。又治脚气肿痛成疮，水煮汁渍捋之。**唐本。

马蓼纲目

【释名】 **大蓼**纲目**墨记草**〔时珍曰〕凡物大者，皆以马名之，俗呼大蓼是也。高四五尺，有大小二种。但每叶中间有黑迹，如墨点记，故方士呼为墨记草。

【集解】 〔弘景曰〕马蓼生下湿地，茎斑，叶大有黑点。亦有两三种，其最大者名茏薣，即水荭也。

茎叶

【气味】 **辛，温，无毒。**〔时珍曰〕伏丹砂、雌黄。

【主治】 **去肠中蛭虫，轻身。**本经。

荭草别录中品

校正：并入有名未用别录天蓼。

【释名】 **鸿蘛**音缬**龙古**一作鼓**游龙**诗经**石龙**别录**天蓼**别录**大蓼**〔时珍曰〕此蓼甚大而花亦繁红，故曰荭，曰鸿。鸿亦大也。别录有名未用草部中有天蓼，云一名石龙，生水中。陈藏器解云：天蓼即水荭一名游龙，一名大蓼。据此。则二条乃一指其实，一指茎叶而言也。今并为一。

【集解】 〔别录曰〕荭生水旁，如马蓼而大，五月采实。〔弘景曰〕今生下湿地甚多，极似马蓼而甚长大。诗称隰有游龙，郭璞云，即茏古也。〔颂曰〕荭即水荭也，似蓼而叶大。赤白色，高丈余，尔雅云：荭，茏古。其大者蘬，音诡。陆玑云：游龙一名马蓼。然马蓼自是一种也。〔时珍曰〕其茎粗如拇指，有毛。其叶大如商陆，叶色浅红，成穗，秋深子成，扁如酸枣仁而小，其色赤黑而肉白，不甚辛，炊炒可食。

实

【气味】 **咸，微寒，无毒。**

【主治】 **消渴，去热明目益气。**别录。

【附方】 旧一，新一。**瘰疬**水荭子不以多少，一半微炒，一半生用，同研末。食后好酒调服二钱，日三服。已破者亦治。久则效，效则止。寇宗奭本草衍义。**癖痞腹胀**及坚硬如杯碗者。用水荭花子一升，另研独颗蒜三十个去皮，新狗脑一个，皮消四两，石臼捣烂，摊在患处上，用油纸以长帛束之。酉时贴之，次日辰时取之。未效，再贴二三次。倘有脓溃，勿怪。仍看虚实，日逐间服钱氏白饼子、紫霜丸、塌气丸、消积丸，利之磨之。服至半月，甚者一月，无不瘥矣。以喘满身者为实，不喘者为虚。蔺氏经验方。

花

【主治】 **散血，消积，止痛。**时珍。

【附方】 新三。**胃脘血气作痛。**水荭花一大撮，水二钟，煎一钟服。百户毛菊庄屡验方也。董炳避水集验方。**心气疞痛**水荭花为末，热酒服二钱。又法：男用酒水各半煎服，女用醋水各半煎服。一妇年三十病此，一服立效。摘玄方。**腹中痞积**水荭花或子一碗，以水三碗，用桑柴文武火煎成膏，量痞大小摊贴，仍以酒调膏服。忌腥荤油腻之物。刘松石保寿堂方。

天蓼别录。〔时珍曰〕此指茎叶也。

【气味】 **辛，有毒。**

【主治】 **恶疮，去痹气。**别录。**根茎：除恶疮肿，水气脚气，煮浓汁渍之。**苏颂。

【附方】 新一。**生肌肉**水荭花根煎汤淋洗，仍以其叶晒干研末，撒疮上，每日一次。谈野翁试验方。

毛蓼拾遗

【集解】 〔藏器曰〕毛蓼生山足，似马蓼，叶上有毛，冬根不死。〔时珍曰〕此即蓼之生于山麓者，非泽隰之蓼也。

茎叶

【气味】 **辛，温，有毒。**

【主治】 **痈肿疽瘘瘰疬，杵碎纳疮中，引脓血，生肌。亦作汤，洗兼濯足，治脚气。**藏器。

海根拾遗

【集解】 〔藏器曰〕生会稽海畔山谷，茎赤，叶似马蓼，根似菝葜而小，胡人蒸而用之也。

根

【气味】 **苦，小温，无毒。**

【主治】 **霍乱中恶心腹痛，鬼气疰**

忤飞尸，喉痹蛊毒，痈疽恶肿，赤白游疹，蛇咬大毒。酒及水磨服，并傅之。藏器。

火炭母草宋图经

【集解】　〔颂曰〕生恩州原野中。茎赤而柔，似细蓼。叶端尖，近梗形方。夏有白花。秋实如椒，青黑色，味甘可食。

叶

【气味】　**酸，平，有[①]毒。**

【主治】　**去皮肤风热，流注骨节，痈肿疼痛。不拘时采。于坩器中捣烂，以盐酒炒，傅肿痛处。经宿一易之。**苏颂。

三白草唐本草

【释名】　〔弘景曰〕叶上有三白点，俗因以名。又见下。

【集解】　〔恭曰〕三白草生池泽畔，高尺许。叶似水荭，亦似蕺，又似菝葜。叶上有三黑点，非白也。古人秘之，隐黑为白尔。根如芹根，黄白色而粗大。〔藏器曰〕此草初生无白，入夏叶端半白如粉。农人候之莳田，三叶白则草便秀。故谓之三白。若云三黑点，苏未识矣。其叶如薯蓣，亦不似水荭。〔保升曰〕今出襄州，二月、八月采根用。〔时珍曰〕三白草生田泽畔，三[②]月生苗，高二三尺，茎如蓼，叶如章陆及青葙。四月其颠三叶面上，三次变作白色，余叶仍青不变。俗云：一叶白，食小麦；二叶白，食梅杏；三叶白，食黍子。五月开花成穗，如蓼花状，而色白微香，结细实。根长白虚软，有节须，状如泥菖蒲根。造化指南云：五月采花及根，可制雄黄。苏恭言似水荭，有三黑点者，乃马蓼，非三白也。藏器所说虽是，但叶亦不似薯蓣。

【气味】　**甘、辛，寒，有小毒。**

【主治】　**水肿脚气，利大小便，消痰破癖，除积聚，消丁肿，**唐本。**捣绞汁服，令人吐逆，除疟及胸膈热痰，小儿痞满。**藏器。**根：疗脚气风毒胫肿，捣酒服，亦甚有验。又煎汤，洗癣疮。**时珍。

蚕岗草拾遗

【集解】　〔藏器曰〕生湿地，如蓼大，茎赤花白，东土亦有之。

【气味】　**辛，平，无毒。**

【主治】　**诸虫如蚕类咬人，恐毒入腹，煮服之。亦捣傅诸疮。**藏器。

蛇岗草拾遗

【集解】　〔藏器曰〕生平地，叶似苦杖[③]而小，节赤，高一二尺，种之辟蛇。又一种草，茎圆似苧，亦傅蛇毒。〔慎微曰〕按百一方云：关东有草状如苧，茎方节赤，挼傅蛇毒，如摘却然，名蛇岗草。又有鼠岗草，即后莽草

【气味】　缺。

【主治】　**蛇虺毒虫等螫。取根叶捣傅咬处，当下黄水。**藏器。

虎杖别录中品

【释名】　**苦杖**拾遗**大虫杖**药性**斑杖**日华**酸杖**〔时珍曰〕杖言其茎，虎言其斑也。或云一名杜牛膝者，非也。一种斑杖似蒻头者，与此同名异物。

【集解】　〔弘景曰〕田野甚多，状如大马蓼，茎斑而叶圆。〔保升曰〕所在有之。生下湿地，作树高丈余，其茎赤根黄。二月、三月采根。日干。〔颂曰〕今

---

① 有：《证类本草》卷三十作"无"。

② 三：原作"八"，字误，今据《本草汇言》卷四改。

③ 杖：原作"枝"，字误，今据《证类本草》卷十改。

出汾州、越州、滁州、处处有之。三月生苗，茎如竹笋状，上有赤斑点，初生便分枝子。叶似小杏叶，七月开花，九月结实。南中出者，无花。根皮黑色，破开即黄，似柳根。亦有高丈余者。尔雅云：蒤，虎杖。郭璞注云：似荭草而粗大，有细刺，可以染赤。是也。〔宗奭曰〕此草药也。蜀本言作木高丈余者，非矣。大率皆似寒菊，然花叶茎蕊差大为异。仍茎叶有淡黑斑。六七月旋旋开花，至九月中方已。花片四出，其色如桃花，差大而外微深。陕西山麓水次甚多。〔敩曰〕凡使勿误用天蓝及斑袖根，二味根形味皆相似也。〔机曰〕诸注或云似荭、似杏、似寒菊，各不相侔，岂所产有不同耶。〔时珍曰〕其茎似荭蓼，其叶圆似杏，其枝黄似柳，其花状似菊，色似桃花。合而观之，未尝不同也。

根

【修治】 〔敩曰〕采得细锉，却用叶包一夜，晒干用。

【气味】 **微温**，〔权曰〕甘，平，无毒。〔宗奭曰〕味微苦。今天下暑月多煎根汁为饮。不得甘草，则不堪饮。本文不言味。药性论云：甘。是甘草之味，非虎杖味也。

【主治】 **通利月水，破留血癥结**。别录。**渍酒服，主暴瘕**。弘景。**风在骨节间，及血瘀，煮作酒服之**。藏器。**治大热烦躁，止渴利小便，压一切热毒**。甄权。**治产后血运，恶血不下，心腹胀满，排脓，主疮疖扑损瘀血，破风毒结气**。大明。**烧灰，贴诸恶疮，焙研炼蜜为丸，陈米饮服，治肠痔下血**。苏颂。**研末酒服，治产后瘀血血痛，及坠扑昏闷有效**。时珍。

【发明】 〔权曰〕暑月以根和甘草同煎为饮，色如虎珀可爱，甚甘美。瓶置井中，令冷澈如冰，时人呼为冷饮子，啜之且尊于茗，极解暑毒。其汁染米作糜糕益美，捣末浸酒常服，破女子经脉不通。有孕人勿服。〔时珍曰〕孙真人千金方：治女人月经不通，腹内积聚，虚胀雷鸣，四肢沉重，亦治丈夫积聚，有虎杖煎：取高地虎杖根，锉二斛，水二石五斗，煮取一斗半，去滓，入醇酒五升，煎如饧。每服一合，以知为度。又许学士本事方：治男妇诸般淋疾。用苦杖根洗净，锉一合，以水五合，煎一盏，去滓，入乳香、麝香少许服之。鄞县尉耿梦得，内人患沙石淋，已十三年。每漩痛楚不可忍，溺器中小便下沙石剥剥有声。百方不效，偶得此方服之，一夕而愈。乃予目击者。

【附方】 旧三，新三。**小便五淋**苦杖为末，每服二钱，用饭饮下。集验方。**月水不利**虎杖三两，凌霄花、没药一两，为末，热酒每服一钱。又方：治月经不通，腹大如瓮，气短欲死。虎杖一斤，去头暴干，切。土瓜根汁、牛膝汁二斗。水一斛，浸虎杖一宿，煎取二斗，入二汁，同煎如饧。每酒服一合，日再夜一，宿血当下。圣惠方。**时疫流毒**攻手足，肿痛欲断。用虎杖根锉，煮汁渍之。肘后方。**腹中暴癥**硬如石，痛如[①]刺。不治，百日内死。取虎杖根，勿令影临水上，可得石余，洗干捣末，稌米五升炊饭，纳入搅之，好酒五斗渍之，封候药消饭浮，可饮一升半，勿食鲑鱼及盐。但取一斗干者，薄酒浸饮，从少起，日三服，亦佳，癥当下也。此方治癥，大胜诸药也。外台秘要。**气奔怪病**人忽遍身皮底混混如波浪声，痒不可忍，抓之血出不能解，为之气奔。以苦杖、人参、青盐、细辛各一两，作一服，水煎，细饮尽便愈。夏子益奇疾

---

① 如：原脱，今据《外台》卷十二补。

方。**消渴引饮**虎杖烧过、海浮石、乌贼鱼骨、丹砂等分，为末。渴时以麦门冬汤服二钱，日三次。忌酒色鱼面鲊酱生冷。卫生家宝方。

莸拾遗

校正：并入有名未用别录马唐。

【释名】 **马唐**别录**马饭**别录**羊麻**别录**羊粟**别录**蔓于**尔雅**轩于**〔藏器曰〕马食之如糖如饭，故名马唐、马饭。〔时珍曰〕羊亦食之，故曰羊麻、羊粟。其气瘖臭，故谓之莸。莸者瘖也，朽木臭也。此草茎颇似蕙而臭。故左传云，一熏一莸，十年尚犹有臭，是也。孙升谈圃以为香薷者，误矣。即别录马唐也，今并为一。

【集解】 〔别录曰〕马唐生下湿地，茎有节生根，五月采。〔藏器曰〕生南方废稻田中，节节有根，着土如结缕草，堪饲马。又曰：莸生水田中，状如结缕草而叶长，马食之。

【气味】 **甘，寒，无毒。**〔藏器曰〕大寒。

【主治】 **马唐：调中，明耳目。**别录。**煎取汁，明目润肺。又曰：莸：消水气湿痹，脚气顽痹虚肿，小腹急，小便赤涩，并合赤小豆煮食，勿与盐。绞汁服，止消渴。捣汁，傅毒肿。**藏器。

萹蓄音楄畜。本经下品

【释名】 **扁竹**弘景**扁辨**吴普**扁蔓**吴普**粉节草**纲目**道生草**〔时珍曰〕许慎说文作扁筑，与竹同音。节间有粉，多生道旁，故方士呼为粉节草、道生草。

【集解】 〔别录曰〕萹蓄生东莱山谷，五月采，阴干。〔弘景曰〕处处有之，布地而生，花节间白，叶细绿，人呼为扁竹。〔颂曰〕春中布地生道旁，苗似瞿麦，叶细绿如竹，赤茎如钗股，节间花出甚细，微青黄色，根如蒿根，四五月采苗阴干。蜀图经云：二月、八月采苗，日干。郭璞注尔雅云：似小藜，赤茎节，好生道旁，可食杀虫是也。或云尔雅王刍即此也。〔时珍曰〕其叶似落帚叶而不尖，弱茎引蔓，促节。三月开细红花，如蓼蓝花，结细子，炉火家烧灰炼霜用。一种水扁筑，名藩，音督，出说文。

【气味】 **苦，平，无毒。**〔权曰〕甘、涩。

【主治】 **浸淫疥瘙疽痔，杀三虫。**本经。**疗女子阴蚀。**别录。**煮汁饮小儿，疗蛔虫有验。**甄权。**治霍乱黄疸，利小便，小儿魃病。**时珍。

【附方】 旧六，新三。**热淋涩痛**扁竹煎汤频饮。生生编。**热黄疸疾**扁竹捣汁，顿服一升。多年者，日再服之。药性论。**霍乱吐利**扁竹入豉汁中，下五味，煮羹食。食医心镜。**丹石冲眼**服丹石人毒发，冲眼肿痛。扁竹根一握，洗，捣汁服之。食疗本草。**蛔咬心痛**食疗：治小儿蛔咬心痛，面青，口中沫出临死者。取扁竹十斤锉，以水一石，煎至一斗，去滓煎如饧。隔宿勿食，空心服一升，虫即下也。仍常煮汁作饭食。海上歌云：心头急痛不能当，我有仙人海上方。萹蓄醋煎通口咽，管教时刻便安康。**虫食下部**虫状如蜗牛，食下部作痒。取扁竹一把，水二升，煮熟。五岁儿，空腹服三五合。杨氏产乳。**痔发肿痛**扁竹捣汁，服一升，一二服未瘥，再服。亦取汁和面作馎饦煮食，日三次。药性论。**恶疮痂痒**作痛。扁竹捣封，痂落即瘥。肘后方。

荩草音烬。本经下品

【释名】 **黄草**吴普**绿竹**唐本**绿蓐**唐本**莀草**纲目**盭草**音戾**王刍**尔雅**鵅脚莎**〔时珍曰〕此草绿色，可染黄，故曰黄、曰绿也。莀、盭乃北人呼绿字音转也。古者贡草入染人，故谓之王刍，而进忠者谓之荩臣也。诗云：终朝采绿，不盈一掬。许慎说文云：莀草可以染黄。汉书云：诸侯盭绶，晋灼注云：盭草出琅琊，似艾可染，因以名绶。皆谓此草也。〔禹锡曰〕尔雅：绿，王刍。孙炎注云：即绿蓐草也。今呼为鸱脚莎。诗云，绿竹猗猗，是也。

【集解】　〔别录曰〕荩草生青衣川谷，九月、十月采，可以染作金色。〔普曰〕生太山山谷。〔恭曰〕青衣县名，在益州西。今处处平泽溪涧侧皆有。叶似竹而细薄，茎亦圆小。荆襄人煮以染黄，色极鲜好。俗名绿蓐草。

【气味】　**苦，平，无毒。**〔权曰〕神农、雷公：苦。〔之才曰〕畏鼠负。

【主治】　**久咳上气喘逆，久寒惊悸，痂疥白秃疡气，杀皮肤小虫。**本经。**治身热邪气，小儿身热。**吴普。**洗一切恶疮，有效。**大明。

蒺藜本经上品

【释名】　**茨**尔雅**旁通**本经**屈人**本经**止行**本经**休羽**本经**升推**〔弘景曰〕多生道上及墙上。叶布地，子有刺，状如菱而小。长安最饶，人行多着木履。今军家乃铸铁作之，以布敌路，名铁蒺藜。易云，据于蒺藜，言其凶伤。诗云。墙有茨，不可扫也，以刺梗秽。方用甚稀。〔时珍曰〕蒺，疾也；藜，利也；茨，刺也。其刺伤人，甚疾而利也。屈人、止行，皆因其伤人也。

【集解】　〔别录曰〕蒺藜子生冯翊平泽或道旁，七月、八月采实，暴干。〔颂曰〕冬月亦采之，黄白色。郭璞注尔雅云，布地蔓生，细叶，子有三角，刺人，是也。又一种白蒺藜，今生同州沙苑，牧马草地最多，而近道亦有之。绿叶细蔓，绵布沙上。七月开花黄紫色，如豌豆花而小，九月结实作荚，子便可采。其实味甘而微腥，褐绿色，与蚕种子相类而差大。又与马薸子酷相类，但马薸子微大，不堪入药，须细辨之。〔宗奭曰〕蒺藜有二等：一等杜蒺藜，即今之道旁布地而生者，开小黄花，结芒刺。一种白蒺藜，出同州沙苑牧马处。子如羊内肾，大如黍粒，补肾药今人多用。风家惟用刺蒺藜也。〔时珍曰〕蒺藜叶如初生皂荚叶，整齐可爱。刺蒺藜状如赤根菜子及细菱，三角四刺，实有仁。其白蒺藜结荚长寸许，内子大如脂麻，状如羊肾而带绿色，今人谓之沙苑蒺藜。以此分别。

子

【修治】　〔敩曰〕凡使拣净蒸之。从午至酉，日干，木臼舂令刺尽，用酒拌再蒸，从午至酉，日干用。〔大明曰〕入药不计丸散，并炒去刺用。

【气味】　**苦，温，无毒。**〔别录曰〕辛，微温。〔权曰〕甘，有小毒。〔志曰〕其性宣通，久服不冷而无壅热，当以性温为是。〔之才曰〕乌头为之使。

【主治】　**恶血，破癥积聚，喉痹乳难。久服长肌肉，明目轻身。**本经。**身体风痒，头痛，咳逆伤肺肺痿，止烦下气。小儿头疮，痈肿阴㿉，可作摩粉。**别录。**治诸风疬疡，疗吐脓，去燥热。**甄权。**治奔豚肾气，肺气胸膈满，催生堕胎，益精，疗水藏冷，小便多，止遗沥泄精溺血肿痛。**大明。**痔漏阴汗，妇人发乳带下。**苏颂。**治风秘，及蛔虫心腹痛。**时珍。

白蒺藜

【气味】　**甘，温，无毒。**

【主治】　**补肾，治腰痛泄精，虚损劳乏。**时珍。

【发明】　〔颂曰〕古方皆用有刺者，

治风明目最良。神仙方亦有单服蒺藜法，云不问黑白，但取坚实者，舂去刺用。〔时珍曰〕古方补肾治风，皆用刺蒺藜。后世补肾多用沙苑蒺藜，或以熬膏和药，恐其功亦不甚相远也。刺蒺藜炒黄去刺，磨面作饼，或蒸食，可以救荒。

【附方】 旧九，新八。**服食法**蒺藜子一石，七八月熟时收取，日干，舂去刺，杵为末。每服二钱，新汲水调下，日三服，勿令中绝，断谷长生。服之一年以后，冬不寒，夏不热。二年，老者复少，发白复黑，齿落更生。服之三年，身轻长生。神仙秘旨。**腰脊引痛**蒺藜子捣末，蜜和丸胡豆大。酒服二丸，日三服。外台秘要。**通身浮肿**杜蒺藜日日煎汤洗之。圣惠方。**卒中五尸**蒺藜子捣末，蜜丸胡豆大。每服二丸，日三服。肘后方。**大便风秘**蒺藜子炒一两，猪牙皂荚去皮酥炙五钱，为末。每服一钱，盐茶汤下。普济方。**月经不通**杜蒺藜、当归等分，为末，米饮每服三钱。儒门事亲。**催生下衣**难产，胎在腹中，并包衣不下及胎死者。蒺藜子、贝母各四两，为末，米汤服三钱。少顷不下，再服。梅师方。**蛔虫心痛**吐清水。七月七日采蒺藜子阴干，烧作灰，先食服方寸匕，日三服。外台秘要。**万病积聚**七八月收蒺藜子，水煮熟，曝干，蜜丸梧子大。每酒服七丸，以知为度。其汁煎如饴，服之。**三十年失明**补肝散：用蒺藜子七月七日收，阴干捣散。食后水服方寸匕，日二。外台秘要。**牙齿动摇**疼痛及打动者。土蒺藜去角生研五钱，淡浆水半碗，蘸水入盐温漱，甚效。或以根烧灰，贴牙即牢固也。御药院方。**牙齿出血**不止，动摇。蒺藜末，旦旦擦之。道藏经。**打动牙疼**蒺藜子或根为末，日日揩之。瑞竹堂方。**鼻塞出水**多年不闻香臭。蒺藜二握，当道车碾过，以水一大盏，煮取半盏。仰卧，先满口含饭，以汁一合灌鼻中。不通[1]再灌，嚏出一两个息肉，似赤蛹虫，即愈。圣惠方。**面上瘢痕**蒺藜子、山卮子各一合，为末，醋和，夜涂旦洗。救急方。**白癜风疾**白蒺藜子六两，生捣为末。每汤服二钱，日二服。一月根绝，服至半月，白处见红点，神效。孙真人食忌。**一切丁肿**蒺藜子一升，熬捣，以醋和封头上，拔根。外台秘要。

花

【主治】 **阴干为末。每温酒服二三钱，治白癜风。**宗奭。

苗

【主治】 **煮汤，洗疥癣风疮作痒。**时珍。

【附方】 旧二，新一。**鼻流清涕**蒺藜苗二握，黄连二两，水二升，煎一升，少少灌鼻中取嚏，不过再服。圣惠方。**诸疮肿毒**蒺藜蔓洗，三寸截之，以水五升，煮取二升，去滓，纳铜器中，又煮取一升，纳小器中，煮如饴状，以涂肿处。千金方。**蠼螋尿疮**绕身匝即死。以蒺藜叶捣傅之。无叶用子。备急方。

谷精草宋开宝

【释名】 **戴星草**开宝**文星草**纲目**流星草**〔时珍曰〕谷田余气所生，故曰谷精。〔志曰〕白花似星，故有戴星诸名。

【集解】 〔颂曰〕处处有之。春生于谷田中，叶茎俱青，根花并白色。二月、三月采花用，花白小圆似星。可喂马令肥，主虫颡毛焦病。又有一种，茎梗长有节，根微赤，出秦陇间。〔时珍曰〕此草收谷后，荒田中生之，江湖南北多有。一科丛生，叶似嫩谷秧。抽细茎，高四五

① 通：原作“过”，字误，今据《圣惠方》卷三十七改。

寸。茎头有小白花，点点如乱星。九月采花，阴干。云二三月采者，误也。

花

【气味】 **辛，温，无毒。**〔藏器曰〕甘、平。〔大明曰〕可结水银成砂子。

【主治】 **喉痹，齿风痛，诸疮疥。**开宝。**头风痛，目盲翳膜，痘后生翳，止血。**时珍。

【发明】 〔时珍曰〕谷精体轻性浮，能上行阳明分野。凡治目中诸病，加而用之，甚良。明目退翳之功，似在菊花之上也。

【附方】 旧一，新七。**脑痛眉痛**谷精草二钱，地龙三钱，乳香一钱，为末。每用半钱，烧烟筒中，随左右熏鼻。圣济录。**偏正头痛**集验方用谷精草一两为末，以白面糊调摊纸花上，贴痛处，干换。圣济方用谷精草末、铜绿各一钱，消石半分，随左右嗃鼻。**鼻衄不止**谷精草为末，熟面汤服二钱。圣惠方。**目中翳膜**谷精草、防风等分，为末，米饮服之，甚验。明目方。**痘后目翳**隐涩泪出，久而不退。用谷精草为末，以柿或猪肝片蘸食。一方，加蛤粉等分，同入猪肝内煮熟，日食之。又方加[①]夜明沙。邵真人济急方。**小儿雀盲**至晚忽不见物。用羯羊肝一具，不用水洗，竹刀剖开，入谷精草一撮，瓦罐煮熟，日食之，屡效。忌铁器。如不肯食，炙熟，捣作丸绿豆大。每服三十丸，茶下。卫生家宝方。**小儿中暑**吐泄烦渴。谷精草烧存性，用器覆之，放冷为末。每冷米饮服半钱。保幼大全。

海金沙宋嘉祐

【释名】 **竹园荽**〔时珍曰〕其色黄如细沙也。谓之海者，神异之也。俗名竹园荽，象叶形也。

【集解】 〔禹锡曰〕出黔中郡，湖南亦有。生作小株，高一二尺。七月收其全科，于日中暴之，小干，以纸衬承，以杖击之，有细沙落纸上，且暴且击，以尽为度。〔时珍曰〕江浙、湖湘、川陕皆有之，生山林下。茎细如线，引于竹木上，高尺许。其叶细如园荽叶而甚薄，背面皆青，上多皱文。皱处有沙子，状如蒲黄粉，黄赤色。不开花，细根坚强。其沙及草皆可入药。方士采其草取汁，煮砂、缩贺。

【气味】 **甘，寒，无毒。**

【主治】 **通利小肠。得卮子、马牙消、蓬沙，疗伤寒热狂。或丸或散。**嘉祐。**治湿热肿满，小便热淋、膏淋、血淋、石淋茎痛，解热毒气。**时珍。

【发明】 〔时珍曰〕海金沙，小肠、膀胱血分药也。热在二经血分者宜之。

【附方】 旧一，新五。**热淋急痛**海金沙草阴干为末，煎生甘草汤，调服二钱，此陈总领方也。一加滑石。夷坚志。**小便不通**脐下满闷。海金沙一两，腊南茶半两，捣碎，每服三钱，生姜甘草煎汤下，日二服。亦可末服。图经本草。**膏淋如油**海金沙、滑石各一两，甘草梢二钱半，为末。每服二钱，麦门冬煎汤服。日二次。仁存方。**血淋痛涩**但利水道，清浊自分。海金沙末，新汲水或砂糖水服一钱。普济方。**脾湿肿满**腹胀如鼓，喘不得卧。海金沙散：用海金沙三钱，白术四两，甘草半两，黑牵牛头末一两半，为末。每服一钱，煎倒流水调下，得利为妙。东垣兰室秘藏。**痘疮变黑**归肾。用竹园荽草煎酒，傅其身，即发起。直指方。

地杨梅拾遗

【集解】 〔藏器曰〕生江东湿地，

---

① 加：原作“见”，无义，夜明沙条无此方，今改。

苗如莎草，四五月有子，似杨梅也。

【主治】 **赤白痢，取茎、子煎汤服。**藏器。

水杨梅纲目

【释名】 **地椒**

【集解】 〔时珍曰〕生水边，条叶甚多，生子如杨梅状。庚辛玉册云：地椒一名水杨梅，多生近道阴湿处，荒田野中亦有之。丛生，苗叶似菊。茎端开黄花，实类椒而不赤。实可结伏三黄、白矾，制丹砂、粉霜。

【气味】 **辛，温，无毒。**

【主治】 **疔疮肿毒。**时珍。

地蜈蚣草纲目

【集解】 〔时珍曰〕生村落塍野间。左蔓延右，右蔓延左。其叶密而对生，如蜈蚣形，其穗亦长，俗呼过路蜈蚣。其延上树者，呼飞天蜈蚣。根、苗皆可用。

【气味】 **苦，寒，无毒。**

【主治】 **解诸毒，及大便不通，捣汁。疗痈肿，捣涂，并末服，能消毒排脓。蜈蚣伤者，入盐少许捣涂，或末傅之。**时珍。

【附方】 新一。**一切痈疽**及肠痈奶痈，赤肿未破，或已破而脓血不散，发热疼痛能食者，并宜排脓托里散：用地蜈蚣、赤芍药、当归、甘草等分，为末。每服二钱。温酒下。和剂局方。

半边莲纲目

【集解】 〔时珍曰〕半边莲，小草也。生阴湿塍堑边。就地细梗引蔓，节节而生细叶。秋开小花，淡红紫色，止有半边，如莲花状，故名。又呼急解索。

【气味】 **辛，平，无毒。**

【主治】 **蛇虺[①]伤，捣汁饮，以滓围涂之。又治寒齁气喘，及疟疾寒热，同雄黄各二钱，捣泥，碗内覆之，待色青，以饭丸梧子大。每服九丸，空心盐汤下。**时珍。寿域方。

紫花地丁纲目

【释名】 **箭头草纲目独行虎纲目羊角子秘韫米布袋**

【集解】 〔时珍曰〕处处有之。其叶似柳而微细，夏开紫花结角。平地生者起茎，沟壑边生者起蔓。普济方云：乡村篱落生者，夏秋开小白花，如铃儿倒垂，叶微似木香花之叶。此与紫花者相戾，恐别一种也。

【气味】 **苦、辛，寒，无毒。**

【主治】 **一切痈疽发背，疔肿瘰疬，无名肿毒恶疮。**时珍。

【附方】 新八。**黄疸内热**地丁末，酒服三钱。乾坤秘韫。**稻芒粘咽**不得出者。箭头草嚼咽下。同上方。**痈疽恶疮**紫花地丁，连根，同苍耳叶等分，捣烂，酒一钟，搅汁服。杨诚经验方。**痈疽发背**无名诸肿，贴之如神。紫花地丁草，三伏时收，以白面和成，盐醋浸一夜贴之。昔有一尼发背，梦得此方。数日而痊。孙天仁集效方。**一切恶疮**紫花地丁根，日干，以罐盛，烧烟对疮熏之，出黄水，取尽愈。卫生易简方。**瘰疬丁疮**发背诸肿。紫花地丁根去粗皮，同白蒺藜为末，油和涂神效。乾坤秘韫。**丁疮肿毒**千金方用紫花地丁草捣汁服，虽极者亦效。杨氏方用紫花地丁草、葱头、生蜜共捣贴之。若瘤疮，加新黑牛屎。**喉痹肿痛**箭头草叶，入酱少许，研膏，点入取吐。普济方。

---

① 虺：原作“蚘”，义晦，乃声之误，今改。

鬼针草拾遗

【集解】 〔藏器曰〕生池畔，方茎，叶有桠，子作钗脚，着人衣如针。北人谓之鬼针，南人谓之鬼钗。

【气味】 **苦，平。无毒。**

【主治】 **蜘蛛、蛇咬，杵汁服，并傅**。藏器。**涂蝎虿伤**。时珍。

【附方】 新一。**割甲伤肉不愈**。鬼针草苗、鼠粘子根捣汁，和腊猪脂涂。千金。

独用将军唐本草

【集解】 〔恭曰〕生林野中，节节穿叶心生苗，其叶似楠，不时采根、叶用。

【气味】 **辛，无毒。**

【主治】 **毒肿乳痈，解毒，破恶血**。恭。

【附方】 新一。**下痢噤口**独将军草根，有珠如豆者，取珠捣汁三匙，以白酒半杯和服。简便方。

【附录】 **留军待**〔恭曰〕生剑州山谷，叶似楠而细长。采无时。味辛，温，无毒。主肢节风痛，折伤瘀血，五缓挛痛。

见肿消宋图经

【集解】 〔颂曰〕生筠州。春生苗叶，茎紫色，高一二尺，叶似桑而光，面青紫赤色，采无时。

【气味】 **酸，涩，有微毒。**

【主治】 **消痈疽肿及狗咬，捣叶贴之**。苏颂。

【附方】 新一。**一切肿毒**。及伤寒遗毒，发于耳之前后，及项下肿硬。用见肿消草、生白及、生白敛、土大黄、生大蓟根、野苎麻根捣成饼，入芒消一钱，和贴留头，干即易之。若加金线重楼及山慈姑尤妙。伤寒蕴要。

攀倒甑图经

【集解】 〔颂曰〕生宜州郊野，茎叶如薄荷。一名斑杖，一名接骨①。〔时珍曰〕斑杖名同虎杖，接骨名同蒴藋，不知是一类否。

【气味】 **苦，寒，无毒。**

【主治】 **解利风热，烦渴狂躁，捣汁服，甚效**。苏颂。

水甘草图经

【集解】 〔颂曰〕生筠州，多在水旁。春生苗，茎青，叶如柳，无花。土人七月、八月采。单用，不入众药。

【气味】 **甘，寒，无毒。**

【主治】 **小儿风热丹毒，同甘草煎饮**。苏颂。

---

① 接骨：《证类本草》卷三十作“斑骨草”。

本草纲目草部目录第十七卷

草之六毒草类四十七种

大黄本经　**商陆**本经　**狼毒**本经　**防葵**本经　**狼牙**本经　**䕡茹**本经　**大戟**本经　**泽漆**本经　**甘遂**本经　**续随子**开宝　**莨菪**本经。即天仙子　**云实**本经　**蓖麻**唐本。博落回附　**常山、蜀漆**本经。杜茎山、土红山附　**藜芦**本经。山慈石、参果根、马肠根附　**木藜芦**拾遗　**附子**本经　**天雄**本经　**侧子**别录　**漏篮子**纲目　**乌头**本经　**白附子**别录　**虎掌、天南星**本经　**由跋**本经　**蒟蒻**开宝。菩萨草附　**半夏**本经　**蚤休**本经　**鬼臼**本经　**射干**本经　**鸢尾**本经　**玉簪**纲目　**凤仙**纲目　**坐拿草**图经。押不芦附　**曼陀罗花**纲目　**羊踯躅**本经。山踯躅、羊不吃草附　**芫花**本经　**荛花**本经　**醉鱼草**纲目　**莽草**本经　**茵芋**本经　**石龙芮**本经。即胡椒菜　**毛茛**拾遗。海姜附　**牛扁**本经。虱建草附　**荨麻**图经　**格注草**唐本　**海芋**纲目。透山根附　**钩吻**本经

上附方旧一百三十四，新四百九十五。

本草纲目草部第十七卷

草之六毒草类四十七种

大黄本经下品

【释名】 **黄良**本经**将军**当之**火参**吴普**肤如**吴普〔弘景曰〕大黄，其色也。将军之号，当取其骏快也。〔杲曰〕推陈致新。如戡定祸乱，以致太平，所以有将军之号。

【集解】 〔别录曰〕大黄生河西山谷及陇西。二月、八月采根，火干。〔普曰〕生蜀郡北部或陇西。二月卷生黄赤，其叶四四相当，茎高三尺许。三月花黄，五月实黑，八月采根。根有黄汁，切片阴干。〔弘景曰〕今采益州北部汶山及西山者，虽非河西、陇西，好者犹作紫地锦色，味甚苦涩，色至浓黑。西川阴干者胜。北部日干，亦有火干者，皮小焦不如，而耐蛀堪久。此药至劲利，粗者便不中服。〔恭曰〕叶、子、茎并似羊蹄，但茎高六七尺而脆，味酸堪生啖，叶粗长而厚。根细[1]者亦似宿羊蹄，大者乃如碗，长二尺。其性湿润而易蛀坏，火干乃佳。作时烧石使热，横寸截着石上煿之，一日微燥，以绳穿眼干。今出宕州、凉州、西羌、蜀地者皆佳。幽并以北者渐细，气力不及蜀中者。陶言蜀地不及陇西，误矣。〔藏器曰〕凡用当分别之。若取和及深沉能攻病者，可用蜀中似牛舌片紧硬者；苦取泻泄骏快、推陈去热者，当取河西锦文者。〔颂曰〕今蜀川、河东、陕西州郡皆有之。以蜀川锦文者佳。其次秦陇来者，谓之土番大黄。正月内生青叶，似蓖麻，大者如扇。根如芋，大者如碗，长一二尺。其细根如牛蒡，小者亦如芋。四月开黄花，亦有青红似荞麦花者。茎青紫色，形如竹。二、八月采根，去黑皮，切作横片，火干。蜀大黄乃作竖[2]片如牛舌形，谓之牛舌大黄。二者功用相等。江淮出者曰土大黄，二月开花，结细实。〔时珍曰〕宋祁益州方物图言蜀大山中多有之，赤茎大叶，根巨若碗，药市以大者为枕，紫地锦文也。今人以庄浪出者为最，庄浪即古泾原陇西地，与别录相合。

【正误】 〔颂曰〕鼎州出一种羊蹄大黄，治疥瘙甚效。初生苗叶，累年长大，即叶似商陆而狭尖。四月内抽条出穗，五七茎相合，花叶同色。结实如荞麦而轻小，五月熟即黄色，呼为金荞麦。三月采苗，五月采实，阴干。九月采根，破之亦有锦文。亦呼为土大黄。〔时珍曰〕苏说即老羊蹄根也。因其似大黄，故谓之羊蹄大黄，实非一类。又一种酸模，乃山大黄也。状似羊蹄而生山上，所谓土大黄或指此，非羊蹄也。俱见本条。

根

【修治】 〔雷曰〕凡使细切。以文

---

① 细：原作“红”，字误，今据《证类本草》卷十改。

② 竖：原作“紧”，字误，今改。

如水旋斑紧重者，锉片蒸之，从巳至未，晒干，又洒腊水蒸之，从未至亥，如此凡七次。晒干，却洒淡蜜水再蒸一伏时，其大黄必如乌膏样，乃晒干用。〔藏器曰〕凡用有蒸、有生、有熟，不得一概用之。〔承曰〕大黄采时，皆以火石煿干货卖，更无生者，用之亦不须更多炮炙蒸煮。

【气味】 **苦，寒。无毒。**〔别录曰〕大寒。〔普曰〕神农、雷公：苦，有毒。扁鹊：苦，无毒。李当之：大寒。〔元素曰〕味苦气寒，气味俱厚。沉而降，阴也。用之须酒浸煨熟者，寒因热用。酒浸入太阳经，酒洗入阳明经，余经不用酒。〔杲曰〕大黄苦峻下走，用之于下必生用。若邪气在上，非酒不至，必用酒浸引上至高之分，驱热而下。如物在高巅，必射以取之也。若用生者，则遗至高之邪热，是以愈后或目赤，或喉痹，或头肿，或膈上热疾生也。〔时珍曰〕凡病在气分，及胃寒血虚，并妊娠产后，并勿轻用。其性苦寒，能伤元气、耗阴血故也。〔之才曰〕黄芩为之使，无所畏。〔权曰〕忌冷水，恶干漆。

【主治】 **下瘀血血闭，寒热，破癥瘕积聚，留饮宿食，荡涤肠胃，推陈致新，通利水谷，调中化食，安和五脏。**本经。**平胃下气，除痰实，肠间结热，心腹胀满，女子寒血闭胀，小腹痛，诸老血留结。**别录。**通女子经候，利水肿，利大小肠，贴热肿毒，小儿寒热时疾，烦热蚀脓。**甄权。**通宣一切气，调血脉，利关节，泄壅滞水气，温瘴热疟，**大明。**泻诸实热不通，除下焦湿热，消宿食，泻心下痞满。**元素。**下痢赤白，里急腹痛，小便淋沥，实热燥结，潮热谵语，黄疸诸火疮。**时珍。

【发明】 〔之才曰〕得芍药、黄芩、牡蛎、细辛、茯苓，疗惊恚怒，心下悸气。得消石、紫石英、桃仁，疗女子血闭。〔宗奭曰〕张仲景治心气不足，吐血衄血，泻心汤，用大黄、黄芩、黄连。或曰心气既不足，而不用补心汤，更用泻心何也？答曰：若心气独不足，则当不吐衄也。此乃邪热因不足而客之，故令吐衄。以苦泄其热，以苦补其心，盖一举而两得之。有是证者，用之无不效。惟在量其虚实而已。〔震亨曰〕大黄苦寒善泄，仲景用之泻心汤者，正因少阴经不足，本经之阳亢甚无辅，以致阴血妄行飞越，故用大黄泻去亢甚之火，使之平和，则血归经而自安。夫心之阴气不足，非一日矣，肺与肝俱各受火而病作。故黄芩救肺，黄连救肝。肺者阴之主，肝者心之母、血之合也。肝肺之火既退，则阴血复其旧矣。寇氏不明说而云邪热客之，何以明仲景之意而开悟后人也？〔时珍曰〕大黄乃足太阴、手足阳明、手足厥阴五经血分之药。凡病在五经血分者，宜用之。若在气分用之，是谓诛伐无过矣。泻心汤治心气不足吐血衄血者，乃真心之气不足，而手厥阴心包络、足厥阴肝、足太阴脾、足阳明胃之邪火有余也。虽曰泻心，实泻四经血中之伏火也。又仲景治心下痞满、按之软者，用大黄黄连泻心汤主之。此亦泻脾胃之湿热，非泻心也。病发于阴而反下之，则作痞满，乃寒伤营血，邪气乘虚结于上焦。胃之上脘在于心，故曰泻心，实泻脾也。素问云，太阴所至为痞满，又云浊气在上，则生䐜胀，是矣。病发于阳而反下之，则成结胸，乃热邪陷入血分，亦在上脘分野。仲景大陷胸汤丸皆用大黄，亦泻脾胃血分之邪，而降其浊气也。若结胸在气分，则只用小陷胸汤；痞满在气分则用半夏泻心汤矣。成无已注释伤寒论，亦不知分别此义。〔成无已曰〕热淫所胜，以苦泄之。大黄之苦，以荡涤瘀热，下燥结而泄胃强。〔颂曰〕本草称大黄推陈致新，其效最神，故古方下积滞多用之，张仲景治伤寒用处尤多。古人用毒药攻病，必随人之虚实寒热而处置，非一切轻用也。梁武帝因发热欲服大黄，姚僧坦曰：大黄乃是快药，至尊年高，不可轻用。帝弗从，几至委顿。梁元帝常有心腹疾。诸医咸谓宜用平药，可渐宣通。僧坦曰：脉洪而实，此有宿妨，非用大黄无瘥理。帝从之，遂愈。以此言之。今医用一毒药而攻众病，其偶中，便谓此方神奇；其差误，则不言用药之失，可不戒哉？

【附方】 旧十四，新三十七。**吐血衄血**治心气不足，吐血衄血者，泻心汤主之。大黄二两，黄连、黄芩各一两，水三升，煮一升，热服取利。张仲景金匮玉函。**吐血刺痛**川大黄一两，为散。每服一钱，以生地黄汁一合，水半盏，煎三五沸，无时服。简要济众方。**伤寒痞满**病发于阴，而反下之，心下满而不痛，按之濡，此为痞也。大黄黄连泻心汤主之。大黄二两，黄连一两，以麻沸汤二升渍之，须臾绞汁，分作二次温服。仲景伤寒论。**热病谵狂**川大黄五两，锉炒微赤，为散。用腊雪水五升，煎如膏。每服半匙，冷水下。圣惠方。**伤寒发黄**方同上。气壮者大黄一两，水二升，渍一宿，平旦煎汁一升，入芒消一两，缓服，须臾当利下。伤寒类要。**腰脚风气**作痛。大黄二两，切如棋子，和少酥炒干，勿令焦，捣筛。每用二钱，空心以水三大合，入姜三片，煎十余沸，取汤调服，当下冷脓恶物，即痛止。崔元亮海上方。**一切壅滞**经验方：治风热积壅，化痰涎，治痞闷消食，化气导血。用大黄四两，牵牛子半炒半生四两，为末，炼蜜丸如梧子大。每服十丸，白汤下，并不损人。如要微利，加一二十丸。卫生宝鉴用皂荚熬膏和丸，名坠痰丸，又名全真丸。金宣宗服之有验，赐名保安丸。**痰为百病**滚痰丸：治痰为百病，惟水泻、胎前产后不可服用。大黄酒浸，蒸熟切晒，八两，生黄芩八两，沉香半两，青礞石二两，以焰消二两，同入砂罐固济，煅红研末二两。上各取末，以水和丸梧子大。常服一二十丸，小病五六十丸，缓病七八十丸，急病一百二十丸，温水吞下，即卧勿动。候药逐上焦痰滞。次日先下糟粕，次下痰涎，未下再服。王隐君岁合四十余斤，愈疾数万也。养生主论。**男女诸病**无极丸：治妇人经血不通，赤白带下，崩漏不止，肠风下血，五淋，产后积血，癥瘕腹痛，男子五劳七伤，小儿骨蒸潮热等证，其效甚速。宜六癸日合之。用锦纹大黄一斤，分作四分：一分用童尿一碗，食盐二钱，浸一日，切晒；一分用醇酒一碗，浸一日，切晒，再以巴豆仁三十五粒同炒，豆黄，去豆不用；一分用红花四两，泡水一碗，浸一日，切晒；一分用当归四两，入淡醋一碗，同浸一日，去归，切晒，为末，炼蜜丸梧子大。每服五十丸，空心温酒下。取下恶物为验，未下再服。此武当高士孙碧云方也。医林集要。**心腹诸疾**三物备急丸：治心腹诸疾，卒暴百病。用大黄、巴豆、干姜各一两，捣筛，蜜和捣一千杵，丸小豆大，每服三丸。凡中客卒忤，心腹胀满，痛如锥刀，气急口噤，停尸卒死者。以暖水或酒服之，或灌之。未知更服三丸，腹中鸣转，当吐下便愈。若口已噤者，折齿灌之，入喉即瘥。此乃仲景方，司空裴秀改为散用，不及丸也。图经本草。**腹中痞块**大黄十两为散。醋三升，蜜两匙和煎，丸梧子大。每服三十丸，生姜汤下，吐利为度。外台秘要。**腹胁积块**风化石灰末半斤，瓦器炒极热，稍冷，入大黄末一两炒热，入桂心末半两略炒，下米醋搅成膏，摊布贴之。又方：大黄二两，朴消一两，为末，以大蒜同捣膏和贴之。或加阿魏一两，尤妙。丹溪心法。**久患积聚**二便不利，上抢心，腹胀满，害食。大黄、白芍各二两，为末。水丸梧子大，每汤下四十丸，日三，以知为度。千金方。**脾癖疳积**不拘大人小儿。锦纹大黄三两为末，醋一盏，沙锅内文武火熬成膏，倾瓦上，日晒夜露三日，再研。用舶上硫黄一两，形如琥珀者，官粉一两，同研匀。十岁以下小儿半钱，大人一钱半，米饮下。忌一切生冷、鱼肉，只食白粥半月。如一服不愈，半月之后再服。若不忌口，不如勿服。圣济总录。**小儿无辜**闪癖瘰疬，或头干黄耸，或乍痢乍瘥，诸状多者，大黄煎主之。大黄九两锦纹新实者，若微朽即不中用。削去皮，捣筛为散。以好米醋三升，和置瓦碗中，于大铛内浮汤上，炭火慢煮，候至成膏，可丸，乃贮器中。三岁儿一服七丸，梧子大，日再服，以下出青赤脓为度。若不下，或下少，稍稍加丸。若下多，又须减之。病重者七八剂方尽根。大人亦可用之。此药惟下宿脓，不令儿利也。须禁食毒物，乳母亦禁之。一加木香一两半。崔知悌方。**小儿诸热**大黄煨熟、黄芩各一两，为末，炼蜜丸麻子大。每服五丸至十丸，蜜汤下。加黄连，名三黄丸。钱氏小儿方。**骨蒸积热**渐渐黄瘦。大黄四分，以童子小便五六合，煎取四合，去滓。空腹分为二服，如人行五里，再服。广利方。**赤白浊淋**好大黄为末。每服六分，以鸡子一个，破顶入药，搅匀蒸熟，空心食之。不过三服愈。简便方。**相火秘结**大黄末一两，牵牛头末半两，每服三钱。有厥冷者，酒服；无厥冷，五心烦，蜜汤服。刘河间保命集。**诸痢初起**大黄煨熟、当归各二三钱，壮人各一两，水煎服，取利。或加槟榔。集简方。**热痢里急**大黄一两，浸酒半日，煎服取利。集简方。**忽喘闷绝**不能语言，涎流吐逆，牙齿动摇，气出转大，绝而复苏，名伤寒并热霍乱。大黄、人参各半两，水二盏，煎一盏，热服，可安。危氏得效方。**食已即吐**胸中有火也。大黄一两，甘草二钱半，水一升，煮半升，温服。仲景金匮玉函方。**妇人血癖**作痛。大黄一两，酒二升，煮十沸，顿服取利。千金翼。**产后血块**大黄末一两，头醋半升，熬膏，丸梧子大。每服五丸，温醋化下，良久当下。千金方。**干血气痛**锦纹大黄酒浸晒干四两，为末，好醋一升，熬成膏，丸芡子大。卧时酒化一丸服，大便利一二行，红漏自下，乃调经仙药也。或加香附。董氏集验方。**妇人嫁痛**小户肿痛也。大黄一两，酒一升，煮一沸，顿服。千金方。**男子偏坠**作痛。大黄末和醋涂之，干则易。梅师方。**湿热眩运**不可当者。酒炒大黄为末，茶清服二钱，急则治其标也。丹溪纂要。**小儿脑热**常欲闭目。大黄一分，水三合，浸一夜。一岁儿服半合，余者涂顶上，干即再上。姚和众至宝方。**暴赤目痛**四物汤加大黄，酒煎服之。传信适用方。**胃火牙痛**口含冰水一口，以纸捻蘸大黄末，随左右嗃鼻，立止。儒门事亲。**风热牙痛**紫金散：治风热积壅，一切牙痛，去口气，大有奇效。好大黄瓶内烧存性，为末，早晚揩牙，漱去。都下一家专货此药，两宫常以数千赎之，其门如市也。千金家藏方。**风虫牙痛**龈常出血，渐至崩落，口臭，极效。大黄米泔浸软、生地黄各旋切一片，合定贴上，一夜即愈，未愈再贴。忌说话，恐引入风。本事方。**口疮糜烂**大黄、枯矾等分，为末，擦之吐涎。圣惠方。**鼻中生疮**生大黄、杏仁捣匀，猪脂和涂。又方：生大黄、黄连各一钱，麝香少许，为末，生油调搽。圣惠方。**仙茅毒发**舌胀出口。方见仙茅下。**伤**

损瘀血三因方：鸡鸣散：治从高坠下，木石压伤，及一切伤损，血[①]瘀凝积，痛不可忍，并以此药推陈致新。大黄酒蒸一两，杏仁去皮三七粒。细研，酒一碗，煎六分，鸡鸣时服。至晓取下瘀血，即愈。和剂方：治跌压瘀血在内胀满。大黄、当归等分，炒研。每服四钱，温酒服，取下恶物愈。**打扑伤痕**瘀血滚注，或作潮热者。大黄末，姜汁调涂。一夜，黑者紫；二夜，紫者白也。濒湖集简方。**杖疮肿痛**大黄末，醋调涂之。童尿亦可调。医方摘玄。**金疮烦痛**大便不利。大黄、黄芩等分，为末，蜜丸。先食水下十丸，日三服。千金方。**冻疮破烂**大黄末，水调涂之。卫生宝鉴。**汤火伤灼**庄浪大黄生研，蜜调涂之。不惟止痛，又且灭瘢。此乃金山寺神人所传方。洪迈夷坚志。**灸疮飞蝶**因艾灸讫，火痂便退，疮内鲜肉片飞如蝶形而去，痛不可忍，是火毒也。大黄、朴消各半两，为末，水服取利即愈。张杲医说。**蠼螋咬疮**大黄末涂之。医说。**火丹赤肿**遍身者。大黄磨水，频刷之。急救方。**肿毒初起**大黄、五倍子、黄檗等分，为末。新汲水调涂，日四五次。简便方。**痈肿焮热**作痛。大黄末，醋调涂之。燥即易，不过数易即退，甚验神方也。肘后方。**乳痈肿毒**金黄散：用川大黄、粉草各一两为末，好酒熬成膏收之。以绢摊贴疮上，仰卧。仍先以温酒服一大匙，明日取下恶物。妇人经验方。**大风癞疮**大黄煨一两，皂角刺一两，为末。每服方寸匕，空心温酒下，取出恶毒物如鱼脑状。未下再服，即取下如乱发之虫。取尽，乃服雄黄花蛇药。名通天再造散。十便良方。

叶

【气味】　**酸，寒，无毒。**

【主治】　**置荐下，辟虱虫。**相感志。

商陆本经下品

【释名】　**蓫薚**音逐汤。**当陆**开宝**章柳**图经**白昌**开宝**马尾**广雅**夜呼**本经〔时珍曰〕此物能逐荡水气，故曰蓫薚。讹为商陆，又讹为当陆，北音讹为章柳。或云枝枝相值，叶叶相当，故曰当陆。或云多当陆路而生也。

【集解】　〔别录曰〕商陆生咸阳川谷。如人形者有神。〔恭曰〕此有赤白二种：白者入药用，赤者见鬼神。甚有毒。〔保升曰〕所在有之。叶大如牛舌而厚脆，赤花者根赤，白花者根白。二月、八月采根，日干。〔颂曰〕俗名章柳根，多生于人家园圃中。春生苗，高三四尺，青叶如牛舌而长。茎青赤，至柔脆。夏秋开红紫花，作朵。根如萝卜而长，八九月采之。尔雅谓之蓫薚，广雅谓之马尾，易经谓之苋陆。〔敩曰〕一种赤昌[②]，苗叶绝相类，不可服之，有伤筋骨消肾之毒。惟花白年多者，仙人采之作脯，可下酒也。〔时珍曰〕商陆昔人亦种之为蔬，取白根及紫色者擘破，作畦栽之，亦可种子。根苗茎并可洗蒸食，或用灰汁煮过亦良。服丹砂、乳石人食之尤利。其赤与黄色者有毒，不可食。按周定王救荒本草云：章柳干粗似鸡冠花干，微有线楞，色微紫赤，极易生植。

根

【修治】　〔敩曰〕取花白者根，铜刀刮去皮，薄切，以东流水浸两宿，漉出，架甑蒸，以黑豆叶一重，商陆一重，如此蒸之，从午至亥，取出去豆叶，暴干锉用。无豆叶，以豆代之。

【气味】　**辛，平，有毒。**〔别录曰〕

---

① 血：原脱，今据《三因方》卷九补。
② 昌：《证类本草》卷十一作“菖”。

酸。〔权曰〕甘，有大毒。忌犬肉。〔大明曰〕白者苦冷，得大蒜良。赤者有毒，能伏硇砂、砒石、雌黄，拔锡。〔恭曰〕赤者但可贴肿，服之伤人，痢血不已杀人，令人见鬼神。〔张仲景曰〕商陆以水服，杀人。〔杲曰〕商陆有毒，阳中之阴。其味酸辛，其形类人。其用疗水，其效如神。

【主治】 **水肿疝瘕痹，熨除痈肿，杀鬼精物。**本经。**疗胸中邪气，水肿痿痹，腹满洪直，疏五脏，散水气。**别录。**泻十种水病。喉痹不通，薄切醋炒，涂喉外，良。**甄权。**通大小肠，泻蛊毒，堕胎，熁肿毒，傅恶疮。**大明。

【发明】 〔弘景曰〕方家不甚用，惟疗水肿，切生根，杂鲤鱼煮作汤服。道家乃散用之，及煎酿服，皆能去尸虫，见鬼神。其实子亦入神药。花名募花，尤良。〔颂曰〕古方术家多用之，亦可单服。五月五日采根，竹篮盛，挂屋东北角阴干百日捣筛，井华水调服，云神仙所秘法也。〔时珍曰〕商陆苦寒，沉也，降也，阴也。其性下行，专于行水。与大戟、甘遂，盖异性而同功。胃气虚弱者不可用。方家治肿满、小便不利者，以赤根捣烂，入麝香三分，贴于脐心，以帛束之，得小便利即肿消。又治湿水，以指画肉上，随散不成文者。用白商陆、香附子炒干，出火毒，以酒浸一夜，日干为末。每服二钱，米饮下。或以大蒜同商陆煮汁服亦可。其茎叶作蔬食，亦治肿疾。〔嘉谟曰〕古赞云：其味酸辛，其形类人。疗水贴肿，其效如神。斯言尽之矣。

【附方】 旧九，新六。**湿气脚软**章柳根切小豆大，煮熟，更以绿豆同煮为饭。每日食之，以瘥为度，最效。斗门方。**水气肿满**外台秘要：用白商陆根去皮，切如豆大，一大盏，以水二升，煮一升。更以粟[①]米一大盏，同煮成粥。每日空心食之，取微利，不得杂食。千金髓用白商陆六两，取汁半合，和酒半升，看人与服。当利下水，取效。梅师方用白商陆一升，羊肉六两，水一斗，煮取六升，去滓，和葱、豉作臛食之。**腹中暴癥**有物如石，痛刺啼呼，不治，百日死。多取商陆根捣汁或蒸之，以布藉腹上，安药，勿覆，冷即易，昼夜勿息。孙真人千金方。**痃癖如石**在胁下坚硬。生商陆根汁一升，杏仁一两，浸去皮，捣如泥，以商陆汁绞杏泥，火煎如饧。每服枣许，空腹热酒服，以利下恶物为度。圣惠方。**产后腹大**坚满，喘不能卧。白圣散：用章柳根三两，大戟一两半，甘遂炒一两，为末。每服二三钱，热汤调下，大便宜利为度。此乃主水圣药也。洁古保命集。**五尸注痛**腹痛胀急，不得喘息，上攻心胸，旁攻两胁，痛或磊块涌起。用商陆根熬，以囊盛，更互熨之，取效。肘后方。**小儿痘毒**小儿将痘发热，失表，忽作腹痛，及膨胀弩气，干霍乱，由毒气与胃气相搏，欲出不得出也。以商陆根和葱白捣傅脐上，斑止痘出，方免无虞。摘玄方。**耳卒热肿**生商陆，削尖纳入，日再易。圣济录。**喉卒攻痛**商陆切根炙热，隔布熨之，冷即易，立愈。图经本草。**瘰疬喉痹**攻痛。生商陆根捣作饼，置疬上，以艾炷于上灸三四壮，良。外台秘要。**一切毒肿**章陆根和盐少许，捣傅，日再易之。孙真人千金方。**石痈如石**坚硬不作脓者。生章陆根捣擦之，燥即易，取软为度。亦治湿漏诸疖。张文仲方。**疮伤水毒**章陆根捣炙，布裹熨之，冷即易之。千金方。

募花

① 粟：原作“粒”，义晦，今据《证类本草》卷十一改。

【主治】 人心昏塞，多忘喜误。取花阴干百日，捣末，日暮水服方寸匕，乃卧思念所欲事，即于眠中醒悟也。苏颂。

狼毒本经下品

【释名】 〔时珍曰〕观其名，知其毒矣。

【集解】 〔别录曰〕狼毒生秦亭山谷及奉高。二月、八月采根，阴干。陈而沉水者良。〔弘景曰〕宕昌亦出之。乃言止有数亩地生，蝮蛇食其根，故为难得。亦用太山者。今用出汉中及建平。云与防葵同根，但置水中沉者是狼毒，浮者是防葵。俗用亦稀，为疗腹内要药耳。〔恭曰〕今出秦州、成州，秦亭原在二州之界。秦陇地寒，元无蝮蛇。此物与防葵都不同类，生处又别，太山、汉中亦不闻有，陶说谬矣。〔志曰〕狼毒叶似商陆及大黄，茎叶上有毛，根皮黄，肉白。以实重者为良，轻者为力劣。秦亭在陇西，奉高是太山下县。陶云，沉者是狼毒，浮者是防葵，此不足为信。假使防葵秋冬采者坚实，得水皆沉；狼毒春夏采者轻虚，得水皆浮。且二物全别，不可比类。此与麻黄、橘皮、半夏、枳实、吴茱萸为六陈也。〔保升曰〕根似玄参，惟浮虚者为劣也。〔颂曰〕今陕西州郡及辽、石州亦有之，状如马志所说。〔时珍曰〕狼毒出秦、晋地。今人往往以草蔄茹为之，误矣。见蔄茹下也。

根

【气味】 辛，平，有大毒。〔大明曰〕苦，辛，有毒。〔之才曰〕大豆为之使，宜醋炒，恶麦句姜，畏占斯、密陀僧也。

【主治】 咳逆上气，破积聚饮食，寒热水气，恶疮鼠瘘疽蚀，鬼精蛊毒，杀飞鸟走兽。本经。**除胸下积僻。**别录。**治痰饮癥瘕，亦杀鼠。**大明。**合野葛纳耳中，治聋。**抱朴子。

【附方】 旧四，新六。**心腹连痛**作胀。用狼毒二两，附子半两，捣筛，蜜丸梧子大。一日服一丸，二日二丸，三日三丸止；又从一丸起，至三丸止，以瘥为度。肘后方。**九种心痛**一虫，二蛀，三风，四悸，五食，六饮，七冷，八热，九气也。又治连年积冷，流注心胸，及落马堕车，瘀血中恶等证。九痛丸：用狼毒炙香，吴茱萸汤泡，巴豆去心，炒取霜，干姜炮，人参各一两，附子炮去皮三两，为末，炼蜜丸梧子大，每空腹温酒下一丸。和剂局方。**腹中冷痛**水谷阴结，心下停痰，两胁痞满，按之鸣转，逆害饮食。用狼毒三两，附子一两，旋覆花三两，捣末，蜜丸梧子大。每服三丸，食前白汤下，日三服。肘后方。**阴疝欲死**丸缩入腹，急痛欲死。狼毒四两，防风二两，附子三两烧，以蜜丸梧子大。每服三丸，日夜三度白汤下。肘后方。**两胁气结**方同腹中冷痛方。**一切虫病**用狼毒杵末，每服一钱，用饧一皂子大，沙糖少许，以水化开，卧时空腹服之，次早即下虫也。集效方。**干湿虫疥**狼毒不拘多少，捣烂，以猪油、马油调搽患处。方睡勿以被蒙头，恐药气伤面。此维扬潘氏所传方。蔺氏经验方。**积年疥癞**狼毒一两，一半生研，一半炒研，轻粉三合，水银三钱，以茶末少许，于瓦器内，以津液擦化为末，同以清油浸药，高一寸，三日，待药沉油清，遇夜不见灯火，蘸油涂疮上，仍以口鼻于药盏上吸气，取效。永类方。**积年干癣**生痂，搔之黄水出，每逢阴雨即痒。用狼毒末涂之。圣惠方。**恶疾风疮**狼毒、秦艽等分，为末。每服方寸匕，温酒下，日一二服。千金方。

防葵本经上品

【释名】　**房苑**别录**梨盖**本经**利茹**吴普。又名爵离、方盖、农果。〔恭曰〕根叶似葵花子根，香味似防风，故名防葵。

【集解】　〔别录曰〕防葵生临淄川谷，及嵩高、太山、少室。三月三日采根，暴干。〔普曰〕茎叶如葵，上黑黄。二月生根，根大如桔梗根，中红白。六月花白，七月、八月实白。三月采根。〔恭曰〕此物亦稀有，襄阳、望楚、山东及兴州西方有之。兴州者乃胜南者，为邻蜀地也。〔颂曰〕今惟出襄阳地，他郡不闻也。其叶似葵，每茎三叶，一本十数茎，中发一干，其端开花，如葱花、景天辈而色白，六月开花即结实。根似防风，香味亦如之，依时采者乃沉水。今乃用枯朽狼毒当之，极为谬矣。〔时珍曰〕唐时陇西成州贡之。苏颂所说，详明可据。

【正误】　〔弘景曰〕防葵今用建平者。本与狼毒同根，犹如三建，其形亦相似，但置水中不沉尔。而狼毒陈久者，亦不能沉矣。〔敩曰〕凡使防葵，勿误用狼毒，缘真相似，而验之有异，效又不同，切须审之，恐误人疾。其防葵在蔡州沙土中生，采得二十日便生蚛，用之惟轻为妙。〔恭曰〕狼毒与防葵都不同类，生处亦别。〔藏器曰〕二物一是上品，一是下品，善恶不同，形质又别。陶氏以浮沉为别，后人因而用之，将以防葵破坚积为下品之物，与狼毒同功。今古因循，遂无甄别，殊为谬误。

根

【修治】　〔敩曰〕凡使须拣去蚛末，用甘草汤浸一宿，漉出暴干，用黄精自然汁一二升拌了，土器中炒至汁尽用。

【气味】　**辛，寒，无毒。**〔别录曰〕甘、苦。〔普曰〕神农：辛、寒。桐君、扁鹊：无毒。岐伯、雷公、黄帝：辛、苦，无毒。〔权曰〕有小毒。

【主治】　**疝瘕肠泄，膀胱热结，溺不下，咳逆湿喑，癫痫惊邪狂走。久服坚骨髓，益气轻身。**本经。**疗五脏虚气，小腹支满胪胀，口干，除肾邪，强志。中火者不可服，令人恍惚见鬼。**别录。**久服主邪气惊狂。**苏恭。**主痃癖气块，膀胱宿水，血气瘤大如碗者，悉能消散。治鬼疟，百邪鬼魅精怪，通气。**甄权。

【发明】　〔时珍曰〕防葵乃神农上品药。黄帝、岐伯、桐君、雷公、扁鹊、吴普皆言其无毒；独别录言中火者服之，令人恍惚见鬼。陈延之小品方云：防葵多服，令人迷惑恍惚如狂。按难经云，重阳者狂，脱阳者见鬼，是岂上品养性所宜乎？是岂寒而无毒者乎？不然，则本经及苏恭所列者，是防葵功用，而别录所列者，乃似防葵之狼毒功用，非防葵也。狼毒之乱防葵，其来亦远矣，不可不辨。古方治蛇瘕、鳖瘕大方中，多用防葵，皆是狼毒也。

【附方】　旧一，新二。**肿满洪大**防葵研末，温酒服一刀圭，至二三服。身瞤及小不仁为效。肘后方。**癫狂邪疾**方同上。**伤寒动气**伤寒汗下后，脐左有动气。防葵散：用防葵一两，木香，黄芩、柴胡各半两。每服半两，水一盏半，煎八分，温服。云岐子保命集。

狼牙本经下品

【释名】　**牙子**本经**狼齿**别录**狼子**别录**犬牙**吴普**抱牙**吴普**支兰**李当之　〔弘景曰〕其牙似兽之齿牙，故有诸名。

【集解】　〔别录曰〕狼牙生淮南川谷及冤句。八月采根，暴干。中湿腐烂生衣者，杀人。〔普曰〕叶青，根黄赤，六七月华，八月实黑，正月、八月采根。

〔保升曰〕所在有之。苗似蛇莓而厚大，深绿色。根黑，若兽之牙。三月、八月采根，日干。〔颂曰〕今江东、汴东州郡多有之。〔时珍曰〕范子计然云：建康及三辅，色白者善。

根

【气味】 **苦，寒，有毒**。〔别录曰〕酸。〔普曰〕神农、黄帝：苦，有毒。桐君：辛。岐伯、雷公，扁鹊：苦，无毒。〔之才曰〕芜荑为之使。恶地榆、枣肌。

【主治】 **邪气热气，疥瘙恶疡疮痔，去白虫**。本经。**治浮风瘙痒，煎汁洗恶疮**。甄权。**杀腹脏一切虫，止赤白痢，煎服**。大明。

【附方】 旧六。新四。**金疮出血**狼牙草茎叶，熟捣贴之。肘后方。**小便溺血**金粟狼牙草焙干，入蚌粉、炒槐花、百药煎，等分为末。每服三钱，米泔空心调服。亦治酒病。卫生易简方。**寸白诸虫**狼牙五两，捣末，蜜丸麻子大。隔宿不食，明旦以浆水下一合，服尽即瘥。外台秘要。**虫疮瘙痒**六月以前采狼牙叶，以后用根，生㕮咀，以木叶裹之，煻火炮熟，于疮上熨之，冷即止。杨炎南行方。**小儿阴疮**狼牙草浓煮汁洗之。千金方。**妇人阴痒**狼牙二两，蛇床子三两，煎水热洗。外台秘要。**妇人阴蚀**疮烂者。狼牙汤：用狼牙三两，水四升，煎取半升，以箸缠绵浸汤沥洗，日四五遍。张仲景金匮玉函。**聤耳出汁**狼牙研末，绵裹，日塞之。圣惠方。**毒蛇伤螫**独茎狼牙[①] 根或叶，捣烂，腊猪脂和涂，立瘥。崔氏方。**射工中人有疮**。狼牙，冬取根，夏取叶，捣汁饮四五合，并傅之。千金方。

蔄茹本经下品

【释名】 **离娄**别录**掘据**，音结居**白者名草蔄茹**〔时珍曰〕蔄茹本作藘蕠，其根牵引之貌。掘据，当作拮据，诗云，予手拮据，手口共作之状也。

【集解】 〔别录曰〕蔄茹生代郡川谷。五月采根阴干。黑头者良。〔普曰〕草高四五尺，叶圆黄，四四相当。四月华，五月实黑。根黄，有汁亦黄色。三月采叶，四月、五月采根。〔弘景曰〕今第一出高丽，色黄。初断时汁出凝黑如漆，故云漆头。次出近道，名草蔄茹，色白，皆烧铁烁头令黑，以当漆，非真也。〔颂曰〕今河阳、淄、齐州亦有之。二月生苗，叶似大戟而花黄色。根如萝卜，皮赤黄，肉白。初断时，汁出凝黑如漆。三月开浅红花，亦淡黄色，不着子。陶隐居谓出高丽者，此近之。又有一种草蔄茹，色白。古方两用之。故姚僧坦治痈疽生恶肉，有白蔄茹散，傅之看肉尽便停止，但傅诸膏药。若不生肉，又傅黄芪散。恶肉仍不尽者，可以漆头赤皮蔄茹为散半钱，和白蔄茹散三钱和傅之。观此，则赤白皆可用也。〔时珍曰〕范子计然云：草蔄茹出建康，白色。今亦处处有之，生山原中。春初生苗，高二三尺。根长大如萝卜、蔓菁状，或有歧出者，皮黄赤，肉白色，破之有黄浆汁。茎叶如大戟，而叶长微阔，不甚尖，折之有白汁。抱茎有短叶相对，团而出尖。叶中出茎，茎中分二三小枝。二三月开细紫花，结实如豆大，一颗三粒相合，生青熟黑，中有白仁如续随子之状。今人往往皆呼其根为狼毒，误矣。狼毒叶似商陆、大黄辈，根无浆汁。

根

【气味】 **辛，寒，有小毒**。〔别录曰〕酸。〔普曰〕神农：辛。岐伯：酸、咸、有毒。李当之：大寒。〔之才曰〕甘

---

① 牙：原作“子”，字误，今据《证类本草》卷十引《图经》、《外台》卷四十引《救急方》改。

草为之使，恶麦门冬。

【主治】 **蚀恶肉败疮死肌，杀疥虫，排脓恶血，除大风热气，善忘不寐**。本经。**去热痹，破癥瘕，除息肉**。别录。

【发明】 〔宗奭曰〕治马疥尤善，服食方用至少。〔时珍曰〕素问治妇人血枯痛，用乌鲗骨、藘茹二物丸服，方见乌鲗鱼下。王冰言藘茹取其散恶血。又齐书云：郡王子隆年二十，身体过充。徐嗣伯合藘茹丸服之自消。则藘茹亦可服食，但要斟酌尔。孟诜必效方：治甲疽生于脚趾边肿烂。用蔺茹三两，黄芪二两，苦酒浸一宿，以猪脂五合合煎，取膏三合。日三涂之，即消。又圣惠方，治头风旋眩，鸱头丸中亦用之。

【附方】 旧二，新二。**缓疽肿痛**蔺茹一两，为散，温水服二钱匕。圣惠方。**伤寒咽痛**毒攻作肿。真蔺茹爪甲大，纳口，嚼汁咽之。当微觉为佳。张文仲备急方。**中焦热痞**善忘不禁。蔺茹三分，甘草炙二两，消石为末。每服一钱，鸡鸣时温酒下，以知为度。圣惠方。**疥疮瘙痒**蔺茹末，入轻粉，香油调傅之。多能鄙事。

大戟本经下品

【释名】 **邛巨**尔雅**下马仙**纲目〔时珍曰〕其根辛苦，戟人咽喉，故名。今俚人呼为下马仙，言利人甚速也。郭璞注尔雅云：荞，邛巨，即大戟也。

【集解】 〔别录曰〕大戟生常山。十二月采根，阴干。〔保升曰〕苗似甘遂而高大，叶有白汁，花黄。根似细苦参，皮黄黑[①]，肉黄白。五月采苗，二月、八月采根用。〔颂曰〕近道多有之。春生红芽，渐长丛高一尺以来，叶似初生杨柳，小团，三月、四月开黄紫花，团圆似杏花，又似芫荑。根似细苦参，秋冬采根阴干。淮甸出者茎圆，高三四尺，花[②]黄，叶至心亦如百合苗。江南生者叶似芍药。〔时珍曰〕大戟生平泽甚多。直茎高二三尺，中空，折之有白浆。叶长狭如柳叶而不团，其梢叶密攒而上。杭州紫大戟为上，江南土大戟次之。北方绵大戟色白，其根皮柔韧如绵，甚峻利，能伤人。弱者服之，或至吐血，不可不知。

根

【修治】 〔敩曰〕凡使勿用附生者，误服令人泄气不禁，即煎荠苨汤解之。采得后，于槐砧上细锉，与海芋叶拌蒸，从巳至申，去芋叶，晒干用。〔时珍曰〕凡采得以浆水煮软，去骨，晒干用。海芋叶麻而有毒，恐不可用也。

【气味】 **苦，寒，有小毒**。〔别录曰〕甘，大寒。〔权曰〕苦、辛，有大毒。〔元素曰〕苦，甘、辛，阴中微阳。泻肺，损真气。〔时珍曰〕得枣即不损脾。〔之才曰〕反甘草，用菖蒲解之。〔恭曰〕畏菖蒲、芦苇、鼠屎。〔大明曰〕赤小豆为之使，恶薯蓣。

【主治】 **蛊毒。十二水，腹满急痛积聚，中风皮肤疼痛，吐逆**。本经。**颈腋痈肿，头痛，发汗，利大小便**[③]。别录。**泻毒药，泄天行黄病温疟，破癥结**。大明。**下恶血癖块，腹内雷鸣，通月水，堕胎孕**。甄权。**治隐疹风，及风毒脚肿，并煮水，日日热淋，取愈**。苏颂。

【发明】 〔成无己曰〕大戟、甘遂之苦以泄水者，肾所主也。〔好古曰〕大戟与甘遂同为泄水之药。湿胜者苦燥除之也。〔时珍曰〕痰涎之为物，随气升降，无处不到。入于心，则迷窍而成癫痫，妄

---

① 黑：原脱，今据《证类本草》卷十补。
② 花：原作“叶”，字误，今据《证类本草》卷十改。
③ 便：《证类本草》卷十、《千金翼》卷三作“肠”。

言妄见；入于肺，则塞窍而成咳唾稠粘，喘急背冷；入于肝，则留伏蓄聚，而成胁痛干呕，寒热往来；入于经络，则麻痹疼痛；入于筋骨，则颈项胸背腰胁手足牵引隐痛。陈无择三因方，并以控涎丹主之，殊有奇效。此乃治痰之本。痰之本，水也，湿也。得气与火，则凝滞而为痰为饮为涎为涕为癖。大戟能泄脏腑之水湿，甘遂能行经隧之水湿，白芥子能散皮里膜外之痰气。惟善用者，能收奇功也。又钱仲阳谓肾为真水，有补无泻，而复云痘疮变黑归肾一证，用百祥膏下之以泻肾，非泻肾也，泻其腑则脏自不实。愚按百祥惟用大戟一味，大戟能行水，故曰泻其腑则脏自不实，腑者膀胱也。窃谓百祥非独泻腑，正实则泻其子也，肾邪实而泻其肝也。大戟味苦涩，浸水色青绿，肝胆之药也。故百祥膏又治嗽而吐青绿水。夫青绿者，少阳风木之色也。仲景亦云：心下痞满，引胁下痛，干呕短气者，十枣汤主之。其中亦有大戟。夫干呕胁痛，非肝胆之病乎？则百祥之泻肝胆也，明矣。肝乃东方，宜泻不宜补。况泻青、泻黄皆泻其子，同一泻也，何独肾只泻腑乎？洁古老人治变黑归肾证，用宣风散代百祥膏，亦是泻子之意。盖毒胜火炽则水益涸，风挟火势则土受亏。故津血内竭，不能化脓，而成青黑干陷之证。泻其风火之毒，所以救肾扶脾也。或云脾虚肾旺，故泻肾扶脾者，非也。肾之真水不可泻，泻其陷伏之邪毒尔。

【附方】 新一十一。**百祥膏**治嗽而吐青绿水，又治痘疮归肾，紫黑干陷，不发寒者，宜下之。不黑者，慎勿下。红芽大戟不以多少，阴干，浆水煮极软，去骨日干，复纳原汁中煮汁[①]尽，焙为末，水丸粟米大。每服一二十丸，研赤脂麻汤下。洁古活法机要：枣变百祥丸：治斑疮变黑，大便闭结。用大戟一两，枣三枚，水一碗同煮，暴干，去大戟，以枣肉焙丸服，从少至多，以利为度。**控涎丹**治痰涎留在胸膈上下，变为诸病，或颈项胸背腰胁手足胯髀隐痛不可忍，筋骨牵引，钓痛走易，及皮肤麻痹，似乎瘫痪，不可误作风气风毒及疮疽施治。又治头痛不可举，或睡中流涎，或咳唾喘息，或痰迷心窍，并宜此药。数服痰涎自失，诸疾寻愈。紫大戟、白甘遂、白芥子微炒各一两，为末，姜汁打面糊丸梧子大。每服七丸，或二十丸，以津液咽下。若取利，则服五六十丸。三因方。**水肿喘急**水便涩及水蛊。大戟炒二两，干姜炮半两，为散。每服三钱，姜汤下，大小便利为度。圣济总录。**水病肿满**不问年月浅深。大戟、当归、橘皮各一两切，以水二升，煮取七合，顿服。利下水二三升，勿怪。至重者，不过再服便瘥。禁毒食一年，永不复作。此方出张尚客。李绛兵部手集。**水气肿胀**大戟一两，广木香半两，为末。五更酒服一钱半，取下碧水后，以粥补之。忌咸物。简便方用大戟烧存性，研末，每空心酒服一钱匕。**水肿腹大**如鼓，或遍身浮肿。用枣一斗，入锅内以水浸过，用大戟根苗盖之，瓦盆合定，煮熟，取枣无时食之，枣尽决愈。又大戟散：用大戟、白牵牛、木香等分，为末。每服一钱，以猪腰子一对，批开掺末在内，湿纸煨熟，空心食之。左则塌左，右则塌右。张洁古活法机要。**牙齿摇痛**大戟咬于痛处，良。生生编。**中风发热**大戟、苦参四两，白酢浆一斗，煮熟洗之，寒乃止。千金方。

泽漆本经下品

【释名】 **漆茎**本经**猫儿眼睛草**纲目

---

① 中煮汁：原脱，今据《小儿药证直诀》卷下补。

绿叶绿花草纲目**五凤草**〔弘景曰〕是大戟苗。生时摘叶有白汁，故名泽漆，亦啮人。余见下。

【集解】 〔别录曰〕泽漆，大戟苗也。生太山川泽。三月三日、七月七日，采茎叶阴干。〔大明曰〕此即大戟花也。川泽中有。茎梗小，花黄色，叶似嫩菜，五月采之。〔颂曰〕今冀州、鼎州、明州及近道皆有之。〔时珍曰〕别录、陶氏皆言泽漆是大戟苗，日华子又言是大戟花，其苗可食。然大戟苗泄人，不可为菜。今考土宿本草及宝藏论诸书，并云泽漆是猫儿眼睛草，一名绿叶绿花草，一名五凤草。江湖原泽平陆多有之。春生苗，一科分枝成丛，柔茎如马齿苋，绿叶如苜蓿叶，叶圆而黄绿，颇似猫睛，故名猫儿眼。茎头凡五叶中分，中抽小茎五枝，每枝开细花青绿色，复有小叶承之，齐整如一，故又名五凤草、绿叶绿花草。掐茎有白汁粘人，其根白色有硬骨。或以此为大戟苗者，误也。五月采汁，煮雄黄，伏钟乳，结草砂。据此，则泽漆是猫儿眼睛草，非大戟苗也。今方家用治水蛊、脚气有效。尤与神农本文相合。自汉人集别录，误以为大戟苗，故诸家袭之尔。用者宜审。

茎叶

【气味】 **苦，微寒，无毒。**〔别录曰〕辛。〔大明曰〕冷，有小毒。〔之才曰〕小豆为之使，恶薯蓣。

【主治】 **皮肤热，大腹水气，四肢面目浮肿，丈夫阴气不足。**本经。**利大小肠，明目轻身。**别录。**主蛊毒。**苏恭。**止疟疾，消痰退热。**大明。

【发明】 〔时珍曰〕泽漆利水，功类大戟，故人见其茎有白汁，遂误以为大戟。然大戟根苗皆有毒泄人，而泽漆根硬不可用，苗亦无毒，可作菜食而利丈夫阴气，甚不相侔也。

【附方】 旧二，新六。**肺咳上气脉沉者**，泽漆汤主之。泽漆三斤，以东流水五斗，煮取一斗五升，去滓。入半夏半升，紫参、白前、生姜各五两，甘草、黄芩、人参、桂心各三两，煎取五升。每服五合，日三服。张仲景金匮要略方。**心下伏瘕**大如杯，不得食者。泽漆四两，大黄、葶苈熬三两，捣筛，蜜丸梧子大。每服二丸，日三服。葛洪肘后方。**十种水气**泽漆十斤，夏月取嫩茎叶，入水一斗，研汁约二斗，于银锅内，慢火熬如稀饧，入瓶内收。每日空心温酒调下一匙，以愈为度。圣惠方。**水气蛊病**生鲜猫眼睛草，晒干为末，枣肉丸弹子大。每服二丸，白汤化下，日二服。觉腹中暖，小便利，为度。乾坤秘韫。**脚气赤肿**行步脚痛。猫儿眼睛草、鹭鸶藤、蜂窠等分。每服一两，水五碗，煎三碗，熏洗之。卫生易简方。**牙齿疼痛**猫儿眼睛草一搦，研烂，汤泡取汁，含漱吐涎。卫生易简方。**男妇瘰疬**猫儿眼睛草一二捆，井水二桶，五月五日午时，锅内熬至一桶，去滓，澄清再熬至一碗，瓶收。每以椒、葱、槐枝煎汤洗疮净，乃搽此膏，数次愈。便民图纂方。**癣疮有虫**猫儿眼睛草，晒干为末，香油调搽之。卫生易简方。

甘遂本经下品

【释名】 **甘藁**别录**陵藁**吴普**陵泽**别录**甘泽**吴普**重泽**别录**苦泽**吴普**白泽**吴普**主田**别录**鬼丑**吴普〔时珍曰〕诸名义多未详。

【集解】 〔别录曰〕甘遂生中山川谷。二月采根，阴干。〔普曰〕八月采。〔弘景曰〕中山在代郡。第一本出太山、江东。比来用京口者，大不相似。赤皮者胜，白皮者都下亦有，名草甘遂，殊恶，盖赝伪者也。〔恭曰〕甘遂苗似泽漆，其根皮赤肉白，作连珠实重者良。草甘遂乃是蚤休，疗体全别，苗亦不同，俗名重台，叶似鬼臼、蓖麻，根皮白色。〔大明曰〕西京者上，汴、沧、吴者次之，形似和皮甘草节。〔颂曰〕今陕西、江东亦有之。苗似泽漆，茎短小而叶有汁，根皮赤肉白，作连珠，大如指头。

根

【修治】　〔敩曰〕凡采得去茎，于槐砧上细锉，用生甘草汤、荠苨自然汁二味，搅浸三日，其水如墨汁，乃漉出，用东流水淘六七次，令水清为度。漉出，于土器中熬脆用之。〔时珍曰〕今人多以面煨熟用，以去其毒。

【气味】　**苦，寒，有毒。**〔别录曰〕甘，大寒。〔普曰〕神农、桐君：苦，有毒。岐伯、雷公：甘，有毒。〔元素曰〕纯阳也。〔之才曰〕瓜蒂为之使，恶远志，反甘草。

【主治】　**大腹疝瘕，腹满，面目浮肿，留饮宿食，破癥坚积聚，利水谷道。**本经。**下五水，散膀胱多热，皮中痞，热气肿满。**别录。**能泻十二种水疾，去痰水。**甄权。**泻肾经及隧道水湿，脚气，阴囊肿坠，痰迷癫痫，噎膈痞塞。**时珍。

【发明】　〔宗奭曰〕此药专于行水，攻决为用。〔元素曰〕味苦气寒。苦性泄，寒胜热，直达水气所结之处，乃泄水之圣药。水结胸中，非此不能除，故仲景大陷胸汤用之。但有毒不可轻用。〔时珍曰〕肾主水，凝则为痰饮，溢则为肿胀。甘遂能泄肾经湿气，治痰之本也。不可过服，但中病则止可也。张仲景治心下留饮，与甘草同用，取其相反而立功也。刘河间保命集云：凡水肿服药未全消者，以甘遂末涂腹，绕脐令满，内服甘草水，其肿便去。又王璆百一选方云：脚气上攻，结成肿核，及一切肿毒。用甘遂末，水调傅肿处，即浓煎甘草汁服，其肿即散。二物相反，而感应如此。清流韩咏病脚疾用此，一服病去七八，再服而愈也。

【附方】　旧三，新一十九。**水肿腹满**甘遂炒二钱二分，黑牵年一两半，为末，水煎，时时呷之。普济方。**膜外水气**甘遂末、大麦面各半两，水和作饼，烧熟食之，取利。圣济总录。**身面洪肿**甘遂二钱，生研为末。以豮猪肾一枚，分为七脔，入末在内，湿纸包煨，令熟食之，日一服。至四、五服，当觉腹鸣，小便利，是其效也。肘后方。**肾水流注**腿膝挛急，四肢肿痛。即上方加木香四钱。每用二钱，煨熟，温酒嚼下。当利黄水，为验。御药院方传。**正水胀急**大小不利欲死，甘遂五钱，半生半炒，胭脂坏子十文，研匀，每以一钱，白面四两，水和作棋子大，水煮令浮，淡食之。大小便利后，用平胃散加熟附子，每以二钱煎服。普济方。**小儿疳水**珠子甘遂炒，青橘皮等分，为末。三岁用一钱，以麦芽汤下，以利为度。忌酸咸三、五日。名水宝散。总微论。**水蛊喘胀**甘遂、大戟各一两，慢火炙研。每服一字，水半盏，煎三、五沸服。不过十服。圣济录。**水肿喘急**大小便不通。十枣丸：用甘遂、大戟、芫花等分，为末，以枣肉和丸梧子大。每服四十丸，侵晨热汤下，利去黄水为度。否则次午再服。三因方。**妊娠肿满**气急少腹满，大小便不利，已服猪苓散不瘥者。用太山赤皮甘遂二两，捣筛，白蜜和丸梧子大，每服五十丸，得微下，仍服猪苓散，不下再服之。猪苓散见猪苓下。小品方。**心下留饮**坚满脉伏，其人欲自利反快。甘遂半夏汤：用甘遂大者三枚，半夏十二个，以水一升，煮半升，去滓。入芍药五枚，甘草一节，水二升，煮半升，去滓。以蜜半升，同煎八合，顿服取利。张仲景金匮玉函。**脚气肿痛**肾脏风气，攻注下部疮痒。甘遂半两，木鳖子仁四个，为末。猪腰子一个，去皮膜，切片，用药四钱掺在内，湿纸包煨熟，空心食之，米饮下。服后便伸两足。大便行后，吃白粥二三日为妙。本事方。**二便不通**甘遂末，以生面糊调傅脐中及丹田内，仍艾三壮，饮甘草汤，以通为度。又太山赤皮甘遂末一两，炼蜜和匀，分作四服，日一服取利。圣惠方。**小便转脬**甘遂末一钱，猪苓汤调下，立通。笔峰杂兴方。**疝气偏肿**甘遂、茴香等分，为末，酒服二钱。儒门事亲。**妇人血结**妇人少腹满如敦状，小便微难而不渴，此为水与血俱结在血室。大黄二两，甘遂、阿胶各一两，水一升半，煮半升，顿服，其血当下。张仲景方。**膈气哽噎**甘遂面煨五钱。南木香一钱。为末。壮者一钱，弱者五分，水酒调下。怪病奇方。**痞证发热**盗汗，胸背疼痛。甘遂面包，浆水煮十沸，去面，以细糠火炒黄为末。大人三钱，小儿一钱，冷蜜水卧时服。忌油腻鱼肉。普济方。**消渴引饮**甘遂麸炒半两，黄连一两，为末，蒸饼丸绿豆大。每薄荷汤下二丸。忌甘草。杨氏家藏方。**癫痫心风**遂心丹：治风痰迷心，癫痫及妇人心风血邪。用甘遂二钱，为末，以猪心取三管血和药，入猪心内缚定，纸裹煨熟，取末，入辰砂末一钱，分作四丸。每服一丸，将心煎汤调下。大便下恶物为效，不下再服。济生方。**马脾风病**小儿风热喘促，闷乱不安，谓之马脾风。甘遂面包煮一钱半，辰砂水飞二钱半，轻粉一角，为末。每服一字，浆水少许，滴油一小点，抄药在上，沉下，去浆灌之。名无价散。全幼心鉴。**麻木疼痛**万灵膏：用甘遂二两，蓖麻子仁四两，樟脑一两，捣作饼贴之。内饮甘草汤。摘玄方。**耳卒聋闭**甘遂半寸，绵裹插入两耳内，口中嚼少甘草，耳卒自然通也。永类方。

续随子宋开宝

【释名】 **千金子**开宝**千两金**日华**菩萨豆**日华**拒冬**开宝**联步**〔颂曰〕叶中出叶，数数相续而生，故名。冬月始长，故又名拒冬。

【集解】 〔志曰〕续随子生蜀郡，处处亦有之。苗如大戟。〔颂曰〕今南中多有，北土产少。苗如大戟，初生一茎，茎端生叶，叶中复出叶，花亦类大戟，自叶中抽干而生，实青有壳。人家园亭中多种以为饰。秋种冬长，春秀夏实。〔时珍曰〕茎中亦有白汁，可结水银。

【修治】 〔时珍曰〕凡用去壳，取色白者，以纸包，压去油，取霜用。

【气味】 **辛，温，有毒。**

【主治】 **妇人血结月闭，瘀血癥瘕，除蛊毒鬼疰，心腹痛，冷气胀满，利大小肠，下恶滞物。**开宝。**积聚痰饮，不下食，呕逆，及腹内诸疾。研碎酒服，不过三颗，当下恶物。**蜀本。**宣一切宿滞，治肺气水气，日服十粒。泻多，以酸浆水或薄醋粥吃，即止。又涂疥癣疮。**大明。

【发明】 〔颂曰〕续随下水最速，然有毒损人，不可过多。〔时珍曰〕续随与大戟、泽漆、甘遂茎叶相似，主疗亦相似，其功皆长于利水。惟在用之得法，亦皆要药也。

【附方】 旧二，新四。**小便不通**脐腹胀痛不可忍，诸药不效者，不过再服。用续随子去皮一两，铅丹半两，同少蜜捣作团，瓶盛埋阴处，腊月至春末取出，研，蜜丸梧子大。每服三三十丸，木通汤下，化破尤妙。病急亦可旋合。圣济录。**水气肿胀**联步一两，去壳研，压去油，重研，分作七服。每治一人用一服，丈夫生饼子酒下，妇人荆芥汤，五更服之，当下利，至晓自止。后以厚朴汤补之。频吃益善。忌盐、醋一百日，乃不复作。联步即续随子也。斗门方。**阳水肿胀**续随子炒去油二两，大黄一两，为末，酒水丸绿豆大。每白汤下五十丸，以去陈莝。摘玄方。**涎积癥块**续随子三十枚，腻粉二钱，青黛炒一钱，研匀，糯米饭丸芡子大。每服一丸，打破，以大枣一枚，烧熟去皮核，同嚼，冷茶送下。半夜后，取下积聚恶物为效。圣济录。**蛇咬肿闷**欲死。用重台六分，续随子仁七粒，捣筛为散。酒服方寸匕。兼唾和少许，涂咬处，立效。崔元亮海上方。**黑子疣赘**续随子熟时涂之，自落。普济方。

叶及茎中白汁

【主治】 **剥人面皮，去䵟黵**。开宝。**傅白癜疬疡**。大明。**捣叶，傅蝎螫立止**。时珍。

莨菪音浪荡。本经下品

【释名】 **天仙子**图经**横唐**本经**行唐**〔时珍曰〕莨菪一作蔺荡。其子服之，令人狂浪放宕，故名。

【集解】 〔别录曰〕莨菪子生海滨川谷及雍州。五月采子。〔弘景曰〕今处处有之。子形颇似五味核而极小。〔保升曰〕所在皆有之。叶似菘蓝，茎叶皆有细毛，花白色，子壳作罂状，结实扁细，若粟米大，青黄色，六月、七月采子，日干。〔颂曰〕处处有之。苗茎高二三尺，叶似地黄、王不留行、红蓝等，而阔如三指，四月开花，紫色，茎荚有白毛。五月结实，有壳作罂子状，如小石榴。房中子至细，青白色，如粟米粒。〔敩曰〕凡使勿用苍蓂子，其形相似，只是微赤，服之无效，时人多以杂之。〔时珍曰〕张仲景金匮要略，言菜中有水莨菪，叶圆而光，有毒，误食人狂乱，状如中风，或吐血，以甘草汁解之。

子

【修治】 〔敩曰〕修事莨菪子十两，以头醋一镒，煮干为度。却用黄牛乳汁浸一宿，至明日乳汁黑，即是真者。晒干捣筛用。

【气味】 **苦，寒，无毒**。〔别录曰〕甘。〔权曰〕苦、辛，微热，有大毒。〔藏器曰〕性温不寒。〔大明曰〕温，有毒。服之热发，以绿豆汁、甘草、升麻、犀角并解之。〔敩曰〕有大毒。误服之，冲人心，大烦闷，眼生暹火。〔颂曰〕本经言性寒，后人多云大热。而史记·淳于意传云：淄川王美人怀子不乳。饮以浪荡[①]药一撮，以酒饮，旋乳。且不乳岂热药所治。又古方主卒颠狂亦多单用莨菪，岂果性寒耶。

【主治】 **齿痛出虫，肉痹拘急。久服轻身，使人健行，走及奔马，强志益力，通神见鬼。多食令人狂走**。本经。**疗癫狂风痫，颠倒拘挛**。别录。**安心定志，聪明耳目，除邪逐风，变白，主痃癖。取子洗晒，隔日空腹，水下一指捻。亦可小便浸令泣尽，暴干，如上服。勿令子破，破则令人发狂**。藏器。**炒焦研末，治下部脱肛，止冷痢。主蛀牙痛，咬之虫出**。甄权。**烧熏虫牙，及洗阴汗**。大明。

【发明】 〔弘景曰〕入疗癫狂方用，然不可过剂。久服自无嫌，通神健行，足为大益，而仙经不见用。〔权曰〕以石灰清煮一伏时，掬出，去芽暴干，以附子、干姜、陈橘皮、桂心、厚朴为丸服。去一切冷气，积年气痢，甚温暖也。不可生服，伤人见鬼，拾针狂乱。〔时珍曰〕莨菪之功，未见如所说，而其毒有甚焉。煮

① 荡：原脱，今据《证类本草》卷十补。

一二日而芽方生，其为物可知矣。莨菪、云实、防葵、赤商陆皆能令人狂惑见鬼，昔人未有发其义者。盖此类皆有毒，能使痰迷心窍，蔽其神明，以乱其视听故耳。唐安禄山诱奚契丹，饮以莨菪酒，醉而坑之。又嘉靖四十三年二月，陕西游僧武如香，挟妖术至昌黎县民张柱家，见其妻美。设饭间，呼其全家同坐，将红散入饭内食之。少顷举家昏迷，任其奸污。复将魔法吹入柱耳中。柱发狂惑，见举家皆是妖鬼，尽行杀死，凡一十六人，并无血迹。官司执柱囚之。十余日柱吐痰二碗许，闻其故，乃知所杀者皆其父母兄嫂妻子姊侄也。柱与如香皆论死。世宗肃皇帝命榜示天下。观此妖药，亦是莨菪之流尔。方其痰迷之时，视人皆鬼矣。解之之法，可不知乎。

【附方】 旧二，新二十。**卒发颠狂**莨菪三升为末，以酒一升渍数日，绞去滓，煎令可丸，如小豆三丸，日三服。当见面急，头中如有虫行，额及手足有赤豆处，如此并是瘥候也。未知再服，取尽神良。陈延之小品方。**风痹厥痛**天仙子三钱炒，大草乌头、甘草半两，五灵脂一两，为末，糊丸梧子大，以螺青为衣。每服十丸，男子菖蒲酒下，女子芫花汤下。圣济录。**久嗽不止**有脓血。莨菪子五钱，淘去浮者，煮令芽出，炒研，真酥一鸡子大，大枣七枚，同煎令酥尽，取枣日食三枚。又方：莨菪子三撮，吞之，日五六度。光禄李丞服之神验。孟诜必效方。**年久呷嗽**至三十年者。莨菪子、木香、熏黄等分，为末。以羊脂涂青纸上，撒末于上，卷作筒，烧烟熏吸之。崔行功纂要方。**水肿蛊胀**方见兽部麢羊下。**积冷痃癖**不思饮食，羸困者。莨菪子三分，水淘去浮者，大枣四十九个，水三升，煮干，只取枣去皮核。每空心食一个，米饮下，觉热即止。圣济录。**水泻日久**青州干枣十个去核，入莨菪子填满扎定，烧存性。每粟米饮服一钱。圣惠方。**冷疳痢下**莨菪子为末，腊猪脂和丸，绵裹枣许，导下部。因痢出，更纳新者。不过三度瘥。孟诜必效方。**赤白下痢**腹痛，肠滑后重。大黄煨半两，莨菪子炒黑一撮，为末。每服一钱，米饮下。普济方。**久痢不止**变种种痢，兼脱肛。莨菪丸：用莨菪子一升，淘去浮者，煮令芽出，晒干，炒黄黑色，青州枣一升，去皮核，酽醋二升，同煮，捣膏丸梧子大。每服二十丸，食前米饮下。圣惠方。**肠风下血**莨菪煎：用莨菪实一升，暴干捣筛，生姜半斤，取汁，银锅中更以无灰酒二升投[①]之，上火煎如稠饧，即旋投酒。度用酒可及五升即止。慢火煎令可丸，大如梧子，每旦酒饮通下三丸，增至五、七丸止。若丸时粘手，则以菟丝粉衬隔之。火候忌紧，药焦则失力也。初服微热，勿怪。疾甚者，服过三日，当下利。疾去，利亦止。绝有效。箧中方。**脱肛不收**莨菪子炒研傅之。圣惠方。**风牙虫牙**瑞竹堂方用天仙子一撮，入小口瓶内烧烟，竹筒引烟，入虫孔内，熏之即死，永不发。普济方用莨菪子入瓶内，以热汤淋下，口含瓶口，令气熏之。冷更作，尽三合乃止。有涎津可去，甚效。备急方用莨菪子数粒[②]纳孔中，以蜡封之，亦效。**牙齿宣落**风痛。莨菪子末，绵裹咬之，有汁勿咽。必效方。**风毒咽肿**咽水不下，及瘰疬咽肿。水服莨菪子末两钱匕，神良。外台秘要。**乳痈坚硬**新莨菪子半匙，清水一盏，服之。不得嚼破。外台秘要。**石痈坚硬**不作脓者。莨菪子为末，醋和，傅疮头，根即

① 投：原作“搜”，字误，今据《证类本草》卷十改。

② 粒：原脱，今据《外台》卷二十二补。

拔出。千金方。**恶疮似癞**十年不愈者。莨菪子烧研傅之。千金方。**打扑折伤**羊脂调莨菪子末傅之。千金方。**恶犬咬伤**莨菪子七枚吞之，日三服。千金方。

根

【气味】 **苦、辛，有毒。**

【主治】 **邪疟，疥癣，杀虫。**时珍。

【附方】 新六。**疟疾不止**莨菪根烧炭，水服一合，量人强弱用。千金方。**恶癣有虫**莨菪根捣烂，蜜和傅之。千金翼。**趾间肉刺**莨菪根捣汁涂之。雷公炮炙论·序云：脚生肉刺，裩系菪根。谓系于裩带上也。**狂犬咬人**莨菪根和盐捣傅，日三上。外台秘要。**恶刺伤人**莨菪根水煮汁浸之，冷即易，神方也。千金方。**箭头不出**万圣神应丹：端午前一日，不语，寻见莨菪科，根本枝叶花实全好者。道云：先生，你却在这里。道罢，用柴灰自东南起围了，以木椑子掘取根下周回土，次日日未出时，依前不语，用镢头取出，洗净，勿令鸡犬妇人见，于净室中，以石臼捣如泥，丸弹子大，黄丹为衣，以纸袋封，悬高处阴干。遇有箭头不出者，先以象牙末贴疮口，后用绯帛袋盛此药，放脐中，绵兜肚系了，当便出也。张子和儒门事亲方。

云实本经上品

【释名】 **员实**别录**云英**别录**天豆**吴普**马豆**图经**苗名草云母**唐本**臭草**图经**粘刺**纲目〔时珍曰〕员亦音云，其义未详。豆以子形名。羊石当作羊矢，其子肖之故也。

【集解】 〔别录曰〕云实生河间川谷。十月采，暴干。〔普曰〕茎高四五尺，大叶中空，叶如麻，两两相值。六月花，八月、九月实，十月采。〔弘景曰〕处处有之。子细如葶苈子而小黑，其实亦类莨菪，烧之致鬼，未见其法术。〔恭曰〕云实大如黍及大麻子等，黄黑似豆，故名天豆。丛生泽旁，高五六尺。叶如细槐，亦如苜蓿。枝间微刺，俗谓苗为草云母。陶云似葶苈者，非也。〔保升曰〕所在平泽有之。叶似细槐，花黄白色，其荚如豆，其实青黄色，大若麻子。五月、六月采实。〔颂曰〕叶如槐而狭长，枝上有刺。苗名臭草，又名羊石子草。实名马豆。三月、四月采苗，十月采实，过时即枯落也。〔时珍曰〕此草山原甚多，俗名粘刺。赤茎中空，有刺，高者如蔓。其叶如槐。三月黄花，累然满枝。荚长三寸许，状如肥皂荚。内有子五六粒，正如鹊豆，两头微尖，有黄黑斑纹，厚壳白仁，咬之极坚，重有腥气。

实

【修治】 〔敩曰〕凡采得，粗捣，相对拌浑颗橡实，蒸一日，拣出暴干。

【气味】 **辛，温，无毒。**〔别录曰〕苦。〔普曰〕神农：辛，小温。黄帝：咸，雷公：苦。

【主治】 **泄痢肠澼，杀虫蛊毒，去邪恶结气，止痛，除寒热。**本经。**消渴。**别录。**治疟多用。**苏颂。**主下䘌脓血。**时珍。

【附方】 新一。**䘌下不止**云实、女萎各一两，桂半两，川乌头二两，为末，蜜丸梧子大。每服五丸，水下。日三服。肘后方。

花

【主治】 **见鬼精。多食令人狂走。久服轻身通神明。**本经。**杀精物，下水。烧之致鬼。**别录。

【发明】 〔时珍曰〕云实花既能令人见鬼发狂，岂有久服轻身之理，此古书之讹也。

根

【主治】 **骨哽及咽喉痛。研汁咽之。**时珍。

蓖麻蓖音卑。唐本草

【释名】 〔颂曰〕叶似大麻，子形宛如牛蜱，故名。〔时珍曰〕蓖亦作螕。螕，牛虱也。其子有麻点，故名蓖麻。

【集解】 〔恭曰〕此人间所种者，叶似大麻叶而甚大，结子如牛蜱。今胡中来者，茎赤，高丈余，子大如皂荚核，用之亦良。〔保升曰〕今在处有之。夏生苗，叶似葎草而大厚。茎赤有节如甘蔗，高丈余。秋生细花，随便结实，壳上有刺，状类巴豆，青黄斑褐。夏采茎叶，秋采实，冬采根，日干用。〔时珍曰〕其茎有赤有白，中空。其叶大如瓠叶，叶凡五尖。夏秋间桠里抽出花穗，累累黄色。每枝结实数十颗，上有刺，攒簇如猬毛而软。凡三四子合成一颗，枯时劈开，状如巴豆，壳内有子大如豆。壳有斑点。状如牛螕。再去斑壳，中有仁，娇白如续随子仁，有油可作印色及油纸，子无刺者良，子有刺者毒。

子

【修治】 〔敩曰〕凡使勿用黑夭赤利子，绿在地蒌上生[1]，是颗两头尖有毒。其蓖麻子，节节有黄黑斑。凡使以盐汤煮半日，去皮取子研用。〔时珍曰〕取蓖麻油法：用蓖麻仁五升捣烂，以水一斗煮之，有沫撇起，待沫尽乃止。去水，以沫煎至点灯不炸、滴水不散为度。

【气味】 **甘、辛，平，有小毒。**〔时珍曰〕凡服蓖麻者，一生不得食炒豆，犯之必胀死。其油能伏丹砂、粉霜。

【主治】 **水癥。以水研二十枚服之，吐恶沫，加至三十枚，三日一服，瘥则止。又主风虚寒热，身体疮痒浮肿，尸疰恶气榨取油涂之。**唐本。**研傅疮痍疥癞。涂手足心，催生。**大明。**治瘰疬。取子炒熟去皮，每卧时嚼服二三枚，渐加至十数枚，有效。**宗奭。**主偏风不遂，口眼㖞斜，失音口噤，头风耳聋，舌胀喉痹，齁喘脚气，毒肿丹瘤，汤火伤，针刺入肉，女人胎衣不下，子肠挺出，开通关窍经络，能止诸痛，消肿追脓拔毒。**时珍。

【发明】 〔震亨曰〕蓖麻属阴，其性善收，能追脓取毒，亦外科要药。能出有形之滞物，故取胎产胞衣、剩骨胶血者用之。〔时珍曰〕蓖麻仁甘辛有毒热，气味颇近巴豆，亦能利人，故下水气。其性善走，能开通诸窍经络，故能治偏风、失音口噤、口目㖞斜、头风七窍诸病，不止于出有形之物而已。盖鹈鹕油能引药气入内，蓖麻油能拔病气出外，故诸膏多用之。一人病偏风，手足不举。时珍用此油同羊脂、麝香、鲮鲤甲等药，煎作摩膏，日摩数次，一月余渐复。兼服搜风化痰养血之剂，三月而愈。一人病手臂一块肿痛，亦用蓖麻捣膏贴之，一夜而愈。一人病气郁偏头痛，用此同乳香、食盐捣熁太阳穴，一夜痛止。一妇产后子肠不收，捣仁贴其丹田，一夜而上。此药外用屡奏奇勋，但内服不可轻率尔。或言捣膏以箸点于鹅马六畜舌根下，即不能食，或点肛内，即下血死，其毒可知矣。

【附方】 旧九，新二十九。**半身不遂**失音不语。取蓖麻子油一升，酒一斗，铜锅盛油，着酒中一日，煮之令熟，细细服之。外台秘要。**口目㖞斜**蓖麻子仁捣膏，左贴右，右贴左，即正。妇人良方用蓖麻子仁七七粒，研作饼。右㖞安在左手心，左㖞安在右手心，却以铜盂盛热水坐药上，冷即换，五六次即正也。一方用蓖麻子仁七七粒，巴豆十九粒，麝香五分，

[1] 生：原脱，今据《证类本草》卷十一补。

作饼如上用。**风气头痛**不可忍者。乳香、蓖麻仁等分，捣饼随左右贴太阳穴，解发出气甚验。德生堂方用蓖麻油纸剪花，贴太阳亦效。又方：蓖麻仁半两，枣肉十五枚，捣涂纸上，卷筒插入鼻中，下清涕即止。**八种头风**蓖麻子、刚子各四十九粒去壳，雀脑芎一大块，捣如泥，糊丸弹子大，线穿挂风处阴干。用时先将好末茶调成膏子涂盏内，后将炭火烧前药烟起，以盏覆之。待烟尽，以百沸葱汤点盏内茶药服之。后以绵被裹头卧，汗出避风。袖珍方。**鼻窒不通**蓖麻子仁三百粒，大枣去皮核十五[①]枚，捣匀绵裹塞之。一日一易，三十日闻香臭也。圣济录。**天柱骨倒**小儿疳疾及诸病后，天柱骨倒，乃体虚所致，宜生筋散贴之。木鳖子六个去壳，蓖麻子六十粒去壳，研匀。先包头擦项上令热，以津调药贴之。郑氏小儿方。**五种风痫**不问年月远近。用蓖麻子仁二两，黄连一两，石膏水一碗，文武火煮之。干即添水，三日两夜取出黄连，只用蓖麻风干，勿令见日，以竹刀每个切作四段。每服二十段，食后荆芥汤下，日二服。终身忌食豆，犯之必腹胀死。卫生宝鉴。**舌上出血**蓖麻子油纸燃，烧烟熏鼻中，自止。摘玄方。**舌胀塞口**蓖麻仁四十粒，去壳研油涂纸上，作燃烧烟熏之。未退再熏，以愈为度。有人舌肿出口外，一村人用此法而愈。经验良方。**急喉痹塞**牙关紧急不通，用此即破。以蓖麻子仁研烂，纸卷作筒，烧烟熏吸即通。或只取油作捻尤妙。名圣烟筒。**咽中疮肿**杜任方用蓖麻子仁一枚，朴消一钱，同研，新汲水服之，连进二三服效。三因方用蓖麻仁、荆芥穗等分，为末，蜜丸，绵包噙咽之。千金。**水气胀满**蓖麻子仁研，水解得三合。清旦一顿服尽，日中当下青黄水也。或云壮人止可服五粒。外台秘要。**脚气作痛**蓖麻子七粒，去壳研烂，同苏合香丸贴足心，痛即止也。外台秘要。**小便不通**蓖麻仁三粒，研细，入纸捻内，插入茎中即通。摘玄方。**齁喘咳嗽**蓖麻子去壳炒熟，拣甜者食之，须多服见效，终身不可食炒豆。卫生易简方。**催生下胞**崔元亮海上集验方：取蓖麻子七粒，去壳研膏，涂脚心。若胎及衣下，便速洗去，不尔，则子肠出，即以此膏涂顶，则肠自入也。肘后方云：产难，取蓖麻子十四枚，每手各把七枚，须臾立下也。**子宫脱下**蓖麻子仁、枯矾等分，为末，安纸上托入。仍以蓖麻子仁十四枚，研膏涂顶心即入。摘玄。**盘肠生产**涂顶方同上。**催生下胎**不拘生胎死胎。蓖麻二个，巴豆一个，麝香一分，研贴脐中并足心。又下生胎，一月一粒，温酒吞下。集简方。**一切毒肿**痛不可忍。蓖麻子仁捣傅，即止也。肘后方。**疠风鼻塌**手指挛曲，节间痛不可忍，渐至断落。用蓖麻子一两去皮，黄连一两锉豆大，以小瓶子入水一升，同浸。春夏二日，秋冬五日后，取蓖麻子一枚劈破，面东以浸药水吞之。渐加至四、五枚，微利不妨。瓶中水尽更添。两月后吃大蒜、猪肉试之，如不发是效也。若发动再服，直候不发乃止。杜壬方。**小儿丹瘤**蓖麻子五个，去皮研，入面一匙，水调涂之，甚效。修真秘旨。**瘰疬结核**蓖麻子炒去皮，每睡时服二三枚，取效。一生不可吃炒豆。阮氏经验方。**瘰疬恶疮**及软疖。用白胶香一两，瓦器溶化，去滓，以蓖麻子六十四个，去壳研膏，溶胶投之，搅匀，入油半匙头，至点水中试软硬，添减胶油得所，以绯帛量疮大小摊贴，一膏可治三五疖也。儒门事亲。**肺风面疮**起白屑，或微有赤疮。用蓖麻子仁四

① 核十五：原作“一”，今据《普济方》卷五十六补。

十九粒，白果、胶枣各三粒，瓦松三钱，肥皂一个，捣为丸。洗面用之良。吴旻扶寿方。**面上雀斑**蓖麻子仁、密陀僧、硫黄各一钱，为末。用羊髓和匀，夜夜傅之。摘玄方。**发黄不黑**蓖麻子仁，香油煎焦，去滓，三日后频刷之。摘玄方。**耳卒聋闭**蓖麻子一百个去壳，与大枣十五枚捣烂，入乳小儿乳汁，和丸作铤。每以绵裹一枚塞之，觉耳中热为度。一日一易，二十日瘥。千金方。**汤火灼伤**蓖麻子仁、蛤粉等分，研膏。汤伤以油调，火灼以水调，涂之。古今录验。**针刺入肉**蓖麻子去壳研烂，先以帛衬伤处，傅之。频看，若见刺出，即拔去，恐药紧弩出好肉。或加白梅肉同研尤好。卫生易简方。**竹木骨哽**蓖麻子仁一两，凝水石二两，研匀。每以一捻置舌根噙咽，自然不见。又方：蓖麻油、红曲等分，研细，沙糖丸皂子大，绵裹含咽，痰出大良。**鸡鱼骨哽**蓖麻子仁研烂，入百药煎研，丸弹子大。井花水化下半丸，即下。**恶犬咬伤**蓖麻子五十粒去壳，以井花研膏。先以盐水洗，吹痛处，乃贴此膏。袖珍方。

叶

【气味】 **有毒。**

【主治】 **脚气风肿不仁，蒸捣裹之，日二三易即消。又油涂炙热，熨囟上，止鼻衄，大验。**苏恭。**治痰喘咳嗽。**时珍。

【附方】 新一。**齁喘痰嗽**儒门事亲方用九尖蓖麻叶三钱，入飞过白矾二钱，以猪肉四两薄批，掺药在内，荷叶裹之，文武火煨熟。细嚼，以白汤送下。名九仙散。普济方：治咳嗽涎喘，不问年深日近。用经霜蓖麻叶、经霜桑叶、御米壳蜜炒各一两，为末，蜜丸弹子大。每服一丸，白汤化下，日一服。名无忧丸。

【附录】 **博落回**拾遗。〔藏器曰〕有大毒。主恶疮瘿根，瘤赘息肉，白癜风，蛊毒精魅，溪毒疮瘘。和百丈青、鸡桑灰等分，为末傅之。蛊毒精魅当别有法。生江南山谷。茎叶如蓖麻。茎中空，吹之作声如博落回。折之有黄汁，药人立死，不可轻用入口。

常山本经下品 蜀漆同上。

【释名】 **恒山**吴普 **互草**本经 **鸡屎**[①]**草**日华 **鸭屎**[②] **草**日华。〔时珍曰〕恒亦常也。恒山乃北岳名，在今定州。常山乃郡名，亦今真定。岂此药始产于此得名欤？蜀漆乃常山苗，功用相同，今并为一。

【集解】 〔别录曰〕常山生益州川谷及汉中。二月、八月采根，阴干。又曰，蜀漆生江林山川谷及蜀汉中，常山苗也。五月采叶，阴干。〔弘景曰〕常山出宜都、建平。细实黄者，呼为鸡骨常山，用之最良。蜀漆是常山苗而所出又异者，江林山即益州江阳山名，故是同处尔。彼人采得，萦结作丸，得时燥者佳。〔恭曰〕常山生山谷间。茎圆有节，高者不过三四尺。叶似茗而狭长，两两相当。二月生白花，青萼。五月结实青圆，三子为房。其草暴燥色青白，堪用。若阴干便黑烂郁坏矣。〔保升曰〕今出金州、房州、梁州中江县。树高三四尺，根似荆根，黄色而破。五六月采叶，名蜀漆也。〔李含光曰〕蜀漆是常山茎，八月九月采之。〔颂曰〕今汴西、淮、浙、湖南州郡亦有之，并如上说。而海州出者，叶似楸叶。八月有花，红白色，子碧色，似山楝子而小。今天台山出一种草，名土常山，苗叶极甘。人用为饮，甘味如蜜，又名蜜香草，性凉益人，非此常山也。

【修治】 〔敩曰〕采时连根苗收。

① 屎：原作“尿”，义晦，今改。
② 屎：原作“尿”，义晦，今改。

如用茎叶，临时去根，以甘草细锉，同水拌湿蒸之。临时去甘草，取蜀漆细锉，又拌甘草水匀，再蒸，日干用。其常山，凡用以酒浸一宿，漉出日干，熬捣用。〔时珍曰〕近时有酒浸蒸熟或瓦炒熟者，亦不甚吐人。又有醋制者，吐人。

常山

【气味】 **苦，寒，有毒。**〔别录曰〕辛，微寒。〔普曰〕神农、岐伯：苦。桐君：辛，有毒。李当之：大寒。〔权曰〕苦，有小毒。〔炳曰〕得甘草，吐疟。〔之才曰〕畏玉札。〔大明曰〕忌葱菜及菘菜。伏砒石。

【主治】 **伤寒寒热，热发温疟鬼毒，胸中痰结吐逆。**本经。**疗鬼蛊往来，水胀，洒洒恶寒，鼠瘘。**别录。**治诸疟，吐痰涎，治项下瘤瘿。**甄权。

蜀漆

【气味】 **辛，平，有毒。**〔别录曰〕微温。〔权曰〕苦，有小毒。〔元素曰〕辛，纯阳。〔柄曰〕桔梗为之使。〔之才曰〕栝楼为之使。恶贯众。

【主治】 **疟及咳逆寒热，腹中癥坚痞，积聚邪气，蛊毒鬼疰。**本经。**疗胸中邪结气，吐去之。**别录。**治鬼疟多时，温疟寒热，下肥气。**甄权。**破血，洗去腥，与苦酸同用，导胆邪。**元素。

【发明】 〔敩曰〕蜀漆春夏用茎叶，秋冬用根。老人久病，切忌服之。〔颂曰〕常山、蜀漆为治疟之最要。不可多进，令人吐逆。〔震亨曰〕常山性暴悍，善驱逐，能伤真气。病人稍近虚怯，不可用也。外台乃用三两作一服，殊昧雷公老人久病切忌之戒。〔时珍曰〕常山、蜀漆有劫痰截疟之功，须在发散表邪及提出阳分之后。用之得宜，神效立见；用失其法，真气必伤。夫疟有六经疟、五脏疟、痰湿食积瘴疫鬼邪诸疟，须分阳阳虚实，不可一概论也。常山、蜀漆生用则上行必吐，酒蒸炒熟用则气稍缓，少用亦不致吐也。得甘草则吐，得大黄则利，得乌梅、鲮鲤甲则入肝，得小麦、竹叶则入心，得秫米、麻黄则入肺，得龙骨、附子则入肾，得草果、槟榔则入脾。盖无痰不作疟，二物之功，亦在驱逐痰水而已。杨士瀛直指方云：常山治疟，人皆薄之。疟家多蓄痰涎黄水，或停潴心下，或结澼胁间，乃生寒热。法当吐痰逐水，常山岂容不用。水在上焦，则常山能吐之；水在胁下，则常山能破其澼而下其水。但须行血药品佐助之，必收十全之功。其有纯热发疟或蕴热内实之证，投以常山，大便点滴而下，似泄不泄者。须用北大黄为佐，泄利数行，然后获愈也。又待制李焘云：岭南瘴气寒热所感，邪气多在营卫皮肉之间。欲去皮肤毛孔中瘴气根本，非常山不可。但性吐人，惟以七宝散冷服之，即不吐，且验也。

【附方】 旧三，新二十三。**截疟诸汤**外台秘要用常山三两，浆水三升，浸一宿，煎取一升，欲发前顿服，取吐。肘后方用常山一两，秫米一百粒，水六升，煮三升，分三服。先夜、未发、临发时服尽。养生主论王隐者驱疟汤云：予用此四十年，奇效不能尽述，切勿加减，万无一吐者。常山酒煮晒干、知母、贝母、草果各一钱半，水一钟半，煎半熟，五更热服。渣以酒浸，发前服。**截疟诸酒**肘后方用常山一两，酒一升，渍二三日，分作三服，平旦一服，少顷再服，临发又服。或加甘草[①]，酒煮服之。宋侠经心录醇醨汤，治间日疟。支太医云：乃桂广州方也，甚验。恒山一钱二分，大黄二钱半，炙甘草一钱二分。水一盏半，煎减半，曰醇，发日五更温服；再以水一盏，煎减

---

① 草：原脱，今据《肘后方》卷三第十六补。

半，臼醻，未发时温服。虞抟医学正传治久疟不止。常山一钱半，槟榔一钱，丁香五分，乌梅一个，酒一盏，浸一宿，五更饮之。一服便止，永不再发，如神。**截疟诸丸**千金方恒山丸：治数年不瘥者，两剂瘥；一月以来者，一剂瘥。恒山三两，研末，鸡子白和丸梧子大，瓦器煮熟，杀腥气，则取晒干收之。每服二十丸，竹叶汤下，五更一服，天明一服，发前一服，或吐或否即止。肘后丹砂丸：恒山末三两，真丹一两研，白蜜和杵百下，丸梧子大。先发时三丸，少顷再服三丸，临时服三丸，酒下，无不断者。曾世荣活幼心书黄丹丸：治大小久疟。恒山二两，黄丹半两，乌梅连核瓦焙一两，为末，糯米粉糊丸梧子大。每服三、五十丸，凉酒下，隔一夜一服，平旦一服。午后方食。葛洪肘后方用恒山三两，知母一两，甘草半两，捣末，蜜丸梧子大。先发时服十丸，次服七丸，后服五六丸，以瘥为度。和剂局方瞻仰丸：治一切疟。常山四两，炒存性，草果二两，炒存性，为末，薄糊丸梧子大。每卧时冷酒服五十丸，五更再服。忌鹅羊热物。又胜金丸：治一切疟，胸膈停痰，发不愈者。常山八两，酒浸蒸焙，槟榔二两，生研末，糊丸梧子大，如上法服。集简方二圣丸：治诸疟，不拘远近大小。鸡骨恒山、鸡心槟榔各一两，生研，鲮鲤甲煨焦一两半，糯粉糊丸绿豆大，黄丹为衣。每服三五十丸，如上法服。**厥阴肝疟**寒多热少，喘息如死状，或少腹满，小便如脓，不问久近，不吐不泄，如神。恒山一两，醋浸一夜，瓦器煮干。每用二钱，水一盏，煎半盏，五更冷服。赵真人济急方。**太阴肺疟**痰聚胸中，病至令人心寒，寒甚乃热，热间善惊，如有所见。恒山三钱，甘草半钱，秫米三十五粒，水二钟，煎一钟，发日早分三次服。千金方。**少阴肾疟**凄凄然寒，手足寒，腰脊痛，大便难，目眴眴然。恒山二钱半，豉半两，乌梅一钱，竹叶一钱半，葱白三根，水一升半，煎一升，发前分三服。千金方。**牝疟独寒**不热者。蜀漆散：用蜀漆、云母煅三日夜、龙骨各二钱，为末。每服半钱，临发日旦一服，发前一服，酢浆水调下。温疟又加蜀漆一钱。张仲景金匮要略。**牡疟独热**不冷者。蜀漆一钱半，甘草一钱，麻黄二钱，牡蛎粉二钱，水二钟，先煎麻黄、蜀漆，去沫，入药再煎至一钟，未发前温服，得吐则止。王焘外台秘要。**温疟热多**恒山一钱，小麦三钱，淡竹叶二钱，水煎，五更服，甚良。药性论。**三十年疟**肘后方治三十年老疟及积年久疟。常山、黄连各一两，酒三升，渍一宿，以瓦釜煮取一升半。发日早服五合，发时再服。热当吐，冷当利，无不瘥者。张文仲备急方用恒山一两半，龙骨五钱，附子炮二钱半，大黄一两，为末，鸡子黄和丸梧子大。未发时五丸，将发时五丸，白汤下。支太医云：此方神验，无不断者。**瘴疟寒热**刘长春经验方常山一寸，草果一枚，热酒一碗，浸一夜，五更望东服之，盖卧，酒醒即愈。谈野翁试验方用常山、槟榔、甘草各二钱，黑豆一百粒，水煎服之。乃彭司寇所传。葛稚川肘后方用常山、黄连、香豉各一两，附子炮七钱，捣末，蜜丸梧子大。空腹饮服四丸，欲发时三丸。至午后乃食。**妊娠疟疾**酒蒸常山、石膏煅各一钱，乌梅炒五分，甘草四分，水一盏，酒一盏，浸一夜，平旦温服。姚僧坦集验方。**百日儿疟**水鉴仙人歌曰：疟是邪风寒热攻，直须术治免成空。常山刻作人形状，钉在孩儿生气宫。如金生人，金生在巳，即钉巳上；木生人，钉亥上；火生人，钉寅上；水土生人，钉申上也。**小儿惊忤**暴惊卒死中恶。用蜀漆炒二钱，左顾牡蛎一钱二分，浆水煎服，当吐痰而愈。名千金汤。阮氏。**胸中痰饮**恒山、甘草各一两，水五升，取一升，去滓，入蜜二合，温服七合，取吐。不吐更服。千金方。

【附录】　**杜茎山**图经。〔颂曰〕叶味苦寒，主温瘴寒热作止不定，烦渴头痛心躁。杵烂，新酒浸，绞汁服，吐出恶涎甚效。生宜州。茎高四五尺，叶似苦荬菜。秋有花，紫色。实如枸杞子，大而白。**土红山**〔颂曰〕叶甘，微寒，无毒。主骨节疼痛，劳热瘴疟。生南恩州山野中。大者高七八尺，叶似枇杷而小，无毛，秋生白花如粟粒，不实。福州生者作细藤，似芙蓉叶，其叶上青下白，根如葛头。土人取根米泔浸一宿，以清水再浸一宿，炒黄为末。每服一钱，水一盏，生姜一片，同煎服。亦治劳瘴甚效。〔时珍曰〕杜茎山即土恒山，土红山又杜茎山之类，故并附之。

藜芦本经下品

【释名】　**山葱**别录**葱苒**同**葱菼**音毯。**葱葵**普**丰芦**普**憨葱**纲目**鹿葱**〔时珍曰〕黑色白黎，其芦有黑皮裹之，故名。根际似葱，俗名葱管藜芦是矣。北人谓之憨葱，南人谓之鹿葱。

【集解】　〔别录曰〕藜芦生太山山谷。三月采根，阴干。〔普曰〕大叶，小根相连。〔弘景曰〕近道处处有之。根下极似葱而多毛。用之止剔取根，微炙之。〔保升曰〕所在山谷皆有。叶似郁金、秦艽、蘘荷等，根若龙胆，茎下多毛。夏生冬凋，八月采根。〔颂曰〕今陕西、山南东西州郡皆有之，辽州、均州、解州者尤佳。三月生苗叶，似初出棕心，又似车前，茎似葱白，青紫色，高五六寸，上有黑皮裹茎，似棕皮。有花肉红色，根似马肠根，长四五寸许，黄白色。二月、三月采根阴干。此有二种：一种水藜芦，茎叶大同，只是生在近水溪涧石上，根须百余茎，不中药用。今用者名葱白藜芦，根须甚少，只是三二十茎，生高山者为佳，均州土俗亦呼为鹿葱。范子计然云：出河东，黄白者善。

根

【修治】　〔雷曰〕凡采得去头，用糯米泔汁煮之。从巳至未，晒干用。

【气味】　**辛，寒，有毒。**〔别录曰〕苦，微寒。〔普曰〕神农、雷公：辛，有毒。岐伯：咸，有毒。李当之：大寒，大毒。扁鹊：苦，有毒。〔之才曰〕黄连为之使。反细辛、芍药、人参、沙参、紫参、丹参、苦参。恶大黄。〔时珍曰〕畏葱白。服之吐不止，饮葱汤即止。

【主治】　**蛊毒咳逆，泄痢肠澼，头疡疥瘙恶疮，杀诸虫毒，去死肌。**本经。**疗哕逆，喉痹不通，鼻中息肉，马刀烂疮。不入汤用。**别录。**主上气，去积年脓血泄痢。**权。**吐上膈风涎，暗风痫病，小儿齁𬶍痰疾。**颂。**末，治马疥癣。**宗奭。

【发明】　〔颂曰〕藜芦服钱匕一字则恶吐人，又用通顶令人嚏，而别本云治哕逆，其[1]效未详。〔时珍曰〕哕逆用吐药，亦反胃用吐法去痰积之义。吐药不一：常山吐疟痰，瓜丁吐热痰，乌附尖吐湿痰，莱菔子吐气痰，藜芦则吐风痰者也。按张子和儒门事亲云：一妇病风痫。自六七岁[2]得惊风后，每一二年一作；至五七年，五七作；三十岁至四十岁则日作，或甚至一日十余作。遂昏痴健忘，求

① 其：原作“甚”，字误，今据《证类本草》卷十改。

② 岁：原作“年”，义晦，今据《儒门事亲》卷二第十一改。

死而已。值岁大饥，采百草食。于野中见草若葱状，采归蒸熟饱食。至五更，忽觉心中不安，吐涎如胶，连日不止，约一二斗，汗出如洗，甚昏困。三日后，遂轻健，病去食进，百脉皆和。以所食葱访人，乃憨葱苗也，即本草藜芦是矣。图经言能吐风病，此亦偶得吐法耳。我朝荆和王妃刘氏，年七十，病中风，不省人事，牙关紧闭，群医束手。先考太医吏目月池翁诊视，药不能入，自午至子。不获已，打去一齿，浓煎藜芦汤灌之。少顷，噫气一声，遂吐痰而苏，调理而安。药弗瞑眩，厥疾旨瘳，诚然。

【附方】 旧六，新十三。**诸风痰饮**藜芦十分，郁金一分，为末。每以一字，温浆水一盏和服，探吐。经验方。**中风不省**牙关紧急者。藜芦一两去苗头，浓煎防风汤浴过，焙干切，炒微褐色，为末。每服半钱，小儿减半，温水调灌，以吐风涎为效。未吐再服。简要济众。**中风不语**候中如曳锯，口中涎沫。取藜芦一分，天南星一个，去浮皮。于脐上剜一坑，纳入陈醋二橡斗，四面火逼黄色，研为末，生面丸小豆大。每服三丸，温[①] 酒下。经验。**诸风头痛**和州藜芦一茎日干研末，入麝香少许，吹鼻。又方：通顶散：藜芦半两，黄连三分，嗃鼻。圣惠。**久疟痰多**不食，欲吐不吐。藜芦末半钱，温齑水调下，探吐。保命集。**痰疟积疟**藜芦、皂荚炙各一两，巴豆二十五枚，熬黄，研末，蜜丸小豆大。每空心服一丸，未发时一丸，临发时又服一丸。勿用饮食。肘后。**黄疸肿疾**藜芦灰中炮，为末。水服半钱匕，小吐，不过数服效。**胸中结聚**如骇骇不去者。巴豆半两，去皮心炒，捣如泥，藜芦炙研一两，蜜和捣丸麻子大，每吞一二丸。肘后。**身面黑痣**藜芦灰五两，水一大碗淋汁，铜器重汤煮成黑膏，以针微刺破点之，不过三次效。圣惠。**鼻中息肉**藜芦三分，雄黄一分，为末，蜜和点之。每日三上自消，勿点两畔。圣济方。**牙齿虫痛**藜芦末，内入孔中，勿吞汁，神效。千金翼。**白秃虫疮**藜芦末，猪脂调涂之。肘后方。**头生虮虱**藜芦末掺之。直指。**头风白屑**痒甚。藜芦末，沐头掺之，紧包二日夜，避风效。本事方。**反花恶疮**恶肉反出如米。藜芦末，猪脂和傅，日三五上。圣济录。**疥癣虫疮**藜芦末，生油和涂。**羊疽疮痒**藜芦二分，附子八分，为末傅之，虫自出也。陶隐居方。**误吞水蛭**藜芦炒，为末。水服一钱，必吐出。德生堂方。

【附录】 **山慈石**〔别录有名未用曰〕苦，平，无毒。主女子带下。生山之阳。正月生叶如藜芦，茎有衣。一名爰茈。

参果根〔又曰〕苦，有毒。主鼠瘘。生百余根，根有衣裹茎。三月三日采根。一名百连，一名乌蓼，一名鼠茎，一名鹿蒲。

马肠根宋图经。〔颂曰〕苦，辛，寒，有毒。主蛊除风。叶：疗疮疥。生秦州。叶似桑。三月采叶，五月、六月采根。

木藜芦拾遗

【释名】 **黄藜芦**纲目**鹿骊**

【集解】 〔藏器曰〕陶弘景注漏卢云：一名鹿骊。南人用苗，北人用根。按鹿骊乃木藜芦，非漏卢也。乃树生，如茱萸树，高二尺，有毒。〔时珍曰〕鹿骊，俚人呼为黄藜芦，小树也。叶如樱桃叶，狭而长，多皱文。四月开细黄花。五月结小长子，如小豆大。

【气味】 **苦、辛，温，有毒。**

【主治】 **疥癣，杀虫。**藏器。

---

① 温：此下原衍“温”字，今据《证类本草》卷十删。

附子本经下品

【释名】 其母名乌头〔时珍曰〕初种为乌头，象乌之头也。附乌头而生者为附子，如子附母也。乌头如芋魁，附子如芋子，盖一物也。别有草乌头、白附子，故俗呼此为黑附子、川乌头以别之。诸家不分乌头有川、草两种，皆混杂注解，今悉正之。

【集解】 〔别录曰〕附子生犍为山谷及广汉。冬月采为附子，春月采为乌头。〔弘景曰〕乌头与附子同根。附子八月采，八角者良。乌头四月采。春时茎初生有脑头，如乌鸟之头，故谓之乌头。有两岐，其蒂状如牛角者，名乌喙。取汁煎为射罔。天雄似附子，细而长，乃至三四寸。侧子即附子边角之大者。并是同根，而本经附子出犍为，天雄出少室，乌头出朗陵，分生三处，当各有所宜也。今则无别矣。〔恭曰〕天雄、附子、乌头，并以蜀道绵州、龙州者佳，俱以八月采造。余处虽有造得者，力弱，都不相似。江南来者，全不堪用。〔大明曰〕天雄大而长，少角刺而实；附子大而短，有角平稳而实。乌喙似天雄，乌头次于附子，侧子小于乌头，连聚生者名为虎掌，并是天雄一裔，子母之类，气力乃有殊等，即宿根与嫩者尔。〔敩曰〕乌头少有茎苗，身长而乌黑，少有旁尖。乌喙皮上苍色，有尖头，大者孕八九个，周围底陷，黑如乌铁。天雄身全矮，无尖，周匝四面有附子，孕十一个，皮苍色。侧子只是附子旁，有小颗如枣核者。木鳖子是喙、附、乌、雄、侧中毗患者，不入药用。〔保升曰〕正者为乌头，两岐者为乌喙，细长三四寸者为天雄，根旁如芋散生者为附子，旁连生者为侧子，五物同出而异名。苗高二尺许，叶似石龙芮及艾。〔宗奭曰〕五者皆一物，但依大小长短以象而名之尔。〔颂曰〕五者今并出蜀土，都是一种所产，其种出于龙州。冬至前，先将陆田耕五七遍，以猪粪粪之，然后布种，逐月耘耔，至次年八月后方成。其苗高三四尺，茎作四棱，叶如艾，其花紫碧色作穗，其实细小如桑椹状，黑色。本只种附子一物，至成熟后乃有四物。以长二三寸者为天雄，割削附子旁尖角为侧子，附子之绝小者亦名侧子，元种者为乌头。其余大小者皆为附子，以八角者为上。绵州彰明县多种之，惟赤水一乡者最佳。然收采时月与本草不同。谨按本草冬采为附子，春采为乌头。博物志言：附子、乌头、天雄一物也。春秋冬夏采之各异。而广志云：奚毒，附子也。一岁为侧子，二年为乌喙，三年为附子，四年为乌头，五年为天雄。今一年种之，便有此五物。岂今人种莳之法，用力倍至，故尔繁盛乎。〔时珍曰〕乌头有两种：出彰明者即附子之母，今人谓之川乌头是也。春末生子，故曰春采为乌头。冬则生子已成，故曰冬采为附子。其天雄、乌喙、侧子，皆是生子多者，因象命名；若生子少及独头者，即无此数物也。其产江左、山南等处者，乃本经所列乌头，今人谓之草乌头者是也。故曰其汁煎为射罔。陶弘景不知乌头有二，以附子之乌头，注射罔之乌头，遂致诸家疑贰，而雷敩之说尤不近理。宋人杨天惠著附子记甚悉，今撮其要，读之可不辩而明矣。其说云：绵州乃故广汉地，领县八，惟彰明出附子。彰明领乡二十，惟赤水、廉水、昌明、会昌四乡产附子，而赤水为多。每岁以上田熟耕作垄。取种于龙安、龙州、齐归、木门、青堆、小坪诸处。十一月播种，春月生苗。其茎类野艾而泽，其叶类地麻而厚。其花紫瓣黄蕤，长苞而圆。七月采者，谓之早水，拳缩而小，盖未长成也。九月采者乃佳。其品凡七，本同而末异。其初种之小者为乌头，附乌头而旁生者为附子，又左右附而偶生者为鬲子，附而长者为天雄，附而尖者为天锥，附而上出者为侧子，附而散生者为漏篮子，皆脉络连贯，如子附母，而附子以贵，故专附名也。凡种一而子六七以上，则皆小；种一而子二三，则稍大；种一而子特生，则特大。附子之形，以蹲坐正节角少者为上，有节多鼠乳者次之，形不正而伤缺风皱者为下。本草言附子八角者为良，其角为侧子之说，甚谬矣。附子之色，以花白者为上，铁色者次之，青绿者为下。天雄、乌头、天锥，皆以丰实盈握者为胜。漏篮、侧子，则园人以乞役夫，不足数也。谨按此记所载漏篮，即雷敩所谓木鳖子，大明所谓虎掌者也。其鬲子，即乌喙也。天锥即天雄之类，医方亦无此名，功用当相同尔。

【修治】 〔保升曰〕附子、乌头、天雄、侧子、乌喙，采得，以生熟汤浸半日，勿令灭气，出以白灰之裛，数易使干。又法：以米粥及糟曲等淹之。并不及前法。〔颂曰〕五物收时，一处造酿。其法：先于六月内，造大小面曲。未采前半月，用大麦煮成粥，以曲造醋，候熟去糟。其醋不用太酸，酸则以水解之。将附子去根须，于新瓮内淹七日，日搅一遍，捞出以疏筛摊之，令生白衣。乃向慢风日中晒之百十日，以透干为度。若猛日，则皱而皮不附肉。〔时珍曰〕按附子记云：此物最多，不能常熟。或种美而苗不茂，或苗秀而根不充，或以酿而腐，或以曝而挛，若有神物阴为之者。故园人常祷于神，目为药妖。其酿法：用醋醅安密室中，淹覆弥月，乃发出晾干。方出酿时，其大有如拳者，已定辄不盈握，故及一两者极难得。土人云：但得半两以上者皆良。蜀人饵者少，惟秦陕闽浙人宜之。然秦人才市其下者，闽浙才得其中者，其上品则皆贵人得之矣。〔弘景曰〕凡用附子、乌头、天雄，皆热灰微炮令折，勿过焦，惟姜附汤生用之。俗方每用附子，须甘草、人参、生姜相配者，正制其毒故也。〔敩曰〕凡使乌头，宜文武火中炮令皴折，擘破用。若用附子，须底平有九角如铁色，一个重一两者，即是气全。勿用杂木火，只以柳木灰火中炮令皴折，以刀刮去上孕子，并去底尖，擘破，于屋下平地上掘一土坑安之，一宿取出，焙干用。若阴制者，生去皮尖底，薄切，以东流水并黑豆浸五日夜，漉出，日中晒用。〔震亨曰〕凡乌、附、天雄，须用童子小便浸透煮过，以杀其毒，并助下行之力，入盐少许尤好。或以小便浸二七日，拣去坏者，以竹刀每个切作四片，井水淘净，逐日换水，再浸七日，晒干用。〔时珍曰〕附子生用则发散，熟用则峻补。生用者，须如阴制之法，去皮脐入药。熟用者，以水浸过，炮令发拆，去皮脐，乘热切片再炒，令内外俱黄，去火毒入药。又法：每一个，用甘草二钱，盐水、姜汁、童尿各半盏，同煮熟，出火毒一夜用之，则毒去也。

【气味】 **辛，温，有大毒。**〔别录曰〕甘，大热，〔普曰〕神农：辛。岐伯、雷公：甘，有毒，李当之：苦，大温，有大毒。〔元素曰〕大辛大热，气厚味薄，可升可降，阳中之阴，浮中沉，无所不至，为诸经引用之药。〔好古曰〕入手少阴三焦命门之剂，其性走而不守，非若干姜止而不行。〔赵嗣真曰〕熟附配麻黄，发中有补，仲景麻黄附子细辛汤、麻黄附子甘草汤是也。生附配干姜，补中有发，仲景干姜附子汤、通脉四逆汤是也。〔戴原礼曰〕附子无干姜不热，得甘草则性缓，得桂则补命门。〔李焘曰〕附子得生姜则能发散，以热攻热，又导虚热下行，以除冷病。〔之才曰〕地胆为之使。恶蜈蚣。畏防风、黑豆、甘草、人参、黄芪。〔时珍曰〕畏绿豆、乌韭、童溲、犀角。忌豉汁。得蜀椒、食盐，下达命门。

【主治】 **风寒咳逆邪气，寒湿踒躄，拘挛膝痛，不能行步，破癥坚积聚血瘕，金疮。**本经。**腰脊风寒，脚气冷弱，心腹冷痛，霍乱转筋，下痢赤白，温中强阴，坚肌骨，又堕胎，为百药长。**别录。**温暖脾胃，除脾湿肾寒，补下焦之阳虚。**元素。**除脏腑沉寒，三阳厥逆，湿淫腹痛，胃寒蛔动，治经闭，补虚散壅。**李杲。**督脉为病，脊强而厥。**好古。**治三阴伤寒，阴毒寒疝，中寒中风，痰厥气厥，柔痓癫痫，小儿慢惊，风湿麻痹，肿满脚气，头风，肾厥头痛，暴泻脱阳，久痢脾泄，寒疟瘴气，久病呕哕，反胃噎膈，痈疽不敛，久漏冷疮。合葱涕，塞耳治聋。**时珍。

乌头即附子母。

【主治】 **诸风，风痹血痹，半身不遂，除寒冷，温养脏腑，去心下痞，感寒腹痛。**元素。**除寒湿，行经，散风邪，破诸积冷毒。**李杲。**补命门不足，肝风虚。**好古。**助阳退阴，功同附子而稍缓。**时珍。

【发明】 〔宗奭曰〕补虚寒须用附子，风家即多用天雄，大略如此。其乌头、乌喙、附子，则量其材而用之。〔时珍曰〕按王氏究原方云：附子性重滞，温脾逐寒。川乌头性轻疏，温脾去风。若是寒疾即用附子，风疾即用川乌头。一云：凡人中风，不可先用风药及乌附。若先用气药，后用乌附乃宜也。又凡用乌附药，并宜冷服者，热因寒用也。盖阴寒在下，虚阳上浮。治之以寒，则阴气益甚而病增；治之以热，则拒格而不纳。热药冷饮，下嗌之后，冷体既消，热性便发，而病气随愈。不违其情而致大益，此反治之妙也。昔张仲景治寒疝内结，用蜜煎乌头。近效方治喉痹，用蜜炙附子，含之咽汁。朱丹溪治疝气，用乌头、卮子。并热因寒用也。李东垣治冯翰林侄阴盛格阳伤寒，面赤目赤，烦渴引饮，脉来七八至，但按之则散。用姜附汤加人参，投半斤服之，得汗而愈。此则神圣之妙也。〔吴绶曰〕附子乃阴证要药。凡伤寒传变三阴，乃中寒夹阴，虽身大热而脉沉者，必用之。或厥冷腹痛，脉沉细，甚则唇青囊缩者，急须用之，有退阴回阳之力，起死回生之功。近世阴证伤寒，往往疑似，不敢用附子，直待阴极阳竭而用之，已迟矣。且夹阴伤寒，内外皆阴，阳气顿衰。必须急用人参，健脉以益其原，佐以附子，温经散寒。舍此不用，将何以救之？〔刘完素曰〕俗方治麻痹多用乌附，其气暴能冲开道路，故气愈麻；及药气尽而正气行，则麻病愈矣。〔张元素曰〕附子以白术为佐，乃除寒湿之圣药。湿药宜少加之引经。又益火之原，以消阴翳，则便溺有节，乌附是也。〔虞抟曰〕附子禀雄壮之质，有斩关夺将之气。能引补气药行十二经，以追复散失之元阳；引补血药入血分，以滋养不足之真阴；引发散药开腠理，以驱逐在表之风寒；引温暖药达下焦，以祛除在里之冷湿。〔震亨曰〕气虚热甚者，宜少用附子，以行参耆。肥人多湿，亦宜少加乌附行经。仲景八味丸用为少阴向导，后世因以附子为补药，误矣。附子走而不守，取其健悍走下之性，以行地黄之滞，可致远尔。乌头、天雄皆气壮形伟，可为下部药之佐；无人表其害人之祸，相习用为治风之药及补药，杀人多矣。〔王履曰〕仲景八味丸，盖兼阴火不足者设。钱仲阳六味地黄丸，为阴虚者设。附子乃补阳之药，非为行滞也。〔好古曰〕乌附非身凉而四肢厥者不可僭用。服附子以补火，必妨涸水。〔时珍曰〕乌附毒药，非危病不用，而补药中少加引导，其功甚捷。有人才服钱匕，即发燥不堪，而昔人补剂用为常药，岂古今运气不同耶？荆府都昌王，体瘦而冷，无他病。日以附子煎汤饮，兼嚼硫黄，如此数岁。蕲州卫张百户，平生服鹿茸、附子药，至八十余，康健倍常。宋张杲医说载，赵知府耽酒色，每日煎干姜熟附汤吞硫黄金液丹百粒，乃能健啖，否则倦弱不支，寿至九十。他人服一粒即为害。若此数人，皆其脏腑禀赋之偏，服之有益无害，不可以常理概论也。又琐碎录言：滑台风土极寒，民啖附子如啖芋栗。此则地气使然尔。

【附方】　旧二十六，新八十七。**少阴伤寒**初得二三日，脉微细，但欲寐，小便色白者，麻黄附子甘草汤微发其汗。麻黄去节二两，甘草炙二两，附子炮去皮一枚，水七升，先煮麻黄去沫，纳二味，煮取三升，分作三服，取微汗。张仲景伤寒论。**少阴发热**少阴病始得，反发热脉沉者，麻黄附子细辛汤发其汗。麻黄去节二两，附子炮去皮一枚，细辛二两，水一斗，先煮麻黄去沫，乃纳二味，同煮三升，分三服。同上。**少阴下利**少阴病，下利清谷，里寒外热，手足厥逆，脉微欲绝，身反不恶寒，其人面赤色，或腹痛，或干呕，或咽痛，或利止脉不出者。通脉四逆汤：用大附子一个去皮生破八片，甘草炙二两，干姜三两，水三升，煮一升，分温再服，其脉即出者愈。面赤加葱九茎，腹痛加芍药二两，呕加生姜二两，咽痛加桔梗一两，利止脉不出，加人参二两。同上。**阴病恶寒**伤寒已发汗不解，反恶寒者，虚也，芍药甘草附子汤补之。芍药三两，甘草炙三两，附子炮去皮一枚，水五升，煮取一升五合，分服。同上。**伤寒发躁**伤寒下后，又发其汗，昼日烦躁不得眠，夜而安静，不呕不渴，无表证，脉沉微，身无大热者，干姜附子汤温之。干姜一两，生附子一枚。去皮破作八片，水三升，煮取一升，顿服。伤寒论。**阴盛格阳**伤寒阴盛格阳，其人必躁热而不饮水，脉沉手足厥逆者，是此证也。霹雳散：用大附子一枚，烧存性，为末，蜜水调服。逼散寒气，然后热气上行而汗出，乃愈。孙兆口诀。**热病吐下**及下利，身冷脉微，发躁不止者。附子炮一枚，去皮脐，分作八片，入盐一钱，水一升，煎半升，温服，立效。经验良方。**阴毒伤寒**孙兆口诀云：房后受寒，少腹疼痛，头疼腰重，手足厥逆，脉息沉细，或作呃逆，并宜退阴散：用川乌头、干姜等分，切炒，放冷为散。每服一钱，水一盏，盐一撮，煎取半盏，温服，得汗解。本事方：玉女散：治阴毒心腹痛厥逆恶候。川乌头去皮脐，冷水浸七日，切晒，纸裹收之。遇有患者，取为末一钱，入盐八分，水一盏，煎八分服，压下阴毒，如猪血相似，再进一服。济生回阳散：治阴毒伤寒，面青，四肢厥逆，腹痛身冷，一切冷气。大附子三枚，炮裂去皮脐为末。每服三钱，姜汁半盏，冷酒半盏，调服。良久，脐下如火暖为度。续信方：治阴毒伤寒，烦躁迷闷，急者。用半两重附子一个，生破作四片，生姜一大块作三片，糯米一撮，以水一升，煎六合，暖卧，或汗出，或不出。候心定，则以水解散之类解之，不得与冷水。如渴，更煎滓服。屡用多效。**中风痰厥**昏不知人，口眼㖞斜，并体虚之人患疟疾寒多者。三生饮：用生川乌头、生附子，并去皮脐各半两，生南星一两，生木香二钱五分。每服五钱，生姜十片，水二盏，煎一盏，温服。和剂局方。**中风气厥**痰壅，昏不知人，六脉沉伏。生附子去皮，生南星去皮，生木香半两。每服四钱，姜九片，水二盏，煎七分，温服之。济生方。**中风偏废**羌活汤：用生附子一个，去皮脐，羌活、乌药各一两。每服四钱，生姜三片，水一盏，煎七分服。王氏简易方。**半身不遂**遂令癖疰。用生附子一两，以无灰酒一升，浸一七日，隔日饮一合。延年秘录。**风病瘫缓**手足亸曳，口眼㖞斜，语音蹇涩，步履不正，宜神验乌龙丹主之。川乌头去皮脐、五灵脂各五两，为末。入龙脑、麝香五分，滴水为丸，如弹子大。每服一丸，先以生姜汁研化，暖酒调服，一日二服。至五七丸，便觉手抬，移得步，十丸可以梳头也。梅师方。**风寒湿痹**麻木不仁，或手足不遂。生川乌头末，每以香白米煮粥一碗，入末四钱，慢熬得所，下姜汁一匙，蜜三大匙，空腹啜之。或入薏苡末二钱。左传云：风淫末疾①，谓四末也。脾主四肢，风淫客肝，则侵脾而四肢病也。此汤极有力，予每授人良验。许学士本事方。**体虚有风**外受寒湿，身如在空中。生附子、生天南星各二钱，生姜十片，水一盏半，慢火煎服。予曾病此，医博士张子发授此方，二服愈。本事方。**口眼㖞斜**生乌头、青矾各等分，为末。每用一字，𠯗入鼻内，取涕吐涎，立效无比，名通关散。箧中秘宝方。**口卒噤喑**卒忤停尸。并用附子末，吹入喉中瘥。千金翼。**产后中风**身如角弓反张，口噤不语。川乌头五两，锉块，黑大豆半升，同炒半黑，以酒三升，倾锅内急搅，以绢滤取酒，微温服一小盏，取汗。若口不开，拗开灌之。未效，加乌鸡粪一合炒，纳酒中服，以瘥为度。小品。**诸风血风**乌荆丸：治诸风纵缓，言语蹇涩，遍身麻痛，皮肤瘙痒，及妇人血风，头痛目眩。肠风脏毒，下血不止者，服之尤效。有痛风挛搐，颐颔不收者，服六七服即瘥也。川乌头炮去皮脐一两，荆芥穗二两，为末，醋面糊丸梧子大。温酒或熟水，每服二十丸。和剂方。**妇人血风**虚冷，月候不匀，或手脚心烦热，或头面浮肿顽麻。用川乌头一斤，清油四两，盐四两，铛内同熬，令裂如桑椹色为度，去皮脐，五灵脂四两，为末，捣匀，蒸饼丸如梧子大。空心温酒、盐汤下二十丸。亦治丈夫风疾。梅师方。**诸风痫疾**生川乌头去皮二钱半，五灵脂半两，为末，猪心血丸梧子大。每姜汤化服一丸。**小儿慢惊**搐搦，涎壅厥逆。川乌头生去皮脐一两，全蝎十个去尾，分作三服，水一盏，姜七片，煎服。汤氏婴孩宝鉴。**小儿项软**乃肝肾虚，风邪袭入。用附子去皮脐、天南星各二钱，为末，姜汁调摊，贴天柱骨。内服泻青丸。全幼心鉴。**小儿囟陷**绵乌头、附子并生去皮脐二钱，雄黄八分，为末，葱根捣和作饼，贴陷处。全幼心鉴。**麻痹疼痛**仙桃丸：治手足麻痹，或瘫痪疼痛，腰膝痹痛，或打扑伤损内肭，痛不可忍。生川乌不去皮、五灵脂各四两，威灵仙五两，洗焙为末，酒糊丸梧子大。每服七丸至十丸，盐汤下，忌茶。此药常服，其效如神。普济方。**风痹肢痛**营卫不行。川乌头炮去皮，以大豆同炒，至豆汗出为度，去豆焙干，全蝎半钱焙为末，酽醋熬稠，丸绿豆大。每温酒下七丸，日一服。圣惠方。**腰脚冷痹**疼痛，有风。川乌头三个，生，去皮脐，为散，醋调涂帛上，贴之。须臾痛止。圣惠方。**大风诸痹**痰澼胀满。大附子半两者二枚，炮拆，酒渍之，春冬五日，夏秋三

① 疾：原作“痰”，字误，今据《左传·昭公元年》、《本事方》卷三改。

日，每服一合，以瘥为度。圣惠方。**脚气腿肿**久不瘥者。黑附子一个，生，去皮脐，为散，生姜汁调如膏，涂之。药干再涂，肿消为度。简要济众。**十指疼痛**麻木不仁。生附子去皮脐、木香各等分，生姜五片，水煎温服。王氏简易方。**搜风顺气**乌附丸：用川乌头二十个，香附子半斤，姜汁淹一宿，炒焙为末，酒糊丸梧子大。每温酒下十丸。肌体肥壮有风疾者，宜常服之。澹寮方。**头风头痛**外台秘要用腊月乌头一升，炒令黄，末之，以绢袋盛，浸三斗酒中，逐日温服。孙兆口诀用附子炮、石膏煅等分，为末，入脑、麝少许。每服半钱，茶酒任下。修真秘旨用附子一枚生，去皮脐，绿豆一合，同入铫子内煮，豆熟为度，去附子，食绿豆，立瘥。每个可煮五次，后为末服之。**风毒头痛**圣惠方治风毒攻注头目，痛不可忍。大附子一枚，炮去皮为末。以生姜一两，大黑豆一合，炒熟，同酒一盏，煎七分，调附末一钱，温服。又方：治二三十年头风不愈者，用大川乌头生去皮四两，天南星炮一两，为末。每服二钱，细茶三钱，薄荷七叶，盐梅一个，水一盏，煎七分，临卧温服。朱氏集验方治头痛连睛者。生乌头一钱，白芷四钱，为末，茶服一字。仍以末嗃鼻。有人用之得效。**风寒头痛**十便良方治风寒客于头中，清涕，项筋急硬，胸中寒痰，呕吐清水。用大附子或大川乌头二枚，去皮蒸过，川芎䓖、生姜各一两，焙研，以茶汤调服一钱。或锉片，每用五钱，水煎服。隔三四日一服。或加防风一两。三因方必效散：治风寒流注，偏正头痛，年久不愈，最有神效。用大附子一个，生切四片，以姜汁一盏浸炙，再浸再炙，汁尽乃止，高良姜等分，为末。每服一钱，腊茶清调下，忌热物少时。**头风摩散**沐头中风，多汗恶风，当先风一日则痛甚。用大附子一个炮、食盐等分，为末。以方寸匕摩囟上，令药力行。或以油调稀亦可，一日三上。张仲景方。**年久头痛**川乌头、天南星等分，为末。葱汁调涂太阳穴。经验。**头风斧劈**难忍。川乌头末烧烟熏碗内，温茶泡服之。集简方。**痰厥头痛**如破，厥气上冲，痰塞胸膈。炮附子三分，釜墨四钱，冷水调服方寸匕，当吐即愈。忌猪肉、冷水。**肾厥头痛**指南方用大附子一个，炮熟去皮，生姜半两，水一升半煎，分三服。经验良方韭根丸：治元阳虚，头痛如破，眼睛如锥刺。大川乌头去皮微炮，全蝎以糯米炒过去米，等分为末，韭根汁丸绿豆大。每薄荷茶下十五丸，一日一服。**气虚头痛**气虚上壅，偏正头痛，不可忍者。大附子一枚，去皮脐研末，葱汁面糊丸绿豆大。每服十丸，茶清下。僧继洪澹寮方蝎附丸：元气虚头痛，惟此方最合造化之妙。附子助阳扶虚，钟乳补阳镇坠，全蝎取其钻透，葱涎取其通气。汤使用椒以达下，盐以引用，使虚气下归。对证用之，无不作效。大附子一枚剜心，入全蝎去毒三枚在内，以余附末同钟乳粉二钱半，白面少许，水和作剂，包附煨熟，去皮研末，葱涎和丸梧子大。每椒盐汤下五十丸。**肾气上攻**头项不能转移。椒附丸：用大熟附子一枚，为末。每用二钱，以椒二十粒，用白面填满椒口，水一盏半，姜七片，煎七分，去椒入盐，空心点服。椒气下达，以引逆气归经也。本事方。**鼻渊脑泄**生附子末，葱涎和如泥，盦涌泉穴。普济。**耳鸣不止**无昼夜者。乌头烧作灰、菖蒲等分，为末，绵裹塞之，日再用，取效。杨氏产乳。**耳卒聋闭**附子醋浸，削尖插之。或更于上炙二七壮。本草拾遗。**聤耳脓血**生附子为末，葱涕和，灌耳中，肘后。**喉痹肿塞**附子去皮，炮令拆，以蜜涂上，炙之令蜜入，含之勿咽汁。已成者即脓出，未成者即消。出本草拾遗。**久患口疮**生附子为末，醋、面调贴足心，男左女右，日再换之。经验。**风虫牙痛**普济方用附子一两烧灰、枯矾一分，为末，揩之。又方：川乌头、川附子生研，面糊丸小豆大。每绵包一丸咬之。删繁方用炮附子末纳孔中，乃止。**眼暴赤肿**碜痛不得开，泪出不止。削附子赤皮末，如蚕砂大，着眦中，以定为度。张文仲备急方。**一切冷气**去风痰，定遍身疼痛，益元气，强力，固精益髓，令人少病。川乌头一斤，用五升大瓷钵子盛，以童子小便浸七日，逐日添令溢出，拣去坏者不用。余以竹刀切作四片，新汲水淘七次，乃浸之，日日换水，日足，取焙为末，酒煮面糊丸绿豆大。每服十丸，空心盐汤下，少粥饭压之。经验方。**升降诸气**暖则宣流。熟附子一大个，分作二服，水二盏，煎一盏，入沉香汁温服。和剂局方。**中寒昏困**姜附汤：治体虚中寒，昏不知人，及脐腹冷痛，霍乱转筋，一切虚寒之病。生附子一两去皮脐，干姜炮一两，每服三钱，水二钟，煎一钟，温服。和剂局方。**心腹冷痛**冷热气不和。山卮子、川乌头等分，生研为末，酒糊丸梧子大。每服十五丸，生姜汤下。小肠气痛，加炒茴香，葱酒下二十丸。王氏博济方。**心痛疝气**湿热因寒郁而发。用卮子降湿热，乌头破寒郁。乌头为卮子所引，其性急速，不留胃中也。川乌头、山卮子各一钱，为末。顺流水入姜汁一匙，调下。丹溪纂要。**寒厥心痛**及小肠膀胱痛不可止者。神砂一粒丹：用熟附子去皮、郁金、橘红各一两，为末，醋面糊丸如酸枣大，朱砂为衣。每服一丸，男子酒下，女人醋汤下。宣明方。**寒疝腹痛**绕脐，手足厥冷，白汗出，脉弦而紧，用大乌头煎主之。大乌头五枚，去脐，水三升，煮取一升，去滓，纳蜜二升，煎令水气尽。强人服七合，不瘥，明日更服。张仲景金匮玉函方。**寒疝身痛**腹痛，手足逆冷不仁，或身痛不能眠，用乌头桂枝汤主之。乌头一味，以蜜二斤，煎减半，入桂枝汤五合解之，得一升。初服二合，不知再服，又不知，加至五合。其知者如醉状，得吐为中病也。金匮玉函。**寒疝引胁**肋心腹皆痛，诸药不效者。大乌头五枚，去角四破，以白蜜一斤，煎令透，取焙为末，别以熟蜜和丸梧子大。每服二十丸，冷盐汤下，永除。崔氏方。**寒疝滑泄**腹痛肠鸣，自汗厥逆。熟附子去皮脐、玄胡索炒各一两，生木香半两。每服四钱，水二盏，姜七片，煎七分，温服。济生方。**小肠诸疝**仓卒散：治寒疝腹痛，小肠气、膀胱气、脾肾诸痛，挛急难忍，汗出厥逆。大附子炒去皮脐一枚，山卮子炒焦四两。每用三钱，水一盏，酒半盏，煎七分，入盐一捻，温服。宣明方治阴疝小腹肿痛，加蒺藜子等分。虚者加桂枝等分，姜糊为丸，酒服五十丸。**虚寒腰痛**鹿茸去毛酥炙微黄，附子炮去皮脐各二两，盐花三分，为末，枣肉和丸梧子大。每服三十丸，空心温酒下。夷坚志云：时康祖大夫，病心胸一漏，数窍流汁，已二十年。又苦腰痛，行则伛偻，形神憔悴，医不能治。通判韩子温为检圣惠方，得此方令服。旬余，腰痛减。久服遂瘥，心漏亦瘥。精力倍常，步履轻捷。此方本治腰，而效乃如此。**元脏伤冷**经验方用附子炮去皮脐，为末，以水二盏，入药二钱，盐、葱、姜、枣同煎取一盏，空心服。去积冷，暖下元，肥肠益气，酒食无碍。梅师方二虎丸：补元脏，进饮食，壮筋骨。用乌头、附子各[①] 四两，酽醋

① 各：原作“合”，字误，今据《证类本草》卷十改。

浸三宿，切作片子。掘一小坑，炭火烧赤，以醋三升，同药倾入坑内，用盆合之。一宿取出，去砂土，入青盐四两，同炒赤黄色，为末，醋打面糊丸如梧子大。空心冷酒下十五丸。妇人亦宜，**胃冷有痰**脾弱呕吐。生附子、半夏各二钱，姜十片，水二盏，煎七分，空心温服。一方：并炮熟，加木香五分。奇效良方。**久冷反胃**经验方用大附子一个，生姜一斤，锉细同煮，研如面糊。每米饮化服一钱。卫生家宝方用姜汁打糊，和附子末为丸，大黄为衣。每温水服十丸。斗门方用长大附子一个，坐于砖上，四面着火渐逼，以生姜自然汁淬之。依前再逼再淬，约姜汁尽半碗乃止，研末。每服一钱，粟米饮下，不过三服瘥。或以猪腰子切片，炙熟蘸食。方便集用大附子一个，切下头子，剜一窍，安丁香四十九个在内，仍合定，线扎，入砂铫内，以姜汁浸过，文火熬干，为末。每挑少许，置掌心舐吃，日十数次。忌毒物、生冷。**脾寒疟疾**济生方云：五脏气虚，阴阳相胜，发为痎疟，寒多热少，或但寒不热，宜七枣汤主之。用附子一枚，炮七次，盐汤浸七次，去皮脐，分作二服。水一碗，生姜七片，枣七枚，煎七分，露一宿。发日空心温服，未久再进一服。王璆百一选方云：寒痰宜附子，风痰宜乌头。若用乌头，则寒多者火炮七次，热多者汤泡七次，去皮焙干，如上法。用乌头性热，泡多则热散也。又果附汤：用熟附子去皮、草果仁各二钱半，水一盏，姜七片，枣一枚，煎七分，发日早温服。肘后方：临发时，以醋和附子涂于背上。**寒热疟疾**附子一枚重五钱者，面煨，人参、丹砂各一钱，为末，炼蜜丸梧子大。每服二十丸，未发前连进三服。中病则吐，或身体麻木。未中病，来日再服。庞安常伤寒论。**瘴疟寒热**冷瘴，寒热往来，头痛身疼，呕痰，或汗多引饮，或自利烦躁，宜姜附汤主之。大附子一枚，四破，每以一片，水一盏，生姜十片，煎七分，温服。李待制云：此方极妙。章杰云：岭南以哑瘴为危急，不过一二日而死，医谓极热感寒也，用生附子一味治之多愈。得非以热攻热而发散寒邪乎？真起死回生之药也。岭南卫生方。**小便虚闭**两尺脉沉，微用利小水药不效者，乃虚寒也。附子一个，炮去皮脐，盐水浸良久，泽泻一两。每服四钱，水一盏半，灯心七茎，煎服即愈。普济方。**肿疾喘满**大人小儿男女肿因积得，既取积而肿再作，小便不利。若再用利药性寒，而小便愈不通矣。医者到此多束手。盖中焦下焦气不升降，为寒痞隔，故水凝而不通。惟服沉附汤，则小便自通，喘满自愈。用生附子一个，去皮脐，切片，生姜十片，入沉香一钱，磨水同煎，食前冷饮。附子虽三五十枚亦无害。小儿每服三钱，水煎服。朱氏集验方。**脾虚湿肿**大附子五枚，去皮四破，以赤小豆半升，藏附子于中，慢火煮熟，去豆焙研末，以薏苡仁粉打糊丸梧子大。每服十丸，萝卜汤下。朱氏集验方。**阴水肿满**乌头一升，桑白皮五升，水五升，煮一升，去滓铜器盛之，重汤煎至可丸，丸小豆大。每服三五丸，取小便利为佳。忌油腻酒面鱼肉。又方：大附子，童便浸三日夜，逐日换尿，以布擦去皮，捣如泥，酒糊和丸小豆大。每服三十丸，煎流气饮送下。普济方。**大肠冷秘**附子一枚，炮去皮，取中心如枣大，为末二钱，蜜水空心服之。圣济总录。**老人虚泄**不禁。熟附子一两，赤石脂一两，为末，醋糊丸梧子大。米饮下五十丸，杨氏家藏方。**冷气洞泄**生川乌头一两，木香半两，为末，醋糊丸梧子大。每陈皮汤下二十丸。本事方。**脏寒脾泄**及老人中气不足，久泄不止。肉豆蔻二两煨熟，大附子去皮脐一两五钱，为末，粥丸梧子大。每服八十丸，莲肉煎汤下。十便良方治脾胃虚冷，大肠滑泄，米谷不化，乏力。用大附子十两连皮，同大枣二升，于石器内，以水煮一日，常令水过两指。取出，每个切作三片，再同煮半日，削去皮，切焙为末。别以枣肉和丸梧子大。每空心米饮服三四十丸。**小儿吐泄**注下，小便少。白龙丸：用熟附子五钱，白石脂煅、龙骨煅各二钱半，为末，醋面糊丸黍米大。每米饮量儿大小服。全幼心鉴。**霍乱吐泄**不止。附子重七钱者，炮去皮脐，为末。每服四钱，水二盏，盐半钱，煎一盏，温服立止。孙兆秘宝方。**水泄久痢**川乌头二枚，一生用，一以黑豆半合同煮熟，研丸绿豆大。每服五丸，黄连汤下。普济方。**久痢赤白**独圣丸：用川乌头一个，灰火烧烟尽，取出地上，盏盖良久，研末，酒化蜡丸如大麻子大。每服三丸，赤痢，黄连、甘草、黑豆煎汤，放冷吞下；白痢，甘草、黑豆煎汤，冷吞。如泻及肚痛，以水吞下。并空心服之。忌热物。经验良方。**久痢休息**熟附子半两，研末，鸡子白二枚，捣和丸梧子大。倾入沸汤，煮数沸，漉出，作两服，米饮下。圣济总录。**下痢咳逆**脉沉阴寒者，退阴散主之。陈自明云：一人病此不止，服此两服而愈。方见前阴毒伤寒下。**下血虚寒**日久肠冷者。熟附子去皮、枯白矾一两，为末。每服三钱，米饮下。又方：熟附子一枚去皮，生姜三钱半，水煎服。或加黑豆一百粒。并圣惠方。**阳虚吐血**生地黄一斤，捣汁，入酒少许，以熟附子一两半，去皮脐，切片，入汁内，石器煮成膏。取附片焙干，入山药三两，研末，以膏和捣，丸梧子大。每空心米饮下三十丸。昔葛察判妻苦此疾，百药皆试，得此而愈，屡发屡效。余居士选奇方。**溲数白浊**熟附子为末，每服二钱，姜三片，水一盏，煎六分，温服。普济方。**虚火背热**虚火上行，背内热如火炙者。附子末，津调，涂涌泉穴。摘玄方。**经水不调**血脏冷痛，此方平易捷径。熟附子去皮、当归等分。每服三钱，水煎服。普济方。**断产下胎**生附子为末，淳酒和涂右足心，胎下去之。小品方。**折腕损伤**卓氏膏：用大附子四枚，生切，以猪脂一斤，三年苦醋同渍三宿，取脂煎三上三下，日摩傅之。深师方。**痈疽肿毒**川乌头炒、黄檗炒各一两，为末，唾调涂之，留头，干则以米泔润之。同上。**痈疽久漏**疮口冷，脓水不绝，内无恶肉。大附子以水浸透，切作大片，厚三分，安疮口上，以艾灸之。隔数日一灸，灸至五七次。仍服内托药，自然肌肉长满。研末作饼子，亦可。薛己外科心法。**痈疽胬肉**如眼不敛，诸药不治，此法极妙。附子削如棋子大，以唾粘贴上，用艾火灸之。附子焦，复唾湿再灸，令热气彻内，即瘥。千金方**痈疽肉突**乌头五枚，浓醋三升，渍三日洗之，日夜三四度。古今录验。**丁疮肿痛**醋和附子末涂之。干再上。千金翼。**久生疥癣**川乌头生切，以水煎洗甚验。圣惠。**手足冻裂**附子去皮为末，以水、面调涂之，良。谈野翁试验方。**足钉怪疾**两足心凸肿，上生黑豆疮，硬如钉，胫骨生碎孔，髓流出，身发寒颤，惟思饮酒，此是肝肾冷热相吞。用炮川乌头末傅之，内服韭子汤，效。夏氏奇疾方。

乌头附子尖

【主治】 **为末，茶服半钱，吐风痰癫痫**。时珍。

【发明】 〔时珍曰〕乌附用尖，亦取其锐气直达病所尔，无他义也。保幼大全云：小儿慢脾惊风，四肢厥逆。用附子尖一个，硫黄枣大一个，蝎梢七个，为末，姜汁面糊丸黄米大。每服十丸，米饮下。亦治久泻尫羸。凡用乌附，不可执为性热。审其手足冷者，轻则用汤，甚则用丸，重则用膏，候手足暖，阳气回，即为佳也。按此方乃和剂局方碧霞丹变法也，非真慢脾风不可辄用，故初虞世有金虎碧霞之戒。

【附方】 旧一，新七。**风厥癫痫**凡中风痰厥，癫痫惊风，痰涎上壅，牙关紧急，上视搐搦，并宜碧霞丹主之。乌头尖、附子尖、蝎梢各七十个，石绿研九度，飞过，十两，为末，面糊丸芡子大。每用一丸，薄荷汁半盏化下，更服温酒半合，须臾吐出痰涎为妙。小儿惊痫，加白僵蚕等分。和剂局方。**脐风撮口**生川乌尖三个，金足蜈蚣半条，酒浸炙，麝香少许，为末。以少许吹鼻得嚏，乃以薄荷汤灌一字。永类方。**木舌肿胀**川乌头、巴豆研细，醋调涂刷。集简方。**牙痛难忍**附子尖、天雄尖、全蝎各七个，生研为末，点之。永类方。**奔豚疝气**作痛，或阴囊肿痛。去铃丸：用生川乌尖七个，巴豆七枚去皮油，为末，糕糊丸梧子大，朱砂、麝香为衣。每服二丸，空心冷酒或冷盐汤下。三两日一服，不可多。澹寮方。**割甲成疮**连年不愈。川乌头尖、黄檗等分，为末。洗了贴之，以愈为度。古今录验。**老幼口疮**乌头尖一个，天南星一个，研末，姜汁和涂足心，男左女右，不过二三次即愈。

天雄本经下品

【释名】 **白幕**本经〔时珍曰〕天雄乃种附子而生出或变出，其形长而不生子，故曰天雄。其长而尖者，谓之天锥，象形也。

【集解】 〔别录曰〕天雄生少室山谷。二月采根，阴干。〔弘景曰〕今采用八月中旬。天雄似附子细而长，乃至三四寸许。此与乌头、附子三种，本出建平，故谓之三建。今宜都佷山者最好，谓为西建。钱塘间者谓为东建，气力小弱，不相似，故曰西水犹胜东白也。其用灰杀之，时有水强者，不佳。〔恭曰〕天雄、附子、乌头，并以蜀道绵州、龙州出者佳。余处纵有，力弱不相似。陶以三物俱出建平故名之者，非也。乌头苗名堇，音靳。尔雅云，芨，堇草是也。今讹堇为建，遂以建平译之矣。〔承曰〕天雄诸说悉备。但始种而不生附子、侧子，经年独长大者是也。蜀人种之，尤忌生此，以为不利，如养蚕而成白僵之意。〔时珍曰〕天雄有二种：一种是蜀人种附子而生出长者，或种附子而尽变成长者，即如种芋形状不一之类；一种是他处草乌头之类，自生成者，故别录注乌喙云，长三寸已上者为天雄是也。入药须用蜀产曾经酿制者。或云须重一两半有象眼者乃佳。余见附子下。

【修治】 〔敩曰〕宜炮皴去皮尖底用，或阴制如附子法亦得。〔大明曰〕凡丸散炮去皮用，饮药即和皮生使甚佳。〔时珍曰〕熟用一法：每十两以酒浸七日。掘土坑，用炭半秤煅赤，去火，以醋二升沃之，候干，乘热入天雄在内，小盆合一夜，取出，去脐用之。

【气味】 **辛，温，有大毒。**〔别录曰〕甘，大温。〔权曰〕大热。宜干姜制之。〔之才曰〕远志为之使。恶腐婢。忌豉汁。

【主治】 **大风，寒湿痹，历节痛，拘挛缓急，破积聚邪气，金疮，强筋骨，轻身健行。**本经。**疗头面风去来疼痛，心腹结聚，关节重，不能行步，除骨间痛，长阴气，强志，令人武勇力作不倦。**别录。〔禹锡曰〕按淮南子云：天雄雄鸡志气益。注云：取天雄一枚，纳雄鸡肠中，捣食之，令人勇。**治风痰冷痹，软脚毒风，能止气喘促急，杀禽虫毒**。甄权。**治一切风，一切气，助阳道，暖水脏，补腰膝，益精明目，通九窍，利皮肤，调血脉，四肢不遂，下胸膈水，破痃癖痈结，排脓止痛，续骨消瘀血，背脊伛偻，霍乱转筋，发汗，止阴汗。炮食，治喉痹**。大明。

【发明】 〔宗奭曰〕补虚寒须用附子。风家多用天雄，亦取其大者，以其尖角多，热性不肯就下，故取其敷散也。〔元素曰〕非天雄不能补上焦之阳虚。〔震亨曰〕天雄、乌头，气壮形伟，可为下部之佐。〔时珍曰〕乌附天雄，皆是补下焦命门阳虚之药，补下所以益上也。若是上焦阳虚，即属心脾之分，当用参芪，不当用天雄也。且乌附天雄之尖，皆是向下生者，其气下行。其脐乃向上生苗之处。寇宗奭言其不肯就下，张元素言其补上焦阳虚，皆是误认尖为上尔。惟朱震亨以为下部之佐者得之，而未发出此义。雷敩炮炙论序云，咳逆数数，酒服熟雄，谓以天雄炮研酒服一钱也。

【附方】 新三。**三建汤**治元阳素虚，寒邪外攻，手足厥冷，大小便滑数，小便白浑，六脉沉微，除固冷，扶元气，及伤寒阴毒。用乌头、附子、天雄并炮裂去皮脐，等分，㕮咀，每服四钱。水二盏，姜十五片，煎八分，温服。肘后方。**男子失精**天雄三两炮，白术八两，桂枝六两，龙骨三两，为散。每酒服半钱。张仲景金匮要略。**大风恶癞**三月、四月采天雄、乌头苗及根，去土勿洗，捣汁，渍细粒黑豆，摩去皮不落者，一夜取出，晒干又浸，如此七次。初吞三枚，渐加至六七枚。禁房室猪鱼鸡蒜，犯之即死。

侧子别录下品

【释名】 **荝子**〔时珍曰〕生于附子之侧，故名。许慎说文作荝子。

【集解】 〔弘景曰〕此附子边角之大者，削取之。昔时不用，比来医家以疗脚气多验。〔恭曰〕侧子、附子，皆是乌头下旁出者。以小者为侧子，大者为附子。今以附子角为侧子，理必不然。若当阳以下、江左、山南、嵩高、齐鲁间，附子时复有角如大豆许。夔州以上剑南所出者，附子之角，但如黍粟，岂可充用。比来都下皆用细附子有效，未尝取角也。〔保升曰〕今附子边，果有角如大枣核及槟榔以来者，形状自是一颗，且不小。乃乌头旁出附子，附子旁出侧子，甚明。〔时珍曰〕侧子乃附子旁粘连小者尔，故吴普、陶弘景皆指为附子角之大者。其又小于侧子者，即漏篮子矣。故杨氏附子记言，侧子、漏蓝，园人皆不重之，以乞役夫。

【修治】 同附子。

【气味】 **辛，大热，有大毒**。〔普曰〕神农、岐伯：有大毒。八月采。畏恶与附子同。

【主治】 **痈肿，风痹历节，腰脚疼冷，寒热鼠瘘。又堕胎**。别录。**疗脚气，冷风湿痹，大风筋骨挛急**。甄权。**冷酒调服，治遍身风疹神妙**。雷敩。

【发明】 〔机曰〕乌头乃原生之脑，得母之气，守而不移，居乎中者也。侧子散生旁侧，体无定在，其气轻扬，宜其发散四肢，充达皮毛，为治风之药。天雄长而尖，其气亲上，宜其补上焦之阳虚。木鳖子则余气所结，其形摧残，宜其不入汤服，令人丧目也。〔时珍曰〕唐·元希声侍郎，治瘫痪风，有侧子汤，见外台秘要，药多不录。

漏篮子纲目

【释名】 **木鳖子**炮炙论**虎掌**日华〔时珍曰〕此乃附子之琐细未成者，小而漏篮，故名。南星之最小者名虎掌，此物类之，故亦同名。大明会典载：四川成都府，岁贡天雄二十对，附子五十对，乌头五十对，漏篮二十斤。不知何用。

【气味】 **苦、辛，有毒。**〔敩曰〕服之令人丧目。

【主治】 **恶痢冷漏疮。恶疮疠风。**时珍。

【发明】 〔时珍曰〕按杨士瀛直指方云：凡漏疮年久者，复其元阳，当用漏篮子辈，加减用之。如不当用而轻用之，又恐热气乘虚变移结核，而为害尤甚也。又按类编云：一人两足生疮，臭溃难近。夜宿五夫人祠下，梦神授方：用漏篮子一枚，生研为末，入腻粉少许，井水调涂。依法治之，果愈。盖此物不堪服饵，止宜入疮科也。

【附方】 新一。**一切恶痢**杂下及休息痢。百岁丸：用漏篮子一个大者，阿胶、木香、黄连、罂粟壳各半两，俱炒焦存性，入乳香少许为末，糊丸梧子大。每一岁一丸，米饮下。罗天益卫生宝鉴。

乌头本经下品

校正：并入拾遗独白草。

【释名】 **乌喙**本经。即两头尖。**草乌头**纲目**土附子**日华**奚毒**本经**耿子**吴普**毒公**吴普。又名帝秋**金鸦**纲目**苗名莨**音艮**芨**音及**堇**音近**独白草**拾遗**鸳鸯菊**纲目**汁煎名射罔**〔普曰〕乌头，形如乌之头也。有两歧相合如乌之喙者，名曰乌喙。喙即乌之口也。〔恭曰〕乌喙，即乌头异名也。此有三歧者，然两歧者少。若乌头两歧者名乌喙，则天雄、附子之两歧者，复何以名之？〔时珍曰〕此即乌头之野生于他处者，俗谓之草乌头，亦曰竹节乌头，出江北者曰淮乌头，日华子所谓土附子者是也。乌喙即偶生两歧者，今俗呼为两头尖，因形而名，其实乃一物也。附子、天雄之偶生两歧者，亦谓之乌喙，功亦同于天雄，非此乌头也。苏恭不知此义，故反疑之。草乌头取汁，晒为毒药，射禽兽，故有射罔之称。后魏书言辽东塞外秋收乌头为毒药射禽兽，陈藏器所引续汉五行志，言西国生独白草，煎为药，敷箭射人即死者，皆此乌头，非川乌头也。菊谱云鸳鸯菊，即乌喙苗也。

【集解】 〔别录曰〕乌头、乌喙生朗陵山谷。正月、二月采，阴干。长三寸以上者为天雄。〔普曰〕正月始生，叶厚，茎方中空，叶四四相当，与蒿相似。〔弘景曰〕今采用四月，亦以八月采。捣笮茎汁，日煎为射罔。猎人以傅箭，射禽兽十步即倒，中人亦死，宜速解之。朗陵属汝南郡。〔大明曰〕土附子生去皮捣，滤汁澄清，旋添晒干取膏，名为射罔，以作毒箭。〔时珍曰〕处处有之，根苗花实并与川乌头相同；但此系野生，又无酿造之法，其根外黑内白，皱而枯燥为异尔，然毒则甚焉。段成式酉阳杂俎言：雀芋状如雀头，置干地反湿，湿地反干，飞鸟触之堕，走兽遇之僵。似亦草乌之类，而毒更甚也。又言：建宁郡乌勾山有牧靡草，鸟鹊误食乌喙中毒，必急食此草以解之。牧靡不知何药也？

【修治】 〔时珍曰〕草乌头或生用，或炮用，或以乌大豆同煮熟，去其毒用。

乌头

【气味】 **辛，温，有大毒。**〔别录曰〕甘，大热，大毒。〔普曰〕神农、桐君、黄帝：甘，有毒。〔权曰〕苦、辛，大热，有大毒。〔大明曰〕味莶[1]、辛，热，有毒。〔之才曰〕莽草、远志为之使。反半夏、栝楼、贝母、白敛、白及。恶藜芦。〔时珍曰〕伏丹砂、砒石。忌豉汁。畏饴糖、黑豆、冷水，能解其毒。

【主治】 **中风恶风，洗洗出汗，除寒湿痹，咳逆上气，破积聚寒热。其汁煎之名射罔，杀禽兽。**本经。**消胸上痰冷，食不下，心腹冷痰，脐间痛，不可俯仰，目中痛，不可久视。又堕胎。**别录。**主恶风憎寒，冷痰包心，肠腹疞痛，痃癖气块，齿痛，益阳事，强志。**甄权。**治头风喉痹，痈肿疔毒。**时珍。

乌喙，一名两头尖。

【气味】 **辛，微温，有大毒。**〔普曰〕神农、雷公、桐君、黄帝：有毒。〔权曰〕苦、辛，大热。畏恶同乌头。

【主治】 **风湿，丈夫肾湿阴囊痒，寒热历节，掣引腰痛，不能行步，痈肿脓结。又堕胎。**别录。**男子肾气衰弱，阴汗，瘰疬岁月不消。**甄权。**主大风顽痹。**时珍。

射罔

【气味】 **苦，有大毒。**〔之才曰〕温。〔大明曰〕人中射罔毒，以甘草、蓝汁、小豆叶、浮萍、冷水、荠苨，皆可一味御之。

【主治】 **尸疰癥坚，及头中风痹。**别录。**瘘疮疮根，结核瘰疬毒肿及蛇咬。先取涂肉四畔，渐渐近疮，习习逐病至骨，疮有热脓及黄水，涂之；若无脓水，有生血，及新伤破，即不可涂，立杀人。**藏器。

【发明】 〔时珍曰〕草乌头、射罔，乃至毒之药。非若川乌头、附子，人所栽种，加以酿制，杀其毒性之比。自非风顽急疾，不可轻投。甄权药性论言其益阳事，治男子肾气衰弱者，未可遽然也。此类止能搜风胜湿，开顽痰，治顽疮，以毒攻毒而已，岂有川乌头、附子补右肾命门之功哉？吾蕲郝知府自负知医，因病风癣，服草乌头、木鳖子药过多，甫入腹而麻痹，遂至不救，可不慎乎。〔机曰〕乌喙形如乌嘴，其气锋锐。宜其通经络，利关节，寻蹊达径，而直抵病所。煎为射罔，能杀禽兽。非气之锋锐捷利，能如是乎？〔杨清叟曰〕凡风寒湿痹，骨内冷痛，及损伤入骨，年久发痛，或一切阴疽肿毒。并宜草乌头、南星等分，少加肉桂为末，姜汁热酒调涂。未破者能内消，久溃者能去黑烂。二药性味辛烈，能破恶块，逐寒热，遇冷即消，遇热即溃。

【附方】 旧四，新四十八。**阴毒伤寒**生草乌头为末，以葱头蘸药纳谷道中，名提盆散。王海藏阴证略例。**二便不通**即上方，名霹雳箭。**中风瘫痪**手足颤掉，言语蹇涩。左经丸：用草乌头炮去皮四两，川乌头炮去皮二两，乳香、没药各一两，为末。生乌豆一升，以斑蝥三七个，去头翅，同煮，豆熟去蝥，取豆焙干为末。和匀，以醋面糊丸梧子大。每服三十丸，温酒下。简易方。**瘫痪顽风**骨节疼痛，下元虚冷，诸风痔漏下血，一切风疮。草乌头、川乌头、两头尖各三钱，硫黄、麝香、丁香各一钱，木鳖子五个，为末。以熟蕲艾揉软，合成一处，用钞纸包裹，烧熏病处。名雷丸，孙天仁集效方。**诸风不遂**宋氏集验方用生草乌头、晚蚕沙等分，为末。取生地龙捣和，入少醋，糊丸梧子大。每服四五丸，白汤下，甚妙。勿多服，恐麻人。名鄂渚小金丹。经验济世方用草乌头四两去皮，大豆半升，盐一两，同以沙瓶煮三伏时，去豆，将乌头入木臼

---

① 莶：原作“莶”，义晦。《大观本草》卷十作“瞼”，同“碱”。今改。

捣三百杵，作饼焙干为末，酒糊丸梧子大。每空心盐汤下十丸。名至宝丹。**一切顽风**神应丹：用生草乌头、生天麻各洗等分，擂烂绞汁倾盆中。砌一小坑，其下烧火，将盆放坑上。每日用竹片搅一次，夜则露之。晒至成膏，作成小铤子。每一铤分作三服，用葱、姜自然汁和好酒热服。乾坤秘韫。**一切风证**不问头风痛风，黄鸦吊脚风痹。生淮乌头一斤，生川乌头一枚，生附子一枚，并为末。葱一斤，姜一斤，擂如泥，和作饼子。以草铺盘内，加楮叶于上，安饼于叶上，又铺草叶盖之。待出汗黄一日夜，乃晒之，舂为末，以生姜取汁煮面糊和丸梧子大。初服三十丸，日二服。服后身痹汗出即愈。避风。乾坤秘韫。**破伤风病**寿域方用草乌头为末，每以一二分温酒服之，出汗。儒门事亲方：用草乌尖、白芷，并生研末。每服半钱，冷酒一盏，入葱白一根，同煎服。少顷以葱白热粥投之，汗出立愈。**年久麻痹**或历节走气，疼痛不仁，不拘男女。神授散：用草乌头半斤，去皮为末。以袋一个，盛豆腐半袋，入乌末在内，再将豆腐填满压干，入锅中煮一夜，其药即坚如石，取出晒干为末，每服五分。冷风湿气，以生姜汤下；麻木不仁，以葱白汤下之。活人心统。**风湿痹木**黑神丸：草乌头连皮生研、五灵脂等分，为末，六月六日滴水丸弹子大。四十岁以下分六服，病甚一丸作二服，薄荷汤化下，觉微麻为度。本事方。**风湿走痛**黑弩箭丸：用两头尖、五灵脂各一两，乳香、没药、当归三钱，为末，醋糊丸梧子大。每服十丸至三十丸，临卧温酒下。忌油腻、湿面。孕妇勿服。瑞竹堂方。**腰脚冷痛**乌头三个，去皮脐，研末，醋调贴，须臾痛止。十便良方。**膝风作痛**草乌、细辛、防风等分，为末，掺靴袜中，及安护膝内，能除风湿健步。扶寿方。**远行脚肿**草乌、细辛、防风等分，为末，掺鞋底内。如草鞋，以水微湿掺之。用之可行千里，甚妙。经验。**脚气掣痛**或胯间有核。生草乌头、大黄、木鳖子作末，姜汁煎茶调贴之。又法：草乌一味为末，以姜汁或酒糟同捣贴之。永类方。**湿滞足肿**早轻晚重。用草乌头一两，以生姜一两同研，交感一宿。苍术一两，以葱白一两同研，交感一宿。各焙干为末，酒糊丸梧子大。每服五十丸，酒下。艾元英如宜方。**除风去湿**治脾胃虚弱，久积冷气，饮食减少。用草乌头一斤，苍术二斤，以去白陈皮半斤，生甘草四两，黑豆三升，水一石，同煮干，只拣乌、术晒焙为末，酒糊丸梧子大，焙干收之。每空心温酒下二三十丸，觉麻即渐减之。名乌术丸。集简方。**偏正头风**草乌头四两，川芎䓖四两，苍术半斤，生姜四两，连须生葱一把，捣烂，同入瓷瓶封固埋土中。春五、夏三、秋五、冬七日，取出晒干。拣去葱、姜，为末，醋面糊和丸梧子大。每服九丸，临卧温酒下，立效。戴古渝经验方。**久患头风**草乌头尖生用一分，赤小豆三十五粒，麝香一字，为末。每服半钱，薄荷汤冷服。更随左右㗜鼻。指南方。**风痰头痛**体虚伤风，停聚痰饮，上厥头痛，或偏或正。草乌头炮去皮尖半两，川乌头生去皮尖一两，藿香半两[①]，乳香三皂子大，为末。每服二钱，薄荷姜汤下，食后服。陈言三因方。**女人头痛**血风证。草乌头、栀子等分，为末。自然葱汁，随左右调涂太阳及额上，勿过眼，避风。济生方。**脑泄臭秽**草乌去皮半两，苍术一两，川芎二两，并生研末，面糊丸绿豆大。每服十丸，茶下。忌一切热物。圣济总录。**耳鸣耳痒**如流水及风声，不治成聋。用生

① 半两：原脱，今据《三因方》卷十六补。

乌头掘得，乘湿削如枣核大，塞之。日易二次。不过三日愈。千金方。**喉痹口噤**不开欲死。草乌头、皂荚等分，为末，入麝香少许。擦牙并㗜鼻，牙关自开也。济生方用草乌尖、石胆等分，为末。每用一钱，醋煮皂荚汁，调稀扫入肿上，流涎数次，其毒即破也。**虚壅口疮**满口连舌者。草乌一个，南星一个，生姜一大块，为末，睡时以醋调涂手心足心。或以草乌头、吴茱萸等分，为末，蜜调涂足心。本事方。**疳蚀口鼻**穿透者。草乌头烧灰，入麝香等分，为末贴之。**风虫牙痛**草乌炒黑一两，细辛一钱，为末揩之，吐出涎。一方：草乌、食盐同炒黑，掺之。海上方。**寒气心疝**三十年者。射罔、食茱萸等分，为末，蜜丸麻子大。每酒下二丸，日三服。刘国英所秘之方。范汪东阳方。**寒疟积疟**巴豆一枚去心皮，射罔去皮如巴豆大，大枣去皮一枚，捣成丸梧子大。清旦、先发时各服一丸，白汤下。肘后方。**脾寒厥疟**先寒后热，名寒疟；但寒不热，面色黑者，名厥疟；寒多热少，面黄腹痛，名脾疟，三者并宜服此。贾耘老用之二十年，累试有效。不蛀草乌头削去皮，沸汤泡二七度，以盏盖良久，切焙研，稀糊丸梧子大。每服三十丸，姜十片，枣三枚，葱三根，煎汤清早服，以枣压之。如人行十里许，再一服。绝勿饮汤，便不发也。苏东坡良方。**腹中癥结**害妨饮食，羸瘦。射罔二两，椒三百粒，捣末，鸡子白和丸麻子大。每服一丸，渐至三丸，以愈为度。肘后方。**水泄寒痢**大草乌一两，以一半生研，一半烧灰，醋糊和丸绿豆大。每服七丸，井华水下。忌生冷鱼肉。十便良方。**泄痢注下**三神丸：治清浊不分，泄泻注下，或赤或白，腹脐刺痛，里急后重。用草①乌头三个去皮尖，以一个火炮，一个醋煮，一个烧灰，为末，醋糊丸绿豆大，每服二十丸，水泻流水下，赤痢甘草汤下，白痢姜汤下。忌鱼腥生冷。和剂局方。**结阴下血**腹痛。草乌头，蛤粉炒，去皮脐切，一两；茴香炒三两。每用三钱，水一盏，入盐少许，煎八分，去滓，露一夜，五更冷服。圣济录。**老人遗尿**不知出者。草乌头一两，童便浸七日，去皮，同盐炒为末，酒糊丸绿豆大。每服二十丸，盐汤下。普济。**内痔不出**草乌为末，津调点肛门内，痔即反出，乃用枯痔药点之。外科集验方。**疔毒初起**草乌头七个，川乌头三个，杏仁九个，飞罗面一两，为末。无根水调搽，留口以纸盖之，干则以水润之。唐瑶经验方。**疔毒恶肿**生乌头切片，醋熬成膏，摊贴。次日根出。又方：两头尖一两，巴豆四个，捣贴。疔自拔出。普济方。**疔疮发背**草乌头去皮为末，用葱白连须和捣，丸豌豆大，以雄黄为衣。每服一丸，先将葱一根细嚼，以热酒送下。或有恶心呕三四口，用冷水一口止之。即卧，以被厚盖，汗出为度。亦治头风。乾坤秘韫。**恶毒诸疮**及发背、疔疮、便毒等证。二乌膏：用草乌头、川乌头，于瓦上以井华水磨汁涂之。如有口，即涂四边。干再上。亦可单用草乌磨醋涂之。永类方。**大风癣疮**遍身黑色，肌体麻木，痹痛不常。草乌头一斤，刮洗去皮极净，摊干。以清油四两，盐四两，同入铫内，炒令深黄色。倾出剩油，只留盐并药再炒，令黑烟出为度。取一枚擘破，心内如米一点白者始好，白多再炒。乘热杵罗为末，醋面糊丸梧子大。每服三十丸，空心温酒下。草乌性毒难制，五七日间，以黑豆煮粥食解其毒。继洪澹寮方。**遍身生疮**阴囊两脚尤甚者。草乌一两，盐一两，

---

①　草：原作“台”，字误，今据《和剂局方》卷六改。

化水浸一夜，炒赤为末。猪腰子一具，去膜煨熟，竹刀切捣，醋糊丸绿豆大。每服三十丸，空心盐汤下。濟寮方。**一切诸疮**未破者。草乌头为末，入轻粉少许，腊猪油和搽。普济方。**瘰疬初作**未破，作寒热。草乌头半两，木鳖子二个，以米醋磨细，入捣烂葱头、蚯蚓粪少许，调匀傅上，以纸条贴，令通气孔，妙。医林正宗。**马汗入疮**肿痛，急疗之，迟则毒深。以生乌头末傅疮口，良久有黄水出，即愈。灵苑方。**蛇蝎螫人**射罔傅之，频易，血出愈。梅师方。**中沙虱毒**射罔傅之佳。千金。

白附子别录下品

【释名】 见后发明下。

【集解】 〔别录曰〕白附子生蜀郡。三月采。〔弘景曰〕此物久绝，无复真者。〔恭曰〕本出高丽，今出凉州以西，蜀郡不复有。生砂碛下湿地，独茎似鼠尾草，细叶周匝，生于穗间，根形似天雄。〔珣曰〕徐表南州异物记云：生东海、新罗国及辽东。苗与附子相似。〔时珍曰〕根正如草乌头之小者，长寸许，干者皱文有节，

【气味】 **辛、甘，大温，有小毒。**〔保升曰〕甘、辛，温。〔大明曰〕无毒。〔珣曰〕小毒。入药炮用。〔杲曰〕纯阳。引药势上行。

【主治】 **心痛血痹，面上百病，行药势。**别录。**中风失音，一切冷风气，面皯瘢疵。**大明。**诸风冷气，足弱无力，疥癣风疮，阴下湿痒，头面痕，入面脂用。**李珣。**补肝风虚。**好古。**风痰。**震亨。

【发明】 〔时珍曰〕白附子乃阳明经药，因与附子相似，故得此名，实非附子类也。按楚国先贤传云：孔休伤颊有瘢。王莽赐玉屑白附子香，与之消瘢。

【附方】 新十二。**中风口喎**半身不遂。牵正散：用白附子、白僵蚕、全蝎并等分，生研为末。每服二钱，热酒调下。杨氏家藏方。**小儿暑风**暑毒入心，痰塞心孔，昏迷搐搦，此乃危急之证，非此丸生料瞑眩之剂不能伐之。三生丸：用白附子、天南星、半夏，并去皮，等分，生研，猪胆汁和丸黍米大。量儿大小，以薄荷汤下。令儿侧卧，呕出痰水即苏。全幼心鉴。**风痰眩运**头痛气郁，胸膈不利。白附子炮去皮脐半斤，石膏煅红半斤，朱砂二两二钱半，龙脑一钱，为末，粟米饭丸小豆大。每服三十丸，食后茶酒任下。御药院方。**偏正头风**白附子、白芷、猪牙皂角去皮，等分为末。每服二钱，食后茶清服，仰卧少顷。普济本事方。**痰厥头痛**白附子、天南星、半夏等分，生研为末，生姜自然汁浸，蒸饼丸绿豆大。每服四十丸，食后姜汤下。济生方。**赤白汗斑**白附子、硫黄等分，为末，姜汁调稀，茄蒂蘸擦，日数次。简便方。**面上皯䵳**白附子为末，卧时浆水洗面，以白蜜和涂纸上，贴之。久久自落。卫生易简方。**耳出脓水**白附子炮、羌活一两，为末。猪羊肾各一个，每个入末半钱，湿纸包煨熟，五更食，温酒下。圣济录。**喉痹肿痛**白附子末、枯矾等分，研末，涂舌上，有涎吐出。圣惠方。**偏坠疝气**白附子一个，为末，津调填脐上，以艾灸三壮或五壮，即愈。杨起简便方。**小儿吐逆**不定，虚风喘急。白附子、藿香等分，为末。每米饮下半钱。保幼大全方。**慢脾惊风**白附子半两，天南星半两，黑附子一钱，并炮去皮，为末。每服二钱，生姜五片，水煎服。亦治大人风虚，止吐化痰。宣和间，真州李博士用治吴内翰女孙甚效。康州陈侍郎病风虚极昏，吴内翰令服三四服，即愈。杨氏家藏。

虎掌本经下品天南星宋开宝

【释名】 **虎膏**纲目**鬼蒟蒻**日华。〔恭曰〕其根四畔有圆牙，看如虎掌，故有此名。〔颂曰〕天南星即本草虎掌也，小者名由跋。古方多用虎掌，不言天南星。南星近出唐人中风痰毒方中用之，乃后人采用，别立此名尔。〔时珍曰〕虎掌因叶形似之，非根也。南星因根圆白，形如老人星状，故名南星，即虎掌也。苏颂说甚明白。宋开宝不当重出南星条，今并入。

【集解】 〔别录曰〕虎掌生汉中山谷及冤句。二月、八月采，阴干。〔弘景曰〕近道亦有。形似半夏，但大而四边有子如虎掌。今用多破作三四片。方药不甚用也。〔恭曰〕此是由跋宿根。其苗一茎，茎头一叶，枝丫扶[①] 茎，根大者如拳，小者如鸡卵，都似扁柿。四畔有圆牙，看如虎掌。由跋是新根，大如半夏二三倍，四畔无子牙。陶说似半夏，乃由跋也。〔保升曰〕茎头有八九叶，花生茎间。〔藏器曰〕天南星生安东山谷，叶如荷，独茎，用根。〔颂曰〕虎掌今河北州郡有之。初生根如豆大，渐长大似半夏而扁，年久者根圆及寸，大者如鸡卵。周匝生圆牙三四枚或五六枚。三四月生苗，高尺余。独茎上有叶如爪，五六出分布，尖而圆。一窠生七八茎，时出一茎作穗，直上如鼠尾。中生一叶如匙，裹茎作房，旁开一口，上下尖。中有花，微青褐色。结实如麻子大，熟即白色，自落布地，一子生一窠。九月苗残取根。今冀州人菜圃中种之，呼为天南星。又曰：天南星，处处平泽有之。二月生苗，似荷梗，其茎高一尺以来。叶如蒟蒻，两枝相抱。五月开花似蛇头，黄色。七月结子作穗似石榴子，红色。二月、八月采根，似芋而圆扁，与蒟蒻相类，人多误采，了不可辨。但蒟蒻茎斑花紫，南星根小，柔腻肌细，炮之易裂，为可辨尔。南星即本经虎掌也。大者四边皆有牙子，采时削去之。江州一种草，叶大如掌，面青背紫，四畔有牙如虎掌，生三四叶为一本，冬青，不结花实，治心疼寒热积气，亦与虎掌同名，故附见之。〔时珍曰〕大者为虎掌、南星，小者为由跋，乃一种也。今俗又言大者为鬼臼，小者为南星，殊为谬误。

【修治】 〔颂曰〕九月采虎掌根，去皮脐，入器中汤浸五七日，日换三四遍，洗去涎，暴干用。或再火炮裂用。〔时珍曰〕凡天南星须用一两以上者佳。治风痰，有生用者，须以温汤洗净，仍以白矾汤，或入皂角汁，浸三日夜，日日换水，暴干用。若熟用者，须于黄土地掘一小坑，深五六寸，以炭火烧赤，以好酒沃之。安南星于内，瓦盆覆定，灰泥固济，一夜取出用。急用，即以湿纸包，于煻灰火中炮裂也。一法：治风热痰，以酒浸一宿，桑柴火蒸之，常洒酒入甑内，令气猛。一伏时取出，竹刀切开，味不麻舌为熟。未熟再蒸，至不麻乃止。脾虚多痰，则以生姜渣和黄泥包南星煨熟，去泥焙用。造南星曲法：以姜汁、矾汤，和南星末作小饼子，安篮内，楮叶包盖，待上黄衣，乃取晒收之。造胆星法：以南星生研末，腊月取黄牯牛胆汁和剂，纳入胆中，系悬风处干之。年久者弥佳。

【气味】 **苦，温，有大毒。**〔别录曰〕微寒。〔普曰〕虎掌：神农、雷公：苦，有毒。岐伯、桐君：辛，有毒。〔大明曰〕辛烈，平。〔杲曰〕苦、辛，有毒。阴中之阳，可升可降，乃肺经之本药。〔震亨曰〕欲其下行，以黄檗引之。〔之才曰〕蜀漆为之使。恶莽草。〔大明曰〕畏

---

① 扶：《证类本草》卷十作“胅”，同“挟”。义长。

附子、干姜、生姜。〔时珍曰〕得防风则不麻，得牛胆则不燥，得火炮则不毒。生能伏雄黄、丹砂、焰消。

【主治】 **心痛，寒热结气，积聚伏梁，伤筋痿拘缓，利水道**。本经。**除阴下湿，风眩**。别录。**主疝瘕肠痛，伤寒时疾，强阴**。甄权。**天南星：主中风麻痹，除痰下气，利胸膈，攻坚积，消痈肿，散血堕胎**。开宝。**金疮折伤瘀血，捣傅之**。藏器。**蛇虫咬，疥癣恶疮**。大明。**去上焦痰及眩运**。元素。**主破伤风，口噤身强**。李杲。**补肝风虚，治痰功同半夏**。好古。**治惊痫，口眼㖞斜，喉痹，口舌疮糜，结核，解颅**。时珍。

【发明】 〔时珍曰〕虎掌、天南星，乃手足太阴脾肺之药。味辛而麻，故能治风散血；气温而燥，故能胜湿除涎；性紧而毒，故能攻积拔肿而治口㖞舌糜。杨士瀛直指方云：诸风口噤，宜用南星，更以人参、石菖蒲佐之。

【附方】 旧十，新二十九。**中风口噤**目瞑，无门下药者。开关散：用天南星为末，入白龙脑等分，五月五日午时合之。每用中指点末，揩齿三二十遍，揩大牙左右，其口自开。又名破棺散。经验方。**诸风口噤**天南星炮锉，大人三钱，小儿三字，生姜五片，苏叶一钱，水煎减半，入雄猪胆汁少许，温服。仁斋直指方。**小儿口噤**牙关不开。天南星一枚，煨熟，纸裹斜包，剪一小孔，透气于口中，牙关自开也。一方：用生南星同姜汁擦之，自开。**小儿惊风**坠涎散：用天南星一两重一个，换酒浸七伏时，取出安新瓦上，周回炭火炙裂，合湿地出火毒，为末，入朱砂一分。每服半钱，荆芥汤调下。每日空心一服，午时一服。经验方。**吐泻慢惊**天王散：治小儿吐泻，或误服冷药，脾虚生风痰慢惊。天南星一个，重八九钱者，去脐。黄土坑深三寸，炭火五斤，煅赤，入好酒半盏。安南星在内，仍架炭三条在上，候发裂取锉，再炒熟为末，用五钱。天麻煨熟研末一钱，麝香一字，和匀。三岁小儿用半钱，以生姜、防风煎汤调下。亦治久嗽恶心。钱乙小儿方。**风痫痰迷**坠痰丸：用天南星九蒸九晒，为末，姜汁面糊丸梧子大。每服二十丸，人参汤下。石菖蒲、麦门冬汤亦可。卫生宝鉴。**小儿痫喑**痫后喑不能言。以天南星湿纸包煨，为末。雄猪胆汁调服二字。全幼心鉴。**治痫利痰**天南星煨香一两，朱砂一钱，为末，猪心血丸梧子大。每防风汤化下一丸。普济方。**口眼㖞斜**天南星生研末，自然姜汁调之。左贴右，右贴左。仁存方。**角弓反张**南星、半夏等分，为末。姜汁、竹沥灌下一钱。仍灸印堂。摘玄方。**破伤中风**胡氏夺命散，又名玉真散，治打扑金刃伤，及破伤风伤湿，发病强直如痫状者。天南星、防风等分，为末。水调敷疮，出水为妙。仍以温酒调服一钱。已死心尚温者，热童便调灌二钱。斗殴内伤坠压者，酒和童便连灌三服，即苏。亦可煎服。三因方。**破伤风疮**生南星末，水调涂疮四围，水出有效。普济方。**妇人头风**攻目作痛。天南星一个，掘地坑烧赤，安药于中，以醋一盏沃之，盖定勿令透气，候冷研末。每服一字，以酒调下。重者半钱。千金方。**风痰头痛**不可忍。天南星一两，荆芥叶一两，为末，姜汁糊丸梧子大。每食后姜汤下二十丸。又上清丸：用天南星、茴香等分，生研末，盐醋煮面糊丸。如上法服。并出经效济世方。**风痰头运**目眩，吐逆烦懑，饮食不下。玉壶丸：用生南星、生半夏各一两，天麻半两，白面三两，为末，水丸梧子大。每服三十丸，以水先煎沸，入药煮五七沸，漉出放温，以姜汤吞之。惠民和剂局方。**脑风流涕**邪风入脑，鼻内结硬，遂流髓涕。大白南星切片，沸汤泡二次，焙干。每用二钱，枣七个，甘草五分，同煎服。三四服。其硬物自出，脑气流转，髓涕自收。以大蒜、荜茇末作饼，隔纱贴囟前，熨斗熨之。或以香附、荜茇末频吹鼻中。直指方。**小儿风痰**热毒壅滞，凉心压惊。抱龙丸：用牛胆南星一两，入金钱薄荷十片，丹砂一钱半，龙脑、麝香各一字，研末，炼蜜丸芡子大。每服一丸，竹叶汤化下。全幼心鉴。**壮人风痰**及中风、中气初起。星香饮：用南星四钱，木香一钱，水二盏，生姜十四片，煎六分，温服。王硕易简方。**痰迷心窍**寿星丸：治心胆被惊，神不守舍，或痰迷心窍，恍惚健忘，妄言妄见。天南星一斤。先掘土坑一尺，以炭火三十斤烧赤，入酒五升，渗干。乃安南星在内，盆覆定，以灰塞之，勿令走气。次日取出为末。琥珀一两，朱砂二两，为末。生姜汁打面糊丸梧子大。每服三十丸至五十丸，煎人参、石菖蒲汤下。一日三服。和剂局方。**风痰注痛**方见羊踯躅下。**痰湿臂痛**右边者。南星制、苍术等分，生姜三片，水煎服之。摘玄方。**风痰咳嗽**大天南星一枚，炮裂研末。每服一钱，水一盏，姜三片，煎五分，温服。每日早、午、晚各一服。十全博济方。**气痰咳嗽**玉粉丸：南星曲、半夏曲、陈橘皮各一两，为末，自然姜汁打糊丸如梧子大。每服四十丸，姜汤下。寒痰，去橘皮，加官桂。东垣兰室秘藏。**清气化痰**三仙丸：治中脘气滞，痰涎烦闷，头目不清。生南星去皮、半夏各五两，并汤泡七次，为末。自然姜汁和作饼，铺竹筛内，以楮叶包覆，待生黄成曲，晒干。每用二两，入香附末一两，糊丸梧子大。每服四十丸，食后姜汤下。王璆百一选方。**温中散滞**消导饮食。天南星炮、高良姜炮各一两，砂仁二钱半，为末，姜汁糊丸梧子大。每姜汤下五十丸。和剂方。**酒积酒毒**服此即解。天南星丸：用正端天南星一斤。土坑烧赤，沃酒一斗入坑，放南星，盆覆，泥固济，一夜取出，酒和水洗净，切片，焙干为末，入朱砂末一两，姜汁面糊丸梧子大。每服五十丸，姜汤下。蔡丞相、吕丞相尝用有验。杨氏家藏方。**吐泄不止**四肢厥逆，虚风不省人事。服此则阳回，名回阳散。天南星为末，每服三钱，京枣三枚，水二钟，煎八分，温服。未省再服。又方：醋调南星末，贴足心。普济方。**肠风泻血**诸药不效。天南星石灰炒焦黄色，为末，酒糊丸梧子大。每酒下二十丸。普济方。**吐血不止**天南星一两，锉如豆大，以炉灰汁浸一宿，洗焙研末。每服一钱，以自然铜磨酒调下。胜金方。**初生贴囟**头热鼻塞者。天南星炮为末，水调贴囟上，炙手熨之。危氏得效方。**小儿解颅**囟开不合，鼻塞不通。天南星炮去皮，为末，淡醋调绯帛上，贴囟门，炙手频熨之，立效。钱乙小儿直诀。**解颐脱臼**不能收上。用南星末，姜汁调涂两颊，一夜即上。医说。**小儿口疮**白屑如鹅口，不须服药。以生天南星去皮脐，研末，醋调涂足心。男左女右。阎孝忠集效方。**走马疳蚀**透骨穿腮。生南星一个，当心剜空，入雄黄一块，面裹烧，候雄黄作汁，以盏子合定，出火毒，去面为末，入麝香少许，拂疮数日，甚效。经验方。**风虫牙痛**南星末塞孔，以霜梅盦住，去涎。摘玄方。**喉风喉痹**天南星一个，剜心，入白僵蚕七枚，纸包煨熟，研末。姜汁调服一钱，甚者灌之，吐涎愈。名如圣散。博济方。**痰瘤结核**南星膏：治人皮肌头面上生瘤及结核，大者如拳，小者如栗，或软或硬，不疼不痒，宜用此药，不可辄用针灸。生天南星大者一枚，研烂，滴好醋五七点。如无生者，以干者为末，醋调。先用针刺令气透，乃贴之。觉痒则频贴，取效。严子礼济生方。**身面疣子**醋调南星末涂之。简易方。

由跋本经下品

【释名】

【集解】 〔恭曰〕由跋是虎掌新根，大于半夏一二倍，四畔未有子牙，其宿根即虎掌也。〔藏器曰〕由跋生林下，苗高一尺，似蒟蒻，根如鸡卵。〔保升曰〕春抽一茎，茎端有八九叶，根圆扁而肉白。〔时珍曰〕此即天南星之小者，其气未足，不堪服食，故医方罕用；惟重八九钱至一两余者，气足乃佳。正如附子之侧子，不如附子之义也。

【正误】 〔弘景曰〕由跋本出始兴，今人亦种之。状如乌翣而布地，花紫色，根似附子。苦酒摩涂肿，亦效。〔恭曰〕陶氏所说，乃鸢尾根，即鸢头也。又言虎掌似半夏，是以鸢尾为由跋，以由跋为半夏，非惟不识半夏，亦不识鸢尾与由跋也。今南人犹以由跋为半夏。〔时珍曰〕陈延之小品方，亦以东海鸢头为由跋，则其讹误久矣。

【气味】 **辛、苦，温，有毒。**

【主治】 **毒肿结热**。本经。

蒟蒻宋开宝

【释名】 **蒻头**开宝**鬼芋**图经**鬼头**

【集解】 〔志曰〕蒻头出吴、蜀。叶似由跋、半夏，根大如碗，生阴地，雨滴叶下生子。又有斑杖，苗相似，至秋有花直出，生赤子，根如蒻头，毒猛不堪食。虎杖亦名斑杖，与此不同。〔颂曰〕江南吴中出白蒟蒻，亦曰鬼芋，生平泽极多。人采以为天南星，了不可辨，市中所收往往是此。但南星肌细腻，而蒟蒻茎斑花紫，南星茎无斑，花黄，为异尔。〔时珍曰〕蒟蒻出蜀中，施州亦有之，呼为鬼头，闽中人亦种之。宜树阴下掘坑积粪，春时生苗，至五月移之。长一二尺，与南星苗相似，但多斑点，宿根亦自生苗。其滴露之说，盖不然。经二年者，根大如碗及芋魁，其外理白，味亦麻人。秋后采根，须净擦，或捣或片段，以酽灰汁煮十余沸，以水淘洗，换水更煮五六遍，即成冻子，切片，以苦酒五味淹食，不以灰汁则不成也。切作细丝，沸汤汋过，五味调食，状如水母丝。马志言其苗似半夏，杨慎丹铅录言蒟酱即此者，皆误也。王祯农书云，救荒之法，山有粉葛、蒟蒻、橡栗之利，则此物亦有益于民者也。其斑杖，即天南星之类有斑者。

根

【气味】 **辛，寒，有毒。**〔李延飞曰〕性冷，甚不益人，冷气人少食之。生则戟人喉出血。

【主治】 **痈肿风毒，摩傅肿上。捣碎，以灰汁煮成饼，五味调食，主消渴。**开宝。

【发明】 〔机曰〕按三元延寿书云：有人患瘵，百物不忌，见邻家修蒟蒻，求食之美，遂多食而瘵愈。又有病腮痈者数人，多食之，亦皆愈。

【附录】 **菩萨草**宋图经。〔颂曰〕生江浙州郡。凌冬不雕，秋冬有花直出，赤子如蒻头。冬月采根用，味苦，无毒。主中诸毒食毒，酒研服之。又诸虫伤，捣汁饮，并傅之。妇人妊娠咳嗽，捣筛蜜丸服效。

半夏本经下品

【释名】 **守田**本经**水玉**本经**地文**别录**和姑**本经〔时珍曰〕礼记·月令：五月半夏生。盖当夏之半也，故名。守田会意，水玉因形。

【集解】 〔别录曰〕半夏生槐里川谷。五月、八月采根，暴干。〔普曰〕生微丘或生野中，二月始生叶，三三相偶。白花圆上。〔弘景曰〕槐里属扶风。今第一出青州，吴中亦有，以肉白者为佳，不厌陈久。〔恭曰〕所在皆有。生平泽中者，名羊眼半夏，圆白为胜。然江南者大乃径寸，南人特重之。顷来互用，功状殊异。其苗似是由跋，误以为半夏也。〔颂曰〕在处有之，以齐州者为佳。二月生苗一茎，茎端三叶，浅绿色，颇似竹叶，而生江南者似芍药叶。根下相重，上大下小，皮黄肉白。五月、八月采根，以灰裹二日，汤洗暴干。蜀图经云：五月采则虚小，八月采乃实大。其平泽生者甚小，名羊眼半夏。由跋绝类半夏，而苗不同。〔敩曰〕白傍几子真似半夏，只是咬着微酸，不入药用。

【修治】 〔弘景曰〕凡用，以汤洗十许过，令滑尽。不尔，有毒戟人咽喉。方中有半夏必须用生姜者，以制其毒故也。〔敩曰〕修事半夏四两，用白芥子末二两，酽醋二两，搅浊，将半夏投中，洗三遍用之。若洗涎不尽，令人气逆，肝气怒满。〔时珍曰〕今治半夏，惟洗去皮垢，以汤泡浸七日，逐日换汤，晾干切片，姜汁拌焙入药。或研为末，以姜汁入汤浸澄三日，沥去涎水，晒干用，谓之半夏粉。或研末以姜汁和作饼子，日干用，谓之半夏饼。或研末以姜汁、白矾汤和作饼，楮叶包置篮中，待生黄衣，日干用，谓之半夏曲。白飞霞医通云：痰分之病，半夏为主，造而为曲尤佳。治湿痰以姜汁、白矾汤和之，治风痰以姜汁及皂荚煮汁和之，治火痰以姜汁、竹沥或荆沥和之，治寒痰以姜汁、矾汤入白芥子末和之，此皆造曲妙法也。

根

【气味】 **辛，平，有毒。**〔别录曰〕生微寒，熟温。生令人吐，熟令人下。汤洗尽滑用。〔元素曰〕味辛、苦，性温，气味俱薄，沉而降，阴中阳也。〔好古曰〕辛厚苦轻，阳中阴也。入手阳明、太阴、少阴三经。〔之才曰〕射干为之使。恶皂荚。畏雄黄、生姜、干姜、秦皮、龟甲。反乌头。〔权曰〕柴胡为之使。忌羊血、海藻、饴糖。〔元素曰〕热痰佐以黄芩，风痰佐以南星，寒痰佐以干姜，痰痞佐以陈皮、白术。多用则泻脾胃。诸血证及口渴者禁用，为其燥津液也。孕妇忌之，用生姜则无害。

【主治】 **伤寒寒热，心下坚，胸胀咳逆，头眩，咽喉肿痛，肠鸣，下气止汗。**本经。**消心腹胸膈痰热满结，咳嗽上气，心下急痛坚痞，时气呕逆，消痈肿，疗痿黄，悦泽面目，堕胎。**别录。**消痰，下肺气，开胃健脾，止呕吐，去胸中痰满。生者：摩痈肿，除瘤瘿气。**甄权。**治吐食反胃，霍乱转筋，肠腹冷，痰疟。**大明。**治寒痰，及形寒饮冷伤肺而咳，消胸中痞，膈上痰，除胸寒，和胃气，燥脾湿，治痰厥头痛，消肿散结。**元素。**治眉棱骨痛。**震亨。**补肝风虚。**好古。**除腹胀，目不得瞑，白浊梦遗带下。**时珍。

【发明】 〔权曰〕半夏使也。虚而有痰气，宜加用之。〔颂曰〕胃冷呕哕，方药之最要。〔成无已曰〕辛者散也，润也。半夏之辛，以散逆气结气，除烦呕，发音声，行水气而润肾燥。〔好古曰〕经云，肾主五液，化为五湿。自入为唾，入肝为泣，入心为汗，入脾为痰，入肺为涕。有痰曰嗽，无痰曰咳。痰者，因咳而动脾之湿也。半夏能泄痰之标，不能泄痰之本。泄本者，泄肾也。咳无形，痰有形；无形则润，有形则燥，所以为流湿润燥也。俗以半夏为肺药，非也。止呕吐为足阳明，除痰为足太阴。柴胡为之使，故今柴胡汤中用之，虽为止呕，亦助柴胡、黄芩主往来寒热，是又为足少阳、阳明也。〔宗奭曰〕今人惟知半夏去痰，不言益脾，盖能分水故也。脾恶湿，湿则濡困，困则不能治水。经云：水胜则泻。一男子夜数如厕，或教以生姜一两，半夏、大枣各三十枚，水一升，瓷瓶中慢火烧为熟水，时呷之，便已也。〔赵继宗曰〕丹溪言二陈汤治一身之痰，世医执之，凡有痰者皆用。夫二陈内有半夏，其性燥烈，若风痰、寒痰、湿痰、食痰则相宜；至于劳痰、失血诸痰，用之反能燥血液而加病，不可不知。〔机曰〕俗以半夏性燥有毒，多以贝母代之。贝母乃太阴肺经之药，半夏乃太阴脾经、阳明胃经之药，何可代也？夫咳嗽吐痰，虚劳吐血，或痰中见血，诸郁，咽痛喉痹，肺痈肺痿，痈疽，妇人乳难，此皆贝母为向导，半夏乃禁用之药。若涎者脾之液，美味膏粱炙煿，皆能生脾胃湿热，故涎化为痰，久则痰火上攻，令人昏愦口噤，偏废僵仆，蹇涩不语，生死旦夕，自非半夏、南星，曷可治乎？若以贝母代之，则翘首待毙矣。〔时珍曰〕脾无留湿不生痰，故脾为生痰之源，肺为贮痰之器。半夏能主痰饮及腹胀者，为其体滑而味辛性温也。涎滑能润，辛温能散亦能润，故行湿而通大便，利窍而泄小便。所谓辛走气，能化液，辛以润之是矣。洁古张氏云：半夏南星治其痰，而咳嗽自愈。丹溪朱氏云：二陈汤能使大便润而小便长。聊摄成氏云：半夏辛而散，行水气而润肾燥。又和剂局方，用半硫丸治老人虚秘，皆取其滑润也。世俗皆以南星、半夏为性燥，误矣。湿去则土燥，痰涎不生，非二物之性燥也。古方治咽痛喉痹，吐血下血，多用二物，非禁剂也。二物亦能散血，故破伤打扑皆主之。惟阴虚劳损，则非湿热之邪，而用利窍行湿之药，是乃重竭其津液，医之罪也，岂药之咎哉？甲乙经用治夜不眠，是果性燥者乎？岐伯云：卫气行于阳，阳气满，不得入于阴，阴气虚，故目不得瞑。治法：饮以半夏汤一剂，阴阳既通，其卧立至。方用流水千里者八升，扬之万遍，取清五升，煮之，炊以苇薪，大沸，入秫米一升，半夏五合，煮一升半，饮汁一杯，日三，以知为度。病新发者，覆杯则卧，汗出则已。久者，三饮而已。

【附方】 旧十五，新五十三。**法制半夏**清痰化饮，壮脾顺气。用大半夏，汤洗七次，焙干再洗，如此七转，以浓米泔浸一日夜。每一两用白矾一两半，温水化，浸五日。焙干，以铅白霜一钱，温水化，又浸七日。以浆水慢火内煮沸，焙干收之。每嚼一二粒，姜汤送化下。御药院方。**红半夏法**消风热，清痰涎，降气利咽。大半夏汤浸焙制如上法。每一两入龙脑五分，朱砂为衣染之。先铺灯草一重，约一指厚，排半夏于上，再以灯草盖一指厚。以炒豆焙之，候干取出。每嚼一两粒，温水送下。御药院方。**化痰镇心**祛风利膈。辰砂半夏丸：用半夏一斤，汤泡七次，为末筛过，以水浸三日，生绢滤去滓，澄清去水，晒干，一两，入辰砂一钱，姜汁打糊丸梧子大。每姜汤下七十丸。此周府方也。袖珍。**化痰利气**三仙丸，方见虎掌下。**消痰开胃**去胸膈壅滞。斗门方用半夏洗泡，焙干为末，自然姜汁和作饼，湿纸裹煨香。以熟水二盏，同饼二钱，入盐五分，煎一盏，服之。大压痰毒及酒食伤，极验。经验用半夏、天南星各二两，为末，水五升，入坛内浸一宿，去清水，焙干重研。每服二钱，水二盏，姜三片，煎服。**中焦痰涎**利咽，清头目，进饮食。半夏泡七次四两，枯矾一两，为末，姜汁打糊，或煮枣肉，和丸梧子大。每姜汤下十五丸。寒痰加丁香五钱，热痰加寒水石煅四两。名玉液丸。和剂局方。**老人风痰**大腑热不识人，及肺热痰实不利。半夏泡七次焙，硝石半两，为末，入白面一两捣匀，水和丸绿豆大。每姜汤下五十丸。普济。**膈壅风痰**半夏半斤，酸浆浸一宿，温汤洗五七遍，去恶气，日干为末，浆水搜作饼，日干再研为末，每五两入生龙脑一钱，以浆水浓脚和丸鸡头子大。纱袋盛，避风处阴干。每服一丸，好茶或薄荷汤嚼下。御药院方。**搜风化痰**定志安神，利头目。辰砂化痰丸：用半夏曲三两，天南星炮一两，辰砂、枯矾各半两，为末，姜汁打糊丸梧子大。每服三十丸，食后姜汤送下。和剂局方。**痰厥中风**省风汤：用半夏汤泡八两，甘草炙二两，防风四两。每服半两，姜二十片，水二盏，煎服。奇效方。**风痰头运**呕逆目眩，面色青黄，脉弦者。水煮金花丸：用生半夏、生天南星、寒水石煅各一两、天麻半两，雄黄二钱，小麦面三两，为末，水和成饼，水煮浮起，漉出，捣丸梧子大。每服五十丸，姜汤下，极效。亦治风痰咳嗽，二便不通，风痰头痛。洁古活法机要方。**风痰湿痰**青壶丸：半夏一斤，天南星半两，各汤泡，晒干为末，姜汁和作饼，焙干，入神曲半两，白术末四两，枳实末二两，姜汁面糊丸梧子大。每服五十丸，姜汤下。叶氏方。**风痰喘逆**兀兀欲吐，眩运欲倒。半夏一两，雄黄三钱，为末。姜汁浸，蒸饼丸梧子大。每服三十丸，姜汤下。已吐者加槟榔。活法机要。**风痰喘急**千缗汤：用半夏汤洗七个，甘草炙、皂荚炒各一寸，姜二片，水一盏，煎七分，温服。和剂局方。**上焦热痰**咳嗽。制过半夏一两，片黄芩末二钱，姜汁打糊丸绿豆大。每服七十丸，淡姜汤食后服。此周宪王亲制方也。袖珍方。**肺热痰嗽**制半夏、栝楼仁各一两，为末，姜汁打糊丸梧子大。每服二三十丸，白汤下。或以栝楼瓤煮熟丸。济生方。**热痰咳嗽**烦热面赤，口燥心痛，脉洪数者。小黄丸：用半夏、天南星各一两，黄芩一两半，为末，姜汁浸蒸饼丸梧子大。每服五七十丸，食后姜汤下。洁古活法机要。**小儿痰热**咳嗽惊悸。半夏、南星等分，为末。牛胆汁和，入胆内，悬风处待干，蒸饼丸绿豆大。每姜汤下三五丸。摘玄方。**湿痰咳嗽**面黄体重，嗜卧惊，兼食不消，脉缓者。白术丸：用半夏、南星各一两，白术一两半，为末，薄糊丸梧子大。每服五七十丸，姜汤下。活法机要。**气痰咳嗽**面白气促，洒淅恶寒，愁忧不乐，脉涩者。玉粉丸：用半夏、南星各一两，官桂半两，为末，糊丸梧子大。每服五十丸，姜汤下。活法机要。**小结胸痛**正在心下，按之则痛，脉浮滑者，小陷胸汤主之。半夏半升，黄连一两，栝楼实大者一个，水六升，先煮栝楼取[①]三升，去滓，内二味煮取二升，分三服。仲景伤寒论。**湿痰心痛**喘急者。半夏油炒为末，粥糊丸绿豆大。每服二十丸，姜汤下。丹溪心法。**急伤寒病**半夏四钱，生姜七片，酒一盏，煎服。胡洽居士百病方。**结痰不出**语音不清，年久者亦宜。玉粉丸：半夏半两，桂心一字，草乌头半[②]字，为末。姜汁浸蒸饼丸芡子大。每服一丸，夜卧含咽。活法机要。**停痰冷饮**呕逆。橘皮半夏汤：用半夏水煮熟、陈橘皮各一两。每服四钱，生姜七片，水二盏，煎一盏，温服。和剂局方。**停痰留饮**

① 取：原作“徒”，义晦，今据《伤寒论》改。

② 半：《素问病机气宜保命集》卷下第二十一作“一”。

胸膈满闷，气短恶心，饮食不下，或吐痰水。茯苓半夏汤：用半夏泡五两，茯苓三两。每服四钱，姜七片，水一钟半，煎七分，甚捷径。和剂局方。**支饮作呕**呕家本渴。不渴者，心下有支饮也。或似喘不喘，似呕不呕，似哕不哕，心下愦愦，并宜小半夏汤。用半夏泡七次，一升，生姜半升，水七升，煮一升五合，分服。张仲景金匮要略。**哕逆欲死**半夏生姜汤主之。即上方也。**痘疮哕气**方同上。**呕哕眩悸**谷不得下。半夏加茯苓汤：半夏一升，生姜半斤，茯苓三两，切，以水七升，煎一升半，分温服之。金匮要略。**目不得眠**见发明下。**心下悸忪**半夏麻黄丸：半夏、麻黄等分，为末，蜜丸小豆大。每服三十丸，日三。金匮要略。**伤寒干啘**半夏熟洗，研末。生姜汤服一钱匕。梅师方。**呕逆厥逆**内有寒痰。半夏一升洗滑焙研，小麦面一升，水和作弹丸，水煮熟。初吞四五枚，日三服。稍增至十五枚，旋煮旋吞。觉病减，再作。忌羊肉、饧糖。此乃许仁则方也。外台秘要。**呕吐反胃**大半夏汤：半夏三升，人参三两，白蜜一升，水一斗二升和，扬之一百二十遍。煮取三升半，温服一升，日再服。亦治膈间支饮。金匮要略。**胃寒哕逆**停痰留饮。藿香半夏汤：用半夏汤泡炒黄二两，藿香叶一两，丁皮半两，每服四钱，水一盏，姜七片，煎服。和剂局方。**小儿吐泻**脾胃虚寒。齐州半夏泡七次、陈粟米各一钱半，姜十片，水盏半，煎八分，温服。钱乙小儿。**小儿痰吐**或风壅所致，或咳嗽发热，饮食即呕。半夏泡七次半两，丁香一钱，以半夏末水和包丁香，用面重包，煨熟，去面为末，生姜自然汁和丸麻子大。每服二三十丸，陈皮汤下。活幼口议。**妊娠呕吐**半夏二两，人参、干姜各一两，为末。姜汁面糊丸梧子大，每饮服十丸，日三服。仲景金匮要略。**霍乱腹胀**半夏、桂等分，为末。水服方寸匕。肘后方。**小儿腹胀**半夏末少许，酒和丸粟米大。每服二丸，姜汤下。不瘥，加之。或以火炮研末，姜汁调贴脐，亦佳。子母秘录。**黄疸喘满**小便自利，不可除热。半夏、生姜各半斤，水七升，煮一升五合，分再服。有人气结而死，心下暖，以此少许入口，遂活。张仲景方。**伏暑引饮**脾胃不利。消暑丸：用半夏醋煮一斤，茯苓半斤，生甘草半斤，为末，姜汁面糊丸梧子大。每服五十丸，热汤下。和剂局方。**老人虚秘**冷秘，及痃癖冷气。半硫丸：半夏泡炒、生硫黄等分，为末，自然姜汁煮糊丸如梧子大。每空心温酒下五十丸。和剂局方。**失血喘急**吐血下血，崩中带下，喘急痰呕，中满宿瘀。用半夏捶扁，以姜汁和面包煨黄，研末，米糊丸梧子大。每服三十丸，白汤下。直指方。**白浊梦遗**半夏一两，洗十次，切破，以木猪苓二两，同炒黄，出火毒，去猪苓，入煅过牡蛎一两，以山药糊丸梧子大。每服三十丸，茯苓汤送下。肾气闭而一身精气无所管摄，妄行而遗者，宜用此方。盖半夏有利性，猪苓导水，使肾气通也。与下元虚惫者不同。许学士本事方。**八般头风**三次见效。半夏末，入百草霜少许，作纸捻烧烟，就鼻内嗃之。口中含水，有涎，吐去再含。卫生宝鉴。**少阴咽痛**生疮，不能言语，声不出者，苦酒汤主之。半夏七枚打碎，鸡子一枚，头开一窍，去黄，纳苦酒令小满，入半夏在内，以镮子坐于炭火上，煎三沸，去滓，置杯中，时时咽之，极验。未瘥更作。仲景伤寒论。**喉痹肿塞**生半夏末嗃鼻内，涎出效。集简方。**骨哽在咽**半夏、白芷等分，为末。水服方寸匕，当呕出。忌羊肉。外台秘要。**重舌木舌**胀大塞口。半夏煎醋，含漱之。又方：半夏二十枚，水煮过，再泡片时，乘热以酒一升浸之，蜜封良久，热漱冷吐之。**小儿囟陷**乃冷也。水调半夏末，涂足心。**面上黑气**半夏焙研，米醋调敷。不可见风，不计遍数，从早至晚，如此三日，皂角汤洗下，面莹如玉也。摘玄方。**癞风眉落**生半夏、羊屎烧焦等分，为末，自然姜汁日调涂。圣济录。**盘肠生产**产时子肠先出，产后不收者，名盘肠产。以半夏末频嗃鼻中，则上也。妇人良方。**产后运绝**半夏末，冷水和丸大豆大，纳鼻中即愈，此扁鹊法也。肘后方。**小儿惊风**生半夏一钱，皂角半钱，为末。吹少许入鼻，名嚏惊散，即苏。直指方。**卒死不寤**半夏末吹鼻中，即活。南岳夫人紫灵魏元君方也。**五绝急病**一曰自缢，二曰墙压，三曰溺水，四曰魇魅，五曰产乳。并以半夏末，纳大豆一丸入鼻中。心温者，一日可活也。子母秘录。**痈疽发背**及乳疮。半夏末，鸡子白调，涂之。肘后方。**吹奶肿痛**半夏一个，煨研酒服，立愈。一方：以末，随左右嗃鼻效。刘长春经验方。**打扑瘀痕**水调半夏末涂之，一宿即没也。永类钤方。**远行足趼**方同上。集简方。**金刃不出**入骨脉中者。半夏、白敛等分，为末。酒服方寸匕，日三服。至二十日自出。李筌太白经。**飞虫入耳**生半夏末，麻油调，涂耳门外。本事方。**蝎虿螫人**半夏末，水调涂之，立止。钱相公箧中方。**蝎瘘五孔**相通者。半夏末，水调涂之，日二。圣惠方。**咽喉骨哽**半夏、白芷等分，为末。水服方寸匕，当呕出。忌羊肉。外台秘要。

茎涎

【主治】 **炼取涂发眉，堕落者即生。**雷敩。

蚤休本经下品

【释名】 **蚩休**别录**螯休**日华**紫河车**图经**重台**唐本**重楼金线**唐本**三层草**纲目**七叶一枝花**蒙筌**草甘遂**唐本**白甘遂**〔时珍曰〕虫蛇之毒，得此治之即休，故有蚤休、螯休诸名。重台、三层，因其叶状也。金线重楼，因其花状也，甘遂，因其根状也。紫河车，因其功用也。

【集解】 〔别录曰〕蚤休生山阳川谷及冤句。〔恭曰〕今谓重楼金线者是也。一名重台，南人名草[①]甘遂。一茎六七叶，似王孙、鬼臼、蓖麻辈，叶有二三层。根如肥大菖蒲，细肌脆白。〔保升曰〕叶似鬼臼、牡蒙，年久者二三重。根如紫参，皮黄肉白。五月采根，日干。〔大明曰〕根如尺二蜈蚣，大如肥紫菖蒲。〔颂曰〕即紫河车也。今河中、河阳、华、凤、文州及江淮间亦有之。叶似王孙、鬼臼等，作二三层。六月开黄紫花，蕊赤黄色，上有金丝垂下。秋结红子。根似肥姜，皮赤肉白。四月、五月采之。〔宗奭曰〕蚤休无旁枝，止一茎挺生，高尺余，颠有四五叶。叶有歧，似苦[②]杖。中心又起茎，亦如是生叶。惟根入药用。〔时珍曰〕重楼金线处处有之，生于深山阴湿之地。一茎独上，茎当叶心。叶绿色似芍药，凡二三层，每一层七叶。茎头夏月开花，一花七瓣，有金丝蕊，长三四寸。王屋山产者至五七层。根如鬼臼、苍术状，外紫中白，有粘、糯二种。外丹家采制三黄、砂、汞。入药洗切焙用。俗谚云：七叶一枝花，深山是我家。痈疽如遇者，一似手拈拿。是也。

根

【气味】 **苦，微寒，有毒。**〔大明曰〕冷，无毒。伏雄黄、丹砂、蓬砂及

① 草：原缺，今据此上释名与《证类本草》卷十一补。

② 苦：《证类本草》卷十一、《本草衍义》卷十二作“虎”。苦杖，虎杖之别名。

盐。

【主治】 **惊痫，摇头弄舌，热气在腹中**。本经。**癫疾，痈疮阴**[①] **蚀，下三虫，去蛇毒**。别录。**生食一升，利水**。唐本。**治胎风手足搐，能吐泄瘰疬**。大明。**去疟疾寒热**。时珍。

【发明】 〔恭曰〕摩醋，傅痈肿蛇毒，甚有效。〔时珍曰〕紫河车，足厥阴经药也。凡本经惊痫、疟疾、瘰疬、痈肿者宜之。而道家有服食法，不知果有益否也。

【附方】 新五。**服食法**紫河车根以竹刀刮去皮，切作骰子大块，面裹入瓷瓶中，水煮候浮漉出，凝冷入新布袋中，悬风处待干。每服三丸，五更初面东念咒，井水下，连进三服，即能休粮。若要饮食，先以黑豆煎汤饮之，次以药丸煮稀粥，渐渐食之。咒曰：天朗气清金鸡鸣，吾今服药欲长生。吾今不饥复不渴，赖得神仙草有灵。**小儿胎风**手足搐搦。用蚤休即紫河车为末。每服半钱，冷水下。卫生易简方。**慢惊发搐**带有阳证者。白甘遂末即蚤休一钱，栝楼根末二钱，同于慢火上炒焦黄，研匀。每服一字，煎麝香薄荷汤调下。钱乙小儿方。**中鼠莽毒**金线重楼根，磨水服，即愈。集简方。**咽喉谷贼**肿痛。用重台赤色者、川大黄炒、木鳖子仁、马牙消半两，半夏泡一分，为末，蜜丸芡子大，含之。圣惠方。

鬼臼本经下品

校正：并入图经琼田草。

【释名】 **九臼**本经**天臼**别录**鬼药**纲目**解毒**别录**爵犀**本经**马目毒公**本经**害母草**图经**羞天花**纲目**术律草**纲目**琼田草**纲目**独脚莲**土宿本草**独荷草**土宿**山荷叶**纲目**旱荷**纲目**八角盘**纲目**唐婆镜**〔弘景曰〕鬼臼根如射干，白而味甘，九臼相连，有毛者良，故名。〔时珍曰〕此物有毒，而臼如马眼，故名马目毒公。杀蛊解毒，故有犀名。其叶如镜、如盘、如荷，而新苗生则旧苗死，故有镜、盘、荷、莲、害母诸名。苏东坡诗集云：琼田草俗号唐婆镜，即本草鬼臼也。岁生一臼，如黄精根而坚瘦，可以辟谷。宋祁剑南方物赞云：羞天花，蜀地处处有之。依茎缀花，蔽叶自隐，俗名羞天，予改为羞寒花，即本草鬼臼也。赞云：冒寒而茂，茎修叶广。附茎作花，叶蔽其上。以其自蔽，若有羞状。别有羞天草与此不同，即海芋也。

【集解】 〔别录曰〕鬼臼生九真[②]山谷及冤句。二月、八月采根。〔弘景曰〕鬼臼生山谷中。八月采，阴干。似射干、术辈，又似钩吻。有两种：出钱塘、近道者，味甘，上有丛毛，最胜；出会稽、吴兴者，大而味苦，无丛毛，力劣。今马目毒公状如黄精根，其臼处似马眼而柔润。今方家多用鬼臼而少用毒公，不知此那复乖越如此。〔恭曰〕鬼臼生深山岩石之阴。叶如蓖麻、重楼辈。生一茎，茎端一叶，亦有两岐者。年长一茎，茎枯则为一臼。假令生来二十年，则有二十臼，岂惟九臼耶。根肉皮须并似射干，今俗用多是射干。而江南别送一物，非真者。今荆州当阳县、硖州远安县、襄州荆山县山中并贡之，亦极难得。〔颂曰〕今江宁府、滁、舒、商、齐、杭、襄、峡州、荆门军亦有之，并如苏恭所说。花生茎间，赤色，三月开后结实。又一说：鬼臼生深山阴地，叶六出或五出，如雁掌。茎端一叶如伞，旦时东向，及暮则西倾，盖随日出没也。

---

① 阴：原作“除”，义晦，今据《证类本草》卷十一、《千金翼》卷三改。

② 真：原作“具”，字误，今据《证类本草》卷十一改。

花红紫如荔枝，正在叶下，常为叶所蔽，未常见日。一年生一茎，既枯则为一臼，及八九年则八九臼矣。然一年一臼生而一臼腐，盖陈新相易也，故俗名害母草。如芋魁、乌头辈亦然，新苗生则旧苗死，前年之臼腐矣。而本草注谓全似射干，今射干体状虽相似，然臼形浅薄，与鬼臼大异。鬼臼如八九个南星侧比相叠，而色理正如射干。用者当使人求苗采之，市中不复有也。〔时珍曰〕鬼臼根如天南星相叠之状，故市人通谓小者为南星，大者为鬼臼，殊为谬误。按黄山谷集云：唐婆镜叶底开花，俗名羞天花，即鬼臼也。岁生一臼，满十二岁，则可为药。今方家乃以鬼灯檠为鬼臼，误矣。又郑樵通志云：鬼臼叶如小荷，形如鸟掌，年长一茎，茎枯则根为一臼，亦名八角盘，以其叶似之也。据此二说，则似是今人所谓独脚莲者也。又名山荷叶、独荷草、旱荷叶、八角镜。南方处处深山阴密处有之，北方惟龙门山、王屋山有之。一茎独上，茎生叶心而中空。一茎七叶，圆如初生小荷叶，面青背紫，揉其叶作瓜李香。开花在叶下，亦有无花者。其根全似苍术、紫河车。丹炉家采根制三黄、砂、汞。或云其叶八角者更灵。或云其根与紫河车一样，但以白色者为河车，赤色者为鬼臼，恐亦不然。而庚辛玉册谓蚤休阳草，旱荷阴草，亦有分别。陶弘景以马目毒公与鬼臼为二物，殊不知正是一物而有二种也。又唐独孤滔丹房镜源云：术律草有二种，根皆似南星，赤茎直上，茎端生叶。一种叶凡七瓣，一种叶作数层。叶似蓖麻，面青背紫而有细毛。叶下附茎开一花，状如铃铎倒垂，青白色，黄蕊中空，结黄子。风吹不动，无风自摇。可制砂汞。按此即鬼臼之二种也。其说形状甚明。

根

【气味】 **辛，温，有毒。**〔别录曰〕微温。〔弘景曰〕甘，温，有毒。〔权曰〕苦。〔之才曰〕畏垣衣。

【主治】 **杀蛊毒鬼疰精物，辟恶气不祥，逐邪，解百毒。**本经。**杀大毒，疗咳嗽喉结，风邪烦惑，失魄妄见，去目中肤翳。不入汤。**别录。**主尸疰殗殜，劳疾传尸瘦疾。**甄权。**下死胎，治邪疟痈疽，蛇毒射工毒。**时珍。

【发明】 〔颂曰〕古方治五尸鬼疰、百毒恶气多用之。又曰，今福州人三月采琼田草根叶，焙干捣末，蜜丸服，治风疾。

【附方】 新三。**子死腹中**胞破不生，此方累效，救人岁万数也。鬼臼不拘多少，黄色者，去毛为细末，不用筛罗，只捻之如粉为度。每服一钱，无灰酒一盏，同煎八分，通口服，立生如神。名一字神散。妇人良方。**射工中人**寒热发疮。鬼臼叶一把，苦酒渍，捣取汁。服一升，日二次。千金方。**黑黄急病**黑黄，面黑黄，身如土色，不妨食，脉沉，若青脉入口者死。宜烙口中黑脉、百[①]会、玉泉、章门、心俞。用生鬼臼捣汁一小盏服。干者为末，水服。三十六黄方。

射干本经下品

【释名】 **乌扇**本经**乌翣**别录**乌吹**别录**乌蒲**本经**凤翼**拾遗**鬼扇**土宿**扁竹**纲目**仙人掌**土宿**紫金牛**土宿**野萱花**纲目**草姜**别录**黄远**吴普。〔弘景曰〕射干方书多音夜。〔颂曰〕射干之形，茎梗疏长，正如射之[②]长竿之状，得名由此尔。而陶氏以夜音为疑，盖古字音多通呼，若汉官仆

① 百：原作“耳”，字误，今据《圣惠方》卷五十五改。

② 之：《证类本草》卷十作“人”。

射，主射事，而亦音夜，非有别义也。〔时珍曰〕其叶丛生，横铺一面，如乌翅及扇之状，故有乌扇、乌翣、凤翼、鬼扇、仙人掌诸名。俗呼扁竹，谓其叶扁生而根如竹也。根叶又如蛮姜，故曰草姜。翣音所甲切，扇也。

【集解】 〔别录曰〕射干生南阳山谷田野。三月三日采根，阴干。〔弘景曰〕此是乌翣根，黄色，庭台多种之。人言其叶是鸢尾，而复有鸢头，此若相似尔，恐非乌翣也。又别有射干，相似而花白茎长，似射人之执竿者。故阮公诗云：射干临层城。此不入药用。〔恭曰〕鸢尾叶都似射干，而花紫碧色，不抽高茎，根似高良姜而肉白，名鸢头。〔保升曰〕射干高二三尺，花黄实黑。根多须，皮黄黑，肉黄赤。所在皆有，二月、八月采根，去皮日干。〔藏器曰〕射干、鸢尾二物相似，人多不分。射干即人间所种为花草名凤翼者，叶如乌翅，秋生红花，赤点。鸢尾亦人间所种，苗低下于射干，状如鸢尾，夏生紫碧花者是也。〔大明曰〕射干根润，形似高良姜大小，赤黄色淡硬，五六七八月采。〔颂曰〕今在处有之。人家种之，春生苗，高一二尺。叶大类蛮姜，而狭长横张，疏如翅羽状，故名乌翣。叶中抽茎，似萱草茎而强硬。六月开花，黄红色，瓣上有细文。秋结实作房，中子黑色。一说：射干多生山崖之间，其茎虽细小，亦类木。故荀子云，西方有木，名曰射干，茎长四寸，生于高山之上，是也。陶弘景所说花白者，自是射干之类。〔震亨曰〕根为射干，叶为乌翣，紫花者是，红花者非。〔机曰〕按诸注则射干非一种，有花白者，花黄者，花紫者，花红者。丹溪独取紫花者，必曾试有验也。〔时珍曰〕射干即今扁竹也。今人所种，多是紫花者，呼为紫蝴蝶。其花三四月开，六出，大如萱花。结房大如拇指，颇似泡桐子，一房四隔，一隔十余子。子大如胡椒而色紫，极硬，咬之不破。七月始枯。陶弘景谓射干、鸢尾是一种。苏恭、陈藏器谓紫碧花者是鸢尾，红花者是射干。韩保升谓黄花者是射干。苏颂谓花红黄者是射干，白花者亦其类。朱震亨谓紫花者是射干，红花者非。各执一说，何以凭依？谨按张揖广雅云：鸢尾，射干也。易通卦验云：冬至射干生。土宿真君本草云：射干即扁竹，叶扁生，如侧手掌形，茎亦如之，青绿色。一种紫花，一种黄花，一种碧花。多生江南、湖广、川、浙平陆间。八月取汁，煮雄黄，伏雌黄，制丹砂，能拒火。据此则鸢尾、射干本是一类，但花色不同。正如牡丹、芍药、菊花之类，其色各异，皆是同属也。大抵入药功不相远。〔藏器曰〕射干之名有三：佛经射干貂獄，此是恶兽，似青黄狗，食人，能缘木；阮公云，射干临层城者，是树，殊有高大者；本草射干是草，即今人所种者也。

根

【修治】 〔敩曰〕凡采根，先以米泔水浸一宿，漉出，然后以堇竹叶煮之，从午至亥，日干用。

【气味】 **苦，平，有毒。**〔别录曰〕微温。久服令人虚。〔保升曰〕微寒。〔权曰〕有小毒。〔元素曰〕苦，阳中阴也。〔时珍曰〕寒。多服泻人。

【主治】 **咳逆上气，喉痹咽痛，不得消息，散结气，腹中邪逆，食饮大热。**本经。**疗老血在心脾间，咳唾，言语气臭，散胸中热气。**别录。**苦酒摩涂毒肿。**弘景。**治疰气，消瘀血，通女人月闭。**甄权。**消痰，破癥结，胸膈满腹胀，气喘痃癖，开胃下食，镇肝明目。**大明。**治肺气喉痹为佳。**宗奭。**去胃中痈疮。**元素。**利积痰疝毒，消结核。**震亨。**降实火，利大**

肠，治疟母。时珍。

【发明】 〔震亨曰〕射干属金，有木与火，行太阴、厥阴之积痰，使结核自消甚捷。又治便毒，此足厥阴湿气，因疲劳而发。取射干三寸，与生姜同煎，食前服，利三两行，甚效。〔时珍曰〕射干能降火，故古方治喉痹咽痛为要药。孙真人千金方，治喉痹有乌翣膏。张仲景金匮玉函方，治咳而上气，喉中作水鸡声，有射干麻黄汤。又治疟母鳖甲煎丸，亦用乌扇烧过。皆取其降厥阴相火也。火降则血散肿消，而痰结自解，癥瘕自除矣。

【附方】 旧二，新八。**咽喉肿痛**射干花根、山豆根，阴干为末，吹之如神。袖珍方。**伤寒咽闭**肿痛。用生射干、猪脂各四两，合煎令焦，去滓，每噙枣许取瘥。庞安常伤寒论。**喉痹不通**浆水不入。外台秘要：用射干一片，含咽汁良。医方大成：用扁竹新根擂汁咽之，大腑动即解。或醋研汁噙，引涎出亦妙。便民方用紫蝴蝶根一钱，黄芩、生甘草、桔梗各五分，为末，水调顿服，立愈。名夺命散。**二便不通**诸药不效。紫花扁竹根，生水边者佳，研汁一盏服，即通。普济。**水蛊腹大**动摇水声，皮肤黑。用鬼扇根捣汁，服一杯，水即下。肘后方。**阴疝肿刺**发时肿痛如刺。用生射干捣汁与服取利。亦可丸服。肘后方。**乳痈初肿**扁竹根如僵蚕者，同萱草根为末，蜜调傅之，神效。永类方。**中射工毒**生疮者。乌翣、升麻各二两，水三升，煎二升，温服。以滓傅疮上。姚僧坦集验方。

鸢尾本经下品

【释名】 **乌园**本经**根名鸢头**。〔时珍曰〕并以形命名。乌园当作乌鸢。

【集解】〔别录曰〕乌鸢生九疑山谷。五月采。〔弘景曰〕方家言是射干苗，而主疗亦异，当别是一种。方用鸢头，当是其根，疗体相似，而本草不题。〔恭曰〕此草所在有之，人家亦种。叶似射干而阔短，不抽长茎，花紫碧色。根似高良姜，皮黄肉白，嚼之戟人咽喉，与射干全别。射干花红，抽茎长，根黄有臼。〔保升曰〕草名鸢尾，根名鸢头，亦谓之鸢根。叶似射干，布地生。黑根似高良姜而节大，数个相连。九月十月采根，日干。〔时珍曰〕此即射干之苗，非别一种也。肥地者茎长根粗，瘠地者茎短根瘦。其花自有数色。诸家皆是强分。陈延之小品方，言东海鸢头即由跋者，亦讹也。东海出之故耳。

【气味】 **苦，平，有毒**。〔恭曰〕有小毒。

【主治】 **蛊毒邪气，鬼疰诸毒，破癥瘕积聚，去水，下三虫**。本经。**杀鬼魅，疗头眩**。别录。

【附方】 旧一，新一。**飞尸游蛊**着喉中，气欲绝者。鸢尾根削去皮，纳喉中，摩病处，令血出为佳。陈藏器本草拾遗。**鬼魅邪气**四物鸢头散：东海鸢头、黄牙即金牙、莨菪子、防葵，为末，酒服方寸匕。欲令病人见鬼，增防葵一分；欲令知鬼，又增一分，立验。不可多服。陈延之小品方。

玉簪纲目

【释名】 **白鹤仙**〔时珍曰〕并以花象命名。

【集解】〔时珍曰〕玉簪处处人家栽为花草。二月生苗成丛，高尺许，柔茎如白菘。其叶大如掌，团而有尖，叶上纹如车前叶，青白色，颇娇莹。六七月抽茎，茎上有细叶。中出花朵十数枚，长二三寸，本小末大。未开时，正如白玉搔头簪形，又如羊肚蘑菇之状；开时微绽四出，中吐黄蕊，颇香，不结子。其根连生，如鬼臼、射干、生姜辈，有须毛。旧茎死则根有一臼，新根生则旧根腐。亦有紫花者，叶微狭。皆鬼臼、射干之属。

根

【气味】　甘、辛，寒，有毒。

【主治】　捣汁服，解一切毒，下骨哽，涂痈肿。时珍。

【附方】　新五。**乳痈初起**内消花，即玉簪花，取根擂酒服，以渣傅之。海上方。**妇人断产**白鹤仙根、白凤仙子各一钱半，紫葳二钱半，辰砂二钱，捣末，蜜和丸梧子大。产内三十日，以酒半盏服之。不可着牙齿，能损牙齿也。摘玄方。**解斑蝥毒**玉簪根擂水服之，即解。赵真人济急方。**下鱼骨哽**玉簪花根、山里红果根，同捣自然汁，以竹筒灌入咽中，其骨自下。不可着牙齿。臞仙乾坤生意。**刮骨取牙**玉簪根干者一钱，白砒三分，白硇七分，蓬砂二分，威灵仙三分，草乌头一分半，为末。以少许点疼处，即自落也。余居士选奇方。

叶

【气味】　同根。

【主治】　蛇虺螫伤，捣汁和酒服，以渣傅之，中心留孔泄气。时珍。

凤仙纲目

【释名】　急性子救荒**旱珍珠**纲目**金凤花**纲目**小桃红**救荒**夹竹桃**救荒**海蒳**音纳**染指甲草**救荒**菊婢**〔时珍曰〕其花头翅尾足俱具，翘然如凤状，故以名之。女人采其花及叶包染指甲，其实状如小桃，老则迸裂，故有指甲、急性、小桃诸名。宋光宗李后讳凤，宫中呼为好女儿花。张宛丘呼为菊婢。韦居呼为羽客。

【集解】　〔时珍曰〕凤仙人家多种之，极易生。二月下子，五月可再种。苗高二三尺，茎有红白二色，其大如指，中空而脆。叶长而尖，似桃柳叶而有锯齿。桠间开花，或黄或白，或红或紫，或碧或杂色，亦自变易，状如飞禽，自夏初至秋尽，开谢相续。结实累然，大如樱桃，其形微长，色如毛桃，生青熟黄，犯之即自裂。皮卷如拳，苞中有子似萝卜子而小，褐色。人采其肥茎汋䤈，以充莴笋。嫩叶渫，浸一宿，亦可食。但此草不生虫蠹，蜂蝶亦不近，恐亦不能无毒也。

子

【气味】　微苦，温，有小毒。

【主治】　产难，积块噎膈，下骨哽，透骨通窍。时珍。

【发明】　〔时珍曰〕凤仙子其性急速，故能透骨软坚。庖人烹鱼肉硬者，投数粒即易软烂，是其验也。缘其透骨，最能损齿，与玉簪根同，凡服者不可着齿也。多用亦戟人咽。

【附方】　新五。**产难催生**凤仙子二钱，研末。水服，勿近牙。外以蓖麻子随年数捣涂足心。集简方。**噎食不下**凤仙花子酒浸三宿，晒干为末，酒丸绿豆大。每服八粒，温酒下。不可多用，即急性子也。摘玄方。**咽中骨哽欲死者。**白凤仙子研水一大呷，以竹筒灌入咽，其物即软。不可近牙。或为末吹之。普济方。**牙齿欲取**金凤花子研末，入砒少许，点疼牙根，取之。摘玄方。**小儿痞积**急性子、水荭花子、大黄各一两，俱生研末。每味取五钱，外用皮消一两拌匀。将白鹁鸽一个，或白鸭亦可，去毛屎，剖腹，勿犯水，以布拭净，将末装入内，用绵扎定，沙锅内入水三碗，重重纸封，以小火煮干，将鸽鸭翻调焙黄色，冷定。早辰食之，日西时疾软，三日大便下血，病去矣。忌冷物百日。孙天仁集效方。

花

【气味】　甘，滑，温，无毒。

【主治】 **蛇伤，擂酒服即解。又治腰胁引痛不可忍者，研饼晒干为末，空心每酒服三钱，活血消积。**时珍。

【附方】 新一。**风湿卧床**不起。用金凤花、柏子仁、朴消、木瓜煎汤洗浴，每日二三次。内服独活寄生汤。吴旻扶寿精方。

根、叶

【气味】 **苦、甘、辛，有小毒。**

【主治】 **鸡鱼骨哽，误吞铜铁，杖扑肿痛，散血通经，软坚透骨。**时珍。

【附方】 新三。**咽喉物哽**金凤花根嚼烂噙咽，骨自下，鸡骨尤效。即以温水漱口，免损齿也。亦治误吞铜铁。危氏得效方。**打杖肿痛**凤仙花叶捣如泥，涂肿破处，干则又上，一夜血散，即愈。冬月收取干者研末，水和涂之。叶廷器通变要法。**马患诸病**白凤仙花连根叶熬膏。遇马有病，抹其眼四角上，即汗出而愈。卫生易简方。

坐拿草宋图经

【集解】 〔颂曰〕生江西及滁州。六月开紫花结实。采其苗入药，甚易得。后因人用有效，今颇贵重。〔时珍曰〕按一统志云：出吉安永丰县。

【气味】 **辛，热，有毒。**

【主治】 **风痹，壮筋骨，兼治打扑伤损。**苏颂。

【发明】 〔颂曰〕神医普救方，治风药中已有用者。〔时珍曰〕危氏得效方，麻药煮酒方中用之。圣济录治膈上虚热，咽喉噎塞，小便赤涩，神困多睡，有坐拿丸。用坐拿草、大黄、赤芍药、木香、升麻、麦门冬、黄芪、木通、酸枣仁、薏苡仁、枳壳等分，为末。蜜丸梧子大。每服二十丸，麦门冬汤下。

【附录】 **押不芦**〔时珍曰〕按周密癸辛杂志云：漠北回回地方有草名押不芦。土人以少许磨酒饮，即通身麻痹而死，加以刀斧亦不知。至三日，则以少药投之即活。御药院中亦储之。贪官污吏罪甚者，则服百日丹，皆用此也。昔华陀能刳肠涤胃，岂不有此等药耶。

曼陀罗花纲目

【释名】 **风茄儿**纲目**山茄子**〔时珍曰〕法华经言佛说法时，天雨曼陀罗花。又道家北斗有陀罗星使者，手执此花，故后人因以名花。曼陀罗，梵言杂色也。茄乃因叶形尔。姚伯声花品呼为恶客。

【集解】 〔时珍曰〕曼陀罗生北土，人家亦栽之。春生夏长，独茎直上，高四五尺，生不旁引，绿茎碧叶，叶如茄叶。八月开白花，凡六瓣，状如牵牛花而大，攒花中拆，骈叶外包，而朝开夜合。结实圆而有丁拐，中有小子。八月采花，九月采实。

花、子

【气味】 **辛，温，有毒。**

【主治】 **诸风及寒湿脚气，煎汤洗之。又主惊痫及脱肛，并入麻药。**时珍。

【发明】 〔时珍曰〕相传此花笑采酿酒饮，令人笑；舞采酿酒饮，令人舞。予尝试之，饮须半酣，更令一人或笑或舞引之，乃验也。八月采此花，七月采火麻子花，阴干，等分为末。热酒调服三钱，少顷昏昏如醉。割疮炙火，宜先服此，则不觉苦也。

【附方】 新三。**面上生疮**曼陀罗花，晒干研末。少许贴之。卫生易简方。**小儿慢惊**曼陀罗花七朵，重一字，天麻二钱半，全蝎炒十枚，天南星炮、丹砂、乳香各二钱半，为末。每服半钱，薄荷汤调下。御药院方。**大肠脱肛**曼陀罗子连壳一对，橡斗十六个，同锉，水煎三五沸，入朴消少许，洗之。儒门事亲。

羊踯躅本经下品

【释名】 **黄踯躅**纲目**黄杜鹃**蒙筌**羊不食草**拾遗**闹羊花**纲目**惊羊花**纲目**老虎花**纲目**玉枝**别录。〔弘景曰〕羊食其叶，踯躅而死，故名。闹当作恼。恼，乱也。

【集解】 〔别录曰〕羊踯躅生太行山川谷及淮南山。三月采花，阴干。〔弘景曰〕近道诸山皆有之。花黄似鹿葱，不可近眼。〔恭曰〕花亦不似鹿葱，正似旋花色黄者也。〔保升曰〕小树高二尺，叶似桃叶，花黄似瓜花。三月、四月采花，日干。〔颂曰〕所在有之。春生苗似鹿葱，叶似红花，茎高三四尺。夏开花似凌霄花、山石榴辈，正黄色，羊食之则死，今岭南、蜀道山谷遍生，皆深红色如锦绣。然或云此种不入药。〔时珍曰〕韩保升所说似桃叶者最的。其花五出，蕊瓣皆黄，气味皆恶。苏颂所谓深红色者，即山石榴名红踯躅者，无毒，与此别类。张揖广雅谓踯躅一名决光者，误矣。决光，决明也。按唐李绅文集言：骆谷多山枇杷，毒能杀人，其花明艳，与杜鹃花相似，樵者识之。其说似羊踯躅，未知是否？要亦其类耳。

花

【气味】 **辛，温，有大毒。**〔权曰〕恶诸石及面，不入汤使①，伏丹砂、硇砂、雌黄、畏卮子。

【主治】 **贼风在皮肤中淫淫痛，温疟恶毒诸痹**。本经。**邪气鬼疰蛊毒**。别录。

【发明】 〔颂曰〕古之大方多用踯躅。如胡洽治时行赤散，及治五嗽四满丸之类，并治风诸酒方皆杂用之。又治百病风湿等，鲁王酒中亦用踯躅花。今医方捋脚汤中多用之。南方治蛊毒下血，有踯躅花散，云甚胜。〔时珍曰〕此物有大毒，曾有人以其根入酒饮，遂至于毙也。和剂局方治中风瘫痪伏虎丹中亦用之，不多服耳。

【附方】 新四。**风痰注痛**踯躅花、天南星，并生时同捣作饼，甑上蒸四五遍，以稀葛囊盛之。临时取焙为末，蒸饼丸梧子大。每服三丸，温酒下。腰脚骨痛，空心服；手臂痛，食后服，大良。续传信方。**痛风走注**黄踯躅根一把，糯米一盏，黑豆半盏，酒、水各一碗，徐徐服。大吐大泄，一服便能动也。医学集成。**风湿痹痛**手足身体收摄不遂，肢节疼痛，言语蹇涩。踯躅花酒拌蒸一炊久，晒干为末。每以牛乳一合，酒二合，调服五分。圣惠方。**风虫牙痛**踯躅一钱，草乌头二钱半，为末，化腊丸豆大。绵包一丸咬之，追涎。海上仙方。

【附录】

山踯躅〔时珍曰〕处处山谷有之。高者四五尺，低者一二尺。春生苗叶，浅绿色。枝少而花繁，一枝数萼，二月始开花如羊踯躅，而蒂如石榴花，有红者、紫者、五出者、千叶者。小儿食其花，味酸无毒。一名红踯躅，一名山石榴，一名映山红，一名杜鹃花。其黄色者，即有毒羊踯躅也。

羊不吃草拾遗。〔藏器曰〕生蜀川山谷，叶细长，任诸草中羊不吃者，是也。味苦、辛，温，无毒。主一切风血补益，攻诸病。煮之，亦浸酒服。〔时珍曰〕此草似羊踯躅而云无毒，盖别有此也。

芫花本经下品

校正：自木部移入此。

【释名】 **杜芫**别录**赤芫**吴普**去水**本

---

① 使：《证类本草》卷十作“服”。

经**毒鱼**别录**头痛花**纲目**儿草**吴普**败华**吴普**根名黄大戟**吴普**蜀桑**别录〔时珍曰〕芫或作杬，其义未详。去水言其功，毒鱼言其性，大戟言其似也。俗人因其气恶，呼为头痛花。山海经云，首山其草多芫，是也。

【集解】 〔别录曰〕芫花生淮源川谷。三月三日采花，阴干。〔普曰〕芫根生邯郸。二月生叶，青色，加厚则黑。华有紫、赤、白者。三月实落尽，叶乃生。三月采花，五月采叶，八月、九月采根，阴干。〔保升曰〕近道处处有之。苗高二三尺，叶似白前及柳叶，根皮黄似桑根。正月、二月花发，紫碧色，叶未生时收采日干。叶生花落，即不堪用也。〔颂曰〕在处有之。宿根旧枝茎紫，长一二尺。根入土深三五寸，白色，似榆根。春生苗叶，小而尖，似杨柳枝叶。二月开紫花，颇似紫荆而作穗，又似藤花而细。今绛州出者花黄，谓之黄芫花。〔时珍曰〕顾野王玉篇云：杬木出豫章，煎汁藏果及卵不坏。洪迈容斋随笔云：今饶州处处有之。茎干不纯是木。小人争斗者，取叶挼擦皮肤，辄作赤肿如被伤，以诬人。至和盐擦卵，则又染其外若赭色也。

【修治】 〔弘景曰〕用当微熬。不可近眼。〔时珍曰〕芫花留数年陈久者良，用时以好醋煮十数沸，去醋，以水浸一宿，晒干用，则毒灭也。或以醋炒者次之。

【气味】 根同。**辛，温，有小毒。**〔别录曰〕苦，微温。〔普曰〕神农、黄帝、雷公：苦，有毒。扁鹊、岐伯：苦。李当之：有大毒，多服令人泄。〔之才曰〕决明为之使。反甘草。

【主治】 **咳逆上气，喉鸣喘，咽肿短气，蛊毒鬼疟，疝瘕痈肿，杀虫鱼。**本经。**消胸中痰水，喜唾，水肿，五水在五脏皮肤及腰痛，下寒毒肉毒。根：疗疥疮。可用毒鱼。**别录。**治心腹胀满，去水气寒痰，涕唾如胶，通利血脉，治恶疮风痹湿，一切毒风，四肢挛急，不能行步。**甄权。**疗咳嗽瘴疟。**大明。**治水饮痰澼，胁下痛。**时珍。

【发明】 〔时珍曰〕张仲景治伤寒太阳证，表不解，心下有水气，干呕发热而咳，或喘或利者，小青龙汤主之。若表已解，有时头痛出汗，恶寒，心下有水气，干呕，痛引两胁，或喘或咳者，十枣汤主之。盖小青龙治未发散表邪，使水气自毛窍而出，乃内经所谓开鬼门法也。十枣汤驱逐里邪，使水气自大小便而泄，乃内经所谓洁净府、去陈莝法也。夫饮有五，皆由内啜水浆，外受湿气，郁蓄而为留饮。流于肺则为支饮，令人喘咳寒热，吐沫背寒；流于胁下[①]则为悬饮，令人咳唾，痛引缺盆两胁；流于心下则为伏饮，令人胸满呕吐，寒热眩运；流于肠胃，则为痰饮，令人腹鸣吐水，胸胁支满，或作泄泻，忽肥忽瘦；流于经络，则为溢饮，令人沉重注痛，或作水气胕肿。芫花、大戟、甘遂之性，逐水泄湿，能直达水饮窠囊隐僻之处。但可徐徐用之，取效甚捷。不可过剂，泄人真元也。陈言三因方，以十枣汤药为末，用枣肉和丸，以治水气喘急浮肿之证，盖善变通者也。杨士瀛直指方云：破癖须用芫花，行水后便养胃可也。〔好古曰〕水者，肺、肾、脾三经所主，有五脏六腑十二经之部分。上而头，中而四肢，下而腰脚；外而皮毛，中而肌肉，内而筋骨。脉有尺寸之殊，浮沈之别。不可轻泻。当知病在何经何脏，方可用之。若误投之，则害深矣；芫花与

① 胁下：原作“肺”，与上文义重出，今据《金匮》卷中第十三改。

甘草相反，而胡洽居士方，治痰澼饮澼，以甘遂、大戟、芫花、大黄、甘草同用。盖欲其大吐以泄湿，因相反而相激也。

【正误】 〔慎微曰〕三国志云：魏初平中，有青牛先生，常服芫花。年百余岁，常如五六十人。〔时珍曰〕芫花乃下品毒物，岂堪久服。此方外迂怪之言，不足信也。

【附方】 旧五，新十九。**卒得咳嗽**芫花一升，水三升，煮汁一升，以枣十四枚，煮汁干。日食五枚，必愈。肘后。**卒嗽有痰**芫花一两，炒，水一升，煮四沸，去滓，白糖入半斤。每服枣许。勿食酸咸物。张文仲备急方。**喘嗽失音**暴伤寒冷，喘嗽失音。取芫花连根一虎口，切暴干。令病人以荐自裹，舂令灰飞扬，入其七孔中，当眼泪[①]出，口鼻皆辣，待芫根尽乃止。病即愈。古今录验。**干呕胁痛**伤寒有时头痛，心下痞满，痛引两胁，干呕短气，汗出不恶寒者，表解里未和也，十枣汤主之。芫花熬、甘遂、大戟各等分，为散。以大枣十枚，水一升半，煮取八合，去滓纳药。强人服一钱，羸人半钱，平旦服之，当下利病除。如不除，明旦更服。仲景伤寒论。**水肿支饮**及澼饮。用十枣汤加大黄、甘草，五物各一两，大枣十枚同煮，如法服。一方加芒消一两。胡洽百病方。**天行烦乱**凝雪汤：治天行毒病七八日，热积胸中，烦乱欲死。用芫花一斤，水三升，煮取一升半，渍故布薄胸上。不过再三薄，热则除。当温四肢，护厥逆也。千金方。**久疟结癖**在腹胁坚痛者。芫花炒二两，朱砂五钱，为末，蜜丸梧子大。每服十丸，枣汤下。直指。**水蛊胀满**芫花、枳壳等分，以醋煮芫花至烂，乃下枳壳煮烂，捣丸梧子大。每服三十丸，白汤下。普济方。**酒疸尿黄**发黄，心懊痛，足胫满。芫花、椒目等分，烧末。水服半钱，日二服。肘后。**背腿间痛**一点痛，不可忍者。芫花根末，米醋调傅之。如不住，以帛束之。妇人产后有此，尤宜。袖珍。**诸般气痛**芫花醋煮半两，玄胡索炒一两半，为末。每服一钱。男子元脏痛，葱酒下。疟疾，乌梅汤下。妇人血气痛，当归酒下。诸气痛，香附汤下。小肠气痛，茴香汤下。仁存。**鬼胎癥瘕**经候不通。芫花根三两锉，炒黄为末。每服一钱，桃仁煎汤调下。当利恶物而愈。圣惠方。**催生去胎**芫花根剥皮，以绵裹，点麝香，套入阴穴三寸，即下。摄生妙用方。**产后恶物不下**。芫花、当归等分，炒为末。调一钱服。保命集。**心痛有虫**芫花一两醋炒，雄黄一钱，为末。每服一字，温醋汤下。乾坤生意。**牙痛难忍**诸药不效。芫花末擦之，令热痛定，以温水漱之。永类方。**白秃头疮**芫花末，猪脂和傅之。集效方。**痈肿初起**芫花末，和胶涂之。千金。**痈疖已溃**芫花根皮搓作捻，插入，则不生合，令脓易竭也。集简方。**痔疮乳核**芫根一握，洗净，入木臼捣烂，入少水绞汁，于石器中慢火煎成膏。将丝线于膏内度过，以线系痔，当微痛。候痔干落，以纸捻蘸膏纳窍内，去根，当永除根也。一方，只捣汁浸线一夜用。不得使水。经验。**瘰疬初起**气壮人，用芫根擂水一盏服，大吐利，即平。黄州陈大用所传。濒湖集简方。**便毒初起**芫根擂水服，以渣傅之，得下即消。黄州熊珍所传。濒湖集简方。**赘瘤焦法**甘草煎膏，笔妆瘤之四围，上三次。乃用芫花、大戟、甘遂等分，为末，醋调。别以笔妆其中，勿近甘草。次日缩小，又以甘草膏妆小晕三次如前，仍上此药，自然焦缩。危氏得效方。**一切菌毒**因蛇虫毒气，

---

① 泪：原作“冷”，义晦，今据《证类本草》卷十四改。

熏蒸所致。用芫花生研，新汲水服一钱，以利为度。危氏得效方。

荛花音饶。本经下品

【释名】 〔时珍曰〕荛者，饶也。其花繁饶也。

【集解】 〔别录曰〕荛花生咸阳川谷及河南中牟。六月采花，阴干。〔弘景曰〕中牟者，时从河上来，形似芫花而极细，白色。〔恭曰〕苗似胡荽，茎无刺。花细，黄色，四月、五月收，与芫花全不相似也。〔保升曰〕所在有之，以壅州者为好。生冈原上，苗高二尺许。〔宗奭曰〕今京洛间甚多。〔时珍曰〕按苏颂图经言：绛州所上①芫花黄色，谓之黄芫花。其图小株，花成簇生，恐即此荛花也。生时色黄，干则如白，故陶氏言细白也。或言无荛花，以桃花代之，取其利耳。

【气味】 **苦，寒，有毒。**〔别录曰〕辛，微寒，有毒。

【主治】 **伤寒温疟，下十二水，破积聚大坚癥瘕，荡涤肠中留癖饮食寒热邪气，利水道。**本经。**疗痰饮咳嗽。**别录。**治咳逆上气，喉中肿满，疰气蛊毒，痃癖气块。**甄权。

【发明】 〔宗奭曰〕张仲景伤寒论以荛花治利者，取其行水也。水去则利止；其意如此。今用之当斟酌，不可过使与不及也。须有是证乃用之。〔好古曰〕仲景小青龙汤云：若微利，去麻黄，加荛花如鸡子大，熬令赤色。用之盖利水也。〔时珍曰〕荛花盖亦芫花之类，气味主治大略相近。

醉鱼草纲目

【释名】 **闹鱼花**纲目**鱼尾草**纲目**樚木**

【集解】 〔时珍曰〕醉鱼草南方处处有之。多在堑岸边，作小株生，高者三四尺。根状如枸杞。茎似黄荆，有微棱，外有薄黄皮。枝易繁衍，叶似水杨，对节而生，经冬不凋。七八月开花成穗，红紫色，俨如芫花一样。结细子。渔人采花及叶以毒鱼，尽圉圉而死，呼为醉鱼儿草。池沼边不可种之。此花色状气味并如芫花，毒鱼亦同，但花开不同时为异尔。按中山经云：熊耳山有草焉，其状如苏而赤华，名曰葶苧，可以毒鱼。其此草之类欤。

花、叶

【气味】 **辛、苦，温，有小毒。**

【主治】 **痰饮成齁，遇寒便发，取花研末，和米粉作果，炙熟食之，即效。又治误食石斑鱼子中毒，吐不止，及诸鱼骨鲠者，捣汁和冷水少许咽之，吐即止，骨即化也。久疟成癖者，以花填鲫鱼腹中，湿纸裹煨熟，空心食之，仍以花和海粉捣贴，便消。**时珍。

莽草本经下品

校正：自木部移入此。

【释名】 **㒺草**音罔**芒草**山海经**鼠莽**

〔弘景曰〕莽本作㒺字，俗讹呼尔。〔时珍曰〕此物有毒，食之令人迷罔，故名。山人以毒鼠，谓之鼠莽。

【正误】 〔别录曰〕一名葞，一名春草。〔禹锡曰〕按尔雅云：葞，春草。孙炎注云：药草也，俗呼为㒺草。郭璞注云：一名芒草。所见异也。〔时珍曰〕葞音尾，白薇也。薇，葞字音相近尔。别录白薇下云，一名春草，而此又以为㒺草，盖因孙炎之误也。今正之。

【集解】 〔别录曰〕莽草生上谷山谷及冤句。五月采叶，阴干。〔弘景曰〕

① 上：《证类本草》卷十作“出”。

今东间处处皆有，叶青辛烈者良。又用捣以和陈粟米粉，纳水中，鱼吞即死浮出，人取食之无妨。〔颂曰〕今南中州郡及蜀川皆有之。木若石南而叶稀，无花实。五月七月采叶，阴干。一说藤生，绕木石间。既谓之草，乃蔓[①]生者是也。〔宗奭曰〕莽草诸家皆谓之草，而本草居木部。今世所用，皆木叶如石南叶，枝梗干则皱，揉之其臭如椒。〔敩曰〕凡用叶，勿用尖及挛生者。〔时珍曰〕范子计然云：莽草出三辅，青色者善。

叶

【修治】 〔敩曰〕凡使取叶细锉，以生甘草、水蓼二味同盛，入生稀绢袋中，甑中蒸一日，去二件，晒干用。

【气味】 **辛，温，有毒。**〔普曰〕神农：辛。雷公、桐君：苦，有毒。〔时珍曰〕莽草制雌黄、雄黄而有毒，误食害人。惟紫河车磨水服，及黑豆煮汁服，可解。豆汁浇其根即烂，性相制也。

【主治】 **风头痈肿，乳痈疝瘕，除结气疥瘙。杀虫鱼。**本经。**疗喉痹不通，乳难。头风痒，可用沐，勿令入眼。**别录。**治风疽，疝气肿坠凝血，治瘰疬，除湿风，不入汤服。主头疮白秃杀虫。与白敛、赤小豆为末，鸡子白调如糊，熁毒肿，干更易上。**甄权。**治皮肤麻痹，煎浓汤淋。风虫牙痛。**大明。

【发明】 〔颂曰〕古方治风毒痹厥诸酒，皆用㴵草。今医家取叶煎汤，热含少顷吐之，治牙齿风虫及喉痹甚效。〔宗奭曰〕浓煎汤，淋渫皮肤麻痹。周礼翦氏掌除蠹物，以莽草熏之则死。〔时珍曰〕古方治小儿伤寒，有莽草汤。又琐碎录云：思村王氏之子，生七日而两肾缩入。二医云：此受寒气而然也。以硫黄、茱萸、大蒜研涂其腹，以㴵草、蛇床子烧烟，熏其下部而愈也。

【附方】 旧四，新五。**贼风肿痹**风入五藏恍惚，宜莽草膏主之。莽草一斤，乌头、附子、踯躅各二两，切，以水和醋一升，渍一宿。猪脂一斤，煎三上三下，绞去滓。向火，以手摩病上三百度，应手即瘥。若耳鼻疾，可以绵裹塞之。疥癣杂疮，并宜摩之。肘后。**小儿风痫**掣疭戴眼，极者日数十发，又治大人贼风。莽草、雷丸各一鸡子黄大，化猪脂一斤，煎七沸，去滓，摩痛处，勿近目及阴，日凡三四次。外台秘要。**头风久痛**莽草煎汤沐之，勿令入目。圣惠方。**风虫牙痛**肘后方：用莽草煎汤，热漱冷吐，一加山椒皮，一加独活，一加郁李仁，一加芫花，一加川椒、细辛各等分。煎汤漱冷吐。圣惠用莽草半两，皂角三挺去皮子，汉椒七粒，为末，枣肉丸芥子大。每以一丸塞孔中，吐涎取效。**瘰疬结核**㴵草一两为末。鸡子白调涂帛上，贴之。日二易，取效止。圣惠方。**痈疮未溃**方同上。得痛为良。**乳肿不消**莽草、小豆等分，为末，苦酒和，傅之。卫生易简。**狗咬昏闷**浸椒水，调莽草末傅之。便民图纂。

茵芋本经下品

【释名】 **莞草**别录**卑共**别录〔时珍曰〕茵芋本作因预，未详其义。莞草与莆莞名同。

【集解】 〔别录曰〕茵芋生太山川谷。三月三日采叶，阴干。〔弘景曰〕好者出彭城，今近道亦有。茎叶状似莽草而细软，连细茎采之。方用甚稀，惟合疗风酒。〔大明曰〕出自海盐。形似石南，树生，叶厚，五六七月采。〔颂曰〕今雍州、绛州、华州、杭州亦有之。春生苗，高三

---

① 蔓：原作“藤”，字误，今据此上文义及《证类本草》卷十四改。

四尺，茎赤。叶似石榴而短厚，又似石南叶。四月开细白花，五月结实。三月、四月、七月采茎叶，日干。

茎、叶

【气味】 **苦，温，有毒。**〔别录曰〕微温，有毒。〔权曰〕苦、辛，有小毒。

【主治】 **五脏邪气，心腹寒热，羸瘦，如疟状，发作有时，诸关节风湿痹痛。**本经。**疗久风湿，走四肢，脚弱。**别录。**治男子女人软脚毒风，拘急挛痛，**甄权。**一切冷风，筋骨怯弱羸颤。入药炙用。**大明。

【发明】 〔时珍曰〕千金、外台诸古方，治风痫有茵芋丸，治风痹有茵芋酒，治妇人产后中风有茵芋膏，风湿诸方多用之。茵芋、石南、莽草皆古人治风妙品，而近世罕知，亦医家疏缺也。

【附方】 旧一，新二。**茵芋酒**治贼风，手足枯痹拘挛。用茵芋、附子、天雄、乌头、秦艽、女萎、防风、防己、石南叶、踯躅花、细辛、桂心各一两，十二味切，以绢袋盛，清酒一斗渍之。冬七、夏三、春秋五日，药成。每服一合，日二服，以微痹为度。方出胡洽居士百病方。图经本草。**茵芋丸**治风气积滞成脚气，发则痛者。茵芋叶、炒薏苡仁各半两，郁李仁一两，牵牛子三两，朱砂[①]末半两。上为末，炼蜜丸如梧子大。每服二十丸，五更姜枣汤下，取利。未利再服，取快。本事方。**产后中风**茵芋五两，木防己半斤，苦酒九升，渍一宿。猪脂四斤，煎三上三下，膏成。每炙，热摩千遍。千金方。

石龙芮本经中品

校正：并入菜部水堇。

【释名】 **地椹**本经**天豆**别录**石能**别录**鲁果能**别录**水堇**吴普。音谨，又音芹。**苦堇**尔雅**堇葵**郭璞**胡椒菜**救荒**彭根**别录。〔弘景曰〕生于石上，其叶芮芮短小，故名。〔恭曰〕实如桑椹故名地椹。〔禹锡曰〕尔雅云：啮，苦堇也。郭璞云：即堇葵[②]也。本草言味甘，而此云苦者，古人语倒，犹甘草谓之大苦也。〔时珍曰〕芮芮，细貌。其椹之子细芮，故名。地椹以下，皆子名也。水堇以下，皆苗名也。苗作蔬食，味辛而滑，故有椒、葵之名。唐本草菜部堇系重出，今依吴普本草合并为一。

【集解】 〔别录曰〕石龙芮生太山川泽石边。五月五日采子，二月、八月采皮，阴干。〔弘景曰〕今出近道。子形粗似蛇床子而扁，非真好者，人言是菵菜子也。东山石上所生者，其叶芮芮短小，其子状如葶苈，黄色而味小辛，此乃是真也。〔恭曰〕今用者，俗名水堇。苗似附子，实如桑椹，生下湿地，五月熟，叶、子皆味辛。山南者粒大如葵子。关中、河北者细如葶苈，气力劣于山南者。陶以细者为真，未为通论。又曰：堇菜野生，非人所种。叶似蕺，花紫色。〔藏器曰〕尔雅云：芨，堇草。注云：乌头苗也。苏恭注天雄亦云：石龙芮叶似堇草，故名水堇。据此，则堇草是乌头苗，水堇定是石龙芮，更非别草也。〔颂曰〕今惟出兖州。一丛数茎，茎青紫色，每茎三叶，其叶短小多刻缺，子如葶苈而色黄。苏恭所说乃水堇，非石龙芮也。兖州所生者，正与本草[③]及陶氏说合，为得其真。〔宗奭曰〕石龙芮有两种：水中生者，叶光而子圆，陆地生者，叶毛而子锐。入药须水生者。

---

① 朱砂：原作“生研”，字误，今据《本事方》卷三改。

② 堇葵：原作“苦堇”，与上重出，今据《尔雅·释草》郭璞注改。

③ 草：《证类本草》卷八作“经”。

陆生者又谓之天灸，而补不足，茎冷失精。〔时珍曰〕苏恭言水堇即石龙芮，苏颂非之，非矣。按汉吴普本草石龙芮一名水堇，其说甚明。唐本草菜部所出水堇，言其苗也。本经石龙芮，言其子也。寇宗奭所言陆生者，乃是毛堇，有大毒，不可食。水堇即俗称胡椒菜者，处处有之，多生近水下湿地。高者尺许，其根如荠。二月生苗，丛生。圆茎分枝，一枝三叶。叶青而光滑，有三尖，多细缺。江淮人三四月采苗，瀹过，晒蒸黑色为蔬。四五月开细黄花，结小实，大如豆，状如初生桑椹，青绿色。搓散则子甚细，如葶苈子，即石龙芮也。宜半老时采之。范子计然云：石龙芮出三辅，色黄者善。

子根皮同。

【气味】 **苦，平，无毒。**〔普曰〕神农：苦，平。岐伯：酸。扁鹊：大寒。雷公：咸，无毒。〔之才曰〕大戟为之使，畏茱萸、蛇蜕皮。

【主治】 **风寒湿痹，心腹邪气，利关节，止烦满。久服轻身明目不老。**本经。**平肾胃气，补阴气不足，失精茎冷。令人皮肤光泽有子。**别录。**逐诸风，除心热躁。**大明。

【发明】 〔时珍曰〕石龙芮乃平补之药，古方多用之。其功与枸杞、覆盆子相埒，而世人不知用，何哉？

水堇

【气味】 **甘，寒，无毒。**〔时珍曰〕微辛、苦，涩。

【主治】 **捣汁，洗马毒疮，并服之。又涂蛇蝎毒及痈肿。**唐本。**久食除心下烦热。主寒热鼠瘘，瘰疬生疮，结核聚气，下瘀血，止霍乱。又生捣汁半升服，能杀鬼毒，即吐出。**孟诜。

【发明】 〔诜曰〕堇叶止霍乱，与香茙同功。香茙即香薷也。

【附方】 旧二，新一。**结核气**堇菜日干为末，油煎成膏。摩之，日三五度，便瘥。孟诜食疗。**蛇咬伤疮**生堇杵汁涂之。万毕术。**血疝初起**胡椒菜叶挼按揉之。集简方。

毛茛音艮。拾遗

校正：并入毛建草。

【释名】 **毛建草**拾遗**水茛**纲目**毛堇**音芹。**天灸**衍义**自灸**纲目**猴蒜**〔时珍曰〕茛乃草乌头之苗，此草形状及毒皆似之，故名。肘后方谓之水茛。又名毛建，亦茛字音讹也。俗名毛堇，似水堇而有毛也。山人截疟。采叶挼贴寸口，一夜作泡如火燎，故呼为天灸、自灸。

【集解】 〔藏器曰〕陶注钩吻云：或是毛茛。苏恭云：毛茛是有毛石龙芮也。有毒，与钩吻无干。葛洪百一方云：菜中有水茛，叶圆而光，生水旁，有毒，蟹多食之。人误食之，狂乱如中风状，或吐血，以甘草汁解之。又曰：毛建草，生江东地，田野泽畔。叶如芥而大，上有毛。花黄色。子如蒺藜。〔时珍曰〕毛建、毛茛即今毛堇也，下湿处即多。春生苗，高者尺余，一枝三叶，叶有三尖及细缺。与石龙芮茎叶一样，但有细毛为别。四五月开小黄花，五出，甚光艳。结实状如欲绽青桑椹，如有尖峭，与石龙芮子不同。人以为鹅不食草者，大误也。方士取汁煮砂伏硫。沈存中笔谈所谓石龙芮有两种：水生者叶光而末圆，陆生者叶毛而末锐，此即叶毛者，宜辨之。

叶及子

【气味】 **辛，温，有毒。**

【主治】 **恶疮痈肿，疼痛未溃，捣汁傅之，不得入疮令肉烂。又患疟人，以一握微碎，缚于臂上，男左女右，勿令近肉，即便成疮。和姜捣涂腹，破冷气。**藏器。

【附录】 **海姜、阴命**〔藏器曰〕陶注钩吻云：海姜生海中，赤色，状如石龙芮，有大毒。又曰：阴命生海中，赤色，着木悬其子，有大毒。今无的识者。

牛扁本经下品

【释名】 **扁特**唐本**扁毒**唐本

【集解】 〔别录曰〕牛扁生桂阳川谷。〔弘景曰〕今人不复识此。〔恭曰〕此药似堇草、石龙芮辈，根如秦艽而细，生平泽下湿[①] 地。田野人名为牛扁，疗牛虱甚效。太常名扁特，或名扁毒。〔保升曰〕今出宁州。叶似石龙芮、附子等。二月八月采根，日干。〔颂曰〕今潞州一种便特。六月有花，八月结实。采其根苗，捣末油调，杀虮虱。主疗大都相似，疑即扁特也，但声近而字讹耳。

【气味】 **苦，微寒。无毒。**

【主治】 **身皮疮热气，可作浴汤。杀牛虱小虫，又疗牛病。**本经。

【附录】 **虱建草**拾遗。〔藏器曰〕苦，无毒。主[②] 虮虱。挼汁沐头，虱尽死。人有误吞虱成病者，捣汁服一小合。亦主诸虫疮。生山足湿地，发[③] 叶似山丹，微赤，高一、二尺。又有水竹叶，生水中。叶如竹叶而短小，可生食，亦去虮虱。

荨麻荨音燖。宋图经

【释名】 **毛藙**〔时珍曰〕荨字本作藙。杜子美有除藙草诗，是也。

【集解】 〔颂曰〕荨麻生江宁府山野中。〔时珍曰〕川黔诸处甚多。其茎有刺，高二三尺。叶似花桑，或青或紫，背紫者入药。上有毛芒可畏，触人如蜂虿螫蠆，以人溺濯之即解。有花无实，冒冬不凋。挼投水中，能毒鱼。

【气味】 **辛、苦，寒，有大毒。吐利人不止。**

【主治】 **蛇毒，捣涂之。**苏颂。**风疹初起，以此点之，一夜皆失。**时珍。

格注草唐本草

【集解】 〔恭曰〕出齐鲁山泽间，叶似蕨。根紫色，若紫草根，一株有二寸[④] 许。二月、八月采根，五月、六月采苗，日干用。

【气味】 **辛、苦，温，有大毒。**

【主治】 **蛊疰诸毒疼痛等。**唐本。

海芋纲目

【释名】 **观音莲**纲目**羞天草**玉册**天荷**纲目**隔河仙**见下。

【集解】 〔时珍曰〕海芋生蜀中，今亦处处有之。春生苗，高四五尺。大叶如芋叶而有干。夏秋间，抽茎开花，如一瓣莲花，碧色。花中有蕊，长作穗，如观音像在圆光之状，故俗呼为观音莲。方士号为隔河仙，云可变金。其根似芋魁，大者如升碗，长六七寸，盖野芋之类也。庚辛玉册云：羞天草，阴草也。生江广深谷涧边。其叶极大，可以御雨，叶背紫色。花如莲花。根叶皆有大毒。可煅粉霜、朱砂。小者名野芋。宋祁海芋赞云：木干芋叶，拥肿盘戾。农经弗载，可以治疠。

【气味】 **辛，有大毒。**

【主治】 **疟瘴毒肿风癞。伏硇砂。**时珍。

【附录】 **透山根**〔时珍曰〕按岣嵝神书云：透山根生蜀中山谷。草类蘼芜，

---

① 湿：原脱，今据《证类本草》卷十一补。

② 主：《证类本草》卷九作“去”。

③ 发：《证类本草》卷九作“茎”。

④ 寸：原作“十”，字误，今据《证类本草》卷十一改。

可以点铁成金。昔有人采药，误斫此草，刀忽黄软成金也。又庚辛玉册云：透山根出武都。取汁点铁，立成黄金。有大毒，人误食之，化为紫水。又有金英草，亦生蜀中。状如马齿苋而色红，模铁成金。亦有大毒，入口杀人，须臾为紫水也。又何远春渚纪闻云：刘均父吏部罢官归成都。有水银一篋，过峡篋漏，急取渡旁丛草塞之。久而开视，尽成黄金矣。宋初有军士在泽州中割马草归，镰皆成金。以草燃釜，亦成黄金。又临安僧法坚言：有客过于潜山中，见一蛇腹胀，啮一草以腹磨之而消。念此草必能消胀，取置篋中。夜宿旅馆，闻邻房有人病腹胀呻吟，以釜煎药一杯与服。顷之不复闻声，念已安矣。至旦视之，其人血肉俱化为水，独骸骨在床尔。视其釜，则通体成金矣。观何氏所载，即是透山根及金英草之类。如此毒草，不可不知，故备载之耳。

钩吻本经下品

【释名】 **野葛**本经**毒根**吴普**胡蔓草**图经**断肠草**纲目**黄藤**纲目**火把花**〔弘景曰〕言其入口则钩人喉吻也。或言：吻当作挽字，牵挽人肠而绝之也。〔时珍曰〕此草虽名野葛，非葛根之野者也。或作冶葛。王充论衡云：冶，地名也，在东南。其说甚通。广人谓之胡蔓草，亦曰断肠草。入人畜腹内，即粘肠上，半日则黑烂，又名烂肠草。滇人谓之火把花，因其花红而性热如火也。岳州谓之黄藤。

【集解】 〔别录曰〕钩吻生传高山谷及会稽东野，折之青烟出者，名固活。二月、八月采。〔普曰〕秦钩吻一名除辛，生南越山及寒石山，或益州。叶如葛，赤茎大如箭而方，根黄色，正月采之。〔普曰〕野葛生桂州以南，村墟闾巷间皆有。彼人通名钩吻，亦谓苗为钩吻，根名野葛。蔓生。其叶如柿。其根新采者，皮白骨黄。宿根似地骨，嫩根如汉防己，皮节断者良。正与白花藤相类，不深别者，颇亦惑之。新者折之无尘气。经年以后则有尘起，从骨之细孔中出。今折枸杞根亦然。本草言折之青烟起者名固活为良，亦不达之言也。人误食其叶者致死，而羊食其苗大肥，物有相伏如此。博物志云，钩吻蔓生，叶似凫葵，是也。〔时珍曰〕嵇含南方草木状云：野葛蔓生，叶如罗勒，光而厚，一名胡蔓草。人以杂生蔬中毒人，半日辄死。段成式酉阳杂俎云：胡蔓草生邕州、容州之间。丛生。花扁如卮子而稍大，不成朵，色黄白。其叶稍黑。又按岭南卫生方云：胡蔓草叶如茶，其花黄而小。一叶入口，百窍溃血，人无复生也。时珍又访之南人云：钩吻即胡蔓草，今人谓之断肠草是也。蔓生，叶圆而光。春夏嫩苗毒甚，秋冬枯老稍缓。五六月开花似榉柳花，数十朵作穗。生岭南者花黄，生滇南者花红，呼为火把花。此数说皆与吴普、苏恭说相合。陶弘景等别生分辨，并正于下。

【正误】 〔弘景曰〕五符经亦言钩吻是野葛。核事而言，似是两物。野葛是根，状如牡丹，所生处亦有毒，飞鸟不得集，今人用合膏服之无嫌。钩吻别是一物，叶似黄精而茎紫，当心抽花，黄色，初生极类黄精，故人采多惑之，遂致死生之反。或云钩吻是毛茛，参错不同，未详云何。〔敩曰〕凡使黄精勿用钩吻，真似黄精，只是叶有毛钩子二个。黄精叶似竹叶。又曰：凡使钩吻，勿用地精，茎苗相同。钩吻治人身上恶毒疮，其地精杀人也。〔恭曰〕钩吻蔓生，叶如柿。陶言飞鸟不集者，妄也。黄精直生，叶似柳及龙胆草，殊非比类。毛茛乃有毛石龙芮，与钩吻何干。〔颂曰〕江南人说黄精茎苗稍类钩吻。但钩吻叶头极尖而根细，与苏恭所说不同，恐南北之产异也。〔禹锡曰〕陶说钩吻似黄精者，当是。苏说似柿叶者，别是一物也。又言苗名钩吻，根名野葛者，亦非通论。〔时珍曰〕神农本草钩吻一名野葛，一句已明。草木状又名胡蔓草，显是藤生。吴普、苏恭所说正合本文。陶氏以藤生为野葛，又指小草为钩吻，复疑是毛莨，乃祖雷敩之说。诸家遂无定见，不辨其蔓生、小草，相去远也。然陶、雷所说亦是一种有毒小草，但不得指为钩吻尔。昔天姥对黄帝言：黄精益寿，钩吻杀人。乃是以二草善恶比对而言。陶氏不审，疑是相似，遂有此说也。余见黄精下。

【气味】　辛，温，大有[①]**毒。**〔普曰〕神农：辛。雷公：有毒杀人。〔时珍曰〕其性大热。本草毒药止云有大毒，此独变文曰大有毒，可见其毒之异常也。〔之才曰〕半夏为之使，恶黄芩。

【主治】　金疮乳痓，中恶风，咳逆上气，水肿，杀鬼疰蛊毒。本经。**破癥积，除脚膝痹痛，四肢拘挛，恶疮疥虫，杀鸟兽。捣汁入膏中，不入汤饮。**别录。**主喉痹咽塞，声音变。**吴普。

【发明】　〔藏器曰〕钩吻食叶，饮冷水即死，冷水发其毒也。彼土毒死人悬尸树上，汁滴地上生菌子，收之名菌药，烈于野葛也。蕹菜捣汁，解野葛毒。取汁滴野葛苗即萎死。南人先食蕹菜，后食野葛，二物相伏，自然无苦。魏武帝啖野葛至尺，先食此菜也。〔时珍曰〕按李石续博物志云：胡蔓草出二广。广人负债急，每食此草而死，以诬人。以急水吞即死急，慢水吞死稍缓。或取毒蛇杀之，覆以此草，浇水生菌，为毒药害人。葛洪肘后方云：凡中野葛毒口不可开者，取大竹筒洞节，以头拄其两胁及脐中。灌冷水入筒中，数易水。须臾口开，乃可下药解之。惟多饮甘草汁、人屎汁。白鸭或白鹅断头沥血，入口中，或羊血灌之。岭南卫生方云：即时取鸡卵抱未成雏者，研烂和麻油灌之。吐出毒物乃生，稍迟即死也。

---

① 大有：《证类本草》卷十、《千金翼》卷三作“有大”。

本草纲目草部目录第十八卷

上附方旧一百三十七，新三百二十八。

附录：诸藤一十九种。

本草纲目草部第十八卷

草之七蔓草类七十三种，附一十九种。

菟丝子本经上品

【释名】　**菟缕**别录**菟累**别录**菟芦**本经**菟丘**广雅**赤网**别录**玉女**尔雅**唐蒙**尔雅**火焰草**纲目**野狐丝**纲目**金线草**〔禹锡曰〕按吕氏春秋云：或谓菟丝无根也。其根不属地，茯苓是也。抱朴子云：菟丝之草，下有伏菟之根。无此菟，则丝不得生于上，然实不属也。伏菟抽则菟丝死。又云：菟丝初生之根，其形似菟。掘取[①]割其血以和丹服，立能变化。则菟丝之名因此也。〔弘景曰〕旧言下有茯苓，上有菟丝，不必尔也。〔颂曰〕抱朴所说今未见，岂别一类乎？孙炎释尔雅云：唐也，蒙也，女萝也，菟丝也。一物四名，而本草唐蒙为一名。诗云：茑与女萝。毛苌云：女萝，菟丝也。而本草菟丝无女萝之名，惟松萝一名女萝。岂二物皆是寄生同名，而本草脱漏乎。〔震亨曰〕菟丝未尝与茯苓共类，女萝附松而生，不相关涉，皆承讹而言也。〔时珍曰〕毛诗注女萝即菟丝。吴普本草菟丝一名松萝。陆佃言在木为女萝，在草为菟丝，二物殊别，皆由尔雅释诗误以为一物故也。张揖广雅云：菟丘，菟丝也。女罗，松萝也。陆机诗疏言菟丝蔓草上，黄赤如金；松萝蔓松上，生枝正青，无杂蔓者，皆得之。详见木部松萝下。又菟丝茯苓说，见茯苓下。

【集解】　〔别录曰〕菟丝子生朝鲜川泽田野，蔓延草木之上。九月采实，暴干。色黄而细者为赤网，色浅而大者为菟累。功用并同。〔弘景曰〕田野墟落中甚多，皆浮生蓝、纻、麻、蒿上。其实仙经俗方并以为补药，须酒浸一宿用，宜丸不宜煮。〔大明曰〕苗茎似黄丝，无根株，多附田中，草被缠死，或生一叶，开花结子不分明，子如碎黍米粒，八月、九月以前采之。〔颂曰〕今近道亦有之，以冤句者为胜。夏生苗，初如细丝，遍地不能自起。得他草梗则缠绕而生，其根渐绝于地而寄空中，或云无根，假气而生，信然。〔时珍曰〕按宁献王庚辛玉册云：火焰草即菟丝子，阳草也。多生荒园古道。其子入地，初生有根，及长延草物，其根自断。无叶有花，白色微红，香亦袭人。结实如秕豆而细，色黄，生于梗上尤佳，惟怀孟林中多有之，入药更良。

子

【修治】　〔敩曰〕凡使勿用天碧草子。真相似，只是味酸涩并粘也。菟丝采得，去壳了，用苦酒浸二日。漉出，以黄精自然汁相对，浸一宿。至明，用微火煎至干。入臼中，烧热铁杵，一去三千余杵，成粉用之。〔时珍曰〕凡用以温水淘去沙泥，酒浸一宿，曝干捣之。不尽者，再浸曝捣，须臾悉细。又法：酒浸四五

① 掘取：原作“握故”，字误，今据《证类本草》卷六、《抱朴子内篇》卷四改。

日，蒸曝四五次，研作饼，焙干再研末。或云：曝干时，入纸条数枚同捣，即刻成粉，且省力也。

【气味】 **辛、甘，平，无毒。**〔之才曰〕得酒良。薯蓣、松脂为之使。恶雚菌。

【主治】 **续绝伤，补不足，益气力，肥健人。**本经。**养肌强阴，坚筋骨，主茎中寒，精自出，溺有余沥，口苦燥渴，寒血为积。久服明目轻身延年。**别录。**治男女虚冷，添精益髓，去腰疼膝冷，消渴热中。久服去面䵟，悦颜色。**甄权。**补五劳七伤，治鬼交泄精，尿血，润心肺。**大明。**补肝脏风虚。**好古。

【发明】 〔敩曰〕菟丝子禀中和凝，正阳之气，一茎从树感枝而成，从中春上阳结实，故偏补人卫气，助人筋脉。〔颂曰〕抱朴子仙方单服法：取实一斗，酒一斗浸，曝干再浸又曝，令酒尽乃止，捣筛。每酒服二钱，日二服。此药治腰膝去风，兼能明目。久服令人光泽，老变为少。十日外，饮啖如汤沃雪也。

【附方】 旧六，新五。**消渴不止**菟丝子煎汁，任意饮之。以止为度。事林广记。**阳气虚损**简便方：用菟丝子、熟地黄等分，为末，酒糊丸梧子大。每服五十丸。气虚，人参汤下；气逆，沉香汤下。经验方用菟丝子，酒浸十日，水淘，杜仲焙研蜜炙一两，以薯蓣末酒煮糊丸梧子大。每空心酒下五十丸。**白浊遗精**茯菟丸：治思虑太过，心肾虚损，真阳不固，渐有遗沥，小便白浊，梦寐频泄。菟丝子五两，白茯苓三两，石莲肉二两，为末，酒糊丸梧子大。每服三五十丸，空心盐汤下。和剂局方。**小便淋沥**菟丝子煮汁饮。范汪方。**小便赤浊**心肾不足，精少血燥，口干烦热，头运怔忡。菟丝子、麦门冬等分，为末，蜜丸梧子大。盐汤每下七十丸。**腰膝疼痛**或顽麻无力。菟丝子洗一两，牛膝一两，同入银器内。酒浸一寸五分，暴为末。将原酒煮糊丸梧子大。每空心酒服三二十丸。经验方。**肝伤目暗**菟丝子三两，酒浸三日，暴干为末，鸡子白和丸梧子大。空心温酒下二十丸。圣惠方。**身面卒肿**洪大。用菟丝子一升，酒五升，渍二三宿。每饮一升，日三服。不消再造。肘后方。**妇人横生**菟丝子末，酒服二钱。一加车前子等分。圣惠方。**眉炼癣疮**菟丝子炒研，油调傅之。山居四要。**谷道赤痛**菟丝子熬黄黑，为末，鸡子白和涂之。肘后方。**痔如虫咬**方同上。

苗

【气味】 **甘，平，无毒。**玉册云：汁伏三黄、硫、汞，结草砂。

【主治】 **研汁涂面，去面䵟。**本经。**挼碎煎汤，浴小儿，疗热痱**①。弘景。

【附方】 旧二，新一。**面疮粉刺**菟丝子苗绞汁涂之，不过三上。肘后方。**小儿头疮**菟丝苗，煮汤频洗之。子母秘录。**目中赤痛**野狐浆草，捣汁点之。圣惠方。

【附录】 **难火兰**拾遗〔藏器曰〕味酸，温，无毒。主冷气风痹，开胃下食，去腹胀。久服明目。生巴中胡国。状似菟丝子而微长。

五味子本经上品

【释名】 **荎藸**尔雅 音知除。**玄及**别录**会及**〔恭曰〕五味，皮肉甘、酸，核中辛、苦，都有咸味，此则五味具也。本经但云味酸，当以木为五行之先也。

【集解】 〔别录曰〕五味子生齐山山谷及代郡。八月采实，阴干。〔弘景曰〕今第一出高丽，多肉而酸甜；次出青州、

---

① 痱：原作“肺”，声之误，今据《证类本草》卷六改。

冀州，味过酸，其核并似猪肾。又有建平者，少肉，核形不相似，味苦，亦良。此药多膏润，烈日暴之，乃可捣筛。〔恭曰〕蔓生木上。其叶似杏而大。子作房如落葵。大如蘡子。出蒲州及蓝田山中，今河中府岁贡之。〔保升曰〕蔓生。茎赤色，花黄、白，子生青熟紫，亦具五色。味甘者佳。〔颂曰〕今河东、陕西州郡尤多，杭越间亦有之。春初生苗，引赤蔓于高木，其长六七尺。叶尖圆似杏叶。三四月开黄白花，类莲花状。七月成实，丛生茎端，如豌豆许大，生青熟红紫，入药生曝，不去子。今有数种，大抵相近。雷敩言小颗皮皱泡者，有白扑盐霜一重，其味酸咸苦辛甘皆全者为真也。〔时珍曰〕五味今有南北之分，南产者色红，北产者色黑，入滋补药必用北产者乃良。亦可取根种之，当年就旺；若二月种子，次年乃旺，须以架引之。

【修治】 〔敩曰〕凡用以铜刀劈作两片，用蜜浸蒸，从巳至申，却以浆浸一宿，焙干用。〔时珍曰〕入补药熟用，入嗽药生用。

【气味】 **酸，温，无毒。**〔好古曰〕味酸，微苦、咸。味厚气轻，阴中微阳，入手太阴血分、足少阴气分。〔时珍曰〕酸咸入肝而补肾，辛苦入心而补肺，甘入中宫益脾胃。〔之才曰〕苁蓉为之使。恶萎蕤。胜乌头。

【主治】 **益气，咳逆上气，劳伤羸瘦，补不足，强阴，益男子精。**本经。**养五脏，除热，生阴中肌。**别录。**治中下气，止呕逆，补虚劳，令人体悦泽。**甄权。**明目，暖水脏，壮筋骨，治风消食，反胃霍乱转筋，痃癖奔豚冷气，消水肿心腹气胀，止渴，除烦热，解酒毒。**大明。**生津止渴，治泻痢，补元气不足，收耗散之气，瞳子散大。**李杲。**治喘咳燥嗽，壮水镇阳。**好古。

【发明】 〔成无已曰〕肺欲收，急食酸以收之。芍药、五味之酸，以收逆气而安肺。〔杲曰〕收肺气，补气不足，升也。酸以收逆气，肺寒气逆，则宜此与干姜同治之。又五味子收肺气，乃火热必用之药，故治嗽以之为君。但有外邪者不可骤用，恐闭其邪气，必先发散而后用之乃良。有痰者，以半夏为佐；喘者，阿胶为佐，但分两少不同耳。〔宗奭曰〕今华州以西至秦多产之。方红熟时，彼人采得，蒸烂，研滤汁，熬成稀膏，量酸甘入蜜炼匀，待冷收器中。肺虚寒人，作汤时时饮之。作果可以寄远。本经言其性温，今食之多致虚热，小儿益甚。药性论谓其除热气，日华子谓其暖水脏，除烦热，后学至此多惑。今既用治肺虚寒，则更不取其除热之说。〔震亨曰〕五味大能收肺气，宜其有补肾之功。收肺气，非除热乎。补肾，非暖水脏乎？乃火热嗽必用之药。寇氏所谓食之多致虚热者，盖收补之骤也，何惑之有。又黄昏嗽乃火气浮入肺中，不宜用凉药，宜五味子、五[①]倍子敛而降之。〔思邈曰〕五六月宜常服五味子汤，以益肺金之气，在上则滋源，在下则补肾。其法：以五味子一大合，木臼捣细，瓷瓶中，以百沸汤投之，入少蜜，封置火边良久，汤成任饮。〔元素曰〕孙真人千金月令言：五月常服五味，以补五脏之气。遇夏月季夏之间，困乏无力，无气以动。与黄芪、麦门冬，少减生黄檗，煎汤服之。使人精神顿加，两足筋力涌出也。盖五味子之酸，辅人参，能泻丙火而补庚金，收敛耗散之气。〔好古曰〕张仲景八味丸用此补肾，亦兼述类象形也。〔机曰〕五味治喘嗽，须分南北。生津止渴，润肺

① 五：原脱，今据《丹溪心法》卷二补。

补肾，劳嗽，宜用北者；风寒在肺，宜用南者。〔慎微曰〕抱朴子云：五味者，五行之精，其子有五味。淮南公羡门子服之十六年，面色如玉女，入水不沾，入火不灼。

【附方】 新一十一。**久咳肺胀**五味二两，粟壳白饧炒过半两，为末，白饧丸弹子大。每服一丸，水煎服。卫生家宝方。**久咳不止**丹溪方用五味子五钱，甘草一钱半，五倍子、风化消各二钱，为末，干噙。摄生方用五味子一两，真茶四钱，晒研为末。以甘草五钱煎膏，丸绿豆大。每服三十丸，沸汤下，数日即愈也。**痰嗽并喘**五味子、白矾等分，为末。每服三钱，以生猪肺炙熟，蘸末细嚼，白汤下。汉阳库兵黄六病此，百药不效。于岳阳遇一道人传此，两服，病遂不发。普济方。**阳事不起**新五味子一斤，为末。酒服方寸匕，日三服。忌猪鱼蒜醋。尽一剂，即得力。百日以上，可御十女。四时勿绝，药功能知。千金方。**肾虚遗精**北五味子一斤洗净，水浸，挼去核。再以水洗核，取尽余味。通置砂锅中，布滤过，入好冬蜜二斤，炭火慢熬成膏，瓶收五日，出火性。每空心服一二茶匙，百滚汤下。刘松石保寿堂方。**肾虚白浊**及两胁并背脊穿痛。五味子一两，炒赤为末，醋糊丸梧子大。每醋汤下三十丸。经验良方。**五更肾泄**凡人每至五更即溏泄一二次。经年不止者，名曰肾泄，盖阴盛而然。脾恶湿，湿则濡而困，困则不能治水。水性下流，则肾水不足。用五味子以强肾水，养五脏；吴茱萸以除脾湿，则泄自止矣。五味去梗二两，茱萸汤泡七次五钱，同炒香，为末。每旦陈米饮服二钱。许叔微本事方。**女人阴冷**五味子四两为末，以口中玉泉和丸兔矢大，频纳阴中，取效。近效方。**烂弦风眼**五味子、蔓荆子煎汤，频洗之。谈野翁种子方。**赤游风丹**渐渐肿大。五味子焙研，热酒顿服一钱自消，神效。保幼大全。

蓬蘽音累。本经上品

校正：自果部移入此。

【释名】 **覆盆**别录**陵蘽**别录**阴蘽**别录**寒莓**会编**割田藨**音苞。〔时珍曰〕蓬蘽与覆盆同类，故别录谓一名覆盆。此种生于丘陵之间，藤叶繁衍，蓬蓬累累，异于覆盆，故曰蓬蘽、陵蘽，即藤也。其实八月始熟，俚人名割田藨。

【集解】 〔别录曰〕蓬蘽生荆山平泽及冤句。〔弘景曰〕蓬蘽是根名，方家不用，乃昌容所服，以易颜者也。覆盆是实名，李当之云：是人所食莓子。以津汁为味，其核微细。今药中用覆盆小异，未详孰是。〔恭曰〕覆盆、蓬蘽，乃一物异名，本谓实，非根也。李云莓子者，近之矣。然生处不同，沃地则子大而甘，瘠地则子细而酸。此乃子有酸味，根无酸味。陶以根酸子甘，列入果部，重出二条，殊为孟浪。〔志曰〕蓬蘽乃覆盆之苗茎，覆盆乃蓬蘽之子也。按切韵：莓音茂，其子覆盆也。蘽者藤也。则蓬蘽明是藤蔓矣。陶言蓬蘽是根，苏言是子，一物异名，皆非矣。〔颂曰〕蓬蘽是覆盆苗，处处有之，秦吴尤多。苗短不过尺，茎叶皆有刺，花白，子赤黄，如半弹丸大，而下有蒂承之，如柿蒂，小儿多食之。五月采实，其苗叶采无时。江南谓之莓，然其地所生差晚，三月始有苗，八九月花开，十月实，用则同。〔士良曰〕今观采取之家说，蓬蘽似蚕莓子，红色而大，其味酸甘，叶似野蔷薇，有刺。覆盆子小，其苗各别。诸家本草不识，故皆说蓬蘽是覆盆子之根。〔大明曰〕莓子是蓬蘽子也。树莓是覆盆子也。〔宗奭曰〕蓬蘽非覆盆也，别是一种，虽枯败而枝梗不散，今人不见用此。〔藏器曰〕其类有三种，惟四月熟，状如覆盆，而味甘美者，为是覆盆子。余不堪入药。〔机曰〕蓬蘽，徽人谓之寒莓。沿堑作丛蔓生，茎小叶密多刺。其实四五十颗作一朵，一朵大如盏面，霜后始红。苏颂图经以此注覆盆，误矣。江南覆盆，亦四五月熟，何尝差晚耶。覆盆茎粗叶疏，结实大而疏散；不似寒莓，茎细叶密，结实小而成朵。一则夏熟，一则秋熟。岂得同哉。〔时珍曰〕此类凡五种。予尝亲采，以尔雅所列者校之，始得其的。诸家所说，皆未可信也。一种藤蔓繁衍，茎有倒刺，逐节生叶，叶大如掌，状类小葵叶，面青背白，厚而有毛，六七月开小白花，就蒂结实，三四十颗成簇，生则青黄，熟则紫黯，微有黑毛，状如熟椹而扁，冬月苗叶不凋者，俗名割田藨，即本草所谓蓬蘽也。一种蔓小于蓬蘽，亦有钩刺，一枝五叶，叶小而面背皆青，光薄而无毛，开白花，四五月实成，子亦小于蓬蘽稀疏，生则青黄，熟则乌赤，冬月苗凋者，俗名插田藨，即本草所谓覆盆子，尔雅所谓茥，缺盆也。此二者俱可入药。一种蔓小于蓬蘽，一枝三叶，叶面青，背淡白而微有毛，开小白花，四月实熟，其色红如樱桃者，俗名薅田藨。即尔雅所谓藨者也。故郭璞注云：藨即莓也。子似覆盆而大，赤色，酢甜可食。此种不入药用。一种树生者，树高四五尺，叶似樱桃叶而狭长，四月开小白花，结实与覆盆子一样，但色红为异，俗亦名藨，即尔雅所谓山莓，陈藏器本草所谓悬钩子者也。详见本条。一种就地生蔓，长数寸，开黄花，结实如覆盆而鲜红，不可食者，本草所谓蛇莓也。见本条。如此辨析，则蓬蘽、覆盆自定矣。李当之、陈士良、陈藏器、寇宗奭、汪机五说近是，而欠明悉。陶弘景以蓬蘽为根，覆盆为子；马志、苏颂以蓬蘽为苗，覆盆为子；苏恭以为一物；大明以树生者为覆盆，皆臆说，不可据。

【气味】 **酸，平，无毒。**〔别录曰〕咸。〔士良曰〕甘、酸，微热。

【主治】 **安五脏，益精气，长阴令人坚，强志倍力，有子。久服轻身不老。**本经。**疗暴中风，身热大惊。**别录。**益颜色，长发，耐寒湿。**恭。

【发明】 见覆盆子下。

【附方】 新一。**长发不落**蓬蘽子榨油，日涂之。圣惠方。

苗、叶同覆盆。

覆盆子别录上品

校正：自果部移入此。

【释名】 **茥**尔雅。音奎。**缺盆**尔雅**西国草**图经**毕楞伽**图经**大麦莓**音母**插田藨**音苞**乌藨子**纲目〔当之曰〕子似覆盆之形，故名之。〔宗奭曰〕益肾脏，缩小便，服之当覆其溺器，如此取名也。〔时珍曰〕五月子熟，其色乌赤，故俗名乌藨、大麦莓、插田藨，亦曰栽秧藨。甄权本草一名马瘘，一名陆荆，殊无义意。

【集解】 〔别录曰〕五月采。〔藏器曰〕佛说苏密那花点灯，正言此花也。其花有三种，以四月熟，状如覆盆，味甘美者为是，余不堪入药。今人取茅莓当覆盆，误矣。〔宗奭曰〕处处有之，秦州、永兴、华州尤多。长条，四五月红熟，山中人及时采来卖。其味酸甘，外如荔枝，大如樱桃，软红可爱。失时则就枝生蛆，食之多热。收时五六分熟便可采，烈日曝干。今人取汁作煎为果。采时著水，则不堪煎。〔时珍曰〕蓬蘽子以八九月熟，故谓之割田藨。覆盆以四五月熟，故谓之插田藨，正与别录五月采相合。二藨熟时色皆乌赤，故能补肾。其四五月熟而色红者，乃藕田藨也，不入药用。陈氏所谓以茅莓当覆盆者，盖指此也。

【正误】 〔诜曰〕覆盆江东名悬钩子，大小形状气味功力同。北土无悬钩，南地无覆盆，是土地有前后生，非两种物也。〔时珍曰〕南土覆盆极多。悬钩是树生，覆盆是藤生，子状虽同，而覆盆色乌赤，悬钩色红赤，功亦不同，今正之。

【修治】 〔诜曰〕覆盆子五月采之。烈日曝干，不尔易烂。〔雷曰〕凡使用东流水淘去黄叶并皮蒂，取子以酒拌蒸一宿，以东流水淘两遍，又晒干方用。〔时珍曰〕采得捣作薄饼，晒干密贮，临时以酒拌蒸尤妙。

【气味】 **甘，平，无毒。** 〔权曰〕甘、辛，微热。

【主治】 **益气轻身，令发不白。**别录。**补虚续绝，强阴健阳，悦泽肌肤，安和五脏，温中益力，疗痨损风虚，补肝明目。并宜捣筛，每旦水服三钱。**马志。**男子肾精虚竭，阴痿能令坚长。女子食之有子。**权。**食之令人好颜色，榨汁涂发不白。**藏器。**益肾脏，缩小便，取汁同少蜜煎为稀膏，点服，治肺气虚寒。**宗奭。

【发明】 〔时珍曰〕覆盆、蓬蘽，功用大抵相近，虽是二物，其实一类而二种也。一早熟，一晚熟，兼用无妨，其补益与桑椹同功。若树莓则不可混采者也。

【附方】 新一。**阳事不起**覆盆子，酒浸焙研为末，每旦酒服三钱。集简方。

叶

【气味】 **微酸、咸，平，无毒。**

【主治】 **挼绞取汁，滴目中，去肤赤，出虫如丝线。**藏器。**明目止泪，收湿气。**时珍。

【发明】 〔颂曰〕按崔元亮海上集验方：治目暗不见物，冷泪浸淫不止，及青盲、天行目暗等疾。取西国草，一名华椤伽，一名覆盆子，日曝干，捣极细，以薄绵裹之，用饮男乳汁浸，如人行八九里久。用点目中，即仰卧。不过三四日，视物如少年。禁酒、面、油物。〔时珍曰〕按洪迈夷坚志云：潭州赵太尉母病烂弦疳眼二十年。有老妪云：此中有虫，吾当除之。入山取草蔓叶，咀嚼，留汁入筒中。还以皂纱蒙眼，滴汁渍下弦。转盼间虫从纱上出，数日下弦干。复如法滴上弦，又得虫数十而愈。后以治人多验，乃覆盆子叶也，盖治眼妙品。

【附方】 新二。**牙痛点眼**用覆盆子嫩叶捣汁，点目眦三四次，有虫随眵泪出成块也。无新叶，干者煎浓汁亦可。即大麦莓也。摘玄方。**臁疮溃烂**覆盆叶为末。用酸浆水洗后掺之，日一次，以愈为度。直指方。

根

【主治】 **痘后目翳，取根洗捣，澄粉日干，蜜和少许，点于翳丁上，日二三次自散。百日内治之，久即难疗。**时珍。活幼口议。

悬钩子拾遗

校正：自果部移入此。

【释名】 **沿钩子**日用**葥**尔雅。音箭。**山莓**尔雅**木莓**郭璞**树莓**日华。〔藏器曰〕茎上有刺如悬钩，故名。

【集解】 〔藏器曰〕生江淮林泽间。茎上有刺。其子如莓子酸美，人多食之。〔机曰〕树莓枝梗柔软有刺，颇类金樱。四五月结实如覆盆子，采之擎蒂而中实，味酸；覆盆则蒂脱而中虚，味甘，为异。〔时珍曰〕悬钩树生，高四五尺。其茎白色，有倒刺。其叶有细齿，青色无毛，背后淡青，颇似樱桃叶而狭长，又似地棠花叶。四月开小白花。结实色红，今人亦通呼为藨子。尔雅云：葥，山莓也。郭璞注云：今之木莓也。实似藨莓而大，可食。孟诜、大明并以此为覆盆，误矣。

【气味】 **酸，平，无毒。**

【主治】 **醒酒止渴，除痰，去酒毒。**藏器。**捣汁服，解射工、沙虱毒。**时珍。

叶

【主治】 **烧研水服，主喉中塞。**藏器。

根、皮

【气味】 **苦，平，无毒。**

【主治】 **子死腹中不下，破血，妇人赤带下，久患赤白痢脓血，腹痛，杀蛊毒，卒下血。并浓煮汁饮之。**藏器。

【附方】 新二。**血崩不止**木莓根四两，酒一碗，煎七分。空心温服。臞仙乾坤生意。**崩中痢下**治妇人崩中及下痢，日夜数十起欲死者，以此入腹即活。悬钩根、蔷薇根、柿根、菝葜各一斛，锉入釜中，水淹上四五寸，煮减三之一，去滓取汁，煎至可丸，丸梧子大。每温酒服十丸，日三服。千金翼。

蛇莓别录下品

【释名】 **蛇藨**音苞**地莓**会编**蚕莓**〔机曰〕近地而生，故曰地莓。〔瑞曰〕蚕老时熟红于地，其中空者为蚕莓；中实极红者为蛇残莓，人不啖之，恐有蛇残也。

【集解】 〔弘景曰〕蛇莓园野多有之。子赤色极似莓子，而不堪啖，亦无以此为药者。〔保升曰〕所在有之，生下湿地。茎头三叶，花黄子赤，俨若覆盆子，根似败酱。四月、五月采子，二月、八月采根。〔宗奭曰〕田野道旁处处有之。附地生叶，如覆盆子，但光洁而小，微有皱纹。花黄，比蒺藜花差大。春末夏初，结红子如荔枝色。〔机曰〕蛇莓茎长不盈尺，茎端惟结实一颗，小而光洁，误食胀人；非若覆盆，苗长大而结实数颗，微有黑毛也。〔时珍曰〕此物就地引细蔓，节节生根。每枝三叶，叶有齿刻。四五月开小黄花，五出。结实鲜红，状似覆盆，而面与蒂则不同也。其根甚细，本草用汁，当是取其茎叶并根也。仇远稗史讹作蛇缪草，言有五叶、七叶者。又言俗传食之能杀人，亦不然，止发冷涎耳。

汁

【气味】 **甘、酸、大寒，有毒。**

【主治】 **胸腹大热不止。**别录。**伤寒大热，及溪毒、射工毒，甚良。**弘景。**通月经，熁疮肿，傅蛇伤。**大明。**主孩子口噤，以汁灌之。**孟诜。**傅汤火伤，痛即止。**时珍。

【附方】 旧二，新一。**口中生疮**天行热甚者。蛇莓自然汁半升，稍稍咽之。伤寒类要。**伤寒下䘌生疮**。以蛇莓汁服二合，日三服。仍水渍乌梅令浓，入崖蜜饮之。肘后方。**水中毒病**蛇莓根捣末服之，并导下部。亦可饮汁一二升。夏月欲入水，先以少末投中流，更无所畏。又辟射工。家中以器贮水、浴身亦宜投少许。肘后。

使君子宋开宝

【释名】 **留求子**〔志曰〕俗传潘州郭使君疗小儿多是独用此物，后医家因号为使君子也。〔时珍曰〕按嵇含南方草木状谓之留求子，疗婴孺之疾。则自魏、晋已用，但名异耳。

【集解】 〔志曰〕生交、广等州。形如卮子，棱瓣深而两头尖，似诃梨勒而轻。〔颂曰〕今岭南州郡皆有之，生山野中及水岸。其茎作藤，如手指大。其叶如两指头，长二寸。三月生花淡红色，久乃深红，有五瓣。七八月结子如拇指大，长一寸许，大类卮子而有五棱，其壳青黑色，内有仁白色，七月采之。〔宗奭曰〕

其仁味如椰子。医家亦兼用壳。〔时珍曰〕原出海南、交趾。今闽之绍武，蜀之眉州，皆栽种之，亦易生。其藤如葛，绕树而上。叶青如五加叶。五月开花，一簇一二十葩，红色轻盈如海棠。其实长寸许，五瓣合成，有棱。先时半黄，老则紫黑。其中仁长如榧仁，色味如栗。久则油黑，不可用。

【气味】 **甘，温，无毒。**

【主治】 **小儿五疳，小便白浊，杀虫，疗泻痢。**开宝。**健脾胃，除虚热，治小儿百病疮癣。**时珍。

【发明】 〔时珍曰〕凡杀虫药多是苦辛，惟使君子、榧子甘而杀虫，亦异也。凡大人小儿有虫病，但每月上旬侵晨空腹食使君子仁数枚，或以壳煎汤咽下，次日虫皆死而出也。或云：七生七煨食亦良。忌饮热茶，犯之即泻。此物味甘气温，既能杀虫，又益脾胃，所以能敛虚热而止泻痢，为小儿诸病要药。俗医乃谓杀虫至尽，无以消食，鄙俚之言也。树有蠹，屋有蚁，国有盗，福耶祸耶？修养者先去三尸，可类推矣。

【附方】 新六。**小儿脾疳**使君子、卢会等分，为末。米饮每服一钱。儒门事亲。**小儿痞块**腹大，肌瘦面黄，渐成疳疾。使君子仁三钱，木鳖子仁五钱，为末，水丸龙眼大。每以一丸，用鸡子一个破顶，入药在内，饭上蒸熟，空心食之。杨起简便单方。**小儿蛔痛**口流涎沫。使君子仁为末，米饮五更调服一钱。全幼心鉴。**小儿虚肿**头面阴囊俱浮。用使君子一两，去壳，蜜五钱炙尽，为末。每食后米汤服一钱。简便方。**鼻**[①] **齇面疮**使君子仁，以香油少许浸三五个。临卧时细嚼，香油送下，久久自愈。普济方。**虫牙疼痛**使君子煎汤频漱。集简方。

木鳖子宋开宝

校正：自木部移入此。

【释名】 **木蟹**〔志曰〕其核似鳖、蟹状，故以为名。

【集解】 〔志曰〕出朗州及南中，七八月采实。〔颂曰〕今湖、广诸州及杭、越、全、岳州皆有之。春生苗，作藤生。叶有五桠，状如山药，青色面光。四月生黄花，六月结实，似栝楼而极大，生青，熟红黄色，肉上有软刺。每一实有核三四十枚，其状扁而如鳖，八九月采之。岭南人取嫩实及苗叶作茹蒸食。〔宗奭曰〕木鳖子蔓岁一枯，但根不死，春旋生苗。叶如葡萄。其子一头尖者为雄。凡植时须雌雄相合，麻缠定。及其生也，则去雄者，方结实。〔时珍曰〕木鳖核形扁礧砢，大如围棋子。其仁青绿色，入药去油者。

仁

【气味】 **甘，温，无毒。**〔时珍曰〕苦、微甘，有小毒。

【主治】 **折伤，消结肿恶疮，生肌，止腰痛，除粉刺䵟黯，妇人乳痈，肛门肿痛。**开宝。**醋摩，消肿毒。**大明。**治疳积痞块，利大肠泻痢，痔瘤瘰疬。**时珍。

【发明】 〔机曰〕按刘绩霏雪录云：木鳖子有毒，不可食。昔蓟门有人生二子，恣食成痞。其父得一方，以木鳖子煮猪肉食之。其幼子当夜、长子明日死。友人马文诚方书亦载此方。因著此为戒。〔时珍曰〕南人取其苗及嫩实食之无恙，则其毒未应至此。或者与猪肉不相得，或犯他物而然，不可尽咎木鳖也。

【附方】 旧一，新十九。**酒疸脾黄**木鳖子磨醋，服一二盏，见利效。刘长春

① 鼻：原作“头”，义晦，今据《普济方》卷五十七改。

济急方。**脚气肿痛**木鳖子仁，每个作两边，麸炒过，切碎再炒，去油尽为度。每两入厚桂半两，为末。热酒服二钱，令醉，得汗愈。梦秘授方也。永类方。**湿疮脚肿**行履难者。木鳖子四两去皮，甘遂半两，为末。以猪腰子一个，去膜切片，用药四钱在中，湿纸包煨熟，空心米饮送下，服后便伸两脚。如大便行者，只吃白粥二三日为妙。杨珙医方摘要。**阴疝偏坠**痛甚者。木鳖子一个磨醋，调黄檗、芙蓉末傅之，即止。寿域神方。**久疟有母**木鳖子、穿山甲炮等分，为末。每服三钱，空心温酒下。医方摘要。**腹中痞块**木鳖子仁五两，用獖猪腰子二付，批开入在内，签定，煨熟，同捣烂，入黄连三钱末，蒸饼和丸绿豆大。每白汤下三十丸。医方集成。**小儿疳疾**木鳖子仁、使君子仁等分，捣泥，米饮丸芥子大。每服五分，米饮下。一日二服。孙天仁集效方。**疳病目蒙**不见物。用木鳖子仁二钱，胡黄连一钱，为末，米糊丸龙眼大，入鸡子内蒸熟，连鸡子食之为妙。同上。**倒睫拳毛**因风入脾经，致使风痒，不住手擦，日久赤烂，拳毛入内。将木鳖子仁槌烂，以丝帛包作条，左患塞右鼻，右患塞左鼻，其毛自分上下，次服蝉蜕药为妙。孙天仁集效方。**肺虚久嗽**木鳖子、款冬花各一两，为末。每用三钱，焚之吸烟。良久吐涎，以茶润喉。如此五六次，后服补肺药。一方：用木鳖子一个，雄黄一钱。圣济录。**小儿咸齁**大木鳖子三四个，磨水饮，以雪糕压下，即吐出痰。重者三服效。摘玄方。**水泻不止**木鳖仁五个，母丁香五个，麝香一分，研末，米汤调作膏，纳脐中贴之，外以膏药护住。吴旻扶寿精方。**痢疾禁口**木鳖仁六个研泥，分作二分。用面烧饼一个，切作两半，只用半饼作一窍，纳药在内，乘热覆在病人脐上，一时再换半个热饼。其痢即止，遂思饮食。邵真人经验方。**肠风泻血**木鳖子以桑柴烧存性，候冷为末。每服一钱，煨葱白酒空心服之。名乌金散。普济方。**肛门痔痛**孙用和[①]秘宝方用木鳖仁三枚，砂盆擂如泥，入百沸汤一碗，乘热先熏后洗，日用三次，仍涂少许。濒湖集简方：用木鳖仁带润者，雌雄各五个，乳细作七丸，碗覆湿处，勿令干。每以一丸，唾化开，贴痔上，其痛即止，一夜一丸自消也。江夏铁佛寺蔡和尚病此，痛不可忍，有人传此而愈。用治数人皆有效。**瘰疬经年**木鳖仁二个，去油研，以鸡子白和，入瓶内，安甑中蒸熟。食后食之，每日一服，半月效。**小儿丹瘤**木鳖子仁研如泥，醋调傅之，一日三五上效。外科精义。**耳卒热肿**木鳖子仁一两，赤小豆、大黄各半两，为末。每以少许生油调涂之。圣惠方。**风牙肿痛**木鳖子仁磨醋搽之。普济方。

番木鳖纲目

【释名】 **马钱子**纲目**苦实把豆**纲目**火失刻把都**〔时珍曰〕状似马之连钱，故名马钱。

【集解】 〔时珍曰〕番木鳖生回回国，今西土邛州诸处皆有之。蔓生，夏开黄花。七八月结实如栝楼，生青熟赤，亦如木鳖。其核小于木鳖而色白。彼人言治一百二十种病，每证各有汤引。或云以豆腐制过用之良。或云能毒狗至死。

仁

【气味】 **苦，寒，无毒。**

【主治】 **伤寒热病，咽喉痹痛，消痞块。并含之咽汁，或磨水噙咽。**时珍。

【附方】 新四。**喉痹作痛**番木鳖、青木香、山豆根等分，为末吹之。杨拱医

① 和：原脱，今据《证类本草》卷十四补。

方摘要。**缠喉风肿**番木鳖仁一个，木香三分，同磨水，调熊胆三分，胆矾五分。以鸡毛扫患处取效。唐瑶经验方。**癍疮入目**苦实把豆儿即马钱子半个，轻粉、水花、银朱各五分，片脑、麝香、枯矾少许为末。左目吹右耳，右目吹左耳，日二次。田日华飞鸿集。**病欲去胎**苦实把豆儿研膏，纳入牝户三四寸。集简方。

马兜铃宋开宝

校正：并入唐本草独行根。

【释名】 **都淋藤**肘后**独行根**唐本**土青木香**唐本**云南根**纲目**三百两银药**〔宗奭曰〕蔓生附木而上，叶脱时其实尚垂，状如马项之铃，故得名也。〔时珍曰〕其根吐利人，微有香气，故有独行、木香之名。岭南人用治蛊，隐其名为三百两银药。肘后方作都淋，盖误传也。

【集解】 〔志曰〕独行根生古堤城旁，所在平泽丛林中皆有之。山南名为土青木香，一名兜铃根。蔓生，叶似萝摩而圆且涩，花青白色。其子大如桃李而长，十月以后枯，则头开四系若囊，其中实薄扁似榆荚。其根扁而长尺许，作葛根气，亦似汉防己。二月、八月采根。〔颂曰〕马兜铃今关中、河东、河北、江、淮、夔、浙州郡皆有之。春生苗，作蔓绕树而生。叶如山蓣叶，而厚大背白。六月开黄紫花，颇类枸杞花。七月结实如大枣，状似铃，作四五瓣。其根名云南根，微似木香，大如小指，赤黄色。七八月采实，暴干。

实

【修治】 〔敩曰〕凡采得实，去叶及蔓，以生绢袋盛于东屋角畔，待干劈开，去革膜，取净子焙用。

【气味】 **苦，寒，无毒。**〔权曰〕平。〔时珍曰〕微苦、辛。〔杲曰〕味厚气薄，阴中微阳，入手太阴经。

【主治】 **肺热咳嗽，痰结喘促，血痔瘘疮**。开宝。**肺气上急，坐息不得，咳逆连连不止**。甄权。**清肺气，补肺，去肺中湿热**。元素。

【发明】 〔时珍曰〕马兜铃体轻而虚，熟则悬而四开，有肺之象，故能入肺。气寒味苦微辛，寒能清肺热，苦辛能降肺气。钱乙补肺阿胶散用之，非取其补肺，乃取其清热降气也，邪气去则肺安矣。其中所用阿胶、糯米，则正补肺之药也。汤剂中用多亦作吐，故崔氏方用以吐蛊。其不能补肺，又可推矣。

【附方】 旧三，新二。**水肿腹大**喘急。马兜铃煎汤，日服之。千金方。**肺气喘急**马兜铃二两，去壳及膜，酥半两，入碗内拌匀，慢火炒干，甘草炙一两，为末。每服一钱，水一盏，煎六分，温呷或噙之。简要济众。**一切心痛**不拘大小男女。大马兜铃一个，灯上烧存性，为末。温酒服，立效。摘玄方。**解蛇蛊毒**饮食中得之。咽中如有物，咽不下，吐不出，心下热闷。兜铃一两，煎水服，即吐出。崔行功纂要方。**痔瘘肿痛**以马兜铃于瓶中烧烟，熏病处良。日华本草。

独行根

【气味】 **辛、苦，冷，有毒。**〔大明曰〕无毒。〔志曰〕有毒。不可多服，吐利不止。

【主治】 **鬼疰积聚，诸毒热肿，蛇毒。水磨为泥封之，日三四次，立瘥。水煮一二两，取汁服，吐蛊毒。又捣末水调，涂丁肿，大效**。唐本。**治血气**。大明。**利大肠，治头风瘙痒秃疮**。时珍。出精义。

【附方】 旧一，新四。**五种蛊毒**肘后方云：席辨刺史言：岭南俚人，多于食中毒，人渐不能食，胸背渐胀，先寒似瘴。用都淋藤十两，水一斗，酒二升，煮三升，分三服。毒逐小便出。十日慎食毒物。不瘥更服。土人呼为三百两银药。又支太医云：兜铃根一两为末，水煎顿服，当吐蛊出，未尽再服。或为末，水调服，亦验。**中草蛊毒**此术在西凉[①]之西及岭南。人中此毒，入咽欲死者。用兜铃苗一两，为末。温水调服一钱，即消化蛊出，神效。圣惠方。**肠风漏血**马兜铃藤、谷精草、荆三棱，川乌头炒过，三味各等分，煎水，先熏后洗之。普济方。**丁肿复发**马兜铃根捣烂，用蜘蛛网裹傅，少时根出。肘后方。**恶蛇所伤**青木香半两，煎汤饮之。袖珍方。

榼藤子宋开宝

校正：自木部移入此。

【释名】　**象豆**开宝**榼子**日华**合子**拾遗〔时珍曰〕其子象榼形，故名之。

【集解】　〔藏器曰〕按广州记云：榼藤子生广南山林间。作藤着树，如通草藤。其实三年方熟，角如弓袋，子若鸡卵，其外紫黑色。其壳用贮丹药，经年不坏。取其中仁入药，炙用。〔时珍曰〕子紫黑色，微光，大一二寸，圆而扁。人多剔去肉作药瓢，垂于腰间也。

仁

【气味】　**涩，甘，平，无毒。**

【主治】　**五痔蛊毒，飞尸喉痹。以仁为粉。微熬，水服一二匕。亦和大豆澡面，去䵟黯。**藏器。**治小儿脱肛血痢泻血，并烧灰服。或以一枚割瓢熬研，空腹热酒服二钱。不过三服，必效。**开宝。**解诸药毒。**时珍。草木状。

【附方】　旧三，新一。**喉痹肿痛**榼藤子烧研，酒服一钱。圣惠方。**五痔下血**榼藤子烧存性。米饮服二钱有功。寇氏衍义。**肠风下血**华陀中藏经用榼藤子二个，不蛀皂荚子四十九个。烧存性，为末，每服二钱。温酒下，少顷再饮酒一盏，趁口服，极效。圣惠方用榼藤子三枚。厚重者，湿纸七重包，煨熟去壳，取肉为末。每服一钱，食前黄芪汤下，日一服。

【附录】　**合子草**拾遗。〔藏器曰〕子及叶有小毒。主蛊毒及蛇咬，捣傅疮上，蔓生岸旁，叶尖花白，子中有两片如合子。

预知子宋开宝

【释名】　**圣知子**日华**圣先子**日华**盍合子**日华**仙沼子**日华〔志曰〕相传取子二枚缀衣领上，遇有蛊毒，则闻其有声，当预知之，故有诸名。〔时珍曰〕仙沼，疑是仙枣之讹耳。

【集解】　〔志曰〕预知子有皮壳，其实如皂荚子。〔颂曰〕旧不著所出州土，今淮、蜀、黔、壁诸州皆有之。作蔓生，依大木上。叶绿，有三角，面深背浅。七月、八月有实作房，生青，熟深红色，每房有子五七枚，如皂荚子，斑褐色，光润如飞蛾。今蜀人极贵重之，云亦难得。采无时。其根冬月采之，阴干。治蛊，其功胜于子也。山民目为圣无忧。

子仁

【气味】　**苦，寒，无毒。**〔大明曰〕温。双仁者可带。

【主治】　**杀虫疗蛊，治诸毒。去皮研服，有效。**开宝。**治一切风，补五劳七伤，其功不可备述。治痃癖气块，消宿食，止烦闷，利小便，催生，中恶失音，发落，天行温疾。涂一切蛇虫蚕咬，治一切病，每日吞二七粒，不过三十粒，永瘥。**大明。

---

① 凉：原作"良"，声之误，今据《圣惠方》卷五十六改。

【附方】　新三。**预知子丸**治心气不足，精神恍惚，语言错妄，忪悸烦郁，忧愁惨戚，喜怒多恐，健忘少睡，夜多异梦，寤即惊魇，或发狂眩暴不知人，并宜服此。预知子去皮、白茯苓、枸杞子、石菖蒲、茯神、柏子仁、人参、地骨皮、远志、山药、黄精蒸熟、朱砂水飞，等分，为末。炼蜜丸芡子大。每嚼一丸，人参汤下。和剂局方。**耳卒聋闭**八九月取石榴开一孔，留盖，入米醋满中，盖定，面裹煻火中煨熟取出，入少仙沼子、黑李子末，取水滴耳中，脑痛勿惊。如此二夜，又点一耳。圣惠方。**疬风有虫**眉落声变。预知子膏：用预知子、雄黄各二两，为末。以乳香三两，同水一斗，银锅煮至五升。入二末熬成膏，瓶盛之。每服一匙，温酒调下。有虫如尾，随大便而出。圣惠方。

根

【气味】　**苦，冷，无毒。**

【主治】　**解蛊毒。石臼捣筛，每用三钱，温水服，立已。**苏颂。

牵牛子别录下品

【释名】　**黑丑**纲目**草金铃**炮炙论**盆甑草**纲目**狗耳草**救荒〔弘景曰〕此药始出田野人牵牛谢药，故以名之。〔时珍曰〕近人隐其名为黑丑，白者为白丑，盖以丑属牛也。金铃象子形，盆甑、狗耳象叶形。段成式酉阳杂俎云，盆甑草蔓如薯蓣，结实后断之，状如盆甑是矣。

【集解】　〔弘景曰〕牵牛作藤生花，状如扁豆，黄色。子作小房，实黑色，形如梂子核。〔恭曰〕此花似旋花，作碧色，不黄，亦不似扁豆。〔颂曰〕处处有之。二月种子，三月生苗，作藤蔓绕篱墙，高者或二三丈。其叶青，有三尖角。七月生花，微红带碧色，似鼓子花而大。八月结实，外有白皮裹作球。每球内有子四五枚，大如荞麦，有三棱，有黑白二种，九月后收之。〔宗奭曰〕花朵如鼓子花，但碧色，日出开，日西萎。其核如木猴梨子而色黑，谓子似荞麦非也。〔时珍曰〕牵牛有黑白二种：黑者处处野生尤多。其蔓有白毛，断之有白汁。叶有三尖，如枫叶。花不作瓣，如旋花而大。其实有蒂裹之，生青枯白。其核与棠梂子核一样，但色深黑尔。白者人多种之。其蔓微红，无毛有柔刺，断之有浓汁。叶团有斜尖，并如山药茎叶。其花小于黑牵牛花，浅碧带红色。其实蒂长寸许，生青枯白。其核白色，稍粗。人亦采嫩实蜜煎为果食，呼为天茄，因其蒂似茄也。

子

【修治】　〔敩曰〕凡采得子，晒干，水淘去浮者，再晒，拌酒蒸，从巳至未，晒干收之。临用舂去黑皮。〔时珍曰〕今多只碾取头末，去皮麸不用。亦有半生半熟用者。

【气味】　**苦，寒，有毒。**〔权曰〕甘，有小毒。〔诜曰〕多食稍冷。〔杲曰〕辛热雄烈，泄人元气。〔大明曰〕味莶[①]。得青木香、干姜良。

【主治】　**下气，疗脚满水肿，除风毒，利小便。**别录。**治痃癖气块，利大小便，除虚肿，落胎。**甄权。**取腰痛，下冷脓，泻蛊毒药，并一切气壅滞。**大明。**和山茱萸服，去水病。**孟诜。**除气分湿热，三焦壅结。**李杲。**逐痰消饮，通大肠气秘风秘，杀虫，达命门。**时珍。

【发明】　〔宗奭曰〕牵牛丸服，治大肠风秘壅结。不可久服，亦行脾肾气故也。〔好古曰〕牵牛以气药引则入气，以大黄引则入血。利大肠，下水积。色白

① 莶：《证类本草》卷十一作“瘂”。当作“碱”，今改。

者，泻气分湿热上攻喘满，破血中之气。〔震亨曰〕牵牛属火善走。黑者属水，白者属金。若非病形与证俱实，不胀满、不大便秘者，不可轻用。驱逐致虚，先哲深戒。〔杲曰〕牵牛非神农药也。名医续注云：味苦寒，能除湿气，利小便，治下注脚气。此说气味主治俱误矣。何也。凡用牵牛，少则动大便，多则泄下如水，乃泻气之药。其味辛辣，久嚼猛烈雄壮，所谓苦寒安在哉。夫湿者水之别称，有形者也。若肺先受湿，湿气不得施化，致大小便不通，则宜用之。盖牵牛感南方热火之化所生，火能平金而泄肺，湿去则气得周流。所谓五脏有邪，更相平也。今不问有湿无湿，但伤食或有热证，俱用牵牛克化之药，忌不误哉？况牵牛止能泄气中之湿热，不能除血中之湿热。湿从下受之，下焦主血，血中之湿，宜苦寒之味，反以辛药泄之，伤人元气。且牵牛辛烈，比之诸辛药，泄气尤甚，其伤人必矣。经云：辛泄气，辛走气，辛泄肺，气病者无多食辛。况饮食失节，劳役所伤，是胃气不行，心火乘之。肠胃受火邪，名曰热中。脾胃主血，当血中泄火。以黄芩之苦寒泄火，当归身之辛温和血，生地黄之苦寒凉血益血，少加红花之辛温以泄血络，桃仁之辛温除燥润肠。仍不可专用，须于补中益气泄阴火之药内加而用之。何则？上焦元气已自虚弱，若反用牵牛大辛热气味俱阳之药，以泄水泄元气，利其小便，竭其津液，是谓重虚，重则必死，轻则夭人。故张文懿云：牵牛不可耽嗜，脱人元气。见人有酒食病痞者，多服牵牛丸散，取快一时。药过仍痞，随服随效，效后复痞。以致久服脱人元气，犹不知悔也。张仲景治七种湿热，小便不利，无一药犯牵牛者。仲景岂不知牵牛能泄湿利小便乎。为湿病之根在下焦，是血分中气病。不可用辛辣之药，泄上焦太阴之气。是血病泻气，使气血俱损也。经云，毋盛盛，毋虚虚，毋绝人长命此之谓也，用者戒之。白牵牛亦同。〔时珍曰〕牵牛自宋以后，北人常用取快。及刘守真、张子和出，又倡为通用下药。李明之目击其事，故著此说极力辟之。然东汉时此药未入本草，故仲景不知。假使知之，必有用法，不应捐弃。况仲景未用之药亦多矣。执此而论，盖矫枉过中矣。牵牛治水气在肺，喘满肿胀，下焦郁遏，腰背胀重，及大肠风秘气秘，卓有殊功。但病在血分，及脾胃虚弱而痞满者，则不可取快一时，及常服暗伤元气也。一宗室夫人，年几六十。平生苦肠结病，旬日一行，甚于生产。服养血润燥药则泥膈不快，服消黄通利药则若罔知，如此三十余年矣。时珍诊其人体肥膏粱而多忧郁，日吐酸痰碗许乃宽，又多火病。此乃三焦之气壅滞，有升无降，津液皆化为痰饮，不能下滋肠腑，非血燥比也。润剂留滞，消黄徒入血分，不能通气，俱为痰阻，故无效也。乃用牵牛末皂荚膏丸与服，即便通利。自是但觉肠结，一服就顺，亦不妨食，且复精爽。盖牵牛能走气分，通三焦。气顺则痰逐饮消，上下通快矣。外甥柳乔，素多酒色。病下极胀痛，二便不通，不能坐卧，立哭呻吟者七昼夜。医用通利药不效。遣人叩予。予思此乃湿热之邪在精道，壅胀隧路，病在二阴之间，故前阻小便，后阻大便，病不在大肠、膀胱也。乃用楝实、茴香、穿山甲诸药，入牵牛加倍，水煎服。一服而减，三服而平。牵牛能达右肾命门，走精隧。人所不知，惟东垣李明之知之。故明之治下焦阳虚天真丹，用牵牛以盐水炒黑，入佐沉香、杜仲、破故纸、官桂诸药，深得补泻兼施之妙。方见医学发明。又东垣治脾湿太过，通身浮肿，喘不得卧，腹如鼓，海金沙散，亦以牵牛为君。则东垣未尽弃牵牛不用，但贵施之得道耳。

【附方】 旧八，新三十。**搜风通滞**风气所攻，脏腑积滞。用牵牛子以童尿浸一宿，长流水上洗半日，生绢袋盛，挂风处令干。每日盐汤下三十粒。极能搜风，亦消虚肿。久服令人体清瘦。斗门方。**三焦壅塞**胸膈不快，头昏目眩，涕唾痰涎，精神不爽。利膈丸：用牵牛子四两，半生半炒，不蛀皂荚酥炙二两，为末，生姜自然汁煮糊，丸梧子大。每服二十丸，荆芥汤下。王衮博济方。**一切积气**宿食不消。黑牵牛头为末四两，用萝卜剜空，安末盖定，纸封蒸熟取出，入白豆蔻末一钱，捣丸梧子大。每服一二十丸，白汤下。名顺气丸。普济方。**男妇五积**五般积气成聚。用黑牵牛一斤，生捣末八两，余滓以新瓦炒香，再捣取四两，炼蜜丸梧子大。至重者三五十[①]丸，陈橘皮、生姜煎汤，卧时服。半夜未动，再服三十丸，当下积聚之物。寻常行气，每服十丸甚妙。博济方。**胸膈食积**牵牛末一两，巴豆霜三个，研末，水丸梧子大。每服二三十丸，食后随所伤物[②]汤下。儒门事亲。**气筑奔冲**不可忍。牛郎丸：用黑牵牛半两炒，槟榔二钱半，为末。每服一钱，紫苏汤下。普济方。**追虫取积**方同上，用酒下。亦消水肿。**肾气作痛**黑、白牵牛等分，炒为末。每服三钱，用猪腰子切，缝入茴香百粒，川椒五十粒，掺牵牛末入内扎定，纸包煨熟。空心食之，酒下。取出恶物效。杨仁斋直指方。**伤寒结胸**心腹硬痛。用牵牛头末一钱，白糖化汤调下。郑氏家传方。**大便不通**简要方用牵牛子半生半熟，为末。每服二钱，姜汤下。未通，再以茶服。一方：加大黄等分。一方：加生槟榔等分。**大肠风秘**结涩。牵牛子微炒，捣头末一两，桃仁去皮尖麸炒半两，为末，熟蜜丸梧子大。每汤服三十丸。寇氏衍义。**水蛊胀满**白牵牛、黑牵牛各取头末二钱，大麦面四两，和作烧饼，卧时烙熟食之，以茶下。降气为验。河间宣明方。**诸水饮病**张子和云：病水之人。如长川泛溢，非杯杓可取，必以神禹决水之法治之，故名禹功散。用黑牵牛头末四两，茴香一两，炒为末。每服一二钱，以生姜自然汁调下，当转下气也。儒门事亲。**阴水阳水**黑牵牛头末三两，大黄末三两，陈米饭锅糕一两，为末，糊丸梧子大。每服五十丸，姜汤下。欲利服百丸。医方捷径。**水肿尿涩**牵牛末，每服方寸匕，以小便利为度。千金方。**湿气中满**足胫微肿，小便不利，气急咳嗽。黑牵牛末一两，厚朴制半两，为末。每服二钱，姜汤下。或临时水丸，每枣汤下三十丸。普济方。**水气浮肿**气促，坐卧不得。用牵牛子二两，微炒捣末。以乌牛尿浸一宿，平旦入葱白一握，煎十余沸。空心分二服，水从小便中出。圣惠方。**脾湿肿满**方见海金沙下。**风毒脚气**捻之没指者。牵牛子捣末，蜜丸小豆大。每服五丸，生姜汤下，取小便利乃止。亦可吞之。其子黑色。正如梂小核。肘后方。**小儿肿病**大小便不利。黑牵牛、白牵牛各二两，炒取头末，井华水和丸绿豆大。每服二十丸，萝卜子煎汤下。圣济总录。**小儿腹胀**水气流肿，膀胱实热，小便赤涩。牵牛生研一钱，青皮汤空心下。一加木香减半，丸服。郑氏小儿方。**疳气浮肿**常服自消。黑牵牛、白牵牛各半生半炒，取末，陈皮、青皮等分，为末，糊丸绿豆大。每服，三岁儿服二十丸，米汤下。郑

① 五十：原作“十五”，义晦，今据《证类本草》卷十一改。

② 物：原脱，今据《儒门事亲》卷十一补。

氏小儿方。**疳气耳聋**疳气攻肾，耳聋阴肿。牵牛末一钱，猪腰子半个，去膜薄切，掺入内，加少盐，湿纸包煨。空心服。郑氏方。**小儿雀目**牵牛子末，每以一钱用羊肝一片，同面作角子二个，炙熟食，米饮下。普济方。**风热赤眼**白牵牛末，以葱白煮研丸绿豆大。每服五丸，葱汤下。服讫睡半时。卫生家宝方。**面上风刺**黑牵牛酒浸三宿，为末。先以姜汁擦面，后用药涂之。摘玄方。**面上粉刺**㿔子如米粉。黑牵牛末对入面脂药中，日日洗之。圣惠方。**面上雀斑**黑牵牛末，鸡子清调，夜傅旦洗。摘玄方。**马脾风病**小儿急惊，肺胀喘满，胸高气急，胁缩鼻张。闷乱咳嗽，烦渴，痰潮声嗄，俗名马脾风，不急治，死在旦夕。白牵牛半生半炒，黑牵牛半生半炒，大黄煨，槟榔，各取末一钱。每用五分，蜜汤调下。痰盛加轻粉一字。名牛黄夺命散。全幼心鉴。**小儿夜啼**黑牵牛末一钱，水调，傅脐上，即止。生生编。**临月滑胎**牵牛子一两，赤土少许，研末。觉胎转痛时，白榆皮煎汤下一钱。王衮博济方。**小便血淋**牵牛子二两，半生半炒，为末。每服二钱，姜汤下。良久，热茶服之。经验良方。**肠风泻血**牵牛五两，牙皂三两，水浸三日，去皂，以酒一升煮干，焙研末，蜜丸梧子大。每服七丸，空心酒下，日三服。下出黄物，不妨。病减后，日服五丸，米饮下。本事方。**痔漏有虫**黑、白牵牛各一两，炒为末，以猪肉四两，切碎炒熟，蘸末食尽，以白米饭三匙压之。取下白虫为效。又方：白牵牛头末四两，没药一钱，为细末。欲服药时，先日勿夜饮。次早空心，将猪肉四两炙切片，蘸末细细嚼食。取下脓血为效。量人加减用。忌酒色油腻三日。儒门事亲。**漏疮水溢**乃肾虚也。牵牛末二钱半，入切开猪肾中，竹叶包定煨熟。空心食，温酒送下。借肾入肾，一纵一横，两得其便。恶水既泄，不复淋沥。直指方。**一切痈疽**发背，无名肿毒，年少气壮者。用黑、白牵牛各一合，布包捶碎，以好醋一碗，熬至八分，露一夜，次日五更温服。以大便出脓血为妙。名济世散。张三丰仙方。**湿热头痛**黑牵牛七粒，砂仁一粒，研末，井华水调汁，仰灌鼻中，待涎出即愈。圣济录。**气滞腰痛**牵牛不拘多少，以新瓦烧赤，安于上，自然一半生一半熟，不得拨动。取末一两，入硫黄末二钱半，同研匀，分作三分。每分用白面三匙，水和捍开，切作棋子。五更初以水一盏煮熟，连汤温下，痛即已。未住，隔日再作。予常有此疾，每发一服，痛即止。许学士本事方。

旋花本经上品

【释名】 **旋葍**苏恭**筋根**本经**续筋根**图经**鼓子花**图经**豚肠草**图经**美草**别录**天剑草**纲目**缠枝牡丹**〔恭曰〕旋花即平泽旋葍也。其根似筋，故一名筋根。〔炳曰〕旋葍当作葍旋，音福旋，用根入药。别有旋覆，音璇伏，用花入药。今云旋葍，误矣。〔颂曰〕别录言其根主续筋，故南人呼为续筋根。一名豚肠草，象形也。〔宗奭曰〕世俗谓之鼓子花，言其花形肖也。〔时珍曰〕其花不作瓣状，如军中所吹鼓子，故有旋花、鼓子之名。一种千叶者，色似粉红牡丹，俗呼为缠枝牡丹。

【集解】 〔别录曰〕旋花生豫州平泽。五月采，阴干。〔保升曰〕此旋葍花也。所在川泽皆有。蔓生，叶似薯蓣而狭长。花红色。根无毛节，蒸煮堪啖，味甘美，名筋根。二月、八月采[①]根，日干。〔宗奭曰〕今河北、汴西、关陕田野中甚

① 采：原脱，今据《证类本草》卷七补。

多，最难锄艾，治之又生。四五月开花。其根寸截，置土灌溉，涉旬苗生。韩保升说是矣。〔时珍曰〕旋花田野塍堑皆生，逐节延蔓，叶如波菜叶而小。至秋开花，如白牵牛花，粉红色，亦有千叶者。其根白色，大如筋。不结子。〔颂曰〕黔南施州出一种旋花，粗茎大叶无花，不作蔓，恐别是一物也。

【正误】 〔别录曰〕花一名金沸。〔弘景曰〕旋花东人呼为山姜，南人呼为美草。根似杜若，亦似高良姜。腹中冷痛，煮服甚效。作丸散服，辟谷止饥。近有人从江南还，用此术与人断谷，皆得半年[①]百日不饥不瘦。但志浅嗜深，不能久服尔。其叶似姜。花赤色，味辛，状如豆蔻，此旋花即其花也。今山东甚多。又注旋覆花曰：别有旋葍根，出河南，来北国亦有，形似芎䓖，惟合旋膏葍用之，余无所入。〔恭曰〕旋花乃旋葍花也，陶说乃山姜尔。山姜味辛，都非此类。又因旋覆花名金沸，遂作此花别名，皆误矣。又云从北国来者根似芎䓖，与高良姜全无仿佛，亦误也。

【气味】 **花：甘。根：辛，温，无毒。**〔时珍曰〕花、根、茎、叶并甘滑微苦，能制雄黄。

【主治】 **面皯黑色，媚好益气。根：主腹中寒热邪气。**本经。**利小便，久服不饥轻身。续筋骨，合金疮。**别录。**捣汁服，主丹毒热。**藏器。**补劳损，益精气。**时珍。

【发明】 〔时珍曰〕凡藤蔓之属，象人之筋，所以多治筋病。旋花根细如筋可啖，故别录言其久服不饥。时珍自京师还，见北土车夫每载之。云暮归煎汤饮，可补损伤。则益气续筋之说，尤可征矣。

【附方】 旧一，新一。**被斫断筋**旋葍根捣汁，沥疮中，仍以滓傅之。日三易半月即断筋便续。此方出苏景中疗奴有效者。王焘外台秘要。**秘精益髓**太乙金锁丹：用五色龙骨五两，覆盆子五两，莲花蕊四两，未开者，阴干，鼓子花三两，五月五日采之，鸡头子仁一百颗，并为末。以金樱子二百枚，去毛，木臼捣烂，水七升，煎浓汁一升，去渣。和药，杵二千下，丸梧子大。每空心温盐酒下三十丸。服之至百日，永不泄。如要泄，以冷水调车前末半合服之。忌葵菜。萨谦斋瑞竹堂方。

紫葳本经中品

校正：自木部移入此。

【释名】 **凌霄**苏恭**陵苕**本经**陵时**郭璞**女葳**甄权**茇华**本经**武威**吴普**瞿陵**吴普**鬼目**吴氏〔时珍曰〕俗谓赤艳曰紫葳葳，此花赤艳，故名。附木而上，高数丈，故曰凌霄。

【正误】 〔弘景曰〕是瞿麦根，方用至少。博物志云：郝晦行太行山北，得紫葳华。必当奇异。今瞿麦处处有之，不应乃在太行山。〔恭曰〕紫葳、瞿麦皆本经药，体性既乖，生处亦不相关。尔雅云：苕，一名陵苕。郭璞注云：一名陵时。又名凌霄，此为真也。〔颂曰〕孔颖达诗疏亦云：苕一名陵时，今本草无陵时之名，惟鼠尾草有之。岂所传不同，抑陶、苏之误耶?〔时珍曰〕按吴氏本草：紫葳一名瞿陵，陶弘景误作瞿麦字尔。鼠尾止名陵翘，无陵时，苏颂亦误矣。并正之。

【集解】 〔别录曰〕紫葳生西海川谷及山阳。〔恭曰〕此凌霄花也。连茎叶用。诗云：有苕之华，云其黄矣。尔雅云：陵苕：黄华，蔈，白华，茇，山中

---

① 年：原脱，今据《证类本草》卷七补。

亦有白花者。〔颂曰〕今处处皆有，多生山中，人家园圃亦或栽之。初作蔓生，依大木。久延至巅。其花黄赤，夏中乃盈。今医家多采花干之，入女科药用。〔时珍曰〕凌霄野生，蔓才数尺，得木而上，即高数丈，年久者藤大如杯。春初生枝，一枝数叶，尖长有齿，深青色。自夏至秋开花，一枝十余朵，大如牵牛花，而头开五瓣，赭黄色，有细点，秋深更赤。八月结荚如豆荚，长三寸许，其子轻薄如榆仁、马兜铃仁。其根长亦如兜铃根状，秋后采之，阴干。

花根同。

【气味】 **酸，微寒，无毒。**〔普曰〕神农、雷公、岐伯：辛。扁鹊：苦、咸。黄帝：甘，无毒。〔权曰〕畏卤硷。〔时珍曰〕花不可近鼻闻，伤脑。花上露入目，令人昏蒙。

【主治】 **妇人产乳余疾，崩中，癥瘕血闭，寒热羸瘦，养胎。**本经。**产后奔血不定，淋沥，主热风风痫，大小便不利，肠中结实。**甄权。**酒齄热毒风刺风，妇人血膈游风，崩中带下。**大明。

茎叶

【气味】 **苦，平，无毒。**

【主治】 **痿躄，益气。**别录。**热风身痒，游风风疹，瘀血带下。花及根功同。**大明。**治喉痹热痛，凉血生肌。**时珍。

【发明】 〔时珍曰〕凌霄花及根，甘酸而寒，茎叶带苦，手足厥阴经药也。行血分，能去血中伏火。故主产乳崩漏诸疾，及血热生风之证也。

【附方】 旧二，新十一。**妇人血崩**凌霄花为末。每酒服二钱，后服四物汤。丹溪纂要。**粪后下血**凌霄花浸酒频饮之。普济方。**消渴饮水**凌霄花一两，捣碎，水一盏半，煎一盏，分二服。圣济录。**婴儿不乳**百日内，小儿无故口青不饮乳。用凌霄花、大蓝叶、芒消、大黄等分，为末，以羊髓和丸梧子大。每研一丸，以乳送下，便可吃乳。热者可服，寒者勿服。昔有人休官后云游湖湘，修合此方，救危甚多。普济方。**久近风痫**凌霄花或根叶为末。每服三钱，温酒下。服毕，解发不住手梳，口噙冷水，温则吐去，再噙再梳，至二十口乃止。如此四十九日绝根。百无所忌。方贤奇效方。**通身风痒**凌霄花为末。酒服一钱。医学正传。**大风疠疾**洁古家珍用凌霄花五钱，地龙焙、僵蚕炒、全蝎炒，各七个，为末。每服二钱，温酒下。先以药汤浴过，服此出臭汗为效。儒门事亲加蝉蜕五品各九个，作一服。**鼻上酒齄**王璆百一选方用凌霄花、山卮子等分，为末。每茶服二钱，日二服，数日除根。临川曾子仁用之有效。杨氏家藏方用凌霄花半两，硫黄一两，胡桃四个，腻粉一钱，研膏，生绢包揩。**走皮趋疮**满颊满顶，浸淫湿烂，延及两耳，痒而出水，发歇不定，田野名悲羊疮。用凌霄花并叶煎汤，日日洗之。杨仁斋直指方。**妇人阴疮**紫葳为末，用鲤鱼脑或胆调搽。摘玄方。**耳卒聋闭**凌霄叶，杵取自然汁，滴之。斗门方。**女经不行**凌霄花为末，每服二钱，食前温酒下。徐氏胎产方。

【附录】 **骨路支**拾遗。〔藏器曰〕味辛，平，无毒。主上气浮肿，水气呕逆，妇人崩中，余血癥瘕，杀三虫。生昆仑国。苗似凌霄藤，根如青木香。越南亦有之，名飞藤①。

营实 墙蘼音眉。本经上品

【释名】 **蔷薇**别录**山棘**别录**牛棘**本经**牛勒**别录**刺花**纲目〔时珍曰〕此草蔓柔

---

① 附录一节，原错在本卷末，今移于此。

靡，依墙援而生，故名墙蘼。其茎多棘刺勒人，牛喜食之，故有山刺、牛勒诸名。其子成簇而生，如营星然，故谓之营实。

【集解】　〔别录曰〕营实生零陵川谷及蜀郡。八月、九月采，阴干。〔弘景曰〕营实即墙薇子也，以白花者为良。茎叶可煮作饮，其根亦可煮酿酒。〔保升曰〕所在有之。蔓生，茎间多刺。其花有百叶，八出六出，或赤或白。子若杜棠子。〔时珍曰〕蔷薇野生林堑间。春抽嫩蕻，小儿掐去皮刺食之。既长则成丛似蔓，而茎硬多刺。小叶尖薄有细齿。四五月开花，四出，黄心，有白色、粉红二者。结子成簇，生青熟红。其核有白毛，如金樱子核，八月采之。根采无时。人家栽玩者，茎粗叶大，延长数丈。花亦厚大，有白、黄、红、紫数色。花最大者名佛见笑，小者名木香，皆香艳可人，不入药用。南番有蔷薇露，云是此花之露水，香馥异常。

营实

【气味】　**酸，温，无毒。**〔别录曰〕微寒。

【主治】　**痈疽恶疮，结肉跌筋，败疮热气，阴蚀不瘳，利关节。**本经。**久服轻身益气。**别录。**治上焦有热，好瞑。**时珍。

【附方】　新一。**眼热昏暗**营实、枸杞子、地肤子各二两，为末。每服三钱，温酒下。圣惠方。

根

【气味】　**苦，涩，冷，无毒。**

【主治】　**止泄痢腹痛，五脏客热，除邪逆气，疽癞诸恶疮，金疮伤挞，生肉复肌。**别录。**治热毒风，除邪气，止赤白痢，肠风泻血，通结血，治牙齿痛，小儿疳虫肚痛，痈疽疥癣。**大明。**头疮白秃。**甄权。**除风热湿热，缩小便，止消渴。**时珍。

【发明】　〔时珍曰〕营实、蔷薇根，能入阳明经，除风热湿热，生肌杀虫，故痈疽疮癣古方常用，而泄痢、消渴、遗尿、好瞑，亦皆阳明病也。

【附方】　旧七，新五。**消渴尿多**蔷薇根一把，水煎，日服之。千金方。**小便失禁**蔷薇根煮汁饮，或为末酒服。野生白花者更良。圣惠方。**少小尿床**蔷薇根五钱，煎酒夜饮。外台秘要。**小儿疳痢**频数。用生蔷薇根洗切，煎浓汁细饮，以愈为度。千金方。**尸咽痛痒**语声不出。蔷薇根皮、射干一两，甘草炙半两，每服二钱，水煎服之。普济方。**口舌糜烂**蔷薇根，避风打去土，煮浓汁，温含冷吐。冬用根皮，夏用枝叶。口疮日久，延及胸中生疮，三年已上不瘥者，皆效。千金方。**小儿月蚀**蔷薇根四两，地榆二钱，为末。先以盐汤洗过，傅之。全幼心鉴。**痈肿疖毒**溃烂疼痛。用蔷薇皮更炙熨之。千金方。**筋骨毒痛**因患杨梅疮服轻粉毒药成者。野蔷薇根白皮洗三斤，水酒十斤，煮一炷香。每日任饮，以愈为度。邓笔峰杂兴方用刺蔷薇根三钱，五加皮、木瓜、当归、茯苓各二钱。以酒二盏，煎一盏，日服一次。**金疮肿痛**蔷薇根烧灰。每白汤服方寸匕，一日三服。抱朴子。**箭刺入肉**脓囊不出。以蔷薇根末掺之。服鼠扑，十日即穿皮出也。外台秘要。**骨哽不出**蔷薇根末。水服方寸匕，日三。同上。

叶

【主治】　**下疳疮。焙研，洗傅之。黄花者更良。**摄生方。

月季花纲目

【释名】　**月月红**见下。**胜春　瘦客　斗雪红**

【集解】　〔时珍曰〕处处人家多栽

插之，亦蔷薇类也。青茎长蔓硬刺，叶小于蔷薇，而花深红，千叶厚瓣，逐月开放，不结子也。

【气味】 **甘，温，无毒。**

【主治】 **活血，消肿，傅毒。**时珍。

【附方】 新一。**瘰疬未破**用月季花头二钱，沉香五钱，芫花炒三钱，碎锉，入大鲫鱼腹中，就以鱼肠封固，酒、水各一盏，煮熟食之，即愈。鱼须安粪水内游死者方效。此是家传方，活人多矣。谈野翁试验方。

栝楼本经中品

校正：并入图经天花粉。

【释名】 **果赢**音裸**瓜蒌**纲目**天瓜**别录**黄瓜**别录**地楼**本经**泽姑**别录**根名白药**图经**天花粉**图经**瑞雪**〔时珍曰〕赢与蓏同。许慎云：木上曰果，地下曰蓏。此物蔓生附木，故得兼名。诗云：果赢之实，亦施于宇①，是矣。栝楼即果赢二字音转也，亦作菰蔬，后人又转为瓜蒌，愈转愈失其真矣。古者瓜姑同音，故有泽姑之名。齐人谓之天瓜，象形也。雷敩炮炙论，以圆者为栝，长者为楼，亦出牵强，但分雌雄可也。其根作粉，洁白如雪，故谓之天花粉。苏颂图经重出天花粉，谬矣。今削之。

【集解】 〔别录曰〕栝楼生弘农川谷及山阴地。根入土深者良。生卤地者有毒。二月、八月采根曝干，三十日成。〔弘景曰〕出近道。藤生，状如土瓜而叶有叉。入土六七尺，大二三围者，服食亦用之。实入摩膏用。〔恭曰〕出陕州者，白实最佳。〔颂曰〕所在有之。三四月生苗，引藤蔓。叶如甜瓜叶而窄，作叉，有细毛。七月开花，似壶卢花，浅黄色。结实在花下，大如拳，生青，至九月熟，赤黄色。其形有正圆者，有锐而长者，功用皆同。根亦名白药，皮黄肉白。〔时珍曰〕其根直下生，年久者长数尺。秋后掘者结实有粉，夏月掘者有筋无粉，不堪用。其实圆长，青时如瓜，黄时如熟柿，山家小儿亦食之。内有扁子，大如丝瓜子，壳色褐，仁色绿，多脂，作青气。炒干捣烂，水熬取油，可点灯。

实

【修治】 〔敩曰〕凡使皮子茎根，其效各别。其栝，圆黄皮厚蒂小；楼则形长赤皮蒂粗。阴人服楼，阳人服栝。并去壳皮革膜及油。用根亦取大二三围者，去皮捣烂，以水澄粉用。〔时珍曰〕栝楼古方全用，后世乃分子瓤各用。

【气味】 **苦，寒，无毒。**〔时珍曰〕味甘，不苦。

【主治】 **胸痹，悦泽人面。**别录。**润肺燥，降火，治咳嗽，涤痰结，利咽喉，止消渴，利大肠，消痈肿疮毒。**时珍。**子：炒用，补虚劳口干，润心肺，治吐血，肠风泻血，赤白痢，手面皱。**大明。

【发明】 〔震亨曰〕栝楼实治胸痹者，以其味甘性润。甘能补肺，润能降气。胸中有痰者，乃肺受火逼，失其降下之令。今得甘缓润下之助，则痰自降，宜其为治嗽之要药也。且又能洗涤胸膈中垢腻郁热，为治消渴之神药。〔时珍曰〕张仲景治胸痹痛引心背，咳唾喘息，及结胸满痛，皆用栝楼实。乃取其甘寒不犯胃气，能降上焦之火，使痰气下降也。成无己不知此意，乃云苦寒以泻热。盖不尝其味原不苦，而随文傅会尔。

【附方】 旧十二，新二十八。**痰咳不止**瓜蒌仁一两，文蛤七分为末，以姜汁

① 宇：原作“宗”，字误，今据《诗经·豳风·东山》改。宇，屋檐。

澄浓脚，丸弹子大噙之。摘玄方。**干咳无痰**熟瓜蒌捣烂绞汁，入蜜等分，加白矾一钱，熬膏。频含咽汁。杨起简便方。**咳嗽有痰**熟瓜蒌十个，明矾二两，捣和饼阴干，研末，糊丸梧子大。每姜汤下五七十丸。医方摘要。**痰喘气急**瓜蒌二个，明矾一枣大，同烧存性研末。以熟萝卜蘸食，药尽病除。普济方。**热咳不止**用浓茶汤一钟，蜜一钟，大熟瓜蒌一个去皮，将瓤入茶蜜汤，洗去子，以碗盛，于饭上蒸，至饭熟取出。时时挑三四匙咽之。摘玄方。**肺热痰咳**胸膈塞满。用瓜蒌仁、半夏汤泡七次焙研，各一两，姜汁打面糊丸梧子大。每服五十丸，食后姜汤下。严用和济生方。**肺痿咳血**不止。用栝楼五十个连瓤瓦焙，乌梅肉五十个焙，杏仁去皮尖炒二十一个，为末。每用一捻，以猪肺一片切薄，掺末入内炙熟，冷嚼咽之，日二服。圣济录。**酒痰咳嗽**用此救肺。瓜蒌仁、青黛等分，研末，姜汁蜜丸芡子大。每噙一丸。丹溪心法。**饮酒发热**即上方研膏，日食数匙。一男子年二十病此，服之而愈。摘玄方。**饮酒痰澼**两胁胀满，时复呕吐，腹中如水声。栝楼实去壳焙一两，神曲炒半两，为末。每服二钱，葱白汤下。圣惠方。**小儿痰喘**咳嗽，膈热久不瘥。瓜蒌实一枚，去子为末，以寒食面和作饼子，炙黄再研末。每服一钱，温水化下，日三服，效乃止。刘河间宣明方。**妇人夜热**痰嗽，月经不调，形瘦者。用瓜蒌仁一两，青黛、香附童尿浸晒一两五钱，为末。蜜调，噙化之。丹溪心法。**胸痹痰嗽**胸痛彻背，心腹痞满，气不得通，及治痰嗽。大瓜蒌去瓤，取子炒熟，和壳研末，面糊丸梧子大。每米饮下二三十丸，日二服。杜壬方。**胸中痹痛**引背，喘息咳唾，短气，寸脉沉迟，关上紧数。用大栝楼实一枚切，薤白半斤，以酒七斤，煮二升，分再服。加半夏四两更善。仲景金匮方。**清痰利膈**治咳嗽。用肥大栝楼洗取子切焙，半夏四十九个汤洗十次捶焙，等分，为末，用洗栝楼水并瓤同熬成膏，和丸梧子大。每姜汤下三五十丸，良。杨文蔚方。**中风㖞斜**用瓜蒌绞汁，和大麦面作饼，炙熟熨之。正便止，勿令太过。圣惠方。**热病头痛**发热进退。用大栝楼一枚，取瓤细锉，置瓷碗中，用热汤一盏沐之，盖定良久，去滓服。圣惠方。**时疾发黄**狂闷烦热，不识人者。大瓜蒌实黄者一枚，以新汲水九合浸淘取汁，入蜜半合，朴消八分，合搅令消[①]尽。分再服，便瘥。苏颂图经本草。**小儿黄疸**眼黄脾热。用青瓜蒌焙研。每服一钱，水半盏，煎七分，卧时服。五更泻下黄物，立可。名逐黄散。普济方。**酒黄疸疾**方同上。**小便不通**腹胀。用瓜蒌焙研。每服二钱，热酒下。频服，以通为度。绍兴刘驻云：魏明州病此，御医用此方治之，得效。圣惠方。**消渴烦乱**黄栝楼一个，酒一盏，洗去皮子，取瓤煎成膏，入白矾末一两，丸梧子大。每米饮下十丸。圣惠方。**燥渴肠秘**九月、十月熟瓜蒌实，取瓤拌干葛粉，银石器中慢火炒熟，为末。食后、夜卧各以沸汤点服二钱。寇宗奭衍义。**吐血不止**栝楼泥固煅存性研三钱，糯米饮服，日再服。圣济录。**肠风下血**栝楼一个烧灰，赤小豆半两，为末。每空心酒服一钱。普济方。**久痢五色**大熟瓜蒌一个，煅存性，出火毒，为末，作一服，温酒服之。胡大卿一仆，患痢半年，杭州一道人传此而愈。本事方。**大肠脱肛**生栝楼捣汁，温服之。以猪肉汁洗手挼之令暖，自入。葛洪肘后方。**小儿脱肛**唇白齿焦，久则两颊光，眉赤唇焦，啼哭。黄

---

① 合搅令消：此四字原脱，今据《证类本草》卷八补。

瓜蒌一个，入白矾五钱在内，固济煅存性，为末，糊丸梧子大。每米饮下二十丸。摘玄方。**牙齿疼痛**瓜蒌皮、露蜂房烧灰擦牙，以乌桕根、荆柴根、葱根煎汤嗽之。危氏得效方。**咽喉肿痛**语声不出。经进方用栝楼皮、白僵蚕炒、甘草炒各二钱半，为末。每服三钱半，姜汤下。或以绵裹半钱，含咽。一日二服。名发声散。御药院方。**坚齿乌须**大栝楼一个开顶，入青盐二两，杏仁去皮尖三七粒，原顶合扎定，蚯蚓泥和盐固济，炭火煅存性，研末。每日揩牙三次，令热，百日有验。如先有白须，拔去以药投之，即生黑者。其治口齿之功，未易具陈。普济方。**面黑令白**栝楼瓤三两，杏仁一两，猪胰一具，同研如膏。每夜涂之，令人光润，冬月不皴。圣济录。**胞衣不下**栝楼实一个，取子细研，以酒与童子小便各半盏，煎七分，温服。无实，用根亦可。陈良甫妇人良方。**乳汁不下**瓜蒌子淘洗，控干炒香，瓦上翕令白色，酒服一钱匕，合面卧，一夜流出。姚僧坦集验方。**乳痈初发**大熟栝楼一枚熟捣，以白酒一斗，煮取四升，去滓。温服一升，日三服。子母秘录。**诸痈发背**初起微赤。栝楼捣末，井华水服方寸匕。梅师方**便毒初发**黄瓜蒌一个，黄连五钱，水煎，连服效。李仲南永类方。**风疮疥癞**生栝楼一二个打碎，酒浸一日夜。热饮。臞仙乾坤秘韫。**热游丹肿**栝楼子仁末二大两，酽醋调涂。杨氏产乳集验方。**杨梅疮痘**小如指顶，遍身者。先服败毒散，后用此解皮肤风热，不过十服愈。用栝楼皮为末，每服三钱，烧酒下，日三服。集简方。

根

【修治】 **天花粉**〔周定王曰〕秋冬采根，去皮寸切，水浸[1]，逐日换水，四五日取出，捣泥，以绢衣滤汁澄粉，晒干用。

【气味】 **苦，寒，无毒。**〔时珍曰〕甘、微苦、酸，微寒。〔之才曰〕枸杞为之使。恶干姜。畏牛膝、干漆。反乌头。

【主治】 **消渴身热，烦满大热，补虚安中，续绝伤。**本经。**除肠胃中痼热，八疸身面黄，唇干口燥短气，止小便利，通月水。**别录。**治热狂时疾，通小肠，消肿毒，乳痈发背，痔瘘疮疖，排脓生肌长肉，消扑损瘀血。**大明。

【发明】 〔恭曰〕用根作粉，洁白美好，食之大宜虚热人。〔杲曰〕栝楼根纯阴，解烦渴，行津液。心中枯涸者，非此不能除。与辛酸同用，导肿气。〔成无己曰〕津液不足则为渴。栝楼根味苦微寒，润枯燥而通行津液，是为渴所宜也。〔时珍曰〕栝楼根味甘微苦酸。其茎叶味酸。酸能生津，感召之理，故能止渴润枯。微苦降火，甘不伤胃。昔人只言其苦寒，似未深察。

【附方】 旧十二，新十二。**消渴饮水**千金方作粉法：取大栝楼根去皮寸切，水浸五日，逐日易水，取出捣研，滤过澄粉晒干。每服方寸匕，水化下，日三服。亦可入粥及乳酪中食之。肘后方用栝楼根薄切炙，取五两，水五升，煮四升，随意饮之。外台秘要用生栝楼根三十斤，以水一石，煮取一斗半，去滓，以牛脂五合，煎至水尽。用暖酒先食服如鸡子大，日三服，最妙。圣惠方用栝楼根、黄连三两为末，蜜丸梧子大。每服三十丸，日二服。又玉壶丸用栝楼根、人参等分，为末，蜜丸梧子大。每服三十丸，麦门冬汤下。**伤寒烦渴**思饮。栝楼根三两，水五升，煮一升，分二服。先以淡竹沥一斗，水二升，

---

① 浸：原作“温”，字误，今据《救荒本草》上卷改。

煮好银二两半，冷饮汁，然后服此。外台秘要。**百合病渴**栝楼根、牡蛎熬等分，为散。饮服方寸匕。永类方。**黑疸危疾**瓜蒌根一斤，捣汁六合，顿服。随有黄水从小便出。如不出，再服。杨起简便方。**小儿发黄**皮肉面目皆黄。用生栝楼根捣取汁二合，蜜二大匙和匀。暖服，日一服。广利方。**小儿热病**壮热头痛。用栝楼根末，乳汁调服半钱。圣惠方。**虚热咳嗽**天花粉一两，人参三钱，为末。每服一钱，米汤下。集简方。**偏疝痛极**劫之立住。用绵袋包暖阴囊。取天花粉五钱，以醇酒一碗浸之，自卯至午，微煎滚，露一夜。次早低凳坐定，两手按膝，饮下即愈，未下再一服。本草蒙筌。**小儿囊肿**天花粉一两，炙甘草一钱半，水煎，入酒服。全幼心鉴。**耳卒烘烘**栝楼根削尖，以腊猪脂煎三沸，取塞耳，三日即愈。肘后方。**耳聋未久**栝楼根三十斤细切，以水煮汁，如常酿酒，久服甚良。肘后方。**产后吹乳**肿硬疼痛，轻则为妒乳，重则为乳痈。用栝楼根末一两，乳香一钱，为末。温酒每服二钱。李仲南永类方。**乳汁不下**栝楼根烧存性，研末，饮服方寸匕。或以五钱，酒水煎服。杨氏产乳。**痈肿初起**孟诜食疗用栝楼根苦酒熬燥。捣筛，以苦酒和，涂纸上，贴之。杨文蔚方：用栝楼根、赤小豆等分，为末，醋调涂之。**天泡湿疮**天花粉、滑石等分，为末，水调搽之。普济方。**杨梅天泡**天花粉、川芎䓖各四两，槐花一两，为末，米糊丸梧子大。每空心淡姜汤下七八十丸。简便方。**折伤肿痛**栝楼根捣涂，重布裹之。热除，痛即止。葛洪肘后方。**箭镞不出**栝楼根捣傅之，日三易，自出。崔元亮海上方。**针刺入肉**方同上。**痘后目障**天花粉、蛇蜕洗焙等分，为末。羊子肝批开，入药在内，米泔汁煮熟，切食。次女病此，服之旬余而愈。周密齐东野语。

茎、叶

【气味】 **酸，寒，无毒。**

【主治】 **中热伤暑**。别录。

王瓜本经中品

【释名】 **土瓜**本经**钩𦼮**郭璞**老鸦瓜**图经**马瓟瓜**瓟音雹。**赤雹子**衍义**野甜瓜**纲目**师姑草**土宿**公公须**〔颂曰〕月令：四月王瓜生。即此也。均房间人呼为老鸦瓜，亦曰菟瓜。按尔雅云：黄，菟瓜。郭璞注云：似土瓜。而土瓜自谓之藈姑。又名钩𦼮，则菟瓜别是一物也。又曰：芴，菲。亦谓之土瓜。别是一物，非此土瓜也。异类同名甚多，不可不辨。〔时珍曰〕土瓜其根作土气，其实似瓜也。或云根味如瓜，故名土瓜。王字不知何义。瓜似雹子，熟则色赤，鸦喜食之，故俗名赤雹、老鸦瓜。一叶之下一须，故俚人呼为公公须。与地黄苗名婆婆奶，可为属对。

【集解】 〔别录曰〕生鲁地平泽田野，及人家垣墙间。三月采根，阴干。〔弘景曰〕今土瓜生篱院间。子熟时赤如弹丸。其根不入大方，正单行小小尔。郑玄注月令四月王瓜生，以为菝葜，殊谬矣。〔恭曰〕四月生苗延蔓，叶似栝楼叶，但无叉缺，有毛刺。五月开黄花。花下结子如弹丸，生青熟赤。根似葛而细多糁，谓之土瓜根。北间者，其子累累相连，大如枣，皮黄肉白。苗子相似，根状不同。若疗黄疸破血，南者大胜也。〔宗奭曰〕王瓜其壳径寸，长二寸许，上微圆，下尖长，七八月熟，红赤色。壳中子如螳螂头者，今人又谓之赤雹子。其根即土瓜根也。于细根上又生淡黄根，三五相连，如大指许。根与子两用。〔时珍曰〕王瓜三月生苗，其蔓多须，嫩时可茹。其叶圆如马蹄而有尖，面青背淡，涩而不光。六七月开五出小黄花成簇。结子累累，熟时有红黄二色，皮亦粗涩。根不似葛，但如栝楼根之小者，澄粉甚白腻，须深掘二三尺乃得正根。江西人栽之沃土，取根作蔬食，味如山药。

根

【气味】 **苦，寒，无毒。**〔权曰〕平。〔藏器曰〕有小毒，能吐下人。取汁制雄、汞。

【主治】 **消渴内痹，瘀血月闭，寒热酸疼，益气愈聋。**本经。**疗诸邪气，热结鼠瘘，散痈肿留血，妇人带下不通，下乳汁，止小便数不禁，逐四肢骨节中水，治马骨刺人疮。**别录。**天行热疾，酒黄病，壮热心烦闷，热劳，排脓，消扑损瘀血，破癥癖，落胎。**大明。**主蛊毒，小儿闪癖，痞满痰疟。并取根及叶捣汁，少少服，当吐下。**藏器。**利大小便，治面黑面疮。**时珍。

【附方】 旧五，新七。**小儿发黄**土瓜根生捣汁三合与服，不过三次。苏颂图经。**黄疸变黑**医所不能治，用土瓜根汁，平旦温服一小升，午刻黄水当从小便出。不出再服。**小便如泔**乃肾虚也。王瓜散：用王瓜根一两，白石脂二两，菟丝子酒浸二两，桂心一两，牡蛎粉一两，为末。每服二钱，大麦粥饮下。卫生宝鉴。**小便不通**土瓜根捣汁，入少水解之，筒吹入下部。肘后方。**大便不通**上方吹入肛门内。二便不通，前后吹之，取通。肘后方。**乳汁不下**土瓜根为末。酒服一钱，一日二服。杨氏产乳方。**经水不利带下**，少腹满，或经一月再见者，土瓜根散主之。土瓜根、芍药、桂枝、䗪虫各三两，为末。酒服方寸匕，日三服。仲景金匮方。**妇人阴癞**方同上。**一切漏疾**土瓜根捣傅之，燥则易。千金方。**中诸蛊毒**土瓜根大如指，长三寸，切，以酒半升，渍一宿。服当吐下。外台秘要。**面上痱痦**①土瓜根捣末，浆水和匀。入夜别以浆水洗面涂药，旦复洗之。百日光彩射人，夫妻不相识也。曾用有效。肘后方。**耳聋灸法**湿土瓜根，削半寸塞耳内，以艾灸七壮，每旬一灸，愈乃止。圣济录。

子

【气味】 **酸、苦，平，无毒。**

【主治】 **生用：润心肺，治黄病。炒用：治肺痿吐血，肠风泻血，赤白痢。**大明。**主蛊毒。**甄权。**反胃吐食。**时珍。

【附方】 新八。**消渴饮水**雹瓜去皮。每食后嚼二三两，五七度瘥。圣惠方。**传尸劳瘵**赤雹儿，俗名王瓜，焙为末。每酒服一钱。十药神书。**反胃吐食**马雹儿灯上烧存性一钱，入好枣肉、平胃散末二钱，酒服，食即可下。即野甜瓜，北方多有之。丹溪纂要。**痰热头风**悬栝楼一个，赤雹儿七个焙，大力子即牛蒡子焙四两，为末。每食后茶或酒服三钱。忌动风发热之物。**筋骨痛挛**马雹儿子炒开口，为末。酒服一钱，日二服。集简方。**赤目痛涩**不可忍。小圆瓜蒌，篱上大如弹丸、红色、皮上有刺者，九月、十月采，日干，槐花炒、赤芍药等分，为末。每服二钱，临卧温酒下。卫生家宝方。**瘀血作痛**赤雹儿烧存性，研末。无灰酒空心服二钱。集简方。**大肠下血**王瓜一两烧存性，地黄二两，黄连半两，为末，蜜丸梧子大。米饮下三十丸。指南方。

葛本经中品

校正：并入开宝葛粉。

【释名】 **鸡齐**本经**鹿藿**别录**黄斤**别录。〔时珍曰〕葛从曷，谐声也。鹿食九草，此其一种，故曰鹿藿。黄斤未详。

【集解】 〔别录曰〕葛根生汶山山

---

① 痦：《证类本草》作"瘰"，义同。

谷，五月采根，曝干。〔弘景曰〕即今之葛根，人皆蒸食之。当取入土深大者，破而日干之。南康、庐陵间最胜，多肉而少筋，甘美，但为药不及耳。〔恭曰〕葛虽除毒，其根入土五六寸已上者，名葛脰，脰者颈也。服之令人吐，以有微毒也。本经葛谷，即是其实也。〔颂曰〕今处处有之，江浙尤[①]多。春生苗，引藤蔓，长一二丈，紫色。叶颇似楸叶而小，色青。七月着花，粉紫色，似豌豆花，不结实。根形大如手臂，紫黑色，五月五日午时采根，曝干，以入土深者为佳，今人多作粉食。〔宗奭曰〕沣、鼎之间，冬月取生葛，捣烂入水中，揉出粉，澄成垛，入沸汤中良久，色如胶，其体甚韧，以蜜拌食，捺入生姜少许尤妙。又切入茶中待宾，虽甘而无益。又将生葛根煮熟，作果实卖，吉州、南安亦然。〔时珍曰〕葛有野生，有家种。其蔓延长，取治可作絺绤。其根外紫内白，长者七八尺。其叶有三尖，如枫叶而长，面青背淡。其花成穗，累累相缀，红紫色。其荚如小黄豆荚，亦有毛。其子绿色，扁扁如盐梅子核，生嚼腥气，八九月采之。本经所谓葛谷是也。唐·苏恭亦言葛谷是实，而宋·苏颂谓葛花不结实，误矣。其花晒干亦可炸食。

葛根

【气味】　**甘、辛，平，无毒**。〔别录曰〕生根汁：大寒。〔好古曰〕气平味甘，升也，阳也。阳明经行经的药也。

【主治】　**消渴，身大热，呕吐，诸痹，起阴气，解诸毒**。本经。**疗伤寒中风头痛，解肌发表出汗，开腠理，疗金疮，止胁风痛**。别录。**治天行上气呕逆，开胃下食，解酒毒**。甄权。**治胸膈烦热发狂，止血痢，通小肠，排脓破血。傅蛇蛊啮，罯毒箭伤**。大明。**杀野葛、巴豆、百药毒**。之才。**生者：堕胎。蒸食：消酒毒，可断谷不饥。作粉尤妙**。藏器。**作粉：止渴，利大小便，解酒，去烦热，压丹石，傅小儿热疮。捣汁饮，治小儿热痞**。开宝。**猘狗伤，捣汁饮，并末傅之**。苏恭。**散郁火**。时珍。

【发明】　〔弘景曰〕生葛捣汁饮，解温病发热。五月五日中时，取根为屑，疗金疮断血为要药，亦疗疟及疮，至良。〔颂曰〕张仲景治伤寒有葛根汤，以其主大热，解肌发腠理故也。〔元素曰〕升阳生津。脾虚作渴者，非此不除。勿多用，恐伤胃气。张仲景治太阳阳明合病，桂枝汤内加麻黄、葛根，又有葛根黄芩黄连解肌汤，是用此以断太阳入阳明之路，非即太阳药也。头颅痛如破，乃阳明中风，可用葛根葱白汤，为阳明仙药。若太阳初病，未入阳明而头痛者，不可便服升麻、葛根发之，是反引邪气入阳明，为引贼破家也。〔震亨曰〕凡瘢痘已见红点，不可用葛根升麻汤，恐表虚反增斑烂也。〔杲曰〕干葛其气轻浮，鼓舞胃气上行，生津液，又解肌热，治脾胃虚弱泄泻圣药也。〔徐用诚曰〕葛根气味俱薄，轻而上行，浮而微降，阳中阴也。其用有四：止渴一也，解酒二也，发散表邪三也，发疮疹难出四也。〔时珍曰〕本草十剂云：轻可去实，麻黄、葛根之属。盖麻黄乃太阳经药，兼入肺经，肺主皮毛；葛根乃阳明经药，兼入脾经，脾主肌肉。所以二味药皆轻扬发散，而所入迥然不同也。

【附方】　旧十五，新八。**数种伤寒**庸人不能分别，今取一药兼治。天行时气，初觉头痛，内热脉洪者。葛根四两，水二升，入豉一升，煮取半升服。捣生姜汁尤佳。伤寒类要。**时气头痛壮热**。生葛

---

① 尤：原作“犹”，字误，今据《证类本草》卷八改。

根洗净，捣汁一大盏，豉一合，煎六分，去滓分服，汗出即瘥。未汗再服。若心热，加卮子仁十枚。圣惠方。**伤寒头痛**二三日发热者。葛根五两，香豉一升，以童子小便八升，煎取二升，分三服。食葱粥取汗。梅师方。**妊娠热病**葛根汁一升，分三服。伤寒类要。**预防热病**急黄贼风。葛粉二升，生地黄一升，香豉半升，为散。每食后米饮服方寸匕，日三服。有病五服。庞安常伤寒论。**辟瘴不染**生葛捣汁一小盏服，去热毒气也。圣惠方。**烦躁热渴**葛粉四两，先以水浸粟米半升，一夜漉出，拌匀，煮熟以糜饮和食。食医心镜。**小儿热渴**久不止。葛根半两，水煎服。圣惠方。**干呕不息**葛根捣汁服一升，瘥。肘后方。**小儿呕吐**壮热食痫。葛粉二钱，水二合，调匀。倾入锡锣中，重汤烫熟，以糜饮和食。昝殷食医心镜。**心热吐血**不止。生葛捣汁半升，顿服。立瘥。广利方。**衄血不止**生葛，捣汁服。三服即止。圣惠方。**热毒下血**因食热物发者。生葛根二斤，捣汁一升，入藕一升，和服。梅师方。**伤筋出血**葛根捣汁饮。干者煎服。仍熬屑傅之。外台秘要。**臂腰疼痛**生葛根嚼之咽汁，取效乃止。肘后方。**金创中风**痉强欲死。生葛根四大两，以水三升，煮取一升，去滓分服。口噤者灌之。若干者，捣末调三指撮。仍以此及竹沥多服，取效。贞元广利方。**服药过剂**苦烦。生葛汁饮之。干者煎汁服。肘后方。**酒醉不醒**生葛汁，饮二升便愈。千金方。**诸药中毒**发狂烦闷，吐下欲死。葛根煮汁服。肘后方。**解中鸩毒**气欲绝者。葛粉三合，水三盏，调服。口噤者灌之。圣惠方。**虎伤人疮**生葛煮浓汁洗之。仍捣末，水服方寸匕，日夜五六服。梅师方。

葛谷

【气味】 **甘，平，无毒。**

【主治】 **下痢十岁已上**。本经。**解酒毒**。时珍。

葛花

【气味】 同谷。

【主治】 **消酒**。别录。〔弘景曰〕同小豆花干末酒服，饮酒不醉也。**肠风下血**。时珍。

叶

【主治】 **金疮止血，挼傅之**。别录。

蔓

【主治】 **卒喉痹。烧研，水服方寸匕**。苏恭。**消痈肿**。时珍。

【附方】 新三。**妇人吹乳**葛蔓烧灰，酒服二钱，三服效。卫生易简方。**疖子初起**葛蔓烧灰，水调傅之，即消。千金方。**小儿口噤**病在咽中，如麻豆许，令儿吐沫，不能乳食。葛蔓烧灰一字，和乳汁点之，即瘥。圣惠方。

【附录】 **铁葛**拾遗〔藏器曰〕根：味甘，温，无毒。主一切风，血气羸弱，令人性健。久服，治风缓偏风。生山南峡中。叶似枸杞，根如葛，黑色。

黄环本经下品狼跋子别录下品

【释名】 **凌泉**本经**大就**本经**就葛**唐本**生刍**吴普**根韭**吴普**实名狼跋子**别录**度谷**唐本〔时珍曰〕此物叶黄而圆，故名黄环，如萝摩呼白环之义。亦是葛类，故名就葛，跋乃狼足名，其荚似之，故曰狼跋子。

【集解】 〔别录曰〕黄环生蜀郡山谷。三月采根，阴干。〔普曰〕蜀黄环一名生刍。二月生苗，正赤，高二尺。叶黄圆端大，茎叶有汁黄白。五月实圆。三月采根，黄色从理，如车辐解。〔弘景曰〕似防已，亦作车辐理解。蜀都赋云，青珠黄环，即此。或云是大戟花，定非矣。用甚稀，市人鲜有识者。又曰：狼跋子出交广，形扁扁。制捣以杂米[①] 投水中，鱼无大小皆浮出而死。〔恭曰〕黄环惟襄阳大有，余处虽有亦稀，巴西人谓之就葛，今园庭亦种之。作藤生，大者茎径六七寸，根亦葛类，陶云似防已者，近之。取葛根误食之，吐利不止，土浆解之。此真黄环也。今太常收剑南来者，乃鸡屎葛根，非黄环也。其花紫色，其子名狼跋子，角生似皂荚。交广送入太常者，正是黄环子也。花实与葛同时。〔时珍曰〕吴普所说甚详，而唐宋本草不收何也？范子计然云：黄环出魏郡，以黄色者为善。

黄环根也。

【气味】 **苦，平，有毒。**〔普曰〕神农、黄帝：有毒。桐君、扁鹊：苦。〔权曰〕大寒，有小毒。〔之才曰〕鸢尾为之使。恶茯苓、防已、干姜。

【主治】 **蛊毒鬼疰鬼魅，邪气在脏中，除咳逆寒热。**本经。**治上气急及百邪。**甄权。**治痰嗽，消水肿，利小便。**时珍。

【附方】 新一。**水肿**黄环根晒干。每服五钱，水煎服，小便利为效。儒门事亲。

狼跋子

【气味】 **苦，寒，有小毒。**

【主治】 **恶疮蜗疥。杀虫鱼。**别录。**苦酒摩，涂疮疥效。**弘景。

天门冬本经上品

【释名】 **虋冬**音门**颠勒**本经**颠棘**尔雅**天棘**纲目**万岁藤**〔禹锡曰〕按尔雅云：蔷蘼，虋冬。注云：门冬也，一名满冬。抱朴子云：一名颠棘，或名地门冬，或名筵门冬。在东岳名淫羊藿，在中岳名天门冬，在西岳名管松，在北岳名无不愈，在南岳名百部，在京陆山阜名颠勒，在越人名浣草。虽处处有之，其名不同，其实一也。别有百部草，其根有百许如一，而苗小异，其苗似菝葜，惟可治咳，不中服食，须分别之。〔时珍曰〕草之茂者为虋，俗作门。此草蔓茂，而功同麦门冬，故曰天门冬，或曰天棘。尔雅云：髦，颠棘也。因其细叶如髦，有细棘也。颠、天，音相近也。按救荒本草云：俗名万岁藤。又名婆萝树。其形与治肺之功颇同百部，故亦名百部也。蔷蘼乃营实苗，而尔雅指为虋冬，盖古书错简也。

【集解】 〔别录曰〕天门冬生奉高山谷。二月、三月、七月、八月采根，曝干。〔弘景曰〕奉高，泰山下县名也。今处处有之，以高地大根味甘者为好。桐君药录云：蔓生，叶有刺，五月花白，十月实黑，数十枚。张华博物志云：天门冬茎间有逆刺。若叶滑者。名绨体，一名颠棘。挼根入汤，可以浣缣，素白如绒，纻类也。今越人名为浣草，胜于用灰。此非门冬，乃相似尔。按此说与桐君之说相乱。今人所采皆是有刺者，本名颠勒，亦粗相似，用此浣衣则净，不复更有门冬。恐门冬自一种，或即是浣草耶？又有百部，根亦相类，但苗异尔。〔恭曰〕此有二种：一种苗有刺而涩，一种无刺而滑，皆是门冬。俗云颠棘、浣草者，形貌诰之。虽作数名，终是一物。二根浣垢俱净，门冬、浣草，互名也。诰音命，目之也。〔颂曰〕处处有之。春生藤蔓，大如钗股，高至丈余。叶如茴香，极尖细而疏滑，有逆刺；亦有涩而无刺者，其叶如丝杉而细散，皆名天门冬。夏生细白花，亦有黄色及紫色者。秋结黑子，在其根枝旁。入伏后无花，暗结子。其根白或黄紫色，大如手指，圆实而长二三寸，大者为

① 米：原作“木”，义晦，今据《证类本草》卷十一改。

胜，一科一二十枚同撮，颇与百部根相类。洛中出者，大叶粗干，殊不相类。岭南者无花，余无他异。〔禹锡曰〕抱朴子言：生高地，根短味甜气香者为上；生水侧下地，叶似细蕴而微黄，根长而味多苦气臭者次之，若以服食，令人下气，为益又迟也。入山便可蒸煮，啖之断谷。或为散，仍取汁作酒服，散尤[①]佳。〔时珍曰〕生苗时，亦可以沃地栽种。子亦堪种，但晚成。

根

【修治】　〔弘景曰〕门冬采得蒸，剥去皮食之，甚甘美，止饥。虽曝干，尤脂润难捣，必须曝于日中或火烘之。今人呼苗为棘刺，煮作饮宜人，而终非真棘刺也。〔颂曰〕二、三、七、八月采根，蒸剥去皮，四破去心，曝干用。〔敩曰〕采得去皮心，用柳木甑及柳木柴蒸一伏时，洒酒令遍，更添火蒸。作小架去地二尺，摊于上，曝干用。

【气味】　**苦，平，无毒。**〔别录曰〕甘，大寒。〔好古曰〕气寒，味微苦而辛。气薄味厚，阳中之阴。入手太阴、足少阴经气分之药。〔之才曰〕垣衣、地黄、贝母为之使。畏曾青。〔损之曰〕服天门冬，禁食鲤鱼。误食中毒者，浮萍汁解之。捣汁，制雄黄、硇砂。

【主治】　**诸暴风湿偏痹，强骨髓，杀三虫，去伏尸。久服轻身益气，延年不饥。**本经。**保定肺气，去寒热，养肌肤，利小便，冷而能补。**别录。**肺气咳逆，喘息促急，肺痿生痈吐脓，除热，通肾气，止消渴，去热中风，治湿疥，宜久服。煮食之，令人肌体滑泽白净，除身上一切恶气不洁之疾。**甄权。**镇心，润五脏，补五劳七伤，吐血，治嗽消痰，去风热烦闷。**大明。**主心病，嗌干心痛，渴而欲饮，痿蹶嗜卧，足下热而痛。**好古。**润燥滋阴，清金降火。**时珍。**阳事不起，宜常服之。**思邈。

【发明】　〔权曰〕天门冬冷而能补，患人五虚而热者，宜加用之。和地黄为使，服之耐老头不白。〔宗奭曰〕治肺热之功为多。其味苦，专泄而不专收，寒多人禁服之。〔元素曰〕苦以泄滞血，甘以助元气，及治血妄行，此天门冬之功也。保定肺气，治血热侵肺，上气喘促，宜加人参、黄芪为主，用之神效。〔嘉谟曰〕天、麦门冬并入手太阴，驱烦解渴，止咳消痰。而麦门冬兼行手少阴，清心降火，使肺不犯邪，故止咳立效。天门冬复走[②]足少阴，滋肾助元，全其母气，故清痰殊功。盖肾主津液，燥则凝而为痰，得润剂则化，所谓治痰之本也。〔好古曰〕入[③]手太阴、足少阴经。营卫枯涸，宜以湿剂润之。天门冬、人参、五味、枸杞子同为生脉之剂，此上焦独取寸口之意。〔赵继宗曰〕五药虽为生脉之剂，然生地黄、贝母为天门冬之使，地黄、车前为麦门冬之使，茯苓为人参之使。若有君无使，是独行无功也。故张三丰与胡濙尚书长生不老方，用天门冬三斤，地黄一斤，乃有君而有使也。〔禹锡曰〕抱朴子言：入山便可以天门冬蒸煮啖之，取足以断谷。若有力可饵之。或作散、酒服，或捣汁作液、膏服。至百日丁壮兼倍，快于术及黄精也。二百日强筋髓，驻颜色。与炼成松脂同蜜丸服，尤善。杜紫微服之，御八十妾，一百四十岁，日行三百里。〔慎微曰〕列仙传云：赤须子食天门冬，齿落更生，细发复出。太原甘始服天门冬，在人间三百余

① 尤：原作“犹”，声之误，今据《证类本草》卷六改。

② 走：原脱，今据《本草蒙筌》卷一补。

③ 入：原脱，今据《汤液本草》卷中补。

年。圣化经云：以天门冬、茯苓等分，为末。日服方寸匕。则不畏寒，大寒时单衣汗出也。〔时珍曰〕天门冬清金降火，益水之上源，故能下通肾气，入滋补方合群药用之有效。苦脾胃虚寒人，单饵既久，必病肠滑，反成痼疾。此物性寒而润，能利大肠故也。

【附方】 旧三，新十四。**服食法**孙真人枕中记云：八九月采天门冬根，曝干为末。每服方寸匕，日三服。无问山中人间，久服补中益气，治虚劳绝伤，年老衰损，偏枯不随，风湿不仁，冷痹恶疮，痈疽癞疾。鼻柱败烂者，服之皮脱虫出。酿酒服，去癥病积聚，风痰颠狂，三虫伏尸，除湿痹，轻身益气，令人不饥，百日还年耐老。酿酒初熟微酸，久停则香美，诸酒不及也。忌鲻鱼。臞仙神隐云用干天门冬十斤，杏仁一斤，捣末，蜜渍。每服方寸匕。名仙人粮。**辟谷不饥**天门冬二斤，熟地黄一斤，为末，炼蜜丸弹子大。每温酒化三丸，日三服。居山远行，辟谷良。服至十日，身轻目明；二十日，百病愈，颜色如花；三十日，发白更黑，齿落重生；五十日，行及奔马；百日，延年。又法：天门冬捣汁，微火煎取五斗，入白蜜一斗，胡麻炒末二升，合煎至可丸，即止火。下大豆黄末，和作饼，径三寸，厚半寸。一服一饼，一日三服，百日已上有益。又法：天门冬末一升，松脂末一升，蜡、蜜一升和煎，丸如梧子大。每日早午晚各服三十丸。**天门冬酒**补五脏、调六腑，令人无病。天门冬三十斤，去心捣碎，以水二石，煮汁一石，糯米一斗，细曲十斤，如常炊酿，酒熟，日饮三杯。**天门冬膏**去积聚风痰，补肺，疗咳嗽失血，润五脏，杀三虫伏尸，除瘟疫，轻身益气，令人不饥。以天门冬流水泡过，去皮心，捣烂取汁，砂锅文武炭火煮，勿令大沸。以十斤为率，熬至三斤，却入蜜四两，熬至滴水不散。瓶盛埋土中一七，去火毒。每日早晚白汤调服一匙。若动大便，以酒服之。医方摘要。**肺痿咳嗽**吐涎沫。心中温温，咽燥而不渴。生天门冬捣汁一斗，酒一斗，饴一升，紫菀四合，铜器煎至可丸。每服杏仁大一丸，日三服。肘后方。**阴虚火动**有痰，不堪用燥剂者。天门冬一斤，水浸洗去心，取肉十二两，石臼捣烂，五味子水洗去核，取肉四两，晒干，不见火，共捣丸梧子大。每服二十丸，茶下。日三服。简便方。**滋阴养血**温补下元。三才丸：用天门冬去心，生地黄二两，二味用柳甑箅，以酒洒之，九蒸九晒，待干秤之。人参一两为末，蒸枣肉捣和，丸梧子大。每服三十丸，食前温酒下，日三服。洁古活法机要。**虚劳体痛**天门冬末，酒服方寸匕，日三。忌鲤鱼。千金方。**肺劳风热**止渴去热。天门冬去皮心，煮食。或曝干为末，蜜丸服，尤佳。亦可洗面。孟诜食疗。**妇人骨蒸**烦热浸汗，口干引饮，气喘。天门冬十两，麦门冬八两，并去心为末，以生地黄三斤，取汁熬膏，和丸梧子大。每服五十丸，以逍遥散去甘草，煎汤下。活法机要。**风颠发作**则吐，耳如蝉鸣，引胁牵痛。天门冬去心皮，曝捣为末。酒服方寸匕，日三服，久服食。外台秘要。**小肠偏坠**天门冬三钱，乌药五钱，以水煎服。吴球活人心统。**面黑令白**天门冬曝干，同蜜捣作丸，日用洗面。圣济总录。**口疮连年**不愈者。天门冬、麦门冬并去心，玄参等分，为末，炼蜜丸弹子大。每噙一丸。乃僧居寮所传方也。齐德之外科精义。**诸般痈肿**新掘天门冬三五两，洗净，沙盆擂细，以好酒滤汁，顿服。未效，再服必愈。此祖传经验方也。虞抟医学正传。

百部别录中品

【释名】 **婆妇草**日华**野天门冬**纲目。〔时珍曰〕其根多者百十连属，如部伍然，故以名之。

【集解】 〔弘景曰〕山野处处有之。其根数十相连，似天门冬而苦强，但苗异尔。博物志云：九真一种草似百部，但长大尔。悬火上令干，夜取四五寸切短，含咽汁，主暴嗽甚良，名为嗽药。疑此即百部也。其土肥润，是以长大也。〔藏器曰〕天门冬根有十余茎，圆短，实润味甘；百部多者五六十茎，长尖内虚，味苦不同，苗蔓亦别。今人以门冬当百部，说不明也。〔颂曰〕今江、湖、淮、陕、齐、鲁州郡皆有之。春生苗，作藤蔓。叶大而尖长，颇似竹叶，面青色而光。根下一撮十五六枚，黄白色，二、三、八月采，曝干用。〔时珍曰〕百部亦有细叶如茴香者，其茎青，肥嫩时亦可煮食。其根长者近尺，新时亦肥实，但干则虚瘦无脂润尔。生时擘开去心曝之。郑樵通志言叶如薯蓣者，谬矣。

根

【修治】 〔敩曰〕凡采得以竹刀劈，去心皮花，作数十条，悬檐下风干。却用酒浸一宿，漉出焙干，锉用。或一窠八十三条者，号曰地仙苗。若修事饵之，可千岁也。

【气味】 **甘，微温，无毒。**〔权曰〕甘，无毒。〔大明曰〕苦，无毒。〔恭曰〕微寒，有小毒。〔时珍曰〕苦、微甘，无毒。

【主治】 **咳嗽上气。火炙酒渍饮之。**别录。**治肺热，润肺。**甄权。**治传尸骨蒸劳，治疳，杀蛔虫、寸白、蛲虫，及一切树木蛀虫，烬之即死。杀虱及蝇蠓。**大明。〔弘景曰〕作汤洗牛犬，去虱。**火炙酒浸空腹饮，治疥癣，去虫蚕蛟毒。**藏器。

【发明】 〔时珍曰〕百部亦天门冬之类。故皆治肺病杀虫。但百部气温而不寒，寒嗽宜之；天门冬性寒而不热，热嗽宜之，此为异耳。

【附方】 旧五，新五。**暴咳嗽**张文仲方用百部根渍酒。每温服一升，日三服。葛洪方用百部、生姜各捣汁等分，煎服二合。续十全方用百部藤根捣自然汁，和蜜等分，沸汤煎膏噙咽。普济方治卒咳不止。用百部根悬火上炙干，每含咽汁，勿令人知。**小儿寒嗽**百部丸：用百部炒，麻黄去节，各七钱半，为末。杏仁去皮尖炒，仍以水略煮三五沸，研泥。入熟蜜和丸皂子大。每服二三丸，温水下。钱乙小儿方。**三十年嗽**百部根二十斤，捣取汁，煎如饴。服方寸匕，日三服。深师加蜜二斤。外台加饴一斤。千金方。**遍身黄肿**掘新鲜百条根，洗捣，罨脐上。以糯米饭半升，拌水酒半合，揉软盖在药上，以帛包住。等一二日后，口内作酒气，则水从小便中出，肿自消也。百条根一名野天门冬，一名百奶，状如葱头，其苗叶柔细，一根下有百余个数。杨氏经验方。**误吞铜钱**百部根四两，酒一升，渍一宿，温服一升，日再服。外台秘要。**百虫入耳**百部炒研，生油调一字于耳门上。圣济录。**熏衣去虱**百部、秦艽为末，入竹笼烧烟熏之，自落。亦可煮汤洗衣。经验方。

【附录】 **白并**〔别录曰〕味苦，无毒。主肺咳上气，行五藏，令百病不起。一名王富，一名箭杆。生山陵。叶如小竹，根黄皮白。三月、四月采根，曝干。〔时珍曰〕此物气味主治俱近百部，故附之。

何首乌宋开宝

【释名】 **交藤**本传**夜合**本传**地精**本传**陈知白**开宝**马肝石**纲目**桃柳藤**日华**九真藤**纲目**赤葛**斗门**疮帚**纲目**红内消**〔大明曰〕其药本草无名，因何首乌见藤夜交，便即采食有功，因以采人为名尔。〔时珍曰〕汉武时，有马肝石能乌人发，故后人隐此名，亦曰马肝石。赤者能消肿毒，外科呼为疮帚、红内消。斗门方云：取根若获九数者，服之乃仙。故名九真藤。

【集解】 〔颂曰〕何首乌本出顺州南河县，今在处有之，岭外、江南诸州皆有，以西洛、嵩山及河南柘城县者为胜。春生苗，蔓延竹木墙壁间，茎紫色。叶叶相对如薯蓣，而不光泽。夏秋开黄白花，如葛勒花。结子有棱，似荞麦而杂小，才如粟大。秋冬取根，大者如拳，各有五棱瓣，似小甜瓜。有赤白二种：赤者雄，白者雌。一云：春采根，秋采花。九蒸九曝，乃可服。此药本名交藤，因何首乌服而得名也。唐元和七年，僧文象遇茅山老人，遂传此事。李翱乃著何首乌传云：何首乌者，顺州南河县人。祖名能嗣，父[①]名延秀。能嗣本名田儿，生而阉弱，年五十八，无妻子，常慕道术，随师在山。一日醉卧山野，忽见有藤二株，相去三尺余，苗蔓相交，久而方解，解了又交。田儿惊讶其异，至旦遂掘其根归。问诸人，无识者。后有山老忽来。示之。答曰：子既无嗣，其藤乃异，此恐是神仙之药，何不服之。遂杵为末，空心酒服一钱。七日而思人道，数月似强健，因此常服，又加至二钱。经年旧疾皆痊，发乌容少。十年之内，即生数男，乃改名能嗣。又与其子延秀服，皆寿百六十岁。延秀生首乌。首乌服药，亦生数子，年百三十岁，发犹黑。有李安期者，与首乌乡里亲善，窃得方服，其寿亦长，遂叙其事传之云。何首乌，味甘性温无毒，茯苓为使。治五痔腰膝之病，冷气心痛，积年劳瘦痰癖，风虚败劣，长筋力，益精髓，壮气驻颜，黑发延年，妇人恶血痿黄，产后诸疾，赤白带下，毒气入腹，久痢不止，其功不可具述。一名野苗，二名交藤，三名夜合，四名地精，五名何首乌。本出处州，江南诸道皆有。苗如木藁，叶有光泽，形如桃柳，其背偏，皆单生不相对。有雌雄：雄者苗色黄白，雌者黄赤。根远不过三尺，夜则苗蔓相交，或隐化不见。春末、夏中、秋初三时，候晴明日兼雌雄采之。乘润以布帛拭去泥土，勿损皮，烈日曝干，密器贮之，每月再曝。用时去皮为末，酒下最良。遇有疾，即用茯苓汤下为使。凡服用偶日二、四、六、八日，服讫，以衣覆汗出，导引尤良。忌猪肉血、羊血、无鳞鱼，触药无力。其根形大如拳连珠，其有形如鸟兽山岳之状者，珍也。掘得去皮生吃，得味甘甜，可休粮。赞曰：神效胜道，著在仙书。雌雄相交，夜合昼[②]疏。服之去谷，日居月诸。返老还少，变安病躯。有缘者遇，最尔自如。明州刺史李远附录云：何首乌以出南河县及岭南恩州、韶州、潮州、贺州、广州、潘州四会县者为上。邕州、桂州、康州、春州、高州、勒州、循州晋兴县出者次之，真仙草也。五十年者如拳大，号山奴，服之一年，发髭青黑；一百年者，如碗大，号山哥，服之一年，颜色红悦；一百五十年者，如盆大，号山伯，服之一年，齿落更生；二百年者，如斗栲栳大，号山翁，服之一年，

---

① 父：原作“又”，字误，今据《证类本草》卷十一改。

② 昼：原作“尽”，字误，今据《证类本草》卷十一改。

颜如童子，行及奔马；三百年者，发三斗栲栳大，号山精，纯阳之体，久服成地仙也。〔时珍曰〕凡诸名山、深山产者，即大而佳也。

根

【修治】 〔志曰〕春夏秋采其根，雌雄并用。乘湿以布拭去土，曝干。临时以苦竹刀切，米泔浸经宿，曝干，木杵臼捣之。忌铁器。〔慎微曰〕方用新采者，去皮，铜刀切薄片，入甑内，以瓷锅蒸之。旋以热水从上淋下，勿令满溢，直候无气息，乃取出曝干用。〔时珍曰〕近时治法：用何首乌赤白各一斤，竹刀刮去粗皮，米泔浸一夜，切片。用黑豆三斗，每次用三升三合三勺，以水泡过。砂锅内铺豆一层，首乌一层，重重铺尽，蒸之。豆熟，取出去豆，将何首乌晒干，再以豆蒸。如此九蒸九晒，乃用。

【气味】 **苦、涩，微温，无毒。**〔时珍曰〕茯苓为之使。忌诸血、无鳞鱼、萝卜、蒜、葱、铁器，同于地黄。能伏朱砂。

【主治】 **瘰疬，消痈肿，疗头面风疮，治五痔，止心痛，益血气，黑髭发，悦颜色。久服长筋骨，益精髓，延年不老。亦治妇人产后及带下诸疾。**开宝。**久服令人有子，治腹脏一切宿疾，冷气肠风。**大明。**泻肝风。**好古。

【发明】 〔时珍曰〕何首乌，足厥阴、少阴药也。白者入气分，赤者入血分。肾主闭藏，肝主疏泄。此物气温，味苦涩。苦补肾，温补肝，涩[①]能收敛精气。所以能养血益肝，固精益肾，健筋骨，乌髭发，为滋补良药。不寒不燥，功在地黄、天门冬诸药之上。气血太和，则风虚痈肿瘰疬诸疾可知矣。此药流传虽久，服者尚寡。嘉靖初，邵应节真人，以七宝美髯丹方上进。世宗肃皇帝服饵有效，连生皇嗣。于是何首乌之方，天下大行矣。宋怀州知州李治，与一武臣同官。怪其年七十余而轻健，面如渥丹，能饮食。叩其术，则服何首乌丸也。乃传其方。后治得病，盛暑中半体无汗，已二年，窃自忧之。造丸服至年余，汗遂浃体。其活血治风之功，大有补益。其方用赤白何首乌各半斤，米泔浸三夜，竹刀刮去皮，切焙，石臼为末，炼蜜丸梧子大。每空心温酒下五十丸。亦可末服。

【附方】 旧四，新十二。**七宝美髯丹**乌须发，壮筋骨，固精气，续嗣延年。用赤白何首乌各一斤，米泔水浸三四日，瓷片刮去皮，用淘净黑豆二升，以砂锅木甑，铺豆及首乌，重重铺盖蒸之。豆熟，取出去豆，暴干，换豆再蒸，如此九次，暴干为末。赤白茯苓各一斤，去皮研末，以水淘去筋膜及浮者，取沉者捻块，以人乳十碗浸匀，晒干研末。牛膝八两去苗，酒浸一日，同何首乌第七次蒸之，至第九次止，晒干。当归八两，酒浸晒。菟丝子八两，酒浸生芽，研烂晒。补骨脂四两，以黑脂麻炒香。并忌铁器，石臼为末，炼蜜和丸弹子大，一百五十丸。每日三丸。侵晨酒下，午时姜汤下，卧时盐汤下。其余并丸梧子大，每日空心酒服一百丸，久服极验。忌见前。积善堂方。**服食滋补**和剂局方：何首乌丸：专壮筋骨，长精髓，补血气。久服黑须发，坚阳道，令人多子，轻身延年。月计不足，岁计有余。用何首乌三斤，铜刀切片，干者以米泔水浸软切之。牛膝去苗一斤，切。以黑豆一斗，淘净。用木甑铺豆一层，铺药一层，重重铺尽，瓦锅蒸至豆熟。取出去豆曝干，换豆又蒸，如此三次。为末，蒸枣肉，和丸梧子大。每服三五十丸，空心温

① 涩：原脱，今据上下文义补。

酒下。忌见前。郑岩山中丞方：只用赤白何首乌各半斤，去粗皮阴干，石臼杵末。每旦无灰酒服二钱。积善堂方用赤白何首乌各半，极大者，八月采，以竹刀削去皮，切片，用米泔水浸一宿，晒干。以壮妇男儿乳汁拌晒三度，候干，木臼舂为末。以密云枣肉和杵，为丸如梧子大。每服二十丸，每十日加十丸，至百丸止，空心温酒、盐汤任下。一方不用人乳。笔峰杂兴方用何首乌雌雄各半斤，分作四分：一分用当归汁浸，一分生地黄汁浸，一分旱莲汁浸，一分人乳浸。三日取出，各曝干，瓦焙，石臼为末，蒸枣肉和丸梧子大。每服四十丸，空心百沸汤下。禁忌见前。**骨软风疾**腰膝疼，行步不得，遍身瘙痒。用何首乌大而有花纹者，同牛膝各一斤，以好酒一升，浸七宿，曝干，木臼杵末，枣肉和丸梧子大。每一服三十五丸，空心酒下。经验方。**宽筋治损**何首乌十斤，生黑豆半斤，同煎熟，皂荚一斤烧存性，牵牛十两炒取头末，薄荷十两，木香、牛膝各五两，川乌头炮二两，为末，酒糊丸梧子大。每服三十丸，茶汤下。永类方。**皮里作痛**不问何处。用何首乌末，姜汁调成膏涂之，以帛裹住，火炙鞋底熨之。经验方。**自汗不止**何首乌末，津调，封脐中。集简方。**肠风脏毒**下血不止。何首乌二两，为末。食前米饮服二钱。圣惠方。**小儿龟背**龟尿调红内消，点背上骨节，久久自安。**破伤血出**何首乌末，傅之，即止，神效。笔峰杂兴方。**瘰疬结核**或破或不破，下至胸前者，皆治之。用九真藤，一名赤葛，即何首乌。其叶如杏，其根如鸡卵，亦类疬子。取根洗净，日日生嚼，并取叶捣涂之，数服即止。其药久服，延年黑发，用之神效。斗门方。**痈疽毒疮**红内消不限多少，瓶中文武火熬煎，临熟入好无灰酒相等，再煎数沸，时时饮之。其滓焙研为末，酒煮面糊丸梧子大。空心温酒下三十丸，疾退宜常服之。即赤何首乌也，建昌产者良。陈自明外科精要。**大风疠疾**何首乌大而有花文者一斤，米浸一七，九蒸九晒，胡麻四两，九蒸九晒，为末。每酒服二钱，日二。圣惠方。**疥癣满身**不可治者。何首乌、艾叶等分，水煎浓汤洗浴。甚能解痛，生肌肉。王衮博济方。

茎、叶

【主治】　**风疮疥癣作痒，煎汤洗浴，甚效。**时珍。

萆薢别录中品

【释名】　**赤节**别录**百枝**吴普**竹木**炮炙论**白菝葜**〔时珍曰〕萆薢名义未详。日华本草言时人呼为白菝葜，象形也。赤节、百枝，与狗脊同名。

【集解】　〔别录曰〕萆薢生真定山谷。二月、八月采根，曝干。〔弘景曰〕今处处有之。根似菝葜而小异，根大，不甚有角节，色小浅。〔恭曰〕此有二种：茎有刺者根白实，无刺者根虚软，软者为胜。蔓生，叶似薯蓣。〔颂曰〕今河、峡、汴东、荆、蜀诸郡皆有之。作蔓生，苗叶俱青。叶作三叉，似山薯，又似绿豆叶。花有黄、红、白数种，亦有无花结白子者。根黄白色，多节，三指许大。春秋采根，曝干。今成德军所产者，根亦如山薯而体硬，其苗引蔓，叶似荞麦，子三棱，不拘时月采根，利刀切片，曝干用。〔时珍曰〕萆薢蔓生，叶似菝葜而大如碗，其根长硬，大者如商陆而坚。今人皆以土茯苓为萆薢，误矣。茎叶根苗皆不同。吴普本草又以萆薢为狗脊，亦误矣。详狗脊下。宋史以怀庆萆薢充贡。

根

【气味】　**苦，平，无毒。**〔别录曰〕

甘。〔之才曰〕薏苡为之使，畏葵根、大黄、柴胡、前胡。

【主治】 **腰脊痛强，骨节风寒湿周痹，恶疮不瘳，热气。**本经。**伤中恚怒，阴痿失溺，老人五缓，关节老血。**别录。**冷风㿗痹，腰脚瘫缓不遂，手足惊掣，男子臂腰痛，久冷，肾间有膀胱宿水。**甄权。**头旋痫疾，补水脏，坚筋骨，益精明目。中风失音。**大明。**补肝虚。**好古。**治白浊茎中痛，痔瘘坏疮。**时珍。

【发明】 〔时珍曰〕萆薢，足阳明、厥阴经药也。厥阴主筋属风，阳明主肉属湿。萆薢之功，长于去风湿。所以能治缓弱㿗痹遗浊恶疮诸病之属风湿者。萆薢、菝葜、土茯苓三物，形虽不同，而主治之功不相远，岂亦一类数种乎？雷敩炮炙论序云：囊皱漩多，夜煎竹木。竹木，萆薢也。漩多白浊，皆是湿气下流。萆薢能除阳明之湿而固下焦，故能去浊分清。杨倓家藏方，治真元不足，下焦虚寒，小便频数，白浊如膏，有萆薢分清饮，正此意也。又杨子建万全护命方云：凡人小便频数，不计度数，便时茎内痛不可忍者，此疾必先大腑秘热不通，水液只就小肠，大腑愈加干竭，甚则浑身热，心躁思凉水，如此即重证也。此疾本因贪酒色，积有热毒腐物瘀血之类，随虚水入于小肠，故便时作痛也。不饮酒者，必平生过食辛热荤腻之物，又因色伤而然。此乃小便频数而痛，与淋证涩而痛者不同也。宜用萆薢一两，水浸少时，以盐半两同炒，去盐为末。每服二钱，水一盏，煎八分，和滓服之，使水道转入大肠。仍以葱汤频洗谷道，令气得通，则小便数及痛自减也。

【附方】 旧二，新三。**腰脚痹软**行履不稳者。萆薢二十四分，杜仲八分，捣筛。每旦温酒服三钱匕，禁牛肉。唐德宗贞元广利方。**小便频数**川萆薢一斤，为末，酒糊丸梧子大。每盐酒下七十丸。集玄方。**白浊频数**漩面如油，澄下如膏，乃真元不足，下焦虚寒。萆薢分清饮：用萆薢、石菖蒲、益智仁、乌药等分。每服四钱，水一盏，入盐一捻，煎七分，食前温服，日一服，效乃止。**肠风痔漏**如圣散：用萆薢、贯众去土等分，为末。每服三钱，温酒空心服之。孙尚药传家秘宝方。**头痛发汗**萆薢、旋覆花、虎头骨酥炙等分，为散。欲发时，以温酒服二钱，暖卧取汗，立瘥。圣济录。

菝葜上蒲八切，下弃八切。别录中品

【释名】 **菝葀**同葜**金刚根**日华**铁菱角**纲目**王瓜草**日华。〔时珍曰〕菝葀犹𫇘𦼳也。𫇘𦼳，短也。此草茎蔓强坚短小。故名菝葀。而江浙人谓之菝葜根，亦曰金刚根，楚人谓之铁菱角，皆状其坚而有尖刺也。郑樵通志云：其叶颇近王瓜，故名王瓜草。

【集解】 〔别录曰〕生山野。二月、八月采根，曝干。〔弘景曰〕此有三种，大略根苗并相类。菝葜茎紫而短小，多刺，小减萆薢而色深，人用作饮。〔恭曰〕陶云三种，乃狗脊、菝葜、萆薢相类，非也。萆薢有刺者，叶粗相类，根不相类。萆薢细长而白色，菝葜根作块结，黄赤色，殊非狗脊之流。〔颂曰〕今近道及江浙州郡多有之。苗茎成蔓，长二三尺，有刺。其叶如冬青、乌药叶而差大。秋生黄花，结黑子如樱桃大。其根作块，人呼金刚根。〔时珍曰〕菝葜山野中甚多。其茎似蔓而坚强，植生有刺。其叶团大，状如马蹄，光泽似柿叶，不类冬青。秋开黄花，结红子。其根甚硬，有硬须如刺。其叶煎饮酸涩。野人采其根叶，入染家用，名铁菱角。吴普本草以菝葜为狗脊，非矣。详见狗脊下。

根

【气味】 **甘、酸，平、温，无毒。**

【主治】 **腰背寒痛，风痹，益血气，止小便利。**别录。**治时疾瘟瘴。**大明。**补肝经风虚。**好古。**治消渴，血崩，下痢。**时珍。

【发明】 〔时珍曰〕菝葜，足厥阴、少阴药。气温味酸，性涩而收，与萆薢仿佛。孙真人元旦所饮辟邪屠苏酒中亦用之。〔颂曰〕取根浸赤汁，煮粉食，辟瘴。

【附方】 新五。**小便滑数**金刚骨为末。每服三钱，温酒下，睡时。儒门事亲方。**沙石淋疾**重者，取去根本。用菝葜二两，为末。每米饮服二钱，后以地椒煎汤浴腰腹，须臾即通也。圣济录。**消渴不止**菝谷即菝葜，㕮咀半两，水三盏，乌梅一个，煎一盏，温服。普济方。**下痢赤白**金刚根、蜡茶等分，为末。白梅肉捣丸芡子大。每服五七丸，小儿三丸，白痢甘草汤下，赤痢乌梅汤下。卫生易简方。**风毒脚弱**痹满上气，田舍贫家用此最良。菝葜洗锉一斛，以水三斛，煮取九斗，渍曲去滓，取一斛渍饮，如常酿酒。任意日饮之。肘后方。

土茯苓纲目

校正：并入拾遗禹余粮。

【释名】 **土萆薢**纲目**刺猪苓**图经**山猪粪**纲目**草禹余粮**拾遗**仙遗粮**纲目**冷饭团**纲目**硬饭**纲目**山地栗**纲目〔时珍曰〕按陶弘景注石部禹余粮云：南中平泽有一种藤生，叶如菝葜，根作块有节，似菝葜而色赤，味如薯蓣，亦名禹余粮。言昔禹行山乏食，采此充粮而弃其余，故有此名。观陶氏此说，即今土茯苓也。故今尚有仙遗粮、冷饭团之名，亦其遗意，陈藏器本草草禹余粮，苏颂图经猪苓下刺猪苓，皆此物也，今皆并之。茯苓、猪苓、山地栗、皆象形也。俗又名过冈龙，谬称也。

【集解】 〔藏器曰〕草禹余粮生海畔山谷。根如盏连缀，半在土上，皮如茯苓，肉赤味涩。人取以当谷食，不饥。〔颂曰〕施州一种刺猪苓，蔓生。春夏采根，削皮焙干。彼土人用傅疮毒，殊效。〔时珍曰〕土茯苓，楚、蜀山箐中甚多，蔓生如莼，茎有细点。其叶不对，状颇类大竹叶而质厚滑，如瑞香叶而长五六寸。其根状如菝葜而圆，其大若鸡鸭子，连缀而生，远者离尺许，近或数寸，其肉软，可生啖。有赤白二种，入药用白者良。按东山经云：鼓镫[①]之山有草焉，名曰荣草[②]，其叶如柳，其本如鸡卵，食之已风。恐即此也。昔人不知用此。近时弘治、正德间，因杨梅疮盛行，率用轻粉药取效，毒留筋骨，溃烂终身，至人用此，遂为要药。诸医无从考证，往往指为萆薢及菝葜。然其根苗迥然不同，宜参考之。但其功用亦颇相近，盖亦萆薢、菝葜之类也。

根

【气味】 **甘、淡，平，无毒。**〔时珍曰〕忌茶茗。

【主治】 **食之当谷不饥，调中止泄，健行不睡。**藏器。**健脾胃，强筋骨，去风湿，利关节，止泄泻，治拘挛骨痛，恶疮痈肿。解汞粉、银朱毒。**时珍。

【发明】 〔机曰〕近有好淫之人，多病杨梅毒疮，药用轻粉，愈而复发，久则肢体拘挛，变为痈漏，延绵岁月，竟致废笃。惟锉土萆薢三两，或加皂荚、牵牛各一钱，水六碗，煎三碗，分三服，不数剂，多瘥。盖此疾始由毒气干于阳明而发，加以轻粉燥烈，久而水衰，肝挟相火

---

① 镫：原作“证”，字误，今据《山海经》卷五改。

② 草：原作“莫”，字误，今据《山海经》卷五改。

来凌脾土。土属湿，主肌肉，湿热郁蓄于肌腠，故发为痈肿，甚则拘挛，内经所谓湿气害人皮肉筋骨是也。土萆薢甘淡而平，能去脾湿，湿去则营卫从而筋脉柔，肌肉实而拘挛痈漏愈矣。初病服之不效者，火盛而湿未郁也。此药长于去湿，不能去热，病久则热衰气耗而湿郁为多故也。〔时珍曰〕杨梅疮古方不载，亦无病者。近时起于岭表，传及四方。盖岭表风土卑炎，岚瘴熏蒸，饮啖辛热，男女淫猥。湿热之邪积畜既深，发为毒疮，遂致互相传染，自南而北，遍及海宇，然皆淫邪之人病之。其类有数种，治之则一也。其证多属厥阴、阳明二经，而兼乎他经。邪之所在，则先发出，如兼少阴、太阴则发于咽喉，兼太阳、少阳则发于头耳之类。盖相火寄于厥阴，肌肉属于阳明故也。医用轻粉、银朱劫剂，五七日即愈。盖水银性走而不守，加以盐、矾升为轻粉、银朱，其性燥烈，善逐痰涎。涎乃脾之液，此物入胃，气归阳明，故涎被劫，随火上升，从喉颊齿缝而出，故疮即干痿而愈。若服之过剂，及用不得法，则毒气窜入经络筋骨之间，莫之能出。痰涎既去，血液耗涸，筋失所养，营卫不从，变为筋骨挛痛，发为痈毒疳漏。久则生虫为癣，手足皴裂，遂成废痼。惟土茯苓气平味甘而淡，为阳明本药。能健脾胃，去风湿。脾胃健则营卫从，风湿去则筋骨利，故诸证多愈，此亦得古人未言之妙也。今医家有搜风解毒汤，治杨梅疮，不犯轻粉。病深者月余，浅者半月即愈。服轻粉药筋骨挛痛、瘫痪不能动履者，服之亦效。其方用土茯苓一两，薏苡仁、金银花、防风、木瓜、木通、白鲜皮各五分，皂荚子四分，气虚加人参七分，血虚加当归七分，水二大碗煎饮，一日三服。惟忌饮茶及牛、羊、鸡、鹅、鱼肉、烧酒、法面、房劳。盖秘方也。

【附方】　新六。**杨梅毒疮**邓笔峰杂兴方：用冷饭团四两，皂角子七个，水煎代茶饮。浅者二七，深者四七，见效。一方：冷饭团一两，五加皮、皂角子、苦参各三钱，金银花一钱，用好酒煎。日一服。**小儿杨梅**疮起于口内，延及遍身。以土萆薢末，乳汁调服。月余自愈。外科发挥。**骨挛痈漏**薛己外科发挥云：服轻粉致伤脾胃气血，筋骨疼痛，久而溃烂成痈，连年累月，至于终身成废疾者。土萆薢一两，有热加芩、连，气虚加四君子汤，血虚加四物汤，水煎代茶。月余即安。朱氏集验方用过山龙四两即硬饭，加四物汤一两，皂角子七个，川椒四十九粒，灯心七根，水煎日饮。**瘰疬溃烂**冷饭团切片或为末，水煎服或入粥内食之。须多食为妙。江西所出色白者良。忌铁器、发物。陆氏积德堂方。

白敛本经下品

【释名】　**白草**本经**白根**别录**兔核**别录**猫儿卵**纲目**昆仑**别录〔宗奭曰〕白敛，服饵方少用，惟敛疮方多用之，故名白敛。〔时珍曰〕兔核、猫儿卵，皆象形也。昆仑，言其皮黑也。

【集解】　〔别录曰〕白敛生衡山山谷。二月、八月采根，曝干。〔弘景曰〕近道处处有之。作藤生，根如白芷，破片竹穿，日干。〔恭曰〕根似天门冬，一株下有十许根，皮赤黑，肉白，如芍药，不似白芷。蔓生，枝端有五叶，所在有之。〔颂曰〕今江淮及荆、襄、怀、孟、商、齐诸州皆有之。二月生苗，多在林中作蔓，赤茎，叶如小桑。五月开花，七月结实。根如鸡鸭卵而长，三五枚同一窠，皮黑肉白。一种赤敛，花实功用皆同，但表里俱赤尔。

根

【气味】 **苦，平，无毒。**〔别录曰〕甘，微寒。〔权曰〕有毒。〔之才曰〕代赭为之使。反乌头。

【主治】 **痈肿疽疮，散结气，止痛除热，目中赤，小儿惊痫温疟，女子阴中肿痛，带下赤白。**本经。**杀火毒。**别录。**治发背瘰疬，面上疱疮，肠风痔漏，血痢，刀箭疮，扑损，生肌止痛。**大明。**解狼毒毒。**时珍。

【发明】 〔弘景曰〕生取根捣，傅痈肿，有效。〔颂曰〕今医治风及金疮、面药方多用之。往往与白及相须而用。

【附方】 旧四，新十。**发背初起**水调白敛末，涂之。肘后方。**疔疮初起**方同上。圣惠方。**一切痈肿**〔权曰〕白敛、赤小豆、䒰草为末，鸡子白调，涂之。陶隐居方用白敛二分，藜芦一分，为末。酒和贴之，日三上。**面鼻酒皻**白敛、白石脂、杏仁各半两，为末，鸡子清调涂。旦洗。御药院方。**面生粉刺**白敛二分，杏仁半分，鸡屎白一分，为末，蜜和杂水拭面。肘后方。**冻耳成疮**白敛、黄檗等分，为末，生油调搽。谈野翁方。**汤火灼伤**白敛末傅之。外台方。**诸物哽咽**白敛、白芷等分，为末。水服二钱。圣惠方。**铁刺诸哽**及竹木哽在咽中。白敛、半夏泡等分，为末。酒服半钱，日二服。圣惠方。**刺在肉中**方同上。**胎孕不下**白敛、生半夏等分，为末，滴水丸梧子大。每榆皮汤下五十丸。保命集。**风痹筋急**肿痛，展[①]转易常处。白敛二分，熟附子一分，为末。每酒服半刀圭，日二服。以身中热行为候，十日便觉。忌猪肉、冷水。千金方。**诸疮不敛**白敛、赤敛、黄檗各三钱炒研，轻粉一钱，用葱白浆水洗净，傅之。瑞竹堂方。

女萎李当之本草

【集解】 〔恭曰〕女萎叶似白敛，蔓生，花白子细。荆襄之间名为女萎，亦名蔓楚。用苗不用根。与萎蕤全别，今太常谬以为白头翁者是也。〔时珍曰〕诸家误以女萎解葳蕤，正误见葳蕤下。

【修治】 〔敩曰〕凡采得阴干。去头并白蕊，于槐砧上锉，拌豆淋酒蒸之。从巳至未出，晒干。

【气味】 **辛，温，无毒。**

【主治】 **止下痢，消食。**当之。**风寒洒洒，霍乱泄痢肠鸣，游气上下无常，惊痫寒热百病，出汗。**唐本。

【附方】 新三。**久痢脱肛**女萎切一升，烧熏之。杨氏产乳方。**蜃下不止**女萎、云实各一两，川乌头二两，桂心五钱，为末，蜜丸梧子大。每服五丸，水下，一日三服。肘后方。**身体疬疡**斑驳。女葳膏：用鲁国女葳、白芷各一分，附子一枚，鸡舌香、木香各二分，为末，腊猪脂七合，和煎，入麝香一钱。以浮石磨破，日擦之。古今录验。

赭魁本经下品

【释名】 〔时珍曰〕其根如魁，有汁如赭，故名。魁乃酒器名。

【集解】 〔别录曰〕生山谷中。二月采。〔弘景曰〕状如小芋，肉白皮黄，近道亦有。〔恭曰〕赭魁大者如斗，小者如升。蔓生草木上，叶似杜衡。陶所说乃土卵也。土卵不堪药用，梁汉人蒸食之，名黄独，非赭魁也。〔保升曰〕苗蔓延生，叶似萝藦，根若菝葜，皮紫黑，肉黄赤，大者轮囷如升，小者如拳，所在有之。〔时珍曰〕赭魁闽人用入染青缸中，云易

① 展：原作“屈”，字误，今据《千金》卷八改。

上色。沈括笔谈云：本草所谓赭魁，皆未详审。今南中极多，肤黑肌赤，似何首乌。切破中有赤理如槟榔，有汁赤如赭，彼人以染皮制靴。闽人谓之余粮。本草石部禹余粮陶氏所引，乃此物也。谨按沈氏所说赭魁甚明，但谓是禹余粮者，非矣。禹余粮乃今之土茯苓，可食，故得粮名；赭魁不可食，岂得称粮耶？土卵即土芋也。见菜部。

根

【气味】 **甘，平，无毒。**〔恭曰〕有小毒。

【主治】 **心腹积聚，除三虫。**本经。

鹅抱宋图经

【集解】 〔颂曰〕生宜州山林下，附石而生，作蔓，叶[①] 似大豆，其根形似莱菔，大者如三升器，小者如拳。二月、八月采根，切片阴干用。

【气味】 **苦，寒，无毒。**

【主治】 **风热上壅，咽喉肿痛，及解蛮箭药毒，捣末酒服有效。亦消风热结毒，酒摩涂之，立愈。**苏颂。

伏鸡子根拾遗

【释名】 **承露仙**

【集解】 〔藏器曰〕生四明天台山。蔓延生，叶圆薄似钱，根似乌形者良。

【气味】 **苦，寒，无毒。**

【主治】 **解百药毒，诸热烦闷，急黄，天行黄疸，疟瘴中恶，寒热头痛，疽疮。马黄牛疮。水磨服之，新者尤佳。亦傅痈肿，与陈家白药同功。**藏器。

【附录】 **仰盆**拾遗。〔藏器曰〕味辛，温，有小毒。水磨服少许，治蛊飞尸喉痹，亦磨傅皮肤恶肿。生东阳山谷。苗似承露仙，根圆如仰盆状，大如鸡卵。**人肝藤**拾遗。〔藏器曰〕主解诸药毒游风，手脚软痹。并生研服之，涂之。生岭南山石间。引蔓而生，叶有三椏，花紫色。与伏鸡子同名承露仙，而伏鸡子叶圆。〔时珍曰〕以根三两，磨汁或煎浓汁服。并解蛊毒。

千金藤宋开宝

校正：自木部移入此。

【集解】 〔藏器曰〕千金藤有数种，南北名模不同，大略主疗相似，或是皆近于藤也。生北地者，根大如指，色似漆；生南土者，黄赤如细辛。舒、庐间有一种藤似木蓼，又有乌虎藤，绕树生，冬青，亦名千金藤。江西林间有草生叶，头有瘿子，似鹤膝，叶如柳，亦名千金藤。又一种似荷叶，只大如钱许，亦呼为千金藤，又名古藤，主痢及小儿大腹。千金者，以贵为名。岂俱一物，亦状异而名同耶？若取的称，未知孰是。又岭南有陈思岌，亦名千金藤。

【气味】 缺。

【主治】 **一切血毒诸气，霍乱中恶，天行虚劳疟瘴，痰嗽不利，痈肿大毒，药石发，癫痫，悉主之。**藏器。

【附录】 **陈思岌**拾遗。〔藏器曰〕出岭南山野。蔓生如小豆，根及叶辛香。一名石黄香，一名千金藤。其根味辛，平，无毒。解诸药毒热毒，丹毒痈肿，天行壮热，喉痹蛊毒，并煮汁服之。亦磨涂疮肿。〔珣曰〕味苦，平。浸酒服，治风，补益轻身。

九仙子纲目

【释名】 **仙女娇**

【集解】 〔时珍曰〕九仙子，出均州太和山。一根连缀九枚，大者如鸡子，

---

① 叶：原脱，今据《证类本草》卷三十补。

小者如半夏，白色。二月生苗，蔓高六七尺，茎细而光。叶如乌桕叶，而短扁不团。每叶椏生子枝，或一或二，袅袅下垂。六七月开碎青黄色花，随即结实。碎子丛簇，如谷精草子状。九月采根。

【气味】　**苦，凉，无毒。**

【主治】　**咽痛喉痹，散血。以新汲水或醋磨汁含咽，甚良。**时珍。

山豆根宋开宝

【释名】　**解毒**纲目**黄结**纲目**中药**〔颂曰〕其蔓如大豆，因以为名。

【集解】　〔颂曰〕山豆根，生剑南及宜州、果州山谷，今广西亦有，以忠州、万州者为佳。苗蔓如豆，叶青，经冬不凋，八月采根。广南者如小槐，高尺余，石鼠食其根。故岭南人捕鼠，取肠胃曝干，解毒攻热效。

【气味】　**甘，寒，无毒。**〔时珍曰〕按沈括笔谈云：山豆根味极苦，本草言味甘，大误矣。

【主治】　**解诸药毒，止痛，消疮肿毒，发热咳嗽，治人及马急黄，杀小虫。**开宝。含之咽汁，解咽喉肿毒，极妙。苏颂。**研末汤服五分，治腹胀喘满。酒服三钱，治女人血气腹胀，又下寸白诸虫。丸服，止下痢。磨汁服，止卒患热厥心腹痛，五种痔痛。研汁涂诸热肿秃疮，蛇狗蜘蛛伤。**时珍。

【附方】　旧十，新三。**解中蛊毒**密取山豆根和水研，服少许，未定再服。已禁声者，亦愈。**五般急黄**山豆根末，水服二钱。若带蛊气，以酒下。**霍乱吐利**山豆根末，橘皮汤下三钱。**赤白下痢**山豆根末，蜜丸梧子大。每服二十丸，空腹白汤下，三服自止。已上并备急方。**水蛊腹大**有声，而皮色黑者。山豆根末，酒服二钱。圣惠方。**卒患腹痛**山豆根，水研半盏服，入口即定。**头风热痛**山豆根末，油调，涂两太阳。**头上白屑**山豆根末，浸油，日涂之。**牙龈肿痛**山豆根一片，含于痛所。已上并备急方。**喉中发痈**山豆根磨醋噙之，追涎即愈。势重不能言者，频以鸡翎扫入喉中，引涎出，就能言语。永类方。**麸豆诸疮**烦热甚者。水研山豆根汁，服少许。经验方。**疥癣虫疮**山豆根末，腊猪脂调涂。备急方。**喉风急证**牙关紧闭，水谷不下。山豆根、白药等分，水煎噙之，咽下，二三口即愈。杨清叟外科。

黄药子宋开宝

校正：自木部移入此。

【释名】　**木药子**纲目**大苦**纲目**赤药**图经**红药子**〔时珍曰〕按沈括笔谈云：本草甘草注，引郭璞注尔雅云，蘦大苦者，云即甘草也。蔓生，叶似薄荷而色青黄，茎赤有节，节有枝相当。此乃黄药也，其味极苦，故曰大苦，非甘草也。

【集解】　〔颂曰〕黄药原出岭南，今夔、陕州郡及明、越、秦、陇山中亦有之，以忠州、万州者为胜。藤生，高三四尺，根及茎似小桑，十月采根。秦州出者谓之红药子，施州谓之赤药，叶似荞麦，枝梗赤色，七月开白花，其根湿时红赤色，曝干即黄。本经有药实根，云生蜀郡山谷。苏恭云：即药子也，用其核仁。疑即黄药之实，但言叶似杏，其花红白色，子肉味酸，此为不同。〔时珍曰〕黄药子今处处人栽之。其茎高二三尺，柔而有节，似藤实非藤也。叶大如拳，长三寸许，亦不似桑。其根长者尺许，大者围二三寸，外褐内黄，亦有黄赤色者，肉色颇似羊蹄根。人皆捣其根入染蓝缸中，云易变色也。唐·苏恭言，药实根即药子，宋·苏颂遂以为黄药之实。然今黄药冬枯春生，开碎花无实。苏恭所谓药子，亦不专指黄药。则苏颂所以言，亦未可凭信也。

根

【气味】 **苦，平，无毒。**〔大明曰〕凉。治马心肺热疾。

【主治】 **诸恶肿疮瘘喉痹，蛇犬咬毒。研水服之，亦含亦涂。**开宝。**凉血降火，消瘿解毒。**时珍。

【发明】 〔颂曰〕孙思邈千金月令方：疗忽生瘿疾一二年者。以万州黄药子半斤，须紧重者为上。如轻虚，即是他州者，力慢，须用加倍。取无灰酒一斗，投药入中，固济瓶口。以糠火烧一复时，待酒冷乃开。时时饮一杯，不令绝酒气。经三五日后，常把镜自照，觉消即停饮，不尔便令人项细也。刘禹锡传信方亦著其效，云得之邕州从事张岜。岜目击有效，复试其验如神。其方并同，惟小有异处，是烧酒候香出外，瓶头有津出即止，不待一宿，火不可过猛耳。

【附方】 旧三，新三。**项下瘿气**黄药子一斤洗锉，酒一斗浸之。每日早晚常服一盏。忌一切毒物，及戒怒。仍以线逐日度之，乃知其效也。斗门方。**吐血不止**药子一两，水煎服。圣惠方。**咯血吐血**百一选方：用蒲黄、黄药子等分，为末，掌中舐之。王衮博济方用黄药子、汉防已各一两，为末。每服一钱，小麦汤食后调服，一日二服。**鼻衄不止**黄药子为末。每服二钱，煎淡胶汤下。良久，以新水调面一匙头服之。兵部手集方，只以新汲水磨汁一碗，顿服。简要济众方。**产后血运**恶物冲心，四肢冰冷，唇青腹胀，昏迷。红药子一两，头红花一钱，水二盏，妇人油钗二只，同煎一盏服。大小便俱利，血自下也。禹讲师经验方。**天泡水疮**黄药子末，搽之。集简方

解毒子唐本草

【释名】 **地不容**唐本**苦药子**图经

【集解】 〔恭曰〕地不容生川西山谷，采无时，乡人呼为解毒子也。〔颂曰〕出戎州。蔓生，叶青如杏叶而大，厚硬，凌冬不凋，无花实。根黄白色，外皮微粗褐，累累相连，如药实而圆大，采无时。又开州、兴元府出苦药子，大抵与黄药相类，春采根，曝干，亦入马药用。〔时珍曰〕四川志云：苦药子出忠州。性寒，解一切毒。川蜀诸处皆有。即解毒子也。或云印州苦药子即黄药子，方言称呼不同耳，理亦近之。

根

【气味】 **苦，大寒，无毒。**

【主治】 **解蛊毒，止烦热，辟瘴疠，利喉闭及痰毒。**唐本。**治五脏邪气，清肺压热。**苏颂。**消痰降火，利咽喉，退目赤。**时珍。

【附方】 新二。**咽喉肿痛**水浆不下。苦药、山豆根、甘草、消石各一分，射干、柑皮、升麻各半两，为末，蜜丸，噙之。圣惠方。**眉棱骨痛**热毒攻眼，头痛眉痛，壮热不止。解毒子、木香、川大黄各三分，为末，浆水调膏摊贴，干即易之。普济方。

【附录】 **奴会子**海药。〔珣曰〕味辛，平，无毒。主小儿无辜冷疳，虚渴脱肛，骨立瘦损，脾胃不磨。刘五娘方，用为煎服。生西国诸戎，大小如苦药子。**药实根**〔本经曰〕味辛，温，无毒。主邪气诸痹疼酸，续绝伤，补骨髓。一名连木。〔别录曰〕生蜀郡山谷。采无时。〔恭曰〕此药子也，当今盛用，胡名那疏，出通州、渝州。其子味辛，平，无毒。主破血止痢消肿，除蛊疰蛇毒。树生，叶似杏，花红白色，子肉味酸，止用其仁，本经误

载根字。〔时珍曰〕此药子虽似黄药、苦药子，而稍有不同。二药子不结子，此则树之子也。葛洪肘后方云：婆罗门名那疏树子，中国人名药子。去皮取中仁，细研服，治诸病也。

白药子唐本草

【集解】 〔恭曰〕白药子出原州。三月生苗，叶似苦苣。四月抽赤茎，长似壶卢蔓。六月开白花。八月结子，亦名瓜蒌。九月叶落枝折，采根洗切，日干，根皮黄色，名白药子。〔颂曰〕今夔、施、合州、江西、岭南亦有之。江西出者，叶似乌桕，子如绿豆，至六月变成赤色，治马热方用之。

根

【气味】 **辛，温，无毒。**〔权曰〕苦、冷。

【主治】 **金疮生肌。**唐本。**消肿毒喉痹，消痰止嗽，治渴并吐血。**大明。**治喉中热塞不通，咽中常痛肿。**甄权。**解野葛、生金、巴豆、药毒。刀斧折伤，干末傅之。能止血、痛。**马志。**散血降火，消痰解毒。**时珍。

【附方】 旧四，新八。**天行热病**白药为末，浆水一盏，冷调二钱服，仰卧少顷，心闷或腹鸣疞痛，当吐利数行。如不止，吃冷粥一碗止之。圣济录。**心痛解热**白药根、野猪尾二味，洗去粗皮焙干等分，捣筛。酒服一钱甚效。黔人用之。苏颂图经。**风热上壅**咽喉不利。白药三两，黑牵牛半两，同炒香，去牵牛一半为末，防风末三两，和匀。每茶服一钱。圣惠方。**喉中热塞**肿痛，散血消痰。白药、朴消等分，为末。吹之，日四五次。直指方。**咽喉肿痛**白药末一两，龙脑一分，蜜和丸芡子大。每含咽一丸。圣惠方。**吐血不止**白药烧存性糯米饮服三钱。圣惠方。**衄血不止**红枣、白药各烧存性，等分为末，糯米饮服。或煎汤洗鼻，频频缩药令入。经验良方。**胎热不安**铁罩散：用白药子一两，白芷半两，为末。每服二钱，紫苏汤下。心烦热，入砂糖少许。圣惠方。**一切疳眼**赤烂生翳。白药子一两，甘草半两，为末。猪肝一具，批开掺末五钱，煮熟食之。直指方。**小儿疳泻**吐利。方同上。**诸骨哽咽**白药煎米醋细咽。在上即吐出，在下即下出。普济方。**痈肿不散**生白药根捣贴，干则易之。无生者，研末水和贴。图经。

【附录】

陈家白药拾遗。〔藏器曰〕味苦，寒，无毒。主解诸药毒，水研服之。入腹与毒相攻，必吐出。未尽更服。亦去心胸烦热，天行瘟瘴。出苍梧陈家，故有陈家之号。明山有之。蔓及根并似土瓜，叶如钱，根似防己，紧小者良，人亦采食之。与婆罗门白药及赤药，功用并相似。〔时珍曰〕按刘恂岭表录异云：陈家白药善解毒，诸药皆不及之，救人甚多。封州、康州有种之者。广府每岁充土贡。按此药当时充贡，今无复有。或有之，古今名谓不同耳。

甘家白药拾遗。〔藏器曰〕味苦，大寒，有小毒。解诸药毒，水研服，即吐出。未尽再吐。与陈家白药功相似。二物性冷，与霍乱下利人相反。出龚州以南，生阴处，叶似车前，根如半夏，其汁饮之如蜜，因人而名。岭南多毒物，亦多解毒物，岂天资之乎。

会州白药拾遗。〔藏器曰〕主金疮，生肤止血，碎末傅之。出会州，叶如白敛。

冲洞根拾遗。〔藏器曰〕味苦，平，无毒。主热毒，蛇犬虫痈疮等毒。出岭南恩州。取根阴干。功用同陈家白药，而苗蔓不相似。〔珣曰〕苗蔓如土瓜，根亦相似。味辛，温。主平完毒气及蛇伤，取根磨水服之，诸毒悉皆吐出也。

突厥白宋开宝。〔藏器曰〕味苦。主金疮，生血止血，补腰续筋。出突厥。色白如灰，乃云石灰诸药合成者。〔志曰〕今所用者，出潞州。其根黄白色，状似茯苓而虚软。苗高三四尺，春夏叶如薄荷，花似牵牛而紫，上有白棱。二月、八月采根，曝干。

威灵仙宋开宝

【释名】 〔时珍曰〕威，言其性猛也。灵仙，言其功神也。

【集解】 〔志曰〕出商州上洛山及华山并平泽，以不闻水声者良。生先于众草，方茎，数叶相对。冬月丙丁戊己日采根用。〔恭曰〕九月末至十二月，采根阴干。余月并不堪采。〔颂曰〕今陕西及河东、河北、汴东、江湖州郡皆有之。初生作蔓，茎如钗股，四棱。叶如柳叶，作层，每层六七叶，如车轮，有六层至七层者。七月内生花六出，浅紫或碧白色，作穗似莆台子，亦有似菊花头者。实青色。根稠密多须似谷，每年朽败。九月采根。〔时珍曰〕其根每年旁引，年深转茂。一根丛须数百条，长者二尺许。初时黄黑色，干则深黑，俗称铁脚威灵仙以此。别有数种，根须一样，但色或黄或白，皆不可用。

根

【气味】 **苦，温，无毒。**〔元素曰〕味甘纯阳，入太阳经。〔杲曰〕可升可降，阴中阳也。〔时珍曰〕味微辛、咸、不苦。忌茗、面汤。

【主治】 **诸风，宣通五脏，去腹内冷滞，心膈痰水，久积癥瘕，痃癖气块，膀胱宿脓恶水，腰膝冷疼，疗折伤。久服无有温疾疟。**开宝。**推新旧积滞，消胸中痰唾，散皮肤大肠风邪。**李杲。

【发明】 〔颂曰〕唐贞元中，嵩阳子周君巢作威灵仙传云：威灵仙去众风，通十二经脉，朝服暮效。疏宣五脏冷脓宿水变病，微利，不泻人。服此四肢轻健，手足微暖，并得清凉。先时，商州有人病手足不遂，不履地者数十年。良医殚技莫能疗。所亲置之道旁，以求救者。遇一新罗僧见之，告曰：此疾一药可活，但不知此土有否？因为之入山求索，果得，乃威灵仙也。使服之，数日能步履。其后山人邓思齐知之，遂传其事。此药治丈夫妇人中风不语，手足不遂，口眼㖞斜，言语蹇滞，筋骨节风，绕脐风，胎风头风，暗风心风，风狂大风，皮肤风痒，白癜风，热毒风疮，头旋目眩，手足顽痹，腰膝疼痛，久立不得，曾经损坠，臂腰痛，肾脏风壅，伤寒瘴气，憎寒壮热，头痛流涕，黄疸黑疸，头面浮肿，腹内宿滞，心头痰水，膀胱宿脓，口中涎水，冷热气壅，肚腹胀满，好吃茶滓，心痛，注气膈气，冷气攻冲，脾肺诸气，痰热咳嗽气急，坐卧不安，气冲眼赤，攻耳成脓，阴汗盗汗，大小肠秘，服此立通，气痢痔疾，瘰疬疥癣，妇人月水不来，动经多日，气血冲心，产后秘塞，孩子无辜，并皆治之。其法：采得根阴干，月余捣末。温酒调一钱匕，空腹服之。如人本性杀药，可加及六钱。利过两行则减之，病除乃停服。其性甚善，不触诸药，但恶茶及面汤，以甘草、卮子代饮可也。又以一味洗，焙为末，以好酒和令微温，入在竹筒内紧塞，九蒸九曝。如干，添酒洒之。以白蜜和丸梧子大。每服二十至三十丸，温酒下。崔元亮海上集验方著其详如此。〔恭曰〕腰肾脚膝积聚，肠内诸冷病，积年不瘥者，服之无不立效。〔宗奭曰〕其性快，多服疏人五脏真气。〔震亨曰〕威灵仙属木，治痛风之要药也，在上下者皆宜，服之尤效。其性好走，亦可横行，故崔元亮言其去众风，通十二经脉，朝服暮效。凡采得闻流水声者，知其性好走也，须不闻水声者乃佳。〔时珍曰〕威灵仙气温，味微辛咸。辛泄气，咸泄水。故风湿痰饮之病，气壮者服之有捷效。其性大抵疏利，久服恐损真气，气弱者亦不可服之。

【附方】　旧四，新一十六。**脚气入腹**胀闷喘急。用威灵仙末，每服二钱，酒下。痛减一分，则药亦减一分。简便方。**腰脚诸痛**千金方用威灵仙末，空心温酒服一钱。逐日以微利为度。经验方用威灵仙一斤，洗干，好酒浸七日，为末，面糊丸梧子大。以浸药酒，每服二十丸。**肾脏风壅**腰膝沉重。威灵仙末，蜜丸梧子大。温酒服八十丸。平明微利恶物，如青脓胶，即是风毒积滞。如未利，再服一百丸。取下后，食粥补之。一月仍常服温补药。孙兆方名放杖丸。集验。**筋骨毒痛**因患杨梅疮，服轻粉毒药，年久不愈者。威灵仙三斤，水酒十瓶，封煮一炷香，出火毒。逐日饮之，以愈为度。集简方。**破伤风病**威灵仙半两，独头蒜一个，香油一钱，同捣烂，热酒冲服。汗出即愈。卫生易简方。**手足麻痹**时发疼痛，或打扑伤损，痛不可忍，或瘫痪等证。威灵仙炒五两，生川乌头、五灵脂各四两，为末，醋糊丸梧子大。每服七丸，用盐汤下。忌茶。普济方。**男妇气痛**不拘久近。威灵仙五两，生韭根二钱半，乌药五分，好酒一盏，鸡子一个，灰火煨一宿，五更视鸡子壳软为度。去渣温服，以干物压之，侧睡向块边。渣再煎，次日服。觉块刺痛，是其验也。摘玄方。**噎塞膈气**威灵仙一把，醋、蜜各半碗，煎五分，服之。吐出宿痰，愈。唐瑶经验方。**停痰宿饮**喘咳呕逆，全不入食。威灵仙焙，半夏姜汁浸焙，为末，用皂角水熬膏，丸绿豆大。每服七丸至十丸，姜汤下，一日三服，一月为验。忌茶、面。**腹中痞积**威灵仙、楮桃儿各一两，为末。每温酒服三钱。名化铁丸。普济。**大肠冷积**威灵仙末，蜜丸梧子大。一更时，生姜汤下十丸至二十丸。经验良方。**肠风泻血**久者。威灵仙、鸡冠花各二两，米醋二升，煮干，炒为末，以鸡子白和作小饼，炙干再效。每服二钱，陈米饮下，日二服。圣济。**痔疮肿痛**威灵仙三两，水一斗，煎汤，先熏后洗，冷再温之。外科精义。**诸骨哽咽**威灵仙一两二钱，砂仁一两，沙糖一盏，水二钟，煎一钟。温服。乾坤生意用威灵仙米醋浸二日，晒研末，醋糊丸梧子大。每服二三丸，半茶半汤下。如欲吐，以铜青末半匙，入油一二点，茶服，探吐。圣济录：治鸡鹅骨哽。赤茎威灵仙五钱，井华水煎服，即软如绵吞下也，甚效。**飞丝缠阴**肿痛欲断。以威灵仙捣汁，浸洗。一人病此得效。李楼怪证方。**痘疮黑陷**铁脚威灵仙炒研一钱，脑子一分，温水调服，取下疮痂为效。意同百祥丸。儒门事亲。

茜草本经上品

校正：并入有名未用别录苗根。

【释名】　**蒨**音茜。**茅蒐**音搜。**茹藘**音如闾。**地血**别录**染绯草**蜀本**血见愁**土宿**风车草**土宿**过山龙**补遗**牛蔓**〔时珍曰〕按陆佃云：许氏说文言：蒐乃人血所化，则草鬼为蒐，以此也。陶隐居本草言东方有而少，不如西方多，则西草为茜，又以此也。陆玑云：齐人谓之茜，徐人谓之牛蔓。又草之盛者为蒨，牵引为茹，连覆为藘，则蒨、藘之名，又取此义也。人血所化之说，恐亦俗传耳。土宿真君本草云：四补草，其根茜草也。一名西天王草，一名四岳近阳草，一名铁塔草、风车儿草。〔藏器曰〕有名未用，苗根，即茜根也。茜、苗二字相似，传写之误尔。宜并之。

【集解】 〔别录曰〕茜根生乔山山谷。二月、三月采根曝干。又曰：苗根生山阴谷中，蔓草木上，茎有刺，实如椒。〔弘景曰〕此即今染绛茜草也。东间诸处乃有而少，不如西多。诗云茹藘在阪者是也。〔保升曰〕染绯草，叶似枣叶，头尖下阔，茎叶俱涩，四五叶对生节间，蔓延草木上。根紫赤色，所在皆有，八月采。〔颂曰〕今圃人亦作畦种莳。故史记云，千亩卮、茜，其人与千户侯等，言其利厚也。〔时珍曰〕茜草十二月生苗，蔓延数尺。方茎中空有筋，外有细刺，数寸一节。每节五叶，叶如乌药叶而糙涩，面青背绿。七八月开花，结实如小椒大，中有细子。

根

【修治】 〔敩曰〕凡使，用铜刀于槐砧上锉，日干，勿犯铅铁器。勿用赤柳草根，真相似，只是味酸涩。误服令人患内障眼，速服甘草水止之，即毒气散。

【气味】 **苦，寒，无毒**。〔权曰〕甘。〔大明曰〕酸。入药炒用。〔震亨曰〕热。〔元素曰〕微酸、咸，温。阴中之阴[①] 〔别录曰〕苗根：咸，平，无毒。〔之才曰〕畏鼠姑，汁，制雄黄。

【主治】 **寒湿风痹，黄疸，补中**。本经。**止血，内崩下血，膀胱不足，踒跌蛊毒。久服益精气，轻身。可以染绛。又苗根：主痹及热中伤跌折**。别录。**治六极伤心肺，吐血泻血**。甄权。**止鼻洪尿血，产后血运，月经不止，带下，扑损淤血，泄精，痔瘘疮疖排脓。酒煎服**。大明。**通经脉，治骨节风痛，活血行血**。时珍。

【发明】 〔藏器曰〕茜草主蛊毒，煮汁服。周礼：庶氏掌除蛊毒，以嘉草攻之。嘉草者，蘘荷与茜也。主蛊为最。〔震亨曰〕俗人治痛风，用草药取速效。如石丝为君，过山龙等佐之。皆性热而燥，不能养阴，却能燥湿病之浅者。湿痰得燥而开，淤血得热而行，故亦暂效。若病深而血少者，则愈劫愈虚而病愈深矣。〔时珍曰〕茜根赤色而气温，味微酸而带咸。色赤入营，气温行滞，味酸入肝而咸走血，手足厥阴血分之药也，专于行血活血。俗方用治女子经水不通，以一两煎酒服之，一日即通，甚效。名医别录言其久服益精气轻身，日华子言其泄精，殊不相合，恐未可凭。

【附方】 旧三，新八。**吐血不定**茜根一两，捣末。每服二钱，水煎冷服。亦可水和二钱服。周应简要济众方。**吐血燥渴**及解毒。用茜根、雄黑豆去皮、甘草炙等分，为末，井水丸弹子大。每温水化服一丸。圣济录。**鼻血不止**茜根、艾叶各一两，乌梅肉二钱半，为末，炼蜜丸梧子大。每乌梅汤下五十丸。本事方。**五旬行经**妇人五十后，经水不止者，作败血论。用茜根一名过山姜一两，阿胶、侧柏叶、炙黄芩各五钱，生地黄一两，小儿胎发一枚烧灰，分作六贴。每贴水一盏半，煎七分，入发灰服之。唐瑶经验方。**女子经闭**方见前发明。**心痹心烦**内热。茜根煮汁服。伤寒类要。**解中蛊毒**吐下血如猪肝。茜草根、蘘荷叶各三分，水四升，煮二升，服即愈。自当呼蛊主姓名也。陈延之小品方。**黑髭乌发**茜草一斤，生地黄三斤，取汁。以水五大碗，煎茜绞汁，将滓再煎三度。以汁同地黄汁，微火煎如膏，以瓶盛之。每日空心温酒服半匙，一月髭

---

① 阴中之阴：《汤液本草》卷中作“阴中之阳”。

发如漆也。忌萝卜、五辛。圣济录。**蝼蛄漏疮**茜根烧灰、千年石灰等分，为末。油调傅之。儒门事亲方。**脱肛不收**茜根、石榴皮各一握，酒一盏，煎七分，温服。圣惠方。**预解疮疹**时行疮疹正发，服此则可无患。茜根煎汁，入少酒饮之。奇效良方。

【附录】 **血藤**宋图经。〔颂曰〕生信州。叶如婆蔄叶，根如大拇指，其色黄。彼人五月采用，攻血治气块。〔时珍曰〕按虞抟云，血藤即过山龙，理亦相近，未知的否。姑附之。

剪草日华

【集解】 〔藏器曰〕剪草生山泽间，叶如茗而细，江东用之。〔颂曰〕生润州。二月、三月采，曝干用。〔时珍曰〕按许叔微本事方言：剪草状如茜草，又如细辛。婺、台二州皆有之，惟婺州者可用。其说殊详，今遍询访无识者。或云即茜草也，未有的据。

根

【气味】 **苦，凉，无毒。** 〔颂曰〕平。

【主治】 **诸恶疮疥癣风瘙，瘘蚀有虫，浸酒服。**大明。**主一切失血。**时珍。

【发明】 〔元素曰〕上部血，须用剪草、牡丹皮、天门冬、麦门冬。〔时珍曰〕许学士本事方云：剪草治劳瘵吐血损肺及血妄行，名曰神傅膏。其法：每用一斤净洗，晒为末，入生蜜二斤，和为膏，以器盛之，不得犯铁器，一日一蒸，九蒸九曝乃止。病人五更起，面东坐，不得语言，以匙抄药四匙食之。良久以稀粟米饮压之。药只冷服，米饮亦勿大热，或吐或下[①] 不妨。如久病肺损咯血，只一服愈。寻常嗽血妄行，每服一匙可也。有一贵妇病瘵，得此方，九日药成。前一夕，病者梦人戒令翌日勿乱服药。次日将服药，屋上土坠器中，不可用。再合成，将服，为籍覆器，又不得食。再合未就，而夫人卒矣。此药之异有如此。若小小血妄行，只一啜而愈也。此药绝妙若此，而世失传，惜哉。

【附方】 新二。**风虫牙痛**剪草、细辛、藁本等分，煎水热嗽，少顷自止。中藏经。**风疮瘙痒**滑肌散：治风邪客于肌中，浑身瘙痒，致生疮疥，及脾肺风毒攻冲，生疮干湿，日久不瘥。用剪草七两不见火，轻粉一钱，为末，掺之。干者麻油调掺。和剂局方。

防己本经中品

【释名】 **解离**本经**石解**〔时珍曰〕按东垣李杲云：防己如险健之人，幸灾乐祸，能首为乱阶，若善用之，亦可御敌。其名或取此义。解离，因其纹解也。

【集解】 〔别录曰〕防己生汉中川谷。二月、八月采根，阴干。〔当之曰〕其茎如葛蔓延。其根外白内黄，如桔梗，内有黑纹如车辐解者，良。〔弘景曰〕今出宜都、建平。大而青白色、虚软者好，黑点木强者不佳。服食亦须之。〔颂曰〕今黔中亦有之。但汉中出者，破之文作车辐解，黄实而香，茎梗甚嫩，苗叶小类牵牛。折其茎，一头吹之，气从中贯，如木通然。他处者青白虚软，又有腥气，皮皱，上有丁足子，名木防己。苏恭言木防己不任用。而古方张仲景治伤寒有增减木防己汤，及防己地黄汤、五物防己汤、黄芪六物等汤。孙思邈治遗尿小便涩，亦有三物木防己汤。〔藏器曰〕如陶所说，汉木二防己，即是根苗为名。

---

① 下：原作“否”，字误，今据《证类本草》卷九改。

【修治】 〔敩曰〕凡使勿用木条，色黄、腥、皮皱、上有丁足子，不堪用。惟要心有花文黄色者，细锉，以车前草根相对蒸半日，晒干取用。〔时珍曰〕今人多去皮锉，酒洗晒干用。

【气味】 **辛，平，无毒。**〔别录曰〕苦，温。〔普曰〕神农：辛。黄帝、岐伯、桐君：苦，无毒。李当之：大寒。〔权曰〕苦，有小毒。〔元素曰〕大苦、辛，寒。阴也，泄也。〔之才曰〕殷孽为之使。杀雄黄毒。恶细辛。畏萆薢、女菀、卤碱。伏消石。

【主治】 **风寒温疟，热气诸痫，除邪，利大小便。**本经。**疗水肿风肿，去膀胱热，伤寒热邪气，中风手脚挛急，通腠理，利九窍，止泄，散痈肿恶结，诸瘑疥癣虫疮。**别录。**治湿风，口面㖞斜，手足拘痛，散留痰，肺气喘嗽。**甄权。**治中下湿热肿，泄脚气，行十二经。**元素。**木防己：主治男子肢节中风，毒风不语，散结气拥肿，温疟风水肿，去膀胱热。**甄权。

【发明】 〔弘景曰〕防己是疗风水要药。〔藏器曰〕治风用木防己，治水用汉防己。〔元素曰〕去下焦湿肿及痛，并泄膀胱火邪，必用汉防己、草龙胆为君，黄檗、知母、甘草佐之。防己乃太阳本经药也。〔杲曰〕本草十剂云：通可去滞，通草、防己之属是也。夫防己大苦寒，能泻血中湿热，通其滞塞，亦能泻大便，补阴泻阳，助秋冬、泻春夏之药也。比之于人，则险而健者。幸灾乐祸，能首为乱阶。然善用之，亦可敌凶突险。此瞑眩之药也，故圣人存而不废。大抵闻其臭则可恶，下咽则令人身心烦乱，饮食减少。至于十二经有湿热壅塞不通，及下注脚气，除膀胱积热而庇其基本，非此药不可，真行经之仙药，无可代之者。若夫饮食劳倦，阴虚生内热，元气谷食已亏，以防己泄大便，则重亡其血，此不可用一也。如人大渴引饮，是热在上焦肺经气分，宜渗泄，而防己乃下焦血分药，此不可用二也。外伤风寒，邪传肺经，气分湿热，而小便黄赤，乃至不通，此上焦气病，禁用血药，此不可用三也。大抵上焦湿热者皆不可用。下焦湿热流入十二经，致二阴不通者，然后审而用之。

【附方】 旧三，新九。**皮水胕肿**按之没指，不恶风，水气在皮肤中，四肢聂聂动者，防己茯苓汤主之。防己、黄芪、桂枝各三两，茯苓六两，甘草二两，每服一两，水一升，煎半升服，日二服。张仲景方。**风水恶风**汗出身重，脉浮，防己黄芪汤主之。防己一两，黄芪二两二钱半，白术七钱半，炙甘草半两，锉散。每服五钱，生姜四片，枣一枚，水一盏半，煎八分，温服。良久再服。腹痛加芍药。仲景方。**风湿相搏**关节沉痛，微肿恶风。方同上。**小便淋涩**三物木防己汤：用木防己、防风、葵子各二两，㕮咀，水五升，煮二升半，分三服。千金方。**膈间支饮**其人喘满，心下痞坚，面黧黑，其脉沉紧，得之数十日，医吐下之不愈，木防己汤主之。虚者即愈，实者三日，复与之不愈，去石膏，加茯苓、芒消主之。用木防己三两，人参四两，桂枝二两，石膏鸡子大十二枚，水六升，煮一升，分服。张仲景方。**伤寒喘急**防己、人参等分，为末。桑白汤服二钱，不拘老小。**肺痿喘嗽**汉防己末二钱，浆水一盏，煎七分，细呷。儒门事亲。**肺痿咯血**多痰者。汉防己、葶苈等分，为末。糯米饮每服一钱。古今录验。**鼻衄不止**生防己末，新汲水服二钱，仍以少许嗅之。圣惠方。**霍乱吐利**防己、白芷等分，为末。新汲水服二钱。圣惠方。**目睛暴痛**防己酒浸三次，为末。每一服二钱，温酒下。摘玄方。**解雄黄毒**防己煎汁服之。

实

【主治】 **脱肛。焙研。煎饮代茶。**肘后。

通草本经中品

【释名】 **木通**士良**附支**本经**丁翁**吴普**万年藤**甄权**子名燕覆**〔时珍曰〕有细细孔，两头皆通。故名通草，即今所谓木通也。今之通草，乃古之通脱木也。宋本草混注为一，名实相乱，今分出之。

【集解】 〔别录曰〕通草生石城山谷及山阳。正月、二月采枝，阴干。〔弘景曰〕今出近道。绕树藤生，汁白。茎有细孔，两头皆通。含一头吹之，则气出彼头者良。或云即葍藤茎也。〔恭曰〕此物大者径三寸，每节有二三枝，枝头有五叶。子长三四寸，核黑瓤白，食之甘美，南人谓为燕覆子，或名乌[①] 覆子。遇七八月采之。〔藏器曰〕江东人呼为畜葍子，江西人呼为拿子，如算袋。瓤黄子黑，食之去皮。苏云色白者，乃猴葍也。〔颂曰〕今泽、潞、汉中、江淮、湖南州郡亦有之。藤生，蔓大如指，其茎干大者径三寸。一枝五叶，颇类石韦，又似芍药。三叶相对。夏秋开紫花，亦有白花者。结实如小木瓜，食之甘美，即陈士良本草所谓桴棪子也。其枝今人谓之木通，而俗间所谓通草，乃通脱木也。古方所用通草，皆今之木通，其通脱木稀有用者。或以木通为葡萄苗者，非矣。按张氏燕吴行纪载：扬州甘泉东院两廊前有通草，其形如椿，少叶，子垂梢际，如苦楝。与今所说不同，或别一物也。〔时珍曰〕今之木通，有紫、白二色：紫者皮厚味辛，白者皮薄味淡。本经言味辛，别录言味甘，是二者皆能通利也。

【气味】 **辛，平，无毒。**〔别录曰〕甘。〔权曰〕微寒。〔普曰〕神农、黄帝：辛。雷公：苦。〔杲曰〕味甘而淡，气平味薄。降也，阳中阴也。

【主治】 **除脾胃寒热，通利九窍血脉关节，令人不忘。去恶虫。**本经。**疗脾疸，常欲眠，心烦哕，出音声，治耳聋，散痈肿诸结不消，及金疮恶疮，鼠瘘踒折。齆鼻息肉，堕胎，去三虫。**别录。**治五淋，利小便，开关格，治人多睡，主水肿浮大。**甄权。**利诸经脉寒热不通之气。**诜。**理风热，小便数急疼，小腹虚满，宜煎汤并葱饮有效。**士良。**安心除烦，止渴退热，明耳目，治鼻塞，通小肠，下水，破积聚血块，排脓，治疮疖，止痛，催生下胞，女人血闭，月候不匀，天行时疾，头痛目眩，羸劣乳结，及下乳。**大明。**利大小便，令人心宽，下气。**藏器。**主诸瘘疮，喉痹咽痛，浓煎含咽。**珣。**通经利窍，导小肠火。**杲。

【发明】 〔杲曰〕本草十剂，通可去滞，通草、防己之属是也。夫防己大苦寒，能泻血中湿热之滞，又通大便。通草甘淡，能助西方秋气下降，利小便，专泻气滞也。肺受热邪，津液气化之原绝，则寒水断流；膀胱受湿热，癃闭约缩，小便不通，宜此治之。其症胸中烦热，口燥舌干，咽干，大渴引饮，小便淋沥，或闭塞不通，胫酸脚热，并宜通草主之。凡气味与之同者，茯苓、泽泻、灯草、猪苓、琥珀、瞿麦、车前子之类，皆可以渗湿利小便，泄其滞气也。又曰：木通下行，泄小肠火，利小便，与琥珀同功，无他药可比。〔时珍曰〕木通手厥阴心包络、手足太阳小肠、膀胱之药也。故上能通心清肺，治头痛，利九窍；下能泄湿热，利小便，通大肠，治遍身拘痛。本经及别录皆

① 乌：《证类本草》卷八作“乌”。

不言及利小便治淋之功，甄权、日华子辈始发扬之。盖其能泄丙丁之火，则肺不受邪，能通水道。水源既清，则津液自化，而诸经之湿与热，皆由小便泄去。故古方导赤散用之，亦泻南补北、扶西抑东之意。杨仁斋直指方言：人遍身胸腹隐热，疼痛拘急，足冷，皆是伏热伤血。血属于心，宜木通以通心窍，则经络流行也。

【附方】 旧二，新一。**心热尿赤**面赤唇干，咬牙口渴。导赤散：用木通、生地黄、炙甘草等分，入竹叶七片，水煎服。钱氏方。**妇人血气**木通浓煎三五盏，饮之即通。孟诜本草。**金疮踒折**通草煮汁酿酒，日饮。**鼠瘘不消**方同上。

根

【主治】 **项下瘿瘤**。甄权。

子

【气味】 **甘，寒，无毒**。〔诜曰〕平。南人多食之，北人不知其功。

【主治】 **厚肠胃，令人能食，下三焦恶气，续五脏断绝气，使语声足气，通十二经脉。和核食之**。孟诜。**除三焦客热，胃口热闭，胃不下食**。士良。**止渴，利小便**。时珍。

通脱木法象

【释名】 **通草**纲目**活苋**音夺。**离南**〔颂曰〕尔雅：离南，活苋，即通脱也。山海经名寇脱。又名倚商。〔杲曰〕阴窍涩而不利，水肿闭而不行，用之立通，因有通草之名。与木通同功。〔嘉谟曰〕白瓤中藏，脱木得之，故名通脱。

【集解】 〔藏器曰〕通脱木生山侧。叶似蓖麻。其茎空心，中有白瓤，轻白可爱，女人取以饰物，俗名通草。〔颂曰〕郭璞言：生江南，高丈许，大叶似荷而肥，茎中瓤正白。今园圃亦有种莳者，或作蜜煎充果，食之甘美。〔时珍曰〕蔓生山中，茎大者围数寸。

【气味】 **甘、淡，寒，无毒**。〔杲曰〕甘，平。降也，阳中阴也。

【主治】 **利阴窍，治五淋，除水肿癃闭，泻肺**。李杲。**解诸毒虫痛**。苏颂。**明目退热，下乳催生**。汪机。

【发明】 〔杲曰〕通草泻肺利小便，甘平以缓阴血也。与灯草同功。宜生用之。〔时珍曰〕通草色白气寒，味淡而体轻，故入太阴肺经，引热下降而利小便；入阳明胃经，通气上达而下乳汁。其气寒，降也；其味淡，升也。

【附方】 新一。**洗头风痛**新通草瓦上烧存性，研末二钱，热酒下。牙关紧者，斡口灌之。王璆百一选方。

花上粉

【主治】 **诸虫瘘恶疮痔疾，纳之**。藏器。**疗瘰疬及胸中伏气攻胃咽**。苏颂。

【附录】 **天寿根**图经〔颂曰〕出台州，每岁土贡。其性凉，治胸膈烦热，土人常用有效。

钓藤别录下品

校正：自木部移入此。

【释名】 〔弘景曰〕出建平。亦作吊藤。疗小儿，不入余方。〔时珍曰〕其刺曲如钓钩，故名。或作吊，从简耳。

【集解】 〔恭曰〕钓藤出梁州。叶细长，其茎间有刺，若钓钩。〔颂曰〕今秦中兴元府有之。三月采。〔宗奭曰〕湖南、湖北、江南、江西山中皆有之。藤长八九尺或一二丈，大如拇指，其中空。小人用致酒瓮中，盗取酒，以气吸之，涓涓不断。〔时珍曰〕状如葡萄藤而有钩，紫色。古方多用皮，后世多用钩，取其力锐尔。

【气味】 **甘，微寒，无毒**。〔保升曰〕苦。〔权曰〕甘，平。〔时珍曰〕初微甘，后微苦，平。

【主治】 **小儿寒热，十二惊痫**。别录。**小儿惊啼，瘈疭热拥，客忤胎风**。权。**大人头旋目眩，平肝风，除心热，小儿内钓腹痛，发斑疹**。时珍。

【发明】 〔时珍曰〕钓藤，手足厥阴药也。足厥阴主风，手厥阴主火。惊痫眩运，皆肝风相火之病，钓藤通心包于肝木，风静火息，则诸证自除。或云：入数寸于小麦中蒸熟，喂马易肥。

【附方】 新三。**小儿惊热**钓藤一两，消石半两，甘草炙一分，为散。每服半钱，温水服，日三服。名延龄散。圣济录。**卒得痫疾**钓藤、甘草炙各二钱。水五合，煎二合。每服枣许，日五、夜三度。圣惠方。**斑疹不快**钓藤钩子、紫草茸等分，为末。每服一字或半钱，温酒服。钱氏方。

【附录】 **倒挂藤**拾遗。〔藏器曰〕味苦，无毒。主一切老血，及产后诸疾，结痛，血上欲死，煮汁服之。生深山，有逆刺如悬钩，倒挂于树，叶尖而长。

黄藤纲目

【集解】 〔时珍曰〕黄藤生岭南，状若防己。俚人常服此藤，纵饮食有毒，亦自然不发，席辩刺史云：甚有效。

【气味】 **甘、苦，平，无毒**。

【主治】 **饮食中毒，利小便，煮汁频服即解**。时珍。

白兔藿本经上品

【释名】 **白葛**普。

【集解】 〔别录曰〕生交州山谷。〔弘景曰〕此药解毒，莫之与敌，而人不复用，不闻识者。〔恭曰〕荆襄山谷大有之。蔓生，山南人谓之白葛。苗似萝摩，叶圆厚，茎有白毛，与众草异，用藿疗毒有效。而交广又有白花藤，亦解毒，用根不用苗。〔保升曰〕蔓生，叶圆若莼。今襄州北、汝州南冈上有。五月、六月采苗，日干。

【气味】 **苦，平，无毒**。

【主治】 **蛇虺蜂虿猘狗菜肉蛊毒，鬼疰风疰，诸大毒不可入口者，皆消除之。又去血，可末着痛上，立清。毒入腹者，煮汁饮即解**。本经。**风邪热极，煮汁饮。捣末。傅诸毒妙**。李珣。

白花藤唐本草

【集解】 〔恭曰〕生岭南、交州、广州平泽。苗似野葛。叶似女贞，茎叶俱无毛而白花。其根似葛而骨柔，皮厚肉白，大疗毒，用根不用苗。〔保升曰〕蔓生白花，叶有细毛，根似牡丹，骨柔皮白而厚，凌冬不凋。〔敩曰〕凡使勿用菜花藤，真相似，只是味酸涩。白花藤味甘，采得去根细锉，阴干用。

【气味】 **苦，寒，无毒**。

【主治】 **解诸药、菜、肉中毒。渍酒，主虚劳风热**。唐本。

【发明】 〔时珍曰〕苏言用根，雷言用苗，都可用尔。按葛洪肘后方云：席辩刺史在岭南日久，言俚人皆因饮食入毒，多不即觉，渐不能食，或心中渐胀，先寒似瘴。急含白银，一宿变色者即是也。银青是蓝药，银黄赤是菌药。菌音混，草名也。但取白花藤四两，出嶲州者为上，不得取近野葛生者，洗切，同于蓝实四两，水七升，煮取半，空腹顿服。少闷勿怪，其毒即解。

白英本经上品

校正：并入别录鬼目。

【释名】 **縠菜**别录**白草**同上**白幕**拾遗**排风**同上**子名鬼目**〔时珍曰〕白英谓其

花色，縠菜象其叶文，排风言其功用，鬼目象其子形。别录有名未[①]用，复出鬼目，虽苗子不同，实一物也。故并之。

【集解】　〔别录曰〕白英生益州山谷。春采叶，夏采茎，秋采花，冬采根。〔又曰〕鬼目一名来甘。实赤如五味，十月采。〔弘景曰〕鬼目俗人呼为白草子，是矣。又曰白英方药不复用。此有斛菜，生水中，可蒸食，非是此类。有白草，作羹饮，甚疗劳，而不用根花。益州乃有苦菜，土人专食之，充健无病，疑或是此。〔恭曰〕白英，鬼目草也。蔓生，叶似王瓜，小长而五桠，实圆，若[②]龙葵子，生青，熟紫黑。东人谓之白草。陶云白草，似识之，而不力辨。〔藏器曰〕白英，鬼目菜也。蔓生，三月延长。尔雅名苻[③]。郭璞云：似葛，叶有毛，子赤色如耳珰珠。若云子黑，误矣。江东夏月取其茎叶，煮粥食，极解热毒。〔时珍曰〕此俗名排风子是也。正月生苗，白色，可食。秋开小白花。子如龙葵子，熟时紫赤色。吴志云：孙皓时有鬼目菜，缘枣树，长丈余，叶广四寸，厚三分，人皆异之。即此物也。又羊蹄草一名鬼目。岭南有木果亦名鬼目，叶似楮，子大如鸭子，七八月熟，黄色，味酸可食。皆与此同名异物也。

根苗

【气味】　**甘，寒，无毒。**

【主治】　**寒热八[④]疸，消渴，补中益气。久服轻身延年。**本经。**叶：作羹饮，甚疗劳。**弘景。**烦热，风疹丹毒，瘴疟寒热，小儿结热，煮汁饮之。**藏器。

鬼目子也。

【气味】　**酸，平，无毒。**

【主治】　**明目。**别录。

【附方】　新一。**目赤头旋**眼花面肿，风热上攻。用排风子焙、甘草炙、菊花焙各一两，为末。每服二钱，卧时温水下。圣济录。

萝摩唐本草

校正：并入拾遗斫合子。

【释名】　**雚**音贯**芄兰**诗疏**白环藤**拾遗**实名雀瓢**陆玑**斫合子**拾遗**羊婆奶**纲目**婆婆针线包**〔藏器曰〕汉高帝用子傅军士金疮，故名斫合子。〔时珍曰〕白环，即芄字之讹也。其实嫩时有浆，裂时如瓢。故有雀瓢、羊婆奶之称。其中一子有一条白绒，长二寸许，故俗呼婆婆针线包，又名婆婆针袋儿也。

【集解】　〔弘景曰〕萝摩作藤生，摘之有白乳汁，人家多种之，叶厚而大。可生啖，亦蒸煮食之。谚云：去家千里，勿食萝摩、枸杞。言其补益精气，强盛阴道，与枸杞叶同也。〔恭曰〕按陆玑诗疏云：萝摩一名芄兰，幽州谓之雀瓢。然雀瓢是女青别名也。萝摩叶似女青，故亦名雀瓢。女青叶似萝摩，两叶相对。子似瓢形，大如枣许，故名雀瓢。根似白微，茎叶并臭。生平泽。别录云：叶嫩时似萝摩，圆端，大茎，实黑。〔藏器曰〕萝摩东人呼为白环，藤生篱落间，折之有白汁，一名雀瓢。其女青终非白环，二物相似，不能分别。〔又曰〕斫合子作藤生，蔓延篱落间。至秋霜合，子如柳絮。一名鸡肠，一名薰桑。〔时珍曰〕斫合子即萝摩子也。三月生苗，蔓延篱垣，极易繁

---

① 未：原作“采”，字误，今据《证类本草》卷三十改。

② 若：原作“者”，字误，今据《证类本草》卷六改。

③ 苻：原作“荷”，字误，今据《尔雅·释草》、《证类本草》卷六改。

④ 八：原作“人”，义晦，今据《证类本草》卷六、《千金翼》卷二改。

衍。其根白软。其叶长而后大前尖。根与茎叶，断之皆有白乳如构汁。六七月开小长花，如铃状，紫白色。结实长二三寸，大如马兜铃，一头尖。其壳青软，中有白绒及浆。霜后枯裂则子飞，其子轻薄，亦如兜铃子。商人取其绒作坐褥代绵，云甚轻暖。诗云：芄兰之支，童子佩觿。芄兰之叶，童子佩韘。觿音畦，解结角锥也。此物实尖，垂于支间似之。韘音涉，张弓指彄也。此叶后弯似之。故以比兴也。一种茎叶及花皆似萝摩，但气臭根紫，结子圆大如豆，生青熟赤为异，此则苏恭所谓女青似萝摩，陈藏器所谓二物相似者也。苏恭言其根似白微，子似瓢形，则误矣。当从陈说。此乃藤生女青，与蛇衔根之女青，名同物异，宜互考之。

子叶同。

【气味】 **甘、辛，温，无毒。**〔时珍曰〕甘、微辛。

【主治】 **虚劳，补益精气，强阴道。叶煮食，功同子。**唐本。**捣子，傅金疮，生肤止血。捣叶，傅肿毒。**藏器。**取汁，傅丹毒赤肿，及蛇虫毒，即消。蜘蛛伤，频治不愈者，捣封二三度，能烂丝毒，即化作脓也。**时珍。

【附方】 新二。**补益虚损**极益房劳。用萝摩四两。枸杞根皮、五味子、柏子仁、酸枣仁、干地黄各三两，为末。每服方寸匕，酒下，日三服。千金方。**损伤血出**痛不可忍。用篱上婆婆针袋儿，擂水服，渣罨疮口，立效。袖珍。

赤地利唐本草

校正：并入拾遗五毒草。

【释名】 **赤薛荔**纲目**五毒草**拾遗**五蕺**拾遗**蛇茵**拾遗**山荞麦**图经〔时珍曰〕并未详。

【集解】 〔恭曰〕所在山谷有之。蔓生，叶似萝摩。根皮赤黑，肉黄赤。二月、八月采根，日干。〔颂曰〕所在皆有，今惟华山上有之。春夏生苗，作蔓绕草木上，茎赤。叶青，似荞麦叶。七月开白花，亦如荞麦。结子青色。根若菝葜。皮紫赤，肉黄赤，八月采根，晒干收。〔藏器曰〕五毒草生江东平地。花叶并如荞麦。根紧硬似狗脊。亦名蛇茵，名同物异。〔时珍曰〕五毒草即赤地利，今并为一。

根

【修治】 〔敩曰〕凡采得细锉，用蓝叶并根，同入生绢袋盛之，蒸一伏时，去蓝晒用。

【气味】 **苦，平，无毒。**〔藏器曰〕酸，平。伏丹砂。

【主治】 **赤白冷热诸痢，断血破血，带下赤白，生肌肉。**唐本。**主痈疽恶疮毒肿，赤白游疹，虫蚕蛇犬咬，并醋摩傅之。亦捣茎叶傅之。恐毒入腹，煮汁饮。**藏器。

【发明】 〔时珍曰〕唐·张文仲备急方，治青赤黄白等痢，鹿茸丸方中用之。则其功长于凉血解毒，可知矣。

【附方】 旧二。**小儿热疮**身面皆有，如火烧者。赤地利末，粉之。**火疮灭瘢**赤地利末，油调涂。圣惠。

紫葛唐本草

【集解】 〔恭曰〕生山谷中。苗似葡萄，长丈许。根紫色，大者径二三寸。〔保升曰〕所在皆有，今出雍州。叶似蘡薁，其根皮肉俱紫色。三、八月采根皮，日干。〔大明曰〕紫葛有二种，此是藤生者。〔颂曰〕今惟江宁府及台州上[1]之。春生冬枯，似葡萄而紫色。

---

① 上：《证类本草》卷十一作“有”。

根皮

【气味】 **甘、苦，寒，无毒。**〔大明曰〕苦、滑，冷。烧灰，制消石。

【主治】 **痈肿恶疮，捣末醋和封之。**恭。**主痱缓挛急，并热毒风，通小肠。**大明。**生肌散血。**时珍。

【附方】 旧二。**产后烦渴**血气上冲也。紫葛三两，水二升，煎一升，去滓呷之。**金疮伤损**生肌破血。用紫葛二两，顺流水三盏，煎一盏半，分三服。酒煎亦妙。并经效方。

乌蔹莓唐本草

【释名】 **五叶莓**弘景**茏草**同**拔**尔雅**茏葛**同**赤葛**纲目**五爪龙**同**赤泼藤**〔时珍曰〕五叶如白蔹，故曰乌蔹，俗名五爪龙。江东呼龙尾，亦曰虎葛。曰龙、曰葛，并取蔓形。赤泼与赤葛及拔音相近。

【集解】 〔弘景曰〕五叶莓生篱援间，作藤。捣根傅痈疖有效。〔恭曰〕蔓生平泽，叶似白蔹，四月、五月采之。〔保升曰〕茎端五叶，开花青白色，所在有之，夏采苗用。〔时珍曰〕塍堑间甚多。其藤柔而有棱，一枝一须，凡五叶。叶长而光，有疏齿，面青背淡。七八月结苞成簇，青白色。花大如粟，黄色四出。结实大如龙葵子，生青熟紫，内有细子。其根白色，大者如指，长一二尺，捣之多涎滑。傅滋医学集成谓即紫葛，杨起简便方谓即老鸦眼睛草，斗门方谓即何首乌，并误矣。

【气味】 **酸、苦，寒，无毒。**

【主治】 **痈疖疮肿虫咬，捣根傅之。**弘景。**风毒热肿游丹，捣傅并饮汁。**恭。**凉血解毒，利小便。根擂酒服，消疖肿，神效。**时珍。

【附方】 新五。**小便尿血**五叶藤阴干为末。每服二钱，白汤下。卫生易简方。**喉痹肿痛**五爪龙草、车前草、马兰菊各一握，捣汁，徐咽。祖传方也。医学正传。**项下热肿**俗名虾蟆瘟。五叶藤捣，傅之。丹溪纂要。**一切肿毒**发背乳痈，便毒恶疮，初起者。并用五叶藤或根一握，生姜一块，捣烂，入好酒一碗绞汁。热服取汗，以渣傅之，即散。一用大蒜代姜，亦可。寿域神方。**跌扑损伤**五爪龙捣汁，和童尿、热酒服之。取汗。简便方。

葎草唐本草

校正：并入有名未用勒草。

【释名】 **勒草**别录**葛勒蔓**蜀图经**来莓草**别本〔时珍曰〕此草茎有细刺，善勒人肤，故名勒草。讹为葎草，又讹为来莓，皆方音也。别录勒草即此。今并为一。

【集解】 〔恭曰〕葎草生故墟道旁。叶似蓖麻而小且薄，蔓生，有细刺。亦名葛葎蔓。古方亦时用之。〔保升曰〕野处多有之。叶似大麻，花黄白色，子若大麻子。俗名葛勒蔓。夏采茎叶，曝干用。〔别录曰〕勒草生山谷，如栝楼。〔时珍曰〕二月生苗，茎有细刺。叶对节生，一叶五尖。微似蓖麻而有细齿。八九月开细紫花成簇。结子状如黄麻子。

【气味】 **甘、苦，寒，无毒。**

【主治】 **勒草：主瘀血，止精益**[①]**盛气。**别录。**葎草：主五淋，利小便，止水痢，除疟虚热渴。煮汁或生捣汁服。**恭。**生汁一合服，治伤寒汗后虚热。**宗奭。**疗膏淋，久痢，疥癞。**颂。**润三焦，消五谷，益五脏，除九虫，辟温疫，傅蛇蝎伤。**时珍。

【附方】 旧三，新六。**小便石淋**葛

---

① 益：《证类本草》卷三十、《千金翼》卷四作“溢”，同益。

葎掘出根，挽断，以杯于坎中承取汁。服一升，石当出。不出更服。范汪方。**小便膏淋**葎草，捣生汁三升，酢二合，合和顿服，当尿下白汁。**尿血淋沥**同上。**产妇汗血**污衣赤色。方同上。**久痢成疳**葛勒蔓末，以管吹入肛门中，不过数次，如神。**新久疟疾**用葛葎草一握，一名勒蔓，去两头，秋冬用干者，恒山末等分，以淡浆水二大盏，浸药，星月下露一宿，五更煎一盏，分二服。当吐痰愈。**遍体癞疮**葎草一担，以水二石，煮取一石，渍之。不过三作愈。并韦宙独行方。**乌癞风疮**葛葎草三秤切洗。益母草一秤切，以水二石五斗，煮取一石五斗，去滓入瓮中，浸浴一时方出，坐密室中。又暖汤浴一时，乃出，暖卧取汗，勿令见风。明日又浴。如浴时瘙痒不可忍，切勿搔动，少顷渐定。后隔三日一作，以愈为度。圣济录。

羊桃本经下品

【释名】 **鬼桃**本经**羊肠**同**苌楚**尔雅**铫芅**音姚弋。或作御弋。**细子**并未详。

【集解】 〔别录曰〕羊桃生山林川谷及田野。二月采，阴干。〔弘景曰〕山野多有。胜似家桃，又非山桃。花甚赤。子小细而苦，不堪食。诗云，隰有苌楚，即此。方药不复用。〔保升曰〕生平泽中，处处有之。苗长而弱，不能为树。叶花皆似桃，子细如枣核，今人呼为细子，其根似牡丹。郭璞云：羊桃叶似桃，其花白色，子如小麦，亦似桃形。陆玑诗疏云：叶长而狭，花紫赤色，其枝茎弱，过一尺引蔓于草上。今人以为汲灌，重而善没，不如杨柳也。近下根，刀切其皮，着热灰中脱之，可韬笔管也。〔时珍曰〕羊桃茎大如指，似树而弱如蔓，春长嫩条柔软。叶大如掌，上绿下白，有毛，状似苧麻而团。其条浸水有涎滑。

茎根

【气味】 **苦，寒，有毒。**〔藏器曰〕甘，无毒。

【主治】 **熛热，身暴赤色，除小儿热，风水积聚，恶疡。**本经。**去五脏五水，大腹，利小便，益气，可作浴汤。**别录。**煮汁，洗风痒及诸疮肿，极效。**恭。**根：浸酒服，治风热羸老。**藏器。

【附方】 旧一，新三。**伤寒变𧏾**四肢烦疼，不食多睡。羊桃十斤捣熟，浸热汤三斗，日正午时，入坐一炊久。不过三次愈。千金。**伤寒毒攻**手足肿痛。羊桃煮汁，入少盐渍之。肘后。**水气鼓胀**大小便涩。羊桃根、桑白皮、木通、大戟炒各半斤锉，水一斗，煮五升，熬如稀饧。每空心茶服一匙。二便利，食粥补之。圣惠方。**蜘蛛咬毒**羊桃叶捣，傅之，立愈。备急方。

络石本经上品

【释名】 **石鲮**吴普作鲮石。**石龙藤**别录**悬石**同**耐冬**恭**云花**普**云英**普**云丹**普**石血**恭**云珠**别录又名略石、领石、明石、石磋。〔恭曰〕俗名耐冬。以其包络石木而生，故名络石。山南人谓之石血，疗产后血结，大良也。

【集解】 〔别录曰〕络石生太山川谷，或石山之阴，或高山岩石上。或生人间。五月采。〔弘景曰〕不识此药，方法无用者。或云是石类，既生人间，则非石，犹如石斛，系石为名耳。〔恭曰〕此物生阴湿处。冬夏常青，实黑而圆，其茎蔓延绕树石侧，若在石间者，叶细厚而圆短；绕树生者，叶大而薄。人家亦种之为饰。〔保升曰〕所在有之，生木石间，凌冬不凋，叶似细桔叶。茎节着处，即生根须，包络石旁。花白子黑。六月、七月采茎叶，日干。〔藏器曰〕在石者良，在木者随木性有功，与薜荔相似。更有石血、地锦等十余种藤，并是其类。大略皆主风血，暖腰脚，变白不老。苏恭言石血即络石，殊误矣。络石叶圆正青。石血叶尖，一头赤色。〔时珍曰〕络石贴石而生。其蔓折之有白汁。其叶小于指头，厚实木强，面青背淡，涩而不光。有尖叶、圆叶二种，功用相同，盖一物也。苏恭所说不误，但欠详耳。

茎叶

【修治】 〔雷曰〕凡采得，用粗布揩去毛了，以熟甘草水浸一伏时，切晒用。

【气味】 **苦，温，无毒。**〔别录曰〕微寒。〔普曰〕神农：苦，小温。雷公：苦，平，无毒。扁鹊、桐君：甘，无毒。〔当之曰〕大寒。药中君也。采无时。〔时珍曰〕味甘、微酸，不苦。〔之才曰〕杜仲、牡丹为之使。恶铁落。畏贝母、菖蒲。杀殷孽毒。

【主治】 **风热死肌痈伤，口干舌焦，痈肿不消，喉舌肿闭，水浆不下。**本经。**大惊入腹，除邪气，养肾，主腰髋痛，坚筋骨，利关节。久服轻身明目，润泽好颜色，不老延年，通神。**别录。**主一切风，变白宜老。**藏器。**蝮蛇疮毒，心闷，服汁并洗之。刀斧伤疮，傅之立瘥。**恭。

【发明】 〔时珍曰〕络石性质耐久，气味平和。神农列之上品，李当之称为药中之君。其功主筋骨关节风热痈肿，变白耐老。即医家鲜知用者，岂以其近贱而忽之耶？服之当浸酒耳。仁存堂方云：小便白浊，缘心肾不济，或由酒色，遂至已甚，谓之上淫。盖有虚热而肾不足，故土邪干水。史载之言夏则土燥水浊，冬则土坚水清，即此理也。医者往往峻补，其疾反甚。惟服博金散，则水火既济，源洁而流清矣。用络石、人参、茯苓各二两，龙骨煅一两，为末。每服二钱，空心米饮下，日二服。

【附方】 旧二，新二。**小便白浊**方见上。**喉痹肿塞**喘息不通，须臾欲绝，神验。方用络石草一两，水一升，煎一大盏，细细呷之。少顷即通。外台秘要。**痈疽焮痛**止痛。灵宝散：用鬼系腰，生竹篱阴湿石岸间，络石而生者好，络木者无用。其藤柔细，两叶相对，形生三角，用茎叶一两，洗晒，勿见火，皂荚刺一两，新瓦炒黄，甘草节半两，大瓜蒌一个，取仁炒香，乳香、没药各三钱。每服二钱，水一盏，酒半盏，慢火煎至一盏，温服。外科精要。

木莲拾遗

【释名】 **薜荔**拾遗**木馒头**纲目**鬼馒头**〔时珍曰〕木莲、馒头，象其实形也。薜荔音壁利，未详。山海经作草荔。

【集解】 〔藏器曰〕薜荔夤缘树木，三五十年渐大，枝叶繁茂。叶长二三寸，厚若石韦。生子似莲房，打破有白汁，停久如漆。中有细子，一年一熟。子亦入药，采无时。〔颂曰〕薜荔、络石极相类，茎叶粗大如藤状。木莲更大于络石，其实若莲房。〔时珍曰〕木莲延树木垣墙而生，四时不凋，厚叶坚强，大于络石。不花而实，实大如杯，微似莲蓬而稍长，正如无花果之生者。六七月，实内空而红。八月后，则满腹细子，大如稗子，一子一须。其味微涩，其壳虚轻，乌鸟童儿皆食之。

叶

【气味】 **酸，平，无毒。**

【主治】 **背痈，干末服之，下利即愈。**颂。**主风血，暖腰脚，变白不衰。**器。**治血淋痛涩。藤叶一握，甘草炙一分，日煎服之。**时珍。

【发明】 〔慎微曰〕图经言薜荔治

背疮。近见宜兴县一老举人，年七十余，患发背。村中无医药。急取薜荔叶烂研绞汁，和蜜饮数升，以滓傅之。后用他药傅贴遂愈。其功实在薜荔，乃知图经之言不妄。

藤汁

【主治】　白癜风，疬疡风，恶疮疥癣，涂之。大明。

木莲

【气味】　甘，平，涩，无毒。〔时珍曰〕岭南人言：食之发瘴。

【主治】　壮阳道，尤胜。颂。**固精消肿，散毒止血，下乳，治久痢肠痔，心痛阴㿗。**时珍。

【附方】　新八。**惊悸遗精**木馒头炒、白牵牛等分，为末。每服二钱，用米饮调下。乾坤秘韫。**阴㿗囊肿**木莲即木馒头，烧研，酒服二钱。又方：木馒头子、小茴香等分，为末。每空心酒服二钱，取效。集简。**酒痢肠风**黑散子：治风入脏，或食毒积热，大便鲜血，疼痛肛出，或久患酒痢。木馒头烧存性、棕榈皮烧存性、乌梅去核、粉草炙等分，为末。每服二钱，水一盏，煎服。惠民和剂局方。**肠风下血**大便更涩。木馒头烧、枳壳炒等分，为末。每服二钱，槐花酒下。杨倓家藏方。**大肠脱下**木馒头连皮子切炒、茯苓、猪苓等分，为末。每服二钱，米饮下。亦治梦遗，名锁阳丹。普济方。**一切痈疽**初起，不问发于何处。用木莲四十九个，揩去毛，研细，酒解开，温服。功与忍冬草相上下。陈自明外科精要。**乳汁不通**木莲二个，猪前蹄一个，烂煮食之，并饮汁尽，一日即通。无子妇人食之，亦有乳也。集简方。

【附录】　地锦拾遗。〔藏器曰〕味甘，温，无毒。主破老血，产后血结，妇人瘦损，不能饮食，腹中有块，淋沥不尽，赤白带下，天行心闷。并煎服之，亦浸酒。生淮南林下，叶如鸭掌，藤蔓着地，节处有根，亦缘树石，冬月不死。山人产后用之。一名地噤。〔时珍曰〕别有地锦草，与此不同。见草之六。

扶芳藤拾遗

【释名】　滂藤

【集解】　〔藏器曰〕生吴郡。藤苗小时如络石，蔓延树木。山人取枫树上者用，亦如桑上寄生之意。忌采冢墓间者。隋朝稠禅师作青饮进炀帝止渴者，即此。

茎叶

【气味】　苦，小温，无毒。

【主治】　一切血，一切气，一切冷，大主风血腰脚，去百病。久服延年，变白不老。锉细，浸酒饮。藏器。

常春藤拾遗

【释名】　土鼓藤拾遗**龙鳞薜荔**日华〔藏器曰〕小儿取其藤，于地打作鼓声，故名土鼓。李邕改为常春藤。

【集解】　〔藏器曰〕生林薄间，作蔓绕草木上。其叶头尖。结子正圆，熟时如珠，碧色。

【气味】　茎叶：苦。子：甘，温，无毒。

【主治】　风血羸老，腹内诸冷血闭，强腰脚，变白。煮服、浸酒皆宜。藏器。**凡一切痈疽肿毒初起，取茎叶一握，研汁和酒温服，利下恶物，去其根本。**时珍。外科精要。

【附方】　新二。**丁疮黑凹**用发绳扎住。将尖叶薜荔捣汁，和蜜一盏服之。外以葱、蜜捣傅四围。圣惠方。**衄血不止**龙鳞薜荔研水饮之。圣济录。

千岁蘽别录上品

校正：并入有名未用别录蘽根。

【释名】　蘽芜别录**苣瓜**拾遗。〔藏器曰〕此藤冬只凋叶，大者盘薄，故曰千岁蘽。

【集解】　〔别录曰〕千岁蘽生太山山谷。〔弘景曰〕藤生如葡萄，叶似鬼桃，蔓延木上，汁白。今俗人方药都不识用，仙经数处须之。〔藏器曰〕蔓似葛，叶下白，其子赤，条中有白汁。陆玑草木疏云：一名苣瓜。连蔓而生，蔓白，子赤可食，酢而不美。幽州人谓之推蘽。毛诗云葛蘽，注云似葛之草。苏恭谓为蘡薁，深是妄言。〔颂曰〕处处有之。藤生，蔓延木上，叶如葡萄而小。四月摘其茎。汁白而味甘。五月开花。七月结实。八月采子，青黑微赤。冬惟雕叶。春夏间取汁用。陶、陈二氏所说得之。〔宗奭曰〕唐开元末，访隐民姜抚，年几百岁。召至集贤院，言服常春藤使白发还黑，长生可致。藤生太湖、终南。帝遣使多取，以赐老臣。诏天下使自求之。擢抚银青光禄大夫，号冲和先生。又言终南山有旱藕，饵之延年，状类葛粉。帝取之作汤饼，赐大臣。右骁骑将军甘守诚云：常春藤乃千岁蘽也。旱藕乃牡蒙也。方家久不用，故抚易名以神之。民以酒渍藤饮之，多暴死，乃止。抚内惭，乃请求药牢山，遂逃去。今书此以备世疑。〔时珍曰〕按千岁蘽，原无常春之名。惟陈藏器本草土鼓藤下言李邕名为常春藤，浸酒服，羸老变白。则抚所用乃土鼓藤也。其叶与千岁蘽不同，或名同耳。

【正误】　见果部蘡薁下。

【气味】　甘，平，无毒。

【主治】　补五脏，益气，续筋骨，长肌肉，去诸痹。久服，轻身不饥耐老。通神明。别录。

蘽根

【主治】　缓筋，令不痛。别录。

忍冬别录上品

【释名】　金银藤纲目**鸳鸯藤**纲目**鹭鸶藤**纲目**老翁须**纲目**左缠藤**纲目**金钗股**纲目**通灵草**土宿**蜜桶藤**〔弘景曰〕处处有之。藤生，凌冬不凋，故名忍冬。〔时珍曰〕其花长瓣垂须，黄白相半，而藤左缠，故有金银、鸳鸯以下诸名。金钗股，贵其功也。土宿真君云：蜜桶藤，阴草也。取汁能伏硫制汞，故有通灵之称。

【集解】　〔别录曰〕忍冬，十二月采，阴干。〔恭曰〕藤生，绕覆草木上。茎苗紫赤色，宿蔓有薄皮膜之，其嫩蔓有毛。叶似胡豆，亦上下有毛。花白蕊紫。今人或以络石当之，非矣。〔时珍曰〕忍冬在处有之。附树延蔓，茎微紫色，对节生叶。叶似薜荔而青，有涩毛。三四月开花，长寸许，一蒂两花二瓣，一大一小，如半边状，长蕊。花初开者，蕊瓣俱色白；经二三日，则色变黄。新旧相参，黄白相映，故呼金银花，气甚芬芳。四月采花，阴干；藤叶不拘时采，阴干。

【气味】　甘，温，无毒。〔权曰〕辛。〔藏器曰〕小寒。云温者，非也。

【主治】　寒热身肿。久服轻身长年益寿。别录。**治腹胀满，能止气下澼。**甄权。**热毒血痢水痢，浓煎服。**藏器。**治飞尸遁尸，风尸沉尸，尸注鬼击，一切风湿气，及诸肿毒，痈疽疥癣，杨梅诸恶疮，散热解毒。**时珍。

【发明】　〔弘景曰〕忍冬，煮汁酿酒饮，补虚疗风。此既长年益寿，可常采服，而仙经少用。凡易得之草，人多不肯为之，更求难得者，贵远贱近，庸人之情也。〔时珍曰〕忍冬，茎叶及花，功用皆同。昔人称其治风除胀，解痢逐尸为要药。而后世不复知用；后世称其消肿散毒治疮为要药，而昔人并未言及。乃知古今之理，万变不同，未可一辙论也。按陈自明外科精要云：忍冬酒，治痈疽发背，初发便当服此，其效甚奇，胜于红内消。洪内翰迈、沈内翰括诸方，所载甚详。如疡医丹阳僧、江西僧鉴清、金陵王琪、王尉子骏、海州刘秀才纯臣等，所载疗痈疽发背经效奇方，皆是此物。故张相公云，谁知至贱之中，乃有殊常之效，正此类也。

【附方】 旧一，新十七。**忍冬酒**治痈疽发背，不问发在何处，发眉发颐，或头或项，或背或腰，或胁或乳，或手足，皆有奇效。乡落之间，僻陋之所，贫乏之中，药材难得，但虔心服之，俟其疽破，仍以神异膏贴之，其效甚妙。用忍冬藤生取一把，以叶入砂盆研烂，入生饼子酒少许，稀稠得所，涂于四围，中留一口泄气，其藤只用五两，木槌槌损，不可犯铁，大甘草节生用一两，同入沙瓶内，以水二碗，文武火慢煎至一碗，入无灰好酒一大碗，再煎十数沸，去滓分为三服，一日一夜吃尽。病势重者，一日二剂。服至大小肠通利，则药力到。沈内翰云：如无生者，只用干者，然力终不及生者效速。陈自明外科精要。**忍冬圆**治消渴愈后，预防发痈疽，先宜服此。用忍冬草根茎花叶皆可，不拘多少，入瓶内，以无灰好酒浸，以糠火煨一宿，取出晒干，入甘草少许，碾为细末。以浸药酒打面糊，丸梧子大。每服五十丸至百丸，汤酒任下。此药不特治痈疽，大能止渴。外科精要。**五痔诸瘘**方同上。**一切肿毒**不问已溃未溃，或初起发热。用金银花俗名甜藤，采花连茎叶自然汁半碗，煎八分，服之，以渣傅上。败毒托里，散气和血，其功独胜。万表积善堂方。**丁疮便毒**方同上。**喉痹乳蛾**方同上。**敷肿拔毒**金银藤大者烧存性、叶焙干为末各三钱，大黄焙为末四钱。凡肿毒初发，以水酒调搽四围，留心泄气。杨诚经验方。**痈疽托里**治痈疽发背，肠痈奶痈，无名肿毒，焮痛实热，状类伤寒，不问老幼虚实服之，未成者内消，已成者即溃。忍冬叶、黄芪各五两，当归一两，甘草八钱。为细末，每服二钱，酒一盏半，煎一盏，随病上下服，日再服，以渣傅之。和剂局方。**恶疮不愈**左缠藤一把捣烂，入雄黄五分，水二升，瓦罐煎之。以纸封七重，穿一孔，待气出，以疮对孔熏之三时久，大出黄水后，用生肌药取效。选奇方。**轻粉毒痈**方同上。**疮久成漏**忍冬草浸酒，日日常饮之。戴原礼要诀。**热毒血痢**忍冬藤浓煎饮。圣惠方。**五种尸注**飞尸者，游走皮肤，洞穿脏腑，每发刺痛，变动不常也。遁尸者，附骨入肉，攻凿血脉，每发不可见死尸，闻哀哭便作也。风尸者，淫跃四末，不知痛之所在，每发恍惚，得风雪便作也。沉尸者，缠结脏腑，冲引心胁，每发绞切，遇寒冷便作也。尸注者，举身沉重，精神错杂，常觉昏废，每节气至则大作也。并是身中尸鬼，引接外邪。宜用忍冬茎叶锉数斛，煮取浓汁煎稠。每服鸡子大许，温酒化下，一日二三服。肘后方。**鬼击身青**作痛。用金银花一两，水煎饮之。李楼怪病奇方。**脚气作痛**筋骨引痛。鹭鸶藤即金银花为末。每服二钱，热酒调下。卫生易简方。**中野菌毒**急采鸳鸯藤啖之，即今忍冬草也。洪迈夷坚志。**口舌生疮**赤梗蜜桶藤、高脚地铜盘、马蹄香等分，以酒捣汁，鸡毛刷上，取涎出即愈。普济方。**忍冬膏**治诸般肿痛，金刃伤疮恶疮。用金银藤四两，吸铁石三钱，香油一斤，熬枯去滓，入黄丹八两，待熬至滴水不散，如常摊用。乾坤秘韫。

甘藤宋嘉祐

校正：自木部移入此。

【释名】 **甜藤**嘉祐**感藤**〔时珍曰〕甘、感音相近也。又有甜藤、甘露藤，皆此类，并附之。忍冬一名甜藤，与此不同。

【集解】 〔藏器曰〕生江南山谷。其藤大如鸡卵，状如木防已。斫断吹之，气出一头。其汁甘美如蜜。

汁

【气味】 **甘，平，无毒。**

【主治】 **调中益气，通血气，解诸热，止渴。**藏器。**除烦闷，利五脏，治肾钓气。其叶研傅蛇虫咬。**大明。**解热痢及膝肿。**时珍。

【附录】

甘露藤嘉祐。〔藏器曰〕生岭南。藤蔓如箸。人服之得肥，一名肥藤。味甘，温，无毒。主风血气诸病。久服，调中温补，令人肥健，好颜色。〔大明曰〕止消渴，润五脏，除腹内诸冷。

甜藤拾遗。〔藏器曰〕生江南山林下。蔓如葛。味甘，寒，无毒。主热烦解毒，调中气，令人肥健。捣汁和米粉，作糗饵食，甜美，止泄。又治剥马血毒入肉，及狂犬牛马热黄。傅蛇咬疮。又有小叶尖长，气辛臭者，捣傅小儿腹中闪癖。

含水藤海药

校正：自木部移入此。并入拾遗大瓠藤。

【释名】 **大瓠藤**

【集解】 〔珣曰〕按刘欣期交州记云：含水藤生岭南及北海边山谷。状若葛，叶似枸杞。多在路旁，行人乏水处便吃此藤，故以为名。〔藏器曰〕越南、朱厓、儋耳无水处，皆种大瓠藤，取汁用之。藤状如瓠，断之水出，饮之清美。〔时珍曰〕顾微广州记云：水藤去地一丈，断之更生，根至地水不绝。山行口渴，断取汁饮之。陈氏所谓大瓠藤，盖即此物也。

藤中水

【气味】 **甘，平，无毒。**〔藏器曰〕寒。

【主治】 **解烦渴心燥。瘴疠丹石发动，亦宜服之。**李珣。**止渴，润五脏，去湿痹，天行时气，利小便。其叶捣，傅中水烂疮皮皲。**藏器。**治人体有损痛，沐发令长。**时珍。广州记。

【附录】 **鼠藤**拾遗。〔珣曰〕顾微广州记云：鼠爱食此藤，故名。其咬处人取为药。〔藏器曰〕生南海海畔山谷。作藤绕树，茎叶滑净似枸杞，花白，有节心虚，苗头有毛。彼人食之加如甘蔗。味甘，温，无毒。主丈夫五劳七伤，阴痿，益阳道，小便数白，腰脚痛冷，除风气，壮筋骨，补衰老，好颜色。浓煮服之，取微汗。亦浸酒服。性温，稍令人闷，无苦也。

天仙藤宋图经

【集解】 〔颂曰〕生江淮及浙东山中。春生苗，蔓作藤，叶似葛叶，圆而小，有白毛，四时不凋。根有须。夏月采取根苗。南人多用之。

【气味】 **苦，温，无毒。**

【主治】 **解风劳。同麻黄，治伤寒，发汗。同大黄，堕胎气。**苏颂。**流气活血，治心腹痛。**时珍。

【附方】 新六。**疝气作痛**天仙藤一两，好酒一碗，煮至半碗，服之神效。孙天仁集效方。**痰注臂痛**天仙藤、白术、羌活、白芷梢各三钱，片子姜黄六钱，半夏制五钱。每服五钱，姜五片，水煎服。仍间服千金五套丸。杨仁斋直指方。**妊娠水肿**始自两足，渐至喘闷，似水，足趾出水，谓之子气。乃妇人素有风气，或冲任有血风，不可作水妄投汤药。宜天仙藤散主之。天仙藤洗微炒、香附子炒、陈皮、甘草、乌药等分，为末。每服三钱，水一大盏，姜三片，木瓜三片，紫苏三叶，煎至七分，空心服，一日三服。小便利，气脉通，肿渐消，不须多服。此乃淮南名医陈景初秘方也，得于李伯时家。陈自明妇人良方。**产后腹痛**儿枕痛。天仙藤五两，炒焦为末。每服二钱[①]，炒生姜汁、童子小便和细酒调服。经验妇人方。**一切血气**腹痛。即上方，用温酒调服。**肺热鼻皻**桐油入黄连末，用天仙藤烧热油傅之。摘玄方。

紫金藤宋图经

【释名】　**山甘草**

【集解】　〔颂曰〕生福州山中。春初单生叶青包，至冬凋落。其藤似枯条，采皮晒干。

【气味】　缺

【主治】　**丈夫肾气**。苏颂。**消损伤淤血。捣傅恶疮肿毒**。时珍。

【附方】　新二。**紫金藤丸**补肾脏，暖丹田，兴阳道，减小便，填精髓，驻颜色，润肌肉，治元气虚，面目黧黑，口干舌涩，梦想虚惊，耳鸣目泪，腰胯沉重，百节酸疼，项筋紧急，背胛劳倦，阴汗盗汗，及妇人子宫久冷，月水不调，或多或少，赤白带下，并宜服之。用紫金藤十六两，巴戟天去心三两，吴茱萸、高良姜、肉桂、青盐各二两，为末，酒糊丸梧子大。每温酒下二十丸，日三服。和剂方。**死胎不下**紫金藤、葵根各七钱，土牛膝三两，土当归四钱，肉桂二钱，麝香三分，为末。米糊丸梧子大，朱砂为衣。每服五十丸，乳香汤下。极验。葛静观方。

南藤宋开宝

校正：自木部移入此。并入有名未用别录丁公寄、图经石南藤。

【释名】　**石南藤**图经**丁公藤**开宝**丁公寄**别录**丁父**别录**风藤**〔志曰〕生依南树，故号南藤。〔藏器曰〕丁公寄，即丁公藤也。始因丁公用有效，因以得名。

【集解】　〔别录曰〕丁公寄生石间，蔓延木上，叶细，大枝赤茎，母大如碛黄有汁，七月七日采。〔颂曰〕南藤，即丁公藤也。生南山山谷，今泉州、荣州有之。生依南木，茎如马鞭，有节紫褐色，叶如杏叶而尖。采无时。又曰：天台石南藤，四时不凋。土人采叶，治腰痛。〔时珍曰〕今江南、湖南诸大山有之，细藤圆腻，紫绿色，一节一叶，叶深绿色。似杏叶而微短厚，其茎贴树处，有小紫瘤疣，中有小孔。四时不凋，茎叶皆臭而极辣。白花蛇食其叶。

【气味】　**辛，温，无毒**。〔时珍曰〕甘。

【主治】　**金疮痛。延年**。别录。**主风血，补衰老，起阳，强腰脚，除痹，变白，逐冷气，排风邪。煮汁服，冬月浸酒服**。藏器。**煮汁服，治上气咳嗽**。时珍。

【发明】　〔志曰〕按南史云：解叔廉，雁门人。母有疾，夜祷，闻空中语云：得丁公藤治之即瘥。访医及本草皆无此药。至宜都山中，见一翁伐木，云是丁公藤，疗风。乃拜泣求。翁并示以渍酒法。受毕，失翁所在。母服之遂愈也。〔时珍曰〕近俗医治诸风，以南藤和诸药熬膏市之，号南藤膏。白花蛇喜食其叶，故治诸风尤捷。

---

① 二钱：原脱，今据《妇人良方》卷二十补。

【附录】 **烈节**宋图经。〔颂曰〕生荣州，多在林箐中。春生蔓苗，茎叶俱似丁公藤，而纤细无花实。九月采茎，晒干。味辛，温，无毒。主肢节风冷，筋脉急痛。作汤浴之佳。〔时珍曰〕杨倓家藏经验方，有烈节酒，治历节风痛。用烈节、松节、牛膝、熟地黄、当归各一两，为粗末，绢袋盛之，以无灰酒二百盏，浸三日。每用一盏，入生酒一盏，温服。表弟武东叔，年二十余，患此痛不可忍。涪城马东之，以此治之而安。

清风藤宋图经

【释名】 **青藤纲目寻风藤纲目**

【集解】 〔颂曰〕生台州天台山中。其苗蔓延木上，四时常青。土人采茎用。

【气味】 缺

【主治】 **风疾**。苏颂。**治风湿流注，历节鹤膝，麻痹瘙痒，损伤疮肿，入酒药中用**。时珍。

【附方】 新二。**风湿痹痛**青藤根三两，防己一两，㕮咀，入酒一瓶煮饮。普济方。**一切诸风**青藤膏：用青藤，出太平荻港上者，二三月采之。不拘多少，入釜内，微火熬七日夜成膏，收入瓷器内。用时先备梳三五把，量人虚实，以酒服一茶匙毕，将患人身上拍一掌，其后遍身发痒，不可当，急以梳梳之。要痒止，即饮冷水一口便解，风病皆愈也。避风数日良。集简方。

百棱藤宋图经

【释名】 **百灵藤**纲目。

【集解】 〔颂曰〕生台州山中。春生苗蔓，延木上，无花叶。冬采皮入药，土人用。

【气味】 缺。

【主治】 **盗汗**。苏颂。**治一切风痛风疮。以五斤锉，水三斗，煮汁五升，熬膏。每酒服一匙，日三服**。时珍。

【附方】 新三。**头风脑痛**百灵藤十斤，水一石，煎汁三斗，入糯米三斗作饭。候冷，拌神曲炒末九两，同入瓮中，如常酿酒。经三五日，更炊糯米，冷投之，待熟澄清。每温饮一小盏，服后浑身汗出为效。圣惠方。**一切风痹**不拘久近。百灵藤五斤，水三斗，煎一斗，滤汁再煎至三升。入牛膝、附子、仙灵脾、赤箭、何首乌、乳香、鹿角胶各二两为末同煎。别入白蜜五合，熬如饧状，瓷瓶收之。每服一匙，温酒下，一日二服。忌毒物、滑物。圣惠方。**大风疮疾**百灵藤四两，水一斗，煮三升，去滓，入粳米四合煮粥。于密室中浴毕乃食，暖卧取汗。汗后，皮肤起如麸片。每隔日一作，五六十日后渐愈，毛发即生。圣惠方。

省藤拾遗

校正：自木部移入此。

【释名】 **赤藤纲目红藤纲目**

【集解】 〔藏器曰〕生南地深山。皮赤，大如指，堪缚物，片片自解也。

【气味】 **苦，平，无毒**。

【主治】 **蛔虫，煮汁服之。齿痛，打碎含之。煮粥饲狗，去瘑**。藏器。**治诸风，通五淋，杀虫**。时珍。

【发明】 〔时珍曰〕赤藤，善杀虫，利小便，洪迈夷坚志云：赵子山苦寸白虫病。医令戒酒，而素性耽之。一日寓居邵武天王寺，夜半醉归，口渴甚，见庑间瓮水，映月莹然，即连酌饮之，其甘如饴。迨晓虫出盈席，心腹顿宽，宿疾遂愈。皆惊异之，视所饮水，乃寺仆织草履，浸红藤根水也。

【附方】 新一。**五淋涩痛**赤藤即做草鞋者、白茯苓、苎麻根等分，为末。百沸汤下，每服一钱，如神。究原[①]方。

紫藤宋开宝

【集解】 〔藏器曰〕藤皮着树，从心重重有皮。四月生紫花可爱，长安人亦种饰庭池[②]，江东呼为招豆藤。其子作角，角中仁，熬香着酒中，令酒不败。败酒中用之，亦正。其花挼碎，拭酒醋白腐坏。

【气味】 **甘，微温，有小毒。**

【主治】 **作煎如糖服，下水痫病。**藏器。

落雁木海药

校正：自木部移入此。

落雁木【释名】 〔珣曰〕藤萝高丈余，雁过皆缀其中，或云雁衔至代州雁门而生，以此为名。

【集解】 〔珣曰〕按徐表南州记云：落雁木生南海山野中。蔓生，四边如刀削。代州雁门亦有之，蜀中雅州亦有。〔颂曰〕雅州出者，苗作蔓缠绕大木，苗叶形色大都似茶，无花实。彼人四月采苗，入药用。

茎叶

【气味】 **甘，平、温，无毒。**

【主治】 **风痛伤折，脚气肿，腹满虚胀。以枌木皮同煮汁洗之，立效。又妇人阴疮浮泡，以椿木皮同煮汁洗之。**李珣。**产后血气痛，并折伤内损诸疾，煮汁服。**苏颂。

【附录】

折伤木唐本草。〔恭曰〕生资州山谷。藤绕树木上，叶似莽草叶而光厚。八月、九月采茎，日干。味甘、咸，平，无毒。主伤折，筋骨疼痛，散血补血，产后血闷，止痛。酒水各半，煮浓汁饮。

每始王木唐本草。〔恭曰〕生资州。藤绕树木上，叶似萝摩叶。二月、八月采茎，阴干。味苦，平，无毒。主伤折跌筋骨，生肌破血止痛。以酒水各半，煮浓汁饮之。

风延莓拾遗。〔藏器曰〕生南海山野中，他处无有也。蔓绕草木上，细叶。南都赋云，风衍蔓延于衡皋是也。味苦，寒，无毒。主小儿发热发强，惊痫寒热，热淋，利小便，解烦明目，并煮服之。〔珣曰〕主三消五淋，下痰，小儿赤白毒痢，蛇毒瘴溪毒，一切疮肿，并宜煎服。

千里及拾遗

校正：并入图经千里光。

【集解】 〔藏器曰〕千里及，藤生道旁篱落间，叶细而厚。宣湖间有之。〔颂曰〕千里急，生天台山中。春生苗，秋有花。土人采花叶入服药。又筠州有千里光，生浅山及路旁。叶似菊而长，背有毛。枝干圆而青。春生苗，秋有黄花，不结实。采茎叶入眼药，名黄花演。盖一物也。

【气味】 **苦，平，有小毒。**〔颂曰〕苦、甘，寒，无毒。

【主治】 **天下疫气结黄，瘴疟蛊毒，煮汁服，取吐下。亦捣傅蛇犬咬。**藏器。**同甘草煮汁饮，退热明目，不入众药。**苏颂。**同小青煎服，治赤痢腹痛。**时珍。

【附方】 新一。**烂弦风眼**千里光草，以笋壳叶包煨熟，捻汁滴入目中。经验良方。

藤黄海药

校正：自木部移入此。

---

① 原：原作“厚”，字误，《宋史·艺文志》著录有“究原方五卷”，兹改。

② 池：原作“也”，字误，今据《证类本草》卷十三改。

【释名】 树名海藤〔珣曰〕按郭义恭广志云：出岳、鄂等州诸山崖。树名海藤。花有蕊，散落石上，彼人收之，谓之沙黄。就树采者轻妙，谓之腊黄。今人讹为铜黄，铜、藤音谬也。此与石泪采之无异。画家及丹灶家时用之。〔时珍曰〕今画家所用藤黄，皆经煎炼成者，舐之麻人。按周达观真[①]腊记云：国有画黄，乃树脂，番人以刀斫树枝滴下，次年收之。似与郭氏说微不同，不知即一物否也。

【气味】 酸、涩，有毒。

【主治】 蚛牙蛀齿，点之便落。李珣。

附录诸藤一十九种

地龙藤拾遗。〔藏器曰〕生天目山。绕树蟠屈如龙，故名。吴中亦有。而小异。味苦，无毒。主风血羸老，腹内腰脚诸冷，食不调，不作肌肤。浸酒服之。

龙手藤〔藏器曰〕出安荔浦石上向阳者。叶如龙手。采无时。味甘，温，无毒。主偏风口㖞，手足瘫缓，补虚益阳，去冷气风痹，以醇酒浸，近火令温，空心服之，取微汗。

牛领藤〔藏器曰〕生岭南高山。形扁如牛领。取之阴干。味甘，温，无毒。主腹内冷，腰膝痛弱，小便白数，阳道乏，煮汁或浸酒服。

牛奶藤〔藏器曰〕生深山，大如树，牛好食之，其中有粉。味甘，温，无毒，主救荒，令人不饥。其根食之，令人发落。

鬼膊藤〔藏器曰〕生江南林涧边。叶如梨叶，子如樝子。藤：味苦，温，无毒。浸酒，去风血。同叶捣。傅痈肿。

斑珠藤〔藏器曰〕生山谷中，不凋。子如珠而斑，冬月取之。味甘，温，无毒。浸酒服，主风血羸瘦，妇人诸疾。

息王藤〔藏器曰〕生岭南山谷。冬月不凋。味苦，温，无毒。主产后腹痛，血露不尽。浓煮汁服。

万一藤〔藏器曰〕生岭南。蔓如小豆。一名万吉。主蛇咬。杵末，水和傅之。

曼游藤〔藏器曰〕生犍为牙门山谷。状如寄生，着大树。叶如柳，春花色紫，蜀人谓之沉𦸸藤。味甘，温，无毒。久服长生延年，去久嗽，治癖。

百丈青〔藏器曰〕生江南林泽。藤蔓紧硬。叶如薯蓣，对生。味苦，平，无毒，解诸毒物，天行瘴疟疫毒。并煮汁服，亦生捣汁服。其根令人下痢。

温藤〔藏器曰〕生江南山谷。着树不凋。茎叶：味甘，温，无毒。浸酒服，主风血积冷。

蓝藤〔藏器曰〕生新罗国。根如细辛。味辛，温，无毒。主冷气咳嗽。煮汁服。

瓜藤宋图经。〔颂曰〕生施州。四时有叶无花。采皮无时。味甘，凉，无毒。主诸热毒恶疮。同刺猪苓洗，去粗皮，焙干，等分，捣罗，用甘草水调贴之。

金棱藤〔颂曰〕生施州。四时有叶无花，采无时。味辛，温，无毒。主筋骨疼痛。与续筋根、马接脚同洗，去粗皮，焙干，等分为末。酒服二钱。无所忌。

含春藤〔颂曰〕生台州。其苗延木，冬夏常青。采叶，治诸风有效。

独用藤〔颂曰〕生施州。四时有叶无花，叶上有倒刺。采皮无时。味苦、辛，热，无毒。主心气痛。和小赤头叶焙，等分，研末。酒服一钱。

---

① 真：原作“直”，字误，今据卷一引据古今经史百家书目改。

祁婆藤〔颂曰〕生天台山中。蔓延木上。四时常有。土人采叶，治诸风有效。

野猪尾〔颂曰〕生施州。藤缠大木，四时有叶无花。味苦，涩，凉，无毒。主心气痛，解热毒。同白药头等分，焙研为末。每酒服二钱。

石合草〔颂曰〕生施州。藤缠木上，四时有叶无花。土人采叶。味甘，凉，无毒。主一切恶疮，敛疮口。焙研，温水调贴。

本草纲目草部目录第十九卷

草之八水草类二十二种。

泽泻本经。酸恶附 **蔛草**唐本 **羊蹄**本经 **酸模**日华。牛舌、麕舌、蛇舌附 **龙舌草**纲目 **菖蒲**本经 **白昌**别录 **香蒲、蒲黄**本经 **菰**别录 **苦草**纲目 **水萍**本经 **蘋**吴普 **萍蓬草**拾遗。即水粟 **莕菜**唐本 **莼**别录 **水藻**纲目 **海藻**本经 **海蕴**拾遗 **海带**嘉祐 **昆布**别录 **越王余筭**拾遗 **石帆**日华

上附方旧四十九，新六十九。

本草纲目草部第十九卷

草之八水草类二十二种。

泽泻本经上品

【释名】 **水泻**本经**鹄泻**本经**及泻**别录**蕍**音俞**芒芋**本经**禹孙**〔时珍曰〕去水曰泻，如泽水之泻也。禹能治水，故曰禹孙。余未详。

【集解】 〔别录曰〕泽泻生汝南池泽。五月采叶，八月采根，九月采实，阴干。〔弘景曰〕汝南郡属豫州。今近道亦有，不堪用。惟用汉中、南郑、青州、代州者。形大而长，尾间必有两歧为好。此物易朽蠹，常须密藏之。丛生浅水中，叶狭而长。〔恭曰〕今汝南不复采，惟以泾州、华州者为善。〔颂曰〕今山东、河、陕、江、淮亦有之，汉中者为佳。春生苗，多在浅水中。叶似牛舌，独茎而长。秋时开白花，作丛似谷精草。秋末采根暴干。

根

【修治】 〔敩曰〕不计多少，细锉，酒浸一宿，取出暴干，任用。

【气味】 **甘，寒，无毒。**〔别录曰〕咸。〔权曰〕苦。〔元素曰〕甘，平，沉而降，阴也。〔杲曰〕甘、咸，寒，降，阴也。〔好古曰〕阴中微阳。入足太阳、少阴经。〔扁鹊曰〕多服，病人眼。〔之才曰〕畏海蛤、文蛤。

【主治】 **风寒湿痹，乳难，养五脏，益气力，肥健，消水。久服，耳目聪明，不饥延年，轻身面生光，能行水上。**本经。**补虚损五劳，除五脏痞满，起阴气，止泄精消渴淋沥，逐膀胱三焦停水。**别录。**主肾虚精自出，治五淋，利膀胱热**[①]**，宣通水道。**甄权。**主头旋耳虚鸣，筋骨挛缩，通小肠，止尿血，主难产，补女人血海，令人有子。**大明。**入肾经，去旧水，养新水，利小便，消肿胀，渗泄止渴。**元素。**去脬中留垢，心下水痞。**李杲。**渗湿热，行痰饮，止呕吐泻痢，疝痛脚气。**时珍。

【发明】 〔颂曰〕素问治酒风身热汗出，用泽泻、术；深师方治支饮，亦用泽泻、术，但煮法小别尔。张仲景治杂病，心下有支饮苦冒，有泽泻汤，治伤寒有大小泽泻汤、五苓散辈，皆用泽泻，行利停水，为最要药。〔元素曰〕泽泻乃除湿之圣药，入肾经，治小便淋沥，去阴间汗。无此疾服之，令人目盲。〔宗奭曰〕泽泻长于行水。张仲景治水蓄渴烦，小便不利，或吐或泻，五苓散主之，方用泽泻，故知其长于行水。本草引扁鹊云：多服病人眼。诚为行去其水也。凡服泽泻散人，未有不小便多者。小便既多，肾气焉得复实。今人止泄精，多不敢用之。仲景八味丸用之者，亦不过引接桂、附等，归就肾经，别无他意。〔好古曰〕本经云久服明目，扁鹊云多服昏目，何也？易老

---

① 利膀胱热：原脱，今据《证类本草》卷六补。

云：去脬中留垢，以其味咸能泻伏水故也。泻伏水，去留垢，故明目；小便利，肾气虚，故昏目。〔王履曰〕寇宗奭之说，王好古韪之。窃谓八味丸以地黄为君，余药佐之，非止补血，兼补气也，所谓阳旺则能生阴血也。地黄、山茱萸、茯苓、牡丹皮皆肾经之药，附子、官桂乃右肾命门之药，皆不待泽泻之接引而后至也。则八味丸之用此，盖取其泻肾邪，养五脏，益气力，起阴气，补虚损五劳之功而已。虽能泻肾，从于诸补药群众之中，则亦不能泻矣。〔时珍曰〕泽泻气平，味甘而淡。淡能渗泄，气味俱薄，所以利水而泄下。脾胃有湿热，则头重而目昏耳鸣。泽泻渗去其湿，则热亦随去，而土气得令，清气上行，天气明爽，故泽泻有养五脏、益气力、治头旋、聪明耳目之功。若久服，则降令太过，清气不升，真阴潜耗，安得不目昏耶？仲景地黄丸用茯苓、泽泻者，乃取其泻膀胱之邪气，非引接也。古人用补药必兼泻邪，邪去则补药得力，一辟一阖，此乃玄妙。后世不知此理，专一于补，所以久服必致偏胜之害也。

【正误】　〔弘景曰〕仙经服食断谷皆用之。亦云身轻，能步行水上。〔颂曰〕仙方亦单服泽泻一物，捣筛取末，水调，日分服六两，百日体轻而健行。〔时珍曰〕神农书列泽泻于上品，复云久服轻身，面生光，能行水上。典术云：泽泻久服，令人身轻，日行五百里，走水上。一名泽芝。陶、苏皆以为信然。愚窃疑之。泽泻行水泻肾，久服且不可，又安有此神功耶？其谬可知。

【附方】　旧三，新四。**酒风汗出**方见麋衔下。**水湿肿胀**白术、泽泻各一两，为末，或为丸。每服三钱，茯苓汤下。保命集。**冒暑霍乱**小便不利，头运引饮。三白散：用泽泻、白术、白茯苓各三钱，水一盏，姜五片，灯心十茎，煎八分，温服。局方。**支饮苦冒**仲景泽泻汤：用泽泻五两，白术二两，水二升，煮一升，分二服。深师方：先以水二升，煮二物，取一升，又以水一升，煮泽泻取五合，合二汁分再服。病甚欲眩者，服之必瘥。**肾脏风疮**泽泻，皂荚水煮烂，焙研，炼蜜丸如梧子大。空心温酒下十五丸至二十丸。经验方。**疟后怪症**口鼻中气出，盘旋不散，凝如黑盖色，过十日渐至肩，与肉相连，坚胜金石，无由饮食。煎泽泻汤，日饮三盏，连服五日愈。夏子益奇疾方。

叶

【气味】　**咸，平，无毒。**

【主治】　**大风，乳汁不出，产难，强阴气。久服轻身。**别录。**壮水脏，通血脉。**大明。

实

【气味】　**甘，平，无毒。**

【主治】　**风痹消渴，益肾气，强阴，补不足，除邪湿。久服面生光，令人无子。**别录。

【发明】　〔时珍曰〕别录言泽泻叶及实，强阴气，久服令人无子；而日华子言泽泻催生，补女人血海，令人有子，似有不同。既云强阴，何以令人无子？既能催生，何以令人有子。盖泽泻同补药，能逐下焦湿热邪垢，邪气既去，阴强海净，谓之有子可也；若久服则肾气大泄，血海反寒，谓之无子可也。所以读书不可执一。

【附录】　**酸恶**〔别录有名未用曰〕主恶疮，去白虫。生水旁，状如泽泻。

蔛草唐本草

【释名】　**蔛菜**恭**蔛荣**

【集解】　〔恭曰〕蔛菜所在有之，生水旁。叶似泽泻而小。花青白色。亦堪蒸啖，江南人用蒸鱼食甚美。五六月采茎，暴干用。

【气味】 **甘，寒，无毒。**

【主治】 **暴热喘息，小儿丹肿。**恭。

羊蹄本经下品

【释名】 **蓄**别录**秃菜**弘景**败毒菜**纲目**牛舌菜**同**羊蹄大黄**庚辛玉册**鬼目**本经**东方宿**同**连虫陆**同**水黄芹**俗**子名金荞麦**〔弘景曰〕今人呼为秃菜，即蓄字音讹也。〔时珍曰〕羊蹄以根名，牛舌以叶形，名秃菜以治秃疮名也。诗·小雅云：言采其蓫。陆玑注云：蓫即蓄字，今之羊蹄也。幽州人谓之蓫。根似长芦菔而茎赤。亦可瀹为茹，滑美。郑樵通志指蓫为尔雅之菲及蕢者，误矣。金荞麦以相似名。

【集解】 〔别录曰〕羊蹄生陈留川泽。〔保升曰〕所在有之，生下湿地。春生苗，高者三四尺。叶狭长，颇似莴苣而色深。茎节间紫赤。开青白花成穗，结子三棱，夏中即枯。根似牛蒡而坚实。〔宗奭曰〕叶如菜中波棱，但无歧而色差青白，叶厚，花与子亦相似。叶可洁擦硇石。子名金荞麦，烧炼家用以制铅、汞。〔时珍曰〕近水及湿地极多。叶长尺余，似牛舌之形，不似波棱。入夏起苔，开花结子，花叶一色。夏至即枯，秋深即生，凌冬不死。根长近尺，赤黄色，如大黄胡萝卜形。

根

【气味】 **苦，寒，无毒。**〔恭曰〕辛、苦，有小毒。〔时珍曰〕能制三黄、砒石、丹砂、水银。

【主治】 **头秃疥瘙，除热，女子阴蚀。**本经。**浸淫疽痔，杀虫。**别录。**疗蛊毒。**恭。**治癣，杀一切虫。醋磨，贴肿毒。**大明。**捣汁二三匙，入水半盏煎之，空腹温服，治产后风秘，殊验。**宗奭。

【发明】 〔震亨曰〕羊蹄根属水，走血分。〔颂曰〕新采者，磨醋涂癣速效。亦煎作丸服。采根不限多少，捣绞汁一大升，白蜜半升，同熬如稠饧，更用防风末六两，搜和令可丸，丸如梧子大。用栝楼、甘草煎酒下三二十丸，日二三服。

【附方】 旧六，新七。**大便卒结**羊蹄根一两，水一大盏，煎六分，温服。圣惠方。**肠风下血**败毒菜根洗切，用连皮老姜各半盏，同炒赤，以无灰酒淬之，碗盖少顷，去滓，任意饮。永类方。**喉痹不语**羊蹄独根者，勿见风日及妇人鸡犬，以三年醋研如泥，生布拭喉外令赤，涂之。千金方。**面上紫块**如钱大，或满面俱有。野大黄四两取汁，穿山甲十片烧存性，川椒末五钱，生姜四两取汁和研，生绢包擦。如干，入醋润湿。数次如初，累效。陆氏积德堂方。**疬疡风驳**羊蹄草根，于生铁上磨好醋，旋旋刮涂。入[①]硫黄少许，更妙。日日用之。圣惠。**汗斑癜风**羊蹄根二两，独科扫帚头一两，枯矾五钱，轻粉一钱，生姜半两，同杵如泥。以汤澡浴，用手抓患处起粗皮。以布包药，着力擦之。暖卧取汗，即愈也。乃盐山刘氏方，比用硫黄者更妙。蔺氏经验方。**头风白屑**羊蹄草根曝干[②]杵末[③]，同羊胆汁涂之，永除。圣惠方。**头上白秃**独根羊蹄，勿见妇女、鸡犬、风日，以陈醋研如泥，生布擦赤傅之，日一次。肘后。**癣久不瘥**简要济众方用羊蹄根杵绞汁，入轻粉少许，和如膏，涂之。三五次即愈。永类方治癣经年者。败毒菜根独生者，即羊蹄根，捣三钱，入川百药煎二钱，白梅肉擂匀，以井

① 入：原脱，今据《证类本草》卷十一羊蹄条附方补，与圣惠方卷二十四合。

② 曝干：原脱，今据圣惠方卷四十一补。

③ 末：原脱，今据圣惠方卷四十一补。

华水一盏，滤汁澄清。天明空心服之。不宜食热物。其滓抓破擦之。三次即愈。千金方：治细癣。用羊蹄根五升，桑柴灰汁[①]煮三五沸，取汁洗之。仍以羊蹄汁和矾末涂之。**漏瘤湿癣**浸淫[②]日广，痒不可忍，愈后复发，出黄水。羊蹄根捣，和大醋，洗净涂上，一时以冷水洗之，日一次。千金翼。**疥疮有虫**羊蹄根捣，和猪脂，入盐少许，日涂之。外台秘要。

叶

【气味】 **甘，滑，寒，无毒。**

【主治】 **小儿疳虫，杀胡夷鱼、鲑鱼、檀胡鱼毒，作菜。多食，滑大腑。**大明。〔时珍曰〕胡夷、鲑鱼皆河豚名。檀胡未详。**作菜，止痒。不宜多食，令人下气。**诜。**连根烂蒸一碗食，治肠痔泻血甚效。**时珍。

【附方】 旧一。**县壅舌肿**咽生息肉。羊蹄草煮汁，热含，冷即吐之。圣惠。

实

【气味】 **苦，涩，平，无毒。**

【主治】 **赤白杂痢。**恭。**妇人血气。**时珍。

酸模日华

【释名】 **山羊蹄**纲目**山大黄**拾遗**蓚芜**尔雅**酸母**纲目**蓨**同**当药**〔时珍曰〕蓚芜乃酸模之音转，酸模又酸母之转，皆以味而名，与三叶酸母草同名。掌禹锡以蓚芜为蔓菁菜，误矣。

【集解】 〔弘景曰〕一种极似羊蹄而味酸，呼为酸模，亦疗疥也。〔大明曰〕所在有之，生山冈上。状似羊蹄叶而小黄。茎叶俱细。节间生子，若茺蔚子。〔藏器曰〕即是山大黄，一名当药。其叶酸美，人亦采食其英。尔雅：须，蓚芜。郭璞注云：似羊蹄而叶[③]细，味酸可食。一名蓨也。〔时珍曰〕平地亦有。根叶花形亦同羊蹄，但叶小味酸为异。其根赤黄色。连根叶取汁炼霜，可制雄、汞。

【气味】 **酸，寒，无毒。**〔时珍曰〕叶酸，根微苦。

【主治】 **暴热腹胀，生捣汁服，当下利。杀皮肤小虫。**藏器。**治疥。**弘景。**疗痢乃佳。**保升。**去汗斑，同紫萍捣擦，数日即没。**时珍。

【附方】 新一。**瘭疽毒疮**肉中忽生黯子如粟豆，大者如梅李，或赤或黑，或青或白，其中有核，核有深根，应心。肿泡紫黑色，能烂筋骨，毒入脏腑杀人。宜灸黯上百壮。以酸模叶薄其四面，防其长也。内服葵根汁，其毒自愈。千金方。

【附录】 **牛舌实**〔别录有名未用曰〕味咸，温，无毒。主轻身益气。生水中泽旁。实[④]大，叶长尺。五月采实。一名豕首。〔器曰〕今东土人呼田水中大叶如牛耳者，为牛耳菜。〔时珍曰〕今人呼羊蹄为牛舌菜，恐羊蹄是根，此是其实。否则是羊蹄之生水中者也。**麢舌**〔别录曰〕味辛，微温，无毒。主霍乱腹痛，吐逆心烦。生水中。五月采之。〔弘景曰〕生小小水中。今人五月五日采干，以治霍乱甚良。

龙舌草纲目

【集解】 〔时珍曰〕龙舌生南方池泽湖泊中。叶如大叶菘菜及苤苜状。根生水底，抽茎出水，开白花。根似胡萝卜根而香，杵汁能软鹅鸭卵，方家用煮丹砂，

---

① 汁：原脱，今据千金卷二十三第四补。

② 淫：原作“湿”，今据《证类本草》卷十一羊蹄条附方改。

③ 叶：原作“稍”，义晦，今据《尔雅·释草》郭璞注改。

④ 实：原脱，今据《证类本草》卷三十、《千金翼》卷四补。

煅白矾，制三黄。

【气味】 **甘，咸，寒，无毒。**

【主治】 **痈疽，汤火灼伤，捣涂之。**时珍。

【附方】 新一。**乳痈肿毒**龙舌草、忍冬藤研烂，蜜和傅之。多能鄙事。

菖蒲本经上品

【释名】 **昌阳**别录**尧韭** **水剑草**〔时珍曰〕菖蒲，乃蒲类之昌盛者，故曰菖蒲。又吕氏春秋云：冬至后五十七日，菖始生。菖者百草之先生者，于是始耕。则菖蒲、昌阳又取此义也。典术云：尧时天降精于庭为韭，感百阴之气为菖蒲。故曰尧韭。方士隐为水剑，因叶形也。

【集解】 〔别录曰〕菖蒲生上洛池泽及蜀郡严道。一寸九节者良。露根不可用。五月、十二月采根，阴干。〔弘景曰〕上洛郡属梁州，严道县在蜀郡，今乃处处有。生石碛上，穊节为好。在下湿地，大根者名昌阳，不堪服食。真菖蒲叶有脊，一如剑刃，四月、五月亦作小厘花也。东间溪泽又有名溪荪者，根形气色极似石上菖蒲，而叶正如蒲，无脊。俗人多呼此为石上菖蒲者，谬矣。此止主咳逆，断蚤虱，不入服食用。诗咏多云兰荪，正[①]谓此也。〔大明曰〕菖蒲，石涧所生坚小，一寸九节者上。出宣州。二月、八月采。〔颂曰〕处处有之，而池州、戎州者佳。春生青叶，长一二尺许，其茎中心有脊，状如剑。无花实。今以五月五日收之。其根盘屈有节，状如马鞭大。一根旁引三四根，旁根节尤密，亦有一寸十二节者。采之初虚软，曝干方坚实。折之中心色微赤，嚼之辛香少滓。人多植于干燥沙石土中，腊月移之尤易活。黔蜀蛮人常将随行，以治卒患心痛。其生蛮谷中者尤佳。人家移种者亦堪用，但干后辛香坚实不及蛮人持来者。此皆医方所用石菖蒲也。又有水菖蒲，生溪涧水泽中，不堪入药。今药肆所货，多以二种相杂，尤难辨也。〔承曰〕今阳羡山中水石间者，其叶逆水而生，根须络石，略无少泥土，根叶极紧细，一寸不啻九节，入药极佳。二浙人家，以瓦石器种之，旦暮易水则茂，水浊及有泥滓则萎。近方多用石菖蒲，必此类也。其池泽所生，肥大节疏粗慢，恐不可入药。唯可作果盘，气味不烈而和淡尔。〔时珍曰〕菖蒲凡五种：生于池泽，蒲叶肥，根高二三尺者，泥菖蒲，白菖也；生于溪涧，蒲叶瘦，根高二三尺者，水菖蒲，溪荪也；生于水石之间，叶有剑脊，瘦根密节，高尺余者，石菖蒲也；人家以砂栽之一年，至春剪洗，愈剪愈细，高四五寸，叶如韭，根如匙柄粗者，亦石菖蒲也；甚则根长二三分，叶长寸许，谓之钱蒲是矣。服食入药须用二种石菖蒲，余皆不堪。此草新旧相代，四时常青。罗浮山记言：山中菖蒲一寸二十节。抱朴子言：服食以一寸九节紫花者尤善。苏颂言：无花实。然今菖蒲，二三月间抽茎开细黄花成穗，而昔人言菖蒲难得见花，非无花也。应劭风俗通云：菖蒲放花，人得食之长年。是矣。

根

【修治】 〔敩曰〕凡使，勿用泥菖、夏菖二件，如竹根鞭，形黑、气秽味腥。惟石上生者，根条嫩黄，紧硬节稠，一寸九节者，是真也。采得以铜刀刮去黄黑硬节皮一重，以嫩桑枝条相拌蒸熟，暴干锉用。〔时珍曰〕服食须如上法制。若常用，但去毛微炒耳。

【气味】 **辛，温，无毒。**〔权曰〕

---

① 正：原作“芷”，字误，今据《证类本草》卷六改。

苦、辛，平。〔之才曰〕秦皮、秦艽为之使。恶地胆、麻黄。〔大明曰〕忌饴糖、羊肉。勿犯铁器，令人吐逆。

【主治】 **风寒湿痹，咳逆上气，开心孔，补五脏，通九窍，明耳目，出音声。主耳聋痈疮，温肠胃，止小便利。久服轻身，不忘不迷惑，延年。益心智，高志不老。**本经。**四肢湿痹，不得屈伸，小儿温疟，身积热不解，可作浴汤。**别录。**治耳鸣头风泪下，鬼气，杀诸虫，恶疮疥瘙。**甄权。**除风下气，丈夫水脏，女人血海冷败，多忘，除烦闷，止心腹痛，霍乱转筋，及耳痛者，作末炒，乘热裹罯甚验。**大明。**心积伏梁。**好古。**治中恶卒死，客忤癫痫，下血崩中，安胎漏，散痈肿。捣汁服，解巴豆、大戟毒。**时珍。

【发明】 〔颂曰〕古方有单服菖蒲法。蜀人治心腹冷气搊痛者，取一二寸捶碎，同吴茱萸煎汤饮之。亦将随行，卒患心痛，嚼一二寸，热汤或酒送下，亦效。〔时珍曰〕国初周颠仙对太祖高皇帝常嚼菖蒲饮水。问其故。云服之无腹痛之疾。高皇御制碑中载之。菖蒲气温味辛，乃手少阴、足厥阴之药。心气不足者用之，虚则补其母也。肝苦急以辛补之，是矣。道藏经有菖蒲传一卷，其语粗陋。今略节其要云：菖蒲者，水草之精英，神仙之灵药也。其法采紧小似鱼鳞者一斤，以水及米泔浸各一宿，刮去皮切，暴干捣筛，以糯米粥和匀，更入熟蜜搜和，丸如梧子大，稀葛袋盛，置当风处令干。每旦酒、饮任下三十丸，临卧更服三十丸。服至一月，消食；二月，痰除；服至五年，骨髓充，颜色泽，白发黑，落齿更生。其药以五德配五行：叶青，花赤，节白，心黄，根黑。能治一切诸风，手足顽痹，瘫缓不遂，五劳七伤，填血补脑，坚骨髓，长精神，润五脏，裨六腑，开胃口，和血脉，益口齿，明耳目，泽皮肤，去寒热，除三尸九虫，天行时疾，瘴疫瘦病，泻痢痔漏，妇人带下，产后血运。并以酒服。河内叶敬母中风，服之一年而百病愈。寇天师服之得道，至今庙前犹生菖蒲。郑鱼、曾原等，皆以服此得道也。又按葛洪抱朴子云：韩众服菖蒲十三年，身上生毛，冬袒不寒，日记万言。商丘子不娶，惟食菖蒲根，不饥不老，不知所终。神仙传云：咸阳王典食菖蒲得长生。安期生采一寸九节菖蒲服，仙去。又按臞仙神隐书云：石菖蒲置一盆于几上，夜间观书，则收烟无害目之患。或置星露之下，至旦取叶尖露水洗目，大能明视，久则白昼见星。端午日以酒服，尤妙。苏东坡云：凡草生石上，必须微土以附其根。惟石菖蒲濯去泥土，渍以清水，置盆中，可数十年不枯。节叶坚瘦，根须连络，苍然于几案间，久更可喜。其延年终身之功，既非昌阳可比；至于忍寒淡泊，不待泥土而生，又岂昌阳所能仿佛哉。〔杨士瀛曰〕下痢禁口，虽是脾虚，亦热气闭隔心胸所致。俗用木香失之温，用山药失之闭。惟参苓白术散加石菖蒲，粳米饮调下。或用参、苓、石莲肉，少入菖蒲服。胸次一开，自然思食。

【附方】 旧九，新一十八。**服食法** 甲子日，取菖蒲一寸九节者，阴干百日，为末。每酒服方寸匕，日三服。久服耳目聪明，益智不忘。千金方。**健忘益智** 七月七日，取菖蒲为末，酒服方寸匕，饮酒不醉，好事者服而验之。久服聪明。忌铁器。千金方。**三十六风** 有不治者，服之悉效。菖蒲薄切日干三斤，盛以绢袋，玄水一斛，即清酒也，悬浸之，密封一百日，视之如菜绿色，以一斗熟黍米纳中，封十四日，取出日饮。夏禹神仙经。**癫痫风疾** 九节菖蒲不闻鸡犬声者，去毛，木臼捣末。以黑豮猪心一个批开，砂罐煮汤。调服三钱，日一服。医学正传。**尸厥魇死**尸厥之病，卒死脉犹动，听其耳中如微语声，股间暖者，是也。魇死之病，卧忽不寤。勿以火照，但痛啮其踵及足拇趾甲际，唾其面即苏。仍以菖蒲末吹鼻中，桂末纳舌下，并以菖蒲根汁灌之。肘后方。**卒中客忤**菖蒲根捣汁含之，立止。肘后方。**除一切恶**端午日，切菖蒲渍酒饮之。或加雄黄少许。洞天保生录。**喉痹肿痛**菖蒲根嚼汁，烧铁秤锤淬酒一杯，饮之。圣济总录。**霍乱胀痛**生菖蒲锉四两，水和捣汁，分温四服。圣惠方。**诸积鼓胀**食积气积血积之类。石菖蒲八两锉，斑蝥四两去翅足，同炒黄，去斑蝥不用。以布袋盛，拽去蝥末，为末，醋糊丸梧子大。每服三五十丸，温白汤下。治肿胀尤妙。或入香附末二钱。奇效方。**肺损吐血**九节菖蒲末、白面等分。每服三钱，新汲水下，一日一服。圣济录。**解一切毒**石菖蒲、白矾等分，为末，新汲水下。事林广记。**赤白带下**石菖蒲、破故纸等分，炒为末。每服二钱，更以菖蒲浸酒调服，日一。妇人良方。**胎动半产**卒动不安，或腰痛胎转抢心，下血不止，或日月未足而欲产。并以菖蒲根捣汁一二升服之。千金。**产后崩中**下血不止。菖蒲一两半，酒二盏，煎取一盏，去滓分三服，食前温服。千金方。**耳卒聋闭**菖蒲根一寸，巴豆一粒去心，同捣作七丸。绵裹一丸，塞耳，日一换。一方不用巴豆，用蓖麻仁。肘后方。**病后耳聋**生菖蒲汁滴之。圣惠方。**蚤虱入耳**菖蒲末炒热，袋盛，枕之即愈。圣济录。**诸般赤眼**攀睛云翳。菖蒲擂自然汁，文武火熬作膏，日点之效。圣济录。**眼睑挑针**独生菖蒲根，同盐研傅。寿域神方。**飞丝入目**石菖蒲捶碎。左目塞右鼻，右目塞左鼻。百发百中。危氏得效方。**头疮不瘥**菖蒲末，油调傅之，日三、夜二次。法天生意。**痈疽发背**生菖蒲捣贴之。疮干者，为末，水调涂之。孙用和秘宝方。**露岐**[①] **便毒**生菖蒲根捣傅之。证治要诀。**热毒湿疮**〔宗奭曰〕有人遍身生疮，痛而不痒，手足尤甚，粘着衣被，晓夕不得睡。有人教以菖蒲三斗，日干为末，布席上卧之，仍以衣被覆之。既不粘衣，又复得睡，不五七日，其疮如失。后以治人，应手神验。本草衍义。**风癣有虫**菖蒲末五斤，酒渍，釜中蒸之，使味出。先绝酒一日，每服一升或半升。千金方。**阴汗湿痒**石菖蒲、蛇床子等分，为末。日搽二三次。济急仙方。

叶

【主治】　**洗疥、大风疮。**时珍。

白昌别录有名未用

【释名】　**水昌蒲**别录**水宿**别录**茎蒲**别录**昌阳**拾遗**溪孙**拾遗**兰孙**弘景。〔时珍曰〕此即今池泽所生菖蒲，叶无剑脊，根肥白而节疏慢，故谓之白昌。古人以根为菹食，谓之昌本，亦曰昌歜，文王好食之。其生溪涧者，名溪荪。

【集解】　〔别录曰〕白昌十月采。〔藏器曰〕即今之溪荪也。一名昌阳。生水畔。人亦呼为菖蒲。与石上菖蒲都别。根大而臭，色正白。〔颂曰〕水菖蒲，生溪涧水泽中甚多，失水则枯。叶似石菖，但中心无脊。其根干后，轻虚多滓，不堪入药。〔时珍曰〕此有二种：一种根大而肥白节疏者，白昌也，俗谓之泥菖蒲；一种根瘦而赤节稍密者，溪荪也，俗谓之水菖蒲。叶俱无剑脊。溪荪气味胜似白昌，并可杀虫，不堪服食。

【气味】　**甘，无毒。**〔别录曰〕甘、

---

① 露岐：露，通作羸或瘰。字或作“瘰瘨”，义存于声也。《证治要诀》卷十一：“露瘨，名为羊核”。

辛，温，汁制雄黄、雌黄、砒石。

【主治】 **食诸虫**。别录。**主风湿咳逆，去虫，断蚤虱**。弘景。**研末，油调，涂疥瘙**。苏颂。

香蒲本经上品蒲黄本经上品

【释名】 **甘蒲**苏恭**醮石**吴普**花上黄粉名蒲黄**。〔恭曰〕香蒲即甘蒲，可作荐者。春初生，取白为菹，亦堪蒸食。山南人谓之香蒲，以菖蒲为臭蒲也。蒲黄即此蒲之花也。

【集解】 〔别录曰〕香蒲生南海池泽。蒲黄生河东池泽，四月采之。〔颂曰〕香蒲，蒲黄苗也。处处有之，以泰[①]州者为良。春初生嫩叶出水时，红白色茸茸然，取其中心入地白蒻，大如匕柄者，生啖之，甘脆。又以醋浸，如食笋，大美。周礼谓之蒲菹，今人罕有食之者。至夏抽梗于丛叶中，花抱梗端，如武士棒杵，故俚俗谓之蒲槌，亦曰蒲蕚[②]花。蒲黄，即花中蕊屑也。细若金粉，当欲开时便取之。市廛以蜜搜作果食货卖。〔时珍曰〕蒲丛生水际，似莞而褊。有脊而柔，二三月苗。采其嫩根，瀹过作鲊，一宿可食。亦可炸食、蒸食及晒干磨粉作饼食。诗云：其蔌伊何，惟笋及蒲。是矣。八九月收叶以为席，亦可作扇，软滑而温。

【正误】 〔弘景曰〕香蒲方药不复用，人无采者，南海人亦不复识。江南贡菁茅，一名香茅，以供宗庙缩酒。或云是薰草，又云是燕麦，此蒲亦相类耳。〔恭曰〕陶氏所引菁茅，乃三脊茅也。香茅、燕麦、薰草，野俗皆识，都非香蒲类也。

蒲蒻一名蒲笋食物**蒲儿根**野菜谱

【气味】 **甘，平，无毒**。〔时珍曰〕寒。

【主治】 **五脏心下邪气，口中烂臭，坚齿明目聪耳。久服轻身耐老**。本经。**去热燥，利小便**。宁原。**生啖，止消渴**。汪颖。**补中益气，和血脉**。正要。**捣汁服，治妊妇劳热烦躁，胎动下血**。时珍。出产乳。

【附方】 旧二。**妒乳乳痈**蒲黄草根捣封之，并煎汁饮及食之。昝殷产宝。**热毒下痢**蒲根二两，粟米二合，水煎服，日二次。圣济总录。

蒲黄本经上品

【修治】 〔敩曰〕凡使勿用松黄并黄蒿。其二件全似，只是味跙及吐人。真蒲黄须隔三重纸焙令色黄，蒸半日，却再焙干用之妙。〔大明曰〕破血消肿者，生用之；补血止血者，须炒用。

【气味】 **甘，平，无毒**。

【主治】 **心腹膀胱寒热，利小便，止血，消瘀血。久服轻身益气力，延年神仙**。本经。**治痢血，鼻衄吐血，尿血泻血，利水道，通经脉，止女子崩中**。甄权。**妇人带下，月候不匀，血气心腹痛，妊妇下血坠胎，血运血癥，儿枕气痛，颠扑血闷，排脓疗疮，游风肿毒，下乳汁，止泄精**。大明。**凉血活血，止心腹诸痛**。时珍。

【发明】 〔弘景曰〕蒲黄，即蒲厘花上黄粉也。甚疗血。仙经亦用之。〔宗奭曰〕汴人初得，罗去滓，以水调为膏，擘为块。人多食之，以解心脏虚热，小儿尤嗜之。过月则燥，色味皆淡，须蜜水和。不可多食，令人自利，极能虚人。〔时珍曰〕蒲黄，手足厥阴血分药也，故能治血治痛。生则能行，熟则能止。与五灵脂同用，能治一切心腹诸痛，详见禽部寒号虫下。按许叔微本事方云：有士人妻

① 泰：原作“秦”，字误，今据《证类本草》卷七改。

② 蕚：《证类本草》卷七作“厘”。

舌忽胀满口，不能出声。一老叟教以蒲黄频掺，比晓乃愈。又芝隐方云：宋度宗欲赏花，一夜忽舌肿满口。蔡御医用蒲黄、干姜末等分，干搽而愈。据此二说，则蒲黄之凉血活血可证矣。盖舌乃心之外候，而手厥阴相火乃心之臣使，得干姜是阴阳相济也。

【附方】 旧十四，新十一。**舌胀满口**方见上。**重舌生疮**蒲黄傅之。不过三上瘥。千金方。**肺热衄血**蒲黄、青黛各一钱，新汲水服之。或去青黛，入油发灰等分，生地黄汁调下。简便单方。**吐血唾血**蒲黄末二两，每日温酒或冷水服三钱妙。简要济众方。**老幼吐血**蒲黄末，每服半钱，生地黄汁调下，量人加减。或入发灰等分。圣济总录。**小便出血**方同上。**小便转胞**以布包蒲黄裹腰肾，令头致地，数次取通。肘后方。**金疮出血**闷绝。蒲黄半两，热酒灌下。危氏方。**瘀血内漏**蒲黄末二两，每服方寸匕，水调下，服尽止。肘后方。**肠痔出血**蒲黄末方寸匕，水服之，日三服。肘后方。**小儿奶痔**蒲黄，空心温酒服方寸匕，日三。塞上方。**脱肛不收**蒲黄和猪脂傅，日三五度。子母秘录。**胎动欲产**日月未足者。蒲黄二钱，井华水服。同上。**产妇催生**蒲黄、地龙洗焙、陈橘皮等分，为末，另收。临时各抄一钱，新汲水调服，立产。此常亲用甚妙。唐慎微方。**胞衣不下**蒲黄二钱，井水服之。集验方。**产后下血**羸瘦迨死。蒲黄二两，水二升，煎八合，顿服。产宝方。**产后血瘀**蒲黄三两，水三升，煎一升，顿服。梅师方。**儿枕血瘕**蒲黄三钱，米饮服。产宝。**产后烦闷**蒲黄方寸匕，东流水服，极良。产宝。**坠伤扑损**瘀血在内，烦闷者。蒲黄末，空心温酒服三钱。塞上方。**关节疼痛**蒲黄八两，熟附子一两，为末。每服一钱，凉水下，日一。肘后方。**阴下湿痒**蒲黄末，傅三四度瘥。千金方。**聤耳出脓**蒲黄末掺之。圣惠。**口耳大衄**蒲黄、阿胶炙各半两。每用二钱，水一盏，生地黄汁一合，煎至六分，温服。急以帛系两乳，止乃已。圣惠方。**耳中出血**蒲黄炒黑研末，掺入。简便方。

蒲黄滓〔大明曰〕蒲黄中筛出赤滓，名曰蒲萼也。

【主治】 **炒用涩肠，止泻血、血痢妙。**大明。

菰别录下品

【释名】 **茭草**说文**蒋草**〔时珍曰〕按许氏说文菰本作苽，从瓜谐声也。有米谓之彫菰，已见谷部菰米下。江南人呼菰为茭，以其根交结也。蒋义未详。

【集解】 〔保升曰〕菰根生水中，叶如蔗、荻，久则根盘而厚。夏月生菌堪啖，名菰菜。三年者，中心生白苔如藕状，似小儿臂而白软，中有黑脉，堪啖者，名菰首也。〔藏器曰〕菰首小者，擘之内有黑灰如墨者，名乌郁，人亦食之。晋张翰思吴中莼、菰，即此也。〔颂曰〕菰根，江湖陂泽中皆有之。生水中，叶如蒲、苇辈，刈以秣马甚肥。春末生白茅如笋，即菰菜也，又谓之茭白，生熟皆可啖，甜美。其中心如小儿臂者，名菰手。作菰首者，非矣。尔雅云：出隧蘧蔬。注云：生菰草中，状似土菌，江东人啖之，甜滑。即此也。故南方人至今谓菌为菰，亦缘此义。其根亦如芦根，冷利更甚。二浙下泽处，菰草最多。其根相结而生，久则并土浮于水上，彼人谓之菰葑。刈去其叶，便可耕莳，又名葑田。其苗有茎梗者，谓之菰蒋草。至秋结实，乃雕胡米也。岁饥，人以当粮。〔宗奭曰〕菰乃蒲类。河朔边人，止以饲马作荐。八月开花如苇。结青子，合粟为粥食，甚济饥。杜甫所谓波漂菰米沉云黑者，是也。

菰笋一名茭笋日用**茭白**图经**菰菜**同

【气味】 **甘，冷，滑，无毒。**〔诜曰〕滑中，不可多食。〔颂曰〕菰之各类皆极冷，不可过食，甚不益人，惟服金石人相宜耳。

【主治】 **利五脏邪气，酒齄面赤，白癞疬疡，目赤。热毒风气，卒心痛，可盐、醋煮食之。**孟诜。**去烦热，止渴，除目黄，利大小便，止热痢**[①]**。杂鲫鱼为羹食，开胃口，解酒毒，压丹石毒发。**藏器。

菰手一名菰菜日用**茭白**通志**茭粑**俗名**蘧蔬**音毬氍。

【气味】 **甘，冷，滑，无毒。**〔大明曰〕微毒。〔诜曰〕性滑，发冷气，令人下焦寒，伤阳道。禁蜜食，发痼疾。服巴豆人不可食。

【主治】 **心胸中浮热风气，滋人齿。**孟诜。**煮食，止渴及小儿水痢。**藏器。

菰根

【气味】 **甘，大寒，无毒。**〔颂曰〕菰根亦如芦根，冷利更甚。

【主治】 **肠胃痛热，消渴，止小便利。捣汁饮之。**别录。**烧灰，和鸡子白，涂火烧疮。**藏器。

【附方】 旧二。**小儿风疮**久不愈者。用菰蒋节烧研，傅之。子母秘录。**毒蛇伤啮**菰蒋草根烧灰，傅之。外台秘要。

叶

【主治】 **利五脏。**大明。

菰米见谷部。

苦草纲目

【集解】 〔时珍曰〕生湖泽中，长二三尺，状如茅、蒲之类。

【气味】 缺。

【主治】 **妇人白带，煎汤服。又主好嗜干茶不已，面黄无力，为末，和炒脂麻不时干嚼之。**时珍。

水萍本经中品

【释名】 **水花**本经**水白**别录**水苏**别录**水廉**吴普

【集解】 〔别录曰〕水萍生雷泽池泽。三月采，暴干。〔弘景曰〕此是水中大萍，非今浮萍子。药对云：五月有花白色。即非今沟渠所生者，楚王渡江所得，乃斯实也。〔藏器曰〕水萍有三种。大者曰蘋，叶圆，阔寸许。小萍子是沟渠间者。本经云水萍，应是小者。〔颂曰〕尔雅云：萍，蓱。其大者蘋。苏恭言有三种：大者曰蘋，中者曰荇，小者即水上浮萍。今医家鲜用大蘋，惟用浮萍。〔时珍曰〕本草所用水萍，乃小浮萍，非大蘋也。陶、苏俱以大蘋注之，误矣。萍之与蘋，音虽相近，字却不同，形亦迥别，今厘正之，互见蘋下。浮萍处处池泽止水中甚多，季春始生。或云杨花所化。一叶经宿即生数叶。叶下有微须，即其根也。一种背面皆绿者。一种面青背紫赤若血者，谓之紫萍，入药为良，七月采之。淮南万毕术云：老血化为紫萍。恐自有此种，不尽然也。小雅：呦呦鹿鸣，食野之苹者，乃蒿属。陆佃指为此萍，误矣。

【修治】 〔时珍曰〕紫背浮萍，七月采之，拣净，以竹筛摊晒，下置水一盆映之，即易干也。

【气味】 **辛，寒，无毒。**〔别录曰〕酸。

【主治】 **暴热身痒，下水气，胜酒，长须发，止消渴。久服轻身。**本经。**下**

① 痢：原作“麻”，字误，今据《证类本草》卷十一改。

气。以沐浴，生毛发。别录。**治热毒、风热、热狂，熁肿毒、汤火伤、风疹。**大明。**捣汁服，主水肿，利小便。为末，酒服方寸匕，治人中毒。为膏，傅面䵟。**藏器。**主风湿麻痹，脚气，打扑伤损，目赤翳膜，口舌生疮，吐血衄血，癜风丹毒。**

【发明】〔震亨曰〕浮萍发汗，胜于麻黄。〔颂曰〕俗医用治时行热病，亦堪发汗，甚有功。其方用浮萍一两，四月十五日采之，麻黄去根节，桂心，附子炮裂去脐皮，各半两，四物捣细筛。每服一钱，以水一中盏，生姜半分，煎至六分，和滓热服，汗出乃瘥。又治恶疾疠疮遍身者，浓煮汁浴半日，多效。此方甚奇古也。〔时珍曰〕浮萍其性轻浮，入肺经，达皮肤，所以能发扬邪汗也。世传宋时东京开河，掘得石碑，梵书大篆一诗，无能晓者。真人林灵素逐字辨译，乃是治中风方，名去风丹也。诗云：天生灵草无根干，不在山间不在岸。始因飞絮逐东风，泛梗青青飘水面。神仙一味去沉疴，采时须在七月半。选甚瘫风与大风，些小微风都不算。豆淋酒化服三丸，铁镤头上也出汗。其法：以紫色浮萍晒干为细末，炼蜜和丸弹子大。每服一粒，以豆淋酒化下。治左瘫右痪，三十六种风，偏正头风，口眼㖞斜，大风癞风，一切无名风及脚气，并打扑伤折，及胎孕有伤。服过百粒，即为全人。此方，后人易名紫萍一粒丹。

【附方】旧七，新十八。**夹惊伤寒**紫背浮萍一钱，犀角屑半钱，钓藤钩三七个，为末。每服半钱，蜜水调下，连进三服，出汗为度。圣济录。**消渴饮水**日至一石者。浮萍捣汁服之。又方：用干浮萍、栝楼根等分，为末，人乳汁和丸梧子大。空腹饮服二十丸。三年者，数日愈。千金方。**小便不利**膀胱水气流滞。浮萍日干为末。饮服方寸匕，日二服。千金翼。**水气洪肿**小便不利。浮萍日干为末。每服方寸匕，白汤下，日二服。圣惠方。**霍乱心烦**芦根炙一两半，水萍焙、人参、枇杷叶炙各一两。每服五钱，入薤白四寸，水煎温服。圣惠方。**吐血不止**紫背浮萍焙半两，黄芪炙二钱半，为末。每服一钱，姜蜜水调下。圣济总录。**鼻衄不止**浮萍末，吹之。圣惠方。**中水毒病**手足指冷至膝肘，即是。以浮萍日干为末。饮服方寸匕良。姚僧坦集验方。**大肠脱肛**水圣散：用紫浮萍为末，干贴之。危氏得效方。**身上虚痒**浮萍末一钱，以黄芩一钱同四物汤煎汤调下。丹溪纂要。**风热瘾疹**浮萍蒸过焙干，牛蒡子酒煮晒干炒，各一两，为末。每薄荷汤服一二钱，日二次。古今录验。**风热丹毒**浮萍捣汁，遍涂之。子母秘录。**汗斑癜风**端午日收紫背浮萍晒干。每以四两煎水浴，并以萍擦之。或入汉防己二钱亦可。袖珍方。**少年面疱**圣惠方：用浮萍日挼盦之，并饮汁少许。普济方：用紫背萍四两，防己一两，煎浓汁洗之。仍以萍于斑䵟上热擦，日三五次。物虽微末，其功甚大，不可小看。普济方。**粉滓面䵟**沟渠小萍为末。日傅之。圣惠方。**大风疠疾**浮萍草三月采，淘三五次，窨三五日，焙为末，不得见日。每服三钱，食前温酒下。常持观音圣号。忌猪、鱼、鸡、蒜。又方：七月七日，取紫背浮萍，日干为末。半升，入好消风散五两。每服五钱，水煎频饮，仍以煎汤洗浴之。十便良方。**癍疮入目**浮萍阴干为末，以生羊子肝半个，同水半盏煮熟，捣烂绞汁，调末服。甚者，不过一服；已伤者，十服见效。危氏得效方。**弩肉攀睛**青萍少许，研烂，入片脑少许，贴眼上效。危氏得效方。**毒肿初起**水中萍子草，捣傅之。肘后方。**发背初起**肿焮赤热。浮萍捣和鸡子清贴之。圣惠方。**杨梅疮癣**水萍煎汁，浸洗半日。数日一作。集简方。**烧烟去蚊**五月取浮萍阴干用之。孙真人方。

蘋吴普本草

【释名】 **苤菜**拾遗**四叶菜**卮言**田字草**〔时珍曰〕蘋本作薲。左传蘋蘩蕴藻之菜，可荐于鬼神，可羞于王公。则薲有宾之之义，故字从宾。其草四叶相合，中折十字，故俗呼为四叶菜、田字草、破铜钱，皆象形也。诸家本草皆以蘋注水萍，盖由蘋、萍二字，音相近也。按韵书：蘋在真韵，蒲真切；萍在庚韵，蒲经切。切脚不同，为物亦异。今依吴普本草别出于此。

【集解】 〔普曰〕水萍一名水廉，生池泽水上。叶圆小，一茎一叶，根入水底，五月花白，三月采，日干之。〔弘景曰〕水中大萍，五月有花白色，非沟渠所生之萍。楚王渡江所得，即斯实也。〔恭曰〕萍有三种：大者名蘋；中者名荇，叶皆相似而圆；其小者，即水上浮萍也。〔藏器曰〕蘋叶圆，阔寸许。叶下有一点，如水沫。一名苤菜。曝干可入药用。小萍是沟渠间者。〔禹锡曰〕按尔雅云：萍，蘋也。其大者曰蘋。又诗云：于以采蘋，于涧之滨。陆玑注云：其粗大者谓之蘋，小者为萍。季春始生。可糁蒸为茹，又可以苦酒淹之按[①]酒。今医家少用此蘋，惟用小萍耳。〔时珍曰〕蘋乃四叶菜也。叶浮水面，根连水底。其茎细于莼、莕。其叶大如指顶，面青背紫，有细纹，颇似马蹄决明之叶，四叶合成，中折十字。夏秋开小白花，故称白蘋。其叶攒簇如萍，故尔雅谓大者为蘋也。吕氏春秋云：菜之美者，有昆仑之蘋。即此。韩诗外传谓浮者为薸。臞仙谓白花者为蘋，黄花者为莕，即金莲也。苏恭谓大者为蘋，小者为莕。杨慎卮言谓四叶菜为莕。陶弘景谓楚王所得者为蘋。皆无一定之言。盖未深加体审，惟据纸上猜度而已。时珍一一采视，颇得其真云。其叶径一二寸，有一缺而形圆如马蹄者，莼也。似莼而稍尖长者，莕也。其花并有黄白二色。叶径四五寸如小荷叶而黄花，结实如小角黍者，萍蓬草也。楚王所得萍实，乃此萍之实也。四叶合成一叶，如田字形者，蘋也。如此分别，自然明白。又项氏言白蘋生水中，青蘋生陆地。按今之田字草，有水陆二种。陆生者多在稻田沮洳之处，其叶四片合一，与白蘋一样。但茎生地上，高三四寸，不可食。方士取以煅硫结砂煮汞，谓之水田翁。项氏所谓青蘋，盖即此也。或以青蘋为水草，误矣。

【气味】 **甘，寒，滑，无毒。**

【主治】 **暴热，下水气，利小便。**吴普。**捣涂热疮。捣汁饮，治蛇伤毒入腹内。曝干，栝楼等分为末，人乳和丸服，止消渴。**藏器。**食之已劳。**山海经。

萍蓬草拾遗

【释名】 **水粟**纲目**水粟子**〔时珍曰〕陈藏器拾遗萍蓬草，即今水粟也。其子如粟，如蓬子也。俗呼水粟包，又云水粟子，言其根味也。或作水笠。

【集解】 〔藏器曰〕萍蓬草生南方池泽。叶大如荇。花亦黄，未开时状如笄袋。其根如藕，饥年可以当谷。〔时珍曰〕水粟三月出水。茎大如指，叶似荇叶而大，径四五寸，初生如荷叶。六七月开黄花，结实状如角黍，长二寸许，内有细子一包，如罂粟。泽农采之，洗擦去皮，蒸曝，舂取米，作粥饭食之。其根大如栗，亦如鸡头子根，俭年人亦食之，作藕香，

---

① 按：就也。《诗经》陆疏作"就"。

味如栗子。昔楚王渡江得萍实，大如斗，赤如日，食之甜如蜜者，盖此类也。若水萍，安得有实耶。三四月采茎叶取汁，煮硫黄能拒火。又段公路北户录有睡莲，亦此类也。其叶如荇而大。其花布叶数重，当夏昼开花，夜缩入水，昼复出也。

子

【气味】 **甘，涩，平，无毒。**

【主治】 **助脾厚肠，令人不饥。**时珍。

根

【气味】 **甘，寒，无毒。**

【主治】 **煮食，补虚，益气力。久食，不饥，厚肠胃。**藏器。

莕菜唐本草

【释名】 **凫葵**唐本**水葵**马融传**水镜草**土宿本草**靥子菜**野菜谱**金莲子** **接余**〔时珍曰〕按尔雅云：莕，接余也。其叶荇。则凫葵当作荇葵，古文通用耳。或云，凫喜食之，故称凫葵，亦通。其性滑如葵，其叶颇似莕，故曰葵，曰莕。诗经作荇，俗呼荇丝菜。池人谓之莕公须，淮人谓之靥子菜，江东谓之金莲子。许氏说文谓之䓰，音恋。楚词谓之屏风，云紫茎屏风文绿波，是矣。

【集解】 凫葵即莕菜也。生水中。〔颂曰〕处处池泽有之。叶似莼而茎涩，根甚长，花黄色。郭璞注尔雅云：丛生水中。叶圆在茎端，长短随水深浅。江东人食之。陆玑诗疏云：荇茎白，而叶紫赤色，正圆，径寸余，浮在水上。根在水底，大如钗股，上青下白，可以按酒。用苦酒浸其白茎，肥美。今人不食，医方亦鲜用之。〔时珍曰〕莕与莼，一类二种也。并根连水底，叶浮水上。其叶似马蹄而圆者，莼也；叶似莼而微尖长者，莕也。夏月俱开黄花，亦有白花者。结实大如棠梨，中有细子。按宁献王庚辛玉册云：凫葵，黄花者是莕菜，白花者是白蘋，即水镜草，一种泡子名水鳖。虽有数种，其用一也。其茎叶根花，并可伏硫，煮砂，制矾。此以花色分别蘋、莕，似亦未稳。详见蘋下。

【正误】 〔恭曰〕凫葵，南人名猪莼，堪食，有名未用条中载也。〔志曰〕凫葵即莕菜，叶似莼，根极长。江南人多食之。今云是猪莼，误矣。今以春夏细长肥滑者为丝莼，至冬粗短者为猪莼，亦呼为龟莼，与凫葵殊不相似也。而有名未用类，即无凫葵、猪莼之名，盖后人删去也。〔时珍曰〕杨慎卮言以四叶菜为莕者，亦非也。四叶菜乃蘋也。

【气味】 **甘，冷，无毒。**

【主治】 **消渴，去热淋**[①]**，利小便。**唐本。**捣汁服，疗寒热。**开宝。**捣傅诸肿毒，火丹游肿。**时珍。

【附方】 新四。**一切痈疽**及疮疖。用莕丝菜或根，马蹄草茎或子，即莼也，各取半碗，同苎麻根五寸去皮，以石器捣烂，傅毒四围。春夏秋日换四五次，冬换二三次，换时以荠水洗之，甚效。保生余录。**谷道生疮**荇叶捣烂，绵裹纳之下部，日三次。范汪方。**毒蛇螫伤**牙入肉中，痛不可堪者。勿令人知，私以荇叶覆其上穿，以物包之，一时折牙自出也。肘后方。**点眼去翳**莕丝菜根一钱半，捣烂，即叶如马蹄开黄花者，川楝子十五个，胆矾七分，石决明五钱，皂荚一两，海螵蛸二钱，各为末，同菜根，以水一钟浸二宿，去滓。一日点数次，七日见效也。孙氏集效方。

---

① 淋：原脱，今据《证类本草》卷九、《千金翼》卷二补。

莼别录下品

【释名】　**茆**卯、柳二音。**水葵**诗疏 **露葵**纲目 **马蹄草**〔时珍曰〕蓴字本作莼，从纯。纯乃丝名，其茎似之故也。齐民要术云：莼，性纯而易生。种以浅深为候，水深则茎肥而叶少，水浅则茎瘦而叶多。其性逐水而滑，故谓之莼菜，并得葵名。颜之推家训云：蔡朗父讳纯，改莼为露葵。北人不知，以绿葵为之。诗云：薄采其茆，即莼也。或讳其名，谓之锦带。

【集解】　〔保升曰〕莼叶似凫葵，浮在水上。采茎堪啖。花黄白色，子紫色。三月至八月，茎细如钗股，黄赤色，短长随水深浅，名为丝莼，味甜体软。九月至十月渐粗硬。十一月萌在泥中，粗短，名瑰莼，味苦体涩。人惟取汁作羹，犹胜杂菜。〔时珍曰〕莼生南方湖泽中，惟吴越人善食之。叶如荇菜而差圆，形似马蹄。其茎紫色，大如箸，柔滑可羹。夏月开黄花。结实青紫色，大如棠梨，中有细子。春夏嫩茎未叶者名稚莼，稚者小也。叶稍舒长者名丝莼，其茎如丝也。至秋老则名葵莼，或作猪莼，言可饨猪也。又讹为瑰莼、龟莼焉。余见凫葵下。

【气味】　**甘，寒，无毒。**〔藏器曰〕莼虽水草，而性热拥。〔诜曰〕莼虽冷补，热食及多食亦拥气不下，甚损人胃及齿，令人颜色恶，损毛发。和醋食，令人骨痿。〔李廷飞曰〕多食性滑发痔。七月有虫着上，食之令人霍乱。

【主治】　**消渴热痹。**别录。**和鲫鱼作羹食，下气止呕。多食，压丹石。补大小肠虚气，不宜过多。**孟诜。**治热疸，厚肠胃，安下焦，逐水，解百药毒并蛊气。**大明。

【发明】　〔弘景曰〕莼性冷而补，下气。杂鳢鱼羹食，亦逐水。而性滑，服食家不可多用。〔恭曰〕莼久食大宜人。合鲋鱼作羹食，主胃弱不[①]下食者，至效。又宜老人，应入上品。故张翰临秋风思吴中之鲈[②]鱼莼羹也。〔藏器曰〕莼体滑，常食发气，令关节急，嗜睡。脚气论中令人食之，此误极深也。温病后脾弱不能磨化，食者多死。予所居近湖，湖中有莼、藕。年中疫甚，饥人取莼食之，虽病瘥者亦死。至秋大旱，人多血痢，湖中水竭，掘藕食之，阖境无他。莼、藕之功，于斯见矣。

【附方】　新三。**一切痈疽**马蹄草即莼菜，春夏用茎，冬月用子，就于根侧寻取，捣烂傅之。未成即消，已成即毒散。用叶[③]亦可。保生余录。**头上恶疮**以黄泥包豆豉煨熟，取出为末，以莼菜汁调傅之。保幼大全。**数种疔疮**马蹄草又名缺盆草、大青叶、臭紫草各等分，擂烂，以酒一碗浸之，去滓温服，三服立愈。经验良方。

水藻纲目

【释名】　〔时珍曰〕藻乃水草之有文者，洁净如澡浴，故谓之藻。

【集解】　〔颂曰〕藻生水中，处处有之。周南诗云：于以采藻，于沼于沚，于彼行潦，是也。陆玑注云：藻生水底，有二种：一种[④]叶如鸡苏，茎如箸，长四五尺；一种叶如蓬蒿，茎如钗股，谓之聚藻。二藻皆可食，熟挼去腥气，米面糁蒸为茹，甚滑美。荆扬人饥荒以当谷食。〔藏器曰〕马藻生水中，如马齿相连。〔时

---

① 不：原作“鲈”，字误，今据《证类本草》卷二十九改。

② 鲈：原错在上句，今据《证类本草》卷二十九移正。

③ 叶：原作“菜”，字误，今据《保生余录》改。

④ 一种：原脱，今据《证类本草》卷九补。

珍曰〕藻有二种，水中甚多。水藻，叶长二三寸，两两对生，即马藻也；聚藻，叶细如丝及鱼鳃状，节节连生，即水蕴也，俗名鳃草，又名牛尾蕴，是矣。尔雅云：莙，牛藻也。郭璞注云：细叶蓬茸，如丝可爱，一节长数寸，长者二三十节，即蕴也。二藻皆可食，入药藻为胜。左传云：蘋蘩蕴藻之菜，即此。

【气味】　**甘，大寒，滑，无毒。**

【主治】　**去暴热热痢，止渴，捣汁服之。小儿赤白游疹，火焱热疮，捣烂封之。**藏器。

【发明】　〔思邈曰〕凡天下极冷，无过藻菜。但有患热毒肿并丹毒者，取渠中藻菜切捣傅之，厚三分，干即易，其效无比。

海藻本经中品

【释名】　藫音单，出尔雅，别录作藫。**落首**本经**海萝**尔雅注

【集解】　〔别录曰〕海藻生东海池泽，七月七日采，暴干。〔弘景曰〕生海岛上，黑色如乱发而大少许，叶大都似藻叶。〔藏器曰〕此有二种：马尾藻生浅水中，如短马尾细，黑色，用之当浸去咸味；大叶藻生深海中及新罗，叶如水藻而大。海人以绳系腰没水取之。五月以后，有大鱼伤人，不可取也。尔雅云，纶似纶，组似组，东海有之，正为二藻也。〔颂曰〕此即水藻生于海中者，今登、莱诸州有之。陶隐居引尔雅纶、组注昆布，谓昆布似组，青苔、紫菜似纶；而陈藏器以纶、组为二藻。陶说似近之。〔时珍曰〕海藻近海诸地采取，亦作海菜，乃立名目，货之四方云。

【修治】　〔敩曰〕凡使须用生乌豆，并紫背天葵，三件同蒸伏时，日干用。〔时珍曰〕近人但洗净咸味，焙干用。

【气味】　**苦、咸，寒，无毒。**〔权曰〕咸，有小毒。〔之才曰〕反甘草。〔时珍曰〕按东垣李氏治瘰疬马刀，散肿溃坚汤，海藻、甘草两用之。盖以坚积之病，非平和之药所能取捷，必令反夺以成其功也。

【主治】　**瘿瘤结气，散颈下硬核痛，痈肿癥瘕坚气，腹中上下雷鸣，下十二水肿。**本经。**疗皮间积聚暴㿗，瘤气结热，利小便。**别录。**辟百邪鬼魅，治气急心下满，疝气下坠，疼痛卵肿，去腹中幽幽作声。**甄权。**治奔豚气脚气，水气浮肿，宿食不消，五膈痰壅。**李珣。

【发明】　〔元素曰〕海藻气味俱厚，纯阴，沉也。治瘿瘤马刀诸疮，坚而不溃者。经云：咸能软坚。营气不从，外为浮肿。随各引经药治之，肿无不消。〔成无己曰〕咸味涌泄。故海藻之咸，以泄水气也。〔诜曰〕海藻起男子阴，消男子㿗疾，宜常食之。南方人多食，北方人效之，倍生诸疾，更不宜矣。〔时珍曰〕海藻咸能润下，寒能泄热引水，故能消瘿瘤结核阴㿗坚聚，而除浮肿脚气留饮痰气之湿热，使邪气自小便出也。

【附方】　旧二，新二。**海藻酒**治瘿气。用海藻一斤，绢袋盛之，以清酒二升浸之，春夏二日，秋冬三日。每服两合，日三。酒尽再作。其滓曝干为末。每服方寸匕，日三服。不过两剂即瘥。范汪方。**瘿气初起**海藻一两，黄连二两，为末。时时舐咽。先断一切厚味。丹溪方。**项下瘰疬**如梅李状。宜连服前方海藻酒消之。肘后方。**蛇盘瘰疬**头项交接者。海藻菜以荞面炒过，白僵蚕炒，等分为末，以白梅泡汤和丸梧子大。每服六十丸，米饮下，必泄出毒气。危氏得效方。

海蕴温、缊、酝三音。拾遗

校正：自草部移入此。

【释名】〔时珍曰〕缊，乱丝也。其叶似之，故名。

【气味】 **咸，寒，无毒。**

【主治】 **瘿瘤结气在喉间，下水。**藏器。**主水阴。**苏颂。

海带宋嘉祐

【集解】〔禹锡曰〕海带出东海水中石上，似海藻而粗，柔韧而长。今登州人干之以束器物。医家用以下水，胜于海藻、昆布。

【气味】 **咸，寒，无毒。**

【主治】 **催生，治妇人病，及疗风下水。**嘉祐。**治水病瘿瘤，功同海藻。**时珍。

昆布别录中品

【释名】 **纶布**〔时珍曰〕按吴普本草，纶布一名昆布，则尔雅所谓纶似纶，东海有之者，即昆布也。纶音关，青丝绶也，讹而为昆耳。陶弘景以纶为青苔、紫菜辈，谓组为昆布；陈藏器又谓纶、组是二种藻。不同如此。

【集解】〔别录曰〕昆布生东海。〔弘景曰〕今惟出高丽。绳把索之如卷麻，作黄黑色，柔韧可食。尔雅云：纶似纶，组似组，东海有之。今青苔、紫菜皆似纶，而昆布亦似组，恐即是也。〔藏器曰〕昆布生南海，叶如手，大似薄苇，紫赤色。其细叶者，海藻也。〔珣曰〕其草顺流而生。出新罗者叶细，黄黑色。胡人搓之为索，阴干，从舶上来中国。〔时珍曰〕昆布生登、莱者，搓如绳索之状。出闽、浙者，大叶似菜。盖海中诸菜性味相近，主疗一致。虽稍有不同，亦无大异也。

【修治】〔敩曰〕凡使昆布，每一斤，用甑箅大小十个，同锉细，以东流水煮之，从巳至亥，待咸味去，乃晒焙用。

【气味】 **咸，寒，滑，无毒。**〔普曰〕酸、咸，寒，无毒。〔权曰〕温，有小毒。

【主治】 **十二种水肿，瘿瘤聚结气，瘘疮。**别录。**破积聚。**思邈。**治阴㿉肿，含之咽汁。**藏器。**利水道，去面肿，治恶疮鼠瘘。**甄权。

【发明】〔杲曰〕咸能软坚，故瘿坚如石者非此不除，与海藻同功。〔诜曰〕昆布下气，久服瘦人，无此疾者不可食。海岛之人爱食之，为无好菜，只食此物，服久相习，病亦不生，遂传说其功于北人。北人食之皆生病，是水土不宜耳。凡是海中菜，皆损人，不可多食。

【附方】 旧四。**昆布臛治膀胱结气，**急宜下气。用高丽昆布一斤，白米泔浸一宿，洗去咸味。以水一斛，煮熟劈细。入葱白一握，寸断之。更煮极烂，乃下盐酢糁姜橘椒末调和食之。仍宜食粱米、粳米饭。极能下气。无所忌。海藻亦可依此法作之。广济方。**瘿气结核瘰瘰肿硬。**以昆布一两，洗去咸，晒干为散。每以一钱绵裹，好醋中浸过，含之咽津，味尽再易之。圣惠方。**项下五瘿方同上。项下卒肿**其囊渐大，欲成瘿者。昆布、海藻等分，为末，蜜丸杏核大。时时含之，咽汁。外台。

越王余筭拾遗

【释名】

【集解】〔珣曰〕越王余筭生南海水中，如竹算子，长尺许。刘敬叔异苑云：昔晋安越王渡南海，将黑角白骨作算筹，其有余者，弃于水中而生此。故叶白者似骨，黑者似角，遂名之。相传可食。

【附录】　沙箸〔时珍曰〕按刘恂岭表录有沙箸，似是余箄之类，今附于此。云：海岸沙中生沙箸，春吐苗，其心若[1]骨，白而且劲，可为酒筹。凡欲采者，须轻步向前拔之。不然，闻行声遽缩入沙中，不可得也。

【气味】　咸，温，无毒。

【主治】　水肿浮气结聚，宿滞不消，腹中虚鸣，并煮服之。李珣。

石帆日华

【集解】　〔弘景曰〕石帆状如柏，水松状如松。〔藏器曰〕石帆生海底，高尺余。根如漆色，至梢上渐软，作交罗纹。〔大明曰〕石帆紫色，梗大者如箸，见风渐硬，色如漆，人以饰作珊瑚装。〔颂曰〕左思吴都赋：草则石帆、水松。刘渊林注云：石帆生海屿石上，草类也。无叶，高尺许，其花离楼相贯连。若死则浮水中，人于海边得之，稀有见其生者。

【气味】　甜、咸，平，无毒。

【主治】　石淋。弘景。**煮汁服，主妇人血结月闭。**藏器。

① 若：原作"若"，字误，今据《岭表录异》卷中改。

本草纲目草部目录第二十卷

草之九石草类一十九种。

石斛本经　**骨碎补**开宝　**石韦**本经　**金星草**嘉祐　**石长生**本经。红茂草附　**石苋**图经。石垂附　**景天**本经　**佛甲草**图经　**虎耳草**纲目　**石胡荽**四声　**螺厣草**拾遗。即镜面草　**酢浆草**唐本。酸草、三叶附　**地锦**嘉祐。即血见愁。金疮小草附　**离鬲草**拾遗　**仙人草**拾遗　**仙人掌草**图经　**崖棕**图经。鸡翁藤、半天回、野兰根[①] 附　**紫背金盘**图经　**白龙须**纲目

上附方旧十，新五十二。

① 根：原脱，今据崖棕条附录补。

本草纲目草部第二十卷

草之九石草类一十九种。

石斛别录上品

【释名】　**石蓫**别录**金钗**纲目**禁生**别录**林兰**本经**杜兰**别录。〔时珍曰〕石斛名义未详。其茎状如金钗之股，故古有金钗石斛之称。今蜀人栽之，呼为金钗花。盛弘之荆州记云，耒阳龙石山多石斛，精好如金钗，是矣。林兰、杜兰，与木部木兰同名，恐误。

【集解】　〔别录曰〕石斛生六安山谷水旁石上。七月、八月采茎，阴干。〔弘景曰〕今用石斛，出始兴。生石上，细实，以桑灰汤① 沃之，色如金，形如蚱蜢髀者佳。近道亦有，次于宣城者。其生栎木上者，名木斛。其茎至虚，长大而色浅。不入丸散，惟可为酒渍煮之用。俗方最以补虚，疗脚膝。〔恭曰〕今荆襄及汉中、江左又有二种：一种似大麦，累累相连，头生一叶，而性冷，名麦斛；一种茎大如雀髀，叶在茎头，名雀髀斛。其他斛如竹，而节间生叶也。作干石斛法：以酒洗蒸暴成，不用灰汤。或言生者渍酒，胜于干者。〔颂曰〕今荆州、光州、寿州、庐州、江州、温州、台州亦有之，以广南者为佳。多在山谷中。五月生苗，茎似小竹节，节间出碎叶。七月开花，十月结实。其根细长，黄色。惟生石上者为胜。〔宗奭曰〕石斛细若小草，长三四寸，柔韧，折之如肉而实。今人多以木斛混之，亦不能明。木斛中虚如禾草②，长尺余，但色深黄光泽耳。〔时珍曰〕石斛丛生石上。其根纠结甚繁，干则白软。其茎叶生皆青色，干则黄色。开红花。节上自生根须。人亦折下，以砂石栽之，或以物盛挂屋下，频浇以水，经年不死，俗称为千年润。石斛短而中实，木斛长而中虚，甚易分别。处处有之，以蜀中者为胜。

【修治】　〔敩曰〕凡使，去根头，用酒浸一宿，暴干，以酥拌蒸之，从巳至酉，徐徐焙干，用入补药乃效。

【气味】　**甘，平，无毒。**〔普曰〕神农：甘，平。扁鹊：酸。李当之：寒。〔时珍曰〕甘、淡、微咸。〔之才曰〕陆英为之使，恶凝水石、巴豆，畏雷丸、僵蚕。

【主治】　**伤中，除痹下气，补五脏虚劳羸瘦，强阴益精。久服，厚肠胃。**本经。**补内绝不足，平胃气，长肌肉，逐皮肤邪热痱气，脚膝疼冷痹弱，定志除惊。轻身延年。**别录。**益气除热，治男子腰脚软弱，健阳，逐皮肌风痹，骨中久冷，补肾益力。**权。**壮筋骨，暖水脏，益智清气。**日华。**治发热自汗，痈疽排脓内塞。**时珍。

【发明】　〔敩曰〕石斛锁涎，涩丈

---

① 汤：原脱，今据《证类本草》卷六补。

② 禾草：原作“木”，义晦，今据《本草衍义》卷七、《证类本草》卷六改。

夫元气。酒浸酥蒸，服满一镒，永不骨痛也。〔宗奭曰〕石斛治胃中虚热有功。〔时珍曰〕石斛气平，味甘、淡、微咸，阴中之阳，降也。乃足太阴脾、足少阴右肾之药。深师云：囊湿精少，小便余沥者，宜加之。一法：每以二钱入生姜一片，水煎代茶饮，甚清肺补脾也。

【附方】 新二。**睫毛倒入**川石斛、川芎䓖等分，为末。口内含水，随左右㗜鼻，日二次。袖珍方。**飞虫入耳**石斛数条，去根如筒子，一边纴入耳中，四畔以蜡封闭，用火烧石斛，尽则止。熏右耳，则虫从左出。未出更作。圣济。

骨碎补宋开宝

【释名】 **猴姜**拾遗**胡孙姜**志**石毛姜**苏颂**石庵䕡**〔藏器曰〕骨碎补本名猴姜。开元皇帝以其主伤折，补骨碎，故命此名。或作骨碎布，讹矣。江西人呼为胡孙姜，象形也。〔时珍曰〕庵䕡主折伤破血。此物功同，故有庵䕡之名。

【集解】 〔志曰〕骨碎补生江南。根寄树石上，有毛。叶如庵䕡。〔藏器曰〕岭南虔、吉州亦有之。叶似石韦而一根，余叶生于木。〔大明曰〕是树上寄生草，根似姜而细长。〔颂曰〕今淮、浙、陕西、夔路州郡皆有之。生木或石上。多在背阴处，引根成条，上有黄赤毛及短叶附之。又抽大叶成枝。叶面青绿色，有青黄点；背青白色，有赤紫点。春生叶，至冬干黄。无花实。采根入药。〔宗奭曰〕此苗不似姜，亦不似庵。每一[①]大叶两旁，小叶叉牙，两两相对，叶长有尖瓣也。〔时珍曰〕其根扁长，略似姜形。其叶有桠缺，颇似贯众叶，谓叶如庵䕡者，殊谬；如石韦者，亦差。

根

【修治】 〔敩曰〕凡采得，用铜刀刮去黄赤毛，细切，蜜拌润，甑蒸一日，晒干用。急用只焙干，不蒸亦得也。

【气味】 **苦，温，无毒。**〔大明曰〕平。

【主治】 **破血止血，补伤折。**开宝。**主骨中毒气，风血疼痛，五劳六极，足手不收，上热下冷。**权。**恶疮**[②]**，蚀烂肉，杀虫。**大明。**研末，猪肾夹煨，空心食，治耳鸣，及肾虚久泄，牙疼。**时珍。

【发明】 〔颂曰〕骨碎补，入妇人血气药。蜀人治闪折筋骨伤损，取根捣筛，煮黄米粥，和裹伤处有效。〔时珍曰〕骨碎补，足少阴药也。故能入骨，治牙，及久泄痢。昔有魏刺史子久泄，诸医不效，垂殆。予用此药末入猪肾中煨熟与食，顿住。盖肾主大小便，久泄属肾虚，不可专从脾胃也。雷公炮炙论用此方治耳鸣，耳亦肾之窍也。案戴原礼证治要诀云：痢后下虚，不善调养，或远行，或房劳，或外感，致两足痿软，或痛或痹，遂成痢风。宜用独活寄生汤吞虎骨四斤丸，仍以骨碎补三分之一，同研取汁，酒解服之。外用杜仲[③]、牛膝、杉木节、萆薢、白芷、南星煎汤，频频熏洗。此亦从肾虚骨痿而治也。

【附方】 旧二，新三。**虚气攻牙**齿痛血出，或痒痛。骨碎补二两，铜刀细锉，瓦锅慢火炒黑，为末。如常揩齿，良久吐之，咽下亦可。刘松石云：此法出灵苑方，不独治牙痛，极能坚骨固牙，益精髓，去骨中毒气疼痛。牙动将落者，数擦立住，再不复动，经用有神。**风虫牙痛**骨碎补、乳香等分，为末糊丸，塞孔中。名

---

① 一：原缺，今据《证类本草》卷十一补。

② 疮：原作“疾”，义晦，今据《证类本草》卷十一改。

③ 仲：原脱，今据《证治要诀》卷八补。

金针丸。圣济总录。**耳鸣耳闭**骨碎补削作细条，火炮，乘热塞之。苏氏图经。**病后发落**胡孙姜、野蔷薇嫩枝煎汁，刷之。**肠风失血**胡孙姜烧存性五钱，酒或米饮服。仁存方。

石韦本经中品

【释名】　**石韀**音蔗**石皮**别录**石兰**〔弘景曰〕蔓延石上，生叶如皮，故名石韦。〔时珍曰〕柔皮曰韦，韀亦皮也。

【集解】　〔别录曰〕石韦生华阴山谷石上，不闻水声及人声者良。二月采叶，阴干。〔弘景曰〕处处有之。出建平者，叶长大而厚。〔恭曰〕此物丛生石旁阴处，亦不作蔓。其生古瓦屋上者名瓦韦，疗淋亦好。〔颂曰〕今晋、绛、滁、海、福州，江宁皆有之。丛生石上，叶如柳，背有毛，而斑点如皮。福州别有一种石皮，三月有花①，采作浴汤，治风。〔时珍曰〕多生阴崖险罅处。其叶长者近尺，阔寸余，柔韧如皮，背有黄毛。亦有金星者，名金星草，此凌冬不雕。又一种如杏叶者，亦生石上，其性相同。

【修治】　〔别录曰〕凡用去黄毛，射人肺，令人咳，不可疗。〔大明曰〕入药去梗，须微炙用。一法：以羊脂炒干用。

【气味】　**苦，平，无毒。**〔别录曰〕甘。〔权曰〕微寒。〔之才曰〕滑石、杏仁、射干为之使，得菖蒲良。制丹砂、矾石。

【主治】　**劳热邪气，五癃闭不通，利小便水道。**本经。**止烦下气，通膀胱满，补五劳，安五脏，去恶风，益精气。**别录。**治淋沥遗溺。**日华。**炒末，冷酒调服，治发背。**颂。**主崩漏金疮，清肺气。**时珍。

【附方】　新五。**小便淋痛**石韦、滑石等分，为末。每饮服刀圭，最快。圣惠。**小便转脬**石韦去毛、车前子各二钱半，水二盏，煎一盏，食前服。指迷方。**崩中漏下**石韦为末。每服三钱，温酒服，甚效。**便前有血**石皮为末。茄子枝煎汤下二钱。普济方。**气热咳嗽**石韦、槟榔等分，为末。姜汤服二钱。圣济录。

金星草宋嘉祐

【释名】　**金钏草**图经**凤尾草**纲目**七星草**〔时珍曰〕即石韦之有金星者。图经重出七星草，并入。

【集解】　〔禹锡曰〕金星草，西南州郡多有之，以戎州者为上。喜生背阴石上净处，及竹箐中少日色处，或生大木下，及背阴古瓦屋上。初出深绿色，叶长一二尺，至深冬背生黄星点子，两两相对，色如金，因得金星之名。无花实，凌冬不雕。其根盘屈如竹根而细，折之有筋，如猪马鬃。五月和根采之，风干用。〔颂曰〕七星草生江州山谷石上。叶如柳而长，作蔓延，长二三尺。其叶坚硬，背上有黄点如七星。采无时。

【气味】　**苦，寒，无毒。**〔颂曰〕微酸。〔崔昉曰〕制三黄、砂、汞、矾石。

【主治】　**发背痈疮结核，解硫黄丹石毒，连根半斤，酒五升，银器煎服，先服石药悉下。亦可作末，冷水服方寸匕。涂疮肿，殊效。根浸油涂头，大生毛发。**嘉祐。**乌髭发。**颂。**解热，通五淋，凉血。**时珍。

【发明】　〔颂曰〕但是疮毒，皆可服之。然性至冷，服后下利，须补治乃平复。老年不可辄服。〔宗奭曰〕丹石毒发于背，及一切痈肿。以其根叶二钱半，酒一大盏，煎服，取下黑汁。不惟下所服石

---

① 花：原缺，今据《证类本草》卷八补。

药，兼毒去疮愈也。如不饮酒，则为末，以新汲水服，以知为度。〔时珍曰〕此药大抵治金石发毒者。若忧郁气血凝滞而发毒者，非所宜也。

【附方】 旧一，新二。**五毒发背**金星草和根净洗，慢火焙干。每四两入生甘草一钱，捣末，分作四服。每服用酒一升，煎二三沸，更以温酒三二升相和，入瓶器内封固，时时饮之。忌生冷油肥毒物。经验方。**热毒下血**金星草、陈干姜各三两，为末。每服一钱，新汲水下。本事方。**脚膝烂疮**金星草背上星，刮下傅之，即干。集简方。

石长生本经下品

【释名】 **丹草**本经**丹沙草**〔时珍曰〕四时不凋，故曰长生。

【集解】 〔别录曰〕石长生，生咸阳山谷。〔弘景曰〕俗中时有采者，方药不复用。近道亦有，是细细草叶，花紫色。南中多生石岩下，叶似蕨，而细如龙须，黑如光漆，高尺余，不与余草杂也。〔恭曰〕苗高尺许，五六月采茎叶用。今市人用齡筋草为之，叶似青葙，茎细劲紫色，今太常用者是也。〔时珍曰〕宋祁益部方物记：长生草生山阴蕨地，修茎茸叶，色似桧而泽，经冬不凋。

【气味】 **咸，微寒，有毒。**〔普曰〕神农：苦。雷公：辛。桐君：甘。〔权曰〕酸，有小毒。

【主治】 **寒热恶疮大热，辟鬼气不祥。**本经。**下三虫。**别录。**治疥癣，逐诸风，治百邪魅。**权。

【附录】 **红茂草**图经。〔颂曰〕味苦，大凉，无毒。主痈疽疮肿。焙研为末，冷水调贴。一名地没药，一名长生草。生施州，四季枝叶繁，故有长生之名。春采根叶。〔时珍曰〕案庚辛玉册云：通泉草一名长生草，多生古道丘垄荒芜之地。叶似地丁，中心抽一茎，开黄白花如雪，又似麦饭，摘下经年不槁。根入地至泉，故名通泉。俗呼秃疮花。此草有长生之名，不知与石长生及红茂草亦一类否？故并附之。

石苋宋图经

【集解】 〔颂曰〕生筠州，多附河岸沙石上。春生苗，茎青，高一尺以来，叶如水柳而短。八九月土人采之。

【气味】 **辛，苦，有小毒。**

【主治】 **同甘草煎服，主齁䶎，又吐风涎。**颂。

【附录】 **石垂**〔颂曰〕生福州山中。三月花，四月采子，生捣为末，丸服，治蛊毒。

景天本经上品

【释名】 **慎火**本经**戒火**同**救火**同**据火**同**护火**纲目**辟火**同**火母**别录。〔弘景曰〕众药之名，景天为丽。人皆盆盛，养于屋上，云可辟火，故曰慎火。方用亦希。

【集解】 〔别录曰〕景天生太山川谷。四月四日、七月七日采，阴干。〔颂曰〕今南北皆有之。人家种于中庭，或盆置屋上。春生苗，叶似马齿苋而大，作层而上，茎极脆弱。夏中开红紫碎花，秋后枯死。亦有宿根者。苗、叶、花并可用。〔宗奭曰〕极易种，折枝置土中，浇溉旬日便生也。〔时珍曰〕景天，人多栽于石山上。二月生苗，脆茎，微带赤黄色，高一二尺，折之有汁。叶淡绿色，光泽柔厚，状似长匙头及胡豆叶而不尖。夏开小白花，结实如连翘而小，中有黑子如粟粒。其叶味微甘苦，炸熟水淘可食。

【正误】 〔弘景曰〕广州城外有一树，大三四围，名慎火树。〔志曰〕岭表人言，并无此说。盖录书者篡入谬言，非陶氏语也。

【气味】 **苦，平，无毒。**〔别录曰〕酸。〔大明曰〕寒，有小毒。可煅朱砂。

【主治】 **大热火疮，身热烦，邪恶气。**本经。**诸蛊毒痂疕，寒热风痹，诸不足。**别录。**疗金疮止血。煎水浴小儿，去烦热惊气。**弘景。**风疹恶痒，小儿丹毒及发热。**权。**热狂赤眼，头痛寒热游风，女人带下。**日华。

花

【主治】 **女人漏下赤白。轻身明目。**本经

【附方】 旧五，新二。**惊风烦热**慎火草煎水浴之。普济方。**小儿中风**汗出中风，一日头颈腰热，二日手足不屈。用慎火草干者半两，麻黄、丹参、白术各二钱半，为末。每服半钱，浆水调服。三四岁服一钱。圣济录。**婴孺风疹**在皮肤不出，及疮毒。取慎火苗叶五大两，和盐三大两，同研绞汁。以热手摩涂，日再上之。图经。**热毒丹疮**千金：用慎火草捣汁拭之。日夜拭一二十遍。一方：入苦酒捣泥涂之。杨氏产乳：治烟火丹毒，从两股两胁起，赤如火。景天草、真珠末一两，捣如泥。涂之，干则易。**漆疮作痒**挼慎火草涂之。外台。**眼生花翳**涩痛难开。景天捣汁，日点三五次。圣惠。**产后阴脱**景天草一斤阴干，酒五升，煮汁一升，分四服。子母秘录。

佛甲草宋图经

【集解】 〔颂曰〕佛甲草生筠州。多附石向阳而生，似马齿苋而细小且长，有花黄色，不结实，四季皆有。〔时珍曰〕二月生苗成丛，高四五寸，脆茎细叶，柔泽如马齿苋，尖长而小。夏开黄花，经霜则枯。人多栽于石山瓦墙上，呼为佛指甲。救荒本草言高一二尺，叶甚大者，乃景天，非此也。

【气味】 **甘，寒，微毒。**

【主治】 **汤火灼疮，研贴之。**颂。

虎耳草纲目

【释名】 **石荷叶**见下。

【集解】 〔时珍曰〕虎耳生阴湿处，人亦栽于石山上。茎高五六寸，有细毛，一茎一叶，如荷盖状。人呼为石荷叶，叶大如钱，状似初生小葵叶，及虎之耳形。夏开小花，淡红色。

【气味】 **微苦、辛，寒，有小毒。**〔独孤滔曰〕汁煮砂子。

【主治】 **瘟疫，擂酒服。生用吐利人，熟用则止吐利。又治聤耳，捣汁滴之。痔疮肿痛者，阴干，烧烟桶中熏之。**时珍。

石胡荽四声本草

校正：自菜部移入此。

【释名】 **天胡荽**纲目**野园荽**同**鹅不食草**食性**鸡肠草**详见下名。

【集解】 〔时珍曰〕石胡荽，生石缝及阴湿处小草也。高二三寸，冬月生苗，细茎小叶，形状宛如嫩胡荽。其气辛熏不堪食，鹅亦不食之。夏开细花，黄色，结细子。极易繁衍，僻地则铺满也。案孙思邈千金方云：一种小草，生近水渠中湿处，状类胡荽，名天胡荽，亦名鸡肠草。即此草也。与繁缕之鸡肠，名同物异。

【气味】 **辛，寒，无毒。**〔时珍曰〕辛，温。汁制砒石、雄黄。

【主治】 **通鼻气，利九窍，吐风痰。**炳。**去目翳，挼塞鼻中，翳膜自落。**藏器。**疗痔病。**诜。**解毒，明目，散目赤肿云翳，耳聋头痛脑酸，治痰疟齁船，鼻窒

不通，塞鼻息自落，又散疮肿。时珍。

【发明】 〔时珍曰〕鹅不食草，气温而升，味辛而散，阳也，能通于天。头与肺皆天也，故能上达头脑，而治顶痛目病，通鼻气而落息肉；内达肺经，而治齁䶎痰疟，散疮肿。其除翳之功，尤显神妙。人谓陈藏器本草惟务广博，鄙俚之言也。若此药之类，表出殊功，可谓务博已乎。案倪维德原机启微集云：治目翳嗃鼻碧云散，用鹅不食草解毒为君，青黛去热为佐，川芎之辛破留除邪为使，升透之药也。大抵如开锅盖法，常欲邪毒不闭，令有出路。然力小而锐，宜常嗃以聚其力。凡目中诸病，皆可用之。生挼更神。王玺集要诗云：赤眼之余翳忽生，草中鹅不食为名。塞于鼻内频频换，三日之间复旧明。

【附方】 新十。**寒痰齁喘**野园荽研汁，和酒服，即住。集简方。**嗃鼻去翳**碧云散，治目赤肿胀，羞明昏暗，隐涩疼痛，眵泪风痒，鼻塞头痛脑酸，外翳扳睛诸病。鹅不食草晒干二钱，青黛、川芎各一钱，为细末。噙水一口，每以米许嗃入鼻内，泪出为度。一方：去青黛。倪氏启微集。**贴目取翳**鹅不食草捣汁熬膏一两，炉甘石火煅童便淬三次三钱，上等瓷器末一钱半，熊胆二钱，硇砂少许，为极细末，和作膏。贴在翳上，一夜取下。用黄连、黄柏煎汤洗净，看如有，再贴。孙天仁集效方。**塞鼻**① **治翳**诗见发明。**牙疼嗃鼻**鹅不食草绵裹怀干为末。含水一口，随左右嗃之。亦可挼塞。圣济录。**一切肿毒**野园荽一把，穿山甲烧存性七分，当归尾三钱，擂烂，入酒一碗，绞汁服。以渣傅之。集简方。**湿毒胫疮**砖缝中生出野园荽，夏月采取，晒收为末。每以五钱，汞粉五分，桐油调作隔纸膏，周围缝定。以茶洗净，缚上膏药，黄水出，五六日愈。此吴竹卿方也。简便方。**脾寒疟疾**石胡荽一把，杵汁半碗，入酒半碗和服，甚效。集简方。**痔疮肿痛**石胡荽捣，贴之。同上。

螺厣草拾遗

【释名】 **镜面草**〔时珍曰〕皆象形也。

【集解】 〔藏器曰〕蔓生石上，叶状似螺厣，微带赤色，而光如镜，背有少毛，小草也。

【气味】 **辛**。

【主治】 **痈肿风疹，脚气肿，捣烂傅之。亦煮汤洗肿处**。藏器。**治小便出血，吐血衄血，龋齿痛**。时珍。

【发明】 〔时珍曰〕案陈日华经验方云：年二十六，忽病小便后出鲜血数点而不疼，如是一月，饮酒则甚。市医张康，以草药汁一器，入少蜜水进，两服而愈。求其方，乃镜面草也。

【附方】 新七。**吐血衄血**镜面草水洗，擂酒服。朱氏集验方。**牙齿虫痛**乾坤生意：用镜面草不拘多少，以水缸下泥同捣成膏，入香油二三点，研匀。贴于痛处腮上。杨氏家藏方：用镜面草半握，入麻油二点，盐半捻，挼碎。左疼塞右耳，右疼塞左耳。以薄泥饼贴耳门闭其气，仍仄卧。泥耳一二时，去泥取草放水中，看有虫浮出，久者黑，次者褐，新者白。须于午前用之。徐克安一乳婢，苦此不能食，用之，出数虫而安。**小儿头疮**镜面草日干为末，和轻粉、麻油傅之，立效。杨氏家藏方。**手指肿毒**又指恶疮，消毒止痛。镜面草捣烂，傅之。寿域神方。**蛇缠恶疮**镜面草，入盐杵烂，傅之妙。**解鼠莽毒**镜面

---

① 鼻：原作"耳"，义晦，今据本条发明引王玺《集要诗》改。

草自然汁、清油各一杯和服，即下毒三五次。以肉粥补之，不可迟。张杲医说。

酢浆草唐本草

校正：并入图经赤孙施。**【释名】** **酸浆**图经**三叶酸**纲目**三角酸**纲目**酸母**纲目**醋母**苏恭**酸箕**李当之**鸠酸**苏恭**雀儿酸**纲目**雀林草**纲目**小酸茅**苏恭**赤孙施**图经。〔时珍曰〕此小草三叶，酸也，其味如醋。与灯笼草之酸浆，名同物异。唐慎微本草以此草之方收入彼下，误矣。闽人郑樵通志言，福人谓之孙施，则苏颂图经赤孙施生福州，叶如浮萍者，即此也。孙施亦酸箕之讹耳。今并为一。

【集解】　〔恭曰〕酢浆生道旁阴湿处，丛生。茎头有三叶，叶如细萍。四月、五月采，阴干。〔保升曰〕叶似水萍，两叶并大叶同枝，黄花黑实。〔颂曰〕南中下湿地及人家园圃中多有之，北地亦或有生者。初生嫩时，小儿喜食之。南人用揩鍮石器，令白如银。〔时珍曰〕苗高一二寸，丛生布地，极易繁衍。一枝三叶，一叶两片，至晚自合帖，整整如一。四月开小黄花，结小角，长一二分，内有细子。冬亦不凋。方士采制砂、汞、硇、矾、砒石。

【气味】　**酸，寒，无毒。**

【主治】　**杀诸小虫。恶疮瘑瘘，捣傅之。食之，解热渴。**唐本。**主小便诸淋，赤白带下。同地钱、地龙，治沙石淋。煎汤洗痔痛脱肛甚效。捣涂汤火蛇蝎伤。**时珍。**赤孙施：治妇人血结，用一搦洗，暖酒服之。**苏颂。

【附方】　旧二，新六。**小便血淋**酸草捣汁，煎五苓散服之。俗名醋啾啾是也。王璆百一选方。**诸淋赤痛**三叶酸浆草洗，研取自然汁一合，酒一合和匀。空心温服，立通。沈存中灵苑方。**二便不通**酸草一大把，车前草一握，捣汁，入砂糖一钱，调服一盏。不通再服。摘玄方。**赤白带下**三叶酸草，阴干为末。空心温酒服三钱匕。千金方。**痔疮出血**雀林草一大握，水二升，煮一升服。日三次，见效。外台秘要。**癣疮作痒**雀儿草即酸母草，擦之，数次愈。永类方。**蛇虺螫伤**酸草捣傅。崔氏方。**牙齿肿痛**酸浆草一把洗净，川椒四十九粒去目，同捣烂，绢片裹定如箸大，切成豆粒大。每以一块塞痛处，即止。节斋医论。

【附录】　**酸草**〔别录有名未用曰〕主轻身延年。生名山醴泉上阴厓。茎有五叶青泽，根赤黄。可以消玉。一名丑草。〔弘景曰〕李当之云：是今酸箕草，布地生者，处处有之。然恐非也。**三叶**〔别录有名未用曰〕味辛。主寒热，蛇蜂螫人。生田中，茎小黑白，高三尺，根黑。三月采，阴干。一名三石，一名当田，一名赴鱼。

地锦宋嘉祐

校正：并入有名未用别录地朕。

【释名】　**地朕**吴普**地噤**拾遗**夜光**吴普**承夜**吴普**草血竭**纲目**血见愁**纲目**血风草**纲目**马蚁草**纲目**雀儿卧单**纲目**酱瓣草**玉册**猢狲头草**〔别录曰〕地朕，三月采之。〔藏器曰〕地朕一名地锦，一名地噤。蔓延着地，叶光净，露下有光。〔时珍曰〕赤茎布地，故曰地锦。专治血病，故俗称为血竭、血见愁。马蚁、雀儿喜聚之，故有马蚁、雀单之名。酱瓣、猢狲头，象花叶形也。

【集解】　〔禹锡曰〕地锦草生近道田野，出滁州者尤良。茎叶细弱，蔓延于地。茎赤，叶青紫色，夏中茂盛。六月开红花，结细实。取苗子用之。络石注有地锦，是藤蔓之类，与此同名异物。〔时珍曰〕田野寺院及阶砌间皆有之小草也。就地而生，赤茎黄花黑实，状如蒺藜之朵，断茎有汁。方士秋月采，煮雌雄、丹砂、硫黄。

【气味】 **辛，平，无毒。**〔别录曰〕地朕：苦，平，无毒。

【主治】 **地朕：主心气，女子阴疝血结。**别录。**地锦：通流血脉，亦可治气。**嘉祐。**主痈肿恶疮，金刃扑损出血，血痢下血崩中，能散血止血，利小便。**时珍。

【附方】 旧一，新十一。**脏毒赤白**地锦草洗，暴干为末。米饮服一钱，立止。经验方。**血痢不止**地锦草晒研。每服二钱，空心米饮下。乾坤生意。**大肠泻血**血见愁少许，姜汁和捣，米饮服之。戴原礼证治要诀。**妇人血崩**草血竭嫩者蒸熟，以油、盐、姜淹食之，饮酒一二杯送下。或阴干为末，姜酒调服一二钱，一服即止。生于砖缝井砌间，少在地上也。危亦林得效方。**小便血淋**血风草，井水擂服，三度即愈。刘长春经验方。**金疮出血**不止。血见愁草研烂涂之。危氏得效方。**恶疮见血**方同上。**疮疡刺骨**草血竭捣罨之，自出。本草权度。**痈肿背疮**血见愁一两，酸浆草半两焙，当归二钱半焙，乳香、没药各一钱二分半，为末。每服七钱，热酒调下。如有生者，擂酒热服，以渣傅之亦效。血见愁惟雄疮用之，雌疮不用。杨清叟外科方。**风疮疥癞**血见愁草同满江红草捣末，傅之。乾坤秘韫。**趾间鸡眼**割破出血。以血见愁草捣傅之妙。乾坤秘韫。**脾劳黄疸**如圣丸：用草血竭、羊膻草、桔梗、苍术各一两，甘草五钱，为末。先以陈醋二碗入锅，下皂矾四两煎熬，良久下药末，再入白面不拘多少，和成一块，丸如小豆大。每服三五十丸，空腹醋汤下，一日二服。数日面色复旧也。乾坤秘韫。

【附录】 **金疮小草**拾遗。〔藏器曰〕味甘，平，无毒。主金疮，止血长肌，断鼻中衄血，取叶挼傅。亦煮汁服，断血瘀及卒下血。又预和石灰杵为丸，日干，临时刮傅之。生江南村落田野间下湿地，高一二寸许，如荠而叶短。春夏间有浅紫花，长一粳米许。

离鬲草拾遗

【集解】 〔藏器曰〕生人家阶庭湿处，高三二寸，苗叶似幕罨。江东有之，北土无也。

【气味】 **辛，寒，有小毒。**

【主治】 **瘰疬丹毒，小儿无辜寒热，大腹痞满，痰饮膈上热。生研汁服一合，当吐出宿物。去疟为上。**藏器。

仙人草拾遗

【集解】 〔藏器曰〕生阶庭间，高二三寸，叶细有雁齿，似离鬲草。北地不生。

【气味】 缺。

【主治】 **小儿酢疮，头小而硬者，煮汤浴，并捣傅。丹毒入腹者必危，可饮冷药，及用此洗之。又挼汁滴目，明目去翳。**藏器。

仙人掌草宋图经

【集解】 〔颂曰〕生合州、筠州，多于石上贴壁而生。如人掌形，故以名之。叶细而长，春生，至冬犹有。四时采之。

【气味】 **苦，涩，寒，无毒。**

【主治】 **肠痔泻血，与甘草浸酒服。**苏颂。**焙末油调，掺小儿白秃疮。**时珍。

崖棕宋图经

【集解】 〔颂曰〕生施州石崖上。

苗高一尺以来，其状如棕，四季有叶无花。土人采根去粗皮，入药。

【气味】 **甘、辛，温，无毒。**

【主治】 **妇人血气并五劳七伤。以根同半天回、鸡翁藤、野兰根，四味洗焙为末。每服二钱，温酒下。丈夫无所忌，妇人忌鸡、鱼、湿面。**苏颂。

【附录】 **鸡翁藤**〔颂曰〕生施州。蔓延大木上，有叶无花。味辛，性温，无毒。采无时。**半天回**〔颂曰〕生施州。春生苗，高二尺以来，赤斑色，至冬苗枯。土人夏月采根，味苦、涩，性温，无毒。**野兰根**〔颂曰〕生施州。丛生，高二尺以来，四时有叶无花。其根味微苦，性温，无毒。采无时。方并见上。

紫背金盘宋图经

【集解】 〔颂曰〕生施州。苗高一尺以来，叶背紫，无花。土人采根用。〔时珍曰〕湖湘水石处皆有之，名金盘藤。似醋筒草而叶小，背微紫。软花引蔓似黄丝，搓之即断，无汁可见。方士用以制汞。他处少有。醋筒草：叶似木芙蓉而偏，茎空而脆，味酸，开白花。广人以盐醋淹食之。

【气味】 **辛，涩，热，无毒。**

【主治】 **妇人血气痛，洗焙研末，酒服半钱。孕妇勿服，能消胎气。忌鸡、鱼、羊血、湿面。**苏颂。

白龙须纲目

【集解】 〔时珍曰〕刘松石保寿堂方云：白龙须生近水旁有石处，寄生搜风树节，乃树之余精也。细如棕丝，直起无枝叶，最难得真者。一种万缠草，生于白线树根，细丝相类，但有枝茎，稍粗为异。误用不效。愚案所云二树名隐语，无从考证。

【气味】 缺。**平，无毒。**

【主治】 **男子妇人风湿腰腿疼痛，左瘫右痪，口目㖞斜，及产后气血流散，胫骨痛，头目昏暗，腰腿痛不可忍，并宜之。惟虚劳瘫痪不可服。研末，每服一钱，气弱者七分，无灰酒下。密室随左右贴床卧，待汗出自干，勿多盖被，三日勿下床见风。一方：得疾浅者，用末三钱，瓷瓶煮酒一壶。每日先服桔梗汤少顷，饮酒二盏。早一服，晚一服。**保寿堂方。

【发明】 〔时珍曰〕保寿方云：成化十二年，卢玄真道士六十七岁，六月偶得瘫痪，服白花蛇丸，牙齿尽落。三年扶病入山，得此方，服百日，复旧，寿至百岁乃卒。凡男妇风湿腰腿痛，先服小续命汤及渗湿汤后，乃服此。凡女人产后腰腿肿痛，先服四物汤二服，次日服此。若瘫痪年久，痰老气微者，服前药出汗，三日之后，则日服龙须末一分，好酒下。隔一日服二分，又隔一日服三分，又隔一日服四分，又隔一日服五分。又隔一日，复从一分起，如前法，周而复始。至月余，其病渐愈。谓之升阳降气，调髓蒸骨，追风逐邪，排血安神。忌房事鱼鹅鸡羊韭蒜虾蟹，及寒冷动风之物。又不可过饮酒及面食，只宜米粥蔬菜。

【附方】 新一。**诸风瘫痪**筋骨不收。用白龙须根皮一两，闹羊花即老虎花七分，好烧酒三斤，封固，煮一炷香，埋土中一夜。能饮者三杯，不能饮者一杯，卧时服。服至三五杯，见效。但知痛者可治。坦仙皆效方。

本草纲目草部目录第二十一卷

草之十苔类一十六种。

陟厘别录　**干苔**食疗　**井中苔及萍蓝**别录　**船底苔**食疗　**石蕊**拾遗　**地衣草**日华，即仰天皮　**垣衣**别录　**屋游**别录　**昨叶何草**唐本，即瓦松。紫衣附　**乌韭**本经。百蕊草附　**土马鬃**嘉祐　**卷柏**本经。地柏、含生草附　**玉柏**别录　**石松**拾遗　**桑花**日华。艾纳附　**马勃**别录

上附方旧三，新三十三。

草之十一

杂草九种，有名未用一百五十三种。

杂草　拾遗四种，嘉祐二种，纲目三种。

百草　百草花　井口边草　树孔中草　产死妇人冢上草　燕蓐草　鸡窠草　猪窠草　牛齝草

神农本经　屈草　别羁

名医别录　离娄草　神护草　黄护草　雀医草　木甘草　益决草　九熟草　兑草　异草　灌草　茝草　莘草　英草　封华　䐈华　节华　让实　羊实　桑茎实　可聚实　满阴实　马颠　马逢　兔枣　鹿良　鸡涅　犀洛　雀梅　燕齿　土齿　金茎　白背　青雌　白辛　赤举　赤涅　赤赫　黄秫　黄辩　紫给　紫蓝　粪蓝　巴朱　柴紫　文石　路石　旷石　败石　石剧　石芸　竹付　秘恶　卢精　唐夷　知杖　河煎　区余　王明　师系　并苦　索千　良达　弋共　船虹　姑活　白女肠　白扇根　黄白支　父陛根　疥拍腹　五母麻　五色符　救赦人者　常吏之生　载　庆　腂　芥

本草拾遗　鸩鸟浆　七仙草　吉祥草　鸡脚草　兔肝草　断罐草　千金鑑　土落草　倚待草　药王草　筋子根　廅药　无风独摇草

海药本草　宜南草

开宝本草　陀得花

图经外类　建水草　百药祖　催风使　刺虎　石逍遥　黄寮郎　黄花了　百两金　地芥草　田母草　田麻　芥心草　苦芥子　布里草　茆质汗　胡堇草　小儿群　独脚仙　撮石合草　露筋草

本草纲目　九龙草　荔枝草　水银草　透骨草　蛇眼草　鹅项草　蛇鱼草　九里香草　白筵草　环肠草　割耳草　耳环草　铜鼓草　蚕茧草　野芦草　纤霞草　牛脂芳　鸭脚青　天仙莲　双头莲　猪蓝子　天芥菜　佛掌花　郭公刺　笾箕柴　碎米柴　羊屎柴　山枇杷柴　三角风　叶下红　满江红　隔山消　石见穿　醉醒草　墓头回　羊茅　阿只儿　阿息儿　奴哥撒儿

本草纲目草部第二十一卷

草之十苔类一十六种。

陟厘别录下品

【释名】 **侧梨**恭**水苔**开宝**石发**同**石衣**广雅**水衣**说文**水绵**纲目**藫**音覃。〔恭曰〕药对云：河中侧梨。侧梨、陟厘，声相近也。王子年拾遗记：晋武帝赐张华侧理纸，乃水苔为之，后人讹陟厘为侧理耳。此乃水中粗苔，作纸青绿色，名苔纸，体[1]涩。范东阳方云：水中石上生者，如毛，绿色。石发之名以此。〔时珍曰〕郭璞曰：藫，水苔[2]也。一名石发。江东食之。案石发有二：生水中者为陟厘，生陆地者为乌韭。

【集解】 〔别录曰〕陟厘生江南池泽。〔弘景曰〕此即南人用作纸者，惟合断下药用之。〔志曰〕此即石发也。色类苔而粗涩为异。水苔性冷，浮水中；陟厘性温，生水中石上。〔宗奭曰〕陟厘，今人干之，治为苔脯，堪啗，青苔亦可作脯食，皆利人。汴京市中甚多。〔颂曰〕石发干之作菜，以齑臛啗之尤美。苔之类有井中苔、垣衣、昔邪、屋游，大抵主疗略同。陆龟蒙苔赋云：高有瓦松，卑有泽葵。散岩窦者曰石发，补空田者曰垣衣。在屋曰昔邪，在药曰陟厘。是矣。泽葵，凫葵也。虽异类，而皆感瓦石之气而生，故推类而云耳。〔时珍曰〕陟厘有水中石上生者，蒙茸如发；有水污无石而自生者，缠牵如丝绵之状，俗名水绵。其性味皆同。述异记言：苔钱谓之泽葵。与凫葵同名异物。苏氏指为凫葵者，误矣。苔赋所述，犹未详尽。盖苔衣之类有五：在水曰陟厘，在石曰石濡，在瓦曰屋游，在墙曰垣衣，在地曰地衣。其蒙翠而长数寸者亦有五：在石曰乌韭，在屋曰瓦松，在墙曰土马鬃，在山曰卷柏，在水曰藫也。

【气味】 **甘，大温，无毒。**

【主治】 **心腹大寒，温中消谷，强胃气，止泄痢。**别录。**捣汁服，治天行病心闷。**日华。**作脯食，止渴疾，禁食盐。**宗奭。**捣涂丹毒赤游。**时珍。

干苔食疗

【集解】 〔藏器曰〕干苔，海族之流也。〔时珍曰〕此海苔也。彼人干之为脯。海水咸，故与陟厘不同。张华博物志云：石发生海中者，长尺余，大小如韭叶，以肉杂蒸食极美。张勃吴录云：江蓠生海水中，正青似乱发，乃海苔之类也。苏恭以此为水苔者，不同。水苔不甚咸。

【气味】 **咸，寒，无毒。**〔大明曰〕温。〔弘景曰〕柔苔寒，干苔热。〔诜曰〕苔脯食多，发疮疥，令人痿黄少血色。〔瑞曰〕有饮嗽人不可食。

---

① 体：原作“青”，义晦，今据《证类本草》卷九改。

② 苔：原作“草”，义晦，今据《尔雅·释草》郭璞注改。

【主治】 **瘿瘤结气。**弘景。**治痔杀虫，及霍乱呕吐不止，煮汁服。**孟诜。**心腹烦闷者，冷水研如泥，饮之即止。**藏器。**下一切丹石诸药毒。纳木孔中，杀蠹。**日华。**消茶积。**瑞。**烧末吹鼻，止衄血。汤浸捣，傅手背肿痛。**时珍。

【发明】 〔时珍曰〕洪氏夷坚志云：河南一寺僧尽患瘿疾。有洛阳僧共寮，每食取苔脯同餐。经数月，僧项赘皆消。乃知海物皆能除是疾也。

井中苔及萍蓝别录中品

【集解】 〔弘景曰〕废井中多生苔萍，及砖土间多生杂草菜，蓝既解毒，在井中者尤佳，非别一物也。

【气味】 **甘，大寒，无毒。**

【主治】 **漆疮热疮水肿。井中蓝：杀野葛、巴豆诸毒。**别录。**疗汤火伤灼疮。**弘景。

船底苔食疗

【气味】 **甘，冷，无毒。**

【主治】 **鼻洪吐血淋疾，同炙甘草、豉汁，浓煎汤呷之。**孟诜。**解天行热病伏热，头目不清，神志昏塞，及诸大毒。以五两，和酥饼末一两半，面糊丸梧子大。每温酒下五十丸。**

【发明】 〔时珍曰〕案方贤奇效方云：水之精气，渍船板木中，累见风日，久则变为青色。盖因太阳晒之，中感阴阳之气。故服之能分阴阳，去邪热，调脏腑。物之气味所宜也。

【附方】 旧二。**小便五淋**船底苔一团，鸡子大，水煮饮。陈藏器。**乳石发动**小便淋沥，心神闷乱。船底青苔半鸡子大，煎汁温服，日三四次。圣惠方。

石蕊拾遗

校正：并入有名未用别录石濡。

【释名】 **石濡**别录**石芥**同**云茶**纲目**蒙顶茶**〔时珍曰〕其状如花蕊，其味如茶，故名。石芥乃茶字之误。

【集解】 〔藏器曰〕石蕊生太山石上，如花蕊，为丸散服之。今时无复有此也。王隐晋书：庾褒入林虑山，食木实，饵石蕊，遂得长年。即此也。又曰：石濡生石之阴，如屋游、垣衣之粗，得雨即展，故名石濡。早春青翠，端开四叶。山人名石芥。〔时珍曰〕别录石濡，具其功用，不言形状。陈藏器言是屋游之类，复出石蕊一条，功同石濡。盖不知其即一物也。此物惟诸高山石上者为良。今人谓之蒙顶茶，生兖州蒙山石上，乃烟雾熏染，日久结成，盖苔衣类也。彼人春初刮取曝干馈人，谓之云茶。其状白色轻薄如花蕊，其气香如蕈，其味甘涩如茗。不可煎饮，止宜咀嚼及浸汤啜，清凉有味。庾褒入山饵此，以代茗而已。长年之道，未必尽缘此物也。

【气味】 **甘，温，无毒。**〔时珍曰〕甘、涩，凉。

【主治】 **石濡：明目益精气。令人不饥渴，轻身延年。**别录。**石蕊：主长年不饥。**藏器。**生津润咽，解热化痰。**时珍。

地衣草日华

校正：并入拾遗土部仰天皮。

【释名】 **仰天皮**拾遗**掬天皮**纲目。

【集解】 〔大明曰〕此乃阴湿地被日晒起苔藓也。〔藏器曰〕即湿地上苔衣如草状者耳。

【气味】 **苦，冷，微毒。**〔藏器曰〕平，无毒。

【主治】　**卒心痛中恶，以人垢腻为丸，服七粒。又主马反花疮，生油调傅。**大明。**明目。**藏器。**研末，新汲水服之，治中暑。**时珍。

【附方】　新三。**身面丹肿**如蛇状者。以雨滴阶上苔痕水花，涂蛇头上，即愈。危氏得效方。**雀目夜昏**七月七日、九月九日取地衣草，阴干为末。酒服方寸匕，日三服，一月愈。崔知悌方。**阴上粟疮**取停水湿处干卷皮，为末。傅之，神效。外台秘要。

垣衣别录中品

【释名】　**垣嬴**别录**天韭**别录**鼠韭**别录**昔邪**别录

【集解】　〔别录曰〕垣衣生古垣墙阴或屋上。三月三日采，阴干。〔恭曰〕此即古墙北阴青苔衣也。其生石上者名昔邪，一名乌韭；生屋上者名屋游。形并相似，为疗略同。江南少墙[①]，故陶弘景云：方不复用，俗中少见也。〔时珍曰〕此乃砖墙城垣上苔衣也。生屋瓦上者，即为屋游。

【气味】　**酸，冷，无毒。**

【主治】　**黄疸心烦，咳逆血气，暴热在肠胃，暴风口噤，金疮内塞，酒渍服之。久服补中益气，长肌肉，好颜色。**别录。**捣汁服，止衄血。烧灰油和，傅汤火伤。**时珍。

屋游别录下品

【释名】　**瓦衣**纲目**瓦苔**嘉祐**瓦藓**纲目**博邪**

【集解】　〔别录曰〕屋游生屋上阴处。八月、九月采。〔弘景曰〕此古瓦屋上苔衣也。剥取用之。〔别录曰〕其长数寸者，即为瓦松也。

【气味】　**甘，寒，无毒。**

【主治】　**浮热在皮肤，往来寒热，利小肠膀胱气。**别录。**止消渴。**之才。**小儿痫热，时气烦闷。**开宝。**煎水入盐漱口，治热毒牙龈宣露。研末，新汲水调服二钱，止鼻衄。**时珍。

【发明】　〔时珍曰〕别录主治之证，与本经乌韭文相同。盖一类，性气不甚辽远也。

【附方】　新一。**犬咬**旧屋瓦上刮下青苔屑，按之即止。经验方。

昨叶何草唐本草

【释名】　**瓦松**唐本**瓦花**纲目**向天草**纲目**赤者名铁脚婆罗门草**纲目**天王铁塔草**〔时珍曰〕其名殊不可解。〔颂曰〕瓦松如松子作层，故名。

【集解】　〔恭曰〕昨叶何草生上党屋上，如蓬。初生高尺余，远望如松栽。〔志曰〕处处有之。生年久瓦屋上。六月、七月采苗，日干。

【气味】　**酸，平，无毒。**〔时珍曰〕按庚辛玉册云：向天草即瓦松，阴草也。生屋瓦上及深山石缝中。茎如漆圆锐，叶背有白毛。有大毒。烧灰淋汁沐发，发即落。误入目，令人瞽。捣汁能结草砂，伏雌、雄、砂、汞[②]、白矾。其说与本草无毒及生眉发之说相反，不可不知。

【主治】　**口中干痛，水谷血痢，止血。**唐本。**生眉发膏为要药。**马志。**行女子经络。**苏颂。**大肠下血，烧灰，水服一钱。又涂诸疮不敛。**时珍。

【附方】　旧一，新九。**小便沙淋**瓦松即屋上无根草，煎浓汤乘热熏洗小腹，

---

① 墙：原作“涩”，字误，今据《证类本草》卷九改。

② 汞：原作“木”，字误。按卷九水银条云：“瓦松能制汞”。兹改。

约两时即通。经验良方。**通经破血**旧屋阴处瓦花活者五两熬膏，当归须，干漆一两烧烟尽，当门子二钱，为末，枣肉和丸梧子大。每服七十丸，红花汤下。摘玄方。**染乌髭发**干瓦松一斤半，生麻油二斤，同煎令焦，为末。另以生麻油浸涂，甚妙。圣济录。**头风白屑**瓦松暴干，烧灰淋汁热洗，不过六七次。圣惠方。**牙龈肿痛**瓦花、白矾等分，水煎。漱之立效。摘玄方。**唇裂生疮**瓦花、生姜，入盐少许，捣涂。摘玄方。**汤火灼伤**瓦松、生柏叶同捣傅。干者为末。医方摘要。**灸疮不敛**瓦松阴干为末。先以槐枝、葱白汤洗，后掺之，立效。济生秘览。**恶疮不敛**方同上。**风狗咬伤**瓦松、雄黄研贴，即不发。生生编。

【附录】 **紫衣**拾遗〔藏器曰〕味苦，无毒。主黄疸暴热，目黄沉重，下水痢，亦止热痢，煮服之。作灰淋汁，沐头长发。此古木锦花也，石瓦皆有之，堪染褐。

乌韭本经下品

校正：移入有名未用别录鬼䍤。

【释名】 **石发**唐本**石衣**日华**石苔**唐本**石花**纲目**石马鬃**纲目**鬼䍤**与丽同。〔弘景曰〕垣衣亦名乌韭，而为疗异，非此种类也。〔时珍曰〕别录主疗之证，与垣衣相同，则其为一类，通名乌韭，亦无害也。但石发与陟厘同名，则有水陆之性，稍有不同耳。

【集解】 〔别录曰〕乌韭生山谷石上。又曰：鬼䍤，生石上。挼之日干，为沐。〔恭曰〕石苔也。又名石发。生岩石之阴，不见日处，与卷柏相类。〔藏器曰〕生大石及木间阴处，青翠茸茸者，似苔而非苔也。〔大明曰〕此即石衣也。长者可四五寸。

【气味】 **甘，寒，无毒。**〔大明曰〕冷，有毒。垣衣为之使。

【主治】 **皮肤往来寒热，利小肠膀胱气。**本经。**疗黄疸，金疮内塞，补中益气。**别录。**烧灰沐头，长发令黑。**大明。

【附方】 新三。**腰脚风冷**石花浸酒，饮之。圣惠方。**妇人血崩**石花、细茶焙为末，旧漆碟烧存性，各一匙。以碗盛酒，放锅内煮一滚，乃入药末，露一宿。侵晨，连药再煮一滚。温服。董炳避水方。**汤火伤灼**石苔焙研，傅之。海上方。

【附录】 **百蕊草**宋图经。〔颂曰〕生河中府、秦州、剑州。根黄白色。形如瓦松，茎叶俱青，有如松叶。无花。三月生苗，四月长及五六寸许。四时采根，晒用。下乳汁，顺血脉，调气甚佳。〔时珍曰〕乌韭，是瓦松之生于石上者；百蕊草，是瓦松之生于地下者也。

土马鬃宋嘉祐

【集解】 〔禹锡曰〕所在背阴古墙垣上有之。岁多雨则茂盛。或以为垣衣，非也。垣衣生垣墙之侧。此生垣墙之上，比垣衣更长，故谓之马鬃，苔之类也。〔时珍曰〕垣衣乃砖墙上苔衣，此乃土墙上乌韭也。

【气味】 **甘、酸，寒，无毒。**

【主治】 **骨热败烦，热毒壅衄鼻。**嘉祐。**沐发令长黑，通大小便。**时珍。

【附方】 新五。**九窍出血**墙头苔挼塞之。海上方。**鼻衄不止**寸金散：用墙上土马鬃二钱半，石州黄药子五钱，为末。新水服二钱，再服立止。卫生宝鉴。**二便不通**土马鬃水淘净，瓦煿过，切。每服二钱，水一盏，煎服。普济。**耳上湿疮**土马鬃、井中苔等分，为末。灯盏内油和，涂之。圣济录。**少年发白**土马鬃、石马鬃、五倍子、半夏各一两，生姜二两，胡桃十个，胆矾半两为末，捣作一块。每以绢袋盛一弹子，用热酒入少许，浸汁洗发。一月神效。圣济录。

卷柏本经上品

【释名】 **万岁**本经**长生不死草**纲目**豹足**吴普**求股**别录**交时**别录。〔时珍曰〕卷柏、豹足，象形也。万岁、长生，言其耐久也。

【集解】 〔别录曰〕卷柏生常山山谷石间。五月、七月采，阴干。〔弘景曰〕今出近道。丛生石土上，细叶似柏，屈藏如鸡足，青黄色。用之，去下近沙石处。〔禹锡曰〕出建康。范子计然曰：出三辅。〔颂曰〕今关陕及沂、兖诸州亦有之。宿根紫色多须。春生苗，似柏叶而细，拳挛如鸡足，高三五寸。无花、子，多生石上。

【修治】 〔时珍曰〕凡用，以盐水煮半日，再以井水煮半日，晒干焙用。

【气味】 **辛，平**[①]**，无毒。**〔别录曰〕甘，温。〔普曰〕神农：辛，平。桐君、雷公：甘，微寒。

【主治】 **五脏邪气，女子阴中寒热痛，癥瘕血闭绝子。久服轻身和颜色。**本经。**止咳逆，治脱肛，散淋结，头中风眩，痿蹶，强阴益精，令人好容颜。**别录。**通月经，治尸疰鬼疰腹痛，百邪鬼魅啼泣。**甄权。**镇心，除面皯头风，暖水脏。生用破血，炙用止血。**大明。

【附方】 新二。**大肠下血**卷柏、侧柏、棕榈等分，烧存性为末。每服三钱，酒下。亦可饭丸服。仁存方。**远年下血**卷柏、地榆焙等分。每用一两，水一碗，煎数十沸，通口服。百一选方。

【附录】 **地柏**宋图经。〔颂曰〕主脏毒下血。与黄芪等分为末，米饮每服二钱。蜀人甚神此方。其草生蜀中山谷，河中府亦有之。根黄，状如丝，茎细，上有黄点子，无花叶。三月生，长四五寸许。四月采，暴干用。蜀中九月采，市多货之。〔时珍曰〕此亦卷柏之生于地上者耳。**含生草**拾遗。〔藏器曰〕生靺鞨国。叶如卷柏而大。性平，无毒。主妇人难产，含之咽汁，即生。

玉柏别录有名未用

【释名】 **玉遂**别录。〔藏器曰〕旧作玉伯，乃传写之误。

【集解】 〔别录曰〕生石上，如松，高五六寸，紫花。用茎叶。〔时珍曰〕此即石松之小者也。人皆采置盆中养，数年不死，呼为千年柏、万年松。

【气味】 **酸，温，无毒。**

【主治】 **轻身，益气，止渴。**别录。

石松拾遗

【集解】 〔藏器曰〕生天台山石上。似松，高一二尺。山人取根茎用。〔时珍曰〕此即玉柏之长者也。名山皆有之。

【气味】 **苦、辛，温，无毒。**

【主治】 **久患风痹，脚膝疼冷，皮肤不仁，气力衰弱。久服去风血风瘙，好颜色，变白不老。浸酒饮，良。**藏器。

桑花日华

【释名】 **桑藓**纲目**桑钱**

【集解】 〔大明曰〕生桑树上白藓，如地钱花样。刀刮取炒用。不是桑椹花也。

【气味】 **苦，暖，无毒。**

【主治】 **健脾涩肠，止鼻洪吐血，肠风，崩中带下。**大明。**治热咳。**时珍。

【附方】 新一。**大便后血**桑树上白

---

① 平：《证类本草》卷六作“温”。

藓花，水煎服，或末服。亦止吐血。圣惠方。

【附录】 **艾纳**〔时珍曰〕艾纳生老松树上绿苔衣也。一名松衣。和合诸香烧之，烟清而聚不散。别有艾纳香，与此不同。又岭南海岛中，槟榔木上有苔，如松之艾纳。单爇极臭，用合泥香，则能发香，如甲香也。霏雪录云：金华山中多树衣，僧家以为蔬，味极美。

马勃别录下品

【释名】 **马疕**音屁**马𤵪**𤵪音庀**灰菰**纲目**牛屎菰**

【集解】 〔别录曰〕马勃生园中久腐处。〔弘景曰〕俗呼马𤵪勃是也。紫色虚软，状如狗肝[①]，弹之粉出。〔宗奭曰〕生湿地及腐木上，夏秋采之。有大如斗者，小亦如升杓。韩退之所谓牛溲、马勃，俱收并畜者是也。

【修治】 〔时珍曰〕凡用以生布张开，将马勃于上摩擦，下以盘承，取末用。

【气味】 **辛，平，无毒。**

【主治】 **恶疮马疥**。别录。**傅诸疮甚良**。弘景。**去膜，以蜜拌揉，少以水调呷，治喉痹咽疼**。宗奭。**清肺散血，解热毒**。时珍。

【发明】 〔时珍曰〕马勃轻虚，上焦肺经药也。故能清肺热、咳嗽、喉痹、衄血、失音诸病。李东垣治大头病，咽喉不利，普济消毒饮亦用之。

【附方】 新九。**咽喉肿痛**咽物不得。马勃一分，蛇退皮一条烧末。绵裹一钱，含咽立瘥。圣惠方。**走马喉痹**马屁勃即灰菰、焰消一两，为末。每吹一字，吐涎血即愈。经验良方。**声失不出**马𤵪勃、马牙消等分，研末，沙糖和丸芡子大。噙之。摘玄方。**久嗽不止**马勃为末，蜜丸梧子大[②]。每服二十丸，白汤下，即愈。普济方。**鱼骨哽咽**马勃末，蜜丸弹子大。噙咽。圣济录。**积热吐血**马屁勃为末，沙糖丸如弹子大。每服半丸，冷水化下。袖珍方。**妊娠吐衄**不止。马勃末，浓米饮服半钱。圣惠方。**斑疮入眼**马屁勃、蛇皮各五钱，皂角子十四个，为末，入罐内，盐泥固济，烧存性，研。每温酒服一钱。阎孝忠集效方。**臁疮不敛**葱盐汤洗净拭干，以马屁勃末傅之，即愈。仇远稗史。

草之十一杂草九种，有名未用一百五十三种

〔时珍曰〕诸草尾琐或无从考证，不可附属，并本经及别录有名未用诸草难遗者，通汇于此，以备考。

杂草

百草 拾遗。〔藏器曰〕五月五日采一百种草，阴干烧灰，和石灰为团，煅研，傅金疮止血，亦傅犬咬。又烧灰和井华水作团，煅白，以酽醋和作饼，腋下夹之，干即易，当抽一身尽痛闷，疮出即止，以小便洗之，不过三度愈。〔时珍曰〕按千金方治洞注下痢，以五月五日百草灰吹入下部。又治瘰疬已破，五月五日采一切杂草，煮汁洗之。

百草花 拾遗。〔藏器曰〕主治百病，长生神仙，亦煮汁酿酒服。按异类云：凤刚者，渔阳人。常采百花水渍，泥封埋百日，煎为丸。卒死者，纳口中即活也。刚服药百余岁，入地肺山。

井口边草 拾遗。〔藏器曰〕小儿夜啼。私着席下，勿令母知。〔思邈曰〕五月五日取井中倒生草，烧研水服，勿令

① 肝：《证类本草》卷十一作“肺”。

② 大：原脱，今据《普济方》卷一五九补。

知，即恶酒不饮，或饮亦不醉也。

树孔中草　纲目。〔时珍曰〕主小儿腹痛夜啼，暗着户上即止。出圣惠方。

产死妇人冢上草　拾遗。〔藏器曰〕小儿醋疮。取之勿回顾，作汤浴之，不过三度瘥。

燕蓐草　宋嘉祐。〔藏器曰〕即燕窠中草也。无毒。主眠中遗尿。烧黑研末，水进方寸匕。亦止哕啘。〔时珍曰〕千金方：治丈夫妇人无故尿血。用胡燕窠中草，烧末，酒服半钱匕。圣惠方：消渴饮水。燕窠中草烧灰一两，牡蛎煅二两，白羊肺一具，切晒研末。每新汲水三钱。又一切疮痕不灭。用燕蓐草烧灰、鹰屎白等分，人乳和涂，日三五次。又浸淫疮出黄水，烧灰傅之。

鸡窠草　宋嘉祐。〔大明曰〕小儿夜啼。安席下，勿令母知。〔藏器曰〕小儿白秃疮。和白头翁花烧灰，腊月猪脂和傅之。以醋泔洗净。〔时珍曰〕千金方：治产后遗尿。烧末，酒服一钱。又不自秘方：治天丝入目。烧灰淋汁，洗之。

猪窠草　〔大明曰〕小儿夜啼。密安席下，勿令母知。

牛龄草见兽部牛下。

有名未用

神农本经已下有名未用。

屈草　〔本经曰〕味苦，微寒，无毒。主胸胁下痛，邪气，肠间寒热，阴痹。久服轻身益气耐老。〔别录曰〕生汉中川泽。五月采。

别羁　〔本经曰〕味苦，微温，无毒。主风寒湿痹身重，四肢酸疼，寒历节痛。〔别录曰〕一名别枝。生蓝田川谷。二月、八月采。〔弘景曰〕方家时有用处，今亦绝矣。

名医别录七十八种。

离楼草　〔别录曰〕味咸，平，无毒。主益气力，多子，轻身长年。生常山。七月、八月采实。

神护草　〔别录曰〕生常山北。八月采。可使独守，叱咄人，寇盗不敢入门。〔时珍曰〕物类志谓之护门草，一名灵草。彼人以置门上，人衣过，草必叱之。王筠诗云：霜被守宫槐，风惊护门草。即此也。而不著其形状，惜哉。

黄护草　〔别录曰〕无毒。主痹，益气，令人嗜食。生陇西。

雀医草　〔别录曰〕味苦，无毒。主轻身益气，洗烂疮，疗风水。一名白气。春生，秋花白，冬实黑。

木甘草　〔别录曰〕主疗痈肿盛热，煮洗之。生木间，三月生，大叶如蛇床[①]，四四相值。但折枝种之便生。五月花白，实核赤。三月三日采之。

益决草　〔别录曰〕味辛，温，无毒。主咳逆[②]肺伤。生山阴。根如细辛。

九熟草　〔别录曰〕味甘，温，无毒。主出汗，止泄疗闷。一名乌粟，一名雀粟。生人家庭中，叶如枣，一岁九熟。七月采。

兑草　〔别录曰〕味酸，平，无毒。主轻身益气长年。冬生蔓草木上，叶黄有毛。

异草　〔别录曰〕味甘，无毒。主痿痹寒热，去黑子。生篱木上，叶如葵，茎

---

① 床：原作“状”，声之误，今据《证类本草》卷三十、《千金翼》卷四改。

② 逆：原脱，今据《证类本草》卷三十、《千金翼》卷四补。

旁有角，汁白。

灌草 〔别录曰〕一名鼠肝。叶滑青白。主痈肿。

茈草 〔别录曰〕味辛，无毒。主伤金疮。茈音起。

莘草 〔别录曰〕味甘，无毒。主盛伤痹肿。生山泽，如蒲黄，叶如芥。

英草华 〔别录曰〕味辛，平，无毒。主痹气，强阴，疗女劳疸，解烦，坚筋骨。疗风头，可作沐药。生蔓木上。一名鹿英。九月采，阴干。

封华 〔别录曰〕味甘，有毒。主疥疮，养肌去恶肉。夏至日采。

䏌华 音腆。〔别录曰〕味甘，无毒。主上气，解烦，坚筋骨。

节华 〔别录曰〕味苦，无毒。主伤中，痿痹，溢肿。皮：主脾中客热气。一名山节，一名达节，一名通漆。十月采，暴干。

让实 〔别录曰〕味酸。主喉痹，止泄痢。十月采，阴干。

羊实 〔别录曰〕味苦，寒。主头秃恶疮，疥瘙痂癣。生蜀郡。

桑茎实 〔别录曰〕味酸，温，无毒。主乳孕余病，轻身益气。一名草王。叶如荏，方茎大叶。生园中。十月采。

可聚实 〔别录曰〕味甘，温，无毒。主轻身益气，明目。一名长寿。生山野道中，穗如麦，叶如艾。五月采。

满阴实 〔别录曰〕味酸，平，无毒。主益气，除热止渴，利小便，长年。生深山及园中，茎如芥，叶小，实如樱桃，七月成。〔普曰〕蔓如瓜。

马颠 〔别录曰〕味甘，有毒。疗浮肿。不可多食。

马逢 〔别录曰〕味辛，无毒。主癣虫。

兔枣 〔别录曰〕味酸，无毒。主轻身益气。生丹阳陵地，高尺许，实如枣。

鹿良 〔别录曰〕味咸，臭。主小儿惊痫、贲豚、瘈疭，大人痉。五月采。

鸡涅 〔别录曰〕味甘，平，无毒。主明目，中寒风，诸不足，水肿邪气，补中，止泄痢，疗女子白沃。一名阴洛。生鸡山，采无时。

犀洛 〔别录曰〕味甘，无毒。主癃疾。一名星洛，一名泥洛。

雀梅 〔别录曰〕味酸，寒，有毒。主蚀恶疮。一名千雀。生海水石谷间。弘景曰：叶与实俱如麦李。

燕齿 〔别录曰〕主小儿痫，寒热。五月五日采。

土齿 〔别录曰〕味甘，平，无毒。主轻身益气长年。生山陵地中，状如马牙。

金茎 〔别录曰〕味苦，平，无毒。主金疮内漏。一名叶金草。生泽中高处。

白背 〔别录曰〕味苦，平，无毒。主寒热，洗恶疮疥。生山陵，根似紫葳，叶如燕卢。采无时。

青雌 〔别录曰〕味苦。主恶疮秃败疮火气，杀三虫。一名虫损，一名孟推。生方山山谷。

白辛 〔别录曰〕味辛，有毒。主寒热。一名脱尾，一名羊草。生楚山，三月采根，白而香。

赤举 〔别录曰〕味甘，无毒。主腹痛。一名羊饴，一名陵渴。生山阴，二月花锐蔓草上，五月实黑中有核。三月三日采叶，阴干。

赤涅 〔别录曰〕味甘，无毒。主疰崩中，止血益气。生蜀郡山石阴地湿处，采无时。

赤赫 〔别录曰〕味苦，寒，有毒。主痂疡恶败疮，除三虫邪气。生益州川谷，二月、八月采。

黄秫 〔别录曰〕味苦，无毒。主心烦，止汗出。生如桐根。

黄辩 〔别录曰〕味甘，平，无毒。主心腹疝瘕，口疮脐伤。一名经辩。

紫给 〔别录曰〕味咸。主毒风头泄注。一名野葵。生高陵下地，三月三日采根，根如乌头。

紫蓝 〔别录曰〕味咸，无毒。主食肉得毒，能消除之。

粪蓝 〔别录曰〕味苦。主身痒疮、白秃、漆疮，洗之。生房陵。

巴朱 〔别录曰〕味甘，无毒。主寒，止血、带下。生洛阳。

柴紫 〔别录曰〕味苦。主小腹痛，利小腹，破积聚，长肌肉。久服轻身长年。生冤句，二月、七月采。

文石 〔别录曰〕味甘。主寒热心烦。一名黍石。生东郡山泽中水下，五色，有汁润泽。

路石 〔别录曰〕味甘、酸，无毒。主心腹，止汗生肌，酒痂，益气耐寒，实骨髓。一名陵石。生草石上，天雨独干，日出独濡。花黄，茎赤黑。三岁一实，赤如麻子。五月、十月采茎叶，阴干。

旷石 〔别录曰〕味甘，平，无毒。主益气养神，除热止渴。生江南，如石草。

败石 〔别录曰〕味苦，无毒。主渴、痹。

石剧 〔别录曰〕味甘，无毒。止渴消中。

石芸 〔别录曰〕味甘，无毒。主目痛淋露，寒热溢血。一名螫烈，一名顾啄。三月、五月采茎叶，阴干。

竹付 〔别录曰〕味甘，无毒。止痛除血。

秘恶 〔别录曰〕味酸，无毒。主疗肝邪气。一名杜逢。

卢精 〔别录曰〕味平。治虫毒。生益州。

唐夷 〔别录曰〕味苦，无毒。主疗踒折。

知杖 〔别录曰〕味甘，无毒。疗疝。

河煎 〔别录曰〕味酸。主结气痈在喉颈者。生海中，八月、九月采。

区余 〔别录曰〕味辛，无毒。主心腹热癃。

王明 〔别录曰〕味苦。主身热邪气，小儿身热，以浴之。生山谷。一名王草。

师系 〔别录曰〕味甘，无毒。主痈肿恶疮，煮洗之。一名臣尧，一名巨骨，一名鬼芭。生平泽，八月采。

并苦 〔别录曰〕主咳逆上气，益肺气，安五脏。一名蜮熏，一名玉荆。三月采，阴干。蜮音或。

索干 〔别录曰〕味苦，无毒。主易耳。一名马耳。

良达 〔别录曰〕主齿痛，止渴轻身。生山阴，茎蔓延，大如葵，子滑小。

弋共 〔别录曰〕味苦，寒，无毒。主惊气伤寒，腹痛羸瘦，皮中有邪气，手足寒无色。生益州山谷。恶蜚蠊。

船虹 〔别录曰〕味酸，无毒。主下气，止烦渴。可作浴汤。药色黄，生[①]蜀郡，立秋取。

姑活 〔别录曰〕味甘，温，无毒。主大风邪气，湿痹寒痛。久服，轻身益气耐老。一名冬葵子。生河东。〔弘景曰〕药无用者。乃有固活丸，即是野葛之名。冬葵亦非菜之冬葵子是也。恭曰：别本一名鸡精。

白女肠 〔别录曰〕味辛，温，无毒。主泄痢肠澼，疗心痛，破疝瘕。生深山

---

① 生：原作“主”，字误，今据《千金翼》卷四、《证类本草》卷三十改。

谷，叶如蓝，实赤。赤女肠同。

白扇根　〔别录曰〕味苦，寒，无毒。主疟，皮肤寒热，出汗，令人变。

黄白支　〔别录曰〕生山陵，三月、四月采根，暴干。

父陛根　〔别录曰〕味辛，有毒。以熨痈肿肤胀。一名膏鱼，一名梓藻。

疥拍腹　〔别录曰〕味辛，温，无毒。主轻身疗痹。五月采，阴干。

五母麻　〔别录曰〕味苦，有毒。主痿痹不便，下痢。一名鹿麻，一名归泽麻，一名天麻，一名若草。生田野，五月采。〔时珍曰〕茺蔚之白花者，亦名天麻草。

五色符　〔别录曰〕味苦，微温。主咳逆，五脏邪气，调中益气，明目杀虫。青符、白符、赤符、黑符、黄符，各随色补其脏。白符一名女木，生巴郡山谷。

救赦人者　〔别录曰〕味甘，有毒。主疝痹，通气，诸不足。生人家宫室，五月、十月采，暴干。

常吏之生　蜀本：吏作更。〔别录曰〕味苦，平，无毒。主明目。实有刺，大如稻粱。

载〔别录曰〕味酸，无毒。主诸恶气。

庆　〔别录曰〕味苦，无毒。主咳嗽。

腂音户瓦切。〔别录曰〕味甘，无毒。主益气延年。生山谷中，白顺理，十月采。

芥　〔别录曰〕味苦，寒，无毒。主消渴，止血，妇人疢[①]，除痹。一名梨。叶如大青。

本草拾遗一十三种

鸩鸟浆　〔藏器曰〕生江南林木下。高一二尺，叶阴紫色，冬不凋，有赤子如珠。味甘，温，无毒。能解诸毒，故名。山人浸酒服，主风血羸老。〔颂曰〕鸩鸟威生信州山野中。春生青叶，九月有花如蓬蒿菜，花淡黄色，不结实。疗痈肿疖毒。采无时。

七仙草　〔藏器曰〕生山足。叶尖细长。主杖疮。捣枝叶傅之。

吉祥草　〔藏器曰〕生西域，胡人将来也。味甘，温，无毒。主明目强记，补心力。〔时珍曰〕今人种一种草，叶如漳兰，四时青翠，夏开紫花成穗，易繁，亦名吉祥草，非此吉祥也。

鸡脚草　〔藏器曰〕生泽畔。赤茎对叶，如百合苗。味苦，平，无毒。主赤白久痢成疳。

兔肝草　〔藏器曰〕初生细叶，软似兔肝。一名鸡肝。味甘，平，无毒。主金疮，止血生肉，解丹石发热。

断罐草　〔藏器曰〕主丁疮。合白牙堇菜、半夏、地骨皮、青苔、蜂窠、小儿发、绯帛等分，五月五日烧灰。每汤服一钱，拔根也。堇音畜，羊蹄根也。

千金鑷　〔藏器曰〕生江南。高二三尺。主蛇蝎虫咬毒。捣傅疮上，生肌止痛。

土落草　〔藏器曰〕生岭南山谷。叶细长。味甘，温，无毒。主腹冷气痛痃癖。酒煎服，亦捣汁温服。

倚待草　〔藏器曰〕生桂州如安山谷。叶圆，高二三尺。八月采。味甘，温，无毒。主血气虚劳，腰膝疼弱，风缓羸瘦，无颜色，绝伤无子，妇人老血。浸酒服。逐病极速，故名倚待。

药王草　〔藏器曰〕苗茎青色，摘之有乳汁。味甘，平，无毒。解一切毒，止鼻衄血吐血，祛烦躁。

---

① 疢：《证类本草》卷三十、《千金翼》卷四作"疾"。

筋子根 〔藏器曰〕生四明山。苗高尺余，叶圆厚光润，冬不凋，根大如指。亦名根子。味苦，温，无毒。主心腹痛，不问冷热远近，恶鬼气注刺痛，霍乱蛊毒暴下血。酒饮磨服。〔颂曰〕根子生威州山中。味苦、辛，温。主心中结块，久积气攻脐下痛。

廬药 〔藏器曰〕生胡国。似干茅、黄赤色。味咸，温，无毒。主折伤内损血瘀，生肤止痛，治五脏，除邪气，补虚损，产后血病。水煮服之，亦捣傅伤处。〔时珍曰〕外台秘要：治堕马内损，取廬药末一两，牛乳一盏，煎服。

无风独摇草 拾遗。〔珣曰〕生大秦国及岭南。五月五日采。诸山野亦往往有之。头若弹子，尾若鸟尾，两片开合，见人自动，故曰独摇。性温，平，无毒。主头面[①]游风，遍身痒。煮汁淋洗。〔藏器曰〕带之令夫妇[②]相爱。〔时珍曰〕羌活、天麻、鬼臼、薇衔四者，皆名无风独摇草，而物不同也。段成式酉阳杂俎言：雅州出舞草。独茎[③]三叶，叶如决明，一叶在茎端，两叶居茎之半相对。人近之歌讴及抵掌，则叶动如舞。按此即虞美人草，亦无风独摇之类也。又按山海经云：姑媱之山，帝女死焉，化为䔄草。其叶相重，花黄，实如兔丝，服之媚人。郭璞注云：一名荒夫草。此说与陈藏器佩之相爱之语相似，岂即一物欤。

唐海药本草一种

宜南草 〔珣曰〕生广南山谷。有荚长二尺许，内有薄片似纸，大小如蝉翼。主邪。小男女以绯绢袋盛，佩之臂上，辟恶止惊。此草生南方，故名。与萱草之宜男不同。

宋开宝本草一种

陀得花 〔志曰〕味甘，温，无毒。主一切风血，浸酒服。生西国，胡人将来。胡人采此花以酿酒，呼为三勒浆。

宋图经外类二十种

建水草 〔颂曰〕生福州。枝叶似桑，四时常有。土人取叶焙干研末，温酒服，治走注风痛。

百药祖 〔颂曰〕生天台山中。冬夏常青。土人采叶，治风有效。

催风使 〔颂曰〕生天台山中。冬夏常青。土人采叶，治风有效。〔时珍曰〕五加皮亦名催风使。

刺虎 〔颂曰〕生睦州。凌冬不凋。采根、叶、枝入药。味甘。主一切肿痛风疾。锉焙为末，酒服一钱。〔时珍曰〕寿域方：治丹瘤，用虎刺，即寿星草，捣汁涂之。又伏牛花，一名隔虎刺。

石逍遥 〔颂曰〕生常州。冬夏常有，无花实。味苦，微寒，无毒。主瘫痪诸风，手足不遂。为末，炼蜜丸梧子大。酒服二十丸，日二服，百日瘥。久服，益气轻身。初服时微有头痛，无害。

黄寮郎 〔颂曰〕生天台山中。冬夏常青。土人采根，治风有效。〔时珍曰〕按医学正传云：黄寮郎俗名倒摘刺，治喉痛。用根擂汁，入少酒，滴之即愈。又医学集成云：牙痛者，取倒摘刺刀上烧之，取烟煤，绵蘸塞痛处，即止。

黄花了 〔颂曰〕生信州。春生青叶，三月开花，似辣菜花，黄色，秋中结实，

① 面：原作“骨”，义晦，今据《证类本草》卷六改。
② 妇：原脱，今据《证类本草》卷六补。
③ 独茎：原脱，今据《酉阳杂俎》卷十九补。

采无时。治咽喉口齿病效。

百两金　〔颂曰〕生戎州、河中府、云安军。苗高二三尺，有干如木，凌冬不凋。叶似荔枝，初生背面俱青，秋后背紫面青。初秋开花，青碧色。结实如豆大，生青熟赤。无时采根去心用。味苦，性平，无毒。治壅热，咽喉肿痛，含一寸咽汁。其河中出者，根赤如蔓菁，茎细青色，四月开碎黄花，似星宿花。五月采根，长及一寸，晒干用，治风涎。

地茄子　〔颂曰〕生商州。三月开花结子，五六月采，阴干。味微辛，温，有小毒。主中风痰涎麻痹，下热毒气，破坚积，利膈，消痈肿疮疖，散血堕胎。

田母草　〔颂曰〕生临江军，无花实，三月采根，性凉，主烦热及小儿风热尤效。

田麻　〔颂曰〕生信州田野及沟涧旁。春夏生青叶，八月中生小荚。冬三月采叶，治痈疖肿毒。

芥心草　〔颂曰〕生淄州。引蔓白色，根黄色。四月采苗叶，捣末，治疮疥甚效。

苦芥子　〔颂曰〕生秦州。苗长一尺余，茎青，叶如柳，开白花似榆荚①。其子黑色，味苦，大寒，无毒。明目，治血风烦躁。

布里草　〔颂曰〕生南恩州原野中。茎高三四尺，叶似李而大，至夏不花而实，食之泻人。采根皮焙为末。味甘②，寒，有小毒。油和涂，治疮疥，杀虫。

茆质汗　〔颂曰〕生信州。叶青花白。七月采根，治风肿行血，有效。

胡堇草　〔颂曰〕生密州东武山田中，枝叶似小堇菜。花紫色，似翘轺花。一枝七叶，花出两三茎。春采苗。味辛，滑，无毒。主五脏营卫肌肉皮中瘀③血，止痛散血。捣汁，涂金疮。凡打扑损伤筋骨。恶痈肿，用同松枝、乳香、乱发灰、花桑柴炭同捣，丸弹子大。每酒服一丸，其痛立止。

小儿群〔颂曰〕生施州。丛高一尺以来，春夏生苗叶，无花，冬枯。其根味辛，性凉，无毒。同左缠草即旋花根焙干，等分为末，每酒服一钱，治淋疾，无忌。

独脚仙〔颂曰〕生福州，山林旁阴泉处多有之。春生苗，叶圆，上青④下紫，脚长三四寸，秋冬叶落。夏连根叶采，焙为末，酒煎半钱服，治妇人血块。

撮石合草　〔颂曰〕生眉州平田中。茎高二尺以来，叶似谷叶。十二月萌芽，二月有花，不结实。其苗味甘，无毒。疗金疮。

露筋草　〔颂曰〕生施州。株高三尺以来，春生苗，随即开花，结子碧绿色，四时不凋。其根味辛，涩，性凉，无毒。主蜘蛛、蜈蚣伤。焙研，以白矾水调贴之。

本草纲目　三十八种。

九龙草　〔时珍曰〕生平泽。生红子，状如杨梅。其苗解诸毒，治喉痛，捣汁灌之。折伤骨筋者，捣罨患处。蛇虺伤者，捣汁，入雄黄二钱服，其痛立止。又杨清叟外科云：喉风重舌，牙关紧闭者。取九龙草，一名金钗草，单枝上者为妙。只用根，不用皮。打碎，绵裹箸上，擦牙关，即开。乃插深喉中，取出痰涎。乃以火炙热，带盐点之，即愈。

---

① 荚：原作“叶”，字误，今据《证类本草》卷三十改。

② 甘：《证类本草》卷三十作“苦”。

③ 瘀：原作“痂”，字误，今据《证类本草》卷三十改。

④ 上青：原缺，今据《证类本草》卷三十补。

荔枝草 〔时珍曰〕卫生易简方：治蛇咬犬伤及破伤风。取草一握，约三两，以酒二碗，煎一碗服，取汗出效。

水银草 〔时珍曰〕卫生易简方：治眼昏。每服三钱，入木贼少许，水一盏，煎八分服。

透骨草 〔时珍曰〕治筋骨一切风湿，疼痛挛缩，寒湿脚风。孙氏集效方：治疠风，遍身疮癣。用透骨草、苦参、大黄、雄黄各五钱，研末煎汤。于密室中席围，先熏至汗出如雨，淋洗之。普济方：治反胃吐食。透骨草、独科苍耳、生牡蛎各一钱，姜三片，水煎服。杨诚经验方：治一切肿毒初起。用透骨草、漏芦、防风、地榆等分煎汤，绵蘸乘热不住荡之。二三日即消。

蛇眼草 〔时珍曰〕生古井及年久阴下处。形如淡竹叶，背后皆是红圈，如蛇眼状。唐瑶经验方：治蛇咬。捣烂，傅患处。

鹅项草 〔时珍曰〕臞仙寿域方：治咽喉生疮。取花，同白芷、椒根皮研末，吹疮口，即效。

蛇鱼草 〔时珍曰〕戴原礼证治要诀云：治金疮血出不止。捣傅之。

九里香草 〔时珍曰〕傅滋医学集成：治肚痈。捣碎，浸酒服。

白筵草 〔时珍曰〕香草也。虫最畏之。孙真人千金方：治诸虫疮疥癞。取根叶煎水，隔日一洗。

环肠草 〔时珍曰〕张子和儒门事亲方：治蛊胀。晒干煎水，日服，以小便利为度。

扎耳草 〔时珍曰〕王执中资生经，治气聋方中用之。

耳环草 〔时珍曰〕危亦林得效方治五痔，挼软纳患处，即效。一名碧蝉儿花。

铜鼓草 〔时珍曰〕范成大虞衡志云：出广西。其实如瓜。治疡毒。

蚕茧草 〔时珍曰〕摘玄方：治肿胀。用半斤，同冬瓜皮半斤，紫苏根叶半斤，生姜皮三两，煎汤熏洗，暖卧取汗。洗三次，小便清长，自然胀退。

野芐草 〔时珍曰〕摘玄方：治痞满。用五斤，以一半安乌盆内，置鸡子十个在草上，以草一半盖之，米醋浸二宿，鸡子壳软，乃取于饭上蒸熟顿食之，块渐消也。经验。

纤霞草 〔时珍曰〕陈巽经验方：元脏虚冷，气攻脐腹痛。用硇砂一两，生乌头去皮二两，纤霞草二两为末。以小沙罐固济，慢火烧赤，以此草拌硇入内，不盖口，顶火一秤煅之。炉冷取出，同乌头末，蒸饼丸梧子大。每服三丸，醋汤下。

牛脂芳 〔时珍曰〕经验良方：治七孔出血。为粗末。每服一勺，瓦器煎服。以纱盖头顶，并扎小指根。

鸭脚青 〔时珍曰〕普济方：治疔疮如连珠者。同鱼苏研烂，糖水拌，刷之。

天仙莲 〔时珍曰〕卫生易简方：治恶毒疮疖。捣叶，傅之。

双头莲 〔时珍曰〕一名催生草。主妇人产难。左手把之，即生。又主肿胀，利小便。卫生易简方；治大人小儿牙疳。捣烂，贴之。

猪蓝子 〔时珍曰〕卫生易简方：治耳内有脓，名通耳。用子为末，筒吹入，不过二三次愈。

天芥菜 〔时珍曰〕生平野。小叶如芥状。味苦。一名鸡痾粘。主蛇伤。同金沸草，入盐捣，傅之。王玺医林集要：治腋下生肿毒。以盐、醋同捣，傅之。散肿止痛，脓已成者亦安。亦治一切肿毒。

佛掌花 〔时珍曰〕普济方：治疔疮如樱桃者。用根，同生姜、蜜研汁，服之。外以天茄叶贴之。

郭公刺 〔时珍曰〕一名光骨刺。取叶捣细，油调，傅天泡疮。虞传医学正传：治哮喘。取根锉，水煎服，即止。

笾箕柴 〔时珍曰〕生山中。王永辅惠济方：治疬疮。取皮煎汤服。须臾痒不可忍，以手爬破，出毒气即愈。

碎米柴 〔时珍曰〕主痈疽发背。取叶，入傅药用。

羊屎柴 〔时珍曰〕一名牛屎柴。生山野。叶类鹤虱。四月开白花，亦有红花者。结子如羊屎状，名铁草子。根可毒鱼。夏用苗叶，冬用根。主痈疽发背。捣烂傅之，能合疮口，散脓血。干者为末，浆水调傅。又治下血如倾水，取生根一斤，生白酒二斗，煮一斗，空心随量饮。

山枇杷柴 〔时珍曰〕危亦林得效方：治汤火伤。取皮焙研末，蜜调傅之。

三角风 〔时珍曰〕一名三角尖。取石上者尤良。主风湿流注疼痛，及痈疽肿毒。

叶下红 〔时珍曰〕主飞丝入目，肿痛。同盐少许，绢包滴汁入目。仍以塞鼻，左塞右，右塞左。

满江红 〔时珍曰〕主痈疽。入膏用。

隔山消 〔时珍曰〕出太和山。白色。主腹胀积滞。孙天仁集效方：治气膈噎食转食。用隔山消二两，鸡肫皮一两，牛胆南星、朱砂各一两，急性子二钱，为末，炼蜜丸小豆大。每服一钱，淡姜汤下。

石见穿 〔时珍曰〕主骨痛，大风痈肿。

醉醒草 〔时珍曰〕天宝遗事：玄宗于兴庆池边植之。丛生，叶紫而心殷。醉客摘草嗅之，立醒，故名。

墓头回 〔时珍曰〕董炳集验方：治崩中，赤白带下。用一把，酒、水各半盏，童尿半盏，新红花一捻，煎七分，卧时温服。日近者一服，久则三服愈，其效如神。一僧用此治蔡大尹内人，有效。

羊茅 〔时珍曰〕羊喜食之，故名。普济方：治喉痹肿痛。捣汁，咽之。

阿只儿 〔时珍曰〕刘郁西域记云：出西域。状如苦参。主打扑伤损，妇人损胎。用豆许，咽之自消。又治马鼠疮。

阿息儿 〔时珍曰〕西域记云：出西域。状如地骨皮。治妇人产后衣不下，又治金疮脓不出。嚼烂涂之，即出。

奴哥撒儿 〔时珍曰〕西域记云：出西域。状如桔梗。治金疮，及肠与筋断者。嚼烂傅之，自续也。

本草纲目谷部目录第二十二卷

李时珍曰：太古民无粒食，茹毛饮血。神农氏出，始尝草别谷，以教民耕蓺；又尝草别药，以救民疾夭。轩辕氏出，教以烹饪，制为方剂，而后民始得遂养生之道。周官有五谷、六谷、九谷之名，诗人有八谷、百谷之咏，谷之类可谓繁矣。素问云：五谷为养。麻、麦、稷、黍、豆，以配肝、心、脾、肺、肾。职方氏辨九州之谷，地官辨土宜穜稑之种，以教稼穑树蓺，皆所以重民天也。五方之气，九州之产，百谷各异其性，岂可终日食之而不知其气味损益乎？于是集草实之可粒食者为谷部，凡七十三种，分为四类：曰麻麦稻，曰稷粟，曰菽豆，曰造酿。旧本米谷部三品共五十九种。今并入九种，移一种入菜部，自草部移入一种。

神农本草经七种梁·陶弘景注　**名医别录一十九种**陶弘景注　**唐本草二种**唐·苏恭　**药性本草一种**唐·甄权　**本草拾遗十一种**唐·陈藏器　**海药本草一种**唐·李珣　**食疗本草三种**唐·孟诜　**开宝本草二种**宋·马志　**嘉祐本草三种**宋·掌禹锡　**图经本草二种**宋·苏颂　**日用本草一种**元·吴瑞　**本草补遗一种**元·朱震亨　**救荒本草一种**周定王　**食鉴本草一种**明·宁原　**食物本草三种**明·汪颖　**本草纲目一十五种**明·李时珍

【附注】

魏·李当之药录　吴普本草　宋·雷敩炮炙　齐·徐之才药对　唐·杨损之删繁　萧炳四声　孙思邈千金　南唐·陈士良食性　蜀·韩保升重注　宋·寇宗奭衍义　金·张元素珍珠囊　元·李杲法象　王好古汤液　明·王纶集要　汪机会编　陈嘉谟蒙筌

谷之一麻麦稻类一十二种。

胡麻本经　即油麻　**亚麻**图经。即壁虱胡麻　**大麻**本经。即麻蕡　**小麦**别录　**大麦**别录　**穬麦**别录　**雀麦**唐本。即燕麦　**荞麦**嘉祐　**苦荞麦**纲目　**稻**别录。即糯米　**粳**别录　**籼**纲目

上附方旧七十三，新一百六十六。

本草纲目谷部第二十二卷

谷之一麻麦稻类十二种。

胡麻别录上品

校正：今据沈存中、寇宗奭二说，并入本经青蘘及嘉祐新立白油麻、胡麻油为一条。

【释名】 **巨胜**本经**方茎**吴普**狗虱**别录**油麻**食疗**脂麻**衍义。俗作芝麻，非。**叶名青蘘**音箱。**茎名麻藍**音皆，亦作秸。〔时珍曰〕按沈存中笔谈云：胡麻即今油麻，更无他说。古者中国止有大麻，其实为蕡，汉使张骞始自大宛得油麻种来，故名胡麻，以别中国大麻也。寇宗奭衍义，亦据此释胡麻，故今并入油麻焉。巨胜即胡麻之角巨如方胜者，非二物也。方茎以茎名，狗虱以形名，油麻、脂麻谓其多脂油也。按张揖广雅：胡麻一名藤弘。弘亦巨也。别录一名鸿藏者，乃藤弘之误也。又杜宝拾遗记[①]云：隋大业四年，改胡麻曰交麻。

【集解】 〔别录曰〕胡麻一名巨胜，生上党川泽，秋采之。青蘘，巨胜苗也，生中原川谷。〔弘景曰〕胡麻，八谷之中，惟此为良。纯黑者名巨胜，巨者大也。本生大宛，故名胡麻。又以茎方者为巨胜，圆者为胡麻。〔恭曰〕其角作八棱者为巨胜，四棱者为胡麻。都以乌者为良，白者为劣。〔诜曰〕沃地种者八棱，山田种者四棱。土地有异，功力则同。〔敩曰〕巨胜有七棱，色赤味酸涩者，乃真。其八棱者，两头尖者，色紫黑者，及乌油麻，并呼胡麻，误矣。〔颂曰〕胡麻处处种之，稀复野生。苗梗如麻，而叶圆锐光泽。嫩时可作蔬，道家多食之。本经谓胡麻一名巨胜。陶弘景以茎之方圆分别，苏恭以角棱多少分别，仙方有服胡麻、巨胜二法，功用小别，是皆以为二物矣。或云即今油麻，本生胡中，形体类麻，故名胡麻。八谷之中最为大胜，故名巨胜，乃一物二名。如此则是一物而有二种，如天雄、附子之类。故葛洪云：胡麻中有一叶两尖[②]者为巨胜。别录·序例云：细麻即胡麻也，形扁扁尔。其茎方者名巨胜，是也。今人所用胡麻之叶，如荏而狭尖。茎高四五尺。黄花，生子成房，如胡麻角而小。嫩时可食，甚甘滑，利大肠。皮亦可作布，类大麻，色黄而脆，俗亦谓之黄麻。其实黑色，如韭子而粒细，味苦如胆，杵末略无膏油。其说各异。此乃服食家要药，乃尔差误，岂复得效也？〔宗奭曰〕胡麻诸说参差不一，止是今人脂麻，更无他义。以其种来自大宛，故名胡麻。今胡地所出者皆肥大，其纹鹊，其色紫黑，取油亦多。嘉祐本草白油麻与此乃一物，但以色言之，比胡地之麻差淡，不全白尔。今人通呼脂麻，故二条治疗大同。如川大黄、

---

① 拾遗记：卷一引据经史百家书目作“大业拾遗录”。

② 尖：《证类本草》卷二十四作“荚”。

上党人参之类，特以其地所宜立名，岂可与他土者为二物乎？〔时珍曰〕胡麻即脂麻也。有迟、早两种，黑、白、赤三色，其茎皆方。秋开白花，亦有带紫艳者。节节结角，长者寸许。有四棱、六棱者，房小而子少；七棱、八棱者，房大而子多，皆随土地肥瘠而然。苏恭以四棱为胡麻，八棱为巨胜，正谓其房胜巨大也。其茎高者三四尺。有一茎独上者，角缠而子少；有开枝四散者，角繁而子多，皆因苗之稀稠而然也。其叶有本团而末锐者，有本团而末分三丫如鸭掌形者，葛洪谓一叶两尖为巨胜者指此。盖不知乌麻、白麻，皆有二种叶也。按本经胡麻一名巨胜，吴普本草一名方茎，抱朴子及五符经并云巨胜一名胡麻，其说甚明。至陶弘景始分茎之方圆。雷敩又以赤麻为巨胜，谓乌麻非胡麻。嘉祐本草复出白油麻，以别胡麻。并不知巨胜即胡麻中丫叶巨胜而子肥者，故承误启疑如此。惟孟诜谓四棱、八棱为土地肥瘠，寇宗奭据沈存中之说，断然以脂麻为胡麻，足以证诸家之误矣。又贾思勰齐民要术种收胡麻法，即今种收脂麻之法，则其为一物尤为可据。今市肆间，因茎分方圆之说，遂以茺蔚子伪为巨胜，以黄麻子及大藜子伪为胡麻，误而又误矣。茺蔚子长一分许，有三棱。黄麻子黑如细韭子，味苦。大藜子状如壁虱及酸枣核仁，味辛甘，并无脂油。不可不辨。梁·简文帝劝医文有云：世误以灰涤菜子为胡麻。则胡麻之讹，其来久矣。〔慎微曰〕俗传胡麻须夫妇同种则茂盛。故本事诗云：胡麻好种无人种，正是归时又不归。

胡麻

【修治】 〔弘景曰〕服食胡麻，取乌色者，当九蒸九暴，熬捣饵之。断谷，长生，充饥。虽易得，而学者未能常服，况余药耶？蒸不熟，令人发落。其性与茯苓相宜。俗方用之甚少，时以合汤丸尔。〔敩曰〕凡修事以水淘去浮者，晒干，以酒拌蒸，从巳至亥，出摊晒干。臼中舂去粗皮，留薄皮。以小豆对拌，同炒。豆熟，去豆用之。

【气味】 **甘，平，无毒。**〔士良曰〕初食利大小肠，久食即否，去陈留新。〔镜源曰〕巨胜可煮丹砂。

【主治】 **伤中虚羸，补五内，益气力，长肌肉，填髓脑。久服，轻身不老。**本经。**坚筋骨，明耳目，耐饥渴，延年。疗金疮止痛，及伤寒温疟大吐后，虚热羸困。**别录。**补中益气，润养五脏，补肺气，止心惊，利大小肠，耐寒暑，逐风湿**[①]**气、游风、头风，治劳气，产后羸困，催生落胞。细研涂发令长。白蜜蒸饵，治百病。**日华。**炒食，不生风。病风人久食，则步履端正，语言不謇。**李廷飞。**生嚼涂小儿头疮，煎汤浴恶疮、妇人阴疮，大效。**苏恭。

白油麻嘉祐

【气味】 **甘，大寒，无毒。**〔宗奭曰〕白脂麻，世用不可一日阙者，亦不至于大寒也。〔原曰〕生者性寒而治疾，炒者性热而发病，蒸者性温而补人。〔诜曰〕久食抽人肌肉。其汁停久者，饮之发霍乱。

【主治】 **治虚劳，滑肠胃，行风气，通血脉，去头上浮风，润肌肉。食后生啖一合，终身勿辍。又与乳母服之，孩子永不生病。客热，可作饮汁服之。生嚼，傅小儿头上诸疮，良。**孟诜。**仙方蒸以辟谷。**苏恭。

【发明】 〔甄权曰〕巨胜乃仙经所重。以白蜜等分合服，名静神丸。治肺气，润五脏，其功甚多。亦能休粮，填人

① 湿：《证类本草》卷二十四胡麻条作"温"。

精髓，有益于男。患人虚虚而吸吸者，加而用之。〔时珍曰〕胡麻取油以白者为胜，服食以黑者为良，胡地者尤妙。取其黑色入通于肾，而能润燥也。赤者状如老茄子，壳厚油少，但可食尔，不堪服食。唯钱乙治小儿痘疮变黑归肾，百祥丸，用赤脂麻煎汤送下，盖亦取其解毒耳。五符经有巨胜丸，云：即胡麻，本生大宛，五谷之长也。服之不息，可以知万物，通神明，与世常存。参同契亦云：巨胜可延年，还丹入口中。古以胡麻为仙药，而近世罕用，或者未必有此神验，但久服有益而已耶？刘、阮入天台，遇仙女，食胡麻饭。亦以胡麻同米作饭，为仙家食品焉尔。又按苏东坡与程正辅书云：凡痔疾，宜断酒肉与盐酪、酱菜、厚味及粳米饭，唯宜食淡面一味。及以九蒸胡麻即黑脂麻，同去皮茯苓，入少白蜜为麸食之。日久气力不衰而百病自去，而痔渐退。此乃长生要诀，但易知而难行尔。据此说，则胡麻为脂麻尤可凭矣。其用茯苓，本陶氏注胡麻之说也。近人以脂麻擂烂去滓，入绿豆粉作腐食。其性平润，最益老人。

【附方】 旧十五，新十六。**服食胡麻**抱朴子[①] 云：用上党胡麻三斗，淘净甑蒸，令气遍。日干，以水淘去沫再蒸，如此九度。以汤脱去皮，簸净，炒香为末，白蜜或枣膏丸弹子大。每温酒化下一丸，日三服。忌毒鱼、狗肉、生菜。服至百日，能除一切痼疾，一年身面光泽不饥，二年白发返黑，三年齿落更生，四年水火不能害，五年行及奔马，久服长生。若欲下之，饮葵菜汁。孙真人云：用胡麻三升，去黄褐者，蒸三十遍，微炒香为末。入白蜜三升，杵三百下，丸梧桐子大。每旦服五十丸。人过四十以上，久服明目洞视，肠柔如筋也。仙方传云：鲁女生服胡麻饵术，绝谷八十余年，甚少壮，日行三百里，走及獐麝。**服食巨胜**治五脏虚损，益气力，坚筋骨。用巨胜九蒸九暴，收贮。每服二合，汤浸布裹。挼去皮再研，水滤汁煎饮，和粳米煮粥食之。〔时珍曰〕古有服食胡麻、巨胜二法。方不出于一人，故有二法，其实一物也。**白发返黑**乌麻九蒸九晒，研末，枣膏丸，服之。千金方。**腰脚疼痛**新胡麻一升，熬香杵末。日服一小升，服至一斗永瘥。温酒、蜜汤、姜汁皆可下。千金。**手脚酸痛**微肿。用脂麻熬研五升，酒一升，浸一宿。随意饮。外台。**入水肢肿**作痛。生胡麻捣涂之。千金。**偶感风寒**脂麻炒焦，乘热擂酒饮之。暖卧取微汗出良。**中暑毒死**救生散：用新胡麻一升，微炒令黑，摊冷为末，新汲水调服三钱。或丸弹子大，水下。经验后方。**呕哕不止**白油麻一大合，清油半斤，煎取三合，去麻温服。近效方。**牙齿痛肿**胡麻五升，水一斗，煮汁五升。含漱吐之，不过二剂神良。肘后。**热淋茎痛**乌麻子、蔓菁子各五合，炒黄，绯袋盛，以井华水三升浸之。每食前服一钱。圣惠方。**小儿下痢**赤白。用油麻一合捣，和蜜汤服之。外台。**解下胎毒**小儿初生，嚼生脂麻，绵包，与儿咂之，其毒自下。**小儿急疳**油麻嚼傅之。外台。**小儿软疖**油麻炒焦，乘热嚼烂傅之。谭氏小儿方。**头面诸疮**脂麻生嚼傅之。普济。**小儿瘰疬**脂麻、连翘等分，为末。频频食之。简便方。**疔肿恶疮**胡麻烧灰、针砂等分，为末。醋和傅之，日三。普济方。**痔疮风肿**作痛。胡麻子煎汤洗之，即消。**坐板疮疥**生脂麻嚼傅之。笔峰杂兴。**阴痒生疮**胡麻嚼烂傅之，良。肘后。**乳疮肿痛**用脂麻炒焦，研末。以灯窝油调涂即安。**妇人乳少**脂麻炒研，入盐少许，食之。唐氏。**汤**

① 抱朴子：《证类本草》卷二十四作"修真秘旨"。

火伤灼胡麻生研如泥，涂之。外台。**蜘蛛咬疮**油麻研烂傅之。经验后方。**诸虫咬伤**同上。**蚰蜒入耳**胡麻炒研，作袋枕之。梅师。**谷贼尸咽**喉中痛痒，此因误吞谷芒，抢刺痒痛也。谷贼属咽，尸咽属喉，不可不分。用脂麻炒研，白汤调下。三因方。**痈疮不合**乌麻炒黑，捣傅之。千金。**小便尿血**胡麻三升杵末，以东流水二升浸一宿，平旦绞汁，顿热服。千金方。

胡麻油即香油〔弘景曰〕生榨者良。若蒸炒者，止可供食及然灯耳，不入药用。〔宗奭曰〕炒熟乘热压出油，谓之生油，但可点照；须再煎炼，乃为熟油，始可食，不中点照，亦一异也。如铁自火中出而谓之生铁，亦此义也。〔时珍曰〕入药以乌麻油为上，白麻油次之，须自榨乃良。若市肆者，不惟已经蒸炒，而又杂之以伪也。

【气味】 **甘，微寒，无毒。**

【主治】 **利大肠，产妇胞衣不落。生油摩肿，生秃发。**别录。**去头面游风。**孙思邈。**主天行热闷，肠内结热。服一合，取利为度。**藏器。**主喑哑，杀五黄，下三焦热毒气，通大小肠，治蛔心痛。傅一切恶疮疥癣，杀一切虫。取一合，和鸡子两颗，芒消一两，搅服。少时，即泻下热毒，甚良。**孟诜。**陈油：煎膏，生肌长肉止痛，消痈肿，补皮裂。**日华。**治痈疽热病。**苏颂。**解热毒、食毒、虫毒，杀诸虫蝼蚁。**时珍。

灯盏残油

【主治】 **能吐风痰食毒，涂痈肿热毒。又治猘犬咬伤，以灌疮口，甚良。**时珍。

【发明】 〔藏器曰〕大寒，乃常食所用，而发冷疾，滑精髓，发脏腑渴，困脾脏。令人体重损声。〔士良曰〕有牙齿疾及脾胃疾人，切不可吃。治饮食物，须逐日熬熟用之。若经宿，即动气也。〔刘完素曰〕油生于麻，麻温而油寒，同质而异性也。〔震亨曰〕香油乃炒熟脂麻所出，食之美，且不致疾。若煎炼过，与火无异矣。〔时珍曰〕张华博物志言：积油满百石，则自能生火。陈霆墨谈言：衣绢有油，蒸热则出火星。是油与火同性矣。用以煎炼食物，尤能动火生痰。陈氏谓之大寒，珍意不然，但生用之，有润燥解毒、止痛消肿之功，似乎寒耳。且香油能杀虫，而病发癥者嗜油；炼油能自焚，而气尽则反冷。此又物之玄理也。

【附方】 旧十，新二十六。**发癥饮油**外台云：病发癥者，欲得饮油。用油一升，入香泽煎之。盛置病人头边，令气入口鼻，勿与饮之。疲极眠睡，虫当从口出。急以石灰粉手捉取抽尽，即是发也。初出，如不流水中浓菜形。又云：治胸喉间觉有癥虫上下，尝闻葱、豉食香，此乃发癥虫也。二日不食，开口而卧。以油煎葱、豉令香，置口边。虫当出，以物引去之，必愈。**发瘕腰痛**南史云：宋明帝宫人腰痛牵心，发则气绝。徐文伯诊曰：发瘕也。以油灌之。吐物如发，引之长三尺，头已成蛇，能动摇，悬之滴尽，唯一发尔。**吐解蛊毒**以清油多饮，取吐。岭南方。**解河豚毒**一时仓卒无药。急以清麻油多灌，取吐出毒物，即愈。卫生易简方。**解砒石毒**麻油一碗，灌之。卫生方。**大风热疾**近效方云：婆罗门僧疗大风疾，并热风手足不遂，压丹石热毒。用消石一两，生乌麻油二大升，同纳铛中，以土墼盖口，纸泥固济，细火煎之。初煎气腥，药熟则香气发。更以生脂麻油二大升和合，微煎之。以意斟量得所，即内不津器中。凡大风人，用纸屋子坐病人，外面烧火发汗，日服一大合，壮者日二服。三七日，头面疱疮皆灭也。图经。**伤寒发黄**生乌麻油一盏，水半盏，鸡子白一枚，和搅服尽。外台。**小儿发热**不拘风寒饮食时行痘疹，并宜用之。以葱涎入香油内，手指蘸油摩擦小儿五心、头面、项背诸处，最能解毒凉肌。直指。**预解痘毒**外台云：时行暄暖，恐发痘疮。用生麻油一小盏，水一盏，旋旋倾下油内，柳枝搅稠如蜜。每服二三蚬壳，大人二合，卧时服之。三五服，大便快利，疮自不生矣。此扁鹊油剂法也。直指：用麻油、童便各半盏，如上法服。**小儿初生**大小便不通。用真香油一两，皮消少许，同煎滚。冷定，徐徐灌入口中，咽下即通。蔺氏经验方。**卒**[①]**心痛**生麻油一合，服之良。肘后方。**鼻衄不止**纸条蘸真麻油入鼻取嚏，即愈。有人一夕衄血盈盆，用此而效。普济方。**胎死腹中**清油和蜜等分，入汤顿服。普济方。**漏胎难产**因血干涩也。用清油半两，好蜜一两，同煎数十沸。温服，胎滑即下。他药无益，以此助血为效。胎产须知。**产肠不收**用油五斤，炼熟盆盛。令妇坐盆中，饭久。先用皂角炙，去皮研末。吹少许入鼻作嚏，立上。斗门。**痈疽发背**初作即服此，使毒气不内攻。以麻油一斤，银器煎二十沸，和醇醋二碗。分五次，一日服尽。直指。**肿毒初起**麻油煎葱黑色，趁热通手旋涂，自消。百一选方。**喉痹肿痛**生油一合灌之，立愈。总录。**丹石毒发**发热者，不得食热物，不用火为使。但着厚衣暖卧，取油一匙，含咽。戒怒二七日也。枕中记云：服丹石人，先宜以麻油一升，薤白三升切，纳油中，微火煎黑，去滓。合酒每服三合，百日气血充盛也。**身面疮疥**方同下。**梅花秃癣**用清油一碗，以小竹子烧火入内煎沸，沥猪胆汁一个和匀，剃头擦之，二三日即愈。勿令日晒。普济方。**赤秃发落**香油、水等分，以银钗搅和。日日擦之，发生乃止。普济方。**发落不生**生胡麻油涂之。普济方。**令发长黑**生麻油桑叶煎过，去滓。沐发，令长数尺。普济。**滴耳治聋**生油日滴三五次。候耳中塞出，即愈。总录。**蚰蜒入耳**刘禹锡传信方：用油麻油作煎饼，枕卧，须臾自出。李元淳尚书在河阳日，蚰蜒入耳，无计可为。脑闷有声，至以头击门柱。奏状危困，因发御医疗之。不验。忽有人献此方，乃愈。图经。**蜘蛛咬毒**香油和盐，掺之。普济方。**冬月唇裂**香油频频抹之。相感志。**身面白癜**以酒服生胡麻油一合，一日三服，至五斗瘥。忌生冷、猪、鸡、鱼、蒜等百日。千金。**小儿丹毒**生麻油涂之。千金。**打扑伤肿**熟麻油和酒饮之，以火烧热地卧之，觉即疼肿俱消。松阳民相殴，用此法，经官验之，了无痕迹。赵葵行营杂录。**虎爪伤人**先吃清油一碗，仍以油淋洗疮口。赵原阳济急方。**毒蜂螫伤**清油搽之妙。同上。**毒蛇螫伤**急饮好清油一二盏解毒，然后用药也。济急良方。

麻枯饼〔时珍曰〕此乃榨去油麻滓也。亦名麻籸，音辛。荒岁人亦食之。可以养鱼肥田，亦周礼草人强坚用蕡之义。

【附方】　新二。**揩牙乌须**麻枯八两，盐花三两，用生地黄十斤取汁，同入铛中熬干。以铁盖覆之，盐泥泥之。煅赤，取研末。日用三次，揩毕，饮姜茶。先从眉起，一月皆黑也。养老书。**疽疮有虫**生麻油滓贴之，绵裹，当有虫出。千金方。

青蘘音穰。本经上品。〔恭曰〕自草部移附此。

【释名】　**梦神，巨胜苗也。生中原山谷。**别录。

【气味】　**甘、寒，无毒。**

【主治】　**五脏邪气，风寒湿痹，益**

① 卒：此下原有“热”字，与文义不属，今据《肘后方》卷一第八及《证类本草》卷二十四删。

气，补脑髓，坚筋骨。久服，耳目聪明，不饥不老增寿。本经。**主伤暑热。**思邈。**作汤沐头，去风润发，滑皮肤，益血色。**日华。**治崩中血凝注者，生捣一升，热汤绞汁半升服，立愈。**甄权。**祛风解毒润肠。又治飞丝入咽喉者，嚼之即愈。**时珍。

【发明】〔宗奭曰〕青蘘即油麻叶也。以汤浸，良久涎出，稠黄色，妇人用之梳发，与日华作汤沐发之说法相符，则胡麻之为脂麻无疑。〔弘景曰〕胡麻叶甚肥滑，可沐头。但不知云何服之？仙方并无用此，亦当阴干为丸散尔。〔时珍曰〕按服食家有种青蘘作菜食法，云：秋间取巨胜子种畦中，如生菜之法。候苗出采食，滑美不减于葵。则本草所著者，亦茹蔬之功，非入丸散也。

胡麻花〔思邈曰〕七月采最上标头者，阴干用之。〔藏器曰〕阴干渍汁，溲面食，至韧滑。

【主治】 **生秃发。**思邈。**润大肠。人身上生肉丁者，擦之即愈。**时珍。

【附方】 新一。**眉毛不生**乌麻花阴干为末，以乌麻油渍之，日涂。外台秘要。

麻秸

【主治】 **烧灰，入点痣去恶肉方中用。**时珍。

【附方】 新二。**小儿盐哮**脂麻秸，瓦内烧存性，出火毒，研末。以淡豆腐蘸食之。摘玄方。**聤耳出脓**白麻秸刮取一合，花胭脂一枚，为末。绵裹塞耳中。圣济总录。

亚麻宋图经

【释名】 **鸦麻**图经**壁虱胡麻**纲目

【集解】 〔颂曰〕亚麻子出兖州、威胜军。苗叶俱青，花白色。八月上旬采其实用。〔时珍曰〕今陕西人亦种之，即壁虱胡麻也。其实亦可榨油点灯，气恶不堪食。其茎穗颇似茺蔚，子不同。

子

【气味】 **甘，微温，无毒。**

【主治】 **大风疮癣。**苏颂。

大麻本经上品

【释名】 **火麻**日用**黄麻**俗名**汉麻**尔雅翼**雄者名枲麻**诗疏**牡麻**同上**雌者名苴麻**同上**茡麻**音字。**花名麻蕡**本经**麻勃**〔时珍曰〕麻从两木在广下，象屋下派麻之形也。木音派，广音俨。余见下注。云汉麻者，以别胡麻也。

【集解】 〔**正误**〕〔本经曰〕麻蕡一名麻勃，麻花上勃勃者。七月七日采之良。麻子九月采。入土者损人。生太山川谷。〔弘景曰〕麻蕡即牡麻，牡麻则无实。今人作布及履用之。〔恭曰〕蕡即麻实，非花也。尔雅云：蕡，枲实。仪礼云：苴，麻之有蕡者。注云：有子之麻为苴。皆谓子也。陶以蕡为麻勃，谓勃勃然如花者，复重出麻子，误矣。既以蕡为米谷上品，花岂堪食乎。〔藏器曰〕麻子，早春种为春麻子，小而有毒；晚春种为秋麻子，入药佳。压油可以油物。〔宗奭曰〕麻子，海东毛罗岛来者，大如莲实，最胜；其次出上郡、北地者，大如豆；南地者子小。〔颂曰〕麻子处处种之，绩其皮以为布者。农家择其子之有斑黑文者，谓之雌麻，种之则结子繁。他子则不然也。本经麻蕡、麻子所主相同，而麻花非所食之物，苏恭之论似当矣。然本草朱字云，麻蕡味辛，麻子味甘，又似二物。疑本草与尔雅、礼记称谓有不同者。又药性论用麻花，云味苦，主诸风、女经不利。然则蕡也、子也、花也，其三物乎？〔时珍曰〕大麻即今火麻，亦曰黄麻。

处处种之，剥麻收子。有雌有雄：雄者为枲，雌者为苴。大科如油麻。叶狭而长，状如益母草叶，一枝七叶或九叶。五六月开细黄花成穗，随即结实，大如胡荽子，可取油。剥其皮作麻。其秸白而有棱，轻虚可为烛心。齐民要术云：麻子放勃时，拔去雄者。若未放勃，先拔之，则不成子也。其子黑而重，可捣治为烛。即此也。本经有麻蕡、麻子二条，谓蕡即麻勃，谓麻子入土者杀人。苏恭谓蕡是麻子，非花也。苏颂谓蕡、子、花为三物。疑而不决。谨按吴普本草云：麻勃一名麻花，味辛无毒。麻蓝一名麻蕡，一名青葛，味辛甘有毒。麻叶有毒，食之杀人。麻子中仁无毒，先藏地中者，食之杀人。据此说则麻勃是花，麻蕡是实，麻仁是实中仁也。普三国时人，去古未远，说甚分明。神农本经以花为蕡，以藏土入土杀人，其文皆传写脱误尔。陶氏及唐宋诸家，皆不考究而臆度疑似，可谓疏矣。今依吴氏改正于下。

麻勃〔普曰〕一名麻花。〔时珍曰〕观齐民要术有放勃时拔去雄者之文，则勃为花明矣。

【气味】 **辛，温，无毒**。〔甄权曰〕苦，微热，无毒。畏牡蛎。入行血药，以䗪虫为之使。

【主治】 **一百二十种恶风，黑色遍身苦痒，逐诸风恶血，治女人经候不通**。药性。**治健忘及金疮内漏**。时珍。

【发明】 〔弘景曰〕麻勃方药少用。术家合人参服之，逆知未来事。〔时珍曰〕按范汪方有治健忘方：七月七日收麻勃一升、人参二两，为末，蒸令气遍。每临卧服一刀圭，能尽知四方之事。此乃治健忘，服之能记四方事也。陶云逆知未来事，过言矣。又外台言生疔肿人，忌见麻勃，见之即死者，用胡麻、针砂、烛烬为末，醋和傅之。不知麻勃与疔何故相忌？亦如人有见漆即生疮者，此理皆不可晓。

【附方】 旧一，新二。**瘰疬初起**七月七日麻花，五月五日艾叶，等分，作炷，灸之百壮。外台秘要。**金疮内漏**麻勃一两，蒲黄二两，为末。酒服一钱匕，日三，夜一。同上。**风病麻木**麻花四两，草乌一两，炒存性为末，炼蜜调成膏。每服三分，白汤调下。

麻蕡〔普曰〕一名麻蓝，一名青葛。〔时珍曰〕此当是麻子连壳者，故周礼朝事之笾供蕡。月令食麻，与大麻可食、蕡可供稍有分别，壳有毒而仁无毒也。

【气味】 **辛，平，有毒**。〔普曰〕神农：辛。雷公：甘。岐伯：有毒。畏牡蛎、白微。

【主治】 **五劳七伤。多服，令人见鬼狂走**。本经。〔诜曰〕要见鬼者，取生麻子、菖蒲、鬼臼等分，杵丸弹子大。每朝向日服一丸。满百日即见鬼也。**利五脏，下血，寒气，破积止痹散脓。久服，通神明，轻身**。别录。

【附方】 旧一。**风癫百病**麻子四升，水六升，猛火煮令芽生，去滓煎取二升，空心服之。或发或不发，或多言语，勿怪之。但令人摩手足，顷定。进三剂愈。千金。

麻仁

【修治】 〔宗奭曰〕麻仁极难去壳。取帛包置沸汤中，浸至冷出之。垂井中一夜，勿令着水。次日日中曝干，就新瓦上挼去壳，簸扬取仁，粒粒皆完。张仲景麻仁丸，即此大麻子中仁也。

【气味】 **甘，平，无毒**。〔诜曰〕微寒。〔普曰〕先藏地中者，食之杀人。〔士良曰〕多食损血脉，滑精气，痿阳气。妇人多食即发带疾。畏牡蛎、白微、茯苓。

【主治】 **补中益气。久服，肥健不**

老，神仙。本经。**治中风汗出，逐水气，利小便，破积血，复血脉，乳妇产后余疾。沐发，长润。**别录。**下气，去风痹皮顽，令人心欢，炒香，浸小便，绞汁服之。妇人倒产，吞二七枚即正。**藏器。**润五脏，利大肠风热结燥及热淋。**士良。**补虚劳，逐一切风气，长肌肉，益毛发，通乳汁，止消渴，催生难产。**日华。**取汁煮粥，去五脏风，润肺，治关节不通，发落。**孟诜。**利女人经脉，调大肠下痢。涂诸疮癞，杀虫。取汁煮粥食，止呕逆。**时珍。

【发明】　〔弘景曰〕麻子中仁，合丸药并酿酒，大善。但性滑利。〔刘完素曰〕麻，木谷也而治风，同气相求也。〔好古曰〕麻仁，手阳明、足太阴药也。阳明病汗多、胃热、便难，三者皆燥也。故用之以通润也。〔成无己曰〕脾欲缓，急食甘以缓之。麻仁之甘，以缓脾润燥。

【附方】　旧二十，新十八。**服食法**麻子仁一升，白羊脂七两，蜜蜡五两，白蜜一合，和杵蒸食之，不饥耐老。食疗。**耐老益气**久服不饥。麻子仁二升，大豆一升，熬香为末，蜜丸。日二服。药性论。**大麻仁酒**治骨髓风毒疼痛，不可运动。用大麻仁水浸，取沉者一大升曝干，于银器中旋旋慢炒香熟，入木臼中捣至万杵，待细如白粉即止，平分为十帖。每用一贴，取家酿无灰酒一大碗，同麻粉，用柳槌蘸入砂盆中擂之，滤去壳，煎至减半。空腹温服一帖。轻者四五帖见效，甚者不出十帖，必失所苦，效不可言。篋中方。**麻子仁粥**治风水腹大，腰脐重痛，不可转动。用冬麻子半斤研碎，水滤取汁，入粳米二合，煮稀粥，下葱、椒、盐豉。空心食。食医心镜。**老人风痹**麻子煮粥，上法食之。**五淋涩痛**麻子煮粥，如上法食之。同上。**大便不通**麻子煮粥，如上法服之。肘后方。**麻子仁丸**治脾约，大便秘而小便数。麻子仁二升，芍药半斤，厚朴一尺，大黄、枳实各一斤，杏仁一升，熬研，炼蜜丸梧桐子大。每以浆水下十丸，日三服。不知再加。张仲景方。**产后秘塞**许学士云：产后汗多则大便秘，难于用药，惟麻子粥最稳。不惟产后可服，凡老人诸虚风秘，皆得力也。用大麻子仁、紫苏子各二合，洗净研细，再以水研，滤取汁一盏，分二次煮粥啜之。本事方。**产后瘀血**不尽。麻子仁五升，酒一升渍一夜，明旦去滓温服一升。不瘥，再[①]服一升，不吐不下。不得与男子通一月，将养如初产法[②]。千金方。**胎损腹痛**冬麻子一升，杵碎熬香，水二升煮汁，分服。心镜。**妊娠心痛**烦闷。麻子仁一合研，水二盏，煎六分，去滓服。圣惠。**月经不通**或两三月，或半年、一年者。用麻子仁二升，桃仁二两，研匀，熟酒一升，浸一夜。日服一升。普济。**呕逆不止**麻仁三合[③]杵熬，水研取汁，着少盐吃，立效。李谏议常用，极妙。外台。**虚劳内热**下焦虚热，骨节烦疼，肌肉急，小便不利，大便数，少气吸吸，口燥热淋。用大麻仁五合研，水二升，煮减半，分服。四五剂瘥。外台。**补下治渴**麻子仁一升，水三升，煮四五沸去滓。冷服半升，日二。药性论。**消渴饮水**日至数斗，小便赤涩。用秋麻子仁一升，水三升，煮三四沸。饮汁，不过五升瘥。肘后方。**乳石发渴**大麻仁三合，水三升，煮二升。时时呷之。外台。**饮酒咽烂**口舌生疮。大麻仁二升，黄芩二两，为末，蜜丸。含之。千金方。**脚气肿渴**大麻

---

① 再：此上《千金》卷三麻子酒方有“夜”字。

② 产法：此二字原无，今据《千金》卷三麻子酒方补。

③ 三合：此二字原无，今据《外台》卷六引《近效方》补。

仁熬香，水研取一升，再入水三升，煮一升，入赤小豆一升，煮熟，食豆饮汁。外台秘要。**脚气腹痹**大麻仁一升研碎，酒三升，渍三宿。温服大良。外台。**血痢不止**必效方：用麻子仁汁煮绿豆。空心食，极效。外台。**小儿痢下**赤白，体弱大困者。麻子仁三合，炒香研细末。每服一钱，浆水服，立效。子母秘录。**截肠怪病**大肠头出寸余，痛苦，干则自落，又出，名为截肠病，若肠尽即不治。但初觉截时，用器盛脂麻油坐浸之，饮大麻子汁数升，即愈也。夏子益奇疾方。**金疮瘀血**在腹中。用大麻仁三升，葱白十四枚，捣熟，水九升，煮一升半，顿服。血出不尽，更服。千金。**腹中虫病**大麻子仁三升，东行茱萸根八升，渍水。平旦服二升，至夜虫下。食疗。**小儿疳疮**嚼麻子傅之，日六七度。秘录。**小儿头疮**麻子五升研细，水绞汁，和蜜傅之。千金。**白秃无发**麻子炒焦研末，猪脂和涂，发生为度。普济方。**发落不生**黄麻子汁煮粥，频食之。圣济总录。**聤耳出脓**麻子一合，花胭脂一分，研匀，作梃子，绵裹塞之。圣惠方。**大风癞疾**大麻仁三升淘晒，以酒一斗浸一夜，研取白汁，滤入瓶中，重汤煮数沸收之。每饮一小盏，兼服茄根散、乳香丸，取效。圣惠方。**卒被毒箭**麻仁数升，杵汁饮。肘后。**解射罔毒**大麻子汁饮之良。千金。**辟禳温疫**麻子仁、赤小豆各二七枚，除夜着井中。饮水良。龙鱼河图。**赤游丹毒**麻仁捣末，水和傅之。千金方。**湿癣肥疮**大麻湝傅之，五日瘥。千金方。**瘭疽出汁**生手足肩背，累累如赤豆状。剥净，以大麻子炒研末摩之。千金方。

油

【主治】　**熬黑压油，傅头，治发落不生。煎熟，时时啜之，治硫黄毒发身热**。时珍。出千金方、外台秘要。

【附方】　新一。**尸咽痛痒**麻子烧取[①]脂，服之。总录。

叶

【气味】　**辛，有毒。**

【主治】　**捣汁服五合，下蛔虫；捣烂傅蝎毒，俱效**。苏恭。**浸汤沐发长润，令白发不生**。〔甄权曰〕以叶一握，同子五升捣和，浸三日，去滓沐发。

【发明】　〔时珍曰〕按郭文疮科心要，乌金散治痈疽疔肿，时毒恶疮。方中用火麻头，同麻黄诸药发汗，则叶之有毒攻毒可知矣。普济方用之截疟，尤可推焉。

【附方】　新二。**治疟不止**火麻叶，不问荣枯，锅内文武火慢炒香，撧起，以纸盖之，令出汗尽，为末。临发前用茶或酒下。移病人原睡处，其状如醉，醒即愈。又方：火麻叶如上法为末一两，加缩砂、丁香、陈皮各半两，酒糊丸梧子大。每酒、茶任下五七丸。能治诸疟，壮元气。普济方。

黄麻

【主治】　**破血，通小便**。时珍。

【附方】　新二。**热淋胀痛**麻皮一两，炙甘草三分，水二盏，煎一盏服，日二，取效。圣惠方。**跌扑折伤疼痛**。接骨方：黄麻烧灰、头发灰各一两，乳香五钱，为末。每服三钱，温酒下，立效。王仲勉经验方。

麻根

【主治】　**捣汁或煮汁服，主瘀血石淋**。陶弘景。**治产难衣不出，破血壅胀，带下崩中不止者，以水煮服之，效**。苏恭。**治热淋下血不止，取三九枚，洗净，水五升，煮三升，分服，血止神验**。药性。**根及叶捣汁服，治挝打瘀血，心腹满**

①　取：原脱，今据《圣济总录》卷一二三补。

气短，及踠折骨痛不可忍者，皆效。无则以麻煮汁代之。苏颂。出韦宙独行方。

沤麻汁

【主治】 止消渴，治瘀血。苏恭。

小麦别录中品

校正：拾遗麦苗并归为一。

【释名】 来〔时珍曰〕来亦作秾。许氏说文云：天降瑞麦一来二麰，象芒刺之形，天所来也。如足行来，故麦字从来从夊。夊音绥，足行也。诗云，贻我来牟是矣。又云：来象其实，夊象其根[①]。梵书名麦曰迦师错。

【集解】 〔颂曰〕大小麦秋种冬长，春秀夏实，具四时中和之气，故为五谷之贵。地暖处亦可春种，至夏便收。然比秋种者，四气不足，故有毒。〔时珍曰〕北人种麦漫撒，南人种麦撮撒。北麦皮薄面多，南麦反此。或云：收麦以蚕沙和之，辟蠹。或云：立秋前以苍耳锉碎同晒收，亦不蛀。秋后则虫已生矣。盖麦性恶湿，故久雨水潦，即多不熟也。

小麦

【气味】 甘，微寒，无毒。入少阴、太阳之经。〔甄权曰〕平，有小毒〔恭曰〕小麦作汤，不许皮坼。坼则性温，不能消热止烦也。〔藏器曰〕小麦秋种夏熟，受四时气足，兼有寒热温凉。故麦凉、曲温、麸冷、面热，宜其然也。河渭之西，白麦面亦凉，以其春种，阙二气也。〔时珍曰〕新麦性热，陈麦平和。

【主治】 除客热，止烦渴咽燥，利小便，养肝气，止漏血唾血，令女人易孕。别录。**养心气，心病宜食之。**思邈。**煎汤饮，治暴淋。**宗奭。**熬末服，杀肠中蛔虫。**药性。**陈者煎汤饮，止虚汗。烧存性，油调，涂诸疮汤火伤灼。**时珍。

【发明】 〔时珍曰〕按素问云：麦属火，心之谷也。郑玄云：麦有孚甲，属木。许慎云：麦属金，金王而生，火王而死。三说各异。而别录云，麦养肝气，与郑说合。孙思邈云，麦养心气，与素问合。夷考其功，除烦、止渴、收汗、利溲、止血，皆心之病也，当以素问为准。盖许以时，郑以形，而素问以功性，故立论不同尔。〔震亨曰〕饥年用小麦代谷，须晒燥，以少水润，舂去皮，煮为饭食，可免面热之患。

【附方】 旧三，新四。**消渴心烦**用小麦作饭及粥食。心镜。**老人五淋**身热腹满。小麦一升，通草二两，水三升，煮一升，饮之即愈。奉亲书。**项下瘿气**用小麦一升，醋一升渍之，晒干为末。以海藻洗，研末三两，和匀。每以酒服方寸匕，日三。小品。**眉炼头疮**用小麦烧存性，为末。油调傅。儒门事亲。**白癜风癣**用小麦摊石上，烧铁物压出油。搽之甚效。医学正传。**汤火伤灼**未成疮者。用小麦炒黑，研入腻粉，油调涂之。勿犯冷水，必致烂。袖珍方。**金疮肠出**用小麦五升，水九升，煮取四升，绵滤取汁，待极冷。令病人卧席上，含汁噀之，肠渐入，噀其背。并勿令病人知，及多人见，傍人语，即肠不入也。乃抬席四角轻摇，使肠自入。十日中，但略食羹物。慎勿惊动，即杀人。刘涓子鬼遗方。

浮麦即水淘浮起者，焙用。

【气味】 甘、咸，寒，无毒。

【主治】 益气除热，止自汗盗汗，骨蒸虚热，妇人劳热。时珍。

麦麸

【主治】 时疾热疮，汤火疮烂，扑损伤折瘀血，醋炒罯贴之。日华。**和面作饼，止泄痢，调中去热健人。以醋拌蒸**

---

① 此所引者，见《说文解字》“來”字下注。

热，袋盛，包熨人马冷失腰脚伤折处，止痛散血。藏器。**醋蒸，熨手足风湿痹痛，寒湿脚气，互易至汗出，并良。末服，止虚汗**。时珍。

【发明】 〔时珍曰〕麸乃麦皮也，与浮麦同性，而止汗之功次于浮麦，盖浮麦无肉也。凡人身体疼痛及疮疡肿烂沾渍，或小儿暑月出痘疮，溃烂不能着席睡卧者，并用夹褥盛麸缝合藉卧，性凉而软，诚妙法也。

【附方】 新七。**虚汗盗汗**卫生宝鉴：用浮小麦文武火炒，为末。每服二钱半，米饮下，日三服。或煎汤代茶饮。一方：以猪嘴唇煮熟切片，蘸食亦良。**产后虚汗**小麦麸、牡蛎等分，为末。以猪肉汁调服二钱，日二服。胡氏妇人方。**走气作痛**用酽醋拌麸皮炒热，袋盛熨之。生生编。**灭诸瘢痕**春夏用大麦麸，秋冬用小麦麸，筛粉和酥傅之。总录。**小儿眉疮**小麦麸炒黑，研末，酒调傅之。**小便尿血**面麸炒香，以肥猪肉蘸食之。集玄。

面

【气味】 **甘，温，有微毒。不能消热止烦**。别录。〔大明曰〕性壅热，小动风气，发丹石毒。〔思邈曰〕多食，长宿澼，加客气。畏汉椒，萝卜。

【主治】 **补虚。久食，实人肤体，厚肠胃，强气力**。藏器。**养气，补不足，助五脏**。日华。**水调服，治人中暑，马病肺热**。宗奭。**傅痈肿损伤，散血止痛。生食，利大肠。水调服，止鼻衄吐血**。时珍。

【发明】 〔诜曰〕面有热毒者，多是陈黦之色，又为磨中石末在内故也。但杵食之，即良。〔藏器曰〕面性热，惟第二磨者凉，为其近麸也。河渭以西，白麦面性凉，以其春种，阙二气也。〔颖曰〕东南卑湿，春多雨水，麦已受湿气，又不曾出汗，故食之作渴，动风气，助湿发热。西北高燥，春雨又少，麦不受湿，复入地窖出汗，北人禀厚少湿，故常食而不病也。〔时珍曰〕北面性温，食之不渴；南面性热，食之烦渴；西边面性凉，皆地气使然也。吞汉椒，食萝卜，皆能解其毒，见萝卜条。医方中往往用飞罗面，取其无石末而性平易尔。陈麦面，水煮食之，无毒。以糟发胀者，能发病发疮，惟作蒸饼和药，取其易消也。按李廷飞延寿书云：北多霜雪，故面无毒；南方雪少，故面有毒。顾元庆檐曝偶谈云：江南麦花夜发，故发病；江北麦花昼发，故宜人。又曰：鱼稻宜江淮，羊面宜京洛，亦五方有宜不宜也。面性虽热，而寒食日以纸袋盛悬风处，数十年亦不坏，则热性皆去而无毒矣。入药尤良。

【附方】 旧七，新二十一。**热渴心闷**温水一盏，调面一两，饮之。圣济总录。**中暍卒死**井水和面一大抄，服之。千金。**夜出盗汗**麦面作弹丸，空心、卧时煮食之。次早服妙香散一帖取效。**内损吐血**飞罗面略炒，以京墨汁或藕节汁，调服二钱。医学集成。**大衄血出**口耳皆出者。用白面入盐少许，冷水调服三钱。普济方。**中蛊吐血**小麦面二合，水调服。半日当下出。广记。**呕哕不止**醋和面作弹丸二三十枚，以沸汤煮熟，漉出投浆水中，待温吞三两枚。哕定，即不用再吞。未定，至晚再吞。兵部手集。**寒痢白色**炒面，每以方寸匕入粥中食之。能疗日泻百行，师不救者。外台。**泄痢不固**白面一斤，炒焦黄。每日空心温水服一二匙。正要。**诸疟久疟**用三姓人家寒食面各一合，五月五日午时采青蒿，擂自然汁，和丸绿豆大。临发日早，无根水一丸。一方：加炒黄丹少许。德生堂。**头皮虚肿**薄如蒸饼，状如裹水。以口嚼面傅之良。梅师方。**咽喉肿痛**卒不下食。白面和醋，涂喉外肿处。普济方。**妇人吹奶**水调面煮糊欲熟，即投无灰酒一盏，搅匀热饮。令人徐徐按之，药行即瘳。圣惠方。**乳痈不消**白面半斤炒黄，醋煮为糊，涂之即消。圣惠方。**破伤风病**白面、烧盐各一撮，新水调，涂之。普济方。**金疮血出**不止。用生面干傅，五七日即愈。蔺氏经验方。**远行脚趼**成泡者。水调生面涂之，一夜即平。海上。**折伤瘀损**白面、卮子仁同捣，以水调，傅之即散。**火燎成疮**炒面，入卮子仁末，和油傅之。千金。**疮中恶肉**寒食面二两，巴豆五分，水和作饼，烧末掺之。仙传外科。**白秃头疮**白面、豆豉和研，酢和傅之。普济方。**小儿口疮**寒食面五钱，消石七钱，水调半钱，涂足心，男左女右。普济方。**妇人断产**白面一升，酒一升，煮沸去渣，分三服。经水至时前日夜、次日早及天明服之。**阴冷闷痛**渐入腹肿满。醋和面熨之。千金方。**一切漏疮**盐、面和团，烧研傅之。千金方。**瘭疽出汁**生手足肩背，累累如赤豆。剥净，以酒和面傅之。千金方。**一切疔肿**面和腊猪脂封之良。梅师方。**伤米食积**白面一两，白酒曲二丸，炒为末。每服二匙，白汤调下。如伤肉食，山楂汤下。简便方。

麦粉

【气味】　**甘，凉，无毒。**

【主治】　**补中，益气脉，和五脏，调经络。又炒一合，汤服，断下痢。**孟诜。**醋熬成膏，消一切痈肿、汤火伤。**时珍。

【发明】　〔时珍曰〕麦粉乃是麸面、面洗筋澄出浆粉。今人浆衣多用之，古方鲜用。按万表积善堂方云：乌龙膏：治一切痈肿发背，无名肿毒，初发焮热未破者，取效如神。用隔年小粉，愈久者愈佳，以锅炒之。初炒如饧，久炒则干，成黄黑色，冷定研末。陈米醋调成糊，熬如黑漆，瓷罐收之。用时摊纸上，剪孔贴之，即如冰冷，疼痛即止。少顷觉痒，干亦不能动。久则肿毒自消，药力亦尽而脱落，甚妙。此方苏州杜水庵所传，屡用有验。药易而功大，济生者宜收藏之。

面筋

【气味】　**甘，凉，无毒。**

【主治】　**解热和中，劳热人宜煮食之。**时珍。**宽中益气。**宁原。

【发明】　〔时珍曰〕面筋，以麸与面水中揉洗而成者。古人罕知，今为素食要物，煮食甚良。今人多以油炒，则性热矣。〔宗奭曰〕生嚼白面成筋，可粘禽、虫。

麦麨即糗也。以麦蒸，磨成屑。

【气味】　**甘，微寒，无毒。**

【主治】　**消渴，止烦。**蜀本。

麦苗拾遗

【气味】　**辛，寒，无毒。**

【主治】　**消酒毒暴热，酒疸目黄，并捣烂绞汁日饮之。又解蛊毒，煮汁滤服。**藏器。**除烦闷，解时疾狂热，退胸膈热，利小肠。作齑食，甚益颜色。**日华。

麦奴〔藏器曰〕麦穗将熟时，上有黑霉者也。

【主治】　**热烦，天行热毒。解丹石毒。**藏器。**治阳毒温毒，热极发狂大渴，及温疟。**时珍

【发明】　〔时珍曰〕朱肱南阳活人书：治阳毒温毒热极发狂发斑大渴倍常者，用黑奴丸，水化服一丸，汗出或微利即愈。其方用小麦奴、梁上尘、釜底煤、灶突墨，同黄芩、麻黄、消、黄等分为末，蜜丸弹子大。盖取火化者从治之义也。麦乃心之谷，属火，而奴则麦实将成，为湿热所蒸，上黑霉者，与釜煤、灶墨同一理也。其方出陈延之小品方，名麦

奴丸，初虞世古今录验名高堂丸、水解丸，诚救急良药也。

秆

【主治】 **烧灰，入去疣痣、蚀恶肉膏中用**。时珍。

大麦别录中品

【释名】 **牟麦**〔时珍曰〕麦之苗粒皆大于来，故得大名。牟亦大也。通作麰。

【集解】 〔弘景曰〕今稞麦一名牟麦，似穬麦，惟皮薄尔。〔恭曰〕大麦出关中，即青稞麦，形似小麦而大，皮厚，故谓大麦，不似穬麦也。〔颂曰〕大麦今南北皆能种莳。穬麦有二种：一种类小麦而大，一种类大麦而大。〔藏器曰〕大、穬二麦，前后两出。盖穬麦是连皮者，大麦是麦米，但分有壳、无壳也。苏以青稞为大麦，非矣。青稞似大麦，天生皮肉相离，秦陇巴西种之。今人将当大麦米粜之，不能分也。〔陈承曰〕小麦，今人以磨面日用者为之。大麦，今人以粒皮似稻者为之，作饭滑，饲马良。穬麦，今人以似小麦而大粒，色青黄，作面脆硬，食多胀人，汴洛、河北之间又呼为黄稞。关中一种青稞，比近道者粒微小，色微青，专以饲马，未见入药用。然大、穬二麦，其名差互。今之穬麦似小麦而大者，当谓之大麦；今之大麦不似小麦而矿脆者，当谓之穬麦。不可不审。〔时珍曰〕大、穬二麦，注者不一。按吴普本草：大麦一名穬麦，五谷之长也。王祯农书云：青稞有大小二种，似大小麦，而粒大皮薄，多面无麸，西人种之，不过与大小麦异名而已。郭义恭广志云：大麦有黑穬麦。有稞麦，出凉州，似大麦。有赤麦，赤色而肥。据此则穬麦是大麦中一种皮厚而青色者也。大抵是一类异种，如粟、粳之种近百，总是一类，但方土有不同尔。故二麦主治不甚相远。大麦亦有粘者，名糯麦，可以酿酒。

【气味】 **咸，温、微寒，无毒。为五谷长，令人多热**。〔诜曰〕暴食似脚弱，为下气故也。久服宜人。熟则有益，带生则冷而损人。石蜜为之使。

【主治】 **消渴除热，益气调中**。别录。**补虚劣，壮血脉，益颜色，实五脏，化谷食，止泄，不动风气。久食，令人肥白，滑肌肤。为面，胜于小麦，无躁热**。士良。**面：平胃止渴，消食疗胀满**。苏恭。**久食，头发不白。和针砂、没石子等，染发黑色**。孟诜。**宽胸下气，凉血，消积进食**。时珍。

【发明】 〔宗奭曰〕大麦性平凉滑腻。有人患缠喉风，食不能下。用此面作稀糊。令咽以助胃气而平。三伏中，朝廷作麨，以赐臣下。〔震亨曰〕大麦初熟，人多炒食。此物有火，能生热病，人不知也。〔时珍曰〕大麦作饭食，馨而有益。煮粥甚滑。磨面作酱甚甘美。

【附方】 旧四，新五。**食饱烦胀**但欲卧者。大麦面熬微香，每白汤服方寸匕，佳。肘后方。**膜外水气**大麦面、甘遂末各半两，水和作饼，炙熟食，取利。总录。**小儿伤乳**腹胀烦闷欲睡。大麦面生用，水调一钱服。白面微炒亦可。保幼大全。**蠼螋尿疮**大麦嚼傅之，日三上。伤寒类要。**肿毒已破**青大麦去须，炒暴花为末，傅之，成靥，揭去又傅。数次即愈。**麦芒入目**大麦煮汁洗之，即出。孙真人方。**汤火伤灼**大麦炒黑，研末，油调搽之。**被伤肠出**以大麦粥汁洗肠推入，但饮米糜，百日乃可。千金。**卒患淋痛**大麦三两煎汤，入姜汁、蜂蜜，代茶饮。圣惠方。

麦蘖见蘖米下。

苗

【主治】 **诸黄，利小便，杵汁日日服**。类要。**冬月面目手足皴瘃，煮汁洗之**。时珍。

【附方】 新一。**小便不通**陈大麦秸，煎浓汁，频服。简便方。

大麦奴

【主治】 **解热疾，消药毒**。藏器。

穬麦音矿。别录中品

【释名】 〔时珍曰〕穬之壳厚而粗矿也。

【集解】 〔弘景曰〕穬麦是马所食者。服食家并食大、穬二麦，令人轻健。〔炳曰〕穬麦西川人种食之。山东、河北人正月种之，名春穬。形状与大麦相似。〔时珍曰〕穬麦有二种：一类小麦而大，一类大麦而大。〔颂曰〕穬麦即大麦一种皮厚者。陈藏器谓即大麦之连壳者，非也。按别录自有穬麦功用，其皮岂可食乎？详大麦下。

【气味】 **甘，微寒，无毒**。〔弘景曰〕此麦性热而云微寒，恐是作屑与合壳异也。〔恭曰〕穬麦性寒，陶云性热，非矣。江东少有故也。〔大明曰〕暴食似动冷气，久即益人。

【主治】 **轻身除热。久服，令人多力健行。作蘖，温中消食**。别录。**补中，不动风气。作饼食，良**。萧炳。

【发明】 〔时珍曰〕别录麦蘖附见穬麦下，而大麦下无之，则作蘖当以穬为良也。今人通用，不复分别矣。

雀麦唐本草

校正：自草部移入此。

【释名】 **燕麦**唐本**蘥**音药**杜姥草**外台**牛星草**〔时珍曰〕此野麦也。燕雀所食，故名。日华本草谓此为瞿麦者，非矣。

【集解】 〔恭曰〕雀麦在处有之，生故墟野林下。苗叶似小麦而弱，其实似穬麦而细。〔宗奭曰〕苗与麦同，但穗细长而疏。唐·刘梦得所谓"菟葵燕麦，动摇春风"者也。周定王曰：燕麦穗极细，每穗又分小叉十数个，子亦细小。舂去皮，作面蒸食，及作饼食，皆可救荒。

米

【气味】 **甘，平，无毒**。

【主治】 **充饥滑肠**。时珍。

苗

【气味】 **甘，平，无毒**。

【主治】 **女人产不出，煮汁饮之**。苏恭。

【附方】 旧三。**胎死腹中 胞衣不下上抢心**。用雀麦一把，水五升，煮二升，温服。子母秘录。**齿䘌并虫**积年不瘥，从少至老者。用雀麦，一名杜姥草，俗名牛星草。用苦瓠叶三十枚，洗净。取草剪长二寸，以瓠叶作五六十[①]包包之，广一寸，厚五分。以三年酢渍之。至日中，以两包火中炮令热，纳口中，熨齿外边，冷更易之。取包置水中解视，即有虫长三分。老者黄色，少者白色。多即二三十枚，少即一二十枚。此方甚妙。外台秘要。

荞麦宋嘉祐

【释名】 **荍麦**音翘**乌麦**吴瑞**花荞**〔时珍曰〕荞麦之茎弱而翘然，易长易收，磨面如麦，故曰荞曰荍麦，而与麦同名也。俗亦呼为甜荞，以别苦荞。杨慎丹铅录，指乌麦为燕麦，盖未读日用本草也。

【集解】 〔炳曰〕荞麦作饭，须蒸

---

① 六十：此二字原脱，今据《外台》卷二十二引《广济方》补。

使气馏，烈日暴令开口，舂取米仁作之。〔时珍曰〕荞麦南北皆有。立秋前后下种，八九月收刈，性最畏霜。苗高一二尺，赤茎绿叶，如乌桕树叶。开小白花，繁密粲粲然。结实累累如羊蹄，实有三棱，老则乌黑色。王祯农书云：北方多种。磨而为面，作煎饼，配蒜食。或作汤饼，谓之河漏，以供常食，滑细如粉，亚于麦面。南方亦[①]种，但作粉饵食，乃农家居冬谷也。

【气味】 **甘，平，寒，无毒。**〔思邈曰〕酸，微寒。食之难消。久食动风，令人头眩。作面和猪、羊肉热食，不过八九顿，即患热风，须眉脱落，还生亦希。泾、邠以北，多此疾。又不可合黄鱼食。

【主治】 **实肠胃，益气力，续精神，能炼五脏滓秽。**孟诜。**作饭食，压丹石毒，甚良。**萧炳。**以醋调粉，涂小儿丹毒赤肿热疮。**吴瑞。**降气宽肠，磨积滞，消热肿风痛，除白浊白带，脾积泄泻。以沙糖水调炒面二钱服，治痢疾。炒焦，热水冲服，治绞肠沙痛。**时珍。

【发明】 〔颖曰〕本草言荞麦能炼五脏滓秽。俗言一年沉积在肠胃者，食之亦消去也。〔时珍曰〕荞麦最降气宽肠，故能炼肠胃滓滞，而治浊带泄痢腹痛上气之疾，气盛有湿热者宜之。若脾胃虚寒人食之，则大脱元气而落须眉，非所宜矣。孟诜云益气力者，殆未然也。按杨起简便方云：肚腹微微作痛，出即泻，泻亦不多，日夜数行者，用荞麦面一味作饭，连食三四次即愈。予壮年患此两月，瘦怯尤甚。用消食化气药俱不效，一僧授此而愈，转用皆效，此可征其炼积滞之功矣。普济治小儿天吊及历节风方中亦用之。

【附方】 新十六。**咳嗽上气**荞麦粉四两，茶末二钱，生蜜二两，水一碗，顺手搅千下。饮之，良久下气不止，即愈。儒门事亲。**十水肿喘**生大戟一钱，荞麦面二钱，水和作饼，炙熟为末。空心茶服，以大小便利为度。圣惠。**男子白浊**魏元君济生丹：用荍麦炒焦为末，鸡子白和，丸梧子大。每服五十丸，盐汤下，日三服。**赤白带下**方同上。**禁口痢疾**荞麦面每服二钱，沙糖水调下。坦仙方。**痈疽发背**一切肿毒。荍麦面、硫黄各二两，为末，井华水和作饼，晒收。每用一饼，磨水傅之。痛则令不痛，不痛则令痛，即愈。直指。**疮头黑凹**荞麦面煮食之，即发起。直指。**痘疮溃烂**用荞麦粉频频傅之。痘疹方。**汤火伤灼**用荞麦面炒黄研末，水和傅之，如神。奇效方。**蛇盘瘰疬**围接项上。用荞麦炒去壳、海藻、白僵蚕炒去丝等分，为末。白梅浸汤，取肉减半，和丸绿豆大。每服六七十丸，食后、临卧米饮下，日五服。其毒当从大便泄去。若与淡菜连服尤好。淡菜生于海藻上，亦治此也。忌豆腐、鸡、羊、酒、面。阮氏方。**积聚败血**通仙散：治男子败积，女人败血，不动真气。用荍麦面三钱，大黄二钱半，为末。卧时酒调服之。多能鄙事。**头风畏冷**李楼云：一人头风，首裹重绵，三十年不愈。予以荞麦粉二升，水调作二饼，更互合头上，微汗即愈。怪证奇方。**头风风眼**荞麦作钱大饼，贴眼四角，以米大艾炷灸之，即效如神。**染发令黑**荞麦、针砂各二钱，醋和，先以浆水洗净涂之，荷汁包至一更，洗去。再以无食子、诃子皮[②]、大麦面二钱，醋和涂之，荷叶包至天明，洗去即黑。普济。**绞肠沙痛**荞麦面一撮炒，水烹服。简便方。**小肠疝气**荞麦仁炒去尖，胡卢巴酒浸晒干，各四两，小

① 亦：原作"一"，字误，今据《农书·谷谱》改。
② 诃子皮：此下《普济方》卷四十九有"各二两为末，每用二钱"。

茴香炒一两，为末，酒糊丸梧子大。每空心盐酒下五十丸。两月大便出白脓，去根。孙天仁集效方。

叶

【主治】 **作茹食，下气，利耳目。多食即微泄。**士良。〔孙曰〕生食，动刺风，令人身痒。

秸

【主治】 **烧灰淋汁取硷熬干，同石灰等分，蜜收。能烂痈疽，蚀恶肉，去靥痣，最良。穰作荐，辟壁虱。**时珍。〔日华曰〕烧灰淋汁，洗六畜疮，并驴、马躁蹄。

【附方】 新二。**噎食**荞麦秸烧灰淋汁，入锅内煎取白霜一钱，入蓬砂一钱，研末。每酒服半钱。海上方。**壁虱蜈蚣**荞麦秸作荐，并烧烟熏之。

苦荞麦纲目

【集解】 〔时珍曰〕苦荞出南方，春社前后种之。茎青多枝，叶似荞麦而尖，开花带绿色，结实亦似荞麦，稍尖而棱角不峭。其味苦恶，农家磨捣为粉，蒸使气馏，滴去黄汁，乃可作为糕饵食之，色如猪肝。谷之下者，聊济荒尔。

【气味】 **甘、苦，温，有小毒。**〔时珍曰〕多食伤胃，发风动气，能发诸病，黄疾人尤当禁之。

【附方】 新一。**明目枕**苦荞皮、黑豆皮、绿豆皮、决明子、菊花，同作枕，至老明目。邓才杂兴。

稻别录下品

【释名】 **稌**音杜。**糯**亦作稬。〔时珍曰〕稻稌者，秔、糯之通称。物理论所谓稻者溉种之总称，是矣。本草则专指糯为稻也。稻从舀，音函，象人在臼上治稻之义。稌则方言稻音之转尔。其性粘软，故谓之糯。〔颖曰〕糯米缓筋，令人多睡，其性懦也。

【集解】 〔弘景曰〕道家方药有稻米、粳米俱用者，此则两物也。稻米白如霜，江东无此，故通呼粳为稻耳，不知色类复云何也?〔恭曰〕稻者，秔谷之通名。尔雅云：稌，稻也。秔者不粘之称，一曰籼。汜胜之云：三月种秔稻，四月种秫稻。即并稻也，陶谓为二，盖不可解也。〔志曰〕此稻米即糯米也。其粒大小似秔米，细糠白如雪。今通呼秔、糯二谷为稻，所以惑之。按李含光音义引字书解粳字云：稻也；秔字云：稻属也，不粘。粢字云：稻饼也。粢盖糯也。〔禹锡曰〕尔雅云：稌，稻。郭璞注云：别二名也。今沛国呼稌。周颂云：丰年多黍多稌。礼记云：牛宜稌。豳风云：十月获稻。皆是一物也。说文云：秔，稻属也。沛国谓稻为糯。字林云：糯，粘稻也。秔，不粘稻也。然秔、糯甚相类，以粘不粘为异尔。当依说文以稻为糯。颜师古刊谬正俗云：本草稻米，即今之糯米也。或通呼粳、糯为稻。孔子云：食夫稻。周官有稻人。汉有稻田使者。并通指秔、糯而言。所以后人混称，不知稻即糯也。〔宗奭曰〕稻米，今造酒糯稻也。其性温，故可为酒。酒为阳，故多热。西域天竺土溽热，稻岁四熟，亦可验矣。〔时珍曰〕糯稻，南方水田多种之。其性粘，可以酿酒，可以为粢，可以蒸糕，可以熬饧，可以炒食。其类亦多，其谷壳有红、白二色，或有毛，或无毛。其米亦有赤、白二色，赤者酒多糟少，一种粒白如霜，长三四分者。齐民要术糯有九格、雉木①、大黄、马首②、虎皮等名是矣。古人酿酒多用秫，故诸说

① 雉木：《齐民要术》卷二作“雉目”。

② 马首：《齐民要术》卷二作“马牙”。

论糯稻，往往费辨也。秫乃糯粟，见本条。

稻米

【气味】　苦，温，无毒。〔思邈曰〕味甘。〔宗奭曰〕性温。〔颂曰〕糯米性寒，作酒则热，糟乃温平，亦如大豆与豉、酱之性不同也。〔诜曰〕凉。发风动气，使人多睡，不可多食。〔藏器曰〕久食令人身软，缓人筋也。小猫、犬食之，亦脚屈不能行。马食之，足重。妊妇杂肉食之，令子不利。〔萧炳曰〕拥诸经络气，使四肢不收，发风昏昏。〔士良曰〕久食发心悸，及痈疽疮疖中痛。合酒食之，醉难醒。〔时珍曰〕糯性粘滞难化，小儿、病人，最宜忌之。

【主治】　作饭温中，令人多热，大便坚。别录。**能行荣卫中血积，解芫青、斑蝥毒。**士良。**益气止泄。**思邈。**补中益气。止霍乱后吐逆不止，以一合研水服之。**大明。**以骆驼脂作煎饼食，主痔疾。**萧炳。**作糜一斗食，主消渴。**藏器。**暖脾胃，止虚寒泄痢，缩小便，收自汗，发痘疮。**时珍。

【发明】　〔思邈曰〕糯米味甘，脾之谷也，脾病宜食之。〔杨士瀛曰〕痘疹用粳米，取其解毒，能酿而发之也。〔时珍曰〕糯米性温，酿酒则热，熬饧尤甚，故脾肺虚寒者宜之。若素有痰热风病，及脾病不能转输，食之最能发病成积。孟诜、苏颂或言其性凉、性寒者，谬说也。别录已谓其温中坚大便，令人多热，是岂寒凉者乎？今人冷泄者，炒食即止。老人小便数者，作粢糕或丸子，夜食亦止。其温肺暖脾可验矣。痘证用之，亦取此义。

【附方】　旧五，新十六。**霍乱烦渴**不止。糯米三合，水五升，蜜一合，研汁分服，或煮汁服。杨氏产乳。**消渴饮水**方同上。**三消渴病**梅花汤：用糯谷炒出白花、桑根白皮等分。每用一两，水二碗，煎汁饮之。三因方。**下痢禁口**糯谷一升炒出白花去壳，用姜汁拌湿再炒，为末。每服一匙，汤下，三服即止。经验良方。**久泄食减**糯米一升，水浸一宿沥干，慢炒熟，磨筛，入怀山药一两。每日清晨用半盏，入砂糖二匙，胡椒末少许，以极滚汤调食。其味极佳，大有滋补。久服令人精暖有子，秘方也。松篁经验方。**鼻衄不止**服药不应。独圣散：用糯米微炒黄，为末。每服二钱，新汲水调下。仍吹少许入鼻中。简要济众方。**劳心吐血**糯米半两，莲子心七枚，为末，酒服。孙仲盈云：曾用多效。或以墨汁作丸服之。澹寮。**自汗不止**糯米、小麦麸同炒，为末，每服三钱，米饮下。或煮猪肉点食。**小便白浊**白糯丸：治人夜小便脚停白浊，老人、虚人多此证，令人卒死，大能耗人精液，主头昏重。用糯米五升炒赤黑，白芷一两，为末，糯粉糊丸梧子大。每服五十丸，木馒头煎汤下。无此，用局方补肾汤下。若后生禀赋怯弱，房室太过，小便太多，水管蹇涩，小便如膏脂，入石菖蒲、牡蛎粉甚效。经验良方。**女人白淫**糙糯米、花椒等分，炒为末，醋糊丸梧子大，每服三四十丸，食前醋汤下。杨起简便方。**胎动不安**下黄水。用糯米一合，黄芪、芎䓖各五钱，水一升，煎八合，分服。产宝。**小儿头疮**糯米饭烧灰，入轻粉，清油调傅。普济方。**缠蛇丹毒**糯米粉和盐，嚼涂之。济急方。**打扑伤损**诸疮。寒食日浸糯米，逐日易水，至小满取出，日干为末，用水调涂之。便民图纂。**金疮痈肿**及竹木签刺等毒，用糯米三升，于端午前四十九日，以冷水浸之。一日两换水，轻淘转，勿令搅碎。至端午日取出阴干，绢袋盛，挂通风处。每用旋取，炒黑为末，冷水调如膏药，随疮大小，裹定疮口，外以布包定勿动，直候疮瘥。若金疮犯生水作脓肿甚者，急裹一二食久，即不作脓肿也。若痈疽初发，才觉焮肿，急贴之，一夜便消。灵苑方。**喉痹吒腮**用前膏贴项下及肿处，一夜便消。干即换之，常令湿为妙。**竹木签刺**用前膏贴之，一夜刺出在药内也。**颠犬咬伤**糯米一合，斑蝥七枚同炒，蝥黄去之；再入七枚，再炒黄去之；又入七枚，待米出烟，去蝥为末。油调傅之，小便利下佳。医方大成。**荒年代粮**稻米一斗淘汰，百蒸百曝，捣末，日食一飧，以水调之。服至三十日止，可一年不食。肘后。**虚劳不足**糯米入猪肚内蒸干，捣作丸子，日日服之。**腰痛虚寒**糯米二升，炒熟袋盛，拴靠痛处。内以八角茴香研酒服。谈野翁试验方。

米泔

【气味】 **甘，凉，无毒。**

【主治】 **益气，止烦渴霍乱，解毒。食鸭肉不消者，顿饮一盏，即消。**时珍。

【附方】 旧一。**烦渴不止**糯米泔任意饮之，即定。研汁亦可。外台。

糯稻花

【主治】 **阴干，入揩牙、乌须方用。**时珍。

稻穰即稻秆

【气味】 **辛、甘，热，无毒。**

【主治】 **黄病如金色，煮汁浸之；仍以谷芒炒黄为末，酒服。**藏器。**烧灰，治坠扑伤损。**苏颂。**烧灰浸水饮，止消渴。淋汁，浸肠痔。挼穰藉靴鞋，暖足，去寒湿气。**时珍。

【发明】 〔颂曰〕稻秆灰方，出刘禹锡传信方。云：湖南李从事坠马扑伤损，用稻秆烧灰，以新熟酒连糟入盐和，淋取汁，淋痛处，立瘥也。〔时珍曰〕稻穰煮治作纸，嫩心取以为鞻，皆大为民利。其纸不可贴疮，能烂肉。按江湖纪闻云：有人壁虱入耳，头痛不可忍，百药不效。用稻秆灰煎汁灌入，即死而出也。

【附方】 旧一，新八。**消渴饮水**取稻穰中心烧灰。每以汤浸一合，澄清饮之。危氏。**喉痹肿痛**稻草烧取墨烟，醋调吹鼻中，或灌入喉中，滚出痰，立愈。普济。**热病余毒**攻手足疼痛欲脱，用稻穰灰煮汁渍之。肘后方。**下血成痔**稻藁烧灰淋汁，热渍三五度，瘥。崔氏纂要。**汤火伤疮**用稻草灰冷水淘七遍，带湿摊上，干即易。若疮湿者，焙干油傅，二三次可愈。卫生易简方。**恶虫入耳**香油合稻秆灰汁，滴入之。圣济总录。**噎食不下**赤稻细梢，烧灰，滚汤一碗，隔绢淋汁三次，取汁，入丁香一枚，白豆蔻半枚，米一盏，煮粥食，神效。摘玄妙方。**小便白浊**糯稻草煎浓汁，露一夜，服之。同上。**解砒石毒**稻草烧灰，淋汁，调青黛三钱服。医方摘要。

谷颖谷芒也。作稳，非。

【主治】 **黄病，为末酒服。又解蛊毒，煎汁饮。**日华。

糯糠

【主治】 **齿黄，烧取白灰，旦旦擦之。**时珍。

粳音庚。别录中品。

【释名】 **秔与粳同。**〔时珍曰〕粳乃谷稻之总名也。有早、中、晚三收。诸本草独以晚稻为粳者，非矣。粘者为糯，不粘者为粳。糯者懦也，粳者硬也。但入解热药，以晚粳为良尔。

【集解】 〔弘景曰〕粳米，即今人常食之米，但有白、赤、小、大异族四五种，犹同一类也。可作廪米。〔诜曰〕淮、泗之间最多。襄、洛土粳米，亦坚实而香。南方多收火稻，最补益人。诸处虽多粳米，但充饥耳。〔时珍曰〕粳有水、旱二稻。南方土下涂泥，多宜水稻。北方地平，惟泽土宜旱稻。西南夷亦有烧山地为畬田种旱稻者，谓之火米。古者惟下种成畦，故祭祀谓稻为嘉蔬，今人皆拔秧栽插矣。其种近百，各各不同，俱随土地所宜也。其谷之光、芒、长、短、大、细，百不同也。其米之赤、白、紫、乌、坚、松、香、否，不同也。其性之温、凉、寒、热，亦因土产形色而异也。真腊有水稻，高丈许，随水而长。南方有一岁再熟之稻。苏颂之香粳，长白如玉，可充御贡。皆粳之稍异者也。

粳米

【气味】　甘、苦，平，无毒。〔思邈曰〕生者寒，燔者热。〔时珍曰〕北粳凉，南粳温。赤粳热，白粳凉，晚白粳寒。新粳热，陈粳凉。凡人嗜生米，久成米瘕，治之以鸡屎白。〔颖曰〕新米乍食，动风气。陈者下气，病人尤宜。〔诜曰〕常食干粳饭，令人热中，唇口干。不可同马肉食，发痼疾。不可和苍耳食，令人卒心痛，急烧仓米灰和蜜浆服之，不尔即死。

【主治】　益气，止烦止渴止泄。别录。**温中，和胃气，长肌肉。**蜀本。**补中，壮筋骨，益肠胃。**日华。**煮汁，主心痛，止渴，断热毒下痢。**孟诜。**合芡实作粥食，益精强志，聪耳明目。**好古。**通血脉，和五脏，好颜色。**时珍　出养生集要。**常食干粳饭，令人不噎。**孙思邈。

【发明】　〔诜曰〕粳米赤者粒大而香，水渍之有味益人。大抵新熟者动气，经年者亦发病。惟江南人多收火稻贮仓，烧去毛，至春舂米食之，即不发病宜人，温中益气，补下元也。〔宗奭曰〕粳以白晚米为第一，早熟米不及也。平和五脏，补益血[①]气，其功莫逮。然稍生则复不益脾，过熟乃佳。〔颖曰〕粳有早、中、晚三收，以晚白米为第一。各处所产，种类甚多，气味不能无少异，而亦不大相远也。天生五谷，所以养人，得之则生，不得则死。惟此谷得天地中和之气，同造化生育之功，故非他物可比。入药之功在所略尔。〔好古曰〕本草言粳米益脾胃，而张仲景白虎汤用之入肺。以味甘为阳明之经，色白为西方之象，而气寒入手太阴也。少阴证桃花汤，用之以补正气。竹叶石膏汤，用之以益不足。〔时珍曰〕粳稻六七月收者为早粳，止可充食，八九月收者为迟粳，十月收者为晚粳。北方气寒，粳性多凉，八九月收者即可入药。南方气热，粳性多温，惟十月晚稻气凉乃可入药。迟粳、晚粳得金气多，故色白者入肺而解热也。早粳得土气多，故赤者益脾而白者益胃。若滇、岭之粳则性热，惟彼土宜之耳。

【附方】　旧二，新十。**霍乱吐泻烦渴欲绝。**用粳米二合研粉，入水二盏研汁，和淡竹沥一合，顿服。普济。**赤痢热躁**粳米半升，水研取汁，入油瓷瓶中，蜡纸封口，沉井底一夜，平旦服之。吴内翰家乳母病此，服之有效。普济方。**自汗不止**粳米粉绢包，频频扑之。**五种尸病**粳米二升，水六升，煮一沸服，日三。肘后。**卒心气痛**粳米二升，水六升，煮六七沸服。肘后方。**米瘕[②]　嗜米**有人好食[③]米，久则成癥，不得米则吐出清水，得米即止，米不消化，久亦毙人。用白米五合，鸡屎一升，同炒焦为末。水一升，顿服。

---

① 血：《本草衍义》卷二、《证类本草》卷二十五作“胃”。

② 瘕：《千金》卷十一第五、《病源》卷十九及《外台》卷十二均作“癥”。

③ 食：原作“哑”，义晦，今据《千金》卷十一及《外台》卷十二引《广济方》改。

少时吐出癥，如研米汁，或白沫淡[1]水，乃愈也。千金方。**小儿初生**三日，应开肠胃、助谷神者。碎米浓作汁饮，如乳酪，频以豆许与儿咽[2]之。二七日可与哺，慎不得与杂药也。肘后方。**初生无皮色赤**，但有红筋，乃受胎未足也。用早白米粉扑之，肌肤自生。普济方[3]。**小儿甜疮**生于面耳。令母频嚼白米，卧时涂之。不过三五次，即愈。**荒年辟谷**粳米一升，酒三升渍之，暴干又渍，酒浸尽止[4]。取出稍食之，可辟三十日。足一斗三升，辟谷一年。肘后方。**胎动腹痛**急下黄汁。用粳米五升，黄芪六两，水七升，煎二升，分四服。圣惠。**赤根丁肿**白粉熬黑，和蜜傅之。千金方。

淅二泔

【释名】 **米渖**〔时珍曰〕淅音锡，洗米也。渖，汁也。泔，甘汁也。第二次者，清而可用，故曰淅二泔。

【气味】 **甘，寒，无毒。**

【主治】 **清热，止烦渴，利小便。凉血。**时珍。

【发明】 〔戴原礼曰〕风热赤眼，以淅二泔睡时冷调洗肝散、菊花散之类，服之。

【附方】 新四。**吐血不止**陈红米泔水，温服一钟，日三次。普济方。**鼻出衄血**频饮淅二泔，仍以真麻油或萝卜汁滴入之。证治要诀。**鼻上酒齄**以淅二泔食后冷饮。外以硫黄入大菜头内，煨碾涂之。证治要诀。**服药过剂**闷乱者。粳米渖[5]饮之。外台。

炒米汤

【主治】 **益胃除湿，不去火毒，令人作渴。**时珍。

粳谷奴谷穗煤黑者。

【主治】 **走马喉痹，烧研，酒服方寸匕，立效。**时珍。出千金。

禾秆

【主治】 **解砒毒，烧灰，新汲水淋汁滤清，冷服一碗，毒当下出。**时珍。出卫生易简方。

籼音仙。纲目

【释名】 **占稻**纲目**早稻**〔时珍曰〕籼亦粳属之先熟而鲜明之者，故谓之籼。种自占城国，故谓之占。俗作粘者。非矣。

【集解】 〔时珍曰〕籼似粳而粒小，始自闽入，得种于占城国。宋真宗遣使就闽取三万斛，分给诸道为种，故今各处皆有之。高仰处俱可种，其熟最早，六七月可收。品类亦多，有赤、白二色，与粳大同小异。

籼米

【气味】 **甘，温，无毒。**

【主治】 **温中益气，养胃和脾，除湿止泄。**时珍。

秆

【主治】 **反胃，烧灰淋汁温服，令吐。盖胃中有虫，能杀之也。**普济。

---

① 淡：《千金》卷十一及《外台》卷十二作“痰”，二字通用。

② 咽：原作“饮”，义晦，今据《千金》卷五第二及《圣惠方》卷八十二改。此方今《肘后方》未见。

③ 普济方：原作“圣济方”，圣字误，此方出《普济方》卷三六〇，谨改。

④ 尽止：此二字原脱，今据《肘后方》卷四补。

⑤ 渖：此下《外台》卷三十一有“五升”二字。

本草纲目谷部目录第二十三卷

谷之二稷粟类一十八种

上附方旧二十七，新五十三。

本草纲目谷部第二十三卷

谷之二稷粟类一十八种

稷别录上品

【释名】 穄音祭。粢音咨。〔时珍曰〕稷从禾从畟，畟音即，谐声也。又进力治稼也。诗云“畟畟良耜”是矣。种稷者必畟畟进力也。南人承北音，呼稷为穄，谓其米可供祭也。礼记：祭宗庙稷曰明粢。尔雅云：粢，稷也。罗愿云：稷、穄、粢皆一物，语音之轻重耳。赤者名虋，白者名芑，黑者名秬。注见黍下。

【集解】 〔弘景曰〕稷米人亦不识，书记多云黍与稷相似。又注黍米云：穄米与黍米相似，而粒殊大，食之不宜人，言发宿病。诗云：黍稷稻粱，禾麻菽麦。此八谷也，俗犹莫能辨证，况芝英乎？〔苏恭曰〕吕氏春秋云：饭之美者，有阳山之穄。高诱注云：关西谓之䵮，音糜，冀州谓之𪍿，音牵去声。广雅云：𪍿，穄也。礼记云：稷曰明粢。尔雅云：粢，稷也。说文云：稷乃五谷长，田正也。此乃官名，非谷号也。先儒以稷为粟类，或言粟之上者，皆说其义，而不知其实也。按氾胜之种植书，有黍不言稷。本草有稷不载穄，穄即稷也。楚人谓之稷，关中谓之糜，呼其米为黄米。其苗与黍同类，故呼黍为籼秫。陶言与黍相似者，得之矣。〔藏器曰〕稷、穄一物也，塞北最多，如黍黑色。〔诜曰〕稷在八谷之中，最为下苗。黍乃作酒，此乃作饭，用之殊涂。〔颂曰〕稷米，出粟处皆能种之。今人不甚珍此，惟祠事用之。农家惟以备他谷之不熟，则为粮耳。〔宗奭曰〕稷米今谓之穄米，先诸米熟，其香可爱，故取以供祭祀。然发故疾，只堪作饭，不粘，其味淡。〔时珍曰〕稷与黍，一类二种也。粘者为黍，不粘者为稷。稷可作饭，黍可酿酒。犹稻之有粳与糯也。陈藏器独指黑黍为稷，亦偏矣。稷黍之苗似粟而低小有毛，结子成枝而殊散，其粒如粟而光滑。三月下种，五六月可收，亦有七八月收者。其色有赤、白、黄、黑数种，黑者禾稍高，今俗通呼为黍子，不复呼稷矣。北边地寒，种之有补。河西出者，颗粒尤硬。稷熟最早，作饭疏爽香美，为五谷之长而属土，故祠谷神者以稷配社。五谷不可遍祭，祭其长以该之也。上古以厉山氏之子为稷主，至成汤始易以后稷，皆有功于农事者云。

【正误】 〔吴瑞曰〕稷苗似芦，粒亦大，南人呼为芦穄。孙炎正义云：稷即粟也。〔时珍曰〕稷黍之苗虽颇似粟，而结子不同。粟穗丛聚攒簇，稷黍之粒疏散成枝。孙氏谓稷为粟，误矣。芦穄即蜀黍也，其茎苗高大如芦。而今之祭祀者，不知稷即黍之不粘者，往往以芦穄为稷，故吴氏亦袭其误也。今并正之。

稷米

【气味】 **甘，寒，无毒。**〔诜曰〕多食发二十六种冷病气。不与瓠子同食，发冷病，但饮黍穰汁即瘥。又不可与附子同服。

【主治】　**益气，补不足**。别录。**治热，压丹石毒发热，解苦瓠毒**。日华。**作饭食，安中利胃宜脾**。心镜。**凉血解暑**。时珍。生生编。

【发明】　〔时珍曰〕按孙真人云：稷，脾之谷也。脾病宜食之。氾胜之云：烧黍稷则瓠死，此物性相制也。稷米、黍穰，能解苦瓠之毒。淮南万毕术云：祠冢之黍，啖儿令不思母。此亦有所厌耶？

【附方】　新四。**补中益气**羊肉一脚，熬汤，入河西稷米、葱、盐，煮粥食之。饮膳正要。**卒哕**不止粢米粉，井华水服之良。肘后。**痈疽发背**粢米粉熬黑，以鸡子白和涂练上，剪孔贴之，干则易，神效。葛氏方。**辟除瘟疫**令不相染。以穄米为末，顿服之。肘后方。

根

【主治】　**心气痛，产难**。时珍。

【附方】　新二。**心气疼痛**高粱根煎汤温服，甚效。**横生难产**重阳日取高粱根，名瓜龙，阴干，烧存性，研末。酒服二钱，即下。

黍别录中品

校正：别录中品丹黍米，今并为一。

【释名】　**赤黍曰虋**。音门。**曰糜**。音糜。**白黍曰芑**。音起。**黑黍曰秬**。音距。**一稃二米曰秠**。音疕。并尔雅。〔时珍曰〕按许慎说文云：黍可为酒，从禾入水为意也。魏子才六书精蕴云：禾下从氽，象细粒散垂之形。氾胜之云：黍者暑也。待暑而生，暑后乃成也。诗云：诞降嘉种，维秬维秠，维穈维芑。穈即虋，音转也。郭璞以虋芑为粱粟，以秠即黑黍之二米者，罗愿以秠为来牟，皆非矣。

【集解】　〔弘景曰〕黍，荆、郢州及江北皆种之。其苗如芦而异于粟，粒亦大。今人多呼秫粟为黍，非矣。北人作黍饭，方药酿黍米酒，皆用秫黍也。别录丹黍米，即赤黍米也。亦出北间，江东时有，而非土所宜，多入神药用。又有黑黍名秬，酿酒，供祭祀用。〔恭曰〕黍有数种。其苗亦不似芦，虽似粟而非粟也。〔颂曰〕今汴、洛、河、陕间皆种之。尔雅云：虋，赤苗。芑，白苗。秬，黑黍。是也。李巡云：秠是黑黍中一稃有二米者。古之定律者，以上党秬黍之中者累之，以生律度衡量。后人取此黍定之，终不能协律。或云：秬乃黍之中者，一稃二米之黍也。此黍得天地中和之气而生，盖不常有。有则一穗皆同，二米粒并均匀无小大，故可定律。他黍则不然。地有肥瘠，岁有凶穰，故米有大小不常矣。今上党民间，或值丰岁，往往得二米者。但稀阔，故不以充贡尔。〔时珍曰〕黍乃稷之粘者。亦有赤、白、黄、黑数种，其苗色亦然。郭义恭广志有赤黍、白黍、黄黍、大黑黍、牛黍、燕颔、马革、驴皮、稻尾诸名。俱以三月种者为上时，五月即熟。四月种者为中时，七月即熟。五月种者为下时，八月乃熟。诗云"秬鬯一卣"，则黍之为酒尚也。白者亚于糯，赤者最粘，可蒸食，俱可作饧。古人以黍粘履，以黍雪桃，皆取其粘也。菰叶裹成粽食，谓之角黍。淮南万毕术云：获黍置沟，即生蛴螬。

【正误】　〔颂曰〕粘者为秫，可以酿酒，北人谓为黄米，亦曰黄糯；不粘者为黍，可食。如稻之有粳、糯也。〔时珍曰〕此误以黍为稷，以秫为黍也。盖稷之粘者为黍，粟之粘者为秫，粳之粘者为糯。别录本文著黍、秫、糯、稻之性味功用甚明，而注者不谙，往往谬误如此。今俗不知分别，通呼秫与黍为黄米矣。

黍米此通指诸黍米也。

【气味】 **甘，温，无毒。久食令人多热，烦。**别录。〔诜曰〕性寒，有小毒，发故疾。久食昏五脏，令人好睡，缓人筋骨，绝血脉。小儿多食，令久不能行。小猫、犬食之，其脚跼屈。合葵菜食，成痼疾。合牛肉、白酒食，生寸白虫。〔李廷飞曰〕五种黍米，多食闭气①。

【主治】 **益气，补中。**别录。**烧灰和油，涂杖疮，止痛，不作瘢。**孟诜。**嚼浓汁，涂小儿鹅口疮，有效。**时珍。

【发明】 〔思邈曰〕黍米，肺之谷也。肺病宜食之。主益气。〔时珍曰〕按罗愿云：黍者暑也。以其象火，为南方之谷。盖黍最粘滞，与糯米同性，其气温暖，故功能补肺，而多食作烦热，缓筋骨也。孟氏谓其性寒，非矣。

【附方】 旧二，新二。**男子阴易**黍米二两，煮薄粥，和酒饮，发汗即愈。圣济总录。**心痛不瘥**四十年者。黍米淘汁，温服随意。经验方。**汤火灼伤**未成疮者。黍米、女曲等分，各炒焦研末，鸡子白调涂之。煮粥亦可。肘后方。**闪肭脱臼**赤黑肿痛。用黍米粉、铁浆粉各半斤，葱一斤，同炒存性，研末。以醋调服三次后，水调入少醋贴之。集成。

丹黍米别录中品。即赤黍也。尔雅谓之虋。〔瑞曰〕浙人呼为红莲米。江南多白黍，间有红者，呼为赤虾米。〔宗奭曰〕丹黍皮赤，其米黄。惟可为糜，不堪为饭，粘着难解。〔原曰〕穗熟色赤，故属火。北人以之酿酒作糕。

【气味】 **甘，微寒，无毒。**〔思邈曰〕微温。〔大明曰〕温，有小毒。不可合蜜及葵同食。〔宗奭曰〕动风性热，多食难消。余同黍米。

【主治】 **咳逆上气，霍乱，止泄除热，止烦渴。**别录。**下气，止咳嗽，退热。**大明。**治鳖瘕，以新熟者淘泔汁，生服一升，不过三二度愈。**孟诜。

【附方】 旧二，新二。**男子阴易**用丹黍米三两，煮薄酒和饮，令发汗即愈。伤寒类要。**小儿鹅口**不乳者。丹黍米嚼汁涂之。子母秘录。**饮酒不醉**取赤黍渍以狐血，阴干。酒饮时，取一丸置舌下含之，令人不醉。万毕术方。**令妇不妒**取虋，即赤黍也，同薏苡等分，为丸。常服之。同上。

穰茎并根

【气味】 **辛，热，有小毒。**〔诜曰〕醉卧黍穰，令人生厉。人家取其茎穗作提拂扫地，用以煮汁入药，更佳。

【主治】 **煮汁饮之，解苦瓠毒。浴身，去浮肿。和小豆煮汁服，下小便。**孟诜。**烧灰酒服方寸匕，治妊娠尿血。丹黍根茎：煮汁服，利小便，止上喘。**时珍。

【附方】 旧一，新三。**通身水肿**以黍茎扫帚煮汤浴之。**脚气冲心**黍穰一石煮汁，入椒目一升，更煎十沸，渍脚，三四度愈。外台秘要。**天行豌疮**不拘人畜。用黍穰浓煮汁洗之。一茎者是穄穰，不可用。千金。**疮肿伤风**中水痛剧者。黍穰烧烟，熏令汗出，愈。千金方。

蜀黍食物

【释名】 **蜀秫**俗名**芦穄**食物**芦粟**并俗**木稷**广雅**荻粱**同上**高粱**〔时珍曰〕蜀黍不甚经见，而今北方最多。按广雅：荻粱，木稷也。盖此亦黍稷之类，而高大如芦荻者，故俗有诸名。种始自蜀，故谓之蜀黍。

【集解】 〔颖曰〕蜀黍北地种之，以备缺粮，余及牛马。谷之最长者。南人

① 多食闭气：按《三元延寿参赞书》卷三作“藏腑于中，食之闭气”。

呼为芦穄。〔时珍曰〕蜀黍宜下地。春月布种，秋月收之。茎高丈许，状似芦荻而内实。叶亦似芦。穗大如帚。粒大如椒，红黑色。米性坚实，黄赤色。有二种：粘者可和糯秫酿酒作饵；不粘者可以作糕煮粥。可以济荒，可以养畜，梢可作帚，茎可织箔席、编篱、供爨，最有利于民者。今人祭祀用以代稷者，误矣。其谷壳浸水色红，可以红酒。博物志云：地种蜀黍，年久多蛇。

米

【气味】 **甘，涩，温，无毒。**

【主治】 **温中，涩肠胃，止霍乱。粘者与黍米功同。**时珍。

根

【主治】 **煮汁服，利小便，止喘满。烧灰酒服，治产难有效。**时珍。

【附方】 新一。**小便不通止喘。**红秫散：用红秫黍根二两，扁蓄一两半，灯心百茎。每服各半两，流水煎服。张文叔方。

玉蜀黍纲目

【释名】 **玉高粱**

【集解】 〔时珍曰〕玉蜀黍种出西土，种者亦罕。其苗叶俱似蜀黍而肥矮，亦似薏苡。苗高三四尺。六七月开花成穗如秕麦状。苗心别出一苞，如棕鱼形，苞上出白须垂垂。久则苞拆子出，颗颗攒簇。子亦大如棕子，黄白色。可炸炒食之。炒拆白花，如炒拆糯谷之状。

米

【气味】 **甘，平，无毒。**

【主治】 **调中开胃。**时珍。

根叶

【气味】

【主治】 **小便淋沥沙石，痛不可忍，煎汤频饮。**时珍。

粱别录中品

校正：别录中品有青粱米、黄粱米、白粱米，今并为一。

【释名】 〔时珍曰〕粱者，良也，谷之良者也。或云种出自粱州，或云粱米性凉，故得粱名，皆各执已见也。粱即粟也。考之周礼，九谷、六谷之名，有粱无粟可知矣。自汉以后，始以大而毛长者为粱，细而毛短者为粟。今则通呼为粟，而粱之名反隐矣。今世俗称粟中之大穗长芒，粗粒而有红毛、白毛、黄毛之品者，即粱也。黄白青赤，亦随色命名耳。郭义恭广志有解粱、贝粱、辽东赤粱之名，乃因地命名也。

【集解】 〔弘景曰〕凡云粱米，皆是粟类，惟其牙头色异为分别耳。汜胜之云，粱是秫粟，则不尔也。黄粱出青、冀州，东间不见有。白粱处处有之，襄阳竹根者为佳。青粱江东少有。又汉中一种枲粱，粒如粟而皮黑可食，酿酒甚消玉。〔恭曰〕粱虽粟类，细论则别。黄粱出蜀、汉、商、浙间，穗大毛长，谷米俱粗于白粱。而收子少，不耐水旱。食之香美，胜于诸粱，人号竹根黄。陶以竹根为白粱，非矣。白粱穗大多毛且长，而谷粗扁长，不似粟圆也。米亦白而大，食之香美，亚于黄粱。青粱谷穗有毛而粒青，米亦微青而细于黄、白粱，其粒似青稞而少粗，早熟而收薄。夏月食之，极为清凉。但味短色恶，不如黄、白粱，故人少种之。作饧清白，胜于余米。〔颂曰〕粱者，粟类也。粟虽粒细而功用则无别也。今汴、洛、河、陕间多种白粱，而青、黄稀有，因其损地力而收获少也。〔宗奭曰〕黄粱、白粱，西洛农家多种，为饭尤佳。余用不甚相宜。

黄粱米别录中品。

【气味】 **甘，平，无毒。**

【主治】 **益气，和中，止泄。**别录。**去客风顽痹。**日华。**止霍乱下痢，利小便，除烦热。**时珍。

【发明】 〔宗奭曰〕青粱、白粱，性皆微凉。独黄粱性味甘平，岂非得土之中和气多耶？〔颂曰〕诸粱比之他谷，最益脾胃。

【附方】 旧四，新一。**霍乱烦躁**黄粱米粉半升，水升半，和绞如白饮，顿服。外台。**霍乱大渴**不止，多饮则杀人。黄粱米五升，水一斗，煮清三升，稍稍饮之。肘后。**小儿鼻干无涕**，脑热也。用黄米粉、生矾末各一两。每以一钱，水调贴囟上，日二次。普济。**小儿赤丹**用土番黄米粉，和鸡子白涂之。兵部手集。**小儿生疮**满身面如火烧。以黄粱米研粉，和蜜水调之，以瘥为度。外台。

白粱米别录中品。

【气味】 **甘，微寒，无毒。**

【主治】 **除热，益气。**别录。**除胸膈中客热，移五脏气，续**[①] **筋骨。凡患胃虚并呕吐食及水者，以米汁二合，姜汁一合，和服之，佳。**孟诜。**炊饭食之，和中，止烦渴。**时珍。

【附方】 旧二。**霍乱不止**白粱米五合，水一升，和煮粥食。千金方[②]。**手足生疣**取白粱米粉，铁铫炒赤研末。以众人唾和涂之，厚一寸，即消。肘后。

青粱米别录中品。

【气味】 **甘，微寒，无毒。**

【主治】 **胃痹，热中消渴，止泄痢，利小便，益气补中，轻身长年。煮粥食之。**别录。**健脾，治泄精。**大明。

【发明】 〔时珍曰〕今粟中有大而青黑色者是也。其谷芒多米少，禀受金水之气，其性最凉，而宜病人。〔诜曰〕青粱米可辟谷。以纯苦酒浸三日，百蒸百晒，藏之。远行，日一餐之，可度十日；若重餐之，四百九十日不饥也。又方：以米一斗，赤石脂三斤，水渍置暖处，一二日，上青白衣，捣为丸如李大。日服三丸，亦不饥也。按灵宝五符经中，白鲜米，九蒸九暴，作辟谷粮，而此用青粱米，未见出处。

【附方】 新七。**补脾益胃**羊肉汤入青粱米、葱、盐，煮粥食。正要。**脾虚泄痢**青粱米半升，神曲一合，日日煮粥食，即愈。养老书。**冷气心痛**桃仁二两去皮，水研绞汁，入青粱米四合，煮粥常食。养老书。**五淋涩痛**青粱米四合，入浆水煮粥，下土苏末三两，每日空心食之。同上。**老人血淋**车前五合，绵裹煮汁，入青粱米四合，煮粥饮汁。亦能明目，引热下行[③]。**乳石发渴**青粱米煮汁饮之。外台。**一切毒药**及鸩毒，烦懑不止。用甘草三两，水五升，煮取二升，去滓，入黍米粉一两，白蜜三两，煎如薄粥食之。外台。

粟别录中品

【释名】 **籼粟**〔时珍曰〕粟古文作㮚，象穗在禾上之形。而春秋[④] 题辞云：西乃金所立，米为阳之精，故西字合米为粟。此凿说也。许慎云：粟之为言续也。续于谷也。古者以粟为黍、稷、粱、秫之总称，而今之粟，在古但呼为粱。后人乃专以粱之细者名粟，故唐孟诜本草言人不识粟，而近世皆不识粱也。大抵粘者为秫，不粘者为粟。故呼此为籼粟，以别秫而配籼。北人谓之小米也。

【集解】 〔弘景曰〕粟，江南西间

---

① 续：原作“缓”，字误，今据《证类本草》卷二十五改。

② 千金方：此方今见《千金翼方》卷十八第一中。

③ 此方今出《养老奉亲书》卷十四，名车前子饮。

④ 春秋：此下《太平御览》卷八〇四有“说”字。

所种皆是。其粒细于粱，熟舂令白，亦当白粱，呼为白粱粟，或呼为粢米。〔恭曰〕粟类多种，而并细于诸粱。北土常食，与粱有别。粢乃稷米，陶注非矣。〔诜曰〕粟，颗粒小者是，今人多不识之。其粱米粒粗大，随色别之。南方多畬田，种之极易。舂粒细香美，少虚怯，只于灰中种之，又不锄治故也。北田所种多锄之，即难舂；不锄即草翳死，都由土地使然尔。〔时珍曰〕粟，即粱也。穗大而毛长粒粗者为粱，穗小而毛短粒细者为粟。苗俱似茅。种类凡数十，有青赤黄白黑诸色，或因姓氏地名，或因形似时令，随义赋名。故早则有赶麦黄、百日粮之类，中则有八月黄、老军头之类，晚则有雁头青、寒露粟之类。按贾思勰齐民要术云：粟之成熟有早晚，苗秆有高下，收实有息耗，质性有强弱，米味有美恶，山泽有异宜。顺天时，量地利，则用力少而成功多；任性返道，劳而无获。大抵早粟皮薄米实，晚粟皮厚米少。

粟米即小米。

【气味】 **咸，微寒，无毒。**〔时珍曰〕咸、淡。〔宗奭曰〕生者难化。熟者滞气，隔食，生虫。〔藏器曰〕胃冷者不宜多食。粟浸水至败者，损人。〔瑞曰〕与杏仁同食，令人吐泻。雁食粟，翼重不能飞。

【主治】 **养肾气，去脾胃中热，益气。陈者：苦，寒，治胃热消渴，利小便。**别录。**止痢，压丹石热。**孟诜。**水煮服，治热腹痛及鼻衄。为粉，和水滤汁，解诸毒，治霍乱及转筋入腹，又治卒得鬼打。**藏器。**解小麦毒，发热。**士良。**治反胃热痢。煮粥食，益丹田，补虚损，开肠胃。**时珍。生生编。

【发明】 〔弘景曰〕陈粟乃三五年者，尤解烦闷，服食家亦将食之。〔宗奭曰〕粟米利小便，故能益脾胃。〔震亨曰〕粟属水与土。陈者最硬难化，得浆水乃化也。〔时珍曰〕粟之味咸淡，气寒下渗，肾之谷也，肾病宜食之。虚热消渴泄痢，皆肾病也。渗利小便，所以泄肾邪也。降胃火，故脾胃之病宜食之。

【附方】 旧五，新四。**胃热消渴**以陈粟米炊饭，食之，良。食医心镜。**反胃吐食**脾胃气弱，食不消化，汤饮不下。用粟米半升杵粉，水丸梧子大。七枚煮熟，入少盐，空心和汁吞下。或云：纳醋中吞之，得下便已。心镜。**鼻衄不止**粟米粉，水煮服之。普济。**婴孩初生**七日，助谷神以导达肠胃。研粟米煮粥如饴。每日哺少许。姚和众方。**孩子赤丹**嚼粟米傅之。兵部手集。**小儿重舌**嚼粟米哺之。秘录。**杂物眯目**不出。用生粟米七粒，嚼烂取汁，洗之即出。总录。**汤火灼伤**粟米炒焦投水，澄取汁，煎稠如糖。频傅之，能止痛，灭瘢痕。一方：半生半炒，研末，酒调傅之。崔行功纂要。**熊虎爪伤**嚼粟涂之。葛氏方。

粟泔汁

【主治】 **霍乱卒热，心烦渴，饮数升立瘥。臭泔：止消渴，尤良。**苏恭。**酸泔及淀：洗皮肤瘙疥，杀虫。饮之，主五痔。和臭樗皮煎服，治小儿疳痢。**藏器。

【附方】 新二。**眼热赤肿**粟米泔淀极酸者、生地黄等分，研匀摊绢上，方圆二寸，贴目上熨之。干即易。总录。**疳疮月蚀**寒食泔淀，傅之良。千金。

粟糠

【主治】 **痔漏脱肛，和诸药薰之。**时珍。

粟奴

【主治】 **利小肠，除烦懑。**时珍。

【发明】 〔时珍曰〕粟奴，即粟苗成穗时生黑煤者。古方不用。圣惠治小肠结涩不通，心烦闷乱，有粟奴汤：用粟奴、苦竹须、小豆叶[①]、炙甘草各一两，灯心十寸，葱白五寸，铜钱七文，水煎分服。取效乃止。

粟廪米见后陈廪米下。

粟蘖米见后蘖米下。

粟糗见后麨下。

秫音术。别录中品

【释名】 **众**音终。尔雅**糯秫**唐本**糯粟**唐本**黄糯**〔时珍曰〕秫字篆文，象其禾体柔弱之形，俗呼糯粟是矣。北人呼为黄糯，亦曰黄米。酿酒劣于糯也。

【集解】 〔恭曰〕秫是稻秫也。今人呼粟糯为秫。北土多以酿酒，而汁少于黍米。凡黍、稷，粟、秫，粳、糯，三谷皆有秈、糯也。〔禹锡曰〕秫米似黍米而粒小，可作酒。〔宗奭曰〕秫米初捣出淡黄白色，亦如糯，不堪作饭，最粘，故宜作酒。〔时珍曰〕秫即粱米、粟米之粘者。有赤、白、黄三色，皆可酿酒、熬糖、作餈糕食之。苏颂图经谓秫为黍之粘者，许慎说文谓秫为稷之粘者，崔豹古今注谓秫为稻之粘者，皆误也。惟苏恭以粟、秫分秈、糯，孙炎注尔雅谓秫为粘粟者，得之。

秫米即黄米。

【气味】 **甘，微寒，无毒。**〔诜曰〕性平。不可常食，拥五脏气，动风，迷闷人。〔时珍曰〕按养生集云：味酸性热，粘滞，易成黄积病，小儿不宜多食。

【主治】 **寒热，利大肠，疗漆疮。**别录。**治筋骨挛急，杀疮疥毒热。生捣，和鸡子白，傅毒肿，良。**孟诜。**主犬咬，冻疮，嚼傅之。**日华。**治肺疟，及阳盛阴虚，夜不得眠，及食鹅鸭成癥，妊娠下黄汁。**时珍。

【发明】 〔弘景曰〕北人以此米作酒煮糖，肥软易消。方药不正用，惟嚼以涂漆疮及酿诸药醪尔。〔时珍曰〕秫者，肺之谷也，肺病宜食之。故能去寒热，利大肠。大肠者肺之合，而肺病多作皮寒热也。千金治肺疟方用之，取此义也。灵枢经岐伯治阳盛阴虚，夜不得瞑，半夏汤中用之，取其益阴气而利大肠也。大肠利则阳不盛矣。方见半夏条。又异苑云：宋元嘉中，有人食鸭成癥瘕。医以秫米研粉调水服之。须臾烦躁，吐出一鸭雏而瘥也。千金方治食鸭肉成病，胸满面赤，不能食，以秫米汤一盏饮之。

【附方】 旧三，新三。**赤痢不止**秫米一把，鲫鱼酢二脔，薤白一虎口，煮粥食之。普济方。**筋骨挛急**〔诜曰〕用秫米一石，曲三斗，地黄一斤，茵陈蒿炙黄半斤，一依酿酒法之，良。**肺疟寒热**痰聚胸中，病至令人心寒，寒甚乃热，善惊如有所见。恒山三钱，甘草半钱，秫米三十五粒，水煎。未发时，分作三次服。千金[②]。**妊娠下水**黄色如胶，或如小豆汁。秫米、黄芪各一两，水七升，煎三升，分三服。梅师。**浸淫恶疮**有汁，多发于心，不早治，周身则杀人。熬秫米令黄黑，杵末傅之。肘后方。**久泄胃弱**黄米炒为粉。每用数匙，沙糖拌食。简便。

根

【主治】 **煮汤，洗风。**孟诜。

䅟子䅟、惨二音。救荒

【释名】 **龙爪粟**　**鸭爪稗**〔时珍曰〕䅟乃不粘之称也。又不实之貌也。龙爪、鸭爪，象其穗歧之形。

【集解】 〔周定王曰〕䅟子生水田中及下湿地。叶似稻，但差短。梢头结

---

① 叶：《圣惠方》卷五十八作“蘖”。

② 此方今出《千金》卷十，名恒山汤。

穗，仿佛稗子穗。其子如黍粒大，茶褐色。捣米，煮粥、炊饭、磨面皆宜。〔时珍曰〕䅟子，山东、河南亦五月种之。苗如茭黍，八九月抽茎，有三棱，如水中藨草之茎。开细花，簇簇结穗如粟穗，而分数歧，如鹰爪之状。内有细子如黍粒而细，赤色。其稃甚薄，其味粗涩。

【气味】 **甘，涩，无毒。**

【主治】 **补中益气，厚肠胃，济饥。**

稗音败。纲目

【释名】 〔时珍曰〕稗乃禾之卑贱者也，故字从卑。

【集解】 〔弘景曰〕稗子亦可食。又有乌禾，生野中如稗，荒年可代粮而杀虫，煮以沃地，蝼、蚓皆死。〔藏器曰〕稗有二种，一种黄白色，一种紫黑色。紫黑者似芑有毛，北人呼为乌禾。〔时珍曰〕稗处处野生，最能乱苗。其茎叶穗粒并如黍稷。一斗可得米三升。故曰：五谷不熟，不如稊稗。稊苗似稗而穗如粟，有紫毛，即乌禾也。尔雅谓之莁，音迭。周定王曰，稗有水稗、旱稗。水稗生田中。旱稗苗叶似䅟子，色深绿，根下叶带紫色。梢头出扁穗，结子如黍粒，茶褐色，味微苦，性温。以煮粥、炊饭、磨面食之皆宜。

稗米

【气味】 **辛、甘、苦，微寒，无毒。**〔颖曰〕辛、脆。

【主治】 **作饭食，益气宜脾，故曹植有芳菰精稗之称。**时珍。

苗根

【主治】 **金疮及伤损，血出不已。捣傅或研末掺之即止，甚验。**时珍。

狼尾草拾遗

【释名】 稂音郎。**蕫蓈**尔雅作童粱。**狼茅**尔雅**孟**尔雅**宿田翁**诗疏**守田**诗疏〔时珍曰〕狼尾，其穗象形也。秀而不成，嶷然在田，故有宿田、守田之称。

【集解】 〔藏器曰〕狼尾生泽地，似茅作穗。广志云：子可作黍食。尔雅云：孟，狼尾。似茅，可以覆屋，是也。〔时珍曰〕狼尾茎、叶、穗、粒并如粟，而穗色紫黄，有毛。荒年亦可采食。许慎说文云：禾粟之穗，生而不成者，谓之蕫蓈。其秀而不实者，名狗尾草，见草部。

【附录】 **蒯草**〔藏器曰〕蒯草苗似茅，可织席为索。子亦堪食，如粳米。

米

【气味】 **甘，平，无毒。**

【主治】 **作饭食之，令人不饥。**藏器。

东廧音墙。拾遗

【释名】

【集解】 〔藏器曰〕东廧生河西。苗似蓬，子似葵。九月、十月熟，可为饭食。河西人语曰：贷我东廧，偿尔田粱。广志云：东廧子粒似葵，青黑色。并、凉间有之。〔时珍曰〕相如赋东廧雕胡，即此。魏书云：乌丸地宜东廧，似穄，可作白酒。又广志：粱禾，蔓生，其子如葵子，其米粉白如面，可作饘粥。六月种，九月收。牛食之尤肥。此亦一谷，似东廧者也。

子

【气味】 **甘，平，无毒。**

【主治】 **益气轻身。久服，不饥，坚筋骨，能步行。**藏器。

菰米纲目

【释名】 **茭米**文选**雕蓬**尔雅**雕蕴**说文。唐韵作蔣胡。**雕胡**〔时珍曰〕菰本作苽，茭草也。其中生菌如瓜形，可食，故谓之苽。其米须霜雕时采之，故谓之凋苽。或讹为雕胡。枚乘七发谓之安胡。尔雅：啮，雕蓬；荐，黍蓬。孙炎注云：雕蓬即茭米。古人以为五饭之一者。郑樵通志云：雕蓬即米茭，可作饭食，故谓之啮。其黍蓬即茭之不结实者，惟堪作荐，故谓之荐。杨慎卮言云：蓬有水、陆二种：雕蓬乃水蓬，雕苽是也。黍蓬乃旱蓬，青科是也。青科结实如黍，羌人食之，今松州有焉。珍按：郑、杨二说不同，然皆有理，盖蓬类非一种故也。

【集解】 〔弘景曰〕菰米一名雕胡，可作饼食。〔藏器曰〕雕胡是菰蒋草米，古人所贵。故内则云：鱼宜苽。皆水物也。曹子建七启云：芳菰精稗。谓二草之食，可以为饭也。〔颂曰〕菰生水中，叶如蒲苇。其苗有茎梗者，谓之菰蒋草。至秋结实，乃雕胡米也。古人以为美馔。今饥岁，人犹采以当粮。葛洪西京杂记云：汉太液池边，皆是雕胡、紫箨、绿节、蒲丛之类。盖菰之有米者，长安人谓之雕胡；菰之有首者，谓之绿节；葭芦之未解叶者，谓之紫箨也。〔宗奭曰〕菰蒋花如苇。结青子，细若青麻黄，长几寸。野人收之，合粟为粥食之，甚济饥也。〔时珍曰〕雕胡九月抽茎，开花如苇芀。结实长寸许，霜后采之，大如茅针，皮黑褐色。其米甚白而滑腻，作饭香脆。杜甫诗“波漂菰米连云黑”者，即此。周礼供御乃六谷、九谷之数，管子书谓之雁膳，故收米入此。其茭笋、菰根，别见菜部。

【气味】 **甘，冷，无毒。**

【主治】 **止渴。**藏器。**解烦热，调肠胃。**时珍。

蓬草子拾遗

【释名】

【集解】 〔时珍曰〕陈藏器本草载蓬草子，不具形状。珍按蓬类不一：有雕蓬，即菰草也。见菰米下；有黍蓬，即青科也；又有黄蓬草、飞蓬草。不识陈氏所指果何蓬也？以理推之，非黄蓬即青科尔。黄蓬草生湖泽中，叶如菰蒲，秋月结实成穗，子细如雕胡米。饥年人采食之，须浸洗曝舂，乃不苦涩。青科西南夷人种之，叶如茭黍，秋月结实成穗，有子如赤黍而细，其稃甚薄，曝舂炊食。又粟类有七棱青科、八棱青科，麦类有青稞、黄稞，皆非此类，乃物异名同也。其飞蓬乃藜蒿之类，末大本小，风易拔之，故号飞蓬。子如灰藋菜子，亦可济荒。又魏略云：鲍出遇饥岁，采蓬实，日得数斗，为母作食。西京杂记云：宫中正月上辰，出池边盥濯，食蓬饵，以祓邪气。此皆不知所采乃何蓬也？大抵三种蓬子，亦不甚相远。

子

【气味】 **酸、涩，平，无毒。**

【主治】 **作饭食之，益饥，无异粳米。**藏器。

䒽草音网。拾遗

【释名】 **皇尔雅守田同上守气同。**〔时珍曰〕皇、䒽，音相近也。

【集解】 〔藏器曰〕䒽草生水田中，苗似小麦而小。四月熟，可作饭。〔时珍曰〕尔雅：皇，守田。郭璞云：一名守气，生废田中，似燕麦，子如雕胡，可食。

米

【气味】 **甘，寒，无毒。**

【主治】 **作饭，去热，利肠胃，益气力。久食，不饥。**藏器。

𦯀[1] 草海药

【释名】 **自然谷**海药**禹余粮**

【集解】 〔藏器曰〕博物志云：东海洲上有草名曰𦯀。有实，食之如大麦。七月熟，民敛获至冬乃讫。呼为自然谷，亦曰禹余粮。此非石之禹余粮也〔珣曰〕𦯀实如球子，八月收之。彼民常食，中国未曾见也。〔时珍曰〕按方孝孺集有海米行，盖亦𦯀草之类也。其诗云：海边有草名海米，大非蓬蒿小非荠。妇女携篮昼作群，采摘仍于海中洗。归来涤釜烧松枝，煮米为饭充朝饥。莫辞苦涩咽不下，性命聊假须臾时。

子

【气味】 **甘，平，无毒。**

【主治】 **不饥，轻身。**藏器。**补虚羸损乏，温肠胃，止呕逆。久食健人。**李珣。

薏苡仁本经上品

校正：据千金方，自草部移入此。

【释名】 **解蠡**音礼。本经**芑实**音起。别录**𥻋米**别录。音感。陶氏作簳珠，雷氏作𥽇米。**回回米**救荒本草**薏珠子**图经〔时珍曰〕薏苡名义未详。其叶似蠡实叶而解散。又似芑黍之苗，故有解蠡、芑实之名。𥻋米乃其坚硬者，有赣强之意。苗名屋菼。救荒本草云：回回米又呼西番蜀秫。俗名草珠儿。

【集解】 〔别录曰〕薏苡仁生真定平泽及田野。八月采实，采根无时。〔弘景曰〕真定县属常山郡。近道处处多有，人家种之。出交趾者子最大，彼土呼为簳珠。故马援在交趾饵之，载还为种，人谗以为珍珠也。实重累者为良。取仁用。〔志云〕今多用梁汉者，气劣于真定。取青白色者良。取子于甑中蒸使气馏，曝干挼之，得仁矣。亦可磨取之。〔颂曰〕薏苡所在有之。春生苗茎，高三四尺。叶如黍叶。开红白花，作穗。五六月结实，青白色，形如珠子而稍长，故人呼为薏珠子。小儿多以线穿如贯珠为戏。九月、十月采其实。〔敩曰〕凡使勿用𥽇米，颗大无味，时人呼为粳𥽇是也。薏苡仁颗小色青味甘，咬着粘人齿也。〔时珍曰〕薏苡人多种之。二三月宿根自生。叶如初生芭茅。五六月抽茎开花结实。有二种：一种粘牙者，尖而壳薄，即薏苡也。其米白色如糯米，可作粥饭及磨面食，亦可同米酿酒。一种圆而壳厚坚硬者，即菩提子也。其米少，即粳𥽇也。但可穿作念经数珠，故人亦呼为念珠云。其根并白色，大如匙柄，纠结而味甘也。

薏苡仁

【修治】 〔敩曰〕凡使，每一两，以糯米一两同炒熟，去糯米用。亦有更以盐汤煮过者。

【气味】 **甘，微寒，无毒。**〔诜曰〕平。

【主治】 **筋急拘挛，不可屈伸，久风湿痹，下气。久服，轻身益气。**本经。**除筋骨中邪气不仁，利肠胃，消水肿，令人能食。**别录。**炊饭作面食，主不饥，温气。煮饮，止消渴，杀蛔虫。**藏器。**治肺痿肺气，积脓血，咳嗽涕唾，上气。煎服，破毒肿。**甄权。**去干湿脚气，大验。**孟诜。**健脾益胃，补肺清热，去风胜湿。炊饭食，治冷气。煎饮，利小便热淋。**时珍。

【发明】 〔宗奭曰〕薏苡仁本经云微寒，主筋急拘挛。拘挛有两等：素问注中，大筋受热，则缩而短，故挛急不伸，此是因热而拘挛也，故可用薏苡；若素问

---

[1] 𦯀：《证类本草》卷二十六作“师”，二字通用。

言因寒则筋急者，不可更用此也。盖受寒使人筋急；寒热使人筋挛；若但受热不曾受寒，亦使人筋缓；受湿则又引长无力也。此药力势和缓，凡用须加倍即见效。〔震亨曰〕寒则筋急，热则筋缩。急因于坚强，缩因于短促。若受湿则弛，弛则引长。然寒与湿未尝不挟热。三者皆因于湿，然外湿非内湿启之不能成病。故湿之为病，因酒而鱼肉继之。甘滑、陈久、烧炙并辛香，皆致湿之因也。〔时珍曰〕薏苡仁属土，阳明药也，故能健脾益胃。虚则补其母，故肺痿、肺痈用之。筋骨之病，以治阳明为本，故拘挛筋急风痹者用之。土能胜水除湿，故泄痢水肿用之。按古方小续命汤注云：中风筋急拘挛，语迟脉弦者，加薏苡仁。亦扶脾抑肝之义。又后汉书云：马援在交趾尝饵薏苡实，云能轻身资欲以胜瘴气也。又张师正倦游录云：辛稼轩忽患疝疾，重坠大如杯。一道人教以薏珠用东壁黄土炒过，水煮为膏服，数服即消。程沙随病此，稼轩授之亦效。本草薏苡乃上品养心药，故此有功。颂曰：薏苡仁心肺之药多用之。故范汪治肺痈，张仲景治风湿、胸痹，并有方法。济生方治肺损咯血，以熟猪肺切，蘸薏苡仁末，空心食之。薏苡补肺，猪肺引经也。赵君猷言屡用有效。

【附方】 旧五，新九。**薏苡仁饭**治冷气。用薏苡仁舂熟，炊为饭食。气味欲如麦饭乃佳。或煮粥亦好。广济方。**薏苡仁粥**治久风湿痹，补正气，利肠胃，消水肿，除胸中邪气，治筋脉拘挛。薏苡仁为末，同粳米煮粥，日日食之，良。**风湿身疼**日晡剧者，张仲景麻黄杏仁薏苡仁汤主之。麻黄三两，杏仁二十枚，甘草、薏苡仁各一两，以水四升，煮取二升，分再服。金匮要略。**水肿喘急**用郁李仁二两研，以水滤汁，煮薏苡仁饭，日二食之。独行方。**沙石热淋**痛不可忍。用玉秫，即薏苡仁也，子、叶、根皆可用，水煎热饮，夏月冷饮，以通为度。杨氏经验方。**消渴饮水**薏苡仁煮粥饮，并煮粥食之。**周痹缓急**偏者。薏苡仁十五两，大附子十枚炮，为末。每服方寸匕，日三。张仲景方。**肺痿咳唾**脓血。薏苡仁十两杵破，水三升，煎一升，酒少许，服之。梅师。**肺痈咳唾**心胸甲错者。以淳苦酒煮薏苡仁令浓，微温顿服。肺有血，当吐出愈。范汪方。**肺痈咯血**薏苡仁三合捣烂，水二大盏，煎一盏，入酒少许，分二服。济生。**喉卒痈肿**吞薏苡仁二枚，良。外台。**痈疽不溃**薏苡仁一枚，吞之。姚僧坦方。**孕中有痈**薏苡仁煮汁，频频饮之。妇人良方补遗。**牙齿䘌痛**薏苡仁、桔梗生研末，点服。不拘大人、小儿。永类方。

根

【气味】 **甘，微寒，无毒。**

【主治】 **下三虫**。本经。**煮汁糜食甚香，去蛔虫，大效**。弘景。**煮服，堕胎**。藏器。**治卒心腹烦满及胸胁痛者，锉煮浓汁，服三升乃定**。苏颂。出肘后方。**捣汁和酒服，治黄疸有效**。时珍。

【附方】 旧二，新二。**黄疸如金**薏苡根煎汤频服。**蛔虫心痛**薏苡根一斤切，水七升，煮三升，服之，虫死尽出也。梅师。**经水不通**薏苡根一两，水煎服之。不过数服，效。海上方。**牙齿风痛**薏苡根四两，水煮含漱，冷即易之。延年秘录。

叶

【主治】 **作饮气香，益中空膈**。苏颂。**暑月煎饮，暖胃益气血。初生小儿浴之，无病**。时珍。出琐碎录。

罂子粟宋开宝

【释名】 **米囊子**开宝**御米**同上**象谷**〔时珍曰〕其实状如罂子，其米如粟，乃象乎谷，而可以供御，故有诸名。

【集解】 〔藏器曰〕嵩阳子云：罂粟花有四叶，红白色，上有浅红晕子。其囊形如髇箭头，中有细米。〔颂曰〕处处有之，人多莳以为饰。花有红、白二种，微腥气。其实形如瓶子，有米粒极细。圃人隔年粪地，九月布子，涉冬至春，始生苗，极繁茂。不尔则不生，生亦不茂。俟瓶焦黄，乃采之。〔宗奭曰〕其花亦有千叶者。一罂凡数千万粒。大小如葶苈子而色白。〔时珍曰〕罂粟秋种冬生，嫩苗作蔬食甚佳。叶如白苣，三四月抽薹结青苞，花开则苞脱。花凡四瓣，大如仰盏，罂在花中，须蕊裹之。花开三日即谢，而罂在茎头，长一二寸，大如马兜铃，上有盖，下有蒂，宛然如酒罂。中有白米极细，可煮粥和饭食。水研滤浆，同绿豆粉作腐食尤佳。亦可取油。其壳入药甚多，而本草不载，乃知古人不用之也。江东人呼千叶者为丽春花。或谓是罂粟别种，盖亦不然。其花变态，本自不常。有白者、红者、紫者、粉红者、杏黄者、半红者、半紫者、半白者。艳丽可爱，故曰丽春，又曰赛牡丹，曰锦被花。详见游默斋花谱。

米

【气味】 **甘，平，无毒。**〔宗奭曰〕性寒。多食利二便，动膀胱气。

【主治】 **丹石发动，不下饮食，和竹沥煮作粥食，极美。**开宝。〔寇曰〕服石人研此水煮，加蜜作汤饮，甚宜。**行风气，逐邪热，治反胃胸中痰滞。**颂。**治泻痢，润燥。**时珍。

【附方】 旧一，新一。**反胃吐食**罂粟粥：用白罂粟米三合，人参末三大钱，生山芋五寸细切研。三物以水二升三合，煮取六合，入生姜汁及盐花少许，和匀分服。不计早晚，亦不妨别服汤丸。图经。**泄痢赤白**罂粟子炒，罂粟壳炙，等分为末，炼蜜丸梧子大。每服三十丸，米饮下。有人经验。百一选方。

壳

【修治】 〔时珍曰〕凡用以水洗润，去蒂及筋膜，取外薄皮，阴干细切，以米醋拌炒入药。亦有蜜炒、蜜炙者。

【气味】 **酸、涩，微寒，无毒。**〔时珍曰〕得醋、乌梅、橘皮良。

【主治】 **止泻痢，固脱肛，治遗精久咳，敛肺涩肠，止心腹筋骨诸痛。**时珍。

【发明】 〔杲曰〕收敛固气。能入肾，故治骨病尤宜。〔震亨曰〕今人虚劳咳嗽，多用粟壳止劫；及湿热泄痢者，用之止涩。其治病之功虽急，杀人如剑，宜深戒之。又曰：治嗽多用粟壳，不必疑，但要先去病根，此乃收后药也。治痢亦同。凡痢须先散邪行滞，岂可遽投粟壳、龙骨之药，以闭塞肠胃。邪气得补而愈甚，所以变症作而淹延不已也。〔时珍曰〕酸主收涩，故初病不可用之。泄泻下痢既久，则气散不固，而肠滑肛脱。咳嗽诸痛既久，则气散不收，而肺胀痛剧。故俱宜此涩之固之，收之敛之。按杨氏直指方云：粟壳治痢，人皆薄之，固矣。然下痢日久，腹中无积痛，当止涩者，岂容不涩？不有此剂，何以对治乎？但要有辅佐耳。又王硕易简方云：粟壳治痢如神。但性紧涩，多令呕逆，故人畏而不敢服。若用醋制，加以乌梅，则用得法矣。或同四君子药，尤不致闭胃妨食而获奇功也。

【附方】 新八。**热痢便血**粟壳醋炙一两，陈皮半两，为末，每服三钱，乌梅汤下。普济方。**久痢不止**罂粟壳醋炙为末，蜜丸弹子大。每服一丸，水一盏，姜三片，煎八分，温服。又方：粟壳十两去膜，分作三分，一分醋炒，一分蜜炒，一分生用。并为末，蜜丸芡子大。每服三十丸，米汤下。集要百中散：用粟壳蜜炙，厚朴姜制，各四两，为细末。每服一钱，米饮下。忌生冷。**小儿下痢**神仙救苦散：治小儿赤白痢下，日夜百行不止。用罂粟壳半两，醋炒为末，再以铜器炒过，槟榔半两炒赤，研末，各收。每用等分，赤痢蜜汤服，白痢沙糖汤下。忌口味。全幼心鉴。**水泄不止**罂粟壳一枚去蒂膜，乌梅肉、大枣肉各十枚，水一盏，煎七分，温服。经验。**久嗽不止**谷气素壮人用之即效。粟壳去筋，蜜炙为末。每服五分，蜜汤下。危氏方。**久咳虚嗽**贾同知百劳散：治咳嗽多年，自汗。用罂粟壳二两半，去蒂膜，醋炒取一两，乌梅半两，焙为末。每服二钱，卧时白汤下。宣明方。

嫩苗

【气味】　**甘，平，无毒。**

【主治】　**作蔬食，除热润燥，开胃厚肠。**时珍。

阿芙蓉纲目

【释名】　**阿片**〔时珍曰〕俗作鸦片，名义未详。或云：阿，方音称我也。以其花色似芙蓉而得此名。

【集解】　〔时珍曰〕阿芙蓉前代罕闻，近方有用者，云是罂粟花之津液也。罂粟结青苞时，午后以大针刺其外面青皮，勿损里面硬皮，或三五处，次早津出，以竹刀刮，收入瓷器，阴干用之。故今市者犹有苞片在内。王氏医林集要言是天方国种红罂粟花，不令水淹头，七八月花谢后，刺青皮取之者。案此花五月实枯，安得七八月后尚有青皮？或方土不同乎？

【气味】　**酸，涩，温，微毒。**

【主治】　**泻痢脱肛不止，能涩丈夫精气。**时珍。

【发明】〔时珍曰〕俗人房中术用之。京师售一粒金丹，云通治百病，皆方伎家之术耳。

【附方】　新四。**久痢**阿芙蓉小豆许，空心温水化下，日一服。忌葱、蒜、浆水。若渴，饮蜜水解之。集要。**赤白痢下**鸦片、木香、黄连、白术各一分，研末，饭丸小豆大。壮者一分，老幼半分，空心米饮下。忌酸物、生冷、油腻、茶、酒、面，无不止者。口渴，略饮米汤。一方：罂粟花未开时，外有两片青叶包之，花开即落，收取为末。每米饮服一钱，神效。赤痢用红花者，白痢用白花者。**一粒金丹**真阿芙蓉一分，粳米饭捣作三丸。每服一丸，未效再进一丸，不可多服。忌醋，令人肠断。风瘫，热酒下。口目㖞邪，羌活汤下。百节痛，独活汤下。正头风，羌活汤下。偏头风，川芎汤下。眩运，防风汤下。阴毒，豆淋酒下。疟疾，桃、柳枝汤下。痰喘，葶苈汤下。久嗽，干姜、阿胶汤下。劳嗽，款冬花汤下。吐泄，藿香汤下。赤痢，黄连汤下。白痢，干姜汤下。禁口痢，白术汤下。诸气痛，木香酒下。热痛，卮子汤下。脐下痛，灯心汤下。小肠气，川楝子汤下。膀胱气，小茴香汤下。血气痛，乳香汤下。胁痛，热酒下。噎食，生姜、丁香汤下。女人血崩，续断汤下。血不止，五灵脂汤下。小儿慢脾风，砂仁汤下。龚云林医鉴。

本草纲目谷部目录第二十四卷

谷之三菽豆类十四种

大豆本经 **大豆黄卷**本经 **黄大豆**食鉴 **赤小豆**本经 **腐婢**本经 **绿豆**开宝 **白豆**嘉祐 **稆豆**拾遗 **豌豆**拾遗 **蚕豆**食物 **豇豆**纲目 **藊豆**别录 **刀豆**纲目 **黎豆**拾遗。即狸豆

上附方旧五十一，新一百。

本草纲目谷部第二十四卷

谷之三菽豆类一十四种。

大豆本经中品

校正：〔禹锡曰〕原附大豆黄卷下，今分出。

【释名】　尗俗作菽。〔时珍曰〕豆、尗皆荚谷之总称也。篆文尗，象荚生附茎下垂之形。豆象子在荚中之形。广雅云：大豆，菽也。小豆，荅也。**角曰荚，叶曰藿，茎曰萁。**

【集解】　〔别录曰〕大豆生太山平泽，九月采之。〔颂曰〕今处处种之。黑白二种，入药用黑者。紧小者为雄，用之尤佳。〔宗奭曰〕大豆有绿、褐、黑三种。有大小两类：大者出江、浙、湖南、湖北；小者生他处，入药力更佳。又可硙为腐食。〔时珍曰〕大豆有黑、白、黄、褐、青、斑数色：黑者名乌豆，可入药，及充食，作豉；黄者可作腐，榨油，造酱；余但可作腐及炒食而已。皆以夏至前后下种，苗高三四尺，叶团有尖，秋开小白花成丛，结荚长寸余，经霜乃枯。按吕氏春秋云：得时之豆，长茎短足，其荚二七为族，多枝数节，大菽则圆，小菽则团。先时者，必长蔓，浮叶疏节，小荚不实。后时者，必短茎疏节，本虚不实。又汜胜之种植书云：夏至种豆，不用深耕。豆花憎见日，见日则黄烂而根焦矣。知岁所宜，以囊盛豆子，平量埋阴地，冬至后十五[①]日发取量之，最多者种焉。盖大豆保岁易得，可以备凶年，小豆不保岁而难得也。

黑大豆

【气味】　**甘，平，无毒。久服，令人身重。**〔岐伯曰〕生温，熟寒。〔藏器曰〕大豆生平，炒食极热，煮食甚寒，作豉极冷，造酱及生黄卷则平。牛食之温，马食之冷。一体之中，用之数变。〔之才曰〕恶五参、龙胆，得前胡、乌喙、杏仁、牡蛎、诸胆汁良。〔诜曰〕大豆黄屑忌猪肉。小儿以炒豆、猪肉同食，必壅气致死，十有八九。十岁已上不畏也。〔时珍曰〕服蓖麻子者忌炒豆，犯之胀满致死。服厚朴者亦忌之，动气也。

【主治】　**生研，涂痈肿。煮汁饮，杀鬼毒，止痛。**本经。**逐水胀，除胃中热痹，伤中淋露，下瘀血，散五脏结积内寒。杀乌头毒。炒为屑，主胃中热，除痹去肿，止腹胀消谷。**别录。**煮食，治温毒水肿。**唐本。**调中下气，通关脉，制金石药毒，牛马温毒。**日华。**煮汁，解礜石、砒石、甘遂、天雄、附子、射罔、巴豆、芫青、斑蝥、百药之毒及蛊毒。入药，治下痢脐痛。冲酒，治风痉及阴毒腹痛。牛胆贮之，止消渴。**时珍。**炒黑，热投酒中饮之，治风痹瘫缓口噤，产后头风。食罢生吞半两，去心胸烦热，热风恍惚，明目镇心，温补。久服，好颜色，变白不老。**

---

① 十五：《太平御览》卷八四一引汜胜之书作“五十”。义长。

煮食性寒，下热气肿，压丹石烦热，消肿。藏器。**主中风脚弱，产后诸疾。同甘草煮汤饮，去一切热毒气，治风毒脚气。煮食，治心痛筋挛膝痛胀满。同桑柴灰汁煮食，下水鼓腹胀。和饭捣，涂一切毒肿。疗男女人阴肿，以绵裹纳之。**孟诜。**治肾病，利水下气，制诸风热，活血，解诸毒。**时珍。

【发明】〔颂曰〕仙方修治末服之，可以辟谷度饥岁①。然多食令人体重，久则如故也。〔甄权曰〕每食后磨拭吞三十粒，令人长生。初服时似身重，一年以后，便觉身轻，又益阳道也。〔颖曰〕陶华以黑豆入盐煮，常时食之，云能补肾。盖豆乃肾之谷，其形类肾，而又黑色通肾，引之以盐，所以妙也。〔时珍曰〕按养老书云：李守愚每晨水吞黑豆二七枚，谓之五脏谷，到老不衰。夫豆有五色，各治五脏。惟黑豆属水性寒，为肾之谷，入肾功多，故能治水消胀下气，制风热而活血解毒，所谓同气相求也。又按古方称大豆解百药毒，予每试之大不然；又加甘草，其验乃奇。如此之事，不可不知。

【附方】旧三十二，新三十四。**服食大豆**令人长肌肤，益颜色，填骨髓，加气力，补虚能食，不过两剂。大豆五升，如作酱法，取黄捣末，以猪肪炼膏和，丸梧子大。每服五十丸至百丸，温酒下。神验秘方也。肥人不可服之。延年秘录。**救荒济饥**博物志云：左慈荒年法：用大豆粒细调匀者，生熟挼令光，暖彻豆内。先日不食，以冷水顿服讫。一切鱼肉菜果，不得复经口。渴即饮冷水。初小困，十数日后，体力壮健，不复思食也。黄山谷救荒法：黑豆、贯众各一升，煮熟去众，晒干。每日空心啖五七粒。食百木枝叶皆有味，可饱也。王氏农书云：辟谷之方，见于石刻。水旱虫荒，国有代有，甚则怀金立鹄，易子炊骸。为民父母者，不可不知此法也。昔晋惠帝永宁二年，黄门侍郎刘景先表奏：臣遇太白山隐士，传济饥辟谷仙方。臣家大小七十余口，更不食别物。若不如斯，臣一家甘受刑戮。其方：用大豆五斗淘净，蒸三遍去皮。用大麻子三斗浸一宿，亦蒸三遍，令口开取仁。各捣为末，和捣作团如拳大。入甑内蒸，从戌至子时止，寅时出甑，午时晒干为末。干服之，以饱为度。不得食一切物。第一顿得七日不饥，第二顿得四十九日不饥，第三顿三百日不饥，第四顿得二千四百日不饥，更不必服，永不饥也。不问老少，但依法服食，令人强壮，容貌红白，永不憔悴。口渴，即研大麻子汤饮之，转更滋润脏腑。若要重吃物，用葵子三合研末，煎汤冷服，取下药如金色，任吃诸物，并无所损。前知随州朱颂教民用之有验，序其首尾，勒石于汉阳大别山太平兴国寺。又方：用黑豆五斗淘净，蒸三蒸，晒干，去皮为末。秋麻子三升，浸去皮，晒研。糯米三斗作粥，和捣为剂如拳大，入甑中蒸一宿，取晒为末。用红小枣五斗，煮去皮核，和为剂如拳大，再蒸一夜。服之，至饱为度。如渴，饮麻子水，便滋润脏腑也。脂麻亦可。但不得食一切之物。**炒豆紫汤**〔颂曰〕古方有紫汤，破血去风，除气防热，产后两日，尤宜服之。用乌豆五升，清酒一斗，炒令烟绝，投酒中，待酒紫赤色，去豆。量性服之，可日夜三盏，神验。中风口噤，加鸡屎白二升和炒，投之。**豆淋酒法**〔宗奭曰〕治产后百病，或血热，觉有余血水气，或中风困笃，或背强口噤，或但烦热瘈疭口渴，或身头皆肿，或身痒呕逆直视，或手足顽痹，头旋眼眩，此皆虚热中风也。用大豆三升熬

① 岁：原脱，今据《证类本草》卷二十五补。

熟，至微烟出，入瓶中，以酒五升沃之，经一日以上。服酒一升，温覆令少汗出，身润即愈。口噤者，加独活半斤，微微捶破，同沃之。产后宜常服，以防风气，又消结血。**中风口喎**即上方，日服一升。千金。**头风头痛**即上方，密封七日，温服。千金。**破伤中风**口噤。千金方：用大豆一升，熬去腥气，勿使太熟，杵末，蒸令气遍，取下甑，以酒一升淋之。温服一升，取汗。傅膏疮上，即愈。经验方：用黑豆四十枚，朱砂二十文，同研末。以酒半盏，调服之。**颈项强硬**不得顾视。大豆一升，蒸变色，囊裹枕之。千金。**暴得风疾**四肢挛缩不能行。取大豆三升，淘净湿蒸，以醋二升，倾入瓶中，铺于地上，设席豆上，令病人卧之。仍重盖五六层衣，豆冷渐渐却衣。仍令一人于被内引挽挛急处。更蒸豆再作，并饮荆沥汤。如此三日三夜即休。崔氏纂要。**风入脏中**治新久肿，风入脏中。以大豆一斗，水五斗，煮取一斗二升，去滓。入美酒斗半，煎取九升。旦服取汗，神验。千金翼。**风毒攻心**烦躁恍惚。大豆半升淘净，以水二升，煮取七合，食后服之。心镜。**卒风不语**大豆煮汁，煎稠如饴，含之，并饮汁。肘后方。**喉痹不语**同上法。千金。**卒然失音**〔诜曰〕用生大豆一升，青竹筭子四十九枚，长四寸，阔一分，水煮熟，日夜二服瘥。**热毒攻眼**赤痛睑浮。用黑豆一升，分作十袋，沸汤中蒸过，更互熨之，三遍则愈。普济方。**卒然中恶**大豆二七枚，鸡子黄一个，酒半升，和匀顿服。千金。**阴毒伤寒**危笃者。用黑豆炒干投酒，热饮或灌之。吐则复饮，汗出为度。居家必用。**胁痛如打**大豆半升熬焦，入酒一升煮沸，饮取醉。肘后。**腰胁卒痛**大豆炒二升，酒三升，煮二升，顿服。肘后。**卒然腰痛**大豆六升，水拌湿，炒热，布裹熨之，冷即易。乃张文仲所处方也。延年秘录。**脚气冲心**烦闷不识人。以大豆一升，水三升，浓煮汁服。未定再服。广利方。**身面浮肿**千金：用乌豆一升，水五升，煮汁三升，入酒五升，更煮三升，分温三服。不瘥再合。王璆百一选方：用乌豆煮至皮干，为末。每服二钱，米饮下。建炎初，吴内翰女孙忽发肿凸，吴检外台得此方，服之立效。**新久水肿**大豆一斗，清水一斗，煮取八升，去豆，入薄酒八升，再煎取八升服之。再三服，水当从小便中出。范汪方。**腹中痞硬**夏秋之交，露坐夜久，腹中痞，如群石在腹。用大豆半升，生姜八分，水三升，煎一升已来，顿服瘥。经验方。**霍乱胀痛**大豆生研，水服方寸匕。普济。**水痢不止**大豆一升，炒白术半两，为末。每服三钱，米饮下。指南方。**赤痢脐痛**黑豆、茱萸子二件，搓摩，吞咽之，良。经验。**赤白下痢**方见猪胆。**男子便血**黑豆一升，炒焦研末，热酒淋之，去豆饮酒，神效。活人心统。**一切下血**雄黑豆紧小者，以皂角汤微浸，炒熟去皮为末，炼猪脂和，丸梧子大。每服三十丸，陈米饮下。华佗中藏经。**小儿沙淋**黑豆一百二十个，生甘草一寸，新水煮热，入滑石末，乘热饮之，良。全幼心鉴。**肾虚消渴**难治者。黑大豆炒、天花粉等分，为末。糊丸梧子大。每黑豆汤下七十丸，日二。名救活丸。普济方①。**消渴饮水**乌豆置牛胆中，阴干百日，吞尽即瘥。肘后方。**昼夜不眠**以新布火炙熨目，并蒸大豆，更番囊盛枕之，冷即易，终夜常枕之，即愈。肘后方。**疫疠发肿**大黑豆二合炒熟，炙甘草一钱，水一盏煎汁，时时饮之。夷坚志云：靖康二年春，京师大疫。有异人书此方于壁间，用之立验也。**乳石发热**乌豆二升，

① 方：此上原有“妙”字，衍文，今删。

水九升，铜器煮五升汁，熬稠一升，饮之。外台秘要。**解礜砒毒**大豆煮汁饮之，良。肘后。**酒食诸毒**大豆一升，煮汁服，得吐即愈。广记。**解诸鱼毒**大豆煮汁饮之。卫生方。**解巴豆毒**下利不止。大豆煮汁一升，饮之。肘后方。**恶刺疮痛**大豆煮汁渍之，取瘥。千金方。**汤火灼疮**大豆煮汁涂[①]之，易愈，无斑。子母秘录。**打头青肿**豆黄末[②]傅之。千金方。**折伤堕坠**瘀血在腹，气短。大豆五升，水一斗，煮汁二升，顿服。剧者不过三作。千金方。**豌疮烦躁**大豆煮汁饮之，佳。子母秘录。**痘疮湿烂**黑大豆研末，傅之。**小儿头疮**黑豆炒存性研，水调傅之。普济方。**身面疣目**七月七日，以大豆拭疣上三过。使本人种豆于南向屋东头第二溜中。豆生叶，以热汤沃杀，即愈。外台秘要。**染发令乌**醋煮黑大豆，去豆煎稠，染之。千金。**牙齿不生**不拘大小儿，年多者。用黑豆三十粒，牛粪火内烧令烟尽，研入麝香少许。先以针挑破血出，以少许揩之。不得见风，忌酸咸物。经验方。**牙齿疼痛**黑豆煮酒，频频漱之，良。周密浩然斋抄。**月经不断**用前紫汤服之，佳。**妊娠腰痛**大豆一升，酒三升，煮七合，空心饮之。心镜。**子死腹中**月数未足，母欲闷绝者。用大豆三升，以醋煮浓汁。顿服，立出。产乳。**胞衣不下**大豆半升，醇酒三升，煮一升半，分三服。产书。**辟禳时气**以新布盛大豆一斗，纳井中一宿取出。每服七粒，佳。类要。**菜中蛇蛊**蛇毒入菜果中，食之令人得病，名蛇蛊。大豆为末，酒渍绞汁，服半升。**身如虫行**大豆水渍绞浆，旦旦洗之，或加少面，沐发亦良。千金方。**小儿丹毒**浓煮大豆汁，涂之甚良。千金。**风疽疮疥**凡脚腨及䐐脷中痒，搔则黄汁出者，是也。以青竹筒三尺，着大豆一升在内，以马屎、糠火烧熏，以器两头取汁，搽之。先以泔清和盐洗之。不过三度，极效。千金。**肝虚目暗**迎风下泪。用腊月牯牛胆，盛黑豆悬风处。取出，每夜吞三七粒，久久自明。龙木论。**小儿胎热**黑豆二钱，甘草一钱，入灯心七寸，淡竹叶一片，水煎[③]。全幼心鉴。**天蛇头指**痛臭甚者。黑豆生研末，入茧内，笼之。济急方。

大豆皮

【主治】　**生用，疗痘疮目翳。嚼烂，傅小儿尿灰疮。**时珍。

豆叶

【主治】　**捣傅蛇咬，频易即瘥。**时珍。出广利方。

【发明】　〔时珍曰〕按抱朴子内篇云：相国张文蔚庄内有鼠狼穴，养四子为蛇所吞。鼠狼雌雄情切，乃于穴外坋土壅穴。俟蛇出头，度其回转不便，当腰咬断而劈腹，衔出四子，尚有气。置于穴外，衔豆叶嚼而傅之，皆活。后人以豆叶治蛇咬，盖本于此。

【附方】　新二。**止渴急方**大豆苗嫩者三五十茎，涂酥炙黄为末。每服二钱，人参汤下。圣济总录。**小便血淋**大豆叶一把，水四升，煮二升，顿服。圣惠方[④]。

花

【主治】　**主目盲，翳膜。**时珍。

大豆黄卷本经中品

【释名】　**豆糵**〔弘景曰〕黑大豆为糵牙，生五寸长，便干之，名为黄卷，用之熬过，服食所须。〔时珍曰〕一法：壬

① 涂：原作“饮”，义晦，今据《证类本草》卷二十五改。

② 末：此下《千金》卷二十五第三有“水和”二字。

③ 煎：此下《全幼心鉴》卷二有“不拘时候服”五字。

④ 圣惠方：此方今出《千金》卷二十一。

癸日以井华水浸大豆，候生芽，取皮，阴干用。

【气味】 **甘，平，无毒。**〔普曰〕得前胡、杏子、牡蛎、乌喙、天雄、鼠屎，共蜜和良。恶海藻、龙胆。

【主治】 **湿痹，筋挛膝痛。**本经。**五脏不足，胃气结积，益气止痛，去黑皯，润肌肤皮毛。**别录。**破妇人恶血。**孟诜。〔颂曰〕古方蓐妇药中多用之。**宜肾。**思邈。**除胃中积热，消水病胀满。**时珍。

【附方】 新四。**大豆蘖散**治周痹邪在血脉之中，本痹不痛，上下周身故名。此药[1]注五脏留滞，胃中结聚，益气出毒，润皮毛，补肾气。用大豆蘖一斤炒香，为末。每服半钱，温酒调下，日三服。宣明方。**头**[2]**风湿痹**筋挛膝痛，胃中积热，大便秘涩。黄卷散：用大豆黄卷炒一升，酥半两为末，食前温水服一匙，日二服。普济方。**水病肿满**喘急，大小便涩。大豆黄卷醋炒、大黄炒等分，为细末。葱、橘皮汤服二钱，平明以利为度。圣济总录。**小儿撮口**初生豆牙研烂，绞汁和乳，灌少许良。普济方。

黄大豆食鉴

【集解】 〔时珍曰〕大豆有黑、青、黄、白、斑数色，惟黑者入药，而黄、白豆炒食作腐，造酱笮油，盛为时用，不可不知别其性味也。周定王曰：黄豆苗高一二尺，叶似黑大豆叶而大，结角比黑豆角稍肥大，其荚、叶嫩时可食，甘美。

【气味】 **甘，温，无毒。**〔时珍曰〕生温，炒热微毒。多食，壅气生痰动嗽，令人身重，发面黄疮疥。

【主治】 **宽中下气，利大肠，消水胀肿毒。**宁原。**研末，熟水和，涂痘后痈。**时珍。

【附方】 新一。**痘后生疮**黄豆烧黑研末，香油调涂。

豆油

【气味】 **辛、甘，热，微毒。**

【主治】 **涂疮疥，解发脂。**时珍。

秸

【主治】 **烧灰，入点痣、去恶肉药。**时珍。

赤小豆本经中品

校正：自大豆分出。

【释名】 **赤豆**恭**红豆**俗**荅**广雅**叶名藿。**〔时珍曰〕案诗云：黍稷稻粱，禾麻菽麦。此即八谷也。董仲舒注云：菽是大豆，有两种。小豆名荅，有三四种。王祯云：今之赤豆、白豆、绿豆、䜺豆，皆小豆也。此则入药用赤小者也。

【集解】 〔颂曰〕赤小豆，今江淮间多种之。〔宗奭曰〕关西、河北、汴洛多食之。〔时珍曰〕此豆以紧小而赤黯色者入药，其稍大而鲜红、淡红色者，并不治病。俱于夏至后下种，苗科高尺许，枝叶似豇豆，叶微圆峭而小。至秋开花，似豇豆花而小淡，银褐色，有腐气。结荚长二三寸，比绿豆荚稍大，皮色微白带红。三青二黄时即收之，可煮可炒，可作粥、饭、馄饨馅并良也。

【气味】 **甘、酸，平，无毒。**〔思邈曰〕甘、咸，冷。合鱼鲊食成消渴，作酱同饭食成口疮。〔藏器曰〕驴食足轻，人食身重。

【主治】 **下水肿，排痈肿脓血。**本经。**疗寒热热中消渴，止泄痢，利小便，下腹胀满，吐逆卒澼。**别录。**治热毒，散恶血，除烦满，通气，健脾胃，令人美食。捣末同鸡子白，涂一切热毒痈肿。煮**

---

① 此药：《宣明论方》卷二作“治周痹”三字。
② 头：《普济方》卷三十九作“诸”。

汁，洗小儿黄烂疮，不过三度。权。**缩气行风，坚筋骨，抽肌肉。久食瘦人。**士良。**散气，去关节烦热，令人心孔开。暴痢后，气满不能食者，煮食一顿即愈。和鲤鱼煮食，甚治脚气。**诜。**解小麦热毒。煮汁，解酒病。解衣粘缀。**日华。**辟瘟疫，治产难，下胞衣，通乳汁。和鲤鱼、蠡鱼、鲫鱼、黄雌鸡煮食，并能利水消肿。**时珍。

【发明】 〔弘景曰〕小豆逐津液，利小便。久服令人肌肤枯燥。〔颂曰〕水气、脚气最为急用。有人患脚气，以袋盛此豆，朝夕践踏展转之，久久遂愈。〔好古曰〕治水者惟知治水，而不知补胃，则失之壅滞。赤小豆消水通气而健脾胃，乃其药也。〔藏器曰〕赤小豆和桑根白皮煮食，去湿气痹肿；和通草煮食，则下气无限，名脱气丸。〔时珍曰〕赤小豆小而色赤，心之谷也。其性下行，通乎小肠，能入阴分，治有形之病。故行津液，利小便，消胀除肿止吐，而治下痢肠澼，解酒病，除寒热痈肿，排脓散血，而通乳汁，下胞衣产难，皆病之有形者。久服则降令太过，津血渗泄，所以令人肌瘦身重也。其吹鼻瓜蒂散以辟瘟疫用之，亦取其通气除湿散热耳。或言共工氏有不才子，以冬至死为疫鬼，而畏赤豆，故于是日作小豆粥厌之，亦傅会之妄说也。又案陈自明妇人良方云：予妇食素，产后七日，乳脉不行，服药无效。偶得赤小豆一升，煮粥食之，当夜遂行。因阅本草载此，谩记之。又朱氏集验方云：宋仁宗在东宫时，患痄腮，命道士赞宁治之。取小豆七七粒为末，傅之而愈。中贵人任承亮后患恶疮近死，尚书郎傅永授以药立愈。叩其方，赤小豆也。予苦胁疽，既至五脏，医以药治之甚验。承亮曰：得非赤小豆耶？医谢曰：某用此活三十口，愿勿复言。有僧发背如烂瓜，邻家乳婢用此治之如神。此药治一切痈疽疮疥及赤肿，不拘善恶，但水调涂之，无不愈者。但其性粘，干则难揭，入苎根末即不粘，此法尤佳。

【附方】 旧十八，新十九。**水气肿胀**〔颂曰〕用赤小豆五合，大蒜一颗，生姜五钱，商陆根一条，并碎破，同水煮烂，去药，空心食豆，旋旋啜汁令尽，肿立消也。韦宙独行方：治水肿从脚起，入腹则杀人。赤小豆一斗，煮极烂，取汁五升，温渍足膝。若已入腹，但食小豆，勿杂食，亦愈。梅师：治水肿。以东行花桑枝烧灰一升，淋汁，煮赤小豆一升，以代饭，良。**水蛊腹大**动摇有声，皮肤黑者。用赤小豆三升，白茅根一握，水煮食豆，以消为度。肘后。**辟禳瘟疫**五行书云：正月朔旦及十五日，以赤小豆二七枚，麻子七枚，投井中，辟瘟疫甚效。又正月七日，新布囊盛赤小豆置井中，三日取出，男吞七枚，女吞二七枚，竟年无病也。**辟厌疾病**正月元旦，面东，以齑水吞赤小豆三七枚，一年无诸疾。又七月立秋日，面西，以井华水吞赤小豆七枚，一秋不犯痢疾。**伤寒狐惑**〔张仲景曰〕狐惑病，脉数，无热微烦，默默但欲卧，汗出。初得三四日，目赤如鸠；七八日，目四眦黄黑。若能食者，脓已成也。赤豆当归散主之。赤小豆三升，水浸令芽出，当归三两，为末。浆水服方寸匕，日三服。金匮要略。**下部卒痛**如鸟啄之状。用小豆、大豆各一升，蒸熟，作二囊，更互坐之，即止。肘后方。**水谷痢疾**小豆一合，熔蜡三两，顿服取效。必效方。**热毒下血**或因食热物发动。赤小豆末，水服方寸匕。梅师方。**肠痔有血**小豆二升，苦酒五升，煮熟日干，再浸至酒尽乃止，为末。酒服一钱，日三服。肘后方。**舌上出血**如簪孔。小豆一升，杵碎，水三升和，绞汁服。肘后方。**热淋血淋**不拘男女。用赤小豆三合，慢火炒为末，煨葱一茎，擂酒热调二钱服。修真秘旨。**重舌鹅口**赤小豆末，醋和涂之。普济方。**小儿不语**四五岁不语者。赤小豆末，酒和，傅舌下。千金。**牙齿疼痛**红豆末，擦牙吐涎，及吹鼻中。一方入铜青少许。一方入花硷少许。家宝方。**中酒呕逆**赤小豆煮汁，徐徐饮之。食鉴本草。**频致堕胎**赤小豆末，酒服方寸匕，日二服。千金。**妊娠行经**方同上。**妇人难产**产宝：用赤小豆生吞七枚，佳。集验：治难产日久气乏。用赤小豆一升，以水九升，煮取汁，入炙过黄明胶一两，同煎少时。一服五合，不过三四服，即产。**胞衣不下**用赤小豆，男七枚，女二七枚，东流水吞服之。救急方。**产后目闭**心闷。赤小豆生研，东流水服方匕。不瘥更服。肘后方。**产后闷满**不能食。用小豆二七枚，烧研，冷水顿服佳。千金方。**乳汁不通**赤小豆煮汁饮之。产书。**妇人吹奶**赤小豆酒研，温服，以滓傅之。熊氏。**妇人乳肿**小豆、莽草等分，为末，苦酒和傅佳。梅师。**痈疽初作**赤小豆末，水和涂之，毒即消散，频用有效。小品方。**石痈诸痈**赤小豆五合，纳苦酒中五宿，炒研，以苦酒和涂即消。加栝楼根等分。范汪方。**痘后痈毒**赤小豆末，鸡子白调涂傅之。**腮颊热肿**赤小豆末，和蜜涂之，一夜即消。或加芙蓉叶末尤妙。**丹毒如火**赤小豆末，和鸡子白，时时涂之不已，逐手即消。小品方。**风瘙瘾疹**赤小豆、荆芥穗等分，为末，鸡子清调涂之。**金疮烦满**赤小豆一升，苦酒浸一日，熬燥再浸，满三日，令黑色，为末。每服方寸匕，日三服。千金。**六畜肉毒**小豆一升，烧研。水服三方寸匕，神良。千金方。

叶

【主治】　**去烦热，止小便数**。别录。**煮食明目**。日华。

【发明】〔时珍曰〕小豆利小便，而藿止小便，与麻黄发汗而根止汗同意，物理之异如此。

【附方】　旧一，新一。**小便频数**小豆叶一斤，入豉汁中煮，和作羹食之。心镜。**小儿遗尿**小豆叶捣汁服之。千金。

芽

【主治】　**妊娠数月，经水时来，名曰漏胎；或因房室，名曰伤胎。用此为末，温酒服方寸匕，日三，得效乃止**。时珍。出普济。

腐婢本经下品

【集解】　〔别录曰〕腐婢生汉中，小豆花也。七月采之，阴干四十日。〔弘景曰〕花与实异用，故不同品。方家不用。未解何故有腐婢之名？本经不言是小豆花，别录乃云，末审是否。今海边有小树，状如卮子，茎叶[①] 多曲，气似腐臭。土人呼为腐婢，疗疟有效。以酒渍皮服，疗心腹疾。此当是真，此条应入木部也。〔恭曰〕腐婢相承以为葛花。葛花消酒大胜，而小豆全无此效，当以葛花为真。〔禹锡曰〕按别本云：小豆花亦有腐气。与葛花同服，饮酒不醉。与本经治酒病相合。陶、苏二说并非。〔甄权曰〕腐婢即赤小豆花也。〔颂曰〕海边小树、葛花、赤小豆花，三物皆有腐婢之名，名同物异也。〔宗奭曰〕腐婢既在谷部，豆花为是，不必多辩。〔时珍曰〕葛花已见本条。小豆能利小便，治热中，下气止渴，与腐婢主疗相同，其为豆花无疑。但小豆有数种，甄氏药性论独指为赤小豆，今姑从之。

【气味】　**辛，平，无毒。**

---

① 叶：《证类本草》卷二十六作“条”。

【主治】 **痎疟，寒热邪气，泄痢，阴不起。止消渴，病酒头痛。**本经。心镜云：上证，用花同豉汁五味，煮羹食之。**消酒毒，明目，下水气，治小儿丹毒热核，散气满不能食，煮一顿食之。**药性。**治热中积热，痔瘘下血。**时珍。宜明葛花丸中用之。

【附方】 新二。**饮酒不醉**小豆花、叶阴干百日为末，水服方寸匕。或加葛花等分。千金。**疔疮恶肿**小豆花末，傅之。普济方。

绿豆宋开宝

【释名】 〔时珍曰〕绿以色名也。旧本作菉者，非矣。

【集解】 〔志曰〕绿豆圆小者佳。粉作饵炙食之良。大者名稙豆，苗、子相似，亦能下气治霍乱也。〔瑞曰〕有官绿、油绿，主疗则一。〔时珍曰〕绿豆处处种之。三四月下种，苗高尺许，叶小而有毛，至秋开小花，荚如赤豆荚。粒粗而色鲜者为官绿；皮薄而粉多、粒小而色深者为油绿；皮厚而粉少早种者，呼为摘绿，可频摘也；迟种呼为拔绿，一拔而已。北人用之甚广，可作豆粥、豆饭、豆酒，炒食、麨食，磨而为面，澄滤取粉，可以作饵顿糕，荡皮搓索，为食中要物。以水浸湿生白芽，又为菜中佳品。牛马之食亦多赖之。真济世之良谷也。

【气味】 **甘，寒，无毒。**〔藏器曰〕用之宜连皮，去皮则令人少壅气，盖皮寒而肉平也。反榧子壳，害人。合鲤鱼鲊食，久则令人肝黄成渴病。

【主治】 **煮食，消肿下气，压热解毒。生研绞汁服，治丹毒烦热风疹，药石发动，热气奔豚。**开宝。**治寒热热中，止泄痢卒澼，利小便胀满。**思邈。**厚肠胃。作枕，明目，治头风头痛。除吐逆**[①] 日华。**补益元气，和调五脏，安精神，行十二经脉，去浮风，润皮肤，宜常食之。煮汁，止消渴。**孟诜。**解一切药草、牛马、金石诸毒。**宁原。**治痘毒，利肿胀。**时珍。

【发明】 〔时珍曰〕绿豆肉平皮寒，解金石、砒霜、草木一切诸毒，宜连皮生研水服。按夷坚志云：有人服附子酒多，头肿如斗、唇裂血流。急求绿豆、黑豆各数合嚼食，并煎汤饮之，乃解也。

【附方】 新十。**扁鹊三豆饮**治天行痘疮。预服此饮，疏解热毒，纵出亦少。用绿豆、赤小豆、黑大豆各一升，甘草节二两，以水八升，煮极熟。任意食豆饮汁，七日乃止。一方：加黄大豆、白大豆，名五豆饮。**痘后痈毒**初起，以三豆膏治之神效。绿豆、赤小豆、黑大豆等分，为末。醋调时时扫涂，即消。医学正传。**防痘入眼**用绿豆七粒，令儿自投井中，频视七遍，乃还。**小儿丹肿**绿豆五钱，大黄二钱，为末，用生薄荷汁入蜜调涂。全幼心鉴。**赤痢不止**以大麻子，水研滤汁，煮绿豆食之，极效。粥食亦可。必效方。**老人淋痛**青豆二升，橘皮二两，煮豆粥，下麻子汁一升，空心渐食之，并饮其汁，甚验。养老书。**消渴饮水**绿豆煮汁，并作粥食。普济方。**心气疼痛**绿豆廿一粒，胡椒十四粒，同研，白汤调服即止。**多食易饥**绿豆、黄麦、糯米各一升，炒熟磨粉。每以白汤服一杯，三五日见效。**十种水气**用绿豆二合半，大附子一只，去皮脐，切作两片，水三碗，煮熟，空心卧时食豆。次日将附子两片作四片，再以绿豆二合半，如前煮食。第三日别以绿豆、附子如前煮食。第四日如第二日法煮食。水从小便下，肿自消。未消再服。忌生冷、毒物、

① 吐逆：《证类本草》卷二十五作“热毒风”三字。

盐、酒六十日，无不效者。朱氏集验方。

绿豆粉

【气味】　甘，凉、平，无毒。〔原曰〕其胶粘者，脾胃虚人不可多食。〔瑞曰〕勿近杏仁，则烂不能作索。

【主治】　解诸热，益气，解酒食诸毒，治发背痈疽疮肿，及汤火伤灼。吴瑞。**痘疮湿烂不结痂疕者，干扑之良。**宁原。**新水调服，治霍乱转筋，解诸药毒死，心头尚温者。**时珍。**解菰菌、砒毒。**汪颖。

【发明】　〔时珍曰〕绿豆色绿，小豆之属木者也，通于厥阴、阳明。其性稍平，消肿治痘之功虽同赤豆，而压热解毒之力过之。且益气，厚肠胃，通经脉，无久服枯人之忌。但以作凉粉，造豆酒，或偏于冷，或偏于热，能致人病，皆人所为，非豆之咎也。豆粉须以绿色粘腻者为真。外科治痈疽有内托护心散，极言其神效，丹溪朱氏有论发挥。〔震亨曰〕外科精要谓内托散，一日至三日进十数服，可免毒气内攻脏腑。窃详绿豆解丹毒，治石毒，味甘，入阳明，性寒能补为君。以乳香去恶肿，入少阴，性温善窜为佐。甘草性缓，解五金、八石、百药毒为使。想此方专为服丹石发疽者设也。若夫年老者、病深者、证备者，体虚者，绿豆虽补，将有不胜其任之患。五香连翘汤亦非必用之剂。必当助气壮胃，使根本坚固，而行经活血为佐，参以经络时令，使毒气外发，此则内托之本意，治施之早，可以内消也。

【附方】　新十二。**护心散**又名内托散、乳香万全散。凡有疽疾，一日至三日之内，宜连进十余服，方免变证，使毒气出外。服之稍迟，毒气内攻，渐生呕吐，或鼻生疮菌，不食即危矣。四五日后，亦宜间服之。用真绿豆粉一两，乳香半两，灯心同研和匀，以生甘草浓煎汤调下一钱，时时呷之。若毒气冲心，有呕逆之证，大宜服此。盖绿豆压热下气，消肿解毒。乳香消诸痈肿毒。服至一两，则香彻疮孔中，真圣药也。李嗣立外科方。**疮气呕吐**绿豆粉三钱，干胭脂半钱，研匀。新汲水调下，一服立止。普济。**霍乱吐利**绿豆粉、白糖各二两，新汲水调服，即愈。生生编。**解烧酒毒**绿豆粉荡皮，多食之即解。**解鸩酒毒**绿豆粉三合，水调服。**解砒石毒**绿豆粉、寒水石等分，以蓝根汁调服三五钱。卫生易简。**解诸药毒**已死，但心头温者。用绿豆粉调水服。卫生易简方。**打扑损伤**用绿豆粉新铫炒紫，新汲井水调傅，以杉木皮缚定，其效如神。此汀人陈氏梦传之方。澹寮方。**杖疮疼痛**绿豆粉炒研，以鸡子白和涂之，妙。生生编。**外肾生疮**绿豆粉、蚯蚓粪等分，研涂之。**暑月痱疮**绿豆粉二两，滑石一两，和匀扑之。一加蛤粉二两。简易方。**一切肿毒**初起。用绿豆粉炒黄黑色，猪牙皂荚一两，为末，用米醋调敷之。皮破者油调之。邵真人经验方。

豆皮

【气味】　甘，寒，无毒。

【主治】　解热毒，退目翳。时珍。

【附方】　新一。**通神散**治瘢痘目生翳。绿豆皮、白菊花、谷精草等分，为末。每用一钱，以干柿饼一枚，粟米泔一盏，同煮干。食柿，日三服。浅者五七日见效，远者半月见效。直指方。

豆荚

【主治】　赤痢经年不愈，蒸熟，随意食之良。时珍。出普济。

豆花

【主治】　解酒毒。时珍。

豆芽

【气味】　甘，平，无毒。

【主治】 **解酒毒热毒，利三焦。**时珍。

【发明】 〔时珍曰〕诸豆生芽皆腥韧不堪，惟此豆之芽白美独异。今人视为寻常，而古人未知者也。但受湿热郁浥之气，故颇发疮动气，与绿豆之性稍有不同。

豆叶

【主治】 **霍乱吐下，绞汁和醋少许，温服。**开宝。

白豆宋嘉祐

【释名】 **饭豆**

【集解】 〔诜曰〕白豆苗，嫩者可作菜食，生食亦妙。〔颖曰〕浙东一种味甚胜，用以用酱、作腐极佳。北方水白豆，相似而不及也。〔原曰〕白豆即饭豆也，粥饭皆可拌食。〔时珍曰〕饭豆，小豆之白者也，亦有土黄色者。豆大如绿豆而长。四五月种之。苗叶似赤小豆而略大，可食，荚亦似小豆。一种蓁豆，叶如大豆，可作饭、作腐，亦其类也。

【气味】 **甘，平，无毒。**〔原曰〕咸，平。

【主治】 **补五脏，调中，助十二经脉。**孟诜。**暖肠胃。**日华。**杀鬼气。肾之谷，肾病宜食之。**思邈。

叶

【主治】 **煮食，利五脏，下气。**日华。

稆豆拾遗。音吕。

【释名】 〔时珍曰〕稆乃自生稻名也。此豆原是野生，故名。今人亦种之于下地矣。

【集解】 〔藏器曰〕稆豆生田野，小而黑，堪作酱。尔雅戎菽一名驴豆，古名登豆，是也。〔瑞曰〕稆豆即黑豆中最细者。〔时珍曰〕此即黑小豆也。小科细粒，霜后乃熟。陈氏指为戎菽，误矣。尔雅亦无此文。戎菽乃胡豆。萱豆乃鹿豆，见菜部。并四月熟。

【气味】 **甘，温，无毒。**

【主治】 **去贼风风痹，妇人产后冷血，炒令焦黑，及热投酒中，渐渐饮之。**藏器。

豌豆拾遗

【释名】 **胡豆**拾遗**戎菽**尔雅**回鹘豆**辽志。饮膳正要作回回豆。回回，即回鹘国也。**毕豆**唐史。崔寔月令作跸豆。**青小豆**千金**青斑豆**别录**麻累**〔时珍曰〕胡豆，豌豆也。其苗柔弱宛宛，故得豌名。种出胡戎，嫩时青色，老则斑麻，故有胡、戎、青斑、麻累诸名。陈藏器拾遗虽有胡豆，但云苗似豆，生田野间，米中往往有之。然豌豆、蚕豆皆有胡豆之名。陈氏所云，盖豌豆也。豌豆之粒小，故米中有之。尔雅：戎菽谓之荏菽。管子：山戎出荏菽，布之天下。并注云：即胡豆也。唐史：毕豆出自西戎回鹘地面。张揖广雅：毕豆、豌豆，留豆也。别录序例云：丸药如胡豆大者，即青斑豆也。孙思邈千金方云：青小豆一名胡豆，一名麻累。邺中记云：石虎讳胡，改胡豆为国豆。此数说，皆指豌豆也。盖古昔呼豌豆为胡豆，今则蜀人专呼蚕豆为胡豆，而豌豆名胡豆，人不知矣。又乡人亦呼豌豆大者为淮豆，盖回鹘音相近也。

【集解】 〔时珍曰〕豌豆种出西胡，今北土甚多。八九月下种，苗生柔弱如蔓，有须。叶似蒺藜叶，两两对生，嫩时可食。三四月开小花如蛾形，淡紫色。结荚长寸许，子圆如药丸，亦似甘草子。出胡地者大如杏仁。煮、炒皆佳，磨粉面甚白细腻。百谷之中，最为先登。又有野豌豆，粒小不堪，惟苗可茹，名翘摇，见菜部。

【气味】　**甘，平，无毒。**〔思邈曰〕甘、咸，温、平，涩。〔瑞曰〕多食发气病。

【主治】　**消渴，淡煮食之，良。**藏器。**治寒热热中，除吐逆，止泄痢澼下，利小便、腹胀满。**思邈。**调营卫，益中平气。煮食，下乳汁。可作酱用。**瑞。**煮饮，杀鬼毒心病，解乳石毒发。研末，涂痈肿痘疮。作澡豆，去鼾黯，**令人面光泽。时珍。

【发明】　〔时珍曰〕豌豆属土，故其所主病多系脾胃。元时饮膳，每用此豆捣去皮，同羊肉治食，云补中益气。今为日用之物，而唐、宋本草见遗，可谓缺典矣。千金、外台洗面澡豆方，盛用毕豆面，亦取其白腻耳。

【附方】　新三。**四圣丹**治小儿痘中有疔，或紫黑而大，或黑坏而臭，或中有黑线，此症十死八九，惟牛都御史得秘传此方点之最妙。用豌豆四十九粒烧存性，头发灰三分，真珠十四粒炒研为末，以油燕脂同杵成膏。先以簪挑疔破，咂去恶血，以少许点之，即时变红活色。**服石毒发**胡豆半升捣研，以水八合绞汁饮之，即愈。外台。**霍乱吐利**豌豆三合，香葇三两，为末，水三盏，煎一盏，分二服。圣惠。

蚕豆食物

【释名】　**胡豆**〔时珍曰〕豆荚状如老蚕，故名。王祯农书谓其蚕时始熟故名，亦通。吴瑞本草以此为豌豆，误矣。此豆种亦自西胡来，虽与豌豆同名、同时种，而形性迥别。太平御览云：张骞使外国，得胡豆种归。指此也。今蜀人呼此为胡豆，而豌豆不复名胡豆矣。

【集解】　〔时珍曰〕蚕豆南土种之，蜀中尤多。八月下种，冬生嫩苗可茹。方茎中空。叶状如匙头，本圆末尖，面绿背白，柔厚，一枝三叶。二月开花如蛾状，紫白色，又如豇豆花。结角连缀如大豆，颇似蚕形。蜀人收其子以备荒歉。

【气味】　**甘、微辛，平，无毒。**

【主治】　**快胃，和脏腑。**汪颖。

【发明】　〔时珍曰〕蚕豆本草失载。万表积善堂方言：一女子误吞针入腹。诸医不能治。一人教令煮蚕豆同韭菜食之，针自大便同出。此亦可验其性之利脏腑也。

苗

【气味】　**苦、微甘，温。**

【主治】　**酒醉不省，油盐炒熟，煮汤灌之，效。**颖。

豇豆纲目。江、绛二音。

【释名】　䜶䝄音绛双。〔时珍曰〕此豆红色居多，荚必双生，故有豇、䜶䝄之名。广雅指为胡豆，误矣。

【集解】　〔时珍曰〕豇豆处处三四月种之。一种蔓长丈余，一种蔓短。其叶俱本大末尖，嫩时可茹。其花有红、白二色。荚有白、红、紫、赤、斑驳数色，长者至二尺，嫩时充菜，老则收子。此豆可菜、可果、可谷，备用最多，乃豆中之上品，而本草失收，何哉。

【气味】　**甘、咸，平，无毒。**

【主治】　**理中益气，补肾健胃，和五脏，调营卫，生精髓，止消渴，吐逆泄痢，小便数，解鼠莽毒。**时珍。

【发明】　〔时珍曰〕豇豆开花结荚，必两两并垂，有习坎之义。豆子微曲，如人肾形，所谓豆为肾谷者，宜以此当之。昔卢廉夫教人补肾气，每日空心煮豇豆，入少盐食之，盖得此理。与诸疾无禁，但水肿忌补肾，不宜多食耳。又袖珍方云：中鼠莽毒者，以豇豆煮汁饮即解。欲试者，先刈鼠莽苗，以汁泼之，便根烂不生。此则物理然也。

藊豆音扁。别录中品

【释名】 **沿篱豆俗蛾眉豆**〔时珍曰〕藊本作扁，荚形扁也。沿篱，蔓延也。蛾眉，象豆脊白路之形也。

【集解】 〔弘景曰〕藊豆人家种之于篱垣，其荚蒸食甚美。〔颂曰〕蔓延而上，大叶细花，花有紫、白二色，荚生花下。其实有黑、白二种，白者温而黑者小冷，入药用白者。黑者名鹊豆，盖以其黑间有白道，如鹊羽也。〔时珍曰〕扁豆二月下种，蔓生延缠。叶大如杯，团而有尖。其花状如小蛾，有翅尾形。其荚凡十余样，或长或团，或如龙爪、虎爪，或如猪耳、刀镰，种种不同，皆累累成枝。白露后实更繁衍，嫩时可充蔬食茶料，老则收子煮食。子有黑、白、赤、斑四色。一种荚硬不堪食。惟豆子粗圆而色白者可入药，本草不分别，亦缺文也。

白扁豆

【修治】 〔时珍曰〕凡用取硬壳扁豆子，连皮炒熟，入药。亦有水浸去皮及生用者，从本方。

【气味】 **甘，微温，无毒。**〔诜曰〕微寒，患冷人勿食。〔弘景曰〕患寒热者不可食。

【主治】 **和中，下气。**别录。**补五脏，主呕逆。久服头不白。**孟诜。**疗霍乱吐利不止，研末和醋服之。**苏恭。**行风气，治女子带下，解酒毒、河豚鱼毒。**苏颂。**解一切草木毒，生嚼及煮汁饮，取效。**甄权。**止泄痢，消暑，暖脾胃，除湿热，止消渴。**时珍。

【发明】 〔时珍曰〕硬壳白扁豆，其子充实，白而微黄，其气腥香，其性温平，得乎中和，脾之谷也。入太阴气分，通利三焦，能化清降浊，故专治中宫之病，消暑除湿而解毒也。其软壳及黑鹊色者，其性微凉，但可供食，亦调脾胃。

【附方】 新九。**霍乱吐利**扁豆、香薷各一升，水六升，煮二升，分服。千金。**霍乱转筋**白扁豆为末，醋和服。普济方。**消渴饮水**金豆丸：用白扁豆浸去皮，为末，以天花粉汁同蜜和，丸梧子大，金箔为衣，每服二三十丸，天花粉汁下，日二服。忌炙煿酒色。次服滋肾药。仁存堂方。**赤白带下**白扁豆炒为末，用米饮每服二钱。**毒药堕胎**女人服草药堕胎腹痛者。生白扁豆去皮，为末，米饮服方寸匕。浓煎汁饮。亦可丸服。若胎气已伤未堕者，或口噤手强，自汗头低，似乎中风，九死一生。医多不识，作风治，必死无疑。**中砒霜毒**白扁豆生研，水绞汁饮。并永类方。**六畜肉毒**白扁豆烧存性研，冷水服之，良。事林广记。**诸鸟肉毒**生扁豆末，冷水服之。同上。**恶疮痂痒**作痛。以扁豆捣封，痂落即愈。肘后。

花

【主治】 **女子赤白带下，干末，米饮服之。**苏颂。**焙研服，治崩带。作馄饨食，治泄痢。擂水饮，解中一切药毒垂死。功同扁豆。**时珍。

【附方】 新二。**血崩不止**白扁豆花焙干，为末。每服二钱，空心炒米煮饮，入盐少许，调下即效。奇效良方。**一切泄痢**白扁豆花正开者，择净勿洗，以滚汤瀹过，和小猪脊肥肉一条，葱一根，胡椒七粒，酱汁拌匀，就以瀹豆花汁和面，包作小馄饨，炙熟食之。必用食治方。

叶

【主治】 **霍乱吐下不止。**别录。**吐利后转筋，生捣一把，入少酢绞汁服，立**

瘥。苏恭。**醋炙研服，治瘕疾**。孟诜。**杵傅蛇咬**。大明。

藤

【主治】 **霍乱，同芦穄、人参、仓米等分，煎服**。时珍。

刀豆纲目

【释名】 **挟剑豆**〔时珍曰〕以荚形命名也。案段成式酉阳杂俎云：乐浪有挟剑豆，荚生横斜，如人挟剑。即此豆也。

【集解】 〔颖曰〕刀豆长尺许，可入酱用。〔时珍曰〕刀豆人多种之。三月下种，蔓生引一二丈，叶如豇豆叶而稍长大，五六七月开紫花如蛾形。结荚，长者近尺，微似皂荚，扁而剑脊，三棱宛然。嫩时煮食、酱食、蜜煎皆佳。老则收子，子大如拇指头，淡红色。同猪肉、鸡肉煮食，尤美。

【气味】 **甘，平，无毒。**

【主治】 **温中下气，利肠胃，止呃逆，益肾补元**。时珍。

【发明】 〔时珍曰〕刀豆本草失载，惟近时小书载其暖而补元阳也。又有人病后呃逆不止，声闻邻家。或令取刀豆子烧存性，白汤调服二钱即止。此亦取其下气归元，而逆自止也。

黎豆拾遗

校正：自草部移入此。

【释名】 **狸豆**纲目**虎豆**〔藏器曰〕豆子作狸首文，故名。〔时珍曰〕黎亦黑色也。此豆荚老则黑色，有毛露筋，如虎、狸指爪，其子亦有点，如虎、狸之斑，煮之汁黑，故有诸名。

【集解】 〔藏器曰〕黎豆生江南，蔓如葛，子如皂荚子，作狸首文。人炒食之，别无功用。陶氏注蚺蛇胆云如黎豆者，即此也。尔雅云：诸虑一名虎涉。又注櫐根云：苗如豆。尔雅：摄，虎櫐。郭璞注云：江东呼櫐为藤，似葛而粗大。缠蔓林树，荚有毛刺。一名豆搜，今虎豆也，千岁櫐是矣。〔时珍曰〕尔雅虎櫐，即狸豆也。古人谓藤为櫐，后人讹櫐为狸矣。尔雅山櫐、虎櫐，原是二种。陈氏合而为一，谓诸虑一名虎涉，又以为千岁櫐，并误矣。千岁櫐见草部。狸豆野生，山人亦有种之者。三月下种生蔓。其叶如豇豆叶，但文理偏斜。六七月开花成簇，紫色，状如扁豆花。一枝结荚十余，长三四寸，大如拇指，有白茸毛。老则黑而露筋，宛如干熊指爪之状。其子如刀豆子，淡紫色，有斑点如狸文。煮去黑汁，同猪、鸡肉再煮食，味乃佳。

【气味】 **甘、微苦，温，有小毒。**多食令人闷。

【主治】 **温中，益气**。时珍。

本草纲目谷部目录第二十五卷

本草纲目谷部第二十五卷

谷之四造酿类二十九种

大豆豉别录中品

【释名】　〔时珍曰〕按刘熙释名云：豉，嗜也。调和五味，可甘嗜也。许慎说文谓豉为配盐幽菽者，乃咸豉也。

【集解】　〔弘景曰〕豉出襄阳、钱塘者香美而浓，入药取中心者佳。〔藏器曰〕蒲州豉味咸，作法与诸豉不同，其味烈。陕州有豉汁，经十年不败，入药并不如今之豉心，为其无盐故也。〔诜曰〕陕府豉汁，甚胜常豉。其法以大豆为黄蒸，每一斗，加盐四升，椒四两，春三日、夏二日[①] 即成。半熟加生姜五两，既洁净且精也。〔时珍曰〕豉，诸大豆皆可为之，以黑豆者入药。有淡豉、咸豉，治病多用淡豉汁及咸者，当随方法。其豉心乃合豉时取其中心者，非剥皮取心也。此说见外台秘要。造淡豉法：用黑大豆二三斗，六月内淘净，水浸一宿沥干，蒸熟取出摊席上，候微温蒿覆。每三日一看，候黄衣上遍，不可太过。取晒簸净，以水拌干湿得所，以汁出指间为准。安瓮中，筑实，桑叶盖厚三寸，密封泥，于日中晒七日，取出，曝一时，又以水拌入瓮。如此七次，再蒸过，摊去火气，瓮收筑封即成矣。造咸豉法：用大豆一斗，水浸三日，淘蒸摊罯，候上黄取出簸净，水淘晒干。每四斤，入盐一斤，姜丝半斤，椒、橘、苏、茴、杏仁拌匀，入瓮。上面水浸过一寸，以叶盖封口，晒一月乃成也。造豉汁法：十月至正月，用好豉三斗，清麻油熬令烟断，以一升拌豉蒸过，摊冷晒干，拌再蒸，凡三遍。以白盐一斗捣和，以汤淋汁三四斗，入净釜。下椒、葱、橘丝同煎，三分减一，贮于不津器中，香美绝胜也。有麸豉、瓜豉、酱豉诸品皆可为之，但充食品，不入药用也。

淡豉

【气味】　**苦，寒，无毒。**〔思邈曰〕苦、甘，寒，涩。得醯良。〔杲曰〕阴中之阴也。

【主治】　**伤寒头痛寒热，瘴气恶毒，烦躁满闷，虚劳喘吸，两脚疼冷。杀六畜胎子诸毒。**别录。**治时疾热病发汗。熬末，能止盗汗，除烦。生捣为丸服，治寒热风，胸中生疮。煮服，治血痢腹痛。研涂阴茎生疮。**药性。**治疟疾骨蒸，中毒药蛊气，犬咬。**大明。**下气调中，治伤寒温毒发癍呕逆。**时珍。千金治温毒黑膏用之。

蒲州豉

【气味】　**咸，寒，无毒。**

【主治】　**解烦热热毒，寒热虚劳，调中发汗，通关节，杀腥气，伤寒鼻塞。陕州豉汁：亦除烦热。**藏器。

【发明】　〔弘景曰〕豉，食中常用，

---

① 日：此下《证类本草》卷二十五有“冬五日”三字。

春夏之气不和，蒸炒以酒渍服之至佳。依康伯法，先以醋、酒溲蒸曝燥，麻油和，再蒸曝之，凡三过，末椒、姜治和进食，大胜今时油豉也。患脚人，常将渍酒饮之，以滓傅脚，皆瘥。〔颂曰〕古今方书用豉治病最多，江南人善作豉，凡得时气，即先用葱豉汤服之取汗，往往便瘥也。〔时珍曰〕陶说康伯豉法，见博物志，云原出外国，中国谓之康伯，乃传此法之姓名耳。其豉调中下气最妙。黑豆性平，作豉则温。既经蒸罯，故能升能散。得葱则发汗，得盐则能吐，得酒则治风，得薤则治痢，得蒜则止血，炒熟则又能止汗，亦麻黄根节之义也。

【附方】　旧三十一，新一十八。**伤寒发汗**〔颂曰〕葛洪肘后方云：伤寒有数种，庸人卒不能分别者，今取一药兼疗之，凡初觉头痛身热，脉洪，一二日，便以葱豉汤治之。用葱白一虎口，豉一升，绵裹，水三升，煮一升，顿服。不汗更作，加葛根三两；再不汗，加麻黄三两。肘后又法：用葱汤煮米粥，入盐豉食之，取汗。又法：用豉一升，小男溺三升，煎一升，分服取汗。**伤寒不解**伤寒汗出不解，已三四日，胸中闷恶者。用豉一升，盐一合，水四升，煮一升半，分服取吐，此秘法也。梅师方。**辟除温疫**豉和白术浸酒，常服之。梅师。**伤寒懊侬**吐下后心中懊侬，大下后身热不去，心中痛者，并用卮子豉汤吐之。肥卮子十四枚，水二盏，煮一盏，入豉半两，同煮至七分，去滓服。得吐，止后服。伤寒论。**伤寒余毒**伤寒后毒气攻手足，及身体虚肿。用豉五合微炒，以酒一升半，同煎五七沸，任性饮之。简要济众。**伤寒目翳**烧豉二七枚，研末吹之。肘后。**伤寒暴痢**〔药性论曰〕以豉一升，薤白一握，水三升，煮薤熟，纳豉更煮，色黑去豉，分为二服。**血痢不止**用豉、大蒜等分，杵丸梧子大。每服三十丸，盐汤下。王氏博济。**血痢如刺**〔药性论曰〕以豉一升，水渍相淹，煎两沸，绞汁顿服。不瘥再作。**赤白重下**葛氏：用豆豉熬小焦，捣服一合，日三。或炒焦，以水浸汁服，亦验。外台：用豉心炒为末一升，分四服，酒下，入口即断也。**脏毒下血**乌犀散：用淡豉十文，大蒜二枚煨，同捣丸梧子大。煎香菜汤服二十丸，日二服，安乃止，永绝根本，无所忌。庐州彭大祥云：此药甚妙，但大蒜九蒸乃佳，仍以冷齑水送下。昔朱元成言其侄及陆子楫提刑皆服此，数十年之疾，更不复作也。究原方。**小便血条**淡豆豉一撮，煎汤空腹饮。或入酒服。危氏得效方。**疟疾寒热**煮豉汤饮数升，得大吐即愈。肘后方。**小儿寒热**恶气中人。以湿豉研丸鸡子大，以摩腮上及手足心六七遍，又摩心、脐上，旋旋咒之了，破豉丸看有细毛，弃道中，即便瘥也。食医心镜。**盗汗不止**〔诜曰〕以豉一升微炒香，清酒三升渍三日，取汁冷暖任服。不瘥更作，三两剂即止。**齁喘痰积**凡天雨便发，坐卧不得，饮食不进，乃肺窍久积冷痰，遇阴气触动则发也。用此一服即愈，服至七八次，即出恶痰数升，药性亦随而出，即断根矣。用江西淡豆豉一两，蒸捣如泥，入砒霜末一钱，枯白矾三钱，丸绿豆大。每用冷茶、冷水送下七丸，甚者九丸，小儿五丸，即高枕仰卧。忌食热物等。皆效方。**风毒膝挛**骨节痛。用豉三五升，九蒸九暴，以酒一斗浸经宿，空心随性温饮。食医心镜。**手足不随**豉三升，水九升，煮三升，分三服。又法：豉一升微熬，囊贮渍三升酒中三宿。温服，常令微醉为佳。肘后。**头风疼痛**豉汤洗头，避风取瘥。孙真人方。**卒不得语**煮豉汁，加入美酒服之。肘后。**喉痹不语**煮豉汁一升服，覆取汗；仍着桂末于舌下，咽之。千金。**咽生息肉**盐豉和捣涂之。先刺破出血乃用，神效。圣济总录。**口舌生疮**胸膈疼痛者。用焦豉末，含一宿即差。圣惠方。**舌上血出**如针孔者。豉三升，水三升，煮沸。服一升，日三服。葛氏方。**堕胎血下**烦满。用豉一升，水三升，煮三沸，调鹿角末服方寸匕。子母秘录方。**妊娠动胎**豉汁服妙。华佗方也。同上。**妇人难产**乃儿枕破与败血裹其子也。以胜金散逐其败血，即顺矣。用盐豉一两，以旧青布裹了，烧赤乳细，入麝香一钱，为末，取秤锤烧红淬酒，调服一大盏。郭稽中方。**小儿胎毒**淡豉煎浓汁，与三五口，其毒自下。又能助脾气，消乳食。圣惠。**小儿哯乳**用咸豉七个去皮，腻粉一钱，同研，丸黍米大。每服三五丸，藿香汤下。全幼心鉴。**小儿丹毒**作疮出水。豉炒烟尽为末，油调傅之。姚和众方。**小儿头疮** 以黄泥裹煨熟取研。以莼菜油调傅之。胜金。**发背痈肿**已溃未溃。用香豉三升，入少水捣成泥，照肿处大小作饼，厚三分。疮有孔，勿覆孔上。铺豉饼，以艾列于上灸之。但使温温，勿令破肉。如热痛，即急易之，患当减快，一日二次灸之。如先有孔，以汁出为妙。千金方。**一切恶疮**熬豉为末傅之，不过三四次。出杨氏产乳。**阴茎生疮**痛烂者。以豉一分，蚯蚓湿泥二分，水研和涂上，干即易之。禁热食、酒、蒜、芥菜。药性论。**蠼螋尿疮**杵豉傅之。良。千金。**虫刺螫人**豉心嚼敷，少顷见豉中有毛即瘥。不见再傅，昼夜勿绝，见毛为度。外台。**蹉跌破伤**筋骨。用豉三升，水三升，渍浓汁饮之，止心闷。千金。**殴伤瘀聚**腹中闷满。豉一升，水三升，煮三沸，分服。不瘥再作。千金。**解蜀椒毒**豉汁饮之。千金方。**中牛马毒**豉汁和人乳频服之，效。卫生易简。**小蛤蟆毒**小蛤蟆有毒，食之令小便秘涩，脐下闷痛，有至死者。以生豉一合，投新汲水半碗，浸浓汁，顿饮之，即愈。茆亭客话。**中酒成病**豉、葱白各半升，水二升，煮一升，顿服。千金方。**服药过剂**闷乱者。豉汁饮之。千金。**杂物眯目**不出。用豉三七枚，浸水洗目，视之即出。总录方。**刺在肉中**嚼豉涂之。千金方。**小儿病淋**方见蒸饼发明下。**肿从脚起**豉汁饮之，以滓傅之。肘后方。

豆黄食疗

校正：原附大豆下，今分出。

【释名】 〔时珍曰〕造法：用黑豆一斗蒸熟，铺席上，以蒿覆之，如盦酱法，待上黄，取出晒干，捣末收用。

【气味】 **甘，温，无毒**〔诜曰〕忌猪肉。

【主治】 **湿痹膝痛，五脏不足气，胃气结积，壮气力，润肌肤，益颜色，填骨髓，补虚损，能食，肥健人。以炼猪脂和丸，每服百丸，神验秘方也。肥人勿服**。诜。出延年秘录方。**生嚼涂阴痒汗出**。时珍。

【附方】 新二。**脾弱不食**饵此当食。大豆黄二升，大麻子三升熬香，为末。每服一合，饮下，日四五服任意。千金方。**打击青肿**大豆黄为末，水和涂之。外台秘要。

豆腐日用

【集解】 〔时珍曰〕豆腐之法，始于汉·淮南王刘安。凡黑豆、黄豆及白豆、泥豆、豌豆、绿豆之类，皆可为之。造法：水浸硙碎，滤去滓，煎成，以盐卤汁或山矾叶或酸浆、醋淀就釜收之，又有入缸内，以石膏末收者。大抵得咸、苦、酸、辛之物，皆可收敛尔。其面上凝结者，揭取晾干，名豆腐皮，入馔甚佳也。

【气味】 **甘、咸，寒，有小毒。**〔原曰〕性平。〔颂曰〕寒而动气。〔瑞曰〕发肾气、疮疥、头风，杏仁可解。〔时珍曰〕按延寿书云：有人好食豆腐中毒，医不能治。作腐家言：莱菔入汤中则腐不成。遂以莱菔汤下药而愈。大抵暑月恐有人汗，尤宜慎之。

【主治】 **宽中益气，和脾胃，消胀满，下大肠浊气。**宁原。**清热散血。**时珍。

【附方】 新四。**休息久痢**白豆腐，醋煎食之，即愈。普济方。**赤眼肿痛**有数种，皆肝热血凝也。用消风热药服之。夜用盐收豆腐片贴之，酸浆者勿用。证治要诀。**杖疮青肿**豆腐切片贴之，频易。一法：以烧酒煮贴之，色红即易，不红乃已。拔萃方。**烧酒醉死**心头热者。用热豆腐细切片，遍身贴之，贴冷即换之，苏省乃止。

陈廪米别录下品

【释名】 **陈仓米**古名**老米**俗名**火米**〔时珍曰〕有屋曰廪，无屋曰仓，皆官积也。方曰仓，圆曰囷，皆私积也。老亦陈也。火米有三：有火蒸治成者，有火烧治成者，又有畬田火米，与此不同。

【集解】 〔弘景曰〕陈廪米即粳米久入仓陈赤者。以廪军人，故曰廪尔。方中多用之。人以作醋，胜于新粳米也。〔藏器曰〕廪米，吴人以粟为良，汉地以粳为善。亦犹吴纻郑缟，贵远贱近之意。确论其功，粟当居前。〔宗奭曰〕诸家注说不言是粳是粟，然二米陈者性皆冷，煎煮亦无膏腻，频食令人自利，与经说稍戾。〔时珍曰〕廪米北人多用粟，南人多作粳及籼，并水浸蒸晒为之，亦有火烧过治成者。入仓陈久，皆气过色变，故古人谓之红粟红腐，陈陈相因也。

【气味】 **咸、酸，温，无毒。**〔藏器曰〕廪米热食即热，冷食即冷，假以火气也，体自温平。同马肉飧，发痼疾。〔时珍曰〕廪米年久，其性多凉，但炒食则温尔，岂有热食即热者乎？

【主治】 **下气，除烦渴，调胃止泄。**别录。**补五脏，涩肠胃。**日华。**暖脾，去惫气，宜作汤食。**士良。**炊饭食，止痢，补中益气，坚筋骨，通血脉，起阳道。以饭和酢捣封毒肿恶疮，立瘥。北人以饭置瓮中，水浸令酸，食之，暖五脏六腑之气。研米服，去卒心痛。**孟诜。**宽中消食。多食易饥。**宁原。**调肠胃，利小便，止渴除热。**时珍。

【发明】 〔时珍曰〕陈仓米煮汁不浑，初时气味俱尽，故冲淡可以养胃。古人多以煮汁煎药，亦取其调肠胃、利小便、去湿热之功也。千金方治洞注下利，炒此米研末饮服者，亦取此义。日华子谓其涩肠胃，寇氏谓其冷利，皆非中论。

【附方】 新五。**霍乱大渴**能杀人。以黄仓米三升，水一斗，煮汁澄清饮，良。永类钤方。**反胃膈气**不下食者。太仓散：用仓米或白米，日西时以水微拌湿，自想日气如在米中。次日晒干，袋盛挂风处。每以一撮，水煎，和汁饮之，即时便下。又方：陈仓米炊饭焙研。每五两入沉香末半两，和匀。每米饮服二三钱。普济方。**诸般积聚**太仓丸：治脾胃饥饱不时生病，及诸般积聚，百物所伤。陈仓米四两，以巴豆二十一粒去皮同炒，至米香豆黑，勿令米焦，择去豆不用，入去白橘皮四两，为末，糊丸梧子大。每姜汤服五丸，日二服。百一选方。**暑月吐泻**陈仓米二升，麦芽四两，黄连四两切，同蒸熟焙研为末，水丸梧子大。每服百丸，白汤送下。

饭拾遗

【释名】

【集解】〔时珍曰〕饭食，诸谷皆可为之，各随米性，详见本条。然有入药诸饭，不可类从者，应当别出。大抵皆取粳、籼、粟米者尔。

新炊饭

【主治】**人尿床，以热饭一盏，倾尿床处，拌与食之，勿令病者知。又乘热傅肿毒，良**。时珍。

寒食饭饋饭也。

【主治】**灭瘢痕及杂疮，研末傅之**。藏器。**烧灰酒服，治食本米饮成积，黄瘦腹痛者，甚效**。孙思邈。**伤寒食复，用此饭烧研，米饮服二三钱，效**。时珍。

祀灶饭

【主治】**卒噎，取一粒食之，即下。烧研，搽鼻中疮**。时珍。

盆边零饭

【主治】**鼻中生疮，烧研傅之**。时珍。

齿中残饭

【主治】**蝎咬毒痛，傅之即止**。时珍。

飧饭飧音孙，即水饭也。

【主治】**热食，解渴除烦**。时珍。

荷叶烧饭

【主治】**厚脾胃，通三焦，资助生发之气**。时珍。

【发明】〔李杲曰〕易水张洁古枳术丸，用荷叶裹烧饭为丸。盖荷之为物，色青中空，象乎震卦风木。在人为足少阳胆同手少阳三焦，为生化万物之根蒂。用此物以成其化，胃气何由不上升乎？更以烧饭和药，与白术协力，滋养谷气，令胃厚不致再伤，其利广矣大矣。〔时珍曰〕按韩悉医通云：东南人不识北方炊饭无甑，类呼为烧，如烧菜之意，遂讹以荷叶包饭入灰火烧煨，虽丹溪亦未之辩。但以新荷叶煮汤，入粳米造饭，气味亦全也。凡粳米造饭，用荷叶汤者宽中，芥叶汤者豁痰，紫苏汤者行气解肌，薄荷汤者去热，淡竹叶汤者辟暑，皆可类推也。

青精乾石䭀饭宋图经

【释名】**乌饭**〔颂曰〕按陶隐居登真隐诀载：太极真人青精乾石䭀饭法。䭀音信。䭀之为言飧也，谓以酒、蜜、药草辈溲而曝之也。亦作𥓓。凡内外诸书并无此字，惟施于此饭之名耳。陈藏器本草名乌饭。

【集解】〔颂曰〕登真隐诀载南烛草木名状，注见木部本条下。其作饭法：以生白粳米一斛五斗舂治，淅取一斛二斗。用南烛木叶五斤，燥者三斤亦可，杂茎皮煮取汁，极令清冷，以溲米，米释炊之。从四月至八月末，用新生叶，色皆深；九月至三月，用宿叶，色皆浅，可随时进退其斤两。又采软枝茎皮，于石臼中捣碎。假令四五月中作，可用十许斤熟舂，以斛二斗汤浸染得一斛也。比来只以水渍一二宿，不必用汤。漉而炊之，初米正作绿色，蒸过便如绀色。若色不好，亦可淘去，更以新汁渍之，洒濩皆用此汁，惟令饭作正青色乃止。高格曝干，当三蒸曝，每一蒸辄以叶汁溲令浥浥。每日可服二升，勿复血食。填胃补髓，消灭三虫。上元宝经云：子服草木之王，气与神通；子食青烛之津，命不复殒。此之谓也。今茅山道士亦作此饭，或以寄远。重蒸过食之，甚香甘也。〔藏器曰〕乌饭法：取南烛茎叶捣碎，渍汁浸粳米，九浸九蒸九曝，米粒紧小，黑如瑿珠，袋盛，可以适远方也。〔时珍曰〕此饭乃仙家服食之法，而今之释家多于四月八日造之，以供佛耳。造者又入柿叶、白杨叶数十枝以助色，或又加生铁一块者，止知取其上色，不知乃服食家所忌也。

【气味】 **甘，平，无毒。**

【主治】 **日进一合，不饥，益颜色，坚筋骨，能行**。藏器。**益肠胃，补髓，灭三虫，久服变白却老**。苏颂。出太极真人法。

粥拾遗

【释名】 **糜**〔时珍曰〕粥字象米在釜中相属之形。释名云：煮米为糜，使糜烂也。粥浊于糜，育育然[①] 也。厚曰饘，薄曰酏。

小麦粥

【主治】 **止消渴烦热**。时珍。

寒食粥用杏仁和诸花作之。

【主治】 **咳嗽，下血气，调中**。藏器。

糯米　秫米　黍米粥

【气味】 **甘，温，无毒。**

【主治】 **益气，治脾胃虚寒，泄痢吐逆，小儿痘疮白色**。时珍。

粳米　灿米　粟米　粱米粥

【气味】 **甘，温、平，无毒。**

【主治】 **利小便，止烦渴，养脾胃**。时珍。

【发明】 〔时珍曰〕按罗天益宝鉴云：粳、粟米粥，气薄味淡，阳中之阴也。所以淡渗下行，能利小便。韩柔医通云：一人病淋，素不服药。予令专啖粟米粥，绝去他味。旬余减，月余痊。此五谷治病之理也。又张耒粥记云：每晨起，食粥一大碗。空腹胃虚，谷气便作，所补不细。又极柔腻，与肠胃相得，最为饮食之妙诀。齐和尚说：山中僧，每将旦一粥，甚系利害。如不食，则终日觉脏腑燥涸。盖粥能畅胃气，生津液也。大抵养生求安乐，亦无深远难知之事，不过寝食之间尔。故作此劝人每日食粥，勿大笑也。又苏轼贴云：夜饥甚。吴子野劝食白粥，云能推陈致新，利膈益胃。粥既快美，粥后一觉，妙不可言也。此皆著粥之有益如此。诸谷作粥，详见本条。古方有用药物、粳、粟、粱米作粥，治病甚多。今略取其可常食者，集于下方，以备参考云。

赤小豆粥　利小便，消水肿脚气，辟邪疠。

绿豆粥　解热毒，止烦渴。

御米粥　治反胃，利大肠。

薏苡仁粥　除湿热，利肠胃。

莲子粉粥　健脾胃，止泄痢。

芡实粉粥　固精气，明耳目。

菱实粉粥　益肠胃，解内热。

栗子粥　补肾气，益腰脚。

薯蓣粥　补肾精，固肠胃。

芋粥　宽肠胃，令人不饥。

百合粉粥　润肺调中。

萝卜粥　消食利膈。

胡萝卜粥　宽中下气。

马齿苋粥　治痹消肿。

油菜粥　调中下气。

莙荙菜粥　健胃益脾。

波薐菜粥　和中润燥。

荠菜粥　明目利肝。

芹菜粥　去伏热，利大小肠。

芥菜粥　豁痰辟恶。

葵菜粥　润燥宽肠。

韭菜粥　温中暖下。

葱豉粥　发汗解肌。

茯苓粉粥　清上实下。

松子仁粥　润心肺，调大肠。

酸枣仁粥　治烦热，益胆气。

---

① 育育然：《释名·释饮食》作“粥粥然”。粥，本作“鬻”，鬻与育通。

枸杞子粥　补精血，益肾气。

薤白粥　治老人冷利。

生姜粥　温中辟恶。

花椒粥　辟瘴御寒。

茴香粥　和胃治疝。

胡椒粥　茱萸粥　辣米粥　并治心腹疼痛。

麻子粥　胡麻粥　郁李仁粥　并润肠治痹。

苏子粥　下气利膈。

竹叶汤粥　止渴清心。

猪肾粥　羊肾粥　鹿肾粥　并补肾虚诸疾。

羊肝粥　鸡肝粥　并补肝虚，明目。

羊汁粥　鸡汁粥　并治劳损。

鸭汁粥　鲤鱼汁粥　并消水肿。

牛乳粥　补虚羸。

酥蜜粥　养心肺。

鹿角胶入粥食，助元阳，治诸虚。

炒面入粥食，止白痢。

烧盐入粥食，止血痢。

麨尺沼切。拾遗

校正：原附粟下，今分出。

【释名】　**糗**去九切。〔时珍曰〕麨以炒成，其臭香。故糗从臭，麨从炒省也。刘熙释名云：糗，龋也。饭而磨之，使龋碎也。

【集解】　〔恭曰〕麨，蒸米、麦熬过，磨作之。〔藏器曰〕河东人以麦为之，北人以粟为之，东人以粳米为之，炒干饭磨成也。粗者为干糗粮。

米麦麨

【气味】　**甘、苦，微寒，无毒。**〔藏器曰〕酸，寒。

【主治】　**寒中，除热渴，消石气。**苏颂。**和水服，解烦热，止泄，实大肠。**藏器。**炒米汤：止烦渴。**时珍。

糕纲目

【释名】　**粢**〔时珍曰〕糕以黍、糯合粳米粉蒸成，状如凝膏也。单糯粉作者曰粢。米粉合豆末、糖、蜜蒸成者曰饵。释名云：粢，慈软也。饵，而也，相粘而也。扬雄方言云：饵谓之糕，或谓之粢，或谓之馀，音令，或谓之馣，音浥。然亦微有分别，不可不知之也。

【气味】　**甘，温，无毒。**〔时珍曰〕粳米糕易消导。粢糕最难克化，损脾成积，小儿尤宜禁之。

【主治】　**粳糕：养脾胃厚肠，益气和中。粢糕：益气暖中，缩小便，坚大便，效。**时珍。

【发明】　〔时珍曰〕晚粳米糕，可代蒸饼，丸脾胃药，取其易化也。糯米粢，可代糯糊，丸丹药，取其相粘也。九日登高米糕，亦可入药。按圣惠方治山瘴疟有糕角饮：九月九日取米糕角阴干半两，寒食饭二百粒，豉一百粒，独蒜一枚，恒山一两，以水二盏，浸一夜，五更煎至一盏，顿服，当下利为度。

【附方】　新一。**老人泄泻**干糕一两，姜汤泡化，代饭。简便方。

粽纲目

【释名】　**角黍**〔时珍曰〕糉俗作粽。古人以菰芦叶裹黍米煮成，尖角，如棕榈叶心之形，故曰粽，曰角黍。近世多用糯米矣。今俗五月五日以为节物相馈送。或言为祭屈原，作此投江，以饲蛟龙也。

【气味】　**甘，温，无毒。**

【主治】　**五月五日取粽尖，和截疟药，良。**时珍。

寒具纲目

【释名】　**捻头**钱乙**环饼**要术**馓**〔时

珍曰〕寒具冬春可留数月，及寒食禁烟用之，故名寒具。捻头，捻其头也。环饼，象环钏形也。馓，易消散也。服虔通俗文谓之餲，张揖广雅谓之粰粇，楚辞谓之粔籹，杂字解诂谓之膏环。

【集解】 〔时珍曰〕钱乙方中有捻头散，葛洪肘后有捻头汤，医书不载。按郑玄注周礼云：寒具，米食也。贾思勰要术云：环饼一名寒具，以水搜，入牛羊脂和作之，入口即碎。林洪清供云：寒具，捻头也。以糯粉和面，麻油煎成。以糖食之，可留月余，宜禁烟用。观此，则寒具即今馓子也。以糯粉和面，入少盐，牵索纽捻成环钏之形，油煎食之。刘禹锡寒具诗云：纤手搓成玉数寻，碧油煎出嫩黄深。夜来春睡无轻重，压扁佳人缠臂金。

【气味】 **甘、咸，温，无毒**

【主治】 **利大小便，润肠，温中益气**。时珍。

【附方】 新二。**钱氏捻头散**治小儿小便不通。用延胡索、苦楝子等分，为末。每服半钱或一钱，以捻头汤食前调下。如无捻头，滴油数点代之。钱氏小儿方。**血痢不止**地榆晒研为末。每服二钱，掺在羊血上，炙热食之，以捻头煎汤送下。或以地榆煮汁，熬如饴状，一服三合，捻头汤化下。

蒸饼纲目

【释名】 〔时珍曰〕按刘熙释名云：饼者，并也，溲面使合并也。有蒸饼、汤饼、胡饼、索饼、酥饼之属，皆随形命名也。

【集解】 〔时珍曰〕小麦面修治食品甚多，惟蒸饼其来最古，是酵糟发成单面所造，丸药所须，且能治疾，而本草不载，亦一缺也。惟腊月及寒食日蒸之，至皮裂，去皮悬之风干。临时以水浸胀，擂烂滤过，和脾胃及三焦药，甚易消化。且面已过性，不助湿热。其以果菜、油腻诸物为馅者，不堪入药。

【气味】 **甘，平，无毒。**

【主治】 **消食，养脾胃，温中化滞，益气和血，止汗，利三焦，通水道**。时珍。

【发明】 〔时珍曰〕按爱竹谈薮云：宋宁宗为郡王时，病淋，日夜凡三百起。国医罔措，或举孙琳治之。琳用蒸饼、大蒜、淡豆豉三物捣丸，令以温水下三十丸。曰：今日进三服，病当减三之一，明日亦然，三日病除。已而果然。赐以千缗。或问其说。琳曰：小儿何缘有淋，只是水道不利，三物皆能通利故尔。若琳者，其可与语医矣。

【附方】 新六。**积年下血**寒食蒸饼、乌龙尾各一两，皂角七挺去皮酥炙，为末，蜜丸。米饮每服二十丸。圣惠方。**下痢赤白**治营卫气虚，风邪袭入肠胃之间，便痢赤白，脐腹疠痛，里急后重，烦渴胀满，不进饮食。用干蒸饼蜜拌炒二两，御米壳蜜炒四两，为末，炼蜜丸芡子大。每服一丸，水一盏，煎化热服。传信适用妙方。**崩中下血**陈年蒸饼，烧存性，米饮服二钱。**盗汗自汗**每夜卧时，带饥吃蒸饼一枚，不过数日即止。医林集要。**一切折伤**寒食蒸饼为末。每服二钱，酒下，甚验。肘后方。**汤火伤灼**馒头饼烧存性，研末，油调涂傅之。肘后方。

女曲拾遗

校正：原附小麦下，今分出。

【释名】 **䴬子**音桓。**黄子**〔时珍曰〕此乃女人以完麦罨成黄子，故有诸名。

【集解】〔恭曰〕女曲，完小麦为饭，和成罨之，待上黄衣，取晒。

【气味】 **甘，温，无毒。**

【主治】 **消食下气，止泄痢，下胎，破冷血。**苏颂。

黄蒸拾遗

校正：原附小麦下，今分出。

【释名】 **黄衣**苏恭**麦黄**〔时珍曰〕此乃以米、麦粉和罨，待其熏蒸成黄，故有诸名。

【集解】 〔恭曰〕黄蒸，磨小麦粉拌水和成饼，麻叶裹，待上黄衣，取晒。〔藏器曰〕黄蒸与麲子不殊。北人以小麦，南人以粳米，六七月作之，生绿尘者佳。〔时珍曰〕女曲蒸麦饭罨成，黄蒸磨米、麦粉罨成，稍有不同也。

【气味】

【主治】 **并同女曲。**苏恭。**温补，能消诸生物。**藏器。**温中下气，消食除烦。**日华。**治食黄、黄汗。**时珍。

【附方】 新一。**阴黄疸疾**或黄汗染衣，涕唾皆黄。用好黄蒸二升，每夜以水二升，浸微暖，于铜器中，平旦绞汁半升极效。必效方。

曲宋嘉祐

【释名】 **酒母**〔时珍曰〕麴以米、麦包罨而成，故字从麦、从米、从包省文，会意也。酒非曲不生，故曰酒母。书云：若作酒醴，尔惟曲糵。是矣。刘熙释名云：曲，朽也，郁使生衣败朽也。

【集解】 〔藏器曰〕曲，六月作者良。入药须陈久者，炒香用。〔时珍曰〕曲有麦、面、米造者不一，皆酒醋所须，俱能消导，功不甚远。造大小麦曲法：用大麦米或小麦连皮，井水淘净，晒干。六月六日磨碎，以淘麦水和作块，楮叶包扎，悬风处，七十日可用矣。造面曲法：三伏时，用白面五斤，绿豆五升，以蓼汁煮烂。辣蓼末五两，杏仁泥十两，和踏成饼，楮叶裹悬风处，候生黄收之。造白曲法：用面五斤，糯米粉一斗，水拌微湿，筛过踏饼，楮叶包挂风处，五十日成矣。又米曲法：用糯米粉一斗，自然蓼汁和作圆丸，楮叶包挂风处，七七日晒收。此数十曲皆可入药。其各地有入诸药草及毒药者，皆有毒，惟可造酒，不可入药也。

小麦曲

【气味】 **甘，温，无毒**〔震亨曰〕麸皮曲：凉，入大肠经。

【主治】 **消谷止痢。**别录。**平胃气，消食痔，治小儿食痫。**苏恭。**调中下气，开胃，疗脏腑中风寒。**藏器。**主霍乱、心膈气、痰逆，除烦，破癥结。**孟诜。**补虚，去冷气，除肠胃中塞，不下食，令人有颜色。**吴瑞。**落胎，并下鬼胎。**日华。**止河鱼之**[①] **疾。**梁简文[②] 帝劝医文。

大麦曲

【气味】 同前。

【主治】 **消食和中，下生胎，破血。取五升，以水一斗煮三沸，分五服，其子如糜，令母肥盛。**时珍。

面曲　米曲

【气味】 同前。

【主治】 **消食积、酒积、糯米积，研末酒服立愈。余功同小麦曲。**时珍。出千金。

【附方】 旧五，新四。**米谷食积**炒曲末，白汤调服二钱，日三服。**三焦滞气**陈曲炒、莱菔子炒等分。每用三钱，水煎，入麝香少许服。普济。**小腹坚大**如盘，胸满，食不能消化。用曲末，汤服方寸匕，日三。千金。**水痢百起**六月六日曲炒黄、马蔺子等分，为末，米饮服方寸匕。无马蔺子，用牛骨灰代之。普济方。

---

① 之：此下《证类本草》卷二十五有“腹”字。

② 文：原脱，今据《证类本草》卷二十五补。

赤白痢下水谷不消。以曲熬粟米粥，服方寸匕，日四五服。肘后方。**酒毒便血**曲一块，湿纸包煨，为末。空心米饮服二钱，神效。**伤寒食复**曲一饼，煮汁饮之，良。类要方。**胎动不安**或上抢心，下血者。生曲饼研末，水和绞汁，服三升。肘后。**狐刺尿疮**曲末和独头蒜，杵如麦粒，纳疮孔中，虫出愈。古今录验。

神曲药性论

【释名】

【集解】 〔时珍曰〕昔人用曲，多是造酒之曲。后医乃造神曲，专以供药，力更胜之。盖取诸神聚会之日造之，故得神名。贾思勰齐民要术虽有造神曲古法，繁琐不便。近时造法，更简易也。叶氏水云录云：五月五日，或六月六日，或三伏日，用白面百斤，青蒿自然汁三升，赤小豆末、杏仁泥各三升，苍耳自然汁、野蓼自然汁各三升，以配白虎、青龙、朱雀、玄武、勾陈、螣蛇六神，用汁和面、豆、杏仁作饼，麻叶或楮叶包罯，如造酱黄法，待生黄衣，晒收之。

【气味】 **甘、辛，温，无毒。**〔元素曰〕阳中之阳也，入足阳明经。凡用须火炒黄，以助土气。陈久者良。

【主治】 **化水谷宿食，癥结积滞，健脾暖胃。**药性**养胃气，治赤白痢。**元素。**消食下气，除痰逆霍乱，泄痢胀满诸疾，其功与曲同。闪挫腰痛者，煅过淬酒温服有效。妇人产后欲回乳者，炒研，酒服二钱，日二即止，甚验。**时珍。

【发明】 〔时珍曰〕按倪维德启微集云：神曲治目病，生用能发其生气，熟用能敛其暴气也。

【附方】 旧一，新六。**胃虚不克**神曲半斤，麦芽五升，杏仁一升，各炒为末，炼蜜丸弹子大。每食后嚼化一丸。普济方。**壮脾进食**疗痞满暑泄。曲术丸：用神曲炒，苍术泔制炒，为末，糊丸梧子大。每米饮服五十丸。冷者加干姜或吴茱萸。肘后百一方。**健胃思食**消食丸：治脾胃俱虚，不能消化水谷，胸膈痞闷，腹胁膨胀，连年累月，食减嗜卧，口苦无味。神曲六两，麦蘖炒三两，干姜炮四两，乌梅肉焙四两，为末，蜜丸梧子大。每米饮服五十丸，日三服。和剂局方。**虚寒反胃**方同上。**暴泄不止**神曲炒二两，茱萸汤泡炒半两，为末，醋糊丸梧子大，每服五十丸，米饮下。百一选方。**产后运绝**神曲炒为末，水服方寸匕。千金方。**食积心痛**陈神曲一块烧红，淬酒二大碗服之。摘玄方。

红曲丹溪补遗

【集解】 〔时珍曰〕红曲本草不载，法出近世，亦奇术也。其法：白粳米一石五斗，水淘浸一宿，作饭。分作十五处，入曲母三斤，搓揉令匀，并作一处，以帛密覆。热即去帛摊开，觉温急堆起，又密覆。次日日中又作三堆，过一时分作五堆，再一时合作一堆，又过一时分作十五堆，稍温又作一堆，如此数次。第三日，用大桶盛新汲水，以竹箩盛曲作五六分，蘸湿完又作一堆，如前法作一次。第四日，如前又蘸。若曲半沉半浮，再依前法作一次，又蘸。若尽浮则成矣，取出日干收之。其米过心者谓之生黄，入酒及鲊醢中，鲜红可爱。未过心者不甚佳。入药以陈久者良。

【气味】 **甘，温，无毒。**〔瑞曰〕酿酒则辛热，有小毒，发肠风痔瘘、脚气、哮喘痰嗽诸疾。

【主治】 **消食活血，健脾燥胃，治赤白痢下水谷。**震亨。**酿酒，破血行药势，杀山岚瘴气，治打扑伤损。**吴瑞。**治**

女人血气痛，及产后恶血不尽，擂酒饮之，良。时珍。

【发明】　〔时珍曰〕人之水谷入于胃，受中焦湿热熏蒸，游溢精气，日化为红，散布脏腑经络，是为营血，此造化自然之微妙也。造红曲者，以白米饭受湿热郁蒸变而为红，即成真色，久亦不渝，此乃人窥造化之巧者也。故红曲有治脾胃营血之功，得同气相求之理。

【附方】　新四。**湿热泄痢**丹溪青六丸：用六一散，加炒红曲五钱，为末，蒸饼和丸梧子大。每服五七十丸，白汤下，日三服。丹溪心法。**小儿吐逆**频并，不进乳食，手足心热。用红曲年久者三钱半，白术麸炒一钱半，甘草炙一钱，为末。每服半钱，煎枣子、米汤下。经验。**小儿头疮**因伤湿入水成毒，浓汁不止。用红曲嚼罨之，甚效。百一选方。**心腹作痛**赤曲、香附、乳香等分为末，酒服。摘玄方。

糵米别录中品

【释名】　〔弘景曰〕此是以米作糵，非别米名也。〔恭曰〕糵犹孽也，生不以理之名也。皆当以可生之物生之，取其糵中之米入药。按食经用稻糵，稻即𥝖谷之总名。陶谓以米作糵，非矣。米岂能更生乎？

【集解】　〔宗奭曰〕糵米，粟糵也。〔时珍曰〕别录止云糵米，不云粟作也。苏恭言凡谷皆可生者，是矣。有粟、黍、谷、麦、豆诸糵，皆水浸胀，候生芽曝干去须，取其中米，炒研面用。其功皆主消导。今并集于左方。日华子谓糵米为作醋黄子者，亦误矣。

粟糵一名粟芽

【气味】　**苦，温，无毒。**〔宗奭曰〕今谷神散中用之，性温于麦糵。

【主治】　**寒中，下气，除热。**别录。**除烦，消宿食，开胃。**日华。**为末和脂傅面，令皮肤悦泽。**陶弘景。

稻糵一名谷芽

【气味】　**甘，温，无毒。**

【主治】　**快脾开胃，下气和中，消食化积。**时珍。

【附方】　新一。**启脾进食**谷神丸：用谷糵四两为末，入姜汁，盐少许，和作饼，焙干，入炙甘草、砂仁、白术麸炒各一两，白汤点服之，或丸服。澹寮方。

𥝖麦糵一名麦芽

【气味】　**咸，温，无毒。**

【主治】　**消食和中。**别录。**破冷气，去心腹胀满。**药性。**开胃，止霍乱，除烦闷，消痰饮，破癥结，能催生落胎。**日华。**补脾胃虚，宽肠下气，腹鸣者用之。**元素。**消化一切米、面、诸果食积。**时珍。

【发明】　〔好古曰〕麦芽、神曲二药，胃气虚人宜服之，以代戊己腐熟水谷。豆蔻、缩砂、乌梅、木瓜、芍药、五味子为之使。〔时珍曰〕麦糵、谷芽、粟糵，皆能消导米、面、诸果食积。观造饧者用之，可以类推矣。但有积者能消化，无积而久服，则消人元气也，不可不知。若久服者，须同白术诸药兼用，则无害也矣。

【附方】　旧三，新五。**快膈进食**麦糵四两，神曲二两，白术、橘皮各一两，为末，蒸饼丸梧子大。每人参汤下三五十丸，效。**谷劳嗜卧**饱食便卧，得谷劳病，令人四肢烦重，嘿嘿欲卧，食毕辄甚。用大麦糵一升，椒一两，并炒，干姜三两，捣末。每服方寸匕，白汤下，日三。肘后。**腹中虚冷**食辄不消，羸瘦弱乏，因生百疾。大麦糵五升，小麦面半斤，豉五合，杏仁二升，皆熬黄香，捣筛糊丸弹子大。每服一丸，白汤下。肘后方。**产后腹**

胀不通，转气急，坐卧不安。以麦蘖一合，为末。和酒服，良久通转，神验。此乃供奉辅太初传与崔郎中方也。李绛兵部手集方。**产后青肿**乃血水积也。干漆、大麦蘖等分，为末。新瓦中铺漆一层，蘖一层，重重令满，盐泥固济，煅赤研末。热酒调服二钱。产后诸疾并宜。妇人经验方。**产后秘塞**五七日不通。不宜妄服药丸。宜用大麦芽炒黄为末，每服三钱，沸汤调下，与粥间服。妇人良方。**妊娠去胎**外台：治妊娠欲去胎。麦蘖一升，蜜一升，服之即下。小品：用大麦芽一升，水三升，煮二升，分三服，神效。**产后回乳**产妇无子食乳，乳不消，令人发热恶寒。用大麦蘖二两，炒为末。每服五钱，白汤下，甚良。丹溪纂要方。

饴糖别录上品

【释名】　**饧**音徐盈切。〔时珍曰〕按刘熙释名云：糖之清者曰饴，形怡怡然也。稠者曰饧，强硬如饧也。如饧而浊者曰餔，方言谓之张餭，音长皇。楚辞云：粔籹蜜饵用张餭，是也。〔嘉谟曰〕因色紫类琥珀，方中谓之胶饴，干枯者名饧。

【集解】　〔弘景曰〕方家用饴，乃云胶饴，是湿糖如厚蜜者。其宁结及牵白者饧糖，不入药用。〔韩保升曰〕饴，即软糖也。北人谓之饧，糯米、粳米、秫粟米、蜀秫米、大麻子、枳椇子、黄精、白术并堪熬造。惟以糯米作者入药，粟米者次之，余但可食耳。〔时珍曰〕饴饧用麦蘖或谷芽同诸米熬煎而成，古人寒食多食饧，故医方亦收用之。

【气味】　**甘，大温，无毒。**入太阴经。〔宗奭曰〕多食动脾气[①]。〔震亨曰〕饴糖属土而成于火，大发湿中之热。寇氏谓其动脾风，言末而遗本矣。〔时珍曰〕凡中满吐逆、秘结牙𧏾、赤目疳病者，切宜忌之，生痰动火最甚。甘属土，肾病毋多食甘，甘伤肾，骨痛而齿落，皆指此类也。

【主治】　**补虚乏，止渴去血。**别录。**补虚冷，益气力，止肠鸣咽痛，治唾血，消痰润肺，止嗽。**思邈。**健脾胃，补中，治吐血。打损瘀血者，熬焦酒服，能下恶血。又伤寒大毒嗽，于蔓菁、薤汁中煮一沸，顿服之，良。**孟诜。**脾弱不思食人少用，能和胃气。亦用和药。**寇宗奭。**解附子、草乌头毒。**时珍。

【发明】　〔弘景曰〕古方建中汤多用之。糖与酒皆用米蘖，而糖居上品，酒居中品。是糖以和润为优，酒以醺乱为劣也。〔成无己曰〕脾欲缓，急食甘以缓之。胶饴之甘以缓中也。〔好古曰〕饴乃脾经气分药也。甘能补脾之不足。〔时珍曰〕集异记云：邢曹进，河朔健将也。为飞矢中目，拔矢而镞留于中，钳之不动，痛困俟死。忽梦胡僧令以米汁注之必愈。广询于人，无悟者。一日一僧丐食，肖所梦者。叩之。僧云：但以寒食饧点之。如法用之，清凉[②]，顿减酸楚。至夜疮痒，用力一钳而出。旬日而瘥。

【附方】　旧二，新九。**老人烦渴**寒食大麦一升，水七升，煎五升，入赤饧二合，渴即饮之。奉亲书。**蛟龙癥病**凡人正二月食芹菜，误食蛟龙精者，为蛟龙病，发则似痫，面色青黄。每服寒食饧五合，日三服。吐出蛟龙，有两头可验。吐蛔者勿用。金匮要略。**鱼脐疔疮**寒食饧涂之，良。干者烧灰。千金方。**瘭疽毒疮**腊月饴糖，昼夜涂之，数日则愈。千金方。**误吞稻芒**白饧频食。简便方。**鱼骨鲠咽**不能

① 气：《本草衍义》卷二十、《政和本草》卷二十四作“风”。义胜。

② 清凉：此上《集异记》有“应手”二字。

出。用饴糖丸鸡子黄大吞之。不下再吞。肘后。**误吞钱钗**及竹木。取饴糖一斤，渐渐食尽，便出。外台。**箭镞不出**见发明。**服药过剂**闷乱者。饴糖食之。千金。**草乌头毒**及天雄、附子毒。并食饴糖即解。总录。**手足瘑疮**炒腊月糖，薄之。千金方。**火烧成疮**白糖烧灰，粉之即燥，易瘥。小品方。

酱别录下品

【释名】　〔时珍曰〕按刘熙释名云：酱者，将也。能制食物之毒，如将之平暴恶也。

【集解】　〔时珍曰〕面酱有大麦、小麦、甜酱、麸酱之属，豆酱有大豆、小豆、豌豆及豆油之属。豆油法：用大豆三斗，水煮糜，以面二十四斤，拌罨成黄。每十斤，入盐八斤，井水四十斤，搅晒成油收取之。大豆酱法：用豆炒磨成粉，一斗入面三斗和匀，切片罨黄，晒之。每十斤入盐五斤，井水淹过，晒成收之。小豆酱法：用豆磨净，和面罨黄，次年再磨。每十斤入盐五斤，以腊水淹过，晒成收之。豌豆酱法：用豆水浸，蒸软晒干去皮。每一斗入小麦一斗，磨面和切，蒸过盦黄，晒干。每十斤入盐五斤，水二十斤，晒成收之。麸酱法：用小麦麸蒸熟罨黄，晒干磨碎。每十斤入盐三斤，熟汤二十斤，晒成收之。甜面酱：用小麦面和剂，切片蒸熟，盦黄晒簸。每十斤入盐三斤，熟水二十斤，晒成收之。小麦面酱：用生面水和，布包踏饼，罨黄晒松。每十斤入盐五斤，水二十斤，晒成收之。大麦酱用黑豆一斗炒熟，水浸半日，同煮烂，以大麦面二十斤拌匀，筛下面，用煮豆汁和剂，切片蒸熟，罨黄晒捣。每一斗入盐二斤，井水八斤，晒成黑甜而汁清。又有麻滓酱：用麻枯饼捣蒸，以面和匀罨黄如常，用盐水晒成，色味甘美也。

【气味】　**咸，冷利，无毒。**〔时珍曰〕面酱：咸。豆酱、甜酱、豆油、大麦酱、麸酱：皆咸、甘。〔诜曰〕多食发小儿无辜，生痰动气。妊娠合雀肉食之，令儿面黑。〔颂曰〕麦酱和鲤鱼食，生口疮。

【主治】　**除热，止烦满，杀百药及热汤火毒。**别录。**杀一切鱼、肉、菜蔬、蕈毒，并治蛇、虫、蜂、虿等毒。**日华。**酱汁灌入下部，治大便不通。灌耳中，治飞蛾、虫、蚁入耳。涂猘犬咬及汤、火伤灼未成疮者，有效。又中砒毒，调水服即解。**出时珍方。

【发明】　〔弘景曰〕酱多以豆作，纯麦者少。入药当以豆酱，陈久者弥好也。又有鱼酱、肉酱，皆呼为醢，不入药用。〔诜曰〕小麦酱杀药力，不如豆酱。又有獐、鹿、兔、雉及鳢鱼酱，皆不可久食也。〔宗奭曰〕圣人不得酱不食，意欲五味和，五脏悦而受之，此亦安乐之一端也。〔时珍曰〕不得酱不食，亦兼取其杀饮食百药之毒也。

【附方】　旧六。**手指掣痛**酱清和蜜，温热浸之，愈乃止。千金方。**疬疡风驳**酱清和石硫黄细末，日日揩之。外台秘要。**妊娠下血**豆酱二升，去汁取豆，炒研。酒服方寸匕，日三。古今录验。**妊娠尿血**豆酱一大盏熬干，生地黄二两，为末。每服一钱，米饮下。普济方。**浸淫疮癣**酱瓣和人尿，涂之。千金翼。**解轻粉毒**服轻粉口破者。以三年陈酱化水，频漱之。濒湖集简方。

榆仁酱食疗

校正：原附酱下，今分出。

【集解】　〔时珍曰〕造法：取榆仁水浸一伏时，袋盛，揉洗去涎，以蓼汁拌晒，如此七次，同发过面曲，如造酱法下盐晒之。每一升，曲四斤，盐一斤，水五斤。崔寔月令谓之酱酭，是也。音牟偷。

【气味】　辛美，温，无毒。

【主治】　利大小便、心腹恶气，杀诸虫。不宜多食。孟诜。

芜荑酱食疗

校正：原附酱下，今分出。

【集解】　〔时珍曰〕造法与榆仁酱同。

【气味】　辛美微臭，温，无毒。多食落发。

【主治】　杀三虫，功力强于榆仁酱。孟诜。

【发明】　〔张从正曰〕北人亦多食乳酪酥脯甘美之物，皆生虫之萌也。而不生虫者，盖食中多胡荽、芜荑、卤汁，杀九虫之物也。

醋别录下品

【释名】　酢音醋。**醯**音兮。**苦酒**〔弘景曰〕醋酒为用，无所不入，愈久愈良，亦谓之醯。以有苦味，俗呼苦酒。丹家又加余物，谓为华池左味。〔时珍曰〕刘熙释名云：醋，措也。能措置食毒也。古方多用酢字也。

【集解】　〔恭曰〕醋有数种：有米醋、麦醋、曲醋、糠醋、糟醋、饧醋、桃醋，葡萄、大枣、蘡薁等诸杂果醋，会意者亦极酸烈。惟米醋二三年者入药。余止可啖，不可入药也。〔诜曰〕北人多为糟醋，江河人多为米醋，小麦醋不及。糟醋为多妨忌也。大麦醋良。〔藏器曰〕苏言葡萄、大枣诸果堪作醋，缘渠是荆楚人，土地俭啬，果败则以酿酒也。糟醋犹不入药，况于果乎？〔时珍曰〕米醋：三伏时用仓米一斗，淘净蒸饭，摊冷盦黄，晒簸，水淋净。别以仓米二斗蒸饭，和匀入瓮，以水淹过，密封暖处，三七日成矣。糯米醋：秋社日，用糯米一斗淘蒸，和六月六日造成小麦大曲和匀，用水二斗，入瓮封酿，三七日成矣。粟米醋：用陈粟米一斗，淘浸七日，再蒸淘熟，入瓮密封，日夕搅之，七日成矣。小麦醋：用小麦水浸三日，蒸熟盦黄，入瓮水淹，七七日成矣。大麦醋：用大麦米一斗，水浸蒸饭，盦黄晒干，水淋过，再以麦饭二斗和匀，入水封闭，三七日成矣。饧醋：用饧一斤，水三升煎化，入白曲末二两，瓶封晒成。其余糟、糠等醋，皆不入药，不能尽纪也。

米醋

【气味】　酸、苦，温，无毒。〔诜曰〕大麦醋：微寒。余醋并同。〔弘景曰〕多食损人肌脏。〔藏器曰〕多食损筋骨，亦损胃。不益男子，损人颜色。醋发诸药，不可同食。〔时珍曰〕酸属木，脾病毋多食酸。酸伤脾，肉胎而唇揭。服茯苓、丹参人，不可食醋。镜源曰：米醋煮制四黄、丹砂、胆矾、常山诸药也。

【主治】　消痈肿，散水气，杀邪毒。别录。**理诸药，消毒。**扁鹊。**治产后血运，除癥块坚积，消食，杀恶毒，破结气、心中酸水痰饮。**藏器。**下气除烦，治妇人心痛血气，并产后及伤损金疮出血昏运，杀一切鱼、肉、菜毒。**日华。**醋磨青木香，止卒心痛、血气痛。浸黄檗含之，治口疮。调大黄末，涂肿毒。煎生大黄服，治痃癖甚良。**孟诜。**散瘀血，治黄疸、黄汗。**〔好古曰〕张仲景治黄汗，有黄芪芍药桂枝苦酒汤；治黄疸，有麻黄醇酒汤，用苦酒、清酒。方见金匮要略。

【发明】　〔宗奭曰〕米醋比诸醋最酽，入药多用之，谷气全也，故胜糟醋。产妇房中，常以火炭沃醋气为佳，酸益血也。以磨雄黄，涂蜂虿毒，亦取其收而不散之义。今人食酸则齿软，谓其水生木，水气弱，木气强，故如是。造靴皮者，须得醋而纹皱，故知其性收敛，不负酸收之意。〔时珍曰〕按孙光宪北梦琐言云：一婢抱儿落炭火上烧灼，以醋泥傅之，旋愈无痕。又一少年，眼中常见一镜。赵卿谓之曰：来晨以鱼鲙奉候。及期延至，从容久之。少年饥甚，见台上一瓯芥醋，旋旋啜之，遂觉胸中豁然，眼花不见。卿云：君吃鱼鲙太多，鱼畏芥醋，故权诳而愈其疾也。观此二事，可证别录治痈肿、杀邪毒之验也。大抵醋治诸疮肿积块，心腹疼痛，痰水血病，杀鱼、肉、菜及诸虫毒气，无非取其酸收之义，而又有散瘀解毒之功。李鹏飞云：醋能少饮[①]，辟寒胜酒。王[②]戬自幼不食醋，年逾八十，犹能传神也。

【附方】 旧二十，新十三。**身体卒肿**醋和蚯蚓屎傅之。千金。**白虎风毒**以三年酽醋五升，煎五沸，切葱白三升，煎一沸漉出，以布染乘热裹之，痛止乃已。外台秘要。**霍乱吐利**盐、醋煎服甚良。如宜方。**霍乱烦胀**未得吐下。以好苦酒三升饮之。千金方。**足上转筋**以故绵浸醋中，甑蒸热裹之，冷即易，勿停，取瘥止。外台。**出汗不滴**瘦却腰脚，并耳聋者。米醋浸荆三棱，夏四日，冬六日，为末。醋汤调下二钱即瘥。经验后方。**腋下胡臭**三年酽酢和石灰傅之。外台。**疬疡风病**酢和硫黄末傅之。外台秘要。**痈疽不溃**苦酒和雀屎如小豆大，傅疮头上，即穿也。肘后方。**舌肿不消**以酢和釜底墨，厚傅舌之上下，脱则更傅，须臾即消。千金方。**木舌肿强**糖醋时时含漱。普济方。**牙齿疼痛**米醋煮枸杞白皮一升，取半升，含漱即瘥。肘后方。**鼻中出血**酢和胡粉半枣许服。又法：用醋和土，涂阴囊，干即易之。千金方。**塞耳治聋**以醇酢微火炙附子，削尖塞之。千金方。**面䵟雀卵**苦酒渍术常常拭之。肘后方。**中砒石毒**饮酽醋，得吐即愈。不可饮水。广记。**服硫发痈**酢和豉研膏傅之，燥则易。千金方。**食鸡子毒**饮醋少许即消。广记。**浑身虱出**方见石部食盐。**毒蜂伤螫**清醋急饮一二碗，令毒气不散，然后用药。济急方。**蝎刺螫人**酢磨附子汁傅之。食医[③]心镜。**蜈蚣咬毒**醋磨生铁傅之。箧中方。**蜘蛛咬毒**同上方。**蠼螋尿疮**以醋和胡粉傅之。千金方。**诸虫入耳**凡百节、蚰蜒、蚁入耳，以苦酒注入，起行即出。钱相公箧中方。**汤火伤灼**即以酸醋淋洗，并以醋泥涂之甚妙，亦无瘢痕也。**狼烟入口**以醋少许饮之。秘方。**足上冻疮**以醋洗足，研藕傅之。**胎死不下**月未足者。大豆煮醋服三升，立便分解。未下再服。子母秘录。**胞衣不下**腹满则杀人。以水入醋少许，噀面，神效。圣惠方。**鬼击卒死**吹醋少许入鼻中。千金。**乳痈坚硬**以罐盛醋，烧热石投之二次，温渍之。冷则更烧石投之，不过三次即愈。千金。**疔肿初起**用面围住，以针乱刺疮上。铜器煎醋沸，倾入围中，令容一盏。冷即易，三度根即出也。

酒别录中品

校正：拾遗糟笋酒、社酒，今并为一。

【释名】 〔时珍曰〕按许氏说文云：酒，就也。所以就人[④]之善恶也。一说：酒字篆文，象酒在卣中之状。饮膳标题云：酒之清者曰酿，浊者曰盎；厚曰醇，

---

① 醋能少饮：《三元延寿参赞书》卷三作“饮少热醋”。

② 王：《三元延寿参赞书》作“黄”。

③ 食医：原作“医学”，字误，今据《证类本草》二十六改。

④ 人：此下《说文·酉部》有“性”字。

薄曰醨；重酿曰酎，一宿曰醴；美曰醑，未榨曰醅；红曰醍，绿曰醽，白曰醝。

【集解】〔恭曰〕酒有秫、黍、粳、糯、粟、曲、蜜、葡萄等色。凡作酒醴须曲，而葡萄、蜜等酒独不用曲。诸酒醇醨不同，惟米酒入药用。〔藏器曰〕凡好酒欲熟时，皆能候风潮而转，此是合阴阳也。〔诜曰〕酒有紫酒、姜酒、桑椹酒、葱豉酒、葡萄酒、蜜酒，及地黄、牛膝、虎骨、牛蒡、大豆、枸杞、通草、仙灵脾、狗肉等，皆可和酿作酒，俱各有方。〔宗奭曰〕战国策云：帝女仪狄造酒，进之于禹。说文云，少康造酒，即杜康也。然本草已著酒名，素问亦有酒浆，则酒自黄帝始，非仪狄矣。古方用酒，有醇酒、春酒、白酒、清酒、美酒、糟下酒、粳酒、秫黍酒、葡萄酒、地黄酒、蜜酒、有灰酒、新熟无灰酒、社坛余胙酒。今人所用，有糯酒、煮酒、小豆曲酒、香药曲酒、鹿头酒、羔儿等酒。江浙、湖南北又以糯粉入众药，和为曲，曰饼子酒。至于官务中，亦有四夷酒，中国不可取以为法。今医家所用，正宜斟酌。但饮家惟取其味，不顾入药何如尔，然久之未见不作疾者。盖此物损益兼行，可不慎欤？汉赐丞相上尊酒，糯为上，稷为中，粟为下。今入药佐使，专用糯米，以清水白面曲所造为正。古人造曲未见入诸药，所以功力和厚，皆胜余酒。今人又以蘖造者，盖止是醴，非酒也。书云：若作酒醴，尔惟曲蘖。酒则用曲，醴则用蘖，气味甚相辽，治疗岂不殊也？〔颖曰〕入药用东阳酒最佳，其酒自古擅名。事林广记所载酿法，其曲亦用药。今则绝无，惟用麸面、蓼汁拌造，假其辛辣之力，蓼亦解毒，清香远达，色复金黄，饮之至醉，不头痛，不口干，不作泻。其水秤之重于他水，邻邑所造俱不然，皆水土之美也。处州金盆露，水和姜汁造曲，以浮饭造酿，醇美可尚，而色香劣于东阳，以其水不及也。江西麻姑酒，以泉得名，而曲有群药。金陵瓶酒，曲米无嫌，而水有硷。且用灰，味太甘，多能聚痰。山东秋露白，色纯味烈[①]。苏州小瓶酒，曲有葱及红豆、川乌之类，饮之头痛口渴。淮南[②]绿豆酒，曲有绿豆，能解毒，然亦有灰不美。〔时珍曰〕东阳酒即金华酒，古兰陵也，李太白诗所谓“兰陵美酒郁金香”即此，常饮入药俱良。山西襄陵酒、蓟州薏苡酒皆清烈，但曲中亦有药物。黄酒有灰。秦、蜀有咂嘛酒，用稻、麦、黍、秫、药曲，小罂封酿而成，以筒吸饮。谷气既杂，酒不清美，并不可入药。

米酒

【气味】 **苦、甘、辛、大热、有毒。**〔诜曰〕久饮伤神损寿，软筋骨，动气痢。醉卧当风，则成癜风。醉浴冷水成痛痹。服丹砂人饮之，头痛吐热。〔士良曰〕凡服丹砂、北庭、石亭脂、钟乳、诸石、生姜，并不可长用酒下，能引石药气入四肢，滞血化为痈疽。〔藏器曰〕凡酒忌诸甜物。酒浆照人无影，不可饮。祭酒自耗，不可饮。酒合乳饮，令人气结。同牛肉食，令人生虫。酒后卧黍穰，食猪肉，患大风。〔时珍曰〕酒后食芥及辣物，缓人筋骨。酒后饮茶，伤肾脏，腰脚重坠，膀胱冷痛，兼患痰饮水肿、消渴挛痛之疾。一切毒药，因酒得者难治。又酒得咸而解者，水制火也，酒性上而咸润下也。又畏枳椇、葛花、赤豆花、绿豆粉者，寒胜热也。

【主治】 **行药势，杀百邪恶毒气。**别录。**通血脉，厚肠胃，润皮肤，散湿**

---

① 烈：《食物本草》卷四作“冽”。

② 南：《食物本草》卷四作“安”。

气，消忧发怒，宣言畅意。藏器。**养脾气，扶肝，除风下气**。孟诜。**解马肉、桐油毒，丹石发动诸病，热饮之甚良**。时珍。

糟底酒三年腊糟下取之。**开胃下食，暖水脏，温肠胃，消宿食，御风寒，杀一切蔬菜毒**。日华。**止呕哕，摩风瘙、腰膝疼痛**。孙思邈。

老酒腊月酿造者，可经数十年不坏。**和血养气，暖胃辟寒，发痰动火**。时珍。

春酒清明酿造者，亦可经久。**常服令人肥白**。孟诜。**蠼螋尿疮，饮之至醉，须臾虫出如米也**。李绛兵部手集。

社坛余胙酒拾遗。**治小儿语迟，纳口中佳。又以喷屋四角，辟蚊子**。藏器。**饮之治聋**。〔时珍曰〕按海录碎事云：俗传社酒治聋，故李涛有"社翁今日没心情，为寄治聋酒一瓶"之句。

糟笋节中酒

【气味】　**咸，平，无毒。**

【主治】　**饮之，主哕气呕逆，或加小儿乳及牛乳同服。又摩疬疡风**。藏器。

东阳酒

【气味】　**甘、辛，无毒。**

【主治】　**用制诸药良。**

【发明】　〔弘景曰〕大寒凝海，惟酒不冰，明其性热，独冠群物。药家多用以行其势，人饮多则体弊神昏，是其有毒故也。博物志云：王肃、张衡、马均三人，冒雾晨行。一人饮酒，一人饱食，一人空腹。空腹者死，饱食者病，饮酒者健。此酒势辟恶，胜于作食之效也。〔好古曰〕酒能引[①]诸经不止，与附子相同。味之辛者能散，苦者能下，甘者能居中而缓。用为导引，可以通行一身之表，至极高[②]分。味淡者则利小便而速下也。古人惟以麦造曲酿黍，已为辛热有毒。今之酝者加以乌头、巴豆、砒霜、姜、桂、石灰、灶灰之类大毒大热之药，以增其气味。岂不伤冲和，损精神，涸荣卫，竭天癸，而夭夫人寿耶？〔震亨曰〕本草止言酒热而有毒，不言其湿中发热，近于相火，醉后振寒战栗可见矣。又性喜升，气必随之，痰郁于上，溺涩于下，恣饮寒凉，其热内郁，肺气大伤。其始也病浅，或呕吐，或自汗，或疮疥，或鼻齄，或泄利，或心脾痛，尚可散而去之。其久也病深，或消渴，或内疽，或肺痿，或鼓胀，或失明，或哮喘，或劳瘵，或癫痫，或痔漏，为难名之病，非具眼未易处也。夫醇酒性大热，饮者适口，不自觉也。理宜冷饮，有三益焉。过于肺，入于胃，然后微温。肺先[③]得温中之寒[④]，可以补气；次得寒中之温，可以养胃。冷酒行迟，传化以渐，人不得恣饮也。今则不然，图取快喉舌焉尔。〔颖曰〕人知戒早饮，而不知夜饮更甚。既醉既饱，睡而就枕，热拥伤心伤目。夜气收敛，酒以发之，乱其清明，劳其脾胃，停湿生疮，动火助欲，因而致病者多矣。朱子云：以醉为节可也。〔机曰〕按扁鹊云：过饮腐肠烂胃，溃髓蒸筋，伤神损寿。昔有客访周颛，出美酒二石。颛一石二斗，客饮八斗。次明，颛无所苦，客已胁穿而死矣。岂非犯扁鹊之戒乎？〔时珍曰〕酒，天之美禄也。面曲之酒，少饮则和血行气，壮神御寒，消愁遣兴；痛饮则伤神耗血，损胃亡精，生痰动火。邵尧夫诗云：美酒饮教微醉后。此得饮酒之妙，所谓醉中趣、壶中天者也。若夫沉湎无度，醉以为常者，轻则致疾败行，甚则丧邦亡家而陨躯命，其害可胜言

① 引：《汤液本草》卷十作"行"。

② 高：此下《汤液本草》卷十有"之"字。

③ 先：原脱，今据《格致余论·醇酒宜冷饮论》补。

④ 寒：原作"意"，义晦，今据《格致余论·醇酒宜冷饮论》改。

哉？此大禹所以疏仪狄，周公所以著酒诰，为世范戒也。

【附方】　旧十一，新六。**惊怖卒死**温酒灌之即醒。**鬼击诸病**卒然着人，如刀刺状，胸胁腹内切痛，不可抑按，或吐血、鼻血、下血，一名鬼排。以醇酒吹两鼻内，良。肘后。**马气入疮**或马汗、马毛入疮，皆致肿痛烦热，入腹则杀人。多饮醇酒，至醉即愈，妙。肘后方。**虎伤人疮**但饮酒，常令大醉，当吐毛出。梅师。**蛇咬成疮**暖酒淋洗疮上，日三次。广利方。**蜘蛛疮毒**同上方。**毒蜂螫人**方同上。**咽伤声破**酒一合，酥一匕，干姜末二匕，和服，日二次。十便良方。**卅年耳聋**酒三升，渍牡荆子一升，七日去滓，任性饮之。千金方。**天行余毒**手足肿痛欲断。作坑深三尺，烧热灌酒，着屐踞坑上，以衣壅之，勿令泄气。类要方。**下部痔䘌**掘地作小坑，烧赤，以酒沃之，纳吴茱萸在内坐之。不过三度良。外台。**产后血闷**清酒一升，和生地黄汁煎服。梅师。**身面疣目**盗酸酒浮，洗而咒之曰：疣疣，不知羞。酸酒浮，洗你头。急急如律令。咒七遍，自愈。外台。**断酒不饮**酒七升，朱砂半两，瓶浸紧封，安猪圈内，任猪摇动，七日取出，顿饮。又方：正月一日酒五升，淋碓头杵下，取饮之。千金方。**丈夫脚冷**不随，不能行者。用淳酒三斗，水三斗，入瓮中，灰火温之，渍脚至膝。常着灰火，勿令冷，三日止。千金方。**海水伤裂**凡人为海水咸物所伤，及风吹裂，痛不可忍。用蜜半斤，水酒三十斤，防风、当归、羌活、荆芥各二两为末，煎汤浴之。一夕即愈。使琉球录。

【附诸酒方】　〔时珍曰〕本草及诸书，并有治病酿酒诸方。今辑其简要者，以备参考。药品多者，不能尽录。

愈疟酒治诸疟疾，频频温饮之。四月八日，水一石，曲一斤为末，俱酘水中。待酢煎之，一石取七斗。待冷，入曲四斤。一宿，上生白沫起。炊秫一石冷酘，三日酒成。贾思勰齐民要术。

屠苏酒陈延之小品方云：此华佗方也。元旦饮之，辟疫疠一切不正之气。造法：用赤木桂心七钱五分，防风一两，菝葜五钱，蜀椒、桔梗、大黄五钱七分，乌头二钱五分，赤小豆十四枚，以三角绛囊盛之，除夜悬井底，元旦取出置酒中，煎数沸。举家东向，从少至长，次第饮之。药滓还投井中，岁饮此水，一世无病。〔时珍曰〕苏魁，鬼名。此药屠割鬼爽，故名。或云，草庵名也。

逡巡酒补虚益气，去一切风痹湿气。久服益寿耐老，好颜色。造法：三月三日收桃花三两三钱，五月五日收马蔺花五两五钱，六月六日收脂麻花六两六钱，九月九日收黄甘菊花九两九钱，阴干。十二月八日取腊水三斗。待春分，取桃仁四十九枚好者，去皮尖，白面十斤正，同前花和作曲，纸包四十九日。用时，白水一瓶，曲一丸，面一块，封良久成矣。如淡，再加一丸。

五加皮酒去一切风湿痿痹，壮筋骨，填精髓。用五加皮洗刮去骨煎汁，和曲、米酿成，饮之。或切碎袋盛，浸酒煮饮。或加当归、牛膝、地榆诸药。

白杨皮酒治风毒脚气，腹中痰癖如石。以白杨皮切片，浸酒起饮。

女贞皮酒治风虚，补腰膝。女贞皮切片，浸酒煮饮之。

仙灵脾酒治偏风不遂，强筋坚骨。仙灵脾一斤，袋盛，浸无灰酒二斗，密封三日，饮之。圣惠方。

薏苡仁酒去风湿，强筋骨，健脾胃。用绝好薏苡仁粉，同曲、米酿酒，或袋盛煮酒饮。

天门冬酒润五脏，和血脉。久服除五劳七伤，癫痫恶疾。常令酒气相接，勿令大醉，忌生冷。十日当出风疹毒气，三十日乃已，五十日不知风吹也。冬月用天门冬去心煮汁，同曲、米酿成。初熟微酸，久乃味佳。千金。

百灵藤酒治诸风。百灵藤十斤，水一石，煎汁三斗，入糯米三斗，神曲九两，如常酿成。三五日，更炊投之，即熟。澄清日饮，以汗出为效。圣惠方。

白石英酒治风湿周痹，肢节中[①]痛，及肾虚耳聋。用白石英、磁石煅醋淬七次各五两，绢袋盛，浸酒中，五六日，温饮。酒少更添之。圣济总录。

地黄酒补虚弱，壮筋骨，通血脉，治腹痛，变白发。用生肥地黄绞汁，同曲、米封密器中。五七日启之，中有绿汁，真精英也，宜先饮之，乃滤汁藏贮。加牛膝汁效更速，亦有加群药者。

牛膝酒壮筋骨，治痿痹，补虚损，除久疟。用牛膝煎汁，和曲、米酿酒。或切碎袋盛浸酒，煮饮。

当归酒和血脉，坚筋骨，止诸痛，调经水。当归煎汁，或酿或浸，并如上法。

菖蒲酒治三十六风，一十二痹，通血脉，治骨痿，久服耳目聪明。石菖蒲煎汁，或酿或浸，并如上法。

枸杞酒补虚弱，益精气，去冷风，壮阳道，止目泪，健腰脚。用甘州枸杞子煮烂捣汁，和曲、米酿酒。或以子同生地黄袋盛，浸酒煮饮。

人参酒补中益气，通治诸虚。用人参末同曲、米酿酒。或袋盛浸酒煮饮。

薯蓣酒治诸风眩运，益精髓，壮脾胃。用薯蓣粉同曲、米酿酒。或同山茱萸、五味子、人参诸药浸酒煮饮。

茯苓酒治风头眩，暖腰膝，主五劳七伤。用茯苓粉同曲、米酿酒，饮之。

菊花酒治头风，明耳目，去痿痹，消百病。用甘菊花煎汁，同曲、米酿酒。或加地黄、当归、枸杞诸药亦佳。

黄精酒壮筋骨，益精髓，变白发，治百病。用黄精、苍术各四斤，枸根、柏叶各五斤，天门冬三斤，煮汁一石，同曲十斤，糯米一石，如常酿酒饮。

桑椹酒补五脏，明耳目。治水肿，不下则满，下之则虚，入腹则十无一活。用桑椹捣汁煎过，同曲、米如常酿酒饮。

术酒治一切风湿筋骨诸病，驻颜色，耐寒暑。用术三十斤，去皮捣，以东流水三石，渍三十日，取汁，露一夜，浸曲、米酿成饮。

蜜酒〔孙真人曰〕治风疹风癣。用沙蜜一斤，糯饭一升，面曲五两，熟水五升，同入瓶内，封七日成酒。寻常以蜜入酒代之，亦良。

蓼酒久服聪明耳目，脾胃健壮。以蓼煎汁，和曲、米酿酒饮。

姜酒〔诜曰〕治偏风，中恶疰忤，心腹冷痛，以姜浸酒，暖服一碗即止。一法：用姜汁和曲，造酒如常，服之佳。

葱豉酒〔诜曰〕解烦热，补虚劳，治伤寒头痛寒热，及冷痢肠痛，解肌发汗。并以葱根、豆豉浸酒煮饮。

茴香酒治卒肾气痛，偏坠牵引，及心腹痛。茴香浸酒，煮饮之。舶茴尤妙。

缩砂酒消食和中，下气，止心腹痛。砂仁炒研，袋盛浸酒，煮饮。

莎根酒治心中客热，膀胱胁下气郁，常忧不乐。以莎根一斤切，熬香，袋盛浸酒。日夜服之，常令酒气相续。

茵陈酒治风疾，筋骨挛急。用茵陈蒿炙黄一斤，秫米一石，曲三斤，如常酿酒

① 中：原作“湿”，字误，今据《圣济总录》卷二十改。

饮。

青蒿酒治虚劳久疟。青蒿捣汁，煎过，如常酿酒饮。

百部酒治一切久近咳嗽。百部根切炒，袋盛浸酒，频频饮之。

海藻酒治瘿气。海藻一斤，洗净浸酒，日夜细饮。

黄药酒治诸瘿气。万州黄药切片，袋盛浸酒，煮饮。

仙茆酒治精气虚寒，阳痿膝弱，腰痛痹缓，诸虚之病。用仙茆九蒸九晒，浸酒饮。

通草酒续五脏气，通十二经脉，利三焦。通草子煎汁，同曲、米酿酒饮。

南藤酒治风虚，逐冷气，除痹痛，强腰脚。石南藤煎汁，同曲、米酿酒饮。

松液酒治一切风痹脚气。于大松下掘坑，置瓮承取其津液，一斤酿糯米五斗，取酒饮之。

松节酒治冷风虚弱，筋骨挛痛，脚气缓痹。松节煮汁，同曲、米酿酒饮。松叶煎汁亦可。

柏叶酒治风痹历节作痛。东向侧柏叶煮汁，同曲、米酿酒饮。

椒柏酒元旦饮之，辟一切疫疠不正之气。除夕以椒三七粒，东向侧柏叶七枝，浸酒一瓶饮。

竹叶酒治诸风热病，清心畅意。淡竹叶煎汁，如常酿酒饮。

槐枝酒治大麻痿痹。槐枝煮汁，如常酿酒饮。

枳茹酒治中风身直，口僻眼急。用枳壳刮茹，浸酒饮之。

牛蒡酒治诸风毒，利腰脚。用牛蒡根切片，浸酒饮之。

巨胜酒治风虚痹弱，腰膝疼痛。用巨胜子二升炒香，薏苡仁二升，生地黄半斤，袋盛浸酒饮。

麻仁酒治骨髓风毒痛，不能动者。取大麻子中仁炒香，袋盛浸酒饮之。

桃皮酒治水肿，利小便。桃皮煎汁，同秫米酿酒饮。

红曲酒治腹中及产后瘀血。红曲浸酒煮饮。

神曲酒治闪肭腰痛。神曲烧赤，淬酒饮之。

柘根酒治耳聋。方具柘根下。

磁石酒治肾虚耳聋。用磁石、木通、菖蒲等分，袋盛酒浸日饮。

蚕沙酒治风缓顽痹，诸节不随，腹内宿痛。用原蚕沙炒黄，袋盛浸酒饮。

花蛇酒治诸风，顽痹瘫缓，挛急疼痛，恶疮疥癞。用白花蛇肉一条，袋盛，同曲置于缸底，糯饭盖之，三七日，取酒饮。又有群药煮酒方甚多。

乌蛇酒治疗、酿法同上。

蚺蛇酒治诸风痛痹，杀虫辟瘴，治癞风疥癣恶疮。用蚺蛇肉一斤，羌活一两，袋盛，同曲置于缸底，糯饭盖之，酿成酒饮。亦可浸酒。详见本条。〔颖曰〕广西蛇酒：坛上安蛇数寸，其曲则采山中草药，不能无毒也。

蝮蛇酒治恶疮诸瘘，恶风顽痹癫疾。取活蝮蛇一条，同醇酒一斗，封埋马溺处，周年取出，蛇已消化。每服数杯，当身体习习而愈也。

紫酒治卒风，口偏不语，及角弓反张，烦乱欲死，及鼓胀不消。以鸡屎白一升炒焦，投酒中待紫色，去滓频饮。

豆淋酒破血去风，治男子中风口祸，阴毒腹痛，及小便尿血，妇人产后一切中风诸病。用黑豆炒焦，以酒淋之，温饮。

霹雳酒治疝气偏坠，妇人崩中下血，胎产不下。以铁器烧赤，浸酒饮之。

龟肉酒治十年咳嗽。酿法详见龟条。

虎骨酒治臂胫疼痛，历节风，肾虚，膀胱寒痛。虎胫骨一具，炙黄捶碎，同曲、米如常酿酒饮。亦可浸酒。详见虎条。

麋骨酒治阴虚肾弱，久服令人肥白。麋骨煮汁，同曲、米如常酿酒饮之。

鹿头酒治虚劳不足，消渴，夜梦鬼物，补益精气。鹿头煮烂捣泥，连汁和曲、米酿酒饮。少入葱、椒。

鹿茸酒治阳虚痿弱，小便频数，劳损诸虚。用鹿茸、山药浸酒服。详见鹿茸下。

戊戌酒〔诜曰〕大补元阳。〔颖曰〕其性大热，阴虚无冷病人，不宜饮之。用黄狗肉一只煮糜，连汁和曲、米酿酒饮之。

羊羔酒大补元气，健脾胃，益腰肾。宣和化成殿真方：用米一石，如常浸浆，嫩肥羊肉七斤，曲十四两，杏仁一斤，同煮烂，连汁拌末，入木香一两同酿，勿犯水，十日熟，亟[①]甘滑。一法：羊肉五斤蒸烂，酒浸一宿，入消梨七个，同捣取汁，和曲、米酿酒饮之。

腽肭脐酒助阳气，益精髓，破癥结冷气，大补益人。腽肭脐酒浸擂烂，同曲、米如常酿酒饮。

烧酒纲目

【释名】 **火酒**纲目**阿剌吉酒**饮膳正要

【集解】 〔时珍曰〕烧酒非古法也。自元时始创其法，用浓酒和糟入甑，蒸令气上，用器承取滴露。凡酸坏之酒，皆可蒸烧。近时惟以糯米或粳米或黍或秫或大麦蒸熟，和曲酿瓮中七日，以甑蒸取。其清如水，味极浓烈，盖酒露也。〔颖曰〕暹罗酒以烧酒复烧二次，入珍宝异香。其坛每个以檀香十数斤烧烟熏令如漆，然后入酒蜡封，埋土中二三年，绝去烧气，取出用之。曾有人携至舶，能饮三四杯即醉，价值数倍也。有积病，饮一二杯即愈，且杀蛊。予亲见二人饮此，打下活虫长二寸许，谓之鱼蛊云。

【气味】 **辛、甘，大热，有大毒。**〔时珍曰〕过饮败胃伤胆，丧心损寿，甚则黑肠腐胃而死。与姜、蒜同食，令人生痔。盐、冷水、绿豆粉解其毒。

【主治】 **消冷积寒气，燥湿痰，开郁结，止水泄，治霍乱疟疾噎膈，心腹冷痛，阴毒欲死，杀虫辟瘴，利小便，坚大便，洗赤目肿痛，有效。**时珍。

【发明】 〔时珍曰〕烧酒，纯阳毒物也。面有细花者为真。与火同性，得火即燃，同乎焰消。北人四时饮之，南人止暑月饮之。其味辛甘，升扬发散；其气燥热，胜湿祛寒。故能开怫郁而消沉积，通膈噎而散痰饮，治泄疟而止冷痛也。辛先入肺，和水饮之，则抑使下行，通调水道，而小便长白。热能燥金耗血，大肠受刑，故令大便燥结，与姜、蒜同饮即生痔也。若夫暑月饮之，汗出而膈快身凉；赤目洗之，泪出而肿消赤散，此乃从治之方焉。过饮不节，杀人顷刻。近之市沽，又加以砒石、草乌、辣灰、香药，助而引之，是假盗以方矣。善摄生者宜戒之。按刘克用病机赋云：有人病赤目，以烧酒入盐饮之，而痛止肿消。盖烧酒性走，引盐通行经络，使郁结开而邪热散，此亦反治劫剂也。

【附方】 新七。**冷气心痛**烧酒入飞盐饮，即止。**阴毒腹痛**烧酒温饮，汗出即止。**呕逆不止**真火酒一杯，新汲井水一杯，和服甚妙。濒湖。**寒湿泄泻**小便清者。以头烧酒饮之，即止。**耳中有核**如枣核大，痛不可动者。以火酒滴入，仰之半

---

① 亟：通作“极”。

时，即可钳出。李楼奇方。**风虫牙痛**烧酒浸花椒，频频漱之。**寒痰咳嗽**烧酒四两，猪脂、蜜、香油、茶末各四两，同浸酒内，煮成一处。每日挑食，以茶下之，取效。

葡萄酒纲目

【集解】 〔诜曰〕葡萄可酿酒，藤汁亦佳。〔时珍曰〕葡萄酒有二样：酿成者味佳，有如烧酒法者有大毒。酿者，取汁同曲，如常酿糯米饭法。无汁，用干葡萄末亦可。魏文帝所谓葡萄酿酒，甘于曲米，醉而易醒者也。烧者，取葡萄数十斤，同大曲酿酢，取入甑蒸之，以器承其滴露，红色可爱。古者西域造之，唐时破高昌，始得其法。按梁四公记云：高昌献葡萄干冻酒。杰公云：葡萄皮薄者味美，皮厚者味苦。八风谷冻成之酒，终年不坏。叶子奇草木子云：元朝于冀宁等路造葡萄酒，八月至太行山辨其真伪。真者下水即流，伪者得水即冰冻矣。久藏者，中有一块，虽极寒，其余皆冰，独此不冰，乃酒之精液也，饮之令人透腋而死。酒至二三年，亦有大毒。饮膳正要云：酒有数等：出哈喇火者最烈，西番者次之，平阳、太原者又次之。或云：葡萄久贮，亦自成酒，芳甘酷烈，此真葡萄酒也。

酿酒

【气味】 **甘、辛，热，微毒。**〔时珍曰〕有热疾、齿疾、疮疹人，不可饮之。

【主治】 **暖腰肾，驻颜色，耐寒。**时珍。

烧酒

【气味】 **辛，甘，大热，有大毒。**〔时珍曰〕大热大毒，甚于烧酒。北人习而不觉，南人切不可轻生饮之。

【主治】 **益气调中，耐饥强志。**正要。**消痰破癖。**汪颖。

糟纲目

【释名】 粕纲目

【集解】 〔时珍曰〕糯、秫、黍、麦，皆可蒸酿酒、醋，熬煎饧、饴，化成糟粕。酒糟须用腊月及清明、重阳造者，沥干，入少盐收之。藏物不败，揉物能软。若榨干者，无味矣。醋糟用三伏造者良。

酒糟

【气味】 **甘、辛，无毒。**

【主治】 **温中消食，除冷气，杀腥，去草、菜毒，润皮肤，调脏腑。**苏恭。**署扑损瘀血，浸水洗冻疮，捣傅蛇咬、蜂叮毒。**日华。

【发明】 〔时珍曰〕酒糟有曲蘖之性，能活血行经止痛，故治伤损有功。按许叔微本事方云：治踠折，伤筋骨，痛不可忍者。用生地黄一斤，藏瓜姜糟一斤，生姜四两，都炒热，布裹罨伤处，冷即易之。曾有人伤折，医令捕一生龟，将杀用之。夜梦龟传此方，用之而愈也。又类编所载，只用藏瓜姜糟一物，入赤小豆末和匀，罨于断伤处，以杉片或白桐片夹之，云不过三日即痊可也。

【附方】 新四。**手足皲裂**红糟、腊猪脂、姜汁、盐等分，研烂，炒热擦之，裂内甚痛，少顷即合，再擦数次即安。袖珍方。**鹤膝风病**酒醅糟四两，肥皂一个去子，芒消一两，五味子一两，砂糖一两，姜汁半瓯研匀，日日涂之。加入烧酒尤妙也。**暴发红肿**痛不可忍者。腊糟糟之。谈野翁试验方。**杖疮青肿**用湿绵纸铺伤处，以烧过酒糟捣烂，厚铺纸上。良久，痛处如蚁行，热气上升即散。简便方。

大麦醋糟

【气味】 **酸，微寒，无毒。**

【主治】 **气滞风壅，手臂背脚膝痛，**

炒热布裹熨之，三两换当愈。孟诜。

干饧糟

【气味】 **甘，温，无毒**。

【主治】 **反胃吐食，暖脾胃，化饮食，益气缓中**。时珍。

【发明】 〔时珍曰〕饧以蘖成，暖而消导，故其糟能化滞缓中，养脾止吐也。按继洪澹寮方云：甘露汤：治反胃呕吐不止，服此利胸膈，养脾胃，进饮食。用干饧糟六两，生姜四两，二味同捣作饼，或焙或晒，入炙甘草末二两，盐少许，点汤服之。常熟一富人病反胃，往京口甘露寺设水陆，泊舟岸下。梦一僧持汤一杯与之，饮罢，便觉胸快。次早入寺，供汤者乃梦中所见僧，常以此汤待宾，故易名曰甘露汤。予在临汀疗一小吏旋愈，切勿忽之。

【附方】 新一。**脾胃虚弱**平胃散等分末一斤，入干糖糟炒二斤半，生姜一斤半，红枣三百个，煮取肉焙干，通为末。逐日点汤服。摘玄。

米秕食物

【释名】 **米皮糠**〔时珍曰〕秕，亦纰薄之义也。

【集解】 〔颖曰〕米秕，即精米上细糠也。昔陈平食糠核而肥也。〔时珍曰〕糠，诸粟谷之壳也。其近米之细者为米秕，味极甜。俭年人多以豆屑或草木花实可食者，和剂蒸煮，以救饥云。

【气味】 **甘，平，无毒**。

【主治】 **通肠开胃，下气，磨积块。作糗食不饥，充滑肤体，可以颐养**。汪颖。

舂杵头细糠别录中品

校正：〔禹锡曰〕自草部移入此。

【集解】 〔时珍曰〕凡谷皆有糠，此当用粳、稻、粟、秫之糠也。北方多用杵，南方多用碓，入药并同。丹家言糠火炼物，力倍于常也。

【气味】 **辛、甘，热**。〔震亨曰〕谷壳属金，糠之性则热也。

【主治】 **卒噎，刮取含之**。别录。亦可煎汤呷之。**烧研，水服方寸匕，令妇人易产**。时珍。出子母秘录。

【发明】 〔弘景曰〕治噎用此，亦是舂捣义尔。天下事理，多相影响如此。

【附方】 旧一，新一。**膈气噎塞**饮食不下。用碓觜上细糠，蜜丸弹子大，时时含咽津液。圣惠。**咽喉妨碍**如有物吞吐不利。杵头糠、人参各一钱，石莲肉炒一钱，水煎服，日三次。圣济总录。

本草纲目菜部目录第二十六卷

李时珍曰：凡草木之可茹者谓之菜。韭、薤、葵、葱、藿，五菜也。素问云：五谷为养，五菜为充。所以辅佐谷气，疏通壅滞也。古者三农生九谷，场圃蓺草木，以备饥馑，菜固不止于五而已。我国初周定王图草木之可济生者四百余种，为救荒本草，厥有旨哉。夫阴之所生，本在五味；阴之五宫，伤在五味。谨和五味，脏腑以通，气血以流，骨正筋柔，腠理以密，可以长久。是以内则有训，食医有方，菜之于人，补非小也。但五气之良毒各不同，五味之所入有偏胜，民生日用而不知。乃搜可茹之草，凡一百五种为菜部。分为五类：曰荤辛，曰柔滑，曰蓏，曰水，曰芝栭。旧本菜部三品，共六十五种。今并入五种，移十三种入草部，六种入果部。自草部移入及并二十三种，自谷部移入一种，果部移入一种，外类有名未用移入三种。

神农本草经一十三种梁·陶弘景注 **名医别录一十七种**梁·陶弘景注 **唐本草七种**唐·苏恭 **千金·食治二种**唐·孙思邈 **本草拾遗一十三种**唐·陈藏器 **食疗本草三种**唐·孟诜 张鼎 **食性本草一种**南唐·陈士良 **蜀本草二种**蜀·韩保升 **日华本草二种**宋人·大明 **开宝本草六种**宋·马志 **嘉祐本草十种**宋·掌禹锡 **图经本草四种**宋·苏颂 **证类本草一种**宋·唐慎微 **日用本草三种**元·吴瑞 **食物本草二种**明·汪颖 **食鉴本草一种**明·宁原 **救荒本草一种**明·周王 **本草纲目一十七种**明·李时珍

【附注】 魏·李当之药录 吴普本草 宋·雷敩炮炙 齐·徐之才药对 唐·甄权药性 萧炳四声 唐·李珣海药 杨损之删繁 宋·寇宗奭衍义 金·张元素珍珠囊 元·李杲法象 王好古汤液 元·朱震亨补遗 明·汪机会编 明·陈嘉谟蒙筌

菜之一 荤辛类三十二种

韭别录 **山韭**千金。孝文韭附 **葱**别录 **茖葱**千金 **胡葱**开宝 **薤**别录。即藠子。蓼荞附 **蒜**别录 **山蒜**拾遗 **葫**别录。即大蒜 **五辛菜**拾遗 **芸薹**唐本。即油菜 **菘**别录。即白菜 **芥**别录 **白芥**开宝 **芜菁**别录。即蔓菁 **莱菔**唐本 即萝卜 **生姜**别录 **干姜**本经。天竺干姜附 **茼蒿**嘉祐 **邪蒿**嘉祐 **胡荽**嘉祐 **胡萝卜**纲目 **水蕲**本经。即芹菜 **堇**唐本。即旱芹 **紫堇**图经 **马蕲**唐本 **蘹香**唐本。即茴香 **莳萝**开宝。蜀胡烂、数低、池德勒、马思荅吉附 **罗勒**嘉祐。即兰香 **白花菜**食物 **蔊菜**纲目 **草豉**拾遗

上附方旧一百五十，新二百九十二。

本草纲目菜部第二十六卷

菜之一荤菜类三十二种。

韭别录中品

【释名】　草钟乳拾遗**起阳草**侯氏药谱〔颂曰〕案许慎说文：韭字象叶出地上形。一种而久生，故谓之韭。一岁三四割，其根不伤，至冬壅培之，先春复生，信乎久生者也。〔藏器曰〕俗谓韭是草钟乳，言其温补也。〔时珍曰〕韭之茎名韭白，根名韭黄，花名韭菁。礼记谓韭为丰本，言其美在根也。薤之美在白，韭之美在黄，黄乃未出土者。

【集解】　〔时珍曰〕韭丛生丰本，长叶青翠。可以根分，可以子种。其性内生，不得外长。叶高三寸便剪，剪忌日中。一岁不过五剪，收子者只可一剪。八月开花成丛，收取腌藏供馔，谓之长生韭，言剪而复生，久而不乏也。九月收子，其子黑色而扁，须风处阴干，勿令浥郁。北人至冬移根于土窖中，培以马屎，暖则即长，高可尺许，不见风日，其叶黄嫩，谓之韭黄，豪贵皆珍之。韭之为菜，可生可熟，可菹可久，乃菜中最有益者也。罗愿尔雅翼云：物久必变，故老韭为苋。〔颂曰〕郑玄言政道得则阴物变为阳，故葱变为韭，可验葱冷而韭温也。

【气味】　辛、微酸，温，涩，无毒。〔时珍曰〕生：辛，涩。熟：甘、酸。〔大明曰〕热。〔宗奭曰〕春食则香，夏食则臭，多食则能昏神暗目，酒后尤忌。〔诜曰〕热病后十日食之，即发困。五月多食，乏气力。冬月多食[①]，动宿饮，吐水。不可与蜜及牛肉同食。

【主治】　归心，安五脏，除胃中热，利病人，可久食。别录。〔时珍曰〕案千金方作可久食，不利病人。**叶：煮鲫鱼鲊食，断卒下痢。根：入生发膏用。**弘景。**根、叶：煮食，温中下气，补虚益阳，调和脏腑，令人能食，止泄血[②]脓，腹中冷痛。生捣汁服，主胸痹骨痛不可触者，又解药毒，疗狂狗咬人数[③]发者，亦涂[④]诸蛇虺、蝎虿、恶虫毒。**藏器。**煮食，充肺气，除心腹痼冷痃癖。捣汁服，治肥白人中风失音。**日华。**煮食，归肾壮阳，止泄精，暖腰膝。**宁原。**炸熟，以盐、醋空心吃十顿，治胸膈噎气。捣汁服，治胸痹刺痛如锥，即吐出胸中恶血甚验。又灌初生小儿，吐去恶水恶血，永无诸病。**诜。**主吐血唾血，衄血尿血，妇人经脉逆行，打扑伤损及膈噎病。捣汁澄清，和童尿饮之，能消散胃脘瘀血，甚效。**震亨。**饮生汁，主上气喘息欲绝，解肉脯毒。煮汁饮，止消渴盗汗。熏产妇血运，洗肠痔脱肛。**时珍。

【发明】　〔弘景曰〕此菜殊辛臭，

---

① 冬月多食：《千金》卷二十六、《证类本草》卷二十八作“霜韭冻不可生食”。

② 血：《证类本草》卷二十八作“白”。

③ 数：《证类本草》二十八作“欲”。按数与欲通。

④ 涂：《证类本草》卷二十八作“杀”。

虽煮食之，便出犹熏灼，不如葱、薤熟即无气，最是养生所忌。〔颂曰〕菜中此物最温而益人，宜常食之。昔人正月节食五辛以辟疠气，谓韭、薤、葱、蒜、姜也。〔宗奭曰〕韭黄未出粪土，最不益人，食之滞气，盖含抑郁未申之气故也。孔子曰："不时不食"，正谓此类。花食之亦动风。〔思邈曰〕韭味酸，肝病宜食之，大益人心。〔时珍曰〕韭，叶热根温，功用相同。生则辛而散血，熟则甘而补中。入足厥阴经，乃肝之菜也。素问言心病宜食韭，食鉴本草言归肾，文虽异而理则相贯。盖心乃肝之子，肾乃肝之母，母能令子实，虚则补其母也。道家目为五荤之一，谓其能昏人神而动虚阳也。有一贫叟病噎膈，食入即吐，胸中刺痛。或令取韭汁，入盐、梅、卤汁少许，细呷，得入渐加，忽吐稠涎数升而愈。此亦仲景治胸痹用薤白，皆取其辛温能散胃脘痰饮恶血之义也。〔震亨曰〕心痛有食热物及怒郁，致死血留于胃口作痛者，宜用韭汁、桔梗加入药中，开提气血。有肾气上攻以致心痛者，宜用韭汁和五苓散为丸，空心茴香汤下。盖韭性急，能散胃口血滞也。又反胃宜用韭汁二杯，入姜汁、牛乳各一杯，细细温服。盖韭汁消血，姜汁下气消痰和胃，牛乳能解热润燥补虚也。一人腊月饮刮剁酒三杯，自后食必屈曲下膈，硬涩微痛，右脉甚涩，关脉沉。此污血在胃脘之口，气因郁而成痰，隘塞食道也。遂以韭汁半盏，细细冷呷，尽半斤而愈。

【附方】 旧十一，新二十一。**胸痹急痛**〔诜曰〕胸痹痛如锥刺，不得俯仰，白汗出，或痛彻背上，不治或至死。可取生韭或根五斤，洗捣汁，服之。食疗本草。**阴阳易病**男子阴肿，小腹绞痛，头重眼花，宜豭鼠屎汤主之。用豭鼠屎十四枚，韭根一大把，水二盏，煮七分，去滓再煎二沸，温服，得汗愈。未汗再服。南阳活人书。**伤寒劳复**方同上。**卒然中恶**捣韭汁，灌鼻中，便苏。食医心镜。**卧忽不寤**勿以火照之，但痛啮拇指甲际而唾其面则活。取韭捣汁吹入鼻中，冬月则用韭根。肘后方。**风[①] 忤邪恶**韭根一把，乌梅十四个，吴茱萸炒半升，水一斗煮之。仍以病人栉内入，煮三沸。栉浮者生，沉者死。煮至三升，分三服。金匮要略。**喘息欲绝**韭汁饮一升，效。**夜出盗汗**韭根四十九根，水二升，煮一升，顿服。千金方。**消渴引饮**韭苗日用三五两，或炒或作羹，勿入盐，入酱无妨。吃至十斤即住，极效。过清明勿吃。有人病此，引饮无度，得此方而愈。秦宪副方。**喉肿难食**韭一把，捣熬傅之，冷即易。千金方。**水谷痢疾**韭叶作羹、粥、炸、炒，任食之，良。食医心镜。**脱肛不收**生韭一斤切，以酥拌炒熟，绵裹作二包，更互熨之，以入为度。圣惠。**痔疮作痛**用盆盛沸汤，以器盖之，留一孔。用洗净韭菜一把，泡汤中。乘热坐孔上，先熏后洗，数次自然脱体也。袖珍方。**小儿胎毒**初生时，以韭汁少许灌之，即吐出恶水恶血，永无诸疾。四声本草。**小儿腹胀**韭根捣汁，和猪肪煎服一合。间日一服，取愈。秘录。**小儿患黄**韭根捣汁，日滴鼻中，取黄水取效。同上。**痘疮不发**韭根煎汤服之。海上方。**产后呕水**产后因怒哭伤肝，呕青绿水。用韭叶一斤取汁，入姜汁少许，和饮，遂愈。摘玄方。**产后血运**韭菜切，安瓶中，沃以热醋，令气入鼻中，即省。丹溪心法。**赤白带下**韭根捣汁，和童尿露一夜，空心温服取效。海上仙方。**鼻衄不止**韭根、葱根同捣枣大，塞入鼻中，频易，两三度即止。千金方。**五般疮癣**韭根炒存性，捣

---

① 风：《金匮要略》卷下、《肘后方》卷一作"感"。

末，以猪脂和涂之。数度愈。经验方。**金疮出血**韭汁和风化石灰日干。每用为末傅之效。濒湖集简方。**刺伤中水**肿痛。煮韭热搨之。千金。**漆疮作痒**韭叶杵傅。斗门方。**猘狗咬伤**七日一发。三七日不发，乃脱也。急于无风处，以冷水洗净，即服韭汁一碗。隔七日又一碗，四十九日共服七碗。须百日忌食酸、咸，一年忌食鱼腥，终身忌食狗肉，方得保全。否则十有九死。徐本斋云：此法出肘后方。有风犬一日咬三人，止一人用此得活，亲见有效。简便。**百虫入耳**韭汁灌之即出。千金方。**聤耳出汁**韭汁日滴三次。圣惠方。**牙齿虫䘌**韭菜连根洗捣，同人家地板上泥和，傅痛处腮上，以纸盖住。一时取下，有细虫在泥上，可除根。又方：韭根十个，川椒二十粒，香油少许，以水桶上泥同捣，傅病牙颊上。良久有虫出，数次即愈也。**解肉脯毒**凡肉密器盖过夜者为郁肉，屋漏沾着者为漏脯，皆有毒。捣韭汁饮之。张文仲备急方。**食物中毒**生韭汁服数升良。千金。

韭子

【修治】 〔大明曰〕入药拣净，蒸熟暴干，簸去黑皮，炒黄用。

【气味】 **辛、甘，温，无毒。**〔时珍曰〕阳也。伏石钟乳、乳香。

【主治】 **梦中泄精，溺血**①。别录。**暖腰膝，治鬼交，甚效。**日华。**补肝及命门，治小便频数、遗尿，女人白淫，白带。**时珍。

【发明】 〔颂曰〕韭子得龙骨、桑螵蛸，主漏精补中。葛洪、孙思邈诸方多用之。〔弘景曰〕韭子入棘刺诸丸，主漏精。〔时珍曰〕棘刺丸方见外台秘要，治诸劳泄，小便数，药多不录。案梅师方治遗精。用韭子五合，白龙骨一两，为末，空心酒服方寸匕。千金方：治梦遗，小便数。用韭子二两，桑螵蛸一两，微炒研末，每旦酒服二钱。三因方：治下元虚冷，小便不禁，或成白浊，有家韭子丸。盖韭乃肝之菜，入足厥阴经。肾主闭藏，肝主疏泄。素问曰：足厥阴病则遗尿。思想无穷，入房太甚，发为筋痿，及为白淫。男随溲而下。女子绵绵而下。韭子之治遗精漏泄、小便频数、女人带下者，能入厥阴，补下焦肝及命门之不足。命门者藏精之府，故同治云。

【附方】 旧三，新四。**梦遗溺白**〔藏器曰〕韭子，每日空心生吞一二十粒，盐汤下。圣惠：治虚劳伤肾，梦中泄精。用韭子二两，微炒为末。食前温酒服二钱匕。**虚劳溺精**用新韭子二升，十月霜后采之，好酒八合渍一宿。以晴明日，童子向南捣一万杵。平旦温酒服方寸匕，日再服之。外台秘要。**梦泄遗尿**韭子一升，稻米二斗，水一斗七升，煮粥取汁六升，分三服。千金方。**玉茎强中**玉茎强硬不痿，精流不住，时时如针刺，捏之则痛，其病名强中，乃肾滞② 漏疾也。用韭子、破故纸各一两，为末。每服三钱，水一盏，煎服。日三即住。经验方。**腰脚无力**韭子一升拣净，蒸两炊久，暴干，簸去黑皮，炒黄捣粉。安息香二大两，水煮一二百沸，慢火炒赤色，和捣为丸梧子大。如干，入少蜜。每日空腹酒下三十丸。以饭三五匙压之，大佳。崔元亮海上方。**女人带下**及男子肾虚冷，梦遗。用韭子七升，醋煮千沸，焙研末，炼蜜丸梧子大。每服三十丸，空心温酒下。千金方。**烟熏虫牙**用瓦片煅红，安韭子数粒，清油数点，待烟起，以筒吸引至痛处。良久以温水漱，吐有小虫出为效。未尽再熏。救急易方。

---

① 血：《千金翼》卷四、《证类本草》作“白”。

② 滞：《传信适用方》卷四作“满”。

山韭千金

【释名】　蕫音育。韱音纤。并未详。

【集解】　〔颂曰〕藿，山韭也。山中往往有之，而人多不识。形性亦与家韭相类，但根白，叶如灯心苗耳。韩诗云，六月食郁及薁，谓此也。〔时珍曰〕案尔雅云：藿，山韭也。许慎说文云：韱，山韭也。金幼孜北征录云：北边云台戍地，多野韭、沙葱，人皆采而食之。即此也。苏氏以诗之郁即此，未知是否？又吕忱字林云：莶，音严，水韭也。野生水涯，叶如韭而细长，可食。观此，则知野韭又有山、水二种，气味或不相远也。

【气味】　**咸，寒，涩，无毒。**

【主治】　**宜肾，主大小便数，去烦热，治毛发。**千金。

【发明】　〔时珍曰〕藿，肾之菜也，肾病宜食之。诸家本草不载，而孙思邈千金方收之。他书藿字多讹作藿字，藿乃豆叶也。陈直奉亲养老书有藿菜羹，即此也。其方治老人脾胃气弱，饮食不强。用藿菜四两，鲫鱼肉五两，煮羹，下五味并少面食。每三五日一作之。云极补益。

【附录】　**孝文韭**拾遗。〔藏器曰〕辛，温，无毒。主腹内冷胀满，泄痢肠澼，温中补虚，令人能行。生塞北山谷，状如韭，人多食之，云是后魏孝文帝所种。又有诸葛韭，孔明所种，比韭更长，彼人食之。〔时珍曰〕此亦山韭也，但因人命名耳。

葱别录中品

【释名】　**芤纲目菜伯同和事草同鹿胎**〔时珍曰〕蔥从囪。外直中空，有囪通之象也。芤者，草中有孔也，故字从孔，芤脉象之。葱初生曰葱针，叶曰葱青，衣曰葱袍，茎曰葱白，叶中涕曰葱苒。诸物皆宜，故云菜伯、和事。

【集解】　〔恭曰〕葱有数种，山葱曰茖葱，疗病似胡葱。其人间食葱有二种：一种冻葱，经冬不死，分茎栽莳而无子；一种汉葱，冬即叶枯。食用入药，冻葱最善，气味亦佳也。〔保升曰〕葱凡四种：冬葱即冻葱也，夏衰冬盛，茎叶俱软美，山南、江左有之；汉葱茎实硬而味薄，冬即叶枯；胡葱茎叶粗硬①，根若金灯；茖葱生于山谷，不入药用。〔颂曰〕入药用山葱、胡葱，食品用冬葱、汉葱。又有一种楼葱，亦冬葱类，江南人呼为龙角葱，荆②楚间多种之，其皮赤，每茎上出歧如八角，故云。〔瑞曰〕龙角即龙爪葱，又名羊角葱。茎上生根，移下莳之。〔时珍曰〕冬葱即慈葱，或名太官葱。谓其茎柔细而香，可以经冬，太官上供宜之，故有数名。汉葱一名木葱，其茎粗硬，故有木名。冬葱无子。汉葱春末开花成丛，青白色。其子味辛色黑，有皱纹，作三瓣状。收取阴干，勿令浥郁，可种可栽。

葱茎白

【气味】　**辛，平。叶：温。根须：平。并无毒。**〔弘景曰〕葱有寒热，白冷青热，伤寒汤中不得用青也。〔宗奭曰〕葱主发散，多食昏人神。〔诜曰〕葱宜冬月食。不可过多，损须发，发人虚气上冲，五脏闭绝，为其开骨节出汗之故也。〔思邈曰〕正月食生葱，令人面上起游风。生葱同蜜食，作下利。烧葱同蜜食，壅气杀人。〔张仲景曰〕生葱合枣食，令人病；合犬、雉肉食，多令人病血。〔时珍曰〕服地黄、常山人，忌食葱。

【主治】　**作汤，治伤寒寒热，中风**

① 硬：《证类本草》卷二十八作“短”。
② 荆：《证类本草》卷二十八作“淮”。

面目浮肿，能出汗。本经。**伤寒骨肉碎痛，喉痹不通，安胎，归目益目睛，除肝中邪气，安中利五脏，杀百药毒**。根：**治伤寒头痛**。别录。**主天行时疾，头痛热狂，霍乱转筋，及奔豚气、脚气，心腹痛，目眩，止心迷闷**。大明。**通关节，止衄血，利大小便**。孟诜。**治阳明下痢、下血**。李杲。**达表和里，止血**。宁原。**除风湿，身痛麻痹，虫积心痛，止大人阳脱，阴毒腹痛，小儿盘肠内钓，妇人妊娠溺血，通乳汁，散乳痛，利耳鸣，涂猘犬伤，制蚯蚓毒**。时珍。**杀一切鱼、肉毒**。士良。

【发明】 〔元素曰〕葱茎白，味辛而甘平，气厚味薄，升也，阳也。入手太阴、足阳明经，专主发散，以通上下阳气。故活人书治伤寒头痛如破，用连须葱白汤主之。张仲景治少阴病，下利清谷，里寒外热，厥逆脉微者，白通汤主之，内用葱白。若面色赤者，四逆汤加葱白。腹中痛者，去葱白。成无已解之云：肾恶燥，急食辛以润之。葱白辛温以通阳气也。〔时珍曰〕葱乃释家五荤之一。生辛散，熟甘温，外实中空，肺之菜也，肺病宜食之。肺主气，外应皮毛，其合阳明。故所治之症多属太阴、阳明，皆取其发散通气之功，通气故能解毒及理血病。气者血之帅也，气通则血活矣。金疮磕损，折伤血出，疼痛不止者，王璆百一方，用葱白、砂糖等分研封之。云痛立止，更无痕瘢也。葱叶亦可用。又葱管吹盐入玉茎内，治小便不通及转脬危急者，极有捷效。余常用治数人得验。

【附方】 旧十二，新三十二。**感冒风寒**初起。即用葱白一握，淡豆豉半合，泡汤服之，取汗。濒湖集简方。**伤寒头痛**如破者。连须葱白半斤，生姜二两，水煮温服。活人书。**时疾头痛**发热者。以连根葱白二十根，和米煮粥，入醋少许，热食取汗即解。济生秘览。**数种伤寒**初起一二日，不能分别者，用上法取汗。**伤寒劳复**因交接者，腹痛卵肿。用葱白捣烂，苦酒一盏，和服之。千金方。**风湿身痛**生葱擂烂，入香油数点，水煎，调川芎䓖、郁金末一钱服，取吐。丹溪心法。**妊娠伤寒**赤斑变为黑斑，尿血者。以葱白一把，水三升，煮热服汁，食葱令尽，取汗。伤寒类要。**六月孕动**困笃难救者。葱白一大握，水三升，煎一升，去滓顿服。杨氏产乳。**胎动下血病**①痛抢心。用葱白煮浓汁饮之。未死即安，已死即出。未效再服。一方：加川芎。一方：用银器同米煮粥及羹食。梅师方。**卒中恶死**或先病，或平居寝卧，奄忽而死，皆是中恶。急取葱心黄刺入鼻孔中，男左女右，入七八寸，鼻、目血出即苏。又法：用葱刺入耳中五寸，以鼻中血出即活也。如无血出，即不可治矣。相传此扁鹊秘方也。崔氏纂要。**小儿卒死**无故者。取葱白纳入下部，及两鼻孔中，气通或嚏即活。陈氏经验方。**小儿盘肠**内钓腹痛。用葱汤洗儿腹，仍以炒葱捣贴脐上。良久，尿出痛止。汤氏婴孩宝书。**阴毒腹痛**厥逆唇青卵缩，六脉欲绝者。用葱一束，去根及青，留白二寸，烘热安脐上，以熨斗火熨之，葱坏则易，良久热气透入，手足温有汗即瘥，乃服四逆汤。若熨而手足不温，不可治。朱肱南阳活人书。**脱阳危症**凡人大吐大泄之后，四肢厥冷，不省人事，或与女子交后，小腹肾痛，外肾搐缩，冷汗出厥逆，须臾不救。先以葱白炒热熨脐，后以葱白三七茎擂烂，用酒煮灌之，阳气即回。此华佗救卒病方也。**卒心急痛**牙关紧闭欲绝。以老葱白五茎去皮须，捣膏，以匙送入咽中，

① 病：《证类本草》卷二十八作“腰”。

灌以麻油四两，但得下咽即苏。少顷，虫积皆化黄水而下，永不再发。累得救人。瑞竹堂方。**霍乱烦躁**坐卧不安。葱白二十茎，大枣二十枚，水三升，煎二升，分服。梅师方。**蛔虫心痛**用葱茎白二寸，铅粉二钱，捣丸服之，即止。葱能通气，粉能杀虫也。杨氏经验方。**腹皮麻痹**不仁者。多煮葱白食之，即自愈。危氏方。**小便闭胀**不治杀人。葱白三斤，锉炒帕盛，二个更互熨小腹，气透即通也。许学士本事方。**大小便闭**捣葱白和酢，封小腹上。仍灸七壮。外台秘要。**大肠虚闭**匀气散：用连须葱一根，姜一块，盐一捻，淡豉三七粒，捣作饼，烘掩脐中，扎定。良久，气通即通。不通再作。杨氏直指方。**小儿虚闭**葱白三根煎汤，调生蜜、阿胶末服。仍以葱头染蜜，插入肛门。少顷即通。全幼心鉴。**急淋阴肿**泥葱半斤，煨热杵烂，贴脐上。外台。**小便淋涩**或有血者。以赤根楼葱近根截一寸许，安脐中，以艾灸七壮。经验方。**小儿不尿**乃胎热也。用大葱白切四片，用乳汁半盏，同煎片时，分作四服即通。不饮乳者，服之即饮乳。若脐四旁有青黑色及口撮者，不可救也。全幼心鉴。**肿毒尿闭**因肿毒未溃，小便不通。用葱切，入麻油煎至黑色，去葱取油，时涂肿处，即通。普济。**水癞病肿**葱根白皮煮汁，服一盏，当下水出。病已困者，取根捣烂，坐之取气，水自下。圣济录。**阴囊肿痛**葱白、乳香捣涂，即时痛止肿消。又方：用煨葱入盐，杵如泥，涂之。**小便溺血**葱白一握，郁金一两，水一升，煎二合，温服。一日三次。普济方。**肠痔有血**葱白三斤，煮汤熏洗立效。外台。**赤白下痢**葱白一握细切，和米煮粥，日日食之。食医心镜。**便毒初起**葱白炒热，布包熨数次，乃用傅药，即消。永类方：用葱根和蜜捣傅，以纸密护之。外服通气药，即愈。**痈疽肿硬**乌金散：治痈疖肿硬无头，不变色者。米粉四两，葱白一两，同炒黑，研末，醋调贴。一伏时又换，以消为度。外科精义。**一切肿毒**葱汁渍之，日四五度。**乳痈初起**葱汁一升，顿服即散。并千金。**疔疮恶肿**刺破，以老葱、生蜜杵贴。两时疔出，以醋汤洗之，神效。圣济录。**小儿秃疮**冷泔洗净，以羊角葱捣泥，入蜜和涂之，神效。杨氏。**刺疮金疮**百治不效。葱煎浓汁渍之，甚良。**金疮瘀血**在腹者。大葱白二十枚，麻子三升，杵碎，水九升，煮一升半，顿服。当吐出脓血而愈。未尽再服。并千金方。**血壅怪病**人遍身忽然肉出如锥，即痒且痛，不能饮食，名血壅。不速治，必溃脓血。以赤皮葱烧灰淋洗，饮豉汤数盏自安。夏子益怪病奇方。**解金银毒**葱白煮汁饮之。外台秘要。**脑破骨折**蜜和葱白捣匀，厚封立效。肘后方。**自缢垂死**葱心刺耳、鼻中有血出，即苏。

叶

【主治】 **煨研，傅金疮水入皲肿。盐研，傅蛇、虫伤及中射工、溪毒**。日华。**主水病足肿**。苏颂。**利五脏，益目精，发黄疸**。思邈。

【发明】 〔颂曰〕煨葱治打扑损，见刘禹锡传信方，云得于崔给事。取葱新折者，煻火煨热剥皮，其间有涕，便将罨损处。仍多煨，续续易热者。崔云：顷在泽潞，与李抱真作判官。李相方以球杖按球子。其军将以杖相格，因伤李相拇指并爪甲擗裂。遽索金创药裹之，强索酒饮，而面色愈青，忍痛不止。有军吏言此方，遂用之。三易面色却赤，斯须云已不通。凡十数度，用热葱并涕缠裹其指，遂毕席笑语。〔时珍曰〕按张氏经验方云：金创折伤血出，用葱白连叶煨热，或锅烙炒热，捣烂傅之，冷即再易。石城尉戴尧臣，试马损大指，血出淋漓。余用此方，再易而痛止。翌日洗面，不见痕迹。宋推官、鲍县尹皆得此方，每有杀伤气未绝者，亟令用此，活人甚众。又凡人头目重闷疼痛，时珍每用葱叶插入鼻内二三寸并耳内，气通即便清爽也。

【附方】 旧三，新二。**水病足肿**葱茎叶煮汤渍之，日三五次妙。韦宙独行方。**小便不通**葱白连叶捣烂，入蜜，合外肾上，即通。永类钤方。**疮伤风水**肿痛。取葱青叶和干姜、黄檗等分，煮汤浸洗，立愈。食疗。**蜘蛛咬疮**遍身生疮。青葱叶一茎去尖，入蚯蚓一条在内，待化成水，取点咬处即愈。李绛兵部手集。**代指毒痛**取萎黄葱叶煮汁，热渍之。千金方。

汁

【气味】 **辛，温，滑，无毒。**

【主治】 **溺血，饮之。解藜芦及桂毒。**别录。**散瘀血，止衄止痛，治头痛耳聋，消痔漏，解众药毒。**时珍。**能消桂为水，化五石，仙方所用。**弘景。

【发明】 〔时珍曰〕葱汁即葱涕，功同葱白。古方多用葱涎丸药，亦取其通散上焦风气也。胜金方：取汁入酒少许滴鼻中，治衄血不止，云即觉血从脑散下也。又唐瑶经验方，以葱汁和蜜少许服之，亦佳。云邻媪用此甚效，老仆试之亦验。二物同食害人，何以能治此疾？恐人脾胃不同，非甚急不可轻试也。〔慎微曰〕三洞要录云：葱者菜之伯也，能消金、锡、玉、石。神仙消金玉浆法：于冬至日，以壶卢盛葱汁及根茎，埋庭中。次年夏至发出，尽化为水。以法渍金、玉、银青石各三分，自消矣。暴干如饴，食之可休粮，亦曰金浆也。

【附方】 旧四，新一。**衄血不止**方见上。**金疮出血**不止。取葱炙热，挼汁涂之即止。梅师方。**火焰丹毒**从头起者。生葱汁涂之。**痔瘘作痛**葱涎、白蜜和涂之，先以木鳖子煎汤熏洗，其冷如冰即效。一人苦此，早间用之，午刻即安也。唐仲举方。**解钩吻毒**面青口噤欲死。以葱涕啖之，即解。千金。

须

【主治】 **通气。**孟诜。**疗饱食房劳，血渗入大肠，便血肠澼成痔，日干，研末，每服二钱，温酒下。**时珍。

【附方】 旧一。**喉中肿塞**气不通者。葱须阴干为末，每用二钱，入蒲州胆矾末一钱，和匀。每用一字，吹之。杜壬方。

花

【主治】 **心脾痛如锥刀刺，腹胀。用一升，同吴茱萸一升，水八合，煎七合，去滓，分三服，立效。**颂。出崔元亮方。

实

【气味】 **辛，大温，无毒。**

【主治】 **明目，补中气不足。本经。温中益精。**日华。**宜肺，归头。**思邈。

【附方】 旧一。**眼暗补中**葱子半升为末，每取一匙，水二升，煎汤一升半，去滓，入米煮粥食之。亦可为末，蜜丸梧子大，食后米汤服一二十丸，日三服。食医心镜。

茖葱音格。千金

【释名】 **山葱**

【集解】 〔保升曰〕茖葱生山谷，不入药用。〔颂曰〕尔雅云：茖，山葱也。说文云：茖葱生山中，细茎大叶。食之香美于常葱，宜入药用。〔时珍曰〕茖葱，野葱也，山原平地皆有之。生沙地者名沙葱，生水泽者名水葱，野人皆食之。开白花，结子如小葱头。世俗不察胡葱即蒜葱，误指此为胡葱。详见胡葱下。保升言不入药用，苏颂言入药宜用山葱、胡葱。今考孙思邈千金·食性，自有茖葱功用，而诸本失收，今采补之。

【气味】 **辛，微温，无毒。**〔时珍曰〕佛家以茖葱为五荤之一。见蒜下。

【主治】 **除瘴气恶毒。久食，强志益胆气。**思邈。**主诸恶载、狐尿刺毒，山溪中沙虱、射工等毒。煮汁浸，或捣傅，大效。亦兼小蒜、茱萸辈，不独用也。**苏恭。

子

【气味】 同葱。

【主治】 **泄精。**思邈。

胡葱宋开宝

【释名】 **蒜葱**纲目**回回葱**〔时珍曰〕按孙真人食忌作葫葱，因其根似葫蒜故也。俗称蒜葱，正合此义。元人饮膳正要作回回葱，似言其来自胡地，故曰胡葱耳。

【集解】 〔诜曰〕胡葱生蜀郡山谷。状似大蒜而小，形圆皮赤，梢长而锐。五月、六月采。〔保升曰〕葱凡四种：冬葱夏枯；汉葱冬枯；胡葱茎叶粗短，根若金灯；茖葱生于山谷。〔颂曰〕胡葱类食葱，而根茎皆细白。或云：根茎微短如金灯。或云：似大蒜而小，皮赤而锐。〔时珍曰〕胡葱即蒜葱也，孟诜、韩保升所说是矣，非野葱也。野葱名茖葱，似葱而小。胡葱乃人种莳，八月下种，五月收取，叶似葱而根似蒜，其味如薤，不甚臭。江西有水晶葱，蒜根葱叶，盖其类也。李廷飞延寿书，言胡葱即藠子，盖因相似而误尔。今俗皆以野葱为胡葱，因不识蒜葱，故指茖葱为之，谬矣。

【修治】 〔敩曰〕凡采得依纹擘碎，用绿梅子相对拌蒸一伏时，去梅子，砂盆中研如膏，瓦器晒干用。

【气味】 **辛，温，无毒。**〔时珍曰〕生则辛平，熟则甘温。〔诜曰〕亦是薰物。久食，伤神损性，令人多忘，损目明，绝血脉，发痼疾。患胡臭、䘌齿人，食之转甚。〔思邈曰〕四月勿食葫葱，令人气喘多惊。

【主治】 **温中下气，消谷能食，杀虫，利五脏不足气。**孟诜。**疗肿毒。**保升。

【发明】 〔时珍曰〕方术煮溪涧白石为粮，及煮牛、马、驴骨令软，皆用胡葱，则亦软坚之物也。陶弘景言葱能化五石，消桂为水，则是诸葱皆能软石。故今人采茖葱煮石，谓之胡葱也。

【附方】 新一。**身面浮肿**小便不利，喘急。用胡葱十茎，赤小豆三合，消石一两，以水五升，煮葱、豆至熟，同擂成膏，每空心温酒服半匙。圣惠方。

子

【主治】 **中诸肉毒，吐血不止，萎黄悴者，以一升，水煮，冷服半升，日一夜一，血定乃止。**孟诜。

薤音械。别录中品

【释名】 **藠子**音叫。或作荞者非。**莜子**音钓。**火葱**纲目**菜芝**别录**鸿荟**音会。〔时珍曰〕薤本文作䪥，韭类也。故字从韭，从㲋，音概，谐声也。今人因其根白，呼为藠子，江南人讹为莜子。其叶类葱而根如蒜，收种宜火熏，故俗人称为火葱。罗愿云：物莫美于芝，故薤为菜芝。苏颂复附莜子于蒜条，误矣。

【集解】 〔别录曰〕薤生鲁山平泽。〔恭曰〕薤是韭类。叶似韭而阔，多白而无实。有赤、白二种：白者补而美，赤者苦而无味。〔颂曰〕薤处处有之。春秋分莳，至冬叶枯。尔雅云：莴，山薤也。生山中，茎叶与家薤相类，而根差长，叶差大，仅若鹿葱，体性亦与家薤同。今人少用。〔宗奭曰〕薤叶如金灯叶，差狭而更光。故古人言薤露者，以其光滑难伫之义。〔时珍曰〕薤八月栽根，正月分莳，宜肥壤。数枝一本，则茂而根大。叶状似韭。韭叶中实而扁，有剑脊。薤叶中空，似细葱叶而有棱，气亦如葱。二月开细花，紫白色。根如小蒜，一本数颗，相依而生。五月叶青则掘之，否则肉不满也。其根煮食、薤酒、糟藏、醋浸皆宜。故内则云：切葱、薤实诸醯以柔之。白乐天诗云"酥暖薤白酒"，谓以酥炒薤白投酒中也。一种水晶葱，葱叶蒜根，与薤相似，不臭，亦其类也。按王祯农书云：野薤俗名天薤。生麦原中，叶似薤而小，味益辛，亦可供食，但不多有。即尔雅山薤是也。

薤白

【气味】 **辛、苦，温，滑，无毒。**〔好古曰〕入手阳明经。〔颂曰〕薤宜去青留白，白冷而青热也。〔诜曰〕发热病，不宜多食。三四月勿食生者。〔大明曰〕生食引涕唾。不可与牛肉同食，令人作癥瘕。

【主治】 **金疮疮败。轻身，不饥耐老。**本经。**归骨，除寒热，去水气，温中散结气。作羹食，利病人。诸疮中风寒水气肿痛，捣涂之。**别录。**煮食，耐寒，调中补不足，止久痢冷泻，肥健人。**日华。**治泄痢下重，能泄下焦阳明气滞。**李杲。〔好古曰〕下重者，气滞也。四逆散加此以泄气滞。**治少阴病厥逆泄痢，及胸痹刺痛，下气散血，安胎。**时珍。**心病宜食之。利产妇。**思邈。**治女人带下赤白，作羹食之。骨哽在咽不去者，食之即下。**孟诜。**补虚解毒。**苏颂。**白者补益，赤者疗金疮及风，生肌肉。**苏恭。**与蜜同捣，涂汤火伤，效甚速。**宗奭。**温补，助阳道。**时珍。

【发明】 〔弘景曰〕薤性温补，仙方及服食家皆须之，偏入诸膏用。不可生啖，荤辛为忌。〔诜曰〕薤，白色者最好，虽有辛，不荤五脏。学道人长服之，可通神安魂魄，益气续筋力。〔颂曰〕白薤之白，性冷而补。又曰：莜子，煮与蓐妇饮，易产。亦主脚气。〔时珍曰〕薤味辛气温。诸家言其温补，而苏颂图经独谓其冷补。按杜甫薤诗云：束比青刍色，圆齐玉箸头。衰年关膈冷，味暖并无忧。亦言其温补，与经文相合。则冷补之说，盖不然也。又按王祯云：薤生则气辛，熟则甘美。种之不蠹，食之有益。故学道人资之，老人宜之。然道家以薤为五荤之一，而诸氏言其不荤何耶？薛用弱齐谐志云：安陆郭坦兄，得天行病后，遂能大餐，每日食至一斛。五年，家贫行乞。一日大饥，至一园，食薤一畦，大蒜一畦。便闷极卧地，吐一物如龙，渐渐缩小。有人撮饭于上，即消成水，而病寻瘳也。按此亦薤散结、蒜消癥之验也。〔宗奭曰〕薤叶光滑，露亦难伫。千金治肺气喘急方中用之，亦取其滑泄之义。

【附方】 旧十五，新八。**胸痹刺痛**张仲景栝楼薤白汤：治胸痹，痛彻心背，喘息咳唾短气，喉中燥痒，寸脉沉迟，关脉弦数，不治杀人。用栝楼实一枚，薤白半升，白酒七升，煮二升，分二服。千金：治胸痹，半夏薤白汤：用薤白四两，半夏一合，枳实半两，生姜一两，栝楼实半枚，㕮咀，以白截浆三升，煮一升，温服，日三。肘后：治胸痛[①]，瘥而复发。薤根五升，捣汁饮之，立瘥。截音在，酢浆也。**卒中恶死**卒死，或先病，或平居寝卧奄忽而死，皆是中恶。以薤汁灌入鼻中，便省。肘后。**霍乱干呕**不止者。以薤

① 痛：《肘后方》卷四及《外台》卷十二作"痹"。

一虎口，以水三升，煮取一半，顿服。不过三作即已。韦宙独行方。**奔豚气痛**薤白捣汁饮之。肘后方。**赤痢不止**薤同黄檗煮汁服之。陈藏器。**赤白痢下**薤白一握，同米煮粥，日食之。食医心镜。**小儿疳痢**薤白生捣如泥，以粳米粉和蜜作饼，炙熟与食。不过三两服。杨氏产乳。**产后诸痢**多煮薤白食，仍以羊肾脂同炒食之。范汪方。**妊娠胎动**腹内冷痛。薤白一升，当归四两，水五升，煮二升，分三服。古今录验。**郁肉脯毒**杵薤汁，服二三升良。葛洪方。**疮犯恶露**甚者杀人。薤白捣烂，以帛裹煨熟，去帛傅之，冷即易换。亦可捣作饼，以艾灸之，热气入疮，水出即瘥也。梅师方。**手指赤色**随月生死。以生薤一把，苦酒煮熟，捣烂涂之，愈乃止。肘后方。**疥疮痛痒**煮薤叶，捣烂涂之。同上。**灸疮肿痛**薤白一升，猪脂一斤，切，以苦酒浸一宿，微火煎三上三下，去滓涂之。梅师方。**手足瘑疮**生薤一把，以热醋投入，以封疮上取效。千金。**毒蛇螫伤**薤白捣傅。徐王方。**虎犬咬伤**薤白捣汁一升饮之，并涂之。日三服，瘥乃止。葛洪方。**诸鱼骨哽**薤白嚼柔，以绳系中，吞到哽处，引之即出。同上。**误吞钗镮**取薤白曝萎，煮熟勿切，食一大束，钗即随出。葛洪方。**目中风翳**作痛。取薤白截断，安膜上令遍痛作复为之。范汪方。**咽喉肿痛**薤根醋捣傅肿处。冷即易之。圣惠。

【附录】　**蓼荞**拾遗。〔藏器曰〕味辛，温，无毒。主霍乱腹冷胀满，冷气攻击，腹满不调，产后血攻胸膈刺痛，煮服之。生平泽，其苗如葱、韭。〔时珍曰〕此亦山薤之类，方名不同耳。

蒜别录下品

【释名】　**小蒜**别录**茆蒜**音卯。**荤菜**〔时珍曰〕蒜字从祘，音蒜，谐声也。又象蒜根之形。中国初惟有此，后因汉人得葫蒜于西域，遂呼此为小蒜以别之。故崔豹古今注云：蒜，茆蒜也，俗谓之小蒜。胡国有蒜，十子一株，名曰胡蒜，俗谓之大蒜是矣。蒜乃五荤之一，故许氏说文谓之荤菜。五荤即五辛，谓其辛臭昏神伐性也。练形家以小蒜、大蒜、韭、芸薹、胡荽为五荤，道家以韭、薤、蒜、芸薹、胡荽为五荤，佛家以大蒜、小蒜、兴渠、慈葱、茖葱为五荤。兴渠，即阿魏也。虽各不同，然皆辛熏之物，生食增恚，熟食发淫，有损性灵，故绝之也。

【集解】　〔别录曰〕蒜，小蒜也。五月五日采之。〔弘景曰〕小蒜生叶时，可煮和食。至五月叶枯，取根名䔯子，正尔啖之，亦甚熏臭。〔保升曰〕小蒜野生，处处有之。小者一名䔯，音乱；一名蒚，音力。苗、叶、根、子皆似葫，而细数倍也。尔雅云：蒚，山蒜也。说文云：蒜，荤菜也。菜之美者，云梦之荤。生山中者，名蒚。〔颂曰〕本草谓大蒜为葫，小蒜为蒜，而说文所谓荤菜者，乃大蒜也，蒚即小蒜也。书传载物之别名不同如此，用药不可不审。〔宗奭曰〕小蒜即蒚也。苗如葱针，根白，大者如乌芋子。兼根煮食，谓之宅蒜。〔时珍曰〕家蒜有二种：根茎俱小而瓣少，辣甚者，蒜也，小蒜也；根茎俱大而瓣多，辛而带甘者，葫也，大蒜也。按孙炎尔雅正义云：帝登蒚山，遭莸芋毒，将死，得蒜啮食乃解，遂收植之，能杀腥膻虫鱼之毒。又孙愐唐韵云：张骞使西域，始得大蒜种归。据此则小蒜之种，自蒚移栽，从古已有。故尔雅以蒚为山蒜，所以别家蒜也。大蒜之种，自胡地移来，至汉始有。故别录以葫为大蒜，所以见中国之蒜小也。又王祯农书云：一种泽蒜，最易滋蔓，随劚随合。熟时采子，漫散种之。吴人调鼎多用此根作菹，更胜葱、韭也。按此正别录所谓小蒜是也。其始自野泽移来，故有泽名，而寇氏误作宅字矣。诸家皆以野生山蒜、泽蒜解家莳之小蒜，皆失于详考。小蒜虽出于萬，既经人力栽培，则性气不能不移。故不得不辨。

蒜小蒜根也。

【气味】 **辛，温，有小毒。**〔弘景曰〕味辛性热。损人，不可长食。〔思邈曰〕无毒。三月勿久食，伤人志性。黄帝书云：同生鱼食，令人夺气，阴核疼。〔瑞曰〕脚气风病人及时病后，忌食之。

【主治】 **归脾肾，主霍乱、腹中不安，消谷，理胃温中，除邪痹毒气。**别录。**主溪毒。**弘景。**下气，治蛊毒，傅蛇、虫、沙虱疮。**日华。〔恭曰〕此蒜与胡葱相得。主恶载毒、山溪中沙虱、水毒，大效。山人、俚、獠时用之。**涂丁肿甚良。**孟诜。

叶

【主治】 **心烦痛，解诸毒，小儿丹疹。**思邈。

【发明】 〔颂曰〕古方多用小蒜治中冷霍乱，煮汁饮之。南齐褚澄治李道念鸡瘕，便瘥。〔宗奭曰〕华佗用蒜齑，即此蒜也。〔时珍曰〕按李延寿南史云：李道念病已五年。丞相褚澄诊之。曰：非冷非热，当是食白瀹鸡子过多也。取蒜一升煮食，吐出一物涎裹，视之乃鸡雏，翅足俱全。澄曰：未尽也。更吐之，凡十二枚而愈。或以蒜字作苏字者，误矣。范晔后汉书云：华佗见一人病噎，食不得下，令取饼店家蒜齑大酢二升饮之，立吐一蛇。病者悬蛇于车，造佗家，见壁北悬蛇数十，乃知其奇。又夏子益奇疾方云：人头面上有光，他人手近之如火炽者，此中蛊也。用蒜汁半两，和酒服之，当吐出如蛇状。观三书所载，则蒜乃吐蛊要药，而后人鲜有知者。

【附方】 旧七，新七。**时气温病**初得头痛，壮热脉大。即以小蒜一升，杵汁三合，顿服。不过再作便愈。肘后方。**霍乱胀满**不得吐下，名干霍乱。小蒜一升，水三升，煮一升，顿服。肘后方。**霍乱转筋**入腹杀人。以小蒜、盐各一两，捣傅脐中，灸七壮，立止。圣济录。**积年心痛**不可忍，不拘十年、五年者，随手见效。浓醋煮小蒜食饱，勿着盐。曾用之有效，再不发也。兵部手集。**水毒中人**一名中溪，一名中湿，一名水病，似射工而无物。初得恶寒，头目微疼，旦醒暮剧，手足逆冷。三日则生虫，食人下部，肛中有疮，不痒不痛。过六七日虫食五脏，注下不禁。以小蒜三升，煮微热，大热即无力，以浴身。若身发赤斑文者，毋以他病治之也。肘后方。**射工中人**成疮者。取蒜切片，贴疮上，灸七壮。千金。**止截疟疾**小蒜不拘多少，研泥，入黄丹少许，丸如芡子大。每服一丸，面东新汲水下，至妙。唐慎微。**阴肿如刺**汗出者。小蒜一升，韭根一升，杨柳根二斤，酒三升，煎沸乘热熏之。永类方。**恶核肿结**小蒜、吴茱萸等分，捣傅即散。肘后。**五色丹毒**无常，及发足踝者。杵蒜厚傅，频易。葛氏。**小儿白秃**头上团团白色。以蒜切口揩之。子母秘录。**蛇蝎螫人**小蒜捣汁服，以滓傅之。肘后。**蜈蚣咬疮**嚼小蒜涂之。良。肘后方。**蚰蜒入耳**小蒜洗净，捣汁滴之。未出再滴。李绛兵部手集。

山蒜拾遗

【释名】 **萬**音历。**泽蒜**

【集解】 〔颂曰〕江南一种山蒜，似大蒜而臭。〔藏器曰〕泽蒜根如小蒜，叶如韭。又生石间者名石蒜，与蒜无异。〔时珍曰〕山蒜、泽蒜、石蒜，同一物也，但分生于山、泽、石间不同耳。人间栽莳小蒜，始自三种移成，故犹有泽蒜之称。尔雅云：蒚，山蒜也。今京口有蒜山，产蒜是也。处处有之，不独江南。又吕忱字林云：莳，水中蒜也。则蒜不但产于山，而又产于水也。别有山慈姑、水仙花、老鸦蒜、石蒜之类，根叶皆似蒜而不可食，其花亦异。并见草部下。

【气味】 **辛，温，无毒。**

【主治】 **山蒜：治积块，及妇人血瘕，用苦醋磨服**[①] **多效。**苏颂。**泽蒜、石蒜：并温补下气，滑水源。**藏器。

葫别录下品

【释名】 **大蒜**弘景**荤菜**〔弘景曰〕今人谓葫为大蒜，蒜为小蒜，以其气类相似也。〔时珍曰〕按孙愐唐韵云：张骞使西域，始得大蒜、葫荽。则小蒜乃中土旧有，而大蒜出胡地，故有胡名。二蒜皆属五荤，故通可称荤。详见蒜下。

【集解】 〔别录曰〕葫，大蒜也。五月五日采，独子者入药尤佳。〔保升曰〕葫出梁州者，大径二寸，最美少辛；泾阳者，皮赤甚辣。〔颂曰〕今处处园圃种之。每颗六七瓣，初种一瓣，当年便成独子葫，至明年则复其本矣。其花中有实，亦作葫瓣状而极小，亦可种之。〔时珍曰〕大、小二蒜皆八月种。春食苗，夏初食薹，五月食根，秋月收种。北人不可一日无者也。

【气味】 **辛，温，有毒。久食损人目。**〔弘景曰〕性最熏臭，不可食。俗人作齑以啖鲙肉，损性伐命，莫此之甚。惟可生食，不中煮也。〔恭曰〕此物煮羹臛为馔中之俊，而陶云不中煮，当是未经试耳。〔藏器曰〕初食不利目，多食却明。久食令人血清，使毛发白。〔时珍曰〕久食伤肝损眼。故嵇康养生论云：荤辛害目，此为甚耳。今北人嗜蒜宿炕，故盲瞽最多。陈氏乃云多食明目，与别录相左，何耶？〔震亨曰〕大蒜属火，性热喜散，快膈，善化肉，暑月人多食之。伤气之祸，积久自见，养生者忌之。化肉之功，不足论也。〔颂曰〕多食伤肺、伤脾、伤肝胆，生痰助火昏神。〔思邈曰〕四月、八月食葫，伤神，令人喘悸，口味多爽。多食生葫行房，伤肝气，令人面无色。生葫合青鱼鲊食，令人腹内生疮，肠中肿，又成疝瘕，发黄疾。合蜜食，杀人。凡服一切补药，不可食之。

【主治】 **归五脏，散痈肿䘌疮，除风邪，杀毒气。**别录。**下气，消谷，化肉。**苏恭。**去水恶瘴气，除风湿，破冷气，烂痃癖，伏邪恶，宣通温补，疗疮癣，杀鬼去痛。**藏器。**健脾胃，治肾气，止霍乱转筋腹痛，除邪祟，解温疫，疗劳疟冷风，傅风损冷痛，恶疮、蛇虫、蛊毒、溪毒、沙虱，并捣贴之。熟醋浸，经年者良。**日华。**温水捣烂服，治中暑不醒。捣贴足心，止鼻衄不止。和豆豉丸服，治暴下血，通水道。**宗奭。**捣汁饮，治吐血心痛。煮汁饮，治角弓反张。同鲫鱼丸，治膈气。同蛤粉丸，治水肿。同黄丹丸，治痢疟、孕痢。同乳香丸，治腹痛。捣膏敷脐，能达下焦消水，利大小便。贴足心，能引热下行，治泄泻暴痢及干湿霍乱，止衄血。纳肛中，能通幽门，治关格不通。**时珍。

【发明】 〔宗奭曰〕葫气极荤，置臭肉中反能掩臭。凡中暑毒人，烂嚼三两瓣，温水送之，下咽即知，但禁饮冷水。又鼻衄不止者，捣贴足心，衄止即试去。〔时珍曰〕葫蒜入太阴、阳明，其气熏烈，

① 服：原作“傅”，义晦，今据《证类本草》卷二十九改。

能通五脏，达诸窍，去寒湿，辟邪恶，消痈肿，化癥积肉食，此其功也。故王祯称之云：味久不变，可以资生，可以致远，化臭腐为神奇，调鼎俎，代醯酱。携之旅涂，则炎风瘴雨不能加，食餲腊毒不能害。夏月食之解暑气。北方食肉面尤不可无。乃食经之上品，日用之多助者也。盖不知其辛能散气，热能助火，伤肺损目，昏神伐性之害，荏苒受之而不悟也。尝有一妇，衄血一昼夜不止，诸治不效。时珍令以蒜傅足心，即时血止，真奇方也。又叶石林避暑录话云：一仆暑月驰马，忽仆地欲绝。同舍[①]王相教用大蒜及道上热土各一握研烂，以新汲水一盏和取汁，抉齿灌之，少顷即苏。相传徐州市门，忽有版书此方，咸以为神仙救人云。〔藏器曰〕昔有患痃癖者，梦人教每日食大蒜三颗。初服遂至瞑眩吐逆，下部如火。后有人教取数片，合皮截却两头吞之，名曰内灸，果获大效也。〔颂曰〕经言葫散痈肿。按李绛兵部手集方云：毒疮肿毒，号叫卧眠不得，人不能别者。取独头蒜两颗捣烂，麻油和，厚傅疮上，干即易之。屡用救人，无不神效。卢坦侍郎肩上疮作，连心痛闷，用此便瘥。又李仆射患脑痈久不瘥，卢与此方亦瘥。又葛洪肘后方云：凡背肿，取独颗蒜横截一分，安肿头上，炷艾如梧子大，灸蒜百壮，不觉渐消，多灸为善。勿令大热，若觉痛即擎起蒜。蒜焦更换新者，勿令损皮肉。洪尝苦小腹下患一大肿，灸之亦瘥。数用灸人，无不应效。又江宁府紫极宫刻石记其事云：但是发背及痈疽恶疮肿核初起有异，皆可灸之，不计壮数。惟要痛者灸至不痛，不痛者灸至痛极而止。疣赘之类灸之，亦便成痂自脱，其效如神。乃知方书无空言者。但人不能以意详审，则不得尽应耳。〔时珍曰〕按李迅论蒜钱灸法云：痈[②]疽之法，着灸胜于用药。缘热毒中鬲，上下不通。必得毒气发泄，然后解散。凡初发一日之内，便用大独头蒜切如小钱厚，贴顶上灸之。三壮一易，大概以百壮为率。一使疮不开大，二使内肉不坏，三疮口易合，一举而三得之。但头及项以上，切不可用此，恐引气上，更生大祸也。又史源记蒜灸之功云：母氏背胛作痒，有赤晕半寸，白粒如黍。灸二七壮，其赤随消。信宿，有赤流下长二寸。举家归咎于灸。外医用膏护之，日增一晕，二十二日，横斜约六七寸，痛楚不胜。或言一尼病此，得灸而愈。予奔问之。尼云：剧时昏不知人，但闻范奉议坐守灸八百余壮方苏，约艾一筛。予亟归，以炷如银杏大，灸十数，殊不觉；乃灸四旁赤处，皆痛。每一壮烬则赤随缩入，三十余壮，赤晕收退。盖灸迟则初发处肉已坏，故不痛，直待灸到好肉方痛也。至夜则火焮满背，疮高阜而热，夜得安寝矣。至晓如覆一瓯，高三四寸，上有百数小窍，色正黑，调理而安。盖高阜者，毒外出也。小窍多，毒不聚也。色正黑，皮肉坏也。非艾火出其毒于坏肉之里，则内逼五脏而危矣。庸医傅贴凉冷消散之说，何可信哉？

【附方】　旧十六，新三十一。**背疮灸法**凡觉背上肿硬疼痛，用湿纸贴寻疮头。用大蒜十颗，淡豉半合，乳香一钱，细研。随疮头大小，用竹片作圈围定，填药于内，二分厚，着艾灸之。痛灸至痒，痒灸至痛，以百壮为率。与蒜钱灸法同功。外科精要。**疔肿恶毒**用门臼灰一撮罗细，以独蒜或新蒜薹染灰擦疮口，候疮自然出少汁，再擦，少顷即消散也。虽发背

---

① 舍：原作“食”，义晦，今据《避暑录话》卷上改。

② 痈：《外科精义》卷上作“治”。

痈肿，亦可擦之。**五色丹毒**无常色，及发足踝者。捣蒜厚傅，干即易之。肘后方。**关格胀满**大小便不通。独头蒜烧熟去皮，绵裹纳下部，气立通也。外台秘要。**干湿霍乱**转筋。用大蒜捣涂足心，立愈。永类钤方。**水气肿满**大蒜、田螺、车前子等分，熬膏摊贴脐中，水从便漩而下，数日即愈。象山民人患水肿，一卜者传此，用之有效。仇远稗史。**山岚瘴气**生、熟大蒜各七片，共食之。少顷腹鸣，或吐血，或大便泄，即愈。摄生众妙方。**疟疾寒热**肘后：用独头蒜炭上烧之，酒服方寸匕。简便：用桃仁半片，放内关穴上，将独蒜捣烂罨之，缚住，男左女右，即止。邻妪用此治人屡效。普济方：端午日，取独头蒜煨熟，入矾红等分，捣丸芡子大，每白汤嚼下一丸。**寒疟冷痢**端午日，以独头蒜十个，黄丹二钱，捣丸梧子大。每服九丸，长流水下，甚妙。普济方。**泄泻暴痢**大蒜捣贴两足心。亦可贴脐中。千金方。**下痢禁口**及小儿泄痢。方并同上。**肠毒下血**蒜连丸：用独蒜煨捣，和黄连末为丸，日日米汤服之。济生方。**暴下血病**用葫五七枚，去皮研膏，入豆豉捣，丸梧子大。每米饮下五六十丸，无不愈者。寇宗奭本草衍义。**鼻血不止**服药不应。用蒜一枚，去皮研如泥，作钱大饼子，厚一豆许。左鼻血出，贴左足心；右鼻血出，贴右足心；两鼻俱出，俱贴之，立瘥。简要济众方。**血逆心痛**生蒜捣汁，服二升即愈。肘后。**鬼疰腹痛**不可忍者。独头蒜一枚，香墨如枣大，捣和酱汁一合，顿服。永类钤方。**心腹冷痛**法醋浸至二三年蒜，食至数颗，其效如神。李时珍濒湖集简方。**夜啼腹痛**面青，冷证也。用大蒜一枚煨研日干，乳香五分，捣丸芥子大。每服七丸，乳汁下。危氏得效方。**寒湿气痛**端午日收独蒜，同辰粉捣，涂之。唐瑶经验方。**鬼毒风气**独头蒜一枚，和雄黄、杏仁研为丸，空腹饮下三丸。静坐少时，当下毛出即安。孟诜食疗本草。**狗咽气塞**喘息不通，须臾欲绝。用独头蒜二枚削去两头，塞鼻中。左患塞右，右患塞左。候口中脓血出，立效。圣惠。**喉痹肿痛**大蒜塞耳、鼻中，日二易之。肘后方。**鱼骨哽咽**独头蒜塞鼻中，自出。十便良方。**牙齿疼痛**独头蒜煨，热切熨痛处，转易之。亦主虫痛。外台秘要。**眉毛动摇**目不能交睫，唤之不应，但能饮食。用蒜三两杵汁，调酒饮，即愈。夏子益奇疾方。**脑泻鼻渊**大蒜切片贴足心，取效止。摘玄方。**头风苦痛**易简方：用大蒜研汁喑鼻中。圣济录用大蒜七个去皮，先烧红地，以蒜逐个于地上磨成膏子。却以僵蚕一两，去头足，安蒜上，碗覆一夜，勿令透气。只取蚕研末，喑入鼻内，口中含水，甚效。**小儿惊风**总录：方同上。**小儿脐风**独头蒜切片，安脐上，以艾灸之。口中有蒜气，即止。黎居士简易方。**小儿气淋**宋宁宗为郡王时病淋，日夜凡三百起。国医罔措。或举孙琳治之。琳用大蒜、淡豆豉、蒸饼三物捣丸，令以温水下三十丸。曰：今日进三服，病当减三之一，明日亦然，三日病除。已而果然，赐以千缗。或问其说。琳曰：小儿何缘有淋？只是水道不利，三物皆能通利故也。爱竹翁谈薮。**产后中风**角弓反张，不语。用大蒜三十瓣，以水三升，煮一升，灌之即苏。张杰子母秘录。**金疮中风**角弓反张。取蒜一升去心，无灰酒四升煮极烂，并滓服之。须臾得汗即瘥。外台秘要。**妇人阴肿**作痒。蒜汤洗之，效乃止。永类钤方。**阴汗作痒**大蒜、淡豉捣丸梧子大，朱砂为衣，每空腹灯心汤下三十丸。**小便淋沥**或有或无。用大蒜一个，纸包煨熟，露一夜，空心新水送下。朱氏集验方。**小儿白秃**团团然。切蒜日日揩之。秘录。**闭口椒毒**气闭欲绝者。煮蒜食之。张仲景方。**射工溪毒**独头蒜切三分厚，贴上灸之，令蒜气射入即瘥。梅师方。**蜈蝎螫伤**独头蒜摩之，即止。梅师。**蛇虺螫伤**孟诜曰：即时嚼蒜封之，六七易。仍以蒜一升去皮，以乳二升煮熟，空心顿服。明日又进。外以去皮蒜一升捣细，小便一升煮三四沸，浸损处。梅师用独头蒜、酸草捣绞傅咬处。**脚肚转筋**大蒜擦足心令热，即安。仍以冷水食一瓣。摄生方。**食蟹中毒**干蒜煮汁饮之。集验方。**蛇瘕面光**发热，如火炙人。饮蒜汁一碗，吐出如蛇状，即安。危氏方。

五辛菜拾遗

【集解】　〔时珍曰〕五辛菜，乃元旦立春，以葱、蒜、韭、蓼、蒿、芥辛嫩之菜，杂和食之，取迎新之义，谓之五辛盘，杜甫诗所谓“春日春盘细生菜”是矣。

【气味】　**辛，温，无毒。**〔时珍曰〕热病后食，多损目。

【主治】　**岁朝食之，助发五脏气。常食，温中去恶气，消食下气。**藏器。

芸薹唐本草

【释名】　**寒菜**胡居士方**胡菜**同上**薹菜**埤雅**薹芥**沛志**油菜**纲目〔时珍曰〕此菜易起薹，须采其薹食，则分枝必多，故名芸薹；而淮人谓之薹芥，即今油菜，为其子可榨油也。羌陇氐胡，其地苦寒，冬月多种此菜，能历霜雪，种自胡来，故服虔通俗文谓之胡菜，而胡洽居士百病方谓之寒菜，皆取此义也。或云塞外有地名云台戍，始种此菜，故名，亦通。

【集解】　〔恭曰〕别录云：芸薹乃人间所啖菜也。〔宗奭曰〕芸薹不甚香，经冬根不死，辟蠹，于诸菜中亦不甚佳。〔时珍曰〕芸薹方药多用，诸家注亦不明，今人不识为何菜？珍访考之，乃今油菜也。九月、十月下种，生叶形色微似白菜。冬、春采薹心为茹，三月则老不可食。开小黄花，四瓣，如芥花。结荚收子，亦如芥子，灰赤色。炒过榨油黄色，燃灯甚明，食之不及麻油。近人因有油利，种者亦广云。

茎叶

【气味】　**辛，温，无毒。**〔大明曰〕凉。〔别录曰〕春月食之，能发膝痼疾。〔诜曰〕先患腰脚者，不可多食，食之加剧。又损阳气，发疮及口齿病。胡臭人不可食。又能生腹中诸虫。道家特忌，以为五荤之一。

【主治】　**风游丹肿，乳痈。**唐本草。**破癥瘕结血。**开宝。**治产后血风及瘀血。**日华。**煮食，治腰脚痹。捣叶，傅女人吹奶**[①]。藏器。**治瘭疽、豌豆疮，散血消肿。伏蓬砂。**时珍。

【发明】　〔藏器曰〕芸薹破血，故产妇宜食之。〔马志曰〕今俗方言病人得吃芸薹，是宜血病也。〔思邈曰〕贞观七年三月，予在内江县饮多，至夜觉四体骨肉疼痛。至晓头痛，额角有丹如弹丸，肿痛。至午通肿，目不能开。经日几毙。予思本草芸薹治风游丹肿，遂取叶捣傅，随手即消，其验如神也。亦可捣汁服之。

【附方】　新八。**赤火丹毒**方见上。**天火热疮**初起似痱，渐如水泡，似火烧疮，赤色，急速能杀人。芸薹叶捣汁，调大黄、芒消、生铁衣等分，涂之。近效方。**风热肿毒**芸薹苗叶根、蔓菁根各三两，为末，以鸡子清和贴之，即消。无蔓菁，即以商陆根代之，甚效也。近效方。

---

① 女人吹奶：《证类本草》卷二十九作“赤游疹”三字。

手足瘭疽此疽喜着手足肩背，累累如赤豆，剥之汁出。用芸薹叶煮汁服一升，并食干熟菜数顿，少与盐、酱。冬月用子研水服。千金方。**异疽似痈**而小有异，脓如小豆汁，今日去，明日满。用芸薹捣熟，布[①]袋盛，于热灰中煨熟，更互熨之，不过三二度。无叶用干者。千金。**豌豆斑疮**芸薹叶煎汤洗之。外台秘要。**血痢腹痛**日夜不止。以芸薹叶捣汁二合，入蜜一合，温服。圣惠方。**肠风下血。**

子

【气味】 **辛，温，无毒。**

【主治】 **梦中泄精，与鬼交。**思邈。**取油傅头，令发长黑。**藏器。**行滞血，破冷气，消肿散结，治产难、产后心腹诸疾，赤丹热肿，金疮血痔。**时珍。

【发明】 〔时珍曰〕芸薹菜子、叶同功。其味辛气温，能温能散。其用长于行血滞，破结气。故古方消肿散结，治产后一切心腹气血痛，诸游风丹毒热肿疮痔诸药咸用之。经水行后，加入四物汤服之，云能断产。又治小儿惊风，贴其顶囟，则引气上出也。妇人方治产难歌云：黄金花结粟米实，细研酒下十五粒。灵丹功效妙如神，难产之时能救急。

【附方】 新十二。**芸薹散**治产后恶露不下，血结冲心刺痛。将来才遇冒寒踏冷，其血必往来心腹间，刺痛不可忍，谓之血母。并治产后心腹诸疾。产后三日，不可无此。用芸薹子炒、当归、桂心、赤芍药等分。每酒服二钱，赶下恶物。杨氏产乳。**产后血运**芸薹子、生地黄等分，为末。每服三钱，姜七片，酒、水各半盏，童便半盏，煎七分，温服即苏。温隐居海上仙方。**补血破气**追气丸：治妇人血刺，小腹痛不可忍。亦可常服，补血虚、破气块甚效。用芸薹子微炒、桂心各一两，高良姜半两，为末，醋糊丸梧子大，每淡醋汤下五丸。沈存中灵苑方。**肠风脏毒**下血。芸薹子生用，甘草炙，为末。每服二钱，水煎服之。普济方。**头风作痛**芸薹子一分，大黄三分，为末，嚙鼻。**风热牙痛**芸薹子、白芥子、角茴香等分，为末。嚙鼻，左嚙右，右嚙左。圣惠。**小儿天钓**芸薹子、生乌头去皮、尖各二钱，为末。每用一钱，水调涂顶上。名涂顶散。圣济总录。**风疮不愈**陈菜子油，同穿山甲末熬成膏，涂之即愈。摄生众妙方。**热疖肿毒**芸薹子、狗头骨等分，为末，醋和傅之。千金方。**伤损接骨**芸薹子一两，小黄米炒二合，龙骨少许，为末，醋调成膏，摊纸上贴之。乾坤秘韫。**汤火伤灼**菜子油调蚯蚓屎，搽之。杨起简便单方。**蜈蚣螫伤**菜子油倾地上，擦地上油掺之即好。勿令四眼人见。陆氏积德堂方。

菘别录上品

【释名】 **白菜**〔时珍曰〕按陆佃埤雅云：菘性凌冬晚凋，四时常见，有松之操，故曰菘。今俗谓之白菜，其色青白也。

【集解】 〔弘景曰〕菘有数种，犹是一类，正论其美与不美，菜中最为常食。〔宗奭曰〕菘叶如芜菁，绿色差淡，其味微苦，叶嫩稍阔。〔颂曰〕扬州一种菘叶，圆而大，或若箑，啖之无渣，绝胜他土者，疑即牛肚菘也。〔时珍曰〕菘，即今人呼为白菜者，有二种：一种茎圆厚微青，一种茎扁薄而白。其叶皆淡青白色。燕、赵、辽阳、扬州所种者，最肥大而厚，一本有重十余斤者。南方之菘畦内过冬，北方者多入窖内。燕京圃人又以马粪入窖壅培，不见风日，长出苗叶皆嫩黄色，脆美无滓，谓之黄芽菜，豪贵以为嘉

---

① 布：此上《千金》卷二十二有“湿”字。

品，盖亦仿韭黄之法也。菘子如芸薹子而色灰黑，八月以后种之。二月开黄花，如芥花，四瓣。三月结角，亦如芥。其菜作菹食尤良，不宜蒸晒。

【正误】 〔恭曰〕菘有三种：牛肚菘叶最大厚，味甘；紫菘叶薄细，味少苦；白菘似蔓菁也。菘菜不生北土。有人将子北种，初一年即半为芜菁，二年菘种都绝；将芜菁子南种，亦二年都变。土地所宜如此。〔颂曰〕菘，南北皆有之，与蔓菁相类，梗长叶不光者为芜菁，梗短叶阔厚而肥腴者为菘。旧说北土无菘，今京洛种菘都类南种，但肥厚差不及尔。〔机曰〕蔓菁、菘菜恐是一种。但在南土，叶高而大者为菘，秋冬有之；在北土，叶短而小者为蔓菁，春夏有之。〔时珍曰〕白菘即白菜也。牛肚菘即最肥大者。紫菘即芦菔也，开紫花，故曰紫菘。苏恭谓白菘似蔓菁者，误矣。根叶俱不同，而白菘根坚小，不可食。又言南北变种者，盖指蔓菁、紫菘而言。紫菘根似蔓菁而叶不同，种类亦别。又言北土无菘者，自唐以前或然，近则白菘、紫菘南北通有。惟南土不种蔓菁，种之亦易生也。苏颂漫为两可之言，汪机妄起臆断之辨，俱属谬误，今悉正之。

茎叶

【气味】 **甘，温，无毒。**〔大明曰〕凉，微毒。多食发皮肤风瘙痒。〔诜曰〕发风冷内虚人不可食，有热人食亦不发病，性冷可知。本草言性温，未解其意。〔弘景曰〕性和利人，多食似小冷。张仲景言药中有甘草食菘，即令病不除也。〔颂曰〕有小毒，不可食多，多则以生姜解之。〔瑞曰〕夏至前食，发气动疾。有足疾者忌之。〔时珍曰〕气虚胃冷人多食，恶心吐沫，气壮人则相宜。

【主治】 **通利肠胃，除胸中烦，解酒渴。**别录。**消食下气，治瘴气，止热气嗽。冬汁尤佳。**萧炳。**和中，利大小便。**宁源。

【附方】 旧一，新二。**小儿赤游**行于上下，至心即死。菘菜捣傅之，即止。张杰子母秘录。**漆毒生疮**白菘菜捣烂涂之。**飞丝入目**白菜揉烂帕包，滴汁三二点入目，即出。普济方。

子

【气味】 **甘，平，无毒。**

【主治】 **作油，涂头长发，涂刀剑不锈。**音秀。弘景。

【附方】 旧一。**酒醉不醒**菘菜子二合细研，井华水一盏调，为二服。圣惠方。

芥别录上品

【释名】 〔时珍曰〕按王安石字说云：芥者，界也。发汗散气，界我者也。王祯农书云：其气味辛烈，菜中之介然者，食之有刚介之象，故字从介。

【集解】 〔弘景曰〕芥似菘而有毛，味辣，可生食及作菹。其子可以藏冬瓜。又有莨，音郎，作菹甚辣。〔恭曰〕芥有三种：叶大子粗者，叶可食，子入药用；叶小子细者，叶不堪食，子但作齑；又有白芥子，粗大白色，如白粱米，甚辛美，从西戎来。〔颂曰〕芥处处有之。有青芥，似菘，有毛，味极辣。紫芥，茎叶纯紫可爱，作齑最美。有白芥，见本条。其余南芥、旋芥、花芥、石芥之类，皆菜茹之美者，不能悉录。大抵南土多芥。相传岭南无芜菁，有人携种至彼种之，皆变作芥，地气使然耳。〔时珍曰〕芥有数种：青芥，又名刺芥，似白菘，有柔毛。有大芥，亦名皱叶芥，大叶皱纹，色尤深绿。味更辛辣。二芥宜入药用。有马芥，叶如青芥。有花芥，叶多缺刻，如萝卜英。有紫芥，茎叶皆紫如苏。有石芥，低小。皆以八九月下种。冬月食者，俗呼腊菜；春月食者，俗呼春菜；四月食者，谓之夏芥。芥心嫩薹，谓之芥蓝，瀹食脆美。其花三月开，黄色四出。结荚一二寸，子大如苏子，而色紫味辛，研末泡过为芥酱，以侑肉食，辛香可爱。刘恂岭南异物志云：南土芥高五六尺，子大如鸡子①。此又芥之异者也。

茎叶

【气味】 **辛，温，无毒。**〔诜曰〕煮食动气与风，生食发丹石，不可多食。大叶者良，细叶有毛者害人。〔宁原曰〕有疮疡、痔疾、便血者忌之。〔思邈曰〕同兔肉食，成恶邪病。同鲫鱼食，发水肿。

【主治】 **归鼻，除肾经邪气，利九窍，明耳目，安中。久食温中。**别录。**止咳嗽上气，除冷气。**日华。**主咳逆下气，去头面风。**孟诜。**通肺豁痰，利膈开胃。**时珍。

【发明】 〔时珍曰〕芥性辛热而散，故能通肺开胃，利气豁痰。久食则积温成热，辛散太盛，耗人真元，肝木受病，昏人眼目，发人疮痔；而别录谓其能明耳目者，盖知暂时之快，而不知积久之害也。素问云：辛走气，气病无多食辛。多则肉胝而唇褰②，此类是矣。陆佃云：望梅生津，食芥堕泪，五液之自外至也。慕而涎垂，愧而汗出，五液之自内生也。

【附方】 新四。**牙龈肿烂**出臭水者。芥菜秆烧存性，研末，频傅之，即愈。**飞丝入目**青菜汁点之如神。摘玄方。**漆疮搔痒**芥菜煎汤，洗之。千金方。**痔疮肿痛**芥叶捣饼，频坐之。谈野翁经效方。

子

【气味】 **辛，热，无毒。**〔时珍曰〕多食昏目动火，泄气伤精。

【主治】 **归鼻，去一切邪恶疰气，喉痹。**弘景。**疰气发无常处，及射工毒，丸服之，或捣末醋和涂之，随手有验。**苏恭。**治风毒肿及麻痹，醋研傅之。扑损瘀血，腰痛肾冷，和生姜研涂贴之。又治心痛，酒调服之。**日华。**研末作酱食，香美，通利五脏。**孟诜。**研末水调，涂顶囟，止衄血。**吴瑞。**温中散寒，豁痰利窍，治胃寒吐食，肺寒咳嗽，风冷气痛，口噤唇紧，消散痈肿瘀血。**时珍。

【发明】 〔时珍曰〕芥子功与菜同。其味辛，其气散，故能利九窍，通经络，治口噤、耳聋、鼻衄之证，消瘀血、痈肿、痛痹之邪。其性热而温中，故又能利气豁痰，治嗽止吐，主心腹诸痛。白芥子辛烈更甚，治病尤良。见后本条。

【附方】 旧五，新十八。**感寒无汗**水调芥子末填脐内，以热物隔衣熨之，取汗出妙。杨起简便单方。**身体麻木**芥菜子末，醋调涂之。济生秘览。**中风口噤**舌本缩者。用芥菜子一升研，入醋二升，煎一升，傅颔颊下，效。圣惠方。**小儿唇紧**用马芥子捣汁曝浓③，揩破，频涂之。崔氏纂要方。**喉痹肿痛**芥子末，水和傅喉下。干即易之。又用辣芥子研末，醋调取汁，点入喉内。待喉内鸣，却用陈麻骨烧烟吸入，立愈。并圣惠方。**耳卒聋闭**芥子末，人乳汁和，以绵裹塞之。外台秘要。**雀目不见**真紫芥菜子，炒黑为末，用羊肝一具，分作八服。每用芥末三钱，捻肝上，笋箨裹定，煮熟冷食，以汁送下。圣济总录。**目中翳膜**芥子一粒，轻手挼入眼中。少顷，以井华水、鸡子清洗之。总录。**眉毛不生**芥菜子、半夏等分，为末，生姜自

① 此文今见《太平御览》卷九八〇引《岭南异物志》。

② 褰：音迁，揭也。《素问·五脏生成篇》作“揭”。

③ 曝浓：此二字《证类本草》卷二十七无。

然汁调搽，数次即生。孙氏集效方。**鬼疰劳气**芥子三升研末，绢袋盛，入三斗酒中七日，温服，一日三次。广济方。**热痰烦运**方见白芥。**霍乱吐泻**芥子捣细，水和傅脐上。圣济总录。**反胃吐食**芥子末，酒服方寸匕，日三服。千金方。**上气呕吐**芥子末，蜜丸梧子大。井华水寅时下七丸，申时再服。千金方。**脐下绞痛**方同上。**腰脊胀痛**芥子末调酒，贴之立效。摘玄方。**走注风毒**作痛。用小芥子末，和鸡子白涂之。圣惠。**一切痈肿**猪胆汁和芥子末贴之，日三上。猪脂亦可。千金翼。**痈肿热毒**家芥子末同柏叶捣涂，无不愈者，大验。得山芥更妙。千金翼。**热毒瘰疬**小芥子末，醋和贴之。看消即止，恐损肉。肘后。**五种瘘疾**芥子末，以水、蜜和傅[①]，干即易之。广济方。**射工中人**有疮。用芥子末和酒厚涂之。半日痛即止。千金方。**妇人经闭**不行，至一年者，脐腹痛，腰腿沉重，寒热往来。用芥子二两，为末。每服二钱，热酒食前服。仁存方。**阴证伤寒**腹痛厥逆。芥菜子研末，水调贴脐上。生生编。

白芥宋开宝附

【释名】 **胡芥**蜀本草**蜀芥**〔时珍曰〕其种来自胡戎而盛于蜀，故名。

【集解】 〔恭曰〕白芥子粗大白色，如白粱米，甚辛美，从戎中来。〔藏器曰〕白芥生太原、河东。叶如芥而白，为茹食之甚美。〔保升曰〕胡芥近道亦有之，叶大子白且粗，入药及啖最佳，而人间未多用之。〔时珍曰〕白芥处处可种，但人知莳之者少尔。以八九下种，冬生可食。至春深茎高二三尺，其叶花而有丫，如花芥叶，青白色。茎易起而中空，性脆，最畏狂风大雪，须谨护之，乃免折损。三月开黄花，香郁。结角如芥角，其子大如粱米，黄白色。又有一种茎大而中实者尤高，其子亦大。此菜虽是芥类，迥然别种也，然入药胜于芥子。

茎叶

【气味】 **辛，温，无毒。**〔时珍曰〕肘后方言热病人不可食胡芥，为其性暖也。

【主治】 **冷气。**藏器。**安五脏，功与芥同。**日华。

子

【气味】 **辛，温，无毒。**

【主治】 **发汗，主胸膈痰冷，上气，面目黄赤。又醋研，傅射工毒。**别录。**御恶气遁尸飞尸，及暴风毒肿流四肢疼痛。**弘景。**烧烟及服，辟邪魅。**日华。〔藏器曰〕入镇宅方用。**咳嗽，胸胁支满，上气多唾者，每用温酒吞下七粒。**思邈。**利气豁痰，除寒暖中，散肿止痛，治喘嗽反胃，痹木脚气，筋骨腰节诸痛。**时珍。

【发明】 〔震亨曰〕痰在胁下及皮里膜外，非白芥子莫能达。古方控涎丹用白芥子，正此义也。〔时珍曰〕白芥子辛能入肺，温能发散，故有利气豁痰、温中开胃、散痛消肿辟恶之功。按韩𢘿医通云：凡老人苦于痰气喘嗽，胸满懒食，不可妄投燥利之药，反耗真气。𢘿因人求治其亲，静中处三子养亲汤治之，随试随效。盖白芥子白色主痰，下气宽中。紫苏子紫色主气，定喘止嗽。萝卜子白种者主食，开痞降气。各微炒研破，看所主为君。每剂不过三四钱，用生绢袋盛入，煮汤饮之。勿煎太过，则味苦辣。若大便素实者，入蜜一匙。冬月加姜一片尤良。南陵末斋子有辞赞之。

【附方】 旧一，新八。**反胃上气**白

---

① 和傅：《证类本草》卷二十七作“和滓傅喉上下”六字。

芥子末，酒服一二钱。普济方。**热痰烦运**白芥子、黑芥子、大戟、甘遂、芒消、朱砂等分为末，糊丸梧子大。每服二十丸，姜汤下。名白芥丸。普济方。**冷痰痞满**黑芥子、白芥子、大戟、甘遂、胡椒、桂心等分为末，糊丸梧子大。每服十丸，姜汤下。名黑芥丸。普济方。**腹冷气起**白芥子一升，微炒研末，汤浸蒸饼丸小豆大。每姜汤吞十丸，甚妙。续传信方。**脚气作痛**方见白芷。**小儿乳癖**白芥子研末，水调摊膏贴之，以平为期。本草权度。**防痘入目**白芥子末，水调涂足心，引毒归下，令疮疹不入目。全幼心鉴。**肿毒初起**白芥子末，醋调涂之。濒湖集简方。**胸胁痰饮**白芥子五钱，白术一两，为末，枣肉和捣，丸梧子大，每白汤服五十丸。摘玄方。

芜菁别录上品

【释名】 **蔓菁**唐本**九英菘**食疗**诸葛菜**〔藏器曰〕芜菁北人名蔓菁。今并汾、河朔间烧食其根，呼为芜根，犹是芜菁之号。芜菁，南北之通称也。塞北、河西种者，名九英蔓菁，亦曰九英菘。根叶长大而味不美，人以为军粮。〔禹锡曰〕尔雅云：须，葑苁。诗·谷风云：采葑采菲。毛苌注云：葑，须也。孙炎云：葑，一名葑苁。礼坊记云：葑，蔓菁也。陈、宋之间谓之葑。陆玑云：葑，芜菁也。幽州人谓之芥。郭璞云：葑苁似羊蹄，叶细，味酢可食。杨雄方言云：荤、荛，蔓菁也。陈、楚谓之荤，齐、鲁谓之荛，关西谓之芜青，赵、魏谓之大芥。然则葑也，须也，芜菁也，蔓菁也，葑苁也，荛也，芥也，七者一物也。〔时珍曰〕按孙愐云：荤，蔓菁苗也。其说甚通。掌禹锡以葑苁释蔓菁，陈藏器谓葑苁是酸模，当以陈说为优。详见草部酸模下。刘禹锡嘉话录云：诸葛亮所止令兵士独种蔓菁者，取其才出甲，可生啖，一也；叶舒可煮食，二也；久居则随以滋长，三也；弃不令惜，四也；回则易寻而采，五也；冬有根可食，六也。比诸蔬其利甚博。至今蜀人呼为诸葛菜，江陵亦然。又朱辅山溪蛮丛话云：苗、僚、瑶、佬地方产马王菜，味涩多刺，即诸葛菜也。相传马殷所遗，故名。又蒙古人呼其根为沙吉木儿。

【集解】 〔弘景曰〕别录芜菁、芦菔同条。芦菔是今温菘，其根可食，叶不中啖。芜菁根细于温菘而叶似菘，好食，西川惟种此。其子与温菘甚相似，而俗方无用，惟服食家炼饵之，而不言芦菔子，恐不用也。俗人蒸其根及作菹食，但小薰臭尔。〔恭曰〕芜菁，北人名蔓菁，根、叶及子皆是菘类，与芦菔全别，体用亦殊。陶言芜菁似芦菔，芦菔叶不堪食，是江表不产二物，理丧其真也。菘子黑色，蔓菁子紫赤色，大小相似，芦菔子黄赤色，而大数倍，且不圆也。〔大明曰〕蔓菁比芦菔梗短而细，叶大，连地上生，厚阔短肥[①]，其色红。〔颂曰〕芜菁南北皆有，北土尤多。四时常有，春食苗，夏食心，亦谓之薹子，秋食茎，冬食根。河朔多种，以备饥岁。菜中之最有益者惟此尔。其子夏秋熟时采之。〔宗奭曰〕蔓菁夏月则枯。当此之时，蔬圃复种，谓之鸡毛菜。食心，正在春时。诸菜之中，有益无损，于世有功。采撷之余，收子为油，燃灯甚明，西人食之。河东、太原所出，其根极大，他处不及也。又出西番吐谷浑地。〔机曰〕叶是蔓菁，根是芦菔。〔时珍曰〕别录以芜菁、芦菔同条，遂致诸说猜度。或以二物为一种，或谓二物全别，或谓在南为莱菔，在北为蔓菁，殊无定见。

① 肥：此下原有“而痹”二字，与文义不属，今据《证类本草》卷二十七删。

今按二物根、叶、花、子都别，非一类也。蔓菁是芥属，根长而白，其味辛苦而短，茎粗叶大而厚阔；夏初起薹，开黄花，四出如芥，结角亦如芥；其子均圆，似芥子而紫赤色。芦菔是菘属，根圆，亦有长者，有红白二色；其味辛甘而永；叶不甚大而糙，亦有花叶者；夏初起薹，开淡紫花；结角如虫状，腹大尾尖；子似胡卢巴，不均不圆，黄赤色。如此分之，自明白矣。其蔓菁六月种者，根大而叶蠹；八月种者，叶美而根小；惟七月初种者，根叶俱良。拟卖者纯种九英，九英根大而味短，削净为菹甚佳。今燕京人以瓶腌藏，谓之闭瓮菜。

根叶

【气味】 **苦，温，无毒。**〔时珍曰〕辛、甘、苦。〔宗奭曰〕多食动气。

【主治】 **利五脏，轻身益气，可长食之。**别录。**常食通中，令人肥健。**苏颂。**消食，下气治嗽，止消渴，去心腹冷痛，及热毒风肿，乳痈妒乳寒热。**孟诜。

【发明】 〔诜曰〕九英菘出河西，叶大根亦粗长。和羊肉食甚美，常食都不见发病。冬日作菹煮羹食，消宿食，下气治嗽。诸家商略其性冷，而本草云温，恐误也。

【附方】 旧八，新四。**预禳时疾**立春后遇庚子日，温蔓菁汁，合家大小并服之，不限多少，一年可免时疾。神仙教子法。**鼻中衄血**诸葛菜生捣汁饮。十便良方。**大醉不堪**连日病困者。蔓菁菜入少米煮熟，去滓，冷饮之良。肘后方。**饮酒辟气**干蔓菁根二七枚，蒸三遍，碾末。酒后水服二钱，即无酒气也。千金。**一切肿毒**生蔓菁根一握，入盐花少许，同捣封之，日三易之。肘后方：用蔓菁叶不中水者，烧灰和腊猪脂封之。**丁肿有根**用大针刺作孔，削蔓菁根如针大，染铁生衣刺入孔中。再以蔓菁根、铁生衣等分，捣涂于上。有脓出即易，须臾根出立瘥。忌油腻、生冷、五辛、粘滑、陈臭。肘后。**乳痈寒热**蔓菁根并叶去土，不用水洗，以盐和捣涂之。热即换，不过三五次即瘥。冬月只用根。此方已救十数人。须避风。李绛兵部手集。**女子妒乳**生蔓菁根捣，和盐、醋、浆水煮汁洗之，五六度良。又捣和鸡子白封之亦妙。食疗。**阴肿如斗**生蔓菁根捣封之，治人所不能治者。集疗方。**豌豆斑疮**蔓菁根捣汁，挑疮研涂之。三食顷，根出矣。肘后方。**犬咬伤疮**重发者。用蔓菁根捣汁服之，佳。肘后。**小儿头秃**芜菁叶烧灰，和脂傅之。千金。**飞丝入眼**蔓菁菜揉烂帕包，滴汁三两点，即出也。普济方。

子

【气味】 **苦、辛、平，无毒。**

【主治】 **明目。**别录。**疗黄疸，利小便。水煮汁服，主癥瘕积聚。少少饮汁，治霍乱心腹胀。末服之，主目暗。为油入面膏，去黑䵟皱文。**苏恭。**和油傅蜘蛛咬。**藏器。**压油涂头，能变蒜发。**孟诜。**入丸药服，令人肥健，尤宜妇人。**萧炳。

【发明】 〔藏器曰〕仙经言蔓菁子九蒸九曝，捣末长服，可断谷长生。蜘蛛咬者，恐毒入内，捣末酒服，亦以油和傅之。蔓菁园中无蜘蛛，是其相畏也。〔时珍曰〕蔓菁子可升可降，能汗能吐，能下能利小便，又能明目解毒，其功甚伟，而世罕知用之何哉？夏初采子，炒过榨油，同麻油炼熟一色无异，西人多食之。点灯甚明，但烟亦损目。北魏祖珽囚地窖中，因芜菁子油灯伤明，即此也。

【附方】 旧四，新十八。**明目益气**芜菁子一升，水九升，煮汁尽，日干。如此三度，研细。水服方寸匕，日三。亦可研水和米煮粥食。外台秘要。**常服明目**使人洞视、肠肥[①]。用芜菁子三升，以苦酒三升煮熟日干，研筛末。以井华水服方寸匕，日三，无所忌。抱朴子云：服尽一斗，能夜视有所见物。千金方。**青盲眼障**但瞳子不坏者，十得九愈。用蔓菁子六升，蒸之气遍，合甑取下，以釜中热汤淋之，乃曝干还淋，如是三遍，即收杵为末。食上清酒服方寸匕，日再服。崔元亮海上方。**虚劳目暗**方同上法。普济方。**补肝明目**芜菁子淘过一斤，黄精二斤同和，九蒸九晒为末。每空心米饮服二钱，日再服。又方：蔓菁子二升，决明子一升和匀，以酒五升煮干，曝为末。每服二钱，温水调下，日二。并圣惠。**风邪攻目**视物不明，肝气虚者。用蔓菁子四两，入瓷瓶中烧黑，无声取出，入蛇蜕二两，又烧成炭，为末。每服半钱，食后酒下，日三服。圣济总录。**服食辟谷**芜菁子熟时采之，水煮三过，令苦味尽，曝捣为末。每服二钱，温水下，日三次。久可辟谷。苏颂图经本草。**黄汗染衣**涕唾皆黄。用蔓菁子捣末，平旦以井华水服一匙，日再服。加至两匙，以知为度。每夜以帛浸小便，逐日看之，渐白则瘥，不过服五升已来也。外台秘要。**黄疸如金**睛黄，小便赤。用生蔓菁子末，热水服方寸匕，日三服。孙真人食忌。**急黄黄疸**及内黄，腹结不通。用蔓菁子捣末，水绞汁服。当得嚏，鼻中出黄水及下利则愈。以子压油，每服一盏更佳。陈藏器本草拾遗。**热黄便结**用芜菁子捣末，水和绞汁服。少顷当泻一切恶物，沙、石、草、发并出。孟诜食疗本草。**二便关格**胀闷欲绝。蔓菁子油一合，空腹服之即通。通后汗出勿怪。圣惠方。**心腹作胀**蔓菁子一大合拣净捣烂，水一升和研，滤汁一盏，顿服。少顷自利，或自吐，或得汗，即愈。外台秘要。**霍乱胀痛**芜菁子，水煮汁，饮之。濒湖集简方。**妊娠溺涩**芜菁子末，水服方寸匕，日二服。子母秘录。**风疹入腹身体强**，舌干硬。用蔓菁子三两为末，每温酒服一钱。圣惠方。**瘭疽发热**疽着手、足、肩、背，累累如米起，色白，刮之汁出，复发热。用芜菁子熟捣帛裹，展转其上，日夜勿止。肘后方。**骨疽不愈**愈而复发，骨从孔中出者。芜菁子捣傅之，用帛裹定，日一易之。千金方。**小儿头秃**蔓菁子末，和酢傅之。一日三上。千金方。**眉毛脱落**蔓菁子四两炒研，醋和涂之。圣惠。**面靥痣点**蔓菁子研末，入面脂中，夜夜涂之。亦去面皱。圣惠方。

花

【气味】　辛，平，无毒。

【主治】　虚劳眼暗。久服长生，可夜读书。三月三日采花，阴干为末，每服二钱，空心井华水下。慎微。

莱菔音来北。唐本草

【释名】　芦葩郭璞云：芦音罗。葩，音北。与菔同。**萝卜**音罗北。**雹突**尔雅注**紫花菘**同上**温菘**同上**土酥**〔保升曰〕莱菔俗名萝卜。按尔雅云：突，芦葩。孙炎注云：紫花菘也。俗呼温菘。似芜菁，大根。俗名雹突，一名芦菔是矣。〔颂曰〕紫花菘、温菘，皆南人所呼。吴人呼楚菘。广南人呼秦菘。〔时珍曰〕按孙愐广韵言：鲁人名菈蘧，音拉答。秦人名萝卜。王祯农书言：北人萝卜，一种四名：春曰破地锥，夏曰夏生，秋曰萝卜，冬曰土酥，谓其洁白如酥也。珍按：菘乃菜名，因其耐冬如松、柏也。莱菔乃根名，上古谓之芦葩，中古转为莱菔，后世讹为萝卜，南人呼为萝瓝瓝，与雹

---

① 肠肥：《千金》卷六作“充肥”。

同，见晋灼汉书注中。陆佃乃言莱菔能制面毒，是来麰之所服，以菔音服，盖亦就文起义耳。王氏博济方，称干萝卜为仙人骨，亦方士谬名也。

【集解】　〔弘景曰〕芦菔是今温菘，其根可食。俗人蒸其根及作菹食，但小薰臭尔。叶不中啖。又有突，根细而过辛，不宜服之。〔恭曰〕莱菔即芦菔也。嫩叶为生菜食，大叶可熟啖。陶氏言不中食，理丧其真也。江北、河北、秦、晋最多，登、莱亦好。〔颂曰〕莱菔南北通有，北土尤多。有大小二种：大者肉坚，宜蒸食；小者白而脆，宜生啖。河朔极有大者，而江南、安州、洪州、信阳者甚大，重至五六斤，或近一秤，亦一时种莳之力也。〔瑞曰〕夏月复种者，名夏萝卜。形小而长者，名蔓菁萝卜。〔时珍曰〕莱菔今天下通有之。昔人以芜菁、莱菔二物混注，已见蔓菁条下。圃人种莱菔，六月下种，秋采苗，冬掘根。春末抽高薹，开小花紫碧色。夏初结角。其子大如大麻子，圆长不等，黄赤色。五月亦可再种。其叶有大者如芜菁，细者如花芥，皆有细柔毛。其根有红、白二色。其状有长、圆二类。大抵生沙壤者脆而甘，生瘠地者坚而辣。根、叶皆可生可熟，可菹可酱，可豉可醋，可糖可腊，可饭，乃蔬中之最有利益者，而古人不深详之，岂因其贱而忽之耶？抑未谙其利耶？

【气味】　**根：辛、甘。叶：辛、苦，温，无毒。**〔诜曰〕性冷。〔思邈曰〕平。不可与地黄同食，令人发白，为其涩营卫也。〔时珍曰〕多食莱菔动气，惟生姜能制其毒。又伏硇砂。

【主治】　**散服及炮煮服食，大下气，消谷和中，去痰癖，肥健人；生捣汁服，止消渴，试大有验。**唐本。**利关节，理颜色，练五脏恶气，制面毒，行风气，去邪热气。**萧炳。**利五脏，轻身，令人白净肌细。**孟诜。**消痰止咳，治肺痿吐血，温中补不足。同羊肉、鲫鱼**[①]**煮食，治劳瘦咳嗽。**日华。**同猪肉食，益人。生捣服，治禁口痢。**汪颖。**捣汁服，治吐血衄血。**吴瑞。**宽胸膈，利大小便。生食，止渴宽中；煮食，化痰消导。**宁原。**杀鱼腥气，治豆腐积。**汪机。**主吞酸，化积滞，解酒毒，散瘀血，甚效。末服，治五淋。丸服，治白浊。煎汤，洗脚气。饮汁，治下痢及失音，并烟熏欲死。生捣，涂打扑汤火伤。**时珍。

【发明】　〔颂曰〕莱菔功同芜菁，然力猛更出其右。断下方亦用根，烧熟入药。尤能制面毒。昔有婆罗门僧东来，见食麦面者，惊云：此大热，何以食之？又见食中有芦菔，乃云：赖有此以解其性。自此相传，食面必啖芦菔。〔炳曰〕捣烂制面，作馎饦食之最佳，饱食亦不发热。酥煎食之，下气。凡人饮食过度，生嚼咽之便消。〔慎微曰〕按杨亿谈苑云：江东居民言种芋三十亩，计省米三十斛；种萝卜三十亩，计益米三十斛。则知萝卜果能消食也。〔宗奭曰〕服地黄、何首乌人食莱菔，则令人髭发白。世皆以为此物味辛、下气速也。然生姜、芥子更辛，何止能散而已。盖莱菔辛而又甘，故能散缓，而又下气速也。所以散气用生姜，下气用莱菔。〔震亨曰〕莱菔[②]属土，有金与水。寇氏言其下气速，人往往煮食过多，停滞成溢饮，岂非甘多而辛少乎？〔时珍曰〕莱菔根、叶同功，生食升气，熟食降气。苏、寇二氏言其下气速，孙真人言久食涩营卫，亦不知其生则噫气，熟则泄

① 鲫鱼：原作“银鱼”，义晦，今据《证类本草》卷二十七改。

② 菔：此下《本草衍义·补遗》有“根”字。

气，升降之不同也。大抵入太阴、阳明、少阳气分，故所主皆肺、脾、肠、胃、三焦之病。李九华云：莱菔多食渗人血。则其白人髭发，盖亦由此，非独因其下气、涩营卫也。按洞微志云：齐州有人病狂，云梦中见红裳女子引入宫殿中，小姑令歌，每日遂歌云：五灵楼阁晓玲珑，天府由来是此中。惆怅闷怀言不尽，一丸萝卜火吾宫。有一道士云：此犯大麦毒也。少女心神，小姑脾神。医经言萝卜制面毒，故曰火吾宫。火者，毁也。遂以药并萝卜治之果愈。又按张杲医说云：饶民李七病鼻衄甚危，医以萝卜自然汁和无灰酒饮之即止。盖血随气运，气滞故血妄行，萝卜下气而酒导之故也。又云：有人好食豆腐中毒，医治不效。忽见卖豆腐人言其妻误以萝卜汤入锅中，遂致不成。其人心悟，乃以萝卜汤饮之而瘳。物理之妙如此。又延寿书载李师逃难入石窟中，贼以烟熏之垂死，摸得萝卜菜一束，嚼汁咽下即苏。此法备急，不可不知。

【附方】　旧二，新二十一。**食物作酸**萝卜生嚼数片，或生菜嚼之亦佳，绝妙。干者、熟者、盐腌者，及人胃冷者，皆不效。濒湖集简方。**反胃噎疾**萝卜蜜煎浸，细细嚼咽良。普济方。**消渴饮水**独胜散：用出了子萝卜三枚，净洗切片，日干为末。每服二钱，煎猪肉汤澄清调下，日三服，渐增至三钱。生者捣汁亦可，或以汁煮粥食之。图经本草。**肺痿咳血**萝卜和羊肉或鲫鱼，煮熟频食。普济方。**鼻衄不止**萝卜捣汁半盏，入酒少许热服，并以汁注鼻中皆良。或以酒煎沸，入萝卜再煎，饮之。卫生易简方。**下痢禁口**萝卜捣汁一小盏，蜜一盏，水一盏，同煎。早一服，午一服。日晡米饮吞阿胶丸百粒。如无萝卜，以子擂汁亦可。一方：加枯矾七分，同煎。一方：只用萝卜菜煎汤，日日饮之。普济方：用萝卜片，不拘新旧，染蜜噙之，咽汁。味淡再换。觉思食，以肉煮粥与食，不可过多。**痢后肠痛**方同上。**大肠便血**大萝卜皮烧存性，荷叶烧存性，蒲黄生用，等分为末。每服一钱，米饮下。普济。**肠风下血**蜜炙萝卜，任意食之。昔一妇人服此有效。百一选方。**酒疾下血**连旬不止。用大萝卜二十枚，留青叶寸余，以井水入罐中，煮十分烂，入淡醋，空心任食。寿亲养老方。**大肠脱肛**生莱菔捣，实脐中束之。觉有疮，即除。摘玄方。**小便白浊**生萝卜剜空留盖，入吴茱萸填满，盖定签住，糯米饭上蒸熟，取去茱萸，以萝卜焙研末，糊丸梧子大。每服五十丸，盐汤下，日三服。普济。**沙石诸淋**疼不可忍。用萝卜切片，蜜浸少时，炙干数次，不可过焦。细嚼盐汤下，日三服。名瞑眩膏。普济。**遍身浮肿**出了子萝卜、浮麦等分，浸汤饮之。圣济总录。**脚气走痛**萝卜煎汤洗之。仍以萝卜晒干为末，铺袜内。圣济总录。**偏正头痛**生萝卜汁一蚬壳，仰卧，随左右注鼻中，神效。王荆公病头痛，有道人传此方，移时遂愈也。以此治人，不可胜数。如宜方。**失音不语**萝卜生捣汁，入姜汁同服。普济方。**喉痹肿痛**萝卜汁和皂荚浆服，取吐。同上。**满口烂疮**萝卜自然汁，频漱去涎妙。濒湖集简方。**烟熏欲死**方见发明下。**汤火伤灼**生萝卜捣涂之。子亦可。圣济总录。**花火伤肌**方同上。**打扑血聚**皮不破者。用萝卜或叶捣封之。邵氏方。

子

【气味】　**辛、甘，平，无毒。**

【主治】　**研汁服，吐风痰。同醋研，消肿毒。**日华。**下气定喘治痰，消食除胀，利大小便，止气痛，下痢后重，发疮疹。**时珍。

【发明】　〔震亨曰〕莱菔子治痰，

有推墙倒壁之功。〔时珍曰〕莱菔子之功，长于利气。生能升，熟能降。升则吐风痰，散风寒，发疮疹；降则定痰喘咳嗽，调下痢后重，止内痛，皆是利气之效。予曾用，果有殊绩。

【附方】 旧二，新十四。**上气痰嗽**喘促唾脓血。以莱菔子一合，研细煎汤，食上服之。食医心镜。**肺痰咳嗽**莱菔子半升淘净焙干，炒黄为末，以糖和，丸芡子大。绵裹含之，咽汁甚妙。胜金方。**齁喘痰促**遇厚味即发者。萝卜子淘净，蒸熟晒研，姜汁浸蒸饼丸绿豆大。每服三十丸，以口津咽下，日三服。名清金丸。医学集成。**痰气喘息**萝卜子炒，皂荚烧存性，等分为末，姜汁和，炼蜜丸梧子大。每服五七十丸，白汤下。简便单方。**久嗽痰喘**萝卜子炒，杏仁去皮尖炒，等分，蒸饼丸麻子大。每服三五丸，时时津咽。医学集成。**高年气喘**萝卜子炒，研末，蜜丸梧子大。每服五十丸，白汤下。济生秘览。**宣吐风痰**胜金方：用萝卜子末，温水调服三钱。良久吐出涎沫。如是摊缓风者，以此吐后用紧疏药，疏后服和气散取瘥。丹溪吐法：用萝卜子半升擂细，浆水一碗滤取汁，入香油及蜜些须，温服。后以桐油浸过晒干鹅翎探吐。**中风口噤**萝卜子、牙皂荚各二钱，以水煎服，取吐。丹溪方。**小儿风寒**萝卜子生研末一钱，温葱酒服之，取微汗大效。卫生易简方。**风秘气秘**萝卜子炒一合擂水，和皂荚末二钱服，立通。寿域神方。**气胀气蛊**莱菔子研，以水滤汁，浸缩砂一两一夜，炒干又浸又炒，凡七次，为末。每米饮服一钱，如神。朱氏集验方。**小儿盘肠**气痛。用萝卜子炒黄研末，乳香汤服半钱。杨仁斋直指方。**年久头风**莱菔子、生姜等分，捣取汁，入麝香少许，搐入鼻中，立止。普济方。**牙齿疼痛**萝卜子十四粒生研，以人乳和之。左疼点右鼻，右疼点左鼻。**疮疹不出**萝卜子生研末，米饮服二钱，良。卫生易简方。

花

【主治】 **用糟下酒藏，食之甚美，明目。**士良。

生姜别录中品

校正：原附干姜下，今分出。今自草部移入此。

【释名】 〔时珍曰〕按许慎说文，姜作薑，云御湿之菜也。王安石字说云：薑能彊御百邪，故谓之薑。初生嫩者其尖微紫，名紫姜，或作子姜；宿根谓之母姜也。

【集解】 〔别录曰〕生姜、干姜[1]生犍为山谷及荆州、扬州。九月采之。〔颂曰〕处处有之，以汉、温、池州者为良。苗高二三尺。叶似箭竹而长，两两相对。苗青根黄。无花实。秋时采根。〔时珍曰〕姜宜原隰沙地。四月取母姜种之。五月生苗如初生嫩芦，而叶稍阔似竹叶，对生，叶亦辛香。秋社前后新芽顿长，如列指状，采食无筋，谓之子姜。秋分后者次之，霜后则老矣。性恶湿洳而畏日，故秋热则无姜。吕氏春秋云：和之美者，有杨朴之姜。杨朴地名，在西蜀。春秋运斗枢云：璇星散而为姜。

【气味】 **辛，微温，无毒。**〔藏器曰〕生姜温，要热则去皮，要冷则留皮。〔元素曰〕辛而甘温，气味俱厚[2]，浮而升，阳也。〔之才曰〕秦椒为之使。杀半夏、莨菪毒。恶黄芩、黄连、天鼠粪。〔弘景曰〕久服少志少智，伤心气。今人啖辛辣物，惟此最常。故论语云，每食不

---

① 干姜：此二字《千金翼》卷二、《证类本草》卷八无。

② 厚：《汤液本草》卷下作“轻”。

撖姜。言可常食，但不可多尔。有病者是所宜矣。〔恭曰〕本经言姜久服通神明，主痰气，即可常啖。陶氏谬为此说，检无所据。〔思邈曰〕八九月多食姜，至春多患眼，损寿减筋力。孕妇食之，令儿盈指。〔杲曰〕古人言：秋不食姜，令人泻气。盖夏月火旺，宜汗散之，故食姜不禁。辛走气泻肺，故秋月则禁之。晦庵语录亦有秋姜夭人天年之语。〔时珍曰〕食姜久，积热患目，珍屡试有准。凡病痔人多食兼酒，立发甚速。痈疮人多食，则生恶肉。此皆昔人所未言者也。相感志云：糟姜瓶内入蝉蜕，虽老姜无筋。亦物性有所伏耶？

【主治】　**久服去臭气，通神明**。本经。**归五脏，除风邪寒热，伤寒头痛鼻塞，咳逆上气，止呕吐，去痰下气**。别录。**去水气满，疗咳嗽时疾。和半夏，主心下急痛。又**[①] **和杏仁作煎，下急痛气实，心胸拥隔冷热气，神效。捣汁和蜜服，治中热呕逆不能下食**。甄权。**散烦闷，开胃气。汁作煎服，下一切结实，冲胸膈恶气，神验**。孟诜。**破血调中，去冷气。汁，解药毒**。藏器。**除壮热，治痰喘胀满，冷痢腹痛，转筋心满，去胸中臭气、狐臭，杀腹内长虫**。张鼎。**益脾胃，散风寒**。元素。**解菌蕈诸物毒**。吴瑞。**生用发散，熟用和中。解食野禽中毒成喉痹。浸汁，点赤眼。捣汁和黄明胶熬，贴风湿痛甚妙**。时珍。

干生姜

【主治】　**治嗽温中，治胀满，霍乱不止，腹痛，冷痢，血闭。病人虚而冷，宜加之**。甄权。**姜屑，和酒服，治偏风**。孟诜。**肺经气分之药，能益肺**。好古。

【发明】　〔成无己曰〕姜、枣味辛、甘，专行脾之津液而和营卫。药中用之，不独专于发散也。〔杲曰〕生姜之用有四：制半夏、厚朴之毒，一也；发散风寒，二也；与枣同用，辛温益脾胃元气，温中去湿，三也；与芍药同用，温经散寒，四也。孙真人云，姜为呕家圣药，盖辛以散之。呕乃气逆不散，此药行阳而散气也。或问：生姜辛温入肺，何以云入胃口？曰：俗以心下为胃口者，非矣。咽门之下，受有形之物，乃胃之系，便是胃口，与肺系同行，故能入肺而开胃口也。曰：人云夜间勿食生姜，令人闭气，何也？曰：生姜辛温主开发。夜则气本收敛，反开发之，则违天道矣。若有病人，则不然也。生姜屑，比之干姜则不热，比之生姜则不湿。以干生姜代干姜者，以其不僭故也。俗言上床萝卜下床姜。姜能开胃，萝卜消食也。〔时珍曰〕姜辛而不荤，去邪辟恶，生啖熟食，醋、酱、糟、盐，蜜煎调和，无不宜之。可蔬可和，可果可药，其利博矣。凡早行山行，宜含一块，不犯雾露清湿之气，及山岚不正之邪。案方广心法附余云：凡中风、中暑、　气、中毒、中恶、干霍乱、一切卒暴之病，用姜汁与童尿服，立可解散。盖姜能开痰下气，童尿降火也。〔颂曰〕崔元亮集验方载：敕赐姜茶治痢方：以生姜切细，和好茶一两碗，任意呷之，便瘥。若是热痢，留姜皮；冷痢，去皮，大妙。〔杨士瀛曰〕姜能助阳，茶能助阴，二物皆消散恶气，调和阴阳，且解湿热及酒食暑气之毒，不问赤、白通宜用之。苏东坡治文潞公有效。

【附方】　旧二十，新三十。**痰澼卒风**生姜二两，附子一两，水五升，煮取二升，分再服。忌猪肉、冷水。千金。**胃虚风热**不能食。用姜汁半杯，生地黄汁少许，蜜一匙，水二合，和服之。食疗本

---

①　又：此下《证类本草》卷八有“汁”字。

草。**疟疾寒热**脾胃聚痰，发为寒热。生姜四两，捣自然汁一酒杯，露一夜。于发日五更面北立，饮即止。未止再服。易简。**寒热痰嗽**初起者。烧姜一块，含咽之。本草衍义。**咳嗽不止**生姜五两，饧半升，火煎熟，食尽愈。段侍御用之有效。初虞世必效方①。**久患咳噫**生姜汁半合，蜜一匙煎，温呷三服愈。外台秘要方。**小儿咳嗽**生姜四两，煎汤浴之。千金方。**暴逆气上**嚼姜两三片，屡效。寇氏衍义。**干呕厥逆**频嚼生姜，呕家圣药也。**呕吐不止**生姜一两，醋浆二合，银器中煎取四合，连滓呷之。又杀腹内长虫。食医心镜。**心痞呕哕**心下痞坚。生姜八两，水三升，煮一升。半夏五合洗，水五升，煮一升，取汁同煮一升半，分再服。千金。**反胃羸弱**兵部手集：用母姜二斤，捣汁作粥食。传信适用方：用生姜切片，麻油煎过为末，软柿蘸末嚼咽。**霍乱欲死**生姜五两，牛儿屎一升，水四升，煎二升，分再服，即止。梅师方。**霍乱转筋**入腹欲死。生姜三两捣，酒一升，煮三二沸服。仍以姜捣贴痛处。外台秘要。**霍乱腹胀**不得吐下。用生姜一斤，水七升，煮二升，分三服。肘后方。**腹中胀满**绵裹煨姜，内下部。冷即易之。梅师。**胸胁满痛**凡心胸胁下有邪气结实，硬痛胀满者。生姜一斤，捣渣留汁，慢炒待润，以绢包于患处，款款熨之。冷再以汁炒再熨，良久豁然宽快也。陶华伤寒槌法。**大便不通**生姜削，长二寸，涂盐内下部，立通。外台。**冷痢不止**取椒② 煨研为末，共干姜末等分，以醋和面作馄饨，先以水煮，又以清饮煮过，停冷，吞二七枚，以粥送下，日一度。食疗。**消渴饮水**干生姜末一两，以鲫鱼胆汁和，丸梧子大。每服七丸，米饮下。圣惠。**湿热发黄**生姜时时周身擦之，其黄自退也。一方：加茵陈蒿，尤妙。伤寒槌法。**暴赤眼肿**〔宗奭曰〕用古铜钱刮姜取汁，于钱唇点之，泪出。今日点，明日愈，勿疑。一治暴风客热，目赤睛痛肿者。腊月取生姜捣绞汁，阴干取粉，入铜青末等分。每以少许沸汤泡，澄清温洗，泪出妙。**舌上生胎**诸病舌胎，以布染井水抹，后用姜片时时擦之，自去。陶华方。**满口烂疮**生姜自然汁，频频漱吐。亦可为末擦之，甚效。**牙齿疼痛**老生姜瓦焙，入枯矾末同擦之。有人日夜呻吟，用之即愈。普济方。**喉痹毒气**生姜二斤捣汁，蜜五合，煎匀。每服一合，日五服。**食鸠中毒**　**食竹鸡毒**　**食鹧鸪毒**方并见禽部本条。**中莴苣毒**　**中诸药毒**　**猘犬伤人**并饮生姜汁即解。小品。**虎伤人疮**内服生姜汁。外以汁洗之，用白矾末傅上。秘览。**蝮蛇螫人**姜末傅之，干即易。千金。**蜘蛛咬人**炮姜切片贴之，良。千金。**刀斧金疮**生姜嚼傅，勿动。次日即生肉，甚妙。扶寿方。**闪拗手足**生姜、葱白捣烂，和面炒热，盦之。**跌扑伤损**姜汁和酒调生面贴之。**百虫入耳**姜汁少许滴之。**腋下狐臭**姜汁频涂，绝根。**赤白癜风**生姜频擦之，良。并易简。**两耳冻疮**生姜自然汁熬膏涂。暇日记。**发背初起**生姜一块，炭火炙一层，刮一层，为末，以猪胆汁调涂。海上方。**疔疮肿毒**方见白芷下。**诸疮痔漏**久不结痂。用生姜连皮切大片，涂白矾末，炙焦研细，贴之勿动，良。普济。**产后血滞**冲心不下。生姜五两，水八升，煮服。**产后肉线**一妇产后用力，垂出肉线长三四尺，触之痛引心腹欲绝。一道人令买老姜连皮三斤捣烂，入麻油二斤拌匀炒干。先以熟绢五尺，折作方结。令人

---

① 必效方：按卷一引据古今医家书目作“初虞世《养生必用方》”此方今出《外台》卷九引《必效方》。

② 取椒：原作“生姜”，义晦，今据《证类本草》卷八改。

轻轻盛起肉线，使之屈曲作三团，纳入产户。乃以绢袋盛姜，就近熏之，冷则更换，熏一日夜缩入大半，二日尽入也。云此乃魏夫人秘传怪病方也。但不可使线断，断则不可治之矣。**脉溢怪症有人毛窍节次血出不止，皮胀如鼓，须臾目、鼻、口被气胀合，此名脉**[①]**溢。**生姜自然汁和水各半盏服，即安。并夏子益奇疾方。

姜皮

【气味】 **辛，凉，无毒。**

【主治】 **消浮肿腹胀痞满，和脾胃，去翳。**时珍。

【附方】 旧一。**拔白换黑**刮老生姜皮一大升，于久用油腻锅内，不须洗刷，固济勿令通气。令精细人守之，文武火煎之，不得火急，自旦至夕即成矣，研为末。拔白后，先以小物点麻子大入孔中。或先点须下，然后拔之，以指捻入。三日后当生黑者，神效。季[②]卿用之有验。苏颂图经本草。

叶

【气味】 **辛，温，无毒。**

【主治】 **食鲙成癥，捣汁饮，即消。**张机。

【附方】 新一。**打伤瘀血**姜叶一升，当归三两，为末。温酒服方寸匕，日三。范汪东阳方。

干姜本经中品

校正：自草部移附此。

【释名】 白姜见下。

【集解】 〔弘景曰〕干姜今惟出临海、章安，数村作之。蜀汉姜旧美，荆州有好姜，而不能作干者。凡作干姜法：水淹三日，去皮置流水中六日，更刮去皮，然后晒干，置瓷缸中酿三日，乃成。〔颂曰〕造法：采根于长流水洗过，日晒为干姜。以汉、温、池州者为良。陶说乃汉州干姜法也。〔时珍曰〕干姜以母姜造之。今江西、襄、均皆造，以白净结实者为良，故人呼为白姜，又曰均姜。凡入药并宜炮用。

【气味】 **辛，温，无毒。**〔褚曰〕苦、辛。〔好古曰〕大热。〔保升曰〕久服令人目暗。余同生姜。〔时珍曰〕太清外术言：孕妇不可食干姜，令胎内消。盖其性热而辛散故也。

【主治】 **胸满咳逆上气，温中止血，出汗，逐风湿痹，肠澼下痢。生者尤良。**本经。**寒冷腹痛，中恶霍乱胀满，风邪诸毒，皮肤间结气，止唾血。**别录。**治腰肾中疼冷、冷气，破血去风，通四肢关节，开五脏六腑，宣诸络脉，去风毒冷痹，夜多小便。**甄权。**消痰下气，治转筋吐泻，腹脏冷，反胃干呕，瘀血扑损，止鼻红，解冷热毒，开胃，消宿食。**大明。**主心下寒痞，目睛久赤。**好古。

【发明】 〔元素曰〕干姜气薄味厚[③]，半沉半浮，可升可降，阳中之阴也。又曰：大辛大热，阳中之阳。其用有四：通心助阳，一也；去脏腑沉寒痼冷，二也；发诸经之寒气，三也；治感寒腹痛，四也。肾中无阳，脉气欲绝，黑附子为引，水煎服之，名姜附汤。亦治中焦寒邪，寒淫所胜，以辛散之也。又能补下焦，故四逆汤用之。干姜本辛，炮之稍苦，故止而不移，所以能治里寒，非若附子行而不止也。理中汤用之者，以其回阳也。〔李杲曰〕干姜生辛炮苦，阳也。生则逐寒邪而发表，炮则除胃冷而守中。多用则耗散元气，辛以散之，是壮火食气故也，须以生甘草缓之。辛热以散里寒，同

① 脉：《传信适用方》卷四作“血”。
② 季：《证类本草》卷八作“李”。
③ 气薄味厚：《汤液本草》卷下作“味薄气厚”。

五味子用以温肺，同人参用以温胃也。〔好古曰〕干姜，心、脾二经气分药也，故补心气不足。或言：干姜辛热而言补脾。今理中汤用之，言泄不言补，何也？盖辛热燥湿，泄脾中寒湿邪气，非泄正气也。又云：服干姜以治中者，必僭上，不可不知。〔震亨曰〕干姜入肺中利肺气，入肾中燥下湿，入肝经引血药生血，同补阴药亦能引血药入气分生血，故血虚发热、产后大热者用之。止唾血、痢血，须炒黑用之。有血脱色白而夭不泽脉濡者，此大寒也。宜干姜之辛温以益血，大热以温经。〔时珍曰〕干姜能引血药入血分，气药入气分，又能去恶养新，有阳生阴长之意，故血虚者用之；而人吐血、衄血、下血，有阴无阳者，亦宜用之。乃热因热用，从治之法也。

【附方】 旧十六，新十二。**脾胃虚冷**不下食，积久羸弱成瘵者。用温州白干姜，浆水煮透，取出焙干捣末，陈廪米煮粥饮丸梧子大。每服三五十丸，白汤下。其效如神。苏颂图经。**脾胃虚弱**饮食减少，易伤难化，无力肌瘦。用干姜频研四两，以白饧切块，水浴过，入铁铫溶化，和丸梧子大。每空心米饮下三十丸。十便方。**头运吐逆**胃冷生痰也。用川干姜炮二钱半，甘草炒一钱二分，水一钟半，煎减半服。累用有效。传信适用方。**心脾冷痛**暖胃消痰。二姜丸：用干姜、高良姜等分，炮研末，糊丸梧子大。每食后，猪皮汤下三十丸。和剂局方。**心气卒痛**干姜末，米饮服一钱。外台秘要。**阴阳易病**伤寒后，妇人得病虽瘥，未满百日，不可与男合。为病拘急，手足拳，腹痛欲死，丈夫名阴易，妇人名阳易，速宜汗之即愈。满四日，不可治也。用干姜四两，为末。每用半两，白汤调服。覆衣被出汗后，手足伸即愈。伤寒类要方。**中寒水泻**干姜炮研末，粥饮服二钱，即效。千金方。**寒痢青色**干姜切大豆大。每米饮服六七枚，日三夜一。累用得效。肘后方。**血痢不止**干姜烧黑存性，放冷为末。每服一钱。米饮下，神妙。姚氏集验。**脾寒疟疾**外台：用干姜、高良姜等分，为末。每服一钱，水一盏，煎至七分服。又：干姜炒黑为末，临发时以温酒服三钱匕。**冷气咳嗽**结胀者。干姜末，热酒调服半钱。或饧糖丸噙。姚僧坦方。**咳嗽上气**用合州干姜，炮，皂荚炮，去皮子及蛀者，桂心紫色者去皮，并捣筛等分，炼白蜜和捣三千杵，丸梧子大。每饮服三丸，嗽发即服，日三五服。禁食葱、面、油腻。其效如神。禹锡在淮南与李亚同幕府，李每治人而不出方，或诮其吝。李曰：凡人患嗽，多进冷药。若见此方用药热燥，必不肯服，故但出药即多效也。试之信然。刘禹锡传信方。**虚劳不眠**干姜为末，汤服三钱，取微汗出。千金方。**吐血不止**干姜为末，童子小便调服一钱良。**鼻衄不止**干姜削尖煨，塞鼻中即止。**齆鼻不通**干姜末，蜜调塞鼻中。广利方。**冷泪目昏**干姜粉一字炮，汤点洗之。圣济录。**赤眼涩痛**白姜末，水调贴足心，甚妙。普济方。**目忽不见**令人嚼母姜，以舌日舐六七次，以明为度。圣济录。**目中卒痛**干姜削圆滑，内眦中，有汁出拭之。味尽更易。千金。**牙痛不止**川姜炮、川椒等分为末，掺之。御药院方。**斑豆厥逆**斑豆服凉药多，手足厥冷，脉微。用干姜炮二钱半，粉甘草炙一钱半，水二钟，煎一钟服。庞安常伤寒论。**痈疽初起**干姜一两，炒紫研末，醋调傅四围，留头，自愈。此乃东昌申一斋奇方也。诸症辨疑。**瘰疬不敛**干姜为末，姜汁打糊和作剂，以黄丹为衣。每日随疮大小，入药在内，追脓尽，生肉口合为度。如不合，以葱白汁调大黄末擦之，即愈。救急方。**虎**

狼伤人干姜末傅之。肘后。**猘犬伤人**干姜末，水服二匕，生姜汁服亦良，并以姜炙热熨之。**蛇蝎螫人**干姜、雄黄等分为末，袋盛佩之，遇螫即以傅之便定。广利方。

【附录】 **天竺干姜**拾遗。〔藏器曰〕味辛，温，无毒。主冷气寒中，宿食不消，腹胀下痢，腰背痛，痃癖气块，恶血积聚。生婆罗门国，一名胡干姜，状似姜，小黄色也。

同蒿宋嘉祐

【释名】 **蓬蒿**〔时珍曰〕形气同乎蓬蒿，故名。

【集解】 〔机曰〕本草不著形状，后人莫识。〔时珍曰〕同蒿八九月下种，冬春采食肥茎。花、叶微似白蒿，其味辛甘，作蒿气。四月起薹，高二尺余。开深黄色花，状如单瓣菊花。一花结子近百成球，如地菘及苦荬子，最易繁茂。此菜自古已有，孙思邈载在千金方菜类，至宋嘉祐中始补入本草，今人常食者。而汪机乃不能识，辄敢擅自修纂，诚可笑慨。

【气味】 **甘，辛，平，无毒。**〔禹锡曰〕多食动风气，熏人心，令人气满。

【主治】 **安心气，养脾胃，消痰饮，利肠胃。**思邈。

邪蒿宋嘉祐

【释名】 〔时珍曰〕此蒿叶纹皆邪，故名。

【集解】 〔藏器曰〕邪蒿根、茎似青蒿而细软。〔时珍曰〕三四月生苗，叶似青蒿，色浅不臭。根、叶皆可茹。

【气味】 **辛，温、平，无毒。**〔诜曰〕生食微动风，作羹食良。不与胡荽同食，令人汗臭气。

【主治】 **胸膈中臭烂恶邪气，利肠胃，通血脉，续不足气。**孟诜。**煮熟和酱、醋食，治五脏恶邪气厌谷者，治脾胃肠澼，大渴热中，暴疾恶疮。**食医心镜。

胡荽宋嘉祐

【释名】 **香荽**拾遗**胡菜**外台**蒝荽**〔时珍曰〕荽，许氏说文作葰，云姜属，可以香口也。其茎柔叶细而根多须，绥绥然也。张骞使西域始得种归，故名胡荽。今俗呼蒝荽，蒝乃茎叶布散之貌。俗作芫花之芫，非矣。〔藏器曰〕石勒讳胡，故并、汾人呼胡荽为香荽。

【集解】 〔时珍曰〕胡荽处处种之。八月下种，晦日尤良。初生柔茎圆叶，叶有花歧，根软而白。冬春采之，香美可食，亦可作菹。道家五荤之一。立夏后开细花成簇，如芹菜花，淡紫色。五月收子，子如大麻子，亦辛香。按贾思勰齐民要术云：六七月布种者，可竟冬食。春月挼子沃水生芽种者，小小共食而已。王祯农书云：胡荽于蔬菜中，子、叶皆可用，生、熟俱可食，甚有益于世者。宜肥地种之。

【正误】 〔李廷飞曰〕胡荽，荠子也。〔吴瑞曰〕胡荽俗呼藷子，根、苗如蒜。〔时珍曰〕荠子即藷子，乃薤也。李吴二氏云并作胡荽，误矣。

根叶

【气味】 **辛，温，微毒。**〔诜曰〕平、微寒，无毒。可和生菜食。此是荤菜，损人精神。华佗云：胡臭、口臭、䘌齿及脚气、金疮人，皆不可食，病更加甚。〔藏器曰〕久食令人多忘。根，发痼疾。不可同邪蒿食，令人汗臭难瘥。〔时珍曰〕凡服一切补药及药中有白术、牡丹者，不可食此。伏石钟乳。

【主治】 **消谷，治五脏，补不足，利大小肠，通小腹气，拔四肢热，止头痛，疗沙疹、豌豆疮不出，作酒喷之，立**

出。通心窍。嘉祐。**补筋脉，令人能食。治肠风，用热饼裹食，甚良。**孟诜。**合诸菜食，气香，令人口爽，辟飞尸、鬼疰、蛊毒。**吴瑞。**辟鱼、肉毒。**宁原。

【发明】 〔时珍曰〕胡荽辛温香窜，内通心脾，外达四肢，能辟一切不正之气。故痘疮出不爽快者，能发之。诸疮皆属心火，营血内摄于脾，心脾之气，得芳香则运行，得臭恶则壅滞故尔。按杨士瀛直指方云：痘疹不快，宜用胡荽酒喷之，以辟恶气。床帐上下左右皆宜挂之，以御汗气、胡臭、天癸、淫佚之气。一应秽恶，所不可无。若儿虚弱，及天时阴寒，用此最妙。如儿壮实，及春夏晴暖、阳气发越之时，加以酒曲助虐，以火益火，胃中热炽，毒血聚畜，则变成黑陷矣，不可不慎。

【附方】 旧五，新四。**疹痘不快**用胡荽二两切，以酒二大盏煎沸沃之，以物盖定，勿令泄气。候冷去滓，微微含喷，从项背至足令遍。勿噀头面。经验后方。**热气结滞**经年数发者。胡荽半斤，五月五日采，阴干，水七升，煮取一升半，去滓分服。未瘥更服。春夏叶、秋冬根茎并可用。必效方。**孩子赤丹**胡荽汁涂之。谭氏方。**面上黑子**蔟荽煎汤，日日洗之。小说。**产后无乳**干胡荽煎汤饮之效。经验方。**小便不通**胡荽二两，葵根一握，水二升，煎一升，入滑石末一两，分三四服。圣济总录。**肛门脱出**胡荽切一升，烧烟熏之，即入。子母秘录。**解中蛊毒**胡荽根捣汁半升，和酒服，立下神验。必效方。**蛇虺螫伤**胡荽苗、合口椒等分，捣涂之。千金方。

子

【气味】 **辛、酸，平，无毒。**炒用。

【主治】 **消谷能食。**思邈。**蛊毒五痔，及食肉中毒，吐下血，煮汁冷服。又以油煎，涂小儿秃疮。**藏器。**发痘疹，杀鱼腥。**时珍。

【附方】 旧三，新四。**食诸肉毒**吐下血不止，痿黄者。胡荽子一升煮令发裂，取汁冷服半升，日、夜各一服，即止。食疗本草。**肠风下血**胡荽子和生菜，以热饼裹食之。普济方。**痢及泻血**胡荽子一合，炒捣末。每服二钱，赤痢砂糖水下，白痢姜汤下，泻血白汤下，日二。普济方。**五痔作痛**胡荽子炒，为末。每服二钱，空心温酒下。数服见效。海上仙方。**痔漏脱肛**胡荽子一升，粟糠一升，乳香少许，以小口瓶烧烟熏之。儒门事亲。**肠头挺出**秋冬捣胡荽子，醋煮熨之，甚效。孟诜食疗本草。**牙齿疼痛**胡菜子，即胡荽子五升，以水五升，煮取一升，含漱。外台秘要。

胡萝卜纲目

【释名】 〔时珍曰〕元时始自胡地来，气味微似萝卜，故名。

【集解】 〔时珍曰〕胡萝卜今北土、山东多莳之，淮、楚亦有种者。八月下种，生苗如邪蒿，肥茎有白毛，辛臭如蒿，不可食。冬月掘根，生、熟皆可啖，兼果、蔬之用。根有黄、赤二种，微带蒿气，长五六寸，大者盈握，状似鲜掘地黄及羊蹄根。三四月茎高二三尺，开碎白花，攒簇如伞状，似蛇床花。子亦如蛇床子，稍长而有毛，褐色，又如莳萝子，亦可调和食料。按周定王救荒本草云：野胡萝卜苗、叶、花、实，皆同家胡萝卜，但根细小，味甘，生食、蒸食皆宜。花、子皆大于蛇床。又金幼孜北征录云：交河北有沙萝卜，根长二尺许，大者径寸，下支生小者如箸。其色黄白，气味辛而微苦，亦似萝卜气。此皆胡萝卜之类也。

根

【气味】 **甘、辛，微温，无毒。**

【主治】 **下气补中，利胸膈肠胃，安五脏，令人健食，有益无损。**时珍。

子

【主治】 **久痢。**时珍。

水斳音芹。本经下品。

【释名】 **芹菜**别录**水英**本经**楚葵**〔弘景曰〕斳字俗作芹字。论其主治，合在上品，未解何意乃在下品？二月、三月作英时，可作菹及熟瀹食。故名水英。〔时珍曰〕斳当作蘄，从艸、斳，谐声也。后省作芹，从斤，亦谐声也。其性冷滑如葵，故尔雅谓之楚葵。吕氏春秋：菜之美者，有云梦之芹。云梦，楚地也。楚有蘄州、蘄县，俱音淇。罗愿尔雅翼云：地多产芹，故字从芹。蘄亦音芹。徐锴注说文，蘄字，从艸，斳。诸书无斳字，惟说文别出菦字音银，疑相承误出也。据此，则蘄字亦当从斳，作蘄字也。

【集解】 〔别录曰〕水斳生南海池泽。〔恭曰〕水斳即芹菜也。有两种：荻芹白色取根，赤芹取茎、叶。并堪作菹及生菜。〔保升曰〕芹生水中，叶似芎䓖，其花白色而无实，根亦白色。〔诜曰〕水芹生黑滑地，食之不如高田者宜人，置酒酱中香美。高田者名白芹。余田者皆有虫子在叶间，视之不见，食之令人为患。〔弘景曰〕又有渣芹，可为生菜，亦可生啖。〔时珍曰〕芹有水芹、旱芹。水芹生江湖陂泽之涯；旱芹生平地，有赤、白二种。二月生苗，其叶对节而生，似芎䓖。其茎有节棱而中空，其气芬芳。五月开细白花，如蛇床花。楚人采以济饥，其利不小。诗云：觱沸槛泉，言采其芹。杜甫诗云：饭煮青泥坊底芹。又云：香芹碧涧羹。皆美芹之功。而列子言乡豪尝芹，蜇口惨腹，盖未得食芹之法耳。

茎

【气味】 **甘，平，无毒。**〔思邈曰〕苦、酸，冷，涩，无毒。〔诜曰〕和醋食，损齿。鳖瘕不可食。〔李廷飞曰〕赤芹害人，不可食。

【主治】 **女子赤沃，止血养精，保血脉，益气，令人肥健嗜食。**本经。**去伏热，杀石药毒，捣汁服。**孟诜。**饮汁，去小儿暴热，大人酒后热，鼻塞身热，去头中风热，利口齿，利大小肠。**藏器。**治烦渴，崩中带下，五种黄病。**大明。

【发明】 〔张仲景曰〕春秋二时，龙带精入芹菜中，人误食之为病，面青手青，腹满如妊，痛不可忍，作蛟龙病。俱服硬饧三二升，日三度。吐出蜥蜴便瘥。〔时珍曰〕芹菜生水涯。蛟龙虽云变化莫测，其精那得入此？大抵是蜥蜴、虺蛇之类，春夏之交，遗精于此故尔。且蛇喜嗜芹，尤为可证。别有马芹见后。

【附方】 旧一，新二。**小儿吐泻**芹菜切细，煮汁饮之，不拘多少。子母秘录。**小便淋痛**水芹菜白根者，去叶捣汁，井水和服。圣惠方。**小便出血**水芹捣汁，日服六七合。圣惠方。

花

【气味】 **苦，寒，无毒。**

【主治】 **脉溢。**苏恭。

堇音勤。唐本草

【释名】 **苦堇**尔雅**堇葵**唐本**旱芹**纲目〔禹锡曰〕尔雅云：啮，苦堇也。郭璞云：即堇葵。本草言味甘，而此云苦堇，古人语倒，犹甘草谓之大苦也。〔时珍曰〕其性滑如葵，故得葵名。

【集解】 〔恭曰〕堇菜野生，非人所种。叶似蕺菜，花紫色。〔禹锡曰〕说文云：堇，根如荠，叶如细柳，子如米，蒸汋食之，甘滑。内则云：堇、荁、枌、榆。是矣。〔时珍曰〕此旱芹也。其性滑利。故洪舜俞赋云：烈有椒、桂，滑有堇、榆。一种黄花者，有毒杀人，即毛芹也。见草部毛莨。又乌头苗亦名堇，有毒。各见本条下。

菜

【气味】　甘，寒，无毒。

【主治】　捣汁，洗马毒疮，并服之。又涂蛇蝎毒及痈肿。唐本。**久食，除心下烦热。主寒热鼠瘘，瘰疬生疮，结核聚气，下瘀血，止霍乱。又生捣汁半升服，能杀鬼毒，即吐出。**孟诜。

【发明】　〔诜曰〕堇叶止霍乱，与香葇同功。香葇即香薷也。

【附方】　旧二，新一。**结核气**堇菜日干为末，油煎成膏。摩之，日三五度，便瘥。孟诜食疗。**湿热气**旱芹菜日干为末，糊丸梧子大。每服四十丸，空心温酒下。大杀百虫毒。寿域神方。**蛇咬疮**生杵堇汁涂之。万毕术。

紫堇音芹。宋图经

【释名】　赤芹纲目**蜀芹**图经**楚葵**同上**苔菜**同上**水萄菜**〔时珍曰〕堇、蕲、芹、菦，四字一义也。详下。

【集解】　〔颂曰〕紫堇生江南吴兴郡。淮南名楚葵，宜春郡名蜀芹，豫章郡名苔菜，晋陵郡名水萄菜也。〔时珍曰〕苏颂之说，出于唐玄宗天宝单方中，不具紫堇形状。今按轩辕述宝藏论云：赤芹即紫芹也，生水滨。叶形如赤芍药，青色，长三寸许，叶上黄斑，味苦涩。其汁可以煮雌、制汞、伏朱砂、擒三黄，号为起贫草。又土宿真君本草云：赤芹生阴厓陂泽近水石间，状类赤芍药。其叶深绿而背甚赤，茎叶似荞麦，花红可爱，结实亦如貌荞麦。其根似蜘蛛，嚼之极酸苦涩。江淮人三四月采苗，当蔬食之。南方颇少，太行、王屋诸山最多也。

苗

【气味】　酸，平，微毒。

花

【气味】　酸，微温，无毒。

【主治】　大人、小儿脱肛。苏颂。

【附方】　旧一。**脱肛**凡大人、小儿脱肛，每天冷及吃冷食，即暴痢不止，肛则下脱，久疗不瘥者。春间收紫堇花二斤，曝干为散，加磁毛末七两，相和研细。涂肛上纳入，即使人噀冷水于面上，即吸入肠中。每日一涂药噀面，不过六七度即瘥矣。又以热酒半升，和散一方寸匕，空腹服之，日再服。渐加至二方寸匕，以瘥为度。若五岁以下小儿，即以半杏子许，和酒服之。忌生冷、陈仓米等物。天宝单方。

马蕲音芹。唐本草

【释名】　牛蕲尔雅**胡芹**通志**野茴香**纲目〔时珍曰〕凡物大者多以马名，此草似芹而大故也。俗称野茴香，以其气味子形微似也。金光明经三十二品香药，谓之叶婆你。

【集解】　〔恭曰〕马蕲生水泽旁。苗似鬼针、菾菜等，嫩时可食。花青白色。子黄黑色，似防风子，调食味用之，香似橘皮而无苦味。〔保升曰〕花若芹花，子如防风子而扁大。尔雅云：茭，牛蕲也。孙炎释云：似芹而叶细锐，可食菜也。一名茭，一名马蕲子，入药用。〔时珍曰〕马蕲与芹同类而异种，处处卑湿地有之。三四月生苗，一本丛出如蒿，白毛蒙茸，嫩时可茹。叶似水芹而微小，似芎䓖叶而色深。五六月开碎花，攒簇如蛇床及莳萝花，青白色。结实亦似莳萝子，但色黑而重尔。其根白色，长者尺许，气亦香而坚硬，不可食。苏恭所谓鬼针，即鬼钗草也。方茎桠叶，子似钗脚，着人衣如针。与此稍异。

苗

【气味】 **甘、辛，温，无毒。**

【主治】 **益脾胃，利胸膈，去冷气，作茹食。**时珍。

子

【气味】 **甘、辛，温，无毒。**

【主治】 **心腹胀满，开胃下气消食，调味用之。**唐本。**炒研醋服，治卒心痛，令人得睡。**孟诜。**温中暖脾，治反胃。**时珍。

【附方】 新一。**慢脾惊风**马芹子、丁香、白僵蚕等分，为末。每服一钱，炙橘皮煎汤下。名醒脾散。普济方。

蘹香*唐本草*

校正：自草部移入此。

【释名】 **茴香** **八月珠**〔颂曰〕蘹香，北人呼为茴香，声相近也。〔弘景曰〕煮臭肉，下少许，即无臭气，臭酱入末亦香，故曰回香。〔时珍曰〕俚俗多怀之衿衽咀嚼，恐蘹香之名，或以此也。

【集解】 〔颂曰〕今交、广诸地及近郡皆有之。入药多用番舶者，或云不及近处者有力。三月生叶似老胡荽，极疏细，作丛。至五月茎粗，高三四尺。七月生花，头如伞盖，黄色。结实如麦而小，青色。北人呼为土茴香。八九月采实阴干。今近道人家园圃种之甚多。川人多煮食其茎叶。〔宗奭曰〕云似老胡荽者误矣，胡荽叶如蛇床。虽有叶之名，但散如丝发，特异诸草也。〔时珍曰〕茴香宿根，深冬生苗作丛，肥茎丝叶，五六月开花，如蛇床花而色黄。结子大如麦粒，轻而有细棱，俗呼为大茴香，今惟以宁夏出者第一。其他处小者，谓之小茴香。自番舶来者，实大如柏实，裂成八瓣，一瓣一核，大如豆，黄褐色，有仁，味更甜，俗呼舶茴香，又曰八角茴香，广西左右江峒中亦有之，形色与中国茴香迥别，但气味同尔。北人得之，咀嚼荐酒。

子

【气味】 **辛，平，无毒。**〔思邈曰〕苦、辛，微寒，涩。〔权曰〕苦、辛。得酒良。炒黄用。〔好古曰〕阳也，浮也。入手、足少阴、太阳经。

【主治】 **诸瘘、霍乱及蛇伤。**唐本。**膀胱胃间冷气及育肠气，调中，止痛、呕吐。**马志。**治干湿脚气，肾劳㿗疝阴疼，开胃下气。**大明。**补命门不足。**李杲。**暖丹田。**吴绶。

【发明】 〔诜曰〕茴香国人重之，云有助阳道，未得其方法也。〔好古曰〕茴香本治膀胱药，以其先丙，故曰小肠也，能润丙燥；以其先戊，故从丙至壬，又手、足少阴二药，以开上下经之通道，所以壬与丙交也。〔时珍曰〕小茴香性平，理气开胃，夏月祛蝇辟臭，食料宜之。大茴香性热，多食伤目发疮，食料不宜过用。古方有去铃丸：用茴香二两，连皮生姜四两，同入坩器内淹一伏时，慢火炒之，入盐一两，为末，糊丸梧子大。每服三五十丸，空心盐酒下。此方本治脾胃虚弱病。茴香得盐则引入肾经，发出邪气。肾不受邪，病自不生也。亦治小肠疝气有效。

【附方】 旧四，新十六。**开胃进食**茴香二两，生姜四两，同捣匀，入净器内，湿纸盖一宿。次以银、石器中，文武火炒黄焦为末，酒糊丸梧子大。每服十丸至二十五丸，温酒下。经验方。**瘴疟发热**连背项者。茴香子捣汁服之。孙真人方。**大小便闭**鼓胀气促。八角茴香七个，大麻仁半两，为末。生葱白三七根，同研煎汤。调五苓散末服之，日一服。普济。**小**

便频数茴香不以多少，淘净，入盐少许，炒研为末，炙糯米糕蘸食之。**伤寒脱阳**小便不通。用茴香末，以生姜自然汁调傅腹上。外用茴香末，入益元散服之。摘玄方。**肾消饮水**小便如膏油。用茴香炒，苦楝子炒，等分为末。每食前酒服二钱。保命集。**肾邪冷气**力弱者。用大茴香六两，分作三分；用生附子一个去皮，分作三分。第一度：用附子一分，茴香一分，同炒黄，出火毒一夜，去附子，研茴香为末，空心盐酒下一钱。第二度：用二味各一分，同炒存性，出火毒，以附子去一半，留一半，同茴香为末，如前服。第三度：各一分，同炒存性，出火毒，全研为末，如前服之。朱氏集验方。**肾虚腰痛**茴香炒研，以猪腰子批开，掺末入内，湿纸裹煨熟。空心食之，盐酒送下。戴原礼要诀。**腰痛如刺**简便方用八角茴香炒研，每服二钱，食前盐汤下。外以糯米一二升，炒热袋盛，拴于痛处。活人心统：思仙散：用八角茴香、杜仲各炒研三钱，木香一钱，水一钟，酒半钟，煎服。**腰重刺胀**八角茴香炒为末，食前酒服二钱。直指方。**疝气入肾**茴香炒作二包，更换熨之。简便方。**小肠气坠**直指用八角茴香、小茴香各三钱，乳香少许，水服取汗。孙氏集效方：治小肠疝气，痛不可忍。用大茴香、荔枝核炒黑各等分，研末。每服一钱，温酒调下。濒湖集简方：用大茴香一两，花椒五钱，炒研。每酒服一钱。**膀胱疝痛**本事方：用舶茴香、杏仁各一两，葱白焙干五钱，为末。每酒服二钱，嚼胡桃送下。集要：治疝气膀胱小肠痛。用茴香盐炒，晚蚕沙盐炒，等分为末，炼蜜丸弹子大。每服一丸，温酒嚼下。**疝气偏坠**大茴香末一两，小茴香末一两，用牙猪尿胞一个，连尿入二末于内系定，罐内以酒煮烂，连胞捣，丸如梧子大。每服五十丸，白汤下。仙方也。邓才笔峰杂兴。**胁下刺痛**小茴香一两炒，枳壳五钱麸炒，为末。每服二钱，盐酒调服，神效。袖珍方。**辟除口臭**茴香煮羹及生食，并得。昝殷食医心镜。**蛇咬久溃**小茴香捣末，傅之。千金。

茎叶

【气味】 与子同。

【主治】 **煮食，治卒恶心，腹中不安**。甄权。**治小肠气，卒肾气冲胁，如刀刺痛，喘息不得。生捣汁一合，投热酒一合，和服**。孟诜。

【发明】 〔颂曰〕范汪方：疗恶毒痈肿，或连阴卵髀间疼痛挛急，牵入小腹不可忍，一宿即杀人者。用茴香苗叶，捣汁一升服之，日三四服。其滓以贴肿上，冬月用根。此是外国神方，永嘉以来用之，起死回生神验。

莳萝宋开宝

校正：自草部移入此。

【释名】 **慈谋勒**开宝**小茴香**〔时珍曰〕莳萝、慈谋勒，皆番言也。

【集解】 〔藏器曰〕莳萝生佛誓国，实如马芹子，辛香。〔珣曰〕按广州记云：生波斯国。马芹子色黑而重，莳萝子色褐而轻，以此为别。善滋食味，多食无损。即不可与阿魏同食，夺其味也。〔颂曰〕今岭南及近道皆有之。三月、四月生苗，花实大类蛇床而簇生，辛香，六七月采实。今人多用和五味，不闻入药用。〔时珍曰〕其子簇生，状如蛇床子而短，微黑，气辛臭，不及茴香。〔嘉谟曰〕俗呼莳萝椒。内有黑子，但皮薄色褐不红耳。

苗

【气味】 **辛，温，无毒**。

【主治】 **下气利膈**。时珍。

子

【气味】 **辛，温，无毒。**

【主治】 **小儿气胀，霍乱呕逆，腹冷不下食，两肋痞满。**藏器。**健脾，开胃气，温肠，杀鱼、肉毒，补水脏，治肾气，壮筋骨。**日华。**主膈气，消食，滋食味。**李珣。

【附方】 新二。**闪挫腰痛**莳萝作末，酒服二钱匕。永类钤方。**牙齿疼痛**舶上莳萝、芸薹子、白芥子等分，研末。口中含水，随左右㗜鼻，神效。圣惠方。

【附录】

蜀胡烂拾遗。〔藏器曰〕子：味辛，平，无毒。主冷气心腹胀满，补肾，除妇人血气，下痢，杀牙齿虫。生安南，似莳香子，可和食。

数低拾遗。〔藏器曰〕子：味甘，温，无毒。主冷风冷气，下宿食不消，胀满。生西番、北土，兼似莳香，胡人以作羹食之。

池德勒拾遗。〔藏器曰〕根：辛，温，无毒。破冷气，消食。生西国，草根也，胡人食之。

马思荅吉〔时珍曰〕味苦，温，无毒。去邪恶气，温中利膈，顺气止痛，生津解渴，令人口香。元时饮膳用之，云极香料也，不知何状。故附之。

罗勒宋嘉祐附

【释名】 **兰香**嘉祐**香菜**纲目**翳子草**〔禹锡曰〕北人避石勒讳，呼罗勒为兰香。〔时珍曰〕按邺中记云：石虎讳言勒，改罗勒为香菜。今俗人呼为翳子草，以其子治翳也。

【集解】 〔禹锡曰〕罗勒处处有之。有三种：一种似紫苏叶；一种叶大，二十步内即闻香；一种堪作生菜。冬月用干者。子可安入目中去翳，少顷湿胀，与物俱出也。〔时珍曰〕香菜须三月枣叶生时种之乃生，否则不生。常以鱼腥水、米泔水、泥沟水浇之，则香而茂。不宜粪水。臞仙神隐书言：园旁水侧宜广种之，饥年亦可济用。其子大如蚤，褐色而不光，七月收之。〔弘景曰〕术家取羊角、马蹄烧作灰，撒湿地遍踏之，即生罗勒。俗呼为西王母菜，食之益人。

【气味】 **辛，温，微毒。**〔禹锡曰〕不可多食，壅关节，涩营卫，令人血脉不行，又动风，发脚气。

【主治】 **调中消食，去恶气，消水气，宜生食。疗齿根烂疮，为灰用之甚良。患啘呕者，取汁服半合，冬月用干者煮汁。其根烧灰，傅小儿黄烂疮。**禹锡。**主辟飞尸、鬼疰、蛊毒。**吴瑞。

【发明】 〔时珍曰〕按罗天益云，兰香味辛气温，能和血润燥，而掌禹锡言，多食涩营卫，血脉不行，何耶？又东垣李氏治牙疼口臭，神功丸中用兰香，云无则以藿香代之，此但取其去恶气而已。故饮膳正要云，与诸菜同食，味辛香能辟腥气，皆此意也。

【附方】 新二。**鼻疳赤烂**兰香叶烧灰二钱，铜青五分，轻粉二字，为末，日傅三次。钱乙小儿方。**反胃咳噫**生姜四两捣烂，入兰香叶一两，椒末一钱，盐和面四两，裹作烧饼，煨熟。空心吃，不过两三度数。反胃，入甘蔗汁和之。普济方。

子

【主治】 **目翳及尘物入目，以三五颗安目中，少顷当湿胀，与物俱出。又主风赤眵泪。**嘉祐。

【发明】 〔时珍曰〕按普济方云：昔庐州知录彭大辨在临安，暴得赤眼后生翳。一僧用兰香子洗晒，每纳一粒入眦内，闭目少顷，连膜而出也。一方：为末点之。时珍常取子试之水中，亦胀大。盖此子得湿即胀，故能染惹眵泪浮膜尔。然目中不可着一尘，而此子可纳三五颗亦不妨碍，盖一异也。

【附方】　新二。**目昏浮翳**兰香子每用七个，睡时水煎服之，久久有效也。海上名方。**走马牙疳**小儿食肥甘，肾受虚热，口作臭息，次第齿黑，名曰崩砂；渐至龈烂，名曰溃槽；又或血出，名曰宣露；重则齿落，名曰腐根。用兰香子末、轻粉各一钱，蜜陀僧醋淬研末半两，和匀。每以少许傅齿及龈上，立效。内服甘露饮。活幼口议。

白花菜食物

【释名】　**羊角菜**

【集解】　〔时珍曰〕白花菜三月种之。柔茎延蔓，一枝五叶，叶大如拇指。秋间开小白花，长蕊。结小角，长二三寸。其子黑色而细，状如初眠蚕沙，不光泽。菜气膻臭，惟宜盐菹食之。〔颖曰〕一种黄花者，名黄花菜，形状相同，但花黄也。

【气味】　**苦、辛，微毒。**〔颖曰〕多食，动风气，滞脏腑，令人胃中闷满，伤脾。

【主治】　**下气。**汪颖。**煎水洗痔，捣烂敷风湿痹痛，擂酒饮止疟。**时珍。

蔊菜音罕。纲目

校正：并入草部拾遗䓬菜。

【释名】　**䓬菜**音罩**辣米菜**〔时珍曰〕䓬菜味辛辣，如火焊人，故名。亦作䓬。陈藏器本草有䓬菜，云辛菜也，南人食之。不著形状。今考唐韵、玉篇并无䓬字，止有蔊字，云辛菜也。则䓬乃蔊字之讹尔。

【集解】　〔时珍曰〕蔊菜生南地，田园间小草也。冬月布地丛生，长二三寸，柔梗细叶。三月开细花，黄色。结细角长一二分，角内有细子。野人连根、叶拔而食之，味极辛辣，呼为辣米菜。沙地生者尤伶仃。故洪舜俞老圃赋云：蔊有拂士之风。林洪山家清供云：朱文公饮后，辄以蔊茎供蔬品。盖盱江、建阳、严陵人皆喜食之也。

【气味】　**辛，温，无毒。**〔李廷飞曰〕蔊菜细切，以生蜜洗伴或略汋食之，爽口消食。多食，发痼疾，生热。

【主治】　**去冷气，腹内久寒，饮食不消，令人能食。**藏器。**利胸膈，豁冷痰，心腹痛。**时珍。

草豉拾遗

校正：自草部移入此。

【集解】　〔藏器曰〕生巴西诸国。草似韭状，豉出花中，彼人食之。

【气味】　**辛，平，无毒。**

【主治】　**恶气，调中，益五脏，开胃，令人能食。**藏器。

本草纲目菜部目录第二十七卷

菜之二柔滑类四十一种

菠薐嘉祐。即赤根 **蕹菜**嘉祐 **菾菜**嘉祐。即莙荙 **东风菜**开宝 **荠**别录 **菥蓂**本经。即大荠 **繁缕**别录 **鸡肠草**[①]别录 **苜蓿**别录 **苋**本经 **马齿苋**蜀本 **苦菜**本经。即苦荬 **白苣**嘉祐。即生菜 **莴苣**食疗 **水苦荬**图经 **翻白草**救荒本草 **仙人杖草**拾遗 **蒲公英**唐本。即地丁 **黄瓜菜**食物 **生瓜菜**图经 **落葵**别录。即藤菜 **蕺菜**别录。即鱼腥草 **蕨**拾遗 **水蕨**纲目 **薇**拾遗 **翘摇**拾遗。即巢菜 **鹿藿**本经。即野绿豆 **灰藋**嘉祐 **藜**纲目 **秦荻藜**唐本 **醍醐菜**证类。茅膏菜、鸡侯菜、孟娘菜、优殿附 **芋**别录。野芋附 **土芋**拾遗。即土卵 **薯蓣**本经。即山药 **零余子**拾遗 **甘薯**纲目 **百合**本经 **山丹**日华。即红花菜 **草石蚕**拾遗。即甘露子 **竹笋**蜀本 **酸笋**纲目

上附方旧三十四，新一百一十。

① 草：原无，今据正文名补。

本草纲目菜部第二十七卷

菜之二柔滑类四十一种。

菠薐宋嘉祐

【释名】　**菠菜**纲目**波斯草**纲目**赤根菜**〔慎微曰〕按刘禹锡嘉话录云：菠薐种出自西国。有僧将其子来，云本是颇陵国之种。语讹为波棱耳。〔时珍曰〕按唐会要云：太宗时尼波罗国献波棱菜，类红蓝，实如蒺藜，火熟之能益食味。即此也。方士隐名为波斯草云。

【集解】　〔时珍曰〕波棱八月、九月种者，可备冬食；正月、二月种者，可备春蔬。其茎柔脆中空。其叶绿腻柔厚直出一尖，旁出两尖，似鼓子花叶之状而长大。其根长数寸，大如桔梗而色赤，味更甘美。四月起薹尺许。有雄雌。就茎开碎红花，丛簇不显。雌者结实，有刺，状如蒺藜子。种时须砑开，易浸胀。必过月朔乃生，亦一异也。

菜及根

【气味】　**甘，冷，滑，无毒。**〔士良曰〕微毒。多食令人脚弱，发腰痛，动冷气。先患腹冷者，必破腹。不与鳝鱼同食，发霍乱。取汁炼霜，制砒、汞，伏雌黄、硫黄。

【主治】　**利五脏，通肠胃热，解酒毒。服丹石人食之佳。**孟诜。**通血脉，开胸膈，下气调中，止渴润燥。根尤良。**时珍。

【发明】　〔诜曰〕北人食肉、面，食之即平；南人食鱼、鳖、水米，食之即冷，故多食冷大小肠也。〔时珍曰〕按张从正儒门事亲云：凡人久病，大便涩滞不通，及痔漏之人，宜常食菠薐、葵菜之类，滑以养窍，自然通利。

【附方】　新一。**消渴引饮**日至一石者。菠薐根、鸡内金等分，为末。米饮服一钱，日三。经验方。

蕹菜蕹，去声。宋嘉祐

【释名】　〔时珍曰〕蕹与壅同。此菜惟以壅成，故谓之壅。

【集解】　〔藏器曰〕蕹菜岭南种之。蔓生，开白花，堪茹。〔时珍曰〕蕹菜今金陵及江夏人多莳之。性宜湿地，畏霜雪。九月藏入土窖中，三四月取出，壅以粪土，即节节生芽，一本可成一畦也。干柔如蔓而中空，叶似菠薐及錾头形。味短，须同猪肉煮，令肉色紫乃佳。段公路北户录，言其叶如柳者，误矣。按嵇含草木状云：蕹菜叶如落葵而小。南人编苇为筏，作小孔，浮水上。种子于水中，则如萍根浮水面。及长成茎叶，皆出于苇筏孔中，随水上下，南方之奇蔬也。则此菜，水、陆皆可生之也。

【气味】　**甘，平，无毒。**

【主治】　**解胡蔓草毒，即野葛毒，煮食之。亦生捣服。**藏器。**捣汁和酒服，治产难。**时珍。出唐瑶方。

【发明】　〔藏器曰〕南人先食蕹菜，

后食野葛，二物相伏，自然无苦。取汁滴野葛苗，当时萎死，相杀如此。张华博物志云：魏武帝啖野葛至一尺。应是先食此菜也。

菾菜菾音甜。别录中品。

校正：并入嘉祐莙荙菜。

【释名】　**莙荙菜**〔时珍曰〕菾菜，即莙荙也。菾与甜通，因其味也。莙荙之义未详。

【集解】　〔弘景曰〕菾菜，即今以作鲊蒸者。〔恭曰〕菾菜叶似升麻苗，南人蒸炮食之，大香美。〔保升曰〕苗高三四尺，茎若蒴藋，有细棱，夏盛冬枯。其茎烧灰淋汁洗衣，白如玉色。〔士良曰〕叶似紫菊而大，花白。〔时珍曰〕菾菜正二月下种，宿根亦自生。其叶青白色，似白菘菜叶而短，茎亦相类，但差小耳。生、熟皆可食，微作土气。四月开细白花。结实状如茱萸梂而轻虚，土黄色，内有细子。根白色。

【气味】　**甘、苦，大寒，滑，无毒。**〔禹锡曰〕平，微毒。冷气人不可多食，动气。先患腹冷人食之，必破腹。

【主治】　**时行壮热，解风热毒，捣汁饮之便瘥。**别录。**夏月以菜作粥食，解热，止热毒痢。捣烂，傅灸疮，止痛易瘥。**苏恭。**捣汁服，主冷热痢。又止血生肌，及诸禽兽伤，傅之立愈。**藏器。**煎汤饮，开胃，通心膈，宜妇人。**大明。**补中下气，理脾气，去头风，利五脏。**嘉祐。

根

【气味】　**甘，平，无毒。**

【主治】　**通经脉，下气，开胸膈。**正要。

子

【主治】　**煮半生，捣汁服，治小儿热。**孟诜。**醋浸揩面，去粉滓，润泽有光。**藏器。

【附方】　新一。**痔瘘下血**莙荙子、芸薹子、荆芥子、芫荽子、莴苣子、蔓菁子、萝卜子、葱子等分，以大鲫鱼一个去鳞、肠，装药在内，缝合，入银、石器内，上下用火炼熟，放冷为末。每服二钱，米饮下，日二服。

东风菜宋开宝

【释名】　**冬风**〔志曰〕此菜先春而生，故有东风之号。一作冬风，言得冬气也。

【集解】〔志曰〕东风菜生岭南平泽。茎高二三尺，叶似杏叶而长，极厚软，上有细毛，煮食甚美。〔时珍曰〕按裴渊广州记云：东风菜，花、叶似落妊娠①，茎紫。宜肥肉作羹食，香气似马兰，味如酪。

【气味】　**甘，寒，无毒。**

【主治】　**风毒壅热，头痛目眩，肝热眼赤，堪入羹臛食。**开宝。

荠别录上品

【释名】　**护生草**〔时珍曰〕荠生济济，故谓之荠。释家取其茎作挑灯杖，可辟蚊、蛾，谓之护生草，云能护众生也。

【集解】　〔普曰〕荠生野中。〔弘景曰〕荠类甚多，此是今人所食者。叶作菹、羹亦佳。诗云"谁谓荼苦，其甘如荠"是也。〔时珍曰〕荠有大、小数种。小荠叶花茎扁，味美。其最细小者，名沙荠也。大荠科、叶皆大，而味不及。其茎硬有毛者，名菥蓂，味不甚佳。并以冬至后生苗，二三月起茎五六寸。开细白花，整整如一。结荚如小萍，而有三角。荚内

① 落妊娠：《齐民要术》卷十引《广州记》作"落娠妇"。

细子，如葶苈子。其子名菥，音嵯，四月收之。师旷云：岁欲甘，甘草先生，荠是也。菥蓂、葶苈皆是荠类。葶苈见草部隰草类。

【气味】 **甘，温，无毒。**

【主治】 **利肝和中。**别录。**利五脏。根：治目痛。**大明。**明目益胃。**时珍。**根、叶：烧灰，治赤白痢极效。**甄权。

【附方】 旧一，新二。**暴赤眼**痛胀碜涩。荠菜根杵汁滴之。圣惠。**眼生翳膜**荠菜和根、茎、叶洗净，焙干为细末。每夜卧时先洗眼，挑末米许，安两大眦头。涩痛忍之，久久膜自落也。圣济总录。**肿满腹大**四肢枯瘦，尿涩。用甜葶苈炒、荠菜根等分，为末，炼蜜丸弹子大。每服一丸，陈皮汤下。只二三丸，小便清；十余丸，腹如故。三因。

菥实〔普曰〕三月三日采，阴干。〔士良曰〕亦名菥蓂子。四月八日收之，良。〔周王曰〕饥岁采子，水调成块，煮粥、作饼甚粘滑。

【气味】 **甘，平，无毒。**〔权曰〕患气人食之，动冷气[①]。〔诜曰〕不与面同食，令人背闷。服丹石人不可食。

【主治】 **明目，目痛。**别录。**青盲不见物，补五脏不足。**甄权。**治腹胀。**吴普。**去风毒邪气，治壅去翳，解热毒。久服，视物鲜明。**士良。

花

【主治】 **布席下，辟虫。又辟蚊、蛾。**士良。**阴干研末，枣汤日服二钱，治久痢。**大明。

菥蓂音锡觅。本经上品

校正：自草部移入此。

【释名】 **大荠**别录**大蕺**本经**马辛**〔时珍曰〕诸名不可解。吴普本草又云：一名析目，一名荣目，一名马驹。

【集解】 〔别录曰〕菥蓂生咸阳山泽及道旁。四月、五月采，暴干。〔弘景曰〕今处处有之。是大荠子也。方用甚希少。〔保升曰〕似荠叶而细，俗呼为老荠。〔恭曰〕尔雅云：菥蓂，大荠也。注云：似荠，俗呼为老荠。然其味甘而不辛也。〔藏器曰〕本经菥蓂一名大荠。苏氏引尔雅为注。案大芥即葶苈，非菥蓂也，蓂大而扁，葶苈细而圆，二物殊别也。〔颂曰〕尔雅葶苈谓之蕇，音典，子、叶皆似荠，一名狗荠。菥蓂即大荠。大抵二物皆荠类，故人多不能细分，乃尔致疑也。古今眼目方多用之。〔时珍曰〕荠与菥蓂一物也，但分大、小二种耳。小者为荠，大者为菥蓂，菥蓂有毛。故其子功用相同，而陈士良之本草，亦谓荠实一名菥蓂也。葶苈与菥蓂同类，但菥蓂味甘花白，葶苈味苦花黄为异耳。或言菥蓂即甜葶苈，亦通。

苗

【气味】 **甘，平，无毒。**

【主治】 **和中益气，利肝明目。**时珍。

菥蓂子

【气味】 **辛，微温，无毒。**〔恭曰〕甘而不辛。〔普曰〕神农、雷公：辛。李当之：小温。〔之才曰〕得蔓荆实、细辛良。恶干姜、苦参。一云：苦参为之使。

【主治】 **明目目痛泪出，除痹，补五脏，益精光。久服轻身不老。**本经。**疗心腹腰痛。**别录。**治肝家积聚，眼目赤肿。**甄权。

【附方】 旧一，新一。**眼目热痛**泪出不止。菥蓂子捣筛为末。卧时铜簪点少许入目，当有热泪及恶物出，甚佳。**眼中弩肉**方同上，夜夜点之。崔元亮海上方。

---

① 气：《证类本草》卷二十七作“疾”。

繁缕别录下品

【释名】　**蘩缕**尔雅**蔜**音敖。**䕷缕**郭璞**滋草**千金**鹅肠菜**〔时珍曰〕此草茎蔓甚繁，中有一缕，故名。俗呼鹅儿肠菜，象形也。易于滋长，故曰滋草。古乐府云：为乐当及时，何能待来滋。滋乃草名，即此也。

【集解】　〔别录曰〕繁缕五月五日日中采。干用。〔恭曰〕此即是鸡肠也。多生湿地坑渠之侧。流俗通谓鸡肠，雅士总名繁缕。〔诜曰〕繁缕即藤也。又恐白软草是之。〔保升曰〕叶青花白，采苗入药。〔颂曰〕即鸡肠也。南中多有之，生于田野间。近汴下湿地亦或有之。叶似荇菜而小。夏秋间生小白黄花。其茎梗作蔓，断之有丝缕。又细而中空，似鸡肠，因得此名。本草繁缕、鸡肠作两条，苏恭以为一物。谨按郭璞注尔雅云：蔜缕一名鸡肠草，实一物也。今南北所生，或肥瘠不同，故人疑为二物。而葛洪肘后方治卒淋云：用鸡肠及繁缕。如此又似是二物。其用大概主血，故人宜食之。〔时珍曰〕繁缕即鹅肠，非鸡肠也。下湿地极多。正月生苗，叶大如指头。细茎引蔓，断之中空，有一缕如丝。作蔬甘脆。三月以后渐老。开细瓣白花。结小实大如稗粒，中有细子如葶苈子。吴瑞本草谓黄花者为繁缕，白花者为鸡肠，亦不然。二物盖相似。但鹅肠味甘，茎空有缕，花白色；鸡肠味微苦，咀之涎滑，茎中无缕，色微紫，花亦紫色，以此为别。

【气味】　**酸，平，无毒。**〔权曰〕苦。〔时珍曰〕甘，微咸。〔诜曰〕温。〔思邈曰〕黄帝云：合鳝鲊食，发消渴，令人多忘。

【主治】　**积年恶疮、痔**[①]**不愈。**别录。**破血，下乳汁，产妇宜食之。产后腹有块痛，以酒炒绞汁温服。又暴干为末，醋糊和丸，空腹服五十丸，取下恶血。**藏器。

【发明】　〔弘景曰〕此菜五月五日采，暴干，烧作屑，疗杂疮有效。亦杂百草服之，不止此一种也。〔诜曰〕治恶疮有神效之功，捣汁涂之。作菜食，益人。须五月五日者乃验。〔诜曰〕能去恶血。不可久食，恐血尽。

【附方】　旧一，新三。**食治乌髭**繁缕为齑，久久食之，能乌髭发。圣惠方。**小便卒淋**繁缕草满两手，水煮，常常饮之。范汪东阳方。**产妇有块**作痛。繁缕方见上。**丈夫阴疮**茎及头溃烂，痛不可忍，久不瘥者。以五月五日繁缕烧焦五分，入新出蚯蚓屎二分，入少水，和研作饼，贴之。干即易。禁酒、面、五辛及热食等物。甚效。扁鹊方。

鸡肠草别录下品

校正：原在草部，唐本移入此。

【集解】　〔弘景曰〕人家园庭亦有此草。小儿取挼汁以捋蜘蛛网，至粘，可掇蝉。〔恭曰〕此即繁缕也，剩出此条。〔时珍曰〕鸡肠生下湿地。二月生苗，叶似鹅肠而色微深。茎带紫，中不空，无缕。四月有小茎开五出小紫花。结小实，中有细子。其苗作蔬，不如鹅肠。故别录列繁缕于菜部，而列此于草部，以此故也。苏恭不识，疑为一物，误矣。生嚼涎滑，故可掇蝉。鹅肠生嚼无涎，亦自可辨。郑樵通志谓鸡肠似蓼而小，其味小辛，非繁缕者，得之。又石胡荽亦名鸡肠草，与此不同。

【气味】　**微辛、苦，平，无毒。**〔权

① 痔：《千金翼》卷四、《证类本草》卷二十九引《别录》无。

曰〕苦。〔之才曰〕微寒。

【主治】 **毒肿，止小便利**。别录。**疗蠼螋溺疮**。弘景。**主遗溺，洗手足伤水烂**。甄权。**五月五日作灰和盐，疗一切疮及风丹遍身痒痛；亦可捣封，日五六易之。作菜食，益人，去脂膏毒气。又烧傅疳䘌。取汁和蜜服，疗小儿赤白痢，甚良**。孟诜。**研末或烧灰，揩齿，去宣露**。苏颂。

【附方】 旧二，新七。**止小便利**鸡肠草一斤，于豆豉汁中煮，和米作羹及粥，频食之。食医心镜。**小儿下痢**赤白。鸡肠草捣汁一合，和蜜服，甚良。孟诜食疗。**气淋胀痛**鸡肠草三两，石韦去毛一两。每用三钱，水一盏，煎服。圣济总录。**风热牙痛**浮肿发歇，元脏气虚，小儿疳蚀。鸡肠草、旱莲草、细辛等分，为末。每日擦三次。名祛痛散。普济方。**发背欲死**鸡肠草捣傅之。肘后方。**反花恶疮**鸡肠草研汁拂之。或为末，猪脂调搽，极效。医林正宗。**一切头**[①] **疮**鸡肠草烧灰，和盐傅之。孟诜食疗。**漆疮瘙痒**鸡肠草捣涂之。肘后方。**射工中人**成疮者。以鸡肠草捣涂之，经日即愈。卢氏方。

苜蓿别录上品

【释名】 **木粟**纲目**光风草**〔时珍曰〕苜蓿，郭璞作牧宿。谓其宿根自生，可饲牧牛马也。又罗愿尔雅翼作木粟，言其米可炊饭也。葛洪西京杂记云：乐游苑多苜蓿。风在其间，常萧萧然。日照其花有光采。故名怀风，又名光风。茂陵人谓之连枝草。金光明经谓之塞鼻[②] 力迦。

【集解】 〔弘景曰〕长安中乃有苜蓿园。北人甚重之。江南不甚食之，以无味故也。外国复有苜蓿草，以疗目，非此类也。〔诜曰〕彼处人采其根作土黄芪也。〔宗奭曰〕陕西甚多，用饲牛马，嫩时人兼食之。有宿根，刈讫复生。〔时珍曰〕杂记言苜蓿原出大宛，汉使张骞带归中国。然今处处田野有之，陕、陇人亦有种者，年年自生。刈苗作蔬，一年可三刈。二月生苗，一科数十茎，茎颇似灰藋。一枝三叶，叶似决明叶，而小如指顶，绿色碧艳。入夏及秋，开细黄花。结小荚圆扁，旋转有刺，数荚累累，老则黑色。内有米如穄米，可为饭，亦可酿酒，罗愿以此为鹤顶草，误矣。鹤顶，乃红心灰藋也。

【气味】 **苦，平，涩，无毒**。〔宗奭曰〕微甘、淡。〔诜曰〕凉。少食好。多食令冷气入筋中，即瘦人。〔李廷飞曰〕同蜜食，令人下利。

【主治】 **安中利人，可久食**。别录。**利五脏，轻身健人，洗去脾胃间邪热气，通小肠诸恶热毒，煮和酱食，亦可作羹**。孟诜。**利大小肠**。宗奭。**干食益人**。苏颂。

根

【气味】 **寒，无毒**。

【主治】 **热病烦满，目黄赤，小便黄，酒疸，捣服一升，令人吐利即愈**。苏恭。**捣汁煎饮，治沙石淋痛**。时珍。

苋本经上品

【释名】 〔时珍曰〕按陆佃埤雅云：苋之茎叶，皆高大而易见，故其字从见，指事也。

【集解】 〔别录曰〕苋实一名莫实，细苋亦同。生淮阳川泽及田中。叶如蓝。十一月采。〔李当之曰〕苋实即苋菜也。〔弘景曰〕苋实当是白苋。所以云细苋亦

① 头：《证类本草》卷二十九无。

② 鼻：《金光明最胜王经》卷七作“毕”，此音同而互用。

同，叶如蓝也。细苋即是糠苋，食之乃胜，而并冷利。被霜乃熟，故云十一月采。又有赤苋，茎纯紫，不堪食。马苋别一种，布地生，实至微细，俗呼马齿苋，恐非苋实也。〔恭曰〕赤苋一名蕢，音匮。经言苋实一名莫实，疑莫字误矣。〔保升曰〕苋凡六种：赤苋、白苋、人苋、紫苋、五色苋、马苋也。惟人、白二苋，实可入药用。赤苋味辛，别有功用。〔颂曰〕人苋、白苋俱大寒，亦谓之糠苋，又谓之胡苋，或谓之细苋，其实一也。但大者为白苋，小者为人苋耳。其子霜后方熟，细而色黑。紫苋茎叶通紫，吴人用染爪者，诸苋中惟此无毒，不寒。赤苋亦谓之花苋，茎叶深赤，根茎亦可糟藏，食之甚美，味辛。五色苋今亦稀有。细苋俗谓之野苋，猪好食之，又名猪苋。〔时珍曰〕苋并三月撒种。六月以后不堪食。老则抽茎如人长，开细花成穗。穗中细子，扁而光黑，与青葙子、鸡冠子无别，九月收之。细苋即野苋也，北人呼为糠苋，柔茎细叶，生即结子，味比家苋更胜。俗呼青葙苗为鸡冠苋，亦可食。见草部。

菜

【气味】 **甘，冷利，无毒。**〔恭曰〕赤苋：辛，寒。〔鼎曰〕苋动气，令人烦闷，冷中损腹。不可与鳖同食，生鳖癥。又取鳖肉如豆大，以苋菜封裹置土坑内，以土盖之，一宿尽变成小鳖也。〔机曰〕此说屡试不验。

【主治】 **白苋：补气除热，通九窍。**孟诜。**赤苋：主赤痢，射工、沙虱。**苏恭。**紫苋：杀虫毒，治气痢。**藏器。**六苋：并利大小肠，治初痢，滑胎。**时珍。

【发明】 〔弘景曰〕人苋、细苋并冷利。赤苋疗赤下而不堪食。方用苋菜甚稀，断谷方中时用之。〔颂曰〕赤苋微寒，故主血痢；紫苋不寒，比诸苋无毒，故主气痢。〔诜曰〕五月五日收苋菜，和马齿苋为细末，等分，与妊娠人常服，令易产也。〔震亨曰〕红苋入血分善走，故与马苋同服，能下胎。或煮食之，令人易产。

【附方】 旧三，新四。**产后下痢**赤白者。用紫苋菜一握切煮汁，入粳米三合，煮粥，食之立瘥也。寿亲养老书。**小儿紧唇**赤苋捣汁洗之，良。圣惠。**漆疮搔痒**苋菜煎汤洗之。**蜈蚣螫伤**取灰苋叶擦之即止。谈野翁方。**蜂虿螫伤**野苋挼擦之。**诸蛇螫人**紫苋捣汁饮一升，以滓涂之。集验方。**射工中人**状如伤寒，寒热，发疮偏在一处，有异于常者。取赤苋合茎、叶捣汁饮一升，日再服之。集验方。

苋实

【气味】 **甘，寒，无毒。**

【主治】 **青盲，明目除邪，利大小便，去寒热。久服益气力，不饥轻身。**本经。**治白翳，杀蛔虫。**别录。**益精。**大明。**肝风客热，翳目黑花。**时珍。

【发明】 〔时珍曰〕苋实与青葙子同类异种，故其治目之功亦仿佛也。

【附方】 新一。**利大小便**苋实为末半两，分二服，新汲水下。圣惠。

根

【主治】 **阴下冷痛，入腹则肿满杀人，捣烂傅之。**时珍。

【附方】 新二。**牙痛**苋根晒干，烧存性为末，揩之。再以红灯笼草根煎汤漱之。孙氏集效方。

马齿苋蜀本草

【释名】 **马苋**别录**五行草**图经**五方草**纲目**长命菜**同上**九头狮子草**〔时珍曰〕其叶比并如马齿，而性滑利似苋，故名。俗呼大叶者为㹠耳草，小叶者为鼠齿苋，又名九头狮子草。其性耐久难燥，故有长命之称。宝藏论及八草灵变篇并名马齿龙芽，又名五方草，亦五行之义。〔颂曰〕马齿苋虽名苋类，而苗、叶与苋都不相似。一名五行草，以其叶青、梗赤、花黄、根白、子黑也。〔藏器曰〕别录以马齿与苋同类，二物既殊，今从别品。

【集解】 〔弘景曰〕马苋与苋别是一种，布地生，实至微细，俗呼马齿苋，亦可食，小酸。〔保升曰〕此有二种：叶大者不堪用；叶小者节间有水银，每十斤有八两至十两已来。然至难燥，当以槐木捶碎，向日东作架晒之，三两日即干如隔年矣。入药须去茎，其茎无效。〔敩曰〕凡使勿用大叶者，不是马齿苋，亦无水银。〔时珍曰〕马齿苋处处园野生之。柔茎布地，细叶对生。六七月开细花，结小尖实，实中细子如葶苈子状。人多采苗煮晒为蔬。方士采取，伏砒结汞，煮丹砂，伏硫黄，死雄制雌，别有法度。一种水马齿，生水中，形状相类，亦可汋食。见王西楼菜谱。

菜

【气味】 **酸，寒，无毒。**〔恭曰〕辛，温。〔宗奭曰〕人多食之，然性寒滑。

【主治】 **诸肿瘘疣目，捣揩之。破痃癖，止消渴。**藏器。**能肥肠，令人不思食。治女人赤白下。**苏颂。**饮汁，治反胃诸淋，金疮流血，破血癖癥瘕，小儿尤良。用汁治紧唇面疱，解马汗、射工毒，涂之瘥。**苏恭。**治**①**尸脚阴肿。**保升。**作膏，涂湿癣、白秃、杖疮。又主三十六种风。煮粥，止痢及疳痢，治腹痛。**孟诜。**服之长年不白。治痈疮，杀诸虫。生捣汁服，当利下恶物，去白虫。和梳垢，封丁肿。又烧灰和陈醋滓，先灸后封之，即根出。**开宝。**散血消肿，利肠滑胎，解毒通淋，治产后虚汗。**时珍。

【发明】 〔时珍曰〕马齿苋所主诸病，皆只取其散血消肿之功也。〔颂曰〕多年恶疮，百方不瘥，或痛焮不已者。并捣烂马齿傅上，不过三两遍。此方出于武元衡相国。武在西川，自苦胫疮焮痒不可堪，百医无效。及到京，有厅吏上此方，用之便瘥也。李绛记其事于兵部手集。

【附方】 旧十五，新二十三。**三十六风**结疮。马齿苋一石，水二石，煮取汁，入蜜蜡三两，重煎成膏，涂之。食疗。**诸气不调**马齿苋煮粥，食之。食医心镜。**禳解疫气**六月六日，采马齿苋晒干。元旦煮熟，同盐、醋食之，可解疫疠气。唐瑶经验方。**筋骨疼痛**不拘风湿气、杨梅疮及女人月家病，先用此药止疼，然后调理。干马齿苋一斤，湿马齿苋二斤，五加皮半斤，苍术四两，舂碎，以水煎汤洗澡。急用葱、姜擂烂，冲热汤三碗，服之。暖处取汗，立时痛止也。海上名方。**脚气浮肿**心腹胀满，小便涩少。马齿草和少粳米，酱汁煮食之。食医心镜。**男女疟疾**马齿苋捣，扎手寸口，男左女右。**产后虚汗**马齿苋研汁三合服。如无，以干者煮汁。妇人良方。**产后血痢**小便不通，脐腹痛。生马齿苋菜杵汁三合，煎沸入蜜一合，和服。产宝。**小儿血痢**方同上。心镜。**肛门肿痛**马齿苋叶、三叶酸草等分，煎汤熏洗，一日二次，有效。濒湖方。**痔疮初起**马齿苋不拘鲜干，煮熟急食之。以汤熏洗。一月内外，其孔闭，即愈矣。杨氏经验方。**赤白带下**不问老、稚、孕妇悉可服。取马齿苋捣绞汁三大合，和鸡子白二枚，先温令热，乃下苋汁，微温顿饮之。不过再作即愈。崔元亮海上方。**小便热淋**马齿苋汁服之。圣惠方。**阴肿痛极**马齿苋捣傅之，良。永类钤方。**中蛊欲死**马齿苋捣汁一升饮，并傅之。日四五次。寿

---

① 治：此下原有“自”字，与文义不属，今据《证类本草》卷二十九删。

域。**腹中白虫**马齿苋水煮一碗，和盐、醋空腹食之。少顷白虫尽出也。孟诜食疗。**紧唇面疱**马齿苋煎汤日洗之。圣惠方。**目中息肉**淫肤、赤白膜。马齿苋一大握洗净，和芒消末少许，绵裹安上。频易之。龙木论。**风齿肿痛**马齿苋一把，嚼汁渍之。即日肿消。本事方。**漏耳诸疮**治耳内外恶疮，及头疮、肥疮、㾉疮。黄马散：用黄檗半两，干马齿苋一两，为末。傅之。圣惠。**项上疬疮**外台：用马齿苋阴干烧研，腊猪脂合，以暖泔洗拭，傅之。简便：治瘰疬未破。马齿苋同靛花捣掺，日三次。**腋下胡臭**马齿苋杵，以蜜和作团，纸裹泥固半寸厚，日干，烧过研末。每以少许和蜜作饼，先以生布揩之，以药夹胁下，令极痛，久忍，然后以手巾勒两臂。日用一次，以瘥为度。千金方。**小儿火丹**热如火，绕脐即损人。马苋捣涂。广利方。**小儿脐疮**久不瘥者。马齿菜烧研傅之。千金。**豌豆癍疮**马齿苋烧研傅之，须臾根逐药出。不出更傅。肘后。**丁疮肿毒**马齿菜二分，石灰三分，为末，鸡子白和，傅之。**反花恶疮**马齿苋一斤烧研，猪脂和傅。**蛀脚臁疮**干马齿苋研末，蜜调傅上。一宿其虫自出，神效。海上方。**足趾甲疽**肿烂者。屋上马齿苋、昆仑青木香、印成盐，等分和匀，烧存性，入光明朱砂少许，傅之。外台秘要。**疮久不瘥**积年者。马齿苋捣烂封之。取汁煎稠傅亦可。千金。**马咬人疮**入[①] 心者。马齿苋煮食之。圣惠。**射工溪毒**马齿苋捣汁一升服，以滓傅之，日四五次良。崔元亮海上方。**毛虫螫人**赤痛不止。马齿苋捣熟封之，妙。灵苑方。**蜂虿螫人**方同上。张文仲方。**蜈蚣咬伤**马苋汁涂之。肘后。**小儿白秃**马齿苋煎膏涂之。或烧灰，猪脂和涂。圣惠方。**身面瘢痕**马齿苋汤日洗二次。圣惠方。**杂物眯目**不出。用东墙上马齿苋烧灰研细，点少许于眦头，即出也。圣惠方。

子

【主治】　**明目，仙经用之。**开宝。**延年益寿。**孟诜。**青盲白翳，除邪气，利大小肠，去寒热。以一升捣末，每以一匙用葱、豉煮粥食。或着米糁、五味作羹食。**心镜。

【附方】　新一。**目中出泪**或出脓。用马齿苋子、人苋子各半两为末，绵裹铜器中蒸熟，熨大眦头脓水出处。每熨以五十度为率，久久自绝。圣惠。

苦菜本经上品

校正：并入嘉祐苦苣、苦荬。

【释名】　**荼**音茶。本经**苦苣**嘉祐**苦荬**纲目**游冬**别录**褊苣**日用**老鹳菜**救荒**天香菜**〔时珍曰〕苦荼以味名也。经历冬春，故曰游冬。许氏说文苣作蘧。吴人呼为苦荬，其义未详。嘉祐本草言岭南、吴人植苣供馔名苦苣，而又重出苦苣及苦荬条。今并并之。

【集解】　〔别录曰〕苦菜生益州川谷、山陵、道旁。凌冬不死。三月三日采，阴干。〔桐君药录曰〕苦菜三月生，扶疏。六月花从叶出，茎直花黄。八月实黑，实落根复生，冬不枯。〔恭曰〕尔雅云：荼，苦菜也。易通卦验玄图云：苦菜生于寒秋，经冬历春，得夏乃成。一名游冬。叶似苦苣而细，断之有白汁，花黄似菊，所在有之。其说与桐君略同。苦𫇭俗亦名苦菜，非此荼也。〔保升曰〕春花夏实，至秋复生花而不实，经冬不凋。〔宗奭曰〕此月令四月小满节后苦菜秀

---

① 入：此上《圣惠方》卷五十七、《证类本草》卷二十九有“毒”字。

者[1] 也。四方皆有，在北道者则冬方凋，生南方者冬夏常青。叶如苦苣而狭，绿色差淡。折之白乳汁出，味苦。花似野菊，春夏秋皆旋开。〔时珍曰〕苦菜即苦荬也，家栽者呼为苦苣，实一物也。春初生苗，有赤茎、白茎二种。其茎中空而脆，折之有白汁。胼叶似花萝卜菜叶而色绿带碧，上叶抱茎，梢叶似鹳嘴，每叶分叉，撺挺如穿叶状，开黄花，如初绽野菊。一花结子一丛，如同蒿子及鹤虱子，花罢则收敛，子上有白毛茸茸，随风飘扬，落处即生。〔士良曰〕蚕蛾出时不可折取，令蛾子青烂。蚕妇亦忌食之。然野苣若五六回拗后，味反甘滑，胜于家苦荬也。

【正误】 〔弘景曰〕苦菜疑即茗也。茗一名荼，凌冬不凋，作饮能令人不眠。〔恭曰〕诗云“谁谓荼苦”，即苦菜异名也。陶氏谓荼为茗，茗乃木类。按尔雅·释草云：荼，苦菜也。音途。释木云：槚，苦荼也。音迟遐切。二物全别，不得比例，陶说误矣。

菜

【气味】 **苦。寒，无毒。**〔张机曰〕野苣不可共蜜食，令人作内痔。〔时珍曰〕脾胃虚寒人，不可食。

【主治】 **五脏邪气，厌**延叶反，伏也。**谷胃痹。久服安心益气，聪察少卧，轻身耐老。**本经。**肠澼渴热，中疾恶疮。久服耐饥寒，豪气不老。**别录。**调十二经脉，霍乱后胃气烦逆。久服强力，虽冷甚益人。**嘉祐。**捣汁饮，除面目及舌下黄。其白汁，涂丁肿，拔根。滴痈上，立溃。**藏器。**点瘊子，自落。**衍义。**傅蛇咬。**大明。**明目，主诸痢。**汪机。**血淋痔瘘。**时珍。

【发明】 〔宗奭曰〕苦苣捣汁傅丁疮，殊验。青苗阴干，以备冬月为末，水调傅之。〔时珍曰〕按洞天保生录云：夏三月宜食苦荬，能益心和血通气也。又陆文量菽园杂记云：凡病痔者，宜用苦苣菜，或鲜或干，煮至熟烂，连汤置器中，横安一板坐之，先熏后洗，冷即止。日洗数次，屡用有效。

【附方】 新六。**血淋尿血**苦荬菜[2]一把，酒、水各半，煎服。资生经。**血脉不调**苦荬菜晒干，为末。每服二钱，温酒下。卫生易简方。**喉痹肿痛**野苦荬捣汁半盏，灯心以汤浸，捻汁半盏，和匀服。普济方。**对口恶疮**野苦荬擂汁一钟，入姜汁一匙，和酒服。以渣傅。一二次即愈。唐瑶经验方。**中沙虱毒**沙虱在水中，人澡浴则着人身，钻入皮里。初得皮上正赤，如小豆、黍、粟，摩之痛如刺，三日后寒热发疮毒，若入骨杀人，岭南多此。即以茅叶刮去，以苦菜汁涂之，佳。肘后方。**壶蜂叮螫**苦荬汁涂之，良。摘玄方。

根

【主治】 **赤白痢及骨蒸，并煮服之。**嘉祐。**治血淋，利小便。**时珍。

花　子

【气味】 **甘，平，无毒。**

【主治】 **去中热，安心神。**宗奭。**黄疸疾，连花、子研细二钱，水煎服，日二次，良。**汪颖。

白苣宋嘉祐

【释名】 **石苣**纲目**生菜**〔时珍曰〕白苣、苦苣、莴苣俱不可煮烹，皆宜生挼汁，盐、醋拌食，通可曰生菜，而白苣稍美，故独得专称也。王氏农书谓之石苣。陆玑诗疏云：青州谓之芑。可生食，亦可蒸茹。

【集解】 〔藏器曰〕白苣似莴苣，

① 者：此下《本草衍义》卷十九有“是”字。

② 菜：此下《针灸资生经》卷三有“根”字。

叶有白毛。〔时珍曰〕处处有之。似莴苣而叶色白，折之有白汁。正二月下种。四月开黄花如苦荬，结子亦同。八月、十月可再种。故谚云：生菜不离园。按事类合璧云：苣有数种：色白者为白苣，色紫者为紫苣，味苦者为苦苣。

菜

【气味】　苦，寒，无毒。〔炳曰〕平。患冷气人食之即腹冷，亦不至苦损人。产后不可食，令人寒中，小肠痛。〔思邈曰〕不可共酪食，生虫䘌。

【主治】　补筋骨，利五脏，开胸膈拥气，通经脉，止脾气，令人齿白，聪明少睡，可煮[①] 食之。孟诜。**解热毒、酒毒，止消渴，利大小肠。**宁原。

【附方】　旧一。**鱼脐疮**其头白似肿，痛不可忍，先以针刺破头及四畔，以白苣[②] 滴孔中，良。外台秘要。

莴苣食疗

【释名】　莴菜　千金菜〔时珍曰〕按彭乘墨客挥犀云：莴菜自呙国来，故名。

【集解】　〔藏器曰〕莴苣有白者、紫者。紫者入烧炼药用。〔时珍曰〕莴苣正二月下种，最宜肥地。叶似白苣而尖，色稍青，折之有白汁粘手。四月抽薹，高三四尺。剥皮生食，味如胡瓜。糟食亦良。江东人盐晒压实，以备方物，谓之莴笋也。花、子并与白苣同。

菜

【气味】　苦，冷，微毒。〔李廷飞曰〕久食昏人目。患冷人不宜食。〔时珍曰〕按彭乘云：莴苣有毒，百虫不敢近。蛇虺触之，则目瞑不见物。人中其毒，以姜汁解之。〔藏器曰〕紫莴苣有毒，入烧炼[③] 用。〔丹房镜源曰〕莴苣用硫黄种，结砂子，制朱砂。又曰：紫色莴苣和土作器，火煅如铜也。

【主治】　利五脏，通经脉，开胸膈，功同白苣。藏器。**利气，坚筋骨，去口气，白齿牙，明眼目。**宁原。**通乳汁，利小便，杀虫、蛇毒。**时珍。

【附方】　旧一，新五。**乳汁不通**莴苣菜煎酒服。海上方。**小便不通**莴苣菜捣傅脐上即通。卫生易简方。**小便尿血**同上方，甚效。杨氏方。**沙虱水毒**莴苣菜捣汁涂之，良。肘后方。**蚰蜒入耳**莴苣叶干者一分，雄黄一分，为末，糊丸枣核大。蘸生油塞耳中，引出。圣惠方。**百虫入耳**莴苣捣汁滴入，自出也。圣济总录。

子入药炒用。

【主治】　下乳汁，通小便，治阴肿、痔漏下血、伤损作痛。时珍。

【附方】　旧一，新五。**乳汁不行**莴苣子三十枚，研细酒服。又方：莴苣子一合，生甘草三钱，糯米、粳米各半合，煮粥频食之。**小便不通**莴苣子捣饼，贴脐中，即通。海上仙方。**肾黄如金**莴苣子一合细研，水一盏，煎五分服。外台秘要。**阴囊㿗肿**莴苣子一合捣末，水一盏，煎五沸，温服。**闪损腰痛**趁痛丸：用白莴苣子炒三两，白粟米炒一撮，乳香、没药、乌梅肉各半两，为末，炼蜜丸弹子大。每嚼一丸，热酒下。玉机微义。**髭发不生**疖疮疤上不生髭发。先以竹刀刮损，以莴苣子拗猢狲姜末，频频擦之。摘玄方。

水苦荬宋图经

校正：自外类移入此。

【释名】　谢婆菜图经**半边山**

【集解】　〔颂曰〕水苦荬生宜州溪

---

① 煮：《证类本草》卷二十九作“常”。
② 苣：此下《外台》卷三十有“取汁”二字。
③ 炼：此下《证类本草》卷二十九有“药”字。

涧侧。叶似苦荬而厚，光泽。根似白术而软。二、八、九月采其根食之。

根

【气味】 **微苦、辛，寒，无毒。**

【主治】 **风热上壅，咽喉肿痛，及项上风疬，以酒磨服。**苏颂。

翻白草救荒

【释名】 **鸡腿根**救荒**天藕**野菜谱。〔时珍曰〕翻白以叶之形名，鸡腿、天藕以根之味名也。楚人谓之湖鸡腿，淮人谓之天藕。

【集解】 〔周定王曰〕翻白草高七八寸。叶硬而厚，有锯齿，背白，似地榆而细长。开黄花。根如指大，长三寸许，皮赤肉白，两头尖峭。生食、煮熟皆宜。〔时珍曰〕鸡腿儿生近泽田地，高不盈尺。春生弱茎，一茎三叶，尖长而厚，有皱纹锯齿，面青背白。四月开小黄花。结子如胡荽子，中有细子。其根状如小白术头，剥去赤皮，其内白色如鸡肉，食之有粉。小儿生食之，荒年人掘以和饭食。

根

【气味】 **甘、微苦，平，无毒。**

【主治】 **吐血下血崩中，疟疾痈疮。**时珍。

【附方】 新七。**崩中下血**用湖鸡腿根一两捣碎，酒二盏，煎一盏服。濒湖集简方。**吐血不止**翻白草，每用五七科㕮咀，水二钟，煎一钟，空心服。**疟疾寒热**翻白草根五七个，煎酒服之。**无名肿毒**方同上。**疔毒初起**不拘已成未成。用翻白草十科，酒煎服，出汗即愈。**浑身疥癞**端午日午时采翻白草，每用一握，煎水洗之。**臁疮溃烂**端午日午时采翻白草，洗收。每用一握，煎汤盆盛，围住熏洗，效。刘松石保寿堂方。

仙人杖草拾遗

校正：自草部移入此。

【集解】 〔藏器曰〕仙人杖生剑南平泽。叶似苦苣，丛生。陈子昂观玉篇序云：予从补阙乔公北征，夏四月次于张掖。河洲草木无他异者，惟有仙人杖往往丛生。予家世代服食者，昔常饵之。因为乔公言其功，甘心食之。人或谓乔公曰，此白棘也。公乃讥予。因作观玉篇焉。〔颂曰〕仙人杖有三物同名：一种是菜类，一种是枯死竹笋之色黑者，枸杞一名仙人杖是也。此仙人杖乃作菜茹者，白棘木类，何因相似？或曰：乔公所谓白棘乃枸棘，是枸杞之有针者。本经枸棘无白棘之名，又其味苦，此菜味甘。乃知草木之类，多而难识，使人惑疑似之言，以真为伪，宜乎子昂论著之详也。〔时珍曰〕别有仙人草，生阶除间，高二三寸。又有仙人掌草，生于石壁上。皆与此名同物异，不可不审。并见石草类。

【气味】 **甘，小温，无毒。**

【主治】 **作茹食，去痰癖，除风冷。**大明。**久服长生，坚筋骨，令人不老。**藏器。

蒲公英唐本草

校正：自草部移入此。

【释名】 **耩耨草**音搆糯。**金簪草**纲目**黄花地丁**〔时珍曰〕名义未详。孙思邈千金方作凫公英，苏颂图经作仆公罂，庚辛玉册作鹁鸪英。俗呼蒲公丁，又呼黄花地丁。淮人谓之白鼓钉，蜀人谓之耳瘢草，关中谓之狗乳草。按土宿本草云：金簪草一名地丁，花如金簪头，独脚如丁，故以名之。

【集解】 〔保升曰〕蒲公英草生平泽田园中。茎、叶似苦苣，断之有白汁，堪生啖。花如单菊而大。四月、五月采之。〔颂曰〕处处有之。春初生苗，叶如苦苣，有细刺。中心抽一茎，茎端出一花，色黄如金钱。俗讹为仆公罂是也。〔宗奭曰〕即今地丁也。四时常有花，花罢飞絮，絮中有子，落处即生。所以庭院间皆有者，因风而来。〔时珍曰〕地丁江之南北颇多，他处亦有之，岭南绝无。小科布地，四散而生，茎、叶、花、絮并似苦苣，但小耳。嫩苗可食。庚辛玉册云：地丁叶似小莴苣，花似大旋蔔，一茎耸上三四寸，断之有白汁。二月采花，三月采根。可制汞，伏三黄。有紫花者，名大丁草，出太行、王屋诸山。陈州亦有，名烧金草。能煅朱砂。一种相类而无花者，名地胆草，亦可伏三黄、砒霜。

苗

【气味】 **甘，平，无毒。**

【主治】 **妇人乳痈水肿，煮汁饮及封之，立消。**恭。**解食毒，散滞气，化热毒，消恶肿、结核、丁肿。**震亨。**掺牙，乌须发，壮筋骨。**时珍。**白汁：涂恶刺、狐尿刺疮，即愈。**颂。

【发明】 〔杲曰〕蒲公英苦寒，足少阴肾经君药也，本经必用之。〔震亨曰〕此草属土，开黄花，味甘。解食毒，散滞气，可入阳明、太阴经。化热毒，消肿核，有奇功。同忍冬藤煎汤，入少酒佐服，治乳痈，服罢欲睡，是其功也。睡觉微汗，病即安矣。〔颂曰〕治恶刺方，出孙思邈千金方。其序云：邈以贞观五年七月十五日夜，以左手中指背触着庭木，至晓遂患痛不可忍。经十日，痛日深，疮日高大，色如熟小豆色。常闻长者论有此方，遂用治之。手下则愈，痛亦除，疮亦即瘥，未十日而平复如故。杨炎南行方亦著其效云。〔时珍曰〕萨谦斋瑞竹堂方，有擦牙乌须发还少丹，甚言此草之功，盖取其能通肾也。故东垣李氏言其为少阴本经必用之药，而著本草者不知此义。

【附方】 新五。**还少丹**昔日越王曾遇异人得此方，极能固齿牙，壮筋骨，生肾水。凡年未及八十者，服之须发返黑，齿落更生。年少服之，至老不衰。得遇此者，宿有仙缘，当珍重之，不可轻泄。用蒲公英一斤，一名耩耨草，又名蒲公罂，生平泽中，三四月甚有之，秋后亦有放花者，连根带叶取一斤洗净，勿令见天日，晾干，入斗子。解盐一两，香附子五钱，二味为细末，入蒲公草内淹一宿，分为二十团，用皮纸三四层裹扎定，用六一泥即蚯蚓粪如法固济，入灶内焙干，乃以武火煅通红为度，冷定取出，去泥为末。早晚擦牙漱之，吐、咽任便，久久方效。瑞竹堂方。**乳痈红肿**蒲公英一两，忍冬藤二两，捣烂，水二钟，煎一钟，食前服。睡觉病即去矣。积德堂方。**疳疮疔毒**蒲公英捣烂覆之，即黄花地丁也。别更捣汁，和酒煎服，取汗。唐氏方。**多年恶疮**蒲公英捣烂贴。救急方。**蛇螫肿痛**方同上。

黄瓜菜食物

【释名】 **黄花菜**〔时珍曰〕其花黄，其气如瓜，故名。

【集解】 〔颖曰〕黄瓜菜野生田泽。形似油菜，但味少苦。取为羹茹，甚香美。〔时珍曰〕此菜二月生苗，田野遍有，小科如荠。三四五月开黄花，花与茎、叶并同地丁，但差小耳。一科数花，结细子，不似地丁之花成絮也。野人茹之，亦采以饲鹅儿。

【气味】 **甘、微苦，微寒，无毒。**

【主治】 **通结气，利肠胃。**汪颖。

生瓜菜宋图经

【释解】 〔颂曰〕生瓜菜生资州平

田阴畦间。春生苗，长三四寸，作丛生。叶青而圆，似白苋菜。夏开紫白花，结细实，黑色。其味作生瓜气，故以为名。

【气味】　**甘，微寒，无毒。**

【主治】　**走注攻头面四肢，及阳毒伤寒，壮热头痛，心神烦躁，利胸膈，捣汁饮之。又生捣贴肿。**苏颂。

落葵别录下品

【释名】　**蘩葵**尔雅**藤葵**食鉴**藤菜**纲目**天葵**别录**繁露**同**御菜**俗**燕脂菜**〔志曰〕落葵一名藤葵，俗呼为胡燕脂。〔时珍曰〕落葵叶冷滑如葵，故得葵名。释家呼为御菜，亦曰藤儿菜。尔雅云：蔠葵，繁露也。一名承露。其叶最能承露，其子垂垂亦如缀露，故得露名，而蔠、落二字相似，疑落字乃蔠字之讹也。案考工记云：大圭，终葵首也。注云：齐人谓椎曰终葵。圭首六寸为椎。然则此菜亦以其叶似椎头而名之乎？

【集解】　〔弘景曰〕落葵又名承露。人家多种之。叶惟可蒸鲊食，冷滑。其子紫色，女人以渍粉傅面为假色，少入药用。〔保升曰〕蔓生，叶圆厚如杏叶。子似五味子，生青熟黑。所在有之。〔时珍曰〕落葵三月种之，嫩苗可食。五月蔓延，其叶似杏叶而肥厚软滑，作蔬、和肉皆宜。八九月开细紫花，累累结实，大如五味子，熟则紫黑色。揉取汁，红如燕脂，女人饰面、点唇及染布物，谓之胡燕脂，亦曰染绛子，但久则色易变耳。

叶

【气味】　**酸，寒，滑，无毒。**〔时珍曰〕甘、微酸，冷滑。脾冷人不可食。〔弘景曰〕曾为狗啮者，食之终身不瘥。

【主治】　**滑中，散热。**别录。**利大小肠。**时珍。

子

【主治】　**悦泽人面。**别录。**可作面脂。**苏颂。〔诜曰〕取子蒸过，烈日中暴干，挼去皮，取仁细研，和白蜜涂面，鲜华立见。

蕺音戢。别录下品

【释名】　**菹菜**恭**鱼腥草**〔时珍曰〕蕺字，段公路北户录作蕊，音戢。秦人谓之菹子。菹、蕺音相近也。其叶腥气，故俗呼为鱼腥草。

【集解】　〔恭曰〕蕺菜生湿地山谷阴处，亦能蔓生。叶似荞麦而肥，茎紫赤色。山南、江左人好生食之。关中谓之菹菜。〔保升曰〕茎、叶俱紫，赤英，有臭气。〔时珍曰〕案赵叔文医方云：鱼腥草即紫蕺。叶似荇，其状三角，一边红，一边青。可以养猪。又有五蕺，即五毒草，花、叶相似，但根似狗脊。见草部。

叶

【气味】　**辛，微温，有小毒。**〔别录曰〕多食，令人气喘。〔弘景曰〕俗传食蕺不利人脚，恐由闭气故也。今小儿食之，便觉脚痛。〔诜曰〕小儿食之，三岁不行。久食，发虚弱，损阳气，消精髓。〔思邈曰〕素有脚气人食之，一世不愈。

【主治】　**蠼螋尿疮。**别录。**淡竹筒内煨熟，捣傅恶疮、白秃。**大明。**散热毒痈肿，疮痔脱肛，断痁疾，解硇毒。**时珍。

【附方】　旧一，新六。**背疮热肿**蕺菜捣汁涂之，留孔以泄热毒，冷即易之。经验方。**痔疮肿痛**鱼腥草一握，煎汤熏洗，仍以草挹痔即愈。一方：洗后以枯矾入片脑少许，傅之。救急方。**疔毒疮作痛**鱼腥草捣烂傅之。痛一二时，不可去草，痛后一二日即愈。徽人所传方也。陆氏积德堂方。**小儿脱肛**鱼腥草擂如泥，先以朴消水洗过，用芭蕉叶托住药坐之，自入也。永类方。**虫牙作痛**鱼腥草、花椒、菜子油等分，捣匀，入泥少许，和作小丸如豆大。随牙左右塞耳内，两边轮换，不可一齐用，恐闭耳气。塞一日夜，取看有细虫为效。简便方。**断截疟疾**紫蕺一握，捣烂绢包，周身摩擦，得睡有汗即愈。临发前一时作之。救急易方。**恶蛇虫伤**鱼腥草、皱面草、槐树叶、草决明，一处杵烂，傅之甚效。同上。

蕨拾遗

【释名】 **鳖**〔时珍曰〕尔雅云：蕨，鳖也。菜名。陆佃埤雅云：蕨初生无叶，状如雀足之拳，又如人足之蹶，故谓之蕨。周秦曰蕨，齐鲁曰鳖，初生亦类鳖脚故也。其苗谓之蕨萁。

【集解】 〔藏器曰〕蕨生山间。根如紫草。人采茹食之。〔时珍曰〕蕨处处山中有之。二三月生芽，拳曲状如小儿拳。长则展开如凤尾，高三四尺。其茎嫩时采取，以灰汤煮去涎滑，晒干作蔬，味甘滑，亦可醋食。其根紫色，皮内有白粉，捣烂再三洗澄，取粉作粔籹，荡皮作线食之，色淡紫，而甚滑美也。野人饥年掘取，治造不精，聊以救荒，味即不佳耳。诗云：陟彼南山，言采其蕨。陆玑谓其可以供祭，故采之。然则蕨之为用，不独救荒而已。一种紫萁，似蕨有花而味苦，谓之迷蕨，初生亦可食，尔雅谓之月尔，三苍谓之紫蕨。郭璞云：花繁曰尔。紫蕨拳曲繁盛，故有月尔之名。

萁及根

【气味】 **甘，寒，滑，无毒。**〔诜曰〕久食，令人目暗、鼻塞、发落。又冷气人食，多腹胀。小儿食之，脚弱不能行。〔思邈曰〕久食成瘕。

【主治】 **去暴热，利水道，令人睡。**藏器。**补五脏不足，气壅经络筋骨间，毒气。**孟诜。**根烧灰油调，傅蛇、蛸伤。**时珍。蛸音萧，虫名。

【发明】 〔藏器曰〕多食消阳气，故令人睡、弱人脚。四皓食芝而寿，夷齐食蕨而夭，固非良物。干宝搜神记云：郗鉴镇丹徒，二月出猎，有甲士折蕨一枝，食之，觉心中淡淡成疾。后吐一小蛇，悬屋前，渐干成蕨。遂明此物不可生食也。〔时珍曰〕蕨之无益，为其性冷而滑，能利水道，泄阳气，降而不升，耗人真元也。四皓采芝而心逸，夷齐采蕨而心忧，其寿其夭，于蕨何与焉？陈公之言，可谓迂哉。然饥人濒死，赖蕨延活，又不无济世之功。

【附方】 新一。**肠风热毒**蕨菜花焙，为末。每服二钱，米饮下。圣惠。

水蕨纲目

【集解】 〔时珍曰〕水蕨似蕨，生水中。吕氏春秋云：菜之美者，有云梦之苣。即此菜也。苣音岂。

【气味】 **甘、苦，寒，无毒。**

【主治】 **腹中痞积，淡煮食，一二日即下恶物。忌杂食一月余乃佳。**时珍。卫生方。

薇拾遗

校正：自草部移入此。

【释名】 **垂水**尔雅**野豌豆**纲目**大巢菜**〔时珍曰〕案许慎说文云：薇，似藿。乃菜之微者也。王安石字说云：微贱所食，因谓之薇。故诗以采薇赋戍役。孙炎注尔雅云：薇草生水旁而枝叶垂于水，故名垂水也。巢菜见翘摇下。

【集解】 〔藏器曰〕薇生水旁，叶似萍，蒸食利人。三秦记云：夷、齐食之三年，颜色不异。武王诫之，不食而死。〔李珣曰〕薇生海、池、泽中，水菜也。

〔时珍曰〕薇生麦田中，原泽亦有，故诗云“山有蕨、薇”，非水草也。即今野豌豆，蜀人谓之巢菜。蔓生，茎叶气味皆似豌豆，其藿作蔬、入羹皆宜。诗云：采薇采薇，薇亦柔止。礼记云：芼豕以薇。皆此物也。诗疏以为迷蕨，郑氏通志以为金樱芽，皆谬矣。项氏云：巢菜有大、小二种：大者即薇，乃野豌豆之不实者；小者即苏东坡所谓元修菜也。此说得之。

【气味】 **甘，寒，无毒。**

【主治】 **久食不饥，调中，利大小肠**。藏器。**利水道，下浮肿，润大肠**。。珣

翘摇拾遗

【释名】 **摇车**尔雅**野蚕豆**纲目**小巢菜**〔藏器曰〕翘摇，幽州人谓之苕摇。尔雅云柱[①]夫摇车，俗呼翘车[②]是矣。蔓生细叶，紫花可食。〔时珍曰〕翘摇言其茎叶柔婉，有翘然飘摇之状，故名。苏东坡云：菜之美者，蜀乡之巢。故人巢元修嗜之，因谓之元修菜。陆放翁诗序云：蜀蔬有两巢：大巢即豌豆之不实者；小巢生稻田中，吴地亦多，一名漂摇草，一名野蚕豆。以油炸之，缀以米糁，名草花，食之佳，作羹尤美。

【集解】 〔藏器曰〕翘摇生平泽。蔓生如登豆，紫花。〔时珍曰〕处处皆有。蜀人秋种春采，老时耕转壅田。故薛田诗云：剩种豌巢沃晚田。蔓似登豆而细，叶似初生槐芽及蒺藜，而色青黄。欲花未萼之际，采而蒸食，点酒上盐，芼羹作馅，味如小豆藿。至三月开小花，紫白色。结角，子似豌豆而小。

【气味】 **辛，平，无毒**。〔诜曰〕煮食佳，生食令人吐水。

【主治】 **破血，止血生肌。捣汁服之，疗五种黄病，以瘥为度**。藏器。**利五脏，明耳目，去热风，令人轻健，长食不厌，甚益人**。孟诜。**止热疟，活血平胃**。时珍。

【附方】 新二。**活血明目**漂摇豆为末，甘草汤服二钱，日二服。卫生易简方。**热疟不止**翘摇杵汁服之。广利方。

鹿藿本经下品

校正：自草部移入此。

【释名】 **鹿豆**郭璞**登豆**音劳。亦作䝁。**野绿豆**〔时珍曰〕豆叶曰藿，鹿喜食之，故名。俗呼登豆，登、鹿音相近也。王磐野菜谱作野绿豆。尔雅云蔨，音卷，鹿藿也。其实莥，音纽。即此。

【集解】 〔别录曰〕鹿藿生汶山山谷。〔弘景曰〕方药不用，人亦无识者。但葛苗一名鹿藿。〔恭曰〕此草所在有之。苗似豌豆，而引蔓长粗。人采为菜，亦微有豆气，山人名为鹿豆也。〔保升曰〕鹿豆可生啖。五月、六月采苗，日干之。郭璞注尔雅云：鹿豆叶似大豆，蔓延生，根黄而香。是矣。〔时珍曰〕鹿豆即野绿豆，又名登豆，多生麦地田野中。苗叶似绿豆而小，引蔓生，生、熟皆可食。三月开淡粉紫花，结小荚。其子大如椒子，黑色。可煮食，或磨面作饼蒸食。

【气味】 **苦，平，无毒。**

【主治】 **蛊毒，女子腰腹痛不乐，肠痈瘰疬，疬疡气**。本经。**止头痛**。梁简文劝医文。

灰藋音狄。宋嘉祐

校正：原自草部移入谷部，今复移入此。

---

① 杜：原作“杜”，字误，今据《尔雅·释草》及《证类本草》卷二十七改。

② 翘车：《尔雅·释草》郭璞注作“翘摇车”。

【释名】 **灰涤菜**纲目**金锁夭**〔时珍曰〕此菜茎叶上有细灰如沙，而枝叶翘趯，故名。梁简文帝劝医文作灰藋菜，俗讹为灰条菜。雷公炮炙论谓之金锁夭。

【集解】 〔藏器曰〕灰藋生于熟地。叶心有白粉，似藜。但藜心赤茎大，堪为杖，入药不如白藋也。其子炊为饭，香滑。〔时珍曰〕灰藋处处原野有之。四月生苗，茎有紫红线棱。叶尖有刻，面青背白。茎心、嫩叶背面皆有白灰。为蔬亦佳。五月渐老，高者数尺。七八月开细白花。结实簇簇如球，中有细子，蒸暴取仁，可炊饭及磨粉食。救荒本草云：结子成穗者味甘，散穗者微苦，生墙下、树下者不可用。

【修治】 〔敩曰〕灰藋即金锁夭叶，扑蔓翠，往往有金星，堪用。若白青色者，是忌女茎，不中用也。若使金锁夭，茎高二尺五六寸为妙。若长若短，皆不中使。凡用勿令犯水，去根日干，以布拭去肉毛令尽，细锉，焙干用之。〔时珍曰〕妓女茎即地肤子苗，与灰藋茎相似而叶不同，亦可为蔬。详见本条。

茎叶

【气味】 **甘，平，无毒。**

【主治】 **恶疮，虫、蚕、蜘蛛等咬，捣烂和油傅之。亦可煮食。作汤，浴疥癣风瘙。烧灰纳齿孔中，杀虫䘌。含漱，去甘疮。以灰淋汁，蚀息肉，除白癜风、黑子、面䵟。着肉作疮。**藏器。

【附方】 新一。**疔疮恶肿**野灰藋菜叶烧灰，拨破疮皮，唾调少许点之，血出为度。普济。

子仁

【气味】 **甘，平，无毒。**

【主治】 **炊饭磨面食，杀三虫。**藏器。

藜纲目

【释名】 **莱**诗疏**红心灰藋**玉册**鹤顶草**土宿本草**胭脂菜**详下文。

【集解】 〔时珍曰〕藜处处有之。即灰藋之红心者，茎、叶稍大。河朔人名落藜，南人名胭脂菜，亦曰鹤顶草，皆因形色名也。嫩时亦可食，故昔人谓藜藿与膏粱不同。老则茎可为杖。诗云：南山有台，北山有莱。陆玑注云：莱即藜也。初生可食。谯、沛人以鸡苏为莱，三苍以茱萸为莱，皆名同物异也。韵府谓藜为落帚，亦误矣。宝藏论云：鹤顶龙芽，其顶如鹤，八九月和子收之，入外丹用。

叶

【气味】 **甘，平，微毒。**〔时珍曰〕按庚辛玉册云：鹤顶，阴草也。捣汁煮粉霜，烧灰淋汁煎粉霜，伏矾石，结草砂，制硫，伏汞及雌黄、砒石。

【主治】 **杀虫。**藏器。**煎汤，洗虫疮，漱齿䘌。捣烂，涂诸虫伤，去癜风。**时珍。

【附方】 新一。**白癜风**红灰藋五斤，茄子根、茎三斤，苍耳根、茎五斤，并晒干烧灰，以水一斗煎汤淋汁熬成膏，别以好乳香半两，铅霜一分，腻粉一分，炼成牛脂二两，和匀，每日涂三次。圣惠。

茎

【主治】 **烧灰，和荻灰、蒿灰等分，水和蒸，取汁煎膏。点疣赘、黑子，蚀恶肉。**时珍。

秦荻藜唐本草附

【释名】 〔时珍曰〕按山海经云：秦山有草，名曰藜，如荻，可以为菹。此即秦荻藜也。盖亦藜类，其名亦由此得之。

【集解】 〔恭曰〕秦荻藜生下湿地，所在有之。人所啖者。〔诜曰〕此物于生菜中最香美。

【气味】 **辛，温，无毒。**

【主治】 **心腹冷胀，下气消食，和酱、醋食之。**唐本。**破气甚良。又末之和酒服，疗心痛，悒悒塞满气。**孟诜。

子

【主治】 **肿毒，捣末和醋封之，日三易。**孟诜。

醍醐菜证类

【集解】 〔时珍曰〕唐慎微证类本草收此，而形状莫考。惟雷敩炮炙论云：形似牛皮蔓，掐之有乳汁出，香甜入顶。采得以苦竹刀细切，入砂盆中研如膏，用生绢挼汁出，暖饮。然亦不云治何病也。

【气味】 **甘，温，无毒。**

【主治】 **月水不利，捣叶绞汁，和酒煎服一盏。**千金。

【附方】 旧一。**伤中崩赤**醍醐杵汁，拌酒煎沸，空心服一盏。千金方。

【附录】 **茅膏菜**拾遗。〔藏器曰〕味甘，平，无毒。煮服，主赤白久痢。生茅中，高一尺，有毛如油腻，粘人手，子作角生。**鸡侯菜**〔又曰〕味辛，温，无毒。久食，温中益气。顾微广州记云：生岭南，似艾，二月生苗，宜鸡羹食之，故名。**孟娘菜**〔又曰〕味苦，小温，无毒。主妇人腹中血结羸瘦，男子阴囊湿痒，强阳道，令人健行不睡，补虚，去痔瘘、瘰疬、瘿瘤。生四明诸山，冬夏常有叶，似升麻，方茎，山人采茹之。**优殿**〔又曰〕味辛，温，无毒。温中，去恶气，消食。生安南，人种为茹。南方草木状云：合浦有优殿，人种之，以豆酱食之，芳香好味。

芋别录中品

校正：自果部移入此。

【释名】 **土芝**别录**蹲鸱**〔时珍曰〕按徐铉注说文云：芋犹吁也。大叶实根，骇吁人也。吁音芋，疑怪貌。又史记：卓文君[1]云：岷山之下，野有蹲鸱，至死不饥。注云：芋也。盖芋魁之状，若鸱之蹲坐故也。芋魁，东汉书作芋渠。渠、魁义同。

【集解】 〔弘景曰〕芋，钱塘最多。生则有毒，味莶不可食。种芋三年，不采则成梠芋。又别有野芋，名老芋，形叶相似如一，根并杀人。〔恭曰〕芋有六种：青芋、紫芋、真芋、白芋、连禅芋、野芋也。其类虽多，苗并相似。茎高尺余，叶大如扇，似荷叶而长，根类薯蓣而圆。其青芋多子，细长而毒多，初煮须灰汁，更易水煮熟，乃堪食尔。白芋、真芋、连禅、紫芋，并毒少，正可煮啖之，兼肉作羹甚佳。蹲鸱之饶，盖谓此也。野芋大毒，不可啖之。关陕诸芋遍有，山南、江左惟有青、白、紫三芋而已。〔颂曰〕今处处有之，闽、蜀、淮、楚尤多植之。种类虽多，大抵性效相近。蜀川出者，形圆而大，状若蹲鸱，谓之芋魁。彼人种以当粮食而度饥年。江西、闽中出者，形长而大。其细者如卵，生于魁旁，食之尤美。凡食芋并须栽莳者。其野芋有大毒，不可食。〔宗奭曰〕江浙、二川者最大而长。京洛者差圆小，然味佳，他处不及也。当心出苗者为芋头，四边附之而生者为芋子，八九月已后掘食之。〔时珍曰〕芋属虽多，有水、旱二种：旱芋山地可种，水芋水田莳之。叶皆相似，但水芋味胜。茎亦可食。芋不开花，时或七八月间有开

① 卓文君：《史记·货殖列传》作“卓氏”。

者，抽茎生花黄色，旁有一长萼护之，如半边莲花之状也。按郭义恭广志云：芋凡十四种：君子芋，魁大如斗；赤鹯芋，即连禅芋，魁大子少；白果芋，魁大子繁，亩收百斛；青边芋、旁巨芋、车毂芋三种，并魁大子少，叶长丈余；长味芋，味美，茎亦可食；鸡子芋，色黄；九面芋，大而不美；青芋、曹芋、象芋，皆不可食，惟茎可作菹；旱芋，九月熟；蔓芋，缘枝生，大者如二三升也。

芋子

【气味】 **辛，平，滑，有小毒。**〔大明曰〕冷。〔弘景曰〕生则有毒，味莶不可食。性滑下石，服饵家所忌。〔恭曰〕多食动宿冷。〔宗奭曰〕多食难克化，滞气困脾。

【主治】 **宽肠胃，充肌肤，滑中。**别录。**冷啖，疗烦热，止渴。**苏恭。**令人肥白，开胃通肠闭。产妇食之，破血；饮汁，止血渴。**藏器。**破宿血，去死肌。和鱼煮食，甚下气，调中补虚。**大明。

【发明】 〔诜曰〕芋，白色者无味，紫色者破气。煮汁啖之，止渴。十月后晒干收之，冬月食不发病。他时月不可食之。又和鲫鱼、鳢鱼作臛良。久食，令[①]人虚劳无力。又煮汁洗腻衣，白如玉也。〔大明曰〕芋以姜同煮过，换水再煮，方可食之。

【附方】 旧二，新二。**腹中癖气**生芋子一斤压破，酒五斤渍二七日。空腹每饮一升[②]，神良。韦宙独行方。**身上浮风**芋煮汁浴之。慎风半日。孟诜食疗。**疮冒风邪肿痛**。用白芋烧灰傅之。干即易。千金方。**头上软疖**用大芋捣傅之，即干。简便方。

叶 茎

【气味】 **辛，冷，滑，无毒。**

【主治】 **除烦止泻，疗妊妇心烦迷闷，胎动不安。又盐研，傅蛇虫咬，并痈肿毒痛，及罯毒箭。**大明。**梗：擦蜂螫尤良。**宗奭。**汁：涂蜘蛛伤。**时珍。

【发明】 〔慎微曰〕沈括笔谈云：处士刘阳[③]隐居王屋山，见一蜘蛛为蜂所螫，坠地，腹鼓欲裂，徐行入草，啮破芋梗，以疮就啮处磨之，良久腹消如故。自后用治蜂螫有验，由此。

【附方】 新一。**黄水疮**芋苗晒干，烧存性研搽。邵真人经验方。

【附录】 **野芋**〔弘景曰〕野芋形叶与芋相似，芋种三年不采成梠芋，音吕，并能杀人。误食之烦闷垂死者，惟以土浆及粪汁、大豆汁饮之，则活矣。〔藏器曰〕野芋生溪涧侧，非人所种者，根、叶相似。又有天荷，亦相似而大。〔时珍曰〕小者为野芋；大者为天荷，俗名海芋。详见草部毒草类。野芋根辛冷，有大毒。醋摩傅虫疮恶癣。其叶捣涂毒肿初起无名者即消，亦治蜂、虿螫，涂之良。

土芋拾遗

校正：自草部移入此。

【释名】 **土卵**拾遗**黄独**纲目**土豆**

【集解】 〔藏器曰〕土芋蔓生，叶如豆，其根圆如卵。鹍鸠食后弥吐，人不可食。又云：土卵蔓生，如芋，人以灰汁煮食之。〔恭曰〕土卵似小芋，肉白皮黄。梁、汉人名为黄独。可蒸食之。

根

【气味】 **甘、辛，寒，有小毒。**

【主治】 **解诸药毒，生研水服，当吐出恶物便止。煮熟食之，甘美不饥，厚**

---

① 令：原作“治”，字误，今据《证类本草》卷二十三改。

② 升：《证类本草》卷二十三作“杯”。

③ 刘阳：《梦溪笔谈》卷二十四作“刘易”。

人肠胃，去热嗽。藏器。

薯蓣本经上品

校正：自草部移入此。

【释名】　薯蕷音诸预。**土薯**音除。**山薯**图经**山芋**吴普**山药**衍义**玉延**〔吴普曰〕薯蓣一名藷薯，一名儿草，一名修脆。齐、鲁名山芋，郑、越名土藷，秦、楚名玉延。〔颂曰〕江、闽人单呼为藷，音若殊及韶，亦曰山藷。山海经云：景山北望少泽，其草多藷藇，音同薯蓣。则是一种，但字或音殊，或音诸不一，或语有轻重，或相传之讹耳。〔宗奭曰〕薯蓣因唐代宗名预，避讳改为薯药；又因宋英宗讳署，改为山药，尽失当日本名。恐岁久以山药为别物，故详著之。

【集解】　〔别录曰〕薯蓣生嵩高山谷。二月、八月采根暴干。〔普曰〕亦生临朐钟山。始生赤茎细蔓。五月开白花。七月结实青黄，八月熟落。其根内白外黄，类芋。〔弘景曰〕近道处处有之，东山、南江皆多。掘取食之以充粮。南康间最大而美，服食亦用之。〔恭曰〕此有两种：一者白而且佳，日干捣粉食大美，且愈疾而补；一者青黑，味殊不美。蜀道者尤良。〔颂曰〕处处有，以北都、四明者为佳。春生苗，蔓延篱援。茎紫，叶青有三尖，似白牵牛叶，更厚而光泽。夏开细白花，大类枣花。秋生实于叶间，状如铃。今人冬春采根，刮之白色者为上，青黑者不堪。近汴洛人种之极有息。春取宿根头，以黄沙和牛粪作畦种之。苗生以[①]竹稍作援，高一二尺。夏月频溉之。当年可食，极肥美。南中一种生山中，根细如指，极紧实，刮磨入汤煮之，作块不散，味更珍[②]美，云食之尤益人，过于家园种者。又江湖、闽中一种，根如姜、芋之类而皮紫。极有大者，一枚可重数斤。削去皮，煎、煮食俱美，但性冷于北地者耳。彼土人呼为藷。南北之产或有不同，故形类差别也。〔甄权曰〕按刘敬叔异苑云：薯蓣，野人谓之土藷。根既入药，又复可食。人植之者，随所种之物而像之也。〔时珍曰〕薯蓣入药，野生者为胜；若供馔，则家种者为良。四月生苗延蔓，紫茎绿叶。叶有三尖，似白牵牛叶而更光润。五六月开花成穗，淡红色。结荚成簇，荚凡三棱合成，坚而无仁。其子别结于一旁，状似雷丸，大小不一，皮色土黄而肉白，煮食甘滑，与其根同。王旻山居录云：曾得山芋子如荆棘子者，食之更愈于根。即此也。霜后收子留种，或春月采根截种，皆生。

【修治】　〔颂曰〕采白根刮去黄皮，以水浸之，糁白矾末少许入水中，经宿净洗去涎，焙干用。〔宗奭曰〕入药贵生干之，故古方皆用干山药。盖生则性滑，不可入药；熟则滞气，只堪啖耳。其法：冬月以布裹手，用竹刀剐去皮，竹筛盛，置檐风处，不得见日，一夕干五分，候全干收之。或置焙笼中，微火烘干亦佳。〔敩曰〕凡使勿用平田生二三纪者，须要山中生经十纪者。皮赤，四面有须者妙。采得以铜刀刮去赤皮，洗去涎，蒸过暴干用。

根

【气味】　甘，温、平，无毒。〔普曰〕神农：甘，小温。桐君、雷公：甘，凉，无毒。〔之才曰〕紫芝为之使。恶甘遂。

【主治】　伤中，补虚羸，除寒热邪气，补中，益气力，长肌肉，强阴，久

---

① 以：原作“似”，义晦，今据《证类本草》卷六改。

② 珍：原作“真”，声之误，今据《证类本草》卷六改。

服，耳目聪明，轻身不饥延年。本经。**主头面游风，头风眼眩，下气，止腰痛，治虚劳羸瘦，充五脏，除烦热**。别录。**补五劳七伤，去冷风，镇心神，安魂魄，补心气不足，开达心孔，多记事**。甄权。**强筋骨，主泄精健忘**。大明。**益肾气，健脾胃，止泄痢，化痰涎，润皮毛**。时珍。**生捣贴肿硬毒，能消散**。震亨。

【发明】 〔权曰〕凡患人体虚羸者，宜加而用之。〔诜曰〕利丈夫，助阴力。熟煮和蜜，或为汤煎，或为粉，并佳。干之入药更妙。惟和面作馎饦则动气，为不能制面毒也。〔李杲曰〕山药入手太阴。张仲景八味丸用干山药，以其凉而能补也。亦治皮肤干燥，以此润之。〔时珍曰〕按吴绶云：山药入手、足太阴二经，补其不足，清其虚热。又按王履溯洄集云：山药虽入手太阴，然肺为肾之上源，源既有滋，流岂无益，此八味丸所以用其强阴也。又按曹毗杜兰香传云：食薯蓣可以辟雾露。

【附方】 旧一，新十。**补益虚损**益颜色，补下焦虚冷，小便频数，瘦损无力。用薯蓣于沙盆中研细，入铫中，以酥① 一大匙熬令香，旋添酒一盏② 搅令匀，空心饮之。每旦一服。圣惠方。**心腹虚胀**手足厥逆，或饮苦寒之剂多，未食先呕，不思饮食。山药半生半炒，为末。米饮服二钱，一日二服，大有功效。忌铁器、生冷。普济方。**小便数多**山药以矾水煮过、白茯苓等分，为末。每水饮服二钱。儒门事亲。**下痢禁口**山药半生半炒，为末。每服二钱，米饮下。卫生易简方。**痰气喘急**生山药捣烂半碗，入甘蔗汁半碗，和匀。顿热饮之，立止。简便单方。**脾胃虚弱**不思饮食。山芋、白术一两，人参七钱半，为末，水糊丸小豆大，每米饮下四五十丸。普济方。**湿热虚泄**山药、苍术等分，饭丸，米饮服。大人小儿皆宜。濒湖经验方。**肿毒初起**带泥山药、蓖麻子、糯米等分，水浸研，傅之即散也。普济方。**胯眼臖疡**山药、沙糖同捣，涂上即消。先以面涂四围，乃上此。简便单方。**项后结核**或赤肿硬痛。以生山药一挺去皮，蓖麻子二个同研，贴之如神。救急易方。**手足冻疮**山药一截磨泥，傅之。儒门事亲。

零余子拾遗

校正：自草部移入此。

【集解】 〔藏器曰〕零余子，大者如鸡子，小者如弹丸，在叶下生。晒干功用强于薯蓣。薯蓣有数种，此其一也。〔时珍曰〕此即山药藤上所结子也。长圆不一，皮黄肉白。煮熟去皮食之，胜于山药，美于芋子。霜后收之。坠落在地者，亦易生根。

【气味】 **甘，温，无毒。**

【主治】 **补虚损，强腰脚，益肾，食之不饥**。藏器。

甘薯纲目

【集解】 〔时珍曰〕按陈祈畅异物志云：甘藷出交广南方。民家以二月种，十月收之。其根似芋，亦有巨魁。大者如鹅卵，小者如鸡、鸭卵。剥去紫皮，肌肉正白如脂肪。南人用当米谷、果食，蒸炙皆香美。初时甚甜，经久得风稍淡也。又按嵇含草木状云：甘薯，薯蓣之类，或云芋类也。根、叶亦如芋。根大如拳、瓯，蒸煮食之，味同薯蓣，性不甚冷。珠崖之

---

① 酥：原作“酒”，与此下“添酒”之义重出，今据《圣惠方》卷九十五、《证类本草》卷六改。

② 盏：此下《圣惠方》卷九十五及《证类本草》卷六有“煎”字。

不业耕者惟种此，蒸切晒收，以充粮糗，名藷粮。海中之人多寿，亦由不食五谷，而食甘藷故也。

【气味】 **甘，平，无毒。**

【主治】 **补虚乏，益气力，健脾胃，强肾阴，功同薯蓣。**时珍。

百合本经中品

校正：自草部移入此。

【释名】 **䪥**音藩。**强瞿**别录**蒜脑藷**〔别录曰〕一名摩罗，一名重箱，一名中逢花。〔吴普曰〕一名重迈，一名中庭。〔弘景曰〕百合，俗人呼为强仇，仇即瞿也，声之讹耳。〔时珍曰〕百合之根，以众瓣合成也。或云专治百合病故名，亦通。其根如大蒜，其味如山藷，故俗称蒜脑藷。顾野王玉篇亦云，䪥乃百合蒜也。此物花、叶、根皆四向，故曰强瞿。凡物旁生谓之瞿，义出韩诗外传。

【集解】 〔别录曰〕百合生荆州山谷。二月、八月采根，阴[①]干。〔弘景曰〕近道处处有之。根如葫蒜，数十斤相累。人亦蒸煮食之，乃云是蚯蚓相缠结变作之。亦堪服食。〔恭曰〕此有二种：一种叶大茎长，根粗花白者，宜入药；一种细叶，花红色。〔颂曰〕百合三月生苗，高二三尺。簳粗如箭，四面有叶如鸡距，又似柳叶，青色，近茎处微紫，茎端碧白。四五月开红白花，如石榴嘴而大。根如葫蒜，重叠生二三十瓣。又一种花红黄，有黑斑点，细叶，叶间有黑子者，不堪入药。按徐锴岁时广记：二月种百合，法宜鸡粪。或云百合是蚯蚓化成，而反好鸡粪，理不可知也。〔时珍曰〕百合一茎直上，四向生叶。叶似短竹叶，不似柳叶。五六月茎端开大白花，长五寸，六出，红蕊四垂向下，色亦不红。红者叶似柳，乃山丹也。百合结实略似马兜铃，其内子亦似之。其瓣种之，如种蒜法。山中者，宿根年年自生。未必尽是蚯蚓化成也。蚯蚓多处，不闻尽有百合，其说恐亦浪传耳。

【正误】 〔宗奭曰〕百合茎高三尺许。叶如大柳叶，四向攒枝而上。其颠即开淡黄白花，四垂向下覆长蕊，花心有檀色。每一枝颠，须五六花。子紫色，圆如梧子，生于枝叶间。每叶一子，不在花中，亦一异也。根即百合，白色，其形如松子，四向攒生，中间出苗。〔时珍曰〕寇氏所说，乃卷丹，非百合也，苏颂所传不堪入药者，今正其误。叶短而阔，微似竹叶，白花四垂者，百合也。叶长而狭，尖如柳叶，红花，不四垂者，山丹也。茎叶似山丹而高，红花带黄而四垂，上有黑斑点，其子先结在枝叶间者，卷丹也。卷丹以四月结子，秋时开花，根似百合。其山丹四月开花，根小少瓣。盖一类三种也。吴瑞本草言白花者名百合，红花者名强仇，不知何所据也。

根

【气味】 **甘，平，无毒。**〔权曰〕有小毒。

【主治】 **邪气腹胀心痛，利大小便，补中益气。**本经。**除浮肿胪胀，痞满寒热，通身疼痛，及乳难喉痹，止涕泪。**别录。**百邪鬼魅，涕泣不止，除心下急满痛，治脚气热咳。**甄权。**安心定胆益志，养五脏，治颠邪狂叫惊悸，产后血狂运，杀蛊毒气，胁痈乳痈发背诸疮肿。**大明。**心急黄，宜蜜蒸食之。**孟诜。**治百合病。**宗奭。**温肺止嗽。**元素。

【发明】 〔颂曰〕张仲景治百合病，有百合知母汤、百合滑石代赭汤、百合鸡子汤、百合地黄汤，凡四方。病名百合而

---

① 阴：《千金翼》卷二、《证类本草》卷八作“曝”。

用百合治之，不识其义。〔颖曰〕百合新者，可蒸可煮，和肉更佳；干者作粉食，最益人。〔时珍曰〕按王维诗云：冥搜到百合，真使当重肉。果堪止泪无，欲纵望江目。盖取本草百合止涕泪之说。

【附方】 旧三，新十三。**百合病**百合知母汤：治伤寒后百合病，行住坐卧不定，如有鬼神状，已发汗者。用百合七枚，以泉水浸一宿，明旦更以泉水二升[1]，煮取一升，却以知母三两，用泉水二升煮一升，同百合汁再煮取一升半，分服。百合鸡子汤：治百合病已经吐后者。用百合七枚，泉水浸一宿，明旦更以泉水二升，煮取一升，入鸡子黄一个，分再服。百合代赭汤：治百合病已经下后者。用百合七枚，泉水浸一宿，明旦更以泉水二升，煮取一升，却以代赭石一两，滑石三两，水二升，煮取一升，同百合汁再煮取一升半，分再服。百合地黄汤：治百合病未经汗吐下者。用百合七枚，泉水浸一宿，明旦更以泉水二升，煮取一升，入生地黄汁一升，同煎取一升半，分再服。并仲景金匮要略方。**百合变渴**病已经月，变成消渴者。百合一升，水一斗，渍一宿，取汁温浴病人。浴毕食白汤饼。陈延之小品方。**百合变热**者。用百合一两，滑石三两，为末，饮服方寸匕。微利乃良。小品方。**百合腹满**作痛者。用百合炒为末，每饮服方寸匕，日二。小品。**阴毒伤寒**百合煮浓汁，服一升良。孙真人食忌。**肺脏壅热**烦闷咳嗽者。新百合四两，蜜和蒸软，时时含一片，吞津。圣惠方。**肺病吐血**新百合捣汁，和水饮之。亦可煮食。卫生易简。**耳聋耳痛**干百合为末，温水服二钱，日二服。千金方。**拔白换黑**七月七日，取百合熟捣，用新瓷瓶盛之，密封挂门上，阴干百日。每拔去白者掺之，即生黑者也。便民图纂。**游风隐疹**以楮叶掺动，用盐泥二两，百合半两，黄丹二钱，醋一分，唾四分，捣和贴之。摘玄方。**疮肿不穿**野百合同盐捣泥，傅之良。应验方。**天泡湿疮**生百合捣涂，一二日即安。濒湖集简方。**鱼骨哽咽**百合五两研末，蜜水调围颈项包住，不过三五次即下。圣济。

花

【主治】 **小儿天泡湿疮，暴干研末，菜子油涂，良。**时珍。

子

【主治】 **酒炒微赤，研末汤服，治肠风下血。**思邈。

山丹日华

【释名】 **红百合**日华**连珠**同川**强瞿**通志**红花菜**

【集解】 〔诜曰〕百合红花者名山丹。其根食之不甚良，不及白花者。〔时珍曰〕山丹根似百合，小而瓣少，茎亦短小。其叶狭长而尖，颇似柳叶，与百合迥别。四月开红花，六瓣不四垂，亦结小子。燕、齐人采其花跗未开者，干而货之，名红花菜。卷丹茎叶虽同而稍长大。其花六瓣四垂，大于山丹。四月结子在枝叶间，入秋开花在颠顶，诚一异也。其根有瓣似百合，不堪食，别一种也。

根

【气味】 **甘，凉，无毒。**正要云：平。

【主治】 **疮肿、惊邪。**大明。**女人崩中。**时珍。

花

【气味】 同根。

【主治】 **活血。其蕊，傅疔疮恶肿。**时珍。

---

① 二升：原无，今据《金匮》卷上第三补。

草石蚕拾遗

校正：自草部移入此。

【释名】　**地蚕**日用**土蛹**余冬录**甘露子**食物**滴露**纲目**地瓜儿**〔时珍曰〕蚕蛹皆以根形而名，甘露以根味而名。或言叶上滴露则生，珍常莳之，无此说也。其根长大者，救荒本草谓之地瓜儿。

【集解】　〔藏器曰〕陶氏注虫部石蚕云：今俗用草根黑色。按草石蚕生高山石上，根如簪[①]，上有毛，节如蚕，叶似卷柏。山人取食之。〔颂曰〕草根之似蚕者，亦名石蚕。出福州及信州山石上，四时常有。其苗青，亦有节。三月采根用。〔机曰〕草石蚕徽州甚多，土人呼为地蚕。肥白而促节，大如三眠蚕。生下湿地及沙碛间。秋时耕犁，遍地皆是。收取以醋淹作菹食。冬月亦掘取之。〔颖曰〕地蚕生郊野麦地中。叶如薄荷，少狭而尖，文微皱，欠光泽。根白色，状如蚕。四月采根，水瀹和盐为菜茹之。〔时珍曰〕草石蚕即今甘露子也。荆湘、江淮以南野中有之，人亦栽莳。二月生苗，长者近尺，方茎对节，狭叶有齿，并如鸡苏，但叶皱有毛耳。四月开小花成穗，一如紫苏花穗。结子如荆芥子。其根连珠，状如老蚕。五月掘根蒸煮食之，味如百合。或以萝卜卤及盐菹水收之，则不黑。亦可酱渍、蜜藏。既可为菜，又可充果。陈藏器言石蚕叶似卷柏者，若与此不同也。

根

【气味】　**甘，平，无毒。**〔时珍曰〕不宜生食及多食，生寸白虫。与诸鱼同食，令人吐。

【主治】　**浸酒，除风破血。煮食，治溪毒。**藏器。**焙干，主走注风，散血止痛。其节亦可捣末酒服。**苏颂。**和五脏，下气清神。**正要。

竹笋蜀本草

校正：并入木部拾遗桃竹笋。

【释名】　**竹萌**尔雅**竹芽**笋谱**竹胎**说文**竹子**神异经〔时珍曰〕笋从竹、旬，谐声也。陆佃云：旬内为笋，旬外为竹，故字从旬。今谓竹为妒母草，谓笋生旬有六日而齐母也。僧赞宁笋谱云：笋一名萌，一名箬，一名䔘，一名茁，一名初篁。皆会意也。俗作笋者，非。

【集解】　〔弘景曰〕竹类甚多。笋以实中竹、篁竹者为佳。于药无用。〔颂曰〕竹笋，诸家惟以苦竹笋为最贵。然苦竹有二种：一种出江西者，本极粗大，笋味殊苦，不可啖；一种出江浙及近道者，肉厚而叶长阔，笋味微苦，俗呼甜苦笋，食品所宜，亦不闻入药用也。〔时珍曰〕晋·武昌戴凯之、宋·僧赞宁皆著竹谱，凡六十余种。其所产之地，发笋之时，各各不同。详见木部竹下。其笋亦有可食、不可食者。大抵北土鲜竹，惟秦、蜀、吴、楚以南则多有之。竹有雌雄，但看根上第一枝双生者，必雌也，乃有笋。土人于竹根行鞭时掘取嫩者，谓之鞭笋。江南、湖南人冬月掘大竹根下未出土者为冬笋，东观汉记谓之苞笋。并可鲜食，为珍品。其他则南人淡干者为玉版笋、明笋、火笋，盐曝者为盐笋并可为蔬食也。按赞宁云：凡食笋者譬如治药，得法则益人，反是则有损。采之宜避风日，见风则本坚，入水则肉硬，脱壳煮则失味，生着刃则失柔。煮之宜久，生必损人。苦笋宜久煮，干笋宜取汁为羹茹。蒸之最美，煨之亦佳。味莶者戟人咽，先以灰汤煮过，再煮乃良。或以薄荷数片同煮，亦去莶味。诗云：其蔌伊何，惟笋及蒲。礼云：加豆之实，笋菹鱼醢。则笋之为蔬，尚之久矣。

---

① 簪：《证类本草》卷十一作“箸”。

诸竹笋

【气味】 甘，微寒，无毒。〔藏器曰〕诸笋皆发冷血及气。〔瑞曰〕笋同羊肝食，令人目盲。

【主治】 消渴，利水道，益气，可久食。别录。**利膈下气，化热消痰爽胃。**宁原。

苦竹笋

【气味】 苦、甘，寒。

【主治】 不睡，去面目并舌上热黄，消渴，明目，解酒毒，除热气，健人。藏器。**理心烦闷，益气力，利水道，下气化痰，理风热脚气，并蒸煮食之。**心镜。**治出汗中风失音。**汪颖。**干者烧研入盐，擦牙疳。**时珍。

【发明】 〔时珍曰〕四川叙州、宜宾、长宁所出苦笋，彼人重之。宋·黄山谷有苦笋赋云：僰道苦笋，冠冕两川。甘脆惬当，小苦而成味；温润缜密，多啖而不痟。食肴以之启迪，酒客为之流涎。其许之也如此。

箽竹笋

【主治】 消渴风热，益气力，消腹胀，蒸、煮、炒食皆宜。宁原。

淡竹笋

【气味】 甘，寒。

【主治】 消痰，除热狂壮热，头痛头风，并妊妇头旋，颠仆惊悸，温疫迷闷，小儿惊痫天吊。汪颖。

冬笋 箽笋

【气味】 甘，寒。

【主治】 小儿痘疹不出，煮粥食之，解毒，有发生之义。汪颖。

【发明】 〔诜曰〕淡竹笋及中母笋虽美，然发背闷脚气。箭竹笋新者可食，陈者不宜。诸竹笋多食皆动气发冷癥，惟苦竹笋主逆气，不发痰。〔颂曰〕笋与竹沥功近。有人素患痰病，食笋而愈也。〔瑞曰〕淡笋、甘笋、苦笋、冬笋、鞭笋皆可久食。其他杂竹笋性味不一，不宜多食。〔宗奭曰〕笋难化，不益人，脾病不宜食之。一小儿食干笋三寸许，噎于喉中，壮热喘粗如惊。服惊药不效，后吐出笋，诸证乃定。其难化也如此。〔时珍曰〕赞宁笋谱云：笋虽甘美，而滑利大肠，无益于脾，俗谓之刮肠篦。惟生姜及麻油能杀其毒。人以麻滓沃竹丛，则次年凋疏，可验矣。其蕲州丛竹、毛斑竹、匡庐扁竹、泮州方竹、岭南簩竹、䈽竹、月竹诸笋，皆苦韧不堪食也。时珍常见俗医治痘，往往劝饮笋汤，云能发痘。盖不知痘疮不宜大肠滑利，而笋有刮肠之名，则暗受其害者，不知若干人也。戒之哉，戒之哉。

桃竹笋拾遗〔藏器曰〕南人谓之黄笋。灰汁煮之可食，不尔戟人喉。其竹丛生，丑类非一。〔时珍曰〕桃枝竹出川、广中。皮滑而黄，犀纹瘦骨，四寸有节，可以为席。

【气味】 苦，有小毒。

【主治】 六畜疮中蛆，捣碎纳之，蛆尽出。藏器。

刺竹笋〔时珍曰〕生交广中。丛生，大者围二尺，枝节皆有刺。夷人种以为城，伐竹为弓。根大如车辐。一名芭竹。

【气味】 甘、苦，有小毒。食之落人发。竹谱。

酸笋纲目

【集解】 〔时珍曰〕酸笋出粤南。顾玠海槎录云：笋大如臂。摘至用沸汤泡去苦水，投冷井水中，浸二三日取出，缕如丝绳，醋煮可食。好事者携入中州，成罕物云。

【气味】 酸，凉，无毒。

【主治】 作汤食，止渴解酲。利膈。时珍。

本草纲目菜部目录第二十八卷

菜之三蓏菜类一十一种

茄开宝　**苦茄**拾遗　**壶卢**日华　**苦瓠**本经　**败瓢**纲目　**冬瓜**本经　**南瓜**纲目　**越瓜**开宝。即梢瓜　**胡瓜**嘉祐。即黄瓜　**丝瓜**纲目。天罗勒附　**苦瓜**救荒

上附方旧二十五，新一百零八。

菜之四水菜类六种

紫菜食疗　**石莼**拾遗　**石花菜**食鉴　**鹿角菜**食性　**龙须菜**纲目　**睡菜**纲目

菜之五芝栭类一十五种

芝本经　**木耳**本经　**杉菌**图经　**皂荚蕈**纲目　**香蕈**日用　**葛花菜**纲目　**天花蕈**日用　**蘑菰蕈**纲目　**鸡㙡**纲目　**舵菜**纲目　**土菌**拾遗。鬼盖、地芩、鬼笔附　**竹蓐**食疗　**雚菌**本经。蜀格附　**地耳**别录　**石耳**日用

上附方旧七，新二十六。

互考诸菜[①]

---

① 此下原有诸菜名，今移于卷末。

本草纲目菜部第二十八卷

菜之三 蓏菜类一十一种

茄 音伽。宋开宝

【释名】 **落苏**拾遗**昆仑瓜**御览**草鳖甲**〔颂曰〕按段成式云：茄音加，乃莲茎之名。今呼茄菜，其音若伽，未知所自也。〔时珍曰〕陈藏器本草云：茄一名落苏。名义未详。按五代贻子录作酪酥，盖以其味如酥酪也，于义似通。杜宝拾遗录云：隋炀帝改茄曰昆仑紫瓜。又王隐君养生主论治疟方用干茄，讳名草鳖甲。盖以鳖甲能治寒热，茄亦能治寒热故尔。

【集解】 〔颂曰〕茄子处处有之。其类有数种：紫茄、黄茄，南北通有；白茄、青水茄，惟北土有之。入药多用黄茄，其余惟可作菜茹尔。江南一种藤茄，作蔓生，皮薄似壶卢，亦不闻中药。〔宗奭曰〕新罗国出一种茄，形如鸡子，淡光微紫色，蒂长味甘。今中国已遍有之。〔时珍曰〕茄种宜于九月黄熟时收取，洗净曝干，至二月下种移栽。株高二三尺，叶大如掌。自夏至秋，开紫花，五瓣花，五瓣相连，五棱如缕，黄蕊绿蒂，蒂包其茄。茄中有瓤，瓤中有子，子如脂麻。其茄有团如栝楼者，长四五寸者。有青茄、紫茄、白茄。白茄亦名银茄，更胜青者。诸茄至老皆黄，苏颂以黄茄为一种，似未深究也。王祯农书云：一种渤海茄，白色而坚实。一种番茄，白而扁，甘脆不涩，生熟可食。一种紫茄，色[①]紫，蒂长味甘。一种水茄，形长味甘，可以止渴。洪容斋随笔云：浙西常茄皆皮紫，其白者为水茄；江西常茄皆皮白，其紫者为水茄。亦一异也。刘恂岭表录云：交岭茄树，经冬不凋，有二三年渐成大树者，其实如瓜也。茄叶摘布路上，以灰围之，则子必繁，谓之嫁茄。

茄子

【气味】 **甘，寒，无毒。**〔志曰〕凡久冷人不可多食，损人动气，发疮及痼疾。〔李廷飞曰〕秋后食，多损目。〔时珍曰〕按生生编云：茄性寒利，多食必腹痛下利，女人能伤子宫也。

【主治】 **寒热，五脏劳。**孟诜。**治温疾传尸劳气。醋摩，傅肿毒。**大明。**老裂者烧灰，治乳裂。**震亨。**散血止痛，消肿宽肠。**时珍。

【发明】 〔宗奭曰〕蔬圃中惟此无益。开宝本草并无主治，止说损人。后人虽有处治之法，终与正文相失。圃人又下于暖处，厚加粪壤，遂于小满前后求贵价以售。既不以时，损人益多。不时不食，乌可忽也。〔震亨曰〕茄属土，故甘而喜降，大肠易动者忌之。老实治乳头裂，茄根煮汤渍冻疮，折蒂烧灰治口疮，俱获奇

---

① 色：原作“形”，义晦，今据《农书·谷谱》改。

效，皆甘以缓火之意[1] 也。〔时珍曰〕段成式酉阳杂俎言茄厚肠胃，动气发疾。盖不知茄之性滑，不厚肠胃也。

【附方】 旧五，新十。**妇人血黄**黄茄子竹刀切，阴干为末。每服二钱，温酒调下。摘玄方。**肠风下血**经霜茄连蒂烧存性为末，每日空心温酒服二钱匕。灵苑方。**久患下血**大茄种三枚，每用一枚，湿纸包煨熟，安瓶内，以无灰酒一升半沃之，蜡纸封闭三日，去茄暖饮。普济方。**腹内鳖癥**陈酱茄儿烧存性，入麝香、轻粉少许，脂调贴之。寿域方。**卵㿗偏坠**用双蒂茄子悬于房门上，出入用眼视之。茄蔫所患亦蔫，茄干亦干矣。又法：用双茄悬门上，每日抱儿视之，二三次钉针于上，十余日消矣。刘松石保寿堂方。**大风热痰**用黄老茄子大者不计多少，以新瓶盛，埋土中，经一年尽化为水，取出入苦参末，同丸桐子大。食已及卧时酒下三十丸，甚效。此方出江南人传。苏颂图经本草。**腰脚拘挛**腰脚风血积冷，筋急拘挛疼痛者。取茄子五十斤切洗，以水五斗煮取浓汁，滤去滓，更入小铛中，煎至一斗以来，即入生粟粉同煎，令稀稠得所，取出搜和，更入麝香、朱砂末，同丸如梧子大。每旦用秫米酒送下三十丸，近暮再服，一月乃瘥。男子、女人通用皆验。图经本草。**磕扑青肿**老黄茄极大者，切片如一指厚，新瓦焙研为末。欲卧时温酒调服二钱匕，一夜消尽，无痕迹也。胜金。**坠损跌扑**散血止痛。重阳日收老茄子百枚，去蒂四破切之，消石十二两捣碎，以不津器先铺茄子一重，乃下消石一重，如此间铺令尽，以纸数层密封，安置净处，上下以新砖承覆，勿犯地气。至正月后取出，去纸两重，日中曝之。逐日如此，至二三月，度茄已烂，开瓶倾出，滤去滓，别入新器中，以薄绵盖头，又曝，至成膏乃可用。每以酒调半匙，空腹饮之，日再，恶血散则痛止而愈矣。若膏久干硬，即以饭饮化动用之。图经本草。**发背恶疮**用上方以酒服半匙，更以膏涂疮口四围，觉冷如冰雪，疮干便瘥。其有根本在肤腠者，亦可内消。同上。**热毒疮肿**生茄子一枚，割去二分，去瓤二分，似罐子形，合于疮上即消也。如已出脓，再用取瘥。圣济总录。**牙齿肿痛**隔年糟茄，烧灰频频干擦，立效。海上名方。**虫牙疼痛**黄茄种烧灰擦之，效。摘玄方。**喉痹肿痛**糟茄或酱茄，细嚼咽汁。德生堂方。**妇人乳裂**秋月冷茄子裂开者，阴干烧存性研末，水调涂。补遗方。

蒂

【主治】 **烧灰，米饮服二钱，治肠风下血不止及血痔**。吴瑞。**烧灰，治口齿疮䘌。生切，擦癜风**。时珍。

【发明】 〔时珍曰〕治癜风，用茄蒂蘸硫、附末掺之，取其散血也。白癜用白茄蒂，紫癜用紫茄蒂，亦各从其类耳。

【附方】 新一。**风蛀牙痛**茄蒂烧灰掺之。或加细辛末等分，日用之。仁存方。

花

【主治】 **金疮牙痛**。时珍。

【附方】 新一。**牙痛**秋茄花干之，旋烧研涂痛处，立止。海上名方。

根及枯茎叶

【主治】 **冻疮皴裂，煮汤渍之良**。开宝。**散血消肿，治血淋下血，血痢阴挺，齿䘌口蕈**。时珍。

【附方】 新八。**血淋疼痛**茄叶熏干为末，每服二钱，温酒或盐汤下。隔年者尤佳。经验良方。**肠风下血**方同上，米饮下。**久痢不止**茄根烧灰、石榴皮等分为

① 意：《本草衍义·补遗》作“急”。

末，以沙糖水服之。简便单方。**女阴挺出**茄根烧存性，为末。油调在纸上，卷筒安入内。一日一上。乾坤生意。**口中生蕈**用醋漱口，以茄母烧灰、飞盐等分，米醋调稀，时时擦之。摘玄方。**牙齿䘌痛**茄根捣汁，频涂之。陈茄树烧灰傅之。先以露蜂房煎汤漱过。海上名方。**牙痛取牙**茄科以马尿浸三日，晒炒为末。每用点牙即落，真妙。鲍氏方。**夏月趾肿**不能行走者。九月收茄根悬檐下，逐日煎汤洗之。简便。

苦茄拾遗

【集解】 〔藏器曰〕苦茄野生岭南。树小有刺。

子

【主治】 **醋摩，涂痈肿。根，亦可作汤浴。又主瘴气。**藏器。

壶卢日华

【释名】 **瓠瓜**说文**匏瓜**论语〔时珍曰〕壶，酒器也。卢，饭器也。此物各象其形，又可为酒饭之器，因以名之。俗作葫芦者，非矣。葫乃蒜名，芦乃苇属也。其圆者曰匏，亦曰瓢，因其可以浮水如泡、如漂也。凡蓏属皆得称瓜，故曰瓠瓜、匏瓜。古人壶、瓠、匏三名皆可通称，初无分别。故孙愐唐韵云：瓠音壶，又音护。瓠𤬏，瓢也。陶隐居本草作瓠瓠，云是瓠类也。许慎说文云：瓠，匏也。又云：瓢，瓠也。匏，大腹瓠也。陆玑诗疏云：壶，瓠也。又云：匏，瓠也。庄子云：有五石之瓠。诸书所言，其字皆当与壶同音。而后世以长如越瓜首尾如一者为瓠，音护；瓠之一头有腹长柄者为悬瓠，无柄而圆大形扁者为匏，匏之有短柄大腹者为壶，壶之细腰者为蒲芦，各分名色，迥异于古。以今参详，其形状虽各不同，而苗、叶、皮、子性味则一，故兹不复分条焉。悬瓠，今人所谓茶酒瓢者是也。蒲芦，今之药壶卢是也。郭义恭广志谓之约腹壶，以其腹有约束也。亦有大、小二种也。

【集解】 〔弘景曰〕瓠与冬瓜气类同辈。又有瓠瓠，亦是瓠类。小者名瓢，食之乃胜瓠。此等皆利水道，所以在夏月食之，大约不及冬瓜也。〔恭曰〕瓠与瓠瓠、冬瓜全非类例。三物苗、叶相似，而实形则异。瓠形似越瓜，长尺余，头尾相似，夏中便熟，秋末便枯。瓠瓠形状大小非一，夏末始实，秋中方熟，取其为器，经霜乃堪。瓠与甜瓠瓠体性相类，啖之俱胜冬瓜，陶言不及，是未悉此等原种各别也。〔时珍曰〕长瓠、悬瓠、壶卢、匏瓜、蒲卢，名状不一，其实一类各色也。处处有之，但有迟早之殊。陶氏言瓠与冬瓜气类同辈，苏氏言瓠与瓠瓠全非类例，皆未可凭。数种并以正二月下种，生苗引蔓延缘。其叶似冬瓜叶而稍团，有柔毛，嫩时可食。故诗云：幡幡瓠叶，采之烹之。五六月开白花，结实白色，大小长短，各有种色。瓤中之子，齿列而长，谓之瓠犀。窃谓壶匏之属，既可烹晒，又可为器。大者可为瓮盎，小者可为瓢樽，为舟可以浮水，为笙可以奏乐，肤瓤可以养豕，犀瓣可以浇烛，其利溥矣。

壶瓠

【气味】 **甘，平，滑，无毒。**〔恭曰〕甘冷。多食令人吐利。〔扁鹊曰〕患脚气虚胀冷气者食之，永不除也。

【主治】 **消渴恶疮，鼻口中肉烂痛。**思邈。**利水道。**弘景。**消热，服丹石人宜之。**孟诜。**除烦，治心热，利小肠，润心肺，治石淋。**大明。

【发明】 〔时珍曰〕按名医录云：浙人食匏瓜，多吐泻，谓之发暴。盖此物以暑月壅成故也。惟与香薷同食则可免。

【附方】 新一。**腹胀黄肿**用亚腰壶卢连子烧存性，每服一个，食前温酒下。不饮酒者，白汤下。十余日见效。简便方。

叶

【气味】 **甘，平，无毒。**

【主治】 **为茹耐饥。**思邈。

蔓 须 花

【主治】 **解毒。**时珍。

【附方】 新一。**预解胎毒**七八月，或三伏日，或中秋日，剪壶卢须如环子脚者，阴干，于除夜煎汤浴小儿，则可免出痘。唐瑶经验方。

子

【主治】 **齿龂或肿或露，齿摇疼痛，用八两同牛膝四两，每服五钱，煎水含漱，日三四次。**御药院方。

苦瓠本经下品

【释名】 **苦匏**国语**苦壶卢**

【集解】 〔别录曰〕苦瓠生晋地。〔弘景曰〕今瓠忽有苦者，如胆不可食，非别生一种也。又有瓠瓡，亦是瓠类。〔恭曰〕本经所论，都是苦瓠瓡尔。陶谓瓠中苦者，大误矣。瓠中时有苦者，不入药用，无所主疗，亦不堪啖。瓠与瓠瓡，原种各别，非甘者变为苦也。〔保升曰〕瓠即匏也。有甘、苦二种：甘者大，苦者小。〔机曰〕瓠壶有原种是甘，忽变为苦者。俗谓以鸡粪壅之，或牛马踏践则变为苦。陶说亦有所见，未可尽非也。〔时珍曰〕诗云：匏有苦叶。国语云：苦匏不材，于人共济而已。皆指苦壶而言，即苦瓠也。瓠、壶同音，陶氏以瓠作护音释之，所以不稳也。应劭风俗通云：烧穰可以杀瓠。或云畜瓠之家不烧穰，种瓜之家不焚漆。物性相畏也。苏恭言：服苦瓠过分，吐利不止者，以黍穰灰汁解之。盖取乎此。凡用苦瓠，须细理莹净无黡翳者乃佳，不尔有毒。

瓤及子

【气味】 **苦，寒，有毒。**

【主治】 **大水，面目四肢浮肿，下水，令人吐。**本经。**利石淋，吐呀嗽囊结，疰蛊痰饮。又煮汁渍阴，疗小便不通。**苏恭。**煎汁滴鼻中，出黄水，去伤冷鼻塞，黄疸。**藏器。**吐蛔虫。**大明。**治痈疽恶疮，疥癣龋齿有虫䘌者。又可制汞。**时珍。

【附方】 旧八，新十七。**急黄病**苦瓠一枚，开孔，以水煮之，搅取汁，滴入鼻中。去黄水。陈藏器。**黄疸肿满**苦壶卢瓤如大枣许，以童子小便二合，浸之一时，取两酸枣大，纳两鼻中，深吸气，待黄水出良。又方：用瓠瓤熬黄为末，每服半钱，日一服，十日愈。然有吐者当详之。伤寒类要。**大水胀满**头面洪大。用莹净好苦瓠白瓤，捻如豆粒，以面裹煮一夜，空心服七枚。至午当出水一斗。二日水自出不止，大瘦乃瘥。二年内忌咸物。圣惠：用苦壶卢瓤一两，微炒为末，每日粥饮服一钱。**通身水肿**苦瓠膜炒二两，苦葶苈五分，捣合丸小豆大。每服五丸，日三，水下止。又用苦瓠膜五分，大枣七枚，捣丸。一服三丸，如人行十里许，又服三丸，水出更服一丸，即止。并千金方。**石水腹肿**四肢皆瘦削。用苦瓠膜炒一两，杏仁半两炒去皮尖，为末，糊丸小豆大。每饮下十丸，日三，水下止。圣济总录。**水蛊洪肿**苦瓠瓤一枚，水二升，煮至一升，煎至可丸，如小豆大，每米饮下十丸。待小便利，作小豆羹食。勿饮水。**小便不通**胀急者。用苦瓠子三十枚炒，蝼蛄三个焙，为末，每冷水服一钱。并圣济总录。**小儿闪癖**取苦瓠未破者，煮令热，解开熨之。陈藏器本草。**风痰头痛**苦瓠膜取汁，以苇管灌入鼻中，其气上冲脑门，须臾恶涎流下，其病立愈除根，勿以昏运为疑。干者浸汁亦效，其子为末吹入亦效。年久头风皆愈。普济方。**鼻窒气塞**苦壶卢子为末，醇酒浸之，夏一日，冬七日。日日少少点之。圣惠方。**眼目昏暗**七月七日，取苦瓠白瓤绞汁一合，以酢二升，古钱七文，同以微火煎减半。每日取沫纳眦中，神效。千金。**弩肉血翳**秋间取小柄壶卢，或小药壶卢，阴干，于紧小处锯断，内艺一小孔如眼孔大。遇有此病，将眼皮上下用手挣开，将壶卢孔合定。初虽甚痛苦，然瘀肉、血翳皆渐下，不伤睛也。刘松石经验方。**齿䘌口臭**苦瓠子为末，蜜丸半枣大。每旦漱口了，含一丸，仍涂齿龈上，涎出，吐去妙。圣惠方。**风虫牙痛**壶卢子半升，水五升，煎三升，含漱之。茎叶亦可。不过三度。圣惠方。**恶疮癣癞**十年不瘥者。苦瓠一枚，煮汁搽之，日三度。肘后方。**九瘘有孔**苦瓠四枚，大如盏者，各穿一孔如指大，汤煮十数沸，取一竹筒长一尺，一头插瓠孔中，一头注疮孔上，冷则易之，用遍乃止。千金方。**痔疮肿痛**苦壶卢、苦荬菜煎汤，先熏后洗，乃贴熊胆、密陀僧、胆矾、片脑末，良。摘玄方。**下部悬痈**择人神不在日，空心用井华水调百药煎末一碗服之。微利后，却用秋壶卢，一名苦不老，生在架上而苦者，切片置疮上，灸二七壮。萧端式病此连年，一灸遂愈。永类钤方。**卒中蛊毒**或吐血，或下血，皆如烂肝者。苦瓠一枚，水二升，煮一升服，立吐即愈。又方，用苦酒一升煮令消，服之取吐，神验。肘后方。**死胎不下**苦壶卢烧存性，研末，每服一钱，空心热酒下。海上名方。**聤耳出脓**干瓠子一分，黄连半钱，为末。以绵先缴净，吹入半字，日二次。圣惠方。**鼻中瘜肉**苦壶卢子、苦丁香等分，入麝香少许，为末，纸捻点之。圣惠方。

花

【主治】　**一切瘘疮，霜后收曝，研末傅之**。时珍。

蔓

【主治】　**麻疮，煎汤浴之即愈**。时珍。出仇远稗史。

【附方】　新一。**小儿白秃**瓠藤同裹盐荷叶煎浓汁洗，三五次愈。总录。

败瓢纲目

【集解】　〔时珍曰〕瓢乃匏壶破开为之者，近世方药亦时用之，当以苦瓠者为佳，年久者尤妙。

【气味】　**苦，平，无毒**。

【主治】　**消胀杀虫，治痔漏下血，崩中带下赤白**。时珍。

【附方】　新六。**中满鼓胀**用三五年陈壶卢瓢一个，以糯米一斗作酒，待熟，以瓢于炭火上炙热，入酒浸之，如此三五次，将瓢烧存性，研末，每服三钱，酒下，神效。余居士选奇方。**大便下血**败瓢烧存性、黄连等分研末，每空心温酒服二钱。简便方。**赤白崩中**旧壶卢瓢炒存性，莲房煅存性，等分研末。每服二钱，热水调服。三服，有汗为度，即止。甚者五服止，最妙。忌房事、发物、生冷。海上方。**脑漏流脓**破瓢、白鸡冠花、白螺蛳壳各烧存性，等分，血竭、麝香各五分，为末。以好酒洒湿熟艾，连药揉成饼，贴在顶门上，以熨斗熨之，以愈为度。孙氏集效方。**腋下瘤瘿**用长柄茶壶卢烧存性，研末搽之，以消为度。一府校老妪右腋生一瘤，渐长至尺许，其状如长瓠子，久而溃烂。一方士教以此法用之，遂出水，消尽而愈。濒湖集简方。**汤火伤灼**旧壶卢瓢烧灰傅之。同上。

冬瓜本经上品

校正：今并入白瓜子。

【释名】　白瓜本经**水芝**同上**地芝**广雅〔志曰〕冬瓜经霜后，皮上白如粉涂，其子亦白，故名白冬瓜，而子云白瓜子也。〔时珍曰〕冬瓜，以其冬熟也。又贾思勰云：冬瓜正二三月种之。若十月种者，结瓜肥好，乃胜春种。则冬瓜之名或又以此也。别录白冬瓜原附于本经瓜子之下。宋开宝本草加作白瓜子，复分白冬瓜为别录一种。遂致诸注辩说纷纷。今并为一。

【集解】　〔别录曰〕白瓜子生嵩高平泽，冬瓜仁也。八月采之。〔颂曰〕今处处园圃莳之。其实生苗蔓下，大者如斗而更长，皮厚而有毛，初生正青绿，经霜则白粉。人家多藏蓄弥年，作菜果，入药须霜后取，置之经年，破出核洗，燥乃擂取仁用之。亦堪单作服饵。〔时珍曰〕冬瓜三月生苗引蔓，大叶团而有尖，茎叶皆有刺毛。六七月开黄花，结实大者径尺余，长三四尺，嫩时绿色有毛，老则苍色有粉，其皮坚厚，其肉肥白。其瓤谓之瓜练，白虚如絮，可以浣练衣服。其子谓之瓜犀，在瓤中成列。霜后取之，其肉可煮为茹，可蜜为果。其子仁亦可食。盖兼蔬、果之用。凡收瓜忌酒、漆、麝香及糯米，触之必烂。

白冬瓜

【气味】　甘，微寒，无毒。〔弘景曰〕冷利。

【主治】　小腹水胀，利小便，止渴。别录。**捣汁服，止消渴烦闷，解毒。**弘景。**益气耐老，除心胸满，去头面热。**孟诜。**消热毒痈肿。切片摩痱子，甚良。**大明。**利大小肠，压丹石毒。**苏颂。

【发明】　〔诜曰〕热者食之佳，冷者食之瘦人。煮食练五脏，为其下气故也。欲得体瘦轻健者，则可长食之；若要肥，则勿食也。〔宗奭曰〕凡患发背及一切痈疽者，削一大块置疮上，热则易之，分散热毒气甚良。〔震亨曰〕冬瓜性走而急。寇氏谓其分散热毒气，盖亦取其走而性急也。久病者、阴虚者忌之。孙真人言：九月勿食，令人反胃。须被霜食之乃佳。〔诜曰〕取瓜一颗和桐叶与猪肉[①]食之，一冬更不要与诸物食，自然不饥，长三四倍也。

【附方】　旧八，新六。**积[②]热消渴**白瓜去皮，每食后吃三二两，五七度良。孟诜食疗。**消渴不止**冬瓜一枚削皮，埋湿地中，一月取出，破开取清水日饮之。或烧熟绞汁饮之。圣济总录。**消渴骨蒸**大冬瓜一枚去瓤，入黄连末填满，安瓮内，待瓜消尽，同研，丸梧子大。每服三四十丸，煎冬瓜汤下。经验。**产后痢渴**久病津液枯竭，四肢浮肿，口舌干燥。用冬瓜一枚，黄土泥厚五寸，煨熟绞汁饮。亦治伤寒痢渴。古今录验。**小儿渴利**冬瓜汁饮之。千金。**小儿魃病**寒热如疳。用冬瓜、萹蓄各四两，水二升，煎汤浴之。千金方。**婴孩寒热**冬瓜炮熟，绞汁饮。子母秘录。**水病危急**冬瓜不拘多少，任意吃之，神效无比。兵部手集。**十种水气**浮肿喘满。用大冬瓜一枚，切盖去瓤，以赤小豆填满，盖合签定，以纸筋泥固济，日干，用糯糠两大箩，入瓜在内，煨至火尽，取出切片，同豆焙干为末，水糊丸梧子大。每服七十丸，煎冬瓜子汤下，日三服，小便利为度。杨氏家藏方。**发背欲死**冬瓜截去头，合疮上。瓜烂，截去更合之。瓜未尽，疮已小敛矣。乃用膏贴之。肘后方。

---

① 肉：原无，今据《证类本草》卷二十七补。

② 积：《证类本草》卷二十七作“肺”。

痔疮肿痛冬瓜煎汤洗之。袖珍方。**马汗入疮**干冬瓜烧研，洗净傅之。**食鱼中毒**冬瓜汁饮之，良。小品方。**面黑令白**冬瓜一个，竹刀去皮切片，酒一升半，水一升，煮烂滤去滓，熬成膏，瓶收，每夜涂之。圣济总录。

瓜练瓤也。

【气味】 **甘，平，无毒。**

【主治】 **绞汁服，止烦躁热渴，利小肠，治五淋，压丹石毒。**甄权。**洗面澡身，去䵟黯，令人悦泽白皙。**时珍。

【附方】 新二。**消渴烦乱**冬瓜瓤干者一两，水煎饮。圣惠方。**水肿烦渴**小便少者。冬瓜白瓤，水煮汁，淡饮之。圣济总录。

白瓜子〔别录曰〕冬瓜仁也。八月采之。

【正误】 〔恭曰〕此甘瓜也。甘字似白字，后人误写耳。当改从甘字。〔志曰〕本草注：白瓜子，冬瓜仁也。苏氏所言，殊为孟浪。且甘瓜即甜瓜，亦有青、白二种。其子色黄，主疗与冬瓜全异。但冬瓜经霜有白衣，其子亦白，白瓜之号因斯而得。况诸方惟用冬瓜子，不见用甘瓜子者。苏说不可凭也。

【气味】 **甘，平，无毒**〔别录曰〕寒。久服寒中。

【主治】 **令人悦泽好颜色，益气不饥。久服，轻身耐老。**本经。**除烦满不乐。可作面脂。**别录。**去皮肤风及黑䵟，润肌肤。**大明。**治肠痈。**时珍。

【发明】 〔颂曰〕冬瓜仁，亦堪单作服饵。又研末作汤饮，及作面脂药，并令人好颜色光泽。宗懔荆楚岁时记云：七月，采瓜犀以为面脂。即瓜瓣也。亦堪作澡豆。〔宗奭曰〕服食方亦稀用之。

【附方】 旧二，新五。**服食法**取冬瓜仁七升，以绢袋盛，投三沸汤中，须臾取曝干，如此三度，又与清苦酒渍之二宿，曝干为末，日服方寸匕。令人肥悦明目，延年不老。又法：取子三五升，去皮为丸，空心日服三十丸。令人白净如玉。孟诜食疗。**补肝明目**治男子五劳七伤，明目。用冬瓜仁，方同上。外台秘要。**悦泽面容**白瓜仁五两，桃花四两，白杨皮二两为末。食后饮服方寸匕，日三服。欲白加瓜仁，欲红加桃花。三十日面白，五十日手足俱白。一方有橘皮，无杨皮。肘后方。**多年损伤**不瘥者。瓜子末，温酒服之。孙真人方。**消渴不止**小便多。用干冬瓜子、麦门冬、黄连各二两，水煎饮之。冬瓜苗叶俱治消渴，不拘新干。摘玄方。**男子白浊**陈冬瓜仁炒为末，每空心米饮服五钱。救急易方。**女子白带**方同上。

瓜皮

【主治】 **可作丸服，亦入面脂。**苏颂。**主驴马汗入疮肿痛，阴干为末涂之。又主折伤损痛。**时珍。

【附方】 新二。**跌扑伤损**用干冬瓜皮一两，真牛皮胶一两，锉入锅内炒存性，研末。每服五钱，好酒热服。仍饮酒一瓯，厚盖取微汗。其痛即止，一宿如初，极效。摘玄方。**损伤腰痛**冬瓜皮烧研，酒服一钱。生生编。

叶

【主治】 **治肿毒，杀蜂，疗蜂叮。**大明。**主消渴，疟疾寒热。又焙研，傅多年恶疮。**时珍。

【附方】 新一。**积热泻痢**冬瓜叶嫩心，拖面煎饼食之。海上名方。

藤

【主治】 **烧灰，可出绣黥。煎汤洗黑䵟并疮疥。**大明。**捣汁服，解木耳毒。煎水，洗脱肛。烧灰，可淬铜、铁，伏砒石。**时珍。

南瓜纲目

【集解】 〔时珍曰〕南瓜种出南番，转入闽、浙，今燕京诸处亦有之矣。三月下种，宜沙沃地。四月生苗，引蔓甚繁，一蔓可延十余丈，节节有根，近地即着。其茎中空。其叶状如蜀葵而大如荷叶。八九月开黄花，如西瓜花。结瓜正圆，大如西瓜，皮上有棱如甜瓜。一本可结数十颗，其色或绿或黄或红。经霜收置暖处，可留至春。其子如冬瓜子。其肉厚色黄，不可生食，惟去皮瓤瀹食，味如山药。同猪肉煮食更良，亦可蜜煎。按王祯农书云：浙中一种阴瓜，宜阴地种之。秋熟色黄如金，皮肤稍厚，可藏至春，食之如新。疑此即南瓜也。

【气味】 **甘，温，无毒。**〔时珍曰〕多食发脚气、黄疸。不可同羊肉食，令人气壅。

【主治】 **补中益气。**时珍。

越瓜宋开宝

【释名】 **梢瓜**食物**菜瓜**〔时珍曰〕越瓜以地名也，俗名梢瓜，南人呼为菜瓜。

【集解】 〔藏器曰〕越瓜生越中。大者色正白。越人当果食之，亦可糟藏。〔时珍曰〕越瓜南北皆有。二三月下种生苗，就地引蔓，青叶黄花，并如冬瓜花叶而小。夏秋之间结瓜，有青、白二色，大如瓠子。一种长者至二尺许，俗呼羊角瓜。其子状如胡瓜子，大如麦粒。其瓜生食，可充果、蔬，酱、豉、糖、醋藏浸皆宜，亦可作菹。

【气味】 **甘，寒，无毒。**〔诜曰〕生食多冷中动气，令人心痛，脐下癥结，发诸疮。又令人虚弱不能行，不益小儿。天行病后不可食。又不得与牛乳酪及鲊同食。〔时珍曰〕按萧了真云，菜瓜能暗人耳目。观驴马食之即眼烂，可知矣。

【主治】 **利肠胃，止烦渴。**开宝。**利小便，去烦热，解酒毒，宣泄热气。烧灰，傅口吻疮及阴茎热疮。**藏器。**和饭作鲊，久食益肠胃。**心镜。

胡瓜宋嘉祐

【释名】 **黄瓜**〔藏器曰〕北人避石勒讳，改呼黄瓜，至今因之。〔时珍曰〕张骞使西域得种，故名胡瓜。按杜宝拾遗录云：隋大业四年避讳，改胡瓜为黄瓜。与陈氏之说微异。今俗以月令王瓜生即此，误矣。王瓜，土瓜也。见草部。

【集解】 〔时珍曰〕胡瓜处处有之。正二月下种，三月生苗引蔓。叶如冬瓜叶，亦有毛。四五月开黄花，结瓜围二三寸，长者至尺许，青色，皮上有痦瘟如疣子，至老则黄赤色。其子与菜瓜子同。一种五月种者，霜时结瓜，白色而短，并生熟可食，兼蔬蓏之用，糟酱不及菜瓜也。

【气味】 **甘，寒，有小毒。**〔诜曰〕不可多食，动寒热，多疟病，积瘀热，发疰气，令人虚热上逆少气，损阴血，发疮疥脚气，虚肿百病。天行病后，不可食之。小儿切忌，滑中生疳虫。不可多用醋。

【主治】 **清热解渴，利水道。**宁原。

【附方】 旧二，新五。**小儿热痢**嫩黄瓜同蜜食十余枚，良。海上名方。**水病肚胀**四肢浮肿。用胡瓜一个破开，连子以醋煮一半至烂，空心俱食之，须臾下水也。千金髓。**小儿出汗**香瓜丸：用黄连、胡黄连、黄檗、川大黄煨熟、鳖甲醋炙、柴胡、芦荟、青皮等分为末。用大黄瓜黄色者一个，割下头，填药至满，盖定签住，慢火煨熟，同捣烂，入面糊丸绿豆大。每服二三丸，大者五七丸至十丸，食后新水下。钱乙小儿方。**咽喉肿痛**老黄瓜一枚去子，入消填满，阴干为末。每以少许吹之。医林集要。**杖疮焮肿**六月六日，取黄瓜入瓷瓶中，水浸之。每以水扫于疮上，立效。医林集要。**火眼赤痛**五月取老黄瓜一条，上开小孔，去瓤，入芒消令满，悬阴处，待消透出刮下，留点眼甚效。寿域神方。**汤火伤灼**五月五日，掐黄瓜入瓶内封，挂檐下，取水刷之，良。医方摘要。

叶

【气味】 **苦，平，有小毒。**

【主治】 **小儿闪癖，一岁用一叶，生挼搅汁服，得吐、下良。**藏器。

根

【主治】 **捣傅狐刺毒肿。**大明。

丝瓜纲目

【释名】 **天丝瓜**本事**天罗**事类合璧**布瓜**同上**蛮瓜**本事**鱼鰦**〔时珍曰〕此瓜老则筋丝罗织，故有丝罗之名。昔人谓之鱼鰦，或云虞刺。始自南方来，故曰蛮瓜。

【集解】 〔时珍曰〕丝瓜，唐宋以前无闻，今南北皆有之，以为常蔬。二月下种，生苗引蔓，延树竹，或作棚架。其叶大于蜀葵而多丫尖，有细毛刺，取汁可染绿。其茎有棱。六七月开黄花，五出，微似胡瓜花，蕊瓣俱黄。其瓜大寸许，长一二尺，甚则三四尺，深绿色，有皱点，瓜头如鳖首。嫩时去皮，可烹可曝，点茶充蔬。老则大如杵，筋络缠纽如织成，经霜乃枯，惟可藉靴履，涤釜器，故村人呼为洗锅罗瓜。内有隔，子在隔中，状如栝楼子，黑色而扁。其花苞及嫩叶、卷须，皆可食也。

瓜

【气味】 **甘，平，无毒。**入药用老者。

【主治】 **痘疮不快，枯者烧存性，入朱砂研末，蜜水调服，甚妙。**震亨。**煮食，除热利肠。老者烧存性服，去风化痰，凉血解毒，杀虫，通经络，行血脉，下乳汁，治大小便下血，痔漏崩中，黄积，疝痛卵肿，血气作痛，痈疽疮肿，齿䘌，痘疹胎毒。**时珍。**暖胃补阳，固气和胎。**生生编。

【发明】 〔颖曰〕丝瓜本草诸书无考，惟痘疮及脚痈方中烧灰用之，亦取其性冷解毒耳。〔时珍曰〕丝瓜老者，筋络贯串，房隔联属。故能通人脉络脏腑，而去风解毒，消肿化痰，祛痛杀虫，及治诸血病也。

【附方】 新二十八。**痘疮不快**初出或未出，多者令少，少者令稀。老丝瓜近蒂三寸连皮烧存性，研末，砂糖水服。直指。**痈疽不敛**疮口太深。用丝瓜捣汁频抹之。直指方。**风热腮肿**丝瓜烧存性，研末，水调搽之。严月轩方。**肺热面疮**苦丝瓜、牙皂荚并烧灰，等分，油调搽。摘玄方。**玉茎疮溃**丝瓜连子捣汁，和五倍子末，频搽之。丹溪方。**坐板疮疥**丝瓜皮焙干为末，烧酒调搽之。摄生众妙方。**天泡湿疮**丝瓜汁调辰粉，频搽之。**手足冻疮**老丝瓜烧存性，和腊猪脂涂之。海上方。**肛门酒痔**丝瓜烧存性，研末，酒服二钱。严月轩方。**痔漏脱肛**丝瓜烧灰、多年石灰、雄黄各五钱为末，以猪胆、鸡子清及香油和调，贴之，收上乃止。孙氏集效方。**肠风下血**霜后干丝瓜烧存性，为末，空心酒服二钱。一名蛮瓜，一名天罗，一名天丝瓜是矣。许叔微本事方。**下血危笃**不可救者。丝瓜即天罗一个烧存性，槐花减半，为末，每空心米饮服二钱。普济方。**酒痢便血**腹痛，或如鱼脑五色者。干丝瓜一枚，连皮烧研，空心酒服二钱。一方煨食之。俗名鱼鰦是也。经验良方。**血崩不止**

老丝瓜烧灰、棕榈烧灰等分，盐酒或盐汤服。奇效良方。**经脉不通**干丝瓜一个为末，用白鸽血调成饼，日干研末，每服二钱，空心酒下。先服四物汤三服。海上名方。**乳汁不通**丝瓜连子烧存性研，酒服一二钱，被覆取汗即通。简便单方。**干血气痛**妇人血气不行，上冲心膈，变为干血气者。用丝瓜一枚烧存性，空心温酒服。寿域神方。**小肠气痛**绕脐冲心。连蒂老丝瓜烧存性，研末。每服三钱，热酒调下。甚者不过二三服即消。**卵肿偏坠**丝瓜架上初结者，留下，待瓜结尽叶落取下，烧存性为末，炼蜜调成膏，每晚好酒服一匙。如在左左睡，在右右睡。刘松石保寿堂方。**腰痛不止**天罗布，瓜子仁炒焦，擂酒服，以渣傅之。熊氏补遗。**喉闭肿痛**天罗瓜研汁灌之。普济。**卒然中风**防风、荆芥一两，升麻半两，姜三片，水一盏，煎半盏，以丝瓜子研，取浆半盏，和匀灌之。如手足麻痒，以羌活煎汤洗之。唐瑶经验方。**化痰止嗽**天罗即丝瓜烧存性为末，枣肉和，丸弹子大。每服一丸，温酒化下。摄生众妙方。**风虫牙痛**经霜干丝瓜烧存性，为末，擦之。直指方。**风气牙痛**百药不效者用此，大能去风，惟蛀牙不效。天罗即生丝瓜一个，擦盐火烧存性，研末频擦，涎尽即愈。腮肿，以水调贴之。马敏叔云：此乃严月轩家传屡效之方，一试即便可睡也。**食积黄疸**丝瓜连子烧存性，为末。每服二钱，因面得病面汤下，因酒得病温酒下，连进数服愈。卫生易简方。**小儿浮肿**天罗、灯草、葱白等分，煎浓汁服，并洗之。普济方。**水蛊腹胀**老丝瓜去皮一枚剪碎，巴豆十四粒同炒，豆黄去豆，以瓜同陈仓米再炒熟，去瓜，研米为末，糊丸梧子大。每服百丸，白汤下。盖米收胃气，巴豆逐水，丝瓜象人脉络，借其气以引之也。此乃元时杭州名医宋会之之方。鲜于枢钩玄。

叶

【主治】 **癣疮，频挼掺之。疗痈疽丁肿卵癞**。时珍。

【附方】 新六。**虫癣**清晨采露水丝瓜叶七片，逐片擦七下，如神。忌鸡、鱼、发物。摄生众妙方。**阴子偏坠**丝瓜叶烧存性三钱，鸡子壳烧灰二钱，温酒调服。余居士选奇方。**头疮生蛆**头皮内时有蛆出，以刀切破，挤丝瓜叶汁搽之。蛆出尽，绝根。小山怪证方。**汤火伤灼**丝瓜叶焙研，入辰粉一钱，蜜调搽之。生者捣傅。一日即好也。海上名方。**鱼脐丁疮**丝瓜叶即虞刺叶也、连须葱白、韭菜等分，同入石钵内，研烂取汁，以热酒和服。以渣贴腋下，病在左手贴左腋，右手贴右腋；病在左脚贴左胯，右脚贴右胯；在中贴心、脐。用帛缚住，候肉下红线处皆白则散矣。如有潮热，亦用此法。却令人抱住，恐其颤倒则难救矣。危氏得效方。**刀疮神药**古石灰、新石灰、丝瓜根叶初种放两叶者、韭菜根各等分，捣一千下作饼，阴干为末，擦之。止血定痛生肌，如神效。侍御苏海峰所传。董炳集验方。

藤根

【气味】 同叶。

【主治】 **齿䘌脑漏，杀虫解毒**。时珍。

【附方】 新七。**预解痘毒**五六月取丝瓜蔓上卷须阴干，至正月初一日子时，用二两半煎汤，父母只令一人知，温浴小儿身面上下，以去胎毒，永不出痘，纵出亦少也。体仁汇编。**诸疮久溃**丝瓜老根熬水扫之，大凉即愈。应验方。**喉风肿痛**丝瓜根，以瓦瓶盛水浸，饮之。海上名方。**脑崩流汁**鼻中时时流臭黄水，脑痛，名控脑砂，有虫食脑中也。用丝瓜藤近根三五尺①，烧存性。每服一钱，温酒下，以愈为度。医学正传。**牙宣露痛**海上妙方：用丝瓜藤阴干，临时火煅存性，研搽即止，最妙。德生堂方：用丝瓜藤一握，川椒一撮，灯心一把，水煎浓汁，漱吐，其痛立住如神。**咽喉骨鲠**七月七日，取丝瓜根阴干，烧存性。每服二钱，以原鲠物煮汤服之。笔峰杂兴。**腰痛不止**丝瓜根烧存性，为末。每温酒服二钱，神效甚捷。邓笔峰杂兴。

【附录】　**天罗勒**拾遗。〔藏器曰〕生江南平地。主溪毒，挼碎傅之。〔时珍曰〕陈氏注此不详。又江南呼丝瓜为天罗，疑即此物，然无的据，姑附之。

苦瓜救荒

【释名】　**锦荔枝**救荒**癞葡萄**〔时珍曰〕苦以味名，瓜及荔枝、葡萄，皆以实及茎、叶相似得名。

【集解】　〔周定王曰〕锦荔枝即癞葡萄，蔓延草木。茎长七八尺，茎有毛涩。叶似野葡萄，而花又开黄花。实大如鸡子，有皱纹，似荔枝。〔时珍曰〕苦瓜原出南番，今闽、广皆种之。五月下子，生苗引蔓，茎叶卷须，并如葡萄而小。七八月开小黄花，五瓣如碗形。结瓜长者四五寸，短者二三寸，青色，皮上痱瘟如癞及荔枝壳状，熟则黄色自裂，内有红瓤裹子。瓤味甘可食。其子形扁如瓜子，亦有痱瘟。南人以青皮煮肉及盐酱充蔬，苦涩有青气。按费信星槎胜览云：苏门答剌国一等瓜，皮若荔枝，未剖时甚臭如烂蒜，剖开如囊，味如酥，香甜可口。疑此即苦瓜也。

瓜

【气味】　**甘，寒，无毒。**

【主治】　**除邪热，解劳乏，清心明目。**时珍。生生编。

子

【气味】　**苦，甘，无毒。**

【主治】　**益气壮阳。**时珍。

菜之四水菜类六种。

紫菜食疗

【释名】　**紫萸**音软。

【集解】　〔诜曰〕紫菜生南海中，附石。正青色，取而干之则紫色。〔时珍曰〕闽、越海边悉有之。大叶而薄。彼人挼成饼状，晒干货之，其色正紫，亦石衣之属也。

【气味】　**甘，寒，无毒。**〔藏器曰〕多食令人腹痛发气，吐白沫。饮热醋少许，即消。

【主治】　**热气烦塞咽喉，煮汁饮之。**孟诜。**病瘿瘤脚气者，宜食之。**时珍。

【发明】　〔震亨曰〕凡瘿结积块之疾，宜常食紫菜，乃咸能软坚之义。

石莼拾遗

校正：自草部移入此。

【集解】　〔藏器曰〕石莼生南海，附石而生。似紫菜，色青。

【气味】　**甘，平，无毒。**

【主治】　**下水，利小便。**藏器。**主风秘不通，五膈气，并脐下结气，煮汁饮之。胡人用治疳疾。**李珣。

石花菜食鉴

【释名】　**琼枝**〔时珍曰〕并以形名也。

【集解】　〔时珍曰〕石花菜生南海沙石间。高二三寸，状如珊瑚，有红、白

---

①　尺：《医学正传》卷五作“寸许”二字。

二色，枝上有细齿。以沸汤泡去砂屑，沃以姜、醋，食之甚脆。其根埋沙中，可再生枝也。一种稍粗而似鸡爪者，谓之鸡脚菜，味更佳。二物久浸皆化成胶冻也。郭璞海赋所谓水物则玉珧海月，土肉石华，即此物也。

【气味】　甘、咸，大寒，滑，无毒。

【主治】　去上焦浮热，发下部虚寒。宁原。

鹿角菜食性

【释名】　猴葵〔时珍曰〕按沈怀远南越志云：猴葵一名鹿角。盖鹿角以形名，猴葵因其性滑也。

【集解】　〔士良曰〕鹿角菜生海州、登、莱、沂、密诸处海中。〔时珍曰〕鹿角菜生东南海中石崖间。长三四寸，大如铁线，分丫如鹿角状，紫黄色。土人采曝，货为海错。以水洗醋拌，则胀起如新，味极滑美。若久浸则化如胶状，女人用以梳发，粘而不乱。

【气味】　甘，大寒，滑，无毒。〔诜曰〕微毒。丈夫不可久食，发痼疾，损腰肾、经络、血气，令人脚冷痹，少颜色。

【主治】　下热风气，疗小儿骨蒸热劳。服丹石人食之，能下石力。士良。**解面热。**大明。

龙须菜纲目

【集解】　〔时珍曰〕龙须菜生东南海边石上。丛生无枝，叶状如柳，根须长者尺余，白色。以醋浸食之，和肉蒸食亦佳。博物志一种石发似指此物，与石衣之石发同名也。

【气味】　甘，寒，无毒。

【主治】　瘿结热气，利小便。时珍。

睡菜纲目

【释名】　瞑菜瞑音眠。**绰菜　醉草　懒妇葴**[①] 记事珠。未详。

【集解】　〔时珍曰〕按嵇含南方草木状云：绰菜夏生池沼间。叶类慈菇，根如藕条。南海人食之，令人思睡，呼为瞑菜。段公路北户录云：睡菜五六月生田塘中。土人采根为盐菹，食之好睡。郭宪洞冥记有却睡草，食之令人不睡，与此相反也。珍按：苦菜、龙葵皆能使人不睡。却睡之草，其此类乎？

【气味】　甘、微苦，寒，无毒。

【主治】　心膈邪热不得眠。时珍。

菜之五芝栭类一十五种。

芝本经上品

校正：并入本经青、赤、黄、白、黑、紫六芝。

【释名】　苬音囚。〔时珍曰〕芝本作之，篆文象草生地上之形。后人借之字为语辞，遂加草以别之也。尔雅云：苬，芝也。注云：一岁三华瑞草。或曰生于刚处曰菌，生于柔处曰芝。昔四皓采芝，群仙服食，则芝亦菌属可食者，故移入菜部。

【集解】　〔别录曰〕青芝生泰山，赤芝生霍山，黄芝生嵩山，白芝生华山，黑芝生常山，紫芝生高夏山谷。六芝皆六月、八月采。〔弘景曰〕南岳本是衡山，汉武帝始以小霍山代之，此赤芝当生衡山也。郡县无高夏名，恐是山名也。此六芝皆仙草之类，俗所稀见，族类甚多，形色瑰异，并载芝草图中。今俗所用紫芝，乃

---

① 葴：《记事珠·花木门》作"箴"。

是朽木株上所生，状如木檽，名为紫芝，止疗痔，不宜合诸补丸药也。凡得芝草，便正尔食之，无余节度，故皆不云服法也。〔恭曰〕五芝经云：皆以五色生于五岳。诸方所献，白芝未必华山，黑芝又非常岳。且多黄、白，稀有黑、青者。然紫芝最多，非五芝类。但芝自难得，纵获一二，岂得终久服耶？〔禹锡曰〕王充论衡云：芝生于土。土气和，故芝草生。瑞命记[1]云：王者仁慈，则芝草生。是也。〔时珍曰〕芝类甚多，亦有花实者。本草惟以六芝标名，然其种属不可不识。神农经云：山川云雨、四时五行、阴阳昼夜之精，以生五色神芝，为圣王休祥。瑞应图云：芝草常以六月生，春青夏紫，秋白冬黑。葛洪抱朴子云：芝有石芝、木芝[2]、肉芝、菌芝，凡数百种也。石芝石象，生于海隅石山岛屿之涯。肉芝状如肉，附于大石，头尾具有，乃生物也。赤者如珊瑚，白者如截肪，黑者如泽漆，青者如翠羽，黄者如紫金，皆光明洞彻如坚冰也。大者十余斤，小者三四斤。凡求芝草，入名山，必以三月、九月，乃山开出神药之月。必以三辅时，出三奇吉门。到山须六阴之日，明堂之时。带灵宝符，牵白犬，抱白鸡，包白盐一斗，及开山符檄，着大石上。执吴唐草一把入山，山神喜，必得见芝。须禹步往采。以王相专和、支干相生之日，刻以骨刀，阴干为末服，乃有功效。若人不致精久斋，行秽德薄，又不晓入山之术，虽得其图，鬼神不以与，人终不可得见也。曰菌芝，生深山之中，大木之下，泉水之侧。其状或如宫室，如龙虎，如车马，如飞鸟，五色无常。凡百二十种，自有图也。曰木威喜芝，乃松脂沦地，千年化为茯苓，万岁其上生小木，状似莲花，夜视有光，持之甚滑，烧之不焦，带之辟兵，服之神仙。曰飞节芝，生千岁老松上，皮中有脂，状如龙[3]形，服之长生。曰木渠芝，寄生大木上，状如莲花，九茎一丛，味甘而辛。曰黄檗芝，生于千岁黄檗根下，有细根如缕，服之地仙。曰建木芝，生于都广，其皮如缨，其实如鸾。曰参成芝，赤色有光，扣其枝叶，如金石之音。曰樊桃芝，其木如笼[4]，其花[5]如丹萝，其实如翠鸟，并可服食。曰千岁芝，生枯木下，根如坐人，刻之有血，血涂二足，可行水隐形，又可治病。已上皆木芝也。曰独摇芝，无风自动，其茎大如手指，叶似苋，根有大魁如斗，周绕有细子十二枚绕之，相去丈许，生高山深谷，服之神仙。曰牛角芝，生虎寿山及吴陵[6]上，状似葱而特出如牛角，长三四尺，青色。曰龙仙芝，似升龙相负之形。曰紫珠芝，茎黄叶赤，实如李而紫色。曰白苻芝，似梅，大雪而花，季冬而实。曰朱草芝，九曲三叶，叶有实也。其茎如针。曰五德芝，状似楼殿，五色各具，方茎紫气。已上皆草芝也，有百二十种，人得服之神仙。曰玉脂芝，生于有玉之山，状似鸟兽，色无常彩，多似山水苍玉，亦如鲜明水晶。曰七明九光芝，生于临水石崖之间，状如盘碗，有茎蒂连缀之[7]，此芝叶有七孔，夜见其光，食至七枚，七孔洞彻，一名萤火芝。曰石蜜芝，

① 记：原作"礼"，字误，今据《太平御览》卷九八六引《瑞命记》改。

② 木芝：此下《抱朴子·仙药篇》及《太平御览》卷九八五均有"草芝"二字。

③ 龙：原作"飞"，义晦，今据《抱朴子·仙药篇》及《太平御览》卷九八六改。

④ 笼：《抱朴子·仙药篇》及《太平御览》卷九八六作"升龙"二字。

⑤ 花：此下《抱朴子·仙药篇》及《太平御览》卷九八六有"叶"字。

⑥ 陵：《抱朴子·仙药篇》作"坂"。

⑦ 有茎蒂连缀之：原作"有茎叶"，义晦，今据《抱朴子·仙药篇》改。

生少室石户中石上，终难得。曰桂[1]芝，生石穴中，似桂树，乃石也，光明味辛。曰石脑芝、石中黄，皆石芝类也。千岁燕、千岁蝙蝠、千岁龟、万岁蟾蜍、山中见小人，皆肉芝类也。凡百二十种。又按采芝图云：凤凰芝，生名山金玉间，服食一年，与凤凰俱也。曰燕胎芝，形如葵，紫色，有燕象。曰黑云芝，生山谷之阴，黑盖赤理黑茎，味咸苦。又有五色龙芝、五方芝、天芝、地芝、人芝、山芝、土芝、石芝、金芝、水芝、火芝、雷芝、甘露芝、青云芝、云气芝、白虎芝、车马芝、太一芝等，名状不一。张华博物志云：名山生神芝不死之草。上芝为车马，中芝人形，下芝六畜形。又按段成式酉阳杂俎云：屋柱无故生芝者：白主丧，赤主血，黑主贼，黄主喜；形如人面者亡财，如牛马者远役，如龟蛇者蚕耗。时珍尝疑：芝乃腐朽余气所生，正如人生瘤赘，而古今皆以为瑞草，又云服食可仙，诚为迂谬。近读成式之言，始知先得我所欲言，其揆一也。又方士以木积湿处，用药傅之，即生五色芝。嘉靖中王金尝生以献世宗。此昔人所未言者，不可不知。

青芝一名龙芝别录。

【气味】　酸，平，无毒。〔时珍曰〕五色之芝，配以五行之味，盖亦据理而已，未必其味便随五色也。即如五畜以羊属火，五果以杏配心，皆云味苦之义。〔之才曰〕青、赤、黄、白、黑、紫六芝，并以薯蓣为之使，得发良，得麻子仁、白瓜子、牡桂甚益人，恶常山，畏扁青、茵陈蒿。

【主治】　明目，补肝气，安精魂，仁恕。久食，轻身不老，延年神仙。本经。**不忘强志。**唐本。

赤芝一名丹芝本经。

【气味】　苦，平，无毒。

【主治】　胸中结，益心气，补中，增智慧，不忘。久食，轻身不老，延年神仙。本经。

黄芝一名金芝本经。

【气味】　甘，平，无毒。

【主治】　心腹五邪，益脾气，安神，忠信和乐。久食，轻身不老，延年神仙。本经。

白芝一名玉芝本经。**素芝**

【气味】　辛，平，无毒。

【主治】　咳逆上气，益肺气，通利口鼻，强志意，勇悍，安魄。久食，轻身不老，延年神仙。本经。

黑芝一名玄芝本经。

【气味】　咸，平，无毒。

【主治】　癃，利水道，益肾气，通九窍，聪察。久食，轻身不老，延年神仙。本经。

紫芝一名木芝本经。

【气味】　甘，温，无毒。〔甄权曰〕平。

【主治】　耳聋，利关节，保神，益精气，坚筋骨，好颜色。久服，轻身不老延年。本经。**疗虚劳，治痔。**时珍。

【附方】　新一。**紫芝丸**治虚劳短气，胸胁苦伤，手足逆冷，或时烦躁口干，目视䀮䀮，腹内时痛，不思饮食，此药安神保精也。紫芝一两半，山芋焙，天雄炮去皮、柏子仁炒、巴戟天去心、白茯苓去皮、枳实去瓤麸炒各三钱五分，生地黄焙、麦门冬去心焙、五味子炒、半夏制炒、附子炒去皮、牡丹皮、人参各七钱五分，远志去心、蓼实各二钱五分，瓜子仁炒、泽泻各五钱，为末，炼蜜丸梧子大。每服十五丸，渐至三十丸，温酒下，日三

---

① 桂：此上《抱朴子·仙药篇》及《太平御览》卷九八五有“石”字。

服。圣济总录。

木耳本经中品

校正：自桑根白皮条分出。

【释名】 **木檽**而、软二音。**木菌**窘、卷二音。**木㭢**音纵。**树鸡**韩文**木蛾**〔时珍曰〕木耳生于朽木之上，无枝叶，乃湿热余气所生。曰耳曰蛾，象形也。曰檽，以软湿者佳也。曰鸡曰㭢，因味似也。南楚人谓鸡为㭢。曰菌，犹蜠也，亦象形也。蜠乃贝子之名。或曰：地生为菌，木生为蛾。北人曰蛾，南人曰蕈。

【集解】 〔别录曰〕五木耳生犍为山谷。六月多雨时采，即暴干。〔弘景曰〕此云五木耳，而不显言是何木。惟老桑树生桑耳，有青、黄、赤、白者。软湿者人采以作葅，无复药用。〔恭曰〕桑、槐、楮、榆、柳，此为五木耳。软者并堪啖。楮耳人常食，槐耳疗痔。煮浆粥安诸木上，以草覆之，即生蕈尔。〔时珍曰〕木耳各木皆生，其良毒亦必随木性，不可不审。然今货者，亦多杂木，惟桑、柳、楮、榆之耳为多云。

【气味】 **甘，平，有小毒。**〔权曰〕蕈耳，古槐、桑树上者良，柘木者次之。其余树上，多动风气，发痼疾，令人肋下急，损经络背膊。闷人。〔藏器曰〕木耳，恶蛇、虫从下过者，有毒。枫木上生者，令人笑不止。采归色变者有毒，夜视有光者、欲烂不生虫者并有毒。并生捣冬瓜蔓汁解之。〔时珍曰〕按张仲景云：木耳赤色及仰生者，并不可食。

【主治】 **益气不饥，轻身强志。**本经。**断谷治痔。**时珍。

【发明】 〔颖曰〕一人患痔，诸药不效，用木耳煮羹食之而愈，极验。〔时珍曰〕按生生编云：柳蛾补胃，木耳衰精。言老柳之蛾能补胃理气。木耳乃朽木所生，得一阴之气，故有衰精冷肾之害也。

【附方】 新六。**眼流冷泪**木耳一两烧存性，木贼一两，为末。每服二钱，以清米泔煎服。惠济方。**血注脚疮**桑耳、楮耳、牛屎菰各五钱，胎发灰男用女，女用男[①]三钱，研末，油和涂之，或干涂之。奇效良方。**崩中漏下**木耳半斤，炒见烟，为末，每服二钱一分，头发灰三分，共二钱四分，以应二十四气。好酒调服，出汗。孙氏集效方。**新久泄痢**干木耳一两炒，鹿角胶二钱半炒，为末，每服三钱，温酒调下，日二。御药院方。**血痢下血**木耳炒研五钱，酒服即可。亦用井花水服。或以水煮盐、醋食之，以汁送下。普济方。**一切牙痛**木耳、荆芥等分，煎汤频漱。普济方。

桑耳

【释名】 **桑檽**唐本**桑蛾**宋本**桑鸡**纲目**桑黄**药性**桑臣**药性**桑上寄生**〔弘景曰〕断谷方：桑檽又呼为桑上寄生。名同物异也。〔时珍曰〕桑檽以下皆软耳之名，桑黄以下皆硬菰之名，其功性则一也。

【气味】 **甘，平，有毒。**〔诜曰〕寒，无毒。〔大明曰〕温，微毒。〔权曰〕桑、槐耳：甘、辛，平，无毒。

【主治】 **黑者，主女人漏下赤白汁，血病癥瘕积聚，阴痛，阴阳寒热，无子。**本经。**疗月水不调。其黄熟陈白者，止久泄，益气不饥。其金色者，治癖饮积聚，腹痛金疮。**别录。**治女子崩中带下，月闭血凝，产后血凝，男子痃癖。**甄权。**止血衄，肠风泻血，妇人心腹痛。**大明。**利五脏，宣肠胃气，排毒气。压丹石人热发，和葱、豉作羹食。**孟诜。

---

① 男用女，女用男：《奇效良方》卷五十四作"男用男，女用女"。

【附方】 旧四，新十。**少小鼻衄**小劳辄出。桑耳熬焦捣末，每发时，以杏仁大塞鼻中，数度即可断。肘后方。**五痔下血**桑耳作羹，空心饱食，三日一作[①]。待孔卒痛如鸟啄状，取大、小豆各一升合捣，作两囊蒸之，及热，更互坐之即瘥。圣惠方。**脱肛泻血**不止，用桑黄一两，熟附子一两，为末，炼蜜丸梧子大，每米饮下二十丸。圣惠。**血淋疼痛**桑黄、槲白皮各二钱，水煎服，日一次。圣惠方。**月水不断**肉色黄瘦，血竭暂止，数日复发，小劳辄剧，久疾失治者，皆可服之。桑黄焙研，每服二钱，食前热酒下，日二服。普济方。**崩中漏下**桑耳炒黑为末，酒服方寸匕，日三服取效。千金方。**赤白带下**桑耳切碎，酒煎服。苏颂图经。**遗尿且涩**桑耳为末，每酒下方寸匕，日三服。圣济总录。**留饮宿食**桑耳二两，巴豆一两去皮，五升米下蒸过，和枣膏捣丸麻子大。每服一二丸，取利止。范汪方。**心下急痛**桑耳烧存性，热酒服二钱。集简方。**瘰疬溃烂**桑黄菰五钱，水红豆一两，百草霜三钱，青苔二钱，片脑一分，为末，鸡子白调傅，以车前、艾叶、桑皮煎汤洗之。纂奇方[②]。**咽喉痹痛**五月五日，收桑上木耳，白如鱼鳞者，临时捣碎，绵包弹子大，蜜汤浸，含之立效。便民方。**面上黑斑**桑耳焙研，每食后热汤服一钱，一月愈。摘玄方。**足趾肉刺**先以汤浸，刮去一层，用黑木耳贴之，自消烂不痛。近效方。

槐耳

【释名】 **槐檽**唐本**槐菌**唐本**槐鸡**蜀本**赤鸡**纲目**槐蛾**〔恭曰〕此槐树上菌也。当取坚如桑耳者。〔权曰〕煮浆粥安槐木上，草覆之，即生蕈耳。

【气味】 **苦、辛，平，无毒。**

【主治】 **五痔脱肛，下血心痛，妇人阴中疮痛。**苏恭。**治风破血，益力。**甄权。

【附方】 旧二，新四。**肠痔下血**槐树上木耳，为末。饮服方寸匕，日三服。肘后方。**崩中下血**不问年月远近。用槐耳烧存性，为末。每服方寸匕，温酒下。产宝方。**产后血疼**欲死者。槐鸡半两为末，酒浓煎饮服，立愈。妇人良方。**蛔虫心痛**槐木耳烧存性，为末，水服枣许。若不止，饮热水一升，蛔虫立出。张文仲备急方。**月水不断**劳损黄瘦，暂止复发，小劳辄剧者。槐蛾炒黄、赤石脂各一两，为末，食前热酒服二钱。桑黄亦可。圣惠方。**脏毒下血**槐耳烧二两，干漆烧一两，为末。每服一钱，温酒下。圣济总录。

榆耳八月采之。

【主治】 **令人不饥。**时珍。

【附方】 新一。**服食方**淮南万毕术云：八月榆檽，以美酒渍曝，同青粱米、紫苋实蒸熟为末。每服三指撮，酒下，令人辟谷不饥。

柳耳

【主治】 **补胃理气。**时珍。

【附方】 新一。**反胃吐痰**柳树蕈五七个，煎汤服即愈。活人心统。

柘耳

【释名】 **柘黄**

【主治】 **肺痈咳唾脓血腥臭，不问脓成未成。用一两研末，同百齿霜二钱，糊丸梧子大。米饮下三十丸，效甚捷。**时珍。

杨栌耳〔藏器曰〕出南山。

【气味】 **平，无毒。**

【主治】 **老血结块，破血止血，煮服之。**藏器。

---

① 三日一作：《证类本草》卷十三作“日三食之”。

② 纂奇方：卷一引据古今医家书目作“纂要奇方”。

杉菌宋图经

【集解】 〔颂曰〕杉菌出宜州。生积年杉木上，状若菌。采无时。

【气味】 **甘、辛[1]，微温，无毒。**

【主治】 **心脾气疼，及暴心痛。**苏颂。

皂荚蕈纲目

【集解】 〔时珍曰〕生皂荚树上木耳也。不可食。采得焙干备用。

【气味】 **辛，有毒。**

【主治】 **积垢作痛，泡汤饮之，微泄效。未已再服。又治肿毒初起，磨醋涂之，良。**时珍。

【附方】 新一。**肠风泻血**皂角树上蕈，瓦焙为末。每服一钱，温酒下。许学士本事方。

香蕈日用

【释名】 〔时珍曰〕蕈从覃。覃，延也。蕈味隽永，有覃延之意。

【集解】 〔瑞曰〕蕈生桐、柳、枳椇木上。紫色者名香蕈，白色者名肉蕈，皆因湿气熏蒸而成。生山僻处者，有毒杀人。〔颖曰〕香蕈生深山烂枫木上。小于菌而薄，黄黑色，味甚香美，最为佳品。〔时珍曰〕蕈品不一。宋人陈仁玉著菌谱甚详。今录其略于此云：芝、菌，皆气茁也。自商山茹芝，而五台天花，亦甲群汇。仙居介乎天台、括苍之间，丛山入天，仙灵所宫，爰产异菌。林居岩栖者，左右芼之，乃藜苋之至腴。近或以羞王公，登玉食矣。一曰合蕈，又名台蕈，生台之韦羌山。寒极雪收，春气欲动，土松芽活，此菌候也。其质外褐色，肌理玉洁，芳香韵味，一发釜鬲，闻于百步。山人曝干以售，香味减于生者。他山虽产，其柄高而香劣，不及矣。二曰稠膏蕈，生孟溪诸山。秋中雨零露浸，酿山膏木腴，发为菌花，生绝顶树杪，初如蕊珠，圆莹类轻酥滴乳，浅黄白色，味尤甘。已乃张伞大若掌，味顿渝矣。春时亦生而膏液少。食之之法，下鼎似沸，漉起参和众味，而特全于酒。切勿搅动，则涎腥不可食矣。亦可蒸熟致远。三曰松蕈，生松阴，采无时。凡物松出，无不可爱者。四曰麦蕈，生溪边沙壤中。味殊美，绝类蘑菰。五曰玉蕈，初寒时生，洁皙可爱。作羹微韧。俗名寒蒲蕈。六曰黄蕈，丛生山中。黄色，俗名黄缵蕈，又名黄犻。七曰紫蕈，赭紫色，产山中，为下品。八曰四季蕈，生林木中，味甘而肌理粗峭。九曰鹅膏蕈，生高山中，状类鹅子，久而伞开。味殊甘滑，不减稠膏。然与杜蕈相乱，不可不慎。杜蕈，土菌也。

【气味】 **甘，平，无毒。**

【主治】 **益气不饥，治风破血。**吴瑞。**松蕈：治溲浊不禁，食之有效。**菌谱。

葛花菜纲目

【释名】 **葛乳**〔时珍曰〕诸名山皆有之，惟太和山采取，云乃葛之精华也。秋霜浮空，如芝、菌涌生地上，其色赤脆，盖蕈类也。

【气味】 **苦、甘，无毒。**

【主治】 **醒神，治酒积。**时珍。太和志[2]。

天花蕈日用

【释名】 **天花菜**

【集解】 〔瑞曰〕天花菜出山西五

---

① 甘辛：《证类本草》卷十四作“苦”。

② 太和志：卷一引据经史百家书目作“太和山志”。

台山。形如松花而大，香气如蕈，白色，食之甚美。〔时珍曰〕五台多蛇蕈，感其气而生，故味美而无益，其价颇珍。段成式酉阳杂俎云：代北有树鸡，如杯棬，俗呼胡孙眼，其此类欤？

【气味】 **甘，平，无毒。**〔时珍曰〕按正要云：有毒。

【主治】 **益气，杀虫。**吴瑞。

蘑菰蕈纲目

【释名】 **肉蕈**

【集解】〔时珍曰〕蘑菰出山东、淮北诸处。埋桑、楮诸木于土中，浇以米泔，待菰生采之。长二三寸，本小末大，白色柔软，其中空虚，状如未开玉簪花。俗名鸡腿蘑菰，谓其味如鸡也。一种状如羊肚，有蜂窠眼者，名羊肚菜。

【气味】 **甘，寒，无毒。**〔正要曰〕有毒。动气发病，不可多食。

【主治】 **益肠胃，化痰理气。**时珍。出生生编。

鸡㙡纲目

【释名】 **鸡菌**〔时珍曰〕南人谓为鸡㙡，皆言其味似之也。

【集解】〔时珍曰〕鸡㙡出云南，生沙地间丁蕈也。高脚伞头。土人采烘寄远，以充方物。点茶、烹肉皆宜。气味皆似香蕈，而不及其风韵也。又广西横州出雷菌，遇雷过即生，须疾采之，稍迟则腐或老，故名。作羹甚美，亦如鸡㙡之属。此数种其价并珍。

【气味】 **甘，平，无毒。**

【主治】 **益胃清神，治痔。**时珍。

舵菜纲目

【集解】〔时珍曰〕此即海舶舵上所生菌也。亦不多得。

【气味】 **咸、甘，寒，无毒。**

【主治】 **瘿结气，痰饮。**时珍。

土菌拾遗

校正：自草部移入此。

【释名】 **杜蕈**菌谱**地蕈**拾遗**菰子**食物**地鸡**尔雅**獐头**〔藏器曰〕地生者为菌，木生者为檽。江东人呼为蕈。尔雅云：中馗，菌也。孙炎注云：地蕈子也。或云地鸡，亦云獐头。郭璞注云：地蕈似钉盖，江东名为土菌，可啖。凡菌从地中出者，皆主疮疥，牛粪上黑菌尤佳。若烧灰地上经秋雨，生菌重台者，名仙人帽，大主血病。〔时珍曰〕中馗神名，又槌名也。此菌钉上若伞，其状如槌及中馗之帽，故以名之。

【气味】 **甘，寒，有毒。**〔诜曰〕菌子有数般，槐树上者良。野田中者有毒杀人，又多发冷气，令人腹中微微痛，发五脏风，拥经脉，动痔病，令人昏昏多睡，背膊四肢无力。〔藏器曰〕菌，冬春无毒，夏秋有毒，有蛇、虫从下过也。夜中有光者，欲烂无虫者，煮之不熟者，煮讫照人无影者，上有毛下无纹者，仰卷赤色者，并有毒杀人。中其毒者，地浆及粪汁解之。〔颖曰〕凡煮菌，投以姜屑、饭粒，若色黑者杀人，否则无毒。〔时珍曰〕按菌谱云：杜蕈生土中，与山中鹅膏蕈相乱。俗言毒蠚之气所成，食之杀人。甚美有恶，食肉不食马肝，未为不知味也。凡中其毒者，必笑不止。解之以苦茗、白矾，勺新水并咽之，无不立愈。又按杨士瀛直指方云：广南人杀毒蛇，覆之以草，以水洒之，数日菌生。采干为末，入酒毒人。遇再饮酒，毒发立死。又陈氏拾遗云：南夷以胡蔓草毒人至死，悬尸于树，汁滴地上，生菌子收之，名菌药，毒人至烈。此皆不可不知，故并记之。马勃亦菌类，见草部。

【主治】 **烧灰，傅疮疥**。藏器。

【附方】 新一。**疔肿**黑牯牛抛粪石上，待生菌子，焙干，稀莶草等分为末。以竹筒去两头，紧缚，合住疔上。用水和末一钱，入筒内。少顷沸起，则根拔出。未出，再作二三次。医学正传。

【附录】

鬼盖〔别录有名未用曰〕味甘，平，无毒。主小儿寒热痫。丛生垣墙下，赤色，旦生暮死。一名地盖。〔弘景曰〕一名朝生，即今鬼伞也。〔藏器曰〕一名鬼屋。生阴湿处，如菌，其盖黑而茎赤。和醋，傅肿毒、恶疮、马脊肿。〔杜正伦曰〕鬼伞有小毒。夏日得雨，聚生粪堆，见日即消黑。〔时珍曰〕此亦土菌之类，朝生夕死者。烧灰治疔肿，以针刺破四边，纳灰入内，经宿出根。

地芩〔别录曰〕味苦，无毒。主小儿痫，除邪养胎，风痹洗洗寒热，目中青翳，女子带下。生腐木积草处。天雨生盖，如朝生，黄白色。四月采之。〔时珍曰〕此即鬼盖之色黄白者，其功亦相近。

鬼笔拾遗。〔藏器曰〕鬼笔生粪秽处。头如笔，紫色。朝生暮死，名朝生暮落花。小儿呼为狗溺薹。主治疮疽䘌疥痈瘘。并日干研末，和油涂之。凡菌从地出者，皆主疮疥，牛粪上黑菌尤佳。〔时珍曰〕此亦鬼盖之类而无伞者。红紫松虚，如花之状，故得花名。研末，傅下疳疮。

竹蓐食疗

校正：并入拾遗竹肉。

【释名】 **竹肉**拾遗**竹菰**纲目**竹蕈**〔时珍曰〕草更生曰蓐，得溽湿之气而成也。陈藏器本草作竹肉，因其味也。

【集解】 〔诜曰〕慈竹林夏月逢雨，滴汁着地生蓐。似鹿角，白色，可食。〔藏器曰〕竹肉生苦竹枝上。如鸡子，似肉脔，有大毒。以灰汁煮三度炼讫，然后依常菜茹食之。炼不熟者，戟人喉出血，手爪尽脱。应别有功，人未尽识之。〔时珍曰〕此即竹菰也。生朽竹根节上。状如木耳，红色。段成式酉阳杂俎云：江淮有竹肉，大如弹丸，味如白树鸡。即此物也。惟苦竹生者有毒耳。

【气味】 **甘，咸，寒，无毒**。〔藏器曰〕苦竹肉：有大毒。

【主治】 **一切赤白痢，和姜、酱食之**。孟诜。**苦竹肉：灰汁炼过食，杀三虫毒邪气，破老血**。藏器。

雚菌音桓郡。本经下品

校正：自草部移入此。

【释名】 **雚芦**本经〔时珍曰〕雚当作萑，乃芦苇之属，此菌生于其下，故名也。若雚音观，乃鸟名，与萑芦无关。

【集解】 〔别录曰〕雚菌生东海池泽及渤海章武。八月采，阴干。〔弘景曰〕出北来，此亦无有。形状似菌，云鹳屎所化生，一名鹳菌。单末之，猪肉臛和食，可以遣蛔虫。〔恭曰〕雚菌今出渤海芦苇泽中碱卤地，自然有此菌尔，非鹳屎所化生也。其菌色白轻虚，表里相似，与众菌不同。疗蛔有效。〔保升曰〕今出沧州。秋雨以时即有，天旱久霖即稀。日干者良。

【气味】 **咸，平，有小毒**。〔别录曰〕甘，微温。〔权曰〕苦。得酒良，畏鸡子。

【主治】 **心痛，温中，去长虫白癣蛲虫，蛇螫毒，癥瘕诸虫**。本经。**疽蜗，去蛔虫寸白，恶疮**。别录。**除腹内冷痛，治白秃**。甄权。

【附方】 旧一。**蛔虫攻心**如刺，吐清汁者。萑菌一两杵末，羊肉臛和食之，日一顿，大效。外台秘要。

【附录】 **蜀格**〔别录曰〕味苦，平，无毒。主寒热瘘痹，女子带下痈肿。生山阳，如萑菌而有刺。

地耳别录

校正：自有名未用移入此。

【释名】 **地踏菰**纲目。

【集解】 〔别录曰〕地耳生丘陵，如碧石青也。〔时珍曰〕地耳亦石耳之属，生于地者也。状如木耳。春夏生雨中，雨后即早采之，见日即不堪。俗名地踏菰是也。

【气味】 **甘，寒，无毒。**

【主治】 **明目益气，令人有子。**别录。

石耳日用

【释名】 **灵芝**灵苑方。

【集解】 〔瑞曰〕石耳生天台、四明、河南、宣州、黄山、巴西、边徼诸山石崖上，远望如烟。〔时珍曰〕庐山亦多，状如地耳。山僧采曝馈远。洗去沙土，作茹胜于木耳，佳品也。

【气味】 **甘，平，无毒。**〔颖曰〕冷。〔段成式曰〕热。

【主治】 **久食益色，至老不改，令人不饥，大小便少。**吴瑞。**明目益精。**时珍。

【附方】 新一。**泻血脱肛**石耳五两炒，白枯矾一两，密陀僧半两，为末，蒸饼丸梧子大，每米饮下二十丸。普济方。

互考诸菜

香薷　紫苏　紫菀　蘩菜　牛膝苗　防风苗　薄荷　荏苏　马兰　蒌蒿　泽兰根　地黄苗　诸葵　蔚菜　酸模　菖蒲　牛蒡苗　青葙苗　龙葵　决明　甘蓝　萝藦　红花苗　车前苗　萱草　芦笋　茭笋　苹　海苔菜　独帚苗　羊蹄　蒲笋　莼菜　荇　齐头蒿　昆布苗　昆布　地菘　蓼芽　海藻　王瓜　百部　藕丝　蘘荷　蒻头　芡茎　菱茎　豆藿　豆芽　豆荚　豆腐　罂粟苗　椿芽　槐芽　芫荑　枸杞　皂荚苗　榆芽　槿芽　棕笋　五加

本草纲目果部目录第二十九卷

李时珍曰：木实曰果，草实曰蓏。熟则可食，干则可脯。丰俭可以济时，疾苦可以备药。辅助粒食，以养民生。故素问云：五果为助。五果者，以五味、五色应五脏，李、杏、桃、栗、枣是矣。占书欲知五谷之收否，但看五果之盛衰。李主小豆，杏主大麦，桃主小麦，栗主稻，枣主禾。**礼记·内则列果品菱、椇、榛、瓜之类。周官职方氏辨五地之物，山林宜皂物，**柞、栗之属。**川泽宜膏物，**菱、芡之属。**丘陵宜核物。**梅、李之属。**甸师掌野果蓏。场人树果蓏珍异之物，以时藏之。观此，则果蓏之土产常异，性味良毒，岂可纵嗜欲而不知物理乎？于是集草木之实，号为果蓏者为果部，凡一百二十七种。分为六类：曰五果，曰山，曰夷，曰味，曰蓏，曰水。**旧本果部三品共五十三种。今移一种入菜部，四种入草部。自木部移入并附三十一种，草部移入四种，菜部移入一种，外类移入四种。

神农本草经一十一种梁·陶弘景注　**名医别录一十七种**同上　**唐本草一十一种**唐·苏恭　**本草拾遗二十种**唐·陈藏器　**海药本草一种**唐·李珣　**食性本草一种**唐·陈士良　**食疗本草一种**唐·孟诜　**开宝本草一十九种**宋·马志　**嘉祐本草二种**宋·掌禹锡　**图经本草五种**宋·苏颂　**日华本草二种**宋人·大明　**食物本草一种**明·汪颖　**日用本草一种**元·吴瑞　**本草会编一种**明·汪机　**本草纲目三十三种**明·李时珍

【附注】

魏·吴普本草　李当之本草　宋·雷敩炮炙论　齐·徐之才药对　唐·甄权药性　孙思邈千金　唐·萧炳四声　杨损之删繁　蜀·韩保升重注　宋·寇宗奭衍义　唐慎微证类　金·张元素珍珠囊　元·李杲法象　王好古汤液　朱震亨补遗　明·宁原食鉴　周定王救荒　陈嘉谟蒙筌

果之一 五果类一十一种

李别录。徐李附　**杏**别录　**巴旦杏**纲目　**梅**本经　**榔梅**纲目　**桃**本经　**栗**别录　**天师栗**纲目　**枣**本经　**仲思枣**开宝　**苦枣**食性

上附方旧一百一十三，新一百零八。

本草纲目果部第二十九卷

果之一五果类一十二种

李别录下品

【释名】 **嘉庆子**〔时珍曰〕按罗愿尔雅翼云：李乃木之多子者，故字从木、子。窃谓木之多子者多矣，何独李称木子耶？按素问言李味酸属肝，东方之果也。则李于五果属木，故得专称尔。今人呼干李为嘉庆子。按韦述两京记云：东都嘉庆坊有美李，人称为嘉庆子。久之称谓既熟，不复知其所自矣。梵书名李曰居陵迦。

【集解】 〔弘景曰〕李类甚多。京口有麦李，麦秀时熟，小而肥甜，核不入药。姑熟有南居李，解核如杏子形者，入药为佳。〔志曰〕李有绿李、黄李、紫李、牛[①]李、水李，并甘美堪食，核不中用。有野李，味苦，核仁入药。〔颂曰〕李处处有之。郭璞注尔雅：休，乃无实李也。一名赵李。痤，音磋，乃接虑李也。一名麦李。细熟有沟道，与麦同熟。驳，乃赤李也。陶氏所谓南居李，今不复识。医家但用核若杏核者。〔宗奭曰〕李树大者高丈许。一种御李子，大如樱桃，红黄色，先诸李熟，医家用者亦少。〔时珍曰〕李，绿叶白花，树能耐久，其种近百。其子大者如杯如卵，小者如弹如樱。其味有甘、酸、苦、涩数种。其色有青、绿、紫、朱、黄、赤、缥绮、胭脂、青皮、紫灰之殊。其形有牛心、马肝、柰李、杏李、水李、离核、合核、无核、匾缝之异。其产有武陵、房陵诸李。早则麦李、御李，四月熟。迟则晚李、冬李，十月、十一月熟。又有季春李，冬花春实也。按王祯农书云：北方一种御黄李，形大而肉厚核小，甘香而美。江南建宁一种均亭李，紫而肥大，味甘如蜜。有擘李，熟则自裂。有糕李，肥粘如糕。皆李之嘉美者也。今人用盐曝、糖藏、蜜煎为果，惟曝干白李有益。其法：夏李色黄时摘之，以盐挼去汁，合盐晒萎，去核复晒干，荐酒、作饤皆佳。

实

【气味】 **苦、酸，微温，无毒。**〔时珍曰〕李味甘酸，其苦涩者不可食。不沉水者有毒，不可食。〔大明曰〕多食令人胪胀，发虚热。〔诜曰〕临水食之，令发痰疟。不可合雀肉食。合蜜食，损五脏。〔宗奭曰〕不可合浆水食，发霍乱，涩气而然。服术人忌之。

【主治】 **曝食，去痼热，调中。**别录。**去骨节间劳热。**孟诜。**肝病宜食之。**思邈。

核仁

【气味】 **苦，平，无毒。**

【主治】 **僵仆踒折，瘀血骨痛。**别录。**令人好颜色。**吴普**治女子少腹肿满。利小肠，下水气，除浮肿。**甄权。**治面皯**

① 牛：《大观本草》卷二十三作“朱”。

黑子。苏颂。

【附方】 旧一，新一。**女人面䵟**用李核仁去皮细研，以鸡子白和如稀饧涂之。至旦以浆水洗去，后涂胡粉。不过五六日效。忌见风。崔元亮海上方。**蝎虿螫痛**苦李仁嚼涂之，良。古今录验。

根白皮

【修治】 〔时珍曰〕李根皮取东行者，刮去皱皮，炙黄入药用。别录不言用何等李根，亦不言其味。但药性论云：入药用苦李根皮，味咸。而张仲景治奔豚气，奔豚汤中用甘李根白皮。则甘、苦二种皆可用欤？

【气味】 **大寒，无毒**。〔大明曰〕凉，无毒。

【主治】 **消渴，止心烦逆奔豚气**。别录。**治疮**。吴普。**煎水含漱，治齿痛**。弘景。**煎汁饮，主赤白痢**。大明。**炙黄煎汤，日再饮之。治女人卒赤白下，有验**。孟诜。**治小儿暴热，解丹毒**。时珍。**苦李根皮：味咸，治脚下气。主热毒烦躁。煮汁服，止消渴**。甄权。

【附方】 新二。**小儿丹毒**从两股走及阴头。用李根烧为末，以田中流水和涂之。千金。**咽喉卒塞**无药处，以皂角末吹鼻取嚏。仍以李树近根皮，磨水涂喉外，良验。菽园杂记。

花

【气味】 **苦，香，无毒**。

【主治】 **令人面泽，去粉滓䵟黯**时珍。

【附方】 新一。**面黑粉滓**用李花、梨花、樱桃花、白葵花、白莲花、红莲花、旋复花、秦椒各六两，桃花、木瓜花、丁香、沉香、青木香、钟乳粉各三两，珍珠、玉屑各二两，蜀水花一两，大豆末七合，为细末瓶收。每日盥靧，用洗手面，百日光洁如玉也。普济方。

叶

【气味】 **甘、酸，平，无毒**。

【主治】 **小儿壮热，痁疾惊痫，煎汤浴之，良**。大明。

【附方】 新一。**恶刺疮痛**李叶、枣叶捣汁点之，效。千金。

树胶

【气味】 **苦，寒，无毒**。

【主治】 **目翳，定痛消肿**。时珍。

【附录】 **徐李**〔别录有名未用曰〕生太山之阴。树如李而小。其实青色。无核。熟则采食之，轻身益气延年。〔时珍曰〕此即无核李也。唐崔奉国家有之，乃异种也。谬言龙耳血堕地所生。

杏别录下品

【释名】 **甜梅**〔时珍曰〕杏字篆文象子在木枝之形。或云从口及从可者，并非也。江南录云：杨行密改杏名甜梅。

【集解】 〔别录曰〕杏生晋川山谷。五月采之。〔颂曰〕今处处有之。有数种：黄而圆者名金杏，相传种出自济南郡之分流山，彼人谓之汉帝杏，言汉武帝上苑之种也。今近汴洛皆种之，熟最早。其扁而青黄者名木杏，味酢不及之。山杏不堪入药。杏仁今以从东来人家种者为胜。〔宗奭曰〕金杏深赭色，核大而扁，乃接成者，其味最胜。又有白杏，熟时色青白或微黄，味甘淡而不酢。生杏可晒脯作干果食之。山杏辈只可收仁用耳。〔时珍曰〕诸杏，叶皆圆而有尖，二月开红花，亦有千叶者，不结实。甘而有沙者为沙杏，黄而带酢者为梅杏，青而带黄者为柰杏。其金杏大如梨，黄如橘。西京杂记载蓬莱杏花五色，盖异种也。按王祯农书云：北方肉杏甚佳，赤大而扁，谓之金刚拳。凡杏熟时，榨浓汁，涂盘中晒干，以手摩刮收之。可和水调麨食，亦五果为助之义也。

实

【气味】 酸，热，有小毒。生食多，伤筋骨。别录。〔颂曰〕杏之类梅者味酢，类桃者味甘。〔宗奭曰〕凡杏性皆热。小儿多食，致疮痈膈热。〔扁鹊曰〕多食动宿疾，令人目盲、须眉落。〔源曰〕多食，生痰热，昏精神。产妇尤忌之。

【主治】 暴脯食，止渴，去冷热毒。心之果，心病宜食之。思邈。

核仁

【修治】 〔别录曰〕五月采之。〔弘景曰〕凡用杏仁，以汤浸去皮尖，炒黄。或用面麸炒过。〔敩曰〕凡用，以汤浸去皮尖。每斤入白火石一斤，乌豆三合，以东流水同煮，从巳至午，取出晒干用。〔时珍曰〕治风寒肺病药中，亦有连皮尖用者，取其发散也。

【气味】 甘苦，温冷利，有小毒。两仁者杀人，可以毒狗。〔震亨曰〕杏仁性热，因寒者可用。〔思邈曰〕杏仁作汤如白沫不解者，食之令气壅身热。汤经宿者动冷气。〔时珍曰〕凡杏、桃诸花皆五出。若六出必双仁，为其反常，故有毒也。〔徐之才曰〕得火良。恶黄芩、黄芪、葛根，畏蘘草。

【主治】 咳逆上气雷鸣，喉痹，下气，产乳金疮，寒心贲豚。本经。**惊痫，心下烦热，风气往来。时行头痛，解肌，消心下急满痛，杀狗毒。**别录。**解锡毒。**之才。**治腹痹不通，发汗，主温病脚气，咳嗽上气喘促。入天门冬煎，润心肺。和酪作汤，润声气。**甄权。**除肺热，治上焦风燥，利胸膈气逆，润大肠气秘。**元素。**杀虫，治诸疮疥，消肿，去头面诸风气皶疱。**时珍。

【发明】 〔元素曰〕杏仁气薄味厚，浊而沉坠，降也、阴也。入手太阴经。其用有三：润肺也，消食积也，散滞气也。〔杲曰〕杏仁散结润燥，除肺中风热咳嗽。杏仁下喘，治气也；桃仁疗狂，治血也。俱治大便秘，当分气、血。昼则便难，行阳气也；夜则便难，行阴血也。故虚人便闭，不可过泄。脉浮者属气，用杏仁、陈皮；脉沉者属血，用桃仁、陈皮。手阳明与手太阴为表里。贲门主往来，魄门主收闭，为气之通道，故并用陈皮佐之。〔好古曰〕张仲景麻黄汤，及王朝奉治伤寒气上喘逆，并用杏仁者，为其利气、泻肺、解肌也。〔时珍曰〕杏仁能散能降，故解肌散风、降气润燥、消积治伤损药中用之。治疮杀虫，用其毒也。按医余云：凡索面、豆粉近杏仁则烂。顷一兵官食粉成积，医师以积气丸、杏仁相半研为丸，熟水下，数服愈。又野人闲话云：翰林学士辛士逊，在青城山道院中，梦皇姑谓曰：可服杏仁，令汝聪明，老而健壮，心力不倦。求其方，则用杏仁一味，每盥漱毕，以七枚纳口中，良久脱去皮，细嚼和津液顿咽。日日食之，一年必换血，令人轻健。此申天师方也。又杨士瀛直指方云：凡人以水浸杏仁五枚，五更端坐，逐粒细嚼至尽，和津吞下。久则能润五脏，去尘滓，驱风明目，治肝肾风虚，瞳人带青，眼翳风痒之病。珍按：杏仁性热降气，亦非久服之药。此特其咀嚼吞纳津液，以消积秽则可耳。古有服杏丹法，云是左慈之方。唐慎微收入本草，云久服寿至千万。其说妄诞可鄙，今删其纰谬之辞，存之于下，使读者毋信其诳也。

【附方】 旧三十五，新十八。**杏金丹**左慈秘诀云：亦名草金丹。方出浑皇子，服之长年不死。夏姬服之，寿年七百，乃仙去也。世人不信，皆由不肯精心修治故也。其法：须人罕到处。寅月镢斸杏树地下，通阳气。二月除树下草。三月离树五步作畦垄，以通水。亢旱则引泉灌溉。有霜雪则烧火树下，以救花苞。至五月杏熟自落，收仁六斗，以汤浸去皮及双仁者，用南流水三石和研，取汁两石八斗，去滓。以新铁釜用酥三斤，以糠火及炭然釜，少少磨酥至尽，乃内汁入釜。釜上安盆，盆上钻孔，用弦悬车辖至釜底，以纸塞孔，勿令泄气。初着糠火，一日三动车辖，以衮其汁。五日有露液生，十日白霜起，又二日白霜尽，即金花出，丹乃成也。开盆炙干，以翎扫下，枣肉和，丸梧子大。每服三丸，空心暖酒下。至七日宿疾皆除，喑盲挛跛、疝痔瘿痫疮肿，万病皆愈。久服通灵不死云云。衍文不录。〔颂曰〕古方用杏仁修治如法，自朝蒸至午，便以慢火微炒，至七日乃收之。每旦空腹啖之，久久不止，驻颜延年，云是夏姬之法。然杏仁能使人血溢，少误必出血不已，或至委顿，故近人少有服者。或云服至二三年，往往或泻，或脐中出物，皆不可治也。**杏酥法**〔颂曰〕去风虚，除百病。捣烂杏仁一石，以好酒二石，研滤取汁一石五斗，入白蜜一斗五升搅匀，封于新瓮中，勿泄气。三十日看酒上酥出，即掠取纳瓷器中贮之。取其酒滓团如梨大，置空屋中，作格安之。候成饴脯状，旦服一枚，以前酒下。〔藏器曰〕杏酪服之，润五脏，去痰嗽。生、熟吃俱可，若半生半熟服之杀人。**又法**〔宗奭曰〕治肺燥喘热，大肠秘，润五脏。用杏仁去皮研细，每一升，入水一升半，捣稠汁。入生姜①四两，甘草一寸，银、石器中慢火熬成稀膏，入酥二两同收。每夜沸汤，点服一匙。衍义。**万病丸**治男妇五劳七伤，一切诸疾。杏仁一斗二升，童子小便煮七次，以蜜四两拌匀，再以童便五升于碗内重蒸，取出日晒夜露数日。任意嚼食，即愈。**补肺丸**治咳嗽。用杏仁二大升，山中者不用，去双仁者，以童子小便二斗浸之，春夏七日，秋冬二七日，连皮尖于砂盆中研滤取汁，煮令鱼眼沸，候软如面糊即成。以粗布摊曝之，可丸即丸服之。食前后总须服三五十丸，茶、酒任下。忌白水粥。刘禹锡传信方。**咳嗽寒热**旦夕加重，少喜多嗔，面色不润，忽进忽退，积渐少食，脉弦紧者。杏仁半斤去皮尖，童子小便浸七日，漉出温水淘洗，砂盆内研如泥，以小便三升煎如膏。每服一钱，熟水下。妇人室女服之，尤妙。千金方。**久患肺气**喘急至效。甚者不过一剂，永瘥。杏仁去皮尖二两，童子小便浸，一日一换，夏月三四换，满半月取出，焙干研细。每服一枣大，薄荷一叶，蜜一鸡子大，水一钟，煎七分，食后温服。忌腥物。胜金方。**咳逆上气**不拘大人小儿。以杏仁三升去皮尖，炒黄研膏，入蜜一升，杵熟。每食前含之，咽汁。千金。**上气喘急**杏仁、桃仁各半两，去皮尖炒研，用水调生面和，丸梧子大。每服十丸，姜、蜜汤下，微利为度。圣济总录。**喘促浮肿**小便淋沥。用杏仁一两，去皮尖熬研，和米煮粥，空心吃二合妙。心镜。**头面风肿**杏仁捣膏，鸡子黄和杵，涂帛上，厚裹之。干则又涂，不过七八次愈也。千金方。**风虚头痛**欲破者。杏仁去皮尖，晒干研末，水九升研滤汁，煎如麻腐状，取和羹粥食。七日后大汗出，诸风渐减。此法神妙，可深秘之。慎风、冷、猪、鸡、鱼、蒜、醋。千金方。**头面诸风**眼瞤鼻塞，眼出冷泪。用杏仁三升研细，水煮四五沸，洗头。待冷汗尽，三度愈。千金。**偏风不遂**失音不语。生吞杏仁七枚，不去皮尖，逐日加至七七枚，周而复始。食后仍饮竹沥，以瘥为度。外台秘要。**破伤风肿**杏仁

---

① 姜：《本草衍义》卷十八及《证类本草》卷二十三作“蜜”。

杵膏厚涂上，然烛遥炙之。千金方。**金疮中风**角弓反张。用杏仁杵碎，蒸令气溜，绞脂服一小升，兼摩疮上良。必效方。**温病食劳**杏仁五两，酢二升，煎取一升，服之取汗瘥。类要。**心腹结气**杏仁、桂枝、橘皮、诃黎勒皮等分，为丸。每服三十丸，白汤下。无忌。孟诜食疗。**喉痹痰嗽**杏仁去皮熬黄三分，和桂末一分，研泥，裹含之，咽汁。陈藏器本草。**喉热生疮**方同上。**卒失音声**方同上。文潞公药准。**肺病咯血**杏仁四十个，以黄蜡炒黄，研入青黛一钱，作饼。用柿饼一个，破开包药，湿纸裹煨熟食之，取效。丹溪方。**卒不小便**杏仁二七枚，去皮尖，炒黄研末，米饮服之。古今录验方。**血崩不止**诸药不效，服此立止。用甜杏仁上黄皮，烧存性，为末。每服三钱，空心热酒服。保寿堂方。**五痔下血**杏仁去皮尖及双仁者，水三升，研滤汁，煎减半，同米煮粥食之。食医心镜。**谷道䘌痛**肿痒。杏仁杵膏，频频傅之。肘后方。**阴疮烂痛**杏仁烧黑研成膏，时时傅之。钤方。**产门虫疽**痛痒不可忍。用杏仁去皮烧存性，杵烂绵裹，纳入阴中，取效。孟诜食疗本草。**身面疣目**杏仁烧黑研膏，擦破，日日涂之。千金方。**面上皯疱**杏仁去皮，捣和鸡子白。夜涂之，旦以暖酒洗去。孟诜食疗。**两颊赤痒**其状如痱，名头面风。以杏仁频频揩之。内服消风散。证治要诀。**耳卒聋闭**杏仁七枚，去皮拍碎，分作三分，以绵裹之，着盐如小豆许，以器盛于饭上蒸熟。令病人侧卧，以一裹捻油滴耳中。良久又以一裹滴之，取效。外台。**耳出脓汁**杏仁炒黑，捣膏，绵裹纳入，日三四易之妙。梅师方。**鼻中生疮**杏仁研末，乳汁和傅。千金方。**疳疮蚀鼻**杏仁烧，压取油傅之。千金方。**牙齿虫䘌**杏仁烧存性，研膏发裹，纳虫孔中。杀虫去风，其痛便止。重者不过再上。食疗。**牙龈痒痛**杏仁一百枚，去皮，以盐方寸匕，水一升，煮令汁出，含漱吐之。三度愈。千金方。**风虫牙痛**杏仁针刺于灯上烧烟，乘热搭病牙上。又复烧搭七次。绝不疼，病牙逐时断落也。普济方。**目中赤脉**痒痛，时见黑花。用初生杏子仁一升，古五铢钱七文，入瓶内密封，埋门限下，一百日化为水，每夕点之。圣济总录。**胎赤眼疾**杏仁压油半鸡子壳，食盐一钱，入石器中，以柳枝一握紧束，研至色黑，以熟艾一团安碗内烧烘之，令气透火尽即成。每点少许入两眦，甚效。圣济总录。**目中翳遮**但瞳子不破者，用杏仁三升去皮，面裹作三包，煻火煨熟，去面研烂，压去油。每用一钱，入铜绿一钱，研匀点之。同上。**目生弩肉**或痒或痛，渐覆瞳人。用杏仁去皮二钱半，腻粉半钱，研匀，绵裹箸头点之。同上。**伤目生弩**广利方：用生杏仁七枚，去皮细嚼，吐于掌中，乘热以绵裹箸头点弩肉上，不过四五度愈。总录：用杏仁研膏，人乳化开，日点三次。**小儿血眼**儿初生艰难，血瘀眦睚，遂溅渗其睛，不见瞳人。轻则外胞赤肿，上下弦烂。用杏仁二枚去皮尖，嚼乳汁三五匙，入腻粉少许，蒸熟，绢包频点。重者加黄连、朴消最良。全幼心鉴。**小儿脐烂**成风。杏仁去皮研傅。子母秘录。**小儿咽肿**杏仁炒黑，研烂含咽。普济方。**针入肉内**不出者。双杏仁捣烂，以车脂调贴。其针自出。瑞竹堂方。**箭镝在咽**或刀刃在咽膈诸隐处。杵杏仁傅之。肘后方。**狐尿疮痛**杏仁研烂，煮一两沸，及热浸之。冷即易。必效方。**狗咬伤疮**烂嚼杏仁涂之。寇氏。**食狗不消**心下坚胀，口干发热妄语。杏仁一升去皮尖，水二升煎沸，去渣取汁分三服，下肉为度。梅师方。**解狼毒毒**杏仁捣烂，水和服之。千金方。**一切食停**气满膨胀，用红杏仁三百粒，巴豆二十粒同炒，色变去豆不用，研杏为末，橘皮汤调下。杨氏家藏方。**白癜风斑**杏仁连皮尖，每早嚼二七粒，揩令赤色。夜卧再用。圣济总录。**诸疮肿痛**杏仁去皮，研滤取膏，入轻粉，麻油调搽神效。不拘大人、小儿。鲍氏。**小儿头疮**杏仁烧研傅之。事林广记。**蛆虫入耳**杏仁捣泥，取油滴入。非出则死。扶寿精方。

花

【气味】 **苦，温，无毒。**

【主治】 **补不足，女子伤中，寒热痹厥逆。**别录。

【附方】 新二。**妇人无子**二月丁亥日，取杏花、桃花阴干为末。戊子日和井华水服方寸匕，日三服。卫生易简方。**粉滓面䵟**杏花、桃花各一升，东流水浸七日，洗面三七遍，极妙。圣济总录。

叶

【主治】 **人卒肿满，身面洪大，煮浓汁热渍，亦少少服之。**肘后。

枝

【主治】 **堕伤，取一握，水一升煮减半，入酒三合和匀，分[①]服，大效。**苏颂。

【附方】 旧一。**坠扑瘀血**在内，烦闷者。用东引杏树枝三两，细锉微熬，好酒一升煎十余沸，分二服。塞上方。

根

【主治】 **食杏仁多，致迷乱将死，切碎煎汤服，即解。**时珍。

巴旦杏纲目

【释名】 **八担杏**正要**忽鹿麻**

【集解】 〔时珍曰〕巴旦杏，出回回旧地，今关西诸土亦有。树如杏而叶差小，实亦小而肉薄。其核如梅核，壳薄而仁甘美。点茶食之，味如榛子。西人以充方物。

【气味】 **甘，平、温，无毒。**

【主治】 **止咳下气，消心腹逆闷。**时珍。出饮膳正要。

梅本经中品

【释名】 〔时珍曰〕梅，古文作呆，象子在木上之形。梅乃杏类，故反杏为呆。书家讹为甘木。后作梅，从每，谐声也。或云：梅者媒也。媒合众味。故书云：若作和羹，尔惟盐梅。而梅字亦从某也。陆佃埤雅言梅入北方变为杏，郭璞注尔雅以柟为梅，皆误矣。柟即柟木，荆人呼为梅，见陆玑草木疏。

【集解】 〔别录曰〕梅实生汉中山谷。五月采实，火干。〔颂曰〕今襄汉、川蜀、江湖、淮岭皆有之。〔时珍曰〕按陆玑诗疏云：梅，杏类也。树、叶皆略似杏。叶有长尖，先众木而花。其实酢，曝干为脯，入羹臛齑中，又含之可以香口。子赤者材坚，子白者材脆。范成大梅谱云：江梅，野生者，不经栽接。花小而香，子小而硬。消梅，实圆松脆，多液无滓，惟可生啖，不入煎造。绿萼梅，枝跗皆绿。重叶梅，花叶重叠，结实多双。红梅，花色如杏。杏梅，色淡红，实扁而斑，味全似杏。鸳鸯梅，即多叶红梅也。一蒂双实。一云：苦楝接梅，则花带黑色。谭子化书云：李[②]接桃而本强者其实毛，梅接杏而本强者其实甘。梅实采半黄者，以烟熏之为乌梅；青者盐淹曝干为白梅。亦可蜜煎、糖藏，以充果饤。熟者笮汁晒收为梅酱。惟乌梅、白梅可入药。梅酱夏月可调渴水饮之。

实

【气味】 **酸，平，无毒。**〔大明曰〕

---

① 分：此下《证类本草》卷二十三有“再”字。

② 李：《谭子化书》卷二作“梨”。

多食损齿伤筋，蚀脾胃，令人发膈上痰热。服黄精人忌食之。食梅齿𪘨者，嚼胡桃肉解之。物类相感志云：梅子同韶粉食，则不酸、不软牙。

【发明】　〔宗奭曰〕食梅则津液泄者，水生木也。津液泄则伤肾，肾属水，外为齿故也。〔时珍曰〕梅，花开于冬而实熟于夏，得木之全气，故其味最酸，所谓曲直作酸也。肝为乙木，胆为甲木。人之舌下有四窍，两窍通胆液，故食梅则津生者，类相感应也。故素问云：味过于酸，肝气以津。又云：酸走筋，筋病无多食酸。不然，物之味酸者多矣，何独梅能生津耶？

乌梅

【修治】　〔弘景曰〕用须去核，微炒之。〔时珍曰〕造法：取青梅篮盛，于突上熏黑。若以稻灰淋汁润湿蒸过，则肥泽不蠹。

【气味】　**酸，温、平，涩，无毒。**〔杲曰〕寒。忌猪肉。

【主治】　**下气，除热烦满，安心，止肢体痛，偏枯不仁，死肌，去青黑痣，蚀恶肉。**本经。**去痹，利筋脉，止下痢，好唾口干。**别录。**水渍汁饮，治伤寒烦热。**弘景。**止渴调中，去痰治疟瘴，止吐逆霍乱，除冷热痢。**藏器。**治虚劳骨蒸，消酒毒，令人得睡。和建茶、干姜为丸服，止休息痢，大验。**大明。**敛肺涩肠，止久嗽泻痢，反胃噎膈，蛔厥吐利，消肿涌痰，杀虫，解鱼毒、马汗毒、硫黄毒。**时珍。

白梅

【释名】　**盐梅　霜梅**

【修治】　取大青梅以盐汁渍之，日晒夜渍，十日成矣。久乃上霜。

【气味】　**酸、咸，平，无毒。**

【主治】　**和药点痣，蚀恶肉。**弘景。**刺在肉中者，嚼傅之即出。**孟诜。**治刀箭伤，止血，研烂傅之。**大明。**乳痈肿毒，杵烂贴之，佳。**汪颖。**除痰。**苏颂。**治中风惊痫，喉痹痰厥僵仆，牙关紧闭者，取梅肉揩擦牙龈，涎出即开。又治泻痢烦渴，霍乱吐下，下血血崩，功同乌梅。**时珍。

【发明】　〔弘景曰〕生梅、乌梅、白梅，功应相似。〔好古曰〕乌梅，脾、肺二经血分药也。能收肺气，治燥嗽。肺欲收，急食酸以收之。〔时珍曰〕乌梅、白梅所主诸病，皆取其酸收之义。惟张仲景治蛔厥乌梅丸及虫䘌方中用者，取虫得酸即止之义，稍有不同耳。医说载：曾鲁公痢血百余日，国医不能疗。陈应之用盐水梅肉一枚研烂，合腊茶，入醋服之，一啜而安。大丞梁庄肃公亦痢血，应之用乌梅、胡黄连、灶下土等分为末，茶调服，亦效。盖血得酸则敛，得寒则止，得苦则涩故也。其蚀恶疮胬肉，虽是酸收，却有物理之妙。说出本经。其法载于刘涓子鬼遗方，用乌梅肉烧存性研，傅恶肉上，一夜立尽。圣惠：用乌梅和蜜作饼贴者，其力缓。按杨起简便方云：起臂生一疽，脓溃百日方愈，中有恶肉突起，如蚕豆大，月余不消，医治不效。因阅本草得此方，试之，一日夜去其大半，再上一日而平。乃知世有奇方如此，遂留心搜刻诸方，始基于此方地。

【附方】　旧十三，新二十。**诸疮胬肉**方见上。**痈疽疮肿**已溃未溃皆可用。盐白梅烧存性为末，入轻粉少许，香油调，涂四围。王氏简易方[1]。**喉痹乳蛾**冰梅丸：用青梅二十枚，盐十二两，淹五日，取梅汁，入明矾三两，桔梗、白芷、防风

---

① 王氏简易方：卷一引据古今医家书目作“王氏易简方”。

各二两，猪牙皂角三十条，俱为细末，拌汁和梅入瓶收之。每用一枚，噙咽津液。凡中风痰厥，牙关不开，用此擦之尤佳。总录：用白梅包生矾末作丸含咽，或纳吞之。**消渴烦闷**乌梅肉二两，微炒为末。每服二钱，水二盏，煎一盏，去滓，入豉二百粒，煎至半盏，温服。简要济众方。**泄痢口渴**乌梅煎汤，日饮代茶。扶寿精方。**产后痢渴**乌梅肉二十个，麦门冬十二分，每以[①]一升，煮七合，细呷之。必效方。**赤痢腹痛**直指：用陈白梅同真茶、蜜水各半，煎饮之。圣惠：用乌梅肉炒、黄连各四两，为末，炼蜜丸梧子大。每米饮服二十丸，日三服。**便痢脓血**乌梅一两去核，烧过为末。每服二钱，米饮下，立止。圣济总录。**久痢不止**肠垢已出。肘后：用乌梅肉二十个，水一盏，煎六分，食前分二服。袖珍：用乌梅肉、白梅肉各七个捣烂，入乳香末少许，杵丸梧桐子大。每服二三十丸，茶汤下，日三。**大便下血**及酒痢、久痢不止。用乌梅三两，烧存性为末，醋煮米糊和，丸梧子大。每空心米饮服二十丸，日三。济生方。**小便尿血**乌梅烧存性研末，醋糊丸梧子大。每服四十丸，酒下。**血崩不止**乌梅肉七枚，烧存性研末。米饮服之，日二。**大便不通**气奔欲死者。乌梅十颗，汤浸去核，丸枣大。纳入下部，少时即通。食疗本草。**霍乱吐利**盐梅煎汤，细细饮之。如宜方。**蛔虫上行**出于口鼻。乌梅煎汤频饮，并含之，即安。食鉴本草。**水气满急**乌梅、大枣各三枚，水四升，煮二升。纳蜜和匀，含咽之。圣济总录。**梅核膈气**取半青半黄梅子，每个用盐一两淹一日夜，晒干又浸又晒，至水尽乃止。用青钱三个，夹二梅，麻线缚定，通装磁罐内封埋地下，百日取出。每用一枚，含之咽汁，入喉即消。收一年者治一人，二年者治二人，其妙绝伦。龚氏经验方。**心腹胀痛**短气欲绝者。乌梅二七枚，水五升，煮一沸，纳大钱二七枚，煮二升半，顿服之。肘后。**劳疟劣弱**乌梅十四枚，豆豉二合，桃、柳枝各一虎口，甘草三寸，生姜一块，以童子小便二升，煎一半，温服即止。图经本草。**久咳不已**乌梅肉微炒，罂粟壳去筋膜蜜炒，等分为末。每服二钱，睡时蜜汤调下。**痰厥头痛**如破者。乌梅肉三十个，盐三撮，酒三升，煮一升，顿服取吐即愈。肘后方。**伤寒头痛**壮热，胸中烦痛，四五日不解。乌梅十四枚，盐五合，水一升，煎半升，温服取吐。吐后避风良。梅师方。**折伤金疮**干梅烧存性傅之，一宿瘥。千金方。**马汗入疮**作痛。用乌梅连核捣烂，以头醋和傅。仍先刺疮，出去紫血，乃傅之系定。经验方。**猘犬伤毒**乌梅末，酒服二钱。千金。**指头肿毒**痛甚者。乌梅肉和鱼鲊捣，封之妙。李楼奇方。**伤寒䘌疮**生下部者。乌梅肉三两炒为末，炼蜜丸梧子大。以石榴根皮煎汤，食前下三十丸。圣惠方。**小儿头疮**乌梅烧末，生油调涂。圣济录。**香口去臭**曝干梅脯，常时含之。**硫黄毒发**令人背膊疼闷，目暗漠漠。乌梅肉焙一两，沙糖半两，浆水一大盏，煎七分，呷之。总录。

核仁

【气味】　**酸，平，无毒。**

【主治】　**明目，益气，不饥。**吴普。**除烦热。**孟诜。**治代指忽然肿痛，捣烂，和醋浸之。**时珍。肘后方。

花

【气味】　**微酸，涩，无毒。**

【发明】　〔时珍曰〕白梅花古方未见用者。近时有梅花汤：用半开花，溶蜡封花口，投蜜罐中，过时以一两朵同蜜一

---

① 每以：《普济方》卷三五五作“以水”。

匙点沸汤服。又有蜜渍梅花法：用白梅肉少许，浸雪水，润花，露一宿，蜜浸荐酒。又梅花粥法：用落英入熟米粥再煮食之。故杨诚斋有“蜜点梅花带露餐”及“脱蕊收将熬粥吃”之句，皆取其助雅致、清神思而已。

叶

【气味】　**酸，平，无毒。**

【主治】　**休息痢及霍乱，煮浓汁饮之。**大明。〔藏器曰〕嵩阳子言：清水揉梅叶，洗蕉葛衣，经夏不脆。有验。〔时珍曰〕夏衣生霉点，梅叶煎汤洗之即去，甚妙。

【附方】　旧一，新二。**中水毒病**初起头痛恶寒，心烦拘急，旦醒暮剧。梅叶捣汁三升饮之良。肘后。**下部虫䘌**梅叶、桃叶一斛，杵烂蒸极热，内小器中，隔布坐蒸之，虫尽死也。外台秘要。**月水不止**梅叶焙，棕榈皮灰，各等分为末。每服二钱，酒调下。圣济总录。

根

【主治】　**风痹。**别录。出土者杀人。**初生小儿，取根同桃、李根煮汤浴之，无疮热之患。**崔氏纂要。**煎汤饮，治霍乱，止休息痢。**大明。

榔梅纲目

【集解】　〔时珍曰〕榔梅出均州太和山。相传真武折梅枝插于榔树。誓曰：吾道若成，花开果结。后果如其言。今树尚在五龙宫北，榔木梅实，杏形桃核。道士每岁采而蜜煎，以充贡献焉。榔乃榆树也。

实

【气味】　**甘、酸，平，无毒。**

【主治】　**生津止渴，清神下气，消酒。**时珍。

桃本经下品

校正：木部有拾遗桃橛，今并入此。

【释名】　〔时珍曰〕桃性早花，易植而子繁，故字从木、兆。十亿曰兆，言其多也。或云从兆谐声也。

【集解】　〔别录曰〕桃生太山川谷。〔弘景曰〕今处处有之。核仁入药，当取解核者种之为佳，山桃仁不堪用。〔颂曰〕汴东、陕西者尤大而美。大抵佳果肥美者，皆圃人以他木接成，殊失本性。入药当用本生者为佳。今市肆卖者，多杂接核之仁，为不堪也。〔宗奭曰〕山中一种桃，正合月令桃始华者，花多子少，不堪啖，惟堪取仁入药。汴中有油桃，小于众桃，光如涂油，不益脾胃。太原有金桃，色深黄。洛中有昆仑桃，肉深红紫色。又有饼子桃，状如香饼子。其味皆甘。〔时珍曰〕桃品甚多，易于栽种，且早结实。五年宜以刀劙其皮，出其脂液，则多延数年。其花有红、紫、白、千叶、二色之殊，其实有红桃、绯桃、碧桃、缃桃、白桃、乌桃、金桃、银桃、胭脂桃，皆以色名者也。有绵桃、油桃、御桃、方桃、匾桃、偏核桃，皆以形名者也。有五月早桃、十月冬桃、秋桃、霜桃，皆以时名者也。并可供食。惟山中毛桃，即尔雅所谓褫桃者，小而多毛，核粘味恶。其仁充满多脂，可入药用，盖外不足者内有余也。冬桃一名西王母桃，一名仙人桃，即昆仑桃，形如栝楼，表里彻赤，得霜始熟。方桃形微方。匾桃出南番，形匾肉涩，核状如盒，其仁甘美。番人珍之，名波淡树，树甚高大。偏核桃出波斯，形薄而尖，头偏，状如半月，其仁酷似新罗松子，可食，性热。又杨维桢、宋濂集中并载元朝御库蟠桃，核大如碗，以为神异。按王子年拾遗记载汉明帝时，常山献巨核桃，霜下始花，隆暑方熟。玄中记载积石之桃，大如斗斛器。酉阳杂俎载九疑有桃核，半扇可容米一升；及蜀后主有桃核杯，半扇容水五升，良久如酒味可饮。此皆桃之极大者。昔人谓桃为仙果，殆此类欤？生桃切片瀹过，曝干为脯，可充果食。又桃酢法：取烂熟桃纳瓮中，盖口七日，漉去皮核，密封二七日酢成，香美可食。种树书云：柿接桃则为金桃，李接桃则为李桃，梅接桃则脆。桃树生虫，煮猪头汁浇之即止。皆物性之微妙也。

实

【气味】 **辛、酸、甘，热，微毒。多食令人有热。**〔诜曰〕能发丹石毒，生者尤损人。〔思邈曰〕黄帝书云：食桃饱，入水浴，令人成淋及寒热病。〔时珍曰〕生桃多食，令人膨胀及生痈疖，有损无益。五果列桃为下以此。〔瑞曰〕桃与鳖同食，患心痛。服术人忌食之。

【主治】 **作脯食，益颜色。**大明。**肺之果，肺病宜食之。**思邈。

冬桃，食之解劳热。时珍。出尔雅注。

核仁

【修治】 〔别录曰〕七月采，取仁阴干。〔敩曰〕凡使须去皮，用白术、乌豆二味，同于坩锅中煮二伏时，漉出劈开，心黄如金色乃用。〔时珍曰〕桃仁行血，宜连皮、尖生用。润燥活血，宜汤浸去皮、尖炒黄用。或麦麸同炒，或烧存性，各随本方。双仁者有毒，不可食，说见杏仁下。

【气味】 **苦、甘，平，无毒。**〔思邈曰〕苦、甘、辛，平。〔诜曰〕温。〔弘景曰〕桃仁作酪，性冷。香附为之使。

【主治】 **瘀血血闭，癥瘕邪气，杀小虫。**本经。**止咳逆上气，消心下坚硬，除卒暴击血，通月水，止心腹痛。**别录。**治血结、血秘、血燥，通润大便，破畜血。**元素。**杀三虫，又每夜嚼一枚和蜜，涂手、面良。**孟诜。**主血滞风痹骨蒸，肝疟寒热，鬼注疼痛，产后血病。**时珍。

【发明】 〔杲曰〕桃仁苦重于甘，气薄味厚，沉而降，阴中之阳，手、足厥阴经血分药也。苦以泄滞血，甘以生新血，故破凝血者用之。其功有四：治热入血室，一也；泄腹中滞血，二也；除皮肤血热燥痒，三也；行皮肤凝聚之血，四也。〔成无己曰〕肝者血之源，血聚则肝气燥，肝苦急，急食甘以缓之。桃仁之甘以缓肝散血，故张仲景抵当汤用之，以治伤寒八九日，内有畜血，发热如狂，小腹满痛，小便自利者。又有当汗失汗，热毒深入，吐血及血结胸，烦躁谵语者，亦以此汤主之。与虻虫、水蛭、大黄同用。

【附方】 旧十九，新十二。**延年去风**令人光润。用桃仁五合去皮，用粳米饭浆同研，绞汁令尽，温温洗面极妙。千金翼。**偏风不遂**及癖疾。用桃仁二千七百枚，去皮、尖、双仁，以好酒一斗三升，浸二十一日，取出晒干杵细，作丸如梧子大。每服二十丸，以原酒吞之。外台秘要。**风劳毒肿**挛痛，或牵引小腹及腰痛。桃仁一升去皮尖，熬令黑烟出，热研如脂膏，以酒三升搅和服，暖卧取汗。不过三度瘥。食医心镜。**疟疾寒热**桃仁一百枚去皮尖，乳钵内研成膏，不得犯生水，入黄丹三钱。丸梧子大。每服三丸，当发日面北温酒吞下。五月五日午时合之，忌鸡、犬、妇人。见唐慎微本草。**骨蒸作热**桃仁一百二十枚，留尖去皮及双仁，杵为丸，平旦井花水顿服之。令尽量饮酒至醉，仍须任意吃水。隔日一剂。百日不得食肉。外台秘要。**上气喘急**方见杏仁。**上气咳嗽**胸满气喘。桃仁三两去皮尖，以水一大升研汁，和粳米二合煮粥食之。心镜。**卒得**

咳嗽桃仁三升去皮杵，着器中密封，蒸熟日干，绢袋盛，浸二斗酒中，七日可饮，日饮四五合。**尸疰鬼疰**乃五尸之一，又挟鬼邪为祟。其病变动，有三十六种至九十九种。大略使人寒热淋沥，沉沉默默，不知所苦而无处不恶。累年积月，以至于死。死后复传傍人。急以桃仁五十枚研泥，水煮取四升，服之取吐。吐不尽，三四日再吐。肘后方。**传尸鬼气**咳嗽痃癖注气，血气不通，日渐消瘦。桃仁一两去皮尖杵碎，水一升半煮汁，入米作粥，空心食之。**鬼疰心痛**桃仁一合烂研，煎汤服之。急救方。**卒然心痛**桃仁七枚去皮尖研烂，水一合服之。肘后方。**人好魇寐**桃仁熬去皮尖三七枚，以小便服之。千金方。**下部虫䘌**病人齿龈无色，舌上白，喜睡愦愦不知痛痒处。或下痢，乃下部生虫食肛也。桃仁十五枚，苦酒二升。盐一合，煮六合服之。肘后方。**崩中漏下**不止者。桃核烧存性研细，酒服方寸匕，日三。千金。**妇人难产**数日不出。桃仁一个劈开，一片书可字，一片书出字，吞之即生。删繁方。**产后百病**千金桃仁煎：治妇人产后百病诸气。取桃仁一千二百枚，去皮、尖、双仁，熬捣极细，以清酒一斗半，研如麦粥，纳小瓶中，面封，入汤中煮一伏时。每服一匙，温酒和服，日再。图经本草。**产后身热**如火，皮如粟粒者，桃仁研泥，同腊猪脂傅之。日日易之。千金方。**产后血闭**桃仁二十枚去皮尖，藕一块，水煎服之良。唐瑶经验方。**产后阴肿**桃仁烧研傅之。**妇人阴痒**桃仁杵烂，绵裹塞之。肘后方。**男子阴肿**作痒。用桃仁炒香为末，酒服方寸匕。日二。仍捣傅之。外台。**小儿卵癞**方同上。**小儿烂疮**初起肿浆似火疮，桃仁研烂傅之。秘录。**小儿聤耳**桃仁炒研绵裹，日日塞之。千金方。**风虫牙痛**针刺桃仁，灯上烧烟出吹灭。安痛齿上咬之。不过五六次愈。卫生家宝方。**唇干裂痛**桃仁捣和猪脂傅。海上。**大便不快**里急后重。用桃仁三两去皮，吴茱萸二两，食盐一两，同炒熟，去盐、茱，每嚼桃仁五七粒。总录。**急劳咳嗽**烦热。用桃仁三两去皮尖，猪肝一枚，童子小便五升，同煮干，于木臼内捣烂，入蒸饼和丸梧子大。每温水下三十丸。圣惠方。**冷劳减食**渐至黑瘦。用桃仁五百颗，吴茱萸三两，同入铁铛中，微火炒一炊久，将桃仁去皮，微黄色即渐加火，待微烟出，即乘热收入新瓶内，厚纸封住，勿令泄气。每日空心取桃仁二十粒去皮嚼之，以温酒下。至重者服五百粒愈。圣惠方。**预辟瘴疠**桃仁一斤，吴茱萸、青盐各四两，同炒热，以新瓶密封一七，取出拣去茱、盐，将桃仁去皮尖，每嚼一二十枚。山居尤宜之。余居士选奇方。

桃毛毛桃实上毛也，刮取用之。

【气味】　辛，平，微毒。

【主治】　破血[①]**闭，下血瘕，寒热积聚，无子，带下诸疾。**别录。**疗崩中，破癖气。**大明。**治恶鬼邪气。**孟诜。

桃枭

【释名】　桃奴别录**桃**[②]**景**同上**神桃**〔别录曰〕此是桃实着树经冬不落者，正月采之，中实者良。〔时珍曰〕桃子干悬如枭首磔木之状，故名。奴者，言其不能成实也。家宝方谓之神桃，言其辟恶也。千叶桃花结子在树不落者，名鬼髑髅。雷敩炮炙论有修治之法，而方书未见用者。〔敩曰〕鬼髑髅十一月采得，以酒拌蒸之，从巳至未，焙干，以铜刀切，焙取肉用。

---

① 血：《证类本草》卷二十三、《千金翼》卷二十三均作“坚”。

② 桃：《千金翼》卷四、《证类本草》卷二十三作“枭”。

【气味】 **苦，微温，有小毒。**

【主治】 **杀百鬼精物**。本经。**杀精魅五毒不祥，疗中恶腹痛**。别录。〔颂曰〕胡洽治中恶毒气蛊疰有桃枭汤。**治肺气腰痛，破血，疗心痛，酒磨暖服之**。大明。**主吐血诸药不效，烧存性，研末，米汤调服，有验**。汪颖。**治小儿虚汗，妇人妊娠下血，破伏梁结气，止邪疟。烧烟熏痔疮。烧黑油调，傅小儿头上肥疮软疖**。时珍。

【附方】 旧三，新五。**伏梁结气**在心下不散。桃奴三两为末，空心温酒，每服二钱。圣惠。**鬼疟寒热**树上自干桃子二七枚为末，滴水丸梧子大，朱砂为衣。每服一丸，侵晨面东井华水下，良。圣济总录。**五种疟疾**家宝通神丸：用神桃即桃奴十四枚，巴豆七粒，黑豆一两，研匀，以冷水和，丸梧子大，朱砂为衣。发日五更念药王菩萨七遍，井华水下一丸，立瘥。不过二次，妙不可言。王隐君养生主论。**妊娠下血**不止。用桃枭烧存性研，水服取瘥。葛洪方。**盗汗不止**树上干桃子一个，霜梅二个，葱根七个，灯心二茎，陈皮一钱，稻根、大麦芽各一撮，水二钟，煎服。经验方。**白秃头疮**干桃一两，黑豆一合。为末，腊猪脂调搽。圣惠。**小儿头疮**树上干桃烧研，入腻粉，麻油调搽。圣惠。**食桃成病**桃枭烧灰二钱，水服取吐即愈。陆光禄说有人食桃不消化作病时，于林间得槁桃烧服，登时吐出即愈，此以类相攻也。张文仲备急方。

花

【修治】 〔别录曰〕三月三日采，阴干之。〔敩曰〕桃花勿用千叶者，令人鼻衄不止，目黄。收花拣净，以绢袋盛，悬檐下令干用。

【气味】 **苦，平，无毒。**

【主治】 **杀疰恶鬼，令人好颜色**。本经。**悦泽人面，除水气，破石淋，利大小便，下三虫**。别录。**消肿满，下恶气**。苏恭。**治心腹痛及秃疮**。孟诜。**利宿水痰饮积滞，治风狂。研末，傅头上肥疮，手足㾦疮**。时珍。

【发明】 〔弘景曰〕肘后方言服三树桃花尽，则面色红润悦泽如桃花也。〔颂曰〕太清草木方言：酒渍桃花饮之，除百疾，益颜色。〔时珍曰〕按许坚① 初学记，载北齐崔氏以桃花、白雪与儿靧面，云令面妍华光悦，盖得本草令人好颜色、悦泽人面之义；而陶、苏二氏乃引服桃花法，则因本草之言而谬用者也。桃花性走泄下降，利大肠甚快，用以治气实人病水饮肿满积滞、大小便闭塞者，则有功无害。若久服，即耗人阴血，损元气，岂能悦泽颜色耶？按张从正儒门事亲载：一妇滑泻数年，百治不效。或言：此伤饮有积也。桃花落时，以棘针刺取数十萼，勿犯人手。以面和作饼，煨熟食之，米饮送下。不一二时，泻下如倾。六七日，行至数百行，昏困，惟饮凉水而平。观此，则桃花之峻利可征矣。又苏鹗杜阳编载：范纯佑女丧夫发狂，闭之室中，夜断窗棂，登桃树上食桃花几尽。及旦，家人接下，自是遂愈也。珍按：此亦惊怒伤肝，痰夹败血，遂致发狂。偶得桃花利痰饮、散滞血之功，与张仲景治积热发狂用承气汤，畜血发狂用桃仁承气汤之意相同；而陈藏器乃言桃花食之患淋何耶？

【附方】 旧三，新十三。**大便艰难**桃花为末，水服方寸匕，即通。千金。**产后秘塞**大小便不通。用桃花、葵子、滑石、槟榔等分，为末。每空心葱白汤服二钱，即利。集验方。**心腹积痛**三月三日采

---

① 许坚：原作"欧阳询"，详《初学记》乃唐·许坚所作，此误记之，今改。

桃花，晒干杵末，以水服二钱匕，良。孟诜食疗本草。**疟疾不已**桃花为末，酒服方寸匕，良。梅师方。**痰饮宿水**桃花散：收桃花阴干为末，温酒服一合，取利。觉虚，食少粥。不似转下药也。崔行功纂要方。**脚气肿痛**桃花一升，阴干为末。每温酒细呷之，一宿即消。外台秘要。**腰脊作痛**三月三日取桃花一斗一升，井华水三斗，曲六升，米六斗，炊熟，如常酿酒。每服一升，日三服。神良。千金。**脓瘘不止**桃花为末，猪脂和傅之，日二。千金。**头上秃疮**三月三日收未开桃花阴干，与桑椹赤者等分作末，以猪脂和。先取灰汁洗去痂，即涂之。食疗。**头上肥疮**一百五日寒食节，收桃花为末。食后以水半盏调服方寸匕，日三，甚良。崔元亮海上方。**黄水面疮**方同上。**足上㾦疮**桃花、食盐等分杵匀，醋和傅之。肘后方。**雀卵面疱**桃花、冬瓜仁研末等分，蜜调傅之。圣惠。**干粪塞肠**胀痛不通。用毛桃花湿者一两，和面三两，作馄饨煮熟，空心食之。日午腹鸣如雷，当下恶物也。圣惠方。**面上粉刺**㾦子如米粉。用桃花、丹砂各三两为末。每服一钱，空心井水下。日三服。十日知，二十日小便当出黑汁，面色莹白也。圣惠方[①]。**令面光华**三月三日收桃花，七月七日收鸡血，和涂面上。三二日后脱下，则光华颜色也。圣济总录。

叶〔颂曰〕采嫩者名桃心，入药尤胜。

【气味】　**苦，平，无毒。**

【主治】　**除尸虫，出疮中小虫。**别录。**治恶气，小儿寒热客忤。**大明。**疗伤寒、时气、风痹无汗，治头风，通大小便，止霍乱腹痛。**时珍。

【发明】　〔颂曰〕桃叶蒸汗法：张文仲备急方治天行病，有支太医桃叶汤熏法：用水二石煮桃叶，取七斗，安床箦下，厚被盖卧床上，乘热熏之。少时当雨汗，汗遍去汤，速粉之，并灸大椎穴，则愈。又陈廪丘小品方，有阮河南桃叶蒸法云：连发汗，汗不出者死，可蒸之，如中风法。烧地令热，去火，以少水洒之，布干桃叶于上厚二三寸，安席叶上卧之，温覆得大汗，被中傅粉极燥，便瘥也。凡柏叶、麦麸、蚕沙皆可如此法用。张苗言：曾有人疲极汗出，卧簟受冷，但苦寒倦，四日凡八发汗，汗不出，用此法而瘥也。〔时珍曰〕按许叔微本事方云：伤寒病，医者须顾表里，循次第。昔范云为梁武帝属官，得时疫热疾[②]，召徐文伯诊之。是时武帝有九锡之命，期在旦夕。云恐不预，求速愈。文伯曰：此甚易，政恐二年后不复起尔。云曰：朝闻道夕死可矣，况二年乎？文伯乃以火煅地，布桃、柏叶于上，令云卧之。少顷汗出粉之，翌日遂愈。后二年云果卒。取汗先期，尚能促寿；况不顾表里时日，便欲速愈者乎？夫桃叶发汗妙法也，犹有此戒，可不慎欤？

【附方】　旧十，新一。**风袭项强**不得顾视。穿地作坑，煅赤，以水洒之令冷，铺生桃叶于内。卧席上，以项着坑上，蒸至汗出，良久即瘥。千金方。**小儿伤寒**时气。用桃叶三两，水五升，煮十沸取汁，日五六遍淋之。后烧雄鼠粪二枚服之，妙。伤寒类要。**二便不通**桃叶杵汁半升服。冬用榆[③]皮。孙真人方。**霍乱腹痛**桃叶三升切，水五升，煮一升，分二服。外台。**除三尸虫**桃叶杵汁，服一升。外台秘要。**肠痔出血**桃叶一斛杵。纳小口器中坐，蒸之，有虫自出。肘后方。**女人**

---

① 圣惠方：此方今出《圣济总录》卷一〇一及《普济方》卷五十一，名丹砂散。

② 得时疫热疾：《本事方》卷八作“忽感伤寒之疾”。

③ 榆：《千金》卷十五、《证类本草》卷二十三作“桃”。

阴疮如虫咬痒痛者。生捣桃叶，绵裹纳之，日三四易。食疗本草。**足上㾦疮**桃叶捣，和苦酒傅之。肘后方。**鼻内生疮**桃叶嫩心杵烂塞之。无叶用枝。简便方。**身面癣疮**日午捣桃叶，取汁搽之。千金。**诸虫入耳**桃叶挼熟塞之。或捣汁滴之。或作枕，枕一夕自出。梅师方。

茎及白皮

【修治】 〔时珍曰〕树皮、根皮皆可，用根皮尤良。并取东行者，刮去粗皮，取白皮入药。

【气味】 **苦，平，无毒。**

【主治】 **除邪鬼中恶腹痛，去胃中热**。别录。**治疰忤心腹痛，解蛊毒，辟疫疠，疗黄疸身目如金，杀诸疮虫**。时珍。

【附方】 旧十四，新五。**天行疫疠**常以东行桃枝煎熬汤浴之，佳。类要。**黄疸如金**晴明时，清晨勿令鸡、犬、妇人见，取东引桃根细如箸、若钗股者一握，切细，以水一大升，煎一小升，空腹顿服。后三五日，其黄离离如薄云散开，百日方平复也。黄散后，可时时饮清酒一杯，则眼中易散，否则散迟。忌食热面、猪、鱼等物。此是徐之才家秘方也。初虞世必效方。**肺热喘急**集验，治肺热闷喘急，客热往来，欲死，不堪服药者。用桃皮、芫花各一升，以水四升，煮取一升，以故布纳汁中，取薄胸口，温四肢，盈①数刻即止。图经。**喉痹塞痛**桃皮煮汁三升服。千金方。**心虚健忘**令耳目聪明。用戊子日，取东引桃枝二寸枕之。又方：五月五日日未出时，取东引桃枝刻作三寸木人，着衣领带中佩之。千金方。**卒得心痛**东引桃枝一把切，以酒一升，煎半升，顿服大效。肘后方。**鬼疰心痛**东引桃枝一握，去粗皮切，水二升，煎半升。频服。崔氏。**解中蛊毒**用东引桃白皮烘干、大戟、斑蝥去足翅熬，三物等分为末。以冷水服半方寸匕，即出。不出更服。或因酒得以酒服，因食得以食服。初虞世云：此乃李饶州法也。亦可以米泔丸服。苏颂图经。**卒得恶疮**人不识者。取桃皮作屑纳之。孙真人方。**卒患瘰疬**不痛者。取桃树白皮贴疮上，灸二七壮良。孙真人方。**热病口疮**成䘌，桃枝煎浓汁含之。下部有疮，纳入之。类要。**下部䘌疮**桃白皮煮取浓汁如稀饧，入熊胆少许，以绵蘸药纳入下部疮上。梅师。**五痔作痛**桃根，水煎汁浸洗之，当有虫出。**小儿湿癣**桃树青皮为末，和醋频傅之。子母秘录。**狂狗咬伤**桃白皮一握，水三升，煎一升服。梅师方。**水肿尿短**桃皮三斤去内外皮，秫米一斗，女曲一升，以水二斗煮桃皮，取汁一斗，以一半渍曲，一半渍秫饭，如常酿成酒。每服一合，日三次，以体中有热为候。小便多是病去。忌生冷、一切毒物。圣济总录。**妇人经闭**数年不通，面色萎黄，唇口青白，腹内成块，肚上筋起，腿胫或肿，桃根煎主之。用桃树根、牛蒡根、马鞭草根、牛膝、蓬蘽各一斤锉，以水三斗，煎一斗去滓，更以慢火煎如饧状收之。每以热酒调服一匙。圣惠。**牙疼颊肿**桃白皮、柳白皮、槐白皮等分，煎酒热漱。冷则吐之。圣惠方。**小儿白秃**桃皮五两煎汁，入白面沐之。并服。同上。

桃胶

【修治】 〔时珍曰〕桃茂盛时，以刀割树皮，久则胶溢出，采收，以桑灰汤浸过，曝干用。如服食，当依本方修炼。

【气味】 **苦，平，无毒。**

【主治】 **炼服，保中不饥，忍风寒**。别录。**下石淋，破血，治中恶疰忤**。苏恭。**主恶鬼邪气**。孟诜。**和血益气，治下痢，止痛**。时珍。

---

① 盈：此上《证类本草》卷二十有"不"字。

【发明】 〔颂曰〕本草言桃胶炼服，保中不饥。按仙方服胶法：取胶二十斤，绢袋盛，于栎木灰汁一石中，煮三五沸，取挂高处，候干再煮，如此三度，曝干研筛，蜜和丸梧子大，每空腹酒服二十丸。久服身轻不老。〔时珍曰〕按抱朴子云：桃胶以桑灰汁渍过服之，除百病，数月断谷，久则晦夜有光如月。又列仙传云：高丘公服桃胶得仙。古方以桃胶为仙药，而后人不复用之，岂其功亦未必如是之殊耶?

【附方】 旧二，新三。**虚热作渴**桃胶如弹丸大，含之佳。外台。**石淋作痛**桃木胶如枣大，夏以冷水三合，冬以汤三合，和服，日三服。当下石，石尽即止。古今录验。**血淋作痛**桃胶炒、木通、石膏各一钱，水一盏，煎七分，食后服。杨氏家藏方。**产后下痢**赤白，里急后重，㽲痛。用桃胶焙干、沉香、蒲黄炒各等分，为末。每服二钱，食前米饮下。妇人良方。**痘黡发搐**黑陷者。用桃胶煎汤饮之。或水熬成膏，酒化服之，大效。总微论。

桃符

【主治】 **中恶，精魅邪气，水煮汁服之。**孟诜。

【发明】 〔时珍曰〕典术云：桃乃西方之木，五木之精，仙木也。味辛气恶，故能厌伏邪气，制百鬼。今人门上用桃符以此。玉烛宝典云：户上着桃板辟邪，取山海经神荼、郁垒居东海蟠桃树下，主领众鬼之义。许慎云：羿死于桃棓。棓，杖也。故鬼畏桃，而今人用桃梗作杙橛以辟鬼也。礼记云：王吊则巫祝以桃茢前引，以辟不祥。茢者，桃枝作帚也。博物志云：桃根为印，可以召鬼。甄异传云：鬼但畏东南枝尔。据此诸说，则本草桃之枝、叶、根、核、桃枭、桃橛，皆辟鬼祟产忤，盖有由来矣。钱乙小儿方，疏取积热及结胸，用巴豆、硇、汞之药，以桃符煎汤下，亦是厌之之义也。

桃橛拾遗。〔时珍曰〕橛音掘，即杙也。人多钉于地上，以镇家宅，三载者良。

【主治】 **卒心腹痛，鬼疰，破血，辟邪恶气胀满，煮汁服之，与桃符同功。**藏器。

【附方】 新一。**风虫牙痛**门下桃橛烧取汁，少少纳孔中，以蜡固之。圣惠方。

桃寄生见木部。

桃蠹虫移入虫部。

栗别录上品

【释名】 〔时珍曰〕栗，说文作㮚，从卤，音条，象花实下垂之状也。梵书名笃迦。

【集解】 〔别录曰〕栗生山阴，九月采。〔弘景曰〕今会稽诸暨栗，形大皮厚，不美；剡及始丰栗，皮薄而甜，乃佳。〔颂曰〕栗处处有之，而兖州、宣州者最胜。木高二三丈，叶极类栎。四月开花青黄色，长条似胡桃花。实有房猬，大者若拳，中子三四；小者若桃李，中子惟一二。将熟则罅拆子出。栗类亦多。按陆玑诗疏云：栗，五方皆有之，周、秦、吴、扬特饶。惟濮阳及范阳栗甜美味长，他方者不及也。倭、韩国诸岛上栗大如鸡子，味短不美。桂阳有莘栗，丛生，实大如杏仁，皮、子形色与栗无异，但小耳。又有奥栗，皆与栗同，子圆而细，惟江湖有之，或云即莘也。莘音榛，诗云“树之莘栗”是矣。〔恭曰〕板栗、锥栗二树皆大。茅栗似板栗而细如橡子，其树虽小，叶亦不殊，但春生夏花、秋实冬枯为异耳。〔宗奭曰〕湖北一种旋栗，顶圆末尖，即榛栗，象榛子形也。栗欲干收，莫如曝之；欲生收，莫如润沙藏之，至夏初尚如新也。〔时珍曰〕栗但可种成，不可移栽。按事类合璧云：栗木高二三丈，苞生多刺如猬毛，每枝不下四五个苞，有青、黄、赤三色。中子或单或双，或三或四。其壳生黄熟紫，壳内有膜裹仁，九月霜降乃熟。其苞自裂而子坠者，乃可久藏，苞未裂者易腐也。其花作条，大如箸头，长四五寸，可以点灯。栗之大者为板栗，中心扁子为栗楔。稍小者为山栗。山栗之圆而末尖者为锥栗。圆小如橡子者为莘栗。小如指顶者为茅栗，即尔雅所谓栭栗也，一名栵栗，可炒食之。刘恂岭表录云：广中无栗。惟勤州[①]山中有石栗，一年方熟，圆如弹子，皮厚而味如胡桃。得非栗乃水果，不宜于炎方耶？

实

【气味】 **咸，温，无毒。**〔诜曰〕吴栗虽大味短，不如北栗。凡栗日中曝干食，即下气补益；不尔犹有木气，不补益也。火煨去汗，亦杀木气。生食则发气，蒸炒热食则壅气。凡患风水人不宜食，味咸生水也。〔恭曰〕栗作粉食，胜于菱、芡；但以饲孩儿，令齿不生。〔宗奭曰〕小儿不可多食。生则难化，熟则滞气，膈食生虫，往往致病。

【主治】 **益气，厚肠胃，补肾气，令人耐饥。**别录。**生食，治腰脚不遂。**思邈。**疗筋骨断碎，肿痛瘀血，生嚼涂之，有效。**苏恭。

栗楔音屑。〔时珍曰〕一球三颗，其中扁者栗楔也。

【主治】 **筋骨风痛。**士良。**活血尤效。**〔颂曰〕今衡山合活血丹用之。**每日生食七枚，破冷痃癖。又生嚼，罯恶刺，出箭头，傅瘰疬肿毒痛。**大明。

【发明】 〔思邈曰〕栗，肾之果也。肾病宜食之。〔弘景曰〕相传有人患腰脚弱，往栗树下食数升，便能起行。此是补肾之义，然应生啖。若服饵则宜蒸曝之。〔宗奭曰〕栗之补肾，为其味咸，又滞其气也。〔时珍曰〕栗于五果属水。水潦之年则栗不熟，类相应也。有人内寒，暴泄如注，令食煨栗二三十枚，顿愈。肾主大便，栗能通肾，于此可验。经验方治肾虚腰脚无力，以袋盛生栗悬干，每旦吃十余颗，次吃猪肾粥助之，久必强健。盖风干之栗，胜于日曝，而火煨油炒，胜于煮蒸。乃须细嚼，连液吞咽，则有益。若顿食至饱，反致伤脾矣。按苏子由诗云：老去自添腰脚病，山翁服栗旧传方。客来为说晨兴晚，三咽徐收白玉浆。此得食栗之诀也。王祯农书云：史记载秦饥，应侯请发五苑枣、栗。则本草栗厚肠胃、补肾气、令人耐饥之说，殆非虚语矣。

【附方】 旧三，新五。**小儿疳疮**生嚼栗子傅之。外台。**芼刺入肉**方同上。**马汗入肉**成疮者。方同上。胜金方。**马咬成疮**独颗栗子烧研傅之。医说。**熊虎爪伤**方同上。**小儿口疮**大栗煮熟，日日与食之，甚效。普济。**衄血不止**宣州大栗七枚刺破，连皮烧存性，出火毒，入麝香少许研匀。每服二钱，温水下。圣济总录。**金刃斧伤**用独壳大栗研傅，或仓卒嚼傅亦可。集简方。

栗荴音孚。〔恭曰〕栗内薄皮也。

【气味】 **甘，平，涩，无毒。**

【主治】 **捣散，和蜜涂面，令光急去皱文。**苏恭。

【附方】 新一。**骨鲠在咽**栗子内薄皮烧存性，研末，吹入咽中即下。圣济总录：用栗子肉上皮半两为末，鲇鱼肝一个，乳香二钱半，同捣，丸梧子大。看鲠

① 勤州：原作“靳州”，字误，《岭表录异》卷中作“勤州”，兹改。

远近，以线系绵裹一丸，水润吞之，提线钓出也。

栗壳栗之黑壳也。

【气味】　同荴。

【主治】　**反胃消渴，煮汁饮之**。孟诜。**煮汁饮，止泻血**。大明。

【附方】　新一。**鼻衄不止**累医不效。栗壳烧存性，研末，粥饮服二钱。圣惠方。

毛球栗外刺包也。

【主治】　**煮汁，洗火丹毒肿**。苏恭。

花

【主治】　**瘰疬**。吴瑞。

树皮

【主治】　**煮汁，洗沙虱、溪毒**。苏恭。**疗疮毒**。苏颂。**治丹毒五色无常。剥皮有刺者，煎水洗之**。孟诜。出肘后方。

根

【主治】　**偏肾气，酒煎服之**。汪颖。

天师栗纲目

【集解】　〔时珍曰〕按宋祁益州方物记云：天师栗，惟西蜀青城山中有之，他处无有也。云张天师学道于此所遗，故名。似栗而味美，惟独房若橡为异耳。今武当山所卖娑罗子，恐即此物也。

【气味】　**甘，温，无毒**。

【主治】　**久食，已风挛**。时珍。出益州记。

枣本经上品

【释名】　〔时珍曰〕按陆佃埤雅云：大曰枣，小曰棘。棘，酸枣也。枣性高，故重朿；棘性低，故并朿，音次。枣、棘皆有刺针，会意也。

【集解】　〔别录曰〕枣生河东平泽。〔弘景曰〕世传河东猗氏县枣特异。今青州出者形大而核细，多膏甚甜。郁州互市者亦好，小不及耳。江东临沂、金城枣形大而虚，少脂，好者亦可用之。南枣大恶，不堪啖。〔颂曰〕近北州郡皆出枣，惟青州之种特佳。晋州、绛州者虽大，而不及青州肉厚也。江南出者，坚燥少脂。今园圃种莳者，其种甚多。美者有水菱枣、御枣之类，皆不堪入药，盖肌肉轻虚故也。南郡人煮而曝干，皮薄而皱，味更甘于他枣，谓之天蒸枣，亦不入药。按郭璞注尔雅云：壶枣大而锐，壶犹瓠也。边，腰枣也，细腰，今谓之辘轳枣。桥，白枣也，子白乃熟。洗，大枣也，出河东猗氏县，大如鸡卵。遵，羊枣也，实小紫黑，俗名羊矢枣。樲，酸枣也，木小而实酢。还味，棯枣也，其味短。蹶泄，苦枣也，其味苦。晰，无实枣也。〔宗奭曰〕大枣先青州，次晋州，皆可晒曝入药，益脾胃。余者止可充食用耳。青州人以枣去皮核，焙干为枣圈，以为奇果。有御枣，甘美轻脆，后众枣熟而易生虫，今人所谓扑落酥者是也。又有牙枣，先众枣熟，亦甘美，微酸而尖长。二枣皆可啖，不堪收曝。〔时珍曰〕枣木赤心有刺。四月生小叶，尖觥光泽。五月开小花，白色微青。南北皆有，惟青、晋所出者肥大甘美，入药为良。其类甚繁，尔雅所载之外，郭义恭广志有狗牙、鸡心、牛头、羊矢[①]、猕猴、细腰、赤心、三星、骈白之名，又有木枣、氐枣、桂枣、夕枣、灌枣、墟枣、蒸枣、白枣、丹枣、棠枣，及安邑、信都诸枣。谷城紫枣长二寸，羊角枣长三寸。密云所出小枣，脆润核细，味亦甘美，皆可充果食，不堪入药。入药须用青州及晋地晒干大枣为良。按贾思勰齐民要术云：凡枣全赤时，日日撼而收曝，则红皱。若

① 矢：原作“角”，字误，今据《齐民要术》卷四第三十三改。

半赤收者，肉未充满，干即色黄赤收者，味亦不佳。食经作干枣法：须治净地，铺菰箔之类承枣，日晒夜露，择去胖烂，曝干收之。切而晒干者为枣脯。煮熟榨出者为枣膏，亦曰枣瓤。蒸熟者为胶枣，加以糖、蜜拌蒸则更甜；以麻油叶同蒸，则色更润泽。捣胶枣[①]晒干者为枣油，其法取红软干枣入釜，以水仅淹平，煮沸漉出，砂盆研细，生布绞取汁，涂盘上晒干，其形如油，以手摩刮为末收之。每以一匙，投汤碗中，酸甜味足，即成美浆，用和米麨，最止饥渴、益脾胃也。卢谌祭法云：春祀用枣油。即此。

生枣

【气味】 **甘、辛，热，无毒。多食令人寒热。凡羸瘦者不可食。**〔思邈曰〕多食令人热渴膨胀，动脏腑，损脾元，助湿热。

大枣

【释名】 **干枣**别录**美枣**别录**良枣**〔别录曰〕八月采，曝干。〔瑞曰〕此即晒干大枣也。味最良美，故宜入药。今人亦有用胶枣之肥大者。

【气味】 **甘，平，无毒。**〔思邈曰〕甘、辛，热，滑，无毒。〔杲曰〕温。〔大明曰〕有齿病、疳病、虫䘌人不宜啖枣，小儿尤不宜食。又忌与葱同食，令人五脏不和；与鱼同食，令人腰腹痛。〔时珍曰〕今人蒸枣多用糖、蜜拌过，久食最损脾、助湿热也。啖枣多，令人齿黄生䘌，故嵇康养生论云：齿处晋而黄，虱处头而黑。

【主治】 **心腹邪气，安中，养脾气，平胃气，通九窍，助十二经，补少气、少津液、身中不足，大惊四肢重，和百药。久服轻身延年。**本经。〔宗奭曰〕煮取肉，和脾胃药甚佳。**补中益气，坚志强力，除烦闷，疗心下悬，除肠澼。久服不饥神仙。**别录。**润心肺，止嗽，补五脏，治虚损，除肠胃癖气。和光粉烧，治疳痢。**大明。**小儿患秋痢，与蛀枣食之良。**孟诜。**杀乌头、附子、天雄毒。**之才。**和阴阳，调荣卫，生津液。**李杲。

【发明】 〔弘景曰〕道家方药，以枣为佳饵。其皮利，肉补虚，所以合汤皆擘之也。〔杲曰〕大枣气味俱厚，阳也。温以补不足，甘以缓阴血。〔成无己曰〕邪在荣卫者，辛甘以解之。故用姜、枣以和荣卫，生发脾胃升腾之气。张仲景治奔豚，用大枣滋脾土以平肾气也。治水饮胁痛有十枣汤，益土而胜水也。〔震亨曰〕枣属土而有火，味甘性缓。甘先入脾，补脾者未尝用甘。故今人食甘多者，脾必受病也。〔时珍曰〕素问言枣为脾之果，脾病宜食之。谓治病和药，枣为脾经血分药也。若无故频食，则生虫损齿，贻害多矣。按王好古云：中满者勿食甘，甘令人满。故张仲景建中汤心下痞者，减饧、枣，与甘草同例，此得用枣之方矣。又按许叔微本事方云：一妇病脏燥悲泣不止，祈祷备至。予忆古方治此证用大枣汤，遂治与服，尽剂而愈。古人识病治方，妙绝如此。又陈自明妇人良方云：程虎卿内人妊娠四五个月，遇昼则惨戚悲伤，泪下数欠，如有所凭，医巫兼治皆无益。管伯周说：先人曾语此，治须大枣汤乃愈。虎卿借方治药，一投而愈。方见下条。又摘玄方治此证，用红枣烧存性，酒服三钱，亦大枣汤变法也。

【附方】 旧七，新十二。**调和胃气**以干枣去核，缓火逼燥为末。量多少入少生姜末，白汤点服。调和胃气甚良。衍义。**反胃吐食**大枣一枚去核，用斑蝥一枚去头翅，入枣内，煨熟去蝥，空心食之，

① 胶枣：原作“枣胶”，字倒，今据此上“蒸熟者为胶枣”与此下大枣之释名改。

白汤下良。**小肠气痛**大枣一枚去核，用斑蝥一枚去头、翅，入枣内，纸包煨熟，去蝥食枣，以桂心、毕澄茄汤下。直指。**伤寒热病**后，口干咽痛，喜唾。大枣二十枚，乌梅十枚，捣入蜜丸。含如杏核大[1]，咽汁甚效。千金方。**妇人脏燥**悲伤欲哭，象若神灵，数欠者，大枣汤主之。大枣十枚，小麦一升，甘草二两，每服一两，水煎服之。亦补脾气。**妊娠腹痛**大红枣十四枚，烧焦为末，以小便服之。梅师。**大便燥塞**大枣一枚去核，入轻粉半钱缚定，煨熟食之，仍以枣汤送下。直指。**咒枣治疟**执枣一枚，咒曰：吾有枣一枚，一心归大道。优他或优降，或劈火烧之。念七遍，吹枣上，与病人食之，即愈。岣嵝神书。**烦闷不眠**大枣十四枚，葱白七茎，水三升，煮一升，顿服。千金。**上气咳嗽**治伤中筋脉急，上气咳嗽者。用枣二十枚去核，以酥四两微火煎，入枣肉中泣尽酥，取收之。常含一枚，微微咽之取瘥。圣惠方。**肺疽吐血**因啖辛辣、热物致伤者。用红枣连核烧存性，百药煎煅过，等分为末。每服二钱，米饮下。三因。**耳聋鼻塞**不闻音声、香臭者。取大枣十五枚去皮核，蓖麻子三百枚去皮，和捣。绵裹塞耳、鼻，日一度。三十余日，闻声及香臭也。先治耳，后治鼻，不可并塞。孟诜食疗。**久服香身**用大枣肉和桂心、白瓜仁、松树皮为丸，久服之。食疗本草。**走马牙疳**新枣肉一枚，同黄檗烧焦为末，油和傅之。若加砒少许更妙。王氏博济。**诸疮久坏**不愈者。枣膏三升，煎水频洗，取愈。千金。**痔疮疼痛**大肥枣一枚剥去皮，取水银掌中，以唾研令极熟，傅枣瓤上，纳入下部良。外台。**下部虫痒**蒸大枣取膏，以水银和捻，长三寸，以绵裹，夜纳下部中，明日虫皆出也。肘后。**卒急心疼**海上方诀云：一个乌梅二个枣，七枚杏仁一处捣。男酒女醋送下之，不害心疼直到老。**食椒闭气**京枣食之即解也。百一选方。

三岁陈枣核中仁

【气味】　**燔之，苦，平，无毒。**

【主治】　**腹痛邪气。**别录。**恶气卒疰忤。**孟诜。**核烧研，掺胫疮良。**时珍。

【发明】　〔时珍曰〕按刘根别传云：道士陈孜如痴人，江夏袁仲阳敬事之。孜曰：今春当有疾，可服枣核中仁二十七枚。后果大病，服之而愈。又云：常服枣仁，百邪不复干也。仲阳服之有效，则枣果有治邪之说矣。又道书云：常含枣核治气，令口行津液，咽之佳。谢承后汉书亦云：孟节能含枣核，不食可至十年也。此皆藉枣以生津受气，而咽之又能达黄宫，以交离坎之义耳。

叶

【气味】　**甘，温，微毒。**〔别录曰〕散服使人瘦，久则呕吐。

【主治】　**覆麻黄，能令出汗。**本经。**和葛粉，揩热痱疮，良。**别录。**治小儿壮热，煎汤浴之。**大明。

【附方】　新二。**小儿伤寒**五日已后热不退。用枣叶半握，麻黄半两，葱白、豆豉各一合，童子小便二钟，煎一钟，分二服，取汗。总录。**反胃呕哕**干枣叶一两，藿香半两，丁香二钱半，每服二钱，姜三片，水一盏煎服。圣惠方。

木心

【气味】　**甘，涩，温，有小毒。**

【主治】　**中蛊腹痛，面目青黄，淋露骨立。锉取一斛，水淹三寸，煮至二斗澄清，煎五升，旦服五合，取吐即愈。又煎红水服之，能通经脉。**时珍。出小品

---

① 如杏核大：原作“一杏仁”，义晦，今据《千金》卷十改。

方。

根

【主治】 **小儿赤丹从脚趺起，煎汤频浴之。**时珍。出千金。

【附方】 旧一。**令发易长**取东行枣根三尺，横安甑上蒸之，两头汗出，收取傅发，即易长。圣惠方。

皮

【主治】 **同老桑树皮，并取北向者，等分，烧研。每用一合，井水煎，澄取清，洗目。一月三洗，昏者复明。忌荤、酒、房事。**时珍。

仲思枣宋开宝

【释名】 **仙枣**〔志曰〕北齐时有仙人仲思得此枣种之，因以为名。

【集解】 〔志曰〕仲思枣形如大枣，长二寸，正紫色，细文小核，味甘。今亦少有。〔时珍曰〕按杜宝大业拾遗记云：隋时信都郡献仲思枣，长四寸，围五寸，肉肥核小有味，胜于青州枣，亦名仙枣。观此，则广志之西王母枣、谷城紫枣，皆此类也。

【气味】 **甘，温，无毒。**

【主治】 **补虚益气，润五脏，去痰嗽冷气。久服令人肥健，好颜色，神仙不饥。**开宝。

苦枣食性

【释名】 **蹶泄**尔雅。名义未详。

【集解】 〔士良曰〕苦枣处处有之。色青而小，味苦不堪，人多不食。

实

【气味】 **苦，大寒，无毒。**

【主治】 **伤寒热伏在脏腑，狂荡烦满，大小便闭涩。取肉煮研，和蜜丸服。**士良。

本草纲目果部目录第三十卷

果之二山果类三十四种

梨别录　**鹿梨**图经　**棠梨**纲目　**海红**纲目　**木瓜**别录　**楂子**食疗　**榠楂**图经　**榅桲**开宝　**山楂**唐本。即山查　**庵罗果**开宝　**柰**别录　**林檎**开宝　**柿**别录　**椑柿**开宝　**君迁子**拾遗。即牛奶柿　**安石榴**别录　**橘**本经　**柑**开宝　**橙**开宝　**柚**日华　**枸橼**图经。即香橼　**金橘**纲目　**枇杷**别录　**杨梅**开宝　**樱桃**别录　**山婴桃**别录　**银杏**日用。即白果　**胡桃**开宝　**榛子**开宝　**阿月浑子**拾遗　**槠子**拾遗　**钩栗**拾遗　**橡实**唐本。即栎子　**槲实**唐本。即槲若

上附方旧五十二，新一百七十四。

本草纲目果部第三十卷

果之二山果类三十四种

梨别录下品

【释名】 **快果 果宗 玉乳 蜜父**〔震亨曰〕梨者，利也。其性下行流利也。〔弘景曰〕梨种殊多，并皆冷利，多食损人，故俗人谓之快果，不入药用。

【集解】 〔颂曰〕梨处处皆有，而种类殊别。医方相承，用乳梨、鹅梨。乳梨出宣城，皮厚而肉实，其味极长。鹅梨河之南北州郡皆有之，皮薄而浆多，味差短，其香则过之。其余水梨、消梨、紫糜梨、赤梨、青梨、茅梨、甘棠梨、御儿梨之类甚多，俱不入药也。一种桑梨，惟堪蜜煮食之，止口干，生食不益人，冷中。又有紫花梨，疗心热。唐武宗有此疾，百药不效。青城山邢道人以此梨绞汁进之，帝疾遂愈。复求之，不可得。常山郡忽有一株，因缄封以进。帝多食之，解烦燥殊效。岁久木枯，不复有种，今人不得而用之矣。〔时珍曰〕梨树高二三丈，尖叶光腻有细齿，二月开白花如雪六出。上巳无风则结实必佳。故古语云：上巳有风梨有蠹，中秋无月蚌无胎。贾思勰言梨核每颗有十余子，种之惟一二子生梨，余皆生杜，此亦一异也。杜即棠梨也。梨品甚多，必须棠梨、桑树接过者，则结子早而佳。梨有青、黄、红、紫四色。乳梨即雪梨，鹅梨即绵梨，消梨即香水梨也。俱为上品，可以治病。御儿梨即玉乳梨之讹。或云御儿一作语儿，地名也，在苏州嘉兴县，见汉书注。其他青皮、早谷、半斤、沙糜诸梨，皆粗涩不堪，止可蒸煮及切烘为脯尔。一种醋梨，易水煮熟，则甜美不损人也。昔人言梨，皆以常山真定、山阳钜野、梁国睢阳、齐国临淄、钜鹿、弘农、京兆、邺都、洛阳为称。盖好梨多产于北土，南方惟宣城者为胜。故司马迁史记云：淮北、荥南、河济之间，千株梨其人与千户侯等也。又魏文帝诏云：真定御梨大如拳，甘如蜜，脆如菱，可以解烦释悁①。辛氏三秦记云：含消梨大如五升器，坠地则破，须以囊承取之。汉武帝尝种于上苑。此又梨之奇品也。物类相感志言：梨与萝卜相间收藏，或削梨蒂种于萝卜上藏之，皆可经年不烂。今北人每于树上包裹，过冬乃摘，亦妙。

实

【气味】 **甘、微酸，寒，无毒。多食令人寒中萎困。金疮、乳妇、血虚者，尤不可食。**〔志曰〕别本云：梨：甘寒，多食成冷痢。桑梨：生食冷中，不益人。

【主治】 **热嗽，止渴。切片贴汤火伤，止痛不烂。**苏恭。**治客热，中风不语，治伤寒热发，解丹石热气、惊邪，利大小便。**开宝。**除贼风，止心烦气喘热狂。作浆，吐风痰。**大明。**卒暗风不语**

---

① 释悁：《太平御览》卷九六九作“释渴”，《证类本草》卷二十三作“渴”。

者，生捣汁频服。胸中痞塞热结者，宜多食之。孟诜。**润肺凉心，消痰降火，解疮毒、酒毒。**时珍。

【发明】 〔宗奭曰〕梨多食动脾，少则不及病，用梨者当斟酌之。惟病酒烦渴人食之甚佳，终不能却疾。〔慎微曰〕孙光宪北梦琐言云：有一朝士见奉御梁新诊之，曰：风疾已深，请速归去。复见鄜州马医赵鄂诊之，言与梁同，但请多吃消梨，咀龁不及，绞汁而饮。到家旬日，唯吃消梨顿爽也。〔时珍曰〕别录著梨，止言其害，不著其功。陶隐居言梨不入药。盖古人论病多主风寒，用药皆是桂、附，故不知梨有治风热、润肺凉心、消痰降火、解毒之功也。今人痰病、火病，十居六七。梨之有益，盖不为少，但不宜过食尔。按类编云：一士人状若有疾，厌厌无聊，往谒杨吉老诊之。杨曰：君热证已极，气血消铄，此去三年，当以疽死。士人不乐而去。闻茅山有道士医术通神，而不欲自鸣。乃衣仆衣，诣山拜之，愿执薪水之役。道士留置弟子中。久之以实白道士。道士诊之，笑曰：汝便下山，但日日吃好梨一颗。如生梨已尽，则取干者泡汤，食滓饮汁，疾自当平。士人如其戒，经一岁复见吉老。见其颜貌腴泽，脉息和平，惊曰：君必遇异人，不然岂有痊理？士人备告吉老。吉老具衣冠望茅山设拜，自咎其学之未至。此与琐言之说仿佛。观夫二条，则梨之功岂小补哉？然惟乳梨、鹅梨、消梨可食，余梨则亦不能去病也。

【附方】 旧六，新三。**消渴饮水**用香水梨或鹅梨或江南雪梨皆可，取汁以蜜汤熬成瓶收。无时以热水或冷水调服，愈乃止。普济方。**卒得咳嗽**〔颂曰〕崔元亮海上方：用好梨去核，捣汁一碗，入椒四十粒，煎一沸去滓，纳黑饧一大两，消讫，细细含咽立定。〔诜曰〕用梨一颗，刺五十孔，每孔纳椒一粒，面裹灰火煨熟，停冷去椒食之。又方：去核纳酥、蜜，面裹烧熟，冷食。又方：切片，酥煎食之。又方：捣汁一升，入酥、蜜各一两，地黄汁一升，煎成含咽。凡治嗽须喘急定时冷食之。若热食反伤肺，令嗽更剧，不可救也。若反，可作羊肉汤饼饱食之，即佳。**痰喘气急**梨剜空，纳小黑豆令满，留盖合住系定，糠火煨熟，捣作饼。每日食之，至效。摘玄。**暗风失音**生梨捣汁一盏饮之，日再服。食疗本草。**小儿风热**昏懵躁闷，不能食。用消梨三枚切破，以水二升，煮取汁一升，入粳米一合，煮粥食之。圣惠方。**赤目弩肉**日夜痛者。取好梨一颗捣绞汁，以绵裹黄连片一钱浸汁，仰卧点之。图经。**赤眼肿痛**鹅梨一枚捣汁，黄连末半两，腻粉一字，和匀绵裹浸梨汁中，日日点之。圣惠。**反胃转食**药物不下。用大雪梨一个，以丁香十五粒刺入梨内，湿纸包四五重，煨熟食之。总录。

花

【主治】 **去面黑粉滓。**时珍。方见李花下。

叶

【主治】 **霍乱吐利不止，煮汁服。作煎，治风。**苏恭。**治小儿寒疝。**苏颂。**捣汁服，解中菌毒。**吴瑞。

【附方】 旧三，新一。**小儿寒疝**腹痛大汗出。用梨叶浓煎七合，分作数服，饮之大良。此徐王经验方也。图经本草。**中水毒病**初起头痛恶寒，拘急心烦。用梨叶一把捣烂，以酒一盏搅饮。箧中方。**蠼螋尿疮**出黄水。用梨叶汁涂之。干即易。箧中方。**食梨过伤**梨叶煎汁解之。广记。

木皮

【主治】 **解伤寒时气。**时珍。

【附方】 新四。**伤寒温疫**已发未发。

用梨木皮、大甘草各一两，黄秫谷一合，为末，锅底煤一钱。每服三钱，白汤下，日二服，取愈。此蔡医博方也。黎居士简易方。**霍乱吐利**梨枝煮汁饮。圣惠。**气积郁冒**人有气从脐左右起上冲，胸满气促，郁冒厥者。用梨木灰、伏出鸡卵壳中白皮、紫菀、麻黄去节，等分为末，糊丸梧子大。每服十丸，酒下。亦可为末服方寸匕，或煮汤服。总录。**结气咳逆**三十年者服之亦瘥。方同上。

鹿梨图经

校正：原附梨下，今分出。

【释名】　**鼠梨**诗疏**山梨**毛诗**阳**[1]**樣**尔雅罗〔时珍曰〕尔雅云：樣，罗也。其木有纹如罗，故名。诗云：隰有树樣。毛苌注云：樣一名赤罗。一名山梨，一名树梨。今人谓之杨樣。陆玑诗疏云：樣即鹿梨也，一名鼠梨。

【集解】　〔颂曰〕江宁府信州一种小梨名鹿梨，叶如茶，根如小拇指。彼人取皮治疮，八月采之。近处亦有，但采实作干，不知入药也。〔时珍曰〕山梨，野梨也。处处有之。梨大如杏，可食。其木文细密，赤者文急，白者文缓。按陆玑云：鹿梨，齐郡尧山、鲁国、河内皆有，人亦种之。实似梨而酢，亦有美脆者。

实

【气味】　**酸，涩，寒，无毒。**

【主治】　**煨食治痢**。苏颂。

根皮

【气味】　同实。

【主治】　**疮疥，煎汁洗之**。苏颂。

【附方】　新二。**一切疮**鹿梨散：用鹿梨根、蛇床子各半斤，真剪草四两，硫黄三钱，轻粉一钱，为末，麻油调傅之。小儿，涂于绢衣上着之，七日不解，自愈。仁存方。**一切癣**鹿梨根刮皮捣烂，醋和麻布包擦之。干者为末，以水和擒。唐瑶经验方。

棠梨纲目

【释名】　**甘棠**〔时珍曰〕尔雅云：杜，甘棠也。赤者杜，白者棠。或云：牝曰杜，牡曰棠。或云：涩者杜，甘者棠。杜者涩也，棠者糖也。三说俱通，末说近是。

【集解】　〔时珍曰〕棠梨，野梨也。处处山林有之。树似梨而小。叶似苍术叶，亦有团者，三叉者，叶边皆有锯齿，色颇黪白。二月开白花，结实如小楝子大，霜后可食。其树接梨甚嘉。有甘、酢，赤、白二种。按陆玑诗疏云：白棠，甘棠也，子多酸美而滑。赤棠子涩而酢，木理亦赤，可作弓材。救荒本草云：其叶味微苦，嫩时炸熟，水浸淘净，油、盐调食，或蒸晒代茶。其花亦可炸食，或晒干磨面作烧饼食以济饥。又杨慎丹铅录言：尹伯奇采楟花以济饥。注者言楟即山梨，乃今棠梨也。未知是否。

实

【气味】　**酸、甘，涩，寒，无毒。**

【主治】　**烧食，止滑痢**。时珍。

枝叶

【气味】　同实。

【主治】　**霍乱吐泻不止，转筋腹痛，取一握，同木瓜二两煎汁，细呷之**。时珍。圣惠方。

【附方】　新一。**反胃吐食**棠梨叶油炒去刺，为末，每旦酒服一钱。山居四要。

海红纲目

【释名】　**海棠梨**〔时珍曰〕按李德

---

[1] 阳：《尔雅·释木》郭璞注作“杨”。

裕花木记[①]云：凡花木名海者，皆从海外来，如海棠之类是也。又李白诗注云：海红乃花名，出新罗国甚多。则海棠之自海外有据矣。

【集解】 〔时珍曰〕饮膳正要果类有海红，不知出处，此即海棠梨之实也。状如木瓜而小，二月开红花，实至八月乃熟。郑樵通志云：海棠子名海红，即尔雅赤棠也。沈立海棠记[②]云：棠有甘棠、沙棠、棠梨，皆非海棠也。海棠盛于蜀中。其出江南者名南海棠，大抵相类，而花差小。棠性多类梨。其核生者长慢，数十年乃花。以枝接梨及木瓜者易茂。其根色黄而盘劲。其[③]木坚而多节，外白中赤。其枝叶密而条畅。其叶类杜，大者缥绿色，小者浅紫色。二月开花五出，初如胭脂点点然，开则渐成缬晕，落则有若宿妆淡粉。其蒂长寸余，淡紫色，或三萼、五萼成丛。其蕊如金粟，中有紫须。其实状如梨，大如樱桃，至秋可食，味甘酸。大抵海棠花以紫绵色者为正，余皆棠梨耳。海棠花不香，惟蜀之嘉州者有香而木大。有黄海棠，花黄。贴干海棠，花小而鲜。垂丝海棠，花粉红向下。皆无子，非真海棠也。

子

【气味】 **酸、甘，平，无毒。**

【主治】 **泄痢**时珍。出正要。

木瓜别录中品

【释名】 楙音茂。〔时珍曰〕按尔雅云：楙，木瓜。郭璞注云：木实如小瓜，酢而可食。则木瓜之名，取此义也。或云：木瓜味酸，得木之正气故名。亦通。楙从林、矛，谐声也。

【集解】 〔弘景曰〕木瓜，山阴兰亭尤多，彼人以为良果。又有榠楂，大而黄。有楂子，小而涩。礼云：楂、梨钻之。古亦以楂为果，今则不也。〔保升曰〕其树枝状如柰，花作房生子，形似栝楼，火干甚香。楂子似梨而酢，江外常为果食。〔颂曰〕木瓜处处有之，而宣城者为佳。木状如柰。春末开花，深红色。其实大者如瓜，小者如拳，上黄似着粉。宣人种莳尤谨，遍满山谷。始实成则镞纸花粘于上，夜露日烘，渐变红，花色其文如生。本州以充土贡，故有宣城花木瓜之称。榠楂酷类木瓜，但看蒂间别有重蒂如乳者为木瓜，无者为榠楂也。〔敩曰〕真木瓜皮薄，色赤黄，香而甘酸不涩，其向里子头尖，一面方，食之益人。有和圆子，色微黄，蒂粗，其子小圆，味涩微酸，能伤人气。有蔓子，颗小，味绝涩，不堪用。有土伏子，味绝苦涩不堪，子如大样油麻，饵之令人目涩、多赤筋痛也。〔宗奭曰〕西洛大木瓜，其味和美，至熟止青白色，入药绝有功，胜宣州者，味淡。〔时珍曰〕木瓜可种可接，可以枝压。其叶光而厚，其实如小瓜而有鼻。津润味不木者为木瓜。圆小于木瓜，味木而酢涩者为木桃。似木瓜而无鼻，大于木桃，味涩者为木李，亦曰木梨，即榠楂及和圆子也。鼻乃花脱处，非脐蒂也。木瓜性脆，可蜜渍之为果。去子蒸烂，捣泥入蜜与姜作煎，冬月饮尤佳。木桃、木李性坚，可蜜煎及作糕食之。木瓜烧灰散池中，可以毒鱼，说出淮南万毕术。又广志云：木瓜枝，一尺有百二十节，可为杖[④]。

实

【修治】 〔敩曰〕凡使木瓜，勿犯

---

① 花木记：卷一引据经史百家书目作“草木记”。

② 海棠记：原作“海棠谱”，详《海棠谱》为宋·陈思撰，今据卷一引据古今经史百家书目改。

③ 其：原作“且”，字误，今据《海棠记》改。

④ 杖：原作“数号”，义晦，今据《艺文类聚》卷八十七木瓜条引《广志》改。

铁器，以铜刀削去硬皮并子，切片晒干，以黄牛乳汁拌蒸，从巳至未，待如膏煎，乃晒用也。〔时珍曰〕今人但切片晒干入药尔。按大明会典：宣州岁贡乌烂虫蛀木瓜入御药局。亦取其陈久无木气，如栗子去木气之义尔。

【气味】　**酸，温，无毒。**〔思邈曰〕酸、咸，温，涩。〔诜曰〕不可多食，损齿及骨。

【主治】　**湿痹脚气，霍乱大吐下，转筋不止。**别录。**治脚气冲心，取嫩者一颗，去子煎服佳。强筋骨，下冷气，止呕逆，心膈痰唾，消食，止水利后渴不止，作饮服之。**藏器。**止吐泻奔豚，及水肿冷热痢，心腹痛。**大明。**调营卫，助谷气。**雷敩。**去湿和胃，滋脾益肺，治腹胀善噫，心下烦痞。**好古。

【发明】　〔杲曰〕木瓜入手、足太阴血分，气脱能收，气滞能和。〔弘景曰〕木瓜最疗转筋。如转筋时，但呼其名及书上作木瓜字皆愈，此理亦不可解。俗人拄木瓜杖，云利筋脉也。〔宗奭曰〕木瓜得木之正，酸能入肝，故益筋与血。病腰肾脚膝无力，皆不可缺也。人以铅霜或胡粉涂之，则失酢味，且无渣，盖受金之制也。〔时珍曰〕木瓜所主霍乱吐利转筋脚气，皆脾胃病，非肝病也。肝虽主筋，而转筋则由湿热、寒湿之邪袭伤脾胃所致，故筋转必起于足腓。腓及宗筋皆属阳明。木瓜治转筋，非益筋也，理脾而伐肝也。土病则金衰而木盛，故用酸温以收脾肺之耗散，而借其走筋以平肝邪，乃土中泻木以助金也。木平则土得令而金受荫矣。素问云：酸走筋，筋病无多食酸。孟诜云：多食木瓜，损齿及骨。皆伐肝之明验，而木瓜入手、足太阴为脾、肺药，非肝药，益可征矣。又针经云：多食酸，令人癃。酸入于胃，其气涩以收，两焦之气不能出入，流入胃中，下去膀胱，胞薄以软，得酸则缩卷，约而不通，故水道不利而癃涩也。罗天益宝鉴云：太保刘仲海日食蜜煎木瓜三五枚，同伴数人皆病淋疾，以问天益。天益曰：此食酸所致也，但夺食则已。阴之所生，本在五味。阴之所营，伤在五味。五味太过，皆能伤人，不独酸也。又陆佃埤雅云：俗言梨百损一益，楙百益一损。故诗云：投我以木瓜，取其有益也。

【附方】　旧二，新十。**项强筋急**不可转侧，肝、肾二脏受风也。用宣州木瓜二个取盖去瓤，没药二两，乳香二钱半，二味入木瓜内缚定，饭上蒸三四次，烂研成膏。每用三钱，入生地黄汁半盏，无灰酒二盏，暖化温服。许叔微云：有人患此，自午后发，黄昏时定。予谓此必先从足起，少阴之筋自足至项。筋者，肝之合。今日中至黄昏，阳中之阴，肺也。自离至兑，阴旺阳弱之时。故灵宝毕法云：离至乾，肾气绝而肝气弱。肝、肾二脏受邪，故发于此时。予授此及都梁丸服之而愈。本事方。**脚气肿急**用木瓜切片，囊盛踏之。广德顾安中，患脚气筋急腿肿。因附舟以足阁一袋上，渐觉不痛。乃问舟子：袋中何物？曰：宣州木瓜也。及归，制木瓜袋用之，顿愈。名医录。**脚筋挛痛**用木瓜数枚，以酒、水各半，煮烂捣膏，乘热贴于痛处，以帛裹之。冷即换，日三五度。食疗本草。**脐下绞痛**木瓜三片，桑叶七片，大枣三枚，水三升，煮半升，顿服即愈。食疗。**小儿洞痢**木瓜捣汁服之。千金方。**霍乱转筋**木瓜一两，酒一升，煎服。不饮酒者，煎汤服。仍煎汤浸青布裹其足。圣惠。**霍乱腹痛**木瓜五钱，桑叶三片，枣肉一枚，水煎服。圣惠方。**四蒸木瓜圆**治肝、肾、脾三经气虚，为风寒暑湿相搏，流注经络。凡遇六化变更，七情不和，必至发动，或肿满，或顽痹，憎寒壮热，呕吐自汗，霍乱吐利。用宣州大木瓜四个，切盖剜空听用。一个入黄芪、续断末各半两于内，一个入苍术、橘皮末各半两于内，一个入乌药、黄松节末各半两于内，黄松节即茯神中心木也，一个入威灵仙、苦葶苈末各半两于内。以原盖簪定，用酒浸透，入甑内蒸熟晒，三浸、三蒸、三晒，捣末，以榆皮末、水和糊，丸如梧子大。每服五十丸，温酒、盐汤任下。御药院方。**肾脏虚冷**气攻腹胁，胀满疼痛。用大木瓜三十枚，去皮、核，剜空，以甘菊花末、青盐末各一斤填满，置笼内蒸熟，捣成膏，入新艾茸二斤搜和，丸如梧子大。每米饮下三十丸，日二。圣济总录。**发槁不泽**木瓜浸油梳头。圣惠方。**反花痔疮**木瓜为末，以鳝鱼身上涎调，贴之，以纸护住。医林集要。**辟除壁虱**以木瓜切片，铺于席下。臞仙神隐。

木瓜核

【主治】 **霍乱烦躁气急，每嚼七粒，温水咽之**。时珍。出圣惠。

枝 叶 皮 根

【气味】 **并酸，涩，温，无毒。**

【主治】 **煮汁饮，并止霍乱吐下转筋，疗脚气**。别录。**枝作杖，利筋脉。根、叶煮汤淋足，可以已蹶。木材作桶濯足，甚益人**。苏颂。**枝、叶煮汁饮，治热痢**。时珍。出千金。

花

【主治】 **面黑粉滓**。方见李花。

楂子音渣。食疗

校正：原附木瓜下，今分出。

【释名】 **木桃**埤雅**和圆子**〔时珍曰〕木瓜酸香而性脆，木桃酢涩而多渣，故谓之楂，雷公炮炙论和圆子即此也。

【集解】 〔藏器曰〕楂子生中都，似榅桲而小，江外常为果食，北土无之。〔颂曰〕处处有之，孟州特多。〔弘景曰〕礼云：楂梨钻之。谓钻去核也。郑玄不识，以为梨之不臧者。郭璞以为似梨而酢涩。古以为果，今不入例矣。〔时珍曰〕楂子乃木瓜之酢涩者，小于木瓜，色微黄，蒂、核皆粗，核中之子小圆也。按王祯农书云：楂似小梨，西川、唐、邓间多种之。味劣于梨与木瓜，而入蜜煮汤，则香美过之。庄子云：楂、梨、橘、柚皆可于口。淮南子云：树楂、梨、橘，食之则美，嗅之则香。皆指此也。

【气味】 **酸，涩，平，无毒**。〔诜曰〕多食伤气，损齿及筋。

【主治】 **断痢**。弘景。**去恶心咽酸，止酒痰黄水**。藏器。**煮汁饮，治霍乱转筋，功与木瓜相近**。孟诜。

榠楂音冥渣。宋图经

校正：原附木瓜下，今分出。

【释名】 **蛮楂**通志**瘙楂**拾遗**木李**诗经**木梨**埤雅〔时珍曰〕木李生于吴越，故郑樵通志谓之蛮楂。云俗呼为木梨，则榠楂盖蛮楂之讹也。

【集解】 〔颂曰〕榠楂木、叶、花、实酷类木瓜，但比木瓜大而黄色。辨之惟看蒂间别有重蒂如乳者为木瓜，无此则榠楂也。可以进酒去痰。道家生压取汁，和甘松、玄参末作湿香，云甚爽神也。〔诜曰〕榠楂气辛香，致衣箱中杀蠹虫。〔时珍曰〕榠楂乃木瓜之大而黄色无重蒂者也。楂子乃木瓜之短小而味酢涩者也。榅桲则楂类之生于北土者也。三物与木瓜皆是一类各种，故其形状功用不甚相远，但木瓜得木之正气为可贵耳。

【气味】 **酸，平，无毒。**

【主治】 **解酒去痰**。弘景。**食之去恶心，止心中酸水**。藏器。**煨食，止痢。**

浸油梳头，治发白、发赤。大明。**煮汁服，治霍乱转筋**。吴瑞。

榅桲音温孛。宋开宝

【释名】 〔时珍曰〕榅桲性温而气馞，故名。馞，音孛，香气也。

【集解】 〔志曰〕榅桲生北土，似樝子而小。〔颂曰〕今关陕有之，沙苑出者更佳。其实大抵类樝，但肤慢而多毛，味尤甘。其气芬馥，置衣笥中亦香。〔藏器曰〕树如林檎，花白绿色。〔宗奭曰〕食之须净去浮毛，不尔损人肺。花白色，亦香。最多生虫，少有不蛀者。〔时珍曰〕榅桲盖榠樝之类生于北土者，故其形状功用皆相仿佛。李珣南海药录[①]言：关中谓林檎为榅桲。按述征记云：林檎佳美。榅桲微大而状丑有毛，其味香，关辅乃有，江南甚希。观此则林檎、榅桲，盖相似而二物也。李氏误矣。

【气味】 **酸、甘，微温，无毒**。〔士良曰〕发毒热，秘大小肠，聚胸中痰，壅涩血脉，不宜多食。〔瑞曰〕同车螯食，发疝气。

【主治】 **温中，下气消食，除心间酸水，去臭，辟衣鱼**。开宝。**去胸膈积食，止渴除烦。将卧时，啖一、两枚，生、熟皆宜**。苏颂。〔宗奭曰〕卧时啖此太多，亦痞塞胃脘也。**主水泻肠虚烦热，散酒气，并宜生食**。李珣。

木皮

【主治】 **捣末，傅疮**。苏颂。

山楂音渣。唐本草

校正：唐本草木部赤爪木，宋图经外类棠梂子，丹溪补遗山楂，皆一物也。今并于一，但以山楂标题。

【释名】 **赤爪子**侧巧切。唐本**鼠楂**唐本**猴楂**危氏**茅楂**日用**杭子**音求**檕梅**音计。并尔雅。**羊梂**唐本**棠梂子**图经**山里果**食鉴〔时珍曰〕山楂味似楂子，故亦名楂。世俗皆作查字，误矣。查，音槎，乃水中浮木，与楂何关？郭璞注尔雅云：朹，音求，树如梅。其子大如指头，赤色似小柰，可食。此即山楂也，世俗作梂字亦误矣。梂乃栎实，于朹何关。楂、朹之名，见于尔雅。自晋、宋以来，不知其原，但用查、梂耳。此物生于山原茅林中，猴、鼠喜食之，故又有诸名也。唐本草赤爪木当作赤枣，盖枣、爪音讹也，楂状似赤枣故尔。范成大虞衡志有赤枣子。王璆百一选方云：山里红果，俗名酸枣，又名鼻涕团。正合此义矣。

【集解】 〔恭曰〕赤爪木，赤楂也。出山南、申、安、随诸州。小树高五六尺，叶似香薷。子似虎掌，大如小林檎，赤色。〔藏器曰〕赤爪草，即鼠楂梂也。生高原。梂似小楂而赤，人食之。〔颂曰〕棠梂子生滁州。二月开白花，随便结实，采无时。彼人用治下痢及腰疼有效。他处亦有，不入药用。〔时珍曰〕赤爪、棠梂、山楂，一物也。古方罕用，故唐本虽有赤爪，后人不知即此也。自丹溪朱氏始著山楂之功，而后遂为要药。其类有二种，皆生山中。一种小者，山人呼为棠朹子、茅楂、猴楂，可入药用。树高数尺，叶有五尖，桠间有刺。三月开五出小白花。实有赤、黄二色，肥者如小林檎，小者如指头，九月乃熟，小儿采而卖之。闽人取熟者去皮核，捣和糖、蜜，作为楂糕，以充果物。其核状如牵牛子，黑色甚坚。一种大者，山人呼为羊朹子。树高丈余，花叶皆同，但实稍大而色黄绿，皮涩肉虚为异尔。初甚酸涩，经霜乃可食。功应相同，

---

① 录：《证类本草》卷一及本书卷一历代诸家本草均作“谱”。

而采药者不收。

实

【修治】 〔时珍曰〕九月霜后取带熟者，去核曝干，或蒸熟去皮核，捣作饼子，日干用。

【气味】 **酸，冷，无毒。**〔时珍曰〕酸、甘，微温。生食多令人嘈烦易饥，损齿，齿龋人尤不宜也。

【主治】 **煮汁服，止水痢。沐头洗身，治疮痒。**唐本。**煮汁洗漆疮，多瘥。**弘景。**治腰痛有效。**苏颂。**消食积，补脾，治小肠疝气，发小儿疮疹。**吴瑞。**健胃，行结气。治妇人产后儿枕痛，恶露不尽，煎汁入沙糖服之，立效。**震亨。**化饮食，消内积癥瘕，痰饮痞满吞酸，滞血痛胀。**时珍。**化血块气块，活血。**宁原。

【发明】 〔震亨曰〕山楂大能克化饮食。若胃中无食积，脾虚不能运化，不思食者，多服之，则反克伐脾胃生发之气也。〔时珍曰〕凡脾弱食物不克化，胸腹酸刺胀闷者，于每食后嚼二三枚，绝佳。但不可多用，恐反克伐也。按物类相感志言：煮老鸡、硬肉，入山楂数颗即易烂。则其消肉积之功，益可推矣。珍邻家一小儿，因食积黄肿，腹胀如鼓。偶往羊朹树下，取食之至饱。归而大吐痰水，其病遂愈。羊朹乃山楂同类，医家不用而有此效，则其功应相同矣。

【附方】 新六。**偏坠疝气**山棠梂肉、茴香炒各一两为末，糊丸梧子大。每服一百丸，空心白汤下。卫生易简方。**老人腰痛**及腿痛。用棠梂子、鹿茸炙等分为末，蜜丸梧子大。每服百丸，日二服。**肠风下血**用寒药、热药及脾弱药具不效者。独用山里果，俗名酸枣，又名鼻涕团，干者为末，艾汤调下，应手即愈。百一选方。**痘疹不快**干山楂为末，汤点服之，立出红活。又法：猴楂五个，酒煎入水，温服即出。危氏得效方。**痘疮干黑**危困者。用棠梂子为末，紫草煎酒调服一钱。全幼心鉴。**食肉不消**山楂肉四两，水煮食之，并饮其汁。简便方。

核

【主治】 **吞之，化食磨积，治癞疝。**时珍。

【附方】 新二。**难产**山楂核七七粒，百草霜为衣，酒吞下。海上方。**阴肾癞肿**方见橄榄。

赤爪木

【气味】 **苦，寒，无毒。**

【主治】 **水痢，头风身痒。**唐本。

根

【主治】 **消积，治反胃。**时珍。

茎　叶

【主治】 **煮汁，洗漆疮。**时珍。出肘后。

庵罗果宋开宝

【释名】 **庵摩罗迦果**出佛书。**香盖**〔时珍曰〕庵罗，梵音二合者也。庵摩罗，梵音三合者也。华言清净是也。

【集解】 〔志曰〕庵罗果树生，若林檎而极大。〔宗奭曰〕西洛甚多，梨之类也。其状亦梨，先诸梨熟，七夕前后已堪啖。色黄如鹅梨，才熟便松软，入药亦希。〔时珍曰〕按一统志云：庵罗果俗名香盖，乃果中极品。种出西域，亦柰类也。叶似茶叶。实似北梨，五六月熟，多食亦无害。今安南诸地亦有之。

【气味】 **甘，温，无毒。**〔士良曰〕酸，微寒。〔志曰〕动风疾。凡天行病及食饱后，俱不可食。同大蒜、辛物食，令人患黄病。

【主治】 **食之止渴。**开宝。**主妇人经脉不通，丈夫营卫中血脉不行。久食，令人不饥。**士良。

叶

【主治】　渴疾，煎汤饮。士良。

柰别录下品

【释名】　频婆音波。〔时珍曰〕篆文柰字，象子缀于木之形。梵言谓之频婆，今北人亦呼之，犹云端好也。

【集解】　〔弘景曰〕柰，江南虽有，而北国最丰。作脯食之，不宜人。林檎相似而小，俱不益人。〔士良曰〕此有三种：大而长者为柰，圆者为林檎，皆夏熟；小者味涩为梣，秋熟，一名楸子。〔时珍曰〕柰与林檎，一类二种也。树、实皆似林檎而大，西土最多，可栽可压。有白、赤、青三色。白者为素柰，赤者为丹柰，亦曰朱柰，青者为绿柰，皆夏熟。凉州有冬柰，冬熟，子带碧色。孔氏六帖言：凉州白柰，大如兔头。西京杂记言：上林苑紫柰，大如升，核紫花青。其汁如漆，著衣不可浣，名脂衣柰。此皆异种也。郭义恭广志云：西方例多柰，家家收切，暴干为脯，数十百斛，以为蓄积，谓之频婆粮。亦取柰汁为豉用。其法：取熟柰纳瓮中，勿令蝇入。六七日待烂，以酒腌，痛拌令如粥状，下水更拌，滤去皮子。良久去清汁，倾布上，以灰在下引汁尽，划开日干为末，调物甘酸得所也。刘熙释名载：柰油，以柰捣汁涂缯上，暴燥取下，色如油也。今关西人以赤柰、楸子取汁涂器中，暴干名果单是矣。味甘酸，可以馈远。杜恕笃论云：日给之花似柰，柰实而日给零落，虚伪与真实相似也。则日给乃柰之不实者。而王羲之帖云：来禽、日给，皆囊盛为佳果。则又似指柰为日给矣。木槿花亦名日及，或同名耳。

实

【气味】　苦，寒，有小毒。多食令人肺壅[①]胪胀，有病人尤甚。别录。〔思邈曰〕酸、苦，寒，涩，无毒。〔时珍曰〕案正要云：频婆：甘，无毒。

【主治】　补中焦诸不足气，和脾。治卒食饱气壅不通者，捣汁服。孟诜。**益心气，耐饥。**千金。**生津止渴。**正要。

林檎宋开宝

校正：并入拾遗文林郎果。

【释名】　来禽法帖**文林郎果**〔藏器曰〕文林郎生渤海间。云其树从河中浮来，有文林郎拾得种之，因以为名。〔珣曰〕文林郎，南人呼为榅桲是矣。〔时珍曰〕案洪玉父云：此果味甘，能来众禽于林，故有林禽、来禽之名。又唐高宗时，纪王李谨得五色林檎似朱柰以贡。帝大悦，赐谨为文林郎。人因呼林檎为文林郎果。又述征记云：林檎实佳美。其榅桲微大而状丑，有毛而香，关辅乃有，江南甚希。据此，则林檎是文林郎，非榅桲矣。

【集解】　〔志曰〕林檎在处有之。树似柰，皆二月开粉红花。子亦如柰而差圆，六月、七月熟。〔颂曰〕亦有甘、酢二种：甘者早熟而味脆美；酢者差晚，须烂熟乃堪啖。今医家干之入治伤寒药，谓之林檎散。〔时珍曰〕林檎即柰之小而圆者。其味酢者，即楸子也。其类有金林檎、红林檎、水林檎、蜜林檎、黑林檎，皆以色味立名。黑者色似紫柰。有冬月再实者。林檎熟时，晒干研末点汤服甚美，谓之林檎麨。僧赞宁物类相感志云：林檎树生毛虫，埋蚕蛾于下，或以洗鱼水浇之即止。皆物性之妙也。

【气味】　酸、甘，温，无毒。〔思邈曰〕酸、苦，平，涩，无毒。多食令人百脉弱。〔志曰〕多食发热及冷痰涩气，令

---

① 肺壅：此二字《千金翼》卷四、《证类本草》卷二十三无。

人好唾[1]，或生疮疖，闭百脉。其子食之，令人烦心。

【主治】 **下气消痰，治霍乱肚痛。**大明。**消渴者，宜食之。**苏颂。**疗水谷痢、泄精。**孟诜。**小儿闪癖。**时珍。

【附方】 旧三。**水痢不止**林檎半熟者十枚，水二升，煎一升，并林檎食之。食医心镜。**小儿下痢**林檎、构子同杵汁，任意服之。子母秘录。**小儿闪癖**头发竖黄，瘰疬瘦弱者。干林檎脯研末，和醋傅之。同上。

东行根

【主治】 **白虫、蛔虫，消渴好唾。**孟诜。

柹音士。别录中品

【释名】 〔时珍曰〕柹从𠂔，音滓，谐声也。俗作柿非矣。柹，音肺，削木片也。胡名镇头迦。

【集解】 〔颂曰〕柹南北皆有之，其种亦多。红柹所在皆有。黄柹生汴、洛诸州。朱柹出华山，似红柹而圆小，皮薄可爱，味更甘珍。椑柹色青，可生啖。诸柹食之皆美而益人。又有一种小柹，谓之软枣，俗呼为牛奶柹。世传柹有七绝：一多寿，二多阴，三无鸟巢，四无虫蠹，五霜叶可玩，六嘉宾，七落叶肥滑，可以临书也。〔宗奭曰〕柹有数种：着盖柹，于蒂下别有一重。又有牛心柹，状如牛心。蒸饼柹，状如市卖蒸饼。华州朱柹，小而深红。塔柹，大于诸柹。去皮挂木上，风日干之佳。火干者味不甚佳。其生者可以温水养去涩味也。〔时珍曰〕柹高树大叶，圆而光泽。四月开小花，黄白色。结实青绿色，八九月乃熟。生柹置器中自红者谓之烘柹，日干者谓之白柹，火干者谓之乌柹，水浸藏者谓之醂柹。其核形扁，状如木鳖子仁而硬坚。其根甚固，谓之柹盘。案事类合璧云：柹，朱果也。大者如碟，八棱稍扁；其次如拳；小或如鸡子、鸭子、牛心、鹿心之状。一种小而如折二钱者，谓之猴枣。皆以核少者为佳。

烘柹〔时珍曰〕烘柹，非谓火烘也。即青绿之柹，收置器中，自然红熟如烘成，涩味尽去，其甘如蜜。欧阳修归田录言襄、邓人以榠楂或榅桲或桔叶于中则熟，亦不必。

【气味】 **甘，寒，涩，无毒。**〔弘景曰〕生柹性冷，鹿心柹尤不可食，令人腹痛。〔宗奭曰〕凡柹皆凉，不至大寒。食之引痰，为其味甘也。日干者食多动风。凡柹同蟹食，令人腹痛作泻，二物俱寒也。〔时珍曰〕按王璆百一选方云：一人食蟹，多食红柹，至夜大吐，继之以血，昏不省人。一道者云：惟木香可解。乃磨汁灌之，即渐苏醒而愈也。

【主治】 **通耳鼻气，治肠澼不足。解酒毒，压胃间热，止口干。**别录。**续经脉气。**诜。

【发明】 〔藏器曰〕饮酒食红柹，令人易醉或心痛欲死。别录言解酒毒。失之矣。

白柹　柹霜

【修治】 〔时珍曰〕白柹即干柹生霜者。其法用大柹去皮捻扁，日晒夜露至干，内瓮中，待生白霜乃取出。今人谓之柹饼，亦曰柹花。其霜谓之柹霜。

【气味】 **甘，平，涩，无毒。**〔弘景曰〕日干者性冷，生柹弥冷。火熏者性热。

【主治】 **补虚劳不足，消腹中宿血，涩中厚肠，健脾胃气。**诜。**开胃涩肠，消痰止渴，治吐血，润心肺，疗肺痿心热咳嗽，润声喉，杀虫。**大明。**温补。多食，**

---

① 唾：《证类本草》卷二十三“睡”。

去面䵟。藏器。**治反胃咯血，血淋肠澼，痔漏下血**。时珍。**霜：清上焦心肺热，生津止渴，化痰宁嗽，治咽喉口舌疮痛**。时珍。

【发明】 〔震亨曰〕干柿属金而有土，属阴而有收意。故止血治咳，亦可为助也。〔时珍曰〕柿乃脾、肺血分之果也。其味甘而气平，性涩而能收，故有健脾涩肠、治嗽止血之功。盖大肠者，肺之合而胃之子也。真正柿霜，乃其精液，入肺病上焦药尤佳。按方勺泊宅编云：外兄刘掾云：病脏毒下血，凡半月，自分必死。得一方，只以干柿烧灰，饮服二钱，遂愈。又王璆百一方云：曾通判子病下血十年，亦用此方一服而愈。为散、为丸皆可，与本草治肠澼、消宿血、解热毒之义相合。则柿为太阴血分之药，益可征矣。又经验方云：有人三世死于反胃病，至孙得一方：用干柿饼同干饭日日食之，绝不用水饮。如法食之，其病遂愈。此又一征也。

【附方】 旧四，新十。**肠风脏毒**方说见上。**小便血淋**叶氏：用干柿三枚烧存性，研末，陈米饮服。经验方：用白柿、乌豆、盐花煎汤，入墨汁服之。**热淋涩痛**干柿、灯心等分，水煎日饮。朱氏方。**小儿秋痢**以粳米煮粥，熟时入干柿末，再煮三两沸食之。奶母亦食之。食疗。**反胃吐食**干柿三枚，连蒂捣烂，酒服甚效。切勿以他药杂之。**腹薄食减**凡男女脾虚腹薄，食不消化，面上黑点者。用干柿三斤，酥一斤，蜜半斤，以酥、蜜煎匀，下柿煮十余沸，用不津器贮之。每日空腹食三五枚，甚良。孟诜食疗。**痰嗽带血**青州大柿饼，饭上蒸熟批开。每用一枚，掺真青黛一钱，卧时食之，薄荷汤下。丹溪纂要。**产后咳逆**气乱心烦。用干柿切碎，水煮汁呷。产宝。**妇人蒜发**干柿五枚，以茅香煮熟，枸杞子酒浸焙研，各等分，捣丸梧子大。每服五十丸，茅香汤下，日三。普济。**面生䵟䵳**干柿日日食之。普济方。**鼻窒不通**干柿同粳米煮粥，日食。圣济。**耳聋鼻塞**干柿三枚细切，以粳米三合，豆豉少许煮粥，日日空心食之。圣惠。**痘疮入目**白柿日日食之良。**臁胫烂疮**用柿霜、柿蒂等分烧研，傅之甚效。笔峰杂兴。**解桐油毒**干柿饼食之。普济。

乌柿火熏干者。

【气味】 **甘，温，无毒。**

【主治】 **杀虫，疗金疮、火疮，生肉止痛**。别录。**治狗啮疮，断下痢**。弘景。**服药口苦及呕逆者，食少许即止**。藏器。

醂柿音览。

【修治】 〔瑞曰〕水藏者性冷，盐藏者有毒。〔时珍曰〕醂，藏柿也。水收、盐浸之外，又有以熟柿用灰汁澡三四度，令汁尽着器中，经十余日即可食，治病非宜。

【主治】 **涩下焦，健脾胃，消宿血**。诜。

柿糕

【修治】 〔时珍曰〕案李氏食经云：用糯米洗净一斗，大干柿五十个，同捣粉蒸食。如干，入煮枣泥和拌之。

【主治】 **作饼及糕与小儿食，治秋痢**。诜。**黄柿和米粉作糗蒸，与小儿食，止下痢、下血有效**。藏器。

柿蒂

【气味】 **涩，平，无毒。**

【主治】 **咳逆哕气，煮汁服**。诜。

【发明】 〔震亨曰〕人之阴气，依胃为养。土伤则木挟相火，直冲清道而上作咳逆。古人以为胃寒，既用丁香、柿蒂，不知其孰为补虚，孰为降火？不能清气利痰，惟有助火而已。〔时珍曰〕咳逆者，气自脐下冲脉直上至咽膈，作呃忒蹇逆之声也。朱肱南阳书以哕为咳逆，王履溯洄集以咳嗽为咳逆，皆误矣。哕者干呕有声也。咳逆有伤寒吐下后，及久病产后，老人虚人，阴气大亏，阳气暴逆，自下焦逆至上焦而不能出者。有伤寒失下，及平人痰气抑遏而然者。当视其虚实阴阳，或温或补，或泄热，或降气，或吐或下可也。古方单用柿蒂煮汁饮之，取其苦温能降逆气也。济生柿蒂散，加以丁香、生姜之辛热，以开痰散郁，盖从治之法，而昔人亦常用之收效矣。至易水张氏又益以人参，治病后虚人咳逆，亦有功绩。丹溪朱氏但执以寒治热之理，而不及从治之法，矫枉之过矣。若陈氏三因又加以良姜之类，是真以为胃寒而助其邪火者也。

【附方】 新一。**咳逆不止**济生柿蒂散：治咳逆胸满。用柿蒂、丁香各二钱，生姜五片，水煎服。或为末，白汤点服。洁古加人参一钱，治虚人咳逆。三因加良姜、甘草等分。卫生宝鉴加青皮、陈皮。王氏易简加半夏、生姜。

木皮

【主治】 **下血。晒焙研末，米饮服二钱，两服可止。**颂。**汤火疮，烧灰，油调傅。**时珍。

根

【主治】 **血崩，血痢，下血。**时珍。

椑柿音卑士。宋开宝

【释名】 **漆柿**日华**绿柿**日用**青椑**广志**乌椑**开宝**花椑**日用**赤棠椑**〔时珍曰〕椑乃柿之小而卑者，故谓之椑。他柿至熟则黄赤，惟此虽熟亦青黑色。捣碎浸汁谓之柿漆，可以染罾、扇诸物，故有漆柿之名。

【集解】 〔志曰〕椑柿生江淮以南，似柿而青黄。潘岳闲居赋所谓“梁侯乌椑之柿”是也。〔颂曰〕椑柿出宣歙、荆襄、闽广诸州。柿大如杏，惟堪生啖，不可为干也。

【气味】 **甘，寒，涩，无毒。**〔弘景曰〕椑生啖性冷，服石家宜之，不入药用。不可与蟹同食。

【主治】 **压丹石药发热，利水，解酒毒，去胃中热。久食，令人寒中。**开宝。**止烦渴，润心肺，除腹脏冷热。**日华。

君迁子拾遗

【释名】 **梬枣**千金作软枣。**楟枣**广志。音逞。**牛奶柹**名苑**丁香柿**日用**红蓝枣**齐民要术〔时珍曰〕君迁之名，始见于左思吴都赋，而著其状于刘欣期交州记，名义莫详。梬枣，其形似枣而软也。司马光名苑云：君迁子似马奶，即今牛奶柿也，以形得名。崔豹古今注云：牛奶柿即梬枣，叶如柿，子亦如柿而小。唐宋诸家，不知君迁、梬枣、牛奶柿皆一物，故详证之。

【集解】 〔藏器曰〕君迁子生海南。树高丈余。子中有汁，如乳汁甜美。吴都赋“平仲君迁”是也。〔时珍曰〕君迁即梬枣，其木类柿而叶长。但结实小而长，状如牛奶，干熟则紫黑色。一种小圆如指顶大者，名丁香柿，味尤美。救荒本草以为羊矢枣，误矣。其树接大柿最佳。广志云：梬枣，小柿也。肌细而厚，少核，可以供御。即此。

【气味】 **甘，涩，平，无毒。**

【主治】 **止消渴，去烦热，令人润泽。**藏器。**镇心。久服，悦人颜色，令人轻健。**珣。

安石榴别录下品

【释名】 **若榴**广雅**丹若**古今注**金罂**〔时珍曰〕榴者瘤也，丹实垂垂如赘瘤也。

博物志云：汉张骞出使西域，得涂林安石国榴种以归，故名安石榴。又按齐民要术云：凡植榴者须安僵石枯骨于根下，即花实繁茂。则安石之名义或取此也。若木乃扶桑之名，榴花丹颊似之，故亦有丹若之称。傅玄榴赋所谓“灼若旭日栖扶桑”者是矣。笔衡云：五代吴越王钱镠改榴为金罂。酉阳杂俎言榴甜者名天浆。道家书谓榴为三尸酒，言三尸虫得此果则醉也。故范成大诗云：玉池咽清肥，三彭迹如扫。

【集解】 〔弘景曰〕石榴花赤可爱，故人多植之，尤为外国所重。有甜、酢二种，医家惟用酢者之根、壳。榴子乃服食者所忌。〔颂曰〕安石榴本生西域，今处处有之。木不甚高大，枝柯附干，自地便生作丛。种极易息，折其条盘土中便生也。花有黄、赤二色。实有甘、酢二种，甘者可食，酢者入药。又一种山石榴，形颇相类而绝小，不作房生，青齐间甚多，不入药，但蜜渍以当果甚美。〔宗奭曰〕石榴有酸、淡二种。旋开单叶花，旋结实，实中红，孙枝甚多，秋后经霜，则自拆裂。一种子白，莹澈如水晶者，味亦甘，谓之水晶石榴。惟酸石榴入药，须老木所结，收留陈久者乃佳。〔时珍曰〕榴五月开花，有红、黄、白三色。单叶者结实，千叶者不结实，或结亦无子也。实有甜、酸、苦三种。抱朴子言苦者出积石山，或云即山石榴也。酉阳杂俎言南诏石榴皮薄如纸。琐碎录言河阴石榴名三十八者，其中只有三十八子也。又南中有四季榴，四时开花，秋月结实，实方绽，随复开花。有火石榴赤色如火。海石榴高一二尺即结实。皆异种也。案事类合璧云：榴大如杯，赤色有黑斑点，皮中如蜂窠，有黄膜隔之，子形如人齿，淡红色，亦有洁白如雪者。潘岳赋云：榴者，天下之奇树，九州之名果。千房同膜，千子如一。御饥疗渴，解醒止醉。

甘石榴

【气味】 **甘、酸，温，涩，无毒。多食损人肺。**别录。〔诜曰〕多食损齿令黑。凡服食药物人忌食之。〔震亨曰〕榴者留也。其汁酸性滞，恋膈成痰。

【主治】 **咽喉燥渴。**别录。**能理乳石毒。**孟诜。**制三尸虫。**时珍。

酸石榴

【气味】 **酸，温，涩，无毒。**

【主治】 **赤白痢腹痛，连子捣汁，顿服一枚。**孟诜。**止泻痢崩中带下。**时珍。

【发明】 〔时珍曰〕榴受少阳之气，而荣于四月，盛于五月，实于盛夏，熟于深秋。丹花赤实，其味甘酸，其气温涩，具木火之象。故多食损肺、齿而生痰涎。酸者则兼收敛之气，故入断下、崩中之药。或云白榴皮治白痢，红榴皮治红痢，亦通。

【附方】 新五。**肠滑久痢**黑神散：用酸石榴一个煅烟尽，出火毒一夜，研末，仍以酸榴一块煎汤服，神效无比。**久泻不止**方同上。并普济方。**痢血五色**或脓或水，冷热不调。酸石榴五枚，连子捣汁二升。每服五合，神妙。圣济。**小便不禁**酸石榴烧存性，无则用枝烧灰代之，每服二钱，用柏白皮切焙四钱，煎汤一盏，入榴灰再煎至八分，空心温服，晚再服。圣惠。**捻须令黑**酸石榴结成时，就东南枝上拣大者一个，顶上开一孔，内水银半两于中，原皮封之，麻扎定，牛屎封护，待经霜摘下，倾出壳内水，以鱼鳔笼指蘸水捻须，久久自黑也。普济方。

酸榴皮

【修治】 〔敩曰〕凡使榴皮、叶、根勿犯铁，并不计干湿，皆以浆水浸一夜，取出用，其水如墨汁也。

【气味】　同实。

【主治】　**止下痢漏精**。别录。**治筋骨风，腰脚不遂，行步挛急疼痛，涩肠。取汁点目，止泪下**。权。**煎服，下蛔虫**。藏器。**止泻痢，下血脱肛，崩中带下**。时珍。

【附方】　旧六，新四。**赤白痢下腹痛**，食不消化者。食疗本草：用醋榴皮炙黄为末，枣肉或粟米饭和，丸梧子大。每空腹米饮服三十丸，日三服，以知为度。如寒滑，加附子、赤石脂各一倍。肘后方：用皮烧存性，为末。每米饮服方寸匕，日三服，效乃止。**粪前有血**令人面黄。用酢石榴皮炙，研末。每服二钱，用茄子枝煎汤服。孙真人方。**肠滑久痢**神妙无比方也。用石榴一个劈破，炭火簇烧存性，出火毒，为末。每服一钱，别以酸石榴一瓣，水一盏，煎汤调服。经验方。**久痢久泻**陈石榴皮酢者，焙研细末。每服二钱，米饮下。患二三年或二三月，百方不效者，服之便止，不可轻忽之也。普济方。**小儿风痫**大生石榴一枚，割去顶，剜空，入全蝎五枚，黄泥固济，煅存性为末。每服半钱，乳汁调下。或防风汤下亦可。圣济录。**卒病耳聋**八九月间，取石榴一个，上作孔如球子大，内米醋令满，以原皮盖之，水和面裹煨熟，取起去盖，入少黑李子、仙沼子末，取水滴耳中勿动。脑中若痛，勿惊。如此三夜，再作必通。案唐慎微本草收采此方，云出孙真人，而黑李子不知为何物也。其仙沼子即预知子。**食榴损齿**石榴黑皮炙黄研末，枣肉和，丸梧子大。每日空腹三丸，白汤下，日二服。普济。**丁肿恶毒**以针刺四畔，用榴皮着疮上，以面围四畔灸之，以痛为度。仍内榴末傅上急裹，经宿连根出也。肘后百一方。**脚肚生疮**初起如粟，搔之渐开，黄水浸淫，痒痛溃烂，遂致绕胫而成痼疾。用酸榴皮煎汤冷定，日日扫之，取愈乃止。医学正宗。

酸榴东行根

【气味】　同皮。

【主治】　**蛔虫、寸白**。别录。**青者，入染须用**。权。**治口齿病**。颂。**止涩泻痢、带下，功与皮同**。时珍。

【附方】　旧三，新二。**金蚕蛊毒**吮白矾味甘，嚼黑豆不腥者，即是中蛊也。石榴根皮煎浓汁服，即吐出活蛊，无不愈者。丹溪摘玄方。**寸白蛔虫**酢石榴东引根一握洗锉，用水三升，煎取半碗，五更温服尽，至明取下虫一大团，永绝根本，食粥补之。崔元亮海上方：用榴皮煎水，煮米作粥食之，亦良。**女子经闭**不通。用酢榴根东生者一握炙干，水二大盏，浓煎一盏，空心服之。未通再服。斗门。**赤白下痢**[1]　方同上。

榴花

【主治】　**阴干为末，和铁丹服，一年变白发如漆**。藏器。铁丹，飞铁为丹也，亦铁粉之属。**千叶者，治心热吐血。又研末吹鼻，止衄血立效。亦傅金疮出血**。苏颂。

【附方】　旧一，新二。**金疮出血**榴花半斤，石灰一升，捣和阴干。每用少许傅之，立止。崔元亮方。**鼻出衄血**酢榴花二钱半，黄蜀葵花一钱，为末。每服一钱，水一盏，煎服，效乃止。圣济录。**九窍出血**石榴花揉，塞之取效。叶亦可。

橘本经上品

校正：〔志曰〕自木部移入此。

【释名】　〔时珍曰〕橘从矞，音鹬，谐声也。又云，五色为庆，二色为矞。矞云外赤内黄，非烟非雾，郁郁纷纷之象。

---

① 下痢：《证类本草》卷二十三作“带下”。

橘实外赤内黄，剖之香雾纷郁，有似乎矞云。橘之从矞，又取此意也。

【集解】 〔别录曰〕橘柚生江南及山南山谷，十月采。〔恭曰〕柚之皮厚味甘，不似橘皮味辛苦。其肉亦如橘，有甘有酸。酸者名胡柑。今俗谓橙为柚，非矣。案郭璞云：柚似橙而实酢，大于橘。孔安国云：小曰橘，大曰柚，皆为柑也。〔颂曰〕橘柚今江浙、荆襄、湖岭皆有之。木高一二丈，叶与枳无辨，刺出茎间。夏初生白花，六七月成实，至冬黄熟。旧说小为橘，大为柚。今医家乃用黄橘、青橘，不言柚。岂青橘是柚之类乎？〔宗奭曰〕橘、柚自是两种。本草云：一名橘皮。后人误加柚字，妄生分别。且青橘、黄橘治疗尚殊，况柚为别种乎？惟郭璞所言，乃真识橘、柚者。若不如此分别，误以柚皮为橘皮，是贻无穷之患矣。〔时珍曰〕橘、柚，苏恭所说甚是。苏颂不知青橘即橘之未黄者，乃以为柚，误矣。夫橘、柚、柑三者相类而不同。橘实小，其瓣味微酢，其皮薄而红，味辛而苦。柑大于橘，其瓣味甘，其皮稍厚而黄，味辛而甘。柚大小皆如橙，其瓣味酢，其皮最厚而黄，味甘而不甚辛。如此分之，即不误矣。按事类合璧云：橘树高丈许，枝多生刺。其叶两头尖，绿色光面，大寸余，长二寸许。四月着小白花，甚香。结实至冬黄熟，大者如杯，包中有瓣，瓣中有核也。宋韩彦直著橘谱三卷甚详，其略云：柑橘出苏州、台州，西出荆州，南出闽、广、抚州，皆不如温州者为上也。柑品有八，橘品十有四，多是接成。惟种成者，气味尤胜。黄橘扁小而多香雾，乃橘之上品也。朱橘小而色赤如火。绿橘[①] 绀碧可爱，不待霜后，色味已佳，隆冬采之，生意如新。乳橘状似乳柑，皮坚瓤多，味绝酸芳。塌橘状大而扁，外绿心红，瓣巨多液，经春乃甘美。包橘外薄内盈，其脉瓣隔皮可数。绵橘微小，极软美可爱，而不多结。沙橘细小甘美。油橘皮似油饰，中坚外黑，乃橘之下品也。早黄橘秋半已丹。冻橘八月开花，冬结春采。穿心橘实大皮光，而心虚可穿。荔枝橘出横阳，肤理皱密如荔子也。俗传橘下埋鼠，则结实加倍。故物类相感志曰：橘见尸而实繁。涅槃经云：如橘见鼠，其果实多。周礼言橘逾淮而北变为枳，地气然也。余见柑下。

橘实

【气味】 **甘、酸，温，无毒。**〔弘景曰〕食之多痰，恐非益也。〔原曰〕多食恋膈生痰，滞肺气。〔瑞曰〕同螃蟹食，令人患软痈。

【主治】 **甘者润肺，酸者聚痰。**藏器。**止消渴，开胃，除胸中膈气。**大明。

【发明】 〔时珍曰〕橘皮下气消痰，其肉生痰聚饮，表里之异如此，凡物皆然。今人以蜜煎橘充果食甚佳，亦可酱菹也。

黄橘皮

【释名】 **红皮**汤液**陈皮**食疗。〔弘景曰〕橘皮疗气大胜。以东橘为好，西江者不如。须陈久者为良。〔好古曰〕橘皮以色红日久者为佳，故曰红皮、陈皮。去白者曰橘红也。

【修治】 〔敩曰〕凡使勿用柚皮、皱子皮，二件用不得。凡修事，须去白膜一重，锉细，以鲤鱼皮裹一宿，至明取用。〔宗奭曰〕本草橘柚作一条，盖传误也。后世不知，以柚皮为橘皮，是贻无穷之患矣。此乃六陈之一，天下日用所须。今人又多以乳柑皮乱之，不可不择也。柑

① 橘：原作“色”，义晦，今据《说郛》卷七十五改。

皮不甚苦，橘皮极苦，至熟亦苦。或以皮之紧慢分别，又因方土不同，亦互有紧慢也。〔时珍曰〕橘皮纹细色红而薄，内多筋脉，其味苦辛。柑皮纹粗色黄而厚，内多白膜，其味辛甘。柚皮最厚而虚，纹更粗，色黄，内多膜无筋，其味甘多辛少。但以此别之，即不差矣。橘皮性温，柑、柚皮性冷，不可不知。今天下多以广中来者为胜，江西者次之。然亦多以柑皮杂之。柑皮犹可用，柚皮则悬绝矣。凡橘皮入和中理胃药则留白，入下气消痰药则去白，其说出于圣济经。去白者，以白汤入盐洗润透，刮去筋膜，晒干用。亦有煮焙者，各随本方。

【气味】 **苦、辛，温，无毒。**

【主治】 **胸中瘕热逆气，利水谷。久服去臭，下气通神。**本经。**下气，止呕咳，治气冲胸中，吐逆霍乱，疗脾不能消谷，止泄，除膀胱留热停水，五淋，利小便，去寸白虫。**别录。**清痰涎，治上气咳嗽，开胃，主气痢，破癥瘕痃癖。**甄权。**疗呕哕反胃嘈杂，时吐清水，痰痞痎疟，大肠闷塞，妇人乳痈。入食料，解鱼腥毒。**时珍。

【发明】 〔杲曰〕橘皮气薄味厚，阳中之阴也。可升可降，为脾、肺二经气分药。留白则补脾胃，去白则理肺气。同白术则补脾胃，同甘草则补肺。独用则泻肺损脾。其体轻浮，一能导胸中寒邪，二破滞气，三益脾胃。加青皮减半用之去滞气，推陈致新。但多用久服，能损元气也。〔原曰〕橘皮能散能泻，能温能补能和，化痰治嗽，顺气理中，调脾快膈，通五淋，疗酒病，其功当在诸药之上。〔时珍曰〕橘皮，苦能泄能燥，辛能散，温能和。其治百病，总是取其理气燥湿之功。同补药则补，同泻药则泻，同升药则升，同降药则降。脾乃元气之母，肺乃摄气之籥，故橘皮为二经气分之药，但随所配而补泻升降也。洁古张氏云，陈皮、枳壳利其气而痰自下，盖此义也。同杏仁治大肠气闷，同桃仁治大肠血闷，皆取其通滞也。详见杏仁下。按方勺泊宅编云：橘皮宽膈降气，消痰饮，极有殊功。他药贵新，惟此贵陈。外舅莫强中令丰城时得疾，凡食已辄胸满不下，百方不效。偶家人合橘红汤，因取尝之，似相宜，连日饮之。一日忽觉胸中有物坠下，大惊目瞪，自汗如雨。须臾腹痛，下数块如铁弹子，臭不可闻。自此胸次廓然，其疾顿愈，盖脾之冷积也。其方：用橘皮去穰一斤，甘草、盐花各四两，水五碗，慢火煮干，焙研为末，白汤点服。名二贤散，治一切痰气特验。世医徒知半夏、南星之属，何足以语此哉？珍按：二贤散，丹溪变之为润下丸，用治痰气有效。惟气实人服之相宜，气不足者不宜用之也。

【附方】 旧七，新二十一。**润下丸**治湿痰，因火泛上，停滞胸膈，咳唾稠粘。陈橘皮半斤，入砂锅内，下盐五钱，化水淹过煮干，粉甘草二两，去皮蜜炙，各取净末，蒸饼和丸梧桐子大。每服百丸，白汤下。丹溪方。**宽中丸**治脾气不和，冷气客于中，壅遏不通，是为胀满。用橘皮四两，白术二两，为末，酒糊丸梧子大。每食前木香汤下三十丸，日三服。是斋指迷方。**橘皮汤**治男女伤寒并一切杂病呕哕，手足逆冷者。用橘皮四两，生姜一两，水二升，煎一升，徐徐呷之即止。仲景方。**嘈杂吐水**真橘皮去白为末，五更安五分于掌心舐之，即睡，三日必效。皮不真则不验。怪证奇方。**霍乱吐泻**不拘男女，但有一点胃气存者，服之再生。广陈皮去白五钱，真藿香五钱，水二盏，煎一盏，时时温服。出百一选方。圣惠：用陈橘皮末二钱，汤点服。不省者灌之。仍烧砖沃醋，布裹砖，安心下熨之，便活。**反胃吐食**真橘皮，以日照西壁土炒香为末。每服二钱，生姜三片，枣肉一枚，水二钟，煎一钟，温服。直指方。**卒然食噎**橘皮一两，汤浸去瓤，焙为末。以水一大盏，煎半盏，热服。食医心镜。**诸气呃噫**橘皮二两去瓤，水一升，煎五合，顿服。或加枳壳尤良。孙尚药方。**痰膈气胀**陈皮三钱，水煎热服。杨氏简便方。**卒然失声**橘皮半两，水煎徐呷。肘后方。**经年气嗽**橘皮、神曲、生姜焙干等分，为末，蒸饼和，丸梧子大。每服三五十丸，食后、夜卧各一服。有人患此服之，兼旧患膀胱气皆愈也。寇氏衍义。**化食消痰**胸中热气。用橘皮半两微熬，为末。水煎代茶，细呷。心镜。**下焦冷气**干陈橘皮一斤为末，蜜丸梧子大，每食前温酒下三十丸。食疗本草。**脚气冲心**或心下结硬，腹中虚冷。陈皮一斤和杏仁五两去皮尖熬，少加蜜捣和，丸如梧桐子大，每日食前米饮下三十丸。食疗。**老人气闷**方同上。济生。**大肠闷塞**陈皮连白，酒煮焙研末，每温酒服二钱。一方[①] 米饮下。普济。**途中心痛**橘皮去白，煎汤饮之，甚良。谈野翁方。**食鱼蟹毒**方同上。肘后。**风痰麻木**凡手及十指麻木，大风麻木，皆是湿痰死血。用橘红一斤，逆流水五碗，煮烂去渣，再煮至一碗，顿服取吐，乃吐痰圣药也。不吐，加瓜蒂末。摘玄方。**脾寒诸疟**不拘老少孕妇，只两服便止。真橘皮去白切，生姜自然汁浸过一指，银器内重汤煮，焙干研末。每服三钱，用隔年青州枣十个，水一盏，煎半盏，发前服，以枣下之。适用方。**小儿疳瘦**久服消食和气，长肌肉。用陈橘皮一两，黄连以米泔水浸一日，一两半，研末，入麝三分，用猪胆盛药，以浆水煮熟取出，用粟米饭和，丸绿豆大。每服一二十丸，米饮下。钱氏小儿方。**产后尿闭**不通者。陈皮一两去白为末，每空心温酒服二钱，一服即通。此张不愚方也。妇人良方。**产后吹奶**陈皮一两，甘草一钱，水煎服，即散。**妇人乳痈**未成者即散，已成者即溃，痛不可忍者即不疼，神验不可云喻也。用真陈橘皮汤浸去白晒，面炒微黄，为末。每服二钱，麝香调酒下。初发者一服见效。名橘香散。张氏方。**聤耳出汁**陈皮烧研一钱，麝香少许，为末日掺。名立效散。**鱼骨鲠咽**橘皮常含，咽汁即下。圣惠方。**嵌甲作痛**不能行履者。浓煎陈皮汤浸良久，甲肉自离，轻手剪去，以虎骨末傅之即安。医林集要。

青橘皮

【修治】 〔时珍曰〕青橘皮乃橘之未黄而青色者，薄而光，其气芳烈。今人多以小柑、小柚、小橙伪为之，不可不慎辨之。入药以汤浸去瓤，切片醋拌，瓦炒过用。

【气味】 **苦、辛，温，无毒。**

【主治】 **气滞，下食，破积结及膈气。**颂。**破坚癖，散滞气，去下焦诸湿，治左胁肝经积气。**元素。**治胸膈气逆，胁痛，小腹疝痛，消乳肿，疏肝胆，泻肺气。**时珍。

【发明】 〔元素曰〕青橘皮气味俱厚，沉而降，阴也。入厥阴、少阳经，治肝胆之病。〔杲曰〕青皮乃足厥阴引经之药，能引食入太阴之仓。破滞削坚，皆治在下之病。有滞气则破滞气，无滞气则损真气。〔好古曰〕陈皮治高，青皮治低，与枳壳治胸膈，枳实治心下同意。〔震亨曰〕青皮乃肝胆二经气分药，故人多怒有滞气，胁下有郁积，或小腹疝疼，用之以疏通二经，行其气也。若二经实[②] 者，

① 一方：此二字原脱，今据《普济方》卷三十九补。
② 实：详此文义，当作“虚”是。

当先补而后用之。又云：疏肝气加青皮，炒黑则入血分也。〔时珍曰〕青橘皮古无用者，至宋时医家始用之。其色青气烈，味苦而辛，治之以醋，所谓肝欲散，急食辛以散之，以酸泄之，以苦降之也。陈皮浮而升，入脾、肺气分。青皮沉而降，入肝、胆气分。一体二用，物理自然也。小儿消积多用青皮，最能发汗，有汗者不可用。说出杨仁斋直指方，人罕知之。〔嘉谟曰〕久疟热甚，必结癖块，宜多服清脾汤。内有青皮疏利肝邪，则癖自不结也。

【附方】 旧二，新七。**快膈汤**治冷膈气及酒食后饱满。用青橘皮一斤作四分：四两用盐汤浸，四两用百沸汤浸，四两用醋浸，四两用酒浸。各三日取出，去白切丝，以盐一两炒微焦，研末。每用二钱，以茶末五分，水煎温服。亦可点服。**理脾快气**青橘皮一斤日干焙研末，甘草末一两，檀香末半两，和匀收之。每用一二钱，入盐少许，白汤点服。**法制青皮**常服安神调气，消食解酒益胃，不拘老人小儿。宋仁宗每食后咀数片，乃邢和璞真人所献，名万年草。刘跂改名延年草，仁宗以赐吕丞相。用青皮一斤浸去苦味，去瓤炼净，白盐花五两，炙甘草六两，舶茴香四两，甜水一斗煮之。不住搅，勿令著底。候水尽慢火焙干，勿令焦。去甘草、茴香，只取青皮密收用。王氏易简方。**疟疾寒热**青皮一两烧存性，研末。发前温酒服一钱，临时再服。圣惠方。**伤寒呃逆**声闻四邻。四花青皮全者，研末。每服二钱，白汤下。医林集要。**产后气逆**青橘皮为末，葱白、童子小便煎二钱服。经验后方。**妇人乳癌**因久积忧郁，乳房内有核如指头，不痛不痒，五七年成痈，名乳癌，不可治也。用青皮四钱，水一盏半，煎一盏，徐徐服之，日一服。或用酒服。丹溪方。**聤耳出汁**青皮烧研末，绵包塞之。**唇燥生疮**青皮烧研，猪脂调涂。

橘瓤上筋膜

【主治】 **口渴、吐酒，炒熟煎汤饮，甚效。**大明

橘核

【修治】 〔时珍曰〕凡用须以新瓦焙香，去壳取仁，研碎入药。

【气味】 **苦，平，无毒。**

【主治】 **肾疰腰痛，膀胱气痛，肾冷。炒研，每温酒服一钱，或酒煎服之。**大明。**治酒皶风鼻赤。炒研，每服一钱，胡桃肉一个，擂酒服，以知为度。**宗奭。**小肠疝气及阴核肿痛。炒研五钱，老酒煎服，或酒糊丸服，甚效。**时珍。

【发明】 〔时珍曰〕橘核入足厥阴，与青皮同功，故治腰痛㿉疝在下之病，不独取象于核也。和剂局方治诸疝痛及内㿉，卵肿偏坠，或硬如石，或肿至溃，有橘核丸，用之有效。品味颇多，详见本方。

【附方】 新一。**腰痛**橘核、杜仲各二两炒，研末。每服二钱，盐酒下。简便方。

叶

【气味】 **苦，平，无毒。**

【主治】 **导胸膈逆气，入厥阴，行肝气，消肿散毒，乳痈胁痛，用之行经。**震亨。

【附方】 新一。**肺痈**绿橘叶洗，捣绞汁一盏服之。吐出脓血即愈。经验良方。

柑宋开宝

【释名】 **木奴**〔志曰〕柑未经霜时犹酸，霜后甚甜，故名柑子。〔时珍曰〕汉李衡种柑于武陵洲上，号为木奴焉。

【集解】 〔颂曰〕乳柑出西戎者佳。〔志曰〕柑生岭南及江南。树似橘，实亦

似橘而圆大，皮色生青熟黄[①]。惟乳柑皮入药，山柑皮疗咽痛，余皆不堪用。又有沙柑、青柑，体性相类。〔藏器曰〕柑有朱柑、黄柑、乳柑、石柑、沙柑。橘有朱橘、乳橘、塌橘、山橘、黄淡子。此辈皮皆去气调中，实俱堪食，就中以乳柑为上也。〔时珍曰〕柑，南方果也，而闽、广、温、台、苏、抚、荆州为盛，川蜀虽有不及之。其树无异于橘，但刺少耳。柑皮比橘色黄而稍厚，理稍粗而味不苦。橘可久留，柑易腐败。柑树畏冰雪，橘树略可。此柑、橘之异也。柑、橘皮今人多混用，不可不辨，详见橘下。案韩彦直橘谱云：乳柑，出温州诸邑，惟泥山者为最，以其味似乳酪故名。彼人呼为真柑，似以它柑为假矣。其木婆娑，其叶纤长，其花香韵，其实圆正，肤理如泽蜡，其大六七寸，其皮薄而味珍，脉不粘瓣，食不留滓，一颗仅二三核，亦有全无者，擘之香雾噀人，为柑中绝品也。生枝柑，形不圆，色青肤粗，味带微酸，留之枝间，可耐久也，俟味变甘，乃带叶折，故名。海红柑，树小而颗极大，有围及尺者，皮厚色红，可久藏，今狮头柑亦是其类也。洞庭柑，种出洞庭山，皮细味美，其熟最早也。甜柑，类洞庭而大，每颗必八瓣，不待霜而黄也。木柑，类洞庭，肤粗顽，瓣大而少液，故谓之木也。朱柑，类洞庭而大，色绝嫣红，其味酸，人不重之。馒头柑，近蒂起如馒头尖，味香美也。

【气味】 **甘，大寒，无毒。**〔颂曰〕冷。〔志曰〕多食令人肺冷生痰，脾冷发痼癖，大肠泻利，发阴汗。

【主治】 **利肠胃中热毒，解丹石，止暴渴，利小便。**开宝。

【附方】 新一。**难产**柑橘瓤阴干、烧存性，研末，温酒服二钱。集效。

皮

【气味】 **辛，甘，寒，无毒。**〔时珍曰〕橘皮苦辛温，柑皮辛甘寒。外形虽似，而气味不同。〔诜曰〕多食令肺燥。

【主治】 **下气调中。**藏器。**解酒毒及酒渴，去白焙研末，点汤入盐饮之。**大明。**治产后肌浮，为末酒服。**雷敩。**伤寒饮食劳复者，浓煎汁服。**时珍。**山柑皮：治咽喉痛效。**开宝。

核

【主治】 **作涂面药。**苏颂。

叶

【主治】 **聤耳流水或脓血。取嫩头七个，入水数滴，杵取汁滴之，即愈。**蔺氏。

橙宋开宝

【释名】 **金球　鹄壳**〔时珍曰〕案陆佃埤雅云：橙，柚属也。可登而成之，故字从登。又谐声也。

【集解】 〔志曰〕橙，树似橘而叶大，其形圆，大于橘而香，皮厚而皱，八月熟。〔时珍曰〕橙产南土，其实似柚而香，叶有两刻缺如两段，亦有一种气臭者。柚乃柑属之大者，早黄难留；橙乃橘属之大者，晚熟耐久。皆有大小二种。案事类合璧云：橙树高枝，叶不甚类橘，亦有刺。其实大者如碗，颇似朱栾，经霜早熟，色黄皮厚，蹙衄如沸，香气馥郁。其皮可以熏衣，可以芼鲜，可以和葅醢，可以为酱齑，可以蜜煎，可以糖制为橙丁，可以蜜制为橙膏。嗅之则香，食之则美，诚佳果也。〔宗奭曰〕橙皮今止以为果，或合汤待宾，未见入药。宿酒未解者，食之速醒。

【气味】 **酸，寒，无毒。**〔士良曰〕暖。多食伤肝气，发虚热。与猵肉同食，

---

① 黄：此下《证类本草》卷二十三有“赤”字。

发头旋恶心。〔时珍曰〕猿乃水獭之属也。诸家本草皆作槟榔，误矣。

【主治】　洗去酸汁，切和盐、蜜，煎成贮食，止恶心，能去胃中浮风恶气。开宝。**行风气，疗瘿气，发瘰疬，杀鱼、蟹毒。**士良。

皮

【气味】　苦、辛，温，无毒。

【主治】　作酱、醋香美，散肠胃恶气，消食下气，去胃中浮风气。开宝。**和盐贮食，止恶心，解酒病。**孟诜。**糖作橙丁，甘美，消痰下气，利膈宽中，解酒。**时珍。

【附方】　新二。**香橙汤**宽中快气，消酒。用橙皮二斤切片，生姜五两切焙擂烂，入炙甘草末一两，檀香末半两，和作小饼。每嚼一饼，沸汤入盐送下。奇效良方。**痔疮肿痛**隔年风干橙子，桶内烧烟熏之，神效。医方摘要。

核

【主治】　面䵟粉刺，湿研，夜夜涂之。时珍。

【附方】　新一。**闪挫腰痛**橙子核炒研，酒服三钱即愈。摄生方。

柚音又。日华

【释名】　櫾与柚同。条尔雅**壶柑**唐本**臭橙**食性**朱栾**〔时珍曰〕柚色油然，其状如卣，故名。壶亦象形。今人呼其黄而小者为蜜筩，正此意也。其大者谓之朱栾，亦取团栾之象。最大者谓之香栾。尔雅谓之櫠，音废，又曰椵，音贾。广雅谓之镭柚，镭亦壶也。桂海志谓之臭柚，皆一物。但以大小古今方言称呼不同耳。

【集解】　〔恭曰〕柚皮厚味甘，不似橘皮薄味辛而苦。其肉亦如橘，有甘有酸，酸者名壶柑。今俗人谓橙为柚，非矣。案吕氏春秋云：果之美者，江浦之橘，云梦之柚。郭璞云：柚出江南，似橙而实酢，大如橘。禹贡云：扬州厥包橘、柚。孔安国云：小曰橘，大曰柚，皆为柑也。〔颂曰〕闽中、岭外、江南皆有柚，比橘黄白色而大。襄、唐间柚，色青黄而实小。其味皆酢，皮厚，不堪入药。〔时珍曰〕柚，树、叶皆似橙。其实有大、小二种：小者如柑如橙；大者如瓜如升，有围及尺余者，亦橙之类也。今人呼为朱栾，形色圆正，都类柑、橙。但皮厚而粗，其味甘，其气臭，其瓣坚而酸恶不可食，其花甚香。南人种其核，长成以接柑、橘，云甚良也。盖橙乃橘属，故其皮皱厚而香，味苦而辛；柚乃柑属，故其皮粗厚而臭，味甘而辛。如此分柚与橙、橘自明矣。郭璞云：櫠，大柚也。实大如盏，皮厚二三寸，子似枳，食之少味。范成大云：广南臭柚大如瓜，可食，其皮甚厚，染墨打碑，可代毡刷，且不损纸也。列子云：吴越之间有木焉，其名为櫾。碧树而冬青，实丹而味酸。食其皮汁，已愤厥之疾。渡淮而北，化而为枳。此言地气之不同如此。

【气味】　酸，寒，无毒。

【主治】　消食，解酒毒，治饮酒人口气，去肠胃中恶气，疗妊妇不思食口淡。大明。

皮

【气味】　甘、辛，平，无毒。

【正误】　〔时珍曰〕案沈括笔谈云：本草言橘皮苦，柚皮甘，误矣。柚皮极苦，不可入口，甘者乃橙也。此说似与今柚不同，乃沈氏自误也。不可为据。

【主治】　下气。宜食，不入药。弘景。**消食快膈，散愤懑之气，化痰。**时珍。

【附方】　新一。**痰气咳嗽**用香栾去核切，砂瓶内浸酒，封固一夜，煮烂，蜜拌匀，时时含咽。

叶

【主治】 **头风痛，同葱白捣，贴太阳穴。**时珍。

花

【主治】 **蒸麻油作香泽面脂，长发润燥。**时珍。

枸橼音矩员。宋图经

校正：原附豆蔻下，今分出。

【释名】 **香橼**俗作圆。**佛手柑**〔时珍曰〕义未详。佛手，取象也。

【集解】 〔藏器曰〕枸橼生岭南，柑、橘之属也。其叶大，其实大如盏，味辛酸。〔颂曰〕今闽广、江南皆有之，彼人呼为香橼子。形长如小瓜状，其皮若橙而光泽可爱，肉甚厚，白如萝卜而松虚。虽味短而香芬大胜，置衣笥中，则数日香不歇。寄至北方，人甚贵重。古作五和糁用之。〔时珍曰〕枸橼产闽广间。木似朱栾而叶尖长，枝间有刺。植之近水乃生。其实状如人手，有指，俗呼为佛手柑。有长一尺四五寸者。皮如橙柚而厚，皱而光泽。其色如瓜，生绿熟黄。其核细。其味不甚佳而清香袭人。南人雕镂花鸟，作蜜煎果食。置之几案，可供玩赏。若安芋片于蒂而以湿纸围护，经久不瘪。或捣蒜罨其蒂上，则香更充溢。异物志云：浸汁浣葛纻，胜似酸浆也。

皮瓤

【气味】 **辛、酸，无毒。**〔弘景曰〕性温。〔恭曰〕性冷。陶说误矣。〔藏器曰〕性温不冷。

【主治】 **下气，除心头痰水。**藏器。**煮酒饮，治痰气咳嗽。煎汤，治心下气痛。**时珍。

根叶

【主治】 **同皮。**橘谱。

金橘纲目

【释名】 **金柑**橘谱**卢橘**汉书**夏橘**广州志[1] **山橘**北户录**给客橙**魏王花木志。〔时珍曰〕此橘生时青卢色，黄熟则如金，故有金橘、卢橘之名。卢，黑色也。或云，卢，酒器之名，其形肖之故也。注文选者以枇杷为卢橘，误矣。按司马相如上林赋云：卢橘夏熟，枇杷橪柿。以二物并列，则非一物明矣。此橘夏冬相继，故云夏熟，而裴渊广州志谓之夏橘。给客橙者，其芳香如橙，可供给客也。

【集解】 〔时珍曰〕金橘生吴粤、江浙、川广间。或言出营道者为冠，而江浙者皮甘肉酸，次之。其树似橘，不甚高大。五月开白花结实，秋冬黄熟，大者径寸，小者如指头，形长而皮坚，肌理细莹，生则深绿色，熟乃黄如金。其味酸甘，而芳香可爱，糖造、蜜煎皆佳。案魏王花木志云：蜀之成都、临邛、江源诸处，有给客橙，一名卢橘。似橘而非，若柚而香。夏冬花实常相继，或如弹丸，或如樱桃，通岁食之。又刘恂岭表录云：山橘子大如土瓜，次如弹丸，小树绿叶，夏结冬熟，金色薄皮而味酸，偏能破气。容、广人连枝藏之，入脍醋尤加香美。韩彦直橘谱云：金柑出江西，北人不识。景祐中始至汴都，因温成皇后嗜之，价遂贵重。藏绿豆中可经时不变，盖橘性热、豆性凉也。又有山金柑，一名山金橘，俗名金豆。木高尺许，实如樱桃，内止一核。俱可蜜渍，香味清美。已上诸说，皆指今之金橘，但有一类数种之异耳。

【气味】 **酸、甘，温无毒。**

【主治】 **下气快膈，止渴解酲，辟臭。皮尤佳。**时珍。

---

[1] 广州志：卷一引据经史百家书目作“广州记”。

枇杷别录中品

【释名】 〔宗奭曰〕其叶形似琵琶，故名。

【集解】 〔颂曰〕枇杷旧不著所出州土，今襄、汉、吴、蜀、闽、岭、江西南、湖南北皆有之。木高丈余，肥枝长叶，大如驴耳，背有黄毛，阴密婆娑可爱，四时不凋。盛冬开白花，至三四月成实作梂，生大如弹丸，熟时色如黄杏，微有毛，皮肉甚薄，核大如茅[①] 栗，黄褐色。四月采叶，暴干用。〔时珍曰〕案郭义恭广志云：枇杷易种，叶微似栗，冬花春实。其子簇结有毛，四月熟，大者如鸡子，小者如龙眼，白者为上，黄者次之。无核者名焦子，出广州。又杨万里诗云：大叶耸长耳，一枝堪满盘。荔支分与核，金橘却无酸。颇尽其状。注文选者以枇杷为卢橘，误矣。详金橘。

实

【气味】 **甘、酸，平，无毒。**〔志曰〕寒。〔诜曰〕温。多食发痰热，伤脾。同炙肉及热面食，令人患热[②] 黄疾。

【主治】 **止渴下气，利肺气，止吐逆，主上焦热，润五脏。**大明。

叶

【修治】 〔恭曰〕凡用须火炙，以布拭去毛。不尔射人肺，令咳不已。或以粟秆作刷刷之，尤易洁净。〔敩曰〕凡采得秤，湿叶重一两，干者三叶重一两，乃为气足，堪用。粗布拭去毛，以甘草汤洗一遍，用绵再拭干。每一两以酥二钱半涂上，炙过用。〔时珍曰〕治胃病以姜汁涂炙，治肺病以蜜水涂炙，乃良。

【气味】 **苦，平，无毒。**〔权曰〕甘、微辛，〔弘景曰〕煮汁饮之，则小冷。

【主治】 **卒啘不止，下气，煮汁服。**别录。〔弘景曰〕若不暇煮，但嚼汁咽，亦瘥。**治呕哕不止，妇人产后口干。**大明。**煮汁饮，主渴疾，治肺气热嗽，及肺风疮，胸面上疮。**诜。**和胃降气，清热解暑毒，疗脚气。**时珍。

【发明】 〔时珍曰〕枇杷叶气薄味厚，阳中之阴。治肺胃之病，大都取其下气之功耳。气下则火降痰顺，而逆者不逆，呕者不呕，渴者不渴，咳者不咳矣。〔宗奭曰〕治肺热嗽甚有功。一妇人患肺热久嗽，身如火炙，肌瘦将成劳。以枇杷叶、木通、款冬花、紫菀、杏仁、桑白皮各等分，大黄减半，如常治讫，为末，蜜丸樱桃大。食后、夜卧各含化一丸，未终剂而愈矣。

【附方】 新七。**温病发哕**因饮水多者。枇杷叶去毛炙香、茅根各半斤，水四升，煎二升，稍稍[③] 饮之。庞安常方。**反胃呕哕**枇杷叶去毛炙、丁香各一两，人参二两，为末。每服三钱，水一盏，姜三片，煎服。圣惠。**衄血不止**枇杷叶去毛，焙研末。茶服一二钱，日二。同上。**酒齄赤鼻**枇杷叶、卮子仁等分，为末。每服二钱，温酒调下，日三服。本事。**面上风疮**方同上。**痔疮肿痛**枇杷叶蜜炙，乌梅汤肉焙，为末。先以乌梅汤洗，贴之。集要。**痘疮溃烂**枇杷叶煎汤洗之。摘玄。

花

【主治】 **头风，鼻流清涕。辛夷等分，研末，酒服二钱，日二服。**时珍。

木白皮

【主治】 **生嚼咽汁，止吐逆不下食，煮汁冷服尤佳。**思邈。

杨梅宋开宝

【释名】 杋子音求。〔时珍曰〕其形

---

① 茅：《证类本草》卷二十三作“小”。

② 热：此下《证类本草》卷二十三有“毒”字。

③ 稍稍：《伤寒总病论》卷五作“稍热”。

如水杨子而味似梅，故名。段氏北户录名杌子。扬州人呼白杨梅为圣僧。

【集解】　〔时珍曰〕杨梅生江南、岭南山谷。树若荔枝树，而叶细阴青。子形似水杨子，而生青熟红，肉在核上，无皮壳。四月、五月采之。南人腌藏为果，寄至北方。〔时珍曰〕杨梅树叶如龙眼及紫瑞香，冬月不凋。二月开花结实，形如楮实子，五月熟，有红、白、紫三种，红胜于白，紫胜于红，颗大则核细，盐藏、蜜渍、糖收皆佳。东方朔林邑记云：邑有杨梅，其大如杯碗，青时极酸，熟则如蜜。用以酿酒，号为梅香酎，甚珍重之。赞宁物类相感志云：桑上接杨梅则不酸。杨梅树生癞，以甘草钉钉之则无。皆物理之妙也。〔藏器曰〕张华博物志言地瘴处多生杨梅，验之信然。

实

【气味】　**酸、甘，温，无毒。**〔诜曰〕热，微毒。久食令人发热，损齿及筋。忌生葱同食。〔瑞曰〕发疮致痰。

【主治】　**盐藏食，去痰止呕哕，消食下酒。干作屑，临饮酒时服方寸匕，止吐酒。**开宝。**止渴，和五脏，能涤肠胃，除烦愦恶气。烧灰服，断下痢甚验。盐者常含一枚，咽汁，利五脏下气。**诜。

【附方】　旧一，新三。**下痢不止**杨梅烧研，每米饮服二钱，日二服。普济。**头痛不止**杨梅为末，以少许㗜鼻取嚏妙。**头风作痛**杨梅为末，每食后薄荷茶服二钱。或以消风散同煎服。或同捣末，以白梅肉和，丸弹子大，每食后葱茶嚼下一丸。朱氏集验。**一切损伤**止血生肌，令无瘢痕。用盐藏杨梅和核捣如泥，做成挺子，以竹筒收之。凡遇破伤，研末傅之，神圣绝妙。经验方。

核仁

【主治】　**脚气。**〔时珍曰〕案王性之挥麈录云：会稽杨梅为天下冠。童贯苦脚气，或云杨梅仁可治之。郡守王嶷馈五十石，贯用之而愈。取仁法：以柿漆拌核暴之，则自裂出也。

树皮及根

【主治】　**煎汤，洗恶疮疥癣。**大明。**煎水，漱牙痛。服之，解砒毒。烧灰油调，涂汤火伤。**时珍。

【附方】　新二。**中砒毒**心腹绞痛，欲吐不吐，面青肢冷。用杨梅树皮煎汤二三碗，服之即愈。王硕易简方。**风虫牙痛**普济方：用杨梅根皮厚者焙一两，川芎䓖五钱，麝香少许，研末。每用半钱，鼻内㗜之，口中含水，涎出痛止。摘要方：用杨梅根皮、韭菜根、厨案上油泥，等分捣匀，贴于两腮上，半时辰，其虫从眼角出也。屡用有效之方。

樱桃别录上品

【释名】　**莺桃**礼注**含桃**月令**荆桃**〔宗奭曰〕孟诜本草言此乃樱，非桃也。虽非桃类，以其形肖桃，故曰樱桃，又何疑焉？如沐猴梨、胡桃之类，皆取其形相似耳。礼记仲春，天子以含桃荐宗庙即此。故王维诗云：才是寝园春荐后，非干御苑鸟衔残。药中不甚用。〔时珍曰〕其颗如璎珠，故谓之樱。而许慎作莺桃，云莺所含食，故又曰含桃，亦通。案尔雅云：楔，音戛，荆桃也。孙炎注云：即今樱桃。最大而甘者，谓之崖蜜。

【集解】　〔颂曰〕樱桃处处有之，而洛中者最胜。其木多阴，先百果熟，故古人多贵之。其实熟时深红色者，谓之朱樱。紫色，皮里有细黄点者，谓之紫樱，味最珍重。又有正黄明者，谓之蜡樱；小而红者，谓之樱珠，味皆不及。极大者，有若弹丸，核细而肉厚，尤难得。〔时珍曰〕樱桃树不甚高。春初开白花，繁英如雪。叶团，有尖及细齿。结子一枝数十颗，三月熟时须守护，否则鸟食无遗也。盐藏、蜜煎皆可，或同蜜捣作糕食，唐人以酪荐食之。林洪山家清供云：樱桃经雨则虫自内生，人莫之见。用水浸良久，则虫皆出，乃可食也。试之果然。

【气味】 **甘，热，涩，无毒。**〔大明曰〕平，微毒。多食令人吐。〔诜曰〕食多无损，但发虚热耳。有暗风人不可食，食之立发。〔李廷飞曰〕伤筋骨，败血气。有寒热病人不可食。

【主治】 **调中，益脾气，令人好颜色，美志。**别录。**止泄精、水谷痢。**孟诜。

【发明】 〔宗奭曰〕小儿食之过多，无不作热。此果三月末、四月初熟，得正阳之气，先诸果熟，故性热也。〔震亨曰〕樱桃属火，性大热而发湿。旧有热病及喘嗽者，得之立病，且有死者也。〔时珍曰〕案张子和儒门事亲云：舞水一富家有二子，好食紫樱，每日啖一二升。半月后，长者发肺痿，幼者发肺痈，相继而死。呜呼！百果之生，所以养人，非欲害人。富贵之家，纵其嗜欲，取死是何？天耶命耶？邵尧夫诗云：爽口物多终作疾，真格言哉。观此，则寇、朱二氏之言，益可证矣。王维诗云：饱食不须愁内热，大官还有蔗浆寒。盖谓寒物同食，犹可解其热也。

叶

【气味】 **甘，平，无毒。**煮老鹅，易软熟。

【主治】 **蛇咬，捣汁饮，并傅之。**颂。

东行根

【主治】 **煮汁服，立下寸白蛔虫。**大明。

枝

【主治】 **雀卵斑鼾，同紫萍、牙皂、白梅肉研和，日用洗面。**时珍。

花

【主治】 **面黑粉滓。**方见李花。

山婴桃别录上品

校正：唐本退入有名未用，今移入此。

【释名】 **朱桃**别录**麦樱**吴普**英豆**别录**李桃**〔诜曰〕此婴桃俗名李桃，又名柰桃。前樱桃名樱，非桃也。

【集解】 〔别录曰〕婴桃实大如麦，多毛。四月采，阴干。〔弘景曰〕樱桃即今朱樱，可煮食者。婴桃形相似而实乖异，山间时有之，方药不用。〔时珍曰〕树如朱婴，但叶长尖不团。子小而尖，生青熟黄赤，亦不光泽，而味恶不堪食。

实

【气味】 **辛，平，无毒。**

【主治】 **止泄、肠澼，除热，调中益脾气，令人好颜色，美志。**别录。**止泄精。**孟诜。

银杏日用

【释名】 **白果**日用**鸭脚子**〔时珍曰〕原生江南，叶似鸭掌，因名鸭脚。宋初始入贡，改呼银杏，因其形似小杏而核色白也。今名白果。梅尧臣诗：鸭脚类绿李，其名因叶高。欧阳修诗：绛囊初入贡，银杏贵中州。是矣。

【集解】 〔时珍曰〕银杏生江南，以宣城者为胜。树高二三丈。叶薄纵理，俨如鸭掌形，有刻缺，面绿背淡。二月开花成簇，青白色，二更开花，随即卸落，人罕见之。一枝结子百十，状如楝子，经霜乃熟烂，去肉取核为果。其核两头尖，三棱为雄，二棱为雌。其仁嫩时绿色，久则黄。须雌雄同种，其树相望，乃结实；

或雌树临水亦可；或凿一孔，内雄木一块泥之亦结。阴阳相感之妙如此。其树耐久，肌理白腻。术家取刻符印，云能召使也。文选·吴都赋注：平仲果，其实如银。未知即此果否。

核仁

【气味】 **甘、苦，平，涩，无毒。**〔时珍曰〕熟食，小苦微甘，性温有小毒。多食令人胪胀。〔瑞曰〕多食壅气动风。小儿食多昏霍，发惊引疳。同鳗鲡鱼食，患软风。

【主治】 **生食引疳解酒，熟食益人。**李鹏飞。**熟食温肺益气，定喘嗽，缩小便，止白浊。生食降痰，消毒杀虫。嚼浆涂鼻面手足，去皻疱䵟䵳皴皱，及疥癣疳䘌阴虱。**时珍。

【发明】 〔时珍曰〕银杏宋初始著名，而修本草者不收。近时方药亦时用之。其气薄味厚，性涩而收，色白属金。故能入肺经，益肺气，定喘嗽，缩小便。生捣能浣油腻，则其去痰浊之功，可类推矣。其花夜开，人不得见，盖阴毒之物，故又能杀虫消毒。然食多则收令太过，令人气壅胪胀昏顿。故物类相感志言银杏能醉人，而三元延寿书言白果食满千个者死。又云：昔有饥者，同以白果代饭食饱，次日皆死也。

【附方】 新十七。**寒嗽痰喘**白果七个煨熟，以熟艾作七丸，每果入艾作一丸，纸包再煨香，去艾吃。秘韫方。**哮喘痰嗽**鸭掌散：用银杏五个，麻黄二钱半，甘草炙二钱，水一钟半，煎八分，卧时服。又金陵一铺治哮喘，白果定喘汤，服之无不效者，其人以此起家。其方：用白果二十一个炒黄，麻黄三钱，苏子二钱，款冬花、法制半夏、桑白皮蜜炙各二钱，杏仁去皮尖、黄芩微炒各一钱半，甘草一钱，水三钟，煎二钟，随时分作二服。不用姜。并摄生方。**咳嗽失声**白果仁四两，白茯苓、桑白皮二两，乌豆半升炒，蜜半斤，煮熟日干为末，以乳汁半碗拌湿，九蒸九晒，丸如绿豆大。每服三五十丸，白汤下，神效。余居士方。**小便频数**白果十四枚，七生七煨，食之，取效止。**小便白浊**生白果仁十枚，擂水饮，日一服。取效止。**赤白带下**下元虚惫。白果、莲肉、江米各五钱，胡椒一钱半，为末。用乌骨鸡一只，去肠盛药，瓦器煮烂，空心食之。集简方。**肠风下血**银杏煨熟，出火气，食之，米饮下。**肠风脏毒**银杏四十九枚，去壳生研，入百药煎末和，丸弹子大。每服二三丸，空心细嚼，米饮送下。戴原礼证治要诀。**牙齿虫䘌**生银杏，每食后嚼一二个，良。永类钤方。**手足皴裂**生白果嚼烂，夜夜涂之。**鼻面酒皻**银杏、酒浮糟同嚼烂，夜涂旦洗。医林集要。**头面癣疮**生白果仁切断，频擦取效。邵氏经验方。**下部疳疮**生白果杵，涂之。赵原阳。**阴虱作痒**阴毛际肉中生虫如虱，或红或白，痒不可忍者。白果仁嚼细，频擦之，取效。刘长春方。**狗咬成疮**白果仁嚼细涂之。**乳痈溃烂**银杏半斤，以四两研酒服之，以四两研傅之。救急易方。**水疔暗疔**水疔色黄，麻木不痛；暗疔疮凸色红，使人昏狂，并先刺四畔，后用银杏去壳浸油中年久者，捣盦之。普济方。

胡桃宋开宝

【释名】 **羌桃**名物志**核桃**〔颂曰〕此果本出羌胡，汉时张骞使西域始得种还，植之秦中，渐及东土，故名之。〔时珍曰〕此果外有青皮肉包之，其形如桃，胡桃乃其核也。羌音呼核如胡，名或以此。或作核桃。梵书名播罗师。

【集解】 〔颂曰〕胡桃生北土，今陕、洛间甚多。大株厚叶多阴。实亦有房，秋冬熟时采之。出陈仓者薄皮多肌。出阴平者大而皮脆，急捉则碎。汴州虽有而实不佳。江表亦时有之，南方则无。〔时珍曰〕胡桃树高丈许。春初生叶，长四五寸，微似大青叶，两两相对，颇作恶气。三月开花如栗花，穗苍黄色。结实至秋如青桃状，熟时沤烂皮肉，取核为果。人多以榉柳接之。案刘恂岭表录云：南方有山胡桃，底平如槟榔，皮厚而大坚，多肉少穰。其壳甚厚，须椎之方破。然则南方亦有，但不佳耳。

核仁

【气味】 甘，平、温，无毒。〔颂曰〕性热，不可多食。〔思邈曰〕甘冷滑。多食动痰饮，令人恶心、吐水、吐食物。〔志曰〕多食动风，脱人眉。同酒食，多令人咯血。〔颖曰〕多食生痰，动肾火。

【发明】 〔震亨曰〕胡桃属土而有火，性热。本草云甘平，是无热矣。然又云动风脱人眉，非热何以伤肺耶？〔时珍曰〕胡桃仁味甘气热，皮涩肉润。孙真人言其冷滑，误矣。近世医方用治痰气喘嗽醋心及疠风诸病，而酒家往往醉后嗜之。则食多吐水吐食脱眉，及酒同食咯血之说，亦未必尽然也。但胡桃性热，能入肾肺，惟虚寒者宜之。而痰火积热者，不宜多食耳。

【主治】 食之令人肥健，润肌，黑须发。多食利小便，去五痔。捣和胡粉，拔白须发，内孔中，则生黑毛。烧存性，和松脂研，傅瘰疬疮。开宝。**食之令人能食，通润血脉，骨肉细腻。**诜。方见下。**治损伤、石淋。同破故纸蜜丸服，补下焦。**颂。**补气养血，润燥化痰，益命门，利三焦，温肺润肠，治虚寒喘嗽，腰脚重痛，心腹疝痛，血痢肠风，散肿毒，发痘疮，制铜毒。**时珍。

油胡桃

【气味】 辛，热，有毒。

【主治】 杀虫攻毒，治痈肿、疠风、疥癣、杨梅、白秃诸疮，润须发。时珍。

【发明】 〔韩𢠵曰〕破故纸属火，能使心包与命门之火相通。胡桃属水，主润血养血，血属阴，阴恶燥，故油以润之。佐破故纸，有木火相生之妙。故古有云：黄檗无知母，破故纸无胡桃，犹水母之无虾也。〔时珍曰〕三焦者，元气之别使。命门者，三焦之本原。盖一原一委也。命门指所居之府而名，为藏精系胞之物。三焦指分治之部而名，为出纳腐熟之司。盖一以体名，一以用名。其体非脂非肉，白膜裹之，在七节之旁，两肾之间。二系著脊，下通二肾，上通心肺，贯属于脑。为生命之原，相火之主，精气之府。人物皆有之，生人生物，皆由此出。灵枢·本脏论已著其厚薄缓急直[①]结之状。而扁鹊难经不知原委体用之分，以右肾为命门，谓三焦有名无状。而高阳生伪撰脉诀，承其谬说，以误后人。至朱肱南阳活人书、陈言三因方论、戴起宗脉诀刊误，始著说辟之，而知之者尚鲜。胡桃仁颇类其状，而外皮水汁皆青黑。故能入北方，通命门，利三焦，益气养血，与破故纸同为补下焦肾命之药。夫命门气与肾通，藏精血而恶燥。若肾、命不燥，精气内充，则饮食自健，肌肤光泽，肠腑润而血脉通。此胡桃佐补药，有令人肥健能食，润肌黑发固精，治燥调血之功也。命门既通则三焦利，故上通于肺而虚寒喘嗽者宜之，下通于肾而腰脚虚痛者宜之，内而心腹诸痛可止，外而疮肿之毒可散矣。洪氏夷坚志止言胡桃治痰嗽能敛肺，盖不知其为命门三焦之药也。油胡桃有毒，伤人咽肺，而疮科取之，用其毒也。胡桃制铜，

---

① 急直：此二字原脱，今据《灵枢·本脏》补。

此又物理之不可晓者。洪迈云：迈有痰疾，因晚对，上遣使谕令以胡桃肉三颗，生姜三片，卧时嚼服，即饮汤两三呷，又再嚼桃、姜如前数，即静卧，必愈。迈还玉堂，如旨服之，及旦而痰消嗽止。又溧阳洪辑幼子，病痰喘，凡五昼夜不乳食。医以危告。其妻夜梦观音授方，令服人参胡桃汤。辑急取新罗人参寸许，胡桃肉一枚，煎汤一蚬壳许，灌之，喘即定。明日以汤剥去胡桃皮用之，喘复作。仍连皮用，信宿而瘳。此方不载书册，盖人参定喘，胡桃连皮能敛肺故也。

【附方】　旧五，新二十八。**服胡桃法**〔诜曰〕凡服胡桃不得并食，须渐渐食之。初日服一颗，每五日加一颗，至二十颗止，周而复始。常服令人能食，骨肉细腻光润，须发黑泽，血脉通润，养一切老痔。**青娥丸**方见草部补骨脂。**胡桃丸**益血补髓，强筋壮骨，延年明目，悦心润肌，能除百病。用胡桃仁四两捣膏，入破故纸、杜仲、萆薢末各四两杵匀，丸梧子大。每空心温酒、盐汤任下五十丸。御药院方。**消肾溢精**胡桃丸：治消肾病，因房欲无节，及服丹石，或失志伤肾，遂致水弱火强，口舌干，精自溢出，或小便赤黄，大便燥实，或小便大利而不甚渴。用胡桃肉、白茯苓各四两，附子一枚去皮切片，姜汁、蛤粉同焙为末，蜜丸梧子大。每服三十丸，米饮下。普济方。**小便频数**胡桃煨熟，卧时嚼之，温酒下。**石淋痛楚**便中有石子者。胡桃肉一升，细米煮浆粥一升，相和顿服即瘥。崔元亮海上方。**风寒无汗**发热头痛。核桃肉、葱白、细茶、生姜等分，捣烂，水一钟，煎七分，热服。覆衣取汗。谈野翁方。**痰喘咳嗽**方见发明。**老人喘嗽**气促，睡卧不得，服此立定。胡桃肉去皮、杏仁去皮尖、生姜各一两，研膏，入炼蜜少许和，丸弹子大。每卧时嚼一丸，姜汤下。普济方。**产后气喘**胡桃肉、人参各二钱，水一盏，煎七分，顿服。**久嗽不止**核桃仁五十个煮熟去皮，人参五两，杏仁三百五十个麸炒汤浸去皮，研匀，入炼蜜。丸梧子大。每空心细嚼一丸，人参汤下。临卧再服。萧大尹方。**食物醋心**胡桃烂嚼，以生姜汤下，立止。传信适用方。**食酸齿䶗**细嚼胡桃即解。日华子本草。**误吞铜钱**多食胡桃，自化出也。胡桃与铜钱共食，即成粉，可证矣。李楼方。**揩齿乌须**胡桃仁烧过、贝母各等分，为散，日用之。圣惠。**眼目暗昏**四月内取风落小胡桃，每日午时食饱，以无根水吞下，偃卧，觉鼻孔中有泥腥气为度。卫生易简方。**赤痢不止**胡桃仁、枳壳各七个，皂角不蛀者一挺，新瓦上烧存性，研为细末，分作八服。每临卧时一服，二更一服，五更一服，荆芥茶下。总录。**血崩不止**胡桃肉十五枚，灯上烧存性，研作一服，空心温酒调下，神效。**急心气痛**核桃一个，枣子一枚，去核夹桃，纸裹煨熟，以生姜汤一钟，细嚼送下。永久不发，名盏落汤。赵氏经验。**小肠气痛**胡桃一枚，烧炭研末，热酒服之。奇效良方。**便毒初起**子和儒门事亲：用胡桃七个，烧研酒服，不过三服，见效。杨氏经验：用胡桃三枚，夹铜钱一个，食之即愈。**鱼口毒疮**端午日午时，取树上青胡桃筐内阴干，临时全烧为末，黄酒服。少行一二次，有脓自大便出，无脓即消，二三服平。杨诚经验。**一切痈肿**背痈、附骨疽，未成脓者。胡桃十个煨熟去壳，槐花一两研末，杵匀，热酒调服。古今录验。**疔疮恶肿**胡桃一个平破，取仁嚼烂，安壳内，合在疮上，频换甚效。普济。**痘疮倒陷**胡桃肉一枚烧存性，干胭脂半钱，研匀，胡荽煎酒调服。儒门事亲。**小儿头疮**久不愈。胡桃和皮，灯上烧存性，碗盖出火毒，入轻粉少许，生油调搽，一二次愈。保幼大全。**酒皶鼻赤**方见橘核。**聤耳出汁**胡桃仁烧研，狗胆汁和作挺子，绵裹塞之。普济方。**伤耳成疮**出汁者。用胡桃杵取油纳入。同上。**火烧成疮**胡桃仁烧黑研傅。**压扑伤损**胡桃仁捣，和温酒顿服便瘥。图经本草。**疥疮瘙痒**油核桃一个，雄黄一钱，艾叶杵熟一钱，捣匀绵包，夜卧裹阴囊，历效。勿洗。集简方。

胡桃青皮

【气味】 **苦，涩，无毒。**

【主治】 **染髭及帛，皆黑。**〔志曰〕仙方取青皮压油，和詹糖香，涂毛发，色如漆也。

【附方】 新四。**乌髭发**胡桃皮、蝌蚪等分，捣泥涂之，一染即黑。总录：用青胡桃三枚和皮捣细，入乳汁三盏，于银石器内调匀，搽须发三五次，每日用胡桃油润之，良。**疬疡风**青胡桃皮捣泥，入酱清少许、硇砂少许合匀。先以泔洗，后傅之。外台。**白癜风**青胡桃皮一个，硫黄一皂子大，研匀。日日掺之，取效。**嵌甲**胡桃皮烧灰贴。

皮[①]

【主治】 **止水痢。春月斫皮汁，沐头至黑。煎水，可染褐。**开宝。

【附方】 新一。**染须发**胡桃根皮一秤，莲子草十斤，切，以瓮盛之，入水五斗，浸一月去滓，熬至五升，入芸薹子油一斗，慢火煎取五升收之。凡用，先以炭灰汁洗，用油涂之，外以牛蒡叶包住，绢裹一夜洗去，用七日即黑也。总录。

壳

【主治】 **烧存性，入下血、崩中药。**时珍。

榛宋开宝

【释名】 亲古榛字。〔时珍曰〕案罗氏尔雅翼云：礼记郑玄注云：关中甚多此果。关中，秦地也。榛之从秦，盖取此意。左传云：女贽不过榛、栗、枣、脩，以告虔也。则榛有臻至之义，以其名告己之虔也。古作亲，从辛，从木。俗作莘，误矣。莘音诜。

【集解】 〔志曰〕榛生辽东山谷。树高丈许。子如小栗，军行食之当粮。中土亦有。郑玄云：关中鄜、坊甚多。〔颂曰〕桂阳有亲栗[②]丛生，实大如杏子中仁，皮子形色与栗无异，但小耳。〔大明曰〕新罗榛子肥白，最良。〔时珍曰〕榛树低小如荆，丛生。冬末开花如栎花，成条下垂，长二三寸。二月生叶如初生樱桃叶，多皱文而有细齿及尖。其实作苞，三五相粘，一苞一实。实如栎实，下壮上锐，生青熟褐，其壳厚而坚，其仁白而圆，大如杏仁，亦有皮尖。然多空者，故谚云十榛九空。按陆玑诗疏云：榛有两种：一种大小枝叶皮树皆如栗，而子小，形如橡子，味亦如栗，枝茎可以为烛，诗所谓"树之榛栗"者也；一种高丈余，枝叶如木蓼，子作胡桃味，辽、代、上党甚多，久留亦易油坏者也。

仁

【气味】 **甘，平，无毒。**

【主治】 **益气力，实肠胃，令人不饥健行。**开宝。**止饥，调中开胃，甚验。**大明。

阿月浑子拾遗

校正：自木部移入此，并入海药无名木皮。

【释名】 **胡榛子**拾遗**无名子**海药

【集解】 〔藏器曰〕阿月浑子生西

---

① 皮：《证类本草》卷二十三作"树皮"二字。

② 栗：《证类本草》卷二十三作"而"。

国诸番，与胡榛子同树，一岁胡榛子，二岁阿月浑子也。〔珣曰〕按徐表南州记云：无名木生岭南山谷，其实状若榛子，号无名子，波斯家呼为阿月浑子也。

仁

【气味】　辛，温，涩，无毒。

【主治】　诸痢，去冷气，令人肥健。藏器。**治腰冷，阴肾虚痿弱，房中术多用之，得木香、山茱萸良。**李珣。

无名木皮海药

【气味】　辛，大温，无毒。

【主治】　阴肾萎弱，囊下湿痒，并煎汁小浴，极妙。珣。

槠子拾遗

校正：原附钩栗，今析出。

【集解】　〔藏器曰〕槠子生江南。皮、树如栗，冬月不凋，子小于橡子。〔颖曰〕槠子有苦、甜二种，治作粉食，糕食，褐色甚佳。〔时珍曰〕槠子处处山谷有之。其木大者数抱，高二三丈。叶长大如栗，叶稍尖而厚坚光泽，锯齿峭利，凌冬不凋。三四月开白花成穗，如栗花。结实大如槲子，外有小苞，霜后苞裂子坠。子圆褐而有尖，大如菩提子。内仁如杏仁，生食苦涩，煮、炒乃带甘，亦可磨粉。甜槠子粒小，木文细白，俗名面槠。苦槠子粒大，木文粗赤，俗名血槠。其色黑者名铁槠。按山海经云：前山有木，其名曰槠。郭璞注曰：槠子似柞子可食，冬月采之。木作屋柱、棺材，难腐也。

仁

【气味】　甘，涩，平，无毒。〔时珍曰〕案正要云：酸、甘，微寒。不可多食。

【主治】　食之不饥，令人健行，止泄痢，破恶血，止渴。藏器。

皮　叶

【主治】　煮汁饮，止产妇血。藏器。**嫩叶：贴臁疮，一日三换，良。**吴瑞。

钩栗拾遗

【释名】　巢钩子拾遗**甜槠子**〔瑞曰〕钩栗即甜槠子。〔时珍曰〕钩、槠二字，方音相近。其状如栎，当作钩栎。

【集解】　〔藏器曰〕钩栗生江南山谷。木大数围，冬月不凋，其子似栗而圆小。又有雀子，相似而圆黑，久食不饥。详槠子下。

仁

【气味】　甘，平，无毒。

【主治】　食之不饥，厚肠胃，令人肥健。藏器。

橡实音象。唐本草

校正：自木部移入

【释名】　橡斗说文**皂斗**同**栎梂**音历求。**柞子**音作。**芧**杼同。序、暑二音。**栩**音许。〔禹锡曰〕案尔雅云：栩，杼也。又曰：栎，其实梂。孙炎注云：栩，一名杼也。栎，似樗之木也。梂，盛实之房也。其实名橡，有梂猬自裹之。诗·唐风云：集于苞栩。秦风云：山有苞栎。陆玑注云：即柞栎也。秦人谓之栎，徐人谓之杼，或谓之栩。其子谓之皂，亦曰皂斗。其壳煮汁可染皂也。今京洛、河内亦谓之杼。盖五方通语，皆一物也。〔时珍曰〕栎，柞木也。实名橡斗、皂斗，谓其斗刓剜象斗，可以染皂也。南人呼皂如柞，音相近也。

【集解】　〔颂曰〕橡实，栎木子也。所在山谷皆有。木高二三丈。三四月开花黄色，八九月结实。其实为皂斗，槲、栎皆有斗，而以栎为胜。〔宗奭曰〕栎叶如栗叶，所在有之。木坚而不堪充材，亦木之性也。为炭则他木皆不及。其壳虽可染皂，若曾经雨水者，其色淡，槲亦有壳，但小而不及栎也。〔时珍曰〕栎有二种：一种不结实者，其名曰棫，其木心赤，诗云“瑟彼柞棫”是也；一种结实者，其名曰栩，其实为橡。二者树小则耸枝，大则偃蹇。其叶如槠叶，而文理皆斜勾。四五月开花如栗花，黄色。结实如荔枝核而有尖。其蒂有斗，包其半截。其仁如老莲肉，山人俭岁采以为饭，或捣浸取粉食，丰年可以肥猪。北人亦种之。其木高二三丈，坚实而重，有斑文点点。大者可作柱栋，小者可为薪炭。周礼职方氏“山林宜皂物，柞、栗之属”即此也。其嫩叶可煎饮代茶。

实

【修治】 〔雷曰〕霜后收采，去壳蒸之，从巳至未，锉作五片，日干用。〔周定王曰〕取子换水，浸十五次，淘去涩味，蒸极熟食之，可以济饥。

【气味】 **苦，微温，无毒。**

【主治】 **下痢，厚肠胃，肥健人。**苏恭。**涩汤止泻。煮食，止饥，御歉岁。**大明。

【发明】 〔思邈曰〕橡子非果非谷而最益人，服食未能断谷，啖之尤佳。无气而受气，无味而受味，消食止痢，令人强健不极。〔时珍曰〕木实为果，橡盖果也。俭岁，人皆取以御饥，昔挚虞入南山，饥甚拾橡实而食；唐杜甫客秦州，采橡、栗自给，是矣。

【附方】 新五。**水谷下痢**日夜百余行者。橡实二两，楮叶炙一两，为末。每服一钱，食前乌梅汤调下。圣惠方。**血痢不止**上方加缩砂仁半两。**下痢脱肛**橡斗子烧存性研末，猪脂和傅。直指方。**痔疮出血**橡子粉、糯米粉各一升，炒黄，滚水调作果子，饭上蒸熟食之。不过四五次效。李楼奇方。**石痈坚硬**如石，不作脓。用橡子一枚，以醋于青石上磨汁涂之。干则易，不过十度即平。千金方。

斗壳

【修治】 〔大明曰〕入药并宜捣细，炒焦或烧存性研用。

【气味】 **涩，温，无毒。**

【主治】 **为散及煮汁服，止下痢。并可染皂。**恭。**止肠风崩中带下，冷热泻痢。并染须发。**大明。

【附方】 新四。**下痢脱肛**橡斗壳烧存性，研末。猪脂和搽，并煎汁洗之。直指方。**肠风下血**橡斗子壳，用白梅肉填满，两个合定，铁线札住，煅存性，研末。每服二钱，米饮下。一方：用硫黄填满，煅研酒服。余居士选奇方。**走马牙疳**橡斗壳入盐填满，合定烧透，出火毒，研末，入麝香少许。先以米泔漱过，搽之。全幼心鉴。**风虫牙痛**橡斗五个入盐在内，皂荚一条入盐在内，同煅过研末，日擦三五次，荆芥汤漱之，良。经验良方。

木皮　根皮拾遗

【气味】 **苦，平，无毒。**

【主治】 **恶疮，因风犯露致肿者，煎汁日洗，令脓血尽乃止。亦治痢。**藏器。**止水痢，消瘰疬。**大明。

【附方】 新一。**蚀烂痈肿**及疣赘瘤痣。柞栎木灰四斗，桑柴灰四斗，石灰一斗五升，以沸汤调湿，甑中蒸一日，取釜中沸汤七斗，合甑灰淋之取汁，再熬至一升，投乱头发一鸡子大消尽，又剪五色彩投入消尽，瓶盛密收。每以少许，挑破点之。煎时勿令鸡、犬、妇人、小儿见。普济方。

槲实音斛。唐本草

校正：自木部移附此。

【释名】 **槲樕**音速。**朴樕**并尔雅**大叶栎**俗**栎橿子**〔时珍曰〕槲樕犹觳觫也。

栗子绽悬，有颤栗之象，故谓之栗；槲叶摇动，有觳觫之态，故曰槲樕也。朴樕者，婆娑、蓬然之貌。其树偃蹇，其叶芃芃故也。俗称衣物不整者为朴樕，本此。其实木彊，故俗谓之栎橿子。史言武后挂赦书于槲树，人遂呼为金鸡树云。

【集解】 〔颂曰〕槲，处处山林有之。木高丈余，与栎相类。亦有斗，但小不中用耳。不拘时采。其皮、叶入药。〔宗奭曰〕槲亦有斗，木虽坚而不堪充材，止宜作柴，为炭不及栎木。〔时珍曰〕槲有二种：一种丛生小者名枹，音孚，见尔雅。一种高者名大叶栎。树、叶俱似栗，长大粗厚，冬月凋落。三四月开花亦如栗，八九月结实似橡子而稍短小，其蒂亦有斗。其实僵涩味恶，荒岁人亦食之。其木理粗不及橡木，所谓樗栎之材者指此。

仁

【气味】 **苦，涩，平，无毒。**

【主治】 **蒸煮作粉，涩肠止痢，功同橡子。**时珍。

槲若

【修治】 〔颂曰〕若即叶之名也。入药须微炙令焦。

【气味】 **甘、苦，平，无毒。**

【主治】 **疗痔，止血及血痢，止渴。**恭。**活血，利小便，除面上皶赤。**时珍。

【附方】 旧五，新三。**卒然吐血**槲叶为末，每服二钱，水一盏，煎七分，和滓服。简要济众。**鼻衄不止**槲叶捣汁一小盏，顿服即止。圣惠方。**肠风血痔**热多者尤佳。槲叶微炙研末一钱，槐花炒研末一钱，米饮调服。未止再服。寇氏衍义。**冷淋茎痛**槲叶研末，每服三钱，水一盏，葱白七寸，煎六分，去滓，食前温服。日二。**孩子淋疾**槲叶三片，煎汤服一鸡子壳，小便即时下也。孙真人方。**蝼蛄漏疾**槲叶烧存性研，以米泔别浸槲叶，取汁洗疮后，乃纳灰少许于疮中。圣惠方。**鼻上皶疱**出脓血者。以泔水煮槲叶，取汁洗之，拭干，纳槲叶灰少许于中，良。圣惠。**腋下胡臭**槲若三升切，水煮浓汁，洗毕，即以甘苦瓠壳烟熏之。后用辛夷、细辛、杜衡末，醋浸一夜，傅之。千金方。

木皮俗名赤龙皮。

【气味】 **苦，涩，无毒。**

【主治】 **煎服，除虫**[1] **及漏，甚效。**恭。**煎汤，洗恶疮良。**权。**能吐瘰疬，涩五脏。**大明。**止赤白痢，肠风下血。**时珍。

【附方】 旧四，新五。**赤龙皮汤**治诸败烂疮、乳疮。用槲皮切三升，水一斗，煮五升，春夏冷用，秋冬温用，洗之。洗毕乃傅诸膏。肘后。**附骨疽疮**槲皮烧研，米饮每服方寸匕。千金方。**下部生疮**槲皮、榉皮煮汁，熬如饴糖，以导下部。肘后方。**一切瘘疾**千金用槲树北阴白皮三十斤锉，以水一石，煮一斗，去滓煎如饴，又取通都厕上雄鼠屎、雌鼠屎各十四枚，烧汁尽研和之，纳温酒一升和匀。瘦人食五合，当有虫出也。崔氏纂要用槲白皮切五升，水八升煮令泣尽，去滓，再煎成膏。日服枣许，并涂疮上。宜食苜蓿、盐、饭以助之。以瘥为度。**小儿瘰疬**槲树皮去粗皮切，煎汤频洗之。圣惠方。**蛊毒下血**槲木北阴白皮一大握，长五寸，以水三升，煮取一升，空腹分服，即吐毒出也。**赤白久痢**不拘大人、小儿。用新槲皮一斤，去黑皮切，以水一斗，煎取五升，去滓煎膏，和酒服。**久痢不止**槲白皮姜汁炙五度一两，干姜炮半两，为末。每服二钱，米饮酒调下。圣济总录。**久疮不已**槲木皮一尺，阔六寸，切，以水一斗，煮取五升，入白沙糖十挺，煎取一升，分三服，即吐而愈。肘后方。

---

① 虫：《千金翼》卷三及《证类本草》卷十四作“蛊”。

本草纲目果部目录第三十一卷

果之三夷果类三十一种

上附方旧二十一，新四十一。

本草纲目果部第三十一卷

果之三夷果类三十一种

荔枝宋开宝

【释名】 **离枝**纲目**丹荔**〔颂曰〕按朱应扶南记云：此木结实时，枝弱而蒂牢，不可摘取，必以刀斧劙取其枝，故以为名。劙，音利，与刕同。〔时珍曰〕司马相如上林赋作离支。按白居易云：若离本枝，一日色变，三日味变。则离支之名，又或取此义也。

【集解】 〔颂曰〕荔枝生岭南及巴中。今闽之泉、福、漳州、兴化军，蜀之嘉、蜀、渝、涪州，及二广州郡皆有之。其品以闽中为第一，蜀州次之，岭南为下。其木高二三丈，自径尺至于合抱，类桂木、冬青之属。绿叶蓬蓬然，四时荣茂不凋。其木性至坚劲，土人取其根，作阮咸槽及弹棋局。其花青白，状若冠之蕤绥。其子喜双实，状如初生松球。壳有皱纹如罗，初青渐红。肉色淡白如肪玉，味甘而多汁。夏至将中，则子翕然俱赤，乃可食也。大树下子至百斛，五六月盛熟时，彼方皆燕会其下以赏之，极量取啖，虽多亦不伤人，少过则饮蜜浆便解。荔枝始传于汉世，初惟出岭南，后出蜀中。故左思蜀都赋云：旁挺龙目，侧生荔枝。唐·白居易图序论之详矣。今闽中四郡所出特奇，蔡襄谱其种类至三十余品，肌肉甚厚，甘香莹白，非广、蜀之比也。福唐岁贡白曝荔枝、蜜煎荔枝肉，俱为上方珍果。白曝须嘉实乃堪，其市货者，多用杂色荔枝入盐、梅曝成，皮色深红，味亦少酸，殊失本真。经曝则可经岁，商贩流布，遍及华夏，味犹不歇，百果之盛，皆不及此。又有焦核荔枝，核如鸡舌香，味更甜美。或云是木生背阳，结实不完就者。又有绿色、蜡色，皆其品之奇者，本土亦自难得。其蜀、岭荔枝，初生小酢，肉薄核大，不堪白曝。花及根亦入药。〔藏器曰〕顾微广州记云：荔枝冬夏常青，其实大如鸡卵，壳朱肉白，核黄黑色，似半熟莲子，精者核如鸡舌香，甘美多汁，极益人也。〔时珍曰〕荔枝炎方之果，性最畏寒，易种而根浮。其木甚耐久，有经数百年犹结实者。其实生时肉白，干时肉红。日晒火烘，卤浸蜜煎，皆可致远。成朵晒干者谓之荔锦。按白居易荔枝图序云：荔枝生巴、峡间。树形团团如帷盖，叶如冬青。花如橘而春荣，实如丹而夏熟。朵如蒲桃，核如枇杷。壳如红缯，膜如紫绡。瓤肉洁白如冰雪，浆液甘酸如醴酪。大略如彼，其实过之。若离本枝，一日而色变，二日而香变，三日而味变，四五日外，色香味尽去矣。又蔡襄荔枝谱云：广、蜀所出，早熟而肉薄，味甘酸，不及闽中下等者。闽中惟四郡有之，福州最多，兴化最奇，泉、漳次之。福州延亘原野，一家甚至万株。兴化上品，大径寸余，香气清远，色紫壳薄，瓤厚膜红，核如丁香母。剥之如水精，食之如绛雪。荔枝以甘为味，虽百千树莫有同者，过甘与淡，皆失于中。若夫厚皮尖刺，肌理黄色，附核而赤，食之有渣，食已而涩，虽无酢味，亦自下等矣。最忌麝香，触之花、实尽落也。又洪迈夷坚志云：莆田荔枝名品，皆出天成，虽以其核种之，亦失本体，形状百出，不可以理求也。沈括笔谈谓焦核荔枝，乃土人去其大根，燔焦种成者，大不然也。〔珣曰〕荔枝树似青木香。熟时人未采，则百虫不敢近。人才采之，乌鸟、蝙蝠之类，无不伤残之也。故采荔枝者，必日中而众采之。一日色变，二日味变，三日色味俱变。故古诗云，色味不逾三日变也。

实

【气味】　**甘，平，无毒。**〔珣曰〕甘、酸，热。多食令人发虚热。〔李廷飞曰〕生荔枝多食，发热烦渴，口干衄血。〔颂曰〕多食不伤人。如少过度，饮蜜浆一杯便解也。〔时珍曰〕荔枝气味纯阳，其性畏热[①]。鲜者食多，即龈肿口痛，或衄血也。病齿䘌及火病人尤忌之。开宝本草言其性平，苏氏谓多食无伤，皆谬说也。按物类相感志云：食荔枝多则醉，以壳浸水饮之即解。此即食物不消，还以本物消之之意。

【主治】　**止渴，益人颜色。**开宝。**食之止烦渴，头重心躁，背膊劳闷。**李珣。**通神，益智，健气。**孟诜。**治瘰疬瘤赘，赤肿疔肿，发小儿痘疮。**时珍。

【发明】　〔震亨曰〕荔枝属阳，主散无形质之滞气，故消瘤赘赤肿者用之。苟不明此，虽用之无应。

【附方】　新六。**痘疮不发**荔枝肉浸酒饮，并食之。忌生冷。闻人规痘疹论。**疔疮恶肿**普济方用荔枝五个或三个，不用双数，以狗粪中米淘净为末，与糯米粥同研成膏，摊纸上贴之。留一孔出毒气。济生秘览用荔枝肉、白梅各三个，捣作饼子。贴于疮上，根即出也。**风牙疼痛**普济用荔枝连壳烧存性，研末，擦牙即止。乃治诸药不效仙方也。孙氏集效方用大荔枝一个，剔开填盐满壳。煅研，搽之即愈。**呃逆不止**荔枝七个，连皮核烧存性，为末。白汤调下，立止。杨拱医方摘要。

核

【气味】　**甘，温，涩，无毒。**

【主治】　**心痛、小肠气痛，以一枚煨存性，研末，新酒调服。**宗奭。**治㿗疝气痛，妇人血气刺痛。**时珍。

【发明】　〔时珍曰〕荔枝核入厥阴，行散滞气，其实双结而核肖睾丸，故其治㿗疝卵肿，有述类象形之义。

【附方】　新六。**脾痛不止**荔枝核为末，醋服二钱。数服即愈。卫生易简方。**妇人血气刺痛**。用荔枝核烧存性半两，香附子炒一两，为末。每服二钱，盐汤、米饮任下。名蠲痛散。妇人良方。**疝气㿗肿**孙氏用荔枝核炒黑色、大茴香炒等分，为末。每服一钱，温酒下。皆效方：玉环来笑丹：用荔枝核四十九个，陈皮连白九钱，硫黄四钱，为末，盐水打面糊丸绿豆大。遇痛时，空心酒服九丸，良久再服。不过三服，甚效如神。亦治诸气痛。**阴肾肿痛**荔枝核烧研，酒服二钱。**肾肿如斗**荔枝核、青橘皮、茴香等分，各炒研。酒服二钱，日三。

壳

【主治】　**痘疮出不爽快，煎汤饮之。又解荔枝热，浸水饮。**时珍。

【附方】　新一。**赤白痢**荔枝壳、象斗壳炒、石榴皮炒、甘草炙，各等分。每以半两，水一盏半，煎七分，温服，日二服。普济方。

---

① 畏热：《食疗本草》作“微温”。

花及皮根

【主治】 **喉痹肿痛，用水煮汁。细细含咽，取瘥止。**苏颂。出崔元亮海上方。

龙眼别录中品

校正：自木部移入此。〔宗奭曰〕龙眼专为果，未见入药。本草编入木部，非矣。

【释名】 **龙目**吴普**圆眼**俗名**益智**别录**亚荔枝**开宝**荔枝奴 骊珠 燕卵 蜜脾 鲛泪 川弹子**南方草木状 〔时珍曰〕龙眼、龙目，象形也。吴普本草谓之龙目，又曰比目。曹宪博雅谓之益智。〔弘景曰〕广州有龙眼，非益智也，恐彼人别名耳。〔志曰〕甘味归脾，能益人智，故名益智，非今之益智子也。〔颂曰〕荔枝才过，龙眼即熟，故南人目为荔枝奴。又名木弹。晒干寄远，北人以为佳果，目为亚荔枝。

【集解】 〔别录曰〕龙眼生南海山谷。一名益智。其大者似槟榔。〔恭曰〕龙眼树似荔枝，叶若林檎，花白色。子如槟榔，有鳞甲，大如雀卵。〔颂曰〕今闽、广、蜀道出荔枝处皆有之。嵇含南方草木状云：木高一二丈，似荔枝而枝叶微小，凌冬不凋。春末夏初，开细白花。七月实熟，壳青黄色，文作鳞甲，形圆，大如弹丸，核若木梡子而不坚，肉薄于荔枝，白而有浆，其甘如蜜。实极繁，每枝三二十颗，作穗如蒲桃。汉时南海常贡之，大为民害。临武长唐羌上书言状。和帝感其言，下诏止之。〔时珍曰〕龙眼正圆，别录、苏恭比之槟榔，殊不类也。其木性畏寒，白露后方可采摘，晒焙令干，成朵干者名龙眼锦。按范成大桂海志有山龙眼，出广中，色青，肉如龙眼，夏月实熟可啖，此亦龙眼之野生者欤。

实

【气味】 **甘，平，无毒。**〔恭曰〕甘，酸，温。〔李廷飞曰〕生者沸汤瀹过食，不动脾。

【主治】 **五脏邪气，安志厌食。除蛊毒，去三虫。久服强魂聪明，轻身不老，通神明。**别录。**开胃益脾，补虚长智。**时珍。

【发明】 〔时珍曰〕食品以荔枝为贵，而资益则龙眼为良。盖荔枝性热，而龙眼性和平也。严用和济生方，治思虑劳伤心脾有归脾汤，取甘味归脾、能益人智之义。

【附方】 新一。**归脾汤**治思虑过度，劳伤心脾，健忘怔忡，虚烦不眠，自汗惊悸。用龙眼肉、酸枣仁炒、黄芪炙、白术焙、茯神各一两，木香[①]半两，炙甘草二钱半，㕮咀。每服五钱，姜三片，枣一枚，水二钟，煎一钟。温服。济生方。

核

【主治】 **胡臭。六枚，同胡椒二七枚研，遇汗出即擦之。**时珍。

龙荔纲目

【释名】 见下

【集解】 〔时珍曰〕按范成大桂海志云：龙荔出岭南。状如小荔枝，而肉味如龙眼，其木之身、叶亦似二果，故名曰龙荔。三月开小白花，与荔枝同时熟，不可生啖，但可蒸食。

实

【主治】 **甘，热，有小毒。生食令人发痫，或见鬼物。**时珍。出桂海志。

橄榄宋开宝

【释名】 **青果**梅圣俞集**忠果**记事珠**谏果**出农书〔时珍曰〕橄榄名义未详。此

---

① 香：此下《济生方》卷四有“人参各”三字。

果虽熟，其色亦青，故俗呼青果。其有色黄者不堪，病物也。王祯云：其味苦涩，久之方回甘味。王元之作诗，比之忠言逆耳，世乱乃思之，故人名为谏果。

【集解】〔志曰〕橄榄生岭南。树似木槵子树而高，端直可爱。结子形如生诃子，无棱瓣，八月、九月采之。又有一种波斯橄榄，生邕州。色类相似，但核作两瓣，蜜渍食之。〔诜曰〕其树大数围。实长寸许，先生者向下，后生者渐高。熟时生食味酢，蜜渍极甜。〔珣曰〕按南州异物志云：闽、广诸郡及缘海浦屿间皆有之。树高丈余，叶似榉柳。二月开花，八月成实，状如长枣，两头尖，青色。核亦两头尖而有棱，核内有三窍，窍中有仁，可食。〔颂曰〕按刘恂岭表录云：橄榄树枝皆高耸。其子深秋方熟，南人重之，生咀嚼之，味虽苦涩，而芬香胜于含鸡舌香也。有野生者，子繁而树峻不可梯缘，但刻根下方寸许，纳盐入内。一夕子皆自落，木亦无损。其枝节间有脂膏如桃胶，南人采取和皮、叶煎汁，熬如黑饧，谓之榄糖，用泥船隙，牢如胶漆，着水益干也。〔时珍曰〕橄榄树高，将熟时以木钉钉之，或纳盐少许于皮内，其实一夕自落，亦物理之妙也。其子生食甚佳，蜜渍、盐藏皆可致远。其木脂状如黑胶者，土人采取，爇之清烈，谓之榄香。杂以牛皮胶者，即不佳矣。又有绿榄，色绿。乌榄，色青黑，肉烂而甘。取肉捶碎干放，自有霜如白盐，谓之榄酱。青榄核内仁干小。惟乌榄仁最肥大，有文层叠如海螵蛸状而味甘美，谓之榄仁。又有一种方榄，出广西两江峒中，似橄榄而有三角或四角，即是波斯橄榄之类也。

实

【气味】 酸、甘，温，无毒。〔宗奭曰〕味涩，良久乃甘。〔震亨曰〕味涩而甘，醉饱宜之。然性热，多食能致上壅。〔时珍曰〕橄榄盐过则不苦涩，同栗子食甚香。按延寿书云：凡食橄榄必去两头，其性热也。过白露摘食，庶不病痁。

【主治】 生食、煮饮，并消酒毒，解鯸鲐鱼毒。开宝。**嚼汁咽之，治鱼鲠。**宗奭。**生啖、煮汁，能解诸毒。**苏颂。**开胃下气，止泻。**大明。**生津液，止烦渴，治咽喉痛。咀嚼咽汁，能解一切鱼、鳖毒。**时珍。

【发明】〔志曰〕鯸鲐鱼，即河豚也。人误食其肝及子，必迷闷至死，惟橄榄及木煮汁能解之。其木作舟楫，拨着鱼皆浮出，故知物有相畏如此者。〔时珍曰〕按名医录云：吴江一富人，食鳜鱼被鲠，横在胸中，不上不下，痛声动邻里，半月余几死。忽遇渔人张九，令取橄榄与食。时无此果，以核研末，急流水调服，骨遂下而愈。张九云：我父老相传，橄榄木作取鱼棹篦，鱼触着即浮出，所以知鱼畏橄榄也。今人煮河豚、团鱼，皆用橄榄，乃知橄榄能治一切鱼、鳖之毒也。

【附方】 新四。**初生胎毒**小儿落地时，用橄榄一个烧研，朱砂末五分和匀，嚼生脂麻一口，吐唾和药，绢包如枣核大，安儿口中，待咂一个时顷，方可与乳。此药取下肠胃秽毒，令儿少疾，及出痘稀少也。孙氏集效方。**唇裂生疮**橄榄炒研，猪脂和涂之。**牙齿风疳**脓血有虫。用橄榄烧研，入麝香少许，贴之。圣惠方。**下部疳疮**橄榄烧存性，研末，油调敷之。或加孩儿茶等分。乾坤生意。

榄仁

【气味】 甘，平，无毒。

【主治】 唇吻燥痛，研烂傅之。开宝。

核

【气味】 甘，涩，温，无毒。

【主治】　**磨汁服，治诸鱼骨鲠，及食鲙成积，又治小儿痘疮倒靥。烧研服之，治下血。**时珍。

【附方】　新三。**肠风下血**橄榄核，灯上烧存性，研末。每服二钱，陈米饮调下。仁斋直指方。**阴肾癞肿**橄榄核、荔枝核、山楂核等分，烧存性，研末。每服二钱，空心茴香汤调下。**耳足冻疮**橄榄核烧研，油调涂之。乾坤生意。

木威子拾遗

【释名】　未详

【集解】　〔藏器曰〕木威生岭南山谷。树高丈余，叶似楝叶。子如橄榄而坚，亦似枣，削去皮可为粽食。〔时珍曰〕木威子，橄榄之类也。陈氏说出顾微广州记中。而梁元帝金楼子云：橄榄树之南向者为橄榄，东向者为木威。此亦传闻谬说也。

实

【气味】　**酸、辛**[①]**，无毒。**〔时珍曰〕按广州记云：苦，涩。

【主治】　**心中恶水，水气。**藏器。

庵摩勒唐本

校正：自木部移入此。

【释名】　**余甘子**唐本**庵摩落迦果**〔藏器曰〕梵书名庵摩勒，又名摩勒落迦果。其味初食苦涩，良久更甘，故曰余甘。

【集解】　〔恭曰〕庵摩勒生岭南交、广、爱等州。树叶细似合昏。其花黄。实似李、柰，青黄色，核圆有棱，或六或七，其中仁亦入药用。〔珣曰〕生西国者，大小如枳橘子状。〔颂曰〕余甘子，今二广诸郡及西川、戎、泸、蛮界山谷皆有之。木高一二丈，枝条甚软。叶青细密，朝开暮敛如夜合，而叶微小，春生冬凋。三月有花，着条而生，如粟粒，微黄。随即结实作莛，每条三两子，至冬而熟，如李子状，青白色，连核作五六瓣，干即并核皆裂，俗作果子啖之。〔时珍曰〕余甘，泉州山中亦有之。状如川楝子，味类橄榄，亦可蜜渍、盐藏。其木可制器物。按陈祈畅异物志云：余甘树叶如夜合及槐叶，其枝如柘，其花黄。其子圆，大如弹丸，色微黄，有文理如定陶瓜，核有五六棱，初入口苦涩，良久饮水更甘，盐而蒸之尤美。其说与两苏所言相合。而临海异物志云：余甘子如梭形，大如梅子，其核两头锐，与橄榄一物异名也。然橄榄形长头尖，余甘形圆，稍有不同，叶形亦异，盖二物也。又苏恭言其仁可入药，而未见主治何病，岂亦与果同功耶。

实

【气味】　**甘，寒，无毒。**〔珣曰〕苦、酸、甘，微寒，涩。

【主治】　**风虚热气。**唐本。**补益强气。合铁粉一斤用，变白不老。取子压汁，和油涂头，生发去风痒，令发生如漆黑也。**藏器。**主丹石伤肺，上气咳嗽。久服，轻身延年长生。服乳石人，宜常食之。**李珣。**为末点汤服，解金石毒。**宗奭。**解硫黄毒。**时珍。出益部方物图。

【发明】　〔宗奭曰〕黄金得馀甘则体柔，亦物类相感相伏也，故能解金石之毒云。

毗梨勒唐本草

校正：自木部移入此。

【释名】　**三果**〔珣曰〕木似诃梨勒，而子亦相似，但圆而毗，故以名之。毗即脐也。

【集解】　〔恭曰〕毗梨勒出西域及

---

① 辛：《证类本草》卷二十三作“平”。

南海诸国、岭南交、爱等州，戎人谓之三果。树似胡桃，子形亦似胡桃。核似诃梨勒，而圆短无棱，用亦同法。番人以此作浆甚热。

实

【气味】 **苦，寒，无毒。**〔珣曰〕味苦带涩，微温无毒。作浆性热。

【主治】 **风虚热气，功同庵摩勒。**唐本。**暖肠腹，去一切冷气。作浆染须发，变黑色。**甄权。**下气，止泻痢。**大明。**烧灰，干血有效。**李珣。

【发明】 〔时珍曰〕毗梨勒古方罕用，惟千金方补肾鹿角丸用三果浆吞之，云无则以酒代之。则此果亦余甘之类，而性稍温涩也。

【附方】 新一。**大风发脱**毗梨勒烧灰，频擦有效。圣惠方。

没离梨拾遗

【集解】 〔藏器曰〕没离梨生西南诸国。似毗梨勒，上有毛少许也。

实

【气味】 **辛，平，无毒。**〔珣曰〕微温。

【主治】 **上气，下食。**藏器。**主消食涩肠下气，及上气咳嗽。并宜入面药。**李珣。（没离梨原脱，今据分卷目录与证类本草补。）

五敛子纲目

【释名】 **五棱子**桂海志**阳桃**〔时珍曰〕按稽含草木状云：南人呼棱为敛，故以为名。

【集解】 〔时珍曰〕五敛子出岭南及闽中，闽人呼为阳桃。其大如拳，其色青黄润绿，形甚诡异，状如田家碌碡，上有五棱如刻起，作剑脊形。皮肉脆软，其味初酸久甘，其核如柰。五月熟，一树可得数石，十月再熟。以蜜渍之，甘酢而美，俗亦晒干以充果食。又有三廉子，盖亦此类也。陈祈畅异物志云：三廉出熙安诸郡。南人呼棱为廉，虽名三廉，或有五六棱者，食之多汁，味甘且酸，尤宜与众果参食。

实

【气味】 **酸、甘，涩，平，无毒。**

【主治】 **风热，生津止渴。**时珍。

五子实纲目

【集解】 〔时珍曰〕五子树今潮州有之。按裴渊广州记云：五子实，大如梨而内有五核，故名。

实

【气味】 **甘，温，无毒。**

【主治】 **霍乱金疮，宜食之。**时珍。潮州志。

榧实别录下品

校正：〔时珍曰〕别录木部有榧实，又有棑华。神农本草鱼虫部有彼字，宋开宝本草退彼子入有名未用。今据苏恭之说，合并于下。

【释名】 **柀子**音彼。神农。**赤果**日用**玉榧**日用**玉山果**〔时珍曰〕榧亦作棑，其木名文木，斐然章采，故谓之榧。信州玉山县者为佳。故苏东坡诗云：彼美玉山果，粲为金盘实。柀子见下。〔瑞曰〕土人呼为赤果，亦曰玉榧。

【集解】 〔别录曰〕榧实生永昌。彼子生永昌山谷。〔弘景曰〕彼子亦名罴子，从来无用者，古今诸医不复识之。榧实出东阳诸郡。〔恭曰〕彼子当从木作柀子。误入虫部也。尔雅彼亦名粘。其叶似杉，木如柏而微软。子名榧子，宜入果部。又注榧实云：即虫部彼子也。其木大连抱，高数仞，其叶似相杉，其木如柏，其理似松，肌细软，堪为器用。〔宗奭曰〕榧实大如橄榄，壳色紫褐而脆，其中子有一重黑粗衣，其仁黄白色，嚼久渐甘美也。〔藏器曰〕彼华即榧子之华也。棑与榧同。榧树似杉，子如长槟榔，食之肥美。本经虫部有彼子，陶氏复于木部出榧实、棑华，皆一物也。〔颖曰〕榧有一种粗榧。其木与榧相似，但理粗色赤耳。其子稍肥大，仅圆不尖。神农本草柀子即粗榧也。〔时珍曰〕榧生深山中，人呼为野杉。按罗愿尔雅翼云：柀似杉而异于杉。彼有美实而木有文采，其木似桐而叶似杉，绝难长。木有牝牡，牡者华而牝者实。冬月开黄圆花，结实大小如枣。其核长如橄榄核，有尖者、不尖者，无棱而壳薄，黄白色。其仁可生啖，亦可焙收。以小而心实者为佳，一树不下数十斛。陶氏不识柀子，惟苏恭能辨为一物也。

榧实别录

【气味】 **甘，平，涩，无毒。**〔瑞曰〕性热，同鹅肉食，生断节风，又上壅人，忌火气。〔时珍曰〕按物类相感志云：榧煮素羹，味更甜美。猪脂炒榧，黑皮自脱。榧子同甘蔗食，其渣自软。又云：榧子皮反绿豆，能杀人也。

【主治】 **常食，治五痔，去三虫蛊毒，鬼疰恶毒。**别录。**食之，疗寸白虫。**弘景。**消谷，助筋骨，行营卫，明目轻身，令人能食。多食一二升，亦不发病。**孟诜。**多食滑肠，五痔人宜之。**宗奭。**治咳嗽白浊，助阳道。**生生编。

柀子本经。旧作彼。

【气味】 **甘，温，有毒。**

【主治】 **腹中邪气，去三虫，蛇螫蛊毒，鬼疰伏尸。**本经。

【发明】 〔震亨曰〕榧子，肺家果也。火炒食之，香酥甘美。但多食则引火入肺，大肠受伤尔。〔原曰〕榧子杀腹间大小虫，小儿黄瘦有虫积者宜食之。苏东坡诗云：驱除三彭虫，已我心腹疾，是矣。〔时珍曰〕榧实、柀子，治疗相同，当为一物无疑。但本经柀子有毒，似有不同，亦因其能杀虫蛊尔。汪颖以粗榧为柀子，终是一类，不甚相远也。

【附方】 旧一，新五。**寸白虫**〔诜曰〕日食榧子七颗，满七日，虫皆化为水也。外台秘要用榧子一百枚，去皮火燃，啖之，经宿虫消下也。胃弱者啖五十枚。**好食茶叶**面黄者。每日食榧子七枚，以愈为度。杨起简便方。**令发不落**榧子三个，胡桃二个，侧柏叶一两，捣浸雪水梳头，发永不落且润也。圣惠方。**卒吐血出**先食蒸饼两三个，以榧子为末，白汤服三钱，日三服。圣济总录。**尸咽痛痒**语言不出。榧实半两，芜荑一两，杏仁、桂各半两，为末，蜜丸弹子大，含咽。圣济总录。

棑华别录。春月生采之。〔藏器曰〕即榧子华也。

【气味】 **苦。**

【主治】 **水气，去赤虫，令人好色，不可久服。**别录。

海松子宋开宝

【释名】 **新罗松子。**

【集解】 〔志曰〕海松子，状如小栗，三角。其中仁香美，东夷当果食之，亦代麻腐食之，与中国松子不同。〔炳曰〕五粒松一丛五叶如钗，道家服食绝粒，子如巴豆，新罗往往进之。〔颂曰〕五粒字当作五鬣，音传讹也。五鬣为一丛，或有两鬣、七鬣者。松岁久则实繁。中原虽有，小而不及塞上者佳好也。〔瑞曰〕松子有南松、北松。华阴松形小壳薄，有斑极香；新罗者肉甚香美。〔时珍曰〕海松子出辽东及云南，其树与中国松树同，惟五叶一丛者，球内结子，大如巴豆而有三棱，一头尖尔，久收亦油。马志谓似小栗，殊失本体。中国松子大如柏子，亦可入药，不堪果实，详见木部松下。按段成式酉阳杂俎云：予种五鬣松二株，根大如碗，结实与新罗、南诏者无别。其三鬣者，俗呼孔雀松。亦有七鬣者。或云：三针者为栝子松，五针者为松子松。

仁

【气味】 **甘，小温，无毒。**〔珣曰〕新罗松子甘美大温，去皮食之甚香，与云南松子不同。云南松子似巴豆，其味不及。与卑占国偏桃仁相似。多食发热毒。〔时珍曰〕按医说云：食胡羊肉不可食松子；而物类相感志云：凡杂色羊肉入松子则无毒。其说不同，何哉。

【主治】 **骨节风，头眩，去死肌，变白，散水气，润五脏，不饥。**开宝。**逐风痹寒气，虚羸少气，补不足，润皮肤。肥五脏。**别录。**主诸风，温肠胃。久服，轻身延年不老。**李珣。**润肺，治燥结咳嗽。**时珍。**同柏子仁，治虚秘。**宗奭。

【发明】 〔时珍曰〕服食家用松子皆海松子。曰：中国松子，肌细力薄，只可入药耳。按列仙传云：偓佺好食松实，体毛数寸，走及奔马。又犊子少在黑山食松子、茯苓，寿数百岁。又赤松子好食松实、天门冬、石脂，齿落更生，发落更出，莫知所终。皆指此松子也。

【附方】 旧一，新三。**服松子法**七月取松实，过时即落难收也。去木皮，捣如膏收之。每服鸡子大，酒调下，日三服。百日身轻，三百日行五百里、绝谷，久服神仙。渴即饮水。亦可以炼过松脂同服之。圣惠方。**肺燥咳嗽**苏游凤髓汤：用松子仁一两，胡桃仁二两，研膏，和熟蜜半两收之。每服二钱，食后沸汤点服。外台秘要。**小儿寒嗽**或作壅喘。用松子仁五个，百部炒、麻黄各三分，杏仁四十个，去皮尖，以少水略煮三五沸，化白砂糖丸芡子大。每食后含化十丸，大妙。钱乙小儿方。**大便虚秘**松子仁、柏子仁、麻子仁等分，研泥，溶白蜡和，丸梧子大。每服五十丸，黄芪汤下。寇宗奭。

槟榔别录中品

校正：自木部移入此。

【释名】 **宾门**李当之药对**仁频**音宾。**洗瘴丹**〔时珍曰〕宾与郎皆贵客之称。稽含南方草木状言：交广人凡贵胜族客，必先呈此果。若邂逅不设，用相嫌恨。则槟榔名义，盖取于此。雷敩炮炙论谓尖者为槟，圆者为榔，亦似强说。又颜师古注上林赋云：仁频即槟榔也。〔诜曰〕闽中呼为橄榄子。

【集解】 〔别录曰〕槟榔生南海。〔弘景曰〕此有三四种。出交州者，形小味甘。广州以南者，形大味涩。又有大者名猪槟榔，皆可作药。小者名蒳子，俗呼为槟榔孙，亦可食。〔恭曰〕生交州、爱州及昆仑。〔颂曰〕今岭外州郡皆有之。木大如桄榔，而高五七丈，正直无枝，皮似青桐，节似桂枝。叶生木颠，大如盾头，又似芭蕉叶。其实作房，从叶中出，旁有刺若棘针，重叠其下。一房数百实，如鸡子状，皆有皮壳。其实春生，至夏乃熟，肉满壳中，色正白。苏恭言其肉极易烂，不经数日。今入北者，皆先以灰煮熟，焙熏令干，始可留久也。小而味甘者，名山槟榔。大而味涩核亦大者，名猪槟榔。最小者名蒳子。雷氏言尖长而有紫文者名槟，圆大而矮者名榔，榔力大而槟力小。今医家亦不细分，但以作鸡心状、正稳心不虚、破之作锦文者为佳尔。岭南人啖之以当果食，言南方地湿，不食此无以祛瘴疠也。生食其味苦涩，得扶留藤与瓦屋子灰同咀嚼之，则柔滑甘美也。

刘恂岭表录异云：真槟榔来自舶上，今交广生者皆大腹子也，彼中悉呼为槟榔。或云：槟榔难得真者，今贾人所货者，皆是大腹槟榔也，与槟榔相似，但茎、叶干小异尔，连皮收之。〔时珍曰〕槟榔树初生若笋竿积硬，引茎直上。茎干颇似桄榔、椰子而有节，旁无枝柯，条从心生。端顶有叶如甘蕉，条派开破，风至则如羽扇扫天之状。三月叶中肿起一房，因自拆裂，出穗凡数百颗，大如桃李。又生刺重累于下，以护卫其实。五月成熟，剥去其皮，煮其肉而干之。皮皆筋丝，与大腹皮同也。按汉喻益期与韩康伯笺云：槟榔，子既非常，木亦特异。大者三围，高者九丈。叶聚树端，房结叶下。华秀房中，子结房外。其擢穗似黍，其缀实似谷。其皮似桐而厚，其节似竹而穊。其内空，其外劲。其屈如伏虹，其申如缒绳。本不大，末不小。上不倾，下不斜。调直亭亭，千百如一。步其林则寥朗，庇其阴则萧条。信可长吟远想。但性不耐霜，不得北植。必当遐树南海，辽然万里。弗遇长者之目，令人恨深也。又竺法真罗山疏云：山槟榔一名蒳子，生日南，树似栟榈而小，与槟榔同状。一丛十余干，一干十余房，一房数百子。子长寸余，五月采之，味近苦甘。观此，则山槟榔即蒳子，猪槟榔即大腹子也。苏颂以味甘者为山槟榔，涩者为猪槟榔，似欠分明。

槟榔子

【修治】　〔敩曰〕头圆矮毗者为榔，形尖紫文者为槟。槟力小，榔力大。凡使用白槟及存坐稳正、心坚有锦文者为妙。半白半黑并心虚者，不入药用。以刀刮去底，细切之。勿令经火，恐无力。若熟使，不如不用。〔时珍曰〕近时方药亦有以火煨焙用者。然初生白槟榔，须本境可得。若他处者，必经煮熏，安得生者耶？又槟榔生食，必以扶留藤、古贲灰为使，相合嚼之。吐去红水一口，乃滑美不涩，下气消食。此三物相去甚远，为物各异，而相成相合如此，亦为异矣。俗谓"槟榔为命赖扶留"以此。古贲灰即蛎蚌灰也。贲乃蚌字之讹。瓦屋子灰亦可用。

【气味】　**苦、辛，温，涩，无毒。**〔甄权曰〕味甘，大寒。〔大明曰〕味涩。〔弘景曰〕交州者味甘，广州者味涩。〔珣曰〕白者味甘，赤者味苦。〔元素曰〕味辛而苦，纯阳也。无毒。〔诜曰〕多食亦发热。

【主治】　**消谷逐水，除痰澼，杀三虫、伏尸、寸白。**别录。**治腹胀，生捣末服，利水谷道。傅疮，生肌肉止痛。烧灰，傅口吻白疮。**苏恭。**宣利五脏六腑壅滞，破胸中**[①]**气，下水肿，治心痛积聚。**甄权。**除一切风，下一切气，通关节，利九窍，补五劳七伤，健脾调中，除烦，破癥结。**大明。**主贲豚膀胱诸气，五膈气，风冷气，脚气，宿食不消。**李珣。**治冲脉为病，气逆里急。**好古。**治泻痢后重，心腹诸痛，大小便气秘，痰气喘急，疗诸疟，御瘴疠。**时珍。

【发明】　〔元素曰〕槟榔味厚气轻，沉而降，阴中阳也。苦以破滞，辛以散邪，泄胸中至高之气，使之下行，性如铁石之沉重，能坠诸药至于下极，故治诸气、后重如神也。〔时珍曰〕按罗大经鹤林玉露云：岭南人以槟榔代茶御瘴，其功有四：一曰醒能使之醉，盖食之久，则熏然颊赤，若饮酒然，苏东坡所谓"红潮登颊醉槟榔"也。二曰醉能使之醒，盖酒后嚼之，则宽气下痰，余酲顿解，朱晦庵所谓"槟榔收得为祛痰"也。三曰饥能使之饱。四曰饱能使之饥。盖空腹食之，则充

---

① 胸中：《证类本草》卷十三作"坚满"。

然气盛如饱；饱后食之，则饮食快然易消。又且赋性疏通而不泄气，禀味严正而更有余甘，是有德故有是功也。又按吴兴章杰瘴说云：岭表之俗，多食槟榔，日至十数。夫瘴疠之作，率因饮食过度，气痞积结，而槟榔最能下气消食祛痰，故人狃于近利，而暗于远患也。夫峤南地热，四时出汗，人多黄瘠，食之则脏器疏泄，一旦病瘴，不敢发散攻下，岂尽气候所致，槟榔盖亦为患，殆未思尔。又东阳卢和云：闽广人常服槟榔，云能祛瘴。有瘴服之可也，无瘴而服之，宁不损正气而有开门延寇之祸乎？南人喜食此果，故备考诸说以见其功过焉。又朱晦庵槟榔诗云：忆昔南游日，初尝面发红。药囊知有用，茗碗讵能同？蠲疾收殊效，修真录异功。三彭如不避，糜烂七非中。亦与其治疾杀虫之功，而不满其代茶之俗也。

【附方】 旧十三，新十四。**痰涎为害**槟榔为末，白汤每服一钱。御药院方。**呕吐痰水**白槟榔一颗，烘热，橘皮二两半炙，为末。水一盏，煎半盏，温服。千金。**醋心吐水**槟榔四两，橘皮一两，为末。每服方寸匕，空心生蜜汤调下。梅师方。**伤寒痞满**阴病下早成痞，按之虚软而不痛。槟榔、枳实等分，为末。每服二钱，黄连煎汤下。宣明方。**伤寒结胸**已经汗、下后者。槟榔二两，酒二盏，煎一盏，分二服。庞安时伤寒论。**蛔厥腹痛**方同上。**心脾作痛**鸡心槟榔、高良姜各一钱半，陈米百粒，同以水煎，服之。直指。**膀胱诸气**槟榔二[①]枚，一生一熟，为末。酒煎服之，良。此太医秦鸣鹤方也。海药本草。**本脏气痛**鸡心槟榔，以小便磨半个服。或用热酒调末一钱服之。斗门方。**腰重作痛**槟榔为末，酒服一钱。斗门方。**脚气壅痛**以沙牛尿一盏，磨槟榔一枚，空心暖服。梅师脚气论。**脚气冲心**闷乱不识人。用白槟榔十二分，为末，分二服，空心暖小便五合调下，日二服。或入姜汁、温酒同服。广利。**脚气胀满**非冷非热，或老人、弱人病此。用槟榔仁为末，以槟榔壳煎汁或茶饮、苏汤[②]或豉汁调服二钱，甚利。外台秘要。**干霍乱病**心腹胀痛，不吐不利，烦闷欲死。用槟榔末五钱，童子小便半盏，水一盏，煎服。圣济总录。**大肠湿闷**肠胃有湿，大便秘塞。大槟榔一枚，麦门冬煎汤磨汁温服。或以蜜汤调末二钱服亦可。普济。**大小便闷**槟榔为末，蜜汤调服二钱。或以童子小便、葱白同煎，服之亦良。普济方。**小便淋痛**面煨槟榔、赤芍药各半两，为末。每服三钱，入灯心，水煎，空心服，日二服。十便良方。**血淋作痛**槟榔一枚，以麦门冬煎汤，细磨浓汁一盏，顿热，空心服，日二服。**虫痔里急**槟榔为末，每日空心以白汤调服二钱。**寸白虫病**槟榔二七枚，为末。先以水二升半，煮槟榔皮，取一升，空心调末方寸匕服之，经日虫尽出。未尽再服，以尽为度。千金方。**诸虫在脏**久不瘥者。槟榔半两炮，为末，每服二钱，以葱蜜煎汤调服一钱。圣惠。**金疮恶心**白槟榔四两，橘皮一两，为末。每空心生蜜汤服二钱。圣惠方。**丹从脐起**槟榔末，醋调傅之。本事方。**小儿头疮**水磨槟榔，晒取粉，和生油涂之。圣惠方。**口吻生疮**槟榔烧研，入轻粉末，傅之良。**聤耳出脓**槟榔末吹之。鲍氏方。

大腹子宋开宝

校正：自木部移入此。

【释名】 **大腹槟榔**图经**猪槟榔**〔时

① 二：此上原有“十”字，与文义不属，今删。

② 苏汤：此二字《外台》卷十九及《证类本草》卷十三无。

珍曰〕大腹以形名，所以别鸡心槟榔也。

【集解】　〔志曰〕大腹生南海诸国，所出与槟榔相似，茎、叶、根、干小异耳。〔弘景曰〕向阳者为槟榔，向阴者为大腹。〔时珍曰〕大腹子出岭表、滇南，即槟榔中一种腹大形扁而味涩者，不似槟榔尖长味良耳，所谓猪槟榔者是矣。盖亦土产之异，今人不甚分别。陶氏分阴阳之说，亦是臆见。按刘恂岭表录云：交广生者，非舶上槟榔，皆大腹子也，彼中悉呼为槟榔。自嫩及老，采实啖之。以扶留藤、瓦屋灰同食之，以祛瘴疠。收其皮入药，皮外黑色，皮内皆筋丝如椰子皮。又云南记云：大腹槟榔每枝有三二百颗，青时剖之，以一片蒌叶及蛤粉卷和食之，即减涩味。观此二说，则大腹子与槟榔皆可通用，但力比槟榔稍劣耳。

大腹子

【气味】　**辛，涩，温，无毒。**

【主治】　**与槟榔同功**。时珍。

大腹皮

【修治】　〔思邈曰〕鸩鸟多集槟榔树上。凡用槟榔皮，宜先以酒洗，后以大豆汁再洗过，晒干入灰火烧煨，切用。

【气味】　**辛，微温，无毒。**

【主治】　**冷热气攻心腹，大肠蛊**①**毒，痰膈醋心，并以姜、盐同煎，入疏气药用之，良**。开宝。**下一切气，止霍乱，通大小肠，健脾开胃调中**。大明。**降逆气，消肌肤中水气浮肿，脚气壅逆，瘴疟痞满，胎气恶阻胀闷**。时珍。

【附方】　新二。**漏疮恶秽**大腹皮煎汤洗之。直指。**乌癞风疮**大腹子生者或干者，连全皮勿伤动，以酒一升浸之，慢火熬干为末，腊猪脂和傅。圣济总录。

椰子宋开宝

校正：自木部移入此。

【释名】　**越王头**纲目**胥余**〔时珍曰〕按稽含南方草木状云：相传林邑王与越王有怨，使刺客乘其醉，取其首，悬于树，化为椰子，其核犹有两眼，故俗谓之越王头，而其浆犹如酒也。此说虽谬，而俗传以为口实。南人称其君长为爷，则椰名盖取于爷之义也。相如上林赋作胥余，或作胥耶。

【集解】　〔志曰〕椰子生安南，树如棕榈，子中有浆，饮之得醉。〔颂曰〕椰子岭南州郡皆有之。郭义恭广志云：木似桄榔无枝条，高数丈。叶在木末如束蒲。其实大如瓠，垂于枝间，如挂物然。实外有粗皮，如棕包。皮内有坚壳，圆而微长。壳内有肤，白如猪肪，厚半寸许，味如胡桃。肤内裹浆四五合如乳，饮之冷而动气醺人。壳可为器。肉可糖煎寄远，作果甚佳。〔珣曰〕按刘欣期交州记云：椰树状若海棕。实大如碗，外有粗皮，如大腹子、豆蔻之类。内有浆似酒，饮之不醉。生云南者亦好。〔宗奭曰〕椰子开之，有汁白色如乳，如酒极香，别是一种气味，强名为酒。中有白瓤，形圆如栝楼，上起细垅，亦白色而微虚，其纹若妇人裙褶，味亦如汁。与着壳一重白肉，皆可糖煎为果。其壳可为酒器，如酒中有毒，则酒沸起或裂破。今人漆其里，即失用椰子之意。〔时珍曰〕椰子乃果中之大者。其树初栽时，用盐置根下则易发。木至斗大方结实，大者三四围，高五六丈，木似桄榔、槟榔之属，通身无枝。其叶在木顶，长四五尺，直耸指天，状如棕榈，势如凤尾。二月着花成穗，出于叶间，长二三尺，大如五斗器。仍连着实，一穗数枚，小者如栝楼，大者如寒瓜，长七八寸，径四五寸，悬着树端。六七月熟，有粗皮包

---

①　蛊：《证类本草》卷十三作“壅”。

之。皮内有核，圆而黑润，甚坚硬，厚二三分。壳内有白肉瓤如凝雪，味甘美如牛乳。瓤肉空处，有浆数合，钻蒂倾出，清美如酒。若久者，则混浊不佳矣。其壳磨光，有斑缬点纹，横破之可作壶爵，纵破之可作瓢杓也。又唐史言番人以其花造酒，饮之亦醉也。类书有青田核、树头酒、严树酒，皆椰酒、椰花之类，并附于下。

【附录】 **青田核**崔豹古今注云：乌孙国有青田核，状如核桃，不知其树。核大如数斗，剖之盛水，则变酒味，甚醇美。饮尽随即注水，随尽随成[①]。但不可久，久则苦涩尔。谓之青田酒，汉末蜀王刘璋曾得之。**树头酒**寰宇志[②] 云：缅甸在滇南，有树类棕，高五六丈，结实如椰子。土人以罐盛曲，悬于实下，汁流于罐中以成酒，名树头酒。或不用曲，惟取汁熬为白糖。其树即贝树也，缅人取其叶写书。**严树酒**一统志云：琼州有严树，捣其皮汁，浸以清水，和以粳酿，或入石榴花汁，数日成酒，能醉人。又梁书云：顿逊国有酒树，似安石榴，取花汁贮杯中，数日成酒。盖此类也。又有文章草，可以成酒。

椰子瓤

【气味】 **甘，平，无毒。**

【主治】 **益气**。开宝。**治风**。汪颖。**食之不饥，令人面泽**。时珍。出异物志。

椰子浆

【气味】 **甘，温，无毒**。〔珣曰〕多食，冷而动气。〔时珍曰〕其性热，故饮之者多昏如醉状。异物志云：食其肉则不饥，饮其浆则增渴。

【主治】 **止消渴。涂头，益发令黑**。开宝。**治吐血水肿，去风热**。李珣。

【发明】 〔震亨曰〕椰子生海南极热之地，土人赖此解夏月毒渴，天生之物，各因其材也。

椰子皮

【修治】 〔颂曰〕不拘时月采其根皮，入药炙用。一云：其实皮亦可用。

【气味】 **苦，平，无毒。**

【主治】 **止血，疗鼻衄，吐逆霍乱，煮汁饮之**。开宝。**治卒心痛，烧存性，研，以新汲水服一钱，极验**。时珍。出龚氏方。

壳

【主治】 **杨梅疮筋骨痛。烧存性，临时炒热，以滚酒泡服二三钱，暖覆取汗，其痛即止，神验**。时珍。

无漏子拾遗

【释名】 **千年枣**开宝**万年枣**一统志**海枣**草木状**波斯枣**拾遗**番枣**岭表录**金果**辍耕录**木名海棕**岭表录异**凤尾蕉**〔时珍曰〕无漏名义未详。千年、万岁，言其树性耐久也。曰海，曰波斯，曰番，言其种自外国来也。金果，贵之也。曰棕，曰蕉，象其干、叶之形也。番人名其木曰窟莽，名其实曰苦鲁麻枣。苦麻、窟莽，皆番音相近也。

【集解】 〔藏器曰〕无漏子即波斯枣，生波斯国，状如枣。〔珣曰〕树若栗木。其实若橡子，有三角。〔颂曰〕按刘恂岭表录云：广州有一种波斯枣，木无旁枝，直耸三四丈，至巅四向，共生十余枝，叶如棕榈，彼土人呼为海棕木。三五年一着子，每朵约三二十颗，都类北方青枣，但小尔。舶商亦有携本国者至中国，色类沙糖，皮肉软烂，味极甘，似北地天蒸枣，而其核全别，两头不尖，双卷而

① 成：《古今注》卷下第六作“盛”，二字通用。

② 寰宇志：今《太平寰宇记》未见此文，文见《大明一统志》卷八十七。

圆，如小块紫矿，种之不生，盖蒸熟者也。〔时珍曰〕千年枣虽有枣名，别是一物。南番诸国皆有之，即杜甫所赋海棕也。按段成式酉阳杂俎云：波斯枣生波斯国，彼人呼为窟莽。树长三四丈，围五六尺。叶似土藤，不凋。二月生花，状如蕉花。有两脚[①]，渐渐开罅，中有十余房。子长二寸，黄白色，状如楝子，有核。六七月熟则子[②]黑，状类干枣，食之味甘如饴也。又陶九成辍耕录云：四川成都有金果树六株，相传汉时物也。高五六十丈，围三四寻，挺直如矢，木无枝柯。顶上有叶如棕榈，皮如龙鳞，叶如凤尾，实如枣而大。每岁仲冬，有司具祭收采，令医工以刀剥去青皮，石灰汤瀹过，入冷熟蜜浸换四次，瓶封进献。不如此法，则生涩不可食。番人名为苦鲁麻枣，盖凤尾蕉也。一名万岁枣，泉州有万年枣，即此物也。又稽含草木状云：海枣大如杯碗，以比安期海上如瓜之枣，似未得期详也。巴旦杏亦名忽鹿麻，另是一物也。

实

【气味】 **甘，温，无毒。**

【主治】 **补[③]中益气，除痰嗽，补虚损，好颜色，令人肥健。**藏器。**消食止咳，治虚羸，悦人。久服无损。**李珣。

桄榔子宋开宝

校正：自木部移入此。

【释名】 **木名姑榔木**临海异物志**面木**伽蓝记**董棕**杨慎卮言**铁木**〔时珍曰〕其木似槟榔而光利，故名桄榔。姑榔，其音讹也。面言其粉也，铁言其坚也。

【集解】 〔颂曰〕桄榔木，岭南二广州郡皆有之，人家亦植之庭院间。其木似栟榈而坚硬，斫其内取面，大者至数石，食之不饥。其皮至柔，坚韧可以作绠。其子作穗生木端，不拘时月采之。按刘恂岭表录云：桄榔木枝叶并蕃茂，与槟榔小异。然叶下有须如粗马尾，广人采之以织巾子；得咸水浸，即粗胀而韧，彼人以缚海舶，不用钉线。木性如竹，紫黑色，有文理而坚，工人解之，以制博奕局。其树皮中有屑如面，可作饼食。〔藏器曰〕按临海异物志云：姑榔木生牂牁山谷。外皮有毛如棕榈而散生。其木刚利如铁，可作钐锄，中湿更利，惟中焦则易败尔，物之相伏如此。皮中有白粉，似稻米粉及麦面，可作饼饵食，名桄榔面。彼土少谷，常以牛酪食之。〔时珍曰〕桄榔，二广、交、蜀皆有之。按郭义恭广志云：木大者四五围，高五六丈，拱直无旁枝。巅顶生叶数十，破似棕叶，其木肌坚，斫入数寸，得粉赤黄色，可食。又顾玠海槎录云：桄榔木身直如杉，又如棕榈、椰子、槟榔、波斯枣、古散诸树而稍异，有节似大竹。树杪挺出数枝，开花成穗，绿色。结子如青珠，每条不下百颗，一树近百余条，团团悬挂若伞，极可爱。其木最重，色类花梨而多纹，番舶用代铁枪，锋芒甚利。古散亦木名，可为杖，又名虎散。

子

【气味】 **甘，平，无毒。**

【主治】 **破宿血。**开宝。

面

【气味】 **甘，平，无毒。**

【主治】 **作饼炙食腴美，令人不饥，补益虚羸损乏，腰脚无力。久服轻身辟谷。**李珣。

莎木面莎音梭。海药

校正：自木部移入此。

---

① 脚：《酉阳杂俎》卷十八作“甲”。
② 子：《酉阳杂俎》卷十八作“紫”。
③ 补：《证类本草》卷二十三作“温”。

【释名】 **欀木**音襄。〔时珍曰〕𦺇字韵书不载，惟孙愐唐韵莎字注云：树似桄榔。则𦺇字当作莎衣之莎。其叶离披如莎衣之状，故谓之莎也。张勃吴录·地理志言，交趾欀木，皮中有白粉如米屑，干之捣末，以水淋过似面，可作饼食者，即此木也。后人讹欀为莎，音相近尔。杨慎卮言乃谓欀木即桄榔，误矣。按左思吴都赋云：面有桄榔。又曰：文、欀、桢、橿。既是一物，不应两用矣。

【集解】 〔珣曰〕按蜀记云：𦺇木生南中八郡。树高十许丈，阔四五围。峰头生叶，两边行列如飞鸟翼。皮中有白面石许，捣筛作饼，或磨屑作饭食之，彼人呼为𦺇面，轻滑美好，胜于桄榔面也。〔藏器曰〕𦺇木生岭南山谷。大者木皮内出面数斛，色黄白。〔时珍曰〕按刘欣期交州记云：都勾树似棕榈，木中出屑如桄榔面，可作饼饵。恐即此欀木也。

𦺇面

【气味】 **甘，平、温，无毒。**

【主治】 **补益虚冷，消食。**李珣。**温补。久食不饥，长生。**藏器。

波罗蜜纲目

【释名】 **曩伽结**〔时珍曰〕波罗蜜，梵语也。因此果味甘，故借名之。安南人名曩伽结，波斯人名婆那娑，拂林人名阿萨軃，皆一物也。

【集解】 〔时珍曰〕波罗蜜生交趾、南邦诸国，今岭南、滇南亦有之。树高五六丈，树类冬青而黑润倍之。叶极光净，冬夏不凋。树至斗大方结实，不花而实，出于枝间，多者十数枚，少者五六枚，大如冬瓜，外有厚皮裹之，若栗球，上有软刺礧砢。五六月熟时，颗重五六斤，剥去外皮壳，内肉层叠如橘囊，食之味至甜美如蜜，香气满室。一实凡数百核，核大如枣。其中仁如栗黄，煮炒食之甚佳。果中之大者，惟此与椰子而已。

瓤

【气味】 **甘、香、微酸，平，无毒。**

【主治】 **止渴解烦，醒酒益气，令人悦泽。**时珍。

核中仁

【气味】 **同瓤。**

【主治】 **补中益气，令人不饥轻健。**时珍。

无花果食物

【释名】 **映日果**便民图纂**优昙钵**广州志**阿驵**音楚。〔时珍曰〕无花果凡数种，此乃映日果也。即广中所谓优昙钵，及波斯所谓阿驵也。

【集解】 〔时珍曰〕无花果出扬州及云南，今吴、楚、闽、越人家，亦或折枝插成。枝柯如枇杷树，三月发叶如花构叶。五月内不花而实，实出枝间，状如木馒头，其内虚软。采以盐渍，压实令扁，日干充果实。熟则紫色，软烂甘味如柿而无核也。按方舆志云：广西优昙钵不花而实，状如枇杷。又段成式酉阳杂俎云：阿驵出波斯，拂林人呼为底珍树。长丈余[①]，枝叶繁茂，有[②]丫如蓖麻，无花而实，色赤类椑柿，一月而熟，味亦如柿。二书所说，皆即此果也。又有文光果、天仙果、古度子，皆无花之果，并附于下。

【附录】 **文光果**出景州。形如无花果，肉味如栗，五月成熟。**天仙果**出四川。树高八九尺，叶似荔枝而小，无花而实，子如樱桃，累累缀枝间，六七月熟，其味至甘。宋祁方物赞云：有子孙枝，不花而实。薄言采之，味埒蜂蜜。**古度子**出

① 丈余：《酉阳杂俎》卷十八作“四五丈”。

② 有：《酉阳杂俎》卷十八作“叶有五”三字。

交广诸州。树叶如栗，不花而实，枝柯间生子，大如石榴及楂子而色赤，味醋，煮以为粽食之。若数日不煮，则化作飞蚁，穿皮飞去也。

实

【气味】 **甘，平，无毒。**

【主治】 **开胃，止泄利。**汪颖。**治五痔，咽喉痛。**时珍。

叶

【气味】 **甘、微辛，平，有小毒。**

【主治】 **五痔肿痛，煎汤频熏洗之，取效。**震亨。

阿勃勒拾遗

校正：自木部移入此。

【释名】 **婆罗门皂荚**拾遗**波斯皂荚**〔时珍曰〕婆罗门，西域国名；波斯，西南国名也。

【集解】 〔藏器曰〕阿勃勒生拂林国，状似皂荚而圆长，味甘好吃。〔时珍曰〕此即波斯皂荚也。按段成式酉阳杂俎云：波斯皂荚，彼人呼为忽野檐，拂林人呼为阿梨[①]。树长三四丈，围四五尺。叶似枸橼而短小，经寒不凋。不花而实，荚长二尺，中有隔。隔内各有一子，大如指头，赤色至坚硬，中黑如墨，味甘如饴可食，亦入药也。

子

【气味】 **苦，大寒，无毒。**

【主治】 **心膈间热风，心黄，骨蒸寒热，杀三虫。**藏器。**炙黄入药，治热病，下痰，通经络，疗小儿疳气。**李珣。

【附录】 **罗望子**〔时珍曰〕按桂海志云：出广西。壳长数寸，如肥皂及刀豆，色正丹，内有二三子，煨食甘美。

沙棠果纲目

【集解】 〔时珍曰〕按吕氏春秋云：果之美者，沙棠之实。今岭外宁乡、泷水、罗浮山中皆有之。木状如棠，黄花赤实，其味如李而无核。

实

【气味】 **甘，平，无毒。**

【主治】 **食之，却水病。**时珍。山海经。

棎子音蟾。拾遗

【集解】 〔藏器曰〕棎子似梨，生江南，左思吴都赋“棎、留[②]御霜”是也。〔时珍曰〕棎、留，二果名。按薛莹荆阳异物志云：棎子树，南越、丹阳诸郡山中皆有之。其实如梨，冬熟味酢。刘子树生交广、武平、兴古诸郡山中。三月着花，结实如梨，七八月熟，色黄，味甘、酢，而核甚坚。

实

【气味】 **甘，涩，平，无毒。**

【主治】 **生食之，止水痢。熟和蜜食之，去嗽。**藏器。

麂目拾遗

校正：自木部移入此。

【释名】 **鬼目**〔藏器曰〕此出岭南，状如麂目，故名。陶氏注豆蔻引麂目小冷，即此也。后人讹为鬼目。

【集解】 〔时珍曰〕鬼目有草木三种：此乃木生者，其草鬼目别见草部白英下，又羊蹄菜亦名鬼目，并物异名同。按刘欣期交州记云：鬼目出交趾、九真、武平、兴古诸处。树高大似棠梨，叶似楮而皮白，二月生花，仍连着子，大者如木瓜，小者如梅李，而小斜不周正。七八月

① 梨：此下《酉阳杂俎》卷十八有“去伐”二字。

② 留：《证类本草》卷二十三、《六臣注文选》卷五吴都赋均作“榴”。

熟，色黄味酸，以蜜浸食之佳。

【气味】 **酸、甘，小冷，无毒。多食，发冷痰。**藏器。

都桷子拾遗

【释名】 **构子。**〔时珍曰〕桷音角。太平御览作桶子，音同，上声。盖传写之讹也。亦与楮构之构，名同实异。陈祈畅异物志赞云：构子之树，枝叶四布。名同种异，实味甜酢。果而无核，里面如素。析酒止醒，更为遗赂。

【集解】 〔珣曰〕按徐表南州记云：都桷子生广南山谷。树高丈余，二月开花，连着实，大如鸡卵，七月熟。〔时珍曰〕按魏王花木志云：都桷树出九真、交趾，野生。二三月开花，赤色。子似木瓜，八九月熟，里民取食之，味酢，以盐、酸沤食，或蜜藏皆可。一云状如青梅。

实

【气味】 **酸，涩，平，无毒。**

【主治】 **久食，益气止泄。**藏器。**安神温肠，治痔。久服无损。**李珣。**解酒，止烦渴。**时珍。

都念子拾遗

【释名】 **倒捻子**详下文。

【集解】 〔藏器曰〕杜宝拾遗录云：都念子生岭南。隋炀帝时进百株，植于西苑。树高丈余，叶如白杨，枝柯长细。花心金色，花赤如蜀葵而大。子如小枣，蜜渍食之，甘美益人。〔时珍曰〕按刘恂岭表录云：倒捻子窠丛不大，叶如苦李。花似蜀葵，小而深紫，南中妇女多用染色。子如软柿，外紫内赤，无核，头上有四叶如柿蒂。食之必捻其蒂，故谓之倒捻子，讹而为都念子也。味甚甘软。

实

【气味】 **甘、酸，小温，无毒。**

【主治】 **痰嗽哕气。**藏器。**暖腹脏，益肌肉。**时珍。岭表录。

都咸子拾遗

校正：自木部移入此。

【集解】 〔藏器曰〕都咸子生广南山谷。按徐表南州记云：其树如李，子大如指。取子及皮、叶曝干，作饮极香美也。〔时珍曰〕按稽含南方草木状云：都咸树出日南。三月生花，仍连着实，大如指，长三寸，七八月熟，其色正黑。

子及皮、叶

【气味】 **甘，平，无毒。**

【主治】 **火干作饮，止渴润肺，去烦除痰。**藏器。**去伤寒清涕，咳逆上气，宜煎服之。**李珣。

摩厨子拾遗

【集解】 〔藏器曰〕摩厨子生西域及南海并斯调国。子如瓜，可为茹。其汁香美，如中国用油。陈祈畅异物志赞云：木有摩厨，生自斯调。厥汁肥润，其泽如膏。馨香馥郁，可以煎熬。彼州之人，以为嘉肴。〔珣曰〕摩厨二月开花，四五月结实，如瓜状。〔时珍曰〕又有齐墩果、德庆果，亦其类也，今附于下。

【附录】 **齐墩果**酉阳杂俎云：齐墩树生波斯及拂林国。高二三丈，皮青白，花似柚极香。子似杨桃，五月熟，西域人压为油以煎饼果，如中国之用巨胜也。**德庆果**一统志云：广之德庆州出之。其树冬荣，子大如杯，炙而食之，味如猪肉也。

实

【气味】 **甘，香，平，无毒。**

【主治】 **益气，润五脏。久服令人肥健。**藏器。**安神养血生肌，久服轻健。**李珣。

韶子拾遗

【集解】 〔藏器曰〕韶子生岭南。按裴渊广州志① 云：韶叶如栗，赤色。子大如栗，有棘刺。破其皮，内有肉如猪肪，着核不离，味甘酢，核如荔枝。〔时珍曰〕按范成大虞衡志云：广南有山韶子，夏熟，色红，肉如荔枝。又有藤韶子，秋熟，大如凫卵柿也。

实

【气味】 **甘，温，无毒。**

【主治】 **暴痢，心腹冷气。**藏器。

马槟榔会编

【释名】 **马金囊**云南志**马金南**记事珠**紫槟榔**纲目

【集解】 〔时珍曰〕马槟榔生滇南金齿、沅江诸夷地，蔓生。结实大如葡萄，紫色味甘。内有核，颇似大风子而壳稍薄，团长斜扁不等。核内有仁，亦甜。

实

【气味】 **甘，寒，无毒。**

核仁

【气味】 **苦、甘，寒，无毒。**〔机曰〕凡嚼之者，以冷水一口送下，其甜如蜜，亦不伤人也。

【主治】 **产难，临时细嚼数枚，井华水送下，须臾立产。再以四枚去壳，两手各握二枚，恶水自下也。欲断产者，常嚼二枚，水下。久则子宫冷，自不孕矣。**汪机。**伤寒热病，食数枚，冷水下。又治恶疮肿毒，内食一枚，冷水下；外嚼涂之，即无所伤。**时珍。

枳椇音止距。唐本草

校正：自木部移入此，并入拾遗木蜜。

【释名】 **蜜椧櫛**音止距。**蜜屈律**广记**木蜜**拾遗**木饧**同上**木珊瑚**广志**鸡距子**苏文**鸡爪子**俗名**木名白石木**唐注**金钩木**地志**枅栱**音鸡拱。**交加枝**〔时珍曰〕枳椇，徐锴注说文作椧櫛，又作枳枸，皆屈曲不伸之意。此树多枝而曲，其子亦卷曲，故以名之。曰蜜、曰饧，因其味也。曰珊瑚、曰鸡距、曰鸡爪，象其形也。曰交加、曰枅栱，言其实之纽屈也。枅栱，枋梁之名。按雷公炮炙序云：弊箪淡卤，如酒沾交。注云：交加枝，即蜜枅栱也。又诗话云：子生枝端，横折歧出，状若枅栱，故土人谓之枅栱也。珍谓枅栱及俗称鸡距，蜀人之称桔枸、棘枸，滇人之称鸡橘子，巴人之称金钩，广人之称结留子，散见书记者，皆枳椇、鸡距之字，方音转异尔。俗又讹鸡爪为曹公爪，或谓之梨枣树，或谓之癞汉指头，崔豹古今注一名树蜜，一名木石，皆一物也。

【集解】 〔恭曰〕枳椇其树径尺，木名白石，叶如桑柘。其子作房似珊瑚，核在其端，人皆食之。〔颂曰〕此诗·小雅所谓南山有枸也。陆玑疏义云：椒枸树高大如白杨，所在皆有，枝柯不直。子着枝端，啖之甘美如饴，八九月熟，江南特美之，谓之木蜜。能败酒味，若以其木为柱，则屋中之酒皆薄也。〔诜曰〕昔有南人修舍用此木，误落一片入酒瓮中，酒化为水也。〔藏器曰〕木蜜树生南方，人呼白石木，枝叶俱甜。嫩叶可生啖，味如蜜。老枝细破，煎汁成蜜，倍甜，止渴解烦也。〔时珍曰〕枳椇木高三四丈，叶圆大如桑柘，夏月开花。枝头结实，如鸡爪形，长寸许，纽曲，开作二三歧，俨若鸡之足距。嫩时青色，经霜乃黄。嚼之味甘如蜜。每开歧尽处，结一二小子，状如蔓

---

① 广州志：《太平御览》卷九六〇及卷一引据经史百家书目作“广州记”。

荆子，内有扁核赤色，如酸枣仁形。飞鸟喜巢其上，故宋玉赋云：枳枸来巢。曲礼云：妇人之贽，椇、榛、脯脩。即此也。盐藏荷裹，可以备冬储。

实

【气味】 **甘，平，无毒。**〔诜曰〕多食发蛔虫。

【主治】 **头风，小腹拘急。**唐本。**止渴除烦，去膈上热，润五脏，利大小便，功用同蜂蜜。枝、叶煎膏亦同。**藏器。**止呕逆，解酒毒，辟虫毒。**时珍。

【发明】 〔震亨曰〕一男子年三十余，因饮酒发热，又兼房劳虚乏。乃服补气血之药，加葛根以解酒毒。微汗出，人反懈怠。此乃气血虚，不禁葛根之散也。必须鸡距子解其毒，遂煎药中加而服之，乃愈。〔时珍曰〕枳椇，本草止言木能败酒，而丹溪朱氏治酒病往往用其实，其功当亦同也。按苏东坡集云：眉山揭颖臣病消渴，日饮水数斗，饭亦倍常，小便频数。服消渴药逾年，疾日甚。自度必死。予令延蜀医张肱诊之。笑曰：君几误死。乃取麝香当门子以酒濡湿，作十许丸，用棘枸子煎汤吞之，遂愈。问其故，肱曰：消渴消中皆脾弱肾败，土不制水而成疾。今颖臣脾脉极热而肾气不衰，当由果实、酒物过度，积热在脾，所以食多而饮水。水饮既多，溺不得不多，非消非渴也。麝香能制酒果花木。棘枸亦胜酒，屋外有此木，屋内酿酒多不佳。故以此二物为药，以去其酒果之毒也。棘枸实如鸡距，故俗谓之鸡距，亦曰癞汉指头。食之如牛乳，本草名枳椇，小儿喜食之。吁！古人重格物，若肱盖得此理矣，医云乎哉。

木汁

【气味】 同枳椇。

【附方】 新一。**腋下狐气**用桔枸树凿孔，取汁一二碗，用青木香、东桃、西柳、七姓妇人乳，一处煎一二沸。就热，于五月五日鸡叫时洗了，将水放在十字路口，速回勿顾，即愈。只是他人先遇者，必带去也。桔枸树即梨枣树也。胡濙卫生易简方。

木皮

【气味】 甘，温，无毒。

【主治】 **五痔，和五脏。**唐本。

本草纲目果部目录第三十二卷

果之四味类一十三种

上附方旧五十四，新九十六。

本草纲目果部第三十二卷

果之四味类一十三种

秦椒本经中品

校正：自木部移入此。

【释名】　**大椒**尔雅**檓**毁**花椒**

【集解】　〔别录曰〕秦椒生泰山山谷及秦岭上，或琅琊。八月、九月采实。〔弘景曰〕今从西来。形似椒而大，色黄黑，味亦颇有椒气。或云即今樛树子。樛乃猪椒，恐谬。〔恭曰〕秦椒树、叶及茎、子都似蜀椒，但味短实细尔。蓝田、秦岭间大有之。〔颂曰〕今秦、凤、明、越、金、商州皆有之。初秋生花，秋末结实，九月、十月采之。尔雅云：檓，大椒。郭璞注云：椒丛生，实大者为檓也。诗·唐风云：椒聊之实，繁衍盈升。陆玑疏义云：椒树似茱萸，有针刺。茎叶坚而滑泽，味亦辛香。蜀人作茶，吴人作茗，皆以其叶合煮为香。今成皋诸山有竹叶椒，其木亦如蜀椒，小毒热，不中合药也，可入饮食中及蒸鸡、豚用。东海诸岛上亦有椒，枝、叶皆相似。子长而不圆，甚香，其味似橘皮。岛上獐、鹿食其叶，其肉自然作椒、橘香。今南北所生一种椒，其实大于蜀椒，与陶氏及郭、陆之说正相合，当以实大者为秦椒也。〔宗奭曰〕此秦地所产者，故言秦椒。大率椒株皆相似，但秦椒叶差大，粒亦大而纹低，不若蜀椒皱纹为高异也。然秦地亦有蜀椒种。〔时珍曰〕秦椒，花椒也。始产于秦，今处处可种，最易蕃衍。其叶对生，尖而有刺。四月生细花。五月结实，生青熟红，大于蜀椒，其目亦不及蜀椒目光黑也。范子计然云：蜀椒出武都，赤色者善；秦椒出陇西天水，粒细者善。苏颂谓其秋初生花，盖不然也。

【修治】　同蜀椒。

椒红

【气味】　**辛，温，有毒。**〔别录曰〕生温、熟寒，有毒。〔权曰〕苦、辛。〔之才曰〕恶栝楼、防葵，畏雌黄。

【主治】　**除风邪气，温中，去寒痹，坚齿发，明目。久服，轻身好颜色，耐老增年通神。**本经。**疗喉痹吐逆疝瘕，去老血，产后余疾腹痛，出汗，利五脏。**别录。**上气咳嗽，久风湿痹。**孟诜。**治恶风遍身，四肢𤸷痹，口齿浮肿摇动，女人月闭不通，产后恶血痢，多年痢，疗腹中冷痛，生毛发，灭瘢。**甄权。**能下肿湿气。**震亨。

【附方】　旧六。**膏瘅尿多其人饮少。**用秦椒二分出汗，瓜蒂二分，为末。水服方寸匕，日三服。伤寒类要。**手足心肿**乃风也。椒、盐末等分，醋和傅之，良。肘后方。**损疮中风**以面作馄饨，包秦椒，于灰中烧之令热，断开口，封于疮上，冷即易之。孟诜食疗。**久患口疮**大椒去闭口者，水洗面拌，煮作粥，空腹吞之[1]，以

---

① 之：此下《证类本草》卷十四有“三五匙”三字。

饭压下。重者可再服，以瘥为度。食疗本草。**牙齿风痛**秦椒煎醋含漱。孟诜食疗。**百虫入耳**椒末一钱，醋半盏浸良久，少少滴入，自出。续十全方。

蜀椒本经下品

校正：自木部移入此。

【释名】　**巴椒**别录**汉椒**日华**川椒**纲目**南椒**炮炙论**蓎藙**唐毅**点椒**〔时珍曰〕蜀，古国名。汉，水名。今川西成都、广汉、潼川诸处是矣。巴亦国名，又水名。今川东重庆、夔州、顺庆、阆中诸处是矣。川则巴蜀之总称，因岷、沱、黑、白四大水，分东、西、南、北为四川也。

【集解】　〔别录曰〕蜀椒生武都山谷及巴郡。八月采实，阴干。〔弘景曰〕蜀郡北部人家种之。皮肉厚，腹里白，气味浓。江阳、晋康及建平间亦有而细赤，辛而不香，力势不如巴郡者。〔恭曰〕今出金州西域者最佳。〔颂曰〕今归、峡及蜀川、陕洛间人家多作园圃种之。木高四五尺，似茱萸而小，有针刺。叶坚而滑，可煮饮食。四月结子无花，但生于枝叶间，颗如小豆而圆，皮紫赤色，八月采实，焙干。江淮、北土亦有之，茎叶[①]都相类，但不及蜀中者良而皮厚、里白、味烈也。〔时珍曰〕蜀椒肉厚皮皱，其子光黑，如人之瞳人，故谓之椒目。他椒子虽光黑，亦不似之。若土椒，则子无光彩矣。

【修治】　〔敩曰〕凡使南椒须去目及闭口者，以酒拌湿蒸，从巳至午，放冷密盖，无气后取出，便入瓷器中，勿令伤风也。〔宗奭曰〕凡用秦椒、蜀椒，并微炒使出汗，乘热入竹筒中，以梗捣去里面黄壳，取红用，未尽再捣。或只炒热，隔纸铺地上，以碗覆，待冷碾取红用。

椒红

【气味】　**辛，温，有毒。**〔别录曰〕大热。多食，令人乏气喘促。口闭者杀人。〔诜曰〕五[②]月食椒，损气伤心，令人多忘。〔李廷飞曰〕久食，令人失明，伤血脉。〔之才曰〕杏仁为之使，得盐味佳，畏款冬花、防风、附子、雄黄。可收水银。中其毒者，凉水、麻仁浆解之。

【主治】　**邪气咳逆，温中，逐骨节皮肤死肌，寒热[③]痹痛，下气。久服头不白，轻身增年。**本经。**除六腑寒冷，伤寒温疟大风汗不出，心腹留饮宿食，肠澼下痢，泄精，女子字乳余疾，散风邪瘕结，水肿黄疸，鬼疰蛊毒，杀虫、鱼毒。久服开腠理，通血脉，坚齿发，明目，调关节，耐寒暑，可作膏药。**别录。**治头风下泪，腰脚不遂，虚损留结，破血，下诸石水，治咳嗽，腹内冷痛，除齿痛。**甄权。**破癥结开胸[④]，治天行时气，产后宿血，壮阳，疗阴汗，暖腰膝，缩小便，止呕逆。**大明。**通神去老，益血，利五脏，下乳汁，灭瘢，生毛发。**孟诜。**散寒除湿，解郁结，消宿食，通三焦，温脾胃，补右肾命门，杀蛔虫，止泄泻。**时珍。

【发明】　〔颂曰〕服食方，单服椒红补下，宜用蜀椒乃佳。段成式言椒气下达，饵之益下，不上冲也。〔时珍曰〕椒纯阳之物，乃手足太阴、右肾命门气分之药。其味辛而麻，其气温以热。禀南方之阳，受西方之阴。故能入肺散寒，治咳嗽；入脾除湿，治风寒湿痹，水肿泻痢；入右肾补火，治阳衰溲数，足弱久痢诸证。一妇年七十余，病泻五年，百药不效。予以感应丸五十丸投之，大便二日不

---

① 叶：《证类本草》卷十四作“实”。

② 五：《证类本草》卷十四引《食疗本草》作“十”。

③ 热：《千金翼》卷三及《证类本草》卷十四作“湿”。

④ 胸：《证类本草》卷十四作“胃”。

行。再以平胃散加椒红、茴香，枣肉为丸与服，遂瘳。每因怒食举发，服之即止。此除湿消食，温脾补肾之验也。按岁时记言：岁旦饮椒柏酒以辟疫疠。椒乃玉衡星精，服之令人体健耐老；柏乃百木之精，为仙药，能伏邪鬼故也。吴猛真人服椒诀云：椒禀五行之气而生，叶青、皮红、花黄、膜白、子黑。其气馨香，其性下行，能使火热下达，不致上薰，芳草之中，功皆不及。其方见下。时珍窃谓椒红丸虽云补肾，不分水火，未免误人。大抵此方惟脾胃及命门虚寒有湿郁者相宜。若肺胃素热者，大宜远之。故丹溪朱氏云：椒属火，有下达之能。服之既久，则火自水中生。故世人服椒者，无不被其毒也。又上清诀云：凡人吃饭伤饱，觉气上冲，心胸痞闷者，以水吞生椒一二十颗即散。取其能通三焦，引正气，下恶气，消宿食也。又戴原礼云：凡人呕吐，服药不纳者，必有蛔在膈间。蛔闻药则动，动则药出而蛔不出。但于呕吐药中，加炒川椒十粒良，盖蛔见椒则头伏也。观此，则张仲景治蛔厥乌梅丸中用蜀椒，亦此义也。许叔微云：大凡肾气上逆，须以川椒引之归经则安。

【附方】　旧十二，新二十三。**椒红丸**治元脏伤惫，目暗耳聋。服此百日，觉身轻少睡，足有力，是其效也。服及三年，心智爽悟，目明倍常，面色红悦，髭发光黑。用蜀椒去目及合口者，炒出汗，曝干，捣取红一斤。以生地黄捣自然汁，入铜器中煎至一升，候稀稠得所，和椒末丸梧子大。每空心暖酒下三十丸。合药时勿令妇人、鸡、犬见。诗云：其椒应五行，其仁通六义。欲知先有功，夜见无梦寐。四时去烦劳，五脏调元气。明目腰不痛，身轻心健记。别更有异能，三年精自秘。回老返婴童，康强不思睡。九虫顿消亡，三尸自逃避。若能久饵之，神仙应可冀。**补益心肾**仙方椒苓丸：补益心肾，明目驻颜，顺气祛风延年。真川椒一斤炒去汗，白茯苓十两去皮，为末，炼蜜丸梧子大。每服五十丸，空心盐汤下。忌铁器。邵真人经验方。**虚冷短气**川椒三两，去目并合口者，以生绢袋盛，浸无灰酒五升中三日，随性饮之。**腹内虚冷**用生椒择去不拆者，用四十粒，以浆水浸一宿，令合口，空心新汲水吞下。久服暖脏腑，驻颜黑发明目，令人思饮食。斗门方。**心腹冷痛**以布裹椒安痛处，用熨斗熨令椒出汗，即止。孙真人方。**冷虫心痛**川椒四两，炒出汗，酒一碗淋之，服酒。寿域神方。**阴冷入腹**有人阴冷，渐渐冷气入阴囊肿满，日夜疼闷欲死。以布裹椒包囊下，热气大通，日再易之，以消为度。千金。**呃噫不止**川椒四两炒研，面糊丸梧子大。每服十丸，醋汤下，神效。邵以正经验方。**传尸劳疰**最杀劳虫。用真川椒红色者，去子及合口，以黄草纸二重隔之，炒出汗，取放地上，以砂盆盖定，以火灰密遮四旁，约一时许，为细末，去壳，以老酒浸白糕和，丸梧子大。每服四十丸，食前盐汤下。服至一斤，其疾自愈。此药兼治诸痹，用肉桂煎汤下；腰痛，用茴香汤[①]下；肾冷，用盐汤下。昔有一人病此，遇异人授是方，服至二斤，吐出一虫如蛇而安，遂名神授丸。陈言三因方。**历节风痛**白虎历节风痛甚，肉理枯虚，生虫游走痒痛，兼治痹疾，半身不遂。即上治劳疰神授丸方。**寒湿脚气**川椒二三升，疏布囊盛之，日以踏脚。贵人所用。大全良方。**诸疮中风**生蜀椒一升，以少面和溲[②]裹椒，

---

① 汤：《世医得效方》卷十三作“酒”。

② 溲：原作“搜”，义晦，今据《证类本草》卷十四改。

勿令漏气，分作两裹，于煻灰火中烧熟，刺头作孔，当疮上罨之，使椒气射入疮中，冷即易之。须臾疮中出水，及遍体出冷汗，即瘥也。韦宙独行方。**疮肿作痛**生椒末、釜下土、荞麦粉等分研，醋和傅之。外台秘要。**囊疮痛痒**红椒七粒，葱头七个，煮水洗之。一人途中苦此，湘山寺僧授此方，数日愈，名驱风散。经验方。**手足皴裂**椒四合，以水煮之，去渣渍之，半食顷，出令燥，须臾再浸，候干，涂猪羊脑髓，极妙。胜金方。**漆疮作痒**谭氏方用汉椒煎汤洗之。相感志云：凡至漆所，嚼川椒涂鼻上，不生漆疮。**夏月湿泻**川椒炒取红，肉豆蔻煨各一两，为末，粳米饭丸梧子大。每量人米饮服百丸。**飧泻不化**及久痢。小椒一两炒，苍术二两土炒，碾末，醋糊丸梧子大，每米饮服五十丸。普济。**久冷下痢**或不痢，腰腹苦冷。用蜀椒三升，酢渍一宿，曲三升，同椒一升，拌作粥食，不过三升瘥。千金方。**老小泄泻**小儿水泻，及人年五十以上患泻。用椒二两，醋二升，煮醋尽，慢火焙干碾末，瓷器贮之。每服二钱匕，酒及米饮下。谭氏。**水泻奶疳**椒一分，去目碾末，酥调，少少涂脑上，日三度。姚和仲延龄方。**食茶面黄**川椒红，炒碾末，糊丸梧子大。每服十丸，茶汤下。简便方。**伤寒齿衄**伤寒呕血，继而齿缝出血不止。用开口川椒四十九粒，入醋一盏，同煎熟，入白矾少许服之。直指方。**风虫牙痛**总录用川椒红末，水和白面丸皂子大，烧热咬之，数度愈。一方：花椒四钱，牙皂七七个，醋一碗煎，漱之。**头上白秃**花椒末，猪脂调傅，三五度便愈。普济方。**妇人秃鬓**汉椒四两，酒浸，密室内日日搽之，自然长也。圣惠方。**蝎螫作痛**川椒嚼细涂之，微麻即止。杏林摘要。**百虫入耳**川椒碾细，浸醋灌之，自出。危氏方。**毒蛇咬螫**以闭口椒及叶捣，封之良。肘后方。**蛇入人口**因热取凉，卧地下，有蛇入口，不得出者。用刀破蛇尾，纳生椒二三粒，裹定，须臾即自退出也。圣惠方。**小儿暴惊**啼哭绝死。蜀椒、左顾牡蛎各六铢，以酢浆水一升，煮五合。每灌一合，千金方。**舌謇语吃**川椒，以生面包丸。每服十粒，醋汤送下。救急方。**痔漏脱肛**每日空心嚼川椒一钱，凉水送下，三五次即收。同上。**肾风囊痒**川椒、杏仁研膏，涂掌心，合阴囊而卧，甚效。直指方。

椒目

【气味】 **苦，寒，无毒。**〔权曰〕苦、辛，有小毒。

【主治】 **水腹胀满，利小便。**苏恭。**治十二种水气，及肾虚耳卒鸣聋，膀胱急。**甄权。**止气喘。**震亨。

【发明】 〔权曰〕椒气下达，故椒目能治肾虚耳鸣。用巴豆、菖蒲同碾细，以松脂、黄蜡溶和为挺，纳耳中抽之。治肾气虚，耳中如风水鸣，或如打钟磬之声，卒暴聋者。一日一易，神验。〔宗奭曰〕椒目治盗汗有功。将目微炒碾细，用半钱，以生猪上唇煎汤一合，睡时调服，无不效。盖椒目能行水，又治水蛊也。〔震亨曰〕诸喘不止，用椒目炒碾二钱，白汤调服二三服以上劫之，后乃随痰、火用药。〔时珍曰〕椒目下达，能行渗道，不行谷道，所以能下水燥湿、定喘消蛊也。

【附方】 新五。**水气肿满**椒目炒，捣如膏，每酒服方寸匕。千金方。**留饮腹痛**椒目二两，巴豆一两去皮心，熬捣，以枣膏和，丸麻子大。每服二丸，吞下其痛即止。又方：椒目十四枚，巴豆一枚，豉十六枚，合捣为二丸。服之，取吐利。肘后方。**痔漏肿痛**椒目一撮，碾细。空心水服三钱，如神。海上方。**崩中带下**椒目炒碾细，每温酒服一勺。金匮钩玄。**眼生黑花**年久不可治者。椒目炒一两，苍术炒一两，为末，醋糊丸梧子大。每服二十丸，醋汤下。本事方。

叶

【气味】 **辛，热，无毒。**

【主治】 **奔豚、伏梁气，及内外肾钓，并霍乱转筋，和艾及葱碾，以醋拌罨之。**大明。**杀虫，洗脚气及漆疮。**时珍。

根

【气味】 **辛，热，微毒。**

【主治】 **肾与膀胱虚冷，血淋色瘀者，煎汤细饮。色鲜者勿服。**时珍。出证治要诀。

崖椒宋图经

【释名】 **野椒**

【集解】 〔颂曰〕施州一种崖椒，叶大于蜀椒，彼土人四季采皮入药。〔时珍曰〕此即俗名野椒也。不甚香，而子灰色不黑，无光。野人用炒鸡、鸭食。

椒红

【气味】 **辛，热，无毒。**忌盐。〔时珍曰〕有毒。

【主治】 **肺气上喘，兼咳嗽。并野姜为末，酒服一钱匕。**苏颂。

蔓椒本经下品

校正：自木部移入此。

【释名】 **猪椒**别录**豕椒**别录**彘椒**别录**豨椒**弘景**狗椒**别录**金椒**图经〔时珍曰〕此椒蔓生，气臭如狗、彘，故得诸名。

【集解】 〔别录曰〕蔓椒生云中山谷及丘冢间。采茎根，煮酿酒。〔弘景曰〕山野处处有之，俗呼为樛子。似椒、榄而小不香，一名豨椒，可以蒸病出汗。〔时珍曰〕蔓椒野生林箐间，枝软如蔓，子、叶皆似椒，山人亦食之。尔雅云，椒、椒丑梂，谓其子丛生也。陶氏所谓樛子，当作梂子，诸椒之通称，非独蔓椒也。

实、根、茎

【气味】 **苦、温、无毒。**

【主治】 **风寒湿痹，历节疼，除四肢厥气，膝痛，煎汤蒸浴，取汗。**本经。**根主痔，烧末服，并煮汁浸之。**藏器。**贼风挛急。**孟诜。**通身水肿，用枝叶煎如汁，熬如饧状，每空心服一匙，日三服。**时珍。出千金。

地椒宋嘉祐

校正：自草部移入此。

【集解】 〔禹锡曰〕地椒出上党郡。其苗覆地蔓生，茎、叶甚细，花作小朵，色紫白，因旧茎而生。〔时珍曰〕地椒出北地，即蔓椒之小者。贴地生叶，形小，味微辛。土人以煮羊肉食，香美。

实

【气味】 **辛，温，有小毒。**

【主治】 **淋渫肿痛。可作杀蛀虫药。**嘉祐。

【附方】 新一。**牙痛**地花椒、川芎䓖尖等分，为末，擦之。海上名方。

胡椒唐本草

校正：自木部移入此。

【释名】 **昧履支**〔时珍曰〕胡椒，因其辛辣似椒，故得椒名，实非椒也。

【集解】 〔恭曰〕胡椒生西戎。形如鼠李子，调食用之，味甚辛辣。〔慎微曰〕按段成式酉阳杂俎云：胡椒出摩伽陁国，呼为昧履支。其苗蔓生，茎极柔弱，叶长寸半。有细条与叶齐，条条结子，两两相对。其叶晨开暮合，合则裹其子于叶中。形似汉椒，至辛辣，六月采，今食料用之。〔时珍曰〕胡椒，今南番诸国及交趾、滇南、海南诸地皆有之。蔓生附树及作棚引之。叶如扁豆、山药辈。正月开黄白花，结椒累累，缠藤而生，状如梧桐子，亦无核，生青熟红，青者更辣。四月熟，五月采收，曝干乃皱。今遍中国食品，为日用之物也。

实

【气味】　**辛，大温，无毒。**〔时珍曰〕辛热纯阳，走气助火，昏目发疮。〔珣曰〕多食损肺，令人吐血。

【主治】　**下气温中去痰，除脏腑中风冷。**唐本。**去胃口虚冷气，宿食不消，霍乱气逆，心腹卒痛，冷气上冲。**李珣。**调五脏，壮肾气，治冷痢，杀一切鱼、肉、鳖、蕈毒。**大明。**去胃寒吐水，大肠寒滑。**宗奭。**暖肠胃，除寒湿，反胃虚胀，冷积阴毒，牙齿浮热作痛。**时珍。

【发明】　〔宗奭曰〕胡椒去胃中寒痰，食已则吐水甚验。大肠寒滑亦可用，须以他药佐之，过剂则走气也。〔震亨曰〕胡椒属火而性燥，食之快膈，喜之者众，积久则脾胃肺气大伤。凡病气疾人，益大其祸也。牙齿痛必用胡椒、荜茇者，散其中浮热也。〔时珍曰〕胡椒大辛热，纯阳之物，肠胃寒湿者宜之。热病人食之，动火伤气，阴受其害。时珍自少嗜之，岁岁病目，而不疑及也。后渐知其弊，遂痛绝之，目病亦止。才食一二粒，即便昏涩。此乃昔人所未试者。盖辛走气，热助火，此物气味俱厚故也。病咽喉口齿者，亦宜忌之。近医每以绿豆同用，治病有效。盖豆寒椒热，阴阳配合得宜，且以豆制椒毒也。按张从正儒门事亲云：噎膈之病，或因酒得，或因气得，或因胃火。医氏不察，火里烧姜，汤中煮桂；丁香未已，豆蔻继之；荜茇未已，胡椒继之。虽曰和胃，胃本不寒；虽曰补胃，胃本不虚。况三阳既结，食必上潮，止宜汤丸小小润之可也。时珍窃谓此说虽是，然亦有食入反出、无火之证，又有痰气郁结、得辛热暂开之证，不可执一也。

【附方】　旧二，新二十一。**心腹冷痛**胡椒三七枚，清酒吞之。或云一岁一粒。孟诜食疗。**心下大痛**寿域方用椒四十九粒，乳香一钱，研匀。男用生姜、女用当归酒下。又方：用椒五分，没药三钱，研细。分二服，温酒下。又方：胡椒、绿豆各四十九粒研烂，酒下神效。**霍乱吐泻**孙真人：用胡椒三十粒，以饮吞之。直指方用胡椒四十九粒，绿豆一百四十九粒，研匀。木瓜汤服一钱。**反胃吐食**戴原礼方用胡椒醋浸，日干，如此七次，为末，酒糊丸梧子大。每服三四十丸，醋汤下。圣惠方用胡椒七钱半，煨姜一两，水煎，分二服。是斋百一方用胡椒、半夏汤泡等分，为末，姜汁糊丸梧子大。每姜汤下三十丸。**夏月冷泻**及霍乱。用胡椒碾末，饭丸梧子大。每米饮下四十丸。卫生易简方。**赤白下痢**胡椒、绿豆各一岁一粒，为末，糊丸梧子大。红用生姜、白用米汤下。集简方。**大小便闭**关格不通，胀闷二三日则杀人。胡椒二十一粒，打碎，水一盏，煎六分，去滓，入芒消半两，煎化服。总录。**小儿虚胀**塌气丸：用胡椒一两，蝎尾半两，为末，面糊丸粟米大。每服五七丸，陈米饮下。一加莱菔子半两。钱乙方。**虚寒积癖**在背膜之外，流于两胁，气逆喘急，久则营卫凝滞，溃为痈疽，多致不救。用胡椒二百五十粒，蝎尾四个，生木香二钱半，为末，粟米饭丸绿豆大。每服二十丸，橘皮汤下。名磨积丸。济生方。**房劳阴毒**胡椒七粒，葱心二寸半，麝香一分，捣烂，以黄蜡溶和，做成条子，插入阴内，少顷汗出即愈。孙氏集效方。**惊风内钓**胡椒、木鳖子仁等分，为末，醋调黑豆末，和杵，丸绿豆大。每服三四十丸，荆芥汤下。圣惠。**发散寒邪**

胡椒、丁香各七粒，碾碎，以葱白捣膏和，涂两手心，合掌握定，夹于大腿内侧，温覆取汗则愈。伤寒蕴要。**伤寒咳逆**日夜不止，寒气攻胃也。胡椒三十粒打碎，麝香半钱，酒一钟，煎半钟，热服。圣惠方。**风虫牙痛**卫生易简方用胡椒、荜茇等分，为末，蜡丸麻子大。每用一丸，塞蛀孔中。韩氏医通：治风、虫、客寒，三般牙痛，呻吟不止。用胡椒九粒，绿豆十一粒，布裹捶碎，以丝绵包作一粒，患处咬定，涎出吐去，立愈。普济方用胡椒一钱半，以羊脂拌打四十丸，擦之追涎。**阿伽陁丸**治妇人血崩。用胡椒、紫檀香、郁金、茜根、小檗皮等分，为末，水丸梧子大。每服二十丸，阿胶汤下。〔时珍曰〕按酉阳杂俎：胡椒出摩伽陁国。此方之名，因此而讹者也。**沙石淋痛**胡椒、朴消等分，为末。每服用二钱，白汤下，日二。名二拗散。普济方。**蜈蚣咬伤**胡椒嚼封之，即不痛。多能鄙事。

毕澄茄宋开宝

校正：自草部移入此。

【释名】 **毗陵茄子**〔时珍曰〕皆番语也。

【集解】 〔藏器曰〕毕澄茄生佛誓国。状似梧桐子及蔓荆子而微大。〔珣曰〕胡椒生南海诸国。向阴者为澄茄，向阳者为胡椒。按顾微广州志云：澄茄生诸海国，乃嫩胡椒也。青时就树采摘，柄粗而蒂圆。〔颂曰〕今广州亦有之。春夏生叶，青滑可爱。结实似梧桐子，微大，八月、九月采之。〔时珍曰〕海南诸番皆有之。蔓生，春开白花，夏结黑实，与胡椒一类二种，正如大腹之与槟榔相近耳。

【修治】 〔敩曰〕凡采得，去柄及皱皮了，用酒浸蒸之，从巳至酉，杵细晒干，入药用。

实

【气味】 **辛，温，无毒。**〔珣曰〕辛、苦，微温。

【主治】 **下气消食，去皮肤风，心腹间气胀，令人能食，疗鬼气。能染发及香身。**藏器。**治一切冷气痃澼，并霍乱吐泻，肚腹痛，肾气膀胱冷。**大明。**暖脾胃，止呕吐哕逆。**时珍。

【附方】 旧一，新五。**脾胃虚弱**胸膈不快，不进饮食。用毕澄茄为末，姜汁打神曲糊，丸梧子大。每姜汤下七十丸，日二服。济生方。**噎食不纳**毕澄茄、白豆蔻等分，为末。干舐之。寿域神方。**反胃吐食**吐出黑汁，治不愈者。用毕澄茄为末，米糊丸梧子大。每姜汤下三四十丸，日一服。愈后服平胃散三百帖。永类钤方。**伤寒咳逆**呃噫，日夜不定者。用毕澄茄、高良姜各等分，为末。每服二钱，水六分，煎十沸，入酢少许，服之。苏颂图经。**痘疮入目**羞明生翳。毕澄茄末，吹少许入鼻中，三五次效。飞鸿集。**鼻塞不通**肺气上攻而致者。毕澄茄丸：用毕澄茄半两，薄荷叶三钱，荆芥穗一钱半，为末，蜜丸芡子大。时时含咽。御药院方。

【附录】 **山胡椒**唐本草〔恭曰〕所在有之。似胡椒，色黑，颗粒大如黑豆。味辛，大热，无毒。主心腹冷痛，破滞气，俗用有效。

吴茱萸本经中品

校正：自木部移入此。

【释名】 〔藏器曰〕茱萸南北总有，入药以吴地者为好，所以有吴之名也。〔时珍曰〕茱萸二字义未详。萸有俞、由二音。

【集解】 〔别录曰〕吴茱萸生上谷及冤句。九月九日采，阴干。陈久者良。〔颂曰〕今处处有之，江浙、蜀汉尤多。

木高丈余，皮青绿色。叶似椿而阔厚，紫色。三月开红紫细花。七月、八月结实似椒子，嫩时微黄，至熟则深紫。或云：颗粒紧小，经久色青绿者，是吴茱萸；颗粒大，经久色黄黑者，是食茱萸。恐亦不然。按周处风土记云：俗尚九月九日谓之上九，茱萸到此日气烈熟色赤，可折其房以插头，云辟恶气御冬。又续齐谐记云：汝南桓景随费长房学道。长房谓曰：九月九日汝家有灾厄，宜令急去，各作绛囊盛茱萸以系臂上，登高饮菊花酒，此祸可消。景如其言，举家登高山，夕还见鸡、犬、牛、羊一时暴死。长房闻之曰：此代之矣。故人至此日登高饮酒，戴茱萸囊，由此尔。〔时珍曰〕茱萸枝柔而肥，叶长而皱，其实结于梢头，累累成簇而无核，与椒不同。一种粒大，一种粒小，小者入药为胜。淮南万毕术云：井上宜种茱萸，叶落井中，人饮其水，无瘟疫。悬其子于屋，辟鬼魅。五行志云：舍东种白杨、茱萸，增年除害。

【修治】　〔敩曰〕凡使去叶梗[①]，每十两以盐二两投东流水四斗中，分作一百度洗之，自然无涎，日干入丸散用之。若用醋煮者，每十两用醋一镒，煮三十沸后，入茱萸熬干用。〔宗奭曰〕凡用吴茱萸，须深汤中浸去苦烈汁七次，始可焙用。

【气味】　**辛，温，有小毒。**〔权曰〕辛、苦，大热，有毒。〔好古曰〕辛、苦，热。气味俱厚，阳中阴也。半浮半沉，入足太阴经血分，少阴、厥阴经气分。〔思邈曰〕陈久者良，闭口者有毒。多食伤神，令人起伏气，咽喉不通。〔时珍曰〕辛热，走气动火，昏目发疮。〔之才曰〕蓼实为之使。恶丹参、消石、白垩，畏紫石英。

【主治】　**温中下气，止痛，除湿血痹，逐风邪，开腠理，咳逆寒热。**本经。**利五脏，去痰冷逆气，饮食不消，心腹诸冷绞痛，中恶心腹痛。**别录。**霍乱转筋，胃冷吐泻腹痛，产后心痛，治遍身㿏痹刺痛，腰脚软弱，利大肠壅气，肠风痔疾，杀三虫。**甄权。**杀恶虫毒，牙齿虫䘌，鬼魅疰气。**藏器。**下产后余血，治肾气、脚气水肿，通关节，起阳健脾。**大明。**主痢，止泻，厚肠胃，肥健人。**孟诜。**治痞满塞胸，咽膈不通，润肝燥脾。**好古。**开郁化滞，治吞酸，厥阴痰涎头痛，阴毒腹痛，疝气血痢，喉舌口疮。**时珍。

【发明】　〔颂曰〕段成式言椒气好下，茱萸气好上。言其冲膈，不可为服食之药，故多食冲眼又脱发也。〔宗奭曰〕此物下气最速，肠虚人服之愈甚。〔元素曰〕气味俱厚，浮而降，阳中阴也。其用有三：去胸中逆气满塞，止心腹感寒疠痛，消宿酒，为白豆蔻之使也。〔杲曰〕浊阴不降，厥气上逆，咽膈不通，食则令人口开目瞪，阴寒隔塞，气不得上下。此病不已，令人寒中，腹满膨胀下利。宜以吴茱萸之苦热，泄其逆气，用之如神，诸药不可代也。不宜多用，恐损元气。〔好古曰〕冲脉为病，逆气里急，宜此主之。震、坤合见，其色绿。故仲景吴茱萸汤、当归四逆汤方，治厥阴病及温脾胃，皆用此也。〔时珍曰〕茱萸辛热，能散能温；苦热，能燥能坚。故其所治之症，皆取其散寒温中、燥湿解郁之功而已。案朱氏集验方云：中丞常子正苦痰饮，每食饱或阴晴节变率同，十日一发，头疼背寒，呕吐酸汁，即数日伏枕不食，服药罔效。宣和初为顺昌司禄，于太守蔡达道席上，得吴仙丹方服之，遂不再作。每遇饮食过多腹满，服五七十丸便已。少顷小便作茱萸

① 梗：《证类本草》卷十三作“核”。

气，酒饮皆随小水而去。前后痰药甚众，无及此者。用吴茱萸汤泡七次、茯苓等分，为末，炼蜜丸梧子大。每熟水下五十丸。梅杨卿方：只用茱萸酒浸三宿，以茯苓末拌之，日干。每吞百粒，温酒下。又咽喉口舌生疮者，以茱萸末醋调贴两足心，移夜便愈。其性虽热，而能引热下行，盖亦从治之义；而谓茱萸之性上行不下者，似不然也。有人治小儿痘疮口噤者，啮茱萸一二粒，抹之即开，亦取其辛散耳。

【附方】 旧二十五，新二十一。**风瘙痒痹**[①] 茱萸一升，酒五升，煮取一升半，温洗之，立止。孟诜食疗。**贼风口偏**不能语者。茱萸一升，姜豉三升，清酒五升，和煎五沸，待冷服半升，一日三服，得少汗即瘥。同上。**冬月感寒**吴茱萸五钱，煎汤服之，取汗。**头风作痛**茱萸煎浓汤，以绵染，频拭发根良。千金翼方。**呕涎头痛**吴茱萸汤：用茱萸一升，枣二十枚，生姜一大两，人参一两，以水五升，煎取三升。每服七合，日三服。仲景方。**呕而胸满**方同上。**脚气冲心**吴茱萸、生姜擂汁饮，甚良。孟诜方。**肾气上哕**肾气自腹中起，上筑于咽喉，逆气连属而不能出，或至数十声，上下不得喘息。此由寒伤胃脘，肾虚气逆，上乘于胃，与气相并。难经谓之哕。素问云：病深者，其声哕。宜服此方。如不止，灸期门、关元、肾俞穴。用吴茱萸醋炒热、橘皮、附子去皮各一两，为末，面糊丸梧子大。每姜汤下七十丸。孙氏仁存方。**阴毒伤寒**四肢逆冷。用茱萸一升，酒拌湿，绢袋二个，包蒸极热，更互熨足心。候气透，痛亦即止，累有效。圣惠方。**中恶心痛**吴茱萸五合，酒三升，煮沸，分三服。杨氏产乳。**心腹冷痛**方同上。千金。**冷气腹痛**吴茱萸二钱擂烂，以酒一钟调之。用香油一杯，入锅煎热，倾茱酒入锅，煎一滚，取服立止。唐瑶经验方。**脾元气痛**发不可忍。用茱萸一两，桃仁一两，和炒茱萸焦，去茱，取桃仁去皮尖研细，葱白三茎，煨熟，酒浸温服。经验方。**寒疝往来**吴茱萸一两，生姜半两，清酒一升，煎温分服。肘后方。**小肠疝气**夺命丹：治远年近日，小肠疝气，偏坠搐疼，脐下撮痛，以致闷乱，及外肾肿硬，日渐滋长，及阴间湿痒成疮。用吴茱萸去梗一斤，分作四分：四两酒浸，四两醋浸，四两汤浸，四两童子小便浸一宿，同焙干，泽泻二两，为末，酒糊丸梧子大。每服五十丸，空心盐汤或酒吞下。如宜方名星斗丸。和剂局方。**小儿肾缩**乃初生受寒所致。用吴茱萸、硫黄各半两，同大蒜研，涂其腹。仍以蛇床子烟熏之。圣惠方。**妇人阴寒**十年无子者。用吴茱萸、川椒各一升，为末，炼蜜丸弹子大。绵裹内阴中，日再易之。但子宫开，即有子也。经心录。**子肠脱出**茱萸三升，酒五升，煎二升，分三服。兵部手集。**醋心上攻**如浓酸。用茱萸一合，水三盏，煎七分，顿服。近有人心如蜇破，服此，二十年不发也。累用有效。同上。**食已吞酸**胃气虚冷者。吴茱萸汤泡七次焙、干姜炮等分，为末，汤服一钱。圣惠方。**转筋入腹**茱萸炒二两，酒二盏，煎一盏，分二服。得下即安。圣济录。**霍乱干呕**不止。吴茱萸泡炒、干姜炮等分，水煎服之。同上。**多年脾泄**老人多此，谓之水土同化。吴茱萸三钱泡过，入水煎汁，入盐少许，通口服。盖茱萸能暖膀胱，水道既清，大肠自固。他药虽热，不能分解清浊也。孙氏仁存方。**脏寒泄泻**倦怠减食。吴茱萸汤泡过炒，猪脏半条，去脂洗净，装满扎定，文火煮熟，捣丸梧子大。每服五

---

① 风瘙痒痹：《证类本草》卷十三作“风瘙痒痛”。

十丸，米饮下，日二服。普济。**滑痢不止**方同上。**下痢水泄**吴茱萸泡炒、黄连炒各二钱，水煎服。未止再服。圣惠方。**赤白下痢**和剂局方戊己丸：治脾胃受湿，下痢腹痛，米谷不化。用吴茱萸、黄连、白芍药各一两，同炒为末，蒸饼丸梧子大。每服二三十丸，米饮下。百一选方变通丸：治赤白痢日夜无度，及肠风下血。用川黄连二两，吴茱萸二两汤泡七次，同炒香，拣出各自为末，粟米饭丸梧子大，另收。每服三十丸。赤痢，甘草汤下黄连丸；白痢，干姜汤下茱萸丸；赤白痢，各用十五丸，米汤下。此乃浙西河山纯老以传苏韬光者，救人甚效。邓笔峰杂兴方二色丸：治痢及水泄肠风。用吴茱萸二两，黄连二两，同炒香，各自为末，以百草霜末二两，同黄连作丸；以白芍药末二两，同茱萸作丸。各用饭丸梧子大，各收。每服五十丸。赤痢，乌梅汤下连霜；白痢，米饮下茱芍丸；赤白痢，各半服之。**赤痢脐痛**茱萸合黑豆汤吞之。千金方。**肠痔常血**下部痒痛如虫咬者。掘地作坑烧赤，以酒沃之，捣茱萸二升入坑，乘热坐有孔板熏之，冷乃下。不过三四度愈。肘后方。**腹中癥块**茱萸三升捣，和酒煮熟，布裹熨癥上。冷更炒热，更番熨之。癥移走，逐熨之，消乃止。姚僧坦集验方。**产后盗汗**啬啬恶寒。茱萸一鸡子大，酒三升，渍半日，煮服。千金翼。**口疮口疳**茱萸末，醋调涂足心，一夕愈。集简方。**咽喉作痛**方同上。**牙齿疼痛**茱萸煎酒，含漱之。孟诜本草。**小儿头疮**吴茱萸炒焦为末，入汞粉少许，猪脂、醋调涂之。圣惠方。**小儿瘭疮**一名火灼疮，一名火烂疮。茱萸煎酒，拭之良。兵部手集。**老小风疹**方同上。千金。**痈疽发背**及发乳诸毒。用吴茱萸一升，捣为末，用苦酒调涂帛上，贴之。外台秘要。**阴下湿痒**吴茱萸煎汤，频洗取效。同上。**骨在肉中不出者**。咀茱萸封之，骨当腐出。孟诜食疗。**鱼骨入腹**刺痛不得出者。吴茱萸水煮一盏，温服，其骨必软出。未出再服。同上。**蛇咬毒疮**用吴茱萸一两为末，冷水和，作三服，立安。胜金方。**肩疽白秃**并用吴茱萸盐淹过，炒研，醋和涂之。活幼口议。**寒热怪病**寒热不止，数日四肢坚如石，击之似钟磬声，日渐瘦恶。用茱萸、木香等分，煎汤饮之愈。夏子益方。

叶

【气味】 **辛、苦，热，无毒。**

【主治】 **霍乱下气，止心腹痛冷气。内外肾钓痛，盐碾罨之，神验，干即易。转筋者同艾捣，以醋和罨之**。大明。**治大寒犯脑，头痛，以酒拌叶，袋盛蒸熟，更互枕熨之，痛止为度**。时珍。

枝

【主治】 **大小便卒关格不通，取南行枝，如手第二指中节，含之立下**。苏颂。出姚僧坦集验方。

根及白皮

【气味】 同叶。

【主治】 **杀三虫**。本经。**蛲虫。治喉痹咳逆，止泄注，食不消，女子经产余血，疗白癣**。别录。**杀牙齿虫，止痛**。藏器。**治中恶腹中刺痛，下痢不禁，疗漆疮**。甄权。

【附方】 旧二，新二。**寸白虫**茱萸东北阴细根大如指者勿用，洗去土，四寸[①]切，以水、酒各一升渍一宿，平旦分再服，当取虫下。千金方。**肝劳生虫**眼中赤脉。吴茱萸根为末一两半，粳米半

① 四寸：《证类本草》卷十三作“四两”，《千金》卷十八作“一升”。

合[①]，鸡子白三个[②]，化蜡一两半和，丸小豆大。每米汤下三十丸，当取虫下。**脾劳发热**有虫在脾中为病，令人好呕者。取东行茱萸根大者一尺，大麻子八升，橘皮二两，三物㕮咀，以酒一斗，浸一宿，微火薄暖之，绞去滓。平旦空腹服一升，取虫下，或死或半烂，或下黄汁。凡作药时，切忌言语。删繁方。**肾热肢肿**拘急。茱萸根一合半，桑白皮三合，酒二升，煮一升，日二服。普济方。

食茱萸唐本草

校正：自木部移入此，并入拾遗榄子。

【释名】　**榝**音杀。**藙**音毅。**艾子**图经**越椒**博雅**榄子**拾遗**辣子**〔弘景曰〕礼记名藙，而俗中呼为榝子，当是不识藙字也。〔恭曰〕尔雅云：椒榝丑梂。陆玑诗疏云：椒，榝属也。并有榝名，陶说误矣。〔时珍曰〕此即榄子也。蜀人呼为艾子，楚人呼为辣子，古人谓之藙及榝子。因其辛辣，螫口惨腹，使人有杀毅党然之状，故有诸名。苏恭谓茱萸之开口者为食茱萸。孟诜谓茱萸之闭口者为榄子。马志谓粒大、色黄黑者为食茱萸，粒紧小、色青绿者为吴茱萸。陈藏器谓吴、食二茱萸是一物，入药以吴地者为良，不当重出此条，只可言汉与吴，不可言食与不食。时珍窃谓数说皆因茱萸二字相混致误耳。不知吴茱、食茱乃一类二种。茱萸取吴地者入药，故名吴茱萸。榄子则形味似茱萸，惟可食用，故名食茱萸也。陈藏器不知食茱萸即榄子，重出榄子一条，正自误矣。按曹宪博雅云：榄子、越椒，茱萸也。郑樵通志云：榄子一名食茱萸，以别吴茱萸。礼记三牲用藙，是食茱萸也。二说足正诸人之谬。

【集解】　〔藏器曰〕榄子出闽中、江东。其木高大似樗，茎间有刺。其子辛辣如椒，南人淹藏作果品，或以寄远。吴越春秋云，越以甘蜜丸榄报吴增封之礼，则榄之相赠尚矣。〔又曰〕食茱萸南北皆有之。其木亦甚高大，有长及百尺者。枝茎青黄，上有小白点。叶类油麻，其花黄色。蜀人呼为艾子，礼记所谓藙者是也。藙、艾，声相近也。宜入食羹中，能发辛香。〔时珍曰〕食茱萸、榄子、辣子，一物也。高木长叶，黄花绿子，丛簇枝上。味辛而苦，土人八月采，捣滤取汁，入石灰搅成，名曰艾油，亦曰辣米油，始辛辣螫口，入食物中用。周处风土记以椒、榄、姜为三香，则自古尚之矣，而今贵人罕用之。

实

【气味】　**辛、苦，大热，无毒。**〔时珍曰〕有小毒，动脾火，病目者忌之。〔颖曰〕发疮痔、浮肿、虚恚。〔之才曰〕畏紫石英。

【主治】　**功同吴茱萸，力少劣尔。疗水气用之佳。**苏恭。**心腹冷气痛，中恶，除咳逆，去脏腑冷，温中，甚良。**孟诜。**疗蛊毒**[③] **飞尸着喉口者，刺破，以子揩之，令血出，当下涎沫。煮汁服之，去暴冷腹痛，食不消，杀腥物。**藏器。**治冷痢带下，暖胃燥湿。**时珍。

【附方】　新二。**赤白带下**榄子、石菖蒲等分，为末。每旦盐酒温服二钱。经验方。**久泻虚痢**腹痛者，榄子丸治之。榄子、肉豆蔻各一两，陈米一两半，以米一分同二味炒黄为末，一分生碾为末，粟米粥丸梧子大。每陈米饮下五十丸，日三

① 合：《千金》卷十八作“斤”，《外台》卷二十六作“升”。

② 个：此下《千金》卷十八、《外台》卷二十六有“干漆四两”四字。

③ 蛊毒：《证类本草》卷十四作“游蛊”。

服。普济方。

盐麸子开宝

校正：自木部移入此。

【释名】　**五構**音倍**盐肤子**纲目**盐梅子**同**盐梂子**同**木盐**通志**天盐**灵草篇**叛奴盐**拾遗**酸桶**拾遗〔藏器曰〕蜀人谓之酸桶，亦曰酢桶。吴人谓之盐麸。戎人谓之木盐。〔时珍曰〕其味酸、咸，故有诸名。山海经云：橐山多構木，郭璞注云：構木出蜀中，七八月吐穗，成时如有盐粉，可以酢羹。即此也。后人讹为五倍矣。

【集解】　〔藏器曰〕盐麸子生吴、蜀山谷。树状如椿。七月子成穗，粒如小豆。上有盐似雪，可为羹用。岭南人取子为末食之，酸咸止渴，将以防瘴。〔时珍曰〕肤木即構木，东南山原甚多。木状如椿。其叶两两对生，长而有齿，面青背白，有细毛，味酸。正叶之下，节节两边，有直叶贴茎，如箭羽状。五六月开花，青黄色成穗，一枝累累。七月结子，大如细豆而扁，生青，熟微紫色。其核淡绿，状如肾形。核外薄皮上有薄盐，小儿食之，滇、蜀人采为木盐。叶上有虫，结成五倍子，八月取之。详见虫部。后魏书云：勿吉国，水气咸凝，盐生树上。即此物也。别有咸平树、咸草、酸角，皆其类也。附见于左。

【附录】　**咸平树**真腊国人，不能为酸，但用咸平树叶及荚与子为之。**酸角**云南、临安诸处有之。状如猪牙皂荚，浸水和羹，酸美如醋。**咸草**扶桑东有女国，产咸草。叶似邪蒿，而气香味咸，彼人食之。

子

【气味】　**酸、咸，微寒，无毒。**盐霜制汞、硫。

【主治】　**除痰饮瘴疟，喉中热结喉痹，止渴，解酒毒黄疸，飞尸蛊毒，天行寒热，咳**[①]**嗽，变白，生毛发，去头上白屑，捣末服之。**藏器。**生津降火化痰，润肺滋肾，消毒止痢收汗，治风湿眼病。**时珍。

【发明】　〔时珍曰〕盐麸子气寒味酸而咸，阴中之阴也。咸能软而润，故降火化痰消毒；酸能收而涩，故生津润肺止痢。肾主五液：入肺为痰，入脾为涎，入心为汗，入肝为泪，自入为唾，其本皆水也。盐麸、五倍先走肾、肝，有救水之功。所以痰涎、盗汗、风湿、下泪、涕唾之证，皆宜用之。

树白皮

【主治】　**破血止血，蛊毒血痢，杀蛔虫，并煎服之。**开宝。

根白皮

【主治】　**酒疸，捣碎，米泔浸一宿，平旦空腹温服一二升。**开宝。**诸骨鲠，以醋煎浓汁，时呷之。**时珍。

【发明】　〔时珍曰〕按本草集议云：盐麸子根能软鸡骨。岑公云：有人被鸡骨哽，项肿可畏。用此根煎醋，啜至三碗，便吐出也。又彭医官治骨哽，以此根捣烂，入盐少许，绵裹，以线系定吞之，牵引上下，亦钓出骨也。

醋林子图经

校正：自外类移入此。

【释名】　〔时珍曰〕以味得名。

【集解】　〔颂曰〕醋林子，生四川邛州山野林箐中。木高丈余，枝叶繁茂。三月开白花，四出。九月、十月子熟，累累数十枚成朵，生青熟赤，略类樱桃而蒂短。熟时采之阴干，连核用。土人以盐、醋收藏充果食。其叶味酸，夷獠人采得，

---

① 咳：《证类本草》卷十四作"痰"。

入盐和鱼脍食，云胜用醋也。

实

【气味】 酸，温，无毒。

【主治】 久痢不瘥，及痔漏下血，蛔咬心痛，小儿疳蛔，心腹胀满黄瘦，下寸白虫，单捣为末，酒服一钱匕甚效。盐、醋藏者，食之生津液，醒酒止渴。多食，令人口舌粗拆也。苏颂。

茗唐本草

校正：自木部移入此。

【释名】 苦𣗪搽、途二音。唐本檟尔雅蔎音设。荈音舛。〔颂曰〕郭璞云：早采为茶，晚采为茗，一名荈，蜀人谓之苦荼。陆羽云：其名有五：一茶，二檟，三蔎，四茗，五荈。〔时珍曰〕杨慎丹铅录云：荼即古茶字，音途，诗云"谁谓荼苦，其甘如荠"是也。颜师古云：汉时荼陵，始转途音为宅加切，或言六经无茶字，未深考耳。

【集解】 〔神农食经曰〕茶茗生益州及山陵道旁。凌冬不死，三月三日采干。〔恭曰〕茗生山南泽[①]中山谷，尔雅云：檟，苦荼。郭璞注云：树小似卮子。冬生叶，可煮作羹饮。〔颂曰〕今闽浙、蜀[②]、江湖、淮南山中皆有之，通谓之茶。春中始生嫩叶，蒸焙去苦水，末之乃可饮。与古所食，殊不同也。陆羽茶经云：茶者，南方嘉木。自一尺二尺至数十尺，其巴川峡山有两人合抱者，伐而掇之。木如瓜芦，叶如卮子，花如白蔷薇，实如栟榈，蒂如丁香，根如胡桃。其上者生烂石，中者生栎壤，下者生黄土。艺法如种瓜，三岁可采。阳岸阴林，紫者上，绿者次；笋者上，芽者次；叶卷者上，舒者次。在二月、三月、四月之间，茶之笋者，生于烂石之间，长四五寸，若蕨之始抽，凌露采之。茶之芽者，发于丛薄之上，有三枝、四枝、五枝，于枝颠采之。采得蒸焙封干，有千类万状也。略而言之，如胡人靴者蹙缩然，如犎牛臆者廉沾然，出山者轮囷然，拂水者涵澹然，皆茶之精好者也。如竹箨，如霜荷，皆茶之瘠老者也。其别者，有石楠[③]芽、枸杞芽、枇杷芽[④]，皆治风疾。又有皂荚芽、槐芽、柳芽，乃上春摘其芽和茶作之。故今南人输官茶，往往杂以众叶。惟茅芦竹笋之类不可入，自余山中草木芽叶，皆可和合，椿、柿尤奇。真茶性冷，惟雅州蒙山出者温而主疾。毛文锡茶谱云：蒙山有五顶，上有茶园，其中顶曰上清峰。昔有僧人病冷且久，遇一老父谓曰：蒙之中顶茶，当以春分之先后，多构人力，俟雷发声，并手采择，三日而止。若获一两，以本处水煎服，即能祛宿疾，二两当眼前无疾，三两能固肌骨，四两即为地仙矣。其僧如说，获一两余服之，未尽而疾瘳。其四顶茶园，采摘不废。惟中峰草木繁密，云雾蔽亏，鸷兽时出，故人迹不到矣。近岁稍贵此品，制作亦精于他处。〔陈承曰〕近世蔡襄述闽茶极备。惟建州北苑数处产者，性味与诸方略不同。今亦独名蜡茶，上供御用。碾治作饼，日晒得火愈良。其他者或为芽，或为末收贮，若微见火便硬，不可久收，色味俱败。惟鼎州一种芽茶，性味略类建茶，今汴及河北、京西等处磨为末，亦冒腊茶者，是也。〔宗奭曰〕苦茶即今茶也。陆羽有茶经，丁谓有北苑茶录，毛文锡有茶谱，蔡宗颜有茶对，皆甚详。然古人谓茶为雀舌、麦颗，言其至嫩也。又有新芽一发，便长寸余，其粗如

① 泽：《证类本草》卷十三作"汉"。

② 蜀：此下《证类本草》卷十三有"荆"字。

③ 石楠：《证类本草》卷十三作"枳壳"。

④ 芽：原作"叶"，字误，今据《证类本草》卷十三改。

针，最为上品。其根干、水土力皆有余故也。雀舌、麦颗又在下品，前人未知尔。〔时珍曰〕茶有野生、种生，种者用子。其子大如指顶，正圆黑色。其仁入口，初甘后苦，最戟人喉，而闽人以榨油食用。二月下种，一坎须百颗乃生一株，盖空壳者多故也。畏水与日，最宜坡地荫处。清明前采者上，谷雨前者次之，此后皆老茗尔。采、蒸、揉、焙、修造皆有法，详见茶谱。茶之税始于唐德宗，盛于宋、元，及于我朝，乃与西番互市易马。夫茶一木尔，下为民生日用之资，上为朝廷赋税之助，其利博哉。昔贤所称，大约谓唐人尚茶，茶品益众。有雅州之蒙顶、石花、露芽、谷芽为第一，建宁之北苑龙凤团为上供。蜀之茶，则有东川之神泉兽目，硖州之碧涧明月，夔州之真香，邛州之火井，思安黔阳之都濡，嘉定之峨眉，泸州之纳溪，玉垒之沙坪。楚之茶，则有荆州之仙人掌，湖南之白露，长沙之铁色，蕲州蕲门之团面，寿州霍山之黄芽，庐州之六安英山，武冒之樊山，岳州之巴陵，辰州之溆浦，湖南之宝庆、茶陵。吴越之茶，则有湖州顾渚之紫笋，福州方山之生芽，洪州之白露，双井之白毛，庐山之云雾，常州之阳羡，池州之九华，丫山之阳坡，袁州之界桥，睦州之鸠坑，宣州之阳坑，金华之举岩，会稽之日铸。皆产茶有名者。其他犹多，而猥杂更甚。按陶隐居注苦茶云。酉阳、武昌、庐江、晋陵皆有好茗，饮之宜人。凡所饮物，有茗及木叶、天门冬苗、菝葜叶，皆益人。余物并冷利。又巴东县有真茶，火煏作卷结为饮，亦令人不眠。俗中多煮檀叶及大皂李叶作茶饮，并冷利。南方有瓜芦木，亦似茗也。今人采槠、栎、山矾、南烛、乌药诸叶，皆可为饮，以乱茶云。

叶

【气味】 **苦、甘，微寒，无毒。**〔藏器曰〕苦寒，久食，令人瘦，去人脂，使人不睡。饮之宜热，冷则聚痰。〔胡洽曰〕与榧同食，令人身重。〔李廷飞曰〕大渴及酒后饮茶，水入肾经，令人腰、脚、膀胱冷痛，兼患水肿、挛痹诸疾。大抵饮茶宜热宜少，不饮尤佳，空腹最忌之。〔时珍曰〕服威灵仙、土茯苓者，忌饮茶。

【主治】 **瘘疮，利小便，去痰热，止渴，令人少睡，有力悦志。**神农食经。**下气消食。作饮，加茱萸、葱、姜良。**苏恭。**破热气，除瘴气，利大小肠。**藏器。**清头目，治中风昏愦，多睡不醒。**好古。**治伤暑。合醋，治泄痢，甚效。**陈承。**炒煎饮，治热毒赤白痢。同芎䓖、葱白煎饮，止头痛。**吴瑞。**浓煎，吐风热痰涎。**时珍。

【发明】 〔好古曰〕茗茶气寒味苦，入手、足厥阴经。治阴证汤药内入此，去格拒之寒，及治伏阳，大意相似。经云：苦以泄之。其体下行，所以能清头目。〔机曰〕头目不清，热熏上也。以苦泄其热，则上清矣。且茶体轻浮，采摘之时，芽蘖初萌，正得春升之气，味虽苦而气则薄，乃阴中之阳，可升可降。利头目，盖本诸此。〔汪颖曰〕一人好烧鹅炙煿，日常不缺。人咸防其生痈疽，后卒不病。访知其人每夜必啜凉茶一碗，乃知茶能解炙煿之毒也。〔杨士瀛曰〕姜茶治痢。姜助阳，茶助阴，并能消暑、解酒食毒。且一寒一热，调平阴阳，不问赤、白、冷、热，用之皆良。生姜细切，与真茶等分，新水浓煎服之。苏东坡以此治文潞公有效。〔时珍曰〕茶苦而寒，阴中之阴，沉也降也，最能降火。火为百病，火降则上清矣。然火有五，火有虚实。若少壮胃健之人，心肺脾胃之火多盛，故与茶相宜。温饮则火因寒气而下降，热饮则茶借火气而升散，又兼解酒食之毒，使人神思闿爽，不昏不睡，此茶之功也。若虚寒及血弱之人，饮之既久，则脾胃恶寒，元气暗损，土不制水，精血潜虚；成痰饮，成痞胀，成痿痹，成黄瘦，成呕逆，成洞泻，成腹痛，成疝瘕，种种内伤，此茶之害也。民生日用，蹈其弊者，往往皆是，而妇妪受害更多，习俗移人，自不觉尔。况真茶既少，杂茶更多，其为患也，又可胜言哉。人有嗜茶成癖者，时时咀啜不止。久而伤营伤精，血不华色，黄瘁痿弱，抱病不悔，尤可叹惋。晋干宝搜神记载：武官因时病后，啜茗一斛二升乃止。才减升合，便为不足。有客令更进五升，忽吐一物，状如牛脾[①]而有口。浇之以茗，尽一斛二升。再浇五升，即溢出矣。人遂谓之斛茗瘕。嗜茶者观此可以戒矣。陶隐居杂录言丹丘子、黄山君服茶轻身换骨，壶公食忌言苦茶久食羽化者，皆方士谬言误世者也。按唐补阙毋炅茶序云：释滞消拥[②]，一日之利暂佳；瘠气侵精，终身之累斯大。获益则功归茶力，贻患则不谓茶灾。岂非福近易知，祸远难见乎？又宋学士苏轼茶说云：除烦去腻，世故不可无茶，然暗中损人不少。空心饮茶入盐，直入肾经，且冷脾胃，乃引贼入室也。惟饮食后浓茶漱口，既去烦腻，而脾胃不知，且苦能坚齿消蠹，深得饮茶之妙。古人呼茗为酪奴，亦贱之也。时珍早年气盛，每饮新茗必至数碗，轻汗发而肌骨清，颇觉痛快。中年胃气稍损，饮之即觉为害，不痞闷呕恶，即腹冷洞泄。故备述诸说，以警同好焉。又浓茶能令人吐，乃酸苦涌泄为阴之义，非其性能升也。

【附方】 旧六，新十三。**气虚头痛**用上春茶末调成膏，置瓦盏内覆转，以巴豆四十粒，作二次烧烟熏之，晒干乳细。每服一字，别入好茶末，食后煎服，立效。医方大成。**热毒下痢**孟诜曰：赤白下痢，以好茶一斤，炙捣末，浓煎一二盏服。久患痢者，亦宜服之。直指用蜡茶，赤痢以蜜水煎服，白痢以连皮自然姜汁同水煎服。二三服即愈。经验良方用蜡茶二钱，汤点七分，入麻油一蚬壳和服。须臾腹痛大下即止。一少年用之有效。一方：蜡茶末，以白梅肉和丸。赤痢甘草汤下，白痢乌梅汤下，各百丸。一方：建茶合醋煎，热服，即止。**大便下血**营卫气虚，或受风邪，或食生冷，或啖炙煿，或饮食过度，积热肠间，使脾胃受伤，糟粕不聚，大便下利清血，脐腹作痛，里急后重，及酒毒一切下血，并皆治之。用细茶半斤碾末，川百药煎五个烧存性。每服二钱，米饮下，日二服。普济方。**产后秘塞**以葱涎调蜡茶末，丸百丸，茶服自通。不可用大黄利药，得者百无一生。郭稽中妇人方。**久年心痛**十年、五年者。煎湖茶，以头醋和匀，服之良。兵部手集。**腰痛难转**煎茶五合，投醋二合，顿服。孟诜食疗。**嗜茶成癖**一人病此。一方士令以新鞋盛茶令满，任意食尽，再盛一鞋，如此三度，自不吃也。男用女鞋，女用男鞋，用之果愈也。集简方。**解诸中毒**芽茶、白矾等分，碾末，冷水调下。简便方。**痘疮作痒**房中宜烧茶烟恒熏之。**阴囊生疮**用蜡面茶为末，先以甘草汤洗，后贴之妙。经验方。**脚丫湿烂**茶叶嚼烂傅之，有效。摄生方。**蠼螋尿疮**初如糁粟，渐大如豆，更大如火烙浆疱，疼痛至甚者。速以草茶并蜡茶俱可，以生油调傅。药至，痛乃止。胜金方。**风痰颠疾**茶芽、卮子各一两，煎浓汁

① 状如牛脾：《搜神后记》卷三作“形质缩绉，状如牛肚”八字。

② 拥：《证类本草》卷十三、《本草衍义》卷十四作“壅”，二字通用。

一碗服。良久探吐。摘玄方。**霍乱烦闷**茶末一钱煎水，调干姜末一钱，服之即安。圣济总录。**月水不通**茶清一瓶，入沙糖少许，露一夜服。虽三个月胎亦通，不可轻视。鲍氏。**痰喘咳嗽**不能睡卧。好末茶一两，白僵蚕一两，为末，放碗内盖定，倾沸汤一小盏。临卧，再添汤点服。瑞竹堂方。

茶子

【气味】 **苦，寒，有毒。**

【主治】 **喘急咳嗽，去痰垢。捣仁洗衣，除油腻。**时珍。

【附方】 新三。**上气喘急**时有咳嗽。茶子、百合等分，为末，蜜丸梧子大。每服七丸，新汲水下。圣惠方。**喘嗽齁𪏭**不拘大人、小儿。用糯米泔少许磨茶子，滴入鼻中，令吸入口服之。口咬竹筒，少顷涎出如线。不过二三次绝根，屡验。经验良方。**头脑鸣响**状如虫蛀，名大白蚁。以茶子为末，吹入鼻中，取效。杨拱医方摘要。

皋芦拾遗

校正：自木部移入此。

【释名】 **瓜芦**弘景**苦𦶜**〔藏器曰〕南越志云：龙川县有皋芦，一名瓜芦，叶似茗。士人谓之过罗，或曰物罗，皆夷语也。

【集解】 〔弘景苦菜注曰〕南方有瓜芦，亦似茗。若摘取其叶，作屑煮饮，即通夜不睡。煮盐人惟资此饮，而交、广最所重，客来先设，乃加以香芼之物。〔李珣曰〕按此木即皋芦也。生南海诸山中，叶似茗而大，味苦涩，出新平县。南人取作茗饮，极重之，如蜀人饮茶也。〔时珍曰〕皋芦叶状如茗，而大如手掌。挼碎泡饮，最苦而色浊，风味比茶不及远矣。今广人用之，名曰苦𦶜。

叶

【气味】 **苦，平，无毒。**〔时珍曰〕寒。胃冷者不可用。

【主治】 **煮饮，止渴明目除烦，令人不睡，消痰利水。**藏器。**通小肠，治淋，止头痛烦热。**李珣。**噙咽，清上膈，利咽喉。**时珍。

本草纲目果部目录第三十三卷

果之五蓏类九种

甜瓜嘉祐。瓜蒂　**西瓜**日用　**葡萄**本经　**蘡薁**纲目。即野葡萄　**猕猴桃**开宝。即藤梨　**甘蔗**别录　**沙糖**唐本　**石蜜**唐本　**刺蜜**拾遗。䅴齐附

上附方旧十二，新四十。

果之六水果类六种　附录二十三种

莲藕本经　**红白莲花**拾遗　**芰实**别录。即蔆

芡实本经。即鸡头　**乌芋**别录。即荸荠　**慈姑**日华

附录诸果纲目二十一种，拾遗一种。

津符子　必思荅　甘剑子　杨摇子　海梧子　木竹子　橹罟子　罗晃子　栌子　夫编子　白缘子　系弥子　人面子　黄皮果　四味果　千岁子　侯骚子　酒杯藤子　子　山枣　隈支　灵床上果子　诸果有毒拾遗

上附方旧十五，新六十三。

互考

槠实　梧桐子　枸杞子　金樱子　山茱萸　桑椹　木半夏　胡颓子　松花　桂花　栎实　已上果部　**黄精　葳蕤　蒲黄　菰首　蒟酱　豆蔻　益智子　使君子　燕覆子　蓬蘽　覆盆子**

本草纲目果部第三十三卷

果之五 蓏类九种。

甜瓜宋嘉祐

校正：自菜部移入此，并入本经瓜蒂。

【释名】 **甘瓜**唐本**果瓜**〔时珍曰〕瓜字篆文，象瓜在须蔓间之形。甜瓜之味甜于诸瓜，故独得甘、甜之称。旧列菜部，误矣。按王祯云：瓜类不同，其用有二：供果者为果瓜，甜瓜、西瓜是也；供菜者为菜瓜，胡瓜、越瓜是也。在木曰果，在地曰蓏。大曰瓜，小曰瓞。其子曰㼌，其肉曰瓤。其跗曰环，谓脱花处也；其蒂曰疐，谓系蔓处也。礼记为天子削瓜及瓜祭，皆指果瓜也。本草瓜蒂，亦此瓜之蒂也。

【集解】 〔别录曰〕瓜蒂生嵩高平泽，七月七日采，阴干。〔颂曰〕瓜蒂即甜瓜蒂也，处处有之。园圃所莳，有青、白二种，子色皆黄。入药当用早青瓜蒂为良。〔时珍曰〕甜瓜，北土、中州种莳甚多。二三月下种，延蔓而生，叶大数寸，五六月花开黄色，六七月瓜熟。其类甚繁，有团有长，有尖有扁。大或径尺，小或一捻。其棱或有或无，其色或青或绿，或黄斑、糁斑，或白路、黄路。其瓤或白或红，其子或黄或赤，或白或黑。按王祯农书云：瓜品甚多，不可枚举。以状得名，则有龙肝、虎掌、兔头、狸首、羊髓、蜜筒之称；以色得名，则有乌瓜、白团、黄㼐、白㼐、小青、大斑之别。然其味，不出乎甘香而已。广志惟以辽东、敦煌、庐江之瓜为胜。然瓜州之大瓜，阳城之御瓜，西蜀之温瓜，永嘉之寒瓜，未可以优劣论也。甘肃甜瓜，皮、瓤皆甘胜糖蜜，其皮暴干犹美。浙中一种阴瓜，种于阴处，熟则色黄如金，肤皮稍厚，藏之至春，食之如新。此皆种蓺之功，不必拘于土地也。甜瓜子曝裂取仁，可充果食。凡瓜最畏麝气，触之甚至一蒂不收。

瓜瓤

【气味】 **甘，寒，滑，有小毒。**〔大明曰〕无毒。〔思邈曰〕多食，发黄疸，令人虚羸多忘。解药力。病后食多，或反胃。脚气人食之，患永不除也。〔诜曰〕多食，令人阴下湿痒生疮，动宿冷癥癖病，破腹，发虚热，令人惙惙气弱，脚手无力。少食则可。龙鱼河图云：凡瓜有两鼻、两蒂者，杀人。五月瓜沉水者，食之得冷病，终身不瘥。九月被霜者，食之冬病寒热。与油饼同食，发病。多食瓜作胀者，食盐花即化。〔弘景曰〕食瓜多，即入水自渍，便消。〔时珍曰〕张华博物志言：人以冷水渍至膝，可顿啖瓜至数十枚；渍至项，其啖转多，水皆作瓜气也。则水浸消瓜，亦物性也。瓜最忌麝与酒，凡食瓜过多，但饮酒及水服麝香，尤胜于食盐、渍水也。

【主治】 **止渴，除烦热，利小便，通三焦间壅塞气，治口鼻疮。**嘉祐。**暑月**

食之，永不中暑。宗奭。

【发明】　〔宗奭曰〕甜瓜虽解暑气，而性冷，消损阳气，多食未有不下利者。贫下多食，深秋作痢，最为难治。惟以皮蜜浸收之良，皮亦可作羹食。〔弘景曰〕凡瓜皆冷利，早青者尤甚。熟瓜除瓤食之，不害人。〔时珍曰〕瓜性最寒，曝而食之尤冷。故稽圣赋云：瓜寒于曝，油冷于煎，此物性之异也。王冀洛都赋云：瓜则消暑荡悁，解渴疗饥。又奇效良方云：昔有男子病脓血恶痢，痛不可忍。以水浸甜瓜食数枚，即愈。此亦消暑之验也。

瓜子仁

【修治】　〔敩曰〕凡收得曝干杵细，马尾筛筛过成粉，以纸三重裹压去油用。不去油，其力短也。西瓜子仁同。

【气味】　**甘，寒，无毒**。

【主治】　**腹内结聚，破溃脓血，最为肠胃脾内壅要药**。别录。**止月经太过，研末去油，水调服**。藏器。炮炙论序曰：血泛经过，饮调瓜子。**炒食，补中宜人**。孟诜。**清肺润肠，和中止渴**。时珍。

【附方】　旧一，新二。**口臭**用甜瓜子杵末，蜜和为丸。每旦漱口后含一丸。亦可贴齿。千金。**腰腿疼痛**甜瓜子三两，酒浸十日，为末。每服三钱，空心酒下，日三。寿域神方。**肠痈已成**小腹肿痛，小便似淋，或大便难涩下脓。用甜瓜子一合，当归炒一两，蛇退皮一条，㕮咀。每服四钱，水一盏半，煎一盏，食前服，利下恶物为妙。圣惠。

瓜蒂本经上品

【释名】　**瓜丁**千金**苦丁香**象形。

【修治】　〔敩曰〕凡使勿用白瓜蒂，要取青绿色瓜，气足时，其蒂自然落在蔓上。系屋东有风处，吹干用。〔宗奭曰〕此甜瓜蒂也。去瓜皮用蒂，约半寸许，曝极干，临时研用。〔时珍曰〕按唐瑶云：甜瓜蒂以团而短瓜、团瓜者良。若香甜瓜及长如瓠子者，皆供菜之瓜，其蒂不可用也。

【气味】　**苦，寒，有毒**。〔大明曰〕无毒。

【主治】　**大水，身面四肢浮肿，下水杀蛊毒，咳逆上气，及食诸果，病在胸腹中，皆吐下之**。本经。**去鼻中息肉，疗黄疸**。别录。**治脑塞热齆，眼昏吐痰**。大明。**吐风热痰涎，治风眩头痛，癫痫喉痹，头目有湿气**。时珍。**得麝香、细辛，治鼻不闻香臭**。好古。

【发明】　〔张机曰〕病如桂枝证，头不痛，项不强，寸脉微浮，胸中痞硬，气上冲咽喉，不得息者，此为胸中有寒也，当吐之；太阳中暍，身热疼重而脉微弱，此夏月伤冷水，水行皮中也，宜吐之；少阳病，头痛发寒热，脉紧不大，是膈上有痰也，宜吐之；病胸上诸实，郁郁而痛，不能食，欲人按之，而反有浊唾，下利日十余行，寸口脉微弦者，当吐之；懊憹烦躁不得眠，未经汗下者，谓之实烦，当吐之；宿食在上管[①] 者，当吐之，并宜以瓜蒂散主之。惟诸亡血虚家，不可与瓜蒂散也。〔成无己曰〕高者越之，在上者涌之。故越以瓜蒂、香豉之苦，涌以赤小豆之酸，酸苦涌泄为阴也。〔杲曰〕难经云：上部有脉，下部无脉，其人当吐不吐者，死。此饮食内伤，填塞胸中，食伤太阴，风木生发之气伏于下，宜瓜蒂散吐之，素问所谓木郁则达之也。吐去上焦有形之物，则木得舒畅，天地交而万物通矣。若尺脉绝者，不宜用此，恐损真元，令人胃气不复也。〔宗奭曰〕此物吐涎，甚不损人，全胜石绿、硇砂辈也。〔震亨

---

① 管：《注解伤寒论》卷八、《金匮玉函经》卷五作“脘”，二字通用。

曰〕瓜蒂性急，能损胃气，胃弱者宜以他药代之。病后、产后，尤宜深戒。〔时珍曰〕瓜蒂乃阳明经除湿热之药，故能引去胸脘痰涎，头目湿气，皮肤水气，黄疸湿热诸证。凡胃弱人及病后、产后用吐药，皆宜加慎，何独瓜蒂为然。

【附方】 旧七，新十四。**瓜蒂散**治证见上。其方用瓜蒂二钱半，熬黄，赤小豆二钱半，为末。每用一钱，以香豉一合，热汤七合，煮糜去滓，和服。少少加之，快吐乃止。仲景伤寒论。**太阳中暍**身热头痛而脉微弱，此夏月伤冷水，水行皮中所致。瓜蒂二七个，水一升，煮五合，顿服取吐。金匮要略。**风涎暴作**气塞倒仆。用瓜蒂为末。每用一二钱，腻粉一钱匕，以水半合调灌，良久涎自出。不出，含沙糖一块，下咽即涎出也。寇氏衍义。**诸风诸痫**诸风膈痰，诸痫涎涌。用瓜蒂炒黄为末，量人以酸齑水一盏，调下取吐。风涎，加蝎梢半钱。湿气肿满，加赤小豆末一钱。有虫，加狗油五七点，雄黄一钱；甚则加芫花半钱，立吐虫出。东垣活法机要。**风痫喉风**咳嗽，及遍身风疹，急中涎潮等证，不拘大人、小儿。此药不大吐逆，只出涎水。瓜蒂为末，壮年服一字，老少半字，早晨井华水下。一食顷，含沙糖一块。良久涎如水出，年深者出墨涎，有块布水上也。涎尽食粥一两日。如吐多，人困甚，即以麝香泡汤一盏饮之，即止。经验后方。**急黄喘息**心上坚硬，欲得水吃者。瓜蒂二小合，赤小豆一合，研末。暖浆水五合，服方寸匕。一炊久当吐，不吐再服。吹鼻取水亦可。伤寒类要。**遍身如金**瓜蒂四十九枚，丁香四十九枚，甘锅内烧存性，为末。每用一字，吹鼻取出黄水。亦可揩牙追涎。经验方。**热病发黄**瓜蒂为末，以大豆许吹鼻中。轻则半日，重则一日，流取黄水乃愈。千金翼。**黄疸痫黄**并取瓜蒂、丁香、赤小豆各七枚，为末。吹豆许入鼻，少时黄水流出。隔日一用，瘥乃止。孟诜食疗。**身面浮肿**方同上。**十种蛊气**苦丁香为末，枣肉和，丸梧子大。每服三十丸，枣汤下，甚效。瑞竹堂方。**湿家头痛**瓜蒂末一字，嗃入鼻中，口含冷水，取出黄水愈。活人书。**疟疾寒热**瓜蒂二枚，水半盏，浸一宿，顿服，取吐愈。千金。**发狂欲走**瓜蒂末，井水服一钱，取吐即愈。圣惠方。**大便不通**瓜蒂七枚，研末，绵裹，塞入下部即通。必效方。**鼻中息肉**圣惠用陈瓜蒂末，吹之，日三次，瘥乃已。又方：瓜蒂末、白矾末各半钱，绵裹塞之，或以猪脂和挺子塞之。日一换。又方：青甜瓜蒂二枚，雄黄、麝香半分，为末。先抓破，后贴之，日三次。汤液用瓜蒂十四个，丁香一个，黍米四十九粒，研末。口中含水，嗃鼻，取下乃止。**风热牙痛**瓜蒂七枚炒研，麝香少许和之，绵裹咬定，流涎。圣济总录。**鸡屎白秃**甜瓜蔓连蒂不拘多少，以水浸一夜，砂锅熬取苦汁，去滓再熬如饧盛收。每剃去痂疕洗净，以膏一盏，加半夏末二钱，姜汁一匙，狗胆汁一枚，和匀涂之，不过三上。忌食动风之物。儒门事亲。**齁喘痰气**苦丁香三个，为末。水调服，吐痰即止。朱氏集验方。

蔓阴干。

【主治】 女人月经断绝，同使君子各半两，甘草六钱，为末，每酒服二钱。

花

【主治】 心痛咳逆。别录。

叶

【主治】 人无发，捣汁涂之即生。嘉祐。**补中，治小儿疳，及打伤损折，为末酒服，去瘀血**。孟诜。

【附方】 新一。**面上黡子**七月七日午时，取瓜叶七枚，直入北堂中，向南立，逐枚拭揩，即灭去也。淮南万毕术。

西瓜日用

【释名】 **寒瓜**见下。

【集解】 〔瑞曰〕契丹破回纥，始得此种，以牛粪覆而种之。结实如斗大，而圆如匏，色如青玉，子如金色，或黑麻色。北地多有之。〔时珍曰〕按胡峤陷虏记言：峤征回纥，得此种归，名曰西瓜。则西瓜自五代时始入中国，今则南北皆有，而南方者味稍不及，亦甜瓜之类也。二月下种，蔓生，花、叶皆如甜瓜。七八月实熟，有围及径尺者，长至二尺者。其棱或有或无，其色或青或绿，其瓤或白或红，红者味尤胜。其子或黄或红，或黑或白，白者味更劣。其味有甘、有淡、有酸，酸者为下。陶弘景注瓜蒂言，永嘉有寒瓜甚大，可藏至春者，即此也。盖五代之先，瓜种已入浙东，但无西瓜之名，未遍中国尔。其瓜子曝裂取仁，生食、炒熟俱佳。皮不堪啖，亦可蜜煎、酱藏。〔颂曰〕一种杨溪瓜，秋生冬熟，形略长扁而大，瓤色如胭脂，味胜。可留至次年，云是异人所遗之种也。

瓜瓤

【气味】 **甘、淡，寒，无毒。**〔瑞曰〕有小毒。多食作吐利，胃弱者不可食。同油饼食，损脾。〔时珍曰〕按延寿书云：北人禀厚，食之犹惯；南人禀薄，多食易至霍乱。冷病终身也。又按相感志云：食西瓜后食其子，即不噫瓜气。以瓜划破，曝日中，少顷食，即冷如水也。得酒气，近糯米，即易烂。猫踏之，即易沙。

【主治】 **消烦止渴，解暑热。**吴瑞。**疗喉痹。**汪颖。**宽中下气，利小水，治血痢，解酒毒。**宁原。**含汁，治口疮。**震亨。

【发明】 〔颖曰〕西瓜性寒解热，有天生白虎汤之号。然亦不宜多食。〔时珍曰〕西瓜、甜瓜皆属生冷。世俗以为醍醐灌顶，甘露洒心，取其一时之快，不知其伤脾助湿之害也。真西山卫生歌云："瓜桃生冷宜少飧，免致秋来成疟疾。"是矣。又李廷飞延寿书云：防州太守陈逢原，避暑食瓜过多，至秋忽腰腿痛，不能举动。遇商助教疗之，乃愈。此皆食瓜之患也，故集书于此，以为鉴戒云。又洪忠宣松漠纪闻言：有人苦目病。或令以西瓜切片曝干，日日服之，遂愈。由其性冷降火故也。

皮

【气味】 **甘，凉，无毒。**

【主治】 **口、舌、唇内生疮，烧研噙之。**震亨。

【附方】 新二。**闪挫腰痛**西瓜青皮，阴干为末，盐酒调服三钱。摄生众妙方。**食瓜过伤**瓜皮煎汤解之。诸瓜皆同。事林广记。

瓜子仁

【气味】 **甘，寒，无毒。**

【主治】 **与甜瓜仁同。**时珍。

葡萄本经上品

【释名】 **蒲桃古字草龙珠**〔时珍曰〕葡萄汉书作蒲桃，可以造酒，人酺饮之，则醄然而醉，故有是名。其圆者名草龙珠，长者名马乳葡萄，白者名水晶葡萄，黑者名紫葡萄。汉书言张骞使西域还，始得此种，而神农本草已有葡萄，则汉前陇西旧有，但未入关耳。

【集解】 〔别录曰〕葡萄生陇西、五原、燉煌山谷。〔弘景曰〕魏国使人多赍来南方。状如五味子而甘美，可作酒，云用藤汁殊美。北人多肥健耐寒，盖食斯乎。不植淮南，亦如橘之变于河北也。人说即是此间蘡薁，恐亦如枳之与橘耶。〔恭曰〕蘡薁即山葡萄，苗、叶相似，亦堪作酒。葡萄取子汁酿酒，陶云用藤汁，谬矣。〔颂曰〕今河东及近汴州郡皆有之。苗作藤蔓而极长，太盛者一二本绵被山谷间。花极细而黄白色。其实有紫、白二色，有圆如珠者，有长似马乳者，有无核者，皆七月、八月熟，取汁可酿酒。按史记云：大宛以葡萄酿酒，富人藏酒万余石，久者十数年不败。张骞使西域，得其种还，中国始有。盖北果之最珍者，今太原尚作此酒寄远也。其根、茎中空相通，暮溉其根，而晨朝水浸子中矣。故俗呼其苗为木通，以利小肠。江东出一种，实细而酸者，名蘡薁子。〔宗奭曰〕段成式言：葡萄有黄、白、黑三种。唐书言：波斯所出者，大如鸡卵。此物最难干，不干不可收。不问土地，但收皆可酿酒。〔时珍曰〕葡萄，折藤压之最易生。春月萌苞生叶，颇似栝楼叶而有五尖。生须延蔓，引数十丈。三月开小花成穗，黄白色。仍连着实，星编珠聚，七八月熟，有紫、白二色。西人及太原、平阳皆作葡萄干，货之四方。蜀中有绿葡萄，熟时色绿。云南所出者，大如枣，味尤长。西边有琐琐葡萄，大如五味子而无核。按物类相感志云：甘草作钉，针葡萄，立死。以麝香入葡萄皮内，则葡萄尽作香气。其爱憎异于他草如此。又言：其藤穿过枣树，则实味更美也。三元延寿书言葡萄架下不可饮酒，恐虫屎伤人。

实

【气味】 **甘，平，涩，无毒。**〔诜曰〕甘，酸，温。多食，令人卒烦闷、眼暗。

【主治】 **筋骨湿痹，益气倍力强志，令人肥健，耐饥忍风寒。久食，轻身不老延年。可作酒。**本经。**逐水，利小便。**别录。**除肠间水，调中治淋。**甄权。**时气痘疮不出，食之，或研酒饮，甚效。**苏颂。

【发明】 〔颂曰〕按魏文帝诏群臣曰：蒲桃当夏末涉秋，尚有余暑，醉酒宿酲，掩露而食。甘而不饴，酸而不酢，冷而不寒，味长汁多，除烦解渴。又酿为酒，甘于曲蘖，善醉而易醒。他方之果，宁有匹之者乎。〔震亨曰〕葡萄属土，有水与木火。东南人食之多病热，西北人食之无恙。盖能下走渗道，西北人禀气厚故耳。

【附方】 新三。**除烦止渴**生葡萄捣滤取汁，以瓦器熬稠，入熟蜜少许同收。点汤饮甚良。居家必用。**热淋涩痛**葡萄捣取自然汁、生藕捣取自然汁、生地黄捣取自然汁、白沙蜜各五合。每服一盏，石器温服。圣惠方。**胎上冲心**葡萄煎汤饮之，即下。圣惠方。

根及藤、叶

【气味】 同实。

【主治】 **煮浓汁细饮，止呕哕及霍乱后恶心，孕妇子上冲心，饮之即下，胎安。**孟诜。**治腰脚肢腿痛，煎汤淋洗之良。又饮其汁，利小便，通小肠，消肿满。**时珍。

【附方】 新一。**水肿**葡萄嫩心十四个，蝼蛄七个，去头尾，同研，露七日，曝干为末。每服半钱，淡酒调下。暑月尤佳。洁古保命集。

蘡薁音婴郁。纲目

校正：原附葡萄下，今分出。

【释名】 **燕薁**毛诗**婴舌**广雅**山葡萄**唐注**野葡萄**俗名**藤名木龙**〔时珍曰〕名义未详。

【集解】 〔恭曰〕蘡薁蔓生。苗、叶与葡萄相似而小，亦有茎大如碗者。冬月惟叶凋而藤不死。藤汁味甘，子味甘酸，即千岁蘽也。〔颂曰〕蘡薁子生江东，实似葡萄，细而味酸，亦堪为酒。〔时珍曰〕蘡薁野生林墅间，亦可插植。蔓、叶、花、实，与葡萄无异。其实小而圆，色不甚紫也。诗云“六月食薁”即此。其茎吹之，气出有汁，如通草也。

【正误】 〔藏器曰〕苏恭注千岁蘽，即是蘡薁，妄言也。千岁蘽藤如葛，而叶背白，子赤可食。蘡薁藤斫断通气，更无甘汁。详见草部千岁蘽下。〔时珍曰〕苏恭所说蘡薁形状甚是，但以为千岁蘽则非矣。

实

【气味】 **甘、酸，平，无毒。**

【主治】 **止渴，悦色益气。**苏恭。

藤

【气味】 **甘，平，无毒。**

【主治】 **哕逆，伤寒后呕哕，捣汁饮之良。**苏恭。**止渴，利小便。**时珍。

【附方】 新三。**呕啘厥逆**藤煎汁，呷之。肘后方。**目中障翳**蘡薁藤，以水浸过，吹气取汁，滴入目中，去热翳，赤、白障。拾遗本草。**五淋血淋**木龙汤：用木龙即野葡萄藤也、竹园荽、淡竹叶、麦门冬连根苗、红枣肉、灯心草、乌梅、当归各等分，煎汤代茶饮。百一选方。

根

【气味】 同藤。

【主治】 **下焦热痛淋閟，消肿毒。**时珍。

【附方】 新四。**男妇热淋**野葡萄根七钱，葛根三钱，水一钟，煎七分，童子小便三分，空心温服。乾坤秘韫。**女人腹痛**方同上。**一切肿毒**赤龙散：用野葡萄根，晒研为末，水调涂之，即消也。儒门事亲方。**赤游风肿**忽然肿痒，不治则杀人。用野葡萄根捣如泥，涂之即消。通变要法。

猕猴桃宋开宝

【释名】 **猕猴梨**开宝**藤梨**同上**阳桃**日用**木子**〔时珍曰〕其形如梨，其色如桃，而猕猴喜食，故有诸名。闽人呼为阳桃。

【集解】 〔志曰〕生山谷中。藤着树生，叶圆有毛。其实形似鸡卵大，其皮褐色，经霜始甘美可食。皮堪作纸。〔宗奭曰〕今陕西永兴军南山甚多。枝条柔弱，高二三丈，多附木而生，十[①]月烂熟，色淡绿，生则极酸。子繁细，其色如芥子。浅山傍道则有存[②]者，深山则多为猴所食矣。

实

【气味】 **酸、甘，寒，无毒。**〔藏器曰〕咸、酸[③]，无毒。多食冷脾胃，动泄澼。〔宗奭曰〕有实热者宜食之。太过，则令人脏寒作泄。

【主治】 **止暴渴，解烦热，压丹石，下石淋热壅。**开宝。〔诜曰〕并宜取瓤和蜜作煎食。**调中下气，主骨节风，瘫缓不随，长年白发，野鸡内痔病。**藏器。

藤中汁

【气味】 **甘，滑，寒，无毒。**

【主治】 **热壅反胃，和生姜汁服之。又下石淋。**藏器。

枝、叶

【主治】 **杀虫。煮汁饲狗，疗瘑疥。**开宝。

---

① 十：此上原有“其子”二字，与文义不属，今据《本草衍义》卷十八、《证类本草》卷二十三删。

② 存：原作“子”，义晦，今据《本草衍义》卷十八、《政和本草》卷二十三改。

③ 酸：按《证类本草》卷二十三猕猴桃条俱作“温”字。

甘蔗音柘。别录中品

【释名】 **竿蔗草木状藷音遮。**〔时珍曰〕按野史云：吕惠卿言：凡草皆正生嫡出，惟蔗侧种，根上庶出，故字从庶也。嵇含作竿蔗，谓其茎如竹竿也。离骚、汉书皆作柘，字通用也。藷字出许慎说文，盖蔗音之转也。

【集解】 〔弘景曰〕蔗出江东为胜，庐陵亦有好者。广州一种，数年生皆大如竹，长丈余，取汁为沙糖，甚益人。又有荻蔗，节疏而细，亦可啖也。〔颂曰〕今江浙、闽广、湖南、蜀川所生，大者亦高丈许，其叶似荻，有二种。荻蔗茎细短而节疏，但堪生啖，亦可煎稀糖；竹蔗茎粗而长，可笮汁为沙糖，泉、福、吉、广诸州多作之。炼沙糖和牛乳为乳糖，惟蜀川作之。南人贩至北地者，荻蔗多而竹蔗少也。〔诜曰〕蔗有赤色者名昆仑蔗，白色者名荻蔗。竹蔗以蜀及岭南者为胜，江东虽有而劣于蜀产。会稽所作乳糖，殆胜于蜀。〔时珍曰〕蔗皆畦种，丛生，最困地力。茎似竹而内实，大者围数寸，长六七尺，根下节密，以渐而疏。抽叶如芦叶而大，长三四尺，扶疏四垂。八九月收茎，可留过春充果食。按王灼糖霜谱云：蔗有四色：曰杜蔗，即竹蔗也，绿嫩薄皮，味极醇厚，专用作霜；曰西蔗，作霜色浅；曰艻蔗，亦名蜡蔗，即荻蔗也，亦可作沙糖；曰红蔗，亦名紫蔗，即昆仑蔗也，止可生啖，不堪作糖。凡蔗榨浆饮固佳，又不若咀嚼之，味隽永也。

蔗

【气味】 **甘，平，涩，无毒。**〔大明曰〕冷。〔诜曰〕共酒食，发痰。〔瑞曰〕多食，发虚热，动衄血。相感志云：同榧子食，则渣软。

【主治】 **下气和中，助脾气，利大肠。**别录。**利大小肠，消痰止渴，除心胸烦热，解酒毒。**大明。**止呕哕反胃，宽胸膈。**时珍。

【发明】 〔时珍曰〕蔗，脾之果也。其浆甘寒，能泻火热，素问所谓甘温除大热之意。煎炼成糖，则甘温而助湿热，所谓积温成热也。蔗浆消渴解酒，自古称之。故汉书·郊祀歌云：百味旨酒布兰生，泰尊柘浆析朝酲。唐王维樱桃诗云：饱食不须愁内热，大官还有蔗浆寒。是矣。而孟诜乃谓共酒食发痰者，岂不知其有解酒除热之功耶？日华子大明又谓沙糖能解酒毒，则不知既经煎炼，便能助酒为热，与生浆之性异矣。按晁氏客话云：甘草遇火则热，麻油遇火则冷，甘蔗煎饴则热，水成汤则冷。此物性之异，医者可不知乎。又野史云：卢绛中病痁疾疲瘵，忽梦白衣妇人云：食蔗可愈。及旦买蔗数挺食之，翌日疾愈。此亦助脾和中之验欤。

【附方】 旧三，新五。**发热口干**小便赤涩。取甘蔗去皮，嚼汁咽之。饮浆亦可。外台秘要。**痰喘气急**方见山药。**反胃吐食**朝食暮吐，暮食朝吐，旋旋吐者。用甘蔗汁七升，生姜汁一升，和匀，日日细呷之。梅师方。**干呕不息**蔗汁温服半升，日三次。入姜汁更佳。肘后方。**痁疟疲瘵**见前。**眼暴赤肿**碜涩疼痛。甘蔗汁二合，黄连半两，入铜器内慢火养浓，去滓，点之。普济。**虚热咳嗽**口干涕唾。用甘蔗汁一升半，青粱米四合，煮粥。日食二次，极润心肺。董氏方。**小儿口疳**蔗皮烧研，掺之。简便方。

滓

【主治】 **烧存性，研末，乌桕油调，涂小儿头疮白秃，频涂取瘥。烧烟勿令入人目，能使暗明。**时珍。

沙糖唐本草

【集解】　〔恭曰〕沙糖出蜀地，西戎、江东并有之。笮甘蔗汁煎成，紫色。〔瑞曰〕稀者为蔗糖，干者为沙糖，球者为球糖，饼者为糖饼。沙糖中凝结如石，破之如沙，透明白者，为糖霜。〔时珍曰〕此紫砂糖也。法出西域，唐太宗始遣人传其法入中国。以蔗汁过樟木槽，取而煎成。清者为蔗饧，疑结有沙者为沙糖。漆瓮造成，如石、如霜、如冰者，为石蜜、为糖霜、为冰糖也。紫糖亦可煎化，印成鸟兽果物之状，以充席献。今之货者，又多杂以米饧诸物，不可不知。

【气味】　**甘，寒，无毒。**〔恭曰〕冷利过于石蜜。〔诜曰〕性温不冷。多食令人心痛，生长虫，消肌肉，损齿，发疳䘌。与鲫鱼同食，成疳虫；与葵同食，生流澼；与笋同食，不消成癥，身重不能行。

【主治】　**心腹热胀，口干渴。**唐本。**润心肺大小肠热，解酒毒。腊月瓶封窖粪坑中，患天行热狂者，绞汁服，甚良。**大明。**和中助脾，缓肝气。**时珍。

【发明】　〔宗奭曰〕蔗汁清，故费煎炼致紫黑色。今医家治暴热，多用为先导；兼啖驼、马，解热。小儿多食则损齿生虫者，土制水，倮虫属土，得甘即生也。〔震亨曰〕糖生胃火，乃湿土生热，故能损齿生虫，与食枣病龋同意，非土制水也。〔时珍曰〕沙糖性温，殊于蔗浆，故不宜多食。与鱼、笋之类同食，皆不益人。今人每用为调和，徒取其适口，而不知阴受其害也。但其性能和脾缓肝，故治脾胃及泻肝药用为先导。本草言其性寒，苏恭谓其冷利，皆昧此理。

【附方】　旧一，新五。**下痢噤口**沙糖半斤，乌梅一个，水二碗，煎一碗，时时饮之。摘玄方。**腹中紧胀**白糖以酒三升，煮服之。不过再服。子母秘录。**痘不落痂**沙糖，调新汲水一杯服之，白汤调亦可，日二服。刘提点方。**虎伤人疮**水化沙糖一碗服，并涂之。摘玄方。**上气喘嗽烦热，**食即吐逆。用沙糖、姜汁等分，相和，慢煎二十沸。每咽半匙，取效。**食韭口臭**沙糖解之。摘要方。

石蜜唐本草

【释名】　**白沙糖**〔恭曰〕石蜜即乳糖也，与虫部石蜜同名。〔时珍曰〕按万震凉州异物志云：石蜜非石类，假石之名也。实乃甘蔗汁煎而曝之，则凝如石而体甚轻，故谓之石蜜也。

【集解】　〔志约曰〕石蜜出益州及西戎，煎炼沙糖为之，可作饼块，黄白色。〔恭曰〕石蜜用水、牛乳、米粉和煎成块，作饼坚重。西戎来者佳，江左亦有，殆胜于蜀。〔诜曰〕自蜀中、波斯来者良。东吴亦有，不及两处者。皆煎蔗汁、牛乳，则易细白耳。〔宗奭曰〕石蜜，川、浙者最佳，其味厚，他处皆次之，煎炼以型象物，达京师。至夏月及久阴雨，多自消化。土人先以竹叶及纸裹包，外用石灰[①]埋之，不得见风，遂可免。今人谓之乳糖。其作饼黄白色者，谓之捻糖，易消化，入药至少。〔时珍曰〕石蜜，即白沙糖也。凝结作饼块如石者为石蜜，轻白如霜者为糖霜，坚白如冰者为冰糖，皆一物有精粗之异也。以白糖煎化，模印成人物狮象之形者为飨糖，后汉书注所谓猊糖是也。以石蜜和诸果仁，及橙橘皮、缩砂、薄荷之类，作成饼块者，为糖缠。以石蜜和牛乳、酥酪作成饼块者，为乳糖。

---

① 灰：原作“夹”，义晦，今据《本草衍义》卷十八改。

皆一物数变也。唐本草明言石蜜煎沙糖为之，而诸注皆以乳糖即为石蜜，殊欠分明。按王灼糖霜谱云：古者惟饮蔗浆，其后煎为蔗饧，又曝为石蜜，唐初以蔗为酒。而糖霜则自大历间有邹和尚者，来住蜀之遂宁伞山，始传造法。故甘蔗所在植之，独有福建、四明、番禺、广汉、遂宁有冰糖，他处皆颗碎、色浅、味薄。惟竹蔗绿嫩味厚，作霜最佳，西蔗次之。凡霜一瓮，其中品色亦自不同。惟叠如假山者为上，团枝次之，瓮鉴次之，小颗块又次之，沙脚为下；紫色及如水晶色者为上，深琥珀色次之，浅黄又次之，浅白为下。

【气味】 **甘，寒，冷利，无毒。**

【主治】 **心腹热胀，口干渴。**唐本。**治目中热膜，明目。和枣肉、巨胜末为丸噙之，润肺气，助五脏，生津。**孟诜。**润心肺燥热，治嗽消痰，解酒和中，助脾气，缓肝气。**时珍。

【发明】 〔震亨曰〕石蜜甘喜入脾，食多则害必生于脾。西北地高多燥，得之有益；东北地下多湿，得之未有不病者，亦兼气之厚薄不同耳。〔时珍曰〕石蜜、糖霜、冰糖，比之紫沙糖性稍平，功用相同，入药胜之。然不冷利，若久食则助热，损齿、生虫之害同也。

刺蜜拾遗

校正：自草部移入此。

【释名】 **草蜜**拾遗**给勃罗**

【集解】 〔藏器曰〕交河沙中有草，头上有毛，毛中生蜜。胡人名为给勃罗。〔时珍曰〕按李延寿北史云：高昌有草名羊刺，其上生蜜，味甚甘美。又梁四公子记云：高昌贡刺蜜。杰公云：南平城羊刺无叶，其蜜色白而味甘；盐城羊刺叶大，其蜜色青而味薄也。高昌即交河，在西番，今为火州。又段成式酉阳杂俎云：北天竺国有蜜草，蔓生大叶，秋冬不死，因受霜露，遂成蜜也。又大明一统志云：西番撒马儿罕地，有小草丛生，叶细如蓝，秋露凝其上，味甘如蜜，可熬为饧，土人呼为达即古宾，盖甘露也。按此二说，皆草蜜也，但不知其草即羊刺否也。又有䅾齐树，亦出蜜，云可入药而不得其详，今附于下。

【附录】 **䅾齐**音别。按段成式云：䅾齐出波斯国，拂林国亦有之，名顸勃梨佗，顸音夺。树长丈余，皮色青薄光净。叶似阿魏，生于枝端，一枝三叶。八月伐之，蜡月更抽新条。七月断其枝，有黄汁如蜜，微香，可以入药疗病也。

【气味】 **甘，平，无毒。**

【主治】 **骨蒸发热痰嗽，暴痢下血，开胃止渴除烦。**藏器。

果之六水果类六种。

莲藕本经上品

【释名】 **其根藕**尔雅**其实莲**同上**其茎叶荷**〔韩保升曰〕藕生水中，其叶名荷。按尔雅云：荷，芙蕖。其茎茄，其叶蕸，其华菡萏，其实莲，其根藕，其中菂，菂中薏。邢昺注云：芙蕖，总名也，别名芙蓉，江东人呼为荷。菡萏，莲花也。菂，莲实也。薏，菂中青心也。郭璞注云：蔤乃茎下白蒻在泥中者。莲乃房也。菂乃子也。薏乃中心苦薏也。江东人呼荷花为芙蓉，北人以藕为荷，亦以莲为荷，蜀人以藕为茄，此皆习俗传误也。陆玑诗疏云：其茎为荷。其花未发为菡萏，已发为芙蕖。其实莲，莲之皮青里白。其子菂，菂之壳青肉白。菂内青心二三分，为苦薏也。〔时珍曰〕尔雅以荷为根名，韩氏以荷为叶名，陆玑以荷为茎名。按茎乃负叶者也。有负荷之义，当从陆说。蔤乃嫩蒻，如竹之行鞭者。节生二茎，一为叶，一为花，尽处乃生藕，为花、叶、根、实之本。显仁藏用，功成不居，可谓退藏于密矣，故谓之蔤。花叶常偶生，不偶不生，故根曰藕。或云藕善耕泥，故字从耦，耦者耕也。茄音加，加于蔤上也。蕸音遐，远于蔤也。菡萏，函合未发之意。芙蓉，敷布容艳之意。莲者连也，花实相连而出也。菂者的也，子在房中点点如的也。的乃凡物点注之名。薏犹意也，含苦在内也。古诗云：食子心无弃，苦心生意存。是矣。

【集解】　〔别录曰〕藕实茎生汝南池泽。八月采。〔当之曰〕所在池泽皆有，豫章、汝南者良。苗高五六尺，叶团青大如扇，其花赤，子黑如羊矢。〔时珍曰〕莲藕，荆、扬、豫、益诸处湖泽陂池皆有之。以莲子种者生迟，藕芽种者最易发。其芽穿泥成白蒻，即也。长者至丈余，五六月嫩时，没水取之，可作蔬茹，俗呼藕丝菜。节生二茎：一为藕荷，其叶贴水，其下旁行生藕也；一为芰荷，其叶出水，其旁茎生花也。其叶清明后生。六七月开花，花有红、白、粉红三色。花心有黄须，蕊长寸余，须内即莲也。花褪莲房成菂，菂在房如蜂子在窠之状。六七月采嫩者，生食脆美。至秋房枯子黑，其坚如石，谓之石莲子。八九月收之，斫去黑壳，货之四方，谓之莲肉。冬月至春掘藕食之，藕白有孔有丝，大者如肱臂，长六七尺，凡五六节。大抵野生及红花者，莲多藕劣；种植及白花者，莲少藕佳也。其花白者香，红者艳，千叶者不结实。别有合欢，并头者，有夜舒花夜布昼卷、睡莲花夜入水、金莲花黄、碧莲花碧、绣莲花如绣，皆是异种，故不述。相感志云：荷梗塞穴鼠自去，煎汤洗垢镴自新。物性然也。

莲实

【释名】　**藕实**本经**菂**尔雅**薂**音吸。同上**石莲子**别录**水芝**本经**泽芝**古今注

【修治】　〔弘景曰〕藕实即莲子，八九月采黑坚如石者，干捣破之。〔颂曰〕其菂至秋黑而沉水，为石莲子，可磨为饭食。〔时珍曰〕石莲剁去黑壳，谓之莲肉。以水浸去赤皮、青心，生食甚佳。入药须蒸熟去心，或晒或焙干用。亦有每一斤，用豮猪肚一个盛贮，煮熟捣焙用者。今药肆一种石莲子，状如土石而味苦，不知何物也。

【气味】　**甘，平，涩，无毒。**〔别录曰〕寒。〔大明曰〕莲子、石莲性俱温。〔时珍曰〕嫩菂性平，石莲性温。得茯苓、山药、白术、枸杞子良。〔诜曰〕生食过多，微动冷气胀人。蒸食甚良。大便燥涩者。不可食。

【主治】　**补中养神，益气力，除百疾。久服，轻身耐老，不饥延年。**本经。**主五脏不足，伤中**[①]**，益十二经脉血气。**孟诜。**止渴去热，安心止痢，治腰痛及泄精。多食令人欢喜。**大明。**交心肾，厚肠胃，固精气，强筋骨，补虚损，利耳目，除寒湿，止脾泄久痢，赤白浊，女人带下崩中诸血病。**时珍。**捣碎和米作粥饭食，轻身益气，令人强健。**苏颂。出诗疏。**安靖上下君相火邪。**嘉谟。

【发明】　〔时珍曰〕莲产于淤泥，而不为泥染；居于水中，而不为水没。根茎花实，凡品难同；清净济用，群美兼得。自蒻蔤而节节生茎，生叶，生花，生藕；由菡萏而生蕊，生莲，生菂，生薏。其莲菂则始而黄，黄而青，青而绿，绿而黑，中含白肉，内隐青心。石莲坚

---

① 中：此下《证类本草》卷二十三有“气绝”二字。

刚，可历永久，薏藏生意，藕复萌芽，展转生生，造化不息，故释氏用为引譬，妙理具存；医家取为服食，百病可却。盖莲之味甘气温而性啬，禀清芳之气，得稼穑之味，乃脾之果也。脾者黄宫，所以交媾水、火，会合木、金者也。土为元气之母，母气既和，津液相成，神乃自生，久视耐老，此其权舆也。昔人治心肾不交，劳伤白浊，有清心莲子饮；补心肾，益精血，有瑞莲丸，皆得此理。〔藏器曰〕经秋正黑，名[①]石莲子。入水必沉，惟煎盐卤能浮之。此物居山海间，经百年不坏，人得食之，令发黑不老。〔诜曰〕诸鸟、猿猴取得不食，藏之石室内，人得三百年者，食之永不老也，又雁食之，粪于田野山岩之中，不逢阴雨，经久不坏。人得之，每旦空腹食十枚，身轻能登高涉远也。

【附方】　旧四，新十。**服食不饥**〔诜曰〕石莲肉蒸熟去心，为末，炼蜜丸梧子大。日服三十丸。此仙家方也。**清心宁神**〔宗爽曰〕用莲蓬中干石莲子肉，于砂盆中擦去赤皮，留心，同为末，入龙脑，点汤服之。**补中强志**益耳目聪明。用莲实半两去皮心，研末，水煮熟，以粳米三合作粥，入末搅匀食。圣惠方。**补虚益损**水芝丹：用莲实半升，酒浸二宿，以牙猪肚一个洗净，入莲在内，缝定煮熟，取出晒干为末，酒煮米糊丸梧子大。每服五十丸，食前温酒送下。医学发明。**小便频数**下焦真气虚弱者。用上方，醋糊丸，服。**白浊遗精**石莲肉、龙骨、益智仁等分，为末。每服二钱，空心米饮下。普济用莲肉、白茯苓等分，为末。白汤调服。**心虚赤浊**莲子六一汤：用石莲肉六两，炙甘草一两，为末。每服一钱，灯心汤下。直指方。**久痢禁口**石莲肉炒，为末。每服二钱，陈仓米汤[②]调下，便觉思食，甚妙。加入香连丸，尤妙。丹溪心法。**脾泄肠滑**方同上。**哕逆不止**石莲肉六枚，炒赤黄色，研末。冷熟水半盏和服，便止。苏颂图经。**产后咳逆**呕吐，心忡目运。用石莲子两半，白茯苓一两，丁香五钱，为末。每米饮服二钱。良方补遗。**眼赤作痛**莲实去皮研末一盏，粳米半升，以水煮粥，常食。普济方。**小儿热渴**莲实二十枚炒，浮萍二钱半，生姜少许，水煎，分三服。圣济总录。**反胃吐食**石莲肉为末。入少肉豆蔻末，米汤调服之。直指方。

藕

【气味】　**甘，平，无毒。**〔大明曰〕温。〔时珍曰〕相感志云：藕以盐水共食，则不损口；同油炸面米果食，则无渣。煮忌铁器。

【主治】　**热渴，散留血，生肌。久服令人心欢。**别录。**止怒止泄，消食解酒毒，及病后干渴。**藏器。**捣汁服，止闷除烦开胃，治霍乱，破产后血闷，捣膏，署金疮并伤折，止暴痛。蒸煮食之，大能开胃。**大明。**生食，治霍乱后虚渴。蒸食，甚补五脏，实下焦。同蜜食，令人腹脏肥，不生诸虫，亦可休粮。**孟诜。**汁：解射罔毒、蟹毒。**徐之才。**捣浸澄粉服食，轻身益年。**臞仙。

【发明】　〔弘景曰〕根入神仙家。宋时太官作血衉，音勘，庖人削藕皮误落血中，遂散涣不凝。故医家用以破血多效也。衉者，血羹也。〔诜曰〕产后忌生冷物，独藕不同生冷者，为能破血也。〔时珍曰〕白花藕大而孔扁者，生食味甘，煮食不美；红花及野藕，生食味涩，煮蒸则佳。夫藕生于卑污，而洁白自若。质柔而穿坚，居下而有节。孔窍玲珑，丝纶内

① 名：原脱，今据《证类本草》卷二十三补。
② 汤：原脱，今据《丹溪心法》卷二补。

隐。生于嫩蒻，而发为茎、叶、花、实，又复生芽，以续生生之脉。四时可食，令人心欢，可谓灵根矣。故其所主者，皆心脾血分之疾，与莲之功稍不同云。

【附方】 旧四，新六。**时气烦渴**生藕汁一盏，生蜜一合，和匀，细服。圣惠。**伤寒口干**生藕汁、生地黄汁、童子小便各半盏，煎温，服之。庞安时伤寒论。**霍乱烦渴**生藕汁一钟，姜汁半钟，和匀饮。圣济总录。**霍乱吐利**生藕捣汁服。圣惠。**上焦痰热**藕汁、梨汁各半盏，和服。简便。**产后闷乱**血气上冲，口干腹痛。梅师方用生藕汁三升，饮之。庞安时用藕汁、生地黄汁、童子小便等分，煎服。**小便热淋**生藕汁、生地黄汁、蒲萄汁各等分，每服一盏，入蜜温服。**坠马血瘀**积在胸腹，唾血无数者。干藕根为末，酒服方寸匕，日二次。千金方。**食蟹中毒**生藕汁饮之。圣惠。**冻脚裂坼**蒸熟藕捣烂涂之。**尘芒入目**大藕洗捣，绵裹，滴汁入目中，即出也。普济方。

藕蔤

【释名】 **藕丝菜**五六月嫩时，采为蔬茹，老则为藕梢，味不堪矣。

【气味】 **甘，平，无毒。**

【主治】 **生食，主霍乱后虚渴烦闷不能食，解酒食毒**。苏颂。**功与藕同**。时珍。**解烦毒，下瘀血**。汪颖。

藕节

【气味】 **涩，平，无毒**。〔大明曰〕冷。伏硫黄。

【主治】 **捣汁饮，主吐血不止，及口鼻出血**。甄权。**消瘀血，解热毒。产后血闷，和地黄研汁，入热酒、小便饮**。大明。**能止咳血唾血，血淋溺血，下血血痢血崩**。时珍。

【发明】 〔时珍曰〕一男子病血淋，痛胀祈死。予以藕汁调发灰，每服二钱，服三日而血止痛除。按赵溍养疴漫笔云：宋孝宗患痢，众医不效。高宗偶见一小药肆，召而问之。其人问得病之由，乃食湖蟹所致。遂诊脉，曰：此冷痢也。乃用新采藕节捣烂，热酒调下，数服即愈。高宗大喜，就以捣药金杵臼赐之，人遂称为金杵臼严防御家，可谓不世之遇也。大抵藕能消瘀血，解热开胃，而又解蟹毒故也。

【附方】 新五。**鼻衄不止**藕节捣汁饮，并滴鼻中。**卒暴吐血**双荷散：用藕节、荷蒂各七个，以蜜少许擂烂，用水二钟，煎八分，去滓，温服。或为末丸服亦可。圣惠。**大便下血**藕节晒干研末，人参、白蜜煎汤，调服二钱，日二服。全幼心鉴。**遗精白浊**心虚不宁。金锁玉关丸：用藕节、莲花须、莲子肉、芡实肉、山药、白茯苓、白茯神各二两，为末。用金樱子二斤槌碎，以水一斗，熬八分，去滓，再熬成膏，入少面和药，丸梧子大。每服七十丸，米饮下。**鼻渊脑泻**藕节、芎䓖焙研，为末。每服二钱，米饮下。普济。

莲薏即莲子中青心也。

【释名】 **苦薏**

【气味】 **苦，寒，无毒**。〔藏器曰〕食莲子不去心，令人作吐。

【主治】 **血渴，产后渴，生研末，米饮服二钱，立愈**。士良。**止霍乱**。大明。**清心去热**。时珍。出统旨。

【附方】 新二。**劳心吐血**莲子心七个，糯米二十一粒，为末，酒服。此临安张上舍方也。是斋百一方。**小便遗精**莲子心一撮，为末，入辰砂一分。每服一钱，白汤下，日二。医林集要。

莲蕊须

【释名】 **佛座须**花开时采取，阴干。亦可充果食。

【气味】 **甘，涩，温，无毒。**〔大明曰〕忌地黄、葱、蒜。

【主治】 **清心通肾，固精气，乌须发，悦颜色，益血，止血崩、吐血。**时珍。

【发明】 〔时珍曰〕莲须本草不收，而三因诸方、固真丸、巨胜子丸各补益方中，往往用之。其功大抵与莲子同也。

【附方】 新一。**久近痔漏**三十年者，三服除根。用莲花蕊、黑牵牛头末各一两半，当归五钱，为末。每空心酒服二钱。忌热物。五日见效。孙氏集效方。

莲花

【释名】 **芙蓉**古今注**芙蕖**同上**水华**

【气味】 **苦，甘，温，无毒。**忌地黄、葱、蒜。

【主治】 **镇心益色。驻颜身轻。**大明。〔弘景曰〕花入神仙家用，入香尤妙。

【附方】 旧二，新二。**服食驻颜**七月七日采莲花七分，八月八日采根八分，九月九日采实九分，阴干捣筛。每服方寸匕，温酒调服。太清草木方。**天泡湿疮**荷花贴之。简便方。**难产催生**莲花一瓣，书人字，吞之，即易产。肘后方。**坠损呕血。**坠跌积血心胃，呕血不止。用干荷花为末，每酒服方寸匕，其效如神。杨拱医方摘要。

莲房

【释名】 **莲蓬壳**陈久者良。

【气味】 **苦，涩，温，无毒。**

【主治】 **破血。**孟诜。**治血胀腹痛，及产后胎衣不下，酒煮服之。水煮服之，解野菌毒。**藏器。**止血崩、下血、溺血。**时珍。

【发明】 〔时珍曰〕莲房入厥阴血分，消瘀散血，与荷叶同功，亦急则治标之意也。

【附方】 新六。**经血不止**瑞莲散：用陈莲蓬壳烧存性，研末。每服二钱，热酒下。妇人经验方。**血崩不止**不拘冷热。用莲蓬壳、荆芥穗各烧存性，等分为末。每服二钱，米饮下。圣惠方。**产后血崩**莲蓬壳五个，香附二两，各烧存性，为末。每服二钱，米饮下，日二。妇人良方。**漏胎下血**莲房烧研，面糊丸梧子大。每服百丸，汤、酒任下，日二。朱氏集验方。**小便血淋**莲房烧存性，为末，入麝香少许。每服二钱半，米饮调下，日二。经验方。**天泡湿疮**莲蓬壳烧存性，研末，井泥调涂，神效。海上方。

荷叶

【释名】 **嫩者荷钱**象形。**贴水者藕荷**生藕者。**出水者芰荷**生花者。**蒂名荷鼻。**

【修治】 〔大明曰〕入药并炙用。

【气味】 **苦，平，无毒。**〔时珍曰〕畏桐油。伏白银，伏硫黄。

【主治】 **止渴，落胞破血，治产后口干，心肺躁烦。**大明。**治血胀腹痛，产后胎衣不下，酒煮服之。荷鼻：安胎，去恶血，留好血，止血痢，杀菌蕈毒，并煮水服。**藏器。**生发元气，裨助脾胃，涩精滑，散瘀血，消水肿痈肿，发痘疮，治吐血咯血衄血，下血溺血血淋，崩中，产后恶血，损伤败血。**时珍。

【发明】 〔杲曰〕洁古张先生口授枳术丸方，用荷叶烧饭为丸。当时未悟其理，老年味之始得。夫震者动也，人感之生足少阳甲胆，是属风木，为生化万物之根蒂。人之饮食入胃，营气上行，即少阳甲胆之气，与手少阳三焦元气，同为生发之气。素问云：履端于始，序则不愆。荷叶生于水土之下，污秽之中，挺然独立。其色青，其形仰，其中空，象震卦之体，食药感此气之化，胃气何由不升乎？用此为引，可谓远识合道矣。更以烧饭和药，与白术协力滋养，补令胃厚，不致内伤，其利广矣大矣。世之用巴豆、牵牛者，岂足语此。〔时珍曰〕烧饭见谷部饭下。按东垣试效方云：雷头风证，头面疙瘩肿痛，憎寒发热，状如伤寒，病在三阳，不可过用寒药重剂，诛伐无过。一人病此，诸药不效，余处清震汤治之而愈。用荷叶一枚，升麻五钱，苍术五钱，水煎温服。盖震为雷，而荷叶之形象震体，其色又青，乃涉类象形之义也。又案闻人规痘疹八十一论云：痘疮已出，复为风寒外袭，则窍闭血凝，其点不长，或变黑色，此为倒靥，必身痛，四肢微厥。但温肌散邪，则热气复行，而斑自出也。宜紫背荷叶散治之。盖荷叶能升发阳气，散瘀血，留好血，僵蚕能解结滞之气故也。此药易得，而活人甚多，胜于人牙、龙脑也。又戴原礼证治要诀云：荷叶服之，令人瘦劣，故单服可以消阳水浮肿之气。

【附方】 旧四，新二十二。**阳水浮肿**败荷叶烧存性，研末。每服二钱，米饮调下，日三服。证治要诀。**脚膝浮肿**荷叶心、藁本等分，煎汤，淋洗之。永类方。**痘疮倒靥**紫背荷叶散，又名南金散：治风寒袭倒靥势危者，万无一失。用霜后荷叶贴水紫背者炙干，白僵蚕直者炒去丝，等分为末。每服半钱，用胡荽汤或温酒调下。闻人规痘疹论。**诸般痈肿**拔毒止痛。荷叶中心蒂如钱者，不拘多少，煎汤淋洗，拭干，以飞过寒水石，同腊猪脂涂之。又治痈肿，柞木饮方中亦用之。本事方。**打扑损伤**恶血攻心，闷乱疼痛者。以干荷叶五片烧存性，为末。每服三钱，童子热尿一盏，食前调下，日三服，利下恶物为度。圣惠方。**产后心痛**恶血不尽也。荷叶炒香为末。每服方寸匕，沸汤或童子小便调下。或烧灰、或煎汁皆可。救急方。**胎衣不下**方同上。**伤寒产后**血运欲死。用荷叶、红花、姜黄等分，炒研末。童子小便调服二钱。庞安常伤寒论。**孕妇伤寒**大热烦渴，恐伤胎气。用嫩卷荷叶焙半两，蚌粉二钱半，为末。每服三钱，新汲水入蜜调服，并涂腹上。名罩胎散。郑氏方。**妊娠胎动**已见黄水者。干荷蒂一枚炙，研为末。糯米淘汁一钟，调服即安。唐氏经验方。**吐血不止**嫩荷叶七个，擂水服之，甚佳。又方：干荷叶、生蒲黄等分，为末。每服三钱，桑白皮煎汤调下。肘后方用经霜败荷烧存性，研末。新水服二钱。**吐血咯血**荷叶焙干，为末。米汤调服二钱，一日二服，以知为度。圣济总录用败荷叶、蒲黄各一两，为末。每服二钱，麦门冬汤下。**吐血衄血**阳乘于阴，血热妄行，宜服四生丸。陈日华云：屡用得效。用生荷叶、生艾叶、生柏叶、生地黄等分，捣烂，丸鸡子大。每服一丸，水三盏，煎一盏，去滓服。济生方。**崩中下血**荷叶烧研半两，蒲黄、黄芩各一两，为末。每空心酒服三钱。**血痢不止**荷叶蒂，水煮汁，服之。普济方。**下痢赤白**荷叶烧研。每服二钱，红痢蜜、白痢沙糖汤下。**脱肛不收**贴水荷叶焙研，酒服二钱，仍以荷叶盛末坐之。经验良方。**牙齿疼痛**青荷叶剪取钱蒂七个，以浓米醋一盏，煎半盏，去滓，熬成膏，时时抹之妙。唐氏经验方。**赤游火丹**新生荷叶捣烂，入盐涂之。摘玄方。**漆疮作痒**干荷叶煎汤，洗之良。集验方。**遍身风疠**荷叶三十枚，石灰一斗，淋汁合煮。渍之，半日乃出。数日一作，良。圣惠方。**偏头风痛**升麻、苍术各一两，荷叶一个，水二钟，煎一钟，食后温服。或烧荷叶一个，为末，以煎汁调服。简便方。**刀斧伤疮**荷叶烧研，搽之。集简方。**阴肿痛痒**荷叶、浮萍、蛇床等分煎水，日洗之。医垒元戎。

红白莲花拾遗

校正：自草部移入此。

【集解】 〔藏器曰〕红莲花、白莲花，生西国，胡人将来也。〔时珍曰〕此不知即莲花否？而功与莲同，以类相从，姑移入此。

【气味】 **甘，平，无毒。**

【主治】 **久服，令人好颜色，变白却老。**藏器。

芰实音妓。别录上品

【释名】 **菱**别录**水栗**风俗通**沙角**〔时珍曰〕其叶支散，故字从支。其角棱峭，故谓之菱，而俗呼为菱角也。昔人多不分别，惟王安贫武陵记，以三角、四角者为芰，两角者为菱。左传屈到嗜芰①，即此物也。尔雅谓之厥攈，音眉。又许慎说文云：菱，楚谓之芰，秦谓之薢茩。杨氏丹铅录以芰为鸡头，引离骚缉芰荷以为衣，言菱叶不可缉衣，皆误矣。案尔雅薢茩乃决明之名，非厥攈也。又埤雅芰荷乃藕上出水生花之茎，非鸡头也。与菱同名异物。许、杨二氏失于详考，故正之。

【集解】 〔弘景曰〕芰实，庐、江间最多，皆取火燔以为米充粮，今多蒸暴食之。〔颂曰〕菱，处处有之。叶浮水上，花黄白色，花落而实生，渐向水中乃熟。实有二种：一种四角，一种两角。两角中又有嫩皮而紫色者，谓之浮菱，食之尤美。江淮及山东人暴其实以为米，代粮。〔时珍曰〕芰菱有湖泺处则有之。菱落泥中，最易生发。有野菱、家菱，皆三月生蔓延引。叶浮水上，扁而有尖，光面如镜。叶下之茎有股如虾股，一茎一叶，两两相差，如蝶翅状。五六月开小白花，背日而生，昼合宵炕，随月转移。其实有数种：或三角、四角，或两角、无角。野菱自生湖中，叶、实俱小。其角硬直刺人，其色嫩青老黑。嫩时剥食甘美，老则蒸煮食之。野人暴干，剁米为饭为粥，为糕为果，皆可代粮。其茎亦可暴收，和米作饭，以度荒歉，盖泽农有利之物也。家菱种于陂塘，叶、实俱大，角软而脆，亦有两角弯卷如弓形者，其色有青、有红、有紫，嫩时剥食，皮脆肉美，盖佳果也。老则壳黑而硬，坠入江中，谓之乌菱。冬月取之，风干为果，生、熟皆佳。夏月以粪水浇其叶，则实更肥美。按段成式酉阳杂俎云：苏州折腰菱，多两角。荆州郢城菱，三角无刺。可以按莎。汉武帝昆明池有浮根菱，亦曰青水菱，叶没水下，菱出水上。或云：玄都有鸡翔菱，碧色，状如鸡飞，仙人凫伯子常食之。

【气味】 **甘，平，无毒。**〔诜曰〕生食，性冷利。多食，伤人脏腑，损阳气，痿茎，生蛲虫。水族中此物最不治病。若过食腹胀者，可暖姜酒服之即消，亦可含吴茱萸咽津。〔时珍曰〕仇池笔记言：菱花开背日，芡花开向日，故菱寒而芡暖。别录言芰实性平，岂生者性冷，而干者则性平欤。

【主治】 **安中补五脏，不饥轻身。**别录。**蒸暴，和蜜饵之，断谷长生。**弘景。**解丹石毒。**苏颂。**鲜者解伤寒积热，止消渴，解酒毒、射罔毒。**时珍。**捣烂澄粉食，补中延年。**臞仙。

芰花

【气味】 **涩。**

【主治】 **入染须发方。**时珍。

乌菱壳

【主治】 **入染须发方，亦止泄痢。**

---

① 屈到嗜芰：按《左传》未见此文，文出《国语·楚语》。

时珍。

芡实音俭。本经上品

【释名】 **鸡头**本经**雁喙**同**雁头**古今注**鸿头**韩退之**鸡雍**庄子**卯菱**管子**芀子**音唯。**水流黄**〔弘景曰〕此即今芀子也。茎上花似鸡冠，故名鸡头。〔颂曰〕其苞形类鸡、雁头，故有诸名。〔时珍曰〕芡可济俭歉，故谓之芡。鸡雍见庄子·徐无鬼篇。卯菱见管子·五行篇。扬雄方言云：南楚谓之鸡头，幽燕谓之雁头，徐、青、淮、泗谓之芡子。其茎谓之芀，亦曰苍。郑樵通志以钩芙为芡，误矣。钩芙，陆生草也。其茎可食。水流黄见下。

【集解】 〔别录曰〕鸡头实生雷池池泽。八月采之。〔保升曰〕苗生水中，叶大如荷，皱而有刺。花子若拳大，形似鸡头。实若石榴，其皮青黑，肉白如菱米也。〔颂曰〕处处有之，生水泽中。其叶俗名鸡头盘，花下结实。其茎嫩者名芀菽，亦名苍菜，人采为蔬茹。〔宗奭曰〕天下皆有之。临水居人，采子去皮，捣仁为粉，蒸炸作饼，可以代粮。〔时珍曰〕芡茎三月生叶贴水，大于荷叶，皱文如縠，蹙衄如沸，面青背紫，茎、叶皆有刺。其茎长至丈余，中亦有孔有丝，嫩者剥皮可食。五六月生紫花，花开向日结苞，外有青刺，如猬刺及栗球之形。花在苞顶，亦如鸡喙及猬喙。剥开内有斑驳软肉裹子，累累如珠玑。壳内白米，状如鱼目。深秋老时，泽农广收，烂取芡子，藏至囷石，以备歉荒。其根状如三棱，煮食如芋。

【修治】 〔诜曰〕凡用蒸熟，烈日晒裂取仁，亦可舂取粉用。〔时珍曰〕新者煮食良。入涩精药，连壳用亦可。案陈彦和暇日记云：芡实一斗，以防风四两煎汤浸过用，且经久不坏。

【气味】 **甘，平，涩，无毒。**〔弘景曰〕小儿多食，令不长。〔诜曰〕生食多，动风冷气。〔宗奭曰〕食多，不益脾胃，兼难消化。

【主治】 **湿痹，腰脊膝痛，补中，除暴疾，益精气，强志，令耳目聪明。久服，轻身不饥，耐老神仙。**本经。**开胃助气。**日华。**止渴益肾，治小便不禁，遗精白浊带下。**时珍。

【发明】 〔弘景曰〕仙方取此合莲实饵之，甚益人。〔恭曰〕作粉食，益人胜于菱也。〔颂曰〕取其实及中子，捣烂暴干，再捣筛末，熬金樱子煎和丸服之，云补下益人，谓之水陆丹。〔时珍曰〕案孙升谈圃云：芡本不益人，而俗谓之水流黄何也。盖人之食芡，必咀嚼之，终日嗫嗫。而芡味甘平，腴而不腻。食之者能使华液流通，转相灌溉，其功胜于乳石也。淮南子云：狸头愈癙，鸡头已瘘。注者云，即芡实也。

【附方】 旧一，新三。**鸡头粥**益精气，强志意，利耳目。鸡头实三合，煮熟去壳，粳米一合煮粥，日日空心食。经验。**玉锁丹**治精气虚滑。用芡实、莲蕊。方见藕节下。**四精丸**治思虑、色欲过度，损伤心气，小便数，遗精。用秋石、白茯苓、芡实、莲肉各二两，为末，蒸枣和，丸梧子大。每服三十丸，空心盐汤送下。永类方。**分清丸**治浊病。用芡实粉、白茯苓粉，黄蜡化蜜和，丸梧桐子大。每服百丸，盐汤下。摘玄方。

鸡头菜即**苍菜**芡茎也。

【气味】 **咸、甘，平，无毒。**

【主治】 **止烦渴，除虚热，生熟皆宜。**时珍。

根

【气味】 同茎。

【主治】 **小腹结气痛，煮食之。**士良。

【附方】 新一。**偏坠气块**鸡头根切片煮熟，盐、醋食之。法天生意。

乌芋别录中品

【释名】 **凫茈**音疵。**凫茨**音瓷。**荸荠**衍义**黑三棱**博济方**芍**音晓。**地栗**郑樵通志〔时珍曰〕乌芋，其根如芋而色乌也。凫喜食之，故尔雅名凫茈，后遂讹为凫茨，又讹为荸荠。盖切韵凫、荸同一字母，音相近也。三棱、地栗，皆形似也。〔瑞曰〕小者名凫茈，大者名地栗。

【集解】 〔颂曰〕乌芋，今凫茨也。苗似龙须而细，色正青。根如指头大，黑色，皮厚有毛。又有一种皮薄无毛者亦同。田中人并食之。〔宗奭曰〕皮厚色黑，肉硬而白者，谓之猪葧脐。皮薄泽，色淡紫，肉软而脆者，谓之羊葧脐。正二月，人采食之。此二等药中罕用，荒岁人多采以充粮。〔时珍曰〕凫茈生浅水田中。其苗三四月出土，一茎直上，无枝叶，状如龙须。肥田栽者，粗近葱、蒲，高二三尺。其根白蒻。秋后结颗，大如山楂、栗子，而脐有聚毛，累累下生入泥底。野生者，黑而小，食之多滓。种出者，紫而大，食之多毛。吴人以沃田种之，三月下种，霜后苗枯，冬春掘收为果，生食、煮食皆良。

【正误】 〔别录曰〕乌芋一名借姑。二月生叶如芋。三月三日采根，暴干。〔弘景曰〕借姑生水田中。叶有桠，状如泽泻，不正似芋。其根黄，似芋子而小，疑有乌者，根极相似，细而美。叶状如苋，草呼为凫茨，恐即此也。〔恭曰〕乌芋一名槎丫，一名茨菰。〔时珍曰〕乌芋、慈姑原是二物。慈姑有叶，其根散生。乌芋有茎无叶，其根下生。气味不同，主治亦异。而别录误以借姑为乌芋，谓其叶如芋。陶、苏二氏因凫茨、慈姑字音相近，遂致混注，而诸家说者因之不明。今正其误。

根

【气味】 **甘，微寒，滑，无毒。**〔诜曰〕性冷。先有冷气人不可食，令人腹胀气满。小儿秋月食多，脐下结痛也。

【主治】 **消渴痹热，温中益气。**别录。**下丹石，消风毒，除胸中实热气。可作粉食，明耳目，消黄疸。**孟诜。**开胃下食。**大明。**作粉食，厚人肠胃，不饥，能解毒，服金石人宜之。**苏颂。**疗五种膈气，消宿食，饭后宜食之。治误吞铜物。**汪机。**主血痢下血血崩，辟蛊毒。**时珍。

【发明】 〔机曰〕乌芋善毁铜，合铜钱嚼之，则钱化，可见其为消坚削积之物。故能化五种膈疾，而消宿食，治误吞铜也。〔时珍曰〕按王氏博济方，治五积、冷气攻心、变为五膈诸病，金锁丸中用黑三棱。注云：即凫茈干者。则汪氏所谓消坚之说，盖本于此。又董炳集验方云：地栗晒干为末，白汤每服二钱，能辟蛊毒。传闻下蛊之家，知有此物，便不敢下。此亦前人所未知者。

【附方】 新五。**大便下血**葧脐捣汁大半钟，好酒半钟，空心温服。三日见效。神秘方。**下痢赤白**午日午时取完好葧脐，洗净拭干，勿令损破，于瓶内入好烧酒浸之，黄泥密封收贮。遇有患者，取二枚细嚼，空心用原酒送下。唐瑶经验方。**女人血崩**凫茈一岁一个，烧存性，研末，酒服之。李氏方。**小儿口疮**用葧脐烧存性，研末，掺之。杨起简便方。**误吞铜钱**生凫茈研汁，细细呷之，自然消化成水。王璆百一选方。

慈姑日华

校正：原混乌芋下，今分出。仍并入图经外类剪刀草。

【释名】 **借姑**别录**水萍**别录**河凫茈**图经**白地栗**同上**苗名剪刀草**图经**箭搭草**救荒**槎丫草**苏恭**燕尾草**大明。〔时珍曰〕慈姑，一根岁生十二子，如慈姑之乳诸子，故以名之。作茨菰者非矣。河凫茈、白地栗，所以别乌芋之凫茈、地栗也。剪刀、箭搭、槎丫、燕尾，并象叶形也。

【集解】 〔别录曰〕借姑，三月三日采根，暴干。〔弘景曰〕借姑生水田中。叶有桠，状如泽泻。其根黄，似芋子而小，煮之可啖。〔恭曰〕慈姑生水中。叶似錍箭之镞，泽泻之类也。〔颂曰〕剪刀草，生江湖及汴洛近水河沟沙碛中。叶如剪刀形。茎干似嫩蒲，又似三棱。苗甚软，其色深青绿。每丛十余茎，内抽出一两茎，上分枝，开小白花，四瓣，蕊深黄色。根大者如杏，小者如栗，色白而莹滑。五六七月采叶，正二月采根，即慈姑也。煮熟味甘甜，时人以作果子。福州别有一种，小异，三月开花，四时采根，功亦相似。〔时珍曰〕慈姑生浅水中，人亦种之。三月生苗，青茎中空，其外有棱。叶如燕尾，前尖后歧。霜后叶枯，根乃练结，冬及春初，掘以为果。须灰汤煮熟，去皮食，乃不麻涩戟人咽也。嫩茎亦可炸食。又取汁，可制粉霜、雌黄。又有山慈姑，名同实异，见草部。

根

【气味】 **苦、甘，微寒，无毒。**〔大明曰〕冷，有毒。多食，发虚热，及肠风痔漏，崩中带下，疮疖。以生姜同煮佳。怀孕人不可食。〔诜曰〕吴人常食之，令人发脚气瘫缓风，损齿失颜色，皮肉干燥。卒食之，使人干呕也。

【主治】 **百毒，产后血闷，攻心欲死，产难胞衣不出，捣汁服一升。又下石淋。**大明。

叶

【主治】 **诸恶疮肿，小儿游瘤丹毒，捣烂涂之，即便消退，甚佳。**苏颂。**治蛇、虫咬，捣烂封之。**大明。**调蚌粉，涂瘙痱。**时珍[①]。

附录诸果纲目二十一种，拾遗一种。

〔时珍曰〕方册所记诸果，名品甚多，不能详其性、味、状。既列于果，则养生者不可不知，因略采附以俟。

津符子〔时珍曰〕孙真人千金方云：味苦，平，滑。多食令人口爽，不知五味。

必思荅〔又曰〕忽思慧饮膳正要云：味甘，无毒。调中顺气。出回回田地。

甘剑子〔又曰〕范成大桂海志云：状似巴榄子，仁附肉，有白靥，不可食，发人病。北人呼为海胡桃是也。

杨摇子〔又曰〕沈莹临海异物志云：生闽越。其子生树皮中，其体有脊，形甚异而味甘无奇，色青黄，长四五寸。

海梧子〔又曰〕嵇含南方草木状云：出林邑。树似梧桐，色白。叶似青桐。其子如大栗，肥甘可食。

木竹子〔又曰〕桂海志云：皮色形状全似大枇杷，肉味甘美，秋冬实熟。出广西。

橹罟子〔又曰〕桂海志云：大如半升碗，数十房攒聚成球，每房有缝。冬生青，至夏红。破其瓣食之，微甘。出广西。

罗晃子〔又曰〕桂海志云：状如橄榄，其皮七重。出广西。顾岕海槎录云：横州出九层皮果，至九层方见肉也。夏熟，味如栗。

---

① 慈姑一条，原在“附录诸果”一节之后，今据前后文例移于此。

栌子〔又曰〕徐表南州记云：出九真、交趾。树生子如桃实，长寸余。二月开花，连着子，五月熟，色黄。盐藏食之，味酸似梅。

夫编子〔又曰〕南州记云：树生交趾山谷。三月开花，仍连着子，五六月熟。入鸡、鱼、猪、鸭羹中，味美，亦可盐藏。

白缘子〔又曰〕刘欣期交州记云：出交趾。树高丈余，实味甘美如胡桃。

系弥子〔又曰〕郭义恭广志云：状圆而细，赤如软枣。其味初苦后甘，可食。

人面子〔又曰〕草木状云：出南海。树似含桃。子如桃实，无味，以蜜渍之可食。其核正如人面，可玩。祝穆方舆胜览云：出广中。大如梅李。春花、夏实、秋熟，蜜煎甘酸可食。其核两边似人面，口、目、鼻皆具。

黄皮果〔又曰〕海槎录云：出广西横州。状如楝子及小枣而味酸。

四味果〔又曰〕段成式酉阳杂俎云：出祁连山。木生如枣。剖以竹刀则甘，铁刀则苦，木刀则酸，芦刀则辛。行旅得之，能止饥渴。

千岁子〔又曰〕草木状云：出交趾。蔓生。子在根下，须绿色，交加如织。一苞恒二百余颗，皮壳青黄色。壳中有肉如栗，味亦如之。干则壳肉相离，撼之有声。桂海志云：状似青黄李，味甘。

侯骚子〔又曰〕酉阳杂俎云：蔓生。子大如鸡卵，既甘且冷，消酒轻身。王太仆曾献之。

酒杯藤子〔又曰〕崔豹古今注云：出西域。藤大如臂。花坚硬，可以酌酒，文章映澈。实大如指，味如豆蔻，食之消酒。张骞得其种于大宛。

蔄音间子〔又曰〕贾思勰齐民要术云：藤，生交趾、合浦。缘树木，正二月花，四五月熟，实[1]如梨，赤如鸡冠。核如鱼鳞。生食，味淡泊。

山枣〔又曰〕寰宇志云：出广西肇庆府。叶似梅，果似荔枝，九月熟，可食。

隈支〔又曰〕宋祁益州方物图云：生邛州山谷中。树高丈余，枝修而弱。开白花。实大若雀卵，状似荔枝，肉黄肤甘。

灵床上果子拾遗。藏器云：人夜谵语，食之即止。

诸果有毒拾遗

凡果未成核者，食之令人发痈疖及寒热。

凡果落地有恶虫缘过者，食之令人患九漏。

凡果双仁者，有毒杀人。

凡瓜双蒂者，有毒杀人。沉水者，杀人。

凡果忽有异常者，根下必有毒蛇，食之杀人。

① 实：原脱，今据《齐民要术》卷十补。

本草纲目木部目录第三十四卷

李时珍曰：木乃植物，五行之一。性有土宜，山谷原隰。肇由气化，爰受形质。乔条苞灌，根叶华实。坚脆美恶，各具太极。色香气味，区辨品类。食备果蔬，材充药器。寒温毒良，宜有考汇。多识其名，奚止读诗。埤以本草，益启其知。乃肆搜猎，萃而类之。是为木部，凡一百八十种，分为六类：曰香，曰乔，曰灌，曰寓，曰苞，曰杂。旧本木部三品，共二百六十三种。今并入二十五种，移一十四种入草部，二十九种入蔓草，三十一种入果部，三种入菜部，一十六种入器用部，二种入虫部。自草部移入二种，外类有名未用移入十一种。

神农本草经四十四种梁·陶弘景注　**名医别录二十三种**梁·陶弘景注　**唐本草二十二种**唐·苏恭　**本草拾遗三十九种**唐·陈藏器　**海药本草五种**唐·李珣　**蜀本草一种**蜀·韩保升　**开宝本草一十五种**宋·马志　**嘉祐本草六种**宋·掌禹锡　**图经本草一种**宋·苏颂　**日华本草一种**宋人·大明　**证类本草一种**宋·唐慎微　**本草补遗一种**元·朱震亨　**本草纲目二十一种**明·李时珍

【附注】

魏·李当之药录　吴普本草　宋·雷敩炮炙　齐·徐之才药对　唐·甄权药性　孙思邈千金　唐·孟诜食疗　杨损之删繁　萧炳四声　南唐·陈士良食性　宋·陈承别说　寇宗奭衍义　金·张元素珍珠囊　元·李杲法象　王好古汤液　元·吴瑞日用　明·汪颖食物　汪机会编　周宪王救荒　王纶集要　宁原食鉴　陈嘉谟蒙筌

木之一香木类三十五种。

柏本经　**松**别录　**杉**别录。丹桎木皮附　**桂**本经　**箘桂**本经　**天竺桂**海药　**月桂**拾遗　**木兰**本经　**辛夷**本经　**沉香**别录　**蜜香**拾遗　**丁香**开宝。即鸡舌香　**檀香**别录　**降真香**证类　**楠**别录　**樟**拾遗　**钓樟**别录　**乌药**开宝。研药附　**櫰香**纲目。即兜娄香　**必栗香**拾遗　**枫香脂**唐本，即白胶香　**薰陆香乳香**别录　**没药**开宝　**麒麟竭**唐本。即血竭　**质汗**开宝　**安息香**唐本　**苏合香**别录　**詹糖香**别录。结杀附　**笃耨香**纲目。胆八香附　**龙脑香**唐本。元慈勒附　**樟脑**纲目　**阿魏**唐本　**卢会**开宝　**胡桐泪**唐本　**返魂香**唐本。兜木香附

上附方旧五十七，新一百九十八。

本草纲目木部第三十四卷

木之一香木类三十五种。

柏本经上品

【释名】 䕮音菊。**侧柏**〔李时珍曰〕按魏子才六书精蕴云：万木皆向阳，而柏独西指，盖阴木而有贞德者，故字从白。白者，西方也。陆佃埤雅云：柏之指西，犹针之指南也。柏有数种，入药惟取叶扁而侧生者，故曰侧柏。〔寇宗奭曰〕予官陕西，登高望柏，千万株皆一一西指。盖此木至坚，不畏霜雪，得木之正气，他木不及。所以受金之正气所制，一一西指也。

【集解】 〔别录曰〕柏实生太山山谷，柏叶尤良。四时各依方面采，阴干。〔陶弘景曰〕处处有柏，当以太山为佳尔。并忌取冢墓上者。其叶以秋夏采者良。〔苏恭曰〕今太山无复采子，惟出陕州、宜州为胜。八月采之。〔苏颂曰〕柏实以乾州者为最。三月开花，九月结子成熟，取采蒸曝，舂擂取仁用。其叶名侧柏，密州出者尤佳。虽与他柏相类，而其叶皆侧向而生，功效殊别。古柏叶尤奇，益州诸葛孔明庙中有大柏木，相传是蜀世所植，故人多采以作药，其味甘香，异常柏也。〔雷敩曰〕柏叶有花柏叶、丛柏叶及有子圆叶。其有子圆叶成片，如大片云母，叶皆侧，叶上有微赤毛者，宜入药用。花柏叶，其树浓叶成朵，无子。丛柏叶，其树绿色，并不入药。〔陈承曰〕陶隐居说柏忌冢墓上者，而今乾州者皆是乾陵所出，他处皆无大者，但取其州土所宜，子实气味丰美可也。其柏异于他处，木之文理，大者多为菩萨云气、人物鸟兽，状极分明可观。有盗得一株径尺者，值万钱，宜其子实为贵也。〔时珍曰〕史记言：松柏为百木之长。其树耸直，其皮薄，其肌腻，其花细琐，其实成梂，状如小铃，霜后四裂，中有数子，大如麦粒，芬香可爱。柏叶松身者，桧也。其叶尖硬，亦谓之栝。今人名圆柏，以别侧柏。松叶柏身者，枞也。松桧相半者，桧柏也。峨眉山中一种竹叶柏身者，谓之竹柏。

柏实

【修治】 〔敩曰〕凡使先以酒浸一宿，至明漉出，晒干，用黄精自然汁于日中煎之，缓火煮成煎为度。每煎柏子仁三两，用酒五两浸。〔时珍曰〕此法是服食家用者。寻常用，只蒸熟曝裂，舂簸取仁，炒研入药。

【气味】 **甘，平，无毒。**〔甄权曰〕甘、辛。畏菊花、羊蹄草。〔徐之才曰〕见叶下。

【主治】 **惊悸，益气，除风湿，安五脏。久服，令人润泽美色，耳目聪明，不饥不老，轻身延年。**本经。**疗恍惚，虚损吸吸，历节腰中重痛，益血止汗。**别录。**治头风，腰肾中冷，膀胱冷脓宿水，兴阳道，益寿，去百邪鬼魅，小儿惊痫。**甄权。**润肝。**好古。**养心气，润肾燥，安

魂定魄，益智宁神。烧沥，泽头发，治疥癣。时珍。

【发明】 〔王好古曰〕柏子仁，肝经气分药也。又润肾，古方十精丸用之。〔时珍曰〕柏子仁性平而不寒不燥，味甘而补，辛而能润，其气清香，能透心肾，益脾胃，盖仙家上品药也，宜乎滋养之剂用之。列仙传云：赤松子食柏实，齿落更生，行及奔马。谅非虚语也。

【附方】 旧二，新四。**服柏实法**八月连房取实曝收，去壳研末。每服二钱，温酒下，一日三服。渴即饮水，令人悦泽。一方：加松子仁等分，以松脂和丸。一方：加菊花等分，蜜丸服。奇效方用柏子仁二斤，为末，酒浸为膏，枣肉三斤，白蜜、白术末、地黄末各一斤，捣匀，丸弹子大。每嚼一丸，一日三服，百日，百病愈。久服，延年壮神。**老人虚秘**柏子仁、松子仁、大麻仁等分，同研，溶蜜蜡丸梧子大。以少黄丹汤，食前调服二三十丸，日二服。寇宗奭。**肠风下血**柏子十四个，捶碎，囊贮浸好酒三盏，煎八分服，立止。普济方。**小儿躽啼**惊痫腹满，大便青白色。用柏子仁末，温水调服一钱。圣惠方。**黄水湿疮**真柏油二两，香油二两，熬稠搽之，如神。陆氏积德堂方。

柏叶

【修治】 〔敩曰〕凡用挼去两畔并心枝了，用糯泔浸七日，以酒拌蒸一伏时。每一斤，用黄精自然汁十二两浸焙，又浸又焙，待汁干用之。〔时珍曰〕此服食治法也。常用或生或炒，各从本方。

【气味】 **苦，微温，无毒。**〔权曰〕苦、辛，性涩。与酒相宜。〔颂曰〕性寒。〔之才曰〕瓜子、牡蛎、桂为之使。畏菊花、羊蹄、诸石及面曲。伏砒、消。〔弘景曰〕柏之叶、实，服饵所重。此云恶曲，而人以酿酒无妨，恐酒米相和，异单用也。

【主治】 **吐血衄血，痢血崩中赤白，轻身益气，令人耐寒暑，去湿痹，止饥。**别录。**治冷风历节疼痛，止尿血。**甄权。**炙罯冻疮。烧取汁涂头，黑润鬓发。**大明。**傅汤火伤，止痛灭瘢。服之，疗蛊痢。作汤常服，杀五脏虫，益人。**苏颂。

【发明】 〔震亨曰〕柏属阴与金，善守。故采其叶，随月建方，取其多得月令之气。此补阴之要药，其性多燥，久得之大益脾土，以滋其肺。〔时珍曰〕柏性后凋而耐久，禀坚凝之质，乃多寿之木，所以可入服食。道家以之点汤常饮，元旦以之浸酒辟邪，皆有取于此。麝食之而体香，毛女食之而体轻，亦其证验矣。毛女者，秦王宫人。关东贼至，惊走入山，饥无所食。有一老公教吃松柏叶①，初时苦涩，久乃相宜，遂不复饥，冬不寒，夏不热。至汉成帝时，猎者于终南山见一人，无衣服，身生黑毛，跳坑越涧如飞，乃密围获之，去秦时二百余载矣。事出葛洪抱朴子书中。

【附方】 旧十，新九。**服松柏法**孙真人枕中记云：尝以三月、四月采新生松叶，长三四寸许，并花蕊阴干；又于深山岩谷中，采当年新生柏叶，长二三寸者，阴干，为末，白蜜丸如小豆大。常以日未出时，烧香东向，手持八十一丸，以酒下。服一年，延十年命；服二年，延二十年命。欲得长肌肉，加大麻、巨胜；欲心力壮健者，加茯苓、人参。此药除百病，益元气，滋五脏六腑，清明耳目，强壮不衰老，延年益寿，神验。用七月七日露水丸之，更佳。服时仍祝曰：神仙真药，体合自然。服药入腹，天地同年。祝毕服

---

① 叶：此下《证类本草》卷十二引《抱朴子》有“实”字。

药。断诸杂肉、五辛。**神仙服饵**五月五日，采五方侧柏叶三斤，远志去心二斤，白茯苓去皮一斤，为末，炼蜜和丸梧子大。每以仙灵脾酒下三十丸，日再服。并无所忌。勿示非人。**中风不省**涎潮口禁，语言不出，手足亸曳。得病之日，便进此药，可使风退气和，不成废人。柏叶一握去枝，葱白一握连根研如泥，无灰酒一升，煎一二十沸，温服。如不饮酒，分作四五服，方进他药。杨氏家藏方。**时气瘴疫**社中西南柏树东南枝，取暴干研末。每服一钱，新水调下，日三四服。圣惠方。**霍乱转筋**柏叶捣烂，裹脚上，及煎汁淋之。圣惠方。**吐血不止**张仲景柏叶汤用青柏叶一把，干姜二片，阿胶一挺炙，三味，以水二升，煮一升，去滓，别绞马通汁一升合煎，取一升，绵滤，一服尽之。圣惠方用柏叶，米饮服二钱。或蜜丸、或水煎服，并良。**忧恚呕血**烦满少气，胸中疼痛。柏叶为散，米饮调服二方寸匕。圣惠方。**衄血不止**柏叶、榴花研末，吹之。普济方。**小便尿血**柏叶、黄连焙研，酒服三钱。济急方。**大肠下血**随四时方向，采侧柏叶烧研。每米饮服二钱。王涣之舒州病此，陈宜父大夫传方，二服愈。百一选方。**酒毒下血**或下痢。嫩柏叶九蒸九晒二两，陈槐花炒焦一两，为末，蜜丸梧子大。每空心温酒下四十丸。普济方。**蛊痢下血**男子、妇人、小儿大腹，下黑血茶脚色，或脓血如淀色。柏叶焙干为末，与黄连同煎为汁，服之。本草图经。**小儿洞痢**柏叶煮汁，代茶饮之。经验方。**月水不断**侧柏叶炙、芍药等分。每用三钱，水、酒各半，煎服。室女用侧柏叶、木贼炒微焦等分，为末。每服二钱，米饮下。圣济总录。**汤火烧灼**柏叶生捣涂之，系定二三日，止痛灭瘢。本草图经。**鼠瘘核痛**未成脓。以柏叶捣涂，熬盐熨之，令气下即消。姚僧坦集验方。**大风疠疾**眉发不生。侧柏叶九蒸九晒，为末，炼蜜丸梧子大。每服五丸至十丸，日三、夜一服。百日即生。圣惠方。**头发不生**侧柏叶阴干，作末，和麻油涂之。梅师方。**头发黄赤**生柏叶末一升，猪膏一斤，和丸弹子大，每以布裹一丸，纳泔汁中化开，沐之。一月，色黑而润矣。圣惠方。

枝节

【主治】 **煮汁酿酒，去风痹、历节风。烧取脂油，疗㾦疥及虫癞良。**苏恭。

【附方】 旧二，新一。**霍乱转筋**以暖物裹脚，后以柏木片煮汤淋之。经验方。**齿䘌肿痛**柏枝烧热，拄孔中。须臾虫缘枝出。圣惠。**恶疮有虫**久不愈者，以柏枝节烧沥取油傅之。三五次，无不愈。亦治牛马疥。陈承本草别说。

脂

【主治】 **身面疣目，同松脂研匀涂之，数夕自失。**圣惠。

根白皮

【气味】 **苦，平，无毒。**

【主治】 **火灼烂疮，长毛发。**别录。

【附方】 旧一。**热油灼伤**柏白皮，以腊猪脂煎油，涂疮上。肘后方。

松别录上品

【释名】 〔时珍曰〕按王安石字说云：松柏为百木之长。松犹公也，柏犹伯也。故松从公，柏从白。

【集解】 〔别录曰〕松脂生太山山谷。六月采。〔颂曰〕松处处有之。其叶有两鬣、五鬣、七鬣。岁久则实繁。中原虽有，不及塞上者佳好也。松脂以通明如熏陆香颗者为胜。〔宗奭曰〕松黄一如蒲黄，但味差淡。松子多海东来，今关右亦有，但细小味薄也。〔时珍曰〕松树磥砢修耸多节，其皮粗厚有鳞形，其叶后凋。

二三月抽蕤生花，长四五寸，采其花蕊为松黄。结实状如猪心，叠成鳞砌，秋老则子长鳞裂。然叶有二针、三针、五针之别。三针者为栝子松，五针者为松子松。其子大如柏子，惟辽海及云南者，子大如巴豆可食，谓之海松子。详见果部。孙思邈云：松脂以衡山者为良。衡山东五百里，满谷所出者，与天下不同。苏轼云：镇定松脂亦良。抱朴子云：凡老松皮内自然聚脂为第一，胜于凿取及煮成者。其根下有伤处，不见日月者为阴脂，尤佳。老松余气结为茯苓。千年松脂化为琥珀。玉策记云：千年松树四边枝起，上杪不长如偃盖。其精化为青牛、青羊、青犬、青人、伏龟，其寿皆千岁。

松脂

【别名】 **松膏**本经**松肪**同**松胶**纲目**松香**同**沥青**

【修治】 〔弘景曰〕采炼松脂法，并在服食方中。以桑灰汁或酒煮软，挼纳寒水中数十过，白滑则可用。〔颂曰〕凡用松脂，先须炼治。用大釜加水置甑，用白茅借甑底，又加黄砂于茅上，厚寸许。然后布松脂于上，炊以桑薪，汤减频添热水。候松脂尽入釜中，乃出之，投于冷水，既凝又蒸，如此二过，其白如玉，然后入用。

【气味】 **苦、甘，温，无毒。**〔权曰〕甘，平。〔震亨曰〕松脂属阳金。伏汞。

【主治】 **痈疽恶疮，头疡白秃，疥瘙风气，安五脏，除热。久服，轻身不老延年。**本经。**除胃中伏热，咽干消渴，风痹死肌。炼之令白。其赤者，主恶痹。**别录。**煎膏，生肌止痛，排脓抽风。贴诸疮脓血瘘烂。塞牙孔，杀虫。**甄权。**除邪下气，润心肺，治耳聋。古方多用辟谷。**大明。**强筋骨，利耳目，治崩带。**时珍。

【发明】 〔弘景曰〕松、柏皆有脂润，凌冬不凋，理为佳物，服食多用，但人多轻忽之尔。〔颂曰〕道人服饵，或合茯苓、松柏实、菊花作丸，亦可单服。〔时珍曰〕松叶、松实，服饵所须；松节、松心，耐久不朽。松脂则又树之津液精华也。在土不朽，流脂日久，变为琥珀，宜其可以辟谷延龄。葛洪抱朴子云：上党赵瞿病癞历年，垂死，其家弃之，送置山穴中。瞿怨泣经月，有仙人见而哀之，以一囊药与之。瞿服百余日，其疮都愈，颜色丰悦，肌肤玉泽。仙人再过之，瞿谢活命之恩，乞求其方。仙人曰：此是松脂，山中便多。此物汝炼服之，可以长生不死。瞿乃归家长服，身体转轻，气力百倍，登危涉险，终日不困。年百余岁，齿不坠，发不白。夜卧忽见屋间有光，大如镜，久而一室尽明如昼。又见面上有采女一人，戏于口鼻之间。后入抱犊山成地仙。于时人闻瞿服此脂，皆竞服之，车运驴负，积之盈室。不过一月，未觉大益，皆辄止焉。志之不坚如此。张杲医说有服松丹之法。

【附方】 旧七，新十七。**服食辟谷**千金方用松脂十斤，以桑薪灰汁一石，煮五七沸，漉出，冷水中凝，复煮之，凡十遍乃白，细研为散。每服一二钱，粥饮调下，日三服。服至十两以上，不饥，饥再服之。一年以后，夜视目明。久服，延年益寿。又法：百炼松脂治下筛，蜜和纳角中，勿见风日。每服一团，一日三服。服至百日，耐寒暑；二百日，五脏补益；五年，即见西王母。伏虎禅师服法：用松脂十斤，炼之五度，令苦味尽。每一斤，入茯苓四两。每旦水服一刀圭，能令不食，而复延龄，身轻清爽。**强筋补益**四圣不老丹：用明松脂一斤，以无灰酒沙锅内桑柴火煮数沸，竹枝搅稠，乃住火，倾入水内结块，复以酒煮九遍，其脂如玉，不苦不涩乃止，为细末。用十二两，入白茯苓末半斤，黄菊花末半斤，柏子仁去油取霜半斤，炼蜜丸如梧子大。每空心好酒送下七十二丸。须择吉日修合，勿令妇人、鸡、犬见之。松梅丸：用松脂以长流水桑柴煮拔三次，再以桑灰滴汁煮七次扯拔，更以好酒煮二次，仍以长流水煮二次，色白不苦为度。每一斤，入九蒸地黄末十两，乌梅末六两，炼蜜丸梧子大。每服七十丸，空心盐、米汤下。健阳补中，强筋润肌，大能益人。白飞霞方外奇方。**揩齿固牙**松脂出镇定者佳，稀布盛，入沸汤煮，取浮水面者投冷水中，不出者不用，研末，入白茯苓末和匀。日用揩齿漱口，亦可咽之。固牙驻颜。苏东坡仇池笔记。**历节诸风**百节酸痛不可忍。松脂三十斤，炼五十遍。以炼酥三升，和松脂三升，搅令极稠。每旦空心酒服方寸匕，日三服。数食面粥为佳，慎血腥、生冷、酢物、果子，一百日瘥。外台秘要。**肝虚目泪**炼成松脂一斤，酿米二斗，水七斗，曲二斗，造酒，频饮之。**妇人白带**松香五两，酒二升煮干，木臼杵细，酒糊丸如梧子大。每服百丸，温酒下。摘玄方。**小儿秃疮**简便方用松香五钱，猪油一两熬，搽，一日数次，数日即愈。卫生宝鉴用沥青二两，黄蜡一两半，铜绿一钱半，麻油一两半，文武熬收。每摊贴之，神效。**小儿紧唇**松脂炙化，贴之。圣惠方。**风虫牙痛**刮松上脂，滚水泡化，一漱即止，已试验。集简方。**龋齿有孔**松脂纴塞，须臾虫从脂出也。梅师方。**久聋不听**炼松脂三两，巴豆一两，和捣成丸。薄绵裹塞，一日二度。梅师方。**一切瘘疮**炼成松脂末，填令满，日三四度。圣惠方。**一切肿毒**松香八两，铜青二钱，蓖麻仁五钱，同捣作膏，摊贴甚妙。李楼奇方。**软疖频发**翠玉膏：用通明沥青八两，铜绿二两，麻油三钱，雄猪胆汁三个。先溶沥青，乃下油、胆，倾入水中扯拔，器盛。每用绯帛摊贴，不须再换。**小金丝膏**治一切疮疖肿毒。沥青、白胶香各二两，乳香二钱，没药一两，黄蜡三钱，又以香油三钱，同熬至滴下不散，倾入水中，扯千遍收贮。每捻作饼，贴之。**疥癣湿疮**松胶香研细，少入轻粉。先以油涂疮，糁末在上，一日便干。顽者三二度愈。刘涓子鬼遗方。**阴囊湿痒**欲溃者。用板儿松香为末，纸卷作筒。每根入花椒三粒，浸灯盏内三宿，取出点烧，淋下油搽之。先以米泔洗过。简便方。**金疮出血**沥青末，少加生铜屑末，糁之，立愈。唐瑶经验方。**猪啮成疮**松脂炼作饼，贴之。千金。**刺入肉中**百理不瘥。松脂流出如乳头香者，傅上以帛裹。三五日当有根出，不痛不痒，不觉自安。兵部手集。

松节

【气味】　**苦，温，无毒。**

【主治】　**百邪**[①]**久风，风虚脚痹疼痛**。别录。**酿酒，主脚弱，骨节风**。弘景。**炒焦，治筋骨间病，能燥血中之湿**。震亨。**治风蛀牙痛，煎水含漱，或烧灰日揩，有效**。时珍。

【发明】　〔时珍曰〕松节，松之骨也。质坚气劲，久亦不朽，故筋骨间风湿诸病宜之。

【附方】　旧三，新四。**历节风痛**四肢如解脱。松节酒：用二十斤，酒五斗，浸三七日。每服一合，日五六服。外台。**转筋挛急**松节一两，锉如米大，乳香一钱，银石器慢火炒焦，存一二分性，出火毒，研末。每服一二钱，热木瓜酒调下。一应筋病皆治之。孙用和秘宝方。**风热牙**

---

① 邪：《千金翼》卷三、《证类本草》卷十二作“节”。

病圣惠方用油松节如枣大一块，碎切，胡椒七颗，入烧酒，须二三盏，乘热入飞过白矾少许。噙嗽三五口，立瘥。又用松节二两，槐白皮、地骨皮各一两，浆水煎汤。热漱冷吐，瘥乃止。**反胃吐食**松节煎酒，细饮之。百一方。**阴毒腹痛**油松木七块，炒焦，冲酒二钟，热服。集简方。**颠扑伤损**松节煎酒服。谈野翁方。

松𣵀音诣。火烧松枝取液也。

【主治】 **疮疥及马牛疮**。苏恭。

松叶

【别名】 **松毛**

【气味】 **苦，温，无毒。**

【主治】 **风湿疮，生毛发，安五脏，守中，不饥延年**。别录。**细切，以水及面饮服之，或捣屑丸服，可断谷及治恶疾**。弘景。**炙罯冻疮风湿疮，佳**。大明。**去风痛脚痹，杀米虫**。时珍。

【附方】 旧六，新三。**服食松叶**松叶细切更研，每日食前，以酒调下二钱，亦可煮汁作粥食。初服稍难，久则自便矣。令人不老，身生绿毛，轻身益气。久服不已，绝谷不饥不渴。圣惠方。**天行温疫**松叶细切，酒服方寸匕，日三服。能辟五年瘟。伤寒类要。**中风口㖞**青松叶一斤，捣汁，清酒一升，浸二宿，近火一宿。初服半升，渐至一升，头面汗出即止。千金方。**三年中风**松叶一斤，细切，以酒一斗，煮取三升。顿服，汗出立瘥。千金方。**历节风痛**松叶捣汁一升，以酒三升，浸七日。服一合，日三服。千金方。**脚气风痹**松叶酒：治十二风痹不能行，服更生散四剂，及众疗不得力，服此一剂，便能行远，不过两剂。松叶六十斤，细锉，以水四石，煮取四斗九升，以米五斗，酿如常法。别煮松叶汁，以渍米并馈饭，泥酿封头，七日发，澄饮之取醉。得此酒力者甚众。千金方。**风牙肿痛**松叶一握，盐一合，酒二升煎，漱。圣惠方。**大风恶疮**猪肉[①]、松叶二斤，麻黄去节五两，锉，以生绢袋盛，清酒二斗浸之，春夏五日，秋冬七日。每温服一小盏，常令醺醺，以效为度。圣惠方。**阴囊湿痒**松毛煎汤，频洗。简便方。

松花

【别名】 **松黄**

【气味】 **甘，温，无毒**。〔震亨曰〕多食，发上焦热病。

【主治】 **润心肺，益气，除风止血。亦可酿酒**。时珍。

【发明】 〔恭曰〕松花即松黄，拂取正似蒲黄，酒服令轻身，疗病胜似皮、叶及脂也。〔颂曰〕花上黄粉，山人及时拂取，作汤点之甚佳。但不堪停久，故鲜用寄远。〔时珍曰〕今人收黄和白沙糖印为饼膏，充果饼食之，且难久收，恐轻身疗病之功，未必胜脂、叶也。

【附方】 旧一，新一。**头旋脑肿**三月收松花并薹五六寸如鼠尾者，蒸切一升，以生绢囊贮，浸三升酒中五日。空心暖饮五合。普济方。**产后壮热**头痛颊赤，口干唇焦，烦渴昏闷。用松花、蒲黄、川芎、当归、石膏等分，为末。每服二钱，水二合，红花二捻，同煎七分，细呷。本草衍义。

根白皮

【气味】 **苦，温，无毒。**

【主治】 **辟谷不饥**。别录。**补五劳，益气**。大明。

木皮

【别名】 **赤龙皮**

【主治】 **痈疽疮口不合，生肌止血，治白秃、杖疮、汤火疮**。时珍。

【附方】 新四。**肠风下血**松木皮，

---

① 肉：《圣惠方》卷二十四作“鬃”。

去粗皮，取里白者，切晒焙研为末。每服一钱，腊茶汤下。杨氏家藏方。**三十年痢**赤松上苍皮一斗，为末。面粥和服一升，日三。不过一斗，救人。圣惠方。**金疮杖疮**赤龙鳞即古松皮，煅存性，研末。搽之，最止痛。永类钤方。**小儿头疮**名胎风疮。古松上自有赤厚皮，入豆豉少许，瓦上炒存性，研末，入轻粉，香油调，涂之。经验良方。

松实见果部。

艾纳见草部苔类桑花下。

松蕈见菜部香蕈下。

杉别录中品

【释名】 煔音杉。**沙木**纲目**椠木**音敬。

【集解】 〔颂曰〕杉材旧不著所出州土，今南中深山多有之。木类松而劲直，叶附枝生，若刺针。郭璞注尔雅云：煔似松，生江南。可以为船及棺材，作柱埋之不腐。又人家常用作桶板，甚耐水。〔宗奭曰〕杉干端直，大抵如松，冬不凋，但叶阔成枝也。今处处有之，入药须用油杉及臭者良。〔时珍曰〕杉木叶硬，微扁如刺，结实如枫实。江南人以惊蛰前后取枝插种，出倭国者谓之倭木，并不及蜀、黔诸峒所产者尤良。其木有赤、白二种，赤杉实而多油，白杉虚而干燥。有斑纹如雉者，谓之野鸡斑，作棺尤贵。其木不生白蚁，烧灰最发火药。

杉材

【气味】 **辛，微温，无毒。**

【主治】 **漆疮，煮汤洗之，无不瘥。**别录。**煮水浸捋脚气肿满。服之，治心腹胀痛，去恶气。**苏恭。**治风毒奔豚，霍乱上气，并煎汤服。**大明。

【发明】 〔震亨曰〕杉屑属金有火。其节煮汁浸捋脚气肿满，尤效。〔颂曰〕唐柳柳州纂救三死方云：元和十二年二月得脚气，夜半痞绝，胁有块，大如石，且死，困不知人，搐搦上视，三日，家人号哭。荥阳郑洵美传杉木汤，服半食顷大下，三行气通块散。方用杉木节一大升，橘叶切一大升，无叶则以皮代之，大腹槟榔七枚，连子碎之，童子小便三大升，共煮一大升半，分为两服。若一服得快，即停后服。此乃死病，会有教者，乃得不死。恐人不幸病此，故传之云。

【附方】 新四。**肺壅痰滞上焦不利**，卒然咳嗽。杉木屑一两，皂角去皮酥炙三两，为末，蜜丸梧子大。每米饮下十丸，一日四服。圣惠方。**小儿阴肿**赤痛，日夜啼叫，数日退皮，愈而复作。用老杉木烧灰，入腻粉，清油调傅，效。危氏得效方。**肺壅失音**杉木烧炭入碗中，以小碗覆之，用汤淋下，去碗饮水。不愈再作，音出乃止。集简方。**臁疮黑烂**多年老杉木节烧灰，麻油调，隔箬叶贴之，绢帛包定，数贴而愈。救急方。

皮

【主治】 **金疮血出，及汤火伤灼，取老树皮烧存性，研傅之。或入鸡子清调傅。一二日愈。**时珍。

叶

【主治】 **风、虫牙痛，同芎䓖、细辛煎酒含漱。**时珍。

子

【主治】 **疝气痛，一岁一粒，烧研酒服。**时珍。

杉菌见菜部。

【附录】 **丹桎木皮**桎音直。〔藏器曰〕生江南深山。似杉木。皮，主治疬疡风。取一握，去土，打碎，煎如糖，日日涂之。

桂别录上品牡桂本经上品

【释名】　梫音寝。〔时珍曰〕按范成大桂海志云：凡木叶心皆一纵理，独桂有两道如圭形，故字从圭。陆佃埤雅云：桂犹圭也。宣导百药，为之先聘通使，如执圭之使也。尔雅谓之梫者能侵害他木也。故吕氏春秋云：桂枝之下无杂木。雷公炮炙论云：桂钉木根，其木即死。是也。桂即牡桂之厚而辛烈者，牡桂即桂之薄而味淡者，别录不当重出。今并为一，而分目于下。

【集解】　〔别录曰〕桂生桂阳，牡桂生南海山谷。二月、八月、十月采皮，阴干。〔弘景曰〕南海即是广州。神农本经惟有牡桂、菌桂。俗用牡桂，扁广殊薄，皮黄，脂肉甚少，气如木兰，味亦类桂，不知是别树，是桂之老宿者？菌桂正圆如竹，三重者良，俗中不见，惟以嫩枝破卷成圆者用之，非真菌桂也，并宜研访。今俗又以半卷多脂者，单名为桂，入药最多，是桂有三种矣。此桂广州出者好；交州、桂州者，形段小而多脂肉，亦好；湘州、始兴、桂阳县者，即是小桂，不如广州者。经云：桂，叶如柏叶泽黑，皮黄心赤。齐武帝时，湘州送树，植芳林苑中。今东山有桂皮，气粗相类，而叶乖异，亦能凌冬，恐是牡桂。人多呼为丹桂，正谓皮赤尔。北方重此，每食辄须之，盖礼所云姜桂以为芬芳也。〔恭曰〕桂惟有二种。陶氏引经云似柏叶，不知此言从何所出。又于别录剩出桂条，为深误也。单名桂者，即是牡桂，乃尔雅所谓“梫，木桂也”。叶长尺许，花、子皆与菌桂同。大小枝皮俱名牡桂。但大枝皮，肉理粗虚如木而肉少味薄，名曰木桂，亦云大桂。不及小嫩枝皮，肉多而半卷，中必皱起，其味辛美，一名肉桂，亦名桂枝，一名桂心，出融州、桂州、交州甚良。其菌桂，叶似柿叶，中有纵文三道，表里无毛而光泽。肌理紧薄如竹，大枝、小枝皮俱是筒。其大枝无肉，老皮坚板，不能重卷，味极淡薄，不入药用；小枝薄而卷及二三重者良。或名筒桂，陶云小桂是也。今惟出韶州。〔保升曰〕桂有三种，菌桂，叶似柿叶而尖狭光净。花白蕊黄，四月开，五月结实。树皮青黄，薄卷若筒，亦名筒桂。其厚硬味薄者，名板桂，不入药用。牡桂，叶似枇杷叶，狭长于菌桂叶一二倍。其嫩枝皮半卷多紫，而肉中皱起，肌理虚软，谓之桂枝，又名肉桂。削去上皮，名曰桂心。其厚者名曰木桂。药中以此为善。陶氏言半卷多脂者为桂。又引仙经云：叶似柏叶。此则桂有三种明矣。陶虽是梁武帝时人，实生于宋孝武建元三年，历齐为诸王侍读，曾见芳林苑所植之树。苏恭只知有二种，指陶为误，何臆断之甚也。〔藏器曰〕菌桂、牡桂、桂心三色，同是一物。桂林桂岭，因桂得名，今之所生，不离此郡。从岭以南际海尽有桂树，惟柳、象州最多。味即辛[①]烈，皮又厚坚。厚者必嫩，薄者必老。采者以老薄为一色，嫩厚为一色。嫩即辛烈，兼又筒卷。老必味淡，自然板薄。薄者即牡桂，卷者即菌桂也。桂心即是削除皮上甲错，取其近里而有味者。〔承曰〕诸家所说，几不可考。今广、交商人所贩，及医家见用，惟陈藏器一说最近之。〔颂曰〕尔雅但言“梫，木桂”一种，本草载桂及牡桂、菌桂三种。今岭表所出，则有筒桂、肉桂、桂心、官桂、板桂之名，而医家用之，罕有分别。旧说菌桂正圆如竹，有二三重者，则今之筒桂也。牡桂皮薄色

① 辛：原作“多”，义晦，今据《证类本草》卷十二改。

黄少脂肉者，则今之官桂也。桂是半卷多脂者，则今之板桂也。而今观宾、宜、韶、钦诸州所图上者，种类亦各不同，然总谓之桂，无复别名。参考旧注，谓菌桂，叶似柿，中有三道文，肌理紧薄如竹，大小皆成筒，与今宾州所出者相类。牡桂，叶狭于菌桂而长数倍，其嫩枝皮半卷多紫，与今宜州、韶州所出者相类。彼士人谓其皮为木兰皮，肉为桂心。皮又有黄、紫两色，益可验也。桂，叶如柏叶而泽黑，皮黄心赤，与今钦州所出者，叶密而细，恐是其类，但不作柏叶形为异尔。苏恭以单桂、牡桂为一物，亦未可据。其木俱高三四丈，多生深山蛮洞中，人家园圃亦有种者。移植于岭北，则气味殊少辛辣，不堪入药也。三月、四月生花，全类茱萸。九月结实，今人多以装缀花果作筵具。其叶甚香，可用作饮尤佳。二月、八月采皮，九月采花，并阴干，不可近火。〔时珍曰〕桂有数种，以今参访，牡桂，叶长如枇杷叶，坚硬有毛及锯齿，其花白色，其皮多脂。菌桂，叶如柿叶，而尖狭光净，有三纵文而无锯齿，其花有黄有白，其皮薄而卷。今商人所货，皆此二桂。但以卷者为菌桂，半卷及板者为牡桂，即自明白。苏恭所说，正合医家见今用者。陈藏器、陈承断菌、牡为一物者，非矣。陶弘景复以单字桂为叶似柏者，亦非也。柏叶之桂，乃服食家所云，非此治病之桂也。苏颂所说稍明，亦不当以钦州者为单字之桂也。按尸子云：春花秋英曰桂。嵇含南方草木状云：桂生合浦、交趾，生必高山之巅，冬夏常青。其类自为林，更无杂树。有三种：皮赤者为丹桂，叶似柿者为菌桂，叶似枇杷者为牡桂。其说甚明，足破诸家之辨矣。又有岩桂，乃菌桂之类，详菌桂下。韩众采药诗云：闇河之桂，实大如枣。得而食之，后天而老。此又一种也。闇河不知在何处。

【正误】　〔好古曰〕寇氏衍义言：官桂不知缘何立名？予考图经，今观、宾、宜诸州出者佳。世人以观字画多，故写作官也。〔时珍曰〕此误。图经今观，乃今视之意。岭南无观州。曰官桂者，乃上等供官之桂也。

桂别录〔时珍曰〕此即肉桂也。厚而辛烈，去粗皮用。其去内外皮者，即为桂心。

【气味】　**甘，辛，大热，有小毒。**〔权曰〕桂心：苦、辛，无毒。〔元素曰〕肉桂：气热，味大辛，纯阳也。〔杲曰〕桂：辛，热，有毒。阳中之阳，浮也。气之薄者，桂枝也；气之厚者，桂肉也。气薄则发泄，桂枝上行而发表；气厚则发热，桂肉下行而补肾。此天地亲上亲下之道也。〔好古曰〕桂枝入足太阳经，桂心入手少阴经血分，桂肉入足少阴、太阴经血分。细薄者为枝为嫩，厚脂者为肉为老。去其皮与里，当其中者为桂心。别录言有小毒，又云久服神仙不老。虽有小毒，亦从类化。与黄芩、黄连为使，小毒何施？与乌头、附子为使，全取其热性而已。与巴豆、硇砂、干漆、穿山甲、水蛭等同用，则小毒化为大毒。与人参、麦门冬、甘草同用，则调中益气，便可久服也。〔之才曰〕桂得人参、甘草、麦门冬、大黄、黄芩，调中益气。得柴胡、紫石英、干地黄，疗吐逆。忌生葱、石脂。

【主治】　**利肝肺气，心腹寒热冷疾，霍乱转筋，头痛腰痛出汗，止烦止唾，咳嗽鼻齆，堕胎，温中，坚筋骨，通血脉，理疏不足，宣导百药，无所畏。久服，神仙不老。**别录。**补下焦不足，治沉寒痼冷之病，渗泄止渴，去营卫中风寒，表虚自汗。春夏为禁药，秋冬下部腹痛，非此不能止。**元素。**补命门不足，益火消阴。**好古。**治寒痹风喑，阴盛失血，泻痢惊痫。**时珍。

桂心药性论〔敩曰〕用紫色厚者，去上粗皮并内薄皮，取心中味辛者用。中土只有桂草，以煮丹阳木皮，伪充桂心也。〔时珍曰〕按酉阳杂俎云：丹阳山中有山桂，叶如麻，开细黄花。此即雷氏所谓丹阳木皮也。

【气味】 **苦、辛，无毒。**详前桂下。

【主治】 **九种心痛，腹内冷气痛不可忍，咳逆结气壅痹，脚痹不仁，止下痢，杀三虫，治鼻中息肉，破肉，通利月闭，胞衣不下。**甄权。**治一切风气，补五劳七伤，通九窍，利关节，益精明目，暖腰膝，治风痹骨节挛缩，续筋骨，生肌肉，消瘀血，破痃癖癥瘕，杀草木毒。**大明。**治风僻失音喉痹，阳虚失血，内托痈疽痘疮，能引血化汗化脓，解蛇蝮毒。**时珍。

牡桂本经〔时珍曰〕此即木桂也。薄而味淡，去粗皮用。其最薄者为桂枝，枝之嫩小者为柳桂。

【气味】 **辛，温，无毒。**〔权曰〕甘、辛。〔元素曰〕桂枝味辛、甘，气微热，气味俱薄，体轻而上行，浮而升，阳也。余见前单桂下。

【主治】 **上气咳逆结气，喉痹吐吸，利关节，补中益气。久服通神，轻身不老。**本经。**心痛胁痛胁风，温筋通脉，止烦出汗。**别录。**去冷风疼痛。**甄权。**去伤风头痛，开腠理，解表发汗，去皮肤风湿。**元素。**泄奔豚，散下焦畜血，利肺气。**成无己。**横行手臂，治痛风。**震亨。

【发明】 〔宗奭曰〕桂甘、辛，大热。素问云：辛甘发散为阳。故汉张仲景桂枝汤治伤寒表虚，皆须此药，正合辛甘发散之意。本草三种之桂，不用牡桂、菌桂者，此二种性止于温，不可以治风寒之病也。然本经止言桂，仲景又言桂枝者，取枝上皮也。〔好古曰〕或问：本草言桂能止烦出汗，而张仲景治伤寒有"当发汗"凡数处，皆用桂枝汤。又云：无汗不得服桂枝。汗家不得重发汗。若用桂枝，是重发其汗。汗多者，用桂枝甘草汤，此又用桂枝闭汗也。一药二用，与本草之义相通否乎？曰：本草言桂辛甘大热，能宣导百药，通血脉，止烦出汗，是调其血而汗自出也。仲景云：太阳中风，阴弱者，汗自出。卫实营虚，故发热汗出。又云：太阳病，发热汗出者，此为营弱卫强，阴虚阳必凑之，故皆用桂枝发其汗。此乃调其营气，则卫气自和，风邪无所容，遂自汗而解。非桂枝能开腠理，发出其汗也。汗多用桂枝者，以之调和营卫，则邪从汗出而汗自止，非桂枝能闭汗孔也。昧者不知出汗、闭汗之意，遇伤寒无汗者亦用桂枝，误之甚矣。桂枝汤下发汗字，当认作出字，汗自然发出。非若麻黄能开腠理，发出其汗也。其治虚汗，亦当逆察其意可也。〔成无己曰〕桂枝本为解肌。若太阳中风，腠理致密，营卫邪实，津液禁固，其脉浮紧，发热汗不出者，不可与此必也。皮肤疏泄，自汗，脉浮缓，风邪干于卫气者，乃可投之。发散以辛甘为主，桂枝辛热，故以为君。而以芍药为臣、甘草为佐者，风淫所胜，平以辛苦，以甘缓之，以酸收之也。以姜、枣为使者，辛甘能发散，而又用其行脾胃之津液而和营卫，不专于发散也。故麻黄汤不用姜、枣，专于发汗，不待行其津液也。〔承曰〕凡桂之厚实气味重者，宜入治水脏及下焦药；轻薄气味淡者，宜入治头目发散药。故本经以菌桂养精神，牡桂利关节。仲景发汗用桂枝，乃枝条，非身干也，取其轻薄能发散。又有一种柳桂，乃桂之嫩小枝条，尤宜入上焦药用。〔时珍曰〕麻黄遍彻皮毛，故专于发汗而寒邪散，肺主皮毛，辛走肺也。桂枝透达营卫，故能解肌而风邪去，脾主营，肺主卫，甘走脾，辛走肺也。肉桂下行，益火之原，此东垣所谓肾苦燥，急食辛以润之，开腠理，致津液，通其气者也。圣惠方言桂心入心，引血化汗化脓。盖手少阴君火、厥阴相火，与命门同气者也。别录云“桂通血脉”是矣。曾世荣言：小儿惊风及泄泻，并宜用五苓散以泻丙火，渗土湿。内有桂，能抑肝风而扶脾土。又医余录云：有人患赤眼肿痛，脾虚不能饮食，肝脉盛，脾脉弱。用凉药治肝则脾愈虚，用暖药治脾则肝愈盛。但于温平药中倍加肉桂，杀肝而益脾，故一治两得之。传云“木得桂而枯”是也。此皆与别录桂利肝肺气，牡桂治胁痛胁风之义相符。人所不知者，今为拈出。又桂性辛散，能通子宫而破血，故别录言其堕胎，庞安时乃云炒过则不损胎也。又丁香、官桂治痘疮灰塌，能温托化脓，详见丁香下。

【附方】 旧二十，新十二。**阴痹熨法**寒痹者，留而不去，时痛而皮不仁。刺布衣者，以火焠之；刺大人者，以药熨之。熨法：用醇酒二十斤，蜀椒一斤，干姜一斤，桂心一斤。凡四物㕮咀，渍酒中。用绵絮一斤，细白布四丈，并纳酒中，置马矢煴中，封涂勿使泄气。五日五夜，出布、絮暴干，复渍以尽其汁。每渍必晬其日，乃出干之。并用滓与絮复布为复巾，长六七尺，为六七巾。每用一巾，生桑炭火炙巾，以熨寒痹所刺之处，令热入至病所。寒则复炙巾以熨之，三十遍而止。汗出以巾拭身，亦三十遍而止。起步内中，无见风。每刺必熨，如此病已矣。灵枢经。**足躄筋急**桂末，白酒和涂之，一日一上。皇甫谧甲乙经。**中风口㖞**面目相引，偏僻颊急，舌不可转。桂心酒煮取汁，故布蘸搨病上，正即止。左㖞搨右，右㖞搨左。常用大效。千金方。**中风逆冷**吐清水，宛转啼呼。桂一两，水一升半，煎半升，冷服。肘后方。**中风失音**桂着舌下，咽汁。又方：桂末三钱，水二盏，煎一盏服，取汗。千金方。**喉痹不语**方同上。**偏正头风**天阴风雨即发。桂心末一两，酒调如膏，涂傅额角及顶上。圣惠方。**暑月解毒**桂苓丸：用肉桂去粗皮不见火，茯苓去皮，等分，为细末，炼蜜丸龙眼大。每新汲水化服一丸。和剂方。**桂浆渴水**夏月饮之，解烦渴，益气消痰。桂末一大两，白蜜一升，以水二斗，先煎取一斗，入新瓷瓶中，乃下二物，搅二三百转。先以油纸一重覆上，加二重封之。每日去纸一重，七日开之，气香味美，格韵绝高，今人多作之。图经本草。**九种心痛**圣惠方用桂心二钱半，为末。酒一盏半，煎半盏饮，立效。外台秘要桂末，酒服方寸匕，须臾六七次。**心腹胀痛**气短欲绝。桂二两，水一升二合，煮八合，顿服之。肘后方。**中恶心痛**方同上。千金。**寒疝心痛**四肢逆冷，全不饮食。桂心研末一钱，热酒调下取效。圣惠方。**产后心痛**恶血冲心，气闷欲绝。桂心为末，狗胆汁丸芡子大。每热酒服一丸。圣惠。**产后瘕痛**桂末，酒服方寸匕，取效。肘后。**死胎不下**桂末二钱，待痛紧时，童子小便温热调下。名观音救生散，亦治产难横生。加麝香少许，酒下，比之水银等药，不损人。何氏方。**血崩不止**桂心不拘多少，砂锅内煅存性，为末。每米饮空腹服一二钱。名神应散。妇人良方。**反腰血痛**桂末，和苦酒涂之。干再上。肘后方。**吐血下血**肘后用桂心为末，水服方寸匕。王璆曰：此阴乘阳之症也，不可服凉药。南阳赵宣德暴吐血，服二次而止。其甥亦以二服而安。**小儿久痢**赤白。用桂去皮，以姜汁炙紫，黄连以茱萸炒过，等分，为末。紫苏、木瓜煎汤服之。名金锁散。全幼心鉴。**小儿遗尿**桂末、雄鸡肝等分，捣丸小豆大。温水调下，日二服。外台。**婴儿脐肿**多因伤湿。桂心炙热熨之，日四五次。姚和众方。**外肾偏肿**桂末，水调方寸匕，涂之。梅师方。**食果腹胀**不拘老小。用桂末，饭和丸绿豆大。吞五六丸，白汤下。未消再服。经验方。**打扑伤损**瘀血溷闷，身体疼痛。辣桂为末，酒服二钱。直指方。**乳痈肿痛**桂心、甘草各二分，乌头一分，炮，为末，和苦酒涂之，纸覆住。脓化为水，神效。肘后方。**重舌鹅口**桂末，和姜汁涂之。汤氏宝书。**诸蛇伤毒**桂心、栝楼等分，为末，竹筒密塞。遇毒蛇伤，即傅之。塞不密，即不中用也。**闭口椒毒**气欲绝，或出白沫，身体冷。急煎桂汁服之，多饮新汲水一二升。梅师方。**中钩吻毒解芫青毒**并煮桂汁服。

叶

【主治】 **捣碎浸水，洗发，去垢除风**。时珍。

箘桂音窘。本经上品

【释名】 **筒桂**唐本**小桂**〔恭曰〕箘者竹名。此桂嫩而易卷如筒，即古所用筒桂也。筒似箘字，后人误书为箘，习而成俗，亦复因循也。〔时珍曰〕今本草又作从草之菌，愈误矣。牡桂为大桂，故此称小桂。

【集解】 〔别录曰〕箘桂生交趾、桂林山谷岩崖间。无骨，正圆如竹。立秋采之。〔弘景曰〕交趾属交州，桂林属广州。蜀都赋云"箘桂临岩"是矣。俗中不见正圆如竹者，惟嫩枝破卷成圆，犹依桂用，非真箘桂也。仙经用箘桂，云三重者良，则明非今桂矣。别是一物，应更研访。〔时珍曰〕箘桂，叶似柿叶者是。详前桂下。别录所谓正圆如竹者，谓皮卷如竹筒。陶氏误疑是木形如竹，反谓卷成圆者非真也。今人所栽岩桂，亦是箘桂之类而稍异。其叶不似柿叶，亦有锯齿如枇杷叶而粗涩者，有无锯齿如卮子叶而光洁者。丛生岩岭间，谓之岩桂，俗呼为木犀。其花有白者名银桂，黄者名金桂，红者名丹桂。有秋花者，春花者，四季花者，逐月花者。其皮薄而不辣，不堪入药。惟花可收茗、浸酒、盐渍，及作香搽、发泽之类耳。

皮三月、七月采。

【气味】 **辛，温，无毒。**

【主治】 **百病，养精神，和颜色，为诸药先聘通使。久服，轻身不老，面生光华，媚好常如童子**。本经。

【发明】 见前桂下。〔时珍曰〕箘桂主治，与桂心、牡桂迥然不同。昔人所服食者，盖此类耳。

【正误】 〔弘景曰〕仙经服食桂，以葱涕合和云母蒸化为水服之。〔慎微曰〕抱朴子云：桂可合竹沥饵之，亦可以龟脑和服之。七年能步行水上，长生不死。赵佗子服桂二十年，足下生毛，日行五百里，力举千斤。列仙传云：范蠡好食桂，饮水卖药，世人见之。又桂父，象林人，常服桂皮叶，以龟脑和之。〔时珍曰〕方士谬言，类多如此，唐氏收入本草，恐误后人，故详记。

木犀花

【气味】 **辛，温，无毒。**

【主治】 **同百药煎、孩儿茶作膏饼噙，生津辟臭化痰，治风虫牙痛。同麻油蒸熟，润发，及作面脂**。时珍。

天竺桂海药

【集解】 〔珣曰〕天竺桂生南海山谷，功用似桂。其皮薄，不甚辛烈。〔宗奭曰〕皮与牡桂相同，但薄耳。〔时珍曰〕此即今闽、粤、浙中山桂也，而台州天竺最多，故名。大树繁花，结实如莲子状。天竺僧人称为月桂是矣。详月桂下。

皮

【气味】 **辛，温，无毒。**

【主治】 **腹内诸冷，血气胀痛。**藏器。**破产后恶血，治血痢肠风，补暖腰脚，功与桂心同，方家少用。**珣。

月桂拾遗

【集解】 〔藏器曰〕今江东诸处，每至四五月后晦，多于衢路间得月桂子，大于狸豆，破之辛香，古者相传是月中下也。余杭灵隐寺僧种得一株，近代诗人多所论述。洞冥记云：有远飞鸡，朝往夕还，常衔桂实归于南土。南土月路也，故北方无之。山桂犹堪为药，况月桂乎？〔时珍曰〕吴刚伐月桂之说，起于隋唐小说。月桂落子之说，起于武后之时。相传有梵僧自天竺鹫岭飞来，故八月常有桂子落于天竺。唐书亦云垂拱四年三月，有月桂子降于台州，十余日乃止。宋仁宗天圣丁卯八月十五日夜，月明天净。杭州灵隐寺月桂子降，其繁如雨，其大如豆，其圆如珠，其色有白者、黄者、黑者，壳如芡实，味辛。拾以进呈。寺僧种之，得二十五株。慈云式公有序记之。张君房宿钱塘月轮寺，亦见桂子纷如烟雾，回旋成穗，坠如牵牛子，黄白相间，咀之无味。据此，则月中真若有树矣。窃谓月乃阴魄，其中婆娑者，山河之影尔。月既无桂，则空中所坠者何物耶？泛观群史，有雨尘沙土石，雨金铅钱汞，雨絮帛谷粟，雨草木花药，雨毛血鱼肉之类甚众。则桂子之雨，亦妖怪所致，非月中有桂也。桂生南方，故惟南方有之。宋史云元丰三年六月，饶州雨木子数亩，状类山芋子，味辛而香，即此类也。道经月桂谓之不时花，不可供献。

子

【气味】 **辛，温，无毒。**

【主治】 **小儿耳后月蚀疮，研碎傅之。**藏器。

木兰本经上品

【释名】 **杜兰**别录**林兰**本经**木莲**纲目**黄心**〔时珍曰〕其香如兰，其花如莲，故名。其木心黄，故曰黄心。

【集解】 〔别录曰〕木兰生零陵山谷及太山。皮似桂而香。十二月采皮，阴干。〔弘景曰〕零陵诸处皆有之。状如楠树，皮甚薄而味辛香。今益州者皮厚，状如厚朴，而气味为胜。今东人皆以山桂皮当之，亦相类。道家用合香亦好。〔保升曰〕所在皆有。树高数仞。叶似菌桂叶，有三道纵文，其叶辛香不及桂也。皮如板桂，有纵横文。三月、四月采皮，阴干。〔颂曰〕今湖、岭、蜀川诸州皆有之。此与桂全别，而韶州所上①，乃云与桂同是一种。取外皮为木兰，中肉为桂心。盖是桂中之一种尔。十一月、十二月采，阴干。任昉述异记云：木兰洲，在浔阳江中，多木兰。又七里洲中有鲁班刻木兰舟，至今在洲中。今诗家云木兰舟，出于此。〔时珍曰〕木兰枝叶俱疏。其花内白外紫，亦有四季开者。深山生者尤大，可以为舟。按白乐天集云：木莲生巴峡山谷间，民呼为黄心树。大者高五六丈，涉冬不凋。身如青物，有白纹。叶如桂而厚大，无脊。花如莲花，香色艳腻皆同，独房蕊有异。四月初始开，二十日即谢，不结实。此说乃真木兰也。其花有红、黄、白数色。其木肌细而心黄，梓人所重。苏

① 上：《证类本草》卷十二作“生”。

颂所言韶州者，是牡桂，非木兰也。或云木兰树虽去皮，亦不死。罗愿言其冬花、实如小柿甘美者，恐不然也。

皮

【气味】 **苦，寒，无毒。**

【主治】 **身大热在皮肤中，去面热赤疱酒皻，恶风癞疾，阴下痒湿，明耳目。**本经。**疗中风伤寒，及痈疽水肿，去臭气。**别录。**治酒疸，利小便，疗重舌。**时珍。

【附方】 旧二，新一。**小儿重舌**木兰皮一尺，广四寸，削去粗皮，入醋一升，渍汁噙之。子母秘录。**面上皻疱**䵟䵳。用木兰皮一斤，细切，以三年酢浆渍之百日，晒干捣末。每浆水服方寸匕，日三服。肘后用酒渍之。卮子仁一斤。古今录验方。**酒疸发斑**赤黑黄色，心下燠痛，足胫肿满，小便黄，由大醉当风，入水所致。用木兰皮一两，黄芪二两，为末。酒服方寸匕，日三服。肘后方。

花

【主治】 **鱼哽骨哽，化铁丹用之。**时珍。

辛夷本经上品

【释名】 **辛雉**本经**侯桃**同**房木**同**木笔**拾遗**迎春**〔时珍曰〕夷者荑也。其苞初生如荑而味辛也。扬雄甘泉赋云：列辛雉于林薄。服虔注云：即辛夷。雉、夷声相近也。今本草作辛矧，传写之误矣。〔藏器曰〕辛夷花未发时，苞如小桃子，有毛，故名侯桃。初发如笔头，北人呼为木笔。其花最早，南人呼为迎春。

【集解】 〔别录曰〕辛夷生汉中、魏兴、梁州川谷。其树似杜仲，高丈余。子似冬桃而小。九月采实，暴干，去心及外毛。毛射人肺，令人咳。〔弘景曰〕今出丹阳近道，形如桃子，小时气味辛香。〔恭曰〕此是树花未开时收之。正月、二月好采。云九月采实者，恐误也。〔保升曰〕其树大连合抱，高数仞。叶似柿叶而狭长。正月、二月花，似有毛小桃，色白而带紫。花落而无子。夏杪复着花，如小笔。又有一种，花、叶皆同，但三月花开，四月花落，子赤似相思子。二种所在山谷皆有。〔禹锡曰〕今苑中有树，高三四丈，其枝繁茂。正二月花开，紫白色。花落乃生叶，夏初复生花。经伏历冬，叶花渐大，如有毛小桃，至来年正二月始开。初是兴元府进来，树才三四尺，有花无子，经二十余年方结实。盖年浅者无子，非有二种也。其花开早晚，各随方土节气尔。〔宗奭曰〕辛夷处处有之，人家园亭亦多种植，先花后叶，即木笔花也。其花未开时，苞上有毛，尖长如笔，故取象而名。花有桃红、紫色二种，入药当用紫者，须未开时收之，已开者不佳。〔时珍曰〕辛夷花初出枝头，苞长半寸，而尖锐俨如笔头，重重有青黄茸毛顺铺，长半分许。及开则似莲花而小如盏，紫苞红焰，作莲及兰花香。亦有白色者，人呼为玉兰。又有千叶者。诸家言苞似小桃者，比类欠当。

苞

【修治】 〔敩曰〕凡用辛夷，拭去赤肉毛了，以芭蕉水浸一宿，用浆水煮之，从巳至未，取出焙干用。若治眼目中患，即一时去皮，用向里实者。〔大明曰〕入药微炙。

【气味】 **辛，温，无毒。**〔时珍曰〕气味俱薄，浮而散，阳也，入手太阴、足阳明经。〔之才曰〕芎䓖为之使。恶五石脂，畏菖蒲、蒲黄、黄连、石膏、黄环。

【主治】 **五脏身体寒热，风头脑痛面䵟。久服下气，轻身明目，增年耐老。**本经。**温中解肌，利九窍，通鼻塞涕出，**

治面肿引齿痛，眩冒身兀兀如在车船之上者，生须发，去白虫。别录。**通关脉，治头痛憎寒，体噤瘙痒。入面脂，生光泽。**大明。**鼻渊鼻鼽，鼻窒鼻疮，及痘后鼻疮，并用研末，入麝香少许，葱白蘸入数次，甚良。**时珍。

【发明】 〔时珍曰〕鼻气通于天。天者头也，肺也。肺开窍于鼻，而阳明胃脉环鼻而上行。脑为元神之府，而鼻为命门之窍，人之中气不足，清阳不升，则头为之倾，九窍为之不利。辛夷之辛温走气而入肺，其体轻浮，能助胃中清阳上行通于天，所以能温中，治头面目鼻九窍之病。轩岐之后，能达此理者，东垣李杲一人而已。

沉香别录上品

【释名】 **沉水香**纲目**蜜香**〔时珍曰〕木之心节置水则沉，故名沉水，亦曰水沉。半沉者为栈香，不沉者为黄熟香。南越志言交州人称为蜜香，谓其气如蜜脾也。梵书名阿迦𠾃香。

【集解】 〔恭曰〕沉香、青桂、鸡骨、马蹄、煎[①]香，同是一树，出天竺诸国。木似榉柳，树皮青色。叶似橘叶，经冬不凋。夏生花，白而圆。秋结实似槟榔，大如桑椹，紫而味辛。〔藏器曰〕沉香枝、叶并似椿。云似橘者，恐未是也。其枝节不朽，沉水者为沉香；其肌理有黑脉，浮者为煎香。鸡骨、马蹄皆是煎香，并无别功，止可熏衣去臭。〔颂曰〕沉香、青桂等香，出海南诸国及交、广、崖州。沈怀远南越志云：交趾蜜香树，彼人取之，先断其积年老木根，经年其外皮干俱朽烂，木心与枝节不坏，坚黑沉水者，即沉香也。半浮半沉与水面平者，为鸡骨香。细枝紧实未烂者，为青桂香。其干为栈香。其根为黄熟香。其根节轻而大者，为马蹄香。此六物同出一树，有精粗之异尔，并采无时。刘恂岭表录异云：广管罗州多栈香树，身似柜柳，其花白而繁，其叶如橘。其皮堪作纸，名香皮纸，灰白色，有纹如鱼子笺[②]，沾水即烂，不及楮纸，亦无香气。沉香、鸡骨、黄熟、栈香虽是一树，而根、干、枝、节，各有分别也。又丁谓天香传云：此香奇品最多。四香凡四名十二状，出于一本。木体如白杨，叶如冬青而小。海北窦、化、高、雷皆出香之地，比海南者优劣不侔。既所禀不同，复售者多而取者速，其香不待稍成，乃趋利戕贼之深也。非同琼管黎人，非时不妄剪伐，故木无夭札之患，得必异香焉。〔宗奭曰〕岭南诸郡悉有，傍海处尤多。交干连枝，冈岭相接，千里不绝。叶如冬青，大者数抱，木性虚柔。山民以构茅庐，或为桥梁，为饭甑，为狗槽，有香者百无一二。盖木得水方结，多在折枝枯中，或为沉，或为煎，或为黄熟。自枯死者，谓之水盘香。南息、高、窦等州，惟产生结香。盖山民入山，以刀斫曲干斜枝成坎，经年得雨水浸渍，遂结成香。乃锯取之，刮去白木，其香结为斑点，名鹧鸪斑，燔之极清烈。香之良者，惟在琼、崖等州，俗谓之角沉、黄沉，乃枯木得者，宜入药用。依木皮而结者，谓之青桂，气尤清。在土中岁久，不待刓剔而成薄片者，谓之龙鳞。削之自卷，咀之柔韧者，谓之黄蜡沉，尤难得也。〔承曰〕诸品之外，又有龙鳞、麻叶、竹叶之类，不止一二十品。要之入药惟取中实沉水者。或沉水而有中心空者，则是鸡骨。谓中有

---

① 煎：作《证类本草》卷十二。 “笺”。字或作“栈”，皆义存于声。

② 笺：原脱，今据《岭表录异》及《证类本草》卷十二补。

朽路，如鸡骨中血眼也。〔时珍曰〕沉香品类，诸说颇详。今考杨亿谈苑、蔡绦丛谈、范成大桂海志、张师正倦游录、洪驹父香谱、叶廷珪香录诸书，撮其未尽者补之云。香之等凡三，曰沉、曰栈、曰黄熟是也。沉香入水即沉，其品凡四，曰熟结，乃膏脉凝结自朽出者；曰生结，乃刀斧伐仆，膏脉结聚者；曰脱落，乃因水朽而结者；曰虫漏，乃因蠹隙而结者。生结为上，熟脱次之。坚黑为上，黄色次之。角沉黑润，黄沉黄润，蜡沉柔韧，革沉纹横，皆上品也。海岛所出，有如石杵，如肘如拳，如凤雀龟蛇，云气人物。及海南马蹄、牛头、燕口、茧栗、竹叶、芝菌、梭子、附子等香，皆因形命名尔。其栈香入水半浮半沉，即沉香之半结连木者，或作煎香，番名婆木香，亦曰弄水香。其类有猥刺香、鸡骨香、叶子香，皆因形而名。有大如笠者，为蓬莱香。有如山石枯槎者，为光香。入药皆次于沉香。其黄熟香，即香之轻虚者，俗讹为速香是矣。有生速，斫伐而取者。有熟速，腐朽而取者。其大而可雕刻者，谓之水盘头。并不堪入药，但可焚爇。叶廷珪云：出渤泥、占城、真腊者，谓之番沉，亦曰舶沉，曰药沉，医家多用之，以真腊为上。蔡绦云：占城不若真腊，真腊不若海南黎峒。黎峒又以万安黎母山东峒者，冠天下，谓之海南沉，一片万钱。海北高、化诸州者，皆栈香尔。范成大云：黎峒出者名土沉香，或曰崖香。虽薄如纸者，入水亦沉。万安在岛东，钟朝阳之气，故香尤酝藉，土人亦自难得。舶沉香多腥烈，尾烟必焦。交趾海北之香，聚于钦州，谓之钦香，气尤酷烈。南人不甚重之，惟以入药。

【正误】 〔时珍曰〕按李珣海药本草谓沉者为沉香，浮者为檀香。梁元帝金楼子谓一木五香，根为檀、节为沉、花为鸡舌、胶为熏陆、叶为藿香。并误也。五香各是一种。所谓五香一本者，即前苏恭所言，沉、栈、青桂、马蹄、鸡骨者是矣。

【修治】 〔敩曰〕凡使沉香，须要不枯，如嘴角硬重沉于水下者为上，半沉者次之。不可见火。〔时珍曰〕欲入丸散，以纸裹置怀中，待燥研之。或入乳钵以水磨粉，晒干亦可。若入煎剂，惟磨汁临时入之。

【气味】 **辛，微温，无毒。**〔珣曰〕苦，温。〔大明曰〕辛，热。〔元素曰〕阳也。有升有降。〔时珍曰〕咀嚼香甜者性平，辛辣者性热。

【主治】 **风水毒肿，去恶气。**别录。**主心腹痛，霍乱中恶，邪鬼疰气，清人神，并宜酒煮服之。诸疮肿，宜入膏中。**李珣。**调中，补五脏，益精壮阳，暖腰膝，止转筋吐泻冷气，破癥癖，冷风麻痹，骨节不任，风湿皮肤瘙痒，气痢。**大明。**补右肾命门。**元素。**补脾胃，及痰涎、血出于脾。**李杲。**益气和神。**刘完素。**治上热下寒，气逆喘急，大肠虚闭，小便气淋，男子精冷。**时珍。

【附方】 新七。**诸虚寒热**冷痰虚热。冷香汤：用沉香、附子炮等分，水一盏，煎七分，露一夜，空心温服。王好古医垒元戎。**胃冷久呃**沉香、紫苏、白豆蔻仁各一钱，为末。每柿蒂汤服五七分。吴球活人心统。**心神不足**火不降，水不升，健忘惊悸。朱雀丸：用沉香五钱，茯神二两，为末，炼蜜和丸小豆大。每食后人参汤服三十丸，日二服。王璆百一选方。**肾虚目黑**暖水脏。用沉香一两，蜀椒去目炒出汗四两，为末，酒糊丸梧子大。每服三十丸，空心盐汤下。普济方。**胞转不通**非小肠、膀胱、厥阴受病，及强忍房事，或过忍小便所致，当治其气则愈，非利药可通也。沉香、木香各二钱，为末。白汤空腹服之，以通为度。医垒元戎。**大肠虚闭**因汗多，津液耗涸者。沉香一两，肉苁蓉酒浸焙二两，各研末，以麻仁研汁作糊，丸梧子大。每服一百丸，蜜汤下。严子礼济生方。**痘疮黑陷**沉香、檀香、乳香等分，爇于盆内。抱儿于上熏之，即起。鲜于枢钩玄。

蜜香拾遗

【释名】　**木蜜**内典**没香**纲目**多香木**同**阿䅺**音矬。

【集解】　〔藏器曰〕蜜香生交州。大树，节如沉香。法华经注云：木蜜，香蜜也。树形似槐而香，伐之五六年，乃取其香。异物志云：其叶如椿。树生千岁，斫仆之，四五岁乃往看，已腐败，惟中节坚直芬香[①]者是香。〔珣曰〕生南海诸山中。种之五六年便有香。交州记云：树似沉香无异也。〔时珍曰〕按魏王花木志云：木蜜号千岁树，根本甚大，伐之四五岁，取不腐者为香。观此，则陈藏器所谓生千岁乃斫者，盖误讹也。段成式酉阳杂俎云：没树出波斯国，拂林国人呼为阿䅺。树长丈余，皮青白色，叶似槐而长，花似橘花而大。子黑色，大如山茱萸，酸甜可食。广州志云：肇庆新兴县出多香木，俗名蜜香。辟恶气，杀鬼精。晋书云：太康五年，大秦国献蜜香树皮纸，微褐色，有纹如鱼子，极香而坚韧。观此数说，则蜜香亦沉香之类，故形状功用两相仿佛。南越志谓交人称沉香为蜜香。交州志谓蜜香似沉香。岭表异录言栈香皮纸似鱼子笺。尤可互证 。杨慎丹铅录言蜜树是蜜蒙花树者，谬也。又枳椇木亦名木蜜，不知亦同类否。详见果部。

【气味】　**辛，温，无毒。**

【主治】　**去臭，除鬼气。**藏器。**辟恶，去邪鬼尸注心气。**李珣。

丁香宋开宝

校正：并入别录鸡舌香。

【释名】　**丁子香**嘉祐**鸡舌香**〔藏器曰〕鸡舌香与丁香同种，花实丛生，其中心最大者为鸡舌。击破有顺理而解为两向，如鸡舌，故名，乃是母丁香也。〔禹锡曰〕按齐民要术云：鸡舌香俗人以其似丁子，故呼为丁子香。〔时珍曰〕宋嘉祐本草重出鸡舌，今并为一。

【集解】　〔恭曰〕鸡舌香树叶及皮并似栗，花如梅花，子似枣核，此雌树也，不入香用。其雄树虽花不实，采花酿之以成香。出昆仑及交州、爱州以南。〔珣曰〕丁香生东海及昆仑国。二月、三月花开，紫白色。至七月方始成实，小者为丁香，大者如巴豆，为母丁香。〔志曰〕丁香生交、广、南番。按广州图上丁香，树高丈余，木类桂，叶似栎叶。花圆细，黄色，凌冬不凋。其子枝蕊上如钉，长三四分，紫色。其中有粗大如山茱萸者，俗呼为母丁香。二月、八月采子及根。一云：盛冬生花、子，至次年春采之。〔颂曰〕鸡舌香唐本草言其木似栗。南越志言是沉香花。广志言是草花蔓生，实熟贯之，可以香口。其说不定。今人皆以乳香中拣出木实似枣核者为之，坚顽枯燥，绝无气味，烧亦无香，用疗气与口臭则甚乖疏，不知缘何以为鸡舌也？京下老医言：鸡舌与丁香同种，其中最大者为鸡舌，即母丁香，疗口臭最良，治气亦效。葛稚川百一方，治暴气刺心痛，用鸡舌香酒服。又抱朴子书以鸡舌、黄连，乳汁煎之，注

---

① 直芬香：原作“贞”，义晦，今据《太平御览》卷九八二引《异物志》改。

目，治百疹之在目者皆愈，更加精明。古方治疮痈五香连翘汤用鸡舌香，而孙真人千金方无鸡舌，用丁香，似为一物也。其采花酿成香之说，绝无知者。〔慎微曰〕沈存中笔谈云：予集灵苑方，据陈藏器拾遗，以鸡舌为丁香母。今考之尚不然，鸡舌即丁香也。齐民要术言鸡舌俗名丁子香。日华子言丁香治口气，与三省故事载汉时郎官日含鸡舌香，欲其奏事芬芳之说相合。及千金方五香汤用丁香无鸡舌，最为明验。开宝本草重出丁香，谬矣。今世以乳香中大如山茱萸者为鸡舌，略无气味，治疾殊乖。〔承曰〕嘉祐补注及苏颂图经引诸书，以鸡舌为丁香。抱朴子言可注眼。但丁香恐不宜入眼，含之口中热臭不可近。乳香中所拣者，虽无气味，却无臭气，有淡利九窍之理。诸方用治小儿惊痫，亦欲其达九窍也。〔敩曰〕丁香有雌、雄。雄者颗小；雌者大如山萸，更名母丁香，入药最胜。〔时珍曰〕雄为丁香，雌为鸡舌，诸说甚明，独陈承所言甚为谬妄。不知乳香中所拣者，乃番枣核也，即无漏子之核，见果部。前人不知丁香即鸡舌，误以此物充之尔。干姜、焰消尚可点眼，草果、阿魏番人以作食料，则丁香之点眼、噙口，又何害哉？

鸡舌香别录

【气味】 **辛，微温，无毒。**〔时珍曰〕辛，温。

【主治】 **风水毒肿，霍乱心痛，去恶气。**别录。**吹鼻，杀脑疳。入诸香中，令人身香。**甄权。**同姜汁涂，拔去白须，孔中即生黑者异常。**藏器。

丁香开宝

【气味】 **辛，温，无毒。**〔时珍曰〕辛，热，〔好古曰〕纯阳。入手太阴、足少阴、阳明经。〔敩曰〕方中多用雌者，力大。膏煎中若用雄，须去丁，盖乳子发人背痈也。不可见火。畏郁金。

【主治】 **温脾胃，止霍乱拥胀，风毒诸肿，齿疳䘌。能发诸香。**开宝。**风疳䘌骨槽劳臭，杀虫辟恶去邪，治奶头花，止五色毒痢，五痔。**李珣。**治口气冷气，冷劳反胃，鬼疰蛊毒，杀酒毒，消痃癖，疗肾气奔豚气，阴痛腹痛，壮阳，暖腰膝。**大明。**疗呕逆，甚验。**保升。**去胃寒，理元气。气血盛者勿服。**元素。**治虚哕，小儿吐泻，痘疮胃虚，灰白不发。**时珍。

【发明】 〔好古曰〕丁香与五味子、广茂同用，治奔豚之气。亦能泄肺，能补胃，大能疗肾。〔宗奭曰〕日华子言丁香治口气，此正是御史所含之香也。治脾胃冷气不和，甚良。母丁香气味尤佳。〔震亨曰〕口居上，地气出焉。脾有郁火，溢入肺中，失其清和之意，而浊气上行，发为口气。若以丁香治之，是扬汤止沸尔。惟香薷治之甚捷。〔时珍曰〕宋末太医陈文中，治小儿痘疮不光泽，不起发，或胀或泻，或渴或气促，表里俱虚之证。并用木香散、异攻散，倍加丁香、官桂。甚者丁香三五十枚，官桂一二钱。亦有服之而愈者。此丹溪朱氏所谓立方之时，必运气在寒水司天之际，又值严冬郁遏阳气，故用大辛热之剂发之者也。若不分气血虚实寒热经络，一概骤用，其杀人也必矣。葛洪抱朴子云：凡百病在目者，以鸡舌香、黄连、乳汁煎注之，皆愈。此得辛散苦降养阴之妙。陈承言不可点眼者，盖不知此理也。

【附方】 旧八，新十八。**暴心气痛**鸡舌香末，酒服一钱。肘后方。**干霍乱痛**不吐不下。丁香十四枚，研末，以沸汤一升和之，顿服。不瘥更作。孙思邈千金方。**小儿吐泻**丁香、橘红等分，炼蜜丸黄豆大。米汤化下。刘氏小儿方。**小儿呕吐**

不止。丁香、生半夏各一钱，姜汁浸一夜，晒干为末，姜汁打面糊丸黍米大。量大小，用姜汤下。全幼心鉴。**婴儿吐乳**小儿百日晬内吐乳，或粪青色。用年少妇人乳汁一盏，入丁香十枚，陈皮去白一钱，石器煎一二十沸，细细与服。陈文中小儿方。**小儿冷疳**面黄腹大，食即吐者。母丁香七枚，为末，乳汁和蒸三次，姜汤服之。卫生易简方。**胃冷呕逆**气厥不通。母丁香三个，陈橘皮一块，去白，焙，水煎，热服。十便良方。**反胃吐食**袖珍方用母丁香一两为末，以盐梅入捣和，丸芡子大。每噙一丸。圣惠方用母丁香、神曲炒等分，为末。米饮服一钱。**朝食暮吐**丁香十五个研末，甘蔗汁、姜汁和丸莲子大。噙咽之。摘玄方。**反胃关格**气噎不通。丁香、木香各一两。每服四钱，水一盏半，煎一盏。先以黄泥做成碗，滤药汁于内，食前服。此方乃掾史吴安之传于都事盖耘夫有效，试之果然。土碗取其助脾也。德生堂经验方。**伤寒呃逆**及哕逆不定。丁香一两，干柿蒂焙一两，为末。每服一钱，煎人参汤下。简要济众方。**毒肿入腹**鸡舌香、青木香、薰陆香、麝香各一两，水四升，煮二升，分二服。肘后方。**食蟹致伤**丁香末，姜汤服五分。证治要诀。**妇人崩中**昼夜不止。丁香二两，酒二升，煎一升，分服。梅师方。**妇人产难**母丁香三十六粒，滴乳香三钱六分，为末，同活兔胆和杵千下，丸作三十六丸。每服一丸，好酒化下，立验。名如意丹。颐真堂经验方。**妇人阴冷**母丁香末，纱囊盛如指大，纳入阴中，病即已。本草衍义。**鼻中息肉**丁香绵裹纳之。圣惠方。**风牙宣露**发歇口气。鸡舌香、射干各一两，麝香一分，为末，日揩。圣济总录。**龋齿黑臭**鸡舌香煮汁，含之。外台秘要。**唇舌生疮**鸡舌香末，绵裹含之。外台。**乳头裂破**丁香末，傅之。梅师方。**妒乳乳痈**丁香末，水服方寸匕。梅师方。**痈疽恶肉**丁香末傅之，外以膏药护之。怪证奇方。**桑蝎螫人**丁香末，蜜调涂。圣惠方。**香衣辟汗**丁香一两为末，川椒六十粒和之。绢袋盛佩，绝无汗气。多能鄙事。

丁皮〔时珍曰〕即树皮也。似桂皮而厚。

【气味】 同香。

【主治】 **齿痛**。李珣。**心腹冷气诸病。方家用代丁香**。时珍。

枝

【主治】 **一切冷气，心腹胀满，恶心，泄泻虚滑，水谷不消**。用枝杖七斤，肉豆蔻面煨八斤，白面炒六斤，甘草炒十一斤，炒盐中三斤，为末。日日点服。出御药院方。

根

【气味】 **辛，热，有毒**。

【主治】 **风热毒肿。不入心腹之用**。开宝。

檀香别录下品

【释名】 **旃檀**纲目**真檀**〔时珍曰〕檀，善木也，故字从亶。亶，善也。释氏呼为旃檀，以为汤沐，犹言离垢也。番人讹为真檀。云南人呼紫檀为胜沉香，即赤檀也。

【集解】 〔藏器曰〕白檀出海南。树如檀。〔恭曰〕紫真檀出昆仑盘盘国。虽不生中华，人间遍有之。〔颂曰〕檀香有数种，黄、白、紫之异，今人盛用之。江淮、河朔所生檀木，即其类，但不香尔。〔时珍曰〕按大明一统志云：檀香出广东、云南，及占城、真腊、爪哇、渤泥、暹罗、三佛齐、回回等国，今岭南诸地亦皆有之。树、叶皆似荔枝，皮青色而滑泽。叶廷珪香谱云：皮实而色黄者为黄檀，皮洁而色白者为白檀，皮腐而色紫者为紫檀。其木并坚重清香，而白檀尤良。宜以纸封收，则不泄气。王佐格古论云：紫檀诸溪峒出之。性坚。新者色红，旧者色紫，有蟹爪文。新者以水浸之，可染物。真者揩壁上色紫，故有紫檀色，黄檀最香，俱可作带骻、扇骨等物。

白旃檀

【气味】 **辛，温，无毒。**〔大明曰〕热。〔元素曰〕阳中微阴。入手太阴、足少阴，通行阳明经。

【主治】 **消风热肿毒。**弘景。**治中恶鬼气，杀虫。**藏器。**煎服，止心腹痛，霍乱肾气痛。水磨，涂外肾并腰肾痛处。**大明。**散冷气，引胃气上升，进饮食。**元素。**噎膈吐食。又面生黑子，每夜以浆水洗拭令赤，磨汁涂之，甚良。**时珍。

【发明】 〔杲曰〕白檀调气，引芳香之物，上至极高之分。最宜橙、橘之属，佐以姜、枣，辅以葛根、缩砂、益智、豆蔻，通行阳明之经，在胸膈之上，处咽嗌之间，为理气要药。〔时珍曰〕楞严经云：白旃檀涂身，能除一切热恼。今西南诸番酋，皆用诸香涂身，取此义也。杜宝大业录云：隋有寿禅师妙医术，作五香饮济人。沉香饮、檀香饮、丁香饮、泽兰饮、甘松饮，皆以香为主，更加别药，有味而止渴，兼补益人也。道书檀香谓之浴香，不可烧供上真。

紫檀

【气味】 **咸，微寒，无毒。**

【主治】 **摩涂恶毒风毒。**别录。**刮末傅金疮，止血止痛。疗淋。**弘景。**醋磨，傅一切卒肿。**大明。

【发明】 〔时珍曰〕白檀辛温，气分之药也。故能理卫气而调脾肺，利胸膈。紫檀咸寒，血分之药也。故能和营气而消肿毒，治金疮。

降真香证类

【释名】 **紫藤香**纲目**鸡骨香**〔珣曰〕仙传：拌和诸香，烧烟直上，感引鹤降。醮星辰，烧此香为第一，度箓功极验。降真之名以此。〔时珍曰〕俗呼舶上来者为番降，亦名鸡骨，与沉香同名。

【集解】 〔慎微曰〕降真香出黔南。〔珣曰〕生南海山中及大秦国。其香似苏方木，烧之初不甚香，得诸香和之则特美。入药以番降紫而润者为良。〔时珍曰〕今广东、广西、云南、汉中、施州、永顺、保靖，及占城、安南、暹罗、渤泥、琉球诸地皆有之。朱辅溪蛮丛笑云：鸡骨香即降香，本出海南。今溪峒僻处所出者，似是而非，劲瘦不甚香。周达观真腊记云：降香生丛林中，番人颇费砍斫之功，乃树心也。其外白皮，厚八九寸，或五六寸。焚之气劲而远。又嵇含草木状云：紫藤香，长茎细叶，根极坚实，重重有皮，花白子黑。其茎截置烟炱中，经久成紫香，可降神。按嵇氏所说，与前说稍异，岂即朱氏所谓似是而非者乎？抑中国者与番降不同乎？

【气味】 **辛，温，无毒。**

【主治】 **烧之，辟天行时气，宅舍怪异。小儿带之，辟邪恶气。**李珣。**疗折伤金疮，止血定痛，消肿生肌。**时珍。

【发明】 〔时珍曰〕降香，唐、宋本草失收。唐慎微始增入之，而不著其功用。今折伤金疮家多用其节，云可代没药、血竭。按名医录云：周赍同被海寇刃伤，血出不止，筋如断，骨如折，用花蕊石散不效。军士李高用紫金散掩之，血止痛定。明日结痂如铁，遂愈，且无瘢痕。叩其方，则用紫藤香瓷瓦刮下研末尔。云即降之最佳者，曾救万人。罗天益卫生宝鉴亦取此方，云甚效也。

【附方】　新二。**金疮出血**降真香、五倍子、铜花等分为末，傅之。医林集要。**痈疽恶毒**番降末，枫、乳香，等分为丸，熏之，去恶气甚妙。集简方。

楠别录下品

校正：并入海药栅木皮，拾遗枏木枝叶。

【释名】　枏与楠字同。〔时珍曰〕南方之木，故字从南。海药本草栅木皮，即枏字之误，今正之。

【集解】　〔藏器曰〕枏木高大，叶如桑，出南方山中。〔宗奭曰〕楠材，今江南造船皆用之，其木性坚而善居水。久则当中空，为白蛾所穴。〔时珍曰〕楠木生南方，而黔、蜀诸山尤多。其树直上，童童若幢盖之状，枝叶不相碍。叶似豫章，而大如牛耳，一头尖，经岁不凋，新陈相换。其花赤黄色。实似丁香，色青，不可食。干甚端伟，高者十余丈，巨者数十围，气甚芬芳，为梁栋器物皆佳，盖良材也。色赤者坚，白者脆。其近根年深向阳者，结成草木山水之状，俗呼为骰柏楠，宜作器。

楠材

【气味】　**辛，微温，无毒。**〔藏器曰〕苦，温，无毒。〔大明曰〕热，微毒。

【主治】　**霍乱吐下不止，煮汁服。**别录。**煎汤洗转筋及足肿。枝叶同功。**大明。

【附方】　新三。**水肿自足起**削楠木、桐木煮汁渍足，并饮少许，日日为之。肘后方。**心胀腹痛**未得吐下。取楠木削三四两，水三升，煮三沸，饮之。肘后方。**聤耳出脓**楠木烧研，以绵杖缴入。圣惠方。

皮

【气味】　**苦，温，无毒。**

【主治】　**霍乱吐泻，小儿吐乳，暖胃正气，并宜煎服。**李珣。

樟拾遗

【释名】　〔时珍曰〕其木理多文章，故谓之樟。

【集解】　〔藏器曰〕江东䑸船多用樟木。县名豫章，因木得名。〔时珍曰〕西南处处山谷有之。木高丈余。小叶似楠而尖长，背有黄赤茸毛，四时不凋。夏开细花，结小子。木大者数抱，肌理细而错纵有文，宜于雕刻，气甚芬烈。豫、章乃二木名，一类二种也。豫即钓樟，见下条。

樟材

【气味】　**辛，温，无毒。**

【主治】　**恶气中恶，心腹痛鬼疰，霍乱腹胀，宿食不消，常吐酸臭水，酒煮服，无药处用之。煎汤，浴脚气疥癣风痒。作履，除脚气。**藏器。

【发明】　〔时珍曰〕霍乱及干霍乱须吐者，以樟木屑煎浓汁吐之，甚良。又中恶、鬼气卒死者，以樟木烧烟熏之，待苏乃用药。此物辛烈香窜，能去湿气、辟邪恶故也。

【附方】　新一。**手足痛风**冷痛如虎咬者。用樟木屑一斗，急流水一石，煎极滚泡之，乘热安足于桶上熏之。以草荐围住，勿令汤气入目。其功甚捷，此家传经验方也。虞抟医学正传。

瘿节

【主治】　**风疰鬼邪。**时珍。

【附方】　新一。**三木节散**治风劳，面色青白，肢节沉重，膂间痛，或寒或热，或躁或嗔，思食不能食，被虫侵蚀，证状多端。天灵盖酥炙研二两，牛黄、人中白焙各半两，麝香二钱，为末。别以樟木瘤节、皂荚木瘤节、槐木瘤节各为末五两，每以三钱，水一盏，煎半盏，去滓，调前末一钱，五更顿服，取下虫物为妙。

圣惠方。

钓樟别录下品

校正：并入拾遗枕材。

【释名】 **乌樟**弘景**枨**音纶。**枕**音沈**豫**纲目〔时珍曰〕樟有大、小二种，紫、淡二色。此即樟之小者。按郑樵通志云：钓樟亦樟之类，即尔雅所谓枨无疵是也。又相如赋云：楩、楠、豫、章。颜师古注云：豫即枕木，章即樟木。二木生至七年，乃可分别。观此，则豫即别录所谓钓樟者也。根似乌药香，故又乌樟。

【集解】 〔弘景曰〕钓樟出桂阳、邵陵诸处，亦呼作乌樟，方家少用，而俗人多识。〔恭曰〕生郴州山谷。树高丈余，叶似楠叶而尖长，背有赤毛，若枇杷叶上毛。八月、九月采根皮，日干。〔柄曰〕根似乌药香。〔藏器曰〕枕生南海山谷。作舸船，次于樟木。

根皮

【气味】 **辛，温，无毒。**

【主治】 **金疮止血，刮屑傅之，甚验。**别录。**磨服，治霍乱。**萧炳。**治奔豚脚气水肿，煎汤服。亦可浴疮痍疥癣风瘙，并研末傅之。**大明。

茎叶

【主治】 **置门上，辟天行时气。**萧炳。

乌药宋开宝

【释名】 **旁其**拾遗**鳑魮**纲目**矮樟**〔时珍曰〕乌以色名。其叶状似鳑魮鲫鱼，故俗呼为鳑魮树。拾遗作旁其，方音讹也。南人亦呼为矮樟，其气似樟也。

【集解】 〔藏器曰〕乌药生岭南邕州、容州及江南。树生似茶，高丈余。一叶三桠，叶青阴白。根状似山芍药及乌樟，根色黑褐，作车毂纹，横生。八月采根。其直根者不堪用。〔颂曰〕今台州、雷州、衡州皆有之，以天台者为胜。木似茶楼，高五七尺。叶微圆而尖，面青背白，有纹。四五月开细花，黄白色。六月结实。根有极大者，又似钓樟根。然根有二种：岭南者黑褐色而坚硬，天台者白而虚软，并以八月采。根如车毂纹、形如连珠者佳。或云：天台者香白可爱，而不及海南者力大。〔承曰〕世称天台者为胜。今比之洪州、衡州者，天台香味为劣，入药功效亦不及。但肉色颇赤，而差细小尔。〔时珍曰〕吴、楚山中极多，人以为薪。根、叶皆有香气，但根不甚大，才如芍药尔。嫩者肉白，老者肉褐色。其子如冬青子，生青熟紫，核壳极薄。其仁亦香而苦。

根

【气味】 **辛，温，无毒。**〔好古曰〕气厚于味，阳也。入足阳明、少阴经。

【主治】 **中恶心腹痛，蛊毒疰忤鬼气，宿食不消，天行疫瘴，膀胱肾间冷气攻冲背膂，妇人血气，小儿腹中诸虫。**藏器。**除一切冷，霍乱，反胃吐食泻痢，痈疖疥疠，并解冷热，其功不可悉载。猫、犬百病，并可磨服。**大明。**理元气。**好古。**中气脚气疝气，气厥头痛，肿胀喘急，止小便频数及白浊。**时珍。

【发明】 〔宗奭曰〕乌药性和，来气少，走泄多，但不甚刚猛。与沉香同磨作汤点服，治胸腹冷气甚稳当。〔时珍曰〕乌药辛温香窜，能散诸气。故惠民和剂局方治中风中气诸证，用乌药顺气散者，先疏其气，气顺则风散也。严用和济生方治七情郁结，上气喘急，用四磨汤者，降中兼升，泻中带补也。其方以人参、乌药、沉香、槟榔各磨浓汁七分，合煎，细细咽之。朱氏集验方治虚寒小便频数，缩泉丸，用同益智子等分为丸服者，取其通阳明、少阴经也。方见草部益智子下。

【附方】　新十一。**乌沉汤**治一切气，一切冷，补五脏，调中壮阳，暖腰膝，去邪气，冷风麻痹，膀胱、肾间冷气，攻冲背膂，俯仰不利，风水毒肿，吐泻转筋，癥癖刺痛，中恶心腹痛，鬼气疰忤，天行瘴疫，妇人血气痛。用天台乌药一百两，沉香五十两，人参三两，甘草爁四两，为末。每服半钱，姜盐汤空心点服。和剂局方。**一切气痛**不拘男女，冷气、血气、肥气、息贲气、伏梁气、奔豚气，抢心切痛，冷汗，喘息欲绝。天台乌药小者酒浸一夜炒、茴香炒、青橘皮去白炒、良姜炒等分，为末。温酒、童便调下。卫生家宝方。**男妇诸病**香乌散：用香附、乌药等分，为末。每服一二钱。饮食不进，姜、枣汤下；疟疾，干姜、白盐汤下；腹中有虫，槟榔汤下；头风虚肿，茶汤下；妇人冷气，米饮下；产后血攻心脾痛，童便下；妇人血海痛，男子疝气，茴香汤下。乾坤秘韫。**小肠疝气**乌药一两，升麻八钱，水二钟，煎一钟，露一宿，空心热服。孙天仁集效方。**脚气掣痛**乡村无药。初发时即取土乌药，不犯铁器，布揩去土，瓷瓦刮屑，好酒浸一宿。次早空心温服，溏泄即愈。入麝少许尤佳。痛入腹者，以乌药同鸡子瓦罐中水煮一日，取鸡子，切片蘸食，以汤送下，甚效。永类钤方。**血痢泻血**乌药烧存性研，陈米饭丸梧子大。每米饮下三十丸。普济方。**小儿慢惊**昏沉或搐。乌药磨水，灌之。济急方。**气厥头痛**不拘老[①]少及产后头痛。天台乌药、川芎䓖等分，为末。每服二钱，腊茶清调下。产后，铁锤烧红淬酒调下。济生方。**咽喉闭痛**生乌药即矮樟根，以酸醋二盏，煎一盏，先噙后咽，吐出痰涎为愈。经验方。**孕中有痛**洪州乌药软白香辣者五钱，水一盏，牛皮胶一片，同煎至七分，温服。乃龚彦德方也。妇人良方。**心腹气痛**乌药水磨浓汁一盏，入橘皮一片，苏一叶，煎服。集简方。

嫩叶

【主治】　**炙碾煎饮代茗，补中益气，止小便滑数**。藏器。

【发明】　〔时珍曰〕乌药，下通少阴肾经，上理脾胃元气。故丹溪朱氏补阴丸药中，往往加乌药叶也。

子

【主治】　**阴毒伤寒，腹痛欲死。取一合炒起黑烟，投水中，煎三五沸，服一大盏，汗出阳回即瘥**。斗门方。

【附录】　**研药**〔珣曰〕生南海诸州小树，叶如椒，根如乌药而圆小。根味苦，温，无毒。主霍乱，下痢赤白，中恶蛊毒，腹内不调者。锉，水煎服。

櫰香音怀。纲目

【释名】　**兜娄婆香**

【集解】　〔时珍曰〕櫰香，江淮、湖岭山中有之。木大者近丈许，小者多被樵采。叶青而长，有锯齿，状如小蓟叶而香，对节生。其根状如枸杞根而大，煨之甚香。楞严经云：坛前安一小炉，以兜娄婆香煎水沐浴，即此香也。

根

【气味】　**苦，涩，平，无毒。**

【主治】　**头疖肿毒。碾末，麻脂调涂，七日腐落**。时珍。

必栗香拾遗

【释名】　**花木香　詹香**

【集解】　〔藏器曰〕必栗香生高山中。叶如老椿，捣置上流，鱼悉暴腮而

---

① 老：原作“多”，义晦，今《济生方》未见，谨改。

死。木为书轴，白鱼不损书也。

【气味】 **辛，温，无毒。**

【主治】 **鬼疰心气，断一切恶气，煮汁服之。烧为香，杀虫、鱼。**藏器。

枫香脂唐本草

【释名】 **白胶香**〔时珍曰〕枫树枝弱善摇，故字从风。俗呼香枫。金光明经谓其香为须萨折罗婆香。〔颂曰〕尔雅谓枫为欇欇，言风至则欇欇而鸣也。梵书谓之萨阇罗婆香。

【集解】 〔恭曰〕枫香脂，所在大山中皆有之。〔颂曰〕今南方及关陕甚多。树甚高大，似白杨。叶圆而作歧，有三角而香。二月有花，白色。乃连着实，大如鸭卵。八月、九月熟时，暴干可烧。南方草木状云：枫实惟九真有之。用之有神，乃难得之物。其脂为白胶香，五月斫为坎，十一月采之。说文解字云：枫木，厚叶弱枝善摇。汉宫殿中多植之，至霜后叶丹可爱，故称枫宸。任昉述异记云：南中有枫子鬼。木之老者为人形，亦呼为灵枫，盖瘤瘿也。至今越巫有得之者，以雕刻鬼神，可致灵异。〔保升曰〕王瓘轩辕本纪云：黄帝杀蚩尤于黎山之丘，掷其械于大荒之中，化为枫木之森。尔雅注云：其脂入地，千年为琥珀。〔时珍曰〕枫木枝干修耸，大者连数围。其木甚坚，有赤有白，白者细腻。其实成球，有柔刺。嵇含言枫实惟出九真者，不知即此枫否。孙炎尔雅正义云：枫子鬼乃欇木上寄生枝，高三四尺，天旱以泥涂之，即雨也。荀伯子临川记云：岭南枫木，岁久生瘤如人形，遇暴雷骤雨则暗长三五尺，谓之枫人。宋齐丘化书云：老枫化为羽人。数说不同，大抵瘿瘤之说，犹有理也。

香脂

【修治】 〔时珍曰〕凡用以齑水煮二十沸，入冷水中，揉扯数十次，晒干用。

【气味】 **辛、苦，平，无毒。**

【主治】 **瘾疹风痒浮肿，煮水浴之。又主齿痛。**唐本。**一切痈疽疮疥，金疮吐衄咯血，活血生肌，止痛解毒。烧过揩牙，永无牙疾。**时珍。

【发明】 〔震亨曰〕枫香属金，有水与火。其性疏通，故木易有虫穴，为外科要药。近世不知，误以松脂之清莹者为之，甚谬。〔宗奭曰〕枫香、松脂皆可乱乳香。但枫香微白黄色，烧之可见真伪。〔时珍曰〕枫香、松脂皆可乱乳香，其功虽次于乳香，而亦仿佛不远。

【附方】 旧一，新十五。**吐血不止**白胶香为散。每服二钱，新汲水调下。简要济众。**吐血衄血**白胶香、蛤粉等分，为末。姜汁调服。王璆百一选方。**吐血咯血**澹寮方：用白胶香、铜青各一钱，为末。入干柿内，纸包煨熟，食之。圣惠方用白胶香切片炙黄一两，新绵一两烧灰，为末。每服一钱，米饮下。**金疮断筋**枫香末傅之。危氏方。**便痈脓血**白胶香一两，为末。入麝香、轻粉少许，掺之。袖珍方。**小儿奶疽**生面上。用枫香为膏，摊贴之。活幼全书。**瘰疬软疖**白胶香一两化开，以蓖麻子六十四粒研入，待成膏，摊贴。儒门事亲。**诸疮不合**白胶香、轻粉各二钱，猪脂和涂。直指方。**一切恶疮**水沉金丝膏：用白胶香、沥青各一两，以麻油、黄蜡各二钱半，同熔化，入冷水中扯千遍，摊贴之。儒门事亲。**恶疮疼痛**枫香、腻粉等分，为末。浆水洗净，贴之。寿亲养老书。**久近胫疮**白胶香为末，以酒瓶上箬叶夹末，贴之。袖珍方。**小儿疥癣**白胶香、黄檗、轻粉等分，为末。羊骨髓和，傅之。儒门事亲。**大便不通**白胶香半枣大，鼠粪二枚，研匀，水和作挺。纳入肛内，良久自通。普济方。**年久牙痛**枫香脂为末，以香炉内灰和匀。每旦揩擦。危氏得效方。**鱼骨哽咽**白胶香细细吞之。圣惠方。

木皮

【气味】 **辛，平，有小毒。**苏恭。

【主治】 **水肿，下水气，煮汁用之。**苏恭。**煎饮，止水痢为最。**藏器。**止霍乱刺风冷风，煎汤浴之。**大明。

【正误】 〔藏器曰〕枫皮性涩，能止水痢。苏云下水肿，水肿非涩药所疗，又云有毒，明见其谬。

【附方】 新一。**大风疮**枫子木烧存性研、轻粉等分，麻油调搽，极妙。章贡有鼓角匠病此，一道人传方，遂愈。经验良方。

根叶

【主治】 **痈疽已成，擂酒饮，以滓贴之。**时珍。

菌

【气味】 **有毒，食之令人笑不止，地浆解之。**弘景。

薰陆香　乳香别录上品

【释名】 **马尾香**海药**天泽香**内典**摩勒香**纲目**多伽罗香**〔宗奭曰〕薰陆即乳香，为其垂滴如乳头也。熔塌在地者为塌香，皆一也。〔时珍曰〕佛书谓之天泽香，言其润泽也。又谓之多伽罗香，又曰杜噜香。李珣言薰陆是树皮，乳是树脂。陈藏器言乳是薰陆之类。寇宗奭言是一物。陈承言薰陆是总名，乳是薰陆之乳头也。今考香谱言乳有十余品，则乳乃熏陆中似乳头之一品尔。陈承之说为近理。二物原附沉香下，宋嘉祐本草分出二条，今据诸说，合并为一。

【集解】 〔恭曰〕薰陆香形似白胶香，出天竺者色白，出单于者夹绿色，香亦不甚。〔珣曰〕按广志云：薰陆香是树皮鳞甲，采之复生。乳头香生南海，是波斯松树脂也，紫赤如樱桃，透明者为上。〔藏器曰〕乳香即薰陆之类也。〔禹锡曰〕按南方异物志云：薰陆出大秦国。在海边有大树，枝叶正如古松，生于沙中。盛夏木胶流出沙上，状如桃胶。夷人采取卖与商贾，无贾则自食之。〔宗奭曰〕薰陆木叶类棠梨，南印度界阿吒厘国出之，谓之西香，南番者更佳，即乳香也。〔承曰〕西出天竺，南出波斯等国。西者色黄白，南者色紫赤。日久重叠者，不成乳头，杂以沙石。其成乳者，乃新出未杂沙石者也。薰陆是总名，乳是薰陆之乳头也。今松脂、枫脂中，亦有此状者甚多。〔时珍曰〕乳香今人多以枫香杂之，惟烧之可辨。南番诸国皆有。宋史言乳香有一十三等。按叶廷珪香录云：乳香一名薰陆香，出大食国南，其树类松。以斤斫树，脂溢于外，结而成香，聚而成块。上品为拣香，圆大如乳头，透明，俗呼滴乳。又曰明乳，其色亚于拣香。又次为瓶香，以瓶收者。又次曰袋香，言收时只置袋中。次为乳塌，杂沙石者。次为黑塌，色黑。次为水湿塌，水渍色败气变者。次为斫削，杂碎不堪。次为缠末，播扬为尘者。观此则乳有自流出者，有斫树溢出者。诸说皆言其树类松。寇氏言类棠梨，恐亦传闻，当从前说。道书乳香、檀香谓之浴香，不可烧祀上真。

【修治】 〔颂曰〕乳性至粘难碾。用时以缯袋挂于窗隙间，良久取研，乃不粘也。〔大明曰〕入丸散，微炒杀毒，则不粘。〔时珍曰〕或言乳香入丸药，以少酒研如泥，以水飞过，晒干用。或言以灯心同研则易细。或言以糯米数粒同研，或言以人指甲二三片同研，或言以乳钵坐热水中乳之，皆易细。外丹本草云：乳香以韭实、葱、蒜煅伏成汁，最柔五金。丹房镜源云：乳香哑铜。

【气味】 **微温，无毒。**〔大明曰〕乳香，辛，热，微毒。〔元素曰〕苦、辛，纯阳。〔震亨曰〕善窜，入手少阴经。

【主治】 **薰陆主风水毒肿，去恶气伏尸，瘾疹痒毒。乳香同功。**别录。**乳香治耳聋，中风口噤不语，妇人血气，止大肠泄澼，疗诸疮，令内消，能发酒，理风冷。**藏器。**下气益精，补腰膝，治肾气，止霍乱，冲恶中邪气，心腹痛疰气。煎膏，止痛长肉。**大明。**治不眠。**之才。**补肾，定诸经之痛。**元素。**仙方用以辟谷。**李珣。**消痈疽诸毒，托里护心，活血定痛伸筋，治妇人产难折伤。**时珍。

【发明】 〔时珍曰〕乳香香窜，能入心经，活血定痛，故为痈疽疮疡、心腹痛要药。素问云：诸痛痒疮疡，皆属心火是矣。产科诸方多用之，亦取其活血之功尔。陈自明妇人良方云：知蕲州施少卿，得神寝丸方于蕲州徐太丞，云妇人临产月服之，令胎滑易生，极有效验。用通明乳香半两，枳壳一两，为末，炼蜜丸梧子大，每空心酒服三十丸。李嗣立治痈疽初起，内托护心散，云：香彻疮孔中，能使毒气外出，不致内攻也。方见谷部绿豆下。按葛洪抱朴子云：浮炎洲在南海中，出薰陆香，乃树有伤穿，木胶流堕。夷人采之，恒患狤猸兽啖之。此兽斫刺不死，以杖打之皮不伤，而骨碎乃死。观此，则乳香之治折伤，虽能活血止痛，亦其性然也。杨清叟云：凡人筋不伸者，敷药宜加乳香，其性能伸筋。

【附方】 旧五，新二十六。**口目㖞斜**乳香烧烟熏之，以顺其血脉。证治要诀。**祛风益颜**真乳香二斤，白蜜三斤，瓷器合煎如饧。每旦服二匙。奇效方。**急慢惊风**乳香半两，甘遂半两，同研末。每服半钱，用乳香汤下，小便亦可。王氏博济方。**小儿内钓腹痛。**用乳香、没药、木香等分，水煎服之。阮氏小儿方。**小儿夜啼**乳香一钱，灯花七枚，为末。每服半字，乳汁下。圣惠方。**心气疼痛**不可忍。用乳香三两，真茶四两，为末，以腊月鹿血和，丸弹子大。每温醋化一丸，服之。瑞竹堂经验方。**冷心气痛**乳香一粒，胡椒四十九粒，研，入姜汁，热酒调服。潘氏经验方。**阴证呃逆**乳香同硫黄烧烟，嗅之。伤寒蕴要。**辟禳瘟疫**每腊月二十四日五更，取第一汲井水浸乳香。至元旦五更温热，从小至大，每人以乳一块，饮水三呷，则一年无时灾。孔平仲云：此乃宣圣之方，孔氏七十余代用之也。**梦寐遗精**乳香一块，拇指大，卧时细嚼，含至三更咽下，三五服即效。医林集要。**淋癃溺血**取乳香中夹石者，研细，米饮服一钱。危氏得效方。**难产催生**简要济众方用黄明乳香五钱。为末，母猪血和，丸梧子大。每酒服五丸。经验方用乳香，以五月五日午时，令一人在壁内奉乳钵，一童子在壁外，以笔管自壁缝中逐粒递过，放钵内研细，水丸芡子大。每服一丸，无灰酒下。圣惠方① 用明乳香一豆大，为末，新汲水一盏，入醋少许。令产妇两手捉石燕，念虑药② 三遍乃饮之。略行数步即下。海上方用乳香、朱砂等分，为末。麝香酒服一钱，良久自下。**咽喉骨哽**乳香一钱，水研服之。卫生易简方。**香口辟臭**滴乳噙之。摘玄方。**风虫牙痛**不可忍者。梅师方用薰陆香嚼，咽其汁，立瘥。朱氏集验方用乳香豆许安孔中，烧烟箸烙化立止。又方：乳香、川椒末各一钱，为末，化蜡和

---

① 圣惠方：此方见《普济方》卷三五六。

② 虑药：福药也。《普济方》卷三五六作"医灵药圣"四字。

作丸，塞乳中。直指方用乳香、巴豆等分，研和蜡丸，塞之。圣惠方用乳香、枯矾等分，蜡丸，塞之。**大风疠疾**摩勒香一斤，即乳头内光明者，细研，入牛乳五升，甘草末四两，瓷盒盛之，安桌子上，置中庭，安剑一口。夜于北极下祝祷，去盒子盖，露一夜。次日入甑中蒸，炊三斗米熟即止。夜间依前祝露又蒸，如此三次乃止。每服一茶匙，空心及晚食前温酒调服。服后当有恶物出，至三日三夜乃愈也。圣惠方。**漏疮脓血**白乳香二钱，牡蛎粉一钱，为末，雪糕丸麻子大。每姜汤服三十丸。直指方。**斑痘不快**乳香研细，猪心血和，丸芡子大。每温水化服一丸。闻人规痘疹论。**痈疽寒颤**乳香半两，熟水研服。颤发于脾，乳香能入脾故也。仁斋直指方。**甲疽胬肉**脓血疼痛不愈。用乳香为末、胆矾烧研等分，傅之，内消即愈。灵苑方。**玉茎作肿**乳香、葱白等分，捣傅。山居四要。**野火丹毒**自两足起。乳香末，羊脂调涂。幼幼新书。**疬疡风驳**薰陆香、白敛同研，日日揩之。并作末，水服。千金方。**杖疮溃烂**乳香煎油，搽疮口。永类钤方。

没药宋开宝

【释名】 **末药**〔时珍曰〕没、末皆梵言。

【集解】 〔志曰〕没药生波斯国。其块大小不定，黑色，似安息香。〔颂曰〕今海南诸国及广州或有之。木之根株皆如橄榄，叶青而密。岁久者，则有脂液流滴在地下，凝结成块，或大或小，亦类安息香。采无时。〔珣曰〕按徐表南州记云：是波斯松脂也。状如神香，赤黑色。〔时珍曰〕按一统志云：没药树高大如松，皮厚一二寸。采时掘树下为坎，用斧伐其皮，脂流于坎，旬余方取之。李珣言乳香是波斯松脂，此又言没药亦是松脂，盖出传闻之误尔。所谓神香者，不知何物也。

【修治】 同乳香。

【气味】 **苦，平，无毒。**

【主治】 **破血止痛，疗金疮杖疮，诸恶疮痔漏，卒下血，目中翳晕痛肤赤。**开宝。**破癥瘕宿血，损伤瘀血，消肿痛。**大明。**心胆虚，肝血不足。**好古。**坠胎，及产后心腹血气痛，并入丸散服。**李珣。**散血消肿，定痛生肌。**时珍。

【发明】 〔权曰〕凡金刃所伤，打损踠跌坠马，心腹血瘀者，并宜研烂热酒调服。推陈致新，能生好血。〔宗奭曰〕没药大概通滞血。血滞则气壅瘀，气壅瘀则经络满急，经络满急故痛且肿。凡打扑踠跌，皆伤经络，气血不行，瘀壅作肿痛也。〔时珍曰〕乳香活血，没药散血，皆能止痛消肿生肌。故二药每每相兼而用。

【附方】 旧二，新七。**历节诸风**骨节疼痛，昼夜不止。没药末半两，虎胫骨酥炙为末三两。每服二钱，温酒调下。图经本草。**筋骨损伤**米粉四两炒黄，入没药、乳香末各半两，酒调成膏，摊贴之。御药院方。**金刃所伤**未透膜者。乳香、没药各一钱，以童子小便半盏，温化服之。为末亦可。奇效良方。**小儿盘肠气痛**。没药、乳香等分，为末。以木香磨水煎沸，调一钱服，立效。汤氏[1]婴孩宝书。**妇人腹痛**内伤疠刺。没药末一钱，酒服便止。图经本草。**妇人血运**方同上。**血气心痛**没药末二钱，水一盏，酒一盏，煎服。医林集要。**产后恶血**没药、血竭末各一钱，童子小便、温酒各半盏，煎沸服，良久再服。恶血自下，更不生痛。妇人良方。**女人异疾**女人月事退出，皆作禽兽之

---

① 汤氏：原作“杨氏”，今据《宋史·艺文志》及卷一引据古今医家书目改。

形，欲来伤人。先将绵塞阴户，乃顿服没药末一两，白汤调下，即愈。危氏方。

麒麟竭唐本草

【释名】 **血竭**〔时珍曰〕麒麟亦马名也。此物如干血，故谓之血竭。曰麒麟者，隐之也。旧与紫铆同条，紫铆乃此树上虫所造成，今分入虫部。

【集解】 〔恭曰〕麒麟竭树名渴留，紫铆树名渴禀，二物大同小异。〔志曰〕二物同条，功效亦别。紫铆色赤而黑，其叶大如盘，铆从叶上出。麒麟竭色黄而赤，从木中出，如松脂。〔珣曰〕按南越志云：麒麟竭，是紫铆枝之脂也。欲验真伪，但嚼之不烂如蜡者为上。〔颂曰〕今南番诸国及广州皆出之。木高数丈，婆娑可爱。叶似樱桃而有三角。其脂液从木中流出，滴下如胶饴状，久而坚凝，乃成竭，赤作血色。采无时。旧说与紫铆大都相类，而别是一物，功力亦殊 。〔敩曰〕凡使勿用海母血，真相似，只是味咸并腥气。麒麟竭味微咸甘，似卮子气也。〔时珍曰〕麒麟竭是树脂，紫铆是虫造。按一统志云：血竭树略如没药树，其肌赤色。采法亦于树下掘坎，斧伐其树，脂流于坎，旬日取之。多出大食诸国。今人试之，以透指甲者为真。独孤滔丹房镜源云：此物出于西胡，禀荧惑之气而结。以火烧之，有赤汁涌出，久而灰不变本色者，为真也。

【修治】 〔敩曰〕凡使先研作粉，筛过入丸散中用。若同众药捣，则化作尘飞也。

【气味】 **甘、咸，平，无毒**①。〔大明曰〕得蜜陀僧良。

【主治】 **心腹卒痛，金疮血出，破积血，止痛生肉，去五脏邪气。**唐本。**打伤折损，一切疼痛，血气搅刺，内伤血聚，补虚，并宜酒服。**李珣。**补心包络、肝血不足。**好古。**益阳精，消阴滞气。**太清修炼法。**傅一切恶疮疥癣，久不合。性急，不可多使，却引脓。**大明。**散滞血诸痛，妇人血气，小儿瘈瘲。**时珍。

【发明】 〔时珍曰〕麒麟竭，木之脂液，如人之膏血，其味甘咸而走血，盖手、足厥阴药也。肝与心包皆主血故尔。河间刘氏云"血竭除血痛，为和血之圣药"是矣。乳香、没药虽主血病，而兼入气分，此则专于血分者也。

【附方】 旧一，新十一。**白虎风痛**走注，两膝热肿。用麒麟竭、硫黄末各一两，每温酒服一钱。圣惠方。**新久脚气**血竭、乳香等分同研，以木瓜一个，剜孔入药在内，以面厚裹，砂锅煮烂，连面捣，丸梧子大。每温酒服三十丸。忌生冷。奇效方。**慢惊瘈瘲**定魄安魂，益气。用血竭半两，乳香二钱半，同捣成剂，火炙溶丸梧子大。每服一丸，薄荷煎汤化下。夏月用人参汤。御药院方。**鼻出衄血**血竭、蒲黄等分为末，吹之。医林集要。**血痔肠风**血竭末，傅之。直指方。**金疮出血**麒麟竭末，傅之立止。广利方。**产后血冲心胸满喘**，命在须臾。用血竭、没药各一钱，研细，童便和酒调服。医林集要。**产后血运**不知人及狂语。用麒麟竭一两，研末。每服二钱，温酒调下。太平圣惠方。**收敛疮口**血竭末一字，麝香少许，大枣烧灰半钱，同研。津调涂之。究原方。**臁疮不合**血竭末傅之，以干为度。济急仙方。**嵌甲疼痛**血竭末，傅之。医林集要。**腹中血块**血竭、没药各一两，滑石牡丹皮同煮过一两，为末，醋糊丸梧子大，服之。摘玄方。

---

① 无毒：《千金翼》卷二及《证类本草》卷十三作"有小毒"。

质汗宋开宝

【释名】 〔时珍曰〕汗音寒，番语也。

【集解】 〔藏器曰〕质汗出西番，煎柽乳、松泪、甘草、地黄并热血成之。番人试药，以小儿断一足，以药纳口中，将足踏之，当时能走者良。

【气味】 **甘，温，无毒。**

【主治】 **金疮伤折，瘀血内损，补筋肉，消恶血，下血气，妇人产后诸血结，腹痛内冷不下食。并以酒消服之，亦傅病处。**藏器。

【附方】 新一。**室女经闭**血结成块，心腹攻痛。质汗、姜黄、川大黄炒各半两，为末。每服一钱，温水下。圣济总录。

安息香唐本草

【释名】 〔时珍曰〕此香辟恶，安息诸邪，故名。或云：安息，国名也。梵书谓之拙贝罗香。

【集解】 〔恭曰〕安息香出西戎。状如松脂，黄黑色，为块。新者亦柔韧。〔珣曰〕生南海波斯国，树中脂也，状若桃胶，秋月采之。〔禹锡曰〕按段成式酉阳杂俎云：安息香树出波斯国，呼为辟邪树。长二三丈，皮色黄黑。叶有四角，经寒不凋。二月开花黄色，花心微碧。不结实。刻其树皮，其胶如饴，名安息香，六七月坚凝乃取之。烧之，通神明，辟众恶。〔时珍曰〕今安南、三佛齐诸地皆有之。一统志云：树如苦楝，大而且直。叶似羊桃而长。木心有脂作香。叶廷珪香录云：此乃树脂，形色类胡桃瓤。不宜于烧，而能发众香，故人取以和香。今人和香有如饧者，谓之安息油。机曰：或言烧之能集鼠者为真。

【气味】 **辛、苦、平，无毒。**

【主治】 **心腹恶气，鬼疰。**唐本。**邪气魍魉，鬼胎血邪，辟蛊毒，霍乱风痛，男子遗精，暖肾气，妇人血噤，并产后血运。**大明。**妇人夜梦鬼交，同臭黄合为丸，烧熏丹穴，永断。**李珣。**烧之，去鬼来神**。萧炳。**治中恶魇寐，劳瘵传尸。**时珍。

【附方】 新四。**卒然心痛**或经年频发。安息香研末，沸汤服半钱。危氏得效方。**小儿肚痛**曲脚而啼。安息香丸：用安息香酒蒸成膏。沉香、木香、丁香、藿香、八角茴香各三钱，香附子、缩砂仁、炙甘草各五钱，为末。以膏和，炼蜜丸芡子大。每服一丸，紫苏汤化下。全幼心鉴。**小儿惊邪**安息香一豆许，烧之自除。奇效良方。**历节风痛**用精猪肉四两切片，裹安息香二两，以瓶盛灰，大火上着一铜版片隔之，安香于上烧之，以瓶口对痛处熏之，勿令透气。圣惠方。

苏合香别录上品

【释名】 〔时珍曰〕按郭义恭广志云：此香出苏合国，因以名之。梵书谓之咄鲁瑟剑。

【集解】 〔别录曰〕苏合香出中台川谷。〔恭曰〕今从西域及昆仑来。紫赤色，与紫真檀相似，坚实极芳香，性重如石，烧之灰白者好。〔颂曰〕今广州虽有苏合香，但类苏木，无香气。药中只用如膏油者，极芬烈。陶隐居为狮子矢者，亦是指此膏油者言之尔。梁书云：中天竺国出苏合者，是诸香汁煎成，非自然一物也。又云：大秦国人采得苏合香，先煎其汁以为香膏，乃卖其滓与诸国贾人。是以展转来达中国者，不大香也。然则广南华者，其经煎煮之余乎？今用如膏油者，乃合治成者尔。〔时珍曰〕按寰宇志云：苏合油出安南、三佛齐诸国。树生膏，可为药，以浓而无滓者为上。叶廷珪香谱云：苏合香油出大食国。气味皆类笃耨香。沈括笔谈云：今之苏合香赤色如坚木，又有苏合油如黐胶，人多用之。而刘梦得传信方言苏合香多薄叶，子如金色，按之即少，放之即起，良久不定，如虫动，气烈者佳。如此则全非今所用者，宜精考之。窃按沈氏所说，亦是油也。不必致疑。

【正误】 〔弘景曰〕苏合香俗传是狮子屎，外国说不尔。今皆从西域来，亦不复入药，惟供合好香尔。〔恭曰〕此是胡人诳言，陶不悟也。〔藏器曰〕苏合香色黄白，狮子屎色赤黑，二物相似而不同。狮子屎极臭。或云：狮子屎是西国草木皮汁所为，胡人将来，欲贵重之，故饰其名尔。

【气味】 **甘，温，无毒。**

【主治】 **辟恶，杀鬼精物，温疟蛊毒痫痓，去三虫，除邪，令人无梦魇。久服，通神明，轻身长年。**别录。

【发明】 〔时珍曰〕苏合香气窜，能通诸窍脏腑，故其功能辟一切不正之气。按沈括笔谈云：太尉王文正公气羸多病。宋真宗面赐药酒一瓶，令空腹饮之，可以和气血，辟外邪。公饮之，大觉安健。次日称谢。上曰：此苏合香酒也。每酒一斗，入苏合香丸一两同煮。极能调和五脏，却腹中诸疾。每冒寒夙兴，则宜饮一杯。自此臣庶之家皆仿为之，此方盛行于时。其方本出唐玄宗开元广济方，谓之白术丸。后人亦编入千金、外台，治疾有殊效。

【附方】 新二。**苏合香丸**治传尸骨蒸，殗殜肺痿，疰忤鬼气，卒心痛，霍乱吐利，时气鬼魅瘴疟，赤白暴痢，瘀血月闭，痃癖疔肿，小儿惊痫客忤，大人中风、中气、狐狸等病。用苏合油一两，安息香末二两，以无灰酒熬成膏，入苏合油内。白术、香附子、青木香、白檀香、沉香、丁香、麝香、毕拨、诃梨勒煨去核、朱砂、乌犀角镑各二两，龙脑、薰陆香各一两，为末，以香膏加炼蜜和成剂，蜡纸包收。每服旋丸梧子大，早朝取井华水，温冷任意，化服四丸。老人、小儿一丸。惠民和剂局方。**水气浮肿**苏合香、白粉、水银等分，捣匀，蜜丸小豆大。每服二丸，白水下，当下水出。肘后方。

詹糖香别录上品

【释名】 〔时珍曰〕詹言其粘，糖言其状也。

【集解】 〔弘景曰〕出晋安、岑州。上真淳者难得，多以其皮及蠹虫屎杂之，惟软者为佳。皆合香家要用，不正入药。〔恭曰〕詹糖树似橘。煎枝叶为香，似沙糖而黑。出交广以南，生晋安。近方多用之。〔时珍曰〕其花亦香，如茉莉花香气。

【气味】 **苦，微温，无毒。**

【主治】 **风水毒肿，去恶气伏尸。**别录。**治恶核恶疮。**弘景。**和胡桃、青皮捣，涂发令黑如漆。**时珍。

【附录】 **结杀**〔藏器曰〕结杀生西国，树之花也，极香。同胡桃仁入膏，和香油涂头，去头风白屑。

笃耨香纲目

【释名】

【集解】 〔时珍曰〕笃耨香出真腊国，树之脂也。树如松形。其香老则溢出，色白而透明者名白笃耨，盛夏不融，香气清远。士人取后，夏月以火炙树，令脂液再溢，至冬乃凝，复收之。其香夏融冬结。以瓠瓢盛，置阴凉处，乃得不融。杂以树皮者则色黑，名黑笃耨，为下品。

【气味】 缺

【主治】 **面黧䵟䵳。同白附子、冬瓜子、白及、石榴皮等分为末，酒浸三日，洗面后傅之。久则面莹如玉。**时珍。

【附录】 **胆八香**〔时珍曰〕胆八树生交趾、南番诸国。树如稚木犀。叶鲜红，色类霜枫。其实压油和诸香爇之，辟恶气。

龙脑香唐本草

【释名】 **片脑**纲目**羯婆罗香**衍义**膏名婆律香**〔时珍曰〕龙脑者，因其状加贵重之称也。以白莹如冰，及作梅花片者为良，故俗呼为冰片脑，或云梅花脑。番中又有米脑、速脑、金脚脑、苍龙脑等称，皆因形色命名，不及冰片、梅花者也。清者名脑油，金光明经谓之羯婆罗香。〔恭曰〕龙脑是树根中干脂。婆律香是根下清脂。旧出婆律国，因以为名也。

【集解】 〔恭曰〕龙脑香及膏香出婆律国。树形似杉木。脑形似白松脂，作杉木气，明净者善。久经风日或如雀屎者不佳。或云：子似豆蔻，皮有错甲，即杉脂也。今江南有杉木，未经试。或方土无脂，犹甘蕉之无实也，〔颂曰〕今惟南海番舶贾客货之。南海山中亦有之。相传云：其木高七八丈，大可六七围，如积年杉木状，旁生枝，其叶正圆而背白，结实如豆蔻，皮有甲错，香即木中脂也。膏即根下清液，谓之婆律膏。按段成式酉阳杂俎云：龙脑香树名固不婆律，无花实。其树有肥有瘦，瘦者出龙脑，肥者出婆律膏，香在木心中。波斯国亦出之。断其树剪取之，其膏于树端流出，斫树作坎而承之。两说大同小异。唐天宝中交趾贡龙脑，皆如蝉、蚕之形。彼人云：老树根节方有之，然极难得。禁中为瑞龙脑，带之衣衿，香闻十余步外，后不复有此。今海南龙脑，多用火煏成片，其中亦容杂伪。入药惟贵生者，状若梅花片，甚佳也。〔珣曰〕是西海波律国波律树中脂也，状如白胶香。其龙脑油本出佛誓国，从树取之。〔宗奭曰〕西域记云：西方抹罗矩吒国，在南印度境。有羯布罗香，干如松株而叶异，花果亦异，湿时无香。木干之后，循理析之，中有香，状类云母，色如冰雪，即龙脑香也。〔时珍曰〕龙脑香，南番诸国皆有之。叶廷珪香录云：乃深山穷谷中千年老杉树，其枝干不曾损动者，则有香。若损动，则气泄无脑矣。土人解作板，板缝有脑出，乃劈取之。大者成片如花瓣，清者名脑油。江南异闻录云：南唐保大中贡龙脑浆，云以缣囊贮龙脑，悬于琉璃瓶中，少顷滴沥成水，香气馥烈，大补益元气。按此浆与脑油稍异，盖亦其类尔。宋史熙宁九年，英州雷震，一山梓树尽枯，中皆化为龙脑。此虽怪异，可见龙脑亦有变成者也。

【修治】 〔恭曰〕龙脑香合糯米炭、相思子贮之，则不耗。〔时珍曰〕或言以鸡毛、相思子同入小瓷罐密收之佳。相感志言以木炭养之更良，不耗。今人多以樟脑升打乱之，不可不辨也。相思子见本条。

【气味】 **辛、苦，微寒，无毒。**〔珣曰〕苦，辛，温，无毒。〔元素曰〕热。阳中之阳。

【主治】 **妇人难产，研末少许，新汲水服，立下。**别录。**心腹邪气，风湿积聚，耳聋，明目，去目赤肤翳。**唐本。**内外障眼，镇心秘精，治三虫五痔。**李珣。**散心盛有热。**好古。**入骨，治骨痛。**李杲。**治大肠脱。**元素。**疗喉痹脑痛，鼻息齿痛，伤寒舌出，小儿痘陷，通诸窍，散郁火。**时珍。

苍龙脑

【主治】 **风疮䵟䵳，入膏煎良。不**

可点眼，伤人。李珣。

婆律香膏

【主治】 **耳聋，摩一切风**。苏恭。

【发明】 〔宗奭曰〕此物大通利关隔热塞，大人、小儿风涎闭塞，及暴得惊热，甚为济用。然非常服之药，独行则势弱，佐使则有功。于茶亦相宜，多则掩茶气。味甚清香，为百药之先，万物中香无出其右者。〔震亨曰〕龙脑属火。世知其寒而通利，然未达其热而轻浮飞越，喜其香而贵细，动辄与麝同为桂附之助。然人之阳易动，阴易亏，不可不思，〔杲曰〕龙脑入骨，风病在骨髓者宜用之。若风在血脉肌肉，辄用脑、麝，反引风入骨髓，如油入面，莫之能出也。〔王纶曰〕龙脑大辛善走，故能散热，通利结气。目痛、喉痹、下疳诸方多用之者，取其辛散也。人欲死者吞之，为气散尽也。世人误以为寒，不知其辛散之性似乎凉尔。诸香皆属阳，岂有香之至者而性反寒乎。〔时珍曰〕古方眼科、小儿科皆言龙脑辛凉、能入心经，故治目病、惊风方多用之。痘疮心热血瘀倒黡者，用引猪血直入心窍，使毒气宣散于外，则血活痘发。其说皆似是而实未当也。目病、惊病、痘病，皆火病也。火郁则发之，从治之法，辛主发散故尔。其气先入肺，传于心脾，能走能散，使壅塞通利，则经络条达，而惊热自平，疮毒能出。用猪心血能引龙脑入心经，非龙脑能入心也。沈存中良方云：痘疮稠密，盛则变黑者。用生豮猪血一橡斗，龙脑半分，温酒和服。潘氏云：一女病发热腹痛，手足厥逆，日加昏闷，形证极恶，疑是痘候。时暑月，急取屠家败血，倍用龙脑和服。得睡，须臾一身疮出而安。若非此方，则横夭矣。又宋·文天祥、贾似道皆服脑子求死不得，惟廖莹中以热酒服数握，九窍流血而死。此非脑子有毒，乃热酒引其辛香，散溢经络，气血沸乱而然尔。

【附方】 旧二，新十二。**目生肤翳**龙脑末一两，日点三五度。圣济总录。**目赤目膜**龙脑、雄雀屎各八分，为末，以人乳汁一合调成膏。日日点之，无有不验。圣惠方。**头目风热**上攻。用龙脑末半两，南蓬砂末一两，频𠻳两鼻。御药院方。**头脑疼痛**片脑一钱，纸卷作捻，烧烟熏鼻，吐出痰涎即愈。寿域方。**风热喉痹**灯心一钱，黄柏五分，并烧存性，白矾七分煅过，冰片脑三分，为末。每以一二分吹患处。此陆一峰家传绝妙方也。濒湖集简方。**鼻中息肉**垂下者。用片脑点之，自入。集简方。**伤寒舌出**过寸者。梅花片脑半分，为末。掺之，随手即愈。洪迈夷坚志。**中风牙噤**无门下药者，开关散揩之。五月五日午时，用龙脑、天南星等分，为末。每以一字揩齿二三十遍，其口自开。**牙齿疼痛**梅花脑、朱砂末各少许，揩之立止。集简方。**痘疮狂躁**心烦气喘，妄语或见鬼神，疮色赤未透者。经验方用龙脑一钱细研，旋以猪心血丸芡子大。每服一丸，紫草汤下。少时心神便定，得睡疮发。总微论用豮猪第二番血清半杯，酒半杯，和匀，入龙脑一分温服。良久利下瘀血一二行，疮即红活。此治痘疮黑黡候恶，医所不治者，百发百中。**内外痔疮**片脑一二分，葱汁化，搽之。简便方。**酒皻鼻赤**脑子、真酥，频搽。普济方。**梦漏口疮**经络中火邪，梦漏恍惚，口疮咽燥。龙脑三钱，黄柏三两，为末，蜜丸梧子大。每麦门冬汤下十丸。摘玄方 。

子

【气味】 **辛，温。气似龙脑**。

【主治】 **下恶气，消食，散胀满，香人口**。苏恭。

【附录】 **元慈勒**〔藏器曰〕出波斯

国。状似龙脑香，乃树中脂也。味甘，平，无毒。主心病流血，合金疮，去腹内恶血，血痢下血，妇人带下，明目，去翳障、风泪、弩肉。

樟脑纲目

【释名】 **韶脑**

【集解】 〔时珍曰〕樟脑出韶州、漳州。状似龙脑，白色如雪，樟树脂膏也。胡演升炼方云煎樟脑法：用樟木新者切片，以井水浸三日三夜，入锅煎之，柳木频搅。待汁减半，柳上有白霜，即滤去滓，倾汁入瓦盆内。经宿，自然结成块也。他处虽有樟木，不解取脑。又炼樟脑法：用铜盆，以陈壁土为粉糁之，却糁樟脑一重，又糁壁土，如此四五重。以薄荷安土上，再用一盆覆之，黄泥封固，于火上款款炙之。须以意度之，不可太过、不及。勿令走气。候冷取出，则脑皆升于上盆。如此升两三次，可充片脑也。

【修治】 〔时珍曰〕凡用，每一两以二碗合住，湿纸糊口，文武水焙之。半时许取出，冷定用。又法：每一两，用黄连、薄荷六钱，白芷、细辛四钱，荆芥、密蒙花二钱，当归、槐花一钱。以新土碗铺杉木片于底，安药在上，入水半盏，洒脑于上，再以一碗合住，糊口，安火煨之。待水干取开，其脑自升于上。以翎扫下，形似松脂，可入风热眼药。人亦多以乱片脑，不可不辨。

【气味】 **辛，热，无毒。**

【主治】 **通关窍，利滞气，治中恶邪气，霍乱心腹痛，寒湿脚气，疥癣风瘙，龋齿，杀虫辟蠹。着鞋中，去脚气。**时珍。

【发明】 〔时珍曰〕樟脑纯阳，与焰消同性，水中生火，其焰益炽，今丹炉及烟火家多用之。辛热香窜，禀龙火之气，去湿杀虫，此其所长。故烧烟熏衣筐席簟，能辟壁虱、虫蛀。李石续博物志云：脚弱病人，用杉木为桶濯足，排樟脑于两股间，用帛绷定，月余甚妙。王玺医林集要方治脚气肿痛。用樟脑二两，乌头三两，为末，醋糊丸弹子大。每置一丸于足心踏之，下以微火烘之，衣被围覆，汗出如涎为效。

【附方】 新三。**小儿秃疮**韶脑一钱，花椒二钱，脂麻二两，为末。以退猪汤洗后，搽之。简便方。**牙齿虫痛**普济方用韶脑、朱砂等分，擦之神效。余居士选奇方用樟脑、黄丹、肥皂去皮核等分，研匀蜜丸。塞孔中。

阿魏唐本草

校正：自草部移入此。

【释名】 **阿虞**纲目**熏渠**唐本**哈昔泥**〔时珍曰〕夷人自称曰阿，此物极臭，阿之所畏也。波斯国呼为阿虞，天竺国呼为形虞，涅槃经谓之央匮。蒙古人谓之哈昔泥，元时食用以和料。其根名稳展，云淹羊肉甚香美，功同阿魏。见饮膳正要。

【集解】 〔恭曰〕阿魏生西番及昆仑。苗叶根茎酷似白芷。捣根汁，日煎作饼者为上。截根穿暴干者为次。体性极臭而能止臭，亦为奇物也。又婆罗门云：熏渠即是阿魏，取根汁暴之如胶，或截根日干，并极臭。西国持咒人禁食之。常食用之，云去臭气。戎人重此，犹俗中贵胡椒，巴人重负蠜也。〔珣曰〕按广志云：生昆仑国。是木津液，如桃胶状。其色黑者不堪，其状黄散者为上。云南长河中亦有，与舶上来者，滋味相似一般，只无黄色。〔颂曰〕今惟广州有之，云是木膏液滴酿结成，与苏恭所说不同。按段成式酉阳杂俎云：阿魏木，生波斯国及阇那国，即北天竺也。木长八九尺，皮色青黄。三月生叶，似鼠耳。无花实。断其枝，汁出如饴，久乃坚凝，名阿魏。摩伽陀僧言：取其汁和米、豆屑合醖而成。其说与广州所生者相近。〔承曰〕阿魏合在木部。今二浙人家亦种之，枝叶香气皆同而差淡薄，但无汁膏尔。〔时珍曰〕阿魏有草、木二种。草者出西域，可晒可煎，苏恭所说是也。木者出南番，取其脂汁，李珣、苏颂、陈承所说是也。按一统志所载有此二种。云出火洲及沙鹿、海牙国者，草高尺诸，根株独立，枝叶如盖，臭气逼人，生取其汁熬作膏，名阿魏。出三佛齐及暹逻国者，树不甚高，土人纳竹筒于树内，脂满其中，冬月破筒取之。或云其脂最毒，人不敢近。每采时，以羊系于树下，自远射之。脂之毒着羊，羊毙即为阿魏。观此，则其有二种明矣。盖其树低小如枸杞、牡荆之类，西南风土不同，故或如草如木也。系羊射脂之说，俗亦相传，但无实据。谚云：黄芩无假，阿魏无真。以其多伪也。刘纯诗云：阿魏无真却有真，臭而止臭乃为珍。〔炳曰〕人多言煎蒜白为假者。〔敩曰〕验法有三：第一，以半铢安熟铜器中一宿，至明沾阿魏处白如银，永无赤色；第二，将一铢置于五斗草自然汁中一夜，至明如鲜血色；第三，将一铢安于柚树上，树立干，便是真者。凡用，乳钵研细，热酒器上裛过，入药。

【气味】 **辛，平，无毒。**

【主治】 **杀诸小虫，去臭气，破癥积，下恶气，除邪鬼蛊毒。**唐本。**治风邪鬼疰，心腹中冷。**李珣。**传尸冷气，辟瘟治疟，主霍乱心腹痛，肾气瘟瘴，御一切蕈、菜毒。**大明。**解自死牛、羊、马肉诸毒。**汪机。**消肉积。**震亨。

【发明】 〔炳曰〕阿魏下细虫，极效。〔时珍曰〕阿魏消肉积，杀小虫，故能解毒辟邪，治疟、痢、疳、劳、尸注、冷痛诸证。按王璆百一选方云：夔州谭逵病疟半年。故人窦藏叟授方：用真阿魏、好丹砂各一两，研匀，米糊和丸皂子大。每空心人参汤化服一丸，即愈。世人治疟，惟用常山、砒霜毒物，多有所损。此方平易，人所不知。草窗周密云：此方治疟以无根水下，治痢以黄连、木香汤下，疟、痢亦多起于积滞故尔。

【附方】 新十。**辟鬼除邪**阿魏枣许为末，以牛乳或肉汁煎五六沸服之。至暮，以乳服安息香枣许，久者不过十日。忌一切菜。孙待郎用之有效。唐崔行功纂要。**恶疰腹痛**不可忍者。阿魏末，热酒服一二钱，立止。永类钤方。**尸疰中恶**近死尸，恶气入腹，终身不愈。用阿魏三两。每用二钱，拌面裹作馄饨十余枚，煮熟食之，日三。服至三七日，永除。忌五辛、油物。圣惠方。**癫疝疼痛**败精恶血，结在阴囊所致。用阿魏二两，醋和荞麦面作饼裹之煨熟，大槟榔二枚钻孔，溶乳香填满，亦以荞面裹之煨熟，入硇砂末一钱，赤芍药末一两，糊丸梧子大。每食前，酒下三十丸。危氏得效方。**小儿盘肠**内吊，腹痛不止。用阿魏为末，大蒜半瓣炮熟研烂和丸麻子大。每艾汤服五丸。总微论。**脾积结块**鸡子五个，阿魏五分，黄蜡一两，同煎化，分作十服。每空心细嚼，温水送下。诸物不忌，腹痛无妨。十日后大便下血，乃积化也。保寿堂经验方。**痞块有积**阿魏五钱，五灵脂炒烟尽五钱，为末，以黄雄狗胆汁和，丸黍米大。空心唾津送下三十丸。忌羊肉、醋、面。扶寿精方。**五噎膈气**方同上。**痎疟寒热**阿魏、胭脂各一豆大，研匀，以蒜膏和，覆虎口上，男左女右。圣济总录。**牙齿虫痛**阿魏、臭黄等分，为末，糊丸绿豆大。每绵裹一丸，随左右插入耳中，立效。圣惠方。

卢会宋开宝

校正：自草部移入此。

【释名】 **奴会**开宝**讷会**拾遗**象胆**〔时珍曰〕名义未详。〔藏器曰〕俗呼为象胆，以其味苦如胆也。

【集解】 〔珣曰〕卢会生波斯国。状似黑饧，乃树脂也。〔颂曰〕今惟广州有来者。其木生山野中，滴脂泪而成。采之不拘时月。〔时珍曰〕卢会原在草部。药谱及图经所状，皆言是木脂。而一统志云：爪哇、三佛齐诸国所出者，乃草属，状如鲎尾，采之以玉器捣成膏。与前说不同，何哉？岂亦木质草形乎。

【气味】 **苦，寒，无毒。**

【主治】 **热风烦闷，胸膈间热气，明目镇心，小儿癫痫惊风，疗五疳，杀三虫及痔病疮瘘，解巴豆毒。**开宝。**主小儿诸疳热。**李珣。**单用，杀疳蛔。吹鼻，杀脑疳，除鼻痒。**甄权。**研末，傅䘌齿甚妙。治湿癣出黄汁。**苏颂。

【发明】 〔时珍曰〕卢会，乃厥阴经药也。其功专于杀虫清热。已上诸病，皆热与虫所生故也。〔颂曰〕唐刘禹锡传信方云：予少年曾患癣，初在颈项间，后延上左耳，遂成湿疮浸淫。用斑蝥、狗胆、桃根诸药，徒令蜇蠚，其疮转盛。偶于楚州，卖药人教用卢会一两，炙甘草半两，研末，先以温浆水洗癣，拭净傅之，立干便瘥。真神奇也。

【附方】 新一。**小儿脾疳**卢会、使君子等分，为末。每米饮服一二钱。卫生易简方。

胡桐泪唐本草

校正：自草部移入此。

【释名】 **胡桐硷**纲目**胡桐律**〔珣曰〕胡桐泪，是胡桐树脂也，故名泪。作律字者非也，律、泪声讹尔。〔时珍曰〕西域传云：车师国多胡桐。颜师古注云：胡桐似桐，不似桑，故名胡桐。虫食其树而汁出下流者，俗名胡桐泪，言似眼泪也。其入土石成块如卤硷者，为胡桐硷，音減。或云：律当作沥，非讹也，犹松脂名沥青之义。亦通。

【集解】 〔恭曰〕胡桐泪，出肃州以西平泽及山谷中。形似黄矾而坚实。有夹烂木者，云是胡桐树脂沦入土石硷卤地者。其树高大，皮叶似白杨、青桐、桑辈，故名胡桐木，堪器用。〔保升曰〕凉州以西有之。初生似柳，大则似桑、桐。其津下入地，与土石相染，状如姜石，极咸苦，得水便消，若矾石、消石之类。冬月采之。〔大明曰〕此有二般：木律不中入药；惟用石律，石上采之，形如小石片子，黄土色者为上。〔颂曰〕今西番亦有商人货之。〔时珍曰〕木泪乃树脂流出者，其状如膏油。石泪乃脂入土石间者，其状成块，以其得卤斥之气，故入药为胜。

【气味】 **咸、苦，大寒，无毒。**〔恭曰〕伏砒石。可为金银焊药。

【主治】 **大毒热，心腹烦满，水和服之，取吐。牛马急黄黑汗，水研三二两灌之，立瘥。**唐本。**主风虫牙齿痛，杀火毒、面毒。**大明。**风疳䘌齿，骨槽风劳。能软一切物。多服令人吐。**李珣。**瘰疬非此不能除。**元素。**咽喉热痛，水磨扫之，取涎。**时珍。

【发明】 〔颂曰〕古方稀用。今治口齿家多用，为最要之物。〔时珍曰〕石泪入地受卤气，故其性寒能除热，其味咸能入骨软坚。

【附方】 新六。**温热牙疼**喜吸风。胡桐泪，入麝香掺之。**牙疼出血**胡桐泪半两研末，夜夜贴之。或入麝香少许。圣惠方。**走马牙疳**胡桐硷、黄丹等分为末，掺之。医林集要。**牙疳宣露**脓血臭气者。胡桐泪一两，枸杞根一升。每用五钱，煎水热漱。又方：胡桐泪、葶苈等分，研掺。圣惠方。**牙齿蠹黑**乃肾虚也。胡桐泪一两，丹砂半两，麝香一分，为末，掺之。圣济总录。

返魂香海药

【集解】 〔珣曰〕按汉书云：武帝时，西国进返魂香。内传云：西海聚窟州有返魂树，状如枫、柏，花、叶香闻百里。采其根于釜中水煮取汁，炼之如漆，乃香成也。其名有六：曰返魂、惊精、回生、振灵、马精、却死。凡有疫死者，烧豆许熏之再活，故曰返魂。〔时珍曰〕张华博物志云：武帝时，西域月氏国[①]，度弱水贡此香三枚，大如燕卵，黑如桑椹，值长安大疫，西使请烧一枚辟之，宫中病者闻之即起，香闻百里，数日不歇。疫死未三日者，熏之皆活，乃返生神药也。此说虽涉诡怪，然理外之事，容或有之，未可便指为谬也。

【附录】 **兜木香**〔藏器曰〕汉武故事云：西王母降，烧兜木香末，乃兜渠国所进，如大豆。涂宫门，香闻百里。关中大疫，死者相枕，闻此香，疫皆止，死者皆起。此乃灵香，非常物也。

---

① 西域月氏国：《博物志》卷二作“弱水西国”。

本草纲目木部目录第三十五卷

木之二乔木类五十二种

檗木本经。即黄檗 **檀桓**拾遗 **小檗**唐本 **黄栌**嘉祐 **厚朴**本经。浮[①] 烂罗勒附 **杜仲**本经 **椿樗**唐本 **漆**本经 **梓**本经 **楸**拾遗 **桐**本经 **梧桐**纲目 **罂子桐**拾遗。罂桐附 **海桐**开宝。鸡桐附 **楝**本经 **槐**本经 **檀**拾遗 **荚蒾**唐本 **秦皮**本经 **合欢**本经 **皂荚**本经，鬼皂荚附 **肥皂荚**纲目 **无患子**开宝 **栾华**本经 **无食子**唐本。即没食子 **诃黎勒**唐本 **婆罗得**开宝 **榉**别录 **柳**本经 **柽柳**开宝 **水杨**唐本 **白杨**唐本 **栜移**拾遗 **松杨**拾遗 **榆**本经 **榔榆**拾遗 **芜荑**本经 **苏方木**唐本 **乌木**纲目 **桦木**开宝 **䋲木**拾遗 **椆木**拾遗。即花椆 **棕榈**嘉祐 **橉木**拾遗 **柯树**拾遗 **乌桕木**唐本 **巴豆**本经 **大风子**补遗 **海红豆**海药 **相思子**纲目 **猪腰子**纲目 **石瓜**纲目

上附方旧一百三十五，新三百三十二。

---

① 浮：此下原有“胡”字，衍文，今据《证类本草》卷十二及此后正文删。

本草纲目木部第三十五卷

木之二乔木类五十一种

檗木本经上品

【释名】 **黄檗**别录**根名檀桓**〔时珍曰〕檗木名义未详。本经言檗木及根，不言檗皮，岂古时木与皮通用乎？俗作黄柏者，省写之谬也。

【集解】 〔别录曰〕檗木生汉中山谷及永昌。〔弘景曰〕今出邵陵者，轻薄色深为胜。出东山者，厚而色浅。其根于道家入木芝品，今人不知取服。又有一种小树，状如石榴，其皮黄而苦，俗呼为子檗，亦主口疮。又一种小树，多刺，皮亦黄色，亦主口疮。〔恭曰〕子檗亦名山石榴，子似女贞，皮白不黄，亦名小檗，所在有之。今云皮黄，谬矣。按今俗用子檗皆多刺小树，名刺檗，非小檗也。〔禹锡曰〕按蜀本图经云：黄檗树高数丈。叶似吴茱萸，亦如紫椿，经冬不凋。皮外白，里深黄色。其根结块，如松下茯苓。今所在有，本出房、商、合等州山谷中。皮紧厚二三分、鲜黄者上。二月、五月采皮，日干。〔机曰〕房、商者，治里、治下用之；邵陵者，治表、治上用之。各适其宜尔。〔颂曰〕处处有之，以蜀中出者肉厚色深为佳。

【修治】 〔敩曰〕凡使檗皮，削去粗皮，用生蜜水浸半日，漉出晒干，用蜜涂，文武火炙，令蜜尽为度。每五两，用蜜三两。〔元素曰〕二制治上焦，单制治中焦，不制治下焦也。〔时珍曰〕黄檗性寒而沉，生用则降实火，熟用则不伤胃，酒制则治上，盐制则治下，蜜制则治中。

【气味】 **苦，寒，无毒。**〔元素曰〕性寒味苦，气味俱厚，沉而降，阴也。又云：苦厚微辛，阴中之阳。入足少阴经，为足太阳引经药。〔好古曰〕黄芩、栀子入肺，黄连入心，黄檗入肾，燥湿所归，各从其类也。故活人书四味解毒汤，乃上下内外通治之药。〔之才曰〕恶干漆，伏硫黄。

【主治】 **五脏肠胃中结热，黄疸肠痔，止泄痢，女子漏下赤白，阴伤蚀疮。**本经。**疗惊气在皮间，肌肤热赤起，目热赤痛，口疮。久服通神。**别录。**热疮疱起，虫疮血痢，止消渴，杀蛀虫。**藏器。**男子阴痿，及傅茎上疮，治下血如鸡鸭肝片。**甄权。**安心除劳，治骨蒸，洗肝明目，多泪，口干心热，杀疳虫，治蛔心痛，鼻衄，肠风下血，后急热肿痛。**大明。**泻膀胱相火，补肾水不足，坚肾壮骨髓，疗下焦虚，诸痿瘫痪，利下窍，除热。**元素。**泻伏火，救肾水，治冲脉气逆，不渴而小便不通，诸疮痛不可忍。**李杲。**得知母，滋阴降火。得苍术，除湿清热，为治痿要药。得细辛，泻膀胱火，治口舌生疮。**震亨。**傅小儿头疮。**时珍。

【发明】 〔元素曰〕黄檗之用有六：泻膀胱龙火，一也；利小便结，二也；除下焦湿肿，三也；痢疾先见血，四也；脐中痛，五也；补肾不足，壮骨髓，六也。凡肾水膀胱不足，诸痿厥，腰[①]无力，于黄芪汤中加用，使两足膝中气力涌出，痿软即便去也，乃瘫痪必用之药。蜜炒研末，治口疮如神。故雷公炮炙论云：口疮舌拆，立愈黄酥。谓以酥炙根黄，含之也。〔杲曰〕黄檗、苍术，乃治痿要药。凡去下焦湿热作肿及痛，并膀胱有火邪，并小便不利及黄涩者，并用酒洗黄檗、知母为君，茯苓、泽泻为佐。凡小便不通而口渴者，邪热在气分，肺中伏热不能生水，是绝小便之源也。法当用气味俱薄、淡渗之药，猪苓、泽泻之类，泻肺火而清肺金，滋水之化源。若邪热在下焦血分，不渴而小便不通者，乃素问所谓无阴则阳无以生，无阳则阴无以化。膀胱者州都之官，津液藏焉，气化则能出矣。法当用气味俱厚、阴中之阴药治之，黄檗、知母是也。长安王善夫病小便不通，渐成中满，腹坚如石，脚腿裂破出水，双睛凸出，饮食不下，痛苦不可名状。治满、利小便、渗泄之药服遍矣。予诊之曰：此乃奉养太过，膏粱积热，损伤肾水，致膀胱久而干涸，小便不化，火又逆上，而为呕哕，难经所谓关则不得小便，格则吐逆者，洁古老人言：热在下焦，但治下焦，其病必愈。遂处以北方寒水所化大苦寒之药，黄檗、知母各一两，酒洗焙碾，入桂一钱为引，熟水丸如芡子大。每服二百丸，沸汤下。少时如刀刺前阴火烧之状，溺如瀑泉涌出，床下成流，顾盼之间，肿胀消散。内经云：热者寒之。肾恶燥，急食辛以润之。以黄檗之苦寒泻热、补水润燥为君，知母之苦寒泻肾火为佐，肉桂辛热为使，寒因热用也。〔震亨曰〕黄檗走至阴，有泻火补阴之功，非阴中之火，不可用也。火有二：君火者，人火也，心火也，可以湿伏，可以水灭，可以直折，黄连之属可以制之；相火者，天火也，龙雷之火也，阴火也，不可以水湿折之，当从其性而伏之，惟黄檗之属可以降之。〔时珍曰〕古书言知母佐黄檗，滋阴降火，有金水相生之义。黄檗无知母，犹水母之无虾也。盖黄檗能制膀胱、命门阴中之火，知母能清肺金，滋肾水之化源。故洁古、东垣、丹溪皆以为滋阴降火要药，上古所未言也。盖气为阳，血为阴。邪火煎熬，则阴血渐涸，故阴虚火动之病须之。然必少壮气盛能食者，用之相宜。若中气不足而邪火炽甚者，久服则有寒中之变。近时虚损，及纵欲求嗣之人，用补阴药，往往以此二味为君，日日服饵。降令太过，脾胃受伤，真阳暗损，精气不暖，致生他病。盖不知此物苦寒而滑渗，且苦味久服，有反从火化之害。故叶氏医学统旨有“四物加知母、黄檗，久伤胃，不能生阴”之戒。

【附方】 旧十二，新三十一。**阴火为病**大补丸：用黄檗去皮，盐、酒炒褐为末，水丸梧子大。血虚，四物汤下；气虚，四君子汤下。丹溪方。**男女诸虚**孙氏集效方坎离丸：治男子、妇人诸虚百损，小便淋漓，遗精白浊等证。黄檗去皮切二斤，熟糯米一升，童子小便浸之，九浸九晒，蒸过晒研为末，酒煮面糊丸梧子大。每服一百丸，温酒送下。**上盛下虚**水火偏盛，消中等证。黄檗一斤，分作四分，用醇酒、蜜汤、盐水、童尿浸洗，晒炒为末，以知母一斤，去毛切捣熬膏和丸梧子大。每服七十丸，白汤下。活人心统。**四治坎离诸丸**方见草部苍术下。**脏毒痔漏**下血不止。孙探玄集效方檗皮丸：用川黄檗皮刮净一斤，分作四分，三分用酒、醋、童尿各浸七日，洗晒焙，一分生炒黑色，为末，炼蜜丸梧子大。每空心温酒下五十

① 腰：《汤液本草》卷下作“膝”。

丸。久服除根。杨诚经验方百补丸：专治诸虚赤白浊。用川檗皮刮净一斤，分作四分，用酒、蜜、人乳、糯米泔各浸透，炙干切研，廪米饭丸。如上法服。又陆一峰檗皮丸：黄檗一斤，分作四分，三分用醇酒、盐汤、童尿各浸二日，焙研，一分用酥炙研末，以猪脏一条去膜，入药在内扎，煮熟捣丸。如上法服之。**下血数升**黄檗一两去皮，鸡子白涂炙为末，水丸绿豆大。每服七丸，温水下。名金虎丸。普济方。**小儿下血**或血痢。黄檗半两，赤芍药四钱，为末，饭丸麻子大。每服一二十丸，食前米饮下。阎孝忠集效方。**妊娠下痢**白色，昼夜三五十行。根黄厚者蜜炒令焦为末，大蒜煨熟，去皮捣烂，和丸梧子大。每空心，米饮下三五十丸，日三服。神妙不可述。妇人良方。**小儿热泻**黄檗削皮，焙为末，用米汤和，丸粟米大。每服一二十丸，米汤下。十全博救方。**赤白浊淫**及梦泄精滑。真珠粉丸：黄檗炒、真蛤粉各一斤，为末，每服一百丸，空心温酒下。黄檗苦而降火，蛤粉咸而补肾也。又方：加知母炒、牡蛎粉煅、山药炒，等分为末，糊丸梧子大。每服八十丸，盐汤下。洁古家珍。**积热梦遗**心忪恍惚，膈中有热，宜清心丸主之。黄檗末一两，片脑一钱，炼蜜丸梧子大。每服十五丸，麦门冬汤下。此大智禅师方也。许学士本事方。**消渴尿多**能食。黄檗一斤，水一升，煮三五沸，渴即饮之，恣饮，数日即止。韦宙独行方。**呕血热极**黄檗蜜涂，炙干为末。麦门冬汤调服二钱，立瘥。经验方。**时行赤目**黄檗去粗皮为末，湿纸包裹，黄泥固，煨干。每用一弹子大，纱帕包之，浸水一盏，饭上蒸熟，乘热熏洗，极效。此方有金木水火土，故名五行汤。一丸可用三二次。龙木论。**婴儿赤目**在蓐内者。人乳浸黄檗汁点之。小品方。**眼目昏暗**每旦含黄檗一片，吐津洗之。终身行之，永无目疾。普济方。**卒喉痹痛**黄檗片含之。又以一斤，酒一斗，煮二沸，恣饮便愈。肘后方。**咽喉卒肿**食饮不通。苦酒和黄檗末傅之，冷即易。肘后方。**小儿重舌**黄檗浸苦竹沥点之。千金方。**口舌生疮**外台用黄檗含之良。深师用蜜渍取汁，含之吐涎。寇氏衍义治心脾有热，舌颊生疮。蜜炙黄檗、青黛各一分，为末，入生龙脑一字。掺之吐涎。赴筵散：用黄檗、细辛等分为末，掺。或用黄檗、干姜等分，亦良。**口疳臭烂**绿云散：用黄檗五钱，铜绿二钱，为末。掺之，漱去涎。三因方。**鼻疳有虫**黄檗二两，冷水浸一宿，绞汁温服。圣惠方。**鼻中生疮**黄檗、槟榔末，猪脂和傅。普济方。**唇疮痛痒**黄檗末，以蔷薇根汁调涂，立效。圣济录。**鬈毛毒疮**生头中，初生如蒲桃，痛甚。黄檗一两，乳香二钱半，为末，槐花煎水调作饼，贴于疮口。普济方。**小儿囟肿**生下即肿者。黄檗末水调，贴足心。普济方。**伤寒遗毒**手足肿痛欲断。黄檗五斤，水三升煮，渍之。肘后方。**痈疽乳发**初起者。黄檗末和鸡子白涂之，干即易。梅师方。**痈疽肿毒**。黄檗皮炒、川乌头炮等分，为末。唾调涂之，留头，频以米泔水润湿。集简方。**小儿脐疮**不合者。黄檗末涂之。子母秘录。**小儿脓疮**遍身不干。用黄檗末，入枯矾少许，掺之即愈。杨起简便方。**男子阴疮**有二种：一者阴蚀作臼，脓出；一者只生热疮。热疮用黄檗、黄芩等分煎汤，洗之。仍以黄檗、黄连作末，傅之。又法：黄檗煎汤洗之，涂以白蜜。肘后方。**臁疮热疮**黄檗末一两，轻粉三钱，猪胆汁调，搽之。或只用蜜炙黄檗一味。**火毒生疮**凡人冬月向火，火气入内，两股生疮，其汁淋漓。用黄檗末掺之，立愈。一妇病此，人无识者，有用此而愈。张杲医说。

冻疮裂痛乳汁调黄檗末，涂之。儒门事亲。**自死肉毒**自死六畜有毒。以黄檗末，水服方寸匕。肘后方。**敛疮生肌**黄檗末，面糊调涂，效。宣明方。

檀桓拾遗

【集解】 〔藏器曰〕檀桓乃百岁檗之根，如天门冬，长三四尺，别在一旁，小根缀之。一名檀桓芝。出灵宝方。〔时珍曰〕本经但言黄檗根名檀桓。陈氏所说乃檗旁所生檀桓芝也，与陶弘景所说同。

【气味】 **苦，寒，无毒。**

【主治】 **心腹百病，安魂魄，不饥渴。久服，轻身延年通神。**本经。**长生神仙，去万病。为散，饮服方寸匕，尽一枚有验。**藏器。

小檗唐本草

【释名】 **子檗**弘景**山石榴**〔时珍曰〕此与金樱子、杜鹃花并名山石榴，非一物也。

【集解】 〔弘景曰〕子檗树小，状如石榴，其皮黄而苦。又一种多刺，皮亦黄。并主口疮。〔恭曰〕小檗生山石间，所在皆有，襄阳岘山东者为良。一名山石榴，其树枝叶与石榴无别，但花异，子细黑圆如牛李子及女贞子尔。其树皮白，陶云皮黄，恐谬矣。今太常所贮，乃小树多刺而叶细者，名刺檗，非小檗也。〔藏器曰〕凡是檗木皆皮黄。今既不黄，非檗也。小檗如石榴，皮黄，子赤如枸杞子，两头尖，人锉枝以染黄。若云子黑而圆，恐是别物，非小檗也。〔时珍曰〕小檗山间时有之，小树也。其皮外白里黄，状如檗皮而薄小。

【气味】 **苦，大寒，无毒。**

【主治】 **口疮疳䘌，杀诸虫，去心腹中热气。**唐本。**治血崩。**时珍。妇人良方治血崩，阿茄陀丸方中用之。

黄栌宋嘉祐

【集解】 〔藏器曰〕黄栌生商洛山谷，四川界甚有之。叶圆木黄，可染黄色。

木

【气味】 **苦，寒，无毒。**

【主治】 **除烦热，解酒疸目黄，水煮服之。**藏器。**洗赤眼及汤火漆疮。**时珍。

【附方】 新一。**大风癞疾**黄栌木五两，锉，用新汲水一斗浸二七日，焙研，苏方木五两，乌麻子一斗九蒸九暴，天麻二两，丁香、乳香各一两，为末。以赤黍米一升淘净，用浸黄栌水煮米粥捣和丸梧子大。每服二三十丸，食后浆水下，日二、夜一。圣济总录。

厚朴本经中品

校正：并入有名未用逐折。

【释名】 **烈朴**日华**赤朴**别录**厚皮**同**重皮**广雅**树名榛**别录**子名逐折**别录〔时珍曰〕其木质朴而皮厚，味辛烈而色紫赤，故有厚朴、烈、赤诸名。〔颂曰〕广雅谓之重皮，方书或作厚皮也。

【集解】 〔别录曰〕厚朴生交趾、冤句。三月、九月、十月采皮，阴干。〔弘景曰〕今出建平、宜都。极厚、肉紫色为好，壳薄而白者不佳。俗方多用，道家不须也。〔颂曰〕今洛阳、陕西、江淮、湖南、蜀川山谷往往有之，而以梓州、龙州者为上。木高三四丈，径一二尺。春生叶如槲叶，四季不凋。红花而青实。皮极鳞皱而厚，紫色多润者佳，薄而白者不堪。〔宗奭曰〕今伊阳县及商州亦有，但薄而色淡，不如梓州者厚而紫色有油。〔时珍曰〕朴树肤白肉紫，叶如檗叶。五六月开细花，结实如冬青子，生青熟赤，有核。七八月采之，味甘美。

皮

【修治】 〔敩曰〕凡使要紫色味辛者为好，刮去粗皮。入丸散，每一斤用酥四两炙熟用。若入汤饮，用自然姜汁八两炙尽为度。〔大明曰〕凡入药去粗皮，用姜汁炙，或浸炒用。〔宗奭曰〕味苦。不以姜制，则棘人喉舌。

【气味】 **苦、温、无毒。**〔别录曰〕大温。〔吴普曰〕神农、岐伯、雷公：苦，无毒。李当之：小温。〔权曰〕苦、辛，大热。〔元素曰〕气温，味苦、辛。气味俱厚，体重浊而微降，阴中阳也。〔杲曰〕可升可降。〔之才曰〕干姜为之使。恶泽泻、消石、寒水石。忌豆，食之动气。

【主治】 **中风伤寒，头痛寒热惊悸，气血痹，死肌，去三虫。**本经。**温中益气，消痰下气，疗霍乱及腹痛胀满，胃中冷逆，胸中呕不止，泄痢淋露，除惊，去留热心烦满，厚肠胃。**别录。**健脾，治反胃，霍乱转筋，冷热气，泻膀胱及五脏一切气，妇人产前产后腹脏不安，杀肠中虫，明耳目，调关节。**大明。**治积年冷气，腹内雷鸣虚吼，宿食不消，去结水，破宿血，化水谷，止吐酸水，大温胃气，治冷痛，主病人虚而尿白。**甄权。**主肺气胀满，膨而喘咳。**好古。

【发明】 〔宗奭曰〕厚朴，平胃散中用，最调中，至今此药盛行，既能温脾胃，又能走冷气，为世所须也。〔元素曰〕厚朴之用有三：平胃，一也；去腹胀，二也；孕妇忌之，三也。虽除腹胀，若虚弱人，宜斟酌用之，误服脱人元气。惟寒胀大热药中兼用，乃结者散之之神药也。〔震亨曰〕厚朴属土，有火。其气温，能泻胃中之实也，平胃散用之。佐以苍术，正为泻胃中之湿，平胃土之太过，以致于中和而已，非谓温补脾胃也。习以成俗，皆谓之补，哀哉！其治腹胀者，因其味辛以提其滞气，滞行则宜去之。若气实人，误服参、芪药多补气，胀闷或作喘，宜此泻之。〔好古曰〕本草言厚朴治中风伤寒头痛，温中益气，消痰下气，厚肠胃，去腹满，果泄气乎？果益气乎？盖与枳实、大黄同用，则能泄实满，所谓消痰下气是也。若与橘皮、苍术同用，则能除湿满，所谓温中益气是也。与解利药同用，则治伤寒头痛；与泻痢药同用，则厚肠胃。大抵其性味苦温，用苦则泄，用温则补也。故成无已云：厚朴之苦，以泄腹满。〔杲曰〕苦能下气，故泄实满；温能益气，故散温满。

【附方】 旧七，新七。**厚朴煎丸**孙兆云：补肾不如补脾。脾胃气壮，则能饮食。饮食既进，则益营卫，养精血，滋骨髓。是以素问云：精不足者补之以味，形不足者补之以气。此药大补脾胃虚损，温中降气，化痰进食，去冷饮、呕吐、泄泻等证。用厚朴去皮锉片，用生姜二斤连皮切片，以水五升同煮干，去姜，焙朴。以干姜四两，甘草二两，再同厚朴以水五升煮干，去草，焙姜、朴为末。用枣肉、生姜同煮熟，去姜，捣枣和丸梧子大。每服五十丸，米饮下。一方加熟附子。王璆百一选方。**痰壅呕逆**心胸满闷，不下饮食。厚朴一两，姜汁炙黄为末。非时米饮调下二钱匕。圣惠方。**腹胀脉数**厚朴三物汤：用厚朴半斤，枳实五枚，以水一斗二升，煎取五升，入大黄四两，再煎三升。温服一升。转动更服，不动勿服。张仲景金匮要略。**腹痛胀满**厚朴七物汤：用厚朴半斤制，甘草、大黄各三两，枣十枚，大枳实五枚，桂二两，生姜五两，以水一斗，煎取四升。温服八合，日三。呕者，加半夏五合。金匮要略。**男女气胀**心闷，饮食不下，冷热相攻，久患不愈。厚朴姜汁炙焦黑，为末。以陈米饮调服二钱匕，日三服。斗门方。**反胃止泻**方同上。**中满洞泻**。厚朴、干姜等分为末，蜜丸梧子大。每服五十丸，米饮下。鲍氏方。**小儿吐泻**胃虚及有痰惊。梓朴散：用梓州厚朴一两，半夏汤泡七次，姜汁浸半日，晒干，一钱，以米泔三升同浸一百刻，水尽为度。如未尽，少加火熬干。去厚朴，只研半夏。每服半钱或一字，薄荷汤调下。钱乙小儿直诀。**霍乱腹痛**厚朴汤：用厚朴炙四两，桂心二两，枳实五枚，生姜二两，水六升，煎取二升，分三服。此陶隐居方也。唐·石泉公王方庆广南方云：此方不惟治霍乱，凡诸病皆治。圣惠方用厚朴姜汁炙，研末。新汲水服二钱，如神。**下痢水谷**久不瘥者。厚朴三两，黄连三两，水三升，煎一升，空心细服。梅师方。**大肠干结**厚朴生研，猪脏煮捣和丸梧子大。每姜水下三十丸。十便良方。**尿浑白浊**心脾不调，肾气浑浊。用厚朴姜汁炙一两，白茯苓一钱，水、酒各一碗，煎一碗，温服。经验良方。**月水不通**厚朴三两炙切，水三升，煎一升，分二服，空心饮。不过三四剂，神验。一加桃仁、红花。梅师方。

逐折

【气味】 **甘，温，无毒。**

【主治】 **疗鼠瘘，明目益气。**别录。

【正误】 〔别录有名未用曰〕逐折杀鼠，益气明目。一名百合，一名厚实，生木间，茎黄，七月实，黑如大豆。〔弘景曰〕杜仲子，亦名逐折。别录厚朴条下，已言子名逐折；而有名未用中复出逐折，主治相同，惟鼠瘘、杀鼠字误，未知孰是尔？所云厚实，乃厚朴实也，故皮谓之厚皮。陶氏不知，援引杜仲为注，皆误矣。今正之。

【附录】 **浮烂罗勒**〔藏器曰〕生康国。皮似厚朴，味酸，平，无毒。主一切风气，开胃补心，除冷痹，调脏腑。

杜仲本经上品

【释名】 **思仲**别录**思仙**本经**木绵**吴普**檰**〔时珍曰〕昔有杜仲服此得道，因以名之。思仲、思仙，皆由此义，其皮中有银丝如绵，故曰木绵。其子名逐折，与厚朴子同名。

【集解】 〔别录曰〕杜仲生上虞山谷及上党、汉中。二月、五月、六月、九月采皮。〔弘景曰〕上虞在豫州，虞虢之虞，非会稽上虞县也。今用出建平、宜都者。状如厚朴，折之多白丝者为佳。〔保升曰〕生深山大谷，所在有之。树高数丈，叶似辛夷。〔颂曰〕今出商州、成州、峡州近处大山中。叶亦类柘，其皮折之白丝相连。江南谓之檰。初生嫩叶可食，谓之檰芽。花、实苦涩，亦堪入药。木可作屐，益脚。

皮

【修治】 〔敩曰〕凡使削去粗皮。每一斤，用酥一两，蜜三两，和涂火炙，以尽为度。细锉用。

【气味】 **辛，平，无毒。**〔别录曰〕甘，温。〔权曰〕苦，暖。〔元素曰〕性温，味辛、甘。气味俱薄，沉而降，阴也。〔杲曰〕阳也，降也。〔好古曰〕肝经气分药也。〔之才曰〕恶玄参、蛇蜕皮。

【主治】 **腰膝痛，补中益精气，坚筋骨，强志，除阴下痒湿，小便余沥。久服，轻身耐老。**本经。**脚中酸疼，不欲践地。**别录。**治肾劳，腰脊挛。**大明。**肾冷，臂腰痛。人虚而身强直，风也。腰不利，加而用之。**甄权。**能使筋骨相着。**李杲。**润肝燥，补肝经风虚。**好古。

【发明】 〔时珍曰〕杜仲古方只知

滋肾，惟王好古言是肝经气分药，润肝燥，补肝虚，发昔人所未发也。盖肝主筋，肾主骨。肾充则骨强，肝充则筋健。屈伸利用，皆属于筋。杜仲色紫而润，味甘微辛，其气温平。甘温能补，微辛能润。故能入肝而补肾，子能令母实也。按庞元英谈薮云一少年新娶，后得脚软病，且疼甚。医作脚气治不效。路钤孙琳诊之。用杜仲一味，寸断片拆，每以一两，用半酒、半水一大盏煎服。三日能行，又三日全愈。琳曰：此乃肾虚，非脚气也。杜仲能治腰膝痛，以酒行之，则为效容易矣。

【附方】 旧三，新三。**青娥丸**方见补骨脂下。**肾虚腰痛**崔元亮海上集验方用杜仲去皮炙黄一大斤，分作十剂。每夜取一剂，以水一大升，浸至五更，煎三分减一，取汁，以羊肾三四枚切下，再煮三五沸，如作羹法，和以椒、盐，空腹顿服。圣惠方入薤白七茎。箧中方加五味子半斤。**风冷伤肾**腰背虚痛。杜仲一斤切炒，酒二升，渍十日，日服三合。此陶隐居得效方也。三因方为末，每旦以温酒服二钱。**病后虚汗**及目中流汁。杜仲、牡蛎等分，为末。卧时水服五匕，不止更服。肘后方。**频惯堕胎**或三四月即坠者。于两月前，以杜仲八两糯米煎汤浸透，炒去丝，续断二两酒浸焙干为末，以山药五六两，为末作糊，丸梧子大。每服五十丸，空心米饮下。肘后方用杜仲焙研，枣肉为丸。糯米饮下。杨起简便方。**产后诸疾**及胎脏不安。杜仲去皮，瓦上焙干，木臼捣末，煮枣肉和丸弹子大。每服一丸，糯米饮下，日二服。胜金方。

櫋芽

【气味】 缺

【主治】 **作疏，去风毒脚气，久积风冷，肠痔下血。亦可煎汤。**苏颂。

椿樗唐本草

校正：并入嘉祐椿荚。

【释名】 **香者名椿**集韵作櫄，夏书作杶，左传作橁。**臭者名樗**音丑居切。亦作樗**山樗名栲**音考**虎目树**拾遗**大眼桐**〔时珍曰〕椿樗易长而多寿考，故有椿、栲之称。庄子言“大椿以八千岁为春秋”是矣。椿香而樗臭，故椿字又作櫄，其气熏也。樗字从虖，其气臭，人呵嘑之也。樗亦椿音之转尔。〔藏器曰〕俗呼椿为猪椿，北人呼樗为山椿，江东呼为虎目树，亦名虎眼。谓叶脱处有痕，如虎之眼目。又如樗蒲子，故得此名。

【集解】 〔恭曰〕椿、樗二树形相似，但樗木疏、椿木实为别也。〔颂曰〕二木南北皆有之。形干大抵相类，但椿木实则叶香可啖，樗木疏而气臭，膳夫亦能熬去气，并采无时。樗木最为无用，庄子所谓“吾有大木，人谓之樗，其本拥肿不中绳墨，小枝曲拳不中规矩”者。尔雅云：栲，山樗。郭璞注云：栲似樗，色小白，生山中，因名。亦类漆树。俗语云：櫄、樗、栲、漆，相似如一。陆玑诗疏云：山樗与田樗无异，叶差狭尔。吴人以叶为茗。〔宗奭曰〕椿、樗皆臭，但一种有花结子，一种无花不实。世以无花而木身大，其干端直者为椿，椿木用叶。其有花、荚而木身小，干多迂矮者为樗，樗用根及荚、叶。又虫部有樗鸡，不言椿鸡，以显有鸡者为樗，无鸡者为椿。古人命名其义甚明。〔禹锡曰〕樗之有花者无荚，有荚者无花。其荚夏月常生臭樗上，未见椿上有荚者。然世俗不辨椿、樗之异，故呼樗荚为椿荚尔。〔时珍曰〕椿、樗、栲，乃一木三种也。椿木皮细肌实而赤，嫩叶香甘可茹。樗木皮粗肌虚而白，其叶臭恶，歉年人或采食。栲木即樗之生山中者，木亦虚大，梓人亦或用之。然爪之如腐朽，故古人以为不材之木。不似椿木坚实，可入栋梁也。

叶

【气味】 **苦，温，有小毒。**〔诜曰〕椿芽多食动风，熏十二经脉、五脏六腑，令人神昏血气微。若和猪肉、热面频食则中满，盖拥[①]经络也。〔时珍曰〕椿叶无毒，樗叶有小毒。

【主治】 **煮水，洗疮疥风疽。樗木根、叶尤良。**唐本。**白秃不生发，取椿、桃、楸叶心捣汁，频涂之。**时珍。**嫩芽瀹食，消风祛毒。**生生编。

白皮及根皮

【修治】 〔敩曰〕凡使椿根，不近西头者为上。采出拌生葱蒸半日，锉细，以袋盛挂屋南畔，阴干用。〔时珍曰〕椿、樗木皮、根皮，并刮去粗皮，阴干，临时切焙入用。

【气味】 **苦，温，无毒。**〔权曰〕微热。〔震亨曰〕凉而燥。〔藏器曰〕樗根有小毒。〔时珍曰〕樗根制硫黄、砒石、黄金。

【主治】 **疳䘌。樗根尤良。**唐本。**去口鼻疳虫，杀蛔虫疥䘌，鬼注传尸，蛊毒下血，及赤白久痢。**藏器。**得地榆，止疳痢。**萧炳。**止女子血崩，产后血不止，赤带，肠风泻血不住，肠滑泻，缩小便。蜜炙用。**大明。**利溺涩。**雷敩。**治赤白浊，赤白带，湿气下痢，精滑梦遗，燥下湿，去肺胃陈积之痰。**震亨。

【发明】 〔诜曰〕女子血崩，及产后血不止，月信来多，并赤带下。宜取东引细椿根一大握洗净，以水一大升煮汁，分服便断。小儿疳痢，亦宜多服。仍取白皮一握，粳米五十粒，葱白一握，炙甘草三寸，豉两合，水一升，煮半升，以意服之。枝叶功用皆同。〔震亨曰〕椿根白皮，性凉而能涩血。凡湿热为病，泻痢浊带，精滑梦遗诸证，无不用之，有燥下湿及去肺胃陈痰之功。治泄泻，有除湿实肠之力。但痢疾滞气未尽者，不可遽用。宜入丸散，亦可煎服，不见有害。予每用炒研糊丸，看病作汤使，名固肠丸也。〔时珍曰〕椿皮色赤而香，樗皮色白而臭，多服微利人。盖椿皮入血分而性涩，樗皮入气分而性利，不可不辨。其主治之功虽同，而涩利之效则异，正如茯苓、芍药，赤、白颇殊也。凡血分受病不足者，宜用椿皮；气分受病有郁者，宜用樗皮，此心得之微也。乾坤生意治疮肿下药，用樗皮以无根水研汁，服二三碗，取利数行，是其验矣。故陈藏器言樗皮有小毒，盖有所试也。〔宗奭曰〕洛阳一女人，年四十六七，耽饮无度，多食鱼蟹，畜毒在脏，日夜二三十泻，大便与脓血杂下，大肠连肛门痛不堪任。医以止血痢药不效，又以肠风药则益甚，盖肠风则有血无脓。如此半年余，气血渐弱，食减肌瘦。服热药则腹愈痛，血愈下；服冷药即注泄食减，服温平药则病不知。如此期年，垂命待尽。或人教服人参散，一服知，二服减，三服脓血皆定，遂常服之而愈。其方治大肠风虚，饮酒过度，挟热下痢脓血痛甚，多日不瘥。用樗根白皮一两，人参一两，为末。每服二钱，空心温酒调服，米饮亦可。忌油腻、湿面、青菜、果子、甜物、鸡、猪、鱼、羊、蒜、薤等。

【附方】 旧六，新十。**去鬼气**樗根皮[②]一握细切，以童儿小便二升，豉一合，浸一宿，绞汁煎一沸。三五日一度，服之。陈藏器本草。**小儿疳疾**椿白皮日干二两为末，以粟米淘净研浓汁和丸梧子

---

① 拥：《证类本草》卷十四作"壅"，二字通用。

② 皮：原脱，今据《证类本草》卷十补。

大。十岁三四丸，米饮下，量人加减。仍以一丸纳竹筒中，吹入鼻内，三度良。子母秘录。**小儿疳痢**困重者。用樗白皮捣粉，以水和枣作大馄饨子。日晒少时，又捣，如此三遍，以水煮熟，空肚吞七枚。重者不过七服。忌油腻、热面、毒物。又方：用樗根浓汁一蚬壳，和粟米泔等分，灌下部。再度即瘥，其验如神。大人亦宜。外台秘要。**休息痢疾**日夜无度，腥臭不可近，脐腹撮痛。东垣脾胃论用椿根白皮、诃黎勒各半两，母丁香三十个，为末，醋糊丸梧子大。每服五十丸，米饮下。唐瑶经验方用椿根白皮东南行者，长流水内漂三日，去黄皮，焙为末。每一两加木香二钱，粳米饭为丸。每服一钱二分，空腹米饮下。**水谷下利**及每至立秋前后即患痢，兼腰痛。取樗根一大两捣筛，以好面捻作馄饨如皂子大，水煮熟。每日空心服十枚。并无禁忌，神良。刘禹锡传信方。**下利清血**腹中刺痛。椿根白皮洗刮晒研，醋糊丸梧子大。每空心米饮下三四十丸。一加苍术、枳壳减半。经验方。**脏毒下痢**赤白。用香椿洗刮取皮，日干为末。饮下一钱，立效。经验方。**脏毒下血**温白丸：用椿根白皮去粗皮，酒浸晒研，枣肉和丸梧子大。每淡酒服五十丸。或酒糊丸亦可。儒门事亲。**下血经年**樗根三钱，水一盏，煎七分，入酒半盏服。或作丸服。虚者，加人参等分。即虎眼树。仁存方。**血痢下血**腊月日未出时，取背阴地北引樗根皮，东流水洗净，挂风处阴干。每二两入寒食面一两，新汲水丸梧子大，阴干。每服三十丸，水煮滚，倾出，温水送下。忌见日，则无效。名如神丸。普济方。**脾毒肠风**因营卫虚弱，风气袭之，热气乘之，血渗肠间，故大便下血。用臭椿根刮去粗皮焙干四两，苍术米泔浸焙、枳壳麸炒各一两，为末，醋糊丸如梧子大。每服五十丸，米饮下，日三服。本事方。**产后肠脱**不能收拾者。樗枝取皮焙干一握，水五升，连根葱五茎，汉椒一撮，同煎至三升，去滓倾盆内。乘热熏洗，冷则再热，一服可作五次用，洗后睡少时。忌盐酢、酱面、发风毒物，及用心劳力等事。年深者亦治之。妇人良方。**女人白带**椿根白皮、滑石等分，为末，粥丸梧子大。每空腹白汤下一百丸。又方：椿根白皮一两半，干姜炒黑、白芍药炒黑、黄檗炒黑各二钱，为末。如上法丸服。丹溪方。**男子白浊**方同上。

荚

【释名】 **凤眼草**象形。

【主治】 **大便下血**。嘉祐。

【附方】 新三。**肠风泻血**椿荚半生半烧，为末。每服二钱，米饮下。普济方。**误吞鱼刺**生生编用椿树子烧研，酒服二钱。保寿堂方用香椿树子阴干半碗，擂碎，热酒冲服，良久连骨吐出。**洗头明目**用凤眼草，即椿树上丛生荚也，烧灰淋水洗头，经一年，眼如童子。加椿皮灰，尤佳。正月七日、二月八日、三月四日、四月五日、五月二日、六月四日、七月七日、八月三日、九月二十日、十月二十三日、十一月二十九日、十二月十四日洗之。卫生易简方。

漆本经上品

【释名】 **桼**〔时珍曰〕许慎说文云：漆本作桼，木汁可以髹物，其字象水滴而下之形也。

【集解】 〔别录曰〕干漆生汉中山谷。夏至后采，干之。〔弘景曰〕今梁州漆最甚，益州亦有。广州漆性急易燥。其诸处漆桶中自然干者，状如蜂房孔孔隔者为佳。〔保升曰〕漆树高二三丈余，皮白，叶似椿，花似槐，其子似牛李子，木心黄。六月、七月刻取滋汁。金州者最善。漆性并急，凡取时须荏油解破，故淳者难得，可重重别制拭之。上等清漆，色黑如瑿，若铁石者好。黄嫩若蜂窠者不佳。〔颂曰〕今蜀、汉、金、峡、襄、歙州皆有之。以竹筒钉入木中，取汁。崔豹古今注云：以刚斧斫其皮开，以竹管承之，滴汁则成漆也。〔宗奭曰〕湿漆药中未见，用者皆干漆尔。其湿者，在燥热及霜冷时则难干；得阴湿，虽寒月亦易干，亦物之性也。若沾渍人，以油治之。凡验漆，惟稀者以物蘸起，细而不断，断而急收，更又涂于干竹上，荫之速干者，并佳。〔时珍曰〕漆树人多种之，春分前移栽易成，有利。其身如柿，其叶如椿。以金州者为佳，故世称金漆，人多以物乱之。试诀有云：微扇光如镜，悬丝急似钩。撼成琥珀色，打着有浮沤。今广浙中出一种漆树，似小榎而大。六月取汁漆物，黄泽如金，即唐书所谓黄漆者也。入药仍当用黑漆。广南漆作饴糖气，沾沾无力。

干漆

【修治】 〔大明曰〕干漆入药，须捣碎炒熟。不尔，损人肠胃。若是湿漆，煎干更好。亦有烧存性者。

【气味】 **辛，温，无毒。**〔权曰〕辛、咸。〔宗奭曰〕苦。〔元素曰〕辛，平，有毒。降也，阳中阴也。〔之才曰〕半夏为之使。畏鸡子，忌油脂。〔弘景曰〕生漆毒烈，人以鸡子和，服之去虫，犹自啮肠胃也。畏漆人乃致死者。外气亦能使身肉疮肿，自有疗法。〔大明曰〕毒发，饮铁浆、并黄栌汁、甘豆汤、吃蟹，并可制之。〔时珍曰〕今人货漆多杂桐油，故多毒。淮南子云：蟹见漆而不干。相感志云：漆得蟹而成水。盖物性相制也。凡人畏漆者，嚼蜀椒涂口鼻则可免。生漆疮者，杉木汤、紫苏汤、漆姑草汤、蟹汤浴之，皆良。

【主治】 **绝伤，补中，续筋骨，填髓脑，安五脏，五缓六急，风寒湿痹。生漆：去长虫。久服，轻身耐老。**本经。**干漆：疗咳嗽，消瘀血痞结腰痛，女人疝瘕，利小肠，去蛔虫。**别录。**杀三虫，主女人经脉不通。**甄权。**治传尸劳，除风。**大明。**削年深坚结之积滞，破日久凝结之瘀血。**元素。

【发明】 〔弘景曰〕仙方用蟹消漆为水，炼服长生。抱朴子云：淳漆不粘者，服之通神长生。或以大蟹投其中，或以云母水，或以玉水合之服，九虫悉下，恶血从鼻出。服至一年，六甲、行厨至也。〔震亨曰〕漆属金，有水与火，性急而飞补。用为去积滞之药，中节则积滞去后，补性内行，人不知也。〔时珍曰〕漆性毒而杀虫，降而行血。所主诸证虽繁，其功只在二者而已。

【附方】 旧四，新七。**小儿虫病**胃寒危恶证，与痫相似者。干漆捣烧烟尽、白芜荑等分，为末。米饮服一字至一钱。杜壬方。**九种心痛**及腹胁积聚滞气。筒内干漆一两，捣炒烟尽，研末，醋煮面糊丸梧子大。每服五丸至九丸，热酒下。简要济众。**女人血气**妇人不曾生长，血气疼痛不可忍，及治丈夫疝气、小肠气撮痛者，并宜服二圣丸。湿漆一两，熬一食顷，入干漆末一两，和丸梧子大，每服三四丸，温酒下。怕漆人不可服。经验方。**女人经闭指南方万应丸：**治女人月经瘀闭不来，绕脐寒疝痛彻，及产后血气不调，诸癥瘕等病。用干漆一两，打碎，炒烟尽，牛膝末一两，以生地黄汁一升，入银、石器中慢熬，俟可丸，丸如梧子大。每服一丸，加至三五丸，酒、饮任下，以通为度。产宝方治女人月经不利，血气上攻，欲呕，不得睡。用当归四钱，干漆三钱，炒烟尽，为末，炼蜜丸梧子大。每服十五丸，空心温酒下。千金治女人月水不通，脐下坚如杯，时发热往来，下痢羸瘦，此为血瘕。若生肉癥，不可治也。干漆一斤烧研，生地黄二十斤取汁和，煎至可丸，丸梧子大。每服三丸，空心酒下。**产后青肿**疼痛，及血气水疾。干漆、大麦芽等分，为末，新瓦罐相间铺满，盐泥固济，煅赤，放冷研散。每服一二钱，热酒下。但是产后诸疾皆可服。妇人经验方。**五劳七伤**补益方：用干漆、柏子仁、山茱萸、酸枣仁各等分，为末，蜜丸梧子大。每服二七丸，温酒下，日二服。千金方。**喉痹欲绝**不可针药者。干漆烧烟，以筒吸之。圣济总录。**解中蛊毒**平胃散末，以生漆和，丸梧子大。每空心温酒下七十丸至百丸。直指方。**下部生疮**生漆涂之良。肘后方。

漆叶

【气味】 缺。

【主治】 **五尸劳疾，杀虫。暴干研末，日用酒服一钱匕。**时珍。

【发明】 〔颂曰〕华佗传载：彭城樊阿，少师事佗。佗授以漆叶青粘散方，云服之去三虫，利五脏，轻身益气，使人头不白。阿从其言，年五百余岁。漆叶所在有之。青粘生丰沛、彭城及朝歌。一名地节，一名黄芝。主理五脏，益精气。本出于迷人入山，见仙人服之，以告佗。佗以为佳，语阿。阿秘之。近者人见阿之寿而气力强盛，问之。因醉误说，人服多验。后无复有人识青粘，或云即黄精之正叶者也。〔时珍曰〕按葛洪抱朴子云：漆叶、青粘，凡薮之草也。樊阿服之，得寿二百岁，而耳目聪明，犹能持针治病。此近代之实事，良史所记注者也。洪说犹近于理，前言阿年五百岁者，误也。或云青粘即葳蕤。

漆子

【主治】 **下血。**时珍。

漆花

【主治】 **小儿解颅、腹胀、交胫不行方中用之。**时珍。

梓本经下品

【释名】 **木王**〔时珍曰〕梓或作杍，其义未详。按陆佃埤雅云：梓为百木长，故呼梓为木王。盖木莫良于梓，故书以梓材名篇，礼以梓人名匠，朝廷以梓宫名棺也。罗愿云：屋室有此木，则余材皆不震。其为木王可知。

【集解】 〔别录曰〕梓白皮生河内山谷。〔弘景曰〕此即梓树之皮。梓有三种，当用朴素不腐者。〔颂曰〕今近道皆有之，宫寺人家园亭亦多植之。木似桐而叶小，花紫。尔雅云：椅，梓。郭璞注云：即楸也。诗·鄘风云：椅桐梓漆，爰伐琴瑟。陆玑注云：楸之疏理白色而生子者为梓，梓实桐皮为椅，大同而小异也。入药当用有子者。又一种鼠梓，一名楰，亦楸属也。枝叶木理皆如楸。今人谓之苦楸，江东人谓之虎梓。诗·小雅云"北山有楰"是也。鼠李一名鼠梓，或云即此。然花实都不相类，恐别一物而名同尔。〔藏器曰〕楸生山谷间，与梓树本同末异，或以为一物者误矣。〔大明曰〕梓有数般，惟楸梓皮入药佳，余皆不堪。〔机曰〕按尔雅翼云：说文言：椅，梓也。梓，楸也。槚亦楸也。然则椅、梓、槚、楸，一物四名。而陆玑诗疏以楸之白理生子者为梓，梓实桐皮者为椅。贾思勰齐民要术又以白色有角者为梓，即角楸也，又名子楸。黄色无子者为椅[①]楸，又名荆黄楸。但以子之有无为别，其角细长如箸，其长近尺，冬后叶落而角犹在树。其实亦名豫

① 椅：《齐民要术》卷五作"柳"。

章。〔时珍曰〕梓木处处有之。有三种：木理白者为梓，赤者为楸，梓之美文者为椅，楸之小者为榎。诸家疏注，殊欠分明。桐亦名椅，与此不同。此椅即尸子所谓“荆有长松文椅者”也。

梓白皮

【气味】 **苦，寒，无毒。**

【主治】 **热毒，去三虫。**本经。**疗目中疾，主吐逆胃反。小儿热疮，身头热烦，蚀疮，煎汤浴之，并捣傅。**别录。**煎汤洗小儿壮热，一切疮疥，皮肤瘙痒。**大明。**治温病复感寒邪，变为胃啘，煮汁饮之。**时珍。

【附方】 新一。**时气温病**头痛壮热，初得一日。用生梓木削去黑皮，取里白者切一升，水二升五合煎汁。每服八合，取瘥。肘后方。

叶

【主治】 **捣傅猪疮。饲猪，肥大三倍。**别录。**疗手脚火烂疮。**〔弘景曰〕桐叶、梓叶肥猪之法未见，应在商丘子养猪经中。〔恭曰〕二树花叶饲猪，并能肥大且易养，见李当之本草及博物志，然不云傅猪疮也。

【附方】 新一。**风癣疙瘩**梓叶、木绵子、羯羊屎、鼠屎等分，入瓶中合定，烧取汁涂之。试效录验方。

楸拾遗

【释名】 **榎**〔时珍曰〕楸叶大而早脱，故谓之楸；榎叶小而早秀，故谓之榎。唐时立秋日，京师卖楸叶，妇女、儿童剪花戴之，取秋意也。尔雅云：叶小而散，榎。叶大而散，楸。散音鹊，皮粗也。

【集解】 见梓下。〔周宪王曰〕楸有二种。一种刺楸，其树高大，皮色苍白，上有黄白斑点，枝梗间多大刺。叶似楸而薄，味甘，嫩时炸熟，水淘过拌食。〔时珍曰〕楸有行列，茎干直耸可爱。至秋垂条如线，谓之楸线，其木湿时脆，燥则坚，故谓之良材，宜作棋枰，即梓之赤者也。

木白皮

【气味】 **苦，小寒，无毒。**〔珣曰〕微温。

【主治】 **吐逆，杀三虫及皮肤虫。煎膏，粘傅恶疮疽瘘，痈肿疳痔。除脓血，生肌肤，长筋骨。**藏器。**消食涩肠下气，治上气咳嗽。亦入面药。**李珣。**口吻生疮，贴之，频易取效。**时珍。

【附方】 旧一，新一。**瘘疮**楸枝作煎，频洗取效。肘后方。**白癜风疮**楸白皮五斤，水五斗，煎五升，去滓，煎如稠膏。日三摩之。圣济总录。

叶

【气味】 同皮。

【主治】 **捣傅疮肿。煮汤，洗脓血。冬取干叶用之。诸痈肿溃及内有刺不出者，取叶十重贴之。**藏器。出范汪方。

【发明】 〔时珍曰〕楸乃外科要药，而近人少知。葛常之韵语阳秋云：有人患发背溃坏，肠胃可窥，百方不瘥。一医用立秋日太阳未升时，采楸树叶，熬之为膏，傅其外，内以云母膏作小丸服，尽四两，不累日而愈也。东晋范汪，名医也，亦称楸叶治疮肿之功。则楸有拔毒排脓之力可知。

【附方】 旧一，新七。**上气咳嗽**腹满羸瘦者。楸叶三斗，水三斗，煮三十沸，去滓，煎至可丸如枣大。以筒纳入下部中，立愈。崔元亮海上集验方。**一切毒肿**不问硬软。取楸叶十重傅肿上，旧帛裹之，日三易之。当重重有毒气为水，流在叶上。冬月取干叶，盐水浸软，或取根皮捣烂，傅之皆效。止痛消肿，食脓血，胜于众药。范汪东阳方。**瘰疬瘘疮**楸煎神方：秋分前后早晚[①]令人持袋摘楸叶，纳袋中。秤取十五斤，以水一石，净釜中煎取三斗，又换锅煎取七八升，又换锅煎取二升，乃纳不津器中，用时先取麻油半合，蜡一分，酥一栗子许，同消化。又取杏仁七粒，生姜少许，同研。米粉二钱，同入膏中搅匀。先涂疮上，经二日来乃拭却，即以篦子匀涂楸煎满疮上，仍以软帛裹之。旦[②]日一拭，更上新药。不过五六上，已破者即便生肌，未破者即内消。瘥后须将慎半年。采药及煎时，并禁孝子、妇人、僧道、鸡犬见之。箧中方。**灸疮不瘥**痒痛不瘥。楸叶及根皮为末，傅之。圣惠方。**头痒生疮**楸叶捣汁，频涂。圣惠方。**儿发不生**楸叶中心，捣汁频涂。千金翼。**小儿目翳**嫩楸叶三两烂捣，纸包泥裹，烧干去泥，入水少许，绞汁，铜器慢熬如稀饧，瓷合收之。每旦点之。普济方。**小儿秃疮**楸叶捣汁，涂之。圣惠方。

桐本经下品

【释名】 **白桐**弘景**黄桐**图经**泡桐**纲目**椅桐**弘景**荣桐**〔时珍曰〕本经桐叶，即白桐也。桐华成筒，故谓之桐。其材轻虚，色白而有绮文，故俗谓之白桐、泡桐，古谓之椅桐也。先花后叶，故尔雅谓之荣桐。或言其花而不实者，未之察也。陆玑以椅为梧桐，郭璞以荣为梧桐，并误。

【集解】 〔别录曰〕桐叶生桐柏山谷。〔弘景曰〕桐树有四种：青桐，叶、皮青，似梧而无子；梧桐，皮白，叶似青桐而有子，子肥可食；白桐，一名椅桐，人家多植之，与冈桐无异，但有花、子，二月开花，黄紫色，礼云“三月桐始华”者也，堪作琴瑟；冈桐无子，是作琴瑟者。本草用桐华，应是白桐。〔颂曰〕桐处处有之。陆玑草木疏言白桐宜为琴瑟。云南牂牁人，取花中白毳淹渍，绩以为布，似毛服，谓之华布。椅，即梧桐也。今江南人作油者，即冈桐也，有子大于梧子。江南有赪桐，秋开红花，无实。有紫桐，花如百合，实堪糖煮以啖。岭南有刺桐，花色深红。〔宗奭曰〕本经桐叶不指定是何桐，致难执用。但四种各有治疗。白桐，叶三杈，开白花，不结子。无花者为冈桐，不中作琴，体重。荏桐，子可作桐油。梧桐，结子可食。〔时珍曰〕陶注桐有四种，以无子者为青桐、冈桐，有子者为梧桐、白桐。寇注言白桐、冈桐皆无子。苏注以冈桐为油桐。而贾思勰齐民要术言：实而皮青者为梧桐，华而不实者为白桐。白桐冬结似子者，乃是明年之华房，非子也。冈桐即油桐也，子大有油。其说与陶氏相反。以今咨访，互有是否。盖白桐即泡桐也。叶大径尺，最易生长。皮色粗白，其木轻虚，不生虫蛀，作器物、屋柱甚良。二月开花，如牵牛花而白色。结实大如巨枣，长寸余，壳内有子片，轻虚如榆荚、葵实之状，老则壳裂，随风飘扬。其花紫色者名冈桐。荏桐即油桐也。青桐即梧桐之无实者。按陈翥桐谱，分别白桐、冈桐甚明。云：白花桐，文理粗而体性慢，喜生朝阳之地。因子而出者，一年可起三四尺；由根而出者，可五七尺。其叶圆大则尖长有角，光滑而毳。先花后叶。花白色，花心微红。其实大二三寸，内为两房，房内有肉，肉上有薄片，即其子也。紫花桐，文理细而体性坚，亦生朝阳之地，不如白桐易长。其叶三角而圆，大如白桐，色青多毛而不光，且硬，微赤，亦先花后叶，花色紫。其实

① 早晚：《证类本草》卷十四作“平旦”。
② 旦：《证类本草》卷十四作“二”。

亦同白桐而微尖，状如诃子而粘，房中肉黄色。二桐皮色皆一，但花、叶小异，体性坚、慢不同尔。亦有冬月复花者。

桐叶

【气味】 **苦，寒，无毒。**

【主治】 **恶蚀疮着阴**。本经。**消肿毒，生发**。时珍。

【附方】 新四。**手足肿浮**桐叶煮汁渍之，并饮少许。或加小豆，尤妙。圣惠方。**痈疽发背**大如盘，臭腐不可近。桐叶醋蒸贴上。退热止痛，渐渐生肉收口，极验秘方也。医林正宗。**发落不生**桐叶一把，麻子仁三升，米泔煮五六沸，去滓。日日洗之则长。肘后方。**发白染黑**经霜桐叶及子，多收捣碎，以甑蒸之，生布绞汁，沐头。普济方。

木皮

【主治】 **五痔，杀三虫**。本经。**疗奔豚气病**。别录。**五淋。沐发，去头风，生发滋润**。甄权。**治恶疮，小儿丹毒，煎汁涂之**。时珍。

【附方】 新三。**肿从脚起**削桐木煮汁，渍之，并饮少许。肘后方。**伤寒发狂**六七日热极狂言，见鬼欲走。取桐皮，削去黑，擘断四寸，一束，以酒五合，水一升，煮半升，去滓顿服。当吐下青黄汁数升，即瘥。肘后方。**跌扑伤损**水桐树皮，去青留白，醋炒捣傅。集简方。

花

【主治】 **傅猪疮。饲猪，肥大三倍**，本经。

【附方】 新一。**眼见诸物禽虫飞走**，乃肝胆之疾。青桐子花、酸枣仁、玄明粉、羌活各一两，为末。每服二钱，水煎和滓，日三服。经验良方。

梧桐纲目

【释名】 榇〔时珍曰〕梧桐名义未详。尔雅谓之榇，因其可为棺，左传所谓桐棺三寸是矣。旧附桐下，今别出条。

【集解】 〔弘景曰〕梧桐皮白，叶似青桐，而子肥可食。〔颂曰〕陶氏谓白桐一名椅桐。陆玑谓梓实桐皮为椅，即今梧桐。是二种俱有椅名也。遁甲书云：梧桐可知日月正闰。生十二叶，一边有六叶，从下数二叶为一月，至上十二叶，有闰十三叶，小余者。视之，则知闰何月也。故曰梧桐不生则九州异。〔宗奭曰〕梧桐四月开嫩黄小花，一如枣花枝头出丝，堕地成油，沾渍衣履。五六月结子，人收炒食，味如菱、芡。此是月令“清明桐始华”者。〔时珍曰〕梧桐处处有之。树似桐而皮青不皵，其本无节直生，理细而性坚。叶似桐而稍小，光滑有尖。其花细蕊，坠下如醭。其荚长三寸许，五片合成，老则裂开如箕，谓之橐鄂。其子缀于橐鄂上，多者五六，少或二三。子大如胡椒，其皮皱。罗愿尔雅翼云：梧桐多阴，青皮白骨，似青桐而多子。其木易生，鸟衔子堕辄生。但晚春生叶，早秋即凋。古称凤凰非梧桐不栖，岂亦食其实乎。诗云：梧桐生矣，于彼朝阳。齐民要术云：梧桐生山石间者，为乐器更鸣响也。

木白皮

【气味】 缺。

【主治】 **烧研，和乳汁涂须发，变黄赤**。时珍。**治肠痔**。苏颂。删繁方治痔，青龙五生膏中用之。

叶

【主治】 **发背，炙焦研末，蜜调傅，干即易**。肘后。

子

【气味】 **甘，平，无毒。**

【主治】 **捣汁涂，拔去白发，根下必生黑者。又治小儿口疮，和鸡子烧存**

性，研掺。时珍。

罂子桐拾遗

【释名】 **虎子桐**拾遗**荏桐**衍义**油桐**〔时珍曰〕罂子，因实状似罂也。虎子，以其毒也。荏者，言其油似荏油也。

【集解】 〔藏器曰〕罂子桐生山中，树似梧桐。〔颂曰〕南人作油者，乃冈桐也。有子大于梧子。〔宗奭曰〕荏桐，早春先开淡红花，状如鼓子花，成筒子。子可作桐油。〔时珍曰〕冈桐即白桐之紫花者。油桐枝、干、花、叶并类冈桐而小，树长亦迟，花亦微红。但其实大而圆，每实中有二子或四子，大如大风子。其肉白色，味甘而吐人。亦或谓之紫花桐。人多种莳收子，货之为油，入漆家及艌船用，为时所须。人多伪之。惟以篾圈蘸起如鼓面者为真。

桐子油

【气味】 **甘、微辛，寒，有大毒**〔大明曰〕冷，微毒。〔时珍曰〕桐油吐人，得酒即解。

【主治】 **摩疥癣虫疮毒肿。毒鼠至死**。藏器。**傅恶疮，及宣水肿，涂鼠咬处。能辟鼠**。大明。**涂胫疮、汤火伤疮。吐风痰喉痹，及一切诸疾，以水和油，扫入喉中探吐；或以子研末，吹入喉中取吐。又点灯烧铜箸头，烙风热烂眼，亦妙**。时珍。

【附方】 新七。**痈肿初起**桐油点灯，入竹筒内熏之，得出黄水即消。医林正宗。**血风臁疮**胡粉煅过研，桐油调作隔纸膏，贴之。又方：用船上陈桐油石灰煅过，又以人发拌桐油炙干为末，仍以桐油调作膏，涂纸上，刺孔贴傅之。杨起简便方。**脚肚风疮**如癞。桐油、人乳等分，扫之。数次即愈。集简方。**酒皶赤鼻**桐油入黄丹、雄黄，傅之。摘玄方。**冻疮皲裂**桐油一碗，发一握，熬化瓶收。每以温水洗令软，傅之即安。救急方。**解砒石毒**桐油二升，灌之。吐即毒解。华佗危病方。

【附录】 **𣘸桐**音而郢切。〔藏器曰〕生山谷间。状似青桐，叶有桠。人取皮以沤丝。木皮味甘，温，无毒。治蚕咬毒气入腹，为末服之。鸡犬食蚕欲死者，煎汁灌之，丝烂即愈。叶：主蛇，虫、蜘蛛咬毒，捣烂封之。

海桐宋开宝

【释名】 **刺桐**〔珣曰〕生南海山谷中，树似桐而皮黄白色，有刺，故以名之。

【集解】 〔颂曰〕海桐生南海及雷州，近海州郡亦有之。叶大如手，作三花尖。皮若梓白皮，而坚韧可作绳，入水不烂。不拘时月采之。又云：岭南有刺桐，叶如梧桐。其花附干而生，侧敷如掌，形若金凤，枝干有刺，花色深红。江南有赪桐，红花无实。〔时珍曰〕海桐皮有巨刺，如鼋甲之刺，或云即刺桐皮也。按嵇含南方草木状云：九真有枣桐，布叶繁密。三月开花，赤色照映，三五房凋，则三五复发。陈翥桐谱云：刺桐生山谷中。文理细紧，而性喜折裂。体有巨刺，如欓树。其叶如枫 。赪桐身青，叶圆大而长。高三四尺，便有花成朵而繁，红色如火，为夏秋荣观。

木皮

【气味】 **苦，平，无毒**。〔大明曰〕温。

【主治】 **霍乱中恶，赤白久痢，除疳䘌疥癣，牙齿虫痛，并煮服及含之。水浸洗目，除肤赤**。开宝。**主腰脚不遂，血脉顽痹，腿膝疼痛，赤白泻痢**。李珣。**去风杀虫。煎汤，洗赤目**。时珍。

【发明】 〔颂曰〕古方多用浸酒治

风蹶。南唐筠州刺史王绍颜撰续传信方云：顷年予在姑孰，得腰膝痛不可忍。医以肾脏风毒攻刺诸药莫疗。因览刘禹锡传信方，备有此验。修服一剂，便减五分。其方用海桐皮二两，牛膝、芎䓖、羌活、地骨皮、五加皮各一两，甘草半两，薏苡仁二两，生地黄十两，并净洗焙干锉，以绵包裹，入无灰酒二斗浸之，冬二七，夏一七。空心饮一盏，每日早、午、晚各一次，长令醺醺。此方不得添减，禁毒食。〔时珍曰〕海桐皮能行经络，达病所。又入血分，及去风杀虫。

【附方】 新三。**风癣有虫**海桐皮、蛇床子等分，为末，以腊猪脂调，搽之。艾元英如宜方。**风虫牙痛**海桐皮煎水，漱之。圣惠方。**中恶霍乱**海桐皮煮汁，服之。圣济总录。

刺桐花

【主治】 **止金疮血，殊效**。苏颂。

【附录】 **鸡桐**〔时珍曰〕生岭南山间，其叶如楝。用叶煮汤，洗渫足膝风湿痹气。

楝本经下品

【释名】 **苦楝**图经**实名金铃子**〔时珍曰〕按罗愿尔雅翼云：楝叶可以练物，故谓之楝。其子如小铃，熟则黄色。名金铃，象形也。

【集解】 〔别录曰〕楝实生荆山山谷。〔弘景曰〕处处有之。俗人五月五日取叶佩之，云辟恶也。〔恭曰〕此有雌雄两种：雄者无子，根赤有毒，服之使人吐不能止，时有至死者；雌者有子，根白微毒。入药当用雌者。〔颂曰〕楝实以蜀川者为佳。木高丈余，叶密如槐而长。三四月开花，红紫色，芬香满庭。实如弹丸，生青熟黄，十二月采之。根采无时。〔时珍曰〕楝长甚速，三五年即可作椽。其子正如圆枣，以川中者为良。王祯农书言鹓鸰食其实。应劭风俗通言獬豸食其叶。宗懔岁时记言蛟龙畏楝。故端午以叶包粽，投江中祭屈原。

实

【修治】 〔敩曰〕凡采得熬干，酒拌令透，蒸待皮软，刮去皮，取肉去核用。凡使肉不使核，使核不使肉。如使核，捶碎，用浆水煮一伏时，晒干。其花落子，谓之石茱萸，不入药用。〔嘉谟曰〕石茱萸亦入外科用。

【气味】 **苦，寒，有小毒**。〔元素曰〕酸、苦，平。阴中之阳。〔时珍曰〕得酒煮，乃寒因热用也。茴香为之使。

【主治】 **温疾伤寒，大热烦狂，杀三虫，疥疡，利小便水道**。本经。**主中大热狂，失心躁闷，作汤浴，不入汤使**。甄权。**入心及小肠，止上下部腹痛**。李杲。**泻膀胱**。好古。**治诸疝虫痔**。时珍。

【发明】 〔元素曰〕热厥暴痛，非此不能除。〔时珍曰〕楝实导小肠、膀胱之热，因引心包相火下行，故心腹痛及疝气为要药。甄权乃言不入汤使，则本经何以有治热狂、利小便之文耶。近方治疝，有四治、五治、七治诸法，盖亦配合之巧耳。

【附方】 旧三，新八。**热厥心痛**或发或止，身热足寒，久不愈者。先灸太溪、昆仑，引热下行。内服金铃散：用金铃子、玄胡索各一两，为末。每服三钱，温酒调下。洁古活法机要。**小儿冷疝**气痛，肤囊浮肿。金铃子去核五钱，吴茱萸二钱半，为末。酒糊丸黍米大。每盐汤下二三十丸。全幼心鉴。**丈夫疝气**本脏气伤，膀胱连小肠等气。金铃子一百个，温汤浸过去皮，巴豆二百个，微打破，以面二升，同于铜铛内炒至金铃子赤为度。放冷取出，去核为末，巴、面不用。每服三钱，热酒或醋汤调服。一方入盐炒茴香半两。经验方。**癫疝肿痛**澹寮方楝实丸：治钓肾偏坠，痛不可忍。用川楝子肉五两，分作五分。一两用破故纸二钱炒黄，一两用小茴香三钱、食盐半钱同炒，一两用莱菔子一钱同炒，一两用牵牛子三钱同炒，一两用斑蝥七[①]枚，去头足，同炒。拣去食盐、莱菔、牵牛、斑蝥，只留故纸、茴香，同研为末，以酒打面糊丸梧子大。每空心酒下五十丸。得效方楝实丸：治一切疝气肿痛，大有神效。用川楝子酒润取肉一斤，分作四分。四两用小麦一合，斑蝥四十九个，同炒熟，去蝥；四两用小麦一合，巴豆四十九枚，同炒熟，去豆；四两用小麦一合，巴戟肉一两，同炒熟，去戟；四两用小茴香一合食盐一两同炒熟去盐。加破故纸酒炒一两，广木香不见火一两，为末，酒煮面糊丸梧子大。每服五十丸，盐汤空心下，日三服。直指方楝实丸：治外肾胀大，麻木痛破，及奔豚疝气。用川楝子四十九个，分七处切取肉。七个用小茴香五钱同炒，七个用破纸二钱半同炒，七个用黑牵牛二钱半同炒，七个用食盐二钱同炒，七个用萝卜子二钱半同炒，七个用巴豆十四个同炒，七个用斑蝥十四个去头足同炒。拣去萝卜子、巴豆、斑蝥三味不用。入青木香五钱，南木香、官桂各二钱半，为末，酒煮面糊丸梧子大。每服三十丸，食前用盐汤下，一日三服。**脏毒下血**苦楝子炒黄为末，蜜丸梧子大。米饮每吞十丸至二十丸。经验方。**腹中长虫**楝实以淳苦酒渍一宿，绵裹，塞入谷道中三寸许，日二易之。外台秘要。**耳卒热肿**楝实五合捣烂，绵裹塞之，频换。圣惠方。**肾消膏淋**病在下焦。苦楝子、茴香等分，炒为末。每温酒服一钱。圣惠方。**小儿五疳**川楝子肉、川芎䓖等分，为末。猪胆汁丸。米饮下。摘玄方。

根及木皮

【气味】 **苦，微寒，微毒。**〔大明曰〕雄者根赤有毒，吐泻杀人，不可误服。雌者入服食，每一两可入糯米五十粒同煎，杀毒。若泻者，以冷粥止之。不泻者，以热葱粥发之。

【主治】 **蛔虫，利大肠。**别录。**苦酒和，涂疥癣甚良。**弘景。**治游风热毒，风疹恶疮疥癞，小儿壮热，并煎汤浸洗。**大明。

【附方】 旧二，新八。**消渴有虫**苦楝根白皮一握切焙，入麝香少许，水二碗，煎至一碗，空心饮之，虽困顿不妨。下虫如蛔而红色，其渴自止。消渴有虫。人所不知。洪迈夷坚志。**小儿蛔虫**楝木皮削去苍皮，水煮汁，量大小饮之。斗门方用为末，米饮服二钱。集简方用根皮同鸡卵煮熟，空心食之。次日虫下。经验方抵圣散用苦楝皮二两，白芜荑半两，为末。每以一二钱，水煎服之。简便方用楝根白皮去粗二斤切，水一斗，煮取汁三升，沙锅成膏。五更初，温酒服一匙，以虫下为度。**小儿诸疮**恶疮、秃疮、蠼螋疮浸淫疮，并宜楝树皮或枝烧灰傅之。干者，猪脂调。千金方。**口中瘘疮**东行楝根细锉，水煮浓汁，日日含漱，吐去勿咽。肘后方。**蜈蚣蜂伤**楝树枝、叶汁，涂之良。杨起简便方。**疥疮风虫**楝根皮、皂角去皮子等分，为末。猪脂调涂。奇效方。

花

【主治】 **热痱，焙末掺之。铺席下，杀蚤、虱。**时珍。

叶

【主治】 **疝入囊痛，临发时煎酒饮。**时珍。

---

① 七：《澹寮集验秘方》卷六作“一”。

槐本经上品

校正：并入嘉祐槐花、槐胶。

【释名】 櫰音杯。〔时珍曰〕按周礼外朝之法，面三槐，三公位焉。吴澄注云：槐之言怀也，怀来人于此也。王安石释云：槐华黄，中怀其美，故三公位之。春秋元命包云：槐之言归也。古者树槐，听讼其下，使情归实也。

【集解】 〔别录曰〕槐实生河南平泽。可作神烛。〔颂曰〕今处处有之。其木有极高大者。按尔雅槐有数种：叶大而黑者名櫰槐，昼合夜开者名守宫槐，叶细而青绿者但谓之槐，其功用不言有别。四月、五月开黄花，六月、七月结实。七月七日采嫩实，捣汁作煎。十月采老实入药。皮、根采无时。医家用之最多。〔时珍曰〕槐之生也，季春五日而兔目，十日而鼠耳，更旬而始规，二旬而叶成。初生嫩芽可炸熟，水淘过食，亦可作饮代茶。或采槐子种畦中，采苗食之亦良。其木材坚重，有青黄白黑色。其花未开时，状如米粒，炒过煎水染黄甚鲜。其实作荚连珠，中有黑子，以子连多者为好。周礼秋取槐、檀之火。淮南子老槐生火。天玄主物簿云：老槐生丹。槐之神异如此。〔藏器曰〕子上房，七月收之。堪染皂。

槐实

【修治】 〔敩曰〕凡采得，去单子并五子者，只取两子、三子者，以铜锤锤破，用乌牛乳浸一宿，蒸过用。

【气味】 **苦，寒，无毒。**〔别录曰〕酸、咸。〔之才曰〕景天为之使。

【主治】 **五内邪气热，止涎唾，补绝伤，火疮，妇人乳瘕，子脏急痛。**本经。**久服，明目益气，头不白，延年。治五痔疮瘘，以七月七日取之，捣汁铜器盛之，日煎令可，丸如鼠屎，纳窍中，日三易乃愈。又堕胎。**别录。**治大热难产。**甄权。**杀虫去风。合房阴干煮饮，明目，除热泪，头脑心胸间热风烦闷，风眩欲倒，心头吐涎如醉，漾漾如舡车上者。**藏器。**治丈夫、妇人阴疮湿痒。催生，吞七粒。**大明。**疏导风热。**宗奭。**治口齿风，凉大肠，润肝燥。**李杲。

【发明】 〔好古曰〕槐实纯阴，肝经气分药也。治证与桃仁同。〔弘景曰〕槐子以十月巳日采相连多者，新盆盛，合泥百日，皮烂为水，核如大豆。服之令脑满，发不白而长生。〔颂曰〕折嫩房角作汤代茗，主头风，明目补脑。水吞黑子，以变白发。扁鹊明目使发不落法：十月上巳日，取槐子去皮，纳新瓶中，封口二七日。初服一枚，再服二枚，日加一枚。至十日，又从一枚起，终而复始。令人可夜读书，延年益气力，大良。〔时珍曰〕按太清草木方云：槐者虚星之精。十月上巳日采子服之，去百病，长生通神。梁书言庾肩吾常服槐实，年七十余，发鬓皆黑，目看细字，亦其验也。古方以子入冬月牛胆中渍之，阴干百日，每食后吞一枚。云久服明目通神，白发还黑。有痔及下血者，尤宜服之。

【附方】 旧一，新四。**槐角丸**治五种肠风泻血。粪前有血名外痔，粪后有血名内痔，大肠不收名脱肛，谷道四面胬肉如奶名举痔，头上有孔名瘘疮，内有虫名虫痔，并皆治之。槐角去梗炒一两，地榆、当归酒焙、防风、黄芩、枳壳麸炒各半两，为末，酒糊丸梧子大。每服五十丸，米饮下。和剂局方。**大肠脱肛**槐角、槐花各等分，炒为末，用羊血蘸药，炙熟食之，以酒送下。猪腰子去皮，蘸炙亦可。百一选方。**内痔外痔**许仁则方用槐角子一斗，捣汁晒稠，取地胆为末，同煎，丸梧子大。每饮服十丸。兼作挺子，纳下部。或以苦参末代地胆亦可。外台秘要。**目热昏暗**槐子、黄连二两，为末，蜜丸梧子大。每浆水下二十丸，日二服。圣济总录[1]。**大热心闷**槐子烧末，酒服方寸匕。千金方。

槐花

【修治】　〔宗奭曰〕未开时采收，陈久者良，入药炒用。染家以水煮一沸出之，其稠滓为饼，染色更鲜也。

【气味】　**苦，平，无毒。**〔元素曰〕味厚气薄，纯阴也。

【主治】　**五痔，心痛眼赤，杀腹脏虫，及皮肤风热，肠风泻血，赤白痢，并炒研服。**大明。**凉大肠。**元素。**炒香频嚼，治失音及喉痹，又疗吐血衄血，崩中漏下。**时珍。

【发明】　〔时珍曰〕槐花味苦、色黄、气凉，阳明、厥阴血分药也。故所主之病，多属二经。

【附方】　旧一，新二十。**衄血不止**槐花、乌贼鱼骨等分，半生半炒为末，吹之。普济方。**舌衄出血**槐花末，傅之即止。朱氏集验。**吐血不止**槐花烧存性，入麝香少许研匀，糯米饮下三钱。普济方。**咯血唾血**槐花炒研。每服三钱，糯米饮下。仰卧一时取效。朱氏方。**小便尿血**槐花炒、郁金煨各一两，为末。每服二钱，淡豉汤下，立效。箧中秘宝方。**大肠下血**经验方用槐花、荆芥穗等分，为末。酒服一钱匕。集简方用柏叶三钱，槐花六钱，煎汤日服。袖珍用槐花、枳壳等分，炒存性为末。新汲水服二钱。**暴热下血**生猪脏一条，洗净控干，以炒槐花末填满扎定，米醋沙锅内煮烂，擂丸弹子大，日干。每服一丸，空心当归煎酒化下。永类钤方。**酒毒下血**槐花半生半炒一两，山卮子焙五钱，为末。新汲水服二服。经验良方。**脏毒下血**新槐花炒研，酒服三钱，日三服。或用槐白皮煎汤服。普济方。**妇人漏血**不止。槐花烧存性，研。每服二三钱，食前温酒下。圣惠方。**血崩不止**槐花三两，黄芩二两，为末。每服半两，酒一碗，铜秤锤一枚，桑柴火烧红，浸入酒内，调服。忌口。乾坤秘韫。**中风失音**炒槐花，三更后仰卧嚼咽。危氏得效方。**痈疽发背**凡人中热毒，眼花头运，口干舌苦，心惊背热，四肢麻木，觉有红晕在背后者。即取槐花子一大抄，铁杓炒褐色，以好酒一碗汗之。乘热饮酒，一汗即愈。如未退，再炒一服，极效。纵成脓者，亦无不愈。彭幸庵云：此方三十年屡效者。刘松石保寿堂方。**杨梅毒疮**乃阳明积热所生。槐花四两略炒，入酒二盏，煎十余沸，热服。胃虚寒者勿用。集简方。**外痔长寸**用槐花煎汤，频洗并服之。数日自缩。集简方。**疔疮肿毒**一切痈疽发背，不问已成未成，但焮痛者皆治。槐花微炒、核桃仁二两，无灰酒一钟，煎十余沸，热服。未成者二三服，已成者一二服见效。医方摘要。**发背散血**槐花、绿豆粉各一升，同炒作[2]象牙色，研末。用细茶一两，煎一碗，露一夜，调末三钱傅之，留头。勿犯妇女手。摄生众妙方。**下血血崩**槐花一两，棕灰五钱，盐一钱，水三钟，煎减半服。摘玄方。**白带不止**槐花炒、牡蛎煅等分，为末。每酒服三钱，取效。同上。

叶

【气味】　**苦，平，无毒。**

【主治】　**煎汤，治小儿惊痫壮热，疥癣及丁肿。皮、茎同用。**大明。**邪气产难绝伤，及瘾疹牙齿诸风疼[3]，采嫩叶**

---

① 圣济总录：此方今见《普济方》卷八十一，名槐子丸。

② 作：原脱，今据《摄生众妙方》卷八补。

③ 疼：原脱，今据《证类本草》卷十二引《食疗本草》补。

食。孟诜。

【附方】　旧二，新一。**霍乱烦闷**槐叶、桑叶各一钱，炙甘草三分，水煎服之。圣惠方。**肠风痔疾**用槐叶一斤，蒸熟晒干研末，煎饮代茶。久服明目。食医心镜。**鼻气窒塞**以水五升煮槐叶，取三升，下葱、豉调和再煎，饮。千金方。

枝

【气味】　同叶。

【主治】　**洗疮及阴囊下湿痒。八月断大枝，候生嫩蘖，煮汁酿酒，疗大风痿痹甚效**。别录。**炮热，熨蝎毒**。恭。**青枝烧沥，涂癣。煅黑，揩牙去虫。煎汤，洗痔核**。颂。**烧灰，沐头长发**。藏器。**治赤目、崩漏**。时珍。

【发明】　〔颂曰〕刘禹锡传信方，著硖州王及郎中槐汤灸痔法甚详。以槐枝浓煎汤先洗痔，便以艾灸其上七壮，以知为度。王及素有痔疾，充西川安抚使判官，乘骡入骆谷，其痔大作，状如胡瓜，热气如火，至驿僵仆。邮吏用此法灸至三五壮，忽觉热气一道入肠中，因大转泻，先血后秽，其痛甚楚。泻后遂失胡瓜所在，登骡而驰矣。

【附方】　旧五，新一。**风热牙痛**槐枝烧热烙之。圣惠方。**胎赤风眼**槐木枝如马鞭大，长二尺，作二段齐头。麻油一匙，置铜钵中。晨使童子一人，以其木研之，至暝乃止。令仰卧，以涂目，日三度瘥。**九种心痛**当太岁上取新生槐枝一握，去两头，用水三大升，煎服一升，顿服。千金。**崩中赤白**不问远近。取槐树烧灰，食前酒下方寸匕，日二服。深师方。**胎动欲产**日月未足者。取槐树东引枝，令孕妇手把之，即易生。子母秘录。**阴疮湿痒**槐树北面不见日枝，煎水洗三五遍。冷再暖之。孟诜必效方。

木皮　根白皮

【气味】　**苦，平，无毒**。

【主治】　**烂疮，喉痹寒热**。别录。**煮汁，淋阴囊坠肿气痛，煮浆水，漱口齿风疳䘌血**。甄权。**治中风皮肤不仁，浴男子阴疝卵肿，浸洗五痔，一切恶疮，妇人产门痒痛，乃汤火疮。煎膏，止痛长肉，消痈肿**。大明。**煮汁服，治下血**。苏颂。

【附方】　旧四，新二。**中风身直**不得屈伸反复者。取槐皮黄白者切之，以酒或水六升，煮取二升，稍稍服之。肘后方。**破伤中风** 避阴槐枝上皮，旋刻一片，安伤处，用艾灸皮上百壮。不痛者灸至痛，痛者灸至不痛，用火摩之。普济。**风虫牙痛**槐树白皮一握切，以酪一升煮，去滓，入盐少许，含漱。广济方。**阴下湿痒**槐白皮炒，煎水日洗。生生方。**痔疮有虫**作痒，或下脓血。多取槐白皮浓煮汁，先熏后洗。良久欲大便，当有虫出，不过三度即愈。仍以皮为末，绵裹纳下部中。梅师方。**蠼螋恶疮**槐白皮醋浸半日，洗之。孙真人千 金翼。

槐胶

【气味】　**苦，寒，无毒**。

【主治】　**一切风，化涎，肝脏风，筋脉抽掣，及急风口噤，或四肢不收顽痹，或毒风周身如虫行，或破伤风，口眼偏斜，腰背强硬。任作汤、散、丸、煎，杂诸药用之。亦可水煮和药为丸**。嘉祐。**煨热，绵裹塞耳，治风热聋闭**。时珍。

槐耳见菜部木耳。

檀拾遗

【释名】〔时珍曰〕朱子云：檀，善木也。其字从亶以此。亶者善也。

【集解】〔藏器曰〕按苏恭言：檀似秦皮。其叶堪为饮。树体细，堪作斧柯。至夏有不生者，忽然叶开，当有大水。农人侯之以占水旱，号为水檀。又有一种叶如檀，高五六尺，生高原，四月开花正紫，亦名檀树，其根如葛。〔颂曰〕江淮、河朔山中皆有之。亦檀香类，但不香尔。〔时珍曰〕檀有黄、白二种，叶皆如槐，皮青而泽，肌细而腻，体重而坚，状与梓榆、荚蒾相似。故俚语云：斫檀不谛得荚蒾，荚蒾尚可得驳马。驳马，梓榆也。又名六驳，皮色青白，多癣驳也。檀木宜杵、楤、锤器之用。

皮及根皮

【气味】辛，平，有小毒。

【主治】皮和榆皮为粉食，可断谷救荒。根皮：涂疮疥，杀虫。藏器。

荚蒾唐本草

【释名】击迷诗疏羿先同上。

【集解】〔恭曰〕荚蒾叶似木槿及榆，作小树，其子如溲疏，两两相对，而色赤味甘。陆玑诗疏云：檀、榆之类也。所在山谷有之。〔藏器曰〕生北土山林中。皮堪为索。

枝叶

【气味】甘、苦，平，无毒。

【主治】三虫，下气消谷。煮汁和米作粥，饲小儿甚美。唐本。**作粥，灌六畜疮中生蛆，立出。**藏器。

秦皮本经中品

校正：并入拾遗桪木。

【释名】梣皮音岑。**桪木**音寻。**石檀**别录**樊槻**弘景**盆桂**日华**苦树**苏恭**苦枥**〔时珍曰〕秦皮，本作梣皮。其木小而岑高，故以为名。人讹为桪木，又讹为秦。或云本出秦地，故得秦名也。高诱注淮南子云：梣，苦枥木也。〔恭曰〕树叶似檀，故名石檀。俗因味苦，呼为苦树。

【集解】〔别录曰〕秦皮生庐江川谷及冤句水边。二月、八月采皮，阴干。〔弘景曰〕俗云是樊槻皮，而水渍以和墨书，色不脱，微青。〔恭曰〕此树似檀，叶细，皮有白点而不粗错，取皮渍水便碧色，书纸看之皆青色者，是真。〔颂曰〕今陕西州郡及河阳亦有之。其木大都似檀，枝干皆青绿色。叶如匙头许大而不光。并无花实，根似槐根。俗呼为白桪木。

皮

【气味】苦，微寒，无毒。〔别录曰〕大寒。〔普曰〕神农、雷公、黄帝、岐伯：酸，无毒。李当之：小寒。〔权曰〕平。恶苦瓠、防葵。〔之才曰〕恶吴茱萸。大戟为之使。

【主治】风寒湿痹洗洗寒气，除热，目中青翳白膜。久服，头不白，轻身。本经。**疗男子少精，妇人带下，小儿痫，身热。可作洗目汤。久服，皮肤光泽，肥大有子。**别录。**明目，去目**[①]**中久热，两目赤肿疼痛，风泪不止。作汤，浴小儿身热。煎水澄清，洗赤目极效。**甄权。**主热痢下重，下焦虚。**好古。**同叶煮汤洗蛇咬，并研末傅之。**藏器。

【发明】〔弘景曰〕秦皮俗方惟以疗目，道家亦有用处。〔大明曰〕秦皮之功，洗肝益精，明目退热。〔元素曰〕秦皮沉也，阴也。其用有四：治风寒湿邪成痹，青白幻翳遮睛，女子崩中带下，小儿风热惊痫。〔好古曰〕痢则下焦虚，故张仲景白头翁汤，以黄檗、黄连、秦皮同用，皆苦以坚之也。秦皮浸水青蓝色，与紫草同用，治目病以增光晕，尤佳。〔时珍曰〕梣皮，色青气寒，味苦性涩，乃是厥阴肝、少阳胆经药也。故治目病、惊痫，取其平木也。治下痢、崩带，取其收涩也。又能治男子少精，益精有子，皆取其涩而

① 目：《证类本草》卷十三作“肝”。

补也。故老子云：天道贵涩。此药乃服食及惊痫崩痢所宜，而人止知其治目一节，几于废弃，良为可惋。淮南子云：梣皮色青，治目之要药也。又万毕术云梣皮止水，谓其能收泪也。高诱解作致水，言能使水沸者，谬也。

【附方】旧三，新三。**赤眼生翳**秦皮一两，水一升半，煮七合，澄清。日日温洗。一方加滑石、黄连等分。外台秘要。**眼暴肿痛**秦皮、黄连各一两，苦竹叶半升，水二升半，煮取八合，食后温服。此乃谢道人方也。外台秘要。**赤眼睛疮**秦皮一两，清水一升，白碗中浸，春夏一食顷以上，看碧色出，即以箸头缠绵，仰卧点令满眼，微痛勿畏，良久沥去热汁。日点十度以上，不过两日瘥也。外台秘要。**眼弦挑针**乃肝脾积热。锉秦皮，夹沙糖，水煎，调大黄末一钱，微利佳。仁斋直指方。**血痢连年**秦皮、鼠尾草、蔷薇根等分，以水煎取汁，铜器重釜煎成，丸如梧子大。每服五六丸，日二服。稍增，以知为度。亦可煎饮。千金方。**天蛇毒疮**似癞非癞。天蛇，乃草间花蜘蛛也。人被其螫，为露水所濡，乃成此疾。以秦皮煮汁一斗，饮之即瘥。寇宗奭本草。

合欢本经中品

【释名】合昏唐本**夜合**日华**青裳**图经**萌葛**纲目**乌赖树**〔颂曰〕崔豹古今注云：欲蠲人之忿，则赠以青裳。青裳，合欢也。植之庭除，使人不忿。故嵇康养生论云：合欢蠲忿，萱草忘忧。〔藏器曰〕其叶至暮即合，故云合昏。〔时珍曰〕按王璆百一选方云：夜合俗名萌葛，越人谓之乌赖树。又金光明经谓之尸利洒树。

【集解】〔本经曰〕合欢生豫州山谷。树如狗骨树。〔别录曰〕生益州山谷。〔弘景曰〕俗间少识，当以其非疗病之功也。〔恭曰〕此树叶似皂荚及槐，极细。五月花发，红白色，上有丝茸。秋实作荚，子极薄细。所在山谷有之，今东西京第宅山池间亦有种者，名曰合昏。〔颂曰〕今汴洛间皆有之，人家多植于庭除间。木似梧桐，枝甚柔弱。叶似皂角，极细而繁密，互相交结。每一风来，辄自相解了，不相牵缀。采皮及叶用，不拘时日。〔宗奭曰〕合欢花，其色如今之醮晕线，上半白，下半肉红，散垂如丝，为花之异，其绿叶至夜则合也。嫩时炸熟水淘，亦可食。

木皮去粗皮炒用。

【气味】甘，平，无毒。

【主治】安五脏，和心志，令人欢乐无忧。久服，轻身明目，得所欲。本经。**煎膏，消痈肿，续筋骨。**大明。**杀虫。捣末，和铛下墨，生油调，涂蜘蛛咬疮。用叶，洗衣垢。**藏器。**折伤疼痛，研末，酒服二钱匕。**宗奭。**和血消肿止痛。**时珍。

【发明】〔震亨曰〕合欢属土，补阴之功甚捷。长肌肉，续筋骨，概可见矣。与白蜡同入膏用神效，而外科家未曾录用何也。

【附方】旧二，新三。**肺痈唾浊**心胸甲错。取夜合皮一掌大，水三升，煮取一半，分二服。韦宙独行方。**扑损折骨**夜合树皮即合欢皮，去粗皮，炒黑色，四两，芥菜子炒一两，为末。每服二钱，温酒卧时服，以滓傅之，接骨甚妙。王璆百一选方。**发落不生**合欢木灰二合，墙衣五合，铁精一合，水萍末二合，研匀，生油调涂，一夜一次。普济方。**小儿撮口**夜合花枝浓煮汁，拭口中，并洗之。子母秘录。**中风挛缩**夜合枝酒：夜合枝、柏枝、槐枝、桑枝、石榴枝各五两，并生锉。糯米五升，黑豆五升，羌活二两，防风五钱，细曲七斤半。先以水五斗煎五枝，取二斗五升，浸米、豆蒸熟，入曲与防风、羌活如常酿酒法，封三七日，压汁。每饮五合，勿过醉致吐，常令有酒气也。奇效良方。

皂荚本经中品

【释名】皂角纲目**鸡栖子**纲目**乌犀**纲目**悬刀**〔时珍曰〕荚之树皂，故名。广志谓之鸡栖子，曾氏方谓之乌犀，外丹本草谓之悬刀。

【集解】〔别录曰〕皂荚生雍州山谷及鲁邹县，如猪牙者良。九月、十月采荚，阴干。〔弘景曰〕处处有之，长尺二者良。俗人见其有虫孔而未尝见虫形，皆言不可近，令人恶病，殊不尔也。其虫状如草叶上青虫，荚[①]微黑便出，所以难见。〔恭曰〕此物有三种：猪牙皂荚最下，其形曲戾薄恶，全无滋润，洗垢不去；其尺二者，粗大长虚而无润；若长六七寸，圆厚节促直者，皮薄多肉，味浓大好。〔颂曰〕所在有之，以怀、孟州者为胜。木极有高大者。本经用如猪牙者，陶用尺二者，苏用六寸圆厚者。今医家作疏风气丸煎多用长皂荚，治齿及取积药多用牙皂荚，所用虽殊，性味不甚相远。其初生嫩芽，以为蔬茹，更益人。〔时珍曰〕皂树高大。叶如槐叶，瘦长而尖。枝间多刺。夏开细黄花。结实有三种：一种小如猪牙；一种长而肥厚，多脂而粘；一种长而瘦薄，枯燥不粘。以多脂者为佳。其树多刺难上，采时以蔑箍其树，一夜自落，亦一异也。有不结实者，树凿一孔，入生铁三五斤，泥封之，即结荚。人以铁砧捶皂荚，即自损。铁碾碾之，久则成孔。铁锅爨之，多爆片落。岂皂荚与铁有感召之情耶。

皂荚

【修治】〔敩曰〕凡使，要赤肥并不蛀者，以新汲水浸一宿，用铜刀削去粗皮，以酥反复炙透，捶去子、弦用。每荚一两，用酥五钱。〔好古曰〕凡用有蜜炙、酥炙、绞汁、烧灰之异，各依方法。

【气味】辛、咸，温，有小毒。〔好古曰〕入厥阴经气分。〔时珍曰〕入手太阴、阳明经气分。〔之才曰〕柏实为之使。恶麦门冬，畏空青、人参、苦参。〔机曰〕伏丹砂、粉霜、硫黄、硇砂。

【主治】风痹死肌邪气，风头泪出，利九窍，杀精物。本经。**疗腹胀满，消谷，除咳嗽囊结，妇人胞不落，明目益精，可为沐药，不入汤。**别录。**通关节，除**[②]**头风，消痰杀虫，治骨蒸，开胃，中风口噤。**大明。**破坚癥，腹中痛，能堕胎。又将浸酒中，取尽其精，煎成膏涂帛，贴一切肿痛。**甄权。**溽暑久雨时，合苍术烧烟，辟瘟疫邪湿气。**宗奭。**烧烟，熏久痢脱肛。**汪机。**搜肝风，泻肝气。**好古。**通肺及大肠气，治咽喉痹塞，痰气喘咳，风疠疥癣。**时珍。

【发明】〔好古曰〕皂荚厥阴之药。活人书治阴毒正气散内用皂荚，引入厥阴也。〔时珍曰〕皂荚属金，入手太阴、阳明之经。金胜木，燥胜风，故兼入足厥阴，治风木之病。其味辛而性燥，气浮而散。吹之导之，则通上下诸窍；服之，则治风湿痰喘肿满，杀虫；涂之，则散肿消毒，搜风治疮。按庞安时伤寒总病论云：元祐五年，自春至秋，蕲、黄二郡人患急喉痹，十死八九，速者半日、一日而死。黄州推官潘昌言得黑龙膏方，救活数十人也。其方治九种喉痹：急喉痹、缠喉风、结喉、烂喉、遁虫、虫喋、重舌、木舌、飞丝入口。用大皂荚四十挺切，水三斗，浸一夜，煎至一斗半。入人参末半两，甘草末一两，煎至五升，去滓。入无灰酒一

---

① 荚：原脱，今据《证类本草》卷十四补。
② 除：原脱，今据《证类本草》卷十四补。

升，釜煤二匕，煎如饧，入瓶封，埋地中一夜。每温酒化下一匙，或扫入喉内，取恶涎尽为度。后含甘草片。又孙用和家传秘宝方云：凡人卒中风，昏昏如醉，形体不收，或倒或不倒，或口角流涎出，斯须不治，便成大病。此证风涎潮于上，胸痹气不通，宜用急救稀涎散吐之。用大皂荚肥实不蛀者四挺，去黑皮，白矾光明者一两，为末。每用半钱，重者三字，温水调灌。不大呕吐，只是微微稀冷涎或出一升、二升。当待惺惺，乃用药调治。不可便大吐之，恐过剂伤人。累效不能尽述。〔宗奭曰〕此法用皂荚末一两，生矾末半两，腻粉半两，水调一二钱，过咽即吐涎。用矾者，分膈下涎也。

【附方】旧二十，新三十六。**中风口噤**不开，涎潮壅上。皂角一挺去皮，猪脂涂炙黄色，为末。每服一钱，温酒调下。气壮者二钱，以吐出风涎为度。简要济众方。**中风口㖞**皂角五两，去皮为末，三年大醋和之。左㖞涂右，右㖞涂左，干更上之。外台秘要。**中暑不省**皂荚一两烧存性，甘草一两微炒，为末。温水调一钱，灌之。澹寮方。**鬼魇不寤**皂荚末刀圭①吹鼻中，能起死人。千金方。**自缢将绝**皂角末吹鼻中。外台方。**水溺卒死**一宿者，尚可活。纸裹皂荚末纳下部，须臾出水即活。外台秘要。**急喉痹塞**逡巡不救。灵苑方皂荚生研末。每以少许点患处，外以醋调厚封项下。须臾便破，出血即愈。或挼水灌之，亦良。直指方用皂角肉半截，米醋半盏，煎七分，破出脓血即愈。**咽喉肿痛**牙皂一挺去皮，米醋浸炙七次，勿令太焦，为末。每吹少许入咽，吐涎即止。圣济总录。**风痫诸痰**五痫膏：治诸风，取痰如神。大皂角半斤去皮、子，以蜜四两涂上，慢火炙透捶碎，以热水浸一时，挼取汁，慢火熬成膏。入麝香少许，摊在夹绵纸上，晒干，剪作纸花。每用三四片，入淡浆水一小盏中洗淋下，以筒吹汁入鼻内。待痰涎流尽，吃脂麻饼一个，涎尽即愈，立效。普济方。**风邪痫疾**皂荚烧存性四两，苍耳根、茎、叶日干四两，密陀僧一两，为末，成丸梧子大，朱砂为衣。每服三四十丸，枣汤下，日二服。稍退，只服二十丸。名抵住丸。永类方。**一切痰气**皂荚烧存性、萝卜子炒等分，姜汁入炼蜜丸梧子大。每服五七十丸，白汤下。简便方。**胸中痰结**皂荚三十挺去皮切，水五升浸一夜，挼取汁，慢熬至可丸，丸如梧子大。每食后，盐浆水下十丸。又钓痰膏：用半夏醋煮过，以皂角膏和匀，入明矾少许，以柿饼捣膏，丸如弹子，噙之。圣惠方。**咳逆上气**唾浊不得卧。皂荚丸：用皂荚炙，去皮、子，研末，蜜丸梧子大。每服一丸，枣膏汤下，日三、夜一服。张仲景方。**痰喘咳嗽**长皂荚三条去皮子：一荚入巴豆十粒，一荚入半夏十粒，一荚入杏仁十粒。用姜汁制杏仁，麻油制巴豆，蜜制半夏，一处火炙黄色为末。每用一字安手心，临卧以姜汁调之，吃下神效。余居士选奇方。**卒寒咳嗽**皂荚烧研，豉汤服二钱。千金。**牙病喘息**喉中水鸡鸣。用肥皂荚两挺酥炙，取肉为末，蜜丸豆大。每服一丸，取微利为度。不利更服，一日一服。必效方。**肿满入腹**胀急。皂荚去皮、子，炙黄为末，酒一斗，石器煮沸。服一斗，日三服。肘后方。**二便关格**千金方用皂荚烧研，粥饮下三钱，立通。宣明方铁脚丸：用皂荚炙，去皮、子，为末，酒面糊丸。每服五十丸，酒下。圣惠方用皂荚烧烟于桶内，坐上熏之，即通。**食气黄肿**气喘胸满。用不蛀皂角，去皮、子，醋涂炙焦为末，一钱，巴豆七枚，去油、膜，

---

①　刀圭：《千金》卷二十五第一作“如大豆许”。

以淡醋研好墨和丸麻子大。每服三丸，食后陈橘皮汤下，日三服。隔一日增一丸，以愈为度。经验方。**胸腹胀满**欲令瘦者。猪牙皂角相续量长一尺，微火煨，去皮、子，捣筛，蜜丸大如梧子。服时先吃羊肉两脔，汁三两口，后以肉汁吞药十丸，以快利为度。觉得力，更服，以利清水即止药。瘥后一月，不得食肉及诸油腻。崔元亮海上集验方。**身面卒肿**洪满。用皂荚去皮炙黄，锉三升，酒一斗，渍透煮沸。每服一升，一日三服。肘后方。**卒热劳疾**皂荚续成一尺以上，酥一大两微涂缓炙，酥尽捣筛，蜜丸梧子大。每日空腹饮下十五丸，渐增至二十丸。重者不过两剂愈。崔元亮海上方。**急劳烦热**体瘦。三皂丸：用皂荚、皂荚树皮、皂荚刺各一斤，同烧灰，以水三斗，淋汁再淋，如此三五度，煎之候少凝，入麝香末一分，以童子小便浸蒸饼，丸小豆大。每空心温水下七丸。圣惠方。**脚气肿痛**皂角、赤小豆为末，酒、醋调，贴肿处。永类方。**伤寒初得**不问阴阳。以皂角一挺肥者，烧赤为末，以水五合和，顿服之。阴病极效。千金方。**时气头痛**烦热。用皂角烧研，新汲水一中盏，姜汁、蜜各少许，和二钱服之。先以暖水淋浴后服药，取汗即愈。圣惠。**卒病头痛**皂角末吹鼻取嚏。斗门方。**脑宣不止**不蛀皂角去皮、子，蜜炙捶碎，入水挼取浓汁，熬成膏。嗃鼻，口内咬箸，良久涎出为度。张子和儒门事亲。**齆鼻不通**皂角末吹之。千金方。**风热牙痛**皂角一挺去子，入盐满壳，仍加白矾少许，黄泥固济，煅研。日擦之。杨诚经验方。**风虫牙痛**外台秘要方用皂荚末涂齿上，有涎吐之。十全方用猪牙皂角、食盐等分，为末。日揩之。**揩牙乌须**大皂角二十挺，以姜汁、地黄汁蘸炙十遍，为末。日用揩牙甚妙。普济方。**霍乱转筋**皂角末，吹豆许入鼻，取嚏即安。梅师方。**肠风下血**用长尺皂角五挺，去皮、子，酥炙三次，研末，精羊肉十两，细切捣烂和丸梧子大。每温水下二十丸。圣惠。**大肠脱肛**不蛀皂角五挺捶碎，水挼取汁二升，浸之，自收上。收后以汤荡其腰肚上下，令皂角气行，则不再作。仍以皂角去皮，酥炙为末，枣肉和丸，米饮下三十丸。圣惠方。**下部䘌疮**皂荚烧研，绵裹导之。肘后方。**外肾偏疼**皂角和皮为末，水调傅之良。梅师方。**便毒肿痛**皂角炒焦、水粉炒等分，研末，以热醋调，摊贴患处，频以水润之，即效。又方：用猪牙皂角七片煨黄，去皮、弦，出火毒，为末。空心温酒服五钱。袖珍方。**便毒痈疽**皂角一条，醋熬膏，傅之。屡效。直指方。**妇人吹乳** 袖珍方用猪牙皂角去皮，蜜炙为末。酒服一钱。又诗云：妇人吹奶法如何，皂角烧灰蛤粉和。热酒一杯调八字，管教时刻笑呵呵。**丁肿恶疮**皂角去皮，酥炙焦为末，入麝香少许，人粪少许，和涂。五日后根出。普济方。**小儿头疮**粘肥及白秃。用皂角烧黑为末，去痂傅之，不过三次即愈。邓笔峰卫生杂兴。**小儿恶疮**皂荚水洗，拭干。以少油麻捣烂，涂之。肘后。**足上风疮**作痒甚者。皂角炙热，烙之。潘氏方。**大风诸癞**长皂角二十条炙，去皮、子，以酒煎稠，滤过候冷，入雪糕，丸梧子大。每酒下五十丸。直指方。**积年疥疮**猪肚内放皂角煮熟，去皂角，食之。袖珍方。**射工水毒**生疮。皂荚长尺二者，苦酒一升煎汁，熬如饴。涂之。肘后方。**咽喉骨哽**猪牙皂角二条切碎，生绢袋盛缝满，线缚项中，立消。简便方。**鱼骨哽咽**皂角末吹鼻取嚏。圣惠方。**九里蜂毒**皂荚钻孔，贴叮处，艾炙孔上三五壮即安。救急方。**肾风阴痒**以稻草烧皂角，烟熏十余次即止。济急仙方。

子

【修治】〔敩曰〕拣取圆满坚硬不蛀者，以瓶煮熟，剥去硬皮一重，取向里白肉两片，去黄，以铜刀切，晒用。其黄消人肾气。

【气味】辛，温，无毒。

【主治】炒，舂去赤皮，以水浸软，煮熟，糖渍食之，疏导五脏风热壅。宗奭。**核中白肉，入治肺药。核中黄心，嚼食，治膈痰吞酸。**苏颂。**仁，和血润肠。**李杲。**治风热大肠虚秘，瘰疬肿毒疮癣。**时珍。

【发明】〔机曰〕皂角核烧存性，治大便燥结。其性得湿则滑，滑则燥结自通也。〔时珍曰〕皂荚味辛属金，能通大肠阳明燥金，乃辛以润之之义，非得湿则滑也。

【附方】旧三，新十一。**腰脚风痛**不能履地。皂角子一千二百个洗净，以少酥熬香为末，蜜丸梧子大。每空心以蒺藜子、酸枣仁汤下三十丸。千金方。**大肠虚秘**风人、虚人、脚气人，大肠或秘或利。用上方服至百丸，以通为度。**下痢不止**诸药不效。服此三服，宿垢去尽，即变黄色，屡验。皂角子，瓦焙为末，米糊丸梧子大。每服四五十丸，陈茶下。医方摘要。**肠风下血**皂荚子、槐实一两，用占谷糠炒香，去糠为末。陈粟米饮下一钱。名神效散。圣惠方①。**里急后重**不蛀皂角子米糠炒过、枳壳炒等分，为末，饭丸梧子大。每米饮下三十丸。普济方。**小儿流涎**脾热有痰。皂荚子仁半两，半夏姜汤泡七次一钱二分，为末，姜汁丸麻子大。每温水下五丸。圣济总录。**恶水入口**及皂荚水入口，热痛不止。以皂荚子烧存性一分，沙糖半两，和膏，含之。博济方。**妇人难产**皂角子二枚，吞之。千金方。**风虫牙痛**皂角子末，绵裹弹子大两颗，醋煮热，更互熨之，日三五度。圣惠方。**粉滓面䵟**皂角子、杏仁等分，研匀。夜以津和，涂之。圣惠方。**预免疮疖**凡小儿每年六月六日，照年岁吞皂荚子，可免疮疖之患。大人亦可吞七枚，或二十一枚。林静斋所传方也。吴旻扶寿方。**便痈初起**皂角子七个研末，水服效。一方照年岁吞之。儒门事亲方。**一切丁肿**皂角子仁作末，傅之。五日愈。千金方。**年久瘰疬**阮氏经验方用不蛀皂角子一百粒，米醋一升，硇砂二钱，同煮干，炒令酥。看疬子多少，如一个服一粒，十个服十粒，细嚼米汤下。酒浸煮服亦可。圣济总录言虚人不可用硇砂也。

刺一名天丁。

【气味】辛，温，无毒。

【主治】米醋熬嫩刺作煎，涂疮癣有奇效。苏颂。**治痈肿妒乳，风疠恶疮，胎衣不下，杀虫。**时珍。

【发明】〔杨士瀛曰〕皂荚刺能引诸药性上行，治上焦病。〔震亨曰〕能引至痈疽溃处，甚验。〔时珍曰〕皂荚刺治风杀虫，功与荚同，但其锐利直达病所为异耳。神仙传云：左亲骑军崔言，一旦得大风恶疾，双目昏盲，眉发自落，鼻梁崩倒，势不可救。遇异人传方：用皂角刺三斤，烧灰，蒸一时久，日干为末。食后浓煎大黄汤调一匕，饮之。一旬眉发再生，肌润目明。后入山修道，不知所终。又刘守真保命集云：疠风乃营气热，风寒客于脉而不去。宜先用桦皮散服五七日，后灸承浆穴七壮。三灸后，每旦早服桦皮散，午以升麻葛根汤下钱氏泻青丸。晚服二圣散，用大黄末半两煎汤，调皂角刺灰三钱。乃缓疏泄血中之风热也。仍戒房室三年。桦皮散见桦皮下。又追风再造散，即二圣散，云服之便出黑虫为验。数日再

---

① 圣惠方：此方今见《普济方》卷三十八。

服，直候虫尽为绝根也。新虫嘴赤，老虫嘴黑。

【附方】新十二。**小儿重舌**皂角刺灰，入朴消或脑子少许，漱口，渗入舌下，涎出自消。圣惠方[①]。**小便淋闭**皂角刺烧存性、破故纸等分，为末。无灰酒服。圣济总录。**肠风下血**便前近肾肝，便后近心肺。皂角刺灰二两，胡桃仁、破故纸炒、槐花炒各一两，为末。每服一钱，米饮下。普济方。**伤风下痢**风伤久不已，而下痢脓血，日数十度。用皂角刺、枳实麸炒、槐花生用各半两，为末，炼蜜丸梧子大。每服三十丸，米汤下，日二服。袖珍方。**胎衣不下**皂角棘烧为末。每服一钱，温酒调下。熊氏补遗。**妇人乳痈**皂角刺烧存性一两，蚌粉一钱，和研。每服一钱，温酒下。直指方。**乳汁结毒**产后乳汁不泄，结毒者。皂角刺、蔓荆子各烧存性，等分，为末。每温酒服二钱。袖珍方。**腹内生疮**在肠脏不可药治者。取皂角刺不拘多少。好酒一碗，煎至七分，温服。其脓血悉从小便中出，极效。不饮酒者，水煎亦可。蔺氏经验方。**疮肿无头**皂角刺烧灰，酒服三钱。嚼葵子三五粒。其处如针刺为效。儒门事亲。**癌瘭恶疮**皂角刺烧存性研，白及少许，为末，傅之。直指方。**大风疠疮**选奇方用黄檗末、皂角刺灰各三钱，研匀，空心酒服。取下虫物，并不损人。食白粥两三日，服补气药数剂。名神效散。如四肢肿，用针刺出水再服。忌一切鱼、肉、发风之物。取下虫大小长短，其色不一，约一二升，其病乃愈也。仁存方。**发背不溃**皂角刺麦麸炒黄一两，绵黄芪焙一两，甘草半两，为末。每服一大钱，酒一盏，乳香一块，煎七分，去滓温服。普济本事方。

木皮　根皮

【气味】**辛，温，无毒。**

【主治】**风热痰气，杀虫。**时珍。

【附方】新二。**肺风恶疮**瘙痒。用木乳即皂荚根皮，秋冬采如罗纹者，阴干炙黄，白蒺藜炒、黄芪、人参、枳壳炒、甘草炙，等分为末。沸汤每服一钱。普济方。**产后肠脱**不收。用皂角树皮半斤，皂角核一合，川楝树皮半斤，石莲子炒去心一合，为粗末，以水煎汤，乘热以物围定，坐熏洗之。挹干，便吃补气丸药一服，仰睡。妇人良方。

叶

【主治】**入洗风疮渫用。**时珍。

【附录】**鬼皂荚**〔藏器曰〕生江南泽畔。状如皂荚，高一二尺。作汤浴，去风疮疥癣。挼叶，去衣垢，沐发令长。

肥皂荚纲目

【集解】〔时珍曰〕肥皂荚生高山中。其树高大，叶如檀及皂荚叶。五六月开白花，结荚长三四寸，状如云实之荚，而肥厚多肉。内有黑子数颗，大如指头，不正圆，其色如漆而甚坚。中有白仁如栗，煨熟可食。亦可种之。十月采荚煮熟。捣烂和白面及诸香作丸，澡身面，去垢而腻润，胜于皂荚也。相感志言：肥皂荚水，死金鱼，辟马蚿，麸见之则不就，亦物性然耳。

荚

【气味】**辛，温，微毒。**

【主治】**去风湿下痢便血。疮癣肿毒。**时珍。

【附方】新九。**肠风下血**独子肥皂烧存性，一片为末，糊丸成，米饮下。普济方。**下痢禁口**肥皂荚一枚，以盐实其内，烧存性，为末。以少许入白米粥内，食之即效。乾坤生意。**风虚牙肿**老人肾虚，或

---

① 圣惠方：此方今见《普济方》卷三六五。

因凉药擦牙致痛。用独子肥皂，以青盐实之，烧存性。研末掺之。或入生樟脑十五文。卫生家宝方。**头耳诸疮**眉癣、燕窝疮。并用肥皂煅存性一钱，枯矾一分，研匀，香油调，涂之。摘玄方。**小儿头疮**因伤汤水成脓，出水不止。用肥皂烧存性，入腻粉，麻油调搽。海上方。**腊梨头疮**不拘大人、小儿。用独核肥皂去核，填入沙糖，入巴豆二枚扎定，盐泥包，煅存性，入槟榔、轻粉五七分，研匀，香油调搽。先以灰汁洗过。温水再洗，拭干乃搽。一宿见效，不须再洗。普济方。**癣疮不愈**以川槿皮煎汤，用肥皂去核及内膜浸汤，时时搽之。杨起简便方。**便毒初起**肥皂捣烂傅之。甚效。简便方。**玉茎湿痒**肥皂一个，烧存性，香油调搽即愈。摄生方。

核

【气味】甘，腥，温，无毒。

【主治】除风气。时珍。

无患子宋开宝

【释名】桓拾遗**木患子**纲目**噤娄**拾遗**肥珠子**纲目**油珠子**纲目**菩提子**纲目**鬼见愁**〔藏器曰〕桓、患字声讹也。崔豹古今注云：昔有神巫曰瑶眊，能符劾百鬼，得鬼则以此木为棒，棒杀之。世人相传以此木为器用，以厌鬼魅，故号曰无患。人又讹为木患也。〔时珍曰〕俗名为鬼见愁。道家禳解方中用之，缘此义也。释家取为数珠，故谓之菩提子，与薏苡同名。纂文言其木名卢鬼木。山人呼为肥珠子、油珠子，因其实如肥油而子圆如珠也。

【集解】〔藏器曰〕无患子，高山大树也。子黑如漆珠。博物志云：桓叶似榉柳叶。核坚正黑如瑿，可作香缨及浣垢。〔宗奭曰〕今释子取为念珠，以紫红色、小者佳。入药亦少。西洛亦有之。〔时珍曰〕生高山中。树甚高大，枝叶皆如椿，特其叶对生。五六月开白花。结实大如弹丸，状如银杏及苦楝子，生青熟黄，老则文皱。黄时肥如油炸之形，味辛气膻且硬。其蒂下有二小子，相粘承之。实中一核，坚黑似肥皂荚之核，而正圆如珠。壳中有仁如榛子仁，亦辛膻，可炒食。十月采实，煮熟去核，捣和麦面或豆面作澡药，去垢同于肥皂，用洗真珠甚妙。山海经云：秩周之山，其木多桓。郭璞注云：叶似柳，皮黄不错。子似楝，着酒中饮之，辟恶气，浣衣[①]去垢，核坚正黑。即此也。今武当山中所出鬼见愁，亦是树荚之子，其形正如刀豆子而色褐，彼人亦以穿数珠。别是一物，非无患也。

子皮即核外肉也。

【气味】微苦，平，有小毒。

【主治】澣**垢，去面䵟。喉痹，研纳喉中，立开。又主飞尸。**藏器。

【附方】新二。**洗头去风**明目。用槵子皮、皂角、胡饼、菖蒲同捶碎，浆水调作弹子大。每用泡汤洗头良。多能鄙事。**洗面去䵟**槵子肉皮捣烂，入白面和，丸大丸。每日用洗面，去垢及䵟甚良。集简方。

子中仁

【气味】辛，平，无毒。

【主治】烧之，辟邪恶气。藏器**煨食，辟恶，去口臭。**时珍。

【附方】新一。**牙齿肿痛**肥珠子一两，大黄、香附各一两，青盐半两，泥固煅研。日用擦牙。普济方。

栾华本经下品

【集解】〔别录曰〕栾华生汉中川谷。五月采。〔恭曰〕此树叶似木槿而薄细。

---

① 衣：原作“之”，义晦，今据《山海经》卷五郭璞注改。

花黄似槐而稍长大。子壳似酸浆，其中有实如熟豌豆，圆黑坚硬，堪为数珠者，是也。五月、六月花可收，南人以染黄甚鲜明，又以疗目赤烂。〔颂曰〕今南方及汴中圆圃间或有之。〔宗奭曰〕长安山中亦有之。其子谓之木栾子，携至京都为数珠，未见入药。

华

【气味】苦，寒，无毒。〔之才曰〕决明为之使。

【主治】目痛泪出伤眦，消目肿。本经。**合黄连作煎，疗目赤烂。**苏恭。

无食子唐本草

【释名】没石子开宝**墨石子**炮炙论**麻茶泽**〔珣曰〕波斯人每食以代果，故番胡呼为没食子。梵书无与没同音。今人呼为墨石、没石，转传讹矣。

【集解】〔恭曰〕无食子生西戎沙碛间。树似柽。〔禹锡曰〕按段成式酉阳杂俎云：无食子出波斯国，呼为摩泽树。高六七丈，围八九尺。叶似桃叶而长。三月开花白色，心微红。子圆如弹丸，初青，熟乃黄白。虫蚀成孔者入药用。其树一年生无食子。一年生拔屡子，大如指，长三寸，上有壳，中仁如栗黄可啖。〔时珍曰〕按方舆志云：大食国有树，一年生如栗子而长，名曰蒲卢子，可食。次年则生麻茶泽，即没石子也。间岁互生，一根异产如此。一统志云：没石子出大食诸地。树如樟，实如中国茅栗 。

子

【修治】〔敩曰〕凡使勿犯铜铁，并被火惊。用颗小、无枕米者妙。用浆水于砂盆中研令尽，焙干再研，如乌犀色入药。

【气味】苦，温，无毒。

【主治】赤白痢，肠滑，生肌肉。唐本。**肠虚冷痢，益血生精，和气安神，乌髭发，治阴毒痿，烧灰用。**李珣。**温中，治阴疮阴汗，小儿疳匶，冷滑不禁。**马志。

【发明】〔宗奭曰〕没石子，合他药染须。造墨家亦用之。〔珣曰〕张仲景用治阴汗，烧灰，先以汤浴了，布裹灰扑之，甚良。

【附方】旧三，新五。**血痢不止**没石子一两为末，饭丸小豆大。每食前米饮下五十丸。普济方。**小儿久痢**没石子二个，熬黄研末，作馄饨食之。宫气方。**产后下痢**没石子一个，烧存性，研末，冷即酒服，热即用饮下，日二。子母秘录。**牙齿疼痛**绵裹无食子末一钱咬之，涎出吐去。圣济总录。**鼻面酒齄**南方没石子有孔者，水磨成膏。夜夜涂之，甚妙。危氏得效方。**口鼻急疳**没石子末，吹下部，即瘥。千金方。**大小口疮**没石子炮三分，甘草一分，研末掺之。月内小儿生者，少许置乳上吮之，入口即啼，不过三次。圣惠方。**足趾肉刺**无食子三枚，肥皂荚一挺，烧存性，为末。醋和傅之，立效。奇效方。

诃黎勒唐本草

【释名】诃子〔时珍曰〕诃黎勒，梵言天主持来也。

【集解】〔恭曰〕诃黎勒生交州、爱州。〔颂曰〕今岭南皆有而广州最盛。树似木梡，花白。子形似卮子、橄榄 ，青黄色，皮肉相着。七月、八月实熟时采，六路者佳。岭南异物志云：广州法性寺有四五十株，子极小而味不涩，皆是六路。每岁州贡，只以此寺者。寺有古井，木根蘸水，水味不咸。每子熟时，有佳客至，则院僧煎汤以延之。其法用新摘诃子五枚，甘草一寸 ，破之，汲井水同煎，色若新茶。今其寺谓之乾明古寺，尚在，旧木犹有六七株。南海风俗尚贵此汤，然煎之不必尽如昔时之法也。诃子未熟时，风飘堕者，谓之随风子，暴干收之，益小者佳，彼人尤珍贵之。〔萧炳曰〕波斯舶上来者，六路黑色肉厚者良。六路即六棱也。〔敩曰〕凡使勿用毗黎勒，个个毗头也。若诃黎勒文只有六路。或多或少，并是杂路勒，皆圆而露，文或八路至十三路，号曰榔精勒，涩不堪用。

【修治】〔敩曰〕凡用诃黎勒，酒浸后蒸一伏时，刀削去路，取肉锉焙用。用核则去肉。

【气味】苦，温，无毒。〔权曰〕苦、甘。〔炳曰〕苦、酸。〔珣曰〕酸，涩，温。〔好古曰〕苦、酸，平。苦重酸轻，味厚，阴也，降也。

【主治】冷气，心腹胀满，下食。唐本。**破胸膈结气，通利津液，止水道，黑髭发。**甄权。**下宿物，止肠澼久泄，赤白痢。**萧炳。**消痰下气，化食开胃，除烦治水，调中，止呕吐霍乱，心腹虚痛，奔豚肾气，肺气喘急，五膈气，肠风泻血，崩中带下，怀孕漏胎，及胎动欲生，胀闷气喘。并患痢人肛门急痛，产妇阴痛，和蜡烧烟熏之，及煎汤熏洗。**大明。**治痰嗽咽喉不利，含三数枚殊胜。**苏恭。**实大肠，敛肺降火。**震亨。

【发明】〔宗奭曰〕诃黎勒，气虚人亦宜缓缓煨熟少服。此物虽涩肠而又泄气，其味苦涩故尔。〔杲曰〕肺苦气上逆，急食苦以泄之，以酸补之。诃子苦重泻气，酸轻不能补肺，故嗽药中不用。〔震亨曰〕诃子下气，以其味苦而性急。肺苦急，急食苦以泻之，谓降而下走也，气实者宜之。若气虚者，似难轻服。又治肺气，因火伤极，遂郁遏胀满。其味酸苦，有收敛降火之功也。〔时珍曰〕诃子同乌梅、五倍子用则收敛，同橘皮、厚朴用则下气，同人参用则能补肺治咳嗽。东垣言嗽药不用者，非矣。但咳嗽未久者，不可骤用尔。嵇含草木状言作饮久服，令髭发白者变黑，亦取其涩也。〔珣曰〕诃黎皮主嗽，肉主眼涩痛。波斯人将诃黎勒、大腹等在舶上，用防不虞。或遇大鱼放涎滑水中数里，船不能通，乃煮此洗其涎滑，寻化为水，则其治气消痰功力可知矣。〔慎微曰〕金光明经[1] 除病品云：热病下药，服诃黎勒。又广异记云：高仙芝在大食国得诃黎勒，长三寸，置抹肚中，便觉腹中痛，因大利十余行，疑诃黎勒为祟。后问大食长老。云：此物人带一切病消，利者乃出恶物尔。仙芝宝之，后被诛，失所在。〔颂曰〕诃黎主痢，唐本草不载。张仲景治气痢有方。唐·刘禹锡传信方云：予曾苦赤白下，诸药服遍久不瘥，转为白脓。令狐将军传此方：用诃黎勒三枚，两炮一生，并取皮末之，以沸浆水一合服之。若只水痢，加一钱匕甘草末；若微有脓血，加三匕；血多，亦加三匕。

【附方】旧九，新六。**下气消食**诃黎一枚为末，瓦器中水一大升，煎三两沸，下药更煎三五沸，如曲尘色，入少盐，饮之。食医心镜。**一切气疾**宿食不消。诃黎一枚，入夜含之，至明嚼咽。又方：诃黎三枚，湿纸包，煨熟去核，细嚼，以牛乳下。千金。**气嗽日久**生诃黎一枚，含之咽汁。瘥后口爽，不知食味，却煎槟榔汤一碗服，立便有味。此知连州成密方也。经验方。**呕逆不食**诃黎勒皮二两，炒研，糊丸梧子大。空心汤服二十丸，日三服。广济方。**风痰霍乱**食不消，大便涩。诃黎三枚，取皮为末。和酒顿服。三五次妙。外台秘要。**小儿霍乱**诃黎一枚，为末。沸汤服一半，未止再服。子母秘录。**小儿风痰**

---

① 经：此下原有“言流水长者”五字，与文义不属，今据《金光明经》卷三删。

壅闭，语音不出，气促喘闷，手足动摇。诃子半生半炮去核、大腹皮等分，水煎服。名二圣散。全幼心鉴。**风热冲顶热闷**。诃黎二枚为末，芒消一钱，同入醋中，搅令消，摩涂热处。外台秘要。**气痢水泻**诃黎勒十枚面裹，煻火煨熟，去核研末，粥饮顿服。亦可饭丸服。一加木香。又长服方：诃黎勒、陈橘皮、厚朴各三两，捣筛，蜜丸大如梧子。每服二三十丸，白汤下。图经本草。**水泻下痢**诃黎勒炮二分，肉豆蔻一分，为末。米饮每服二钱。圣惠方。**下痢转白**诃子三个，二炮一生，为末，沸汤调服。水痢，加甘草末一钱。普济方。**赤白下痢**诃子十二个，六生六煨，去核，焙为末。赤痢，生甘草汤下；白痢，炙甘草汤下。不过再服。赵原阳济急方。**妒精下疳**大诃子烧灰，入麝香少许，先以米泔水洗，后搽之。或以荆芥、黄檗、甘草、马鞭草、葱白煎汤洗亦可。昔方士周守真医唐靖烂茎一二寸，用此取效也。洪迈夷坚志。

核

【主治】**磨白蜜注目，去风赤**[①] **痛，神良**。苏颂。**止咳及痢**。时珍。

叶

【主治】**下气消痰，止渴及泄痢，煎饮服，功同诃黎**。时珍。唐·包佶有病中谢李吏部惠诃黎勒叶诗。

婆罗得宋开宝

【释名】**婆罗勒**〔时珍曰〕婆罗得，梵言重生果也。

【集解】〔珣曰〕婆罗得生西海波斯国。树似中华柳树，子如蓖麻子，方家多用之。〔时珍曰〕按王焘外台秘要婆罗勒似蓖麻子[②]，但以指甲爪之，即有汁出。即此物也。

子

【气味】**辛，温，无毒**。

【主治】**冷气块，温中，补腰肾，破痃癖，可染髭发令黑**。藏器。

【附方】新一。**拔白生黑**婆罗勒十颗去皮取汁，熊脂二两，白马鬐膏炼过一两，生姜炒一两，母丁香半两，为末，和煎。每拔白点之，揩令入肉，即生黑者。此严中丞所用方也。孟诜近效方。

榉别录下品

【释名】**榉柳**衍义**鬼柳**〔时珍曰〕其树高举，其木如柳，故名。山人讹为鬼柳。郭璞注尔雅作柜柳，云似柳，皮可煮饮也。

【集解】〔弘景曰〕榉树山中处处有之。皮似檀、槐，叶如栎、槲。人多识之。〔恭曰〕所在皆有，多生溪涧水侧。叶似樗而狭长。树大者连抱，高数仞，皮极粗厚。殊不似檀。〔宗奭曰〕榉木今人呼为榉柳。其叶谓柳非柳，谓槐非槐。最大者，木高五六丈，合二三人抱。湖南北甚多，然亦不材也，不堪为器，嫩皮取以缘栲栳及箕唇。〔时珍曰〕榉材红紫，作箱、案之类甚佳。郑樵通志云：榉乃榆类而榉烈，其实亦如榆钱之状。乡人采其叶为甜茶。

木皮

【修治】〔敩曰〕凡使勿用三四年者无力，用二十年以来者心空，其树只有半边，向西生者良。剥下去粗皮，细锉蒸之，从巳至未，出焙干用。

【气味】**苦，大寒，无毒**。

【主治】**时行头痛，热结在肠胃**。别录。**夏日煎饮，去热**。弘景。**俗用煮汁服，疗水气，断痢**。苏恭。**安胎**。**止妊妇**

① 赤：此下《证类本草》卷十四有“涩”字。
② 蓖麻子：《外台》卷三十二作“尖齐子”。

腹痛。山榉皮：性平，治热毒风熘肿毒。大明。

【附方】旧一，新四。**通身水肿**榉树皮煮汁，日饮。圣惠方。**毒气攻腹**手足肿痛。榉树皮和槲皮煮汁，煎如饴糖，以桦皮煮浓汁化饮。肘后方。**蛊毒下血**榉皮一尺，芦根五寸，水二升，煮一升，顿服。当下蛊出。千金方。**小儿痢血**梁州榉皮二十分炙，犀角十二分，水三升，煮取一升，分三服取瘥。古今录验方。**飞血赤眼**榉皮去粗皮切二两，古钱七文，水一升半，煎七合，去滓热洗，日二次。圣济总录。

叶

【气味】苦，冷，无毒。

【主治】挼贴火烂疮，有效。苏恭。**治肿烂恶疮，盐捣署之。**大明。

柳本经下品

【释名】小杨说文**杨柳**〔弘景曰〕柳即今水杨柳也。〔恭曰〕柳与水杨全不相似。水杨叶圆阔而尖，枝条短硬。柳叶狭长而青绿，枝条长软。陶以柳为水杨，非也。〔藏器曰〕江东人通名杨柳，北人都不言杨。杨树枝叶短，柳树枝叶长。〔时珍曰〕杨枝硬而扬起，故谓之杨；柳枝弱而垂流，故谓之柳，盖一类二种也。苏恭所说为是。按说文云：杨，蒲柳也。从木，易声。柳，小杨也。从木，丣声。易音阳，丣音酉。又尔雅云：杨，蒲柳也。旄，泽柳也。柽，河柳也。观此，则杨可称柳，柳亦可称杨，故今南人犹并称杨柳。俞宗本种树书言：顺插为柳，倒插为杨。其说牵强，且失扬起之意。〔宗奭曰〕释家谓柳为尼俱律陀木。

【集解】〔别录曰〕柳华生琅邪川泽。〔颂曰〕今处处有之，俗所谓杨柳者也。其类非一：蒲柳即水杨也，枝劲韧可为箭笴，多生河北。杞柳生水旁，叶粗而白，木理微赤，可为车毂。今人取其细条，火逼令柔，屈作箱箧，孟子所谓杞柳为桮棬者，鲁地及河朔尤多。柽柳见本条。〔时珍曰〕杨柳，纵横倒顺插之皆生。春初生柔荑，即开黄蕊花。至春晚叶长成后，花中结细黑子，蕊落而絮出，如白绒，因风而飞。子着衣物能生虫，入池沼即化为浮萍。古者春取榆、柳之火。陶朱公种柳千树，可足柴炭。其嫩芽可作饮汤。

柳华

【释名】柳絮本经。

【正误】见下。

【气味】苦，寒，无毒。

【主治】风水黄疸，面热黑。本经。**痂疥恶疮金疮。柳实：主溃痈，逐脓血。子汁：疗渴。**别录。**华：主止血，治湿痹，四肢挛急，膝痛。**甄权。

【发明】〔弘景曰〕柳华熟时，随风状如飞雪，当用其未舒时者。子亦随花飞止，应水渍汁尔。〔藏器曰〕本经以柳絮为花，其误甚矣。花即初发时黄蕊，其子乃飞絮也。〔承曰〕柳絮可以捍毡，代羊毛为茵褥，柔软性凉，宜与小儿卧尤佳。〔宗奭曰〕柳花黄蕊干时絮方出，收之贴灸疮良。絮之下连小黑子，因风而起，得水湿便生，如苦荬、地丁之花落结子成絮。古人以絮为花，谓花如雪者，皆误矣。藏器之说为是。又有实及子汁之文，诸家不解，今人亦不见用。〔时珍曰〕本经主治风水黄疸者，柳花也。别录主治恶疮金疮、溃痈逐脓血，药性论止血疗痹者，柳絮及实也。花乃嫩蕊，可捣汁服。子与絮连，难以分别，惟可贴疮止血裹痹之用。所谓子汁疗渴者，则连絮浸渍，研汁服之尔。又崔寔四民月令言三月三日及上除日，采絮愈疾，则入药多用絮也。

【附方】新六。**吐血咯血**柳絮焙研，米饮服一钱。经验方。**金疮血出**柳絮封之，即止。外台秘要。**面上脓疮**柳絮、腻粉等分，以灯盏油调涂。普济方。**走马牙疳**杨花烧存性，入麝香少许，搽。保幼大全。**大风疠疮**杨花四两，捣成饼，贴壁上，待干取下，米泔水浸一时取起，瓦焙研末二两，白花蛇、乌蛇各一条，去头尾，酒浸取肉，全蝎、蜈蚣、蟾酥、雄黄各五钱，苦参、天麻各一两，为末，水煎麻黄取汁熬膏，和丸梧子大，朱砂为衣。每服五十丸，温酒下。一日三服，以愈为度。孙氏集效良方。**脚多汗湿**杨花着鞋及袜内穿之。摘玄。

叶

【气味】同华。

【主治】恶疥痂疮马疥，煎煮洗之，立愈。又疗心腹内血，止痛。别录。**煎水，洗漆疮。**弘景。**天行热病，传尸骨蒸劳，下水气。煎膏，续筋骨，长肉止痛。主服金石人发大热闷，汤火疮毒入腹热闷，及行疮。**日华。**疗白浊，解丹毒。**时珍。

【附方】旧一，新五。**小便白浊**清明柳叶煎汤代茶，以愈为度。集简方。**小儿丹烦**柳叶一斤，水一斗，煮取汁三升。搨洗赤处，日七八度。子母秘录。**眉毛脱落**垂柳叶阴干为末，每姜汁于铁器中调，夜夜摩之。圣惠方。**卒得恶疮**不可名识者。柳叶或皮，水煮汁，入少盐，频洗之。肘后方。**面上恶疮**方同上。**痘烂生蛆**嫩柳叶铺席上卧之，蛆尽出而愈也。李楼奇方。

枝及根白皮

【气味】同华。

【主治】痰热淋疾。可为浴汤，洗风肿瘙痒。煮酒，漱齿痛。苏恭。**小儿一日、五日寒热，煎枝浴之。**藏器。**煎服，治黄疸白浊。酒煮，熨诸痛肿，去风止痛消肿。**时珍。

【发明】〔颂曰〕柳枝皮及根亦入药。葛洪肘后方治痈疽、肿毒、妒乳等多用之。韦宙独行方主疔疮及反花疮，并煎柳枝叶作膏涂之。今人作浴汤、膏药、牙齿药，亦用其枝为最要之药。〔时珍曰〕柳枝去风消肿止痛。其嫩枝削为牙杖，涤齿甚妙。

【附方】旧十，新八。**黄疸初起**柳枝煮浓汁半升，顿服。外台秘要。**脾胃虚弱**不思饮食，食下不化，病似翻胃噎膈。清明日取柳枝一大把熬汤，煮小米作饭，洒面滚成珠子，晒干，袋悬风处。每用烧滚水随意下米，米沉住火，少时米浮，取看无硬心则熟，可顿食之。久则面散不粘矣。名曰络索米。杨起简便方。**走注气痛**气痛之病，忽有一处如打扑之状，不可忍，走注不定，静时，其处冷加霜雪，此皆暴寒伤之也。以白酒煮杨柳白皮，暖熨之。有赤点处，镵去血妙。凡诸卒肿急痛，熨之皆即止。姚僧坦集验方。**风毒卒肿**方同上。**阴卒肿痛**柳枝三尺长二十枚，细锉，水煮极热，以故帛裹包肿处，仍以热汤洗之。集验方。**项下瘿气**水涯露出柳根三十斤，水一斛，煮取五升，以糯米三斗，如常酿酒，日饮。范汪方。**齿龈肿痛**垂柳枝、槐白皮、桑白皮、白杨皮等分，煎水，热含冷吐。又方：柳枝、槐枝、桑枝煎水熬膏，入姜汁、细辛、芎䓖末，每用擦牙。圣惠方。**风虫牙痛**杨柳白皮卷如指大，含咀，以汁渍齿根，数过即愈。又方：柳枝一握锉，入少盐花，浆水煎，含甚验。又方：柳枝锉一升，大豆一升，合炒，豆熟，瓷器盛之，清酒三升，渍三日。频含漱涎，三日愈。古今录验。**耳痛有脓**柳根细切，熟捣封之，燥即易之。斗门方。**漏疮肿痛**柳根红须，煎水日洗。摘玄方用杨柳条罐内烧烟熏之，出水即效。**乳痛妒乳**初起坚紫，众疗不瘥。柳根皮熟捣火温，帛裹熨之。冷更易，一宿消。肘后方。**反花恶疮**肉出如饭粒，根深脓溃。柳枝叶三斤，水五升，煎汁二升，熬如饧。日三涂之。圣惠方。**天灶丹毒**赤从背起。柳木灰，水调涂之。外台秘要。**汤火灼疮**柳皮烧灰涂之。亦可以根白皮煎猪脂，频傅之。肘后方。**痔疮如瓜**肿痛如火。柳枝煎浓汤洗之，艾灸三五壮。王及郎中病此，驿吏用此方灸之，觉热气入肠，大下血秽至痛，一顷遂消，驰马而去。本事方。

柳胶

【主治】恶疮。及结砂子。时珍。

柳寄生见后寓木类。

柳耳见菜部木耳。

柳蠹见虫部。

柽柳音侦。宋开宝

【释名】赤柽日华**赤杨**古今注**河柳**尔雅**雨师**诗疏**垂丝柳**纲目**人柳**纲目**三眠柳**衍义**观音柳**〔时珍曰〕按罗愿尔雅翼云：天之将雨，柽先知之，起气以应，又负霜雪不凋，乃木之圣者也。故字从圣，又名雨师。或曰：得雨则垂垂如丝，当作雨丝。又三辅故事云：汉武帝苑中有柳，状如人，号曰人柳，一日三起三眠。则柽柳之圣，又不独知雨、负雪而已。今俗称长寿仙人柳。亦曰观音柳，谓观音用此洒水也。〔宗奭曰〕今人谓之三春柳，以其一年三秀故名。

【集解】〔志曰〕赤柽木生河西沙地。皮赤色。细叶。〔禹锡曰〕尔雅：柽，河柳也。郭璞注云：今河旁赤茎小杨也。陆玑诗疏云：生水旁，皮赤如绛，枝叶如松。〔时珍曰〕柽柳小干弱枝，插之易生。赤皮，细叶如丝，婀娜可爱。一年三次作花，花穗长三四寸，水红色如蓼花色。南齐时，益州献蜀柳，条长，状若丝缕者，即此柳也。段成式酉阳杂俎言凉州有赤白柽，大者为炭，其灰汁可以煮铜为银。故沈炯赋云：柽似柏而香。王祯农书云：山柳赤而脆，河柳白而明。则柽又有白色者也。〔宗奭曰〕汴京甚多。河西戎人取滑枝为鞭。

木

【气味】甘、咸，温，无毒。

【主治】剥驴马血入肉毒，取木片火炙熨之，并煮汁浸之。开宝。**枝叶：消痞，解酒毒，利小便。**时珍。

【附方】新三。**腹中痞积**观音柳煎汤，露一夜，五更空心饮数次，痞自消。卫生易简方。**一切诸风**不问远近。柽叶半斤切，枝亦可，荆芥半斤，水五升，煮二升，澄清，入白蜜五合，竹沥五合，新瓶盛之，油纸封，入重汤煮一伏时。每服一小盏，日三服。普济方。**酒多致病**长寿仙人柳，晒干为末。每服一钱，温酒调下。卫生易简方。

柽乳即脂汁

【主治】合质汗药，治金疮。开宝。

水杨唐本草

【释名】青杨纲目**蒲柳**尔雅**蒲杨**古今注**蒲栘**音移。**栘柳**古今注**萑苻**音丸蒲。〔时珍曰〕杨枝硬而扬起，故谓之杨。多宜水涘蒲萑之地，故有水杨、蒲柳、萑苻之名。

【集解】〔恭曰〕水杨叶圆阔而尖，枝条短硬，与柳全别。柳叶狭长，枝条长软。〔颂曰〕尔雅：杨，蒲柳也。其枝劲韧，可为箭笴。左传所谓董泽之蒲，又谓之萑苻。今河北沙地多生之。杨柳之类亦多。崔豹古今注云：白杨叶圆，青杨叶长，柳叶长而细，栘杨叶圆而弱。水杨即蒲柳，亦曰蒲杨，叶似青杨，茎可作矢。赤杨霜降则叶赤，材理亦赤。然今人鲜能分别。〔机曰〕苏恭说水杨叶圆阔，崔豹说蒲杨似青杨，青杨叶长似不相类。〔时珍曰〕按陆玑诗疏云：蒲柳有二种，一种皮正青，一种皮正白。可为矢，北土尤多，花与柳同。

枝叶

【气味】苦，平，无毒。

【主治】久痢赤白，捣汁一升服，日二，大效。唐本。**主痈肿痘毒。**时珍。

【发明】〔时珍曰〕水杨根治痈肿，故近人用枝叶治痘疮。魏直博爱心鉴云：痘疮数日陷顶，浆滞不行，或风寒所阻者。宜用水杨枝叶，无叶用枝，五斤，流水一大釜，煎汤温浴之。如冷添汤，良久照见累起有晕丝者，浆行也。如不满，再浴之。力弱者，只洗头、面、手、足。如屡浴不起者，气血败矣，不可再浴。始出及痒塌者，皆不可浴。痘不行浆，乃气涩血滞，腠理固密，或风寒外阻而然。浴令暖气透达，和畅郁蒸，气血通彻，每随暖气而发，行浆贯满，功非浅也。若内服助气血药，借此升之，其效更速，风寒亦不得而阻之矣。直见一妪在村中用此有验，叩得其方，行之百发百中，慎勿易之，诚有燮理之妙也。盖黄钟一动而蛰虫启户，东风一吹而坚冰解释，同一春也。群书皆无此法，故详著之。

木白皮及根

【气味】同华。

【主治】金疮痛楚，乳痈诸肿，痘疮。时珍。

【发明】〔时珍曰〕按李仲南永类钤方云：有人治乳痈，持药一根，生擂贴疮，其热如火，再贴遂平。求其方，乃水杨柳根也。葛洪肘后方，治乳痈用柳根。则杨与柳性气不远，可通用也。

【附方】新一。**金疮苦痛**杨木白皮熬燥碾末，水服方寸匕，仍傅之，日三次。千金方。

白杨唐本草

【释名】独摇〔宗奭曰〕木身似杨微白，故曰白杨，非如粉之白也。〔时珍曰〕郑樵通志言，白杨一名高飞，与移杨同名。今俗通呼移杨为白杨，且白杨亦因风独摇，故得同名也。

【集解】〔恭曰〕白杨取叶圆大，蒂小，无风自动者。〔藏器曰〕白杨北土极多，人种墟墓间，树大皮白。其无风自动者，乃移杨，非白杨也。〔颂曰〕今处处有之，北土尤多。株甚高大，叶圆如梨叶，皮白色，木似杨，采无时。崔豹古今注云“白杨叶圆，青杨叶长”是也。〔宗奭曰〕陕西甚多，永、耀间居人修盖，多此木也。其根易生，斫木时碎札入土即生根，故易繁植，土地所宜尔。风才至，叶如大雨声。谓无风自动，则无此事。但风微时，其叶孤绝处，则往往独摇，以其蒂细长，叶重大，势使然也。〔时珍曰〕白杨木高大。叶圆似梨而肥大有尖，面青而光，背甚白色，有锯齿。木肌细白，性坚直，用为梁栱，终不挠曲。与移杨乃一类二种也，治病之功，大抵仿佛。嫩叶亦可救荒，老叶可作酒曲料。

木皮

【修治】〔敩曰〕凡使，铜刀刮去粗皮蒸之，从巳至未。以布袋盛，挂屋东角，待干用。

【气味】苦，寒，无毒。〔大明曰〕酸，冷。

【主治】毒风脚气肿，四肢缓弱不随，毒气游易在皮肤中，痰癖等，酒渍服之。唐本。**去风痹宿血，折伤，血沥在骨肉间，痛不可忍，及皮肤风瘙肿，杂五木为汤，浸损处。**藏器。**治扑损瘀血，并煎酒服。煎膏，可续筋骨。**大明。**煎汤日饮，**

止孕痢。煎醋含漱，止牙痛。煎浆水入盐含漱，治口疮。煎水酿酒，消瘿气。时珍。

【附方】旧一，新一。**妊娠下痢**白杨皮一斤，水一斗，煮取二升，分三服。千金方。**项下瘿气**秫米三斗炊熟，取圆叶白杨皮十两，勿令见风，切，水五升酒煮取二升，渍曲末五两，如常酿酒。每旦一盏，日再服。崔氏方。

枝

【主治】消腹痛，治吻疮。时珍。

【附方】旧二，新一。**口吻烂疮**白杨嫩枝，铁上烧灰，和脂傅之。外台秘要。**腹满癖坚**如石，积年不损者。必效方用白杨木东南枝去粗皮，辟风细锉五升，熬黄，以酒五升淋讫，用绢袋盛滓，还纳酒中，密封再宿。每服一合，日三服。外台秘要。**面色不白**白杨皮十八两，桃花一两，白瓜子仁三两，为末。每服方寸匕，日三服。五十日，面及手足皆白。圣济总录。

叶

【主治】龋齿，煎水含漱。又治骨疽久发，骨从中出，频捣傅之。时珍。

扶栘音夫移。拾遗

【释名】扶杨古今注**唐棣**尔雅**高飞**崔豹**独摇**〔时珍曰〕栘乃白杨同类，故得杨名。按尔雅·唐棣，栘也。崔豹曰：栘杨，江东呼为夫移，园叶弱蒂，微风则大摇，故名高飞，又曰独摇。陆玑以唐棣为郁李者，误矣。郁李乃常棣，非唐棣也。

【集解】〔藏器曰〕扶栘木生江南山谷。树大十数围，无风叶动，花反而后合，诗云“棠棣之华，偏其反而”是也。〔时珍曰〕栘杨与白杨是同类二种，今南人通呼为白杨，故俚人有“白杨叶，有风掣，无风掣”之语。其入药之功大抵相近。

木皮

【气味】苦，平，有小毒。

【主治】去风血脚气疼痹，踠损瘀血，痛不可忍，取白皮火炙，酒浸服之。和五木皮煮汤，捋脚气，杀瘃虫风瘙。烧作灰，置酒中，令味正，经时不败。藏器。

【发明】〔时珍曰〕白杨、栘杨皮，并杂五木皮煮汤，浸捋损痹诸痛肿。所谓五木者，桑、槐、桃、楮、柳也。并去风和血。

【附方】新一。**妇人白崩**扶杨皮半斤，牡丹皮四两，升麻、牡蛎煅各一两。每用一两，酒二钟，煎一钟，食前服。集简方。

松杨拾遗

校正：并入唐本草椋子木。

【释名】椋子木音凉〔时珍曰〕其材如松，其身如杨，故名松杨。尔雅云：椋即来也。其阴可荫凉，故曰椋木。〔藏器曰〕江西人呼为凉木。松杨县以此得名。

【集解】〔藏器曰〕松杨生江南林落间。大树，叶如梨。〔志曰〕椋子木，叶似柿，两叶相当。子细圆如牛李，生青熟黑。其木坚重，煮汁色赤。郭璞云：椋材中车辋。八月、九月采木，日干用。

木

【气味】甘、咸，平，无毒。

【主治】折伤，破恶血，养好血，安胎止痛生肉。唐本。

木皮

【气味】苦，平，无毒。

【主治】水痢不问冷热，浓煎令黑，服一升。藏器。

榆俞、由二音。本经上品

【释名】零榆本经**白者名枌**〔时珍曰〕

按王安石字说云：榆沺俞柔，故谓之榆。其枌则有分之之道，故谓之枌。其荚飘零，故曰零榆。

【集解】〔别录曰〕榆皮生颍川山谷。二月采皮，取白暴干。八月采实。并勿令中湿，湿则伤人。〔弘景曰〕此即今之榆树，取皮刮去上赤皮，亦可临时用之，性至滑利。初生荚仁，以作糜羹，令人多睡，嵇康所谓"榆令人瞑"也。〔恭曰〕榆三月实熟，寻即落矣。今云八月采实，恐误也。〔藏器曰〕江东无大榆，有刺榆，秋实。故经云"八月采"者，误也。刺榆，皮不滑利。〔颂曰〕榆处处有之。三月生荚，古人采仁以为糜羹，今无复食者，惟用陈老实作酱耳。按尔雅疏云：榆类有数十种，叶皆相似，但皮及木理有异耳。刺榆有针刺如柘，其叶如榆，瀹为蔬羹，滑于白榆，即尔雅所谓枢、荎，诗经所谓"山有枢"是也。白榆先生叶，却着荚，皮白色，二月剥皮，刮去粗皵，中极滑白，即尔雅所谓"榆，白枌"是也。荒岁农人取皮为粉，食之当粮，不损人。四月采实。〔宗奭曰〕榆皮，初春先生荚者是也。嫩时收贮为羹茹。嘉祐中，丰沛人缺食多用之。〔时珍曰〕邢昺尔雅疏云：榆有数十种，今人不能尽别，惟知荚榆、白榆、刺榆、榔榆数者而已。荚榆、白榆皆大榆也。有赤、白二种。白者名枌，其木甚高大。未生叶时，枝条间先生榆荚，形状似钱而小，色白成串，俗呼榆钱。后方生叶，似山茱萸叶而长，尖艄润泽。嫩叶炸，浸淘过可食。故内则云：堇、荁、枌、榆、免、薨，滫瀡以滑之。三月采榆钱可作羹，亦可收至冬酿酒。瀹过晒干为酱，即榆仁酱也。崔寔月令谓之醔醶，音牟偷者是也。山榆之荚名芜荑，与此相近，但味稍苦耳。诸榆性皆扇地，故其下五谷不植。古人春取榆火。今人采其白皮为榆面，水调和香剂，粘滑胜于胶漆。〔承曰〕榆皮湿捣如糊，用粘瓦石极有力。汴洛人以石为碓嘴，用此胶之。

白皮

【气味】甘，平，滑利，无毒。

【主治】大小便不通，利水道，除邪气。久服，断谷，轻身不饥。其实尤良。本经。**疗肠胃邪热气，消肿，治小儿头疮痂疕。**别录。**通经脉。捣涎，傅癣疮。**大明。**滑胎，利五淋，治齁喘，疗不眠。**甄权。**生皮捣，和三年醋滓，封暴患赤肿，女人妒乳肿，日六七易，效。**孟诜。**利窍，渗湿热，行津液，消痈肿，**时珍。

【发明】〔诜曰〕高昌人多捣白皮为末，和菜菹食甚美，令人能食。仙家长服，服丹石人亦服之。取利关节故也。〔时珍曰〕榆皮、榆叶，性皆滑利下降，手足太阳、手阳明经药也。故人小便不通，五淋肿满，喘嗽不眠，经脉胎产诸证宜之。本草十剂云：滑可去着，冬葵子、榆白皮之属。盖亦取其利窍渗湿热，消留着有形之物尔，气盛而壅者宜之。若胃寒而虚者，久服渗利，恐泄真气，本经所谓"久服轻身不饥"，苏颂所谓"榆粉多食不损人"者，恐非确论也。

【附方】旧九，新九。**断谷不饥**榆皮、檀皮为末，日服数合。救荒本草。**齁喘不止**榆白皮阴干焙为末。每日旦夜用水五合，末二钱，煎如胶，服。食疗本草。**久嗽欲死**许明则有效方用厚榆皮削如指大，长尺余，纳喉中频出入，当吐脓血而愈。古今录验。**虚劳白浊**榆白皮二升，水二斗，煮取五升，分五服。千金方。**小便气淋**榆枝、石燕子煎水，日服。普济方。**五淋涩痛**榆白皮阴干焙研。每以二钱，水五合，煎如胶，日二服。普济方。**渴而尿多非淋也。**用榆皮二片，去黑皮，以水一斗，煮取五升，一服三合，日三服。外台秘要。**身体暴肿**榆皮捣末，同米作粥食之，小便良[①]。备急方。**临月易产**榆皮焙为末。临月，日三服方寸匕，令产极易。陈承本草别说。**堕胎下血**不止。榆白皮、当归焙各半两，入生姜，水煎服之。普济方。**胎死腹中**或母病欲下胎。榆白皮煮汁，服二升。子母秘录。**身首生疮**榆白皮末，油和涂之，虫当出。子母秘录。**火灼烂疮**榆白皮嚼涂之。千金髓。**五色丹毒**俗名游肿，犯者多死，不可轻视。以榆白皮末，鸡子白和，涂之。千金。**小儿虫疮**榆皮末和猪脂涂绵上，覆之。虫出立瘥。千金方。**痈疽发背**榆根白皮切，清水洗，捣极烂，和香油傅之，留头出气。燥则以苦茶频润，不粘更换新者。将愈，以桑叶嚼烂，随大小贴之，口合乃止。神效。救急方。**小儿瘰疬**榆白皮生捣如泥，封之。频易。必效。**小儿秃疮**醋和榆白皮末涂之，虫当出。产乳方。

叶

【**气味**】同上。

【**主治**】**嫩叶作羹及炸食，消水肿，利小便，下石淋，压丹石**。藏器。〔时珍曰〕暴干为末，淡盐水拌，或炙或晒干，拌菜食之，亦辛滑下水气。**煎汁，洗酒皶鼻。同酸枣仁等分蜜丸，日服，治胆热虚劳不眠**。时珍。

花

【**主治**】**小儿痫，小便不利，伤热**。别录。

荚仁

【**气味**】**微辛，平，无毒**。

【**主治**】**作糜羹食，令人多睡**。弘景。**主妇人带下，和牛肉作羹食**。藏器。**子酱：似芜荑，能助肺，杀诸虫，下气，令人能食，消心腹间恶气，卒心痛，涂诸疮癣，以陈者良**。孟诜。

榆耳见木耳。

榔榆拾遗

【**集解**】〔藏器曰〕榔榆生山中。状如榆，其皮有滑汁，秋生荚，如北榆。〔时珍曰〕大榆二月生荚，榔榆八月生荚，可分别。

皮

【**气味**】**甘，寒，无毒**。

【**主治**】**下热淋，利水道，令人睡**。藏器。**治小儿解颅**。时珍。

芜荑别录中品

【**释名**】**莁荑**尔雅**无姑**本经**蕨蘠**音殿唐。**木名㮨**音偏。〔时珍曰〕按说文云：㮨，山枌榆也。有刺，实为芜荑。尔雅云：无姑，其实荑。又云："芜荑，茎蘠。则此物乃莁树之荑，故名也。〔恭曰〕蕨蘠乃茎蘠二字之误。

【**集解**】〔别录曰〕芜荑生晋山川谷。三月采实，阴干。〔弘景曰〕今惟出高丽，状如榆荚，气臭如犼，彼人皆以作酱食之。性杀虫，置物中亦辟蛀，但患其臭。〔恭曰〕今延州、同州者甚好。〔志曰〕河东、河西处处有之。〔颂曰〕近道亦有之，以太原者良。大抵榆类而差小，其实亦早成，此榆乃大，气臭。郭璞尔雅注云：无姑，姑榆也。生山中，叶圆而厚，剥取皮合渍之，其味辛香，所谓芜荑也。采实阴干用。今人又多取作屑，以芼五味，惟陈者良。人收藏之多以盐渍，则失气味，但宜食品，不堪入药。〔珣曰〕按广州记云：生大秦国，是波斯芜荑也。〔藏器曰〕芜荑气膻者良，乃山榆仁也。〔时珍曰〕芜荑有大小两种：小者即榆荚也，揉取仁，酝为酱，味尤辛。人多以外物相和，不可不择去之。入药皆用大芜

---

① 良：《外台》卷二十作"利即消"三字。

荑，别有种。

【气味】 **辛，平，无毒。**〔权曰〕苦，平。〔珣曰〕辛，温。〔诜曰〕作酱甚香美，功尤胜于榆仁。可少食之，过多发热，为辛故也。秋月食之，尤宜人。

【主治】 **五内邪气，散皮肤骨节中淫淫温行毒，去三虫，化食。**本经。**逐寸白，散肠中嗢嗢喘息。**别录。**主积冷气，心腹癥痛，除肌肤节中风淫淫如虫行。**蜀本。**五脏皮肤肢节邪气。长食，治五痔，杀中恶虫毒，诸病不生。**孟诜。**治肠风痔瘘，恶疮疥癣。**大明。**杀虫止痛，治妇人子宫风虚，孩子疳泻冷痢。得诃子、豆蔻良。**李珣。**和猪脂捣，涂热疮。和蜜，治湿癣。和沙牛酪或马酪，治一切疮。**张鼎。

【附方】 旧三，新七。**脾胃有虫食**即作痛，面黄无色。以石州芜荑仁二两，和面炒黄色为末。非时米饮服二钱匕。千金方。**制杀诸虫**生芜荑、生槟榔各四两，为末，蒸饼丸梧子大。每服二十丸，白汤下。本事方。**疳热有虫**瘦悴，久服充肥。用榆仁一两，黄连一两，为末，猪胆汁七核枚和入碗内，饭上蒸之，一日蒸一次，九蒸乃入麝香半钱，汤浸蒸饼和丸绿豆大。每服五七丸至一二十丸，米饮下。钱氏小儿直诀。**小儿虫痫**胃寒虫上诸证，危恶与痫相似。用白芜荑、干漆烧存性等分，为末。米饮调服一字至一钱。杜壬方。**结阴下血**芜荑一两捣烂，纸压去油，为末，以雄猪胆汁丸梧子大。每服九丸，甘草汤下，日五服。三日断根。普济方。**脾胃气泄**久患不止，芜荑五两捣末，饭丸梧子大。每日空心、午饭前，陈米饮下三十丸。久服，去三尸，益神驻颜。此方得之章镣，曾用得力。王绍颜续传信方。**膀胱气急**宜下气。用芜荑捣和食盐末等分，以绵裹如枣大，纳下部，或下恶汁，并下气佳。外台秘要。**婴孩惊喑**风后失音不能言。肥儿丸：用芜荑炒、神曲炒、麦蘖炒、黄连炒各一钱，为末，猪胆汁打糊丸黍米大。每服十丸，木通汤下，黄连能去心窍恶血。全幼心鉴。**虫牙作痛**以芜荑仁安蛀孔中及缝中，甚效。危氏得效方。**腹中鳖瘕**平时嗜酒，血入于酒则为酒鳖；平时多气，血凝于气则为气鳖；虚劳痼冷，败血杂痰，则为血鳖。摇头掉尾，如虫之行，上侵人咽，下蚀人肛，或附胁背，或隐胸腹，大则如鳖，小或如钱。治法惟用芜荑炒煎服之。兼用暖胃益血理中之类，乃可杀之。若徒事雷丸、锡灰之类，无益也。仁斋直指方

苏方木唐本草

【释名】 **苏木**〔时珍曰〕海岛有苏方国，其地产此木，故名。今人省呼为苏木尔。

【集解】 〔恭曰〕苏方木自南海、昆仑来，而交州、爱州亦有之。树似庵罗，叶若榆叶而无涩，抽条长丈许，花黄，子生[①]青熟黑。其木，人用染绛色。〔珣曰〕按徐表南州记云：生海畔。叶似绛，木若女贞。〔时珍曰〕按嵇含南方草木状云：苏方树类槐，黄花黑子，出九真。煎汁忌铁器，则色黯。其木蠹之粪名曰紫纳，亦可用。暹罗国人贱用如薪。

【修治】 〔敩曰〕凡使去上粗皮并节。若得中心文横如紫角者，号曰木中尊，其力倍常百等。须细锉重捣，拌细梅树枝蒸之，从巳至申，阴干用。

【气味】 **甘、咸，平，无毒。**〔杲曰〕甘、咸，凉。可升可降，阳中阴也。〔好古曰〕味甘而微酸辛，其性平。

【主治】 **破血。产后血胀闷欲死者，**

① 生：原脱，今据《证类本草》卷十四补。

水煮[①] **五两，取浓汁服**。唐本。**妇人血气心腹痛，月候不调及蓐劳，排脓止痛，消痈肿扑损瘀血，女人失音血噤，赤白痢，并后分急痛**。大明。**虚劳血癖气壅滞，产后恶露不安，心腹搅痛，及经络不通，男女中风，口噤不语。并宜细研乳头香末方寸匕，以酒煎苏方木，调服。立吐恶物瘥**。海药。**霍乱呕逆，及人常呕吐，用水煎服**。藏器。**破疮疡死血，产后败血**。李杲。

【发明】　〔元素曰〕苏木性凉，味微辛。发散表里风气，宜与防风同用。又能破死血，产后血肿胀满欲死者宜之。〔时珍曰〕苏方木乃三阴经血分药。少用则和血，多用则破血。

【附方】　旧一，新五。**产后血运**苏方木三两，水五升，煎取二升，分服。肘后方。**产后气喘**面黑欲死，乃血入肺也。用苏木二两，水两碗，煮一碗，入人参末一两服。随时加减，神效不可言。胡氏方。**破伤风病**苏方木为散三钱，酒服立效。名独圣散。普济方。**脚气肿痛**苏方木、鹭鸶藤等分，细剉，入淀粉少许，水二斗，煎一斗五升，先熏后洗。普济方。**偏坠肿痛**苏方木二两，好酒一壶煮熟，频饮立好。集简方。**金疮接指**凡指断及刀斧伤。用真苏木末敷之，外以蚕茧包缚完固，数日如故。摄生方。

乌木纲目

【释名】　**乌樠**木樠音漫。**乌文木**〔时珍曰〕木名文木，南人呼文如樠，故也。

【集解】　〔时珍曰〕乌木出海南、云南、南番。叶似棕榈。其木漆黑，体重坚致，可为箸及器物。有间道者，嫩木也。南人多以系木染色伪之。南方草物[②]状云：文木树高七八尺，其色正黑，如水牛角，作马鞭，日南有之。古今注云：乌文木出波斯，舶上将来，乌文烂然。温、括、婺等州亦出之。皆此物也。

【气味】　**甘、咸，平，无毒**。

【主治】　**解毒，又主霍乱吐利，取屑研末，温酒服**。时珍。

桦木宋开宝

【释名】　**槬**〔藏器曰〕晋·中书令王珉，伤寒身验方中作槬字。〔时珍曰〕画工以皮烧烟熏纸，作古画字，故名槬。俗省作桦字也。

【集解】　〔藏器曰〕桦木似山桃，皮堪为烛。〔宗奭曰〕皮上有紫黑花匀者，裹鞍、弓、镫。〔时珍曰〕桦木生辽东及临洮、河州、西北诸地。其木色黄，有小斑点红色，能收肥腻。其皮厚而轻虚软柔，皮匠家用衬靴里，及为刀靶之类，谓之暖皮。胡人尤重之。以皮卷蜡，可作烛点。

木皮

【气味】　**苦，平，无毒**。

【主治】　**诸黄疸，浓煮汁饮之良**。开宝。**煮汁冷饮，主伤寒时行热毒疮，特良。即今豌豆疮也**。藏器。**烧灰合他药，治肺风毒**。宗奭。**治乳痈**。时珍。

【附方】　旧一，新四。**乳痈初发**肿痛结硬欲破，一服即瘥。以北来真桦皮烧存性研，无灰酒温服方寸匕，即卧，觉即瘥也。沈存中灵苑方。**乳痈腐烂**靴内年久桦皮，烧灰。酒服一钱，日一服。唐瑶经验方。**肺风毒疮**遍身疮疥如疠，及瘾疹瘙痒，面上风刺，妇人粉刺，并用桦皮散主之。桦皮烧灰四两，枳壳去穰烧四两，荆

---

① 煮：按《唐本草》及《大观本草》卷十四苏方木条此下俱有“若酒煮”三字。

② 物：卷一引据经史百家书目作“木”。

芥穗二两，炙甘草半两，各为末，杏仁水煮过去皮尖，二两，研泥烂，研匀。每服二钱，食后温酒调下。疮疥甚者，日三服。和剂方。**小便热短**桦皮浓煮汁，饮。集简方。**染黑须发**楓皮一片，包侧柏一枝，烧烟熏香油碗内成烟，以手抹在须鬓上，即黑也。多能鄙事。

脂

【主治】 **烧之，辟鬼邪**。藏器。

𥿄木拾遗

【释名】 **【集解】** 〔藏器曰〕生林泽山谷。木文侧戾，故曰𥿄木。

【气味】 **甘，温，无毒。**

【主治】 **风血羸瘦，补腰脚，益阳道，宜浸酒饮**。藏器。

榈木拾遗

【集解】 〔藏器曰〕出安南及南海。用作床几，似紫檀而色赤，性坚好。〔时珍曰〕木性坚，紫红色。亦有花纹者，谓之花榈木，可作器皿、扇骨诸物。俗作花梨，误矣。

【气味】 **辛，温，无毒。**

【主治】 **产后恶露冲心，癥瘕结气，赤白漏下，并锉煎服**。李珣。**破血块，冷嗽，煮汁热服。为枕令人头痛，性热故也**。藏器。

棕榈 宋嘉祐

【释名】 **栟榈**〔时珍曰〕皮中毛缕如马之騣鬣，故名。椶俗作棕。鬣音闾，鬣也。栟音并。

【集解】 〔颂曰〕棕榈出岭南、西川，今江南亦有之。木高一二丈，无枝条。叶大而圆，有如车轮，萃于树杪。其下有皮重叠裹之，每皮一匝，为一节。二旬一采，皮转复生上。六七月生黄白花。八九月结实，作房如鱼子，黑色。九月、十月采其皮用。山海经云：石翠之山，其木多棕是也。〔藏器曰〕其皮作绳，入土千岁不烂。昔有人开冢得一索，已生根。岭南有桄榔、槟榔、椰子、冬叶、虎散、多罗等木，叶皆与栟榈相类。〔时珍曰〕棕榈，川、广甚多，今江南亦种之，最难长。初生叶如白及叶，高二三尺则木端数叶大如扇，上耸，四散歧裂，其茎三棱，四时不凋。其干正直无枝，近叶处有皮裹之，每长一层即为一节。干身赤黑，皆筋络，宜为钟杵，亦可旋为器物。其皮有丝毛，错纵如织，剥取缕解，可织衣、帽、褥、椅之属，大为时利。每岁必两三剥之，否则树死，或不长也。三月于木端茎中出数黄苞，苞中有细子成列，乃花之孕也，状如鱼腹孕子，谓之棕鱼，亦曰棕笋。渐长出苞，则成花穗，黄白色。结实累累，大如豆，生黄熟黑，甚坚实。或云：南方此木有两种：一种有皮丝，可作绳；一种小而无丝，惟叶可作帚。郑樵通志以为王彗者，非也。王彗乃落帚之名，即地肤子。别有蒲葵，叶与此相似而柔薄，可为扇、笠，许慎说文以为棕榈亦误矣。

笋及子花

【气味】 **苦，涩，平，无毒**。〔藏器曰〕有小毒，戟人喉，未可轻服。〔珣曰〕温，有大毒，不堪食。〔时珍曰〕棕鱼皆言有毒不可食，而广、蜀人蜜煮、醋浸，以供佛、寄远，苏东坡亦有食棕笋诗，乃制去其毒尔。

【主治】 **涩肠，止泻痢肠风，崩中带下，及养血**。藏器。

【附方】 新一。**大肠下血**棕笋煮熟，切片晒干为末，蜜汤或酒服一二钱。集简方。

皮

【气味】　同子。

【主治】　**止鼻衄吐血，破癥，治肠风赤白痢，崩中带下，烧存性用**。大明。**主金疮疥癣，生肌止血**。李珣。

【发明】　〔宗奭曰〕棕皮烧黑，治妇人血露及吐血，须佐以他药。〔时珍曰〕棕灰性涩，若失血去多，瘀滞已尽者，用之切当，所谓涩可去脱也。与乱发同用更良。年久败棕入药尤妙。

【附方】　新六。**鼻血不止**棕榈灰，随左右吹之。黎居士方。**血崩不止**棕榈皮烧存性，空心淡酒服三钱。一方加煅白矾等分。妇人良方。**血淋不止**棕榈皮半烧半炒为末，每服二钱，甚效。卫生家宝方。**下血不止**棕榈皮半斤，栝楼一个，烧灰。每服二钱，米饮调下。百一选方。**水谷痢下**棕榈皮烧研，水服方寸匕。近效方。**小便不通**棕皮毛烧存性，以水、酒服二钱即通利，累试甚验。摄生方。

橉木橉，良刃切。拾遗

【释名】　**橝木**音覃。

【集解】　〔藏器曰〕橉木生江南深山大树。树有数种，取叶厚大白花者入药，自余灰入染家用。〔时珍曰〕此木最硬，梓人谓之橉筋木是也。木入染绛用，叶亦可酿酒。

木灰

【气味】　**甘，温，小毒**。

【主治】　**卒心腹癥瘕，坚满痃癖。淋汁八升，酿米一斗，待酒熟，每温饮半合，渐增至一二盏，即愈**。藏器。出肘后。

柯树拾遗

【释名】　**木奴**。

【集解】　〔珣曰〕按广志云：生广南山谷。波斯家用木为船舫者也。

白皮

【气味】　**辛，平，有小毒**。

【主治】　**大腹水病。采皮煮汁去滓。煎令可，丸如梧子大。平旦空心饮下三丸，须臾又一丸，气、水并从小便出也**。藏器。

乌桕木唐本草

【释名】　**鵶臼**〔时珍曰〕乌桕，乌喜食其子，因以名之。陆龟蒙诗云：行歇每依鸦臼影，挑频时见鼠姑心。是矣。鼠姑，牡丹也。或云：其木老则根下黑烂成臼，故得此名。郑樵通志言乌桕即柜柳者，非矣。

【集解】　〔恭曰〕生山南平泽。树高数仞，叶似梨、杏。五月开细花，黄白色。子黑色。〔藏器曰〕叶可染皂。子可压油，然灯极明。〔宗奭曰〕叶如小杏叶，但微薄而绿色差淡。子八九月熟。初青后黑，分为三瓣。〔时珍曰〕南方平泽甚多。今江西人种植，采子蒸煮，取脂浇烛货之。子上皮脂，胜于仁也。

根白皮

【气味】　**苦，微温，有毒**。〔大明曰〕性凉，慢火炙干黄乃用。

【主治】　**暴水，癥结积聚**。唐本。**疗头风，通大小便**。大明。**解蛇毒**。震亨。

【发明】　〔时珍曰〕乌桕根性沉而降，阴中之阴，利水通肠，功胜大戟。一野人病肿满气壮，令掘此根捣烂，水煎服一碗，连行数行而病平。气虚人不可用之。此方出太平圣惠方，言其功神圣，但不可多服尔。诚然。

【附方】　旧一，新九。**小便不通**乌桕根皮煎汤，饮之。肘后方。**大便不通**乌桕木根方长一寸，劈破，水煎半盏，服之立通。不用多吃，其功神圣，兼能取水。

斗门方。**二便关格**二三日则杀人。乌桕东南根白皮，干为末，热水服二钱。先以芒消二两，煎汤服，取吐甚效。肘后方。**水气虚肿**小便涩。乌桕皮、槟榔、木通一两，为末。每服二钱，米饮下。圣惠方。**脚气湿疮**极痒有虫。乌桕根为末傅之。少时有涎出良。摘玄方。**尸注中恶**心腹痛刺，沉默错乱。用乌桕根皮煎浓汁一合，调朱砂末一钱，服之。肘后方无朱砂。永类方。**暗疔昏狂**疮头凸红。柏树根经行路者，取二尺许，去皮捣烂，井华水调一盏服。待泻过，以三角银杏仁浸油，捣盦患处。圣济总录。**婴儿胎疮**满头。用水边乌桕树根晒研，入雄黄末少许，生油调搽。经验良方。**鼠莽砒毒**乌桕根半两，擂水服之。医方大成。**盐齁痰喘**柏树皮去粗捣汁，和飞面作饼烙熟。早辰与儿吃三四个，待吐下盐涎乃佳。如不行，热茶催之。摘玄方

叶

【气味】 同根。

【主治】 **食牛马六畜肉，生疔肿欲死者。捣自然汁一二碗，顿服得大利，去毒即愈。未利再服。冬用根。**时珍。

柏油

【气味】 **甘，凉，无毒。**

【主治】 **涂头，变白为黑。服一合，令人下利，去阴下水气。炒子作汤亦可。**藏器。**涂一切肿毒疮疥。**时珍。

【附方】 新二。**脓泡疥疮**柏油二两，水银二钱，樟脑五钱，同研，频入唾津，不见星乃止。以温汤洗净疮，以药填入。唐瑶经验方。**小儿虫疮**用旧绢作衣，化柏油涂之，与儿穿着。次日虫皆出油上，取下爁之有声是也。别以油衣与穿，以虫尽为度。濒湖集简方。

巴豆本经下品

【释名】 **巴菽**本经**刚子**炮炙**老阳子**

〔时珍曰〕此物出巴蜀，而形如菽豆，故以名之。宋本草一名巴椒，乃菽字传讹也。雷敩炮炙论又分紧小色黄者为巴，有三棱色黑者为豆，小而两头尖者为刚子。云巴与豆可用，刚子不可用，杀人。其说殊乖。盖紧小者是雌，有棱及两头尖者是雄。雄者峻利，雌者稍缓也。用之得宜，皆有功力；用之失宜，参、术亦能为害，况巴豆乎。

【集解】 〔别录曰〕巴豆生巴郡川谷。八月采，阴干用之，去心、皮。〔颂曰〕今嘉州、眉州、戎州皆有之。木高一二丈。叶如樱桃而厚大，初生青色，后渐黄赤，至十二月叶渐凋，二月复渐生，四月旧叶落尽，新叶齐生，即花发成穗，微黄色。五六月结实作房，生青，至八月熟而黄，类白豆蔻，渐渐自落，乃收之。一房有二瓣，一瓣一子，或三子。子仍有壳，用之去壳。戎州出者，壳上有纵文，隐起如线，一道至两三道。彼土人呼为金线巴豆，最为上等，他处亦稀有。〔时珍曰〕巴豆房似大风子壳而脆薄，子及仁皆似海松子。所云似白豆蔻者，殊不类。

【修治】 〔弘景曰〕巴豆最能泻人，新者佳，用之去心、皮，熬令黄黑，捣如膏，乃和丸散。〔敩曰〕凡用巴[①]豆敲碎，以麻油并酒等煮干研膏用。每一两，用油、酒各七合。〔大明曰〕凡入丸散，炒用不如去心、膜，换水煮五度，各一沸也。〔时珍曰〕巴豆有用仁者，用壳者，用油者，有生用者，麸炒者，醋煮者，烧存性者，有研烂以纸包压去油者，谓之巴

① 巴：此下原有“与”字，与文义不属，今据《证类本草》卷十四删。

豆霜。

【气味】 **辛，温，有毒。**〔别录曰〕生温熟寒，有大毒。〔普曰〕神农、岐伯、桐君：辛，有毒。黄帝：甘，有毒。李当之：热。〔元素曰〕性热味苦，气薄味厚，体重而沉降，阴也。〔杲曰〕性热味辛，有大毒，浮也，阳中阳也。〔时珍曰〕巴豆气热味辛，生猛熟缓，能吐能下，能止能行，是可升可降药也。别录言其熟则性寒，张氏言其降，李氏言其浮，皆泥于一偏矣。盖此物不去膜则伤胃，不去心则作呕，以沉香水浸则能升能降，与大黄同用泻人反缓，为其性相畏也。王充论衡云：万物含太阳火气而生者，皆有毒。故巴豆辛热有毒。〔之才曰〕芫花为之使。畏大黄、黄连、芦笋、菰笋、藜芦、酱、豉、冷水，得火良，恶蘘草，与牵牛相反。中其毒者，用冷水、黄连汁、大豆汁解之。

【主治】 **伤寒温疟寒热，破癥瘕结聚坚积，留饮痰癖，大腹水胀①，荡涤五脏六腑，开通闭塞，利水谷道，去恶肉，除鬼毒蛊疰邪物，杀虫鱼。**本经。**疗女子月闭烂胎，金疮脓血，不利丈夫，杀斑蝥蛇虺毒。可练饵之，益血脉，令人色好，变化与鬼神通。**别录。**治十种水肿，痿痹，落胎。**药性。**通宣一切病，泄壅滞，除风补劳，健脾开胃，消痰破血，排脓消肿毒，杀腹脏虫，治恶疮息肉，及疥癞疔肿。**日华。**导气消积，去脏腑停寒，治生冷硬物所伤。**元素。**治泻痢惊痫，心腹痛疝气，风㖞耳聋，喉痹牙痛，通利关窍。**时珍。

【发明】 〔元素曰〕巴豆乃斩关夺门之将，不可轻用。〔震亨曰〕巴豆去胃中寒积。无寒积者勿用。〔元素曰〕世以巴豆热药治酒病膈气，以其辛热能开肠胃郁结也。但郁结虽开，而亡血液，损其真阴。〔从正曰〕伤寒风湿②，小儿疮痘，妇人产后，用之下膈，不死亦危。奈何庸人畏大黄而不畏巴豆，以其性热而剂小耳。岂知以蜡匮之，犹能下后使人津液枯竭，胸热口燥，耗却天真，留毒不去，他病转生。故下药宜以为禁。〔藏器曰〕巴豆主癥癖痃气，痞满积聚，冷气血块，宿食不消，痰饮吐水，取青黑大者，每日空腹服一枚，去壳勿令白膜破，乃作两片并四边不得有损缺，吞之，以饮压令下。少顷腹内热如火，利出恶物。虽利而不虚，若久服亦不利人。白膜破者不用。〔好古曰〕若急治为水谷道路之剂，去皮、心、膜、油，生用。若缓治为消坚磨积之剂，炒去烟令紫黑用，可以通肠，可以止泻，世所不知也。张仲景治百病客忤备急丸用之。〔时珍曰〕巴豆峻用则有戡乱劫病之功，微用亦有抚缓调中之妙。譬之萧、曹、绛、灌，乃勇猛武夫，而用之为相，亦能辅治太平。王海藏言其可以通肠，可以止泻，此发千古之秘也。一老妇年六十余，病溏泄已五年，肉食、油物、生冷犯之即作痛。服调脾、升提、止涩诸药，入腹则泄反甚。延余诊之，脉沉而滑，此乃脾胃久伤，冷积凝滞所致。王太仆所谓大寒凝内，久利溏泄，愈而复发，绵历岁年者。法当以热下之，则寒去利止。遂用蜡匮巴豆丸药五十丸与服，二日大便不通亦不利，其泄遂愈。自是每用治泄痢积滞诸病，皆不泻而病愈者近百人。妙在配合得宜，药病相对耳。苟用所不当用，则犯轻用损阴之戒矣。

【正误】 〔弘景曰〕道家亦有炼饵法，服之云可神仙。人吞一枚便死，而鼠食之三年重三十斤，物性乃有相耐如此。

---

① 水胀：此二字原脱，今据《千金翼》卷三、《证类本草》卷十四补。

② 湿：《儒门事亲》卷二第十六作“温”，义长。

〔时珍曰〕汉时方士言巴豆炼饵，令人色好神仙，名医别录采入本草。张华博物志言鼠食巴豆重三十斤。一谬一诬，陶氏信为实语，误矣。又言人吞一枚即死，亦近过情，今并正之。

【附方】 旧十三，新二十六。**一切积滞**巴豆一两，蛤粉二两，黄檗三两，为末，水丸绿豆大。每水下五丸。医学切问。**寒澼宿食**不消，大便闭塞。巴豆仁一升，清酒五升，煮三日三夜，研熟，合酒微火煎令可丸如豌豆大。每服一丸，水下。欲吐者，二丸。千金方。**水蛊大腹**动摇水声，皮肤色黑。巴豆九十枚，去心、皮，熬黄，杏仁六十枚，去皮、尖，熬黄，捣丸小豆大。水下一丸，以利为度。勿饮酒。张文仲备急方。**飞尸鬼击**中恶，心痛腹胀，大便不通。走马汤：用巴豆二枚，去皮、心，熬黄，杏仁二枚，以绵包椎碎，热汤一合，捻取白汁服之，当下而愈。量老小用之。外台。**食疟积疟**巴豆去皮、心二钱，皂荚去皮子[①] 六钱，捣丸绿豆大。一服一丸，冷汤下。肘后方。**积滞泄痢**腹痛里急。杏仁去皮尖、巴豆去皮心各四十九个，同烧存性，研泥，熔蜡和，丸绿豆大。每服二三丸，煎大黄汤下，间日一服。一加百草霜三钱。刘守真宣明方。**气痢赤白**巴豆一两去皮心，熬研，以熟猪肝丸绿豆大。空心米饮下三四丸，量人用。此乃郑獬侍御所传方也。经验方。**泻血不止**巴豆一个去皮，以鸡子开一孔纳入，纸封煨熟，去豆食之，其病即止。虚人分作二服，决效。普济方。**小儿下痢**赤白。用巴豆煨熟，去油，一钱，百草霜二钱，研末，飞罗面煮糊，丸黍米大，量人用之。赤用甘草汤，白用米汤，赤白用姜汤下。全幼心鉴。**夏月水泻**不止。巴豆一粒，针头烧存性，化蜡和作一丸。倒流水下。危氏得效方。**小儿吐泻**巴豆一个，针穿灯上烧过，黄蜡一豆大，灯上烧，滴入水中，同杵丸黍米大。每用五七丸，莲子、灯心汤下。同上。**伏暑霍乱**伤冷，吐利烦渴。水浸丹：用巴豆二十五个，去皮心及油，黄丹炒研一两二钱半，化黄蜡和，丸绿豆大。每服五七丸，水浸少顷，别以新汲水吞下。和剂方。**干霍乱病**心腹胀痛，不吐不利，欲死。巴豆一枚，去皮心，热水研服，得吐、利即定也。**二便不通**巴豆连油、黄连各半两，捣作饼子。先滴葱、盐汁在脐内，安饼于上，灸二七壮，取利为度。杨氏家藏。**寒痰气喘**青橘皮一片，展开入刚子一个，麻扎定，火上烧存性，研末。姜汁和酒一钟，呷服。天台李翰林用此治莫秀才，到口便止，神方也。张杲医说。**风湿痰病**人坐密室中，左用滚水一盆，右用炭火一盆，前置一桌，书一册。先将无油新巴豆四十九粒研如泥，纸压去油，分作三饼。如病在左，令病人将右手仰置书上，安药于掌心，以碗安药上，倾热水入碗内。水凉即换，良久汗出，立见神效。病在右安左掌心。一云随左右安之。保寿堂经验方。**阴毒伤寒**心结，按之极痛，大小便闭，但出气稍暖者。急取巴豆十粒研，入面一钱，捻作饼，安脐内，以小艾炷灸五壮，气达即通。此太师陈北山方也。仁斋直指方。**解中药毒**巴豆去皮不去油、马牙消等分，研丸。冷水服一弹丸。广利方。**喉痹垂死**止有余气者。巴豆去皮，线穿，内入喉中，牵出即苏。千金。**缠喉风痹**巴豆两粒，纸卷作角，切断两头，以针穿孔内，入喉中，气透即通。胜金方。**伤寒舌出**巴豆一粒，去油取霜，以纸捻卷，内入鼻中。舌即收上。普济方。**舌上出血**如簪孔。巴豆一枚，乱发鸡子大，烧研，酒

---

① 子：《肘后方》卷三十六作“炙”。

服。圣惠。**中风口㖞**巴豆七枚去皮研，左㖞涂右手心，右㖞涂左手心，仍以暖水一盏安药上。须臾即正，洗去。圣惠方。**小儿口疮**不能食乳。刚子一枚连油研，入黄丹少许，剃去囟上发，贴之。四边起粟泡，便用温水洗去，乃以菖蒲汤再洗，即不成疮，神效。瑞竹堂方。**风虫牙痛**圣惠用巴豆一粒，煨黄去壳，蒜一瓣，切一头，剜去中心，入豆在内盖定，绵裹，随左右塞耳中。经验方用巴豆一粒研，绵裹咬之。又方：针刺巴豆，灯上烧令烟出，熏痛处。三五次神效。**天丝入咽**凡露地饮食，有飞丝入上，食之令人咽喉生疮。急以白矾、巴豆烧灰，吹入即愈。琐碎录。**耳卒聋闭**巴豆一粒蜡裹，针刺孔通气，塞之取效。经验。**风瘙隐疹心下迷闷**。巴豆五十粒去皮，水七升，煮一升，以帛染拭之，随手愈。千金翼。**疥疮搔痒**巴豆十粒，炮黄去皮心，右顺手研，入酥少许，腻粉少许，抓破点上，不得近目并外肾上。如熏目著肾，则以黄丹涂之，甚妙。千金方。**荷钱癣疮**巴豆仁三个，连油杵泥，以生绢包擦，日一二次，三日痊好。邵以正经验方。**一切恶疮**巴豆三十粒，麻油煎黑，去豆，以油调硫黄、轻粉末，频涂取效。普济。**痈疽恶肉**乌金膏：解一切疮毒，及腐化瘀肉，最能推陈致新。巴豆仁炒焦，研膏，点痛处则解毒，涂瘀肉上则自化。加乳香少许亦可。若毒深不能收敛者，宜作捻纴之，不致成疮。外科理例。**疣痣黑子**巴豆一钱，石灰炒过，人言一钱，糯米五分炒，研点之。怪症方。**箭镞入肉**不可拔出者。用新巴豆仁略熬，与蜣螂同研涂之，斯须痛定，微痒忍之，待极痒不可忍，便撼拔动之，取出，速以生肌膏傅之而痊。亦治疮肿。夏侯郸在润州得此方，后至洪州，旅舍主人妻病背疮，呻吟不已，郸用此方试之，即痛止也。经验方。**小儿痰喘**巴豆一粒杵烂，绵裹塞鼻，男左女右，痰即自下。龚氏医鉴。**牛疫动头**巴豆二粒研，生麻油三两，浆水半升，和灌之。贾相公牛经。

油

【主治】 **中风痰厥气厥，中恶喉痹，一切急病，咽喉不通，牙关紧闭。以研烂巴豆绵纸包，压取油作捻点灯，吹灭熏鼻中，或用热烟刺入喉内，即时出涎或恶血便苏。又舌上无故出血，以熏舌之上下，自止。**时珍。

壳

【主治】 **消积滞，治泻痢。**时珍。

【附方】 新二。**一切泻痢**脉浮洪者，多日难已；脉微小者，服之立止。名胜金膏。巴豆皮、楮叶同烧存性研，化蜡丸绿豆大。每甘草汤下五丸。刘河间宣明方。**痢频脱肛**黑色坚硬。用巴豆壳烧灰，芭蕉自然汁煮，入朴消少许，洗软，用真麻油点火滴于上，以枯矾、龙骨少许为末，掺肛头上，以芭蕉叶托入。危氏得效方。

树根

【主治】 **痈疽发背，脑疽鬓疽大患。掘取洗捣，敷患处，留头，妙不可言，收根阴干，临时水捣亦可。**时珍。出杨诚经验方。

大风子补遗

【释名】 〔时珍曰〕能治大风疾，故名。

【集解】 〔时珍曰〕大风子，今海南诸国皆有之。按周达观真腊记云：大风乃大树之子，状如椰子而圆。其中有核数十枚，大如雷丸子。中有仁白色，久则黄而油，不堪入药。

仁

【修治】 〔时珍曰〕取大风子油法：用子三斤，去壳及黄油者，研极烂，瓷器盛之，封口入滚汤中，盖锅密封，勿令透气，文武火煎至黑色如膏，名大风油，可以和药。

【气味】 **辛，热，有毒。**

【主治】 **风癣疥癞，杨梅诸疮，攻毒杀虫。**时珍。

【发明】 〔震亨曰〕粗工治大风病，佐以大风油。殊不知此物性热，有燥痰之功而伤血，至有病将愈而先失明者。〔时珍曰〕大风油治疮，有杀虫劫毒之功，盖不可多服。用之外涂，其功不可没也。

【附方】 新五。**大风诸癞**大风子油一两，苦参末三两，入少酒，糊丸梧子大。每服五十丸，空心温酒下。仍以苦参汤洗之。普济方。**大风疮裂**大风子烧存性，和麻油、轻粉研涂。仍以壳煎汤洗之。岭南卫生方。**杨梅恶疮**方同上。**风刺赤鼻**大风子仁、木鳖子仁、轻粉、硫黄为末，夜夜唾调涂之。**手背皴裂**大风子捣泥，涂之。寿域。

海红豆海药

【释名】 **【集解】** 〔珣曰〕按徐表南州记云：生南海人家园圃中。大树而生，叶圆有荚。近时蜀中种之亦成。〔时珍曰〕树高二三丈，叶似梨叶而圆。按宋祁益部方物图云：红豆叶如冬青而圆泽，春开花白色，结荚枝间。其子累累如缀珠，若大红豆而扁，皮红肉白，以似得名，蜀人用为果饤。

豆

【气味】 **微寒，有小毒。**

【主治】 **人黑皮䵟黯花癣，头面游风。宜入面药及澡豆。**李珣。

相思子纲目

【释名】 **红豆**〔时珍曰〕按古今诗话云：相思子圆而红。故老言：昔有人殁于边，其妻思之，哭于树下而卒，因以名之。此与韩凭冢上相思树不同，彼乃连理梓木也。或云即海红豆之类，未审的否？

【集解】 〔时珍曰〕相思子生岭南。树高丈余，白色。其叶似槐，其花似皂荚，其荚似扁豆。其子大如小豆，半截红色，半截黑色，彼人以嵌首饰。段公路北户录言有蔓生，用子收龙脑香相宜，令香不耗也。

【气味】 **苦，平，有小毒，吐人。**

【主治】 **通九窍，去心腹邪气，止热闷头痛，风痰瘴疟，杀腹脏及皮肤内一切虫，除蛊毒。取二七枚研服，即当吐出。**时珍。

【附方】 新三。**瘴疟寒热**相思子十四枚，水研服，取吐立瘥。千金。**猫鬼野道**眼见猫鬼，及耳有所闻。用相思子、蓖麻子、巴豆各一枚，朱砂末、蜡各四铢，合捣，丸如麻子大，服①之。即以灰围患人，面前着一斗灰火，吐药入火中，沸即画十字于火上，其猫鬼者死也。千金方。**解中蛊毒**必效方用未钻相思子十四枚，杵碎为末。温水半盏，和服。欲吐抑之勿吐，少顷当大吐。轻者但服七枚，神效非常②。外台秘要。

猪腰子纲目

【集解】 〔时珍曰〕猪腰子生柳州。蔓生结荚，内子大若猪之内肾，状酷似之，长三四寸，色紫而肉坚。彼人以充土宜，馈送中土。

【气味】 **甘、微辛，无毒。**

【主治】 **一切疮毒及毒箭伤。研细，酒服一二钱，并涂之。**时珍。

---

① 服：《千金》卷二十五第二作“含”。

② 非常：此二字原错在“轻者”之下，今据《外台》卷二十五第二乙正。

石瓜纲目

【集解】　〔时珍曰〕石瓜出四川峨眉山中及芒部地方。其树修干，树端挺叶，肥滑如冬青，状似桑。其花浅黄色。结实如缀，长而不圆，壳裂则子见，其形似瓜，其坚如石，煮液黄色。

【气味】　**苦，平，微毒。**

【主治】　**心痛。煎汁，洗风痹。**时珍。

本草纲目木部目录第三十六卷

木之三灌木类五十种

桑本经　**柘**嘉祐　**奴柘**拾遗　**楮**别录　**枳**本经。即枳实、枳壳　**枸橘**纲目　**卮子**本经。木戟附　**酸枣**本经　**白棘**本经　**蕤核**本经　**山茱萸**本经　**胡颓子**拾遗，即卢都子　**金樱子**蜀本　**郁李**本经　**鼠李**本经。即牛李子　**女贞**本经　**冬青**纲目　**枸骨**纲目　**卫矛**本经　**山矾**纲目　**梫木**拾遗　**南烛**开宝　**五加**本经　**枸杞**本经　**溲疏**本经　**杨栌**唐本　**石南**本经　**牡荆**别录　**蔓荆**本经　**栾荆**唐本　**石荆**拾遗　**紫荆**开宝　**木槿**日华　**扶桑**纲目　**木芙蓉**纲目　**山茶**纲目　**蜡梅**纲目　**伏牛花**开宝　**密蒙花**开宝　**木绵**纲目　**柞木**嘉祐　**黄杨木**纲目　**不凋木**拾遗　**卖子木**唐本　**木天蓼**唐本　**放杖木**拾遗　**接骨木**唐本　**灵寿木**拾遗　**楤木**拾遗　**木麻**拾遗　**大空**唐本

上附方旧八十七，新二百零七。

本草纲目木部第三十六卷

木之三灌木类五十种。

桑本经中品

【释名】 **子名椹**〔时珍曰〕徐锴说文解字云：叒音若，东方自然神木之名，其字象形。桑乃蚕所食叶之神木，故加木于叒下而别之。典术云：桑乃箕星之精。

【集解】 〔颂曰〕方书称桑之功最神，在人资用尤多。尔雅云：桑辨有葚者栀。又云：女桑，桋桑。檿桑，山桑。郭璞云：辨，半也。葚与椹同。一半有椹，一半无椹，名栀。俗间呼桑之小而条长者，皆为女桑。其山桑似桑，材中弓弩；檿桑丝中琴瑟，皆材之美者也。他木鲜及之。〔时珍曰〕桑有数种：有白桑，叶大如掌而厚；鸡桑，叶花而薄；子桑，先椹而后叶；山桑，叶尖而长。以子种者，不若压条而分者。桑生黄衣，谓之金桑。其木必将槁矣。种树书云：桑以构接则桑大。桑根下埋龟甲，则茂盛不蛀。

桑根白皮

【修治】 〔别录曰〕采无时。出土上者杀人。〔弘景曰〕东行桑根乃易得，而江边多出土，不可轻信。〔时珍曰〕古本草言桑根见地上者名马领，有毒杀人。旁行出土者名伏蛇，亦有毒而治心痛。故吴淑事类赋云：伏蛇疗疾，马领杀人。〔敩曰〕凡使，采十年以上向东畔嫩根，铜刀刮去青黄薄皮一重，取里白皮切。焙干用。其皮中涎勿去之，药力俱在其上也。忌铁及铅。或云木之白皮亦可用。煮汁染褐色，久不落。

【气味】 **甘，寒，无毒。**〔权曰〕平。〔大明曰〕温。〔元素曰〕苦、酸。〔杲曰〕甘、辛，寒。可升可降，阳中阴也。〔好古曰〕甘厚而辛薄，入手太阴经。〔之才曰〕续断、桂心、麻子为之使。

【主治】 **伤中，五劳六极，羸瘦，崩中绝脉，补虚益气。**本经。**去肺中水气，唾血热渴，水肿腹满胪胀，利水道，去寸白，可以缝金疮。**别录。**治肺气喘满，虚劳客热头痛，内补不足。**甄权。**煮汁饮，利五脏。入散用，下一切风气水气。**孟诜。**调中下气，消痰止渴，开胃下食，杀腹脏虫，止霍乱吐泻。研汁，治小儿天吊惊痫客忤。用傅鹅口疮，大验。**大明。**泻肺，利大小肠，降气散血。**时珍。

【发明】 〔杲曰〕桑白皮，甘以固元气之不足而补虚，辛以泻肺气之有余而止嗽。又云：桑白皮泻肺，然性不纯良，不宜多用，〔时珍曰〕桑白皮长于利小水，乃实则泻其子也。故肺中有水气及肺火有余者宜之。十剂云：燥可去湿，桑白皮、赤小豆之属是矣。宋医钱乙治肺气热盛，咳嗽而后喘，面肿身热，泻白散：用桑白皮炒一两，地骨皮焙一两，甘草炒半两。每服一二钱，入粳米百粒，水煎，食后温服。桑白皮、地骨皮皆能泻火从小便去，甘草泻火而缓中，粳米清肺而养血。此乃泻肺诸方之准绳也。元医罗天益言其泻肺中伏火而补正气。泻邪所以补正也。若肺虚而小便利者，不宜用之。〔颂曰〕桑白皮作线缝金疮肠出，更以热鸡血涂之。唐·安金藏剖腹，用此法而愈。

【附方】　旧八，新六。**咳嗽吐血**甚者殷鲜。桑根白皮一斤，米泔浸三宿，刮去黄皮，锉细，入糯米四两，焙干为末。每服一钱，米饮下。经验方。**消渴尿多**入地三尺桑根，剥取白皮炙黄黑，锉，以水煮浓汁，随意饮之。亦可入少米。勿用盐。肘后方。**产后下血**炙桑白皮，煮水饮之。肘后方。**血露不绝**锯截桑根，取屑五指撮，以醇酒服之。日三服。肘后方。**坠马拗损**桑根白皮五斤，为末。水一升煎膏，傅之便止。已后亦无宿血，终不发动。经验后方。**金刃伤疮**新桑白皮烧灰，和马粪涂疮上，数易之。亦可煮汁服之。广利方。**杂物眯眼**新桑根皮洗净，捶烂入眼，拨[1]之自出。圣惠方。**发鬓堕落**桑白皮锉二升，以水淹浸，煮五六沸，去滓，频频洗沐，自不落也。圣惠方[2]。**发槁不泽**桑根白皮、柏叶各一斤，煎汁沐之即润。圣惠方。**小儿重舌**桑根白皮煮汁，涂乳上饮之。子母秘录。**小儿流涎**脾热也。胸膈有痰。新桑根白皮捣自然汁涂之，甚效。干者煎水。圣惠方。**小儿天吊**惊痫客忤。家桑东行根取研汁服。圣惠方。**小儿火丹**桑根白皮煮汁浴之。或为末，羊膏和涂之。千金方。**石痈坚硬**不作脓者，蜀桑白皮阴干为末，烊胶和酒调傅，以软为度。千金方。

皮中白汁

【主治】　**小儿口疮白漫，拭净涂之便愈。又涂金刃所伤燥痛，须臾血止，仍以白皮裹之。甚良。**苏颂。**涂蛇、蜈蚣、蜘蛛伤，有验。取枝烧沥，治大风疮疥，生眉、发。**时珍。

【附方】　旧一，新三。**小儿鹅口**桑皮汁，和胡粉涂之。子母秘录。**小儿唇肿**桑木汁涂之。即愈。圣惠方。**解百毒气**桑白汁一合服之，须臾吐利自出。肘后方。**破伤中风**桑沥、好酒，对和温服，以醉为度。醒服消风散。摘玄方。

桑椹一名文武实。

【主治】　**单食，止消渴。**苏恭。**利五脏关节，通血气，久服不饥，安魂镇神，令人聪明，变白不老。多收暴干为末。蜜丸日服。**藏器。**捣汁饮，解中酒毒。酿酒服，利水气消肿。**时珍。

【发明】　〔宗奭曰〕本经言桑甚详，然独遗乌椹，桑之精英尽在于此。采摘微研，以布滤汁，石器熬成稀膏，量多少入蜜熬稠，贮瓷器中。每抄一二钱，食后、夜卧，以沸汤点服。治服金石发热口渴，生精神，及小肠热，其性微凉故也。仙方日干为末，蜜和为丸，酒服亦良。〔时珍曰〕椹有乌、白二种。杨氏产乳云，孩子不得与桑椹，令儿心寒，而陆玑诗疏云，鸠食桑椹多则醉伤其性，何耶？四民月令云：四月宜饮桑椹酒，能理百种风热。其法用根汁三斗，重汤煮至一斗半，入白蜜二合，酥油一两，生姜一合，煮令得所，瓶收。每服一合，和酒饮之。亦可以汁熬烧酒，藏之经年，味力愈佳。史言魏武帝军乏食，得干椹以济饥。金末大荒，民皆食椹，获活者不可胜计，则椹之干湿皆可救荒，平时不可不收采也。

【附方】　旧一，新六。**水肿胀满**水不下则满溢。水下则虚竭还胀，十无一活，宜用桑椹酒治之。桑心皮切，以水二半，煮汁一斗，入桑椹再煮，取五升，以糯饭五升，酿酒饮。普济方。**瘰疬结核**文武膏：用文武实即桑椹子二斗，黑熟者，

① 拨：《圣惠方》卷三十三作“粘”。

② 圣惠方：此方今出《千金》卷十三第八。

以布取汁，银、石器熬成膏。每白汤调服一匙，日三服。保命集。**诸骨哽咽**红椹子细嚼，先咽汁，后咽滓，新水送下。干者亦可。圣惠方。**小儿赤秃**桑椹取汁，频服。千金方。**小儿白秃**黑葚入罂中曝三七日，化为水，洗之，三七日神效。圣济录。**拔白变黑**黑椹一斤，蝌蚪一斤，瓶盛封闭，悬屋东头一百日，尽化为黑泥，以染白发如漆。陈藏器本草。**发白不生**黑熟桑椹，水浸日晒，搽涂，令黑而复生也。千金方。**阴证腹痛**桑椹绢包风干，过伏天，为末。每服三钱，热酒下。取汗。集简方。

叶

【气味】 **苦、甘，寒，有小毒。**〔大明曰〕家桑叶：暖，无毒。

【主治】 **除寒热，出汗。**本经。**汁：解蜈蚣毒。**别录。**煎浓汁服，能除脚气水肿，利大小肠。**苏恭。**炙熟煎饮，代茶止渴。**孟诜。**煎饮。利五脏，通关节，下气。嫩叶煎酒服，治一切风。蒸熟捣，署风痛出汗，并扑损瘀血。挼烂，涂蛇、虫伤。**大明。**研汁，治金疮及小儿吻疮。煎汁服，止霍乱腹痛吐下，亦可以干叶煮之。鸡桑叶：煮汁熬膏服，去老风及宿血。**藏器。**治劳热咳嗽，明目长发。**时珍。

【发明】 〔颂曰〕桑叶可常服，神仙服食方：以四月桑茂盛时采叶，又十月霜后三分、二分已落时，一分在者，名神仙叶，即采取，与前叶同阴干捣末，丸、散任服。或煎水代茶饮之。又霜后叶煮汤，淋渫手足，去风痹殊胜。又微炙和桑衣煎服。治痢及金疮诸损伤，止血。〔震亨曰〕经霜桑叶研末，米饮服，止盗汗。〔时珍曰〕桑叶乃手、足阳明之药，汁煎代茗，能止消渴。

【附方】 旧二，新十一。**青盲洗法**昔武胜军宋仲孚患此二十年，用此法，二年目明如故。新研青桑叶阴干，逐月按日就地上烧存性，每以一合，于瓷器内煎减二分，倾出澄清，温热洗目，至百度，屡试有验。正月初八，二月初八，三月初六，四月初四，五月初六，六月初二，七月初七，八月二十，九月十二，十月十三，十一月初二，十二月三十。普济方。**风眼下泪**腊月不落桑叶煎汤，日日温洗。或入芒硝。集简方。**赤眼涩痛**桑叶为末，纸卷烧烟熏鼻取效，海上方也。普济方。**头发不长**桑叶、麻叶煮泔水沐之。七次可长数尺。千金方。**吐血不止**晚桑叶焙研。凉茶服三钱。只一服止。后用补肝肺药。圣济总录。**小儿渴疾**桑叶不拘多少，逐片染生蜜，绵系蒂上，绷，阴干细切，煎汁日饮代茶。胜金方。**霍乱转筋**入腹烦闷。桑叶一握，煎饮，一二服立定。圣惠方。**大肠脱肛**黄皮桑树叶三升，水煎过。带温罨纳之。仁斋直指方。**肺毒风疮**状如大风。绿云散：用好桑叶净洗，蒸熟一宿，日干为末。水调二钱匕服。经验方。**痈口不敛**经霜黄桑叶为末。傅之。直指方。**穿掌肿毒**新桑叶研烂，盦之即愈。通玄论。**汤火伤疮**经霜桑叶烧存性，为末。油和傅之。三日愈。医学正传。**手足麻木**不知痛痒。霜降后桑叶煎汤，频洗。救急方。

枝

【气味】 **苦，平。**

【主治】 **遍体风痒干燥，水气脚气风气，四肢拘挛，上气眼运，肺气咳嗽，消食利小便，久服轻身，聪明耳目，令人光泽。疗口干及痈疽后渴，用嫩条细切一升，熬香煎饮，亦无禁忌。久服，终身不患偏风。**苏颂。出近效方，名桑枝煎。一法：用花桑枝寸锉，炒香，瓦器煮减一半，再入银器。重汤熬减一半。或入少蜜亦可。

【发明】 〔颂曰〕桑枝不冷不热，可以常服。抱朴子言：仙经云，一切仙药，不得桑煎不服。〔时珍曰〕煎药用桑者，取其能利关节，除风寒湿痹诸痛也。观灵枢经治寒痹内热，用桂酒法，以桑炭炙布巾，熨痹处；治口僻用马膏法，以桑钩钩其口，及坐桑灰上，皆取此意也。又痈疽发背不起发，或瘀肉不腐溃，及阴疮、瘰疬、流注、臁疮、顽疮、恶疮久不愈者，用桑木灸法，未溃则拔毒止痛，已溃则补接阳气，亦取桑通关节，去风寒，火性畅达，出郁毒之意。其法以干桑木劈成细片，扎作小把，然火吹息，灸患处。每吹灸片时，以瘀肉腐动为度。内服补托药，诚良方也。又按赵溍养疴漫笔云：越州一学录少年苦嗽，百药不效。或令用南向柔桑条一束。每条寸折纳锅中，以水五碗，煎至一碗，盛瓦器中，渴即饮之。服一月而愈。此亦桑枝煎变法尔。

【附方】 旧一，新五。**服食变白**久服通血气，利五脏。鸡桑嫩枝，阴干为末。蜜和作丸。每日酒服六十丸。圣惠方。**水气脚气**桑条二两炒香，以水一升，煎二合，每日空心服之，亦无禁忌。圣济总录。**风热臂痛**桑枝一小升切炒，水三升，煎二升，一日服尽。许叔微云：尝[①]病臂痛，诸药不效，服此数剂寻愈。观本草切用及图经言其不冷不热，可以常服。抱朴子言一切仙药，不得桑枝煎不服，可知矣。本事方。**解中蛊毒**令人腹内坚痛，面黄青色，淋露骨立，病变不常，桑木心锉一斛，着釜中，以水淹三斗，煮取二斗澄清，微火煎得五升，空心服五合，则吐蛊毒出也。肘后方。**刺伤手足**犯露水肿痛，多杀人。以桑枝三条，煻火炮热断之。以头熨疮上令热，冷即易之。尽二条则疮自烂。仍取韭白或薤白傅上。急以帛裹之。有肿更作。千金方。**紫白癜风**桑枝十斤，益母草三斤，水五斗，漫[②]煮至五斤，去滓再煎成膏，每卧时温酒调服半合，以愈为度。圣惠方。

桑柴灰

【气味】 **辛，寒，有小毒。**〔诜曰〕淋汁入炼五金家用，可结汞、伏硫硇。

【主治】 **蒸淋取汁为煎，与冬灰等分，同灭痣疵黑子，蚀恶肉。煮小豆食，大下水胀。傅金疮，止血生肌。**苏恭。**桑霜：治噎食积块。**时珍。

【附方】 旧六，新六。**目赤肿痛**桑灰一两，黄连半两，为末。每以一钱泡汤，澄清洗之。圣济总录。**洗青盲眼**正月八，二月八，三月六，四月四，五月五，六月二[③]，七月七，八月二十，九月十二，十月十七，十一月十六[④]，十二月三十日，每遇上件神日，用桑柴灰一合，煎汤沃之。于瓷器中，澄取极清，稍热洗之。如冷即重汤顿温。不住手洗。久久视物如鹰鹘也。一法以桑灰、童子小便和作丸。每用一丸，泡汤澄洗。龙木论。**尸注鬼注**其病变动，乃有三十六种至九十九种，使人寒热淋沥，恍惚默默，不的知所苦，累年积月，以至于死。复传亲人。宜急治之。用桑树白皮曝干，烧灰二斗，着甑中蒸透，以釜中汤三四斗，淋之又淋，凡三度极浓。澄清止取二斗，以渍赤小豆二斗一宿，曝干复渍，灰汁尽乃止。以豆蒸熟，或羊肉或鹿肉作羹，进此豆饭，初食一升至二升，取饱。微者三四斗愈。极者七八斗愈。病去时。体中自觉疼痒淫淫。若根本不尽，再为之。神效方也。肘后方。**腹中癥瘕**方见介部鳖下。**身面水肿**

---

① 尝：原作“常”，字误，今据《本事方》卷七改。
② 漫：《圣惠方》卷二十四作“慢火”二字。
③ 二：《龙木论》作“六”。
④ 十六：《龙木论》作“二”。

坐卧不得。取东引花桑枝，烧灰淋汁，煮赤小豆。每饥即饱食之，不得吃汤饮。梅师方。**面上痣疵**寒食前后，取桑条烧灰淋汁，入石灰熬膏，以自己唾调点之，自落也。皆效方。**白癜驳风**桑柴灰二斗，甑内蒸之，取釜内热汤洗。不过五六度瘥。圣惠方。**大风恶疾**眉发脱落，以桑柴灰热汤淋取汁，洗头面，以大豆水研浆，解释灰味，弥佳。次用熟水，入绿豆面濯之。三日一洗头，一日一洗面。不过十度良。圣惠方。**狐尿刺人**肿痛欲死。热桑灰汁渍之。冷即易。肘后方。**金疮作痛**桑柴灰筛细，傅之。梅师方。**疮伤风水**肿痛入腹则杀人。以桑灰淋汁渍之，冷复易。梅师方。**头风白屑**桑灰淋汁沐之，神良。圣惠方。

桑耳　桑黄见菜部木耳。

桑花见草部苔类。

桑寄生见后寓木类。

桑柴火见火部。

桑螵蛸见虫部。

桑蠹见虫部。

柘宋嘉祐

【释名】　〔时珍曰〕按陆佃埤雅云：柘宜山石，柞宜山阜。柘之从石，其取此义欤。

【集解】　〔宗奭曰〕柘木里有纹，亦可旋为器。其叶可饲蚕，曰柘蚕，然叶硬不及桑叶。入药以无刺者良。〔时珍曰〕处处山中有之。喜丛生，干疏而直，叶丰而厚，团而有尖。其叶饲蚕，取丝作琴瑟，清响胜常。尔雅所谓棘茧，即此蚕也。考工记云：弓人取材以柘为上。其实状如桑子，而圆粒如椒，名佳子。佳音锥。其木染黄赤色，谓之柘黄，天子所服。相感志云：柘木以酒醋调矿灰涂之，一宿则作间道乌木文。物性相伏也。

木白皮　东行根白皮

【气味】　**甘，温，无毒。**

【主治】　**妇人崩中血结，疟疾。**大明。**煮汁酿酒服，主风虚耳聋，补劳损虚羸，腰肾冷，梦与人交接泄精者。**藏器。

【发明】　〔时珍曰〕柘能通肾气，故圣惠方治耳鸣耳聋一二十年者，有柘根酒，用柘根二十斤，菖蒲五斗，各以水一石，煮取汁五斗。故铁二十斤煅赤，以水五斗浸取清。合水一石五斗，用米二石，曲二斗，如常酿酒成。用真磁石三斤为末，浸酒中三宿，日夜饮之。取小醉而眠。闻人声乃止。

【附方】　新二。**飞丝入目**柘浆点之。以绵蘸水拭去。医学纲目。**洗目令明**柘木煎汤，按日温洗。自寅至亥乃止，无不效者。正月初二，二月初二，三月不洗。四月初五，五月十五，六月十一，七月初七。八月初二，九月初二，十月十九，十一月不洗，十二月十四日，徐神翁方也。海上方。**小儿鹅口**重舌。柘根五斤锉，水五升，煮二升，去滓，煎取五合，频涂之。无根，弓材亦可。千金方。

奴柘拾遗

【集解】　〔藏器曰〕生江南山野。似柘，节有刺，冬不凋。〔时珍曰〕此树似柘而小，有刺。叶亦如柞叶而小，可饲蚕。

刺

【气味】　**苦，小温，无毒。**

【主治】　**老妇血瘕，男子痃癖闷痞。取刺和三棱草、马鞭草作煎，如稠糖。病在心，食后；在脐，空心服。当下恶物。**藏器。

楮别录上品

【释名】　**榖**音媾。亦作构。**榖桑**

〔颂曰〕陆玑诗疏云：构，幽州谓之榖桑，或曰楮桑。荆扬、交广谓之榖。〔时珍曰〕楮本作柠，其皮可绩为纻故也。楚人呼乳为榖，其木中白汁如乳，故以名之。陆佃埤雅作榖米之榖，训为善者。误矣。或以楮、构为二物者，亦误矣。详下文。

【集解】 〔别录曰〕楮实生少室山，所在有之。八月、九月采实日干，四十日成。〔弘景曰〕此即今构树也。南人呼榖纸亦为楮纸。武陵人作榖皮衣。甚坚好。〔恭曰〕此有二种：一种皮有斑花文，谓之斑榖，今人用皮为冠者；一种皮白无花，枝叶大相类。但取其叶似葡萄叶作瓣而有子者为佳。其实初夏生，大如弹丸，青绿色，至六七月渐深红色，乃成熟。八九月采，水浸去皮、穰，取中子。段成式酉阳杂俎云：谷田久废必生构。叶有瓣曰楮，无曰构。陆氏诗疏云：江南人绩其皮以为布。又捣以为纸，长数丈，光泽甚好。又食其嫩芽，以当菜茹。今楮纸用之最博，楮布不见有之。医方但贵楮实，余亦稀用。〔大明曰〕皮斑者是楮，皮白者是榖。〔时珍曰〕按许慎说文言楮榖乃一种也。不必分别，惟辨雌雄耳。雄者皮斑而叶无桠叉，三月开花成长穗，如柳花状，不结实，歉年人采花食之。雌者皮白而叶有桠叉，亦开碎花。结实如杨梅，半熟时水澡去子，蜜煎作果食。二种树并易生，叶多涩毛。南人剥皮捣煮造纸，亦缉练为布，不坚易朽。裴渊广州记言：蛮夷取榖皮熟捶为揭里罽布，以拟毡，甚暖也。其木腐后生菌耳，味甚佳好。

楮实亦名榖实别录**楮桃**纲目。

【修治】 〔敩曰〕采得后，水浸三日，搅旋投水，浮者去之。晒干。以酒浸一伏时了，蒸之。从巳至亥，焙干用。经验方煎法：六月六日，取榖子五升，以水一斗，煮取五升，去滓，微火煎如饧用。

【气味】 **甘，寒，无毒。**

【主治】 **阴痿水肿，益气充肌明目。久服，不饥不老，轻身。**别录。**壮筋骨，助阳气，补虚劳，健腰膝，益颜色。**大明。

【发明】 〔弘景曰〕仙方采捣取汁和丹用，亦干服，使人通神见鬼。〔颂曰〕仙方单服，其实正赤时，收子阴干，筛末，水服二钱匕，益久乃佳。抱朴子云：楮木实赤者服之，老者成少。令人彻视见鬼神。道士梁须年七十，服之更少壮，到百四十岁，能行及走马。〔时珍曰〕别录载楮实功用大补益，而修真秘旨书言久服令人成骨软之痿。济生秘览治骨硬，用楮实煎汤服之。岂非软骨之徵乎？按南唐书云：烈祖食饴喉中噎，国医莫能愈。吴廷绍独请进楮实汤，一服疾失去。群医他日取用皆不验。扣廷绍。答云：噎因甘起，故以此治之。愚谓此乃治骨鲠软坚之义尔，群医用药治他噎，故不验也。

【附方】 新六。**水气蛊胀**楮实子丸，以洁净府。用楮实子一斗，水二斗，熬成膏，茯苓三两，白丁香一两半，为末，以膏和丸梧子大。从少至多，服至小便清利，胀减为度。后服治中汤养之。忌甘苦峻补及发动之物。洁古活法机要。**肝热生翳**楮实子研细，食后蜜汤服一钱，日再服。直指方。**喉痹喉风**五月五日，或六月六日、七月七日，采楮桃阴干。每用一个为末。井华水服之。重者以两个。集简方。**身面石疽**状如痤疖而皮厚。榖子捣，傅之。外台秘要。**金疮出血**榖子捣，傅之。外台秘要。**目昏难视**楮桃、荆芥穗各五百枚，为末，炼蜜丸弹子大。食后嚼一丸，薄荷汤送下，一日三服。卫生易简方。

叶

【气味】 **甘，凉，无毒。**

【主治】　**小儿身热，食不生肌。可作浴汤。又主恶疮生肉。**别录。**治刺风身痒。**大明。**治鼻衄数升不断者，捣汁三升，再三服之，良久即止。嫩芽茹之。去四肢风痹，赤白下痢。**苏颂。**炒研搜面作馎饦食之。主水痢。**甄权。**利小便，去风湿肿胀，白浊疝气癣疮。**时珍。

【附方】　旧五，新十二。**水谷下痢**见果部橡实下。**老少瘴痢**日夜百余度者。取干楮叶三两熬，捣为末，每服方寸匕，乌梅汤下。日再服。取羊肉裹末，纳肛中，利出即止。杨炎南行方。**小儿下痢**赤白，作渴，得水又呕逆者。构叶炙香，以饮浆半升浸至水绿，去叶，以木瓜一个切，纳汁中，煮二三沸，细细饮之。子母秘录。**脱肛不收**五花构叶阴干为末。每服二钱，米饮调下。兼涂肠头。圣惠方。**小便白浊**构叶为末，蒸饼丸梧子大。每服三十丸，白汤下。经验良方。**通身水肿**楮枝叶煎汁如饧，空腹服一匕，日三服。圣惠方。**虚肥面肿**积年气上如水病，但脚不肿，用榖楮叶八两，以水一斗，煮取六升，去滓，纳米煮粥，常食勿绝。外台秘要。**卒风不语**榖枝叶锉细，酒煮沫出，随多少，日日饮之。肘后方。**人耽睡卧**花榖叶晒，研末。汤服一二钱，取瘥止。杨尧辅方。**吐血鼻血**楮叶捣汁一二升，旋旋温饮之。圣惠方。**一切眼翳**三月收榖木软叶，晒干为末，入麝香少许，每以黍米大注眦内，其翳自落。圣惠方。**木肾疝气**楮叶、雄黄等分，为末，酒糊丸梧子大。每盐酒下五十丸。医学集成。**疝气入囊**五月五日采榖树叶，阴干为末。每服一二匙，空心温酒下。简便方。**癣疮湿痒**楮叶捣傅，圣惠方。**痔瘘肿痛**楮叶半斤，捣烂封之。集简方。**蝮蛇螫伤**楮叶、麻叶合捣，取汁渍之。千金方。**鱼骨哽咽**楮叶捣汁啜之。十便良方。

枝茎

【主治】　**隐疹痒，煮汤洗浴。**别录。**捣浓汁饮半升，治小便不通。**时珍。

【附方】　旧一，新一。**头风白屑**楮木作枕，六十日一易新者。外台秘要。**暴赤眼痛**碜涩者，嫩楮枝去叶放地，火烧，以碗覆之。一日取灰泡汤，澄清温洗。圣惠方。

树白皮

【气味】　**甘，平，无毒。**

【主治】　**逐水，利小便，**别录。**治水肿气满，**甄权。**喉痹。**吴普。**煮汁酿酒饮，治水肿入腹，短气咳嗽。为散服，治下血血崩。**时珍。

【附方】　旧一，新六。**肠风下血**秋采楮皮阴干为末。酒服三钱，或入麝香少许，日二。普济方。**血痢血崩**楮树皮、荆芥等分，为末，冷醋调服一钱。血崩，以煎匕服，神效不可具述，危氏得效方。**男妇肿疾**不拘久近。暴风入腹。妇人新产上圊。风入脏内，腹中如马鞭，短气。楮皮枝叶一大束，切，煮汁酿酒，不断饮之。不过三四日即退，可常服之。千金方。**风水肿浮**一身尽浮。楮气散：用楮白皮、猪苓、木通各二钱，桑白皮三钱，陈橘皮一钱，生姜三片，水二钟煎服。日一剂。圣济总录。**膀胱石水**四肢瘦削，小腹胀满，构根白皮、桑根白皮各二升，白术四两，黑大豆五升，流水一斗，煮四升，入清酒二升，再煮至三升，日再一匕服之。集验方。**目中翳膜**楮白皮暴干，作一绳子如钗股大，烧灰细研。每点少许，日三五次，瘥乃止。崔氏方。**鱼骨哽咽**楮树嫩皮捣烂为丸。水下二三十丸。卫生易简方。

皮间白汁

【释名】　**构胶**纲目**五金胶漆**〔大明曰〕能合朱砂为团，故名五金胶漆。〔时珍曰〕构汁最粘。今人用粘金薄。古法粘经书，以楮树汁和白及、飞面调糊，接纸永不脱解，过于胶漆。

【气味】 **甘，平，无毒。**

【主治】 **疗癣**。别录。**傅蛇、虫、蜂、蝎、犬咬**。大明。

【附方】 旧一。**天行病后胀满**两胁刺胀，脐下如水肿，以构树枝汁，随意服之。小便利即消。外台秘要。

楮皮纸见服器部纸。

楮耳见菜部木耳。

枳本经中品

校正：并入开宝枳壳。

【释名】 **子名枳实**本经**枳壳**宋开宝。〔宗奭曰〕枳实、枳壳一物也。小则其性酷而速，大则其性详而缓。故张仲景治伤寒仓卒之病，承气汤中用枳实，皆取其疏通、决泄、破结实之义。他方但导败风壅之气，可常服者，故用枳壳，其义如此。〔恭曰〕既称枳实，须合核瓤，今殊不然。〔时珍曰〕枳乃木名。从只，谐声也。实乃其子，故曰枳实。后人因小者性速，又呼老者为枳壳。生则皮厚而实，熟则壳薄而虚。正如青橘皮、陈橘皮之义。宋人复出枳壳一条，非矣。寇氏以为破结实而名，亦未必然。

【集解】 〔别录曰〕枳实生河内川泽，九月、十月采，阴干。〔志曰〕枳壳生商州川谷。九月、十月采，阴干。〔藏器曰〕本经枳[①] 实用九月、十月，不如七月、八月，既厚且辛。旧云江南为橘，江北为枳。周礼亦云：橘逾淮而北，为枳。今江南枳、橘俱有，江北有枳无橘。此自别种，非关变易也。〔颂曰〕今洛西、江湖州郡皆有之，以商州者为佳。木如橘而小，高五七尺。叶如橙，多刺。春生白花，至秋成实。七月、八月采者为实，九月、十月采者为壳。今医家以皮厚而小者为枳实，完大者为枳壳，皆以翻肚如盆口状、陈久者为胜。近道所出者，俗呼臭橘，不堪用。

【修治】 〔弘景曰〕枳实采，破令干，除核，微炙令干[②] 用。以陈者为良，俗方多用，道家不须。〔敩曰〕枳实、枳壳性效不同。若使枳壳，取辛苦腥并有隙油者，要尘[③] 久年深者为佳。并去穰核，以小麦麸炒至麸焦，去麸用。

枳实

【气味】 **苦，寒，无毒。**〔别录曰〕酸，微寒。〔普曰〕神农：苦。雷公：酸，无毒。李当之：大寒。〔树曰〕辛、苦。〔元素曰〕性寒味苦，气厚味薄，浮而升微降，阴中阳也。〔杲曰〕沉也。阴也。

【主治】 **大风在皮肤中，如麻豆苦痒，除寒热结，止痢，长肌肉，利五脏，益气轻身**。本经。**除胸胁痰癖，逐停水，破结实，消胀满，心下急痞痛逆气，胁风痛，安胃气，止溏泄，明目**。别录。**解伤寒结胸，主上气喘咳，肾内伤冷，阴痿而有气，加而用之**。甄权。**消食，散败血，破积坚，去胃中湿热**。元素。

【发明】 〔震亨曰〕枳实泻痰，能冲墙倒壁，滑窍破气之药也。〔元素曰〕心下痞及宿食不消，并宜枳实、黄连。〔杲曰〕以蜜炙用，则破水积以泄气，除内热。洁古用去脾经积血。脾无积血，则心下不痞也。〔好古曰〕益气则佐之以人参、白术、干姜，破气则佐之以大黄、牵牛、芒消，此本经所以言益气而复言消痞也。非白术不能去湿，非枳实不能除痞。故洁古制枳术丸方，以调胃脾；张仲景治心下坚大如盘，水饮所作，枳实白术汤，

---

① 枳：《证类本草》卷十三作“采”。

② 干：《证类本草》卷十三作“香”。

③ 尘：通作“陈”。

用枳实七枚，术三两，水一斗，煎三升，分三服。腹中软，即消也。余见枳壳下。

【附方】 旧九，新四。**卒胸痹痛**枳实捣末。汤服方寸匕，日三夜一。肘后方。**胸痹结胸**胸痹，心下痞坚，留气结胸，胁下逆气抢心，枳实薤白汤主之。陈枳实四枚，厚朴四两，薤白半斤，栝楼一枚，桂一两，以水五升，先煎枳、朴，取三升，去滓，纳余药，煎三二沸，分温三服，当愈。张仲景金匮要略。**伤寒胸痛**伤寒后卒胸膈闭痛。枳实麸炒为末。米饮服二钱，日二服。严子札济生方[①]。**产后腹痛**枳实麸炒、芍药酒炒各二钱，水一盏煎服。亦可为末服。圣惠方。**奔豚气痛**枳实炙为末。饮下方寸匕，日三、夜一。外台秘要。**妇人阴肿**坚痛。枳实半斤碎炒，帛裹熨之，冷即易。子母秘录。**大便不通**枳实、皂荚等分，为末，饭丸，米饮下。危氏得效方。**积痢脱肛**枳实石上磨平，蜜炙黄，更互熨之，缩乃止。千金方。**小儿久痢**水谷不调。枳实捣末，饮服一二钱。广利方。**肠风下血**枳实半斤麸炒，黄芪半斤，为末。米饮非时服二钱匕。糊丸亦可。经验方。**五痔**[②] 不以年月。枳实为末，炼蜜丸梧子大。空心饮下三十丸。集验方。**小儿头疮**枳实烧灰，猪脂调涂。圣惠方。**皮肤风疹**枳实醋浸，火炙熨之即消。外台秘要。

枳壳

【气味】 **苦、酸，微寒，无毒。**〔权曰〕苦，辛。〔元素曰〕气味升降，与枳实同。〔杲曰〕沉也，阴也。

【主治】 **风痹[③] 淋痹，通利关节，劳气咳嗽，背膊闷倦，散留结胸膈痰滞，逐水，消胀满大肠风，安胃，止风痛。**开宝。**遍身风疹，肌中如麻豆恶疮[④]，肠风痔疾，心腹结气，两胁胀虚，关膈壅塞。**甄权。**健脾开胃，调五脏，下气，止呕逆，消痰，治反胃霍乱泻痢，消食，破癥结痃癖五膈气，及肺气水肿，利大小肠，除风明目。炙热，熨痔肿。**大明。**泄肺气，除胸痞。**元素。**治里急后重。**时珍。

【发明】 〔元素曰〕枳壳破气，胜湿化痰，泄肺走大肠，多用损胸中至高之气，止可二三服而已。禀受素壮而气刺痛者，看在何部经分，以别经药导之。〔杲曰〕气血弱者不可服，以其损气也。〔好古曰〕枳壳主高，枳实主下；高者主气，下者主血。故壳主胸膈皮毛之病，实主心腹脾胃之病，大同小异。朱肱活人书言，治痞宜先用桔梗枳壳汤，非用此治心下痞也。果知误下，气将陷而成痞，故先用此，使不致于痞也。若已成痞而用此，则失之晚矣。不惟不能消痞，反损胸中之气，先之一字有谓也。〔时珍曰〕枳实、枳壳气味功用俱同，上世亦无分别。魏、晋以来，始分实、壳之用。洁古张氏、东垣李氏又分治高治下之说，大抵其功皆能利气。气下则痰喘止，气行则痞胀消，气通则痛刺止，气利则后重除。故以枳实利胸膈，枳壳利肠胃。然张仲景治胸痹痞满，以枳实为要药；诸方治下血痔痢、大肠秘塞、里急后重，又以枳壳为通用，则枳实不独治下，而壳不独治高也。盖自飞门至魄门，皆肺主之，三焦相通，一气而已。则二物分之可也。不分亦无伤，杜壬方载湖阳公主苦难产，有方士进瘦胎饮方。用枳壳四两，甘草二两，为末。每服一钱，白汤点服。自五月后一日一服，至临月，不惟易产，仍无胎中恶病也。张洁

① 严子札济生方：《证类本草》卷十三作“济众方”，卷一引据古今医家书目有“周应简要济众方。

② 五痔：原作“小儿五痔”，义晦，恐是涉下衍，今据《证类本草》卷十三删“小儿”二字。

③ 痹：《证类本草》卷十三作“痒”。

④ 疮：《证类本草》卷十三作“痒”。

古活法机要改以枳术丸日服。令胎瘦易生，谓之束胎丸。而寇宗奭衍义言，胎壮则子有力易生，令服枳壳药反致无力，兼子亦气弱难养，所谓缩胎易产者，大不然也。以理思之，寇氏之说似觉为优。或胎前气盛壅滞者宜用之，所谓八九月胎，必用枳壳、苏梗以顺气，胎前无滞，则产后无虚也。若气禀弱者，即大非所宜矣。〔震亨曰〕难产多见于郁闷安逸之人，富贵奉养之家。古方瘦胎饮，为湖阳公主作也。予妹苦于难产，其形肥而好坐，予思此与公主正相反也。彼奉养之人，其气必实，故耗其气使平则易产。今形肥则气虚，久坐则气不运，当补其母之气。以紫苏饮加补气药，十数帖服之，遂快产。

【附方】 旧三，新十五。**伤寒呃噫**枳壳半两，木香一钱，为末。每白汤服一钱，未知再服。本事方。**老幼腹胀**血气凝滞，用此宽肠顺气，名四炒丸。商州枳壳厚而绿背者，去穰，四两，分作四分：一两用苍术一两同炒，一两用萝卜子一两同炒，一两用干漆一两同炒，一两用茴香一两同炒黄。去四味，只取枳壳为末。以四味煎汁煮面糊，和丸梧子大。每食后，米饮下五十丸。王氏易简方。**消积顺气**治五积六聚，不拘男妇老小，但是气积，并皆治之。乃仙传方也。枳壳三斤去穰，每个入巴豆仁一个，合定扎煮，慢火水煮一日。汤减再加热汤，勿用冷水。待时足汁尽，去巴豆，切片晒干勿炒，为末。醋煮面糊丸梧子大。每服三四十丸，随病汤使。邵真人经验方。**顺气止痢**枳壳炒二两四钱。甘草六钱，为末。每沸汤服二钱。婴童百问。**疏导脚气**即上方。用木瓜汤服。直指方。**小儿秘涩**枳壳煨去穰、甘草各一钱，以水煎服。全幼心鉴。**肠风下血**不拘远年近日。博济方用枳壳烧黑存性五钱，羊胫炭为末三钱，五更空心米饮服。如人行五里，再一服，当日见效。简便方用枳壳一两，黄连五钱，水一钟，煎半钟，空心服。**痔疮肿痛**必效方用枳壳煨熟熨之，七枚立定。本事方用枳壳末入瓶中，水煎百沸，先熏后洗。**怀胎腹痛**枳壳三两麸炒，黄芩一两，每服五钱，水一盏半，煎一盏服。若胀满身重，加白术一两。活法机要。**产后肠出**不收。枳壳煎汤浸之。良久即入也。袖珍方。**小儿惊风**不惊丸：治小儿因惊气吐逆作搐。痰涎壅塞，手足掣疭，眼睛斜视。枳壳去穰麸炒、淡豆豉等分，为末。每服一字，甚者半钱。急惊，薄荷自然汁下。慢惊，荆芥汤入酒三五点下。日三服。陈文中小儿方。**牙齿疼痛**枳壳浸酒含漱。圣惠方。**风疹作痒**枳壳三两，麸炒为末。每服二钱，水一盏，煎六分，去滓温服，仍以汁涂。经验方。**小儿软疖**大枳壳一个去白，磨口平，以面糊抹边合疖上。自出脓血尽，更无痕也。危氏得效方。**利气明目**枳壳麸炒一两为末，点汤代茶。普济方。**下早成痞**伤寒阴证，下早成痞，心下满而不痛，按之虚软。枳壳、槟榔等分，为末。每服三钱，黄连汤调下。宣明方。**胁骨疼痛**因惊伤肝者，枳壳一两麸炒，桂枝生半两，为细末。每服二钱。姜枣汤下。本事方。

枳茹树皮也。或云：枳壳上刮下皮也。

【主治】 **中风身直，不得屈伸反复，及口僻眼斜。刮皮一升，酒三升，渍一宿，每温服五合，酒尽再作。**苏颂。**树茎及皮：主水胀暴风，骨节疼急。**弘景。

根皮

【主治】 **浸酒，漱齿痛。**甄权。**煮汁服，治大便下血。末服，治野鸡病有血。**藏器。

嫩叶

【主治】 **煎汤代茶，去风。**时珍。

出茶谱。

枸橘纲目

【释名】 **臭橘**

【集解】 〔时珍曰〕枸橘处处有之，树、叶并与橘同，但干多刺。三月开白花，青蕊不香。结实大如弹丸，形如枳实而壳薄，不香。人家多收种为藩蓠，亦或收小实，伪充枳实及青橘皮售之，不可不辨。

叶

【气味】 **辛，温，无毒。**

【主治】 **下痢脓血后重，同萆薢等分炒存性研，每茶调二钱服。又治喉瘘，消肿导毒。**时珍。

【附方】 新一。**咽喉怪证**咽喉生疮，层层如叠，不痛，日久有窍出臭气，废饮食。用臭橘叶煎汤连服。必愈。夏子益奇病方。

刺

【主治】 **风虫牙痛，每以一合煎汁含之。**时珍。

橘核

【主治】 **肠风下血不止。同樗根白皮等分炒研，每服一钱，皂荚子煎汤调服。**时珍。

【附方】 新一。**白疹瘙痒**遍身者。小枸橘细切，麦麸炒黄为末。每服二钱，酒浸少时，饮酒，初以枸橘煎汤洗患处。救急方。

树皮

【主治】 **中风强直，不得屈伸。细切一升，酒二升，浸一宿。每日温服半升。酒尽再作。**时珍。

卮子本经中品

【释名】 **木丹**本经**越桃**别录**鲜支**纲目**花名薝卜**〔时珍曰〕卮，酒器也。卮子象之，故名。俗作栀。司马相如赋云：鲜支黄烁[①]。注云：鲜支即支子也。佛书称其花为薝蔔，谢灵运谓之林兰，曾端伯呼为禅友。或曰：薝蔔金色，非卮子也。

【集解】 〔别录曰〕卮子生南阳川谷。九月采实，暴干。〔弘景曰〕处处有之。亦两三种小异，以七棱者为良。经霜乃取，入染家用，于药甚稀。〔颂曰〕今南方及西蜀州郡皆有之。木高七八尺。叶似李而厚硬，又似樗蒲子。二三月生白花，花皆六出。甚芬香，俗说即西域薝蔔也。夏秋结实如诃子状，生青熟黄，中仁深红。南人竞种以售利。史记·货殖传云：卮、茜千石，与千户侯等。言获利博也。入药用山卮子，方书所谓越桃也，皮薄而圆小，刻房七棱至九棱者为佳。其大而长者，雷敩炮炙论谓之伏尸卮子，入药无力。〔时珍曰〕卮子叶如兔耳，厚而深绿，春荣秋瘁。入夏开花，大如酒杯，白瓣黄蕊，随即结实，薄皮细子有须，霜后收之。蜀中有红卮子，花烂红色，其实染物则赭红色。

【修治】 〔敩曰〕凡使须要如雀脑，并须长有九路赤色者为上。先去皮须取仁，以甘草水浸一宿，漉出焙干，捣筛为末用。〔震亨曰〕治上焦、中焦连壳用，下焦去壳，洗去黄浆，炒用。治血病。炒黑用。〔好古曰〕去心胸中热，用仁；去肌表热，用皮。

【气味】 **苦、寒，无毒。**〔别录曰〕大寒。〔元素曰〕气薄味厚，轻清上行，气浮而味降，阳中阴也。〔杲曰〕沉也，阴也。入手太阴肺经血分。丹书：卮子柔金。

---

① 黄烁：香草名。《史记·司马相如列传》、《文选·上林赋》并作“砾”。此因音同而互用。

【主治】 **五内邪气，胃中热气，面赤酒疱皻鼻，白癞赤癞疮疡。**本经。**疗目赤热痛，胸心大小肠大热，心中烦闷，**别录。**去热毒风，除时疾热，解五种黄病，利五淋，通小便，解消渴，明目。主中恶，杀䗪虫毒。**甄权。**解玉支毒。**弘景。羊踯躅也。**主喑哑，紫癜风。**孟诜。**治心烦懊侬不得眠，脐下血滞而小便不利。**元素。**泻三焦火，清胃脘血，治热厥心痛，解热郁，行结气。**震亨。**治吐血衄血，血痢下血血淋，损伤瘀血，及伤寒劳复，热厥头痛，疝气，汤火伤。**时珍。

【发明】 〔元素曰〕卮子轻飘而象肺，色赤而象火，故能泻肺中之火。其用有四：心经客热，一也；除烦躁，二也；去上焦虚热，三也；治风，四也。〔震亨曰〕卮子泻三焦之火，及痞块中火邪，最清胃脘之血。其性屈曲下行，能降火从小便中泄去。凡心痛稍久，不宜温散，反助火邪。故古方多用卮子以导热药，则邪易伏而病易退。〔好古曰〕本草不言卮子能吐，仲景用为吐药。卮子本非吐药，为邪气在上，拒而不纳，食令上吐，则邪因以出，所谓其高者因而越之也。或用为利小便药，实非利小便，乃清肺也。肺清则化行，而膀胱津液之府，得此气化而出也。本草言治大小肠热，乃辛与庚合，又与丙合，又能泄戊，先入中州故也。仲景治烦躁用卮子豉汤，烦者气也，躁者血也。气主肺，血主肾，故用卮子以治肺烦，香豉以治肾躁。〔杲曰〕仲景以卮子色赤味苦，入心而治烦；香豉色黑味咸，入肾而治躁。〔宗奭曰〕仲景治伤寒发汗吐下后，虚烦不得眠；若剧者，必反覆颠倒，心中懊侬，卮子豉汤治之。因其虚，故不用大黄，有寒毒故也。卮子虽寒而无毒，治胃中热气，既亡血亡津液，腑脏无润养，内生虚热，非此物不可去也。又治心经留热，小便赤涩，用去皮卮子火煨、大黄、连翘、炙甘草等分末之，水煎三钱服，无不利也。〔颂曰〕张仲景及古今名医治发黄，皆用卮子、茵陈、甘草、香豉四物作汤饮。又治大病后劳复，皆用卮子、鼠矢等汤，利小便而愈。其方极多，不可悉载。

【附方】 旧十，新十七。**鼻中衄血**山卮子烧灰吹之。屡用有效。黎居士易简方。**小便不通**卮子仁十四个，独头蒜一个，沧盐少许，捣贴脐及囊，良久即通。普济方。**血淋涩痛**生山卮子末、滑石等分，葱汤下。经验良方。**下利鲜血**卮子烧灰。水服一钱匕。食疗本草。**酒毒下血**老山卮子仁焙研，每新汲水服一钱匕。圣惠方。**热毒血痢**卮子十四枚，去皮捣末，蜜丸梧子大。每服三丸，日三服，大效。亦可水煎服。肘后方。**临产下痢**卮子烧研，空心热酒服一匙，甚者不过五服。胜金方。**妇人胎肿**属湿热。山卮子一合炒研。每服二三钱，米饮下。丸服亦可。丹溪方。**热水肿疾**山卮子炒研，米饮服三钱。若上焦热者，连壳用。丹溪纂要。**霍乱转筋**心腹胀满，未得吐下。卮子二七枚烧研，熟酒服之立愈。肘后方。**冷热腹痛**疞刺，不思饮食。山卮子、川乌头等分，生研为末，酒糊丸如梧子大。每服十五丸，生姜汤下。小腹痛，茴香汤下。博济方。**胃脘火痛**大山卮子七枚或九枚炒焦，水一盏，煎七分，入生姜汁饮之，立止。复发者，必不效。用玄明粉一钱服，立止。丹溪纂要。**五脏诸气**益少阴血。用卮子炒黑研末，生姜同煎，饮之甚捷。丹溪纂要。**五尸注病**冲发心胁刺痛，缠绵无时，卮子三七枚烧末，水服。肘后方。**热病食复**及交接后发动欲死，不能语。卮子三十枚，水三升，煎一升服，令微汗。梅师方。**小儿狂躁**蓄热在下，身热狂躁，昏迷不食。

卮子仁七枚，豆豉五钱，水一盏，煎七分，服之。或吐或不吐，立效。阎孝忠集效方。**盘肠钓气**越桃仁半两，草乌头少许，同炒过。去草乌，入白芷一钱，为末。每服半钱，茴香葱白汤下。普济方。**赤眼肠秘**山卮子七个，钻孔煨熟，水一升，煎半升，去滓，入大黄末三钱，温服，普济方。**吃饭直出**卮子二十个，微炒去皮，水煎服。怪证奇方。**风痰头痛**不可忍。卮子末和蜜，浓傅舌上，吐即止。兵部手集。**鼻上酒齄**卮子炒研，黄蜡和丸弹子大。每服一丸，嚼细茶下，日二服。忌酒、麸、煎炙。许学士本事方。**火焰丹毒**卮子捣，和水涂之。梅师方。**火疮未起**卮子仁烧研，麻油和，封之。已成疮，烧白糖灰粉之。千金方。**眉中练癣**卮子烧研，和油傅之。保幼大全。**折伤肿痛**卮子、白面同捣，涂之甚效。集简方。**猘犬咬伤**卮子皮烧研、石硫黄等分，为末。傅之。日三。梅师方。**汤荡火烧**卮子末和鸡子清，浓扫之。救急方。

花

【主治】 **悦颜色。千金翼面膏用之。**时珍。

【附方】 **木戟**〔别录有名未用曰〕生山中，叶如卮子。味辛温，无毒。主痃癖气在脏腑，

酸枣本经上品

【释名】 **樲尔雅山枣**

【集解】 〔别录曰〕酸枣生河东川泽。八月采实，阴干，四十日成。〔弘景曰〕今出东山间，云即山枣树。子似武昌枣而味极酸，东人啖之以醒睡，与经文疗不得眠正相反。〔恭曰〕此即樲枣也。树大如大枣，实无常形，但大枣中味酸者是。今医以棘实为酸枣，大误矣。〔藏器曰〕酸枣既是大枣中之酸，此即是真枣，何复名酸。既名酸，又云小。今枣中酸者未必即小，小者未必即酸。惟嵩阳子云：余家于滑台。今酸枣县，即滑之属邑也。其树高数丈，径围一二尺，木理极细，坚而且重，可为车轴及匙、箸等。其树皮亦细而硬，文似蛇鳞。其枣圆小而味酸，其核微圆而仁稍长，色赤如丹。此医之所重，居人不易得。今市人卖者，皆棘子也。又云：山枣树如棘，其子如生枣，其核如骨，其肉酸滑好食，山人以当果。〔颂曰〕今近汴洛及西北州郡皆有之。野生多在坡坂及城垒间，似枣木而皮细，其木心赤色，茎叶俱青，花似枣花。八月结实，紫红色，似枣而圆小味酸。当月采实，取核中仁。孟子曰“养其樲棘”是也。嵩阳子言酸枣县所出为真。今之货者皆是棘实，用者尤宜详辨。〔志曰〕酸枣即棘实，更非他物。若云是大枣味酸者，全非也。酸枣小而圆，其核中仁微扁；其大枣仁大而长，不相类也。〔宗奭曰〕天下皆有之，但以土产宜与不宜尔。嵩阳子言酸枣木高大，今货者皆棘子，此说未尽。盖不知小则为棘，大则为酸枣。平地则易长，居崖堑则难生。故棘多生崖堑上，久不樵则成干，人方呼为酸枣，更不言棘，其实一本也。此物才及三尺，便开花结子。但科小者气味薄，木大者气味厚。今陕西临潼山野所出亦好，乃土地所宜也。后有白棘条。乃酸枣未长大时枝上刺也。及至长成，其实大，其刺亦少。故枣取大木，刺取小科，不必强分别焉。

酸枣

【气味】 **酸，平，无毒。**〔宗奭曰〕微热。〔时珍曰〕仁：味甘，气平。〔敩曰〕用仁，以叶拌蒸半日，去皮、尖。〔之才曰〕恶防己。

【主治】 **心腹寒热，邪结气聚，四肢酸痛湿痹。久服，安五脏，轻身延年。**

本经。**烦心不得眠，脐上下痛，血转久泄，虚汗烦渴，补中，益肝气，坚筋骨，助阴气，能令人肥健。**别录。**筋骨风，炒仁研汤服。**甄权。

【发明】　〔恭曰〕本经用实疗不得眠，不言用仁，今方皆用仁。补中益肝，坚筋骨，助阴气，皆酸枣仁之功也。〔宗奭曰〕酸枣，经不言用仁，而今天下皆用之。〔志曰〕按五代史·后唐刊石药验云：酸枣仁，睡多生使，不得睡炒熟。陶云食之醒睡，而经云疗不得眠。盖其子肉味酸，食之不思睡；核中仁服之，疗不得眠。正如麻黄发汗，根节止汗也。〔时珍曰〕酸枣实味酸性收，故主肝病，寒热结气，酸痹久泄，脐下满痛之证。其仁甘而润，故熟用疗胆虚不得眠、烦渴虚汗之证。生用疗胆热好眠，皆足厥阴、少阳药也。今人专以为心家药，殊昧此理。

【附方】　旧五，新二，**胆风沉睡**胆风毒气，虚实不调，昏沉多睡，用酸枣仁一两，生用，全挺蜡茶二两，以生姜汁涂，炙微焦，为散。每服二钱，水七分，煎六分，温服。简要济众方。**胆虚不眠**心多惊悸。用酸枣仁一两炒香，捣为散。每服二钱，竹叶汤调下。和剂局方：加人参一两，辰砂半两，乳香二钱半，炼蜜丸服。**振悸不眠**胡洽方酸枣仁汤：用酸枣仁二升，茯苓、白术、人参、甘草各二两，生姜六两，水八升，煮三升，分服。图经。**虚烦不眠**深师方酸枣仁汤：用酸枣仁二升，蝭母、干姜、茯苓、芎䓖各二两，甘草炙一两，以水一斗，先煮枣仁，减三升，乃同煮取三升，分服。图经本草。**骨蒸不眠**心烦。用酸枣仁一两，水二盏研绞取汁，下粳米二合煮粥，候熟，下地黄汁一合再煮，匀食。太平圣惠方。**睡中汗出**酸枣仁、人参、茯苓等分，为末。每服一钱，米饮下。简便方。**刺入肉中**酸枣核烧末，水服，立出。外台秘要。

白棘本经中品

校正：并入别录棘刺花。

【释名】　**棘刺**别录**棘针**别录**赤龙爪**纲目**花名刺原**别录**菥蓂**别录**马朐**音劬。〔时珍曰〕独生而高者为枣，列生而低者为棘。故重朿为枣，平朿为棘，二物观名即可辨矣。朿即刺字。菥蓂与大荠同名，非一物也。

【集解】　〔别录曰〕白棘生雍州川谷，棘刺花生道旁，冬至后一百二十日采之，四月采实。〔当之曰〕白棘是酸枣树针。今人用天门冬苗代之，非真也。〔恭曰〕棘有赤、白二种，白棘茎白如粉。子、叶与赤棘同，棘中时复有之，亦为难以代棘针，非矣。〔保升曰〕棘有赤、白二种。切韵云：棘，小枣也。田野间皆有之，丛高三二尺，花、叶、茎、实俱似枣也。〔宗奭曰〕本文白棘一名棘针、棘刺，如此分明。诸家强生疑惑，今不取之。白棘乃是肥盛紫色，枝上[1]自有皱薄白膜先剥起者，故白棘取白之义，不过如此。

白棘

【气味】　**辛，寒，无毒。**

【主治】　**心腹痛，痈肿溃脓，止痛。决刺结。**本经。**疗丈夫虚损，阴痿精自出，补肾气，益精髓。枣针：疗腰痛。喉痹不通。**别录。

【附方】　旧五，新七 。**小便尿血**棘刺三升，水五升，煮二升，分三服。外台秘要。**腹胁刺痛**因肾脏虚冷，不可忍者。棘针钩子一合焙，槟榔二钱半，水一盏，煎五分，入好酒半盏，更煎三五沸，分二服。圣惠方。**头风疼痛**倒钩棘针四十九

---

① 上：原脱，今据《本草衍义》卷十四补。

个，烧存性，丁香一个，麝香一皂子，为末。随左右㗜鼻。圣惠方。**眼睫拳毛**赤龙爪倒钩棘也一百二十个，地龙二条，木贼一百二十节，木鳖子仁二个，炒，为末。摘去睫毛，每日以此㗜鼻三五次。普济方。**龋齿腐朽**棘针二百枚，即枣树刺朽落地者，水三升，煮一升，含漱。或烧沥，日涂之。后傅雄黄末即愈。外台秘要。**小儿喉痹**棘针烧灰，水服半钱，圣惠方。**小儿口噤**惊风不乳。白棘烧末，水服一钱。圣惠方。**小儿丹毒** 水煮棘根汁，洗之。千金方。**痈疽痔漏**方同上。**疔疮恶肿** 棘针倒钩烂者三枚，丁香七枚，同入瓶烧存性，以月内孩子粪和涂，日三上之。又方：曲头棘刺三百枚，陈橘皮二两，水五升，煎一升半，分服。圣惠方。**诸肿有脓**棘针烧灰，水服一钱，一夜头出。千金方。**小儿诸疳**棘针、瓜蒂等分，为末。吹入鼻中，日三次。圣惠方。

枝

【主治】 **烧油涂发，解垢腯**。宗奭。

棘刺花别录

【气味】 **苦，平，无毒** 。

【主治】 **金疮内漏**别录。

实

【主治】 **心腹痿痹，除热，利小便**。别录。

叶

【主治】 **胫臁疮，捣傅之。亦可晒研，麻油调傅**。时珍。

蕤核蕤，儒谁切。本经上品

【释名】 **白桵**音蕤。〔时珍曰〕尔雅：棫，白桵，即此也。其花实蕤蕤下垂，故谓之桵，后人作蕤。柞木亦名棫而物异。

【集解】 〔别录曰〕蕤核生函谷川谷及巴西。〔弘景曰〕今出彭城。大如乌豆，形圆而扁，有文理，状似胡桃核。今人皆合壳用，此应破取仁秤之。〔保升曰〕今出雍州。树生，叶细似枸杞而狭长，花白。子附茎生，紫赤色，大如五味子。茎多细刺。五月、六月熟。采实日干。〔颂曰〕今河东并州亦有之。木高五七尺，茎间有刺，〔时珍曰〕郭璞云：白桵，小木也。丛生有刺，实如耳珰，紫赤可食。即此也。

仁

【修治】 〔敩曰〕凡使蕤核仁，以汤浸去皮、尖，擘作两片。每四两，用芒消一两，木通草七两，同水煮一伏时，取仁研膏入药。

【气味】 **甘，温，无毒**。〔别录曰〕微寒。〔普曰〕神农、雷公：甘，无毒。生平地，八月采之。

【主治】 **心腹邪热结气，明目，目赤痛伤泪出，目肿眦烂。久服，轻身益气不饥**。本经。**强志，明耳目**。吴普。**破心下结痰痞气，齆鼻**。别录。**治鼻衄**。甄权。**生治足睡，熟治不眠**。藏器。

【发明】 〔弘景曰〕医方惟以疗眼，仙经以合守中丸也。〔颂曰〕按刘禹锡传信方所著治眼法最奇。云：眼风痒，或生翳，或赤眦，一切皆主之。宣州黄连末、蕤核仁去皮研膏，等分和匀，取无蚛干枣二枚，割下头，去核，以二物填满，却以割下头合定，用少薄绵裹之，以大茶碗盛，于银器中，文武火煎取一鸡子大，以绵滤罐收，点眼万万不失。前后试验数十人皆应，今医家亦多用得效也。

【附方】 新七。**春雪膏**治肝虚，风热上攻，眼目昏暗，痒痛隐涩，赤肿羞明，不能远视，迎风有泪，多见黑花，用蕤仁去皮，压去油，二两，脑子二钱半，研匀，生蜜六钱和收，点眼。和剂局方。**百点膏**治一切眼疾。蕤仁去油三钱，甘草、防风各六钱，黄连五钱，以三味熬取浓汁，次下蕤仁膏，日点。孙氏集效方。**拨云膏**取下翳膜。蕤仁去油五分，青盐一分，猪胰子五钱，共捣二千下如泥，罐收，点之。又方：蕤仁一两去油，入白蓬砂一钱，麝香二分，研匀收之。去翳，妙不可言。**飞血眼**蕤仁一两，去皮，细辛半两，苦竹叶三握洗，水二升，煎一升，滤汁，频温洗之。圣济总录。**赤烂眼**近效方用蕤仁四十九个去皮，胡粉煅如金色一鸡子大，研匀，入酥一杏仁许，龙脑三豆许，研匀，油纸裹收。每以麻子许，涂大小眦上，频用取效。经验良方用蕤仁、杏仁各一两，去皮研匀，入腻粉少许，为丸。每用热汤化洗。

山茱萸本经中品

【释名】　**蜀酸枣**本经**肉枣**纲目**魃实**别录**鸡足**吴普**鼠矢**吴普。〔宗奭曰〕山茱萸与吴茱萸甚不相类，治疗大不同，未审何缘命此名也？〔时珍曰〕本经一名蜀酸枣，今人呼为肉枣，皆象形也。

【集解】　〔别录曰〕山茱萸生汉中山谷及琅琊、冤句、东海承县。九月、十月采实，阴干。〔颂曰〕叶如梅，有刺①。二月开花如杏。四月实如酸枣，赤色。五月采实。〔弘景曰〕出近道诸山中大树。子初熟未干，赤色，如胡颓子，亦可啖；既干，皮甚薄，当合核用也。〔颂曰〕今海州、兖州亦有之。木高丈余，叶似榆，花白色，雷敩炮炙论言一种雀儿苏，真相似，只是核八棱，不入药用。〔时珍曰〕雀儿苏，即胡颓子也。

实

【修治】　〔敩曰〕凡使以酒润，去核取皮，一斤只取四两已来，缓火熬干方用。能壮元气，秘精。其核能滑精，不可服。

【气味】　**酸，平，无毒。**〔别录曰〕微温。〔普曰〕神农、黄帝、雷公、扁鹊：酸，无毒。岐伯：辛。〔权曰〕咸、辛，大热，〔好古曰〕阳中之阴。入足厥阴、少阴经气分。〔之才曰〕蓼实为之使。恶桔梗、防风、防己。

【主治】　**心下邪气寒热，温中，逐寒湿痹，去三虫。久服轻身。**本经。**肠胃风邪，寒热疝瘕，头风风气去来，鼻塞目黄，耳聋面疱，下气出汗，强阴益精，安五脏，通九窍，止小便利。久服，明目强力长年。**别录。**治脑骨痛，疗耳鸣，补肾气，兴阳道，坚阴茎，添精髓，止老人尿不节，治面上疮，能发汗，止月水不定，**甄权。**暖腰膝，助水脏，除一切风，逐一切气，破癥结，治酒鼻齄。**大明。**温肝。**元素。

【发明】　〔好古曰〕滑则气脱，涩剂所以收之。山茱萸止小便利，秘精气，取其味酸涩以收滑也。仲景八味丸用之为君，其性味可知矣。

【附方】　新一。**草还丹**益元阳，补元气，固元精，壮元神，乃延年续嗣之至药也。山茱萸酒浸取肉一斤，破故纸酒浸焙干半斤，当归四两，麝香一钱，为末，炼蜜丸梧子大。每服八十一丸，临卧盐酒下。吴旻扶寿方。

胡颓子拾遗

【释名】　**蒲颓子**纲目**卢都子**纲目**雀儿酥**炮炙**半含春**纲目**黄婆奶**〔时珍曰〕陶弘景注山茱萸及樱桃，皆言似胡颓子凌冬不凋，亦应益人，陈藏器又于山茱萸下详著之，别无识者。今考访之，即雷敩炮炙论所谓雀儿酥也。雀儿喜食之。越人呼为

① 刺：此下《太平御览》卷九九一、《证类本草》卷十三有“毛”字。

蒲颓子。南人呼为卢都子。吴人呼为半含春，言早熟也。襄汉人呼为黄婆奶，象乳头也。刘绩霏雪录言安南有小果，红色，名卢都子，则卢都乃蛮语也。

【集解】 〔藏器曰〕胡颓子生平林间，树高丈余，冬不凋，叶阴白，冬花，春熟最早，小儿食之当果。又有一种大相似，冬凋春实夏熟，人呼为木半夏，无别功效。〔时珍曰〕胡颓即卢都子也。其树高六七尺，其枝柔软如蔓，其叶微似棠梨，长狭而尖，面青背白，俱有细点如星，老则星起如麸，经冬不凋。春前生花朵如丁香，蒂极细，倒垂，正月乃敷白花。结实小长，俨如山茱萸，上亦有细星斑点，生青熟红，立夏前采食，酸涩，核亦如山茱萸，但有八棱，软而不坚。核内白绵如丝，中有小仁。其木半夏，树、叶、花、实及星斑气味，并与卢都同；但枝强硬，叶微团而有尖，其实圆如樱桃而不长为异耳。立夏后始熟，故吴楚人呼为四月子，亦曰野樱桃，其核亦八棱，大抵是一类二种也。

子

【气味】 **酸，平，无毒。**〔弘景曰〕寒热病不可用。

【主治】 **止水痢。**藏器。

根

【气味】 同子。

【主治】 **煎汤，洗恶疮疥并犬马病疮。**藏器。**吐血不止，煎水饮之；喉痹痛塞，煎酒灌之，皆效。**时珍。

叶

【气味】 同子。

【主治】 **肺虚短气喘咳剧者，取叶焙研，米饮服二钱，**时珍。

【发明】 〔时珍曰〕蒲颓叶治喘咳方，出中藏经，云甚者亦效如神。云有人患喘三十年，服之顿愈。甚者服药后，胸上生小隐疹作痒，则瘥也。虚甚，加人参等分，名清肺散。大抵皆取其酸涩，收敛肺气耗散之功耳。

金樱子蜀本草

【释名】 **刺梨子**开宝**山石榴**纲目**山鸡头子**〔时珍曰〕金樱当作金罂，谓其子形如黄罂也。石榴、鸡头皆象形。又杜鹃花、小檗并名山石榴，非一物也。〔敩曰〕林檎、何襄子亦曰金樱子，与此同名而异物。

【集解】 〔韩保升曰〕金樱子处处有之。花白，子形似榅桲而小，色黄有刺，方术多用之。〔颂曰〕今南中州郡多有，而以江西、剑南、岭外者为胜。丛生郊野中，大类蔷薇，有刺，四月开白花。夏秋结实，亦有刺，黄赤色，形似小石榴，十一月、十二月采。江南、蜀中人熬作煎，酒服，云补治有殊效。宜州所供，云本草谓之营实。今校之，与营实殊别也。〔时珍曰〕山林间甚多。花最白腻，其实大如指头，状如石榴而长。其核细碎而有白毛，如营实之核而味甚涩。

子

【气味】 **酸，涩，平，无毒。**

【主治】 **脾泄下痢，止小便利，涩精气。久服，令人耐寒轻身。**蜀本。

【发明】 〔颂曰〕洪州、昌州皆煮其子作煎，寄馈人。服食家用煎和鸡头实粉为丸服，名水陆丹，益气补真最佳。〔慎微曰〕沈存中笔谈云：金樱子止遗泄，取其温且涩也。世人待红熟时取汁熬膏，味甘，全断涩味，都全失本性，大误也。惟当取半黄者，干捣末用之。〔宗奭曰〕九月、十月霜熟时采用。不尔，反令人利，〔震亨曰〕经络隧道，以通畅为平和。而味者取涩性为快，熬金樱为煎食之。自不作靖，咎将谁执？〔时珍曰〕无故而服之，以取快欲则不可。若精气不固者服之，何咎之有。

【附方】 旧一，新二。**金樱子煎** 霜后用竹夹子摘取，入木臼中杵去刺，擘去核。以水淘洗过，捣烂。入大锅，水煎，不得绝火。煎减半，滤过，仍煎似稀饧。每服一匙，用暖酒一盏调服。活血驻颜，其功不可备述。孙真人食忌。**补血益精**金樱子即山石榴，去刺及子，焙，四两，缩砂二两，为末。炼蜜和丸梧子大。每服五十丸，空心温酒服。奇效良方。**久痢不止**严紧绝妙方：罂粟壳醋炒、金樱花、叶及子等分，为末。蜜丸芡子大。每服五七丸，陈皮汤化下。普济方。

花

【气味】 同子。

【主治】 **止冷热痢，杀寸白虫，和铁粉研匀，拔白发涂之，即生黑者。亦可染须。**大明。

叶

【主治】 **痈肿，嫩叶研烂，入少盐涂之，留头泄气。又金疮出血，五月五日采。同桑叶、苎叶等分，阴干研末傅之，血止口合，名军中一捻金。**时珍。

东行根

【气味】 同子。

【主治】 **寸白虫，锉二两，入糯米三十粒，水二升，煎五合，空心服，须臾泻下，神验。其皮炒用，止泻血及崩中带下。**大明。**止滑痢，煎醋服，化骨鲠。**时珍。

郁李本经下品

【释名】 **薁李**诗疏**郁李** **车下李**别录**爵李**本经**雀梅**诗疏**棠棣**〔时珍曰〕郁，山海经作栯，馥郁也。花、实俱香，故以名之。陆玑诗疏作薁字，非也。尔雅棠棣即此。或以为唐棣，误矣。唐棣乃枎栘，白杨之类也。

【集解】 〔别录曰〕郁李生高山川谷及丘陵上。五月、六月采根。〔弘景曰〕山野处处有之。子熟赤色，亦可啖。〔保升曰〕树高五六尺，叶、花及树并似大李；惟子小若樱桃，甘酸而香，有少涩味也。〔禹锡曰〕按郭璞云：棠棣生山中，子如樱桃，可食。诗·小雅云：常棣之华，鄂不韡韡。陆玑注云：白棣树也，如李而小，正白，今官园种之。一名薁李。又有赤棣树，亦似白棣，叶如刺榆叶而微圆，子正赤如郁李而小，五月始熟，关西、天水、陇西多有之。〔宗奭曰〕郁李子如御李子，红熟堪啖，微涩，亦可蜜煎，陕西甚多。〔时珍曰〕其花粉红色，实如小李。〔颂曰〕今汴洛人家园圃植一种，枝茎作长条，花极繁密而多叶者，亦谓之郁李，不堪入药。

核仁

【修治】 〔敩曰〕先以汤浸，去皮、尖，用生蜜浸一宿，漉出阴干，研如膏用之。

【气味】 **酸，平，无毒。**〔权曰〕苦、辛。〔元素曰〕辛、苦，阴中之阳，脾经气分药也。

【主治】 **大腹水肿，面目四肢浮肿，利小便水道。**本经。**肠中结气，关格不通。**甄权。**泄五脏，膀胱急痛，宣腰胯冷脓，消宿食下气。**大明。**破癖气，下四肢水，酒服四十九粒，能泻结气。**孟诜。**破血润燥。**元素。**专治大肠气滞，燥涩不通。**李杲。**研和龙脑，点赤眼。**宗奭。

【发明】 〔时珍曰〕郁李仁甘苦润，其性降，故能下气利水。按宋史·钱乙传云：一乳妇因悸而病，既愈，目张不得瞑。乙曰：煮郁李酒饮之使醉，即愈。所以然者，目系内连肝胆，恐则气结，胆横不下。郁李能去结，随酒入胆，结去胆下，则目能瞑矣。此盖得肯綮之妙者也。〔颂曰〕必效方：疗癖。取车下李仁，汤润去皮及并仁者，与干面相拌，捣如饼。若干，入水少许，作面饼，大小一如病人掌。为二饼，微炙使黄，勿令至熟。空腹食一饼，当快利。如不利，更食一饼，或饮热米汤，以利为度。利不止，以醋饭止之。利后当虚。若病未尽，一二日量力更进一服，以病尽为限。不得食酪及牛、马肉等。累试神验，但须量病轻重，以意加减，小儿亦可用。

【附方】 旧四，新二。**小儿多热**熟汤研郁李仁如杏酪，一日服二合。姚和众至宝方。**小儿闭结**襁褓小儿。大小便不通，并惊热痰实，欲得溏动者。大黄酒浸炒、郁李仁去皮研各一钱，滑石末一两，捣和丸黍米大。二岁小儿三丸，量人加减，白汤下。钱乙直诀。**肿满气急**不得卧。用郁李仁一大合捣末，和面作饼。吃入口即大便通，泄气便愈。杨氏产乳。**脚气浮肿**心腹满，大小便不通，气急喘息者。郁李仁十二分捣烂，水研绞汁，薏苡捣如粟大，三合，同煮粥食之。韦宙独行方。**卒心痛刺**郁李仁三七枚嚼烂，以新汲水或温汤下。须臾痛止，却[①]呷薄荷[②]盐汤。姚和众至宝方。**皮肤血汗**郁李仁去皮研一钱，鹅梨捣汁调下。圣济总录。

根

【气味】 **酸，凉，无毒。**

【主治】 **齿龈肿，龋齿，坚齿。**本经。**去白虫。**别录。**治风虫牙痛，浓煎含漱。治小儿身热，作汤浴之。**大明。**宣结气，破积聚。**甄权。

鼠李本经下品

【释名】 **楮李**钱氏**鼠梓**别录**山李子**图经**牛李**别录**皂李**苏恭**赵李**苏恭**牛皂子**纲目**乌槎子**纲目**乌巢子**图经**椑**音卑。〔时珍曰〕鼠李方音为亦作楮李，未详名义。可以染绿，故俗称皂李及乌巢。巢、槎、赵，皆皂子之音讹也。一种苦楸，亦名鼠梓，与此不同。见梓下。

【集解】 〔别录曰〕鼠李生田野，采无时。〔颂曰〕即乌巢子也。今蜀川多有之，枝叶如李，其实若五味子，色瑿黑，其汁紫色，熟时采，日干用。皮采无时。〔宗奭曰〕即牛李也。木高七八尺，叶如李，但狭而不泽。子于条上四边生，生时青，熟则紫黑色。至秋叶落，子尚在枝。是处皆有，今关陕及湖南、江南北甚多。〔时珍曰〕生道路边。其实附枝如穗。人采其嫩者，取汁刷染绿色。

子

【气味】 **苦，凉，微毒。**

【主治】 **寒热瘰疬疮。**本经。**水肿腹胀满。**大明。**下血及碎肉，除疝瘕积冷，九蒸酒渍，服三合，日再服。又捣傅牛马六畜疮中生虫。**苏恭。**痘疮黑陷及疥癣有虫。**时珍。

【发明】 〔时珍曰〕牛李治痘疮黑陷及出不快，或触秽气黑陷。古昔无知之者，惟钱乙小儿直诀必胜膏用之。云牛李子即鼠李子，九月后采黑熟者，入砂盆擂烂，生绢捩汁，用银、石器熬成膏，瓷瓶收贮，常令透风。每服一皂子大，煎桃胶汤化下。如人行二十里，再进一服，其疮自然红活。入麝香少许尤妙。如无生者，以干者为末，水熬成膏。又九籥卫生方亦云：痘疮黑陷者，用牛李子一两炒研，桃胶半两。每服一钱，水七分，煎四分，温服。

【附方】 新二。**诸疮寒热毒痹**，及六畜虫疮。鼠李生捣傅之。圣惠方。**齿**

---

① 却：此下《证类本草》卷十四有“热”字。

② 荷：《证类本草》卷十四无。

鳖肿痛牛李煮汁，空腹饮一盏，仍频含漱。圣济录。

皮

【气味】 **苦，微寒，无毒**。〔恭曰〕皮、子俱有小毒。忌铁。

【主治】 **身皮热毒**。别录。**风痹**。大明。**诸疮寒热**。苏恭。**口疳龋齿，及疳虫蚀人脊骨者，煮浓汁灌之，神良**。孟诜。

【发明】 〔颂曰〕刘禹锡传信方：治大人口中疳疮、发背，万不失一。用山李子根一名牛李子、蔷薇根野外者，各细切五升，水五大斗，煎半日，汁浓，即于银、铜器中盛之，重汤煎至一二升，待稠，瓷瓶收贮。每少少含咽，必瘥。忌酱、醋、油腻、热面及肉。如发背，以帛涂贴之，神效。襄州军事柳岸妻窦氏，患口疳十五年，齿尽落断，不可近，用此而愈。

女贞本经上品

【释名】 **贞木**山海经**冬青**纲目**蜡树**〔时珍曰〕此木凌冬青翠，有贞守之操，故以贞女状之。琴操载鲁有处女见女贞木而作歌者，即此也。苏彦[①]颂序云：女贞之木，一名冬青。负霜葱翠，振柯凌风。故清士钦其质，而贞女慕其名。是矣。别有冬青与此同名。今方书所用冬青，皆此女贞也。近时以放蜡虫，故俗呼为蜡树。

【集解】 〔别录曰〕女贞实生武陵川谷。立冬采。〔弘景曰〕诸处时有。叶茂盛，凌冬不凋，皮青肉白，与秦皮为表里。其树以冬生可爱，仙方亦服食之。俗方不复用，人无识者。〔恭曰〕女贞叶似冬青树及枸骨。其实九月熟，黑似牛李子。陶言与秦皮为表里，误矣。秦皮叶细冬枯，女贞叶大冬茂，殊非类也。〔颂曰〕女贞处处有之。山海经云泰山多贞木是也。其叶似枸骨及冬青木，凌冬不凋。五月开细花，青白色。九月实成，似牛李子。或云即今冬青树也。而冬青木理肌白，文如象齿，实亦治病。岭南一种女贞，花极繁茂而深红色，与此殊异，不闻入药。〔时珍曰〕女贞、冬青、枸骨，三树也。女贞即今俗呼蜡树者，冬青即今俗呼冻青树者，枸骨即今俗呼猫儿刺者。东人因女贞茂盛，亦呼为冬青，与冬青同名异物，盖一类二种尔。二种皆因子自生，最易长。其叶厚而柔长，绿色，面青背淡。女贞叶长者四五寸，子黑色；冻青叶微团，子红色，为异。其花皆繁，子并累累满树，冬月鹳鸽喜食之，木肌皆白腻。今人不知女贞，但呼为蜡树。立夏前后取蜡虫之种子，裹置枝上。半月其虫化出，延缘枝上，造成白蜡，民间大获其利。详见虫部白蜡下。枸骨详本条。

实

【气味】 **苦，平，无毒**。时珍曰：温。

【主治】 **补中，安五脏，养精神，除百病。久服，肥健轻身不老**。本经。**强阴，健腰膝，变白发，明目**。时珍。

【发明】 〔时珍曰〕女贞实乃上品无毒妙药，而古方罕知用者，何哉？典术云：女贞木乃少阴之精，故冬不落叶。观此，则其益肾之功，尤可推矣。世传女贞丹方云：女贞实即冬青树子，去梗叶，酒浸一日夜，布袋擦去皮，晒干为末。待旱莲草出多，取数石捣汁熬浓，和丸梧子大。每夜酒送百丸。不旬日间，膂力加倍，老者即不夜起。又能变白发为黑色，强腰膝，起阴气。

---

① 苏彦：此下《艺文类聚》卷八十九有“女贞”二字。

【附方】 新二。**虚损百病**久服发白再黑，返老还童。用女贞实，十月上巳日收，阴干，用时以酒浸一日，蒸透晒干，一斤四两，旱莲草五月收，阴干，十两，为末；桑椹子三月收，阴干，十两，为末，炼蜜丸如梧子大。每服七八十丸，淡盐汤下。若四月收桑椹捣汁和药，七月收旱莲捣汁和药，即不用蜜矣。简便方。**风热赤眼**冬青子不以多少，捣汁熬膏，净瓶收固，埋地中七日。每用点眼。济急仙方。

叶

【气味】 **微苦，平，无毒。**

【主治】 **除风散血，消肿定痛，治头目昏痛。诸恶疮肿，胻疮溃烂久者，以水煮乘热贴之，频频换易，米醋煮亦可。口舌生疮，舌肿胀出，捣汁含浸吐涎。**时珍。

【附方】 新三。**风热赤眼**普济方用冬青叶五斗捣汁，浸新砖数片，五日掘坑，架砖于内盖之，日久生霜，刮下，入脑子少许，点之。简便方用雅州黄连二两，冬青叶四两，水浸二日夜，熬成膏收，点眼。**一切眼疾**冬青叶研烂，入朴消贴之。海上方也。普济方。

冬青纲目

校正：原附女贞下，今分出。

【释名】 **冻青**〔藏器曰〕冬月青翠，故名冬青。江东人呼为冻青。

【集解】 〔藏器曰〕冬青木肌白，有文作象齿笏。其叶堪染绯。李邕云：冬青出五台山，叶似椿，子赤如郁李，微酸性热。与此小异，当是两种冬青。〔时珍曰〕冻青亦女贞别种也，山中时有之。但以叶微团而子赤者为冻青，叶长而子黑者为女贞。按救荒本草云：冻青树高丈许，树似枸骨子树而极茂盛。又叶似栌子树[①]叶而小，亦似椿叶微窄而头颇圆，不尖。五月开细白花，结子如豆大，红[②]色。其嫩芽炸熟，水浸去苦味，淘洗，五味调之可食。

子及木皮

【气味】 **甘、苦，凉，无毒。**

【主治】 **浸酒，去风虚，补益肌肤。皮之功同。**藏器。

叶

【主治】 **烧灰，入面膏，治皲瘃，灭瘢痕，殊效。**苏颂。

【附方】 新一。**痔疮**冬至日取冻青树子，盐酒浸一夜，九蒸九晒，瓶收。每日空心酒吞七十粒，卧时再服。集简方。

枸骨纲目

校正：原附女贞下，今分出。

【释名】 **猫儿刺**〔藏器曰〕此木肌白，如狗之骨[③]。〔时珍曰〕叶有五刺，如猫之形，故名。又卫矛亦名枸骨，与此同名。

【集解】 〔藏器曰〕枸骨树如杜仲。诗云"南山有枸"是也。陆玑诗疏云：山木也。其状如栌，木理白滑，可为函板。有木虻在叶中，卷之如子，羽化为虻。〔颂曰〕多生江浙间。南人取以旋盒器甚佳。〔时珍曰〕狗骨树如女贞，肌理甚白。叶长二三寸，青翠而厚硬，有五刺角，四时不凋。五月开细白花。结实如女贞及菝葜子，九月熟时，绯红色，皮薄味甘，核有四瓣。人采其木皮煎膏，以粘鸟雀，谓之粘黐。

木皮

---

① 栌子树：《救荒本草》卷下作"楂子树"。

② 红：《救荒本草》卷下作"青黑"二字。

③ 如狗之骨：《证类本草》卷十二作"似骨，故云枸骨"。

【气味】 **微苦，凉，无毒。**

【主治】 **浸酒，补腰脚令健。**藏器。

枝叶

【气味】 同皮。

【主治】 **烧灰淋汁或煎膏，涂白癜风。**藏器。

卫矛本经中品

【释名】 **鬼箭**别录**神箭**〔时珍曰〕刘熙释名言齐人谓箭羽为卫。此物干有直羽，如箭羽、矛刃自卫之状，故名。张揖广雅谓之神箭，寇宗奭衍义言人家多燔之遣祟，则三名又或取此义也。

【集解】 〔别录曰〕卫矛生霍山山谷。八月采，阴干。〔普曰〕叶如桃，箭如羽，正月、二月、七月采，阴干。或生田野。〔弘景曰〕山野处处有之。削取皮、羽入药，为用甚稀。〔颂曰〕今江淮州郡亦或有之。三月以后生茎，茎长四五尺许。其干有三羽，状如箭翎羽。叶似山茶，青色。八月、十一月、十二月采条茎，阴干。其木亦名狗骨。〔宗奭曰〕所在山谷皆有，平陆未尝见也。叶绝少。其茎黄褐色，若檗皮，三面如锋刃。人家多燔之遣祟，方药少用。〔时珍曰〕鬼箭生山石间，小株成丛。春长嫩条，条上四面有羽如箭羽，视之若三羽尔。青叶状似野茶，对生，味酸涩。三四月开碎花，黄绿色。结实大如冬青子。山人不识，惟樵采之。〔敩曰〕凡使勿用石茆，根头真相似，只是上叶不同，味各别耳。

【修治】 〔敩曰〕采得只使箭头用，拭去赤毛，以酥拌缓炒，每一两，用酥二钱半。

【气味】 **苦，寒，无毒。**〔普曰〕神农、黄帝：苦，无毒。〔大明曰〕甘，涩。〔权曰〕有小毒。

【主治】 **女子崩中下血，腹满汗出，除邪，杀鬼毒蛊疰。**本经。**中恶腹痛，去白虫，消皮肤风毒肿，令阴中解。**别录。**疗妇人血气，大效。**苏恭。**破陈血，能落胎，主百邪鬼魅。**甄权。**通月经，破癥结，止血崩带下，杀腹脏虫及产后血咬腹痛。**大明。

【发明】 〔颂曰〕古方崔氏疗恶疰在心，痛不可忍，有鬼箭羽汤。姚僧坦集验方，疗卒暴心痛，或中恶气毒痛，大黄汤亦用之，并大方也。见外台秘要、千金诸书中。〔时珍曰〕凡妇人产后血运血结，血聚于胸中，或偏于少腹，或连于胁肋者。四物汤四两，倍当归，加鬼箭、红花、玄胡索各一两，为末，煎服。

【附方】 新二。**产后败血**儿枕块硬，疼痛发歇，及新产乘虚，风寒内搏，恶露不快，脐腹坚胀。当归散：用当归炒、鬼箭去中心木、红蓝花各一两。每服三钱，酒一大盏，煎七分，食前温服。和剂局方。**鬼疟日发**鬼箭羽、鲮鲤甲烧灰各二钱半，为末。每以一字，发时𠻳鼻。又法：鬼箭羽末一分，砒霜一钱，五灵脂一两，为末。发时冷水服一钱。并圣济总录。

山矾纲目

【释名】 **芸香**音云。**椗花**音定。**柘花**柘音郑。**玚花**音畅。**春桂**俗**七里香**〔时珍曰〕芸，盛多也。老子曰"万物芸芸"是也。此物山野丛生甚多，而花繁香馥，故名。按周必大云：柘音阵，出南史。荆俗讹柘为郑，呼为郑矾，而江南又讹郑为玚也。黄庭坚云：江南野中椗花极多。野人采叶烧灰，以染紫为黝，不借矾而成。予因以易其名为山矾。

【集解】 〔时珍曰〕山矾生江、淮、湖、蜀野中树者，大者株高丈许。其叶似卮子，叶生不对节，光泽坚强，略有齿，凌冬不凋。三月开花繁白，如雪六出，黄蕊甚芬香。结子大如椒，青黑色，熟则黄色，可食。其叶味涩，人取以染黄及收豆腐，或杂入茗中。按沈括笔谈云：古人藏书辟蠹用芸香，谓之芸草，即今之七里香也。叶类豌豆，作小丛生，啜嗅之极芬香。秋间叶上微白如粉污，辟蠹殊验。又按苍颉解诂云：芸香似邪蒿，可食，辟纸蠹。许慎说文云：芸，似苜蓿。成公绥芸香赋云：茎类秋竹，枝象青松。郭义恭广志有芸香胶。杜阳编云：芸香，草也，出于阗国。其香洁白如玉，入土不朽。元载造芸晖堂，以此为屑涂壁也。据此数说，则芸香非一种。沈氏指为七里香者，不知何据？所云叶类碗豆，啜嗅芬香，秋间有粉者，亦与今之七里香不相类，状颇似乌药叶，恐沈氏亦自臆度尔。曾端伯以七里香为玉蕊花，未知的否。

味

【气味】 **酸、涩、微甘，无毒。**

【主治】 **久痢，止渴，杀蚤、蠹。用三十片，同老姜三片，浸水蒸热，洗烂弦风眼。**时珍。

椶木拾遗

【集解】 〔藏器曰〕椶木生江东林筤间。树如石榴，叶细，高丈余。四月开花，白如雪。〔时珍曰〕此木今无识者，其状颇近山矾，恐古今称谓不同尔，姑附其后。

【气味】 **苦，平，无毒。**

【主治】 **破产后血，煮汁服之。其叶煎汁洗疮癣，捣研封蛇伤。**藏器。

南烛宋开宝

【释名】 **南天烛**图经**南烛草木**隐诀**男续**同上**染菽**同上**猴菽草**同上**草木之王**同上**惟那木**同上**牛筋**拾遗**乌饭草**日华**墨饭草**纲目**杨桐**纲目**赤者名文烛**〔时珍曰〕南烛诸名，多不可解。〔藏器曰〕取汁渍米作乌饭，食之健如牛筋，故曰牛筋。

【集解】 〔藏器曰〕南烛生高山，经冬不凋。〔颂曰〕今惟江东州郡有之。株高三五尺。叶类苦楝而小，凌冬不凋。冬生红子作穗。人家多植庭除间，俗谓之南天烛。不拘时采枝叶用。陶隐居登真隐诀载太极真人青精干石䬪饭法云：其种是木而似草，故号南烛草木。一名男续，一名猴药，一名后卓，一名惟那木，一名草木之王，凡有八名，各从其邦域所称，而正号是南烛也。生嵩高少室、抱犊、鸡头山，江左吴越至多。土人名曰猴菽，或曰染菽，粗与真名相仿佛也。此木至难长，初生三四年，状若菘菜之属，亦颇似卮子，二三十年乃成大株，故曰木而似草也。其子如茱萸，九月熟，酸美可食。叶不相对，似茗而圆厚，味小酢，冬夏常青。枝茎微紫，大者亦高四五丈，而甚肥脆，易摧折也。作饭之法，见谷部青精干石䬪饭下。〔时珍曰〕南烛，吴楚山中甚多。叶似山矾，光滑而味酸涩。三月开小白花。结实如朴树子成簇，生青，九月熟则紫色，内有细子，其味甘酸，小儿食之。按古今诗话云：即杨桐也。叶似冬青而小，临水生者尤茂。寒食采其叶，渍水染饭，色青而光，能资阳气。又沈括笔谈云：南烛草木，本草及传记所说多端，人少识者。北人多误以乌臼为之，全非矣。今人所谓南天烛是矣。茎如蒴藋有节，高三四尺，庐山有盈丈者。南方至多。叶微似楝而小，秋则实赤如丹。

枝叶

【气味】 **苦，平，无毒。**〔时珍曰〕酸、涩。

【主治】 **止泄除睡，强筋益气力。久服，轻身长年，令人不饥，变白却老。**藏器。

【发明】　〔颂曰〕孙思邈千金月令方：南烛煎，益髭发及容颜，兼补暖。三月三日采叶并蕊子，入大净瓶中，干盛，以童子小便浸满瓶，固济其口，置闲处，经一周年取开。每用一匙温酒调服，一日二次，极有效验。上元宝经曰：子[①] 服草木之王，气与神通；子食青烛之精，命不复殒。

【附方】　旧二。**一切风疾**久服轻身明目，黑发驻颜。用南烛树，春夏取枝叶，秋冬取根皮，细锉五斤，水五斗，慢火煎取二斗，去滓，净锅慢火煎如稀饴，瓷瓶盛之。每温酒服一匙，日三服。一方入童子小便同煎。圣惠方。**误吞铜铁**不下。用南烛根烧研，熟水调服一钱，即下。圣惠方。

子

【气味】　**酸、甘，平，无毒。**

【主治】　**强筋骨，益气力，固精驻颜。**时珍。

青精饭见谷部。

五加本经上品

【释名】　**五佳**纲目**五花**炮炙论**文章草**纲目**白刺**纲目**追风使**图经**木骨**图经**金盐**仙经**豺漆**本经**豺节**别录。〔时珍曰〕此药以五叶交加者良，故名五加，又名五花。杨慎丹铅录作五佳，云一枝五叶者佳故也。蜀人呼为白刺。谯周巴蜀异物志名文章草。有赞云：文章作酒，能成其味。以金买草，不言其贵。是矣。本草豺漆、豺节之名，不知取何义也。〔颂曰〕蕲州人呼为木骨，吴中俗名追风使。

【集解】　〔别录曰〕五加皮五叶者良，生汉中及冤句。五月、七月采茎，十月采根，阴干。〔弘景曰〕近道处处有之，东间弥多。四叶者亦好。〔颂曰〕今江淮、湖南州郡皆有之。春生苗，茎、叶俱青，作丛。赤茎又似藤葛，高三五尺，上有黑刺。叶生五杈作簇者良。四叶、三叶者最多，为次。每一叶下生一刺。三四月开白花，结青子，至六月渐黑色。根若荆根，皮黄黑，肉白色，骨硬。一说今有数种：汴京、北地者，大片类秦皮、黄檗辈，平直如板而色白，绝无气味，疗风痛颇效，余无所用。吴中乃剥野椿根皮为五加，柔韧而无味，殊为乖失。今江淮所生者，根类地骨皮，轻脆芬香。其苗茎有刺类蔷薇，长者至丈余。叶五出，香气如橄榄。春时结实，如豆粒而扁，青色，得霜乃紫黑。俗但名为追风使，以渍酒疗风，乃不知其为真五加皮也。今江淮、吴中往往以为藩蓠，正似蔷薇、金樱辈，而北间多不知用此种。〔敩曰〕五加皮树本是白楸树。其上有叶如蒲叶，三花者是雄，五花者是雌。阳人使阴，阴人使阳，剥皮阴干。〔机曰〕生南地者类草，故小；生北地者类木，故大。〔时珍曰〕春月于旧枝上抽条叶，山人采为蔬茹。正如枸杞生北方沙地者皆木类，南方坚地者如草类也。唐时惟取峡州者充贡。雷氏言叶如蒲者，非也。

根皮同茎。

【气味】　**辛，温，无毒。**〔之才曰〕远志为之使。恶玄参、蛇皮。

【主治】　**心腹疝气腹痛，益气疗躄，小儿三岁不能行，疽疮阴蚀。**本经。**男子阴痿，囊下湿，小便余沥，女人阴痒及腰脊痛，两脚疼痹风弱，五缓虚羸，补中益精，坚筋骨，强志意。久服，轻身耐老。**别录。**破逐恶风血，四肢不遂，贼风伤人，软脚膂腰，主多年瘀血在皮肌，治痹湿内不足。**甄权。**明目下气，治中风骨**

---

① 子：原脱，今据《证类本草》卷十四及此下文例补。

节挛急，补五劳七伤。大明。**酿酒饮，治风痹四肢挛急**。苏颂。**作末浸酒饮，治目僻眼䁖**。雷敩。**叶：作蔬食，去皮肤风湿**。大明。

【发明】 〔弘景曰〕煮根茎酿酒饮，益人。道家用此作灰煮石，与地榆并有秘法。〔慎微曰〕东华真人煮石经云：昔有西域真人王屋山人王常云：何以得长久？何不食石蓄金盐，母可以得长寿；何不食石用玉豉。玉豉，地榆也。金盐，五加也。皆是煮石而饵得长生之药也。昔孟绰子、董士固相与言云：宁得一把五加，不用金玉满车；宁得一斤地榆，不用明月宝珠。又昔鲁定公母服五加酒，以致不死，尸解而去。张子声、杨建始、王叔牙、于世彦等，皆服此酒而房室不绝，得寿三百年。亦可为散以代汤茶。王君云：五加者，五车星之精也。水应五湖，人应五德，位应五方，物应五车。故青精入茎，则有东方之液；白气入节，则有西方之津；赤气入华，则有南方之光；玄精入根，则有北方之饴；黄烟入皮，则有戊己之灵。五神镇生，相转育成。饵之者真仙，服之者反婴。〔时珍曰〕五加治风湿痿痹，壮筋骨，其功良深。仙家所述，虽若过情，盖奖辞多溢，亦常理尔。造酒之方：用五加根皮洗净，去骨、茎、叶，亦可以水煎汁，和曲酿米酒成，时时饮之。亦可煮酒饮。加远志为使更良。一方：加木瓜煮酒服。谈野翁试验方云：神仙煮酒法，用五加皮、地榆刮去粗皮各一斤，袋盛，入无灰好酒二斗中，大坛封固，安大锅内，文武火煮之。坛上安米一合，米熟为度。取出火毒，以渣晒干为丸。每旦服五十丸，药酒送下，临卧再服。能去风湿，壮筋骨，顺气化痰，添精补髓。久服延年益老，功难尽述。王纶医论云：风病饮酒能生痰火，惟五加一味浸酒，日饮数杯，最有益。诸浸酒药，惟五加与酒相合，且味美也。

【附方】 旧二，新六。**虚劳不足**五加皮、枸杞根白皮各一斗，水一石五斗，煮汁七斗，分取四斗，浸曲一斗，以三斗拌饭，如常酿酒法，待熟任饮。千金方。**男妇脚气**骨节皮肤肿湿疼痛，服此进饮食，健气力，不忘事，名五加皮丸。五加皮四两，酒浸，远志去心四两，酒浸，并春秋三日，夏二日，冬四日，日干为末，以浸酒为糊，丸梧子大。每服四五十丸，空心温酒下。药酒坏，别用酒为糊。萨谦斋瑞竹堂方。**小儿行迟**三岁不能行者，用此便走。五加皮五钱，牛膝、木瓜二钱半，为末。每服五分，米饮入酒二三点调服。全幼心鉴。**妇人血劳**憔悴困倦，喘满虚烦，噏噏少气，发热多汗，口干舌涩，不思饮食，名血风劳。油煎散：用五加皮、牡丹皮、赤芍药、当归各一两，为末。每用一钱，水一盏，用青钱一文，蘸油入药，煎七分，温服。常服能肥妇人。太平惠民和剂局方。**五劳七伤**五月五日采五加茎，七月七日采叶，九月九日取根，治下筛。每酒服方寸匕，日三服。久服去风劳。千金。**目瞑**[①]**息肉**五加皮不闻水声者，捣末一升，和酒二升，浸七日。一日服二次，禁醋。二七日遍身生疮，是毒出。不出，以生熟汤浴之，取疮愈。千金方。**服石毒发**或热噤，向冷地卧。五加皮二两，水四升，煮二升半，发时便服。外台秘要。**火灶丹毒**从两脚起，赤如火烧。五加根、叶烧灰五两，取煅铁家槽中水和，涂之。杨氏产乳。

枸杞 地骨皮本经上品

【释名】 **枸檵**尔雅音计。别录作枸

---

① 瞑：《千金》卷六第一作“中”。

忌。**枸棘**衍义**苦杞**诗疏**甜菜**图经**天精**抱朴**地骨**本经**地节**本经**地仙**日华**却老**别录**羊乳**别录**仙人杖**别录**西王母杖**〔时珍曰〕枸、杞二树名。此物棘如枸之刺，茎如枸之条，故兼名之。道书言千载枸杞，其形如犬，故得枸名，未审然否。〔颂曰〕仙人杖有三种：一是枸杞；一是菜类，叶似苦苣；一是枯死竹竿之黑者也。

【集解】 〔别录曰〕枸杞生常山平泽，及诸丘陵阪岸。〔颂曰〕今处处有之。春生苗，叶如石榴叶而软薄堪食，俗呼为甜菜。其茎干高三五尺，作丛。六月、七月生小红紫花。随便结红实，形微长如枣核。其根名地骨。诗·小雅云：集于苞杞。陆玑诗疏云：一名苦杞。春生，作羹茹微苦。其茎似莓。其子秋熟，正赤。茎、叶及子服之，轻身益气。今人相传谓枸杞与枸棘二种相类。其实形长而枝无刺者，真枸杞也。圆而有刺者，枸棘也，不堪入药。马志注溲疏条云：溲疏有刺，枸杞无刺，以此为别，溲疏亦有巨骨之名，如枸杞之名地骨，当亦相类，用之宜辨。或云：溲疏以高大者为别，是不然也。今枸杞极有高大者，入药尤神良。〔宗奭曰〕枸杞、枸棘，徒劳分别。凡杞未有无刺者，虽大至于成架，尚亦有棘。但此物小则刺多，大则刺少，正如酸枣与棘，其实一物也。〔时珍曰〕古者枸杞、地骨取常山者为上，其他丘陵阪岸者皆可用。后世惟取陕西者良，而又以甘州者为绝品。今陕之兰州、灵州、九原以西枸杞，并是大树，其叶厚根粗。河西及甘州者，其子圆如樱桃，暴干紧小少核，干亦红润甘美，味如葡萄，可作果食，异于他处者。沈存中笔谈亦言：陕西极边生者高丈余，大可作柱。叶长数寸，无刺。根皮如厚朴。则入药大抵以河西者为上也。种树书言：收子及掘根种于肥壤中，待苗生，剪为蔬食，甚佳。

【气味】 **枸杞：苦，寒，无毒。**〔别录曰〕根：大寒。子：微寒，无毒。冬采根，春、夏采叶，秋采茎、实。〔权曰〕枸杞：甘，平。子、叶同。〔宗奭曰〕枸杞当用梗皮，地骨当用根皮，子当用红实。其皮寒，根大寒，子微寒。今人多用其子为补肾药，是未曾考竟经意，当量其虚实冷热用之。〔时珍曰〕今考本经止云枸杞，不指是根、茎、叶、子。别录乃增根大寒、子微寒字，似以枸杞为苗；甄氏药性论乃云枸杞甘、平，子、叶皆同，似以枸杞为根；寇氏衍义又以枸杞为梗皮，皆是臆说。按陶弘景言枸杞根实为服食家用。西河女子服枸杞法，根、茎、叶、花、实俱采用。则本经所列气味主治，盖通根、苗、花、实而言，初无分别也。后世以枸杞子为滋补药，地骨皮为退热药，始歧而二之。窃谓枸杞苗叶苦甘而气凉，根味甘淡气寒，子味甘气平。气味既殊，则功用当别。此后人发前人未到之处者也。

【主治】 **枸杞：主五内邪气，热中消渴，周痹风湿。久服，坚筋骨，轻身不老，耐寒暑。**本经。**下胸胁气，客热头痛，补内伤大劳嘘吸，强阴，利大小肠。**别录。**补精气诸不足，易颜色，变白，明目安神，令人长寿。**甄权。

【发明】 〔时珍曰〕此乃通指枸杞根、苗、花、实并用之功也。其单用之功，今列于下。

苗

【气味】 **苦，寒。**〔权曰〕甘，平，〔时珍曰〕甘，凉。伏砒、砂。

【主治】 **除烦益志，补五劳七伤，壮心气，去皮肤骨节间风，消热毒，散疮肿。**大明。**和羊肉作羹，益人，除风明目。作饮代茶，止渴，消热烦，益阳事，**

解面毒，与乳酪相恶。汁注目中，去风障赤膜昏痛。甄权。**去上焦心肺客热。**时珍。

地骨皮

【修治】　〔敩曰〕凡使根，掘得以东流水浸，刷去土，捶去心，以熟甘草汤浸一宿，焙干用。

【气味】　**苦，寒。**〔别录曰〕大寒。〔权曰〕甘，平。〔时珍曰〕甘，淡，寒。〔杲曰〕苦，平，寒。升也，阴也。〔好古曰〕入足少阴、手少阳经。制硫黄、丹砂。

【主治】　**细锉，拌面煮熟，吞之，去肾家风，益精气。**甄权。**去骨热消渴。**孟诜。**解骨蒸肌热消渴，风湿痹，坚筋骨，凉血。**元素。**治在表无定之风邪，传尸有汗之骨蒸。**李杲。**泻肾火，降肺中伏火，去胞中火。退热，补正气。**好古。**治上膈吐血。煎汤嗽口，止齿血，治骨槽风。**吴瑞。**治金疮神验。**陈承。**去下焦肝肾虚热。**时珍。

枸杞子

【修治】　〔时珍曰〕凡用拣净枝梗，取鲜明者洗净，酒润一夜，捣烂入药。

【气味】　**苦，寒。**〔权曰〕甘，平。

【主治】　**坚筋骨，耐老，除风，去虚劳。补精气。**孟诜。**主心病嗌干心痛，渴而引饮，肾病消中。**好古。**滋肾润肺。榨油点灯，明目。**时珍。

【发明】　〔弘景曰〕枸杞叶作羹，小苦，俗谚云：去家千里，勿食萝摩、枸杞。此言二物补益精气，强盛阴道也。枸杞根实为服食家用，其说甚美，名为仙人之杖，远有旨乎。〔颂曰〕茎、叶及子，服之轻身益气。淮南枕中记载西河女子服枸杞法：正月上寅采根，二月上卯治服之；三月上辰采茎，四月上巳治服之；五月上午采其叶，六月上未治服之；七月上申采花，八月上酉治服之；九月上戌采子，十月上亥治服之；十一月上子采根，十二月上丑治服之。又有花、实、根、茎、叶作煎，或单榨子汁煎膏服之者，其功并同。世传蓬莱县南丘村多枸杞，高者一二丈，其根盘结甚固。其乡人多寿考，亦饮食其水土之气使然。又润州开元寺大井旁生枸杞，岁久，土人目为枸杞井，云饮其水甚益人也。〔敩曰〕其根似物形状者为上。〔时珍曰〕按刘禹锡枸杞井诗云：僧房药树依寒井，井有清泉药有灵。翠黛叶生笼石甃，殷红子熟照铜瓶。枝繁本是仙人杖，根老能成瑞犬形。上品功能甘露味，还知一勺可延龄。又续仙传云：朱孺子见溪侧二花犬，逐入于枸杞丛下。掘之得根，形如二犬。烹而食之，忽觉身轻。周密浩然斋日抄云：宋徽宗时，顺州筑城，得枸杞于土中，其形如獒状，驰献阙下，乃仙家所谓千岁枸杞，其形如犬者。据前数说，则枸杞之滋益不独子，而根亦不止于退热而已。但根、苗、子之气味稍殊，而主治亦未必无别。盖其苗乃天精，苦甘而凉，上焦心肺客热者宜之；根乃地骨，甘淡而寒，下焦肝肾虚热者宜之。此皆三焦气分之药，所谓热淫于内，泻以甘寒也。至于子则甘平而润，性滋而补，不能退热，止能补肾润肺，生精益气。此乃平补之药，所谓精不足者，补之以味也。分而用之，则各有所主；兼而用之，则一举两得。世人但知用黄芩、黄连，苦寒以治上焦之火；黄檗、知母，苦寒以治下焦阴火。谓之补阴降火，久服致伤元气。而不知枸杞、地骨甘寒平补，使精气充而邪火自退之妙，惜哉！予尝以青蒿佐地骨退热，屡有殊功，人所未喻者。兵部尚书刘松石，讳天和，麻城人。所集保寿堂方载地仙丹云：昔有异人赤脚张，传此方于猗氏县一老人，服之寿百余，行走如飞，发白反黑，齿落更生，阳事强健。此药性平，常服能除邪热，明目轻身。春采枸杞叶，名天精草；夏采花，名长生草；秋采子，名枸杞子；冬采根，名地骨皮，并阴干，用无灰酒浸一夜，晒露四十九昼夜，取日精月华气，待干为末，炼蜜丸如弹子大。每早晚各用一丸细嚼，以隔夜百沸汤下。此药采无刺味甜者，其有刺者服之无益。

【附方】 旧十，新十九。**枸杞煎**治虚劳，退虚热，轻身益气，令一切痈疽永不发。用枸杞三十斤，春夏用茎、叶，秋冬用根、实，以水一石，煮取五斗，以滓再煮取五斗，澄清去滓，再煎取二斗，入锅煎如饧收之。每早酒服一合。千金方。**金髓煎**枸杞子逐日摘红熟者，不拘多少，以无灰酒浸之，蜡纸封固，勿令泄气。两月足，取入沙盆中擂烂，滤取汁，同浸酒入银锅内，慢火熬之。不住手搅，恐粘住不匀。候成膏如饧，净瓶密收。每早温酒服二大匙，夜卧再服。百日身轻气壮，积年不辍，可以羽化也。经验方。**枸杞酒**外台秘要云：补虚，去劳热，长肌肉，益颜色，肥健人，治肝虚冲感下泪。用生枸杞子五升捣破，绢袋盛，浸好酒二斗中，密封勿泄气，二七日。服之任性，勿醉。经验方枸杞酒：变白，耐老轻身。用枸杞子二升，十月壬癸日，面东采之，以好酒二升，瓷瓶内浸三七日。乃添生地黄汁三升，搅匀密封。至立春前三十日，开瓶。每空心暖饮一盏，至立春后髭发却黑。勿食芜荑、葱、蒜。**四神丸**治肾经虚损，眼目昏花，或云翳遮睛。甘州枸杞子一升，好酒润透。分作四分：四两用蜀椒一两炒，四两用小茴香一两炒，四两用脂麻一两炒，四两用川楝肉一两炒。拣出枸杞，加熟地黄、白术、白茯苓各一两，为末，炼蜜丸，日服。瑞竹堂方。**肝虚下泪**枸杞子二升，绢袋盛，浸一斗酒中，密封三七日饮之。龙木论。**目赤生翳**枸杞子捣汁，日点三五次，神验。肘后方。**面黯皯疱**枸杞子十斤，生地黄三斤，为末。每服方寸匕，温酒下，日三服。久则童颜。圣惠方。**注夏虚病**枸杞子、五味子研细，滚水泡，封三日，代茶饮效。摄生方。**地骨酒**壮筋骨，补精髓，延年耐老。枸杞根、生地黄、甘菊花各一斤，捣碎，以水一石，煮取汁五斗，炊糯米五斗，细曲拌匀，入瓮如常封酿。待熟澄清，日饮三盏。圣济总录。**虚劳客热**枸杞根为末，白汤调服。有痼疾人勿服。千金方。**骨蒸烦热**及一切虚劳烦热，大病后烦热，并用地仙散：地骨皮二两，防风一两，甘草炙半两。每用五钱，生姜五片，水煎服。济生方。**热劳如燎**地骨皮二两，柴胡一两，为末。每服二钱，麦门冬汤下。圣济总录。**虚劳苦渴**骨节烦热，或寒。用枸杞根白皮切五升，麦门冬三升，小麦二升，水二斗，煮至麦熟，去滓。每服一升，口渴即饮。千金方。**肾虚腰痛**枸杞根、杜仲、萆薢各一斤，好酒三斗渍之，罂中密封，锅中煮一日。饮之任意。千金方。**吐血不止**枸杞根、子、皮为散，水煎。日日饮之。圣济总录。**小便出血**新地骨皮洗净，捣自然汁，无汁则以水煎汁。每服一盏，入酒少许，食前温服。简便方。**带下脉数**枸杞根一斤，生地黄五斤，酒一斗，煮五升。日日服之。千金方。**天行赤目**暴肿。地骨皮三斤，水三斗，煮三升，去滓，入盐一两，取二升。频频洗点。陇上谢道人天竺经。**风虫牙痛**枸杞根白皮，煎醋漱之，虫即出。亦可煎水饮。肘后方。**口舌糜烂**地骨皮汤：治膀胱移热于小肠，上为口糜，生疮溃烂，心胃壅热，水谷不下。用柴胡、地骨皮各三钱，水煎服之。东垣兰室秘藏。**小儿耳疳**生于耳后，肾疳也。地骨皮一味，煎汤洗之。仍以香油调末搽之。高文虎蓼州[①] 闲录。**气瘘疳疮**多年不愈者。应效散又名托里散：用地骨皮冬月者，为末。每用纸捻蘸入疮内。频用，自然生肉。更以米饮服二钱，一日三服。外科精义。**男子下疳**先以浆水洗之，后搽地骨皮末。生肌止痛。卫生宝鉴。**妇人阴肿**或生疮。枸杞根煎水，频洗。永类方。**十三种疔**春三月上建日采叶，名天精；夏三月上建日采枝，名枸杞；秋三月上建日采子，名却老；冬三月上建日采根，名地骨，并暴干为末。如不得依法采，但得一种亦可 。用绯缯一片裹药，牛黄一梧子大，反[②] 钩棘针三七枚，赤小豆七粒，为末。先于缯上铺乱发一鸡子大，乃铺牛黄等末，卷作团，以发束定，熨斗中炒令沸，沸定，刮捣为末。以一方寸匕，合前枸杞末二匕，空心酒服二钱半，日再服。千金方。**痈疽恶疮**脓血不止。地骨皮不拘多少，洗净，刮去粗皮，取细白穰。以粗皮同骨煎汤洗，令脓血尽。以细穰贴之，立效。有一朝士，腹胁间病疽经岁。或以地骨皮煎汤淋洗，出血一二升。家人惧，欲止之。病者曰：疽似少快，更淋之，用五升许，血渐淡乃止。以细穰贴之，次日结痂愈。唐慎微本草。**瘭疽出汗**着手、足、肩、背，累累如赤豆。用枸杞根、葵根叶煮汁，煎如饴。随意服之。千金方。**足趾鸡眼**作痛作疮。地骨皮同红花研细傅之，次日即愈。闺阁事宜。**火赫毒疮**此患急防毒气入心腹。枸杞叶捣汁服，立瘥。肘后方。**目涩有翳**枸杞叶二两，车前叶二两，挼汁，以桑叶裹，悬阴地一夜。取汁点之，不过三五度。十便良方。**五劳七伤**庶事衰弱。枸杞叶半斤切，粳米二合，豉汁和，煮作粥。日日食之良。经验方。**澡浴除病**正月一日，二月二日，三月三日，四月四日，以至十二月十二日，皆用枸杞叶煎汤洗澡。令人光泽，百病不生。洞天保生录。

溲疏本经下品

【释名】 **巨骨**别录

【集解】 〔别录曰〕溲疏生熊耳川谷，及田野故丘墟地。四月采。〔当之曰〕溲疏一名杨栌，一名牡荆，一名空疏。皮白中空，时时有节。子似枸杞子，冬月熟，赤色，味甘苦。末代乃无识者。此非人篱垣之杨栌也。〔恭曰〕溲疏形似空疏，树高丈许，白皮。其子八九月熟，赤色，似枸杞，必两两相对，味苦，与空疏不同。空疏即杨栌，其子为荚，不似溲疏。〔志曰〕溲疏、枸杞虽则相似，然溲疏有刺，枸杞无刺，以此为别。〔颂曰〕溲疏亦有巨骨之名，如枸杞之名地骨，当亦相类。方书鲜用，宜细辨之。〔机曰〕按李当之但言溲疏子似枸杞子，不曾言树相似。马志因其子相似，遂谓树亦相似，以有刺、无刺为别。苏颂又因巨骨、地骨之名，疑其相类。殊不知枸杞未尝无刺，但小则刺多，大则刺少耳。本草中异物同名甚多，况一骨字之同耶？以此为言，尤见穿凿。〔时珍曰〕汪机所断似矣，而自亦不能的指为何物也。

【气味】 **辛。寒，无毒。**〔别录曰〕苦，微寒。〔之才曰〕漏卢为之使。

【主治】 **皮肤中热，除邪气，止遗溺，利水道。**本经。**除胃中热，下气，可作浴汤。**别录。〔时珍曰〕按孙真人千金方，治妇人下焦三十六疾，承泽丸中用之。

---

① 蓼州：卷一引据经史百家书目作“蓼花州”

② 反：原作“及”，义晦，今据《千金》卷二十二改。

杨栌唐本草

【集解】 〔恭曰〕杨栌一名空疏，所在皆有，生篱垣间，其子为荚。

叶

【气味】 **苦，寒，有毒。**

【主治】 **疽瘘恶疮，水煮汁洗之，立瘥。**唐本

木耳见菜部。

石南本经下品

【释名】 **风药**〔时珍曰〕生于石间向阳之处，故名石南。桂阳呼为风药，充茗及浸酒饮能愈头风，故名。按范石湖集云：修江出栾茶，治头风。今南人无所谓栾茶者，岂即此物耶。

【集解】 〔别录曰〕石南生华阴山谷，三月、四月采叶，八月采实，阴干。〔弘景曰〕今东间皆有之，叶如枇杷叶，方用亦稀。〔恭曰〕叶似䒿草，凌冬不凋。关中者叶细为好。江山以南者，叶长大如枇杷叶，无气味，殊不任用。〔保升曰〕终南斜谷有石处甚饶。今市人以石韦为之，误矣。〔颂曰〕今南北皆有之。生于石上，株极有高大者。江湖间出者，叶如枇杷，上有小刺，凌冬不凋。春生白花成簇。秋结细红实。关陇间出者，叶似莽草，青黄色，背有紫点，雨多则并生，长及二三寸。根横，细紫色。无花实，叶至茂密。南北人多移植亭院间，阴翳可爱，不透日气。入药以关中叶细者为良。魏王花木志云：南方石南树野生。二月开花，连着实。实如燕覆子，八月熟。民采取核，和鱼羹尤美。今无用者。〔宗奭曰〕石南叶似枇杷叶之小者，而背无毛，光而不皱。正二月间开花。冬有二叶为花苞，苞既开，中有十五余花，大小如椿花，甚细碎。每一苞约弹许大，成一球。一花六叶，一朵有七八球，淡白绿色，叶末微淡赤色。花既开，蕊满花，但见蕊不见花。花才罢，去年绿叶尽脱落，渐生新叶。京洛、河北、河东、山东颇少，人故少用。湖南北、江西、二浙甚多，故人多用。

叶

【气味】 **辛、苦，平，有毒。**〔之才曰〕五加皮为使。恶小蓟。

【主治】 **养肾气，内伤阴衰，利筋骨皮毛。**本经。**疗脚弱五脏邪气，除热。女子不可久服，令思男。**别录。**能添肾气，治软脚烦闷疼，杀虫，逐诸风。**甄权。**浸酒饮，治头风。**时珍。

【发明】 〔恭曰〕石南叶为疗风邪丸散之要，今医家不复用其实矣。〔权曰〕虽能养肾，亦令人阴痿。〔时珍曰〕古方为治风痹肾弱要药。今人绝不知用，识者亦少，盖由甄氏药性论有令阴痿之说也。殊不知服此药者，能令肾强，嗜欲人之藉此放恣，以致痿弱，归咎于药，良可慨也。毛文锡茶谱云：湘人四月采杨桐草，捣汁浸米蒸，作为饭食；必采石南芽为茶饮，乃去风也。暑月尤宜。杨桐即南烛也。

【附方】 新三。**鼠瘘不合**石南、生地黄、茯苓、黄连、雌黄等分，为散。日再傅之。肘后方。**小儿通晴**小儿误跌，或打着头脑受惊，肝系受风，致瞳人不正，观东则见西，观西则见东。宜石南散，吹鼻通顶。石南一两，藜芦三分，瓜丁五七个，为末。每吹少许入鼻，一日三度。内服牛黄平肝药。普济方。**乳石发动**烦热。石南叶为末。新汲水服一钱。圣惠方。

实一名鬼目。

【主治】 **杀虫**[①] **毒，破积聚，逐风**

① 虫：《千金翼》卷三、《证类本草》卷十四作“蛊”。

痹。本经。

牡荆别录上品

校正：并入别录有名未用荆茎。

【释名】 **黄荆**图经**小荆**本经**楚**〔弘景曰〕既是牡荆，不应有子。小荆应是牡荆。牡荆子大于蔓荆子，而反呼小荆，恐以树形为言。不知蔓荆树亦高大也。〔恭曰〕牡荆作树，不为蔓生，故称为牡，非无实之谓也。蔓荆子大，牡荆子小，故呼小荆。〔时珍曰〕古者刑杖以荆，故字从刑。其生成丛而疏爽，故又谓之楚，从林从疋，疋即疏字也，济楚之义取此。荆楚之地，因多产此而名也。

【集解】 〔别录曰〕牡荆实生河间、南阳、冤句山谷，或平寿、都乡高岸上及田野中。八月、九月采实，阴干。〔弘景曰〕论蔓荆即应是今作杖棰之荆。其子殊细，正如小麻子，色青黄。牡荆乃出北方，如乌[①] 豆大，正圆黑。仙术多用牡荆，今人都无识者。李当之药录言：溲疏一名杨栌，一名牡荆，理白中虚，断植即生。按今溲疏主疗与牡荆都不同，形类乖异。而仙方用牡荆，云能通神见鬼，非惟其实，枝叶并好。又云：荆树必枝叶相对者是牡荆，不对者即非牡荆也。并莫详虚实，更须博访。〔恭曰〕牡荆即作棰杖者，所在皆有之。实细黄色，茎劲作树生。汉书·郊祀志以牡荆茎为幡竿，则明知非蔓荆也。有青、赤二种，以青者为佳。今人相承多以牡荆为蔓荆，此极误也。〔颂曰〕牡荆，今眉州、蜀州及近汴京亦有之，俗名黄荆是也。枝茎坚劲，作科不作蔓，叶如蓖麻，更疏瘦。花红作穗。实细而黄，如麻子大。或云即小荆也。按陶隐居登真隐诀云：荆木之叶、华，通神见鬼精。注云：荆有三种。荆木即今作棰杖者，叶香，亦有花、子，子不入药。方术则用牡荆，其子入药，北人无识其木者。天监三年，天子将合神仙饮。奉敕论牡荆曰：荆，花白多子，子粗者，历历疏生，不过三两茎，多不能圆，或扁或异，或多似竹节。叶与余荆不殊。蜂多采牡荆，牡荆汁冷而甜。余荆被烧，则烟火气苦。牡荆体慢汁实[②]，烟火不入其中，主治心风第一。于时远近寻觅，遂不值也。〔保升曰〕陶氏不惟不别蔓荆，亦不识牡荆。蔓荆蔓生，牡荆树生，理自明矣。〔时珍曰〕牡荆处处山野多有，樵采为薪。年久不樵者，其树大如碗也。其木心方，其枝对生，一枝五叶或七叶。叶如榆叶，长而尖，有锯齿。五月杪间开花成穗，红紫色。其子大如胡荽子，而有白膜皮裹之。苏颂云叶似蓖麻者，误矣。有青、赤二种：青者为荆，赤者为楛。嫩条皆可为筥囤。古者贫妇以荆为钗，即此二木也。按裴渊广州记云：荆有三种，金荆可作枕，紫荆可作床，白荆可作履。与他处牡荆、蔓荆全异。宁浦有牡荆，指病自愈。节不相当者，月晕时刻之，与病人身齐等，置床下，病虽危亦无害也。杜宝拾遗录云：南方林邑诸地，在海中。山中多金荆，大者十围，盘屈瘤蹙，文如美锦，色如真金。工人用之，贵如沉、檀。此皆荆之别类也。春秋运斗枢云：玉衡星散而为荆。

实

【气味】 **苦，温，无毒**〔时珍曰〕辛，温。〔之才曰〕防己为之使，畏石膏。

【主治】 **除骨间寒热，通利胃气，止咳逆，下气**。别录。**得柏实、青葙、术，疗风**。之才。**炒焦为末，饮服，治心**

---

① 如乌：原作"始如"，义晦，今据《证类本草》卷十二改。

② 体慢汁实：原作"慢质实"三字，义晦，今据《证类本草》卷十二改。慢，疏也。

痛及妇人白带。震亨。**用半升炒熟，入酒一盏，煎一沸，热服，治小肠疝气甚效。浸酒饮，治耳聋**。时珍。

【附方】　新一。**湿痰白浊**牡荆子炒为末。每酒服二钱。集简方。

叶

【气味】　**苦，寒，无毒。**

【主治】　**久痢，霍乱转筋，血淋，下部疮，湿䘌薄脚，主脚气肿满**。别录。

【发明】　崔元亮海上集验方治腰脚风湿痛蒸法：用荆叶不限多少，蒸[①]，置大瓮中，其下着火温之。以病人置叶中，须臾当汗出。蒸时常旋旋吃饭，稍倦即止。便以被盖避风，仍进葱豉酒及豆酒亦可，以瘥为度。〔时珍曰〕蒸法虽妙，止宜施之野人。李仲南永类方云：治脚气诸病，用荆茎于坛中烧烟，熏涌泉穴及痛处，使汗出则愈。此法贵贱皆可用者。又谈野翁试验方：治毒蛇、望板归螫伤，满身洪肿发泡。用黄荆嫩头捣汁涂泡上，渣盦咬处，即消。此法乃出于葛洪肘后方治诸蛇，以荆叶捣烂袋盛，薄于肿上者也。物类相感志云：荆叶逼蚊。

【附方】　旧一，新一。**九窍出血**荆叶捣汁，酒和，服二合。千金方。**小便尿血**荆叶汁，酒服二合。千金方。

根

【气味】　**甘、苦，平，无毒**。〔时珍曰〕苦、微辛。

【主治】　**水煮服，治心风头风，肢体诸风，解肌发汗**。别录。

【发明】　〔时珍曰〕牡荆苦能降，辛温能散；降则化痰，散则祛风，故风痰之病宜之。其解肌发汗之功，世无知者。按王氏奇方云：一人病风数年。予以七叶黄荆根皮、五加根皮、接骨草等分，煎汤日服，遂愈。盖得此意也。

荆茎〔别录有名未用云〕八月、十月采，阴干。〔藏器曰〕即今荆杖也。煮汁堪染。

【主治】　**灼烂**。别录。**治[②]灼疮及[③]热焱[④]疮有效**。藏器。**同荆芥、荜拨煎水，漱风牙痛**。时珍。

【附方】　新一。**青盲内障**春初取黄荆嫩头，九蒸九暴，半斤，用乌鸡一只，以米饲五日，安净板上，饲以大麻子，二三日收粪曝[⑤]干，入瓶内熬黄，和荆头为末，炼蜜丸梧子大。每服十五丸至二十丸，陈米饮下，日二。圣济总录。

荆沥

【修治】　〔时珍曰〕取法：用新采荆茎，截尺五长，架于两砖上，中间烧火炙之，两头以器承取，热服，或入药中。又法：截三四寸长，束入瓶中，仍以一瓶合住固，外以糠火煨烧，其汁沥入下瓶中，亦妙。

【气味】　**甘，平，无毒。**

【主治】　**饮之，去心闷烦热，头风旋运目眩，心头漾漾欲吐，卒失音，小儿心热惊痫，止消渴，除痰唾，令人不睡**。藏器。**除风热，开经络，导痰涎，行血气，解热痢**。时珍。

【发明】　〔时珍曰〕荆沥气平味甘，化痰去风为妙药。故孙思邈千金翼云：凡患风人多热，常宜以竹沥、荆沥、姜汁各五合，和匀热服，以瘥为度。陶弘景亦云：牡荆汁治心风为第一。延年秘录云：热多用竹沥，寒多用荆沥。〔震亨曰〕二汁同功，并以姜汁助送，则不凝滞。但气虚不能食者，用竹沥；气实能食者，用

---

① 蒸：此下《圣惠方》卷四十四有“令熟极”三字。
② 治：《证类本草》卷三十作“洗”。
③ 及：原作“发”，义晦，今据《证类本草》卷三十改。
④ 焱：同焰。
⑤ 曝：原脱，今据《圣济总录》卷一一二补。

荆沥。

【附方】 旧六，新一。**中风口噤**荆沥，每服一升。范汪方。**头风头痛**荆沥，日日服之。集验方。**喉痹疮肿**荆沥细细咽之。或以荆一握，水煎服之。千金翼。**目中卒痛**烧荆木，取黄汁点之。肘后方。**心虚惊悸**羸瘦者。荆沥二升，火煎至一升六合，分作四服，日三夜一。小品方。**赤白下痢**五六年者。荆沥。每日服五合。外台秘要。**湿瘑疮癣**荆木烧取汁，日涂之。深师方。

蔓荆本经上品

【释名】 〔恭曰〕蔓荆苗蔓生，故名。

【集解】 〔恭曰〕蔓荆生水滨。苗茎蔓延长丈余。春因旧枝而生小叶，五月叶成，似杏叶。六月有花，红白色，黄蕊。九月有实，黑斑，大如梧子而虚轻。冬则叶凋，今人误以小荆为蔓荆，遂将蔓荆为牡荆也。〔大明曰〕海盐亦有之。大如豌豆，蒂有轻软小盖子，六、七、八月采之。〔颂曰〕近汴京及秦、陇、明、越州多有之。苗茎高四五尺，对节生枝。叶类小楝，至夏盛茂。有花作穗淡红色，蕊黄白色，花下有青萼。至秋结子。旧说蔓生，而今所有非蔓也。〔宗奭曰〕诸家所解，蔓荆、牡荆纷纠不一。经既言蔓荆明是蔓生，即非高木也；既言牡荆，则自木上生，又何疑焉。〔时珍曰〕其枝小弱如蔓，故名蔓生。

实

【修治】 〔敩曰〕凡使，去蒂子下白膜一重，用酒浸一伏时，蒸之从巳至未，晒[①]干用。〔时珍曰〕寻常只去膜，打碎用之。

【气味】 **苦，微寒，无毒。**〔别录曰〕辛，平，温。〔元素曰〕味辛温，气清，阳中之阴，入太阳经。胃虚人不可服，恐生痰疾。〔之才曰〕恶乌头、石膏。

【主治】 **筋骨间寒热，湿痹拘挛，明目坚齿，利九窍，去白虫。久服，轻身耐老。小荆实亦等。**本经。**风头痛，脑鸣，目泪出，益气。令人光泽脂致。**别录。**治贼风，长髭发。**甄权。**利关节，治痫疾，赤眼。**大明。**太阳头痛，头沉昏闷，除昏[②]暗，散风邪，凉诸经血，止目睛内痛。**元素。**搜肝风。**好古。

【发明】 〔恭曰〕小荆实即牡荆子，其功与蔓荆同，故曰亦等也。〔时珍曰〕蔓荆气清味辛，体轻而浮，上行而散。故所主者，皆头面风虚之证。

【附方】 新三。**令发长黑**蔓荆子、熊脂等分，醋调涂之。圣惠方。**头风作痛**蔓荆子一升，为末，绢袋盛，浸一斗酒中七日，温饮，日三次。千金方。**乳痈初起**蔓荆子炒，为末。酒服方寸匕，渣傅之。危氏得效方。

栾荆图经

【释名】 **顽荆**图经

【集解】 〔恭曰〕栾荆茎、叶都似石南，干亦反卷，经冬不死，叶上有细黑点者，真也，今雍州所用者是。而洛州乃用石荆当之，非也。俗方大用，而本草不载，亦无别名。但有栾华，功用又别，非此物花也。〔颂曰〕栾荆今生东海及淄州、汾州。所生者皆枝茎白，叶小圆而青色，颇似榆叶而长，冬夏不凋。六月开花，花有紫、白二种。子似大麻。四月采苗叶，八月采子。〔宗奭曰〕栾荆即牡荆也，子青色如茱萸，不合更立此条。苏恭又称石

① 晒：原作“煞”，无义，今据《证类本草》卷十二改。

② 昏：《汤液本草》卷下作“目”。

荆当之，转见穿凿。〔时珍曰〕按许慎说文云：栾，似木兰。木兰叶似桂，与苏恭所说叶似石南者相近。苏颂所图者即今牡荆，与唐本草者不合。栾荆是苏恭收入本草，不应自误。盖后人不识，遂以牡荆充之，寇氏亦指为牡荆耳。

子

【气味】　**辛、苦，温，有小毒。**〔权曰〕甘、辛，微热，无毒。决明为之使。恶石膏。

【主治】　**大风，头面手足诸风，癫痫狂痉，湿痹寒冷疼痛。**唐本。**四肢不遂，通血脉，明目，益精光。**甄权。**合柏油同熬，涂人畜疮疥。**苏颂。

石荆拾遗

【集解】　〔藏器曰〕石荆似荆而小，生水旁，广济方一名水荆是也。苏颂言洛人以当栾荆者，非也。

【主治】　**烧灰淋汁浴头，生发令长。**藏器。

紫荆宋开宝

校正：并入拾遗紫珠。

【释名】　**紫珠**拾遗**皮名肉红**纲目**内消**〔时珍曰〕其木似黄荆而色紫，故名。其皮色红而消肿，故疡科呼为肉红，又曰内消，与何首乌同名。

【集解】　〔颂曰〕紫荆处处有之，人多种于庭院间。木似黄荆，叶小无桠，花深紫可爱。〔藏器曰〕即田氏之荆也。至秋子熟，正紫，圆如小珠，名紫珠。江东林泽间尤多。〔宗奭曰〕春开紫花甚细碎，共作朵生，出无常处，或生于木身之上，或附根上枝[①]下，直出花。花罢叶出，光紧微圆。园圃多植之。〔时珍曰〕高树柔条，其花甚繁，岁二三次。其皮入药，以川中厚而紫色味苦如胆者为胜。

木并皮

【气味】　**苦，平，无毒。**〔藏器曰〕苦，寒。〔大明曰〕皮、梗及花，气味功用并同。

【主治】　**破宿血，下五淋，浓煮汁服。**开宝。**通小肠。**大明。**解诸毒物，痈疽喉痹，飞尸蛊毒，肿下瘘，蛇、虺、虫、蚕、狂犬毒，并煮汁服。亦以汁洗疮肿，除血长肤。**藏器。**活血行气，消肿解毒，治妇人血气疼痛，经水凝涩。**时珍。

【发明】　〔时珍曰〕紫荆气寒味苦，色紫性降，入手、足厥阴血分。寒胜热，苦走骨，紫入营，故能活血消肿，利小便而解毒。杨清叟仙传方有冲和膏，以紫荆为君，盖亦得此意也。其方治一切痈疽发背流注诸肿毒，冷热不明者。紫荆皮炒三两，独活去节炒三两，赤芍药炒二两，生白芷一两，木蜡炒一两，为末。用葱汤调，热敷。血得热则行，葱能散气也。疮不甚热者，酒调之。痛甚者，加乳香。筋不伸者，亦加乳香。大抵痈疽流注，皆是气血凝滞所成。遇温则散，遇凉则凝。此方温平。紫荆皮乃木之精，破血消肿，独活乃土之精，止风动血，引拔骨中毒，去痹湿气。芍药乃火之精，生血止痛。木蜡乃水之精，消肿散血，同独活能破石肿坚硬。白芷乃金之精，去风生肌止痛。盖血生则不死，血动则流通，肌生则不烂，痛止则不焮，风去则血自散，气破则硬可消，毒自除。五者交治，病安有不愈者乎？

【附方】　新九。**妇人血气**紫荆皮为末，醋糊丸樱桃大。每酒化服一丸。熊氏补遗。**鹤膝风挛**紫荆皮三钱，老酒煎服，日二次。直指方。**伤眼青肿**紫荆皮，小便浸七日，晒研，用生地黄汁、姜汁调傅。

---

① 上枝：《本草衍义》卷十五作“土之”。

不肿用葱汁。永类方。**猘犬咬伤**紫荆皮末，沙糖调涂，留口退肿，口中仍嚼咽杏仁去毒。仙传外科。**鼻中疳疮**紫荆花阴干为末，贴之。卫生易简方。**发背初生**一切痈疽皆治。单用紫荆皮为末，酒调箍住，自然撮小不开。内服柞木饮子。乃救贫良剂也。仙传外科。**痈疽未成**用白芷、紫荆皮等分为末，酒调服。外用紫荆皮、木蜡、赤芍药等分为末，酒调作箍药。同上。**痔疮肿痛**紫荆皮五钱，新水食前煎服。直指方。**产后诸淋**紫荆皮五钱，半酒半水煎，温服。熊氏补遗。

木槿日华

【释名】　**椴**音徒乱切。**榇**音衬。**蕣**音舜。**日及**纲目**朝开暮落花**纲目**藩篱草**纲目**花奴**　**玉蒸**〔时珍曰〕此花朝开暮落，故名日及。曰槿曰蕣，犹仅荣一瞬之义也。尔雅云：椴，木槿。榇，木槿。郭注云：别二名也。或云：白曰椴，赤曰榇。齐鲁谓之王蒸，言其美而多也。诗云"颜如舜华"即此。

【集解】　〔宗奭曰〕木槿花如小葵，淡红色，五叶成一花，朝开暮敛。湖南北人家多种植为篱障。花与枝两用。〔时珍曰〕槿，小木也。可种可插，其木如李。其叶末尖而有桠齿。其花小而艳，或白或粉红，有单叶、千叶者。五月始开，故逸书月令云"仲夏之月木槿荣"是也。结实轻虚，大如指头，秋深自裂，其中子如榆荚、泡桐、马兜铃之仁，种之易生。嫩叶可茹，作饮代茶。今疡医用皮治疮癣，多取川中来者，厚而色红。

皮并根

【气味】　**甘，平，滑，无毒。**〔大明曰〕凉。

【主治】　**止肠风泻血，痢后热渴，作饮服之，令人得睡，并炒用。**藏器。**治赤白带下，肿痛疥癣，洗目令明，润燥活血。**时珍。

【发明】　〔时珍曰〕木槿皮及花，并滑如葵花，故能润燥。色如紫荆，故能活血。川中来者，气厚力优，故尤有效。

【附方】　新六。**赤白带下**槿根皮二两，切，以白酒一碗半，煎一碗，空心服之。白带用红酒甚妙。纂要奇方。**头面钱癣**槿树皮为末，醋调，重汤顿如胶，内傅之。王仲勉经效方。**牛皮风癣**川槿皮一两，大风子仁十五个，半夏五钱，锉，河水、井水各一碗，浸露七宿，入轻粉一钱，入水中，秃笔扫涂，覆以青衣，数日有臭涎出妙。忌浴澡。夏月用尤妙。扶寿方。**癣疮有虫**川槿皮煎，入肥皂浸水，频频擦之。或以槿皮浸汁磨雄黄，尤妙。简便方。**痔疮肿痛**藩篱草根煎汤，先熏后洗。直指方。**大肠脱肛**槿皮或叶煎汤熏洗，后以白矾、五倍末傅之。救急方。

花

【气味】　同皮。

【主治】　**肠风泻血，赤白痢，并焙入药。作汤代茶，治风。**大明。**消疮肿，利小便，除湿热。**时珍。

【附方】　新三。**下痢噤口**红木槿花去蒂，阴干为末。先煎面饼二个，蘸末食之。赵宜真济急方。**风痰拥逆**木槿花晒干焙研。每服一二匙，空心沸汤下。白花尤良。简便方。**反胃吐食**千叶白槿花，阴干为末，陈糯米汤调送三五口。不转再服。袖珍方。

子

【气味】　同皮。

【主治】　**偏正头风，烧烟熏患处。又治黄水脓疮，烧存性，猪骨髓调涂之。**时珍。

扶桑纲目

【释名】 **佛桑**霏雪录**朱槿**草木状**赤槿同日及**〔时珍曰〕东海日出处有扶桑树。此花光艳照日，其叶似桑，因以比之。后人讹为佛桑。乃木槿别种，故日及诸名亦与之同。

【集解】 〔时珍曰〕扶桑产南方，乃木槿别种。枝[①]柯柔弱，叶深绿，微涩如桑。其花有红、黄、白三色，红者尤贵，呼为朱槿。嵇含草木状云：朱槿一名赤槿，一名日及，出南凉郡。花、茎、叶皆如桑。其叶光而厚。木高四五尺，而枝叶婆娑。其花深红色，五出，大如蜀葵，重敷柔泽。有蕊一条，长于[②]花叶，上缀金屑，日光所烁，疑若焰生。一丛之上，日开数百朵，朝开暮落。自二月始，至中冬乃歇。插枝即活。

叶及花

【气味】 **甘，平，无毒。**

【主治】 **痈疽腮肿，取叶或花，同白芙蓉叶、牛旁叶、白蜜研膏傅之，即散。**时珍。

木芙蓉纲目

校正：并入图经地芙蓉

【释名】 **地芙蓉**图经**木莲**纲目**华木**纲目**桃木**音。化**拒霜**〔时珍曰〕此花艳如荷花，故有芙蓉、木莲之名。八九月始开，故名拒霜。俗呼为桃皮树。相如赋谓之华木。注云：皮可为索也。苏东坡诗云：唤作拒霜犹未称，看来却是最宜霜。苏颂图经本草有地芙蓉，云出鼎州，九月采叶，治疮肿，盖即此物也。

【集解】 〔时珍曰〕木芙蓉处处有之，插条即生，小木也。其干丛生如荆，高者丈许。其叶大如桐，有五尖及七尖者，冬凋夏茂。秋半始着花，花类牡丹、芍药，有红者、白者、黄者、千叶者，最耐寒而不落。不结实。山人取其皮为索。川、广有添色拒霜花，初开白色，次日稍红，又明日则深红，先后相间如数色。霜时采花，霜后采叶，阴干入药。

叶并花

【气味】 **微辛，平，无毒。**

【主治】 **清肺凉血，散热解毒，治一切大小痈疽肿毒恶疮，消肿排脓止痛。**时珍。

【发明】 〔时珍曰〕芙蓉花并叶，气平而不寒不热，味微辛而性滑涎粘，其治痈肿之功，殊有神效。近时疡医秘其名为清凉膏、清露散、铁箍散，皆此物也。其方治一切痈疽发背，乳痈恶疮，不拘已成未成，已穿未穿。并用芙蓉叶，或根皮，或花，或生研，或干研末，以蜜调涂于肿处四围，中间留头，干则频换。初起者，即觉清凉，痛止肿消。已成者，即脓聚毒出。已穿者，即脓出易敛。妙不可言。或加生赤小豆末，尤妙。

【附方】 新十。**久咳羸弱**九尖拒霜叶为末，以鱼酢蘸食，屡效。危氏得效方。**赤眼肿痛**芙蓉叶末，水和，贴太阳穴。名清凉膏。鸿飞集。**经血不止**拒霜花、莲蓬壳等分，为末。每用米饮下二钱。妇人良方。**偏坠作痛**芙蓉叶、黄檗各三钱，为末。以木鳖子仁一个磨醋，调涂阴囊，其痛自止。简便方。**杖疮肿痛**芙蓉花叶研末，入皂角末少许，鸡子清调，涂之。方广附余。**痈疽肿毒**重阳前取芙蓉叶研末，端午前取苍耳烧存性研末，等分，蜜水调，涂四围，其毒自不走散，名铁井阑。简便方。**疔疮恶肿**九月九日采芙蓉叶

---

① 枝：此上原有“二”字，与文义不属，今删。

② 于：原作“如”，义晦，今据《南方草木状》卷中改。

阴干为末，每以井水调贴。次日用蚰蜒螺一个，捣涂之。普济方。**头上癞疮**芙蓉根皮为末，香油调傅。先以松毛、柳枝煎汤洗之。傅滋医学集成。**汤火灼疮**油调芙蓉末，傅之。奇效方。**灸疮不愈**芙蓉花研末，傅之。奇效方。**一切疮肿**木芙蓉叶、菊花叶同煎水，频熏洗之。多能鄙事。

山茶纲目

【释名】　〔时珍曰〕其叶类茗，又可作饮，故得茶名。

【集解】　〔时珍曰〕山茶产南方。树生，高者丈许，枝干交加。叶颇似茶叶，而厚硬有棱，中阔头尖，面绿背淡。深冬开花，红瓣黄蕊。格古论云：花有数种，宝珠者，花簇如珠，最胜。海榴茶花蒂青，石榴茶中有碎花，踯躅茶花如杜鹃花，宫粉茶、串珠茶皆粉红色。又有一捻红、千叶红、千叶白等名，不可胜数，叶各小异。或云亦有黄色者。虞衡志云：广中有南山茶，花大倍中州者，色微淡，叶薄有毛。结实如梨，大如拳，中有数核，如肥皂子大。周定王救荒本草云：山茶嫩叶炸熟水淘可食，亦可蒸晒作饮。

花

【气味】　缺

【主治】　**吐血衄血，肠风下血，并用红者为末，入童溺、姜汁及酒调服，可代郁金。**震亨。**汤火伤灼，研末，麻油调涂。**时珍。

子

【主治】　**妇人发脂，研末掺之。**时珍。摘玄方。

蜡梅纲目

【释名】　**黄梅花**〔时珍曰〕此物本非梅类，因其与梅同时，香又相近，色似蜜蜡，故得此名。

【集解】　〔时珍曰〕蜡梅小树，丛枝尖叶。种凡三种：以子种出不经接者，腊月开小花而香淡，名狗蝇梅；经接而花疏，开时含口者，名磬口梅；花蜜而香浓，色深黄如紫檀者，名檀香梅，最佳。结实如垂铃，尖长寸余，子在其中。其树皮浸水磨墨，有光采。

花

【气味】　**辛，温，无毒。**

【主治】　**解暑生津。**时珍。

伏牛花宋开宝

校正：并入图经虎刺。

【释名】　**隔虎刺花**未详。

【集解】　〔颂曰〕伏牛花生蜀地，所在皆有，今惟益州蜀地上之，多生川泽中。叶青细，似黄檗叶而不光，茎赤[1]有刺，开花淡黄色作穗，似杏花而小。三月采，阴干。又睦州所上虎刺，云凌冬不凋，彼人无时采根、叶，治风肿疾。

花

【气味】　**苦、甘，平，无毒。**

【主治】　**久风湿痹，四肢拘挛，骨肉疼痛。作汤，治风眩头痛，五痔下血。**开宝。

【发明】　〔时珍曰〕伏牛花治风湿有名，而用者颇少。杨子建护命方有伏牛花散，治男女一切头风，发作有时，甚则大腑热秘。用伏牛花、山茵陈、桑寄生、白牵牛、川芎䓖、白僵蚕、蝎梢各二钱，荆芥穗四钱，为末。每服二钱，水煎一沸，连滓服。

根　叶　枝

【主治】　**一切肿痛风疾，细锉焙研，每服一钱匕，用温酒调下。**颂。

---

① 赤：原作“亦”，义晦，今据《证类本草》卷十三改。

密蒙花宋开宝

校正：慎微曰：自草部移入木部。

【释名】 **水锦花**炮炙论。〔时珍曰〕其花繁密蒙茸如簇锦，故名。

【集解】 〔颂曰〕密蒙花，蜀中州郡皆有之。树高丈余。叶似冬青叶而厚，背白有细毛，又似橘叶。花微紫色。二月、三月采花，暴干用。〔宗奭曰〕利州甚多。叶冬不凋，亦不似冬青，柔而不光洁，不深绿。其花细碎，数十房成一朵，冬生春开。

花

【修治】 〔敩曰〕凡使拣净，酒浸一宿，漉出候干，拌蜜令润，蒸之从卯至酉，日干再拌蒸，如此三度，日干用。每一两用酒八两，蜜半两。

【气味】 **甘，平，微寒，无毒。**

【主治】 **青盲肤翳，赤肿**[①] **多眵泪，消目中赤脉，小儿麸豆及疳气攻眼。**开宝。**羞明怕日。**刘守真。**入肝经气、血分，润肝燥。**好古。

【附方】 新一。**目中障翳**密蒙花、黄檗根各一两，为末，水丸梧子大。每卧时汤服十丸至十五丸。圣济录。

木绵纲目

【释名】 **古贝**纲目**古终**〔时珍曰〕木绵有二种：似木者名古贝，似草者名古终。或作吉贝者，乃古贝之讹也。梵书谓之睒婆，又曰迦罗婆劫。

【集解】 〔时珍曰〕木绵有草、木二种。交广木绵，树大如抱。其枝似桐。其叶大，如胡桃叶。入秋开花，红如山茶花，黄蕊，花片极厚，为房甚繁，短侧[②]相比。结实大如拳，实中有白绵，绵中有子。今人谓之斑枝花，讹为攀枝花。李延寿南史所谓林邑诸国出古贝花，中如鹅毳，抽其绪，纺为布；张勃吴录所谓交州、永昌木绵树高过屋，有十余年不换者，实大如杯，花中绵软白，可为缦絮及毛布者，皆指似木之木绵也。江南、淮北所种木绵，四月下种，茎弱如蔓。高者四五尺，叶有三尖如枫叶，入秋开花黄色，如葵花而小，亦有红紫者，结实大如桃，中有白绵，绵中有子，大如梧子，亦有紫绵者，八月采梂，谓之绵花；李延寿南史所谓高昌国有草，实如茧，中丝为细𬙊，名曰白叠，取以为帛，甚软白；沈怀远南越志所谓桂州出古终藤，结实如鹅毳，核如珠珣，治出其核，纺如丝绵，染为斑布者，皆指似草之木绵也。此种出南番，宋末始入江南，今则遍及江北与中州矣。不蚕而绵，不麻而布，利被天下。其益大哉，又南越志言：南诏诸蛮不养蚕，惟收娑罗木子中白絮，纫为丝，织为幅，名娑罗笼段。祝穆方舆志言：平缅出娑罗树，大者高三五丈，结子有绵，纫绵织为白毡罗绵。此亦斑枝花之类，各方称呼不同耳。

白绵及布

【气味】 **甘，温，无毒。**

【主治】 **血崩金疮，烧灰用。**时珍。

子油用两瓶合烧取沥。

【气味】 **辛，热，微毒。**

【主治】 **恶疮疥癣。燃灯，损目。**时珍。

柞木宋嘉祐

【释名】 **凿子木**〔时珍曰〕此木坚韧，可为凿柄，故俗名凿子木。方书皆作柞木，盖昧此义也。柞乃橡栎之名，非此

---

① 肿：《证类本草》卷十三作“涩”。

② 短侧：《太平御览》卷九六〇引《广志》作“逼侧”。义同。

木也。

【集解】 〔藏器曰〕柞木生南方，细叶，今之作梳者是也。〔时珍曰〕此木处处山中有之，高者丈余。叶小而有细齿，光滑而韧。其木及叶丫皆有针刺，经冬不凋。五月开碎白花，不结子。其木心理皆白色。

木皮

【气味】 **苦，平，无毒。**〔时珍曰〕酸，涩。

【主治】 **黄疸病，烧末，水服方寸匕，日三。**藏器。**治鼠瘘难产，催生利窍。**时珍。

【附方】 新二。**鼠瘘**柞木皮五升，水一斗，煮汁二升服，当有宿肉出而愈。乃张子仁方也。外台秘要。**妇人难产**催生柞木饮：不拘横生倒产，胎死腹中，用此屡效，乃上蔡张不愚方也。用大柞木枝一尺，洗净，大甘草五寸，并寸折。以新汲水三升半，同入新沙瓶内，以纸三重紧封，文武火煎至一升半。待腰腹重痛，欲坐草时，温饮一小盏，便觉下开豁。如渴，又饮一盏，至三四盏，下重便生，更无诸苦。切不可坐草太早，及坐婆乱为也。昝殷产宝。

叶

【主治】 **肿毒痈疽。**时珍。

【附方】 新一。**柞木饮**治诸般痈肿发背。用干柞木叶，干荷叶中心蒂、干萱草根、甘草节、地榆各四两，细锉。每用半两，水二碗，煎一碗，早晚各一服。已成者其脓血自渐干涸，未成者其毒自消散也。忌一切饮食毒物。许学士普济本事方。

黄杨木纲目

【集解】 〔时珍曰〕黄杨生诸山野中，人家多载种之。枝叶攒簇上耸，叶似初生槐芽而青厚，不花不实，四时不凋。其性难长，俗说岁长一寸，遇闰则退。今试之，但闰年不长耳。其木坚腻，作梳剜印最良。按段成式酉阳杂俎云：世重黄杨，以其无火也。用水试之，沉则无火。凡取此木，必以阴晦，夜无一星，伐之则不裂。

叶

【气味】 **苦，平，无毒。**

【主治】 **妇人难产，入达生散中用。又主暑月生疖，捣烂涂之。**时珍。

不凋木拾遗

【集解】 〔藏器曰〕生太白山岩谷。树高二三尺，叶似槐，茎赤有毛如棠梨，四时不凋。

【气味】 **苦，温，无毒。**

【主治】 **调中补衰，治腰脚，去风气，却老变白。**藏器。

卖子木唐本草

【释名】 **买子木**

【集解】 〔恭曰〕卖子木出岭南、邛州山谷中。其叶似柿。〔颂曰〕今惟川西、渠州岁贡，作买子木。木高五七尺，径寸许。春生嫩枝条，叶尖，长一二寸，俱青绿色，枝稍淡紫色。四五月开碎花，百十枝围攒作大朵，焦红色。随花便生子如椒目，在花瓣中黑而光洁，每株花裁三五大朵尔。五月采其枝叶用。〔时珍曰〕宋史渠州贡买子木并子，则子亦当与枝叶同功，而本草缺载，无从考访。

木

【修治】 〔敩曰〕凡采得粗捣，每一两用酥五钱，同炒干入药。

【气味】 **甘、微咸，平，无毒。**

【主治】 **折伤血内溜，续绝补骨髓，止痛安胎。**唐本。

木天蓼唐本草

校正：并入拾遗小天蓼。

【释名】〔时珍曰〕其树高而味辛如蓼，故名。又马蓼亦名天蓼而物异。

【集解】〔恭曰〕木天蓼所在皆有，生山谷中。今安州、申州作藤蔓，叶似柘，花白，子如枣许，无定形，中瓤似茄子，味辛，啖之以当姜、蓼。〔藏器曰〕木蓼，今时所用出山南凤州。树高如冬青，不凋。不当以藤天蓼为注，既云木蓼，岂是藤生。自有藤蓼耳。藤蓼生江南、淮南山中，藤着树生，叶如梨，光而薄，子如枣，即苏恭以为木天蓼者。又有小天蓼，生天目山、四明山，树如卮子，冬月不凋，野兽食之。是有三天蓼，俱能逐风，而小者为胜。〔颂曰〕木天蓼今出信阳。木高二三丈。三月、四月开花似柘花。五月采子，子作球形似檾麻，子可藏作果食。苏恭所说自是藤天蓼也。〔时珍曰〕天蓼虽有三种，而功用仿佛，盖一类也。其子可为烛，其芽可食。故陆玑云：木蓼为烛，明如胡麻。薛田咏蜀诗有“地丁叶嫩和岚采，天蓼芽新入粉煎”之句。

枝叶

【气味】 **辛，温，有小毒。**

【主治】 **癥结积聚，风劳虚冷，细切酿酒饮。**唐本。

【附方】 旧一，新二。**天蓼酒**治风，立有奇效。木天蓼一斤，去皮细锉，以生绢盛，入好酒三斗浸之，春夏一七，秋冬二七日。每空心、日午、下晚各温一盏饮。若常服，只饮一次。老幼临时加减。圣惠方。**气痢不止**寒食一百五日，采木蓼暴干。用时为末，粥饮服一钱。圣惠方。**大风白癞**天蓼刮去粗皮锉四两，水一斗，煎汁一升，煮糯米作粥，空心食之。病在上吐出，在中汗出，在下泄出。避风。又方：天蓼三斤，天麻一斤半，生锉，以水三斗五升，煎一斗，去滓，石器慢煎如饧。每服半匙，荆芥、薄荷酒下，日二夜一，一月见效。圣惠方。

小天蓼

【气味】 **甘，温，无毒。**

【主治】 **一切风虚羸冷，手足疼痹，无论老幼轻重，浸酒及煮汁服之。十许日，觉皮肤间风出如虫行。**藏器。

【发明】〔藏器曰〕木天蓼出深山中，人云久服损寿，以其逐风损气故也。藤天蓼、小天蓼三者，俱能逐风。其中优劣，小者为胜。

子

【气味】 **苦、辛，微热，无毒。**

【主治】 **贼风口面㖞斜，冷痃癖气块，女子虚劳。**甄权。

根

【主治】 **风虫牙痛，捣丸塞之，连易四五次，除根。勿咽汁。**时珍。出普济。

放杖木拾遗

【集解】〔藏器曰〕生温、括、睦、婺诸州山中。树如木天蓼。老人服之，一月放杖，故以为名。

【气味】 **甘，温，无毒。**

【主治】 **一切风血，理腰脚，轻身变白不老，浸酒服之。**藏器。

接骨木唐本草

【释名】 **续骨木**纲目**木蒴藋**〔颂曰〕接骨以功而名。花、叶都类蒴藋、陆英、水芹辈，故一名木蒴藋。

【集解】〔恭曰〕所在皆有之。叶如陆英，花亦相似。但作树高一二丈许，木体轻虚无心。斫枝扦之便生，人家亦种之。

【气味】 **甘、苦，平，无毒。**〔藏器曰〕捣汁亦吐人，有小毒。

【主治】 **折伤，续筋骨，除风痹龋齿，可作浴汤。**唐本。**根皮：主痰饮，下水肿及痰疟，煮汁服之。当利下及吐出。不可多服。**藏器。**打伤瘀血及产妇恶血，一切血不行，或不止，并煮汁服。**时珍。出千金。

【附方】 旧一，新一。**折伤筋骨**接骨木半两，乳香半钱，芍药、当归、芎䓖、自然铜各一两，为末。化黄蜡四两，投药搅匀，众手丸如芡子大。若止伤损，酒化一丸。若碎折筋骨，先用此傅帖，乃服。卫生易简。**产后血运**五心烦热，气力欲绝，及寒热不禁。以接骨木破如笄子一握，用水一升，煎取半升，分服。或小便频数，恶血不止，服之即瘥。此木煮之三次，其力一般。乃起死妙方。产书。

叶

【主治】 **痰疟，大人七叶，小儿三叶，生捣汁服，取吐。**藏器。

灵寿木拾遗

【释名】 **扶老杖**孟康**椐**

【集解】 〔藏器曰〕生剑南山谷，圆长皮紫。汉书：孔光年老，赐灵寿杖。颜师古注云：木似竹有节，长不过八九尺，围三四寸，自然有合杖制，不须削理。作杖，令人延年益寿。〔时珍曰〕陆氏诗疏云：椐即樻也。节中肿，似扶老，即今灵寿也。人以作杖及马鞭。弘农郡共北山有之。

根皮

【气味】 **苦，平。**

【主治】 **止水。**藏器。

楤木音葱。拾遗

【集解】 〔藏器曰〕生江南山谷。高丈余，直上无枝，茎上有刺。山人折取头茹食，谓之吻头。〔时珍曰〕今山中亦有之。树顶丛生叶，山人采食，谓之鹊不踏，以其多刺而无枝故也。

白皮

【气味】 **辛，平，有小毒。**

【主治】 **水㿗，煮汁服一盏，当下水。如病已困，取根捣碎，坐之取气，水自下。又能烂人牙齿，有虫者取片许内孔中，当自烂落。**藏器。

木麻拾遗

【集解】 〔藏器曰〕生江南山谷林泽。叶似胡麻相对，山人取以酿酒饮。

【气味】 **甘，温，无毒。**

【主治】 **老血，妇人月闭，风气羸瘦瘕瘕。久服，令人有子。**藏器。

大空唐本草

【集解】 〔恭曰〕大空生襄州，所在山谷中亦有之。秦陇人名独空。作小树，抽条高六七尺。叶似楮，小圆厚。根皮赤色。〔时珍曰〕小树大叶，似桐叶而不尖，深绿而皱文。根皮虚软，山人采杀虱极妙。捣叶筛蔬圃中，杀虫。

根皮

【气味】 **苦，平，有小毒。**

【主治】 **杀三虫。作末和油涂发，虮虱皆死。**藏器。

本草纲目木部目录第三十七卷

木之四寓木类一十二种

茯苓本经　**琥珀**别录　**瑿**嘉祐　**猪苓**本经　**雷丸**本经　**桑上寄生**本经　**松萝**本经　**枫柳**唐本　**桃寄生**纲目　**柳寄生**纲目　**占斯**别录　**石刺木**拾遗

上附方旧十五，新四十。

木之五苞木类四种

竹本经　**天竹黄**开宝　**仙人杖**嘉祐　**鬼齿**拾遗

上附方旧十七，新二十。

木之六杂木类七种　附录一十九种

淮木本经　**城东腐木**别录　**东家鸡栖木**拾遗　**古厕木**拾遗　**古榇板**拾遗　**震烧木**拾遗　**河边木**拾遗

上附方新一

〔附录〕别录八种，海药二种，拾遗九种。

新雉木　合新木　俳蒲木　遂阳木　学木核　栒核　木核　荻皮　栅木皮　乾陀木　马疡木　角落木　芙树　白马骨　慈母　黄屑　那耆悉　帝休　大木皮

本草纲目木部第三十七卷

木之四寓木类一十二种

茯苓本经上品

【释名】 **伏灵**纲目**伏菟**本经**松腴不死面**记事珠**抱根者名伏神**别录〔宗奭曰〕多年樵斫之松根之气味，抑郁未绝，精英未沦。其精气盛者，发泄于外，结为茯苓，故不抱根，离其本体，有零之义也。津气不盛，止能附结本根，既不离本，故曰伏神。〔时珍曰〕茯苓，史记·龟策传作伏灵。盖松之神灵之气，伏结而成，故谓之伏灵、伏神也。仙经言伏灵大如拳者，佩之令百鬼消灭，则神灵之气，亦可徵矣。俗作苓者，传写之讹尔。下有伏灵，上有兔丝，故又名伏兔。或云"其形如兔故名"，亦通。

【集解】 〔别录曰〕茯苓、茯神生太山山谷大松下。二月、八月采，阴干。〔弘景曰〕今出郁州。大者如三四升器，外皮黑而细皱，内坚白，形如鸟、兽、龟、鳖者良。虚赤者不佳。性无朽蛀，埋地中三十年，犹色理无异也。〔恭曰〕今太山亦有茯苓，实而理小，不复采用。第一出华山，形极粗大。雍州南山亦有，不如华山。〔保升曰〕所在大松处皆有，惟华山最多。生枯松树下，形块无定，以似龟、鸟形者为佳。〔禹锡曰〕范子计然言：茯苓出嵩山及三辅。淮南子言：千年之松，下有茯苓，上有兔丝。典术言：松脂入地千岁为茯苓，望松树赤者下[①]有之。广志言：茯神乃松汁所作，胜于茯苓。或云即茯苓贯着松根者。生朱提、濮阳县。〔颂曰〕今太、华、嵩山皆有之。出大松下，附根而生，无苗、叶、花、实，作块如拳在土底，大者至数斤，有赤、白二种。或云松脂变成，或云假松气而生。今东人见山中古松久为人斩伐，其枯折槎枿，枝叶不复上生者，谓之茯苓拨。即于四面丈余地内，以铁头锥刺地。如有茯苓，则锥固不可拔，乃掘取之。其拨大者，茯苓亦大。皆自作块，不附着根。其包根而轻虚者为茯神，则假气生者，其说胜矣。龟策传云：茯苓在兔丝之下，状如飞鸟之形。新雨已霁，天静无风，以火夜烧兔丝去之，即篝烛此地罩之，火灭即记其处。明乃掘取，入地四尺或七尺得矣。此类今不闻有之。〔宗奭曰〕上有兔丝之说，甚为轻信。〔时珍曰〕下有茯苓，则上有灵气如丝之状，山人亦时见之，非兔丝子之兔丝也。注淮南子者，以兔丝子及女萝为说，误矣。茯苓有大如斗者，有坚如石者，绝胜。其轻虚者不佳，盖年浅未坚故尔。刘宋·王微茯苓赞云：皓苓下居，彤丝上荟。中状鸡凫，其容龟蔡。神侔少司，保延幼艾。终志不移，柔红可佩。观此彤丝，即兔丝之证矣。寇氏未解此义。

【修治】 〔敩曰〕凡用，去皮心，

① 下：原脱，今据《太平御览》卷九八九、《证类本草》卷十二补。

捣细，于水盆中搅浊，浮者滤去之。此是茯苓赤筋，若误服饵，令人瞳子并黑睛点小，兼盲目。〔弘景曰〕作丸散者，先煮二三沸乃切，暴干用。

【气味】 **甘，平，无毒**。〔元素曰〕性温，味甘而淡，气味俱薄，浮而升，阳也。〔之才曰〕马间为之使。得甘草、防风、芍药、紫石英、麦门冬，共疗五脏。恶白敛，畏牡蒙、地榆、雄黄、秦艽、龟甲，忌米醋及酸物。〔弘景曰〕药无马间，或是马茎也。〔恭曰〕李氏本草：马刀为茯苓使，间字草书似刀字，传讹尔。〔志曰〕二注恐皆非也。当是马蔺字。

【主治】 **胸胁逆气，忧恚惊邪恐悸，心下结痛，寒热烦满咳逆，口焦舌干，利小便。久服，安魂养神，不饥延年**。本经。**止消渴好睡**[①]**，大腹淋沥，膈中痰水，水肿淋结，开胸腑，调脏气，伐肾邪，长阴，益气力，保神气**[②]。别录。**开胃止呕逆，善安心神，主肺痿痰壅，心腹胀满，小儿惊痫，女人热淋**。甄权。**补五劳七伤，开心益志，止健忘，暖腰膝，安胎**。大明。**止渴，利小便，除湿益燥，和中益气，利腰脐间血**。元素。**逐水缓脾，生津导气，平火止泄，除虚热，开腠理**。李杲。**泻膀胱，益脾胃，治肾积奔豚**。好古。

赤茯苓

【主治】 **破结气**。甄权。**泻心、小肠、膀胱湿热，利窍行水**。时珍。

茯苓皮

【主治】 **水肿肤胀，开水道，开腠理**。时珍。

【发明】 〔弘景曰〕茯苓白色者补，赤色者利。俗用甚多，仙方服食亦为至要。云其通神而致灵，和魂而炼魄，利窍而益肌，厚肠而开心，调营而理卫，上品仙药也。善能断谷不饥。〔宗奭曰〕茯苓行水之功多，益心脾不可缺也。〔元素曰〕茯苓赤泻白补，上古无此说。气味俱薄，性浮而升。其用有五，利小便也，开腠理也，生津液也，除虚热也，止泻也。如小便利或数者，多服则损人目。汗多人服之，亦损元气，夭人寿，为其淡而渗也。又云：淡为天之阳，阳当上行，何以利水而泻下？气薄者阳中之阴，所以茯苓利水泻下。不离阳之体，故入手太阳。〔杲曰〕白者入壬癸，赤者入丙丁。味甘而淡，降也，阳中阴也。其用有六，利窍而除湿，益气而和中，治惊悸，生津液，小便多者能止，小便结者能通。又云：湿淫所胜，小便不利。淡以利窍，甘以助阳。温[③]平能益脾逐水，乃除湿之圣药也。〔好古曰〕白者入手太阴、足太阳经气分，赤者入足太阴、手少阴、太阳气分。伐肾邪。小便多，能止之；小便涩，能利之。与车前子相似，虽利小便而不走气。酒浸与光明朱砂同用，能秘童元。味甘而平，如何是利小便耶。〔震亨曰〕茯苓得松之余气而成，属金，仲景利小便多用之，此暴新病之要药也。若阴虚者，恐未为宜。此物有行水之功，久服损人。八味丸用之者，亦不过接引他药归就肾经，去胞中久陈积垢，为搬运之功耳。〔时珍曰〕茯苓，本草又言利小便，伐肾邪。至李东垣、王海藏，乃言小便多者能止，涩者能通，同朱砂能秘真元。而朱丹溪又言阴虚者不宜用，义似相反，何哉？茯苓气味淡而渗，其性上行，生津液，开腠理，滋水之源而下降，利小便。故张洁古谓其属阳，浮而升，言其性也；东垣谓其为阳中之阴，降

---

① 睡：《千金翼》卷三、《大观本草》卷十二并作“唾”。

② 气：《千金翼》卷三、《证类本草》卷十二并作“守中”二字。

③ 温：《汤液本草》卷下作“甘”。

而下，言其功也。素问云：饮食入胃，游溢精气，上输于[①]肺，通调水道，下输膀胱。观此，则知淡渗之药，俱皆上行而后下降，非直下行也。小便多，其源亦异。素问云：肺气盛则小便数而欠；虚则欠呿，小便遗数。心虚则少气遗溺。下焦虚则遗溺。胞移热于膀胱则遗溺。膀胱不利为癃，不约为遗。厥阴病则遗溺闭癃。所谓肺气盛者，实热也。其人必气壮脉强。宜用茯苓甘淡以渗其热，故曰小便多者能止也。若夫肺虚、心虚、胞热、厥阴病者，皆虚热也。其人必上热下寒，脉虚而弱。法当用升阳之药，以升水降火。膀胱不约、下焦虚者，乃火投于水，水泉不藏，脱阳之证。其人必肢冷脉迟。法当用温热之药，峻补其下，交济坎离。二证皆非茯苓辈淡渗之药所可治，故曰阴虚者不宜用也。仙家虽有服食之法，亦当因人而用焉。

茯神

【气味】　甘，平，无毒。

【主治】　**辟不祥，疗风眩风虚，五劳口干，止惊悸、多恚怒、善忘，开心益智，安魂魄，养精神。**别录。**补劳乏，主心下急痛坚满。人虚而小肠不利者，加而用之。**甄权。

神木即伏神心内木也。又名黄松节。

【主治】　**偏风，口面㖞斜，毒风，筋挛不语，心神惊掣，虚而健忘。**甄权。**治脚气痹痛，诸筋牵缩。**时珍。

【发明】　〔弘景曰〕仙方止云茯苓而无茯神，为疗既同，用应无嫌。〔时珍曰〕神农本草止言茯苓，名医别录始添茯神，而主治皆同。后人治心病必用茯神。故洁古张氏云：风眩心虚，非茯神不能除。然茯苓未尝不治心病也。陶弘景始言茯苓赤泻白补。李杲复分赤入丙丁，白入壬癸。此其发前人之秘者。时珍则谓茯苓、茯神，只当云赤入血分，白入气分，各从其类，如牡丹、芍药之义，不当以丙丁、壬癸分也。若以丙丁、壬癸分，则白茯神不能治心病，赤茯苓不能入膀胱矣。张元素不分赤白之说，于理欠通。圣济录松节散：用茯神心中木一两，乳香一钱，石器炒，研为末。每服二钱，木瓜酒下。治风寒冷湿搏于筋骨，足筋挛痛，行步艰难，但是诸筋挛缩疼痛并主之。

【附方】　旧五，新二十六。**服茯苓法**〔颂曰〕仙方多单饵茯苓。其法：取白茯苓五斤，去黑皮，捣筛，以熟绢囊盛，于二斗米下蒸之。米熟即止，暴干又蒸，如此三遍。乃取牛乳二斗和合，着铜器中，微火煮如膏，收之。每食以竹刀割，随性饱食，辟谷不饥也。如欲食谷，先煮葵汁饮之。又茯苓酥法：白茯苓三十斤，山之阳者甘美，山之阴者味苦，去皮薄切，暴干蒸之。以汤淋去苦味，淋之不止，其汁当甜。乃暴干筛末，用酒三石、蜜三升相和，置大瓮中，搅之百匝，密封勿泄气。冬五十日，夏二十五日，酥自浮出酒上。掠取，其味极甘美。作掌大块，空室中阴干，色赤如枣。饥时食一枚，酒送之，终日不食，名神仙度世之法。又服食法：以茯苓合白菊花，或合桂心，或合术，为散、丸自任。皆可常服，补益殊胜。儒门事亲方用茯苓四两，头白面二两，水调作饼，以黄蜡三两煎熟。饱食一顿，便绝食辟谷。至三日觉难受，以后气力渐生也。经验后方：服法用华山挺子茯苓，削如枣大方块，安新瓮内，好酒浸之，纸封一[②]重，百日乃开，其色当如饧糖。可日食一块，至百日肌体润泽，一

① 于：此下《素问·经脉别论》有“脾，脾气散精，上归于”八字。

② 一：《证类本草》卷十二作“三”。

年可夜视物，久久肠化为筋，延年耐老，面若童颜。嵩高记用茯苓、松脂各二斤，淳酒浸之，和以白蜜。日三服之，久久通灵。又法：白茯苓去皮，酒浸十五日，漉出为散。每服三钱，水调下，日三服。孙真人枕中记云：茯苓久服，百日病除，二百日昼夜不眠，二年役使鬼神，四年后玉女来侍。葛洪抱朴子云：任子季服茯苓十八年，玉女从之，能隐能彰，不食谷，灸瘢灭，面体玉泽。又黄初起服茯苓五万日，能坐在立亡，日中无影。**交感丸方**见草部莎根下。**吴仙丹方**见果部吴茱萸下。**胸胁气逆**胀满。茯苓一两，人参半两。每服三钱，水煎服，日三。圣济总录。**养心安神**朱雀丸：治心神不定，恍惚健忘不乐，火不下降，水不上升，时复振跳。常服，消阴养火，全心气。茯神二两，去皮，沉香半两，为末，炼蜜丸小豆大。每服三十丸，食后参汤下。百一选方。**血虚心汗**别处无汗，独心孔有汗，思虑多则汗亦多，宜养心血，以艾汤调茯苓末，日服一钱。证治要诀。**心虚梦泄**或白浊。白茯苓末二钱，米汤调下，日二服。苏东坡方也。直指方。**虚滑遗精**白茯苓二两，缩砂仁一两，为末，入盐二钱。精羊肉批片，掺药炙食，以酒送下。普济方。**漏精白浊**方见菜部薯蓣下。**浊遗带下**威喜丸：治丈夫元阳虚惫，精气不固，小便下浊，余沥常流，梦寐多惊，频频遗泄，妇人白淫白带并治之。白茯苓去皮四两作匮①，以猪苓四钱半，入内② 煮二十余沸，取出日干，择去猪苓，为末，化黄蜡搜和，丸弹子大。每嚼一丸，空心津下，以小便清为度。忌米醋。李时珍曰：抱朴子言茯苓千万岁，其上生小木，状似莲花，名曰木威喜芝。夜视有光，烧之不焦，带之辟兵，服之长生。和剂局方威嘉丸之名，盖取诸此。**小便频多**白茯苓去皮、干山药去皮，以白矾水瀹过，焙，等分为末。每米饮服二钱。儒门事亲方。**小便不禁**茯苓丸：治心肾俱虚，神志不守，小便淋沥不禁。用白茯苓、赤茯苓等分，为末。以新汲水挼洗去筋，控干，以酒煮地黄汁捣膏搜和，丸弹子大。每嚼一丸，空心盐酒下。三因方。**小便淋浊**由心肾气虚，神志不守，或梦遗白浊。赤、白茯苓等分，为末，新汲水飞去沫，控干。以地黄汁同捣，酒熬作膏，和丸弹子大。空心盐汤嚼下一丸。三因方。**下虚消渴**上盛下虚，心火炎烁，肾水枯涸，不能交济而成渴证。白茯苓一斤，黄连一斤，为末，熬天花粉作糊，丸梧子大。每温汤下五十丸。德生堂经验方。**下部诸疾**龙液膏：用坚实白茯苓去皮焙研，取清溪流水浸去筋膜，复焙，入瓷罐内，以好蜜和匀，入铜釜内，重汤桑柴灰煮一日，取出收之。每空心白汤下二三匙，解烦郁燥渴。一切下部疾，皆可除。积善堂方。**飧泄滑痢**不止。白茯苓一两，木香煨半两，为末。紫苏木瓜汤下二钱。百一选方。**妊娠水肿**小便不利，恶寒。赤茯苓去皮、葵子各半两，为末。每服二钱，新汲水下。禹讲师方。**卒然耳聋**黄蜡不拘多少，和茯苓末细嚼，茶汤下。普济方。**面鼾雀斑**白茯苓末，蜜和，夜夜傅之，二七日愈。姚僧坦集验方。**猪鸡骨哽**五月五日，采楮子晒干、白茯苓等分，为末。每服二钱，乳香汤下。一方不用楮子，以所哽骨煎汤下。经验良方。**痔漏神方**赤、白茯苓去皮、没药各二两，破故纸四两，石臼捣成一块。春、秋酒浸三日，夏二日，冬五日。取出木笼蒸熟，晒干为末，酒糊丸梧子大。每酒服二十丸，渐加至五十丸 。董炳集验方。**血余怪病**手十

---

① 匮：通作“块”。《和剂局方》卷五作“块”。

② 入内：《和剂局方》卷五作“同于瓷器内”五字。

指节断坏，惟有筋连，无节肉，虫出如灯心，长数尺。遍身绿毛卷，名曰血余。以茯苓、胡黄连煎汤，饮之愈。夏子益奇疾方。**水肿尿涩**茯苓皮、椒目等分，煎汤，日饮取效。普济方。

琥珀别录上品

【释名】　**江珠**〔时珍曰〕虎死则精魄入地化为石，此物状似之，故谓之虎魄。俗文从玉，以其类玉也。梵书谓之阿湿摩揭婆。

【集解】　〔别录曰〕琥珀生永昌。〔弘景曰〕旧说松脂沦入地千年所化。今烧之亦作松气。亦有中有一蜂，形色如生者。博物志乃云"烧蜂巢所作"，恐非实也。此或蜂为松脂所沾，因坠地沦没尔。亦有煮毈鸡子及青鱼魫作者，并非真。惟以手心摩热拾芥为真。今并从外国来，而出茯苓处并无，不知出琥珀处复有茯苓否也。〔珣曰〕琥珀是海松木中津液，初若桃胶，后乃凝结。复有南珀，不及舶上来者。〔保升曰〕枫脂入地千年变为琥珀，不独松脂变也。大抵木脂入地千年皆化，但不及枫、松有脂而多经年岁尔。蜂巢既烧，安有蜂形尚在其间。〔宗奭曰〕今西戎亦有，其色差淡而明澈。南方者色深而重浊，彼土人多碾为物形。若谓千年茯苓所化，则其沾着蜂、蚁宛然具在，极不然也。地理志云：海南林邑多出琥珀，松脂沦入地所化。有琥珀则旁无草木。入土浅者五尺，深者八九尺。大者如斛，削去皮乃成。此说为胜。但土地有所宜、不宜，故有能化、不化。烧蜂之说，不知何据。〔承曰〕诸家所说茯苓、琥珀，虽有小异同，皆云松脂所化。但茯苓、茯神，乃大松摧折或斫伐，而根瘢不朽，津液下流而结成，故治心肾，通津液也。若琥珀乃是松树枝节荣盛时，为炎日所灼，流脂出树身外，日渐厚大，因堕土中，津润岁久，为土所渗泄，而光莹之体独存。今可拾芥，尚有粘性。故其虫蚁之类，乃未入土时所粘者。二物皆自松出，而所禀各异。茯苓生于阴而成于阳，琥珀生于阳而成于阴，故皆治营安心而利水也。〔敩曰〕凡用须分红松脂、石珀、水珀、花珀、物象珀、瑿珀、琥珀。其红松脂如琥珀，只是浊，太脆，文横。水珀多无红，色如浅黄，多皱文。石珀如石重，色黄不堪用。花珀文似新马尾松心文，一路赤，一路黄。物象珀其内自有物命，入用神妙。瑿珀是众珀之长。琥珀如血色，以布拭热，吸得芥子者，真也。〔时珍曰〕琥珀拾芥，乃草芥，即禾草也。雷氏言拾芥子，误矣。唐书载西域康干河松木，入水一二年化为石，正与松、枫诸木沈入土化珀，同一理也。今金齿、丽江亦有之。其茯苓千年化琥珀之说，亦误传也。按曹昭格古论云：琥珀出西番、南番，乃枫木津液多年所化。色黄而明莹者名蜡珀，色若松香红而且黄者名明珀，有香者名香珀，出高丽、倭国者色深红。有蜂、蚁、松枝者尤好。

【修治】　〔敩曰〕入药，用水调侧柏子末，安瓷锅中，置琥珀于内煮之，从巳至申，当有异光，捣粉筛用。

【气味】　**甘，平，无毒。**

【主治】　**安五脏，定魂魄，杀精魅邪鬼，消瘀血，通五淋**。别录。**壮心，明目磨翳，止心痛癫邪，疗蛊毒，破结瘕，治产后血枕痛**。大明。**止血生肌，合金疮**。藏器。**清肺，利小肠**。元素。

【发明】　〔震亨曰〕古方用为利小便，以燥脾土有功，脾能运化，肺气下降，故小便可通。若血少不利者，反致其燥急之苦。〔弘景曰〕俗中多带之辟恶。刮屑服，疗瘀血至验。仙经无正用。〔藏器曰〕和大黄、鳖甲作散，酒下方寸匕，下恶血、妇人腹内血，尽即止。宋高祖时，宁州贡琥珀枕，碎以赐军士，傅金疮。

【附方】 旧四，新五。**琥珀散**止血生肌，镇心明目，破癥瘕气块，产后血运闷绝，儿枕痛，并宜饵此方。琥珀一两，鳖甲一两，京三棱一两，延胡索半两，没药半两，大黄六铢，熬捣为散。空心酒服三钱匕，日再服。神验莫及。产后即减大黄。海药本草。**小儿胎惊**琥珀、防风各一钱，朱砂半钱，为末。猪乳调一字，入口中，最妙。直指方。**小儿胎痫**琥珀、朱砂各少许，全蝎一枚，为末。麦门冬汤调一字服。直指方。**小便转胞**真琥珀一两，为末。用水四升，葱白十茎，煮汁三升，入珀末二钱，温服。沙石诸淋，三服皆效。圣惠方。**小便淋沥**琥珀为末二钱，麝香少许，白汤服之，或萱草煎汤服。老人、虚人以人参汤下。亦可蜜丸，以赤茯苓汤下。普济方。**小便尿血**琥珀为末。每服二钱，灯心汤下。直指方。**从高坠下**有瘀血在内。刮琥珀屑，酒服方寸匕。或入蒲黄三二匕，日服四五次。外台秘要。**金疮闷绝**不识人。琥珀研粉，童子小便调一钱。三服瘥。鬼遗方。**鱼骨哽咽**六七日不出。用琥珀珠一串，推入哽所，牵引之即出。外台秘要。

瑿音黳。宋嘉祐

【释名】 瑿珀〔曰〕瑿是众珀之长，故号瑿珀。〔时珍曰〕亦作瑿。其色黳黑，故名。

【集解】 〔恭曰〕古来相传松脂千年为茯苓，又千年为琥珀，又千年为瑿。二物烧之，皆有松气，状似玄玉而轻。出西戎，而有茯苓处无此物。今西州南三百里碛中得者，大则方尺，黑润而轻，烧之腥臭。高昌人名为木瑿，谓玄玉为石瑿。洪州土石间得者，烧作松气，功同琥珀，见风拆破，不堪为器。恐此二种及琥珀，或非松脂所为也。〔慎微曰〕梁四公子传：杰[1]公云：交河之间平碛中，掘深一丈，下有瑿珀，黑逾纯漆，或大如车轮。末服，攻妇人小肠癥瘕诸疾。〔时珍曰〕瑿即琥珀之黑色者，或因土色熏染，或是一种木沈结成，未必是千年琥珀复化也。玉策经[2]言：松脂千年作茯苓，茯苓千年作琥珀，琥珀千年作石胆，石胆千年作威喜。大抵皆是神异之说，未可深凭。雷敩琥珀下所说诸珀可据。

【气味】 **甘，平，无毒。**

【主治】 **补心安神，破血生肌，治妇人癥瘕。**唐本。**小儿带之辟恶，磨滴目翳赤障。**藏器。

猪苓本经中品

【释名】 **豭猪屎**本经**豕橐**庄子**地乌桃**图经。〔弘景曰〕其块黑似猪屎，故以名之。司马彪注庄子云：豕橐一名苓，其根似猪矢是也。〔时珍曰〕马屎曰通，猪屎曰零，即苓字，其块零落而下故也。

【集解】 〔别录曰〕猪苓生衡山山谷，及济阴冤句。二月、八月采，阴干。〔弘景曰〕是枫树苓，其皮黑色，肉白而实者佳，削去皮用。〔颂曰〕今蜀州、眉州亦有之。生土底，不必枫根下始有也。〔时珍曰〕猪苓亦是木之余气所结，如松之余气结茯苓之义。他木皆有，枫木为多耳。

【修治】 〔敩曰〕采得，铜刀削去

---

① 杰：原作“奈”，字误。今据《太平广记》卷八十一改。

② 经：按卷一引据经史百家书目及卷三十四松条俱作“记”。

粗皮，薄切，以东流水浸一夜。至明漉出，细切，以升麻叶对蒸一日，去叶，晒干用。〔时珍曰〕猪苓取其行湿，生用更佳。

【气味】　**甘，平，无毒。**〔普曰〕神农：甘。雷公：苦，无毒。〔权曰〕微热。〔元素曰〕气平味甘，气味俱薄，升而微降，与茯苓同。〔杲曰〕淡甘平，降也，阳中阴也。〔好古曰〕甘重于苦，阳也。入足太阳、足少阴经。

【主治】　**痎疟，解毒蛊疰不祥，利水道。久服，轻身耐老。**本经。**解伤寒温疫大热，发汗，主肿胀满腹急痛。**甄权。**治渴除湿，去心中懊憹。**元素。**泻膀胱。**好古。**开腠理，治淋肿脚气，白浊带下，妊娠子淋胎肿，小便不利。**时珍。

【发明】　〔颂曰〕张仲景治消渴脉浮、小便不利、微热者，猪苓散发其汗。病欲饮水而复吐，名为水逆，冬时寒嗽如疟状者，亦与猪苓散，此即五苓散也。猪苓、茯苓、术各三两，泽泻五分，桂二分，细捣筛，水服方寸匕，日三。多饮暖水，汗出即愈。利水道诸汤剂，无若此快，今人皆用之。〔杲曰〕苦以泄滞，甘以助阳，淡以利窍，故能除湿利小便。〔宗奭曰〕猪苓引水之功多，久服必损肾气，昏人目。久服者，宜详审之。〔元素曰〕猪苓淡渗，大燥亡津液，无湿证者勿服之。〔时珍曰〕猪苓淡渗，气升而又能降。故能开腠理，利小便，与茯苓同功。但入补药不如茯苓也。

〔**附方**〕旧五新二**伤寒口渴**邪在脏也，猪苓汤主之。猪苓、茯苓、泽泻、滑石、阿胶各一两，以水四升，煮取二升。每服七合，日三服。呕而思水者，亦主之。张仲景方。**小儿秘结**猪苓一两，以水少许，煮鸡屎白一钱，调服，立通。外台秘要。**通身肿满**小便不利。猪苓五两，为末。熟水服方寸匕，日三服。杨氏产乳。**妊娠肿渴**从脚至腹，小便不利，微渴引饮。方同上法。子母秘录。**妊娠子淋**方同上法，日三夜二，以通为度。小品方。**壮年遗溺**[①]方见草部半夏下。**消渴白浊**方见半夏。

雷丸本经下品

【释名】　**雷实**别录**雷矢**同上**竹苓**〔时珍曰〕雷斧、雷楔，皆霹雳击物精气所化。此物生土中，无苗叶而杀虫逐邪，犹雷之丸也。竹之余气所结，故曰竹苓。苓亦屎也，古者屎、苓字通用。

【集解】　〔别录曰〕雷丸生石城山谷及汉中土中。八月采根，暴干。〔弘景曰〕今出建平、宜都间。累累相连如丸。〔恭曰〕雷丸，竹之苓也。无有苗蔓，皆零，无相连者。今出房州、金州。〔时珍曰〕雷丸大小如栗，状如猪苓而圆，皮黑肉白，甚坚实。

【修治】　〔敩曰〕凡使，用甘草水浸一夜，铜刀刮去黑皮，破作四五片。以甘草水再浸一宿，蒸之，从巳至未，日干。酒拌再蒸，日干用。〔大明曰〕入药炮用。

【气味】　**苦，寒，有小毒。**〔别录曰〕咸，微寒，有小毒。赤者杀人，白者善。〔普曰〕神农：苦。黄帝、岐伯、桐君：甘，有毒。扁鹊：甘，无毒。李当之：大寒。〔权曰〕苦：有小毒。〔时珍曰〕甘、微苦，平。〔之才曰〕荔实、厚朴、蓄根、芫花为之使，恶葛根。

【主治】　**杀三虫，逐毒气胃中热。利丈夫，不利女子。**本经。**作摩膏，除小儿百病，逐邪气恶风汗出，除皮中热结积蛊毒，白虫寸白自出不止。久服，令人阴痿。**别录。**逐风，主癫痫狂走。**甄权。

---

① 遗溺：《本事方》卷三作"梦遗"，义长。

【发明】 〔弘景曰〕本经云利丈夫，别录曰久服阴痿，于事相反。〔志曰〕经言利丈夫不利女子，乃疏利男子元气，不疏利女子脏气，故曰久服令人阴痿也。〔时珍曰〕按范正敏遁斋闲览云：杨勔中年得异疾，每发语，腹中有小声应之，久渐声大。有道士见之曰：此应声虫也。但读本草，取不应者治之。读至雷丸，不应。遂顿服数粒而愈。

【附方】 旧一，新二。**小儿出汗**有热。雷丸四两，粉半斤，为末扑之。千金方。**下寸白虫**雷丸，水浸去皮，切焙为末。五更初，食炙肉少许，以稀粥饮服一钱匕。须上半月服，虫乃下。经验方。**筋肉化虫**方见石部雄黄下。

桑上寄生本经上品

【释名】 **寄屑**本经**寓木**本经**宛童**本经**茑**鸟、吊二音。〔时珍曰〕此物寄寓他木而生，如鸟立于上，故曰寄生、寓木、茑木。俗呼为寄生草。东方朔传云：在树为寄生，在地为窭薮。

【集解】 〔别录曰〕桑上寄生，生弘农川谷桑树上。三月三日采茎叶，阴干。〔弘景曰〕寄生松上、杨上、枫上皆有，形类是一般，但根津所因处为异，则各随其树名之。生树枝间，根在枝节之内。叶圆青赤，厚泽易折。旁自生枝节。冬夏生，四月花白。五月实赤，大如小豆。处处皆有，以出彭城者为胜。俗呼为续断用之，而本经续断别在上品，主疗不同，市人混杂无识者。〔恭曰〕此多生枫、槲、榉柳、水杨等树上。叶无阴阳，如细柳叶而厚脆。茎粗短。子黄色，大如小枣。惟虢州有桑上者，子汁甚粘，核大似小豆，九月始熟，黄色。陶言五月实赤，大如小豆，盖未见也。江南人相承用其茎为续断，殊不相关。〔保升曰〕诸树多有寄生，茎、叶并相似，云是乌鸟食一物子，粪落树上，感气而生。叶如橘而厚软，茎如槐而肥脆。处处虽有，须桑上者佳。然非自采，即难以别。可断茎视之，色深黄者为验。又图经云：叶似龙胆而厚阔。茎短似鸡脚，作树形。三月、四月花，黄白色。六月、七月结子，黄绿色，如小豆，以汁稠粘者良也。〔大明曰〕人多收榉树上者为桑寄生。桑上极少，纵有，形与榉上者亦不同。次即枫树上者，力与榉树上者相同，黄色。七月、八月采。〔宗奭曰〕桑寄生皆言处处有之。从宦南北，处处难得。岂岁岁斫践之，苦不能生耶？抑方宜不同耶？若以为鸟食物子落枝节间感气而生，则麦当生麦，谷当生谷，不当生此一物也。自是感造化之气，别是一物。古人惟取桑上者，是假其气尔。第以难得真者，真者下咽，必验如神。向有求此于吴中诸邑者。予遍搜不可得，遂以实告之。邻邑以他木寄生送上，服之逾月而死，可不慎哉？〔震亨曰〕桑寄生药之要品，而人不谙其的，惜哉。近海州邑及海外之境，其地暖而不蚕，桑无采捋之苦，气厚意浓，自然生出也。何尝节间可容他子耶？〔时珍曰〕寄生高者二三尺。其叶圆而微尖，厚而柔，面青而光泽，背淡紫而有茸。人言川蜀桑多，时有生者。他处鲜得。须自采或连桑采者乃可用。世俗多以杂树上者充之，气性不同，恐反有害也。按郑樵通志云：寄生有两种：一种大者，叶如石榴叶；一种小者，叶如麻黄叶。其子皆相似。大者曰茑，小者曰女萝。今观蜀本韩氏所说亦是两种，与郑说同。

【修治】 〔敩曰〕采得，铜刀和根、枝、茎、叶细锉，阴干用。勿见火。

【气味】 **苦，平，无毒。**〔别录曰〕甘，无毒。

【主治】 **腰痛，小儿背强，痈肿，充肌肤，坚发齿，长须眉，安胎。**本经。**去女子崩中内伤不足，产后余疾，下乳汁，主金疮，去痹。**别录。**助筋骨，益血脉。**大明。**主怀妊漏血不止，令胎牢固。**甄权。

实

【气味】 **甘，平，无毒。**

【主治】 **明目，轻身，通神。**本经。

【附方】 新四。**膈气**生桑寄生捣汁一盏，服之。集简方。**胎动腹痛**桑寄生一两半，阿胶炒半两，艾叶半两，水一盏半，煎一盏，去滓温服。或去艾叶。圣惠方。**毒痢脓血**六脉微小，并无寒热。宜以桑寄生二两，防风、大芎二钱半，炙甘草三铢，为末。每服二钱，水一盏，煎八分，和滓服。杨子建护命方。**下血后虚**下血止后，但觉丹田元气虚乏，腰膝沉重少力。桑寄生为末。每服一钱，非时白汤点服。杨子建护命方。

松萝本经中品

【释名】 **女萝**别录**松上寄生**〔时珍曰〕名义未详。

【集解】 〔别录曰〕松萝生熊耳山谷松树上。五月采。阴干。〔弘景曰〕东山甚多。生杂树上，而以松上者为真。诗云：茑与女萝，施于松上。茑是寄生，以桑上者为真，不用松上者，互有异同尔。〔时珍曰〕按毛苌诗注云：女萝，兔丝也。吴普本草：兔丝一名松萝。陶弘景谓茑是桑上寄生，松萝是松上寄生。陆佃埤雅言：茑是松、柏上寄生，女萝是松上浮蔓。又言：在木为女萝，在草为兔丝。郑樵通志言：寄生有二种，大曰茑，小曰女萝。陆玑诗疏言：兔丝蔓生草上，黄赤如金，非松萝也。松萝蔓延松上生枝正青，与兔丝殊异。罗愿尔雅翼云：女萝色青而细长，无杂蔓。故山鬼云"被薜荔兮带女萝"，谓青长如带也。兔丝黄赤不相类。然二者附物而生，有时相结。故古乐府云：南山幂幂兔丝花，北陵青青女萝树。由来花叶同一心，今日枝条分两处。唐乐府云：兔丝故无情，随风任颠倒。谁使女萝枝，而来强萦抱。两草犹一心，人心不如草。据此诸说，则女萝之为松上蔓，当以二陆、罗氏之说为的。其曰兔丝者，误矣。

【气味】 **苦、甘，平，无毒。**

【主治】 **嗔怒邪气，止虚汗头风，女子阴寒肿痛。**本经。**疗痰热温疟，可为吐汤，利水道。**别录。**治寒热，胸中客痰涎，去头疮、项上瘤瘿，令人得眠。**甄权。

【发明】 〔时珍曰〕松萝能平肝邪，去寒热。同瓜蒂诸药则能吐痰，非松萝能吐人也。葛洪肘后方治胸中有痰，头痛不欲食，气壮者。用松萝、杜蘅各三两，瓜蒂三十枚，酒一升二合渍再宿。旦饮一合，取吐。不吐，晚再服一合。孙思邈千金方治胸膈痰辟积热，断膈汤：用松萝、甘草各一两，恒山三两，瓜蒂二十一枚，水、酒各一升半，煮取一升。分三服，取吐。

枫柳唐本草

【集解】 〔恭曰〕枫柳出原州。叶似槐，茎赤根黄。子六月熟，绿色而细。剥取茎皮用。〔时珍曰〕苏恭言枫柳有毒，出原州。陈藏器驳之，以为枫柳皮即今枫树皮，性涩能止水痢。按斗门方言即今枫树上寄生，其叶亦可制粉霜，此说是也。若是枫树，则处处甚多，何必专出原州耶？陈说误矣。枫皮见前枫香脂下。

皮

【气味】 **辛，大热，有毒。**

【主治】 **风，龋齿痛**。唐本。**积年痛风不可忍，久治无效者。细锉焙，不限多少，入脑、麝浸酒常服，以醉为度**。斗门方。

桃寄生纲目

【气味】 **苦，辛，无毒**。

【主治】 **小儿中蛊毒，腹内坚痛，面目青黄，淋露骨立。取二两为末，如茶点服，日四五服**。时珍。圣惠方。

柳寄生纲目

【集解】 〔时珍曰〕此即寄生之生柳上者。

【气味】 **苦，平，无毒**。

【主治】 **膈气刺痛，捣汁服一杯**。时珍。

占斯别录下品

【释名】 **炭皮**别录**良无极**纲目。〔时珍曰〕占斯，范汪方谓之良无极，刘涓子鬼遗方谓之木占斯，盛称其功，而别录一名炭皮，殊不可晓。

【集解】 〔别录曰〕占斯生太山山谷。采无时。〔弘景曰〕李当之云：是樟树上寄生，树大衔枝在肌肉。今人皆以胡桃皮为之，非是真也。按桐君采药录云：生上洛。是木皮，状如厚朴，色似桂白，其理一纵一横。今市人皆削，乃似厚朴，而无正纵横理。不知此复是何物，莫测真假也。

【气味】 **苦，温，无毒**。〔权曰〕辛，平，无毒。茱萸为之使。

【主治】 **邪气湿痹，寒热疽疮，除水坚积血癥，月闭无子。小儿躄不能行，诸恶疮痈肿，止腹痛，令女人有子**。别录。**主脾热，洗手足水烂伤**①。甄权。**解狼毒毒**。藏器。

【附方】 新一。**木占斯散**治发背肠痈疽痔，妇人乳痈，诸产癥瘕，无有不疗。服之肿去痛止脓消，已溃者便早愈也。木占斯、甘草炙、厚朴炙、细辛、栝楼、防风、干姜、人参、桔梗、败酱各一两，为散。酒服方寸匕，昼七夜四，以多为善。此药入咽，当觉流入疮中，令化为水也。痈疽灸不发败坏者，尤可服之。内痈在上者，当吐脓血；在下者，当下脓血。其疮未坏及长服者，去败酱。一方加桂心。刘涓子鬼遗方。

石刺木拾遗

【集解】 〔藏器曰〕石刺木乃木上寄生也。生南方林筤间。其树江西人呼靳刺，亦种为篱院，树似棘而大，枝上有逆钩。

根皮

【气味】 **苦，平，无毒**。

【主治】 **破血，产后余血结瘕，煮汁服，神验不可言**。藏器。

木之五苞木类四种

竹本经中品

【释名】 〔时珍曰〕竹字象形。许慎说文云："竹，冬生艸也。"故字从倒艸。戴凯之竹谱云：植物之中，有名曰竹。不刚不柔，非草非木。小异实虚，大同节目。

【集解】 〔弘景曰〕竹类甚多，入药用篁竹，次用淡、苦竹。又一种薄壳者，名甘竹，叶最胜。又有实中竹、篁竹，并以笋为佳，于药无用。〔颂曰〕竹处处有之。其类甚多，而入药惟用篁竹、

---

① 伤：《证类本草》卷三十作“疮”，义长。

淡竹、苦竹三种，人多不能尽别。按竹谱：箽竹坚而促节，体圆而质劲，皮白如霜，大者宜刺船，细者可为笛。苦竹有白有紫。甘竹似篁而茂，即淡竹也。然今之刺船者，多用桂竹。作笛自有一种，亦不名箽竹。苦竹亦有二种：一出江西、闽中，本极粗大，笋味殊苦，不可啖；一出江浙，肉厚而叶长阔，笋微有苦味，俗呼甜苦笋是也。今南人入药烧沥，惟用淡竹一品，肉薄，节间有粉者。〔时珍曰〕竹惟江河之南甚多，故曰九河鲜有，五岭实繁。大抵皆土中苞笋，各以时而出，旬日落箨而成竹也。茎有节，节有枝；枝有节，节有叶。叶必三之，枝必两之。根下之枝，一为雄，二为雌，雌者生笋。其根鞭喜行东南，而宜死猫，畏皂刺、油麻。以五月十三日为醉日。六十年一花，花结实，其竹则枯。竹枯曰箹，竹实曰筱，小曰篠，大曰簜。其中皆虚，而有实心竹出滇广；其外皆圆，而有方竹出川蜀。其节或暴或无，或促或疏。暴节竹出蜀中，高节磥砢，即笻竹也。无节竹出溱州，空心直上，即通竹也。篃竹一尺数节，出荆南。笛竹一节尺余，出吴楚。筼筜竹一节近丈，出南广。其干或长或短，或巨或细。交广由吾竹长三四丈，其肉薄，可作屋柱。簹竹大至数围，其肉厚，可为梁栋。永昌汉竹可为桶斛，篥竹可为舟船。严州越王竹高止尺余。辰州龙孙竹细仅如针，高不盈尺。其叶或细或大。凤尾竹叶细三分，龙公竹叶若芭蕉，百叶竹一枝百叶。其性或柔或劲，或滑或涩。涩者可以错甲，谓之葸䓖。滑者可以为席，谓之桃枝。劲者可为戈刀箭矢，谓之矛竹、箭竹、筋竹、石麻。柔者可为绳索，谓之蔓竹、弓竹、苦竹、把发。其色有青有黄，有白有赤，有乌有紫。有斑斑者驳文点染，紫者黯色黝然，乌者黑而害母，赤者厚而直，白者薄而曲，黄者如金，青者如玉。其别种有棘竹，一名笻竹，芒棘森然，大者围二尺，可御盗贼。棕竹一名实竹，其叶似棕，可为柱杖。慈竹一名义竹，丛生不散，人栽为玩。广人以筋竹丝为竹布，甚脆。

箽竹叶

【气味】　苦，平，无毒。〔别录曰〕大寒。

【主治】　咳逆上气，溢筋急恶疡，杀小虫。本经。**除烦热风痉，喉痹呕吐。**别录。**煎汤，熨霍乱转筋。**时珍。

淡竹叶

【气味】　辛，平、大寒，无毒。〔权曰〕甘寒。

【主治】　胸中痰热，咳逆上气。别录。**吐血，热毒风，止消渴，压丹石毒。**甄权。**消痰，治热狂烦闷，中风失音不语，壮热头痛头风，止惊悸，温疫迷闷，妊妇头旋倒地，小儿惊痫天吊。**大明。**喉痹，鬼疰恶气，烦热，杀小虫。**孟诜。**凉心经，益元气，除热缓脾。**元素。**煎浓汁，漱齿中出血，洗脱肛不收。**时珍。

苦竹叶

【气味】　苦，冷，无毒。

【主治】　口疮目痛，明目利九窍。别录。**治不睡，止消渴，解酒毒，除烦热，发汗，疗中风喑哑。**大明。**杀虫。烧末，和猪胆，涂小儿头疮耳疮疥癣；和鸡子白，涂一切恶疮，频用取效。**时珍。

【发明】　〔弘景曰〕甘竹叶最胜。〔诜曰〕竹叶，箽、苦、淡、甘之外，余皆不堪入药，不宜人。淡竹为上，甘竹次之。〔宗奭曰〕诸竹笋性皆寒，故知其叶一致也。张仲景竹叶汤，惟用淡竹。〔元素曰〕竹叶苦平，阴中微阳。〔杲曰〕竹叶辛苦寒，可升可降，阳中阴也。其用有二：除新久风邪之烦热，止喘促气胜之上冲。

【附方】 新二。**上气发热**因奔趁走马后，饮冷水所致者。竹叶三斤，橘皮三两，水一斗，煮五升，细服。三日一剂。肘后方。**时行发黄**竹叶五升，切，小麦七升，石膏三两，水一斗半，煮取七升，细服，尽剂愈。肘后方。

箽竹根

【主治】 **作汤，益气止渴，补虚下气**。本经。**消毒**。别录。

淡竹根

【主治】 **除烦热，解丹石发热渴，煮汁服**。藏器。**消痰去风热，惊悸迷闷，小儿惊痫**。大明。**同叶煎汤，洗妇人子宫下脱**。时珍。

苦竹根

【主治】 **下心肺五脏热毒气。锉一斤，水五升，煮汁一升，分三服**。孟诜。

甘竹根

【主治】 **煮汁服，安胎，止产后烦热**。时珍。

【附方】 新一。**产后烦热**逆气。用甘竹① 根切一斗五升，煮取七升，去滓，入小麦二升，大枣二十枚，煮三四沸，入甘草一两，麦门冬一升，再煎至二升。每服五合。妇人良方。

淡竹茹

【气味】 **甘，微寒，无毒**。

【主治】 **呕啘，温气寒热，吐血崩中**。别录。**止肺痿唾血鼻衄，治五痔**。甄权。**噎膈**。孟诜。**伤寒劳复，小儿热痫，妇人胎动**。时珍。

苦竹茹

【主治】 **下热壅**。孟诜。**水煎服，止尿血**。时珍。

箽竹茹

【主治】 **劳热**。大明。

【附方】 旧五，新五。**伤寒劳复**伤寒后交接劳复，卵肿腹痛。竹皮一升，水三升，煮五沸，服汁。朱肱南阳活人书。**妇人劳复**病初愈，有所劳动，致热气冲胸，手足搐搦拘急，如中风状。淡竹青茹半斤，栝楼二两，水二升，煎一升，分二服。活人书。**产后烦热**内虚短气。甘竹茹汤：用甘竹茹一升，人参、茯苓、甘草各二两，黄芩二两，水六升，煎二升，分服，日三服。妇人良方。**妇人损胎**孕八九月，或坠伤，牛马惊伤，心痛。作青竹茹五两，酒一升，煎五合服。子母秘录。**月水不断**青竹茹微炙，为末。每服三钱，水一盏，煎服。普济方。**小儿热痛**口噤体热。竹青茹三两，醋三升，煎一升，服一合。子母秘录。**齿血不止**生竹皮，醋浸，令人含之，噀**其背上三过。以茗汁漱之。千金方**。**牙齿宣露**黄竹叶、当归尾，研末，煎汤。入盐含漱。永类方。**饮酒头痛**竹茹二两，水五升，煮三升，纳鸡子三枚，煮三沸，食之。千金方。**伤损内痛**兵杖所加，木石所迮，血在胸、背、胁中刺痛。用青竹茹、乱发各一团，炭火炙焦，为末。酒一升，煮三沸，服之。三服愈。千金方。

淡竹沥

【修治】 〔机曰〕将竹截作二尺长，劈开。以砖两片对立，架竹于上。以火炙出其沥，以盘承取。〔时珍曰〕一法：以竹截长五六寸，以瓶盛，倒悬，下用一器承之，周围以炭火逼之，其油沥于器下也。

【气味】 **甘，大寒，无毒**。〔时珍曰〕姜汁为之使。

【主治】 **暴中风风痹，胸中大热，止烦闷，消渴，劳复**。别录。**中风失音不语，养血清痰，风痰虚痰在胸膈，使人癫**

① 竹：原作“草”，字误，今改。

狂，痰在经络四肢及皮里膜外，非此不达不行。震亨。**治子冒风痉，解射罔毒。**时珍。

簺竹沥

【主治】 **风痓**。别录。

苦竹沥

【主治】 **口疮目痛，明目，利九窍。**别录。**功同**[①] **淡竹**。大明。**治齿疼**。时珍。

慈竹沥

【主治】 **疗热风，和粥饮服。**孟诜。

【发明】 〔弘景曰〕凡取竹沥，惟用淡、苦、簺竹者。〔雷曰〕久渴心烦，宜投竹沥。〔震亨曰〕竹沥滑痰，非助以姜汁不能行。诸方治胎产金疮口噤，与血虚自汗，消渴小便多，皆是阴虚之病，无不用之。产后不碍虚，胎前不损子。本草言其大寒，似与石膏、黄芩同类。而世俗因大寒二字，弃而不用。经云：阴虚则发热。竹沥味甘性缓，能除阴虚之有大热者。寒而能补，与薯蓣寒补义同。大寒言其功，非独言其气也。世人食笋，自幼至老，未有因其寒而病者。沥即笋之液也。又假于火而成，何寒如此之甚耶？但能食者用荆沥，不能食者用竹沥。〔时珍曰〕竹沥性寒而滑，大抵因风火燥热而有痰者宜之。若寒湿胃虚肠滑之人服之，则反伤肠胃。笋性滑利，多食泻人，僧家谓之刮肠篦，即此义也。丹溪朱氏谓大寒言其功不言其气，殊悖于理。谓大寒为气，何害于功。淮南子云：槁竹有火，不钻不然。今犹僚人以干竹片相戛取火，则竹性虽寒，亦未必大寒也。神仙传云：离娄公服竹汁饵桂，得长生。盖竹汁性寒，以桂济之，亦与用姜汁佐竹沥之意相同。淡竹今人呼为水竹，有大小二种，此竹汁多而甘。沈存中苦竹之外皆为淡竹，误矣。

【附方】 旧十二，新九。**中风口噤**竹沥、姜汁等分，日日饮之。千金方。**小儿口噤**体热。用竹沥二合，暖饮，分三四服。兵部手集。**产后中风**口噤，身直面青，手足反张。竹沥饮一二饮，即苏。梅师方。**破伤中风**凡闪脱折骨诸疮，慎不可当风用扇，中风则发痓，口噤项急，杀人。急饮竹沥二三升。忌冷饮食及酒。竹沥卒难得，可合十许束并烧取之。外台秘要。**金疮中风**口噤欲死。竹沥半升，微微暖服。广利方。**大人喉风**簺竹油频饮之。集简方。**小儿重舌**竹沥渍黄檗，时时点之。简便方。**小儿伤寒**淡竹沥、葛根汁各六合，细细与服。千金方。**小儿狂语**夜后便发。竹沥夜服二合。姚和众至宝方。**妇人胎动**妊娠因夫所动，困绝。以竹沥饮一升，立愈。产宝。**孕妇子烦** 竹沥，频频饮之。梅师方：茯苓二两，竹沥一升，水四升，煎二升，分三服。不瘥，更作之。**时气烦躁**五六日不解。青竹沥半盏，煎热，数数饮之，厚覆取汗。千金方。**消渴尿多**竹沥恣饮，数日愈。肘后方。**咳嗽肺痿**大人小儿咳逆短气，胸中吸吸，咳出涕唾，嗽出臭脓。用淡竹沥一合，服之，日三五次，以愈为度。李绛兵部手集。**产后虚汗**淡竹沥三合，暖服，须臾再服。昝殷产宝。**小儿吻疮**竹沥和黄连、黄檗、黄丹傅之。全幼心鉴。**小儿赤目**淡竹沥点之。或入人乳。古今录验。**赤目眦痛**不得开者，肝经实热所致，或生障翳。用苦竹沥五合，黄连二分，绵裹浸一宿。频点之，令热泪出。梅师方。**卒牙齿痛**苦竹烧一头，其一头汁出，热揩之。姚僧坦集验方。**丹石毒发**头眩耳鸣，恐惧不安。淡竹沥频服二三升。古今录验

竹笋见菜部。

---

① 功同：原作“同功”，字倒，今据《证类本草》卷十三改。

慈竹箨

【主治】 **小儿头身恶疮，烧散和油涂之。或入轻粉少许。**时珍。

竹实

【主治】 **通神明，轻身益气。**本经。

【发明】 〔别录曰〕竹实出益州。〔弘景曰〕竹实出蓝田。江东乃有花而无实，顷来斑斑有实，状如小麦，可为饭食。〔承曰〕旧有竹实，鸾凤所食。今近道竹间，时见开花小白如枣花，亦结实如小麦子，无气味而涩。江浙人号为竹米，以为荒年之兆，其竹即死，必非鸾凤所食者。近有余干人言：竹实大如鸡子，竹叶层层包裹，味甘胜蜜，食之令人心膈清凉，生深竹林茂盛蒙密处。顷因得之，但日久汁枯干而味尚存尔。乃知鸾凤所食，非常物也。〔时珍曰〕按陈藏器本草云：竹肉一名竹实，生苦竹枝上，大如鸡子，似肉脔，有大毒。须以灰汁煮二度，炼讫，乃依常菜茹食。炼不熟，则戟人喉出血，手爪尽脱也。此说与陈承所说竹实相似，恐即一物，但苦竹上者有毒尔。与竹米之竹实不同。

山白竹即山间小白竹也。

【主治】 **烧灰，入腐烂痈疽药。**时珍。

爆竹

【主治】 **辟妖气山魈。**〔慎微曰〕李畋该闻集云：仲叟者，家为山魈所祟，掷石开户。畋令旦夜于庭中爆竹数十竿，若除夕然。其祟遂止。

竹黄宋开宝

【释名】 **竹膏**〔志曰〕天竺黄生天竺国。今诸竹内往往得之。人多烧诸骨及葛粉等杂之。〔大明曰〕此是南海边竹内尘沙结成者。〔宗奭曰〕此是竹内所生，如黄土着竹成片者。〔时珍曰〕按吴僧赞宁云：竹黄生南海镛竹中。此竹极大，又名天竹。其内有黄，可以疗疾。本草作天竺者，非矣。篆竹亦有黄。此说得之。

【气味】 **甘，寒，无毒。**〔大明曰〕平。伏粉霜。

【主治】 **小儿惊风天吊，去诸风热，镇心明目，疗金疮，滋养五脏。**开宝。**治中风痰壅卒失音不语，小儿客忤痫疾。**大明。**制药毒发热。**保升。

【发明】 〔宗奭曰〕天竹黄凉心经，去风热。作小儿药尤宜，和缓故也。〔时珍曰〕竹黄出于大竹之津气结成，其气味功用与竹沥同，而无寒滑之害。

【附方】 新一。**小儿惊热**天竹黄二钱，雄黄、牵牛末各一钱，研匀，面糊丸粟米大。每服三五丸，薄荷汤下。钱乙方。

仙人杖宋嘉祐

【集解】 〔藏器曰〕此是笋欲成竹时立死者，色黑如漆，五六月收之。苦竹、桂竹多生此。别有仙人杖草，见草部。又枸杞亦名仙人杖，与此同名。

【气味】 **咸，平，无毒。**〔大明曰〕冷。

【主治】 **哕气呕逆，小儿吐乳，大人吐食反胃，辟疟，并水煮服之。**藏器。**小儿惊痫及夜啼，置身伴睡良。又烧为末，水服方寸匕，主痔病。忌牛肉。**大明。**煮汁服，下鱼骨鲠。**时珍。

鬼齿拾遗

【释名】 **鬼针**〔藏器曰〕此腐竹根先入地者。为其贼恶，故隐其名。草部亦有鬼针。

【气味】 **苦，平，无毒。**

【主治】 **中恶注忤，心腹痛，煮汁服之。**藏器。**煮汁服，下骨鲠。烧存性，**

入轻粉少许，油调，涂小儿头疮。时珍。

【附方】　新二。**鱼骨鲠咽篱脚朽竹**，去泥研末，蜜丸芡子大。绵裹含之，其骨自消也。王璆百一选方。**小便尿血篱下竹根**，入土多年者，不拘多少，洗净煎汤，并服数碗，立止。救急良方。

木之六杂木类七种，附录二十种

淮木本经下品

校正：并入别录有名未用城里赤柱。

【释名】　**百岁城中木**本经**城里赤柱**〔别录曰〕淮木生晋阳平泽。又云：城里赤柱生晋平阳。〔时珍曰〕按吴普本草：淮木生晋平阳、河东平泽，与别录城里赤柱出处及主治相同，乃一物也。即古城中之木，晋人用之，故云生晋平阳及河东。今并为一，但淮木字恐有差讹耳。

【气味】　**苦，平，无毒。**〔别录曰〕辛。〔普曰〕神农、雷公：无毒。

【主治】　**久咳上气，伤中虚羸。女子阴蚀漏下，赤白沃。**本经。**城里赤柱：疗妇人漏血，白沃阴蚀，湿痹邪气，补中益气。**并别录。**煮汤服，主难产。**杜正伦。

城东腐木别录有名未用

校正：并入拾遗腐木、地主二条。

【释名】　**地主**〔藏器曰〕城东腐木，即城东古木在土中腐烂者，一名地主。城东者，犹东墙土之义也。杜正伦方：用古城柱木煮汤服，治难产。即其类也。

【气味】　**咸，温，无毒。**〔藏器曰〕平。

【主治】　**心腹痛，止泄、便脓血。**别录。**主鬼气心痛，酒煮一合服。蜈蚣咬者，取腐木渍汁涂之，亦可研末和醋傅之。**藏器。**凡手足掣痛，不仁不随者，朽木煮汤，热渍痛处，甚良。**时珍。

东家鸡栖木拾遗

【释名】　〔时珍曰〕酉阳杂俎作东门鸡栖木。

【主治】　**无毒。主失音不语，烧灰，水服，尽一升效。**藏器。

古厕木拾遗　厕筹附

【主治】　**鬼魅传尸温疫，魍魉神祟，以太岁所在日时，当户烧熏。又熏杖疮，令冷风不入。**藏器。

【附录】　**厕筹**主难产及霍乱身冷转筋，中恶鬼气，并于床下烧取热气彻上。此物虽微，其功可录。藏器。

古榇板拾遗

【集解】　〔藏器曰〕此古冢中棺木也。弥古者佳，杉材最良。千岁者通神，宜作琴底。尔雅注云：杉木作棺，埋之不腐。

【主治】　**无毒。主鬼气注忤中恶，心腹痛，背急气喘，恶梦悸，常为鬼神所祟挠者。水及酒，和东引桃枝煎服，当得吐下。**藏器。

【附方】　新一。**小儿夜啼死人朽棺木**，烧明照之，即止。圣惠方①。

震烧木拾遗

【释名】　**霹雳木**〔时珍曰〕此雷所击之木也。方士取刻符印，以召鬼神。周日用注博物志云：用击鸟影，其鸟必自堕也。

【主治】　**火惊失心，煮汁服之。又挂门户，大厌火灾。**藏器。

---

① 圣惠方：此方今见《圣济总录》卷一七〇。

河边木拾遗

【主治】 **令人饮酒不醉。五月五日，取七寸投酒中二遍，饮之，必能饮也。**藏器。

附录诸木一十九种

新雉木〔别录曰〕味苦，香，温，无毒。主风眩痛，可作沐药。七月采，阴干。实如桃。

合新木〔别录曰〕味辛，平，无毒。解心烦，止疮痛。生辽东。

俳蒲木〔别录曰〕味甘，平，无毒。主少气，止烦。生陵谷。叶如柰。实赤，三核。

遂阳木〔别录曰〕味甘，无毒。主益气。生山中。如白杨叶。三月实，十月熟赤可食。

学木核〔别录曰〕味甘，寒，无毒。主胁下留饮，胃气不平，除热。如蕤核。五月采，阴干。

栒音荀核〔别录曰〕味苦。疗水，身面痈肿。五月采。

木核〔时珍曰〕疗肠澼。花：疗不足。子：疗伤中。根：疗心腹逆气，止渴。十月采。

荻皮〔别录曰〕味苦。止消渴白虫，益气。生江南。如松叶，有别刺。实赤黄。十月采。

栅木皮〔珣曰〕味苦，温，无毒。主霍乱吐泻，小儿吐乳，暖胃正气，并宜水煎服。按广志云：生广南山野。其树如桑。

乾陀木皮〔珣曰〕按西域记云：生西国。彼人用染僧褐，故名。乾陀，褐色也。树大皮厚，叶如樱桃。安南亦有。温，平，无毒。主癥瘕气块，温腹暖胃，止呕逆，并良。破宿血，妇人血闭，腹内血块，酒煎服之。

马疡木根皮〔藏器曰〕有小毒。主恶疮，疥癣有虫。为末，和油涂之。出江南山谷。树如枥也。

角落木皮〔藏器曰〕味苦，温，无毒。主赤白痢，煮汁服之。生江西山谷。似茱萸独茎也。

芙树〔藏器曰〕有大毒。主风痹偏枯，筋骨挛缩瘫缓，皮肤不仁疼冷等。取枝叶捣碎，大甑蒸热，铺床上卧之，冷更易。骨节间风尽出，当得大汗。用补药及羹粥食之。慎风冷劳复。生江南深山。叶长厚，冬月不凋。山人识之。

白马骨〔藏器曰〕无毒。主恶疮。和黄连、细辛、白调、牛膝、鸡桑皮、黄荆等，烧末淋汁。取治瘰疬恶疮，蚀息肉。白癜风，揩破涂之。又单取茎叶煮汁服，止水痢。生江东。似石榴而短小，对节。

慈母枝叶〔藏器曰〕炙香作饭，下气止渴，令人不睡。主小儿痰痞。生山林间。叶如樱桃而小，树高丈余。山人并识之。

黄屑〔藏器曰〕味苦，寒，无毒。主心腹痛，霍乱破血，酒煎服之。酒疸目黄，及野鸡病，热痢下血，并水煮服之。从西南来者，并作屑，染黄用之。树如檀。

那耆悉〔藏器曰〕味苦，寒，无毒。主结热热黄，大小便涩赤，丹毒诸热，明目。取汁洗目，主赤烂热障。生西南诸国。一名龙花。

帝休〔藏器曰〕主带之愁自销。生少室山、嵩高山。山海经云：少室山有木名帝休，其枝五衢，黄花黑实，服之不愁。今嵩山应有此木，人未识，固宜求之，亦如萱草之忘忧也。

大木皮〔颂曰〕生施州。四时有叶无花，树之高下[①]，大小不[②]定。其皮味苦，涩，性温，无毒。采无时。土人与苦桃皮、樱桃皮，三皮刮洗净，焙干，等分捣罗，酒服一钱，治一切热毒气。服食无忌。

① 高下：原脱，今据《证类本草》卷三十大补。

② 不：原脱，今据《证类本草》卷三十补。

本草纲目服器部目录第三十八卷

李时珍曰：敝帷敝盖，圣人不遗，木屑竹头，贤者注意，无弃物也。中流之壶拯溺，雪窖之毡救危，无微贱也。服帛器物，虽属尾琐，而仓猝值用，亦奏奇功，岂可藐视而漫不经神耶？旧本散见草、木、玉石、虫鱼、人部。今集其可备医用者，凡七十九种，为服器部。分为二部：曰服帛，曰器物。草部十六种，木部十九种，玉石部二种，虫鱼部五种，人部一种，共四十三种。

名医别录三种梁·陶弘景注　**唐本草三种**唐·苏恭　**本草拾遗三十五种**唐·陈藏器　**药性本草一种**唐·甄权　**开宝本草一种**宋·马志　**嘉祐本草一种**宋·掌禹锡　**本草纲目三十五种**明·李时珍

〔**附注**〕魏吴普本草　唐·李珣海药　蜀·韩保升重注　宋·苏颂图经　宋·唐慎微证类　寇宗奭衍义　元朱震亨补遗

服器之一服帛类二十五种

锦拾遗　**绢**纲目　**帛**拾遗　**布**拾遗　**绵**拾遗　**裈裆**拾遗　月经衣附　**汗衫**纲目　**孝子衫**拾遗　**病人衣**纲目　**衣带**拾遗　**头巾**纲目　**幞头**纲目　**皮巾子**纲目　**皮腰袋**纲目　**缴脚布**拾遗　**败天公**拾遗。即笠　**故蓑衣**拾遗　**毡屉**纲目　**皮鞾**纲目　**麻鞋**唐本　**草鞋**拾遗　**屐**[①] **屜鼻绳**唐本　**自经死绳**拾遗　**灵床下鞋**拾遗　**死人枕席**拾遗

上附方旧七，新六十三。

服器之二器物类五十四种

纸纲目　**青纸**纲目　**印纸**拾遗　**桐油伞纸**纲目　**历日**纲目　**锺馗**纲目　**桃符**药性　**桃橛**拾遗　**救月杖**拾遗　**拨火杖**拾遗　**吹火筒**纲目　**凿柄木**拾遗　**铁椎柄**拾遗　**铳楔**纲目　**刀**[②] **鞘**拾遗　**马鞭**纲目　**箭笴及镞**拾遗　**弓弩弦**别录　**纺车弦**纲目　**梭头**拾遗　**连枷关**纲目　**楤担尖**纲目　**梳篦**拾遗　**针线袋**拾遗　**蒲扇**拾遗　**蒲席**别录　**簟**纲目　**帘箔**嘉祐　**漆器**纲目　**研朱石槌**拾遗　**灯盏**纲目　**灯盏油**纲目　**车脂**开宝　**败船茹**别录　**故木砧**拾遗　**杓**拾遗　**筯**拾遗　**甑**唐本　**锅盖**纲目　**饭箩**拾遗　**蒸笼**纲目　**炊单布**纲目　**故炊帚**拾遗　**弊帚**纲目　**簸箕舌**纲目　**竹篮**拾遗　**鱼笱**纲目　**鱼网**拾遗　**草麻绳索**纲目　**马绊绳**纲目　**缚猪绳**纲目　**牛鼻**[③] **拳**纲目　**厕筹**拾遗　**尿桶**纲目

上附方旧十六，新六十六。

---

① 屐：原作“履”，字误，今据正文名改。
② 刀：原作“弓”，字误，今据正文名改。
③ 鼻：原脱，今据正文名补。

本草纲目服器部第三十八卷

服器之一服帛类二十五种

锦拾遗

【释名】 〔时珍曰〕锦以五色丝织成文章，故字从帛从金，谐声，且贵之也。禹贡·兖州“厥篚织文”是也。

【主治】 **故锦：煮汁服，疗蛊毒。烧灰，傅小儿口中热疮。**藏器。**烧灰，主失血、下血、血崩，金疮出血，小儿脐疮湿肿。**时珍。

【附方】 新二。**吐血不止**红锦三寸烧灰，水服。圣惠方。**上气喘急**故锦一寸烧灰，茶服神效。普济方。

绢纲目

【释名】 〔时珍曰〕绢，疏帛也。生曰绢，熟曰练。入药用黄丝绢，乃蚕吐黄丝所织，非染色也。

【主治】 **黄丝绢：煮汁服，止消渴，产妇脬损，洗痘疮溃烂。烧灰，止血痢、下血、吐血、血崩。**时珍。

绯绢：烧灰，入疟药。时珍。

【附方】 新二。**妇人血崩**黄绢灰五分，棕榈灰一钱，贯众灰、京墨灰、荷叶灰各五分，水、酒调服，即止。集简方。**产妇脬损**小便淋沥不断，黄丝绢三尺，以炭灰淋汁，煮至极烂，清水洗净。入黄蜡半两，蜜一两，茅根二钱，马勃末二钱。水一升，煎一盏，空心顿服。服时勿作声，作声即不效。名固脬散。又方：产时伤脬，终日不小便，只淋湿不断，用生丝黄绢一尺，白牡丹根皮末、白及末各一钱，水二碗，煮至绢烂如饧，服之。不宜作声。妇人良方。

帛拾遗

【释名】 〔时珍曰〕素丝所织，长狭如巾，故字从白巾。厚者曰缯，双丝者曰缣。后人以染丝造之，有五色帛。

【主治】 **绯帛：烧研，傅初生儿脐未落时肿痛，又疗恶疮疔肿，诸疮有根者，入膏用为上。仍以掌大一片，同露蜂房、棘刺钩、烂草节、乱发等分烧研，空腹服方寸匕。**藏器。**主坠马及一切筋骨损。**好古。**烧研，疗血崩，金疮出血，白驳风。**时珍。

五色帛：主盗汗，拭干讫，弃道头。藏器。

【附方】 新一。**肥脉瘾疹**曹姓帛拭之愈。千金方。

布拾遗

【释名】 〔时珍曰〕布有麻布、丝布、木绵布。字从手从巾，会意也。

【主治】 **新麻布：能逐瘀血，妇人血闭腹痛、产后血痛。以数重包白盐一合，煅研，温酒服之。旧麻布：同旱莲草等分，瓶内泥固煅研。日用揩齿，能固牙乌须。**时珍。

白布：治口唇紧小，不能开合饮食。

不治杀人。作大炷安刀斧上，烧令汗出，拭涂之，日三五度。仍以青布烧灰，酒服。时珍。

青布：解诸物毒，天行烦毒，小儿寒热丹毒，并水渍取汁饮之。浸汁和生姜汁服，止霍乱。烧灰，傅恶疮经年不瘥者，及灸疮止血，令不伤风水。烧烟，熏嗽，杀虫，熏虎狼咬疮，能出水毒。入诸膏药，疗疔肿、狐尿等恶疮。藏器。**烧灰酒服，主唇裂生疮口臭。仍和脂涂之，与蓝靛同功。**时珍。

【附方】 旧二，新六。**恶疮防水**青布和蜡烧烟筒中熏之，入水不烂。陈藏器本草。**疮伤风水**青布烧烟于器中，以器口熏疮。得恶汁出，则痛痒瘥。陈藏器本草。**臁疮溃烂**陈艾五钱，雄黄二钱，青布卷作大炷，点火熏之。热水流数次愈。邓笔峰杂兴方。**交接违礼**女人血出不止。青布同发烧灰，纳之。僧坦集验方。**霍乱转筋**入腹，无可奈何者。以酢煮青布，搽之。冷则易。千金方。**伤寒阳毒**狂乱甚者。青布一尺，浸冷水，贴其胸前。活人书。**目痛碜涩**不得瞑。用青布炙热，以时熨之。仍蒸大豆作枕。圣惠[①]。**病后目赤**有方同上。千金方用冷水渍青布掩之，数易。

绵拾遗

【集解】 〔时珍曰〕古之绵絮，乃茧丝缠延，不可纺织者。今之绵絮，则多木绵也。入药仍用丝绵。

【主治】 **新绵：烧灰，治五野鸡病，每服酒二钱。衣中故绵絮：主下血，及金疮出血不止，以一握煮汁服。**藏器。**绵灰：主吐血衄血，下血崩中，赤白带下，疳疮脐疮，聤耳。**时珍。

【附方】 新十。**霍乱转筋**腹痛。以苦酒煮絮裹之。圣惠方。**吐血咯血**新绵一两，烧灰，白胶切片炙黄一两，每服一钱，米饮下，普济方。**吐血衄血**好绵烧灰，打面糊，入清酒调服之。普济方。**肠风泻血**破絮烧灰、枳壳麸炒等分，麝香少许，为末。每服一钱，米饮下。圣惠方。**血崩不止**好绵及妇人头发共烧存性，百草霜等分，为末。每服三钱，温酒下。或加棕灰。东垣方：用白绵子、莲花心、当归、茅花、红花各一两，以白纸裹定，黄泥固济，烧存性，为末。每服一钱，入麝香少许，食前好酒服。乾坤秘韫用旧绵絮去灰土一斤，新蚕丝一斤，陈莲房十个，旧炊箅一枚，各烧存性。各取一钱，空心热酒下，日三服。不过五日愈。**气结淋病**不通。用好绵四两，烧灰，麝香半分。每服二钱，温葱酒连进三服。圣惠方。**脐疮不干**绵子烧灰，傅之。傅氏活婴方。**聤耳出汁**故绵烧灰，绵裹塞之。圣惠方。

裈裆拾遗

【释名】 **裤**纲目**犊鼻**纲目**触衣**纲目**小衣**〔时珍曰〕裈亦作裩，亵衣也。以浑复为之，故曰裈。其当隐处者为裆，缝合者为裤，短者为犊鼻。犊鼻，穴名也，在膝下。

【主治】 **洗裈汁，解毒箭并女劳复。**别录。**阴阳易病，烧灰服之。并取所交女人衣裳覆之。**藏器。**主女劳疸，及中恶鬼忤。**时珍。

【发明】 〔时珍曰〕按张仲景云：阴阳易病，身体重，少气，腹里急，或引阴中拘急，热上冲胸，头重不欲举，眼中生花，膝胫拘急者，烧裩散主之。取中裩近隐处烧灰，水服方寸匕，日三服。小便即利，阴头微肿则愈。男用女，女用男。成无己解云：此以导阴气也。童女者尤

---

① 圣惠：此方今出《千金》卷六上第一。

良。

【附方】 新四。**金疮伤重被惊者**。以女人中衣旧者，炙裆熨之。李筌太白经注。**胞衣不下**以本妇裩[①] 覆井上。或以所着衣笼灶上。千金方。**房劳黄病**体重不眠，眼赤如朱，心下块起若瘕，十死一生。宜烙舌下，灸心俞关元二七壮。以妇人内衣烧灰，酒服二钱。三十六黄方。**中鬼昏厥**四肢拳冷，口鼻出血。用久污溺衣烧灰。每服二钱，沸汤下。男用女，女用男。赵原阳真人济急方。

【附录】 **月经衣**见人部天癸下。

汗衫纲目

【释名】 **中单**纲目**裲裆** **羞袒**〔时珍曰〕古者短襦为衫，今谓长衣亦曰衫矣。王睿炙毂子云：汉王与项羽战，汗透中单，改名汗衫。刘熙释名云：汗衣，诗谓之泽衣，或曰鄙袒，或曰羞袒。用六尺裁，足覆胸背。言羞鄙于袒，故衣此尔。又前当胸，后当背，故曰裲裆。

【主治】 **卒中忤恶鬼气，卒倒不知人，逆冷，口鼻出清血，或胸胁腹内绞急切痛，如鬼击之状，不可按摩，或吐血衄血。用久垢汗衫烧灰，百沸汤或酒服二钱。男用女，女用男。中衬衣亦可**。时珍。

【附方】 新一。**小儿夜啼**用本儿初穿毛衫儿，放瓶内，自不哭也。生生编。

孝子衫拾遗

【释名】 〔时珍曰〕枲麻布所为者。

【主治】 **面皯，烧灰傅之**。藏器。

帽：主鼻上主疮，私窃拭之，勿令人知。时珍。

病人衣纲目

【主治】 **天行疫瘟。取初病人衣服，于甑上蒸过，则一家不染**。时珍。

衣带拾遗

【主治】 **妇人难产及日月未至而产。临时取夫衣带五寸，烧为末，酒服之。裩带最佳**。藏器。**疗小儿下痢客忤，妊妇下痢难产**。时珍。

【附方】 新五。**小儿客忤**卒中者。烧母衣带三寸，并发灰少许，乳汁灌之。外台秘要。**小儿下痢**腹大且坚。用多垢故衣带切一升，水五升，煮一升，分三服。千金方。**妊娠下痢**中衣带三寸烧研，水服。千金。**金疮犯内**血出不止。取所交妇人中衣带三寸烧末，水服。千金方。**令病不复**取女中下裳带一尺烧研，米饮服，即免劳复。肘后方。

头巾纲目

【释名】 〔时珍曰〕古以尺布裹头为巾。后世以纱、罗、布、葛缝合，方者曰巾，圆者曰帽，加以漆制曰寇。又束发之帛曰帞，覆发之巾曰帻，罩发之络曰网巾，近制也。

【主治】 **故头巾：治天行劳复后渴。取多腻者浸汁，暖服一升**。时珍。千金方。

【附方】 新四。**霍乱吐利**偷本人头缯，以百沸汤泡汁，服一呷，勿令知之。集玄方。**卒忽心痛**三年头帞，沸汤淋汁饮之。以碗覆帞于闲地。周时即愈。圣惠方。**恶气心痛**破网巾烧灰一钱，猫屎烧灰五分，温酒服。马氏方。**下蚀疳疮**破丝网烧存性、孩儿茶各等分，研末。以浓茶洗净，掺之，三五次效。忌生冷、房事、发物。集简方。

---

① 本妇裩：《千金》卷二作“夫内衣”三字。

幞头纲目

【释名】 〔时珍曰〕幞头，朝服也。北周武帝始用漆纱制之，至唐又有纱帽之制，逮今用之。

【主治】 **烧烟，熏产后血运。烧灰水服，治血崩及妇人交肠病**。时珍。

【发明】 〔时珍曰〕按陈总领方，治暴崩下血，琥珀散用漆纱帽灰，云取阳气冲上之义。又夏子益奇疾方云：妇人因生产，阴阳易位，前阴出粪，名曰交肠病。取旧幞头烧灰，酒服。仍间服五苓散分利之。如无幞头，凡旧漆纱帽皆可代之。此皆取漆能行败血之义耳。

皮巾子纲目

【主治】 **下血及大风疠疮。烧灰入药**。时珍。

【附方】 新一。**积年肠风**泻血，百药不瘥。败皮巾子烧灰、白矾烧各一两，人指甲烧焦、麝香各一分，干姜炮三两，为末。每服一钱，米饮下。圣惠方。

皮腰袋纲目

【主治】 **大风疠疮。烧灰入药**。时珍。

缴脚布拾遗

【释名】 〔时珍曰〕即裹脚布也。李斯书云"天下之士裹足不入秦"，是矣。古名行縢。

【气味】 **无毒。主天行劳复，马骏风黑汗出者，洗汁服之。多垢者佳**。藏器。**妇人欲回乳，用男子裹足布勒住，经宿即止**。时珍。

败天公别录下品

【释名】 **笠**〔弘景曰〕此乃人所戴竹笠之败者。取竹烧灰用。〔时珍曰〕笠乃贱者御雨之具。以竹为胎，以箬叶夹之。穹天论云：天形如笠，而冒地之表，则天公之名，盖取于此。近代又以牛马尾、棕毛、皂罗漆制以蔽日者，亦名笠子，乃古所谓褦襶子者也。

【主治】 **平。主鬼疰精魅，烧灰酒服**。别录。

故蓑衣拾遗

【释名】 **襏襫**音泼适。〔时珍曰〕蓑草结衣，御雨之具。管子云：农夫首戴茅蒲，身服襏襫。即此也，

【主治】 **蠼螋溺疮，取故蓑衣结烧灰，油和傅之**。藏器。

毡屉音替。纲目

【释名】 **屟**音替。**屧**音燮。〔时珍曰〕凡履中荐，袜下毡，皆曰屉，可以代替也。

【主治】 **瘰疬。烧灰五匕，酒一升和，平旦向日服，取吐良**。思邈。

【附方】 新三。**痔疮初起**痒痛不止。用毡袜烘热熨之。冷又易。集玄方。**一切心痛**毡袜后跟一对，烧灰酒服。男用女，女用男。寿域方。**断酒不饮**以酒渍毡屉一宿，平旦饮，得吐即止也。千金方。

皮鞾纲目

【释名】 **靴**〔时珍曰〕鞾，皮履也，所以华足，故字从革、华。刘熙释名云：鞾，跨也。便于跨马也。本胡服。赵武灵王好着短鞾，后世乃作长靿鞾，入药当用牛皮者。

【主治】 **癣疮，取旧鞾底烧灰，同皂矾末掺之。先以葱椒汤洗净**。时珍。

【附方】 新五。**牛皮癣疮**旧皮鞋底烧灰，入轻粉少许，麻油调抹。直指方。

小儿头疮圣惠方用皮鞋底洗净煮烂，洗讫傅之。又方：旧皮鞋面烧灰，入轻粉少许，生油调傅。**瘰疬已溃**牛皮油鞾底烧灰，麻油调傅之。集玄方。**身项粉瘤**旧皮鞋底洗净，煮烂成冻子，常食之。瘤自破如豆腐，极臭。直指方。**肠风下血**皮鞋底、蚕茧蜕、核桃壳、红鸡冠花等分，烧灰。每酒服一钱。圣惠方。

麻鞋唐本草

【释名】 **履**纲目**屝**音费。**鞁**音先立切。〔时珍曰〕鞋，古作鞵，即履也。古者以草为屦，以帛为履。周人以麻为鞋。刘熙释名云：鞋者解也。缩其上，易舒解也。履者礼也，饰足为礼也。鞁者袭也，履头深袭覆足也。皮底曰屝者皮也。木底曰舄，干腊不畏湿也。入药当用黄麻、苎麻结者。

【主治】 **旧底洗净煮汁服，止霍乱吐下不止，及食牛马肉毒，腹胀吐利不止，又解紫石英发毒。**苏恭。**煮汁服，止消渴。**时珍。

【附方】 旧五，新七。**霍乱转筋**故麻鞋底烧赤，投酒中，煮取汁服。陈藏器本草。**疟疾不止**故鞋底去两头烧灰，井华水服之。千金方。**鼻塞不通**麻鞋烧灰吹之，立通。经验方。**鼻中衄血**鞋䩺烧灰吹之，立效。贞元广利方。**小便遗床**麻鞋尖头二七枚，烧灰，岁朝井华水服之。近效方。**大肠脱肛**炙麻鞋底，频按入。仍以故麻鞋底、鳖头各一枚，烧研傅之，按入，即不出也。千金方。**子死腹中**取本妇鞋底炙热，熨腹上下，二七次即下。集玄方。**胎衣不下**方同上。**夜卧禁魇**凡卧时，以鞋一仰一覆，则无魇及恶梦。起居杂忌。**折伤接骨**市上乞儿破鞋一支烧灰、白面等分，好醋调成糊，敷患处，以绢束之，杉片夹定。须臾痛止，骨节有声，为效。杨诚经验方。**白驳癜风**麻鞋底烧灰，擦之。圣惠。**蜈蚣伤螫**麻履底炙热揩之，即安。外台秘要。

草鞋拾遗

【释名】 **草履**纲目**屩**音跷。**不借**纲目**千里马**〔时珍曰〕世本言黄帝之臣始作屦，即今草鞋也。刘熙释名云：屦者拘也，所以拘足也。屩者跷也，着之跷便也。不借者，贱而易得，不假借人也。

【主治】 **破草鞋，和人乱发烧灰，醋调，傅小儿热毒游肿。**藏器。**催生，治霍乱。**时珍。

【附方】 新五。**产妇催生**路旁破草鞋一支，洗净烧灰，酒服二钱。如得左足生男，右足生女，覆者儿死，侧者有惊，自然之理也。胎产方。**霍乱吐泻**出路在家应急方：用路旁破草鞋，去两头，洗三四次，水煎汤一碗，滚服之，即愈。事海文山。**浑身骨痛**破草鞋烧灰，香油和，贴痛处，即止。救急方。**行路足肿**被石垫伤者。草鞋浸尿缸内半日，以砖一块烧红，置鞋于上，将足踏之，令热气入皮里即消。救急方。**臁疮溃烂**海上方：诗云，左脚草鞋将棒挑，水中洗净火中烧。细研为末加轻粉，洗以盐汤傅即消。

屐屉鼻绳唐本草

【释名】 **木屐**〔时珍曰〕屐乃木履之下有齿者，其施铁者曰㯻，音局。刘熙释名云：屐者支也，支以踏泥也。〔志曰〕别本注云：履[1]屉，江南以桐木为底，用蒲为鞋，麻穿其鼻，江北不识也。久着断烂者，乃堪入药。

【主治】 **哽咽心痛，胸满，烧灰水服。**唐本。

---

① 履：《证类本草》卷十一作“屐”。履与屐同。

【附方】 新七。**妇人难产**路旁破草鞋鼻子，烧灰，酒服。集玄方。**睡中尿床**麻鞋纲带及鼻根等，惟不用底，七两，以水七升，煮二升，分再服。外台秘要。**尸咽痛痒**声音不出。履鼻绳烧灰，水服之。葛洪肘后方。**燕口吻疮**木履尾，煻火中煨热，取拄两吻，各二七遍。千金方。**小儿头疮**草鞋鼻子烧灰，香油调，傅之。圣济录。**手足瘑疮**故履系烧灰，傅之。千金方。**狐尿刺疮**麻鞋纲绳如枣大，妇人内衣有血者手大一片，钩头棘针二七枚，并烧研。以猪脂调傅，当有虫出。陈藏器本草。

自经死绳拾遗

【主治】 **卒发狂颠，烧末，水服三指撮。陈蒲煮汁服亦佳**。藏器。

【发明】 〔时珍曰〕按张耒明道志[①]云：蕲水一富家子，游倡宅，惊走仆于刑人尸上，大骇发狂。明医庞安常取绞死囚绳烧灰，和药与服，遂愈。观此则古书所载冷僻之物，无不可用者，在遇圆机之士耳。

灵床下鞋拾遗

【主治】 **脚气**。藏器。（主治原缺，今补。）

死人枕席拾遗

【主治】 **尸疰、石蛔。又治疣目，以枕及席拭之二七遍令烂，去疣**。藏器。**疗自汗盗汗，死人席缘烧灰，煮汁浴身，自愈**。时珍。圣惠方。

【发明】 〔藏器曰〕有妪人患冷滞，积年不瘥。宋·徐嗣伯诊之，曰：此尸疰也。当以死人枕煮服之，乃愈。于是往古冢中取枕，枕已一边腐缺。妪服之，即瘥。张景声十五岁，患腹胀面黄，众药不能治，以问嗣伯。嗣伯曰：此石蛔尔，极难疗，当取死人枕煮服之。得大蛔虫，头坚如石者五六升，病即瘥。沈僧翼患眼痛，又多见鬼物。嗣伯曰：邪气入肝，可觅死人枕煮服之，竟可埋枕于故处。如其言，又愈。王晏问曰：三病不同，皆用死人枕而俱瘥，何也？答曰：尸疰者，鬼气也，伏而未起，故令人沉滞。得死人枕治之，魂气飞越，不复[②]附体，故尸疰自瘥。石蛔者，医疗既僻，蛔虫转坚，世间药不能遣，须以鬼物驱之，然后乃散，故用死人枕煮服之。邪气入肝，则使人眼痛而见魍魉，须邪物以钩之，故用死人枕之气。因不去之，故令埋于故处也。〔时珍曰〕按谢士泰删繁方：治尸疰，或见尸，或闻哭声者。取死人席，斩棺内余，弃路上者一虎口，长三寸，水三升，煮一升服，立效。此即用死人枕之意也，故附之。

服器之二器物类五十四种

纸纲目

【释名】 〔时珍曰〕古者编竹炙青书字，谓之汗青，故简策字皆从竹。至秦汉间以缯帛书事，谓之幡纸，故纸字从系，或从巾也。从氏，谐声也。刘熙释名云：纸者砥也，其平如砥也。东汉和帝时，耒阳蔡伦始采树皮、故帛、鱼网、麻缯，煮烂造纸，天下乃通用之。苏易简纸谱云：蜀人以麻，闽人以嫩竹，北人以桑皮，剡溪以藤，海人以苔，浙人以麦麹、稻秆，吴人以茧，楚人以楮，为纸。又云：凡烧药，以墨涂纸裹药，最能拒火。

---

① 明道志：卷一引据经史百家书目作“明道杂志”。
② 复：原脱，今据《证类本草》卷十五补。

药品中有闪刀纸，乃折纸之际，一角叠在纸中，匠人不知漏裁者，医人取入药用。今方中未见用此，何欤。

【气味】 诸纸：甘，平，无毒。

【主治】 楮纸：烧灰，止吐血、衄血、血崩，金疮出血。时珍。

竹纸：包犬毛烧末，酒服，止疟。圣惠。

藤纸：烧灰，傅破伤出血，及大人小儿内热，衄血不止，用故藤纸瓶中烧存性二钱，入麝香少许，酒服。仍以纸捻包麝香，烧烟熏鼻。时珍。

草纸：作捻，纴痈疽，最拔脓。蘸油燃灯，照诸恶疮浸淫湿烂者，出黄水，数次取效。时珍。

麻纸：止诸失血，烧灰用。时珍。

纸钱：主痈疽将溃，以筒烧之，乘热吸患处。其灰止血。其烟久嗅，损人肺气。时珍。

【附方】 新八。**吐血不止**白薄纸五张烧灰，水服。效不可言。普济方。**衄血不止**屏风上故纸烧灰，酒服一钱，即止。普济方。**皮肤血溅**出者，以煮酒坛上纸，扯碎如杨花，摊在出血处，按之即止。王璆百一选方。**血痢不止**白纸三张，裹盐一匙，烧赤研末。分三服，米饮下。圣惠方。**月经不绝**来无时者。案纸三十张烧灰，清酒半升和服，顿定。冬月用暖酒服之。刘禹锡传信方。**产后血运**上方服之立验。已毙经一日者，去板齿灌之，亦活。**诸虫入耳**以纸塞耳鼻，留虫入之耳不塞，闭口勿言，少顷虫当出也。集玄方。**老小尿床**白纸一张铺席下，待遗于上，取纸晒烧，酒服。集简方。

青纸纲目

【主治】 妒精疮，以唾粘帖，数日即愈，且护痛也。弥久者良。上有青黛，杀虫解毒。时珍。

印纸拾遗

【主治】 妇人断产无子，剪有印处烧灰，水服一钱匕效。藏器。

桐油伞纸纲目

【主治】 蛀干阴疮。烧灰，出火毒一夜，傅之，便结痂。时珍。

【附方】 新一。**疔疮发汗**千年石灰炒十分，旧黑伞纸烧灰一分。每用一小匙，先以齑水些少，次倾香油些少，入末搅匀。沸汤一盏，调下。厚被盖之，一时大汗出也。医方捷径。

历日纲目

【集解】 〔时珍曰〕太昊始作历日，是有书。礼记：十二月天子颁朔于诸侯。

【主治】 邪疟。用隔年全历，端午午时烧灰，糊丸梧子大，发日早用无根水，下五十丸。卫生易简方。

钟馗纲目

【集解】 〔时珍曰〕逸史云：唐高祖时，钟馗应举不第，触阶而死，后明皇梦有小鬼盗玉笛，一大鬼破帽蓝袍捉鬼啖之。上问之。对曰：臣终南山进士钟馗也。蒙赐袍带之葬，誓除天下虚耗之鬼。乃命吴道子图象，传之天下。时珍谨按尔雅云：钟馗，菌名也。考工记注云：终葵，椎名也，菌似椎形，椎似菌形，故得同称。俗画神执一椎击鬼，故亦名钟馗。好事者因作钟馗传，言是未第进士，能啖鬼。遂成故事，不知其讹矣。

【主治】 辟邪止疟。时珍。

【附方】 新二。**妇人难产**钟馗左脚烧灰，水服。杨起简便方。**鬼疟来去**画钟馗纸烧灰二钱，阿魏、砒霜、丹砂各一皂子大，为末。寒食面和，丸小豆大。每服一丸，发时冷水下。正月十五日、五月初五日修合。圣济录。

桃符药性

【集解】 〔时珍曰〕风俗通云：东海度朔山有大桃，蟠屈千里。其北有鬼门，二神守之，日神荼、郁垒，主领百鬼。黄帝因立桃板于门，画二神以御凶鬼。典术云：桃乃西方之木，五木之精，仙木也。味辛气恶，故能厌伏邪气，制百鬼。今人门上用桃符辟邪，以此也。

【主治】 **中恶，精魅邪气，煮汁服。**甄权。

【发明】 〔时珍曰〕钱乙小儿方有桃符圆，疏取积热及结胸，用巴豆霜、黄檗、大黄各一钱一字，轻粉、硇砂各半钱，为末，面糊丸粟米大。量大小，用桃符汤下，无则以桃枝代之。盖桃性快利大肠，兼取厌伏邪恶之义耳。

桃橛拾遗

【释名】 **桃杙**〔时珍曰〕橛音厥，即杙也，人多削桃木钉于地上，以镇家宅。三载者尤良。许慎云：羿死于桃棓。棓，杖也。故鬼畏桃，而今人以桃梗作杙橛，以辟鬼也。礼记云：王吊则巫祝以桃茢前引，以辟不祥。茢者，桃枝作帚也。博物志云：桃根为印，可以召鬼。甄异传云：鬼但畏东南桃枝尔。观诸说，则桃之辟鬼祟疰忤，其来有由矣。

【主治】 **卒心腹痛，鬼疰，破血，辟邪恶气，腹满，煮汁服之，与桃符同功。**藏器。**风虫牙痛，烧取汁，少少纳孔中，以蜡锢之。**时珍。

救月杖拾遗

【集解】 〔藏器曰〕即月食时，救月，击物木也。

【主治】 **月蚀疮及月割耳，烧为灰，油和傅之。**藏器。**乃治䘌之神药。**思邈。

拨火杖拾遗

【释名】 **火槽头**拾遗**火柴头**〔时珍曰〕拨火之杖，烧残之柴，同一理。

【主治】 **蝎螫，以横井上立愈。其上立炭，刮傅金疮，止血生肉。带之，辟邪恶鬼。带火纳水底，取得水银着出。**藏器。**止小儿惊忤夜啼。**时珍。

【附方】 新一。**客忤夜啼**用本家厨下烧残火柴头一个，削平焦处。向上朱砂书云：拨火杖，拨火杖，天上五雷公，差来作神将，捉住夜啼鬼，打杀不要放。急急如律令。书毕，勿令人知，安立床前脚下，男左女右。岣嵝神书。

吹火筒纲目

【主治】 **小儿阴被蚯蚓呵肿，令妇人以筒吹其肿处，即消。**时珍。

凿柄木拾遗

【释名】 **千椎草**纲目。

【主治】 **难产。取入铁孔中木，烧末酒服。**藏器。**刺在肉中，烧末，酒服二方寸匕。**思邈。

【发明】 〔时珍曰〕女科有千椎草散：用凿柄承斧处打卷者，烧灰，淋汁饮，李魁甫言其有验，此亦取下往之义耳。

【附方】 新一。**反胃吐食**千槌花一枚烧研，酒服。卫生易简方。

铁椎柄拾遗

【主治】 **鬼打，及强鬼排突人中恶者，和桃奴、鬼箭等，作丸服之。**藏器。〔时珍曰〕务成子治瘟疾鬼病，萤火丸中亦用之。

铳楔纲目

【主治】 **难产，烧灰酒服，又辟忤恶邪气。**时珍。

刀鞘拾遗

【主治】 **鬼打卒得，取二三寸烧末，水服。腰刀者弥佳。**藏器。

马鞭纲目

【释名】 **马策**〔时珍曰〕竹柄编革为之。故鞭从革便，策从竹束，会意。

【主治】 **马汗气入疮或马毛入疮，肿毒烦热，入腹杀人，烧鞭皮末，和膏傅之。又治狐尿刺疮肿痛，取鞭稍二寸，鼠屎二七枚，烧研，和膏傅之。**时珍。

箭笴及镞拾遗

【释名】 〔时珍曰〕扬雄方言云：自关而东谓之矢，自关而西谓之箭，江淮之间谓之镞。刘熙释名云：矢又谓之镝。本曰足，末曰栝。体曰干，旁曰羽。

【主治】 **妇人产后腹中痒，密安所卧席下，勿令妇知。**藏器。**刺伤风水，刮箭下漆涂之。又主疔疮恶肿，刮箭笴茹作炷，灸二七壮。**时珍。

【附方】 新一。**妇人难产**外台秘要用箭干三寸，弓弦三寸，烧末，酒服，方出崔氏。小品方治难产，飞生丸用故箭羽。方见禽部鼯鼠下。

弓弩弦别录下品

【释名】 〔时珍曰〕黄帝时始作弓，有臂者曰弩。以木为干，以丝为弦。

【气味】 **平，无毒。**〔权曰〕微寒。

【主治】 **难产，胞衣不出。**别录。**鼻衄及口鼻大衄不止，取折弓弦烧灰，同枯矾等分吹之，即止。**时珍。

【发明】 〔弘景曰〕产难，取弓弩弦以缚腰，及烧弩牙纳酒中饮之，皆取发放快速之义。〔时珍曰〕弓弩弦催生，取其速离也。折弓弦止血，取其断绝也。礼云：男子生，以桑弧、蓬矢射天地四方。示男子之事也。巢元方论胎教云：妊娠三月，欲生男。宜操弓矢，乘牡马。孙思邈千金方云：妇人始觉有孕，取弓弩弦一枚，缝袋盛，带左臂上，则转女为男。房室经云：凡觉有娠，取弓弩弦缚妇人腰下，满百日解却。此乃紫宫玉女秘传方也。

【附方】 新四。**胎动上逼**弩弦系带之立下。医林集要。**胎滑易产**弓弩弦烧末，酒服二钱。续十全方。**胞衣不出**水煮弓弩弦，饮汁五合。或烧灰酒服。千金方。**耳中有物不出**。用弓弩弦长三寸，打散一头，涂好胶。拄着耳中，徐徐粘引出。圣惠方。

纺车弦纲目

【主治】 **坐马痈，烧灰傅之。**时珍。**凡人逃走，取其发于纬车上逆转之，则迷乱不知所适。**藏器。

梭头拾遗

【主治】 **失音不语，病吃者，刺手心令痛即语。男左女右。**藏器。

连枷关纲目

【主治】 **转胞，小便不通。烧灰水服。**时珍。千金方。

楤担尖纲目

【主治】 **肠痈已成，取少许烧灰，酒服，当作孔出脓。**思邈。

梳篦拾遗

【释名】 栉〔时珍曰〕刘熙释名云：梳，其齿疏通也。篦，其齿细密相比也。栉，其齿连节也。赫连氏始作之。

【主治】 **虱病，煮汁服之。及活虱入腹为病成癥瘕者**。藏器。**主小便淋沥，乳汁不通，霍乱转筋，噎塞**。时珍。

【附方】 新八。**啮虱成癥**山野人好啮虱，在腹生长为虱癥。用败梳、败篦各一枚，各破作两分。以一分烧研，以一分用水五升，煮取一升，调服，即下出。**千金方**。**霍乱转筋**入腹痛。用败木梳一枚烧灰，酒服，永瘥。千金方。**噎塞不通**寡妇木梳一枚烧灰，煎锁匙汤调下二钱。生生编。**小便淋痛**多年木梳烧存性，空心冷水服。男用女，女用男。救急方。**发哽咽中**旧木梳烧灰，酒服之。集玄方。**乳汁不行**内服通乳药。外用木梳梳乳，周回百余遍，即通。儒门事亲方。**猘犬咬伤**故梳、韭根各二枚，水二升，煮一升，顿服。外台秘要[①]。**蜂虿叮螫**油木梳炙热，熨之。救急方。

针线袋拾遗

【主治】 **痔疮，用二十年者，取袋口烧灰，水服。又妇人产后肠中痒不可忍，密安所卧褥下，勿令知之。凡人在牢狱日，经赦得出，就于囚枷上，取线为囚缝衣，令人犯罪经恩也**。藏器。

蒲扇拾遗

【释名】 箑〔时珍曰〕上古以羽为扇，故字从羽。后人以竹及纸为箑，故字从竹。杨雄方言云：自关而东谓之箑，自关而西谓之扇。东人多以蒲为之，岭南以蒲葵为之。

【主治】 **败蒲扇灰和粉，粉身止汗，弥败者佳。新造屋柱下四隅埋之，蚊永不入**。藏器。**烧灰酒服一钱，止盗汗，及妇人血崩，月水不断**。时珍。

蒲席别录中品

【释名】 荐〔弘景曰〕蒲席惟船家用之，状如蒲帆。人家所用席，皆是菅草，而荐多是蒲也。方家烧用。〔恭曰〕席、荐皆人所卧，以得人气为佳，不论荐、席也。青齐间人谓蒲荐为蒲席，亦曰蒲篕，音合，谓藁作者为荐。山南、江左机上织者为席，席下重厚者为荐。〔时珍曰〕席、荐皆以蒲及稻藁为之，有精粗之异。吴人以龙须草为席。

【主治】 **败蒲席：平。主筋溢恶疮**。别录。**单用破血。从高坠下，损瘀在腹刺痛，取久卧者烧灰，酒服二钱。或以蒲黄、当归、大黄、赤芍药、朴消，煎汤调服，血当下**。甄权。

编荐索：烧研，酒服二指撮，治霍乱转筋入腹。藏器。

寡妇荐：治小儿吐利霍乱，取二七茎煮汁服。藏器。

【附方】 旧三，新三。**霍乱转筋**垂死者。败蒲席一握切，浆水一盏煮汁，温服。圣惠方。**小便不利**蒲席灰七分，滑石二分，为散。饮服方寸匕，日三。金匮要略。**妇人血奔**旧败蒲席烧灰，酒服二钱。胜金方。**五色丹游**多致杀人。蒲席烧灰，和鸡子白，涂之良。千金方[②]。**痈疽不合**破蒲席烧灰，腊月猪脂和，纳孔中。千金方。**夜卧尿床**本人荐草烧灰，水服，立瘥。千金方。

---

① 外台秘要：此方今出《圣惠方》卷五十七。

② 千金方：此方今出《千金翼》卷二十四第五。

簟纲目

【释名】 **籧篨** **笒**笠 **笋席**〔时珍曰〕簟可延展，故字从竹、覃。覃，延长也。

【主治】 **蜘蛛尿、蠼螋尿疮，取旧者烧灰傅之。**时珍。

【附方】 新一。**小儿初生吐不止者。**用籧篨少许，同人乳二合，盐二粟许，煎沸，入牛黄粟许，与服。此刘五娘方也。外台秘要。

帘箔宋嘉祐

【释名】 〔时珍曰〕其形方廉而薄，故曰帘、曰箔，以竹及苇芒编成。其帛幕曰帟。〔藏器曰〕今东人多以芒草为箔，入药用弥久着烟者佳。

败芒箔

【主治】 **无毒。主产妇血满腹胀痛，血渴，恶露不尽，月闭，下恶血，止好血，去鬼气疰痛癥结，酒煮服之。亦烧末，酒服。**藏器。

箔经绳

【主治】 **痈疽有脓不溃，烧研，和腊猪脂傅下畔，即溃，不须针灸。**时珍。千金方。

厕屋户帘

【主治】 **小儿霍乱，烧灰，饮服一钱。**时珍。外台。

漆器纲目

【主治】 **产后血运，烧烟熏之即苏。又杀诸虫。**时珍。

【附方】 新三。**血崩不止**漆器灰、棕灰各一钱，柏叶煎汤下。集简方。**白秃头疮**破朱红漆器，剥取漆朱烧灰，油调傅之。救急方。**蝎虿螫伤**漆木碗合螫处，神验不传。古今录验方。

研朱石槌拾遗

【主治】 **妒乳，煮热熨乳上，以二槌更互用之，数十遍，热彻取瘥。**藏器。

灯盏纲目

【释名】 **釭**

【主治】 **上元盗取富家灯盏，置床下，令人有子。**时珍。韵府。

灯盏油纲目

【释名】 **灯窝油**

【气味】 **辛，苦，有毒。**

【主治】 **一切急病，中风、喉痹、痰厥，用鹅翎扫入喉内，取吐即效。又涂一切恶疮疥癣。**时珍。

【附方】 新二。**乳上生痈**脂麻炒焦捣烂，以灯盏内油脚调傅，即散。集玄方。**走马喉痹**诗云：急喉肿痹最堪忧，急取盛灯盏内油。甚者不过三五呷，此方原是至人留。

车脂宋开宝

校正：并入釭中膏。

【释名】 **车毂脂**纲目**轴脂**纲目**辖脂**纲目**釭膏**音公。〔时珍曰〕毂即轴也。辖即釭也。乃裹轴头之铁，频涂以油，则滑而不涩。史记齐人嘲淳于髡为炙毂裸即此，今云油滑是矣。

【气味】 **辛，无毒。**

【主治】 **卒心痛，中恶气，以热酒服之。中风发狂，取膏如鸡子大，热醋搅消服。又主妇人妒乳、乳痈，取熬热涂之，并和热酒服。**开宝。**去鬼气，温酒烊热服。**藏器。**治霍乱、中蛊、妊娠诸腹痛，催生，定惊，除疟，消肿毒诸疮。**时珍。

【附方】 旧七，新十。**中恶蛊毒**车釭脂如鸡子大，酒化服。千金方。**虾蟆蛊病**及蝌蚪蛊，心腹胀满痛，口干思水，不能食，闷乱大喘。用车辖脂半斤，渐渐服之，其蛊即出。圣惠方。**霍乱转筋**入腹痛。车毂中脂涂足心。千金方。**少小腹胀**车毂中脂和轮下土，如弹丸，吞之立愈。千金方。**妊妇腹痛**烧车釭脂末，纳酒中，随意饮。千金方。**妊妇热病**车辖脂随意酒服，大良。千金方。**妇人难产**三日不出。车轴脂吞大豆许二丸。千金方。**妇人逆产**车釭膏画儿脚底，即正。开宝本草。**产后阴脱**烧车釭头脂，纳酒中服。子母秘录。**小儿惊啼**车轴脂小豆许，纳口中及脐中良。千金方。**儿脐不合**车辖脂烧灰，傅之。外台秘要。**疟疾不止**不拘久近。车轴垢，水洗，下面和丸弹子大，作烧饼。未发时食一枚，发时又食一枚。圣惠方。**瘰疬已溃**车釭脂和梁上尘，傅之。外台秘要。**灸疮不瘥**车釭脂涂之，良。千金方。**聤耳脓血**绵裹车辖脂塞之。外台秘要。**诸虫入耳**车釭脂涂孔中，自出。梅师方。**针刺入肉**车脂摊纸上如钱大，贴上。二日一易，三五次即出。集玄方。

败船茹音如。别录下品

【集解】 〔弘景曰〕此是大艑䑶，刮竹茹以补漏处者。〔时珍曰〕古人以竹茹。今人只以麻筋和油石灰为之。

【主治】 **平。疗妇人崩中，吐血、痢血不止**。别录。**治金疮，刮败船茹灰傅之，功同牛胆石灰**。苏颂。

【附方】 旧一，新二。**妇人遗尿**船故茹为末，酒服三钱。千金方。**月水不断**船茹一斤净洗，河水四升半，煮二升半，分二服。千金方。**妇人尿血**方同上。

故木砧拾遗

【释名】 **百味拾遗椭几**。

几上屑

【主治】 **吻上馋疮，烧末傅之**。藏器。

砧上垢

【主治】 **卒心腹痛。又凡人病后食、劳复，取当时来参病人行止脚下土一钱许，男左女右，和垢及鼠头一，或鼠屎三七枚煮服，神效**。藏器。**干霍乱，不吐不利，烦胀欲死，或转筋入腹，取屠几垢一鸡子大，温酒调服，得吐即愈。又主唇疮、耳疮、虫牙**。时珍。

【附方】 新二。**唇紧疮裂**屠几垢烧存性，傅之。千金方。**小儿耳疮**屠几上垢，傅之。千金方。

杓音妁。拾遗

【释名】 〔时珍曰〕木曰杓，瓠曰瓢。杓者勺也，瓢者漂也。

【主治】 **人身上结筋，打之三下，自散**。藏器。

瓠瓢见菜部。

筯拾遗

【释名】 **箸**〔时珍曰〕古箸以竹，故字从竹。近人兼用诸木及象牙为之矣。

【主治】 **吻上燕口疮，取筯头烧灰傅之。又狂狗咬者，乞取百家筯，煎汁饮**。藏器。**咽喉痹塞，取漆筯烧烟，含咽烟气入腹，发咳即破**。时珍。

甑唐本草

校正：并入拾遗瓦甑、故甑蔽。

【集解】 〔时珍曰〕黄帝始作甑、釜。北人用瓦甑，南人用木甑，夷人用竹甑。术家云：凡甑鸣、釜鸣者，不得惊怖。但男作女拜，女作男拜，即止，亦无殃咎。感应类从志云：瓦甑之契，投枭自止。注云：取故甑书“契”字，置墙上，有枭鸣时投之，自止也。

瓦甑

【主治】　魇寐不寤，取覆人面，疾打破之。藏器。

甑垢一名阴胶

【主治】　口舌生疮，刮傅之。时珍。

【发明】　〔时珍曰〕雷氏炮炙论·序云：知疮所在，口点阴胶。注云：取甑中气垢少许于口中，即知脏腑所起，直彻至患处，知痛所在，可医也。

甑带

【气味】　辛，温，无毒。

【主治】　煮汁服，除腹胀痛，脱肛，胃反，小便失禁、不通及淋，中恶尸注。烧灰，封金疮，止血，止痛，出刃。苏恭。**主大小便不通，疟疾，妇人带下，小儿脐疮，重舌夜啼，癞风白驳。**时珍。

【发明】　〔志曰〕江南以蒲为甑带，取久用败烂者用之。取其久被蒸气，故能散气也。

【附方】　旧五，新六。**小便不通**以水四升，洗甑带取汁，煮葵子二升半，分三服。圣惠方。**大小便闭**甑带煮汁，和蒲灰末①方寸匕服，日三次。千金方。**五色带下**甑带煮汁，温服一盏，日二服。千金方。**小儿下血**甑带灰涂乳上，饮之。外台。**小儿夜啼**甑带悬户上，即止。子母秘录。**小儿重舌**甑带烧灰，傅舌下。圣惠方。**小儿鹅口**方同上。**小儿脐疮**甑带烧灰傅之。子母秘录。**五色丹毒**甑带烧灰，鸡子白和，涂之。卫生易简方。**沙芒眯目**甑带灰，水服一钱。外台秘要。**草石在咽不出。**方同上。

故甑蔽拾遗　或作闭。

【主治】　无毒。主石淋，烧研，水服三指撮。又主盗汗。藏器。**烧灰，水服三撮，治喉闭咽痛及食复，下死胎。**时珍。

【发明】　〔时珍曰〕甑蔽通气，理似优于甑带。雷氏炮炙论·序云：弊箄淡卤。注云：常使旧甑中，能淡盐味。此物理之相感也。

【附方】　新二。**胎死腹中**及衣不下者。取炊蔽，户前烧末，水服即下。千金方。**骨疽出骨愈而复发，**骨从孔中出，宜疮上灸之。以乌雌鸡一只，去肉取骨，烧成炭，以三家甑蔽、三家砧木刮屑各一两，皆烧存性，和导疮中，碎骨当出尽而愈。千金方。

锅盖纲目

【主治】　牙疳、阴疳，取黑垢，同鸡肶胵黄皮灰、蚕茧灰、枯矾等分为末，米泔洗后频傅之。时珍。

饭箩拾遗

【释名】　筐〔藏器曰〕以竹为之，南方人谓之筐。

【主治】　时行病后食、劳复，烧取方寸匕，水服。藏器。

蒸笼拾遗

【主治】　取年久竹片，同弊帚扎缚草、旧麻鞋底系及蛇蜕皮，烧灰，擦白癞风。时珍。圣惠方。

炊单布纲目

【主治】　坠马，及一切筋骨伤损，张仲景方中用之。时珍。

【发明】　〔时珍曰〕按王璆百一选方云：一人因开甑，热气蒸面，即浮肿眼闭。一医以意取久用炊布，为末，随傅随消。盖此物受汤上之气多，故用此引出汤

---

①　灰末：《千金》卷十五作“黄”。

毒。亦犹① 盐水取咸味，以类相感也。

故炊帚拾遗

【主治】 **人面生白驳，以月食夜，和诸药烧灰，苦酒调傅之。**藏器。

弊帚纲目

【释名】 彗〔时珍曰〕许慎说文云“帚从手持巾”，以扫除也。竹帚曰彗。凡竹枝、荆茗、黍秫、茭蒲、芒草、落帚之类，皆可为帚也。

【主治】 **白驳癞风，烧灰入药。**时珍。

【附方】 新二。**白驳风**弊帚、弊帛、履底、甑带、脯腊、蝉颈、蛇皮等分，以月食时合烧为末。酒服方寸匕，日三服。仍以醇醋和涂之。忌食发风物。此乃徐王方也。古今录验。**身面疣目**每月望子时，以秃帚扫疣目上，三七遍。圣惠方。

簸箕舌纲目

【释名】 〔时珍曰〕簸扬之箕也。南人用竹，北人用杞柳为之。

【主治】 **重舌出涎，烧研，酒服一钱。又主月水不断。**时珍。千金、圣惠方。

【附方】 新一。**催生**簸箕淋水一盏，饮数口。集玄方。

竹篮拾遗

【释名】 〔藏器曰〕竹器也。

【主治】 **取耳烧灰，傅狗咬疮。**藏器。

鱼笱纲目

【释名】 〔时珍曰〕徐坚初学记云：取鱼之器曰笱，音苟；曰罶，音留；曰罛，音孤；曰篧，音罩；曰罺，音抄也。

【主治】 **旧笱须：疗鱼骨哽，烧灰，粥饮服方寸匕。**时珍。肘后方。

鱼网拾遗

【释名】 罟〔时珍曰〕易云：庖牺氏结绳而为网罟，以畋以渔，盖取诸离。

【主治】 **鱼骨哽者，以网覆颈，或煮汁饮之，当自下。**藏器。**亦可烧灰，水服，或乳香汤服。甚者并进三服。**时珍。

草麻绳索纲目

【释名】 〔时珍曰〕小曰索，大曰绳。

【主治】 **大腹水病，取三十枚去皮，研水三合，旦服，日中当吐下水汁。结囊若不尽，三日后再作。未尽更作。瘥后，禁水饮、咸物。**时珍。

【附方】 新二。**断瘟不染**以绳度所住户中壁，屈绳结之，即不染也。肘后方。**消渴烦躁**取七家井索，近瓶口结处，烧灰。新汲水服二钱，不过三五服效。圣惠方。

马绊绳纲目

【主治】 **煎水，洗小儿痫。**苏恭。**烧灰，掺鼻中疮。**时珍。

缚猪绳纲目

【主治】 **小儿惊啼，发歇不定，用腊月者烧灰，水服少许。**藏器。

牛鼻拳音卷。纲目

【释名】 〔时珍曰〕穿牛鼻绳木也。

【主治】 **木拳：主小儿痫。草拳：烧研，傅小儿鼻下疮。**别录。**草拳灰：吹**

---

① 犹：原作“酒”，字误，今据《是斋百一选方》卷十三改。

喉风有效。木拳：煮汁或烧灰酒服，治消渴。时珍。

【附方】　新二。**消渴饮水**牛鼻木二个，男用牝牛，女用牡牛者，洗锉，人参、甘草半两，大白梅二个，水四碗，煎三碗，热服甚妙。普济方。**冬月皲裂**牛鼻绳末，和五倍子末，填入薄纸，贴之。救急方。

厕筹拾遗

【主治】　**难产，及霍乱身冷转筋，于床下烧取热气彻上，亦主中恶鬼气。此物最微，其功可录。**藏器。

【附方】　新二。**小儿惊窜**两眼看地不上者，皂角烧灰，以童尿浸刮屎柴竹，用火烘干，为末，贴其囟门，即苏。王氏小儿方。**小儿齿迟**正旦，取尿坑中竹木刮涂之，即生。圣惠。

尿桶纲目

旧板

【主治】　**霍乱吐利，煎水服。山村宜之。**时珍。如宜方。

旧箍

【主治】　**脚缝搔痒，或疮有窍，出血不止，烧灰傅之。年久者佳。**时珍。

本草纲目虫部目录第三十九卷

李时珍曰：蟲虫乃生物之微者，其类甚繁，故字从三虫会意。按考工记云：外骨、内骨、却行、仄行、连行、纡行，以脰鸣、注咮同鸣、翼鸣、腹鸣、胸鸣者，谓之小虫之属。其物虽微，不可与麟、凤、龟、龙为伍；然有羽、毛、鳞、介、倮之形，胎、卵、风、湿、化生之异，蠢动含灵，各具性气。录其功，明其毒，故圣人辨之。况蜩、范、蚁、蚳，可供馈食者，见于礼记；蜈、蚕、蟾、蝎，可供匕剂，载在方书。周官有庶氏除毒蛊，剪氏除蠹物，蝈氏去蛙黾，赤犮氏除墙壁狸虫，蠼螋之属，壶涿氏除水虫，狐蜮之属。则圣人之于微琐，罔不致慎。学者可不究夫物理而察其良毒乎？于是集小虫之有功、有害者为虫部，凡一百零六种，分为三类：曰卵生，曰化生，曰湿生。旧本虫鱼部三品，共二百三十六种。今析出鳞、介二部，并入六种，移八种入禽兽、服器部，自有名未用移入六种，木部移入二种。

神农本草经二十九种梁·陶弘景注　**名医别录一十七种**梁·陶弘景注　**唐本草一种**唐·苏恭　**本草拾遗二十四种**唐·陈藏器　**海药本草一种**唐·李珣　**开宝本草二种**宋·马志　**图经本草二种**宋·苏颂　**日华本草一种**宋人·大明　**证类本草二种**宋·唐慎微　**本草会编一种**明·汪机　**本草纲目二十六种**明·李时珍

〔附注〕

魏·李当之药录　吴普本草　宋·雷敩炮炙　齐·徐之才药对　唐·甄权药性　唐·孙思邈千金　唐·杨损之删繁　孟诜食疗　南唐·陈士良食性　蜀·韩保升重注　宋·掌禹锡补注　寇宗奭衍义　张元素珍珠囊　元·李杲法象　王好古汤液　朱震亨补遗　吴瑞日用　明·汪颖食物

虫之一卵生类上二十三种

蜂蜜本经。灵雀附　**蜜蜡**本经　**蜜蜂**本经　**土蜂**别录　**大黄蜂**别录　**露蜂房**本经　**竹蜂**拾遗　**赤翅蜂**拾遗　**独脚蜂**拾遗　**蠮螉**本经。即果　。雄黄虫附　**虫白蜡**会编　**紫铆**唐本。即紫梗　**五倍子**开宝。百药煎　**螳螂、桑螵蛸**本经　**雀瓮**本经。即天浆子　**蚕**本经　**原蚕**别录。即晚蚕　**石蚕**本经。云师、雨虎附　**九香虫**纲目　**海蚕**海药　**雪蚕**纲目　**枸杞虫**拾遗　**䖳香虫**纲目

上附方旧六十四，新二百零五。

本草纲目虫部第三十九卷

虫之一卵生类上二十三种

蜂蜜本经上品

【释名】　**蜂糖**俗名**生岩石者名石蜜**本经**石饴**同上**岩蜜**〔时珍曰〕蜜以密成，故谓之蜜。本经原作石蜜，盖以生岩石者为良耳，而诸家反致疑辩。今直题曰蜂蜜，正名也。

【正误】　〔恭曰〕上蜜出氐、羌中最胜。今关中白蜜，甘美耐久，全胜江南者。陶以未见，故以南土为胜耳。今以水牛乳煎沙糖作者，亦名石蜜。此蜜既蜂作，宜去石字。〔宗奭曰〕嘉祐本草石蜜有二：一见虫鱼，一见果部。乳糖既曰石蜜，则虫部石蜜，不当言石矣。石字乃白字误耳，故今人尚白沙蜜。盖新蜜稀而黄，陈蜜白而沙也。〔藏器曰〕岩蜜出南方岩岭间，入药最胜，石蜜宜改为岩字。苏恭是荆襄间人，地无崖险，不知石蜜之胜故也。〔时珍曰〕按本经云：石蜜生诸山石中，色白如膏者良。则是蜜取山石者为胜矣。苏恭不考山石字，因乳糖同名而欲去石字；寇氏不知真蜜有白沙而伪蜜稀黄，但以新久立说，并误矣。凡试蜜以烧红火箸插入，提出起气是真，起烟是伪。

【集解】　〔别录曰〕石蜜生武都山谷、河源山谷及诸山石间。色白如膏者良。〔弘景曰〕石蜜即崖蜜也。在高山岩石间作之，色青，味小酸，食之心烦。其蜂黑色似虻，其木蜜悬树枝作之，色青白。土蜜在土中作之，色亦青白，味酸。人家及树空作者亦白，而浓厚味美。今出晋安檀崖者多土蜜，云最胜。出东阳临海诸处，及江南向西者多木蜜。出枚潜、怀安诸县者多崖蜜。亦有树木及人家养者，诸蜜例多添杂及煎煮，不可入药。必须亲自看取，乃无杂耳。凡蜂作蜜，皆须人小便以酿诸花，乃得和熟，状似作饴须蘖也。〔藏器曰〕寻常蜜亦有木上作者，土中作者。北方地燥，多在土中；南方地湿，多在木中。各随土地所宜，其蜜一也。崖蜜别是一蜂，如陶所说出南方崖岭间，房悬崖上，或土窟中。人不可到，但以长竿刺令蜜出，以物承取，多者至三四石，味硷色绿，入药胜于凡蜜。张华博物志云：南方诸山，幽人僻处出蜜蜡。蜜蜡所着，皆绝岩石壁，非攀缘所及。惟于山顶以篮舆悬下，遂得采取。蜂去余蜡在石，有鸟如雀，群来啄之殆尽，名曰灵雀，至春蜂归如旧，人亦占护其处，谓之蜜塞。此即石蜜也。〔颂曰〕食蜜亦有两种：一在山林木上作房，一在人家作窠槛收养之，蜜皆浓厚味美。近世宣州有黄连蜜，色黄，味小苦，主目热。雍、洛间有梨花蜜，白如凝脂。亳州太清宫有桧花蜜，色小赤。柘城县有何首乌蜜，色更赤。并蜂采其花作之，各随花性之温凉也。〔宗奭曰〕山蜜多在石中木上，有经一二年者，气味醇厚。人家者，一岁二取，气味不足，故不及，且久收易酸也。

〔时珍曰〕陈藏器所谓灵雀者，小鸟也。一名蜜母，黑色。正月则至岩石间寻求安处，群蜂随之也。南方有之。

【修治】 〔敩曰〕凡炼蜜一斤，只得十二两半是数。若火少、太过，并用不得。〔时珍曰〕凡炼沙蜜，每斤入水四两，银石器内，以桑柴火慢炼，掠去浮沫，至滴水成珠不散乃用，谓之水火炼法。又法：以器盛，置重汤中煮一日，候滴水不散，取用亦佳，且不伤火也。

【气味】 **甘，平，无毒。**〔别录曰〕微温。〔颖曰〕诸蜜气味，当以花为主。冬、夏为上，秋次之，春则易变而酸。闽、广蜜极热，以南方少霜雪，诸花多热也，川蜜温、西蜜则凉矣。〔刘完素曰〕蜜成于蜂、蜂寒而蜜温，同质异性也。〔时珍曰〕蜂蜜生凉熟温，不冷不燥，得中和之气，故十二脏腑之病，罔不宜之。但多食亦生湿热虫䘌，小儿尤当戒之。王充论衡云：蜂虿禀太阳火气而生，故毒在尾。蜜为蜂液，食多则令人毒，不可不知。炼过则无毒矣。〔宗奭曰〕蜜虽无毒，多食亦生诸风也。〔朱震亨曰〕蜜喜入脾。西北高燥，故人食之有益。东南卑湿，多食则害生于脾也。〔思邈曰〕七月勿食生蜜，令人暴下霍乱。青赤酸者，食之心烦。不可与生葱、莴苣同食，令人利下。食蜜饱后，不可食鲊，令人暴亡。

【主治】 **心腹邪气，诸惊痫痓，安五脏诸不足，益气补中，止痛解毒，除众病，和百药。久服，强志轻身，不饥不老，延年神仙。**本经。**养脾气，除心烦，饮食不下，止肠澼，肌中疼痛，口疮，明耳目。**别录。**牙齿疳䘌，唇口疮，目肤赤障，杀虫。**藏器。**治卒心痛及赤白痢，水作蜜浆，顿服一碗止；或以姜汁同蜜各一合，水和顿服。常服，面如花红。**甄权。**治心腹血刺痛，及赤白痢，同生地黄汁各一匙服，即下。**孟诜。**同薤白捣，涂汤火伤，即时痛止。**宗奭。肘后用白蜜涂上，竹膜贴之，日三。**和营卫，润脏腑，通三焦，调脾胃。**时珍。

【发明】 〔弘景曰〕石蜜道家丸饵，莫不须之。仙方亦单炼① 服食，云致长生不老也。〔时珍曰〕蜂采无毒之花，酿以小便而成蜜，所谓臭腐生神奇也。其入药之功有五：清热也，补中也，解毒也，润燥也，止痛也。生则性凉，故能清热；熟则性温，故能补中。甘而和平，故能解毒；柔而濡泽，故能润燥。缓可以去急，故能止心腹、肌肉、疮疡之痛；和可以致中，故能调和百药，而与甘草同功。张仲景治阳明结燥，大便不通，蜜煎导法，诚千古神方也。〔诜曰〕但凡觉有热，四肢不和，即服蜜浆一碗，甚良。又点目中热膜，以家养白蜜为上，木蜜次之，崖蜜更次之也。与姜汁熬炼，治癞甚效。

【附方】 旧十三，新六。**大便不通**张仲景伤寒论云：阳明病，自汗，小便反利，大便硬者，津液内竭也，蜜煎导之。用蜜二合，铜器中微火煎之，候凝如饴状，至可丸，乘热捻作挺，令头锐，大如指，长寸半许。候冷即硬，纳便道中，少顷即通也。一法：加皂角、细辛为末少许，尤速。**噎不下食**取崖蜜含，微微咽下。广利方。**产后口渴**用炼过蜜，不计多少，熟水调服，即止。产书。**难产横生**蜂蜜、真麻油各半碗，煎减半服，立下。海上方。**天行虏疮**比岁有病天行斑疮，头面及身，须臾周匝，状如火疮，皆戴白浆，随决随生。不即疗，数日必死。差后疮瘢黯色，一岁方灭，此恶毒之气。世人云：建武中，南阳击虏所得，仍呼为虏疮。诸医参详疗之，取好蜜通摩疮上，以蜜煎升

① 炼：原脱，今据《证类本草》卷二十补。

麻，数数拭之。肘后。**痘疹作痒**难忍，抓成疮及疱，欲落不落。百花膏：用上等石蜜，不拘多少，汤和，时时以翎刷之。其疮易落，自无瘢痕。全幼心鉴。**瘾疹瘙痒**白蜜不以多少，好酒调下，有效。**五色丹毒**蜜和干姜末傅之。肘后。**口中生疮**蜜浸大青叶含之。药性论。**阴头生疮**以蜜煎甘草涂之瘥。外台。**肛门生疮**肛门主肺，肺热即肛塞肿缩生疮。白蜜一升，猪胆汁一枚相和，微火煎令可丸，丸三寸长作挺，涂油纳下部，卧令后重，须臾通泄。梅师。**热油烧痛**以白蜜涂之。梅师。**疔肿恶毒**用生蜜与隔年葱研膏，先刺破涂之。如人行五里许，则疔出，后以热醋汤洗去。济急仙方。**大风癞疮**取白蜜一斤，生姜二斤捣取汁。先秤铜铛斤两，下姜汁于蜜中消之。又秤之，令知斤两。即下蜜于铛中，微火煎令姜汁尽，秤蜜斤两在，即药已成矣。患三十年癞者，平旦服枣许大一丸，一日三服，温酒下。忌生冷醋滑臭物。功用甚多，不能一一具之。食疗方。**面上䵟点**取白蜜和茯苓末涂之，七日便瘥也。孙真人食忌。**目生珠管**以生蜜涂目，仰卧半日，乃可洗之。日一次。肘后方。**误吞铜钱**炼蜜服二升，可出矣。葛氏方。**诸鱼骨鲠**以好蜜稍稍服之令下。葛氏。**拔白生黑**治年少发白。拔去白发，以白蜜涂毛孔中，即生黑发。不生，取梧桐子捣汁涂上，必生黑者。梅师方。

蜜蜡本经上品

【释名】　〔弘景曰〕生于蜜中，故谓蜜蜡。〔时珍曰〕蜡，犹鬣也。蜂造蜜蜡而皆成鬣也。

【集解】　〔别录曰〕蜡生武都山谷蜜房木石间。〔弘景曰〕蜂先以此为蜜跖，煎蜜亦得之。初时极香软。人更煮炼，或少加醋酒，便黄赤，以作烛色为好。今医家皆用白蜡，但取削之，于夏月暴百日许，自然白也。卒用之，烊内水中十余遍，亦白。〔宗奭曰〕新蜡色白，随久则黄。白蜡乃蜡之精英者也。〔时珍曰〕蜡乃蜜脾底也。取蜜后炼过，滤入水中，候凝取之，色黄者俗名黄蜡，煎炼极净白者为白蜡，非新则白而久则黄也。与今时所用虫造白蜡不同。

【气味】　**甘，微温，无毒。**〔之才曰〕恶芫花、齐蛤。

【主治】　**蜜蜡：主下痢脓血，补中，续绝伤金疮，益气，不饥，耐老。**本经。〔权曰〕和松脂、杏仁、枣肉、茯苓等分合成，食后服五十丸，便不饥。〔颂曰〕古人荒岁多食蜡以度饥，但合大枣咀嚼，即易烂也。**白蜡：疗人**[①] **泄澼后重见白脓，补绝伤，利小儿。久服，轻身不饥。**别录。**孕妇胎动，下血不绝，欲死。以鸡子大，煎三五沸，投美酒半升服，立瘥。又主白发，镊去，消蜡点孔中，即生黑者。**甄权。

【发明】　〔时珍曰〕蜜成于蜡，而万物之至味，莫甘于蜜，莫淡于蜡，得非厚于此，必薄于彼耶。蜜之气味俱厚，属乎阴也，故养脾；蜡之气味俱薄，属乎阳也，故养胃。厚者味甘，而性缓质柔，故润脏腑；薄者味淡，而性啬质坚，故止泄利。张仲景治痢有调气饮，千金方治痢有胶蜡汤，其效甚捷，盖有见于此欤。又华佗治老少下痢，食入即吐。用白蜡方寸匕，鸡子黄一个，石蜜、苦酒、发灰、黄连末，各半鸡子壳。先煎蜜蜡、苦酒、鸡子四味令匀，乃纳连、发，熬至可丸乃止。二日服尽，神效无比也。此方用之，屡经效验，乃知本经主下痢脓血之，深当

---

① 人：《千金翼》卷四、《证类本草》卷二十作“久”。

膺服也。

【附方】 旧十八，新十五。**仲景调气饮**治赤白痢，小腹痛不可忍，下重，或面青手足俱变者。用黄蜡三钱，阿胶三钱，同熔化，入黄连末五钱搅匀，分三次热服，神妙。金匮[①]。**千金胶蜡汤**治热痢，及妇人产后下痢。用蜡二棋子大，阿胶二钱，当归二钱半，黄连三钱，黄檗一钱，陈廪米半升，水三钟，煮米至一升，去米入药，煎至一钟，温服神效。千金方。**急心疼痛**用黄蜡灯上烧化，丸芡子大，百草霜为衣。井水下三丸。**肺虚咳嗽**立效丸：治肺虚膈热，咳嗽气急烦满，咽干燥渴，欲饮冷水，体倦肌瘦，发热减食，喉音嘶不出。黄蜡熔滤令净，浆水煮过八两，再化作一百二十丸，以蛤粉四两为衣养药。每服一丸，胡桃半个，细嚼温水下，即卧，闭口不语，日二。普济方。**肝虚雀目**黄蜡不俱多少，熔汁取出，入蛤粉相和得所。每用刀子切下二钱，以猪肚二两批开，掺药在内，麻绳扎定。水一碗，同入铫子内煮熟，取出乘热蒸眼。至温，并肝食之，日二，以平安为度。其效如神。集验方。**头风掣疼**湖南押衙颜思退传方：用蜡二斤，盐半斤相和，于锑罗中熔令相入，捏作一兜鍪，势可合脑大小。搭头至额，其痛立止也。经验方。**脚上转筋**刘禹锡续传信方：用蜡半斤销之，涂旧绢帛上，随患大小阔狭，乘热缠脚，须当脚心，便着袜裹之，冷即易。仍贴两手心。图经。**暴风身冷**暴风，通身冰冷如瘫缓者。用上方法，随所患大小阔狭摊贴，并裹手足心。**风毒惊悸**同上方法。**破伤风湿**如疟者。以黄蜡一块，热酒化开服，立效。与玉真散对用，尤妙。瑞竹堂方。**代指疼痛**以蜡、松胶相和，火炙笼指，即瘥。千金翼。**脚上冻疮**浓煎黄蜡涂之。姚和众。**狐尿刺人**肿痛。用热蜡着疮，并烟熏之，令汁出即愈。肘后方。**犬咬疮发**以蜡炙熔，灌入疮中。葛氏方。**蛇毒螫伤**以竹筒合疮上，熔蜡灌之，效。徐王方。**汤火伤疮**焮赤疼痛，毒腐成脓。用此拔热毒，止疼痛，敛疮口。用麻油四两，当归一两，煎焦去滓。入黄蜡一两，搅化放冷，摊帛贴之，神效。医林集要。**臁胫烂疮**用桃、柳、槐、椿、楝五枝，同荆芥煎汤，洗拭净。以生黄蜡摊油纸上，随疮大小贴十层，以帛拴定。三日一洗，除去一层不用，一月痊愈。医林集要。**妊娠胎漏**黄蜡一两，老酒一碗，熔化热服，顷刻即止。**呃逆不止**黄蜡烧烟熏，二三次即止。医方摘要。**霍乱吐利**蜡一弹丸，热酒一升化服，即止。肘后方。**诸般疮毒**臁疮、金疮、汤火等疮。用黄蜡一两，香油二两，黄丹半两，同化开，顿冷，瓶收。摊贴。王仲勉经验方。

蜜蜂本经上品

【释名】 **蜡蜂**纲目**䗪**〔时珍曰〕蜂尾垂锋，故谓之蜂。蜂有礼范，故谓之䗪。礼记云：范则冠而蝉有緌。化书云：蜂有君臣之礼。是矣。

【集解】 〔别录曰〕蜂子生武都山谷。〔颂曰〕今处处有之，即蜜蜂子也。在蜜脾中，如蚕蛹而白色。岭南人取头足未成者，油炒食之。〔时珍曰〕蜂子，即蜜蜂子未成时白蛹也。礼记有雀、鷃、蜩、范，皆以供食，则自古食之矣。其蜂有三种：一种在林木或土穴中作房，为野蜂；一种人家以器收养者，为家蜂，并小而微黄，蜜皆浓美；一种在山岩高峻处作房，即石蜜也，其蜂黑色似牛虻。三者皆群居有王。王大于众蜂，而色青苍。皆一

① 金匮：此方今见《证类本草》卷十六引《续传信方》张仲景调气方。

日两衙，应潮上下。凡蜂之雄者尾锐，雌者尾歧，相交则黄退。嗅花则以须代鼻，采花则以股抱之。按王元之蜂记云：蜂王无毒。窠之始营，必造一台，大如桃李。王居台上，生子于中。王之子尽复为王，岁分其族而去。其分也，或铺如扇，或圆如罂，拥其王而去。王之所在，蜂不敢螫。若失其王，则众溃而死。其酿蜜如脾，谓之蜜脾。凡取其蜜不可多，多则蜂饥而不蕃；又不可少，少则蜂惰而不作。呜呼！王之无毒，似君德也。营巢如台，似建国也。子复为王，似分定也。拥王而行，似卫主也。王所不螫，似遵法也。王失则溃，守义节也。取惟得中，似什一而税也。山人贪其利，恐其分而刺其子，不仁甚矣。

蜂子

【气味】 **甘，平、微寒，无毒。**〔大明曰〕凉，有毒。食之者须以冬瓜、苦荬、生姜、紫苏制其毒。〔之才曰〕畏黄芩、芍药、牡蛎、白前。

【主治】 **头疯，除蛊毒，补虚羸伤中。久服令人光泽，好颜色，不老。**本经。〔弘景曰〕酒渍傅面，令人悦白。**轻身益气，治心腹痛，面目黄，大人小儿腹中五虫从口吐出者。**别录。**主丹毒风疹，腹内留热，利大小便涩，去浮血，下乳汁，妇人带下病。**藏器。**大风疠疾。**时珍。

【发明】 〔时珍曰〕蜂子古人以充馔品，故本经、别录著其功效，而圣济总录治大风疾，兼用诸蜂子，盖亦足阳明、太阴之药也。

【附方】 新一。**大风疠疾须眉堕落，**皮肉已烂成疮者。用蜜蜂子、胡蜂子、黄蜂子并炒各一分，白花蛇、乌蛇并酒浸去皮骨炙干、全蝎去土炒、白姜蚕炒各一两，地龙去土炒半两，蝎虎全者炒、赤足蜈蚣全者炒各十五枚，丹砂一两，雄黄醋熬一分，龙脑半钱，右为末。每服一钱匕，温蜜汤调下，日三五服。总录。

土蜂别录

校正：旧与蜜蜂子同条，今分出。

【释名】 蜚零本经蟺蜂音蝉。同上。**马蜂**〔颂曰〕郭璞注尔雅云：今江东呼大蜂在地中作房者为土蜂，即马蜂也。荆、巴间呼为蟺蜂。

【集解】 〔别录曰〕土蜂生武都山谷。〔藏器曰〕土蜂穴居作房，赤黑色，最大，螫人至死，亦能酿蜜，其子亦大而白。〔颂曰〕土蜂子，江东人亦啖之。又有木蜂似土蜂，人亦食其子。然则蜜蜂、土蜂、木蜂、黄蜂子俱可食。大抵蜂类同科，其性效不相远矣。

蜂

【主治】 **烧末，油和，傅蜘蛛咬疮。**〔藏器曰〕此物能食蜘蛛，取其相伏也。

蜂子

【气味】 **甘，平，有毒。**〔大明曰〕同蜜蜂。畏亦同也。

【主治】 **痈肿。**本经。**嗌痛。**别录。**利大小便，治妇人带下。**日华。**功同蜜蜂子。**藏器。**酒浸傅面，令人悦白。**时珍。

【附方】 新一。**面黑令白**土蜂子未成头翅者，炒食，并以酒浸傅面。圣惠方。

房

【主治】 **痈肿不消。为末，醋调涂之，干更易之。不入服食。**药性。**疔疔肿疮毒。**时珍。

【附方】 新一。**疔肿疮毒**已笃者，二服即愈，轻者一服立效。用土蜂房一个，蛇蜕一条，黄泥固济，煅存性，为末。每服一钱，空心好酒下。少顷腹中大痛，痛止，其疮已化为黄水矣。普济方。

大黄蜂别录

校正：旧与蜜蜂同条，今分出。

【释名】 **黑色者名胡蜂**广雅**壶蜂**方言**㼌𤬏蜂**音钩娄。**玄瓠蜂**〔时珍曰〕凡物黑色者，谓之胡。其壶、瓠、㼌𤬏，皆象形命名也。㼌𤬏，苦瓠之名。楚辞云："玄蜂若壶"，是矣。大黄蜂色黄，㼌𤬏蜂色黑，乃一类二种也。陶说为是。苏颂以为一种，非矣。然蜂蛹、蜂房，功用则一，故不必分条。

【集解】 〔弘景曰〕大黄蜂子，乃人家屋上者及㼌𤬏蜂也。〔颂曰〕大黄蜂子，在人家屋上作房及大木间，即㼌𤬏蜂之子也。岭南人取其子作馔食之。其蜂黄色，比蜜蜂更大。按岭表录异云：宣、歙人好食蜂儿。山林间大蜂结房，大者如巨钟，其房数百层。土人采时，着草衣蔽身，以捍其毒螫。复以烟火熏散蜂母，乃敢攀缘崖木断其蒂。一房蜂儿五六斗至一石。拣状如蚕蛹莹白者，以盐炒暴干，寄入京洛，以为方物。然房中蜂儿三分之一翅足已成，则不堪用。据此，则木上作房，盖㼌𤬏之类。然今宣城蜂子，乃掘地取之，似土蜂也。郭璞注尔雅云：土蜂乃大蜂，在地中作房；木蜂似土蜂而小，江东人并食其子。然则二蜂皆可食久矣。大抵性味亦不相远也。

蜂子

【气味】 **甘，凉，有小毒**。〔大明曰〕(见蜜蜂下)。

【主治】 **心腹胀满痛，干呕，轻身益气**。别录。**治雀卵斑，面疱。余功同蜜蜂子**。时珍。

【附方】 新一。**雀斑面疱**七月七日取露蜂子，于漆碗中水酒浸过，滤汁，调胡粉傅之。普济方。

露蜂房本经中品

【释名】 **蜂肠**本经**蜂𩲸**与窠同。**百穿**并别录**紫金沙**

【集解】 〔别录曰〕露蜂房生牂牁山谷。七月七日采，阴干。〔弘景曰〕此蜂房多在树木中及地中。今曰露蜂房，当用人家屋间及树枝间苞裹者。乃远举牂牁，未解所以。〔恭曰〕此房悬在树上得风露者。其蜂黄黑色，长寸许，螫马、牛及人，乃至欲死。非人家屋下小小蜂房也。〔韩保升曰〕此树上大黄蜂窠也。所在皆有，大者如瓮，小者如桶。十一二月采之。〔宗奭曰〕露蜂房有二种：一种小而色淡黄，窠长六七寸至一尺，阔二三寸，如蜜脾下垂一边，多在丛木深林之中，谓之牛舌蜂；一种多在高木之上，或屋之下，外面围如三四斗许，或二斗，中有窠如瓠状，由此得名玄瓠蜂，其色赤黄，大于诸蜂。今人皆兼用之。〔敩曰〕蜂房有四件：一名革蜂窠，大者一二丈围，在树上内窠小隔六百二十六个，大者至一千二百四十个，其裹粘木蒂是七姑木汁，其盖是牛粪沫，其隔是叶蕊也；二名石蜂窠，只在人家屋上，大小如拳，色苍黑，内有青色蜂二十一个，或只十四个，其盖是石垢，其粘处是七姑木汁，其隔是竹蛀也；三名独蜂窠，大小如鹅卵大，皮厚苍黄色，是小蜂并蜂翅，盛向里只有一个蜂，大如小石燕子许，人马被螫着立亡也；四名是草蜂窠也。入药以革蜂窠为胜。〔时珍曰〕革蜂，乃山中大黄蜂也，其房有重重如楼台者。石蜂、草蜂，寻常所见蜂也。独蜂，俗名七里蜂者是矣，其毒最猛。

【修治】 〔敩曰〕凡使革蜂窠，先以鸦豆枕等同拌蒸，从巳至未时，出鸦豆枕了，晒干用。〔大明曰〕入药并炙用。

【气味】 **苦，平，有毒。**〔别录曰〕咸。〔之才曰〕恶干姜、丹参、黄芩、芍药、牡蛎。

【主治】 **惊痫瘈疭，寒热邪气，癫疾，鬼精蛊毒，肠痔。火熬之良。**本经。**疗蜂毒、毒肿。合乱发、蛇皮烧灰，以酒日服二方寸匕，治恶疽、附骨痈，根在脏腑，历节肿出，疔肿恶脉诸毒皆瘥。**别录。**疗上气赤白痢，遗尿失禁。烧灰酒服，主阴痿。水煮，洗狐尿刺疮。服汁，下乳石毒。**苏恭。**煎水，洗热病后毒气冲目。炙研，和猪脂，涂瘰疬成瘘。**苏颂。**煎水漱牙齿，止风虫疼痛。又洗乳痈、蜂叮、恶疮。**大明。

【发明】 〔时珍曰〕露蜂房，阳明药也。外科、齿科及他病用之者，亦皆取其以毒攻毒，兼杀虫之功耳。

【附方】 旧十五，新十八。**小儿卒痫**大蜂房一枚，水三升，煮浓汁浴之，日三四次佳。千金方。**脐风湿肿**久不瘥者。蜂房烧末，傅之效。子母秘录。**手足风痹**黄蜂窠大者一个，小者三四个，烧灰，独头蒜一碗，百草霜一钱半，同捣傅上。一时取下，埋在阴处。忌生冷、荤腥。乾坤秘韫。**风气瘙痒**及瘾疹。蜂房炙、蝉蜕等分，为末。酒服一钱，日三服。梅师方用露蜂房煎汁二升，入芒消傅之，日五次。**风热牙肿**连及头面。用露蜂房烧存性，研末，以酒少许调，噙漱之。十便良方。**风虫牙痛**露蜂房煎醋，热漱之。袖珍方用草蜂房一枚，盐实孔内烧过，研末擦之，盐汤漱去。或取一块咬之。秘方也。普济方用露蜂房一个，乳香三块，煎水漱之。又同细辛煎水漱之。又露蜂房、全蝎同研，擦之。圣惠用蜂房蒂，绵包咬之效。**喉痹肿痛**露蜂房灰、白姜蚕等分，为末。每乳香汤服半钱。食医心镜用蜂房烧灰。每以一钱吹入喉内。不拘大人、小儿。**重舌肿痛**蜂房炙研，酒和傅之，日三四次。圣惠方。**舌上出血**窍如针孔。用紫金沙即露蜂房顶上实处一两，贝母四钱，卢会三钱，为末，蜜和丸雷丸大。每用一丸，水一小盏，煎至五分，温服。吐血，温酒调服。云台方。**吐血衄血**方同上。**崩中漏下**五色，使人无子。蜂[1]房末三指撮，温酒服之，大神效。张文仲方。**小儿下痢**赤白者。蜂房烧末，饮服五分。张杰子母秘录。**小儿咳嗽**蜂房二两，洗净烧研。每服一字，米饮下。胜金方。**二便不通**蜂房烧末，酒服二三钱，日二服。不拘大人、小儿。子母秘录。**阴痿不兴**蜂窠烧研，新汲井水服二钱，可御十女。岣嵝神书。**阴寒痿弱**蜂房灰，夜傅阴上，即热起。千金方。**阴毒腹痛**露蜂房三钱，烧存性，葱白五寸，同研为丸。男左女右，着手中，握阴卧之，汗出即愈。**寸白蛔虫**蜂窠烧存性，酒服一匙。虫即死出。生生编。**乳石热毒**壅闷，头痛口干，便漩赤少者。用蜂房煮汁五合服，乳石末从小便中下，大效。图经云用十二分炙，以水二升，煮八合，分服。**药毒上攻**如圣散：用蜂房、甘草等分，麸炒黄色，去麸为末。水二碗，煎八分，临卧顿服。明日取下恶物。经验方。**鼻外齇瘤**脓水血出。蜂房炙研，酒服方寸匕，日三服。肘后方。**头上疮癣**蜂房研末，腊猪脂和，涂之效。圣惠。**软疖频作**露蜂房二枚，烧存性。以巴豆二十一粒，煎清油二三沸，去豆。用油调傅，甚效。唐氏得效方。**女人妒乳**乳痈汁不出，内结成肿，名妬乳。用蜂房烧灰，研。每服二钱，水一小盏，煎六分，去渣温服。济众方。**风瘘不合**露蜂房一枚，炙黄研末。每以一钱，腊猪脂和涂。肘后方。**下部漏痔**大露蜂房烧存性研，掺之。干则以

① 蜂：此上《普济方》卷三三〇有“烧”字。

真菜子油调。唐氏经验方。**蜂螫肿疼**蜂房为末，猪膏和傅。或煎水洗。千金方。

竹蜂拾遗

【释名】 **留师**郭璞作笛师。

【集解】 〔藏器曰〕方言云：竹蜂，留师也。蜂如小指大，正黑色，啮竹而窠，蜜如稠糖，酸甜好食。〔时珍曰〕六帖云：竹蜜蜂出蜀中，于野竹上结窠，绀色，大如鸡子，长寸许，有蒂。窠有蜜，甘倍常蜜。即此也。按今人家一种黑蜂，大如指头，能穴竹木而居，腹中有蜜，小儿扑杀取食，亦此类也。又杜阳编言：外国鸾蜂大十余斤，其蜜碧色，服之成仙。此亦不经之言，未足深信。又有刺蜜、木蜜，生草木上，俱见果部本条。木蜜即枳椇。

留师蜜

【气味】 **甘、酸，寒，无毒。**

【集解】 **牙齿䘌痛及口疮，并含之良。**藏器。

赤翅蜂拾遗

【集解】 〔藏器曰〕出岭南。状如土蜂，翅赤头黑，大如螃蟹，穿土为窠，食蜘蛛。蜘蛛遥知蜂来，皆狼狈藏隐。蜂以预知其处，食之无遗。〔时珍曰〕此毒蜂穿土作窠者。一种独蜂作窠于木，亦此类也。其窠大如鹅卵，皮厚苍黄色。只有一个蜂，大如小石燕子，人马被螫立亡也。又一种蛒蜂，出巴中，在褰鼻蛇穴内。其毒倍常，中人手足辄断，中心胸即圮裂，非方药可疗，惟禁术可制。故元稹诗云：巴蛇蟠窟穴，穴下有巢蜂。近树禽垂翅，依原兽绝踪。微遭断手足，厚毒破心胸。昔甚招魂句，那知眼自逢。此蜂之毒如此，附见于此。养生远害者，不可不知。

【主治】 **有毒。疗蜘蛛咬，及疔肿疽病，烧黑和油涂之。或取蜂窠土，以酢和涂之，蜘蛛咬处，当得丝出。**藏器。

独脚蜂拾遗

【集解】 〔藏器曰〕出岭南。似小蜂黑色，一足连树根不得去，不能动摇，五月采之。又有独脚蚁，亦连树根下，能动摇，功用与蜂同。〔时珍曰〕岭南有树小儿、树蛱蝶，及此蜂、蚁，皆生于树，是亦气化，乃无情而生有情也。酉阳杂俎云：岭南毒菌，夜有光，经雨则腐化为巨蜂，黑色，其喙若锯，长三分，啮人甚毒。物类之变化不一有如此。

【主治】 **疗肿痈疽，烧研和油涂之。**藏器。

蠮螉音噎翁。本经下品

【释名】 **土蜂**别录**细腰蜂**庄子**果蠃**诗经**蒲芦**尔雅。〔弘景曰〕此类甚多。虽名土蜂，不就土中作窟，谓摙土作房尔。〔时珍曰〕蠮螉，象其声也。

【集解】 〔别录曰〕生熊耳川谷及牂牁，或人屋间。〔弘景曰〕今一种蜂，黑色，腰甚细，衔泥于人屋及器物边作房，如并竹管者是也。其生子如粟米大，置中，乃捕取草上青蜘蛛十余枚，满中，仍塞口，以待其子大为粮也。其一种入芦管中者，亦取草上青虫。诗云：螟蛉有子，果蠃负之。细腰之物无雌，皆取青虫教祝，便变成己子，斯为谬矣。造诗者未审，而夫子何为因其僻耶。岂圣人有缺，多皆类此。〔韩保升曰〕按诗疏云：螟蛉，桑虫也。果蠃，蒲卢也。言蒲卢负桑虫以成其子也。亦负他虫封之，数日则成蜂飞去。今有人候其封穴，坏而看之，见有卵如粟，在死虫之上，果如陶说。盖诗人知其大而不知其细也。此蜂所在有之，随处作窠，或只或双，不拘土石竹木间也。

【正误】 〔李含光曰〕祝变成子，近有数见者，非虚言也。〔颂曰〕诗：螟蛉有子，果蠃负之。扬雄法言亦云：螟蛉之子殪，而逢果蠃，祝之曰：类我类我。久之变为蜂。陶氏、蜀本皆以为生子如粟，捕诸虫为粮。段成式亦云：书斋多蠮螉窠，祝声可听，开而视之，悉是小蜘蛛，以泥隔之，乃知不独负桑虫也。数说不同。然物类变化，固不可度。蚱蝉生于转丸，衣鱼生于瓜子之类，非一。桑虫、蜘蛛之变为蜂，不为异也。如陶所说卵如粟者，未必非祝虫而成之也。宋齐丘所谓蠮螉之虫，孕螟蛉之子，传其情，交其精，混其气，和其神，随物大小，俱得其真，蠢动无定情，万物无定形。斯言得之矣。〔宗奭曰〕诸家之说，终不敢舍诗之义。尝拆窠视之，果有子如粟米大，色白而微黄。所负青菜虫，却在子下，不与虫相着。陶说近之。〔时珍曰〕蠮螉之说各异。今通考诸说，并视验其卵，及蜂之双双往来，必是雌雄。当以陶氏、寇氏之说为正，李氏、苏氏之说为误。按解颐新语云：果蠃自有卵如粟，寄在虫身。其虫不死不生，久则渐枯，子大食之而出。正如蝇卵寄附于蚕身，久则卵化，穴茧而出也。列子言纯雄无雌，其名稚蜂，庄子言细腰者化，则自古已失之矣。罗愿尔雅翼云：陶说实当物理。但以此疑圣人，则不知诗之本旨矣。诗云：螟蛉有子，果蠃负之。教诲尔子，式谷似之。盖言国君之民，为他人所取尔。说者不知似字，乃似续之似，误以为如似之似，遂附会其说尔。犹云鸱鸮鸱鸮，既取我子，亦可谓鸮，以众鸟为子乎。今屡破其房，见子与他虫同处，或子已去而虫存空壳，或虫成蛹而子尚小。盖虫终不坏，至其成蛹，子乃食之而出也。近时王浚川著雅述亦云：年年验之，皆如陶氏之说焉。

【气味】 **辛，平，无毒。**〔大明曰〕有毒。入药炒用。

【主治】 **久聋，咳逆毒气，出刺出汗。**本经。**疗鼻窒。**别录。**治呕逆。生研，能署竹木刺。**大明。岣嵝书云：五月五日，取蠮螉阴干为末，用兵死人血丸，置衣领中，云令人畏伏。

土蜂窠见土部。

【附录】 **雄黄虫**〔别录有名未用曰〕明目，辟兵不祥，益气力。状如蠮螉。

虫白蜡会编

【集解】 〔机曰〕虫白蜡与蜜蜡之白者不同，乃小虫所作也。其虫食冬青树汁，久而化为白脂，粘敷树枝。人谓虫屎着树而然，非也。至秋刮取，以水煮熔，滤置冷水中，则凝聚成块矣。碎之，文理如白石膏而莹彻。人以和油浇烛，大胜蜜蜡也。〔时珍曰〕唐宋以前，浇烛、入药所用白蜡，皆蜜蜡也。此虫白蜡，则自元以来，人始知之，今则为日用物矣。四川、湖广、滇南、闽岭、吴越东南诸郡皆有之，以川、滇、衡、永产者为胜。蜡树枝叶状类冬青，四时不凋。五月开白花成丛，结实累累，大如蔓荆子，生青熟紫。冬青树子，则红色也。其虫大如虮虱，芒种后则延缘树枝，食汁吐涎，粘于嫩茎，化为白脂，乃结成蜡，状如凝霜。处暑后则剥取，谓之蜡渣。若过白露，即粘住难刮矣。其渣炼化滤净，或甑中蒸化，沥下器中，待凝成块，即为蜡也。其虫嫩时白色作蜡，及老则赤黑色，乃结苞于树枝。初若黍米大，入春渐长，大如鸡头子，紫赤色，累累抱枝，宛若树之结实也。盖虫将遗卵作房，正如雀瓮、螵蛸之类尔。俗呼为蜡种，亦曰蜡子。子内皆白卵，如细虮，一包数百。次年立夏日摘下，以箬叶包之，分系各树。芒种后苞拆卵化，虫乃延出叶底，复上树作蜡也。树下要洁净，防蚁食其虫。又有水蜡树，叶微似榆，亦可放虫生蜡。甜槠树亦可产蜡。

【气味】 **甘，温，无毒。**

【主治】 **生肌止血定痛，补虚续筋接骨。**震亨。**入丸散服，杀瘵虫。**时珍。

【发明】 〔震亨曰〕白蜡属金，禀受收敛坚强之气，为外科要药。与合欢皮同入长肌肉膏中，用之神效，但未试其可服否也。〔时珍曰〕蜡树叶亦治疮肿，故白蜡为外科要药，正如桑螵蛸与桑木之气相通也。

【附方】 新一。**头上秃疮**蜡烛频涂，勿令日晒，久则自然生发。集玄方。

紫铆音矿。唐本草

校正：原与麒麟竭同条，今自木部分入此。

【释名】 **赤胶**苏恭**紫梗**〔时珍曰〕铆与矿同。此物色紫，状如矿石，破开乃红，故名。今南番连枝折取，谓之紫梗是矣。

【集解】 〔恭曰〕紫铆紫色如胶。作赤　皮及宝钿，用为假色，亦以胶宝物。云蚁于海畔树藤皮中为之。紫铆树名渴廪，麒麟竭树名渴留，正如蜂造蜜也。研取用之。吴录所谓赤胶是也。〔珣曰〕广州记云：紫铆生南海山谷。其树紫赤色，是木中津液结成，可作胡胭脂，余滓则玉作家用之。麒麟竭乃紫铆树之脂也。〔志曰〕按别本注言：紫铆、麒麟竭二物同条，功效全别。紫铆色赤而黑，其叶大如盘，铆从叶上出，麒麟竭色黄而赤，从木中出，如松脂也。〔颂曰〕按段成式酉阳杂俎云：紫铆树出真腊国，彼人呼为勒佉。亦出波斯国。木高丈许，枝叶郁茂，叶似橘柚，经冬不凋。三月开花，白色，不结子。天有雾露及雨沾濡，其枝条即出紫铆。波斯使者所说如此。而真腊使者言：是蚁运土上于树端作窠，蚁壤得雨露凝结而成紫铆。昆仑出者善，波斯次之。又交州地志亦云：本州岁贡紫铆，出于蚁壤。乃知与血竭俱出于木而非一物，明矣。今医家亦罕用，惟染家须之。〔宗奭曰〕紫铆状如糖霜，结于细枝上，累累然，紫黑色，研破则红。今人用造绵䌷䋢，迩来亦难得。〔时珍曰〕紫铆出南番。乃细虫如蚁、虱，缘树枝造成，正如今之冬青树上小虫造白蜡一般，故人多插枝造之。今吴人用造胭脂。按张勃吴录云：九真移风县，有土赤色如胶。人视土知其有蚁，因垦发，以木枝插其上，则蚁缘而上，生漆凝结，如螳螂螵蛸子之状。人折漆以染絮物，其色正赤，谓之蚁漆赤絮。此即紫鉚也。血竭乃其树之脂膏，别见木部。

【气味】 **甘、咸，平，有小毒。**〔大明曰〕无毒。

【主治】 **五脏邪气，金疮带下，破积血，生肌止痛，与麒麟竭大同小异。**苏恭。**湿痒疮疥，宜入膏用。**李珣。**益阳精，去阴滞气。**太清伏炼法。

【附方】 新三。**齿缝出血**紫矿、乳香、麝香、白矾等分，为末，掺之。水漱。卫生易简方。**产后血运**狂言失志。用紫铆一两，为末。酒服二钱匕。徐氏家传方。**经水不止**日渐黄瘦。紫矿末，每服二钱，空心白汤下。杨氏家藏方。

五倍子开宝

校正：自木部移入此。

【释名】 **文蛤**开宝**百虫仓**拾遗**法酿过名百药煎**〔时珍曰〕五倍当作五檷，见山海经。其形似海中文蛤，故亦同名。百虫仓，会意也。百药煎，隐名也。

【集解】 〔志曰〕五倍子处处有之。其子色青，大者如拳，而内多虫。〔颂曰〕以蜀中者为胜。生于肤木叶上，七月结实，无花。其木青黄色。其实青，至熟而黄。九月采子，曝干，染家用之。〔时珍曰〕五倍子，宋开宝本草收入草部，嘉祐本草移入木部，虽知生于肤木之上，而不知其乃虫所造也。肤木，即盐肤子木也。详见果部盐麸子下。此木生丛林处者，五六月有小虫如蚁，食其汁，老则遗种，结小球于叶间，正如蟖之作雀瓮，蜡虫之作蜡子也。初起甚小，渐渐长坚，其大如拳，或小如菱，形状圆长不等。初时青绿，久则细黄，缀于枝叶，宛若结成。其壳坚脆，其中空虚，有细虫如蠛蠓。山人霜降前采取，蒸杀货之。否则，虫必穿坏，而壳薄且腐矣。皮工造为百药煎，以染皂色，大为时用。他树亦有此虫球，不入药用，木性殊也。

【气味】 **酸，平，无毒。**

【主治】 **齿宣疳䘌，肺脏风毒流溢皮肤，作风湿癣，瘙痒脓水，五痔下血不止，小儿面鼻疳疮。**开宝。**肠虚泄痢，为末，熟汤服之。**藏器。**生津液，消酒毒，治中蛊毒、毒药。**日华。**口疮掺之，便可饮食。**宗奭。**敛肺降火，化痰饮，止咳嗽、消渴、盗汗、呕吐、失血、久痢、黄病、心腹痛、小儿夜啼，乌须发，治眼赤湿烂，消肿毒、喉痹，敛溃疮、金疮，收脱肛、子肠坠下。**时珍。

【发明】 〔震亨曰〕五倍子属金与水，噙之善收顽痰，解热毒，佐他药尤良。黄昏咳嗽，乃火气浮入肺中，不宜用凉药，宜五倍、五味敛而降之。〔时珍曰〕盐麸子及木叶，皆酸咸寒凉，能除痰饮咳嗽，生津止渴，解热毒酒毒，治喉痹下血血痢诸病。五倍子乃虫食其津液结成者，故所主治与之同功。其味酸咸，能敛肺止血化痰，止渴收汗；其气寒，能散热毒疮肿；其性收，能除泄痢湿烂。

【附方】 旧二，新六十九。**虚劳遗浊**玉锁丹：治肾经虚损，心气不足，思虑太过，真阳不固，漩有余沥，小便白浊如膏，梦中频遗，骨节拘痛，面黧肌瘦，盗汗虚烦，食减乏力。此方性温不热，极有神效。用五倍子一斤，白茯苓四两，龙骨二两，为末，水糊丸梧子大。每服七十丸，食前用盐汤送下，日三服。和剂方。**寐中盗汗**五倍子末、荞麦面等分，水和作饼，煨熟。夜卧待时，干吃二三个，勿饮茶水，甚妙。集灵。**自汗盗汗**常出为自汗，睡中出为盗汗。用五倍子研末，津调填脐中，缚定，一夜即止也。同上。**心疼腹痛**五倍子生研末。每服一钱，铁杓内炒，起烟黑色者为度。以好酒一钟，倾入杓内，服之立止。邵真人经验方。**消渴饮水**五倍子为末，水服方寸匕，日三服。危氏得效。**小儿呕吐**不定。用五倍子二个，一生一熟，甘草一握，湿纸裹，煨过，同研为末。每服半钱，米泔调下，立瘥。经验后方。**小儿夜啼**五倍子末，津调，填于脐内。杨起简便方。**暑月水泄**五倍子末，饭丸黄豆大。每服二十丸，荷叶煎水下，即时见效。余居士选奇方。**热泻下痢**五倍子一两，枯矾五钱，为末，糊丸梧子大。每服五十丸，米汤送下。邓笔峰杂兴方。**泻痢不止**五倍子一两，半生半烧。为末，糊丸梧子大。每服三十丸。红痢，烧酒下；白痢，水酒下；水泄，米汤下。集灵用五倍子末，每米饮服一钱。**滑痢不止**用五倍子醋炒七次，为末。米汤送下。**脾泄久痢**五倍子炒半斤，仓米炒一升，白丁香、细辛、木香各三钱，花椒五钱，为末。每服一钱，蜜汤下，日二服。忌生冷、鱼肉。集灵方。**赤痢不止**文蛤炒研末，水浸乌梅肉和丸梧子大。每服七十丸，乌梅汤下。**肠风下血**五倍子、白矾各半两，为末，顺流水丸梧子大。每服七丸，米下。忌酒。本事方。**脏毒下血**五倍子不拘多少，为末，大鲫鱼一枚，去肠胃鳞腮，填药令满，入瓶内煅存性，为末。每服一钱，温酒下。王　百一选方。**粪后下血**不拘大人、小儿。五倍子末，艾汤服一钱。全幼心鉴。**肠风脏毒**下血不止。五倍子半生半烧，为末，陈米饭和丸如梧子大。每服二十丸，食前粥饮送下，日三服。圣惠方。**酒痢肠风**下血。见百药煎。**小儿下血**肠风脏毒。五倍子末，炼蜜丸小豆大。每米饮服二十丸。郑氏。**大肠痔疾**五倍子煎汤熏洗，或烧烟熏之，自然收缩。直指方。**脱肛不收**三因方用五倍子末三钱，入白矾一块，水一碗煎汤，洗之立效。简便用五倍子半斤，水煮极烂，盛坐桶上熏之。待温，以手轻托上。内服参、芪、升麻药。普济方用五倍子、百草霜等分，为末，醋熬成膏。鹅翎扫傅上，即入。**产后肠脱**五倍子末掺之。或以五倍子、白矾煎汤熏洗。妇人良方。**女人阴血**因交接伤动者。五倍子末掺之，良。熊氏。**孕妇漏胎**五倍子末，酒服二钱，神效。朱氏集验方。**风毒攻眼**肿痒涩痛不可忍者，或上下睑赤烂，或浮翳、瘀肉侵睛。神效驱风散用五倍子一两，蔓荆子一两半，为末。服二钱，水二盏，铜、石器内煎汁去滓，乘热洗。留滓再煎用。大能明目去涩。博济方。**小便尿血**五倍子末，盐梅捣和丸梧子大。每空心酒服五十丸。集简方。**风眼赤烂**集灵方用五倍子煅存性，为末。入飞过黄丹少许，傅之。日三上，甚良。普济方用五倍子研末傅之。名拜堂散。**烂弦风眼**五倍子、铜青、白蟮土等分，为末。热汤泡开，闭目淋洗。冷即再热洗之。眼弦不可入汤。济急方。**眼中弩肉**方同上。**耳疮肿痛**五倍子末，冷水调涂。湿则干掺之。海上名方。**聤耳出脓**普济方用五倍子末吹之。经验：用五倍子焙干一两，全蝎烧存性三钱，为末。掺耳中。**鼻出衄血**五倍子末吹之。仍以末同新绵灰等分，米饮服二钱。**牙缝出血**不止者。五倍子烧存性，研末，傅之即止。卫生易简方。**牙齿动摇**及外物伤动欲落者。五倍子、干地龙炒等分，为末。先以姜揩过，然后傅之。御药院方。**牙龈肿痛**五倍子一两，瓦焙研末。每以半钱傅痛处，片时吐去涎。内服去风热药。杨子建护命方。**风牙肿痛**五倍子一钱，黄丹、花椒各五分，为末，掺之即止也。五倍末，冷水调，涂颊外，甚效。**唇紧作痛**五倍子、诃子等分，为末，傅之。端效方。**天行口疮**五倍子末掺之，吐涎即愈。庞氏伤寒论。**咽中悬痈**舌肿塞痛。五倍子末、白姜蚕末、甘草末等分，白梅肉捣和丸弹子大。噙咽，其痈自破也。朱氏经验方。**口舌生疮**儒门事亲赴筵散：用五倍子、密陀僧等分，为末。浆水漱过，干贴之。院方加晚蚕蛾。澹寮方用五倍子一两，滑石半两，黄柏蜜炙半两，为末。漱净掺之，便可饮食。**白口恶疮**状似木耳。不拘大人、小儿，并用五倍子、青黛等分，为末。以筒吹之。端效方。**走马牙疳**五倍子、青黛、枯矾、黄檗等分，为末。先以盐汤漱净，掺之，立效。便览。**牙龈疳臭**五倍子炒焦一两，枯矾、铜青各一钱，为末。先以米泔漱净，掺之。绝效方也。集简方。**疳蚀口鼻**五倍子烧存性，研末，掺之。普济方。**小儿口疳**白矾装入五倍子内，烧过同研，掺之。简便方。**下部疳疮**全幼心鉴用五倍子、枯矾等分，研末。先以齑水洗过，搽之。杏林摘要用五倍子、花椒去子炒各一钱，细辛焙三分，为末。先以葱汤洗净，搽之。一二日生肉也。**阴囊湿疮**出水不瘥。用五倍子、腊茶各五钱，腻粉少许，研末。先以葱椒汤洗过，香油调搽，以瘥为度。太平圣惠方。**鱼口疮毒**初起，未成脓者。用南五倍子炒黄研末，入百草霜等分，以腊醋调，涂于患处。一日一夜即消。杏林摘要。**一切诸疮**五倍子、黄檗等分，为末，傅之。普济方。**一切肿毒**五倍子炒紫黑色，蜜调，涂之。简便治一切肿毒，初起无头者。五倍子、大黄、黄檗等分，为末。新汲水调涂四围，日三五次。**一切癣疮**五倍子去虫、白矾烧过各等分，为末，搽之。干则油调。简便方。**癞头软疖**及诸热疮。用五倍子七个，研末，香油四两，熬至一半，布绞去渣，搽之。三四遍即可。勿以水洗之。普济方。**风癞湿烂**五倍子末，津调涂之。同上。**头疮热疮**风湿诸毒。用五倍子、白芷等分，研末。掺之，脓水即干。如干者，以清油调涂。卫生易简。**疮口不收**五倍焙，研末。以腊醋脚调，涂四围效。**一切金疮**五倍子、降真香等分，炒研末。傅之，皮肉自痊。名啄合山。拔萃方。**金疮出血**不止者。五倍子末贴之。若闭气者，以五倍子末二钱，入龙骨末少许，汤服，立效。谈野翁方。**杖疮肿痛**五倍子去穰，米醋浸一日，慢火炒黄，研末，干掺之。不破者，醋调涂之。卫生易简方。**手足皲裂**五倍子末，同牛骨髓，填纳缝中，即安也。医方大成。**鸡骨哽咽**五倍子末，掺入喉中，即化下。海上名方。**小儿脱肛**五倍子为末。先以艾绒卷倍子末成筒，放便桶内，以瓦盛之。令病者坐于桶上，以火点着，使药烟熏入肛门，其肛自上。随后将白矾为末，复搽肛门，其肛自紧，再不复脱。**鱼口便毒**五倍子不拘多少，以净瓦器盛之，用陈醋熬成膏，用绵布摊贴之。如干即换，三五次即愈。**偏坠气痛**用五倍子一个，放食盐少许在内，以火纸包定，用水浸湿，放文武火灰内，煨存性，为末，酒调服。**染乌须发**圣济总录用针砂八两，米醋浸五日，炒略红色，研末。五倍子、百药煎、没石子各二两，诃黎勒皮三两，研末各包。先以皂荚水洗髭须，用米醋打荞麦面糊，和针砂末傅上，荷叶包，过一夜，次日取去。以荞麦糊四味敷之，一日洗去即黑。杏林摘要用五倍子一斤，研末，铜锅炒之，勿令成块。如有烟起，即提下搅之。从容上火慢炒，直待色黑为度。以湿青布包扎，足踏成饼，收贮听用。每用时，以皂角水洗净须发。用五倍子一两，红铜末酒炒一钱六分，生白矾六分，诃子肉四分，没石子四分，硇砂一分，为末。乌梅、酸榴皮煎汤。调匀碗盛，重汤煮四五十沸，待如饴状。以眉掠刷于须发上，一时洗去，再上包住。次日洗去，以核桃油润之。半月一染，甚妙。**中河豚毒**五倍子、白矾末等分，以水调下。出事林广记。

百药煎

【修治】 〔时珍曰〕用五倍子为粗末。每一斤，以真茶一两煎浓汁，入酵糟四两，擂烂拌和，器盛置糠缸中之，待发起如发面状即成矣。捏作饼丸，晒干用。〔嘉谟曰〕入药者，五倍子鲜者十斤，春细，用瓷缸盛，稻草盖， 七日夜。取出再捣，入桔梗、甘草末各二两，又 一七。仍捣仍 ，满七次，取出捏饼，晒干用。如无鲜者，用干者水渍为之。**又方：**五倍子一斤，生糯米一两，滚水浸过，细茶一两，上共研末，入罐内封固，六月要一七，取开配合用。**又方：**五倍子一斤，研末，酒曲半斤，细茶一把，研末。上用小蓼汁调匀，入钵中按紧，上以长稻草封固。另用箩一个，多着稻草，将药钵坐草中，上以稻草盖，置净处。过一七后，看药上长起长霜，药则已成矣。或捏作丸，或作饼，晒干才可收用。

【气味】 **酸、咸、微甘，无毒。**

【主治】 **清肺化痰定嗽，解热生津止渴，收湿消酒，乌须发，止下血，久痢脱肛，牙齿宣䘌，面鼻疳蚀，口舌糜烂，风湿诸疮**。时珍。

【发明】 〔时珍曰〕百药煎，功与五倍子不异。但经酿造，其体轻虚，其性浮收，且味带余甘，治上焦心肺咳嗽痰饮、热渴诸病，含噙尤为相宜。

【附方】 新二十二。**敛肺劫嗽**百药煎、诃黎勒、荆芥穗等分为末，姜汁入蜜和丸芡子大。时时噙之。丹溪心法。**定嗽化痰**百药煎、片黄芩、橘红、甘草各等分，共为细末，蒸饼丸绿豆大。时时干咽数丸，佳。濒湖医案。**清气化痰**百药煎、细茶各一两，荆芥穗五钱，海螵蛸一钱，蜜丸芡子大。每服噙一丸，炒。笔峰杂兴。**染乌须发**川百药煎一两，针砂醋炒、荞麦面各半两。先洗须发，以荷叶熬醋调刷，荷叶包一夜，洗去即黑，炒。普济方。**沐发除脜**百药煎末，干搽发上，一夜篦之。同上。**揩牙乌须**川百药煎半两，玄胡索三钱，雄黄三钱，为末。先以姜擦去涎，用此揩牙，以津洗目。日日用之，甚佳。普济。**牙痛引头**方同上。**风热牙痛**百药煎泡汤噙漱。圣济总录。**牙龈疳蚀**百药煎、五倍子、青盐煅各一钱半，铜绿一钱，为末。日掺二三次，神效。普济方。**炼眉疮癣**小儿面湮疮，又名炼银疮，乃母受胎时，食酸辣邪物所致。用百药煎五钱，生白矾二钱，为末，油调搽之。外科精义。**脚肚生疮**初起如粟米大，搔之不已，成片包脚相交，黄水出，痒不可忍，久成痼疾。用百药煎末唾调，逐疮四围涂之，自外入内，先以贯众煎汤洗之，日一次。医林集要。**乳结硬痛**百药煎末。每服三钱，酒一盏，煎数沸，服之取效。经验方。**肠痈内痛**大枣连核烧存性、百药煎等分，为末。每服一钱，温酒服，日一，取效。直指方。**大肠便血**百药煎、荆芥穗烧存性等分为末，糊丸梧子大。每服五十丸，米饮下。圣惠方。**肠风下血**百药煎二两，半生用，半炒存性，为末，饭丸梧子大。每服五十丸，米饮下。名圣金丸。王百一选方。**大肠气痔**作痛下血。百药煎末，每服三钱，稀粥调服，日二次。集简。**肠风脏毒**下血者，用百药煎烧存性，乌梅连核烧过，白芷不见火为末，水糊丸如梧子大。每服七十丸，米饮下。济生。**酒痢下血**百药煎、五倍子、陈槐花等分，焙研末，酒糊丸梧子大。每服五十丸，米饮送下。本事方。**下痢脱肛**百药煎一块，陈白梅三个，木瓜一握，以水一碗，煎半碗。日二服。圣济总录。**男妇血淋**用真百药煎、车前子炒、黄连各三钱半，木香二钱，滑石一钱，为末。空心灯草汤服二钱，日二服。普济方。**消暑止渴**百药煎、腊茶等分为末，乌梅肉捣和丸芡子大。每含一丸。名水瓢丸。事林广记。

五倍子内虫

【主治】 **赤眼烂弦。同炉甘石末乳细。点之**。时珍。

螳螂　桑螵蛸本经上品

【释名】 **蛼螂**音当郎。**刀螂**纲目**拒斧**说文**不过**尔雅**蚀肬**音尤。**其子房名螵蛸**音飘绡。**蜱蛸**音皮。**蟳**音煿焦。**致神**别录。**野狐鼻涕**〔颂曰〕尔雅云莫貈、蛼、不过，蛼螂也。其子蜱蛸。郭璞云：江东呼为石螂。〔时珍曰〕蛼螂，两臂如斧，当辙不避，故得当郎之名。俗呼为刀螂，兖人谓之拒斧，又呼不过也。代人谓之天马，因其首如骧马也。燕赵之间谓之蚀肬。肬即疣子，小肉赘也。今人病肬者，往往捕此食之，其来有自矣。其子房名螵蛸者，其状轻飘如绡也。村人每炙焦饲小儿，云止夜尿，则蜅蟭、致神之名，盖取诸此。酉阳杂俎谓之野狐鼻涕，象形也。又杨雄方言云：螳螂或谓之髦，或谓之羊羊。齐兖以东谓之敷常。螵蛸亦名夷冒。

【集解】 〔弘景曰〕螳螂俗呼石螂，逢树便产，以桑上者为好，是兼得桑皮之津气也。惟连枝断取者为真，伪者亦以胶着桑枝之上也。〔保升曰〕螵蛸在处有之，螳螂卵也。多在小桑树上，丛荆棘间。三四月中，一枝出小螳螂数百枚。〔时珍曰〕螳螂，骧首奋臂，修颈大腹，二手四足，善缘而捷，以须代鼻，喜食人发，能翳叶捕蝉。或云术家取翳作法，可以隐形。深秋乳子作房，粘着枝上，即螵蛸也。房长寸许，大如拇指，其内重重有隔房。每房有子如蛆卵，至芒种节后一齐出。故月令有云：仲夏螳螂生也。

【修治】 〔别录曰〕桑螵蛸生桑枝上，螳螂子也。二月三月采，蒸过火炙用。不尔，令人泄。〔敩曰〕凡使勿用杂树上生者，名螺螵。须觅桑树东畔枝上者。采得去核子，用沸浆水浸淘七次，锅中熬干用。别作修事，无效也。〔韩保升曰〕三四月采得，以热浆水浸一伏时，焙干，于柳木灰中炮黄用。

螳螂

【主治】 **小儿急惊风搐搦，又出箭镞。生者能食疣目。**时珍。

【发明】 〔时珍曰〕螳螂，古方不见用者，惟普济方治惊风，吹鼻定搐法中用之，盖亦蚕、蝎定搐之义。古方风药多用螵蛸，则螳螂治风，同一理也。又医林集要出箭镞亦用之。

【附方】 新二。**惊风定搐**中分散：用螳螂一个，蜥蜴一条，赤足蜈蚣一条，各中分之，随左右研末。记定男用左，女用右。每以一字吹鼻内，搐之。吹左即左定，吹右即右定也。普济。**箭镞入肉**不可拔者。用螳螂一个，巴豆半个，同研，傅伤处。微痒且忍，极痒乃撼拔之。以黄连、贯众汤洗拭，石灰傅之。

桑螵蛸

【气味】 **咸、甘，平，无毒。**〔之才曰〕得龙骨，疗泄精。畏旋覆花。戴椹。

【主治】 **伤中疝瘕阴痿，益精生子，女子血闭腰痛，通五淋，利小便水道。**本经。**疗男子虚损，五脏气微，梦寐失精遗溺。久服益气养神。**别录。**炮熟空心食之，止小便利。**甄权。

【发明】 〔时珍曰〕桑螵蛸，肝、肾、命门药也，古方盛用之。〔权曰〕男子肾衰精自出，及虚而小便利者，加而用之。〔颂曰〕古方漏精及风药中，多用之。〔宗奭曰〕男女虚损，肾衰阴痿，梦中失精遗溺，白浊疝瘕，不可阙也。邻家一男子，小便日数十次，如稠米泔，心神恍惚，瘦瘁食减，得之女劳。令服桑螵蛸散药，未终一剂而愈。其药安神魂，定心志，治健忘，补心气，止小便数。用桑螵蛸、远志、龙骨、菖蒲、人参、茯神、当归、龟甲醋炙各一两，为末。卧时，人参汤调下二钱。如无桑上者，即用他树者，以炙桑白皮佐之。桑白皮行水，以接螵蛸就肾经也。

【附方】 旧三。新七。**遗精白浊**盗汗虚劳。桑螵蛸炙、白龙骨等分，为细末。每服二钱，空心用盐汤送下。外台。**小便不通**桑螵蛸炙黄三十枚，黄芩二两，水煎。分二服。圣惠。**妇人胞转**小便不通。用桑螵蛸炙为末，饮服方寸匕，日三。产书。**妇人遗尿**桑螵蛸酒炒为末，姜汤服二钱。千金翼。**妊娠遗尿**不禁。桑螵蛸十二枚，为末。分二服，米饮下。产乳书。**产后遗尿**或尿数。桑螵蛸炙半两，龙骨一两，为末。每米饮服二钱。徐氏胎产方。**咽喉肿塞**桑上螳螂窠一两，烧灰，马屁勃半两，研匀，蜜丸梧子大。煎犀角汤，每服三五丸。总病论。**咽喉骨哽**桑螵蛸醋煎，呷之。经验良方。**底耳疼痛**桑螵蛸一个，烧存性，麝香一字，研末。每用半字掺入，神效。有脓先缴净。经验方。**小儿软疖**桑螵蛸烧存性，研末，油调傅之。危氏方。

雀瓮本经下品

【释名】 **雀儿饭瓮**蜀本**蛅蟖房**别录。音髯斯。**蚝虫窠**音刺。**躁舍**本经**天浆子**图经**棘刚子**衍义**红姑娘**纲目**毛虫**〔藏器曰〕毛虫作茧，形如瓮，故名雀瓮。俗呼雀痈，声相近也。〔保升曰〕雀好食其瓮中子，故俗呼雀儿饭瓮。〔弘景曰〕蛅蟖背毛螫人，故名蚝，音刺，与 同。〔时珍曰〕俗呼毛虫，又名杨瘌子，因有螫毒也。此虫多生石榴树上，故名天浆。天浆乃甜榴之名也。〔宗奭曰〕多在棘枝上，故曰棘刚子。

【集解】 〔别录曰〕雀瓮出汉中。生树枝间，蛅蟖房也。八月采，蒸之。〔弘景曰〕蛅蟖，蚝虫也。在石榴树上。其背毛螫人。生卵形如鸡子，大如巴豆。〔藏器曰〕蚝虫好在果树上，大小如蚕，身面背上有五色斑毛，有毒能刺螫人。欲老者，口中吐白汁，凝聚渐硬，正如雀卵。其虫以瓮为茧，在中成蛹，如蚕之在茧也。夏月羽化而出作蛾，放子于叶间如蚕子。陶言其生卵如鸡子，误矣。〔恭曰〕雀瓮在树间，似螵蛸虫。此物紫白裥斑，状似砗磲文可爱也。〔时珍曰〕蛅蟖处处树上有之，牡丹上尤多。入药惟取榴棘上、房内有蛹者，正如螵蛸取桑上者。

【气味】 **甘，平，无毒。**〔日华曰〕有毒。

【主治】 **寒热结气，蛊毒鬼疰，小儿惊痫。**本经。〔颂曰〕今医家治小儿慢惊。用天浆子有虫者、白僵蚕、干蝎三物各三枚，微炒捣末。煎麻黄汤，调服一字，日三服，随儿大小[1]加减，大有效也。〔藏器曰〕雀瓮打破取汁，与小儿饮，令无疾。小儿病撮口者，渐渐口撮不得饮乳。但先剺口傍见血，以瓮研汁涂之。或同鼠妇生捣涂之。今人产子时，凡诸物皆令开口不令闭者，盖厌禳之也。

【附方】 新五。**撮口噤风**用棘科上雀儿饭瓮子未开口者，取内物和乳汁研，灌之。又方：棘刚子五枚，赤足蜈蚣一条，烧存性，研匀，饭丸麻子大。每服三五丸，乳汁下。亦可末服一字。并圣惠。**小儿脐风**白龙膏用天浆子有虫者一枚，真僵蚕炒一枚，腻粉少许，研匀。以薄荷自然汁调，灌之。取下毒物神效。圣惠。**急慢惊风**口眼㖞斜，搐搦痰盛。用天浆子房去皮生用三枚，干蝎生用七枚，朱砂一钱，研匀，饭丸粟大。每服二丸，荆芥汤送下。圣惠方。**乳蛾喉痹**用天浆子，即红姑娘，徐徐嚼咽。**小儿痫疾**棘枝上雀瓮，研，其间虫也，取汁灌之。圣惠方。

蚕本经中品

校正：拾遗乌烂蚕及茧卤汁，嘉祐蚕蜕，今并为一。

【释名】 **自死者名白僵蚕**〔时珍曰〕蠶从朁，象其头身之形，从䖵，以其繁也。俗作蚕字者，非矣。蚕音腆，蚯蚓之名也。蚕病风死，其色自白，故曰白僵。死而不朽曰僵。再养者曰原蚕。蚕之屎曰沙，皮曰蜕，瓮曰茧，蛹曰螝，音龟，蛾曰罗，卵曰蚢，蚕初出曰䗘，音苗，蚕纸曰连也。

【集解】 〔时珍曰〕蚕，孕丝虫也。

---

① 随儿大小：此四字原脱，今据《证类本草》卷二十一补。

种类甚多，有大、小、白、乌、斑色之异。其虫属阳，喜燥恶湿，食而不饮，三眠三起，二十七日而老。自卵出而为蚪，自蚪蜕而为蚕，蚕而茧，茧而蛹，蛹而蛾，蛾而卵，卵而复蚪，亦有胎生者，与母同老，盖神虫也。南粤有三眠、四眠、两生、七出、八出者。其茧有黄、白二色。尔雅云：蟓，桑茧也。雠由，樗茧、棘茧、栾茧也。蚢，萧茧也。皆各因所食之叶命名，而蟓即今桑上野蚕也。今之柘蚕与桑蚕并育，即棘茧是也。南海横州有风茧，丝作钓缗。凡诸草木皆有蚍蠋之类，食叶吐丝，不如蚕丝可以衣被天下，故莫得并称。凡蚕类入药，俱用食桑者。

白僵蚕

【修治】 〔别录曰〕生颍川平泽。四月取自死者。勿令中湿，有毒不可用。〔弘景曰〕人家养蚕时，有合箔皆僵者，即暴燥都不坏。今见小白似有盐度者为好①。〔恭曰〕蚕自僵死，其色自白。云有盐度，误矣。〔颂曰〕所在养蚕处有之。不拘早晚，但用白色而条直、食桑叶者佳。用时去丝绵及子，炒过。〔宗奭曰〕蚕有两三番，惟头番僵蚕最佳，大而无蛆。〔敩曰〕凡使，先以糯米泔浸一日，待蚕桑涎出，如蜗涎浮水上，然后漉出，微火焙干，以布拭净黄肉、毛并黑口甲了，捣筛如粉，入药。

【气味】 **咸、辛，平，无毒。**〔甄权曰〕微温，有小毒。恶桑螵蛸、桔梗、茯苓、茯神、萆薢。

【主治】 **小儿惊痫夜啼，去三虫，灭黑䵟，令人面色好，男子阴痒病。**本经。**女子崩中赤白，产后腹痛，灭诸疮瘢痕。为末，封疔肿，拔根极效。**别录。**治口噤发汗。同②白鱼、鹰屎白等分，治疮灭痕。**药性。**以七枚为末，酒服，治中风失音，并一切风疰③。小儿客忤，男子阴痒痛，女子带下。**日华。**焙研姜汁调灌，治中风、喉痹欲绝，下喉立愈。**苏颂。**散风痰结核瘰疬，头风，风虫齿痛，皮肤风疮，丹毒作痒，痰疟癥结，妇人乳汁不通，崩中下血，小儿疳蚀鳞体，一切金疮，疔肿风痔。**时珍。

【发明】 〔元素曰〕僵蚕性微温，味微辛，气味俱薄，轻浮而升，阳中之阳，故能去皮肤诸风如虫行。〔震亨曰〕僵蚕属火，兼土与金、木。老得金气，僵而不化。治喉痹者，取其清化之气，从治相火，散浊逆结滞之痰也。〔王贶曰〕凡咽喉肿痛及喉痹，用此下咽立愈，无不效也。大能救人。吴开内翰云：屡用得效。〔时珍曰〕僵蚕，蚕之病风者也。治风化痰，散结行经，所谓因其气相感，而以意使之者也。又人指甲软薄者，用此烧烟熏之则厚，亦是此义。盖厥阴、阳明之药，故又治诸血病、疟病、疳病也。

【附方】 旧十五，新十九。**一切风痰**白僵蚕七个，直者，细研，姜汁调灌之。胜金方。**小儿惊风**白僵蚕、蝎梢等分，天雄尖、附子尖各一钱，微炮为末。每服一字，或半钱，以姜汤调灌之，甚效。寇氏衍义。**风痰喘嗽**夜不能卧。白僵蚕炒研、好茶末各一两，为末。每用五钱，卧时泡沸汤服。瑞竹堂方。**酒后咳嗽**白僵蚕焙研末，每茶服一钱。怪证奇方。**喉风喉痹**仁存开关散：用白僵蚕炒、白矾半生半烧等分，为末。每以一钱，用自然姜汁调灌，得吐顽痰立效。小儿加薄荷、生姜少许，同调。一方用白梅肉和丸，绵裹含之，咽汁也。朱氏集验用白僵蚕炒半

---

① 为好：此二字原脱，今据《证类本草》卷二十一补。

② 同：此下《证类本草》卷二十一有“衣中”二字。

③ 疰：《证类本草》卷二十一引《日华子本草》作“疾”。

两，生甘草一钱，为末。姜汁调服，涎出立愈。圣惠用白僵蚕三七枚，乳香一分，为末。每以一钱烧烟，熏入喉中，涎出即愈。**急喉风痹**王氏博济如圣散：用白僵蚕、天南星等分，生研为末。每服一字，姜汁调灌，涎出即愈。后以生姜炙过，含之。百一选方无南星。**撮口噤风**面黄赤，气喘，啼声不出。由胎气挟热，流毒心脾，故令舌强唇青，聚口发噤。用直僵蚕二枚，去嘴，略炒为末。蜜调傅唇中，甚效。圣惠方[①]。**大头风　小儿惊风**并用大蒜七个，先烧红地，以蒜逐个于地上磨成膏，却以僵蚕一两，去头足，安蒜上，碗覆一夜，勿令泄气，只取蚕研末。每用嗃鼻，口内含水，有效。普济方。**偏正头风**并夹头风，连两太阳穴痛。圣惠方用白僵蚕为末，葱茶调服方寸匕。叶椿治头风：用白僵蚕、高良姜等分，为末。每服一钱，临卧时茶服，日二服。**卒然头痛** 白僵蚕为末，每用熟水下二钱，立瘥。斗门方。**牙齿疼痛**白僵蚕直者、生姜同炒赤黄色，去姜为末。以皂角水调擦之，即止。普济。**风虫牙痛**白直僵蚕炒、蚕蜕纸烧等分为末，擦之。良久，以盐汤漱口。直指方。**疟疾不止**白僵蚕直者一个，切作七段，绵裹为丸，朱砂为衣，作一服。日未出时，面向东，用桃、李枝七寸煎汤，吞下。院方。**腹内龟病**普济方诗云：人间龟病不堪言，肚里生成硬似砖。自死僵蚕、白马尿，不过时刻软如绵。神效。**面上黑黯**白僵蚕末，水和搽之。圣惠方。**粉滓面䵟**令人面色好。用白僵蚕、黑牵牛，细研[②]等分为末，如澡豆，日用之。斗门方。**瘾疹风疮**疼痛。白僵蚕焙研，酒服一钱，立瘥。圣惠。**野火丹毒**从背上两胁起者。僵蚕二七枚，和慎火草捣涂。杨氏产乳。**小儿鳞体**皮肤如蛇皮鳞甲之状，由气血否涩，亦曰胎垢，又曰蛇体。白僵蚕去嘴为末，煎汤浴之。一加蛇蜕。保幼大全。**小儿久疳**体虚不食。诸病后天柱骨倒，医者不识，谓之五软者，用白僵蚕直者，炒研。每服半钱，薄荷酒下。名金灵散。郑氏方。**小儿口疮**通白者。白僵蚕炒黄，拭去黄肉、毛，研末，蜜和傅之，立效。小儿宫气方。**风疳蚀疮**同上方。**项上瘰疬**白僵蚕为末。水服五分，日三服。十日瘥。外台。**风痔肿痛**发歇不定者，是也。白僵蚕二两，洗锉，炒黄为末，乌梅肉和丸梧桐子大。每姜蜜汤空心下五丸，妙。胜金方。**一切金疮**及刀斧伤。白僵蚕炒黄研末，傅之立愈。斗门。**乳汁不通**白僵蚕末二钱，酒服。少顷，以脂麻茶一盏投之，梳头数十遍，奶汁如泉也。经验方。**崩中下血**不止。用白僵蚕、衣中白鱼等分，为末。井华水服之，日二。千金。**重舌木舌**僵蚕为末吹之，吐痰甚妙。一方：僵蚕一钱，黄连蜜炒二钱，为末，掺之，涎出为妙。陆氏积德方。**肠风下血**僵蚕炒去嘴足、乌梅肉焙各一两，为末，米糊丸梧子大。每服百丸，食前白汤下，一日三服。笔峰杂兴方。

乌烂死蚕拾遗

【气味】　有小毒。〔藏器曰〕此在簇上乌臭者。

【主治】　**蚀疮有根者，及外野鸡病，并傅之。白死者主白游疹，赤死者主赤游疹。**藏器。

蚕蛹〔瑞曰〕缫丝后蛹子。今人食之，呼小蜂儿。〔思邈曰〕猘犬啮者，终身忌食，发则难免。

【主治】　**炒食，治风及劳瘦。研傅病疮恶疮。**大明。**为末饮服，治小儿疳**

---

① 圣惠方：此方今见《证类本草》卷二十一引《小儿宫气方》。

② 研：《证类本草》卷二十一作“辛”。

瘦，长肌退热，除蛔虫。煎汁饮，止消渴。时珍。

【附方】 新一。**消渴烦乱**蚕蛹二两，以无灰酒一中盏，水一大盏，同煮一中盏，温服。圣惠方。

茧卤汁〔藏器曰〕此是茧中蛹汁，非碱卤也。于茧瓮下收之。

【主治】 **百虫入肉，䘌蚀瘙疥，及牛马虫疮。为汤浴小儿疮疥，杀虫。以竹筒盛之，浸山蜍、山蛭入肉，蚊子诸虫咬毒。亦可预带一筒，取一蛭入中，并持干海苔一片，亦辟诸蛭。**藏器。

【发明】 〔藏器曰〕苏恭注蛭云：山人自有疗法，盖此法也。〔时珍曰〕山蛭见蛭条。山蜍，音余，蜘蛛也。啮人甚毒。

蚕茧已出蛾者。

【气味】 **甘，温，无毒。**

【主治】 **烧灰酒服，治痈肿无头，次日即破。又疗诸疳疮，及下血血淋血崩。煮汁饮，止消渴反胃，除蛔虫。**时珍。〔弘景曰〕茧瓮入术用。

【发明】 〔时珍曰〕蚕茧方书多用，而诸家本草并不言及，诚缺文也。近世用治痈疽代针，用一枚即出一头，二枚即出二头，神效无比。煮汤治消渴，古方甚称之。丹溪朱氏言此物属火，有阴之用，能泻膀胱中相火，引清气上朝于口，故能止渴也。缫丝汤及丝绵煮汁，功并相同。又黄丝绢能补脬，锦灰止血，并见服器部。

【附方】 新五。**痘疮疳蚀**脓水不绝。用出了蚕蛾茧，以生白矾末填满，煅枯为末，擦之甚效。陈文中小儿方。**口舌生疮**蚕茧五个，包蓬砂，瓦上焙焦为末，抹之。**大小便血**茧黄散：治肠风，大小便血，淋沥疼痛。用茧黄、蚕蜕纸并烧存性、晚蚕沙、白僵蚕并炒等分为末，入麝香少许。每服二钱，用米饮送下，日三服，甚效。圣惠方。**妇人血崩**方法同上。**反胃吐食**蚕茧十个煮汁，烹鸡子三枚食之，以无灰酒下，日二服，神效。或以缫丝汤煮粟米粥食之。普济方。

蚕蜕

【释名】 **马明退**嘉祐。**佛退。**

【气味】 **甘，平，无毒。**

【主治】 **血病，益妇人。**嘉祐。**妇人血风。**宗奭。**治目中翳障及疳疮。**时珍。

蚕连

【主治】 **吐血鼻洪，肠风泻血，崩中带下，赤白痢。傅疔肿疮。**日华。**治妇人血露。**宗奭。**牙宣牙痛，牙痈牙疳，头疮喉痹，风癫狂祟，蛊毒药毒，沙证腹痛，小便淋闷，妇人难产及吹乳疼痛。**时珍。

【发明】 〔禹锡曰〕蚕蜕，今医家多用初出蚕子壳在纸上者，东方诸医用老蚕眠起所蜕皮，功用相近，当以蜕皮为正。入药微炒用。〔宗奭曰〕蚕蜕，当用眠起时所蜕皮。蚕连烧灰亦可用。〔时珍曰〕马明退、蚕连纸，功用相同，亦如蝉蜕、蛇蜕之义，但古方多用蚕纸者，因其易得耳。

【附方】 旧四，新十五。**吐血不止**蚕蜕纸烧存性，蜜和丸如芡实大。含化咽津。集验。**牙宣牙痛**及口疮。并用蚕蜕纸烧灰，干傅之。集验。**风虫牙痛**蚕纸烧灰擦之。良久，盐汤漱口。直指方。**走马牙疳**集验用蚕蜕纸灰，入麝香少许，贴之。直指：加白僵蚕等分。**一切疳疮**马明退烧灰三钱，轻粉、乳香少许。先以温浆水洗净，傅之。儒门事亲。**小儿头疮**蚕蜕纸烧存性，入轻粉少许，麻油调傅。圣惠。**缠喉风疾**用蚕蜕纸烧存性，炼蜜和丸如芡实大。含化咽津。集验。**熏耳治聋**蚕蜕纸作捻，入麝香二钱，入笔筒烧烟熏之。三次即开。**癫狂邪祟**凡狂发欲走，或自高贵称神，或悲泣呻吟，此为邪祟。以蚕纸烧灰，酒、水任下方寸匕。亦治风癫。肘后方。**沙证壮热**江南有沙证，状如伤寒，头痛壮热呕恶，手足指末微厥，或腹痛闷乱，须臾杀人。先用蚕蜕纸剪碎，安于瓶中，以碟盖之，滚汤沃之，封固良久。乘热服，暖卧取汗。活人书。**中蛊药毒**虽面青脉绝，腹胀吐血者，服之即活。用蚕蜕纸烧存性，为末。新汲水服一钱。岭南卫生方。**中诸药毒**用蚕纸数张烧灰，冷水服。卫生易简方。**小便涩痛**不通。用蚕蜕纸烧存性，入麝香少许，米饮每服二钱。王氏博济方。**热淋如血**蚕种烧灰，入麝香少许，水服二钱，极效方也。卫生家宝。**崩中不止**蚕故纸一张，剪碎炒焦，槐子炒黄各等分，为末。酒服立愈。卫生易简方。**吹奶疼痛**马明退烧灰一钱五分，轻粉五分，麝香少许，酒服。儒门事亲。**妇人难产**蚕布袋一张，蛇蜕一条，入新瓦中，以盐泥固，煅为末。以榆白皮汤调服。集成方。**妇人断产**蚕子故纸一尺，烧为末，酒服。终身不产。千金。**痔漏下血**蚕纸半张，碗内烧灰，酒服自除。奚囊备急方。

缲丝汤

【主治】 **止消渴，大验**。时珍。

原蚕别录中品

【释名】 **晚蚕**日华**魏蚕**方言**夏蚕**广志**热蚕**〔弘景曰〕原蚕是重养者，俗呼为魏蚕。〔宗奭曰〕原者，有原复敏速之义，此是第二番蚕也。〔时珍曰〕按郑玄注周礼云：原，再也。谓再养者。郭璞注方言云：魏，细也。秦晋人所呼。今转为二蚕是矣。永嘉记云：郡蚕自三月至十月有八辈。谓蚕种为蚖，再养为珍，珍子为爱。

【集解】 〔颂曰〕原蚕东南州郡多养之。此是重养者，俗呼为晚蚕。北人不甚养之。周礼禁原蚕。郑康成注云：蚕生于火而藏于秋，与马同气。物莫能两大，禁原蚕为其害马也。然害马亦一事耳。淮南子云：原蚕一岁再收，非不利也。而王法禁之者，为其残桑是也。人既稀养，货者多是早蛾，不可用也。〔弘景曰〕僵蚕为末，涂马齿，即不能食草。以桑叶拭去，乃还食。此见蚕即马类也。〔时珍曰〕马与龙同气，故有龙马；而蚕又与马同气，故蚕有龙头、马头者。蜀人谓蚕之先为马头娘者以此。好事者因附会其说，以为马皮卷女，入桑化蚕，谬矣。北人重马，故禁之。南方无马，则有一岁至再、至三，及七出、八出者矣。然先王仁爱及物，盖不忍其一岁再致汤镬，且妨农事，亦不独专为害马、残桑而已。

雄原蚕蛾

【气味】 **咸，温，有小毒**。〔时珍曰〕按徐之才药对云：热，无毒。入药炒，去翅足用。

【主治】 **益精气，强阴道，交接不倦，亦止精**。别录。**壮阳事，止泄精、尿血，暖水脏，治暴风、金疮、冻疮、汤火疮，灭瘢痕**。时珍。

【发明】 〔宗奭曰〕蚕蛾用第二番，取其敏于生育也。〔时珍曰〕蚕蛾性淫，出茧即媾，至于枯槁乃已，故强阴益精用之。

【正误】 〔颂曰〕今治小儿撮口及发噤者。用晚蚕蛾二枚，炙黄研末，蜜和涂唇内，便瘥。〔时珍曰〕此方出圣惠，乃是白僵蚕。苏氏引作蚕蛾，误矣。蚕蛾原无治惊之文，今正之。

【附方】 旧二，新八。**丈夫阴痿**未连蚕蛾二升，去头翅足，炒为末，蜜丸梧子大。每夜服一丸，可御十室。以菖蒲酒止之。千金方。**遗精白浊**晚蚕蛾焙干，去翅足，为末，饭丸绿豆大。每服四十丸，淡盐汤下。此丸常以火烘，否则易溼湿也。唐氏方。**血淋疼痛**晚蚕蛾为末，热酒服二钱。圣惠方。**小儿口疮**及风疳疮。宫气方用晚蚕蛾为末，贴之，妙。普济方治小儿口疮，及百日内口疮。入麝香少许，掺之。**止血生肌**蚕蛾散：治刀斧伤创，血出如箭。用晚蚕蛾炒为末，傅之即止，甚效。胜金方。**刀斧金疮**端午午时，取晚蚕蛾、石灰、茅花，捣成团，草盖令发热过，收贮。每用，刮下末掺之。**竹刺入肉**五月五日，取晚蚕蛾生投竹筒中，令自干死，为末。取少许，津和涂之。便民图纂。**蛇虺咬伤**生蚕蛾研，傅之。必效方。**玉枕生疮**生枕骨上如痈，破后如筋头。用原蚕蛾炒、石韦等分，为末。干贴取瘥。圣济总录。

原蚕沙〔颂曰〕蚕沙、蚕蛾，皆用晚出者良。〔时珍曰〕蚕沙用晒干，淘净再晒，可久收不坏。

【气味】　**甘、辛，温，无毒。**〔时珍曰〕伏硇砂、焰消、粉霜。

【主治】　**肠鸣，热中消渴，风痹瘾疹。**别录。**炒黄，袋盛浸酒，去风缓，诸节不随，皮肤顽痹，腹内宿冷，冷血瘀血，腰脚冷疼。炒热袋盛，熨偏风，筋骨瘫缓，手足不随，腰脚软，皮肤顽痹。**藏器。**治消渴癥结，及妇人血崩，头风、风赤眼，去风除湿。**时珍。

【发明】　〔弘景曰〕蚕沙多入诸方，不但熨风而已。〔宗奭曰〕蚕屎饲牛，可以代谷。用三升醇酒，拌蚕沙五斗，甑蒸，于暖室中，铺油单上。令患风冷气痹及近感瘫风人，就以患处一边卧沙上，厚盖取汗。若虚人须防大热昏闷，令露头面。若未全愈，间日再作。〔时珍曰〕蚕属火，其性燥，燥能胜风去湿，故蚕沙主疗风湿之病。有人病风痹，用此熨法得效。按陈氏经验方一抹膏：治烂弦风眼。以真麻油浸蚕沙二三宿，研细，以篦子涂患处。不问新旧，隔宿即愈。表兄卢少樊患此，用之而愈，亲笔于册也。时珍家一婢，病此十余年，试用之，二三次顿瘳，其功亦在去风收湿也。又同桑柴灰淋汁，煮鳖肉作丸，治腹中癥结，见鳖条。李九华云：蚕沙煮酒，色味清美，又能疗疾。

【附方】　旧四，新六。**半身不遂**蚕沙二硕，以二袋盛之，蒸熟，更互熨患处。仍用羊肚，粳米煮粥，日食一枚，十日即止。千金方。**风瘙瘾疹**作痒成疮。用蚕沙一升，水五斗，煮取一斗二升，去滓，洗浴。避风。圣惠方。**头风白屑**作痒。蚕沙烧灰淋汁洗之。圣惠方。**眯目不出**蚕沙拣净，空心以新汲水吞下十枚。勿嚼破。圣惠。**消渴饮水**晚蚕沙，焙干为末。每用冷水下二钱，不过数服。斗门方。**妇人血崩**蚕沙为末，酒服三五钱。儒门事亲。**月经久闭**蚕沙四两，砂锅炒半黄色，入无灰酒一壶，煮沸，澄去沙。每温服一盏，即通。**转女为男**妇人始觉有孕，用原蚕屎一枚，井华水服之，日三。千金。**跌扑伤损**扭闪出骨窍等证。蚕沙四两炒黄，绿豆粉四两炒黄，枯矾二两四钱，为末，醋调傅之，绢包缚定。换三四次即愈。忌产妇近之。邵真人经验良方。**男妇心痛**不可忍者。晚蚕沙一两，滚汤泡过，滤净，取清水服，即止。瑞竹堂方。

石蚕本经下品

校正：并入有名未用石蠹虫。

【释名】　**沙虱**本经**石蠹虫**别录**石下新妇**拾遗。〔弘景曰〕沙虱乃东间水中细虫。人入水浴，着身略不可见，痛如针刺，挑亦得之。今此或名同而物异耳。〔时珍曰〕按吴普本草沙虱作沙蟀。

【集解】　〔别录曰〕石蚕生江汉池泽。〔宗奭曰〕石蚕在处山河中多有之。

附生水中石上，作丝茧如钗股，长寸许，以蔽其身。其色如泥，蚕在其中，故谓之石蚕，亦水中虫耳。方家用者绝稀。〔别录曰〕石蠹虫生石中。〔藏器曰〕石蠹虫一名石下新妇，今伊洛间水底石下有之。状如蚕，解放丝连缀小石如茧。春夏羽化作小蛾，水上飞。〔时珍曰〕本经石蚕，别录石蠹，今观陈、寇二说及主治功用，盖是一物无疑矣。又石类亦有石蚕，与此不同。

【正误】 〔弘景曰〕李当之云：石蚕江左不识，谓为草根。其实类虫，形如老蚕，生附石上。伧人得而食之，味咸微辛。所言有理，但江汉非伧地。大都是生气物，如海中蛤、蛎辈，附石生不动，皆活物也。今欲用草根，黑色，多角节，亦似蚕。恐未是实，方家不用。〔恭曰〕石蚕形似蚕，细小有角节，青黑色，生江汉侧石穴中。岐、陇间亦有，北人多不用，采者遂绝耳。〔韩保升曰〕李谓是草根，陶谓是生气物，苏恭之说，半似草，半似虫，皆妄矣。此虫所在水石间有之，取为钩饵。马湖石间最多，彼人啖之，云咸、微辛。〔颂曰〕石蚕，陶、苏都无定论，蜀本之说为是。今川、广中多有之。其草根之似蚕者，亦名石蚕，出福州。今信州山石上，四时常有之，亦采入药。详见菜部草石蚕下。

【附录】 **云师** **雨虎**〔时珍曰〕按遁甲开山图云：霍山有云师、雨虎。荣氏注云：云师如蚕，长六寸，有毛似兔。雨虎如蚕长七八寸，似蛭。云雨则出在石上。肉甘，可炙食之。此亦石蚕之类也。

【气味】 **咸，寒，有毒。**〔保升曰〕咸、微辛。〔吴普曰〕雷公：咸，无毒。

【主治】 **五癃，破石淋堕胎。其肉：解结气，利水道，除热。**本经。**石蠹虫：主石癃，小便不利。**别录。

【发明】 〔宗奭曰〕石蚕谓之草者，谬也。经言肉解结气，注中更不辨定，何耶。〔时珍曰〕石蚕连皮壳用也，肉则去皮壳也。

九香虫纲目

【释名】 **黑兜虫**

【集解】 〔时珍曰〕九香虫，产于贵州永宁卫赤水河中。大如小指头，状如水黾，身青黑色。至冬伏于石下，土人多取之，以充人事。至惊蛰后即飞出，不可用矣。

【气味】 **咸，温，无毒。**

【主治】 **膈脘滞气，脾肾亏损，壮元阳。**时珍。

【发明】 〔时珍曰〕摄生方乌龙丸：治上证，久服益人，四川何卿总兵常服有效。其方：用九香虫一两，半生焙，车前子微炒、陈橘皮各四钱，白术焙五钱，杜仲酥炙八钱。上为末，炼蜜丸梧桐子大。每服一钱五分，以盐白汤或盐酒服，早晚各一服。此方妙在此虫。

海蚕海药

【集解】 〔李珣〕按南州记云：海蚕生南海山石间。状如蚕，大如拇指。其沙甚白，如玉粉状。每有节，难得真者，彼人以水搜葛粉、石灰，以梳齿印成伪充之。纵服无益，反能损人，宜慎之。

沙

【气味】 **咸，大温，无毒。**

【主治】 **虚劳冷气，诸风不遂。久服，补虚羸，令人光泽，轻身延年不老。**李珣。

雪蚕纲目

【释名】 **雪蛆**

【集解】 〔时珍曰〕按叶子奇草木

子云：雪蚕生阴山以北，及蛾嵋山北，人谓之雪蛆。二山积雪，历世不消。其中生此，大如瓠，味极甘美。又王子年拾遗记云：员峤之山有冰蚕，长六七寸，黑色有鳞角。以霜雪覆之，则作茧，长一尺。抽五色丝织为文锦，入水不濡，投火不燎。尧时海人献之，其质轻暖柔滑。按此，亦雪蚕之类也。

【气味】　**甘，寒，无毒。**

【主治】　**解内热渴疾**。时珍。

枸杞虫拾遗

【释名】　**蠋尔雅**

【集解】　〔藏器曰〕此虫生枸杞上，食枸杞叶，状如蚕，作茧。为蛹时取之，曝干收用。〔时珍曰〕此尔雅所谓“蚅，乌蠋”也。其状如蚕，亦有五色者。老则作茧，化蛾孚子。诸草木上皆有之，亦各随所食草木之性。故广志云：藿蠋香，槐蠋臭。

【气味】　**咸，温，无毒。**

【主治】　**益阳道，令人悦泽有子。炙黄和地黄末为丸，服之，大起阳益精**。藏器。**治肾家风虚**。时珍。普济方。

莯香虫纲目

【集解】　〔时珍曰〕生莯香枝叶中。状如尺蠖，青色。

【主治】　**小肠疝气**。时珍。

本草纲目虫部目录第四十卷

虫之二卵生类下二十二种

青蚨拾遗 **蛱蝶**纲目 **蜻蛉**别录。即蜻蝏 **樗鸡**本经。即红娘子 **枣猫**纲目 **斑蝥**本经 **芫青**别录 **葛上亭长**别录 **地胆**本经 **蜘蛛**别录 **草蜘蛛**拾遗 **壁钱**拾遗 **螲蟷**拾遗。即土蜘蛛 **蝎**开宝 **水蛭**本经 **蚁**纲目。白蚁附 **青腰虫**拾遗 **蛆**纲目 **蝇**纲目 **狗蝇**纲目。壁虱附 **牛虱**纲目 **人虱**拾遗

上附方旧二十，新八十一。

本草纲目虫部第四十卷

虫之二 卵生类下二十二种

青蚨拾遗

【释名】 **蚨蝉** **蚨蜗**音谋瓜。**蟱蝺**音敦隅。**蒲虻**音萌。**鱼父** **鱼伯**

【集解】 〔藏器曰〕青蚨生南海，状如蝉，其子着木。取以涂钱，皆归本处。搜神记云：南方有虫名蟱蝺，形大如蝉，辛美可食。子着草叶上如蚕种。取其子，则母飞来。虽潜取之，亦知其处。杀其母涂钱，以子涂贯，用钱去则自还。淮南子·万毕术云：青蚨还钱。高诱注云：青蚨一名鱼父、鱼伯。以其子母各等置瓮中，埋东行垣下。三日开之，即相从。以母血涂八十一钱，子血涂八十一钱。留子用母，留母用子，皆自还也。〔李珣曰〕按异物志言：蟱蝺生南海诸山。雄雌常处，不相舍。青金色。人采得以法末之，用涂钱，以货易于人，昼用夜归。又能秘精、缩小便，亦人间难得之物也。〔时珍曰〕按异物志云：青蚨形如蝉而长。其子如虾子，着青叶上。得其子则母飞来。煎食甚辛而美。岣嵝神书云：青蚨一名蒲虻，似小蝉，大如虻，青色有光。生于池泽，多集蒲叶上。春生子于蒲上，八八为行，或九九为行，如大蚕子而圆。取其母血及火炙子血涂钱，市物仍自还归，用之无穷，诚仙术也。其说俱仿佛。但藏器云子着木上，稍有不同。而许氏说文亦曰：青蚨，水虫也。盖水虫而产子于草木尔。

【附录】 **庞降**〔时珍曰〕按刘恂岭表录异云：庞降，生于岭南，多在橄榄树上。形如蜩蝉，腹青而薄。其名自呼，但闻其声而鲜能得之。人以善价求为媚药。按此形状似蝉，可为媚药，与李珣海药青蚨雌雄不舍，秘精之说相符。恐亦青蚨之类，在木上者也。

【气味】 **辛，温，无毒。**

【主治】 **补中，益阳道，去冷气，令人悦泽。**藏器。**秘精，缩小便。**药谱。

蛱蝶纲目

【释名】 **蜨蝶**蜨音叶。**蝴蝶**〔时珍曰〕蛱蝶轻薄，夹翅而飞，枼枼然也。蝶美于须，蛾美于眉，故又名蝴蝶，俗谓须为胡也。

【集解】 〔时珍曰〕蝶，蛾类也。大曰蝶，小曰蛾。其种甚繁，皆四翅有粉，好嗅花香，以须代鼻，其交以鼻，交则粉退。古今注谓橘蠹化蝶，尔雅翼谓菜虫化蝶，列子谓乌足之叶化蝶，埤雅谓蔬菜化蝶，酉阳杂俎谓百合花化蝶，北户录谓树叶化蝶如丹青，野史谓彩裙化蝶，皆各据其所见者而言尔。盖不知蠹蠋诸虫，至老俱各蜕而为蝶、为蛾，如蚕之必羽化也。朽衣物亦必生虫而化。草木花叶之化者，乃气化、风化也。其色亦各随其虫所食花叶，乃所化之物色而然。杨慎丹铅录云：有草蝶、水蝶在水中。岭南异物志载：有人浮南海，见蛱蝶大如蒲帆，称肉得八十斤，啖之极肥美。

【气味】 阙

【主治】 **小儿脱肛。阴干为末，唾调半钱涂手心，以瘥为度。**时珍。

【发明】 〔时珍曰〕胡蝶古方无用者，惟普济方载此方治脱肛，亦不知用何等蝶也。

蜻蛉别录下品

【释名】 **蜻虰**音丁。**蜻蝏**亦作蜓。**虰蛵**音馨。**负劳**尔雅**蟌**音忽。**诸乘**弘景**纱羊**纲目**赤者名赤卒**〔时珍曰〕蜻、蟌，言其色青葱也。蛉、虰，言其状伶仃也，或云其尾如丁也。或云其尾好亭而挺，故曰蝏，曰蜓。俗名纱羊，言其翅如纱也。按崔豹古今注云：大而色青者曰蜻蜓；小而黄者，江东名胡黎，淮南名蠊蛜，鄱阳名江鸡；小而赤者，名曰赤卒，曰绛驺，曰赤衣使者，曰赤弁丈人；大而玄绀者，辽海名绀蠜，亦曰天鸡。陶氏谓胡黎为蜻蛉，未考此耳。

【集解】 〔弘景曰〕蜻蛉有五六种，惟青色大睛，一名诸乘，俗呼为胡黎者入药，道家云：眼可化为青珠，其余黄细及黑者，不入药。〔保升曰〕所在有之。好飞水际，六足四翼。〔宗奭曰〕蜻蜓中一种最大，汴人呼为马大头者是也，身绿色。其雌者，腰间有碧色一遭。入药用雄者。此物生于水中，故多飞水上。其类眼皆大，陶氏独言蜻蜓眼大，何也？〔时珍曰〕蜻蛉大头露目，短颈长腰軃尾，翼薄如纱。食蚊虻，饮露水。造化权舆云：水虿化蟌。罗愿云：水虿化蜻蛉，蜻蛉仍交于水上，附物散卵，复为水虿也。张华博物志亦言五月五日，埋蜻蛉头于户内，可化青珠，未知然否。古方惟用大而青者，近时房中术，亦有用红色者。崔豹云：辽海间有绀蠜虫，如蜻蛉而玄绀色，六七月群飞阇天。夷人食之，云海中青虾所化也。云南志云：澜沧蒲蛮诸地，凡土蜂、蜻蛉、蚱蜢之类，无不食之也。

【气味】 **微寒，无毒。**

【主治】 **强阴，止精。**别录。**壮阳，暖水脏。**日华。

樗鸡本经中品

【释名】 **红娘子**纲目**灰花蛾**〔时珍曰〕其鸣以时，故得鸡名。广雅作樗鸠，广志作樗鸡，皆讹矣。其羽文彩，故俗呼红娘子、灰花蛾云。

【集解】 〔别录曰〕生河内川谷樗树上。七月采，暴干。〔弘景曰〕今出梁州。形似寒螿而小。樗树似漆而臭，亦犹芫青、亭长在芫、葛上也。〔恭曰〕河内无此，今出岐州。此有二种：以五色具者为雄，入药良；其青黑质、白斑者是雌，不入药。〔宗奭曰〕汴洛诸界尤多。形类蚕蛾，但腹大，头足微黑，翅两重，外一重灰色，内一重深红，五色皆具。〔颂曰〕尔雅云：螒，天鸡。郭注云：小虫也，黑身赤头，一名莎鸡，又曰樗鸡。然今之莎鸡生樗木上，六月中出飞，而振羽索索作声，人或蓄之樊中。但头方腹大，翅羽外青内红，而身不黑。头不赤，此殊不类郭说。樗上一种头翅皆赤者，乃如旧说，人呼为红娘子，然不名樗鸡，疑即是此，盖古人之称不同尔。〔时珍曰〕樗即臭椿也。此物初生，头方而扁，尖喙向下，六足重翼，黑色。及长则能飞，外翼灰黄有斑点，内翅五色相间。其居树上，布置成行。秋深生子在樗皮上。苏恭、寇宗奭之说得之。苏颂引郭璞以为莎鸡者，误矣。莎鸡居莎草间，蟋蟀之类，似蝗而斑，有翅数重，下翅正赤，六月飞而振羽有声。详见陆玑毛诗疏义。而罗愿尔雅翼以莎鸡为络纬，即俗名纺丝者。

【修治】　〔时珍曰〕凡使去翅、足，以糯米或用面炒黄色，去米、面用。

【气味】　**苦，平，有小毒，不可近目**。别录。

【主治】　**心腹邪气，阴痿，益精强志，生子好色，补中轻身**。本经。**腰痛下气，强阴多精**。别录。**通血闭，行瘀血**。宗奭。**主瘰疬，散目中结翳，辟邪气，疗猘犬伤**。时珍。

【发明】　〔弘景曰〕方药稀用，为大麝香丸用之。〔时珍曰〕古方辟瘟杀鬼丸中用之。近世方中多用，盖厥阴经药，能行血活血也。普济方治目翳拨云膏中，与芫青、斑蝥同用，亦是活血散结之义也。

【附方】　新四。**子宫虚寒**杏林摘要云：妇人无子，由子宫虚寒，下元虚，月水不调，或闭或漏，或崩中带下，或产后败血未尽，内结不散。用红娘子六十枚，大黄、皂荚、葶苈各一两，马豆一百二十枚，为末，枣肉为丸，如弹子大。以绵裹留系，用竹筒送入阴户。一时许发热渴，用熟汤一二盏解之。后发寒，静睡要安，三日方取出。每日空心以鸡子三枚，胡椒末二分，炒食，酒下以补之，久则子宫暖矣。**瘰疬结核**用红娘子十四枚，乳香、砒霜各一钱，硇砂一钱半，黄丹五分，为末，糯米粥和作饼，贴之。不过一月，其核自然脱下矣。卫生易简方。**风狗咬伤**不治即死。用红娘子二个、斑蝥五个，并去翅足，若四十岁各加一个，五十岁各加二个，青娘子三个，去翅足，四十岁加一个，五六十岁加二个，海马半个，续随子一分，乳香、沉香、桔梗各半分，酥油少许，为末。十岁者作四服，十五岁作三服，二十岁作二服，三十岁作一服。谈野翁方。**横痃便毒**鸡子一个开孔，入红娘子六个，纸包煨熟，去红娘子，食鸡子，以酒下。小便淋沥出浓血即愈。陆氏积德堂方。

枣猫纲目

【集解】　〔时珍曰〕枣猫，古方无考，近世方广丹溪心法附余，治小儿方用之。注云：生枣树上飞虫也。大如枣子，青灰色，两角。采得，阴干用之。

【气味】　缺

【主治】　**小儿脐风**〔时珍曰〕按方广云：小儿初生，以绵裹脐带，离脐五六寸扎定，咬断。以鹅瓴筒送药一二分，入脐大孔，轻轻揉散。以艾炷灸脐头三壮。结住勿打动，候其自落，永无脐风之患，万不失一。脐硬者用之，软者无病，不必用也。其法用阴干枣猫儿研末三个，真珠槌研四十九粒，炒黄丹五分，白枯矾、蛤粉、血竭各五分，研匀，如上法用。脐有三孔，一大二小也。

斑蝥本经下品

校正：陈藏器蟹蝥虫系重出，今并为一。

【释名】　**斑猫**本经**蟹蝥虫**拾遗**龙蚝**音刺。**斑蚝**〔时珍曰〕斑言其色，蝥刺言其毒，如矛刺也。亦作蟹蝥，俗讹为斑猫，又讹斑蚝为斑尾也。吴普本草又名斑菌，曰腃发，曰晏青。

【集解】　〔别录曰〕斑猫生河东山谷。八月取，阴干。〔吴普曰〕生河内山谷，亦生水石。〔保升曰〕斑猫所在有之，七八月大豆叶上甲虫也。长五六分，黄黑斑文，乌腹尖喙。就叶上采取，阴干用。〔弘景曰〕此一虫五变，主疗皆相似。二三月在芫花上，即呼为芫青；四五月在王不留行草上，即呼为王不留行虫；六七月在葛花上，即呼为葛上亭长；八九月在豆花上，即呼为斑蝥；九月十月复还为地蛰，即呼为地胆，此是伪地胆耳，为疗犹同也。其斑蝥大如巴豆，甲上有黄黑斑点；芫青，青黑色；亭长，身黑头赤。〔敩曰〕芫青、斑蝥、亭长、赤头四件，样各不同，所居、所食、所效亦不同。芫青嘴尖，背上有一画黄，在芫花上食汁；斑蝥背上一画黄，一画黑，嘴尖处有一小赤点，在豆叶上食汁；亭长形黄黑，在葛叶上食汁；赤头身黑，额上有大红一点也。〔颂曰〕四虫皆是一类，但随时变耳。深师方云：四月、五月、六月为葛上亭长，七月为斑蝥，九月、十月为地胆。今医家知用芫青、斑蝥，而地胆、亭长少使，故不得详也。〔恭曰〕本草、古今诸方，并无王不留行虫。若陶氏所言，则四虫专在一处。今地胆出豳州，芫青出宁州，亭长出雍州，斑蝥所在皆有。四虫出四处，可一岁周游四州乎？芫青、斑蝥形段相似，亭长[①]、地胆状貌大殊。且豳州地胆三月至十月采自草莱上。陶盖浪言尔。〔时珍曰〕按本经、别录，四虫采取时月，正与陶说相合。深师方用亭长，所注亦同。自是一类，随其所居、所出之时而命名尔，苏恭强辟，陶说亦自欠明。按太平御览引神农本草经云：春食芫花为芫青，夏食葛花为亭长，秋食豆花为斑蝥，冬入地中为地胆，黑头赤尾。其说甚明，而唐宋校正者反失收取，更致纷纭，何哉？陶氏之王不留行虫，雷氏之赤头，方药未有用者。要皆此类，固可理推。余见地胆。

【修治】　〔敩曰〕凡斑蝥、芫青、亭长、地胆修事，并渍[②]糯米、小麻子相拌炒，至米黄黑色取出，去头、足、两翅，以血余裹，悬东墙角上一夜用之，则毒去也。〔大明曰〕入药须去翅、足，糯米炒熟，不可生用，即吐泻人。〔时珍曰〕一法用麸炒过，醋煮用之也。

【气味】　**辛，寒，有毒。**〔普曰〕神农：辛。岐伯：咸。扁鹊：甘，有大毒。马刀为之使，畏巴豆、丹参、空青，恶肤青、甘草、豆花。〔时珍曰〕斑猫、芫青、亭长、地胆之毒，靛汁、黄连、黑豆、葱、茶，皆能解之。

【主治】　**寒热，鬼疰蛊毒，鼠瘘，疮疽，蚀死肌，破石癃。**本经。**血积，伤人肌。治疥癣，堕胎。**别录。**治瘰疬，通利水道。**甄权。**疗淋疾，傅恶疮瘘烂。**日华。**治疝瘕，解疔毒、猘犬毒、沙虱毒、蛊毒、轻粉毒。**时珍。

【发明】　〔宗奭曰〕妊娠人不可服之，为溃人肉。治淋方多用，极苦人，须斟酌之。〔时珍曰〕斑蝥，人获得之，尾后恶气射出，臭不可闻。故其入药亦专主走下窍，直至精溺之处，蚀下败物，痛不可当。葛氏云：凡用斑蝥，取其利小便，引药行气，以毒攻毒是矣。杨登甫云：瘰疬之毒，莫不有根，大抵以斑蝥、地胆为主。制度如法，能使其根从小便中出，或如粉片，或如血块，或如烂肉，皆其验也。但毒之行，小便必涩痛不可当，以木通、滑石、灯心辈导之。又葛洪肘后方云：席辩刺史传云，凡中蛊毒，用斑蝥虫四枚，去翅足，炙熟，桃皮五月初五日采取，去黑皮阴干，大戟去骨，各为末。如斑蝥一分，二味各用二分，合和枣核大，以米清服之，必吐出蛊。一服不瘥，十日更服。此蛊洪州最多，有老妪解疗之，一人获缣二十匹，秘方不传。后有子孙犯法，黄华公若于则时为都督，因而得之也。

【附方】　旧六，新九。**内消瘰疬**不拘大人小儿。经验方用斑蝥一两，去翅

① 亭长：原脱，今据《证类本草》卷二十二补。
② 渍：《证类本草》卷二十二作“用”。

足，以粟一升同炒，米焦去米不用，入薄荷四两为末，乌鸡子清丸如绿豆大。空心腊茶下三丸，加至五丸，却每日减一丸，减至一丸后，每日五丸，以消为度。广利：治瘰疬经久不瘥。用斑蝥一枚，去翅足，微炙，以浆水一盏，空腹吞之。用蜜水亦可。重者，不过七枚瘥也。**瘘疮有虫**八月中多取斑蝥，以苦酒浸半日，晒干。每用五个，铜器炒熟为末，巴豆一粒，黄犬背上毛二七根炒研，朱砂五分，同和苦酒顿服，其虫当尽出也。**痈疽拔脓**痈疽不破，或破而肿硬无脓。斑蝥为末，以蒜捣膏，和水一豆许，贴之。少顷脓出，即去药。直指。**疔肿拔根**斑蝥一枚捻破，以针划疮上，作米字形样，封之，即出根也。外台。**血疝便毒**不拘已成、未成，随即消散。斑蝥三个，去翅足炒，滑石三钱，同研，分作三服。空心白汤下，日一服，毒从小便出。如痛，以车前、木通、泽泻、猪苓煎饮，名破毒饮，甚效。东垣方。**积年癣疮**外台用斑蝥半两，微炒为末，蜜调傅之。永类用斑蝥七个，醋浸，露一夜，搽之。**面上瘔瘰**大风，面上有紫瘔瘰未消。用干斑蝥末，以生油调傅。约半日，瘔瘰胀起。以软帛拭去药，以棘针挑破，近下，令水出干。不得剥其疮皮，及不可以药近口、眼。若是尖瘔瘰子，即勿用此，别用胆矾末合药以治之。圣济总录。**疣痣黑子**斑蝥三个，人言少许，以糯米五钱炒黄，去米，入蒜一个，捣烂点之。**风狗咬伤**卫生易简方云：此乃九死一生之病。急用斑蝥七枚，以糯米炒黄，去米为末，酒一盏，煎半盏。空心温服，取下小肉狗三四十枚为尽。如数少，数日再服。七次无狗形，永不再发也，累试累验。医方大成用大斑蝥三七枚，去头翅足，用糯米一勺，略炒过，去斑蝥。别以七枚如前炒，色变，复去之。别以七枚如前，至青烟为度，去蝥，只以米为粉。用冷水入清油少许，空心调服。须臾再进一服，以小便利下毒物为度。如不利，再进。利后肚疼，急用冷水调青靛服之，以解其毒，否则有伤。黄连水亦可解之。但不宜服一切热物也。**中沙虱毒**斑蝥二枚，一枚末服，一枚烧至烟尽，研末，傅疮中，立瘥。肘后。**塞耳治聋**斑蝥炒二枚，生巴豆去皮心二枚，杵丸枣核大，绵裹塞之。圣惠方。**妊娠胎死**斑蝥一枚，烧研水服，即下。广利方。

芫青别录下品

【释名】 **青娘子**〔时珍曰〕居芫花上而色青，故名芫青。世俗讳之，呼为青娘子，以配红娘子也。

【集解】 〔别录曰〕三月取，暴干。〔弘景曰〕二月三月在芫花上，花时取之，青黑色。〔恭曰〕出宁州。〔颂曰〕处处有之。形似斑蝥，但色纯青绿，背上一道黄文，尖喙。三四月芫花发时乃生，多就芫花上采之，暴干。〔时珍曰〕但连芫花茎叶采置地上，一夕尽自出也。余见斑蝥。

【修治】 见斑蝥。

【气味】 **辛，微温，有毒。**〔时珍曰〕芫青之功同斑蝥，而毒尤猛，盖芫花有毒故也。畏、恶同斑蝥。

【主治】 **蛊毒、风疰、鬼疰，堕胎。**别录。**治鼠瘘。**弘景。**主疝气，利小水，消瘰疬，下痰结，治耳聋目翳，猘犬伤毒。余功同斑蝥。**时珍。

【附方】 新三。**偏坠疼痛**青娘子、红娘子各十枚，白面拌炒黄色，去前二物，熟汤调服，立效也。谈野翁方。**目中顽翳**发背膏：用青娘子、红娘子、斑蝥各二个，去头足，面炒黄色，蓬砂一钱，蕤仁去油五个，为末。每点少许，日五六次，仍同春雪膏点之。膏见黄连下。普济方。**塞耳治聋**芫青、巴豆仁、蓖麻仁各一枚，研，丸枣核大，绵包塞之。圣惠方。

葛上亭长别录下品

【释名】　〔弘景曰〕此虫黑身赤头，如亭长之着玄衣赤帻，故名也。

【集解】　〔别录曰〕七月取，暴干。〔弘景曰〕葛花开时取之。身黑头赤，腹中有卵，白如米粒。〔恭曰〕出雍州。〔保升曰〕处处有之。五六月葛叶上采之。形似芫青而苍黑色。〔敩曰〕亭长形黑黄，在葛上食蔓胶汁。又有赤头，身黑色，额上有大红一点，各有用处。〔时珍曰〕陶言黑身赤头，故名亭长；而雷氏别出赤头，不言出处，似谬。

【修治】　同斑蝥。

【气味】　**辛，微温，有毒**。恶、畏同斑蝥。

【主治】　**蛊毒鬼疰，破淋结积聚，堕胎**。别录。**通血闭癥块鬼胎。余功同斑蝥**。时珍。

【发明】　〔颂曰〕深师疗淋用亭长之说最详。云：取葛上亭长折断腹，腹中有白子，如小米，三二分，安白板上，阴二三日收之。若有人患十年淋，服三枚；八九年以还，服二枚。服时以水如枣许着小杯中，爪甲研之，当扁扁见于水中。仰面吞之，勿令近牙齿间。药虽微小，下喉自觉至下焦淋所。有顷，药大作。烦急不可堪者，饮干麦饭汁，则药势止也。若无干麦饭，但水亦可耳。老、小服三分之一，当下淋疾如脓血连连尔。石去者，或如指头，或青或黄，不拘男女皆愈。若药不快，淋不下，以意节度，更增服之。此虫五六月为亭长，头赤身黑，七月为斑蝥，九月为地胆，随时变耳。

【附方】　新二。**经脉不通**妇人经脉不通，癥块胀满，腹有鬼胎。用葛上亭长五枚，以糙米和炒，去翅足，研末。分三服，空心甘草汤下。须臾觉脐腹急痛，以黑豆煎汤服之，当通。圣惠方。**肺风白癞**方见蝮蛇。

地胆本经下品

【释名】　**蚖青**本经。**青蠵**携。〔弘景曰〕地胆是芫青所化，故亦名蚖青。用蚖字者，亦承误尔。〔时珍曰〕地胆者，居地中，其色如胆也。按太平御览引尔雅云：地胆、地要，青蠵也。又引吴普本草云：地胆一名杜龙，一名青虹。陶弘景以蠵字为蛙字，音乌娲切者，误矣。宋本因之，今俱厘政也。

【集解】　〔经曰〕生汶山山谷。八月取之。〔弘景曰〕真地胆出梁州，状如大马蚁，有翼；伪者是斑蝥所化，状如大豆。大抵疗体略同，亦难得真耳。〔恭曰〕形如大马蚁者，今出邠州，三月至十月，草莱上采之，非地中也。状如大豆者，未见之，陶亦浪证尔。〔保升曰〕二月、三月、八月、九月，草莱上取之，形倍黑色，芫青所化也。〔时珍曰〕今处处有之，在地中或墙石内，盖芫青、亭长之类，冬月入蛰者，状如斑蝥。苏恭未见，反非陶说，非也。本经别名芫青，尤为可证。既曰地胆，不应复在草莱上矣。盖芫青，青绿色；斑蝥，黄斑色；亭长，黑身赤头；地胆，黑头赤尾。色虽不同，功亦相近。

【修治】　同斑蝥。

【气味】　**辛，寒，有毒**。

【主治】　**鬼疰寒热，鼠瘘恶疮死肌，破癥瘕，堕胎**。本经。**蚀疮中恶肉，鼻中息肉，散结气石淋。去子，服一刀圭即下**。别录。**宣拔瘰疬，从小便中出，上亦吐出。又治鼻齆**。药性。**治疝积疼痛。余功同斑蝥**。时珍。

【发明】　〔颂曰〕今医家多用斑蝥、

芫青，而稀用亭长、地胆，盖功亦相类耳。〔时珍曰〕按杨氏直指方云：有瘾疮颗颗累垂，裂如瞽眼，其中带青，由是簇头各露一舌，毒深穿孔，男则多发于腹，女则多发于乳，或项或肩，令人昏迷。急宜用地胆为君，佐以白牵牛、滑石、木通，利小便以宣其毒。更服童尿灌涤余邪，乃可得安也。

【附方】 新二。**小肠气痛**地胆去翅足头微炒、朱砂各半两，滑石一两，为末。每苦杖酒食前调服二钱，即愈。宣明。**鼻中息肉**地胆生研汁，灌之。干者酒煮取汁。又方：细辛、白芷等分为末，以生地胆汁和成膏。每用少许点之，取消为度。并圣惠。

蜘蛛别录下品

【释名】 **次蟗**秩。尔雅。**蝃蝥**属俞。方言。**蛛蝥**亦作蝃蝥，音拙谋。〔时珍曰〕按王安石字说云：设一面之网，物触而后诛之。知乎诛义者，故曰蜘蛛。尔雅作鼅鼄，从黽，黽者大腹也。杨雄方言云：自关而东，呼为蝃蝥，侏儒语转也。北燕朝鲜之间，谓之蝳蜍。齐人又呼为社公。蛛蝥见下。

【集解】 〔弘景曰〕蜘蛛数十种，今入药惟用悬网如鱼罾者，亦名蛛蝥。赤斑者名络新妇，亦入方术家用。其余并不入药。〔颂曰〕蜘蛛处处有之，其类极多。尔雅云：次蟗、鼅鼄、蝃蝥也。土鼅鼄，草鼅鼄，蟏蛸，长踦。郭璞注云：今江东呼鼅鼄为蝃蝥。长脚者为蟢子。则陶云蛛蝥者，即蝃蝥也。〔藏器曰〕蛛蝥在孔穴中及草木上，陶言即蜘蛛，非矣。〔敩曰〕凡五色者，及大身有刺毛生者，并薄小者，并不入药。惟身小尻大，腹内有苍黄脓者为真。取屋西结网者，去头足，研膏用。〔宗奭曰〕蜘蛛品多，皆有毒。今人多用人家檐角、篱头、陋巷之间，空中作圆网，大腹深灰色者耳。遗尿着人，令人生疮。〔恭曰〕剑南、山东，为此虫所啮，疮中出丝，屡有死者。〔时珍曰〕蜘蛛布网，其丝右绕。其类甚多，大小颜色不一，尔雅但分蜘蛛、草、土及蟏蛸四种而已。蜘蛛啮人甚毒，往往见于典籍。按刘禹锡传信方云：判官张延赏，为斑蜘蛛咬颈上，一宿有二赤脉绕项下至心前，头面肿如数斗，几至不救。一人以大蓝汁入麝香、雄黄，取一蛛投入，随化为水。遂以点咬处，两日悉愈。又云：贞元十年，崔从质员外言：有人被蜘蛛咬，腹大如孕妇。有僧教饮羊乳，数日而平。又李绛兵部手集云：蜘蛛咬人遍身成疮者，饮好酒至醉，则虫于肉中似小米自出也。刘郁西使记[①] 云：赤木儿城有虫如蛛，毒中人则烦渴，饮水立死，惟饮葡萄酒至醉吐则解。此与李绛所言蜘蛛毒人，饮酒至醉则愈之意同，盖亦蜘蛛也。郑晓吾学编云：西域赛蓝地方，夏秋间草生小黑蜘蛛，甚毒，啮人痛声彻地。土人诵呪以薄荷枝拂之，或以羊肝遍擦其体，经一日夜痛方止，愈后皮脱如蜕。牛马被伤辄死也。元稹长庆集云：巴中蜘蛛大而毒，甚者身运[②] 数寸，踦长数倍其身，竹木被网皆死。中人，疮痏痛痒倍常，惟以苦酒调雄黄涂之，仍用鼠负虫食其丝尽则愈。不急救之，毒及心能死人也。段成式酉阳杂俎云：深山蜘蛛，有大如车轮者，能食人物。若此数说，皆不可不知。淮南·万毕术言：赤斑蜘蛛食猪肪百日，杀以涂布，雨不能濡；杀以涂足，可履水上。

---

① 西使记：卷一引据经史百家书目作“出使西域记”。

② 身运：身广也。《长庆集》卷四作“身边”。与身运义同。

抱朴子言：蜘蛛、水马，合冯夷水仙丸服，可居水中。皆方士幻诞之谈，不足信也。

【气味】 **微寒，有小毒**。〔大明曰〕无毒。畏蔓青、雄黄。〔时珍曰〕蛛入饮食，不可食。

【主治】 **大人、小儿㿉，及小儿大腹丁奚，三年不能行者**。别录。**蜈蚣、蜂、虿螫人，取置咬处，吸其毒**。弘景。**主疮毒温疟，止呕逆霍乱**。苏恭。**取汁，涂蛇伤。烧啖，治小儿腹疳**。苏颂。**主口㖞、脱肛、疮肿、胡臭、齿䘌**。时珍。**斑者，治疟疾疔肿**。日华。

【发明】 〔颂曰〕别录言蜘蛛治㿉。张仲景治阴狐疝气，偏有大小，时时上下者，蜘蛛散主之。蜘蛛十四枚，炒焦，桂半两，为散。每服八分，日再。或以蜜丸亦通。〔恭曰〕蜘蛛能制蛇，故治蛇毒，而本条无此。〔时珍曰〕鹤林玉露载：蜘蛛能制蜈蚣，以溺射之，节节断烂。则陶氏言蜘蛛治蜈蚣伤，亦相伏尔。沈括笔谈载：蛛为蜂螫，能啮芋梗，磨创而愈。今蛛又能治蜂、蝎螫，何哉？又刘义庆幽明录云：张甲与司徒蔡谟有亲。谟昼寝梦甲曰：忽暴病，心腹痛，胀满不得吐下，名干霍乱，惟用蜘蛛生断脚吞之则愈。但人不知，甲某时死矣。谟觉，使人验之，甲果死矣。后用此治干霍乱辄验也。按此说虽怪，正合唐注治呕逆霍乱之文，当亦不谬。盖蜘蛛服之，能令人利也。

【附方】 旧七，新十四。**中风口㖞**向火取蜘蛛摩偏急颊车上，候正即止。千金方。**小儿口噤**直指立圣散：用干蜘蛛一枚，去足，竹沥浸一宿，炙焦，蝎梢七个，腻粉少许，为末。每用一字，乳汁调，时时灌入口中。圣惠治小儿十日内，口噤不能吮乳。蜘蛛一枚，去足，炙焦研末，入猪乳一合，和匀。分作三服，徐徐灌之，神效无比。**止截疟疾**葛洪方用蜘蛛一枚，同饭捣丸，吞之。杨氏家藏用蜘蛛一枚，着芦管中，密塞，绾项上。勿令患人知之。海上用蜘蛛三五枚，绵包，系寸口上。宣明方用大蜘蛛三枚，信砒一钱，雄黑豆四十九粒，为末，滴水为丸豌豆大。先夜以一丸献于北斗下，次早纸裹插耳内，立见神圣。一丸可医二人。**泄痢脱肛**已久者，黑圣散主之。大蜘蛛一个，瓠叶两重包扎定，合子内烧存性，入黄丹少许，为末。先以白矾、葱、椒煎汤洗，拭干，以前药末置软帛上，托入收之，甚是有效也。乘闲方。**走马牙疳**出血作臭。用蜘蛛一枚，铜绿半钱，麝香少许，杵匀擦之。无蛛用壳。直指。**齿䘌断烂**用大蜘蛛一个，以湿纸重裹，荷叶包之，灰火煨焦为末，入麝香少许，研傅。永类钤方。**聤耳出脓**蜘蛛一个，胭脂坯子半钱，麝香一字，为末。用鹅翎吹之。**吹奶疼痛**蜘蛛一枚，面裹烧存性，为末。酒服即止，神效。**颏下结核**大蜘蛛不计多少，好酒浸过，同研烂，澄去滓。临卧时服之，最效。医林集要。**瘰疬结核**无问有头、无头。用大蜘蛛五枚，日干，去足细研，酥调涂之，日再上。圣惠方。**鼠瘘肿核**已破出脓水者。蜘蛛二七枚，烧研傅之。千金。**便毒初起**大黑蜘蛛一枚研烂，热酒一碗搅服，随左右侧卧取利。不退再服，必效。寿域。**疔肿拔根**取户边蜘蛛杵烂，醋和。先挑四畔血出，根稍露，傅之，干即易。一日夜根拔出，大有神效。千金。**腋下胡臭**大蜘蛛一枚，以黄泥入少赤石脂末，及盐少许，和匀裹蛛，煅之为末，入轻粉一字，醋调成膏。临卧傅腋下，明早登厕，必泄下黑汁也。三因方。**蜂蝎螫伤**蜘蛛研汁涂之，并以生者安咬处，吸其毒。广利方。**蜈蚣咬伤**同上。**蛇虺咬伤**蜘蛛捣烂傅之，甚效。**一切恶疮**蜘蛛晒，研末，入轻粉，麻油涂之。直指方。

蜕壳

【主治】　**虫牙、牙疳**。时珍。

【附方】　旧一，新一。**虫牙有孔**蜘蛛壳一枚，绵裹塞之。备急。**牙疳出血**蜘蛛壳为末，入胭脂、麝香少许，傅之。直指方。

网

【主治】　**喜忘，七月七日取置衣领中，勿令人知**。别录。**以缠疣赘，七日消落，有验**。苏恭。**疗疮毒，止金疮血出。炒黄研末，酒服，治吐血**。时珍。出圣惠方。

【发明】　〔时珍曰〕按侯延赏退斋闲录[①]云：凡人卒暴吐血者，用大蜘蛛网搓成小团，米饮吞之，一服立止。此乃孙绍先所传方也。又酉阳杂俎云：裴旻山行，见蜘蛛结网如匹布，引弓射杀，断其丝数尺收之。部下有金疮者，剪方寸贴之，血立止也。观此，则蛛网盖止血之物也。

【附方】　新四。**积年诸疮**蜘蛛膜贴之，数易。千金方。**反花疮疾**同上。**肛门鼠痔**蜘蛛丝缠之。即落。**疣瘤初起**柳树上花蜘蛛缠之，久则自消。简便方。

草蜘蛛拾遗

正误：旧标作蚍蜉，今据尔雅改作草蜘蛛。见下。

【集解】　〔藏器曰〕蚍蜉在孔穴中，及草木稠密处，作网如蚕丝为幕，就中开一门出入，形段微似蜘蛛而斑小。陶言蚍蜉即蜘蛛，误矣。〔时珍曰〕尔雅鼅鼄蝃蝥也。草鼅鼄，在草上络幕者，据此则陶氏所谓蚍蜉，正与尔雅相合，而陈氏所谓蚍蜉，即尔雅之草蜘蛛也，今改正之。然草上亦有数种，入药亦取其大者尔。有甚毒者，不可不知。李氏三元书云：草上花蜘蛛丝最毒，能缠断牛尾。有人遗尿，丝缠其阴至断烂也。又沈存中笔谈言草蜘蛛咬人，为天蛇毒，则误矣。详见鳞部天蛇下。

【气味】　缺

【主治】　**出疔肿根，捣膏涂之**。藏器。

丝

【主治】　**去瘤赘疣子，禳疟疾**。时珍。

【附方】　新二。**瘤疣**用稻上花蜘蛛十余，安桃枝上，待丝垂下，取东边者捻为线系之。七日一换，自消落也。总微论。**截疟**五月五日最花蜘蛛晒干，绛囊盛之。临期男左女右系臂上，勿令知之。普济方。

壁钱拾遗

【释名】　**壁镜**〔时珍曰〕皆以窠形命名也。

【集解】　〔藏器曰〕壁钱虫似蜘蛛，作白幕如钱，贴墙壁间，北人呼为壁茧。〔时珍曰〕大如蜘蛛，而形扁斑色，八足而长，亦时蜕壳，其膜色光白如茧。或云其虫有毒，咬人至死。惟以桑柴灰煎取汁，调白矾末傅之。妙。

【气味】　**无毒。**

【主治】　**鼻衄，及金疮出血不止，捺取虫汁，注鼻中及点疮上。亦疗五**[②]**野鸡病下血**。藏器。**治大人、小儿急疳，牙蚀腐臭，以壁虫同人中白等分，烧研贴之。又主喉痹**。时珍。出圣惠等方。

【附方】　新一。**喉痹乳蛾**已死者复

---

① 侯延赏退斋闲录：卷一引据经史百家书目作“侯延赏退斋闲览”。《说郛》卷四十八引作“侯延庆退斋雅闻录”。

② 五：《证类本草》卷二十二作“外”。

活。用墙上壁钱七个，内要活蛛二枚，捻作一处，以白矾七分一块化开，以壁钱惹矾烧存性，出火毒为末。竹管吹入，立时就好。忌热肉、硬物。

窠幕

【主治】 **小儿呕逆，取二七枚煮汁饮之。**藏器。**产后咳逆，三五日不止欲死者，取三五个煎汁呷之。**良。**又止金疮、诸疮出血不止，及治疮口不敛，取茧频贴之。止虫牙痛。**时珍。

【附方】 新一。**虫牙疼痛**普济以壁上白蟢窠四五个，剥去黑者，以铁刀烧出汗，将窠惹汗丸之。纳入牙中甚效。又以乳香入窠内烧存性，纳之亦效。一方：用墙上白蛛窠，包胡椒末塞耳，左痛塞右，右痛塞左，手掩住，侧卧，待额上有微汗，即愈。

螲蟷拾遗

【释名】 **蛈蝪**尔雅**颠当虫**拾遗**蛈母**纲目**土蜘蛛**〔藏器曰〕螲蟷，音窒当。尔雅作蛈蝪，音迭汤，今转为颠当虫，河北人呼为蛈蝪，音侄唐。鬼谷子谓之蛈母。

【集解】 〔藏器曰〕螲蟷是处有之。形似蜘蛛，穴土为窠，穴上有盖覆穴口。〔时珍曰〕蛈蝪，即尔雅蜘蛛也，土中布网。按段成式酉阳杂俎云：斋前雨后多颠当窠，深如蚓穴，网丝其中，土盖与地平，大如榆荚。常仰捍其盖，伺蝇、蠖过，辄翻盖捕之。才入复闭，与地一色，无隙可寻，而蜂复食之。秦中儿谣云：颠当颠当牢守门，蠮螉寇汝无处奔。

【气味】 **有毒。**

【主治】 **一切疔肿、附骨疽蚀等疮，宿肉赘瘤，烧为末，和腊月猪脂傅之。亦可同诸药傅疔肿，出根为上。**藏器。

蝎开宝

【释名】 **虿蝌**音伊祁。**主簿虫**开宝**杜白**广雅。**虿尾虫**〔志曰〕段成式酉阳杂俎云：江南旧无蝎。开元初有主簿，以竹筒盛过江，至今往往有之，故俗称为主簿虫。〔时珍曰〕按唐史云：剑南本无蝎，有主簿将至，遂呼为主簿虫。又张揖广雅云：杜白，蝎也。陆玑诗疏云：虿，一名杜白，幽州之蝎。观此，则主薄乃杜白之讹，而后人遂傅会其说。许慎云：蝎，虿尾虫也。长尾为虿，短尾为蝎。葛洪云：蝎前为螫，后为虿。古语云：蜂、虿垂芒，其毒在尾，今入药有全用者，谓之全蝎；用尾者，谓之蝎梢，其力尤紧。

【集解】 〔志曰〕蝎出青州。形紧小者良。段成式云：鼠负虫巨者，多化为蝎。蝎子多负于背，子色白，才如稻粒。陈州古仓有蝎，形如钱，螫人必死。蜗能食之。先以迹规之，不复去也。〔宗奭曰〕今青州山中石下捕得，慢火逼之。或烈日中晒，至蝎渴时，食以青泥；既饱，以火逼杀之，故其色多赤。欲其体重而售之也。用者当去其土。〔颂曰〕今汴洛、河陕州郡皆有之。采无时，以火逼干死收之。陶隐居集验方言：蝎有雄雌，雄者螫人，痛止在一处，用井泥傅之；雌者痛牵诸处，用瓦屋[①]沟下泥傅之。皆可画地作十字取土，水服方寸匕，或在手足以冷水渍之，微暖即易。在身，以水浸布搨之，皆验。又有咒禁法，亦验。〔时珍曰〕蝎形如水黾，八足而长尾，有节色青。今捕者多以盐泥食之，入药去足焙用。古今录验云：被蝎螫者，但以木碗合之，神验不传之方也。

---

① 屋：原脱，今据《外台》卷四十、《证类本草》卷二十二补。

【气味】 **甘、辛，平，有毒。**

【主治】 **诸风瘾疹，及中风半身不遂，口眼㖞斜，语涩，手足抽掣。**开宝。**小儿惊痫风搐，大人痎疟，耳聋疝气，诸风疮，女人带下阴脱。**时珍。

【发明】 〔宗奭曰〕大人、小儿通用，惊风尤不可阙。〔颂曰〕古今治中风抽掣，及小儿惊搐方多用之。箧中方治小儿风痫有方。〔时珍曰〕蝎产于东方，色青属木，足厥阴经药也，故治厥阴诸病。诸风掉眩搐掣，疟疾寒热，耳聋无闻，皆属厥阴风木。故东垣李杲云：凡疝气、带下，皆属于风。蝎乃治风要药，俱宜加而用之。

【附方】 旧三，新二十。**小儿脐风**宣风散：治初生断脐后伤风湿，唇青口撮，出白沫，不乳。用全蝎二十一个，无灰酒涂炙为末，入麝香少许。每用金银煎汤，调半字服之。全幼心鉴。**小儿风痫**取蝎五枚，以一大石榴割头剜空，纳蝎于中，以头盖之。纸筋和黄泥封裹，微火炙干，渐加火煅赤。候冷去泥，取中焦黑者细研。乳汁调半钱，灌之便定。儿稍大，以防风汤调服。箧中方。**慢脾惊风**小儿久病后，或吐泻后生惊，转成慢脾。用蝎梢一两，为末，以石榴一枚剜空，用无灰酒调末，填入盖定。坐文武火上，时时搅动，熬膏，取出放冷。每服一字，金银、薄荷汤调下。本事方：治吐利后昏睡，生风痫，慢脾症。全蝎、白术、麻黄去节等分，为末。二岁以下一字，三岁以上半钱，薄荷汤下。**天钓惊风**翻眼向上。用干蝎全者一个，瓦炒好，朱砂三绿豆大，为末。饭丸绿豆大。外以朱砂少许，同酒化下一丸，顿愈。圣惠。**小儿胎惊**蝎一枚，薄荷叶包，炙为末，入朱砂、麝香少许。麦门冬煎汤，调下一字，效。汤氏宝书。**小儿惊风**用蝎一个，头尾全者，以薄荷四裹定，火上炙焦，同研为末。分四服，白汤下。经验方。**大人风涎**即上方，作一服。**风淫湿痹**手足不举，筋节挛疼，先与通关，次以全蝎七个瓦炒，入麝香一字研匀，酒三盏，空心调服。如觉已透则止，未透再服。如病未尽除，自后专以婆蒿根洗净，酒煎，日二服。直指方。**破伤中风**普济用干蝎、麝香各一分，为末。傅患处，令风速愈。圣惠用干蝎酒炒、天麻各半两，为末，以蟾酥二钱，汤化为糊和捣丸绿豆大。每服一丸至二丸，豆淋酒下，甚者加至三丸，取汗。**肾气冷痛**圣惠定痛丸：治肾脏虚，冷气攻脐腹，疼痛不可忍，及两胁疼痛。用干蝎七钱半，焙为末，以酒及童便各三升，煎如稠膏，丸梧子大。每酒下二十丸。又蚲螂散：用蚲螂三十枚，头足全者。掘一地坑，深、阔各五寸，用炭火五斤，烧赤，去火，淋醋一升入内。待渗干，排蚲螂于坑底，碗盖一夜，取出。木香、萝卜子炒各一分，胡椒三十粒，槟榔、肉豆蔻一个，为末。每服一钱，热酒下。**小肠疝气**用紧小全蝎，焙为末。每发时服一钱，入麝香半字，温酒调服。少顷再进，神效。**肾虚耳聋**十年者，二服可愈。小蝎四十九个，生姜如蝎大四十九片，同炒，姜干为度，研末，温酒服之。至一二更时，更时一服，至醉不妨。次日耳中如笙簧声，即效。杜壬方。**耳暴聋闭**全蝎去毒为末，酒服一钱，以耳中闻水声即效。周密志雅堂杂钞。**脓耳疼痛**蝎梢七枚，去毒焙，入麝香半钱为末。挑少许入耳中，日夜三四次，以愈为度。杨氏家藏。**偏正头风**气上攻不可忍。用全蝎二十一个，地龙六条，土狗三个，五倍子五钱，为末。酒调，摊贴太阳穴上。德生堂经验方。**风牙疼痛**全蝎三个，蜂房二钱，炒研，擦之。直指方。**肠风下血**干蝎炒、白矾烧各二两，为末。每服半钱，米饮下。圣惠方。**子肠不收**全蝎炒，研末。口噙水，鼻中嗃之。立效。卫生宝鉴。**诸痔发痒**用全蝎不以多少，烧烟熏之，即效。秘法也。袖珍方。**诸疮毒肿**全蝎七枚，卮子七个，麻油煎黑，去滓，入黄蜡，化成膏，傅之。澹寮方。

水蛭本经下品

【释名】 蚑与蜞同。尔雅作虮。**至掌**别录**大者名马蜞**唐本**马蛭**唐本**马蟥**衍义**马鳖**衍义。〔时珍曰〕方音讹蛭为痴，故俗有水痴、草痴之称。〔宗奭曰〕汴人谓大者为马鳖，腹黄者为马蟥。

【集解】 〔别录曰〕水蛭生雷泽池泽。五月六月采，暴干。〔弘景曰〕处处河池有之。蚑有数种，以水中马蜞得啮人、腹中有血者，干之为佳。山蚑及诸小者，皆不堪用。〔恭曰〕有水蛭、草蛭，大者长尺许，并能咂牛、马、人血。今俗多取水中小者，用之大效，不必食人血满腹者。其草蛭在深山草上，人行即着胫股，不觉入于肉中，产育为害，山人自有疗法。〔保升曰〕惟采水中小者用之。别有石蛭生石上，泥蛭生泥中，二蛭头尖腰色赤。误食之，令人眼中如生烟，渐致枯损。〔时珍曰〕李石续博物志云：南方水痴似鼻涕，闻人气闪闪而动，就人体成疮，惟以麝香、朱砂涂之即愈。此即草蛭也。

【修治】 〔保升曰〕采得，以篁竹筒盛，待干，用米泔浸一夜，暴干，以冬猪脂煎令焦黄，然后用之。〔藏器曰〕收干蛭，当展其身令长，腹中有子者去之。性最难死，虽以火炙，亦如鱼子烟熏经年，得水犹活也。〔大明曰〕此物极难修治，须细锉，以微火炒，色黄乃熟。不尔，入腹生子为害。〔时珍曰〕昔有途行饮水，及食水菜，误吞水蛭入腹，生子为害，啖咂脏血，肠痛黄瘦者。惟以田泥或擂黄土水饮数升，则必尽下出也。盖蛭在人腹，忽得土气而下尔。或以牛、羊热血一二升，同猪脂饮之，亦下也。

【气味】 **咸、苦，平，有毒。**〔别录曰〕微寒。畏石灰、食盐。

【主治】 **逐恶血瘀血月闭，破血癥积聚，无子，利水道。**本经。**堕胎。**别录。**治女子月闭，欲成血劳。**药性。**咂赤白游疹，及痈肿毒肿。**藏器。**治折伤坠扑畜血有功。**寇宗奭。

【发明】 〔成无己曰〕咸走血，苦胜血。水蛭之咸苦，以除畜血，乃肝经血分药，故能通肝经聚血。〔弘景曰〕按楚王食寒菹，见蛭吞之。果能去结积，虽曰阴祐，亦是物性兼然。〔藏器曰〕此物难死，故为楚王之病也。〔时珍曰〕按贾谊新书云：楚惠王食寒菹得蛭，恐监食当死，遂吞之，腹有疾而不能食。令尹曰：天道无亲，惟德是辅。王有仁德，病不为伤。王果病愈。此楚王吞蛭之事也。王充论衡亦云：蛭乃食血之虫，楚王殆有积血之病，故食蛭而病愈也。与陶说相符。

【附方】 旧四，新六。**漏血不止**水蛭炒为末，酒服一钱，日二服，恶血消即愈。千金。**产后血运**血结聚于胸中，或偏于少腹，或连于胁肋。用水蛭炒，虻虫去翅足炒，没药、麝香各一钱，为末，以四物汤调下。血下痛止，仍服四物汤。保命集。**折伤疼痛**水蛭，新瓦焙为细末，酒服二钱。食顷作痛，可更一服。痛止，便将折骨药封，以物夹定，调理。经验方。**跌扑损伤**瘀血凝滞，心腹胀痛，大小便不通欲死。用红蛭石灰炒黄半两，大黄、牵牛头末各二两，为末。每服二钱，热酒调下。当下恶血，以尽为度。名夺命散。济生。**坠跌打击**内伤神效方：水蛭、麝香各一两锉碎，烧令烟出，为末。酒服一钱，当下畜血。未止再服，其效如神。古今录验方。**杖疮肿痛**水蛭炒研，同朴消等分，研末，水调傅之。周密志雅堂抄[①]。**赤白丹肿**〔藏器曰〕以水蛭十余枚，令咂病处，取皮皱肉白为效。冬月无蛭，地中掘取，暖水养之令动。先净人皮肤，以竹筒盛蛭合之，须臾咬咂，血满自脱，更用饥者。**痈肿初起**同上方法。**纫染白须**谈野翁方用水蛭为极细末，以龟尿调，捻须梢，自行入根也。一用白乌骨鸡一只，杀血入瓶中，纳活水蛭数十于内，待化成水，以猪胆皮包指，蘸捻须梢，自黑入根也。普济用大水蛭七枚为末，汞一两，以银三两作小盒盛之。用蚯蚓泥固济半指厚，深埋马粪中。四十九日取出，化为黑油。以鱼脬笼脂，每蘸少许捻须上，其油自然倒行至根，变为黑色也。又黑须倒卷帘方用大马蜞二三十条，竹筒装之，夜置露处受气。饿过七日，以鸡冠血磨京墨与食，过四五次，复阴干。将猪胫骨打断，放蜞入内，仍合定，铁线缠住，盐泥涂之。干时放地上，火煅五寸香；二次，退开三寸火，又五寸香；三次，再退远火，又五寸香，取出为末。将猪胆皮包指，承末搽须梢，即倒上也。

蚁纲目

【释名】 **玄驹**亦作蚼。**蚍蜉**〔时珍曰〕蚁有君臣之义，故字从义。亦作　。大者为蚍蜉，亦曰马蚁。赤者名䖵，飞者名螱。扬雄方言云：齐鲁之间谓之蚼蚁，梁益之间谓之玄蚼，幽燕谓之蚁蛘。夏小正云：十二月，玄蚼奔，谓蚁入蛰也。大蚁喜酣战，故有马驹之称；而崔豹古今注遂以蚁妖附会其说，谬矣。今不取。

【集解】 〔时珍曰〕蚁处处有之。有大、小、黑、白、黄、赤数种，穴居卵生。其居有等，其行有队。能知雨候，春出冬蛰。壅土成封，曰蚁封、及[②]及蚁垤、蚁塿、蚁冢，状其如封、垤、塿、冢也。其卵名蚳，音迟，山人掘之，有至斗石者。古人食之，故内则、周官馈食之豆有蚳醢也。今惟南夷食之。刘恂岭表录异云：交广溪峒间酋长，多取蚁卵，淘净为酱，云味似肉酱，非尊贵不可得也。又云：岭南多蚁，其窠如薄絮囊。连带枝叶，彼人以布袋贮之，卖与养柑子者，以辟蠹虫。五行记云：后魏时，兖州有赤蚁与黑蚁斗，长六七步，广四寸，赤蚁断头死。则离骚所谓西方"赤蚁若象，玄蜂若壶"者，非寓言也。又按陈藏器言：岭南有独脚蚁，一足连树根下，止能动摇，不能脱去。亦一异者也。

【附录】 **白蚁**〔时珍曰〕白蚁，即蚁之白者，一名螱，一名飞蚁。穴地而居，蠹木而食，因湿营土，大为物害。初生为蚁蝝，至夏遗卵，生翼而飞，则变黑色，寻亦陨死。性畏烰炭、桐油、竹鸡云。蝝音铅。

蚁垤土 **白蚁泥**并见土部。

独脚蚁

【主治】 **疔肿疽毒，捣涂之。**藏器。

青腰虫拾遗

【集解】 〔藏器曰〕虫大如中蚁，赤色，腰中青黑，似狗猲，一尾而尖，有短翅能飞，春夏有之也。

【主治】 **有大毒。着人皮肉，肿起。剥人面皮，除印字至骨者亦尽。食恶疮息肉，杀癣虫。**藏器。

① 志雅堂抄：卷一引据经史百家书目"志雅堂杂抄"。

② 及：此上原有"曰"字，涉上衍，今删。

蛆纲目

【释名】　〔时珍曰〕蛆行趑趄，故谓之蛆。或云沮洳则生，亦通。

【集解】　〔时珍曰〕蛆，蝇之子也。凡物败臭则生之。古法治酱生蛆，以草乌切片投之。张子和治痈疽疮疡生蛆，以木香槟榔散末傅之。李楼治烂痘生蛆，以嫩柳叶铺卧引出之。高武用猪肉片引出，以藜芦、贯众、白敛为末，用真香油调傅之也。

【气味】　**寒，无毒。**

【主治】　**粪中蛆，治小儿诸疳积疳疮，热病谵妄，毒痢作吐。**

泥中蛆，治目赤，洗净晒研贴之。

马肉蛆，治针、箭入肉中，及取虫牙。

蛤蟆肉蛆，治小儿诸疳。并时珍。

【附方】　新十。**一切疳疾**圣济总录：六月取粪坑中蛆淘净，入竹筒中封之，待干研末。每服一二钱，入麝香，米饮服之。又方：用蛆蜕，米泔逐日换浸五日，再以清水换浸三日，晒焙为末，入黄连末等分。每半两，入麝香五分，以猪胆汁和，丸黍米大。每服三四十丸，米饮下，神效。**小儿热疳**尿如米泔，大便不调。粪蛆烧灰，杂物与食之。**小儿痹积**用粪中蛆洗浸，晒干为末，入甘草末少许，米糊丸梧子大。每服五七丸，米饮下，甚妙。总微论。**小儿诸疳**疳积及无辜疳，一服退热，二服烦渴止，三服泻痢住。用端午午时取蛤蟆，金眼大腹、不跳不鸣者，槌死，置尿桶中，候生蛆食尽，取蛆入新布袋，悬长流水中三日，新瓦焙干，入麝香少许，为末。每空心，以砂糖汤调服一钱。或粳米糊为丸，每米饮服二三十丸。直指。**齿鼻疳疮**粪蛆有尾者烧灰一钱，褐衣灰五分，和匀。频吹，神效无比。**热痢吐食**因服热药而致者。用粪中蛆，流水洗净，晒干为末。每服一钱，米饮下。**眼目赤瞎**青泥中蛆淘净，日干为末。令患人仰卧合目，每次用一钱散目上，须臾药行，待少时去药，赤瞎亦无[①]。保命集。**利骨取牙**普济如神散：取牙。用肥赤马肉一斤，入硇砂二两拌和，候生蛆，取日干为末。每一两入粉霜半钱，研匀。先以针拨动牙根，四畔空虚，次以灯心蘸末少许点之，良久自落。秘韫利骨散用白马脑上肉一二斤，待生蛆，与乌骨白鸡一只食之，取粪阴干。每一钱，入硇砂一钱研匀。用少许擦疼处，片时取之即落。

蝇纲目

【释名】　〔时珍曰〕蝇飞营营，其声自呼，故名。

【集解】　〔时珍曰〕蝇处处有之。夏出冬蛰，喜暖恶寒。苍者声雄壮，负金者声清括，青者粪能败物，巨者首如火，麻者茅根所化。蝇声在鼻，而足喜交。其蛆胎生。蛆入灰中蜕化为蝇，如蚕、蝎之化蛾也。蝇溺水死，得灰复活。故淮南子云：烂灰生蝇。古人憎之，多有辟法。一种小蟢蛛，专捕食之，谓之蝇虎者是也。

【主治】　**拳毛倒睫，以腊月蛰蝇，干研为末，以鼻频嗅之，即愈。**时珍。

【发明】　〔时珍曰〕蝇古方未见用者，近时普济方载此法，云出海上名方也。

狗蝇纲目

【集解】　〔时珍曰〕狗蝇生狗身上，状如蝇，黄色能飞，坚皮利喙，啖咂狗血，冬月则藏狗耳中。

【气味】　缺

---

① 无：原作“然”，义晦，今据《保命集》卷下改。

【主治】 **痎疟不止，活取一枚，去翅足，面裹为丸，衣以黄丹。发日早，米饮吞之，得吐即止。或以蜡丸酒服亦可。又擂酒服，治痘疮倒靥。**时珍。

【发明】 〔时珍曰〕狗蝇古方未见用者，近世医方大成载治疟方，齐东野语载托痘方，盖亦鼠负、牛虱之类耳。周密云：同僚括苍陈坡，老儒也。言其孙三岁时，发热七日痘出而倒靥，色黑，唇口冰冷，危证也。遍试诸药不效，因求卜。遇一士，告以故。士曰：恰有药可起此疾，甚奇。因为经营少许，持归服之，移时即红润也，常恳求其方。乃用狗蝇七枚擂细，和醅酒少许调服尔。夫痘疮固是危事，然不可扰。大要在固脏气之外，任其自然尔。然或有变证，则不得不资于药也。

【附录】 **壁虱**〔时珍曰〕即臭虫也。状如酸枣仁，咂人血食，与蚤皆为床榻之害。古人多于席下置麝香、雄黄，或菖蒲末，或蒴藋末，或楝花末，或蓼末；或烧木瓜烟，黄檗烟，牛角烟，马蹄烟，以辟之也。

牛虱纲目

【释名】 **牛螕**音卑。〔时珍曰〕螕亦作蜱。按吕忱字林云：螕，啮牛虱也。

【集解】 〔时珍曰〕牛虱生牛身上，状如蓖麻子，有白、黑二色。啮血满腹时，自坠落也。入药用白色者。

【气味】 缺

【主治】 **预解小儿痘疹毒，焙研服之。**时珍。

【发明】 〔时珍曰〕牛虱古方未见用者，近世预解痘毒方时或用之。按高仲武痘疹管见云：世俗用牛虱治痘，考之本草不载。窃恐牛虱啖血，例比虻虫，终非痘家所宜，而毒亦未必能解也。

【附方】 新二。**预解痘毒**谈野翁方用白水牛虱一岁一枚，和米粉作饼，与儿空腹食之，取下恶粪，终身可免痘疮之患。一方用白牛虱四十九枚，焙，绿豆四十粒，朱砂四分九厘，研末，炼蜜丸小豆大，以绿豆汤下。

人虱拾遗

【释名】 **虱**〔时珍曰〕䖝，从卂从虫。卂音迅，虫音昆，䖝行迅疾而昆繁故也。俗作虱。

【集解】 〔慎微曰〕按酉阳杂俎云：人将死，虱离身。或云取病人虱于床前，可卜病，如虱行向病者必死也。荆州张典兵曾扪得两头虱也。〔时珍曰〕人物皆有虫，但形各不同。始由气化，而后乃遗卵出虮也。草木子言其六足，行必向北。抱朴子云：头虱黑，着身变白；身虱白，着头变黑，所渐然也。又有虱癥、虱瘤诸方法，可见虱之为害非小也。千金方云：有人啮虱在腹中，生长为癥，能毙人。用败篦败梳，各以一半烧末，一半煮汤调服，即从下部出也。徐铉稽神录云：浮梁李生背起如盂，惟痒不可忍。人皆不识。医士秦德立云：此虱瘤也。以药傅之，一夕瘤破，出虱斗余，即日体轻；但小窍不合，时时虱出无数，竟死。予记唐小说载滑台一人病此。贾魏公言：惟千年木梳烧灰，及黄龙浴水，乃能治之也。洪迈夷坚志云：临川有人颊生瘤，痒不可忍，惟以火炙。一医剖之，出虱无数，最后出二大虱，一白一黑，顿愈，亦无瘢痕。此虱瘤也。又今人阴毛中多生阴虱，痒不可当，肉中挑出，皆八足而扁，或白或红。古方不载。医以银杏擦之，或银朱熏之皆愈也。

【气味】 **咸，平，微毒。**畏水银、银朱、百部、菖蒲、虱建草、水中竹叶、

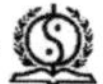

赤龙水、大空。

【主治】 **人大发头热者，令脑缝裂开，取黑虱三五百捣傅之。又治疔肿，以十枚置疮上，用荻箔绳作炷，炙虱上，即根出也。又治脚指间肉刺疮，以黑虱傅之，根亦出也。**藏器。**眼毛倒睫者。**拔去毛，以虱血点上，数次即愈。时珍。

【附方】 新一。**脚指鸡眼**先挑破，取黑、白虱各一枚置于此，缚之，数用自愈也。便民图纂。

本草纲目虫部目录第四十一卷

虫之三化生类三十一种

蛴螬本经　**乳虫**纲目　**木蠹虫**拾遗　**桑蠹虫**纲目　**柳蠹虫**纲目　**桃蠹虫**日华　**桂蠹虫**纲目　**柘蠹虫**拾遗　**枣蠹虫**纲目　**竹蠹虫**纲目　**芦蠹虫**拾遗　**苍耳蠹虫**纲目　**青蒿蠹虫**纲目　**皂荚蠹虫**纲目　**茶蛀虫**纲目　**蚱蝉**本经　**蝉花**证类　**蜣螂**本经。蜉蝣、天社虫附　**天牛**纲目。飞生虫附　**蝼蛄**本经　**萤火**本经　**衣鱼**本经　**鼠妇**本经。丹戬附　**䗪虫**本经　**蜚蠊**本经　**行夜**别录　**灶马**纲目。促织附　**螽**拾遗。吉丁虫、金龟子、媚蝶、腆颗虫、叩头虫附　**木虻**本经　**蜚虻**本经。即虻虫。扁前、蚊子、蚋子附　**竹虱**纲目。

上附方旧二十四，新一百零四。

本草纲目虫部第四十一卷

虫之三化生类三十一种

蛴螬本经中品

【释名】 **蟦蛴**音坟。本经。**蜰蛴**音肥。别录。**乳齐**弘景**地蚕**郭璞**应条**吴普。〔时珍曰〕蛴螬，方言作蛴螬，象其蠹物之声。或谓是齐人曹氏之子所化，盖谬说也。蟦、蜰，言其状肥也。乳齐，言其通乳也。别录作敦齐，误矣。

【集解】 〔别录曰〕蛴螬生河内平泽，及人家积粪草中。取无时，反行者良。〔弘景曰〕大者如足大趾，以背滚行，乃快于脚。杂猪蹄作羹于乳母，不能别之。〔时珍曰〕其状如蚕而大，身短节促，足长有毛。生树根及粪土中者，外黄内黑；生旧茅屋上者，外白内黯。皆湿热之气熏蒸而化，宋齐丘所谓“燥湿相育，不母而生”，是矣。久则羽化而去。

【正误】 〔弘景曰〕诗云：领如蝤蛴。今以蛴字在上，恐倒尔。〔恭曰〕此虫一名蝤蛴。有在粪聚中，或在腐木中。其在腐柳中者，内外洁白；粪土中者，皮黄内黑黯。形色既异，土木又殊，当以木中者为胜。宜冬月采之。〔宗奭曰〕诸腐木根下多有之。构木津甘，故根下尤多。亦有生于粪土中者，虽肥大而腹中黑；不若木中者，虽瘦而稍白，研汁可用。〔敩曰〕蛴螬须使桑树、柏树中者妙。〔韩保升曰〕按尔雅注云：蟦，蛴螬，在粪土中。蝤蛴，蝎。蝎，蛣蝠。又云：蝎，桑蠹。并木中蠹也。正与本经蟦蛴生积粪草中相合。苏恭言当以木中者为胜，则此外恐非也。窃谓不然。今诸朽树中蠹虫，通谓之蝎，莫知其主疗。惟桑树中者，近方用之。而有名未用、曾用未识类中，有桑蠹一条即此也。盖生产既殊，主疗亦别。虽有毒、无毒易见，而相合、相恶难知。且蝎不号蛴螬，蟦不名蛣蝠，自当审之。〔藏器曰〕蛴螬居粪土中，身短足长，背有毛筋。但从夏入秋，蜕而为蝉，飞空饮露，能鸣高洁。蝤蛴一名蝎，一名蠹，在朽木中食木心，穿木如锥。身长足短，口黑无毛，节慢。至春雨后化为天牛，两角如水牛，色黑，背有白点，上下缘木，飞腾不遥。出处既殊，形质又别，陶、苏乃混注之，盖千虑一失也。惟郭璞注尔雅，谓蛴螬在粪土中，蝤蛴桑蠹在木中，啮桑，似蜗牛长角，喜啮桑树者为是也。〔颂曰〕今医家与蓐妇下乳药，用粪土中者，其效殊速，乃知苏恭之说不可据也。

【修治】 〔敩曰〕凡收得后阴干，与糯米同炒，至米焦黑取出，去米及身上、口畔肉毛并黑尘了，作三四截，研粉用之。〔时珍曰〕诸方有干研及生取汁者，又不拘此例也。

【气味】 **咸，微温，有毒。**〔别录曰〕微寒。〔之才曰〕蜚蠊为之使，恶附子。

【主治】 **恶血血瘀，痹气破折，血在胁下坚满痛，月闭，目中淫肤、青翳、**

白膜。本经。**疗吐血在胸腹不去，破骨踒折血结，金疮内塞，产后中寒，下乳汁**。别录。**取汁滴目，去翳障。主血止痛**。药性。**傅恶疮**。日华。**汁主赤白不游疹，疹擦破涂之**。藏器。**取汁点喉痹，得下即开**。苏颂。**主唇紧口疮，丹疹，破伤风疮，竹木入肉，芒物眯目**。时珍。

【发明】　〔弘景曰〕同猪蹄作羹食，甚下乳汁。〔颂曰〕张仲景治杂病，大䗪虫丸方中用之，取其去胁下坚满也。〔时珍曰〕许学士本事方治筋急养血，地黄丸中用之。取其治血瘀痹也。按陈氏经验方云：晋书吴中书郎盛冲[①]母王氏失明。婢取蛴螬蒸熟与食，王以为美。冲还知之，抱母恸哭，母目即开。与本草治目中青翳白膜、药性论汁滴目中去翳障之说相合。予尝以此治人得验，因录以传人。又按鲁伯嗣婴童百问云：张太尹传治破伤风神效方，用蛴螬，将驼脊背捏住，待口中吐水，就取抹疮上，觉身麻汗出，无有不活者。子弟额上跌破，七日成风，依此治之，时间就愈。此又符疗　折、傅恶疮、金疮内塞、主血止痛之说也。盖此药能行血分，散结滞，故能治已上诸病。

【附方】　旧五，新四。**小儿脐疮**蛴螬研末傅之。不过数次。千金方。**小儿唇紧**蛴螬研末，猪脂和，傅之。千金方。**赤白口疮**蛴螬研汁，频搽取效。大观。**丹毒浸淫**走串皮中，名火丹。以蛴螬捣烂涂之。删繁方。**痈疽痔漏**蛴螬研末傅之，日一上。子母秘录。**虎伤人疮**蛴螬捣烂涂之，日上。唐瑶经验方。**竹木入肉**蛴螬捣涂之，立出。肘后。**麦芒入眼**以新布覆目上，持蛴螬从布上摩之，芒着布上出也。千金方。**断酒不饮**蛴螬研末，酒服，永不饮。千金方。

乳虫纲目

【释名】　**土蛹**

【集解】　〔时珍曰〕按白獭髓云：广中韶阳属邑乡中，有乳田。其法：掘地成窖，以粳米粉铺入窖中，盖之以草，壅之以粪。候雨过气蒸则发开，而米粉皆化成蛹，如蛴螬状。取蛹作汁，和粳粉蒸成乳食，味甚甘美也。此亦蛴螬之类，出自人为者。淮南·万毕术所谓“置黍沟中，即生蛴螬”，广雅所谓“土蛹，蚤虫者，皆此物也。服食用此代蛴螬，更觉有功无毒。

【气味】　**甘，温，无毒。**

【主治】　**补虚羸，益胃气，温中明目**。时珍。

木蠹虫拾遗

【释名】　**蝎**音曷。**蝤蛴**音囚齐。**蛣蝠**音乞屈。**蛀虫**〔时珍曰〕蠹古又作螙，食木虫也，会意。尔雅云：蝤蛴，蝎也。蝎，蛣蝠也。郭璞云：凡木中螙虫，通名为蝎。但所居各异耳。

【集解】　〔藏器曰〕木蠹一如蛴螬，节长足短，生腐木中，穿木如锥，至春雨化为天牛。苏恭以为蛴螬，深误矣。详蛴螬下。〔时珍曰〕似蚕而在木中食木者，为蝎；似蚕而在树上食叶者，为蠋；似蠋而小，行则首尾相就，屈而后伸者，为尺蠖；似尺蠖而青小者，为螟蛉。三虫皆不能穴木，至夏俱羽化为蛾。惟穴木之蠹，宜入药用。

【气味】　**辛，平，有小毒。**

【主治】　**血瘀劳损，月闭不调，腰脊痛，有损血及心腹间疾**。藏器。

【发明】　〔时珍曰〕各木性味，良

---

① 冲：《晋书》卷八十八盛彦传作“彦”。

毒不同，而蠹亦随所居、所食而异，未可一概用也。古方用蠹，多取桑、柳、构木者，亦各有义焉。

桑蠹虫别录

校正：自有名未用移入此。

【释名】 **桑蝎**音曷。

【气味】 **甘，温，无毒。**

【主治】 **心暴痛，金疮肉生不足。**别录。**胸下坚满，障翳瘀肿**[①]**，治风疹。**日华。**治眼得效。**蜀本。**去气，补不足，治小儿乳霍。**藏器。**小儿惊风，口疮风疳，妇人崩中，漏下赤白，堕胎下血，产后下痢。**时珍。

【附方】 新二。**崩中漏下**赤白。用桑蝎[②]烧灰，温酒服方寸匕，日二。千金。**堕胎下血**不止。桑木中蝎虫，烧末，酒服方寸匕，日二。虫屎亦可。普济方。

粪

【主治】 **肠风下血，妇人崩中产痢，小儿惊风胎癣，咽喉骨鲠。**时珍。

【附方】 新四。**肠风下血**枯桑树下虫矢，烧存性，酒服一钱。圣惠。**产后下痢**日五十行。用桑木里蠹虫粪，炒黄，急以水沃之，稀稠得所，服之。以瘥为度。此独孤讷祭酒方也。必效方。**小儿胎癣**小儿头生疮，手爬处即延生，谓之胎癣。先以葱盐汤洗净，用桑木蛀屑烧存性，入轻粉等分，油和敷之。圣惠。**咽喉骨鲠**桑木上虫粪，米醋煎呷。永类钤方。

柳蠹虫纲目

【集解】 〔时珍曰〕柳蠹生柳木中甚多，内外洁白，至春夏化为天牛。诸家注蛴螬多取之，亦误矣。

【气味】 **甘、辛，平，有小毒。**

【主治】 **瘀血，腰脊沥血痛，心腹血痛，风疹风毒，目中肤翳，功同桑蠹。**时珍。

粪

【主治】 **肠风下血，产后下痢，口疮耳肿，齿龈风毒。**时珍。

【附方】 新三。**口疮风疳**小儿病此，用柳木蛀虫矢，烧存性为末，入麝香少许搽之。杂木亦可。幼幼新书。**齿龈风肿**用柳蠹末半合，赤小豆炒、黑豆炒各一合，柳枝一握，地骨皮一两。每用三钱，煎水热漱。御药院方。**耳肿风毒**肿起出血。取柳虫粪化水，取清汁，调白矾末少许，滴之。肘后。

桃蠹虫日华

校正：本经原附桃核仁下，今分入此。

【集解】 〔别录曰〕食桃树虫也。〔藏器曰〕桑蠹去气，桃蠹辟鬼，皆随所出而各有功也。

【气味】 **辛，温，无毒。**

【主治】 **杀鬼，邪恶不祥。**本经。**食之肥人，悦颜色。**日华。

粪

【主治】 **辟温疫，令不相染。为末。水服方寸匕。**子母秘录。

桂蠹虫纲目

【集解】 〔藏器曰〕此桂树中虫，辛美可啖。〔时珍曰〕按汉书·陆贾传：南越尉佗献桂蠹二器[③]。又大业拾遗录云：隋时始安献桂蠹四瓶，以蜜渍之，紫色，辛香有味。啖之，去痰饮之疾。则此物自汉、隋以来，用充珍味矣。

【气味】 **辛，温，无毒。**

---

① 肿：《证类本草》卷二十一作“膜”，义长。
② 桑蝎：《千金》卷四第六作“桑中木蝎屎”五字。
③ 此文今见《汉书·南粤王传》。

【主治】 **去冷气。**藏器。**除寒痰澼饮冷痛。**时珍。

粪

【主治】 **兽骨哽，煎醋漱咽。**时珍。

柘蠹虫拾遗

【集解】 〔藏器曰〕陶注詹糖云：伪者以柘虫屎为之。此即柘蠹在木间食木之屎也。詹糖烧之香，而此屎不香。既不相似，亦难为之。

屎

【主治】 **破血。**藏器。

枣蠹虫纲目

【集解】 〔时珍曰〕此即蝤蛴之在枣树中者。

屎

【主治】 **聤耳出脓水。研末，同麝香少许吹之。**时珍。普济。

竹蠹虫纲目

【集解】 〔时珍曰〕竹蠹生诸竹中，状如小蚕，老则羽化为硬翅之蛾。

【气味】 缺。

【主治】 **小儿蜡梨头疮。取慈竹内者，捣和牛溺涂之。**时珍。

【发明】 〔时珍曰〕竹蠹虫，古方未见用者，惟袖珍方治小儿蜡梨用之。按淮南·万毕术云：竹虫饮人，自言其诚。高诱注云：以竹虫三枚，竹黄十枚，和匀。每用一大豆许，烧入酒中，令人饮之，勿至大醉。叩问其事，必得其诚也。此法传自古典，未试其果验否，姑载之。

蛀末

【主治】 **聤耳出脓水，汤火伤疮。**时珍。

【附方】 新六。**聤耳出水**苦竹蛀屑、狼牙、白敛等分，为末和匀，频掺之。圣惠。**耳出臭脓**用竹蛀虫末、胭脂坯子等分，麝香少许，为末吹之。朱氏集验。**耳脓作痛**因水入耳内者。如圣散：用箭杆内蛀末一钱，腻粉一钱，麝香半钱，为末。以绵杖缴尽，送药入耳，以绵塞定，有恶物放令流出，甚者三度必愈。普济。**汤火伤疮**竹蠹蛀末傅之。外台秘要。**湿毒臁疮**枯竹蛀屑、黄檗末等分。先以葱、椒、茶汤洗净，搽之，日一上。**牙齿疼痛**蛀竹屑、陈皮各一两，为末，乌梅肉同研如泥，傅之。救急方。

芦蠹虫拾遗

【集解】 〔藏器曰〕出芦节中，状如小蚕。

【气味】 **甘，寒，无毒。**

【主治】 **小儿饮乳后，吐逆不入腹，取虫二枚煮汁饮之。呕逆与哯乳不同，乳饱后哯出者，为哯乳也。**藏器。

苍耳蠹虫纲目

【释名】 **麻虫**

【集解】 〔时珍曰〕苍耳蠹虫，生苍耳梗中，状如小蚕。取之但看梗有大蛀眼者，以刀截去两头不蛀梗，多收，线缚挂簷下，其虫在内经年不死。用时取出，细者以三条当一用之。

【气味】 缺。

【主治】 **疔肿恶毒，烧存性研末，油调涂之，即效。或以麻油浸死收贮，每用一二枚捣傅，即时毒散，大有神效。**时珍。

【发明】 〔时珍曰〕苍耳治疔肿肿毒，故虫亦与之同功。古方不见用，近时方法每用之。

【附方】 新三。**一切疔肿**及无名肿毒恶疮。刘松石经验方用苍耳草梗中虫一条，白梅肉三四分，同捣如泥，贴之立愈。圣济总录用麻虫即苍耳草内虫，炒黄色，白僵蚕、江茶，各等分为末，蜜调涂之。又用苍耳节内虫四十九条捶碎，入人言少许，捶成块。刺疮令破，傅之。少顷以手撮出根，即愈。

青蒿蠹虫纲目

【集解】 〔时珍曰〕此青蒿节间虫也。状如小蚕，久亦成蛾。

【气味】 缺。

【主治】 **急慢惊风。用虫捣，和朱砂、汞粉各五分，丸粟粒大。一岁一丸，乳汁服。**时珍。

【发明】 〔时珍曰〕古方不见用者。保婴集用治惊风，云十不失一。其诗云：一半朱砂一半雪，其功只在青蒿节。任教死去也还魂，服时须用生人血①。

皂荚蠹虫纲目

【集解】 〔时珍曰〕

【气味】 **辛。**

【主治】 **蝇入人耳害人。研烂，同鳝鱼血点之。**危氏。

茶蛀虫纲目

【集解】 〔时珍曰〕此装茶笼内蛀虫也，取其屎用。

蛀屑

【主治】 **聤耳出汁。研末，日日缴净掺之。**时珍。出圣惠。

蚱蝉本经中品

【释名】 **蜩**音调。**齐女**〔时珍曰〕按王充论衡云：蛴螬化腹蜟，腹蜟拆背出而为蝉。则是腹蜟者，育于腹也。蝉者，变化相禅也。蚱音窄，蝉声也。蜩，其音调也。崔豹古今注言：齐王后怨王而死，化为蝉，故蝉名齐女。此谬说也。按诗人美庄姜为齐侯之子，螓首蛾眉。螓亦蝉名，人隐其名，呼为齐女，义盖取此。其品甚多，详辨见下。

【集解】 〔别录曰〕蚱蝉生杨柳上。五月采，蒸干之，勿令蠹。〔弘景曰〕蚱蝉，哑蝉，雌蝉也。不能鸣。蝉类甚多，此云柳上，乃诗云"鸣蜩嘒嘒"者，形大而黑，五月便鸣。俗云：五月不鸣，婴儿多灾。故其治疗亦专主小儿。昔人啖之，故礼有雀、鷃、蜩、螿，而伛偻丈人掇之也。其四五月鸣而小紫青色者，蟪蛄也。庄子云"蟪蛄不知春秋"是矣。离骚误以蟪蛄为寒螿尔。寒螿九月、十月中鸣，声甚凄急。七八月鸣而色青者，名蛁蟟。二月中便鸣者，名蝭母，似寒螿而小。〔恭曰〕蚱蝉，鸣蝉也。诸虫皆以雄为良，陶云雌蝉非矣。〔颂曰〕按玉篇云：蚱，蝉声也。正与月令"仲夏蝉始鸣"相合，恭说得之。尔雅云：蝒，马蜩。乃蝉之最大者，即此也。蝉类虽众，独此一种入药。医方多用蝉壳，亦此壳也。本生土中，云是蜣螂所转丸，久而化成此虫，至夏登木而蜕。〔宗奭曰〕蚱蝉，夏月身与声俱大，始终一般声。乘昏夜，出土中，升高处，拆背壳而出。日出则畏人，且畏日炙干其壳，不能蜕也。至时寒则坠地，小儿畜之，虽数日亦不饮食。古人言其饮风露，观其不粪而溺，亦可见矣。〔时珍曰〕蝉，诸蜩总名也。皆自蛴螬、腹蜟变而为蝉，亦有转丸化成者，皆三十日而死。俱方首广额，两翼六足，以胁而鸣，吸风饮露，溺而不粪。古人食之，夜以火取，谓之耀蝉。尔雅、淮南子、扬雄方言、陆玑草木疏、陈藏器本草诸书所载，往往混乱不一。今考定于左，庶不误用也。夏月始鸣，大而色黑者，蚱蝉也，又

---

① 生人血：人乳汁之别名。

曰蝒，音绵，曰马蜩，豳诗“五月鸣蜩”者是也。头上有花冠，曰螗蜩，曰蝘，曰胡蝉，荡诗“如蜩如螗”者是也。具五色者，曰蜋蜩，见夏小正。并可入药用。小而有文者，曰螓，曰麦蚻。小而色青绿者，曰茅蜩，曰茅蠽。秋月鸣而色青紫者，曰蟪蛄，曰蛁蟟，曰蜓蚞，曰螇螰，曰蛥蚗，音舌决。小而色青赤者，曰寒蝉，曰寒蜩，曰寒螿，曰蜺。未得秋风，则瘖不能鸣，谓之哑蝉，亦曰瘖蝉。二三月鸣，而小于寒螿者，曰蛁母。并不入药。

蚱蝉

【气味】 **咸、甘，寒，无毒。**〔甄权曰〕酸。

【主治】 **小儿惊痫夜啼，癫病寒热。**本经。**惊悸，妇人乳难，胞衣不出，能堕胎。**别录。**小儿痫绝不能言。**苏恭。**小儿惊哭不止，杀疳虫，去壮热，治肠中幽幽作声。**药性。

【发明】 〔藏器曰〕本功外、其脑煮汁服之，主产后胞衣不下，自有正传。〔时珍曰〕蝉主产难、下胞衣，亦取其能退蜕之义。圣惠治小儿发痫，有蚱蝉汤、蚱蝉散、蚱蝉丸等方。今人只知用蜕，而不知用蝉也。

【附方】 新三。**百日发惊**蚱蝉去翅足炙三分，赤芍药三分，黄芩二分，水二盏，煎一盏，温服。圣惠方。**破伤风病**无问表里，角弓反张。秋蝉一个，地肤子炒八分，麝香少许，为末。酒服二钱。同上。**头风疼痛**蚱蝉二枚生研，入乳香、朱砂各半分，丸小豆大。每用一丸，随左右纳鼻中，出黄水为效。圣济总录。

蝉蜕

【释名】 **蝉壳** **枯蝉** **腹蜟**并别录。**金牛儿**

【修治】 〔时珍曰〕凡用蜕壳，沸汤洗去泥土、翅、足，浆水煮过，晒干用。

【气味】 **咸、甘，寒，无毒。**

【主治】 **小儿惊痫，妇人生子不下。烧灰水服，治久痢。**别录。**小儿壮热惊痫，止渴。**药性。**研末一钱，井华水服，治哑病。**藏器。**除目昏障翳。以水煎汁服，治小儿疮疹出不快，甚良。**宗奭。**治头风眩运，皮肤风热，痘疹作痒，破伤风及疔肿毒疮，大人失音，小儿噤风天吊，惊哭夜啼，阴肿。**时珍。

【发明】 〔好古曰〕蝉蜕去翳膜，取其蜕义也。蝉性蜕而退翳，蛇性窜而祛风，因其性而为用也。〔时珍曰〕蝉乃土木余气所化，饮风吸露，其气清虚。故其主疗，皆一切风热之证。古人用身，后人用蜕，大抵治脏腑经络，当用蝉身；治皮肤疮疡风热，当用蝉蜕，各从其类也。又主哑病、夜啼者，取其昼鸣而夜息也。

【附方】 旧二，新十四。**小儿夜啼**心鉴：治小儿一百二十日内夜啼。用蝉蜕四十九个，去前截，用后截，为末，分四服。钓藤汤调灌之。普济蝉花散：治小儿夜啼不止，状若鬼祟。用蝉蜕下半截，为末。一字，薄荷汤入酒少许调下。或者不信，将上半截为末，煎汤调下，即复啼也。古人立方，莫知其妙。**小儿惊啼**啼而不哭，烦也；哭而不啼，躁也。用蝉蜕二七枚，去翅足为末，入朱砂末一字，蜜调与吮之。活幼口议。**小儿天吊**头目仰视，痰塞内热。用金牛儿即蝉蜕，以浆水煮一日，晒干为末。每服一字，冷水调下。卫生易简方。**小儿噤风**初生口噤不乳。用蝉蜕二七枚，全蝎去毒二七枚，为末。入轻粉末少许，乳汁调灌。全幼心鉴。**破伤风病**发热。医学正传用蝉蜕炒研，酒服一钱，神效。普济方用蝉蜕为末，葱涎调，涂破处。即时取去恶水，立效。名追风散。**头风旋运**蝉壳一两，微炒为末。非时酒下一钱，白汤亦可。圣惠。**皮肤风痒**蝉蜕、薄荷叶等分，为末。酒服一钱，日三。集验。**痘疮作痒**蝉蜕三七枚，甘草炙一钱，水煎服之。心鉴。**痘后目翳**蝉蜕为末。每服一钱，羊肝煎汤下，日二。钱氏。**聤耳出脓**蝉蜕半两烧存性，麝香半钱炒，上为末，绵裹塞之。追出恶物，效。海上。**小儿阴肿**多因坐地风袭，及虫蚁所吹。用蝉蜕半两，煎水洗。仍服五苓散，即肿消痛止。危氏。**胃热吐食**清膈散：用蝉蜕五十个去泥，滑石一两，为末。每服二钱，水一盏，入蜜调服。卫生家宝方。**疔疮毒肿**不破则毒入腹。青囊杂纂用蝉蜕炒为末。蜜水调服一钱。外以津和，涂之。医方大成：用蝉蜕、僵蚕等分，为末。醋调，涂疮四围。候根出，拔去再涂。

蝉花证类

【释名】　**冠蝉**礼注**胡蝉**毛诗**螗蜩**同上**蝘**〔时珍曰〕花、冠，以象名也。胡，其状如胡也。唐，黑色也。古俗谓之胡蝉，江南谓之螗，蜀人谓之蝉花。

【集解】　〔慎微曰〕蝉花所在有之。生苦竹林者良。花出头上，七月采。〔颂曰〕出蜀中。其蝉头上有一角，如花冠状，谓之蝉花。彼人赍蜕至都下。医工云：入药最奇。〔宗奭曰〕乃是蝉在壳中不出而化为花，自顶中出也。〔时珍曰〕蝉花，即冠蝉也。礼记所谓"螢则冠而蝉有緌"者是矣。緌音蕤，冠缨也。陆云寒蝉赋云：蝉有五德，头上有帻，文也；含气吸露，清也；黍稷不享，廉也；处不巢居，俭也；应候守常，信也。陆佃埤雅云：螗首方广有冠，似蝉而小，鸣声清亮。宋祁方物赞云：蝉之不蜕者，至秋则花。其头长一二寸，黄碧色。并指此也。

【气味】　**甘，寒，无毒。**

【主治】　**小儿天吊，惊痫瘈疭，夜啼心悸。**慎微。**功同蝉蜕，又止疟。**时珍。

蜣螂本经下品

【释名】　**蛣蜣**音诘羌。**推丸**弘景**推车客**纲目**黑牛儿**同上**铁甲将军**同上**夜游将军**〔弘景曰〕庄子云：蛣蜣之智，在于转丸。喜入粪土中取屎丸而推却之，故俗名推丸。〔时珍曰〕崔豹古今注谓之转丸、弄丸，俗呼推车客，皆取此义也。其虫深目高鼻，状如羌胡，背负黑甲，状如武士，故有蜣螂、将军之称。

【集解】　〔别录曰〕蜣螂生长沙池泽。〔弘景曰〕其类有三四种，以大而鼻头扁者为真。〔韩保升曰〕此类多种，所在有之。以鼻高目深者入药，名胡蜣螂。〔宗奭曰〕蜣螂有大、小二种，大者名胡蜣螂，身黑而光，腹翼下有小黄，子附母而飞，昼伏夜出，见灯光则来，宜入药用；小者身黑而暗，昼飞夜伏。狐并喜食之。小者不堪用，惟牛马胀结，以三十枚研水灌之，绝佳。〔时珍曰〕蜣螂以土包粪，转而成丸，雄曳雌推，置于坎中，覆之而去。数日有小蜣螂出，盖孚乳于中也。

【附录】　**蜉蝣**〔时珍曰〕蜉蝣一名渠略，似蛣蜣而小，大如指头，身狭而长，有角，黄黑色，甲下有翅能飞。夏月雨后丛生粪土中，朝生暮死。猪好啖之。人取炙食，云美于蝉也。盖蜣螂、蜉蝣、腹蛸、天牛，皆蛴螬、蠹、蝎所化。此亦蜣螂之一种，不可不知也。或曰：蜉蝣，水虫也。状似蚕蛾，朝生暮死。**天社虫**〔别录有名未用曰〕味甘，无毒。主绝孕，益气。虫状如蜂，大腰，食草木叶，三月采。〔时珍曰〕按张揖广雅云：天社，蜣螂也。与此不知是一类否。

【修治】 〔别录曰〕五月五日采取蒸藏之，临用去足火炙。勿置水中，令人吐。

【气味】 **咸，寒，有毒**。〔好古曰〕酸。〔之才曰〕畏羊角、羊肉、石膏。

【主治】 **小儿惊痫瘈疭，腹胀寒热，大人癫疾狂易**。本经。**手足端寒，肢满贲豚。捣丸塞下部，引痔虫出尽，永瘥**。别录。**治小儿疳蚀**。药性。**能堕胎，治疰忤。和干姜傅恶疮，出箭头**。日华。**烧末，和醋傅蜂瘘**。藏器。**去大肠风热**。权度。**治大小便不通，下痢赤白，脱肛，一切痔瘘疔肿，附骨疽疮，疬疡风，灸疮出血不止，鼻中息肉，小儿重舌**。时珍。

【发明】 〔时珍曰〕蜣螂乃手足阳明、足厥阴之药，故所主皆三经之病。总微论言：古方治小儿惊痫，蜣螂为第一。而后医未见用之，盖不知此义耳。〔颂曰〕箭镞入骨不可移者。杨氏家藏方[①]用巴豆微炒，同蜣螂捣涂。斯须痛定，必微痒，忍之。待极痒不可忍，乃撼动拔之立出。此方传于夏侯郓。郓初为阆州[②]，有人额有箭痕，问之。云：从马侍中征田悦中箭，侍中与此药立出，后以生肌膏傅之乃愈。因以方付郓，云：凡诸疮皆可疗也。郓至洪州逆旅，主人妻患疮呻吟，用此立愈。翰苑丛记云：李定言石藏用，近世良医也。有人承簷溜浣手，觉物入爪甲内，初若丝发，数日如线，伸缩不能，始悟其为龙伏藏也。乃叩藏用求治。藏用曰：方书无此，以意治之耳。末蜣螂涂指，庶免震厄。其人如其言，后因雷火绕身，急针挑之。果见一物跃出，亦不为灾。医说亦载此事。

【附方】 旧七，新十六。**小儿惊风**不拘急慢。用蜣螂一枚杵烂，以水一小盏，于百沸汤中荡热，去滓饮之。**小儿疳疾**土裹蜣螂煨熟，与食之。韩氏医通。**小儿重舌**蜣螂烧末，唾和，傅舌上。子母秘录。**膈气吐食**用地牛儿二个，推屎虫一公一母，同入罐中，待虫食尽牛儿，以泥裹煨存性。用去白陈皮二钱，以巴豆同炒过。去豆，将陈皮及虫为末。每用一二分，吹入咽中，吐痰三四次，即愈。孙氏集效方。**赤白下痢**黑牛散：治赤白痢、噤口痢及泄泻。用黑牛儿即蜣螂，一名铁甲将军，烧研。每服半钱或一钱，烧酒调服，小儿以黄酒服，立效。李延寿方。**大肠脱肛**蜣螂烧存性，为末，入冰片研匀。掺肛上，托之即入。医学集成。**大小便闭**经月欲死者。本事推车散：用推车客七个，男用头，女用身，土狗七个，男用身，女用头，新瓦焙，研末。用虎目树南向皮，煎汁调服。只一服即通。杨氏经验方：治大小便不通。六七月寻牛粪中大蜣螂十余枚，线穿阴干收之。临时取一个全者，放净砖上，四面以灰火烘干，当腰切断，如大便不通，用上截，小便不通，用下截，各为细末，取井华水服之。二便不通，全用，即解。**大肠秘塞**蜣螂炒，去翅足，为末，热酒服一钱，圣惠。**小便转胞**不通。用死蜣螂二枚烧末，井华水一盏调服。千金。**小便血淋**蜣螂研水服。鲍氏。**痔漏出水**唐氏方用蜣螂一枚阴干，入冰片少许，为细末，纸捻蘸末入孔内。渐渐生肉，药自退出，即愈。袖珍方用蜣螂焙干研末。先以矾汤洗过，贴之。**一切漏疮**不拘蜂瘘、鼠瘘。蜣螂烧末，醋和傅。千金。**附骨疽漏**蜣螂七枚，同大麦捣傅。刘

---

① 杨氏家藏方：此五字《证类本草》卷二十二引《图经本草》无。按苏颂《图经本草》成书于北宋嘉祐六年（公元1061年），《杨氏家藏方》成书于南宋淳熙五年（公元1178年），此所引者恐有误。

② 州：此下《证类本草》卷二十二有“录事参军”四字。

涓子方。**一切恶疮**及沙虱、水弩、恶疽。五月五日取蜣螂蒸过，阴干为末，油和傅之。圣惠。**疔肿恶疮**杨柳上大乌壳硬虫，或地上新粪内及泥堆中者，生取，以蜜汤浸死，新瓦焙焦为末，先以烧过针拨开，好醋调，傅之。普济方。**无名恶疮**忽得不识者，用死蜣螂杵汁涂之。广利。**灸疮血出**不止。用死蜣螂烧研，猪脂和涂。千金方。**大赫疮疾**急防毒气入心。先灸，后用干蜣螂为末，和盐水傅四围，如韭叶阔，日一上之。肘后。**疬疡风病**取涂中死蜣螂杵烂，揩疮令热，封之，一宿瘥。外台秘要。**鼻中息肉**蜣螂十枚，纳青竹筒中，油纸密封，置厕坑内，四十九日取出晒干，入麝香少许，为末涂之。当化为水也。圣惠。**沙尘入目**取生蜣螂一枚，以其背于眼上影之，自出。肘后方[①]。**下部䘌虫**痛痒脓血，旁生孔窍。蜣螂七枚，五月五日收者，新牛粪半两，肥羊肉一两炒黄，同捣成膏，丸莲子大，炙热，绵裹纳肛中，半日即大便中虫出，三四度永瘥。董炳集验方。

心

【主治】　**疔疮**〔颂曰〕按刘禹锡纂柳州求三死方云：元和十一年得疔疮，凡十四日益笃，善药傅之莫效。长乐贾方伯教用蜣螂心，一夕百苦皆已。明年正月食羊肉，又大作，再用如神验。其法：用蜣螂心，在腹下度取之，其肉稍白是也。贴疮半日许，再易，血尽根出即愈。蜣螂畏羊肉，故食之即发。其法盖出葛洪肘后方。

转丸见土部。

天牛纲目

【释名】　**天水牛**纲目**八角儿**同上**一角者名独角仙**〔时珍曰〕此虫有黑角如八字，似水牛角，故名。亦有一角者。

【集解】　藏器注蛴螬云：蝎一名蠹，在朽木中，食木心，穿如锥刀，口黑，身长足短，节慢无毛。至春雨后化为天牛，两角状如水牛，亦有一角者，色黑，背有白点，上下缘木，飞腾不远。〔时珍曰〕天牛处处有之。大如蝉，黑甲光如漆，甲上有黄白点，甲下有翅能飞。目前有二黑角甚长，前向如水牛角，能动。其喙黑而扁，如钳甚利，亦似蜈蚣喙。六足在腹，乃诸树蠹虫所化也。夏月有之，出则主雨。按尔雅：蠰，啮桑也。郭璞注云：状似天牛长角，体有白点，善啮桑树，作孔藏之。江东呼为啮发。此以天牛、啮桑为二物也。而苏东坡天水牛诗云：两角徒自长，空飞不服箱。为牛竟何益，利吻穴枯桑。此则谓天牛啮桑也。大抵在桑树者，即为啮桑尔。一角者，名独角仙。入药，并去甲、翅、角、足用。

【气味】　**有毒。**

【主治】　**疟疾寒热，小儿急惊风，及疔肿箭镞入肉，去痣靥。**时珍。

【发明】　〔时珍曰〕天牛、独角仙，本草不载。宋、金以来，方家时用之。圣惠治小儿急惊风吹鼻定命丹，宣明方点身面痣靥芙蓉膏中，俱用独角仙，盖亦毒物也。药多不录。蝎化天牛有毒，蛴螬化蝉无毒，又可见蛴螬与蝎之性味良恶也。

【附方】　新三。**疔肿恶毒**透骨膏：用八角儿杨柳上者，阴干去壳，四个。如冬月无此，用其窠代之。蟾酥半钱，巴豆仁一个，粉霜、雄黄、麝香少许。先以八角儿研如泥，入溶化黄蜡少许，同众药末和作膏子，密收。每以针刺疮头破出血，用榆条送膏子麦粒大入疮中，以雀粪二个放疮口。疮回即止，不必再用也。忌冷

---

① 肘后方：此方今见《证类本草》卷二十二引《图经本草》。

水。如针破无血，系是着骨疔。即男左女右中指甲末，刺出血糊药。又无血，即刺足大拇血糊药。如都无血，必难医也。**箭镞入肉**用天水牛取一角者，小瓶盛之，入硇砂一钱，同水数滴在内。待自然化水，取滴伤处，即出也。**寒热疟疾猪膏丸**：治疟疾发渴，往来不定。腊猪膏二两，独角仙一枚，独头蒜一个，楼葱一握，五月五日三家粽尖。于五月五日五更时，净处露头赤脚，舌拄上颚，回面向北，捣一千杵，丸皂子大。每以新绵裹一丸，系臂上，男左女右。圣惠。

【附录】　**飞生虫**拾遗。〔藏器曰〕状如啮发，头上有角。其角无毒，主难产，烧末水服少许，亦可执之。〔时珍曰〕此亦天牛别类也。与　鼠同功，故亦名飞生。

蝼蛄本经下品

【释名】　**蟪蛄**本经**天蝼**本经**螜**音斛。本经。**蝼蝈**月令**仙姑**古今注**石鼠**古今注**梧鼠**荀子**土狗**俗名。〔时珍曰〕周礼注云：蝼，臭也。此虫气臭，故得蝼名。曰姑，曰婆，曰娘子，皆称虫之名。蟪蛄同蝉名，蝼蝈同蛙名，石鼠同硕鼠名，梧鼠同飞生名，皆名同物异也。

【集解】　〔别录曰〕蝼蛄生江城平泽。夜出者良。夏至取，暴干。〔弘景曰〕此物颇协鬼神。昔人狱中得其力，今人夜见多打杀之，言为鬼所使也。〔颂曰〕今处处有之。穴地粪壤中而生，夜则出外求食。荀子所谓梧鼠五技而穷，蔡邕所谓硕鼠五能不成一技者，皆指此也。魏诗硕鼠乃大鼠，与此同名而技不穷，固不同耳。五技者：能飞不能过屋，能缘不能穷木，能游不能度谷，能穴不能掩身，能走不能免人。〔宗奭曰〕此虫立夏后至夜则鸣，声如蚯蚓，月令“蝼蝈鸣”者是矣。〔时珍曰〕蝼蛄穴土而居，有短翅四足。雄者善鸣而飞，雌者腹大羽小，不善飞翔，吸风食土，喜就灯光。入药用雄。或云用火烧地赤，置蝼于上，任其跳死，覆者雄，仰者雌也。类从云：磨铁致蛄，汗鞯引兔。物相感也。

【气味】　**咸，寒，无毒**。〔日华曰〕凉，有毒。去翅足，炒用

【主治】　**产难，出肉中刺，溃痈肿，下哽噎，解毒，除恶疮**。本经。**水肿，头面肿**。日华。**利大小便，通石淋，治瘰疬骨哽**。时珍。**治口疮甚效**。震亨。

【发明】　〔弘景曰〕自腰以前甚涩，能止大小便；自腰以后甚利，能下大小便。〔朱震亨曰〕蝼蛄治水甚效，但其性急，虚人戒之。〔颂曰〕今方家治石淋导水，用蝼蛄七枚，盐二两，新瓦上铺盖焙干，研末。每温酒服一钱匕，即愈也。

【附方】　旧一，新二十。**十种水病**腹满喘促不得卧。圣惠方以蝼蛄五枚，焙干为末。食前白汤服一钱，小便利为效。杨氏加甘遂末一钱，商陆汁一匙，取下水为效。忌盐一百日。小便秘者。圣惠用蝼蛄下截焙研，水服半钱，立通。保命集用蝼蛄一个，葡萄心七个，同研，露一夜，日干研末，酒服。乾坤秘韫用端午日取蝼蛄阴干，分头、尾焙收。治上身，用头末七个；治中，用腹末七个；治下，用尾末七个，食前酒服。**大腹水病**肘后用蝼蛄炙熟，日食十个。普济半边散治水病。用大戟、芫花、甘遂、大黄各三钱，为末。以土狗七枚，五月能飞者，捣葱铺新瓦上焙之。待干，去翅足，每个剪作两半边，分左右记收。欲退左，即以左边七片焙研，入前末二钱，以淡竹叶、天门冬煎汤，五更调服。候左退三日后，服右边如前法。嗃鼻消水面浮甚者。用土狗一个，轻粉二分半，为末。每嗃少许入鼻内，黄水出尽

为妙。杨氏家藏方。**石淋作痛**方见发明下。**小便不通**葛洪方：用大蝼蛄二枚，取下体，以水一升渍饮，须臾即通。寿域方用土狗下截焙研，调服半钱。生研亦可。谈野翁方如车前草，同捣汁服。唐氏经验方用土狗后截，和麝捣，纳脐中，缚定，即通。医方摘要用土狗一个炙研，入冰片、麝香少许，翎管吹入茎内。**大小便闭**经月欲死。普济方用土狗、推车客各七枚，并男用头，女用身[①]，瓦焙焦为末。以向南樗皮煎汁饮，一服神效。**胞衣不下**困极腹胀则杀人。蝼蛄一枚，水煮二十沸，灌入，下喉即出也。延年方。**脐风出汁**蝼蛄、甘草等分，并炙为末，傅之。总录。**牙齿疼痛**土狗一个，旧糟裹定，湿纸包，煨焦，去糟研末，傅之立止。本事。**紧唇裂痛**蝼蛄烧灰，傅之。千金方。**塞耳治聋**蝼蛄五钱，穿山甲炮五钱，麝香少许，为末，葱汁和丸，塞之。外用嗃鼻药，即通。普济。**颈项瘰疬**用带壳蝼蛄七枚，生取肉，入丁香七粒于壳内，烧过，与肉同研，用纸花贴之。救急方。**箭镞入肉**以蝼蛄杵汁滴上，三五度自出。千金方。**针刺在咽**同上。**误吞钩线**蝼蛄去身，吞其头数枚。勿令本人知。圣惠方。

萤火本经下品

【释名】 **夜光**本经**熠耀**音熤跃。即焬音照。**夜照** **景天** **救火** **据火** **挟火**并吴普**宵烛**古今注**丹鸟**〔宗奭曰〕萤常在大暑前后飞出，是得大火之气而化，故明照如此。〔时珍曰〕萤从荧省。荧，小火也，会意。豳风：熠耀宵行。宵行乃虫名，熠耀其光也。诗注及本草，皆误以熠耀为萤名矣。

【集解】 〔别录曰〕萤火生阶地池泽。七月七日取，阴干。〔弘景曰〕此是腐草及烂竹根所化。初时如蛹，腹下已有光，数日变而能飞。方术家捕置酒中令死，乃干之。俗用亦稀。〔时珍曰〕萤有三种：一种小而宵飞，腹下光明，乃茅根所化也，吕氏月令所谓"腐草化为萤"者是也；一种长如蛆蠋，尾后有光，无翼不飞，乃竹根所化也，一名蠲，俗名萤蛆，明堂月令所谓"腐草化为蠲"者是也，其名宵行，茅竹之根，夜视有光，复感湿热之气，遂变化成形尔；一种水萤，居水中，唐·李子卿水萤赋所谓"彼何为而化草，此何为而居泉"是也。入药用飞萤。

【气味】 **辛，微温，无毒。**

【主治】 **明目**。本经。**疗青盲**。甄权。**小儿火疮伤，热气蛊毒鬼疰，通神精**。别录。

【发明】 〔时珍曰〕萤火能辟邪明目，盖取其照幽夜明之义耳。神仙感应篇载务成萤火丸事迹甚详，而庞安常总病论亦极言其效验。云：曾试用之，一家五十余口俱染疫病，惟四人带此者不病也。许叔微伤寒歌亦称之。予亦恒欲试之，因循未暇耳。庞翁为苏、黄器重友，想不虚言。神仙感应篇云：务成子萤火丸，主辟疾病，恶气百鬼，虎狼蛇虺，蜂虿诸毒，五兵白刃，盗贼凶害。昔汉冠军将军武威太守刘子南，从道士尹公受得此方。永平十二年，于北界与虏战败绩，士卒略尽。子南被围，矢下如雨，未至子南马数尺，矢辄坠地。虏以为神，乃解去。子南以方教子弟，为将皆未尝被伤也。汉末青牛道士得之，以传安定皇甫隆，隆以传魏武帝，乃稍有人得之。故一名将军丸，又名武威丸。用萤火、鬼箭羽、蒺藜各一两，雄黄、雌黄各二两，羖羊角，煅存性一两

---

① 并男用头女用身：《普济方》卷三十九作"如男子病，推车虫用头，土狗用身；如女子病，土狗用头，推车虫用身"。

半，矾石火烧二两，铁锤柄入铁处烧焦一两半，俱为末。以鸡子黄、丹雄鸡冠一具，和捣千下，丸如杏仁。作三角绛囊盛五丸，带于左臂上，从军系腰中，居家挂户上，甚辟盗贼也。

【附方】　新二。**黑发**七月七日夜，取萤火虫二七枚，捻发自黑也。便民图纂方。**明目**劳伤肝气目暗方：用萤火二七枚，纳大鲤鱼胆中，阴干百日为末。每点少许，极妙。一方用白犬胆。圣惠方。

衣鱼本经下品

【释名】　**白鱼**本经**蟫鱼**覃、淫、寻三音。**蛃鱼**郭璞**壁鱼**图经**蠹鱼**〔宗奭曰〕衣鱼生久藏衣帛中及书纸中。其形稍似鱼，其尾又分二岐，故得鱼名。〔时珍曰〕白，其色也。壁，其居也。蟫，其状态也。丙，其尾形也。

【集解】　〔别录曰〕衣鱼生咸阳平泽。〔颂曰〕今处处有之，衣中乃少，而书卷中甚多。身白有厚粉，以手触之则落。段成式云：补阙张周[①]见壁上瓜子化为壁鱼，因知列子“朽瓜化鱼”之言不虚也。俗传壁鱼入道经中，食神仙字，则身有五色。人得吞之，可致神仙。唐·张裼之少子，乃多书神仙字，碎剪置瓶中，取壁鱼投之，冀其蠹食而不能得，遂致心疾。书此以解俗说之惑。〔时珍曰〕衣鱼，其蠹衣帛书画，始则黄色，老则有白粉，碎之如银，可打纸笺。按段成式言：何讽于书中得一发长四寸，卷之无端，用力绝之，两端滴水。一方士云：此名脉望，乃衣鱼三食神仙字，则化为此。夜持向天，可以坠星求丹。又异于吞鱼致仙之说。大抵谬妄，宜辩正之。

【气味】　**咸，温，无毒。**〔甄权曰〕有毒。〔大明曰〕畏芸草、莽草、莴苣。

【主治】　**妇人疝瘕，小便不利，小儿中风，项强背起[②]，摩之。**本经。**疗淋涂疮，灭瘢堕胎。**别录。**小儿淋闭，以摩脐及小腹即通。**陶弘景。**合鹰屎、僵蚕，同傅疮瘢即灭。**苏颂。**主小儿脐风撮口，客忤天吊，风痫口㖞，重舌，目翳目眯，尿血转胞，小便不通。**时珍。

【发明】　〔时珍曰〕衣鱼乃太阳经药，故所主中风项强，惊痫天吊，目翳口㖞，淋闭，皆手足太阳经病也。范汪方治小便不利，取二七枚捣，分作数丸，顿服即通。齐书云：明帝病笃，敕台省求白鱼为药。此乃神农药，古方盛用，而今人罕知也。

【附方】　旧五，新七。**小儿胎寒**腹痛汗出。用衣中白鱼二七枚，绢包，于儿腹上回转摩之，以愈为度。圣惠方。**小儿撮口**壁鱼儿研末。每以少许涂乳，令儿吮之。圣惠。**小儿客忤**项强欲死。衣鱼十枚，研傅乳上，吮之入咽，立愈。或以二枚涂母手中，掩儿脐，得吐下愈。外仍以摩项强处。**小儿天吊**目睛上视。用壁鱼儿干者十个，湿者五个，用乳汁和研，灌之。圣惠方。**小儿痫疾**白鱼酒：用衣中白鱼七枚，竹茹一握，酒一升，煎二合，温服之。外台。**偏风口㖞**取白鱼摩耳，左㖞摩右，右㖞摩左，正乃已。外台。**小儿重舌**衣鱼烧灰，傅舌上。千金翼。**目中浮翳**书中白鱼末，注少许于翳上，日二。外台。**沙尘入目**不出者。杵白鱼，以乳汁和，滴目中，即出。或为末，点之。千金。**小便不通**白鱼散：用白鱼、滑石、乱发等分，为散。饮服半钱匕，日三。金匮要略。**小便转胞**不出。纳衣鱼一枚于茎中。千金方。**妇人尿血**衣中白鱼二十枚，

---

① 张周：《酉阳杂俎》卷十七“张周封”三字。

② 背起：《太平御览》卷九四六引《本草经》作“皆宜”二字。

纳入阴中。子母秘录。

鼠妇本经下品

【释名】 **鼠负**弘景**负蟠**颂。尔雅。**鼠姑**弘景**鼠粘**蜀本**蛜蝛**别录。**蛜蝛**伊威。本经。**湿生虫**图经**地鸡**纲目**地虱**〔弘景曰〕鼠妇，尔雅作鼠负，言鼠多在坎中，背粘负之，故曰鼠负。今作妇字，如似乖理。〔韩保升曰〕多在瓮器底及土坎中，常惹着鼠背，故名。俗亦谓之鼠粘，犹耳名羊负来也。〔时珍曰〕按陆佃埤雅云：鼠负，食之令人善淫，故有妇名。又名鼠姑，犹鼠妇也。鼠粘，犹鼠负也。然则妇、负二义俱通矣。因湿化生，故俗名湿生虫。曰地鸡、地虱者，象形也。

【集解】 〔别录曰〕鼠妇生魏郡平谷，及人家地上。五月五日采。〔颂曰〕今处处有之，多在下湿处、瓮器底及土坎中。诗云：蛜蝛在室。郑玄言家无人则生故也。〔宗奭曰〕湿生虫多足，大者长三四分，其色如蚓，背有横纹蹙起，用处绝少。〔时珍曰〕形似衣鱼稍大，灰色。

【气味】 **酸，温，无毒。**〔大明曰〕有毒。

【主治】 **气癃不得小便，妇人月闭血瘕，痫痓寒热，利水道。堕胎。**日华。**治久疟寒热，风虫牙齿疼痛，小儿撮口惊风，鹅口疮，痘疮倒靥，解射工毒、蜘蛛毒，蚰蜒入耳。**时珍。

【发明】 〔颂曰〕张仲景治久疟，大鳖甲丸中用之，以其主寒热也。〔时珍曰〕古方治惊、疟、血病多用之，盖厥阴经药也。太平御览载葛洪治疟方：用鼠负虫十四枚，各以糟酿之，丸十四丸，发时水吞下七丸，便愈。而葛洪肘后方治疟疾寒热，用鼠妇四枚，糖裹为丸，水下便断。又用鼠负、豆豉各十四枚，捣丸芡子大。未发前日，汤服二丸，将发时，再服二丸便止。又蜘蛛毒人成疮，取此虫食其丝即愈。详蜘蛛下。

【附方】 旧一，新八。**产妇尿秘**鼠妇七枚熬，研末，酒服。千金。**撮口脐风**圣惠用鼠负虫杵，绞汁少许，灌之。陈氏：生杵鼠负及雀瓮汁服之。**鹅口白疮**地鸡研水涂之，即愈。寿域方。**风虫牙痛**湿生虫一枚，绵裹咬之。勿令人知。圣惠。**风牙疼痛**湿生虫、巴豆仁、胡椒各一枚，研匀，饭丸绿豆大。绵裹一丸咬之，良久涎出吐去，效不可言。经效济世方。**痘疮倒靥**湿生虫为末，酒服一字，即起。痘疹论。**蚰蜒入耳**湿生虫研烂，涂耳边自出。或摊纸上作捻，安入耳中亦出。卫生宝鉴。**射工溪毒**鼠妇、豆豉，巴豆各三枚，脂和，涂之。肘后。

【附录】 **丹戬**〔别录有名未用曰〕味辛，有毒。主心腹积血。生蜀郡。状如鼠负，青股赤头。七月七日采。一名飞龙。

䗪虫音蔗。本经中品

【释名】 **地鳖**本经**土鳖**别录**地蜱虫**纲目**簸箕虫**衍义**蚵蚾虫**纲目**过街**〔弘景曰〕形扁扁如鳖，故名土鳖。〔宗奭曰〕今人呼为簸箕虫，亦象形也。〔时珍曰〕按陆农师云：䗪逢申日则过街，故名过街。袖珍方名蚵蚾虫。鲍氏方名地蜱虫。

【集解】 〔别录曰〕生河东川泽及沙中，人家墙壁下土中湿处。十月采，暴干。〔弘景曰〕形扁如鳖，有甲不能飞，小有臭气。〔恭曰〕此物好生鼠壤土中，及屋壁下。状似鼠妇，而大者寸余，形小似鳖，无甲而有鳞。小儿多捕以负物为戏。〔时珍曰〕处处有之，与灯蛾相牝牡。

【气味】 **咸，寒，有毒。**〔甄权曰〕咸、苦。〔之才曰〕畏皂荚、菖蒲、屋游。

【主治】 **心腹寒热洗洗**音洒，**血积**

癥瘕，破坚，下血闭，生子大良。本经。**月水不通，破留血积聚**。药性。**通乳脉，用一枚，擂水半合，滤服。勿令知之**。宗奭。**行产后血积，折伤瘀血，治重舌木舌口疮，小儿腹痛夜啼**。时珍。

【发明】 〔颂曰〕张仲景治杂病方及久病积结，有大黄䗪虫丸，又有大鳖甲丸[①]，及妇人药并用之，以其有破坚下血之功也。

【附方】 新七。**大黄䗪虫丸**治产妇腹痛有干血。用䗪虫二十枚，去足，桃仁二十枚，大黄二两，为末，炼蜜杵和，分为四丸。每以一丸，酒一升，煮取二合，温服，当下血也。张仲景方。**木舌肿强**塞口，不治杀人。䗪虫炙五枚，食盐半两，为末。水二盏，煎十沸，时时热含吐涎。瘥乃止。圣惠方。**重舌塞痛**地鳖虫和生薄荷研汁，帛包捻舌下肿处。一名地蜱虫也。鲍氏方。**腹痛夜啼**䗪虫炙、芍药、芎䓖各二钱，为末。每用一字，乳汁调下。圣惠方。**折伤接骨**杨拱摘要方用土鳖焙存性，为末。每服二三钱，接骨神效。一方：生者擂汁酒服。袖珍方用蚵蚾即土鳖六钱，隔纸砂锅内焙干，自然铜二两，用火煅，醋淬七次，为末。每服二钱，温酒调下。病在上，食后；病在下，食前，神效。董炳集验方用土鳖阴干一个，临时旋研入药。乳香、没药、龙骨、自然铜火煅醋淬各等分，麝香少许为末。每服三分，入土鳖末，以酒调下。须先整定骨，乃服药，否则接挫也。此乃家传秘方，慎之。又可代杖。

蜚蠊费廉。本经中品

【释名】 **石姜**唐本**卢蜰**音肥。**负盘**唐本**滑虫**唐本**茶婆虫**纲目**香娘子**〔弘景曰〕此有两三种，以作廉姜气者为真，南人啖之，故名。〔恭曰〕此虫辛臭，汉中人食之。名石姜，亦名卢蜰，一名负盘。南人谓之滑虫。〔时珍曰〕蜚蠊、行夜、蛗螽三种，西南夷皆食之，混呼为负盘。俗又讹盘为婆，而讳称为香娘子也。

【集解】 〔别录曰〕生晋阳山泽，及人家屋间。形似蚕蛾，腹下赤。二月、八月及立秋采。〔弘景曰〕形似䗪虫，而轻小能飞。本生草中，八九月知寒，多入人家屋里逃尔。〔保升曰〕金州、房州等处有之。多在林树间，百十为聚。山人啖之，谓之石姜。郭璞注尔雅所谓"蜰即负盘、臭虫"也。〔藏器曰〕状如蝗，蜀人食之。左传"蜚不能灾"者，即此。〔时珍曰〕今人家壁间、灶下极多，甚者聚至千百。身似蚕蛾，腹背俱赤，两翅能飞，喜灯火光，其气甚臭，其屎尤甚。罗愿云：此物好以清旦食稻花，日出则散也。水中一种酷似之。

【气味】 **咸，寒，有毒**。〔恭曰〕辛辣而臭。

【主治】 **瘀血癥坚寒热，破积聚，喉咽闭，内寒无子**。本经。**通利血脉**。别录。**食之下气**。苏恭。

【发明】 〔时珍曰〕按徐之才药对云："立夏之日，蜚蠊先生，为人参、茯苓使，主腹中七节，保神守中。"则西南夷食之，亦有谓也。又吴普本草载神农云"主妇人癥坚寒热"，尤为有理。此物乃血药，故宜于妇人。

行夜别录

校正：并入拾遗负盘。

【释名】 **负盘**别录**屁盘虫**弘景**气䗪**〔弘景曰〕行夜，今小儿呼屁盘虫，或曰气蟞，即此也。〔藏器曰〕气盘有短翅，飞不远，好夜中行，人触之即气出。虽与

---

① 大鳖甲丸：《金匮要略》卷上作"鳖甲煎丸"。

蜚蠊同名相似，终非一物。戎人食之，味极辛辣。苏恭所谓“巴人重负蠜”是也。〔时珍曰〕负盘有三：行夜、蜚蠊、蛗螽，皆同名而异类。夷人俱食之，故致混称也。行夜与蜚蠊形状相类，但以有廉姜气味者为蜚蠊，触之气出者为屁盘，作分别尔。张杲医说载鲜于叔明好食负盘臭虫，每散，令人采取三五升，浮温水上，泄尽臭气，用酥及五味熬作饼食，云味甚佳，即此物也。

【气味】 **辛，温，有小毒。**

【主治】 **腹痛寒热，利血。**别录。

灶马纲目

【释名】 **灶鸡**俗。

【集解】 〔时珍曰〕灶马处处有之，穴灶而成。按酉阳杂俎云：灶马状如促织，稍大脚长，好穴灶旁。俗言灶有马，足食之兆。

【附录】 **促织**〔时珍曰〕促织，蟋蟀也。一名蛬，一名蜻蛚。陆玑诗义疏云：似蝗而小，正黑有光泽如漆，有翅及角，善跳好斗，立秋后则夜鸣。豳风云“七月在野，八月在宇，九月在户，十月蟋蟀入我床下”是矣。古方未用，附此以俟。

【气味】 缺。

【主治】 **竹刺入肉，取一枚捣傅。**时珍。

蛗螽音负终。拾遗

校正：并入拾遗蚱蜢。

【释名】 **负蠜**音烦。**蚱蜢**〔时珍曰〕此有数种，蛗螽总名也。江东呼为蚱蜢，谓其瘦长善跳，窄而猛也。螽亦作螺。

【集解】 〔藏器曰〕蛗螽状如蝗虫。有异斑者，与蚯蚓异类同穴为雌雄，得之可入媚药。〔时珍曰〕蛗螽，在草上者曰草螽，在土中者曰土螽，似草螽而大者曰螽斯，似螽斯而细长者曰蟿螽。尔雅云：蛗螽。蠜也。草螽，负蠜也。斯螽，蜙蝑也。蟿螽，螇蚸也。土螽，蠰螇也。数种皆类蝗，而大小不一。长角，修股善跳，有青、黑、斑数色，亦能害稼。五月动股作声，至冬入土穴中。芒部夷人食之。蔡邕月令云：其类乳于土中，深埋其卵，至夏始出。陆佃云：草虫鸣于上风，蚯蚓鸣于下风，因风而化。性不忌而一母百子。故诗云：喓喓草虫，趯趯蛗螽。蝗亦螽类，大而方首，首有王字。沴气所生，蔽天而飞，性畏金声。北人炒食之。一生八十一子。冬有大雪，则入土而死。

【气味】 **辛，有毒。**

【主治】 **五月五日候交时收取，夫妇佩之，令相爱媚。**藏器。

【附录】 **吉丁虫**拾遗〔藏器曰〕甲虫也。背正绿，有翅在甲下。出岭南，宾、澄诸州。人取带之，令人喜好相爱，媚药也。**金龟子**〔时珍曰〕此亦吉丁之类，媚药也。大如刀豆，头面似鬼，其甲黑硬如龟状，四足二角，身首皆如泥金装成，盖亦蠹虫所化者。段公路北户录云：金龟子，甲虫也。出岭南，五六月生草蔓上，大如榆荚，背如金贴，行则成双，死则金色随灭，故以养粉，令人有媚也。竺法真登罗浮山疏云：山有金花虫，大如斑蝥，文采如金，形似龟，可养玩数日。宋祁益部记云：利州山中有金虫，其体如蜂，绿色，光若泥金，俚人取作妇女钗钚之饰。郑樵通志云：尔雅：蛂，蟥蛢也。甲虫，大如虎豆，绿色似金。四书所载皆一物也。南土诸山中亦时有之。

腆颗虫拾遗。〔藏器曰〕出岭南。状似屁盘，褐色身扁。带之令人相爱也，彼人重之。

叩头虫〔时珍曰〕虫大如斑蝥而黑

色，按其后则叩头有声。能入人耳，灌以生油则出。刘敬叔异苑云：叩头虫，形色如大豆，呪令叩头，又令吐血，皆从所教。杀之不祥，佩之令人媚爱。晋傅咸有赋。

媚蝶〔时珍曰〕北户录云：岭表有鹤子草，蔓花也。当夏开，形如飞鹤，翅、羽、嘴、距皆全。云是媚草，采曝以代面靥。蔓上春生双虫，食叶。收入粉奁，以叶饲之，老则蜕而为蝶，赤黄色。女子收而佩之，如细鸟皮，令人媚悦，号为媚蝶。洞冥记云：汉武时勒毕国献细鸟，大如蝇，状如鹦鹉，可候日晷，后皆自死。宫人佩其皮者，辄蒙爱幸也。

木虻音萌。本经中品

【释名】 **魂常**本经。〔时珍曰〕虻以翼鸣，其声虻虻，故名。陆佃云：蝱害民，故曰蝱；虻害甿，故曰虻。亦通。

【集解】 〔别录曰〕木虻生汉中川泽，五月取之。〔颂曰〕今处处有之，而襄、汉近地尤多。〔弘景曰〕此虻状似虻而小，不啖血。近道草中不见有之，市人亦少卖者，方家惟用蜚虻耳。〔恭曰〕虻有数种，并能啖血，扬浙以南江岭间大有。木虻，长大绿色，殆如蜩蝉，咂牛马或至颠仆。蜚虻，状如蜜蜂，黄黑色，今俗多用之。又一种小者名鹿虻，亦名牛虻，大如蝇，啮牛马亦猛。市人采卖之，三种同体，以疗血为本。虽小有异同，用之不为嫌。木虻倍大，而陶云似虻而小，不啖血，盖未之识耳。〔藏器曰〕木虻从木叶中出，卷叶如子，形圆，着叶上。破之初出如白蛆，渐大羽化，拆破便飞，即能啮物。塞北亦有，岭南极多，如古度化蚁耳。木虻是叶内者，蜚虻是已飞者，正如蚕蛹与蛾，总是一物，不合重出，应功有不同。后人异注耳。〔时珍曰〕金幼孜北征录云：北虏长乐镇草间有虻，大者如蜻蜓，拂人面嘬噆。元稹长庆集云：巴蜀山谷间，春秋常雨，五六月至八九月则多虻，道路群飞，咂牛马血流，啮人毒剧。而毒不留肌，故无治术。据此，则藏器之说似亦近是。又段成式云：南方溪涧中多水蛆，长寸余，色黑。夏末变为虻，螫人甚毒。观此，则虻之变化，有木有水，非一端也。

【气味】 **苦，平，有毒。**

【主治】 **目赤痛，眦伤泪出，瘀血血闭，寒热酸㾓，无子。**本经。

蜚虻本经中品

【释名】 **虻虫**蜚与飞同。

【集解】 〔别录曰〕蜚虻生江夏川谷。五月取。腹有血者良。〔弘景曰〕此即方家所用虻虫，啖牛马血者。伺其腹满，掩取干之。〔恭曰〕水虻、蜚虻、鹿虻，俱食牛马血，非独此也。但得即堪用之，何假血充。应如养鹰，饥即为用。若伺其饱，何能除疾？〔宗奭曰〕蜚虻今人多用之。大如蜜蜂，腹凹褊，微黄绿色。雄、霸州、顺安军、沿塘泺界河甚多。以其惟食牛马等血，故治瘀血血闭也。〔时珍曰〕采用须从陶说。苏恭以饥鹰为喻，比拟殊乖。

【修治】 入丸、散，去翅足，炒熟用。

【气味】 **苦，微寒，有毒。**〔之才曰〕恶麻黄。

【主治】 **逐瘀血，破血积，坚痞癥瘕，寒热，通利血脉及九窍。**本经。**女子月水不通，积聚，除贼血在胸腹五脏者，及喉痹结塞。**别录。**破癥结，消积脓，堕胎。**日华。

【发明】 〔颂曰〕淮南子云：虻破积血，斫木愈龋。此以类推也。〔时珍曰〕

按刘河间云：虻食血而治血，因其性而为用也。成无已云：苦走血。血结不行者，以苦攻之。故治畜血用虻虫，乃肝经血分药也。古方多用，今人稀使。

【附方】 旧二，新一。**蛇螫血出**九窍皆有者。取虻虫初食牛马血腹满者三七枚，烧研汤服。肘后。**病笃去胎**虻虫十枚炙，捣为末。酒服，治即下。产乳。**扑坠瘀血**虻虫二十枚，牡丹皮一两，为末。酒服方寸匕，血化为水也。若久宿血在骨节中者，二味等分。备急方。

【附录】 **扁前**〔别录有名未用曰〕味甘，有毒。主鼠瘘、癃闭，利水道。生山陵中。状如牛虻，赤翼。五月、八月采之。**蚊子**〔时珍曰〕蚊子处处有之。冬蛰夏出，昼伏夜飞，细身利喙，咂人肤血，大为人害。一名白鸟，一名暑蝱。或作黍民，谬矣。化生于木叶及烂灰中。产子于水中，孑孓虫，仍变为蚊也。龟、鳖畏之。荧火、蝙蝠食之。故煮鳖入数枚，即易烂也。〔藏器曰〕岭南有蚊子木，叶如冬青，实如枇杷，熟则蚊出。塞北有蚊母草，叶中有血虫，化而为蚊。江东有蚊母鸟，一名鷏，每吐蚊一二升也。**蚋子**〔时珍曰〕按元稹长庆集云：蜀中小蚊名蚋子，又小而黑者为蟆子，微不可见与尘相浮上下者为浮尘子，皆巢于巴蛇鳞中，能透衣入人肌肤，啮成疮毒，人极苦之。惟捣楸叶傅之则瘥。又祝穆方舆胜览云：云南乌蒙峡中多毒蛇，鳞中有虫名黄蝇，有毒，啮人成疮。但勿搔，以冷水沃之，擦盐少许，即愈。此亦蚋、蟆之类也。

竹虱纲目

【释名】 **竹佛子**纲目**天厌子**

【集解】 〔时珍曰〕竹虱生诸竹，及草木上皆有之。初生如粉点，久便能动，百十成簇。形大如虱，苍灰色。或云湿热气化，或云虫卵所化。古方未有用者。惟南宫从岣嵝神书云：江南、巴邛、吴越、荆楚之间，春秋竹内有虫似虱而苍，取之阴干，可治中风。即此也。

【气味】 **有毒。**

【主治】 **中风，半身不遂，能透经络，追涎。**时珍。

【附方】 新一。**中风偏痹**半身不遂者。用麻黄，以汤熬成糊，摊纸上，贴不病一边，上下令遍，但除七孔，其病处不糊。以竹虱焙为末三钱，老人加麝香一钱，研匀，热酒调服，就卧。须臾药行如风声，口吐出恶水，身出臭汗如胶。乃急去糊纸，别温麻黄汤浴之。暖卧将息，淡食十日，手足如故也。岣嵝神书。

本草纲目虫部目录第四十二卷

上附方旧二十九，新一百零六。

本草纲目虫部第四十二卷

虫之四湿生类二十三种，附录七种

蟾蜍别录下品

【释名】 **𧑓䵹**音蹙秋。**䵹黿**音施。**蝇𧑓**踘蹴。**苦𧊕**音笼。**蚵蚾**何皮。**癞蛤蟆**〔时珍曰〕蟾蜍，说文作詹诸。云：其声詹诸，其皮𧑓𧑓，其行黿黿。诗云：得此䵹黿。韩诗注云：戚施，蟾蜍也。戚音蹴。后世名苦𧊕，其声也。蚵蚾，其皮礧砢也。

【集解】 〔别录曰〕蟾蜍生江湖池泽。五月五日取东行者，阴干用。〔弘景曰〕此是腹大、皮上多痱磊者。其皮汁甚有毒，犬啮之，口皆肿。五月五日取东行者五枚，反缚着密室中闭之。明旦视自解者，取为术用，能使人缚亦自解。〔萧炳曰〕腹下有丹书八字，以足画地者，真蟾蜍也。〔颂曰〕今处处有之。别录谓蛤蟆一名蟾蜍，以为一物，非也。按尔雅：䵹黿，蟾蠩[①]也。郭璞云：似蛤蟆居陆地。则非一物明矣。蟾蜍多在人家下湿处，形大，背上多痱磊，行极迟缓，不能跳跃，亦不解鸣。蛤蟆多在陂泽间，形小，皮上多黑斑点，能跳接百虫，举动极急。二物虽一类，而功用小别，亦当分而用之。蟾蜍屎，谓之土槟榔，下湿处往往有之，亦能主疾[②]。〔宗奭曰〕世传三足者为蟾，人遂为三足枯蟾以罔众。但以水沃半日，其伪自见，盖无三足者也。〔时珍曰〕蟾蜍锐头皤腹，促眉浊声，土形，有大如盘者。自然论云：蟾蜍吐生，粪自其口出也。抱朴子云：蟾蜍千岁，头上有角，腹下丹书，名曰肉芝，能食山精。人得食之可仙。术家取用以起雾祈雨，辟兵解缚。今有技者，聚蟾为戏，能听指使。物性有灵，于此可推。许氏说文谓三足者为蟾，而寇氏非之，固是。但龟、鳖皆有三足，则蟾之三足，非怪也。若谓入药必用三足，则谬矣。岣嵝神书载蟾宝之法：用大蟾一枚，以长尺铁钉四个钉脚，四下以炭火自早炙至午，去火，放水一盏于前，当吐物如皂荚子大，有金光。人吞之，可越江湖也。愚谓纵有此术，谁敢吞之？方技诳说，未足深信。漫记于此，以备祛疑。

【修治】 〔蜀图经曰〕五月五日取得，日干或烘干用。一法：去皮、爪，酒浸一宿，又用黄精自然汁浸一宿，涂酥，炙干用。〔时珍曰〕今人皆于端午日捕取，风干，黄泥固济，煅存性用之。永类钤方云：蟾目赤，腹无八字者不可用。崔寔四民月令云：五月五日取蟾蜍，可治恶疮。即此也。亦有酒浸取肉者。钱仲阳治小儿冷热疳泻，如圣丸，用干者，酒煮成膏丸药，亦一法也。

【气味】 **辛，凉，微毒。**

【主治】 **阴蚀，疽疠恶疮，猘犬伤**

① 蠩：《尔雅·释鱼》作“诸”，义存于声也。《证类本草》卷二十二作“蜍”。

② 能主疾：《证类本草》卷二十二作“主恶疮。

疮，能合玉石。别录。**烧灰傅疮，立验。又治温病发斑困笃者，去肠，生捣食一二枚，无不瘥者。**弘景。〔藏器曰〕捣烂绞汁饮，或烧末服。**杀疳虫，治鼠漏恶疮。烧灰，傅一切有虫恶痒滋䘌疮。**药性。**治疳气，小儿面黄癖气，破癥结。烧灰油调，傅恶疮。**日华。**主小儿劳瘦疳疾，最良。**苏颂。**治一切五疳八痢，肿毒，破伤风病，脱肛。**时珍。

【发明】 〔时珍曰〕蟾蜍，土之精也。上应月魄而性灵异，穴土食虫，又伏山精，制蜈蚣，故能入阳明经，退虚热，行湿气，杀虫䘌，而为疳病痈疽诸疮要药也。别录云治猘犬伤，肘后亦有方法。按沈约宋书云：张牧为猘犬所伤，人云宜啖蛤蟆脍，食之遂愈。此亦治痈疽疔肿之意，大抵是物能攻毒拔毒耳。古今诸方所用蛤蟆，不甚分别，多是蟾蜍。读者当审用之，不可因名迷实也。

【附方】 旧七，新十七。**腹中冷癖**水谷痫结，心下停痰，两胁痞满，按之鸣转，逆害饮食。大蟾蜍一枚，去皮、肠，支解之，芒消强人一升，中人七合，弱人五合，水七升，煮四升，顿服，得下为度。肘后方。**小儿疳积**治小儿疳积腹大，黄瘦骨立，头生疮结如麦穗。用立秋后大蛤蟆，去首、足、肠，以清油涂之，阴阳瓦炙熟食之，积秽自下。连服五六枚，一月之后，形容改变，妙不可言。**五疳八痢**面黄肌瘦，好食泥土，不思乳食。用大干蟾蜍一枚，烧存性，皂角去皮、弦一钱，烧存性，蛤粉水飞三钱，麝香一钱，为末，糊丸粟米大。每空心米饮下三四十丸，日二服。名五疳保童丸。全婴方。**小儿疳泄**下痢。用蛤蟆烧存性研，饮服方寸匕。子母秘录。**走马牙疳**侵蚀口鼻。干蚵蚾黄泥裹固煅过、黄连各二钱半，青黛一钱，为末，入麝香少许和研，傅之。郑氏小儿方。**疳蚀腮穿**金鞭散：治疳疮，腮穿牙落。以抱退鸡子软白皮，包活土狗一个，放入大蛤蟆口内，草缚固煅过，取出研末，贴之。以愈为度。普济方。**小儿口疮**五月五日蛤蟆炙研末，傅之即瘥。秘录。**一切疳䘌**无问去处，皆能治之。蛤蟆烧灰，醋和傅，一日三五度。梅师方。**阴蚀欲尽**蛤蟆灰、兔屎等分为末，傅之。肘后。**月蚀耳疮**五月五日蛤蟆烧末，猪膏和傅。外台方。**小儿蓐疮**五月五日取蟾蜍炙研末，傅之即瘥。秘录。**小儿脐疮**出汁，久不瘥。蛤蟆烧末傅之，日三，甚验。一加牡蛎等分。外台。**一切湿疮**蟾蜍烧灰，猪脂和傅。千金方。**小儿癣疮**蟾蜍烧灰，猪脂和傅。外台方。**癞风虫疮**干蛤蟆一两炙，长肥皂一条，炙，去皮、子，蘸酒再炙，为末。以竹管引入羊肠内，系定，以麸铺甑内，置药麸上蒸熟，入麝香半钱，去麸同捣，为丸如梧子大。每温酒服二十一丸。直指。**附骨坏疮**久不瘥，脓汁不已，或骨从疮孔中出。用大蛤蟆一个，乱头发一鸡子大，猪油四两，煎枯去滓，待凝如膏。先以桑根皮、乌头煎汤洗，拭干，煅龙骨末糁四边，以前膏贴之。锦囊秘览。**发背肿毒**未成者。用活蟾一个，系放疮上，半日蟾必昏愦，置水中救其命。再易一个，如前法，其蟾必踉跄，再易一个，其蟾如旧，则毒散矣。累验极效。若势重者，以活蟾一个或二三个，破开，连肚乘热合疮上，不久必臭不可闻，再易二三次即愈。慎勿以物微见轻也。医林集要。**肿毒初起**大蛤蟆一个剁碎，同炒石灰研如泥，傅之。频易。余居士方。**破伤风病**用蟾二两半，切剁如泥，入花椒一两，同酒炒熟，再入酒二盏半，温热服之。少顷通身汗出，神效。**猘犬咬伤**肘后：治猘犬伤，每七日一发。生食蛤蟆脍，绝良。亦可烧炙食之。勿令本人知之。自后再不发也。袖珍治风犬伤。即用蛤蟆后足捣烂，水调服之。先于顶心拔去血发三两根，则小便内见沫也。**肠头挺出**蟾蜍皮一片，瓶内烧烟熏之，并傅之。孙真人。**佩禳疟疾**五月五日收大蛤蟆晒干，纸封，绛囊贮之，男左女右系臂上，勿令知之。杨氏家藏方。**折伤接骨**大蛤蟆生研如泥，劈竹裹缚其骨，自痊。奚囊备急方。**大肠痔疾**蟾蜍一个，以砖砌四方，安于内，泥住，火煅存性为末。以猪广肠一截，扎定两头，煮熟切碎，蘸蟾末食之。如此三四次，其痔自落。

头

【主治】 功同蟾蜍。

蟾酥

【采治】 〔宗奭曰〕眉间白汁，谓之蟾酥。以油单纸裹眉裂之，酥出纸上，阴干用。〔时珍曰〕取蟾酥不一，或以手捏眉棱，取白汁于油纸上及桑叶上，插背阴处，一宿即自干白，安置竹筒内盛之，真者轻浮，入口味甜也。或以蒜及胡椒等辣物纳口中，则蟾身白汁出，以竹篦刮下，面和成块，干之。其汁不可入人目，令人赤、肿、盲，或以紫草汁洗点即消。

【气味】 **甘、辛，温，有毒。**

【主治】 **小儿疳疾、脑疳。**〔甄权曰〕端午日取眉脂，以朱砂、麝香为丸，如麻子大。治小孩子疳瘦，空心服一丸。如脑疳，以奶汁调，滴鼻中，甚妙。**酥同牛酥，或吴茱萸苗汁调，摩腰眼、阴囊，治腰肾冷，并助阳气。又疗虫牙。**日华。**治齿缝出血及牙疼，以纸纴少许按之，立止。**宗奭。**发背、疔疮，一切恶肿。**时珍。

【附方】 新九。**拔取疔黄**蟾蜍，以面丸梧子大。每用一丸安舌下，即黄出也。青囊杂纂。**拔取疔毒**蟾酥，以白面、黄丹搜作剂，每丸麦粒大。以指爬动疮上插入。重者挑破纳之。仍以水澄膏贴之。危氏方。**疔疮恶肿**蟾酥一钱，巴豆四个，捣烂，饭丸锭子如绿豆大。每服一丸，姜汤下。良久，以萹蓄根、黄荆子研酒半碗服，取行四五次，以粥补之。乾坤秘韫。**诸疮肿硬**针头散：用蟾酥、麝香各一钱，研匀，乳汁调和，入罐中待干。每用少许，津调傅之。外以膏护住，毒气自出，不能为害也。保命集。**一切疮毒**蟾酥一钱，白面二钱，朱砂少许，井华水调成小锭子如麦大。每用一锭，井华水服。如疮势紧急，五七锭。葱汤亦可，汗出即愈。**喉痹乳蛾**等证。用癞蛤蟆眉酥，和草乌尖末、猪牙皂角末等分，丸小豆大。每研一丸，点患处，神效。活人心统。**一切齿痛**疳蚀、龋齿、瘀肿。用蚵蚾一枚，鞭其头背，以竹篦刮眉间，即有汁出。取少许点之，即止也。类编。**风虫牙痛**不可忍。圣惠用蟾酥一片，水浸软，入麝香少许研匀。以粟米大，绵裹咬定，吐涎愈。一方用胡椒代麝香。一方用蟾酥染丝绵上，剪一分，纴入齿缝根里。忌热物，半日效。干者，以热汤化开。**破伤风病**蟾酥二钱，汤化为糊，干蠍酒炒、天麻各半两，为末，合捣，丸绿豆大。每服一丸至二丸，豆淋酒下。圣惠方。

蛤蟆本经下品

【释名】 **蟼蟆**蟼音惊，又音加。〔时珍曰〕按王荆公字说云：俗言虾蟇怀土，取置远处，一夕复还其所。虽或遐之，常慕而返，故名虾蟇。或作蛤蟆，蛤言其声，蟆言其斑也。尔雅作蟼蟆。

【集解】 〔藏器曰〕别录蛤蟆一名蟾蜍，误矣。蛤蟆、蟾蜍，二物各别。陶氏以蟾蜍注蛤蟆，遂致混然无别，今药家亦以蟾蜍当蛤蟆矣。蛤蟆在陂泽中，背有黑点，身小能跳接百虫，解作呷呷声，举动极急。蟾蜍在人家湿处，身大，青黑无点，多痱磊，不能跳，不解作声，行动迟缓。又有蛙蛤、蝼蝈、长肱、石榜、蠼子之类、或在水田中，或在沟渠侧，未见别功。周礼蝈氏掌去蛙黾，焚牡菊，以灰洒之则死。牡菊乃无花菊也。〔敩曰〕蛤蟆有多般，勿误用。有黑虎，身小黑，嘴脚小斑。有蚼黄，前脚大，后腿小，斑色，有尾子一条。有黄蚚，遍身黄色，腹下有脐带长五七分，住立处，带下有自然汁出。有蝼蝈，即夜鸣，腰细口大，皮苍黑色者。有蟾，即黄斑，头上有肉角。其蛤蟆，皮上腹下有斑点，脚短，即不鸣叫者是也。〔时珍曰〕蛤蟆亦能化鹑，出淮南子。蛤蟆、青蛙畏蛇，而制蜈蚣。三物相值，彼此皆不能动。故关尹子云：蝍蛆食蛇，蛇食蛙，蛙食蝍蛆。或云：月令"蝼蝈鸣，反舌无声"，皆谓蛤蟆也。〔吴瑞曰〕长肱，石鸡也，一名锦袄子，六七月山谷间有之，性味同水鸡。

【修治】 〔敩曰〕凡使蛤蟆，先去皮并肠及爪子，阴干。每个用真牛酥一分涂，炙干。若使黑虎，即连头、尾、皮、爪并阴干，酒浸三日，漉出焙用。

【气味】 **辛，寒，有毒**。〔大明曰〕温，无毒。

【主治】 **邪气，破癥坚血，痈肿阴疮。服之不患热病**。本经。**主百邪鬼魅，涂痈肿及热结肿**。药性。**治热狂，贴恶疮，解烦热，治犬咬**。日华。

【发明】 〔颂曰〕蛤蟆、蟾蜍，二物虽同一类，而功用小别，亦当分而用之。〔时珍曰〕古方多用蛤蟆，近方多用蟾蜍，盖古人通称蟾为蛤蟆耳。今考二物功用亦不甚远，则古人所用多是蟾蜍，且今人亦只用蟾蜍有效，而蛤蟆不复入药矣。按张杲医说载摭青杂说云：有人患脚疮，冬月顿然无事，夏月臭烂，痛不可言。遇一道人云：尔因行草上，惹蛇交遗沥，疮中有蛇儿，冬伏夏出故也。以生蛤蟆捣傅之，日三即换。凡三日，一小蛇自疮中出，以铁钳取之。其病遂愈。〔朱震亨曰〕蛤蟆属土与水，味甘性寒，南人喜食之。本草言服之不患热病，由是病人亦煮食之。本草之意，或炙、或干、或烧，入药用之，非若世人煮羹椒盐而啜其汤也。此物本湿化，大能发湿，久则湿化热。此乃土气厚，自然生火也。

【附方】 旧三，新三。**风热邪病**蛤蟆烧灰、朱砂等分，为末。每服一钱，酒服，日三，甚有神验。外台秘要。**狂言鬼语卒死**。用蛤蟆烧末，酒服方寸匕，日三。外台秘要。**噎膈吐食**用蛇含蛤蟆，泥包，煅存性，研末。每服一钱，酒下。寿域方。**瘰疬溃烂**用黑色蛤蟆一枚，去肠焙研，油调傅之。忌铁器。**头上软疖**蛤蟆剥皮贴之，收毒即愈。活幼全书。**蝮蛇螫伤**生蛤蟆一枚，捣烂傅之。外台。

肝

【主治】 **蛇螫人，牙入肉中，痛不可堪，捣傅之，立出**。时珍。出肘后。

胆

【主治】 **小儿失音不语，取汁点舌上，立愈**。时珍。出孙氏集效方。

脑

【主治】 **青盲，明目**。别录。

蛙别录下品

【释名】 **长股**别录**田鸡**纲目**青鸡**同上**坐鱼**同上**蛤鱼**〔宗奭曰〕蛙后脚长，故善跃。大其声则曰蛙，小其声则曰蛤。〔时珍曰〕蛙好鸣，其声自呼。南人食之，呼为田鸡，云肉味如鸡也。又曰坐鱼，其性好坐也。按尔雅蟾、蛙俱列鱼类，而东方朔传云：长安水多蛙鱼，得以家给人足。则古昔关中已常食之如鱼，不独南人也。鼃亦作蛙字。

【集解】 〔别录曰〕蛙生水中，取无时。〔弘景曰〕凡蜂、蚁、蛙、蝉，其类最多。大而青脊者，俗名土鸭，其鸣甚壮。一种黑色者，南人名蛤子，食之至美。一种小形善鸣者，名蛙子，即此也。〔保升曰〕蛙，蛤蟆之属，居陆地，青脊善鸣，声作蛙者，是也。〔颂曰〕今处处有之。似蛤蟆而背青绿色，尖嘴细腹，俗谓之青蛙。亦有背作黄路者，谓之金线蛙。陶氏所谓土鸭，即尔雅所谓在水曰黾者是也。俗名石鸭。所谓蛤子，即今水鸡是也，闽、蜀、浙东人以为佳馔。〔时珍曰〕田鸡、水鸡、土鸭，形称虽异，功用则一也。四月食之最美，五月渐老，可采入药。考工记云：以脰鸣者，蛙黾之属。农人占其声之早晚大小，以卜丰歉。故唐人章孝标诗云：田家无五行，水旱卜蛙声。蛙亦能化为鴽。见列子。

【气味】 **甘，寒，无毒。**〔宗奭曰〕平。〔时珍曰〕按延寿书云：蛙骨热，食之小便苦淋。妊娠食蛙，令子寿夭。小蛙食多，令人尿闭，脐下酸痛，有至死者。擂车前水饮可解。〔吴瑞曰〕正月出者名黄蛤，不可食。

【主治】 **小儿赤气，肌疮脐伤，止痛，气不足。**别录。**小儿热疮，杀尸疰病虫，去劳劣，解热毒。**日华。**食之解劳热。**宗奭。**利水消肿。烧灰，涂月蚀疮。**时珍。**馔食，调疳瘦，补虚损，尤宜产妇。捣汁服，治蛤蟆瘟病。**嘉谟。

【发明】 〔颂曰〕南人食蛙蛤，云补虚损，尤宜产妇。〔时珍曰〕蛙产于水，与螺、蚌同性，故能解热毒，利水气。但系湿化之物，其骨性复热，而今人食者，每同辛辣及脂油煎炸，是抱薪救火矣，安能求其益哉。按戴原礼证治要诀云：凡浑身水肿，或单腹胀者，以青蛙一二枚，去皮炙食之，则自消也。〔嘉谟曰〕时行面赤项肿，名蛤蟆瘟。以金线蛙捣汁，水调，空腹顿饮，极效。曾活数人。

【附方】 新六。**蛤馔**治水肿。用活蛙三个，每个口内安铜钱一个，上着胡黄连末少许。以雄猪肚一个，茶油洗净，包蛙扎定，煮一宿。取出，去皮肠，食肉并猪肚，以酒送下。忌酸、咸、鱼、面、鸡、鹅、羊肉，宜食猪、鸭。寿域神方。**水蛊腹大**动摇有水声，皮肤黑色。用干青蛙二枚，以酥炒，干蝼蛄七枚炒，苦壶芦半两炒，上为末。每空心温酒服二钱，不过三服。圣惠方。**毒痢禁口**水蛙一个，并肠肚捣碎，瓦烘热，入麝香五分，作饼，贴脐上，气通即能进食也。**诸痔疼痛**青蛙丸：用青色蛙长脚者一个，烧存性，为末，雪糕和丸如梧子大。每空心先吃饭二匙，次以枳壳汤下十五丸。直指方。**虫蚀肛门**虫蚀肾腑，肛尽肠穿。用青蛙一枚，鸡骨一分，烧灰吹入，数用大效。外台。**癌疮如眼**上高下深，颗颗累垂，裂如瞽眼，其中带青，头上各露一舌，毒孔透里者，是也。用生井蛙皮，烧存性，为末，蜜水调傅之。直指方。

蝌斗拾遗

【释名】 **活师**山海经**活东**尔雅**玄鱼**古今注**悬针**同上**水仙子**俗名**蛤蟆台**〔时珍曰〕蝌斗，一作蛞斗，音阔。按罗愿尔雅翼云：其状如鱼，其尾如针，又并其头、尾观之，有似斗形。故有诸名。玄鱼言其色，悬针状其尾也。

【集解】 〔藏器曰〕活师即蛤蟆儿，生水中，有尾如鲶鱼，渐大则脚生尾脱。〔时珍曰〕蝌斗生水中，蛤蟆、青蛙之子也。二三月蛙、蟆曳肠于水际草上，缠缴如索，日见黑点渐深，至春水时，鸣以聒之，则蝌斗皆出，谓之聒子，所谓“蛤蟆声抱”是矣。蝌斗状如河豚，头圆，身上青黑色，始出有尾无足，稍大则足生尾脱。崔豹云“闻雷尾脱”，亦未必然。陆农师云：月大尽则先生前两足，小尽则先生后两足。

【主治】 **火飙热疮及疥疮，并捣碎傅之。又染髭发，取青胡桃子上皮，和捣为泥染之，一染不变也。**藏器。

【发明】 〔时珍曰〕俚俗三月三日，皆取小蝌斗以水吞之，云不生疮，亦解毒治疮之意也。按危氏得效方：染髭发，用蝌斗、黑桑椹各半斤，瓶密封，悬屋东百日化泥，取涂须发，永黑如漆也。又岣嵝神书云：三月三日，取蝌斗一合阴干，候椹熟时取汁一升浸，埋东壁下，百日取出，其色如漆。以涂髭发，永不白也。

卵

【主治】 **明目。**藏器。

溪狗拾遗

【集解】 〔藏器曰〕溪狗生南方溪涧中。状似蛤蟆，尾长三四寸。

【气味】 **有小毒。**

【主治】 **溪毒及游蛊，烧末，水服一二钱匕。**藏器。

山蛤宋图经

校正：原附蛤蟆下。今分出。

【集解】 〔颂曰〕山蛤在山石中藏蛰，似蛤蟆而大，黄色。能吞气，饮风露，不食杂虫。山人亦食之。

【主治】 **小儿劳瘦，及疳疾，最良。**苏颂。

田父宋图经

校正：原附蛤蟆下，今分出。

【释名】 蛇音论。

【集解】 〔颂曰〕按洽闻记云：蛤蟆大者名田父，能食蛇。蛇行被逐，殆不能去。因衔其尾，久之蛇死，尾后数寸皮不损，肉已尽矣。世传蛇啾蛙，今此乃食蛇。其说颇怪，当别是一种也。〔时珍曰〕按文字集略云：蛇，蛤蟆也，大如屦，能食蛇。此即田父也。窃谓蛇吞鼠，而有食蛇之鼠；蛇制豹，而有啖蛇之貘。则田父伏蛇，亦此类耳，非怪也。

【主治】 **蚕咬，取脊背上白汁，和蚁子灰，涂之。**苏颂。出韦宙独行方

蜈蚣本经下品

【释名】 **蒺藜**尔雅**蝍蛆**尔雅**天龙**〔弘景曰〕庄子：蝍蛆甘带。淮南子云：螣蛇游雾而殆于蝍蛆。蝍蛆，蜈蚣也，性能制蛇。见大蛇，便缘上啖其脑。〔恭曰〕山东人呼蜘蛛一名蝍蛆，亦能制蛇，而蜘蛛条无制蛇之说。庄子、淮南并谓蜈蚣也。〔颂曰〕按尔雅：蒺藜，蝍蛆也。郭注云：似蝗而大腹长角，能食蛇脑。乃别似一物。〔时珍曰〕按张揖广雅及淮南子注皆谓蝍蛆为蜈蚣，与郭说异。许慎以蝍蛆为蟋蟀，能制蛇，又以蝍蛆为马蚿，因马蚿有蛆蝶之名，并误矣。

【集解】 〔别录曰〕蜈蚣生大吴川谷及江南。头足赤者良。〔弘景日〕今赤足者，多出京口、长山、高丽山、茅山，于腐烂积草处得之，勿令伤，暴干。黄足者甚多而不堪用，人以火炙令赤当之，非真也。蜈蚣啮人，以桑汁、白盐涂之即愈。〔蜀图曰〕生山南川谷，及出襄、邓、随、唐等州土石间，人家屋壁中亦有。形似马陆，身扁而长。黑头赤足者良。七八月采之。〔宗奭曰〕蜈蚣背光，黑绿色，足赤腹黄。有被毒者，以乌鸡屎，或大蒜涂之，效。性畏蛞蝓，不敢过所行之路，触其身即死，故蛞蝓能治蜈蚣毒。〔时珍曰〕蜈蚣西南处处有之。春出冬蛰，节节

有足，双须歧尾。性畏蜘蛛，以溺射之，即断烂也。南方有极大者，而本草失载。按段成式酉阳杂俎云：绥定县蜈蚣，大者能以气吸蛇及蜴蜥，相去三四尺，骨肉自消。沈怀远南越志云：南方晋安有山出蜈蚣。大者长丈余，能啖牛。俚人然炬遂得，以皮鞔鼓，肉曝为脯，美于牛肉。葛洪遐观赋云：南方蜈蚣大者长百步，头如车箱，肉白如瓠，越人争买为羹炙。张耒明道杂志云：黄州岐亭有拘罗山，出大蜈蚣，袤丈尺。土人捕得熏干，商人贩入北方货之，有致富者。蔡绦丛谈云：峤南蜈蚣大者二三尺，螫人至死。惟见托胎虫，则局缩不敢行。虫乃登首，陷其脑而食之。故被蜈蚣伤者，捣虫涂之，痛立止也。珍按：托胎虫即蛞蝓也。蜈蚣能制龙、蛇、蜴蜥，而畏蛤蟆、蛞蝓、蜘蛛，亦庄子所谓物畏其天，阴符经所谓禽之制在气也。

【修治】 〔敩曰〕凡使勿用千足虫，真相似，只是头上有白肉，面并嘴尖。若误用，并把着，腥臭气入顶，能致死也。凡治蜈蚣，先以蜈蚣木末或柳蛀末，于土器中炒，令木末焦黑，去木末，以竹刀刮去足甲用。〔时珍曰〕蜈蚣木不知是何木也。今人惟以火炙去头足用，或去尾、足，以薄荷叶火煨用之

【气味】 **辛，温，有毒。**〔时珍曰〕畏蛞蝓、蜘蛛、鸡屎、桑皮、白盐。

【主治】 **鬼疰蛊毒，啖诸蛇、虫、鱼毒，杀鬼物老精温疟，去三虫。**本经。**疗心腹寒热积聚，堕胎，去恶血。**别录。**治癥癖。**日华。**小儿惊痫风搐，脐风口噤，丹毒秃疮瘰疬，便毒痔漏，蛇瘕蛇瘴蛇伤。**时珍。

【发明】 〔颂曰〕本经云：疗鬼疰，故胡洽方治尸疰、恶气、痰嗽诸方多用之。今医家治小儿口噤不开、不能乳者，以赤足蜈蚣去足炙研，用猪乳二合调半钱，分三四服，温灌之，有效。〔时珍曰〕盖行而疾者，惟风与蛇。蜈蚣能制蛇，故亦能截风，盖厥阴经药也。故所主诸证，多属厥阴。按杨士瀛直指方云：蜈蚣有毒，惟风气暴烈者可以当之。风气暴烈，非蜈蚣能截能擒，亦不易止，但贵药病相当耳。设或过剂，以蚯蚓、桑皮解之。又云：瘭疮一名蛇瘴，蛮烟瘴雨之乡，多毒蛇气。人有不伏水土风气而感触之者，数月以还，必发蛇瘴。惟赤足蜈蚣最能伏蛇为上药，白芷次之。又圣济总录云：岭南朴蛇瘴，一名锁喉瘴，项大肿痛连喉。用赤足蜈蚣一二节研细，水下即愈。据此，则蜈蚣之治蛇蛊、蛇毒、蛇瘕、蛇伤诸病，皆此意也。然蜈蚣又治痔漏、便毒、丹毒等病，并陆羽茶经载枕中方治瘰疬[①]一法，则蜈蚣自能除风攻毒，不独治蛇毒而已也。

【附方】 旧五，新十三。**小儿撮口**但看舌上有疮如粟米大是也。以蜈蚣汁刮破指甲研[②]，傅两头肉即愈。如无生者，干者亦可。子母秘录。**小儿急惊**万金散：蜈蚣一条全者，去足，炙为末，丹砂、轻粉等分研匀，阴阳乳汁和丸绿豆大。每岁一丸，乳汁下。圣惠方[③]。**天吊惊风**目久不下，眼见白睛，及角弓反张，声不出者，双金散主之。用大蜈蚣一条去头足，酥炙，用竹刀批开，记定左右；又以麝香

---

① 瘰疬：《茶经》引《枕中方》作“积年瘘”三字。

② 以蜈蚣汁刮破指甲研：此九字义晦，《小儿卫生总微论方·脐风撮口论》：“视小儿口中上下龈间，若有白色如豆大许，便以指甲于当中掐之，自外达内，令匝至微有血出亦不妨。又于白处两边尽头，亦依此掐令内外气断，不必直破入指甲矣，恐太甚则伤儿。《子母秘录》云：于掐破处，以蜈蚣末傅之。大良。”

③ 圣惠方：此方今《圣惠方》未见，方见《普济方》卷三七〇。

一钱，亦分左右各记明，研末包定。每用左边者吹左鼻，右边者吹右鼻，各少许，不可过多。若眼未下，再吹些须，眼下乃止。直指。**破伤中风**欲死。圣惠用蜈蚣研末擦牙，追去涎沫，立瘥。儒门事亲用蜈蚣头、乌头尖、附子底、蝎梢等分，为末。每用一字或半字，热酒灌之，仍贴疮上，取汗愈。**口眼㖞斜**口内麻木者。用蜈蚣三条，一蜜炙，一酒浸，一纸裹煨，并去头足；天南星一个，切作四片，一蜜炙，一酒浸，一纸裹煨，一生用；半夏、白芷各五钱，通为末，入麝少许。每服一钱，热酒调下，日一服。通变要法。**腹内蛇癥**误食菜中蛇精，成蛇瘕，或食蛇肉成瘕，腹内常饥，食物即吐。以赤足蜈蚣一条炙，研末，酒服。卫生易简方。**蝮蛇螫伤**蜈蚣研末傅之。抱朴子。**射工毒疮**大蜈蚣一枚，炙研，和酥傅之。千金方。**天蛇头疮**生手指头上。用蜈蚣一条，烧烟熏一二次即愈。或为末，猪胆汁调，涂之。奇效。**丹毒瘤肿**用蜈蚣一条，白矾一皂子大，雷丸一个，百部二钱，研末，醋调傅之。本草衍义。**瘰疬溃疮**茶、蜈蚣二味，炙至香熟，捣筛为末。先以甘草汤洗净，傅之。枕中方。**聤耳出脓**蜈蚣末，吹之。鲍氏。**小儿秃疮**大蜈蚣一条，盐一分，入油内浸七日。取油搽之，极效。海上方。**便毒初起**黄脚蜈蚣一条，瓦焙存性，为末。酒调服，取汗即散。济生秘览。**痔疮疼痛**直指用赤足蜈蚣焙为末，入片脑少许，唾调傅之。孙氏集效用蜈蚣三四条，香油煮一二沸，浸之，再入五倍子末二三钱，瓶收密封。如遇痛不可忍，点上油，即时痛止，大效。**腹大如箕**用蜈蚣三五条，酒炙研末。每服一钱，以鸡子二个，打开入末在内，搅匀纸糊，沸汤煮熟食之。日一服，连进三服瘳。活人心统。**脚肚转筋**蜈蚣烧，猪脂和傅。肘后。**女人趾疮**甲内恶肉突出不愈。蜈蚣一条，焙研傅之。外以南星末，醋和傅四围。医方摘要。

马陆本经下品

【释名】 **百足**本经**百节**衍义**千足**炮炙论**马蚿**音弦。**马蠸**音拳。**马䗬**郭璞**马轴**别录**马蚿**尔雅**飞蚿虫**李当之**刀环虫**苏恭**蛩**〔弘景曰〕此虫足甚多，寸寸断之，亦便寸行。故鲁连子云“百足之虫，死而不僵”，庄子“蚿怜蛇”是矣。

【集解】 〔别录曰〕马陆生玄菟川谷。〔弘景曰〕李当之云：此虫长五六寸，状如大蛩，夏月登树鸣，冬则入蛰，今人呼为飞蚿虫。今有一种细黄虫，状如蜈蚣而甚长，俗名土虫。鸡食之，醉闷至死。方家既不复用，市人亦无取者，未详何者的是。〔恭曰〕此虫大如细笔管，长三四寸，斑色，亦如蚰蜒。襄阳人名为马蚿，亦呼马轴，又名刀环虫，以其死侧卧，状如刀环也。有人自毒，服一枚便死也。〔敩曰〕千足虫头上有白肉，面并嘴尖。把着，腥臭气入人顶，能致死也。〔宗奭曰〕百节，身如槎，节节有细蹙文起，紫黑色，光润，百足，死则侧卧如环，长二三寸，大者如小指。古墙壁中甚多，入药至鲜。〔时珍曰〕马蚿处处有之。形大如蚯蚓，紫黑色，其足比比至百，而皮极硬，节节有横文如金线，首尾一般大。触之即侧卧局缩如环，不必死也。能毒鸡犬。陶氏所谓土虫，乃蚰蜒也，死亦侧踡如环，鸡喜食之。当以李当之之说为准。

【正误】 〔藏器曰〕按土虫无足，如一条衣带，长四五寸，身扁似韭叶，背上有黄黑襇，头如铲子，行处有白涎，生湿地，鸡吃即死。陶云“土虫似蜈蚣”者，乃蚰蜒，非土虫，亦非马陆也。苏云“马陆如蚰蜒”，亦误矣。按蚰蜒色黄不斑，其足无数。〔时珍曰〕按段成式酉阳杂俎云：度古俗呼土蛊，身形似衣带，色类蚯蚓，长一尺余，首如铲，背上有黄黑裥，稍触即断。常趁蚓掩之，则蚓化为水。有毒，鸡食之辄死。据此，则陈藏器所谓土虫者，盖土蛊也。陶氏误以蚰蜒为马陆，陈氏亦误以土蛊为土虫矣。

【修治】 〔雷曰〕凡收得马陆，以糠头炒，至糠焦黑，取出去糠，竹刀刮去头、足，研末用。

【气味】 **辛，温，有毒。**

【主治】 **腹中大坚癥，破积聚息肉，恶疮白秃**。本经。**疗寒热痞结，胁下满**。别录。**辟邪疟**。时珍。

【发明】 〔时珍曰〕马陆系神农药，雷氏备载炮炙之法，而古方鲜见用者，惟圣惠逐邪丸用之。其方治久疟发歇无时。用百节虫四十九枚，湿生虫四十九枚，砒霜三钱，粽子角七枚。五月五日日未出时，于东南上寻取两般虫，至午时向南研匀，丸小豆大。每发日早，男左女右，手把一丸，嗅之七遍，立效。修时忌孝子、妇人、师、尼、鸡、犬见之。亦合别录疗寒热之说。大抵毒物止可外用，不敢轻入丸、散中。

山蛩虫拾遗

【集解】 〔藏器曰〕生山林间。状如百足而大，乌斑色，长二三寸。更有大如指者，名马陆，能登木群吟，已见本经。〔时珍曰〕按本经马陆一名百足，状如大蛩，而此云状如百足而大，更大者为马陆，则似又指百足为一物矣。盖此即马陆之在山而大者耳，故曰山蛩。鸡、犬皆不敢食之。

【气味】 **有大毒。**

【主治】 **人嗜酒不已，取一节烧灰，水服，便不喜闻酒气。过一节则毒人至死。又烧黑傅恶疮，亦治蚕病白僵，烧灰粉之**。藏器。

【附录】 **蚰蜒**拾遗。〔藏器曰〕状如蜈蚣而甚长，色正黄不斑，大者如钗股，其足无数，好脂油香，故入人耳及诸窍中。以驴乳灌之，即化为水。〔时珍曰〕处处有之，墙屋烂草中尤多。状如小蜈蚣，而身圆不扁，尾后秃而无歧，多足，大者长寸余，死亦踡屈如环，故陶弘景误以为马陆也。其入人耳，用龙脑、地龙、硇砂，单吹之皆效。或以香物引之。淮南子“菖蒲去蚤虱而来蛉蛩”，即此虫也。扬雄方言云：一名入耳，一名蛈蚭，一名蚰蜒，一名蛷蚭。又一种草鞋虫，形亦相似而身扁，亦能入人耳中。

蠼螋拾遗。音瞿搜。〔藏器曰〕状如小蜈蚣，色青黑，长足。能溺人影，令人发疮，如热痱而大，若绕腰匝不可疗，山中者溺毒更猛。惟扁豆叶傅之即瘥，诸方大有治法。〔时珍曰〕蠼螋喜伏氍毹下，故得此名。或作蛷螋。按周礼赤犮氏，凡隙屋，除其貍虫蛷螋之属，乃求而搜之也。其虫隐居墙壁及器物下，长不及寸，状如小蜈蚣，青黑色，二须六足，足在腹前，尾有叉歧，能夹人物，俗名搜夹子。其溺射人影，令人生疮，身作寒热。古方用犀角汁、鸡肠草汁、马鞭草汁、梨叶汁、茶叶末、紫草末、羊髭灰、鹿角末、燕窠土，但得一品涂之皆效。孙真人千金方云：予曾六月中得此疮，经五六日治不愈。有人教画地作蠼螋形，以刀细取腹中土，以唾和涂之，再涂即愈。方知万物相感，莫晓其由。

蚯蚓本经下品

【释名】 **螼螾**音顷引。**朐䏰**音蠢闰。**坚蚕**音遣忝。**蜿蟺**音阮善**曲蟺** **土蟺**纲目 **土龙**别录**地龙子**药性**寒蚓** **寒蚓** **附蚓**吴普歌女〔时珍曰〕蚓之行也，引而后申，其蝼如丘，故名蚯蚓。尔雅谓之螼螾，巴人谓之朐䏰，皆方音之转也。蛩蟺、曲蟺，象其状也。东方虬赋云：乍逶迤而鳝曲，或宛转而蛇行。任性行止，击物[①]便曲是矣。术家言蚓可兴云，又知阴晴，故有土龙、龙子之名。其鸣长吟，故曰歌女。〔大明曰〕路上踏杀者，名千人踏，入药更良。

【集解】 〔别录曰〕白颈蚯蚓，生平土。三月取，暴干。〔弘景曰〕入药用白颈，是其老者。取得去土盐之，日暴须臾成水，道术多用。其屎呼为蚓蝼，亦曰六一泥，以其食细泥，无沙石，入合丹泥釜用。〔时珍曰〕今处处平泽膏壤地中有之。孟夏始出，仲冬蛰结。雨则先出，晴则夜鸣。或云结时能化为百合也。与𧉧螽同穴为雌雄。故郭璞赞云：蚯蚓土精，无心之虫。交不以分，淫于𧉧螽。是矣。今小儿阴肿，多以为此物所吹。经验方云：蚯蚓咬人，形如大风，眉须皆落，惟以石灰水浸之良。昔浙江将军张韶病此，每夕蚯蚓鸣于体中。有僧教以盐汤浸之，数遍遂瘥。〔宗奭曰〕此物有毒。崇宁末年，陇州兵士暑月跣足，为蚯蚓所中，遂不救。后数日，又有人被其毒。或教以盐汤浸之，并饮一杯，乃愈也。

【修治】 〔弘景曰〕若服干蚓，须熬作屑。〔敩曰〕凡收得，用糯米泔浸一夜，漉出，以无灰酒浸一日，焙干切。每一两，以蜀椒、糯米各二钱半同熬，至米熟，拣出用。〔时珍〕入药有为末，或化水，或烧灰者，各随方法。

白颈蚯蚓

【气味】 **咸，寒，无毒。**〔权曰〕有小毒。〔之才曰〕畏葱、盐。

【主治】 **蛇瘕，去三虫伏尸，鬼疰蛊毒，杀长虫。**本经。**化为水，疗伤寒，伏热狂谬，大腹黄疸。**别录。**温病，大热狂言，饮汁皆瘥。炒作屑。去蛔虫。去泥，盐化为水，主天行诸热，小儿热病癫痫，涂丹毒，傅漆疮。**藏器。**葱化**[②]**为汁，疗耳聋。**苏恭。**治中风、痫疾、喉痹。**日华。**解射罔毒。**蜀本。**炒为末，主蛇伤毒。**药性。**治脚风。**苏颂。**主伤寒疟疾，大热狂烦，及大人、小儿小便不通，急慢惊风、历节风痛，肾脏风注，头风齿痛，风热赤眼，木舌喉痹，鼻息聤耳，秃疮瘰疬，卵肿脱肛，解蜘蛛毒，疗蚰蜒入耳。**时珍。

【发明】 〔弘景曰〕干蚓熬作屑，去蛔虫甚有效。〔宗奭曰〕肾脏风下注病，不可阙也。〔颂曰〕脚风药必须此物为使，然亦有毒。有人因脚病药中用此，果得奇效。病愈，服之不辍，至二十余日，觉躁愦，但欲饮水不已，遂致委顿。大抵攻病用毒药，中病即当止也。〔震亨曰〕蚯蚓属土，有水与木，性寒，大解热毒，行湿病。〔时珍曰〕蚓在物应土德，在星禽为轸水。上食槁壤，下饮黄泉，故其性寒而下行。性寒故能解诸热疾，下行故能利小便、治足疾而通经络也。术家云"蚓血能柔弓弩"，恐亦诳言尔。诸家言服之多毒，而郭义恭广志云"闽越山蛮啖蚯蚓为馐"，岂地与人有不同欤？

【附方】 旧九，新三十四。**伤寒热结**六七日狂乱，见鬼欲走。以大蚓半斤去泥，用人溺煮汁饮。或生绞汁亦可。肘后方。**阳毒结胸**按之极痛，或通而复结，喘促，大躁狂乱。取生地龙四条洗净，研如泥，入生姜汁少许，蜜一匙，薄荷汁少许，新汲水调服。若热炽者，加片脑少

---

① 击物：《文苑英华》卷一四二《蚯蚓赋》作"物击"。

② 葱化：《证类本草》卷二十二作"盐沾"。

许。即与揉心下，片时自然汗出而解。不应，再服一次，神效。伤寒蕴要。**诸疟烦热**太躁。用上方服之甚效。亦治瘴疟。直指。**小便不通**蚯蚓捣烂浸水，滤取浓汁半碗服，立通。斗门。**老人尿闭**白颈蚯蚓、茴香等分杵汁，饮之即愈。朱氏集验方。**小儿尿闭**乃热结也。用大地龙数条去泥，入蜜少许，研傅茎卵。仍烧蚕蜕纸、朱砂、龙脑、麝香同研少许，以麦门冬、灯心煎汤调服。全幼。**小儿急惊**五福丸：用生蚯蚓一条研烂，入五福化毒丹一丸同研，以薄荷汤少许化下。普济方。云：梁国材言扬州进士李彦直家，专货此药，一服千金，以糊十口。梁传其方，亲试屡验，不可不笔于册，以救婴儿。**惊风闷乱**乳香丸：治小儿慢惊风，心神闷乱，烦懊，筋脉拘急，胃虚虫动，反折啼叫。用乳香半钱，胡粉一钱，研匀，以白颈蚯蚓生捏去土，捣烂和丸麻子大。每服七丸至十五丸，葱白煎汤下。普济方。**慢惊虚风**用平正附子去皮脐，生研为末，以白颈蚯蚓于末内滚之，候定，刮蚓上附末，丸黄米大。每服十丸，米饮下。百一方。**急慢惊风**五月五日取蚯蚓，竹刀截作两段，急跳者作一处，慢跳者作一处，各研烂。入朱砂末和作丸，记明急惊用急跳者，慢惊用慢跳者。每服五七丸，薄荷汤下。应验方。**小儿卵肿**用地龙连土为末，津调傅之。钱氏方。**劳复卵肿**或缩入腹，腹中绞痛，身体重，头不能举，小腹急热，拘急欲死。用蚯蚓二十四枚，水一斗，煮取三升，顿服取汗。或以蚯蚓数升，绞汁服之，并良。肘后方。**手足肿痛**欲断。取蚓三升，以水五升，绞汁二升半，服之。肘后。**代指疼痛**蚯蚓杵，傅之。圣惠。**风热头痛**地龙炒研、姜汁半夏饼、赤茯苓等分为末。每服一字至半钱，生姜、荆芥汤下。普济。**头风疼痛**龙珠丸：用五月五日取蚯蚓，和脑、麝杵，丸梧子大。每以一丸纳鼻中，随左右。先涂姜汁在鼻，立愈。总录。**偏正头痛**不可忍者。圣惠龙香散用地龙去土焙、乳香等分为末。每以一字作纸捻，灯上烧烟，以鼻嗅之。澹寮方：加人指甲等分，云徐介翁方也。每服一捻，香炉上慢火烧之，以纸筒引烟入鼻熏之。口噙冷水，有涎吐去。仍以好茶一盏点呷，即愈。**风赤眼痛**地龙十条，炙为末，茶服三钱。圣惠。**风虫牙痛**盐化地龙水，和面纳齿上，又以皂荚去皮，研末涂上，虫即出。又同玄胡索、荜茇末塞耳。普济。**牙齿裂痛**死曲蟺为末，傅之即止。千金翼。**齿缝出血**不止。用地龙末、枯矾各一钱，麝香少许，研匀，擦之。圣惠方。**牙齿动摇**及外物伤动欲落，诸药不效者，干地龙炒、五倍子炒等分为末。先以生姜揩牙，后傅擦之。御药院方。**木舌肿满**不治杀人。蚯蚓一条，以盐化水涂之。良久渐消。圣惠方。**咽喉卒肿**不下食。地龙十四条，捣涂喉外。又以一条，着盐化水，入蜜少许，服之。圣惠方。**喉痹塞口**普济用韭地红小蚯蚓数条，醋擂取食之，即吐出痰血二三碗，神效。圣惠用地龙一条研烂，以鸡子白搅和，灌入即通。**鼻中息肉**地龙炒一分，牙皂一挺，为末。蜜调涂之，清水滴尽即除。圣惠。**耳卒聋闭**蚯蚓入盐，安葱内，化水点之，立效。胜金。**聤耳出脓**生地龙、釜上墨、生猪脂等分，研匀，葱汁和，捻作挺子，绵裹塞之。圣惠方用地龙为末，吹之。**耳中耵聍**干结不出。用白蚯蚓入葱叶中化为水，滴耳令满。不过数度，即易挑出。**蚰蜒入耳**地龙为末，入葱内，化水点入，则蚰蜒亦化为水。圣惠方。**白秃头疮**干地龙为末，入轻粉，麻油调搽。普济方。**瘰疬溃烂**流串者。用荆芥根下段，煎汤温洗，良久着疮破紫黑处，以针刺去血，再洗三四次。

用韭菜地上蚯蚓一把，五更时收取，炭火上烧红为末。每一匙，入乳香、没药、轻粉各半钱，穿山甲九片，炙为末，油调傅之，如神。此武进朱守仁所传有验方。保命集。**龙缠疮毒**水缸底蚯蚓一条，连泥捣傅，即愈。**蜘蛛咬疮**遍身皆有。以葱一枚去尖头，将蚯蚓入叶中，紧捏两头，勿令泄气，频摇动，即化为水，以点咬处，甚效。谭氏小儿方。**阳证脱肛**以荆芥、生姜煎汤洗之，用地龙蟠如钱样者去土一两，朴消二钱，为末，油调傅之。全幼心鉴。**中蛊下血**如烂肝者。以蚯蚓十四枚，苦酒三升渍至蚓死，服水。已死者皆可活。肘后方。**疠风痛痒**白颈蚯蚓去土，以枣肉同捣，丸梧子大。每美酒下六十丸。忌姜、蒜。活人心统。**对口毒疮**已溃出脓。取韭地蚯蚓捣细，凉水调傅，日换三四次。扶寿精方。**耳聋气闭**蚯蚓、川芎䓖各两半，为末。每服二钱，麦门冬汤下。服后低头伏睡。一夜一服，三夜立效。圣济总录。**口舌糜疮**地龙、吴茱萸研末，醋调生面和，涂足心，立效。摘玄方。

蚯蚓泥见土部。

蜗牛瓜、娲、涡三音。别录中品

【释名】 **蠡牛**蠡音螺。药性。**蚹蠃**尔雅。音附螺。**螔蝓**尔雅。音移俞。**山蜗**弘景**蜗螺**山海经作倮累。**蜒蚰蠃**俗名**土牛儿**〔弘景曰〕蜗牛，山蜗也。形似瓜字，有角如牛，故名。庄子所谓“战于蜗角”是矣。〔时珍曰〕其头偏戾如㖞，其形盘旋如涡，故有娲、涡二者，不独如瓜字而已。其行延引，故日蜒蚰。尔雅谓之蚹蠃。孙炎注云：以其负蠃壳而行，故名蚹蠃。

【集解】 〔弘景曰〕蜗牛生山中及人家。头形如蛞蝓，但背负壳耳。〔大明曰〕此即负壳蜒蚰也。〔保曰〕蜗牛生池泽草树间。形似小螺，白色。头有四黑角，行则头出。惊则首尾俱缩入壳中。〔颂曰〕凡用蜗牛，以形圆而大者为胜。久雨乍晴，竹林池沼间多有之。其城墙阴处，一种扁而小者，无力，不堪用。〔时珍曰〕蜗身有涎，能制蜈、蝎。夏热则自悬叶下，往往升高，涎枯则自死也。

蜗牛

【气味】 **咸，寒，有小毒。**畏盐。

【主治】 **贼风㖞僻，踠跌，大肠脱肛，筋急及惊痫。**别录。**生研汁饮，止消渴。**甄权。**治小儿脐风撮口，利小便，消喉痹，止鼻衄，通耳聋，治诸肿毒痔漏，制蜈蚣、蝎虿毒，研烂涂之。**时珍。

【发明】 〔颂曰〕入婴孩药最胜。〔时珍曰〕蜗牛所主诸病，大抵取其解热消毒之功耳。

【附方】 旧三，新十九。**小便不通**蜗牛捣贴脐下，以手摩之。加麝香少许更妙。简易。**大肠脱肛**圣惠：治大肠久积虚冷，每因大便脱肛。用蜗牛一两烧灰，猪脂和傅，立缩。又治上证及痢后脱肛。用干蜗牛一百枚，炒研。每用一钱，以飞过赤汁磁石末五钱，水一盏，煎半盏调服。日三。**痔疮肿痛**丹溪用蜗牛浸油涂之，或烧研傅之。济生用蜗牛一枚，入麝香少许在内，碗盛，次日取水涂之。**发背初起**活蜗牛二百个，以新汲水一盏，汤瓶中封一夜，取涎水，入真蛤粉旋调，扫[①]傅疮上。日十余度，热痛止则疮便愈。集验方。**瘰疬未溃**连壳蜗牛七个，丁香七粒，同烧研，纸花贴之。危氏。**瘰疬已溃**蜗牛烧研，轻粉少许，用猪脊髓调，傅之。危氏方。**喉痹肿塞**用蜗牛绵裹，水浸含咽，须臾立通。又用蜗牛七枚，白梅肉三枚，

① 扫：此上《证类本草》卷二十一有“以鸡翎”三字。

研烂，绵裹含回，立效。**喉风肿痛**端午日午时，取蜒蚰十余条，同盐三四个，小瓶内封固，俟化成水，收水点之。唐氏。**喉塞口噤**蜒蚰炙二七枚，白梅肉炒二七枚，白矾半生半烧二钱，研为末。每水调半钱服，得吐立通。圣惠方。**耳腮痄肿**及喉下诸肿。用蜗牛同面研，傅之。**面上毒疮**初起者。急寻水蜒蚰一二条，用酱少许共捣，涂纸上贴之，即退。纸上留一小孔出气。此乃凌汉章秘传极效方也。谈野翁试验方。**赤白翳膜**生蜗牛一枚，捣丹砂末于内。火上炙沸，以绵染汁傅眦中，日二。圣惠方。**鼻血不止**蜗牛煿干一枚，乌贼骨半钱，研末吹之。圣济总录。**撮口脐风**乃胎热也。用蜗牛五枚去壳，研汁涂口，取效乃止。又方：用蜗牛十枚，去壳研烂，入莳萝末半分研匀，涂之，取效甚良。**滴耳聋闭**蜗牛膏。用蜗牛一两，石胆、钟乳粉各二钱半，为末，瓷盒盛之，火煅赤，研末，入片脑一字。每以油调一字，滴入耳中。无不愈者。并圣惠方。**蚰蜒入耳**蜗牛椎烂，置于耳边，即出也。瑞竹堂方。**染须方**用蜒蚰四十条，以京墨水养之三日，埋马屎中一月取出，以白丝头试之，如即黑到尾，再入马屎中埋七日，再取试之，性缓乃以撚须。庶不致黑皮肤也。普济方。**消渴引饮**不止。崔元亮海上方用蜗牛十四枚形圆而大者，以水三合，密器浸一宿。取水饮之，不过三剂愈。圣惠用蜗牛焙半两，蛤粉、龙胆草、桑根白皮炒各二钱半，研末。每服一钱，楮叶汤下。

蜗壳

【主治】 **一切疳疾**。颂。**牙䘌，面上赤疮，鼻上酒皶，久利下脱肛**。时珍。

【附方】 旧二，新一。**一切疳疾**用自死蜗壳七枚，皮薄色黄白者，洗净，不得少有尘滓，日干，内酥蜜于壳中。以瓷盏盛之，纸糊盏面，置炊饭上蒸之。下馈时，即坐甑中，仍装饭又蒸，饭熟取出，研如水淀。渐渐与吃，一日令尽，取效止。韦丹方。**牙䘌作痛**蜗牛壳三十枚，烧研。日日揩之。良。圣惠。**大肠脱肛**蜗牛壳去土研末，羊脂熔化调涂，送入即愈。李延寿方。

蛞蝓音阔俞。本经中品

【释名】 **陵蠡**音螺。本经。**附蜗**别录**土蜗**同**托胎虫**俗**鼻涕虫**俗**蜒蚰螺**详下文。

【集解】 〔别录曰〕蛞蝓生太山池泽及阴地沙石垣下。八月取之。〔弘景曰〕蛞蝓无壳，不应有蜗名。附蜗，取蜗牛也。岂以其头形似蜗牛，故亦名蜗𧍪?〔保升日〕蛞蝓即蜗牛也，而别录复有蜗牛一条。虽数字不同，而主疗无别，是后人误出。正如草部有鸡肠，而复出繁缕也。按尔雅云：蚹蠃，螔蝓。郭注云：蜗牛也。玉篇亦云：螔蝓，蜗牛也。此则一物明矣。形似小螺，白色，生池泽草树间。头有四角，行则角出，惊之则缩，首尾俱能藏入壳中。苏恭以蛞蝓为无壳蜗牛，非矣。今本经一名陵蠡，别录又有土蜗之名。蜗蠡皆螺壳之属，不应无壳也。今下湿处有一种虫，大于蜗牛，无壳而有角者，云是蜗牛之老者也。〔宗奭曰〕蛞蝓、蜗牛，二物也。蛞蝓二角，身肉止一段。蜗牛四角，背上别有肉，以负壳行。若为一物，经中焉得分为二条。蜀本又谓蛞蝓为蜗牛之老者，甚无谓也。〔时珍曰〕按尔雅无蛞蝓，止云：蚹蠃，螔蝓。郭注云：蜗牛也。别录无螔蝓，止云蛞蝓一名附蜗，据此，则螔蝓是蚹蠃，蛞蝓是附蜗。盖一类二种，如蛤蟆与蛙。故其主治功用相似，而皆制蜈、蝎；名谓称呼相通，而俱曰蜗与蜒蚰螺也。或以为一物，或以为二物者，皆失深考。惟许慎说文云：蚹蠃背负壳者曰蜗牛，无壳者曰蛞蝓。一言决矣。

【正误】 〔弘景曰〕蛞蝓入三十六禽限，又是四种角虫之类，营室星之精。方家无复用者。〔恭曰〕陶说误矣。三十六禽亥上有壁水貐，乃豪猪，毛如猬簪。山海经云：貐，彘身人面，音如婴儿。尔雅云：貏貐类貙，迅走食人。三者并非蛞蝓。蛞蝓乃无壳蜗蠡也。

【气味】 **咸，寒，无毒。**

【主治】 **贼风㖞僻，轶筋及脱肛，惊痫挛缩**。本经。㖞，苦乖切，口戾也。轶音跌，车转也。**蜈蚣、蝎毒**。衍义。**肿毒焮热，热疮肿痛**。时珍。

【发明】 〔宗奭曰〕蜈蚣畏蛞蝓，不过所行之路，触其身即死，故人取以治蜈蚣毒。〔时珍曰〕按蔡绦铁围山丛话云：峤南地多蜈蚣，大者二三尺，螫人觅死不得，惟见托胎虫则局促不行。虫乃登其首，陷其脑而死。故人以此虫生捣涂蜈蚣伤，立时疼痛止也。又大全良方云：痔热肿痛者，用大蛞蝓一个研泥，入龙脑一字，燕脂坯子半钱，同傅之。先以石薜煮水熏洗尤妙。五羊大帅赵尚书夫人病此，止以蛞蝓京墨研涂亦妙。大抵与蜗牛同功。

【附方】 新一。**脚胫烂疮**臭秽不可近。用蜒蚰十条，瓦焙研末，油调傅之，立效。救急方。

缘桑蠃证类

【释名】 **桑牛　天螺**纲目

【集解】 〔慎微曰〕此蠃全似蜗牛，黄色而小，雨后好援桑叶。〔时珍曰〕此蠃诸木上皆有，独取桑上者，正如桑螵蛸之意。

【气味】 缺。

【主治】 **大肠脱肛，烧研和猪脂涂之，立缩**。慎微。出范汪方。**治小儿惊风，用七枚焙研，米饮服**。时珍。出宫气方

【发明】 〔震亨曰〕小儿惊风，以蜜丸通圣散服之，间以桑树上牛儿阴干，焙研为末服之，以平其风。〔时珍曰〕桑牛、蜗牛、蛞蝓三物，皆一类而形略殊，故其性味功用皆相仿佛。而桑牛治惊，又与僵蚕，螵蛸同功。皆食桑者，其气能入肝平风也。

溪鬼虫拾遗

【释名】 **射工**拾遗**射影**诗疏**水弩**同**抱枪**杂俎**含沙**诗注**短狐**广雅**水狐**玄中记**蜮**音或。〔时珍曰〕此虫足角如弩，以气为矢，因水势含沙以射人影或成病，故有射弩诸名。酉阳杂俎谓之抱枪。云：形如蛣蜣，腹下有刺似枪，螫人有毒也。玄中记云：视其形，虫也；见其气，鬼也。其头喙如狐也。五行传云：南方淫惑之气所生，故谓之蜮。诗云：如鬼如蜮，则不可得。即此物也。

【集解】 〔藏器曰〕射工出南方有溪毒处山林间。大如鸡子，形似蛣蜣，头有一角长寸余，角上有四岐，黑甲下有翅能飞。六七月取之。沙气多，短狐则生。鹅、鸡、鸂、鹜之属治之。〔慎微曰〕玄中记云：水狐虫长三四寸，其色黑，广寸许，背上有甲，厚三分。其口有角，向前如弩，以气射人，去二三步即中人，十死六七也。博物志云：射工，江南山溪水中甲虫也。长一二寸，口有弩形，以气射人影，令人发疮，不治杀人。周礼壶涿氏掌除水虫，以炮[①] 土之鼓驱之，以焚石投之。即此物也。〔时珍曰〕射工长二三寸，

---

① 炮：原作“抱”，字误，今据《周礼·秋官》改。郑玄注：“炮土之鼓，瓦鼓也”。

广寸许，形扁，前阔后狭，颇似蝉状，故抱朴子言其状如鸣蜩也。腹软背硬，如鳖负甲，黑色，故陆玑言其形如鳖也。六七月甲下有翅能飞，作铋铋声。阔头尖喙，有二骨眼。其头目丑黑如狐如鬼，喙头有尖角如爪，长一二分。有六足如蟹足：二足在喙下，大而一爪；四足在腹下，小而歧爪。或时双屈前足，抱拱其喙，正如横弩上矢之状。冬则蛰于谷间，所居之处，大雪不积，气起如蒸。掘下一尺可得，阴干留用。蟾蜍、鸳鸯能食之，鹅、鸭能辟之。故禽经云：鹅飞则蜮沉。又有水虎，亦水狐之类。有鬼弹，乃溪毒之类。葛洪所谓"溪毒似射工而无物"者，皆此属也。并附之。

【附录】 **水虎**〔时珍曰〕襄沔记云：中庐县有涑水，注沔。中有物，如三四岁小儿，甲如鲮鲤，射不能入。秋曝沙上，膝头似虎，掌爪常没水，出膝示人。小儿弄之，便咬人。人生得者，摘其鼻，可小小使之。名曰水虎。**鬼弹**又按南中志云：永昌郡有禁水，惟十一二月可渡，余月则杀人。其气有恶物作声，不见其形，中人同青烂，名曰鬼弹。

角

【主治】 **带之辟溪毒**。藏器。**阴干为末佩之，亦辟射工毒**。时珍。出抱朴子。

【发明】 〔时珍曰〕按葛洪肘后方云：溪毒中人，一名中水，一名中溪，一名水病，似射工而无物。春月多病之，头痛恶寒，状如伤寒。二三日则腹中生虫，食人下部，渐蚀五脏，注下不禁，虽良医不能疗也。初得则下部若有疮，正赤如截肉，为阳毒，最急；若疮如虫啮，为阴毒，小缓。皆杀人，不过二十日。方家用药，与伤寒、温病相似，或以小蒜煮汤浴之，及诸药方。又云：江南射工毒虫，在山间水中。人行或浴，则此虫含沙射人形影则病。有四种，初得皆如伤寒，或似中恶，一种遍身有黑黡子，四边悉赤，犯之如刺；一种作疮，久即穿陷；一种突起如石；一种如火灼熛疮也。疗之并有方法。王充论衡云：短狐含太阳毒气而生，故有弓矢射人，中人如火灼也。

沙虱纲目

【释名】 **蝘螲**音梗旋。广雅。**蓬活**万毕术**地脾**同上。

【集解】 〔时珍曰〕按郭义恭广志云：沙虱在水中，色赤，大不过虮，入人皮中杀人。葛洪抱朴子云：沙虱，水陆皆有之。雨后及晨暮践沙，必着人，如毛发刺人，便入皮里。可以针挑取之，正赤如丹。不挑，入肉能杀人。凡遇有此虫处，行还，以火炙身，则虫随火去也。又肘后方云：山水间多沙虱，甚细，略不可见。人入水中，及阴雨日行草中，此虫多着人，钻入皮里，令人皮上如芒针刺，赤如黍豆。刺三日之后，寒热发疮。虫渐入骨，则杀人。岭南人初有此，以茅叶或竹叶挑刮去之，仍涂苦苣汁；已深者，针挑取虫子，正如疥虫也。愚按溪毒、射工毒、沙虱毒，三者相近，俱似伤寒，故有挑沙、刮沙之法。今俗病风寒者，皆以麻及桃柳枝刮其遍身，亦曰刮沙，盖始于刮沙病也。沙病亦曰水沙、水伤寒，初起如伤寒，头痛、壮热、呕恶，手足指末微厥，或腹痛闷乱，须臾杀人者，谓之搅肠沙也。

【附录】 **沙虫**〔时珍曰〕按录异记云：潭、袁、处、吉等州有沙虫，即毒蛇鳞甲中虫。蛇被苦，每入急水中碾出。人中其毒，三日即死。此亦沙虱之类也。

水黾拾遗

【释名】 **水马**拾遗

【集解】 〔藏器曰〕水黾群游水上，水涸即飞。长寸许，四脚，非海马之水马也。〔时珍曰〕水虫甚多，此类亦有数种。今有一种水爬虫，扁身大腹而背硬者，即此也。水爬，水马之讹耳。一种水蛋，长身如蝎，能变蜻蜓。

【气味】 **有毒。**

【主治】 **令人不渴，杀鸡犬。**藏器。

豉虫拾遗

【释名】 **豉母虫**

【集解】 〔时珍曰〕陈藏器拾遗有豉虫，而不言出处形状。按葛洪肘后方云：江南有射工虫，在溪涧中射人影成病，或如伤寒，或似中恶，或口不能语，或恶寒热，四肢拘急，身体有疮。取水上浮走豉母虫一枚，口中含之便瘥，已死亦活。此虫正黑，如大豆，浮游水上也。今有水虫，大如豆而光黑，即此矣。名豉母者，亦象豆形也。

【气味】 **有毒。**

【主治】 **杀禽兽，蚀息肉，傅恶疮。**藏器。**白梅裹含之，除射工毒。**时珍。

砂挼子拾遗

【释名】 **倒行狗子**拾遗**睡虫**同上

【集解】 〔藏器曰〕是处有之。生砂石中，作旋孔。大如大豆，背有刺，能倒行。性好睡，亦呼为睡虫。

【气味】 **有毒。**

【主治】 **生取置枕中，令夫妇相好。合射罔用，能杀飞禽走兽。**藏器。

蛔虫拾遗

【释名】 **蛕**音回。俗作蛔，并与蚘同。**人龙**纲目

【集解】 〔时珍曰〕蚘，人腹中长虫也。按巢元方病源云：人腹有九虫：伏虫长四分，群虫之主也；蚘虫长五六寸至一尺，发则心腹作痛，去来上下，口喜吐涎及清水，贯伤心则死；白虫长一寸，色白头小，生育转多，令人精气损弱，腰脚疼，长一尺，亦能杀人；肉虫状如烂杏，令人烦闷。肺虫状如蚕，令人咳嗽，成劳杀人；胃虫状如蛤蟆，令人呕逆喜哕；弱虫又名鬲虫，状如瓜瓣，令人多唾；赤虫状如生肉，动作腹[1]鸣；蛲虫至微，形如菜虫，居胴肠中，令人生痈疽、疥癣、瘑疠、痔瘘、疳䘌、龋齿诸病。诸虫皆依肠胃之间，若人脏腑气实，则不为害；虚则侵蚀，变生诸疾也。又有尸虫，与人俱生，为人大害。其状如犬、马尾、或如薄筋，依脾而居，三寸许，有头尾。凡服补药，必须先去此虫，否则不得药力。凡一切癥瘕，久皆成虫。紫庭真人云：九虫之中，六虫传变为劳瘵，而胃、蛔、寸白三虫不传。其虫传变，或如婴儿，如鬼形，如蛤蟆，如守宫，如蜈蚣，如蝼蚁，如蛇如鳖，如猥如鼠，如蝠如虾，如猪肝，如血汁，如乱发、乱丝等状。凡虫在腹，上旬头向上，中旬向中，下旬向下。服药须于月初四五日五更时，则易效也。张子和云：巢氏之衍九虫详矣，然虫之变不可胜穷，要之皆以湿热为主。虫得木气乃生，得雨气乃化，岂非风木主热，雨泽主湿耶？故五行之中皆有虫。诸木有蠹，诸果有螬，诸菽有蚄，五谷有螟、螣、蝥、蠈，麦朽蛾飞，栗破虫出，草腐萤化，皆木之虫也。烈火有鼠，烂灰生蝇，皆火之虫也。穴蚁、墙蝎，田蝼、石蜴，皆土之虫也。蝌斗、马蛭，鱼、鳖、蛟、龙，

① 动作腹：《诸病源候论·九虫候》作"令人肠"。

皆水之虫也。昔有治工破一釜，见其断处臼中，有一虫如米虫，色正赤，此则金中亦有虫也。

【气味】 **大寒。**

【主治】 **目中肤赤热痛，取大者洗净断之，令汁滴目中，三十年肤赤亦瘥。**藏器。**治一切眼疾，及生肤翳赤白膜，小儿胎赤、风赤眼，烧末傅之。或以小儿吐出者，阴干为末，入汞粉少许，唾津调涂之。又治一切冷瘘。**时珍。

【附方】 新三。**玉箸煎**治小儿胎赤眼、风赤眼。用小儿吐出蛔虫二条，瓷盒盛之，纸封埋湿地，五日取出，化为水，瓷瓶收。每日以铜箸点之。普济方。**远年风眼**赤暗，用蛔虫五条，日干为末，腻粉一钱，石胆半钱，为末。点之，日二三度。普济方。**一切冷瘘**人吐蛔虫烧灰，先以甘草汤洗净涂之，无不瘥者，慎口味。千金方。

风驴肚内虫纲目

【集解】 〔时珍曰〕凡人、畜有风病、疮病，肠肚内必有虫。圣惠方治目翳用此物，云以乌驴者为良也。

【主治】 **目中肤翳。取三七枚曝干，入石胆半钱同研，瓷盒收盛，勿令见风。每日点三五次，其翳自消。**圣惠。

蛊虫拾遗

【释名】 〔时珍曰〕造蛊者，以百虫置皿中，俾相啖食，取其存者为蛊，故字从虫从皿。皿，器也。

【集解】 〔藏器曰〕古人愚质，造蛊图富，皆取百虫入瓮中，经年开之，必有一虫尽食诸虫，即此名为蛊，能隐形似鬼神，与人作祸，然终是虫鬼。咬人至死者，或从人诸窍中出，信候取之，曝干。有患蛊人，烧灰服之，亦是其类自相伏耳。又云：凡蛊虫疗蛊，是知蛊名即可治之。如蛇蛊用蜈蚣蛊虫，蜈蚣蛊用蛤蟆蛊虫，蛤蟆蛊用蛇蛊虫之类，是相伏者，乃可治之。〔时珍曰〕按蛊毒不一，皆是变乱元气，多因饮食行之。与人为患，则蛊主吉利，所以小人因而造之。南方又有蜥蜴蛊、蜣螂蛊、马蝗蛊、金蚕蛊、草蛊、挑生蛊等毒，诸方大有主治之法，不能悉纪。

【主治】 **蛊毒，烧灰服少许，立愈。**藏器。

金蚕纲目

【释名】 **食锦虫**

【集解】 〔时珍曰〕按陈藏器云：故锦灰疗食锦虫蛊毒，注云：虫屈如指环，食故绯帛锦，如蚕之食叶也。今考之，此虫即金蚕也。蔡绦丛谈云：金蚕始于蜀中，近及湖、广、闽、粤浸多。状如蚕，金色，日食蜀锦四寸。南人畜之，取其粪置饮食中以毒人，人即死也。蚕得所欲，日置他财，使人暴富，然遣之极难，水火兵刃所不能害。必倍其所致金银锦物，置蚕于中，投之路傍。人偶收之，蚕随以往，谓之嫁金蚕。不然能入人腹，残啮肠胃，完然而出，如尸虫也。有人守福清，民讼金蚕毒，治求不得。或令取两刺猬，入其家捕之必获，猬果于榻下墙隙擒出。夫金蚕甚毒，若有鬼神，而猥能制之何耶？又幕府燕闲录云：池州进士邹阆家贫，一日启户，获一小笼，内有银器，持归。觉股上有物，蠕蠕如蚕，金色烂然，遂拨去之，仍复在旧处。践之斫之，投之水火，皆即如故。阆以问友人。友人曰：此金蚕也。备告其故。阆归告妻云：吾事之不可，送之家贫，何以生为？遂吞之。家人谓其必死。寂无所苦，竟以寿终。岂至诚之盛，妖不胜正耶。时珍窃谓金蚕之蛊，为害甚大。故备书二事，一见此蛊畏猬，一见至诚胜邪也。夷坚志：中此蛊者，吮白矾味甘，嚼黑豆不腥，以石榴根皮煎汁吐之。医学正传用樟木屑煎汁吐之，亦一法也。愚意不若以猬皮治之，为胜其天。

附录诸虫

纲目一种，拾遗一种，别录五种。

唼腊日〔时珍曰〕按裴渊广州记云：林任县有甲虫，嗜臭肉。人死，食之都尽，纷纷满屋，不可驱杀。张华博物志云：广州西南数郡，人将死，便有飞虫，状如麦，集入舍中，人死便食，不可断遣，惟残骨在乃去。惟以梓板作器，则不来。林邑国记云：广西南界有唼腊虫，食死人。惟豹皮覆尸，则不来。此三说皆一物也。其虫虽不入药，而为人害，不可不知。

灰药拾遗。〔藏器云〕出岭南陶家。状如青灰，以竹筒盛之，云是蚍所作。凡以拭物，令人喜好相爱。置家中，损小儿、鸡、犬也。

黄虫〔别录有名未用曰〕味苦。主寒热。生地上。赤头长足有角，群居。七月七日采之。

地防〔又曰〕令人不饥不渴。生黄陵。状如蠕，居土中。

梗鸡〔又曰〕味甘，无毒。主治痹。

益符〔又曰〕主闭。一名无舌。

蜚厉〔又曰〕主妇人寒热。

本草纲目鳞部目录第四十三卷

李时珍曰：鳞虫有水、陆二类，类虽不同，同为鳞也。是故龙蛇灵物，鱼乃水畜，种族虽别，变化相通，是盖质异而感同也。鳞属皆卵生，而蝮蛇胎产；水族皆不瞑，而河豚目眨。音劄。**蓝蛇之尾，解其头毒；沙鱼之皮，还消鲙积。苟非知者，孰能察之。唐宋本草，虫鱼不分。今析为鳞部，凡九十四种，分为四类：曰龙，曰蛇，曰鱼，曰无鳞鱼。**旧凡五十八种。

神农本草经七种梁·陶弘景注　**名医别录一十种**梁·陶弘景注　**唐本草一种**唐·苏恭　**本草拾遗二十八种**唐·陈藏器　**食疗本草六种**唐·孟诜、张鼎　**开宝本草一十一种**宋·马志　**嘉祐本草一种**宋·掌禹锡　**日华本草一种**宋人·大明　**食鉴本草一种**明·宁源　**本草纲目二十八种**明·李时珍

〔附注〕魏吴普本草　李当之药录　宋·雷敩炮炙论　齐·徐之才药对　唐·甄权药性　孙思邈千金食治　唐·李珣海药　杨损之删繁　南唐·陈士良食性　蜀韩保升重注　宋·苏颂图经　唐慎微证类　宋·寇宗奭衍义　陈承别说　金·张元素珍珠囊　元·李杲法象　王好古汤液　吴瑞日用　元·朱震亨补遗　明·汪颖食物　汪机会编　陈嘉谟蒙筌。

鳞之一龙类九种

龙本经　**吊**拾遗。即紫梢花　**蛟龙**纲目。蜃附　**鼍龙**本经　**鲮鲤**别录。即穿山甲　**石龙子**本经。即蜥蜴　**守宫**纲目。十二时虫附　**蛤蚧**开宝　**盐龙**纲目。

上附方旧十九，新四十五。

鳞之二蛇类一十七种

蛇蜕本经　**蚺蛇**别录　**鳞蛇**纲目　**白花蛇**开宝　**乌蛇**开宝　**金蛇**开宝。银蛇附　**水蛇**纲目　**蛇婆**拾遗　**黄颔蛇**纲目。赤楝蛇附　**蝮蛇**别录。千岁蝮附　**蚖**别录　**蓝蛇**拾遗　**两头蛇**拾遗　**天蛇**纲目　**苟印**拾遗　**蛇角**纲目。即骨咄犀　**诸蛇**纲目

上附方旧十六，新六十。

本草纲目鳞部第四十三卷

鳞之一龙类九种

龙本经上品

【释名】 〔时珍曰〕按许慎说文，龙字篆文象形。生肖论云：龙耳亏聪，故谓之龙。梵书名那伽。

【集解】 〔时珍曰〕按罗愿尔雅翼云：龙者鳞虫之长。王符言其形有九似：头似驼，角似鹿，眼似兔，耳似牛，项似蛇，腹似蜃，鳞似鲤[①]，爪似鹰，掌似虎，是也。其背有八十一鳞，具九九阳数，其声如戛铜盘。口旁有须髯，颔下有明珠，喉下有逆鳞，头上有博山，又名尺木，龙无尺木不能升天。呵气成云，既能变水，又能变火。陆佃埤雅云：龙火得湿则焰，得水则燔，以人火逐之即息，故人之相火似之。龙，卵生思抱，雄鸣上风，雌鸣下风，因风而化。释典云：龙交则变为二小蛇。又小说载龙性粗猛，而爱美玉、空青，喜嗜燕肉，畏铁及茵草、蜈蚣、楝叶、五色丝。故食燕者忌渡水，祈雨者用燕，镇水患者有铁，激龙者用茵草，祭屈原者用楝叶、色丝裹粽投江。医家用龙骨者，亦当知其性之爱恶如此。

龙骨〔别录曰〕生晋地川谷，及太山岩水岸土穴中死龙处。采无时。〔弘景曰〕今多出梁、益、巴中。骨欲得脊脑，作白地锦文，舐之着舌者良。齿小强，犹有齿形。角强而实。皆是龙蜕，非实死也。〔敩曰〕剡州、沧州、太原者为上。其骨细文广者是雌，骨粗文狭者是雄。五色具者上，白色、黄色者中，黑色者下。凡经落不净，及妇人采者，不用。〔普曰〕色青白者良。〔恭曰〕今并出晋地。生硬者不好，五色具者良。其青、黄、赤、白、黑，亦应随色与脏腑相合，如五芝、五石英、五石脂，而本经不论及。〔颂曰〕今河东州郡多有之。李肇国史补云：春水至时，鱼登龙门，蜕骨甚多。人采为药，有五色者。龙门是晋地，与本经合，岂龙骨即此鱼之骨乎？又孙光宪北梦琐言云：五代时镇州斗杀一龙，乡豪曹宽取其双角。角前一物如蓝色，文如乱锦，人莫之识。则龙亦有死者矣。〔宗奭曰〕诸说不一，终是臆度。曾有崖中崩出一副，支体头角皆备，不知蜕耶毙耶？谓之蜕毙，则有形之物，不得生见，死方可见；谓之化，则其形独不可化欤。〔机曰〕经文言死龙之骨，若以为蜕，终是臆说。〔时珍曰〕龙骨，本经以为死龙，陶氏以为蜕骨，苏、寇诸说皆两疑之。窃谓龙，神物也，似无自死之理。然观苏氏所引斗死之龙，及左传云，豢龙氏醢龙以食。述异记云，汉和帝时大雨，龙堕宫中，帝命作羹赐群臣；博物志云，张华得龙肉鲊，言得醋则生五色等说。是龙固有自死者矣，当以本经为正。

【修治】 〔敩曰〕凡用龙骨，先煎

---

① 鲤：《尔雅翼》卷二十八作“鱼”。

香草汤浴两度，捣粉，绢袋盛之。用燕子一只，去肠肚，安袋于内，悬井面上，一宿取出，研粉。入补肾药中，其效如神。〔时珍曰〕近世方法，但煅赤为粉。亦有生用者。事林广记云：用酒浸一宿，焙干研粉，水飞三度用。如急用，以酒煮焙干。或云：凡入药，须水飞过晒干。每斤用黑豆一斗，蒸一伏时，晒干用。否则着人肠胃，晚年作热也。

【气味】 **甘，平，无毒。**〔别录曰〕微寒。〔权曰〕有小毒。忌鱼及铁器。〔之才曰〕得人参、牛黄良，畏石膏，〔时珍曰〕许洪云：牛黄恶龙骨，而龙骨得牛黄更良，有以制伏也。其气收阳中之阴，入手足少阴、厥阴经。

【主治】 **心腹鬼疰，精物老魅，咳逆，泄痢脓血，女子漏下，癥瘕坚结，小儿热气惊痫。**本经。**心腹烦满，恚怒气伏在心下，不得喘息，肠痈内疽阴蚀，四肢痿枯，夜卧自惊，汗出止汗，缩小便溺血，养精神，定魂魄，安五脏。白龙骨：主多寐泄精，小便泄精。**别录。**逐邪气，安心神，止夜梦鬼交，虚而多梦纷纭，止冷痢，下脓血，女子崩中带下。**甄权。**怀孕漏胎，止肠风下血，鼻洪吐血，止泻痢渴疾，健脾，涩肠胃。**日华。**益肾镇惊，止阴疟，收湿气脱肛，生肌敛疮。**时珍。

【发明】 〔敩曰〕气入丈夫肾脏中，故益肾药宜用之。〔时珍曰〕涩可去脱。故成氏云：龙骨能收敛浮越之正气，固大肠而镇惊。又主带脉为病。

【附方】 旧十一，新七。**健忘久服**聪明，益智慧。用白龙骨、虎骨、远志等分，为末。食后酒服方寸匕，日三。千金。**劳心梦泄**龙骨、远志等分，为末。炼蜜丸如梧子大，朱砂为衣。每服三十丸，莲子汤下。心统。**暖精益阳**前方去朱砂。每冷水空心下三十丸。经验。**睡即泄精**白龙骨四分，韭子五合，为散。空心酒服方寸匕。梅师方。**遗尿淋沥**白龙骨、桑螵蛸等分，为末。每盐汤服二钱。梅师方。**老疟不止**龙骨末方寸匕。先发一时，酒一升半，煮三沸，及热服尽。温覆取汗，即效。肘后。**泄泻不止**白龙骨、白石脂等分为末，水丸梧子大。紫苏、木瓜汤下，量大人、小儿用。心鉴。**伤寒毒痢**伤寒八九日至十余日，大烦渴作热，三焦有疮䘌，下痢，或张口吐舌，目烂，口舌生疮，不识人，用此除热毒止痢。龙骨半斤，水一斗，煮四升，沉之井底。冷服五合，渐渐进之。外台方。**热病下痢**欲死者。龙骨半斤研，水一斗，煮取五升，候极冷，稍饮，得汗即愈，效。肘后方。**久痢休息**不止者。龙骨四两打碎，水五升，煮取二升半，分五服，冷饮。仍以米饮和丸，每服十丸。肘后方**久痢脱肛**白龙骨粉扑之。姚和众方。**鼻衄眩冒**龙骨末吹之。梅师方。**吐血衄血，九窍出血**并用龙骨末，吹入鼻中。昔有人衄血一斛，众方不止，用此即断。三因方。**耳中出血**龙骨末吹之。三因方。**男妇溺血**龙骨末水服方寸匕，日三。千金方。**小儿脐疮**龙骨煅研，傅之。圣惠方。**阴囊汗痒**龙骨、牡蛎粉，扑之。医宗三法。

龙齿

【修治】 同龙骨。或云以酥炙。

【气味】 **涩，凉，无毒。**〔当之曰〕大寒。〔之才曰〕平。得人参、牛黄良。畏石膏、铁器。

【主治】 **杀精物。大人惊痫诸痉，癫疾狂走，心下结气。不能喘息。小儿五惊、十二痫。**本经。**小儿身热不可近，大人骨间寒热，杀蛊毒。**别录。**镇心，安魂魄。**甄权。**治烦闷、热狂、鬼魅。**日华。

【发明】 〔时珍曰〕龙者东方之神，故其骨与角、齿皆主肝病。许叔微云：肝藏魂，能变化，故魂游不定者，治之以龙齿。即此义也。

龙角

【修治】 同骨。

【气味】 **甘，平，无毒。**〔子才曰〕畏干漆、蜀椒、理石。

【主治】 **惊痫瘈疭，身热如火，腹中坚及热泄。久服轻身，通神明，延年。**别录。**小儿大热。**甄权。**心热风痫，以烂角磨浓汁二合，食上服，日二次。**苏颂。出韦丹方。

【发明】 〔颂曰〕骨、齿医家常用，角则稀使，惟深师五邪丸用之，云无角用齿，而千金治心病有角、齿同用者。

龙脑

【主治】 **其形肥软，能断痢。**陶弘景。

龙胎

【主治】 **产后余疾，女人经闭。**〔弘景曰〕比来巴中数得龙胞，形体具存。云治产后余疾，正当末服。〔颂曰〕许孝宗箧中方言龙胎出蜀中山涧，大类干鱼鳞，煎时甚腥臊。治女经积年不通。同瓦松、景天各少许，以水两盏，煎一盏，去滓，分二服。少顷，腹中转动便下。按此物方家罕知，而昔人曾用，世当有识者。〔时珍曰〕胞胎俱出巴蜀，皆主血疾，盖一物也

龙涎〔机曰〕龙吐涎沫，可制香。〔时珍曰〕龙涎，方药鲜用，惟入诸香，云能收脑、麝数十年不散。又言焚之则翠烟浮空。出西南海洋中。云是春间群龙所吐涎沫浮出。番人采得货之，每两千钱。亦有大鱼腹中剖得者。其状初若脂胶，黄白色；干则成块，黄黑色，如百药煎而腻理；久则紫黑，如五灵脂而光泽。其体轻飘，似浮石而腥臊。

吊拾遗

【释名】 **吉吊**〔时珍曰〕吊，旧无正条。惟苏颂图经载吉吊脂，云龙所生也。陈藏器拾遗有予脂一条，引广州记云：予，蛇头鳖身，膏主蛭刺云云。今考广州记及太平御览止云：吊，蛇头鳖身，膏至轻利等语，并无所谓蛇头鳖身、予膏主蛭刺之说。盖吊字似予，鳖字似鳖，至轻利三字似主蛭刺，传写讹误，陈氏遂承其误耳。吊既龙种，岂有鳖身。病中亦无蛭刺之证，其误可知，今改正之。**精名紫梢花。**

【集解】 〔藏器曰〕裴渊广州记云：吊生岭南，蛇头鼍身，水宿，亦木栖。其膏至轻利，以铜及瓦器盛之浸出，惟鸡卵壳盛之不漏，其透物甚于醍醐。摩理毒肿大验。〔颂曰〕姚和众延龄至宝方云吉吊脂出福建州，甚难得。须以琉璃瓶盛之，更以樟木盒重贮之，不尔则透气失去也。孙光宪北梦琐言云：海上人言龙每生二卵，一为吉吊。多与鹿游，或于水边遗沥，值流槎则粘[①]着木枝，如蒲槌状。其色微青黄，复似灰色，号紫梢花，坐汤多用之。〔时珍曰〕按裴、姚二说相同，则吊脂即吉吊脂无疑矣。又陈自明妇人良方云：紫梢花生湖泽中，乃鱼虾生卵于竹木之上，状如糖馓，去木用之。此说与孙说不同。近时房中诸术，多用紫梢花，皆得于湖泽，其色灰白而轻松，恐非真者。当以孙说为正。或云紫梢花与龙涎相类，未知是否。

吊脂一名吊膏。

【气味】 **有毒。**

【主治】 **风肿痈毒，瘾疹赤瘙，瘑**

① 粘：原作“枯”，字误，今据《证类本草》卷二十一改。

疥痔瘘，皮肤顽痹，踒跌折伤。内损瘀血。以脂涂上，炙手热摩之，即透。藏器。**治聋耳，不问年月。每日点入半杏仁许，便瘥。**苏颂。出延龄方。

紫梢花

【气味】 **甘，温，无毒。**

【主治】 **益阳秘精，疗真元虚惫，阴痿遗精，余沥白浊如脂，小便不禁，囊下湿痒，女人阴寒冷带，入丸散及坐汤用。**时珍。又和剂玉霜丸注云：如无紫梢花，以木贼代之。

【附方】 新二。**阳事痿弱**紫梢花、生龙骨各二钱，麝香少许，为末，蜜丸梧子大。每服二十丸，烧酒下。欲解，饮生姜甘草汤。集简方。**阴痒生疮**紫梢花一两，胡椒半两，煎汤温洗，数次即愈。总微论。

蛟龙纲目

【释名】 〔时珍曰〕按任昉述异记云：蛟乃龙属，其眉交生，故谓之蛟。有鳞曰蛟龙，有翼曰应龙，有角曰虬龙。无角曰螭龙也。梵书名宫毗罗。

【集解】 〔时珍曰〕按裴渊广州记云：蛟长丈余，似蛇而四足，形广如楯。小头细颈，颈有白婴。胸前赭色，背上青斑，胁边若锦，尾有肉环。大者数围，其卵亦大。能率鱼飞，得鳖可免。王子年拾遗录云：汉昭帝钓于渭水，得白蛟若蛇，无鳞甲，头有软角，牙出唇外。命大官作鲊食甚美，骨青而肉紫。据此，则蛟亦可食也。

精

【气味】 缺。**有毒。**〔时珍曰〕按张仲景金匮要略云：春夏二时，蛟龙带精入芹菜中。人食之，则病蛟龙癥，痛不可忍。治以硬糖，日服二三升，当吐出如蜥蜴状也。唐医周顾治此，用雄黄、朴消煮服下之。

髓

【主治】 **傅面，令人好颜色。又主易产。**时珍。出东方朔别传。

【附录】 **蜃**之刃切。〔时珍曰〕蛟之属有蜃，其状亦似蛇而大，有角如龙状，红鬣，腰以下鳞尽逆。食燕子。能吁气成楼台城郭之状，将雨即见，名蜃楼，亦曰海市。其脂和蜡作烛，香闻百步，烟中亦有楼阁之形。月令云：雉入大水为蜃。陆佃云：蛇交龟则生龟，交雉则生蜃，物异而感同也。类书云：蛇与雉交而生子曰**蟂**，似蛇四足，能害人。陆禋云：蟂音枭，即蛟也，或曰蜃也。又鲁至刚云：正月蛇与雉交生卵，遇雷即入土数丈为蛇形，经二三百年，乃能升腾。卵不入土，但为雉尔。观此数说，则蛟、蜃皆是一类，有生有化也。一种海蛤与此同名，罗愿以为雉化之蜃，未知然否。详介部车螯下。

鼍龙本经中品

【释名】 **鮀鱼**本经**土龙**〔藏器曰〕本经鮀鱼，合改作鼍。鼍形如龙，声甚可畏。长一丈者，能吐气成云致雨。既是龙类，宜去其鱼。〔时珍曰〕鼍字象其头、腹、足、尾之形，故名。博物志谓之土龙。鮀乃鱼名，非此物也。今依陈氏改正之。

【集解】 〔别录曰〕鮀鱼甲生南海池泽，取无时。〔弘景曰〕即鼍甲也，皮可冒鼓。性至难死，沸汤沃口，入腹良久乃剥之。〔藏器曰〕鼍性嗜睡，恒闭目。力至猛，能攻江岸。人于穴中掘之，百人掘，须百人牵之；一人掘，亦一人牵之。不然，终不可出。〔颂曰〕今江湖极多。形似守宫、鲮鲤辈，而长一二丈，背尾俱有鳞甲。夜则鸣吼，舟人畏之。〔时珍曰〕

鼍穴极深，渔人以篾缆系饵探之，候其吞钩，徐徐引出。性能横飞，不能上腾。其声如鼓，夜鸣应更，谓之鼍鼓，亦曰鼍更，俚人听之以占雨。其枕莹净，胜于鱼枕。生卵甚多至百，亦自食之。南人珍其肉，以为嫁娶之敬。陆佃云：鼍身具十二生肖肉，惟蛇肉在尾最毒也。

鼍甲

【修治】 酥炙，或酒炙用。

【气味】 **酸**[①]**，微温，有毒。**〔权曰〕甘，平，有小毒。〔日华曰〕无毒。蜀漆为之使。畏芫花、甘遂、狗胆。

【主治】 **心腹癥瘕，伏坚积聚，寒热，女子小腹阴中相引痛，崩中下血五色，及疮疥死肌。**本经。**五邪涕泣时惊，腰中重痛，小儿气癃眦溃。**别录。**小腹气疼及惊恐。**孟诜。**除血积，妇人带下，百邪魍魉。**甄权。**疗牙齿疳䘌宣露。**日华。**杀虫，治瘰疬瘘疮，风顽瘙疥恶疮。炙烧，酒浸服之，功同鳖甲。**藏器。**治阴疟。**时珍。

【发明】 〔时珍曰〕鼍甲所主诸证，多属厥阴，其功只在平肝木，治血杀虫也。千金方治风癫，有鼍甲汤。今药肆多悬之，云能辟蠹，亦杀虫之意

【附方】 旧一。**肠风痔疾**〔颂曰〕用皮及骨烧灰，米饮空心服二钱。甚者，入红鸡冠花、白矾为末和之。

肉

【气味】 **甘，有小毒。**〔颂曰〕肉色似鸡，而发冷气痼疾。〔藏器曰〕梁·周兴嗣嗜此肉，后为鼍所喷，便生恶疮。此物有灵，不食更佳。其涎最毒。〔陶曰〕肉至补益，亦不必食。

【主治】 **少气吸吸，足不立地。**别录。**湿气邪气，诸蛊，腹内癥瘕，恶疮。**藏器。

脂

【主治】 **摩风及恶疮。**张鼎。

肝

【主治】 **五尸病。用一具炙熟，同蒜齑食。**肘后。

鲮鲤别录下品

【释名】 **龙鲤**郭璞**穿山甲**图经**石鲮鲤**〔时珍曰〕其形肖鲤，穴陵而居，故曰鲮鲤，而俗称为穿山甲，郭璞赋谓之龙鲤。临海记云：尾刺如三角菱。故谓石鲮。

【集解】 〔颂曰〕鲮鲤即今穿山甲也。生湖广、岭南，及金、商、均、房诸州，深山大谷中皆有之。〔弘景曰〕形似鼍而短小，又似鲤而有四足，黑色，能陆能水。日中出岸，张开鳞甲如死状，诱蚁入甲，即闭而入水，开甲蚁皆浮出，因接而食之。〔时珍曰〕鲮鲤状如鼍而小，背如鲤而阔，首如鼠而无牙，腹无鳞而有毛，长舌尖喙，尾与身等。尾鳞尖厚，有三角，腹内脏腑俱全，而胃独大，常吐舌诱蚁食之。曾剖其胃，约蚁升许也。

甲

【修治】 〔时珍曰〕方用或炮、或烧，或酥炙、醋炙、童便炙，或油煎、土炒、蛤粉炒，当各随本方，未有生用者。仍以尾甲乃力胜。

【气味】 **咸，微寒，有毒。**

【主治】 **五邪，惊啼悲伤，烧灰，酒服方寸匕。**别录。**小儿惊邪，妇人鬼魅悲泣，及疥癣痔漏。**大明。**疗蚁瘘疮癞，及诸疰疾。**弘景。**烧灰傅恶疮。又治山岚瘴疟。**甄权。**除痎疟寒热，风痹强直疼痛，通经脉，下乳汁，消痈肿，排脓血，通窍杀虫。**时珍。

【发明】 〔弘景曰〕此物食蚁，故

---

① 酸：《千金翼》卷四作“辛”。

治蚁瘘。〔时珍曰〕穿山甲入厥阴、阳明经。古方鲜用，近世风疟、疮科、通经、下乳，用为要药。盖此物穴山而居，寓水而食，出阴入阳，能窜经络，达于病所故也。按刘伯温多能鄙事云：凡油笼渗漏，剥穿山甲里面肉靥投入，自至漏处补住。又永州记云：此物不可于隄于岸上杀之，恐血入土，则隄岸渗漏。观此二说，是山可使穿，隄可使漏，而又能至渗处，其性之走窜可知矣。谚曰：穿山甲王不留，妇人食了乳长流。亦言其迅速也。李仲南言其性专行散，中病即止，不可过服。又按德生堂经验方云：凡风湿冷痹之证，因水湿所致，浑身上下，强直不能屈伸，痛不可忍者。于五积散加穿山甲七片，看病在左右手足，或臂胁疼痛处，即于鲮鲤身上取甲炮熟，同全蝎炒十一个，葱姜同水煎，入无灰酒一匙，热服，取汗避风甚良。

【附方】 旧五，新十八。**中风瘫痪**手足不举。用穿山甲，左瘫用右甲，右痪用左甲，炮熟、大川乌头炮熟、红海蛤如棋子大者各二两，为末。每用半两，捣葱白汁和成厚饼，径寸半，随左右贴脚心，缚定。密室安坐，以脚浸热汤盆中，待身麻汗出。急去药。宜谨避风，自然手足可举。半月再行一次，除根。忌口，远色，调养。亦治诸风疾。卫生宝鉴。**热疟不寒**穿山甲一两，干枣十个，同烧存性，为末。每服二钱，发日，五更井花水服。杨氏家藏。**下痢里急**穿山甲、蛤粉等分，同炒研末。每服一钱，空心温酒下。普济方。**肠痔气痔**出脓血。用穿山甲烧存性一两，肉豆蔻三枚，为末。每米饮服二钱。甚者加蝟皮灰一两，中病即止。衍义。**鼠痔成疮**肿痛。用穿山甲尾尖处一两，炙存性，鳖甲酥炙一两，麝香半钱，为末。每服一钱半，真茶汤服，取效。直指方。**蚁瘘不愈**鲮鲤甲二七枚烧灰，猪脂调傅。千金方。**妇人阴㿉**硬如卵状。随病之左右，取穿山甲之左右边五钱，以沙炒焦黄，为末。每服二钱，酒下。摘玄方。**乳汁不通**涌泉散：用穿山甲炮研末，酒服方寸匕，日二服。外以油梳梳乳，即通。单骧方。**乳癌乳痈**方同上。**吹奶疼痛**穿山甲炙焦、木通各一两，自然铜生用半两，为末。每服二钱，酒下取效。图经。**痘疮变黑**穿山甲、蛤粉炒为末。每服五分，入麝香少许，温酒服。即发红色，如神。直指方。**肿毒初起**穿山甲插入谷芒热灰中，炮焦为末二两，入麝香少许。每服二钱半，温酒下。仁斋直指方。**马疔肿毒**穿山甲烧存性、贝母等分为末。酒调服，三四次。乃用下药，利去恶物即愈。鲍氏方。**便毒便痈**穿山甲半两，猪苓二钱，并以醋炙研末，酒服二钱。外穿山甲末和麻油、轻粉涂之。或只以末涂之。直指。**瘰疬溃坏**集验方用鲮鲤甲二十一片烧研，傅之。寿域方用穿山甲土炒、斑蝥、熟艾等分，为末，傅之。外以乌桕叶贴上，炙四壮，效。**眉炼**[①] **癣疮**生眉中者。穿山甲前膊鳞，炙焦为末，清油[②]和轻粉调傅。直指方。**蚁入耳内**鲮鲤甲烧研，水调，灌入即出。肘后。**聤耳出脓**穿山甲烧存性，入麝香少许，吹之。三日水干即愈。鲍氏小儿方。**耳内疼痛**穿山甲二个，夹土狗二个，同炒焦黄[③]，为末。每吹一字入耳内。亦治耳聋。普济方。**耳鸣耳聋**卒聋，及肾虚，耳内如风、水、钟、鼓声。用穿山甲一大片，以蛤粉炒赤，蝎梢七个，麝香少许，为末，以麻油化蜡，和作梃子，

---

① 眉炼：《仁斋直指方论》卷四作“炼银”。

② 清油：《仁斋直指小儿方论》卷四前甲散作“麻油”二字。

③ 黄：此下《普济方》卷五十四有“入麝香少许”五字。

绵裹塞之。摄生方。**火眼赤痛**穿山甲一片为末，铺白纸上，卷作绳，烧烟熏之。寿域方。**倒睫拳毛**穿山甲，竹刀刮去肉，将羊肾脂抹甲上，炙黄，如此七次，为末。随左右眼，用一字嗜鼻内，口中噙水。日用三次，二月取效。儒门事亲。

肉

【气味】 **甘，涩，温，有毒。**〔时珍曰〕按张杲医说云：鲮鲤肉最动风。风疾人才食数脔，其疾一发，四肢顿废。时珍窃谓此物性窜而行血，风人多血虚故也。然其气味俱恶，亦不中用。

石龙子本经中品

【释名】 **山龙子**别录**泉龙**繁露注**石蜴**音易。**蜥蜴**别录**猪婆蛇**纲目**守宫**〔时珍曰〕此物生山石间，能吐雹，可祈雨，故得龙子之名。蜥蜴本作析易。许慎云：易字篆文象形。陆佃云：蜴善变易吐雹，有阴阳析易之义。周易之名，盖取乎此。今俗呼为猪婆蛇是矣。〔弘景曰〕守宫，蝘蜓也。而此亦名守宫，殊难分别。详见守宫条。

【集解】 〔别录曰〕石龙子生平阳川谷，及荆州山石间。五月取，着石上令干。〔保升曰〕山南襄州、安、申处处有之。三四八九月采，去腹中物，熏干。〔弘景曰〕其类有四种：形大纯黄者为蛇医母，亦名蛇舅[①]，不入药用；似蛇医而形小尾长，见人不动者，为龙子；形小而五色，尾青碧可爱者，为蜥蜴，并不螫人；一种缘篱壁，形小色黑者，为蝘蜓，言螫人必死，亦未闻中之者。〔恭曰〕龙子即蜥蜴，形细而长，尾与身类，似蛇有四足，去足便是蛇形。以五色者为雄，入药良；色不备者为雌，力劣也。蛇师生山谷，头大尾小而短，色青黄或白斑也。蝘蜓生人家屋壁间，似蛇师，即守宫也，一名蝾螈。尔雅互言之，并非真说。〔颂曰〕尔雅以蝾螈、蜥蜴、蝘蜓、守宫为一物。方言以在草为蜥蜴、蛇医，在壁为守宫、蝘蜓。字林蝾螈为蛇医。据诸说，当以在草泽者为蝾螈、蜥蜴，在屋壁者为蝘蜓、守宫也。入药以草泽者为良。〔时珍曰〕诸说不定。大抵是水、旱二种，有山石、草泽、屋壁三者之异。本经惟用石龙，后人但称蜥蜴，实一物也。且生山石间，正与石龙、山龙之名相合，自与草泽之蛇师、屋壁之蝘蜓不同。苏恭言蛇师生山谷，以守宫为蝾螈，苏颂以草泽者入药，皆与本经相戾。术家祈雨以守宫为蜥蜴，谬误尤甚。今将三者考正于左，其义自明矣。生山石间者曰石龙，即蜥蜴，俗呼猪婆蛇；似蛇有四足，头扁尾长，形细，长七八寸，大者一二尺，有细鳞金碧色；其五色全者为雄，入药尤胜。生草泽间者曰蛇医，又名蛇师、蛇舅母、水蜥蜴、蝾螈，俗亦呼猪婆蛇；蛇有伤，则衔草以敷之，又能入水与鱼合，故得诸名；状同石龙而头大尾短，形粗，其色青黄，亦有白斑者，不入药用。生屋壁间者曰蝘蜓，即守宫也；似蛇医而短小，灰褐色，并不螫人，详本条。又按夷坚志云：刘居中见山中大蜥蜴百枚，长三四尺，光腻如脂，吐雹如弹丸，俄顷风雷作而雨雹也。〔宗奭曰〕有人见蜥蜴从石罅中出，饮水数十次，石下有冰雹一二升。行未数里，雨雹大作。今人用之祈雨，盖取此义。

【修治】 〔时珍曰〕古方用酥炙或酒炙。惟治传尸劳瘵天灵盖丸，以石蜥蜴连肠肚，以醋炙四十九遍用之，亦一异也。

【气味】 **咸，寒，有小毒。**〔之才曰〕恶硫黄、芜荑、斑蝥。

---

① 舅：此下《证类本草》卷二十一有“母”字。

【主治】　**五癃邪结气，利小便水道，破石淋下血。**别录。**消水饮阴瘨，滑窍破血。娠妇忌用。**时珍。

【发明】　〔宗奭曰〕蜥蜴能吐雹祈雨，故能治癃淋，利水道。〔时珍曰〕其功长于利水，故千金治癥结水肿，尸疰留饮，有蜥蜴丸。外台治阴瘨用之，皆取其利水也。刘涓子用同斑蝥、地胆治瘘疾，取其利小便，解二物之毒也。

【附方】　新二。**小儿阴瘨**用蜥蜴一枚烧灰，酒服。外台秘要。**诸瘘不愈**用蜥蜴炙三枚，地胆炒三十枚，斑蝥炒四十枚，为末，蜜丸小豆大。每服二丸，白汤下。治诸法不效者。刘涓子鬼遗方。

肝

【主治】　缺。

【附方】　新一。**去生胎**蜥蜴肝、蛇脱皮等分，以苦酒和匀，摩妊妇脐上及左右令温，胎即下也。圣惠。

守宫纲目

【释名】　**壁宫**苏恭**壁虎**时珍**蝎虎**苏恭**蝘蜓**音偃殄。〔弘景曰〕蝘蜓喜缘篱壁间，以朱饲之，满三斤杀，干末以涂女人身，有交接事便脱，不尔如赤志，故名守宫，而蜥蜴亦名守宫，殊难分别，按东方朔云"若非守宫则蜥蜴"是矣。〔恭曰〕蝘蜓又名蝎虎，以其常在屋壁，故名守宫，亦名壁宫，饲朱点妇人，谬说也。〔时珍曰〕守宫善捕蝎、蝇，故得虎名。春秋考异邮云：守宫食虿，土胜水也。点臂之说，淮南万毕术、张华博物志、彭乘墨客挥犀皆有其法，大抵不真。恐别有术，今不传矣。扬雄方言云：秦、晋、西夏谓之守宫，亦曰蚺蠦，南阳人呼为蝘蜓，在泽中者谓之蜥蜴，楚人谓之蛛螈。

【集解】　〔时珍曰〕守宫，处处人家墙壁有之。状如蛇医，而灰黑色，扁首长颈，细鳞四足，长者六七寸，亦不闻噬人。南人有十二时虫，即守宫之五色者，附见于下。

【附录】　**十二时虫**〔时珍曰〕十二时虫，一名避役，出容州、交州诸处，生人家篱壁、树木间，守宫之类也。大小如指，状同守宫，而脑上连背有肉鬣如冠帻，长颈长足，身青色，大者长尺许，尾与身等，啮人不可疗。岭南异物志言其首随十二时变色，见者主有喜庆。博物志言其在[①]阴多缃绿，日中变易，或青或绿，或丹或红。北户录言不能变十二色，但黄、褐、青、赤四色而已。窃按陶弘景言石龙五色者为蜥蜴。陆佃言蜥蜴能十二时变易，故得易名。若然，则此虫亦蜥蜴矣，而生篱壁间，盖五色守宫尔。陶氏所谓守宫螫人必死，及点臂成志者，恐是此物。若寻常守宫，既不堪点臂，亦未有螫人至死者也。

【气味】　**咸，寒，有小毒。**

【主治】　**中风瘫痪，手足不举，或历节风痛，及风痓惊痫，小儿疳痢，血积成痞，疠风瘰疬，疗蝎螫。**时珍。

【发明】　〔时珍曰〕守宫旧附见于石龙下，云不入药用。近时方术多用之。杨仁斋言惊痫皆心血不足，其血与心血相类，故治惊痫，取其血以补心。其说近似，而实不然。盖守宫食蝎虿，蝎虿乃治风要药。故守宫所治风痓惊痫诸病，亦犹蜈、蝎之性能透经络也。且入血分，故又治血病疮疡。守宫祛风，石龙利水，功用自别，不可不知。

【附方】　新十四。**小儿脐风**用壁虎后半截焙为末，男用女乳，女用男乳，调匀，入稀鸡矢少许，掺舌根及牙关。仍以

---

① 在：原脱，今据《太平御览》卷九五〇引《博物志》补。

手蘸摩儿，取汗出。甚妙。笔峰杂兴方。**久年惊痫**守宫膏：用守宫一个，剪去四足，连血研烂，入珍珠、麝香、龙脑各一字，研匀，以薄荷汤调服。仍先或吐或下去痰涎，而后用此，大有神效。奇效方。**小儿撮口**用朱砂末安小瓶内，捕活蝎虎一个入瓶中，食砂末月余，待体赤，阴干为末。每薄荷汤服三四分。方广附余。**心虚惊痫**用褐色壁虎一枚，连血研烂，入朱砂、麝香末少许，薄荷汤调服。继服二陈汤，神效。仁斋直指。**瘫痪走痛**用蝎虎即蝘蜓一枚炙黄，陈皮五分，罂粟壳一钱，甘草、乳香、没药各二钱半，为末。每服三钱，水煎服。医学正传。**历节风痛**不可忍者。壁虎丸[①]：用壁虎三枚生研，蛴螬三枚，湿纸包煨研，地龙五条生研，草乌头三枚生研，木香五钱，乳香末二钱半，麝香一钱，龙脑五分，合研成膏，入酒糊捣丸如梧桐子大。每日空心乳香酒服三十丸，取效。总录。**破伤中风**身如角弓反张，筋急口噤者，用守宫丸治之。守宫炙干去足七枚，天南星酒浸三日晒干一两，腻粉半钱，为末，以薄面糊丸绿豆大。每以七丸，酒灌下，少顷汗出得解，更与一服，再汗即瘥。或加白附子一两，以蜜丸。圣惠方。**疠风成癞**祛风散：用东行蝎虎一条焙干，大蚕沙五升水淘炒，各为末，以小麦面四升，拌作络索，曝干研末。每服一二合，煎柏叶汤下，日三服，取效。卫生宝鉴。**瘰疬初起**用壁虎一枚，焙研。每日服半分，酒服。青囊。**血积成块**用壁虎一枚，白面和一鸭子大，包裹研烂，作饼烙熟食之，当下血块。不过三五次即愈，甚验。青囊。**小儿疳疾**蝎虎丹：治一切疳瘦、下痢，证候全备，及无辜疳毒，如邪病者。用干雄蝎虎一个微炙，蜗牛壳、兰香根、靛花、雄黄、麝香各一分，龙脑半分，各研为末，米醋煮糊丸黍米大。每脂麻汤下十丸，日二服，取效。奇效良方。**蚕蝎螫伤**端午日午时收壁虎一枚，以鸡胆开一窍盛之，阴干。每以一星敷上即止，神效。青囊。**反胃膈气**地塘虫即壁虎也，七个，砂锅炒焦，木香、人参、朱砂各一钱半，乳香一钱，为末，蜜丸梧子大。每服十丸，木香汤下，早晚各一服。丹溪摘玄。**痈疮大痛**壁虎焙干研末，油调傅之，即止。医方摘要。

粪

【主治】 **烂赤眼**。时珍。

【附方】 新一。**胎赤烂眼**昏暗。用蝎虎数枚，以罐盛黄土按实，入蝎虎在内，勿令损伤。以纸封口，穿数孔出气。候有粪数粒，去粪上一点黑者，只取一头白者，唾津研成膏，涂眼睫周回，不得揩拭。来早以温浆水洗三次，甚效。圣济总录。

蛤蚧宋开宝

【释名】 **蛤蟹**日华**仙蟾**〔志曰〕一雌一雄，常自呼其名。〔时珍曰〕蛤蚧因声而名，仙蟾因形而名。岭南人呼蛙为蛤，又因其首如蛙、蟾也。雷敩以雄为蛤，以雌为蚧，亦通。

【集解】 〔志曰〕蛤蚧生岭南山谷，及城墙或大树间。形如大守宫，身长四五寸，尾与身等。最惜其尾，见人取之，多自啮断其尾而去。药力在尾，尾不全者不效。扬雄方言云：桂林之中，守宫能鸣者，俗谓之蛤蚧，盖相似也。〔禹锡曰〕按岭表录异云：蛤蚧首如蛤蟆，背有细鳞，如蚕子，土黄色，身短尾长。多巢于榕木及城楼间，雌雄相随，旦暮则鸣。或云鸣一声是一年者。俚人采鬻，云治肺疾。〔珣曰〕生广南水中，夜即居于榕树

① 壁虎丸：《圣济总录》卷十作“麝香丸”。

上。雌雄相随，投一获二。近日西路亦有之，其状虽小，滋力一般。俚人采之割腹，以竹张开，曝干鬻之。〔颂曰〕人欲得首尾全者，以两股长柄铁叉，如粘黐竿[①]状，伺于榕木间，以叉刺之，一股中脑，一股着尾，故不能啮也。入药须雌雄两用。或云阳人用雄，阴人用雌[②]。〔敩曰〕雄为蛤，皮粗口大，身小尾粗；雌为蚧，皮细口尖，身大尾小。〔时珍曰〕按段公路北户录云：其首如蟾蜍，背绿色，上有黄斑点，如古锦纹，长尺许，尾短，其声最大，多居木窍间，亦守宫、蜥蜴之类也。又顾玠海槎录云：广西横州甚多蛤蚧，牝牡上下相呼，累日，情洽乃交，两相抱负，自堕于地。人往捕之，亦不知觉，以手分劈，虽死不开。乃用熟稿草细缠，蒸过曝干售之，炼为房中之药甚效。寻常捕者，不论牝牡，但可为杂药及兽医方中之用耳。

【修治】　〔敩曰〕其毒在眼。须去眼及甲上、尾上、腹上肉毛，以酒浸透，隔两重纸缓焙令干，以瓷器盛，悬屋东角上一夜用之，力可十倍，勿伤尾也。〔日华曰〕凡用去头足，洗去鳞鬣内不净，以酥炙用，或用蜜炙。〔李珣曰〕凡用须炙令黄色，熟捣。口含少许，奔走不喘息者，为真也。宜丸散中用。

【气味】　**咸，平，有小毒**。〔日华曰〕无毒。

【主治】　**久咳嗽，肺劳传尸，杀鬼物邪气，下淋沥，通水道**。开宝。**下石淋，通月经，治肺气，疗咳血**。日华。**肺痿咯血，咳嗽上气，治折伤**。海药。**补肺气，益精血，定喘止嗽，疗肺痈消渴，助阳道**。时珍。

【发明】　〔宗奭曰〕补肺虚劳嗽有功。〔时珍曰〕昔人言补可去弱，人参羊肉之属。蛤蚧补肺气，定喘止渴，功同人参；益阴血，助精扶羸，功同羊肉。近世治劳损痿弱，许叔微治消渴，皆用之，俱取其滋补也。刘纯云：气液衰、阴血竭者，宜用之。何大英云：定喘止嗽，莫佳于此。

【附方】　旧二。**久嗽肺痈**〔宗奭曰〕久嗽不愈，肺积虚热成痈，咳出脓血，晓夕不止，喉中气塞，胸膈噎痛。用蛤蚧、阿胶、鹿角胶、生犀角、羚羊角各二钱半，用河水三升，银石器内火熬至半升，滤汁。时时仰卧[③]细呷。日一服。张刑部子皋病此，田枢密况授方，服之遂愈。**喘嗽面浮**并四肢浮者。蛤蚧一雌一雄，头尾全者，法酒和蜜涂之，炙熟，紫团人参似人形者，半两为末，化蜡四两，和作六饼。每煮糯米薄粥一盏，投入一饼搅化，细细热呷之。普济。

盐龙纲目

【集解】　〔时珍曰〕按何薳春渚纪闻云：宋徽宗时，将军萧注破南蛮，得其所养盐龙，长尺余，籍以银盘，中置玉盂，以玉筯摭海盐饲之。每鳞中出盐则收取，云能兴阳事，每以温酒一钱匕。后龙为蔡京所得，及死，以盐封，数日取用亦有力。愚按此物生于殊方，古所不载，而有此功，亦希物也。因附于此以俟。

---

① 粘黐竿：竿，原作“等”，义晦，今据《证类本草》卷二十二改。粘黐，又称黐粘，捕鸟等用的胶状物。

② 阳人用雄，阴人用雌：《证类本草》卷二十二引《图经本草》作“阳人用雌，阴人用雄”。

③ 时时仰卧：《本草衍义》卷十七作“临卧微温”。

鳞之二蛇类一十七种

蛇蜕本经下品

【释名】　蛇皮甄权蛇壳俗名龙退纲目龙子衣本经龙子皮别录弓皮本经蛇符同上。蛇筋吴普。〔时珍曰〕蛇字，古文象其宛转有盘曲之形。蜕音脱，又音退，退脱之义也。龙、弓、符、筋，并后世廋隐之名耳。

【集解】　〔别录曰〕生荆州川谷及田野。五月五日、十五日取之，良。〔弘景曰〕草中少见虺蝮蜕，惟有长者，多是赤蟒、黄颔辈，其皮不可辨，但取石上完全者为佳。〔颂曰〕南中木石上，及人家墙屋间多有之。蛇蜕无时，但着不净即脱。或大饱亦脱。

【修治】　〔敩曰〕凡使，勿用青、黄、苍色者，只用白色如银者。先于地下掘坑，深一尺二寸，安蜕于中，一宿取出，醋浸炙干用。〔时珍曰〕今人用蛇蜕，先以皂荚水洗净缠竹上，或酒、或醋、或蜜浸，炙黄用。或烧存性，或盐泥固煅，各随方法。

【气味】　咸、甘，平，无毒。火熬之良。〔权曰〕有毒。畏磁石及酒。孕妇忌用。

【主治】　小儿百二十种惊痫蛇痫，癫疾瘈疭，弄舌摇头，寒热肠痔，蛊毒。本经。大人五邪，言语僻越，止呕逆明目。烧之疗诸恶疮。别录。喉痹，百鬼魅。甄权。炙用辟恶，止小儿惊悸客忤煎汁傅疬疡，白癜风。催生。日华。安胎。孟诜。止疟。〔藏器曰〕正发日取塞两耳，又以手持少许，并服盐醋汁令吐。辟恶去风杀虫。烧末服，治妇人吹奶，大人喉风，退目翳，消木舌。傅小儿重舌重腭，唇紧解颅，面疮月蚀，天泡疮，大人疔肿，漏疮肿毒。煮汤，洗诸恶虫伤。时珍。

【发明】　〔宗奭曰〕蛇蜕，从口退出，眼睛亦退。今眼药及去翳膜用之，取此义也。〔时珍曰〕入药有四义：一能辟恶，取其变化性灵也，故治邪僻、鬼魅、蛊疟诸疾；二能去风，取其属巽性窜也，故治惊痫、癜驳、喉舌诸疾；三能杀虫，故治恶疮、痔漏、疥癣诸疾，用其毒也；四有蜕义，故治翳膜、胎产、皮肤诸疾，会意从类也。

【附方】　旧十一，新二十一。喉痹心镜治小儿喉痹肿痛。烧末，以乳汁服一钱。缠喉风疾气闭者。杜壬方用蛇蜕炙、当归等分，为末。温酒服一钱，取吐。一方：用蛇皮揉碎烧烟，竹筒吸入即破。一方：蛇皮裹白梅一枚，噙咽。大小口疮蛇蜕皮水浸软，拭口内，一二遍，即愈。仍以药贴足心。婴孩宝鉴。小儿木舌蛇蜕烧灰，乳和服少许。千金方。小儿重舌千金。小儿重腭并用蛇蜕灰，醋调傅之。圣惠方。小儿口紧不能开合饮食，不语即死。蛇蜕烧灰，拭净傅之。千金方。小儿解颅蛇蜕熬末，以猪颊车髓和，涂之，日三四易。千金方。小儿头疮。小儿面疮同上。小儿月蚀。并用蛇蜕烧灰，腊猪脂和，傅之。肘后方。小儿吐血蛇蜕灰，乳汁调，服半钱。子母秘录。痘后目翳周密齐东野语云：小儿痘后障翳。用蛇蜕一条，洗焙，天花粉五分，为末。以羊肝破开，夹药缚定，米泔水煮食。予女及甥，皆用此得效，真奇方也。卒生翳膜蛇蜕皮一条，洗晒细剪，以白面和作饼，炙焦黑色，为末。食后温水服一钱，日二次。圣惠方。小便不通全蛇蜕一条，烧存性研，温酒服之。胎痛欲产日月未足者。以全蜕一条，绢袋盛，绕腰系之。千金方。横生

逆生，胞衣不下千金用蛇蜕炒焦为末，向东酒服一刀圭，即顺。十全博救方用蛇皮一条，瓶子内盐泥固，煅研二钱，榆白皮汤服。济生秘览治逆生须臾不救。用蛇蜕一具，蝉蜕十四个，头发一握，并烧存性，分二服，酒下。仍以小针刺儿足心三七下，擦盐少许，即生。**妇人产难**蛇蜕泡水，浴产门，自易。宝鉴。**妇人吹乳**蛇皮一尺七寸，烧末，温酒一盏服。产乳。**肿毒无头**蛇蜕灰，猪脂和涂。肘后。**石痈无脓**坚硬如石。用蛇蜕皮贴之，经宿便愈。总录。**诸漏**① **有脓**蛇蜕灰，水和，傅上即虫出。千金方②。**丁肿鱼脐**外台用蛇蜕鸡子大，水四升，煮三四沸，服汁立瘥。直指：治鱼脐疮出水，四畔浮浆。用蛇蜕烧存性研，鸡子清和傅。**恶疮似癞**十年不瘥者。全蜕一条烧灰，猪脂和傅。仍烧一条，温酒服。千金方。**癞风白驳**圣惠用蛇皮灰，醋调涂。外台用蛇蜕摩数百遍，令热，弃草中勿回顾。**陷甲入肉**痛苦。用蛇皮烧一具烧灰，雄黄一弹丸，同研末。先以温浆洗疮，针破贴之。初虞世方。**耳忽大痛**如有虫在内奔走，或血水流出，或干痛不可忍者。蛇退皮烧存性研，鹅翎吹之立愈。经验秘方也。杨拱医方摘要。

蚺蛇蚺音髯。别录下品

【释名】 **南蛇**纲目**埋头蛇**〔时珍曰〕蛇属纡行，此蛇身大而行更纡徐，冉冉然也，故名蚺蛇。或云鳞中有毛如髯也。产于岭南，以不举首者为真，故世称为南蛇、埋头蛇。

【集解】 〔颂曰〕蚺蛇，陶弘景言出晋安，苏恭言出桂广以南高、贺等州，今岭南诸郡皆有之。〔弘景曰〕大者二三围。在地行不举头者是真，举头者非真。其膏、胆能相乱。〔韩保升曰〕大者径尺，长丈许，若蛇而粗短。〔恭曰〕其形似鳢，头似鼍，尾圆无鳞，性难死。土人截其肉作脍，谓为珍味。〔藏器曰〕其脍着醋，能卷人箸，终不可脱，惟以芒草作箸乃可。段成式酉阳杂俎云：蚺蛇长十丈。尝吞鹿，鹿消尽，乃绕树，则腹中之骨穿鳞而出，养疮时肪腴甚美。或以妇人衣投之，则蟠而不起。〔时珍曰〕按刘恂录异记③云：蚺蛇，大者五六丈，围四五尺；小者不下三四丈，身有斑纹，如故锦缬。春夏于山林中伺鹿吞之，蛇遂羸瘦，待鹿消乃肥壮也。或言一年食一鹿也。又顾玠海槎录云：蚺蛇吞鹿及山马，从后脚入，毒气呵及，角自解脱。其胆以小者为佳。王济手记云：横州山中多蚺蛇，大者十余丈，食麞鹿，骨角随腐。土人采葛藤塞入穴中，蛇嗅之即靡，乃发穴取之，肉极腴美，皮可冒鼓，及饰刀剑乐器。范成大虞衡志云：寨兵捕蚺蛇，满头插花，蛇即注视不动，乃逼而断其首，待其腾掷力竭乃毙，舁归食之。又按山海经云：巴蛇食象，三年而出其骨，君子服之，无心腹之疾。郭璞注云：今蚺蛇即其类也。南裔志④蚺蛇赞曰：蚺惟大蛇，既洪且长。采色驳映，其文锦章。食灰吞鹿，腴成养疮。宾飨嘉食，是豆是觞。

胆〔段成式曰〕其胆上旬近头，中旬近心，下旬近尾。〔颂曰〕岭表录异云：雷州⑤有养蛇户，每岁五月五日即舁蛇入官，取胆暴干，以充土贡。每蛇以软草

---

① 漏：《千金翼》卷二十三第九及《证类本草》卷二十二作"肿"，义长。

② 千金方：此方今《千金》未见，方见《千金翼》卷二十三第九。

③ 录异记：卷一引据古今经史百家书目作"岭表录异"。

④ 南裔志：《太平御览》卷九三三作"杨氏南裔异物志"。

⑤ 雷州：《永乐大典》录《岭表录异》卷下作"普安州"。

藉于篮中，盘屈之。将取，则出于地上，用杈栶十数，翻转蛇腹，按定，约分寸，于腹间剖出肝胆。胆状若鸭子大，取讫，内肝于腹，以线缝合，舁归放之。或言蛇被取胆者，他日捕之，则远远露腹疮，以明无胆。又言取后能活三年，未知的否。〔时珍曰〕南人嗜蛇，至于发穴搜取，能容蚺之再活露腹乎。〔弘景曰〕真胆狭长通黑，皮膜极薄，舐之甜苦，摩以注水，即沉而不散。〔恭曰〕试法：剔取粟许着净水中，浮游水上回旋行走者为真；其径沉者，诸胆血也。勿多着，亦沉散也。陶未得法耳。〔诜曰〕人多以猪胆、虎胆伪之，虽水中走，但迟耳。

【气味】 **甘、苦，寒，有小毒。**

【主治】 **目肿痛，心腹𧏾痛，下部𧏾疮。**别录。**小儿八痫。**甄权。**杀五疳。水化灌鼻中，除小儿脑热，疳疮𧏾漏。灌下部，治小儿疳痢。同麝香，傅齿疳宣露。**孟诜。**破血，止血痢，虫蛊下血。**藏器。**明目，去翳膜，疗大风。**时珍。

【发明】 〔时珍曰〕蚺禀己土之气，其胆受甲乙风木，故其味苦中有甘，所主皆厥阴、太阴之病，能明目凉血，除疳杀虫。〔慎微曰〕顾含养嫂失明，须用蚺蛇胆，含求不得。有一童子以一合授含。含视之，蚺蛇胆也。童子化为青鸟而去。含用之，嫂目遂明。

【附方】 旧二，新二。**小儿急疳疮**水调蚺蛇胆，傅之。圣惠。**小儿疳痢**羸瘦多睡，坐则闭目，食不下。用蚺蛇胆豆许二枚，煮通草汁研化，随意饮之。并涂五心、下部。杨氏产乳。**齿𧏾宣露**出脓血。用蚺蛇胆三钱，枯白矾一钱，杏仁四十七枚，研匀。以布揩龈，嗍令血尽。日三掺之，愈乃止。圣惠。**痔疮肿痛**蚺蛇胆研，香油调涂，立效。医方摘要。

肉

【气味】 **甘，温，有小毒。**四月勿食。

【主治】 **飞尸游蛊，喉中有物，吞吐不出。**藏器。**除疳疮，辟温疫瘴气。**孟诜。**除手足风痛，杀三虫，去死肌，皮肤风毒疠风，疥癣恶疮。**时珍。

【发明】 〔权曰〕度岭南，食蚺蛇，瘴毒不侵。〔时珍曰〕按柳子厚捕蛇说云：永州之野产异蛇，黑质白章，触草木尽死，无御之者。然得而腊之以为饵，可已大风挛踠瘘疠，去死肌，杀三虫。又张鷟朝野佥载云：泉州卢元钦患疠风，惟鼻未倒。五月五日，取蚺蛇进贡，或言肉可治风，遂取食之。三五日顿可，百日平复。

【附方】 新三。**蚺蛇酒**治诸风摊缓，筋挛骨痛，痹木瘙痒，杀虫辟瘴，及疠风疥癣恶疮。用蚺蛇肉一斤，羌活一两，绢袋盛之。用糯米二斗蒸熟，安曲于缸底，置蛇于曲上，乃下饭密盖，待熟取酒。以蛇焙研和药。其酒每随量温饮数杯。忌风及欲事。亦可袋盛浸酒饮。集简方。**急疳蚀烂**蚺蛇肉作脍食之。圣惠方。**狂犬啮人**蛇脯为末，水服五分，日三服。无蚺蛇，他蛇亦可。外台秘要。

膏〔弘景曰〕真膏累累如梨豆子相着，他蛇膏皆大如梅、李子也。

【气味】 **甘，平，有小毒。**

【主治】 **皮肤风毒，妇人产后腹痛余疾。**别录。**多入药用，亦疗伯牛疾。**弘景。癞也。**绵裹塞耳聋。**时珍。出外台

牙长六七寸 。

【主治】 **佩之，辟不祥，利远行。**时珍。异物志。

鳞蛇纲目

【集解】 〔时珍曰〕按方舆胜览云：鳞蛇出安南、云南镇康州、临安、沅江、

孟养诸处，巨蟒也。长丈余，有四足，有黄鳞、黑鳞二色，能食麋鹿。春冬居山，夏秋居水，能伤人。土人杀而食之，取胆治疾，以黄鳞者为上，甚贵重之。珍按：此亦蚺蛇之类，但多足耳。陶氏注蚺蛇分真假，其亦此类欤？

胆

【气味】 **苦，寒，有小毒。**

【主治】 **解药毒，治恶疮及牙痛。**时珍。出胜览及一统志。

白花蛇宋开宝

【释名】 **蕲蛇**纲目**褰鼻蛇**〔宗奭曰〕诸蛇鼻向下，独此鼻向上，背有方胜花文，以此得名。

【集解】 〔志曰〕白花蛇生南地，及蜀郡诸山中。九月、十月采捕，火干。白花者良。〔颂曰〕今黔中及蕲州、邓州皆有之。其文作方胜白花，喜螫人足。黔人有被螫者，立断之，续以木脚。此蛇入人室屋中作烂瓜气者，不可向之，须速辟除之。〔时珍曰〕花蛇，湖、蜀皆有，今惟以蕲蛇擅名。然蕲地亦不多得，市肆所货、官司所取者，皆自江南兴国州诸山中来。其蛇龙头虎口，黑质白花，胁有二十四个方胜文，腹有念珠斑，口有四长牙，尾上有一佛指甲，长一二分，肠形如连珠。多在石南藤上食其花叶，人以此寻获。先撒沙土一把，则蟠而不动。以叉取之，用绳悬起，劙刀破腹去肠物，则反尾洗涤其腹，盖护创尔。乃以竹支定，屈曲盘起，扎缚炕干。出蕲地者，虽干枯而眼光不陷，他处者则否矣。故罗愿尔雅翼云：蛇死目皆闭，惟蕲州花蛇目开。如生舒、蕲两界者，则一开一闭。故人以此验之。又按元稹长庆集云：巴蛇凡百类，惟褰鼻白花蛇，人常不见之。毒人则毛发竖立，饮于溪涧则泥沙尽沸。鷣鸟能食其小者。巴人亦用禁术制之，熏以雄黄烟则脑裂也。此说与苏颂所说黔蛇相合。然今蕲蛇亦不甚毒，则黔、蜀之蛇虽同有白花，而类性不同，故入药独取蕲产者也。

【修治】 〔颂曰〕头尾各一尺，有大毒，不可用。只用中段干者，以酒浸，去皮、骨，炙过收之则不蛀。其骨刺须远弃之，伤人，毒与生者同也。〔宗奭曰〕凡用去头尾，换酒浸三日，火炙，去尽皮骨。此物甚毒，不可不防。〔时珍曰〕黔蛇长大，故头尾可去一尺。蕲蛇止可头尾各去三寸。亦有单用头尾者。大蛇一条，只得净肉四两而已。久留易蛀，惟取肉密封藏之，十年亦不坏也。按圣济总录云：凡用花蛇，春秋酒浸三宿，夏一宿，冬五宿，取出炭火焙干，如此三次。以砂瓶盛，埋地中一宿，出火气。去皮、骨，取肉用。

肉

【气味】 **甘，咸，温，有毒。**〔时珍曰〕得酒良。

【主治】 **中风湿痹不仁，筋脉拘急，口面㖞斜，半身不遂，骨节疼痛，脚弱不能久立，暴风瘙痒，大风疥癣**①。开宝。〔颂曰〕花蛇治风，速于诸蛇。黔人治疥癣遍体，诸药不效者。生取此蛇剂断，以砖烧红，沃醋令气蒸，置蛇于上，以盆覆一夜。如此三次，去骨取肉，芼以五味令烂，顿食之。瞑眩一昼夜乃醒，疮疕随皮便退，其疾便愈。**治肺风鼻塞，浮风瘾疹，身上生白癜风，疬疡斑点。**甄权。**通治诸风，破伤风，小儿风热，急慢惊风搐搦，瘰疬漏疾，杨梅疮，痘疮倒陷。**时珍。

【发明】 〔敩曰〕蛇性窜，能引药至于有风疾处，故能治风。〔时珍曰〕风

---

① 癣：《证类本草》卷二十二作“癞”。

善行数变，蛇亦善行数蜕，而花蛇又食石南，所以能透骨搜风，截惊定搐，为风痹惊搐、癞癣恶疮要药。取其内走脏腑，外彻皮肤，无处不到也。凡服蛇酒药，切忌见风。

【附方】 新十三。**驱风膏**治风瘫疠风，遍身疥癣。用白花蛇肉四两，酒炙，天麻七钱半，薄荷、荆芥各二钱半，为末。好酒二升，蜜四两，石器熬成膏。每服一盏，温汤服，日三服。急于暖处出汗，十日效。医垒元戎。**世传白花蛇酒**治诸风无新久，手足缓弱，口眼㖞斜，语言蹇涩，或筋脉挛急，肌肉顽痹，皮肤燥痒，骨节疼痛，或生恶疮、疥癞等疾。用白花蛇一条，温水洗净，头尾各去三寸，酒浸，去骨刺，取净肉一两。入全蝎炒、当归、防风、羌活各一钱，独活、白芷、天麻、赤芍药、甘草、升麻各五钱，锉碎，以绢袋盛贮。用糯米二斗蒸熟，如常造酒，以袋置缸中，待成，取酒同袋密封，煮熟，置阴地七日出毒。每温饮数杯，常令相续。此方乃蕲人板印，以侑蛇馈送者，不知所始也。濒湖集简方。**瑞竹白花蛇酒**治诸风疠癣。用白花蛇一条，酒润，去皮骨，取肉绢袋盛之。蒸糯米一斗，安曲于缸底，置蛇于曲上，以饭安蛇上，用物密盖。三七日取酒，以蛇晒干为末。每服三五分，温酒下。仍以浊酒并糟作饼食之，尤佳。瑞竹堂经验方。**濒湖白花蛇酒**治中风伤湿，半身不遂，口目㖞斜，肤肉瘰痹，骨节疼痛，及年久疥癣、恶疮、风癞诸症。用白花蛇一条，取龙头虎口，黑质白花，尾有佛指甲，目光不陷者为真，以酒洗润透，去骨刺，取肉四两，真羌活二两，当归身二两，真天麻二两，真秦艽二两，五加皮二两，防风一两，各锉匀，以生绢袋盛之，入金华酒坛内，悬胎安置。入糯米生酒醅五壶浸袋，箬叶密封。安坛于大锅内，水煮一日，取起，埋阴地七日取出。每饮一二杯。仍以滓日干碾末，酒糊丸梧子大。每服五十丸，用煮酒吞下。切忌见风犯欲，及鱼、羊、鹅、面发风之物。**鸡峰白花蛇膏**治营卫不和，阳少阴多，手足举动不快。用白花蛇酒煮，去皮、骨，瓦焙，取肉一两，天麻、狗脊各二两，为细末。以银盂盛无灰酒一升浸之，重汤煮稠如膏，银匙搅之，入生姜汁半杯，同熬匀，瓶收。每服半匙头，用好酒或白汤化服，日二次，神效极佳。备急方。**治癞白花蛇膏**白花蛇五寸，酒浸，去皮骨，炙干，雄黄一两，水飞研匀，以白沙蜜一斤，杏仁一斤，去皮研烂，同炼为膏。每服一钱，温酒化下，日三。须先服通天再造散，下去虫物，乃服此除根。三因。**总录白花蛇散**①治脑风头痛，时作时止，及偏头风。用白花蛇酒浸，去皮骨、天南星浆水煮软切，炒，各一两，石膏、荆芥各二两，地骨皮二钱半，为末。每服一钱，茶下，日三服。圣济总录。**洁古白花蛇散**治大风病。白花蛇、乌梢蛇各取净肉二钱，酒炙，雄黄二钱，大黄五钱。为末。每服二钱，白汤下，三日一服。家珍。**三蛇愈风丹**治疠风，手足麻木，眉毛脱落，皮肤瘙痒，及一切风疮。白花蛇、乌梢蛇、土蝮蛇各一条，并酒浸，取肉晒干，苦参头末四两，为末，以皂角一斤切，酒浸，去酒，以水一碗，挼取浓汁，石器熬膏和丸梧子大。每服七十丸，煎通圣散下，以粥饭压之，日三服。三日一浴，取汗避风。治例无蝮蛇，有大枫子肉三两。**三因白花蛇散**治九漏瘰疬，发项腋之间，痒痛，憎寒发热。白花蛇酒浸取肉二两，焙，生犀角一两二钱五分，镑研，黑牵牛五钱，半生半炒，

① 白花蛇散：《圣济总录》卷十五作“地骨皮散”。

青皮五钱，为末。每服二钱，入腻粉五分，五更时，糯米饮调下，利下恶毒为度。十日一服，可绝病根。忌发物。**俗传白花蛇丸**治杨梅疮。先服发散药，后服此。用花蛇肉酒炙、龟板酥炙、穿山甲炙、蜂房炙、汞粉、朱砂各一钱，为末，红枣肉捣丸梧子大。每服七丸，冷茶下，日三。忌鱼肉，服尽即愈，后服土茯苓药调之。方广心法附余治杨梅疮。用花蛇肉一钱，银朱二钱，铅二钱，汞二钱，为末，作纸捻九条。每用一条，于灯盏内香油浸，点灯安烘炉里，放被中，盖卧熏之，勿透风。一日三次。**托痘花蛇散**治痘疮黑陷。白花蛇连骨炙，勿令焦，三钱，大丁香七枚，为末。每服五分，以水和淡酒下，神效。移时身上发热，其疮顿出红活也。王氏手集。

头

【气味】 **有毒。**

【主治】 **癜风毒癞。**时珍。

【附方】 新一。**紫癜风**除风散：以白花蛇头二枚，酒浸，炙，蝎梢一两炒，防风一两。上为末。每服一钱，温酒上，日一服。圣济总录。

目睛

【主治】 **小儿夜啼。以一只为末，竹沥调少许灌之。**普济。

乌蛇宋开宝附

【释名】 **乌梢蛇**纲目**黑花蛇**纲目。

【集解】 〔志曰〕乌蛇生商洛山。背有三棱，色黑如漆。性善，不噬物。江东有黑梢蛇，能缠物至死，亦此类也。〔颂曰〕蕲州、黄州山中有之。乾宁记云：此蛇不食生命，亦不害人，多在芦丛中吸南风及其花气。最难采捕，多于芦枝上得之。其身乌而光，头圆尾尖，眼有赤光。至枯死眼不陷如活者，称之重七钱至一两者为上，十两至一镒者为中，粗大者力弥减也。作伪者用他蛇熏黑，亦能乱真，但眼不光耳。〔宗奭曰〕乌蛇脊高，世称剑脊乌梢。尾细长，能穿小铜钱一百文者佳。有身长丈余者。其性畏鼠狼。蛇类中惟此入药最多。〔敩曰〕凡一切蛇，须辨雌雄、州土。蕲州乌蛇，头上有逆毛二寸一路，可长半分已来，头尾相对，使之入药如神，只重一两以下，彼处得此，多留进供。蛇腹下有白带子一条，长一寸者，雄也。宜入药用。采得，去头及皮鳞、带子，锉断，苦酒浸一宿，漉出，柳木炭火炙干，再以酥炙。于屋下巳地[①]上掘坑埋一夜，再炙干用。或以酒煮干用亦可。〔时珍曰〕乌蛇有二种：一种剑脊细尾者为上；一种长大无剑脊而尾稍粗者，名风梢蛇，亦可治风，而力不及。

肉

【气味】 **甘，平，无毒。**〔药性论曰〕有小毒。

【主治】 **诸风顽痹，皮肤不仁，风瘙瘾疹，疥癣。**开宝。**热毒风，皮肌生癞，眉髭脱落，瘑疥等疮。**甄权。**功与白花蛇同，而性善无毒。**时珍。

【附方】 旧二，新五。**大风**朝野佥载云：商州有人患大风，家人恶之，山中为起茅屋。有乌蛇堕酒罂中，病人不知，饮酒渐瘥。罂底见有蛇骨，始知其由。治例：治大风。用乌蛇三条蒸熟，取肉焙研末，蒸饼丸米粒大，以喂乌鸡。待尽杀鸡烹熟，取肉焙研末，酒服一钱。或蒸饼丸服。不过三五鸡即愈。秘韫用大乌蛇一条，打死盛之。待烂，以水二碗浸七日，去皮骨，入糙米一升，浸一日晒干，用白鸡一只，饿一日，以米饲之。待毛羽脱去，杀鸡煮熟食，以酒下之。吃尽，以热

---

① 巳地：平地。

汤一盆，浸洗大半日，其病自愈。**紫白癜风**乌蛇肉酒炙六两，枳壳麸炒、牛膝、天麻各三两，熟地黄四两，白蒺藜炒、五加皮、防风、桂心各二两，锉片，以绢袋盛，于无灰酒二斗中浸之，密封七日。每温服一小盏。忌鸡、鹅、鱼肉、发物。圣惠。**面疮䵟疱**乌蛇肉二两，烧灰，腊猪脂调傅。圣惠。**婴儿撮口**不能乳者。乌蛇酒浸去皮骨炙半两，麝香一分，为末。每用半分，荆芥煎汤调灌之。圣惠。**破伤中风**项强身直，定命散主之。用白花蛇、乌蛇，并取项后二寸，酒洗润取肉，蜈蚣一条全者，上为末。每服三钱，温酒调服。普济方。

膏

【主治】 **耳聋。绵裹豆许塞之，神效。**时珍。出圣惠。

胆

【主治】 **大风疠疾，木舌胀塞。**时珍。

【附方】 新二。**大风龙胆膏**治大风疾神效。用冬瓜一个，截去五寸长，去瓤，掘地坑深三尺，令净，安瓜于内。以乌蛇胆一个，消梨一个，置于瓜上，以土隔盖之。至三七日，看一度，瓜未甚坏，候七七日，三物俱化为水，在瓜皮内，取出。每用一茶脚，以酒和服之，三两次立愈。小可风疾，每服一匙头。王氏博济方。**木舌塞胀**不治杀人。用蛇胆一枚，焙干为末，傅舌上，有涎吐去。圣惠。

皮

【主治】 **风毒气，眼生翳，唇紧唇疮。**时珍。

【附方】 新一。**小儿紧唇**脾热唇疮。并用乌蛇皮烧灰，酥和傅之。圣惠。

卵

【主治】 **大风癞疾**〔时珍曰〕圣济总录治癞风，用乌蛇卵和诸药为丸服，云与蛇肉同功。

金蛇宋开宝附**附银蛇**

【释名】 **金星地鳝**图经**银蛇亦名锡蛇**〔时珍曰〕金、银、锡，以色与功命名也。金星地鳝，以形命名也。

【集解】 〔颂曰〕金蛇生宾州、澄州。大如中指，长尺许，常登木饮露，体作金色，照日有光，白者名银蛇。近皆少捕。信州上饶县灵山乡，出一种金星地鳝，酷似此蛇。冬月收捕，亦能解毒。〔时珍曰〕按刘恂岭表录异云：金蛇一名地鳝，白者名锡蛇，出黔州。出桂州者次之。大如拇指，长尺许，鳞甲上有[①]金银，解毒之功，不下吉利也[②]。据此，则地鳝即金蛇，非二种矣。

肉

【气味】 **咸，平，无毒。**

【主治】 **解中金药毒，令人肉作鸡脚裂，夜含银，至晓变为金色者是也。取蛇四寸炙黄，煮汁频饮，以瘥为度。银蛇解银药毒。**开宝。**解众毒，止泄泻，除邪热。**苏颂。**疗久痢。**时珍。

【发明】 〔藏器曰〕岭南多毒，足解毒之药[③]。金蛇、白药是矣。〔时珍曰〕圣济总录治久痢不止，有金星地鳝散。用金星地鳝醋炙、铅丹、白矾烧各五钱，为末。每服二钱，米饮下，日二。

水蛇纲目

【释名】 **公蛎蛇**

【集解】 〔时珍曰〕水蛇所在有之，生水中。大如鳝，黄黑色，有缬纹，啮人

---

① 有：原作“分”，义晦，今据《太平御览》卷九三四、《永乐大典》引《岭表录异》改。

② 不下吉利也：此五字原无，今据《太平御览》卷九三四、《永乐大典》引《岭表录异》补。

③ 足：犹多也。《证类本草》卷六作“亦多”二字。

不甚毒。陶弘景言公蛎蛇能化鳢者，即此也。水中又有一种泥蛇，黑色，穴居成群，啮人有毒，与水蛇不同。张文仲备急方言山中一种蛇，与公蛎相似，亦不啮人也。

肉

【气味】 **甘、咸，寒，无毒。**

【主治】 **消渴烦热，毒痢。**时珍。

【附方】 新一。**圣惠水蛇丸**治消渴，四肢烦热，口干心躁。水蛇一条活者，剥皮炙黄为末，蜗牛五十个，水浸五日取涎，入天花粉末[①]煎稠，入麝香一分，用粟饭和丸绿豆大。每服十丸，姜汤下。

皮

【主治】 **烧灰油调，傅小儿骨疽脓血不止。又治手指天蛇毒疮。**时珍。

【附方】 新二。**小儿骨疮**海上方诗云：小儿骨痛不堪言，出血流脓实可怜。寻取水蛇皮一个，烧灰油抹傅疼边。**天蛇毒**刘松篁经验方云：会水湾陈玉田妻，病天蛇毒疮。一老翁用水蛇一条，去头尾，取中截如手指长，剖去骨肉。勿令病者见，以蛇皮包手指，自然束紧，以纸外裹之。顿觉遍身皆凉，其病即愈。数日后解视，手指有一沟如小绳，蛇皮内宛然有一小蛇，头目俱全也。

蛇婆拾遗

【集解】 〔藏器曰〕蛇婆生东海水中。一如蛇，常自浮游。采取无时。〔时珍曰〕按此所言形状功用，似是水蛇。然无考证，姑各列条。

【气味】 **咸，平，无毒。**

【主治】 **赤白毒痢，蛊毒下血，五野鸡病，恶疮。炙食，或烧末，米饮服二钱。**藏器。

黄颔蛇纲目 附赤楝蛇

【释名】 **黄喉蛇**俗名**赤楝蛇一名桑根蛇**〔时珍曰〕颔，喉下也。以色名赤楝，桑根象形，陶氏作赤蝰。

【集解】 〔时珍曰〕按肘后、千金、外台诸方，多用自死蛇，及蛇吞蛙、鼠，并不云是某蛇。惟本草有蝮蛇腹中鼠。陶氏注云：术家所用赤蝰、黄颔，多在人家屋间，吞鼠子、雀雏。见腹中大者，破取干之。又蛇蜕注云：草间不甚见虺、蝮蜕，多是赤蝰、黄颔辈。据此，则古方所用自死蛇，及蛇吞蛙、鼠，当是二蛇，虽蛇蜕亦多用之。赤楝红黑，节节相间，俨如赤楝、桑根之状。黄颔黄黑相间，喉下色黄，大者近丈。皆不甚毒，丐儿多养为戏弄，死即食之。又有竹根蛇，肘后谓之青蝰蛇，不入药用，最毒。喜缘竹木，与竹同色。大者长四五尺，其尾三四寸有异点[②]者，名熇尾蛇，毒尤猛烈。中之者，急灸三五壮，毒即不行，仍以药傅之。又有菜花蛇，亦长大，黄绿色，方家亦有用之者。

肉

【气味】 **甘，温，有小毒。**

【主治】 **酿酒，或入丸散，主风癞顽癣恶疮。自死蛇渍汁，涂大疥。煮汁，浸臂腕作痛。烧灰，同猪脂，涂风癣漏疮，妇人妒乳，猘犬咬伤。**时珍。出肘后、梅师、千金诸方。

【附方】 新三。**猘犬啮伤**自死蛇一枚，烧焦为末，纳入疮孔中。千金方。**猫鬼野道**歌哭不自由。五月五日自死赤蛇，烧灰。井华水服方寸匕，日一服。千金方。**恶疮似癞**及马疥大如钱者。自死蛇一

① 天花粉末：《圣惠方》卷五十三作“腻粉一分”。

② 有异点：《外台秘要》卷四十作“色异”二字。

条，水渍至烂，去骨取汁涂之，随手瘥。千金。

蛇头

【主治】 **烧灰，主久疟及小肠痈，入丸散用。**时珍。

【附方】 新二。**发背肿毒**蛇头烧灰，醋和傅之，日三易。千金。**蛤蟆瘘疮**五月五日蛇头，及野猪脂同水衣封之，佳。千金方。

骨

【主治】 **久疟劳疟，炙，入丸散用。**时珍。

【附方】 新一。**一切冷漏**自死蛇，取骨为末封之。大痛，以杏仁膏摩之，即止。千金方。

涎

【气味】 **有大毒。**〔思邈曰〕江南山间人一种蛊毒，以蛇涎合药着饮食中，使人病瘕，积年乃死。但以雄黄、蜈蚣之药治之乃佳。

蛇吞鼠

【主治】 **鼠瘘、蚁瘘有细孔如针者。以腊月猪脂煎焦，去滓涂之。**时珍。出千金。

蛇吞蛙

【主治】 **噎膈，劳嗽，蛇瘘。**时珍。

【附方】 新三。**噎膈**用蛇含蛤蟆，泥包烧存性，研末。米饮服。**久劳咳嗽**吐臭痰者。寻水边蛇吞青蛙未咽者，连蛇打死，黄泥固济，煅研。空心酒服一二钱，至效。忌生冷五七日，永不发也。秘韫方。**蛇瘘不愈**蛇腹蛙，烧灰封之。千金。

蝮蛇别录下品

【释名】 **反鼻蛇**〔时珍曰〕按王介甫字说云：蝮，触之则复；其害人也，人亦复之，故谓之蝮 。

【集解】 〔弘景曰〕蝮蛇，黄黑色如土，白斑，黄额尖口，毒最烈。虺，形短而扁，毒与蚖同。蛇类甚众，惟此二种及青蝰为猛，不即疗多死。〔恭曰〕蝮蛇作地色，鼻反、口长、身短，头尾相似，山南汉、沔间多有之。一名蚖蛇，无二种也。〔颂曰〕蝮蛇形不长，头扁口尖，头斑，身赤文斑，亦有青黑色者。人犯之，头足贴着。东间诸山甚多，草行不可不慎。〔藏器曰〕蝮蛇锦文，亦有与地同色者。众蛇之中，此独胎产。着足断足，着手断手，不尔合身糜烂。七八月毒盛时，啮树以泄其毒，树便死。又吐涎沫于草木上，着人成疮身肿，名曰蛇漠疮，卒难治疗，方与蛇螫同。〔时珍曰〕蝮与虺，陶氏言是二种，苏恭言是一种。今按尔雅云：蝮虺身博三寸，首大如擘。是以蝮虺为一种也。郭璞云：蝮蛇惟南方有之，一名反鼻。细颈，大头，焦尾，鼻上有针，锦文如绶，文间有毛如猪鬣，大者长七八尺。虺则所在有之，俗呼土虺，与地同色。颜师古云：以俗名证之，郭说为是。又北史高道穆云复用元颢，乃养虺成蛇。是皆以蝮、虺为二种矣。盖蝮长大，虺短小，自不难辨，陶说为是。柳子厚蝮蛇文云：目兼蜂虿，色混泥涂。其颈蹙恧，其腹次且。褰鼻钩牙，穴出榛居。蓄怒而蟠，衔毒而趋。亦颇尽其状也。抱朴子曰：蛇类最多，惟蝮中人甚急。但即时以刀割去疮肉投于地，其沸如火炙，须臾焦尽，人乃得活也。王充论衡云：蝮蛇含太阳火气而生，故利牙有毒。

【附录】 **千岁蝮**〔颂曰〕东间一种千岁蝮，状如蝮而短，有四脚，能跳来啮人。人或中之，必死。其啮已，即跳上木作声。云“斫木、斫木”者，不可救也。若云“博叔、博叔”者，犹可急治之。用细辛、雄黄等分为末，内疮中，日三四易之。又以栝楼根、桂末着管中，密塞勿令走气，佩之。中毒急敷之，缓即不救。〔时珍曰〕按字林云：䗇听，形如蜥蜴，出魏兴。居树上，见人则跳来啮之。啮已还树，垂头听，闻哭声乃去。即此也。其状头尾一般，大如捣衣杵，俗名合木蛇，长一二尺。谈野翁方名斫木蛇，又名望板归。救之，用嫩黄荆叶捣烂敷之。

胆

【气味】 **苦，微寒，有毒。**

【主治】 **䘌疮。**别录。**杀下部虫。**甄权。**疗诸漏，研傅之。若作痛，杵杏仁摩之。**时珍。出外台。

肉

【气味】 **甘，温，有毒。**

【主治】 **酿作酒，疗癞疾诸瘘，心腹痛，下结气，除蛊毒。**别录。**五痔，肠风泻血。**甄权。**大风，诸恶风，恶疮瘰疬，皮肤顽痹，半身枯死，手足脏腑间重疾。**〔藏器曰〕取活蛇一枚着器中，投以醇酒一斗，封定，埋马溺处。周年取开，蛇已消化，酒味犹存。有患诸证者，不过服一升以来，当觉身习习而愈。然有小毒，不可顿服。若服他药，不复得力。又曰：生癞者，取一枚，或他蛇亦可，烧热坐上，当有赤虫如马尾出。仍取蛇肉塞鼻中。

【发明】 〔时珍曰〕癞疾感天地肃杀之气而成，恶疾也；蝮蛇禀天地阴阳毒烈之气而生，恶物也。以毒物而攻毒病，盖从其类也。

【附方】 旧一。**白癞**大蝮蛇一条，勿令伤，以酒一斗渍之，糠火温令稍热。取蛇一寸，和腊月猪脂捣傅。肘后方。

脂〔藏器曰〕摩着物皆透也。

【主治】 **绵裹，塞耳聋。亦傅肿毒。**时珍。

皮

【主治】 **烧灰，疗疔肿、恶疮、骨疽。**苏恭。

蜕

【主治】 **身痒、疥癣、瘑疮。**苏恭。

骨

【主治】 **赤痢。烧灰，饮服三钱。杂蛇亦可。**藏器。

屎器中养取之。

【主治】 **痔瘘。**苏恭。

腹中死鼠有小毒。

【主治】 **鼠瘘。**别录。千金云：烧末，酒服方寸匕，日二，不过三日大验。

蚖别录

【集解】 〔别录曰〕蚖类，一名蚖，短身土色而无文。〔时珍曰〕蚖与蝮同类，即虺也。长尺余，蝮大而虺小，其毒则一。食经所谓“虺色如土，小如蝮蛇”者是也。详见蝮下。旧本作“蚖类一名蚖”，误矣。当作“蚖，蝮类，一名虺”。蚖，即虺字。蚖、蚖字象相近，传写脱误尔。陶氏注蝮即蚖，亦误矣。蚖既是蝮，别录不应两出。今并改正。

【气味】 缺。

【主治】 **疗痹内漏。**别录。**治破伤中风，大风恶疾。**时珍。

【附方】 新一。**破伤风**牙关紧急，口噤不开，口面㖞斜，肢体弛缓。用土虺蛇一条，去头、尾、肠、皮、骨，醋炙，地龙五条去泥，醋炙，天南星八钱重一枚炮，上为末，醋煮面糊丸如绿豆大。每服三丸至五丸，生姜酒下，仍食稀葱白粥，取汗即瘥。昔宫使明光祖，向任统制官，被重伤，服此得效。普济方。

蓝蛇拾遗

【集解】 〔藏器曰〕出苍梧诸县。状如蝮有约，从约断之，头毒尾良。岭南人呼为蓝药。

【主治】 **用头合毒药，毒人至死。以尾作脯，食之即解。**藏器。

两头蛇拾遗

【释名】 **枳首蛇**[1]尔雅**越王蛇**〔时珍曰〕枳，两也。郭璞云：会稽人言是越王弩弦所化，故名越王蛇。江东人名越王约发。博物志云：马鳖食牛血所化。然亦自有种类，非尽化生也。

【集解】 〔藏器曰〕两头蛇大如指，一头无口目，两头俱能行。云见之不吉，故孙叔敖埋之，恐后人见之必死也。〔时珍曰〕按尔雅中央有枳首蛇，中国之异气也。刘恂岭表录异云：岭外极多。长尺余，大如小指，背有锦文，腹下鳞红。人视为常，不以为异。罗愿尔雅翼云：宁国甚多，数十同穴，黑鳞白章，又一种夏月雨后出，如蚯蚓大，有鳞，其尾如首，亦名两头蛇。又张耒杂志云：黄州两头蛇，一名山蚓。云是老蚓所化，行不类蛇，宛转甚钝。此即罗氏所云者也。

肉

【气味】 〔时珍曰〕按南越志云：无毒。夷人饵之。

【主治】 **疟疾。山人收取干之。佩于项上。**时珍。

天蛇纲目

【集解】 〔时珍曰〕按沈存中笔谈云：天蛇生幽阴之地，遇雨后则出，越人深畏之。其大如箸而匾，长三四尺，色黄赤。浇之以醋则消，或以石灰糁之亦死。又云：天蛇不知何物？人遭其螫，仍为露水所濡，则遍身溃烂。或云草间花蜘蛛者，非矣[2]。广西一吏为虫所毒，举身溃烂。一医视云：天蛇所螫，不可为矣。仍以药傅其一有肿处，以钳拔出如蛇十余，而疾终不起。又钱塘一田夫忽病癞，通身溃烂，号呼欲绝。西溪寺僧视[3]之曰：此天蛇毒，非癞也。以秦皮煮汁一斗，令其恣饮。初日减半，三日顿愈。又水蛇治天蛇毒，见前。

苟印拾遗

【集解】 〔藏器曰〕苟印，一名苟斗，出潮州。如蛇有四足。

膏

【主治】 **滴耳中，治聋，令左右耳彻。**藏器。

蛇角纲目

【释名】 **骨咄犀**亦作骨笃。**碧犀**〔时珍曰〕按陶九成辍耕录云：骨咄犀，大蛇之角也，当作蛊毒，谓其解蛊毒如犀角也。唐书有古都国亦产此，则骨咄又似古都之讹也。

【集解】 〔时珍曰〕按大明会典云：蛇角出哈密卫。刘郁西使记云：骨笃犀即大蛇角，出西番。曹昭格古论云：骨笃犀、碧犀也。色如淡碧玉，稍有黄色，其文理似角，扣之声清越如玉，磨刮嗅之有香，烧之不臭，最贵重，能消肿解毒。洪迈松漠纪闻云：骨咄犀，犀不甚大，纹如象牙，带黄色。作刀靶者，已为无价之宝也。

【气味】 **有毒。**

【主治】 **消肿毒，解诸毒蛊毒，以毒攻毒也。**时珍。

诸蛇纲目

【释名】 〔时珍曰〕蛇字古作它，俗作虵，有佘、移、佗三音。篆文象其宛

---

① 枳首蛇：枳，通作“歧”。郭璞注：“岐头蛇也。”

② 非矣：《梦溪笔谈》卷二十五作“是矣”。

③ 视：《梦溪笔谈》卷二十一作“识”。

转屈曲之形。其行委佗，故名。岭南人食之，或呼为讹，或呼为茅鳝。按山海经云：海外西南人以虫为蛇，号蛇为鱼。则自古已然矣。

【集解】 〔时珍曰〕蛇类琐语，不可类从者，萃族于左，以便考阅。**蛇在禽为翼火，**天文象形，居南方。**在卦为巽风**巳为蛇。**在神为玄武，**北方之神，玄龟、螣蛇相合也。**在物为毒虫。**出说文。**有水、火、草、木、土五种，**出北户录。**青、黄、赤、白、黑、金、翠、斑、花诸色**见各条。**毒虫也，而有无毒者；**金蛇、水蛇无毒。**鳞虫也，而有生毛者；**蝮蛇文间有毛。山海经云：长蛇毛如彘毫也。**卵生也，而有胎产者；**蝮蛇胎生。**腹行也，而有四足者。**鳞蛇、千岁蝮、苟印、蜥蜴皆有足。**又有冠者，**鸡冠蛇，头上有冠，最毒。**角者，**三角蛇，有角。**翼者，**西山经云：太华山有蛇，六足四翼，名曰肥𧔥。**飞者；**山海经云：柴桑多飞蛇。荀子云：螣蛇无足而飞。**兽首者，**大荒经云：肃慎国有琴蛇，兽首蛇身。**人面者；**江湖纪闻云：岭表有人面蛇，能呼人姓名，害人。惟畏蜈蚣。**两首者，**枳首蛇。**两身者；**北山经云：浑夕之山，有蛇曰肥遗，一首两身，见则大旱。管子曰：涸水之精，名曰蚴，状如蛇，一首两身长八尺。呼其名可取鱼鳖。**歧尾者，**广志云：出云南。**钩尾者，**张文仲云：钩蛇，尾如钩，能钩人兽入水食之。**熇尾者；**葛洪云：熇尾蛇似青蝰，其尾三四寸有异色，最毒。**舵形者，**张文仲云：舵蛇，形似舵，长七八尺，中人必死。削船舵，煮汁浸之。**杵形者。**即合木蛇。**又有青蝰、**即竹根蛇。**白蝰、苍虺、文蝮、白颈、黑甲、赤目、黄口之类。**张文仲云：恶蛇甚多，四五月青蝰、苍虺、白颈、大蜴，六七月白蝰、文蝮、黑甲、赤目、黄口、反钩、三角之类，皆毒之猛烈者，又南方有蚼蛇，人若伤之不死，终身伺其主。虽百众人中，亦来取之。惟百里外乃免耳。**蛇出以春，出则食物；**蛇以春夏为昼，秋冬为夜。**其蛰以冬，蛰则含土。**至春吐出，即蛇黄石。**其舌双，**物理论云：舌者心苗，火旺于巳，巳为蛇，故蛇双舌。**其耳聋。**埤雅云：蛇聋虎齆。**其听以目。**埤雅。**其蟠向壬。**淮南子。**其毒在涎，**弄蛇洗净涎，则无毒也。蛇涎着人，生蛇漠疮。吐涎成丝，能害人目。段成式云：蛇怒时，毒在头尾。**其珠在口。**陆佃云：龙珠在颔，蛇珠在口，怀珠之蛇，多喜投暗，见人张口，吐气如烬。**其行也纡，**淮南子云：蛇属纡行。**其食也吞。**有牙无齿。**皮数解蜕，**变化论云：龙易骨，蛇易皮。**性晓方药。**出稽圣赋。又异苑云：田父见蛇被伤，一蛇衔草傅之，遂去。其人采草治疮，名曰蛇衔。**蛇交蛇，则雄入雌腹；**交已即退出也。段成式云：人见蛇交，三年死。李鹏飞云：人见蛇交，主有喜。**蛇交雉，则生蜃及蟂。**详见蛟龙。鲁至刚云：蛇交雉生卵，遇雷入土，久则成蛟。不入土，但为雉耳。述异记云：江淮中有兽名能，乃蛇精所化也。冬则为雉，春复为蛇。**蛇以龟、鳖为雌，**埤雅云：大腰纯雌，以蛇为雄。蛇求于龟鳖，则生龟鳖；蛇求于雉，则生蜃蛟。物异而感同也。**又与鳢、鳝通气。**见本条。**入水，交石斑鱼；**见本条。**入山，与孔雀匹。**禽经云：鹊见蛇则噪而奔，孔见蛇则喜而跃。**竹化蛇，蛇化雉。**异苑云：大元中，汝南人伐木，见一竹，中央已成蛇形，而枝叶如故。又桐庐民伐竹，见蛇化雉，头项已就，身犹蛇也。乃知竹化蛇，蛇化雉。**夔怜蛇，蛇怜风。**出庄子。**水蛇化鳝，**名蛇鳝，有毒。**螣蛇化龙。**神蛇能乘云雾，而飞游千里。**螣蛇听孕，**出变化论。又抱朴子云：螣蛇不交。**蟒蛇目圆。**出述异记。大蛇曰蟒。**巴蛇吞象**山海经云：巴蛇食象，三年而出其骨。**蚺蛇吞鹿，**详本条。**玄蛇鼠麈。**大鹿也。出山海经。**活褥蛇，能捕鼠，**唐书云：贞观中，波斯国献之。状同鼠，色正青，能捕鼠。**食蛇鼠，能捕蛇。**唐书云：罽宾国有食蛇鼠，尖喙赤尾，能食蛇。被蛇螫者，以鼠嗅而尿之，立愈。**蛇吞鼠，而有啮蛇之鼠狼；**寇曰：尝见一乌蛇，长丈余。有鼠狼啮蛇头，曳之而去，亦相畏伏耳。**蛇吞蛙，而有制蛇之田父。**洽闻记云：蛤蟆大者名田父，见蛇则衔其尾。良久蛇死，尾后数寸，皮不损而肉已尽矣。**蛇令豹止，而有食蛇之貘；**淮南子云：蛇令豹止，物相制也。貘乃白豹，食蛇及铁。**龟蛇同气，而有呷蛇之龟。**见摄龟。**玄龟食蟒，**王起云：以小制大，禽之制在气也。**蝍蛆甘带。**出庄子。蝍蛆，蜈蚣也。带，蛇也。陆佃云：蜈蚣见大蛇，能以气禁之，啖其脑、眼，蟾蜍食蝍蛆，蝍蛆食蛇，蛇食蟾蜍，物畏其天也。墨客挥犀云：蜈蚣逐蛇，蛇即张口，乃入其腹食之。**鸩步则蛇出，䴕鸣则蛇结。**出禽经。鸩鸟能禹步禁咒，使大石自转，取蛇食之，蛇入口即糜也。鹳亦然。䴕，伯劳也。**鹳、鹤、鹰、鹘、鹙，皆鸟之食蛇者也；**蛇鹰、蛇鹘。余见本条。**虎、猴、麂、麝、牛，皆兽之食蛇者也。**玃猴食蛇。牛食蛇，则独肝有毒。**蛇所食之虫，则蛙、鼠、燕、雀、蝙蝠、鸟雉；所食之草，则芹、茄、石楠、茱萸、蛇粟。**嚏子也。**所憎之物，则蘘荷、菴䕡、蛇网草、鹅粪；所畏之药，则雄黄、雌黄、羖羊角、蜈蚣。**千金云：入山佩武都雄黄、雌黄，或烧羖羊角烟，或筒盛蜈蚣，则蛇不敢近。**误触莴菜，则目不见物；**出续墨客挥犀。**炙以桑薪，则足可立出。**〔藏器曰〕蛇有足，见之不佳。惟桑薪火炙之则见，不足怪也。〔陶弘景曰〕五月五日烧地令热，以酒沃之。置蛇于上则足见。**蛇蟠人足，淋以热尿，或沃以热汤，则自解；蛇入人窍，灸以艾炷，或辣以椒末，则自出。**以艾炷灸蛇尾，或割破蛇尾，塞以椒末，即出。**内解蛇毒之药，则雄黄、贝母、大蒜、薤白、苍耳；外治蛇螫之药，则大青、鹤虱、苦苣、堇菜、射罔、姜黄、干姜、白矾、黑豆叶、黄荆叶、蛇含草、犬粪、鹅粪、蔡苴机粪。**

本草纲目鳞部目录第四十四卷

鳞之三鱼类三十一种

鲤鱼本经 **鲊鱼**纲目。即鲢鱼 **鳙鱼**拾遗 **鳟鱼**纲目。即赤眼鱼 **鲩鱼**拾遗。即草鱼 **青鱼**开宝 **竹鱼**纲目 **鲻鱼**开宝 **白鱼**开宝 **鯼鱼**食疗 **鳡鱼**纲目 **石首鱼**开宝。墨头鱼附 **勒鱼**纲目 **鲚鱼**食疗 **鲥鱼**食疗 **嘉鱼**开宝 **鲳鱼**拾遗 **鲫鱼**别录。鲋鱼附 **鲂鱼**食疗。即鳊鱼 **鲈鱼**嘉祐 **鳜鱼**开宝。䲢鱼附 **鲨鱼**纲目 **杜父鱼**拾遗 **石斑鱼**纲目 **石鮅鱼**拾遗 **黄鲴鱼**纲目 **鲦鱼**纲目 **鲙残鱼**食鉴。即银鱼 **鱵鱼**纲目 **鱊鱼**纲目 **金鱼**纲目。丹鱼附

上附方旧十三，新六十。

鳞之四无鳞鱼二十八种，附录九种

鳢鱼本经 **鳗鲡鱼**别录 **海鳗鲡**日华 **鳝鱼**别录 **鳟鱼**纲目 **鳣鱼**拾遗。即黄鱼 **鲟鱼**别录 **牛鱼**拾遗 **鮠鱼**拾遗。即鮰 **鳠鱼**别录。即鲇鱼 **鳑鱼**纲目。即孩儿鱼 **鲵鱼**拾遗 **黄颡鱼**食疗 **河豚鱼**开宝 **海豚鱼**拾遗 **比目鱼**食疗 **鲭鱼**拾遗 **鲛鱼**唐本。即沙鱼 **乌贼鱼**本经。柔鱼附 **章鱼**纲目 **海鹞鱼**拾遗。即少阳鱼 **文鳐鱼**拾遗 **鱼虎**拾遗 **鱼师**纲目 **海蛇**拾遗 **虾**别录 **海虾**拾遗 **海马**拾遗 **鲍鱼**别录。即薨鱼 **鲢鳔**拾遗。即鳔胶 **鱼鲙**拾遗 **鱼鲊**拾遗 **鱼脂**拾遗 **鱼魫**纲目 **鱼鳞**纲目 **鱼子**纲目 **诸鱼有毒**拾遗

上附方旧九，新六十。

本草纲目鳞部第四十四卷

鳞之三鱼类三十二种

鲤鱼本经上品

【释名】 〔时珍曰〕鲤鳞有十字文理，故名鲤。虽困死，鳞不反白。〔颂曰〕崔豹云：兖州人呼赤鲤为玄驹，白鲤为白骥，黄鲤为黄骓。

【集解】 〔别录曰〕生九江池泽。取无时。〔颂曰〕处处有之。其[①]鳞一道，从头至尾，无大小，皆三十六鳞，每鳞有小黑点。诸鱼惟此最佳，故为食品上味。〔弘景曰〕鲤为诸鱼之长，形既可爱，又能神变，乃至飞越江湖，所以仙人琴高乘之也。山上水中有此，不可食。

肉

【气味】 **甘，平，无毒。**〔日华曰〕凉，有小毒。〔宗奭曰〕鲤，至阴之物，其鳞三十六。阴极则阳复，故素问言鱼热中。脉诀言热则生风，食之多能发风热 。日华言凉，非也。风家食之，贻祸无穷。〔时珍曰〕按丹溪朱氏言：诸鱼在水，无一息之停，皆能动风动火，不独鲤也。〔诜曰〕鲤脊上两筋及黑血有毒，溪涧中者毒在脑，俱不可食。凡炙鲤鱼，不可使烟入目，损目光，三日内必验也。天行病后、下痢及宿癥，俱不可食。服天门冬、朱砂人不可食。不可合犬肉及葵菜食。

【主治】 **煮食，治咳逆上气，黄疸，止渴。治水肿脚满，下气。**别录。**治怀妊身肿，及胎气不安。**日华。**煮食，下水气，利小便。**时珍。**作鲙，温补，去冷气，痃癖气块，横关伏梁，结在心腹。**藏器。**治上气，咳嗽喘促。**心镜。**烧末，能发汗，定气喘咳嗽，下乳汁，消肿。米饮调服，治大人小儿暴痢。用童便浸煨，止反胃及恶风入腹。**时珍。

【发明】 〔时珍曰〕鲤乃阴中之阳，其功长于利小便，故能消肿胀黄疸，脚气喘嗽，湿热之病。作鲙则性温，故能去痃结冷气之病。烧之则从火化，故能发散风寒，平肺通乳，解肠胃及肿毒之邪。按刘河间云：鲤之治水，鹜之利水，所谓因其气相感也。

【附方】 旧五，新八。**水肿**范汪用大鲤鱼一头，醋三升，煮干食，一日一作。外台用大鲤一尾，赤小豆一升，水二斗，煮食饮汁，一顿服尽，当下利尽即瘥。**妊娠水肿**方同上。**水肿胀满**赤尾鲤鱼一斤，破开，不见水及盐，以生矾五钱研末，入腹内，火纸包裹，外以黄土泥包，放灶内煨熟取出，去纸、泥，送粥。食头者上消，食身、尾者下消，一日用尽。屡试经验。杨拱医方摘要。**妊娠感寒**用鲤鱼一头烧末，酒服方寸匕，令汗出。秘录。**胎气不长**用鲤鱼肉同盐、枣煮汁，饮之。集验。**胎动不安**及妇人数伤胎，下血不止。鲤鱼一个治净，阿胶炒一两，糯米二

---

① 其：此下《证类本草》卷二十引《图经本草》有“脊中”二字。

合，水二升，入葱、姜、橘皮、盐各少许，煮臛食。五七日效。圣惠方。**乳汁不通**用鲤鱼一头烧末。每服一钱，酒调下。产宝。**咳嗽气喘**用鲤鱼一头去鳞，纸裹炮熟，去刺研末，同糯米煮粥，空心食。心镜。**恶风入腹**久肿恶风入腹，及女人新产，风入产户内，如马鞭，嘘吸短气咳嗽者。用鲤鱼长一尺五寸，以尿浸一宿，平旦以木篦从头贯至尾，文火炙熟，去皮，空心顿食。勿用盐、醋。外台。**反胃吐食**用鲤鱼一头，童便浸一夜，炮焦研末，同米煮粥食之。寿域。**一切肿毒**已溃未溃者。用鲤鱼烧灰，醋和涂之，以愈为度。外台。**积年骨疽**一捏一[①] 汁出者。熬饴糖勃疮上，仍破生鲤鱼掩之。顷时刮视，虫出。更洗傅药，虫尽则愈。肘后。**小儿木舌**长大满口。鲤鱼肉切片贴之，以帛系定。圣惠。

鲊

【气味】 **咸，平，无毒。**〔弘景曰〕不可合豆藿食，乃成消渴。

【主治】 **杀虫。**藏器。

【附方】 新一。**聤耳有虫**脓血日夜不止。用鲤鱼鲊三斤，鲤鱼脑一枚，鲤鱼肠一具洗切，乌麻子炒研一升，同捣，入器中，微火炙暖，布裹贴耳。两食顷，有白虫出尽则愈。慎风寒。千金。

胆

【气味】 **苦，寒，无毒。**〔之才曰〕蜀漆为使。

【主治】 **目热赤痛，青盲，明目。久服强悍，益志气。**本经。**点眼，治赤肿翳痛。涂小儿热肿。**甄权。**点雀目，燥痛即明。**肘后。**滴耳，治聋。**藏器。

【附方】 旧一，新三。**小儿咽肿**痹痛者。用鲤鱼胆二七枚，和灶底土，以涂咽外，立效。千金方。**大人阴痿**鲤鱼胆、雄鸡肝各一枚为末，雀卵和，丸小豆大。每吞一丸。千金方。**睛上生晕**不问久新。鲤鱼长一尺二寸者，取胆滴铜镜上，阴干，竹刀刮下。每点少许。总录。**赤眼肿痛**圣济总录用鲤鱼胆十枚，腻粉一钱，和匀瓶收，日点。十便良方用鲤胆五枚，黄连末半两，和匀，入蜂蜜少许，瓶盛，安饭上蒸熟。每用贴目眦，日五七度。亦治飞血赤脉。

脂

【主治】 **食之，治小儿惊忤诸痫。**大明。

脑髓

【主治】 **诸痫。**苏恭。**煮粥食，治暴聋。**大明。**和胆等分，频点目眦，治青盲。**时珍。

【附方】 新二。**耳卒聋**竹筒盛鲤鱼脑，于饭上蒸过，注入耳中。千金。**耳脓有虫**鲤鱼脑和桂末捣匀，绵裹塞之。千金方。

血

【主治】 **小儿火疮，丹肿疮毒，涂之立瘥。**苏恭。

肠

【主治】 **小儿肌疮。**苏恭。**聤耳有虫，有酢捣烂，帛裹塞之。痔瘘有虫，切断炙熟，帛裹坐之。俱以虫尽为度。**时珍。

子〔弘景曰〕合猪肝食，害人。

目

【主治】 **刺疮伤风、伤水作[②] 肿，烧灰傅之，汁出即愈。**藏器。

齿

【主治】 **石淋。**别录。〔颂曰〕古今录验：治石淋。用齿一升研末，以三岁醋

---

① 一捏一：《外台》卷二十四引《肘后方》作“每一年一发”五字。

② 作：《证类本草》卷二十作“疼”。

和。分三服，一日服尽。外台：治卒淋，用酒服。〔时珍曰〕古方治石淋多用之，未详其义。

骨

【主治】 **女子赤白带下**。别录。**阴疮**[①]**，鱼鲠不出**。苏恭。

皮

【主治】 **瘾疹**。苏恭。**烧灰水服，治鱼鲠六七日不出者。日二服**。录验。

鳞

【主治】 **产妇滞血腹痛，烧灰酒服。亦治血气**。苏颂。**烧灰，治吐血，崩中漏下，带下痔瘘，鱼鲠**。时珍。

【发明】 〔时珍曰〕古方多以皮、鳞烧灰，入崩漏、痔瘘药中，盖取其行滞血耳。治鱼鲠者，从其类也。

【附方】 新三。**痔漏疼痛**鲤鱼鳞二三片，绵裹如枣形，纳入坐之，其痛即止。儒门事亲。**诸鱼骨鲠**鲤脊三十六鳞，焙研，凉水服之，其刺自跳出，神妙。笔峰杂兴。**鼻衄不止**鲤鱼鳞炒成灰。每冷水服二钱。普济方。

鱮鱼音序。纲目

【释名】 **鲢鱼**〔时珍曰〕酒之美者曰酭，鱼之美者曰鱮。陆佃云：鱮，好群行相与也，故曰鱮；相连也，故曰鲢。传云："鱼属连行"是矣。

【集解】 〔时珍曰〕鱮鱼，处处有之。状如鳙，而头小形扁，细鳞肥腹。其色最白，故西征赋云：华鲂跃鳞，素鱮扬鬐。失水易死，盖弱鱼也。

肉

【气味】 **甘，温，无毒**。

【主治】 **温中益气。多食，令人热中发渴，又发疮疥**。时珍。

鳙鱼音庸。拾遗

【释名】 **䲡鱼**音秋。山海经。〔时珍曰〕此鱼中之下品，盖鱼之庸常以供饈食者，故曰鳙、曰䲡。郑玄作鰫鱼。

【集解】 〔藏器曰〕陶注鲍鱼云：今以鳙鱼长尺许者，完作淡干鱼，都无臭气。其鱼目旁，有骨名乙，礼记云"食鱼去乙"是矣。然刘元绍言，海上鳙鱼，其臭如尸，海人食之。当别一种也。〔时珍曰〕处处江湖有之，状似鲢而色黑。其头最大，有至四五十斤者，味亚于鲢。鲢之美在腹，鳙之美在头。或以鲢、鳙为一物，误矣。首之大小，色之黑白，大不相侔。山海经云："䲡鱼似鲤，大首，食之已疣"，是也。

肉

【气味】 **甘，温，无毒**。〔藏器曰〕只可供食，别无功用。

【主治】 **暖胃益人**。汪颖。**食之已疣和中。多食，动风热，发疥癣**。时珍。

鳟鱼纲目

【释名】 **鮅鱼必**。**赤眼鱼**〔时珍曰〕说文云：鳟鮅，赤目鱼也。孙炎云：鳟好独行。尊而必者，故字从尊从必。

【集解】 〔时珍曰〕处处有之。状似鲟而小，赤脉贯瞳，身圆而长，鳞细于鲟，青质赤章。好食螺、蚌，善于遁网。

肉

【气味】 **甘，温，无毒**。

【主治】 **暖胃和中。多食，动风热，发疥癣**。时珍。

鲩鱼音患。拾遗

【释名】 **鰀鱼**音缓。**草鱼**〔时珍曰〕

---

① 疮：《证类本草》卷二十作"蚀"。

鲩又音混，郭璞作鲜。其性舒缓，故曰鲩，曰鰀。俗名草鱼，因其食草也。江、闽畜鱼者，以草饲之焉。

【集解】 〔藏器曰〕鲩生江湖中，似鲤。〔时珍曰〕郭璞云“鲜子似鳟而大”是矣。其形长身圆，肉厚而松，状类青鱼。有青鲩、白鲩二色。白者味胜，商人多鲍之。

肉

【气味】 **甘，温，无毒。**〔时珍曰〕李鹏飞云：能发诸疮。

【主治】 **暖胃和中。**时珍。

胆腊月收取阴干。

【气味】 **苦，寒，无毒。**

【主治】 **喉痹飞尸，水和搅服。**藏器。**一切骨鲠、竹木刺在喉中，以酒化二枚，温呷取吐。**时珍。

青鱼宋开宝

【释名】 〔时珍曰〕青亦作鲭，以色名也。大者名䱾鱼。

【集解】 〔颂曰〕青鱼生江湖间，南方多有，北地时或有之，取无时。似鲩而背正青色。南人多以作鲊，古人所谓五侯鲭即此。其头中枕骨蒸令气通，曝干状如琥珀。荆楚人煮拍作酒器、梳、篦，甚佳。旧注言可代琥珀者，非也。

肉

【气味】 **甘，平，无毒。**〔日华曰〕微毒。服术人忌之。

【主治】 **脚气湿痹。**开宝。**同韭白煮食，治脚气脚弱烦闷，益气力。**张鼎。

鲊

【气味】 **与服石人相反。**开宝。〔弘景曰〕不可合生胡荽、生葵菜、豆藿、麦酱同食。

头中枕

【主治】 **水磨服，主心腹卒气痛。**开宝。**治血气心痛，平水气。**日华。**作饮器，解蛊毒。**时珍。

眼睛汁

【主治】 **注目，能夜视。**开宝。

胆腊月收取阴干。

【气味】 **苦，寒，无毒。**

【主治】 **点暗目，涂热[1]疮。**开宝。**消赤目肿痛，吐喉痹痰涎及鱼骨鲠，疗恶疮。**时珍。

【发明】 〔时珍曰〕东方青色，入通肝胆，开窍于目。用青鱼胆以治目疾，盖取此义。其治喉痹骨鲠，则取漏泄系乎酸苦之义也。

【附方】 新三。**乳蛾喉痹**青鱼胆含咽。一方：用汁灌鼻中，取吐。万氏：用胆矾盛青鱼胆中，阴干。每用少许，吹喉取吐。一方：用朴消化胆矾。**赤目障翳**青鱼胆频频点之。一方：加黄连、海螵蛸末等分。龚氏易简用黄连切片，井水熬浓，去滓待成膏，入大青鱼胆汁和就，入片脑少许，瓶收密封。每日点之，甚妙。**一切障翳**鱼胆丸：用青鱼胆、鲤鱼胆、青羊胆、牛胆各半两，熊胆二钱半，麝香少许，石决明一两，为末，糊丸梧子大。每空心茶下十丸。龙木论。

竹鱼纲目

【集解】 〔时珍曰〕出桂林湘、漓诸江中。状如青鱼，大而少骨刺。色如竹色，青翠可爱，鳞下间以朱点。味如鳜鱼肉，为广南珍品。

肉

【气味】 **甘，平，无毒。**

【主治】 **和中益气，除湿气。**时珍。

---

① 热：《证类本草》卷二十一引《开宝本草》及《图经本草》作“恶”。

鲻鱼宋开宝

【释名】　子鱼〔时珍曰〕鲻，色缁黑，故名。粤人讹为子鱼。

【集解】　〔志曰〕鲻鱼生江河浅水中。似鲤，身圆头扁，骨软，性喜食泥。〔时珍曰〕生东海。状如青鱼，长者尺余。其子满腹，有黄脂味美，獭喜食之。吴越人以为佳品，腌为鲞腊。

肉

【气味】　甘，平，无毒。

【主治】　开胃，利五脏，令人肥健。与百药无忌。开宝。

白鱼宋开宝

【释名】　鲚鱼音乔去声。〔时珍曰〕白亦作鲌。白者，色也。鲚者，头尾向上也。

【集解】　〔刘翰曰〕生江湖中。色白头昂，大者长六七尺。〔时珍曰〕鲌形窄，腹扁，鳞细，头尾俱向上，肉中有细刺。武王白鱼入舟即此。

肉

【气味】　甘，平，无毒。〔诜曰〕鲜者宜和豉作羹，虽不发病，多食亦泥人。经宿者勿食，令人腹冷。炙食，亦少动气。或腌，或糟藏，皆可食。〔瑞曰〕多食生痰。与枣同食，患腰痛。

【主治】　开胃下气①，去水气，令人肥健。开宝。**助脾气，调五脏，理十二经络，舒展不相及气。**食疗。**治肝气不足，补肝明目，助血脉。灸疮不发者，作鲙食之，良。患疮疖人食之发脓。**日华。

【发明】　〔时珍曰〕白鱼比他鱼似可食，亦能热中发疮。所谓补肝明目，调五脏，理十二经络者，恐亦溢美之词，未足多信。当以开宝注为正。

鲮鱼食疗

【释名】　〔时珍曰〕鲮性啖鱼，其目眮视，故谓之鲮。异物志以为石首鱼，非也。食疗作鯮，古无此字。

【集解】　〔时珍曰〕鲮生江湖中。体圆厚而长，似鳡鱼而腹稍起，扁额长喙，口在颔下，细鳞腹白，背微黄色。亦能啖鱼。大者二三十斤。

肉

【气味】　甘。平，无毒。

【主治】　补五脏，益筋骨，和脾胃。多食宜人，作鲊尤宜，曝干香美，亦不发病。孟诜。

鳡鱼音感。纲目

【释名】　鲋鱼音绀。**鳏鱼　黄颊鱼**〔时珍曰〕鳡，敢也。鲋，䏭也。䏭音陷，食而无厌也。健而难取，吞啗同类，力敢而䏭物者也。其性独行，故曰鳏。诗云："其鱼鲂、鳏"是矣。

【集解】　〔时珍曰〕鳡生江湖中，体似鲮而腹平，头似鲩而口大，颊似鲇而色黄，鳞似鳟而稍细。大者三四十斤，啖鱼最毒，池中有此，不能畜鱼，东山经云："姑儿之水多鳡鱼"是也。异苑云：诸鱼欲产，鲋，辄以头冲其腹，世谓之众鱼生母。然诸鱼生子，必雄鱼冲其腹，仍尿白以盖其子，不必尽是鲋，鱼也。

肉

【气味】　甘，平，无毒。

【主治】　食之已呕，暖中益胃。时珍。

石首鱼宋开宝

【释名】　石头鱼岭表录**鮸鱼**音免。

---

①　气：《证类本草》卷二十一作"食"。

拾遗录。**江鱼**浙志**黄花鱼**临海志**干者名鲞鱼**音想。亦作鮝。〔时珍曰〕鲞能养人，人恒想之，故字从养。罗愿云：诸鱼死干皆为鲞，其美不及石首，故独得专称。以白者为佳，故呼白鲞。若露风则变红色，失味也。

【集解】 〔志曰〕石首鱼，出水能鸣，夜视有光，头中有石如棋子。一种野鸭，头中有石，云是此鱼所化。〔时珍曰〕生东南海中。其形如白鱼，扁身弱骨，细鳞黄色如金。首有白石二枚，莹洁如玉。至秋化为冠凫，即野鸭有冠者也。腹中白鳔可作胶。临海异物志云：小者名踊水，其次名春来。田九成游览志云：每岁四月，来自海洋，绵亘数里，其声如雷。海人以竹筒探水底，闻其声乃下网，截流取之。泼以淡水，皆圉圉无力。初水来者甚佳，二水三水来者，鱼渐小而味渐减矣。

【附录】 **墨头鱼**〔时珍曰〕四川嘉州出之。状类鲟子，长者及尺。其头黑如墨，头上有白子二枚。又名北斗鱼。常以二三月出，渔人以火夜照叉之。

肉

【气味】 **甘，平，无毒。**

【主治】 **合莼菜作羹，开胃益气。**开宝。

鲞

【主治】 **炙食，能消瓜成水，治暴下痢，及卒腹胀不消。**开宝。**消宿食，主中恶。鲜者不及**①。张鼎。

【发明】 〔时珍曰〕陆文量菽园杂记云：痢疾最忌油腻、生冷，惟白鲞宜食。此说与本草主下痢相合。盖鲞饮咸水而性不热，且无脂不腻。故无热中之患，而消食理肠胃也。

【附方】 新一。**蜈蚣咬伤**白鲞皮贴之。集成。

头中石魫

【主治】 **下石淋，水磨服，亦烧灰饮服，日三。**开宝。**研末或烧研水服，主淋沥，小便不通。煮汁服，解砒霜毒、野菌毒、蛊毒。**时珍。

【附方】 新二。**石淋诸淋**石首鱼头石十四个，当归等分，为末。水二升，煮一升，顿服立愈 。外台秘要方。**聤耳出脓**石首鱼魫研末，或烧存性研，掺耳。集简方。

勒鱼纲目

【释名】 〔时珍曰〕鱼腹有硬刺勒人，故名。

【集解】 〔时珍曰〕勒鱼出东南海中，以四月至。渔人设网候之，听水中有声，则鱼至矣。有一次、二次、三次乃止。状如鲥鱼，小首细鳞。腹下有硬刺，如鲥腹之刺。头上有骨，合之如鹤喙形。干者谓之勒鲞，吴人嗜之。甜瓜生者，用勒鲞骨插蒂上，一夜便熟。石首鲞骨亦然。

肉

【气味】 **甘，平，无毒。**

【主治】 **开胃暖中。作鲞尤良。**时珍。

鳃

【主治】 **疟疾。以一寸入七宝饮，酒、水各半煎，露一夜服。**时珍。摘玄方。

鲚鱼音剂。食疗

【释名】 **鮆鱼**音剂。**𩶱鱼**音列。**鱴刀**音篾。**魛鱼**音刀。**鳢鱼**广韵音遒，亦作鮂。**望鱼**〔时珍曰〕鱼形如剂物裂篾之刀，故有诸名。魏武食制谓之望鱼。

【集解】 〔时珍曰〕鲚生江湖中，

---

① 鲜者不及：《证类本草》卷二十一作“不堪鲜食”。

常以三月始出。状狭而长薄，如削木片，亦如长薄尖刀形。细鳞白色。吻上有二硬须，腮下有长鬣如麦芒。腹下有硬角刺，快利若刀。腹后近尾有短鬣，肉中多细刺。煎、炙或作鲊、鳙食皆美，烹煮不如。淮南子云：鲨鱼饮而不食，鳣鲔食而不饮。又异物志云：鳍鱼初夏从海中泝流而上。长尺余，腹下如刀，肉中细骨如鸟毛。云是鳍鸟所化，故腹内尚有鸟肾二枚。其鸟白色，如鹥群飞。至初夏，鸟藏鱼出，变化无疑。然今鲚鱼亦自生子，未必尽鸟化也。

肉

【气味】 **甘，温，无毒。**〔诜曰〕发疥，不可多食。〔源曰〕助火，动痰，发疾。

鲊

【主治】 **贴痔瘘。**时珍。

【附方】 新一。**瘘有数孔**用耕垡土烧赤，以苦酒浸之，合壁土令热，以大鲨鲊展转染土贴之。每日一次。千金方。

鲥鱼食疗

【释名】 〔宁源曰〕初夏时有，余月则无，故名。

【出产】 〔时珍曰〕按孙愐云：鲥出江东。今江中皆有，而江东独盛。故应天府以充御贡。每四月鲚鱼出后即出，云从海中泝上，人甚珍之。惟蜀人呼为瘟鱼，畏而不食。

【集解】 〔时珍曰〕鲥，形秀而扁，微似鲂而长，白色如银，肉中多细刺如毛，其子甚细腻。故何景明称其银鳞细骨，彭渊材恨其美而多刺也。大者不过三尺，腹下有三角硬鳞如甲，其肪亦在鳞甲中，自甚惜之。其性浮游，渔人以丝网沉水数寸取之，一丝挂鳞，即不复动。才出水即死，最易馁败。故袁达禽虫述云：鲥鱼挂网而不动，护其鳞也。不宜烹煮，惟以笋、苋、芹、荻之属，连鳞蒸食乃佳，亦可糟藏之。其鳞与他鱼不同，石灰水浸过，晒干层层起之，以作女人花钿甚良。

肉

【气味】 **甘，平，无毒。**〔诜曰〕发疳痼。

【主治】 **补虚劳。**孟诜。**蒸下油，以瓶盛埋土中，取涂汤火伤，甚效。**宁源。

嘉鱼宋开宝

【释名】 **鲦鱼**音味。**拙鱼**纲目**丙穴鱼**〔藏器曰〕左思蜀都赋云：嘉鱼出于丙穴。李善注云：鱼以丙日出穴。或云：穴向丙耳，鱼岂能择日出入耶。按抱朴子云：燕避戊己，鹤知夜半。鱼岂不知丙日乎。〔时珍曰〕嘉，美也。杜甫诗云“鱼知丙穴由来美”是矣。河阳呼为鲦鱼，言味美也；蜀人呼为拙鱼，言性钝也。丙穴之说不一。按文选注云：丙穴在汉中沔县北，有二所，常以三八月取之。丙，地名也。水经云：丙水出丙穴。穴口向丙，故名。嘉鱼常以三月出穴，十月入穴。黄鹤云：蜀中丙穴甚多，不独汉中也。嘉州、雅州、梁山、大邑、顺政诸县，皆有丙穴。嘉鱼常以春末出游，冬月入穴。

【集解】 〔志曰〕嘉鱼，乃乳穴中小鱼也。常食乳水，所以益人。〔时珍曰〕按任豫益州记云：嘉鱼，蜀郡处处有之。状似鲤，而鳞细如鳟，肉肥而美，大者五六斤。食乳泉，出丙穴。二三月随水出穴，八九月逆水入穴。夔州志云：嘉鱼，春社前出，秋社后归。首有黑点，长身细鳞，肉白如玉。味颇咸，食盐泉故也。范成大虞衡志云：嘉鱼，状如鲥而多脂，味极美，梧州人以为鲊饷远。刘恂岭表录异云：苍梧戎县江水口出嘉鱼，似鳟而肥美，众鱼莫及。每炙食以芭蕉隔火，恐脂滴火中也。又可为脡。

肉

【气味】 **甘，温，无毒。**〔诜曰〕微有毒，而味多珍美。

【主治】 **食之，令人肥健悦泽。**开宝。**煮食，治肾虚消渴，劳瘦虚损。**藏器。

【发明】 〔志曰〕此鱼食乳水，功用同乳。能久食之，力强于乳，有似英鸡。〔诜曰〕常于崖石下孔中，食乳石沫，故补益也。

鲳鱼拾遗

【释名】 **鲐鱼**录异**鲳鯸鱼**拾遗**昌鼠**藏器。〔时珍曰〕昌，美也，以味名。或云：鱼游于水，群鱼随之，食其涎沫，有类于娼，故名。闽人讹为鲐鱼。广人连骨煮食，呼为狗瞌睡鱼。

【集解】 〔藏器曰〕鲳鱼生南海。状如鲫，身正圆，无硬骨，作炙食至美。〔时珍曰〕闽、浙、广南海中，四五月出之。岭表录异云：鲐鱼形似鳊鱼，脑上突起，连背而身圆肉厚，白如鳜肉，只有一脊骨。治之以葱、姜，缶之以粳米，其骨亦软而可食。

肉

【气味】 **甘，平，无毒。**

【主治】 **令人肥健，益气力。**藏器。

腹中子

【气味】 **有毒。令人痢下。**藏器。

鲫鱼别录上品

【释名】 **鲋鱼**音附。时珍按：陆佃埤雅云鲫鱼旅行，以相即也，故谓之鲫；以相附也，故谓之鲋。

【集解】 〔保升曰〕鲫，所在池泽有之。形似小鲤，色黑而体促，肚大而脊隆。大者至三四斤。〔时珍曰〕鲫喜偎泥，不食杂物，故能补胃。冬月肉厚子多，其味尤美。郦道元水经注云：蕲州广齐青林湖鲫鱼，大二尺，食之肥美，辟寒暑。东方朔神异经云：南方湖中多鲫鱼，长数尺，食之宜暑而辟风寒。吕氏春秋云：鱼之美者，有洞庭之鲋。观此，则鲫为佳品，自古尚矣。

【附录】 **鰤鱼**〔诜曰〕一种鰤鱼，与鲫颇同而味不同，功亦不及。云鰤是栉化；鲫是稷米所化，故腹尚有米色。宽大者是鲫，狭小者是鰤也。〔时珍曰〕孟氏言鲫、鰤皆栉、稷化成者，殊为谬说。惟鼢鼠化鰤，鰤化鼢鼠，刘绩霏雪录中尝书之，时珍亦尝见之，此亦生生化化之理。鲫、鰤多子，不尽然尔。鰤鱼即尔雅所谓鳜鳎，郭璞所谓妾鱼、婢鱼，崔豹所谓青衣鱼，世俗所谓鳑鲏鲫①也。似鲫而小，且薄黑而扬赤。其行以三为率，一前二后，若婢妾然，故名。〔颂曰〕黔中一种重唇石鲫鱼，味美，亦鲫之类也。

肉

【气味】 **甘，温，无毒。**〔鼎曰〕和蒜食，少热；同沙糖食，生疳虫；同芥菜食，成肿疾；同猪肝、鸡肉、雉肉、鹿肉、猴肉食，生痈疽；同麦门冬食，害人。

【主治】 **合五味煮食，主虚羸。**藏器。**温中下气。**大明。**止下痢肠痔。**保升。夏月热痢有益，冬月不宜。**合莼作羹，主胃弱不下食，调中益五脏。合茭首作羹，主丹石发热。**孟诜。**生捣，涂恶核肿毒不散及瘑疮。同小豆捣，涂丹毒。烧灰，和酱汁，涂诸疮十年不瘥者。以猪脂煎灰服，治肠痈。**苏恭。**合小豆煮汁服，**

① 鳑鲏鲫：《尔雅翼》卷二十九作“旁皮鲫”，义存于声也。

消水肿。炙油，涂妇人阴疳诸疮，杀虫止痛。酿白矾烧研饮服，治肠风血痢。酿硫黄煅研，酿五倍子煅研，酒服，并治下血。酿茗叶煨服，治消渴。酿胡蒜煨研饮服，治膈气。酿绿矾煅研饮服，治反胃。酿盐花烧研，掺齿疼。酿当归烧研，揩牙乌髭止血。酿砒烧研，治急疳疮。酿白盐煨研，搽骨疽。酿附子炙焦，同油涂头疮白秃。时珍。

【发明】　〔震亨曰〕诸鱼属火，独鲫属土，有调胃实肠之功。若多食，亦能动火。

【附方】　旧五，新三十二。**鹘突羹**治脾胃虚冷不下食。以鲫鱼半斤切碎，用沸豉汁投之，入胡椒、莳萝、姜、橘末，空心食之。心镜。**卒病水肿**用鲫鱼三尾，去肠留鳞，以商陆、赤小豆等分，填满扎定，水三升，煮糜去鱼，食豆饮汁。二日一作，不过三次，小便利，愈。肘后方。**消渴饮水**用鲫鱼一枚，去肠留鳞，以茶叶填满，纸包煨熟食之。不过数枚即愈。吴氏心统。**肠风下血**百一方用活鲫一大尾，去肠留鳞，入五倍子末填满，泥固煅存性，为末。酒服一钱或饭丸，日三服。又用硫黄一两，如上法煅服，亦效。**酒积下血**酒煮鲫鱼，常食最效。便民食疗方。**肠痔滴血**常以鲫鱼作羹食。外台。**肠风血痔**用活鲫鱼，翅侧穿孔，去肠留鳞，入白矾末二钱，以棕包纸裹煨存性，研末。每服二钱，米饮下，每日二服。直指方。**血痢噤口**方同上。**反胃吐食**用大鲫鱼一尾，去肠留鳞[①]，入绿矾末令满，泥固煅存性，研末。每米饮服一钱，日二。本事。**膈气吐食**用大鲫鱼去肠留鳞，切大蒜片填满，纸包十重，泥封，晒半干，炭水煨熟，取肉和平胃散末一两杵，丸梧子大，密收。每服三十丸，米饮下。经验。**小肠疝气**每顿用鲫鱼十个，同茴香煮食。久食自愈。生生编。**妊娠感寒**时行者。用大鲫一头烧灰，酒服方寸匕，无汗腹中缓痛者，以醋服，取汗。产乳。**热病目暗**因瘥后食五辛而致。用鲫鱼作臛食之。集验方。**目生弩肉**鲜鲫鱼，取一片，中央开窍，贴于眶上。日三五度。圣济总录。**妇人血崩**鲫鱼一个，长五寸者，去肠，入血竭、乳香在内，绵包烧存性，研末。每服三钱，热酒调下。叶氏摘玄方。**小儿齁喘**活鲫鱼七个，以器盛，令儿自便尿养之。待红，煨熟食，甚效。一女年十岁用此，永不发也。集简方。**小儿舌肿**鲜鲫鱼切片贴之，频换。总微论。**小儿丹毒**从髀起流下，阴头赤肿出血。用鲫鱼肉切五合，赤小豆末二合，捣匀，入水和，傅之。千金方。**小儿秃疮**千金用鲫鱼烧灰，酱汁和涂。一用鲫鱼去肠，入皂矾烧研搽。危氏：用大鲫去肠，入乱发填满，烧研，入雄黄末二钱。先以齑水洗拭，生油调搽。**小儿头疮**昼开出脓，夜即复合。用鲫鱼长四寸一枚，去肠，大附子一枚，去皮研末填入，炙焦研傅，捣蒜封之，效。圣惠。**走马牙疳**用鲫鱼一个去肠，入砒一分，生地黄一两，纸包烧存性，入枯白矾、麝香少许，为末掺之。**牙疳出血**大鲫鱼一尾，去肠留鳞，入当归末，泥固烧存性，入煅过盐和匀，日用。圣惠方。**揩牙乌须**方同上。**刮骨取牙**用鲫鱼一个去肠，入砒在内，露于阴地，待有霜刮下，瓶收。以针搜开牙根，点少许，咳嗽自落。又方：用硇砂入鲫鱼肉，煨过瓶收，待有霜刮取，如上法用。**诸疮肿毒**鲫鱼一斤者去肠，柏叶填满，纸裹泥包煅存性，入轻粉二钱，为末。麻油调搽。普济方。**恶疮似癞**十余年者。鲫鱼烧研，和酱清傅之。千金。**浸淫毒疮**凡卒得毒气攻身，或肿痛，或赤痒，

---

① 鳞：《本事方》卷四作“胆”。

上下周匝，烦毒欲死，此浸淫毒疮也。生鲫鱼切片，和盐捣贴，频易之。圣惠方。**胯上便毒**鲫鱼一枚，山药五钱，同捣敷之，即消。医林集要。**骨疽脓出**黑色鲫鱼一个去肠，入白盐令满扎定，以水一盏，石器内煮至干焦为末。猪油调搽，少痛勿怪。危氏方。**手足瘭疽**累累如赤豆，剥之汁出。大鲫鱼长三四寸者，乱发一鸡子大，猪脂一升，同煎膏，涂之。千金方。**臁胫生疮**用中鲫鱼三尾洗净，穿山甲二钱，以长皂荚一挺，劈开两片夹住扎之，煨存性，研末。先以井水洗净脓水，用白竹叶刺孔贴之，候水出尽，以麻油、轻粉调药傅之，日一次。直指方。**小儿撮口**出白沫。以艾灸口之上下四壮。鲫鱼烧研，酒调少许灌之。仍掐手足。儿一岁半，则以鱼网洗水灌之。小儿方。**妇人阴疮**方见主治。

鲙

【主治】　**久痢赤白，肠澼痔疾，大人小儿丹毒风眩**。藏器。**治脚风及上气**。思邈。**温脾胃，去寒结气**。时珍。

鲊

【主治】　**瘑疮。批片贴之，或同桃叶捣傅，杀其虫**。时珍。

【附方】　新一。**赤痢不止**鲫鱼鲊二脔切，秫米一把，薤白一虎口切，合煮粥，食之。圣惠方①。

头

【主治】　**小儿头疮口疮，重舌目翳**。苏恭。**烧研饮服，疗咳嗽**。藏器。**烧研饮服，治下痢。酒服，治脱肛及女人阴脱，仍以油调搽之。酱汁和，涂小儿面上黄水疮**。时珍。

子忌猪肝。

【主治】　**调中，益肝气**。张鼎。

骨

【主治】　**䘌疮。烧灰傅，数次即愈**。张鼎。

胆

【主治】　**取汁，涂疳疮、阴蚀疮，杀虫止痛。点喉中，治骨鲠竹刺不出**。时珍。

【附方】　旧一，新二。**小儿脑疳鼻痒**，毛发作穗，黄瘦。用鲫鱼胆滴鼻中，三五日甚效。圣惠。**消渴饮水**用浮石、蛤蚧、蝉蜕等分，为末。以鲫鱼胆七枚，调服三钱，神效。本事。**滴耳治聋**鲫鱼胆一枚，乌驴脂少许，生麻油半两，和匀，纳入楼葱管中，七日取，滴耳中，日二次。圣惠方。

脑

【主治】　**耳聋。以竹筒蒸过，滴之**。圣惠。

鲂鱼音房。食疗

【释名】　**鳊鱼**音编。〔时珍曰〕鲂，方也。鳊，扁也。其状方，其身扁也。

【集解】　〔时珍〕鲂鱼处处有之，汉沔尤多。小头缩项，穹脊阔腹，扁身细鳞，其色青白。腹内有肪，味最腴美。其性宜活水。故诗云："岂其食鱼，必河之鲂。"俚语云：伊洛鲤鲂，美如牛羊。又有一种火烧鳊，头尾俱似鲂，而脊骨更隆，上有赤鬣连尾，如蝙蝠之翼，黑质赤章，色如烟熏，故名。其大有至二三十斤者。

肉

【气味】　**甘，温，无毒**。

【主治】　**调胃气，利五脏。和芥②食之，能助肺气，去胃风，消谷。作鲙食之，助脾气，令人能食。作羹臛食，宜**

① 圣惠方：此方今《圣惠方》未见，方见《普济方》卷二一二。

② 芥：此下《证类本草》卷二十有"子酱"二字。

人，功与鲫同。痞痢人勿食。孟诜。

鲈鱼宋嘉祐

【释名】　**四鳃鱼**〔时珍曰〕黑色曰卢。此鱼白质黑章，故名。淞人名四鳃鱼。

【集解】　〔时珍曰〕鲈出吴中，淞江尤盛，四五月方出。长仅数寸，状微似鳜而色白，有黑点，巨口细鳞，有四鳃。杨诚斋诗颇尽其状，云：鲈出鲈乡芦叶前，垂虹亭下不论钱。买来玉尺如何短，铸出银梭直是圆。白质黑章三四点，细鳞巨口一双鲜。春风已有真风味，想得秋风更迥然[①]。南郡记云：吴人献淞江鲈鲙于隋炀帝。帝曰：金齑玉鲙，东南佳味也。

肉

【气味】　**甘，平，有小毒。**〔宗奭曰〕虽有小毒，不甚发病。〔禹锡曰〕多食，发痃癖疮肿。不可同乳酪食。李鹏飞云：肝不可食，剥人面皮。〔诜曰〕中鲈鱼毒者，芦根汁解之。

【主治】　**补五脏，益筋骨，和肠胃，治水气。多食宜人，作鲊尤良。曝干甚香美。**嘉祐。**益肝肾。**宗奭。**安胎补中。作鲙尤佳。**孟诜。

鳜鱼居卫切。开宝

【释名】　**罽鱼**音蓟。**石桂鱼**开宝**水豚**〔时珍曰〕鳜，蹶也，其体不能屈曲如僵蹶也。罽，𦋺也，其纹斑如织𦋺也。〔大明曰〕其味如豚，故名水豚，又名鳜豚。〔志曰〕昔有仙人刘凭，常食石桂鱼。桂、鳜同音，当即是此。

【集解】　〔时珍曰〕鳜生江湖中，扁形阔腹，大口细鳞。有黑斑，其条斑色明者为雄，稍晦者为雌，皆有鬐鬣刺人。厚皮紧肉，肉中无细刺。有肚能嚼，亦啖小鱼。夏月居石穴，冬月偎泥罧，鱼之沉下者也。小者味佳，至三五斤者不美。李延飞延寿书云：鳜，鬐刺凡十二，以应十二月。误鲠害人，惟橄榄核磨水可解，盖鱼畏橄榄故也。

【附录】　**鰧鱼**〔时珍曰〕按山海经云：洛水多鰧鱼。状如鳜，居于逵，苍文赤尾。食之不痈，可以治瘘。郭注云：鰧音滕。逵乃水中穴道交通者。愚按：鰧之形状、居止、功用，俱与鳜同，亦鳜之类也。日华子谓鳜为水豚者，岂此鰧欤。

肉

【气味】　**甘，平，无毒。**〔日华曰〕微毒。

【主治】　**腹内恶血，去腹内小虫，益气力，令人肥健。**开宝。**补虚劳，益脾胃。**孟诜。**治肠风泻血。**日华。

【发明】　〔时珍曰〕按张杲医说云：越州邵氏女年十八，病劳瘵累年，偶食鳜鱼羹遂愈。观此，正与补劳、益胃、杀虫之说相符，则仙人刘凭、隐士张志和之嗜此鱼，非无谓也。

尾

【主治】　**小儿软疖，贴之良。**时珍。

胆

【气味】　**苦，寒，无毒。**

【主治】　**骨鲠，不拘久近。**时珍。

【附方】　旧一。**骨鲠竹木刺入咽喉，**不拘大人小儿，日久或入脏腑，痛刺黄瘦甚者，服之皆出。腊月收鳜鱼胆，悬北檐下令干。每用一皂子[②]，煎酒温呷。得吐，则鲠随涎出；未吐再服，以吐为度。酒随量饮，无不出者。蠡、鲩、鲫胆皆可。胜金方。

---

① 春风……迥然：《杨诚斋集》卷二十九作“秋风想见真风味，只是春风已迥然”，乃别有所本。

② 子：此下《证类本草》卷二十一有“许”字。

鲨鱼纲目

【释名】　**鮀鱼**尔雅 **吹沙**郭璞**沙沟鱼**俗名**沙鰮**音问。〔时珍曰〕此非海中沙鱼，乃南方溪涧中小鱼也。居沙沟中，吹沙而游，咂沙而食。鮀者，肉多形圆，陀陀然也。

【集解】　〔时珍曰〕鲨鱼，大者长四五寸，其头尾一般大。头状似鳟，体圆似鳝，厚肉重唇。细鳞，黄白色，有黑斑点文。背有鬐刺甚硬。其尾不歧，小时即有子。味颇美，俗呼为呵浪鱼。

肉

【气味】　**甘，平，无毒。**

【主治】　**暖中益气。**时珍。

杜父鱼拾遗

【释名】　**渡父鱼**纲目**黄𩷾鱼**音幺。**船碇鱼**纲目**伏念鱼**临海志①。〔时珍曰〕杜父当作渡父。溪涧小鱼，渡父所食也。见人则以喙插入泥中，如船碇也。

【集解】　〔藏器曰〕杜父鱼生溪涧中，长二三寸，状如吹沙而短，其尾歧，大头阔口，其色黄黑有斑。脊背上有鬐刺，螫人。

【气味】　**甘，温，无毒。**

【主治】　**小儿差颓。用此鱼擘开，口咬之，七下即消。**藏器。差颓，阴核大小也。

石斑鱼纲目

【释名】　**石矾鱼**延寿书**高鱼**

【集解】　〔时珍曰〕石斑生南方溪涧水石处。长数寸，白鳞黑斑。浮游水面，闻人声则划然深入。临海水土记云：长者尺余，其斑如虎文而性淫，春月与蛇医交牝，故其子有毒。南方异物志云：高鱼似鳟，有雌无雄，二三月与蜥蜴合于水上，其胎毒人。酉阳杂俎云：石斑与蛇交。南方有土蜂，土人杀此鱼标树上，引鸟食之，蜂窠皆尽也

子及肠

【气味】　**有毒，令人吐泻。**医说云：用鱼尾草汁少许解之。

石鮅鱼拾遗

【集解】　〔藏器曰〕生南方溪涧中，长一寸，背黑腹下赤。南人以作鲊，云甚美。

【气味】　**甘，平，有小毒。**

【主治】　**疮疥癣。**藏器。

黄鲴鱼音固。纲目

【释名】　**黄骨鱼**〔时珍曰〕鱼肠肥曰鲴。此鱼肠腹多脂，渔人炼取黄油然灯，甚腥也。南人讹为黄姑，北人讹为黄骨鱼。

【集解】　〔时珍曰〕生江湖中小鱼也。状似白鱼，而头尾不昂，扁身细鳞，白色。阔不逾寸，长不近尺。可作鲊菹，煎炙甚美。

肉

【气味】　**甘，温，无毒。**

【主治】　**白煮汁饮，止胃寒泄泻**时珍。

油

【主治】　**疮癣有虫。然灯，昏人目。**时珍。

鲦鱼纲目

【释名】　**白鲦**音条。**鮤鱼**音餐。**䱟鱼**音囚。〔时珍曰〕鲦，条也。鮤，粲也。䱟，囚也。条，其状也。粲，其色也。囚，其性也。

① 临海志：《太平御览》卷九四〇作"临海水土记"。

【集解】　〔时珍曰〕鲦，生江湖中小鱼也。长仅数寸，形狭而扁，状如柳叶，鳞细而整，洁白可爱，性好群游。〔荀子曰〕鲦浮阳之鱼也。最宜鲊菹。

【气味】　**甘，温，无毒。**

【主治】　**煮食，已忧暖胃，止冷泻。**时珍。

鲙残鱼食鉴

【释名】　**王余鱼**纲目**银鱼**〔时珍曰〕按博物志云：吴王阖闾江行，食鱼鲙，弃其残余于水，化为此鱼，故名。或又作越王及僧宝志者，益出傅会，不足致辩。

【集解】　〔时珍曰〕鲙残出苏、淞、浙江。大者长四五寸，身圆如箸，洁白如银，无鳞。若已鲙之鱼，但目有两黑点尔，彼人尤重小者，曝干以货四方。清明前有子，食之甚美；清明后子出而瘦，但可作鲊腊耳

【气味】　**甘，平，无毒。**

【主治】　**作羹食，宽中健胃。**宁源。

鱵鱼音针。纲目

【释名】　**姜公鱼**俗名**铜哾鱼**音税。临海志〔时珍曰〕此鱼喙有一针，故有诸名。俗云姜太公钓针，亦傅会也

【集解】　〔时珍曰〕生江湖中。大小形状，并同鲙残，但喙尖有一细黑骨如针为异耳。东山经云：识水北注于湖，中多箴鱼，状如鲦，其喙如针。即此。

【气味】　**甘，平，无毒。**

【主治】　**食之无疫。**时珍。

鱊鱼音聿。纲目

【释名】　**春鱼**俗名**作腊，名鹅毛脡。**〔时珍曰〕尔雅云：鱊鲟，小鱼也。名义未详。春，以时名也。脡，以干腊名也。

【集解】　〔时珍曰〕按段公路北户录云：广之恩州出鹅毛脡，用盐藏之，其细如毛，其味绝美。郭义恭所谓武阳小鱼大如针，一斤千头，蜀人以为酱者也。又一统志云：广东阳江县出之，即鱊鱼儿也。然今兴国州诸外亦有之，彼人呼为春鱼。云春月自岩穴中随水流出，状似初化鱼苗。土人取收，曝干为脡，以充苞苴。食以姜、醋，味同虾米。或云即鳢鱼苗也。

【气味】　**甘，平，无毒。**

【主治】　**和中益气，令人喜悦。**时珍。

金鱼纲目

【集解】　〔时珍曰〕金鱼有鲤、鲫、鳅、鳘数种，鳅、鳘尤难得，独金鲫耐久，前古罕知。惟博物志[①]云：出㳦[②]婆塞江，脑中有金。盖亦讹传。述异记载：晋桓冲游庐山，见湖中有赤鳞鱼。即此也。自宋始有畜者，今则处处人家养玩矣。春末生子于草上，好自吞啖，亦易化生。初出黑色，久乃变红。又或变白者，名银鱼。亦有红、白、黑、斑相间无常者。其肉味短而韧。物类相感志云：金鱼食橄榄渣、服皂水即死。得白杨皮不生虱。又有丹鱼，不审即此类否。今附于下，

【附录】　**丹鱼**按抱朴子云：丹水出京兆上洛县冢岭山，入于汋[③]水，中出丹鱼。先夏至十日夜伺之，鱼浮水侧，必有赤光上照[④]若火。割血涂足，可以履

---

① 博物志：此文引文今《博物志》未见，文出《北户录》卷一。

② 㳦：《北户录》卷一作“邛”。

③ 汋：《水经注》卷二十作“均”。

④ 照：此下《抱朴子·内篇》卷四有“赫然”二字。

冰[1]。

肉

【气味】 **甘、咸，平，无毒。**

【主治】 **久痢**。时珍

【附录】 新一。**久痢禁口**病势欲死。用金丝鲤鱼一尾，重一二斤者，如常治净，用盐、酱、葱，必入胡椒末三四钱，煮熟，置病人前嗅之，欲吃随意。连汤食一饱，病即除根，屡治有效。杨拱医方摘要。

鳞之四 无鳞鱼二十八种，附录九种

鳢鱼本经上品

【释名】 **蠡鱼**本经**黑鳢**图经**玄鳢**埤雅**乌鳢**纲目**鲖鱼**音同。本经。**文鱼**〔时珍曰〕鳢首有七星，夜朝北斗，有自然之礼，故谓之鳢。又与蛇通气，色黑，北方之鱼也，故有玄、黑诸名。俗呼火柴头鱼，即此也。其小者名鲖鱼。苏颂图经引毛诗诸注，谓鳢即鲩鱼者，误矣。今直削去，不烦辨正。

【集解】 〔别录曰〕生九江池泽。取无时。〔弘景曰〕处处有之。言是公蛎蛇所化，然亦有相生者。性至难死，犹有蛇性也。〔时珍曰〕形长体圆，头尾相等，细鳞玄色，有斑点花文，颇类蝮蛇，有舌有齿有肚，背腹有鬣连尾，尾无歧。形状可憎，气息腥恶，食品所卑。南人有珍之者，北人尤绝之。道家指为水厌，斋箓所忌。

肉

【气味】 **甘，寒，无毒。有疮者不可食，令人瘢白**。别录。〔源曰〕有小毒，无益，不宜食之。〔宗奭曰〕能发痼疾。疗病亦取其一端耳。

【主治】 **疗五痔，治湿痹，面目浮肿，下大水**。本经。〔弘景曰〕合小豆白煮，疗肿满甚效。**下大小便，壅塞气。作鲙，与脚气、风气人食，良**。孟诜。**主妊娠有水气**。苏颂。

【附方】 旧三，新二。**十种水气**垂死。鳢鱼一斤重者煮汁，和冬瓜、葱白作羹食。心镜。**下一切气**〔诜曰〕用大鳢一头开肚，入胡椒末半两，大蒜片三颗，缝合，同小豆一升煮熟，下萝卜三五颗，葱一握，俱切碎，煮熟，空腹食之至饱，并饮汁。至夜，泄恶气无限也。五日更一作。**肠痔下血**鳢鱼作鲙，以蒜齑食之。忌冷、毒物。外台。**一切风疮**顽癣疥癞，年久不愈者，不过二三服必愈。用黑火柴头鱼一个，即乌鳢也。去肠肚，以苍耳叶填满。外以苍耳安锅底，置鱼于上，少少着水，慢火煨熟，去皮骨淡食，勿入盐酱，功效甚大。医林集要。**浴儿免痘**除夕黄昏时，用大乌鱼一尾，小者二三尾，煮汤浴儿，遍身七窍俱到。不可嫌腥，以清水洗去也。若不信，但留一手或一足不洗，遇出痘时，则未洗处偏多也。此乃异人所传，不可轻易。杨拱医方摘要。

肠及肝

【主治】 **冷败疮中生虫**。别录。**肠以五味炙香，贴痔瘘及蚛骭疮，引虫尽为度**。日华。

胆

【气味】 **甘，平**。〔日华曰〕诸鱼胆苦，惟此胆甘可食为异也。腊月收取，阴干。

【主治】 **喉痹将死者，点入少许即瘥，病深者水调灌之**。灵苑方。

---

① 可以履冰：《抱朴子·内篇》卷四作“则可步行水上，长居渊中矣”。

鳗鲡鱼别录中品

【释名】 **白鳝**纲目**蛇鱼**纲目**干者名风鳗**〔时珍曰〕鳗鲡旧注音漫黎。按许慎说文鲡与鳢同。赵辟公杂录亦云：此鱼有雄无雌，以影漫于鳢鱼，则其子皆附于鳢鬐而生，故谓之鳗鲡。与许说合，当以鳢音为正。曰蛇，曰鳝，象形也。

【集解】 〔颂曰〕所在有之。似鳝而腹大，青黄色。云是蛟蜃之属，善攻江岸，人酷畏之。〔诜曰〕歙州溪潭中出一种背有五色文者，头似蝮蛇，入药最胜。江河中难得五色者。〔时珍曰〕鳗鲡，其状如蛇，背有肉鬣连尾，无鳞有舌，腹白。大者长数尺，脂膏最多。背有黄脉者，名金丝鳗鲡。此鱼善穿深穴，非若蛟蜃之攻岸也。或云鲇亦产鳗，或云鳗与蛇通。

【正误】 〔弘景曰〕鳗鲡能缘树食藤花。〔恭曰〕鲵鱼能上树。鳗无足，安能上树耶？谬说也。

肉

【气味】 **甘，平，有毒。**〔思邈曰〕大温。〔士良曰〕寒。〔宗奭曰〕动风。〔吴瑞曰〕腹下有黑斑者，毒甚。与银杏同食，患软风。〔机曰〕小者可食。重四五斤及水行昂头者，不可食。尝见舟人食之，七口皆死。〔时珍曰〕按夷坚续志云：四目者杀人。背有白点无鳃者，不可食。妊娠食之，令胎有疾。

【主治】 **五痔疮瘘，杀诸虫。**〔诜曰〕痔瘘薰之虫即死。杀诸虫，烧炙为末，空腹食，三五度即瘥。**治恶疮，女人阴疮虫痒，治传尸疰气劳损，暖腰膝，起阳。**日华。**疗湿脚气，腰肾间湿风痹，常如水洗，以五味煮食，甚补益。患诸疮瘘疬疡风人，宜长食之。**孟诜。**治小儿疳劳，及虫心痛。**时珍。**妇人带下，疗一切风瘙如虫行，又压诸草石药毒，不能为害。**张鼎。

【发明】 〔颂曰〕鱼虽有毒，以五味煮羹，能补虚损，及久病劳瘵。〔时珍曰〕鳗鲡所主诸病，其功专在杀虫去风耳。与蛇同类，故主治近之。稽神录云：有人病瘵，相传[1]死者数人。取病者置棺中，弃于江以绝害。流至金山，渔人引起开视，乃一女子，犹活。取置渔舍，每以鳗鲡食之。遂愈。因为渔人之妻。张鼎云：烧烟熏蚊，令化为水。熏毡及屋舍竹木，断蛀虫。置骨于衣箱，断诸蠹。观此，则别录所谓能杀诸虫之说，益可证矣。

【附方】 旧三。**诸虫心痛多吐清水。**鳗鲡淡煮，饱食三五度，即瘥。外台。**骨蒸劳瘦**用鳗鲡二斤治净，酒二盏煮熟，入盐、醋食之。圣惠。**肠风下虫**同上。

膏

【主治】 **诸瘘疮。**陶弘景。**耳中虫痛。**苏恭。**曝干微炙取油，涂白驳风，即时色转，五七度便瘥。**宗奭。集验方云：白驳生头面上，浸淫渐长似癣者，刮令燥痛，炙热脂搽之，不过三度即瘥。

骨及头

【主治】 **炙研入药，治疳痢肠风崩带。烧灰敷恶疮。烧熏痔瘘，杀诸虫。**时珍。

【附方】 旧一。**一切恶疮**用蛇鱼骨炙为末，入诸色膏药中贴之，外以纸护之。经验。

血

【主治】 **疮疹入眼生翳，以少许点之。**时珍。

① 传：此下《稽神录》卷三有“染”字。

海鳗鲡日华

【释名】 **慈鳗鲡**日华**狗鱼**日华

【集解】 〔日华曰〕生东海中。类鳗鲡而大，功用相同。

【气味】 同鳗鲡。

【主治】 **治皮肤恶疮疥、疳䘌、痔瘘。**日华。〔时珍曰〕按李九华云：狗鱼暖而不补。即此。

鳝鱼音善别录上品

【释名】 **黄䱇**音旦。〔宗奭曰〕鳝腹黄，故世称黄鳝。〔时珍曰〕异苑作黄䱇，云黄疸之名，取乎此也。藏器言当作鱣鱼，误矣。鱣字平声，黄鱼也。

【集解】 〔韩保升曰〕鳝鱼生水岸泥窟中。似鳗鲡而细长，亦似蛇而无鳞，有青、黄二色。〔时珍曰〕黄质黑章，体多涎沫，大者长二三尺，夏出冬蛰。一种蛇变者名蛇鳝，有毒害人。南人鬻鳝肆中，以缸贮水，畜数百头。夜以灯照之。其蛇化者，必项下有白点，通身浮水上，即弃之。或以蒜瓣投于缸中，则群鳝跳掷不已，亦物性相制也。〔藏器曰〕作臛，当重煮之。不可用桑柴，亦蛇类也。〔弘景曰〕鳝是荇芩根所化，又云死人发所化。今其腹中自有子，不必尽是变化也。

肉

【气味】 **甘，大温，无毒。**〔思邈曰〕黑者有毒。〔弘景曰〕性热能补。时行病后食之，多复。〔宗奭曰〕动风气。多食，令人霍乱。曾见一郎官食此，吐利几死也。〔时珍曰〕按延寿书云：多食，发诸疮，亦损人寿。大者，有毒杀人。不可合犬肉、犬血食之。

【主治】 **补中益血，疗沈唇。**别录。**补虚损，妇人产后恶露淋沥，血气不调，羸瘦，止血，除腹中冷气肠鸣，及湿痹气。**藏器。**善补气，妇人产后宜食。**震亨。**补五脏，逐十二风邪，患湿风恶气人。作臛空腹饱食，暖卧取汗出如胶，从腰脚中出，候汗干，暖五枝**[①]**汤浴之。避风。三五日一作，甚妙。**孟诜。**专贴一切冷漏、痔瘘、臁疮引虫。**时珍。

【附方】 新二。**臁疮蛀烂**用黄鳝鱼数条打死，香油抹腹，蟠疮上系定，顷则痛不可忍，然后取下看，腹有针眼皆虫也。未尽更作，后以人胫骨灰，油调搽之。奇效。**肉痔出血**鳝鱼煮食，其性凉也。便民食疗。

血尾上取之。

【主治】 **涂癣及瘘。**藏器。**疗口眼㖞斜，同麝香少许，左㖞涂右，右㖞涂左，正即洗去。治耳痛，滴数点入耳。治鼻衄，滴数点入鼻。治疹后生翳，点少许入目。治赤疵，同蒜汁、墨汁频涂之。又涂赤游风。**时珍。

【发明】 〔时珍曰〕鳝善穿穴，无足而窜，与蛇同性，故能走经脉疗十二风邪，及口㖞、耳目诸窍之病。风中血脉，则口眼㖞斜，用血主之，从其类也。

头五月五日收。

【气味】 **甘，平，无毒。**

【主治】 **烧服，止痢，主消渴，去冷气，除痞癥，食不消。**别录。**同蛇头、地龙头烧灰酒服，治小肠痈有效。**集成。**百虫入耳，烧研，绵裹塞之，立出。**时珍。

皮

【主治】 **妇人乳核硬疼，烧灰空心温酒服。**圣惠。

鳛鱼音酉。纲目

【释名】 **泥鳅**俗名**鳛鱼**尔雅。〔时珍

---

① 枝：《证类本草》卷二十作“木”。

曰〕**按陆佃云：鳝鱼性酋健，好动善扰，故名。小者名鳗鱼。孙炎云：鳛者，寻习其泥也。**

【集解】　〔时珍曰〕海鳝鱼生海中，极大。江鳝鱼生江中，长七八寸。泥鳝生湖池，最小，长三四寸，沉于泥中。状微似鳝而小，锐首圆身，青黑色，无鳞，以涎自染，滑疾难握。与他鱼牝牡，故庄子云"鳝与鱼游。"生沙中者微有文采。闽、广人劙去脊骨，作臛食甚美。相感志云：灯心煮鳝甚妙。

【气味】　**甘，平，无毒。**〔弘景曰〕不可合白犬血食。一云凉。

【主治】　**暖中益气，醒酒，解消渴。**时珍。**同米粉煮羹食，调中收痔。**吴球。

【附方】　新五。**消渴饮水**用泥鳅鱼十头阴干，去头尾，烧灰，干荷叶等分为末。每服二钱，新汲水调下，日三。名沃焦散。普济方。**喉中物哽**用生鳅鱼线缚其头，以尾先入喉中，牵拽出之。普济方。**揩牙乌髭**泥鳅鱼，槐蕊、狼把草各一两，雄燕子一个，酸石榴皮半两，捣成团，入瓦罐内，盐泥固济，先文后武，烧炭十斤，取研，日用。一月以来，白者皆黑。普济。**阳事不起**泥鳅煮食之。集简方。**牛狗羸瘦**取鳅鱼一二枚，从口鼻送入，立肥也。陈藏器。

鳣鱼音邅拾遗

校正：〔时珍曰〕食疗黄鱼系重出，今并为一。

【释名】　**黄鱼**食疗**蜡鱼**御览**玉版鱼**〔时珍曰〕鳣肥而不善游，有邅如之象。曰黄曰蜡，言其脂色也。玉版，言其肉色也。异物志名含光，言其脂肉夜有光也。饮膳正要云：辽人名阿八儿忽鱼。

【集解】　〔藏器曰〕鳣长二三丈，纯灰色，体有三行甲。逆上龙门，能化为龙也。〔时珍曰〕鳣出江淮、黄河、辽海深水处，无鳞大鱼也。其状似鲟，其色灰白，其背有骨甲三行，其鼻长有须，其口近颔下，其尾歧。其出也，以三月逆水而上。其居也，在矶石湍流之间。其食也，张口接物听其自入，食而不饮，蟹鱼多误入之。昔人所谓"鳣鲔岫居"，世俗所谓"鲟黄鱼吃自来食"是矣。其行也，在水底，去地数寸。渔人以小钩近千沉而取之，一钩着身，动而护痛，诸钩皆着。船游数日，待其困惫，方敢掣取。其小者近百斤。其大者长二三丈，至一二千斤。其气甚腥。其脂与肉层层相间，肉色白，脂色黄如蜡。其脊骨及鼻，并鬐与鳃，皆脆软可食。其肚及子盐藏亦佳。其鳔亦可作胶。其肉骨煮炙及作鲊皆美。翰墨大全云：江淮人以鲟黄鱼作鲊名片酱，亦名玉版鲊也。

肉

【气味】　**甘，平，有小毒。**〔诜曰〕发气动风，发疮疥。和荞麦食，令人失音。〔宁源曰〕味极肥美，楚人尤重之。多食，生热痰。作鲊奇绝，亦不益人。〔时珍曰〕服荆芥药，不可食。

【主治】　**利五脏，肥美人。多食，难克化。**时珍。

肝

【气味】　**无毒。**

【主治】　**恶血**①　**疥癣。勿以盐炙食。**藏器。

鲟鱼拾遗

【释名】　**鱏鱼**寻、淫二音。**鲔鱼**音洧。**王鲔**尔雅**碧鱼**〔时珍曰〕此鱼延长，故从寻从覃，皆延长之义。月令云：季春，天子荐鲔于寝庙。故有王鲔之称。郭

---

① 血：《证类本草》卷二十作"疮"。

璞云：大者名王鲔，小者名叔鲔，更小者名鮥子，音洛。李奇汉书注云：周洛曰鲔，蜀曰䱜䲔，音亘懵。毛诗疏义云：辽东、登、莱人名尉鱼，言乐浪尉仲明溺海死，化为此鱼。盖尉亦鲔字之讹耳。饮膳正要云：今辽人名乞里麻鱼。

【集解】　〔藏器曰〕鲟生江中。背如龙，长一二丈。〔时珍曰〕出江淮、黄河、辽海深水处，亦鳣属也。岫居，长者丈余。至春始出而浮阳，见日则目眩。其状如鳣，而背上无甲。其色青碧，腹下色白。其鼻长与身等，口在颔下，食而不饮。颊下有青斑纹，如梅花状。尾歧如丙。肉色纯白，味亚于鳣，鬐骨不脆。罗愿云：鲟状如鬵鼎，上大下小，大头哆口，似铁兜鍪。其鳔亦可作胶，如鳗鮧也。亦能化龙。

肉

【气味】　**甘，平，无毒。**〔诜曰〕有毒。味虽美而发诸药毒，动风气，发一切疮疥。久食，令人心痛腰痛。服丹石人忌之。勿与干笋同食，发瘫痪风。小儿食之，成咳嗽及癥瘕。作鲊虽珍，亦不益人。

【主治】　**补虚益气，令人肥健。**藏器。**煮汁饮，治血淋。**孟诜。

鼻肉作脯名鹿头，亦名鹿肉，言美也。

【主治】　**补虚下气。**藏器。

子状如小豆。

【主治】　**食之肥美，杀腹内小虫。**藏器。

牛鱼拾遗

〔集解〕〔藏器曰〕生东海。其头似牛。〔时珍曰〕按一统志云：牛鱼出女直[①]混同江。大者长丈余，重三百斤。无鳞骨，其肉脂相间，食之味长。又异物志云：南海有牛鱼，一名引鱼。重三四百斤，状如鳢，无鳞骨，背有斑文，腹下青色。知海潮。肉味颇长。观二说，则此亦鳣属也。鳣、引声亦相近。

肉：无毒。

【主治】　**六畜疫疾。作干脯为末，以水和灌鼻，即出黄涕。亦可置病牛处，令气相熏。**藏器。

鮠鱼音桅。拾遗

【释名】　**鮰鱼**音回。**鳠鱼**化、获二音。**鰈鱼**化上声。**鳜鱼**癞。〔时珍曰〕北人呼鳠，南人呼鮠，并与鮰音相近。迩来通称鮰鱼，而鳠、鮠之名不彰矣。鰈，又鳠音之转也。秦人谓其发癞，呼为鳜鱼。余见鲇鱼。

【集解】　〔时珍曰〕鮠生江淮间无鳞鱼，亦鲟属也。头尾身鬐俱似鲟状，惟鼻短尔。口亦在颔下，骨不柔脆，腹似鲇鱼，背有肉鬐。郭璞云"鳠鱼似鲇而大，白色"者，是矣。

【正误】　〔藏器曰〕鮠生海中，大如石首。不腥，作脍如雪。隋朝吴都进鮠鱼脍，取快日曝干瓶盛。临食以布裹水浸用，与初脍无异。〔时珍曰〕藏器所说，出杜宝拾遗录。其说云：隋大业六年，吴郡献海鮸干脍。其法：五六月取大鮸四五尺者，鳞细而紫，无细骨，不腥。取肉切晒极干，以新瓶盛之，泥封固。用时以布裹水浸，少顷去水，则皎白如新也。珍按：此乃海鮸，即石首之大者，有鳞不腥。若江河鮠鱼，则无鳞极腥矣。陈氏盖因鮸、鮠二字相类，不加考究，遂致谬误耳。今正之。

---

① 女直：《大明一统志》卷八十九："女直，古肃慎之地。……初号女真，后避辽兴宗讳，改曰女直。"

肉

【气味】 **甘，平，无毒。**〔颂曰〕能动痼疾。不可合野猪、野鸡肉食，令人生癞。

【主治】 **开胃，下膀胱水。**藏器。

鮧鱼音夷。别录上品

【释名】 **鳀鱼**音题。**鰋**音偃。**鲇鱼**〔时珍曰〕鱼额平夷低偃，其涎粘滑。鮧，夷也。鰋，偃也。鲇，粘也。古曰鰋，今曰鲇；北人曰鰋，南人曰鲇。

【集解】 〔弘景曰〕鳀即鲇也。又有鳠，似鳀而大。鮠似鳀而色黄。人鱼，似鲇而有四足。〔保升曰〕口腹俱大者，名鳠；背青口小者，名鲇；口小背黄腹白者，名鮠。〔时珍曰〕二说俱欠详核。鲇乃无鳞之鱼，大首偃额，大口大腹，鮠身鳢尾，有齿有胃有须。生流水者，色青白；生止水者，色青黄。大者亦至三四十斤，俱是大口大腹，并无口小者。鳠即今之鮰鱼，似鲇而口在颔下，尾有歧，南人方音转为鮠也。今厘正之。凡食鲇、鮠，先割翅下悬之，则涎自流尽，不粘滑也。

肉

【气味】 **甘，温，无毒。**〔诜曰〕无鳞，有毒，勿多食。〔颂曰〕寒而有毒，非佳品也。赤目、赤须、无腮者，并杀人。不可合牛肝食，令人患风[①] 噎涎。不可合野猪肉食，令人吐泻。〔弘景曰〕不可合鹿肉食，令人筋甲缩。〔时珍曰〕反荆芥。

【主治】 **百病。**别录。**作臛，补人。**弘景。**疗水肿，利小便。**苏恭。**治口眼㖞斜，活鲇切尾尖，朝吻贴之即正。又五痔下血肛痛，同葱煮食之。**时珍。

【附方】 新一。**身面白驳**鲇鱼半斤一头，去肠，以粳饭、盐、椒如常作鲊，以荷叶作三包系之。更以荷叶重包，令臭烂。先以布拭赤，乃炙鲊包，乘热熨，令汗出，以绵衣包之，勿令见风，以瘥为度。总录。

涎

【主治】 **三消渴疾，和黄连末为丸，乌梅汤每服五七丸，日三服，效。**苏颂。

目

【主治】 **刺伤中[②] 水作痛，烧灰涂之。**思邈。

肝

【主治】 **骨鲠。**时珍。

【附方】 新一。**骨鲠在喉**栗子肉上皮半两，研末，乳香、鲇鱼肝各一分，同捣，丸梧子大。以绵裹一丸，水润，外留绵线吞下，钓出。总录。

鳑鱼音啼。纲目

校正：〔时珍曰〕旧注见鮧鱼，今分出。

【释名】 **人鱼**弘景**孩儿鱼**〔时珍曰〕鳑声如孩儿，故有诸名。作鳀、鮧者，并非。

【集解】 〔弘景曰〕人鱼，荆州临沮青溪多有之。似鳀而有四足，声如小儿。其膏然之不消耗，秦始皇骊山冢中所用人鱼膏是也。〔宗奭曰〕鳑鱼形微似獭，四足，腹重坠如囊，身微紫色，无鳞，与鲇、鮠相类。尝剖视之，中有小蟹、小鱼、小石数枚也。〔时珍曰〕孩儿鱼有二种：生江湖中，形色皆如鲇、鮠，腹下翅形似足，其腮颊轧轧，音如儿啼，即鳑鱼也；一种生溪涧中，形声皆同，但能上树，乃鲵鱼也。北山经云：决水多人鱼。状如鳀四足，音如小儿。食之无瘕疾。又云：休水北注于洛，中多鳑鱼。状如盩

---

① 风：此下《证类本草》卷二十有“多”字。

② 中：此下《千金》卷二十五第三有“风”字。

而长距，足白而对。食之无蛊疾，可以御兵。按此二说，前与陶合，后与寇合，盖一物也。今渔人网得，以为不利，即惊异而弃之，盖不知其可食如此也。徐铉稽神录云：谢仲玉者，曾见妇人出没水中，腰已下皆鱼，乃人鱼也。又徂异记云：查奉道使高丽，见海沙中一妇人，肘后有红鬣，问之，曰：人鱼也。此二者，乃名同物异，非鳑、鲵也。

【气味】 **甘，有毒。**

【主治】 **食之，疗瘕疾**。弘景。**无蛊疾**。时珍。

鲵鱼音倪。拾遗

【释名】 **人鱼**山海经**魶鱼**音纳。**鳎鱼**音塔。**大者名鰕**音霞。〔时珍曰〕鲵，声如小儿，故名。即鳑鱼之能上树者。俗云鲇鱼上竿，乃此也。与海中鲸，同名异物。蜀人名魶，秦人名鳎。尔雅云：大者曰鰕。异物志云：有鱼之体，以足行如虾，故名鰕，陈藏器以此为鳠鱼，欠考矣。又云一名王鲔，误矣，王鲔乃鲟鱼也。

【集解】 〔藏器曰〕鲵生山溪中。似鲇有四足，长尾，能上树。大旱则含水上山，以草叶覆身，张口，鸟来饮水，因吸食之。声如小儿啼。〔时珍曰〕按郭璞云：鲵鱼似鲇，四脚，前脚似猴，后脚似狗，声如儿啼，大者长八九尺。山海经云：决水有人鱼，状如鳑，食之已疫疾。蜀志云：雅州西山溪谷出魶鱼。似鲇有足，能缘木，声如婴儿，可食。酉阳杂俎云：峡中人食鲵鱼，缚树上，鞭至白汁出如构汁，方可治食。不尔，有毒也。

【气味】 **甘，有毒。**

【主治】 **食之已疫疾**。山海经。

黄颡鱼食疗

【释名】 **黄鲿鱼**古名**黄颊鱼**诗注**鉠䲟**央轧。**黄䲟**〔时珍曰〕颡、颊以形，鲿以味，鉠䲟以声也。今人析而呼为黄鉠、黄䲟。陆玑作黄杨，讹矣。

【集解】 〔时珍曰〕黄颡，无鳞鱼也。身尾俱似小鲇，腹下黄，背上青黄，腮下有二横骨，两须，有胃。群游作声如轧轧。性最难死。陆玑云：鱼身燕头，颊骨正黄。鱼之有力能飞跃者。陆佃云：其胆春夏近上，秋冬近下，亦一异也。

【气味】 **甘，平，微毒。**〔诜曰〕无鳞之鱼不益人，发疮疥。〔时珍曰〕反荆芥，害人。

【主治】 **肉，至能醒酒**。弘景。**祛风**。吴瑞。**煮食，消水肿，利小便。烧灰，治瘰疬久溃不收敛，及诸恶疮**。时珍。

【附方】 新三。**水气浮肿**用黄颡三尾，绿豆一合，大蒜三瓣，水煮烂。去鱼食豆，以汁调商陆末一钱服。其水化为清气而消。诗云：一头黄颡八须鱼，绿豆同煎一合余。白煮作羹成顿服，管教水肿自消除。集要。**瘰疬溃坏**用黄䲟鱼破开，入蓖麻子二十粒，扎定，安厕坑中，冬三日，春秋一日，夏半日，取出洗净，黄泥固济，煅存性研，香油调傅。**臁疮浸淫**方同上。并普济。

涎翅下取之。

【主治】 **消渴**。吴瑞。

【附方】 新一。**生津丸**治消渴饮水无度。以黄颡鱼涎和青蛤粉、滑石末等分，丸梧子大。每粟米汤下三十丸。

颊骨

【主治】 **喉痹肿痛，烧研，茶服三钱**。时珍。并出普济

河豚宋开宝

校正：并入食疗鯸鮧、拾遗鯢鱼。

【释名】 **鯸鮧**一作鯸鲐**鰗鮧**日华**鯢鱼**一作鲑。**嗔鱼**拾遗**吹肚鱼**俗**气包鱼**〔时珍曰〕豚，言其味美也。侯夷，状其形丑也。鯢，谓其体圆也。吹肚、气包，象其嗔胀也。北山经名鰰鱼。音沛。

【集解】 〔志曰〕河豚，江、淮、河海皆有之。〔藏器曰〕腹白，背有赤道如印，目能开阖。触物即嗔怒，腹胀如气球浮起，故人以物撩而取之。〔时珍曰〕今吴越最多。状如蝌斗，大者尺余，背色青白，有黄缕文，无鳞无腮无胆，腹下白而不光。率以三头相从为一部。彼人春月甚珍贵之，尤重其腹腴，呼为西施乳。严有翼艺苑雌黄云：河豚，水族之奇味，世传其杀人。余守丹阳宣城，见土人户户食之。但用菘菜、蒌蒿、荻芽三物煮之，亦未见死者。南人言鱼之无鳞无腮，无胆有声，目能眨者，皆有毒。河豚备此数者，故人畏之。然有二种，其色炎黑有文点者，名斑鱼，毒最甚。或云三月后则为斑鱼，不可食也。又案雷公炮炙论云：鲑鱼插树，立便干枯；狗胆涂之，复当荣盛。御览云：河豚鱼虽小，而獭及大鱼不敢啖之。则不惟毒人，又能毒物也。王充论衡云：万物含太阳火气而生者，皆有毒。在鱼则鲑与鯵䱥。故鲑肝死人，鯵䱥螫人。

【气味】 **甘，温，无毒。**〔宗奭曰〕河豚有大毒，而云无毒何也？味虽珍美，修治失法，食之杀人，厚生者宜远之。〔藏器曰〕海中者大毒，江中者次之。煮之不可近铛，当以物悬之。〔时珍曰〕煮忌煤炲落中。与荆芥、菊花、桔梗、甘草、附子、乌头相反。宜荻笋、蒌蒿、秃菜。畏橄榄、甘蔗、芦根、粪汁。案陶九成辍耕录：凡食河豚，一日内不可服汤药，恐犯荆芥，二物大相反。亦恶乌头、附子之属。余在江阴，亲见一儒者，因此丧命。河豚子必不可食，曾以水浸之，一夜大如芡实也。世传中其毒者，以至宝丹或橄榄及龙脑浸水皆可解。复得一方，惟以槐花微炒，与干臙脂等分，同捣粉，水调灌之，大妙。又案物类相感志言：凡煮河豚，用荆芥同煮五七沸，换水则无毒。二说似相反，得非河豚之毒入于荆芥耶？宁从陶说，庶不致悔也。

【主治】 **补虚，去湿气，理腰脚，去痔疾，杀虫。**开宝。**伏硇砂。**土宿本草。

肝及子

【气味】 **有大毒。**〔藏器曰〕入口烂舌，入腹烂肠，无药可解。惟橄榄木、鱼茗木、芦根、乌苙草根煮汁可解。〔时珍曰〕吴人言其血有毒，脂令舌麻，子令腹胀，眼令目花，有“油麻子胀眼睛花”之语。而江阴人盐其子，糟其白，埋过治食，此俚言所谓“舍命吃河豚”者耶。

【主治】 **疥癣虫疮。用子同蜈蚣烧研，香油调，搽之。**时珍。

海豚鱼拾遗

【释名】 **海狶**文选**生江中者名江豚**拾遗**江猪**纲目**水猪**异物志**鱀鱼**音志。**馋鱼**音谗。**鲟鰰**音敷沛。〔时珍曰〕海豚、江豚，皆因形命名。郭璞赋“海狶江豚”是也。魏武食制谓之鲟鰰。南方异物志谓之水猪。又名馋鱼，谓其多涎也。

【集解】 〔藏器曰〕海豚生海中，候风潮出没。形如豚，鼻在脑上作声[①]，喷水直上，百数为群。其子如蠡鱼子，数万随母而行。人取子系水中，其母自来就

---

① 鼻在脑上作声：《证类本草》卷二十作“鼻中为声，脑上有孔”。

而取之。江豚生江中，状如海豚而小，出没水上，舟人候之占风。其中有油脂，点灯照樗蒱即明，照读书工作即暗，俗言懒妇所化也。〔时珍曰〕其状大如数百斤猪，形色青黑如鲇鱼，有两乳，有雌雄，类人。数枚同行，一浮一没，谓之拜风。其骨硬，其肉肥，不中食。其膏最多，和石灰艌船良。

肉

【气味】 咸，腥，味如水牛肉，无毒。

【主治】 飞尸、蛊毒、瘴疟，作脯食之。藏器。

肪

【主治】 摩恶疮、疥癣、痔瘘，犬马瘑疥，杀虫。藏器。

比目鱼食疗

【释名】 鲽音蝶。**鞋底鱼**〔时珍曰〕比，并也。鱼各一目，相并而行也。尔雅所谓"东方有比目鱼，不比不行，其名曰鲽"，是也。段氏北户录谓之鳒音兼，吴都赋谓之䲒音介，上林赋谓之魼音墟。鲽，犹屟也；鳒，兼也；䲒，相介也；魼，相胠。俗名鞋底鱼，临海志名婢簁鱼[1]，临海风土记[2]名奴屩鱼，南越志名版鱼，南方异物志名箬叶鱼，皆因形也。

【集解】 〔时珍曰〕案郭璞云：所在水中有之。状如牛脾及女人鞋底，细鳞紫白色，两片相合乃得行。其合处半边平而无鳞，口近腹下。刘渊林以为王余鱼，盖不然。

【气味】 甘，平，无毒。

【主治】 补虚益气力。多食动气。孟诜。

鮹鱼音梢。拾遗

【集解】 〔藏器曰〕出江湖。形似马鞭，尾有两歧，如鞭鞘，故名。

【气味】 甘，平，无毒。

【主治】 五痔下血，瘀血在腹。藏器。

鲛鱼唐本草

【释名】 沙鱼拾遗**䱜鱼**鹊、错二音。**鳆鱼**音剥。**溜鱼**〔时珍曰〕鲛皮有沙，其文交错鹊骏，故有诸名。古曰鲛，今曰沙，其实一也。或曰：本名鲛，讹为鲛。段成式曰：其力健强，称为河伯健儿。〔藏器曰〕鲛与石决明，同名而异类也。

【集解】 〔恭曰〕鲛出南海。形似鳖，无脚有尾。〔保升曰〕圆广尺余，尾亦长尺许，背皮粗错。〔颂曰〕有二种，皆不类鳖，南人通谓之沙鱼。大而长喙如锯者曰胡沙，性善而肉美；小而皮粗者曰白沙，肉强而有小毒。彼人皆盐作修脯。其皮刮治去沙，剪作鲙，为食品美味，益人。其皮可饰刀靶。〔宗奭曰〕鲛鱼、沙鱼形稍异，而皮一等。〔时珍曰〕古曰鲛，今曰沙，是一类而有数种也，东南近海诸郡皆有之。形并似鱼，青目赤颊，背上有鬣，腹下有翅，味并肥美，南人珍之。大者尾长数尺，能伤人。皮皆有沙，如真珠斑。其背有珠文如鹿而坚强者，曰鹿沙，亦曰白沙，云能变鹿也。背有斑文如虎而坚强者，曰虎沙，亦曰胡沙，云虎鱼所化也。鼻前有骨如斧斤，能击物坏舟者，曰锯沙，又曰挺[3]额鱼，亦曰镭䱜，谓鼻骨如镭斧也，音蕃。沈怀远南越志云：环雷鱼，䱜鱼也。长丈许。腹内有两洞，腹

---

① 婢簁鱼：《太平御览》卷九四〇引《临海异物志》作"婢屣鱼"。

② 临海风土记：《太平御览》卷九四〇作"临海水土记"。

③ 挺：《太平御览》卷九三八引《临海水土记》作"捶"。

贮水养子。一腹容二子。子朝从口中出，暮还入腹。鳞皮有珠，可饰刀剑，治骨角。〔藏器曰〕其鱼状貌非一，皆皮上有沙，堪揩木，如木贼也。小者子随母行，惊即从口入母腹中。

肉

【气味】　**甘，平，无毒。**

【主治】　**作鲙，补五脏，功亚于鲫，亦可作鳙、鲊。**诜。**甚益人。**颂。

皮

【气味】　**甘、咸，平，无毒。**

【主治】　**心气鬼疰，蛊毒吐血。**别录。**蛊气蛊疰。**恭。**烧灰水服，主食鱼中毒。**藏器。**烧研水服，解鯸鮧鱼毒，治食鱼鲙成积不消。**时珍。

【附方】　旧一，新一。**治疰鲛鱼皮散**〔颂曰〕胡洽治五尸鬼疰，百毒恶气。鲛鱼皮炙、朱砂、雄黄、金牙、蜀椒、细辛、鬼臼、干姜、莽草、天雄、麝香、鸡舌香各一两，贝母半两，蜈蚣、蜥蜴各炙二枚，为末。每服半钱，温酒服，日二。亦可佩之。〔时珍曰〕千金鲛鱼皮散：治鬼疰。用鲛鱼皮炙、龙骨、鹿角、犀角、麝香、蜈蚣、雄黄、朱砂、干姜、蜀椒、蘘荷根等分，日三服。亦可佩。

胆腊月收之。

【主治】　**喉痹，和白矾灰为丸，绵裹纳喉中，吐去恶涎即愈。**诜。

乌贼鱼本经中品

【释名】　**乌鲗**素问**墨鱼**纲目**缆鱼**日华**干者名鲞**日华**骨名海螵蛸**〔颂曰〕陶隐居言此是鸔鸟所化。今其口腹具存，犹颇相似。腹中有墨可用，故名乌鲗。能吸波噀墨，令水溷黑，自卫以防人害。又南越志云：其性嗜乌，每自浮水上，飞乌见之，以为死而啄之，乃卷取入水而食之，因名乌贼，言为乌之贼害也。〔时珍曰〕案罗愿尔雅翼云：九月寒乌入水，化为此鱼。有文墨可为法则，故名乌鲗。鲗者，则也。骨名螵蛸，象形也。〔大明曰〕鱼有两须，遇风波即以须下碇，或粘石如缆，故名缆鱼。〔瑞曰〕盐干者名明鲞，淡干者有脯鲞。

【集解】　〔别录曰〕乌贼鱼生东海池泽。取无时。〔颂曰〕近海州郡皆有之。形若革囊，口在腹下。八足聚生于口旁。其背上只有一骨，厚三四分，状如小舟，形轻虚而白。又有两须如带，甚长①。腹中血及胆正如墨，可以书字。但逾年则迹灭，惟存空纸尔。世言乌贼怀墨而知礼，故俗谓是海若白事小吏也。〔时珍曰〕乌鲗无鳞有须，黑皮白肉，大者如蒲扇。炸熟以姜、醋食之，脆美。背骨名海螵蛸，形似樗蒲子而长，两头尖，色白，脆如通草，重重有纹，以指甲可刮为末，人亦镂之为钿饰。又相感志云：乌鲗过小满则形小也。〔藏器曰〕海人云：昔秦王东游，弃算袋于海，化为此鱼。故形犹似之，墨尚在腹也。〔禹锡曰〕陶弘景及蜀本图经皆是鸔鸟所化。鸔乃水鸟，似鶂短项，腹翅紫白，背上绿色。唐·苏恭乃言无鸔鸟，误矣。

肉

【气味】　**酸，平，无毒。**〔瑞曰〕味珍美。动风气。

【主治】　**益气强志。**别录。**益人，通月经。**大明。

骨　**一名海螵蛸**

【修治】　〔弘景曰〕炙黄用。〔敩曰〕凡使勿用沙鱼骨，其形真似。但以上文顺者是真，横者是假，以血卤作水浸，并煮一伏时漉出。掘一坑烧红，入鱼骨在

---

① 甚长：《证类本草》卷二十一引《图经本草》作“可以自缆，故别名缆鱼”。

内，经宿取出入药，其效加倍也。

【气味】 **咸，微温，无毒**。〔普曰〕冷。〔权曰〕有小毒。〔之才曰〕恶白蔹、白敛、附子。能淡盐，伏硇，缩银。

【主治】 **女子赤白漏下，经汁血闭，阴蚀肿痛，寒热癥瘕，无子**。本经。**惊气入腹，腹痛环脐，丈夫阴中肿痛，令人有子，又止疮多脓汁不燥**。别录。**疗血崩，杀虫**。日华。**炙研饮服，治妇人血瘕，大人小儿下痢，杀小虫**。藏器。〔又曰〕投骨于井，水虫皆死。**治眼中热泪，及一切浮翳，研末和蜜点之。久服益精**。孟诜。〔恭曰〕亦治牛马障翳。**主女子血枯病，伤肝唾血下血，治疟消瘿。研末，傅小儿疳疮，痘疮臭烂，丈夫阴疮，汤火伤，跌伤出血。烧存性，酒服，治妇人小户嫁痛。同鸡子黄，涂小儿重舌鹅口。同蒲黄末，傅舌肿，血出如泉。同槐花末吹鼻，止衄血。同银朱吹鼻，治喉痹，同白矾末吹鼻，治蝎螫疼痛。同麝香吹耳，治聤耳有脓及耳聋**。时珍。

【发明】 〔时珍曰〕乌鲗骨，厥阴血分药也，其味咸而走血也。故血枯血瘕，经闭崩带，下痢疳疾，厥阴本病也；寒热疟疾，聋、瘿，少腹痛，阴痛，厥阴经病也；目翳流泪，厥阴窍病也。厥阴属肝，肝主血，故诸血病皆治之。按素问云：有病胸胁支满者，妨于食，病至则先闻腥臊臭，出清液，先唾血，四肢清，目眩，时时前后血，病名曰血枯。得之年少时，有所大脱血；或醉入房，中气竭肝伤，故月事衰少不来。治之以四乌鲗骨、一藘茹为末，丸以雀卵，大如小豆。每服五丸，饮以鲍鱼汁，所以利肠中及伤肝也。观此，则其入厥阴血分无疑矣。

【正误】 〔鼎曰〕久服，绝嗣无子。〔时珍曰〕按本经云：主癥瘕，无子。别录云：令人有子。孟诜亦云久服益精，而张鼎此说独相背戾，必误矣。若云血病无多食咸，乌鲗亦主血闭，故有此说。然经闭有有余、不足二证，有余者血滞，不足者肝伤。乌鲗所主者，肝伤血闭不足之病，正与素问相合，岂有令人绝嗣之理。当以本经、别录为正。恐人承误，故辨正之。

【附方】 旧三。新二十。**女子血枯**见上。**赤白目翳**圣惠治伤寒热毒攻眼，生赤白翳。用乌鲗鱼骨一两，去皮为末，入龙脑少许点之，日三。治诸目翳。用乌鲗骨、五灵脂等分为细末，熟猪肝切片，蘸食，日二。**赤翳攀睛**照水丹：治眼翳，惟厚者尤效，及赤翳攀睛贯瞳人。用海螵蛸一钱，辰砂半钱，乳细水飞澄取，以黄蜡少许，化和成剂收之。临卧时，火上旋丸黍米大，揉入眦中，睡至天明，温水洗下。未退，更用一次，即效。海上方。**雀目夜眼**乌贼骨半斤为末，化黄蜡三两和，捏作钱大饼子。每服一饼，以猪肝二两，竹刀批开，掺药扎定，米泔水半碗，煮熟食之，以汁送下。杨氏家藏。**血风赤眼**女人多之。用乌贼鱼骨二钱，铜绿一钱，为末。每用一钱，热汤泡洗。杨氏家藏。**疳眼流泪**乌贼鱼骨、牡蛎等分为末，糊丸皂子大。每用一丸，同猪肝一具，米泔煮熟食。经验。**底耳出脓**海螵蛸半钱，麝香一字，为末。以绵杖缴净，吹入耳中。澹寮方。**鼻疮疳䘌**乌贼鱼骨、白及各一钱，轻粉二字，为末，搽之。钱乙小儿方。**小儿脐疮**出血及脓。海螵蛸、胭脂为末，油调搽之。圣惠方。**头上生疮**海螵蛸、白胶香各二钱，轻粉五分，为末。先以油润净乃搽末，二三次即愈。卫生易简方。**疬疡白驳**先以布拭赤，用乌贼骨磨三年酢，涂之。外台秘要。**疔疮恶肿**先刺出血。以海螵蛸末掺之，其疔即出。普济方。**蝎螫痛楚**乌贼骨一钱，白矾二分，为末嗃鼻。在左壁者嗜左[①]鼻，在右壁者嗜右[②]鼻。卫生宝鉴。**灸疮不瘥**乌贼骨、白矾[③]等分为末，日日涂之。千金方。**小儿痰齁**多年。海螵蛸末，米饮服一钱。叶氏摘玄方。**小便血淋**海螵蛸末一钱，生地黄汁调服。又方：海螵蛸、生地黄、赤茯苓等分，为末。每服一钱，柏叶、车前汤下。经验方。**大肠下血**不拘大人小儿，脏毒肠风及内痔，下血日久，多食易饥。先用海螵蛸炙黄，去皮研末。每服一钱，木贼汤下。三日后，服猪脏黄连丸。直指方。**卒然吐血**乌贼骨末，米饮服二钱。圣惠。**骨鲠在喉**乌贼鱼骨、陈橘红焙等分为末，寒食面和饧，丸芡子大。每用一丸，含化咽汁。圣济总录。**舌肿出血**如泉。乌贼骨、蒲黄各等分，炒为细末。每用涂之。简便单方。**跌破出血**乌贼鱼骨末，傅之。直指方。**阴囊湿痒**乌贼骨、蒲黄，扑之。医宗三法。

血

【主治】 **耳聋**。甄权。

腹中墨

【主治】 **血刺心痛，醋磨服之**。藏器。炒、研，醋服亦可。

【附录】 **柔鱼**〔颂曰〕一种柔鱼，与乌贼相似，但无骨尔。越人重之。

章鱼纲目

【释名】 **章举**韩文**𩶱鱼**音佶。临海志。

【集解】 〔颂曰〕章鱼、石距二物，似乌贼而差大，味[④]更珍好，食品所重，不入药用。〔时珍曰〕章鱼生南海。形如乌贼而大，八足，身上有肉。闽、粤人多采鲜者，姜、醋食之，味如水母。韩退之所谓"章举马甲柱，斗以怪自呈"者也。石距亦其类，身小而足长，入盐烧食极美。

【气味】 **甘、咸，寒，无毒**。〔时珍曰〕按李九华云：章鱼冷而不泄。

【主治】 **养血益气**。时珍。

海鹞鱼拾遗

【释名】 **邵阳鱼**食鉴作少阳。**荷鱼**广韵作鲄。**鲼鱼**音忿。**鯆魮鱼**音铺毗。**蕃踏鱼**番沓。**石蛎**〔时珍曰〕海鹞，象形。少阳、荷，并言形色也。余义莫详。

【集解】 〔藏器曰〕生东海。形似鹞，有肉翅，能飞上石头。齿如石版。尾有大毒，逢物以尾拨而食之。其尾刺人，甚者至死。候人尿处钉之，令人阴肿痛，拔去乃愈。海人被刺毒者，以鱼扈竹及海獭皮解之。又有鼠尾鱼、地青鱼，并生南海，总有肉翅刺在尾中。食肉去刺。〔时珍曰〕海中颇多，江湖亦时有之。状如盘及荷叶，大者围七八尺。无足无鳞，背青腹白。口在腹下，目在额上。尾长有节，螫人甚毒。皮色肉味，俱同鲇鱼。肉内皆骨，节节联比，脆软可食，吴人腊之。魏武食制云：蕃踏鱼大者如箕，尾长数尺。是矣。岭表录异云：鸡子鱼，嘴形如鹞，肉翅无鳞，色类鲇鱼，尾尖而长，有风涛即乘风飞于海上。此亦海鹞之类也。

肉

【气味】 **甘、咸，平，无毒**。〔时珍曰〕有小毒。

【主治】 **不益人**。弘景。**男子白浊膏淋，玉茎涩痛**。宁源。

齿

【气味】 **无毒**。

【主治】 **瘴疟，烧黑研末，酒服二**

---

① 左：《卫生宝鉴》卷二十作"右"。
② 右：《卫生宝鉴》卷二十作"左"。
③ 矾：《千金》卷二十五第四作"蜜"。
④ 味：原脱，今据《证类本草》卷二十一补。

钱匕。藏器。

尾

【气味】　**有毒**。

【主治】　**齿痛**。陶弘景。

文鳐鱼拾遗

【释名】　**飞鱼**。

【集解】　〔藏器曰〕生海南。大者长尺许，有翅与尾齐。群飞海上。海人候之，当有大风。吴都赋云："文鳐夜飞而触网"，是矣。〔时珍曰〕按西山经云：观水西注于流沙，多文鳐鱼。状如鲤，鸟翼鱼身，苍文白首赤喙。常以夜飞，从西海游于东海。其音如鸾鸡。其味甘，食之已狂，见则大穰。林邑记云：飞鱼身圆，大者丈余，翅如胡蝉。出入群飞，游翔翳荟，沉则泳于海底。又一统志云：陕西鄠县涝水出飞鱼，状如鲋，食之已痔疾也。

肉

【气味】　**甘，酸，无毒**。

【主治】　**妇人难产，烧黑研末，酒服一钱。临月带之，令人易产**。藏器。**已狂已痔**。时珍。

鱼虎拾遗

【释名】　**土奴鱼**临海记

【集解】　〔藏器曰〕生南海。头如虎。背皮如猬有刺，着人如蛇咬。亦有变为虎者。〔时珍曰〕按倦游录云：海中泡鱼大如斗，身有刺如猬，能化为豪猪。此即鱼虎也。述异记云：老则变为鲛鱼。

【气味】　**有毒**。

鱼师纲目

【集解】　〔时珍曰〕陈藏器诸鱼注云：鱼师大者，有毒杀人。今无识者。但唐韵云：鲫，老鱼也。山海经云：历虢之水，有师鱼，食之杀人。其即此欤。

海蛇拾遗

【释名】　**水母**拾遗**樗蒲鱼**拾遗**石镜**〔时珍曰〕蛇，乍、宅二音。南人讹为海折，或作蜡、鲊者，并非。刘恂云：闽人曰蛇，广人曰水母。异苑名石镜也。

【集解】　〔藏器曰〕蛇生东海。状如血衉，大者如床，小者如斗。无眼目腹胃，以虾为目，虾动蛇沉，故曰水母目虾。亦犹蛩蛩之与驱驉也①。炸出以姜、醋进之，海人以为常味。〔时珍曰〕水母形浑然凝结，其色红紫，无口眼腹。下有物如悬絮，群虾附之，咂其涎沫，浮汎如飞。为潮所拥，则虾去而蛇不得归。人因割取之，浸以石灰、矾水，去其血汁，其色遂白。其最厚者，谓之蛇头，味更胜。生、熟皆可食。茄柴灰和盐水淹之良。

【气味】　**咸，温，无毒**。

【主治】　**妇人劳损，积血带下，小儿风疾丹毒，汤火伤**。藏器。**疗河鱼之疾**。时珍。出异苑。

虾别录下品

【释名】　〔时珍曰〕鰕音霞，俗作虾，入汤则红色如霞也。

【集解】　〔时珍曰〕江湖出者大而色白，溪池出者小而色青。皆磔须钺鼻，背有断节，尾有硬鳞，多足而好跃，其肠属脑，其子在腹外。凡有数种：米虾、糠虾，以精粗名也；青虾、白虾，以色名也；梅虾，以梅雨时有也；泥虾、海虾，以出产名也。岭南有天虾，其虫大如蚁，秋社后，群堕水中化为虾，人以作鲊食。凡虾之大者，蒸曝去壳，谓之虾米，食以

---

① 蛩蛩、驱驉：《证类本草》卷二十二作"驱驉、蛩蛩"。《尔雅·释地》作："邛邛、岠虚"，皆义存于声也。

姜、醋，馔品所珍。

【气味】 **甘，温，有小毒**。〔诜曰〕生水田及沟渠者有毒，鲊内者尤有毒。〔藏器曰〕以热饭盛密器中作鲊食，毒人至死。〔弘景曰〕无须及腹下通黑，并煮之色白者，并不可食。小儿及鸡、狗食之，脚屈弱。〔鼎曰〕动风，发疮疥冷积。〔源曰〕动风热。有病人勿食。

【主治】 **五野鸡病，小儿赤白游肿，捣碎傅之**。孟诜。**作羹，治鳖瘕，托痘疮，下乳汁。法制，壮阳道；煮汁，吐风痰；捣膏，傅虫疽**。时珍。

【附方】 新五。**鳖瘕疼痛**类编云：陈拱病鳖瘕，隐隐见皮内，痛不可忍。外医洪氏曰：可以鲜虾作羹食之，久久痛止。明年又作，再如前治而愈，遂绝根本。**补肾兴阳**用虾米一斤，蛤蚧二枚，茴香、蜀椒各四两，并以青盐化酒炙炒，以木香粗末一两和匀，乘热收新瓶中密封。每服一匙，空心盐酒嚼下，甚妙。**宣吐风痰**用连壳虾半斤，入葱、姜、酱煮汁。先吃虾，后吃汁，紧束肚腹，以翎探引取吐。**臁疮生虫**用小虾三十尾，去头，足、壳，同糯米饭研烂，隔纱贴疮上，别以纱罩之。一夜解下，持看皆是小赤虫。即以葱、椒汤洗净，用旧茶笼内白竹叶，随大小剪贴，一日二换。待汁出尽，逐日煎苦楝根汤洗之，以好膏贴之。将生肉，勿换膏药。忌发物。直指方。**血风臁疮**生虾、黄丹捣和贴之，日一换。集简方。

海虾拾遗

【释名】 **红虾**藏器**鰝浩**。尔雅。

【集解】 〔藏器曰〕海中红虾长一尺，须可为簪。翟豹古今注云：辽海间有飞虫如蜻蛉，名缯绀。七月群飞天暗。夷人食之，云虾所化也。〔时珍曰〕按段公路北户录云：海中大红虾长二尺余，头可作杯，须可作簪、杖。其肉可为鲙，甚美。又刘恂岭表录异云：海虾皮壳嫩红色，前足有钳者，色如朱，最大者长七八尺至一丈也。闽中有五色虾，亦长尺余。彼人两两干之，谓之对虾，以充上馔。

【气味】 **甘，平，有小毒**。〔时珍曰〕同猪肉食，令人多唾。

鲊

【主治】 **飞尸蛔虫，口中甘䘌，龋齿头疮，去疥癣风瘙身痒，治山蚊子入人肉，初食疮发则愈**。藏器。

海马拾遗

【释名】 〔弘景曰〕是鱼虾类也。状如马形，故名。

【集解】 〔藏器曰〕海马出南海。形如马，长五六寸，虾类也。南州异物志云：大小如守宫，其色黄褐。妇人难产割裂而出者，手持此虫，即如羊之易产也。〔宗奭曰〕其首如马，其身如虾，其背伛偻，有竹节纹，长二三寸。〔颂曰〕异鱼图云：渔人布网罟，此鱼多挂网上，收取曝干，以雌雄为对。〔时珍曰〕按圣济总录云：海马，雌者黄色，雄者青色。又徐表南方异物志云：海中有鱼，状如马头，其喙垂下，或黄或黑。海人捕得，不以啖食，暴干熇之，以备产患。即此也。又抱朴子云：水马合赤斑蜘蛛，同冯夷水仙丸服之，可居水中。今水仙丸无所考矣。

【气味】 **甘，温，平，无毒**。

【主治】 **妇人难产，带之于身，甚验。临时烧末饮服，并手握之，即易产**。藏器。**主产难及血气痛**。苏颂。**暖水脏，壮阳道，消瘕块，治疔疮肿毒**。时珍。

【发明】 〔时珍曰〕海马雌雄成对，其性温暖，有交感之义，故难产及阳虚房中方术多用之，如蛤蚧、郎君子之功也。虾亦壮阳，性应同之。

【附方】　新二。**海马汤**治远年虚实积聚癥块。用海马雌雄各一枚，木香一两，大黄炒、白牵牛炒各二两，巴豆四十九粒，青皮二两，童子小便浸软，包巴豆扎定，入小便内再浸七日，取出麸炒黄色，去豆不用，取皮同众药为末。每服二钱，水一盏，煎三五沸，临卧温服。圣济录。**海马拔毒散**治疔疮发背恶疮有奇效。用海马炙黄一对，穿山甲黄土炒、朱砂、水银各一钱，雄黄三钱，龙脑、麝香各少许为末，入水银研不见星。每以少许点之，一日一点，毒自出也。秘传外科。

鲍鱼别录上品

【释名】　**薨鱼**礼记。音考。**萧折鱼**魏武食制**干鱼**〔时珍曰〕鲍即今之干鱼也。鱼之可包者，故字从包。礼记谓之薨，魏武食制谓之萧折，皆以萧蒿承曝而成故也。其淡压为腊者，曰淡鱼，曰鳙鱼，音搜。以物穿风干者，曰法鱼，曰鲏鱼，音怯。其以盐渍成者，曰腌鱼，曰咸鱼，曰鲍鱼，音叶，曰鲣鱼，音蹇。今俗通呼曰干鱼。旧注混淆不明，今并削正于下。

【集解】　〔别录曰〕鲍鱼辛臭，勿令中咸。〔弘景曰〕俗人以盐鲍成，名鲍鱼，鲍字似鲍也。今鲍乃鳙鱼淡干者，都无臭气。不知入药者，正何种鱼也，方家亦少用之。〔恭曰〕李当之言：以绳穿贯而胸中湿者良。盖以鱼去肠绳穿，淡暴使干，则味辛不咸；鱼肥则中湿而弥臭似尸气，无盐故也。若鲣鱼同沔州、复州作之，以盐鲍成，味咸不辛，臭亦与鲍不同，湿亦非独胸中，以有盐故也。二者，杂鱼皆可为之。〔颂曰〕今汉、沔所作淡干鱼，味辛而臭者是也。或言海中自有一种鲍鱼，形似小鳙，气最臭，秦始皇车中乱臭者是此。然无的据。〔时珍曰〕别录既云勿令中咸，即是淡鱼无疑矣。诸注反自多事。按周礼注云：鲍鱼，以鱼置槅室中用糗干之而成。槅室，土室也。张耒明道志云：汉阳、武昌多鱼，土人剖之，不用盐，暴干作淡鱼，载至江西卖之。饶、信人饮食祭享，无此则非盛礼。虽臭腐可恶，而更以为奇。据此则鲍即淡鱼，益可证矣。但古今治法不同耳。又苏氏所谓海中一种鲍鱼，岂顾野王所载海中鲀鱼似鲍者耶。不然，即今之白鲞也。鲞亦干鱼之总称也。又今淮人以鲫作淡法鱼颇佳。入药亦当以石首鲫鱼者为胜。若汉、沔所造者，鱼性不一，恐非所宜。其咸鱼近时亦有用者，因附之。

【正误】　〔保升曰〕鳠鱼口小背黄者，名鲍鱼。〔时珍〕按鳠鱼注所引，是鲍鱼，非鲍鱼也。盖鲍、鲍字误耳。

肉

【气味】　**辛，臭，温，无毒。**〔时珍曰〕李九华云：妊妇食之，令子多疾。

【主治】　**坠堕骽与腿同。蹶厥踠折，瘀血、血痹在四肢不散者，女子崩中血不止。**别录。**煮汁，治女子血枯病伤肝，利肠。同麻仁、葱、豉煮羹，通乳汁。**时珍。

【附方】　旧一。**妊娠感寒**腹痛。干鱼一枚烧灰，酒服方寸匕，取汗瘥。子母秘录。

头

【主治】　**煮汁，治眯目。烧灰，疗疗肿瘟气。**时珍。

【附方】　新三。**杂物眯目**鲍鱼头二枚，地肤子半合，水煮烂，取汁注目中，即出。圣惠。**鱼脐疔疮**似新火针疮，四边赤，中央黑。可刺之，若不大痛，即杀人也。用腊月鱼头灰、发灰等分，以鸡溏屎和涂之。千金方。**预辟瘟疫**鲍鱼头烧灰方寸匕，合小豆末七枚，米饮服之，令瘟疫气不相染也。肘后方。

鲳鱼

【气味】　咸，温，无毒。

【主治】　小儿头疮出脓水。以麻油煎熟，取油频涂。时珍。

穿鲍绳

【主治】　眯目去刺，煮汁洗之，大良。苏恭。

鱁鮧拾遗

【释名】　鳔匹少切。**作胶名鳔胶**〔藏器曰〕鱁鮧，音逐题，乃鱼白也。〔时珍曰〕鱁鮧，音逐夷。其音题者，鲇鱼也。按贾思勰齐民要术云：汉武逐夷至海上，见渔人造鱼肠于坑中，取而食之，遂命此名，言因逐夷而得是矣。沈括笔谈云：鱁鮧，乌贼鱼肠也。孙愐唐韵云：盐藏鱼肠也。南史云：齐明帝嗜鱁鮧，以蜜渍之，一食数升。观此则鳔与肠皆得称鱁鮧矣。今人以鳔煮冻作膏，切片以姜、醋食之，呼为鱼膏者是也。故宋齐丘化书云：鱁鮧与足垢无残。鳔即诸鱼之白脬，其中空如泡，故曰鳔。可治为胶，亦名縼胶。诸鳔皆可为胶，而海渔多以石首鳔作之，名江鳔，谓江鱼之鳔也。粘物甚固。此乃工匠日用之物，而记藉多略之。

鳔

【气味】　甘，平，无毒。

【主治】　竹木入肉，经久不出者。取白傅疮上四边，肉烂即出。藏器。**止折伤血出不止。**时珍。**烧灰，傅阴疮、瘘疮、月蚀疮。**李珣。

【附方】　新一。**折伤出血**但不透膜者，以海味中咸白鳔，大片色白有红丝者，成片铺在伤处，以帛缚之，即止。普济方。

鳔胶

【气味】　甘、咸，平，无毒。

【主治】　烧存性，治妇人产难，产后风搐，破伤风痉，止呕血，散瘀血，消肿毒。伏硇砂。时珍。

【附方】　新十。**产难**鱼胶五寸，烧存性为末，温酒服。皆效方。**产后搐搦**强直者，不可便作风中，乃风入子脏，与破伤风同。用鳔胶一两，以螺粉炒焦，去粉为末。分三服，煎蝉蜕汤下。产宝。**产后血运**鳔胶烧存性，酒和童子小便调服三五钱良。事林广记。**经血逆行**鱼胶切炒，新绵烧灰。每服二钱，米饮调下，即愈。多能鄙事。**破伤风搐**口噤强直者。危氏香胶散：用鱼胶烧存性一两，麝香少许，为末。每服二钱，苏木煎酒调下。仍煮一钱封疮口。保命集：治破伤风有表证未解者。用江鳔半两炒焦，蜈蚣一对炙研，为末。以防风、羌活、独活、川芎等分煎汤，调服一钱。**呕血不止**鳔胶长八寸，广二寸，炙黄，刮二钱，以甘蔗节三十五个，取汁调下。经验。**便毒肿痛**已大而软者，直指方用鱼鳔胶，热汤或醋煮软，乘热研烂贴之。戴氏：治露，即羊核。用石首胶一两，烧存性，研末酒服。外以石菖蒲生研盦之，效。**八般头风**鱼鳔烧存性为末。临卧以葱酒服二钱。**赤白崩中**鱼縼胶三尺，焙黄研末，同鸡子煎饼，好酒食之。

鱼鲙音桧。拾遗

【释名】　鱼生〔时珍曰〕刽切而成，故谓之鲙。凡诸鱼之鲜活者，薄切洗净血腥，沃以蒜齑、姜醋、五味食之。

【气味】　甘，温，无毒。〔藏器曰〕近夜勿食，不消成积。勿饮冷水，生虫。时行病后食之，胃弱。勿同乳酪食，令人霍乱。不可同瓜食。〔时珍曰〕按食治云：凡杀物命，即亏仁爱，且肉未停冷，动性犹存，旋烹不熟，食犹害人，况鱼鲙肉生，损人尤甚，为癥瘕，为痼疾，为奇病，不可不知。昔有食鱼生而生病者，用药下出，已变虫形，鲙缕尚存；有食鳖肉而成积者，用药下出，已成动物而能行，皆可验也。

【主治】 **温补，去冷气湿痹，除膀胱水，腹内伏梁气块，冷痃结癖疝气，喉中气结，心下酸水，开胃口，利大小肠，补腰脚，起阳道。**藏器。**宜脚气风气人，治上气喘咳。**思邈。**鲫鲙：主久痢肠澼痔疾，大人小儿丹毒风眩。**孟诜。

【发明】 〔汪颖曰〕鱼鲙辛辣，有劫病之功。予在苍梧见一妇人病吞酸，诸药不效。偶食鱼鲙，其疾遂愈。盖此意也。

鱼鲊拾遗

【释名】 〔时珍曰〕按刘熙释名云：鲊，酝也。以盐糁酝酿而成也。诸鱼皆可为之。大者曰鲊，小者曰鲝。一云：南人曰鲝，北人曰鲊。

【气味】 **甘、咸，平，无毒。**〔藏器曰〕凡鲊皆发疮疥。鲊内有发，害人。〔瑞曰〕鲊不熟者，损人脾胃，反致疾也。〔时珍曰〕诸鲊皆不可合生胡荽、葵、菜、豆、藿、麦、酱、蜂蜜食，令人消渴及霍乱。凡诸无鳞鱼鲊，食之尤不益人。

【主治】 **癣疮，和柳叶捣碎炙热傅之。取酸臭者，连糁和屋上尘，傅虫疮及马病疮。**藏器。**治聤耳痔瘘，诸疮有虫，疗白驳、代指病，主下痢脓血。**时珍。

【附方】 新二。**白驳风**以荷叶裹鲊令臭，拭热，频频擦之，取效乃止。千金方。**代指痛**先刺去脓血，炙鲊皮裹之。千金方。

鱼脂拾遗

【释名】 **鱼油**〔时珍曰〕脂，旨也。其味甘旨也。

【气味】 **甘，温，有小毒。**〔时珍曰〕鱼脂点灯，盲人目。

【主治】 **癥疾，用和石灰泥船鱼脂腥臭者二斤，安铜器内，燃火炷令暖，隔纸熨癥上，昼夜勿息火。又涂牛狗疥，立愈。**藏器。〔时珍曰〕南番用鱼油和石灰艌船。亦用江豚油。

鱼魫枕。纲目

【释名】 〔时珍曰〕诸鱼脑骨曰魫，曰丁。鱼尾曰魩，音抹，曰丙。鱼肠曰䲈，曰乙。鱼骨曰鲠，曰刺。鱼脬曰鳔，曰白。鱼翅曰鳍，曰鬣。鱼子曰鲦，曰魰。

【主治】 **能销毒。**藏器。**解蛊毒。作器盛饮食，遇蛊辄裂破也。**时珍。延寿书。

鱼鳞纲目

【释名】 〔时珍曰〕鳞者，粼也。鱼产于水，故鳞似粼；鸟产于林，故羽似叶；兽产于山，故毛似草。鱼行上水，鸟飞上风，恐乱鳞、羽也。

【主治】 **食鱼中毒，烦乱或成癥积，烧灰水服二钱。**时珍。**诸鱼鳞烧灰，主鱼骨鲠。**别录。

鱼子纲目

【释名】 鲦音米。魰音蚁。

【集解】 〔孟诜曰〕凡鱼生子，皆粘在草上及土中。冬月寒水过后，亦不腐坏。到五月三伏日，雨中，便化为鱼。〔时珍曰〕凡鱼皆冬月孕子，至春末夏初则于湍水草际生子。有牡鱼随之，洒白盖其子。数日即化出，谓之鱼苗，最易长大。孟氏之说，盖出谬传也。

【气味】 缺。

【主治】　**目中障翳。**时珍。

【发明】　〔时珍曰〕鱼子古方未见用。惟圣济总录治目决明散中用之，亦不言是何鱼之子。大抵当取青鱼。鲤、鲫之属尔。

【附方】　新一。**决明散**治一切远年障翳，弩肉，赤肿疼痛。用鱼子，活水中生下者半两，以硫黄水温温洗净，石决明、草决明、青葙子、谷精草、枸杞子、黄连、炙甘草、枳实麸炒、牡蛎粉、蛇蜕烧灰、白芷、龙骨、黄檗各一两，白附子炮、白蒺藜炒、黄芩炒、羌活各半两，虎睛一只切作七片，文武火炙干，每一料用一片，上通为末。每服三钱，五更时茶服，午、夜再服。赤白翳膜，七日减去。弩肉赤肿痛不可忍者，三五日见效。忌猪、鱼、酒、面、辛辣、色欲。凡遇恼怒酒色风热即疼者，是活眼，尚可医治；如不疼，是死眼，不必医也。总录。

诸鱼有毒拾遗

鱼目有睫，杀人。目得开合，杀人。逆腮，杀人。脑中白连珠，杀人。无鳃，杀人。二目不同，杀人。连鳞者，杀人。白鬐，杀人。腹中丹字，杀人。鱼师大者有毒，食之杀人。①

① 鱼目有睫……食之杀人：此一节原在分卷目录后，今移于此。

本草纲目介部目录第四十五卷

李时珍曰：介虫三百六十，而龟为之长。龟盖介虫之灵长者也。周官·鳖人取互物以时籍昌角切**，春献鳖蜃，秋献龟鱼。祭祀供蠯**排**蠃螺蚳**池**以授醢人。则介物亦圣世供馔之所不废者，而况又可充药品乎。唐宋本草皆混入虫鱼，今析为介部。凡四十六种，分为二类，曰龟鳖，曰蚌蛤。**

神农本草经八种梁·陶弘景注　**名医别录五种**梁·陶弘景注　**唐本草二种**唐·苏恭　**本草拾遗一十种**唐·陈藏器　**海药本草二种**唐·李珣　**蜀本草一种**蜀·韩保升　**开宝本草二种**宋·马志　**嘉祐本草八种**宋·掌禹锡　**图经本草一种**宋·苏颂　**本草纲目六种**明·李时珍　**本草蒙筌一种**明·陈嘉谟

【附注】　魏吴普本草　李当之药录　宋·雷敩炮炙论　齐·徐之才药对　唐·甄权药性　孙思邈千金　唐·孟诜、张鼎食疗　杨损之删繁　萧炳四声　南唐·陈士良食性　宋·寇宗奭衍义　大明日华　金·张元素珍珠囊　元·李杲法象　王好古汤液　朱震亨补遗　吴瑞日用　明·汪颖食物　明·宁源食鉴　明·汪机会编

介之一龟鳖类一十七种

水龟本经　**秦龟**别录　**蠵龟**纲目。鼊鼊、鼂附　玳瑁开宝。撤八儿附　**绿毛龟**蒙筌　**疟龟**拾遗　**鹗龟**拾遗。旋龟附　**摄龟**蜀本　**贲龟**纲目　**鳖**本经　**纳鳖**图经　**能鳖**纲目　**朱鳖**拾遗　**珠鳖**纲目　**鼋**拾遗　**蟹**本经　**鲎鱼**嘉祐

上附方旧一十九，新四十六。

本草纲目介部第四十五卷

介之一龟鳖类一十七种

水龟本经上品

【释名】　**玄衣督邮**〔时珍曰〕按许慎说文云：龟头与蛇头[①]同。故字上从它，其下象甲、足、尾之形。它即古蛇字也。又尔雅龟有十种，郭璞随文傅会，殊欠分明。盖山、泽、水、火四种，乃因常龟所生之地而名也。其大至一尺已上者，在水曰宝龟，亦曰蔡龟，在山曰灵龟，皆国之守宝而未能变化者也。年至百千，则具五色，而或大或小，变化无常，在水曰神龟，在山曰筮龟，皆龟之圣者也。火龟则生炎地，如火鼠也。摄龟则呷蛇龟也。文龟则蠵蠵、玳瑁也。后世不分山、泽、水、火之异，通以小者为神龟，年久者为灵龟，误矣。本经龟甲止言水中者，而诸注始用神龟。然神龟难得，今人惟取水中常龟入药。故今总标水龟，而诸龟可该矣。

【集解】　〔时珍曰〕甲虫三百六十，而神龟为之长。龟形象离，其神在坎。上隆而文以法天，下平而理以法地。背阴向阳，蛇头龙颈。外骨内肉，肠属于首，能运任脉。广肩大腰，卵生思抱，其息以耳。雌雄尾交，亦与蛇匹。或云大腰无雄者，谬也。今人视其底甲，以辨雌雄。龟以春夏出蛰脱甲，秋冬藏穴导引，故灵而多寿。南越志云：神龟，大如拳而色如金，上甲两边如锯齿，爪至利，能缘树食蝉。抱朴子云：千岁灵龟，五色具焉，如玉如石，变化莫测，或大或小，或游于莲叶之上，或伏于蓍丛之下。张世南质龟论云：龟老则神，年至八百，反大如钱。夏则游于香荷，冬则藏于藕节。其息有黑气如煤烟，在荷心，状甚分明。人见此气，勿辄惊动，但潜含[②]油管[③]噀之，即不能遁形矣。或云：龟闻铁声则伏，被蚊叮则死。香油抹眼，则入水不沉。老桑煮之则易烂。皆物理制伏之妙也。

龟甲

【释名】　**神屋**本经**败龟版**日华**败将**日华**漏天机**图经。〔时珍曰〕并隐名也。

〔集解〕〔别录曰〕龟甲生南海池泽及湖水中，采无时。勿令中湿，湿即有毒。〔陶弘景曰〕此用水中神龟，长一尺二寸者为善。厣可供卜，壳可入药，亦入仙方。当以生龟炙取。〔韩保升曰〕湖州、江州、交州者，骨白而厚，其色分明，供卜、入药最良。〔大明曰〕卜龟小而腹下曾钻十遍者，名败龟版，入药良。〔苏颂曰〕今江湖间皆有之。入药须用神龟。神龟版当心前一处，四方透明，如琥珀色者最佳。其头方脚短，壳圆版白者，阳龟也；头尖脚长，壳长版黄者，阴龟也。阴人用阳，阳人用阴。今医家亦不知如此分

---

① 头：原脱，今据《说文解字·龟部》补。
② 含：此下《夷门广牍·质龟论》有“水及”二字。
③ 管：《夷门广牍·质龟论》作“膏”。

别。〔时珍曰〕古者取龟用秋，攻龟用春。今之采龟者，聚至百十，生锯取甲，而食其肉。彼有龟王、龟相、龟将等名，皆视其腹背左右之以别之。龟之直中文，名曰千里。其首之横文第一级左右有斜理皆接乎千里者，即龟王也。他龟即无此矣。言占事帝王用王，文用相，武用将，各依等级。其说与逸礼所载天子一尺二寸、诸侯八寸、大夫六寸、士庶四寸之说相合，亦甚有理。若夫神龟、宝龟，世所难得，则入药亦当依此用之可也。日华用卜龟小甲，盖取便耳。又按经云：龟甲勿令中湿。一名神屋。陶言厣可供卜，壳可入药。则古者上下甲皆用之。至日华始用龟版，而后人遂主之矣。

【正误】　〔吴球曰〕先贤用败龟版补阴，借其气也。今人用钻过及煮过者，性气不存矣。惟灵山诸谷，因风坠自败者最佳，田池自败者次之，人打坏者又次之。〔时珍曰〕按陶氏用生龟炙取，日华用灼多者，皆以其有生性神灵也。曰败者，谓钻灼陈久如败也。吴氏不达此理，而反用自死枯败之版，复谓灼者失性，谬矣。纵有风坠自死者，亦山龟耳。浅学立异误世，鄙人据以为谈，故正之。

【修治】　以龟甲锯去四边，石上磨净，灰火炮过，涂酥炙黄用。亦有酒炙、醋炙、猪脂炙、烧灰用者。

【气味】　**甘，平，有毒。**〔甄权曰〕无毒。〔时珍曰〕按经云：中湿者有毒，则不中湿者无毒矣。〔之才曰〕恶沙参、蜚蠊，畏狗胆。瘦银。

【主治】　**甲：治漏下赤白，破癥瘕痎疟，五痔阴蚀，湿痹四肢重弱，小儿囟不合。久服，轻身不饥。**本经。**惊恚气，心腹痛，不可久立，骨中寒热，伤寒劳复，或肌体寒热欲死，以作汤，良。久服，益气资智，使人能食。烧灰，治小儿头疮难燥，女子阴疮。**别录。**溺：主久嗽，断疟。**弘景。**壳：炙末酒服，主风脚弱。**萧炳。**版：治血麻痹。**日华。**烧灰，治脱肛。**甄权。**下甲：补阴，主阴血不足，去瘀血，止血痢，续筋骨，治劳倦，四肢无力。**震亨。**治腰脚酸痛，补心肾，益大肠，止久痢久泄，主难产，消痈肿。烧灰，傅臁疮。**时珍。

【发明】　〔震亨曰〕败龟版属金、水，大有补阴之功，而本草不言，惜哉！盖龟乃阴中至阴之物，禀北方之气而生，故能补阴、治血、治劳也。〔时珍曰〕龟、鹿皆灵而有寿。龟首常藏向腹，能通任脉，故取其甲以补心、补肾、补血，皆以养阴也。鹿鼻常反向尾，能通督脉，故取其角以补命、补精、补气，皆以养阳也。乃物理之玄微，神工之能事。观龟甲所主诸病，皆属阴虚血弱，自可心解矣。又见鳖甲。

【附方】　旧二，新十二。**补阴丸**丹溪方用龟下甲酒炙、熟地黄九蒸九晒各六两，黄檗盐水浸炒、知母酒炒各四两，石器为末，以猪脊髓和丸梧子大。每服百丸，温酒下。一方：去地黄，加五味子炒一两。**疟疾不止**龟版烧存性，研末。酒服方寸匕。海上名方。**抑结不散**用龟下甲酒炙五两，侧柏叶炒一两半，香附童便浸炒三两，为末，酒糊丸梧子大。每空心温酒服一百丸。**胎产下痢**用龟甲一枚，醋炙为末。米饮服一钱，日二。经验方。**难产催生**秘录用龟甲烧末，酒服方寸匕。摘玄：治产三五日不下，垂死，及矮小女子交骨不开者，用干龟壳一个酥炙，妇人头发一握烧灰，川芎、当归各一两。每服秤七钱，水煎服。如人行五里许，再一服。生胎、死胎俱下。**肿毒初起**败龟版一枚，烧研，酒服四钱。小山。**妇人乳毒**同上方。**小儿头疮**龟甲烧灰敷之。圣惠方。**月蚀耳**

疮同上。**口吻生疮**同上。**臁疮朽臭**生龟一枚取壳，醋炙黄，更煅存性，出火气，入轻粉、麝香。葱汤洗净，搽敷之。急救方。**人咬伤疮**龟版骨、鳖肚骨各一片，烧研。油调搽之。叶氏摘玄。**猪咬成疮**龟版烧研，香油调搽之叶氏摘玄。

肉

【气味】 **甘、酸，温，无毒。**〔弘景曰〕作羹臛大补，而多神灵，不可轻杀。书家所载甚多，此不具说。〔思邈曰〕六甲日、十二月俱不可食，损人神。不可合猪肉、菰米、瓜、苋食，害人。

【主治】 **酿酒，治大风缓急，四肢拘挛，或久瘫缓不收，皆瘥。**苏恭。**煮食，除湿痹**[①] **风痹，身肿踠折。**孟诜。**治筋骨疼痛及一二十年寒嗽，止泻血、血痢。**时珍。

【发明】 〔时珍曰〕按周处风土记云：江南五月五日煮肥龟，入盐、豉、蒜、蓼食之，名曰葅龟。取阴内阳外之义也。

【附方】 旧一，新六。**热气湿痹**腹内积热。用龟肉同五味煮食之。微泄为效。普济方。**筋骨疼痛**用乌龟一个，分作四脚。每用一脚，入天花粉、枸杞子各一钱二分，雄黄五分，麝香五分，槐花三钱，水一碗煎服。纂要奇方。**十年咳嗽**或二十年医不效者，生龟三枚，治如食法，去肠，以水五升，煮取三升浸曲，酿秫米四升如常法，饮之令尽，永不发。又方：用生龟一枚着坎中，令人溺之，浸至三日，烧研。以醇酒一升，和末如干饭，顿服。须臾大吐，嗽囊出则愈，小儿减半。**痢及泻血**乌龟肉，以沙糖水拌，椒和，炙煮食之。多度即愈。普济方。**劳瘵失血**田龟煮取肉，和葱、椒、酱、油煮食。补阴降火，治虚劳失血咯血，咳嗽寒热，累用经验。吴球便民食疗。**年久痔漏**田龟二三个，煮取肉，入茴香、葱、酱，常常食，累验。此疾大忌糟、醋等热物。便民食疗。

血

【气味】 **咸，寒，无毒。**

【主治】 **涂脱肛。**甄权。**治打扑伤损，和酒饮之，仍捣生龟肉涂之。**时珍。

胆汁

【气味】 **苦，寒，无毒。**

【主治】 **痘后目肿，经月不开，取点之，良。**时珍。

溺

【采取】 〔颂曰〕按孙光宪北梦琐言云：龟性妒而与蛇交。惟取龟置瓦盆中，以鉴照之。龟见其影，则淫发失尿。急以物收取之。又法：以纸炷，以点其尻，亦致失尿，但差缓耳。〔时珍曰〕今人惟以猪鬃或松叶刺其鼻，即尿出。似更简捷也。

【主治】 **滴耳，治聋。**藏器。**点舌下，治大人中风舌喑，小儿惊风不语。摩胸、背，治龟胸、龟背。**时珍。

【发明】 〔时珍曰〕龟尿走窍透骨，故能治喑、聋及龟背，染髭发也。按岣嵝神书言：龟尿磨瓷器，能令软；磨墨书石，能入数分。即此可推矣。

【附方】 旧一，新二。**小儿龟背**以龟尿摩其胸背，久久即瘥。孙真人。**中风不语**乌龟尿点少许于舌下，神妙。寿域。**须发早白**以龟尿调水蛭细末，日日撚之，自黑。末忌粗。谈野翁方。

秦龟别录上品

【释名】 **山龟**〔宗奭曰〕龟则四方皆有。但秦地山中多老龟，极大而寿，故取为用，以地别名。

---

① 湿痹：《证类本草》卷二十作“温瘴气”。

【集解】〔别录曰〕秦龟生山之阴土中。二月、八月采。〔保升曰〕今江南、岭南处处有之，冬月藏土中，春夏秋即出游溪谷。古人独取秦地者耳。〔弘景曰〕此即山中龟不入水者。其形大小无定，方药稀用。〔恭曰〕秦龟即蠵蠵，更无别也。〔士良曰〕秦人呼蠵蠵为山龟，是矣。〔藏器曰〕蠵蠵生海水中。秦龟生山阴，是深山中大龟，如碑下趺者。食草根竹萌，冬蛰春出。卜人亦取以占山泽，揭甲亦可饰器物。〔颂曰〕蠵蠵生岭南，别是一种山龟，非秦龟也。龟类甚多，罕能遍识。盖近世货币不用，知卜者稀，故尔弗贵也。〔时珍曰〕山中常龟，鹿喜食之。其大而可卜者，曰灵龟，年至百岁能变化者，曰筮龟。或伏于蓍草之下，或游于卷耳、芩叶之上。抱朴子所谓"山中巳日称时君者为龟"，即此也。其蠵蠵或以为山龟，或云生海水中，其说不定。按山海经蠵龟生深泽中。应劭注汉书云：灵蠵，大龟也。雌曰蠵蠵，雄曰玳瑁。观此则秦龟是山龟，蠵蠵是泽龟，与尔雅山龟、泽龟、水龟相合。盖一种二类，故其占卜、入药、饰器、功用尤同耳。

甲

【修治】〔李珣曰〕经卜者更妙。以酥或酒炙黄用。

【气味】**苦，温，无毒。**

【主治】**除湿痹气，身重。四肢关节不可动摇。**别录。**顽风冷痹，关节气壅，妇人赤白带下，破积癥。**孟诜。**补心。**宗奭。**治鼠瘘。**时珍。

【发明】〔宗奭曰〕大龟灵于物，故方家用以补心，然甚有验。〔时珍曰〕见龟甲。

【附方】新一。**鼠瘘**刘涓子用山龟壳炙、狸骨炙、甘草炙、雄黄、桂心、干姜等分为末，饮服方寸匕。仍以艾灸疮上，用蜜和少许，入疮中，良。

头

【主治】**阴干炙研服，令人长远入山不迷。**孟诜。〔弘景曰〕前臑骨佩之亦然耳。

蠵龟纲目

【释名】**蠵蠵**音兹夷。**灵蠵**汉书**灵龟**郭璞注**蚼蠏**音拘壁。一作蚼蠏。**负屃**音戏备。**杂俎作系臂者非。皮名龟筒**〔时珍曰〕蠵蠵鸣声如兹夷，故名。蚼蠏者，南人呼龟皮之音也。负屃者，有力貌，今碑趺象之。或云大者为蠵蠵、赑屃，小者为蚼蠏。甚通。

【集解】〔弘景曰〕蠵蠵生广州。〔恭曰〕即秦龟也。〔藏器曰〕蠵蠵生海边。甲有文，堪为物饰。非山龟也。〔保升曰〕苏恭之说，非通论也。按郭璞尔雅注云：蠵蠵出涪陵郡，大龟也。其缘甲文似玳瑁，能鸣。甲亦可卜，俗呼灵龟是矣。〔颂曰〕蠵蠵别是一种山龟之大者，非秦龟也。岭表录异云：潮、循间甚多。人立背上，可负而行。乡人取壳，以生得全者为贵。初用木换出其肉。龟被楚毒，鸣吼如牛，声振山谷。古人谓生龟脱筒，指此。工人以其甲通明黄色者，煮拍陷瑇瑁为器，谓之龟筒。入药亦以生脱为主。〔日华曰〕蠵蠵即蚼蠏也。皮可宝装饰物。〔时珍曰〕蠵蠵诸说不一。按山海经云：蠵龟生深泽中。注云：大龟也。甲有文采，似蝳瑁而薄。应劭注汉书云：灵蠵，大龟也。雄曰瑇瑁，雌曰蠵蠵。据此二说，皆出古典。质以众论，则蠵蠵即蚼蠏之大者，当以藏器、日华为准也。生于海边，山居水食，瑇瑁之属。非若山龟不能入水也。故功用专于解毒，与瑇瑁相同，自可意会。刘欣期交州记云：蚼蠏似瑇瑁，大如笠，四足缦胡无指爪。其甲有黑珠文采，斑似锦文。但薄而色浅，不任作器，惟堪贴饰。今人谓之鼊皮。临海水土记云：其形如龟鳖身。其甲黄点有光。广七八寸，长二三尺。彼人以瑇瑁乱。肉味如鼋可食。卵大如鸭卵，正圆，生食美于鸟卵。酉阳杂俎云：系臂状如龟，生南海。捕者必先祭后取之。

【附录】 **蠵蠯**音迷麻。**鼂**音朝。〔时珍曰〕按临海水土记云：蠵蠯，状似鼅鼊而甲薄，形大如龟，味极美，一枚有膏三斛，又有鼂，亦如鼅鼊，腹如羊胃可啖。并生海边沙中。

肉

【气味】 **甘，平，无毒。**

【主治】 **去风热，利肠胃。**时珍。

血

【气味】 **咸，平，微毒。**

【主治】 **疗俚人毒箭伤。**弘景。**中刀箭闷绝者，刺饮便安。**日华。〔藏器曰〕南人用燋铜及蛇汁毒，亦多养此用。

龟筒

【释名】 鼊皮

【气味】 **甘、咸，平，无毒。**

【主治】 **血疾，及中刀箭毒，煎汁饮。**大明。**解药毒、蛊毒。**时珍。

玳瑁宋开宝

【释名】 **玳瑁**音代昧，又音毒目。〔时珍曰〕其功解毒，毒物之所媢嫉者，故名。

【集解】 〔藏器曰〕玳瑁生岭南海畔山水间。大如扇，似龟，甲中有文。〔士良曰〕其身似龟，首、嘴如鹦鹉。〔颂曰〕今广南皆有，龟类也。大者如盘，其腹、背甲皆有红点斑文。入药须用生者乃灵。凡遇饮食有毒，则必自摇动，死者则不能，神矣。今人多用杂龟筒作器皿，皆杀取之，又经煮拍，故生者殊难得。〔时珍曰〕按范成大虞衡志云：玳瑁生海洋深处，状如龟鼋，而壳稍长，背有甲十二片，黑白斑文，相错而成。其裙边缺如锯齿。无足而有四鬣，前长后短，皆有鳞，斑文如甲。海人养以盐水，饲以小鱼。又顾玠海槎录云：大者难得，小者时时有之。但老者甲厚而色明，小者甲薄而色暗。世言鞭血成斑，谬矣。取时必倒悬其身，用滚醋泼之。则甲逐片应手落下。南方异物志云：大者如籧篨。背上有鳞大如扇，取下乃见其文。煮柔作器，治以鲛鱼皮，莹以枯木叶，即光辉矣。陆佃云：玳瑁不再交，望卵影抱，谓之护卵。

【附录】 **撒八儿**〔时珍曰〕按刘郁西使记云：出西海中。乃玳瑁遗精，蛟鱼吞食吐出，年深结成者，其价如金。伪作者，乃犀牛粪也。窃谓此物贵重如此，必有功用，亦不知果是玳瑁遗精否。亦无所询证。姑附于此，以俟博识。

甲

【气味】 **甘，寒，无毒。**〔宗奭曰〕入药用生者，性味全也。既经汤火，即不堪用，与生、熟犀义同。

【主治】 **解岭南百药毒。**藏器。**破癥结，消痈毒，止惊痫。**日华。**疗心风，解烦热，行气血，利大小肠，功与肉同。**士良。**磨汁服，解蛊毒。生佩之，辟蛊毒。**苏颂。**解痘毒，镇心神，急惊客忤，伤寒热结狂结。**时珍。

【发明】 〔时珍曰〕玳瑁解毒清热之功，同于犀角。古方不用，至宋时至宝丹始用之也。又见鳖甲。

【附方】 旧一，新三。**解蛊毒**生玳瑁磨浓汁，水服一盏即消。杨氏产乳。**预解痘毒**遇行时服此，未发内消，已发稀少。用生玳瑁、生犀角各磨汁一合，和匀。温服半合，日三服，最良。灵苑方。**痘疮黑陷**乃心热血凝也。用生玳瑁、生犀角同磨汁一合，入猪心血少许，紫草汤五匙，和匀，温服。闻人规痘疮论。**迎风目泪**乃心肾虚热也。用生玳瑁、羚羊角各一两，石燕子一双，为末。每服一钱，薄荷汤下，日一服。鸿飞集。

肉

【气味】　**甘，平，无毒。**

【主治】　**诸风毒，逐邪热，去胸膈风痰，行气血，镇心神，利大小肠，通妇人经脉。**士良。

血

【主治】　**解诸药毒，刺血饮之。**开宝。

绿毛龟蒙筌

【释名】　**绿衣使者**纲目。

【集解】　〔时珍曰〕绿毛龟出南阳之内乡及唐县，今惟蕲州以充方物。养鬻者取自溪涧，畜水缸中，饲以鱼虾，冬则除水。久久生毛，长四五寸。毛中有金线，脊骨有三棱，底甲如象牙色，其大如五铢钱者，为真。他龟久养亦生毛，但大而无金线，底色黄黑为异尔。南齐书载"永明中有献青毛神龟"者，即此也。又录异记云：唐玄宗时，方士献径寸小龟，金色可爱。云置碗中，能辟蛇虺之毒。此亦龟之异也。

【修治】　〔时珍曰〕此龟古方无用者。近世滋补方往往用之，大抵与龟甲同功。刘氏先天丸用之，其法用龟九枚，以活鲤二尾安釜中，入水，覆以米筛，安龟在筛上蒸熟，取肉晒干。其甲仍以酥炙黄，入药用。又有连甲、肉、头、颈俱用者。

【气味】　**甘、酸，平，无毒。**

【主治】　**通任脉，助阳道，补阴血，益精气，治痿弱。**时珍。**缚置额端，能禁邪疟；收藏书笥，可辟蠹虫。**嘉谟。

疟龟拾遗

【集解】　〔藏器曰〕生高山石下，偏头大嘴。

【气味】　**无毒。**

【主治】　**老疟发作无时，名瘖疟，俚人呼为妖疟。用此烧灰，顿服二钱，当微利。用头弥佳。或发时煮汤坐于中，或悬于病人卧处。**藏器。

鹗龟拾遗

【集解】　〔藏器曰〕生南海。状如龟，长二三尺，两目在侧如鹗。亦呼水龟，非前水龟也。

【附录】　**旋龟**〔时珍曰〕按山海经云：杻阳之山，怪水出焉。中多旋龟，鸟首虺尾，声如破木，佩之已聋。亦此类也。

【气味】　**无毒。**

【主治】　**妇人难产，临月佩之，临时烧末酒服。**藏器。

摄龟蜀本草

【释名】　**呷蛇龟**日华作夹蛇。**陵龟**郭璞**鸯龟**陶弘景**蠳**龟抱朴子。〔恭曰〕鸯龟腹折，见蛇则呷而食之，故楚人呼呷蛇龟。江东呼陵龟，居丘陵也。〔时珍曰〕既以呷蛇得名，则摄亦蛇音之转，而蠳亦鸯音之转也。

【集解】　〔弘景曰〕鸯，小龟也，处处有之，狭小而长尾。用卜吉凶，正与龟相反。〔保升曰〕摄龟腹小，中心横折，能自开阖，好食蛇也。

肉

【气味】　**甘、寒，有毒。**〔诜曰〕此物啖蛇，肉不可食，壳亦不堪用。

【主治】　**生研，涂扑损筋脉伤。**士良。**生捣，罯蛇伤，以其食蛇也。**陶弘景。

尾

【主治】 **佩之辟蛇。蛇咬，则刮末傅之。便愈**。抱朴子。

甲

【主治】 **人咬疮溃烂，烧灰傅之**。时珍。出摘玄。

贲龟音奔。纲目

【释名】 **三足龟**尔雅。

【集解】 〔时珍曰〕按山海经云：狂水西注伊水，中多三足龟。食之无大疾，可以已肿。唐书云：江州献六眼龟。大明会典云：暹逻国献六足龟。宋史云：赵霆献两头龟。此又前人所未知者也。

肉

【气味】

【主治】 **食之，辟时疾，消肿**。山海经。

鳖本经中品

【释名】 **团鱼**俗名**神守**〔时珍曰〕鳖行蹩躄，故谓之鳖。淮南子曰：鳖无耳而守神。神守之名以此。陆佃云：鱼满三千六百，则蛟龙引之而飞，纳鳖守之则免。故鳖名守神。**河伯从事**古今注。

【集解】 〔时珍曰〕鳖，甲虫也。水居陆生，穹脊连胁，与龟同类。四缘有肉裙，故曰龟，甲里肉；鳖，肉里甲。无耳，以目为听。纯雌无雄，以蛇及鼋为匹。故万毕术云：烧鼋脂可以致鳖也。夏月孚乳，其抱以影。埤雅云：卵生思抱。其状随日影而转。在水中，上必有浮沫，名鳖津。人以此取之。今有呼鳖者，作声抚掌，望津而取，百十不失。管子云：涸水之精名曰蚴。以名呼之，可取鱼鳖。正此类也。类从云：鼍一鸣而鳖伏。性相制也。又畏蚊。生鳖遇蚊叮则死，死鳖得蚊煮则烂，而熏蚊者复用鳖甲。物相报复如此，异哉。淮南子曰：膏之杀鳖，类之不可推也。

鳖甲

【修治】 〔别录曰〕鳖甲生丹阳池泽。采无时。〔颂曰〕今处处有之，以岳州沅江所出甲有九肋者为胜，入药以醋炙黄用。〔弘景曰〕采得，生取甲，剔去肉者，为好。凡有连厌及干岩者便真。若肋骨出者是煮熟，不可用。〔敩曰〕凡使，要绿色、九肋、多裙、重七两者为上。用六一泥固瓶子底，待干，安甲于中，以物支起。若治癥块定心药。用头醋入瓶内，大火煎，尽三升，乃去裙、肋骨，炙干入用。若治劳去热药，不用醋，用童子小便煎，尽一斗二升，乃去裙留骨，石臼捣粉，以鸡肶皮裹之，取东流水三斗盆盛，阁于盆上，一宿取用，力有万倍也。〔时珍曰〕按卫生宝鉴云：凡鳖甲，以煅灶灰一斗，酒五升，浸一夜，煮令烂如胶漆用，更佳。桑柴灰尤妙。

【气味】 **咸，平，无毒**。〔之才曰〕恶矾石、理石。

【主治】 **心腹癥瘕，坚积寒热，去痞疾息肉，阴蚀痔核恶肉**。本经。**疗温疟，血瘕腰痛，小儿胁下坚**。别录。**宿食，癥块痃癖，冷瘕劳瘦，除骨热，骨节间劳热，结实壅塞，下气，妇人漏下五色，下瘀血**。甄权。**去血气，破癥结恶血，堕胎。消疮肿肠痈，并扑损瘀血**。日华。**补阴补气**。震亨。**除老疟疟母，阴毒腹痛，劳复食复，斑痘烦喘，小儿惊痫，妇人经脉不通，难产，产后阴脱，丈夫阴疮石淋，敛溃痈**。时珍。

【发明】 〔宗奭曰〕经中不言治劳，惟药性论治劳瘦骨热，故虚劳多用之。然甚有据，但不可过剂耳。〔时珍曰〕鳖甲乃厥阴肝经血分之药，肝主血也。试常思之，龟、鳖之属，功各有所主。鳖色青入肝，故所主者，疟劳寒热，痃瘕惊痫，经水痈肿阴疮，皆厥阴血分之病也。玳瑁色赤入心，故所主者，心风惊热，伤寒狂乱，痘毒肿毒，皆少阴血分之病也。秦龟色黄入脾，故所主者，顽风湿痹，身重蛊毒，皆太阴血分之病也。水龟色黑入肾，故所主者，阴虚精弱，腰脚痠痿，阴疟泄痢，皆少阴血分之病也。介虫阴类，故并主阴经血分之病，从其类也。

【附方】 旧十三，新六。**老疟劳疟**用鳖甲醋炙研末，酒服方寸匕。隔夜一服，清早一服，临时一服，无不断者。入黄少许，更佳。肘后。**奔豚气痛**上冲心腹。鳖甲醋炙三两，京三棱煨二两，桃仁去皮尖四两，汤浸研汁三升，煎二升，入末，煎良久，下醋一升，煎如饧，以瓶收之。每空心酒服半匙。圣济录。**血瘕癥癖**〔甄权曰〕用鳖甲、琥珀、大黄等分作散，酒服二钱，少时恶血即下。若妇人小肠中血下尽，即休服也。**痃癖癥积**〔甄权曰〕用鳖甲醋炙黄研末，牛乳一合，每调一匙，朝朝服之。**妇人漏下**〔甄权曰〕鳖甲醋炙研末，清酒服方寸匕，日二。又用干姜、鳖甲、诃黎勒皮等分为末，糊丸。空心下三十丸，日再。**妇人难产**鳖甲烧存性，研末。酒服方寸匕，立出。梅师。**劳复食复**笃病初起，受劳伤食，致复欲死者。鳖甲烧研，水服方寸匕。肘后方。**小儿痫疾**用鳖甲炙研，乳服一钱，日二，亦可蜜丸服。子母录。**卒得腰痛**不可俯仰。用鳖甲炙研末，酒服方寸匕，日二。肘后方。**沙石淋痛**用九肋鳖甲醋炙研末，酒服方寸匕，日三服。石出瘥。肘后方。**阴虚梦泄**九肋鳖甲烧研。每用一字，以酒半盏，童尿半盏，葱白七寸同煎。去葱，日晡时服之。出臭汗为度。医垒元戎。**吐血不止**鳖甲、蛤粉各一两，同炒色黄，熟地黄一两半，晒干，为末。每服二钱，食后茶下。圣济录。**癍痘烦喘**小便不利者。用鳖甲二两，灯心一把，水一升半，煎六合，分二服。凡患此，小便有血者，中坏也。黑厌无脓者，十死不治。庞安时伤寒论。**痈疽不敛**不拘发背一切疮。用鳖甲烧存性，研掺甚妙。李楼怪症奇方。**肠痈内痛**鳖甲烧存性研，水服一钱，日三。传信方。**阴头生疮**人不能治者。鳖甲一枚烧研，鸡子白和傅。千金翼。**沛唇紧裂**用鳖甲及头，烧研傅之。类要。**人咬指烂。**久欲脱者。鳖甲烧灰傅之。叶氏摘玄方。

肉

【气味】 **甘，平，无毒。**〔颂曰〕久食，性冷损人。〔藏器曰〕礼记食鳖去丑，谓颈下有软骨如龟形者也。食之令人患水病。凡鳖之三足者，赤足者，独目者，头足不缩者，其目四陷者，腹下有王字、卜字文者，腹有蛇文者，是蛇化也，在山上者名旱鳖，并有毒杀人，不可食。〔弘景曰〕不可合鸡子食，苋菜食。昔有人锉鳖，以赤苋同包置湿地，经旬皆成生鳖。又有裹鳖甲屑，经五月皆成鳖者。〔思邈曰〕不可合猪、兔、鸭肉食，损人。不可合芥子食，生恶疮。妊妇食之，令子短项。〔时珍曰〕案三元参赞书言：鳖性冷，发水病。有冷劳气、癥瘕人不宜食之。生生编言：鳖性热。戴原礼言：鳖之阳聚于上甲，久食令人生发背。似与性冷之说相反。盖鳖性本不热，食之者和以椒、姜热物太多，失其本性耳。鳖性畏葱及桑灰。凡食鳖者，宜取沙河小鳖斩头去血，以桑灰汤煮熟，去骨甲换水再煮，入葱、酱作羹膳食乃良。其胆味辣，破入汤中，可代椒而辟腥气。李九华云：鳖肉主聚，鳖甲主散。食鳖，锉甲少许入之，庶几稍平。又言：薄荷煮鳖能害人。此皆人之所不知者也。

【主治】 **伤中益气，补不足**。别录。**热气湿痹，腹中激热，五味煮食，当微泄**。藏器。**妇人漏下五色，羸瘦，宜常食之**。孟诜。**妇人带下，血瘕腰痛**。日华。**去血热，补虚。久食，性冷**。苏颂。**补阴**。震亨。**作臛食，治久痢，长髭须。作丸服，治虚劳痃癖脚气**。时珍。

【附方】 新三。**痃癖气块**用大鳖一枚，以蚕沙一斗，桑柴灰一斗，淋汁五度，同煮如泥，去骨再煮成膏，捣丸梧子大。每服十丸，日三。圣惠方。**寒湿脚气**疼不可忍。用团鱼二个，水二斗，煮一斗，去鱼取汁，加苍耳、苍术、寻风藤各半斤，煎至七升，去渣，以盆盛熏蒸，待温浸洗，神效。乾坤生意。**骨蒸咳嗽**潮热。团鱼丸：用团鱼一个，柴胡、前胡、贝母、知母、杏仁各五钱，同煮，待熟去骨、甲、裙，再煮。食肉饮汁，将药焙研为末，仍以骨、甲、裙煮汁，和丸梧子大。每空心黄芪汤下三十丸，日二服。服尽，仍治参、芪药调之。奇效方。

脂

【主治】 **除日**[①] **拔白发，取脂涂孔中，即不生。欲再生者，白犬乳汁涂之**。藏器。

头阴干。

【主治】 **烧灰，疗小儿诸疾，妇人产后阴脱下坠，尸疰心腹痛**。恭。**傅历年脱肛不愈**。日华。

【附方】 旧一，新二。**小儿尸疰**劳瘦，或时寒热。用鳖头一枚烧灰，新汲水服半钱，日一服。圣惠方。**产后阴脱**千金用鳖头五枚烧研，井华水服方寸匕，日三。录验加葛根二两，酒服。**大肠脱肛**久积虚冷。以鳖头炙研，米饮服方寸匕，日二服。仍以末涂肠头上。千金。

头血

【主治】 **涂脱肛**。出甄权。**风中血脉，口眼㖞僻，小儿疳劳潮热**。时珍。

【发明】 〔时珍曰〕按千金方云：目瞤唇动口㖞，皆风入血脉，急以小续命汤服之。外用鳖血或鸡冠血，调伏龙肝散涂之，干则再上，甚妙。盖鳖血之性，急缩走血，故治口㖞、脱肛之病。

【附方】 新二。**中风口㖞**鳖血调乌头末涂之。待正，则即揭去。肘后方。**小儿疳劳**治潮热往来，五心烦燥，盗汗咳嗽，用鳖血丸主之。以黄连、胡黄连各称二两，以鳖血一盏，吴茱萸一两，同入内浸过一夜，炒干，去茱、血研末。入柴胡、川芎、芜荑各一两，人参半两，使君子仁二十个，为末，煮粟米粉糊和，为丸如黍米大。每用熟水，量大小，日服三。全幼心鉴。

卵

【主治】 **盐藏煨食，止小儿下痢**。时珍。

爪[②]

【主治】 **五月五日收藏衣领中，令人不忘**。肘后。

纳鳖宋图经

【集解】 〔颂曰〕鳖之无裙，而头足不缩者，名曰纳，亦曰鲉。

肉

【气味】 **有毒**。〔颂曰〕食之令人昏塞。以黄芪、吴蓝煎汤服之，立解。

甲

【气味】 **有小毒**。

【主治】 **传尸劳，及女子闭经**。苏颂。

---

① 除日：《证类本草》卷二十一鳖甲条引《本草拾遗》作“脱人毛发”。

② 爪：《肘后方》卷六、《普济方》卷十七作“甲”。

能鳖奴来切纲目

【释名】　三足鳖。

【集解】　〔时珍曰〕尔雅云：鳖三足为能。郭璞云：今吴兴阳羡县君山池中出之。或以“鲧化黄熊”即此者，非也。

肉

【气味】　大寒，有毒。〔颂曰〕食之杀人。〔时珍曰〕按姚福庚己编云：太仓民家得三足鳖，命妇烹，食毕入卧，少顷形化为血水，止存发耳。邻人疑其妇谋害，讼之官。时知县黄廷宣鞫问不决，乃别取三足鳖，令妇如前烹治，取死囚食之，入狱亦化如前人。遂辨其狱。窃谓能之有毒，不应如此。然理外之事，亦未可以臆断也。而山海经云：从水多三足鳖，食之无蛊疫。近亦有人误食而无恙者，何哉？盖有毒害人，亦未必至于骨肉顿化也。

【主治】　折伤，止痛化血，生捣涂之。道家辟诸厌秽死气，或画像止之。苏颂。

朱鳖拾遗

【集解】　〔藏器曰〕生南海。大如钱，腹赤如血。云在水中着水马脚，皆令仆倒也。〔时珍曰〕按淮南子云：朱鳖浮波，必有大雨。

【主治】　丈夫佩之，刀剑不能伤。妇女佩之，有媚色。藏器。

珠鳖纲目

【集解】　〔时珍曰〕按山海经云：葛山澧水有珠鳖。状如肺而有目，六足有珠。一统志云：生高州海中。状如肺，四目六足而吐珠。吕氏春秋云：澧水鱼之美者，名曰珠鳖，六足有珠。淮南子云：蛤、蟹、珠鳖，与月盛衰。埤雅云：鳖珠在足，蚌珠在腹。皆指此也。

【气味】　甘，酸，无毒。

【主治】　食之，辟疫疠。时珍。

鼋拾遗

【释名】　〔时珍曰〕按说文云：鼋，大鳖也。甲虫惟鼋最大，故字从元。元者，大也。

【集解】　〔颂曰〕鼋生南方江湖中。大者围一二丈。南人捕食之。肉有五色而白者多。其卵圆大如鸡、鸭子，一产一二百枚。人亦掘取以盐淹食，煮之白不凝。〔藏器曰〕性至难死，剔其肉尽，口犹咬物。可张鸟鸢。〔弘景曰〕此物老者，能变为魅，非急弗食之。〔时珍曰〕鼋如鳖而大，背有𪓰𪒺，青黄色，大头黄颈，肠属于首。以鳖为雌，卵生思化，故曰鼋鸣鳖应。淮南云：烧鼋脂以致鳖。皆气类相感也。张鼎云：其脂摩铁则明。或云：此物在水食鱼，与人共体，具十二生肖肉，裂而悬之，一夜便觉垂长也。

甲

【气味】　甘，平，无毒。

【主治】　炙黄酒浸，治瘰疬，杀虫逐风，恶疮痔瘘，风顽疥瘙，功同鳖甲。藏器。**五脏邪气，杀百虫毒、百药毒，续筋骨。**日华。**妇人血热。**苏颂。

肉

【气味】　甘，平，微毒。

【主治】　湿气、邪气、诸虫。藏器。**食之补益。**陶弘景。

脂

【主治】　摩风及恶疮。孟诜。

胆

【气味】　苦，寒，有毒。

【主治】　喉痹，以生姜、薄荷汁化少许服，取吐。时珍。

蟹本经中品

【释名】 **螃蟹**蟹谱**郭索**扬雄方言**横行介士**蟹谱**无肠公子**抱朴子**雄曰蜋螘，雌曰博带**。广雅。〔宗奭曰〕此物之来，秋初如蝉蜕壳[①]，名蟹之意必取此义。〔时珍曰〕按傅肱蟹谱云：蟹，水虫也，故字从虫。亦鱼属也，故古文从鱼。以其横行，则曰螃蟹。以其行声，则曰郭索。以其外骨，则曰介士。以其内空，则曰无肠。

【集解】 〔别录曰〕蟹生伊洛池泽诸水中。取无时。〔弘景曰〕蟹类甚多，蝤蛑、拥剑、蟛螖皆是，并不入药。海边又有蟛蜞，似蟛螖而大，似蟹而小，不可食。蔡谟初渡江，不识蟛蜞，啖之几死。叹曰：读尔雅不熟，为学者所误也[②]。〔颂曰〕今淮海、汴京、河北陂泽中多有之，伊洛乃反难得也。今人以为食品佳味。俗传八月一日取稻芒两枝，长一二寸许，东行输送其长。故今南方捕蟹，差早则有衔芒。须霜后输芒方可食之，否则毒尤猛也。其类甚多。六足者名蛫，音跪，四足者名比，皆有大毒，不可食。其壳阔而多黄者名蠘，生南海中，其螯最锐，断物如芟刈也，食之行风气。其扁而最大，后足阔者，名蝤蛑，南人谓之拨棹子，以其后脚如棹也。一名蟳。随潮退壳，一退一长。其大者如升，小者如盏碟。两螯如手，所以异于众蟹也。其力至强，八月能与虎斗，虎不如也。一螯大、一螯小者，名拥剑，一名桀步。常以大螯斗，小螯食物。又名执火，以其螯赤也。其最小无毛者，名蟛螖，音越，吴人讹为彭越。尔雅云：螖蠌坚，小者蛂。郭璞注云：即蟛螖也。〔时珍曰〕蟹，横行甲虫也。外刚内柔，于卦象离。骨眼蜩腹，蛭脑鲎足，二螯八跪，利钳尖爪，壳脆而坚，有十二星点。雄者脐长，雌者脐团。腹中之黄，应月盈亏。其性多躁，引声噀沫，至死乃已。生于流水者，色黄而腥；生于止水者，色绀而馨。佛书言：其散子后即自枯死。霜前食物故有毒，霜后将蛰故味美。所谓入海输芒者，亦谬谈也。蟛蜞大于蟛螖，生于陂池田港中，故有毒，令人吐下。似蟛蜞而生于沙穴中，见人便走者，沙狗也，不可食。似蟛蜞而生海中，潮至出穴而望者，望潮也，可食。两螯极小如石者，蚌江也，不可食。生溪涧石穴中，小而壳坚赤者，石蟹也，野人食之。又海中有红蟹，大而色红。飞蟹能飞。善苑国有百足之蟹。海中蟹大如钱，而腹下又有小蟹如榆荚者，蟹奴也。居蚌腹者，蛎奴也，又名寄居蟹。并不可食。蟹腹中有虫，如小木鳖子而白者，不可食，大能发风也。〔宗奭曰〕取蟹以八九月蟹浪之时，伺其出水而拾之，夜则以火照捕之，时黄与白满壳也。

【修治】 〔时珍曰〕凡蟹生烹，盐藏糟收，酒浸酱汁浸，皆为佳口。但久留易沙，见灯亦沙，得椒易𦛨。得皂荚或蒜及韶粉可免沙𦛨。得白芷则黄不散。得葱及五味子同煮则色不变。藏蟹名曰蝑蟹，音泻。

蟹

【气味】 **咸，寒，有小毒**。〔弘景曰〕未被霜，甚有毒，云食水莨所致。人中之，不疗多死也。独螯独目，两目相向、六足四足，腹下有毛，腹中有骨，头背有星点，足斑目赤者，并不可食，有毒害人。冬瓜汁、紫苏汁、蒜汁、豉汁、芦根汁，皆可解之。〔鼎曰〕娠妇食之，

---

① 壳：《本草衍义》卷十七作“解”。

② 叹曰……误也：《世说新语·纰漏篇》作“卿读《尔雅》不熟，几为《劝学》死。”

令子横生。〔宗奭曰〕此物极动风，风疾人不可食，屡见其事。〔时珍曰〕不可同柿及荆芥食，发霍乱动风，木香汁可解。详柿下。

【主治】　**胸中邪气，热结痛，㖞僻面肿，能败漆。烧之致鼠**。本经。〔弘景曰〕仙方用之，化漆为水，服之长生。以黑犬血灌之，三日烧之，诸鼠毕至。〔颂曰〕其黄能化漆为水，故涂漆疮用之。其螯烧烟，可集鼠于庭也。**解结散血，愈漆疮，养筋益气**。别录。**散诸热，治胃气，理经脉，消食。以醋食之，利肢节，去五脏中烦闷气，益人**。孟诜。**产后肚痛血不下者，以酒食之。筋骨折伤者，生捣炒署之**。日华。**能续断绝筋骨。去壳同黄捣烂，微炒，纳入疮中，筋即连也**。藏器。**小儿解颅不合，以螯同白及末捣涂，以合为度**。宗奭。**杀莨菪毒，解鳝鱼毒、漆毒，治疟及黄疸。捣膏涂疥疮、癣疮。捣汁，滴耳聋**。时珍。

蝤蛑

【气味】　**咸，寒，无毒**。

【主治】　**解热气，治小儿痞气，煮食**。日华。

蟛蜞

【气味】　**咸，冷，有毒**。

【主治】　**取膏，涂湿癣、疽疮**。藏器。

石蟹

【主治】　**捣傅久疽疮，无不瘥者**。藏器。

【发明】　〔慎微曰〕蟹非蛇鳝之穴无所寄，故食鳝中毒者，食蟹即解，性相畏也。沈括笔谈云：关中无蟹，土人怪其形状，收干者悬门上辟疟。不但人不识，鬼亦不识也。〔时珍曰〕诸蟹性皆冷，亦无甚毒，为蝑最良。鲜蟹和以姜、醋，侑以醇酒，咀黄持螯，略赏风味，何毒之有？饕嗜者乃顿食十许枚，兼以荤膻杂进，饮食自倍，肠胃乃伤，腹痛吐利，亦所必致，而归咎于蟹，蟹亦何咎哉？洪迈夷坚志云：襄阳一盗，被生漆涂两目，发配不能睹物。有村叟令寻石蟹，捣碎滤汁点之，则漆随汁出而疮愈也。用之果明如初。漆之畏蟹，莫究其义。

【附方】　新三。**湿热黄疸**蟹烧存性研末，酒糊丸如梧桐子大。每服五十丸，白汤下，日服二次。集简方。**骨节离脱**生蟹捣烂，以热酒倾入，连饮数碗，其渣涂之。半日内，骨内谷谷有声即好。干蟹烧灰，酒服亦好。唐瑶经验方。**中鳝鱼毒**食蟹即解。董炳验方。

蟹爪

【主治】　**破胞堕胎**。别录。**破宿血，止产后血闭，酒及醋汤煎服良**。日华。**能安胎**。鼎。〔颂曰〕胡洽方治孕妇僵仆，胎上抢心，有蟹爪汤。**堕生胎，下死胎，辟邪魅**。时珍。

【附方】　新二。**千金神造汤**治子死腹中，并双胎一死一生，服之令死者出，生者安，神验方也。用蟹爪一升，甘草二尺，东流水一斗，以苇薪煮至二升，滤去滓，入真阿胶三两令烊，顿服或分二服。若人困不能服者，灌入即活。**下胎蟹爪散**治妊妇有病欲去胎，用蟹爪二合，桂心、瞿麦各一两，牛膝二两，为末。空心温酒服一钱。千金[①]。

壳

【主治】　**烧存性，蜜调，涂冻疮及蜂虿伤，酒服，治妇人儿枕痛及血崩腹痛，消积**。时珍。

【附方】　新二。**崩中腹痛**毛蟹壳烧存性，米饮服一钱。证治要诀。**蜂虿螫伤**

① 千金：此方今《千金》未见，方出《圣惠方》卷七十七。

蟹壳烧存性，研末。蜜调涂之。同上。**熏辟壁虱**蟹壳烧烟熏之。摘玄。

盐蟹汁

【主治】 **喉风肿痛，满含细咽即消。**时珍。

鲎鱼音后。宋嘉祐

【释名】 〔时珍曰〕按罗愿尔雅翼云：鲎者，候也。鲎善候风，故谓之鲎。

【集解】 〔藏器曰〕鲎生南海。大小皆牝牡相随。牝无目，得牡始行。牡去则牝死。〔时珍曰〕鲎状如惠文冠及熨斗之形，广尺余。其甲莹滑青黑色。鏊背骨眼，眼在背上，口在腹下，头如蜣螂。十二足，似蟹，在腹两旁，长五六寸，尾长一二尺，有三棱如棕茎。背上有骨如角，高七八寸，如石珊瑚状。每过海，相负于背，乘风而游，俗呼鲎帆，亦曰鲎簰。其血碧色。腹有子如黍米，可为醯酱。尾有珠如粟。其行也雌常负雄，失其雌则雄即不动。渔人取之，必得其双。雄小雌大，置之水中，雄浮雌沉，故闽人婚礼用之。其藏伏沙上，亦自飞跃。皮壳甚坚，可为冠，亦屈为杓，入香中能发香气。尾可为小如意。脂烧之可集鼠。其性畏蚊，螫之即死。又畏隙光，射之亦死，而日中暴之，往往无恙也。南人以其肉作鲊酱。小者名鬼鲎，食之害人。

肉

【气味】 **辛、咸，平，微毒。**〔藏器曰〕无毒。〔诜曰〕多食发嗽及疮癣。

【主治】 **治痔杀虫。**孟诜。

尾

【主治】 **烧焦，治肠风泻血，崩中带下，及产后痢。**日华。

【发明】 〔藏器曰〕骨及尾烧灰，米饮服，大主产后痢。但须先服生地同黄、蜜煎等讫，然后服此，无不断。

胆

【主治】 **大风癞疾，杀虫。**时珍。

【附方】 新一。**鲎胆散**治大风癞疾。用鲎鱼胆、生白矾、生绿矾、腻粉、水麝香各半两，研不见星。每服一钱，井华水下。取下五色涎为妙。圣济总录。

壳

【主治】 **积年呷嗽。**时珍。

【附方】 新一。**积年咳嗽**呀呷作声。作鲎鱼壳半两，贝母煨一两，桔梗一分，牙皂一分，去皮酥炙，为末，炼蜜丸弹子大。每含一丸，咽汁。服三丸，即吐出恶涎而瘥。圣惠。

本草纲目介部目录第四十六卷

介之二蚌蛤类二十九种

牡蛎本经　**蚌**嘉祐　**马刀**本经　**蝛蜐**嘉祐　**蚬**嘉祐　**真珠**开宝　**石决明**别录　**海蛤**本经　**文蛤**本经　**蛤蜊**嘉祐。即蛤粉　**蛏**嘉祐　**担罗**拾遗　**车鳌**嘉祐　**魁蛤**别录。即瓦垄子　**车渠**海药　**贝子**本经　**紫贝**唐本　**珂**唐本　**石蜐**纲目。即龟脚　**淡菜**嘉祐　**海螺**拾遗。即甲香　**甲煎**拾遗　**田螺**别录　**蜗螺**别录　**蓼螺**拾遗　**寄居虫**拾遗　**海月**拾遗。海镜附　**海燕**纲目　**郎君子**海药

上附方旧二十二，新九十六。

本草纲目介部第四十六卷

介之二蛤蚌类二十九种

牡蛎本经上品

【释名】 **牡蛤**别录**蛎蛤**本经**古贲**异物志。〔弘景曰〕道家方以左顾是雄，故名牡蛎，右顾则牝蛎也。或以尖头为左顾，未详孰是。〔藏器曰〕天生万物皆有牡牝。惟蛎是咸水结成，块然不动，阴阳之道，何从而生？经言牡者，应是雄耳。〔宗奭曰〕本经不言左顾，止从陶说。而段成式亦云：牡蛎言牡，非谓雄也。且如牡丹，岂有牝丹乎。此物无目，更何顾盼。〔时珍曰〕蛤蚌之属，皆有胎生、卵生。独此化生，纯雄无雌，故得牡名。曰蛎曰蠔，言其粗大也。

【集解】 〔别录曰〕牡蛎生东海池泽。采无时。〔弘景曰〕今出东海、永嘉、晋安。云是百岁鹛所化。十一月采，以大者为好。其生着石，皆以口在上。举以腹向南视之，口斜向东，则是左顾。出广州南海者亦同，但多右顾，不堪用也。丹方及煮盐者，皆以泥釜，云耐水火，不破漏。皆除其甲口，止取朏朏如粉耳。〔颂曰〕今海旁皆有之，而通、泰及南海、闽中尤多。皆附石而生，磈礧相连如房，呼为蛎房。晋安人呼为蠔莆。初生止如拳石，四面渐长，至一二丈者，崭岩如山，俗呼蠔山。每一房内有肉一块，大房如马蹄，小者如人指面。每潮来，诸房皆开，有小虫入，则合之以充腹。海人取者，皆凿房以烈火逼之，挑取其肉当食品，其味美好，更有益也。海族为最贵。〔时珍曰〕南海人以其蛎房砌墙，烧灰粉壁，食其肉谓之蛎黄。〔保升曰〕又有螨蛎，形短，不入药用。〔敩曰〕有石牡蛎，头边皆大，小夹沙石，真似牡蛎，只是圆如龟壳。海牡蛎可用，只丈夫服之，令人无髭也。其真牡蛎，用火煅过，以瑿试之，随手走起者是也。瑿乃千年琥珀。

【修治】 〔宗奭曰〕凡用，须泥固烧为粉。亦有生用者。〔敩曰〕凡用牡蛎，先用二十个，以东流水入盐一两，煮一伏时，再入火中煅赤，研粉用。〔时珍曰〕按温隐居云：牡蛎将童尿浸四十九日，五日一换，取出，以硫黄末和米醋涂上，黄泥固济，煅过用。

【气味】 **咸，平、微寒，无毒。**〔之才曰〕贝母为之使，得甘草、牛膝、远志、蛇床子良。恶麻黄、辛夷、吴茱萸。伏硇砂。

【主治】 **伤寒寒热，温疟洒洒，惊恚怒气，除拘缓鼠瘘，女子带下赤白。久服，强骨节，杀邪鬼，延年。**本经。**除留热在关节营卫，虚热去来不定，烦满心痛气结，止汗止渴，除老血，疗泄精，涩大小肠，止大小便，治喉痹咳嗽，心胁下痞热。**别录。**粉身，止大人、小儿盗汗。同麻黄根、蛇床子、干姜为粉，去阴汗。**藏器。**治女子崩中，止痛，除风热温疟，鬼交精出。**孟诜。**男子虚劳，补肾安神，去**

烦热，小儿惊痫。李珣。**去胁下坚满，瘰疬，一切疮**好古。**化痰软坚，清热除湿，止心脾气痛，痢下赤白浊，消疝瘕积块，瘿疾结核。**时珍。

【发明】 〔权曰〕病虚而多热者，宜同地黄、小草用之。〔好古曰〕牡蛎入足少阴，为软坚之剂。以柴胡引之，能去胁下硬；以茶引之，能消项上结核；以大黄引之，能消股间肿；以地黄为使，能益精收涩，止小便，肾经血分之药也。〔成无已曰〕牡蛎之咸，以消胸膈之满，以泄水气，使痞者消，硬者软也。〔元素曰〕壮水之主，以制阳光，则渴饮不思。故蛤蛎之类，能止渴也。

【附方】 旧七，新十四。**心脾气痛**气实有痰者，牡蛎煅粉，酒服二钱。丹溪心法。**疟疾寒热**牡蛎粉、杜仲等分为末，蜜丸梧子大。每服五十丸，温水下。普济方。**气虚盗汗**上方为末。每酒服方寸匕。千金方。**虚劳盗汗**牡蛎粉、麻黄根、黄芪等分为末。每服二钱，水二盏，煎七分，温服，日一。本事方。**产后盗汗**牡蛎粉、麦麸炒黄等分。每服一钱，用猪肉汁调下。经验。**消渴饮水**腊日或端午日，用黄泥固济牡蛎，煅赤研末。每服一钱，用活鲫鱼煎汤调下。只二三服愈。经验方。**百合变渴**伤寒传成百合病，如寒无寒，如热无热，欲卧不卧，欲行不行，欲食不食，口苦，小便赤色，得药则吐利，变成渴疾，久不瘥者。用牡蛎熬二两，栝楼根二两，为细末。每服方寸匕，用米饮调下，日三服取效。张仲景金匮玉函方。**病后常衄**小劳即作。牡蛎十分，石膏五分，为末，酒服方寸匕，亦可蜜丸，日三服。肘后方。**小便淋闭**服血药不效者。用牡蛎粉、黄檗炒等分为末。每服一钱，小茴香汤下，取效。医学集成。**小便数多**牡蛎五两烧灰，小便三升，煎二升，分三服。神效。乾坤生意。**梦遗便溏**牡蛎粉，醋糊丸梧子大。每服三十丸，米饮下，日二服。丹溪方。**水病囊肿**牡蛎煅粉二两，干姜炮一两，研末，冷水调糊扫上。须臾囊热如火，干则再上。小便利即愈。一方：用葱汁、白面同调。小儿不用干姜。初虞世古今录验方。**月水不止**牡蛎煅研，米醋搜成团，再煅研末，以米醋调艾叶末熬膏，丸梧子大。每醋汤下四五十丸。普济方。**金疮出血**牡蛎粉傅之。肘后。**破伤湿气**口噤强直。用牡蛎粉，酒服二钱，仍外傅之，取效。三因方。**发背初起**古贲[①]粉灰，以鸡子白和，涂四围，频上取效。千金方。**痈肿未成**用此拔毒。水调牡蛎粉末涂之。干更上。姚僧坦集验方论。**男女瘰疬**经验：用牡蛎煅研末四两，玄参末三两，面糊丸梧子大。每服三十丸，酒下，日三服。服尽除根。初虞世云：瘰疬不拘已破未破。用牡蛎四两，甘草一两，为末。每食后，用腊茶汤调服一钱。其效如神。**甲疽溃痛**努肉裹趾甲，脓血不瘥者。用牡蛎头厚处，生研为末。每服二钱，红花煎酒调下，日三服。仍用敷之，取效。胜金方。**面色黧黑**牡蛎粉研末，蜜丸梧子大。每服三十丸，白汤下，日一服。并炙其肉食之。普济方。

肉

【气味】 **甘，温，无毒。**

【主治】 **煮食，治虚损，调中，解丹毒，妇人血气。以姜、醋生食，治丹毒，酒后烦热，止渴。**藏器。**炙食甚美，令人细肌肤，美颜色。**苏颂。

蚌宋嘉祐

【释名】 〔时珍曰〕蚌与蛤同类而异形。长者通曰蚌，圆者通曰蛤。故蚌

---

① 贲：贝饰也。《千金》卷二十二第三“蚌”。

从丰[①]，蛤从合，皆象形也[②]。后世混称蛤蚌者，非也。

【集解】 〔弘景曰〕雀入大水为蜃。蜃即蚌也。〔藏器曰〕生江汉渠渎间，老蚌含珠，壳堪为粉。非大蛤也。〔时珍曰〕蚌类甚繁，今处处江湖中有之，惟洞庭、汉沔独多。大者长七寸，状如牡蛎辈；小者长四寸，状如石决明辈。其肉可食，其壳可为粉。湖沔人皆印成锭市之，谓之蚌粉，亦曰蛤粉。古人谓之蜃灰，以饰墙壁，闉墓圹，如今用石灰也。

肉

【气味】 **甘、咸，冷，无毒。**〔宗奭曰〕性微冷。多食，发风动冷气。〔震亨曰〕马刀、蚌、蛤、蛳、蚬，大同小异。寇氏言冷，而不言湿。湿生热，热久则气上升而生痰生风，何冷之有。

【主治】 **止渴除热，解酒毒，去眼赤。**孟诜。**明目除湿，主妇人劳损下血。**藏器。**除烦，解热毒，血崩带下，痔瘘，压丹石药毒。以黄连末纳入取汁，点赤眼、眼暗。**日华。

蚌粉

【气味】 **咸，寒，无毒。**〔日华曰〕能制石亭脂。〔镜源曰〕能制硫黄。

【主治】 **诸疳，止痢并呕逆。醋调，涂痈肿。**日华。**烂壳粉：治反胃，心胸痰饮，用米饮服。**藏器。**解热燥湿，化痰消积，止白浊带下痢疾，除湿肿水嗽，明目，搽阴疮湿疮痱痒。**时珍。

【发明】 〔时珍曰〕蚌粉与海蛤粉同功，皆水产也。治病之要，只在清热行湿而已。日华言其治疳。近有一儿病疳，专食此粉，不复他食，亦一异也。

【附方】 新六。**反胃吐食**用真正蚌粉，每服称过二钱，捣生姜汁一盏，再入米醋同调送下。急救良方。**痰饮咳嗽**用真蚌粉新瓦炒红，入青黛少许，用淡齑水滴麻油数点，调服二钱。类编云：徽宗时，李防御为入内医官时，有宠妃病痰嗽，终夕不寐，面浮如盘。徽宗呼李治之，诏令供状，三日不效当诛。李忧惶技穷，与妻泣别。忽闻外叫卖：咳嗽药一文一帖，吃了即得睡。李市[③]帖视之，其色浅碧。恐药性犷悍，并二服自试之，无他。乃取三帖为一，入内授妃服之，是夕嗽止，比晓面消。内侍走报，天颜大喜，赐金帛直万缗。李恐索方，乃寻访前卖药人，饮以酒，厚价求之，则此方也。云自少时从军，见主帅有此方，剽得以度余生耳。**痈疽赤肿**用米醋和蚌蛤灰涂之。待其干，即易之。千金。**雀目夜盲**遇夜不能视物。用建昌军螺儿蚌粉三钱，为末，水飞过，雄猪肝一叶，披开纳粉扎定，以第二米泔煮七分熟，仍别以蚌粉蘸食，以汁送下。一日一作。与夜明砂同功。直指方。**脚指湿烂**用蚌蛤粉干搽之。寿域。**积聚痰涎**结于胸膈之间，心腹疼痛，日夜不止，或干呕哕食者，炒粉丸主之。用蚌粉一两，以巴豆七粒同炒赤，去豆不用，醋和粉丸梧子大，每服二十丸，姜酒下。丈夫脐腹痛，茴香汤下。女人血气痛，童便和酒下。孙氏仁存方。

马刀本经下品

校正：并入拾遗齐蛤。

【释名】 **马蛤**别录**齐蛤**吴普**蜌**尔雅。音陛。**蠯**品、脾、排三音。出周礼。**蝏螆**音亭蠯。**单母**音善母。**燏岸**火岳音掣。〔时珍曰〕俗称大为马，其形象刀，故名。曰蛤、曰蠯、皆蚌字之音转也，古今方言

---

① 丰：原用“中”，字误，今改。

② 皆象形也：《说文解字·虫部》：“蚌，从虫，丰声”；“蛤，从虫，合声”。皆形声字。

③ 市：此下《医说》卷四引《类编》有“十”字。

不同也。说文云：圆者曰蛎，长者曰䗪。江汉人呼为单姥，汴人呼为岸。吴普本草言马刀即齐蛤，而唐、宋本草失收，陈藏器重出齐蛤，今并为一。

【集解】　〔别录曰〕马刀生江湖池泽及东海。取无时。〔弘景曰〕李当之言：生江汉，长六七寸，食其肉似蚌。今人多不识，大抵似今蝽蝣而未见方用。〔韩保升曰〕生江湖中细长小蚌也。长三四寸，阔五六分。〔颂曰〕今处处有之。多在沙泥中。头小锐。人亦谓之蚌。〔藏器曰〕齐蛤生海中。状如蛤，两头尖小。海人食之，别无功用。〔时珍曰〕马刀似蚌而小，形狭而长。其类甚多，长短大小，厚薄斜正，虽有不同，而性味功用，大抵则一。

壳炼粉用。

【气味】　**辛，微寒，有毒。得水，烂人肠。又云得水良。**〔恭曰〕得火良。〔时珍曰〕按吴普云：神农、歧伯、桐君：咸，有毒。扁鹊：小寒，大毒。〔藏器曰〕远志、蜡，皆畏齐蛤。

【主治】　**妇人漏下赤白，寒热，破石淋。杀禽兽，贼鼠。**本经。**能除五脏间热，肌中鼠鼷**[①]**，止烦满，补中，去厥痹，利机关。**别录。**消水瘿、气瘿、痰饮。**时珍。

肉同蚌。

蝛蜐音咸进。宋嘉祐

【释名】　**生蜐**嘉祐**蝛蛤**水土记

【集解】　〔藏器曰〕蝛蜐生东海。似蛤而扁，有毛。〔颂曰〕似蛤而长，身扁。〔宗奭曰〕顺安军界河中亦有之。与马刀相似。肉颇冷，人以作鲊食，不堪致远。

壳

【主治】　**烧末服，治痔病。**藏器。

肉〔宗奭曰〕多食发风。

蚬宋嘉祐

【释名】　**扁螺**〔时珍曰〕蚬，晛也。壳内光耀，如初出日采也。隋书云：刘臻父显嗜蚬，呼蚬为扁螺。

【集解】　〔藏器曰〕处处有之。小如蚌，黑色。能候风雨，以壳飞。〔时珍曰〕溪湖中多有之。其类亦多，大小厚薄不一。渔家多食之耳。

肉

【气味】　**甘、咸，冷，无毒。**〔藏器曰〕微毒。多食发嗽，及冷气消肾。

【主治】　**治时气，开胃，压丹石药毒及疔疮，下湿气，通乳，糟煮食良。生浸取汁，洗疔疮。**苏恭。**去暴热，明目，利小便，下热气脚气湿毒，解酒毒目黄。浸汁服，治消渴。**日华。**生蚬浸水，洗痘痈，无瘢痕。**时珍。

烂壳

【气味】　**咸，温，无毒。**

【主治】　**止痢。**弘景。**治阴疮。**苏恭。**疗失精反胃。**日华。**烧灰饮服，治反胃吐食，除心胸痰水。**藏器。**化痰止呕，治吞酸心痛及暴嗽。烧灰，涂一发湿疮，与蚌粉同功。**时珍。

【附方】　旧一，新二。**卒嗽不止**用白蚬壳捣为细末。以熟米饮调，每服一钱，日三服，甚效。出急救良方。**痰喘咳嗽**用白蚬壳多年陈者，烧过存性，为极细末。以米饮调服一钱，日三服。急救方。**反胃吐食**用黄蚬壳并田螺壳，并取久在泥中者，各等分，炒成白灰，每二两，入白梅肉四个，捣和为丸，再入砂盒子内，盖定泥固，煅存性，研细末。每服二钱，用

---

① 鼠鼷：肿貌。或作"鼠仆、鼠伏、鼠复"等，皆义存于声。《素问·刺禁论》"刺气街中脉，血不出，为肿鼠仆"。

人参、缩砂汤调下。不然，用陈米饮调服亦可。凡觉心腹胀痛，将发反胃，即以此药治之。百一方。

真珠宋开宝

【释名】 **珍珠**开宝**蚌蛛**南方志**蠙蛛**禹贡

【集解】 〔李珣曰〕真珠出南海，石决明产也。蜀中西路女瓜出者是蚌蛤产，光白甚好，不及舶上者采耀。欲穿须得金刚钻也。〔颂曰〕今出廉州，此海亦有之。生于殊牡，亦曰珠母，蚌类也。按岭表录异云：廉州边海中有洲岛，岛上有大池，谓之珠池。每岁刺史亲监珠户，入池采老蚌，剖取珠以充贡。池虽在海上，而人疑其底与海通，池水乃淡，此不可测也。土人采小蚌肉作脯食，亦往往得细珠如米。乃知此池之蚌，大小皆有珠也。而今之取珠牡者，云得之海旁，不必是池中也。其北海珠蚌种类小别。人取其肉，或有得珠者，不甚光莹，亦不常有，不堪入药。又蚌中一种似江珧者，腹亦有珠，皆不及南海者奇而且多。〔宗奭曰〕河北溏泺中，亦有围及寸者，色多微红，珠母与廉州者不相类。但清水急流处，其色光白；浊水及不流处，其色暗也。〔时珍曰〕按廉州志云：合浦县海中有梅、青、婴三池。蜑人每以长绳系腰，携蓝入水，拾蚌入蓝即振绳，令舟人急取之。若有一线之血浮水，则葬鱼腹矣。又熊太古冀越集云：禹贡言"淮夷蠙珠"，后世乃出岭南。今南珠色红，西洋珠色白，北海珠色微青，各随方色也。予尝见蜑人入海，取得珠子树数担。其树状如柳枝，蚌生于树，不可上下。树生于石，蜑人凿石得树以求蚌，甚可异也。又南越志云：珠有九品，以五分至一寸八九分者为大品，有光彩；一边似度金者，名珰珠；次则走珠、滑珠等品也。格古论云：南番珠色白圆耀者为上，广西者次之。北海珠色微青者为上，粉白、油黄者下也。西番马价珠为上，色青如翠，其老色、夹石粉青、油烟者下也。凡蚌闻雷则瘢瘦。其孕珠如怀孕，故谓之珠胎。中秋无月，则蚌无胎。左思赋云"蚌蛤珠胎，与月盈亏"，是矣。陆佃云："蚌蛤无阴阳牝牡，须雀蛤化成，故能生珠，专一于阴精也。龙珠在颔，蛇珠在口，鱼珠在眼，鲛珠在皮，鳖珠在足，蚌珠在腹。"皆不及蚌珠也。

【修治】 〔李珣曰〕凡用，以新完未经钻缀者研如粉，方堪服食。不细则伤人脏腑。〔敩曰〕凡用以新者绢袋盛之。置牡蛎四两，平底铛中，以物四向支稳，然后着珠于上。乃下地榆、五花皮、五方草各锉四两，笼住，以浆水不住火煮三日夜。取出，用甘草汤淘净，于臼中捣细重筛，更研二万下，方可服食。〔慎微曰〕抱朴子云：真珠径寸以上，服食令人长生。以酪浆渍之，皆化如水银，以浮石、蜂巢、蛇黄等物合之，可引长三四尺，为丸服之。〔时珍曰〕凡入药，不用首饰及见尸气者。以人乳浸三日，煮过如上捣研。一法：以绢袋盛，入豆腐腹中，煮一炷香，云不伤珠也。

【气味】 **咸、甘，寒，无毒。**

【主治】 **镇心。点目，去肤翳障膜。涂面，令人润泽好颜色。涂手足，去皮肤逆胪。绵裹塞耳，主聋。**开宝。**磨翳坠瘀。**甄权。**除面䵟，止泄。合知母，疗烦热消渴。合左缠根；治小儿麸豆疮入眼。**李珣。**除小儿惊热。**宗奭。**安魂魄，止遗精白浊，解痘疔毒，主难产，下死胎胞衣。**时珍。

【发明】 〔时珍曰〕真珠入厥阴肝经，故能安魂定魄，明目治聋。

【附方】 旧三，新九。**安魂定魄真**

珠末豆大一粒，蜜一蚬壳，和服，日三。尤宜小儿。肘后。**卒忤不言**真珠末，用鸡冠血和丸小豆大。以三四粒纳口中。肘后。**灰尘迷目**用大珠拭之则明也。格古论。**妇人难产**真珠末一两，酒服，立出。千金。**胞衣不下**真珠一两研末，苦酒服。千金。**子死腹中**真珠末二两，酒服。立出。外台。**癍痘不发**珠子七枚为末，新汲水调服。儒门事亲。**痘疮疔毒**方见谷部豌豆下。**肝虚目暗**茫茫不见。真珠末一两，白蜜二合，鲤鱼胆二枚，和合，铜器煎至一半，新绵滤过瓶盛。频点取瘥。圣惠方。**青盲不见**方同上。**小儿中风**手足拘急。真珠末水飞一两，石膏末一钱。每服一钱，水七分，煎四分，温服，日三。圣惠方。**目生顽翳**真珠一两，地榆二两，水二大碗煮干，取真珠以醋浸五日，热水淘去醋气，研细末用。每点少许，以愈为度。

石决明别录上品

【释名】 **九孔螺**日华**壳名千里光**〔时珍曰〕决明、千里光，以功名也。九孔螺，以形名也。

【集解】 〔弘景曰〕俗云是紫贝。人皆水渍，熨眼颇明。又云是鳆鱼甲。附石生，大者如手，明耀五色，内亦含珠。〔恭曰〕此是鳆鱼甲也。附石生，状如蛤，惟一片无对，七孔者良。今俗用紫贝，全非。〔颂曰〕今岭南州郡及莱州海边皆有之，采无时。旧注或以为紫贝，或以为鳆鱼甲。按紫贝即今砑螺，殊非此类。鳆鱼乃王莽所嗜者，一边着石，光明可爱，自是一种，与决明相近也。决明壳大如手，小者如三两指大，可以浸水洗眼，七孔、九孔者良，十孔者不佳。海人亦啖其肉。〔宗奭曰〕登、莱海边甚多。人采肉供馔，及干充苞苴。肉与壳两可用。〔时珍曰〕石决明形长如小蚌而扁，外皮甚粗，细孔杂杂，内则光耀，背侧一行有孔如穿成者，生于石崖之上，海人泅水，乘其不意，即易得之。否则紧黏难脱也。陶氏以为紫贝，雷氏以为真珠母，杨倞注荀子以为龟脚，皆非矣。惟鳆鱼是一种二类，故功用相同。吴越人以糟决明、酒蛤蜊为美品者，即此。

【修治】 〔敩曰〕凡用以面裹煨熟，磨去粗皮，烂捣，再乳细如面，方堪入药。〔敩曰〕每五两，用盐半两，同东流水入瓷器内煮一伏时，捣末研粉。再用五花皮、地榆、阿胶各十两，以东流水淘三度，日干，再研一万下，入药。服至十两，永不得食山龟[①]，令人丧目。〔时珍曰〕今方家只以盐同东流水煮一伏时，研末水飞用。

壳

【气味】 **咸，平，无毒。**〔保升曰〕寒。〔宗奭曰〕肉与壳功同。

【主治】 **目障翳痛，青盲。久服，益精轻身。**别录。**明目磨障。**日华。**肝肺风热，青盲内障，骨蒸劳极。**李珣。**水飞，点外障翳。**寇宗奭。**通五淋。**时珍。

【附方】 旧一，新四。**羞明怕日**用千里光、黄菊花、甘草各一钱，水煎，冷服。明目集验方。**痘后目翳**用石决明火煅研、谷精草各等分，共为细末。以猪肝蘸食。鸿飞集。**小便五淋**用石决明去粗皮，研为末，飞过。熟水服二钱，每日二服。如淋中有软硬物，即加朽木末五分。胜金方。**肝虚目翳**凡气虚、血虚、肝虚，眼白俱赤，夜如鸡啄，生浮翳者。用海蚌壳烧过成灰、木贼焙各等分为末。每服三钱，用姜、枣同水煎，和渣通口服。每日服二次。经验方。**青盲雀目**用石决明一两，烧

---

① 龟：《证类本草》卷二十作“桃”。

过存性，外用苍术三两，去皮为末。每服三钱，以猪肝批开，入药末在内扎定，砂罐煮熟，以气熏目。待冷，食肝饮汁。龙木论[1]。**解白酒酸**用石决明不拘多少数个，以火炼过，研为细末。将酒烫热，以决明末搅入酒内，盖住。一时取饮之，其味即不酸。

海蛤本经上品

【释名】　〔时珍曰〕海蛤者，海中诸蛤烂壳之总称，不专指一蛤也。旧本云一名魁蛤，则又指是一物矣。系是误书，今削之。

【集解】　〔别录曰〕海蛤生东海。〔保升曰〕今登，莱、沧州海沙湍处皆有，四五月淘沙取之。南海亦有之。〔恭曰〕海蛤细如巨胜子，光净莹滑者好。其粗如半杏人者为纯耳蛤，不堪入药。〔时珍曰〕按沈存中笔谈云：海蛤即海边沙泥中得之。大者如棋子，小者如油麻粒，黄白色，或黄赤相杂。盖非一类，乃诸蛤之壳，为海水砻砺，日久光莹，都无旧质。蛤类至多，不能分别其为何蛤，故通谓之海蛤也。余见下条。

【正误】　〔吴普曰〕海蛤头有文，文如锯齿。〔时珍曰〕此乃魁蛤，非海蛤也。盖误矣，今正之。〔弘景曰〕海蛤至滑泽，云从雁屎中得之，二三十过方为良。今人多取相类者磨荡之。〔日华曰〕此是雁食鲜蛤粪出者，有文彩为文蛤，无文彩为海蛤。乡人又以海边烂蛤壳，风涛打磨莹净者，伪作之。〔藏器曰〕二说皆非也。海蛤是海中烂壳，久在沙泥，风波淘洗，自然圆净无文，有大有小，以小者为佳，非一一从雁腹中出也。文蛤是未烂时壳犹有文者。二物本同一类。正如烂蚬、蚌壳，所主亦与生者不同也。假如雁食蛤壳，岂择文与不文耶。〔宗奭曰〕海蛤、文蛤，陈说极是。今海中无雁，岂有粪耶？蛤有肉时，犹可食也；肉既无矣，安得更粪过二三十次耶？陶说谬矣。〔时珍曰〕海蛤是诸蛤烂壳，文蛤自是一种。陈氏言文蛤是未烂时壳，则亦泛指诸蛤未烂者矣，其说未稳。但海中蛤蚌名色虽殊，性味相类，功用亦同，无甚分别也。

【修治】　〔敩曰〕凡使海蛤，勿用游波虫骨。真相似，只是面上无光。误饵之，令人狂走欲投水，如鬼祟，惟醋解之立愈。其海蛤用浆水煮一伏时，每一两入地骨皮、柏叶各二两，同煮一伏时，东流水淘三次，捣粉用。〔保升曰〕取得，以半天河煮五十刻，以枸杞汁拌匀，入蓳竹筒内蒸一伏时，捣用。

【气味】　**苦、咸，平，无毒。**〔吴普曰〕神农：苦。岐伯：甘。扁鹊：咸。〔权曰〕有小毒。〔之才曰〕蜀漆为之使。畏狗胆、甘遂、芫花。

【主治】　**咳逆上气，喘息烦满，胸痛寒热。**本经。**疗阴痿。**别录。**主十二水满急痛，利膀胱大小肠。**唐注。**治水气浮肿，下小便，治嗽逆上气，项下瘤瘿。**甄权。**疗呕逆，胸胁胀急，腰痛五痔，妇人崩中带下。**日华。**止消渴，润五脏，治服丹石人有疮。**萧炳。**清热利湿，化痰饮，消积聚。除血痢，妇人结胸，伤寒反汗搐搦，中风瘫痪。**时珍。

【附方】　旧二，新七。**水痫肿满**〔藏器曰〕用海蛤、杏仁、汉防己、枣肉各二两，葶苈六两，为末研，丸梧子大。一服十丸，服至利下水为妙。**水肿发热小便不通者**，海蛤汤主之。海蛤、木通、猪苓、泽泻、滑石、黄葵子、桑白皮各一钱，灯心三分，水煎服，日二。圣惠方。

---

① 龙木论：此方今《眼科龙木论》未见，方出《普济方》卷八十三。

石水肢瘦其腹独大者，海蛤丸主之。海蛤煅粉、防己各七钱半，葶苈、赤茯苓、桑白皮各一两，陈橘皮、郁李仁各半两，为末，蜜丸如梧子大。每米饮下五十丸，日二次。圣济总录。**气肿湿肿**用海蛤、海带、海藻、海螵蛸、海昆布、凫茨、荔枝壳等分，流水煎服，日二次。何氏。**血痢内热**海蛤末，蜜水调服二钱，日二。传信。**伤寒血结**胸胀[①]痛不可近，仲景无方，宜海蛤散主之。并刺期门穴。用海蛤、滑石、甘草各一两，芒消半两，为末。每服二钱，鸡子清调服。更服桂枝红花汤，发其汗则愈。盖膻中血聚则小肠壅，小肠壅则血不行。服此则小肠通，血流行而胸膈利矣。朱肱活人书。**伤寒搐搦**〔寇宗奭曰〕伤寒出汗不彻，手脚搐者。用海蛤、川乌头各一两，穿山甲二两，为末，酒丸如弹子大，捏扁，置所患足心下。别擘葱白盖药，以帛缠定。于暖室中热水浸脚至膝上，水冷又添，候遍身汗出为度。凡三日一作，以知为度。**中风瘫痪**方同上。又具鲮鲤甲下。**衄血不止**蛤粉一两，罗七遍，槐花半两炒焦，研匀。每服一钱，新汲水调下。杨氏家藏方。

文蛤本经上品

【释名】 **花蛤**〔时珍曰〕皆以形名也。

【集解】 〔别录曰〕文蛤生东海，表有文。取无时。〔弘景曰〕小大皆有紫斑。〔保升曰〕今出莱州海中。三月中旬采。背上有斑文。〔恭曰〕大者圆三寸，小者圆五六分。〔时珍曰〕按沈存中笔谈云：文蛤即今吴人所食花蛤也。其形一头小，一头大，壳有花斑的便是。

【修治】 同海蛤。

【气味】 **咸，平，无毒。**

【主治】 **恶疮，蚀五痔。**本经。**咳逆胸痹，腰痛胁急，鼠瘘大孔出血，女人崩中漏下。**别录。**能止烦渴，利小便，化痰软坚，治口鼻中蚀疳。**时珍。

【发明】 〔时珍曰〕按成无己云：文蛤之咸走肾，以胜水气。

【附方】 旧一，新一。**伤寒文蛤散**〔张仲景云〕病在阳，当以汗解，反以冷水噀之，或灌之，更益烦热，意欲饮水，反不渴者，此散主之。文蛤五两为末，每服方寸匕，沸汤下，甚效。**疳蚀口鼻**数日欲尽。文蛤烧灰，以腊猪脂和，涂之。千金翼。

蛤蜊梨。宋嘉祐

【释名】 〔时珍曰〕蛤类之利于人者，故名。

【集解】 〔机曰〕蛤蜊，生东南海中，白壳紫唇，大二三寸者。闽、浙人以其肉充海错，亦作为酱醯。其壳火煅作粉，名曰蛤蜊粉也。

肉

【气味】 **咸，冷，无毒。**〔藏器曰〕此物性虽冷，乃与丹石人相反，食之令腹结痛。

【主治】 **润五脏，止消渴，开胃，治老癖为寒热，妇人血块，宜煮食之。**禹锡。**煮食醒酒。**弘景。

【发明】 〔时珍曰〕按高武痘疹正宗云：俗言蛤蜊海错能发疹，多致伤损脾胃，生痰作呕作泻，此皆嘻笑作罪也。又言痘毒入目者，以蛤蜊汁点之可代空青。夫空青得铜之精气而生，性寒可治赤目。若痘毒是脏腑毒气上冲，非空青可治。蛤蜊虽寒，而湿中有火，亦不可不知矣。

蛤蜊粉

【释名】 **海蛤粉**〔时珍曰〕海蛤粉

---

① 胀：《类证活人书》卷十九作“膈”。

者，海中诸蛤之粉，以别江湖之蛤粉、蚌粉也。今人指称，但曰海粉、蛤粉，寇氏所谓“众蛤之灰”是矣。近世独取蛤蜊粉入药，然货者亦多众蛤也。大抵海中蚌、蛤、蚶、蛎，性味咸寒，不甚相远，功能软散，小异大同；非若江湖蚌蛤，无咸水浸渍，但能清热利湿而已。今药肆有一种状如线粉者，谓之海粉，得水则易烂，盖后人因名售物也。然出海中沙石间，故功亦能化痰软坚。

【修治】　〔震亨曰〕蛤粉，用蛤蜊烧煅成粉，不入煎剂。〔时珍曰〕按吴球云：凡用蛤粉，取紫口蛤蜊壳，炭火煅成，以熟栝楼连子同捣，和成团，风干用，最妙。

【正误】　〔机曰〕丹溪有言，蛤粉即是海石，寇氏以海石注蛤粉，则二物可通用矣。海石即蛤粉，蛤粉即蛤蜊壳烧成也。〔时珍曰〕海石乃海中浮石也，详见石部。汪氏诬引朱、寇之说为证，陈嘉谟本草又引为据。今考二公本书，并无前说，今正其误。

【气味】　**咸，寒，无毒。**

【主治】　**热痰湿痰，老痰顽痰，疝气白浊带下。同香附末，姜汁调服，主心痛。**震亨。**清热利湿，化痰饮，定喘嗽，止呕逆，消浮肿，利小便，止遗精白浊，心脾疼痛，化积块，解结气，消瘿核，散肿毒，治妇人血病。油调，涂汤火伤。**时珍。

【发明】　〔震亨曰〕蛤粉能降能消，能软能燥。〔时珍曰〕寒制火而咸润下，故能降焉；寒散热而咸走血，故能消焉，坚者软之以咸，取其属水而性润也；湿者燥之以渗，取其经火化而利小便也。〔好古曰〕蛤粉乃肾经血分之药，故主湿嗽肾滑之疾。

【附方】　旧一，新三。**气虚水肿**昔滁州酒库攒司陈通，患水肿垂死，诸医不治。一妪令以大蒜十个捣如泥，入蛤粉，丸梧子大。每食前，白汤下二三十丸。服尽，小便下数桶而愈。普济方。**心气疼痛**真蛤粉沙过白，佐以香附末等分，白汤淬服。圣惠方。**白浊遗精**洁古云：阳盛阴虚，故精泄也，真珠粉丸主之。用蛤粉煅一斤，黄檗新瓦炒过一斤，为细末，白水丸如梧子大。每服一百丸，空心用温酒上，日二次。蛤粉味咸而且能补肾阴，黄檗苦而降心火也。**雀目夜盲**真蛤粉炒黄为末，以油蜡化和丸皂子大，内于猪腰子中，麻扎定，蒸食之。一日一服。儒门事亲。

蛏丑真切。宋嘉祐

【释名】

【集解】　〔藏器曰〕蛏生海泥中。长二三寸，大如指，两头开。〔时珍曰〕蛏乃海中小蚌也。其形长短大小不一，与江湖中马刀、蝛、蚬相似，其类甚多。闽、粤人以田种之，候潮泥壅沃，谓之蛏田。呼其肉为蛏肠。

肉

【气味】　**甘，温，无毒。**〔诜曰〕天行病后不可食。

【主治】　**补虚，主冷痢，煮食之。去胸中邪热烦闷，饭后食之，与服丹石人相宜。治妇人产后虚损。**嘉祐。

担罗拾遗

【集解】　〔藏器曰〕蛤类也。生新罗国，彼人食之。

【气味】　**甘，平，无毒。**

【主治】　**热气消食。杂昆布作羹，主结气。**藏器。

车螯宋嘉祐

【释名】 **蜃**音肾。〔时珍曰〕车螯俗讹为昌娥。蜃与蛟蜃之蜃，同名异物。周礼：鳖人掌互物，春献鳖蜃，秋献龟鱼。则蜃似为大蛤之通称，亦不专指车螯也。

【集解】 〔藏器曰〕车螯生海中，是大蛤，即蜃也。能吐气为楼台。春夏依约岛溆，常有此气。〔颂曰〕南海、北海皆有之，采无时。其肉，食之似蛤蜊，而坚硬不及。近世痈疽多用其壳，北中者不堪用。背紫色者，海人亦名紫贝，非矣，〔时珍曰〕其壳色紫，璀粲如玉，斑点如花。海人以火炙之则壳开，取肉食之。钟岏云：车螯、蚶、蛎，眉目内缺，犷壳外缄。无香无臭，瓦砾何殊。宜充庖厨，永为口食。罗愿云：雀入淮为蛤，雉入海为蜃，大蛤也。肉可以食，壳可饰器物，灰可闉塞墙壁，又可为粉饰面，俗呼蛤粉，亦或生珠，其为用多矣。又临海水土记云：似车螯而角不正者曰移角，似车螯而壳薄者曰姑劳，似车螯而小者曰羊蹄，出罗江。昔人皆谓雉化者，乃蛟蜃之蜃，而陈氏、罗氏以为蛤蜃之蜃，似误。详鳞部蛟龙下。

肉

【气味】 **甘、咸，冷，无毒。**〔诜曰〕不可多食。

【主治】 **解酒毒消渴，并痈肿。**藏器。

壳

【气味】 同肉。

【主治】 **疮疖肿毒。烧赤，醋淬二度为末，同甘草等分酒服。并以醋调傅之。**日华。**消积块，解酒毒，治痈疽发背焮痛。**时珍。

【发明】 〔时珍曰〕车螯味咸，气寒而降，阴中之阴也。入血分，故宋人用治痈疽，取恶物下，云有奇功。亦须审其气血虚实老少如何可也。今外科尠知用者。

【附方】 新二。**车螯转毒散**治发背痈疽，不问浅深大小，利去病根，则免传变。用车螯即昌娥，紫背光厚者，以盐泥固济，煅赤出火毒，一两，生甘草末一钱半，轻粉五分，为末，每服四钱，用栝楼一个，酒一碗，煎一盏，调服。五更转下恶物为度，未下再服。甚者不过二服。外科精要。**六味车螯散**治症同上。用车螯四个，黄泥固济，煅赤出毒，研末。灯心三十茎，栝楼一个，取仁炒香，甘草节炒二钱，通作一服。将三味入酒二碗，煎半碗，去滓，入蜂蜜一匙，调车螯末二钱，腻粉少许，空心温服，下恶涎毒为度。本事。

魁蛤别录上品

校正：〔时珍曰〕宋嘉祐别出蚶条，今据郭璞说合并为一。

【释名】 **魁陆**别录**蚶**一作魽。**瓦屋子**岭表录**瓦垄子**〔时珍曰〕魁者羹斗之名，蛤形肖之故也。蚶味甘，故从甘。案岭表录异云：南人名空慈子。尚书卢钧以其壳似瓦屋之垄，改为瓦屋、瓦垄也。广人重其肉，炙以荐酒，呼为天脔。广人谓之蜜丁。名医别录云"一名活东"，误矣。活东，蝌斗也。见尔雅。**伏老**〔颂曰〕说文云：老伏翼化为魁蛤，故名。

【集解】 〔别录曰〕魁蛤生东海。正圆，两头空，表有文。采无时。〔弘景曰〕形似纺軖，小狭长，外有纵横文理，云是老蝠所化，方用至少。〔保升曰〕今出莱州。形圆长，似大腹槟榔，两头有孔。〔藏器曰〕蚶生海中。壳如瓦屋。〔时珍曰〕按郭璞尔雅注云：魁陆即今之蚶也。状如小蛤而圆厚。临海异物志云：蚶之大者径四寸。背上沟文似瓦屋之垄，肉味极佳。今浙东以近海田种之，谓之蚶田。

肉

【气味】 甘，平，无毒。〔鼎曰〕寒。〔炳曰〕温。凡食讫，以饭压之。否则令人口干。〔时珍曰〕按刘恂曰：炙食益人，过多即壅气。

【主治】 **痿痹，泄痢便脓血**。别录。**润五脏，止消渴，利关节。服丹石人宜食之，免生疮肿热毒**。鼎。**心腹冷气，腰脊冷风，利五脏，健胃，令人能食**。藏器。**温中消食起阳**。萧炳。**益血色**。日华。

壳

【修治】 〔日华曰〕凡用，取陈久者炭火煅赤，米醋淬三度，出火毒，研粉。

【气味】 甘、咸，平，无毒。

【主治】 **烧过，醋淬，醋丸服，治一切血气、冷气、癥瘕**。日华。**消血块，化痰积**。震亨。**连肉烧存性研，傅小儿走马牙疳有效**。时珍。

【发明】 〔时珍曰〕咸走血而软坚，故瓦垄子能消血块，散痰积。

车渠海药

校正：自玉石部移入此。

【释名】 **海扇**〔时珍〕按韵会云：车渠，海中大贝也。背上垄文如车轮之渠，故名。车沟曰渠。刘绩霏雪录云：海扇，海中甲物也。其形如扇，背文如瓦屋。三月三日潮尽乃出。梵书谓之牟婆洛揭拉婆。

【集解】 〔李珣曰〕车渠，云是玉石之类。生西国，形如蚌蛤，有文理。西域七宝，此其一也。〔时珍曰〕车渠，大蛤也。大者长二三尺，阔尺许，厚二三寸。壳外沟垄如蚶壳而深大，皆纵文如瓦沟，无横文也。壳内白皙如玉。亦不甚贵，番人以饰器物，谬言为玉石之类。或云玉中亦有车渠，而此蛤似之故也。沈存中笔谈云：车渠大者如箕，背有渠垄如蚶壳，以作器，致如白玉。杨慎丹铅录云：车渠作杯，注酒满过一分不溢。试之果然。

壳

【气味】 甘、咸，大寒，无毒。

【主治】 **安神镇宅，解诸毒药及虫螫。同玳瑁等分，磨人乳服之，极验**。珣。

【发明】 〔时珍曰〕车渠盖瓦垄之大者，故其功用亦相仿佛。

贝子本经下品

【释名】 **贝齿**别录**白贝**日华**海肥**俗作贝八，音巴。〔时珍曰〕贝字象形。其中二点，象其齿刻；其下二点，象其垂尾。古者货贝而宝龟，用为交易，以二为朋。今独云南用之，呼为海肥。以一为庄，四庄为手，四手为苗，五苗为索。〔颂曰〕贝腹下洁白，有刻如鱼齿，故曰贝齿。

【集解】 〔别录曰〕贝子生东海池泽。采无时。〔弘景曰〕出南海。此是小小白贝子，人以饰军容服物者。〔珣曰〕云南极多，用为钱货交易。〔颂曰〕贝子，贝类之最小者。亦若蜗状，长寸许。色微白赤，有深紫黑者。今多穿与小儿戏弄，北人用缀衣及毡帽为饰，剃头家用以饰鉴，画家用以砑物。〔时珍曰〕贝子，小白贝也。大如拇指顶，长寸许，背腹皆白。诸贝皆背隆重如龟背，腹下两开相向，有齿刻如鱼齿，其中肉如蝌斗，而有首尾。故魏子才六书精蕴云：贝，介虫也。背穹而浑，以象天之阳；腹平而拆，以象地之阴。贝类不一。按尔雅云：贝在陆曰赚，音标，在水曰蜬，音函，大曰鲸，音杭，小曰鲼，音脊，黑曰玄，赤曰贻，黄质白文曰余赋，音池，白质黄文曰余泉，博而标曰蚆，音巴，大而险曰蜬，音困，小而狭曰蟦，音责。又古有相贝经甚详。其文云：朱仲受之于琴高，以遗会稽太守严助曰：径尺之贝，三代之正瑞，灵奇之秘宝。其次则盈尺，状如赤电黑云者，谓之紫贝。素质红章，谓之珠贝。青地绿文，谓之绶贝。黑文黄画，谓之霞贝。紫贝愈疾，珠贝明目，绶贝消气障，霞贝伏蛆虫。虽不能延龄增寿，其御害一也。复有下此者，鹰喙蝉脊，但逐湿去水，无奇功也。贝之大者如轮，可以明目。南海贝如珠砾[①]白驳，性寒味甘，可止水毒。浮贝使人寡欲，勿近妇人，黑白各半是也。濯贝使人善惊，勿近童子，黄唇点齿有赤驳是也。虽贝使人病疟，黑鼻无皮是也。濯贝使人胎消，勿示孕妇，赤带通脊是也。惠贝使人善忘，赤炽内壳有赤络是也。𧒻贝使童子愚，女人淫，青唇赤鼻是也。碧贝使人盗，脊上有缕勾唇，雨则重，霁则轻是也。委贝使人恶[②]，夜行能伏鬼魅百兽，赤而中圆，雨则轻，霁则重，是也。

【修治】　〔珣曰〕凡入药，烧过用。〔敩曰〕凡使，勿用花虫壳，真相似，只是无效。贝子以蜜、醋相对浸之，蒸过取出，以清酒淘，研。

【气味】　**咸，平，有毒。**

【主治】　**目翳，五癃，利水道，鬼疰蛊毒，腹痛下血**。本经。**温疰寒热，解肌，散结热**。别录。**烧研，点目去翳**。弘景。**伤寒狂热**。甄权。**下水气浮肿，小儿疳蚀吐乳**。李珣。**治鼻渊出脓血，下痢，男子阴疮，解漏脯、面臛诸毒，射罔毒，药箭毒**。时珍。

【附方】　旧四，新四。**目花翳痛**贝子一两，烧研如面，入龙脑少许点之。若息肉，加真珠末等分。千金。**鼻渊脓血**贝子烧研。每生酒服二钱，日三服。**二便关格**不通闷胀，二三日则杀人。以贝齿三枚，甘遂二铢，为末，浆水和服，须臾即通也。肘后方。**小便不通**白海吧一对，生一个，烧一个，为末，温酒服。田氏方。**下疳阴疮**白海吧三个，煅红研末，搽之。简便单方。**食物中毒**贝子一枚，含之自吐。圣惠：治漏脯毒，面臛毒，及射罔在诸肉中有毒。并用贝子烧研，水调半钱服。**中射罔毒**方同上。**药箭镞毒**贝齿烧研，水服三钱，日三服。千金方。

紫贝唐本草

【释名】　**文贝**纲目**研螺**〔时珍曰〕南州异物志云：文贝甚大，质白文紫，姿[③]自然，不假外饰而光彩焕烂。故名。〔颂曰〕画家用以砑物。故名曰砑螺也。

【集解】　〔恭曰〕紫贝出东、南海中。形似贝子而大二三寸，背有紫斑而骨白。南夷采以为货市。〔宗奭曰〕紫贝背上深紫有黑点。〔颂曰〕贝类极多，古人以为宝货，而紫贝尤贵。后世以多见贱，而药中亦希使之。〔时珍曰〕按陆玑诗疏云：紫贝，质白如玉，紫点为文，皆行列相当。大者径一尺七八寸。交趾、九真以为杯盘。

【修治】　同贝子。

【气味】　**咸，平，无毒。**

【主治】　**明目，去热毒**。唐本。**小儿斑疹目翳**。时珍。

【附方】　新一。**癍疹入目**紫贝一个，即研螺也，生研细末，用羊肝切片，掺上

---

① 砾：《太平御览》卷八〇七引《相贝经》作“玑”字。

② 恶：《太平御览》卷八〇七引《相贝经》作“志强”二字。

③ 姿：此上《太平御览》卷八〇七引有“天”字。

扎定，米泔煮熟，瓶盛露一夜，空心嚼食之。婴童百问。

珂唐本草

【释名】 **马轲螺**纲目**珬**㹮。〔时珍曰〕珂，马勒饰也。此贝似之，故名。徐表作马轲。通典云：老鵰入海为珬。即珂也。

【集解】 〔别录曰〕珂生南海。采无时。白如蚌。〔恭曰〕珂，贝类也。大如鳆，皮黄黑而骨白，堪以为饰。〔时珍曰〕按徐表异物志[①]云：马轲螺，大者围九寸，细者围七八寸，长三四寸。

【修治】 〔敩曰〕珂要冬采色白腻者，并有白旋水文。勿令见火，即无用也。凡用以铜刀刮末研细，重罗再研千下，不入妇人药也。

【气味】 **咸，平，无毒。**

【主治】 **目翳，断血生肌。**唐本。**消翳膜，及筋弩肉，刮点之。**李珣。**去面黑。**时珍。

【附方】 新二。**目生浮翳**马珂三分，白龙脑半钱，枯过白矾一分，研匀点之。圣惠方。**面黑令白**马珂、白附子、珊瑚、鹰矢白等分，为末。每夜人乳调傅，旦以浆水洗之。同上。

石蜐音劫。纲目

【释名】 **紫蛙**音劫，与蜐同。**紫囍**音枵。**龟脚**俗名

【集解】 〔时珍曰〕石蜐生东南海中石上，蚌蛤之属。形如龟脚，亦有爪状，壳如蟹螯，其色紫，可食。真腊记云：有长八九寸者。江淹石蜐赋云：亦有足翼，得春雨则生花。故郭璞赋云：石蜐应节而扬葩。荀子云"东海有紫蛙、鱼、盐"是矣。或指为紫贝及石决明者，皆非矣。

【气味】 **甘、咸，平，无毒。**

【主治】 **利小便。**时珍。

淡菜宋嘉祐

【释名】 **壳菜**浙人所呼。**海蜌**音陛。**东海夫人**〔时珍曰〕淡以味，壳以形，夫人以似名也。

【集解】 〔藏器曰〕东海夫人，生东南海中。似珠母，一头小，中衔少毛。味甘美，南人好食之。〔诜曰〕常时烧食即苦，不宜人。与少米先煮熟，后除去毛，再入萝卜，或紫苏，或冬瓜同煮，即更妙。〔日华曰〕虽形状不典，而甚益人。〔时珍曰〕按阮氏云：淡菜生海藻上，故治瘿与海藻同功。

【气味】 **甘，温，无毒。**〔日华曰〕不宜多食。多食令人头目闷暗，得微利即止。〔藏器曰〕多食发丹石，令人肠结。久食脱人发。

【主治】 **虚劳伤惫，精血衰少，及吐血，久痢肠鸣，腰痛疝瘕，妇人带下，产后瘦瘠。**藏器。**产后血结，腹内冷痛，治癥瘕，润毛发，治崩中带下，烧食一顿令饱。**孟诜。**煮熟食之，能补五脏，益阳事，理腰脚气，能消宿食，除腹中冷气痃癖。亦可烧汁沸出食之。**日华。**消瘿气。**时珍。

海螺拾遗

校正：〔时珍曰〕唐本甲香，今并为一。

【释名】 **流螺**图经**假猪螺**交州记**厣名甲香**〔时珍曰〕蠃与螺同，亦作蠡。蠃从虫，蠃省文，盖虫之蠃形者也。厣音掩，闭藏之貌。

【集解】 〔颂曰〕海螺即流螺，厣

---

① 异物志：《太平御览》卷九四一作"南方记"。

曰甲香，生南海。今岭外、闽中近海州郡及明州皆有之，或只以台州小者为佳。其螺大如小拳，青黄色，长四五寸。诸螺之中，此肉味最厚，南人食之。南州异物志云：甲香大者如瓯，面前一边直搀长数寸，围壳岨峿有刺。其厣，杂众香烧之益芳，独烧则臭。今医家稀用，惟合香者用之。又有小甲香，状若螺子，取其蒂修合成也。海中螺类绝有大者。珠螺莹洁如珠，鹦鹉螺形如鹦鹉头，并可作杯。梭尾螺形如梭，今释子所吹者。皆不入药。〔时珍曰〕螺，蚌属也。大者如斗，出日南涨海中。香螺厣可杂甲香，老钿螺光彩可饰镜背者，红螺色微红，青螺色如翡翠，蓼螺味辛如蓼，紫贝螺即紫贝也。鹦鹉螺质白而紫，头如鸟形，其肉常离壳出食，出则寄居虫入居，螺还则虫出也。肉为鱼所食，则壳浮出，人因取之作杯。

肉

【气味】 **甘，冷，无毒。**

【主治】 **目痛累年，或三四十年。生螺，取汁洗之；或入黄连末在内，取汁点之。**藏器。**合菜煮食，治心痛。**孙思邈。

甲香

【修治】 〔敩曰〕凡使，用生茅香、皂角同煮半日，石臼捣筛用之。〔经验方曰〕凡使，用黄泥同水煮一日，温水浴过。再以米泔或灰汁煮一日，再浴过。以蜜、酒煮一日，浴过煿干用。〔颂曰〕传信方载其法云：每甲香一斤，以泔斗半，微火煮一复时，换泔再煮。凡二换漉出，众手刮去香上涎物。以白蜜三合，水一斗，微火煮干。又以蜜三合，水一斗，煮三伏时，乃以炭火烧地令热，洒酒令润，铺香于上，以新瓦盖上一伏时，待冷硬，石臼木杵捣烂。入沉香末三两，麝一分，和捣印成，以瓶贮之，埋过经久方烧。凡烧此香，须用大火炉，多着热灰、刚炭猛烧令尽，去之。炉旁着火暖水，即香不散。此法出于刘兖奉礼也。〔宗奭曰〕甲香善能管香烟，与沉、檀、龙、麝香用之，尤佳。

【气味】 **咸，平，无毒。**

【主治】 **心腹满痛，气急，止痢下淋。**唐本。**和气清神，主肠风痔瘘。**李珣。**瘘疮疥癣，头疮馋疮甲疽，蛇、蝎、蜂螫。**藏器。

甲煎拾遗

【集解】 〔藏器曰〕甲煎，以诸药及美果、花烧灰和蜡成口脂。所主与甲香略同，三年者良。〔时珍曰〕甲煎，以甲香同沉麝诸药花物治成，可作口脂及焚爇也。唐·李义山诗所谓“沉香甲煎为延燎”者，即此。

【气味】 **辛，温[①]，无毒。**

【主治】 **甲疽，小儿头疮吻疮，口旁馋疮，耳后月蚀疮，蜂蛇蝎之疮，并傅之。**藏器。

田螺别录上品

【集解】 〔弘景曰〕田螺生水田中，及湖渎岸侧。形圆，大如梨、橘，小者如桃、李，人煮食之。〔保升曰〕状类蜗牛而尖长，青黄色，春夏[②]采之。〔时珍曰〕螺，蚌属也。其壳旋文。其肉视月盈亏，故王充云：月毁于天，螺消于渊。说卦云：离为螺，为蚌，为龟，为鳖，为蟹。皆以其外刚而内柔也。

肉

【气味】 **甘，大寒，无毒。**

【主治】 **目热赤痛，止渴。**别录。

---

① 温：《证类本草》卷十作“平”。

② 春夏：《证类本草》卷二十二作“夏秋”。

煮汁，疗热醒酒。用真珠、黄连末内入，良久，取汁注目中，止目痛。弘景。**煮食，利大小便，去腹中结热，目下黄，脚气冲上，小腹急硬，小便赤涩，手足浮肿。生浸取汁饮之，止消渴。捣肉，傅热疮。**藏器。**压丹石毒。**孟诜。**利湿热，治黄疸。捣烂贴脐，引热下行，止噤口痢，下水气淋闭。取水，搽痔疮胡臭。烧研，治瘰疬癣疮。**时珍。

【附方】 旧二，新二十一。**消渴饮水**日夜不止，小便数者。心镜用田螺五升，水一斗，浸一夜，渴即饮之。每日一换水及螺。或煮食饮汁亦妙。圣惠用糯米二升，煮稀粥一斗，冷定，入田中活螺三升在内，待食粥尽，吐沫出，乃收饮之，立效。**肝热目赤**药性论用大田螺七枚洗净，新汲水养去泥秽，换水一升浸洗取起。于净器中，着少盐花于甲内，承取自然汁点目。逐个用了，放去之。**烂弦风眼**方法同上，但以铜绿代盐花。**饮酒口糜**螺、蚌煮汁饮。圣惠。**酒醉不醒**用水中螺、蚌，葱、豉煮食饮汁，即解。肘后。**小便不通**腹胀如鼓。用田螺一枚，盐半匕，生捣，傅脐下一寸三分，即通。熊彦诚曾得此疾，异人授此方果愈。类编。**噤口痢疾**用大田螺二枚捣烂，入麝香三分作饼，烘热贴脐间。半日，热气下行，即思食矣。甚效，丹溪。**肠风下血**因酒毒者。大田螺五个，烧至壳白肉干，研末，作一服，热酒下。百一。**大肠脱肛**脱下三五寸者。用大田螺二三枚，将井水养三四日，去泥。用鸡爪黄连研细末，入靥内，待化成水。以浓茶洗净肛门，将鸡翎蘸扫之。以软帛托上，自然不再复发也。德生堂经验方。**反胃呕噎**田螺洗净水养，待吐出泥，澄取晒半干，丸梧子大。每服三十丸，藿香汤下。烂壳研服亦可。经验方。**水气浮肿**用大田螺、大蒜、车前子等分，捣膏摊贴脐上，水从便旋而下。象山县民病此，得是方而愈。仇远稗史。**酒疸诸疸**用田螺将水养数日，去泥，取出生捣烂，入好酒内，用布帛滤过，将汁饮之，日三服，日效。寿域。**脚气攻注**用生大田螺捣烂，傅两股上，便觉冷趋至足而安。又可傅丹田，利小便。董守约曾用有效。稗史。**痔漏疼痛**乾坤生意用田螺一个，入片脑一分在内，取水搽之。仍先以冬瓜汤洗净。孙氏：用田螺一枚，用针刺破，入白矾末同埋一夜，取螺内水扫疮上，又善能止痛也，甚妙。袖珍用马齿苋汤洗净，捣活螺蛳傅上，其病即愈。**腋气胡臭**乾坤生意用田螺一个，水养，俟靥开，挑巴豆仁一个在内，取置杯内，夏一夜，冬七夜，自然成水。常取搽之，久久绝根。又方：大田螺一个，入麝香二分在内，埋露地七七日，取出。看患洗拭，以墨涂上，再洗，看有墨处是患窍，以螺汁点之，三五次即瘥。**瘰疬溃破**用田螺连肉烧存性，香油调搽。集要方。**疔疮恶肿**用田螺入冰片，化水点疮上。普济。**风虫癣疮**用螺蛳十个，槿树皮末一两，同入碗内蒸熟，捣烂，入矾红三钱，以盐水调搽。孙氏。**绕指毒疮**生手足指上。以活田螺一枚，生用捣碎缚之，即瘥。多能鄙事。**妒精阴疮**大田螺二个，和壳烧存性，入轻粉同研，傅之，效。医林集要。

壳

【气味】 甘，平，无毒。

【主治】 烧研，主尸疰心腹痛，失精，止泻。别录。**烂者烧研水服，止反胃，去卒心痛。**藏器。**烂壳研细末服之，止下血，小儿惊风有痰，疮疡脓水。**时珍。

【附方】 新三。**心脾痛**不止者，水甲散主之。用田螺壳，溪间者亦可，以松柴片层层叠上，烧过火，吹去松灰，取壳研末。以乌沉汤、宽中散之类，调服二钱，不传之妙。集要。**小儿头疮**田螺壳烧存性，清油调，掺之。圣惠。**小儿急惊**远年白田螺壳烧灰，入麝香少许，水调灌之。普济。

蜗螺别录

【释名】 **螺蛳**〔时珍曰〕师，众多也。其形似蜗牛，其类众多，故有二名。**烂壳名鬼眼睛。**

【集解】 〔别录曰〕蜗螺生江夏溪水中，小于田螺，上有棱。〔时珍曰〕处处湖溪有之，江夏、汉沔尤多。大如指头，而壳厚于田螺，惟食泥水。春月，人采置锅中蒸之，其肉自出，酒烹糟煮食之。清明后，其中有虫，不堪用矣。〔藏器曰〕此物难死，误泥入壁中，数年犹活也。

肉

【气味】 **甘，寒，无毒。**

【主治】 **烛馆**[①]**，明目下水。**别录。**止渴。**藏器。**醒酒解热，利大小便，消黄疸水肿，治反胃痢疾，脱肛痔漏。**时珍。又曰：烛馆二字疑讹误。

【附方】 新七。**黄疸酒疸**小螺蛳养去泥土，日日煮食饮汁，有效。永类。**黄疸吐血**病后身面俱黄，吐血成盆，诸药不效。用螺十个，水漂去泥，捣烂露一夜，五更取清服。二三次，血止即愈。一人病此，用之经验。小山怪证方。**五淋白浊**螺蛳一碗，连壳炒热，入白酒三碗，煮至一碗，挑肉食之，以此酒下，数次即效。扶寿精方。**小儿脱肛**螺蛳二三升，铺在桶内坐之，少顷即愈。简便。**痘疹目翳**水煮螺蛳，常食佳。济急仙方。**白游风肿**螺蛳肉，入盐少许，捣泥贴之，神效。叶氏摘玄方。

烂壳〔时珍曰〕泥中及墙壁上年久者良。火煅过用。

【气味】 同。

【主治】 **痰饮积及胃脘痛。**震亨。**反胃膈气，痰嗽鼻渊，脱肛痔疾，疮疖下疳，汤火伤。**时珍。

【发明】 〔时珍曰〕螺乃蚌蛤之属，其壳大抵与蚌粉、蛤粉、蚶、蚬之类同功。合而观之，自可神悟。

【附方】 新十。**卒得咳嗽**屋上白螺或白蚬壳，捣为末，酒服方寸匕。肘后方。**湿痰心痛**白螺蛳壳洗净，烧存性，研末。酒服方寸匕。立止。正传。**膈气疼痛**白玉散：用壁上陈白螺蛳烧研。每服一钱，酒下，甚效。孙氏。**小儿软疖**用鬼眼睛，即墙上白螺蛳壳，烧灰，入倒挂尘等分，油调涂之。寿域。**阴头生疮**用溪港年久螺蛳烧灰，傅之。奇效。**汤火伤疮**用多年干白螺蛳壳煅研，油调傅。澹寮。**杨梅疮烂**古墙上螺蛳壳、辰砂等分，片脑少许，为末，搽之。**小儿哮疾**向南墙上年久螺蛳为末，日晡时以水调成，日落时举手合掌皈依，吞之效。叶氏摘玄方。**瘰疬已破**土墙上白螺蛳壳为末，日日傅之。谈野翁方。**痘疮不收**墙上白螺蛳壳，洗净煅研，掺之。医方摘要。

蓼螺拾遗

【集解】 〔藏器曰〕蓼螺生永嘉海中。味辛辣如蓼。〔时珍曰〕按韵会云：蓼螺，紫色有斑文。今宁波出泥螺，状如蚕豆，可代充海错。

肉

【气味】 **辛，平，无毒。**

【主治】 **飞尸游蛊，生食之。浸以**

---

① 烛馆：或作"烛脘"。《一切经音义》卷二十《陀罗尼杂集经》第七卷引许慎注《淮南子》："烛脘，目内白翳病也。"

姜、醋，弥佳。藏器。

寄居虫拾遗

【释名】 **寄生虫**。

【集解】 〔藏器曰〕陶注蜗牛云：海边大有，似蜗牛，火炙壳便走出，食之益人。按寄居在螺壳间，非螺也。候螺蛤开，即自出食；螺蛤欲合，已还壳中。海族多被其寄。又南海一种似蜘蛛，入螺壳中，负壳而走。触之即缩如螺，火炙乃出。一名䗯，无别功用。〔时珍曰〕按孙愐云：寄居在龟壳中者名曰蜎。则寄居非一种也。

【气味】 缺。

【主治】 **益颜色，美心志**。弘景。

海月拾遗

【释名】 **玉珧**音姚。**江珧 马颊 马甲**〔藏器曰〕海月，蛤类也。似半月，故名。水沫所化，煮时犹变为水。〔时珍曰〕马甲、玉珧皆以形色名。万震赞云"厥甲美如珧玉"，是矣。

【集解】 〔时珍曰〕刘恂岭表录异云：海月大如镜，白色正圆，常死海旁。其柱如搔头尖，其甲美如玉。段成式杂俎云：玉珧形似蚌，长二三寸，广五寸，上大下小。壳中柱炙食，味如牛头胘项。王氏宛委录云：奉化县四月南风起，江瑶一上，可得数百。如蚌稍大，肉腥韧不堪。惟四肉柱长寸许，白如珂雪，以鸡汁瀹食肥美。过火则味尽也。

【附录】 **海镜**〔时珍曰〕一名镜鱼，一名琐蛣，一名膏药盘，生南海。两片相合成形，壳圆如镜，中甚莹滑，映日光如云母。内有少肉如蚌胎。腹有寄居虫，大如豆，状如蟹。海镜饥则出食，入则镜亦饱矣。郭璞赋云"琐蛣腹蟹，水母目虾"，即此。

【气味】 **甘、辛，平，无毒**。

【主治】 **消渴下气，调中利五脏，止小便，消腹中宿物，令人易饥能食。生姜、酱同食之**。藏器。

海燕纲目

【集解】 〔时珍曰〕海燕出东海。大二寸，状扁面圆，背上青黑，腹下白脆，似海螵蛸，有纹如簟茵。口在腹下，食细沙。口旁有五路正勾，即其足也。临海水土记云：阳遂足，生海中，色青黑，腹白，有五足，不知头尾。生时体软，死即干脆。即此物也。临海异物志载"燕鱼长五寸，阴雨则飞起丈余"，此或同名者也。

【气味】 **咸，温，无毒**。

【主治】 **阴雨发损痛，煮汁服，取汗即解。亦入滋阳药**。时珍。

郎君子海药

【集解】 〔珣曰〕郎君子生南海。有雌雄，状似杏仁，青碧色。欲验真假，口内含热入醋中，雌雄相逐，逡巡便合，即下卵如粟状者，真也。亦难得之物。〔时珍曰〕顾玠海槎录云：相思子状如螺，中实如石，大如豆，藏箧笥积岁不坏。若置醋中，即盘旋不已。按此即郎君子也。

【气味】 缺。

【主治】 **妇人难产，手把之便生，极验**。

本草纲目禽部目录第四十七卷

李时珍曰：二足而羽曰禽。师旷禽经云：羽虫三百六十，毛协四时，色合五方。山禽岩栖，原鸟地处。林鸟朝嘲，水鸟夜啾。山禽咮短而尾修，水禽咮长而尾促。其交也，或以尾臎，或以睛睨，或以声音，或合异类。雉、孔与蛇交之类。**其生也，或以翼孚卵，或以同气变，**鹰化鸠之类。**或以异类化，**田鼠化鴽之类。**或变入无情。**雀入水为蛤之类。**噫！物理万殊若此，学者其可不致知乎？五鸠九扈，少皞取以名官；雄雉鸱鸮，诗人得之观感。厥旨微矣。不妖夭，不覆巢，不殈卵，而庖人供六禽，**翨音翅。**氏攻猛鸟，哲蔟覆夭鸟之巢。圣人之于物也，用舍仁杀之意，夫岂徒然哉？记曰：天产作阳。羽类则阳中之阳，大抵多养阳。于是集其可供庖药及毒恶当知者，为禽部，凡七十七种。分为四类：曰水，曰原，曰林，曰山。**旧本禽部三品，共五十六种。今并入一种，自兽部移入一种，虫部移入一种，有名未用移入一种。

神农本草经五种梁·陶弘景注　**名医别录一十一种**梁·陶弘景注　**唐本草二种**唐·苏恭　**本草拾遗二十六种**唐·陈藏器　**食疗本草二种**唐·孟诜、张鼎　**开宝本草一种**宋·马志　**嘉祐本草一十三种**宋·掌禹锡　**日华本草一种**宋人·大明　**图经本草一种**宋·苏颂　**食物本草十种**明·汪颖　**本草纲目五种**明·李时珍

〔**附注**〕魏·李当之药录　吴普本草　宋·雷敩炮炙　唐·甄权药性　萧炳四声　唐·李珣海药　孙思邈千金　杨损之删繁　南唐·陈士良食性　蜀·韩保升重注　宋·寇宗奭衍义　唐慎微证类　陈承别说　金·张元素珍珠囊　元·李杲法象　王好古汤液　吴瑞日用　朱震亨补遗　明·徐用诚发挥　宁源食鉴　汪机会编　陈嘉谟蒙筌

禽之一 水禽类二十三种

鹤嘉祐　**鹳**别录　**鸧鸡**食物。鶇鸘附　**阳乌**拾遗　**鵚鹙**食物　**蠓艟**纲目　**鹈鹕**嘉祐。即淘鹅　**鹅**别录　**雁**本经　**鹄**食物。即天鹅　**鸨**纲目　**鹜**别录。即鸭　**凫**食疗。即野鸭　**䴙䴘**拾遗　**鸳鸯**嘉祐　**鸂鶒**嘉祐　**䴔䴖**拾遗。旋目、方目附　**鹭**食物　**鸥**食物　**鸀鳿**拾遗　**鸬鹚**别录　**鱼狗**拾遗。翡翠附　**蚊母鸟**拾遗

上附方旧七，新十七

本草纲目禽部第四十七卷

禽之一 水禽类二十三种

鹤宋嘉祐

【释名】 仙禽纲目胎禽〔时珍曰〕鹤字，篆文象翘首短尾之形。一云白色㿥㿥，故名。八公相鹤经云：鹤乃羽族之宗，仙人之骥，千六百年乃胎产。则胎、仙之称以此。世谓鹤不卵生者，误矣。

【集解】 〔禹锡曰〕鹤有白有玄，有黄有苍。入药用者，他色次之。〔时珍曰〕鹤大于鹄，长三尺，高三尺余，喙长四寸。丹顶赤目，赤颊青脚、修颈凋尾，粗膝纤指。白羽黑翎，亦有灰色、苍色者。尝以夜半鸣，声唳云霄。雄鸣上风，雌鸣下风，声交而孕。亦啖蛇虺，闻降真香烟则降，其粪能化石，皆物类相感也。按相鹤经云：鹤，阳鸟也，而游于阴。行必依洲渚，止不集林木。二年落子毛，易黑点；三年产伏；又七年羽翮具；又七年飞薄云汉；又七年舞应节；又七年鸣中律；又七年大毛落，氄毛生，或白如雪，或黑如漆；百六十年雌雄相视而孕；千六百年形始定，饮而不食，乃胎化也[①]。又按俞琰云：龟鹤能运任脉，故多寿。无死气于中也。鹤骨为笛，甚清越。

白鹤血

【气味】 **咸，平，无毒。**

【主治】 **益气力，补虚乏，去风益肺。**嘉祐。

【发明】 〔禹锡曰〕按穆天子传云：天子至巨蒐二氏，献白鹤之血饮之。云益人气力也

脑

【主治】 **和天雄、葱实服之，令人目明，夜能书字。**抱朴子。

卵

【气味】 **甘、咸，平，无毒。**

【主治】 **预解痘毒，多者令少，少者令不出。每用一枚煮，与小儿食之。**时珍。出活幼全书。

骨

【主治】 **酥炙，入滋补药。**时珍。

肫中砂石子

【主治】 **磨水服，解蛊毒邪。**嘉祐。

鹳别录下品

【释名】 **皂君**[②] 诗疏**负釜**同**黑尻**〔时珍曰〕鹳字，篆文象形。其背、尾色黑，故陆玑诗疏有皂君诸名。

【集解】 〔弘景曰〕鹳有两种：似鹄而巢树者为白鹳，黑色曲颈者为乌鹳。今宜用白者。〔宗奭曰〕鹳身如鹤，但头无丹，项无乌带，兼不善唳，止以喙相击而鸣。多在楼殿吻上作窠。尝日夕观之，并无作池养鱼之说。〔时珍曰〕鹳似鹤而顶不丹，长颈赤喙，色灰白，翅尾俱黑。

---

① 乃胎化也：《夷门广牍·相鹤经》作“胎化而产”。

② 君：《诗经》陆疏及《尔雅翼》卷十五均作“裙”。

多巢于高木。其飞也，奋于层霄，旋绕如阵，仰天号鸣，必主有雨①。其抱卵以影，或云以声聒之。禽经云：鹳生三子，一为鹤。巽极成震，阴②变阳也。震为鹤，巽为鹳也。

【正误】 〔藏器曰〕人探巢取鹳子，六十里旱，能群飞激云雨也。其巢中以泥为池，含水满中，养鱼、蛇以哺子。鹳之伏卵恐冷，取礜石围之，以助燥③气。〔时珍曰〕寥郭之大，阴阳升降，油然作云，沛然下雨。区区微鸟，岂能以私忿使天壤赤旱耶。况鹳乃水鸟，可以候雨乎。作池、取石之说，俱出自陆玑诗疏、张华博物志，可谓愚矣。

骨

【气味】 **甘，大寒，无毒。**〔藏器曰〕有小毒。入沐汤浴头，令发尽脱，更不生也。又杀树木。

【主治】 **鬼蛊诸疰毒，五尸心腹痛。**别录。〔甄权曰〕亦可单炙黄研，空心暖酒服方寸匕。〔时珍曰〕千金治尸疰，有鹳骨丸。

脚骨及嘴

【主治】 **喉痹飞尸，蛇虺咬，及小儿闪癖，大腹痞满，并煮汁服之，亦烧灰饮服。**藏器。

卵

【主治】 **预解痘毒，水煮一枚，与小儿啖之，令不出痘，或出亦稀。**时珍。出活幼全书。

屎

【主治】 **小儿天钓惊风，发歇不定。炒研半钱，入牛黄、麝香各半钱，炒蝎五枚，为末。每服半钱，新汲水服。**时珍。

鸧鸡食物

【释名】 **鸧鸹**尔雅**麋鸹**尔雅**鸹鹿**尔雅翼**麦鸡**〔时珍曰〕按罗愿云：鸧麋，其色苍，如麋也。鸹鹿，其声也。关西呼曰鸹鹿，山东呼曰鸧鸹，讹为错落，南人呼为鸧鸡，江人呼为麦鸡。

【集解】 〔颖曰〕鸧鸡状如鹤大，而顶无丹，两颊红。〔时珍曰〕鸧，水鸟也，食于田泽洲渚之间。大如鹤，青苍色，亦有灰色者。长颈高脚，群飞，可以候霜。或以为即古之鹔鷞，其皮可为裘，与凤同名者也。

【附录】 **鹔鷞**〔时珍曰〕按罗愿尔雅翼云：鹔鷞水鸟，雁属也。似雁而长颈，绿色，皮可为裘，霜时乃来就暖。故禽经云：鷞飞则霜，鹬飞④则雨。鹬即商羊也。又西方之凤，亦名鹔鷞。

肉

【气味】 **甘，温，无毒。**

【主治】 **杀虫，解蛊毒。**汪颖。

【发明】 〔时珍曰〕鸧，古人多食之。故宋玉小招云：鹄酸臇凫煎鸿鸧。景差大招云：炙鸹蒸凫黏鹑陈。今惟俚人捕食，不复充馔品矣。

阳乌拾遗

【释名】 **阳鸦**拾遗。

【集解】 〔藏器曰〕阳乌出建州。似鹳而殊小，身黑，颈长面白。

嘴

【主治】 **烧灰酒服，治恶虫咬成疮。**藏器。

鵚鹙食物

【释名】 **扶老**古今注**鹙鸗**俗作鹚

---

① 《埤雅》卷六引《禽经》："鹳俯鸣则阴，仰鸣则晴。"

② 阴：此上《尔雅翼》卷十五引《禽经》有"极"字。

③ 燥：《证类本草》卷五引《博物志》作"暖"。

④ 飞：《夷门广牍·禽经》作"舞"。《孔子家语·辨政》："天将大雨，商羊鼓舞。"

鹙。〔时珍曰〕凡鸟至秋毛脱秃。此鸟头秃如秋毨，又如老人头童及扶杖之状，故得诸名。说文作秃鸫。

【集解】 〔时珍曰〕秃鹙，水鸟之大者也。出南方有大湖泊处。其状如鹤而大，青苍色，张翼广五六尺，举头高六七尺，长颈赤目，头项皆无毛。其顶皮方二寸许，红色如鹤顶。其喙深黄色而扁直，长尺余。其嗉下亦有胡袋，如鹈鹕状。其足爪如鸡，黑色。性极贪恶，能与人斗，好啖鱼、蛇及鸟雏。诗云"有鹙在深"，即此。自元入我朝，常赋犹有呰鹙之供献。按饮膳正要云：呰鹙有三种，有白者，黑者，花者。名为胡呰鹙，肉色亦不同也。又案景焕闲谈云：海鸟鶢鶋，即今之秃鹙。其说与环氏吴纪所谓"鸟之大者秃鹙，小者鷦鷯"相合。今潦年鹙或飞来近市，人或怪骇，此又同鲁人怪鶢鶋之意，皆由不常见耳。

肉

【气味】 **咸，微寒，无毒。**〔正要曰〕甘，温。

【主治】 **中虫、鱼毒。**汪颖。**补中益气，甚益人，炙食尤美。作脯馐食，强气力，令人走及奔马。**时珍。出饮膳正要及古今注、禽经。

髓

【气味】 **甘，温，无毒。**

【主治】 **补精髓。**正要。

喙

【主治】 **鱼骨哽。**汪颖。

毛

【主治】 **解水虫毒。**时珍。出埤雅。

蠓𧑅音蒙童。纲目

【释名】 **越王鸟**纲目**鹤顶**同**鵚鹛**同。

【集解】 〔时珍曰〕案刘欣期交州志云：蠓𧑅即越王鸟，水鸟也。出九真、交趾。大如孔雀。喙长尺余，黄白黑色，光莹如漆，南人以为饮器。罗山疏云：越王鸟状如乌鸢，而足长口勾，末如冠，可受二升许，以为酒器，极坚致。不践地，不饮江湖，不唼[①]百草，不食虫[②]鱼，惟啖木叶。粪似薰陆香，山人得之以为香，可入药用。杨慎丹铅录云：蠓𧑅，即今鹤顶也。

粪

【主治】 **水和，涂杂疮。**竺真罗山疏[③]。

鹈鹕宋嘉祐

【释名】 **犁鹕** **鹗鸅**音户泽。**逃河**一作淘。**淘鹅**〔禹锡曰〕昔有人窃肉入河，化为此鸟，今犹有肉，因名逃河。〔时珍曰〕此俚言也。案山海经云：沙水多犁鹕，其名自呼。后人转为鹈鹕耳。又吴谚云：夏至前来，谓之犁鹕，言主水也；夏至后来，谓之犁涂，言主旱也。陆玑云：遇水[④]泽即以胡盛水，戽涸取鱼食，故曰鹗鸅，曰淘河。俗名淘鹅，因形也。又讹而驼鹤。

【集解】 〔禹锡曰〕鹈鹕，大如苍鹅。颐下有皮袋，容二升物，展缩由之，袋盛水以养鱼。云身是水沫，惟胸前有两块肉，列如拳。诗云：惟鹈在梁，不濡其咮。咮，喙也，言爱其嘴也。〔时珍曰〕鹈鹕处处有之，水鸟也。似鹗而甚大，灰色如苍鹅。喙长尺余，直而且广，口中正赤，贪下胡大如数升囊。好群飞，沉水食鱼，亦能竭小水取鱼。俚人食其肉，取其

① 唼：音厦。食也。

② 虫：原脱，今据《太平御览》卷九二八引《竺法真登罗山疏》补。

③ 竺真罗山疏：《太平御览》卷九二八及卷一引据经史百家书目作"竺法真登罗山疏"。

④ 水：《诗经》陆疏作"小"。

脂入药。用翅骨、骺骨作筒，吹喉、鼻药甚妙。其盛水养鱼、身是水沫之说，盖妄谈也。又案晁以道云：鹈之属有曰漫画者，以嘴画水求鱼，无一息之停；有曰信天缘者，终日凝立，不易其处，俟鱼过乃取之。所谓信天缘者，即俗名青翰者也，又名青庄。此可喻人之贪廉。

脂油〔时珍曰〕剥取其脂，熬化掠取，就以其嗉盛之，则不渗漏。他物即透走也。

【气味】 **咸，温，滑，无毒。**

【主治】 **涂痈肿，治风痹，透经络，通耳聋。**时珍。

【发明】 〔时珍曰〕淘鹅油性走，能引诸药透入病所拔毒，故能治聋、痹、肿毒诸病。

【附方】 新一。**耳聋**用淘油半匙，磁石一小豆，麝香少许，和匀，以绵裹成挺子，塞耳中，口含生铁少许。用三五次即有效。青囊。

嘴

【气味】 **咸，平，无毒。**

【主治】 **赤白久痢成疳，烧存性研末，水服一方寸匕。**嘉祐。

舌

【主治】 **疔疮。**时珍。

毛皮

【主治】 **反胃吐食，烧存性，每酒服二钱。**时珍。出普济。

鹅别录上品

【释名】 **家雁**纲目**舒雁**〔时珍曰〕鹅鸣自呼。江东谓之舒雁，似雁而舒迟也。

【集解】 〔时珍曰〕江淮以南多畜之。有苍、白二色，及大而垂胡者。并绿眼黄喙红掌，善斗，其夜鸣应更。师旷禽经云“脚近臎者能步”，鹅、鹜是也。又云“鹅伏卵则逆月”，谓向月取气助卵也。性能啖蛇及蚓，制射工，养之能辟虫虺，或言鹅性不食生虫者，不然。

白鹅膏腊月炼收。

【气味】 **甘，微寒，无毒。**

【主治】 **灌耳，治卒聋。**别录。**润皮肤，可合面脂。**日华。**涂面急，令人悦白。唇沈，手足皴裂，消痈肿，解礜石毒。**时珍。

肉

【气味】 **甘，平，无毒。**〔日华曰〕白鹅，辛凉，无毒；苍鹅，冷，有毒，发疮肿。〔诜曰〕鹅肉性冷，多食令人霍乱，发痼疾。〔李鹏飞曰〕嫩鹅毒，老鹅良。

【主治】 **利五脏。**别录。**解五脏热，服丹石人宜之。**孟诜。**煮汁，止消渴。**藏器。

【发明】 〔藏器曰〕苍鹅食虫，主射工毒为良；白鹅不食虫，止渴为胜。〔时珍曰〕鹅气味俱厚，发风发疮，莫此为甚，火熏者尤毒。曾目击其害，而本草谓其性凉利五脏，韩悉医通谓其疏风，岂其然哉。又葛洪肘后方云：人家养白鹅、白鸭，可辟、食射工。则谓白鹅不食、不发病之说，亦非矣。但比苍鹅薄乎云耳。若夫止渴，凡发胃气者皆能生津，岂独止渴者便曰性凉乎？参苓白术散乃治渴要药，何尝寒凉耶？

臎一名尾罂，尾肉也。〔时珍曰〕内则“舒雁臎不可食”，为气臊可厌耳，而俗夫嗜之。

【主治】 **涂手足皴裂。纳耳中，治聋及聤耳。**日华。

血

【气味】 **咸，平，微毒。**

【主治】 **中射工毒者，饮之，并涂其身。**陶弘景。**解药毒。**〔时珍曰〕祈祷家多用之。

胆

【气味】 苦，寒，无毒。

【主治】 解热毒及痔疮初起，频涂抹之，自消。时珍。

【附方】 新一。痔疮有核白鹅胆二三枚，取汁，入熊胆二分，片脑半分，研匀，瓷器密封，勿令泄气，用则手指涂之，立效。刘氏保寿堂方。

卵

【气味】 甘，温，无毒。

【主治】 补中益气。多食发痼疾。孟诜。

涎

【主治】 咽喉谷贼。时珍。

【发明】 〔时珍曰〕按洪迈夷坚志云：小儿误吞稻芒，着咽喉中不能出者，名曰谷贼。惟以鹅涎灌之即愈。盖鹅涎化谷相制耳。

毛

【主治】 射工水毒。别录。小儿惊痫。又烧灰酒服，治噎疾。苏恭。

【发明】 〔弘景曰〕东川多溪毒，养鹅以辟之，毛羽亦佳，并饮其血。鹅未必食射工，盖以威相制耳。〔时珍曰〕禽经云：鹅飞则蜮沉。蜮即射工也。又岭南异物志云：邕州蛮人[①]选鹅腹毳毛为衣、被絮，柔暖而性冷。婴儿尤宜之，能辟惊痫。柳子厚诗云："鹅毛御腊缝山罽"，即此。盖毛与肉性不同也。

【附方】 新二。通气散治误吞铜钱及钩绳。鹅毛一钱烧灰，磁石皂子大煅，象牙一钱，烧存性，为末。每服半钱，新汲水下。医方妙选。噎食病白鹅尾毛烧灰，米汤每服一钱。

掌上黄皮

【主治】 烧研，搽脚趾缝湿烂。焙研，油调，涂冻疮良。时珍。出谈野翁诸方。

屎

【主治】 绞汁服，治小儿鹅口疮。时珍。出秘录。苍鹅屎：傅虫、蛇咬毒。日华。

【附方】 新一。鹅口疮自内生出可治，自外生入不可治。用食草白鹅下清粪滤汁，入沙糖少许搽之；或用雄鹅粪眠倒者烧灰，入麝香少许搽之，并效。永类钤方。

雁本经上品

【释名】 鸿〔时珍曰〕按禽经云：鳱以水言，自南而北[②]，鴈以山言，自北而南[③]，张华注云：鳱鴈并音雁。冬则适南，集于水干，故字从干；春则向北，集于山岸[④]，故字从岸。小者曰雁，大者曰鸿。鸿，大也。多集江渚，故从江。梵书谓之僧娑。

【集解】 〔别录曰〕雁生江南池泽，取无时。〔弘景曰〕诗疏云：大曰鸿，小曰雁。今雁类亦有大小，皆同一形。又有野鹅大于雁，似人家苍鹅，谓之驾鹅。雁在江湖，夏当产伏，故皆往北，恐雁门北人不食之也。虽采无时，以冬月为好。〔恭曰〕雁为阳鸟，与燕往来相反，冬南翔，夏北徂，孳育于北也。岂因北人不食之乎。〔宗奭曰〕雁热则即北，寒则即南，以就和气。所以为礼币者，一取其信，二取其和也。〔时珍曰〕雁状似鹅，亦有苍、白二色。今人以白而小者为雁，大者为鸿，苍者为野鹅，亦曰鴚鹅，尔雅谓之鴐鹅也。雁有四德：寒则自北而南，止于衡阳，热则自南而北，归于雁门，其信也；

---

① 邕州蛮人：《太平御览》卷九一九引《岭南异物志》作"南道之酋豪"。

② 自南而北：《禽经》作"自北而南"，义长。

③ 自北而南：《禽经》作"自南而北"，义长。

④ 岸：原作"鴈"，字误，今据《禽经》改。

飞则有序，而前鸣后和，其礼也；失偶不再配，其节也；夜则群宿而一奴巡警，昼则衔芦以避缯缴，其智也。而捕者豢之为媒，以诱其类，是则一愚矣。南来时瘠瘦不可食，北向时乃肥，故宜取之。又汉、唐书，并载有五色雁云。

雁肪

【正误】 **一名鹜肪。**〔弘景曰〕鹜是野鸭，本经雁肪亦名鹜肪，是雁鹜相类而误耳。

【气味】 **甘，平，无毒。**

【主治】 **风挛拘急偏枯，血气不通利。久服，益气不饥，轻身耐老。**本经。心镜云：上证用肪四两炼净。每日空心暖酒服一匙。**长毛发须眉。**别录。〔诜曰〕合生发膏用之。**杀诸石药毒。**吴普。**治耳聋，和豆黄作丸，补劳瘦，肥白人。**日华。**涂痈肿耳疳，又治结热胸痞呕吐。**〔时珍曰〕外台治此证有雁肪汤。

【附方】 新一。**生发**雁肪日日涂之。千金方。

肉

【气味】 **甘，平，无毒。**〔思邈曰〕七月勿食雁，伤人神。礼云"食雁去肾"，不利人也。

【主治】 **风麻痹。久食动气，壮筋骨。**日华。**利脏腑，解丹石毒。**时珍。

【发明】 〔弘景曰〕雁肪人不多食，亦应好。〔宗奭曰〕人不食雁，谓其知阴阳之升降，少① 长之行序也。道家谓之天厌，亦一说耳。食之则治诸风。

骨

【主治】 **烧灰和米泔沐头，发长。**孟诜。

毛

【主治】 **喉下白毛，疗小儿痫有效。**苏恭。**自落翎毛，小儿佩之，辟惊痫。**日华。

【发明】 〔时珍曰〕案酉阳杂俎云：临邑人，春夏罗取鸿雁毛以御暑。又淮南万毕术云：鸿毛作囊，可以渡江。此亦中流一壶之意，水行者不可不知。

屎白

【主治】 **灸疮肿痛，和人精涂之。**梅师。

鹄食物

【释名】 **天鹅**〔时珍曰〕案师旷禽经云"鹄鸣哠"，故谓之鹄。吴僧赞宁云：凡物大者，皆以天名。天者，大也。则天鹅名义，盖亦同此。罗氏谓鹄即鹤，亦不然。

【集解】 〔时珍曰〕鹄大于雁，羽毛白泽，其翔极高而善步，所谓鹄不浴而白，一举千里，是也。亦有黄鹄、丹鹄，湖、海、江、汉之间皆有之，出辽东者尤甚，而畏海青鹘。其皮毛可为服饰，谓之天鹅绒。案饮膳正要云：天鹅有四等，大金头鹅，似雁而长项，入食为上，美于雁；小金头鹅，形差小；花鹅，色花；一种不能鸣鹅，飞则翔响，其肉微腥。并不及大金头鹅，各有所产之地。

肉

【气味】 **甘，平，无毒。**〔颖曰〕冷。〔忽氏曰〕热。

【主治】 **腌炙食之，益人气力，利脏腑。**时珍。

油冬月取肪炼收。

【气味】 缺。

【主治】 **涂痈肿，治小儿疳耳。**时珍。

【附方】 新一。**疳耳出脓**用天鹅油调草乌末，入龙脑少许，和傅立效。无则以雁油代之。通玄论。

---

① 少：此上《本草衍义》卷十六有"分"字。

绒毛

【主治】 **刀杖金疮，贴之立愈。**汪颖。

鸨音保。纲目

【释名】 **独豹**〔时珍曰〕案罗愿云：鸨有豹文，故名独豹，而讹为鸨也。陆佃云：鸨性群居，如雁有行列，故字从𠦝。𠦝音保，相次也。诗云“鸨行”是矣。

【集解】 〔时珍曰〕鸨，水鸟也。似雁而斑文，无后趾。性不木止，其飞也肃肃，其食也齝，肥腯多脂，肉粗味美。闽语曰：鸨无舌，兔无脾。或云：纯雌无雄，与他鸟合。或云：鸨见鸷鸟，激粪射之，其毛自脱也。

肉

【气味】 **甘，平，无毒。**〔时珍曰〕礼记：不食鸨奥。奥者，脾胵也，深奥之处也。

【主治】 **补益虚人，去风痹气。**正要。

肪

【主治】 **长毛发，泽肌肤，涂痈肿。**时珍。

鹜音木。别录上品

【释名】 **鸭**说文**舒凫**尔雅**家凫**纲目**𪃾䳁**音末匹。〔时珍曰〕鹜通作木。鹜性质木，而无他心，故庶人以为贽。曲礼云：庶人执匹。匹，双鹜也。匹夫卑末，故广雅谓鸭为𪃾䳁。禽经云“鸭鸣呷呷”，其名自呼。凫能高飞，而鸭舒缓不能飞，故曰舒凫。

【正误】 〔弘景曰〕鹜即鸭。有家鸭、野鸭。〔藏器曰〕尸子云：野鸭为凫，家鸭为鹜，不能飞翔，如庶人守耕稼而已。〔保升曰〕尔雅云：野凫，鹜。而本草鹜肪，乃家鸭也。〔宗奭曰〕据数说，则凫、鹜皆鸭也。王勃滕王阁序云：“落霞与孤鹜齐飞”，则鹜为野鸭明矣。勃乃名儒，必有所据。〔时珍曰〕四家惟藏器为是。陶以凫、鹜混称，寇以鹜为野鸭，韩引尔雅错舒凫为野凫，并误矣，今正之。盖鹜有舒凫之名，而凫有野鹜之称，故王勃可以通用，而其义自明。案周礼“庶人执鹜”，岂野鸭乎？国风弋凫与雁，岂家鸭乎。屈原离骚云：宁与骐骥抗轭乎。将与鸡鹜争食乎？宁昂昂若千里驹乎？将泛泛若水中之凫乎？此以凫、鹜对言，则家也、野也，益自明矣。

【集解】 〔时珍曰〕案格物论云：鸭，雄者绿头文翅，雌者黄斑色。但有纯黑、纯白者。又有白而乌骨者，药食更佳。鸭皆雄瘖雌鸣。重阳后乃肥腯味美。清明后生卵，则内陷不满。伏卵闻砻磨之声，则毈而不成。无雌抱伏，则以牛屎妪而出之。此皆物理之不可晓者也。

鹜肪白鸭者良，炼过用。

【气味】 **甘，大寒，无毒。**〔思邈曰〕甘，平。

【主治】 **风虚寒热，水肿。**别录。

【附方】 新一。**瘰疬汁出不止。**用鸭脂调半夏末傅之。永类方。

肉

【气味】 **甘，冷，微毒。**〔弘景曰〕黄雌鸭为补最胜。〔诜曰〕白鸭肉最良。黑鸭肉有毒，滑中，发冷利、脚气，不可食。目白者，杀人。〔瑞曰〕肠风下血人不可食。〔时珍曰〕嫩者毒，老者良。尾臎不可食，见礼记。昔有人食鸭肉成癥，用秫米治之而愈。见秫米下。

【主治】 **补虚除客热，和脏腑，利水道，疗小儿惊痫。**别录。**解丹毒，止热痢。**日华。**头生疮肿。和葱、豉煮汁饮之，去卒然烦热。**孟诜。并用白鸭。

【发明】 〔刘完素曰〕鹜之利水，

因其气相感而为使也。〔时珍曰〕鸭，水禽也。治水利小便，宜用青头雄鸭，取水木生发之象；治虚劳热毒，宜用乌骨白鸭，取金水寒肃之象也。

【附方】 旧三，新一。**白凤膏**葛可久云：治久虚发热，咳嗽吐痰，咳血，火乘金位者。用黑嘴白鸭一只，取血入温酒量饮，使直入肺经以润补之。将鸭干挦去毛，胁下开窍去肠拭净，入大枣肉二升，参苓平胃散末一升，缚定。用沙瓮一个，置鸭在内，以炭火慢煨，将陈酒一瓶，作三次入之，酒干为度，取起，食鸭及枣。频作取愈。十药神书。**大腹水病**小便短少。百一方用青头雄鸭煮汁饮，厚盖取汗。心镜：治十种水病垂死。用青头鸭一只，如常治切，和米并五味煮作粥食。又方：用白鸭一只治净，以豉半升，同姜、椒入鸭腹中缝定，蒸熟食之。

头雄鸭者良。

【主治】 **煮服，治水肿，通利小便**。〔恭曰〕古方有鸭头丸。

【附方】 新一。**鸭头丸**治阳水暴肿，面赤，烦躁喘急，小便涩，其效如神，此裴河东方也。用甜葶苈炒二两，熬膏，汉防已末二两，以绿头鸭血同头全捣三千杵，丸梧子大。每木通汤下七十丸，日三服。一加猪苓一两。外台秘要。

脑

【主治】 **冻疮，取涂之良**。时珍。

血白鸭者良。

【气味】 **咸，冷，无毒**。

【主治】 **解诸毒**。别录。**热饮，解野葛毒。已死者，入咽即活**。孟诜。**热血，解中生金、生银、丹石、砒霜诸毒，射工毒。又治中恶及溺水死者，灌之即活。蚯蚓咬疮，涂之即愈**。时珍。

【附方】 新三。**卒中恶死**或先病痛，或卧而忽绝。并取雄鸭，向死人口断其头，沥血入口。外以竹筒吹其下部，极则易人，气通即活也。肘后。**解百蛊毒**白鸭血热饮之。广记。**小儿白痢**似鱼冻者。白鸭杀取血，滚酒泡服，即止也。摘玄方。

舌

【主治】 **痔疮杀虫，取相制也**。时珍。

涎

【主治】 **小儿痓风，头及四肢皆往后，以鸭涎滴之。又治蚯蚓吹小儿阴肿，取雄鸭抹之即消**。时珍。出海上。

胆

【气味】 **苦、辛，寒，无毒**。

【主治】 **涂痔核，良。又点赤目初起，亦效**。时珍。

肫衣即肶胵内皮也。

【主治】 **诸骨哽，炙研，水服一钱即愈，取其消导也**。时珍。

卵

【气味】 **甘、咸，微寒，无毒**。〔诜曰〕多食发冷气，令人气短背闷。小儿多食，脚软。盐藏食之，即宜人。〔士良曰〕生疮毒者食之，令恶肉突出。〔弘景曰〕不可合鳖肉、李子食，害人。合椹食，令人生子不顺。

【主治】 **心腹胸膈热**。日华。

【发明】 〔时珍曰〕今人盐藏鸭子，其法多端。俗传小儿泄痢，炙咸卵食之，亦间有愈者。盖鸭肉能治痢，而炒盐亦治血痢故耳。

白鸭通即鸭屎也。与马通同义。

【气味】 **冷，无毒**。

【主治】 **杀石药毒，解结缚，散畜热**。别录。**主热毒、毒痢。又和鸡子白，涂热疮肿毒，即消。涂蚯蚓咬，亦效**。孟诜。**绞汁服，解金、银、铜、铁毒**。时珍。

【附方】 旧一，新二。**石药过剂**白鸭屎为末，水服二钱，效。百一方。**乳石发动**烦热。用白鸭通一合，汤一盏渍之，澄清冷饮。圣惠方。**热疮肿痛**不可忍。用家鸭粪同鸡子清调傅，即消。圣惠。

凫食疗

【释名】 **野鸭**诗疏**野鹜**同上**鷉**音施。**沉凫**〔时珍曰〕凫从几，音殊，短羽高飞貌，凫义取此。尔雅云：鷉，沉凫也。凫性好没故也。俗作晨凫，云凫常以晨飞，亦通。

【集解】 〔时珍曰〕凫，东南江海湖泊中皆有之。数百为群，晨夜蔽天，而飞声如风雨，所至稻粱一空。陆玑诗疏云：状似鸭而小，杂青白色，背上有文，短喙长尾，卑脚红掌，水鸟之谨愿者，肥而耐寒。或云食用绿头者为上，尾尖者次之。海中一种冠凫，头上有冠，乃石首鱼所化也。并宜冬月取之。

肉

【气味】 **甘，凉，无毒。**〔诜曰〕九月以后，立春以前，即中食，大益病人，全胜家者，虽寒不动气。〔日华曰〕不可合胡桃、木耳、豆豉同食。

【主治】 **补中益气，平胃消食，除十二种虫。身上有诸小热疮，年久不愈者，但多食之，即瘥。**孟诜。**治热毒风及恶疮疖，杀腹脏一切虫，治水肿。**日华。

血

【主治】 **解挑生蛊毒，热饮探吐。**时珍。出摘玄。

䴙䴘音梯。拾遗

【释名】 **须赢**尔雅**水鸷**[1] 音札。正要**鸊鷉**日用**刁鸭**食疗**油鸭**俗。〔时珍曰〕䴙䴘、须魋，并未详。鸷、刁、零丁，皆状其小也。油，言其肥也。

【集解】 〔藏器曰〕䴙䴘，水鸟也。大如鸠，鸭脚连尾，不能陆行，常在水中。人至即沉，或击之便起。其膏涂刀剑不锈。续英华诗云“马衔苜蓿叶，剑莹䴙䴘膏”，是也。〔韩保升曰〕野鸭有与家鸭相似者，有全别者。其甚小者名刁鸭，味最佳。〔时珍曰〕䴙䴘，南方湖溪多有之。似野鸭而小，苍白文，多脂味美。冬月取之，其类甚多。扬雄方言所谓“野凫，甚[2] 小而好没水中者，南楚之外谓之䴙䴘，大者谓之鹘䴘”，是也。

肉

【气味】 **甘，平，无毒。**

【主治】 **补中益气。五味炙食，甚美。**时珍。出正要。

膏

【主治】 **滴耳，治聋。**藏器。

鸳鸯宋嘉祐

【释名】 **黄鸭**纲目**匹鸟**〔时珍曰〕鸳鸯终日并游，有宛在水中央之意也。或曰：雄鸣曰鸳，雌鸣曰鸯。崔豹古今注云：鸳鸯雄雌不相离，人获其一，则一相思而死，故谓之匹鸟。涅槃经谓之婆罗迦邻提。

【集解】 〔时珍曰〕鸳鸯，凫类也，南方湖溪中有之。栖于土穴中，大如小鸭，其质杏黄色，有文采，红头翠鬣，黑翅黑尾，红掌，头有白长毛垂之至尾。交颈而卧，其交不再。

肉

【气味】 **咸，平，不小毒。**〔孙曰〕苦，微温，无毒。〔瑞曰〕酸，无毒。〔诜曰〕多食。令人患大风。

【主治】 **诸瘘疥癣，以酒浸，炙令热，傅贴疮上，冷即易。**嘉祐。**清酒炙**

---

① 鸷：《饮膳正要》卷三作“札”，义存于声。

② 甚：《方言》卷八作“其”。

食，治瘘疮。作羹臛食之，令人肥[①] 丽。夫妇不和者，私与食之，即相爱怜。孟诜。**炙食，治梦寐思慕者。**孙思邈。

【附方】 旧一，新一。**五瘘漏[②] 疮** 鸳鸯一只，治如常法，炙熟细切，以五味醋食之。作羹亦妙。食医心镜。**血痔不止** 鸳鸯一只，治净切片，以五味、椒、盐腌炙，空心食之。奉亲养老方。

鸂鶒音溪敕。宋嘉祐

【释名】 **溪鸭**异物志**紫鸳鸯**〔时珍曰〕按杜台卿赋云：鸂鶒寻邪而逐害。此鸟专食短狐，乃溪中敕逐害物者。其游于溪也，左雄右雌，群伍不乱，似有式度者，故说文又作溪鸡。其形大于鸳鸯，而色多紫，亦好并游，在故之紫鸳鸯也。

【集解】 〔藏器曰〕鸂鶒，南方有短狐处多有之。性食短狐也，所居处无复毒气，人家宜畜之。形小如鸭，毛有五采，首有缨，尾有毛如船柁形。

肉

【气味】 **甘，平，无毒。**冬月用之。

【主治】 **食之，去惊邪及短狐毒。**嘉祐。

䴔䴖音交睛。拾遗

【释名】 **交胪**说文**茭鸡**俗**鳽**音坚。出尔雅。〔时珍曰〕按禽经云：白鹢相睨而孕，䴔䴖睛交而孕。又曰：旋目其名鹮，方目其名鴋，交目其名鳽。观其眸子，而命名之义备矣。说文谓之交胪，胪亦目瞳子也。俗呼茭鸡，云多居茭菰中，而脚高似鸡。其说亦通。

【集解】 〔藏器曰〕䴔䴖，水鸟也，出南方池泽。似鸭绿衣。人家养之，驯扰不去。可厌火灾。博物志[③] 云：䴔䴖巢于高树，生子穴中，衔其母翼，飞下饮食。〔时珍曰〕䴔䴖大如凫、鹜，而高似鸡，长喙好啄，其顶有红毛如冠，翠鬣碧斑，丹嘴青胫。养之可玩。

【附录】 **旋目**水鸟也，生荆郢间。大如鹭而短尾，红白色，深目，目旁毛皆长而旋。上林赋云“交睛旋目”是矣。**方目**一名鴋，音纺，一名泽虞，俗名护田鸟，西人谓之蛤蟆护，水鸟也。常在田泽中，形似鸥、鹭，苍黑色，头有白肉冠，赤足。见人辄鸣唤不去。渔人呼为乌鸡，闽人讹为姑鸡。

肉

【气味】 **甘、咸，平，无毒。**

【主治】 **炙食，解诸鱼、虾毒。**时珍。

鹭食物

【释名】 **鹭鸶**禽经**丝禽**陆龟蒙**雪客**李珣所命。**舂锄**尔雅**白鸟**〔时珍曰〕禽经云：鹳飞则霜，鹭飞则露，其名以此。步于浅水，好自低昂，如舂如锄之状，故舂锄。陆玑诗疏云：青齐之间谓之舂锄，辽东、吴扬皆云白鹭。

【集解】 〔时珍曰〕鹭，水鸟也。林栖水食，群飞成序。洁白如雪，颈细而长，脚青善翘，高尺余，解指短尾，喙长三寸。顶有长毛数十茎，毵毵然如丝，欲取鱼则弭之。郭景纯云：其毛可为睫䍦。变化论云：鹭以目盼而受胎。〔颖曰〕似鹭而头无丝、脚黄色者，俗名白鹤子。又有红鹤，相类色红，禽经所谓“朱鹭”是也。

肉

【气味】 **咸，平，无毒。**

① 肥：《证类本草》卷十九作“美”。

② 瘘漏：《证类本草》卷十九作“痔瘘”。

③ 博物志：此下引文今《博物志》未见，文出《太平御览》卷九二五引《异物志》。

【主治】 **虚瘦，益脾补气，炙熟食之。**汪颖。

头

【主治】 **破伤风，肢强口紧，连尾烧研，以腊猪脂调傅疮口。**救急方。

鸥食物

【释名】 鷖音医。**水鸮**〔时珍曰〕鸥者浮水上，轻漾如沤也。鷖者，鸣声也。鸮者，形似也。在海者名海鸥，在江者名江鸥，江夏人讹为江鹅也。海中一种随潮往来，谓之信凫。

【集解】 〔时珍曰〕鸥生南方江海湖溪间。形色如白鸽及小白鸡，长喙长脚，群飞耀日，三月生卵。罗氏谓青黑色，误矣。

肉

【气味】 缺。

鸀鳿音烛玉。拾遗

【释名】 **鸑鷟**〔时珍曰〕鸀鳿名义未详。案许慎说文云：鸑鷟，凤属也。又江中有鸑鷟，似凫而大，赤目。据此则鸀鳿，乃鸑鷟声转。盖此鸟有文彩如凤毛，故得同名耳。

【集解】 〔藏器曰〕鸀鳿，山溪有水毒处即有之，因为食毒虫所致也。其状如鸭而大，长项，赤目斑嘴，毛紫绀色，如䴔䴖色也。〔时珍曰〕案三辅黄图及事类合璧，并以今人所呼白鹤子者为鸀鳿，谓其鸟洁白如玉也。与陈氏似鸭紫绀之说不同。白鹤子状白如鹭，长喙高脚，但头无丝耳。姿标如鹤，故得鹤名。林栖水食，近水处极多。人捕食之，味不甚佳。

毛及屎

【主治】 **烧灰水服，治溪鸟毒、砂虱、水弩、射工、蜮、短狐、虾须等病。亦可将鸟近病人，即能唼人身，讫，以物承之，当有沙出，其沙即含沙射人之箭也。又可笼鸟近人，令鸟气相吸。**藏器。

【发明】 〔藏器曰〕已上数病，大略相似，俱是山水间虫含沙射影所致。亦有无水处患者。或如疟，或如天行寒热，或有疮无疮。但夜卧时以手摩身体，有辣痛处，熟视当有赤点如针头，急捻之，以芋叶入内，刮出细沙，以蒜封之则愈，否则寒热渐深也。惟虾须疮最毒，十活一二，桂岭独多。但早觉时，以芋及甘蔗叶，屈角入肉，勾出其根如虾须状则愈。迟则根入至骨，有如疔肿，最恶，好着人隐处。〔时珍曰〕水弩、短狐、射工、蜮，一物也。陈氏分为四，非矣。溪毒，有气无形。砂虱，沙中细虫也。

鸬鹚别录下品

【释名】 **鷧**音意。尔雅。**水老鸦**衍义。〔时珍曰〕案韵书，卢与兹并黑也。此鸟色深黑，故名。鷧者，其声自呼也。

【集解】 〔时珍曰〕鸬鹚，处处水乡有之。似鹢而小，色黑。亦如鸦，而长喙微曲，善没水取鱼。日集洲渚，夜巢林木，久则粪毒多令木枯也。南方渔舟往往縻畜数十，令其捕鱼。杜甫诗：家家养乌鬼，顿顿食黄鱼。或谓即此。又一种似鸬鹚，而蛇头长项，冬月羽毛落尽，栖息溪岸，见人不能行，即没入水者，此即尔雅所谓鴢头、鱼䴔者，不入药用。鴢音拗，〔藏器曰〕一种头细身长项上白者，名鱼䴔。不入药用。

【正误】 〔弘景曰〕此鸟不卵生，口吐其雏，亦一异也。〔藏器曰〕此鸟胎生，从口出，如兔吐儿，故产妇执之易生。〔宗奭曰〕人言孕妇忌食鸬鹚，为其口吐雏。尝官于澧州，公廨后有一大木，上有三四十窠。日夕视之，既能交合，又有碧色卵壳布地。则陶、陈之说，误听人言也。〔时珍曰〕一种鹢鸟，或作鷁，似鸬鹚而色白，人误以为白鸬鹚是也。雌雄相视，雄鸣上风，雌鸣下风而孕，口吐其子。庄周所谓白鹢相视，眸子不运而风化者也。昔人误以吐雏为鸬鹚。盖鹢、鹚音相近耳。鹢善高飞，能风能水，故舟首画之。又有似鹢而短项，背上绿色，腹背紫白色者，名青鹢。一名乌鸔。陶氏谓乌贼鱼乃此鸟所化。或云即鸭，非也。

肉

【气味】 **酸、咸，冷，微毒。**

【主治】 **大腹鼓胀，利水道**。时珍。

【发明】 〔时珍曰〕鸬鹚，别录不见功用。惟雷氏炮炙论·序云：体寒腹大，全赖鸬鹚。注云：治腹大如鼓体寒者，以鸬鹚烧存性为末，米饮服之，立愈。窃谓诸腹鼓大，皆属于热，卫气并循于血脉则体寒。此乃水鸟，其气寒冷而利水。寒能胜热，利水能去湿故也。又外台云：凡鱼骨哽者，但密念"鸬鹚"不已，即下。此乃厌伏[①] 之意耳。

头

【气味】 **微寒。**

【主治】 **哽及噎，烧研，酒服**。别录。

骨

【主治】 **烧灰水服，下鱼骨哽**。弘景。

【附方】 新一。**雀卵面斑**鸬鹚骨烧研，入白芷末，猪脂和，夜涂旦洗。摘玄方。

喙

【主治】 **噎病，发即衔之，便安**。范汪。

嗉

【主治】 **鱼哽，吞之最效**。时珍。

翅羽

【主治】 **烧灰，水服半钱，治鱼哽噎即愈**。时珍。出太平御览。

蜀水花〔别录曰〕鸬鹚屎也。〔弘景曰〕溪谷间甚多，当自取之，择用白处。市卖者不可信。〔颂曰〕屎多在山石上，色紫如花，就石刮取。别录谓屎即蜀水花，而唐面膏方中，二物并用，未知其的。〔时珍曰〕当以别录为正。唐方盖传写之讹误也。

【气味】 **冷，微毒。**

【主治】 **去面上黑䵟黡痣**。别录。**疗面瘢疵，及汤火疮痕。和脂油，傅疔疮**。大明。**南人治小儿疳蛔，干研为末，炙猪肉蘸食，云有奇效**。苏颂。**杀虫**。时珍。

【附方】 旧二，新一。**鼻面酒皶**鸬鹚屎一合研末，以腊月猪脂和之。每夜涂旦洗。千金。**鱼骨哽咽**鸬鹚屎研，水服方寸匕，并以水和涂喉外。范汪方。**断酒**鸬鹚屎烧研，水服方寸匕，日一服。外台。

鱼狗拾遗

【释名】 鴗尔雅 **天狗**同**水狗**同**鱼虎**禽经**鱼师**同**翠碧鸟**〔时珍曰〕狗、虎、师，皆兽之噬物者。此鸟害鱼，故得此类命名。

【集解】 〔藏器曰〕此即翠鸟也。穴土为窠。大者名翠鸟[②]，小者名鱼狗。青色似翠，其尾可为饰。亦有斑白者，俱能水上取鱼。〔时珍曰〕鱼狗，处处水涯有之。大如燕，喙尖而长，足红而短，背毛翠色带碧，翅毛黑色扬青，可饰女人首物，亦悲翠之类。

肉

【气味】 **咸，平，无毒。**

【主治】 **鱼哽，及鱼骨入肉不出，**

---

① 厌伏：禳除也。

② 翠鸟：《尔雅翼》卷十五作"翠奴"。

痛甚者，烧研饮服。或煮汁饮，亦佳。藏器。

【发明】 〔时珍曰〕今人治鱼骨哽，取得去肠，用阴阳瓦泥固煅存性，入药用。盖亦取其相制之意。

【附录】 **翡翠**〔时珍曰〕尔雅谓之鹬，出交广南越诸地。饮啄水侧，穴居生子，亦巢于木，似鱼狗稍大。或云：前身翡，后身翠，如鹅翠、雁翠之义。或云："雄为翡，其色多赤；雌为翠，其色多青。彼人亦以肉作腊食之。方书不见用，功应与鱼狗相同。

蚊母鸟拾遗

【释名】 **吐蚊鸟** **鷏**尔雅。音田。

【集解】 〔藏器曰〕此鸟大如鸡，黑色。生南方池泽茹藘中，江东亦多。其声如人呕吐，每吐出蚊一二升。夫蚊乃恶水中虫，羽化所生。而江东有蚊母鸟，塞北有蚊母草，岭南有虻[①] 母木此三物异类而同功也。〔时珍曰〕郭璞云：蚊母似乌鸔而大，黄白杂文，鸣如鸽声。岭南异物志言：吐蚊鸟，大如青鹢，大嘴食鱼。岂各地之产差异耶。

翅羽

【主治】 **作扇辟蚊。**藏器。

① 虻：《尔雅翼》卷十六作"蚊"。

本草纲目禽部目录第四十八卷

禽之二原禽类二十三种

鸡本经　**雉**别录　**鸐雉**食疗。即山鸡　**鷩雉**拾遗。即锦鸡。吐绶鸡附。　**鶡鸡**拾遗　**白鹇**图经　**鹧鸪**唐本　**竹鸡**拾遗。杉鸡附　**英鸡**拾遗　**秧鸡**食物　**鹑**嘉祐　**鷃**拾遗　**鹬**拾遗　**鸽**嘉祐　**突厥雀**拾遗　**雀**别录　**蒿雀**拾遗　**巧妇鸟**拾遗。即鷦鷯　**燕**别录　**石燕**日华　**伏翼**本经。即蝙蝠　**鸓鼠**本经。即飞生　**寒号虫**开宝。屎名五灵脂

上附方旧八十二，新二百三十七。

本草纲目禽部第四十八卷

禽之二原禽类二十三种

鸡本经上品

【释名】 **烛夜**〔时珍曰〕按徐铉云：鸡者稽也，能稽时也。广志云：大者曰蜀，小者曰荆。其雏曰彀。梵书曰：曰鸠七咤。

【集解】 〔别录曰〕鸡生朝鲜平泽。〔弘景曰〕鸡属甚多。朝鲜乃玄菟、乐浪，不应总是鸡所出也。〔马志曰〕入药取朝鲜者，良尔。〔颂曰〕今处处人家畜养，不闻自朝鲜来。〔时珍曰〕鸡类甚多，五方所产，大小形色往往亦异。朝鲜一种长尾鸡，尾长三四尺。辽阳一种食鸡，一种角鸡，味俱肥美，大胜诸鸡。南越一种长鸣鸡，昼夜啼叫。南海一种石鸡，潮至即鸣。蜀中一种鹎鸡，楚中一种伧鸡，并高三四尺。江南一种矮鸡，脚才二寸许也。鸡在卦属巽，在星应昴，无外肾而亏小肠。凡人家无故群鸡夜鸣者，谓之荒鸡，主不祥。若黄昏独啼者，主有天恩，谓之盗啼。老鸡能人言者，牝鸡雄鸣者，雄鸡生卵者，并杀之即已。俚人畜鸡无雄，即以鸡卵告灶而伏出之。南人以鸡卵画墨，煮熟验其黄，以卜凶吉。又以鸡骨占年。其鸣也知时刻，其棲也知阴晴。太清外术言：蓄蛊之家，鸡辄飞去。万毕术言：其羽焚之，可以致风。五行志言雄鸡毛烧着酒中饮之，所求必得。古人言鸡能辟邪，则鸡亦灵禽也，不独充庖而已。

诸鸡肉

【气味】 **食忌**〔诜曰〕鸡有五色者，玄鸡白首者，六指者，四距者，鸡死足不伸者，并不可食，害人。〔时珍曰〕延寿书云：阉鸡能啼者有毒。四月勿食抱鸡肉，令人作痈成漏，男女虚乏。〔弘景曰〕小儿五岁以下食鸡生蛔虫。鸡肉不可合葫蒜、芥、李食，不可合犬肝、犬肾食，并令人泄痢。同兔食成痢，同鱼汁食成心瘕，同鲤鱼食成痈疖，同獭肉食成遁尸，同生葱食成虫痔，同糯米食生蛔虫。

【发明】 〔宗奭曰〕巽为风为鸡。鸡鸣于五更者，日至巽位，感动其气而然也。今有风病人食之，无不发作。巽为鸡，信可验矣。〔震亨曰〕鸡属土而有金、木、火，又属巽，能助肝火。寇言动风者，习俗所移也。鸡性补，能助湿中之火。病邪得之，为有助也。若鱼肉之类皆然。且西北多寒，中风者诚有之。东南气温多湿，有风[①]者非风也，皆湿生痰，痰生热，热生风耳。〔时珍曰〕礼记云：天产作阳，地产作阴。鸡卵生而地产，羽不能飞，虽为阳精，实属风木，是阳中之阴也。故能生热动风，风火相扇，乃成中风。朱驳寇说为非，亦非矣。〔颂曰〕鸡肉虽有小毒，而补虚羸是要，故食治方多用之。

丹雄鸡肉

---

① 风：此下《本草衍义补遗》有“病”字。

【气味】 甘，微温，无毒。〔扁鹊曰〕辛。

【主治】 女人崩中漏下赤白沃。通神，杀恶毒，辟不祥。补虚温中止血。本经。**能愈久伤乏疮不瘥者。**别录。**补肺。**孙思邈。

【发明】 〔普曰〕丹雄鸡一名载丹。〔宗奭曰〕即朱鸡也。〔时珍曰〕鸡虽属木，分而配之，则丹雄鸡得离火阳明之象，白雄鸡得庚金太白之象，故辟邪恶者宜之；乌雄鸡属木，乌雌鸡属水，故胎产宜之；黄雌鸡属土，故脾胃宜之；而乌骨者，又得水木之精气，故虚热者宜之，各从其类也。吴球云：三年䲹鸡，常食治虚损，养血补气。

【附方】 新二。**辟禳瘟疫**冬至日取赤雄鸡作腊，至立春日煮食至尽，勿分他人。肘后方。**百虫入耳**鸡肉炙香，塞耳中引出。总录。

白雄鸡肉

【气味】 酸，微温，无毒。〔藏器曰〕甘，寒。

【主治】 下气，疗狂邪，安五脏，伤中消渴。别录。**调中除邪，利小便，去丹毒风**①。日华。

【发明】 〔藏器曰〕白雄鸡养三年，能为鬼神所使。〔时珍曰〕按陶弘景真诰云：学道山中，宜养白鸡、白犬，可以辟邪。今术家祈禳皆用白鸡，其原本此。是乃异端一说耳，鸡亦何神何妖哉。

【附方】 旧三，新四。**癫邪狂妄**自贤自圣，行走不休。白雄鸡一只煮，以五味和作羹粥食。心镜。**惊愤邪僻**治因惊忧怖迫，或激愤惆怅，致志气错越，心行违僻者。白雄鸡一头，治如食法，真珠四两，薤白四两，水三升，煮二升，尽食之，饮汁令尽。肘后。**卒然心痛**白鸡一头，治如食法，水三升，煮二升，去鸡，煎取六合，入苦酒六合，真珠一钱，煎取六合，纳麝香二豆许，顿服之。肘后。**赤白痢下**白雄鸡一只，如常作臛及馄饨，空心食。心镜。**卒得咳嗽**白鸡一只，苦酒一斗，煮取三升，分三服，并淡食鸡。肘后。**水气浮肿**小豆一升，白雄鸡一只，治如食法，以水三斗煮熟食之，饮汁令尽。肘后方。**肉坏怪病**凡口鼻出腥臭水，以碗盛之，状如铁色虾鱼走跃，捉之即化为水，此肉坏也。但多食鸡馔即愈。夏子益奇疾方。

乌雄鸡肉

【气味】 甘，微温，无毒。

【主治】 补中止痛。别录。**止肚痛，心腹恶气，除风湿麻痹，诸虚羸，安胎，治折伤并痈疽。生捣，涂竹木刺入肉。**日华。

【发明】 〔时珍曰〕按李鹏飞云：黄鸡宜老人。乌鸡宜产妇，暖血。马益卿云：妊妇宜食牡鸡肉，取阳精之全于天产者。此亦胎教宜见虎豹之意耳。又唐崔行功纂要云：妇人产死，多是富贵家，扰攘致妇惊悸气乱故耳。惟宜屏除一切人，令其独产，更烂煮牡鸡取汁，作粳米粥与食，自然无恙，乃和气之效也。盖牡鸡汁性滑而濡。不食其肉，恐难消也。今俗产家，每产后即食鸡啖卵，气壮者幸而无恙，气弱者因而成疾，皆由不解此意也。

【附方】 旧四，新六。**补益虚弱**诜曰：虚弱人用乌雄鸡一只治净，五味煮极烂。食生即反损人。或五味淹炙食，亦良。**反胃吐食**用乌雄鸡一只，治如食法，入胡荽子半斤在腹内，烹食二只愈。**老人中风**烦热语涩。每用乌雄鸡一只，切，葱白一握，煮臛，下麻子汁、五味，空心食之。养老书。**脚气烦懑**用乌雄鸡一只，治

---

① 风：《证类本草》卷十九无。

如食法，入米作羹食。养老书。**寒疝绞痛**用乌雄鸡一头，治如食法，生地黄七斤，同锉，着甑中蒸之，以器盛取汁。清旦温服，至晚令尽，当下诸寒癖证，以白粥食之。久疝不过三服。肘后。**卒得咳嗽**乌雄鸡一只，治如食法，酒渍半日饮之。肘后。**肾虚耳聋**乌雄鸡一只治净，以无灰酒三升煮熟，乘热食三五只，效。**狐尿刺疮**棘人，肿痛欲死。破乌鸡搨之，良。肘后方。**猫眼睛疮**身面上疮，似猫儿眼，有光采，无脓血，但痛痒不常，饮食减少，名曰寒疮。多吃鸡、鱼、葱、韭自愈。夏子益奇疾方。**打伤颠扑**及牛马触动，胸腹破血，四肢摧折。以乌鸡一只，连毛杵一千二百下，苦酒三升和匀。以新布搨病处，将膏涂布上。觉寒振欲吐，徐徐取下，须臾再上。一鸡少，顷再作，以愈为度。肘后方。

黑雌鸡肉

【气味】　**甘、酸，温、平。无毒。**

【主治】　**作羹食，治风寒湿痹，五缓六急，安胎。**别录。**安心定志，除邪辟恶气，治血邪，破心中宿血，治痈疽，排脓补新血，及产后虚羸，益色助气。**日华。**治反胃及腹痛，踒折骨痛，乳痈。又新产妇以一只治净，和五味炒香，投二升酒中，封一宿取饮，令人肥白。又和乌油麻二升熬香，入酒中极效。**孟诜。

【发明】　〔时珍曰〕乌色属水，牝象属阴，故乌雌所治，皆血分之病，各从其类也。

【附方】　新三。**中风舌强不语，**目睛不转，烦热。乌雌鸡一只治净，以酒五升，煮取二升去滓，分作三次，连服之。食葱姜粥，暖卧，取小汗。饮膳正要。**死胎不下**乌鸡一只去毛，以水三升，煮二升去鸡。用帛蘸汁摩脐下，自出。妇人良方。**虚损积劳**治男女因积虚或大病后，虚损沉困，酸疼盗汗，少气喘惙，或小腹拘急，心悸胃弱，多卧少起，渐至瘦削。若年深，五脏气竭，则难治也。用乌雌鸡一头，治如食法，以生地黄一斤，切，饴糖一升，纳腹内缚定，铜器贮，于瓶中蒸五升米熟，取出，食肉饮汁，勿用盐。一月一作，神效。姚僧坦方。

黄雌鸡肉

【气味】　**甘、酸、咸，平，无毒。**〔日华曰〕性温。患骨热人勿食。

【主治】　**伤中消渴，小便数而不禁，肠澼泄痢，补益五脏，续绝伤，疗五劳，益气力。**别录。**治劳劣，添髓补精，助阳气，暖小肠，止泄精，补水气。**日华。**补丈夫阳气，治冷气疾[①]着床者，渐渐食之，良。以光粉、诸石末和饭饲鸡，煮食甚补益。**孟诜。**治产后虚羸，煮汁煎药服，佳。**时珍。

【发明】　〔时珍曰〕黄者土色，雌者坤象，味甘归脾，气温益胃，故所治皆脾胃之病也。丹溪朱氏谓鸡属土者，当指此鸡而发，他鸡不得侔此。

【附方】　旧三，新六。**水癖水肿**〔诜曰〕腹中水癖水肿，以黄雌鸡一只，如常治净，和赤小豆一升同煮汁饮，日二夜一。**时行黄疾**时行发黄。用金色脚黄雌鸡，治如食法，煮熟食之，并饮汁令尽，不过再作。亦可少下盐豉。肘后方。**消渴饮水**[②]小便数。以黄雌鸡煮汁冷饮，并作羹食肉。心镜。**下痢禁口**黄肥雌鸡一只，如常为臛，作湿[③]馄饨，空心食之。心镜。**脾虚滑痢**用黄雌鸡一只炙，以盐、醋涂，煮熟食之。心镜。**脾胃弱乏人痿黄瘦。**黄雌鸡肉五两，白面七两，切肉作馄

---

① 疾：《证类本草》卷十九作“瘦”。

② 饮水：《证类本草》卷十九作“伤中”。

③ 湿：《证类本草》卷十九作“面”，义长。

饨，下五味煮熟，空心食之。日一作，益颜色，补脏腑。寿亲。**产后虚羸**黄雌鸡一只，去毛及肠肚，背上开破，入生百合三枚，白粳米半升缝合，入五味汁中煮熟，开腹取百合并饭，和汁作羹食之，并食肉。圣惠。**病后虚汗**伤寒后虚弱，日夜汗出不止，口干心躁。用黄雌鸡一只，去肠胃，治净，麻黄根一两，水七大盏，煮汁三大盏，去滓及鸡，入肉苁蓉酒浸一宿，刮净一两，牡蛎煅粉二两，煎取一盏半，一日服尽。圣惠。**老人噎食**不通。黄雌鸡肉四两，切，茯苓二两，白面六两，作馄饨，入豉汁煮食，三五服效。养老书。

乌骨鸡

【气味】　甘，平，无毒。

【主治】　补虚劳羸弱，治消渴，中恶鬼击心腹痛，益产妇，治女人崩中带下，一切虚损诸病，大人小儿下痢禁口，并煮食饮汁，亦可捣和丸药。时珍。

【发明】　〔时珍曰〕乌骨鸡，有白毛乌骨者，黑毛乌骨者，斑毛乌骨者，有骨肉俱乌者，肉白骨乌者；但观鸡舌黑者，则肉骨俱乌，入药更良。鸡属木，而骨反乌者，巽变坎也，受水木之精气，故肝肾血分之病宜用之。男用雌，女用雄。妇人方科有乌鸡丸，治妇人百病，煮鸡至烂和药，或并骨研用之。按太平御览云：夏候弘行江陵，逢一大鬼引小鬼数百行。弘潜捉末后一小鬼问之。曰：此广州大杀也，持弓戟往荆、扬二州杀人。若中心腹者死，余处犹可救。弘曰：治之有方乎。曰：但杀白乌骨鸡，薄心即瘥。时荆、扬病心腹者甚众，弘用此治之，十愈八九。中恶用乌鸡，自弘始也。此说虽涉迂怪，然其方则神妙，谓非神传不可也。鬼击卒死，用其血涂心下，亦效。

【附方】　新三。**赤白带下**白果、莲肉、江米各五钱，胡椒一钱，为末。乌骨鸡一只，如常治净，装末入腹煮熟，空心食之。**遗精白浊**下元虚惫者。用前方食之良。**脾虚滑泄**乌骨母鸡一只治净，用豆蔻一两，草果二枚，烧存性，掺入鸡腹内，扎定煮熟，空心食之。

反毛鸡

【主治】　反胃。以一只煮烂，去骨，入人参、当归、食盐各半两，再同煮烂，食之至尽。时珍。出乾坤生意。

【发明】　〔时珍曰〕反毛鸡，即翻翅鸡也，毛翮皆反生向前。治反胃者，述类之义耳。

泰和老鸡

【气味】　甘、辛，热，无毒。

【主治】　内托小儿痘疮。时珍。

【发明】　〔时珍曰〕江西泰和、吉水诸县，俗传老鸡能发痘疮，家家畜之，近则五六年，远则一二十年。待痘疮发时，以五味煮烂，与儿食之，甚则加胡椒及桂、附之属。此亦陈文中治痘用木香、异功散之意，取其能助湿热发脓也。风土有宜不宜，不可以为法。

鸡头丹、白雄鸡者良。

【主治】　杀鬼，东门上者良。本经。**治蛊，禳恶，辟瘟。**时珍。

【发明】　〔时珍曰〕古者正旦，磔雄鸡，祭门户，以辟邪鬼。盖鸡乃阳精，雄者阳之体，头者阳之会，东门者阳之方，以纯阳胜纯阴之义也。千金转女成男方中用之，亦取上义也。按应劭风俗通云：俗以鸡祀祭门户。鸡乃东方之牲，东方既作，万物触户而出也。山海经祠鬼神皆用雄鸡，而今治贼风有鸡头散，治蛊用东门鸡头，治鬼痱用雄鸡血，皆以御死辟恶也。又崔寔月令云：十二月，东门磔白鸡头，可以合药。周礼·鸡人：凡祭祀禳衅，供其鸡牲。注云：禳郊及疆，却灾变也。作宫室器物，取血涂衅隙。淮南子曰：鸡头已瘘，此类之推也。

【附方】 新一。**卒魇死昏**东门上鸡头为末，酒服之。千金方。

鸡冠血三年雄鸡良。

【气味】 **咸，平，无毒。**

【主治】 **乌鸡者，主乳难。**别录。**治目泪不止，日点三次，良。**孟诜。**亦点暴赤目。**时珍。**丹鸡者，治白癜风。**日华。**并疗经络间风热。涂颊，治口㖞不正；涂面，治中恶；卒饮之，治缢死欲绝，及小儿卒惊客忤。涂诸疮癣，蜈蚣、蜘蛛毒，马啮疮，百虫入耳。**时珍。

【发明】 〔时珍曰〕鸡冠血，用三年老雄者，取其阳气充溢也。风中血脉则口㖞僻，冠血咸而走血透肌，鸡之精华所聚，本乎天者亲上也。丹者阳中之阳，能僻邪，故治中恶、惊忤诸病。乌者阳形阴色，阳中之阴，故治产乳、目泪诸病。其治蜈蚣、蜘蛛诸毒者，鸡食百虫，制之以所畏也。高武痘疹正宗云：鸡冠血和酒服，发痘最佳。鸡属巽属风，顶血至清至高，故也。

【附方】 旧八，新十一。**益助阳气**〔诜曰〕丹雄鸡冠血，和天雄、太阳粉各四分，桂心二分，丸服之。**鬼击卒死**乌鸡冠血，沥口中令咽；仍破此鸡搨心下，冷乃弃之道边，妙。肘后。**卒死寝死**治卒死，或寝卧奄忽而绝，皆是中恶。用雄鸡冠血涂面上，干则再上，仍吹入鼻中，并以灰营死人一周。肘后方。**卒然忤死**不能言。用鸡冠血，和真珠，丸小豆大。纳三、四丸入口中，效。肘后。**卒缢垂死**心下犹温者，勿断绳。刺鸡冠血滴口中，以安心神。或云：男用雌，女用雄。肘后。**小儿卒惊**似有痛处，不知疾状。用雄鸡冠血少许，滴口中，妙。谭氏小儿。**小儿解颅**丹雄鸡冠上血滴之，以赤芍药末粉之，甚良。普济。**阴毒卒痛**用雄鸡冠血，入热酒中饮之，暖卧取汗。伤寒蕴要。**女人阴血**女人交接违理，血出。用雄鸡冠血涂之。集验。**烂弦风眼**鸡冠血点之，日三五度。圣惠。**对口毒疮**热鸡血频涂之，取散。皆效方。**发背痈疽**用雄鸡冠血滴疽上，血尽再换，不过五六鸡，痛止毒散，数日自愈。保寿堂方。**浸淫疮毒**不早治，周身杀人。以鸡冠血涂之，日四五度。肘后。**燥癣作痒**雄鸡冠血，频频涂之。范汪方。**马咬成疮**肿痛。用鸡冠血涂之。驳马用雌鸡，牝马用雄鸡。肘后方。**蜈蚣咬疮**鸡冠血涂之。钱相公箧中方。**蜘蛛咬疮**同上。**中蜈蚣毒**舌胀出口是也。雄鸡冠血浸舌，并咽之。青囊杂纂。**诸虫入耳**鸡冠血滴入即出。胜金。

鸡血乌鸡、白鸡者良。

【气味】 **咸，平，无毒。**

【主治】 **踒折骨痛及痿痹，中恶腹痛，乳难。**别录。**治剥驴马被伤，及马咬人，以热血浸之。白癜风、疬疡风，以雄鸡翅下血涂之。**藏器。**热血服之，主小儿下血及惊风，解丹毒蛊毒，鬼排**[①] **阴毒，安神定志。**〔时珍曰〕肘后治惊邪恍惚，大方中亦用之。

【附方】 旧一，新九。**阴毒**鸡血冲热酒饮。**鬼排卒死**用乌雄鸡血涂心下，即苏。风俗通。**解百蛊毒**白鸡血，热饮之。广记。**惊风不醒**白乌骨雄鸡血，抹唇上即醒。集成。**缢死未绝**鸡血涂喉下。千金。**黄疸困笃**用半斤大雄鸡，背上破开，不去毛，带热血合患人胸前，冷则换之。日换数鸡，拔去积毒即愈。此鸡有毒，人不可食，犬亦不食也。唐瑶经验方。**筋骨折伤**急取雄鸡一只刺血，量患人酒量，或一碗，或半碗，和饮，痛立止，神验。青

---

① 鬼排：《风俗通义》卷八作“鬼痱”。《集韵·七尾》：“痱，音斐，鬼痛病。”此因音同而借用。

囊。**杂物眯目**不出。以鸡肝血滴少许，即出。圣惠。**蚰蜒入耳**生油调鸡心血，滴入即出。总录。**金疮肠出**以干人屎末抹入，桑皮线缝合，热鸡血涂之。生生编。

肪乌雄鸡者良。

【气味】　**甘，寒，无毒。**

【主治】　**耳聋**。别录。**头秃发落**。时珍。

【附方】　新一。**年久耳聋**用练成鸡肪五两，桂心十八铢，野葛六铢，同以文火煎三沸，去滓。每用枣许，以苇筒炙熔，倾入耳中。如此十日，耵聍自出，长寸许也。千金翼。

脑白雄鸡者良。

【主治】　**小儿惊痫。烧灰酒服，治难产**。苏恭。

心乌雄鸡者良。

【主治】　**五邪**。别录。

肝雄鸡者良。

【气味】　**甘、苦，温，无毒。**〔时珍曰〕微毒。内则云"食鸡去肝"，为不利人也。

【主治】　**起阴**。别录。**补肾。治心腹痛，安漏胎下血，以一具切，和酒五合服之**。孟诜。**疗风虚目暗。治女人阴蚀疮，切片纳入，引虫出尽，良**。时珍。

【附方】　新三。**阴痿不起**用雄鸡肝三具，菟丝子一升，为末，雀卵和丸小豆大。每服一百丸，酒下，日二。千金。**肝虚目暗**老人肝虚目暗。乌雄鸡肝一具切，以豉和米作羹成粥食之。养老书。**睡中遗尿**雄鸡肝、桂心等分，捣丸小豆大。每服一丸，米饮下，日三服。遗精，加白龙骨。

胆乌雄鸡者良。

【气味】　**苦，微寒，无毒。**

【主治】　**目不明，肌疮**。别录。**月蚀疮，绕耳根，日三涂之**。孟诜。**灯心蘸点胎赤眼，甚良，水化搽痔疮，亦效**。时珍。

【附方】　新四。**沙石淋沥**用雄鸡胆干者半两，鸡屎白炒一两，研匀。温酒服一钱，以利为度。十便良方。**耳病疣目**黑雌鸡胆汁之，日三。圣惠。**眼热流泪**五倍子、蔓荆子煎汤洗，后用雄鸡胆点之。摘玄方。**尘沙眯目** 鸡胆汁点之。医说。

肾雄鸡者良。

【主治】　**齆鼻作臭，用一对与脖前肉等分，入豉七粒，新瓦焙研，以鸡子清和作饼，安鼻前，引虫出。忌阴人、鸡、犬见**。十便良方。

嗉

【主治】　**小便不禁，及气噎食不消**。时珍。

【附方】　新三。**气噎不通**鸡嗉两枚连食，以湿纸包，黄泥固，煅存性为末，入木香、沉香、丁香末各一钱，枣肉和丸梧子大。每汁下三丸。**小便不禁**雄鸡喉咙，及膍胵，并屎白，等分为末。麦粥清服之。卫生易简方。**发背肿毒**鸡嗉及肫内黄皮，焙研。湿则干掺，干则油调搽之。医林正宗。

膍胵里黄皮，一名鸡内金膍胵音脾鸱，鸡肫也。近人讳之，呼肫内黄皮为鸡内金。男用雌，女用雄。

【气味】　**甘，平，无毒。**

【主治】　**泄痢，小便频遗，除热止烦**。别录。**止泄精并尿血，崩中带下，肠风泻血**①。日华。**治小儿食疟，疗大人淋漓反胃，消酒积，主喉闭乳蛾，一切口疮，牙疳诸疮**。时珍。

【附方】　旧二，新十八。**小便遗失**用鸡膍胵一具，并肠烧存性，酒服。男用

---

①　血：《证类本草》卷十九引《日华子本草》作"痢"。

雌，女用雄。集验。**小便淋沥**痛不可忍。鸡肶内黄皮五钱，阴干烧存性，作一服，白汤下，立愈。医林集要。**膈消饮水**鸡内金洗晒干、栝楼根炒五两，为末，糊丸梧桐子大。每服三十丸，温水下，日三。总录。**反胃吐食**鸡膍胵一具，烧存性，酒调服。男用雌，女用雄。千金。**消导酒积**鸡膍胵、干葛为末，等分，面糊丸梧子大。每服五十丸，酒上。袖珍方。**禁口痢疾**鸡内金焙研，乳汁服之。**小儿疟疾**用鸡膍胵黄皮烧存性，乳服。男用雌，女用雄。千金。**喉闭乳蛾**鸡肶黄皮勿洗，阴干烧末，用竹管吹之即破，愈。青囊方。**一切口疮**鸡内金烧灰傅之，立效。活幼新书。**鹅口白疮**鸡肶黄皮为末，乳服半钱。子母秘录。**走马牙疳**经验用鸡肶黄皮不落水者五枚，枯矾五钱，研搽立愈。心鉴用鸡肶黄皮，灯上烧存性，入枯矾、黄檗末等分，麝香少许。先以米泔洗漱后，贴之。**阴头疳蚀**鸡内金不落水拭净，新瓦焙脆，出火毒，为细末。先以米泔水洗疮，乃搽之。亦治口疳。经验方。**谷道生疮**久不愈。用鸡膍胵烧存性为末，干贴之，如神。总录。**脚胫生疮**雄鸡肶内皮，洗净贴之。一日一易，十日愈。小山奇方。**疮口不合**鸡膍胵皮，日贴之。**发背初起**用鸡肶黄皮不落水者阴干，临时温水润开贴之。随干随润，不过三五个，即消。杨氏经验方。**发背已溃**用鸡肶黄皮，同绵絮焙末搽之，即愈。**金腮疮蚀**初生如米豆，久则穿蚀。用鸡内金焙、郁金等分，为末。盐浆漱了贴之。忌米食。总录。**小儿疣目**鸡肶黄皮擦之，自落。集要方。**鸡骨哽咽**活鸡一只打死，取出鸡内金洗净，灯草裹，于火上烧存性。竹筒吹入咽内，即消，不可见肉。摄生方。

肠男用雌，女用雄。

【**主治**】 **遗溺，小便数不禁。烧存性，每服三指，酒下。**别录。**止遗精、白浊、消渴。**时珍。

【**附方**】 旧一。**小便频遗**心镜用雄鸡肠一具作臛，和酒服。普济用雄鸡肠，水煎汁服，日三次。

肋骨乌骨鸡者良。

【**主治**】 **小儿羸瘦，食不生肌。**别录。

【**附方**】 新二。**小儿囟陷**因脏腑壅热，气血不荣。用乌鸡骨一两，酥炙黄，生地黄焙二两，为末。每服半钱，粥饮调下。圣惠方。**疮中朽骨**久疽久漏，中有朽骨。以乌骨鸡胫骨，实以砒石，盐泥固济，煅红出毒，以骨研末，饭丸粟米大。每以白纸捻送一粒入窍中，以拔毒膏药封之，其骨自出。医学正传。

距白雄鸡者良。

【**主治**】 **产难，烧研酒服。**苏恭。**下骨哽，以鸡足一双，烧灰水服。**时珍。出外台。

翮翎白雄鸡者良。

【**主治**】 **下血闭。左翅毛，能起阴。**别录。**治妇人小便不禁，消阴癞，疗骨哽，蚀痈疽。止小儿夜啼，安席下，勿令母知。**时珍。

【**发明**】 〔时珍曰〕翅翮形锐而飞扬，乃其致力之处。故能破血消肿，溃痈下哽。按葛洪云：凡古井及五月井中有毒，不可辄入，即杀人。宜先以鸡毛试之，毛直下者无毒，回旋者有毒也。又感应志云：五酉日，以白鸡左翅烧灰扬之，风立至；以黑犬皮毛烧灰扬之，风立止也。巽为风，鸡属巽，于此可见。

【**附方**】 旧二，新七。**阴肿如斗**取鸡翅毛，一孔生两茎者，烧灰饮服。左肿取右翅，右肿取左翅，双肿并取。肘后方。**阴卒肿痛**鸡翮六枝烧存性，蛇床子末等分，随左右傅之。肘后方。**妇人遗尿**[①]雄鸡翎烧灰，酒服方寸匕，日三。千金翼[②]。**咽喉骨哽**白雄鸡左右翮大毛各一枚，烧灰水服。外台。**肠内生痈**雄鸡顶上毛并屎烧末，空心酒服。千金。**决痈代针**白鸡翅下两边第一毛，烧灰水服，即破。外台。**解蜀椒毒**鸡毛烧烟吸之，并水调一钱服之。千金方。**马汗入疮**鸡毛烧灰，酒服方寸匕。集验方。**蠼螋尿疮**乌鸡翅毛烧灰，油调傅之，虫畏鸡故也。琐碎录。

尾毛

【主治】 **刺入肉中，以二七枚，和男子乳**[③] **封之，当出。**孟诜。**解蜀椒毒，烧烟吸之，并以水调灰服。又治小儿痘疮后生痈，烧灰和水傅之。**时珍。

【附方】 新一。**小便不禁**雄鸡翎烧研，酒服方寸匕。外台秘要。

屎白雄鸡屎乃有白，腊月收之，白鸡乌骨者更良。素问作鸡矢。

【气味】 **微寒，无毒。**

【主治】 **消渴，伤寒寒热，破石淋及转筋，利小便，止遗尿，灭瘢痕。**别录。**治中风失音痰迷。炒服，治小儿客忤蛊毒。治白虎风，贴风痛。**日华。**治贼风、风痹，破血，和黑豆炒，酒浸服之。亦治虫咬毒。**藏器。**下气，通利大小便，治心腹鼓胀，消癥瘕，疗破伤中风，不儿惊啼。以水淋汁服，解金银毒。以醋和，涂蜈蚣、蚯蚓咬毒。**时珍。

【发明】 〔颂曰〕按素问云：心腹满，旦食不能暮食，名为鼓胀。治之以鸡屎醴，一剂知，二剂已。王冰注云：本草鸡屎利小便，并不治鼓胀。今方法当用汤渍服之耳。〔时珍曰〕鼓胀生于湿热，亦有积滞成者。鸡屎能下气消积，通利大小便，故治鼓胀有殊功，此岐伯神方也。醴者，一宿初来之酒醅也。又按范汪方云：宋青龙中，司徒吏颜奋女苦风疾，一髀偏痛。一人令穿地作坑，取鸡屎、荆叶然之，安胫入坑熏之，有长虫出，遂愈也。

【附方】 旧十四，新三十一。**鸡矢醴**普济方云：治鼓胀，旦不能食。由脾虚不能制水，水反胜土，水谷不运，气不宣流，故令中满，其脉沉实而滑。宜鸡矢醴主之。何大英云：诸腹胀大，皆属于热。精气不得渗入膀胱，别走于腑，溢于皮里膜外，故成胀满，小便短涩。鸡矢性寒利小便，诚万金不传之宝也。用腊月干鸡矢白半斤，袋盛，以酒醅一斗，渍七日。温服三杯，日三。或为末，服二钱亦可。宣明用鸡矢、桃仁、大黄各一钱，水煎服。正传用鸡矢炒研，沸汤淋汁。调木香、槟榔末二钱服。一方：用鸡矢、川芎䓖等分为末，酒糊丸服。**牵牛酒**治一切肚腹、四肢肿胀，不拘鼓胀、气胀、湿胀、水胀等。有峨嵋一僧，用此治人得效，其人牵牛来谢，故名。用干鸡矢一升炒黄，以酒醅三碗，煮一碗，滤汁饮之。少顷，腹中气大转动，利下，即自脚下皮皱消也。未尽，隔日再作。仍以田螺二枚，滚酒瀹食，后用白粥调理。积善堂经验方。**小儿腹胀**黄瘦。用干鸡矢一两，丁香一钱，为末，蒸饼小豆大。每米汤下十丸，日三服。活幼全书。**心腹鳖瘕**及宿癥，并卒得癥，以饭饲白雄鸡取粪，同小便于瓦器中熬黄为末，每服方寸匕，温酒服之，日四五服，杂饭饲之，以消为度，亦佳。集验方。**食米成瘕**好食生米，口中出清水。以鸡矢同白米各半合，炒为末，以水一钟调服。良久，吐出如米形，即瘥。昔慎恭道病此，饥瘦如劳，蜀僧道广处此方而愈。

---

① 遗尿：《普济方》卷三二一作“小便不禁下血”。

② 千金翼：此方今《千金翼》未见，方出《普济方》卷三二一。

③ 男子乳：哺男孩的乳汁。卷五十二人乳条：“凡人药并取首生男儿、无病妇人之乳，白而稠者佳”。

医说。**反胃吐食**以乌骨鸡一只，与水饮四五日，勿与食。将五蒲蛇二条，竹刀切与食。待鸡下粪，取阴干为末，水丸粟米大，每服一分，桃仁汤下。五七服即愈。证治发明。**中诸菜毒**发狂，吐下欲死。用鸡矢烧末，水服方寸匕。葛氏方。**石淋疼痛**鸡矢白，日中半干，炒香为末。以酸浆饮服方寸匕，日二，当下石出。古今录验。**小儿血淋**鸡矢尖白如粉者，炒研，糊丸绿豆大。每服三五丸，酒下。四五服效。**产后遗溺**不禁。鸡矢烧灰，酒服方寸匕。产宝。**转筋入腹**其人臂脚直，其脉上下行①，微弦。用鸡矢为末，水六合，和方寸匕，温服。张仲景方。**中风寒痹**口噤，不知人。以鸡矢白一升炒黄，入酒三升搅，澄清饮。葛氏。**白虎风痛**〔诜曰〕铺饭于患处，以丹雄鸡食之。良久，取热粪封之。取讫，使伏于患人床下。**破伤中风**腰脊反张，牙紧口噤，四肢强直。用鸡矢白一升，大豆五升，炒黄，以酒沃之，微烹令豆澄下②。随量饮，取汗避风。经验方。**产后中风**口噤瘈疭，角弓反张。黑豆二升半，同鸡矢白一升炒熟，入清酒一升半，浸取一升，入竹沥服，取汗。产宝。**角弓反张**四肢不随，烦乱欲死。鸡矢白一升，清酒五升，捣筛，合扬千遍，乃饮。大人服一升，少小五合，日三服，肘后。**小儿口噤**面赤者属心，白者属肺。用鸡矢白如枣大，绵裹，以水一合煮，分二服。一方：酒研服之。千金方。**小儿紧唇**鸡矢白，研末傅之。有涎易去。圣惠。**小儿惊啼**鸡矢白烧灰，米饮服二字。千金方。**头风痹木**用腊月乌鸡矢一升，炒黄为末，绢袋盛，渍三升酒中。频频温服令醉。千金方。**喉痹肿痛**鸡矢白含之咽汁。圣惠。**牙齿疼痛**鸡矢白烧末，绵裹咬痛处，立瘥。经验方。**鼻血不止**鸡矢取有白色半截者，烧灰吹之。唐氏经验方。**牙齿不生**不拘大人、小儿。用雄鸡矢、雌鸡矢十五颗焙研，入麝香少许，先以针挑破出血，傅之。年高者不过二十日，年少者十日必生。普济但用乌鸡雌雄粪，入旧麻鞋底烧存性，等分，入麝香少许，三日夜不住擦，令热为佳。李察院亮卿尝用有效。**耳聋不听**鸡矢白炒半升，乌豆炒一升，以无灰酒二升，乘热投入服，取汗。耳如鼓鼙勿讶。外台。**面目黄疸**鸡矢白、小豆、秫米各二分，为末，分作三服，水下，当有黄汁出也。肘后方。**子死腹中**雌鸡粪二十一枚，水二升，五合煮之③，下米作粥食。产宝。**乳妒乳痈**鸡矢白炒研，酒服方寸匕，三服愈。产宝。**乳头破裂**方同上。**内痈未成**取伏鸡屎，水和服，即瘥。千金。**头疮白秃**雄鸡屎末，和陈酱、苦酒洗之。千金。**消灭瘢痕**以猪脂三升，饲乌鸡一只，三日后取矢，同白芷、当归各一两，煎十沸，去滓，入鹰矢白半两调傅。外台。**耳中恶疮**鸡矢白炒研，傅之。圣惠。**瘰疬瘘疮**雄鸡矢烧灰，腊猪脂和，傅之。千金。**食金中毒**已死。取鸡矢半升，水淋取汁一升，饮之，日三。肘后方。**缢死未绝**鸡矢白如枣大，酒半盏和，灌口鼻。肘后。**尸脚拆裂**无冬夏者。鸡屎煮汤，渍半日，取瘥乃止。千金。**射工溪毒**白鸡矢白者二枚，以饧和，涂疮上。肘后。**骨疽不合**骨从孔中出。掘地作坑，口小里大，深三尺。以干鸡屎二升，同艾及荆叶捣碎，入坑内，烧令烟出。以疽口就熏，用衣拥之。勿令泄气。半日当有虫出，甚效。千金方。**阴毒腹痛**鸡粪、乌豆、地肤子各一把，乱发一团，同炒，烟

---

① 行：原脱，今据《金匮要略》卷中第十九补。
② 澄下：《证类本草》卷十九作“味出”。
③ 五合煮之：《经效产宝》卷上第十六作“煎取五合”。

起，倾入好酒一碗浸之，去滓，热服即止。生生编。**小儿心痛**白乌鸡[①] 屎五钱，晒研，松脂[②] 五钱，为末，葱头汁和丸梧子大，黄丹为衣。每醋汤服五丸。忌生冷、硬物，三四日立效。婴童百问。

鸡子即鸡卵也黄雌者为上，乌雌者次之。

【气味】 **甘，平，无毒。**〔思邈曰〕微寒。畏醇醋。〔鼎曰〕不宜多食，令人腹中有声，动风气。和葱、蒜食之，气短；同韭子食，成风痛；共鳖肉食，损人；共獭肉食，成遁尸注，同兔肉食，成泄痢。妊妇以鸡子、鲤鱼同食，令儿生疮；同糯米食，令儿生虫。〔时珍曰〕小儿患痘疹，忌食鸡子，及闻煎食之气，令生翳膜。

【主治】 **除热火灼烂疮、痫痓，可作虎魄神物。**别录。〔弘景曰〕用欲毈子，黄白混杂者，煮作之，极相似，惟不拾芥尔。又煮白，合银口含，须臾色如金也。**镇心，安五脏，止惊安胎，治妊娠天行热疾狂走，男子阴囊湿痒，及开喉声失音。醋煮食之，治赤白久痢，及产后虚痢。光粉同炒干，止疳痢，及妇人阴疮。和豆淋酒服，治贼风麻痹，醋浸令坏，傅疵鼾。作酒，止产后血运，暖水脏，缩小便，止耳鸣。和蜡炒，治耳鸣、聋，及疳痢。**日华。**益气。以浊水煮一枚，连水服之，主产后痢。和蜡煎，止小儿痢。**藏器。**小儿发热，以白蜜一合，和三颗搅服，立瘥。**孟诜。太平御览云：正旦吞乌鸡子一枚，可以练形。岣嵝神书云：八月晦日夜半，面北吞乌鸡子一枚，有事可隐形。

【发明】 〔时珍曰〕卵白象天，其气清，其性微寒；卵黄象地，其气浑，其性温；卵则兼黄白而用之，其性平。精不足者补之以气，故卵白能清气，治伏热、目赤、咽痛诸疾；形不足者补之以味，故卵黄能补血，治下痢、胎产诸疾；卵则兼理气血，故治上列诸疾也。

【附方】 旧八，新二十三。**天行不解**已汗者。用新生鸡子五枚，倾盏中，入水一鸡子搅浑，以水一升煮沸投入，纳少酱啜之，令汗出愈。许仁则方。**天行呕逆**食入即吐。鸡子一枚，水煮三五沸，冷水浸少顷，吞之。外台。**伤寒发狂**烦躁热极。吞生鸡子一枚，效。食鉴。**三十六黄**救急方：用鸡子一颗，连壳烧灰，研酢一合和之，温服，鼻中虫出为效。身体极黄者，不过三枚，神效。外台秘要。**白虎风病**〔藏器曰〕取鸡子揩病处，呪愿，送粪堆头上，不过三次瘥。白虎是粪神，爱吃鸡子也。**身面肿满**鸡子黄白相和，涂肿处。干再上。肘后方。**年深哮喘**鸡子略敲损，浸尿缸中三四日，煮食，能去风痰。集成。**心气作痛**鸡子一枚打破，醋二合调服。肘后。**小儿疳痢**肚胀。用鸡子一个开孔，入巴豆一粒，轻粉一钱，用纸五十重裹，于饭上蒸三度，放冷去壳研，入麝香少许，糊和丸米粒大。食后温汤下二丸至三丸。经验方。**预解痘毒**保和方：用鸡卵一枚，活地龙一条入卵内，饭上蒸熟，去地龙，与儿食，每岁立春日食一枚，终身不出痘也。李氏用鸡卵一枚，童便浸七日，水煮食之，永不出痘。李捷用头生鸡子三五枚，浸厕坑内五七日，取出煮熟与食，数日再食一枚，永不出痘。徐都司得于浙人之方。**痘疮赤瘢**鸡子一个，酒醅浸七日，白僵蚕二七枚，和匀，揩赤涂之，甚效。圣惠。**雀卵面疱**鸡卵醋浸[③] 坏，

① 鸡：原作“骨”，字误，今据《婴童百问》卷十改。

② 松脂：《婴童百问》卷十作“松粉”，即松树花粉。

③ 浸：此下《普济方》卷五十一有“令”字。

取出傅之。圣惠[①]。**妊娠时疾**令胎不动[②]。以鸡子七枚，纳井中令冷，取出打破吞之。子母秘录。**病欲去胎**鸡子一枚，入盐三指撮，服。张文仲方。**胎动下血**〔藏器曰〕鸡子二枚打破，以白粉和稀粥顿[③]食之。**子死腹中**用三家鸡卵各一枚，三家盐各一撮，三家水各一升，同煮，令妇东向饮之。千金方。**产后血多**不止。乌鸡子三枚，醋半升，酒二升，和搅，煮取一升，分四服。拾遗。**产后心痛**鸡子煮酒，食即安。备急方。**产后口干**舌缩。用鸡子一枚打破，水一盏搅服。经验方。**妇人白带**用酒及艾叶煮鸡卵，日日食之。袖珍方。**头风白屑**新下乌鸡子三枚，沸汤五升搅，作三度沐之，甚良。集验。**腋下胡臭**鸡子两枚，煮熟去壳，热夹，待冷，弃之三叉路口，勿回顾。如此三次效。肘后方。**乳石发渴**水浸鸡子，取清生服，甚良。总录。**解野葛毒**已死者，以[④] 物开口后，灌鸡子三枚。须臾吐出野葛，乃苏。肘后方。**胡蔓草**[⑤] **毒**即断肠草。一叶入口，百窍流血。惟急取凤凰胎，即鸡卵抱未成雏者，已成者不用，研烂，和麻油灌之。吐出毒物乃生，少迟即死。岭南卫生方。**痈疽发背**初作及经十日以上，肿赤焮热，日夜疼痛，百药不效者。用毈鸡子一枚，新狗屎如鸡子大，搅匀，微火熬令稀稠得所，捻作饼子，于肿头上贴之，以帛包抹，时时看视，觉饼热即易，勿令转动及歇气，经一宿定。如日多者，三日贴之，一日一易，至瘥乃止。此方秽恶，不可施之贵人。一切诸方皆不能及，但可备择而已。千金方。**蛛蝎蛇伤**鸡子一个，轻敲小孔合之，立瘥。兵部手集。**蠼螋尿疮**同上法。**身体发热**不拘大人、小儿。用鸡卵三枚，白蜜一合和服，立瘥。普济方。

卵白

【气味】 **甘，微寒，无毒。**

【主治】 **目热赤痛，除心下伏热，止烦满咳逆，小儿下泄，妇人产难，胞衣不出，并生吞之。醋浸一宿，疗黄疸，破大烦热。**别录。**产后血闭不下，取白一枚，入醋一半搅服。**藏器。**和赤小豆末，涂一切热毒、丹肿、腮痛神效。冬月以新生者酒渍之，密封七日取出，每夜涂面，去鼾黵䵳疱，令人悦色。**时珍。

【发明】 〔宗奭曰〕产后血运，身痉直，口、目向上牵急，不知人。取鸡子一枚，去壳分清，以荆芥末二钱调服即安，甚敏捷，乌鸡子尤善。

【附方】 旧四，新六。**时行发黄**醋酒浸鸡子一宿，吞其白数枚，肘后方。**下痢赤白**生鸡子一个，取白摊连纸上日干，折作四重，包肥乌梅十个，安熨斗中，以白炭烧存性，取出碗覆，冷定研末，入水银粉少许。大人分二服，小儿三服，空心井华水调下。如觉微利，不须再服。类证。**蛔虫攻心**口吐清水。以鸡子一枚去黄，纳好漆入鸡子壳中和合。仰头吞之，虫即出也。古今录验。**五种遁尸**其状腹胀，气急冲心，或磥磈踊起，或牵腰脊。以鸡卵白七枚，顿吞之良。千金方。**咽塞鼻疮**及干呕头痛，食不下。用鸡子一枚，开一窍，去黄留白，着米酢，煻火顿沸，取下更顿，如此三次。乘热饮之，不过一二度即愈。普济方。**面生疱疮**鸡子，以三岁苦酒浸之三宿，待软，取白涂之。肘后。**汤火烧灼**鸡子清和酒调洗，勤洗即易

---

① 圣惠：此方今《圣惠方》未见，方出《普济方》卷五十一。

② 动：《证类本草》卷十九作“伤”。

③ 粥顿：此二字原脱，今据《证类本草》卷十九补。

④ 以：原脱，今《肘后方》卷七补。

⑤ 草：原作“野”，义晦，今据《岭南卫生方》卷中改。

生肌。忌发物。或生傅之亦可。经验秘方。**头发垢脏**鸡子白涂之，少顷洗去，光泽不燥。濒湖。**面黑令白**鸡子三枚，酒浸，密封四七日。每夜以白傅面，如雪白也。普济。**涂面驻颜**鸡子一枚，开孔去黄留白，入金华胭脂及硇砂少许，纸封，与鸡抱之，俟别卵抱出，以涂面。洗之不落，半年尚红也。普济。

卵黄

【气味】 **甘，温，无毒。**

【主治】 **醋煮，治产后虚痢，小儿发热。煎食，除烦热。炼过，治呕逆。和常山末为丸。竹叶汤服，治久疟。**药性。**炒取油，和粉，傅头疮。**日华。**卒干呕者，生吞数枚，良。小便不通者，亦生吞之，数次效。补阴血，解热毒，治下痢，甚验。**时珍。

【发明】 〔时珍曰〕鸡子黄，气味俱厚，阴中之阴，故能补形。昔人谓其与阿胶同功，正此意也。其治呕逆诸疮，则取其除热引虫而已。〔颂曰〕鸡子入药最多，而发煎方特奇，刘禹锡传信方云：乱发鸡子膏，治孩子热疮。用鸡子五枚煮熟，去白取黄，乱发如鸡子大，相和，于铁铫中炭火熬之。初甚干，少顷即发焦，乃有液出。旋取置碗中，以液尽为度。取涂疮上，即以苦参末粉之。顷在武陵生子，蓐内便有热疮，涂诸药无益，而日益剧，蔓延半身，昼夜号啼，不乳不睡。因阅本草发髲条云：合鸡子黄煎之，消为水，疗小儿惊热、下痢。注云：俗中妪母为小儿作鸡子煎，用发杂熬之，良久得汁，与小儿服，去痰热，主百病。又鸡子条云：疗火疮。因是用之，果如神效也。

【附方】 旧三，新十一。**赤白下痢**鸡卵一枚，取黄去白，入胡粉满壳，烧存性。以酒服一钱匕。葛氏方。**妊娠下痢**绞痛。用乌鸡子一枚，开孔去白留黄，入黄丹一钱在内，厚纸裹定，泥固煨干为末。每服三钱，米饮下。一服愈者是男，两服愈者是女。三因方。**子死腹中**鸡子黄一枚，姜汁一合，和服，当下。**小肠疝气**鸡子黄搅，温水服之。三服效。**小儿痫疾**鸡子黄和乳汁搅服。不过三两枚，自定。普济。**小儿头疮**煮熟鸡子黄，炒令油出，以麻油、腻粉搽之。事林广记。**鼠瘘已溃**鸡卵一枚，米下蒸半日，取黄熬令黑。先拭疮令干，以药纳孔中，三度即愈。千金方[①]。**脚上臭疮**熟鸡子黄一个，黄蜡一钱，煎油涂之。**汤火伤疮**熟鸡子十个，取黄炒取油，入腻粉十文搅匀，扫上，三五日永除瘢痕。集验方。**杖疮已破**鸡子黄熬油搽之，甚效。唐瑶经验方。**天泡水疮**方同上。**消灭瘢痕**鸡子五七枚煮熟，取黄炒黑[②]，拭涂[③]，日三。久久自灭。圣惠方。**妊娠胎漏**血下不止，血尽则子死。用鸡子黄十四枚，以好酒二升，煮如饧服之。未瘥再作，以瘥为度。普济方。**耳疳出汁**鸡子黄炒油涂之，甚妙。谈野翁方。

抱出卵壳〔时珍曰〕俗名混沌池、凤凰蜕。用抱出者，取其蜕脱之义也。李石续博物志云：踏鸡子壳，令人生白癜风。

【主治】 **研末，磨障翳。**日华。**伤寒劳复，熬令黄黑为末，热汤和一合服，取汗出即愈。**苏颂。出深师方。**烧灰油调，涂癣及小儿头身诸疮。酒服二钱，治反胃。**时珍。

【附方】 旧二，新七。**小便不通**鸡子壳、海蛤、滑石，等分为末。每服半钱，米饮下，日三。圣惠方。**小儿烦满欲**

---

① 千金方：此方今《千金方》未见，方出《千金翼》卷二十四。

② 炒黑：《圣惠方》卷四十作“于铛中炒如黑脂成膏”。

③ 拭涂：《圣惠方》卷四十作“以布先揩破疮瘢，然后涂膏”。

死。鸡子壳烧末，酒服方寸匕。子母秘录。**瘢痘入目**鸡子壳烧研，入片脑少许，点之。鸿飞集。**头疮白秃**鸡子壳七个，炒研油和，傅之。秘录。**头上软疖**用抱出鸡卵壳，烧存性研末，入轻粉少许，清油调傅。危氏方。**耳疳出脓**用抱出鸡卵壳，炒黄为末，油调灌之，疼即止。杏林摘要。**玉茎下疳**鸡卵壳炒左，油调傅之。同上。**外肾痈疮**抱出鸡卵壳、黄连、轻粉等分，为细末。用炼过香油调涂。医林正宗。**痘疮恶证**瘢痘倒陷，毒气壅遏于里，则为便血、昏睡不醒，其证甚恶，用抱出鸡子壳去膜，新瓦焙研。每服半钱，热汤调下。婴儿以酒调，抹唇、舌上，并涂风池、胸、背，神效。

卵壳中白皮

【主治】 **久咳气结，得麻黄、紫苑服，立效**。别录。

【发明】 〔时珍曰〕按仙传外科云：有人偶含刀在口，割舌，已垂未断。一人用鸡子白皮袋之，掺止血药于舌根。血止，以蜡化蜜调冲和膏，敷鸡子皮上。三日接住，乃去皮，只用蜜蜡勤敷，七日全安。若无速效，以金枪药参治之。此用鸡子白皮无他，但取其柔软而薄，护舌而透药也。

【附方】 新二。**咳嗽日久**鸡子白皮炒十四枚，麻黄三两，焙，为末。每服方寸匕，饮下，日二。必效方。**风眼肿痛**鸡子白皮、枸杞白皮，等分为末，吹鼻中，一日三次。圣济总录。

鸡白蠹肥脂本经〔弘景曰〕不知是何物。恐别一种耳。〔藏器曰〕今鸡亦有白台，如卵而硬，有白无黄，云是牡鸡所生，名父公台。台字似橐字，疑传误也。〔机曰〕此本经文，列于黑雌鸡条下，似指雌鸡之肥脂，如蠹虫之肥白，因其似而名之也。〔时珍曰〕蠹音妒，而藏器以为橐何耶。今牡鸡生子，亦时或有之，然不当有肥脂字，当以机说为近。否则，必雌鸡之生肠也。本经有其名，不具其功，盖脱简之文。

窠中草

【主治】 **头疮白秃，和白头翁草烧灰，猪脂调傅**。日华。**天丝入眼，烧灰淋清汁洗之。良**。时珍。出不自秘方。

【附方】 新一。**小儿夜啼**鸡窠草安席下，勿令母知。日华本草。**产后遗尿**鸡窠草烧末，酒服一钱匕。圣惠方①。

炰鸡汤

【主治】 **消渴，饮水无度，用炰雄鸡水，滤澄服之。不过二鸡之水愈。神效**。杨氏经验方。

【附方】 新一。**鸡眼作痛**剥去皮，以炰鸡汤洗之。简便方。

雉别录中品

【释名】 **野鸡**〔宗奭曰〕雉飞若矢，一往而堕，故字从矢。今人取其尾置舟车上，欲其快速也。汉吕太后名雉。高祖改雉为野鸡。其实鸡类也。〔时珍曰〕黄氏韵会云：雉，理也。雉有文理也。故尚书谓之华虫，曲礼谓之疏趾。雉类甚多，亦各以形色为辨耳。禽经云：雉，介鸟也。素质五采备曰翚雉，青质五采备曰鹞雉，朱黄鷩雉，白曰鹎雉，音罩，玄曰海雉。尔雅云：鹞雉，青质五采。鳪雉，黄色自呼。翟雉，山雉也，长尾。鵗雉，长尾，走且鸣。秩秩，海雉也。梵书谓雉曰迦频阇罗。

【集解】 〔时珍曰〕雉，南北皆有之。形大如鸡，而斑色绣翼。雄者文采而尾长，雌者文暗而尾短。其性好斗，其鸣

---

① 圣惠方：此方今《圣惠方》未见，方出《普济方》卷三五四。

曰鹭，鹭音杳，其交不再，其卵褐色。将卵时，雌避其雄而潜伏之，否则雄食其卵也。月令仲[①]冬雉始雊。谓阳动则雉鸣而勾其颈也。孟冬，雉入大水为蜃。蜃，大蛤也。陆佃埤雅云：蛇交雉则生蜃。蜃，蛟类也。类书云：蛇与雉交蛇生子，曰蟂。蟂，水生虫也。陆禋续水经云：蛇雉遗卵于地，千年而为蛟龙之属，似蛇四足，能害人。鲁至刚俊灵机要云：正月蛇与雉交生卵，遇雷入土数丈为蛇形，经二三百年成蛟飞腾。若卵不入土，仍为雉耳。又任昉述异记云：江淮中有兽名能，音耐，乃蛇精所化也。冬则为雉，春复为蛇。晋时武库有雉。张华曰：必蛇化也。视之果得蛇蜕。此皆异类同情，造化之变易，不可臆测者也。

肉

【气味】 酸，微寒，无毒。〔恭曰〕温。〔日华曰〕平，微毒。秋冬益，春夏毒。有痢人[②]不可食。〔颂曰〕周礼·庖人供六禽，雉是其一，亦食品之贵。然有小毒，不可常食，损多益少。〔诜曰〕久食令人瘦。九月至十一月稍有补，他月则发五痔、诸疮疥。不与胡桃同食，发头风眩运及心痛。与菌蕈、木耳同食，发五痔，立下血。同荞麦食，生肥虫。卵，同葱食，生寸白虫。自死爪甲不伸者，杀人。

【正误】 〔思邈曰〕黄帝书云：丙午日勿食鸡、雉肉，丈夫烧死目盲，女人血死妄见。野鸡肉同家鸡子食，成遁尸，尸鬼缠身。〔弘景曰〕雉非辰属，正是离禽。丙午不可食，明王于火也。〔时珍曰〕雉属离火，鸡属巽木。故鸡煮则冠变，雉煮则冠红，明其属火也。春夏不可食者，为其食虫蚁，及与蛇交，变化有毒也。能发痔及疮疥，令人瘦病者，为其能生虫，与鸡肉同也。有鄙人者，假黄帝为书，谓丙午日不可食，及成遁尸之说，乃不经谬谈；而陶氏和之，阴氏取之，皆误矣。今正其误。

【主治】 补中，益气力，止泄痢，除蚁瘘。别录。

【发明】 〔时珍曰〕雉肉，诸家言其发痔，下痢人不可食，而别录用治痢、瘘何邪？盖雉在上应胃土，故能补中；而又食虫蚁，故能治蚁瘘，取其制伏耳。若久食及食非其时，则生虫有毒，故不宜也。

【附方】 旧三，新一。**脾虚下痢**日夜不止，野鸡一只，如食法，入橘皮、葱、椒、五味，和作馄饨煮，空心食之。食医心镜。**产后下痢**用野鸡一只，作馄饨食之。同上。**消渴饮水小便数**。用野鸡一只，五味煮取三升已来汁饮之。肉亦可食，甚效。同上。**心腹胀满**野鸡一只，不拘雄雌，茴香炒、马芹子炒、川椒炒、陈皮、生姜等分，用醋以一夜蒸饼和雉肉作馅料，外以面皮包作馄饨，煮熟食，仍早服嘉禾散，辰服此，午服导气枳壳丸。朱氏集验方。

脑

【主治】 涂冻疮。时珍。

嘴

【主治】 蚁瘘。孙思邈。

尾

【主治】 烧灰和麻油，傅天火丹毒。时珍。

屎

【主治】 久疟。时珍。

【附方】 新一。**久疟不止**雄野鸡屎、熊胆、五灵脂、恒山等分为末，醋糊丸黑

---

① 仲：《礼记·月令》作“季”。

② 有痢人：《证类本草》卷十九引《日华子本草》作“有痼疾人”。

豆大。正发时，冷水下一丸。圣惠。

鹳雉音狄。食疗

【释名】　**鹳鸡禽经山鸡同上山雉**〔时珍曰〕翟，美羽貌。雉居原野，鹳居山林，故得山名。大者为鷮。

【集解】　〔颂曰〕伊洛、江淮间一种雉，小而尾长者，为山鸡，人多畜之樊中，即尔雅所谓"鹳，山雉"也。〔时珍曰〕山鸡有四种，名同物异。似雉而尾长三四尺者，鹳雉也。似鹳而尾长五六尺，能走且鸣者，鷮雉也，俗通呼为鹳矣。其二则鷩雉、锦鸡也。鷮、鹳皆勇健自爱其尾，不入丛林，雨雪则岩伏木栖，不敢下食，往往饿死。故师旷云：雪封枯原，文禽多死。南方隶人，多插其尾于冠。其肉皆美于雉。传云：四足之美有麃，两足之美有鷮。

肉

【气味】　**甘，平，有小毒。**〔诜曰〕发五痔，久食瘦人。和荞麦食，生肥虫。同豉食，害人。卵同葱食，生寸白虫。余并同雉。

【主治】　**五脏气喘不得息者，作羹臛食。**孟诜。**炙食，补中益气。**时珍。

鷩雉敝、鳖二音。拾遗

【释名】　**山鸡禽经锦鸡同上金鸡纲目采鸡周书鵔鸃音峻仪。**〔时珍曰〕鷩性憋急耿介，故名。鵔鸃，仪容俊秀也。周有鷩冕，汉有鵔鸃冠，皆取其文明俊秀之义。鷩与鹝同名山鸡，鹳大而鷩小；鷩与鹝同名锦鸡，鹝文在绶而鷩文在身，以此为异，大抵皆雉属也。按禽经云：首有采毛曰山鸡，腹有采色曰锦鸡，项有采囊曰避株。是山鸡、锦鸡又稍有分别，而俗通呼为一矣。盖是一类，不甚相远也。

【集解】　〔藏器曰〕鷩似雉五色，山海经云"小华之山多赤鷩，养之禳火灾"，是也。〔时珍曰〕山鸡出南越诸山中，湖南、湖北亦有之。状如小鸡，其冠亦小，背有黄赤文，绿项红腹红嘴，利距善斗，以家鸡斗之，即可获。此乃尔雅所谓"鷩，山鸡"者也。逸周书谓之采鸡。锦鸡则小于鷩，而背文扬赤，膺前五色炫耀如孔雀羽。此乃尔雅所谓"鶾，天鸡"者也。逸周书谓之文鶾，音汗。二种大抵同类，而锦鸡文尤灿烂如锦。或云锦鸡乃其雄者，亦通。刘敬叔异苑云：山鸡爱其羽毛，照水即舞，目眩多死，照镜亦然。与鷩鸡爱尾饿死，皆以文累其身者也。

【附录】　**吐绶鸡**〔时珍曰〕出巴峡及闽广山中，人多畜玩。大者如家鸡，小者如鸲鹆。头颊似雉，羽色多黑，杂以黄白圆点，如真珠斑。项有嗉囊，内藏肉绶，常时不见，每春夏晴明，则向日摆之。顶上先出两翠角，二寸许，乃徐舒其颔下之绶，长阔近尺，红碧相间，采色焕烂，逾时悉敛不见。或剖而视之，一无所睹。此鸟生亦反哺。行则避草木，故禽经谓之避株。食物本草谓之吐锦鸡，古今注谓之锦囊，蔡氏诗话谓之真珠鸡，倦游录谓之孝鸟。诗经谓之鹝，音厄，邛有旨鹝是矣。

肉

【气味】　**甘，温，微毒。**

【主治】　**食之令人聪慧。**汪颖。**养之禳火灾。**藏器。

鹖鸡曷、渴二音。拾遗

【释名】　〔时珍曰〕其羽色黑黄而褐，故曰鹖。青黑色者名曰鴧，音介，性耿介也。青凤亦名鹖，取象于此也。

【集解】　〔藏器曰〕鹖鸡出上党。魏武帝赋云：鹖鸡猛气，其斗期于必死。

今人以鹖为冠。象此也。〔时珍曰〕鹖状类雉而大，黄黑色，首有毛角如冠。性爱其党，有被侵者，直往赴斗，虽死犹不置。故古者虚贲戴鹖冠。禽经云“鹖，毅鸟也，毅不知死”，是矣。性复粗暴，每有所攫，应手摧碎。上党即今潞州。

肉

【气味】　甘，平，无毒。

【主治】　炙食，令人勇健。藏器。**炙食，令人肥润。**汪颖。

白鹇图经

校正：原附雉条，今分出。

【释名】　白鹎音寒。**闲客**〔时珍曰〕按张华云：行止闲暇，故曰鹇。李昉命为闲客，薛氏以为雉类，汪氏以为白雉。按尔雅白雉名鹎，南人呼闲字如寒，则鹇即鹎音之转也。当作白鹎，如锦鸡谓之文鹎也。鹎者，羽美之貌。又西京杂记云：南粤王献白鹇、黑鹇各一。盖雉亦有黑色者，名鸬雉，彼通呼为鹎矣。

【集解】　〔颂曰〕白鹇出江南，雉类也。白色，而背有细黑文。可畜，彼人亦食之。〔颖曰〕即白雉也。〔时珍曰〕鹇似山鸡而色白，有黑文如涟漪，尾长三四尺，体备冠距，红颊赤嘴丹爪，其性耿介。李太白言其卵可以鸡伏。亦有黑鹇。

肉

【主治】　甘，平，无毒。

【主治】　补中解毒。汪颖。

鹧鸪唐本草

【释名】　越雉〔时珍曰〕按禽经云：随阳，越雉也。飞必南翥。晋安曰怀南，江左曰逐影。张华注云：鹧鸪其名自呼，飞必南向。虽东西回翔，开翅之始，必先南翥。其志怀南，不徂北也。

【集解】　〔孔志约曰〕鹧鸪生江南。行似母鸡，鸣云“钩辀格磔”者是。有鸟相似，不作此鸣者，则非矣。〔颂曰〕今江西、闽广、蜀夔州郡皆有之。形似母鸡，头如鹑，臆前有白圆点如真珠，背毛有紫赤浪文。〔时珍曰〕鹧鸪性畏霜露，早晚稀出，夜栖以木叶蔽身。多对啼，今俗谓其鸣曰“行不得哥”也。其性好洁，猎人因以糯竿粘之。或用媒诱取。南人专以炙食充庖，云肉白而脆，味胜鸡、雉。

肉

【气味】　甘，温，无毒。〔日华曰〕微毒。〔诜曰〕不可与竹笋同食，令人小腹胀。自死者不可食。或言此鸟，天地之神每月取一只飨至尊，所以自死者不可食。

【主治】　岭南野葛、菌子毒，生金毒，及温疟久病欲死者，合毛熬酒渍服之。或生捣取汁服，最良。唐本。**酒服，主蛊气欲死。**日华。**能利**[①]**五脏，益心力聪明。**孟诜。

【发明】　〔时珍曰〕按南唐书云：丞相冯延巳，苦脑痛不已。太医吴廷绍曰：公多食山鸡、鹧鸪，其毒发也。投以甘草汤而愈。此物多食乌头、半夏苗，故以此解其毒尔。又类说云：杨玄之通判广州，归楚州。因多食鹧鸪，遂病咽喉间生痈，溃而脓血不止，寝食俱废。医者束手。适杨吉老赴郡，邀诊之，曰：但先啖生姜一斤，乃可投药。初食觉甘香，至半斤觉稍宽，尽一斤，觉辛辣，粥食入口，了无滞碍。此鸟好啖半夏，毒[②]发耳，故以姜制之也。观此二说，则鹧鸪多食，亦有微毒矣；而其功用又能解毒解蛊，功过不相掩也。凡鸟兽自死者，皆有毒，不可食，为其受厉气也。何独鹧鸪即神取飨

---

① 利：《证类本草》卷十九作“补”。

② 毒：此上《医说》卷六有“久而”二字。

帝乎。鄙哉其言也。

脂膏

【主治】 **涂手皲瘃，令不龟裂。**苏颂。

竹鸡拾遗

【释名】 **山菌子**藏器**鸡头鹘**苏东坡**集泥滑滑**〔颖曰〕山菌子即竹鸡也。〔时珍曰〕菌子，味美如菌也。蜀人呼为鸡头鹘，南人呼为泥滑滑，因其声也。

【集解】 〔藏器曰〕山菌子生江东山林间。状如小鸡，无尾。〔时珍曰〕竹鸡今江南川广处处有之，多居竹林。形比鹧鸪差小，褐色多斑，赤文。其性好啼，见其侪必斗。捕者以媒诱其斗，因而网之。谚云：家有竹鸡啼，白蚁化为泥。盖好食蚁也。亦辟壁虱。

【附录】 **杉鸡**〔时珍曰〕按临海异物志云：闽越有杉鸡，常居杉树下。头上有长黄毛，冠颊正青色，如垂缕可食，如竹鸡。

肉

【气味】 **甘，平，无毒。**〔时珍曰〕按唐小说云：崔魏公暴亡。太医梁新诊之，曰：中食毒也。仆曰：好食竹鸡。新曰：竹鸡多食半夏苗也。命捣姜汁折齿灌之，遂苏。则吴廷绍、杨吉老之治鹧毒，盖祖乎此。

【主治】 **野鸡病，杀虫，煮炙食之。**藏器。

英鸡拾遗

【集解】 〔藏器曰〕英鸡出泽州有石英处，常食碎石英。状如鸡而短尾，体热无毛，腹下毛赤，飞翔不远，肠中常有石英。人食之，取英之功也。今人以石英末饲鸡，取卵食，终不及此。

肉

【气味】 **甘，温，无毒。**

【主治】 **益阳道，补虚损，令人肥健悦泽，能食，不患冷，常有实气而不发也。**藏器。

秧鸡食物

【集解】 〔时珍曰〕秧鸡大如小鸡，白颊，长嘴短尾，背有白斑。多居田泽畔。夏至后夜鸣达旦，秋后即止。一种䳼音邓鸡，亦秧鸡之类也。大如鸡而长脚红冠。雄者大而色褐，雌者稍小而色斑。秋月即无，其声甚大，人并食之。

肉

【气味】 **甘，温，无毒。**

【主治】 **蚁瘘。**汪颖。

鹑嘉祐

【释名】 〔时珍曰〕鹑性淳，窜伏浅草，无常居而有常匹，随地而安，庄子所谓圣人鹑居是矣。其行遇小草即旋避之，亦可谓淳矣。其子曰鸡。〔宗奭曰〕其卵初生谓之罗鹑，至秋初谓之早秋，中秋已后谓之白唐，一物四名也。

【集解】 〔禹锡曰〕鹑，蛤蟆所化也。杨亿谈苑云：至道二年夏秋，汴人鬻鹑者，车载积市，皆蛙所化，犹有未全变者，列子所谓蛙变为鹑也。〔宗奭曰〕鹑有雌雄，常于田野屡得其卵，何得言化也。〔时珍曰〕鹑大如鸡雏，头细而无尾，毛有斑点，甚肥。雄者足高，雌者足卑。其性畏寒，其在田野，夜则群飞，昼则草伏。人能以声呼取之，畜令斗抟。万毕术云：蛤蟆得瓜化为鹑。交州记云：南海有黄鱼，九月变为鹑。以盐炙食甚肥美。盖鹑始化成，终以卵生，故四时常有之。鴽则始由鼠化，终复为鼠，故夏有冬无。

肉

【气味】 **甘，平，无毒。**〔禹锡曰〕

四月以前未堪食。不可合猪肝[①] 食，令人生黑子；合菌子食，令人发痔。

【主治】 **补五脏，益中续气，实筋骨，耐寒暑，消结热。和小豆、生姜煮食，止泄痢。酥煎食，令人下焦肥。**嘉祐。**小儿患疳，及下痢五色，旦旦食之，有效。**寇宗奭。

【发明】 〔时珍曰〕按董炳集验方云：魏秀才妻，病腹大如鼓，四肢骨立，不能贴席，惟衣被悬卧。谷食不下者数日矣。忽思鹑食，如法进之，遂运剧。少顷雨汗。莫能言，但有更衣状。扶而圊，小便突出白液，凝如鹅脂。如此数次，下尽遂起。此盖中焦湿热积久所致也。详本草鹑解结，疗小儿疳，亦理固然也。董氏所说如此。时珍谨按：鹑乃蛙化，气性相同，蛙与蛤蟆皆解热治疳，利水消肿，则鹑之消鼓胀，盖亦同功云。

鷃拾遗

【释名】 **鹌**一作鶕。**鴳**音宁。**鴽**音如。**鴳**〔时珍曰〕鷃不木处，可谓安宁自如矣。庄子所谓腾跃不过数仞，下翔蓬蒿之间者也。张华注禽经谓之篱鷃，即此。鹌则鷃音之转也。青州谓之鴾母，亦曰鷃雀。又鴳有九种，此其一也。

【集解】 〔藏器曰〕鷃是小鸟，鹑类也。一名鴽。郑玄注礼记"雉、兔、鹑、鷃"，以鷃为鴽。人多食之。〔时珍曰〕鷃，候鸟也。常晨鸣如鸡，趋民收麦，行者以为候。春秋运斗枢云"立春、雨水鹑鹌鸣"是矣。鹌与鹑两物也。形状相似，俱黑色，但无斑者为鹌也。今人总以鹌鹑名之。按夏小正云：三月田鼠化为鴽。八月鴽化为田鼠，注云：鹌也。尔雅云：鹑子，鴔；鴽子，鸋。注云：鹌，鹑属也。鴽，鹌也。礼记云：鹑羹，鴽酿之以蓼。注云：鴽小，不可为羹，以酒蓼酿之，蒸煮食也。据数说，则鹑与鹌为两物明矣。因其俱在田野，而形状仿佛，故不知别之。则夫鹑也，始由蛤蟆、海鱼所化，终即自卵生，故有斑而四时常有焉；鷃也，始由鼠化，终复为鼠，故无斑而夏有冬无焉。本原既殊，性疗当别，何可混邪。

肉

【气味】 **甘，平，无毒。**

【主治】 **诸疮阴䘌。煮食去热。**时珍。

鹬音述。拾遗

【集解】 〔藏器曰〕鹬如鹑，色苍觜长，在泥涂间作鹬鹬声，村民云田鸡所化，亦鹌鹑类也。苏秦所谓鹬蚌相持者，即此。〔时珍曰〕说文云：鹬知天将雨则鸣，故知天文者冠鹬。今田野间有小鸟，未雨则啼者是矣。与翡翠同名而物异。

肉

【气味】 **甘，温，无毒。**

【主治】 **补虚，甚暖人。**藏器。

鸽宋嘉祐

【释名】 **鹁鸽**食疗**飞奴**〔时珍曰〕鸽性淫而易合，故名。鹁者，其声也。张九龄以鸽传书，目为飞奴。梵书名迦布德迦。

【集解】 〔宗奭曰〕鸽之毛色，于禽中品第最多，惟白鸽入药。凡鸟皆雄乘雌，此独雌乘雄，故其性最淫。〔时珍曰〕处处人家畜之，亦有野鸽。名品虽多，大要毛羽不过青、白、皂、绿、鹊斑数色。眼目有大小，黄、赤、绿色而已。亦与鸠为匹偶。

白鸽肉

① 肝：《证类本草》卷十九作"肉"。

【气味】 **咸，平，无毒。**〔诜曰〕暖。

【主治】 **解诸药毒，及人、马久患疥，食之立愈。**嘉祐。**调精益气，治恶疮疥癣，风瘙白癜，疬疡风，炒熟酒服。虽益人，食多恐减药力。**孟诜。

【附方】 旧一，新一。**消渴饮水**不知足。用白花鸽一只，切作小片，以土苏煎，含咽。心镜。**预解痘毒**每至除夜，以白鸽煮炙饲儿，仍以毛煎汤浴之，则出痘稀少。

血

【主治】 **解诸药、百蛊毒。**时珍。出事林广记。

卵

【主治】 **解疮毒、痘毒。**时珍。

【附方】 新一。**预解痘毒**小儿食之，永不出痘，或出亦稀。用白鸽卵一对，入竹筒封，置厕中，半月取出，以卵白和辰砂三钱，丸绿豆大。每服三十丸，三豆饮下，毒从大小便出也。潜江方。

屎名左盘龙〔时珍曰〕野鸽者尤良。其屎皆左盘，故宣明方谓之左盘龙也。

【气味】 **辛，温，微毒。**

【主治】 **人、马疥疮，炒研傅之。驴、马，和草饲之。**嘉祐。**消肿及腹中痞块。**汪颖。**消瘰疬诸疮，疗破伤风及阴毒垂死者，杀虫。**时珍。

【附方】 旧四，新六。**带下排脓**〔宗奭曰〕野鸽粪一两，炒微焦，白术、麝香各一分，赤芍药、青木香各半两，延胡索炒赤一两，柴胡三分，为末。温无灰酒空心调服一钱。候脓尽即止，后服补子脏药。**破伤中风**病传入里。用左蟠龙即野鸽粪、江鳔、白僵蚕各炒半钱，雄黄一钱，为末。蒸饼丸梧子大。每服十五丸。温酒下，取效。保命集。**阴症腹痛**面青甚者。鸽子粪一大抄，研末，极热酒一钟，和匀澄清，顿服即愈。刘氏。**蛊毒腹痛**白鸽屎烧研，饮和服之。外台。**冷气心痛**鸽屎烧存性，酒服一钱，即止。**项上瘰疬**左盘龙，炒研末，饭和丸梧桐子大。每服三五十丸，米饮下。张子和方。**头痒生疮**白鸽屎五合，醋煮三沸。杵傅之，日三上。圣惠。**头疮白秃**鸽粪研末傅之，先以醋、泔洗净。亦可烧研掺之。同上。**反花疮毒**初生恶肉如米粒，破之血出，肉随生，有以出于外。用鹁鸽屎三两，炒黄为末。温浆水洗，后傅之。圣惠方。**鹅掌风**鸽屎白、雄鸡屎，炒研，煎水日洗。

突厥雀拾遗

【释名】 **䳉鸠**音夺。**寇雉**〔藏器曰〕雀从北来，当有贼下，边人候之，故名。〔时珍曰〕案唐书云：高宗时，突厥犯塞，有鸣䳉**群飞入塞。边人惊曰：此鸟一名突厥雀，南飞则突厥必入寇，已而果然。案此即尔雅“䳉鸠，寇雉”**也。然则夺寇之义，亦由此矣。

【集解】 〔藏器曰〕突厥雀，生塞北，状如雀而身赤。〔时珍曰〕案郭璞云：䳉鸠生北方沙漠地。大如鸽，形似雌雉，鼠脚无后趾，岐尾。为鸟憨急群飞。张华云：䳉**生关西。飞则雌前雄后，随其行止。庄周云：**青䳉，**爱其子而忘其母。**

肉

【气味】 **甘，热，无毒。**

【主治】 **补虚暖中。**藏器。

雀别录中品

【释名】 **瓦雀** **宾雀**〔时珍曰〕雀，短尾小鸟也。故字从小，从隹。隹音锥，短尾也。栖宿檐瓦之间，驯近阶除之际，如宾客然，故曰瓦雀、宾雀，又谓之嘉宾也。俗呼老而斑者为麻雀，小而黄口者为黄雀。

【集解】 〔时珍曰〕雀，处处有之。羽毛斑褐，颔嘴皆黑。头如颗蒜，目如擘椒。尾长二寸许，爪距黄白色，跃而不步。其视惊瞿，其目夜盲，其卵有斑，其性最淫。小者名黄雀，八九月群飞田间。体绝肥，背有脂如披绵。性味皆同，可以炙食，作鲊甚美。案逸周书云：季秋雀入大水为蛤。雀不入水，国多淫泆。又临海异物志云：南海有黄雀鱼，常以八月化为黄雀，十月入海为鱼。则所谓雀化蛤者盖此类。若家雀则未常变化也。又有白雀，纬书以为瑞应所感。

肉

【气味】 **甘，温，无毒。**〔弘景曰〕雀肉不可合李食，不可合诸肝① 食。妊妇食雀肉饮酒，令子多淫。食雀肉、豆酱，令子面䵟，凡服白术人忌之。

【主治】 **冬三月食之。起阳道，令人有子。**藏器。**壮阳益气，暖腰膝，缩小便，治血崩带下。**日华。**益精髓。续五脏不足气。宜常食之，不可停辍。**孟诜。

【发明】 〔宗奭曰〕正月以前、十月以后，宜食之，取其阴阳静定未泄也。故卵亦取第一番者。〔颂曰〕今人取雀肉和蛇床子熬膏，和药丸服，补下有效，谓之驿马丸。此法起于唐世，云明皇服之有验。〔时珍曰〕圣济总录治虚寒雀附丸，用肥雀肉三四十枚，同附子熬膏丸药，亦祖此意也。

【附方】 新八。**补益老人**治老人脏腑虚损羸瘦，阳气乏弱。雀儿五只如常治，粟米一合，葱白三茎，先炒雀熟，入酒一合，煮少时，入水二盏，下葱、米作粥食。食治方。**心气劳伤**朱雀汤：治心气劳伤，因变诸疾。用雄雀一只，取肉炙，赤小豆一合，人参、赤茯苓、大枣肉、紫石英、小麦各一两，紫苑、远志肉、丹参各半两，甘草炙二钱半，细锉拌匀。每服三钱，用水一盏，煎六分，去滓，食远温服。奇效方。**肾冷偏坠**疝气。用生雀三枚，撩毛去肠，勿洗，以舶上茴香三钱，胡椒一钱，缩砂、桂肉各二钱，入肚内，湿纸裹，煨熟，空心食之，酒下良。直指方。**小肠疝气**用带毛雀儿一枚去肠，入金丝矾末五钱缝合，以桑柴火煨成炭，为末。空心无灰酒服。年深者，二服愈。瑞竹堂方。**赤白痢下**腊月取雀儿，去肠肚皮毛，以巴豆仁一枚入肚内，瓶固济，煅存性，研末。以好酒煮黄蜡百沸，取蜡和丸梧子大。每服一二十丸。红痢，甘草汤下；白痢，干姜汤下。普济方。**内外目障**治目昏生翳，远视似有黑花，及内障不见物。用雀儿十个，去翅足嘴，连肠胃骨肉研烂，磁石煅醋淬七次水飞、神曲炒、青盐、肉苁蓉酒浸炙各一两，菟丝子酒浸三日晒三两，为末。以酒二升，少入炼蜜，同雀、盐研膏和丸梧子大。每温酒下二十丸，日二服。圣惠方。

雀卵

【气味】 **酸，温，无毒。五月取之。**

【主治】 **下气，男子阴痿不起，强之令热，多精有子。**别录。**和天雄、菟丝子末为丸，空心酒下五丸，治男子阴痿不起，女子带下，便溺不利，除疝瘕。**孟诜。

【发明】 〔弘景曰〕雀利阴阳，故卵亦然。术云：雀卵和天雄服之，令茎不衰。〔颂曰〕按素问云：胸胁支满者，妨于食，病至则先闻臊臭，出清液，先唾血，四肢清，目眩，时时前后血。病名血枯，得之年少时，有所大脱血，若醉入房，中气竭，肝伤，故月事衰少不来。治之以乌鲗鱼骨、藘茹，二物并合之，丸以雀卵，大如小豆，以五丸为后饭，饮鲍鱼

① 诸肝：《证类本草》卷十九作“酱”。

汁，以利肠中及伤肝也。饮后药先为后饭。本草三药并不治血枯，而经法用之，是攻其所生所起耳。〔时珍曰〕今人知雀卵能益男子阳虚，不知能治女子血枯，盖雀卵益精血耳。

肝

【主治】　**肾虚阳弱**。圣惠四雄丸用之。

头血

【主治】　**雀盲**。别录。〔弘景曰〕雀盲，乃人患黄昏时无所见，如雀目夜盲也。日二，取血点之。

脑

【气味】　**平**。

【主治】　**绵裹塞耳，治聋。又涂冻疮**。孟诜。〔时珍曰〕按张子和方：腊月雀脑烧灰，油调涂之。亦可。

喙及脚胫骨

【主治】　**小儿乳癖，每用一具煮汁服。或烧灰，米饮调服**。时珍。

雄雀屎，一名白丁香俗名青丹拾遗雀苏炮炙论。

【修治】　〔日华曰〕凡鸟左翼掩右[1]者是雄，其屎头尖挺直。〔敩曰〕凡使，勿用雀儿粪。雀儿口黄，未经淫者也。其雀苏底坐尖在上是雄，两头圆者是雌，阴人使雄，阳人使雌。腊月采得，去两畔附着者，钵中研细，以甘草水浸一夜，去水焙干用。〔时珍曰〕别录止用雄雀屎，雌雄分用，则出自雷氏也。

【气味】　**苦，温，微毒**。

【主治】　**疗目痛，决痈疽，女子带下，溺不利，除疝瘕**。别录。**疗龋齿**。陶弘景。**和首生男子乳点目中，胬肉、赤脉贯瞳子者即消，神效。和蜜丸服，治癥瘕久痼诸[2]病。和少干姜服之，大肥悦人**。苏恭。**痈疖[3]不溃者，点涂即溃。急黄欲死者，汤化服之立苏。腹中痃癖、诸块、伏梁者。和干姜、桂心、艾叶为丸服之，能令消烂**。藏器。**和天雄、干姜丸服，能强阴**。孟诜。**消积除胀，通咽塞口噤，女人乳肿，疮疡中风，风虫牙痛**。

【发明】　〔时珍曰〕雀食诸谷，易致消化。故所治疝瘕积胀痃癖，及目翳胬肉，痈疽疮疖，咽噤齿龋诸症，皆取其能消烂之义也。

【附方】　旧六，新八。**霍乱不通**胀闷欲死，因伤饱取凉者。用雄雀粪二十一粒，研末，温酒服。未效，再服。总录。**目中翳膜**治目热生赤白膜。以雄雀屎和人乳点上，自烂。肘后方。**风虫牙痛**雄雀屎，绵裹塞孔中，日二易之，效。外台。**咽喉噤塞**雄雀屎末，温水灌半钱。外台。**小儿口噤**中风。用雀屎，水丸麻子大。饮下二丸，即愈。千金方。**小儿不乳**用雀屎四枚末之，与[4]吮。总微。**小儿痘黶**白丁香末，入麝少许，米饮服一钱。保幼大全。**妇人吹乳**白丁香半两，为末。以温酒服一钱。圣惠。**破伤风疮**作白痂无血者，杀人最急。以雄雀粪直者研末，热酒服半钱。普济。**破决痈疖**诸痈已成脓，惧针者。取雀屎涂疮头，即易决。梅师方。**瘭疮作痛**用雀屎、燕窠土研，傅之。直指。**浸淫疮癣**洗净，以雀屎、酱瓣和研，日涂之。千金翼。**喉痹乳蛾**白丁香二十个，以沙糖和作三丸。每以一丸绵裹含咽，即时遂愈。甚者不过两[5]丸，极有奇效。普济方。**面鼻酒皶**[6]白丁香十二粒，蜜半

---

① 左翼掩右：《证类本草》卷十九引《日华子本草》作“右翼掩左”。

② 诸：《证类本草》卷十九作“冷”。

③ 疖：《证类本草》卷十九作“苦”。

④ 与：此上《小儿卫生总微论方·难乳论》有“着乳上”三字。

⑤ 两：原作“一”，字误，今据《普济方》卷六十一改。

⑥ 面鼻酒皶：《普济方》卷五十一作“面疮酒刺”。

两，早夜点，久久自去。圣惠。

蒿雀拾遗

【集解】 〔藏器曰〕蒿雀似雀，青黑色，在蒿间，塞外弥多。食之，美于诸雀。

肉

【气味】 **甘，温，无毒。**

【主治】 **食之，益阳道，补精髓。**藏器。

脑

【主治】 **涂冻疮，手足不皲。**藏器。

巧妇鸟拾遗

【释名】 **鹪鹩**诗疏**桃虫**诗经**蒙鸠**荀子**女匠**方言**黄脰雀**俗。〔时珍曰〕按尔雅云：桃虫，鹪。其雌曰鴱。扬雄方言云：自关而东谓之巧雀[①]，或谓之女匠。自关而西谓之襪雀，或谓之巧女[②]。燕人谓之巧妇[③]。江东谓之桃雀，亦曰有呼[④]。鸠性拙，鹪性巧，故得诸名。

【集解】 〔藏器曰〕巧妇小于雀，在林薮间为窠。窠如小袋。〔时珍曰〕鹪鹩处处有之。生蒿木之间，居藩篱之上，状似黄雀而小，灰色有斑，声如吹嘘，喙如利锥。取茅苇毛而窠，大如鸡卵，而系之以麻发，至为精密。悬于树上，或一房、二房。故曰巢林不过一枝，每食不过数粒。小人畜驯，教其作戏也。又一种鴟鹩，尔雅谓之剖苇。似雀而青灰斑色，长尾，好食苇蠹，亦鹪类也。

肉

【气味】 **甘，温，无毒。**

【主治】 **炙食甚美，令人聪明。**汪颖。

窠

【主治】 **烧烟熏手，令妇人巧[⑤]。**藏器。**治膈气噎疾。以一枚烧灰酒服，或一服三钱，神验。**时珍。出卫生易简方。

燕别录中品

【释名】 **乙鸟**说文**玄鸟**礼记**鸷鸟**古今注**鷾鸸**庄子**游波**炮炙论**天女**易占。〔时珍曰〕燕字篆文象形。乙者，其鸣自呼也。玄，其色也。鹰鹞食之则死，能制海东青鹘，故有鸷鸟之称。能兴波祈雨，故有游波之号，雷敩云“海竭江枯，投游波而立泛”，是矣。京房云：人见白燕，主生贵女，故燕名天女。

【集解】 〔别录曰〕燕生高山平谷。〔弘景曰〕燕有两种：紫胸轻小者是越燕，不入药用；胸斑黑而声大者，是胡燕，可入药用。胡燕作窠长，能容二匹绢者，令人家富也。若窠户北向而 屈色白者，是数百岁燕，仙经谓之肉芝，食之延年。〔时珍曰〕燕大如雀而身长，籋口丰颔，布翅歧尾，背飞向宿，营巢避戊巳日，春社来，秋社去。其来也，衔泥巢于屋宇之下；其去也，伏气蛰于窟穴之中。或谓其渡海者，谬谈也。玄鸟至时祈高禖，可以求嗣，或以为吞燕卵而生子者，怪说也。或云燕蛰于井底，燕不入屋，井虚也。燕巢有艾则不居。凡狐貉皮毛，见燕则毛脱。物理使然。

肉

【气味】 **酸，平，有毒。**〔弘景曰〕燕肉不可食，损人神气，入水为蛟龙。亦不宜杀之。〔时珍曰〕淮南子言燕入为蜃蛤，故高诱注谓蛟龙嗜燕，人食燕者不可入水，而祈祷家用燕召龙。窃谓燕乃蛰而

---

① 巧雀：《方言》卷八作“工爵”。

② 或谓之巧女：此五字，今《方言》无。

③ 燕人谓之巧妇：此六字，今《方言》无。

④ 有呼：《方言》卷八郭璞注云：“江东呼布母”。

⑤ 巧：此下原有“蚕”字，与文义不属，今据《证类本草》卷十九删。

不化者，化蛤之说未审然否。但燕肉既有毒，自不必食之。

【主治】 **出痔虫、疮虫。**别录。

胡燕卵黄

【主治】 **卒水浮肿，每吞十枚。**别录。

秦燕毛

【主治】 **解诸药毒。取二七枚烧灰，水服。**时珍。

屎

【气味】 **辛，平，有毒。**

【主治】 **蛊毒鬼疰，逐不祥邪气，破五癃，利小便，熬香用之。**别录。〔颂曰〕胡洽治疰病，青羊脂丸中用之。**疗痔，杀虫，去目翳**。苏恭。**治口疮、疟疾。**孙思邈。**作汤，浴小儿惊痫。**弘景。

【附方】 旧三，新三。**解蛊毒**〔藏器曰〕取燕屎三合炒，独蒜去皮十枚和捣，丸梧子大。每服三丸，蛊当随利而出。**厌疟疾**〔藏器曰〕燕屎方寸匕，发日平旦和酒一升，令病人两手捧住吸气。慎勿入口，害人。**下石淋**用燕屎末，以冷水服五钱。旦服，至食时，当尿石水下。**通小便**用燕屎、豆豉各一合，糊丸梧子大。每白汤下三丸，日三服。千金。**止牙痛**用燕子屎，丸梧桐子大。于疼处咬之，丸化即疼止。袖珍。**小儿卒惊**似有痛处而不知。用燕窠中粪，煎汤洗浴之。救急方。

窠中土见土部。

燕蓐草即窠草。见草部之九。

石燕日华

【释名】 **土燕**纲目。

【集解】 〔诜曰〕石燕在乳穴石洞中者。冬月采之，堪食。余月，止可治病。〔炳曰〕石燕似蝙蝠，口方，食石乳汁。〔时珍曰〕此非石部之石燕也。广志云：燕有三种，此则土燕乳于岩穴者是矣。

肉

【气味】 **甘，暖，无毒。**

【主治】 **壮阳，暖腰膝，添精补髓，益气，润皮肤，缩小便，御风寒、岚瘴、温疫气。**日华。〔诜曰〕治法：取石燕二七枚，和五味炒熟，以酒一斗浸三日。每夜卧时饮一二盏，甚能补益，令人健力能食。

伏翼本经上品

校正：〔时珍曰〕本经上品有伏翼条，又有天鼠屎，今依李当之本草合而为一。

【释名】 **蝙蝠**音编福。**天鼠**本经**仙鼠**唐本**飞鼠**宋本**夜燕**〔恭曰〕伏翼者，以其昼伏有翼也。〔时珍曰〕伏翼，尔雅作服翼，齐人呼为仙鼠，仙经列为肉芝。

【集解】 〔别录曰〕伏翼生太山川谷，及人家屋间。立夏后采，阴干。天鼠屎生合浦山谷。十一月、十二月采。〔弘景曰〕伏翼非白色倒悬者，不可服。〔恭曰〕伏翼即仙鼠也。在山孔中食诸乳石精汁，皆千岁，纯白如雪，头上有冠，大如鸠、鹊。阴干服之，令人肥健长生，寿千岁。其大如鹑，未白者已百岁，而并倒悬，其脑重也。其屎皆白色，入药当用此屎。〔颂曰〕恭说乃仙经所谓肉芝者，然今蝙蝠多生古屋中，白而大者盖稀。其屎亦有白色，料其出乳石孔者，当应如此耳。〔宗奭曰〕伏翼白日亦能飞，但畏鸷鸟不敢出耳。此物善服气，故能寿。冬月不食，可知矣。〔时珍曰〕伏翼形似鼠，灰黑色。有薄肉翅，连合四足及尾如一。夏出冬蛰，日伏夜飞，食蚊蚋。自能生育，或云鼍虱化蝠，鼠亦化蝠，蝠又化魁蛤，恐不尽然。生乳穴者甚大。或云燕避戊巳，蝠伏庚申，此理之不可晓者也。若夫白色者，自有此种尔。仙经以为千百岁，服之令人不死者，乃方士诳言也。陶氏、苏氏从而信之，迂矣。按李石续博物志云：唐·陈子真得白蝙蝠大如鸦，服之，一夕大泄而死。又宋·刘亮得白蝙蝠、白蟾蜍[①]仙丹，服之立死。呜呼！书此足以破惑矣。其说始载于抱朴子书，葛洪误世之罪，通乎天下。又唐书云：吐番有天鼠，状如雀，大如猫，皮可为裘。此则别是一种鼠，非此天鼠也。

伏翼

【修治】 〔敩曰〕凡使要重一斤者，先拭去肉上毛，及去爪、肠，留肉、翅并嘴、脚。以好酒浸一宿，取出以黄精自然汁五两，涂炙至尽，炙干用。〔时珍曰〕近世用者，多煅存性耳。

【气味】 **咸，平，无毒。**〔日华曰〕微热，有毒。〔之才曰〕苋实、云实为之使。

【主治】 **目瞑痒痛，明目，夜视有精光。久服令人喜乐媚好无忧。**本经。〔日华曰〕久服解愁。**疗五淋，利水道。**别录。**主女人生子余疾，带下病，无子。**苏恭。**治久咳上气，久疟瘰疬，金疮内漏，小儿魃病惊风。**时珍。〔藏器曰〕五月五日，取倒悬者晒干，和桂心、薰陆香烧烟，辟蚊子。夜明砂、鳖甲为末，烧烟，亦辟蚊。

【发明】 〔时珍曰〕蝙蝠性能泻人，故陈子真等服之皆致死。观后治金疮方，皆致下利，其毒可知。本经谓其无毒，久服喜乐无忧，日华云久服解愁者，皆误后世之言。适足以增忧益愁而已。治病可也，服食不可也。

【附方】 旧三，新八。**仙乳丸**治上焦热，昼常好瞑。用伏翼五两重一枚，连肠胃炙燥，云实炒五两，威灵仙三两，牵牛炒、苋实各二两，丹砂、铅丹各一两，腻粉半两，为末，蜜丸绿豆大。每服七丸，木通汤下，以知为度。普济。**久咳上气十年、二十年**，诸药不效。用蝙蝠除翅、足，烧焦研末。米饮服之。百一方。**久疟不止**范汪方用蝙蝠七个，去头、翅、足，捣千下，丸梧子大。每服一丸，清汤下。鸡鸣时一丸，禺中一丸。**久疟不止**伏翼丸：蝙蝠一枚炙，蛇蜕皮一条烧，蜘蛛一枚去足炙，鳖甲一枚醋炙，麝香半钱为末。五月五日午时研匀，入炼蜜和，丸麻子大。每温酒下五丸。圣惠方。**小儿惊痫**用入蛰蝙蝠一个，入成块朱砂三钱在腹内，以新瓦合，煅存性，候冷为末。空心分四服，儿小分五服，白汤下。医学集成。**小儿慢惊**返魂丹：治小儿慢惊，及天吊夜啼。用蝙蝠一枚，去肠、翅，炙黄焦，人中白、干蝎焙、麝香各一分，为末，炼蜜丸绿豆大。每服乳汁下三丸。圣惠方。**多年瘰疬**不愈，神效方：用蝙蝠一个，猫头一个，俱撒上黑豆，烧至骨化，为末掺之，干即油调傅，内服连翘汤。集要。**金疮出血**不止，成内漏。用蝙蝠二枚，烧末。水服方寸匕，当下水而血消也。鬼遗方。**腋下胡臭**用蝙蝠一个，以赤石脂末半两涂遍，黄泥包固，晒干煅存性。以田螺水调涂下，待毒气上冲，急服下药，行一二次妙。乾坤秘韫。**干血气痛**蝙蝠一个，烧存性。每酒服一钱，即愈。生生编。**妇人断产**蝙蝠一个烧研，以五朝酒浮调下。摘玄方。

脑

【主治】 **涂面，去女子面疱。服之，令人不忘。**藏器。

血及胆

【主治】 **滴目，令人不睡，夜中见物。**藏器。〔弘景曰〕伏翼目及胆，术家用为洞视法。

---

① 蜍：此下《续博物志》卷六有“合”字。

天鼠屎本经

【释名】 **鼠法**本经**石肝**同上**夜明砂**日华**黑砂星**〔弘景曰〕方家不用，俗不识也。〔李当之曰〕即伏翼屎也，方言名天鼠尔。

【修治】 〔时珍曰〕凡采得，以水淘去灰土恶气，取细砂晒干焙用。其砂乃蚊蚋眼也。

【气味】 **辛，寒。无毒**。〔之才曰〕恶白敛、白微。

【主治】 **面痈肿，皮肤洗洗时痛，腹中血气，破寒热积聚，除惊悸**。本经。**去面上黑皯**。别录。**烧灰，酒服方寸匕，下死胎**。苏恭。**炒服，治瘰疬**。日华。**治马扑损痛，以三枚投热酒一升，取清服立止，数服便瘥**。〔苏颂〕出续传信方。**熬捣为末，拌饭与一岁至两岁小儿食之，治无辜病，甚验**。慎微。**治疳有效**。宗奭。**治目盲障翳，明目除疟**。时珍。

【发明】 〔时珍曰〕夜明砂及蝙蝠，皆厥阴肝经血分药也，能活血消积。故所治目翳盲障，疟魃疳惊，淋带，瘰疬痈肿，皆厥阴之病也。按类说云：定海徐道亨患赤眼，食蟹遂成内障。五年忽梦一僧，以药水洗之，令服羊肝丸。求其方。僧曰：用洗净夜明砂、当归、蝉蜕、木贼去节各一两，为末。黑羊肝四两，水煮烂和丸梧子大。食后熟水下五十丸。如法服之，遂复明也。

【附方】 旧一，新十三。**内外障翳**夜明砂末，化入猪肝内，煮食饮汁，效。直指方。**青盲不见**夜明砂，糯米炒黄一两，柏叶炙一两，为末，牛胆汁和丸梧子大。每夜卧时，竹叶汤下二十丸；至五更，米饮下二十丸，瘥乃止。圣惠。**小儿雀目**夜明砂一两，炒研，猪胆汁和丸绿豆大。每米饮下五丸。一方：加黄芩等分为末。米泔煮猪肝，取汁调服半钱。**五疟不止**圣惠用夜明砂末，每冷茶服一钱，立效。又方：治疟发作无时，经久不瘥。用蝙蝠粪五十粒，朱砂半两，麝香一钱为末，糯米饭丸小豆大，未发时，白汤下十丸。**胎前疟疾**夜明砂末三钱，空心温酒服。经验秘方。**咳嗽不止**蝙蝠去翅足，烧焦为末，一钱，食后白汤下。寿域神方。**小儿魃病**以红纱袋盛夜明砂，佩之。直指方。**一切疳毒**夜明砂五钱，入瓦瓶内，以精猪肉三两薄切，入瓶内，水煮熟。午前以肉与儿食，饮其汁，取下腹中胎毒。次用生姜四两，和皮切炒，同黄连末一两，糊丸黍米大，米饮服，日三次。全幼心鉴。**聤耳出汁**夜明砂二钱，麝香一字，为末。拭净掺之。圣惠。**溃肿排脓**夜明砂一两，桂半两，乳香一分，为末，入干砂糖半两。井水调傅。直指方。**腋下胡臭**夜明砂末，豉汁调[①]。**风蚛牙痛**夜明砂炒、吴茱萸汤泡炒，等分为末，蟾酥和丸麻子大。绵裹二丸含之，吐涎。普济方。

鸓鼠累、垒二音。本经下品

校正：鸓鼠原在兽部，今据尔雅、说文移入禽部。

【释名】 **鼺鼠**本经**鼯鼠**尔雅**耳鼠**山海经**夷由**尔雅**鹎禽**经**飞生鸟**弘景。〔时珍曰〕案许慎说文云：鸓，飞走且乳[②]之鸟也。故字从鸟，又名飞生。本经从鼠，以形似也。此物肉翅连尾，飞不能上，易至礧坠，故谓之鸓。俗谓痴物为鸓，义取乎此，亦名鼯鼠，与蝼蛄同名。

【集解】 〔别录曰〕鸓鼠生山都平谷。〔弘景曰〕此鼠即鼯鼠飞生鸟也。状

---

① 调：此下《仁斋直指方论》卷二十六有“傅”字。

② 飞走且乳：《尔雅·释鸟·鼯鼠》郭璞注“飞且乳，亦谓之飞生”。

如蝙蝠，大如鸱鸢，毛紫色暗，夜行飞[①]。人取其皮毛与产妇持之，令易生。〔颂曰〕今湖岭山中多有之。南人见之，多以为怪。〔宗奭曰〕关西山中甚有。毛极密，但向下飞，不能致远。人捕取皮为暖帽。〔时珍曰〕案郭氏注尔雅云：鼯鼠状如小狐，似蝙蝠肉翅四足。翅、尾、项、胁毛皆紫赤色，背上苍艾色，腹下黄色，喙、颔杂白色。脚短爪长，尾长三尺许。飞而乳子，子即随母后。声如人呼，食火烟。能从高赴下，不能从下上高。性喜夜鸣。山海经云：耳鼠状如鼠，兔首麋身，以其尾飞。食之不眯，可御百毒。即此也。其形，翅联四足及尾，与蝠同，故曰以尾飞。生岭南者，好食龙眼。

【气味】 **微温，有毒。**

【主治】 **堕胎，令易产。**本经。

【发明】 〔颂曰〕人取其皮毛与产妇，临蓐时持之，令儿易生。而小品方乃入服药，用飞生一枚，槐子、故弩箭羽各十四枚合捣，丸梧子大，以酒服二丸，即易产也。〔时珍曰〕鼺能飞而且产，故寝其皮，怀其爪，皆能催生，其性相感也。济生方治难产，金液丸，用其腹下毛为丸服之。

寒号虫宋开宝

校正：自虫部移入此。

【释名】 **鹖鴠　独春　屎名五灵脂**

〔时珍曰〕杨氏丹铅录，谓寒号虫即鹖鴠，今从之。诗作盍旦，礼作曷旦，说文作鳱鴠，广志作侃旦，唐诗作渴旦，皆随义借名耳。扬雄方言云：自关而西谓之鹖鴠。自关而东谓之城旦，亦曰倒悬。周魏宋楚谓之独春。郭璞云：鹖鴠，夜鸣求旦之鸟。夏月毛盛，冬月裸体，昼夜鸣叫，故曰寒号，曰鹖旦。古刑有城旦舂，谓昼夜舂米也。故又有城旦、独春之名。月令云：仲冬，曷旦不鸣。盖冬至阳生渐暖故也。其屎名五灵脂者，谓状如凝脂而受五行之灵气也。

【集解】 〔志曰〕五灵脂出北地，寒号虫粪也。〔禹锡曰〕寒号虫四足，有肉翅不能远飞。〔颂曰〕今惟河州郡有之。五灵脂色黑如铁，采无时。〔时珍曰〕曷旦乃候时之鸟也，五台诸山甚多。其状如小鸡，四足有肉翅。夏月毛采五色，自鸣若曰：凤凰不如我，至冬毛落如鸟雏，忍寒而号曰：得过且过。其屎恒集处，气甚臊恶，粒大如豆。采之有如糊者，有粘块如糖者。人亦以沙石杂而货之。凡用以糖心润泽者为真。

肉

【气味】 **甘，温，无毒。**

【主治】 **食之，补益人。**汪颖。

五灵脂

【修治】 〔颂曰〕此物多夹沙石，绝难修治。凡用研为细末，以酒飞去沙石，晒干收用。

【气味】 **甘，温，无毒。**恶人参，损人。

【主治】 **心腹冷气，小儿五疳，辟疫，治肠风，通利气脉，女子血闭。**开宝。**疗伤冷积。**苏颂。**凡血崩过多者，半炒半生，酒服，能行血止血。治血气刺痛甚效。**震亨。**止妇人经水过多，赤带不绝，胎前产后血气诸痛，男女一切心腹、胁肋、少腹诸痛，疝痛，血痢肠风腹痛，身体血痹刺痛，肝疟发寒热，反胃消渴，及痰涎挟血成窠，血贯瞳子，血凝齿痛，重舌，小儿惊风，五痫癫疾，杀虫，解药毒，及蛇、蝎、蜈蚣伤。**时珍。

【发明】 〔宗奭曰〕五灵脂引经有功，不能生血，此物入肝最速也。尝有人

---

① 飞：此下《证类本草》卷十八有“生”字。

病目中翳，往来不定，此乃血所病也。肝受血则能视，目病不治血，为背理也。用五灵脂之药而愈。又有人被毒蛇所伤，良久昏愦。一老僧以酒调药二钱灌之，遂苏。仍以滓傅咬处，少顷复灌二钱，其苦皆去。问之，乃五灵脂一两，雄黄半两，同为末耳。其后有中蛇毒者，用之咸效。〔时珍曰〕五灵脂，足厥阴经药也。气味俱厚，阴中之阴，故入血分。肝主血，诸痛皆属于木，诸虫皆生于风。故此药能治血病，散血和血而止诸痛。治惊痫，除疟痢，消积化痰，疗疳杀虫，治血痹、血眼诸症，皆属肝经也。失笑散，不独治妇人心痛血痛；凡男女老幼，一切心腹、胁肋、少腹痛，疝气，并胎前产后，血气作痛，及血崩经溢，百药不效者，俱能奏功，屡用屡验，真近世神方也。又案李仲南云：五灵脂治崩中，非止治血之药，乃去风之剂。风，动物也。冲任经虚，被风伤袭营血，以致崩中暴下，与荆芥、防风治崩义同。方悟古人识见，深奥如此。此亦一说，但未及肝血虚滞，亦自生风之意。

【附方】 旧六，新三十一。**失笑散**治男女老少，心痛腹痛，少腹痛，小肠疝气，诸药不效者，能行能止；妇人妊娠心痛，及产后心痛、少腹痛、血气痛尤妙。用五灵脂、蒲黄等分，研末。先以醋二杯调末，熬成膏，入水一盏，煎至七分，连药热服。未止再服。一方以酒代醋。一方以醋糊和丸，童尿、酒服。和剂局方。**紫金丸**治产后恶露不快，腰痛，小腹如刺，时作寒热，头痛不思饮食；又治久有瘀血，月水不调，黄瘦不食；亦疗心痛，功与失笑散同。以五灵脂水淘净炒末一两，以好米醋调稀，慢火熬膏，入真蒲黄末和丸龙眼大。每服一丸，以水与童子小便各半盏，煎至七分，温服，少顷再服，恶露即下。血块经闭者，酒磨服之。杨氏产乳。**五灵脂散**治丈夫脾积气痛，妇人血崩诸痛。飞过五灵脂炒烟尽，研末。每服一钱，温酒调下。此药气恶难吃，烧存性乃妙也。或以酒、水、童尿煎服。名抽刀散，治产后心腹、胁肋、腰胯痛。能散恶血。如心烦口渴者，加炒蒲黄减半，霹雳酒下。肠风下血者[①]，煎乌梅、柏叶汤下。中风麻痹痛者，加草乌半钱，同童尿、水酒煎服。永类钤方。**产后血运**治产妇血运，不知人事。用五灵脂二两，半生半炒为末。每服一钱，白水调下。如口噤者，斡开灌之，入喉即愈。图经。**产后腹痛**五灵脂、香附、桃仁等分研末，醋糊丸，服一百丸。或用五灵脂末，神曲糊丸，白术、陈皮汤下。丹溪方。**儿枕作痛**五灵脂慢[②]炒，研末。酒服二钱。产宝。**血气刺痛**五灵脂生研三钱，酒一盏煎沸，热服。灵苑方。**卒暴心痛**五灵脂炒一钱半，干姜炮三分，为末。热酒服，立愈。事林广记。**心脾虫痛**不拘男女。用五灵脂、槟榔等分为末，水煎石菖蒲调服三钱。先嚼猪肉一二片。海上仙方。**小儿蛔痛**五灵脂末二钱，灵矾火飞半钱。每服一钱，水一盏，煎五分，温服。当吐虫出，愈。阎孝忠集效方。**经血不止**五灵脂炒烟尽，研。每服二钱，当归两片，酒一盏，煎六分，热服。三五度取效。经效方。**血崩不止**〔颂曰〕用五灵脂十两，研末，水五碗，煎三碗，澄清，再煎为膏，入神曲末二两，和丸梧子大。每服二十丸，空心温酒下，便止，极效。集要用五灵脂烧研，以铁秤锤烧红淬酒，调服。以效为度。**胎衣不下**恶血冲心。用五灵脂半生半

① 者：此下《永类钤方》卷十五有“不能饮酒”四字。

② 慢：此下《世医得效方》卷十四有“火”字。

炒研末。每服二钱，温酒下。产宝。**子肠脱出**五灵脂烧烟熏之，先以盐汤洗净。危氏。**吐血呕血**五灵脂一两，卢会三钱，研末，滴水丸芡子大，每浆水化服二丸。又治血妄行入胃，吐血[1]不止。五灵脂一两，黄耆半两，为末。新汲水服二钱。**吐逆不止**不拘男女，连日粥饮汤药不能下者，即效。五灵脂治净为末，狗胆汁和丸芡子大。每服一丸，煎生姜酒磨化，猛口热吞，不得漱口，急将温粥少许压之。经验。**化食消气**五灵脂一两，木香半两，巴豆四十枚煨熟去油，为末，糊丸绿豆大。每白汤下五丸。普济方。**久疟不止**或一日二发，或一日二三发，或二三日一发。用五灵脂、头垢各一钱，古城石灰二钱，研末，饭丸皂子大。每服一丸，五更无根水下即止，神效方也。海上。**消渴饮水**竹笼散：用五灵脂、黑豆去皮，等分为末。每服三钱，冬瓜皮汤下，无皮用叶亦可，日二服。不可更服热药，宜八味丸去附子，加五味子。若小渴者，二三服即止。保命集。**中风瘫缓**追魂散：用五灵脂为末，以水飞去上面黑浊、下面沙石，研末。每服二钱，热酒调下，日一服。继服小续命汤。奇效方。**手足冷麻**〔寇曰〕风冷，气血闭，手足身体疼痛冷麻，五灵脂二两，没药一两，乳香半两，川乌头一两半，炮去皮，为末，滴水丸如弹子大。每用一丸，生姜温酒磨服。本草衍义。**骨折肿痛**五灵脂、白及各一两，乳香，没药各三钱，为末，熟水同香油调，涂患处。乾坤秘韫。**损伤接骨**五灵脂一两，茴香一钱，为末。先以乳香末子极痛处傅上，以小黄米粥涂之。乃掺二末于粥上，帛裹，木牌[2]子夹定，三五日效。儒门事亲。**五疳潮热**肚胀发焦，不可用大黄、黄芩，损伤骨气，恐生别症。五灵脂水飞一两，胡黄连五钱，为末，雄猪胆汁丸黍米大。每服一二十丸，米饮下。全幼心鉴。**咳嗽肺胀**皱肺丸：用五灵脂二两，胡桃仁八个，柏子仁半两，研匀，滴水和丸小豆大。每服二十丸，甘草汤下。普济。**痰血凝结**紫芝丸：用五灵脂水飞、半夏汤泡等分为末，姜汁浸蒸饼丸梧子大。每饮下二十丸。百一方。**酒积黄肿**五灵脂末一两，入麝香少许，饭丸小豆大。每米饮下一丸。普济方。**目生浮翳**五灵脂、海螵蛸各等分，为细末。熟猪肝日蘸食。明目经验方。**重舌胀痛**五灵脂一两，淘净为末，煎米醋漱。经验良方。**恶血齿痛**五灵脂末，米醋煎汁含咽。直指方。**血痣溃血**一人旧有一痣，偶抓破，血出一线，七日水止，欲死。或用五灵脂末掺上，即止也。杨拱医方选[3]要。**血溃怪病**凡人目中白珠浑黑，视物如常，毛发坚直如铁条，能饮食而不语如醉，名曰血溃。以五灵脂为末，汤服二钱，即愈。夏子益奇疾方。**大风疮癞**油调五灵脂末，涂之。摘玄方。**虫虺螫蠚**凡蜈蚣、蛇、蝎毒虫伤，以五灵脂末涂之，立愈。金匮钩玄。**毒蛇伤螫**五灵脂为末，酒调二钱服。仍以少末掺疮口，妙。普济。

---

① 血：原脱，今据《圣济总录》卷六十八补。

② 牌：《儒门事亲》卷十五第一作“片”。

③ 选：卷一引据古今医家书目作“摘”。

本草纲目禽部目录第四十九卷

禽之三林禽类一十七种

斑鸠嘉祐　**青鵻**拾遗。即黄褐侯　**鸤鸠**拾遗。即布谷　**桑鳸**食物。即蜡觜　**伯劳**嘉祐。　**鸜鹆**唐本　**百舌**拾遗　**练鹊**嘉祐　**莺**食物　**啄木鸟**嘉祐　**慈乌**嘉祐　**乌鸦**嘉祐　**鹊**别录　**山鹊**食物　**鹘嘲**嘉祐　**杜鹃**拾遗　**鹦鹉**食物。秦吉了、鸟凤附

上附方旧五，新九。

禽之四山禽类一十一种，附一种。

凤凰拾遗　**孔雀**别录　**驼鸟**拾遗　**鹰**本经　**雕**纲目　**鹗**纲目。即鱼鹰　**鸱**别录　**鸱鸺**拾遗　**鸮**拾遗　**鸩**别录　**姑获鸟**拾遗　**治鸟**纲目。木客、独足附　**鬼车鸟**拾遗　**诸鸟有毒**拾遗

上附方旧四，新九。

本草纲目禽部第四十九卷

禽之三林禽类一十七种

斑鸠宋嘉祐

【释名】 **斑隹**音锥。**锦鸠**范汪方**鹁鸠**左传注**祝鸠**〔时珍曰〕鸠也，鹁也，其声也。斑也，锦也，其色也。隹者，尾短之名也。古者庖人以尸祝登尊俎，谓之祝鸠。此皆鸠之大而有斑者。其小而无斑者，曰隹，曰鷚，音葵，曰荆鸠，曰楚鸠也。鸠之子曰鹑鸠，曰役鸠，曰糠鸠，曰郎皋，曰辟皋。扬雄方言混列诸鸠，不足据。

【集解】 〔禹锡曰〕斑鸠处处有之。春分化为黄褐侯，秋分化为斑鹪。黄褐侯，青鹪也。〔宗奭曰〕斑鸠有有斑者，有无斑者，有灰色者，有大者，有小者。虽有此数色，其用则一也。尝养之数年，并不见春秋分变化。〔时珍曰〕鸣鸠能化鹰，而斑鸠化黄褐侯之说，不知所出处。今鸠小而灰色，及大而斑如梨花点者，并不善鸣。惟项下斑如真珠者，声大能鸣，可以作媒引鸠，入药尤良。鸠性悫孝，而拙于为巢，才架数茎，往往堕卵。天将雨即逐其雌，霁则呼而反之。故曰鷦巧而危，鸠拙而安。或云雄呼晴，雌呼雨。

鸠肉

【气味】 **甘，平，无毒。**

【主治】 **明目。多食，益气，助阴阳。**嘉祐。**久病虚损人食之，补气。**宗奭。**食之，令人不噎。**时珍。

【发明】 〔时珍曰〕范汪方治目有斑雏丸，总录治目有锦鸠丸，倪惟德氏谓斑鸠补肾，故能明目。窃谓鸠能益气，则能明目矣，不独补肾已尔。古者仲春罗氏献鸠以养国老，仲秋授年老者以鸠杖，云鸠性不噎，食之且复助气也。

血

【主治】 **热饮，解蛊毒，良。**时珍。

屎

【主治】 **治聤耳出脓疼痛，及耳中生耵聍，同夜明沙末等分，吹之。**时珍。

青鹪音锥。拾遗

【释名】 **黄褐侯**拾遗。

【集解】 〔藏器曰〕黄褐侯，状如鸠而绿褐色，声如小儿吹竽。〔时珍曰〕鸠有白鸠、绿鸠。今夏月出一种糠鸠，微带红色，小而成群，掌禹锡所谓黄褐侯秋化斑隹，恐即此也。好食桑椹及半夏苗。昔有人食之过多，患喉痹，医用生姜解之愈。

肉

【气味】 **甘，平，无毒。**

【主治】 **蚁瘘恶疮。五味淹炙食之，极美。**藏器。**安五脏，助气补虚损，排脓活血，并一切疮疖痈瘘。**嘉祐。

鸤鸠拾遗

【释名】 **布谷**列子**鴶鵴**音戛匊。**获谷**尔雅注**郭公**〔藏器曰〕布谷，鸤鸠也。

江东呼为获谷，亦曰郭公。北人名拨谷。〔时珍曰〕布谷名多，皆各因其声似而呼之。如俗呼阿公阿婆、割麦插禾、脱却破裤之类，皆因其鸣时可为农候故耳。或云：鳲鸠即月令鸣鸠也，鳲乃鸣字之讹，亦通。禽经及方言并谓鳲鸠即戴胜，郭璞云非也。

【集解】　〔藏器曰〕布谷似鹞长尾，牝牡飞鸣，以翼相拂击。〔时珍曰〕案毛诗疏义云：鸣鸠大如鸠而带黄色，啼鸣相呼而不相集。不能为巢，多居树穴及空鹊巢中。哺子朝自上下，暮自下上也。二月谷雨后始鸣，夏至后乃止。张华禽经注云：仲春鹰化为鸠，仲秋鸠复化为鹰。故鸠之目，犹如鹰之目。列子云：鹞之为鹯，鹯之为布谷，布谷久复为鹞。是矣。禽经又云：鸠生三子，一为鹗。

肉

【气味】　**甘，温，无毒。**

【主治】　**安神定志，令人少睡。**汪颖。

脚胫骨

【主治】　**令人夫妻相爱。五月五日收带之，各一，男左女右。云置水中，自能相随也。**藏器。

桑鳸食物

【释名】　**窃脂**尔雅**青雀**郭璞**蜡觜雀**〔时珍曰〕鳸意同扈，止也。左传少皞氏以鸟名官，九鳸为九农正，所以止民无淫也。桑鳸乃鳸之在桑间者，其觜或淡白如脂，或凝黄如蜡，故古名窍脂，俗名蜡觜。浅色曰窍。陆玑谓其好盗食脂肉，殆不然也。

【集解】　〔时珍曰〕鳸鸟处处山林有之。大如鸲鹆，苍褐色，有黄斑点，好食粟稻。诗云“交交桑鳸，有莺其羽”是矣。其觜喙微曲，而厚壮光莹，或浅黄浅白，或浅青浅黑，或浅玄浅丹。鳸类有九种，皆以喙色及声音别之，非谓毛色也。尔雅云“春鳸鳻鶞，夏鳸窃玄，秋鳸窍蓝，冬鳸窃黄，桑鳸窃脂，棘鳸窃丹，行鳸唶唶，宵鳸啧啧，老鳸鷃鷃”是矣。今俗多畜其雏，教作戏舞。

肉

【气味】　**甘，温，无毒。**

【主治】　**肌肉虚羸，益皮肤。**汪颖。

伯劳宋嘉祐

【释名】　**伯鹩**夏小正注**博劳**诗疏**伯赵**左传**鵙**豳诗。音狊。**鴂**孟子。音决。〔时珍曰〕案曹植恶鸟论云：鵙声狊狊，故以名之。感阴气而动，残害之鸟也。谓其为恶声者，愚人信之，通士略之。世传尹吉甫信后妻之谗，杀子伯奇，后化为此鸟。故所鸣之家以为凶者，好事傅会之言也。伯劳，象其声也。伯赵，其色皂也，赵乃皂讹。

【集解】　〔时珍曰〕伯劳即鵙也。夏鸣冬止，乃月令候时之鸟。本草不著形状，而后人无误之者。郭璞注尔雅云：鵙似鹖鴠而大。服虔云：鹖鴠，音辖轧，白项鸦也。张华注禽经云：伯劳形似鸲鹆。鸲鹆喙黄，伯劳喙黑。许慎说文云：鸲鹆似鵙而有帻。颜师古注汉书，谓鴂为子规。王逸注楚词，谓为巧妇。扬雄方言，谓鴂为鹖鴠。陈正敏遁斋闲览，谓鵙为枭。李肇国史补，谓鴂为布谷。杨慎丹铅录，谓鵙为驾犁。九说各异。窃谓鵙既可以候时，必非希见之鸟。今通考其得失，王说已谬，不必致辩。据郭说，则似今苦鸟。据张、许二说，则似今之百舌，似鸲鹆而有帻者。然鵙好单栖，鸣则蛇结；而百舌不能制蛇，为不同也。据颜说，则子规名鹈鴂，音弟桂，伯劳名鴂，音决。且月令起于北方，子规非北鸟也。据扬说，鹖鴠乃寒号虫，惟晋地有之。据陈说，则谓其目击，断然以为枭矣，而不具其形似，与陈藏器鸮即枭之说不合。而尔雅鵙鸮一名鸋鴂，与此不同。据李说，则布谷一名鹄鵴，字音相近，又与月令鸣鸠拂其羽相犯。据杨说，则驾犁乃鵖鸠，小如鸲鹆，三月即鸣，与礼记五月鵙始鸣、豳风七月鸣鵙之义不合。八说不同如此，要之当以郭说为准。案尔雅谓"葛、鹊之丑，其飞也翪"，敛足竦翅也。既以鹊、鵙并称，而今之苦鸟，大如鸠，黑色，以四月鸣，其鸣曰苦苦，又名姑恶，人多恶之。俗以为妇被其姑苦死所化，颇与伯奇之说相近，但不知其能制蛇否。淮南子云：伯劳之血涂金，人不敢取。

【附录】 **鵖鸠**〔时珍曰〕鵖鸠，尔雅名鵧鵖，音批及，又曰鵧鷑，音匹汲，戴胜也。一曰鹎鵊鸡，讹作批鵊鸟。罗愿曰：即祝鸠也。江东谓之乌臼，音匊，又曰鸦舅。小于乌，能逐乌。三月即鸣，今俗谓之驾犁，农人以为候。五更辄鸣，曰架架格格，至曙乃止。故滇人呼为榨油郎，亦曰铁鹦鹉。能啄鹰鹘乌鹊，乃隼属也。南人呼为凤凰皂隶，汴人呼为夏鸡。古有催明之鸟，名唤起者，盖即此也。其鸟大如燕，黑色，长尾有歧，头上戴胜。所巢之处，其类不得再巢，必相斗不已。杨氏指此为伯劳，乃谓批颊为鵖鸡，俱误矣。月令：三月戴胜降于桑。

毛

【气味】 **平，有毒。**

【主治】 **小儿继病，取毛带之。继病者，母有娠乳儿，儿病如疟痢，他日相继腹大，或瘥或发。他人有娠，相近亦能相继也。北人未识此病。**嘉祐。

【发明】 〔时珍曰〕案淮南子云："男子种兰，美而不劳，继子得食，肥而不泽，情不相往来也"。盖情在腹中之子故也。继病亦作魃病，魃乃小鬼之名，谓儿羸瘦如魃鬼也，大抵亦丁奚疳病。

踏枝

【主治】 **小儿语迟，鞭之即速语。**嘉祐。

【发明】 〔时珍曰〕案罗氏尔雅翼云：本草言伯劳所踏树枝鞭小儿令速语者，以其当万物不能鸣时而独能鸣之故，以类求之也。

鸜鹆音劬欲。唐本草

【释名】 **鸲鹆**周礼**哵哵鸟**广韵**八哥**俗名**寒皋**万毕术。〔时珍曰〕此鸟好浴水，其睛瞿瞿然，故名。王氏字说以为，其行欲也，尾而足勾，故曰鸲鹆，从勾从欲省，亦通。哵哵，其声也。天寒欲雪，则群飞如告，故寒皋。皋者，告也。

【集解】 〔恭曰〕鸜鹆，似鵙而有帻者是也。〔藏器曰〕五月五日取雏，剪去舌端，即能效人言，又可使取火也。〔时珍曰〕鸜鹆巢于鹊巢、树穴，及人家屋脊中。身首俱黑，两翼下各有白点。其舌如人舌，剪剔能作人言。嫩则口黄，老则口白。头上有帻者，亦有无帻者。周礼"鸲鹆不逾济"，地气使然也。

肉

【气味】 **甘，平，无毒。**〔诜曰〕寒。

【主治】 **五痔止血。炙食，或为散饮服。**唐本。**炙食一枚，治吃噫下气，通灵。**日华。**治老嗽。腊月腊日取得，五味腌炙食，或作羹食，或捣散蜜丸服之。非腊日者不可用。**孟诜。

【附方】

目睛

【主治】 **和乳汁研，滴目中，令人目明，能见霄外之物。**藏器。

百舌拾遗

【释名】　反舌　䳺鷎音辖轧。〔时珍曰〕按易通卦验云：能反复如百鸟之音，故名䳺鷎，亦象声，今俗呼为牛屎哵哥，为其形曰鸲鹆而气臭也。梵书名舍罗。

【集解】　〔藏器〕肖百舌，今之莺也。〔时珍曰〕百舌处处有之，居树孔、窟穴中。状如鸲鹆而小，身略长，灰黑色，微有斑点，喙亦尖黑，行则头俯，好食蚯蚓。立春后则鸣啭不已，夏至后则无声，十月后则藏蛰。人或畜之，冬月则死。月令"仲夏反舌无声"即此。蔡邕以为蛤蟆者，非矣。陈氏谓即莺，服虔通俗文以䳺鷎为白脰乌者，亦非矣。音虽相似，而毛色不同。

肉

【气味】　缺。

【主治】　炙食，治小儿久不语及杀虫[①]。藏器。

窠及粪

【主治】　诸虫咬，研末涂之。藏器。

练鹊宋嘉祐

【集解】　〔禹锡曰〕练鹊似鸲鹆而小，黑褐色。食槐子者佳。冬春间采之。〔时珍曰〕其尾有长白毛如练带者是也。禽经云：冠鸟性勇，缨鸟性乐，带鸟性仁。张华云：带鸟，练鹊之类是也。今俗呼为拖白练。

【气味】　甘，温、平，无毒。

【主治】　益气，治风疾。细锉炒香，袋盛浸酒中，每日取酒温饮服之。嘉祐。

莺食物

【释名】　黄鸟诗经**离黄**说文**黧黄**尔雅**仓庚**月令。尔雅作商庚。**青鸟**左传**黄伯劳**〔时珍曰〕禽经云"鸎鸣嘤嘤"，故名。或云鸎项有文，故从䀠。䀠，项饰也。或作莺，鸟羽有文也。诗云"有莺其羽"是矣。其色黄而带黧，故有黄鹂诸名。陆玑云：齐人谓之抟黍，周人谓之楚雀，幽州谓之黄鹂，秦人谓之黄鹂鹠，淮人谓之黄伯劳，唐玄宗呼为金衣公子，或谓之黄袍。

【集解】　〔时珍曰〕莺处处有之。大于鸜鹆，雌雄双飞，体毛黄色，羽及尾有黑色相间，黑眉尖觜，青脚。立春后即鸣，麦黄椹熟时尤甚，其音圆滑，如织机声，乃应节趋时之鸟也。月令云：仲春仓庚鸣。说文云：仓庚鸣则蚕生。冬月则藏蛰，入田塘中，以泥自裹如卵，至春始出。

肉

【气味】　甘，温，无毒。

【主治】　补益阳气，助脾。汪颖。**食之不妒**。时珍。

【发明】　〔颖曰〕此鸟感春阳先鸣，所以补人。〔时珍曰〕按山海经云：黄鸟食之不妒。杨夔止妒论云：梁武帝郗后性妒，或言仓庚为膳疗忌，遂令茹之，妒果减半。

啄木鸟宋嘉祐

【释名】　斫木尔雅**䴕**〔时珍曰〕此鸟斫裂树木取蠹食，故名。禽经云：䴕志在木，鹈志在水。

【集解】　〔禹锡曰〕异物志云：啄木有大有小，有褐有斑，褐者是雌，斑者是雄，穿木食蠹，俗云雷公采药吏所化也。山中一种大如鹊，青黑色，头上有红毛者，土人呼为山啄木。〔时珍曰〕啄大小者如雀，大者如鸦，面如桃花，喙、足皆青色，刚爪利觜。觜如锥，长数寸。舌

---

①　杀虫：《证类本草》卷十九作"虫咬"。

长于咮，其端有针刺，啄得蠹，以舌钩出食之。博物志云：此鸟能以觜画字，令虫自出。鲁至刚云：今闽广蜀人、巫家收其符字，以收惊、疗疮毒也。其山啄木头上有赤毛，野人呼为火老鸦，能食火炭。王元之诗云：淮南啄木大如鸦，顶似仙鹤堆丹砂。即此也。亦入药用，其功相同。

肉

【气味】　**甘、酸，平，无毒。**

【主治】　**痔瘘，及牙齿疳䘌虫牙。烧存性，研末，纳孔子中，不过三次。**嘉祐。**追劳虫，治风痫。**时珍。

【发明】　〔禹锡曰〕淮南子云：啄木愈龋，以类相摄也[①]。荆楚岁时记云：野人以五月五日取啄木，主齿痛。〔时珍曰〕追劳、治痫、治瘘，皆取制虫之义也。

【附方】　旧一，新二。**瘘疮脓水**不止，不合。用啄木一只，或火老鸦亦可，盐泥固济，煅存性研末，酒下二钱匕。姚大夫方。**追劳取虫**用啄木禽一只，朱砂四两，精猪肉四两。饿令一昼夜，将二味和匀，喂之至尽。以盐泥固济，煅一夜。五更取出，勿打破，连泥埋入土中二尺。次日取出破开，入银、石器内研末。以无灰酒入麝香少许，作一服。须谨候安排，待虫出，速钳入油锅煎之。后服局方嘉禾散一剂。胡云翱劳瘵方。**多年痫病**取腊月啄木鸟一个，无灰酒三升。先以瓦罐铺荆芥穗一寸厚，安鸟于上，再以穗盖一寸，倾酒入内，盐泥固济，炭火煅之，酒干为度。放冷取出为末，入石膏二两，铁粉一两，炮附子一两，朱砂、麝香各一分，龙脑一钱，共研匀。每服一钱，先服温水三两口，以温酒一盏调服即卧。发时又一服，间日再服，不过十服即愈。保幼大全。

舌

【主治】　**龋齿作痛，以绵裹尖，咬之。**梅师。

【附方】　新一。**啄木散**治虫牙。啄木舌一枚，马豆一枚，研匀，每以猪鬃一茎，点少许于牙根上，立瘥。圣惠。

血

【主治】　**庚日向西热饮，令人面色如朱，光采射人。**时珍。出岣嵝神书。

脑

【主治】　鲁至刚俊灵机要云：三月三日取啄木，以丹砂、大青拌肉饵之，一年取脑，和雄黄半钱，作十丸。每日向东水服一丸。久能变形，怒则如神鬼，喜则常人也。

慈乌宋嘉祐

【释名】　**慈鸦**嘉祐**孝乌**说文**寒鸦**〔时珍曰〕乌字篆文，象形。鸦亦作鵶，禽经“鵶鸣哑哑”，故谓之鵶。此鸟初生，母哺六十日，长则反哺六十日，可谓慈孝矣。北人谓之寒鸦，冬月尤甚也。

【集解】　〔禹锡曰〕慈乌北土极多，似乌鸦而小，多群飞作鸦鸦声，不膻臭可食。〔时珍曰〕乌有四种：小而纯黑，小觜反哺者，慈乌也；似慈乌而大觜，腹下白，不反哺者，雅乌也；似鸦乌而大，白项者，燕乌也；似鸦乌而小，赤觜穴居者，山乌也。山乌一名鸀，出西方。燕乌一名白脰，一名鬼雀，一名鹳鹳，音辖轧。禽经云：慈乌反哺，白脰不祥，大觜善警，玄乌吟夜。又云：乌鸟背飞而向啼也。又蜀徼有火鸦，能衔火。

肉

【气味】　**酸、咸，平，无毒。**

【主治】　**补劳治瘦，助气止咳嗽。**

---

① 以类相摄也：《淮南子·说山篇》作“此类之推者也”六字。

骨蒸羸弱者，和五味淹炙食之，良。嘉祐。〔诜曰〕北帝摄鬼录中亦用慈鸦卵。

乌鸦宋嘉祐

【释名】 **鸦乌**小尔雅**老雅**雅与鸦同。鷽音预。鹎鶋音匹居。**楚乌** 诗义问**大觜乌**禽经。

【集解】 〔时珍曰〕乌鸦大觜而性贪鸷，好鸣善避缯缴，古有鸦经以占吉凶。然北人喜鸦恶鹊，南人喜鹊恶鸦，惟师旷以白项者为不祥，近之。

肉

【气味】 **酸，涩，平，无毒**。〔诜曰〕肉涩臭不可食，止可治病。〔藏器曰〕肉及卵食之，令人昏忘，把其毛亦然。盖未必昏，为其膻臭耳。

【主治】 **瘦病咳嗽，骨蒸劳疾。腊月以瓦瓶泥固烧存性，为末，每饮服一钱。又治小儿痫疾及鬼魅**。嘉祐。**治暗风痫疾，及五劳七伤，吐血咳嗽，杀虫**。时珍。

【发明】 〔颂曰〕乌鸦今人多用治急风，而本经不著。宜于腊月捕取翅羽、觜、足全者，泥固煅过，入药治诸风。乌犀丸中用之，见和剂局方。〔时珍曰〕圣济总录治破伤中风，牙关紧急，四肢强直，有金乌散，煅过入药，品多不录。

【附方】 新五。**五劳七伤**吐血咳嗽，乌鸦一枚，栝楼瓤一枚，白矾少许，入鸦肚中，缝扎煮熟，作四服。寿域神方。**暗风痫疾**用腊月乌鸦一个，盐泥固济，于瓶中煅过，放冷取出为末，入朱砂末[①]半两。每服一钱，酒下，日三服，不过十日愈。又方：用浑乌鸦一个，瓶固煅研，胡桃七枚，苍耳心子七枚，为末。每服一钱，空心热酒下。并保幼大全。**疝气偏坠**即前胡桃、苍耳方，加入新生儿胎衣一副，煅研入之。同上。**经脉不通**积血不散，用乌鸦散主之。乌鸦去皮毛炙三分，当归焙、好墨各三分，延胡索炒、蒲黄炒、水蛭以糯米炒过各半两，芫青糯米炒过一分，为末。每服一钱，酒下。总录。**虚劳瘵疾**乌鸦一只，绞死去毛肠，入人参片、花椒各五钱，缝合，水煮熟食，以汤下。鸦骨、参、椒焙研，枣肉丸服。吴球便民食疗。

乌目

【气味】 **无毒**。

【主治】 **吞之，令人见诸魅。或研汁注目中，夜能见鬼**。藏器。

头

【主治】 **土蜂瘘，烧灰傅之**。圣惠。

心

【主治】 **卒得咳嗽，炙熟食之**。肘后。

胆

【主治】 **点风眼红烂**。时珍。

翅羽

【主治】 **从高坠下，瘀血抢心，面青气短者，取右翅七枚，烧研酒服，当吐血便愈**。苏颂。出肘后。**治针刺入肉，以三五枚，炙焦研末，醋调傅之，数次即出。甚效。又治小儿痘疮不出复入**。时珍。

【附方】 新一。**痘疮复陷**十二月取老鸦左翅，辰日烧灰，用豮猪血和，丸芡子大。每服一丸，以豮猪尾血同温水化服，当出也。闻人规痘疹论。

鹊别录下品

【释名】 **飞驳乌**陶弘景**喜鹊**禽经**干鹊**新语。〔时珍曰〕鹊古文作舄，象形。

---

① 入朱砂末：《保幼大全》卷六神乌散："朱砂填入乌鸦口内，麻缠乌嘴，同煅。

鹊鸣唶唶，故谓之鹊。鹊色驳杂，故谓之驳。灵能报喜，故谓之喜。性最恶湿，故谓之干。佛经谓之刍尼，小说谓之神女。

【集解】 〔时珍曰〕鹊，乌属也。大如鸦而长尾，尖觜黑爪，绿背白腹，尾翮黑白驳杂。上下飞鸣，以音感而孕，以视而抱，季冬始巢，开户背太岁向太乙。知来岁风多，巢必卑下。故曰“干鹊知来，狌狌[①]知往”。段成式云“鹊有隐巢木如梁，令鸷鸟不见。人若见之，主富贵也。鹊至秋则毛毨头秃，淮南子云：“鹊矢中蝟”，蝟即反而受啄，火胜金也。

雄鹊肉

【气味】 **甘，寒，无毒。**〔日华曰〕凉。

【主治】 **石淋，消结热。可烧作灰，以石投中解散者，是雄也。**别录。〔藏器曰〕烧灰淋汁饮之，令淋石自下。**治消渴疾、去风及大小肠涩，并四肢烦热，胸膈痰结。妇人不可食。**苏颂。**冬至埋鹊于圊前，辟时疾温气。**时珍。出肘后。

【发明】 〔弘景曰〕凡鸟之雌雄难别者，其翼左覆右者是雄，右覆左者是雌。又烧毛作屑纳水中，沉者是雌，浮者是雄。今云投石，恐止是鹊，余鸟未必尔。

脑

【主治】 〔弘景曰〕五月五日取鹊脑，入术家用。〔时珍曰〕按淮南万毕术云：丙寅鹊脑令人相思。高诱注云：取鹊脑雌雄各一，道中烧之，丙寅日入酒中，令人相思，又媚药方中亦有用之者，则陶氏所谓术家者，亦此类耳。

巢

【主治】 **多年者，烧之水服，疗颠狂鬼魅及蛊毒，仍呼祟物名号。亦傅瘘疮，良。**日华。**正旦烧灰撒门内，辟盗。其重巢柴烧研，饮服方寸匕，一日三服，治积年漏下不困笃者，一月取效。**时珍。出洞天录及千金方。重巢者，连年重产之巢也。

【附方】 新一。**小便不禁**重鹊巢中草一个，烧灰，每服二钱匕，以蔷薇根皮二钱，煎汤服之，日二。圣惠。

山鹊食物

【释名】 **鷽**渥、学二音。尔雅。**鵫**音汗。同上。**山鷓**俗名**赤嘴乌**酉阳杂俎。

【集解】 〔时珍曰〕山鹊，处处山林有之。状如鹊而乌色，有文采，赤嘴赤足，尾长不能远飞，亦能食鸡、雀。谚云：朝鷽叫晴，暮鷽叫雨。说文以此为知来事之鸟。字说云“能效鹰鹯之声而性恶，其类相值则搏”者，皆指此也。郑樵以为喜鹊，误矣。有文采如戴花胜，人名戴鵀、戴鵟。

【气味】 **甘，温，无毒。**

【主治】 **食之解诸果毒。**汪颖。

鹘嘲宋嘉祐。鹘，骨、猾二音。

【释名】 **鹘鸼**尔雅**鹘鸠**左传**屈鸠**尔雅**鷽鸠**渥、学二音。**阿鵴**杂俎**䴙䴘**音蓝吕。〔时珍曰〕其目似鹘，其形似鷽。鷽，山鹊也，其声啁嘲，其尾屈促，其羽如缢缕，故有诸名。阿鵴乃鷽鸠之讹也。陆佃云：凡鸟朝鸣曰嘲，夜鸣曰啾。此鸟喜朝鸣故也。禽经云“林鸟朝嘲，水鸟夜啾”，是矣。

【集解】 〔禹锡曰〕鹘嘲，南北总有。似山鹊而小，短尾，有青毛冠，多声，青黑色，在深林间，飞翔不远。北人呼为䴙䴘鸟。东都赋云：“鹘嘲春鸣”是也。〔时珍曰〕此鸟春来秋去，好食桑椹，

---

① 狌狌：字或作“猩猩”。《淮南子·泛论篇》：“猩猩知往而不知来，干鹊知来而不知往”。

易醉而性淫。或云鹘嘲即戴胜，未审是否？郑樵以为鸜鹆，非矣。

肉

【气味】 **咸，平，无毒。**

【主治】 **助气益脾胃，主头风目眩。煮炙食之。顿尽一枚，至验。**嘉祐。今江东俚人呼头风为瘇头。先从两项边筋起，直上入头，头闷目眩者是也。

杜鹃拾遗

【释名】 **杜宇**禽经**子巂**音携**子规**亦作秭归。**鶗鴂**音弟桂。亦作鹈鴂。**催归**亦作思归**怨鸟** **周燕**说文**阳雀**〔时珍曰〕蜀人见鹃而思杜宇，故呼杜鹃。说者遂谓杜宇化鹃，讹矣。鹃与子巂、子规、鶗鴂、催归诸名，皆因其声似，各随方音呼之而已。其鸣若曰不如归去。谚云"阳雀叫，鶗鴂央"，是矣。禽经云：江左曰子规，蜀右曰杜宇，瓯越曰怨鸟。服虔注汉书，以鹈鴂为伯劳，误矣，名同物异也。伯劳一名鴂，音决，不音桂。

【集解】 〔藏器曰〕杜鹃小如鹞，鸣呼不已。蜀王本纪云：杜宇为望帝，淫其臣鳖灵妻，乃禅位亡去。时子规鸟鸣，故蜀人见鹃鸣而悲望帝。荆楚岁时记云：杜鹃初鸣，先闻者主别离，学其声令人吐血，登厕闻之不祥。厌法，但作狗声应之。异苑云：有人山行，见一群，聊学之，呕血便殒。人言此鸟啼至血出乃止，故有呕血之事。〔时珍曰〕杜鹃出蜀中，今南方亦有之。状如雀、鹞而色惨黑，赤口有小冠。春暮即鸣，夜啼达旦，鸣必向北，至夏尤甚，昼夜不止，其声哀切。田家候之，以兴农事。惟食虫蠹，不能为巢，居他巢生子。冬月则藏蛰。

肉

【气味】 **甘，平，无毒。**

【主治】 **疮瘘有虫，薄切炙热贴之，虫尽乃已。**时珍。

【发明】 〔时珍曰〕按吕氏春秋云：肉之美者巂燕之翠。则昔人亦尝食之矣。

鹦䳇食物

【释名】 **鹦哥**俗名**干皋**〔时珍曰〕按字说云"鹦䳇如婴儿之学母语"，故字从婴、母。亦作鹦鹉。熊太古云：大者为鹦䳇，小者为鹦哥。则䳇义又取乎此。师旷谓之干皋，李昉呼为陇客，梵书谓之臊陀。

【集解】 〔时珍曰〕鹦䳇有数种：绿鹦䳇出陇蜀，而滇南、交广近海诸地尤多，大如乌鹊，数百群飞，南人以为鲊食；红鹦䳇紫赤色，大亦如之；白鹦䳇出西洋、南番，大如母鸡；五色鹦䳇出海外诸国，大于白而小于绿者，性尤慧利。俱丹味钩吻，长尾赤足，金睛深目，上下目睑皆能眨动，舌如婴儿。其趾前后各二，异于众鸟。其性畏寒，即发颤如瘴而死，饲以余甘子可解。或云：摩其背则瘖，或云：雄者喙变丹，雌者喙黑不变。张思正倦游录云"海中有黄鱼能化鹦䳇"，此必又一种也。有秦吉了、鸟凤，皆能人言，并附于下。

【附录】 **秦吉了**〔时珍曰〕即了哥也，唐书作结辽鸟，番音也。出岭南容、管、廉、邕诸州峒中。大如鸜鹆，绀黑色，夹脑有黄内冠，如人耳。丹味黄距，人舌人目，目下连颈有深黄文，顶尾有分缝。能效人言，音颇雄重。用熟鸡子和饭饲之。亦有白色者。**鸟凤**按范成大虞衡志云：鸟凤出桂海左右两江峒中，大如喜鹊，绀碧色。项毛似雄鸡，头上有冠。尾垂二弱骨，长一尺四五寸，至杪始有毛。其形略似凤。音声清越如笙箫，能度小曲合宫商，又能为百鸟之音。彼处亦自难得。

鹦䳇肉

【气味】 甘、咸，温，无毒。

【主治】 食之，已虚嗽。汪颖。

禽之四 山禽类一十三种，附一种。

凤凰拾遗

【释名】 瑞鶠〔时珍曰〕禽经云：雄凤雌凰，亦曰瑞鶠。鶠者，百鸟偃伏也。羽虫三百六十，凤为之长，故从鸟从凡。凡，总也。古作朋字，象形。凰，美也，大也。

【集解】 〔时珍曰〕凤，南方朱鸟也。按韩诗外传云：凤之象，鸿前麟后，燕颔鸡喙，蛇颈鱼尾，鹳颡鸳颙，龙文龟背。羽备五采，高四五尺。翱翔四海，天下有道则见。其翼若干，其声若箫，不啄生虫，不折生草。不群居，不侣行。非梧桐不栖，非竹实不食，非醴泉不饮。山海经云：丹穴之山有鸟，状如鸡，五采而文，饮食自然，自歌自舞，见则天下安宁。蔡衡云：象凤有五：赤多者凤，青多者鸾，黄多者鹓，紫多者鸑鷟，白多者鹔鷞。又群书立名各异，文繁不录。按罗存斋尔雅翼云：南恩州北甘山，壁立千仞，猿狖不能至。凤凰巢其上，惟食虫鱼，遇大风雨飘堕其雏，小者犹如鹤，而足差短。

凤凰台

【气味】 辛，平，无毒。

【主治】 劳损积血，利血脉，安神。治惊邪，癫痫鸡痫，发热狂走，水磨服之。藏器。

【发明】 〔藏器曰〕凤凰脚下白物如石者，名凤凰台。凤虽灵鸟，时或来仪。候其栖止处，掘土二三尺取之，状如圆石、白似卵者，是也。然凤非梧桐不栖，非竹实不食，那复近地而有台入土乎。正物有自然之理，不可晓也。今有凤处未必有竹，有竹处未必有凤，恐是麟凤洲有之。如汉时所贡续弦胶，煎凤髓造成者，曷足怪哉。〔时珍曰〕按吕氏春秋云：流沙之西，丹山之南，有凤鸟之卵，沃民所食。则所产之地不以为异也。续弦胶，洞冥记以为鸾血作成。故雷公炮炙论云：断弦折剑，遇鸾血而如初。陈氏以为凤髓所作，要皆诳言，不必深辩。

孔雀别录下品

【释名】 越鸟〔时珍曰〕孔，大也。李昉呼为南客。梵书谓之摩由逻。

【集解】 〔弘景曰〕出广、益诸州。方家罕用。〔恭曰〕交广多有，剑南元无。〔时珍曰〕按南方异物志云：孔雀，交趾、雷、罗诸州甚多，生高山乔木之上。大如雁，高三四尺，不减于鹤。细颈隆背，头戴三毛长寸许。数十群飞，栖游冈陵。晨则鸣声相和，其声曰都护。雌者短无金翠。雄者三年尾尚小，五年乃长二三尺。夏则脱毛，至春复生。自背至尾有圆文，五色金翠，相绕如钱。自爱其尾，山栖必先择置尾之地。雨则尾重不能高飞，南人因往捕之。或暗伺其过，生断其尾，以为方物。若回顾，则金翠顿减矣。山人养其雏为媒，或探其卵，鸡伏出之。饲以猪肠、生菜之属。闻人拍手歌舞，则舞。其性妒，见采服者必啄之。北户录云：孔雀不匹，以音影相接而孕。或雌鸣下风，雄鸣上风，亦孕。翼越集云：孔雀虽有雌雄，将乳时登木哀鸣，蛇至即交，故其血、胆犹伤人。禽经云“孔见蛇则宛而跃”者是矣。

肉

【气味】 咸，凉，微毒。〔藏器曰〕无毒。

【主治】 **解药毒、蛊毒**。日华。

【发明】 〔时珍曰〕按纪闻云：山谷夷人多食之，或以为脯腊，味如鸡、鹜，能解百毒。人食其肉者，自后服药必不效，为其解毒也。又续博物志云：李卫公言，鹅惊鬼，孔雀辟恶，䴔䴖厌火。

血

【主治】 **生饮，解蛊毒，良**。日华。

【发明】 〔时珍曰〕熊太古言，孔雀与蛇交，故血、胆皆伤人；而日华及异物志言，其血与首，能解大毒，似不相合。按孔雀之肉既能解毒，何血独伤人耶？盖亦犹雉与蛇交时即有毒，而蛇伏蛰时即无毒之意耳。

屎

【气味】 **微寒**。

【主治】 **女子带下，小便不利**。别录。**治崩中带下，可傅恶疮**。日华。

尾

【气味】 **有毒**。〔宗奭曰〕不可入目，令人昏翳。

驼鸟拾遗

【释名】 **驼蹄鸡**纲目**食火鸡**同上**骨托禽**〔时珍曰〕驼，象形。托亦驼字之讹。

【集解】 〔藏器曰〕驼鸟如驼，生西戎。高宗永徽中，吐火罗献之。高七尺，足如橐驼，鼓翅而行，日三百里，食铜铁也。〔时珍曰〕此亦是鸟也，能食物所不能食者。按李延寿后魏书云：波斯国有鸟，形如驼，能飞不高，食草与肉，亦啖火，日行七百里。郭义恭广志云：安息国贡大雀，雁身驼蹄，苍色，举头高七八尺，张翅丈余，食大麦，其卵如瓮，其名驼鸟。刘郁西使记云：富浪有大鸟，驼蹄，高丈余，食火炭，卵大如升。费信星槎录① 云：竹步国、阿丹国俱出驼蹄鸡，高者六七尺，其蹄如驼。彭乘墨客挥犀云：骨托禽出河州，状如鹏，高三尺余，其名自呼，能食铁石。宋祁唐书云：开元初，康国贡驼鸟卵。郑晓吾学编云：洪武初，三佛齐国贡火鸡，大于鹤，长三四尺，颈、足亦似鹤，锐嘴软红冠，毛色如青羊，足二指，利爪，能伤人腹致死，食火炭。诸书所记稍有不同，实皆一物也。

屎

【气味】 **无毒**。

【主治】 **人误吞铁石入腹，食之立消**。藏器。

鹰本经中品

【释名】 **角鹰**纲目**鷞鸠**〔时珍曰〕鹰以膺击，故谓之鹰。其顶有毛角，故角鹰。其性爽猛，故曰鷞鸠。昔少皞氏以鸟名官，有祝鸠、鷞鸠、鹘鸠、雎鸠、鷞鸠五氏。盖鹰与鸠同气禅化，故得称鸠也。禽经云：小而鸷者皆曰隼，大而鸷者皆曰鸠，是矣。尔雅翼云：在北为鹰，在南为鹞。一云大为鹰，小为鹞。梵书谓之嘶那夜。

【集解】 〔时珍曰〕鹰出辽海者上，北地及东北胡者次之。北人多取雏养之，南人八九月以媒取之。乃鸟之疏暴者。有雉鹰、兔鹰，其类以季夏之月习击，孟秋之月祭鸟。隋魏彦深鹰赋颇详，其略云：资金方之猛气，擅火德之炎精。指重十字，尾贵合卢。觜同钩② 利，脚等荆枯。或白如散花，或黑如点漆③。大文若锦，细斑似缬。身重若金，爪刚如铁。毛衣屡改，厥色无常。寅生酉就，总号为黄。二

---

① 星槎录：卷一引据经史百家书目作“星槎胜览”。

② 钩：《初学记》卷三十、《太平御览》卷九二六引《鹰赋》作“剑”。

③ 黑如点漆：《初学记》卷三十、《太平御览》卷九二六引《鹰赋》作“赤如点血”。

周作鹞，三岁成苍。雌则体大，雄则形小。察之为易，调之实难。姜以取热，酒以排寒。生于窟者好眠，巢于木者常立。双骹长者起迟，六翮短者飞急。

肉

【气味】　缺。

【主治】　**食之治野狐邪魅**。藏器。

头

【主治】　**五痔，烧灰饮服**。药性。**治痔瘘，烧灰，入麝香少许，酥酒服之。治头风眩运，一枚烧灰，酒服**。〔时珍〕出王右军法帖，及温隐居海上方。

【附方】　新一。**头目虚运**车风一个，即鹰头也，去毛焙，川芎一两，为末。酒服三钱。选奇方。

觜及爪

【主治】　**五痔狐魅，烧灰水服**。藏器。

睛

【主治】　**和乳汁研之，日三注眼中，三日见碧霄中物，忌烟熏**。药性。

骨

【主治】　**伤损接骨。烧灰，每服二钱，酒服。随病上下，食前、食后**。时珍。

毛

【主治】　**断酒。水煮汁饮，即止酒也**。千金。

屎白

【气味】　**微寒，有小毒**。

【主治】　**伤挞灭痕**。本经。**烧灰酒服，治中恶**。药性。**烧灰，酒服方寸匕，主邪恶，勿令本人知**。苏恭。**消虚积，杀劳虫，去面疱皯黯**。时珍。

【发明】　〔弘景曰〕单用不能灭瘢。须合僵蚕、衣鱼之属为膏，乃效。

【附方】　旧二，新四。**奶癖**〔寇曰〕凡小儿膈下硬如有物，乃俗名奶癖者也。只服温脾化积丸药，不可转泻。用黄鹰屎一钱，密陀僧一两，舶上硫黄一分，丁香二十一个，为末。每服一字，三岁已上半钱，用乳汁或白面汤调下。并不转泄，一复时取下青黑物。后服补药：以醋石榴皮炙黑半两，蚵蚾一分，木香一分，麝香半钱，为末。每服一字，薄酒调下，连吃二服。**面疱**鹰屎白二分，胡粉一分，蜜和傅之。外台。**灭痕**千金用鹰屎白和人精傅，日三。圣惠用鹰屎二两，僵蚕一两半，为末，蜜和傅。总录用鹰屎白、白附子各一两，为末，醋和傅，日三五次，痕灭止。**食哽**鹰粪烧灰，水服方寸匕。外台。

鵰音凋。纲目

【释名】　**鹫**音就。山海经。**鷻**说文。音团。〔时珍曰〕禽经云：鹰以膺之，鹘以猾之，隼以尹之，鵰以周之，鹫以就之，鵰以搏之。皆言其击搏之异也。梵书谓之揭罗阇。

【集解】　〔时珍曰〕鵰似鹰而大，尾长翅短，土黄色，鸷悍多力，盘旋空中，无细不睹。皂鵰即鹫也，出北地，色皂。青鵰出辽东，最俊者谓之海东青。羌鹫出西南夷，黄头赤目，五色皆备。鵰类能搏鸿鹄、獐鹿、犬豕。又有虎鹰，翼广丈余，能搏虎也。鹰、鵰虽鸷而畏燕子，物无大小也。其翮可为箭羽。刘郁西使记云：皂鵰一产三卵者，内有一卵化犬。短毛灰色，与犬无异，但尾背有羽毛数茎耳。随母影而走，所逐无不获者，谓之鹰背狗。

骨

【气味】　缺。

【主治】　**折伤断骨。烧灰，每服二钱，酒下，在上食后，在下食前，骨即接如初**。时珍。出接骨方。

【发明】　〔时珍曰〕鹰、鹗、鵰骨，皆能接骨。盖鸷鸟之力在骨，故以骨治骨，从其类也。

屎

【主治】　诸鸟兽骨哽。烧灰，酒服方寸匕。时珍。出外台秘要。

鹗纲目

【释名】　鱼鹰禽经**鵰鸡**诗疏**雎鸠**周南**王雎**音疽。**沸波**淮南子**下窟乌**〔时珍曰〕鹗状可愕，故谓之鹗。其视雎健，故谓之雎。能入穴取食，故谓之下窟乌。翱翔水上，扇鱼令出，故曰沸波。禽经云：王雎，鱼鹰也。尾上白者名白鹭。

【集解】　〔时珍曰〕鹗，鵰类也。似鹰而土黄色，深目好峙。雄雌相得，鸷而有别，交则双翔，别则异处。能翱翔水上捕鱼食，江表人呼为食鱼鹰。亦啖蛇。诗云：关关雎鸠，在河之洲。即此。其肉腥恶，不可食。陆玑以为鸷，扬雄以为白鹭，黄氏以为杜鹃，皆误矣。禽经云：鸠生三子，一为鹗鸠，尸鸠也。杜预以王雎为尸鸠，或以此也。

骨

【主治】　接骨。时珍。

【附方】　新一。**接骨**用下窟乌即鹗也，取骨烧存性，以古铜钱一个，煅红醋淬七次，为末等分。酒服一钱，不可过多。病在下空心，在上食后服，极有效验。须先夹缚定，乃服此。唐·蔺道人方。

觜

【主治】　蛇咬。烧存性研末，一半酒服，一半涂之。时珍。

鸱别录下品

【释名】　雀鹰诗疏**鸢**诗经**鷣**音淫。**隼**本作鵻。音笋。**鹞**〔时珍曰〕鸱、鸢二字，篆文象形。一云：鸱，其声也。莺，攫物如射也。隼，击物准也。鹞，目击遥也。诗疏云：隼有数种，通称为鹞。雀鹰，春化布谷。尔雅谓之茅鸱，齐人谓之击正，或谓之题肩。尔雅云：鷣，负雀也。梵书谓之阿黎耶。

【集解】　〔弘景曰〕鸱，即俗呼老鸱者。又有鵰、鹗，并相似而大。〔时珍曰〕鸱似鹰而稍小，其尾如舵，极善高翔，专捉鸡、雀。鸱类有数种。按禽经云：善抟者曰鹗，窍玄者曰鵰，骨曰鹘，了曰鹞，展曰鹯，夺曰鵽。又云：鹘生三子，一为鸱。鹘，小于鸱而最猛捷，能击鸠、鸽，亦名鷂子，一名笼脱。鹯，色青，向风展翅迅摇，搏捕鸟雀，鸣则大风，一名晨风。鵽，小于鹯，其脰上下，亦取鸟雀如攘掇也，一名鷂子。又月令：二月鹰化为鸠，七月鸠化为鹰。列子云：鹞为鹯，鹯为布谷，布谷复为鹞。皆指此属也。隼鹘虽鸷而有义，故曰鹰不击伏，隼不击胎。鹘握鸠而自暖，乃至旦而见释，此皆杀中有仁也。

鸱头

【修治】　〔弘景曰〕虽不限雌雄，雄者当胜。用须微炙，不用蠹者。古方治头面方有鸱头酒。

【气味】　咸，平，无毒。〔时珍曰〕按段成式云：唐肃宗张后专权，每进酒置鸱脑于内，云令人久醉健忘。则鸱头亦有微毒矣。

【主治】　头风目眩颠倒，痫疾。别录。

【附方】　旧二。**癫痫瘈疭**飞鸱头三枚，铅丹一斤，为末，蜜丸梧子大。每酒服三丸，日三次。千金方。**旋风眩冒**鸱头丸：用鸱头一枚炒黄，真蔄茹、白术各一两，川椒半两，炒去汗，为末，蜜和丸梧子大。每服酒下二十丸。圣惠。

肉

【气味】　缺。

【主治】　**食之，治癫痫**。孟诜。**食之，消鸡肉、鹌鹑成积**。时珍。

骨

【主治】　**鼻衄不止。取老鸱翅关大骨，微炙研末，吹之**。时珍。出圣济总录。

鸱鸺拾遗

【释名】　**角鸱**说文**怪鸱**尔雅**雚**音丸。**老兔**尔雅**钩鵅**音格。**鵋䳢** 音忌欺。**毂辘鹰**蜀人所呼。**呼哼鹰**楚人所呼。**夜食鹰**吴人所呼。〔时珍曰〕其状似鸱而有毛角，故曰鸱，曰角。曰雚，雚字象鸟头目有角形也。老兔，象头目形。鸺、怪，皆不祥也。钩鵅、毂辘、呼哼，皆其声似也。蜀人又讹钩格为鬼各哥。

【集解】　〔藏器曰〕钩鵅，即尔雅鵋䳢也。江东呼为钩鵅。其状似鸱有角，怪鸟也。夜飞昼伏，入城城空，入室室空。常在一处则无害。若闻其声如笑者，宜速去之。北土有训狐，二物相似，各有其类。训狐声呼其名，两目如猫儿，大如鸲鹆，作笑声，当有人死。又有鸺鹠，亦是其类，微小而黄，夜能入人家，拾人手爪，知人吉凶。有人获之，嗉中犹有爪。故除爪甲者，埋之户内，为此也。〔时珍曰〕此物有二种：鸱鸺大如鸱鹰，黄黑斑色，头目如猫，有毛角两耳。昼伏夜出，鸣则雌雄相唤，其声如老人，初若呼，后若笑，所至多不祥。庄子云：鸱鸺夜拾蚤，察毫末，昼出瞋目而不见丘山。何承天纂文云：鸱鸺白日不见人，夜能拾蚤虱。俗讹蚤为人爪，妄矣。一种鸺鹠，大如鸲鹆，毛色如鹞，头目亦如猫，鸣则后窍应之，其声连转，如云休留休留，故名曰鸺鹠。江东呼为车载板，楚人呼为快扛鸟，蜀人呼为春哥儿，皆言其鸣主有人死也。试之亦验。说文谓之鸴，音爵，言其小也。藏器所谓训狐者，乃鸮也；所谓鸺鹠者，乃鸱鸺之小者也。并误矣。周礼哲蔟氏掌覆夭鸟之巢，以方书十日之号，十二支之号，十二辰，十二岁之号，二十有八宿之号，悬其巢则去。续博物志云：鸺鹠、鸛、鹊，其抱以聒。

肉

【气味】　缺。

【主治】　**疟疾。用一只，去毛肠，油炸食之**。时珍。出阴宪副方。

【附方】　新一。**风虚眩运**大头鹰闭杀去毛，煮食；以烧骨存性，酒服。便民食疗。

肝

【主治】　**入法术家用**。时珍。

鸮拾遗

【释名】　**枭鸱**音娇。**土枭**尔雅**山鸮**晋灼**鸡鸮**十六国史**鵩**汉书**训狐**拾遗**流离**诗经**魑魂**〔时珍曰〕鸮、枭、训狐，其声也。鵩，其色如服色也。俚人讹训狐为幸胡者，是也，鸱与鸮，二物也。周公合而咏之，后人遂以鸱鸮为一鸟，误矣。魑字韵书无考，当作匈拥切。魑魂、流离，言其不祥也。吴球方作逐魂。枭长则食母，故古人夏至磔之，而其字从鸟首在木上。

【集解】〔藏器曰〕鸮即枭也，一名鵩，吴人呼为魑魂，恶声鸟也。贾谊云：鵩似鸮，其实一物也，入室主人当去。此鸟盛午不见物，夜则飞行，常入人家捕鼠食。周礼哲蔟氏掌覆夭鸟之巢。注云：恶鸣之鸟，若鸮、鵩、鬼车之属。〔时珍曰〕鸮、鵩、鸺鹠、枭，皆恶鸟也，说者往往混注。贾谊谓鵩似鸮，藏器谓鸮与训狐为二物，许慎、张华谓鸮鵩、鸺鹠训为一物，王逸谓鵩即训狐，陈正敏谓枭为伯劳，宗懔谓土枭为鸲鹆，各执一说。今通考据，并咨询野人，则鸮、枭、鵩、训狐，一物也。鸺鹠，一物也。藏器所谓训狐之状者，鸺鹠也。鸮，即今俗所呼幸胡者是也，处处山林时有之。少美好而长丑恶，状如母鸡，有斑文，头如鸲鹆，目如猫目，其名自呼，好食桑椹。古人多食之，故礼云不食鸮胖，谓胁侧薄弱也。庄子云：见弹而求鸮炙。前凉录云：张天锡言，北方美物，桑椹甘香，鸡鸮革飨。皆指此物也。按巴蜀异物志云：鵩如小鸡，体有文色，土俗因名之。不能远飞，行不出域。盛弘之荆州记云：巫县有鸟如雌鸡，其名为鸮。楚人谓之鵩。陆玑诗疏云：鸮大如鸠，绿色，入人家凶，贾谊所赋鵩是也。其肉甚美，可为羹臛、炙食。刘恂岭表录异云：北方枭鸣，人以为怪。南中昼夜飞鸣，与乌、鹊无异。桂林人家家罗取，使捕鼠，以为胜狸也。合诸说观之，则鸮、鵩、训狐之为一物明矣。又按郭义恭广志云：鸮，楚鸠所生也，不能滋乳，如骡、駏驉焉。然枭长则食母，是自能孳乳矣，抑所食者即鸠耶。淮南子云：甑瓦投之，能止枭鸣，性相胜也。

肉

【气味】 **甘，温，无毒。**

【主治】 **鼠瘘，炙食之。**藏器。**风痫，噎食病。**时珍。

【附方】 新二。**风痫**风痫，考宝鉴第九卷名神应丹。惺神散，医方大成下册。**噎食**取鵩鸟未生毛者一对，用黄泥固济，煅存性为末。每服一匙，以温酒服。寿域神方。

头

【主治】 **痘疮黑陷。用腊月者一二枚，烧灰，酒服之，当起。**时珍。出云岐子保命集。

目

【主治】 **吞之，令人夜见鬼物。**藏器。

鸩音沉去声。别录下品

校正：自外类移入此。

【释名】 **䲹日与运日同。别录同力鸟陶弘景。**

【集解】 〔别录曰〕鸩生南海。〔弘景曰〕鸩与䲹日是两种。鸩鸟，状如孔雀，五色杂斑，高大，黑颈赤喙，出广之深山中。䲹日状如黑伧鸡，作声似云同力，故江东人呼为同力鸟。并啖蛇，人误食其肉立死，并疗蛇毒。昔人用鸩毛为毒酒，故名鸩酒，顷不复尔。又海中有物赤色，状如龙，名海姜，亦有大毒，甚于鸩羽。〔恭曰〕鸩鸟出商州以南江岭间大有，人皆谙识，其肉腥有毒不堪啖。云羽画酒杀人，亦是浪证。郭璞云：鸩大如鹏，长颈赤喙，食蛇。说文、广雅、淮南子，皆以鸩为䲹日。交广人亦云䲹日即鸩，一名同力鸟，更无如孔雀者。陶为人所诳也。〔时珍曰〕按尔雅翼云：鸩似鹰而大，状如鸮，紫黑色，赤喙黑目，颈长七八寸。雄名运日，雌名阴谐。运日鸣则晴，阴谐鸣则雨。食蛇及橡实。知木石有蛇，即为禹步以禁之，须臾木倒石崩而蛇出也。蛇入口即烂。其屎溺着石，石皆黄烂。饮水处，百虫吸之皆死。惟得犀角即解其毒。又杨廉夫铁厓集云：鸩出蕲州黄梅山中，状类训狐，声如击腰鼓。巢于大木之颠，巢下数十步皆草不生也。

毛

【气味】 **有大毒。入五脏，烂杀人。**别录。

喙

【主治】 **带之，杀蝮蛇毒。**别录。〔时珍曰〕蛇中人，刮末涂之，登时愈也。

姑获鸟拾遗

【释名】 **乳母鸟玄中记夜行游女同**

天帝少女同**无辜鸟**同**隐飞**玄中记**鬼鸟**拾遗**谚谚**杜预左传注**钩星**岁时记。〔时珍曰〕昔人言此鸟产妇所化，阴慝为妖，故有诸名。

【集解】 〔藏器曰〕姑获能收人魂魄。玄中记云：姑获鸟，鬼神类也。衣毛为飞鸟，脱毛为女人。云是产妇死后化作，故胸前有两乳，喜取人子养为己子。凡有小儿家，不可夜露衣物。此鸟夜飞，以血点之为志。儿辄病惊痫及疳疾，谓之无辜疳也。荆州多有之。亦谓之鬼鸟。周礼庭氏"以救日之弓，救月之矢，射夭鸟"，即此也。〔时珍曰〕此鸟纯雌无雄，七八月夜飞，害人尤毒也。

治鸟纲目

【集解】 〔时珍曰〕按干宝搜神记云：越地深山有治鸟，大如鸠，青色。穿树作窠，大如五六升器，口径数寸，饰以土垩，赤白相间，状如射侯。伐木者见此树即避之，犯之则能役虎害人，烧人庐舍。白日见之，鸟形也；夜闻其鸣，鸟声也；时或作人形，长三尺，入涧中取蟹，就人间火炙食，山人谓之越祝之祖。又段成式酉阳杂俎云：俗说昔有人遇洪水，食都树皮，饿死化为此物。居树根者为猪都，居树中者为人都，居树尾者为鸟都。鸟都左胁下有镜印，阔二寸一分。南人食其窠，味如木芝也。窃谓兽有山都、山㺐木客，而鸟亦有治鸟、山萧、木客鸟。此皆戾气所赋，同受而异形者欤？今附于下。

【附录】 **木客鸟**〔时珍曰〕按异物志云：鸄木客鸟，大如鹊，千百为群，飞集有度。俗呼黄白色，有翼有绶，飞独高者为君长，居前正赤者为五伯，正黑者为铃下，缃色杂赤者为功曹，左胁有白带者为主簿，各有章色。庐陵郡东有之。**独足鸟**一名山萧鸣。广州志[①]云：独足鸟，闽广有之。大如鹄，其色苍，其声自呼。临海志[②]云：独足，文身赤口，昼伏夜飞，或时昼出，群鸟噪之，惟食虫豸，不食稻粱，声如人啸，将雨转鸣。即孔子所谓一足之鸟，商羊者也。山海经云：羭次之山，有鸟状如枭，人面而一足，名曰橐䨼，音肥，冬则蛰，服之不畏雷。孙愐唐韵云：鸄，土精也，似雁，一足黄色，毁之杀人。

窠表

【主治】 **作履屉，治脚气。**时珍。出杂俎。

鬼车鸟拾遗

【释名】 **鬼鸟**拾遗**九头鸟**同上**苍鸆**白泽图**奇鸧**〔时珍曰〕鬼车，妖鸟也，取周易载鬼一车之义。似鸧而异，故曰奇鸧。

【集解】 〔藏器曰〕鬼车，晦暝则飞鸣，能入人家，收人魂气。相传此鸟昔有十首，犬啮其一，犹余九首。其一常滴血，血着人家则凶。荆楚人夜闻其飞鸣，但灭灯、打门、捩狗耳以厌之，言其畏狗也。白泽图苍鸆有九首，及孔子与子夏见奇鸧九首，皆此物也。荆楚岁时记以为姑获者，非矣。二鸟相似，故同名鬼鸟。〔时珍曰〕鬼车状如鸺鹠，而大者翼广丈许，昼盲夜了，见火光辄堕。按刘恂岭表录异云：鬼车出秦中，而岭外尤多。春夏之交，稍遇阴晦，则飞鸣而过，声如刀车鸣。爱入人家，铄人魂气。血滴之家，必有凶咎。便民图纂云：冬月鬼车夜飞，鸣声自北而南，谓之出巢，主雨；自南而

---

① 广州志：《太平御览》卷九二八引作"广州记"。
② 临海志：《太平御览》卷九二八引作"临海异物志"。

北，谓之归巢，主晴。周密齐东野语云：宋·李寿翁守长沙，曾捕得此鸟。状类野凫，赤色，身圆如箕。十颈环簇，有九头，其一独无而滴鲜血。每颈两翼，飞则霍霍并进。又周汉公主病，此鸟飞至砧石即薨。鸣呼！怪气所钟，妖异如此，不可不知。

诸鸟有毒拾遗

凡鸟自死目不闭，自死足不伸，白鸟玄首，玄鸟白首，三足，四距，六指，四翼，异形异色，并不可食，食之杀人。

本草纲目兽部目录第五十卷

李时珍曰：兽者四足而毛之总称，地产也。豢养者谓之畜。素问曰“五畜为益”是矣。周制庖人供六畜马、牛、鸡、羊、犬、豕。**六兽**麋、鹿、狼、麕、兔、野豕也。**辨其死生鲜薨之物。兽人辨其名物。凡祭祀宾客，供其死兽生兽。皮毛筋骨，入于玉府。冥氏攻猛兽，穴氏攻蛰兽。呜呼！圣人之于养生事死、辨物用物之道，可谓慎且备矣。后世如黄羊黄鼠，今为御供；犏尾貂皮，盛为时用。山獭之异，狗宝之功，皆服食所须，而典籍失载。羒羊之问，宣父独知；鼨鼠之对，终军能究。地生之羊，彭侯之肉，非博雅君子，孰能别之？况物之性理万殊，人之用舍宜慎，盖不但多识其名而已也。于是集诸兽之可供膳食、药物、服器者为兽类，凡八十六种，分为五类：曰畜，曰兽，曰鼠，曰寓，**尔雅·释兽有鼠属、寓属。邢昺注曰：猴类渐肖于人，寄寓山林，故曰寓属。**曰怪。**旧本兽部三品，共五十八种。今并入五种，移一种入鳞部，一种入禽部，自虫部移入三种。

神农本草经一十五种梁·陶弘景注　**名医别录一十二种**梁·陶弘景注。　**唐本草八种**唐·苏恭　**本草拾遗一十五种**唐·陈藏器　**炮炙论一种**唐·雷敩　**蜀本草一种**蜀·韩保升　**开宝本草四种**宋·马志　**嘉祐本草一种**宋·掌禹锡　**图经本草一种**宋·苏颂　**证类本草一种**宋·唐慎微　**本草衍义一种**宋·寇宗奭　**日用本草一种**元·吴瑞　**食物本草一种**明·汪颖　**食鉴本草一种**明·宁源　**本草纲目二十三种**明·李时珍

【附注】　魏·李当之药录　吴普本草　宋·雷敩炮炙论　齐·徐之才药对　唐·甄权药性　孙思邈千金　唐·李珣海药　杨损之删繁　萧炳四声　孟诜食疗　南唐·陈士良食性　宋人·大明日华　金·张元素珍珠囊　李杲法象　王好古汤液　元·朱震亨补遗　明·汪机会编　王纶集要　陈嘉谟蒙诠

兽之一畜类二十八种

豕本经　**狗**本经　**羊**本经。大尾羊、胡羊、洮羊、𦍩羊、封羊、地生羊、羬羊附　**黄羊**纲目　**牛**本经　**马**本经　**驴**唐本　**骡**食鉴　**驼**开宝　**酪**唐本　**酥**别录　**醍醐**唐本　**乳腐**嘉祐　**阿胶**本经　**黄明胶**纲目　**牛黄**本经　**鲊答**纲目　**狗宝**纲目　**底野迦**唐本　**诸血**拾遗　**诸朽骨**拾遗　**震肉**拾遗　**败鼓皮**别录　**毡**拾遗　**六畜毛蹄甲**本经　**六畜心**纲目　**诸肉有毒**拾遗　**解诸肉毒**纲目

上附方旧一百五十六，新五百三十七。

本草纲目兽部第五十卷

兽之一 畜类二十八种

豕本经下品

【释名】 **猪**本经**豚**同上**豭**音加。**彘**音滞。**豮**音坟。〔时珍曰〕按许氏说文云：豕字象毛足而后有尾形。林氏小说云：豕食不洁，故谓之豕。坎为豕，水畜而性趋下喜秽也。牡曰豨，曰牙；牝曰彘，曰豝，音巴，曰貗，音娄。牡去势曰豮。四蹄白曰豥。猪高五尺曰豟，音厄。豕之子，曰猪，曰豚，曰豰，音斛。一子曰特，二子曰师，三子曰豵，末子曰么。生三月曰豨，六月曰䝬。何承天纂文云：梁州曰䝈，音摄，河南曰彘，吴楚曰豨，音喜。渔阳以大猪为豝，齐徐以小猪为豠，音锄。〔颂曰〕按扬雄方言曰："燕朝鲜之间谓猪为豭，关东谓之彘，或曰豕，南楚曰豨，吴扬曰猪"。其实一种也。礼记谓之刚鬣。崔豹古今注谓之参军。

【集解】 〔颂曰〕凡猪骨细，少筋多膏，大者有重百余斤。食物至寡，甚易畜养之，甚易生息。〔时珍曰〕猪天下畜之，而各有不同。生青兖徐淮者耳大，生燕冀者皮厚，生梁雍者足短，生辽东者头白，生豫州者咮短，生江南者耳小，谓之江猪，生岭南者白而极肥。猪孕四月而生，在畜属水，在卦属坎，在禽应室星。

豭猪肉

【气味】 **酸，冷，无毒。凡猪肉：苦，微寒，有小毒。江猪肉：酸，平，有小毒。豚肉：辛，平，有小毒。**〔别录曰〕豭猪肉治狂病。凡猪肉能闭血脉，弱筋骨，虚人肌，不可久食，病人金疮者尤甚。〔思邈曰〕凡猪肉久食，令人少子精，发宿病。豚肉久食，令人遍体筋肉碎痛乏气。江猪多食，令人体重。作脯，少有腥气。〔诜曰〕久食杀药，动风发疾。伤寒疟痢痰痼痔漏诸疾，食之必再发。〔时珍曰〕北猪味薄，煮之汁清；南猪味厚，煮之汁浓，毒尤甚。入药用纯黑豭猪。凡白猪、花猪、豥猪、牝猪、病猪、黄膘猪、米猪，并不可食。黄膘煮之汁黄，米猪肉中有米。说文"豕食于星下则生息米"，周礼"豕盲视而交睫者星"，皆指此也。反乌梅、桔梗、黄连、胡黄连，犯之令人泻利，及苍耳令人动风。合生姜食，生面皯发风；合荞麦食，落毛发，患风病；合葵菜食，少气；合百花菜、吴茱萸食，发痔疾；合胡荽食，烂人脐；合牛肉食，生虫；合羊肝、鸡子、鲫鱼、豆黄食，滞气；合龟、鳖肉食，伤人。凡煮猪肉，得皂荚子、桑白皮、高良姜、黄蜡，不发风气；得旧篱篾，易熟也。

【主治】 **疗狂病久不愈。**别录。**压丹石，解热毒，宜肥热人食之。**拾遗。**补肾气虚竭。**千金。**疗水银风，并中土坑恶气。**日华。

【发明】 〔时珍曰〕按钱乙治小儿疳病麝香丸，以猪胆和丸，猪肝汤服。疳渴者，以猪肉汤或焊猪汤服。其意盖以猪属水而气寒，能去火热耶？〔弘景曰〕猪为用最多，惟肉不宜多食，令人暴肥，盖虚风所致也。〔震亨曰〕猪肉补气，世俗以为补误矣，惟补阳尔。今之虚损者，不在阳而在阴。以肉补阴，是以火济水。盖肉性入胃便作湿热，热生痰，痰生则气不降而诸证作矣。谚云：猪不姜，食之发大风，中年气血衰，面发黑䵟也。〔韩悉曰〕凡肉有补，惟猪肉无补，人习之化也。

【附方】 旧五，新十五。**禁口痢疾**腊肉脯，煨熟食之，妙。李楼奇方。**小儿刮肠**痢疾，禁口闭目至重者。精猪肉一两，薄切炙香，以腻粉末半钱，铺上令食，或置鼻头闻香，自然要食也。活幼口议。**上气咳嗽**烦满。用猪肉切作鎚子，猪脂煎熟食之。心镜。**浮肿胀满**不食。用猪脊肉一双，切生，以蒜、薤食之。心镜。**身肿攻心**用生猪肉以浆水洗，压干切脍，蒜、薤啖之，一日二次，下气去风，乃外国方也。张文仲方。**破伤风肿**新杀猪肉，乘热割片，贴患处。连换三片，其肿立消。简便。**白虎风病**用猪肉三串，以大麻子一合，酒半盏相和，口含噀上。将肉擘向病处，咒曰：相州张如意、张得兴，是汝白虎本师，急出。乃安肉于床下，瘥则送于路，神验。近效。**风狂歌笑**行走不休。用豭猪肉一斤，煮熟切脍，和酱食。或羹粥炒，任服之。食医心镜。**解丹石毒**发热困笃。用肥猪肉五斤，葱、薤半斤，煮食或作臛食。必腹鸣毒下，以水淘之，沙石尽则愈。千金翼。**解钟乳毒**下利不止，食猪肉则愈。千金翼。**服石英法**白石英一斤，袋盛，水三斗，煎四升，以猪肉一斤，盐豉煮食。一日一作。同上。**伤损不食**凡打扑伤损，三五日水食不入口。用生猪肉二大钱，打烂，温水洗去血水，再擂烂，以阴阳汤打和。以半钱用鸡毛送入咽内，却以阴阳汤灌下之。其食虫闻香拱开瘀血而上，胸中自然开解。此乃损血凝聚心间，虫食血饱，他物虫不来探故也。谓之骗通之法。邵氏。**打伤青肿**炙猪肉搨之。千金。**小儿重舌**取三家屠肉，切指大，摩舌上，儿立啼。千金方。**小儿痘疮**猪肉煮汁洗之。谭氏方。**小儿火丹**猪肉切片贴之。**漆疮作痒**宜啖猪肉，嚼穄谷涂之。千金。**男女阴蚀**肥猪肉煮汁洗，不过三十斤瘥。千金方。**山行辟蛭**山中草木上，有石蛭着人足，则穿肌入肉中，害人。但以腊猪膏和盐涂足胫趾，即不着人也。千金方。**竹刺入肉**多年熏肉，切片包裹之，即出。救急方。

豭猪头肉已下并用豭猪者良，豮猪亦可。

【气味】 **有毒**。〔时珍曰〕按生生编云：猪肉毒惟在首，故有病者食之，生风发疾。

【主治】 **寒热五癃鬼毒**。千金。**同五味煮食，补虚乏气力，去惊痫五痔，下丹石，亦发风气**。食疗。

腊猪头：烧灰，治鱼脐疮。

【发明】 〔时珍曰〕按名医录云：学究任道病体疮肿黑，状狭而长。北医王通曰：此鱼脐疮也。一因风毒蕴结，二因气血凝滞，三因误食人汗而然。乃以一异散傅之，日数易而愈。恳求其方。曰：但雪玄一味耳。任遍访四方无知之者。有名医郝允曰：圣惠方治此，用腊猪头烧灰，鸡卵白调敷，即此也。又图纂云：五月戊辰日，以猪头祀灶，所求如意；以腊猪耳悬梁上，令人丰足，此亦厌禳之物也。

项肉俗名槽头肉，肥脆，能动风。

【主治】 **酒积，面黄腹胀。以一两切如泥，合甘遂末一钱作丸，纸裹煨香食之，酒下，当利出酒布袋也**。时珍。出普济。

脂膏

【修治】 〔时珍曰〕凡凝者为肪为脂，释者为膏为油，腊月炼净收用。〔恭曰〕十二月上亥日，取入新瓶，埋亥地百日用之，名胒脂。每升入鸡子白十四枚，更良。〔弘景曰〕勿令中水，腊月者历年不坏。项下膏谓之负革肪，入道家炼五金用。

【气味】 **甘，微寒，无毒**。反乌梅、梅子。

【主治】 **煎膏药，解斑蝥、芫青毒**。别录。**解地胆、亭长、野葛、硫黄毒，诸肝毒，利肠胃，通小便，除五疸水肿，生毛发**。时珍。**破冷结，散宿血**。孙思邈。**利血脉，散风热，润肺。入膏药，主诸疮**。苏颂。**杀虫，治皮肤风，涂恶疮**。日华。**治痈疽**。苏恭。**悦皮肤。作手膏，不皲裂**。陶弘景。**胎产衣不下，以酒多服，佳**。徐之才。**鬐膏：生发悦面**。别录。

【附方】 旧五，新二十八。**伤寒时气**猪膏如弹丸，温水化服，日三次。肘后方。**五种疸疾**黄疸、谷疸、酒疸、黑疸、女劳疸。黄汗如黄檗汁，用猪脂一斤，温热服，日三，当利乃愈。肘后方。**赤白带下**炼猪脂三合，酒五合，煎沸顿服。千金方。**小便不通**猪脂一斤，水二升，煎三沸，饮之立通。千金方。**关格闭塞**猪脂、姜汁各二升，微火煎至二升，下酒五合，和煎分服。千金。**痘疮便秘**四五日。用肥猪膘一块，水煮熟，切如豆大，与食。自然脏腑滋润，痂疕易落，无损于儿。陈文中方。**卒中五尸**仲景用猪脂一鸡子，苦酒一升，煮沸灌之。肘后方。**中诸肝毒**猪膏顿服一升。千金方。**食发成瘕**心腹作痛，咽间如有虫上下，嗜食与油者是也。用猪脂二升，酒三升，煮三沸服，日三次。**上气咳嗽**猪肪四两，煮百沸以来，切，和酱、醋食之。心镜。**肺热暴喑**猪脂油一斤炼过，入白蜜一斤，再炼少顷，滤净冷定。不时挑服一匙，即愈。无疾常服，亦润肺。万氏方。**小儿噤风**小儿百日内风噤，口中有物如蜗牛，或如黄头白虫者。薄猪肪擦之即消。圣惠方。**小儿蛔病羸瘦**。猪膏服之。千金方。**产后虚汗**猪膏、姜汁、白蜜各一升，酒五合，煎五上五下。每服方寸匕。千金翼。**胞衣不下**猪脂一两，水一盏，煎五七沸，服之当下。圣惠方。**吹奶寒热**用猪肪冷水浸搨，热即易之，立效。子母秘录。**发落不生**以酢泔洗净，布揩令热。以腊猪脂，入生铁，煮三沸，涂之遍生。千金翼。**冬月唇裂**炼过猪脂，日日涂之。十便良方。**热毒攻手**肿痛欲脱，猪膏和羊屎涂之。外台。**手足皴破**猪脂着热酒中洗之。千金方。**代指疼痛**猪膏和白墡土傅之。小品。**口疮塞咽**用猪膏、白蜜一斤，黄连末一两，合煎取汁熬稠，每服枣许，日五服。千金。**疥疮有虫**猪膏煎芫花，涂之。肘后。**鼠瘘瘰疬**用猪膏淹生地黄，煎六七沸，涂之。**漏疮不合**以纸粘腊猪脂纳疮中，日五夜三。千金翼。**漆疮作痒**猪膏频涂之。千金。**咽喉骨哽**吞脂膏一团，不瘥更吞之。千金方。**身面疣目**以猪脂揩之。令血出少许，神验不可加。千金。**误吞针钉**猪脂多食令饱，自然裹出。普济方。**杂物入目**猪脂煮取水面如油者，仰卧去枕点鼻中，不过数度，与物俱出。圣惠方。**蜈蚣入耳**炙猪肪，掩耳自出。梅师。**虫蚁入耳**方法同上。**发背发乳**猪脂切片，冷水浸贴。日易四五十片，甚妙。急救方。

脑

【气味】 **甘，寒，有毒**。〔时珍曰〕礼记云：食豚去脑。孙真人食忌云：猪脑损男子阳道，临房不能行事，酒后尤不可食，延寿书云：今人以盐酒食猪脑，是自引贼也。

【主治】 **风眩脑鸣，冻疮**。别录。

主痈肿，涂纸上贴之，干则易，治手足皲裂出血，以酒化洗，并涂之。时珍。

【附方】 新一。**喉痹已破**疮口痛者。猪脑髓蒸熟，入姜、醋吃之，即愈。普济方。

髓

【气味】 **甘，寒，无毒。**

【主治】 **扑损恶疮。**颂。**涂小儿解上颅、头疮，及脐肿、眉疮、瘑疥。服之，补骨髓，益虚劳。**时珍。

【发明】 〔时珍曰〕按丹溪治虚损补阴丸，多用猪脊髓和丸。取其通肾命，以骨入骨，以髓补髓也。

【附方】 新七。**骨蒸劳伤**猪脊髓一条，猪胆汁一枚，童便一盏，柴胡、前胡、胡黄连、乌梅各一钱，韭白七根，同煎七分，温服。不过三服，其效如神。瑞竹堂方。**小儿颅解**猪牙车骨煎取髓傅三日。千金方。**小儿脐肿**猪颊车髓十二铢，杏仁半两，研傅。千金。**小儿眉疮**猪颈骨髓六七枚，白胶香二钱，同入铜器熬稠，待冷为末，麻油调涂。**小儿瘑疮**猪牙车骨年久者搥碎，炙令髓出，热取涂之。小品。**小儿头疮**猪筒骨中髓，和腻粉成剂，火中煨香，研末，先温盐水洗净，敷之。亦治肥疮出汁。普济方。**小儿疳疮**方同上。

血

【气味】 **咸，平，无毒。**〔思邈曰〕涩，平。〔时珍曰〕服地黄、何首乌诸补药者忌之，云能损阳也。同黄豆食，滞气。

【主治】 **生血：疗贲豚暴气，及海外瘴气。**日华。**中风绝伤，头风眩运，及淋沥。**苏恭。**卒下血不止，清酒和炒食之。**思邈。**清油炒食，治嘈杂有虫。**时珍。**压丹石，解诸毒。**吴瑞。

【发明】 〔时珍曰〕按陈自明云：妇人嘈杂，皆血液泪汗变而为痰，或言是血嘈，多以猪血炒食而愈，盖以血导血归原之意尔。此固一说，然亦有蛔虫作嘈杂者，虫得血腥则饱而伏也。

【附方】 新五。**交接阴毒**腹痛欲死。豭猪血乘热和酒饮之。肘后。**中满腹胀**旦食不能暮食。用不着盐水猪血，漉去水，晒干为末，酒服取泄，甚效。李楼奇方。**杖疮血出**猪血一升，石灰七升，和剂烧灰，再以水和丸，又烧，凡三次，为末敷之，效。外台。**中射罔毒**猪血饮之即解。肘后。**蜈蚣入腹**猪血灌之。或饱食，少顷饮桐油，当吐出。

心血

【主治】 **调朱砂末服，治惊痫癫疾。**吴瑞。**治卒恶死，及痘疮倒靥。**时珍。

【发明】 〔时珍曰〕古方治惊风癫痫痘疾，多用猪心血，盖以心归心，以血导血之意。用尾血者，取其动而不息也。猪为水畜，其血性寒而能解毒制阳故也。韩飞霞云：猪心血能引药入本经，实非其补。沈存中云："猪血得龙脑直入心经"，是矣。

【附方】 新三。**心病邪热**蕊珠丸：用猪心一个取血，靛花末一匙，朱砂末一两，同研，丸梧子大。每酒服二十丸。奇效。**痘疮黑陷**腊月收豮猪心血，瓶干之，每用一钱，入龙脑少许，研匀服。须臾红活，神效。无干血，用生血。沈存中方。**妇人催生**开骨膏：用猪心血和乳香末，丸梧子大，朱砂为衣。面东酒吞一丸，未下再服。妇人良方。

尾血

【主治】 **痘疮倒靥，用一匙，调龙脑少许，新汲水服。又治卒中恶死。**时珍。

【附方】 旧一，新一。**卒中恶死**断猪尾取血饮，并缚豚枕之，即活。此乃长桑君授扁鹊法也。出魏夫人传。肘后方。**蛇入七孔**割母猪尾血，滴入即出也。千金方。

心

【气味】　甘、咸，平，无毒。〔颂曰〕多食，耗心气，不可合吴茱萸食。

【主治】　惊邪忧恚。别录。**虚悸气逆，妇人产后中风，血气惊恐。**思邈。**补血不足，虚劣。**苏颂。**五脏：主小儿惊痫，出汗。**苏恭。

【发明】　〔刘完素曰〕猪，水畜也，故心可以镇恍惚。

【附方】　旧一，新三。**心虚自汗**不睡者。用豮猪心一个，带血破开，入人参、当归各二两，煮熟去药食之。不过数服，即愈。证治要诀。**心虚嗽血**沉香末一钱，半夏七枚，入猪心中，以小便湿纸包煨熟，去半夏食之。证治要诀。**产后风邪**心虚惊悸。用猪心一枚，五味，豉汁煮食之。心镜。**急心疼痛**猪心一枚，每岁入胡椒一粒，同盐、酒煮食。

肝入药用子肝。

【气味】　苦，温，无毒。〔时珍曰〕饵药人，不可食之。合鱼鲙食，生痈疽；合鲤鱼肠、鱼子食，伤人神；合鹌鹑食，生面䵟。延寿书云：猪临杀，惊气入心，绝气归肝，俱不可多食，必伤人。

【主治】　小儿惊痫。苏恭。**切作生，以姜、醋食，主脚气，当微泄。若先利，即勿服。**藏器。**治冷劳脏虚，冷泄久滑赤白，带下，以一叶薄批，揾着诃子末炙之，再揾再炙，尽末半两，空腹细嚼，陈米饮送下。**苏颂。**补肝明目，疗肝虚浮肿。**时珍。

【发明】　〔时珍曰〕肝主藏血，故诸血病用为向导入肝。千金翼治痢疾有猪肝丸，治脱肛有猪肝散，诸眼目方多有猪肝散，皆此意也。

【附方】　旧六，新八。**休息痢疾**豮猪肝一具切片，杏仁炒一两，于净锅内，一重肝，一重杏仁，入童子小便二升，文火煎干。取食，日一次。千金。**乳肿胀满**不下食。猪肝一具洗切，着葱、豉、姜、椒炙食之。或单煮羹亦可。心镜。**身面卒肿**生猪肝一具细切，醋洗，入蒜、醋食之。勿用盐。**肿自足起**方法同上。**风毒脚气**猪肝作生脍，食之取利。**水肿溲涩**猪肝尖三块，绿豆四撮，陈仓米一合，同水煮粥食，毒从小便出也。**中蛊腹痛**支太医秘方：以猪肝一具，蜜一升，共煎，分二十服，或为丸服，肘后。**食即汗出**乃脾胃虚也。猪肝一斤薄切，曝干为末，煮白粥，布绞汁，众手丸梧子大。空心饮下五十丸，日五。心镜。**目难远视**肝虚也。猪肝一具，细切去皮膜，葱白一握，用豉汁生羹，待熟下鸡子三个，食之。普济方。**肝热目赤**碜痛，用猪肝一具薄切，水洗净，以五味食之。食医心镜。**牙疳危急**猪肝一具煮熟，蘸赤芍药末，任意食之。后服平胃散二三贴，即效。**女人阴痒**炙猪肝纳入，当有虫出，肘后。**打击青肿**炙猪肝贴之。千金。**急劳疾**[①]**悴**日晚即寒热，惊悸烦渴。用豮猪肝一具，切丝，生甘草末十五两，于铛中布肝一重，掺甘草一重，以尽为度，取童便五升，文武火煮干，捣烂，众手丸梧子大。每空心米饮下二十丸，渐加三十丸。圣惠方[②]。

脾俗名联贴。

【气味】　涩，平，无毒。〔时珍曰〕诸兽脾味如泥，其属土也可验。〔思邈曰〕凡六畜脾，人一生莫食之。

【主治】　脾胃虚热，同陈橘红、人

---

① 疾：《圣济总录》卷八十七作“瘦”。

② 圣惠方：此方今《圣惠方》未见，方出《圣济总录》卷八十七。

参、生姜、葱白，陈米煮羹食之。苏颂。

【附方】 新二。**脾积痞块**猪脾七个，每个用新针一个刺烂，以皮消一钱擦之，七个并同，以瓷器盛七日，铁器焙干。又用水红花子七钱，同捣为末，以无灰酒空心调下。一年以下者，一服可愈；五年以下者，二服；十年以下者，三服 。保寿堂方。**疟发无时**胡椒、吴茱萸、高良姜各二钱，为末，以猪脾一条，作脍炒熟，一半滚药，一半不滚，以墨记定，并作馄饨煮熟。有药者吞之，无药者嚼下，一服效。卫生家宝方。

肺

【气味】 **甘，微寒，无毒**。〔颂曰〕得大麻仁良。不与白花菜合食，令人气滞发霍乱。八月和饴食，至冬发疽。

【主治】 **补肺**。苏颂。**疗肺虚咳嗽，以一具，竹刀切片，麻油炒熟，同粥食。又治肺虚嗽血，煮蘸薏苡仁末食之**。时珍。出要诀诸方。

肾俗名腰子。

【气味】 **咸，冷，无毒**。〔思邈曰〕平。〔日华曰〕虽补肾，而久食令人少子。〔诜曰〕久食，令人伤肾。〔颂曰〕冬月不可食，损人真气，兼发虚壅。

【主治】 **理肾气，通膀胱**。别录。**补膀胱水脏，暖[1]膝，治耳聋**。日华。**补虚壮气，消积滞**。苏颂。**除冷利**。孙思邈。**止消渴，治产劳虚汗，下痢崩中**。时珍。

【发明】 〔时珍曰〕猪肾，别录谓其理肾气，通膀胱。日华亦曰补水脏膀胱，暖腰膝。而又曰虽补肾，久食令人少子。孟诜亦曰：久食令人肾虚。两相矛盾如此，何哉？盖猪肾性寒，不能补命门精气。方药所用，借其引导而已。别录理字、通字，最为有理；日华暖腰膝、补膀胱水脏之说为非矣。肾有虚热者，宜食之；若肾气虚寒者，非所宜矣。今人不达此意，往往食猪肾为补，不可不审。又千金治消渴有猪肾荠苨汤，补肾虚劳损诸病有肾沥汤，方甚多，皆用猪、羊肾煮汤煎药，俱是引导之意。

【附方】 旧四，新十九。**肾虚遗精多[2]汗，夜梦鬼交**。用猪肾一枚，切开去膜，入附子末一钱，湿纸裹煨熟，空心食之，饮酒一杯。不过三五服，效。经验方。**肾虚阴痿羸瘦**，精衰少力。用豮猪肾一对，切片，枸杞叶半斤，以豉汁一盏，同椒、盐煮羹食。经验方。**肾虚腰痛**用猪腰子一枚切片，以椒、盐淹去腥水，入杜仲末三钱在内，荷叶包煨食之，酒上。本草权度。**闪朒腰痛**用豮猪肾一枚批片，盐、椒淹过，入甘遂末三钱，荷叶包煨熟食，酒送下。儒门事亲。**老人耳聋**猪肾一对去膜切，以粳米二合，葱白二根，薤白七根，人参二分，防风一分，为末，同煮粥食。奉亲养老方。**老人脚气**呕逆者。用猪肾一对，以醋、蒜、五味治食之，日作一服。或以葱白、粳米同煮粥食亦可。奉亲养老方。**卒然肿满**用猪肾批开，入甘遂末一钱，纸裹煨熟食。以小便利为效，否则再服。肘后方。**肘伤冷痛**猪肾一对，桂心二两，水八升，煮三升，分三服。肘后。**卒得咳嗽**猪肾二枚，干姜三两，水七升，煮二升，稍服取汗。肘后方。**久嗽不瘥**猪肾二枚，入椒四七粒，水煮啖之。张文仲方。**心气虚损**猪腰子一枚，水二碗，煮至一碗半，切碎，入人参、当归各半两，煮至八分。吃腰子，以汁送下。未尽者，同滓作丸服。百一选方。**酒积面黄**腹胀不消。猪腰子一个，批开七刀，葛根粉一钱，掺上合定，每边炙三遍半，手扯作

---

[1] 暖：此下《证类本草》卷十八有“腰”字。

[2] 多：《证类本草》卷十八作“盗”。

六块，空心吃之，米汤送下。圣济总录。**久泄不止**猪肾一个批开，掺骨碎补末，煨熟食之，神效。濒湖集简方。**赤白下痢**腰痛。用猪肾二枚研烂，入陈皮、椒、酱，作馄饨，空心食之。食医心镜。**赤白带下**常炙猪肾食之。张文仲方。**崩中漏下**方同上。**产后蓐劳**寒热。用猪肾一对，切细片，以盐、酒拌之。先用粳米一合，葱、椒煮粥，盐、醋调和。将腰子铺于盆底，以热粥倾于上盖之，如作盦生粥食之。济生。**产后虚汗**发热，肢体疼痛，亦名蓐劳。永类钤方用猪肾一对切，水三升，粳米半合，椒、盐、葱白煮粥食。梅师：用猪肾同葱、豉和成，作稀雁食之。**小儿躽啼**小儿五十日以来，胎寒腹痛，躽啼弄舌，微热而惊，此痫候也。猪肾一具，当归一两，焙，以清酒一升，煮七合。每以杏仁大与咽之，日三夜一。圣惠方。**小儿头疮**猪腰子一个，批开去心、膜，入五倍子、轻粉末等分在内，以沙糖和面固济，炭火炙焦为末。清油调涂。经验良方。**传尸劳瘵**猪腰子一对，童子小便二盏，无灰酒一盏，新瓷瓶盛之，泥封，炭火温养，自戌至子时止。待五更初温熟，取开饮酒，食腰子。病笃者，只一月效。平日瘦怯者，亦可用之。盖以血养血，绝胜金石草木之药也。邵真人经验方。**痈疽发背**初起者。用豮猪腰子一双，同飞面捣如泥，涂之即愈。

胰音夷。亦作胰。〔时珍曰〕一名肾脂。生两肾中间，似脂非脂，似肉非肉，乃人物之命门，三焦发原处也。肥则多，瘦则少。盖颐养赖之，故谓之胰。

【气味】 **甘，平，微毒。**〔颂曰〕男子多食损阳。

【主治】 **肺痿咳嗽，和枣肉浸酒服。亦治痃癖羸瘦。**藏器。**又合膏，练缯帛。疗肺气干胀喘急，润五脏，去皴疱皯黯，杀斑蝥、地胆毒，治冷痢成虚。**苏颂。**一切肺病咳嗽，脓血不止。以薄竹筒盛，于煻火中煨熟，食上啖之，良。**心镜。**通乳汁。**之才。

【附方】 旧二，新九。**猪胰酒**治冷痢久不瘥。此是脾气不足，暴冷入脾，舌上生疮，饮食无味，或食下还吐，小腹雷鸣，时时心闷，干皮细起，膝胫酸痛，羸瘦，渐成鬼气，及妇人血气不通，逆饭忧烦，四肢无力，丈夫痃癖，两肋虚胀，变为水气，服之皆效。此法出于传尸方。取猪胰一具细切，与青蒿叶相和。以无灰酒一大升，微火温之，乘热纳胰中，使消尽。又取桂心末一小两，内酒中。每旦温服一小盏，午、夜各再一服，甚验。忌面、油腻等食。崔元亮海上方。**膜内气块**猪胰一具炙，蘸玄胡索末食之。卫生易简方。**肺气咳嗽**猪胰一具，苦酒煮食，不过二服。肘后方。**二十年嗽**猪胰三具，大枣百枚，酒五升渍之，秋冬七日，春夏五日，绞去滓，七日服尽，忌盐。**远年肺气**猪胰一具，腻粉一两，瓷瓶固济，上留小窍，煅烟尽为末。每服二钱，浆水下。**服石发热**猪肾脂一具，勿中水，以火炙取汁。每服三合，日夜五六服，石随大便下。总录。**拨云去翳**用猪胰子一枚五钱，蕤仁五分，青盐一钱，共捣千下，令如泥。每点少许，取下膜翳为效。孙氏集效方。**赤白癜风**猪胰一具，酒浸一时，饭上蒸熟食。不过十具。寿域方。**面粗丑黑**皮厚皯黯者。猪胰五具，芜青子二两，杏仁一两，土瓜根一两，淳酒浸之。夜涂旦洗，老者少，少者白，神验。肘后。**手足皴裂**以酒挼猪胰，洗并傅之。肘后。**唇燥紧裂**猪胰浸酒搽之。叶氏摘玄方。

肚

【气味】 **甘，微温，无毒。**

【主治】 **补中益气止渴，断暴痢虚**

弱。别录。**补虚损，杀劳虫。酿黄糯米蒸捣为丸，治劳气，并小儿疳蛔黄瘦病。**日华。**主骨蒸热劳，血脉不行，补羸助气，四季宜食。**苏颂。**消积聚癥瘕，治恶疮。**吴普。

【发明】　〔时珍曰〕猪水畜而胃属土，故方药用之补虚，以胃治胃也。

【附方】　旧二，新九。**补益虚羸**用猪肚一具，入人参五两，蜀椒一两，干姜一两半，葱白七个，粳米半升在内，密缝，煮熟食。千金翼。**水泻不止**用豮猪肚一枚，入蒜煮烂捣膏，丸梧子大。每米饮服三十丸。丁必卿云：予每日五更必水泻一次，百药不效。用此方，入平胃散三两，丸服，遂安。普济。**消渴饮水**日夜饮水数斗者。心镜用雄猪肚一枚，煮取汁，入少豉，渴即饮之，肚亦可食。煮粥亦可。仲景猪肚黄连丸[①]：治消渴。用雄猪肚一枚，入黄连末五两，栝楼根、白粱米各四两，知母三两，麦门冬二两，缝定蒸熟，捣丸如梧子大。每服三十丸，米饮下。食医心镜。**老人脚气**猪肚一枚，洗净切作生，以水洗，布绞干，和蒜、椒、酱、醋五味，常食。亦治热劳。养老方。**温养胎气**胎至九月消息。用猪肚一枚，如常着五味，煮食至尽。千金髓。**赤白癜风**白煮猪肚一枚，食之顿尽。忌房事。外台。**疥疮痒痛**猪肚一枚，同皂荚煮熟，去荚食之。救急。**头疮白秃**普济用新破猪肚，勿洗，热之，须臾虫出，不尽再作。孙氏方：用猪肚一个，入砒一两，扎定，以黄泥固济，煅存性为末，油和傅。以椒汤洗。**虫牙疼痛**用新杀猪肚尖上涎，绢包咬之。数次虫尽即愈。唐氏用枳壳末拌之。

肠

【气味】　**甘，微寒，无毒。**

【主治】　**虚渴，小便数，补下焦虚竭。**孟诜。**止小便。**日华。**去大小肠风热，宜食之。**苏颂。**润肠治燥，调血痢脏毒。**时珍。**洞肠：治人洞肠挺出，血多。**孙思邈。洞肠，广肠也。

【附方】　新三。**肠风脏毒**救急用猪大肠一条，入芫荽在内，煮食。奇效用猪脏，入黄连末在内，煮烂捣丸梧子大。每米饮服三十丸。又方：猪脏入槐花末令满，缚定，以醋煮烂，捣为丸如梧桐子大。每服二十丸，温酒下。**胁热血痢**方法同上。**脏寒泄泻**体倦食减。用猪大脏一条，去脂洗净，以吴茱萸末填满，缚定蒸熟，捣丸梧子大。每服五十丸，米饮下。奇效良方。

脬亦作胞。

【气味】　**甘、咸，寒，无毒。**

【主治】　**梦中遗溺，疝气坠痛，阴囊湿痒，玉茎生疮。**

【发明】　〔时珍曰〕猪胞所主，皆下焦病，亦以类从尔。蕲有一妓，病转脬，小便不通，腹胀如鼓，数月垂死。一医用猪脬吹胀，以翎管安上，插入廷孔，捻脬气吹入，即大尿而愈。此法载在罗天益卫生宝鉴中，知者颇少，亦机巧妙术也。

【附方】　新八。**梦中遗溺**用猪脬洗炙食之。千金。**产后遗尿**猪胞、猪肚各一个，糯米半升，入脬内，更以脬入肚内，同五味煮食。医林集要。**产后尿床**方法同上。**疝气坠痛**用猪脬一枚洗，入小茴香、大茴香、破故纸、川楝子等分填满，入青盐一块缚定，酒煮熟食之，酒下。其药焙捣为丸，服之。**消渴无度**干猪胞十个，剪破去蒂，烧存性为末。每温酒服一钱。圣济总录。**肾风囊痒**用猪尿胞火炙，以盐酒

---

① 仲景猪肚黄连丸：《千金》卷二十一、《千金翼》卷十九、《普济方》卷一七六并作“猪肚丸”。

吃之。救急。**玉茎生疮**臭腐。用猪胞一枚，连尿，去一半，留一半，以煅红新砖焙干为末，入黄丹一钱。掺之，三五次瘥。先须以葱、椒汤洗。奇效方。**白秃癞疮**洗刮令净，以猪胞乘热裹之，当引虫出。

胆

【气味】 **苦，寒，无毒。**

【主治】 **伤寒热渴**。别录。**骨热劳极，消渴，小儿五疳，杀虫**。苏颂。**敷小儿头疮。治大便不通，以苇筒纳入下部三寸灌之，立下**。藏器。**通小便，敷恶疮，杀疳䘌，治目赤目翳，明目，清心脏，凉肝脾。入汤沐发，去腻光泽**。时珍。

【发明】 〔成无己曰〕仲景以猪胆汁和醋少许，灌谷道中，通大便神效。盖酸苦益阴润燥而泻便也。又治少阴下利不止，厥逆无脉，干呕烦者，以白通汤加猪胆汁主之。若调寒热之逆者，冷热必行，则热物冷服，下嗌之后，冷体既消，热性便发，故病气自愈。此所以和人尿、猪胆咸苦之物，于白通热剂之中，使其气相从，而无拒格之患也。又云：霍乱病吐下已断，汗出而厥，四肢厥[①]急，脉微欲绝者，通脉四逆汤加猪胆汁主之。盖阳气太虚，阴气独胜。纯与阳药，恐阴气格拒不得入。故加猪胆汁，苦入心而通脉，寒补肝而和阴，不致格拒也。〔汪机曰〕朱奉议治伤寒五六日瘢出，有猪胆鸡子汤。〔时珍曰〕方家用猪胆，取其寒能胜热，滑能润燥，苦能入心，又能去肝胆之火也。

【附方】 旧六，新十四。**少阴下利**不止，厥逆无脉，干呕者，以白通汤加猪胆汁主之。葱白四茎，干姜一两，生附子一枚，水三升，煮一升，入人尿五合，猪胆汁一合，分服。仲景伤寒论。**或泻或止**久而不愈。二圣丸：用黄连、黄檗末各一两，以猪胆煮熟和，丸如绿豆大。量儿大小，每米饮服之。总微论。**赤白下痢**十二月猪胆百枚，俱盛黑豆入内，着麝香少许，阴干。每用五七粒为末，生姜汤调服。奇效方。**湿䘌下痢**不止，干呕羸瘦，多睡面黄。以胆汁和姜汁、酽醋同灌下部，手急捻，令醋气上至咽喉乃止，当下五色恶物及虫而愈也。拾遗。**热病蚀䘌**上下蚀人。用猪胆一枚，醋一合，煎沸服，虫立死也。梅师。**瘦病咳嗽**猪胆和人溺、姜汁、橘皮、诃黎勒皮同煮汁，饮之。拾遗方。**小便不通**猪胆一枚，热酒和服。又用猪胆连汁，笼住阴头。一二时汁入自通。**消渴无度**雄猪胆五个，定粉一两，同煎成，丸芡子大。每含化二丸咽下，日二。圣济总录。**伤寒瘢出**猪胆鸡子汤：用猪胆汁、苦酒各三合，鸡子一个，合煎三沸，分服，汗出即愈。张文仲方。**疔疮恶肿**十二月猪胆风干，和生葱捣傅。普济方。**目翳目盲**猪胆一枚，文火煎稠，丸黍米大。每纳一粒目中，良。**目赤肿痛**猪胆汁一枚，和盐绿五分点之。普济方。**火眼赤痛**猪胆一个，铜钱三文，同置盏内蒸干，取胆丸粟米大，安眼中，圣惠方。**拔白换黑**猪胆涂孔中，即生黑者。圣惠方。**小儿初生**猪胆入汤浴之，不生疮疥，姚和众。**产妇风疮**因出风早。用猪胆一枚，柏子油一两，和傅。杏林摘要。**汤火伤疮**猪胆调黄檗末，涂之。外台。**瘭疽出汁**生手足肩背，累累如赤豆，剥净，以猪胆涂之。千金。**喉风闭塞** 腊月初一日，取猪胆不拘大小五六枚，用黄连、青黛、薄荷、僵蚕、白矾、朴消各五钱，装入胆内，青纸包了。将地掘一孔，方深各一尺。以竹横悬此胆在内，以物盖定。候至立春日取出，待风吹，去胆皮、青纸，研

---

① 厥：《注解伤寒论》卷七作“拘”。

末密收。每吹少许神验，乃万金不传之方。邵真人经验方。

胆皮

【主治】 **目翳如重者，取皮曝干，作两股绳如箸大，烧灰出火毒，点之，不过三五度瘥。**时珍。出外台秘要。

肤〔汪机曰〕猪肤，王好古以为猪皮，吴绶以为焊猪时刮下黑肤，二说不同。今考礼运疏云：革，肤内厚皮也；肤，革外厚皮也。则吴说为是（浅肤之义）。

【气味】 **甘，寒，无毒。**

【主治】 **少阴下痢，咽痛。**时珍。

【发明】 〔张仲景曰〕下利，咽痛，胸满心烦者，猪肤汤主之。用猪肤一斤、水一斗，煮五升，取汁，入白蜜一升，白粉五合，熬香，分六服。〔成无已曰〕猪，水畜也。其气先入肾，解少阴客热。加白蜜以润燥除烦，白粉以益气断利也。

耳垢

【主治】 **蛇伤狗咬，涂之。**别录。

鼻 唇

【气味】 **甘、咸，微寒，无毒。**多食动风。

【主治】 **上唇。治冻疮痛痒。**思邈。**煎汤，调蜀椒目末半钱，夜服治盗汗。**宗奭。**鼻。治目中风翳，烧灰水服方寸匕，日二服。**时珍。出千金。

舌

【主治】 **健脾补不足，令人能食，和五味煮汁食。**孟诜。

靥音掩，俗名咽舌是矣。又名猪气子。王玺曰：在猪喉系下，肉团一枚，大如枣，微扁色红。

【主治】 **项下瘿气，瓦焙研末，每夜酒服一钱。**时珍。

【发明】 见羊靥下。

【附方】 新二。**瘿气**杏林摘要用猪靥七枚，酒熬三钱，入水瓶中露一夜，取出炙食。二服效。医林集要开结散：猪靥焙四十九枚，真[①] 珠砂罐煅四十九粒，沉香二钱，橘红四钱，为末。临卧冷酒徐徐服二钱。五服见效，重者一料愈。以除日合之。忌酸、咸、油腻、涩气之物。

齿

【气味】 **甘，平。**

【主治】 **小儿惊痫，五月五日取，烧灰服。**别录。**又治蛇咬。**日华。**中牛肉毒者，烧灰水服一钱。又治痘疮倒陷。**时珍。

骨

【主治】 **中马肝、漏脯、果、菜诸毒，烧灰，水服方寸匕，日三服。颊骨：烧灰，治痘陷；煎汁服，解丹药毒。**时珍。

【附方】 新三。**三消渴疾猪脊汤**：用猪脊骨一尺二寸，大枣四十九枚，新莲肉四十九粒，炙甘草二两，西木香一钱，水五碗，同煎取汁，渴则饮之。三因方。**浸淫诸疮**猪牙车骨年久者椎破，烧令脂出，乘热涂之。普济方。**下痢红白**腊猪骨烧存性，研末，温酒调服三钱。

豚卵

【释名】 **豚颠**本经**猪石子**〔别录曰〕阴干藏之，勿令败。〔颂曰〕豚卵，当是猪子也。〔时珍曰〕豚卵，即牡猪外肾也。牡猪小者多犗去卵，故曰豚卵，济生方谓之猪石子者是也。三因治消渴方中有石子荠苨汤，治产后蓐劳有石子汤，并用猪肾为石子，误矣。

【气味】 **甘、温，无毒。**

【主治】 **惊痫癫疾，鬼疰蛊毒，除寒热，贲豚五癃，邪气挛缩。**本经。**除阴**

---

① 真：此上原有“沉香二钱”四字，与下重出，今删。

茎中痛。孙思邈。**治阴阳易病，少腹急痛，用热酒吞二枚，即瘥**。时珍。又古今录验治五痫[①]，莨菪散中用之。

【附方】 新一。**惊痫中风**壮热掣疭，吐舌出沫，用豚卵一双细切，当归二分，以醇酒三升，煮一升，分服。普济。

母猪乳〔时珍曰〕取法：须驯猪，待儿饮乳时提后脚，急以手捋而承之。非此法不得也。

【气味】 **甘、咸，寒，无毒。**

【主治】 **小儿惊痫，及鬼毒去来，寒热五瘫，绵蘸吮之**。苏恭。**小儿天吊，大人猪、鸡痫病**。日华。

【发明】 〔时珍曰〕小儿体属纯阳，其惊痫亦生于风热。猪乳气寒，以寒治热，谓之正治。故钱乙云：初生小儿至满月，以猪乳频滴之，最佳。张焕云：小儿初生无乳，以猪乳代之，出月可免惊痫痘疹之患。杨士瀛云：小儿口噤不开，猪乳饮之甚良。月内胎惊，同朱砂、牛乳少许，抹口中甚妙。此法诸家方书未知用，予传之。东宫吴观察子病此，用之有效。

【附方】 旧一。**断酒**白猪乳一升饮之。千金。

蹄已下并用母猪者。

【气味】 **甘、咸，小寒，无毒。**

【主治】 **煮汁服，下乳汁，解百药毒，洗伤挞诸败疮**。别录。**滑肌肤，去寒热**。苏颂。**煮羹，通乳脉，托痈疽，压丹石。煮清汁，洗痈疽，渍热毒，消毒气，去恶肉，有效**。时珍。外科精要洗痈疽有猪蹄汤数方，用猪蹄煮汁去油，煎众药蘸洗也。

【附方】 旧五，新二。**妇人无乳**外台用母猪蹄一具，水二斗，煮五六升，饮之，或加通草六分。广济用母猪蹄四枚，水二斗，入土瓜根、通草、漏芦各三两，再煮六升，去滓，纳葱、豉作粥或羹食之。或身体微热，有少汗出佳。未通再作。**痈疽发背**母猪蹄一双，通草六分，绵裹煮羹食之。梅师。**乳发初起**方同上。**天行热毒**攻手足肿痛欲断。用母猪蹄一具去毛，以水一斗，葱白一握，煮汁，入少盐渍之。肘后。**老**[②] **人面药**令面光泽，用母猪蹄一具，煮浆如胶。夜以涂面，晓则洗去。千金翼。**硇砂损阴**猪蹄一具，浮萍三两，水三升，煮汁半升，渍之。冷即出，以粉傅之。外台。

悬蹄甲一名猪退。〔思邈曰〕酒浸半日，炙焦用。〔时珍曰〕按古方有用左蹄甲者，又有用后蹄甲者，未详其义也。

【气味】 **咸，平，无毒。**

【主治】 **五痔，伏热在腹中，肠痈内蚀**。本经。**同赤木烧烟熏，辟一切恶疮**。仲景。

【附方】 旧二，新五。**肺气齁喘**猪爪甲二枚烧灰研，入麝香[③]一枚同研，茶服。普济。**定喘化痰**用猪蹄甲四十九个，洗净，每甲纳半夏、白矾各一字，罐盛固济，煅赤为末，入麝香一钱匕。每用糯米饮下半钱。经验方。**久咳喘急**猪蹄甲四十九枚，以瓶子盛之，安天南星一枚，盖之，盐泥固济，煅烟出为度。取出，入款冬花半两，麝香、龙脑少许，研匀。每服一钱，食后煎桑白皮汤下。名黑金散。总录。**小儿寒热**及热气中人。用猪后蹄甲烧灰，乳汁调服一撮，日二服。千金。**痘疮入目**猪蹄爪甲烧灰，浸汤滤净，洗之甚妙。普济方。**瘢痘生翳**半年已上者，一月取效；一年者不治[④]。用猪悬蹄甲二两，

---

① 五痫：《外台秘要》卷十五引《古今录验》作“五癫”。

② 老：《千金翼》卷五第五作“妇”。

③ 香：此下《普济方》卷一六三有“当门子”三字。

④ 一年者不治：《小儿药证直诀》作“一年以外难治”。

瓦瓶固济煅，蝉蜕一两，羚羊角一分，为末。每岁一字，三岁已上三钱，温水调服，一日三服。钱氏小儿方。**小儿白秃**猪蹄甲七个，每个入白矾一块，枣儿一个，烧存性研末，入轻粉，麻油调搽，不过五上愈。

尾

【主治】 **腊月者，烧灰水服，治喉痹。和猪脂，涂赤秃发落**。时珍。出千金。

毛

【主治】 **烧灰，麻油调，涂汤火伤，留窍出毒则无痕**。时珍。出袖珍。

【附方】 新一。**赤白崩中**猪毛烧灰三钱，以黑豆一碗，好酒一碗半，煮一碗，调服。

屎一名猪零〔日华曰〕取东行牡猪者为良。〔颂曰〕今人又取南行猪零，合太乙丹。〔时珍曰〕古方亦有用豭猪屎者，各随本方。猪零者，其形累累零落而下也。

【气味】 **寒，无毒。**

【主治】 **寒热黄疸湿痹**。别录。**主蛊毒，天行热病。并取一升浸汁，顿服**。日华。**烧灰，发痘疮，治惊痫，除热解毒，治疮**。时珍。**血溜出血不止，取新屎压之**。吴瑞。

【发明】 〔时珍曰〕御药院方治痘疮黑陷无价散、钱仲阳治急惊风痫惺惺丸皆用之，取其除热解毒也。

【附方】 旧一，新十六。**小儿客忤**偃啼面青，豭猪屎二升，水绞汁，温浴之。**小儿夜啼**猪屎烧灰，淋汁浴儿，并以少许服之。圣惠方。**小儿阴肿**猪屎五升，煮热袋盛，安肿上。千金方。**雾露瘴毒**心烦少气，头痛心烦项强，颤掉欲吐。用新猪屎二升，酒一升，绞汁暖服，取汗瘥。千金。**中猪肉毒**猪屎烧灰，水服方寸匕。外台。**妇人血崩**老母猪屎烧灰，酒服三钱。李楼方。**解一切毒**母猪屎，水和服之。千金。**搅肠沙痛**用母猪生儿时抛下粪，日干为末，以白汤调服。**口唇生核**猪屎绞汁温服。千金方。**白秃发落**腊月猪屎烧灰敷。肘后。**疔疮入腹**牡猪屎和水绞汁，服三合，立瘥。圣惠方。**十年恶疮**母猪粪烧存性，傅之。外台方。**消蚀恶肉**腊月豮猪粪烧存性一两，雄黄、槟榔各一钱，为末。湿者渗，干者麻油、轻粉调抹。直指方。**胻疽青烂**生于胻胫间，恶水淋漓，经年疮冷，败为深疽青黑，好肉虚肿，百药不瘥，或瘥而复发。先以药蚀去恶肉，后用豭猪屎散，甚效。以猪屎烧研为末，纳疮孔令满，白汁出，吮去更傅。有恶肉，再蚀去乃傅，以平为期，有验。千金方。**男女下疳**母猪粪，黄泥包，煅存性为末。以米泔洗净，搽立效。简便单方。**雀瘘有虫**母猪屎烧灰，以腊月猪膏和敷，当有虫出。千金方。**赤游火丹**母猪屎，水绞汁，服并傅之。外台。

燖猪汤

【主治】 **解诸毒虫魇**。苏颂。**产后血刺，心痛欲死，温饮一盏**。汪机。**治消渴，滤净饮一碗，勿令病人知。又洗诸疮，良**。时珍。

猪窠中草

【主治】 **小儿夜啼，密安席下，勿令母知**。日华。

缚猪绳

【主治】 **小儿惊啼，发歇不定，用腊月者烧灰，水服少许**。藏器。

狗本经中品

【释名】 **犬**说文**地羊**〔时珍曰〕狗，叩也。吠声有节，如叩物也。或云为物苟且，故谓之狗，韩非云"蝇营狗苟"是矣。卷尾有悬蹄者为犬，犬字象形，故孔子曰：视犬字如画狗。齐人名地羊。俗又讳之以龙，称狗有乌龙、白龙之号。许氏说文云：多毛曰獴，长喙曰猃，音敛，短喙曰猲，音歇，去势曰猗，高四尺曰獒，狂犬曰狾，音折。生一子曰獴、曰獩，音其，二子曰狮，三子曰猣。

【集解】 〔时珍曰〕狗类甚多，其用有三：田犬长喙善猎，吠犬短喙善守，食犬体肥供馔。凡本草所用，皆食犬也。犬以三月而生，在畜属木，在卦属艮，在禽应娄星。豺见之跪，虎食之醉，犬食番木鳖则死，物性制伏如此。又辽东有鹰背狗，乃鹰产三卵，一鹰一鹏一犬也。以禽乳兽，古所未闻。详见鹰条。又有老木之精，状如黑狗而无尾，名曰彭侯，可以烹食。无情化有情，精灵之变也。

肉黄犬为上，黑犬、白犬次之。

【气味】 **咸、酸，温，无毒。**反商陆，畏杏仁。同蒜食，损人。同菱食，生癫。〔思邈曰〕白犬合海鲉食，必得恶病。〔时珍曰〕鲉，小鱼也。道家以犬为地厌，不食之。凡犬不可炙食，令人消渴。妊妇食之，令子无声。热病后食之，杀人。服食人忌食。九月勿食犬，伤神。瘦犬有病，狾犬发狂，自死犬有毒，悬蹄犬伤人，赤股而躁者气臊，犬目赤者，并不可食。

【主治】 **安五脏，补绝伤，轻身益气。**别录。**宜肾。**思邈。**补胃气，壮阳道，暖腰膝，益气力。**日华。**补五劳七伤，益阳事，补血脉，厚肠胃，实下焦，填精髓，和五味煮，空心食之。凡食犬不可去血，则力少不益人。**孟诜。

【发明】 〔弘景曰〕白狗、乌狗入药用。黄狗肉大补虚劳，牡者尤胜。〔大明曰〕黄犬大补益人，余色微补。古言薯蓣凉而能补，犬肉暖而不补。虽有此言，服终有益。但因食秽，不食者众。〔震亨曰〕世言犬能治劳损阳虚之疾，然人病多是阴虚。若阳果虚，其死甚易，亦安能措手哉。〔时珍曰〕脾胃属土，喜暖恶寒。犬性温暖，能治脾胃虚寒之疾。脾胃温和，而腰肾受荫矣。若素常气壮多火之人，则宜忌之。丹溪独指阴虚立说，矫枉过正矣。济生治真阳虚惫诸虚证，有黄犬肉丸，药多不载。

【附方】 旧三，新五。**戊戌酒**大补元气。用黄犬肉一只，煮一伏时，捣如泥，和汁拌炊糯米三斗，入曲如常酿酒。候熟，每旦空心饮之。养老方。**戊戌丸**治男子、妇人一应诸虚不足，骨蒸潮热等证。用黄童子狗一只，去皮毛肠肚同外肾，于砂锅内用酒醋八分，水二升，入地骨皮一斤，前胡、黄芪、肉苁蓉各四两，同煮一日。去药，再煮一夜。去骨，再煮肉如泥，擂滤。入当归末四两，莲肉、苍术末各一斤，厚朴、橘皮末十两，甘草末八两，和杵千下，丸梧子大。每空心盐酒下五七十丸。乾坤秘韫。**脾胃虚冷**腹满刺痛。肥狗肉半斤。以米同盐、豉煮粥，频食一两顿。心镜。**虚寒疟疾**黄狗肉煮臛，入五味，食之。**气水鼓胀**狗肉一斤切，和米煮粥，空腹食之。心镜。**浮肿屎涩**肥狗肉五斤熟蒸，空腹食之。心镜。**卒中恶死**破白狗搨心上，即活。肘后方。**痔漏有虫**钤方用狗肉煮汁，空腹服，能引虫也。危氏用熟犬肉蘸蓝汁，空心食，七日效。

蹄肉

【气味】 **酸，平。**

【主治】 **煮汁，能下乳汁。**别录。

血白狗者良。

【气味】 **咸，温，无毒。**〔弘景曰〕白狗血和白鸡肉、乌鸡肉、白鹅肝、白羊肉、蒲子羹等食，皆病人。〔时珍曰〕黑犬血灌蟹烧之，集鼠。

【主治】 **白狗血：治癫疾发作。乌**

狗血：**治产难横生，血上抢心，和酒服之**。别录。**补安五脏**。日华。**热饮，治虚劳吐血，又解射罔毒。点眼，治痘疮入目。又治伤寒热病发狂见鬼及鬼击病，辟诸邪魅**。时珍。

【发明】 〔时珍曰〕术家以犬为地厌，能禳辟一切邪魅妖术。按史记云秦时杀狗磔四门以御灾，杀白犬血题门以辟不祥，则自古已然矣。又华陀别传云：琅琊有女子，右股病疮，痒而不痛，愈而复作。陀取稻糠色犬一只系马，马走五十里，乃断头向痒处合之。须臾一蛇在皮中动，以钩引出，长三尺许，七日而愈。此亦怪证，取狗之血腥，以引其虫耳。

【附方】 旧二，新四。**热病发狂**伤寒、时气、温病六七日，热极发狂，见鬼欲走。取白狗从背破取血，乘热摊胸上，冷乃去之。此治垂死者亦活。无白犬，但纯色者亦可。肘后方。**鬼击之病**胁腹绞痛，或即吐血、衄血、下血，一名鬼排。白犬头取热血一升，饮之。百一方。**小儿卒痫**刺白犬血一升，含之。并涂身上。葛氏方。**卒得病疮**常时生两脚间。用白犬血涂之，立愈。肘后方。**两脚癣疮**白犬血涂之，立瘥。奇效。**疔疮恶肿**取白犬血频涂之，有效。肘后。

心血

【主治】 **心痹心痛。取和蜀椒末，丸梧子大。每服五丸，日五服**。时珍。出肘后。

乳汁白犬者良。

【主治】 **十年青盲。取白犬生子目未开时乳，频点之。狗子目开即瘥**。藏器。**赤秃发落，频涂甚妙**。时珍。

【附方】 新二。**拔白**白犬乳涂之。千金。**断酒**白犬乳，酒服。千金。

脂并𦞂白犬者良。

【主治】 **手足皴皱。入面脂，去皯黯**。柔五金。时珍。

脑

【主治】 **头风痹，鼻中息肉，下部䘌疮**。别录。猘犬咬伤，取本犬脑敷之，后不复发。时珍。出肘后。

【附方】 新一。**眉发火瘢**不生者。蒲灰，以正月狗脑和敷，日三，则生。圣惠方。

涎

【主治】 **诸骨哽脱肛，及误吞水蛭**。时珍。

【附方】 新三。**诸骨哽咽**狗涎频滴骨上，自下。仇远稗史。**大肠脱肛**狗涎抹之，自上也。扶寿精方。**误吞水蛭**以蒸饼半个，绞出狗涎，吃之，连食二三，其物自散。德生堂方。

心

【主治】 **忧恚气，除邪**。别录。**治风痹鼻衄，及下部疮，狂犬咬**。日华。

肾

【气味】 **平，微毒**。〔时珍曰〕内则食犬去肾，为不利人也。

【主治】 **妇人产后肾劳如疟者。妇人体热用猪肾，体冷用犬肾**。藏器。

肝〔时珍曰〕按沈周杂记云：狗肝色如泥土，臭味亦然。故人夜行土上则肝气动，盖相感也。又张华物类志云：以狗肝和土泥灶，令妇妾孝顺。则狗肝应土之说相符矣。

【主治】 **肝同心捣，涂狂犬咬。又治脚气攻心，切生，以姜、醋进之，取泄。先泄者勿用**。藏器。

【附方】 旧一，新一。**下痢腹痛**狗肝一具切，入米一升煮粥，合五味食。心镜。**心风发狂**黄石散：用狗肝一具批开，以黄丹、消石各一钱半，研匀擦在肝内，用麻缚定，水一升煮熟。细嚼，以本汁送下。杨氏家藏。

胆青犬、白犬者良。

【气味】 **苦，平，有小毒。**〔敩曰〕鲑鱼插树，立便干枯；狗胆涂之，却还荣盛。

【主治】 **明目。**本经。〔鼎曰〕上伏日采胆，酒服之。**敷痂疡恶疮。**别录。**疗鼻齆，鼻中息肉。**甄权。**主鼻衄聤耳，止消渴，杀虫除积，能破血。凡血气痛及伤损者，热酒服半个，瘀血尽下。**时珍。**治刀箭疮。**日华。**去肠中脓水。又和通草、桂为丸服，令人隐形。**孟诜。

【发明】 〔慎微曰〕按魏志云：河内太守刘勋女病左膝疮痒。华陀视之，用绳系犬后足不得行，断犬腹取胆向疮口，须臾有虫若蛇着① 疮上出，长三尺，病愈也。

【附方】 旧二，新七。**眼赤涩痒**犬胆汁注目中，效。圣惠。**肝虚目暗**白犬胆一枚，萤火虫二七枚，阴干为末，点之。圣惠。**目中脓水**上伏日采犬胆，酒服之。圣济总录。**聤耳出脓**用狗胆一枚，枯矾一钱，调匀。绵裹塞耳内，三四次即瘥。奇效良方。**拔白换黑**狗胆汁涂之。千金。**血气撮痛**不可忍者。用黑狗胆一个，半干半湿剜开，以篦子排丸绿豆大，蛤粉滚过。每服四十丸，以铁淬酒送下，痛立止。经验方。**反胃吐食**不拘丈夫妇人老少，远年近日。用五灵脂末，黄狗胆汁和丸龙眼大，每服一丸，好酒半盏磨化服。不过三服，即效。本事。**痞块疳积**五灵脂炒烟尽、真阿魏去砂研等分，用黄雄狗胆汁和，丸黍米大。空心津咽三十丸。忌羊肉、醋、面。简便。**赤白下痢**腊月狗胆一百枚，每枚入黑豆充满，麝香少许。每服一枚，赤以甘草、白以干姜汤送下。奇效良方。

牡狗阴茎

【释名】 **狗精。六月上伏日取，阴干百日。**别录。

【气味】 **咸，平，无毒。**〔思邈曰〕酸。

【主治】 **伤中，阴痿不起，令强热大，生子，除女子带下十二疾。**本经。**治绝阳及妇人阴痿。**日华。**补精髓。**孟诜。

阴卵

【主治】 **妇人十二疾，烧灰服。**苏诜。

皮

【主治】 **腰痛，炙热黄狗皮裹之。频用取瘥。烧灰，治诸风。**时珍。

【发明】 〔时珍曰〕淮南万毕术云：黑犬皮毛烧灰扬之，止天风。则治风之义，有取乎此也。

毛

【主治】 **产难。**苏恭。**颈下毛：主小儿夜啼，绛囊盛，系儿两手。**藏器。**烧灰汤服一钱，治邪疟。尾：烧灰，敷犬伤。**时珍。

【附方】 旧一。**汤火伤疮**狗毛细翦，以烊胶和毛敷之。痂落即瘥。梅师。

齿

【气味】 **平，微毒。**

【主治】 **癫痫寒热，卒风痱，伏日取之。**别录。**磨汁，治犬痫。烧研醋和，敷发背及马鞍疮。同人齿烧灰汤服，治痘疮倒陷，有效。**时珍。

头骨黄狗者良。

【气味】 **甘、酸，平，无毒。**

【主治】 **金疮止血。**别录。**烧灰，治久痢、劳痢。和干姜、莨菪炒见烟，为丸，空心白饮服十丸，极效。**甄权。**烧灰，壮阳止疟。**日华。**治痈疽恶疮，解颅，女人崩中带下。**时珍。**颔骨：主小儿诸痫、诸瘘，烧灰酒服。**苏恭。

① 着：《证类本草》卷十七作“从”。

【附方】 旧三，新十。**小儿久痢**狗头烧灰，白汤服。千金。**小儿解颅**黄狗头骨炙为末，鸡子白和，涂之。直指。**赤白久痢**腊月狗头骨一两半，烧灰，紫笋茶末一两，为末。每服二钱，米饮下。圣惠方。**赤白带下** 不止者。狗头烧灰，为末。每酒服一钱，日三服。圣惠。**产后血乱**奔入四肢，并违堕。以狗头骨灰，酒服二钱，甚效。经验方。**打损接骨**狗头一个，烧存性为末。热醋调涂，暖卧。卫生易简。**附骨疽疮**狗头骨烧烟，日熏之。圣惠。**痈疽疖毒**狗头骨灰、芸薹子等分为末，醋和敷之。千金。**恶疮不愈**狗头骨灰同黄丹末等分，敷之。寿域方。**长肉生肌**老狗头脑骨瓦炒二两，桑白皮一两，当归二钱半，为末。麻油调敷。直指。**鼻中息肉**狗头灰方寸匕，苦丁香半钱，研末吹之，即化为水。或同硇砂少许，尤妙。朱氏集验。**梦中泄精**狗头鼻梁骨烧研，卧时酒服一钱。**头风白屑**作痒。狗头骨烧灰，淋汁沐之。圣惠方。

骨白狗者良。

【气味】 **甘，平，无毒。**

【主治】 **烧灰，生肌，敷马疮。**别录。**烧灰，疗诸疮瘘，及妒乳痈肿。**弘景。**烧灰，补虚，理小儿惊痫客忤。**蜀本。**煎汁，同米煮粥，补妇人，令有子。**藏器。**烧灰，米饮日服，治休息久痢。猪脂调，敷鼻中疮。**时珍。

【附方】 旧二。**产后烦懑**不食者。白犬骨烧研，水服方寸匕。千金翼。**桃李哽咽**狗骨煮汤，摩头上。子母秘录。

屎 白狗者良。

【气味】 **热，有小毒。**丹房镜源云：白狗粪煮铜。

【主治】 **疔疮。水绞汁服，治诸毒不可入口者。**苏恭。**瘭疽彻骨痒者，烧灰涂疮，勿令病者知。又和腊猪脂，敷瘘疮肿毒，疔肿出根。**藏器。**烧灰服，发痘疮倒黡，治霍乱癥积，止心腹痛，解一切毒。**时珍。

【发明】 〔时珍曰〕狗屎所治诸病，皆取其解毒之功耳。

【附方】 旧三，新五。**小儿霍乱**卒起者。用白狗屎一丸，绞汁服之。**心痛欲死**狗屎炒研，酒服二钱，神效。**劳疟瘴疟**久不愈。用白狗粪烧灰，发前冷水服二钱。圣惠方。**月水不调**妇人产后，月水往来，乍多乍少。白狗粪烧末，酒服方寸匕，日三服。千金。**鱼肉成癥**并治诸毒。用狗粪五升烧末，绵裹，于五升酒中浸二宿，取清，日三服，癥即便出也。外台。**漏脯中毒**犬屎烧末，酒服方寸匕。肘后。**发背痈肿**用白犬屎半升，水绞取汁服，以滓敷之，日再。外台。**疔疮恶肿**牡狗屎五月五日，烧灰涂敷，数易之。又治马鞍疮，神验。圣惠。

屎中粟白狗者良。一名白龙沙。

【主治】 **噎膈风病，痘疮倒陷，能解毒也。**时珍。

【附方】 新二。**噎膈不食**黄犬干饿数日，用生粟或米干饲之。俟其下粪，淘洗米粟令净，煮粥，入薤白一握，泡熟去薤，入沉香末二钱食之。永类钤方。**痘疮倒黡**用白狗或黑狗一只，喂以生粟米。候下屎，取未化米为末，入麝香少许，新汲水服二钱。保幼大全。

屎中骨

【主治】 **寒热，小儿惊痫。**别录。

羊本经中品

校正：别录另出羊乳，今并为一。

【释名】 **羖**亦作羝。**羝**音低。**羯**〔时珍曰〕说文云：羊字象头角足尾之形。孔子曰：牛羊之字，以形似也。董子云：羊，祥也。故吉礼用之。牡羊曰羖，曰羝；牝羊曰羜，曰羘，音臧。白曰羒，黑曰羭。多毛曰羖，胡羊曰羦羺，无角曰𦏲，曰𦍩。去势曰羯。羊子曰羔，羔五月曰羜，音凸，六月曰𦍺，音务，七月曰羍，音达，未卒岁曰𦍒，音兆。内则谓之柔毛，又曰少牢。古今注谓之长髯主簿云。

【集解】　〔别录曰〕羖羊生河西。〔弘景曰〕羊有三四种。入药以青色羖羊为胜，次则乌羊。其羦羺羊及虏中无角羊，止可啖食，为药不及都下者，然其乳、髓则肥好也。〔颂曰〕羊之种类甚多，而羖羊亦有褐色、黑色、白色者。毛长尺余，亦谓之羖䍽羊，北人引大羊以此为群首，又谓之羊头。〔诜曰〕河西羊最佳，河东羊亦好。若驱至南方，则筋力自劳损，安能补益人？今南方羊多食野草、毒草，故江浙羊少味而发疾。南人食之，即不忧也。惟淮南州郡或有佳者，可亚北羊。北羊至南方一二年，亦不中食，何况于南羊，盖土地使然也。〔宗奭曰〕羖䍽羊出陕西、河东，尤狠健，毛最长而厚，入药最佳。如供食，则不如北地无角白大羊也。又同、华之间有小羊，供馔在诸羊之上。〔时珍曰〕生江南者为吴羊，头身相等而毛短。生秦晋者为夏羊，头小身大而毛长。土人二岁而剪其毛，以为毡物，谓之绵羊。广南英州一种乳羊，食仙茅，极肥，无复血肉之分，食之甚补人。诸羊皆孕四月而生。其目无神，其肠薄而萦曲。在畜属火，故易繁而性热也。在卦属兑，故外柔而内刚也。其性恶湿喜燥，食钩吻而肥，食仙茅而肪，食仙灵脾而淫，食踯躅而死。物理之宜忌，不可测也。契丹以其骨占灼，谓之羊卜，亦有一灵耶？其皮极薄，南番以书字，吴人以画采为灯。

羊肉

【气味】　**苦、甘，大热，无毒。**〔诜曰〕温。〔颂曰〕本经云甘，素问云苦。盖经以味言，素问以理言。羊性热属火，故配于苦。羊之齿、骨、五脏皆温平，惟肉性大热也。〔时珍曰〕热病及天行病、疟疾病后食之，必发热致危。妊妇食之，令子多热。白羊黑头、黑羊白头、独角者，并有毒，食之生痈。礼曰：羊饦毛而毳者膻[①]。又云：煮羊以杏仁或瓦片则易糜，以胡桃则不臊，以竹䶕则助味。中羊毒者，饮甘草汤则解。铜器煮之，男子损阳，女子绝阴。物性之异如此，不可不知。〔汪机曰〕反半夏、菖蒲。同荞面、豆酱食，发痼疾。同醋食，伤人心。

【主治】　**暖中，字乳余疾，及头脑大风汗出，虚劳寒冷，补中益气，安心止惊。**别录。**止痛，利产妇。**思邈。**治风眩瘦病，丈夫五劳七伤，小儿惊痫。**孟诜。**开胃健力。**日华。

【发明】　〔颂曰〕肉多入汤剂。胡洽方有大羊肉汤，治妇人产后大虚，心腹绞痛厥逆，医家通用大方也。〔宗奭曰〕仲景治寒疝，羊肉汤[②]，服之无不验者，一妇冬月生产，寒入子户，腹下痛不可按，此寒疝也。医欲投抵当汤。予曰：非其治也。以仲景羊肉汤减水，二服即愈。〔李杲曰〕羊肉有形之物，能补有形肌肉之气。故曰补可去弱，人参、羊肉之属。人参补气，羊肉补形。凡味同羊肉者，皆补血虚，盖阳生则阴长也。〔时珍曰〕按开河记云：隋大总管麻叔谋病风逆，起坐不得。炀帝命太医令巢元方视之。曰：风入腠理，病在胸臆。须用嫩肥羊蒸熟，掺药食之，则瘥。如其言，未尽剂而痊。自

---

① 饦毛而毳者膻："饦"，毛长而不理。《周礼·天官》作"泠"，二字通用。毳，毛头聚结。

② 羊肉汤：《金匮要略》卷上作"当归生姜羊肉汤"。

后每杀羊羔，同杏酪、五味日食数枚。观此则羊肉补虚之功，益可证矣。

【附方】 旧八，新十六。**羊肉汤**张仲景治寒劳虚羸，及产后心腹疝痛。用肥羊肉一斤，水一斗，煮汁八升，入当归五两，黄芪八两，生姜六两，煮取二升，分四服。胡洽方无黄芪，千金方有芍药。金匮要略。**产后厥痛**胡洽大羊肉汤：治妇人产后大虚，心腹绞痛，厥逆。用羊肉一斤，当归、芍药、甘草各七钱半，用水一斗煮肉，取七升，入诸药，煮二升服。**产后虚羸**腹痛，冷气不调，及脑中风汗自出。白羊肉一斤，切治如常，调和食之。心镜。**产后带下**产后中风，绝孕，带下赤白。用羊肉二斤，香豉、大蒜各三两，水一斗，煮五升，纳酥一升，更煮三升服。千金方。**崩中垂死**肥羊肉三斤，水二斗，煮一斗三升，入生地黄汁一升，干姜、当归三两，煮三升，分四服。千金。**补益虚寒**用精羊肉一斤，碎白石英三两，以肉包之，外用荷叶裹定，于一石米下蒸熟，取出去石英，和葱、姜作小馄饨子。每日空腹，以冷浆水吞一百枚，甚补益。千金翼。**壮阳益肾**用白羊肉半斤切生，以蒜、薤食之。三日一度，甚妙。心镜。**五劳七伤**虚冷。用肥羊肉一腿，密盖煮烂，绞取汁服，并食肉。**骨蒸久冷**羊肉一斤，山药一斤，各烂煮研如泥，下米煮粥食之。饮膳正要。**骨蒸传尸**用羊肉一拳大，煮熟，皂荚一尺炙，以无灰酒一升，铜铛内煮三五沸，去滓，入黑饧一两。令病人先啜肉汁，乃服一合，当吐虫如马尾为效。外台。**虚寒疟疾**羊肉作臛饼，饱食之，更饮酒暖卧取汗。燕国公常见有验。集验方。**脾虚吐食**羊肉半斤作生，以蒜、薤、酱、豉、五味和拌，空腹食之。心镜。**虚冷反胃**羊肉去脂作生[①]，以蒜薤空腹食之，立效。外台。**壮胃健脾**羊肉三斤切，粱米二升同煮，下五味作粥食。饮膳正要。**老人膈痞**不下饮食。用羊肉四两切，白面六两，橘皮末一分，姜汁搜如常法，入五味作臛食，每日一次，大效。多能鄙事。**胃寒下痢**羊肉一片，莨菪子末一两和，以绵纳下部，二度瘥。外台方。**身面浮肿**商陆一升，水二斗，煮取一斗，去滓；羊肉一斤，切，入内煮熟，下葱、豉、五味调和如臛法，食之。肘后方。**腰痛脚气**木瓜汤：治腰膝痛，脚气。羊肉一脚，草果五枚，粳米二升，回回豆即胡豆半升，木瓜二斤，取汁，入砂糖四两，盐少许，煮肉食之。正要。**消渴利水**羊肉一脚，瓠子六枚，姜汁半合，白面二两，同盐、葱炒食。正要。**损伤青肿**用新[②]羊肉贴之。千金方。**妇人无乳**用羊肉六两，獐肉八两，鼠肉五两，作臛啖之。崔氏。**伤目青肿**羊肉煮熟熨之。圣惠方。**小儿嗜土**买市中羊肉一斤，令人以绳系，于地上拽至家，洗净，炒炙食。或煮汁亦可。姚和众。**头上白秃**羊肉如作脯法，炙香，热搨上，不过数次瘥。肘后方。

头蹄白羊者良。

【气味】 **甘，平，无毒**。〔大明曰〕凉。〔震亨曰〕羊头、蹄肉，性极补水。水肿人食之，百不一愈。

【主治】 **风眩瘦疾，小儿惊痫**。苏恭。**脑热头眩**。日华。**安心止惊，缓中止汗补胃，治丈夫五劳骨热，热病后宜食之，冷病人勿多食**。孟诜。心镜云：已上诸证，并宜白羊头，或蒸或煮，或作脍食。**疗肾虚精竭**。

【附方】 新三。**老人风眩**用白羊头一具，如常治食之。**五劳七伤**白羊头、蹄一具净治，更以稻草烧烟，熏令黄色，水

---

① 生：《外台秘要》卷八作“脯”。

② 新：此下《千金》卷二十五有“热”字。

煮半熟，纳胡椒、毕拨、干姜各一两，葱、豉各一升，再煮去药食。日一具，七日即愈。千金。**虚寒腰痛**用羊头、蹄一具，草果四枚，桂一两，姜半斤，哈昔泥一豆许，胡椒煮食。正要。

皮

【主治】 **一切风，及脚中虚风，补虚劳，去毛作羹、臛食**。孟诜。**湿皮卧之，散打伤青肿；干皮烧服，治蛊毒下血**。时珍。

脂青羊者良。

【气味】 **甘，热，无毒**。丹房镜源云：柔银软铜。

【主治】 **生脂：止下痢脱肛，去风毒，妇人产后腹中绞痛**。思邈。**治鬼疰**。苏颂。胡洽方有青羊脂丸。**去游风及黑䵟**。日华。**熟脂：主贼风痿痹飞尸，辟瘟气，止劳痢，润肌肤，杀虫治疮癣。入膏药，透肌肉经络，彻风热毒气**。时珍。

【附方】 新十三。**下痢腹痛**羊脂、阿胶、蜡各二两，黍米二升，煮粥食之。千金。**妊娠下痢**羊脂如棋子大十枚，温酒一升服，日三。千金。**虚劳口干**千金用羊脂一鸡子大，淳酒半升，枣七枚，渍七日食，立愈。外台用羊脂鸡子大，纳半斤酢中一宿，绞汁含之。**卒汗不止**牛、羊脂，温酒频化，服之。外台。**脾横爪赤**煎羊脂摩之。外台。**产后虚羸**令人肥白健壮。羊脂二斤，生地黄汁一斗，姜汁五升，白蜜三升，煎如饴。温酒服一杯，日三。小品。**妇人阴脱**煎羊脂频涂之。广利方。**发背初起**羊脂、猪脂切片，冷水浸贴，热则易之。数日瘥。外台。**牙齿疳䘌**黑羖羊脂、莨菪子等分，入杯中烧烟，张口熏之。千金方。**小儿口疮**羊脂煎薏苡根涂之。活幼心书。**豌豆如疥**赤黑色者。煎青羊脂摩之。千金方。**赤丹如疥**不治杀人。煎青羊脂摩之，数次愈。集验。**误吞钉针**多食猪羊脂，久则自出。肘后。

血白羊者良。

【气味】 **咸，平，无毒**。〔时珍曰〕按夏子益奇疾方云：凡猪、羊血久食，则鼻中毛出，昼夜长五寸，渐如绳，痛不可忍，摘去复生。惟用乳石、硇砂等分为丸，临卧服十丸，自落也。

【主治】 **女人血虚中风，及产后血闷欲绝者，热饮一升即活**。苏恭。**热饮一升，治产后血攻，下胎衣，治卒惊九窍出血，解莽草毒、胡蔓草毒，又解一切丹石毒发**。时珍。出延寿诸方。

【发明】 〔时珍曰〕外台云：凡服丹石人，忌食羊血十年，一食前功尽亡。此物能制丹砂、水银、轻粉、生银、硇砂、砒霜、硫黄乳、石钟乳、空青、曾青、云母石、阳起石、孔公蘖等毒。凡觉毒发，刺饮一升即解。又服地黄、何首乌诸补药者，亦忌之。岭表录异言其能解胡蔓草毒。羊血解毒之功用如此，而本草并不言及，诚缺文也。

【附方】 旧二，新五。**衄血一月不止**。刺羊血热饮即瘥。圣惠。**产后血攻或下血不止**，心闷面青，身冷欲绝者。新羊血一盏饮之。三两服妙。梅师。**大便下血**羊血煮熟，拌醋食，最效。吴球便民食疗。**硫黄毒发**气闷。用羊血热服一合效。圣惠方。**食菹吞蛭**蛭啖脏血，肠痛黄瘦。饮热羊血一二升，次早化猪脂一升饮之。蛭即下也。肘后方。**误吞蜈蚣**刺猪、羊血灌之，即吐出。昔有店妇吹火筒中有蜈蚣入腹，店妇仆地，号叫可畏。道人刘复真用此法而愈。三元延寿书。**妊娠胎死**不出，及胞衣不下，产后诸疾狼狈者。刺羊血热饮一小盏，极效。圣惠方。

乳白�者佳。

【气味】 **甘，温，无毒**。

【主治】 **补寒冷虚乏**。别录。**润心**

肺，治消渴。甄权。**疗虚劳，益精气，补肺、肾气，和小肠气。合脂作羹，补肾虚及男女中风**。张鼎。**利大肠，治小儿惊痫。含之，治口疮**。日华。**主心卒痛，可温服之。又蚰蜒入耳，灌之即化成水**。孟诜。**治大人干呕及反胃，小儿哕啘及舌肿，并时时温饮之**。时珍。**解蜘蛛咬毒**。〔颂曰〕刘禹锡传信方云：贞元十年，崔员外言：有人为蜘蛛咬，腹大如妊，遍身生丝，其家弃之，乞食，有僧教啖羊乳，未几疾平也。

【发明】 〔弘景曰〕牛羊乳实为补润，故北人食之多肥健。〔恭曰〕北人肥健，由不啖咸腥，方土使然，何关饮乳。陶以未达，故屡有此言。〔时珍曰〕方土饮食，两相资之。陶说固偏，苏说亦过。丹溪言反胃人宜时时饮之，取其开胃脘、大肠之燥也。

【附方】 旧一，新二。**小儿口疮**羊乳细滤入含之，数次愈。小品方。**漆疮作痒**羊乳敷之。千金翼。**面黑令白**白羊乳三斤，羊胰三副，和捣。每夜洗净涂之，旦洗去。总录。

脑

【气味】 **有毒**。〔诜曰〕发风病。和酒服，迷人心，成风疾。男子食之，损精气，少子。白羊黑头，食其脑，作肠痈。

【主治】 **入面脂手膏，润皮肤，去䵟黵，涂损伤、丹瘤、肉刺**。时珍。

【附方】 新二。**发丹如瘤**生绵羊脑，同朴消研，涂之。瑞竹堂方。**足指肉刺**刺破，以新酒酢和羊脑涂之，一合愈。古今录验。

髓

【气味】 **甘，温，无毒**。

【主治】 **男子女人伤中、阴阳气不足，利血脉，益经气，以酒服之**。别录。**却风热，止毒。久服不损人**。孙思邈。**和酒服，补血。主女人血虚风闷**。孟诜。**润肺气，泽皮毛，灭瘢痕**。时珍。删繁治肺虚毛悴，酥髓汤中用之。

【附方】 新五。**肺痿骨蒸**炼羊脂、炼羊髓各五两煎沸，下炼蜜及生地黄汁各五合，生姜汁一合，不住手搅，微火熬成膏，每日空心温酒调服一匙，或入粥食。饮膳正要。**目中赤翳**白羊髓敷之。千金。**舌上生疮**羊胫骨中髓，和胡粉涂之，妙。圣惠。**白秃头疮**生羊骨髓，调轻粉搽之。先以泔水洗净。一日二次，数日愈。经验方。**痘痂不落**痘疮痂不落。灭瘢方：用羊𩪽骨髓炼一两，轻粉一钱，和成膏，涂之。陈文中方。

心下并也用白羝羊者良。

【气味】 **甘，温，无毒**。〔日华曰〕有孔者杀人。

【主治】 **止忧恚膈气**。别录。**补心**。藏器。

【附方】 新一。**心气郁结**羊心一枚，咱夫兰即回回红花，浸水一盏，入盐少许，徐徐涂心上，炙熟食之，令人心安多喜。正要。

肺

【气味】 **同心**。〔诜曰〕自三月至五月，其中有虫，状如马尾，长二三寸。须去之，不去令人痢下。

【主治】 **补肺，止咳嗽**。别录。**伤中，补不足，去风邪**。思邈。**治渴，止小便数，同小豆叶煮食之**。苏恭。**通肺气，利小便，行水解蛊**。**时珍**。

【附方】 旧一，新六。**久嗽肺痿**作燥。羊肺汤①：用羊肺一具洗净，以杏仁、柿霜、真豆粉②、真酥各一两，白蜜二两，和匀，灌肺中，白水煮食之。葛可

---

① 羊肺汤：《十药神书》作“润肺膏”。

② 真豆粉：《十药神书》润肺膏作“真粉”。

久方。**咳嗽上气**积年垂死。用莨菪子炒、熟羊肺切曝等分为末，以七月七日醋拌。每夜服二方寸匕，粥饮下。隔日一服。千金。**水肿尿短**青羖羊肺一具，微炸切曝为末，莨菪子一升，以三年醋渍，捣烂，蜜丸梧子大。食后麦门冬饮服四丸，日三。小便大利，佳。千金。**小便频数**下焦虚冷也。羊肺一具切作羹，入少羊肉，和盐、豉食。不过三具。集验方。**渴利不止**羊肺一具，入少肉和盐、豉作羹食。不过三具愈。普济方。**解中蛊毒**生羊肺一具割开，入雄黄、麝香等分，吞之。济生方。**鼻中息肉**羊肺汤：用干羊肺一具，白术一两，肉苁蓉、通草、干姜、芎藭各二两，为末。食后米饮服五两。千金方。

肾

【气味】 同心。

【主治】 **补肾气虚弱，益精髓**。别录。**补肾虚耳聋阴弱，壮阳益胃，止小便，治虚损盗汗**。日华。**合脂作羹，疗劳痢甚效。蒜、薤食之一升，疗癥瘕**。苏恭。**治肾虚消渴**。时珍。

【发明】 〔时珍曰〕千金、外台、深师诸方，治肾虚劳损，消渴脚气，有肾沥汤方甚多，皆用羊肾煮汤煎药。盖用为引向，各从其类也。

【附方】 旧三，新六。**下焦虚冷**脚膝无力，阳事不行。用羊肾一枚煮熟，和米粉半大两，炼成乳粉，空腹食之，妙。心镜。**肾虚精竭**羊肾一双切，于豉汁中，以五味、米糅作羹、粥食。心镜。**五劳七伤**阳虚无力。经验用羊肾一对，去脂切，肉苁蓉一两，酒浸一夕去皮，和作羹，下葱、盐、五味食。正要治阳气衰败，腰脚疼痛，五劳七伤。用羊肾三对，羊肉半斤，葱白一茎，枸杞叶一斤，同五味煮成汁，下米作粥食之。**虚损劳伤**羊肾一枚，术一升，水一斗，煮九升服，日三。肘后方。**肾虚腰痛**千金用羊肾去膜，阴干为末。酒服二方寸匕，日三。正要治卒腰痛。羊肾一对，咱夫兰一钱，水一盏浸汁，入盐少许，涂抹肾上，徐徐炙熟，空腹食之。**老人肾硬**治老人肾脏虚寒，内肾结硬，虽服补药不入。用羊肾子一对，杜仲长二寸阔一寸一片，同煮熟，空心食之。令人内肾柔软，然后服补药。鸡峰备急方。**胁破肠出**以香油抹手送入，煎人参、枸杞子汁温淋之。吃羊肾粥十日，即愈。危氏。

羊石子即羊外肾也。

【主治】 **肾虚精滑**。时珍。本事金锁丹用之。

肝青羖羊者良。

【气味】 **苦，寒，无毒**。〔颂曰〕温。〔弘景曰〕合猪肉及梅子、小豆食，伤人心。〔思邈曰〕合生椒食，伤人五脏，最损小儿。合苦笋食，病青盲。妊妇食之，令子多厄。

【主治】 **补肝，治肝风虚热，目赤暗痛，热病后失明，并用子肝七枚，作生食，神效。亦切片水浸贴之**。苏恭。**解蛊毒**。吴瑞。

【发明】 〔时珍曰〕按倪维德原机启微集云：羊肝，补肝与肝合，引入肝经。故专治肝经受邪之病。今羊肝丸治目有效，可征。〔汪机曰〕按三元延寿书云：凡治目疾，以青羊肝为佳。有人年八十余，瞳子瞭然，夜读细字。云别无服药，但自小不食畜兽肝耳。或以本草羊肝明目而疑之。盖羊肝明目性也。他肝则否。凡畜兽临杀之时，忿气聚于肝。肝之血不利于目，宜矣。

【附方】 旧四，新十一。**目赤热痛**看物如隔纱，宜补肝益睛。用青羊肝一具切洗，和五味食之。心镜。**肝虚目赤**青羊肝，薄切水浸，吞之极效。龙木论。**病后**

失明方同上。**小儿赤眼**羊肝切薄片，井水浸贴。普济。**翳膜羞明**有泪，肝经有热也。用青羊子肝一具，竹刀切，和黄连四两，为丸梧子大。食远茶清下七十丸，日三服。忌铁器、猪肉、冷水。医镜。**目病䀮䀮**以铜器煮青羊肝，用面饼覆器上，钻两孔如人眼大，以目向上熏之。不过三度。千金方。**目病失明**青羖羊肝一斤，去膜切片，入新瓦内炕干，同决明子半升，蓼子一合，炒为末。以白蜜浆服方寸匕，日三。不过三剂，目明。至一年，能夜见文字。食疗。**不能远视**羊肝一具，去膜细切，以葱子一勺，炒为末，以水煮熟，去滓，入米煮粥食。多能鄙事。**青盲内障**白羊子肝一具，黄连一两，熟地黄二两，同捣，丸梧子大。食远茶服七十丸，日三服。崔承元病内障丧明，有人惠此方报德，服之遂明。传信方。**牙疳肿痛**羯羊肝一具煮熟，蘸赤石脂末，任意食之。医林集要。**虚损劳瘦**用新猪脂煎取一升，入葱白一握煎黄，平旦服。至三日，以枸杞一斤，水三斗煮汁，入羊肝一具，羊脊膂肉一条，曲末半斤，着葱、豉作羹食。千金方。**病后呕逆**天行病后呕逆，食即反出。用青羊肝作生淡食，不过三度，食不出矣。外台。**休息痢疾**五十日以上，一二年不瘥，变成疳，下如泔淀者。用生羊肝一具切丝，入三年醋中吞之。心闷则止，不闷更服。一日勿食物。或以姜薤同食亦可。不过二三具。外台。**小儿痢疾**青羊肝一具，薄切水洗，和五味、酱食之。**妇人阴䘌**作痒。羊肝纳入引虫。集简方。

胆青羯羊者良。

【气味】 **苦，寒，无毒。**

【主治】 **青盲，明目。**别录。**点赤障、白翳、风泪眼，解蛊毒。**甄权。**疗疳湿时行热熛疮，和醋服之，良。**苏恭。**治诸疮，能生人身血脉。**思邈。**同蜜蒸九次，点赤风眼，有效。**朱震亨。

【发明】 〔时珍曰〕肝开窍于目，胆汁减则目暗。目者，肝之外候，胆之精华也。故诸胆皆治目病。夷坚志载：二百味草花膏治烂弦风赤眼，流泪不可近光，及一切暴赤目疾。用羯羊胆一枚，入蜂蜜于内蒸之，候干研为膏。每含少许，并点之。一日泪止，二日肿消，三日痛定。盖羊食百草，蜂采百花，故有二百花草之名。又张三丰真人碧云膏：腊月取羯羊胆十余枚，以蜜装满，纸套笼住，悬檐下，待霜出扫下，点之神效也。

【附方】 旧三，新四。**病后失明**羊胆点之，日二次。肘后。**大便秘塞**羊胆汁灌入即通。千金。**目为物伤**羊胆二枚，鸡胆三枚，鲤鱼胆二枚，和匀，日日点之。圣惠方。**面黑皯疱**羖羊胆、牛胆各一个，淳酒三升，煮三沸，夜夜涂之。肘后。**产妇面䵟**产妇面如雀卵色。以羊胆、猪胰、细辛等分，煎三沸。夜涂，旦以浆水洗之。录验。**代指作痛**崔氏云：代指乃五脏热注而然。刺热汤中七度，刺冷水中三度，即以羊胆涂之，立愈甚效。外台方。**小儿疳疮**羊胆二枚，和酱汁灌下部。外台。

胃一名羊膍胵。

【气味】 **甘，温，无毒。**〔思邈曰〕羊肚和饭饮久食，令人多唾清水，成反胃，作噎病。

【主治】 **胃反，止虚汗，治虚羸，小便数，作羹食，三五瘥。**孟诜。

【附方】 旧一，新六。**久病虚羸**不生肌肉，水气在胁下，不能饮食，四肢烦热者。用羊胃一枚，白术一升，切，水一斗，煮九升，分九服，日三。不过三剂瘥。张文仲方。**补中益气**羊肚一枚，羊肾四枚，地黄三两，干姜、昆布、地骨皮各二两，白术、桂心、人参、厚朴、海藻各一两五钱，甘草、秦椒各六钱，为末，同肾入肚中，缝合蒸熟，捣烂晒为末。酒服方寸匕。千金。**中风虚弱**羊肚一具，粳米二合，和椒、姜、豉、葱作羹食之。正要。**胃虚消渴**羊肚烂煮，空腹食之。古今录验。**下虚尿床**羊肚盛水令满，煮熟，空腹食，四五顿瘥。千金。**项下瘰疬**用羊膍胵烧灰，香油调敷。**蛇伤手肿**新剥羊肚一个，带粪，割一口，将手入浸，即时痛止肿消。集要。

脬

【主治】 **下虚遗溺。以水盛入，炙熟，空腹食之，四五次愈。**孙思邈。

胰白羊者良。

【主治】 **润肺燥，诸疮疡。入面脂，去鼾黯，泽肌肤，灭瘢痕。**时珍。

【附方】 新三。**远年咳嗽**羊胰三具，大枣百枚，酒五升，渍七日，饮之。肘后方。**妇人带下**羊胰一具，以酢洗净，空心食之，不过三次。忌鱼肉滑物，犯之即死。外台。**痘疮瘢痕**羊胰二具，羊乳一升，甘草末二两，和匀涂之。明旦，以猪蹄汤洗去。千金。

舌

【主治】 **补中益气。**正要用羊舌二枚，羊皮二具，磨菰，糟姜，作羹、肉汁食之。

靥即会咽也。

【气味】 **甘、淡，温，无毒。**

【主治】 **气瘿。**时珍。

【发明】 〔时珍曰〕按古方治瘿多用猪、羊靥，亦述类之义，故王荆公瘿诗有"内疗烦羊靥"之句。然瘿有五：气、血、肉、筋、石也。夫靥属肺，肺司气。故气瘿之证，服之或效。他瘿恐亦少力。

【附方】 旧一，新二。**项下气瘿**外台用羊靥一具，去脂酒浸，炙熟含之咽汁。日一具，七日瘥。千金用羊靥七枚阴干，海藻、干姜各二两，桂心、昆布、逆流水边柳须各一两，为末，蜜丸芡子大。每含一丸，咽津。杂病治例用羊靥、猪靥各二枚，昆布、海藻、海带各二钱洗焙，牛蒡子炒四钱，上为末，捣二靥和丸弹子大。每服一丸，含化咽汁。

睛

【主治】 **目赤及翳膜。曝干为末，点之。**时珍。出千金。**熟羊眼中白珠二枚，于细石上和枣核磨汁，点目翳羞明，频用三四日瘥。**孟诜。

【发明】 〔时珍曰〕羊眼无瞳，其睛不应治目，岂以其神藏于内耶?

【主治】 **尘物入目，熟嚼纳眦中，仰卧即出。**千金翼。

羖羊角青色者良。

【气味】 **咸，温，无毒。**〔别录曰〕苦，微寒。取之无时。勿使中湿，湿即有毒。〔甄权曰〕大寒。兔丝为之使。镜源云：羖羊角灰缩贺。贺，锡也。出贺州。

【主治】 **青盲，明目，止惊悸寒泄。久服，安心益气轻身。杀疥虫。入山烧之，辟恶鬼虎狼。**本经。**疗百节中结气，风头痛，及蛊毒吐血，妇人产后余痛。**别录。**烧之，辟蛇。灰治漏下，退热，主山障溪毒。**日华。

【附方】 旧三，新七。**风疾恍惚心烦腹痛**，或时闷绝复苏。以青羖羊角屑，微炒为末，无时温酒服一钱。圣惠。**气逆烦满**水羊角烧研，水服方寸匕。普济方。**吐血喘咳**青羖羊角炙焦二枚，桂末二两，为末。每服一匕，糯米饮下，日三服。同上。**产后寒热**心闷极胀百病。羖羊角烧末，酒服方寸匕。子母秘录。**水泄多时**羖羊角一枚，白矾末填满，烧存性为末。每新汲水服二钱。圣惠方。**小儿痫疾**羖羊角烧存性，以酒服少许。普济。**赤秃发落**羖羊角、牛角烧灰等分，猪脂调敷。普济。

赤瘢瘭子身面卒得赤瘢，或瘭子肿起，不治杀人。羖羊角烧灰，鸡子清和涂，甚妙。肘后。**打扑伤痛**羊角灰，以沙糖水拌，瓦焙焦为末。每热酒下二钱，仍揉痛处。简便。**脚气疼痛**羊角一副，烧过为末，热酒调涂，以帛裹之，取汗，永不发也。

齿三月三日取之。

【气味】 **温。**

【主治】 **小儿羊痫寒热。**别录。

头骨已下并用羖羊者良。

【气味】 **甘，平，无毒。**〔时珍曰〕按张景阳七命云：耶溪之铤，赤山之精。销以羊骨，铧以锻成。注云：羊头骨能消铁也。

【主治】 **风眩瘦疾，小儿惊痫。**苏恭。

脊骨

【气味】 **甘，热，无毒。**

【主治】 **虚劳寒中羸瘦。**别录。**补肾虚，通督脉，治腰痛下痢。**时珍。

【附方】 旧一，新八。**老人胃弱**羊脊骨一具捶碎，水五升，煎取汁二升，入青粱米四合，煮粥常食。食治方。**老人虚弱**白羊脊骨一具锉碎，水煮取汁，枸杞根锉一斗，水五斗，煮汁一斗五升，合汁同骨煮至五升，去骨，瓷盒盛之。每以一合，和温酒一盏调服。多能鄙事。**肾虚腰痛**心镜用羊脊骨一具，捶碎煮，和蒜齑食，饮少酒妙。正要用羊脊骨一具捶碎，肉苁蓉一两，草果五枚，水煮汁，下葱、酱作羹食。**肾虚耳聋**羖羊脊骨一具炙研，磁石煅醋淬七次，白术、黄芪、干姜炮、白茯苓各一两，桂三分，为末。每服五钱，水煎服。普济。**虚劳白浊**羊骨为末，酒服方寸匕，日三。千金。**小便膏淋**羊骨烧研，榆白皮煎汤，服二钱。圣惠方。**洞注下痢**羊骨灰，水服方寸匕。千金方。**疳疮成漏**脓水不止。用羊羔儿骨，盐泥固济，煅过研末五钱，入麝香、雄黄末各一钱，填疮口。三日外必合。总微论。

尾骨

【主治】 **益肾明目，补下焦虚冷。**正要。

【附方】 新一。**虚损昏聋**大羊尾骨一条，水五碗，煮减半，入葱白五茎，荆芥一握，陈皮一两，面三两，煮熟，取汁搜面作索饼，同羊肉四两煮熟，和五味食。多能鄙事。

胫骨音行。亦作骺，又名䯒骨，胡人名颇儿必。入药煅存性用。

【气味】 **甘，温，无毒。**〔诜曰〕性热，有宿热人勿食。镜源云：羊䯒骨伏硇。

【主治】 **虚冷劳。**孟诜。**脾弱，肾虚不能摄精，白浊，除湿热，健腰脚，固牙齿，去䵟黵，治误吞铜钱。**时珍。

【发明】 〔杲曰〕齿者骨之余，肾之标。故牙疼用羊胫骨以补之。〔时珍曰〕羊胫骨灰可以磨镜，羊头骨可以消铁，故误吞铜铁者用之，取其相制也。按张景阳七命云：耶溪之铤，赤山之精。消以羊骨，铧以锻成。注云：羊头骨能消铁也。又名医录云：汉上张成忠女七八岁，误吞金馈子一只，胸膈痛不可忍，忧惶无措。一银匠炒末药三钱，米饮服之，次早大便取下。叩求其方，乃羊胫灰一物耳。谈野翁亦有此方，皆巧哲格物究理之妙也。

【附方】 新十一。**擦牙固齿**食鉴用火煅羊胫骨为末，入飞盐二钱，同研匀，日用。又方：烧白羊胫骨灰一两，升麻一两，黄连五钱，为末，日用。濒湖方：用羊胫骨烧过、香附子烧黑各一两，青盐煅过、生地黄烧黑各五钱，研用。**湿热牙疼**用羊胫骨灰二钱，白芷、当归、牙皂、青盐各一钱，为末，擦之。东垣方。**脾虚白**

浊过虑伤脾，脾不能摄精，遂成此疾。以羊胫骨灰一两，姜制厚朴末二两，面糊丸梧子大。米饮下百丸，日二服。一加茯苓一两半。济生方。**虚劳瘦弱**用颇儿必四十枚，以水一升，熬减大半，去滓及油，待凝任食。正要。**筋骨挛痛**用羊胫骨，酒浸服之。**月水不断**羊前左脚胫骨一条，纸裹泥封令干，煅赤，入棕榈灰等分。每服一钱，温酒服之。**皯黵丑陋**治人面体黧黑，皮厚状丑。用羖羊胫骨为末，鸡子白和敷，旦以白粱米泔洗之。三日如素，神效。肘后。**误吞铜钱**羊胫骨烧灰，以煮稀粥食，神效。谈野翁方。**咽喉骨哽**羊胫骨灰，米饮服一钱。圣惠。

悬蹄

毛

【主治】 **转筋，醋煮裹脚。**孟诜。又见毡。

须羖羊者良。

【主治】 **小儿口疮，蠼螋尿疮，烧灰和油敷。**时珍。出广济。

【附方】 新二。**香瓣疮**生面上耳边，浸淫水出，久不愈。用羖羊须、荆芥、干枣肉各二钱，烧存性，入轻粉半钱。每洗拭，清油调搽。二三次必愈。圣惠方。**口吻疮**方同上。

溺

【主治】 **伤寒热毒攻手足，肿痛欲断。以一升，和盐、豉捣，渍之。**李时珍。

屎青羖羊者良。

【气味】 **苦，平，无毒。**〔时珍曰〕制粉霜。

【主治】 **燔之，主小儿泄痢，肠鸣惊痫。**别录。**烧灰，理聤耳，并罯竹刺入肉，治箭镞不出。**日华。**烧灰淋汁沐头，不过十度，即生发长黑。和雁肪涂头亦良。**藏器。〔颂曰〕屎纳鲫鱼腹中，瓦缶固济，烧灰涂发，易生而黑，甚效。**煮汤灌下部，治大人小儿腹中诸疾，疳、湿，大小便不通。烧烟熏鼻，治中恶心腹刺痛，亦熏诸疮中毒、痔瘘等。治骨蒸弥良。**苏恭。

【附方】 旧五，新十六。**疳痢欲死**新羊屎一升，水一升，渍一夜，绞汁顿服，日午乃食。极重者，不过三服。总录。**呕逆酸水**羊屎十枚，酒二合，煎一合，顿服。未定，更服之。兵部手集。**反胃呕食**羊粪五钱，童子小便一大盏，煎六分，去滓，分三服。圣惠。**小儿流涎**白羊屎频纳口中。千金。**心气疼痛**不问远近。以山羊粪七枚，油头发一团，烧灰酒服。永断根。孙氏集效方。**妊娠热病**青羊屎研烂涂脐，以安胎气。外台秘要。**伤寒肢痛**手足疼欲脱。取羊屎煮汁渍之，瘥乃止。或和猪膏涂之，亦佳。外台。**时疾阴肿囊**及茎皆热肿。以羊屎、黄檗煮汁洗之。外台。**疔疮恶肿**青羊屎一升，水二升，渍少时，煮沸，绞汁一升，顿服。广济方。**里外臁疮**羊屎烧存性，研末，入轻粉涂之。集要。**痘风疮证**羊屎烧灰，清油调，敷之。全幼心鉴。**小儿头疮**羊粪煎汤洗净，仍以羊粪烧灰，同屋上悬煤，清油调涂。普济。**头风白屑**乌羊粪煎汁洗之。圣惠。**发毛黄赤**羊屎烧灰，和腊猪脂涂之，日三夜一，取黑乃止。圣惠方。**木刺入肉**干羊屎烧灰，猪脂和涂，不觉自出。千金。**箭镞入肉**方同上。**反花恶疮**鲫鱼一个去肠，以羯羊屎填满，烧存性。先以米泔洗过，搽之。**瘰疬已破**羊屎烧五钱，杏仁烧五钱，研末，猪骨髓调搽。海上。**湿癌浸淫**新羊屎绞汁涂之。干者烧烟熏之。圣济总录。**雷头风病**羊屎焙研，酒服二钱。普济方。**慢脾惊风**活脾散：用羊屎二十一个，炮，丁香一百粒，胡椒五十粒，为末。每服半钱，用六年东日照处壁土煎汤调下。

圣济录。

羊胲子乃羊腹内草积块也。

【主治】 **翻胃。煅存性，每一斤入枣肉、平胃散末一半，和匀。每服一钱，空心沸汤调下。**叶氏摘玄

【附录】 **大尾羊**〔时珍曰〕羊尾皆短，而哈密及大食诸番有大尾羊。细毛薄皮，尾上旁广，重一二十斤，行则以车载之。唐书谓之灵羊，云可疗毒。**胡羊**方国志云：大食国出胡羊。高三尺余，其尾如扇。每岁春月割取脂，再缝合之，不取则胀死。叶盛水东日记云：庄浪卫近雪山，有饕羊。土人岁取其脂，不久复满。**洮羊**出临洮诸地，大者重百斤。郭义恭广志云：西域驴羊，大如驴。即此类也。**𦍩羊**此思切。出西北地，其皮蹄可以割黍。**封羊**其背有肉封如驼，出凉州郡县，亦呼为驼羊。**地生羊**出西域。刘郁出使西域记：以羊脐种于土中，溉以水，闻雷而生，脐与地连。及长，惊以木声，脐乃断，便能行啮草。至秋可食，脐内复有种，名垄种羊。段公路北户录云：大秦国有地生羊，其羔生土中，国人筑墙围之。脐与地连，割之则死。但走马击鼓以骇之，惊鸣脐绝，便逐水草。吴策渊颖集云：西域地生羊，以胫骨种土中，闻雷声，则羊子从骨中生。走马惊之，则脐脱也。其皮可为褥。一云：漠北人种羊胆而生，大如兔而肥美。三说稍异，未知果种何物也。当以刘说为是，然亦神矣。造化之妙，微哉。**羵羊**土之精也，其肝土也，有雌雄，不食，季桓子曾掘土得之。又千岁树精，亦为青羊。

黄羊纲目

【释名】 **羳**羊音烦。**茧耳羊**〔时珍曰〕羊腹带黄，故名。或云幼稚曰黄，此羊肥小故也。尔雅谓之羳，出西番也。其耳甚小，西人谓之茧耳。

【集解】 〔时珍曰〕黄羊出关西、西番及桂林诸处。有四种，状与羊同，但低小细肋，腹下带黄色，角似羖羊，喜卧沙地。生沙漠，能走善卧，独居而尾黑者，名黑尾黄羊。生野草内，或群至数十者，名曰黄羊。生临洮诸处，甚大而尾似麞、鹿者，名洮羊。其皮皆可为衾褥。出南方桂林者，则深褐色，黑脊白斑，与鹿相近也。

肉

【气味】 **甘，温，无毒。**正要云：煮汤少味，脑不可食。

【主治】 **补中益气，治劳伤虚寒。**时珍。

髓

【主治】 **补益功同羊髓。**正要。

牛本经中品

校正：别录上品牛乳，拾遗犊脐屎，今并为一。

【释名】 〔时珍曰〕按许慎云：牛，件也。牛为大牲，可以件事分理也。其文象角头三、封及尾之形。周礼谓之大牢。牢乃豢畜之室，牛牢大，羊牢小，故皆得牢名。内则谓之一元大武。元，头也。武，足迹也。牛肥则迹大。犹史记称牛为四蹄，今人称牛为一头之义。梵书谓之瞿摩帝。牛之牡者曰牯，曰特，曰犅，曰犒；牝者曰牸，曰牸。南牛曰牾，北牛曰㹀。纯色曰牺，黑曰犝，白曰㹌，赤曰牸，驳曰犁。去势曰犍，又曰犗。无角曰牤。子曰犊，生二岁曰㸬，三岁曰犙，四岁曰牭，五岁曰㸰，六岁曰犕。

【集解】 〔藏器曰〕牛有数种，本经不言黄牛、乌牛、水牛，但言牛尔。南人以水牛为牛，北人以黄牛、乌牛为牛。牛种既殊，入用当别。〔时珍曰〕牛有㹀

牛、水牛二种。犊牛小而水牛大。犊牛有黄、黑、赤、白、驳杂数色。水牛色青苍，大腹锐头，其状类猪，角若担矛，能与虎斗，亦有白色者，郁林人谓之州留牛。又广南有稷牛，即果下牛，形最卑小，尔雅谓之犤牛，王会篇谓之纨牛是也。牛齿有下无上，察其齿而知其年，三岁二齿，四岁四齿，五岁六齿，六岁以后，每年接脊骨一节也。牛耳聋，其听以鼻。牛瞳竖而不横。其声曰牟，项垂曰胡，蹄肉曰蹯，百叶曰膍，角胎曰鰓，鼻木曰桊，嚼草复出曰龄，腹草未化曰圣齑。牛在畜属土，在卦属坤，土缓而和，其性顺也。造化权舆云：乾阳为马，坤阴为牛，故马蹄圆，牛蹄坼。马病则卧，阴胜也；牛病则立，阳胜也。马起先前足，卧先后足，从阳也；牛起先后足，卧先前足，从阴也。独以乾健坤顺为说，盖知其一而已。

黄牛肉

【气味】　甘，温，无毒。〔弘景曰〕犊牛惟胜，青牛为良，水牛惟可充食。〔日华曰〕黄牛肉微毒，食之发药毒动病，不如水牛。〔诜曰〕黄牛动病，黑牛尤不可食。牛者稼穑之资，不可多杀。若自死者，血脉已绝，骨髓已竭，不可食之。〔藏器曰〕牛病死者，发痼疾痃癖，令人洞下疰病。黑牛白头者不可食。独肝者有大毒，令人痢血至死。北人牛瘦，多以蛇从鼻灌之，故肝独也。水牛则无之。〔时珍曰〕张仲景云：啖蛇牛，毛发向后顺者是也。人乳可解其毒。内则云：牛夜鸣则痛，臭不可食。病死者有大毒，令人生疔暴亡。食经云：牛自死、白首者食之杀人。疥牛食之发痒。黄牛、水牛肉，合猪肉及黍米酒食，并生寸白虫；合韭、薤食，令人热病；合生姜食，损齿。煮牛肉，入杏仁、芦叶易烂，相宜。〔诜曰〕恶马食牛肉即驯，亦物性也。

【主治】　安中益气，养脾胃。别录。**补益腰脚①，止消渴及唾涎。**孙思邈。

【发明】　〔时珍曰〕韩悉言：牛肉补气，与黄芪同功。观丹溪朱氏倒仓法论而引申触类，则牛之补土，可心解矣。今天下日用之物，虽严法不能禁，亦因肉甘而补，皮角有用也。朱震亨倒仓论曰：肠胃为积谷之室，故谓之仓。倒者，推陈以致新也。胃属土，受物而不能自运。七情五味，有伤中宫，停痰积血，互相缠纠。发为瘫痪，为劳瘵，为蛊胀，成形成质，为窠为臼，以生百病而中宫愆和，自非丸散所能去也。此方出自西域异人。其法：用黄肥牡牛肉二十斤，长流水煮成糜，去滓滤取液，再熬成琥珀色收之。每饮一钟，随饮至数十钟，寒月温饮。病在上则令吐，在下则令利，在中则令吐而利，在人活变。吐利后渴，即服其小便一二碗，亦可荡涤余垢。睡二日，乃食淡粥。养半月，即精神强健，沉疴悉亡也。须五年忌牛肉。盖牛，坤土也。黄，土色也。以顺德配乾牡之用也。肉者胃之药也，熟而为液，无形之物也。故能由肠胃而透肌肤，毛窍爪甲，无所不到。在表者因吐而得汗，在清道者自吐而去，在浊道者自利而除。有如洪水泛涨，陈莝顺流而去，盎然涣然，润泽枯槁，而有精爽之乐也。〔王纶云〕牛肉本补脾胃之物，非吐下药也，特饮之既满而溢尔。借补为泻，故病去而胃得补，亦奇法也。但病非肠胃者，似难施之。

【附方】　新五。**小刀圭**〔韩飞霞曰〕凡一切虚病，皆可服之。用小牛犊儿未交感者一只，腊月初八日或戊己日杀之，去血焊毛洗净，同脏腑不遗分寸，大铜锅煮

① 补益腰脚：《千金》卷二十六第五作“养脾胃气”。

之。每十斤，入黄芪十两，人参四两，茯苓六两，官桂、良姜各五钱，陈皮三两，甘草、蜀椒各二两，食盐二两，淳酒二斗同煮，水以八分为率，文火煮至如泥，其骨皆捶碎，并滤取稠汁。待冷以瓮盛之，埋于土内，露出瓮面。凡饮食中，皆任意食之，或以酒调服更妙。肥犬及鹿，皆可依此法作之。**返本丸**补诸虚百损。用黄犍牛肉去筋膜切片，河水洗数遍，仍浸一夜，次日再洗三遍，水清为度。用无灰好酒同入坛内，重泥封固，桑柴文武火煮一昼夜，取出如黄沙为佳，焦黑无用，焙干为末听用。山药盐炒过、莲肉去心盐炒过，并去盐，白茯苓、小茴香炒各四两，为末。每牛肉半斤，入药末一斤，以红枣蒸熟去皮和捣，丸梧子大。每空心酒下五十丸，日三服。乾坤生意。**腹中痞积**牛肉四两切片，以风化石灰一钱擦上，蒸熟食。常食痞积自下。经验秘方。**腹中癖积**黄牛肉一斤，恒山三钱，同煮熟。食肉饮汁，癖必自消，甚效。笔峰杂兴。**牛皮风癣**每五更炙牛肉一片食，以酒调轻粉敷之。直指方。

水牛肉

【气味】 **甘，平，无毒。**〔日华曰〕冷，微毒。宜忌同黄牛。

【主治】 **消渴，止啘泄，安中益气，养脾胃。**别录。**补虚壮健，强筋骨，消水肿，除湿气。**藏器。

【附方】 旧二，新一。**水肿尿涩**牛肉一斤熟蒸，以姜、醋空心食之。心镜。**手足肿痛**伤寒时气，毒攻手足，肿痛欲断。牛肉裹之，肿消痛止。范汪方。**白虎风痛**寒热发歇，骨节微肿。用水牛肉脯一两，炙黄，燕窠土、伏龙肝、飞罗面各二两，砒黄一钱，为末。每以少许，新汲水和作弹丸大，于痛处摩之。痛止，即取药抛于热油铛中。圣惠。

头蹄水牛者良。

【气味】 **凉。**食经云：患冷人勿食蹄中巨筋。多食令人生肉刺。

【主治】 **下热风。**孟诜。

【附方】 旧一。**水肿**胀满，小便涩者。用水牛蹄一具去毛，煮汁用羹，切食之。或以水牛尾一条，切作腊食。或煮食亦佳。食医心镜。

鼻水牛者良。

【主治】 **消渴，同石燕煮汁服。**藏器。**治妇人无乳，作羹食之，不过两日，乳下无限，气壮人尤效。**孟诜。**疗口眼㖞斜。不拘干湿者，以火炙热，于不患处一边熨之，即渐正。**宗奭。

皮水牛者良。

【主治】 **水气浮肿、小便涩少。以皮蒸熟，切入豉汁食之。**心镜。**熬胶最良。**详阿胶。

乳

【气味】 **甘，微寒，无毒。**〔弘景曰〕犊牛乳佳。〔恭曰〕犊牛乳性平，生饮令人利，热饮令人口干，温可也。水牛乳作酪，浓厚胜犊牛，造石蜜须之。〔藏器曰〕黑牛乳胜黄牛。凡服乳，必煮一二沸，停冷啜之，热食即壅。不欲顿服，与酸物相反，令人腹中结癥，患冷气人忌之。合生鱼食，作瘕。〔时珍曰〕凡取，以物撞之则易得。余详乳酪下。制秦艽、不灰木。

【主治】 **补虚羸，止渴。**别录。**养心肺，解热毒，润皮肤。**日华。**冷补，下热气。和蒜[1]煎沸食，去冷气痃癖。**藏器。**患热风人宜食之。**孟诜。**老人煮食有益。入姜、葱，止小儿吐乳，补劳。**思邈。**治反胃热哕，补益劳损，润大肠，治气痢，除疸黄，老人煮粥甚宜。**时珍。

---

① 蒜：《证类本草》卷十六作“酥”。

【发明】 〔震亨曰〕反胃噎膈，大便燥结，宜牛、羊乳时时咽之，并服四物汤为上策。不可用人乳，人乳有饮食之毒，七情之火也。〔时珍曰〕乳煎荜茇，治痢有效。盖一寒一热，能和阴阳耳。按独异志云：唐太宗苦气痢，众医不效，下诏访问。金吾长张宝藏曾困此疾，即具疏以乳煎荜茇方上，服之立愈。宣下宰臣与五品官。魏征难之，逾月不拟。上疾复发，复进之又平。因问左右曰：进方人有功，未见除授何也。征惧曰：未知文武二吏。上怒曰：治得宰相，不妨授三品，我岂不及汝耶。即命与三品文官，授鸿胪寺卿。其方用牛乳半斤，荜茇三钱，同煎减半，空腹顿服。

【附方】 旧三，新八。**风热毒气**煎过牛乳一升，生牛乳一升，和匀。空腹服之，日三服。千金方。**小儿热哕**牛乳二合，姜汁一合，银器文火煎五六沸，量儿与服之。**下虚消渴心脾中热**，下焦虚冷，小便多者，牛羊乳每饮三四合。广利方。**病后虚弱**取七岁以下、五岁以上黄牛乳一升，水四升，煎取一升，稍稍饮，至十日止。外台方。**补益劳损**千金翼崔尚书方：钟乳粉一两，袋盛，以牛乳一升，煎减三分之一，去袋饮乳，日三。又方：白石英末三斤，与十岁以上生犊牸牛食，每日与一两和黑豆。七日取牛乳，或热服一升，或作粥食。其粪以种菜食。百无所忌，能润脏腑，泽肌肉，令人壮健。**脚气痹弱**牛乳五升，硫黄三两，煎取三升，每服三合。羊乳亦可。或以牛乳五合，煎调硫黄末一两服，取汗尤良。肘后。**肉人怪病**人顶生疮五色，如樱桃状，破则自顶分裂，连皮剥脱至足，名曰肉人。常饮牛乳自消。夏子益奇疾方。**重舌出涎**特牛乳饮之。圣惠。**蚰蜒入耳**牛乳少少滴入即出。若入腹者，饮一二升即化为水。圣惠方。**蜘蛛疮毒**牛乳饮之良。生生编。

血

【气味】 **咸，平，无毒。**

【主治】 **解毒利肠，治金疮折伤垂死，又下水蛭。煮拌醋食，治血痢便血。**时珍。

【发明】 〔时珍曰〕按元史云：布智儿从太祖征回回，身中数矢，血流满体，闷仆几绝。太祖命取一牛剖其腹，纳之牛腹中，浸热血中，移时遂苏。又云：李庭从伯颜攻郢州，炮伤左胁，矢贯于胸，几绝。伯颜命剖水牛腹纳其中，良久而苏。何孟春云：予在职方时，问各边将无知此术者，非读元史弗知也。故书于此，以备缓急。

【附方】 新一。**误吞水蛭**肠痛黄瘦。牛血热饮一二升，次早化猪脂一升饮之，即下出也。肘后。

脂黄牛者良，炼过用。

【气味】 **甘、温，微毒。**多食发痼疾、疮疡。镜源云：牛脂软铜。

【主治】 **诸疮疥癣白秃，亦入面脂。**时珍。

【附方】 新五。**消渴不止**栝楼根煎：用生栝楼切十斤，以水三斗，滤净，入炼净黄牛脂一合，慢火熬成膏，瓶收。每酒服一杯，日三。总录。**腋下胡臭**牛脂和胡粉涂之，三度永瘥。姚氏。**食物入鼻**介介作痛不出。用牛脂一枣大，纳鼻中吸入，脂消则物随出也。外台方①。**走精黄病**面目俱黄，多睡，舌紫，甚面裂，若爪甲黑者死。用豉半两，牛脂一两，煮过，绵裹烙舌，去黑皮一重，浓煎豉饮之。三十六黄方。

髓黑牛、黄牛、犎牛者良，炼过用。

---

① 外台方：此方今《外台秘要》未见，方出《千金方》卷六第二。

【气味】 甘，温，无毒。

【主治】 **补中，填骨髓。久服增年。**本经。**安五脏，平三焦，续绝伤，益气力，止泄利，去消渴，皆以清酒暖服之。**别录。**平胃气，通十二经脉。**思邈。**治瘦病，以黑牛髓、地黄汁、白蜜等分，煎服。**孟诜。**润肺补肾，泽肌悦面，理折伤，擦损痛，甚妙。**时珍。

【附方】 新三。**补精润肺壮阳助胃。**用炼牛髓四两，胡桃肉四两，杏仁泥四两，山药末半斤，炼蜜一斤，同捣成膏，以瓶盛汤煮一日。每服一匙，空心服之。瑞竹方。**劳损风湿**陆抗膏：用牛髓、羊脂各二升，白蜜、姜汁、酥各三升，煎三上三下，令成膏。随意以温酒和服之。经心录。**手足皴裂**牛髓敷之。

脑水牛、黄牛者良。

【气味】 **甘，温，微毒。**〔心镜曰〕牛热病死者，勿食其脑，令生肠痈。

【主治】 **风眩消渴。**苏恭。**脾积痞气。润皴裂，入面脂用。**时珍。

【附方】 新四。**吐血咯血五劳七伤。**用水牛脑一枚，涂纸上阴干。杏仁煮去皮、胡桃仁、白蜜各一斤，香油四两，同熬干为末。每空心烧酒服二钱匕。乾坤秘韫。**偏正头风**不拘远近，诸药不效者，如神。用白芷、芎䓖各三钱，为细末。以黄牛脑子搽末在上，瓷器内加酒顿熟，乘热食之，尽量一醉。醒则其病如失，甚验。保寿堂方。**脾积痞气**牛脑丸：治男妇脾积痞病，大有神效。黄犍牛脑子一个，去皮筋，擂烂，皮消末一斤，蒸饼六个，晒研，和匀，糊丸梧子大。每服三十丸，空心好酒下，日三服。百日有验。圣济总录。**气积成块**牛脑散：用牛脑子一个，去筋，雄鸡肫一个，连皮，并以好酒浸一宿，捣烂，入木香、沉香、砂仁各三两，皮消一碗，杵千下，入生铜锅内，文武火焙干为末，入轻粉三钱，令匀。每服二钱，空心烧酒服，日三服。同上。

心已下黄牛者良。

【主治】 **虚忘，补心。**别录。

脾

【主治】 **补脾。**藏器。**腊月淡煮，日食一度，治痔瘘。和朴消作脯食，消痞块。**时珍。出千金、医通。

肺已下水牛者良。

【主治】 **补肺。**藏器。

肝

【主治】 **补肝，明目。**别录。**治疟及痢，醋煮食之。**孟诜。**妇人阴䘌，纳之引虫。**时珍。

肾

【主治】 **补肾气，益精。**别录。**治湿痹。**孙思邈。

胃黄牛、水牛俱良。

【气味】 **甘，温，无毒。**〔弘景曰〕青牛肠胃，合犬肉、犬血食，病人。

【主治】 **消渴风眩，补五脏，醋煮食之。**诜。**补中益气，解毒，养脾胃。**时珍。

【附方】 新一。**啖蛇牛毒**牛肚细切，水一斗，煮一升服，取汗即瘥。金匮要略。

膍，一名百叶〔时珍曰〕膍，音毗，言其有比列也。牛羊食百草，与他兽异也。故其胃有膍，有胘，有蜂窠，亦与他兽异也。胘即胃之厚处。

【主治】 **热气水气，治痢，解酒毒药毒、丹石毒发热，同肝作生，以姜、醋食之。**藏器。

胆腊月黄牛、青牛者良。〔弘景曰〕胆原附黄条中，今拔出于此，以类相从耳。

【气味】 **苦，大寒，无毒。**

【主治】 **可丸药。**本经。**除心腹热**

渴，止下痢及口焦燥，益目精。别录。**腊月酿槐子服，明目，治疳湿弥佳**。苏恭。**酿黑豆，百日后取出，每夜吞二七枚，镇肝明目**。药性。**酿南星末，阴干，治惊风有奇功**。苏颂。**除黄杀虫，治痈肿**。时珍。

【发明】 〔时珍曰〕淮南子万毕术云：牛胆涂热釜，釜即鸣。牛胆涂桂①，莫知其谁。注云：能变乱人形。详见本书。岣嵝云：蛙得牛胆则不鸣。此皆有所制也。

【附方】 旧一，新二。**谷疸食黄**用牛胆汁一枚，苦参三两，龙胆草一两，为末，和少蜜丸梧子大。每姜汤下五十丸。**女子阴冷**以食茱萸纳牛胆中，百日令干。每取二七枚，嚼纳阴中，良久如火。千金。**痔瘘出水**用牛胆、猬胆各一枚，腻粉五十文，麝香二十文，以三味和匀，入牛胆中，悬四十九日取出，为丸如大麦大。以纸捻送入疮内，有恶物流出为验也。经验。

胞衣

【附方】 新一。**臁疮不敛**牛胞衣一具，烧存性，三搽。海上方。

喉白水牛者良。

【主治】 **小儿呷气**。思邈。**疗反胃吐食，取一具去膜及两头，逐节以醋浸炙燥，烧存性，每服一钱，米饮下，神效**。时珍。出法天生意。

【发明】 〔时珍曰〕牛喉咙治呷气、反胃，皆以类相从也。按普济方云：反胃吐食，药物不下，结肠三五日至七日，大便不通，如此者必死。昔全州周禅师得正胃散方于异人，十痊八九，君子收之，可济人命。用白水牛喉一条，去两头节并筋、膜、脂、肉及如阿胶黑片，收之。临时旋炙，用米醋一盏浸之，微火炙干淬之，再炙再淬，醋尽为度。研末，厚纸包收。或遇阴湿时，微火烘之再收。遇此疾，每服一钱，食前陈米饮调下。轻者一服立效。

靥水牛者良。

【主治】 **喉痹气瘿，古方多用之**。时珍。

齿

【主治】 **小儿牛痫**。外台。

【发明】 〔时珍曰〕六畜齿治六痫，皆比类之义也。耳珠先生有固牙法：用牛齿三十枚，瓶盛固济，煅赤为末。每以水一盏，末二钱，煎热含漱，冷则吐去。有损动者，以末揩之。此亦以类从也。

牛角䚡

【释名】 **角胎**〔时珍曰〕此即角尖中坚骨也。牛之有䚡，如鱼之有鳃，故名。胎者，言在角内也。〔藏器曰〕水牛、黄牸牛者可用，余皆不及。久在粪土烂白者，亦佳。

【气味】 **苦，温，无毒**。〔甄权曰〕苦、甘。

【主治】 **下闭血瘀血疼痛，女人带下血。燔之酒服**。本经。**烧灰，主赤白痢**。藏器。**黄牛者烧之，主妇人血崩，大便下血，血痢**。宗奭。**水牛者烧之，止妇人血崩，赤白带下，冷痢泻血，水泄**。药性。**治水肿**。时珍。千金徐王煮散用之。

【发明】 〔时珍曰〕牛角䚡，筋之粹，骨之余，而䚡又角之精也。乃厥阴、少阴血分之药，烧之则性涩，故止血痢、崩中诸病。

【附方】 旧四，新二。**大肠冷痢**牸牛角䚡烧灰，饮服二钱，日二次。**小儿滞下**牸牛角胎烧灰，水服方寸匕。千金。**大便下血**黄牛角䚡一具，煅末，煮豉汁服二钱，日三，神效。近效方。**赤白带下**牛

---

① 桂：《太平御览》卷八九九作“目”。

角䚡烧令烟断、附子以盐水浸七度去皮，等分为末，每空心酒服二钱匕。孙用和方。**鼠乳痔疾**牛角䚡烧灰，酒服方寸匕。塞上方。**蜂虿螫疮**牛角䚡烧灰，醋和傅之。肘后方。

角

【气味】 **苦，寒，无毒。**〔之才曰〕平。

【主治】 **水牛者燔之，治时气寒热头痛。**别录。**煎汁，治热毒风及壮热。**日华。**羖牛者治喉痹肿塞欲死，烧灰，酒服一钱。小儿饮乳不快似喉痹者，取灰涂乳上，咽下即瘥。**苏颂。出崔元亮方。**治淋破血。**时珍。

【附方】 旧二，新一。**石淋破血**牛角烧灰，酒服方寸匕，日五服。总录。**血上逆心烦闷刺痛。**水牛角烧末，酒服方寸匕。子母秘录。**赤秃发落**牛角、羊角烧灰等分，猪脂调涂。圣惠方。

骨

【气味】 **甘，温，无毒。**

【主治】 **烧灰，治吐血鼻洪，崩中带下，肠风泻血，水泻。**日华。**治邪疟。烧灰同猪脂，涂疳疮蚀人口鼻，有效。**时珍。出十便。

【发明】 〔时珍曰〕东夷以牛骨占卜吉凶，无往不中。牛非含智之物，骨有先事之灵，宜其可入药治病也。

【附方】 新二。**鼻中生疮**牛骨、狗骨烧灰，腊猪脂和敷。千金。**水谷痢疾**牛骨灰同六月六日曲炒等分为末，饮服方寸匕，乃御传方也。张文仲方。

蹄甲青牛者良。

【主治】 **妇人崩中，漏下赤白。**苏恭。**烧灰水服，治牛痫。和油，涂臁疮。研末贴脐，止小儿夜啼。**时珍。出集要诸方。

【附方】 新五。**卒魇不寤**以青牛蹄或马蹄临人头上，即活。肘后。**损伤接骨**牛蹄甲一个，乳香、没药各一钱为末，入甲内烧灰，以黄米粉糊和成膏，敷之。秘韫。**牛皮风癣**牛蹄甲、驴粪各一两，烧存性研末，油调，抓破敷之。五七日即愈。蔺氏经验方。**臁胫烂疮**牛蹄甲烧灰，桐油和敷。海上方。**玉茎生疮**牛蹄甲烧灰，油调敷之。奚囊。

阴茎黄牛、乌牛、水牛并良。

【主治】 **妇人漏下赤白，无子。**苏恭。

牯牛卵囊

【主治】 **疝气。一具煮烂，入小茴香，盐少许拌食。**吴球。

毛

【主治】 **脐毛，治小儿久不行。**苏恭。**耳毛、尾毛、阴毛，并主通淋闭。**时珍。

【发明】 〔时珍曰〕古方牛耳毛、阴毛、尾毛，治淋多用之，岂以牛性顺而毛性下行耶？又治疟病，盖禳之之义耳。

【附方】 旧一，新二。**卒患淋疾**牛耳中毛烧取半钱，水服。尾毛亦可。集验方。**小儿石淋**特牛阴头毛烧灰，浆水服一刀圭，日再。张文仲方。**邪气**[①] **疟疾**外台用牛尾烧末，酒服方寸匕，日三服。一用牯牛阴毛七根，黄荆叶七片，缚内关上，亦效。

口涎〔日华曰〕以水洗老牛口，用盐涂之，少顷即出。或以荷叶包牛口使耕，力乏涎出，取之。

【主治】 **反胃呕吐。**日华。**水服二匙，终身不噎。**思邈。**吮小儿，治客忤。灌一合，治小儿霍乱。入盐少许，顿服一盏，治喉闭口噤。**时珍。出外台胡居士方。

---

① 邪气：《外台秘要》卷五作“间日”。

【附方】 新七。**噎膈反胃**集成用糯米末，以牛涎拌作小丸，煮熟食。危氏得效香牛饮：用牛涎一盏，入麝香少许，银盏顿热。先以帛紧束胃脘，令气喘，解开，乘热饮之。仍以丁香汁入粥与食。普济千转丹：用牛涎、好蜜各半斤，木鳖仁三十个研末，入铜器熬稠。每以两匙和粥与食，日三服。**小儿流涎**取东行牛口中涎沫，涂口中及颐上，自愈。外台方。**小儿口噤身热吐沫不能乳**。方同上。圣惠方。**损目破睛**牛口涎日点二次，避风。黑睛破者亦瘥。肘后。**身面疣目**牛口涎频涂之，自落。千金。

鼻津

【主治】 **小儿中客忤，水和少许灌之。又涂小儿鼻疮及湿癣**。时珍。出外台诸方。

耳垢乌牛者良。〔时珍曰〕以盐少许入牛耳中，痒即易取。

【主治】 **蛇伤，恶螆毒**。恭。螆，毛虫也。**治痈肿未成脓，封之即散。疳虫蚀鼻生疮，及毒蛇螫人，并敷之**。时珍。

【附方】 新三。**疔疮恶肿**黑牛耳垢敷之。圣惠方。**胁漏出水不止**。用乌牛耳垢傅之即瘥。**鼻衄不止**牛耳中垢、车前子末等分和匀，塞之良。总录。

溺黄犍牸牛、黑牯牛者良。

【气味】 **苦、辛，微温，无毒**。〔之才曰〕寒。

【主治】 **水肿，腹胀脚满，利小便**。别录。

【附方】 旧三，新五。**水肿尿涩**小品用乌犍牛尿半升，空腹饮。小便利，良。肘后用黄犍牛尿，每饮三升。老、幼减半。**水气喘促**小便涩。用牸牛尿一斗，诃黎[①] 皮末半斤。先以铜器熬尿至三升，入末熬至可丸，丸梧子大。每服茶下三十丸，日三服。当下水及恶物为效。普济方。**风毒脚气**以铜器，取乌犊牛尿三升，饮之。小便利则消。肘后。**脚气胀满**尿涩。取乌犊牛尿一升，一日分服，消乃止。杨炎南行方。**久患气胀**乌牛尿一升，空心温服，气散止。广济方。**癥癖鼓胀**乌牛尿一升，微火煎如稠饴，空心服枣许，当鸣转病出。隔日更服之。千金翼。**霍乱厥逆**服乌牛尿二升。千金方。**刺伤中水**服乌牛尿二升，三服止。梅师。

屎稀者名牛洞。乌牯、黄牯牛者良。

【气味】 **苦，寒，无毒**。镜源云：牛屎抽铜晕。烧火，能养一切药力。

【主治】 **水肿恶气。干者燔之，敷鼠瘘恶疮**。别录。**烧灰，敷灸疮不瘥**。藏器。**敷小儿烂疮烂痘，及痈肿不合，能灭瘢痕**。时珍。**绞汁，治消渴黄瘅，脚气霍乱，小便不通**。苏恭。

【发明】 〔时珍曰〕牛屎散热解毒利溲，故能治肿、疸、霍乱、疟痢、伤损诸疾。烧灰则收湿生肌拔毒，故能治痈疽、疮瘘、烂痘诸疾也。宋书：孙法宗苦头创。夜有女人至，曰：我天使也。事本不关善人，使者误及尔。但取牛粪煮敷之，即验。如其言果瘥。此亦一异也。

【附方】 旧七，新二十二。**水肿溲涩**黄牛屎一升，绞汁饮，溲利瘥，勿食盐。梅师。**湿热黄病**黄牛粪日干为末，面糊丸梧子大。每食前，白汤下七十丸。简便方。**霍乱吐下不止**，四肢逆冷。外台用黄牛屎半升，水二升，煮三沸，服半升止。圣惠用乌牛粪绞汁一合，以百日儿乳汁一合和，温服。**疳痢垂死**新牛屎一升，水一升，搅澄汁服。不过三服。必效方。**卒死不省**四肢不收。取牛洞一升，和温酒灌之。或以湿者绞汁亦可。此扁鹊法也。肘后。**卒阴肾痛**牛屎烧灰，酒和敷之，

① 黎：此下《普济方》卷一九四有“勒”字。

良。梅师。**脚跟肿痛**不能着地。用黄牛屎，入盐炒热，罨之。王永辅惠济方。**妊娠腰痛**牛屎烧末，水服方寸匕，日三。外台。**妊娠毒肿**㹀牛屎烧灰，水服方寸匕，日三。并以酢和封。千金方。**子死腹中**湿牛粪涂腹上，良。产宝。**小儿口噤**白牛粪涂口中取瘥。总录。**小儿夜啼**牛屎一块安席下，勿令母知。食疗。**小儿头疮**野外久干牛屎不坏者烧灰，入轻粉，麻油调搽。普济。**小儿白秃**牛屎厚封之。秘录。**小儿烂疮**牛屎烧灰封之。灭瘢痕。千金。**痘疮溃烂**王兑白龙散：以腊月黄牛屎烧取白灰敷之，或卧之。即易痂疕，而无瘢痕。**痈肿不合**牛屎烧末，用鸡子白和封，干即易之，神验也。千金月令。**鼠瘘瘰疬**千金五白散：白牛屎、白马屎、白羊屎、白鸡屎、白猪屎各一升，于石上烧灰，漏芦末二两，以猪膏一升，煎乱发一两，同熬五六沸涂之，神验。肘后：治鼠瘘有核脓血。用热牛屎封之，日三。**蜣螂瘘疾**热牛屎封之，日数易，当有蜣螂出。千金。**乳痈初起**牛屎和酒敷之，即消。姚僧坦方。**燥病疮痒**热牛屎涂之。千金。**疮伤风水**痛剧欲死者。牛屎烧灰，熏令汁出即愈。外台秘要。**跌磕伤损**黄牛屎炒热封之，裹定即效。简便。**汤火烧灼**湿牛屎捣涂之。姚和众。**恶犬咬伤**洗净毒，以热牛屎封之，即时痛止。千金。**蜂虿螫痛**牛屎烧灰，苦酒和敷。千金方。**背疮溃烂**黄黑牛粪多年者，晒干为末，入百草霜匀细，糁之。谈野翁方。

黄犊子脐屎新生未食草者，收干之。

【主治】 **九窍四肢指岐间血出，乃暴怒所为。烧此末，水服方寸匕，日四五服，良**。藏器。出姚僧坦方。**主中恶霍乱，及鬼击吐血。以一升，和酒三升，煮汁服**。时珍。出肘后。

屎中大豆洗晒收用。

【主治】 **小儿惊痫，妇人难产**。苏恭。

【附方】 旧一，新二。**小儿牛痫**白牛屎中豆，日日服之，良。总微论。**妇人难产**牛屎中大豆一枚，擘作两片，一书父，一书子。仍合住，水吞之，立产。昝殷产宝。**齿落不生**牛屎中大豆十四枚，小开豆头，以注齿根，数度即生。千金方。

圣齑〔时珍曰〕按刘恂岭表录异云：广之容南好食水牛肉，或炮或炙，食讫即啜圣齑消之，调以姜、桂、盐、醋，腹遂不胀。圣齑如青苔状，乃牛肠胃中未化草也。

【主治】 **食牛肉作胀，解牛肉毒**。时珍。

齝草音痴。**一名牛转草**即牛食而复出者，俗曰回噍。

【主治】 **绞汁服，止哕**。藏器。**疗反胃霍乱，小儿口噤风**。时珍。

【发明】 〔时珍曰〕牛齝治反胃噎膈，虽取象回噍之义，而沾濡口涎为多，故主疗与涎之功同。

【附方】 新四。**反胃噎膈**大力夺命丸：牛转草、杵头糠各半斤，糯米一升，为末，取黄母牛涎和，丸龙眼大，煮熟食之。入砂糖二两，尤妙。医学正传。**霍乱吐利**不止。用乌牛齝草一团，人参、生姜各三两，甜浆水一升半，煮汁五合服。刘涓子鬼遗方。**小儿流涎**用牛噍草绞汁，少少与服。普济方。**初生口噤**十日内者。用牛口齝草绞汁灌之。圣惠。

鼻拳音卷。穿鼻绳木也。

【主治】 **木拳：主小儿痫**。别录。**治消渴，煎汁服；或烧灰，酒服**。时珍。**草拳：烧研，傅小儿鼻下疮**。别录。**烧灰，吹缠喉风，甚效**。时珍。

【附方】 新一。**消渴**牛鼻木二个洗锉，男用牝牛，女用牡牛，人参、甘草半两，大白梅十个，水四碗，煎三碗，热服甚妙。普济方。

马本经中品

校正：别录上品出马乳，今并为一。

【释名】 〔时珍曰〕按许慎云：马，武也。其字象头、髦、尾、足之形。牡马曰骘，音质，曰儿；牝马曰骒。曰课①，曰草。去势曰骟。一岁曰馵，音注，二岁曰驹，三岁曰騑，四岁曰駣，音桃。名色甚多，详见尔雅及说文。梵书谓马为阿湿婆。

【集解】 〔别录曰〕马出云中。〔弘景曰〕马色类甚多，入药以纯白者为良。其口、眼、蹄皆白者，俗中时有两三尔。小小用则不必拘也。〔时珍曰〕别录以云中马为良。云中，今大同府也。大抵马以西北方者为胜，东南者劣弱不及。马应月，故十二月而生。其年以齿别之。在畜属火，在辰属午。或云：在卦属乾，属金。马之眼光照人全身者，其齿最少；光愈近，齿愈大。马食杜衡善走，食稻则足重，食鼠屎则腹胀，食鸡粪则生骨眼。以僵蚕、乌梅拭牙则不食，得桑叶乃解。挂鼠狼皮于槽亦不食。遇海马骨则不行。以猪槽饲马，石灰泥马槽，马汗着门，并令马落驹。系猕猴于厩，辟马病。皆物理当然耳。

肉以纯白牡马者为良。

【气味】 **辛、苦，冷，有毒。**〔诜曰〕有小毒。〔士良曰〕有大毒。〔思邈曰〕无毒。〔百华曰〕只堪煮食，余食难消。渍以清水，搦洗血尽乃煮。不然则毒不出，患疔肿。或曰以冷水煮之，不可盖釜。〔鼎曰〕马生角，马无夜眼，白马青蹄，白马黑头者，并不可食，令人癫。马鞍下肉色黑及马自死者，并不可食，杀人。马黑脊而斑臂者漏②，不可食。〔萧炳曰〕患痢、生疥人勿食，必加剧。妊妇食之，令子过月；乳母食之，令子疳瘦。〔诜曰〕同仓米、苍耳食，必得恶病，十月九死。同姜食，生气嗽。同猪肉食，成霍乱。食马肉毒发心闷者，饮清酒则解，饮浊酒则加。〔弘景曰〕秦穆公云：食骏马肉不饮酒，必杀人。〔时珍曰〕食马中毒者，饮芦菔汁、食杏仁可解。

【主治】 **伤中，除热下气，长筋骨，强腰脊，壮健，强志轻身，不饥。作脯，治寒热痿痹。**别录。**煮汁，洗头疮白秃。**时珍。出圣惠。

【附方】 旧一。**豌豆疮毒**马肉煮清汁，洗之。兵部手集。

鬐膏鬐，马项上鬐也。白马者良。

【气味】 **甘，平，有小毒。**〔镜源云〕马脂柔五金。

【主治】 **生发。**别录。**治面䵟，手足皴粗。入脂泽，用疗偏风口㖞僻。**时珍。

【发明】 〔时珍曰〕按灵枢经云：卒口僻急者，颊筋有寒，则急引颊移；颊筋有热，则纵缓不收。以桑钩钩之，以生桑灰置坎中坐之，以马膏熨其急颊，以白酒和桂末涂其缓颊，且饮美酒，啖炙肉，为之三拊而已。灵枢无注本，世多不知此方之妙。窃谓口颊㖞僻，乃风中血脉也。手足阳明之筋络于口，会太阳之筋络于目。寒则筋急而僻，热则筋缓而纵。故左中寒则逼热于右，右中寒则逼热于左，寒者急而热者缓也。急者皮肤顽痹，荣卫凝滞。治法急者缓之，缓者急之。故用马膏之甘平柔缓，以摩其急，以润其痹，以通其血脉。用桂酒之辛热急束，以涂其缓，

① 课：通作“骒”。

② 漏：《礼记·内则》：“马黑脊而斑臂漏”。郑注：“漏，当为蝼，如蝼蛄臭也。”

以和其荣卫，以通其经络。桑能治风痹，通节窍也。病在上者，酒以行之，甘以助之；故饮美酒，啖炙肉云。

乳〔时珍曰〕汉时以马乳造为酒，置挏马之官，谓挏撞而成也。挏音同。

【气味】 **甘，冷，无毒。**〔思邈曰〕性冷利。同鱼鲙食，作瘕。

【主治】 **止渴治热。**别录。**作酪，性温，饮之消肉。**苏恭。

心已下并用白马者良。

【主治】 **喜忘。**别录。肘后方：治心昏多忘。牛、马、猪、鸡心，干之为末。酒服方寸匕，日三，则闻一知十。〔诜曰〕患痢人食马心，则痞闷加甚。

肺

【主治】 **寒热，小儿茎萎。**〔掌禹锡曰〕小儿无茎萎，疑误。〔时珍曰〕按千金方无小儿二字。

肝

【气味】 **有大毒**〔弘景曰〕马肝及鞍下肉，杀人。〔时珍曰〕按汉武帝云：食肉毋食马肝。又云：文成食马肝而死。韦庄云：食马留肝。则其毒可知矣。方家以豉汁、鼠矢解之。

【附方】 新一。**月水不通心腹滞闷，四肢疼痛。**用赤马肝一片炙研，每食前热酒服一钱，通乃止。圣惠。

肾〔时珍曰〕按熊太古冀越集云：马有墨在肾，牛有黄在胆，造物之所钟也。此亦牛黄、狗宝之类，当有功用。惜乎前人不知，漫记于此以俟。

白马阴茎

【修治】 〔藏器曰〕凡收，当取银色无病白马，春月游牝时，力势正强者，生取阴干，百日用。〔敩曰〕用时以铜刀破作七片，将生羊血拌蒸半日，晒干，以粗布去皮及干血，锉碎用。

【气味】 **甘、咸，平，无毒。**

【主治】 **伤中，绝脉阴不起，强志益气，长肌肉肥健，生子。**本经。**小儿惊痫。**别录。**益丈夫阴气。**〔诜曰〕阴干，同肉苁蓉等分为末，蜜丸梧子大。每空心酒下四十丸，日再。百日见效。〔甄权曰〕主男子阴痿，房中术偏用之。

驹胞衣

【主治】 **妇人天癸不通。煅存性为末，每服三钱，入麝香少许，空腹新汲水下，不过三服，良。**孙氏集效。

眼白马者，生杀取之。

【气味】 **平，无毒。**

【主治】 **惊痫腹满疟疾。**别录，**小儿魃病，与母带之。**苏恭。

夜眼在足膝上。马有此能夜行，故名。

【主治】 **卒死尸厥，龋齿痛。**时珍。

【附方】 旧一，新二。**卒死尸厥**用白马前脚夜目二枚，白马尾十四茎，合烧，以苦酒丸如小豆大。白汤灌下二丸，须臾再服即苏。肘后。**虫牙龋痛**用马夜眼如米大，绵裹纳孔中，有涎吐去，永断根源。或加生附子少许。玉机微义用马夜眼烧存性敷之，立愈。

牙齿已下并用白马者良。

【气味】 **甘，平，有小毒。**

【主治】 **小儿马痫。水磨服。**别录。**烧灰唾和，涂痈疽疔肿，出根效。**藏器。

【附方】 旧一，新三。**肠痈未成**马牙烧灰，鸡子白和，涂之。千金方。**疔肿未破**白马齿烧灰，先以针刺破乃封之，用湿面围肿处，醋洗去之，根出大验。肘后。赤根疔疮，马牙齿捣末，腊猪脂和敷，根即出也。烧灰亦可。千金方。蚜作痛，马牙一枚，煅热投醋中，七次，待冷含之，即止。唐瑶经验方。

骨

【气味】 **有毒。**

【主治】 **烧灰和醋，敷小儿头疮及身上疮**。孟诜。**止邪疟。烧灰和油，敷小儿耳疮、头疮、阴疮、瘭疽有浆如火灼。敷乳头饮儿，止夜啼**。时珍。出小品、外台诸方。

【附方】 旧一。**辟瘟疫气**绛袋盛马骨佩之，男左女右。肘后方。

头骨

【气味】 **甘，微寒，有小毒**。〔韩保升曰〕大热。〔藏器曰〕头骨埋于午地，宜蚕；浸于上流，绝水蜞虫。

【主治】 **喜眠，令人不睡。烧灰，水服方寸匕，日三夜一。作枕亦良**。别录。**治齿痛。烧灰，傅头、耳疮**。日华。**疗马汗气入疮痛肿，烧灰傅之，白汁出，良**。时珍。

【附方】 新三。**胆虚不眠**用马头骨灰、乳香各一两，酸枣仁炒二两，为末。每服二钱，温酒服。圣惠。**胆热多眠**马头骨灰、铁粉各一两，朱砂半两，龙脑半分，为末，炼蜜丸梧子大。每服三十丸，竹叶汤下。圣惠方。**臁疮溃烂**三四年。马牙匡骨烧研，先以土窨过，小便洗数次，搽之。

胫骨

【气味】 **甘，寒，无毒**。

【主治】 **煅存性，降阴火，中气不足者用之，可代黄芩、黄连**。朱震亨。

悬蹄赤、白马俱入用。

【气味】 **甘，平，无毒**。〔甄权曰〕热。

【主治】 **惊邪瘈疭乳难，辟恶气鬼毒，蛊疰不祥**。本经。**止衄内漏，龋齿。赤马者治妇人赤崩，白马者治漏下白崩**。别录。**主癫痫、齿痛**。蜀本。**疗肠痈，下瘀血，带下，杀虫。又烧灰入盐少许，掺走马疳蚀，甚良**。时珍。出钩玄诸方。**赤马者辟温疟**。孟诜。

【附方】 旧四，新五。**损伤瘀血**在腹。用白马蹄烧烟尽，研末。酒服方寸匕，日三夜一，血化为水也。刘涓子鬼遗方。**妇人血病**方同上。**五色带下**白马左蹄烧灰。酒服方寸匕，日三。外台。**肠痈腹痛**其状两耳轮甲错，腹痛，或绕脐有疮如粟，下脓血。用马蹄灰和鸡子白涂，即拔毒气出。千金。**虫蚀肛烂**见五脏则死。以猪脂和马蹄灰，绵裹导入下部。日数度瘥。肘后方。**龋齿疼痛**削白马蹄塞之，不过三度。千金方。**小儿头疮**出脓，昼开夜合。马蹄烧灰，生油调涂。圣惠方。**小儿夜啼**马蹄末，敷乳上饮之。总录。**辟禳瘟疫**以绛囊盛马蹄屑佩之，男左女右。肘后。

皮

【主治】 **妇人临产，赤马皮催生，良**。孟诜。**治小儿赤秃，以赤马皮、白马蹄烧灰，和腊猪脂敷之，良**。时珍。出圣惠。

鬐毛即鬃也。一名鬣。

【气味】 **有毒**。

【主治】 **小儿惊痫，女子崩中赤白**。别录。〔思邈曰〕赤用赤马，白用白马。**烧灰服，止血，涂恶疮**。日华。

尾

【主治】 **女人崩中，小儿客忤**。时珍。

【发明】 〔时珍曰〕马尾，济生方治崩中，十灰散中用之。又延寿书云：刷牙用马尾，令齿疏损。近人多用烧灰揩拭，最腐齿龈。不可不知。

【附方】 旧二。**小儿客忤**小儿中马毒客忤。烧马尾烟于前，每日熏之，瘥乃止。圣惠方。**腹内蛇瘕**白马尾切细，酒服。初服五分一匕，次服三分一匕，更服二分一匕，不可顿服，杀人。千金翼。

脑

【气味】 **有毒**。〔诜曰〕食之令人癫。

【主治】 **断酒，腊月者温酒服之**。孙思邈。

血

【气味】 **有大毒**。〔诜曰〕凡生马血入人肉中，一二日便肿起，连心即死。有人剥马伤手，血入肉，一夜致死。

汗

【气味】 **有大毒**。〔弘景曰〕患疮人，触马汗、马气、马毛、马尿、马屎者，并令加剧。〔诜曰〕马汗入疮，毒攻心欲死者，烧粟秆灰淋汁浸洗，出白沫，乃毒气也。岭南有人用此得力。

【附方】 新二。**黥刺雕青**以白马汗搽上，再以汗调水蛭末涂之。子和。**饮酒欲断**刮马汗，和酒服之。千金。

白马溺

【气味】 **辛，微寒，有毒**。

【主治】 **消渴，破癥坚积聚，男子伏梁积疝，妇人瘕积，铜器承饮之**。别录。**洗头疮白秃，渍恶刺疮，日十次，愈乃止**。孟诜。**热饮，治反胃杀虫**。时珍。

【发明】 〔时珍曰〕马尿治癥瘕有验。按祖台之志怪云：昔有人与其奴皆患心腹痛病。奴死剖之，得一白鳖，赤眼仍活。以诸药纳口中，终不死。有人乘白马观之，马尿堕鳖而鳖缩。遂以灌之，即化成水。其人乃服白马尿而疾愈。此其征效也。反胃亦有虫积者，故亦能治之。

【附方】 旧二，新七。**肉癥思肉**用白马尿三升饮之。当吐肉出，不出者死。千金。**食发成瘕**咽中[1]如有虫上下是也。白马尿饮之，佳。千金。**伏梁心积**铜器盛白马尿一升，旦旦服之，妙。小品。**妇人乳肿**马尿涂之，立愈。产宝。**小儿赤疵**生身上者。马尿频洗之。千金。**虫牙疼痛**随左右含马溺，不过三五度瘥。千金方。**利骨取牙**白马尿浸茄科三日，炒为末，点牙即落。或煎巴豆点牙亦落。勿近好牙。鲍氏。**狐尿刺疮**痛甚者。热白马尿渍之。千金。**痞块心痛**僵蚕末二钱，白马尿调服，并傅块上。摘玄方。

白马通〔时珍曰〕马屎曰通，牛屎曰洞，猪屎曰零，皆讳其名也。凡屎必达胴肠乃出，故曰通，曰洞。胴，即广肠也。

【气味】 **微温，无毒**。镜源云：马屎煴火，养一切药力。

【主治】 **止渴，止吐血、下血、鼻衄，金疮出血，妇人崩中**。别录。**敷顶，止衄**。徐之才。**绞汁服，治产后诸血气，伤寒时疾当吐下者**。藏器。**治时行病起合阴阳垂死者，绞汁三合，日夜各二服。又治杖疮、打损伤疮中风作痛者，炒热，包熨五十遍，极效**。孟诜。**绞汁灌之，治卒中恶死。酒服，治产后寒热闷胀。烧灰水服，治久痢赤白。和猪脂，涂马咬人疮，及马汗入疮，剥死马骨刺伤人，毒攻欲死者**。时珍。出小品诸方。

【附方】 旧五，新十五。**吐血不止**烧白马通，以水研，绞汁一升服。梅师方。**衄血不止**录验用绵裹白马屎塞之。千金用赤马粪绞汁，饮一二升，并滴鼻内。干者浸水亦可。**口鼻出血**用赤马粪烧灰，温酒服一钱。钤方。**久痢赤白**马粪一丸烧灰，水服。肘后方。**卒中恶死**吐利不止，不知是何病，不拘大人小儿。马粪一丸，绞汁灌之，干者水煮汁亦可。此扁鹊法也。肘后。**搅肠沙痛**欲死者。用马粪研汁饮之，立愈。经验方。**小儿卒忤**马屎三升烧末，以酒三斗，煮三沸，取汁浴儿。避风。千金。**小儿躽啼**面青腹强，是忤客气。新马粪一团，绞汁灌之。总录。**伤寒劳复**马屎烧末，冷酒服方寸匕，便验。圣

[1] 咽中：《千金要方》卷十一作“胸前”。

惠方。**热毒攻肢**手足肿痛欲脱。以水煮马屎汁渍之。外台。**风虫牙痛**白马屎汁，随左右含之，不过三口愈。圣惠。**鼻齆不闻**新马屎汁，含满口，灌入[①]即通。圣惠[②]。**筋骨伤破**以热白马屎傅之，无瘢。千金。**疔肿伤风**作肿。以马屎炒，熨疮上五十遍，极效。圣惠方[③]。**多年恶疮**或痛痒生衅。用马粪并齿同研烂，傅上，不过数次。武丞相在蜀时，胫有疮，痒不可忍，用此而瘥。兵部手集。**诸疮伤水**或伤风寒痛剧。用马屎烧烟熏，令汁出愈。千金方。**冻指欲堕**马粪煮水，渍半日即愈。千金。**积聚胀满**白马粪同蒜捣膏，傅患处，效。活人心统。**一切漏疾**白马通汁，每服一升，良。千金。

屎中粟

【主治】　**金创，小儿寒热客忤不能食**。苏恭。**治小儿胁痛**。时珍。千金有马通粟丸。

【附方】　旧一。**剥马中毒**被骨刺破欲死。以马肠中粟捣傅，以尿洗之，大效。绞汁饮之亦可。外台。

白马头蛆见虫部。

马绊绳

【主治】　**煎水，洗小儿痫**。苏恭。**烧灰，掺鼻中生疮**。时珍。

东行马蹄下土〔弘景曰〕作方术，可知女人外情。〔时珍曰〕淮南万毕术云：东行白马蹄下土，合三家井中泥，置人脐下，即卧不能起也。

驴唐本草

【释名】　〔时珍曰〕驴，胪也。胪，腹前也。马力在膊，驴力在胪也。

【集解】　〔时珍曰〕驴，长颊广额，磔耳修尾，夜鸣应更，性善驮负。有褐、黑、白三色，入药以黑者为良。女直、辽东出野驴，似驴而色驳，鬃尾长，骨骼大，食之功与驴同。西土出山驴，有角如羚羊，详羚羊下。东海岛中出海驴，能入水不濡。又有海马、海牛、海猪、海獾等物，其皮皆供用。〔藏器曰〕海驴、海马、海牛皮毛在陆地，皆候风潮则毛起。物性如此。

肉已下通用乌驴者良。

【气味】　**甘，凉，无毒**。〔思邈曰〕酸，平。〔吴瑞曰〕食驴肉，饮荆芥茶，杀人。妊妇食之，难产。同凫茈食，令人筋急。病死者有毒。

【主治】　**解心烦，止风狂。酿酒，治一切风**。日华。**主风狂，忧愁不乐，能安心气。同五味煮食，或以汁作粥食**。孟诜。**补血益气，治远年劳损，煮汁空心饮。疗痔引虫**。时珍。**野驴肉功同**。正要。

【发明】　〔宗奭曰〕驴肉食之动风，脂肥尤甚，屡试屡验。日华子以为止一切风狂，未可凭也。

头肉

【主治】　**煮汁，服二三升，治多年消渴，无不瘥者。又以渍曲酝酒服，去大风动摇不休者**。孟诜。**亦洗头风风屑**。日华。**同姜齑煮汁日服，治黄疸百药不治者**。时珍。出张文仲方。

【附方】　旧一。**中风头眩**心肺浮热，肢软骨疼，语蹇身颤。用乌驴头一枚，如食法，豉汁煮食。心镜。

脂

【主治】　**敷恶疮疥癣及风肿**。日华。**和酒服三升，治狂癫，不能语，不识人。和乌梅为丸，治多年疟，未发时服二十丸。又生脂和生椒捣熟，绵裹塞耳，治积**

---

① 人：此下《普济方》卷五十六有“鼻中”二字。
② 圣惠：此方今出《普济方》卷五十六。
③ 圣惠方：此方今出《普济方》卷二七三。

年聋疾。孟诜。**和酒等分服，治卒咳嗽。和盐，涂身体手足风肿**。时珍。出千金。

【附方】 旧一，新一。**滴耳治聋**乌驴脂少许，鲫鱼胆一个，生油半两，和匀，纳缕葱管中，七日取滴耳中，日二。圣惠。**眼中息肉**驴脂、白盐等分，和匀，注两目眦头，日三次，一月瘥。千金方。

髓

【气味】 **甘，温，无毒**。

【主治】 **耳聋**。时珍。

【附方】 新二。**多年耳聋**重者用三两度，初起者一上便效。用驴前脚胫骨打破，向日中沥出髓，以瓷盒盛收。每用绵点少许入耳内，侧卧候药行。其髓不可多用，以白色者为上，黄色者不堪。又方：驴髓以针砂一合，水二合，浸十日。取清水少许，和髓搅匀，滴少许入耳中。外以方新砖半个烧赤，泼醋，铺磁石末一两在砖上，枕之至晚。如此三度，即通。并普济方。

血〔时珍曰〕热血，以麻油一盏，和搅去沫，煮熟即成白色。此亦可异，昔无言及者。

【气味】 **咸，凉，无毒**。

【主治】 **利大小肠，润燥结，下热气**。时珍。

乳

【气味】 **甘，冷利，无毒**。〔思邈曰〕酸，寒。

【主治】 **小儿热急黄。多服使利**。唐本。**疗大热，止消渴**。孙思邈。**小儿热，急惊邪赤痢**。萧炳。**小儿痫疾，客忤天吊风疾**。日华。**卒心痛连腰脐者，热服三升**。孟诜。**蜘蛛咬疮，器盛浸之。蚰蜒及飞虫入耳，滴之当化成水**。藏器。**频热饮之，治气郁，解小儿热毒，不生痘疹。浸黄连取汁，点风热赤眼**。时珍。出千金诸方。

【附方】 旧一，新三。**心热风痫**黑驴乳，暖服三合，日再服。广利方。**小儿口噤**驴乳、猪乳各二升，煎一升五合服。千金。**重舌出涎**方同上。**撮口胎风**先灸两乳中三壮，后用此方大验。用乌驴乳一合，以东引槐枝三寸长十根，火煨，一头出津，拭净，浸乳中，取乳滴口中甚妙。圣惠方。

阴茎

【气味】 **甘，温，无毒**。

【主治】 **强阴壮筋**。时珍。

驹衣

【主治】 **断酒。煅研，酒服方寸匕**。外台。

皮

【主治】 **煎胶食之，治一切风毒，骨节痛，呻吟不止。和酒服更良**。孟诜。**胶食，主鼻洪吐血，肠风血痢，崩中带下。其生皮，覆疟疾人良**。日华。**详见阿胶**。

【附方】 旧一，新一。**中风㖞僻**骨疼烦躁者。用乌驴皮燖毛，如常治净蒸熟，入豉汁中，和五味煮食。心镜。**牛皮风癣**生驴皮一块，以朴消腌过，烧灰，油调搽之。名一扫光。李楼奇方。

毛

【主治】 **头中一切风病，用一斤炒黄，投一斗酒中，渍三日。空心细饮令醉，暖卧取汗。明日更饮如前。忌陈仓米、面**。孟诜。

【附方】 新二。**小儿客忤**剪驴膊上旋毛一弹子大，以乳汁煎饮。外台。**襁褓中风**取驴背前交脊中毛一拇指大，入麝香豆许，以乳汁和，铜器中慢炒为末。乳汁和，灌之。千金。

骨

【主治】 **煮汤，浴历节风**。孟诜。**牝驴骨煮汁服，治多年消渴，极效**。时珍。

头骨

【主治】 **烧灰和油，涂小儿颅解。**时珍。

悬蹄

【主治】 **烧灰，傅痈疽，散脓水。和油，傅小儿解颅，以瘥为度。**时珍。

【附方】 旧一，新三。**肾风下注**生疮。用驴蹄二十片烧灰，密陀僧、轻粉各一钱，麝香半钱，为末傅之。奇效方。**天柱毒疮**生脊大椎上，大如钱，赤色，出水。驴蹄二片，胡粉熬一分，麝香少许，为末。醋和涂之。干则掺之。圣惠。**饮酒穿肠**饮酒过度，欲至穿肠者。用驴蹄硬处削下，水煮浓汁，冷饮之。襄州散将乐小蛮，得此方有效。经验方。**鬼疟不止**用白驴蹄炒、砒霜各二分，大黄四分，绿豆三分，雄黄一分，朱砂半分研，丸梧子大。未发平旦冷水服二丸，即止。七日忌油。肘后。

溺

【气味】 **辛，寒，有小毒。**

【主治】 **癥癖，反胃不止，牙齿痛。治水肿，每服五合良。画作成字者为燥水，用牝驴尿；不成字者为湿水，用驳驴尿。浸蜘蛛咬疮，良。**藏器。**治反胃噎病，狂犬咬伤，癣疠恶疮，并多饮取瘥。风虫牙痛，频含漱之，良。**时珍。出千金诸方。

【发明】 〔震亨曰〕一妇病噎，用四物加驴尿与服，以防其生虫，数十帖而愈。〔时珍曰〕张文仲备急方言：幼年患反胃，每食羹粥诸物，须臾吐出。贞观中，许奉御兄弟及柴、蒋诸名医奉敕调治，竟不能疗。渐疲困，候绝旦夕。忽一卫士云：服驴小便极验。遂服二合，后食止吐一半。哺时再服二合，食粥便定。次日奏知，则宫中五六人患反胃者同服，一时俱瘥。此物稍有毒，服时不可过多。须热饮之。病深者七日当效。后用屡验。

【附方】 新三。**狐尿刺疮**驴尿顿热渍之。千金。**白癞风**驴尿、姜汁等分，和匀频洗。圣济录[①]。**耳聋**人中白一分，干地龙一条，为末，以乌驴驹尿一合和匀，瓷器盛之。每滴少许入耳。圣惠。

屎

【主治】 **熬之，熨风肿漏疮。绞汁，主心腹疼痛，诸疰忤鬁癖，反胃不止，牙齿痛，治水肿，每服五合良。**画体成字者为燥水，用牝驴屎不成字者为湿水，用驳驴屎。唐本。**烧灰吹鼻，止衄甚效。和油，涂恶疮湿癣。**时珍。

【附方】 新四。**卒心气痛**驴屎绞汁五合，热服即止。肘后方。**经水不止**及血崩。用黑驴屎烧存性研末，面糊丸梧子大。每空心黄酒下五七十丸，神妙。龚云林医鉴。**疔疮中风肿痛。**用驴屎炒，熨疮上五十遍，极效。普济方。**小儿眉疮**黑驴屎烧研，油调涂，立效。圣惠方。

耳垢

【主治】 **刮取涂蝎螫。**唐氏。

尾轴垢

【主治】 **新久疟无定期者。以水洗汁，和面如弹丸二枚，作烧饼。未发前食一枚，发时食一枚，效。**恭。

溺下泥

【主治】 **傅蜘蛛伤。**藏器。

驴槽

【主治】 **小儿拗哭不止，令三姓妇人抱儿卧之，移时即止，勿令人知。**藏器。

【发明】 〔时珍曰〕锦囊诗云：系蟹悬门除鬼疾，画驴挂壁止儿啼。言关西人以蟹壳悬之，辟邪疟；江左人画倒驴挂

---

① 圣济录：此方今出《圣惠方》卷二十四。

之，止夜啼。与驴槽止哭之义同，皆厌禳法耳。

骡食鉴

【释名】 〔时珍曰〕骡古文作驘。从马，从巤，谐声。

【集解】 〔时珍曰〕骡大于驴而健于马，其力在腰。其后有锁骨不能开，故不孳乳。其类有五：牡驴交马而生者，骡也；牡马交驴而生者，为駃騠，音决题；牡驴交牛而生者，为馲䭾，音宅陌；牡牛交驴而生者，为䮫䮴，音谪蒙；牡牛交马而生者，为駏驉。今俗通呼为骡矣。

肉

【气味】 **辛、苦，温，有小毒。**〔宁源曰〕骡性顽劣，肉不益人，孕妇食之难产。〔时珍曰〕古方未见用骡者，近时小籍时有其方云。按吕氏春秋云：赵简子有白骡甚爱之。其臣阳城胥渠有疾。医云得白骡肝则生，不得则死。简子闻之，曰：杀畜活人，不亦仁乎。乃杀骡取肝与之。胥渠病愈。此亦剪须以救功臣之意，书之于此，以备医案。

蹄

【主治】 **难产。烧灰，入麝香少许，酒服一钱。**普济方。

屎

【主治】 **打损，诸疮，破伤中风，肿痛，炒焦裹熨之，冷即易。**时珍。

驼宋开宝

【释名】 **橐驼**汉书**骆驼**〔时珍曰〕驼能负囊橐，故名。方音讹为骆驼也。

【集解】 〔马志曰〕野驼、家驼生塞北、河西。其脂在两峰内，入药俱可。〔颂曰〕野驼，今惟西北番界有之。家驼，则此中人家蓄养生息者，入药不及野驼。〔时珍曰〕驼状如马，其头似羊，长项垂耳，脚有三节，背有两肉峰如鞍形，有苍、褐、黄、紫数色，其声曰圂，其食亦齝。其性耐寒恶热，故夏至退毛至尽，毛可为毼。其粪烟亦直上如狼烟。其力能负重，可至千斤，日行二三百里。又能知泉源水脉风候。凡伏流人所不知，驼以足踏处即得之。流沙夏多热风，行旅遇之即死，风将至驼必聚鸣，埋口鼻于沙中，人以为验也。其卧而腹不着地，屈足露明者名明驼，最能行远。于阗有风脚驼，其疾如风，日行千里。土番有独峰驼。西域传云：大月氏出一封驼，脊上有一峰隆重起若封土，故俗呼为封牛，亦曰犦牛。穆天子传谓之牥牛，尔雅谓之犦牛，岭南徐闻县及海康皆出之。南史云：滑国有两脚驼，诸家所未闻也。

驼脂即驼峰。脂在峰内，谓之峰子油。入药以野驼者为良。〔宗奭曰〕家驼峰、蹄最精，人多煮熟糟食。

【气味】 **甘温，无毒。**〔镜源曰〕能柔五金。

【主治】 **顽痹风瘙，恶疮毒肿死肌，筋皮挛缩，踠损筋骨。火炙摩之，取热气透肉。亦和米粉作煎饼食之，疗痔，治一切风疾，皮肤痹急，及恶疮肿漏烂，并和药傅之。**大明。**主虚劳风，有冷积者，以烧酒调服之。**正要。

【附方】 新一。**周痹**野驼脂炼净一斤，入好酥四两，和匀。每服半匙，加至一匙，日三服。圣济总录。

肉

【气味】 **甘，温，无毒。**

【主治】 **诸风下气，壮筋骨，润肌肤，主恶疮。**大明。

乳

【气味】 **甘，冷**[1]**，无毒。**

---

① 冷：《饮膳正要》卷三作“温”。

【主治】 **补中益气，壮筋骨，令人不饥**。正要。

黄

【气味】 **苦，平，微毒**。

【主治】 **风热惊疾**。时珍。

【发明】 〔时珍曰〕骆驼黄，似牛黄而不香。戎人以乱牛黄，而功不及之。

毛

【主治】 **妇人赤白带下，最良**。苏恭。**颔毛：疗痔，烧灰，酒服方寸匕**。时珍。出崔行功纂要。

【附方】 新一。**阴上疳疮**驼绒烧灰，水澄过，入炒黄丹等分为末，搽之即效。龚氏经验方。

屎

【主治】 **干研嗃鼻，止衄**。寇宗奭。**烧烟，杀蚊虱**。博物志。

酪音洛。唐本草

【释名】 **湩**音董。

【集解】 〔恭曰〕牛、羊、水牛、马乳，并可作酪。水牛乳作者，浓厚味胜。犊牛、马乳作酪性冷。驴乳尤冷，不堪作酪也。〔藏器曰〕酪有干、湿，干酪更强。〔时珍曰〕酪湩，北人多造之。水牛、犊牛、犛牛、羊、马、驼之乳，皆可作之。入药以牛酪为胜，盖牛乳亦多尔。按饮膳正要[①]云：造法用乳半杓，锅内炒过，入余乳熬数十沸，常以杓纵横搅之，乃倾出罐盛。待冷，掠取浮皮以为酥。入旧酪少许，纸封放之，即成矣。又干酪法：以酪晒结，掠去浮皮再晒，至皮尽，却入釜中炒少时，器盛曝，令可作块，收用。

【气味】 **甘、酸，寒，无毒**。〔时珍曰〕水牛、马、驼之酪冷，犊牛、羊乳酪温。〔诜曰〕患冷、患痢人，勿食羊乳酪，合酢食，成血瘕。

【主治】 **热毒，止渴，解散发利，除胸中虚热，身面上热疮、肌疮**。唐本。**止烦渴热闷，心膈热痛**。日华。**润燥利肠，摩肿，生精血，补虚损，壮颜色**。时珍。

【发明】 〔时珍曰〕按戴原礼云：乳酪，血液之属，血燥所宜也。

【附方】 旧三。**火丹瘾疹**以酪和盐煮热，摩之即消。千金翼。**蚰蜒入耳**华陀方：用牛酪灌入即出。若入腹，则饮二升，即化为黄水。广利方。**马出黑汗**水化干酪灌之。藏器。

酥别录上品

【释名】 **酥油**北虏名马思哥油。

【集解】 〔弘景曰〕酥出外国，亦从益州来。本牛、羊乳所作也。〔恭曰〕酥乃酪作，其性与酪异。然牛酥胜羊酥，其犛牛酥复胜家牛也。〔思邈曰〕㸬牛、犛牛乳者为上，白羊者次之。〔诜曰〕水牛酥与羊酥同功。其羊酥胜牛酥。〔汪机曰〕牛乳冷，羊乳温。牛酥不离寒，病之兼热者宜之；羊酥不离温，病之兼寒者宜之。各有所长也。犛酥虽胜，然而难得。〔时珍曰〕酥乃酪之浮面所成，今人多以白羊脂杂之，不可不辨。按臞仙神隐云：造法以乳入锅煮二三沸，倾入盆内冷定，待面结皮，取皮再煎，油出去渣，入在锅内，即成酥油。一法以桶盛牛乳，以木安板[②]，捣半日，候沫出，撇取煎，去焦皮，即成酥也。凡入药，以微火熔化滤净用之良。

㸬牛、白羊酥

【气味】 **甘，微寒，无毒**。

---

① 饮膳正要：此文今见《臞仙神隐》卷三。

② 以木安板：《臞仙神隐》卷二作“以木棍长三尺五寸，上安拐头，下钉一圆板，安于竹筒内”。

【主治】 **补五脏，利大小肠，治口疮**。别录。**除胸中客热，益心肺**。思邈。**除心热肺痿，止渴止嗽，止吐血，润毛发**。日华。**益虚劳，润脏腑，泽肌肤，和血脉，止急痛。治诸疮。温酒化服，良**。时珍。

犛牛酥

【气味】 **甘，平，无毒**。

【主治】 **去诸风湿痹，除热，利大便，去宿食**。思邈。**合诸膏，摩风肿踠跌血瘀**。藏器。

【发明】 〔时珍曰〕酥本乳液，润燥调营，与血同功。按生生编云：酥能除腹内尘垢，又追毒气发出毛孔间也。

【附方】 旧二，新一。**蜂螫**用酥涂之，妙。圣惠。**虫咬**以酥和盐涂之。圣惠方。**眯目**以酥少许，随左右纳鼻中。垂头卧少顷，令流入目中，物与泪同出也。圣济总录。

醍醐唐本草

【集解】 〔弘景曰〕佛书称乳成酪，酪成酥，酥成醍醐。色黄白作饼，甚甘肥，是也。〔恭曰〕醍醐出酥中，乃酥之精液也。好酥一石，有三四升醍醐，热抨炼，贮器中待凝，穿中至底便津出，取之。陶言黄白作饼，乃末达之言也。〔韩保升曰〕在酥中，盛冬不凝、盛夏不融者，是也。〔宗奭曰〕作酪时，上一重凝者为酥，酥上如油者为醍醐。熬之即出，不可多得，极甘美，用处亦少。〔敩曰〕醍醐乃酪之浆。凡用以重绵滤过，铜器煎三两沸用。〔藏器曰〕此物性滑，物盛皆透；惟鸡子壳及壶卢盛之，乃不出也。

【气味】 **甘，冷利**[①]**，无毒**。

【主治】 **风邪痹气，通润骨髓，可为摩药，功优于酥**。唐本。**添精补髓，益中填骨。久服延年，百炼弥佳**。孙思邈。**主惊悸，心热头疼，明目，傅脑顶心**。日华。**治月蚀疮，润养疮痂最宜**。宗奭。

【发明】 〔机曰〕酥、酪、醍醐，大抵性皆润滑，宜于血热枯燥之人，其功亦不甚相远也。

【附方】 旧三，新二。**风虚湿痹**醍醐二两，温酒每服一匙，效。心镜。**中风烦热**皮肤瘙痒。醍醐四两，每服半匙，温酒和服，日一。**一切肺病**咳嗽脓血不止。用好酥五十斤，炼三遍，当出醍醐。每服一合，日三服，以瘥为度，神效。外台。**鼻中涕血**以三炼酥中精液，灌鼻中，日三夜一，良。外台。**小儿鼻塞**不通，不能食乳。刘氏用醍醐二合，木香、零陵香各四分，汤煎成膏。涂头上，并塞鼻中。外台。

乳腐宋嘉祐

【释名】 **乳饼**。

【集解】 〔时珍曰〕诸乳皆可造，今惟以牛乳者为胜尔。臞仙神隐书云：造乳饼法，以牛乳一斗，绢滤入釜，煎五沸，水解之。用醋点入，如豆腐法，渐渐结成，漉出以帛裹之。用石压成，入盐，瓮底收之。又造乳团法：用酪五升煎滚，入冷浆水半升，必自成块。未成，更入浆一盏。至成，以帛包搦，如乳饼样收之。又造乳线法：以牛乳盆盛，晒至四边清水出，煎热，以酸浆点成。漉出揉擦数次，扯成块，又入釜盪之。取出，捻成薄皮，竹签卷扯数次，掤定晒干，以油炸熟食。

【气味】 **甘，微寒，无毒**。〔诜曰〕水牛乳凉，犊牛乳温。

【主治】 **润五脏，利大小便，益十二经脉。微动气**。孟诜。**治赤白痢，切如**

① 冷利：《千金翼》卷三、《证类本草》卷十六作“平”。

豆大，面拌，酸浆水煮二十沸，顿服。小儿服之，弥良。萧炳。

【附方】 新一。**血痢不止**乳腐一两，浆水一钟，煎服。普济方。

阿胶本经上品

【释名】 **傅致胶**本经。〔弘景曰〕出东阿，故名阿胶。〔时珍曰〕阿井，在今山东兖州府阳谷县东北六十里，即古之东阿县也。有官舍禁之。郦道元水经注云“东阿有井大如轮，深六七丈，岁常煮胶以贡天府”者，即此也。其井乃济水所注，取井水煮胶，用搅浊水则清。故人服之，下膈疏痰止吐。盖济水清而重，其性趋下，故治淤浊及逆上之痰也。

【集解】 〔别录曰〕阿胶出东平郡东阿县，煮牛皮作之。〔弘景曰〕今东都亦能作之。用皮有老少，胶有清浊。熬时须用一片鹿角即成胶，不尔不成也。胶有三种：清而薄者，画家用；清而厚者名覆盆胶，入药用；浊而黑者不入药，但可胶物尔。〔颂曰〕今郓州亦能作之，以阿县城北井水作煮者为真。其井官禁，真胶极难得，货者多伪。其胶以乌驴皮得阿井水煎成乃佳尔。今时方家用黄明胶，多是牛皮；本经阿胶，亦用牛皮，是二皮可通用。但今牛皮胶制作不甚精，止可胶物，故不堪入药也。陈藏器言诸胶皆能疗风止泄补虚，而驴皮胶主风为最，此阿胶所以胜诸胶也。〔时珍曰〕凡造诸胶，自十月至二三月间，用㸲牛、水牛、驴皮者为上，猪、马、骡、驼皮者次之，其旧皮、鞋、履等物者为下。俱取生皮，水浸四五日，洗刮极净。熬煮，时时搅之，恒添水。至烂，滤汁再熬成胶，倾盆内待凝，近盆底者名坌胶，煎胶水以咸苦者为妙。大抵古方所用多是牛皮，后世乃贵驴皮。若伪者皆杂以马皮、旧革、鞍、靴之类，其气浊臭，不堪入药。当以黄透如琥珀色，或光黑如瑿漆者为真。真者不作皮臭，夏月亦不湿软。

【修治】 〔弘景曰〕凡用皆火炙之。〔敩曰〕凡用，先以猪脂浸一夜，取出，柳木火上炙燥研用。〔时珍曰〕今方法或炒成珠，或以面炒，或以酥炙，或以蛤粉炒，或以草灰炒，或酒化成膏，或水化膏，当各从本方。

【气味】 **甘，平，无毒。**〔别录曰〕微温。〔张元素曰〕性平味淡，气味俱薄，浮而升，阳也。入手太阴、足少阴、厥阴经。得火良。薯蓣为之使。畏大黄。

【主治】 **心腹内崩，劳极洒洒音藓。如疟状，腰腹痛，四肢酸痛，女子下血，安胎。久服，轻身益气。**本经。**丈夫小腹痛，虚劳羸瘦，阴气不足，脚酸不能久立，养肝气。**别录。**坚筋骨，益气止痢。**药性。〔颂曰〕止泄痢，得黄连、蜡尤佳。**疗吐血衄血，血淋尿血，肠风下痢。女人血痛血枯，经水不调，无子，崩中带下，胎前产后诸疾。男女一切风病，骨节疼痛，水气浮肿，虚劳咳嗽喘急，肺痿唾脓血，及痈疽肿毒。和血滋阴，除风润燥，化痰清肺，利小便，调大肠，圣药也。**时珍。

【发明】 〔藏器曰〕诸胶皆主风、止泄、补虚，而驴皮主风为最。〔宗奭曰〕驴皮煎胶，取其发散皮肤之外也。用乌者，取乌色属水，以制热则生风之义，如乌蛇、乌鸦、乌鸡之类皆然。〔时珍曰〕阿胶大要只是补血与液，故能清肺益阴而治诸证。按陈自明云：补虚用牛皮胶，去风用驴皮胶。成无己云：阴不足者补之以味，阿胶之甘以补阴血。〔杨士瀛云〕凡治喘嗽，不论肺虚肺实，可下可温，须用阿胶以安肺润肺。其性和平，为肺经要药。小儿惊风后瞳人不正者，以阿胶倍人参煎服最良。阿胶育神，人参益气也。又痢疾多因伤暑伏热而成，阿胶乃大肠之要药。有热毒留滞者，则能疏导；无热毒留滞者，则能平安。数说足以发明阿胶之蕴矣。

【附方】 旧四，新十四。**瘫缓偏风**治瘫缓风及诸风，手脚不遂，腰脚无力者。驴皮胶微炙熟。先煮葱豉粥一升，别贮。又以水一升，煮香豉二合，去滓入胶，更煮七沸，胶烊如饧，顿服之乃暖，吃葱豉粥。如此三四剂即止。若冷吃粥，令人呕逆。广济方。**肺风喘促**涎潮眼窜。用透明阿胶切炒，以紫苏、乌梅肉焙研等分，水煎服之。直指。**老人虚秘**阿胶炒二钱，葱白三根，水煎化，入蜜二匙，温服。**胞转淋闭**阿胶三两，水二升，煮七合，温服。千金方。**赤白痢疾**黄连阿胶丸：治肠胃气虚，冷热不调，下痢赤白，里急后重，腹痛，小便不利。用阿胶炒过，水化成膏一两，黄连三两，茯苓二两，为末，捣丸梧子大。每服五十丸，粟米汤下，日三。和剂局方。**吐血不止**千金翼用阿胶炒二两，蒲黄六合，生地黄三升，水五升，煮三升，分服。经验：治大人、小儿吐血。用阿胶炒、蛤粉各一两，辰砂少许，为末。藕节捣汁，入蜜调服。**肺损呕血**并开胃。用阿胶炒三钱，木香一钱，糯米一合半，为末。每服一钱，百沸汤点服，日一。普济。**大衄不止**口耳俱出。用阿胶炙，蒲黄半两，每服二钱，水一盏，生地黄汁一合，煎至六分，温服。急以帛系两乳。圣惠。**月水不调**阿胶一钱，蛤粉炒成珠，研末，热酒服即安。一方入辰砂末半钱。**月水不止**阿胶炒焦为末，酒服二钱。秘韫。**妊娠尿血**阿胶炒黄为末，食前粥饮下二钱。圣惠。**妊娠血痢**阿胶二两，酒一升半，煮一升，顿服。**妊娠下血**不止。阿胶三两炙为末，酒一升半煎化，一服即愈。又方：用阿胶末二两，生地黄半斤捣汁，入清酒二升，分三服。梅师方。**妊娠胎动**删繁用阿胶炙研二两，香豉一升，葱一升，水三升，煮取一升，入胶化服。产宝胶艾汤：用阿胶炒，熟艾叶二两，葱白一升，水四升，煮一升，分服。**产后虚闭**阿胶炒、枳壳炒各一两，滑石二钱半，为末，蜜丸梧子大。每服五十丸，温水下。未通，再服。和剂局方。**久嗽经年**阿胶炒、人参各二两，为末。每用三钱，豉汤一盏，葱白少许，煎服，日三次。圣济总录。

黄明胶纲目

【释名】 **牛皮胶**食疗**水胶**外台**海犀膏**

【正误】 〔权曰〕白胶，一名黄明胶。〔颂曰〕今方家所用黄明胶，多是牛皮。本经阿胶亦用牛皮。是二胶亦通用。但今牛皮胶制作不精，故不堪用，止以胶物耳。而鹿角胶本经谓之白胶，处处能作；但功倍于牛胶，故鲜有真者。〔时珍曰〕案本经，白胶一名鹿角胶，煮鹿角作之；阿胶一名傅致胶，煮牛皮作之。其说甚明。黄明胶即今水胶，乃牛皮所作，其色黄明，非白胶也，但非阿井水所作耳。甄权以黄明为鹿角白胶，唐慎微又采黄明诸方附之，并误矣。今正其误，析附阿胶之后。但其功用，亦与阿胶仿佛。苟阿胶难得，则真牛皮胶亦可权用。其性味皆平补，宜于虚热。若鹿角胶则性味热补，非虚热者所宜，不可不致辩也。

【气味】 **甘，平，无毒。**

【主治】 **吐血、衄血、下血、血淋下痢，妊妇胎动血下，风湿走注疼痛，打扑伤损，汤火灼疮，一切痈疽肿毒，活血止痛，润燥，利大小肠。**时珍。

【附方】 新二十四。**肺痿吐血**黄明胶炙干、花桑叶阴干各二两，研末。每服三钱，生地黄汁调下。普济方。**肺破出血**或嗽血不止。用海犀膏即水胶一大片炙黄，涂酥再炙，研末。用白汤化三钱服之，即止。斗门方。**吐血咯血**黄明胶一两切片炙黄，新绵一两烧研。每服一钱，食后米饮服，日再。食疗。**衄血不止**黄明胶盪软，贴山根至发际。三因。**妊娠下血**黄明胶二两，酒煮化，顿服之。肘后方。**咳嗽不瘥**黄明胶炙研。每服一钱，人参末二钱，薄豉汤二盏，葱白少许，煎沸。嗽时温呷三五口，即止。食疗。**肾虚失精**水胶三两，研末。以酒二碗化服，日三服。千金。**面上木痹**牛皮胶化，和桂末，厚涂一二分，良。叶氏摘玄方。**寒湿脚气**牛皮胶一块细切，面炒成珠，研末。每服一钱，酒下，其痛立止。万氏。**风湿走痛**牛皮胶一两，姜汁半杯，同化皮膏，摊纸上，热贴之，冷即易，甚效。一加乳香、没药一钱。邓笔峰方。**脚底木硬**牛皮胶，生姜汁化开，调南星末涂上，烘物熨之。**尸脚坼裂**烊胶着布上，烘贴之。千金方。**破伤中风**黄明胶烧存性，研末。酒服二钱，取汗。普济方。**跌扑伤损**真牛皮胶一两，干冬瓜皮一两锉，同炒存性，研末。每服五钱，热酒一钟调服。仍饮酒二三钟，暖卧，微汗痛止，一宿接元如故。蔺氏。**汤火伤灼**水煎胶如糊，冷扫涂之。斗门。**一切肿毒**已成未成。用水胶一片，水渍软，当头开孔贴之。未有脓者自消，已溃者令脓自出。王焘外台秘要。**诸般痈肿**黄明胶一两，水半升化开，入黄丹一两煮匀，以翎扫上疮口。如未成者，涂其四围自消。本事方。**便毒初起**水胶熔化，涂之即散。直指方。**乳疖初发**黄明水胶，以浓醋化，涂之立消。杨起简便方。**背疽初发**阮氏经验方用黄明牛皮胶四两，酒一碗，重汤顿服，随意饮尽。不能饮者，滚白汤饮之。服此毒不内攻，不传恶症。谈野翁试效方以新瓦上烧存性研末，酒二碗服之。唐氏经验方又加穿山甲四片，同烧存性。云极妙无比。**瘰疬结核**黑牛皮胶熔化，摊膏贴之。已溃者，将膏搓作线，长寸许，纴入孔中，频换试之，取效。杨氏经验。**小儿痘瘢**黄明胶炒研末，温酒调服一钱匕。痘已出者，服之无瘢；未出者，服之泻下。**物入耳中**以麻绳剪令头散，着胶粘上，徐引出之。千金。

牛黄本经上品

【释名】 **丑宝**〔时珍曰〕牛属丑，故隐其名。金光明经谓之瞿卢折娜。

【集解】 〔别录曰〕牛黄生陇西及晋地，特牛胆中得之，即阴干百日使燥，无令见日月光。〔普曰〕牛死则黄入胆中，如鸡子黄也。〔弘景曰〕旧云神牛出入鸣吼者有之，夜视有光走入牛角中，以盆水承而吐之，即堕落水中。今人多就胆中得之。一子大如鸡子黄，相重叠。药中之贵，莫复过此。一子及三二分，好者值五六千至一万也。多出梁州、益州。〔恭曰〕牛黄今出莱州、密州、淄州、青州、嶲州、戎州。牛有黄者，必多吼唤，喝迫而得者，谓之生黄，最佳。黄有三种：散黄粒如麻豆；漫黄若鸡卵中黄糊，在肝胆间；圆黄为块，形有大小，并在肝胆中。多生于㹀特牛，其犑牛未闻有黄也。〔颂曰〕今出登、莱州。他处或有，不甚佳。凡牛有黄者，身上夜有光，眼如血色，时复鸣吼，恐惧人。又好照水，人以盆水承之，伺其吐出，乃喝迫，即堕下水中，取得阴干百日。一子如鸡子黄大，重叠可揭折，轻虚而气香者佳。然人多伪之，试法但揩摩手甲上，透甲黄者为真。〔雷曰〕此有四种：喝迫而得者，名生神黄；杀死在角中得者，名角中黄；牛病死后心中剥得者，名心黄，初在心中如黄浆汁，取得便投水中，沾水乃硬，如碎蒺藜及豆与帝珠子者是也；肝胆中得者，名肝黄，大抵皆不及生黄为胜。〔宗奭曰〕牛黄轻松，自然微香。西戎有犛牛黄，坚而不香。又有骆驼黄，极易得，亦能相乱，不可不审之。

【修治】 〔敩曰〕凡用，单捣细研如尘，绢裹定，以黄嫩牛皮裹，悬井中一宿，去水三四尺，明早取之。

【气味】 **苦，平，有小毒。**〔日华曰〕甘，凉。〔普曰〕无毒。〔之才曰〕人参为之使。得牡丹、菖蒲，利耳目。恶龙骨、龙胆、地黄、常山、蜚蠊，畏牛膝、干漆。〔时珍曰〕别录言牛黄恶龙胆，而钱乙治小儿急惊疳病，凉惊丸、麝香丸皆两用之，何哉？龙胆治惊痫解热杀虫，与牛黄主治相近，亦肝经药也，不应相恶如此。

【主治】 **惊痫寒热，热盛狂痓，除邪逐鬼。**本经。**疗小儿百病，诸痫热，口不开，大人狂癫，又堕胎。久服，轻身增年，令人不忘。**别录。**主中风失音口噤，妇人血噤惊悸，天行时疾，健忘虚乏。**日华。**安魂定魄，辟邪魅，卒中恶，小儿夜啼。**甄权。**益肝胆，定精神，除热，止惊痢，辟恶气，除百病。**思邈。**清心化热，利痰凉惊。**宁源。**痘疮紫色，发狂谵语者可用。**时珍。出王氏方。

【发明】 〔李杲曰〕牛黄入肝，治筋病。凡中风入脏者，必用牛、雄、脑、麝之剂，入骨髓，透肌肤，以引风出。若风中腑及血脉者用之，恐引风邪流入于骨髓，如油入面，莫之能出也。〔时珍曰〕牛之黄，牛之病也。故有黄之牛，多病而易死。诸兽皆有黄，人之病黄者亦然。因其病在心及肝胆之间，凝结成黄，故还能治心及肝胆之病。正如人之淋石，复能治淋也。按宋史云：宗泽知莱州，使者取牛黄。泽云：方春疫疠，牛饮其毒则结为黄。今和气流行，牛无黄矣。观此，则黄为牛病，尤可征矣。

【附方】 旧四，新四。**初生三日**去惊邪，辟恶气。以牛黄一豆许，以赤蜜如酸枣许，研匀，绵蘸令儿吮之，一日令尽。姚和众方。**七日口噤**牛黄为末，以淡竹沥化一字，灌之。更以猪乳滴之。外台。**初生胎热**或身体黄者。以真牛黄一豆大，入蜜调膏，乳汁化开，时时滴儿口中。形色不实者，勿多服。钱氏小儿方。**小儿热惊**牛黄一杏仁大，竹沥、姜汁各一合，和匀与服。总微论。**惊痫嚼舌**迷闷仰目。牛黄一豆许研，和蜜水灌之。广利方。**小儿惊候**小儿积热毛焦，睡中狂语，欲发惊者。牛黄六分，朱砂五钱，同研。以犀角磨汁，调服一钱。总微论。**腹痛夜啼**牛黄一豆许，乳汁化服。仍书田字于脐下。圣惠方。**痘疮黑陷**牛黄二粒，朱砂一分，研末。蜜浸胭脂，取汁调搽，一日一上。王氏痘疹方。

鲊答纲目

【集解】 〔时珍曰〕鲊答生走兽及牛马诸畜肝胆之间，有肉囊裹之，多至升许，大者如鸡子，小者如栗如榛。其状白色，似石非石，似骨非骨，打破层叠。嘉靖庚子年，蕲州侯屠杀一黄牛得此物，人无识者。有番僧云：此至宝也，牛马猪畜皆有之。可以祈雨，西域有密呪，则霖雨立至；不知呪者，但以水浸搬弄，亦能致雨。后考陶九成辍耕录所载鲊答，即此物也。其言曰：蒙古人祷雨，惟以净水一盆，浸石子数枚，淘漉玩弄，密持呪语，良久辄雨。石子名鲊答，大者如鸡卵，小者不等，乃走兽腹中所产，狗、牛、马者最妙，盖牛黄、狗宝之类也。又按京房易占云：兵强主武，则牛腹生石。据此则鲊答、狗宝同一类也。但生于狗腹者，为狗宝耳。

【气味】 **甘、咸，平，无毒。**

【主治】 **惊痫毒疮**。时珍。

狗宝纲目

【集解】 〔时珍曰〕狗宝生癞狗腹中，状如白石，带青色，其理层叠，亦难得之物也。按贾似道悦生随抄云：任丘县民家一犬甚恶，后病衰，为众犬所噬而死。剖之，其心已化，似石非石，其重如石，而包膜络之如寒灰，观其脉理犹是心，不知何缘致此？尝闻人患石淋，有石块刀斧不能破。又尝见龙胫骨中髓皆是白石，虎目光落地亦成白石，星之光气也落则成石，松亦化石，蛇、蟹、蚕皆能成石。万物变化如此，不可一概断也。时珍尝静思之，牛之黄，狗之宝，马之墨，鹿之玉，犀之通天，兽之鲊答，皆物之病，而人以为宝。人灵于物，而犹不免此病，况物乎？人之病淋有沙石者，非兽之鲊答乎？人之病癖，有心似金石者，非狗之宝乎。此皆囿于物而不能化者，故禽鸟有生卵如石者焉。按程氏遗书载：有波斯人发闽中古冢，棺内俱尽，惟心坚如石。锯开观之，有山水青碧如画，傍有一女，靓粧凭栏。盖此女有爱山癖，朝夕注意，故融结如此。又宋潜溪文集载：临川浮屠法循，行般舟三昧法，示寂后火焚，惟心不化，出五色光，有佛像高三寸，非骨非石，百体具足。又徽水有优婆塞，行禅观之法，及死火葬，心内包观音像如刻成。此皆志局于物，用志不分，精灵气液，因感而凝形，正如孕女感异像而成鬼胎之类，非祥也，病也，有情之无情也。

【气味】 **甘、咸，平，有小毒。**

【主治】 **噎食及痈疽疮疡**。时珍。

【附方】 新四。**噎食病**数月不愈者。用狗宝为末。每服一分，以威灵仙二两，盐二钱，捣如泥，将水一钟搅匀，去滓调服，日二。不过三日愈，后服补剂。杏林摘要。**狗宝丸**治痈疽发背诸毒，初觉壮热烦渴者。用癞狗宝一两，腊月黑狗胆、腊月鲤鱼胆各一枚，蟾酥二钱，蜈蚣炙七条，硇砂、乳香、没药、轻粉、雄黄、乌金石各一钱，粉霜三钱，麝香一分，同为末。用首生男儿乳一合，黄蜡三钱，熬膏和丸绿豆大。每服一丸或三丸，以白丁香七枚研，调新汲水送下。暖卧，汗出为度。不过三服立效，后食白粥补之。济生方。**赤疔疮**狗宝丸：用狗宝八分，蟾酥二钱，龙脑二钱，麝香一钱，为末，好酒和丸麻子大。每服三丸，以生葱三寸同嚼细，用热葱酒送下，暖卧，汗出为度。后服流气追毒药，贴拔毒膏，取愈。通玄论。**反胃膈气**丁丹崖祖传狗宝丸：用硫黄、水银各一钱，同炒成金色，入狗宝三钱，为末。以鸡卵一枚，去白留黄，和药搅匀，纸封泥固，煻火煨半日，取出研细。每服五分，烧酒调服，不过三服见效。杨氏颐真堂方。

底野迦唐本草

【集解】 〔恭曰〕出西戎。彼人云：用诸胆作之。状似久坏丸药，赤黑色。胡人时将至此，甚珍重之。试用有效。〔颂曰〕宋时南海亦或有之。

【气味】 **苦，寒，无毒。**

【主治】 **百病中恶，客忤邪气，心腹积聚**。唐本草。

诸血拾遗

【集解】 〔时珍曰〕兽畜有水陆之产，方土之殊，寒热温凉之不同，有毒无毒之各异。陈氏概以诸血立条，主病似欠分明，姑存其旧而已。其各血主治，俱见本条。

【气味】 **甘，平。**

【主治】 **补人身血不足，或患血枯，皮上肤起，面无颜色者，皆不足也，并宜生饮。又解诸药毒、菌毒，止渴，除丹毒，去烦热。**藏器。

诸朽骨拾遗

【集解】 〔时珍曰〕朽骨不分何骨，然亦当取所知无毒之骨可也。

【主治】 **骨蒸。东墙腐骨：磨醋，涂痕令灭。又涂疬疡风疮癣白烂者，东墙向阳也。**藏器。**治风牙痛，止水痢。**时珍。

【附方】 旧一，新三。**骨蒸发热**多取诸朽骨，洗净土气，釜煮；入桃柳枝各五斗，煮枯；再入棘针三斗，煮减半；去滓，以酢浆水和之，煮三五沸。令患者正坐散发，以汤从顶淋之，唯热为佳。若心闷，可少进冷粥，当得大汗，出恶气。汗干乃粉身，食豉粥。拾遗。**水痢不止**朽骨灰，六月六日曲，炒等分，为末，饮服方寸匕。乃御传方也。张文仲方。**风牙作痛**东墙下朽骨，削之如牙齿许大，煻火中煨热，病处咬之，冷即易。外台秘要。**打击青肿**墙上朽骨，和唾于石上磨，涂之，干即易。千金方。

震肉拾遗

【集解】 〔藏器曰〕此六畜为天雷所霹雳者，因其事而用之也。〔时珍曰〕按雷书云：雷震六畜肉，不可食，令人成大风疾。

【主治】 **小儿夜惊，大人因惊失心，作脯食之。**藏器。

败鼓皮别录下品

校正：原在草部，宋本移入兽部。

【集解】 〔宗奭曰〕此是穿败者，不言是何皮，马、驴皮皆可为之，当以黄牛皮者为胜。唐韩退之所谓“牛溲马勃，败鼓之皮，医师收畜，待用无遗”者也。今用处绝少，尤好煎胶。

【气味】 **平，无毒。**

【主治】 **中蛊毒。**别录。〔弘景曰〕烧作屑，水和服之。病人即唤蛊主姓名，往呼本主取蛊即瘥，与白蘘荷同功。**治小便淋沥，涂月蚀耳疮，并烧灰用。**时珍。出药对。

【附方】 旧三。**中蛊毒**梅师方云：凡中蛊毒，或下血如鹅肝，或吐血，或心腹切痛，如有物咬。不即治之，食人五脏即死。欲知是蛊，但令病人吐水，沉者是，浮者非也。用败鼓皮烧灰，酒服方寸匕。须臾，自呼蛊主姓名。外台秘要云：治蛊，取败鼓皮广五寸，长一尺，蔷薇根五寸，如拇指大，水一升，酒三升，煮二升，服之。当下蛊虫即愈。**月蚀疮**集验用救月蚀鼓皮，掌大一片，以苦酒三升渍一宿，涂之。或烧灰，猪脂调涂。外台。

毡拾遗

【集解】 〔时珍曰〕毡属甚多，出西北方，皆畜毛所作。其白、其黑者，本色也。其青、乌、黄、赤者，染色也。其毡毯、褐𦆶、氍毹、氆氇等称者，因物命名也。大抵入药不甚相远。

乌毡

【气味】 **无毒。**

【主治】 **火烧生疮，令不着风水，止血，除贼风。烧灰，酒服二钱匕，治产后血下不止。久卧，吸人脂血，损颜色，上气。**藏器。

【附方】 新四。**坠损疼痛**故马毡两段，酒五升，盐一抄，煮热裹之，冷即易，三五度瘥。广济方。**牙疳鼻疳**甕褐不拘红黑烧存性、白矾烧枯各一钱，尿桶白碱一钱半，烧过，同研搽，神效。简便。**夜梦魇寐**以赤罽一尺，枕之即安。肘后。**赤白崩漏**毡烧灰，酒服二钱。白崩用白毡，红崩用红毡。海上。

六畜毛蹄甲本经下品

【集解】 〔弘景曰〕六畜，谓牛、羊、猪、马、鸡、狗也。驴、骡亦其类，各条已有主疗，亦不必出此矣。〔时珍曰〕此系本经一品，姑存以见古迹。

【气味】 **咸，平，有毒。**

【主治】 **鬼疰蛊毒，寒热惊痫，癫痓狂走。骆驼毛尤良。**本经。

六畜心纲目

【集解】 〔时珍曰〕古方多用六畜心治心病，从其类也。而又有杀时惊气入心，怒气入肝、诸心损心、诸肝损肝之说，与之相反。

【主治】 **心昏多忘，心虚作痛，惊悸恐惑。**时珍。

【附方】 新二。**健忘心孔昏塞**，多忘喜误。取牛、马、猪、鸡、羊、犬心，干之为末。向日酒服方寸匕，日三服，闻一知十。外台[①]。**蛔虫心痛**用六畜心，生切作四脔，纵横割路，纳朱砂或雄黄于中，吞之，虫死即愈。集验。

诸肉有毒拾遗

牛独肝　黑牛白头　牛马生疔死　羊独角　黑羊白头　猪羊心肝有孔　马生角　白羊黑头　马鞍下黑肉　马肝　白马黑头　六畜自死首北向　白马青蹄　猘犬肉　犬有悬蹄　马无夜眼　六畜自死口不闭　六畜疫病疮疥死　诸畜带龙形　诸畜肉中有米星　鹿白臆　鹿文如豹　兽歧尾　兽并头　诸兽赤足　禽兽肝青　诸兽中毒箭死　脯沾屋漏　脯曝不燥　米瓮中肉脯　六畜肉热血不断　祭肉自动　诸肉经宿未煮　六畜五脏着草自动　六畜肉得咸酢不变色　生肉不敛水　肉煮不熟　肉煮熟不敛水　六畜肉堕地不沾尘　肉落水浮　肉汁器盛闭气　六畜肉与犬，犬不食者　乳酪煎脍

已上并不可食，杀人病人，令人生痈肿疔毒。

诸心损心　诸肝损肝　六畜脾一生不可食　诸脑损阳滑精　诸血损血败阳　诸脂燃灯损目　经夏臭脯，痿人阴，成水病　鱼馁肉败　本生命肉，令人神魂不安　春不食肝　夏不食心　秋不食肺　冬不食肾　四季不食脾

解诸肉毒纲目

中六畜肉毒六畜干屎末，伏龙肝末，黄檗末，赤小豆烧末，东壁土末，白扁豆，并水服。饮人乳汁，头垢一钱，水服。起死人，豆豉汁服。

马肉毒芦根汁，甘草汁，嚼杏仁，饮美酒。

马肝毒猪骨灰，狗屎灰，牡鼠屎，人头垢，豆豉，并水服。

牛马生疔泽兰根擂水，猪牙灰，水服，生菖蒲擂酒，甘菊根擂水，甘草煎汤服，取汗。

牛肉毒猪脂化汤饮，甘草汤，猪牙灰，水服。

独肝牛毒人乳服之。

狗肉毒杏仁研水服。

羊肉毒甘草煎水服。

猪肉毒杏仁研汁，猪屎绞汁，韭菜

---

① 外台：此方今见《普济方》卷十七。

汁，朴硝煎汁，猪骨灰调水，大黄汤。

药箭肉毒大豆煎汁，盐汤。

诸肉过伤本畜骨灰水服，生韭汁，芫荽煎汁。

食肉不消还饮本汁即消，食本兽脑亦消。

本草纲目兽部目录第五十一卷

兽之二兽类三十八种。

狮纲目 **虎**别录。酋耳、驳马、渠搜、黄腰、鼩鼠附 **豹**别录 **貘**图经 **象**开宝 **犀**本经 **犛牛**纲目。犩牛、犪牛、海牛、月支牛、山牛附 **牦牛**纲目 **野马**纲目 **野猪**唐本草 **豪猪**纲目 **熊**本经。罴、魋附 **麢羊**本经。山驴附 **山羊**日用 **鹿**本经 **麋**本经 **双头鹿**拾遗 **麂**开宝 **獐**别录 **麝**本经 **灵猫**拾遗 **猫**蜀本草 **狸**别录 **风狸**拾遗 **狐**别录 **貉**衍义 **貒**唐本草 **獾**食物 **木狗**纲目 **豺**唐本草 **狼**拾遗 **兔**别录 **败笔**唐本草 **山獭**纲目 **水獭**别录 **海獭**拾遗 **腽肭兽**开宝 **猾**炮炙论

上附方旧八十七，新一百四十六。

兽之三鼠类一十二种

鼠别录。鼷鼠、鼢鼠、鼯鼺、鼩鼱、水鼠、冰鼠、火鼠、鼸鼠、蟨鼠附 **鼹鼠**别录 **隐鼠**拾遗 **鼫鼠**纲目 **竹鼺**纲目 **土拨鼠**拾遗 **貂鼠**纲目 **黄鼠**纲目 **鼬鼠**纲目即鼠狼 **鼷鼠**拾遗 **食蛇鼠**纲目 **猬**本经

上附方旧二十四，新四十二。

兽之四寓类怪类共八种

猕猴证类。玃、豦附 **狨**拾遗。猿、独附 **果然**拾遗。蒙颂、獑猢附 **猩猩**纲目。野女附 **狒狒**拾遗。 山都、山𤟹、木客、山㺐附 **罔两**纲目 **彭侯**纲目 **封**纲目

上附方旧一，新无。

本草纲目兽部第五十一卷

兽之二兽类三十八种

狮纲目

【释名】 **狻猊**音酸倪。尔雅作狻麑。虓许交切。〔时珍曰〕狮为百兽长，故谓之狮。虓，象其声也。梵书谓之僧伽彼。说文云：一名白泽。今考瑞应图，白泽能言语，非狮也。

【集解】 〔时珍曰〕狮子出西域诸国，状如虎而小，黄色，亦如金色猱狗，而头大尾长。亦有青色者，铜头铁额，钩爪锯牙，弭耳昂鼻，目光如电，声吼如雷。有髟髯，牡者尾上茸毛大如斗，日走五百里，为毛虫之长。怒则威在齿，喜则威在尾。每一吼则百兽辟易，马皆溺血。尔雅言其食虎豹。虞世南言其拉虎吞貔，裂犀分象。陶九成言其食诸禽兽，以气吹之，羽毛纷落。熊太古言其乳入牛羊马乳中，皆化成水。虽死后，虎豹不敢食其肉，蝇不敢集其尾。物理相畏如此。然博物志载：魏武帝至白狼山，见物如狸，跳至狮子头杀之。唐史载高宗时，伽毗耶国献天铁兽，能擒狮象。则狮虽猛悍，又有制之者也。西域畜之，七日内取其未开目者调习之，若稍长则难驯矣。

屎〔时珍曰〕陶氏注苏合香，误以为狮屎。陈氏正其误，言狮屎极臭，赤黑色。今考补于此。

【主治】 **服之破宿血，杀百虫。烧之去鬼气。**藏器。

虎别录中品。

【释名】 **乌䖘**音徒。左传作於菟，汉书作乌檡。**大虫**肘后**李耳**〔时珍曰〕虎，象其声也。魏子才云：其文从虍从儿，象其蹲踞之形。从人者非也。扬雄方言云：陈魏之间，谓之李父。江淮南楚之间，谓之李耳，或谓之䴥䖘。自关东西谓之伯都。珍按：李耳当作狸儿。盖方音转狸为李，儿为耳也。今南人犹呼虎为猫，即此意也。郭璞谓虎食物，值耳则止，故呼李耳，触其讳。应邵谓南郡李翁化为虎，故呼李耳。皆穿凿不经之言也。尔雅云：虎，浅毛曰虦猫，音栈。白虎曰甝，音含。黑虎曰虪，音育。似虎而五指曰貙，音伛，似虎而非真曰彪，似虎而有角曰虒，音嘶。

【集解】 〔颂曰〕虎，本经不载所出，今多山林处皆有之。〔时珍曰〕按格物论云：虎，山兽之君也。状如猫而大如牛，黄质黑章，锯牙钩爪，须健而尖，舌大如掌，生倒刺，项短鼻齆。夜视，一目放光，一目看物，声吼如雷，风从而生，百兽震恐。易通卦验云：立秋虎始啸，仲冬虎始交。或云月晕时乃交。又云虎不再交，孕七月而生。又云虎知冲破，能画地观奇偶以卜食。今人效之，谓之虎卜。虎噬物，随月旬上下而啮其首尾。其搏物，三跃不中则舍之。人死于虎，则为伥鬼，导虎而行。虎食狗则醉，狗乃虎之酒也。

闻羊角烟则走，恶其臭也。虎害人、兽，而蝟、鼠能制之，智无大小也。狮、駮、酋耳、黄腰、渠搜能食虎，势无强弱也。抱朴子云：虎五百岁则变白。又海中有虎鲨能变虎。古有貙虎变人，貙人变虎之说，亦自有是理也。

【附录】　**酋耳**瑞应图云：酋耳似虎绝大，不食生物，见虎豹即杀之，太平则至。郭璞云：即驺虞也。白虎黑文，尾长于身。**駮**山海经云：駮状如马，白身黑尾，一角锯牙，能食虎豹。周书谓之兹白。说苑云：师旷言鹊食猬，猬食鵔䴊，鵔䴊食豹，豹食駮，駮食虎。**渠搜**逸周书云：渠搜，西戎露犬也，能食虎豹。一云犴，胡犬也，能逐虎。**黄腰**蜀志名黄腰兽，鼬身狸首，长则食母，形虽小，而能食虎及牛、鹿也。又孙愐云：縠音斛，似豹而小，腰以上黄，以下黑，形类犬，食猕猴，名黄腰。**鼩鼠**见猬下。

虎骨

【修治】　〔颂曰〕虎骨用头及胫骨，色黄者佳。凡虎身数物，俱用雄虎者胜。药箭射杀者，不可入药，其毒浸渍骨血间，能伤人也。〔时珍曰〕凡用虎之诸骨，并搥碎去髓，涂酥或酒或醋，各随方法，炭火炙黄入药。

【气味】　**辛，微热，无毒。**〔之才曰〕平。

【主治】　**除邪恶气，杀鬼疰毒，止惊悸，治恶疮鼠瘘。头骨尤良。**别录。**治筋骨毒风挛急，屈伸不得，走注疼痛，治尸疰腹痛，伤寒温气，温疟，杀犬咬毒。**甄权。**杂朱画符，疗邪。头骨作枕，辟恶梦魇。置户上，辟鬼。**陶弘景。**煮汁浴之，去骨节风毒肿。和醋浸膝，止脚痛肿，胫骨尤良。初生小儿煎汤浴之，辟恶气，去疮疥，惊痫鬼疰，长大无病。**孟诜。**追风定痛健骨，止久痢脱肛，兽骨哽咽。**时珍。

【发明】　〔颂曰〕李绛兵部手集有虎骨酒，治臂胫痛。崔元亮海上方治腰脚不随，并有虎胫骨酒方。〔宗奭曰〕风从虎者，风，木也；虎，金也。木受金制，焉得不从。故虎啸而风生，自然之道也。所以治风病挛急，屈伸不得，走疰，骨节风毒，癫疾惊痫诸病，皆此义也。〔汪机曰〕虎之强悍，皆赖于胫，虽死而胫犹立不仆，故治脚胫无力用之。〔时珍曰〕虎骨通可用。凡辟邪疰，治惊痫温疟，疮疽头风，当用头骨；治手足诸风，当用胫骨；腰背诸风，当用脊骨，各从其类也。按吴球诸证辨疑云：虎，阴也；风，阳也。虎啸风生，阳出阴藏之义，故其骨能追风定痛。虎之一身筋节气力，皆出前足，故以胫骨为胜。

【附方】　旧十，新八。**健忘惊悸**预知散：用虎骨酥炙、白龙骨、远志肉等分，为末。生姜汤服，日三服。久则令人聪慧。永类钤方。**臂胫疼痛**虎骨酒治之，不计深浅皆效。用虎胫骨二大两，捣碎炙黄，羚羊角屑一大两，新芍药二大两，切。三物以无灰酒浸之，养至七日，秋冬倍之。每日空腹饮一杯，若要速服，即以银器物盛，于火炉中暖养三二日，即可服也。兵部手集。**腰脚不随**挛急冷痛。取虎胫骨五六寸，刮去肉膜，涂酥炙黄，捣细，绢袋盛之，以瓶盛酒一斗浸之，糠火微温，七日后，任情饮之，当微利便效也。又方：虎腰脊骨一具，前两脚全骨一具，并于石上以斧搥碎，安铁床上，文炭火炙，待脂出则投无灰浓酒中密封，春夏七日，秋冬三七日，任性日饮三度。患十年以上者，不过三剂；七年以下者，一剂必瘥。崔元亮海上方。**白虎风痛**走注，两膝热肿。用虎胫骨，涂酥炙黄、黑附子炮裂去皮各一两，为末。每服二钱，酒下，日再。经验良方。**历节痛风**虎胫骨酒炙三两，没药半两，为末。每服二钱，温酒下，日三服。圣济总录。**历节走痛**百节皆痛不可忍。用虎头骨一具，涂酥炙黄捶碎，绢袋盛，置二斗清酒中，浸五宿，随性饮之，妙。圣惠方。**筋骨急痛**虎骨和通草煮汁，空肚服半升，覆卧，少时汗出为效。切忌热食，损齿。小儿齿生未足，不可与食，恐齿不生。食疗。**休息痢疾**经年不愈。取大虫骨炙黄焦，捣末。饮服方寸匕，日三，取效。张文仲方。**痔漏脱肛**虎胫骨两节，以蜜二两炙赤，捣末，蒸饼丸梧子大。每凌晨温酒下二十丸，取效。胜金。**肛门凸出**虎骨烧末，水服方寸匕，日三，外台。**兽骨哽咽**虎骨为末，水服方寸匕。外台。**恶**[1] **犬咬伤**虎骨刮末，水服方寸匕，并傅之。小品方。**汤火伤灼**虎骨炙焦研敷，神效。龚氏易简方。**月蚀疳疮**虎头骨二两捣碎，猪脂一斤，熬膏涂之。神效方。**小儿白秃**虎骨末，油调涂之。普济。**足疮嵌甲**以橘皮汤浸洗，轻剪去甲，以虎骨末敷之，痛即止。便民图纂。**臁胫烂疮**以汁洗拭，刮虎骨末敷之。便民图纂。

威骨〔藏器曰〕虎有威骨如乙字，长一寸，在胁两傍，破肉取之。尾端亦有，不及胁骨。令人有威，带之临官佳。无官则为人所憎。

肉

【气味】 **酸，平，无毒。**〔宗奭曰〕微咸。〔弘景曰〕俗方言：热食虎肉，坏人齿。〔诜曰〕正月勿食虎，伤神。〔时珍曰〕虎肉作土气，味不甚佳。盐食稍可。

【主治】 **恶心欲呕，益气力，止多唾。别录。食之治疟，辟三十六种精魅。入山，虎见畏之。**孟诜。

【附方】 新一。**脾胃虚弱**恶心不欲饮食。虎肉半斤切，以葱、椒、酱调，炙熟，空心冷食。寿亲养老方。

膏

【主治】 **狗啮疮。**别录。**纳下部，治五痔下血。**孟诜。**服之治反胃，煎消，涂小儿头疮白秃。**时珍。

【附方】 新一。**一切反胃**虎脂半斤切，清油一斤，瓦瓶浸一月，密封勿令泄气。每以油一两，入无灰酒一盏，温服，以瘥为度。油尽再添。寿域神方。

血

【主治】 **壮神强志。**〔时珍曰〕猎人李次口云：热刺虎之心血饮之，能壮神志。又抱朴子云：三月三日杀取虎血、鸭血，等分和合，以初生草似胡麻子，取其实合用，可以移形易貌。

肚

【主治】 **反胃吐食。取生者勿洗，存滓秽，新瓦固煅存性，入平胃散末一两和匀。每白汤服三钱，神效。**时珍。出保寿堂方。

肾

【主治】 **瘰疬**〔时珍曰〕千金治瘰疬，雌黄芍药丸中用之。袁达禽虫述云：虎肾悬于腹，象口隐于颐。

胆

【主治】 **小儿惊痫。**藏器。**小儿疳痢，神惊不安，研水服之。**孟诜。

睛

【修治】 〔颂曰〕虎睛多伪，须自获者乃真。〔敩曰〕凡使虎睛，须问猎人。有雌有雄，有老有嫩，有杀得者。惟中毒自死者勿用之，能伤人。虎睛，以生羊血浸一宿漉出，微火焙干，捣粉用。〔时珍曰〕千金治狂邪，有虎睛汤、虎睛丸，并用酒浸，炙干用。

【主治】 **癫疾。**别录。**疟病，小儿**

---

[1] 恶：《外台秘要》卷四十引《小品方》作“狂”。

热疾惊悸。孟诜。**惊啼客忤，疳气，镇心安神**。日华。**明目去翳**。时珍。

【附方】 旧二，新一。**虎睛丸**治痫疾发作，涎潮搐搦，时作谵语。虎睛一对，微炒，犀角屑、大黄、远志去心各一两，栀子仁半两，为末，炼蜜丸绿豆大。每温酒服二十丸。**小儿惊痫**掣疭。用虎睛细研，水调灌之，良。经验方。**小儿夜啼**用大虫眼睛一只，为散，以竹沥调少许与吃。姚和众方。**邪疟时作**生虎睛一枚，腊月猪血少许，朱砂、阿魏各一分，为末。端午日取粽尖七枚和，丸黍米大，每绵包一丸，塞耳中，男左女右。圣惠方。

虎魄〔藏器曰〕凡虎夜视，一目放光，一目看物。猎人候而射之，弩箭才及，目光即堕入地，得之如白石者是也。〔宗奭曰〕陈氏所谓乙骨及目光堕地之说，终不免于诬也。〔时珍曰〕乙骨之说不为怪。目光之说，亦犹人缢死则魄入于地，随即掘之，状如麸炭之义。按茅亭客话云：猎人杀虎，记其头项之处，月黑掘下尺余方得，状如石子、琥珀。此是虎之精魄沦入地下，故主小儿惊痫之疾。其说甚详。寇氏未达此理耳。

【主治】 **惊邪，辟恶镇心**。藏器。

鼻

【主治】 **癫疾，小儿惊痫**。别录。**悬户上，令生男**。弘景。〔时珍曰〕按河鱼图[①]云：虎鼻悬门中一年，取熬作屑，与妇饮，便生贵子。勿令人及妇知，知则不验。又云：悬于门上，宜子孙带印绶。此与古者胎教欲见虎豹，皆取其勇壮之义同也。

牙

【主治】 **丈夫阴疮及疽瘘**。孙思邈。**杀劳虫，治猘犬伤，发狂。刮末，酒服方寸匕**。时珍。

【附方】 新一。**白虎风痛**大虎牙一副四个，赤足蜈蚣十条，酒浸三日，晒干，天麻二两，乳香、没药各一两，麝香半两，为末。每服二钱，温酒下，一日三服。圣济总录。

爪

〔颂曰〕爪并指、骨、毛俱可用，以雄虎为胜。

【主治】 **系小儿臂，辟恶魅**。别录。〔时珍曰〕外台辟恶魅，用虎爪、蟹爪、赤朱、雄黄为末，松脂和丸，每正旦焚之。

皮一名皐毘。见庄子。

【主治】 **疟疾**。藏器。**辟邪魅**。时珍。

【发明】 〔时珍曰〕按应劭风俗通云：虎者阳物，百兽之长，能辟鬼魅，今人卒中恶病，烧皮饮之，或系衣服，亦甚验也。起居杂记云：虎豹皮上睡，令人神惊。其毛入疮，有大毒。

须

【主治】 **齿痛**。弘景。酉阳杂俎云：许远齿痛，仙人郑思远拔虎须令插之，痛即愈。

屎

【主治】 **恶疮**。别录。**鬼气**。藏器。**疗瘰疽痔漏。烧研酒服，治兽骨哽**。时珍。

【附方】 旧一。**瘰疽**着手、足、肩、背，累累如米起，色白，刮之汁出，愈而复发。虎屎白者，以马尿和之，晒干烧灰粉之。千金。

屎中骨

【主治】 **为屑，治火疮**。别录。**破伤风**。时珍。

【附方】 新一。**断酒**虎屎中骨烧灰，酒服方寸匕，即不饮。千金方。

---

① 河鱼图：《太平御览》卷八九一作“龙鱼河图”。

豹别录中品

【释名】 **程**列子**失刺孙**〔时珍曰〕豹性暴，故曰豹。按许氏说文云：豹之脊长，行则脊隆豸豸然，具司杀之形，故字从豸、从勺。王氏字说云：豹性勺物而取，程度而食，故字从勺，又名曰程。列子云：青宁生程，程生马。沈氏笔谈云：秦人谓豹为程，至今延州犹然。东胡谓之失刺孙。

【集解】 〔弘景曰〕豹至稀有，入用亦鲜，惟尾可贵。〔恭曰〕阴阳家有豹尾神，车驾卤簿有豹尾车，名可尊重耳。真豹尾有何可贵。未审陶据奚说。〔颂曰〕今河洛、唐、郢间或有之。然豹有数种，山海经有玄豹；诗有赤豹，尾赤而文黑也；尔雅有白豹，即貘也，毛白而文黑。郭璞注云：能食铜铁。与貘同名。不知入药果用何类。古今医方鲜见之。〔宗奭曰〕豹毛赤黄，其文黑，如钱而中空，比比相次。又有土豹，毛更无纹，色亦不赤，其形亦小。此各有种，非能变形也，圣人假喻耳，恐医家不知，故书之。〔时珍曰〕豹，辽东及西南诸山时有之。状似虎而小，白面团头，自惜其毛采。其文如钱者，曰金钱豹，宜为裘。如艾叶者，曰艾叶豹，次之。又西域有金线豹，文如金线，海中有水豹，上应箕宿。禽虫述云：虎生三子，一为豹。则豹有变者，寇氏未知尔。豹畏蛇与鼩鼠，而狮、驳、渠搜能食之。淮南子云：猬令虎申，蛇令豹止，物有所制也。广志云：狐死首丘，豹死首山，不忘本也。豹胎至美，为八珍之一。

肉

【气味】 **酸，平，无毒。**〔思邈曰〕温，微毒①。正月勿食，伤神损寿。

【主治】 **安五脏，补绝伤，轻身益气，久服利人。**别录。**壮筋骨，强志气，耐寒暑，令人猛健。**日华。**辟鬼魅神邪，宜肾。**孙思邈。

【发明】 〔诜曰〕豹肉令人志性粗豪，食之便觉，少顷消化乃定。久食亦然。〔宗奭曰〕此兽猛捷过虎，故能安五脏，补绝伤，轻身，壮筋骨也。

脂

【主治】 **合生发膏，朝涂暮生。**孟诜。**亦入面脂。**时珍。

鼻

【主治】 **狐魅。同狐鼻，水煮服。**藏器。〔时珍曰〕按外台治梦与鬼交及狐狸精魅，载崔氏方中用之。

头骨

【主治】 **烧灰淋汁，去头风白屑。**孟诜。**作枕辟邪。**时珍。出五行志。

皮

〔藏器曰〕不可藉睡，令人神惊。其毛入人疮中，有毒。〔时珍曰〕按林邑记云：广西南界有唼腊虫，食死人尸，不可驱逐。惟以豹皮覆之，则畏而不来。

貘音陌。亦作貊。宋图经

校正：原附豹下，今分出。

【释名】 〔时珍曰〕按陆佃云：皮为坐毯卧褥，能消膜外之气，故字从膜省文。

【集解】 〔颂曰〕郭璞云：似熊而头小脚卑，黑白驳文，毛浅有光泽。能舐食铜铁，及竹骨蛇虺。其骨节强直，中实少髓。或云与尔雅貘，白豹同名。唐世多画貘作屏，白乐天有赞序之。今黔、蜀及峨眉山中时有。貘，象鼻犀目，牛尾虎足。土人鼎釜，多为所食，颇为山居之患，亦捕以为药。其齿骨极坚，以刀斧椎锻，铁皆碎，落火亦不能烧。人得之诈充

---

① 微毒：《千金》卷二十六第五作“无毒”。

佛牙、佛骨，以诳俚俗。〔时珍曰〕世传羚羊角能碎金刚石者即此，物相畏耳。按说文云：貘似熊，黄白色，出蜀中。南中志云：貘大如驴，状似熊，苍白色，多力，舐铁消千斤，其皮温暖。埤雅云：貘似熊，狮首豺髪，锐鬐卑脚，粪可为兵切玉，尿能消铁为水。又有啮铁、犴、昆吾兔，皆能食铜铁，亦貘类也。并附之。

【附录】 **啮铁**〔时珍曰〕按神异经云：南方有兽，角足大小状如水牛，毛黑如漆，食铁而饮水，粪可为兵，其利如钢，名曰啮铁。唐史云：叶火罗献大兽，高七尺，食铜铁，日行三百里。**犴**禽书云：犴应井星，胡狗也。状似狐而黑，身长七尺，头生一角，老则有鳞，能食虎、豹、蛟、龙、铜、铁。猎人亦畏之。**狡兔**拾遗记云：狡兔生昆吾山，形如兔，雄黄雌白，食丹、石、铜、铁。昔吴王武库兵器皆尽，掘得二兔，一白一黄，腹中肾、胆皆铁，取铸为剑，切玉如泥。

皮

【主治】 **寝之，可驱温疠，辟湿气、邪气。**苏颂。

膏

【主治】 **痈肿，能透肌骨。**〔时珍曰〕段成式云：貘膏性利，铜、铁、瓦器盛之悉透，惟以骨盛则不漏。

尿

【主治】 **吞铜、铁入腹者，水和服之，即化为水。**

象宋开宝

【释名】 〔时珍曰〕许慎说文云：象字篆文，象耳、牙、鼻、足之形。王安石字说云：象牙感雷而文生，天象感气而文生。故天象亦用此字。南越志云：象闻雷声则牙花暴出，逡巡复没。古语云：犀因望月纹生角，象为闻雷花发牙。**伽耶**出北户录。

【集解】 〔颂曰〕尔雅云：南方之美者，有梁山之犀、象焉。今多出交趾、潮、循诸州。彼人捕得，争食其肉，云肥堪作炙。陈藏器云：象具十二生肖肉，各有分段，惟鼻是其本肉，炙食、糟食更美。又胆不附肝，随月在诸肉间，如正月即在虎肉也。徐铉云：象胆随四时，春在前左足，夏在前右足，秋后左足，冬后右足也。淳化中一象春毙。太宗命取胆不获，使问铉。铉以此对，果得于前左足。世传荆蛮山中亦有野象。然楚、粤之象皆青黑，惟西方拂林、大食诸国，乃多象。樊绰云南记皆言其事。〔时珍曰〕象出交、广、云南及西域诸国。野象多至成群。番人皆畜以服重，酋长则饰而乘之。有灰、白二色，形体拥肿，面目丑陋。大者身长丈馀，高称之，大六尺许。肉倍数牛，目才若豕，四足如柱，无指而有爪甲，行则先移左足，卧则以臂着地。其头不能俯，其颈不能回，其耳下亸。其鼻大如臂，下垂至地。鼻端甚深，可以开合。中有小肉爪，能拾针芥。食物饮水皆以鼻卷入口，一身之力皆在于鼻，故伤之则死耳。后有穴，薄如鼓皮，刺之亦死。口内有食齿，两吻出两牙夹鼻，雄者长六七尺，雌者才尺余耳。交牝则在水中，以胸相贴，与诸兽不同。许慎云：三年一乳。古训云：五岁始产，六十年骨方足，其性能久识。嗜刍、豆、甘蔗与酒，而畏烟火、狮子、巴蛇。南人杀野象，多设机穽以陷之；或埋象鞋于路，以贯其足。捕生象则以雌象为媒而诱获之，饲而狎之，久则渐解人言。使象奴牧之，制之以钩，左右前后罔不如命也。其皮可作甲鞔鼓，湿时切条，可贯器物。〔甄权曰〕西域重象牙，用饰床座。中国贵之以为笏。象每蜕牙，自埋藏之，昆仑诸国人以木牙潜易取焉。〔日华曰〕象蹄底似犀，可作带。

牙真腊风土记云：象牙，杀取者上也。自死者次之，蜕于山中多年者下矣。或谓一岁一换牙者，非也。

【气味】 **甘，寒，无毒。**

【主治】 **诸铁及杂物入肉，刮牙屑和水敷之，立出。治痫病。刮齿屑，炒黄研末，饮服。**开宝。**生煮汁服，治小便不通。烧灰饮服，治小便多。**日华。**诸物刺咽中，磨水服之亦出。旧梳屑尤佳。**苏颂。**主风痫惊悸，一切邪魅精物，热疾骨蒸及诸疮，并宜生屑入药。**时珍。

【发明】 〔时珍曰〕世人知然犀可见水怪，而不知沉象可驱水怪。按周礼·壶涿氏掌水虫，欲杀其神者，以椁木贯象齿而沉之，则其神死而渊为陵。注云：椁木，山榆也。以象齿作十字，贯于木而沉之，则龙、罔象之类死也。又按陶贞白云：凡夏月合药，宜置象牙于傍：合丹灶，以象牙夹灶，得雷声乃能发光。观此，则象之辟邪，又不止于驱怪而已，宜乎其能治心肝惊痫、迷惑邪魅之疾也。而昔人罕解用之，何哉？

【附方】 旧二，新四。**小便不通**胀急者。象牙生煎服之。救急。**小便过多**象牙烧灰，饮服之。总录①。**痘疹不收**象牙屑，铜铫炒黄红色为末。每服七八分或一钱，白水下。王氏痘疹方。**诸兽骨鲠**象牙磨水吞之。永类方。**骨刺入肉**象牙刮末，以水煮白梅肉调涂，自软。简要济众。**针箭入肉**象牙刮末，水和敷之，即出也。

肉

【气味】 **甘、淡，平，无毒。**

【主治】 **烧灰，和油涂秃疮。多食，令人体重。**开宝。

【发明】 〔时珍曰〕按吕氏春秋云：肉之美者，旄象之约。又尔雅翼云：象肉肥脆，少类猪肉，味淡而含滑。则其通小便者，亦淡渗滑窍之义。烧之则从火化，故又能缩小便也。

胆

【修治】 〔敩曰〕凡使勿用杂胆。其象胆干了，上有青竹文斑光腻，其味微带甘。入药勿便和众药，须先捣成粉，乃和众药。

【气味】 **苦，寒，微毒。**

【主治】 **明目治疳。**日华。**治疮肿，以水化涂之。治口臭，以绵裹少许贴齿根，平旦漱去，数度即瘥。**海药。

【发明】 〔时珍曰〕象胆明目，能去尘膜也，与熊胆同功。雷敩炮炙论云：象胆挥粘是矣。

【附方】 新一。**内障目翳**如偃月，或如枣花。用象胆半两，鲤鱼胆七枚，熊胆一分，牛胆半两，麝香一分，石决明末一两，为末，糊丸绿豆大。每茶下十丸，日二。总录。

睛

【主治】 **目疾，和人乳滴目中。**藏器。

皮

【主治】 **下疳，烧灰和油敷之。又治金疮不合。**时珍。

【发明】 〔时珍曰〕象肉臃肿，人以斧刃刺之，半日即合。故近时治金疮不合者，用其皮灰。

骨

【主治】 **解毒。**时珍。**胸前小横骨，烧灰酒服，令人能浮。**开宝。

【附方】 新一。**象骨散**治脾胃虚弱，水谷不消，噫气吞酸，吐食霍乱，泄泻脓血，脐腹疼痛，里急频并，不思饮食诸证。用象骨四两炒，肉豆蔻炮、枳壳炒各一两，诃子肉炮、甘草各二两，干姜半两

---

① 总录：此方今见《普济方》卷二一六。

炮，为末。每服三钱，水一盏半，煎至八分，和滓热服，食前，日三次。宣明方。

犀本经中品

【释名】 〔时珍曰〕犀字，篆文象形。其牸名兕，亦曰沙犀。尔雅翼云：兕与牸字音相近，犹羖之为牯也。大抵犀、兕是一物，古人多言兕，后人多言犀，北音多言兕，南音多言犀，为不同耳。详下文。梵书谓犀曰朅伽。

【集解】 〔别录曰〕犀出永昌山谷及益州。永昌，即今滇南也。〔弘景曰〕今出武陵、交州、宁州诸远山。犀有二角，以额上者为胜。又有通天犀角，上有一白缕，直上至端，夜露不濡，入药至神验。或云此是水犀角，出水中，汉书所谓骇鸡犀者，置米饲鸡，皆惊骇不敢啄；置屋上，乌鸟不敢集。又有牸犀，角甚长，文理似犀，不堪入药。〔恭曰〕牸是雌犀，文理腻细，斑白分明，俗谓之斑犀。服用为上，入药不如雄犀。〔藏器曰〕犀无水陆二种，但以精粗言之。通天者，脑上之角，经千岁，长且锐，白星彻端，能出气通天，则能通神、破水、骇鸡，故曰通天。抱朴子言此犀刻为鱼，衔之入水，水开三尺是也。〔颂曰〕犀角，今以南海者为上，黔、蜀者次之。犀似水牛，猪首、大腹、卑脚。脚似象，有三蹄。黑色。舌上有刺，好食棘刺。皮上每一孔生三毛，如豕。有一角、二角、三角者。尔雅云：兕似牛，犀似豕。郭璞注云：兕一角，色青，重千斤。犀似水牛，三角：一在顶上，一在额上，一在鼻上。鼻上者食角也，又名奴角，小而不椭。亦有一角者。刘恂岭表录异云：犀有二角：一角额上为兕犀，一在鼻上为胡帽犀。牯犀亦有二角，皆谓之毛犀，而今人多传一角之说。此数种角俱有粟文，观纹之粗细为贵贱。贵者有通天花文，犀有此角者，必自恶其影，常饮浊水，不欲照见也。绝品者有百物之形。或云犀之通天者乃其病，理不可知也。角文有倒插者，一半已下通；有正插者，一半已上通；有腰鼓插者，中断不通。其类极多，故波斯呼象牙为白暗，犀角为黑暗，言难识也。犀中最大者堕罗犀，一株重七八斤，云是牯犀额角。其花多作撒豆斑，色深者，堪作带胯；斑散色浅者，可作器皿耳。或云兕乃犀之雌者，亦似水牛而青色，皮坚厚可以为铠，未知的否。唐医吴士皋言：海人取犀，先于山路多植朽木，如猪羊栈。其犀前脚直，常依木而息，烂木忽折，倒仆久不能起，因格杀之。又云：犀每岁一退角，必自埋于山中，海人潜作木角易之，再三不离其处。若直取之，则后藏于别处，不可寻矣。〔李珣曰〕通天犀乃胎时见天上物过，形于角上，故曰通天。但于月下以水盆映之则知。按五溪记云：山犀食竹木，其小便即竟日不尽。夷獠以弓矢采之，名曰黔犀。又异物志云：山东海水中有牛，乐闻丝竹。彼人动乐，则牛出听，因而采之。有鼻角、顶角，以鼻角为上。本草止知山犀，未见水犀。〔宗奭曰〕川犀、南犀纹细，乌犀有纹显露，黄犀纹绝少，皆不及西番者，纹高、雨脚显也。物象黄、外黑者为正透，物象黑、外黄者为倒透。盖以乌色为正，以形象肖物为贵。既曰通犀，必须文头显著，黄黑分明，有雨脚润滑者为第一。〔时珍曰〕犀出西番、南番、滇南、交州诸处。有山犀、水犀、兕犀三种，又有毛犀似之。山犀居山林，人多得之，水犀出入水中，最为难得。并有二角，鼻角长而额角短。水犀皮有珠甲，而山犀无之。兕犀即犀之牸者，亦曰沙犀，止有一角在顶，文理细腻，斑白分明，不可入药。盖牯角文大，而牸角文细也。洪武初，九真曾贡之，谓之独角犀，是矣。陈藏器谓犀无水陆，郭璞谓犀有三角，苏颂谓毛犀为牯犀，皆出讹传，今并正之。毛犀即旄牛也，见本条。犀角纹如鱼子形，谓之粟纹。纹中有眼，谓之粟眼。黑中有黄花者为正透，黄中有黑花者为倒透，花中复有花者为重透，并名通犀，乃上品也；花如椒豆斑者次之；乌犀纯黑无花者为下品。其通天夜视有光者，名夜明犀，故能通神开水，飞禽走兽见之皆惊。又山海经有白犀，白色；开元遗事有辟寒犀，其色如金，交趾所贡，冬月暖气袭人；白孔六帖有辟暑犀，唐文宗得之，夏月能清暑气；岭表录异有辟尘犀，为簪梳带胯，尘不近身；杜阳编有蠲忿犀，云为带，令人蠲去忿怒，此皆希世之珍，故附见之。

犀角番名低密。

【修治】 〔弘景曰〕入药惟雄犀生者为佳。若犀片及见成器物皆被蒸煮，不堪用。〔颂曰〕凡犀入药有黑白二种，以黑者为胜，角尖又胜。生犀不独未经水火者，盖犀有捕得杀取者为上，蜕角者次之。〔宗奭曰〕鹿取茸，犀取尖，其精锐之力尽在是也。以西番生犀磨服为佳，入汤、散则屑之。〔敩曰〕凡使，勿用奴犀、牸犀、病水犀、挛子犀、无润犀。惟取乌黑肌皱、坼裂光润者错屑，入臼杵，细研万匝乃用。〔李珣曰〕凡犀角锯成，当以薄纸裹于怀中蒸燥，乘热捣之，应手如粉，故归田录云：翡翠屑金，人气粉犀。

【气味】 **苦、酸、咸，寒，无毒。**〔别录曰〕微寒。〔李珣曰〕大寒，无毒。〔甄权曰〕牯犀角，甘、辛，有小毒。〔张元素曰〕苦、酸，寒，阳中之阴也。入阳明经。〔之才曰〕松脂为之使。恶雷丸、雚菌。〔时珍曰〕升麻为之使。恶乌头、乌喙。〔敩曰〕忌盐，及妊妇勿服，能消胎气。

【主治】 **百毒蛊疰，邪鬼瘴气，杀钩吻、鸩羽、蛇毒，除邪，不迷惑魇寐。久服轻身。**本经。**伤寒温疫，头痛寒热，诸毒气。令人骏健。**别录。**辟中恶毒气，镇心神，解大热，散风毒，治发背痈疽疮肿，化脓作水，疗时疾，热如火，烦闷**①**，毒入心，狂言妄语。**药性。**治心烦，止惊，镇肝明目，安五脏，补虚劳，退热消痰，解山瘴溪毒。**日华。**主风毒攻心，毷氉热闷，赤痢，小儿麸豆，风热惊痫。**海药。**烧灰水服，治卒中恶心痛，饮食中毒，药毒热毒，筋骨中风，心风烦闷，中风失音，皆瘥。以水磨服，治小儿惊热。山犀、水犀，功用相同。**孟诜。**磨汁，治吐血、衄血、下血，及伤寒畜血，发狂谵语，发黄发斑，痘疮稠密，内热黑陷，或不结痂，泻肝凉心，清胃解毒。**时珍。

【发明】 〔时珍曰〕犀角，犀之精灵所聚，足阳明药也。胃为水谷之海，饮食药物必先受之，故犀角能解一切诸毒。五藏六腑，皆禀气于胃，风邪热毒，必先干之。故犀角能疗诸血，及惊狂斑痘之证。抱朴子云：犀食百草之毒，及众木之棘，所以能解毒。凡蛊毒之乡，有饮食，以此角搅之，有毒则生白沫，无毒则否。以之煮毒药，则无复毒势也。北户录云：凡中毒箭，以犀角刺疮中，立愈。由犀食百毒棘刺也。昔温峤过武昌牛渚矶，下多怪物。峤然犀角照之，而水族见形。淮南子云：犀角置穴，狐不敢归。则犀之精灵辟邪不惑，于此益可见矣。

【附方】 旧六，新七。**吐血不止**似鹅鸭肝。用生犀角、生桔梗一两为末。每

---

① 闷：原脱，今据《证类本草》卷十七引《药性论》补。

酒服二钱。总录。**中忤中恶**鬼气。其证或暮夜登厕，或出郊外，蓦然倒地，厥冷握拳，口鼻出清血，须臾不救，似乎尸厥，但腹不鸣，心腹暖尔。勿移动，令人围绕，烧火打鼓，或烧苏合香、安息香、麝香之类，候醒乃移动。用犀角五钱，麝香、朱砂各二钱五分，为末。每水调二钱服，即效。华佗方。**卧忽不寤**若以火照之则杀人。但唾其面，痛啮其踵及大趾甲际，即活。以犀角为枕，即令不魇。**小儿惊痫**不知人，嚼舌仰目者。犀角浓磨水服之，立效。为末亦可。广利方。**痘疮稠密**不拘大人小儿。生犀，于涩器中，新汲水磨浓汁冷饮服之。钱氏小儿方。**消毒解热**生犀角尖，磨浓汁，频饮之。同上。**服药过剂**犀角烧末，水服方寸匕。外台。**中毒烦困**方同上。**食雉中毒**吐下不止。用生犀角末方寸匕，新汲水调服，即瘥。圣惠方。**蠼螋尿疮**状如茱萸，中央白脓，恶寒壮热。磨犀角汁涂之。千金方。**瘭疽毒疮**喜着十指，状如代指，根深至肌，能坏筋骨，毒气入脏杀人。宜烧铁烙之，或灸百壮，日饮犀角汁取瘥。千金方。**山岚瘴气**犀角磨水服之。良。集简方。**下痢鲜血**犀角、地榆、生地黄各一两，为末，炼蜜丸弹子大。每服一丸，水一升，煎五合，去滓温服。圣惠方[①]。

犛牛毛、倠、来三音。纲目。

【释名】 **毛犀**广志**猫牛**汉书注**㸲牛**音麻。**犏牛**音作。**竹牛**昨梦录**犨牛**音抽。〔时珍曰〕犛者髦也，其髦可为旌旄也。其体多长毛，而身角如犀，故曰毛犀，汲家周书作犛牛，颜师古作猫牛，尔雅作犘牛，音皆相近也。山海经作犏牛，西人呼为竹牛，因角理如竹也。或云竹即犏音之转，而犨又竹音之转也。杨慎丹铅录云：毛犀即象也。状如犀而角小，善知吉凶。古人呼为猫猪，交、广人谓之猪神是矣。

【集解】 〔时珍曰〕犛牛出西南徼外，居深山中野牛也。状及毛、尾俱同牦牛，牦小而犛大，有重千斤者，其尾名曰牦，亦可为旌旄缨帽之用。唐、宋西徼诸州贡之。中山经云：荆山多犛牛。郭璞注云：牦牛之属也，其色黑。又昨梦录云：西夏竹牛，重数百斤，角甚长而黄黑相间，制弓极劲。彼人以伪犀角，卒莫能辨。曹昭格古论云：毛犀即犛牛也，角之花斑，皆类山犀，而无粟纹。其理似竹，不甚为奇，故谓毛犀。观此，则犛之角胜于牦，而牦之毛尾胜于犛也。又有野牛与此相类者，并附于下。

【附录】 **犩牛**音危。又名夔牛。如牛而大，肉重数千斤，出蜀山中。**犪牛**广志云：出日南及浔州大宾县。色青黄，与蛇同穴。性嗜盐，人裹手涂盐取之。其角如玉，可为器。**海牛**齐地志云：出登州海岛中。形似牛，鼍脚鲇毛，其皮甚软，可供百用。脂可然灯。环宇志名潜牛，广志名犊牛。**月支牛**玄中记云：出西胡及大月氏国。今日割取肉，明日其创即复合也。**山牛**状如牛，而角有枝，如鹿茸。

角

【气味】 **酸、咸，凉，无毒。**

【主治】 **惊痫热毒，诸血病。**时珍。

黄

【气味】 原缺。

【主治】 **惊痫癫狂。**

【发明】 〔时珍曰〕犛牛亦有黄，彼人以乱牛黄，但坚而不香，云功用亦相近也。其角亦可乱犀，但无粟纹，苏颂图经误以为牯犀角者是也。亦可用，而功不及犀，昨梦录、格古论说之详矣。

---

① 圣惠方：此方今见《普济方》卷二一二。

牦牛音毛。纲目

【释名】　㹈牛音鬣。尔雅。**犏牛**音偏。〔时珍曰〕牦与旄同，或作毛。后汉书云：冉駹夷出牦牛，一名㹄牛，重千斤，毛可为旄，观此则旄牛之名，盖取诸此。颜师古云：牦牛即犏牛也。而叶盛水东日记云：毛牛与封牛合，则生犏牛，亦类毛牛，偏气使然。故谓之犏。然则犏又毛之遗种耶。

【集解】　〔时珍曰〕牦牛出甘肃临洮，及西南徼外，野牛也。人多畜养之。状如水牛，体长多力，能载重，迅行如飞，性至粗梗。髀、膝、尾、背、胡下皆有黑毛，长尺许。其尾最长，大如斗，亦自爱护，草木钩之，则止而不动。古人取为旌旄，今人以为缨帽。毛杂白色者，以茜染红色。山海经云：潘侯之山有旄牛，状如牛而四足节生毛。即此也。其肉味美，故吕氏春秋云：肉之美者，牦、象之肉也。

喉靥

【主治】　**项下瘿气**。时珍。

【发明】　〔时珍曰〕牦牛，古方未见用者，近世臞仙寿域方载治瘿气方，用其喉靥，亦因类之义也。其方用犏牛喉脆骨二寸许一节，连两边扇动脆骨取之，或煮或烧，仰卧顿服。仍取巧舌，即靥子也，嚼烂噙之，食顷乃咽。病人容貌必瘦减，而瘿自内消矣。不过二服即愈，云神妙无比也。

野马纲目

【集解】　〔时珍曰〕按郭璞云：野马似马而小，出塞外。今西夏、甘肃及辽东山中亦有之。取其皮为裘，食其肉，云如家马肉，但落地不沾沙耳。尔雅云：𩦺如马，一角似鹿茸。不角者，骐也。山海经云：北海有兽，状如马，色青，名曰騊駼。此皆野马类也。

肉

【气味】　**甘，平，有小毒。**

【主治】　**人病马痫，筋脉不能自收，周痹肌肉不仁**。思邈。心镜治上证，用肉一斤，豉汁煮熟，入五味、葱白，作腌腊及羹粥，频食之。白煮亦可。

阴茎

【气味】　**酸、咸，温，无毒。**

【主治】　**男子阴痿缩，少精**。思邈。

【发明】　〔时珍曰〕野马，孙思邈千金方载有功用，而本草不收，今采补之。

野猪唐本草

【集解】　〔宗奭曰〕野猪，陕、洛间甚多。形如家猪，但腹小脚长，毛色褐，作群行，猎人惟敢射最后者，若射中前者，则散走伤人。其肉赤色如马肉，食之胜家猪，牝者肉更美。〔诜曰〕冬月在林中食橡子。其黄在胆中，三岁乃有，亦不常得。〔时珍曰〕野猪处处深山中有之，惟关西者时或有黄。其形似猪而大，牙出口外，如象牙。其肉有至二三百斤者。能与虎斗。或云：能掠松脂、曳沙泥涂身，以御矢也。最害田稼，亦啖蛇虺。淮南子曰：野彘有艽莦槎栉，窟虚连比，以象宫室，阴以防雨，景以蔽日。亦其知也。范致能虞衡志云：岭南一种嬾妇，似山猪而小，善害田禾。惟以机轴纺织之器置田所，则不复近也。

肉

【气味】　**甘，平，无毒**。〔宗奭曰〕微动风。〔诜曰〕不发病、减药力，与家猪不同。但青蹄者不可食，微动风。〔时珍曰〕服巴豆药者忌之。

【主治】　**癫痫，补肌肤，益五脏，**

令人虚肥，不发风虚气。孟诜。炙食，治肠风泻血，不过十顿。日华。

【附方】 旧一。久痔下血野猪肉二斤，着五味炙，空腹食之。作羹亦得。食医心镜。

脂腊月炼过取之。

【主治】 炼净和酒日三服，令妇人多乳，十日后，可供三四儿。素无乳者亦下。孟诜。悦色，除风肿毒，治疥癣。日华。

黄

【气味】 甘，平，无毒。

【主治】 金疮，止血生肉。疗癫痫，水研如枣核许服之，日二服，效。唐本。研水服，治血痢疰病。藏器。治恶毒风，小儿疳气，客忤天吊。日华。

胆

【主治】 恶热毒气。孟诜。鬼疰癫痫，小儿诸疳，水研枣许服，日二。时珍。出卫生方。

齿

【主治】 烧灰水服，治蛇咬毒。藏器。

头骨

【主治】 邪疟。圣惠方中用之。

【附方】 新一。积年下血野猪头一枚，桑西枝一握，附子一枚，同入瓶内煅过为末，每服二钱，粥饮空心服。圣惠方。

外肾

【主治】 连皮烧存性研，米饮服，治崩中带下，及肠风泻血，血痢。日华。

皮

【主治】 烧灰，涂鼠瘘恶疮。时珍。外台方中用。

豪猪纲目

【释名】 蒿猪唐本山猪通志貆貐音原俞。貆猪音丸。鸾猪〔时珍曰〕说文云：豪，豕鬣如笔管者，能激毫射人故也。郭璞曰：吴楚呼为鸾猪。星禽云：壁水貐，豪猪也。

【集解】 〔颂曰〕豪猪，陕、洛、江东诸山中并有之。髦间有豪如箭，能射人。〔时珍曰〕豪猪处处深山中有之，多者成群害稼。状如猪，而项脊有棘鬣，长近尺许，粗如箸，其状似笄及帽刺，白本而黑端。怒则激去，如矢射人。羌人以其皮为靴。郭璞云：貆猪自为牝牡而孕也。张师正倦游录云：南海有泡鱼，大如斗，身有棘刺，能化为豪猪，巽为鱼，坎为豕，岂巽变坎乎。

肉

【气味】甘，大寒，有毒。〔颂曰〕不可多食。发风，令人虚羸。

【主治】 多膏，利大肠。苏颂。

肚及屎

【气味】 寒，无毒。

【主治】 水病，热风，鼓胀。同烧存性，空心温酒服二钱匕。用一具即消。孟诜。干烧服之，治黄疸。苏恭。连屎烧研，酒服，治水肿，脚气，奔豚。时珍。

【发明】 〔诜曰〕此猪多食苦参，故能治热风水胀，而不治冷胀也。〔时珍曰〕豪猪本草不载，惟孟氏食疗本草猬条说之。

熊本经上品

【释名】 〔时珍曰〕熊者雄也。熊字篆文象形。俗呼熊为猪熊，罴为人熊、马熊，各因形似以为别也。述异记云：在陆曰熊，在水曰能，即鲧所化者。故熊字从能。续搜神记云：熊居树孔中，东土人击树，呼为子路则起，不呼则不动也。又狒狒亦名人熊，见本条。

【集解】 〔别录曰〕熊生雍州山谷。

十一月取之。〔弘景曰〕今东西诸山皆有之，自非易得。〔颂曰〕今雍、洛、河东及怀庆、卫山中皆有之。形类大豕，而性轻捷，好攀缘，上高木，见人则颠倒自投于地。冬蛰入穴，春月乃出。其足名蹯，为八珍之一，古人重之，然胹之难熟。熊性恶盐，食之即死，出淮南子。〔时珍曰〕熊如大豕而竖目，人足黑色。春夏膘肥时，皮厚筋弩，每升木引气，或坠地自快，俗呼跌膘，即庄子所谓熊经鸟申也。冬月蛰时不食，饥则舐其掌，故其美在掌，谓之熊蹯。其行山中，虽数十里，必有跧伏之所，在石岩枯木，山中人谓之熊馆。刘敬叔异苑云：熊性恶秽物及伤残，捕者置此物于穴，则合穴自死。或为棘刺所伤，出穴爪之，至骨即毙也。陆佃埤雅云：其胆春近[①] 首，夏在腹，秋在左足，冬在右足。熊、罴皆壮毅之物，属阳，故书以喻不二心之臣，而诗以为男子之祥也。

【附录】 **罴䍐**音颓。〔时珍曰〕熊、罴、䍐，三种一类也。如豕色黑者，熊也；大而色黄白者，罴也；小而色黄赤者，䍐也。建平人呼䍐为赤熊，陆玑谓罴为黄熊是矣。罴，头长脚高，猛憨多力，能拔树木，虎亦畏之。遇人则人立而攫之，故俗呼为人熊。关西呼貑熊。罗愿尔雅翼云：熊有猪熊，形如豕；有马熊，形如马。即罴也。或云罴即熊之雄者。其白如熊白，而理粗味减，功用亦同。

脂

【释名】 **熊白**〔弘景曰〕脂即熊白，乃背上肪，色白如玉，味甚美，寒月则有，夏月则无。其腹中肪及身中脂，煎炼过亦可作药，而不中啖。

【修治】 〔敩曰〕凡取得，每一斤入生椒十四个，同炼过，器盛收之。

【气味】 **甘，微寒，无毒。**〔别录曰〕微温。〔日华曰〕凉。其脂燃灯，烟损人眼，令失光明。

【主治】 **风痹不仁筋急，五脏腹中积聚，寒热羸瘦，头疡白秃，面上皯疱。久服强志不饥，轻身长年。**本经。**饮食呕吐。**别录。**治风，补虚损，杀劳虫，酒炼服之。**日华。**长发令黑，悦泽人面。**苏恭。**治面上䵟黯及疮。**药性。

【附方】 旧二，新一。**令发长黑**熊脂、蔓荆子末等分和匀，醋调涂之。圣惠方。**发毛黄色**以熊脂涂发梳散头，入床底，伏地一食顷，即出，便尽黑。不过用脂一升效。千金翼。**白秃头癣**熊白傅之。杨氏产乳。

肉

【气味】 **甘，平，无毒。**〔别录曰〕微温。〔弘景曰〕有痼疾不可食熊肉，令终身不除。〔鼎曰〕若腹中有积聚寒热者食之，永不除也。十月勿食之。伤神。

【主治】 **风痹，筋骨不仁。功与脂同。**孙思邈。**补虚羸。**孟诜。

【发明】 〔时珍曰〕按刘河间云：熊肉振羸，兔目明视。因其气有余，以补不足也。

【附方】 旧二。**中风痹疾**中风，心肺风热，手足风痹不随，筋脉五缓，恍惚烦躁。熊肉一斤切，入豉汁中，和葱姜椒盐作腌腊，空腹食之。**脚气风痹**五缓筋急。用熊肉半斤，如上法食之。并食医心镜。

掌

【修治】 圣惠方云：熊掌难胹，得酒、醋、水三件同煮，熟即大如皮球也。

【主治】 **食之可御风寒，益气力。**日华。

胆〔颂曰〕熊胆阴干用。然多伪者，

① 近：《埤雅》卷三作“在”。

但取一粟许滴水中，一道若线不散者为真。〔时珍曰〕按钱乙云：熊胆佳者通明。每以米粒点水中，运转如飞者良。余胆亦转，但缓尔。周密齐东野语云：熊胆善辟尘。试之以净水一器，尘幕其上，投胆米许，则凝尘豁然而开也。

【气味】　**苦，寒，无毒**。〔权曰〕恶防己、地黄。

【主治】　**时气热盛，变为黄疸，暑月久痢，疳䘌心痛，疰忤**。苏恭。**治诸疳、耳鼻疮、恶疮，杀虫**。日华。**小儿惊痫瘈疭，以竹沥化两豆许服之，去心中涎，甚良**。孟诜。**退热清心，平肝明目，去翳，杀蛔、蛲虫**。时珍。

【发明】　〔时珍曰〕熊胆，苦入心，寒胜热，手少阴、厥阴、足阳明经药也。故能凉心平肝杀虫，为惊痫疰忤、翳障疳痔、虫牙蛔痛之剂焉。

【附方】　旧四新六。**赤目障翳**熊胆丸：每以胆少许化开，入冰片一二片，铜器点之，绝奇。或泪痒，加生姜粉些须。齐东野语。**初生目闭**由胎中受热也。以熊胆少许蒸水洗之，一日七八次。如三日不开，服四物加甘草、天花粉。全幼心鉴。**小儿鼻蚀**熊胆半分，汤化抹之。圣惠方。**十年痔疮**熊胆涂之神效，一切方不及也。外台。**肠风痔漏**熊胆半两，入片脑少许研，和猪胆汁涂之。寿域方。**蛔虫心痛**熊胆一大豆，和水服之，大效。外台。**小儿惊痫**方见主治。**风虫牙痛**熊胆三钱，片脑四分，每以猪胆汁调少许搽之。摄生方。**水弩射人**熊胆涂之。更以雄黄同酒磨服，即愈。斗门方。**诸疳羸瘦**熊胆、使君子末等分研匀，瓷器蒸溶，蒸饼丸麻子大。每米饮下二十丸。保幼大全。

脑髓

【主治】　**诸聋**。苏恭。**疗头旋。摩顶，去白秃风屑，生发**。日华。

血

【主治】　**小儿客忤**。苏恭。

骨

【主治】　**作汤，浴历节风，及小儿客忤**。孟诜。

麢羊本经中品

【释名】　**羚羊**俗**麙羊**音铃**九尾羊**〔时珍曰〕按王安石字说云：鹿则比类，而环角外向以自防，麢则独栖，悬角木上以远害，可谓灵也。故字从鹿，从靈省文。后人作羚。许慎说文云：麙，山羊也，大而细角。山海经作羬，云状如羊而马尾。费信星槎胜览云：阿丹国羚羊，自胸中至尾，垂九块，名九尾羊。

【集解】　〔别录曰〕羚羊角出石城山川谷及华阴山。采无时。〔弘景曰〕今出建平、宜都诸蛮山中及西域。多两角，一角者为胜。角多节，蹙蹙圆绕。别有山羊角极长，惟一边有节，节亦疏大，不入药用。乃尔雅名羱羊者，羌夷以为羚羊，能陟峻坂。〔恭曰〕羚羊，南山、商、洛间大有，今出梁州，真州、洋州亦贡。其角细如人指，长四五寸，而文蹙细。山羊或名野羊，大者如牛，角可为鞍桥，又有山驴，大如鹿，皮可作靴，有两角，大小如山羊角，俗人亦用之。陶氏所谓一边有粗文者是此，非山羊也。〔藏器曰〕山羊、山驴、羚羊，三种相似，而羚羊有神，夜宿防患，以角挂树不着地。但角弯中深锐紧小，有挂痕者为真。如此分别，其疏慢无痕者非也。真角，耳边听之集集鸣者良。陶言一角者谬也。〔颂曰〕今秦、陇、龙、蜀、金、商州山中皆有之，戎人多捕得来货。其形似羊，青色而大。其角长一二尺，有节如人手指握痕，又最紧劲。郭璞注尔雅云：麢似羊而大，其角细而圆锐，好在山崖间，羱似吴羊，其角大而椭，出西方。本草诸注各异。观今所市者，与尔雅之羱羊，陶注之山羊，苏注之山驴，大都相似。今人相承用之，以为羚羊。细角长四五寸，如人指多节蹙蹙圆绕者，其间往往弯中有磨角成痕处，京师极多。详诸说，此乃真羚羊角，而世多不用何也？又闽、广山中，出一种野羊，彼人亦谓之羚羊也。陈氏谓耳边听之鸣者良。今牛羊诸角，但杀之者，听之皆有声，不独羚角也。自死角则无声矣。〔宗奭曰〕诸角附耳皆集集有声，不如有挂痕一说为尽之。然有伪作者，宜察焉。〔时珍曰〕羚羊似羊，而青色毛粗，两角短小；羱羊似吴羊，两角长大；山驴，驴之身而羚之角，但稍大而节疏慢耳。陶氏言羚羊有一角者，而陈氏非之。按环宇志云：安南高石山出羚羊，一角极坚，能碎金刚石。则羚固有一角者矣。金刚石出西域，状如紫石英，百炼不消，物莫能击，惟羚羊角扣之，则自然冰泮也。又貘骨伪充佛牙，物亦不能破，用此角击之即碎，皆相畏耳。羚羊皮，西人以作座褥。

羚羊角

【修治】 〔敩曰〕凡用，有神羊角甚长，有二十四节，内有天生木胎。此角有神力，抵千牛。凡使不可单用，须要不拆元对，绳缚，铁锉锉细，重重密裹，避风，以旋旋取用，捣筛极细，更研万匝入药，免刮人肠。

【气味】 **咸，寒，无毒。**〔别录曰〕苦，微寒。〔甄权曰〕甘，温。能缩银。

【主治】 **明目，益气起阴，去恶血注下，辟蛊毒恶鬼不祥，常不魇寐。**本经。**除邪气惊梦，狂越僻谬，疗伤寒时气寒热，热在肌肤，温风注毒，伏在骨间，及食噎不通。久服，强筋骨轻身，起阴益气，利丈夫。**别录。**治中风筋挛，附骨疼痛。作末蜜服，治卒热闷及热毒痢血，疝气。摩水涂肿毒。**孟诜。**治一切热毒风攻注，中恶毒风，卒死昏乱不识人，散产后恶血冲心烦闷，烧末酒服之。治小儿惊痫，治山瘴及噎塞。**药性。**治惊悸烦闷，心胸恶气，瘰疬恶疮溪毒。**藏器。**平肝舒筋，定风安魂，散血下气，辟恶解毒，治子痫痉疾。**时珍。

【发明】 〔时珍曰〕羊，火畜也，而羚羊则属木，故其角入厥阴肝经甚捷，同气相求也。肝主木，开窍于目。其发病也，目暗障翳，而羚角能平之。肝主风，在合为筋，其发病也，小儿惊痫，妇人子痫，大人中风搐搦，及筋脉挛急，历节掣痛，而羚羊角能舒之。魂者，肝之神也，发病则惊骇不宁，狂越僻谬，魇寐卒死，而羚角能安之。血者，肝之藏也，发病则瘀滞下注，疝痛毒痢，疮肿瘘疬，产后血气，而羚角能散之。相火寄于肝胆，在气为怒，病则烦懑气逆，噎塞不通，寒热及伤寒伏热，而羚角能降之。羚之性灵，而筋骨之精在角，故又能辟邪恶而解诸毒，碎佛牙而烧烟走蛇虺也。本经、别录甚著其功，而近俗罕能发扬，惜哉。

【附方】 旧七，新四。**噎塞不通**羚羊角屑为末，饮服方寸匕，并以角摩噎上。外台。**胸胁痛满**羚羊角烧末，水服方寸匕。子母秘录。**腹痛热满**方同上。**堕胎腹痛**血出不止。羚羊角烧灰三钱，豆淋酒下。普济。**产后烦闷**汗出，不识人。千金用羚羊角烧末，东流水服方寸匕。未愈再服。又方：加芍药、枳实等分炒，研末，汤服。**血气逆烦**羚羊角烧末，水服方寸匕。肘后方。**临产催生**羚羊角一枚，刮尖末，酒服方寸匕。产宝。**小儿下痢**羚羊角中骨烧末，饮服方寸匕。秘录。**遍身赤丹**羚羊角烧灰，鸡子清和，涂之，神效。外台。**赤瘢如疮瘙痒**，甚则杀人。羚羊角磨水，摩之数百遍为妙。肘后方。**山岚瘴气**

羚羊角末，水服一钱。集简方。

肉

【气味】　**甘，平，无毒。**

【主治】　**恶疮。**藏器。**和五味炒熟，投酒中，经宿饮之，治筋骨急强，中风。北人恒食，南人食之，免蛇、虫伤。**孟诜。

肺

【气味】　同肉。

【主治】　**水肿鼓胀，小便不利。**时珍。

【发明】　〔时珍曰〕羚羊肺本草不收。千金翼载太医山连治韦司业水肿莨菪丸用之，盖取其引药入肺，以通小便之上源也。其方用羚羊肺一具，沸汤微炸过，曝干为末。莨菪子一升，用三年酢浸一伏时，蒸熟捣烂，和丸梧子大。每用四十丸，麦门冬汤食后服，候口中干、妄语为验。数日小便大利，即瘥。无羚羊，以青羊肺代之亦可。

胆

【气味】　**苦，寒，无毒。**

【主治】　**面上皯䵳，如雀卵色，以酒二升，同煮三沸，涂四五次良。**时珍。

【附方】　新一。**面䵳**羚羊胆、牛胆各一枚，醋二升，同煮三沸，频涂之。外台。

鼻

【主治】　**炙研，治五尸遁尸邪气。**时珍。外台方中用之。

【附录】　**山驴**〔恭曰〕见上文。〔时珍曰〕南史云：滑国出野驴，有角。广志云：驴羊似驴。山海经云：晋阳悬瓮之山、女几之山、荆山、纶山，并多闾，郭璞注云：闾即羭也。似驴而歧蹄，马尾，角如麢羊，一名山驴。俗人亦用其角以代羚羊。又北山经云：太行之山，有兽名䍺，状如麢羊，而四角马尾，有距善旋，其鸣自叫。此亦山驴之类也。

山羊日用

【释名】　**野羊**图经**羱羊**〔时珍曰〕羊之在原野者，故名。

【集解】　〔弘景曰〕山羊即尔雅羱羊，出西夏，似吴羊而大角、角椭者，能陟峻坂，羌夷以为羚羊，角极长，惟一边有节，节亦疏大，不入药用。〔恭曰〕山羊大如牛，或名野羊，善斗至死，角堪为鞍桥。〔颂曰〕闽、广山中一种野羊，彼人谓之羚羊，其皮厚硬，不堪炙食，其肉颇肥。〔吴瑞曰〕山羊似羚羊，色青。其角有挂痕者为羚羊，无者为山羊。〔时珍曰〕山羊有二种：一种大角盘环，肉至百斤者；一种角细者，说文谓之苋羊，音桓。陆氏云：羱羊状如驴而群行，其角甚大，以时堕角，暑天尘露在上，生草戴行。故代都赋云：羱羊养草以盘桓。

肉

【气味】　**甘，热，无毒。**〔颂曰〕南方野羊，多啖石香薷，故肠藏颇热，不宜多食之。

【主治】　**南人食之，肥软益人，治冷劳山岚疟痢，妇人赤白带下。**苏颂。**疗筋骨急强、虚劳，益气，利产妇，不利时疾人。**吴瑞。

鹿本经中品

校正：本经上品白胶，中品鹿茸，今并为一条。

【释名】　**斑龙**〔时珍曰〕鹿字篆文，象其头、角、身、足之形。尔雅云：鹿牡曰麚，音加，牝曰麀，音攸，其子曰麛，音迷，绝有力曰麉，音坚。斑龙名出澹寮方。按乾宁记云：鹿与游龙相戏，必生异角。则鹿得称龙，或以此欤。梵书谓之密利迦罗。

【集解】　〔时珍曰〕鹿，处处山林中有之。马身羊尾，头侧而长，高脚而行速。牡者有角，夏至则解，大如小马，黄质白斑，俗称马鹿。牝者无角，小而无斑，毛杂黄白色，俗称麀鹿，孕六月而生子。鹿性淫，一牡常交数牝，谓之聚麀。性喜食龟，能别良草。食则相呼，行则同旅，居则环角外向以防害，卧则口朝尾闾，以通督脉。殷仲堪云：鹿以白色为正。述异记云：鹿千岁为苍，又五百岁为白，又五百岁为玄。玄鹿骨亦黑，为脯食之，可长生也。埤雅云：鹿乃仙兽，自能乐性，六十年必怀琼于角下，角有斑痕，紫色如点，行则有涎，不复急走。故曰：鹿戴玉而角斑，鱼怀珠而鳞紫。沈存中笔谈云：北狄有驼鹿，极大而色苍黄，无斑。角大而有文，坚莹如玉，茸亦可用。名苑云：鹿之大者曰麈，群鹿随之，视其尾为准。其尾能辟尘，拂毡则不蠹，置茜帛中，岁久红色不黯也。

鹿茸

【修治】　〔别录曰〕四月、五月解角时取，阴干，使时燥。〔恭曰〕鹿茸，夏收之阴干，百不收一，且易臭，惟破之火干大好。〔敩曰〕凡使鹿茸，用黄精自然汁浸两日夜，漉出切焙捣用，免渴人也。又法：以鹿茸锯作片，每五两用羊脂三两，拌天灵盖末涂之，慢火炙令内外黄脆，以鹿皮裹之，安室中一宿，则药魂归矣。乃慢火焙干，捣末用。〔日华曰〕只用酥炙炒研。〔宗奭曰〕茸上毛，先以酥薄涂匀，于烈焰中灼之，候毛尽微炙。不以酥，则火焰伤茸矣。〔时珍曰〕澹寮、济生诸方，有用酥炙、酒炙及酒蒸焙用者，当各随本方。

【发明】　〔抱朴子曰〕南山多鹿，每一雄游，牝百数至，春羸瘦，入夏惟食菖蒲即肥。当角解之时，其茸甚痛。猎人得之，以索系住取茸，然后毙鹿，鹿之血未散也。〔宗奭曰〕茸，最难得不破及不出却血者，盖其力尽在血中故也。此以如紫茄者为上，名茄子茸，取其难得耳。然此太嫩，血气未具，其实少力。坚者又太老，惟长四五寸，形如分歧马鞍，茸端如玛瑙红玉，破之肌如朽木者最善，人亦将麋角伪为之，不可不察。按沈存中笔谈云：月令冬至麋角解，夏至鹿角解。阴阳相反如此，今人以麋、鹿茸作一种者疏矣。或刺麋、鹿血以代茸，云茸亦血，此大误矣。麋茸利补阳，鹿茸利补阴，须佐以他药则有功。凡含血之物，肉差易长，筋次之，骨最难长。故人自胚胎至成人，二十年骨髓方坚。惟麋、鹿角自生至坚，无两月之久，大者至二十余斤。计一日夜须生数两，凡骨之生，无速于此。虽草木易生，亦不及之。此骨之至强者，所以能补骨血，坚阳道，益精髓也。头者诸阳之会，上钟于茸角，岂可与凡血为比哉。〔时珍曰〕按熊氏礼记疏云：鹿是山兽，属阳，情淫而游山，夏至得阴气解角，从阳退之象；麋是泽兽，属阴，情淫而游泽，冬至得阳气而解角，从阴退之象也。余见角下。

【气味】　**甘，温，无毒。**〔别录曰〕酸，微温。〔甄权曰〕苦、辛。麻勃为之使。〔诜曰〕鹿茸不可以鼻嗅之。中有小白虫，视之不见，入人鼻必为虫颡，药不及也。

【主治】　**漏下恶血，寒热惊痫，益气强志，生齿不老。**本经。**疗虚劳，洒洒如疟，羸瘦，四肢酸疼，腰脊痛，小便数利，泄精溺血，破瘀血在腹，散石淋痈肿，骨中热疽，养骨，安胎下气，杀鬼精物，久服耐老。不可近丈夫阴，令痿。**别录。**补男子腰肾虚冷，脚膝无力，夜梦鬼交，精溢自出，女人崩中漏血，赤白带

下，炙末，空心酒服方寸匕。甄权。**壮筋骨。**日华。**生精补髓，养血益阳，强筋健骨，治一切虚损，耳聋目暗，眩运虚痢。**时珍。

【发明】 〔时珍曰〕按澹寮方云：昔西蜀市中，尝有一道人货斑龙丸，一名茸珠丹。每大醉高歌曰：尾闾不禁沧海竭，九转灵丹都漫说。惟有斑龙顶上珠，能补玉堂关下穴。朝野遍传之。其方盖用鹿茸、鹿角胶、鹿角霜也。又戴原礼证治要诀：治头眩运，甚则屋转眼黑，或如物飞，或见一为二，用茸珠丹甚效。或用鹿茸半两，无灰酒三盏，煎一盏，入麝香少许，温服亦效。云茸生于头，类之相从也。

【附方】 旧一，新八。**斑龙丸**治诸虚。用鹿茸酥炙，或酒炙亦可、鹿角胶炒成珠、鹿角霜、阳起石煅红酒淬、肉苁蓉酒浸、酸枣仁、柏子仁、黄芪蜜炙各一两，当归、黑附子炮、地黄九蒸九焙各八钱，辰朱砂半钱，各为末，酒糊丸梧子大。每空心温酒下五十丸。澹寮。**鹿茸酒**治阳事虚痿，小便频数，面色无光。用嫩鹿茸一两，去毛切片，山药末一两，绢袋裹，置酒坛中，七日开瓶，日饮三盏。将茸焙作丸服。普济方。**肾虚腰痛**不能反侧。鹿茸炙、兔丝子各一两，舶茴香半两，为末，以羊肾二对，法酒煮烂，捣泥和，丸梧子大，阴干。每服三五十丸，温酒下，日三服。本事方。**精血耗涸**面色黧黑，耳聋目昏，口渴腰痛，白浊，上燥下寒，不受峻补者。鹿茸酒蒸、当归酒浸各一两，焙为末，乌梅肉煮膏捣，丸梧子大。每米饮服五十丸。济生方。**腰膝疼痛**伤败者。鹿茸涂酥炙紫为末，每酒服一钱。续十全方。**小便频数**鹿茸一对，酥炙为末。每服二钱，温酒下，日三服。郑氏家传方。**虚痢危困**因血气衰弱者。鹿茸酥炙一两为末，入麝香五分，以灯心煮枣肉，和丸梧子大。每空心米饮下三五十丸。济生方。**饮酒成泄**骨立不能食，但饮酒即泄。用嫩鹿茸酥炙、肉苁蓉[①]煨一两，生麝香五分，为末，陈白米饭丸梧子大。每米饮下五十丸。名香茸丸。普济方。**室女白带**因冲任虚寒者。鹿茸酒蒸焙二两，金毛狗脊、白敛各一两，为末，用艾煎醋，打糯米糊丸梧子大。每温酒下五十丸，日二。济生。

角〔颂曰〕七月采角。以鹿年久者，其角更好。煮以为胶，入药弥佳。〔敩曰〕鹿角要黄色紧重尖好者。此鹿食灵草，所以异众鹿也。

【修治】〔诜曰〕凡用鹿角、麋角，并截段错屑，以蜜浸过，微火焙，令小变色，曝干，捣筛为末。或烧飞为丹，服之至炒。以角寸截，泥裹，于器中大火烧一日，如玉粉也。〔时珍曰〕按崔行功纂要方鹿角粉法：以鹿角寸截，炭火烧过，捣末，水和成团，以绢袋三五重盛之，再煅再和，如此五度，以牛乳和，再烧过研用。

【气味】 **咸，温，无毒。**杜仲为之使。

【主治】 **恶疮痈肿，逐邪恶气，留血在阴中。除少腹血痛，腰脊痛，折伤恶血，益气。**别录。**猫鬼中恶，心腹疼痛。**苏恭。**水磨汁服，治脱精尿血，夜梦鬼交。醋磨汁涂疮疡痈肿热毒。火炙热，熨小儿重舌、鹅口疮。**日华。**蜜炙研末酒服，轻身强骨髓，补阳道绝伤。又治妇人梦与鬼交者，清酒服一撮，即出鬼精。烧灰，治女子胞中余血不尽欲死，以酒服方寸匕，日三，甚妙。**孟诜。

【发明】 〔时珍曰〕鹿角，生用则

---

① 苁蓉：《普济方》卷二〇八作“豆蔻”。

散热行血，消肿辟邪；熟用则益肾补虚，强精活血；炼霜熬膏，则专于滋补矣。

【附方】 旧十六，新十九。**服鹿角法**鹿角屑十两，生附子三两去皮脐，为末。每服二钱，空心温酒下。令人少睡，益气力，通神明。彭祖方。**肾消尿数**鹿角一具，炙捣筛，温酒每服方寸匕，日二。外台。**骨虚劳极**面肿垢黑，脊痛不能久立。血气衰惫，发落齿枯，甚则喜唾，用鹿角二两，牛膝酒浸焙一两半，为末，炼蜜丸梧子大。每服五十丸，空心盐酒下。济生。**肾虚腰痛**如锥刺不能动摇。鹿角屑三两，炒黄研末。空心温酒服方寸匕，日三。肘后方。**卒腰脊痛**不能转侧。鹿角五寸烧赤，投二升酒中，浸一宿饮。梅师。**妇人腰痛**鹿角屑熬黄研，酒服方寸匕，日五六服。杨氏产乳。**妊娠腰痛**鹿角截五寸长，烧赤，投一升酒中，又烧又浸，如此数次，细研。空心酒服方寸匕。产宝。**产后腹痛**血不尽者。鹿角烧研，豉汁服方寸匕，日二。子母秘录。**妊娠下血**不止，鹿角屑、当归各半两，水三盏，煎减半，顿服，不过二服。普济方。**胎死腹中**鹿角屑三寸匕，煮葱豉汤和服，立出。百一方。**堕胎血瘀**不下，狂闷寒热。用鹿角屑一两为末，豉汤服一钱，日三。须臾血下。圣惠方。**胞衣不下**鹿角屑三分为末，姜汤调下。产乳。**产后血运**鹿角一段，烧存性，出火毒，为末酒调，灌下即醒。杨拱医方摘要。**妇人白浊**滑数虚冷者。鹿角屑炒黄为末，酒服二钱。妇人良方。**筋骨疼痛**鹿角烧存性，为末。酒服一钱，日二。**食后喜呕**鹿角烧末二两，人参一两，为末。姜汤服方寸匕，日三。肘后方。**小儿哕疾**鹿角粉、大豆末等分，相和乳调，涂乳上饮之。古今录验。**小儿疟疾**鹿角生研为末，先发时以乳调一字服。千金。**小儿滞下**赤白者。用鹿角灰、发灰等分，水服三钱，日二。千金方。**小儿重舌**鹿角末涂舌下，日三。姚和众方。**小儿流涎**脾热也。鹿角屑末，米饮服一字。普济方。**面上皯疱**鹿角尖磨浓汁，厚涂之，神效。**面上风疮**鹿角尖磨酒涂之。圣惠[1]。**咽喉骨哽**鹿角为末，含之咽津。斗门方。**蹉跌损伤**血瘀骨痛。鹿角末，酒服方寸匕，日三。千金方。**竹木入肉**不出者。鹿角烧末，水和涂上，立出。久者不过一夕。千金方。**蠼螋尿疮**鹿角烧末，苦酒调敷。外台。**五色丹毒**鹿角烧末，猪脂和敷。肘后方。**发背初起**鹿角烧灰，醋和涂之，日五六易。千金方。**乳发初起**不治杀人。鹿角磨浓汁涂之。并令人嗍去黄水，随手即散。梅师方。**吹奶焮痛**鹿角屑炒黄为末，酒服二钱。仍以梳梳之。唐氏经验方。**下注脚疮**鹿角烧存性，入轻粉同研，油调涂之。集要。**疖毒肿毒**鹿角尖磨浓汁涂之，甚妙。濒湖方。**痈疽有虫**鹿角烧末，苦酒和涂。磨汁亦可。**妖魅猫鬼**病人不肯言鬼。以鹿角屑捣末，水服方寸匕，即言实也。录验。

白胶一名鹿角胶本经粉名鹿角霜〔甄权曰〕白胶一名黄明胶。〔时珍〕正误见黄明胶。

【修治】 〔别录曰〕白胶生云中，煮鹿角作之。〔弘景曰〕今人少复煮作，惟合角弓用之。其法：先以米渖汁渍七日令软，煮煎如作阿胶法耳。又法：锉角令细，入干牛皮一片，即易消烂。不尔，虽百年无一熟也。〔恭曰〕鹿角、麋角，但煮浓汁重煎，即为胶矣，何必使烂。欲求烂亦不难，陶未见耳。〔诜曰〕作胶法：细破寸截，河水浸七日令软，方煮之。〔敩曰〕采全角锯开，并长三寸，以物盛，于急水中浸一百日取出，刀刮去黄皮，拭

① 圣惠：此方今见《普济方》卷五十二。

净。以硷醋煮七日，旋旋添醋，勿令少歇。戌时不用着火，只从子至戌也。日足，角软如粉，捣烂，每一两入无灰酒一镒，煮成胶，阴干研筛用。〔时珍曰〕今人呼煮烂成粉者，为鹿角霜；取粉熬成胶，或只以浓汁熬成膏者，为鹿角胶。按胡瑛卫生方云：以米泔浸鹿角七日令软，入急流水中浸七日，去粗皮，以东流水、桑柴火煮七日，旋旋添水，入醋少许，捣成霜用。其汁加无灰酒，熬成胶用。又邵以正济急方云：用新角三对，寸截，盛于长流水浸三日，刮净，入楮实子、桑白皮、黄蜡各二两，铁锅中水煮三日夜，不可少停，水少即添汤。日足，取出刮净，晒研为霜。韩悉医通云：以新鹿角寸截，囊盛，于流水中浸七日，以瓦缶入水，桑柴火煮，每一斤入黄蜡半斤，以壶掩住，水少旋添。其角软，以竹刀刮净，捣为霜用。

【气味】 **甘，平，无毒。**〔别录曰〕温。得火良，畏大黄。

【主治】 **伤中劳绝，腰痛羸瘦，补中益气。妇人血闭无子，止痛安胎。久服，轻身延年。**本经。**疗吐血下血，崩中不止，四肢作痛，多汗淋露，折跌伤损。**别录。**男子肾脏气，气弱劳损，吐血。妇人服之，令有子，安胎去冷，治漏下赤白。**药性。**炙捣酒服，补虚劳，长肌益髓，令人肥健，悦颜色；又治劳嗽，尿精尿血，疮疡肿毒。**时珍。

【发明】 〔敩曰〕凡使，鹿角胜于麋角。〔颂曰〕今医家多用麋茸、麋角，云力紧于鹿也。〔时珍曰〕苏东坡良方云：鹿阳兽，见阴而角解；麋阴兽，见阳而角解。故补阳以鹿角为胜，补阴以麋角为胜。其不同如此，但云鹿胜麋，麋胜鹿，疏矣。按此说与沈存中鹿茸利补阴，麋茸利补阳之说相反。以理与功推之，苏说为是。详见茸下。

【附方】 旧七，新一。**异类有情丸** 韩氏医通云：此方自制者。凡丈夫中年觉衰，便可服饵。盖鹿乃纯阳，龟、虎属阴，血气有情，各从其类，非金石草木比也。其方用鹿角霜，治法见上，龟板酒浸七日，酥炙研，各三两六钱，鹿茸熏干，酒洗净，酥涂炙，研，虎胫骨，长流水浸七日，蜜涂酥炙，各二两四钱，水火炼蜜，入豮猪脊髓九条捣，丸梧子大。每空心盐汤下五七九十丸，如厚味善饮者，加猪胆汁一二合，以寓降火之义。**盗汗遗精**鹿角霜二两，生龙骨炒、牡蛎煅各一两，为末，酒糊丸梧子大。每盐汤下四十丸。普济。**虚劳尿精**白胶二两，炙为末，酒二升和，温服。外台。**虚损尿血**白胶三两炙，水二升，煮一升四合，分再服。外台。**小便不禁**上热下寒者，鹿角霜为末，酒糊和丸梧桐子大，每服三四十丸，空心温酒下。普济。**小便频数**鹿角霜、白茯苓等分，为末，酒糊丸梧子大，每服三十丸，盐汤下。梁氏总要。**男子阳虚**甚有补益。方同上。**汤火灼疮**白胶水煎，令稀稠得所，待冷涂之。斗门方。

齿

【主治】 **鼠瘘，留血，心腹痛。不可近丈夫阴。**苏恭。

骨

【气味】 **甘，微热，无毒。**

【主治】 **安胎下气，杀鬼精物，久服耐老，可酒浸服之。**孟诜。**作酒，主内虚，续绝伤，补骨除风。**思邈。**烧灰水服，治小儿洞注下痢。**时珍。

【附方】 新一。**补益虚羸**。鹿骨煎：用鹿骨一具，枸杞根二升，各以水一斗，煎汁五升，和匀，共煎五升，日二服。千金。

肉

【气味】　**甘，温，无毒。**〔诜曰〕九月已后，正月已前，堪食。他月不可食，发冷痛。白臆者、豹文者，并不可食。鹿肉脯，炙之不动，及见水而动，或曝之不燥者，并杀人。不可同雉肉、蒲白、鮠鱼、虾食，发恶疮。礼记云：食鹿去胃。

【主治】　**补中益气力，强五脏。生者疗中风口僻，割片薄之。**别录。华佗云：中风口偏者，以生肉同生椒捣贴，正即除之。**补虚**[①] **瘦弱，调血脉。**孟诜。**养血生容，治产后风虚邪僻。**时珍。外台有鹿肉汤。

【发明】　〔思邈曰〕壶[②]居士言鹿性多警烈，能别良草，止食葛花葛叶、鹿葱、鹿药、白蒿、水芹、甘草、荠苨、齐头蒿、山苍耳，他草不食，处必山冈，故产则归下泽，飨神用其肉者，以其性烈清净也。凡药饵之人，久食鹿肉，服药必不得力，为其食解毒之草制诸药也。〔弘景曰〕野兽之中，麞、鹿可食生，则不羶腥。又非十二辰属，八卦无主，且温补，于人生死无尤，道家许听为脯，过其馀，虽鸡、犬、牛、羊补益，于亡魂有愆责，并不足食。〔宗奭曰〕三礼取鹿腊[③]，亦取此义，且味亦胜他肉。〔时珍曰〕邵氏言：鹿之一身皆益人，或煮，或蒸，或脯，同酒食之良。大抵鹿乃仙兽，纯阳多寿之物，能通督脉，又食良草，故其肉、角有益无损，陶说亦妄耳。

头肉

【气味】　**平。**

【主治】　**消渴，夜梦鬼物，煎汁服，作胶弥善。**苏恭。〔宗奭曰〕头可酿酒，须于作浆时，稍益葱、椒。

【附方】　新一。**老人消渴**鹿头一个，去毛煮烂，和五味，空心食，以汁咽之。鄙事。

蹄肉

【气味】　**平。**

【主治】　**诸风，脚膝骨中疼痛，不能践地，同豉汁、五味煮食。**孙思邈。

脂

【主治】　**痈肿死肌，温中，四肢不随，头风，通腠理。不可近阴。**苏恭。〔时珍曰〕此乃本经麋脂正文，而苏氏以注鹿脂，二脂功或同耶。

【附方】　新一。**面上皯疱**鹿脂涂之，日再。圣惠方。

髓炼净入药。

【气味】　**甘，温，无毒。**

【主治】　**丈夫女子伤中绝脉，筋急痛，咳逆，以酒和，服之良。**别录。**同蜜煮服，壮阳道，令有子。同地黄汁煎膏服，填骨髓，壮筋骨，治呕吐。**日华。**补阴强阳，生精益髓，润燥泽肌。**时珍。

【发明】　〔颂曰〕髓可作酒，唐方多有其法。〔时珍曰〕鹿髓，近方稀用者。删繁方治肺虚毛悴，酥髓汤用之。御药院方滋补药，用其脊髓和酒熬膏丸药，甚为有理。白飞霞医通云：取鹿脑及诸骨髓炼成膏，每一两，加炼蜜二两炼匀，瓷器密收，用和滋补丸药剂甚妙。凡腰痛属肾虚寒者，以和古方摩腰膏，姜汁化一粒擦肾堂[④]，则暖气透入丹田如火，大补元阳，此法甚佳，人鲜知之。

【附方】　新一。**鹿髓煎**治肺痿咳嗽，伤中脉绝，用鹿髓、生地黄汁各七合，酥、蜜各一两，杏仁、桃仁各三两去皮炒，酒一升，同捣取汁，先煎杏仁、桃仁、地黄汁减半，入三味煎如稀饧。每含

① 虚：此下《证类本草》卷十七有“羸”字。

② 壶：《千金》卷二十六第五作“胡”。

③ 三礼取鹿腊：《本草衍义》卷十六作“三祀皆以鹿腊”。

④ 堂：《韩氏医通》卷下作“俞”。

一匙咽下，日三。圣惠[①]。

脑

【主治】　入面脂，令人悦泽。苏颂。**刺入肉内不出，以脑敷之，燥即易，半日当出。**深师。

精

【主治】　补虚羸劳损。时珍。

【发明】　〔韩悉曰〕王师授予鹿峻丸方云：鹿禀纯阳，而峻者，天地初分之气，牝牡相感之精也。医书称鹿茸、角、血、髓大有补益，而此峻则入神矣。其法：用初生牡鹿三五只，苑圃[②]驯养。每日以人参煎汤，同一切草药，任其饮食。久之，以硫黄细末和入，从少至多，燥则渐减，周而复始。大约三年之内，一旦毛脱筋露，气盛阳极。却以牝鹿隔苑诱之，欲交不得，则精泄于外；或令其一交，即设法取其精，瓦器收之，香黏如饧，是为峻也。用和鹿角霜一味为丸，空心盐酒下，大起胎羸、虚瘵危疾，凡服滋补丸药，用此入炼蜜和剂绝妙。〔时珍曰〕按老子云：骨弱筋柔而握固，未知牝牡之合而峻作者，精之至也。峻音子催切，赤子阴也。今作鹿精之名，亦未为稳。

血

【主治】　阴痿，补虚，止腰痛、鼻衄，折伤，狂犬伤。苏恭。**和酒服，治肺痿吐血，及崩中带下。**日华。**诸气痛欲危者，饮之立愈。**汪颖。**大补虚损，益精血，解痘毒、药毒。**时珍。

【发明】　〔颂曰〕近世有服鹿血酒者，云得于射生者，因采捕入山失道，数日饥渴将委顿。惟获一生鹿，刺血数升饮之，饥渴顿除。及归，遂觉血气充盛异人。有效而服之者，刺鹿头角间血，酒和饮之更佳。〔时珍曰〕近世韩飞霞补益方有斑龙宴法，孙氏解痘毒有阴阳二血丸，皆古所未知者。而沈存中又以刺血代茸为非，亦一说也。

【附方】　新三。**斑龙宴**用驯养牡鹿一二只，每日以人参一两煎水与饮，将滓拌土产草料米豆，以时喂之，勿杂他水草。百日之外，露筋可用矣。宴法：夜前减其食，次早空心，将布缚鹿于床，首低尾昂，令有力者抱定前足，有角者执定角，无角者以木囊头拘之，使头不动。用三棱针刺其眼之大眦前毛孔，名天池穴。以银管长三寸许插向鼻梁，坐定，咂其血，饮药酒数杯。再咂再饮，以醉为度。鼻中流出者，亦可接和酒饮。饮毕避风，行升降工夫，为一宴也。用生肌药敷鹿穴，养之。月可一度，一鹿可用六七年。不拘男女老少，服之终身无疾而寿，乃仙家服食丹方二十四品之一也。药酒以八珍散加沉香，木香煮之。**阴阳二血丸**治小儿痘疮，未出者稀，已出者减。用鹿血、兔血，各以青纸盛，置灰上，晒干、乳香、没药各一两，雄黄、黄连各五钱，朱砂、麝香各一钱，为末。炼蜜丸绿豆大。每服十丸，空心酒下。儿小者减之。孙氏集效方。**鼻血时作**干鹿血炒枯，将酒浮熏二三次，仍用酒浮半杯和服之。

肾

【气味】　甘，平，无毒。

【主治】　补肾气。别录**补中，安五脏，壮阳气，作酒及煮粥食之。**日华。

【附方】　旧一。**肾虚耳聋**用鹿肾一对，去脂膜切，以豉汁入粳米二合煮粥食。亦可作羹。圣惠方。

胆

【气味】　苦，寒，无毒。

【主治】　消肿散毒。时珍。

筋

---

① 圣惠：此方今见《圣济总录》卷四十九。

② 圃：《韩氏医通》卷下作“囿”。

【主治】 **劳损续绝**。苏恭。**尘沙眯目者，嚼烂挼入目中，则粘出**。时珍。

【附方】 旧一。**骨鲠**鹿筋渍软，搓索令紧，大如弹丸。持筋端吞至鲠处，徐徐引之，鲠着筋出。外台。

靥

【主治】 **气瘿，以酒渍，炙干，再浸酒中，含咽汁，味尽更易，十具乃愈**深师。

皮

【主治】 **一切漏疮，烧灰和猪脂纳之，日五六易，愈乃止**。时珍。

粪

【主治】 **经日不产，干、湿各三钱，研末，姜汤服，立效**。经验。

胎粪

【主治】 **解诸毒**。〔时珍曰〕按范晔后汉书云：冉駹夷出鹿，食药草，其胎中麑粪，可疗毒也。

麋本经下品

【释名】 〔时珍曰〕陆佃云：麋喜音声。班固云：麋性淫迷。则麋之名义取乎此。尔雅云：牡曰麔音咎，牝曰麎音辰，其子曰麇音夭。

【集解】 〔别录曰〕麋生南山山谷及淮海边。十月取之。〔弘景曰〕今海陵间最多。千百为群，多牝少牡。〔时珍曰〕麋，鹿属也。牡者有角。鹿喜山而属阳，故夏至解角；麋喜泽而属阴，故冬至解角。麋似鹿而色青黑，大如小牛，肉蹄，目下有二窍为夜目。故淮南子云：孕女见麋而子四目也。博物志云：南方麋千百为群，食泽草，践处成泥，名曰麋畯，人因耕获之，其鹿所息处，谓之鹿场也。今猎人多不分别，往往以麋为鹿。牡者犹可以角退为辨，牝者通目为麀鹿矣。

麋脂一名宫脂本经〔时珍曰〕别录言十月取脂，炼过收用，而周礼冬献狼，夏献麋。注云：狼膏聚，麋膏散。聚则温，散则凉，以顺时也。

【气味】 **辛，温，无毒**。忌桃李，畏大黄。

【主治】 **痈肿恶疮，死肌，寒热风寒，湿痹，四肢拘缓不收，风头肿气，通腠理**。本经。**柔皮肤，不可近阴，令痿**。别录。**治少年气盛，面生疮疱，化脂涂之**。时珍。

〔**正误**〕〔弘景曰〕人言麋一牡辄交十馀牝，交毕即死。其脂堕地，经年，人得之名曰遁脂，酒服至良。夫麋性乃尔淫快，不应痿人阴。一方言不可近阴，令阴不痿，此乃有理。〔恭曰〕游牝毕即死者，虚传也。遍问山泽人，无此说。

肉

【气味】 **甘，温，无毒**。〔诜曰〕多食令人弱房，发脚气。妊妇食之，令子目病。〔弘景曰〕不可合猪肉、雉肉食，发痼疾。合虾及生菜、梅、李食，损男子精气。

【主治】 **益气补中，治腰脚**。孟诜。**补五脏不足气**。禹锡。

【发明】 〔时珍曰〕按陆农师云：鹿以阳为体，其肉食之燠；麋以阴为体，其肉食之寒。观此，则别录麋脂令人阴痿，孟诜言多食肉令人弱房，及角、肉不同功之说，亦此意也。

茸

【修治】 与鹿茸同。

【气味】 **甘，温，无毒**。

【主治】 **阴虚劳损，一切血病，筋骨腰膝酸痛，滋阴益肾**。时珍。

麋角

【修治】 〔敩曰〕麋角以顶根上有黄毛若金线，兼旁生小尖，色苍白者为上。〔诜曰〕凡用麋角，可五寸截之，中破，炙黄为末，入药。〔时珍曰〕麋鹿茸角，今人罕能分别。陈自明以小者为鹿茸，大者为麋茸，亦臆见也。不若亲视其采取时为有准也。造麋角胶、麋角霜，并与鹿角胶、鹿角霜同法。又集灵方云：用麋角一双，水浸七日，刮去皮，错屑，以银瓶盛牛乳浸一日，乳耗再加，至不耗乃止。用油纸密封瓶口。别用大麦铺锅中三寸，上安瓶，再以麦四周填满。入水浸一伏时，水耗旋加，待屑软如面取出。焙研成霜用。

【气味】 **甘，热，无毒。**

【主治】 **风痹，止血，益气力。**别录。**刮屑熬香，酒服，大益人。**弘景。出彭祖传中。**酒服，补虚劳，添精益髓，益血脉，暖腰膝，壮阳悦色。疗风气，偏治丈夫。**日华。**作粉常服，治丈夫冷气及风，筋骨疼痛。若卒心痛，一服立瘥。浆水磨泥涂面，令人光华，赤白如玉可爱。**孟诜。**滋阴养血，功与茸同。**时珍。

【发明】 〔诜曰〕麋角常服，大益阳道，不知何因与肉功不同也。煎胶与鹿角胶同功，茸亦胜鹿茸，仙方甚重之。〔恭曰〕麋茸功力胜鹿茸，角煮胶亦胜白胶。详见鹿茸、鹿角下。〔日华曰〕麋角属阴，故治腰膝不仁，补一切血病也。〔时珍曰〕鹿之茸角补阳，右肾精气不足者宜之；麋之茸角补阴，左肾血液不足者宜之。此乃千古之微秘，前人方法虽具，而理未发出，故论者纷纭。又杨氏家藏方，治虚损有二至丸，两角并用。但其药性过温，止宜于阳虚寒湿血痹者耳，于左肾无与焉。孙思邈千金方言：麋角丸凡一百一十方，惟容成子羔所服者，特出众方之外，子羔服之羽化。今观其方，比二至丸似可常服，并集于下。

【附方】 新五。**麋角丸**补心神，安脏腑，填骨髓，理腰脚，能久立，聪耳明目，发白更黑，貌老还少。凡麋角，取当年新角连脑顶者为上，看角根有斫痕处，亦堪用。蜕角根下平者，不堪。取角五具，或四具、三具、二具、一具为一剂。去尖一大寸，即角长七八寸，取势截断，量把镑得。即于长流水中，以竹器盛悬浸十宿。如无长流水处，即于净盆中满着水浸，每夜易换。软即将出，削去皱皮，以利镑镑取白处，至心即止。以清粟米泔浸两宿，初经一宿即干，握沥去旧水，置新绢上曝干，择去恶物粗骨皮及镑不匀者。以无灰美酒于大瓷器中浸，经两宿，其药及酒俱入净釜中。初用武火煮一食久，后以文火微煎，如蟹目沸。以柳木篦徐徐搅，不得住手，时时添酒，以成煎为度。煎时皆须平旦下手，不得经宿。仍看屑[①]如稀胶，即以牛乳五升，酥一斤，以次渐下后项药。仍以麋角一条，炙令黄为末，与诸药同制之。槟榔、通草、秦艽、肉苁蓉、人参、兔丝子酒浸两宿，别捣晒干，甘草各一两，右捣为末。将胶再煎一食顷，似稀稠粥即止火。少时投诸药末相和，稠粘堪作丸，即以新器盛贮，以众手一时丸如梧子大。如粘手，着少酥涂手。其服饵之法：空腹以酒下之，初服三十丸，日加一丸，加至五十丸为度，日二服，至一百日内，忌房室。服经一月，腹内诸疾自相驱逐，有微利勿怪。渐后多泄气能食。患气者，加枳实、青木香各一两。服至二百日，面皱光泽。一年，齿落更生，强记，身轻若风，日行数百里。二年，令人肥饱少食；七十已上服之，却成后生。三年，肠作筋髓，预见未明。四年，常饱不食，自见仙人。三十下服之不辍，颜一定而不变。修合时须在净室中，勿令阴人、鸡、犬、孝子等见。妇人服之

① 屑：此下《千金》卷十九第八有“消”字。

尤佳。如饮酒食面，口干眼涩内热者，即服三黄丸微利之。如此一度发动已后，方始调畅也。千金。**二至丸**补虚损，生精血，去风湿，壮筋骨。用鹿角镑细，以真酥一两，无灰酒一升，慢火炒干，取四两，麋角镑细，以真酥二两，米醋一升煮干，慢火炒干，取半两；苍耳子酒浸一宿焙，半斤，山药、白茯苓、黄芪蜜炙各四两，当归酒浸焙，五两，肉苁蓉酒浸，焙、远志去心、人参、沉香各二两，熟附子一两，通为末，酒煮糯米糊丸梧子大。每服五十丸，温酒、盐汤任下，日二服。杨氏家藏方。**麋角丸**治五痿，皮缓毛瘁，血脉枯槁，肌肤薄着，筋骨羸弱，饮食不美，四肢无力，爪枯发落，眼昏唇燥。用麋角屑一斤，酒浸一宿，大附子生，去皮脐一两半，熟地黄四两，用大麦米一升，以一半藉底，以一半在上，以二布巾隔覆，炊一日，取出药、麦，各焙为末，以浸药酒，添清酒煮麦粉为糊和，杵三千下，丸如梧子大。每服五十丸，食前用温酒或米汤送下，日三服。一方只用麋角镑屑，酥炒黄色五两，熟附子末半两，酒糊丸服。**麋角霜丸**补元脏，驻颜色。用麋角一副，水浸七日，刮去皱皮，镑为屑，盛在一银瓶内，以牛乳汁浸一日，常令乳高二寸，如乳耗更添，直候不耗，用油单纸数重密封瓶口，别用大麦一斗，安别瓶内，约厚三寸，上安麋角瓶，更用大麦周围填实，露瓶口，不住火蒸一复时，如锅内水耗，即旋添热汤，须频看角屑粉烂如面，即住火取出，用细筛子漉去乳，焙干，每料八两；附子炮裂去皮、干山药各三两，右为末，蒸枣肉和丸如梧子大。每服十五丸至二十丸，空心用温盐酒送下。炼蜜丸亦可。总录。**麋角丸**彭祖云：使人丁壮不老，房室不劳损，气力颜色不衰者，莫过麋角。其法：刮为末十两，用生附子一枚合之，雀卵和丸，日服二十丸，温酒下，二十日大效。亦可单熬为末酒服，亦令人不老，但性缓不及附子者。彭祖服食经。

骨

【主治】 **虚劳至良。煮汁酿酒饮，令人肥白，美颜色。**禹锡。

皮

【主治】 **作靴、袜，除脚气。**孟诜。

双头鹿拾遗。

【释名】 **荼首机**〔时珍曰〕荼首机，音蔡茂机，番言也。出博物志。旧本讹作蔡直机，又作余义，亦荼首之讹也。

【集解】 〔藏器曰〕按张华博物志云：荼首机出永昌郡，是两头鹿名也，似鹿两头。其胎中屎，以四月取之。范晔后汉书云：云阳县有神鹿，两头，能食毒草。华阳国志云：此鹿出云阳南郡熊舍山。即余义也。〔时珍曰〕按盛弘之荆州记云：武陵郡云阳山点苍山，产两头兽，似鹿，前后有头，一头食，一头行，山人时或见之，段成式杂俎云：双头鹿矢名耶希。夷人谓鹿为耶，谓屎为希。按唐韵屎字又音希。即此义也。

胎中屎

【主治】 **敷恶疮，蛇虺毒。**藏器。

麂宋开宝附

【释名】 **麞**音即古麂字。〔时珍曰〕麂味甘旨，故从旨。又字说云：山中有虎，麂必鸣以告，其声几几然，故曰麂。大者曰麖。

【集解】 〔马志曰〕麂生东南山谷。〔颂曰〕今有山林处皆有之，而均、房、湘、汉间尤多，乃獐类也。按尔雅云：

麂，大麢音，旄尾[①] 狗足。谓毛长也。南人往往食其肉，然坚韧不及獐味美。其皮作履舄，胜于诸皮。又有一种类麂而大者名麖，不堪药用。山海经云：女几之山多麖麂。即此。〔宗奭曰〕麂，獐属而小于獐。其口两边有长牙，好斗。其皮为第一，无出其右者，但皮多牙伤痕。其声如击破钹。四方皆有，山深处颇多。〔时珍曰〕麂居大山中，似獐而小，牡者有短角，黧色豹脚，脚矮而力劲，善跳越。其行草莽，但循一径。皮极细腻，靴、袜珍之。或云亦好食蛇。符瑞志有银麂，白色，今施州山中出一种红麂，红色。

肉

【气味】　甘，平，无毒。

【主治】　五痔病。炸熟，以姜、醋进之，大有效。藏器。

头骨

【气味】　辛，平，无毒。

【主治】　烧灰饮服，治飞尸。藏器。

皮

【主治】　作靴、袜，除湿气脚痹。时珍。

獐别录中品

【释名】　麕音君。亦作麏。〔时珍曰〕猎人舞采，则獐、麋注视。獐喜文章，故字从章。陆氏曰：獐性惊慞，故谓之獐。又善聚散，故又名麕。囷，圆仓也。尔雅云：牡曰麌，音语，牝曰麜，音栗，其子曰麆，音助。大者曰麃，音庖，古语云：四足之美有麃，是矣。

【集解】　〔颂曰〕獐，今陂泽浅草中多有之。其类甚多，麕乃总名也。有有牙者，有无牙者，其牙不能噬啮。〔时珍曰〕獐秋冬居山，春夏成对。似鹿而小，无角，黄黑色，大者不过二三十斤。雄者有牙出口外，俗称牙獐。其皮细软，胜于鹿皮，夏月毛毨而皮厚，冬月毛多而皮薄也。符瑞志有银獐白色，云王者刑罚中理则出。运斗枢云：枢星散为獐。

【正误】　〔诜曰〕獐中往往得香，如栗子大，不能全香。亦治恶病。〔时珍曰〕獐无香，有香者麝也。俗称土麝，呼为香獐是矣。今正之。

肉

【气味】　甘，温，无毒。〔诜曰〕八月至十一月食之，胜羊；十二月至七月食之，动气。多食，令人消渴。若瘦恶者，食之发痼疾。不可合鹄肉食，成癥疾，又不可合梅、李、虾食，病人。

【主治】　补益五脏。别录。

【发明】　〔弘景曰〕俗云白肉是獐。其胆白，易惊怖也。〔诜曰〕肉同麋肉酿酒，良。道家以其肉供养，名为白脯，云不属十二辰，不是腥腻，无禁忌也。〔时珍曰〕獐胆白性怯，饮水见影辄奔，道书谓獐鹿无魂也。〔藏器曰〕人心粗豪者，以其心肝曝干为末，酒服一具，便即小胆；若怯者食之，则转怯不知所为。

【附方】　旧一，新一。**通乳**獐肉煮食，勿令妇知。子母秘录。**消瘤**用獐肉或鹿肉剖如厚脯，炙热搨之。可四炙四易，出脓便愈。不除，再以新肉用之。外台秘要。

髓脑

【主治】　益气力，悦泽人面。别录。**治虚风。**〔时珍曰〕千金治暗风，薯蓣煎，治虚损，天门冬煎，并用之。〔颂曰〕唐方有獐髓煎并獐骨酒，并补下。

骨

【气味】　甘，微温，无毒。

【主治】　虚损泄精。别录。**益精髓，悦颜色。**日华。〔时珍曰〕千金治产后虚

---

① 尾：《尔雅·释兽》作“毛”。

损，有獐骨汤，煮汁煎药。**酿酒，有祛风[1] 之功。**宁原。

麝本经上品

【释名】　射父尔雅**香獐**〔时珍曰〕麝之香气远射，故谓之麝。或云麝父之香来射，故名，亦通。其形似獐，故俗呼香獐。梵书谓麝香曰莫诃婆伽。

【集解】　〔别录曰〕麝生中台山谷，及益州、雍州山中。春分取香，生者益良。〔弘景曰〕麝形似獐而小，黑色，常食柏叶，又啖蛇。其香正在阴茎前皮内，别有膜袋裹之。五月得香，往往有蛇皮骨。今人以蛇蜕皮裹香，云弥香，是相使也。麝夏月食蛇、虫多，至寒则香满，入春脐内急痛，自以爪剔出，着屎溺中覆之，常在一处不移。曾有遇得乃至一斗五升者，此香绝胜杀取者。昔人云是精、溺凝作，殊不尔也。今出羌夷者多真好，出随郡、义阳、晋溪诸蛮中者亚之。出益州者形扁，仍以皮膜裹之，多伪。凡真香，一子分作三四子，刮取血膜，杂以余物，裹以四足膝皮而货之，货者又复伪之。彼人言但破看一片，毛共在裹中者为胜。今惟得活者看取，必当全真耳。〔颂曰〕今陕西、益州、河东诸路山中皆有，而秦州、文州诸蛮中尤多。蕲州、光州或时亦有，其香绝小，一子才若弹丸，往往是真，盖彼人不甚作伪尔。其香有三等：第一生香，名遗香，乃麝自剔出者，然极难得，价同明珠。其香聚处，远近草木不生或焦黄也。今人带香过园林，则瓜果皆不实，是其验也。其次脐香，乃捕得杀取之。其三心结香，乃麝见大兽捕逐，惊畏失心，狂走坠死。人有得之，破心见血流出脾上，作干血块者，不堪入药。又有一种水麝，其香更奇，脐中皆水，沥一滴于斗水中，用洒衣物，其香不歇。唐天宝中，虞人曾一献之，养于囿中，每以针刺其脐，捻以真雄黄，则脐复合，其香倍于肉麝。此说载在酉阳杂俎，近不复闻有之，或有之而人不识矣。〔慎微曰〕杨亿谈苑云：商汝山中多麝，遗粪常在一处不移，人以是获之。其性绝爱其脐，为人逐急，即投岩，举爪剔裂其香，就絷而死，犹拱四足保其脐。故李商隐诗云：投岩麝退香。许浑诗云：寻麝采生香。〔时珍曰〕麝居山，獐居泽，以此为别，麝出西北者香结实，出东南者谓之土麝，亦可用，而力次之。南中灵猫囊，其气如麝，人以杂之。见本条。

麝脐香

【修治】　〔敩曰〕凡使麝香，用当门子尤妙。以子日开之，微研用，不必苦细也。

【气味】　辛，温，无毒。〔甄权曰〕苦、辛。忌大蒜。〔李鹏飞曰〕麝香不可近鼻，有白虫入脑，患癞。久带其香透关，令人成异疾。

【主治】　辟恶气，杀鬼精物，去三虫蛊毒，温疟惊痫。久服，除邪，不梦寤魇魅。本经。**疗诸凶邪鬼气，中恶，心腹暴痛，胀急痞满，风毒，去面䵟、目中肤翳，妇人产难堕胎，通神仙。**别录。**佩服及置枕间，辟恶梦，及尸疰鬼气。又疗蛇毒。**弘景。〔抱朴子云〕入山辟蛇，以麝香丸着足爪中有效。因麝啖蛇，故以厌之也。**治蛇、蚕咬，沙虫[2] 溪瘴毒，辟蛊气，杀脏腑虫，治疟疾，吐风痰，疗一切虚损恶病。纳子宫，暖水脏，止冷带下。**日华。**熟水研服一粒，治小儿惊痫客忤，镇心安神，止小便利。又能蚀一切痈疮脓水。**药性。又云入十香丸服，令人百毛九

① 祛风：《食鉴本草》卷上作“补下”。

② 虫：《证类本草》卷十六作“虱”。

窍皆香。**除百病，治一切恶气及惊怖恍惚**。孟诜。**疗鼻窒，不闻香臭**。好古。**通诸窍，开经络，透肌骨，解酒毒，消瓜果食积，治中风、中气、中恶，痰厥，积聚癥瘕**。时珍。

【发明】 〔李杲曰〕麝香入脾治内病。凡风病在骨髓者宜用之，使风邪得出。若在肌肉用之，反引风入骨，如油入面之不能出也。〔朱震亨曰〕五脏之风，不可用麝香以泻卫气。口鼻出血，乃阴盛阳虚，有升无降，当补阳抑阴，不可用脑、麝轻扬飞窜之剂。妇人以血为主，凡血海虚而寒热盗汗者，宜补养之，不可用麝香之散，琥珀之燥，〔严用和曰〕中风不省者，以麝香、清油灌之，先通其关，则后免语謇瘫痪之证，而他药亦有效也。〔时珍曰〕严氏言风病必先用麝香，而丹溪谓风病、血病必不可用，皆非通论。盖麝香走窜，能通诸窍之不利，开经络之壅遏。若诸风、诸气、诸血、诸痛、诸痫、癥瘕诸病，经络壅闭，孔窍不利者，安得不用为引导以开之、通之耶。非不可用也，但不可过耳。济生方治食瓜果成积作胀者用之，治饮酒成消渴者用之，云果得麝则坏，酒得麝则败，此得用麝之理者也。

【附方】 旧七，新十三。**中风不省**麝香二钱研末，入清油二两和匀，灌之，其人自苏也。济生方。**中恶客忤**项强欲死。麝香少许，乳汁涂儿口中取效。醋调亦可。广利方。**小儿惊啼**发歇不定。真麝香一字，清水调服，日三。广利。**小儿中水**单以麝香如大豆三枚，奶汁调，分三四服。杨氏产乳。**破伤风水**毒肿痛不可忍。麝香末一字纳疮中，出尽脓水，便效。普济方。**中恶霍乱**麝香一钱，醋半盏，调服。圣惠方。**小儿邪疟**以麝香研墨，书去邪辟魔四字于额上。经验。**诸果成积**伤脾作胀，气急。用麝香一钱，生桂末一两，饭和，丸绿豆大。大人十五丸，小儿七丸，白汤下。盖果得麝则落，木得桂即枯故也。济生。**消渴饮水**因饮酒或食果实过度，虽能食而口渴饮水，数尿。以麝香当门子，酒相和作十余丸，枳椇子煎汤送下。盖麝香败酒坏果，枳椇亦败酒也。济生。**偏正头痛**久不除者。晴明时，将发分开，用麝香五分，皂角末一钱，薄纸裹置患处。以布包炒盐于上熨之，冷则易。如此数次，永不再发。简便单方。**五种蛊毒**麝香、雄黄等分为末，以生羊肝如指大，以刀割开，裹药吞之。卫生。**口内肉球**有根如线五寸余，如钗股，吐出乃能食物，捻之则痛彻心者，麝香一钱研水服之，日三，自消。夏子益奇疾方。**催生易产**续十全方：麝香一钱，水研服，立下。济生胜金散：治人弱难产。麝香一钱，盐豉一两，以旧青布裹之，烧红为末，以秤锤淬酒，服二钱即下。郭稽中云：妇人产难及横逆生者，乃儿枕破而败血裹子，服胜金散逐其败血，自生也。**死胎不下**麝香当门子一枚，桂心末二钱，温酒服，即下。本事方。**痔疮肿毒**麝香当门子、印城盐等分涂之。不过三次。外台。**鼠咬成疮**麝香封之妙。经验。**蚕咬成疮**蜜调麝香傅之。广利方。**山岚瘴气**水服麝香三分解之。集简方。**虫牙作痛**香油抹头，蘸麝香末，绵裹炙热咬之。换二三次，其虫即死，断根甚妙。医方摘要。

肉

【气味】 **甘，温，无毒**。〔诜曰〕蛮人常食之，似獐肉而腥气，云食之不畏蛇毒也。

【主治】 **腹中癥病**。时珍。

【附方】 新一。**小儿癥病**麝肉二两，切焙，蜀椒三百枚，炒捣末，以鸡子白和，丸小豆大。每服二三丸，汤下，以知为度。范汪方。

灵猫拾遗

【释名】 **灵狸**作蛉者非。**香狸**杂俎**神狸**离骚注**类**〔时珍曰〕自为牝牡，又有香气，可谓灵而神矣。

【集解】 〔藏器曰〕灵猫生南海山谷，状如狸，自为牝牡。其阴如麝，功亦相似。按异物志云：灵狸一体自为阴阳。其水道连囊，以酒洒阴干，其气如麝，若杂入麝香中，罕能分别，用之亦如麝焉。〔颂曰〕香狸出南方，人以作脍生，如北地狐生法，其气甚香，微有麝气。〔时珍曰〕按段成式言，香狸有四外肾，则自能牝牡者，或由此也。刘郁西使记云：黑契丹出香狸，文似土豹，其肉可食，粪溺皆香如麝气。杨慎丹铅录云：予在大理府见香猫如狸，其文如金钱豹。此即楚辞所谓乘赤豹兮载文狸，王逸注为神狸者也。南山经所谓亶爰之山有兽焉，状如狸而有髦，其名曰类，自为牝牡，食者不妒。列子亦云：亶爰之兽，自孕而生，曰类，疑即此物也。又星禽真形图，心月狐有牝牡两体，其神狸乎。珍按：刘、杨二说与异物志所说相合，则类即灵狸无疑矣，类、狸字音亦相近也。

肉

【气味】 **甘，温，无毒。**

阴

【气味】 **辛，温，无毒。**

【主治】 **中恶气，飞尸蛊疰，心腹卒痛，狂邪鬼神，鬼疟疫气，梦寐邪魇，镇心安神。**藏器。

猫蜀本草

【释名】 **家狸**〔时珍曰〕猫，苗、茅二音，其名自呼。陆佃云：鼠害苗而猫捕之，故字从苗。礼记所谓迎猫，为其食田鼠也。亦通。格古论云：一名乌圆。或谓蒙贵即猫，非矣。

【集解】 〔时珍曰〕猫，捕鼠小兽也，处处畜之。有黄、黑、白、驳数色，狸身而虎面，柔毛而利齿。以尾长腰短，目如金银，及上颚多棱者为良。或云：其睛可定时：子、午、卯、酉如一线，寅、申、巳、亥如满月，辰、戌、丑、未如枣核也。其鼻端常冷，惟夏至一日则暖。性畏寒而不畏暑，能画地卜食，随月旬上下啮鼠首尾，皆与虎同，阴类之相符如此。其孕也两月而生，一乳数子，恒有自食之者。俗传牝猫无牡，但以竹帚扫背数次则孕，或用斗覆猫于灶前，以刷帚头击斗，祝灶神而求之亦孕。此与以鸡子祝灶而抱雏者相同。俱理之不可推者也。猫有病，以乌药水灌之，甚良。世传薄荷醉猫，死猫引竹，物类相感然耳。

肉

【气味】 **甘，酸，温，无毒。**

【主治】 **劳疰，鼠瘘蛊毒。**

【发明】 〔时珍曰〕本草以猫、狸为一类注解。然狸肉入食，猫肉不佳，亦不入食品。故用之者稀。胡濙易简方云：凡预防蛊毒，自少食猫肉，则蛊不能害。此亦隋书所谓猫鬼野道之蛊乎。肘后治鼠瘘核肿，或已溃出脓血者，取猫肉如常作羹，空心食之，云不传之法也。昔人皆以疬子为鼠涎毒所致。此乃淮南子狸头治癙及鼠啮人疮。又云狐目狸脑，鼠去其穴，皆取其相制之义耳。

头骨

【气味】 **甘，温，无毒。**

【主治】 **鬼疰蛊毒，心腹痛，杀虫治疳，及痘疮变黑，瘰疬癙瘘恶疮。**时珍。

【发明】 〔时珍曰〕古方多用狸，今人多用猫，虽是二种，性气相同。故可通用。孙氏治痘疮倒黡，用人、猫、猪、犬四头骨，方见人类。

【附方】　新九。**心下鳖瘕**用黑猫头一枚烧灰，酒服方寸匕，日三。寿域。**痰齁发喘**猫头骨烧灰，酒服三钱，便止。医学正传。**猫鬼野道病**，歌哭不自由。腊月死猫头烧灰，水服一钱匕，日二。千金方。**多年瘰疬**不愈。用猫头、蝙蝠各一个，俱撒上黑豆，同烧存性，为末掺之。干则油调。内服五香连翘汤，取效。集要。**走马牙疳**黑猫头烧灰，酒服方寸匕。寿域方。**小儿阴疮**猫头骨烧灰，傅之即愈。**鼠咬疮痛**猫头烧灰，油调敷之，以瘥为度。赵氏方。**收敛痈疽**猫头一个煅研，鸡子十个煮熟去白，以黄煎出油，入白蜡少许，调灰敷之，外以膏护住，神妙。医方摘要。**对口毒疮**猫头骨烧存性，研。每服三五钱，酒服。吴球便民食疗方。

脑纸上阴干。

【主治】　**瘰疬鼠瘘溃烂，同莽草等分为末，纳孔中。**时珍。出千金。

眼睛

【主治】　**瘰疬鼠瘘，烧灰，井华水服方寸匕，日三。出外台**[①]。

牙

【主治】　**小儿痘疮倒黡欲死，同人牙、猪牙、犬牙烧炭，等分研末，蜜水服一字，即便发起。**时珍。

【发明】　〔时珍曰〕痘疮归肾则变黑。凡牙皆肾之标，能入肾发毒也。内有猫牙，又能解毒，而热证亦可用云。

舌

【主治】　**瘰疬鼠瘘，生晒研敷。**千金。

涎

【主治】　**瘰疬，刺破涂之。**时珍。

肝

【主治】　**劳瘵杀虫，取黑猫肝一具，生晒研末，每朔、望五更酒调服之。**时珍。出直指。

胞衣

【主治】　**反胃吐食，烧灰，入朱砂末少许，压舌下，甚效。**时珍。出杨氏经验。

皮毛

【主治】　**瘰疬诸瘘，痈疽溃烂。**时珍。

【附方】　新六。**乳痈溃烂见内者。**猫儿腹下毛，坩锅内煅存性，入轻粉少许，油调封之。济生秘览。**瘰疬鼠瘘**以石菖蒲生研之，微破，以猫儿皮连毛烧灰，用香油调傅。内服白敛末，酒下，多多为上。仍以生白敛捣烂，入酒少许，傅之效。证治要诀。**鬓边生疖**猫颈上毛、猪颈上毛各一把，鼠屎一粒，烧研，油调傅之。寿域。**鬼舐头疮**猫儿毛烧灰，膏和傅之。千金。**鼻擦破伤**猫儿头上毛剪碎，唾粘傅之。卫生易简。**鼠咬成疮**猫毛烧灰，入麝香少许，唾和封之。猫须亦可。救急易方。

尿以姜或蒜擦牙、鼻，或生葱纴鼻中，即遗出。

【主治】　**蜒蚰诸虫入耳，滴入即出。**时珍。出儒门事亲。

屎

【修治】　腊月采干者，泥固，烧存性，收用。

【主治】　**痘疮倒陷不发，瘰疬溃烂，恶疮蛊疰，蝎螫鼠咬。**时珍，痘黡有无价散，见人类。**烧灰水服，治寒热鬼疟，发无期度者，极验。**蜀本草。

【附方】　旧一，新七。**小儿疟疾**乌猫屎一钱，桃仁七枚，同煎，服一盏立瘥。温居士方。**腰脚锥痛**支腿者。猫儿屎

---

① 外台：此方今见《千金》卷二十三。

烧灰，唾津调，涂之。永类钤方。**蛊疰腹痛**雄猫屎烧灰，水服。外台。**瘰疬溃烂**腊月猫屎，以阴阳瓦合，盐泥固济，煅过研末，油调搽之。儒门事亲。**鬼舐头秃**猫儿屎烧灰，腊猪脂和，傅之。千金。**鼠咬成疮**猫屎揉之，即愈。寿域方。**蝎螫作痛**猫儿屎涂之，三五次即瘥。心镜。**齁哮痰咳**猫粪烧灰，砂糖汤服一钱。叶氏摘玄。

狸别录中品

【释名】　**野猫**〔时珍曰〕按埤雅云：兽[①]之在里者，故从里，穴居薶伏之兽也。尔雅云：狸子曰貄，（音曳）。其足蹯，其迹内，音钮，指头处也。

【集解】　〔弘景曰〕狸类甚多，今人用虎狸，无用猫狸者，然猫狸亦好。又有色黄而臭者，肉亦主鼠瘘。〔颂曰〕狸，处处有之。其类甚多，以虎斑文者堪用，猫斑者不佳。南方一种香狸，其肉甚香，微有麝气。〔宗奭曰〕狸形类猫，其文有二：一如连钱，一如虎文，皆可入药。肉味与狐不相远。江南一种牛尾狸，其尾如牛，人多糟食，未闻入药。〔时珍曰〕狸有数种：大小如狐，毛杂黄黑有斑，如猫而圆头大尾者为猫狸，善窃鸡鸭，其气臭，肉不可食。有斑如貙虎，而尖头方口者为虎狸，善食虫鼠果实，其肉不臭，可食；似虎狸而有黑白钱文相间者，为九节狸，皮可供裘领，宋史安陆州贡野猫、花猫，即此二种也。有文如豹，而作麝香气者为香狸，即灵猫也。南方有白面而尾似牛者，为牛尾狸，亦曰玉面狸，专上树木食百果，冬月极肥，人多糟为珍品，大能醒酒。张揖广雅云：玉面狸，人捕畜之，鼠皆帖伏不敢出也。一种似猫狸而绝小，黄斑色，居泽中，食虫鼠及草根者名㺃，（音迅）。又登州岛上有海狸，狸头而鱼尾也。

肉

【气味】　**甘，平，无毒。**〔诜曰〕温，正月勿食，伤神。〔时珍曰〕内则：食狸去正脊，为不利人也。反藜芦。

【主治】　**诸疰。**别录。**治温鬼毒气，皮中如针刺。**时珍。出太平御览。**作羹臛，治痔及鼠瘘，不过三顿，甚妙。**苏颂。出外台。**补中益气，去游风。孙思邈。**

【附方】　新二。**肠风痔瘘**下血年深日近者。如圣散：用腊月野狸一枚，蟠在罐内；炒大枣半升，枳壳半斤，甘草四两，猪牙皂荚二两，同入罐内盖定，瓦上穿一孔，盐泥固济，煅令干。作一地坑，以十字瓦支住罐子，用炭五秤，煅至黑烟尽、青烟出取起，湿土罨一宿，为末。每服二钱，盐汤下。一方：以狸作羹，其骨烧灰酒服。杨氏家藏方。**风冷下血**脱肛疼痛。野狸一枚，大瓶盛之，泥固，火煅存性，取研，入麝香二钱。每食前米饮服二钱。圣惠方。

膏

【主治】　**鼷鼠咬人成疮，用此摩之，并食狸肉。**时珍。

肝

【主治】　**鬼疟。**时珍。

【附方】　新一。**鬼疟经久或发或止。**野猫肝一具，瓶盛，热猪血浸之，封口，悬干去血，取肝研末；猢狲头骨、虎头骨、狗头骨各一两，麝香一分，为末，醋糊丸芡子大。发时手把一丸嗅之，仍以绯帛包一丸系中指上。圣惠方。

阴茎

【主治】　**女人月水不通，男子阴㿗，烧灰，东流水服。**别录。

骨头骨尤良。

---

① 兽：《埤雅》卷四作“豸”。

【气味】　甘，温，无毒。

【主治】　**风疰、尸疰、鬼疰、毒气，在皮中淫濯，如针刺着，心腹痛，走无常处，及鼠瘘恶疮**。别录。**烧灰酒服，治一切游风**。保鼎。**炒末，治噎病，不通饮食**。药性。**烧灰水服，治食野鸟肉中毒。头骨炙研或烧灰，酒服二钱，治尸疰、邪气腹痛及痔瘘，十服后见验**。孟诜。〔宗奭曰〕炙骨，和雄黄、麝香为丸服，治痔及瘘甚效。**杀虫，治疳㿗疬**。时珍。

【发明】　〔颂曰〕华佗治尸疰有狸骨散，用其头。〔时珍曰〕狸骨、猫骨性相近，可通用之。卫生宝鉴治诸风心痫神应丹，用狸全身烧过入药。

【附方】　旧一，新一。**㿗疬肿痛**久不瘥。用狸头、蹄骨，并涂酥炙黄为散。每日空心米饮下一钱匕。圣惠。**㿗疬已溃**狸头烧灰，频傅之。千金。

屎五月收干。

【主治】　**烧灰，水服，主鬼疟寒热**。孟诜。**烧灰，和腊猪脂，敷小儿鬼舐头疮**。千金

风狸拾遗

校正：原附狸下，今分出。

【释名】　**风母**纲目**风生兽**同**平猴**同**狤猖**音吉屈。〔珍曰〕风狸能因风腾越，死则得风复生，而又治风疾，故得风名。狤猖言其诘崛也。

【集解】　〔藏器曰〕风狸生邕州以南。似兔而短，栖息高树上，候风而吹至他树，食果子，其尿如乳，甚难得，人取养之乃可得。〔时珍曰〕今考十洲记之风生兽，广州[①]异物志之平猴，岭南异物志之风狸，酉阳杂俎之狤猖，虞衡志之风狸，皆一物也。但文有大同小异尔。其兽生岭南及蜀西徼外山林中，其大如狸如獭，其状如猿猴而小，其目赤，其尾短如无，其色青黄而黑，其文如豹。或云一身无毛，惟自鼻至尾一道有青毛，广寸许，长三四分。其尿如乳汁，其性食蜘蛛，亦啖薰陆香，昼则伏不动如猬，夜则因风腾跃甚捷，越岩过树，如鸟飞空中。人网得之，见人则如羞而叩头乞怜之态。人挝击之，倏然死矣，以口向风，须臾复活。惟碎其骨、破其脑乃死。一云刀斫不入，火焚不焦，打之如皮囊，虽铁击其头破，得风复起；惟石菖蒲塞其鼻，即死也。一云此兽常持一杖，指飞走悉不能去，见人则弃之。人获得击打至极，乃指示人。人取以指物，令所欲如意也。二说见十洲记及岭南志，未审然否。

脑

【主治】　**酒浸服，愈风疾**。时珍。出岭南志。**和菊花服至十斤，可长生**。十洲记。

尿

【主治】　**诸风**。藏器。**大风疾**。虞衡志。

狐别录下品

【释名】　〔时珍曰〕埤雅云：狐，孤也。狐性疑，疑则不可以合类，故其字从孤省。或云狐知虚实，以虚击实，实即孤也，故从孤，亦通。

【集解】　〔弘景曰〕江东无狐，狐出北方及益州。形似狸而黄，善为魅。〔恭曰〕形似小黄狗，而鼻尖尾大，全不似狸。〔颂曰〕今江南亦时有之，汴、洛尤多。北土作脍生食之。其性多疑审听，故捕者多用罝。〔时珍曰〕狐，南北皆有之，北方最多。有黄、黑、白三种，白色者尤稀。尾有白钱文者亦佳。日伏于穴，夜出窃食。声如婴儿，气极臊烈。毛皮可

① 广州：《太平御览》卷九〇八作“南州”。

为裘，其毛纯白，谓之狐白。许慎云：妖兽，鬼所乘也。有三德：其色中和，小前大后，死则首丘。或云狐知上伏，不度阡陌。或云狐善听冰，或云狐有媚珠，或云狐至百岁，礼北斗而变化为男、女、淫妇以惑人。又能击尾出火。或云狐魅畏狗。千年老狐，惟以千年枯木然照，则见真形。或云犀角置穴，狐不敢归。山海经云：青丘之山，有狐九尾，能食人，食之不蛊。〔鼎曰〕狐魅之状，见人或叉手有礼，或祇揖无度，或静处独语，或裸形见人也。

肉

【气味】 **甘，温，无毒。**〔诜曰〕有小毒。礼记云：食狐去首，为害人也。

【主治】 **同肠作臛食，治疮疥久不瘥。**苏恭。**煮炙食，补虚损，又及五脏邪气，患蛊毒寒热者，宜多服之。**孟诜。**作脍生食，暖中去风，补虚劳。**苏颂。

【附方】 旧一。**狐肉羹**治惊痫恍惚，语言错谬，歌笑无度，及五脏积冷，蛊毒寒热诸病。用狐肉一片及五脏治净，入豉汁煮熟，入五味作羹，或作粥食。京中以羊骨汁、鲫鱼代豉汁，亦妙。食医心镜。

五脏及肠肚

【气味】 **苦，微寒，有毒。**

【主治】 **蛊毒寒热，小儿惊痫。**别录。**补虚劳，随脏而补，治恶疮疥。生食，治狐魅。**日华。**作羹，治大人见鬼。**孟诜。**肝烧灰，治风痫及破伤风，口紧搐强。**时珍。古方治诸风心痫，有狐肝散及卫生宝鉴神应散，普济方治破伤中风金乌散中并用之。

【附方】 新四。**劳疟瘴疟**野狐肝一具阴干，重五日更初，北斗下受气为末，粳米作丸绿豆大。每以一丸绯帛裹，系手中指，男左女右。圣惠。**鬼疟寒热**野狐肝胆一具，新瓶内阴干，阿魏一分，为末，醋糊丸芡子大。发时男左女右把一丸嗅之。仍以绯帛包一丸，系手中指。圣惠。**中恶蛊毒**腊月狐肠烧末，水服方寸匕。千金。**牛病疫疾**〔恭曰〕狐肠烧灰，水灌之，胜獭也。

胆腊月收之。

【主治】 **人卒暴亡，即取雄狐胆温水研灌，入喉即活。移时者无及矣。**苏颂。出续传信方。**辟邪疟，解酒毒。**时珍。万毕术云：狐血渍黍，令人不醉。高诱注云：以狐血渍黍米、麦门冬，阴干为丸。饮时以一丸置舌下含之，令人不醉也。

【附方】 新一。**狐胆丸**治邪疟发作无时。狐胆一个，朱砂、砒霜各半两，阿魏、麝香、黄丹、绿豆粉各一分，为末，五月五日午时，粽子尖和，丸梧子大。空心及发前，冷醋汤服二丸。忌热物。圣惠方。

阴茎

【气味】 **甘，微寒，有毒。**〔思邈曰〕有小毒。

【主治】 **女子绝产，阴中痒，小儿阴㿗卵肿。**别录。**妇人阴脱。**时珍。

【附方】 新一。**小儿阴肿**狐阴茎炙为末，空心酒服。千金方。

头

【主治】 **烧之辟邪。同狸头烧灰，傅瘰疬。**时珍。千金。

目

【主治】 **破伤中风。**时珍。

【发明】 〔时珍曰〕狐目治破伤风，方见刘氏保寿堂方，云神效无比。腊月收取狐目阴干，临时用二目一副，炭火微烧存性，研末，无灰酒服之。又淮南万毕术云：狐目狸脑，鼠去其穴。谓涂穴辟鼠也。

鼻

【主治】 **狐魅病，同豹鼻煮食。**时珍。

唇

【主治】 **恶刺入肉，杵烂，和盐封之。**圣惠。

口中涎液

【主治】 **入媚药。**〔嘉谟曰〕取法：小口瓶盛肉，置狐常行处。狐爪不得，徘徊于上，涎入瓶中，乃收之也。

四足

【主治】 **痔漏下血。**时珍。

【附方】 新一。**痔漏**反花泻血者。用狐手足一副阴干，穿山甲、猬皮各三两，黄明胶、白附子、五灵脂、蜀乌头、川芎䓖、乳香各二两，锉细，入砂锅内，固济候干，炭火煅红为末。入木香末一两，以芫荽煎酒调下二钱，日三服，屡效。永类钤方。

皮

【主治】 **辟邪魅。**时珍。

尾

【主治】 **烧灰辟恶。**日华。头尾烧灰，治牛疫，和水灌之。

雄狐屎〔恭曰〕在竹、木及石上，尖头者是也。

【主治】 **烧之辟恶。**别录。**去瘟疫气。**苏恭。**治肝气心痛，颜色苍苍如死灰，喉如喘息者，以二升烧灰，和姜黄三两捣末，空腹酒下方寸匕，日再，甚效。**苏颂。出崔元亮海上方。**疗恶刺入肉，烧灰，腊月猪脂封之。**千金。

【附方】 旧一，新一。**鬼疟寒热**雄狐屎、蝙蝠屎各一分，为末，醋糊丸芡子大。发时男左女右，手把一丸嗅之。**一切恶瘘**中有冷息肉者。用正月狐粪干末，食前新汲水下一钱匕。日二。千金。

貉音鹤。衍义

校正：原系貒下，今分出。

【释名】 〔时珍曰〕按字说云：貉与獾同穴各处，故字从各。说文作貈。亦作狢。尔雅：貈子曰貊，音陌，其子曰貗，音恼。原本以貊作貆者，讹矣。

【集解】 〔宗奭曰〕貉形如小狐，毛黄褐色。〔时珍曰〕貉生山野间。状如狸，头锐鼻尖，斑色。其毛深厚温滑，可为裘服。与獾同穴而异处，日伏夜出，捕食虫物，出则獾随之。其性好睡，人或畜之，以竹叩醒，已而复寐，故人好睡者谓之貉睡。俗作渴睡，谬矣。俚人又言其非好睡，乃耳聋也，故见人乃知趋走。考工记云：貉逾汶则死，土气使然也。王浚川言北曰狐，南曰貉；星禽书言氐土貉是千岁独狐化成者，并非也。

肉

【气味】 **甘，温，无毒。**

【主治】 **元脏虚劳及女子虚惫。**苏颂。

貒音湍。唐本草

【释名】 **獾豘**藏器**猪獾**〔时珍曰〕貒，团也，其状团肥也。尔雅云：貒子曰貗，其足蹯，其迹内。蹯，足掌也。内，指头迹也。

【集解】 〔颂曰〕貒，似犬而矮，尖喙黑足，褐色。与獾、貉三种，大抵相类，而头、足小别。郭璞注尔雅云：貒，一名獾，以为一物，然方书说其形状差别也。〔宗奭曰〕貒肥矮，毛微灰色，头连脊毛一道黑，短尾，尖嘴而黑。蒸食极美。〔时珍曰〕貒即今猪獾也。处处山野有之。穴居，状似小猪豘，形体肥而行钝。其耳聋，见人乃走。短足短尾，尖喙褐毛，能孔地食虫蚁瓜果。其肉带土气，皮毛不如狗獾。苏颂所注乃狗獾，非也。郭璞谓獾即貒，亦误也。

肉

【气味】 **甘，酸，平，无毒。**

【主治】 **水胀久不瘥、垂死者，作羹食之，下水大效。**苏恭。圣惠用粳米、葱、豉作粥食。**服丹石动热，下痢赤白久不瘥，煮肉露一宿，空腹和酱食，一顿即瘥。瘦人煮和五味食，长肌肉。**孟诜。〔宗奭曰〕野兽中惟貒肉最甘美，益瘦人。**治上气虚乏，咳逆劳热，和五味煮食。**吴瑞。

膏

【主治】 **蜣螂蛊毒，胸中哽噎怵怵如虫行，咳血，以酒和服，或下或吐或自消也。**崔行功。

胞

【主治】 **蛊毒，以腊月者，汤摩如鸡子许，空腹服之。**唐本草。

骨

【主治】 **上气咳嗽，炙研，酒服三合，日二，取瘥。**孟诜。

獾食物

【释名】 **狗獾**音欢。**天狗**〔时珍曰〕獾又作貆，亦状其肥钝之貌。蜀人呼为天狗。

【集解】 〔汪颖曰〕狗獾，处处山野有之，穴土而居，形如家狗，而脚短，食果实。有数种相似。其肉味甚甘美，皮可为裘。〔时珍曰〕貒，猪獾也；獾，狗獾也，二种相似而略殊。狗獾似小狗而肥，尖喙矮足，短尾深毛，褐色。皮可为裘领。亦食虫蚁瓜果。又辽东女真地面有海獾皮，可供衣裘，亦此类也。

肉

【气味】 **甘、酸，平，无毒。**

【主治】 **补中益气，宜人。**汪颖。**小儿疳瘦，杀蛔虫，宜啖之。**苏颂。**功与貒同。**时珍。

木狗纲目

【集解】 〔时珍曰〕按熊太古翼越集云：木狗生广东左右江山中。形如黑狗，能登木。其皮为衣褥，能运动血气。元世祖有足疾，取以为裤，人遂贵重之，此前所未闻也。珍尝闻蜀人言：川西有玄豹，大如狗，黑色，尾亦如狗。其皮作裘、褥，甚暖。冬月远行，用其皮包肉食，数日犹温，彼土亦珍贵之。此亦木狗之属也。故附见于此云。

皮

【主治】 **除脚痹风湿气，活血脉，暖腰膝。**时珍。

豺音侪。唐本草

【释名】 **豺狗**〔时珍曰〕按字说云：豺能胜其类，又知祭兽，可谓才矣，故字从才。埤雅云：豺，柴也。俗名体瘦如豺是矣。

【集解】 〔时珍曰〕豺，处处山中有之，狼属也。俗名豺狗，其形似狗而颇白，前矮后高而长尾，其体细瘦而健猛，其毛黄褐而鬡鬡，其牙如锥而噬物，群行虎亦畏之。又喜食羊，其声如犬，人恶之，以为引魅不祥。其气臊臭可恶。罗愿云：世传狗为豺之舅，见狗辄跪，亦相制耳。

肉

【气味】 **酸，热，有毒。**〔诜曰〕豺肉食之，损人精神，消人脂肉，令人瘦。

皮

【气味】 **热。**

【主治】 **冷痹软脚气，熟之以缠裹病上，即瘥。**苏恭。**疗诸疳痢，腹中诸疮，煮汁饮，或烧灰酒服之。亦可傅𧏾**

齿疮。孟诜。又曰：烧灰和酒灌解槽，牛马便驯良附人。**治小儿夜啼，百法不效，同狼屎中骨烧灰等分，水服少许，即定。**时珍。总录[①]。

狼拾遗

【释名】 **毛狗**〔时珍曰〕禽书云：狼逐食，能倒立，先卜所向，兽之良者也。故字从良。尔雅云：牡曰貛，牝曰狼，其子曰獥，音叫。

【集解】 〔藏器曰〕狼大如狗，苍色，鸣声则诸孔皆沸。〔时珍曰〕狼，豺属也，处处有之。北方尤多，喜食之，南人呼为毛狗是矣。其居有穴。其形大如犬，而锐头尖喙，白颊骈胁，高前广后，不甚高，能食鸡鸭鼠物。其色杂黄黑，亦有苍灰色者。其声能大能小，能作儿啼以魅人，野俚尤恶其冬鸣。其肠直，故鸣则后窍皆沸，而粪为蜂烟，直上不斜。其性善顾而食戾践藉。老则其胡如袋，所以跋胡疐尾，进退两患。其象上应奎星。〔颖曰〕狈足前短，知食所在；狼足后短，负之而行，故曰狼狈。

狼筋〔藏器曰〕狼筋如织络袋子，又若筋胶所作，大小如鸭卵。人有犯盗者，熏之即脚挛缩，因之获贼也。或言是狼狌下筋，又言是虫所作，未知孰是。〔时珍曰〕按李石续博物志云：唐时有狼巾，一作狼筋，状如大蜗，两头光，带黄色。有段祐失金帛，集奴婢于庭焚之，一婢脸𥆧，乃窃器者。此即陈氏所谓狼筋也。愚谓其事盖术者所为，未必实有是理，而罗氏尔雅翼解为狼胜中筋，大于鸡卵，谬矣。

肉

【气味】 **咸，热，无毒。**味胜狐、犬。

【主治】 **补益五脏，厚肠胃，填精髓，腹有冷积者宜食之。**时珍。出饮膳正要。

膏

【主治】 **补中益气，润燥泽皱，涂诸恶疮**时珍。

【发明】 〔时珍曰〕腊月炼净收之。礼记云：小切狼臅膏，与稻米为酏。谓以狼胸臆中膏，和米作粥糜也。古人多食狼肉，以膏煎和饮食。故内则食狼去肠，周礼兽人冬献狼，取其膏聚也。诸方亦时用狼之䐢、牙、皮、粪，而本草并不著其功用，止有陈藏器述狼筋疑似一说，可谓缺矣。今通据饮膳正要诸书补之云。

牙

【主治】 **佩之，辟邪恶气。刮末水服，治猘犬伤。烧灰水服方寸匕，治食牛中毒。**时珍。出小品诸方。

喉䐢

【主治】 **噎病，日干为末，每以半钱入饭内食之。妙。**圣惠。

皮

【主治】 **暖人，辟邪恶气。嗉下皮，搓作条，勒头，能去风止痛。**正要。淮南万毕术云：狼皮当户，羊不敢出。

尾

【主治】 **系马胸前，辟邪气，令马不惊。**正要。

屎

【主治】 **瘰疬，烧灰，油调封之。又治骨哽不下，烧灰，水服之。**时珍。出外台、千金方。

屎中骨

【主治】 **小儿夜啼，烧灰，水服二黍米大，即定。又能断酒。**千金。

【附方】 新一。**破伤风**狼、虎穿肠骨四钱炙黄，桑花、蝉蜕各二钱，为末。

---

① 总录：此方今见《普济方》卷三六一。

每服一钱，米汤调下。若口干者，不治。经验方。

兔别录中品

【释名】　**明视**〔时珍曰〕按魏子才六书精要[①]云：兔字篆文象形。一云：吐而生子，故曰兔。礼记谓之明视，言其目不瞬而了然也。说文兔子曰娩，音万。狡兔曰㕙，音俊，曰毚，音谗。梵书谓兔为舍迦。

【集解】　〔颂曰〕兔处处有之，为食品之上味。〔时珍曰〕按事类合璧云：兔大如狸而毛褐，形如鼠而尾短，耳大而锐。上唇缺而无脾，长须而前足短。尻有九孔，趺居，趫捷善走。舐雄豪而孕，五月而吐子。其大者为㲋，音绰，似兔而大，青色，首与兔同，足与鹿同。故字象形。或谓兔无雄，而中秋望月中顾兔以孕者，不经之说也。今雄兔有二卵，古乐府有雄兔脚扑速，雌兔眼迷离，可破其疑矣。主物簿云：孕环之兔，怀于左腋，毛有文采，至百五十年，环转于脑，能隐形也。王延相雅述云：兔以潦而化为鳖，鳖以旱而化为兔。荧惑不明，则雉生兔。

肉

【气味】　**辛，平，无毒。**〔诜曰〕酸，冷。〔时珍曰〕甘，寒。按内则云食兔去尻，不利人也。风俗通云：食兔髌多，令人面生髌骨。〔弘景曰〕兔肉为羹，益人。妊娠不可食，令子缺唇。不可合白鸡肉及肝、心食，令人面黄。合獭肉食，令人病遁尸。与姜、橘内食，令人心痛、霍乱。又不可同芥食。〔藏器曰〕兔尻有孔，子从口出，故妊妇忌之，非独为缺唇也。大抵久食绝人血脉，损元气、阳事，令人痿黄。八月至十月可食，余月伤人神气。兔死而眼合者杀人。

【主治】　**补中益气。**别录。**热气湿痹，止渴健脾。炙食，压丹石毒。**日华。**腊月作酱食，去小儿豌豆疮。**药性。**凉血，解热毒，利大肠。**时珍。

【发明】　〔宗奭曰〕兔者，明月之精。有白毛者，得金之气，入药尤效。凡兔至秋深时可食，金气全也，至春、夏则味变矣。然作酱必用五味，既患豌豆疮，又食此物，发毒太甚，恐斑烂损人。〔时珍曰〕兔至冬月龁木皮，已得金气而气内实，故味美；至春食草麦，而金气衰，故不美也。今俗以饲小儿，云令出痘稀，盖亦因其性寒而解热耳。故又能治消渴，压丹石毒。若痘已出，及虚寒者宜戒之。刘纯治例云：反胃，结肠甚者难治，常食兔肉则便自行。又可证其性之寒利矣。

【附方】　旧一。**消渴羸瘦**用兔一只，去皮、爪、五脏，以水一斗半煎稠，去滓澄冷，渴即饮之。极重者不过二兔。崔元亮海上方。

血

【气味】　**咸，寒，无毒。**

【主治】　**凉血活血，解胎中热毒，催生易产。**时珍。

【附方】　新六。**蟾宫丸**乾坤秘韫：治小儿胎毒，遇风寒即发痘疹，服此可免，虽出亦稀。用兔二只，腊月八日刺血于漆盘内，以细面炒熟和，丸绿豆大。每服三十丸，绿豆汤下。每一儿食一剂，永安甚效。杨氏经验方：加朱砂三钱，酒下。名兔砂丸。**兔血丸**小儿服之，终身不出痘疮，或出亦稀少。腊月八日，取生兔一只刺血，和荞麦面，少加雄黄四五分，候干，丸如绿豆大。初生小儿，以乳汁送下二三丸。遍身发出红点，是其征验也。但儿长成，常以兔肉啖之，尤妙。刘氏保

---

① 六书精要：卷一引据经史百家书目作“六书精蕴”。

寿堂方。**催生丹**治产难。腊月兔血，以蒸饼染之，纸裹阴干为末。每服二钱，乳香汤下。指迷方。**心气痛**瑞竹堂方：用腊兔血和茶末四两，乳香末二两，捣丸芡子大。每温醋化服一丸。谈野翁方：腊月八日，取活兔血和面，丸梧子大。每白汤下二十一丸。

脑

【主治】 **涂冻疮**。别录。**催生滑胎**。时珍。**同髓治耳聋**。苏恭。

【附方】 旧二，新二。**催生散**用腊月兔脑髓一个，摊纸上令匀，阴干剪作符子，于面上书“生”字一个。候母痛极时，用钗股夹定，灯上烧灰，煎丁香酒调下。博济方。**催生丹**腊月取兔脑髓一个，涂纸上吹干，入通明乳香末二两，同研令匀。于腊日前夜，安桌子上，露星月下。设茶果，斋戒焚香，望北拜告曰：大道弟子某，修合救世上难生妇人药，愿降威灵，佑助此药，速令生产。祷毕，以纸包药，露一夜，天未明时，以猪肉捣和，丸芡子大，纸袋盛，悬透风处。每服一丸，温醋汤下。良久未下，更用冷酒下一丸，即瘥。乃神仙方也。经验方。**手足皲裂**用兔脑髓生涂之。圣惠。**发脑发背**及痈疽热疖恶疮。用腊月兔头捣烂，入瓶内密封，惟久愈佳。每用涂帛上厚封之，热痛即如冰也。频换取瘥乃止。胜金。

骨

【主治】 **热中，消渴，煮汁服**。别录。〔颂曰〕崔元亮海上方：治消渴羸瘦，小便不禁。兔骨和大麦苗煮汁服，极效。**煮汁服，止霍乱吐利**。时珍。外台用之。**治鬼疰，疮疥刺风**。日华。〔藏器曰〕醋磨涂久疥，妙。

头骨腊月收之。

【气味】 **甘、酸，平，无毒**。

【主治】 **头眩痛，癫疾**。别录。**连皮毛烧存性，米饮服方寸匕，治天行呕吐不止，以瘥为度**。苏颂。出必效方。**连毛烧灰酒服，治产难下胎，及产后馀血不下**。日华。陆氏用葱汤下。**烧末，傅妇人产后阴脱，痈疽恶疮**。**水服，治小儿疳痢**。**煮汁服，治消渴不止**。时珍。

【附方】 旧一，新一。**预解痘毒**十二月取兔头煎汤浴小儿，除热去毒，令出痘稀。饮膳正要。**产后腹痛**兔头炙热摩之，即定。必效。

肝

【主治】 **目暗**。别录。**明目补劳，治头旋眼眩**。日华。**和决明子作丸服，甚明目**。**切洗生食如羊肝法，治丹石毒发上冲，目暗不见物**。孟诜。

【发明】 〔时珍曰〕按刘守真云：兔肝明目，因其气有余，以补不足也。眼科书云：兔肝能泻肝热。盖兔目瞭而性冷故也。

【附方】 新一。**风热目暗肝肾气虚**，风热上攻，目肿暗。用兔肝一具，米三合，和豉汁，如常煮粥食。普济。

皮毛腊月收之。

【主治】 **烧灰，酒服方寸匕，治产难后胞衣不出，余血抢心，胀刺欲死者，极验**。苏恭。**煎汤，洗豌豆疮**。药性。**头皮灰：主鼠瘘，及鬼疰毒气在皮中如针刺者**。**毛灰：主灸疮不瘥**。藏器。**皮灰：治妇人带下**。**毛灰：治小便不利**。**余见败笔下**。时珍。

【附方】 旧一，新一。**妇人带下**兔皮烧烟尽，为末。酒服方寸匕，以瘥为度。外台。**火烧成疮**兔腹下白毛贴之。候毛落即瘥。百一方。

屎腊月收之。

【释名】 **明目砂**圣惠**玩月砂**集验**兔蕈**炮炙论

【主治】 **目中浮翳，劳瘵五疳，疳**

疮痔瘘，杀虫解毒。时珍。

【发明】 〔时珍曰〕兔屎能解毒杀虫，故治目疾、疳劳、疮痔方中往往用之。诸家本草并不言及，亦缺漏也。按沈存中良方云：江阴万融病劳，四体如焚，寒热烦躁，一夜梦一人腹拥一月，光明使人心骨皆寒。及寤而孙元规使人遗药，服之遂平。扣之，则明月丹也，乃悟所梦。

【附方】 旧二，新五。**明月丹**治劳瘵，追虫。用兔屎四十九粒，硇砂如兔屎大四十丸粒，为末，生蜜丸梧子大。月望前，以水浸甘草一夜，五更初取汁送下七丸。有虫下，急钳入油锅内煎杀。三日不下，再服。苏沈良方。**五痔下痢**兔屎炒半两，干蛤蟆一枚，烧灰为末，绵裹如莲子大，纳下部，日三易之。圣惠方。**大小便秘**明月砂一匙安脐中，冷水滴之令透，自通也。圣惠。**痔疮下血**不止者。用玩月砂，慢火炒黄为末。每服二钱，入乳香五分，空心温酒下，日三服。即兔粪也。集验方。**月蚀耳疮**望夜，取兔屎纳蛤蟆腹中，同烧末，傅之。肘后。**痘疮入目**生翳。用兔屎日干为末。每服一钱，茶下即安。普济方。**痘后目翳**直往山中东西地上，不许回顾，寻兔屎二七粒，以雌、雄槟榔各一个同磨，不落地，井水调服。百无一失，其效如神。蔺氏经验方。

败笔唐本草

【集解】 〔时珍曰〕上古杀青书竹帛，至蒙恬以兔毫作笔，后世复以羊、鼠诸毛为之，惟兔毫入药用。

笔头灰

【气味】 **微寒，无毒。**

【主治】 **水服，治小便不通，小便数难淋沥，阴肿脱肛，中恶**。唐本。**酒服二钱，治男子交婚之夕茎萎**。药性。**酒服二钱，治难产。浆饮服二钱，治咽喉痛，不下饮食**。时珍。出范汪方。

【发明】 〔时珍曰〕笔不用新而用败者，取其沾濡胶墨也。胶墨能利小便、胎产故耳。

【附方】 旧二，新一。**小便不通**数而微肿。用陈久笔头一枚烧灰，水服。外台。**心痛不止**败笔头三个烧灰，无根水服，立效。经验方。**难产催生**胜金方：圣妙寸金散：用败笔头一枚烧灰研，生藕汁一盏调下，立产。若母虚弱及素有冷疾者，温汁服之。陆氏治难产第一方：用兔毫笔头三个烧灰，金箔三片，以蜡和丸，酒服。

山獭纲目

【集解】 〔时珍曰〕山獭出广之宜州嵠峒及南丹州，土人号为插翘。其性淫毒，山中有此物，凡牝兽皆避去，獭无偶则抱木而枯。瑶女春时成群入山，以采物为事。獭闻妇人气，必跃来抱之，次①骨而入，牢不可脱，因扼杀之。负归，取其阴一枚，直金一两，若得抱木死者尤奇贵。峒獠甚珍重之，私货出界者罪至死。然本地亦不常有，方士多以鼠璞、猴胎伪之。试之之法，但令妇人摩手极热，取置掌心，以气呵之，即趯然而动，盖阴气所感也。此说出范石湖虞衡志、周草窗齐东野语中，而不载其形状，亦缺文也。

阴茎

【气味】 **甘，热，无毒。**

【主治】 **阳虚阴痿，精寒而清者，酒磨少许服之。獠人以为补助要药**。时珍。

骨

【主治】 **解药箭毒，研少许敷之，立消**。时珍。

---

① 次：《齐东野语》卷二十作“刺”，义长。

水獭别录下品

【释名】　**水狗**〔时珍曰〕王氏字说云：正月、十月獭两祭鱼，知报本反始，兽之多赖者。其形似狗，故字从犬，从赖。大者曰獱，音宾，曰猵，音编。又桓宽盐铁论以独为猵，群为獭，如猿之与独也。

【集解】　〔弘景曰〕獭多出溪岸边。有两种：入药惟取以鱼祭天者；一种獱獭，形大则头如马，身似蝙蝠，不入药用。〔颂曰〕江湖多有之，四足俱短，头与身尾皆褊，毛色若故紫帛。大者身与尾长三尺馀。食鱼，居水中，亦休木上。尝縻置大水瓮中，在内旋转如风，水皆成旋涡。西戎以其皮饰毳服领袖，云垢不着染。如风霾翳目，但就拭之即去也。〔时珍曰〕獭状似青狐而小，毛色青黑，似狗，肤如伏翼，长尾四足，水居食鱼。能知水信为穴，乡人以占潦旱，如鹊巢知风也。古有熊食盐而死，獭饮酒而毙之语，物之性也。今川、沔渔舟，往往驯畜，使之捕鱼甚捷。亦有白色者。或云獭无雌，以猿为雌，故云猿鸣而獭候。

肉

【气味】　**甘、寒，无毒**〔思邈曰〕甘，温。〔弘景曰〕不可杂兔肉食。

【主治】　**煮汁服，疗疫气温病，及牛马时行病**。别录。**水气胀满，热毒风**。日华。**骨蒸热劳，血脉不行，荣卫虚满，及女子经络不通，血热，大小肠秘。消男子阳气，不宜多食**。苏颂。

【发明】　〔诜曰〕患热毒风水虚胀者。取水獭一头，去皮，连五脏及骨、头[①]炙干为末。水服方寸匕，日二服，十日瘥。若冷气胀者，甚益[②]也。只治热，不治冷，为其性寒耳。

【附方】　旧一。**折伤**水獭一个支解，入罐内固济，待干煅存性为末。以黄米煮粥摊患处，糁獭末于粥上，布裹之。立止疼痛。经验后方。

肝〔颂曰〕诸畜肝叶，皆有定数。惟獭肝一月一叶，十二月十二叶，其间又有退叶。用之须见形乃可验。不尔多伪也。

【气味】　**甘，温，有毒**。〔甄权曰〕咸，微热，无毒。〔颂曰〕肉及五脏皆寒，惟肝温也。

【主治】　**鬼疰蛊毒，止久嗽，除鱼鲠，并烧灰酒服之**。别录。**治上气咳嗽，虚劳嗽病**。药性。**传尸劳极，虚汗客热，四肢寒疟及产劳**。苏颂。**杀虫**。时珍。

【发明】　〔宗奭曰〕獭肝治劳，用之有验。〔颂曰〕张仲景治冷劳有獭肝丸，崔氏治九十种蛊疰、传尸骨蒸、伏连殗殜、诸鬼毒疠[③]疾，有獭肝丸，二方俱妙。〔诜曰〕疰病，一门悉患者，以肝一具烧，水服方寸匕，日再服之。〔葛洪云〕尸疰鬼疰，乃五尸之一，又挟诸鬼邪为害。其病变动，乃有三十六种至九十九种。大略使人寒热，沉沉默默，不知病之所苦，而无处不恶。积月累年，淹滞至死。死后传人，乃至灭门。觉有此候，惟以獭肝一具，阴干为末，水服方寸匕，日三。以瘥为度。〔时珍曰〕按朝野佥载云：五月五日午时，急砍一竹，竹节中必有神水，沥以和獭肝为丸，治心腹积聚病甚效也。

【附方】　旧二，新一。**鬼魅**獭肝末，水服方寸匕，日三。千金翼。**肠痔有血**。獭肝烧末，水服一钱。肘后方。**久痔下血**不止，用獭肝一副煮熟，入五味食之妙。

---

① 头：《证类本草》卷十八獭肝条此后有“尾等”二字。

② 甚益：《证类本草》卷十八獭肝条作“益虚肿甚”。

③ 疾：《证类本草》卷十八引《图经本草》作“疫”。

饮膳正要。

肾

【气味】　同肉。

【主治】　**益男子。**苏颂。

胆

【气味】　**苦寒，无毒。**

【主治】　**眼翳黑花，飞蝇上下，视物不明。入点药中。**苏颂。

【正误】　〔宗奭曰〕古语云：蟾肪软玉，獭胆分杯。谓以胆涂竹刀或犀角篦上，画酒中即分也。尝试之不验，盖妄传耳。但涂杯唇，使酒稍高于盏面耳。不可不正之。

【附方】　新一。**月水不通**獭胆丸：用干獭胆一枚，干狗胆、硇砂、川椒炒去汗、目各一分，水蛭炒黄十枚，为末，醋糊丸绿豆大。每服五丸，当归酒下，日一服。圣惠方。

髓

【主治】　**去瘢痕。**时珍。

【发明】　〔时珍曰〕按集异记云：吴主邓夫人为如意伤颊，血流啼叫。太医云：得白獭髓，杂玉与琥珀傅之，当灭此痕。遂以百金购得白獭，合膏而痊。但琥珀太多，犹有赤点如痣。

骨

【主治】　**含之，下鱼骨鲠。**陶弘景。**煮汁服，治呕哕不止。**药性。

足

【主治】　**手足皴裂。**苏恭。**煮汁服，治鱼骨鲠，并以爪爬喉下。**藏器。**为末酒服，杀劳瘵虫。**时珍。

皮毛

【主治】　**煮汁服，治水癊病。亦作褥及履着之。**藏器。**产母带之，易产。**张杰。

屎

【主治】　**鱼脐疮，研末水和敷之，即脓出痛止。**〔藏器曰〕亦主驴马虫颡，及牛疫疾，研水灌之。**治下痢，烧末，清旦饮服一小盏，三服愈。赤用赤粪，白用白粪。**时珍。出古今录验。

海獭拾遗

【集解】　〔藏器曰〕海獭生海中。似獭而大如犬，脚下有皮如胼拇，毛着水不濡。人亦食其肉。海中又有海牛、海马、海驴等，皮毛在陆地，皆候风潮，犹能毛起。说出博物志。〔时珍曰〕大猨小獭，此亦獭也。今人以其皮为风领，云亚于貂焉。如淳注博物志云：海猨头如马，自腰以下似蝙蝠，其毛似獭，大者五六十斤，亦可烹食。

腽肭兽上乌忽切，下女骨切

宋·开宝附

【释名】　**骨豽**说文作貀，与肭同。**海狗**〔时珍曰〕唐韵：腽肭，肥貌。或作骨貀，讹为骨讷，皆番言也。

【集解】　〔藏器曰〕骨豽兽，生西番突厥国，胡人呼为阿慈勃他你。其状似狐而大，长尾。脐似麝香，黄赤色，如烂骨。〔甄权曰〕腽肭脐，是新罗国海内狗外肾也。连而取之。〔李珣曰〕按临海志云：出东海水中。状若鹿形，头似狗，长尾。每日出即浮在水面，昆仑家以弓矢射之，取其外肾阴干，百日味甘香美也。〔颂曰〕今东海旁亦有之。旧说似狐长尾。今沧州所图，乃是鱼类，而豕首两足。其脐红紫色，上有紫斑点，全不相类，医家多用之。异鱼图云：试其脐，于腊月冲风处，置盂水浸之，不冻者为真也。〔敩曰〕腽肭脐多伪者。海中有兽号曰水乌龙，海人取其肾，以充腽肭脐，其物自别。真者，有一对则两重薄皮裹丸核；其皮上自有肉黄毛，一穴三茎；收之器中，年年湿润如新；或置睡犬头上，其犬忽惊跳若狂者，为真也。〔宗奭曰〕今出登、莱州。其状非狗非兽，亦非鱼也。但前脚似兽而尾即鱼。身有短密淡青白毛，毛上有深青黑点，久则亦淡，腹胁下全白色。皮厚韧如牛皮，边将多取以饰鞍鞯。其脐治腹脐积冷精衰，脾肾劳极有功，不待别试也。似狐长尾之说，今人多不识之。〔时珍曰〕按唐书云：骨豽兽出辽西、营州及结骨国。一统志云：腽肭脐出女直及三佛齐国。兽似狐，高如犬，走如飞，取其肾渍油名腽肭脐。观此，则似狐之说非无也。盖似狐似鹿者，其毛色尔；似狗者，其足形也；鱼者，其尾形也。入药用外肾而曰脐者，连脐取之也。又异物志：豽兽出朝鲜，似狸，苍黑色，无前两足，能捕鼠。郭璞云：晋时召陵、扶夷县获一兽，似狗豹文，有角两脚。据此则豽有水陆二种，而藏器所谓似狐长尾者，其此类欤？

腽肭脐　一名海狗肾

【修治】　〔敩曰〕用酒浸一日，纸裹炙香捣锉。或于银器中，以酒煎熟合药。〔时珍曰〕以汉椒、樟脑同收，则不坏。

【气味】　**咸，大热，无毒。**〔李珣曰〕味甘香，美，大温。

【主治】　**鬼气尸疰，梦与鬼交，鬼魅狐魅，心腹痛，中恶邪气，宿血结块，痃癖羸瘦。**藏器。**治男子宿癥气块，积冷劳气，肾精衰损，多色成劳，瘦悴。**药性。**补中益肾气，暖腰膝，助阳气，破癥结，疗惊狂痫疾。**日华。**五劳七伤，阴痿少力，肾虚，背膊劳闷，面黑精冷，最良。**海药。

【发明】　〔时珍曰〕和剂局方治诸虚损，有腽肭脐丸，今人滋补丸药中多用之，精不足者补之以味也。大抵与苁蓉、琐阳之功相近。亦可同糯米、面酿酒服。

猾音滑。炮炙论

【集解】　〔敩曰〕海中有兽名曰猾，其髓入油中，油即沾水，水中生火，不可救止，以酒喷之即灭。不可于屋下收。故曰水中生火，非猾髓而莫能。〔时珍曰〕此兽之髓，水中生火，与樟脑相同。其功亦当与樟脑相似也。第今无识之者。

兽之三鼠类一十二种

鼠别录下品

校正：旧在虫鱼部，今据尔雅移入兽部。

【释名】　**鼱鼠**音锥。**老鼠**纲目**首鼠**史记**家鹿**〔时珍曰〕此即人家常鼠也。以其尖喙善穴，故南阳人谓之鼱鼠。其寿最长，故俗称老鼠。其性疑而不果，故曰首鼠。岭南人食而讳之，谓为家鹿。鼠字篆文，象其头、齿、腹、尾之形。

【集解】　〔弘景曰〕入药用牡鼠，即父鼠也。其胆才死便消，不易得也。〔时珍曰〕鼠形似兔而小，青黑色。有四齿而无牙，长须露眼。前爪四，后爪五。文如织而无毛，长与身等。五脏俱全，肝有七叶，胆在肝之短叶间，大如黄豆，正白色，贴而不垂。卫生家宝方言其胆红色者何耶？鼠孕一月而生，多者六七子。惠州獠民取初生闭目未有毛者，以蜜养之，用献亲贵。挟而食之，声犹唧唧。谓之蜜唧。淮南子云：鱼食巴豆而死，鼠食巴豆而肥。段成式云：鼠食盐而身轻，食砒而即死。易云：艮为鼠。春秋运斗枢云：玉枢[①]星散而为鼠。抱朴子云：鼠寿三百

① 枢：《太平御览》卷九一一作“衡”。

岁，善凭人而卜，名曰仲。能知一年中吉凶，及千里外事。鼠类颇繁。尔雅、说文所载，后世未能悉知，后世所知者，二书复未尽载。可见格物无穷也。

【附录】 **鼨鼠**音终。郭璞云：其大如拳，其文如豹，汉武帝曾获得以问终军者。**鼮鼠**音平。许慎云：一名鼢鼠，音含。斑文。**鼶鼮**音离艾。孙愐云：小鼠也，相衔而行。李时珍云：按秦州记及草木子皆载群鼠数万，相衔而行，以为鼠妖者，即此也。**鼩鼱**音劬精。似鼠而小。即今地鼠也。又尔雅、说文有鼸、鼷、鼮、鼣、鼭、鼤、鴽、鼸八鼠，皆无考证。音歉、斯、廷、吠、时、文、鹤、博也。**水鼠**李时珍云：似鼠而小，食菱、芡、鱼、虾。或云小鱼、小蟹所化也。**冰鼠**东方朔云：生北荒积冰下，皮毛甚柔，可为席，卧之却寒，食之已热。**火鼠**李时珍云：出西域及南海火洲。其山有野火，春夏生，秋冬死。鼠产于中，甚大。其毛及草木之皮，皆可织布，污则烧之即洁，名火浣布。**鼵鼠**音突。郭璞云：鸟鼠同穴山，在今陇西首阳山之西南。其鸟为鵌，音涂，状如家雀而黄黑色。其鼠为鼵，状如家鼠而色小黄，尾短。鸟居穴外，鼠居穴内。**蟨鼠**音蹶。尔雅云：西方有比肩兽焉，与邛邛巨虚比，为啮甘草。即有难，邛邛巨负而走。其名曰蟨。〔李时珍曰〕今契丹及交河北境有跳兔。头、目、毛色皆似兔，而爪足似鼠。前足仅寸许，后足近尺。尾亦长，其端有毛。一跳数尺，止即蟨仆，此即蟨鼠也。土人掘食之。郭璞以邛邛巨虚为兽名，兔前鼠后。张揖注汉书云：邛邛青兽，状如马。巨似骡而小。本草称巨虚食庵蔄子而仙，则是物之骏者也。

牡鼠

【气味】 **甘，微温，无毒。**〔日华曰〕凉。牝鼠并不入药。

【主治】 **疗折，续筋骨，生捣傅之，三日一易。**别录。**猪脂煎膏，治打扑折伤、冻疮、汤火伤。**〔诜曰〕腊月以油煎枯，去滓熬膏收用。〔颂曰〕油煎入蜡，傅汤火伤、灭瘢痕极良。**治小儿惊痫。**日华。**五月五日同石灰捣收，傅金疮神效。**时珍。**腊月烧之，辟恶气。**弘景。梅师云：正旦朝所居处埋鼠，辟瘟疫也。

【发明】 〔刘完素曰〕鼠善穿而用以治疮瘘者，因其性而为用也。

【附方】 旧五，新八。**鼠瘘溃烂**鼠一枚，乱发一鸡子大，以三岁腊月猪脂煎，令消尽，以半涂之，以半酒服。姚云不传之妙法也。葛氏。**灭诸瘢痕**大鼠一枚，以腊猪脂四两，煎至销尽，滤净，日涂三五次。先以布拭赤，避风。普济方。**疮肿热痛**灵鼠膏：用大雄鼠一枚，清油一斤煎焦，滴水不散，滤再煎，下炒紫黄丹五两，柳枝不住搅匀，滴水成珠，下黄蜡一两，熬黑色成膏，瓷瓶收之，出火毒。每用摊贴，去痛而凉。经验方。**溃痈不合**老鼠一枚，烧末傅之。千金方。**蛇骨刺人**痛甚。用死鼠烧傅。肘后。**破伤风病**角弓反张，牙噤肢强。用鼠一头和尾烧灰，以腊猪脂和傅之。梅师。**项强身急**取活鼠去五脏，乘热贴之，即瘥也。肘后。**妇人狐瘕**因月水来，或悲或惊，或逢疾风暴雨被湿，致成狐瘕，精神恍惚，令人月水不通，胸、腰、背痛引阴中，小便难，嗜食欲呕，如有孕状。其瘕手足成形者，杀人；未成者，可治。用新鼠一枚，以新絮裹之，黄泥固住，入地坎中，桑薪烧其上，一日夜取出，去絮，入桂心末六铢，为末。每酒服方寸匕。不过二服，当自下。外台、素女经。**令子易产**取鼠烧末，井花水服方寸匕，日三。子母秘录。**乳汁清少**死鼠一头烧末，酒服方寸匕，勿令妇知。同上。**杖疮肿痛**未毛鼠同桑椹子入麻油中浸酿。临时取涂，甚效。西湖志。**汤火伤疮**小老鼠泥包烧研，菜油调涂之。谈野翁方。**小儿伤乳**腹胀烦闷欲睡。烧鼠二枚为末，日服二钱，汤下。保幼大全。

鼠肉已下并用牡鼠。

【气味】　**甘，热，无毒。**

【主治】　**小儿哺露大腹，炙食之。**别录。**小儿疳疾腹大贪食者，黄泥裹，烧熟去骨，取肉和五味豉汁作羹食之。勿食骨，甚瘦人。**孟诜。**主骨蒸劳极，四肢劳**[1]**瘦，杀虫及小儿疳瘦。酒熬入药。**苏颂。**炙食，治小儿寒热诸疳。**时珍。

【附方】　旧三，新一。**水鼓石水**腹胀身肿者。以肥鼠一枚，取肉煮粥。空心食之，两三顿即愈。心镜。**小儿癥瘕**老鼠肉煮汁作粥食之。姚和众方。**乳汁不通**鼠肉作羹食，勿令知之。产书。**箭镞入肉**大雄鼠一枚取肉，薄批焙研。每服二钱，热酒下。疮痒，则出矣。集要。

肝

【主治】　**箭镞不出。捣涂之。聤耳出汁，每用枣核大，乘热塞之，能引虫也。**时珍。

胆

【主治】　**目暗。**弘景。**点目，治青盲雀目不见物。滴耳，治聋。**时珍。

【发明】　〔时珍曰〕癸水之位在子，气通于肾，开窍于耳，注精于瞳子，其标为齿。鼠亦属子宫癸水，其目夜明，在卦属艮，其精在胆，故胆能治耳聋、青盲，睛能明目，而骨能生齿，皆肾病也。诸家本草不言鼠胆治聋，而葛洪肘后方甚称其妙，云能治三十年老聋，若卒聋者不过三度也。有人侧卧沥胆入耳，尽胆一个，须臾汁从下耳出。初时益聋，十日乃瘥矣。后世群方祖此，亦多用之。

【附方】　旧一，新三。**耳卒聋闭**以鼠胆汁二枚滴之，如雷鸣时即通。本事方。**多年老聋**卫生家宝方：胜金透关散：用活鼠一枚系定，热汤浸死，破喉取胆，真红色者是也。用川乌头一个炮去皮、华阴细辛二钱，胆矾半钱，为末，以胆和匀，再焙干研细，入麝香半字。用鹅翎管吹入耳中，口含茶水，日二次。十日见效，永除根本。圣惠：治久聋。腊月取鼠胆二枚，熊胆一分，水和，旋取绿豆大，滴耳中，日二次。**青盲不见**雄鼠胆、鲤鱼胆各二枚，和匀滴之，立效。圣惠方。

鼠印即外肾也。

【主治】　**令人媚悦。**〔时珍曰〕按南宫从岣嵝神书鼠印合欢注云：雄鼠外肾之上，有文似印，两肾相对，有符篆朱文九遍者尤佳。以十一二月，或五月五日、七月七日，正月朔旦子时，面北向子位，刮取阴干，如篆刻下，佩于青囊中，男左女右，系臂上。人见之无不欢悦，所求如心也。

脂

【主治】　**煎之，亦疗诸疮。**弘景。**汤火伤。**苏颂。**耳聋。**时珍。

【附方】　新一。**久聋**鼠脂半合，青盐一钱，蚯蚓一条，同和化，以绵蘸捻滴耳中，塞之。圣惠方。

脑

【主治】　**针棘竹木诸刺，在肉中不出，捣烂厚涂之即出。箭镝针刃在咽喉胸膈诸隐处者，同肝捣涂之。又涂小儿解颅。以绵裹塞耳，治聋。**时珍。出肘后、总录。

头

【主治】　**瘘疮鼻皶，汤火伤疮。**时珍。

【附方】　旧一，新二。**鼻皶脓血**正

---

[1] 劳：《证类本草》卷十八作“羸”。

月取鼠头烧灰，以腊月猪脂调敷之。外台。**汤火伤灼**死鼠头，以腊月猪脂煎令消尽，傅之则不作瘢，神效。千金方。**断酒不饮**腊鼠头烧灰、柳花末等分，每睡时酒服一杯。千金。

目

【主治】 **明目，能夜读书，术家用之。**陶弘景。

【发明】 见胆下。

【附方】 旧一。**目涩好眠**取一目烧研，和鱼膏点入目眦。兼以绛囊盛两枚佩之。肘后。

涎

【气味】 **有毒。**坠落食中，食之令人生鼠瘘，或发黄如金。

脊骨

【主治】 **齿折多年不生者，研末，日日揩之，甚效。**藏器。

【发明】 见胆下。雷公炮炙论序云：长齿生牙，赖雄鼠之骨末。

【附方】 新一。**牙齿疼痛**老鼠一个去皮，以硇砂擦上，三日肉烂化尽，取骨瓦焙为末，入蟾酥二分，樟脑一钱。每用少许，点牙根上立止。孙氏集效方。

四足及尾

【主治】 **妇人堕胎易出。**别录。**烧服，催生。**日华。

皮

【主治】 **烧灰，封痈疽口冷不合者。生剥，贴附骨疽疮，即追脓出。**时珍。

粪〔弘景曰〕两头尖者是牡鼠屎。

【气味】 **甘，微寒，无毒。**〔时珍曰〕有小毒。食中误食，令人目黄成疸。

【主治】 **小儿痫疾大腹。葱、豉同煎服，治时行劳复。**别录。〔颂曰〕张仲景及古今名方多用之。**治痫疾，明目。**日华。**煮服，治伤寒劳复发热，男子阴易腹痛，通女子月经，下死胎。研末服，治吹奶乳痈，解马肝毒，涂鼠瘘疮。烧存性，傅折伤、疔肿诸疮、猫犬伤。**时珍。

【发明】 〔时珍曰〕鼠屎入足厥阴经，故所治皆厥阴血分之病，上列诸证是矣。

【附方】 旧八，新十五。**伤寒劳复**外台用雄鼠屎二十枚，豉五合，水二升，煮一升，顿服。活人书：鼠屎豉汤，治劳复发热。用雄鼠屎二七枚，栀子十四枚，枳壳三枚，为粗末。水一盏半，葱白二寸，豉三十粒，煎一盏，分三服。**男子阴易及劳复。**豭鼠屎汤：用鼠屎两头尖者十四枚，韭根一大把，水二盏，煎一盏，温服，得粘汗为效。未汗再服。南阳活人方。**大小便秘**雄鼠屎末，傅脐中，立效。普济。**室女经闭**牡鼠屎一两炒研，空心温酒服二钱。千金方。**子死腹中**雄鼠屎二七枚，水三升，煮一升，取汁作粥食。胎即下。**产后阴脱**以温水洗软，用雄鼠屎烧烟熏之即入。熊氏。**妇人吹奶**鼠屎七粒，红枣七枚去核包屎，烧存性，入麝香少许，温酒调服。集要方。**乳痈初起**鼠屎七枚研末，温酒服，取汗即散。寿域方。**乳痈已成**用新湿鼠屎、黄连、大黄各等分为末，以黍米粥清和，涂四边，即散。姚僧坦方。**鼠瘘溃坏**新鼠屎一百粒，收密器中五六十日，杵碎，即傅之，效。千金方。**疔疮恶肿**鼠屎、乱发等分烧灰，针疮头纳入，大良。普济方。**鬼击吐血**胸腹刺痛，鼠屎烧末，水服方寸匕。不省者灌之。肘后方。**折伤瘀血**伤损筋骨疼痛。鼠屎烧末，猪脂和傅，急裹，不过半日痛止。梅师方。**中马肝毒**雄鼠屎三七枚，和水研，饮之。梅师。**马咬踏疮**肿痛作热。鼠屎二七枚，故马鞘五寸，和烧研末，猪脂调敷之。梅师。**狂犬咬伤**鼠屎二升，烧末傅之。梅师方。**猫咬成疮**雄鼠屎烧灰，油和傅之。曾经效验。寿域。**儿齿不生**雌鼠屎两头圆者三七枚，一日一枚拭其齿。勿食咸酸。或入麝香少许尤妙。小品。**小儿白秃**鼠屎瓦煅存性，同轻粉、麻油涂之。百一方。**小儿盐齁**鼠屎烧研，水酒空心服之。一岁一钱。**小儿燕窝**生疮。鼠屎研末，香油调搽。**毒蛇伤螫**野鼠屎，水调涂之。邵真人经验方。

鼹鼠音偃。别录下品

【释名】 **田鼠**礼记**鼢鼠**音愤。**隐鼠**〔时珍曰〕田鼠偃行地中，能壅土成坌，故得诸名。

【集解】 〔别录曰〕鼹鼠在土中行。五月取令干，燔之。〔弘景曰〕此即鼢鼠也，一名隐鼠。形如鼠而大，无尾黑色，尖鼻甚强，常穿地中行，讨掘即得。今山林中别有大如水牛者，一名隐鼠。〔藏器曰〕隐鼠，阴穿地中而行，见日月光则死，于深山林木下土中有之。其大者，名同物异耳。〔颂曰〕处处田垄间多有之。月令田鼠化为鴽者即此。其形类鼠而肥，多膏，旱岁为田害。〔宗奭曰〕鼹，脚绝短，但能行，尾长寸许，目极小，项尤短，最易取，或安竹弓射取饲鹰。陶引如水牛者释之，误矣。〔时珍曰〕许慎言鼢乃伯劳所化。月令季春田鼠化为鴽，夏小正八月鴽为鼠，是二物交化，如鹰、鸠然也。鴽乃鹑类。隆庆辛未夏秋大水，蕲、黄濒江之地，鼢鼠遍野，皆鱼所化。芦稼之根，啮食殆尽，则鼢之化，不独一种也。

肉【气味】 **咸，寒，无毒。**

【主治】 **燔之，疗痈疽、诸瘘，蚀恶疮、阴烂疮，**别录。**久食去风，主疮疥痔瘘。**藏器。**治风热久积，血脉不行，结成痈疽，可消。又小儿食之，杀蛔虫。**苏颂。

膏

【主治】 **摩诸疮。**藏器。

粪

【主治】 **蛇虺螫伤肿痛，研末，猪脂调涂。**时珍。

隐鼠拾遗

【释名】 **鼹鼠**音偃。**偃鼠**纲目**鼠母**同**鼸**古役反。

【集解】 〔弘景注鼹鼠曰〕诸山林中，有兽大如水牛，形似猪，灰赤色，下脚似象，胸前尾上皆白，有力而钝，亦名隐鼠。人取食之，肉亦似牛，多以作脯。乃云是鼠王，其精溺一滴落地，辄成一鼠，灾年则多出也。〔藏器曰〕此是兽类，非鼠之俦。大如牛而前脚短，皮入革用。庄子所谓鼹鼠饮河，不过满腹者。陶言是鼠王，精滴成鼠。遍访山人无其说，亦不能土中行。此乃妄说，陶误信尔。〔颂曰〕鼹鼠出沧州及胡中。似牛而鼠首黑足，大者千斤。多伏于水，又能堰水放沫。彼人食其肉。〔时珍曰〕按异物志云：鼠母头脚似鼠，口锐苍色，大如水牛而畏狗。见则主水灾。晋书[①]云：宣城郡出隐鼠，大如牛，形似鼠，脚类象而驴蹄，毛灰赤色，胸前尾上白色。有力而钝。金楼子云：晋宁县境出大鼠，状如牛，土人谓之偃鼠。时出山游，毛落田间，悉成小鼠，苗稼尽耗。梁书云：倭国有山鼠如牛，又有大蛇能吞之。据此则隐鼠非无，而陶说有本，诸家辟之太甚者，未深考耳。又尔雅云：鼹身似鼠而马蹄，长须而贼，一岁千斤，秦人谓之小驴者，即此物也。

膏

【主治】 **痔瘘恶疮。**陶弘景。

---

① 晋书：此文今见《初学记》卷二十九引《洞林》。

鼫鼠音石。纲目

【释名】 **硕鼠**与鼫同。出周易。**鼩鼠**音酌。出广雅。**雀鼠**出埤雅。**鼨鼠**音俊。出唐韵。〔时珍曰〕硕，大也，似鼠而大也。关西方音转为鼫为鼩，讹鼩为雀。蜀人谓之鼨鼠，取其毛作笔。俊亦大也。

【集解】 〔时珍曰〕鼫鼠处处有之。居土穴树孔中，形大于鼠，头似兔，尾有毛，青黄色，善鸣，能人立，交前两足而舞。好食粟、豆，与鼢鼠俱为田害。鼢小居田，而鼫大居山也。范成大云：宾州鼫鼠专食山豆根，土人取其腹干之入药，名鼠肚。陆玑谓此亦有五技，与蝼蛄同名者，误矣。

肚

【气味】 **甘，寒，无毒。**

【主治】 **咽喉痹痛，一切热气，研末含咽，神效。**时珍。出虞衡志。

竹鼺留、柳二音。纲目

【释名】 **竹豚**〔时珍曰〕鼺状其肥，豚言其美也。

【集解】 〔时珍曰〕竹鼺，食竹根之鼠也。出南方，居土穴中。大如兔，人多食之，味如鸭肉。燕山录云：煮羊以鼺，煮鳖以蚊。物性相感也。

肉

【气味】 **甘，平，无毒。**

【主治】 **补中益气，解毒。**时珍。

土拨鼠拾遗

【释名】 **鼧鼥**音驼拨。**答剌不花**出正要。〔时珍曰〕按唐书有鼧鼥鼠，即此也。鼧鼥，言其肥也。唐韵作鼵鼣，音仆朴，俗讹为土拨耳。蒙古人名答剌不花。

【集解】 〔藏器曰〕土拨鼠，生西番山泽间，穴土为窠，形如獭。夷人掘取食之。魏志云：大秦国出辟毒鼠，近似此也。〔时珍曰〕皮可为裘，甚暖，湿不能透。

肉

【气味】 **甘，平，无毒。**〔时珍曰〕按饮膳正要云：虽肥而煮之无油，味短，多食难克化，微动风。

【主治】 **野鸡瘘疮，煮食肥美宜人。**藏器。

头骨

【主治】 **小儿夜卧不宁，悬之枕边，即安。**时珍。

貂鼠纲目

【释名】 **栗鼠**尔雅翼**松狗**〔时珍曰〕貂亦作鼦。罗愿云：此鼠好食栗及松皮，夷人呼为栗鼠、松狗。

【集解】 〔时珍曰〕按许慎说文云：貂，鼠属，大而黄黑色，出丁零国。今辽东、高丽及女真、鞑靼诸胡皆有之。其鼠大如獭而尾粗。其毛深寸许，紫黑色，蔚而不耀。用皮为裘、帽、风领，寒月服之，得风更暖，着水不濡，得雪即消，拂面如焰，拭眯即出，亦奇物也。惟近火则毛易脱。汉制侍中冠，金珰饰首，前插貂尾，加以附蝉，取其内劲而外温。毛带黄色者，为黄貂，白色者，为银貂。

肉

【气味】 **甘，平，无毒。**

毛皮

【主治】 **尘沙眯目，以裘袖抆之，即去。**时珍。

黄鼠纲目

【释名】 **礼鼠**韩文**拱鼠**同上**鼲鼠**音浑**貔狸**〔时珍曰〕黄鼠，晴暖则出坐穴口，见人则交其前足，拱而如揖，乃窜入穴。即诗所谓相鼠有体，人而无礼。韩文所谓礼鼠拱而立者也。古文谓之䶄鼠，辽人呼为貔狸，或以貔狸为竹鼺、狸、獾者非，胡人亦名令邦。

【集解】 〔时珍曰〕黄鼠出太原、大同，延、绥及沙漠诸地皆有之，辽人尤为珍贵。状类大鼠，黄色，而足短善走，极肥。穴居有土窖如床榻之状者，则牝牡所居之处，秋时畜豆、粟、草木之实以御冬，各为小窖，别而贮之。村民以水灌穴而捕之。味极肥美，如豚子而脆。皮可为裘领。辽、金、元时以羊乳饲之，用供上膳，以为珍馔。千里赠遗。今亦不甚重之矣。最畏鼠狼，能入穴衔出也。北胡又有青鼠，皮亦可用。银鼠，白色如银，古名鼲鼠，音吸。抱朴子言南海白鼠重数斤，毛可为布也。百感录云：西北有兽类黄鼠，短喙无目，性狡善听，闻人足音辄逃匿，不可卒得，土人呼为瞎撞。亦黄鼠类也。

肉

【气味】 **甘，平，无毒**。正要云：多食发疮。

【主治】 **润肺生津。煎膏贴疮肿，解毒止痛**。时珍。

【发明】 〔时珍曰〕黄鼠，北方所食之物，而方书无载。按经验良方有灵鼠膏，云治诸疮肿毒，去痛退热。用大黄鼠一个，清油一斤，慢火煎焦，水上试油不散，乃滤滓澄清再煎。次入炒紫黄丹五两，柳枝不住搅匀，滴水成珠，下黄蜡一两，熬黑乃成。去火毒三日，如常摊贴。

鼬鼠音佑。纲目

【释名】 **黄鼠狼**纲目**鼪鼠**音生去声。**鼧鼠**音谷。**地猴**〔时珍曰〕按广雅，鼠狼即鼬也。江东呼为鼪。其色黄赤如柚，故名。此物健于捕鼠及禽畜，又能制蛇虺。庄子所谓骐骥捕鼠，不如狸鼪者，即此。

【集解】 〔时珍曰〕鼬，处处有之。状似鼠而身长尾大，黄色带赤，其气极臊臭。许慎所谓似貂而大，色黄而赤者，是也。其毫与尾可作笔，严冬用之不折，世所谓鼠须、栗尾者，是也。

肉

【气味】 **甘，臭，温，有小毒。**

【主治】 **煎油，涂疮疥，杀虫**。时珍。

心、肝

【气味】 **臭，微毒。**

【主治】 **心腹痛，杀虫**。时珍。

【附方】 新一。**心腹痛**用黄鼠心、肝、肺一具，阴干，瓦焙为末，入乳香、没药、孩儿茶、血竭末各三分。每服一钱，烧酒调下，立止。海上仙方。

鼷鼠拾遗

【释名】 **甘口鼠**〔时珍曰〕鼷乃鼠之最小者，啮人不痛，故曰甘口。今处处有之。

【集解】 〔藏器曰〕鼷鼠极细，卒不可见。食人及牛、马等皮肤成疮，至死不觉。尔雅云有螫毒，左传云食郊牛角者，皆此物也。博物志云：食人死肤，令人患恶疮；医书云：正月食鼠残，多为鼠瘘，小孔下血者，皆此病也。治之之法，以狸膏摩之，及食肉为妙。鼷无功用，而为人害，故著之。

食蛇鼠纲目

【集解】 〔时珍曰〕按唐书云：罽宾国贡食蛇鼠，喙尖尾赤，能食蛇。有被蛇螫者，以鼠嗅而尿之即愈。今虽不闻说此，恐时有贡者，存此以备考证。

尿

【主治】 **蛇虺伤螫**。时珍。

猬本经中品

校正：旧在虫鱼部，今据尔雅移入兽部。

【释名】 **彙**古猬字。俗作蝟。**毛刺**尔雅**蝟鼠**〔时珍曰〕按说文彙字篆文象形，头足似鼠，故有鼠名。〔宗奭曰〕蝟皮治胃逆，开胃气有功。其字从虫从胃，深有理焉。

【集解】 〔别录曰〕猬生楚山川谷田野，取无时，勿使中湿。〔弘景曰〕处处野中时有此兽。人犯之，便藏头足，毛刺人，不可得。能跳入虎耳中，而见鹊则自仰腹受啄，物相制如此。其脂烊铁，中入少水银则柔如铅锡。〔蜀图经曰〕猬状如貒、豚。大者如豚，小者如瓜。脚短，尾长寸余。苍白色，脚似猪蹄者佳；鼠脚者次之。去肉，取皮火干。又有山枳鼠，皮正相似，但尾端有两歧为别；又有虎鼠，皮亦相类，但以味酸为别；又有山豚，颇相似，而皮类兔皮，其色褐，味甚苦，俱不堪用。〔时珍曰〕猬之头、觜似鼠，刺毛似豪猪，踡缩则形如芡房及栗房，攒毛外刺，尿之即开。炙毂子云：刺端分两头者为猬，如棘针者为蟨。与蜀说不同。广韵云：似猬而赤尾者，名蟨居。〔宗奭曰〕干猬皮并刺作刷，治纰帛绝佳。世有养者，去而复来。

【正误】 〔恭曰〕猬极狞钝，大如豚，小如瓜，恶鹊声，故反腹受啄，欲掩取之，犹鹬、蚌也。虎耳不受鸡卵，且去地三尺，猬何能跳之而入。野俗鄙言，遂为雅记，深可怪也。〔宗奭曰〕唐本注摈陶，理亦当然。〔时珍曰〕按淮南子云：猬使虎申，蛇令豹止。又云：鹊屎中猬。纬书云：火烁金，故鹊啄猬。观此则陶说非妄也，而苏氏斥之，寇氏和之，非矣。蜈蚣制龙、蛇，蜒蚰，蛞蝓制蜈蚣，岂在大小利钝耶？物畏其天耳。蜀图经所谓虎鼠即鼩鼠，亦猬中一种也。孙愐云：鼩，鼠属，能飞，食虎豹。谈薮云：虎不敢入山林，而居草薄者，畏木上有鷅鼠也。鼠见虎过，则咆噪拔毛投之，虎必生虫疮溃烂至死。鼩、鷅音相近耳。猬能制虎，观此益可征矣。今正其误。

皮

【修治】 细锉，炒黑入药。

【气味】 **苦，平，无毒。**〔甄权曰〕甘，有小毒。得酒良。畏桔梗、麦门冬。

【主治】 **五痔阴蚀、下血赤白、五色血汁不止，阴肿，痛引腰背，酒煮杀之。**本经。**疗腹痛疝积，烧灰酒服。**别录。**治肠风泻血，痔痛有头，多年不瘥，炙末，饮服方寸匕。烧灰吹鼻，止衄血。甚解一切药力。**药性。

【附方】 旧五，新八。**五痔下血**衍义云：用猬皮合穿山甲等分烧存性，入肉豆蔻一半。空腹热米饮服一钱，妙。外台用猬皮三指大，熏黄如枣大，熟艾一钱，穿地作坑，调和取便熏之，取口中有烟气为佳。火气稍尽即停，三日将息，更熏之，三度永瘥。勿犯风冷，羹臛将养，切忌鸡、鱼、猪、生冷，二十日后补之。**肠痔有虫**猬皮烧末，生油和涂。肘后方。**肠风下血**白刺猬皮一枚铫内焟焦，去皮留刺，木贼半两炒黑，为末。每服二钱，热酒调下。杨氏家藏方。**蛊毒下血**猬皮烧末，水服方寸匕，当吐出毒。千金翼。**五色痢疾**猬皮烧灰，酒服二钱，寿域方。**大肠脱肛**猬皮一斤烧，磁石煅五钱，桂心五钱，为末。每服二钱，米饮下。叶氏摘玄。**塞鼻止衄**猬皮一枚，烧末。半钱，绵裹塞之。圣惠方。**鼻中息肉**猬皮炙为末，绵裹塞之三日。千金。**眼睫倒刺**蝟刺、枣针、白芷、青黛等分为末，随左右目㗜鼻中，口含冷水。瑞竹堂方。**反胃吐食**猬皮烧灰，酒服。或煮汁，或五味淹炙食。普济。**小儿惊啼**状如物刺。用猬皮三寸烧末，傅乳头饮儿。子母秘录。**猘犬咬伤**猬皮、头发等分烧灰，水服。外台方。

肉

【气味】 **甘，平，无毒。**〔藏器曰〕食之去骨。食令人瘦劣，诸节渐小也。

【主治】 **反胃，炙黄食之。亦煮汁饮。又主瘘。**藏器。**炙食，肥下焦，理胃气，令人能食。**孟诜。

脂

【气味】 **同肉。**〔诜曰〕可煮五金八石，伏雄黄，柔铁。

【主治】 **肠风泻血。**日华。**溶滴耳中，治聋。**藏器。**涂秃疮疥癣，杀虫。**时珍。

【附方】 新一。**虎爪伤人**刺猬脂，日日傅之。内服香油。

脑

【主治】 **狼瘘。**时珍。

心肝

【主治】 **蚁瘘蜂瘘，瘰疬恶疮，烧灰，酒服一钱。**时珍。

胆

【主治】 **点目，止泪。化水，涂痔疮。**时珍。**治鹰食病。**寇宗奭。

【附方】 新一。**痘后风眼**发则两睑红烂眵泪。用刺猬胆汁，用簪点入，痒不可当，二三次即愈。尤胜乌鸦胆也。董炳集验方。

兽之四寓类、怪类共八种。

猕猴证类

【释名】 **沐猴**史记**为猴**说文**胡孙**格古论**王孙**柳文**马留**倦游录**狙**〔时珍曰〕按班固白虎通云：猴，候也。见人设食伏机，则凭高四望，善于候者也。猴好拭面如沐，故谓之沐，而后人讹为母，又讹母为猕，愈讹愈失矣。说文云：为字象母猴之形。即沐猴也，非牝也。猴形似胡人，故曰胡孙。庄子谓之狙，养马者厩中畜之，能辟马病，胡俗称马留云。梵书谓之摩斯咤。

【集解】 〔慎微曰〕猕猴有数种，总名禺属。取色黄、面赤、尾长者。用人家养者不主病，为其食杂物，违本性也。按抱朴子云：猴八百岁变为猿，猿五百岁变为玃，玃千岁变为蟾蜍。〔时珍曰〕猴，处处深山有之。状似人，眼如愁胡，而平颊陷有嗛。嗛音歉，藏食处也。腹无脾以行消食，尻无毛而尾短。手足如人，亦能竖行。声嗝嗝若咳。孕五月而生子，生子多浴于涧。其性躁动害物，畜之者使坐杙上，鞭掊旬月乃驯也。其类有数种：小而尾短者，猴也；似猴而多髯者，豦也；似猴而大者，玃也；大而尾长赤目者，禺也；小而尾长仰鼻者，狖也；似狖而大者，果然也；似狖而小者，蒙颂也；似狖而善跃越者，獑猢也；似猴而长臂者，猿也；似猿而金尾者，狨也；似猿而大，能食猿、猴者，独也。不主病者，并各以类附之。

【附录】 **玃**音却。〔时珍曰〕玃，老猴也。蜀西徼外山中，似猴而大，色苍黑，能人行。善攫持人物，又善顾，故谓之玃。纯牡无牝，故又名玃父，亦曰猳玃。善摄人妇女为偶，生子。又神异经云：西方有兽名綢，大如驴，状如猴，善缘木。纯牝无牡，群居要路，执男子合之而孕。此亦玃类，而牝牡相反者。豦音据。按郭璞云：建平山中有之。大如狗，状如猴，黄黑色，多髯鬣。好奋头举石掷人。西山经云：崇吾之山有兽焉，状如禺而长臂善投，名曰举父。即此也。

肉

羊山海经**野人**方舆志**人熊**〔时珍曰〕尔雅作狒，说文作𦏵，从𦣻，从囟，从内，象形。许慎云：北人呼为土蝼。今人呼为人熊。按郭璞谓山都即狒狒，稍似差别，抑名同物异欤。

【集解】　〔藏器曰〕狒狒出西南夷。尔雅云：狒狒，如人被发，迅走食人。山海经云：枭羊人面，长唇黑身，有毛反踵，见人则笑，笑则上唇掩目。郭璞云：交广及南康郡山中，亦有此物。大者长丈余，俗呼为山都。宋孝建中，獠人进雌雄二头。帝问土人丁銮。銮曰：其面似人，红赤色，毛似猕猴，有尾。能人言，如鸟声。善知生死，力负千钧。反踵无膝，睡则倚物。获人则先笑而后食之。猎人因以竹筒贯臂诱之，俟其笑时，抽手以锥钉其唇着额，任其奔驰，候死而取之。发极长，可为头髲。血堪染靴及绯，饮之使人见鬼也。帝乃命工图之。〔时珍曰〕按方舆志云：狒狒，西蜀及处州山中亦有之，呼为人熊。人亦食其掌，剥其皮。闽中沙县幼山有之，长丈余，逢人则笑，呼为山大人，或曰野人及山魈也。又邓德明南康记云：山都，形如昆仑人，通身生毛。见人辄闭目，开口如笑。好在深涧中翻石，觅蟹食之。珍按：邓氏所说，与北山经之山浑、述异记之山都、永嘉记之山鬼、神异经之山㺐、玄中记之山精、海录碎事之山丈、文字指归之旱魃、搜神记之治鸟，俱相类，乃山怪也。今并附之。以备考证。

【附录】　**山都**〔时珍曰〕任昉述异记云：南康有神曰山都。形如人，长二丈余，黑色，赤目黄发。深山树中作窠，状如鸟卵，高三尺余，内甚光彩，体质轻虚，以鸟毛为褥，二枚相连，上雄下雌。能变化隐形，罕睹其状，若木客、山㺐之类也。**山浑**〔时珍曰〕北山经云：山浑状如犬而人面，善投，见人则笑，其行如风，见则天下大风。**木客**〔又曰〕幽明录云：生南方山中。头面语言不全异人，但手脚爪如钩利。居绝岩间，死亦殡殓。能与人交易，而不见其形也。今南方有鬼市，亦类此。又有木客鸟，见禽部。**山㺐**〔又曰〕东方朔神异经云：西方深山有人，长丈余，袒身，捕虾、蟹，就人火炙食之。名曰山㺐，其名自呼。人犯之则发寒热。盖鬼魅耳，所在亦有之。惟畏爆竹爆爆声。刘义庆幽明录云：东昌县山岩间有物如人，长四五尺，裸身被发，发长五六寸，能作呼啸声，不见其形。每从涧中发石取虾、蟹，就火炙食。永嘉记云：安国县有山鬼，形如人面，一脚，仅长一尺许。好盗伐木人盐，炙石蟹食。人不敢犯之，能令人病及焚居也。玄中记云：山精如人，一足，长三四尺。食山蟹，夜出昼伏。千岁蟾蜍能食之。抱朴子云：山精形如小儿，独足向后。夜喜犯人，其名曰魃，呼其名则不能犯人。白泽图云：山之精，状如鼓，色赤，一足，名曰夔，亦曰挥文，呼之可使取虎豹。海录碎事云：岭南有物，一足反踵，手足皆三指。雄曰山丈，雌曰山姑，能夜叩人门求物也。神异经云：南方有魃，一名旱母，长二三尺，裸形，目在顶上，行走如风。见则大旱，遇者得之投溷中，则旱除。文字指归云：旱魃，山鬼也。所居之处天不雨。女魃入人家，能窃物以出；男魃入人家，能窃物以归。时珍谨按：诸说虽少有参差，大抵俱是怪类，今俗所谓脚鬼者是也。迩来处处有之。能隐形入人家淫乱，致人成疾，放火窃物，大为家害。法术不能驱，医药不能治，呼为五通、七郎诸神而祀之，盖未知其原如此。故备载之，非但博闻而已。其曰呼其名则无害，千岁蟾蜍能食之者，非治法欤？引申触类，必有能制之者。又有治鸟，亦此类，见禽部。精怪之属甚伙，皆为人害。惟白泽图、玄中记、抱朴子、酉阳杂俎诸书载之颇悉，起居者亦不可不知。然正人君子，则德可胜妖，自不敢近也。

肉

【气味】 无毒。

【主治】 **作脯，连脂薄割炙热，贴人癣疥，能引虫出，频易取瘥。**藏器。

罔两纲目

【集解】 〔时珍曰〕罔两一作魍魉。又作方良，周礼方相氏执戈入圹，以驱方良，是矣。罔两好食亡者肝，故驱之。其性畏虎、柏，故墓上树石虎，植柏。国语云：木石之怪，夔、罔两；水石之怪，龙、罔象。即此。述异记云：秦时陈仓人猎得兽，若彘若羊。逢二童子曰：此名弗述，又名蝹，在地下食死人脑。但以柏插其首则死。此即罔两也。虽于药石无与，而于死人有关，故录之。其方相有四目，若二目者为魌，皆鬼物也，古人设人像之。昔费长房识李娥药丸用方相脑，则其物亦入辟邪方药，而法失传矣。

彭侯纲目

【集解】 〔时珍曰〕按白泽图云：木之精名曰彭侯，状如黑狗，无尾，可烹食。千岁之木有精曰贾朏，状如豚，食之味如狗。搜神记云：吴时敬叔伐大樟树血出，中有物，人面狗身。敬叔云：此名彭侯。乃烹而食之，味如狗也。

肉

【气味】 **甘、酸，温，无毒。**

【主治】 **食之辟邪，令人志壮。**白泽。

封纲目

【集解】 〔时珍曰〕按江邻几杂志云：徐积于庐州河次得一小儿，手无指无血，惧而埋之。此白泽图所谓封，食之多力者也。田汝成西湖志云：董表仪撤屋掘土，得一肉块。术士云：太岁也。弃之亦无害。又山海经务隅之山，及开明南、北，东南海外并有视肉。郭璞注云：聚肉形如牛肝，有两目。食之无尽，寻复生如旧也。此皆封类可食者，但人不知耳。又海中一种土肉，正黑，长五寸，大如小儿臂，有腹无口目，有三十足，可炙食。此又虫、鱼之属，类乎封者也。

本草纲目人部目录第五十二卷

李时珍曰：神农本草，人物惟发髲一种，所以别人于物也。后世方伎之士，至于骨、肉、胆、血，咸称为药，甚哉不仁也。今于此部凡经人用者，皆不可遗。惟无害于义者，则详述之。其惨忍邪秽者则略之，仍辟断于各条之下。通计三十七种，不复分类。旧本二十五种。今移五种入服器部，自玉石部移入一种。

神农本草经一种梁陶弘景注　**名医别录五种**梁陶弘景注　**唐本草一种**唐苏恭　**本草拾遗八种**唐陈藏器　**日华本草二种**宋人大明　**开宝本草一种**宋马志　**嘉祐本草四种**宋掌禹锡　**证类本草一种**宋唐慎微　**本草蒙筌一种**明陈嘉谟　**本草纲目一十三种**明李时珍。

〔**附注**〕魏吴普本草　李当之药录　宋雷敩炮炙　齐徐之才药对　孙思邈千金　甄权药性　唐孟诜食疗　蜀韩保升重注　宋寇宗奭衍义　元李杲法象　王好古汤液　朱震亨补遗　明汪机会编

人之一　凡三十五种，附二条。

发髲本经　**乱发**别录　**头垢**别录　**耳塞**日华　**膝垢**纲目　**爪甲**纲目　**牙齿**日华　**人屎**别录　**小儿胎屎**纲目　**人尿**别录　**溺白**唐本即人中白　**秋石**蒙筌　**淋石**嘉祐　**癖石**纲目　**乳汁**别录　**妇人月水**嘉祐　**人血**拾遗　**人精**嘉祐　**口津唾**纲目　**齿垽**嘉祐　**人汗**纲目　**眼泪**纲目　**人气**纲目　**人魄**纲目　**髭须**证类　**阴毛**拾遗　**人骨**拾遗　**天灵盖**开宝　**人胞**拾遗　**胞衣水**拾遗　**初生脐带**拾遗　**人势**纲目　**人胆**拾遗　**人肉**拾遗　**木乃伊**纲目　**方民**纲目　**人傀**纲目

右附方旧六十七，新二百二十。

本草纲目人部第五十二卷

人之一凡三十五种，附二条。

发髲音被。本经

【释名】　**鬄**音总。甄立言**髲髢**音剃。亦作鬄。〔李当之曰〕发髲是童男发。〔弘景曰〕不知发髲审是何物。髲字书记所无。或作蒜字，今人呼斑发为蒜发，书家亦呼乱发为鬈，恐即髲也。童男之理，或未全明。〔恭曰〕此发髲根也，年久者用之神效。字书无髲字，即发字之误矣。既有乱发，则发髲去病。用陈久者，如船茹、败天公、蒲席，皆此例也。甄立言本草作鬄，鬄亦发也。鬈乃发美貌，有声无质，陶说非矣。〔宗奭曰〕发髲、乱发，自是两等。发髲味苦，即陈旧经年岁者，如橘皮、半夏取陈者主药更良之义。今人谓之头髲。其乱发条中自无用髲之义，二义甚明，不必过搜索也。〔时珍曰〕发髲，乃剪鬈下发也；乱发，乃梳栉下发也。按许慎说文云：大人曰髡，小儿曰剃。顾野王玉篇云：髲，鬄也。鬄，发髲也。二说甚明。古者刑人鬄发，妇人以之被髻，故谓之发髻。周礼云王后夫人之服，有以发髢为首饰者是矣。又诗云：鬒发如云，不屑髢也。甄权所谓发鬄，雷敩所谓二十男子顶心剪下发者，得之矣。李当之以为童男发，陶弘景以为鬈发，苏恭以为发根，宗奭以为陈发者，并误矣。且顾野王在苏恭之前，恭不知玉篇有髲字，亦欠考矣。毛苌诗传云：被之僮僮。被，首饰也。编发为之，即此髲也。

【修治】　〔敩曰〕发髲，是男子年二十已来，无疾患，颜貌红白，于顶心剪下者。入丸药膏中用，先以苦参水浸一宿，漉出入瓶子，以火煅赤，放冷研用。〔时珍曰〕今人以皂荚水洗净，晒干，入罐固济，煅存性用，亦良。

【气味】　**苦，温，无毒**。别录：小寒。

【主治】　**五癃关格不通，利小便水道，疗小儿惊，大人痓。仍自还神化**。本经。**合鸡子黄煎之，消为水，疗小儿惊热百病**。别录。**止血闷血运，金疮伤风，血痢，入药烧存性。用煎膏，长肉消瘀血**。大明。

【发明】　〔韩保升曰〕本经云：自还神化。李当之云：神化之事，未见别方。按异苑云：人发变为鳝鱼。神化之异，应此者也。又〔藏器曰〕生人发挂果树上，乌鸟不敢来食其实。又人逃走，取其发于纬车上却转之，则迷乱不知所适。此皆神化。〔时珍曰〕发者血之余。埋之土中，千年不朽，煎之至枯，复有液出。误食入腹，变为癥虫；煅治服饵，令发不白。此正神化之应验也。

【附方】　旧二，新四。**石淋痛涩**发髲烧存性，研末。每服用一钱，井水服之。肘后方。**伤寒黄病**发髲烧研，水服一寸匕，日三。伤寒类要。**胎衣不下**乱发、头发撩结，撩喉口中。孙真人方。**小儿客忤**因见生人所致。取来人囟上发十茎、断儿衣带少许，合烧研末。和乳饮儿，即愈。千金方。**急肚疼病**用本人头发三十根，烧过酒服。即以水调芥子末，封在脐内，大汗如雨，即安。谈野翁方。**瘭疽恶疮**生发灰，米汤服二钱。外以生发灰三分，皂荚刺灰二分，白及一分，为末。干掺，或以猪胆汁调。直指方。

乱发别录

【释名】 **血余**纲目**人退**〔时珍曰〕头上曰发，属足少阴、阳明；耳前曰鬓，属手、足少阳；目上曰眉，属手、足阳明；唇上曰髭，属手阳明；颏下曰须，属足少阴、阳明；两颊曰髯，属足少阳。其经气血盛，则美而长；气多血少，则美而短；气少血多，则少而恶；气血俱少，则其处不生。气血俱热，则黄而赤；气血俱衰，则白而落。素问云：肾之华在发。王冰注云：肾主髓，脑者髓之海，发者脑之华，脑减则发素。滑寿注云：水出高原，故肾华在发。发者血之余，血者水之类也。今方家呼发为血余，盖本此义也。龙木论谓之人退焉。叶世杰草木子云：精之荣以须，气之荣以眉，血之荣以发。类苑云：发属心，禀火气而上生；须属肾，禀水气而下生；眉属肝，禀木气而侧生。故男子肾气外行而有须，女子、宦人则无须，而眉发不异也。说虽不同，亦各有理，终不若分经者为的。刘君安云：欲发不落，梳头满千遍。又云：发宜多梳，齿宜数叩。皆摄精益脑之理尔。又昆斋吴玉有白发辨，言发之白，虽有迟早老少，皆不系寿之修短，由祖传及随事感应而已。援引古今为证，亦自有理。文多不录。

【气味】 **苦，微温，无毒。**

【主治】 **咳嗽，五淋，大小便不通，小儿惊痫，止血。鼻衄，烧灰吹之立已。**别录。**烧灰，疗转胞，小便不通，赤白痢，哽噎，痈肿，狐尿刺，尸疰，疔肿骨疽杂疮。**苏恭。**消瘀血，补阴甚捷。**震亨。

【发明】 〔时珍曰〕发乃血余，故能治血病，补阴，疗惊痫，去心窍之血。刘君安以己发合头垢等分烧存性，生服豆许三丸，名曰还精丹，令头不白。又老唐方，亦用自己乱发洗净，每一两入川椒五十粒，泥固，入瓶煅黑研末，每空心酒服一钱，令发长黑。此皆补阴之验也。用椒者，取其下达尔。〔弘景曰〕俗中妪母为小儿作鸡子煎，用其父梳头乱发，杂鸡子黄熬，良久得汁，与儿服，去痰热，疗百病。

【附方】 旧十六，新二十四。**孩子热疮**乱发一团如梨子大，鸡子黄十个，煮熟，同于铫子内熬，至甚干始有液出，旋置盏中，液尽为度。用傅疮上，即以苦参粉粉之，神妙。详见鸡子黄下。刘禹锡传信方。**小儿斑疹**发灰，饮服三钱。子母秘录。**小儿断脐**即用清油调发灰傅之，不可伤水。脐湿不干，亦傅之。**小儿重舌**欲死者。以乱发灰半钱，调傅舌下。不住用之。简要济众。**小儿燕口**两角生疮。烧乱发，和猪脂涂之。子母秘录。**小儿吻疮**发灰，和猪脂涂之。圣惠方。**小儿惊啼**乱发烧研，乳汁或酒服少许，良。千金。**鼻血眩冒**欲死者。乱发烧研，水服方寸匕，仍吹之。梅师方。**鼻血不止**血余，烧灰吹之，立止，永不发。男用母发，女用父发。圣惠：用乱发灰一钱，人中白五分，麝香少许，为末，嗃鼻。名三奇散。**肺疽吐血**发灰一钱，米醋二合，白汤一盏，调服。三因方。**咳嗽有血**小儿胎发灰，入麝香少许，酒下。每个作一服，男用女，女用男。朱氏集验。**齿缝出血**头发切，入铫内炒存性，研，掺之。华佗中藏经。**肌肤出血**胎发烧灰，傅之即止。或吹入鼻中。证治要诀。**诸窍出血**头发、败棕、陈莲蓬，并烧灰等分。每服三钱，木香汤下。圣惠方[1]。**上下诸血**或吐血，或心衄，或内崩，或舌上出血如簪孔，或鼻衄，或小便出血，并用乱发灰，水服方寸匕，一日三服。圣济。**无故遗血**乱发及爪甲烧灰，酒服方寸匕。千金方。**小便尿血**发灰二钱，醋汤服。永类方。**血淋苦痛**乱发烧存性二钱，入麝少许，米饮服。圣惠方[2]。**大便泻血**血余半两烧灰，鸡冠花、柏叶各一两，为末。卧时酒服二钱，来早以温酒一盏投之。一服见效。普济。**胎产便血**发灰，每饮服二钱。昝殷产宝。**女人漏血**乱发洗净烧研，空心温酒服一钱。妇人良方。**月水不通**童男、童女发各三两烧灰，斑蝥二十一枚，糯米炒黄，麝香一钱，为末。每服一钱，食前热姜酒下。普济方。**妇人阴吹**胃气下泄，阴吹而正喧，此谷气之实也，宜猪膏发煎导之。用猪膏半斤，乱发鸡子大三枚，和煎，发消药成矣。分再服，病从小便中出也。张仲景方。**女劳黄疸**因大热大劳交接后入水所致。身目俱黄，发热恶寒，小腹满急，小便难。用膏发煎治之，即上方。肘后方。**黄疸尿赤**乱发灰，水服一钱，日三次，秘方也。肘后。**大小便闭**乱发灰三指撮，投半升水服。姚氏。**干霍乱病**胀满烦躁。乱发一团烧灰，盐汤二升，和服取吐。十便良方。**尸疰中恶**子母秘录用乱发如鸡子大，烧研，水服。一方用乱发灰半两，杏仁半两去皮、尖，研，炼蜜丸梧子大。每温酒日下二三十丸。**破伤中风**乱发如鸡子大，无油器中熬焦黑，研，以好酒一盏沃之，入何首乌末二钱，灌之。少顷再灌。本草衍义。**沐发中风**方同上。**令发长黑**乱发洗晒，油煎焦枯，研末，擦发良。圣惠。**擦落耳鼻**头发瓶盛泥固，煅过研末，以擦落耳、鼻，乘热蘸发灰缀定，软帛缚住，勿令动，自生合也。经验良方。**耳卒肿痛**裹杏仁末塞之。圣惠方。**吞发在咽**取自己乱发烧灰，水服一钱。延龄至宝方。**蜈蚣螫咬**头发烧烟熏之。**疔肿恶疮**乱发、鼠屎等分，烧灰。针入疮内，大良。圣惠方。**疮口不合**乱发、露蜂房、蛇蜕皮各烧存性一钱，用温酒食前调服，神妙。苏沈良方。**下疳湿疮**发灰一钱，枣核七个，烧研，洗贴。心镜。**大风疠疮**用新竹筒十个，内装黑豆一层，头发一层，至满，以稻糠火盆内煨之。候汁滴出，以盏接承，翎扫疮上，数日即愈。亦治诸疮。邵真人经验方。

头垢别录

【释名】 **梳上者名曰百齿霜**〔弘景曰〕术云头垢浮针，以肥腻故耳。今当用悦泽人者，其垢可丸也。

【气味】 **咸、苦，温，有毒。**

【主治】 **淋闭不通。**别录。**疗噎疾，酸浆煎膏用之，立愈。又治劳复。**弘景。**中蛊毒、蕈毒，米饮或酒化下，并取吐为度。**大明。

【附方】 旧九，新十五。**天行劳复**含头垢枣核大一枚，良。类要。**预防劳复**伤寒初愈，欲令不劳复者。头垢烧研，水丸梧子大，饮服一丸。外台秘要。**头身俱痛**烦闷者。头垢豆许，水服。囊盛蒸豆，熨之。肘后。**小儿霍乱**梳垢，水服少许。**小儿哭疰**方同上。**百邪鬼魅**方同上。并千金。**妇人吹乳**百齿霜，以无根水丸梧子大。每服三丸，食后屋上倒流水下，随左

① 圣惠方：此方今见《仁斋直指小儿方论》卷二十六。

② 圣惠方：此方今见《世医得效方》卷八。

右暖卧，取汗甚效。或以胡椒七粒，同百齿霜和丸，热酒下，得汗立愈。卫生宝鉴。**妇人乳疖**酒下梳垢五丸，即退消。**妇人足疮**经年不愈，名裙风疮。用男子头垢，桐油调作隔纸膏，贴之。并简便。**臁胫生疮**头垢、枯矾研匀，猪胆调傅。寿域方。**下疳湿疮**蚕茧盛头垢，再以一茧合定，煅红，出火毒研，搽。杨氏。**小儿紧唇**头垢涂之。肘后方。**菜毒脯毒**由野菜、诸脯肉、马肝、马肉毒。以头垢枣核大，含之咽汁，能起死人。或白汤下亦可。小品方。**自死肉毒**故头巾中垢一钱，热水服，取吐。**猘犬毒人**头垢、猬皮等分烧灰，水服一杯，口噤者灌之。犬咬人疮重发者。以头垢少许纳疮中，用热牛屎封之。**诸蛇毒人**梳垢一团，尿和傅之。仍炙梳出汗，熨之。并千金方。**蜈蚣螫人**头垢、苦参末，酒调傅之。箧中。**蜂虿螫人**头垢封之。**虫蚁螫人**同上。并集简。**竹木刺肉**不出。头垢涂之，即出。刘涓子。**飞丝入目**头上白屑少许，揩之即出。物类相感志。**赤目肿痛**头垢一芥子，纳入取泪。摘玄方。**噎吐酸浆**浆水煎头垢豆许，服一杯效。普济方。

耳塞日华。

【释名】　**耳垢**纲目**脑膏**日华**泥丸脂**〔时珍曰〕修真指南云：肾气从脾右畔上入于耳，化为耳塞。耳者，肾窍也。肾气通则无塞，塞则气不通，故谓之塞。

【气味】　**咸、苦，温，有毒。**

【主治】　**颠狂鬼神及嗜酒**。大明。**蛇、虫、蜈蚣螫者，涂之良**。时珍。

【附方】　新六。**蛇虫螫伤**人耳垢、蚯蚓屎，和涂，出尽黄水，立愈。寿域方。**破伤中风**用病人耳中膜，并刮爪甲上末，唾调，涂疮口，立效。儒门事亲方。**抓疮伤水**肿痛难忍者。以耳垢封之，一夕水尽出而愈。郑师甫云：余常病此，一丐传此方。**疔疽恶疮**生人脑，即耳塞也，盐泥等分，研匀，以蒲公英汁和作小饼封之，大有效。圣惠。**一切目疾**耳塞晒干。每以粟许，夜夜点之。圣惠方。**小儿夜啼惊热**。用人耳塞，石莲心、人参各五分，乳香二分，灯花一字，丹砂一分，为末。每薄荷汤下五分。普济。

膝头垢纲目

【主治】　**唇紧疮，以绵裹烧研傅之。**外台。

爪甲纲目

【释名】　**筋退**〔时珍曰〕爪甲者，筋之余，胆之外候也。灵枢经云：肝应爪，爪厚色黄者胆厚，爪薄色红者胆薄；爪坚色青者胆急，爪软色赤者胆缓；爪直色白者胆直，爪恶色黑者胆结。

【气味】　**甘、咸，无毒。**

【主治】　**鼻衄，细刮之，立愈。众人甲亦可**。宗奭。**催生，下胞衣，利小便，治尿血，及阴阳易病，破伤中风，去目翳**。时珍。**怀妊妇人爪甲，取末点目，去翳障**。藏器。

【附方】　旧三，新二十。**斩三尸法**太上玄科云：常以庚辰日去手爪，甲午日去足爪。每年七月十六日将爪甲烧灰，和水服之。三尸九虫皆灭，名曰斩三尸。一云：甲寅日三尸游两手，翦去手爪甲；甲午日三尸游两足，剪去足爪甲。**消除脚气**每寅日割手足甲，少侵肉，去脚气。外台秘要。**破伤中风**手足十指甲，香油炒研，热酒调。呷服之，汗出便好。普济治破伤风，手足颤掉，搐摇不已。用人手足指甲烧存性六钱，姜制南星、独活、丹砂各二钱，为末。分作二服，酒下，立效。**阴阳易病**用手足爪甲二十片，中衣裆一片，烧灰。分三服，温酒下。男用女，女用男。**小儿腹胀**父母指爪烧，傅乳上饮之。千金。**小便转胞**自取爪甲，烧灰水服。**男女淋疾**同上。并肘后。**小便尿血**人指甲半钱，头发一钱半，烧研末。每服一钱，空心温酒下。圣济录。**妊娠尿血**取夫爪甲烧灰，酒服。千金方。**胞衣不下**取本妇手足爪甲，烧灰酒服。即令有力妇人抱起，将竹筒于胸前赶下。圣惠。**诸痔肿痛**蚕茧内入男子指甲充满，外用童子顶发缠裹，烧存性，研末，蜜调傅之。仍日日吞牛胆制过槐子，甚效。万表积善堂方。**针刺入肉**凡针折入肉，及竹木刺者。刮人指甲末，同酸枣捣烂，涂之。次日定出。圣惠方①。**飞丝入目**刮爪甲末，同津液点之，其丝自聚拔出也。危氏得效方。**物入目中**左手爪甲，刀刮屑末，灯草蘸点翳上，三次即出也。**癍痘生翳一切目疾**并以木贼擦取爪甲末，同朱砂末等分，研匀，以露水搜，丸芥子大。每以点入目内。圣惠。**目生花翳**刀刮爪甲细末，和乳点之。集简方。**目生珠管**手爪甲烧灰、贝齿烧灰、龙骨各半两为末，每用少许，点珠管上，日点三四次。圣惠方。**积年泻血**百药不效。用人指甲炒焦、麝香各二钱半，干姜炮三两，白矾枯过、败皮巾烧灰各一两，为末。每粥饮一钱，日二服。圣济总录。**鼻出衄血**刀刮指甲细末，吹之即止，试验。简便方。

牙齿日华。

【释名】 〔时珍曰〕两旁曰牙，当中曰齿。肾主骨，齿者骨之余也。女子七月齿生，七岁齿龀，三七肾气平而真牙生，七七肾气衰，齿槁发素。男子八月齿生，八岁齿龆，三八肾气平而真牙生，五八肾气衰，齿槁发堕。钱乙云：小儿变蒸蜕齿，如花之易苗。不及三十二齿者，由蒸之不及其数也。

【气味】 **甘、咸，热，有毒。**

【主治】 **除劳治疟，蛊毒气。入药烧用。**藏器。**治乳痈未溃，痘疮倒靥。**时珍。

【发明】〔时珍曰〕近世用人牙治痘疮陷伏，称为神品，然一概用之，贻害不浅。夫齿者，肾之标，骨之余也。痘疮则毒自肾出，方长之际，外为风寒秽气所冒，腠理闭塞，血涩不行，毒不能出，或变黑倒靥。宜用此物，以酒、麝达之，窜入肾经，发出毒气，使热令复行，而疮自红活，盖劫剂也。若伏毒在心，昏冒不省人事，及气虚色白，痒塌不能作脓，热痱紫泡之证，止宜解毒补虚。苟误用此，则郁闷声哑，反成不救，可不慎哉。高武痘疹管见云：左仲恕言变黑归肾者，宜用人牙散。夫既归肾矣，人牙岂能复治之乎。

【附方】 旧一，新七。**痘疮倒靥**钱氏小儿方用人牙烧存性，入麝香少许，温酒服半钱。闻人规痘疹论云：人牙散治痘疮方出，风寒外袭，或变黑，或青紫，此倒靥也。宜温肌发散，使热气复行而斑自出。用人齿脱落者，不拘多少，瓦罐固济，煅过出火毒，研末。出不快而黑陷者，猪血调下一钱；因服凉药，血涩倒陷者，入麝香，温酒服之，其效如神。无价散：用人牙、猫牙、猪牙、犬牙等分，火煅研末，蜜水调服一字。**乳痈未溃**人牙齿烧研，酥调贴之。肘后方。**五般聤耳**出脓血水。人牙烧存性，麝香少许，为末吹之。名佛牙散。普济方。**漏疮恶疮**干水生肌。用人牙灰、油发灰、雄鸡内金灰，各等分为末，入麝香、轻粉少许，油调傅之。直指方。**阴疽不发**头凹沉黯，不疼无热，服内补散不起。必用人牙煅过、穿山

---

① 圣惠方：此方今见《普济方》卷三〇四。

甲炙各一分，为末。分作两服，用当归、麻黄煎酒下。外以姜汁和面傅之。又方：川乌头、硫黄、人牙煅过为末，酒服亦妙。杨仁斋直指方。

人屎别录。附人中黄

【释名】 **人粪**别录**大便**〔时珍曰〕屎粪乃糟粕所化，故字从米，会意也。

【气味】 **苦，寒，无毒。**

【主治】 **时行大热狂走，解诸毒，捣末，沸汤沃服之。**别录。**伤寒热毒，水渍饮之，弥善。新者，封疔肿，一日根烂。**苏恭。**骨蒸劳复，痈肿发背疮漏，痘疮不起。**时珍。

粪清

【释名】 **黄龙汤**弘景**还元水**菽园记**人中黄**〔弘景曰〕近城市人以空罂塞口，纳粪中，积年得汁，甚黑而苦，名为黄龙汤，疗温病垂死者皆瘥。〔大明曰〕腊月截淡竹去青皮，浸渗取汁，治天行热疾中毒，名粪清。浸皂荚、甘蔗，治天行热疾，名人中黄。〔震亨曰〕人中黄，以竹筒入甘草末于内，竹木塞两头，冬月浸粪缸中，立春取出，悬风处阴干，破竹取草，晒干用。〔汪机曰〕用棕皮绵纸上铺黄土，浇粪汁淋土上，滤取清汁，入新瓮内，碗覆定，埋土中一年取出，清若泉水，全无秽气，年久者弥佳，比竹筒渗法更妙。

【主治】 **天行热狂热疾，中毒，蕈毒，恶疮。**大明。**热毒湿毒，大解五脏实热。饭和作丸，清痰，消食积，降阴火。**震亨。

【附方】 旧十三，新二十。**劳复食复**人屎烧灰，酒服方寸匕。千金方。**热病发狂**奔走似癫，如见鬼神，久不得汗，及不知人事者。以人中黄入大罐内，以泥固济，煅半日，去火毒，研末。新汲水服三钱。未退再服。斗门方。**大热狂渴**干陈人屎为末，于阴地净黄土中作五六寸小坑，将末三两匙于坑中，以新汲水调匀，良久澄清，细细与饮即解。世俗谓之地清。寇宗奭衍义。**劳极骨蒸**亦名伏连传尸，此方甚验。用人屎、小便各一升，新粟米饭五升，六月六日曲半饼，以瓶盛，封密室中，二七日并消，亦无恶气。每旦服一合，午再服之，神效。张文仲备急方。**骨蒸热劳**取人屎干者，烧令外黑，纳水中澄清。每旦服一小升，薄晚服童便一小升，以瘥为度。既常服，可就作坑，烧屎三升，夜以水三升渍之，稍稍减服。此方神妙，非其人莫浪传之。外台秘要。**呕血吐痰**心烦骨蒸者。人中黄为末，每服三钱，茜根汁、竹沥、姜汁和匀，服之。丹溪心法。**鼻衄不止**人屎尖烧灰，水服一二钱，并吹鼻中。千金方。**噎膈反胃**诸药不效。真阿魏一钱，野外干人屎三钱，为末，五更以姜片蘸食，能起死人。乃赵玉渊方也。永类钤方。**噎食不下**人屎入萝卜内，火炼三炷香，取研，每服三分，黄酒下，三服效。海上名方。**痘疮不起**儒门事亲治痘疮倒靥及灰白下陷。用童子粪干者，新瓦煅过。每一两入龙脑一分，研匀。每服半钱至一钱，蜜水调下。四灵无价散：治痘疮黑陷，腹胀危笃者，此为劫剂。用人粪、猫粪、犬粪等分，腊月初旬收埋高燥黄土窖内，至腊八日取出，砂罐盛之，盐泥固济，炭火煅令烟尽为度。取出为末，入麝香少许，研匀，瓷器密封收之。一岁一字，二岁半钱，三岁一钱，蜜水调下，须臾疮起。此乃以毒攻毒。用火化者，从治之义也。**发背欲死**烧屎灰，醋和傅之，干即易。肘后方。**一切痈肿**未溃。用干人屎末、麝香各半钱，研匀，以豆大，津调贴头外，以醋面作钱护之。脓溃去药。宗奭衍义。**疔肿初起**刮破，以热屎尖傅之，干即易。不过十五遍，即根出立瘥。千金。**五色丹毒**黄龙汤饮二合，并涂之，良。千金方。**九漏有虫**干人屎、干牛屎，隔绵贴之，虫闻其气即出。若痒则易之，虫尽乃止。千金。**疳蚀口鼻**唇颊穿者。绵裹人屎贴之，必有虫出。十便良方。**小儿唇紧**人屎灰傅之。崔知悌方。**小儿阴疮**人屎灰傅之。外台秘要。**产后阴脱**人屎炒赤为末，酒服方寸匕，日二服。千金方。**鬼舐头疮**取小儿粪，和腊猪脂傅之。千金方。**金疮肠出**干人屎末粉之，即入。千金方。**针疮血出**不止。用人屎烧研，傅之。千金方。**马血入疮**肿痛。用人粪一鸡子大服之，并涂之。千金方。**毒蛇咬螫**人屎厚封之，即消。千金。**蛊毒百毒**及诸热毒，时气热病，口鼻出血。用人屎尖七枚烧炒，水调顿服，温覆取汗即愈，勿轻此方，神验者也。外台秘要。**诸毒卒恶热闷**欲死者。新粪汁、水和服。或干者烧末，渍汁饮。名破棺汤。苏恭。**解药箭毒**毒箭有三种：交广夷人用焦铜作箭镞，岭北诸处以蛇毒螫物汁著筒中渍箭镞，此二种才伤皮肉，便洪肿沸烂而死。若中之，便饮汁并涂之，惟此最妙。又一种用射罔煎涂箭镞，亦宜此方。姚僧坦集验方。**野葛芋毒　山中毒菌**欲死者。并饮粪汁一升，即活。肘后方。**漏肉脯毒**人屎烧研，酒服方寸匕。肘后方。**恶犬咬伤**左盘龙，即人屎也，厚封之，数日即愈。蔺氏经验方。**心腹急痛**欲死。用人屎同蜜擂匀，新汲水化下。生生编。

小儿胎屎纲目

【主治】　**恶疮，食息肉，除面印字，一月即瘥**。藏器。**治小儿鬼舐头，烧灰和腊猪脂涂之**。时珍。

人尿奴吊切，亦作溺。别录

【释名】　**溲**素问**小便**素问**轮回酒**纲目**还元汤**〔时珍曰〕尿，从尸从水，会意也。方家谓之轮回酒、还元汤，隐语也。饮入于胃，游溢精气，上输于脾；脾气散精，上归于肺，通调水道，下输膀胱。水道者，阑门也。主分泌水谷，糟粕入于大肠，水汁渗入膀胱。膀胱者，州都之官，津液之府，气化则能出矣。阴阳应象论云：清阳为天，浊阴为地；地气上为云，天气下为雨。故清阳出上窍，浊阴出下窍。

【气味】　**咸，寒，无毒**。

【主治】　**寒热头痛，温气。童男者尤良**。别录。**主久嗽上气失声，及癥积满腹**。苏恭。**明目益声，润肌肤，利大肠，推陈致新，去咳嗽肺痿，鬼气痓病。停久者，服之佳。恐冷，则和热汤服**。藏器。**止劳渴，润心肺，疗血闷热狂，扑损，瘀血在内运绝，止吐血鼻衄，皮肤皴裂，难产，胎衣不下，蛇犬咬**。大明。**滋阴降火甚速**。震亨。**杀虫解毒，疗疟中暍**。时珍。

【发明】　〔弘景曰〕若人初得头痛，直饮人尿数升，亦多愈；合葱、豉作汤服，弥佳。〔宗奭曰〕人溺，须童子者佳。产后温饮一杯，压下败血恶物。有饮过七日者。过多恐久远血脏寒，令人发带病，人亦不觉。若气血虚无热者，尤不宜多服。此物性寒，故热劳方中用之。〔震亨曰〕小便降火甚速。常见一老妇，年逾八十，貌似四十。询其故。常有恶病，人教服人尿，四十余年矣，且老健无他病，而何谓之性寒不宜多服耶。凡阴虚火动，热蒸如燎，服药无益者，非小便不能除。〔时珍曰〕小便性温不寒，饮之入胃，随脾之气上归于肺，下通水道而入膀胱，乃其旧路也。故能治肺病，引火下行。凡人精气，清者为血，浊者为气；浊之精者为津液，精之浊者为小便，小便与血同类也。故其味咸而走血，治诸血病也。按褚澄遗书云：人喉有窍，则咳血杀人。喉不停物，毫发必咳，血既渗入，愈渗愈咳，愈咳愈渗。惟饮溲溺，则百不一死；若服寒凉，则百不一生。又吴球诸证辨疑云：诸虚吐衄咯血，须用童子小便，其效甚速。盖溲溺滋阴降火，消瘀血，止吐衄诸血。但取十二岁以下童子，绝其烹炮咸酸，多与米饮，以助水道。每用一盏，入姜汁或韭汁二三点，徐徐服之，日进二三服。寒天则重汤温服，久自有效也。又成无已云：伤寒少阴证，下利不止，厥逆无脉，干呕欲饮水者。加人尿、胆汁咸苦寒物于白通汤姜、附药中，其气相从，可去格拒之患也。

【附方】 旧七，新三十八。**头痛至极**童便一盏，豉心半合，同煎至五分，温服。圣济总录。**热病咽痛**童便三合，含之即止。圣惠方。**骨蒸发热**三岁童便五升，煎取一升，以蜜三匙和之。每服二碗，半日更服。此后常取自已小便服之，轻者二十日，重者五十日瘥。二十日后，当有虫如蚰蜒，在身常出。十步内闻病人小便臭者，瘥也。台州丹仙观道士张病此，自服神验。孟诜必效方。**男妇怯证**男用童女便，女用童男便，斩头去尾，日进二次，干烧饼压之，月余全愈。圣惠。**久嗽涕唾**肺痿时时寒热，颊赤气急。用童便去头尾少许五合，取大粉甘草一寸，四破浸之，露一夜，去甘草，平旦顿服，或入甘草末一钱同服亦可，一日一剂。童子忌食五辛热物。姚僧坦集验。**肺痿咳嗽鬼气疰病**停久臭溺，日日温服之。集验方。**吐血鼻洪**人溺，姜汁和匀，服一升。日华子。**齿缝衄血**童便温热含之，立止。圣惠方。**消渴重者**众人溺坑中水，取一盏服之。勿令病人知，三度瘥。圣惠方。**癥积满腹**诸药不瘥者。人溺一服一升，下血片块，二十日即出也。苏恭本草。**绞肠沙痛**童子小便服之，即止。圣惠方。**卒然腹痛**令人骑其腹，溺脐中。肘后方。**下痢休息**杏仁去皮，炒研，以猪肝一具，切片，水洗血净，置净锅中，一重肝，一重杏仁，铺尽，以童便二升同煎干，放冷，任意食之。圣惠方。**疟疾渴甚**童便和蜜，煎沸，顿服。简便方。**瘴疠诸疟**无问新久。童便一升，入白蜜二匙，搅去白沫，顿服，取吐碧绿痰出为妙。若不然，终不除也。圣惠。**中暍昏闷**夏月人在途中热死，急移阴处，就掬道上热土拥脐上作窝，令人溺满，暖气透脐即苏，乃服地浆、蒜水等药。林亿云：此法出自张仲景，其意殊绝，非常情所能及，本草所能关，实救急之大术也。盖脐乃命蒂，暑暍伤气，温脐所以接其元气之意。**中恶不醒**令人尿其面上即苏。此扁鹊法也。肘后方。**三十年病一切气块宿冷恶病**苦参二斤，童子小便一斗二升，煎取六升，和糯米及曲，如常法作酒服。但腹中诸疾皆治。酒放二三年不坏，多作救人神效。圣惠。**金疮中风**自己小便，日洗二三次，不妨入水。圣惠。**金疮血出**不止。饮人尿五升。千金方。**打伤瘀血**攻心者。人尿煎服一升。日一服。苏恭本草。**折伤跌扑**童便入少酒饮之。推陈致新，其功甚大。薛己云：予在居庸，见覆车被伤七人，仆地呻吟，俱令灌此，皆得无事。凡一切伤损，不问壮弱，及有无瘀血，俱宜服此。若胁胀，或作痛，或发热烦躁口渴，惟服此一瓯，胜似他药。他药虽效，恐无瘀血，反致误人。童便不动脏腑，不伤气血，万无一失。军中多用此，屡试有验。外科发挥。**杖疮肿毒**服童便良。千金方。**火烧闷绝**不省人事者。新尿顿服二三升良。千金方。**刺在肉中**温小便渍之。千金。**人咬手指**瓶盛热尿，浸一夜，即愈。通变要法。**蛇犬咬伤**日华子云：以热尿淋患处。千金方治蝮蛇伤人，令妇人尿于疮上，良。**蛇缠人足**就令尿之便解。肘后方。**蜂虿螫伤**人尿洗之。肘后方。**蜘蛛咬毒**久臭人溺，于大瓮中坐浸；仍取乌鸡屎炒，浸酒服之。不尔，恐毒杀人。陈藏器本草。**百虫入耳**小便少少滴入。圣惠方[①]。**劳聋已久**童子小便，乘热少少频滴之。圣惠方[②]。**赤目肿痛**自己小便，乘热抹洗，即闭目少顷。此以真气退去邪热也。普济方。**腋下狐臭**自己小便，乘热洗两腋下，日洗数次，久则自愈。集简方。**伤胎血结**心腹痛。取童子小便，日服二升，良。杨氏产乳。**子死腹中**以夫尿二升，煮沸饮之。千金方。**中土菌毒合口椒毒**人尿饮之。肘后方。**解诸菜毒**小儿尿和乳汁，服二升。海上方。**催生下胞**人溺一升，入葱、姜各一分，煎二三沸，热饮便下。日华子本草。**痔疮肿痛**用热童尿，入矾三分服之，一日二三次，效。救急方。

溺白垽音鱼觐切。唐本草

【释名】 **人中白**〔时珍曰〕滓淀为垽，此乃人溺澄下白垽也。以风日久干者为良。入药并以瓦煅过用。

【气味】 **咸，平，无毒。**〔大明曰〕凉。

【主治】 **鼻衄，汤火灼疮。**唐本。**烧研，恶疮。**苏恭。**治传尸热劳，肺痿，心膈热，羸瘦渴疾。**大明。**降火，消瘀血，治咽喉口齿生疮疳䘌，**诸窍出血，肌肤汗血。时珍。

【发明】 〔震亨曰〕人中白，能泻肝火、三焦火并膀胱火，从小便中出，盖膀胱乃此物之故道也。〔时珍曰〕人中白，降相火，消瘀血，盖咸能润下走血故也。今人病口舌诸疮用之有效，降火之验也。张杲医说云：李七常苦鼻衄，仅存喘息。张思顺用人中白散，即时血止。又延陵镇官曾棠鼻血如倾，白衣变红，头空空然。张润之用人中白药治之即止，并不再作。此皆散血之验也。

【附方】 旧一，新十四。**大衄久衄**人中白一团鸡子大，绵五两，烧研。每服二钱，温水服。圣惠方[③]。**诸窍出血**方同上。**鼻衄不止**五七日不住者。人中白，新瓦焙干，入麝香少许，温酒调服，立效。经验方。**肤出汗血**方同上。**偏正头痛**人中白、地龙炒等分为末，羊胆汁丸芥子大。每新汲水化一丸，注鼻中嗃之。名一滴金。普济方。**水气肿满**人尿，煎令可丸。每服一小豆大，日三服。千金方。**脚气成漏**跟有一孔，深半寸许，其痛异常。用人中白煅，有水出，滴入疮口。戴原礼证治要诀。**小儿霍乱**尿滓末，乳上服之良。千金方。**鼻中息肉**人中白瓦焙，每温汤服一钱。朱氏集验方。**痘疮倒陷**腊月收人中白，火煅为末。温水服三钱，陷者自出。儒门事亲。**口舌生疮**溺桶垽七分，枯矾三分，研匀。有涎拭去，数次即愈。集简方。**小儿口疳**人中白煅、黄檗蜜炙焦为末等分，入冰片少许，以青布拭净，掺之，累效。陆氏经验方。**走马牙疳**以小便盆内白屑，取下入瓷瓶内，盐泥固济，煅红研末，放麝香少许贴之。此汴梁李提领方也。又方：用妇人尿桶中白垢火煅一钱，铜绿三分，麝香一分，和匀贴之，尤有神效。**痘疹烦热**人中白或老粪缸白垢，洗净研末。每白汤或酒服二钱。痘疹便览方。

---

① 圣惠方：此方今见《圣济总录》卷一一五。
② 圣惠方：此方今见《圣济总录》卷一一四。
③ 圣惠方：此方今见《圣济总录》卷七十。

秋石蒙筌

【释名】　**秋冰**〔时珍曰〕淮南子丹成，号曰秋石，言其色白质坚也。近人以人中白炼成白质，亦名秋石，言其亦出于精气之余也。再加升打，其精致者，谓之秋冰，此盖仿海水煎盐之义。方士亦以盐入炉火煅成伪者，宜辨之。〔嘉谟曰〕秋石须秋月取童子溺，每缸入石膏末七钱，桑条搅，澄定倾去清液。如此二三次，乃入秋露水一桶，搅澄。如此数次，滓秽涤净，咸味减除。以重纸铺灰上晒干，完全取起，轻清在上者为秋石，重浊在下者刮去。古人立名，实本此义。男用童女溺，女用童男溺，亦一阴一阳之道也。世医不取秋时，杂收人溺，但以皂荚水澄，晒为阴炼，煅为阳炼。尽失于道，何合于名。谋利败人，安能应病。况经火炼，性却变温耶。

【气味】　**咸，温，无毒。**

【主治】　**虚劳冷疾，小便遗数，漏精白浊。**时珍。**滋肾水，养丹田，返本还元，归根复命，安五脏，润三焦，消痰咳，退骨蒸，软坚块，明目清心，延年益寿。**嘉谟。

【发明】　〔时珍曰〕古人惟取人中白、人尿治病，取其散血、滋阴降火、杀虫解毒之功也。王公贵人恶其不洁，方士遂以人中白设法煅炼，治为秋石。叶梦得水云录，极称阴阳二炼之妙，而琐碎录乃云秋石味咸走血，使水不制火，久服令人成渴疾。盖此物既经煅炼，其气近温。服者多是淫欲之人，借此放肆，虚阳妄作，真水愈涸，安得不渴耶。况甚则加以阳药，助其邪火乎。惟丹田虚冷者，服之可耳。观病淋者水虚火极，则煎熬成沙成石，小便之炼成秋石，与此一理也。

【附方】　新十二。**秋石还元丹**久服去百病，强骨髓，补精血，开心益志，补暖下元，悦色进食。久则脐下常如火暖，诸般冷疾皆愈。久年冷劳虚惫者，服之亦壮盛。其法：以男子小便十石，更多尤妙。先支大锅一口于空室内，上用深瓦甑接锅口，以纸筋杵石灰泥甑缝并锅口，勿令通风。候干，下小便约锅中七八分以来，灶下用焰火煮之。若涌出，即少少添冷小便。候煎干，即人中白也。入好罐子内，如法固济，入炭炉中煅之。旋取二三两，再研如粉，煮枣瓤和丸如绿豆大。每服五七丸，渐加至十五丸，空心温酒或盐汤下。其药常要近火，或时复养火三五日，则功效更大也。经验良方。**阴阳二炼丹**世之炼秋石者，但得火炼一法。此药须兼阴阳二炼，方为至药。火炼乃阳中之阴，得火而凝，入水则释，归于无体，盖质去味存，此离中之虚也。水炼乃阴中之阳，得水而凝，遇曝而润，千岁不变，味去质留，此坎中之实也。二物皆出于心肾二脏，而流于小肠，水火螣蛇玄武正气，外假天地之水火，凝而为体。服之还补太阳、相火二脏，实为养命之本。空心服阳炼，日午服阴炼。此法极省力，与常法功用不侔，久疾服之皆愈。有人得瘦疾且嗽，诸方不效，服此即瘳。有人病颠腹鼓，日久加喘满，垂困，亦服此而安也。阳炼法：用人尿十余石，各用桶盛。每石入皂荚汁一碗，竹杖急搅百千下，候澄去清留垽。并作一桶，如前搅澄，取浓汁一二斗滤净，入锅熬干，刮下捣细。再以清汤煮化，筲箕铺纸淋过，再熬。如此数次，直待色白如雪方止。用沙盒固济，火煅成质，倾出。如药未成，更煅一二次，候色如莹玉，细研。入砂盒内固济，顶火养七昼夜，取出摊土上，去火毒，为末，枣膏丸梧桐子大。每空心温酒下三十丸。阴炼法：用人尿四五石，以大缸盛。入新水一半，搅千回，澄定，去清留垽。又入新水搅澄，直候无臭气，澄下如腻粉，方以曝干。刮下再研，以男儿乳和如膏，烈日晒干，盖假太阳真气也。如此九度，为末，枣膏和丸梧子大。每午后温酒下三十丸。叶石林水云录。**秋冰乳粉丸**固元阳，壮筋骨，延年不老，却百病。用秋冰五钱，头生男乳晒粉五钱，头生女乳晒粉五钱，乳香二钱五分，麝香一分，为末。炼蜜丸芡子大，金箔为衣，乌金纸包，黄蜡匮收，勿令泄气。每月用乳汁化服一丸，仍日饮乳汁助之。秋冰法：用童男、童女尿各一桶，入大锅内，桑柴火熬干，刮下，入河水一桶搅化，隔纸淋过。复熬刮下，再以水淋炼之。如此七次，其色如霜，或有一斤。入罐内，上用铁灯盏盖定，盐泥固济，升打三炷香。看秋石色白如玉，再研，再如前升打。灯盏上用水徐徐擦之，不可多，多则不结；不可少，少则不升。自辰至未，退火冷定。其盏上升起者，为秋冰，味淡而香，乃秋石之精英也，服之滋肾水，固元阳，降痰火。其不升者，即寻常秋石也。味咸苦，蘸肉食之，亦有小补。杨氏颐贞[①]堂经验方。**直指秋石丸**治浊气干清，精散而成膏淋，黄白赤黯，如肥膏、蜜、油之状。用秋石、鹿角胶炒、桑螵蛸炙各半两，白茯苓一两，为末，糕糊丸梧子大。每服五十丸，人参汤下。仁斋直指方。**秋石交感丹**治白浊遗精。秋石一两，白茯苓五钱，菟丝子炒五钱，为末。用百沸汤一盏，井华水一盏，煮糊丸梧子大。每服一百丸，盐汤下。郑氏家传方。**秋石四精丸**治思虑色欲过度，损伤心气，遗精，小便数。秋石、白茯苓各四两，莲肉、芡实各二两，为末，蒸枣肉和丸梧子大。每空心盐汤下三十丸。永类钤方。**秋石五精丸**常服补益。秋石一两，莲肉六两，真川椒红五钱，小茴香五钱，白茯苓二两，为末，枣肉和丸梧子大。每服三十丸，盐汤、温酒空心下。秋石法：用童男、童女洁净无体气、疾病者，沐浴更衣，各聚一石。用洁净饮食及盐汤与之，忌葱、蒜、韭、姜、辛辣、膻腥之物。待尿满缸，以水搅澄，取人中白，各用阳城瓦罐，盐泥固济，铁线扎定，打火一炷香。连换铁线，打七火。然后以男、女者秤匀，和作一处，研末，以河水化之，隔纸七层滤过，仍熬成秋石，其色雪白。用洁净香浓乳汁和成，日晒夜露，但干即添乳汁，取日精月华，四十九日数足，收贮配药。刘氏保寿堂经验方。**肿胀忌盐**只以秋石拌饮食。待肿胀消，以盐入罐煅过，少少用之。摘玄方。**赤白带下**真秋石研末，蒸枣肉捣，丸梧子大。每服六十丸，空心醋汤下。摘玄方。**噎食反胃**秋石，每用一钱，白汤下，妙。医方摘要。**服丹发热**有人服伏火丹药多，脑后生疮，热气冉冉而上。一道人教灸风市数十壮而愈。仍时复作，又教以阴炼秋石，用大豆黄卷煎汤下，遂愈。和其阴阳也。王清明余话方。

淋石宋嘉祐

校正：自玉石部移入此。

【集解】 〔藏器曰〕此是患石淋人溺中出者，正如小石，收之为用。〔时珍曰〕此是淫欲之人，精气郁结，阴火煎熬，遂成坚质。正如滚水结硷，卤水煎盐，小便炼成秋石，同一义理也。

【气味】 **咸，温，无毒。**

【主治】 **石淋，水磨服之，当得碎石随溺出。**大明。**噎病吐食，俗名涩饭病。**藏器。

---

① 贞：卷一引据经史百家书目作“真”。此因音同而互用。

癖石纲目

【集解】 〔时珍曰〕有人专心成癖，及病癥块，凝结成石。如牛黄、狗宝、鲊答之类，皆诸兽之病也。观夫星陨为石，沙淋、石淋及释氏颅囟结成舍利子，皆精气凝结而然。故格物论云：石者，气之核也。群书所载，如宝圭化石，老树化石，皆无情之变异也。鱼、蛇、虾、蟹，皆能化石，乃有情之变异也。世说载贞妇登山望夫，化而为石，此盖志一不分，遂入于无情也。宋史载石工采石，陷入石穴，三年掘出犹活，见风遂化为石，此盖吞纳石气，久而与之俱化也。夫生形尚全化石，则顽心癥癖之化石，亦其理也。程子遗书云：波斯人发古墓，见肌肤都尽，惟心坚如石。锯开，中有山水如画，旁有一女，凭阑凝睇，盖此女有爱山水癖，遂致融结如此。宋濂云：一浮屠行大般舟三昧法，元寂后，焚之，惟心不化，状如佛像，非金非石。又一人行禅观法，及死火葬，心内包观音像悉具。医书云：一人病癥死，火化有块如石，此皆癥癖顽凝成石之迹，故并录之。

【主治】 **消坚癖，治噎膈。**时珍。

乳汁别录

【释名】 **奶汁纲目仙人酒**〔时珍曰〕乳者化之信，故字从孚、化省文也。方家隐其名，谓之仙人酒、生人血、白朱砂，种种名色。盖乳乃阴血所化，生于脾胃，摄于冲任。未受孕则下为月水，既受孕则留而养胎，已产则赤变为白，上为乳汁，此造化玄微，自然之妙也。邪术家乃以童女娇揉取乳，及造反经为乳诸说，巧立名谓，以弄贪愚。此皆妖人所为，王法所诛，君子当斥之可也。凡入药并取首生男儿，无病妇人之乳，白而稠者佳。若色黄赤清而腥秽如涎者，并不可用。有孕之乳，谓之忌奶，小儿饮之吐泻，成疳魃之病，最为有毒也。

【气味】 **甘、咸，平，无毒。**〔大明曰〕凉。

【主治】 **补五脏，令人肥白悦泽。疗目赤痛多泪，解独肝牛肉毒，合浓豉汁服之，神效。**别录。**和雀屎，去目中胬肉。**苏恭。**益气，治瘦悴，悦皮肤，润毛发，点眼止泪。**大明。

【发明】 〔弘景曰〕汉·张苍年老无齿，妻妾百数，常服人乳，故年百岁余，身肥如瓠。〔宗奭曰〕人乳汁治目之功多，何也？人心生血，肝藏血，肝受血则能视。盖水入于经，其血乃成。又曰上则为乳汁，下则为月水，故知乳汁则血也。用以点眼，岂不相宜。血为阴，故性冷。脏寒人，如乳饼酥酪之类，不可多食。虽曰牛羊乳，然亦不出乎阴阳之造化耳。老人患口疮不能食，但饮人热乳甚良。〔时珍曰〕人乳无定性。其人和平，饮食冲淡，其乳必平。其人暴躁，饮酒食辛，或有火病，其乳必热，凡服乳，须热饮。若晒曝为粉，入药尤佳。南史载宋·何尚之积年劳病，饮妇人乳而瘥。又言：穰城老人年二百四十岁，惟饮曾孙妇乳也。按白飞霞医通云：服人乳，大能益心气，补脑髓，止消渴，治风火证，养老尤宜。每用一吸，即以纸塞鼻孔，按唇贴齿而漱，乳与口津相和，然后以鼻内引上吸，使气由明堂入脑，方可徐徐咽下，如此五七吸为一度。不漱而吸，何异饮酪。止于肠胃而已。

【附方】 旧三，新十二。**服乳歌**仙家酒，仙家酒，两个壶卢盛一斗，五行酿出真醍醐，不离人间处处有。丹田若是干涸时，咽下重楼润枯朽。清晨能饮一升余，返老还童天地久。**虚损劳瘵**德生丹：

用无病妇人乳三酒杯，将瓷碟晒极热，置乳于中，次入麝香末少许，木香末二分，调匀服；后饮浓茶一酒盏，即阳败。次日服接命丹。接命丹：用乳三酒杯，如前晒碟盛人乳，并人胞末一具调服，服毕面、膝俱赤，如醉思睡，只以白粥少少养之。集简方。**虚损风疾**接命丹：治男妇气血衰弱，痰火上升，虚损之证；又治中风不误，左瘫右缓，手足疼痛，动履不便，饮食少进诸证。用人乳二杯，香甜白者为佳，以好梨汁一杯和匀，银石器内顿滚滚。每日五更一服，能消痰补虚，生血延寿。此乃以人补人，其妙无加。摄生众妙方。**中风不语**舌根强硬，三年陈酱五合，人乳汁五合，相和研，以生布绞汁，随时少少与服，良久当语。圣惠方。**卒不得语**人乳半合，美酒半升，和服。范汪方。**失音不语**人乳、竹沥各二合，温服。摘玄。**月经不通**日饮人乳三合。千金方。**眼热赤肿**人乳半合，古铜钱十文，铜器中磨令变色，稀稠成煎，瓶收，日点数次。或以乳浸黄连，蒸热洗之。圣惠方。**初生不尿**人乳四合，葱白一寸，煎滚，分作四服，即利。刘涓子鬼遗方。**初生吐乳**人乳二合，籧篨篾少许，盐二粟大，同煎沸，入牛黄粟许，与服。刘涓子鬼遗方。**痈脓不出**人乳和面傅之，比晓脓尽出。不可近手。千金方。**臁胫生疮**人乳、桐油等分，和匀，以鹅翎扫涂，神效。摘玄。**啖蛇牛毒**牛啖蛇者，毛发向后，其肉杀人。但饮人乳汁一升，立愈。金匮要略。**中牛马毒**人乳饮之良。千金。**百虫入耳**人乳滴之即出。圣惠方。

妇人月水宋嘉祐　附月经衣

【释名】　**月经**素问**天癸**素问**红铅**

〔时珍曰〕女子，阴类也，以血为主。其血上应太阴，下应海潮。月有盈亏，潮有朝夕，月事一月一行，与之相符，故谓之月水、月信、月经。经者，常也，有常轨也。天癸者，天一生水也。邪术家谓之红铅，谬名也。女人之经，一月一行，其常也；或先或后，或通或塞，其病也。复有变常而古人并未言及者，不可不知。有行期只吐血衄血，或眼耳出血者，是谓逆行。有三月一行者，是谓居经，俗名按季。有一年一行，是谓避年，有一生不行而受胎者，是谓暗经。有受胎之后，月月行经而产子者，是谓盛胎，俗名垢胎，有受胎数月，血忽大下而胎不陨者，是谓漏胎，此虽以气血有余不足言，而亦异于常矣。女子二七天癸至，七七天癸绝，其常也。有女年十二、十三而产子，如褚记室所载，平江苏达卿女，十二受孕者。有妇年五十、六十而产子，如辽史所载，亟普妻六十余，生二男一女者，此又异常之尤者也。学医者之于此类，恐亦宜留心焉。

【气味】　**咸，平，无毒。**

【主治】　**解毒箭并女劳复。**弘景。

月经衣

【主治】　**金疮血涌出，炙热熨之。又主虎狼伤及箭镞入腹。**藏器。

【发明】　〔时珍曰〕女人入月，恶液腥秽，故君子远之，为其不洁，能损阳生病也。煎膏治药，出痘持戒，修炼性命者，皆避忌之，以此也。博物志云：扶南国有奇术，能令刀斫不入，惟以月水涂刀便死。此是秽液坏人神气，故合药忌触之。此说甚为有据。今有方士邪术，鼓弄愚人，以法取童女初行经水服食，谓之先天红铅，巧立名色，多方配合，谓参同契之金华，悟真篇之首经，皆此物也。愚人信之，吞咽秽滓，以为秘方，往往发出丹疹，殊可叹恶。按萧了真金丹诗云：一等旁门性好淫，强阳复去采他阴。口含天癸称为药，似恁洳沮枉用心。呜呼！愚人观此，可自悟矣。凡红铅方，今并不录。

【附方】 旧七，新五。**热病劳复**丈夫热病后，交接复发，忽卵缩入肠，肠痛欲死。烧女人月经赤衣为末，熟水服方寸匕，即定。扁鹊方。**女劳黄疸**气短声沉。用女人月经布[1]和血衣烧灰，酒服方寸匕，一日再服，三日瘥。孟诜必效方。**霍乱困笃**童女月经衣和血烧灰，酒服方寸匕。百方不瘥者用之。千金方。**小儿惊痫**发热。取月候血和青黛水水调服一钱，入口即瘥。量儿加减。圣惠方[2]。**令妇不妒**取妇人月水布裹蛤蟆，于厕前一尺，入地五寸埋之。张华博物志。**痈疽发背**一切肿毒，用胡燕窠土、鼠坌土、榆白皮、栝楼根，等分为末，以女人月经衣，水洗取汁和傅肿上，干即易之。溃者封其四围。五日瘥。千金方。**男子阴疮**因不忌月事行房，阴物溃烂，用室女血衲，瓦上烧存性，研末，麻油调，傅之。**解药箭毒**交州夷人，以焦铜为镝，涂毒药于镞锋上，中人即沸烂，须臾骨坏，但服月水、屎汁解之。博物志。**箭镞入腹**或肉中有聚血。以妇人月经衣烧灰，酒服方寸匕。千金方。**马血入疮剥马刺伤**以妇人月水涂之，神效。姚僧坦集验方。**虎狼伤疮**月经衣烧末，酒服方寸匕，日三。陈藏器。

人血拾遗

【集解】 〔时珍曰〕血犹水也。水谷入于中焦，泌别熏蒸，化其精微，上注于肺。流溢于中，布散于外。中焦受汁，变化而赤，行于隧道，以奉生身，是之谓血，命曰营气。血之与气，异名同类；清者为营，浊者为卫；营行于阴，卫行于阳；气主煦之，血主濡之。血体属水，以火为用，故曰气者血之帅也。气升则升，气降则降；气热则行，气寒则凝；火活则红，火死则黑。邪犯阳经则上逆，邪犯阴经则下流。盖人身之血，皆生于脾，摄于心，藏于肝，布于肺，而施化于肾也。仙家炼之，化为白汁，阴尽阳纯也。苌弘死忠，血化为碧，人血入土，年久为磷，皆精灵之极也。

【气味】 **咸，平，有毒。**

【主治】 **羸病人皮肉干枯，身上麸片起，又狂犬咬，寒热欲发者，并刺血热饮之。**藏器。

【发明】 〔时珍曰〕肉干麸起，燥病也，不可卒润也。饮人血以润之。人之血可胜刺乎？夫润燥、治狂犬之药亦夥矣，奚俟于此耶？始作方者，不仁甚矣，其无后乎？虐兵、残贼，亦有以酒饮人血者，此乃天戮之民，必有其报，不必责也。诸方用血，惟不悖于理者，收附于下。

【附方】 新六**吐血不止**就用吐出血块，炒黑为末。每服三分，以麦门冬汤调服。盖血不归元，则积而上逆；以血导血归元，则止矣。吴球诸证辨疑。**衄血不止**圣济总录用白纸一张，接衄血令满，于灯上烧灰，作一服，新汲水下。勿用病人知。儒门事亲就用本衄血，纸捻蘸点眼内，左点右，右点左。此法大妙。**金疮内漏**取疮内所出血，以水和，服之。千金。**产乳血运**取酽醋，和产妇血如枣大，服之。圣惠方[3]。**小儿赤疵**针父脚中，取血贴之，即落。千金方。**小儿疣目**以针决其四边，取患疮脓汁傅之。忌水三日，即溃落也。千金。

人精宋嘉祐

【集解】 〔时珍曰〕营气之粹，化

---

① 布：原脱，今据《外台秘要》卷四补。
② 圣惠方：此方今见《普济方》卷三七八。
③ 圣惠方：此方今见《普济方》卷三四八。

而为精，聚于命门。命门者，精血之府也。男子二八而精满一升六合。养而充之，可得三升；损而丧之，不及一升。谓精为峻者，精非血不化也；谓精为宝者，精非气不养也。故血盛则精长，气聚则精盈。邪术家蛊惑愚人，取童女交媾，饮女精液；或以己精和其天癸，吞咽服食。呼为铅汞，以为秘方，放恣贪淫，甘食秽滓，促其天年。吁！愚之甚矣，又将谁尤？按鲍景翔云：神为气主，神动则气随；气为水母，气聚则水生。故人之一身，贪心动则津生，哀心动则泪生，愧心动则汗生，欲心动则精生。

【气味】 **甘，温。**

【主治】 **和鹰屎，灭瘢**。弘景。**涂金疮血出，汤火疮**。时珍。

【附方】 旧三，新一。**面上黡子**人精和鹰屎白涂之，数日愈。千金方。**身上粉瘤**人精一合，青竹筒盛，于火上烧，以器承取汁，密封器中。数数涂之，取效止。肘后方。**瘰疬肿毒**女人精汁，频频涂之。**汤火伤灼**令不痛，易愈无痕。肘后用人精、鹰屎白，日日涂之。千金用女人精汁，频频涂之。

口津唾纲目

【释名】 **灵液**纲目**神水**纲目**金浆**纲目**醴泉**〔时珍曰〕人舌下有四窍：两窍通心气，两窍通肾液。心气流入舌下为神水，肾液流入舌下为灵液。道家谓之金浆玉醴。溢为醴泉，聚为华池，散为津液，降为甘露，所以灌溉脏腑，润泽肢体。故修养家咽津纳气，谓之清水灌灵根。人能终日不唾，则精气常留，颜色不槁；若久唾，则损精气，成肺病，皮肤枯涸。故曰远唾不如近唾，近唾不如不唾。人有病，则心肾不交，肾水不上，故津液干而真气耗也。秦越人难经云：肾主五液。入肝为泪，入肺为涕，入脾为涎，入心为汗，自入为唾也。

【气味】 **甘、咸，平，无毒。**

【主治】 **疮肿、疥癣、皶疱，五更未语者，频涂擦之。又明目退翳，消肿解毒，辟邪，粉水银**。时珍。

【发明】 〔时珍曰〕唾津，乃人之精气所化。人能每旦漱口擦齿，以津洗目，及常时以舌舐拇指甲，揩目，久久令人光明不昏。又能退翳，凡人有云翳，但每日令人以舌舐数次，久则真气熏及，自然毒散翳退也。范东阳方云：凡人魇死，不得叫呼，但痛咬脚跟及拇指甲际，多唾其面，徐徐唤之，自省也。按黄震日抄云：晋时南阳宗定伯夜遇鬼，问之。答曰：我新死鬼也。问其所恶。曰：不喜唾耳。急持之，化为羊。恐其变化，因大唾之，卖得千钱。乃知鬼真畏唾也。

【附方】 新四。**代指肿痛**以唾和白硇砂，搜面作碗子，盛唾令满，著硇末少许，以指浸之，一日即瘥。千金方。**手足发疣**以白粱米粉，铁铛炒赤，研末，以众人唾和，傅厚一寸，即消。肘后方。**腋下狐气**用自己唾擦腋下数过，以指甲去其垢，用热水洗手数遍，如此十余日则愈。**毒蛇螫伤**急以小便洗去血，随取口中唾，频频涂之。杨拱医方摘要。

齿垽音居近切。宋嘉祐

【释名】 **齿垢。**

【气味】 **咸，温，无毒。**

【主治】 **和黑虱研涂，出箭头及恶刺，破痈肿**。苏恭。**涂蜂螫**。时珍。

【附方】 新二。**竹木入肉**针拨不尽者。以人齿垢封之，即不烂也。叶氏通变要法。**毒蛇螫伤**先以小便洗去血，次以牙垽封而护之，甚妙，且不痛肿。医方摘要。

人汗纲目

【集解】 〔时珍曰〕汗出于心，在内则为血，在外则为汗。故曰夺汗者无血，夺血者无汗。

【气味】 **咸，有毒。饮食食之，令人生疔毒。**时珍。

眼泪纲目

【集解】 〔时珍曰〕泪者肝之液，五脏六腑津液皆上渗于目。凡悲哀笑咳，则火激于中，心系急而脏腑皆摇，摇则宗脉感而液道开，津上溢，故涕泣出焉。正如甑上水滴之意也。

【气味】 **咸，有毒。凡母哭泣堕子目，令子伤睛生翳。**时珍。

人气纲目

【主治】 **下元虚冷，日令童男女，以时隔衣进气脐中，甚良。凡人身体骨节痹痛，令人更互呵熨，久久经络通透。又鼻衄金疮，嘘之能令血断。**时珍。

【发明】 〔时珍曰〕医家所谓元气相火，仙家所谓元阳真火，一也。天非此火不能生物，人非此火不能有生。故老人、虚人，与二七以前少阴同寝，借其熏蒸，最为有益，杜甫诗云：暖老须燕玉，正此意也。但不可行淫，以丧宝促生耳。近时术家，令童女以气进入鼻窍、脐中、精门，以通三田，谓之接补。此亦小法，不得其道者，反以致疾。按谢承续汉书云：太医史循宿禁中，寒疝病发，求火不得。众人以口更嘘其背，至旦遂愈。刘警叔异苑云：孙家奚奴治虎伤蛇噬垂死者，以气禁之，皆安。又葛洪抱朴子云：人在气中，气在人中，天地万物，无不须气以生。善行气者，内以养身，外以却恶。然行之有法：从子至巳为生气之时，从午至亥为死气之时，常以生气时，鼻中引气，入多出少，闭而数之，从九九、八八、七七、六六、五五而止，乃微吐之，勿令耳闻。习之既熟，增至千数，此为胎息。或春食东方青气，夏食南方赤气，秋食西方白气，冬食北方黑气，四季食中央黄气，亦大有效。故善行气者，可以避饥渴，可以延年命，可以行水上，可以居水中，可以治百病，可以入瘟疫。以气嘘水则水逆流，嘘火则火遥灭；嘘沸汤则手可探物，嘘金疮则血即自止，嘘兵刃则刺不能入，嘘箭矢则矢反自射，嘘犬则不吠，嘘虎狼则伏退，嘘蛇蜂则不动。吴越有禁咒行气之法，遇有大疫，可与同床，不相传染。遇有精魅，或闻声，或现形，掷石放火，以气禁之，皆自绝。或毒蛇所伤，嘘之即愈。若在百里之外，遥以我手嘘咒，男左女右，亦即可安。夫气出于无形，用之其效至此，而况绝谷延年乎？时珍按：此即吾内浩然灵气也。符篆家取祖气即此，但彼徒皆气馁，庸人依仿，安得验哉。

人魄纲目

【集解】 〔时珍曰〕此是缢死人，其下有物如麸炭，即时掘取便得，稍迟则深入矣。不掘则必有再缢之祸。盖人受阴阳二气，合成形体。魂魄聚则生，散则死。死则魂升于天，魄降于地。魄属阴，其精沉沦入地，化为此物。亦犹星陨为石，虎死目光坠地化为白石，人血入地为磷为碧之意也。

【主治】 **镇心，安神魄，定惊怖颠狂，磨水服之。**时珍。

髭须证类

【集解】 〔时珍曰〕觜上曰髭，颐下曰须，两颊曰髯。详见乱发下。

【主治】 **烧研，傅痈疮。**慎微。

【发明】 〔慎微曰〕唐·李勣病。医云：得须灰服之方止。太宗闻之，遂自剪髭烧灰赐服，复令傅痈立愈。故白乐天诗云：剪须烧药赐功臣。又宋·吕夷简疾。仁宗曰：古人言髭可治疾，今朕剪髭与之合药，表朕意也。

阴毛拾遗

【主治】 **男子阴毛：主蛇咬，以口含二十条咽汁，令毒不入腹。**藏器。**横生逆产，用夫阴毛二七茎烧研，猪膏和，丸大豆大，吞之。**千金方。**妇人阴毛：主五淋及阴阳易病。**时珍。

【附方】 新二。**阴阳易病**病后交接，卵肿或缩入腹，绞痛欲死。取妇人阴毛烧灰饮服，仍以洗阴水饮之。圣济总录①。**牛胀欲死**妇人阴毛，草裹与食，即愈。外台秘要。

人骨拾遗

【释名】 〔时珍曰〕许慎云：骨者，肉之核也。灵枢经云：肾主骨。有骨度篇，论骨之大小、长短、广狭甚详，见本书。

【主治】 **骨病，接骨，臁疮，并取焚弃者。**藏器。

【发明】 〔时珍曰〕古人以掩暴骨为仁德，每获阴报，而方伎之流，心乎利欲，乃收人骨为药饵，仁术固如此乎？且犬不食犬骨，而人食人骨可乎？父之白骨，惟亲生子刺血沥之即渗入。又酉阳杂俎云：荆州一人损胫，张七政饮以药酒，破肉去碎骨一片，涂膏而愈，二年复痛。张曰：所取骨寒也。寻之尚在床下，以汤洗绵裹收之，其痛遂止。气之相应如此，孰谓枯骨无知乎。仁者当悟矣。

【附方】 新四。**代杖**烧过人骨为末，空心酒服三钱，受杖不肿不作疮，久服皮亦厚也。医林集要。**接骨**烧过童子骨一两，乳香二钱，喜红绢一方，烧灰为末，热酒调服。先以桐木片扎定，立效。医林集要。**臁疮**烧过人骨，碎者，为末，掺之。寿域神方。**折伤**死童子骨煅过，香瓜子仁炒干，为末。好酒下，止痛极速。扶寿精方。

天灵盖宋开宝

【释名】 **脑盖骨**纲目**仙人盖**纲目**头颅骨**〔志曰〕此乃死人顶骨十字解者，方家婉其名耳。〔藏器曰〕此是天生天赐，盖押一身之骨，囟门未合，即未有也。〔时珍曰〕人之头圆如盖，穹窿象天，泥丸之宫，神灵所集。修炼家取坎补离，复其纯乾，圣胎圆成，乃开颅囟而出入之，故有天灵盖诸名也。

【修治】 〔藏器曰〕凡用弥腐烂者乃佳。有一片如三指阔者，取得，用煻灰火罨一夜。待腥秽气尽，却用童男溺，于瓷锅子中煮一伏时，漉出。于屋下掘一坑，深一尺，置骨于中一伏时，其药魂归神妙。阳人使阴，阴人使阳。〔好古曰〕方家有用檀香汤洗过，酥炙用，或烧存性者。男骨色不赤，女骨色赤，以此别之也。

【气味】 **咸，平，无毒。**〔时珍曰〕有毒。

【主治】 **传尸尸疰，鬼气伏连，久瘴劳疟，寒热无时者，烧令黑，研细，白饮和服，亦合丸散用。**开宝。**治肺痿，乏力羸瘦，骨蒸盗汗等，酥炙用。**大明。**退心经蕴寒之气。**本草权度。

【发明】 〔杨士瀛曰〕天灵盖治尸疰。尸疰者，鬼气也。伏而未起，故令淹缠，得枯骸枕骨治之，则魂气飞越，不复

① 圣济总录：此方今见《圣惠方》卷一四六。

附人，故得瘥也。〔陈承曰〕神农本经人部，惟发髲一物，其馀皆出后世医家，或禁术之流，奇怪之论耳。近见医家用天灵盖治传尸病，未有一效。残忍伤神，殊非仁人之用心。苟有可易，仁者宜尽心焉。必不得已，则宜以年深渍朽、绝尸气者，可也。

【附方】 旧一新十。**天灵盖散**追取劳虫。天灵二指大，以檀香煎汤洗过，酥炙，一气咒七遍云：雷公神，电母圣，逢传尸，便须定，急急如律令。尖槟榔五枚，阿魏二分，麝香三分，辰砂一分，安息香三分，甘遂三分，为末，每服三钱。用童便四升，入银石器内，以葱白、薤白各二七茎，青蒿二握，甘草二茎，五寸长者，柳枝、桑枝、酸榴枝[1] 各二茎，七寸长，同煎至一升。分作二次，五更初，调服前药一服；虫不下，约人行十里，又进一服；天明再进。取下虫物，名状不一，急擒入油铛煎之。其虫觜青赤黄色可治，黑白色难治，然亦可断传染之患。凡修合，先须斋戒，于远处净室，勿令病人闻药气，及鸡犬猫畜、孝子妇人、一切触秽之物见之。虫下后，以白粥[2] 补之。数日之后，梦人哭泣相别，是其验也。上清紫庭仙方。**虚损骨蒸**千金方用天灵盖如梳大，炙黄，以水五升，煮取二升，分三服，起死神方也。张文仲备急方用人头骨炙三两，麝香十两，为末，捣千杵，丸梧子大。每服七丸，饮下，日再服。若胸前有青脉出者，以针刺看血色；未黑者，七日瘥。**小儿骨蒸**体瘦心烦。天灵盖酥炙，黄连等分，研末，每服半钱，米饮下，日二服。圣惠方。**诸疟寒热**天灵盖煅研末，水服一字，取效。圣惠方[3]。**膈气不食**天灵盖七个，每个用黑豆四十九粒，层层隔封，水火升降，杨梅色，冷定取出，去豆不用，研末，每服一钱，温酒下。孙氏集效方。**青盲不见**天灵盖酥炙、龙胆各二两，白龙脑一钱，为末。取黑豆五升净淘，以水煮烂滤汁，却炼成煎拌药，丸梧子大。每服温水下二十丸，日三。频用新汲水洗头面。先令患人沐浴，及剃却顶心发，静一室，令安止，昼夜不得见明，令满百日，切忌羊血杂肉及动风壅滞热物、喜怒房室等。圣惠方。**痘疮陷伏**灰平不长，烦躁气急。用天灵盖烧研，酒服三分，一方入雄黄二分，其疮自然起发。痘疹经验方。**下部疳疮**天灵盖煅研末，先以黄檗汤洗净掺之，神效。又一方入红褐小红枣等分，同烧研。刘氏经验方。**臁疮湿烂**人顶骨烧研二钱，龙骨三钱，金丝硫黄一钱，为末。用冬萝卜芽阴干，熬水洗之，乃贴。刘松石保寿堂方。**小儿白秃**大豆、髑髅骨各烧灰等分，以腊猪脂和涂。姚僧坦集验方。

人胞拾遗

【释名】 **胞衣**拾遗**胎衣**纲目**紫河车**纲目**混沌衣**纲目**混元母**蒙筌**佛袈裟**纲目**仙人衣**〔时珍曰〕人胞，包人如衣，故曰胞衣。方家讳之，别立诸名焉。丹书云：天地之先，阴阳之祖，乾坤之橐籥，铅汞之匡廓，胚胎将兆，九九数足，我则乘而载之，故谓之河车。其色有红、有绿、有紫，以紫者为良。

【修治】 〔吴球曰〕紫河车，古方不分男女。近世男用男，女用女。一云男病用女，女病用男。初生者为佳，次则健壮无病妇人者亦可。取得，以清米泔摆净，竹器盛，于长流水中洗去筋膜，再以

---

① 酸榴枝：《上清紫庭追痨仙方》卷上作“酸石榴根”。

② 白粥：《上清紫庭追痨仙方》卷上作“白梅粥”。

③ 圣惠方：此方今见《普济方》卷一九七。

乳香酒洗过，篾笼盛之，烘干研末，亦有瓦焙研者，酒煮捣烂者，甑蒸捣晒者，以蒸者为佳。董炳云：今人皆酒煮火焙及去筋膜，大误矣。火焙水煮，其子多不育，惟蒸捣和药最良。筋膜乃初结真气，不可剔去也。

【气味】 **甘，咸，温，无毒。**

【主治】 **血气羸瘦，妇人劳损，面**皯皮黑，腹内诸病渐瘦者，治净，以五味和之，如𫗦饵**法与食之，勿令妇知。**藏器。饵音甲，饼也。**治男女一切虚损劳极，癫痫失志恍惚，安心养血，益气补精。**吴球。

【发明】 〔震亨曰〕紫河车治虚劳，当以骨蒸药佐之。气虚加补气药，血虚加补血药，以侧柏叶、乌药叶俱酒洒，九蒸九曝，同之为丸，大能补益，名补肾丸。〔时珍曰〕人胞虽载于陈氏本草，昔人用者犹少。近因丹溪朱氏言其功，遂为时用。而括苍吴球始创大造丸一方，尤为世行。其方药味平补，虽无人胞，亦可服饵，其说详见本方下。按隋书云：琉球国妇人产乳，必食子衣，张师正倦游录云：八桂獠人产男，以五味煎调胞衣，会亲啖之。此则诸兽生子、自食其衣之意，非人类也。崔行功小儿方云：凡胎衣宜藏于天德、月空吉方。深埋紧筑，令男长寿，若为猪狗食，令儿颠狂，虫蚁食，令儿疮癣，鸟鹊食，令儿恶死，弃于火中，令儿疮烂。近于社庙污水井灶街巷，皆有所禁。按此亦铜山西崩，洛钟东应，自然之理也。今复以之蒸煮炮炙，和药捣饵，虽曰以人补人，取其同类，然以人食人，独不犯崔氏之禁乎。其异于琉球、獠人者，亦几希矣。

【附方】 旧一，新六。**河车丸**治妇人瘵疾劳嗽，虚损骨蒸等证。用紫河车初生男子者一具，以长流水中洗净，熟煮擘细，焙干研，山药二两，人参一两，白茯苓半两，为末，酒糊丸梧子大，麝香养七日。每服三五十丸，温服，盐汤下。永类钤方。**大造丸**吴球云：紫河车即胞衣也。儿孕胎中，脐系于胞，胞系母脊，受母之荫，父精母血，相合生成，真元所钟，故曰河车。虽禀后天之形，实得先天之气，超然非他金石草木之类可比。愚每用此得效，用之女人尤妙。盖本其所自出，各从其类也。若无子及多生女，月水不调，小产难产人服之，必主有子。危疾将绝者，一二服，可更活一二日。其补阴之功极重，百发百中，久服耳聪目明，须发乌黑，延年益寿，有夺造化之功，故名大造丸。用紫河车一具，男用女胎，女用男胎，初生者，米泔洗净，新瓦焙干研末，或以淡酒蒸熟，捣晒研末，气力尤全，且无火毒，败龟版年久者，童便浸三日，酥炙黄二两，或以童便浸过，石上磨净，蒸熟晒研，尤妙，黄檗去皮，盐酒浸，炒一两半，杜仲去皮，酥炙一两半，牛膝去苗，酒浸晒，一两二钱，肥生地黄二两半，入砂仁六钱，白茯苓二两，绢袋盛，入瓦罐，酒煮七次，去茯苓、砂仁不用，杵地黄为膏，听用，天门冬去心、麦门冬去心、人参去芦各一两二钱，夏月加五味子七钱，各不犯铁器，为末，同地黄膏入酒，米糊丸如小豆大。每服八九十丸，空心盐汤下，冬月酒下。女人去龟板，加当归二两，以乳煮糊为丸。男子遗精，女子带下，并加牡蛎粉一两。世医用阳药滋补，非徒无益，为害不小。盖邪火只能动欲，不能生物。龟板、黄檗，补阳补阴，为河车之佐，加以杜仲补肾强腰，牛膝益精壮骨，四味通为足少阴经药，古方加陈皮，名补肾丸也。生地黄凉血滋阴，得茯苓、砂仁同黄檗则走少阴，白飞霞以此四味为天一生水丸也。天、麦门冬能保肺气，不令火炎，使肺气下行生水。然其性有降无升，得人参则鼓动元气，有升有降，故同地黄为固本丸也。又麦门冬、人参、五味子三味，名生脉散，皆为肺经药。此方配合之意，大抵以金水二脏为生化之原，加河车以成大造之功故也。一人病弱，阳事大痿，服此二料，体貌顿异，连生四子。一妇年六十已衰惫，服此寿至九十犹强健。一人病后不能作声，服此气壮声出。一人病痿，足不任地者半年，服此后能远行。诸证辨疑。**五劳七伤**吐血虚瘦，用初生胞衣，长流水中洗去恶血，待清汁出乃止，以酒煮烂，捣如泥，入白茯神末和丸梧子大。每米饮下百丸。忌铁器。朱氏集验方。**久癫失志**气虚血弱者。紫河车治净，烂煮食之。刘氏经验方。**大小痫疾**初生胎衣一具，长流水洗净，仍以水浸，春三、夏一、秋五、冬七日，焙干为末；羌活、天麻、防风各半两，白僵蚕、白附子各一两，南星二两，川乌一个，全蝎二十一个，为末，糊丸梧子大，朱砂为衣。每服五十丸，好酒下。乾坤秘韫。**解诸蛊毒**不拘草蛊、蛇蛊、蜣螂蛊，其状入咽刺痛欲死。取胞衣一具洗切，曝干为末，熟水调服一钱匕。梅师方。**目赤生翳**初生孩儿胞衣，曝干焙研细末，日日傅目眦中，愈乃止。千金。

胞衣水拾遗

【修治】 〔藏器曰〕此乃衣埋地下，七八年化为水，澄彻如冰。南方人以甘草、升麻和诸药，瓶盛埋之，三五年后掘出，取为药也。

【气味】 **辛，凉，无毒。**

【主治】 **小儿丹毒，诸热毒，发寒热不歇，狂言妄语，头上无辜发竖，虚痞等证，天行热病，饮之立效。**藏器。**反胃久病，饮一钟当有虫出。**时珍。

初生脐带拾遗

【释名】 **命蒂**〔时珍曰〕胎在母腹，脐连于胞，胎息随母。胎出母腹，脐带既剪，一点真元，属之命门丹田。脐干自落，如瓜脱蒂。故脐者，人之命蒂也。以其当心肾之中，前直神阙，后直命门，故谓之脐。脐之为言齐也。

【主治】 **烧末饮服，止疟。**藏器。**解胎毒，傅脐疮。**时珍。

【附方】 新三。**脐汁不干**绵裹落下脐带，烧研一钱，入当归头末一钱，麝香一字，掺之。全幼心鉴。**预解胎毒**初生小儿十三日，以本身剪下脐带烧灰，以乳汁调服，可免痘患。或入朱砂少许。保幼大全。**痘风赤眼**初生小儿脐带血，乘热点之，妙。海上方。

人势纲目

【释名】 **阴茎**〔时珍曰〕人阴茎，非药物也。陶九成辍耕录载：杭州沈生犯奸事露，引刀自割其势，流血经月不合。或令寻所割势，捣粉酒服，不数日而愈。观此则下蚕室者，不可不知此法也。故附于此云。

【主治】 **下蚕室，创口不合。**时珍。

人胆拾遗

【气味】 **苦，凉，有毒。**

【主治】 **鬼气，尸疰，伏连。**藏器。**久疟，噎食，金疮。**时珍。

【发明】 〔时珍曰〕北虏战场中，多取人胆汁傅金疮，云极效，但不可再用他药，必伤烂也。若先敷他药，即不可用此。此乃杀场救急之法，收胆干之亦可用，无害于理也。有等残忍武夫，杀人即取其胆和酒饮之，云令人勇。是虽军中谬术，君子不为也。

【附方】　新三。**久疟连年噎食不下**　用生人胆一个，盛糯米令满，入麝香少许，突上阴干。一半青者治疟，一半黑者治噎，并为末。每服十五粒，疟用陈皮汤下，噎用通草汤下。俱出普济方。**鬼疟进退不定者**。用人胆、朱砂、雄黄、麝香等分，为末，醋糊丸绿豆大。每绵裹一丸，纳鼻中即瘥，男左女右，一丸可治二人。圣惠方。

人肉拾遗

【主治】　**瘵疾**。藏器。

【发明】〔时珍曰〕张杲医说言：唐开元中，明州人陈藏器著本草拾遗，载人肉疗羸瘵。自此闾阎有病此者，多相效割股。按陈氏之先，已有割股割肝者矣，而归咎陈氏，所以罪其笔之于书，而不立言以破惑也。本草可轻言哉。呜呼！身体发肤，受之父母，不敢毁伤。父母虽病笃，岂肯欲子孙残伤其支体，而自食其骨肉乎？此愚民之见也。按何孟春余冬序录云：江伯儿母病，割胁肉以进。不愈，祷于神，欲杀子以谢神。母愈，遂杀其三岁子。事闻太祖皇帝，怒其绝伦灭理，杖而配之。下礼部议曰：子之事亲，有病则拜托良医，至于呼天祷神，此恳切至情不容已者。若卧冰割股，事属后世。乃愚昧之徒，一时激发，务为诡异，以惊世骇俗，希求旌表，规避徭役。割股不已，至于割肝，割肝不已，至于杀子。违道伤生，莫此为甚。自今遇此，不在旌表之例。呜呼！圣人立教，高出千古，韪哉如此。又陶九成辍耕录载：古今乱兵食人肉，谓之想肉，或谓之两脚羊。此乃盗贼之无人性者，不足诛矣。

木乃伊纲目

【集解】〔时珍曰〕按陶九成辍耕录云：天方国有人年七八十岁，愿舍身济众者，绝不饮食，惟澡身啖蜜，经月便溺皆蜜。既死，国人殓以石棺，仍满用蜜浸之，镌年月于棺，瘗之。俟百年后起封，则成蜜剂。遇人折伤肢体，服少许立愈。虽彼中亦不多得，亦谓之蜜人[①]。陶氏所载如此，不知果有否。姑附卷末，以俟博识。

方民纲目

〔李时珍曰〕人禀性于乾坤，而囿形于一气，横目二足，虽则皆同，而风土气习，自然不一。是故虱处头而黑，豖居辽而白。水食者腥，草食者膻。膏粱藜苋，肠胃天渊；葛褐罗纨，肌肤玉石。居养所移，其不能齐者，亦自然之势也。故五方九州，水土各异，其民生长，气息亦殊。乃集方民，附于部末，以备医诊云。

东方：海滨傍水，鱼盐之地。其民食鱼而嗜咸，黑色疏理。其病多疮疡，其治宜砭石。西方：陵居多风，水土刚强。其民不衣而褐荐，华食而肥脂，其病生于内，其治宜毒药。北方：地高陵居，风寒冰冽。其民野处而乳食。其病脏寒生满，其治宜灸焫。南方：地下，水土弱，雾露所聚。其民嗜酸而食胕，致理而赤色。其病多挛痹，其治宜微针。中央：地平湿。其民食杂而不劳，其病多痿躄，其治宜导引按跷。素问。

九州殊题，水泉各异；风声气习，刚柔不同。青州：其音角羽，其泉咸以酸，其气舒迟，其人声缓。荆扬：其音角徵，其泉酸以苦，其气慓轻，其人声急。梁州：其音商徵，其泉苦以辛，其气刚勇，其人声塞。兖豫：其音宫徵，其泉甘以

① 人：此下《南村辍耕录》卷三有“番言木乃伊”五字。

苦，其气平静，其人声端。雍冀：其音商羽，其泉辛以咸，其气驶烈，其人声捷。徐州：其音角宫，其泉酸以甘，其气悍劲，其人声雄。出河图括地象。

坚土之人刚，弱土之人懦，垆土之人大，沙土之人细，息土之人美，耗土之人丑。出孔子家语。

山林之民毛而瘦，得木气多也。川泽之民黑而津，得水气多也。丘陵之民团而长，得火气多也。坟衍之民皙而方，得金气多也。原隰之民丰而痹，得土气多也。出宋太史集。

荆州一男二女，扬州二男五女，青州二男二女，兖州二男三女，幽州一男三女，并州二男三女，豫州二男三女，雍州三男二女，冀州五男三女。出周礼。

土地生人，各以类应。故山气多男，泽气多女，水气多喑，风气多聋，林气多癃，木气多伛，石气多力，岸下气多尰，险气多瘿，谷气多痹，丘气多狂，广气多仁，陵气多贪，暑气多夭，寒气多寿，轻土多利，重土多迟，清水音小，浊水音大，湍水人轻，迟水人重，中土多圣贤。出淮南子鸿烈解。

人傀公回切。怪异也。纲目

〔李时珍曰〕太初之时，天地絪缊。一气生人，乃有男女。男女媾精，乃自化生。如草木之始生子，一气而后有根及子，为种相继也。人之变化，有出常理之外者，亦司命之师所当知，博雅之士所当识，故撰为人傀，附之部末，以备多闻眚咎之征。

易曰：一阴一阳之谓道。男女构精，万物化生。乾道成男，坤道成女。此盖言男女生生之机，亦惟阴阳造化之良能焉耳。齐司徒褚澄言：血先至，裹精则生男；精先至，裹血则生女。阴阳均至，非男非女之身；精血散分，骈胎品胎之兆。道藏经言：月水止后一、三、五日成男，二、四、六日成女。东垣李杲言：血海始净一二日成男，三、四、五日成女。圣济经言：因气而左动，阳资之则成男；因气而右动，阴资之则成女。丹溪朱震亨乃非褚氏而是东垣，主圣济左右之说而立论，归于子宫左右之系。诸说可谓悉矣。时珍窃谓褚氏未可非也，东垣未尽是也。盖褚氏以精血之先后言，道藏以日数之奇偶言，东垣以女血之盈亏言，圣济、丹溪以子宫之左右言，各执一见。会而观之，理自得矣。夫独男独女之胎，则可以日数论；而骈胎品胎之感，亦可以日数论乎？稽之诸史，载一产三子、四子者甚多。其子有半男半女，或男多女少，男少女多。西樵野记载国朝天顺时，扬州民家一产五男，皆育成。观此，则一、三、五日为男，二、四、六日为女之说，岂其然哉？焉有一日受男而二日复受女之理乎。此则褚氏、圣济、丹溪主精血子宫左右之论为有见，而道藏、东垣日数之论为可疑矣。王叔和脉经，以脉之左右浮沉，辨猥生之男女；高阳生脉诀，以脉之纵横逆顺，别骈品之胎形。恐亦臆度，非确见也。王冰玄珠密语言：人生三子，主太平；人生三女，国淫失政；人生十子，诸侯竞位；人生肉块，天下饥荒。此乃就人事而论，则气化所感，又别有所关也。夫乾为父，坤为母，常理也。而有五种非男，不可为父；五种非女，不可为母，何也？岂非男得阳气之亏，而女得阴气之塞耶。五不女：螺、纹、鼓、角、脉也。螺者，牝窍内旋，有物如螺也。纹者，窍小，即实女也。鼓者，无窍如鼓。角者，有物如角，古名阴挺是也。脉者，一生经水不调，及崩带之类是也。**五不男：天、犍、漏、怯、变也。**天者，阳痿不用，古云天宦是也。犍者，阳势阉去，寺人是也。漏者，精寒不固，常自遗泄也。怯者，举而不强，或见敌不兴也。变者，体兼男女，俗名二形，晋书以为乱气所生，谓之人痾。其类有三：有值男即女、值女即男者，有半月阴、半月阳者，有可妻不可夫者。此皆具体而无用者也。**胎足十月而生，常理也，而有七月、八月生者，十二三月生者，十四五月生者。或云：气虚也。虞抟医学正传言，有十七八月至二十四五月而生；刘敬叔异苑言太原温磐石母，孕三年乃生，岂亦气虚至于许久耶？**今有孕七月而生子者，多可育；八月而生者，多难育。七变而八不变也。魏略云：黄牛羌人，孕六月而生。博物志云：獠人孕七月而生。晋书云：符坚母，孕十二月生。刘搠母，孕十三月生。汉书云：尧及昭帝，皆以十四月生。三十国春秋云：刘聪母，孕十五月乃生。搜神记云：黄帝母名附宝，孕二十五月而生帝。**胞门子脏，为奇恒之府，所以为生人之户，常理也；而有自胁产、自额产、自背产、自髀产者，何也？岂子脏受气驳杂，而其系有不同，如宋史所记男阴生于脊，女阴生于头之类耶？**史记云：陆终氏娶鬼方之女，孕而左胁出三人，右胁出三人。六人子孙，传国千年。天将兴之，必有尤物。如修巳背折而生禹，简狄胸折而生契也。魏志云：黄初六年，魏郡太守孔羡表言：汝南屈雍妻王氏，以去年十月十二日生男儿，从右腋下、小腹上而出。其母自若，无他畏痛。今疮已愈，母子全安。异苑云：晋时，魏兴李宣妻樊氏，义熙中怀孕不生，而额上有疮。儿从疮出，长为军将，名胡儿。又云：晋时，常山赵宣母，妊身如常，而髀上作痒，搔之成疮。儿从疮出，母子平安。野史云：莆田尉舍之左，有市人妻生男，从股髀间出。疮合，母子无恙。可证屈雍之事。浮屠氏言释迦生于摩耶之右胁，亦此理也。嵩山记云：阳翟有妇人，妊三十月乃生子。从母背上出，五岁便入山学道。琅琊漫钞云：我朝成化中，宿州一妇孕，胁肿如痈。及期儿从痈出，疮痏随合。其子名佛记儿。〔时珍曰〕我明隆庆五年二月，唐山县民妇有孕，左胁肿起，儿从胁生，俱无恙。**阳生阴长，孤阳不生，独阴不长，常理也；而有思士不妻而感，思女不夫而孕，妇女生须，丈夫出湩，男子产儿者，何也？岂其气脉时有变易，如女国自孕，雄鸡生卵之类耶。**史记云：姜源见巨人迹，履之而生弃，有娀氏吞玄鸟卵而生契。皆不夫而孕也。宣政录云：宋宣和初，朱节妻年四十一，夕颔痒，至明须长尺余。草木子云：元至正间，京师一达妇，髭须长尺余也。汉书[①]云：南阳李元，全家疫死，止一孙初生数旬。苍头李善自哺乳之，乳为生湩。唐书云：元德秀兄子襁褓丧亲，德秀自乳之，数日乳中湩流，能食乃止。宋史云：宣和六年，都城有卖青果男子，孕而生子，蓐母不能收，易七人，始免而逃去。西樵野记云：明嘉靖乙酉，横泾佣农孔方，忽患膨胀，愦愦几数月，自胁产一肉块。剖视之，一儿肢体毛发悉具也。**男生而覆，女生而仰，溺水亦然，阴阳秉赋，一定不移，常理也；而有男化女、女化男者，何也？岂乖气致妖，而变乱反常耶？京房易占云：男化为女，宫刑滥也。女化为男，妇政行也。春秋潜潭巴云：男化女，贤人去位。女化男，贱人为王。此虽以人事言，而其脏腑经络变易之微，不可测也。**汉书云：哀帝建平中，豫章男子化为女子，嫁人生一子。续汉书云：献帝建安二

① 汉书：《太平御览》卷三七一引作“谢承《后汉书》”。

十年，越嶲男子化为女子。〔李时珍曰〕我朝隆庆二年，山西御史宋纁疏言：静乐县民李良雨，娶妻张氏已四载矣，后因贫出其妻，自佣于人。隆庆元年正月，偶得腹痛，时作时止，二年二月初九日，大痛不止，至四月内，肾囊不觉退缩入腹，变为女人阴户。次月经水亦行，始换女妆，时年二十八矣。洪范五行传云：魏襄王十三年，有女子化为丈夫。晋书云：惠帝元康中，安丰女周世宁，以渐化为男子，至十七八而性气成。又孝武皇帝宁康初，南郡女子唐氏，渐化为丈夫。南史云：刘宋文帝元嘉二年，燕有女子化为男。唐书云：僖宗光启二年春，凤翔郿县女子朱龀，化为丈夫，旬日而死。**人异于物，常理也；而有人化物、物化人者，何也？岂人亦太虚中一物，并囿于气交，得其灵则物化人，失其灵则人化物耶？抑谭子所谓至淫者化为妇人，至暴者化为猛虎，心之所变，不得不变。孔子所谓物老则群精附之，为五酉之怪者邪？**谭子化书云：老枫化为羽人，自无情而之有情也。贤妇化为贞石，自有情而之无情也。世说：武昌贞妇，望夫化而为石。宋史云：昆山石工采石，陷入石穴，三年掘出犹活，见风遂化为石。幽冥录云：阳羡小吏吴龛，于溪中拾一五色浮石，归置床头，至夜化为女子。左传云：尧殛鲧于羽山，其神化为黄熊，入于渊，黄熊，龙类也。续汉书云：灵帝时，江夏黄氏母，浴水化为鼋，入于渊。搜神记云：魏文帝黄初中，清河宋士宗母，浴于室，化为鳖，入于水，时复还家。异苑云：宋文帝元嘉中，高平黄秀，入山经日，遂化为熊。淮南子云：牛哀病七日，化而为虎，捕杀其兄。郡国志云：藤州夷人，往往化貙。貙，小虎也，有五指。博物志云：江汉有貙人，能化为虎。唐书云：武后时，郴州左史，因病化虎，擒之乃止，而虎毛生矣。又宪宗元和二年，商州役夫，将化为虎，众以水沃之，乃不果。顾微广州记云：浈阳县俚民，一儿年十五六，牧牛，牛忽舐儿甚快，舐处悉白，俄而儿死，杀牛以供客。食此牛者，男女二十余人，悉化为虎。隋书云：文帝七年，相州一桑门，化为蛇，绕树自抽，长二丈许。抱朴子云：狐、狼、猴、玃，满三百岁，皆能变人。**参同契云：燕雀不生凤，狐兔不字马，常理也；而有人产虫兽神鬼、怪形异物者，何也？岂其视听言动，触于邪思，随形感应而然耶。又有人生于卵、生于马者，何也？岂有神异凭之，或因有感遘而然耶？**博物志云：徐偃王之母，产卵弃之，孤独老母取覆之，出一儿，后继徐国。异说云：汉末有马生人，名曰马异，及长，亡入胡地。**人具四肢七窍，常理也；而荒裔之外，有三首、比肩、飞头、垂尾之民。此虽边徼余气所生，同于鸟兽，不可与我同胞之民例论，然亦异矣。**山海经云：三首国，一身三首，在昆仑东。尔雅云：北方有比肩民，半体相合，迭食而迭望。南方异物志云：岭南溪峒中，有飞头蛮，项有赤痕，至夜以耳为翼，飞去食虫物，将晓复还如故也。搜神记载吴将军朱桓一婢，头能夜飞，即此种也。永昌志云：西南徼外有濮人，生尾如龟，长三四寸，欲坐则先穿地作孔，若误折之，便死也。**是故天地之造化无穷，人物之变化亦无穷。贾谊赋所谓天地为炉兮造化为工，阴阳为炭兮万物为铜，合散消息兮安有常则，千变万化兮未始有极。忽然为人兮何足控抟，化为异物兮又何足患。此亦言变化皆由于一气也。肤学之士，岂可恃一隅之见，而概指古今六合无穷变化之事物为迂怪耶。**

奇经八脉考

重刻脉学奇经八脉序

余奉中丞夏公教，既刻《本草纲目》矣。临川令袁君与李君时珍，乡人也，复取其《脉学》与《奇经八脉考》示余曰：李君平生学力尽在此。幸并刻之为全书。余念古良医治疾，未有不先诊脉者，自轩岐已然。辨人鬼，别男女，特其粗尔。微茫呼吸之间，而生死轻重系焉。如济北才人颜色不变，而在死法中，其脉病也。故曰无数者同之，有数者异之。苟不明乎脉之法，则所同者多矣。脉学者，专辨《脉诀》之误也。今之医者，无不诵《脉诀》，而李君谓非叔和著，特条列而正之。然非李君之言也。宋·陈无择尝斥为高阳生作矣。亦非无择之言也，朱晦翁尝讥其鄙浅伪书矣。《脉诀》行而《脉经》隐。《脉诀》之误既明，《脉经》其可复兴乎。奇经八脉者，其名出于《难经》，而其论源于《素问》，以非十二经之正，故谓之奇也。昔淳于意拜受公乘阳庆脉书、奇咳术即此。世之医者，且不能与其数，况通其义乎。叔和曰：瓦雨降下，沟渠溢满，圣人不能图也。脉络流溢，诸经不能复拘也。然则八脉可以不讲乎。八脉明，而脉理尽矣；脉理尽，而病无不察，可以穷吾治之之方矣。语云：人之所病，病疾多，而医之所病，病道少。通乎脉学，又通乎八脉之学，道其患少也乎哉？因并刻附于本草之后。

癸卯秋七月上浣长洲张鼎思书。

题奇经八脉考

奇经八脉，闻之旧矣，而不解其奥。今读濒湖李君《八脉考》，原委精详，经络贯彻，顿觉蒙开塞决，胸次豁然，诚仙、医二家入室指南也。然非易牙①，亦未易味之。李君博极群书，参讨今古，九流百氏，咸有撰述。此特其一脔尔，因僭述其概而题之。

隆庆壬申中秋日道南吴哲拜题

① 易牙：春秋时齐人，亦作狄牙，善调味。

奇经八脉考引

《奇经八脉考》者，李君濒湖所撰，辑以活人者也。经有正有奇，独考奇者。奇经，人所略，故致详焉。并病原治法靡不条具，若指诸掌，岂惟医学有赖，玄修之士，亦因以见身中造化真机矣。用心之勤如此，何其仁哉！濒湖世儒，兼以医鸣，一门父子兄弟，富有著述，此特见一斑耳。问不佞，尝推其直谅多闻之益。因僭识简端，以告后之君子。

明万历丁丑小暑日同里日岩顾问顿首书。

考证诸书目

黄帝素问王启玄注　灵枢经　太仓公生死秘要　皇甫谧甲乙经　玄珠密语　扁鹊脉经　诸家注解难经吕广　杨玄操　庞安时　陈瑞孙　虞庶　丁德用　宋廷臣　谢晋翁　王宗正　张元素　滑伯仁　熊宗立　纪天锡　周与权　张世贤　华陀脉经　仲景金匮方　仲景伤寒论成无己注　王叔和脉经　褚氏遗书褚澄　千金方论孙真人　徐氏脉经诀文伯　巢氏病源巢元方　外台秘要王焘　吴广脉赋　玉函经杜光庭　太平圣惠方　诸家注解高阳生脉诀通真子　张洁古　沈氏　李希范　张世贤　池氏　勿听子　脉经手诀张及　南阳活人书　脉说　脉要新括通真子　诊脉须知刘元宾　陈言三因方　崔氏紫虚脉诀　方脉举要刘三点　王贶指迷方　李希范脉髓　脉理玄秘　圣济总录　蔡西山脉经　医学发明李东垣　杨仁斋医脉真经　萧世基脉粹　碎金脉诀　张扩太素脉诀　魏伯祖脉说　张杲医说　杨文德太素脉诀　王适斋脉诀　王世相医开　詹炎举太素脉诀　脉诀刊误戴同父　决脉精要黎民寿　彭用光太素脉　脉诀图说朱丹溪　诊家枢要滑寿　医经小学刘纯　医学权舆傅滋　儒医精要赵继宗　储华谷祛疑说　朱子文集　吴草庐集　祁贯传道集

目　　录

奇经八脉考

濒湖李时珍撰辑
合肥张士瑜珩校

奇经八脉总说

凡人一身，有经脉络脉，直行曰经，旁支曰络。经凡十二，手之三阴三阳、足之三阴三阳是也；络凡十五，乃十二经各有一别络，而脾又有一大络，并任督二络为十五也。《难经》作阴络阳络。共二十七气，相随上下，如泉之流，如日月之行不得休息。故阴脉营于五脏，阳脉营于六府，阴阳相贯，如环无端，莫知其纪，终而复始。其流溢之气，大于奇经，转相灌溉，内温脏腑，外濡腠理。奇经凡八脉，不拘制于十二正经，无表里配合，故谓之奇。盖正经犹夫沟渠，奇经犹夫湖泽。正经之脉隆盛则溢于奇经，故秦越人比之天雨降下，沟渠溢满，雱霈妄行，流于湖泽。此发《灵》、《素》未发之秘旨也。八脉散在群书者，略而不悉。医不知此，罔探病机。仙不知此，难安炉鼎。时珍不敏，参考诸说，萃集于下，以备学仙、医者筌蹄之用云。

八　　脉

奇经八脉者，阴维也，阳维也，阴跷也，阳跷也，冲也，任也，督也，带也。阳维起于诸阳之会，由外踝而上行于卫分；阴维起于诸阴之交，由内踝而上行于营分，所以为一身之纲维也。阳跷起于跟中，循外踝上行于身之左右；阴跷起于跟中，循内踝上行于身之左右，所以使机关之跷捷也。督脉起于会阴，循背而行于身之后，为阳脉之总督，故曰阳脉之海；任脉起于会阴，循腹而行于身之前，为阴脉之承任，故曰阴脉之海。冲脉起于会阴，夹脐而行，直冲于上，为诸脉之冲要，故曰十二经脉之海。带脉则横围于腰，状如束带，所以总约诸脉者也。是故阳维主一身之表，阴维主一身之里，以乾坤言也。阳跷主一身左右之阳，阴跷主一身左右之阴，以东西言也。督主身后之阳，任冲主身前之阴，以南北言也。带脉横束诸脉，以六合言也。是故医而知乎八脉，则十二经、十五络之大旨得矣；仙而知乎八脉，则虎龙升降、玄牝幽微之窍妙得矣。

阴　维　脉

阴维起于诸阴之交，其脉发于足少阴筑宾穴，为阴维之郄。在内踝上五寸腨肉分中，上循股内廉，上行入小腹，会足太阴厥阴、少阴阳明于府舍，在腹哀下三寸去腹中行四寸半。上会足太阴于大横腹哀，大横在腹哀下一寸五分，腹哀在日月下一寸五分，并去腹中行四寸半。循胁胁，会足厥阴于期门，直乳下一寸半。上胸膈挟咽，与任脉会于天突、廉泉，上至顶前而终。天突在结喉下四寸半宛宛中，廉泉在结喉下二寸中央是穴。凡一十四穴。

阳维脉

阳维起于诸阳之会，其脉发于足太阳金门穴。在足外踝下一寸五分，上外踝七寸，会足少阳于阳交，为阳维之郄，在外踝上七寸，斜属二阳之间。循膝外廉，上髀厌抵少腹侧，会足少阳于居髎，在章门下八寸监骨上陷中。循胁肋斜上肘上，会手阳明、手足太阳于臂臑，在肘上七寸两筋罅陷中，肩髃下一寸。过肩前，与手少阳会于臑会、天髎。臑会在肩前廉去肩端三寸宛宛中，天髎在缺盆中上毖骨际陷中央。却会手足少阴、足阳明于肩井，在肩上陷中缺盆上大骨前一寸五分。入肩后，会手太阳阳跷于臑腧，在肩后大骨下胛上廉陷中。上循耳后，会手足少阳于风池，在耳后发际陷中。上脑空、承灵后一寸半夹玉枕骨下陷中。承灵、正营后一寸半。正营、目窗后一寸。目窗、临泣后一寸。临泣，在瞳人直上人发际五分陷中。下额与手足少阳、阳明五脉会于阳白，眉上一寸直瞳人相对。循头入耳，上至本神而止。本神直耳上人发际中。凡三十二穴。

二维为病

越人曰：阳维阴维者，维络于身，溢蓄不能环流灌溉诸经者也。故阳维起于诸阳之会，阴维起于诸阴之交。阳维维于阳，阴维维于阴。阴阳不能自相维，则怅然失志，溶溶不能自收持。又曰：阳维为病苦寒热，阴维为病苦心痛。溶溶，缓慢貌。

张洁古曰：卫为阳，主表。阳维受邪，为病在表，故苦寒热。营为阴，主里。阴维受邪，为病在里，故苦心痛。阴阳相维，则营卫和谐矣。营卫不谐，则怅然失志，不能自收持矣。何以知之？仲景云：病常自汗，是卫气不与营气和也，宜桂枝汤和之。又云：服桂枝反烦不解，先刺风池风府，却与桂枝汤。此二穴，乃阳维之会也。谓桂枝后，尚自汗发热恶寒，其脉寸浮尺弱而反烦，为病在阳维，故先针此二穴。仲景又云：脏无他病时，发热自汗出而不愈，此卫气不和也，桂枝汤主之。

又曰：阴维为病苦心痛，治在三阴之交。太阴证，则理中汤。少阴证，则四逆汤。厥阴证，则当归四逆汤、吴茱萸汤主之。

李濒湖曰：阳维之脉，与手足三阳相维，而足太阳少阳则始终相联附者。寒热之证，惟二经有之。故阳维为病，亦苦寒热。盖卫气昼行于阳，夜行于阴。阴虚则内热，阳虚则外寒。邪气在经，内与阴争而恶寒，外与阳争而发热。则寒热之在表而兼太阳证者，有汗当用桂枝，无汗当用麻黄，寒热之在半表半里而兼少阳证者，当用小柴胡加减治之。若失营卫惵卑而病寒热者，黄芪建中及八物汤之类主之。洁古独以桂枝一证属之阳维，似未扩充。至于阴维为病主心痛，洁古独以三阴温里之药治之，则寒中三阴者宜矣，而三阴热厥作痛，似未备矣。盖阴维之脉，虽交三阴而行，实与任脉同归。故心痛多属少阴厥阴，任脉之气上冲而然。暴痛无热，久痛无寒。按之少止者为虚，不可按近者为实。凡寒痛，兼少阴及任脉者，金铃散、延胡索散、失笑散。兼太阴者，承气汤主之。若营血内伤，兼夫任冲手厥阴者，则宜四物汤、养营汤、妙香散之类。因病药之，如此则阴阳虚实，庶乎其不瘥矣。

王叔和《脉经》曰：寸口脉，从少阴斜至太阳，是阳维脉也。动苦肌肉痹痒，皮肤痛，下部不仁，汗出而寒。又苦癫仆羊鸣，手足相引，甚者失音不能言。宜取客主人，在耳前起骨上廉，开口有空，乃手足少阳阳明之会。

又曰：寸口脉，从少阳斜至厥阴，是阴维脉也。动苦癫痫僵仆羊鸣，又苦僵仆失音，肌肉痹痒，应时自发汗出，恶风身洗洗然也。取阳白、金门、见前。仆参。见阳跷。

濒湖曰：王叔和以癫痫属阴维、阳维，《灵枢经》以癫痫属阴跷、阳跷，二说义异旨同。盖阳维由外踝而上，循阳分而至肩肘，历耳额而终行于卫分诸阳之会。阴维由内踝而上，循阴分而上胁至咽，行于营分诸阴之交。阳跷起于跟中，循外踝上行于股外，至胁肋肩髆，行于一身之左右，而终于目内眦。阴跷起于跟中，循内踝上行于股内，阴气行于一身之左右，至咽喉，会任脉，而终于目内眦。邪在阴维、阴跷则发癫，邪在阳维、阳跷则发痫。痫动而属阳，阳脉主之；癫静而属阴，阴脉主之。大抵二疾当取之四脉之穴，分其阴阳而已。

王叔和曰：诊得阳维脉浮者，暂起目眩。阳盛实者，苦肩息洒洒如寒。诊得阴维脉沉大而实者，苦胸中痛，胁下支满心痛。其脉如贯珠者，男子两胁下实，腰中痛，女子阴中痛，如有疮状。

《素问·腰痛论》曰：阳维之脉，令人腰痛，痛上怫然肿。刺阳维之脉与太阳合腨间，去地一尺。

王启玄曰：阳维起于阳，则太阳之所生。并行而上至腨，下复与太阳合而上也。去地一尺，乃承山穴也，在锐腨之下分内间陷中，可刺七分。

肉里之脉，令人腰痛，不可以咳，咳则筋缩急。刺肉里之脉为二痏，在太阳之外，少阳绝骨之后。

王启玄曰：肉里之脉，少阳所生，阳维脉气所发，绝骨之后，阳维所过分肉穴也。在足外踝直上绝骨之端，如后二分筋肉分间，刺可五分。

飞阳之脉，令人腰痛，痛拂拂然，甚则悲以恐。

启玄曰：此阴维之脉也，去内踝上五寸痏分中，并少阴经而上也。刺飞阳之脉。在内踝上一寸，少阴之前与阴维之会，筑宾穴也。《甲乙经》云：太阳之络，别走少阴者，名曰飞阳。

阴 跷 脉

阴跷者，足少阴之别脉。其脉起于跟中，足少阴然谷穴之后，然谷在内踝下一寸陷中。同足少阴循内踝下照海穴，在内踝下五分。上内踝之上二寸，以交信为郄，交信在内踝骨上少阴前太阴后廉筋骨间。直上循阴股入阴，上循胸里入缺盆，上出人迎之前，至咽咙交贯冲脉，入頄内廉，上行属目内眦，与手足太阳、足阳明、阳跷五脉，会于睛明而上行，睛明在目内眦外一分宛宛中。凡八穴。

张紫阳《八脉经》云：八脉者，冲脉在风府穴下，督脉在脐后，任脉在脐前，带脉在腰，阴跷脉在尾闾前阴囊下，阳跷脉在尾闾后二节，阴维脉在顶前一寸三分，阳维脉在顶后一寸三分。凡人有此八脉，俱属阴神，闭而不开，惟神仙以阳气冲开，故能得道。八脉者，先天大道之根，一气之祖。采之惟在阴跷为先，此脉才动，诸脉皆通。次督任冲三脉，总为经脉造化之源。而阴跷一脉，散在丹经，其名颇多，曰天根，曰死户，曰复命关，曰邓都鬼户，曰死生根。有神主之，名曰桃康，上通泥丸，下透涌泉。倘能知此，使真气聚散，皆从此关窍，则天门常开，地户永闭。尻脉周流于一身，贯通上下，和气自然上朝，阳长阴消，水中火发，雪里花开。所谓天根月窟闲来往，三十六宫都是春。得之者，身体轻健，容衰返壮，昏昏默默，如醉如痴，此其验也。要知西南之乡，乃坤地尾闾之前，膀胱之后，小肠之下，灵龟之上。此乃天地逐日所生，气根产铅之地也。医家不知有此。

濒湖曰：丹书论及阳精河车，皆往往以任冲督脉命门三焦为说，未有专指阴跷者。而紫阳《八脉经》所载经脉，稍与医家之说不同。然内景隧道，惟返观者能照察之。其言必不谬也。

阳跷脉

阳跷者，足太阳之别脉。其脉起于跟中，出于外踝下足太阳申脉穴，在踝下五分陷中，容爪甲白肉际。当踝后绕跟，以仆参为本，在跟骨下陷中拱足得之。上外踝上三寸，以跗阳为郄，在外踝上三寸，足太阳之穴也。直上循股外廉循胁后髀，上会手太阳阳维于臑腧，在肩后大骨下胛上廉陷中。上行肩膊外廉。会手阳明于巨骨，在肩尖端上行两叉骨罅中。会手阳明少阳于肩髃，在髆骨头肩端上两骨罅陷宛宛中，举臂取之有空。上人迎，夹口吻，会手足阳明任脉于地仓，夹口吻旁四分外如近下有微脉动处。同足阳明上而行巨窌，夹鼻旁八分直瞳子平水沟。复会任脉于承泣。在目下七分直瞳子陷中。至目内眦，与手足太阳、足阳明、阴跷五脉会于睛明穴，见阴跷下。从睛明上行入发际，下耳后，入风池而终。风池在耳后夹玉枕骨下发际陷中。凡二十二穴。

《难经》曰：跷脉从足至目，长七尺五寸，合一丈五尺。

《甲乙经》曰：跷脉有阴阳，何者当其数？曰男子数其阳，女子数其阴。当数者为经，不当数者为络。气之在身也如水之流，如日月之行不休，故阴脉营其脏，而阳脉营其府，如环之无端，莫知其纪，终而复始。其流溢之气，内溉脏腑，外濡腠理。

二跷为病

秦越人《难经》曰：阴络者，阴跷之络；阳络者，阳跷之络。阴跷为病，阳缓而阴急；阳跷为病，阴缓而阳急。

王叔和《脉经》曰：阴跷脉急，当从内踝以上急，外踝以上缓；阳跷脉急，当从外踝以上急，内踝以上缓。

又曰：寸口脉前部左右弹者，阳跷也，动苦腰背痛。又为癫痫僵仆羊鸣，恶风偏枯㾓痹身体强。

又曰：微涩为风痫，并取阳跷在外踝上三寸，直绝骨是穴。跗阳穴也。

又曰：寸口脉后部左右弹者，阴跷也。动苦癫痫寒热，皮肤淫痹。又为少腹痛里急，腰及髋窌下相连，阴中痛。男子阴疝，女子漏下不止。髋，髀骨也。窌，腰下穴也。

又曰：癫痫瘈疭，不知所苦。两跷之下，男阳女阴。

张洁古曰：跷者，捷疾也。二脉起于足，使人跷捷也。阳跷在肌肉之上，阳脉所行，通贯六腑，主持诸表，故名为阳跷之络。阴跷在肌肉之下，阴脉所行，通贯五脏，主持诸里，故名为阴跷之络。阴跷为病，阴急则阴厥胫直，五络不通，表和里病。阳跷为病，阳急则狂走目不昧，表病里和，阴病则热。可灸照海、阳陵泉。在膝下一寸骱外廉陷中，足少阳之合也，筋病治此。阳病则寒，可针风池、风府。在项后入发际一寸大筋内宛宛中，督脉太阳、阳维之会也。

又曰：在阳表者，当汗之。在阴里者，当下之。

又曰：癫痫昼发，灸阳跷；夜发，灸阴跷。《素问·腰痛论》曰：腰痛不可与者，申脉仆参举之。太阳之穴，阳跷本也。

又曰：会阴之脉，令人腰痛，痛上漯漯然汗出。汗干令人欲饮，饮已欲走。刺直阳之脉上三痏。在跷上郄下五寸横居，视其盛者出血。

王启玄云：足太阳之脉，循腰下会于后阴，故曰会阴。直阳之脉，挟脊下行，贯臀至腘。循腨过外踝之后条直而行者，故曰直阳之脉也。跷为阳跷所生，申脉穴也。跷上郄下，乃承筋穴也。即腨中央如外陷者中也，太阳脉气所发，禁针刺。但视其两腨中央有血络盛满者，乃刺之出血。

又曰：昌阳之脉，令人腰痛。痛引膺，目䀮䀮然，甚则反折，舌卷不能言。刺内筋为三痏。在内踝上大筋前，太阴后上踝二寸所。

王启玄云：阴跷起于然谷之后，上内踝之上，循阴股入阴，而循腹入胸里缺盆，上出人迎之前，入頄内廉。属目内眦，会于太阳阳跷而上行，故病状如此。内筋即阴跷之郄交信穴也。

《素问·缪刺论》曰：邪客于足阳跷之脉，令人目痛，从内眦始，刺外踝之下半寸所各二痏。即申脉也。左刺右，右刺左，如人行十里顷而已。

《灵枢经》曰：目中赤痛，从内眦始。取之阴跷。交信穴也。

又曰：风痉反折，先取足太阳及腘中及血络出血。若中有寒邪，取阴跷及三毛上及血络出血。

李濒湖曰：足太阳，京骨穴也，在足外侧小指本节后大骨下，赤白际陷中。针三分，灸七壮。腘中，委中穴也，在曲膝后横纹中，针三分。阴跷取交信穴。见前。三毛，大敦穴也，在足大指外侧三毛中，肝脉之井也。针三分，灸三壮。血络者，视其处有络脉盛满者，出其血也。

又曰：阴跷阳跷，阴阳相交，阳入阴，阴出阳，交于目锐眦。阳气盛则嗔目，阴气盛则瞑目。热厥取足太阳少阳。

《甲乙经》曰：人病目闭不得视者，卫气留于阴，不得行于阳。留于阴则阴气盛，阴气盛则阴跷满，不得入于阴则阳气虚，故目闭也。

病目不得瞑者，卫气不得入于阴，常留于阳。留于阳则阳气满，阳气满则阳跷盛，不得入于阴则阴气虚，故目不瞑也。

《灵枢》曰：五谷入于胃也，其糟粕津液宗气，分为三隧，故宗气积于胸中，出于喉咙，以贯心肺而行呼吸焉。营气者，泌其津液，注之于脉，化而为血，以荣四末，内注五脏六腑，以应刻数焉。卫气者，出其悍气之慓疾，而先行于四末分肉皮肤之间而不休焉。昼日行于阳，夜行于阴，常从足少阴分间行于五脏六腑。今厥气客于五脏六腑，则卫气独卫其外，行于阳，不得入于阴。行于阳则阳气盛，阳气盛则阳跷陷。不得入于阴则阴气虚，故目不瞑也。治当补其不足，泻其有余，以通其道而去其邪，饮以半夏汤一剂。阴阳已通，其卧立至。其方用流水千里以外者八升，扬之万遍，取其清五升煮之，炊以苇薪火沸，置秫米一升，治半夏五合，徐炊令至一升半。去其滓，饮汁一小杯，日三稍益，以知为度。故其病新发者覆杯则卧，汗出则已，久者三饮而已。

李濒湖云：《灵枢》有云足太阳之筋为目上纲，足阳明之筋为目下纲，寒则筋急目不合，热则筋纵目不开。又云壮者血气盛，肌肉滑，营卫不失其常，故昼精而夜瞑；老人气血衰，气道涩，卫气内伐，故昼不精而夜不瞑。又云多卧者，肠胃大而皮肤涩，分肉不解，卫气行迟故也。张子和云：思气所至为不眠，为嗜卧。巢元方云：脾病困倦而嗜卧，胆病多烦而不眠。王叔和《脉经》云：水流夜疾有声者，土休故也，人亦应之。人夜卧则脾不动摇，脉为之数疾也。一云脾之候在睑，睑动则知脾能消化也。脾病则睑涩嗜卧矣。数说皆论目闭目瞑，虽不言及二跷，盖亦不离乎阴阳营卫虚实之理，可互考者也。

冲　脉

冲为经脉之海，又曰血海。其脉与任脉皆起于少腹之内胞中。其浮而外者，起于气冲，一名气街，在少腹毛中两旁各二寸，横骨两端动脉宛宛中，足阳明穴也。并足阳明少阴二经之间，循腹上行至横骨，足阳明去腹中行二寸，少阴去腹中行五分，冲脉行于二经之间也。横骨在阴上横骨中，宛如偃月，去腹中行一寸半。挟脐左右各五分，上行历太赫、横骨上一寸，去中腹行一寸半。气穴、即胞门，一名子户，太赫上一寸，去腹中行一寸半，少阴冲脉之会。四满、气穴上一寸。中注、四满上一寸。肓腧、中注上一寸。商曲、肓腧上一寸。石关、商曲上一寸。阴都、石关上一寸。通谷、阴都上一寸。幽门，通谷上一寸，挟巨阙两旁各五分陷中。至胸中而散。凡二十四穴。

《灵枢经》曰：冲任皆起于胞中，上循背里，为经络之海。其浮而外者，循腹右上行，会于咽喉，别而络唇口。血气盛则充肤热肉，血独盛则澹渗皮肤，生毫毛。妇人有余于气，不足于血，月下数脱血，任冲并伤，脉不荣其口唇，故髭须不生。宦者去其宗筋，伤其冲任，血泻不复，皮肤内结，唇口不荣，故须亦不生。天宦不脱于血而任冲不盛，宗筋不强，有气无血，唇口不荣，故须亦不生。

《素问·水热穴论》曰：三阴之所交，结于脚也。踝上各一行者，此肾脉之下行也，名曰太冲。

王启玄曰：肾脉与冲脉并下行，循足合而盛大，故曰太冲。一云冲脉起于气冲，冲直而通，故谓之冲。

《素问·阴阳离合论》曰：圣人南面而立，前曰广明，后曰太冲。太冲之地，名曰少阴。其冲在下，名曰太阴。

启玄曰：心脏在南，故前曰广明；冲脉在北，故后曰太冲。足少阴肾脉与冲脉合而盛大，故曰太冲。两脉相合为表里也。冲脉在脾之下，故曰其冲在下，名曰太阴。

《灵枢经》曰：帝曰，少阴之脉独下行，何也？岐伯曰：不然。夫冲脉者，五脏六腑之海也。其上者，出于颃颡，渗诸阳，灌诸精。其下者，注于少阴之大络，起于肾下，出于气街，循阴股内廉，斜入腘中，伏行骭骨内廉，并少阴之经，下入内踝之后，入足下。其别者，并于少阴，渗三阴，斜入踝，伏行出属跗属，下循跗上，入大指之间，渗诸络而温足胫肌肉，故其脉常动。别络结则跗上不动，不动则厥，厥则寒矣。

王海藏曰：手少阳三焦相火为一府，右肾命门为相火，心包主亦名相火，其脉同诊。肾为生气之门，出而治脐下，分三歧，上冲夹脐过天枢，上至膻中两乳间，元气所系焉。又是三焦太阳之别，并足太阳正路入络膀胱约下焉。三焦者，从头至心，心至脐，脐至足，为上中下三焦，其实真元一气也，故曰有脏无腑。《脉诀》云：三焦无状空有名，寄在胸中膈相应。一云：其府在气街中，上焦在胃上口，治在膻中；中焦在胃管，治在脐旁；下焦在脐下膀胱上口，治在脐。经曰：原气者，三焦之别使也。肾间动气者，真元一气，分为三路，人之生命也，十二经之根本也。

李濒湖曰：三焦，即命门之用，与冲任督相通者，故附著于此。

冲脉为病

越人《难经》曰：冲脉为病，逆气而里急。《灵枢经》曰：气逆上，刺膺中陷下者与下胸动脉。腹痛，刺脐左右动脉，按之立已。不已，刺气街，按之立已。李东垣曰：秋冬之月，胃脉四道，为冲脉所逆，肋下少阳脉二道而反上行，名曰厥逆。其证气上冲，咽不得息，而喘息有音，不得卧，宜调中益气汤加吴茱萸五分，随气多少用之。《脾胃论》。夏月有此，乃大热之证，用黄连、黄柏、知母各等分，酒洗炒为末，白汤和丸，每服一二百丸，空心白汤下，即以美膳压之，不令停留胃中，直至下元，以泻冲脉之邪也。盖此病随四时寒热温凉治之。

又曰：凡逆气上冲，或兼里急，或作躁热，皆冲脉逆也。若内伤病，此宜补中益气汤，加炒柏、炒连、知母，以泄冲脉。凡肾火旺及任督冲三脉盛者，则宜用酒炒黄柏、知母，亦不可久服，恐妨胃也。或腹中刺痛，或里急，宜多用甘草。或虚坐而大便不得者，皆属血虚。血虚则里急，宜用当归。逆气里急，隔咽不通，大便不行者，宜升阳泻热汤主之。方见《兰室秘藏》。麻木，厥气上冲，逆气上行，妄闻妄见者，宜神功丸主之。方见《兰室秘藏》。孙真人《千金方》云：咳唾手足厥逆，气从小腹上冲胸咽，其面翕热如醉，因复下流阴股，小便难，时复冒者，寸脉沉，尺脉微，宜茯苓五味子汤，以治其气冲。其方用茯苓、五味子二钱，桂心、甘草一钱，水煎服。胸满者去桂。程篁墩曰：太平侯病膻中痛，喘呕吞酸，脐上一点气上至咽喉如冰，每子后申时辄发。医以为大寒，不效。祝橘泉曰：此得之大醉及厚味过多。子后申时，相火自下腾上，故作痛也。以二陈加秦连栀子苍术，数饮而愈。

《素问·痿论》曰：治痿独取阳明者何也？曰：阳明者，五脏六腑之海也，主润宗筋，宗筋主束骨而利机关。冲脉者，经脉之海，主渗灌溪谷，与阳明合于宗筋，会于气街，而阳明为之长，皆属于带脉，而络于督脉。故阳明虚则宗筋纵，带脉不引，故足痿不用。治之当各补其营而通其腧，调其虚实，和其逆顺，筋脉骨肉，各以其时受月则病已。谓肝甲乙、心丙丁、脾戊己主气，法时月也。

李东垣曰：暑月病甚则传肾肝，为痿厥。痿乃四肢痿软，厥乃四肢如火，或如冰。心烦，冲脉气逆上，甚则火逆，名曰厥逆。故痿厥二病，多相须也。

经曰：下气不足，则痿厥心悗。宜以清燥去湿热之药，或生脉散合四苓散加酒洗黄柏、知母，以泄其湿热。

李濒湖曰：湿热成痿，乃不足中有余也，宜渗泄之药。若精血枯涸成痿，乃不足中之不足也。全要峻补之药。

《灵枢经》曰：胸气有街，腹气有街，头气有街，胫气有街。故气在头者，上之于脑；气在胸者，止之膺与背腧；气在腹者，上之背腧与冲脉于脐之左右之动脉；气在胫者，上之于气街与承山踝上以下。取此者，用毫针先按在上，久应手，乃刺而与之。所治者，头痛眩仆，腹痛中满暴胀，及有新积作痛。

《素问·举痛论》曰：寒气客于冲脉，冲脉起于关元，随腹直上。寒气客则脉不通，脉不通则气因之，故喘动应手。

王叔和《脉经》曰：两手脉浮之俱有阳，沉之俱有阴，阴阳皆盛，此冲督之脉也。冲督之脉为十二经之道路也。冲督用事，则十二经不复朝于寸口，其人若恍惚狂痴。

又曰：脉来中央坚实径至关者，冲脉也。动苦少腹痛，上抢心，有瘕疝遗溺，胁支满烦，女子绝孕。

又曰：尺寸俱牢，直上直下，乃冲脉胸中有寒疝也。张仲景曰：伤寒动气在右，不可发汗，汗之则衄而渴。心苦烦，饮水即吐。先以五苓散，次以竹叶汤。不可下，下之则津液内竭，头眩咽燥，鼻干心悸。竹叶汤。动气在左不可发汗，汗之则头眩汗不止，筋惕肉瞤，此为难治。或先用防风白术牡蛎汤，次用小建中汤。不可下，下之则腹里拘急不止，动气反剧，身难有热，反欲拳。先服甘草干姜汤，次服小建中汤。动气在上，不可发汗，汗之则气上冲，正在心端。李根汤。不可下，下之则心中热烦，身热汗泄，欲水自灌。竹叶汤。动气在下，不可发汗，汗之则无汗，心中大烦，骨节疼，头痛目运，恶寒吐谷。先服大陈皮汤，次服小建中汤。不可下，下之则腹满，卒起头眩，食则下清谷，心下痞坚。甘草泻心汤。

李濒湖曰：此乃脐之左右上下，有气筑筑然牢而痛，正冲任足少阴太阴四经病也。成无己注文，以为左肝右肺，上心下脾，盖未审四脏乃兼邪耳。

岐伯曰：海有东西南北，人亦有四海以应之。胃者，水谷之海，其输上在气街，下至三里。冲脉为十二经之海，其输上在于大抒，下出于巨虚之上下廉。膻中者，为气之海，其输上在于柱骨之上下，前在人迎。脑为髓之海，其输上在于盖，下在风府。气海有余，气满胸中，急息面赤。气海不足，则气少不足以言。血海有余，则常想其身大，怫然不知其所病。血海不足，亦常想其身小，狭然不知其所病。水谷之海有余则腹满，水谷之海不足，则饥不受食。髓海有余，则轻劲多力，自过其度。髓海不足，则脑转耳鸣，胫酸眩冒，目无所见，懈怠安卧。

任　脉

任为阴脉之海，其脉起于中极之下，少腹之内，会阴之分，在两阴之间。上行而外出，循曲骨横骨上毛际陷中。上毛际，至中极，脐下四寸，膀胱之募。同足厥阴太阴少阴，并行腹里，循关元、脐下三寸小肠之募。三阴任脉之会，历石门、即丹田，一名命门，在脐下二寸，三焦募也。气海，脐下一寸半宛宛中，男子生气之海。会足少阳冲脉于阴交，脐下一寸，当膀胱上口，三焦之募。循神阙、脐中央。水分，脐上一寸，当小肠下口。会足太阴于下脘，脐上二寸，当胃下口。历建里，脐上三寸。会手太阳少阳、足阳明于中脘，脐上四寸，胃之募也。上上脘、脐上五寸。巨阙、鸠尾下一寸，心之募也。鸠尾、蔽骨下五分。中庭、膻中下一寸六分陷中。膻中、玉堂下一寸六分，直两乳中间。玉堂、紫宫下一寸六分。紫宫、华盖下一寸六分。华盖、璇玑下一寸。璇玑，天突下一寸。上喉咙，会阴维于天突、廉泉，天突在结喉下四寸宛宛中，廉泉在结喉上舌下中央上颐。循承浆与手足阳明督脉会唇下陷中，环唇上至下龈交，复出分行，循面系两目下之中央，至承泣而终。目下七分直瞳子陷中二穴。凡二十七穴。

《难经》、《甲乙经》并无循面以下之说。

任冲之别络，名曰尾翳。下鸠尾，散于腹，实则腹皮痛，虚则痒瘙。

《灵枢经》曰：缺盆之中，任脉也，名曰天突。其侧动脉人迎足阳明也。

任脉为病

《素问》曰：任脉为病，男子内结七疝，女子带下瘕聚。又曰：女子二七而天癸至，任脉通，太冲脉盛，月事以时下。七七任脉虚，太冲脉衰，天癸竭，地道不通，故形坏而无子。

又曰：上气有音者，治其缺盆中。谓天突穴也，阴维、任脉之会，刺一寸，灸三壮。

《脉经》曰：寸口脉来，紧细实长至关者，任脉也。动苦少腹绕脐，下引横骨阴中切痛，取关元治之。

又曰：横寸口边脉丸丸者，任脉也。苦腹中有气，如指上抢心，不得俯仰，拘急。

督　脉

督乃阳脉之海，其脉起于肾下胞中，至于少腹，乃下行于腰横骨围之中央，系溺孔之端。男子循茎下至篡，女子络阴器，合篡间，俱绕篡后屏翳穴，前阴后阴之间也。别绕臀，至少阴与太阳。在络者，合少阴上股内廉，由会阳在阴尾尻骨两旁凡二穴。贯脊，会于长强穴。在骶骨端，与少阴会，并脊里上行，历腰腧、二十一椎下。阳关、十六椎下。命门、十四椎下。悬枢、十三椎下。脊中、十一椎下。中枢、十椎下。筋缩、九椎下。至阳、七椎下。灵台、六椎下。冲道、五椎下。身柱、三椎下。陶道、大椎下。大椎，一椎下。与手足三阳会合，上瘂门，项后入发际五分。会阳维，入系舌本，上至风府，项后入发际一寸，大筋内宛宛中。会足太阳阳维，同脑入中，循脑户、在枕骨上。强间、百会后三寸。后顶，百会前一寸半。上颠。历百会、顶中央旋毛中。前顶、百会前一寸半。囟会、百会前三寸即囟门。上星，囟会前一寸。至神庭，囟会前二寸直鼻上入发际五分。为足太阳督脉之会，循额中至鼻柱，经素髎、鼻准头也。水沟，即人中。会手足阳明，至兑端，在唇上端入龈交上齿缝中，与任脉足阳明交会而终。凡三十一穴。督脉别络，自长强走任脉者，由少腹直上，贯脐中央，上贯心，入喉上颐环唇，上系两目之下中央，会太阳于目内眦睛明穴，见阴蹺下。上额与足厥阴同会于颠，入络于脑。又别自脑下项，循肩胛，与手足太阳少阳会于大抒第一惟下两旁，去脊中一寸五分陷中内，挟脊抵腰中，入循膂络肾。

《难经》曰：督脉任脉四尺五寸，合共九尺。

《灵枢经》曰：颈中央之脉，督脉也，名曰风府。

张洁古曰：督者，都也，为阳脉之都纲。任者，妊也，为阴脉之妊养。

王海藏曰：阴蹺阳蹺，同起跟中，乃气并而相连。任脉督脉，同起中极之下，乃水沟而相接。

滑伯仁曰：任督二脉，一源而二歧。一行于身之前，一行于身之后。人身之有任督，犹天地之有子午，可以分，可以合。分之以见阴阳之不离，合之以见浑沦之无间。一而二，二而一者也。

李濒湖曰：任督二脉，人身之子午也，乃丹家阳火阴符升降之道，坎水离火交媾之乡。故魏伯阳《参同契》云：上闭则称有，下闭则称无。无者以奉上，上有神德居此两孔穴法，金气亦相须。崔希范《天元入药镜》云：上鹊桥，下鹊桥，天应星，地应潮，归根窍，复命关，贯尾闾，通泥丸。《大道三章直指》云：修丹之十，身中一窍，名曰玄牝。正在乾之下，坤之上，震之西，兑之东，坎离交媾之地，在人身天地之正中，八脉、九窍、十二经、十五络联辏。虚间一穴，空悬黍珠，医书谓之任督二脉。此元气之所由生，真息之所由起。修丹之士不明此窍，则真息不生，神化无基也。俞琰注《参同契》云：人身血气，往来循环，昼夜不停。医书有任督二脉，人能通此二脉，则百脉皆通。《黄庭经》言：皆在心内运天经，昼夜存之自长生。天经乃吾身之黄道，呼吸往来于此也。鹿运尾闾，能通督脉，龟纳鼻息，能通任脉，故二物皆长寿。此数说，皆丹家河车妙旨也，而药物火候，自有别传。

王海藏曰：张平叔言铅乃北方正气，一点初生之真阳，为丹母。其虫为龟，即坎之二阴也，地轴也。一阳为蛇天根也，阳生于子脏之命门，元气之所系，出入于此。其用在脐下，为天地之根，玄牝之门，通厥阴。分三歧为三车，一念之非，降而为漏。一念之是，守而成铅。升而接离，补而成乾。阴归阳化，是以还元，至虚至静，道法自然，飞升而仙。

督脉为病

《素问·骨空论》云：督脉生疾，从少腹上冲心而痛不得前后，为冲疝。女子为不孕，癃痔遗溺，嗌干，治在骨上。谓腰横骨上毛际中，曲骨穴也。甚者在脐下营。脐下一寸，阴交穴也。

王启玄曰：此乃任冲二脉之病，不知何以属之督脉。

李濒湖曰：督脉虽行于背，而别络自长强走任脉者，则由少腹直上贯脐中贯心，入喉上颐环唇，而入于目之内眦，故显此诸证，启玄盖未深考尔。

《素问》曰：督脉实则脊强反折，虚则头重高摇之挟骨之有过者，取之所别也。

秦越人《难经》曰：督脉为病，脊强而厥。

王海藏曰：此病宜用羌活、独活、防风、荆芥、细辛、藁本、黄连、大黄、附子、乌头、苍耳之类。

张仲景《金匮》云：脊强者，五痓之总名。其证卒口噤，背反张而瘛疭。诸药不已，可灸身柱、大椎、陶道穴。又曰：痓家脉筑筑而弦直上下行。

王叔和《脉经》曰：尺寸俱浮，直上直下，此为督脉。腰背强痛，不得俯仰，大人癫病，小儿风痫。

又曰：脉来中央浮直，上下动者，督脉也。动苦腰背膝寒，大人癫，小儿痫，宜灸顶上三壮。

《素问·风论》曰：风气循风府而上，则为脑风。风入系头，则为目风眼寒。

王启玄云：脑户乃督脉足太阳之会故也。

带 脉

带脉者，起于季胁足厥阴之章门穴同足少阳循带脉穴。章门，足厥阴少阳之会，在季肋骨端肘尖尽处是穴，带脉穴属足少阳经，在季胁下一寸八分陷中。围身一周，如束带然。又与足少阳会于五枢、带脉下三寸。维道。章门下五寸三分。凡八穴。

《灵枢经》曰：足少阴之正，至腘中，别走太阳而合，上至肾，当十四椎出属带脉。

杨氏曰：带脉总束诸脉，使不妄行，如人束带而前垂，故名。妇人恶露，随带脉而下，故谓之带下。

带脉为病

秦越人曰：带之为病腹满，腰溶溶如坐水中。溶溶，缓慢貌。明堂曰：带脉二穴，主腰腹纵，溶溶如囊水之状。妇人少腹痛，里急后重，瘛疭，月事不调，赤白带下，可针六分，灸七壮。

张洁古曰：带脉之病，太阴主之，宜灸章门二穴三壮。

《素问》曰：邪客于太阴之络，令人腰痛引小腹控眇，不可以养息。眇谓季胁下之空软处。

张仲景曰：大病瘥后，腰以下有水气，牡蛎泽泻散主之。若不已，灸章门穴。

王叔和曰：带脉为病，左右绕脐腰脊痛，冲阴股也。

王海藏曰：小儿癞疝，可灸章门三壮而愈。以其与带脉行于厥阴之分，而太阴主之。

又曰：女子经病血崩，久而成枯者，宜涩之益之。血闭久而成竭者，宜益之破之。破血有三治：始则四物，入红花，调黄芪、肉桂；次则四物，入红花，调鲮鲤甲、桃仁、桂，童子小便，和酒煎服；末则四物，入红花，调易老没药散。

张子和曰：十二经与奇经七脉，皆上下周流。惟带脉起少腹之侧，季胁之下，环身一周，络腰而过，如束带之状。而冲任二脉，循腹胁夹脐旁，传流于气冲，属于带脉，络于督脉。冲任督三脉，同起而异行，一源而三歧，皆络带脉。因诸经上下往来，遗热于带脉之间，客热郁抑，白物满溢，随溲而下，绵绵不绝，是为白带。《内经》云：思想无穷，所愿不得，意淫于外，入房太甚，发为筋痿，及为白淫。白淫者，白物淫衍如精之状，男子因溲而下，女子绵绵而下也。皆从湿热治之，与治痢同法。赤白痢，乃邪热传于大肠；赤白带，乃邪热传于小肠。后世皆以赤为热，白为寒，流误千载，是医误之矣。又曰：《资生经》载一妇人患赤白带下，有人为灸气海未效，次日为灸带脉穴，有鬼附耳云：昨日灸亦好，只灸我不著，今灸着我，我去矣，可为酒食祭我。其家如其言祭之，遂愈。予初怪其事，因思晋景公膏肓二鬼之事，乃虚劳已甚，鬼得乘虚居之，此妇亦或劳心虚损，故鬼居之。灸既著穴，不得不去。自是凡有病此者，每为之按此穴，莫不应手酸痛，令归灸之，无有不愈。其穴，在两胁季肋之下一寸八分。若更灸百会穴尤佳。《内经》云：上有病，下取之；下有病，上取之。又曰：上者下之，下者上之。是矣。

刘宗厚曰：带下多本于阴虚阳竭，营气不升，经脉凝涩，卫气下陷，精气积滞于下焦奇经之分，蕴酿而成。

以带脉为病得名，亦以病形而名。白者属气，赤者属血。多因醉饱房劳，服食燥热所至。亦有湿痰流注下焦者，肾肝阴淫湿胜者，或惊恐而木乘土位，浊液下流，或思慕无穷，发为筋痿，所谓二阳之病发心脾也。或余经湿热，屈滞于少腹之下，或下元虚冷，子宫湿淫。治之之法，或下或吐，或发中兼补，补中兼利，燥中兼升发，润中兼温养或温补，或收涩，诸例不同，亦病机之活法也。

巢元方《病源》曰：肾著病，腰痛冷如冰，身重，腰如带五千钱，不渴，小便利，因劳汗出，衣里冷湿而得。久则变为水也。《千金》用肾著汤，《三因》用渗湿汤，东垣用独活汤主之。

气口九道脉

《手检图》曰：肺为五脏华盖，上以应天，解理万物，主行精气，法五行，应四时，知五味，气口之中，阴阳交会，中有五部，前后左右，各有所主。上下中央，分为九道，诊之则知病邪所在也。

李濒湖曰：气口一脉，分为九道，总统十二经，并奇经八脉，各出诊法，乃岐伯秘授黄帝之诀也。扁鹊推之，独取寸口以决死生。盖气口为百脉流注朝会之始故也。三部虽传，而九道沦隐，故奇经之脉，世无人知，今撰为图，并附其说于后，以泄千古之秘藏云。

岐伯曰：前部如外者，足太阳膀胱也。动苦目眩头项腰背强痛，男子阴下湿痒；女子少腹痛引命门，阴中痛，子脏闭，月水不利。浮为风，涩为寒，滑为劳热，紧为宿食。中部如外者，足阳明胃也。动苦头痛面赤。滑为饮，浮为大便不利，涩为嗜卧肠鸣，不能食，足胫痹。后部如外者，足少阳胆也。动苦腰背胻股肢节痛。浮为气，涩为风，急为转筋为劳。

前部如内者，足厥阴肝也。动苦少腹痛引腰，大便不利，男子茎中痛，小便难，疝气两丸上入；女子月水不利，阴中寒，子户闭，少腹急。

中部如内者，足太阴脾也。动苦腹满胃中痛，上管有寒食不下，腰上状如居水中。沉涩，为身重足胫寒痛，烦满不能卧，时咳唾有血，泄利食不化。

后部如内者，足少阴肾也。动苦少腹痛，与心相引背痛，小便淋，女人月水来上抢心胸，胁满，股里拘急。

前部中央直者，手少阴心、手太阳小肠也。动苦心下坚痛，腹胁急。实急者为感忤，虚者为不利肠鸣，女子阴中痒痛，滑为有娠。

中部中央直中者，手厥阴心主也。动苦心痛，面赤多喜怒，食苦咽。微浮苦悲伤恍惚，涩为心下寒，沉为恐怖，如人将捕之状，时寒热，有血气。

后部中央直者，手太阴肺、手阳明大肠也。动苦咳逆，气不得息。浮为风，沉为热，紧为胸中积热，涩为时咳血。

前部横于寸口丸丸者，任脉也。动苦少腹痛，逆气抢心胸，拘急不得俯仰。《脉经》云：寸口脉紧细实长下至关者，任脉也。动苦少腹绕脐痛，男子七疝，女子瘕聚。

三部俱浮。直上直下者，督脉也。动苦腰脊强痛，不得俯仰，大人癫，小儿痫。

三部俱牢，直上直下者，冲脉也。苦胸中有寒疝。《脉经》曰：脉来中央坚实径至关者，冲脉也。动苦少腹痛，上抢心，有瘕疝遗溺，女子绝孕。

前部左右弹者，阳跷也。动苦腰背痛，癫痫，僵仆羊鸣，偏枯瘰痹，身体强。

中部左右弹者，带脉也。动苦少腹痛引命门，女子月事不来，绝继复下，令人无子，男子少腹拘急，或失精也。

后部左右弹者，阴跷也。动苦癫痫寒热，皮肤强痹，少腹痛里急，腰胯相连痛，男子阴疝，女子漏下不止。

从少阴斜至太阳者，阳维也。动苦颠仆羊鸣，手足相引，甚者失音不能言，肌肉痹痒。

从少阳斜至厥阴者，阴维也。动苦癫痫僵仆羊鸣，失音，肌肉痹痒，汗出恶风。

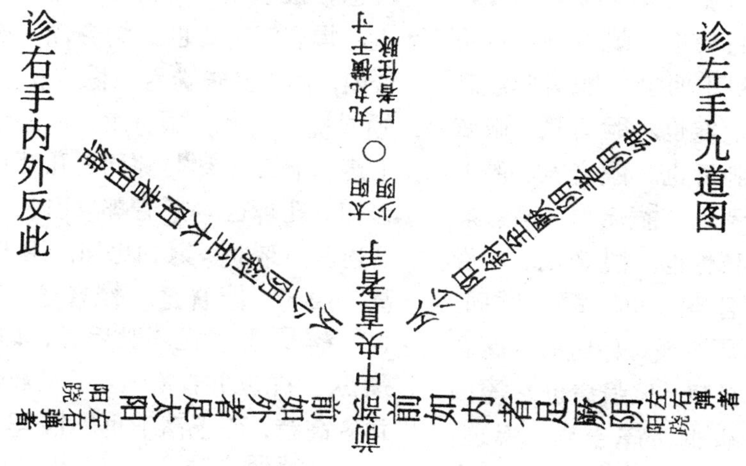

释　　音

跻脚却乔跷四音。举足高也，又跻捷也。**跗**音肤。足背也。**跟**音根。足踵也。**踝**花上声。足螺蛳骨也。**嗌**音益。喉也。**噤**音禁。口闭也。**龈**音银。齿根肉也。**臑**濡嫩二音。软肉也。**眇**音抄。季肋下也。**腨**音喘。脚肚也。**腘**音国。

曲膝腕中也。**膻**音亶。胸中也。**腧**音戍。五脏腧也。**脘**音管。胃脘也。**胛**音甲。背两旁骨也。**膂**音旅。夹脊肉也。**髀**脾股也。**瞤**音犉。目动也。**眦**音剂。目角际也。**眛**音妹。目不明也。**瞋**音嗔。怒目张也。**瞑**音眠。寐也。**睑**音检。眼弦也。**髆**音博。肩胛骨也。**髋**音宽。髀上也。**骱**音行。臁骨也。**髃**虞偶二音。肩前也。**骭**音干。胫骨也。**骶**音氐。尾脊骨也。**髎**音寥。骨空处也。**窌**与髎同。说文音)。窖也。**癫**音颠。仆病也。**痫**音闲。惊病也。**痓**音颈。风强病也。**痓**痴去声。乍前乍后病也。**痛**音顽。痹也。**痿**音委。肢软也。**瘕**音贾。积病也。**疝**山讪二音。寒痛病也。**癃**音隆。小便淋也。也。**癞**音颓。阴肿也。**瘂**与哑同。**痠**与酸同。**痏**音洧。针疮也。**瘥**楚懈切。楚嫁切。病除也。**辏**音凑。辐辏也。**侠**古文，侠挟通用。**俛**音免。俯也。**仆**音赴。颠倒也。**溉**音概。灌也。**泌**音笔。别水也。**溺**音尿。小便也。**溲**音搜。小便也。**涩**音涩。不滑也。**怫**音佛。怫郁也。**悍**音汗。猛也。**剽**音漂。疾也。**悗**音闷。同义又音瞒惑。**惕**音狄。心动也。**颃**音杭。颈也。**頄**音求。面颧也。**颡**桑上声。额也。**郄**与隙同。孔郄也。**罅**呼讶切。孔罅也。**扩**音郭。引长之意。**隧**音遂。小路也。**篡**初患切。阴下缝间也。**募**与膜同。**毖**音琵。**椎**音缒。脊之骨节也。**髀厌**音箅掩。股后骨，即环跳也。**瘈疭　瘛疭**并音洽纵。手足舒缩也。**膏肓**音高荒，心上鬲下也。**惵卑**音蝶。怯弱也。**漯漯**音踏。汗应时出之貌。**䀮䀮**音荒。目不明也。**筑筑**气痛如筑也。**丸丸**脉如珠丸也。**洗洗**音玺。皮毛凄沧恶寒之貌。**洒洒**音洗。同义。

奇经八脉考卷終

旌德王汝谦镜堂参校

濒湖脉学

序

李时珍曰：宋有俗子，杜撰《脉诀》，鄙陋纰谬，医学习诵以为权舆，逮臻颁白，脉理竟昧。戴同父常刊其误。先考月池翁著《四诊发明》八卷，皆精诣奥室。浅学未能窥造。珍因撮粹撷华，僭撰此书，以便习读，为脉指南。世之医、病两家，咸以脉为首务。不知脉乃四诊之末，谓之巧者尔。上士欲会其全，非备四诊不可。

明嘉靖甲子上元日谨书于濒湖薖所

目　　录

濒湖脉学

浮阳

浮脉：举之有余，按之不足。《脉经》。如微风吹鸟背上毛，厌厌聂聂，轻泛貌。如循榆荚。《素问》。如水漂木。崔氏。如捻葱叶。黎氏。

浮脉法天。有轻清在上之象。在卦为乾，在时为秋，在人为肺。又谓之毛。太过则中坚旁虚，如循鸡羽，病在外也。不及则气来毛微，病在中也。《脉诀》言：寻之如太过，乃浮兼洪紧之象，非浮脉也。

【体状诗】浮脉惟从肉上行，如循榆荚似毛轻。三秋得令知无恙，久病逢之却可惊。

【相类诗】浮如木在水中浮，浮大中空乃是芤。拍拍而浮是洪脉，来时虽盛去悠悠。浮脉轻平似捻葱，虚来迟大豁然空。浮而柔细方为濡，散似杨花无定踪。

浮而有力为洪，浮而迟大为虚，虚甚为散，浮而无力为芤，浮而柔细为濡。

【主病诗】浮脉为阳表病居，迟风数热紧寒拘。浮而有力多风热，无力而浮是血虚。寸浮头痛眩生风，或有风痰聚在胸。关上土衰兼木旺，尺中溲便不流通。

浮脉主表，有力表实，无力表虚。浮迟中风，浮数风热，浮紧风寒，浮缓风湿，浮虚伤暑，浮芤失血，浮洪虚热，浮散劳极。

沉阴

沉脉：重手按至筋骨乃得。《脉经》。如绵裹砂，内刚外柔。杨氏。如石投水，必极其底。

沉脉法也，有渊泉在下之象。在卦为坎，在时为冬，在人为肾。又谓之石，亦曰营。太过则如弹石，按之益坚，病在外也。不及则气来虚微，去如数者，病在中也。《脉诀》言缓度三关，状如烂绵者非也。沉有缓数及各部之沉，烂绵乃弱脉，非沉也。

【体状诗】水行润下脉来沉，筋骨之间软滑匀。女子寸兮男子尺，四时如此号为平。

【相类诗】沉帮筋骨自调匀，伏则推筋着骨寻。沉细如绵真弱脉，弦长实大是牢形。

沉行筋间，伏行骨上，牢大有力，弱细无力。

【主病诗】沉潜水畜阴经病，数热迟寒滑有痰。无力而沉虚与气，沉而有力积并寒。寸沉痰郁水停胸，关主中寒痛不通。尺部浊遗并泄痢，肾虚腰及下元痌。

沉脉主里，有力里实，无力里虚。沉则为气，又主水畜。沉迟痼冷，沉数内热，沉滑痰食，沉涩气郁，沉弱寒热，沉缓寒湿，沉紧冷痛，沉牢冷积。

迟阴

迟脉：一息三至，去来极慢。《脉

经》。

迟为阳不胜阴，故脉来不及。《脉诀》言重手乃得，是有沉无浮。一息三至，甚为易见。而曰隐隐，曰状且难，是涩脉矣，其谬可知。

【体状诗】迟来一息至惟三，阳不胜阴气血寒。但把浮沉分表里，消阴须益火之原。

【相类诗】脉来三至号为迟，小快于迟作缓持。迟细而难知是涩，浮而迟大以虚推。

三至为迟，有力为缓，无力为涩。有止为结，迟甚为败，浮大而软为虚。黎氏曰：迟小而实，缓大而慢，迟为阴盛阳衰，缓为卫盛营弱，宜别之。

【主病诗】迟司脏病或多痰，沉痼癥瘕仔细看。有力而迟为冷痛，迟而无力定虚寒。寸迟必是上焦寒，关主中寒痛不堪。尺是肾虚腰脚重，溲便不禁疝牵丸。

迟脉主脏，有力冷痛，无力虚寒。浮迟表寒，沉迟里寒。

数阳

数脉：一息六至。《脉经》。脉流薄疾。《素问》。

数为阴不胜阳，故脉来太过。浮沉迟数，脉之纲领。《素问》、《脉经》皆为正脉。《脉诀》立七表八里，而遗数脉，止歌于心脏，其妄甚矣。

【体状诗】数脉息间常六至，阴微阳盛必狂烦。浮沉表里分虚实，惟有儿童作吉看。

【相类诗】数比平人多一至，紧来如数似弹绳。数而时止名为促，数见关中动脉形。

数而弦急为紧，流利为滑。数而有止为促，数甚为疾，数见关中为动。

【主病诗】数脉为阳热可知，只将君相火来医。实宜凉泻虚温补，肺病秋深却畏之。寸数咽喉口舌疮，吐红咳嗽肺生疡。当关胃火并肝火，尺属滋阴降火汤。

数脉主腑，有力实火，无力虚火。浮数表热，沉数里热。气口数实肺痈，数虚肺痿。

滑阳中阴

滑脉：往来前却，流利展转，替替然如珠之应指。《脉经》。漉漉如欲脱。

滑为阴气有余，故脉来流利如水。脉者，血之府也。血盛则脉滑，故肾脉宜之。气盛则脉涩，故肺脉宜之。《脉诀》云：按之即伏，三关如珠，不进不退。是不分浮滑、沉滑、尺寸之滑也，今正之。

【体状相类诗】滑脉如珠替替然，往来流利却还前。莫将滑数为同类，数脉惟看至数间。

滑则如珠，数则六至。

【主病诗】滑脉为阳元气衰，痰生百病食生灾。上为吐逆下畜血，女脉调时定有胎。寸滑膈痰生呕吐，吞酸舌强或咳嗽。当关宿食肝脾热，渴痢癞淋看尺部。

滑主痰饮，浮滑风痰，沉滑食痰，滑数痰火，滑短宿食。《脉诀》言关滑胃寒，尺滑脐似冰。与《脉经》言关滑胃热，尺滑血蓄、妇人经病之旨相反。其谬如此。

涩阴

涩脉：细而迟，往来难，短且散，或一止复来。《脉经》。参伍不调。《素问》。如轻刀刮竹。《脉诀》。如雨沾沙。通真子。如病蚕食叶。

涩为阳气有余，气盛则血少，故脉来蹇滞，而肺宜之。《脉诀》言：指下寻之似有，举之全无。与《脉经》所云，绝不相干。

【体状诗】细迟短涩往来难，散止依稀应指间。如雨沾沙容易散，病蚕食叶慢而艰。

【相类诗】参伍不调名曰涩，轻刀刮竹短而难。微似秒芒微软甚，浮沉不别有无间。

细迟短散，时一止曰涩。极细而软，重按若绝曰微。浮而柔细曰濡。沉而柔细曰弱。

【主病诗】涩缘血少或伤精，反胃亡阳汗雨淋。寒湿入营为血痹，女人非孕即无经。寸涩心虚痛对胸，胃虚胁胀察关中。尺为精血俱伤候，肠结溲淋或下红。

涩主血少精伤之病。女子有孕为胎病，无孕为败血。杜光庭云：涩脉独见尺中，形散同代，为死脉

虚阴

虚脉：迟大而软，按之无力，隐指豁豁然空。《脉经》。

崔紫虚云：形大力薄，其虚可知。《脉诀》言寻之不足，举之有余。只言浮脉，不见虚状。杨仁斋言状似柳絮，散漫而迟。滑氏言散大而软。皆是散脉，非虚也。

【体状相类诗】举之迟大按之松，脉状无涯类谷空。莫把芤虚为一例，芤来浮大似慈葱。

虚脉浮大而迟，按之无力。芤脉浮大，按之中空。芤为脱血，虚为血虚。浮散二脉见浮脉。

【主病诗】脉虚身热为伤暑，自汗怔忡惊悸多。发热阴虚须早治，养营益气莫蹉跎。血不荣心寸口虚，关中腹胀食难舒。骨蒸痿痹伤精血，却在神门两部居。

经曰：血虚脉虚。曰：气来虚微为不及，病在内。曰：久病脉虚者死。

实阳

实脉：浮沉皆得，脉大而长，微弦。应指愊愊[①]然。《脉经》愊愊，坚实貌。《脉诀》言如绳应指来。乃紧脉，非实脉也。

【体状诗】浮沉皆得大而长，应指无虚愊愊强。热蕴三焦成壮火，通肠发汗始安康。

【相类诗】实脉浮沉有力强，紧如弹索转无常，须知牢脉帮筋骨，实大微弦更带长。

浮沉有力为实，弦急弹指为紧，沉而实大、微弦而长为牢。

【主病诗】实脉为阳火郁成，发狂谵语吐频频。或为阳毒或伤食，大便不通或气疼。寸实应知面热风，咽疼舌强气填胸。当关脾热中宫满，尺实腰肠痛不通。

经曰：血实脉实。曰：脉实者，水谷为病。曰：气来实强，是谓太过。《脉诀》言尺实小便不禁，与《脉经》尺实小腹痛、小便难之说何反？洁古不知其谬，诀为虚寒，药用姜附，愈误矣。

长阳

长脉：不大不小，迢迢自若。朱氏。如揭长竿末梢，为平。如引绳，如循长竿，为病。《素问》。

长有三部之长、一部之长，在时为春，在人为肝。心脉长，神强气壮。肾脉长，蒂固根深。经曰：长则气治。皆言平脉也。

【体状相类诗】过于本位脉名长，弦则非然但满张。弦脉与长争较远，良工尺度自能量。

实、牢、弦、紧，皆兼长脉。

---

① 愊愊：音勃。急促坚实貌。

【主病诗】 长脉迢迢大小匀，反常为病似牵绳。若非阳毒癫痫病，即是阳明热势深。

长主有余之病。

短阴

短脉：不及本位。脉诀。应指而回，不能满部。《脉经》。

戴同父云：短脉只见尺寸，若关中见短，上不通寸，下不通尺，是阴阳绝脉，必死矣。故关不诊短。黎居士云：长短未有定体，诸脉举按之。过于本位者为长，不及本位者为短。长脉属肝，宜于春；短脉属肺，宜于秋。但诊肝肺，长短自见。短脉两头无，中间有，不及本位，乃气不足以前导其血也。

【体状相类诗】 两头缩缩名为短，涩短迟迟细且难。短涩而浮秋喜见，三春为贼有邪干。

涩、微、动、结，皆兼短脉。

【主病诗】 短脉惟于尺寸寻，短而滑数酒伤神。浮为血涩沉为痞，寸主头疼尺腹疼。

经曰：短则气病。短主不及之病。

洪阳

洪脉：指下极大。《脉经》。来盛去衰。素问。来大去长。通真子。

洪脉在卦为离，在时为夏，在人为心。《素问》谓之大，亦曰钩。滑氏曰：来盛去衰，如钩之曲，上而复下。应血脉来去之象，象万物敷布下垂之状。詹炎举言如环珠者非。《脉诀》云：季夏宜之，秋季、冬季，发汗通阳，俱非洪脉所宜。盖谬也。

【体状诗】 脉来洪盛去还衰，满指滔滔应夏时。若在春秋冬月分，升阳散火莫狐疑。

【相类诗】 洪脉来时拍拍然，去衰来盛似波澜。欲知实脉参差处，举按弦长愊愊坚。

洪而有力为实，实而无力为洪。

【主病诗】 脉洪阳盛血应虚，相火炎炎热病居。胀满胃翻须早治，阴虚泄痢可踌躇。寸洪心火上焦炎，肺脉洪时金不堪。肝火胃虚关内察，肾虚阴火尺中看。

洪主阳盛阴虚之病，泄痢失血久嗽者忌之。经曰：形瘦脉大，多气者死。曰：脉大则病进。

微阴

微脉：极细而软，按之如欲绝，若有若无。《脉经》。细而稍长。戴氏。

《素问》谓之小。又曰：气血微则脉微。

【体状相类诗】 微脉轻微瞥瞥乎，按之欲绝有如无。微为阳弱细阴弱，细比于微略较粗。

轻诊即见，重按如欲绝者，微也。往来如线而常有者，细也。仲景曰：脉瞥瞥如羹上肥者，阳气微。萦萦如蚕丝细者，阴气衰。长病得之死，卒病得之生。

【主病诗】 气血微兮脉亦微，恶寒发热汗淋漓。男为劳极诸虚候，女作崩中带下医。寸微气促或心惊，关脉微时胀满形。尺部见之精血弱，恶寒消瘅痛呻吟。

微主久虚血弱之病，阳微恶寒，阴微发热。《脉诀》云：崩中日久肝阴竭，漏下多时骨髓枯。

紧阳

紧脉：来往有力，左右弹人手。《素问》。如转索无常。仲景。数如切绳。《脉经》。如纫箄线。丹溪。

紧乃热为寒束之脉，故急数如此，要有神气。《素问》谓之急。脉诀言寥寥入尺来。崔氏言如线，皆非紧状。或以浮紧为弦，沉紧为牢。亦近似耳。

【体状诗】举如转索切如绳，脉象因之得紧名。总是寒邪来作寇，内为腹痛外身疼。

【相类诗】见弦实。

【主病诗】紧为诸痛主于寒，喘咳风痫吐冷痰。浮紧表寒须发越，紧沉温散自然安。寸紧人迎气口分，当关心腹痛沉沉。尺中有紧为阴冷，定是奔豚与疝疼。

诸紧为寒为痛。人迎紧盛，伤于寒。气口紧盛，伤于食。尺紧，痛居其腹。沉乃疾在其腹。中恶浮紧，咳嗽沉紧，皆主死。

缓阴

缓脉：去来小快于迟。《脉经》。一息四至。戴氏。如丝在经，不卷其轴，应指和缓，往来甚匀。张太素。如初春杨柳舞风之象。杨玄操。如微风轻飐柳梢。滑伯仁。

缓脉在卦为坤，在时为四季，在人为脾。阳寸、阴尺，上下同等。浮大而软，无有偏胜者，平脉也。若非其时，即为有病。缓而和匀，不浮不沉，不疾不徐，不微不弱者，即为胃气。故杜光庭云：欲知死期何以取，古贤推定五般土。阳土须知不遇阴，阴土遇阴当细数。详《玉函经》。

【体状诗】缓脉阿阿四至通，柳梢袅袅飐轻风。欲从脉里求神气，只在从容和缓中。

【相类诗】见迟脉。

【主病诗】缓脉营衰卫有余，或风或湿或脾虚。上为项强下痿痹，分别浮沉大小区。寸缓风邪项背拘，关为风眩胃家虚。神门濡泄或风秘，或是蹒跚足力迂。

浮缓为风，沉缓为湿，缓大风虚，缓细湿痹，缓涩脾薄，缓弱气虚。《脉诀》言：缓主脾热口臭、反胃齿痛梦鬼诸病。出自杜撰，与缓无关。

芤阳中阴

芤脉：浮大而软，按之中央空，两边实。《脉经》。中空外实，状如慈葱。

芤，慈葱也。《素问》无芤名。刘三点云：芤脉何似？绝类慈葱，指下成窟，有边无中。戴同父云：营行脉中，脉以血为形。芤脉中空，脱血之象也。《脉经》云：三部脉芤，长病得之生，卒病得之死。《脉诀》言：两头有，中间无，是脉断截矣。又言主淋沥、气入小肠，与失血之候相反。误世不小。

【体状诗】芤形浮大软如葱，边实须知内已空。火犯阳经血上溢，热侵阴络下流红。

【相类诗】中空旁实乃为芤，浮大而迟虚脉呼。芤更带弦名曰革，芤为失血革血虚。

【主病诗】寸芤积血在于胸，关里逢芤肠胃痈。尺部见之多下血，赤淋红痢漏崩中。

弦阳中阴

弦脉：端直以长。《素问》。如张弓弦。《脉经》。按之不移，绰绰如按琴瑟弦。巢氏。状若筝弦。《脉诀》。从中直过，挺然指下。《刊误》。

弦脉在卦为震，在时为春，在人为肝。轻虚以滑者平，实滑如循长竿者病，劲急如新张弓弦者死。池氏曰：弦紧而数劲为太过，弦紧而细为不及。戴同父曰：弦而软，其病轻；弦而硬，其病重。《脉诀》言：时时带数。又言：脉紧状绳牵。皆非弦象，今削之。

【体状诗】弦脉迢迢端直长，肝经木王土应伤。怒气满胸常欲叫，翳蒙瞳子泪淋浪。

【相类诗】弦来端直似丝弦，紧则如绳左右弹。紧言其力弦言象，牢脉弦长沉伏间。

又见长脉。

【主病诗】弦应东方肝胆经，饮痰寒热疟缠身。浮沉迟数须分别，大小单双有重轻。寸弦头痛膈多痰，寒热癥瘕察左关。关右胃寒心腹痛，尺中阴疝脚拘挛。

弦为木盛之病。浮弦支饮外溢，沉弦悬饮内痛，疟脉自弦。弦数多热，弦迟多寒。弦大主虚，弦细拘急。阳弦头痛，阴弦腹痛。单弦饮癖，双弦寒痼。若不食者，木来克土，必难治。

革阴

革脉：弦而芤。仲景。如按鼓皮。丹溪。

仲景曰：弦则为寒，芤则为虚。虚寒相搏，此名曰革。男子亡血失精，妇人半产漏下。《脉经》曰：三部脉革，长病得之死，卒病得之生。时珍曰：此即芤弦二脉相合，故均主失血之候。诸家脉书皆以为牢脉，故或有革无牢，有牢无革，混淆不辨。不知革浮牢沉，革虚牢实，形证皆异也。又按《甲乙经》曰：浑浑革革，至如涌泉。病进而危，弊弊绰绰，其去如弦绝者死。谓脉来浑浊革变，急如涌泉，出而不反也。王贶以为溢脉，与此不同。

【体状主病诗】革脉形如按鼓皮，芤弦相合脉寒虚。女人年产并崩漏，男子营虚或梦遗。

【相类诗】见芤牢。

牢阴中阳

牢脉：似沉似伏，实大而长，微弦。《脉经》。

扁鹊曰：牢而长者，肝也。仲景曰：寒则牢坚，有牢固之象。沈氏曰：似沉似伏，牢之位也。实大弦长，牢之体也。《脉诀》不言形状，但云寻之则无，按之则有。云脉入皮肤辨息难。又以牢为死脉，皆孟浪谬误。

【体状相类诗】弦长实大脉牢坚，牢位常居沉伏间。革脉芤弦自浮起，革虚牢实要详看。

【主病诗】寒则牢坚里有余，腹心寒痛木乘脾。疝癫癥瘕何愁也，失血阴虚却忌之。

牢主寒实之病，木实则为痛。扁鹊云：软为虚，牢为实。失血者，脉宜沉细，反浮大而牢者死。虚病见实脉也。《脉诀》言：骨间疼痛，气居于表。池氏以为肾传于脾，皆谬妄不经。

濡阴　即软字

濡脉：极软而浮细，如帛在水中，轻手相得，按之无有。《脉经》。如水上浮沤。

帛浮水中，重手按之，随手而没之象。《脉诀》言：按之似有举还无。是微脉，非濡也。

【体状诗】濡形浮细按须轻，水面浮绵力不禁。病后产中犹有药，平人若见是无根。

【相类诗】浮而柔细知为濡，沉细而柔作弱持。微则浮微如欲绝，细来沉细近于微。

浮细如绵曰濡，沉细如绵曰弱，浮而极细如绝曰微，沉而极细不断曰细。

【主病诗】濡为亡血阴虚病，髓海丹田暗已亏。汗雨夜来蒸入骨，血山崩倒湿侵脾。寸濡阳微自汗多，关中其奈气虚何。尺伤精血虚寒甚，温补真阴可起疴。

濡主血虚之病。又为伤湿。

弱阴

弱脉：极软而沉细，按之乃得，举手无有。《脉经》。

弱乃濡之沉者。《脉诀》言轻手乃得，黎氏譬如浮沤。皆是濡脉，非弱也。《素问》曰：脉弱以滑，是有胃气。脉弱以涩，是谓久病。病后老弱见之顺，平人少年见之逆。

【体状诗】弱来无力按之柔，柔细而沉不见浮。阳陷入阴精血弱，白头犹可少年愁。

【相类诗】见濡脉。

【主病诗】弱脉阴虚阳气衰，恶寒发热骨筋痿。多惊多汗精神减，益气调营急早医。寸弱阳虚病可知，关为胃弱与脾衰。欲求阳陷阴虚病，须把神门两部推。

弱主气虚之病。仲景曰：阳陷入阴，故恶寒发热。又云：弱主筋，沉主骨。阳浮阴弱，血虚筋急。柳氏曰：气虚则脉弱，寸弱阳虚，尺弱阴虚，关弱胃虚。

散阴

散脉：大而散，有表无里。《脉经》。涣漫不收。崔氏。无统纪，无拘束，至数不齐，或来多去少，或去多来少，涣散不收，如杨花散漫之象。柳氏。

戴同父曰：心脉浮大而散，肺脉短涩而散，平脉也。心脉软散，怔忡。肺脉软散，汗出。肝脉软散，溢饮。脾脉软散，胻肿。病脉也。肾脉软散，诸病脉代散，死脉也。《难经》曰：散脉独见则危。柳氏曰：散为气血俱虚、根本脱离之脉。产妇得之生，孕妇得之堕。

【体状诗】散似杨花散漫飞，去来无定至难齐。产为生兆胎为堕，久病逢之不必医。

【相类诗】散脉无拘散漫然，濡来浮细水中绵。浮而迟大为虚脉，芤脉中空有两边。

【主病诗】左寸怔忡右寸汗，溢饮左关应软散。右关软散胻胕肿，散居两尺魂应断。

细阴

细脉：小于微而常有，细直而软，若丝线之应指。《脉经》。

《素问》谓之小。王启玄言：如莠蓬，状其柔细也。《脉诀》言：往来极微，是微反大于细矣，与经相背。

【体状诗】细来累累细如丝，应指沉沉无绝期。春夏少年俱不利，秋冬老弱却相宜。

【相类诗】见微濡。

【主病诗】细脉萦萦血气衰，诸虚劳损七情乖。若非湿气侵腰肾，即是伤精汗泄来。寸细应知呕吐频，入关腹胀胃虚形。尺逢定是丹田冷，泄痢遗精号脱阴。

《脉经》曰：细为血少气衰。有此证则顺，否则逆。故吐衄得沉细者生，忧劳过度者，脉亦细。

伏阴

伏脉：重按著骨，指下裁动。《脉经》。脉行筋下。《刊误》。

《脉诀》言：寻之似有，定息全无。殊为舛谬。

【体状诗】伏脉推筋著骨寻，指间裁动隐然深。伤寒欲汗阳将解，厥逆脐疼证属阴。

【相类诗】见沉脉。

【主病诗】伏为霍乱吐频频，腹痛多缘宿食停。蓄饮老痰成积聚，散寒温里莫因循。食郁胸中双寸伏，欲吐不吐常兀兀。当关腹痛困沉沉，关后疝疼还破腹。

伤寒，一手脉伏曰单伏，两手脉伏曰双

伏。不可以阳证见阴为诊，乃火邪内郁，不得发越，阳极似阴，故脉伏，必有大汗而解。正如久旱将雨，六合阴晦，雨后庶物皆苏之义。又有夹阴伤寒，先有伏阴在内，外复感寒，阴盛阳衰，四肢厥逆，六脉沉伏，须投姜附，及灸关元，脉乃复出也。若太溪、冲阳皆无脉者必死。《脉诀》言：徐徐发汗。洁古以麻黄附子细辛汤主之，皆非也。刘元宝曰，伏脉不可发汗。

动阳

动乃数脉，见于关上下，无头尾，如豆大，厥厥动摇。

仲景曰：阴阳相搏，名曰动。阳动则汗出，阴动则发热。形冷恶寒，此三焦伤也。成无己曰：阴阳相搏，名曰动。故阳虚则阳动，阴虚则阴动。庞安常曰：关前三分为阳，后三分为阴，关位半阴半阳，故动随虚见。《脉诀》言：寻之似有，举之还无，不离其处，不往不来，三关沉沉。含糊谬妄，殊非动脉。詹氏言其形鼓动如钩、如毛者，尤谬。

【体状诗】动脉摇摇数在关，无头无尾豆形团。其原本是阴阳搏，虚者摇兮胜者安。

【主病诗】动脉专司痛与惊，汗因阳动热因阴。或为泄痢拘挛病，男子亡精女子崩。

〔仲景曰〕动则为痛为惊。《素问》曰：阴虚阳搏，谓之崩。又曰：妇人手少阴脉动甚者，妊子也。

促阳

促脉：来去数，时一止复来。《脉经》。如蹶之趣，徐疾不常。黎氏。

《脉经》但言数而止为促。《脉诀》乃云并居寸口，不言时止者，谬矣。数止为促，缓止为结，何独寸口哉。

【体状诗】促脉数而时一止，此为阳极欲亡阴。三焦郁火炎炎盛，进必无生退可生。

【相类诗】见代脉。

【主病诗】促脉惟将火病医，其因有五细推之。时时喘咳皆痰积，或发狂斑与毒疽。

促主阳盛之病。促、结之因，皆有气、血、痰、饮、食五者之别。一有留滞，则脉必见止也。

结阴

结脉：往来缓，时一止复来。《脉经》。

《脉诀》言：或来或去，聚而却还，与结无关。仲景有累累如循长竿曰阴结，蔼蔼如车盖曰阳结。《脉经》又有如麻子动摇，旋引旋收，聚散不常者曰结，主死。此三脉，名同实异也。

【体状诗】结脉缓而时一止，独阴偏盛欲亡阳。浮力气滞沉为积，汗下分明在主张。

【相类诗】见代脉。

【主病诗】结脉皆因气血凝，老痰结滞苦沉吟。内生积聚外痈肿，疝瘕为殃病属阴。

结主阴盛之病。越人曰：结甚则积甚，结微则气微。浮结外有痛积，伏结内有积聚。

代阴

代脉：动而中止，不能自还，因而复动。仲景。脉至还入尺，良久方来。吴氏。

脉一息五至，肺心脾肝肾五脏之气皆足五十动而一息，合大衍之数，谓之平脉。反此则止乃见焉。肾气不能至，则四十动一止；肝气不能至，则三十动一止。

盖一脏之气衰，而他脏之气代至也。经曰：代则气衰。滑伯仁曰：若无病羸瘦脉代者，危脉也。有病而气血乍损，气不能续者，只为病脉。伤寒心悸脉代者，复脉汤主之。妊娠脉代者，其胎百日。代之生死，不可不辨。

【体状诗】动而中止不能还，复动因而作代看。病者得之犹可疗，平人却与寿相关。

【相类诗】数而时止名为促，缓止须将结脉呼。止不能回方是代，结生代死自殊涂。

促结之止无常数，或二动三动，一止即来。代脉之止有常数，必依数而止，还入尺中，良久方来也。

【主病诗】代脉元因脏气衰，腹疼泄痢下元亏。或为吐泻中宫病，女子怀胎三月兮。

《脉经》曰：代散者死，主泄及便脓血。

五十不止身无病，数内有止皆知定。四十一止一脏绝，四年之后多亡命。三十一止即三年，二十一止二年应。十动一止一年殂，更观气色兼形证。两动一止三四日，三四动止应六七。五六一止七八朝，次第推之自无失。

戴同父曰：脉必满五十动，出自《难经》。而《脉诀》五脏歌，皆以四十五动为准。乖于经旨。柳东阳曰：古以动数候脉，是吃紧语。须候五十动，乃知五脏缺失。今人指到腕臂，即云见了。夫五十动，岂弹指间事耶。故学者当诊脉、问证、听声、观色，斯备四诊而无失。

四言举要

宋南康紫虚隐君崔嘉彦希范著　明蕲州月池子李言闻子郁删补

脉乃血派，气血之先；血之隧道，气息应焉。
其象法地，血之府也；心之合也，皮之部也。
资始于肾，资生于胃；阳中之阴，本乎营卫。
营者阴血，卫者阳气；营行脉中，卫行脉外。
脉不自行，随气而至；气动脉应，阴阳之义。
气如橐籥，血如波澜；血脉气息，上下循环。
十二经中，皆有动脉；惟手太阴，寸口取决。
此经属肺，上系吭嗌；脉之大会，息之出入。
一呼一吸，四至为息；日夜一万，三千五百。
一呼一吸，脉行六寸；日夜八百，十丈为准。
初持脉时，令仰其掌；掌后高骨，是谓关上。
关前为阳，关后为阴；阳寸阴尺，先后推寻。
心肝居左，肺脾居右；肾与命门，居两尺部。
魂魄谷神，皆见寸口；左主司官，右主司府。
左大顺男，右大顺女；本命扶命，男左女右。
关前一分，人命之主；左为人迎，右为气口。
神门决断，两在关后；人无二脉，病死不愈。
男女脉同，惟尺则异；阳弱阴盛，反此病至。
脉有七诊，曰浮中沉；上下左右，消息求寻。
又有九候，举按轻重；三部浮沉，各候五动。
寸候胸上，关候膈下；尺候于脐，下至跟踝。
左脉候左，右脉候右；病随所在，不病者否。
浮为心肺，沉为肾肝；脾胃中州，浮沉之间。
心脉之浮，浮大而散；肺脉之浮，浮涩而短。
肝脉之沉，沉而弦长；肾脉之沉，沉实而濡。
脾胃属土，脉宜和缓；命为相火，左寸同断。
春弦夏洪，秋毛冬石；四季和缓，是谓平脉。
太过实强，病生于外；不及虚微，病生于内。
春得秋脉，死在金日；五脏准此，推之不失。
四时百病，胃气为本；脉贵有神，不可不审。
调停自气，呼吸定息；四至五至，平和之则。
三至为迟，迟则为冷；六至为数，数即热证。
转迟转冷，转数转热；迟数既明，浮沉当别。
浮沉迟数，辨内外因；外因于天，内因于人。
天有阴阳，风雨晦冥；人喜怒忧，思悲恐惊。
外因之浮，则为表证；沉里迟阴，数则阳盛。
内因之浮，虚风所为；沉气迟冷，数热何疑。
浮数表热，沉数里热；浮迟表虚，沉迟冷结。

表里阴阳，风气冷热；辨内外因，脉证参别。
脉理浩繁，总括于四；既得提纲，引申触类。
浮脉法天，轻手可得；泛泛在上，如水漂木。
有力洪大，来盛去悠；无力虚大，迟而且柔。
虚甚则散，涣漫不收；有边无中，其名曰芤。
浮小为濡，绵浮水面；濡甚则微，不任寻按。
沉脉法地，近于筋骨；深深在下，沉极为伏。
有力为牢，实大弦长；牢甚则实，愊愊而强。
无力为弱，柔小如绵；弱甚则细，如蛛丝然。
迟脉属阴，一息三至；小驶于迟，缓不及四。
二损一败，病不可治；两息夺精，脉已无气。
浮大虚散，或见芤革；浮小濡微，沉小细弱。
迟细为涩，往来极难；易散一止，止而复还。
结则来缓，止而复来；代则来缓，止不能回。
数脉属阳，六至一息；七疾八极，九至为脱。
浮大者洪，沉大牢实；往来流利，是谓之滑。
有力为紧，弹如转索；数见寸口，有止为促。
数见关中，动脉可侯；厥厥动摇，状如小豆。
长则气治，过于本位；长而端直，弦脉应指。
短则气病，不能满部；不见于关，惟尺寸候。
一脉一形，各有主病；数脉相兼，则见诸证。
浮脉主表，里必不足；有力风热，无力血弱。
浮迟风虚，浮数风热；浮紧风寒，浮缓风湿。
浮虚伤暑，浮芤失血；浮洪虚火，浮微劳极。
浮濡阴虚，浮散虚剧；浮弦痰饮，浮滑痰热。
沉脉主里，主寒主积；有力痰食，无力气郁。
沉迟虚寒，沉数热伏；沉紧冷痛，沉缓水蓄。
沉牢痼冷，沉实热极；沉弱阴虚，沉细痹湿。
沉弦饮痛，沉滑宿食；沉伏吐利，阴毒聚积。
迟脉主脏，阳气伏潜；有力为痛，无力虚寒。
数脉主腑，主吐主狂；有力为热，无力为疮。
滑脉主痰，或伤于食；下为蓄血，上为吐逆。
涩脉少血，或中寒湿；反胃结肠，自汗厥逆。
弦脉主饮，病属胆肝；弦数多热，弦迟多寒。
浮弦支饮，沉弦悬痛；阳弦头痛，阴弦腹痛。
紧脉主寒，又主诸痛；浮紧表寒，沉紧里痛。
长脉气平，短脉气病；细则气少，大则病进。
浮长风痫，沉短宿食；血虚脉虚，气实脉实。
洪脉为热，其阴则虚；细脉为湿，其血则虚。
缓大者风，缓细者湿；缓涩血少，缓滑内热。
濡小阴虚，弱小阳竭；阳竭恶寒，阴虚发热。
阳微恶寒，阴微发热；男微虚损，女微泻血。
阳动汗出，阴动发热；为痛与惊，崩中失血。
虚寒相搏，其名为革；男子失精，女子失血。
阳胜则促，肺痈阳毒；阴盛则结，疝瘕积郁。
代则气衰，或泄脓血；伤寒心悸，女胎三月。
脉之主病，有宜不宜；阴阳顺逆，凶吉可推。
中风浮缓，急实则忌；浮滑中痰，沉迟中气。
尸厥沉滑，卒不知人；入脏身冷，入腑身温。
风伤于卫，浮缓有汗；寒伤于营，浮紧无汗。
暑伤于气，脉虚身热；湿伤于血，脉缓细涩。
伤寒热病，脉喜浮洪；沉微涩小，证反必凶。
汗后脉静，身凉则安；汗后脉躁，热甚必难。
阳病见阴，病必危殆；阴病见阳，难困无害。
上不至关，阴气已绝；下不至关，阳气已竭。
代脉止歇，脏绝倾危；散脉无根，形损难医。
饮食内伤，气口急滑；劳倦内伤，脾脉大弱。
欲知是气，下手脉沉；沉极则伏，涩弱久深。
火郁多沉，滑痰紧食；气涩血芤，数火细湿。
滑主多痰，弦主留饮；热则滑数，寒则弦紧。
浮滑兼风，沉滑兼气；食伤短疾，湿留濡细。
疟脉自弦，弦数者热；弦迟者寒，代散者折。
泄泻下痢，沉小滑弱；实大浮洪，发热则恶。
呕吐反胃，浮滑者昌；弦数紧涩，结肠者亡。
霍乱之候，脉代勿讶；厥逆迟微，是则可怕。
咳嗽多浮，聚肺关胃；沉紧小危，浮濡易治。
喘急息肩，浮滑者顺；沉涩肢寒，散脉逆证。
病热有火，洪数可医；沉微无火；无根者危。
骨蒸发热，脉数而虚；热而涩小，必损其躯。
劳极诸虚，浮软微弱；土败双弦，火炎急数。
诸病失血，脉必见芤；缓小可喜，数大可忧。
瘀血内蓄，却宜牢大；沉小涩微，反成其害。
遗精白浊，微涩而弱；火胜阴虚，芤濡洪数。
三消之脉，浮大者生；细小微涩，形脱可惊。
小便淋闭，鼻头色黄；涩小无血，数大何妨。
大便燥结，须分气血；阳数而实，阴迟而涩。

癫乃重阴，狂乃重阳；浮洪吉兆，沉急凶殃。
痫脉宜虚，实急者恶；浮阳沉阴，滑痰数热。
喉痹之脉，数热迟寒；缠喉走马；微伏则难。
诸风眩运，有火有痰；左涩死血；右大虚看。
头痛多弦，浮风紧寒；热洪湿细，缓滑厥痰。
气虚弦软，血虚微涩；肾厥弦坚，真痛短涩。
心腹之痛，其类有九；细迟从吉，浮大延久。
疝气弦急，积聚在里；牢急者生，弱急者死。
腰痛之脉，多沉而弦；兼浮者风，兼紧者寒。
弦滑痰饮，濡细肾著，大乃肾虚，沉实闪肭。
脚气有四，迟寒数热；浮滑者风，濡细者湿。
痿病肺虚，脉多微微；或涩或紧，或细或濡。
风寒湿气，合而为痹；浮涩而紧，三脉乃备。
五疸实热，脉必洪数；涩微属虚，切忌发渴。
脉得诸沉，责其有水；浮气与风，沉石或里。
沉数为阳，沉迟为阴；浮大出厄，虚小可惊。
胀满脉弦，土制于木；湿热数洪，阴寒迟弱。
浮为虚满，紧则中实；浮大可治，虚小危极。
五脏为积，六腑为聚；实强者生，沉细者死。
中恶腹胀，紧细者生；脉若浮大，邪气已深。
痈疽浮散，恶寒发热；若有痛处，痈疽所发。
脉数发热，而痛者阳；不数不热，不疼阴疮。
未溃痈疽，不怕洪大；已溃痈疽，洪大可怕。
肺痈已成，寸数而实；肺痿之形，数而无力。
肺痈色白，脉宜短涩；不宜浮大，唾糊呕血。
肠痈实热，滑数可知；数而不热，关脉芤虚。
微涩而紧，未脓当下；紧数脓成，切不可下。
妇人之脉，以血为本；血旺易胎，气旺难孕。
少阴动甚，谓之有子；尺脉滑利，妊娠可喜。
滑疾不散，胎必三月；但疾不散，五月可别。
左疾为男，右疾为女；女腹如箕，男腹如斧。
欲产之脉，其主难经；水下乃产，未下勿惊。
新产之脉，缓滑为吉；实大弦牢，有证则逆。
小儿之脉，七至为平；更察色证，与虎口文。
奇经八脉，其诊又别；直上直下，浮则为督。
牢则为冲，紧则任脉；寸左右弹，阳跷可决。
尺左右弹，阴跷可别；关左右弹，带脉当决。
尺外斜上，至寸阴维；尺内斜上，至寸阳维。
督脉为病，脊强癫痫，任脉为病，七疝瘕坚。
冲脉为病，逆气里急；带主带下，脐痛精失。
阳维寒热，目眩僵仆；阴维心痛，胸胁刺筑。
阳跷为病，阳缓阴急，阴跷为病，阴缓阳急。
癫痫瘈疭，寒热恍惚；八脉脉证，各有所属。
平人无脉，移于外络；兄位弟乘，阳溪列缺。
病脉即明，吉凶当别；经脉之外，又有真脉。
肝绝之脉，循刀责责；心绝之脉，转豆躁疾。
脾则雀啄，如屋之漏，如水之流，如杯之覆。
肺绝如毛，无根萧索；麻子动摇，浮波之合。
肾脉将绝，至如省客，来如弹石，去如解索。
命脉将绝，虾游鱼翔；至如涌泉，绝在膀胱。
真脉即形，胃已无气；参察色证，断之以臆。

合肥范锡尧静存参校

脉诀考证

脉诀非叔和书

晦庵朱子曰：古人察脉非一道，今世惟守寸关尺之法，所谓关者多不明。独俗传《脉诀》，词最鄙浅，非叔和本书，乃能直指高骨为关。然世之高医，以其书赝，遂委弃而羞言之。跋郭长阳书

东阳柳贯曰：王叔和撰《脉经》十卷，为医家一经。今《脉诀》熟在人口，直谓叔和所作，不知叔和西晋时尚未有歌括，此乃宋之中世人伪托，以便习肄尔。朱子取其高骨为关之说，不知其正出《脉经》也。庐陵谢缙翁曰：今称叔和《脉诀》，不知起于何时。宋熙宁初，校正《脉经》，尚未有此，陈孔硕始言《脉诀》出而《脉经》隐，则《脉诀》乃熙宁以后人作耳。惟陈无择《三因方》，言高阳生剽窃作歌诀，刘元宾从而和之，其说似深知《脉经》者，而又自著七表八里九道之名，则陈氏亦未尝详读《脉经》矣。

河东王世相曰：诊候之法，不易精也。轩歧微蕴，越人、叔和撰《难经》、《脉经》，犹未尽泄其奥。五代高阳生著《脉诀》，假叔和之名，语多牴牾，辞语鄙俚，又被俗学妄注，世医家传户诵，茫然无所下手，不过藉此求食而已，于诊视何益哉。

云间钱溥曰：晋太医令王叔和著《脉经》，其言可守而不可变，及托叔和，《脉诀》行而医经之理遂微。盖叔和为世所信重，故假其名而得行耳。然医道之日浅，未必不由此而误之也。

七表八里九道之非

金陵戴起宗曰：脉不可以表里定名也。轩歧、越人、叔和，皆不言表里，《脉诀》窃叔和之名，而立七表八里九道，为世大惑。脉之变化，从阴阳生，但可以阴阳对待而言，各从其类，岂可以一浮二沉为定序，而分七八九之名乎？大抵因浮而见者皆为表，因沉而见者皆为里，何拘于七八九哉。庐山刘立之以浮沉迟数为纲，以教学者，虽似捷径，然必博学反约，然后能入脉妙，若以此自足，亦画矣。

撄宁滑寿曰：脉之阴阳表里，以对待而为名象也。高阳生之七表八里九道，盖凿凿也。求脉之明，为脉之晦。

谢氏曰：《脉经》论脉二十四种，初无表里九道之目。其言芤脉云：中央空，两边实。云芤则为阴，而《脉诀》以芤为七表属阳，云中间有，两头无。仲景脉法云：浮大数动滑为阳，沉涩弱弦微为阴。而《脉诀》以动为阴，以弦为阳，似此背误颇多，则《脉诀》非叔和书，可推矣。

草庐吴澄曰：俗误以《脉诀》为《脉经》，而王氏《脉经》，知者或鲜。脉书往往混牢革为一。夫牢为寒实，革为虚寒，安可混乎。脉之浮、沉、虚、实、紧、缓、数、迟、滑、涩、长、短之相反，匹配自不容易，况有难辨。如洪散俱大，而洪有力，微细俱小，而微无力，芤类浮而边有中无，伏类沉而边无中有。若豆粒而摇摇不定者，动也；若鼓皮而如如不动者，革也。俱对待也。又有促结代，皆有止之脉，促疾结缓，故可为对，代则无对。总之凡二十七脉，不止于七表八里九道二十四脉也。详文集。

濒湖李时珍曰：《脉经》论脉，止有二十四种，无长短二脉。《脉诀》歌脉，亦有二十四种，增长短而去数散。皆非也。《素》、《难》、仲景论脉，只别阴阳，初无定数。如《素问》之鼓、抟、喘、横，仲景之惵卑、荣章、纲损、纵横、逆顺之类是也。后世脉之精微失传，无所依准，因立名而为之归著耳。今之学者，按图索骥，犹若望洋，而况举其全旨乎。此草庐公说，独得要领也。

男女脉位

齐·褚澄曰：男子阳顺，自下生上，故右尺为受命之根。万物从土而出，故右关为脾，生右寸肺，肺生左尺肾，肾生左关肝，肝生左寸心。女子阴逆，自上生下，故左寸为受命之根。万物从土而出，故左关为脾，生左尺肺，肺生右寸肾，肾生右关肝，肝生右尺心。详《褚氏遗书》。

华谷储泳曰：《脉诀》以女人尺脉盛弱，与男子相反为背看。夫男女形体绝异，阴阳殊涂。男生而覆，女生而仰，男则左旋，女则右转。男主施，女主受。男之至命在肾，处脏腑之极下；女之至命在乳，处脏腑之极上。形气既异，脉行于形气之间，岂略不少异耶。此褚氏之说，为有理也。详《祛疑说》。

戴起宗曰：《脉诀》因男子左肾右命，

女子左命右肾之别，遂言反此背看。而诸家以尺脉盛弱解之。褚氏又以女人心肺诊于尺，倒装五脏，其谬又甚。不知男女形气精血虽异，而十二经脉所行始终，五脏之定位则一也，安可以女人脉位为反耶。

丹溪朱震亨曰：昔轩辕使伶伦截嶰谷之竹，作黄钟律管，以候天地之节气，使岐伯取气口，作脉法，以候人之动气。故黄钟之数九分，气口之数亦九分，律管具而寸之数始形。故脉之动也，阳得九分，阴得一寸，吻合于黄钟。天不足西北，阳南而阴北，故男子寸盛而尺弱，肖乎天也。地不满东南，阳北而阴南，故女子尺盛而寸弱，肖乎地也。黄钟者，气之先兆，故能测天地之节候。气口者，脉之要会，故能知人命之死生。世之俗医，诵高阳生之妄作，欲以治病，其不杀人也几希。

龙丘叶氏曰：脉者，天地之元性，故男女尺寸盛弱，肖乎天地。越人以为男生于寅，女生于申，三阳从天生，三阴从地长，谬之甚也。独丹溪推本律法，混合天人而辟之，使千载之误，一旦昭然，岂不韪哉。

脏腑部位

绍兴王宗正曰：诊脉之法，当从心肺俱浮，肝肾俱沉，脾在中州之说。王叔和独守寸关尺分部位，以测五脏六腑之脉者，非也。

慈溪赵继宗曰：《脉诀》言左心小肠肝胆肾，右肺大肠脾胃命者，非也。心肺居上，为阳为浮；肝肾居下，为阴为沉；脾居中州，半阴半阳，半浮半沉。当以左寸为心，右寸为肺，左尺为肝，右尺为肾，两关为脾。关者，阴阳之界限，前取阳三分，后取阴三分，所谓土居金木水火之中，寄王于四时，不独右关为脾也。肝既为阴，岂宜在半阴半阳、半浮半沉之左关耶。命门即是肾，不宜以右尺为诊。详《儒医精要》。

吴草庐曰：医者于寸关尺，辄名之曰：此心脉，此肺脉，此肝脉，此脾脉，此肾脉者，非也。五脏六腑，凡十二经两手寸关尺者，手太阴肺经之一脉也。分其部位，以候他脏之气耳。脉行始于肺，终于肝，而复会于肺。肺为气所出之门户，故名曰气口，而为脉之大会，以占一身焉。详文集。

李时珍曰：两手六部，皆肺之经脉也，特取此以候五脏六腑之气耳，非五脏六腑所居之处也。凡诊察皆以肺心脾肝肾各候一动，五十动不止者，五脏皆足。内有一止，则知一脏之脉不至。据此推之，则以肺经一脉，候五脏六腑之气者，可心解矣。褚、储、赵氏不知脉随五脏之气，行于经隧之间，欲以男女脏腑，颠倒部位，执泥不通。戴同父言褚氏倒装五脏，丹溪别男女尺寸，草庐明三部皆肺。三说皆有真见，学者所当宗师。若夫赵氏所云，盖本于宋人王宗正《难经图解》。岂知脉分两手，出于《素问·脉要精微论》，而越人推明关脉及一脉十变于《难经》，非始于叔和也。若如其说，则一脉十变，何从推之。可谓凿而任矣。命门即肾之说，乃越人之误也。予尝著《命门考》、《命门三焦客难》二说，凡二千余言云。

上元朱铭华藻臣参校

李时珍医学学术思想研究

李时珍医学学术思想研究

李时珍是我国明代伟大的医药学家，他所著的《本草纲目》等书，对中医药学的发展产生了巨大影响，至今仍是人们学习和研究中医药学的重要文献。《本草纲目》一书，系统地总结了明代中期以前中药学的成就，是一部划时代的本草学巨著，清人王世贞称赞该书“上自坟、典，下及传奇，凡有相关，靡不备采。如入金谷之园，种色夺目，如登龙君之宫，宝藏悉陈，如对冰壶玉鉴，毛发可指数也。博而不繁，详而有要，综核究竟，直窥渊海”。该书问世以后，亦被西方学者奉为经典，先后被译成拉丁文、法文、德文、英文、俄文等而流传于各国，对人类科学的进步产生了很大的影响。

一、李时珍的生平

李时珍，字东璧，号濒湖，蕲州人。关于李时珍的生卒年代，未有具体的文献记载，一般以其墓志所记之年代“万历二十一年（公元 1593 年）”定李氏之卒年，据顾景星《白茅堂集》言时珍享年 76 岁，则其生年当为正德十三年（公元 1518 年）。

李时珍出身世医之家，其父李言闻，字子郁，号月池。撰有《四诊发明》《痘疹证治》《月池人参传》《月池艾叶传》《医学八脉法》等，惜已佚，仅于《本草纲目》等书中可窥一斑。《蕲州志·人物志·孝友》载：“其性至孝，博洽经史，精于医，官太医，著有《医学八脉法》。”李言闻曾被太医院录用为从九品的太医院吏目，医术高超，对李时珍的影响甚大。

李时珍少时聪慧敦厚，但身体羸弱，常有疾病，李建元《进本草纲目疏》中言其父幼多羸疾，并于《本草纲目》胡椒条下称其父常患眼疾。李时珍少年时专心攻读经书，以求取功名，14 岁时考取秀才。其后三次参加乡试，均未中举。李时珍于第一次乡试后，曾因感冒后犯戒，患骨蒸发热，肤如火燎，咳嗽，每日吐痰碗许，暑月烦渴，曾遍服柴胡、麦门冬、荆沥诸药，月余益剧，几近于死，后其父以李东垣一味黄芩汤治愈。李时珍亲身体会到了中医学的神奥，由衷的感到“药中肯綮，如鼓应桴，医中之妙，有如此哉”。李时珍从小生活在业医的家庭中，目睹其父为人治病，聆听其父与同行谈医论道，并接触到各种各样的中药，潜移默化地影响着李时珍。因此，在其科举失意后，选择了以医为业。

李时珍专攻医学以后，即博览群书。《蕲州志》说其“发愤读书，十年不出户，经传子史，声律农圃，星卜佛老稗说，莫不务究。”上自三坟五典，下及子史百家，无所不窥，这为其以后编写《本草纲目》，奠定了坚实的基础。由于其既有家传亲授，又有深厚的文学功底，使其医术很快达到了一个很高的层次，医名大震。常被王公贵族延请治病，这从《本草纲目》时珍的部分验案中可窥其一斑。如“灯花”

一条下记载明宗室富顺王的孙子，嗜食灯花，只要闻见灯花的气味，即哭索不已，“时珍诊之，曰：此癖也，以杀虫治癖之药丸服，一料而愈。”嘉靖三十四年，楚王朱应炝聘李时珍为奉祠所的奉祠正，兼管良医所事。嘉靖三十七年，朝廷令地方举荐名医入太医院补缺。经楚王推荐，李时珍入北京太医院。一年后，离太医院返乡。在雨湖北岸红花园筑新居，名薖所馆。薖取《诗·卫风·考槃》：“考槃在阿，硕人之薖”之意。意为贤德之人不被重用而归隐，喻其不事权臣、不求功名之志。因此新居濒临湖，遂号濒湖。

李时珍在行医的过程中，感到本草一书，关系人命，旧本草书籍虽多，其中的谬误亦多，这从《本草纲目》序例“历代诸家本草”中对诸家本草作的评述中可窥一斑。旧本草书籍的状况，已不能适应临床应用的需要，必须编纂一部新的本草著作。

嘉靖三十一年（1552 年），李时珍 35 岁时，开始编写《本草纲目》，至万历六年（1578），其 61 岁时完成，前后历时 27 年之久。由于此书卷帙浩大，近二百万字，编撰过程中，李时珍的儿子李建中、李建元、李建方、李建木，孙子李树宗、李树声、李树勋、李树本及徒弟庞鹿门等人参与了编写工作。

除《本草纲目》外，李时珍还著有《濒湖脉学》《奇经八脉考》等书。嘉靖四十三年（1564），著成《濒湖脉学》一书。隆庆六年（1572 年），时珍 55 岁时，著成《奇经八脉考》。

《本草纲目》稿凡三易，始克成书。书成之后，时珍前往江苏太仓，请当时堪称文学泰斗的王世贞为其作序，王氏欣然应允。序云：“楚蕲阳李君东璧，一日过予弇山园谒予，留饮数日，予窥其人，晬然貌也，癯然身也，津津然谈议也，真北斗以南一人。”《本草纲目》初刻是由金陵胡承龙刊行的。李建元《进本草纲目疏》中云：“曾著本草一部，甫及刻成，忽值数尽，撰有遗表，令臣代献。”时珍未见到已刊成的样书，即已谢世，终年 76 岁。临终前撰遗表，令其子进呈皇帝。万历二十四年十一月，其子李建元以遗表及《本草纲目》上呈，“天子嘉之，命刊行天下，自是士大夫家有其书。”（《明史·李时珍传》）这使李时珍几十年的心愿得偿。时珍葬于竹林湖畔，其父母的墓旁，墓地至今仍保存完好。

二、李时珍著作考

李时珍博学多才，一生著述颇多。除了现存的《本草纲目》《奇经八脉考》《濒湖脉学》外，尚著有《薖所馆诗话》《濒湖医案》《濒湖集简方》《五藏图论》《三焦客难》《命门考》等，今皆亡佚。

《濒湖医案》和《濒湖集简方》，数见《本草纲目》所引。如五倍子条下一条附方出自《濒湖医案》：用百药煎、片黄芩、橘红、甘草各等分，共为细末，蒸饼丸绿豆大，时时干咽数丸，佳。《纲目》引《濒湖集简方》，或标注“濒湖集简方”，或标注“李时珍濒湖集简方”，或标注“濒湖”，或标注“集简方”，其中，以标名“集简方”者为多。如术条治老小滑泻，此条出自濒湖集简方；葫条治心腹冷痛方，此条出自“李时珍濒湖集简方”。书名冠以濒湖，则二书均为时珍所作无疑。

《命门考》及《三焦客难》二书，见《濒湖脉学》，其中云：“余尝著《命门考》《命门三焦客难》二说，凡二千余言云。”福建名医箫京曾读过《命门考》一书，其在《轩岐救正论·卷一》中云："近世李濒湖著《命门考》，张景岳作《命门辨》，累累千言，反复辨释，皆备阐《内经》未阐之旨，以此而探造化之蕴，穷万病之机，便得悟从心解，何待笔舌之声。"萧京是福建侯官人，因患梦遗，百治不愈，后经时珍甥孙黄州胡慎庵先生治愈，由此而致力于医学，师从于胡先生。

中国中医研究院图书馆藏崇祯十一年吴门书林刊行之《备考食物本草纲目》一书，为十卷本，扉页题名"元·李杲编，明·李时珍签订"。详医籍中名《食物本草》者非止一书，如明正德间有汪颖之《食物本草》，李时珍已见之，其在序例中曰："正德时，九江知府江陵汪颖撰，东阳卢和，字廉夫，尝取本草之系于食品者，编次此书。颖得其稿，厘为二卷，分为水、谷、菜、果、禽、兽、鱼、味八类云。"此外尚有吴文炳、夷白堂主人等所著者亦用是名。丹波元简《中国医籍考》按云："松平士龙《本草正论》曰：李时珍《食物本草》，所载与《纲目》不同，书中记崇祯丙子十一月食观音粉，考时珍子建元进《本草纲目》，在于万历二十四年，则崇祯中事，非时珍所知，是盖明季姚可成者，编辑托名于时珍耳。"丹波氏所言极是。

上海中医药大学藏有《天傀论》一书，题曰："明濒湖李时珍著"。经吴佐忻先生考证，知"天傀"乃"人傀"之误。乃后之好事者析《本草纲目》"人傀"条之内容而成此，后又附若干方剂。

又《新华文摘》1981年11月号刊载称，于湖北蕲春县发现李时珍所著之《痘科》一书。此书现藏于蕲春县李时珍医院医史文献馆。经钱远铭先生等考证，此内容系抄撮明·万全《痘疹心法》与明·龚信的《古今医鉴》，并题"道光十一年辛卯岁仲夏月浣之吉衡山吴珍儒谨"、"袁文轩记"。知此乃袁氏抄录，托名时珍所著。

据顾景星《白茅堂集》记载：时珍"晚年自号濒湖山人，又著《莛所馆诗》……《诗话》"，今并不传，仅有两首诗存世。一为《雪湖梅谱》赞扬刘雪湖梅谱的诗，此诗作于庚申仲春月。云："雪湖点缀自神通，题品吟坛动钜公。欲写花笺寄姚澥，画梅诗句冠江东。"一为吴国化罢官归里，时珍所赠之诗。云："青锁名藩三十年，虫沙猿鹤总堪怜。久孤兰杜山中待，谁遣文章海内传。白雪诗歌千古调，清溪日醉五湖船。鲈鱼味美秋风起，好约同游访洞天。"此诗见于明末于承祖辑《明仕林诗类》。

三、李时珍本草学理论与思想

李时珍的本草学理论与思想，集中体现在《本草纲目》一书中。《本草纲目》是一部划时代的本草学著作。时珍壮年著书，至老始成，倾毕生之精力于此书，对药物的分类、释名、采制等做了更为科学的阐述。

（一）采药、制药、用药的思想

时珍对药物的采收季节、产地、修治、煎制用水、用火都极为重视，对药物古今炮制法的改变、古今主治的改变、药物的配对等方面均有一定的研究，且考定药物名实，提出了一些药物独特的鉴别法。

1．讲究药物采收季节及产地

产地不一，则药物的生长环境，如土壤、湿度、温度等条件不一，会使药性强弱不同；采收季节不同，亦会使植物的不同部位有效成分的含量不同。故时珍强调采收季节及产地的重要性，认为："生产有南北，节气有早迟，根苗异采收，制造异法度。……孔志约云：动植形生，因地舛性；春秋节变，感气殊功。离其本土，则枝同而效异；乖于采取，则物是而时非。名实既虚，寒温多谬，施于君父，逆莫大焉。”在各论中，时珍亦指出了由于产地不同及采收季节不同而致同一品种药性间的差异，如当归条下说：“今陕、蜀、秦州、汶州诸处人多栽莳为货。以秦归头圆尾多色紫气香肥润者，名马尾归，最胜它处，头大尾粗色白枯者，为镵头归，止宜入发散药尔。韩悉言川产者力刚而善攻，秦产者力柔而善补，是矣。”又如橘皮，有青皮及陈皮之别，虽为二物，实为一体，然药性不同，时珍谓：“陈皮浮而升，入脾、肺气分。青皮沉而降，入肝、胆气分，一体二用，物理自然也。”

2．重视药物的修治及煎制

时珍于药物的修治、煎法、用火等有严格的要求。指出：“凡诸草木药及滋补药，并忌铁器，金性克木之生发之气，肝肾受伤也。惟宜铜刀、竹刀修治乃佳。亦有忌铜器者，并宜如法。丸散须用青石碾、石磨、石臼，其砂石者不良。”“故市之地黄以锅煮熟，大黄用火焙干，松黄和蒲黄，樟脑杂龙脑，皆失制作伪者也。”强调药物的炮制应遵循严格的法度。

对于煎药的器皿，指出“凡煎药并忌铜铁器，宜用银器瓦罐。”据现代研究可知，铜铁器的化学性质不稳定，煎药时其金属离子融出，与中药化学成分发生反应，会影响药物之疗效。故选择合理的煎药工具是必要的。

重视煎制药物的用水。指出以新汲味甘者流水、井水、甘泉水为佳。劳水、顺流水、逆流水等功效各不同。如“流水”一条下说：“劳水即扬泛水，张仲景谓之甘烂水。用流水二斗，置大盆中，以杓高扬之千万遍，有沸珠相逐，乃取煎药。盖水性本咸而体重，劳之则甘而轻，取其不助肾气而益脾胃也。虞抟《医学正传》云：甘烂水甘温而性柔，故烹伤寒阴证等药用之。顺流水性顺而下流，故治下焦腰膝之证，及通利大小便之药用之。急流水湍上峻急之水，其性急速下达，故通二便风痹之药用之。逆流水洄澜之水，其性逆而倒上，故发吐痰饮之药用之也。”由此可见，据病情选择不同的用水，是因其关乎治病效果。其谓：“夫一井之水，而功用不同，岂可烹煮之间，将行药势，独不择夫水哉?”并举张子和治验云：“昔有患小溲闷者，众不能瘥。张子和易之以长川之急流，煎前药，一饮立溲。此正与《灵枢经》治不瞑半夏汤，用千里流水同意味。后之用水者，当以子和之法为制。”

讲究煎药的火候、所用的炭火及服法。指出：“令小心者看守，须识火候，不可太过不及。火用木炭、芦苇为佳。……若发汗药，必用紧火，热服。攻下药，亦用紧火煎熟，下硝黄再煎，温服。补中药，宜慢火，温服。阴寒急病，亦宜紧火急煎服之。又有阴寒烦躁及暑月伏阴在内者，宜水中沉冷服。”时珍于芦火、竹火下又云：“凡服汤药，虽品物专精，修治如法，而煎药者鲁莽造次，水火不良，火候失度，则药亦无功。观夫茶味之美恶，饭味之甘饴，皆系于水火烹饪之得失，即可推矣。是以煎药须用小心老成人，以深罐密封，新水活火，先武后文，如法服之，未有不效者。火用陈芦、枯竹，取其不强，不损药力也。桑柴火取其能助药力，桴炭取其力慢，栎炭取其力紧。温养用糠及马屎、牛屎者，取其缓而能使药力匀遍也。”桴炭，据陆游《老学庵笔记》云：“浮炭者，谓投之水中而浮，今人谓之桴炭。”由上可知，煎药所用火有芦火、竹火、桑柴火、桴炭火、栎炭火、马屎火、牛屎火之不同，可见其对煎药用火的重视。即应视药物主治、病情选用不同的用水及火候。

3. 研究药物古今炮制法之不同

中药炮制学源远流长，至明代，一些新的炮制方法出现，李时珍对古今各种炮制方法进行了比较和研究。如芍药条下曰："今人多生用，惟避中寒者以酒炒，入女人血药以醋炒耳。"又如半夏，古代以洗去涎为要务，至明代则修治法较多。其谓："今治半夏，惟洗去皮垢，以汤泡浸七日，逐日换汤，晾干切片，姜汁拌焙入药。或研为末，以姜汁入汤浸澄三日，沥去涎水，晒干用，谓之半夏粉。或研末以姜汁和作饼子，日干用，谓之半夏饼。或研末以姜汁、白矾汤和作饼，楮叶包置篮中，待生黄衣，日干用，谓之半夏曲。"又如制熟地黄，古法以地黄蒸之。明代则以砂仁酒拌蒸晾，且要九蒸九晾。其谓："近时造法：拣取沉水肥大者，以好酒入缩砂仁末在内，拌匀，柳木甑于瓦锅内蒸令气透，晾干，再以砂仁酒拌蒸晾。如此九蒸九晾乃止。"

从《本草纲目》中所记古今药物炮制法的改变可以看出，药物修治法的改进，有以下几个方面的原因：一是加强其治病的作用，如半夏作曲，韩飞霞《医通》云："痰分之病，半夏为主，造而为曲尤佳。"一是为减少对胃的刺激，如石膏古多生用，今则多煅用，或糖拌炒过，是为"不妨脾胃"。一是为减轻药物的毒副作用，如制地黄时拌以砂仁，"盖地黄性泥，得砂仁之香而窜，合和五脏冲和之气，归宿丹田故也。今市中惟以酒煮熟售者，不可用。"一是有利于保存，如白芷，雷敩炮制法说："采得刮去皮，细锉，以黄精片等分，同蒸一伏时，晒干去黄精用。"时珍言今人炮制法曰："今人采根洗刮寸截，以石灰拌匀，晒收，为其易蛀，并欲色白也。入药微焙。"一是为删繁就简，如自然铜，雷敩曰："采得石髓铅，捶碎，同甘草汤煮一伏时，至明漉出，摊令干，入臼中捣了，重筛过，以醋浸一宿，至明，用六一泥泥瓷盒子，盛二升，文武火中养三日夜，才干用盖盖了，火煅两伏时，去土研如粉用。凡修事五两，以醋两镒为度。"以上方法甚是繁琐，时珍曰："今人只以火煅醋淬七次，研细水飞过用。"此法甚是简便。

李时珍对古今药物炮制法的记载，从一个侧面反映了药物炮制法的变迁，为研究中药炮制法的沿革提供了宝贵的资料。

4. 比较古今药物的主治

药物在长期的应用过程中，其主治内容也是不断在发生变化。一些新的主治被发现，一些旧的主治日渐少用。李时珍特别注意对这种变化的解释。如忍冬条下云："昔人称其治风除胀，解痢逐尸为要药，而后世不复知用，后世称其消肿散毒治疮为要药，而昔人并未言及，乃知古今之理，万变不同，未可一辙论也。"又如通草，《本经》言其功效为："除脾胃寒热，通利九窍血脉关节，令人不忘，去恶虫。"《别录》言其功效为："疗脾疸，常欲眠，心烦哕，出音声，治耳聋，散痈肿诸结不消，及金疮恶疮，鼠瘘踒折，齆鼻息肉，堕胎，去三虫。"后人则以其治淋，时珍曰："木通手厥阴心包络、手足太阳小肠、膀胱之药也。故上能通心清肺，治头痛，利九窍，下能泄湿热，利小便，通大肠，治遍身拘痛。《本经》及《别录》皆不言及利小便治淋之功，甄权、日华子辈始发扬之。盖其能泄丙丁之火，则肺不受邪，能通水道，水源既清，则津液自化，而诸经之湿与热，皆由小便泄去，故古方导赤散用之。"

5．考定药物的名实

由于中国地域广大，方言众多，药物沿革历时既久，药物名同而实异、名异而实同的现象很普遍，旧本草书所载亦多缺乏考证。李时珍对所收之药物进行了细致的考证，多收在"集解"一项中。如对石膏的考证，提出有软、硬两种。自陶弘景、苏恭以来，皆以硬者为石膏，软者为寒水石，至朱震亨始断然以软者为石膏，时珍谓："而后人遵用有验，千古之惑始明矣。盖昔人所谓寒水石者，即软石膏也，所谓硬石膏者，乃长石也。石膏、理石、长石、方解石四种，生气皆寒，俱能去大热结气，但石膏又能解肌发汗为异尔。"并指出了软、硬石膏在形态、质地、煅烧后的形态、质地均有不同，软石膏与理石、硬石膏与方解石分别是一物二种，时珍谓："软石膏，大块生于石中，作层如压扁米糕形，每层厚数寸。有红白二色，红者不可服，白者洁净，细文短密如束针，正如凝成白蜡状，松软易碎，烧之即白烂如粉。其中明洁，色带微青，而文长细如白丝者，名理石也。与软石膏乃一物二种，碎之则形色如一，不可辨矣。硬石膏，作块而生，直理起棱，如马齿坚白，击之则段段横解，光亮如云母、白石英，有墙壁，烧之亦易散，仍硬不作粉。其似硬石膏成块，击之块块方解，墙壁光明者，名方解石也，烧之则烢散亦不烂。与硬石膏乃一类二种，碎之则形色如一，不可辨矣。"时珍的这些观察是附合现代研究的，石膏主要由化学沉积作用形成，如在气候干燥地区的内海或湖盆地，由于水分大量蒸发，卤水浓度较高，最先从溶液中沉淀出硬石膏，随着卤水浓度的增加，再沉淀出石膏，而后沉淀出盐岩等，故石膏常与硬石膏、盐岩共生而易于混淆，故需鉴别。

6．鉴别药物真伪及优劣

李时珍注意对药物进行实地观察，发现了许多鉴别相似药物的方法。如蕲州的特产绿毛龟，时珍谓此龟与他龟之不同在于是否有金线，其云："养鬻者取自溪涧，畜水缸中，饲以鱼虾，冬则除水。久久生毛，长四五寸。毛中有金线，脊骨有三棱，底甲如象牙色，其大如五铢钱者，为真。他龟久养亦生毛，但大而无金线，底色黄黑为异尔。"鉴别蕲蛇真伪的方法为：辨别蛇死后眼睛是否闭者，一般蛇死后目皆闭，唯有蕲蛇其目不闭，虽干枯而眼光不陷，如生舒、蕲两界间者，则一开一闭。又辨别金刚石的真伪，时珍谓："欲辨真伪，但烧赤淬醋中，如故不酥碎者为真。"又如何鉴别人工合成的玉与天然玉石之不同，说："北方有罐子玉，雪白有气眼，乃药烧成者，不可不辨。"

同一种药物，其质量有优劣之别，李时珍详细记述了鉴别优良品种的方法。如续断，"今人所用，以川中来，色赤而瘦，折之有烟尘起者为良焉。"又如丹砂，以辰、锦者为最，麻阳即古锦地。佳者为箭镞砂，结不实者为肺砂，细者为末砂。色紫不染纸者为旧坑砂，为上品；色鲜染纸者为新坑砂，次之。

7．注重药物的配伍

李时珍对药物的配伍，特别强调药物常因配伍的不同，其主治往往不同。如芍药，"同白术补脾，同芎䓖泻肝，同人参补气，同当归补血，以酒炒补阴，同甘草止腹痛，同黄连止泻痢，同防风发痘疹，同姜、枣温经散湿。"又如丹砂，"同远志、龙骨之类则养心气；同当归、丹参之类，则养心血；同枸杞、地黄之类，则养肾；同厚朴、川椒之类，则养脾；同南星、川乌之类，则祛风。可以明目，可以安胎，可以解毒，可以发汗，随佐使而见功。”又如黄芩，“得酒，上行；得猪胆汁，除肝胆火；得柴胡，退寒热；得芍药，治下痢；得桑白皮，泻肺火；得白术，安胎。”这对于后世药对的研究有启发作用。

8. 辨谬正讹

李时珍在调查研究的基础上，批评纠正了一些旧本草书中所载或民间流传的不经之说。如衣鱼，即书卷中的蠹虫，时珍对“人得吞之，可致神仙”、“可以坠星、求丹”之说，批驳曰：“按段成式言：何讽于书中得一发长四寸，卷之无端，用力绝之，两端滴水。一方士云：此名脉望，乃衣鱼三食神仙字，则化为此。夜持向天，可以坠星、求丹，又异于吞鱼致仙之说。大抵谬妄，宜辨证之。”又如有云锁阳为龙马之精入地而变，对此时珍亦持否定态度。

（二）深入阐发本草学的理论

李时珍对本草学理论的认识，是以《黄帝内经》用药理论为指导，广泛吸收历代著名医家如张元素、李杲等人关于本草理论的内容，继承和发展了本草学的理论。

1. 阐发升降浮沉理论

升降浮沉理论，是从药物功效的四种不同趋向，说明药性的一种理论。始于张洁古，其在《医学启源》中详述了药物的升降浮沉作用，并据《内经》创制了“气味厚薄，寒热阴阳升降之图”，丰富了辨证用药的内容。时珍在此基础上作了阐发，认为一物之中，不同的部位有升降之不同，且配伍后，可受其他药物药性的影响，炮制亦可影响药物的升降浮沉。指出：“酸咸无升，甘辛无降，寒无浮，热无沉，其性然也。而升者引之以咸寒，则沉而直达下焦；沉者引之以酒，则浮而上至颠顶。此非窥天地之奥而达造化之权者，不能至此。一物之中，有根升梢降，生升熟降，是升降在物亦在人也。”论橘皮说：“同升药则升，同降药则降……但随所配而补泻升降也。”

2. 继承和发展归经学说

药物的归经说，初由张元素提出，张洁古加以倡导，李东垣、王好古又进一步继承发展这一学说，从而形成为一种新的用药理论。运用引经报使的方法，使药效更加集中于某一经络、某一脏腑上，可以提高疗效。时珍对药物归经的学说，在继承的基础上有所发展。李时珍认为《洁古珍珠囊》“止论百品，未及遍评。”故其于序例篇列有“引经报使”一节，增加了部分药物，并于“百病主治药”下列有关于药物归经的内容。如诸风条下有“各经主治”，分别为“藁本手太阳；羌活足太阳；白芷手阳明；葛根足阳明；黄芪手少阳；柴胡足少阳；防风手太阴；升麻足太阴；细辛手少阴；独活足少阴；芎䓖手足厥阴；”“火热”条下有“各经火药”及“各经发热药”，据疾病所在的部位及在气、在血的不同，选用药物功效专归于某一部位的药物。如“各经火药”中心经有火，则在气，用麦门冬，在血，用黄连；“各经发热药”中心经发热，则在气用黄连，在血用生地黄。此为李时珍在实践基础上总结出来的，是对归经理论的发展。

时珍在总结归纳药物归经的同时，还运用归经学说阐明药物功用、说明药物功效之不同。如远志条：“远志入足少阴肾经，非心经药也。其功专于强志益精，治善忘。盖精怀志，皆肾经之所藏也。……陈言《三因方》，远志酒治痈疽，云有奇功，盖亦补肾之力尔。”又如葛根、麻黄皆轻扬发散之品，然其功能不同，其原因为归经不同所致。李时珍说：“本草《十剂》云：轻可去实，麻黄、葛根之属。盖麻黄乃太阳经药，兼入肺经，肺主皮毛，葛根乃阳明经药，兼入脾经，脾主肌肉。所以二味药皆轻扬发散，而所入迥然不同也。”

3．增补十剂说

十剂即宣、通、补、泄、轻、重、涩、滑、燥、湿，是由徐之才首先提出的。李时珍认为徐氏关于十剂的内容及主治内容偏窄，故在徐氏的基础上扩大了十剂说。

（1）一郁分为六郁。宣剂的内容，徐氏云：“宣可去壅，生姜、橘皮之属是也。”李时珍结合朱丹溪的六郁说，增补了治疗气郁、血郁、痰郁、火郁、食郁、湿郁的药物，并将疗六郁的药物分为郁轻和郁重两种。指出：“气郁有余，则香附、抚芎之属以开之，不足则补中益气以运之。火郁微则山栀、青黛以散之，甚则升阳解肌以发之。湿郁微则苍术、白芷之属以燥之，甚则风药以胜之。痰郁微则南星、橘皮之属以化之，甚则瓜蒂、藜芦之属以涌之。血郁微则桃仁、红花以行之，甚则或吐或利以逐之。食郁微则山查、神曲以消之，甚则上涌下利以去之。皆宣剂也。”

（2）扩大了补剂的范围。补剂的内容，徐氏云：“补或去弱，人参、羊肉之属是也。”李时珍增补了五脏气血的药物，如表示：

五脏	补气药	补血药
心	茯神	生地黄
脾	人参	白芍药
肺	黄芪	阿胶
肾	杜仲	熟地黄
肝	川芎	当归

（3）五脏皆有泻。泄剂的内容，徐氏云：“泄可去闭，葶苈、大黄之属是也。”然时珍以为：“五脏五味皆有泻，不独葶苈、大黄也。肝实泻以芍药之酸，心实泻以甘草之甘，脾实泻以黄连之苦，肺实泻以石膏之辛，肾实泻以泽泻之咸。”

（4）轻可去实当作轻可去闭。徐氏认为轻可去实，麻黄、葛根之属。时珍则提出轻可去闭。并将闭分为表闭、里闭、上闭、下闭四种。表闭者，宜轻扬之剂发其汗而表自解也。里闭者，宜轻扬之剂以解其肌，而火自散也。上闭有二：一则外寒内热，上焦气闭，发为咽喉闭痛之证，宜辛凉之剂以扬散之，则闭自开；一则饮食寒冷抑遏阳气在下，发为胸膈痞满闭塞之证，宜扬其清而抑其浊，则痞自泰也。下闭亦有二：有阳气陷下，发为里急后重，数至圊而不行之证，但升其阳而大便自顺；有燥热伤肺，金气郁闭，窍闭于上，而膀胱闭于下，为小便不利之证，以升麻之类探而吐之，上窍通而小便自利矣。

（5）凡可去湿者为燥剂。时珍指出燥剂非独赤小豆之属，认为：“湿有外感，有内伤。外感之湿，雨露岚雾地气水湿，袭于皮肉筋骨经络之间；内伤之湿，生于水饮酒食及脾弱肾强，固不可一例言也。故风药可以胜湿，燥药可以除湿，淡药可以渗湿，泄小便可以引湿，利大便可以逐湿，吐痰涎可以祛湿。湿而有热，苦寒之剂燥之；湿而有寒，辛热之剂燥之，不独桑皮、小豆为燥剂也。湿去则燥，故谓之燥。”

（6）湿剂当为润剂。徐氏认为：“湿可去枯，白石英、紫石英之属是也。”李时珍进一步指出诸枯之病机乃“血液枯涸而为燥病”，当以滋润药治之。如“麻仁、阿胶膏润之属，皆润剂也。养血则当归、地黄之属，生津则麦门冬、栝蒌根之属，益精则苁蓉、枸杞之属。若但以石英为润药则偏矣，古人服石为滋补故尔。”故湿剂当为润剂。

由此看出，第一，时珍扩大了十剂的范围，如泄剂，徐氏以大黄、葶苈为泄剂，而时珍以为五脏五味皆有泻。扩大了十剂统属药物的数量和范围。第二，时珍对疾病病因病机的认识，结合了八纲、脏腑、气血等。如非单纯以人参、羊肉为补，而是分为五脏气虚、血虚之不同而处以不同的药物。又如湿剂分为内湿、外湿。将闭证分为表、里、上、下之不同，将郁证分为六郁等。反映了明代于疾病病因病机的认识已臻全面。第三，注重辨证论治，徐氏之十剂说较为简略，而时珍在用药时则更注重辨证论治。如宣剂，不单以生姜、橘皮为宣剂，而是分气郁、血郁、痰郁、火郁、食郁、湿郁诸不同的病机而处以不同的药物。第四，纠正片面之说。如徐氏以石药为润枯之药，时珍认为这是由历史的局限性造成的。

（三）重新构建本草的分类体系

明代以前的本草学著作，如《神农本草经》《本草经集注》《新修本草》《蜀本草》《开宝本草》《嘉祐本草》《证类本草》《本草衍义》等，总结反映了不同时期的本草学成果。随着理论和实践的发展以及对药物品种分类及功效认识的进一步深化，某些药物的分类不清、药效不显以及古今用法的改变，旧的本草著作已不适应临床的需要，李时珍针对这种现状，在对旧本草著作进行整理研究的基础上，重新构建了本草的分类体系。

1．明以前的本草分类

中药的品种纷繁多样，为便于使用，人们将其进行了分类。《神农本草经》首创三品分类法，根据药物的功效和使用目的不同，分为上、中、下三品。上品120种，一般为毒性小或无毒者，多属于补养类的药物，中品120种，或有毒，或无毒，多系补养兼有攻邪作用的药物，下品125种，一般是具有毒性或专用于攻逐病邪的药物。正如其序录所言：“上药120种为君，主养命以应天，无毒，多服久服不伤人。欲轻身益气，不老延年者本上经。中药120种为臣，主养性以应人，无毒有毒，斟酌其宜。欲遏病补虚羸者本中经。下药125种为佐使，主治病以应地，多毒，不可久服。欲除寒热邪气，破积聚愈疾者本下经。”

《名医别录》改进了药物的分类。从三品分类发展到按自然形态分类，分为玉石、草木、虫兽、果、菜、米食、有名无用等七类，每类仍各分三品。按形态品种分类为陶氏所首创。其书首叙药性之本源，次论病名之诊，次列药物730种。陶氏新增药物365种，且以朱书、墨书分别《本经》与《集注》的内容。

《唐本草》系统地总结了唐以前的药物学成就，载药850种，分为十一部：玉石、草、木、人、兽、禽、虫鱼、果、米谷、菜、有名未用。较《名医别录》的分类多出了人、禽、鱼三种，将草木分别独立为一类。并且增加了药图和图经，使药物的形态更加直观。

《证类本草》的分类同《唐本草》，仍分为十一类，每类仍分上、中、下三品，其余黑白字、新旧注等一从旧例。载药1746种。它除系统地集录了上自《神农本草经》、下迄唐宋各家医药名著，还收集了经史传记、佛书、道藏等书中的有关药物学资料，堪称集宋以前药物学的大成。

《证类本草》在分类上仍沿袭《唐本草》的分类，使用起来仍有许多不便。李时珍指出：“《神农本草》，药分三品。陶氏《别录》倍增药品，始分部类。唐、宋诸家大加校订增补，兼或退也。虽有朱、墨之别，三品之名，而实已紊矣。或一药而分数条，或二物而同一处；或木居草部，或虫入木部；水土共居，虫鱼杂处；淄渑罔辨，玉珷不分；名已难寻，实何由觅。”有鉴于此，李时珍在参考诸家本草的基础上，结合自己的实践经验，取消了三品分类的旧例，重新建构了新的本草分类体系。

2.《本草纲目》的分类体系

李时珍根据长期对植物、动物、矿物的观察，增加了旧本草中药物分类，调整了药物部属，析并了药物，创造性的对药物进行了系统分类。

（1）增加部类。与《证类本草》相比，《本草纲目》多出了水、火、土、服器四部，如水部，“旧本共三十二种，见玉石部”。土部，“旧本三十九种，散见玉石部”。服器部，“服帛器物，虽属尾琐，而仓猝值用，亦奏奇功，岂可藐视而漫不经神耶？旧本散见草、木、玉石、虫鱼、人部。今集其可备医用者，凡七十九种，为服器部。”至于火，旧本草少将其目为药物，时珍所列的十一种火药中，仅《本草拾遗》将灯花列为药物，其余均为时珍所加，其谓：“本草医方，皆知辨水而不知辨火，诚缺文哉。……今撰火之切于日用灸焫者凡一十一种，为火部云。”

（2）离析部类。时珍将《证类本草》虫鱼部分为虫、鳞、介三部。其在虫部下云：“旧本虫鱼部三品，共二百三十六种，今析出鳞、介二部。”于鳞部下云：“唐宋本草，虫鱼不分，今析为鳞部”，于介部下云：“唐、宋本草，皆混入虫鱼，今析为介部”。使其分类更接近生物学分类。

（3）调整药物属部。旧本草中，有些药物分部混乱，如生姜、薯蓣，菜列草品；槟榔、龙眼，果列木部。八谷，生民之天，不能明辨其种类；五倍子，构虫窠也，而认为木实，凡此种种，不一而足。故此时珍作了调整，如木部，“旧本木部三品，共二百六十三种。今并入二十五种，移一十四种入草部，二十九种入蔓草，三十一种入果部，三种入菜部，一十六种入器用部，二种入虫部。自草部移入二种，外类有名未用移入十一种。”在具体的药物下，又在“校正”中注明系从何部移入。如五倍子，在“校正”下注明：“自木部移入此”。在“集解”下又曰：“宋《开宝本草》收入草部，《嘉祐本草》移入木部，虽知生于肤木之上，而不知其乃虫所造也。”又如菜部，其分类的标准为：“凡草木之可茹者谓之菜”，故“旧本菜部三品，共六十五种。今并入五种，移十三种入草部，六种入果部，自草部移入及并二十三种，自谷部移入一种，果部移入一种，外类有名未用移入三种。”如薯蓣，因其可食，故由草部移入菜部。

其中旧本草的草部最为混乱，时珍将其做了较大的改动，“旧本草部上、中、下三品，共四百四十七种。今并入三十一种，移二十三种入菜部，三种入谷部，四种入果部，二种入木部，自木部移并一十四种，蔓草二十九种，菜部移并一十三种，果部移并四种，外类有名未用共二百四十七种。”

（4）析并药物。旧本草由于对有些药物的品种认识不充分，使当析为二者并为一，当并为一者析为二。如萎蕤、女萎，本为二物，而并入一条，时珍在草部亦曰：“三品虽存，淄渑交混，诸条重出，泾渭不分。”故此将一种药物并为一，将本为二种药物的析为二。如白玉髓，并入《拾遗》玉膏，玉屑为玉之碎屑，故玉一条并入《别录》之玉屑。

经过以上的调整，《本草纲目》将药物重新作了编排，分十六部，“首以水、火，次之以土，水、火为万物之先，土为万物之母也。次之以金、石，从土也。次之以草、谷、菜、果木，从微至巨也。次之以服器，从草、木也。次之以虫、鳞、介、禽兽，终之以人，从贱至贵也。”述及了药物的编排原则为“从微至巨”、“从贱至贵”也。每部下又分若干类，共六十类。时珍注重观察植物的花、实、子、茎、叶以及动物的形态、习性等，以归类相同属类的药物，在每类中，将相同部属的药物排列在一起，如葛之后之黄环，“此物叶黄而圆，故名黄环，……亦是葛类。”又如，百部排在天门冬之后，是因“百部亦天门冬之类”。

《本草纲目》卷一、二为序例部分，对历代本草书作了简要评述，引用《黄帝内经素问》、《神农本草经》、《名医别录》、张子和、李杲等医论，以阐明药性、气味、配伍等，卷三、卷四为百病主治药部分，列举了113种病证的常用药物。每味药下有释名、集解、正误、修治、气味、主治、发明、附方等。从全书来看，序例部分为纲，其他部分为目；相对于各论中药物部分，百病主治药为纲，药物为目。

每味药均有许多名称，时珍以正名为纲，别名、集解、发明为目，即先定正名，别名附释于下，次以集解，解其出产、形状、采取也；有些药物次以辨疑、正误，辨其可疑，正其谬误也；次以修治，谨炮炙也；次以气味，明性也；次以主治，录功也；次以发明，疏义也；次以附方，著用也。其中诸项，或有省略，皆为视其内容而定也。正如李时珍所云：“今则通合古今诸家之药，析为十六部。当分者分，当并者并，当移者移，当增者增。不分三品，惟逐各部。物以类从，目随纲举。每药标一总名，正大纲也。大书气味、主治，正小纲也。分注释名、集解、发明，详其目也。而辨疑、正误、附录附之，备其体也。单方又附于其末，详其用也。大纲之下，明注本草及三品，所以原始也。小纲之下，明注各家之名，所以注实也。”从而确立了新的本草分类体系。

3．增补旧本草不载之新药

李时珍在《本草纲目》中增补了唐、宋本草书中未收的药物374种。这些新增的药物，有些是经典医籍或文史书籍所载，有些是前代医家所用，有些则是时珍的亲身采访所发现的新药。

在民间发现的新药，如三七，为止血散血定痛的要药，李时珍采访时所得，且将此药首次载入本草书。他说：“此药近时始出，南人军中用为金疮要药，云有奇功。又云：凡杖扑伤损，瘀血淋漓者，随即嚼烂，罨之即止，青肿者即消散。若受杖时，先服一二钱，则血不冲心，杖后尤宜服之，产后服亦良。”明朱元璋始创廷杖之刑，即以板子打屁股，轻者须去烂肉数碗，重者即毙，此药有活血定痛之功，故民间常用，军中亦为金疮要药，时珍还对其生药形态作了仔细观察，谓此药“生广西南丹诸州番峒深山中，采根暴干，黄黑色。团结者，状略似白及，长者如老干地黄，有节，味微甘而苦，颇似人参之味。”时珍还观察到另有一种三七，与上述品种不同，“近传一种草，春生苗，高三四尺，叶似菊艾而劲厚，有歧尖。茎有赤棱。秋开黄花，蕊如金丝，盘纽可爱，而气不香，花干则吐絮如苦荬絮。根叶味甘，治金疮折伤出血，及上下血病甚效。云是三七，而根大如牛蒡根，与南中来者不类。”此种三七为菊科三七，与上所言五加科三七种属有别。此药时至今日仍为临床常用药，闻名中外的云南白药即以三七为主要成分，时珍发掘记载之功不可没。其他如半边莲、淡竹叶等均为时珍采访所得。

有些是前代医家已经采用的，如炉甘石，现为外科常用的外用药，《御药院方》《普济方》等书中已有记载，本草书中却未载。李时珍总结其气味和主治“甘、温、无毒。主治止血，消肿毒，生肌，明目去翳退赤，收湿除烂。同龙脑点，治目中一切诸病。”且记其经验说：“时珍常用炉甘石煅淬，海螵蛸、硼砂各一两，为细末，以点诸目病，甚妙。”又如番红花，此物出西番回回地面及天方国，即彼地红蓝花也，张骞得其种于西域，元时以入食用。《医林集要》曾用其治伤寒发狂。时珍言其气味、主治为：“甘平，无毒，主治心忧郁积，气闷不散，活血，久服令人心喜，又治惊悸。”时珍言此药能活血，对后世有启发作用，现红花为临床常用的活血化瘀药物。其他如蔓陀罗花、紫花地丁等均为前代医家所用。

有些则为文史书籍所载，如神水，时珍引《金门记》云：“五月五日午时有雨，急伐竹竿，中必有神水，沥取为药。”时珍言其气味甘、寒、无毒，并总结其主治云：“主治心腹积聚及虫病，和獭肝为丸服，又饮之，清热化痰，定惊安神。”

李时珍广泛涉猎经史子集，搜采并增补了大量新药，不仅将新增药物的性味、功效作了阐述，并且对产地、生药形态作了说明，为后人采制、应用提供了方便。

四、李时珍医学理论与思想

除《本草纲目》外，李时珍尚著有《濒湖脉学》《奇经八脉考》《濒湖医案》《濒湖集简方》《命门考》等书。其在学术上的特点，主要体现在对脉学、奇经辨证、应用单方、验方治病、辨证论治、解析经方用药、三焦命门的认识等方面。

（一）以《内经》为指导，阐发医药学理论

李时珍对医药理论的阐发，主要源于对《内经》的认识。常运用《内经》中关于阴阳五行、四气五味、脏腑经络、病机、治则等理论，论述和发展了四时用药的思想，指出“春月宜加辛温之药，薄荷、荆芥之类，以顺春升之气；夏月宜加辛热之药，香薷、生姜之类，以顺夏浮之气；长夏宜加甘苦辛温之药，人参、白术、苍术、黄柏之类，以顺化成之气；秋月宜加酸温之药，芍药、乌梅之类，以顺秋降之气；冬月宜加苦寒之药，黄芩、知母之类，以顺冬沉之气”。又说：“经云：春省酸增甘以养肝气，冬省咸增苦以养心气。此则既不伐天和而又防其太过，所以体天地之大德也。”此从天人相应的角度，强调四时用药的重要性。

对众说不一的问题，常以《内经》的论述作为判断的标准。如黄连，陶弘景言久服长生，《神仙传》载封君达、黑穴公，服之五十年而得仙。时珍以为此说甚谬。并举《素问》中关于五味各走其所喜，“久而增气，物化之常也，气增而久，夭之由也”的思想，指出黄连乃大苦大寒之药，久服脏气偏绝，则为暴夭之道。并称“当以《素问》之言为法，陶氏、道书之说，皆谬谈也。”

李时珍在《本草纲目》序例中大量采录了《内经》五味宜忌、五味偏胜、气味阴阳、六气所胜与治法、五脏五味补泻的内容，并以“至真要大论”、“六元正纪大论”、“五常政大论”等有关治则等，作为全篇的理论基础。在各论中则联系《内经》理论阐明药物的功用。如知母条下云：“肾苦燥，宜食辛以润之。肺苦逆，宜食苦以泻之。知母之辛苦寒凉，下则润肾燥而滋阴，上则清肺金而泻火，乃二经

气分药也。"

（二）辨证论治，灵活用药

李时珍对药物的应用和临证治病，十分强调辨证论治，灵活用药，从对药物的炮制、应用到疾病的诊治，均可反映这种思想。

1．药有异用，因证而施

在药物的炮制方面，指出应根据病证的不同性质而确定以不同的方法来炮制药物。如半夏，为燥湿祛痰、降逆止呕的要药，在制造半夏曲时，根据痰的性质不同，采用不同的造曲法，他说："治湿痰以姜汁、白矾汤和之，治风痰以姜汁及皂荚煮汁和之，治火痰以姜汁、竹沥或荆沥和之，治寒痰以姜汁、矾汤入白芥子末和之，此皆造曲妙法也。"

辨催吐药说，"吐药不一，常山吐疟痰，瓜丁吐热痰，乌附尖吐湿痰，莱菔子吐气痰，藜芦则吐风痰者也。"

2．辨证用药，药病相宜

李时珍针对"世医治暑病，以香薷饮为首药"的做法，提出应根据病之虚实，辨证用药，不能不问虚实，一概与之。指出暑有乘凉饮冷，致阳气为阴邪所遏者，宜用此药，以发越阳气，散水和脾，若饮食不节，劳役作丧之人，伤暑属劳倦内伤之证，必用东垣清暑益气汤、人参白虎汤之类，以泻火益元。对"今人不知暑伤元气，不拘有病无病，概用代茶，谓能辟暑"的说法，提出了批评。又针对时人食猪肾为补的作法，指出猪肾性寒，肾有虚热者，宜食之，若肾气虚寒者，则非所宜。

李时珍用巴豆治愈一老妇久泄不愈案，堪称辨证施治的典范。记云：一老妇病溏泄已五年，肉食、油物、生冷犯之即作痛。服调脾、升提、止涩诸药，入腹则泄反甚。时珍诊之，认为："此乃脾胃久伤，冷积凝滞所致。王太仆所谓大寒凝内，久利溏泄，愈而复发，绵历岁年者，法当以热下之，则寒去利止。"遂用蜡匮巴豆丸药五十丸与服，二日大便不通亦不利，其泄遂愈。李时珍认清了泄泻的病机为寒凝于内，乃敢用巴豆以泄药治泄。并总结其治愈久泄之原因在于"妙在配合得宜，药病相对耳。"

3．同病异治，因人而宜

同一种疾病，因每个人的素质不同，药物用量、治法亦不同。如附子条："乌附毒药，非危病不用，而补药中少加引导，其功甚捷。有人才服钱匕，即发燥不堪，而昔人补剂用为常药，岂古今运气不同耶？荆府都昌王，体瘦而冷，无他病。日以附子煎汤饮，兼嚼硫黄，如此数岁。蕲州卫张百户，平生服鹿茸、附子药，至八十余，康健倍常。宋张杲《医说》载：赵知府耽酒色，每日煎干姜熟附汤吞硫黄金液丹百粒，乃能健啖，否则倦弱不支，寿至九十。他人服一粒即为害。若此数人，皆其脏腑禀赋之偏，服之有益无害，不可以常理概论也。"李时珍还特别指出某些药是某些特殊体质的要药。如升麻条："升麻引阳明清气上行，柴胡引少阳清气上行。此乃禀赋素弱，元气虚馁，及劳役饥饱生冷内伤，脾胃引经最要药也。"体质因素，是辨证施治的重要内容，也是影响疗效的重要因素。正如其在丹砂条下说的"盖人之脏腑禀受万殊，在智者辨其阴阳脉证，不以先入为主，非妙入精微者，不能企此。"

4．病有百种，药有专攻

李时珍在《本草纲目》序例中列有"百病主治药"，其中对病证的分类，充分体现了辨证论治的思想。此类内容，前人已有论述。《证类本草》有诸病主治药。明王节斋《本草集要》、陆之祝《证治本草》书中亦曾列有“百病主治药”。《本草集要》分三部，其中下部两卷据药性主治将药物分为十二门，分别为：气、寒、血、热、痰、湿、风、燥、疮、毒、妇科、小儿等。李时珍在此基础上做了新的补充修定，更准确地反映药病的对应关系。他说：“古本百病主治药，略而不切。王氏《集要》、陆氏《证治》亦约而不纯。”李时珍则以病名为纲，以辨证分型为目进行分类。根据具体的辨证分型，列出具有相应主治功效的药物。其辨证分类，有按病因病机分类者，如泄泻，分湿热、寒湿、风暑、积滞、惊痰、虚陷六种；咳嗽分风寒、痰湿、火热、燥郁四种；腰痛分虚损、湿热、风寒、血滞、外治五种。黄疸分湿热、脾胃、食积三种。有按主治分类者，如消渴，分生津润燥、补虚滋阴二种；喘逆分风寒、痰气、火郁、虚促、齁船五种；噎膈分利气化痰，开结消积二种；大便燥结分通利、养血润燥、导气、虚寒等型。这种以证类药的方法，一方面反映了病与证关系，一方面也明确了药物的主要功用和药证相对的关系，更便于人们掌握使用。

（三）分析经方用药，阐明组方法则

对于经方用药，历来有不同的解释，李时珍特别注意某些药物在经方中的应用，常常结合生药的形态及仲景用药的特点作出新的解释。如枳实、枳壳，古时并无分别，魏、晋以来，始分实、壳之用。张洁古、李东垣以枳壳利胸膈，枳实利肠胃。时珍则以为二物气味功能俱同。其谓二物均为枳之实，生则皮厚而实，熟则壳薄而虚，故宋人复出枳壳一条，非矣。且张仲景治胸痹痞满，以枳实为要药；诸方治下血痔痢、大肠秘塞、里急后重，又以枳壳为通用，则枳实不独治下，而壳不独治高也。

李时珍对于某些主治证相似的经方用药，作了仔细对比分析，从新的角度作了阐释。如麻黄汤、桂枝汤均为治表之剂，前人皆随文附会，无有新说。李时珍则从药物组成及主治归属脏腑的角度作了区别、分析。提出表实证虽属乎太阳，而肺实受邪，为邪热内攻，肺气郁闭，故用麻黄汤发之，“麻黄汤虽太阳发汗重剂，实为发散肺经火郁之药也”。表虚证为津液外泄，肺气自虚，故用桂枝汤理脾救肺，“桂枝虽太阳解肌轻剂，实为理脾救肺之药也”。并称“此千古未发之秘旨，愚因表而出之”。

又如十枣汤与小青龙汤，皆为治饮之剂，李时珍认为其治法有开鬼门与洁净府、去菀陈莝之不同。小青龙汤治表邪不解，心下有水气，使水气从毛窍而出，即《内经》所谓开鬼门之法，十枣汤治表已解，胁下有水气，使水气从二便而出，故属《内经》之洁净府、去菀陈莝之法。

仲景经方，后世奉为经典，经世不弃，其中一个重要原因为组方配伍得当。李时珍在《本草纲目》多有阐发。如地黄丸之用泽泻，通常认为不过是用以引接桂、附等归就肾经，别无他意，李时珍则认为地黄丸之所以为补肾之名方，是因其配伍有补有泻。指出泽泻为泻邪之用，“仲景地黄丸用茯苓、泽泻者，乃取其泻膀胱之邪气，非引接也。古人用补药必兼泻邪，邪去则补药得力，一辟一合，此乃玄妙。后世不知此理，专一于补，所以久服必致偏胜之害也”。又如麻黄附子细辛汤、麻黄附子甘草汤，其配伍原则为“熟附配麻黄，补中有发也。”

李时珍不仅在理论上注意阐明经方配伍法则，在实践中亦常应用。如其治一锦衣，夏月饮酒达旦，病水泄，数十日不止，水谷直出，服分利消导升提诸药反剧，时珍以为此乃因生冷抑遏阳气在下，木盛土衰，《素问》所谓久风成飧泄也。法当升之扬之。以小续命汤投之而愈。此法源于仲景治伤寒六七日，大下后，脉沉迟，手足厥逆，咽喉不利，泄利等证，以麻黄汤平其肝肺，兼以升发之方意。李时珍称治病贵能“神而明之，此类是也”。

（四）脑为元神之府

《内经》中认为神志为心所主，如《素问·灵兰秘典论》说：“心者，君主之官，神明出焉。”《灵枢·邪客篇》亦曰：“心者，五脏六腑之大主也，精神之所舍也。”脑则为奇恒之府，为髓之海。脑主精神活动，其说由来已久，但《内经》不取。纬书和道书中多有论及。如《春秋元命苞》：“脑之为言在也。”在即认识、记忆之意。如《黄庭内景》中曰：“脑神精根字泥丸”，《酉阳杂俎》中曰：“脑神曰觉元”。李时珍则在《本草纲目》辛夷条下明确提出：“鼻气通于天，天者，头也，肺也。肺开窍于鼻，而阳明胃脉环鼻而上行，脑为元神之府，而鼻为命门之窍。人之中气不足，清阳不升，则头为之倾，九窍为之不利。”这种说法对后世影响较大。汪昂在《本草备要》中说：“吾乡金正希先生尝语余曰：人之记性皆在脑中，小儿善忘者，脑未满也；老人健忘者，脑渐空也。”汪氏认为李时珍所说的“脑为元神之府”说，正与西人之说“殆暗符欤”。王学权则将《内经》中“脑为髓海”与时珍所提的“脑为元神之府”说联系起来，其在《重庆堂随笔》中说：“西士之言，已有征验。盖脑为髓海，又名元神之府，水足髓充，则元神清湛而强记不忘矣。若火炎髓竭，元神渐昏，未老健忘，将成劳损也，奚疑？”其后，王清任亦据李时珍之说提出：“灵机记性在脑”的说法。这种认识，对神志疾病的辨证论治提供了新的理论依据。

（五）命门在两肾之间

《内经》中命门的含义是指两目。如《灵枢·根结》云：“太阳根于至阴，结于命门。命门者，目也。”《难经》首提右肾为命门。如《难经·三十九难》云：“肾两者，非皆肾也，其左为肾，右为命门。命门者，诸精神之所舍也。男子以藏精，女子以系胞，其气与肾通。”后世所谓命门学说，皆发端于《难经》。明代的许多医家，进一步丰富和发展了《难经》的命门说，并提出了不同的见解。如虞抟在《医学正传》中明确提出“两肾总号为命门”。“夫两肾固为真元之根本，性命之所关，虽有水脏，而实有相火寓乎其中，象水中之龙火，因其动而发也。愚意当以两肾总号为命门，……若独指乎右肾为相火，以为三焦之配，尚恐立言之未精也。”李时珍在《脉诀考证》中说：“命门即肾之说，乃越人之误也，予尝著《命门考》、《命门三焦客难》二说，凡二千余言云。”此二书均是专门论述命门与三焦问题的，惜皆失传。今《本草纲目》中间有论述，如胡桃下说：“命门指所居之府而名，为藏精系胞之物。其体非脂非肉，白膜裹之，在七节之旁，两肾之间。二系著脊，下通二肾，上通心肺，贯属于脑。人物皆有之，生人生物，皆由此出。胡桃颇类其状。”豕条下说：“一名肾脂，生两肾中间，似脂非脂，似肉非肉，乃人物之命门，三焦发原处也，肥则多，瘦则少。盖颐养赖之，故谓之脏”李时珍的这种思想，对赵献可、张介宾等人的影响最大。

（六）三焦命门体用说

《内经》中对三焦的名称、部位、配属和功能均有明确的论述，如三焦为孤府、肾合三焦、三焦与心主为表里。《正理论》提出：“三焦者，有名无形，上合手心主，下合右肾。”遂有命门三焦表里之说。张元素首次将“相火”与肾、命门联系起来进行讨论，确定了右肾命门的属性为火，其在《素问病机气宜保命集》中指出：“左肾属水，男子以藏精，女子以系胞，右肾属火游行三焦，兴衰之道由于此。故七节之旁，中有小心，是言命门相火也。”李时珍禀承张氏之说，将命门、三焦、相火、肾联系起来，作为一个功能单位来认识。认为命门为生命之原，相火之主，精气之府。三焦为相火之用。认为三焦为有形之脏，为体，命门为生气之原，为用。提出“三焦者，元气之别使，命门者，三焦之本元。盖一原一委也。命门指所居之府而名，为藏精系胞之物；三焦指分治之部而名，为出纳腐熟之司。盖一以体名，一以用名。”除了强调命门的功能是通过三焦行使其功能外，并认为其功能与肾密切相关。提出：“夫命门气与肾通，藏精血而恶燥。若肾、命不燥，精气内充，则饮食自健，肌肤光泽，肠腑润而血脉通。”

这种思想，贯穿于李时珍对药物功用的解释中。如说蜀椒之功用，能“补右肾命门”；益智仁，“三焦命门气弱者宜之”；淫羊藿乃“手足阳明、三焦、命门药也，真阳不足者宜之。”；仙茅，“补三焦、命门之药也。惟阳弱精寒，禀赋素怯者宜之。若体壮相火炽盛者服之，反能动火。”李时珍对三焦、命门的论述，对指导临床有实际意义，后世有许多著名医家亦多推崇其说，也值得我们做进一步的研究。

（七）总结脉学成就，考证《脉诀》之误

李时珍在他著的《濒湖脉学》中，系统总结了脉学的理论和方法。其对脉学的认识，一方面继承其父李言闻的脉学思想，并收入了崔嘉彦的《四言举要》，一方面自己撰写了《七言举要》，内容简明扼要，便于掌握运用。

西晋王叔和的《脉经》，将脉象定为二十四种，分别为：浮、沉、迟、数、滑、涩、虚、实、洪、微、紧、缓、芤、弦、革、濡、弱、散、细、伏、动、促、结、代。其后，《脉诀》中亦分脉为二十四种，增长短而去数散。李时珍总结前人对脉学的认识，结合自己的临床经验和体会，将脉象定为二十七种。较《脉经》增长、短、牢三脉。对每种脉象的论述，分体状诗、相类诗、主病诗三种。体状诗描写脉象之形，相类诗则与相似脉象鉴别，主病诗则言其所主之病证。如浮脉其体状为“浮脉惟从肉上行，如落榆荚似毛轻。”相类诗则与芤、洪、虚、濡相鉴别，其谓：“浮如木在水中浮，浮大中空乃是芤，拍拍而浮是洪脉，来时虽盛去悠悠。浮脉轻平似捻葱，虚来迟大豁然空。浮而柔细方为濡，散似杨花无定踪。”主病诗除言其主表病外，还据寸关尺的不同，主不同的内科疾病。时珍还于歌诀下间有小注，对歌诀内容略作解释，如其在浮脉相似脉下注曰：“浮而有力为洪，浮而迟大为虚，浮而无力为芤，浮而柔细为濡。”使读者能明脉象之体，以定病证。

对于历代相沿的某些错误认识，做了纠正。如《脉经》将牢脉当成革脉，其后，诸家脉书往往将牢脉与革脉相混，时珍结合仲景对革脉的论述，认为二种脉象，不仅体状不同，其主病亦有虚实之不同，指出：“仲景曰：弦则为寒，芤则为虚，虚寒相搏，此名曰革。男子亡血失精，妇人半产漏下。《脉经》曰：三部脉革，长病得之死，卒病得之生。时珍曰：此即芤、弦二脉相合，故均主失血之候。诸家脉书，皆以为牢脉，故或有革无牢，有牢无革，混淆不辨。不知革浮牢沉，革虚牢实，形证皆相反。”

明世通行的《脉诀》，采用歌诀形式，词义浅显，易读易懂，因而盛行一时，而《脉经》一书，由于文理深奥，难以理解，故逐渐为《脉诀》所替代，故有“《脉诀》出《脉经》隐”之说。更有人以《脉诀》为《脉经》。李时珍认为有必要将二者加以区分，其考定《脉诀》，非叔和之作，并指出《脉诀》一书谬误亦多。如《脉诀》以芤为阳，以动为阴，以弦为阳，此说与《脉经》、仲景之说相悖，《脉诀》将诸脉以“七表、八里、九道”进行分类等，时珍引诸家之说，对此一一作了批驳。时珍辨别《脉诀》之伪，使后人知《脉学》之正宗为《脉经》，而非《脉诀》，起到了正本清源的作用，《四库全书总目》亦评曰：“自是以来，《脉诀》遂废，其廓清医学之功，亦不在戴启宗下也。”

（八）重视奇经辨证

时珍之前，历代医家于经络学说中的十二经络，论述较多，而于奇经八脉，诸家虽亦有阐发，然“八脉散在群书者，略而不悉”。仅元·滑寿《十四经发挥》对奇经中的任督二脉作过专门论述。有鉴于此，李时珍专门撰写了《奇经八脉考》一书。此书从考证奇经八脉入手，系统地叙述了八脉分布的路线，还结合八脉所主病证广引《内经》《难经》及各家的论述，从病因、病机到辨证论治，特别是在奇经八脉之凭脉辨证方面阐发尤详。

李时珍认为，奇经在生命活动中的作用是相当重要的。十二经、十五络相随上下，如日月之行不息，阴脉营于五脏，阳脉营于六腑，阴阳相贯，如环无端，其流溢之气入于奇经，转相灌溉，内灌脏腑，外濡腠理。奇经八脉起着蓄溢调节的作用，如果奇经不能发挥其调节作用，就会导致疾病。

在病机方面，则主要是根据奇经病候，结合该奇经分布的部位及其所联系的正经、脏腑来辨识。如督脉为病，《素问·骨空论》云：“督脉生疾，从少腹上冲心而痛，不得前后为冲疝，女子为不孕、癃、痔、遗溺、嗌干。”王冰认为此乃冲任二脉之病，不知何以属之督脉。李时珍则从督脉的别络循行上解释了这个问题，他说：“督脉虽行于背，而别络自长强走任脉者，则由少腹直上贯脐，中贯心，入喉颐环唇而入于目之内眦，故显此诸证，启玄盖未深考尔。”

李时珍对奇经的病证做了具体分析。如任脉为病：此病于男子则内结七疝，于女子则带下瘕聚。由于任主胞胎，任脉病以女子为多。对于具体的病证，则结合诸家之说，处以相应的方药。如带下病，时珍辨其病机属虚、实、寒、热，处以不同的方药。赤白带下，由于劳伤冲任，风冷居于胞络所致者，宜用黄芪建中汤加当归身；白带如涕者，乃湿邪下注，宜加苍术；湿热郁结于脉不散，津液溢泄，脐下痛，阴中赤白绵绵而下者，时珍引洁古所用之苦楝丸，脐下腹痛加延胡索；而白带久不止，脐腹阴中冷痛，目中溜火，视物无所见，齿恶热饮而痛者，此病为寒湿乘于胞中，肝经阴火上走于标而目中溜火，肾水侵肝而上溢，故视无所见，齿恶热饮，为阳明经中伏火，故当泻寒湿，以固真气，时珍引东垣之方以治之，即以酒黄柏、白芍、柴胡、白石脂、白龙骨、当归身、炮姜等药治之。

（九）广收单方验方，治法简便多样

李时珍十分注重收集单方、验方，《本草纲目》收录了历代医方一万多条，其中大部分是单方、验方。其所收之方，一部分来自前代医家的著作，一部分则是访求民间验方所得。如龙脑香条，其治风热喉痹，用灯心一钱，黄柏五分，并烧存性，白矾七分煅过，冰片脑三分，为末，每以一二分吹患处，“此陆一峰家传绝妙方也”。又如芫花条，治瘰疬初起，气壮人，用芫根擂水一盏服，大吐利，即平。“此黄州陈大用所传”。

已亡佚的《濒湖集简方》，当是收集单方、验方的专书。《本草纲目》收入了该书中较多的方单验方，其方法多简便易行。如内服法：如治男女心气痛、腹痛、少腹痛、血气痛，不可忍者，用香附子二两，蕲艾叶尖半两，以醋汤煮熟，去艾，炒为末，米醋糊丸，梧子大，每日汤服五十丸。

外贴法：如用“清风藤”制成的青藤膏治一切诸风。

漱口法：如治虫牙疼痛，用使君子煎汤频漱。

纳肛法：如治肛门痔痛，用木鳖仁带润者，雌雄各五个，轧细作七丸，碗覆湿处，勿令干。每以一丸，唾化开，贴痔上，其痛即止，一夜一丸自消也。此方为江夏铁佛寺蔡和尚病此，痛不可忍，有人传此而愈。时珍用治数人有效。

挂线法：如治痔疮，用芫花根一握，洗净入木臼捣烂，入水少许绞汁，于石器中，慢火煎成膏将丝线于膏内度过，以线系痔，当微痛。候痔干落，以纸捻蘸膏纳窍内，去根。

纳阴户法：如治病欲去胎，以番木鳖研膏，纳入阴户三四寸。

外涂法：如治天泡水疮，以黄药子末，搽之。又治小儿头疮，以葱汁调腻粉涂之，又方：鸡子黄炒出油，入麻油及腻粉末，傅之。用五倍子（炒焦），一两，枯矾、青铜各一钱，为末，先以米泔水净，掺之。治牙龈疳臭，时珍称此方为“绝效方也”。

烤法：如治风眼烂弦，用金环烧红，掠上下睑肉，日数次，甚妙。

针法：治牙齿风痛，以火烧金钗针之，立止。

惊法：治产后舌出不收，以丹砂傅之，暗掷盆盎作堕地声惊之，即自收。

吸法：治杨梅毒疮，以龙挂香、孩儿香、皂角子各一钱，银朱二钱，为末，纸卷作捻，点灯置桶中，以鼻吸咽，一日三次，三日止。内服解毒药，疮即干。

熏法：治痈疽恶毒，以番降香末、枫、乳香等分，为丸，熏之。吹候：治咽喉闭痛，以辽叶、灯心草烧灰等分，吹之，甚妙。

洗法：治妇人阴痒，以蛇床子一两，白矾二钱，煎汤频洗。

其治疗方法多种多样，在此不一一列举。总之，其方来自民间，有药味少，用法多样，简便易行等特点，便于劳动人民使用。

（十）全面总结用药的经验

李时珍所著之《濒湖医案》，当是总结自己临床治验的专书。其内容多见于《本草纲目》之中。其临证用药的心得体会及耳闻目睹之医事，亦多记录于《本草纲目》中。如酸浆条，时珍谓：“酸浆利湿除热，除热故清肺治咳，利湿故能化痰治疸。一人病虚乏咳嗽有痰，愚以此加入汤中用之，有效。”

又如牛膝条，“叶朝议亲人患血淋，百治不效，一村医用牛膝根煎浓汁，日饮五服，虽未即愈，而血色渐淡，久乃复旧。后十年病又作，服之又瘥……今再拈出，表其神功。”且又云：一妇得之，服之得效。

又如论莱菔子之药性，时珍曰：“莱菔子之功，长于利气，生能升，熟能降。升则吐痰，散风寒，发疮疹，降则定痰喘咳嗽，调下痢后重，止内痛，皆是利气之效。予曾用，果有殊绩。”

如枸杞、地骨皮一条，特表青蒿配伍地骨皮退热之功。其谓：“世人但知用黄芩、黄连，苦寒以治上焦之火，黄柏、知母，苦寒以治下焦阴火，谓之补阴降火，久服致伤元气，而不知枸杞、地骨皮甘寒平补，使精气充而邪火自退之妙，惜哉！予尝以青蒿佐地骨退热，屡有殊功，人所未喻者。”又如生姜，时珍云：“食姜久，积热患目，珍屡试有准。凡病痔人多食兼酒，立发甚速。痈疮人多食，则生恶肉。此皆昔人所未言者也。”

《本草纲目》中还记载了许多验案，以加强人们对药物功用的理解，启迪后人用药思路。如香薷条下载一验案，一妇人自腰以下浮肿，面目亦肿，喘急欲死，不能伏枕，大便溏泄，小便短少，服药罔效。时珍诊其脉沉而大，沉主水，大主虚，此乃病后冒风所致，是为风水，用千金神秘汤加麻黄，一服喘定十之五，再以胃苓汤吞深师薷术丸，二日小便长，肿消十之七，调理数日全安。时珍叹曰：“益见古人方皆有至理，但神而明之，存乎其人而已。”

对亲眼所见某些应用有毒的药物，时珍特别提出，以警后人。如羊踯躅，时珍曰：“此物有大毒，曾有人以其根入酒饮，遂至于毙也。”又如河豚鱼，其记曰：“余在江阴，亲见一儒者，因此丧命。河豚子必不可食，曾以水浸之，一夜大如芡实也。”

五、李时珍的治学方法

李时珍在本草学和医学方面取得了巨大的成就，总结其治学的方法，对于学习和研究李时珍的著作将有所帮助。

（一）广揽文献所记，以为徵实之助

本草一类书，药物的品类既多，内容涉及面亦非常广。旧本草书中征引文献最多的当属《证类本草》。李时珍在此基础上，进一步博采众书，搜考文献所记，以考定药物的名实。《本草纲目》引据古今医家书目下说：“自陶弘景以下，唐、宋诸本草引用医书，凡八十四家，而唐慎微居多。时珍今所引，除旧本外，凡二百七十七家。”在引据古今经史百家书目下说：“自陶弘景、唐、宋已下所引用者，凡一百五十一家。时珍所引用者，除旧本外，凡四百四十家。”李时珍所引文献的数量，大大超过了前代的本草书。

李时珍好读书，其年青时，曾十余年埋头读书，足不出户，大大丰富了自己的知识，为日后著书打下了良好的基础。李时珍引据文献，只要与医药有关的内容，则笔之于书。如白及，其功用性涩而收，能入肺止血，生肌治疮。引洪迈《夷坚志》云：“台州狱吏悯一大囚。囚因感之，因言：吾七次犯死罪，遭讯拷，肺皆损伤，至于呕血，人传一方，只用白及为末，米饮日服，其效如神。后其囚凌迟，刽者剖其胸，见肺间窍穴数十处，皆白及填补，色犹不变也。”且洪迈赴任途中，忽苦咯血，用此救之，一日即止。时珍引用此事阐明药物功效，使人读之印象深刻。

李时珍引用文献，常私以去取，不能称之谨严。但每能标记出处，注明人名，使读者知其所自。李时珍说：“采其精粹，各以人名，书于诸款之下，不没其实，且是非有归也。”这是一种客观的实事求是的良好学风。李时珍引据文献，已认识到保存古文献的重要性。如《神农本草经》一书，今已难窥其全貌，然其书虽亡而实未亡，皆由其后之著本草者能条别出处而得。故其在序例中保存了《神农本草经》目录，并指出："神农本草凡三卷，三品共三百六十五种，首有名例数条。至陶氏作别录，拆分各部，而三品亦移改，又拆出青葙、赤小豆二条，故有三百六十七种。逮乎唐、宋，巡经变易，旧制莫考。今又并入已多，故存此目，以备考古云。"其还在序例中录有"宋本草旧目录"，称："旧目不录可也，录之所以存古迹也。又以见三品之混乱，不必泥古也。"这为后世研究考证已佚之古籍提供了帮助。

（二）勤于考证，匡谬正俗

李时珍著《本草纲目》，引据的文献虽多，但也不是盲目而收。其一方面搜求文献所记，一方面做深入细致的考证。其考证的内容包括文献所载内容的真伪、语词的释义、著者与文献的年代与真伪、古今度量衡之差别等等。

1．考证著者之真伪

《素问病机气宜保命集》一书，后人误以为刘河间所撰，收入《河间六书》中。时珍则认为是张元素所撰。其在历代诸家本草《洁古珍珠囊》下说：张元素"又著《病机气宜保命集》四卷，一名《活法机要》，后人误作河间刘完素所著，伪撰序文词调于卷首以附会之。其他洁古诸书，多是后人依托，故驳杂不伦。"此说影响至深，后人皆从此说。如周中孚于《郑堂读书记》中说："李川父濂《医史》称：完素尝病伤寒，元素令服某药遂愈，则其术在守真伯仲间矣。而金末杨威刊其书，嫁名守真所著，并伪撰大定丙午自序以实之，从此刊本俱沿其误，至李东壁始为订正。"

2．考证古文献之时代

《本草纲目》序例中有"药对岁物药品"一段，记"立冬之日，菊、卷柏先生，为阳起石、桑螵蛸凡十物使，主二百草为之长；立春之日，木兰、射干先生，为柴胡、半夏使，主头痛四十五节。立夏之日，蜚蠊先生，为人参、茯苓使，主腹中七节，保神守中。夏至之日，豕首、茱萸先生，为牡蛎、乌喙使，主四肢三十二节。立秋之日，白芷、防风先生，为细辛、蜀漆使，主胸背二十四节。"此节文字，李时珍认为是上古遗文。指出："此亦《素问》岁物之意，出上古雷公《药对》中，而义不传尔。按杨慎《卮言》云：白字本草，相传出自神农，今观其中，如肠鸣幽幽，劳极洒洒，发鬓仍自还神化，及此五条，文近《素问》，决非后世医所能为也。此文以立冬曰为始，则上古以建子为正。"按我国古代年用之夏历，为正月建寅。商代日历为正月建子，周历则为正月建丑，李时珍根据"立冬之日，菊、卷柏先生时"之句为始，即以立冬之时为一年之岁首，推测其用的是汉以前的日历，即正月建子，故此文应出在汉前，当为古文。所考极有道理。

3．考证古今度量衡之不同

药物剂量是方剂的一个重要的组成部分，然持古方治今病，须明古今药物剂量之不同，否则，不仅效果不好，还会贻误病机。李时珍考证了古今方剂度量之不同。指出："蚕初吐丝曰忽。十忽曰丝。十丝曰厘。四厘曰累，十厘曰分。四累曰字，二分半也。十累曰铢，四分也。四字曰钱，十分也。六铢曰一分，二钱半也。四分曰两，二十四铢也。八两曰锱，二锱曰斤。二十四两曰镒，一斤半也，准官秤十二两。三十斤曰钧，四钧曰石，一百二十斤也。方中有曰少许者，些子也。今古异制，古之一两，今用一钱可也。""古之一升，即今之二合半也。量之所起为圭，四圭为撮，十撮为勺，十勺为合，十合为升，十升为斗，五斗曰斛，二斛曰石。"

这种考定，为人们使用中药提供了极大的方便。

（三）运用小学的方法释名

李时珍于每药下设“释名”一项，专释得名之由来，其考定之功甚大。

1．析字形与字义而解释得名

字有因形而得义者。如释凤凰曰：“羽虫三百六十，凤为之长，故从鸟，从凡。凡，总也。古作朋字，象形。”

释人参曰：“人[氵𡨋]年深，浸渐长成者，根如人形，有神，故谓之人蓡、神草。蓡字从[氵𡨋]，亦浸渐之义。”

又释粟曰：“古文作㮚，象穗在禾上之形。而《春秋说题辞》云：西乃金所主，米为阳之精，故西字从米为粟。”

分析字义，解释得名。如漏芦，其释曰：“屋之西北黑处谓之漏，凡物黑色谓之卢。此草秋后即黑，异于众草，故有漏芦之称。”又如白敛，又名昆仑，其由为：“言其皮黑也。”我国古代称黑皮肤的人为昆仑，而白敛皮黑，故有此名。

又如苦芙，其释曰：“凡物稚曰芙，此物嫩时可食，故以名之。”

又如青蒿，时珍云：“晏子云：蒿，草之高者也。”

又如香薷，又名香菜、香茸、香菜、蜜蜂草。时珍释云：“薷，本作菜，玉篇云：菜，苏之类是也。其气香，其叶柔，故名之。草初生曰茸。”

2．释典故以解释得名

某些药物的名称含有典故。如杜仲，亦名思仲、思仙，释曰：“昔有杜仲，服此得道，因以名之。思仲、思仙皆由此意。”

又释泽泻，又名禹孙。释曰：“去水曰泻，如泽水之泻也。禹能治水，故曰禹孙。”

又释冬青，又名女贞。释曰：“此木凌冬青翠，有贞守之操，故以女贞状之。《琴操》载鲁有处女，见贞木而作歌者，即此也。晋苏彦《女贞颂序》云：女贞之木，一名冬青，忍霜葱翠，振柯凌风，故清士钦其质，而贞女慕其名。”

3．推求语音而解释得名

有些药物之名，是因音转而得名。如款冬花条，又名款冬，颗冻。释曰：“按《征述记》云：洛水至岁末凝厉时，款冬生于草冰之中，则颗冻之名以此而得。后人讹为款冬，即款冻耳。”因此草虽于冰雪之中，至时亦生芽，以其凌寒叩冰而生，而得此名。

又如栝楼，又名果赢、瓜蒌、姑泽等。释曰：“与蓏同。许慎云：木上曰果，地下曰蓏。此物蔓生附木，故得兼名。《诗》云：果赢之实，亦施于宇。是矣。栝楼即果赢二字音转也。亦作菰𦼮，后人又转为瓜蒌，愈转愈失其真矣。古者瓜姑同音，故有泽姑之名。”栝楼、果赢、瓜蒌、果蓏等，皆义存乎声，求其声则得。方以智《通雅·植物》中论之甚详。

又如酸模，又名蕵芜，酸母。释曰：“蕵芜乃酸模之音转，酸模又酸母之转，皆以味而名。”因此草味酸而得名，其名蕵芜，乃一声之转。

又如蘋与水萍，本非一药，李时珍指出是因音近而误。释曰：“蘋本作薲。左传：蘋蘩蕰藻之菜，可荐于鬼神，可羞于王公。则薲有宾之义，故字从宾。其草四叶相合，中折十字，故俗呼为四叶菜、田字草、破铜钱，皆象形也。诸家本草皆以蘋注水萍，盖由蘋、萍二字，音相近也。按韵书：蘋在真韵，蒲真切；萍在庚韵，蒲经切。切脚不同，为物亦异，今依《吴普本草》，别出于此。”

4．推求方音，解释得名

有些药物的别名是因方音而得名。如

葎草，又名勒草、莱莓。释曰："此草茎有细刺，善勒人肤，故名勒草，讹为葎草，又讹为莓母。皆方音也。"

又如五敛子，又名五棱子。释曰："南人呼棱为敛，故又名五敛子。"

又如胡桃，又名羌桃、核桃。释曰："羌音呼核如胡，名或以此。"

5．因谐声而得名

有些从边外或海外引入药物，其名称多谐其音而得名。如茉莉花，释曰："嵇含《草木状》作末利，《洛阳名园记》作没利，《洪迈集》作末丽。盖末利本胡语，无正字，随人会意而已。"按末利等名，为梵文 mallika 的音译。

又素馨花，释曰："素馨亦自西域移来，谓之耶悉茗花。"按耶悉茗、野悉蜜，均为阿拉伯语 Yasmin 的音译名称。

某些源于中原的药物，亦有因谐声而得名者。如葛，时珍曰："葛从曷，谐声也。"

（四）实地访求，注重实践

李时珍为了确定药物的名实形态，常深入穷乡僻壤，荒山野畔，进行实地考察访问，收集了大量的实物。

1．亲自采集药物标本

有些药物形态相近，本草书中所记亦众说不一，时珍认为只有亲自考察，方能辨别。如蘋，"《韩诗外传》谓浮者为薸，沉者为蘋。臞仙谓：白花者为蘋，黄花者为莕，即金莲也。苏恭谓大者为蘋，小者为莕。杨慎《卮言》谓四叶菜为莕。陶弘景谓楚王所得者为蘋。皆无一定之言。"其原因为"盖未深加体审，惟据纸上猜度而已。时珍一一采视，颇得其真云。"亲自采集标本，以区分蘋、莼、莕、萍、蓬草之不同。

又如菖蒲，苏颂言其无花实，时珍通过实地考察药物生长情况，发现："然今菖蒲，二三月间抽茎开细黄花成穗，而昔人言菖蒲难得见花，非无花也。"

又如蓬蘽、覆盆二药，陶弘景以蓬蘽为根，覆盆子为子；马志、苏颂以蓬蘽为苗，覆盆为子；苏恭以为一物；大明以树生者为覆盆，时珍通过亲自采集药物标本，发现此皆臆说，不可据。其谓："此类凡五种。予尝亲采，以《尔雅》所列者校之，始得其的。"并述五种药物在植物形态学上的不同，其谓："一种藤蔓繁衍，茎有倒刺，逐节生叶，叶大如掌，状类小葵叶，面青背白，厚而有毛，六七月开小白花，就蒂结实，三四十颗成簇，生则青，黄则紫黯，微有黑毛，状如熟椹而扁，冬月苗叶不雕者，俗名割田藨，即本草所谓蓬蘽也。一种蔓小于蓬蘽，亦有钩刺，一枝五叶，叶小而面背皆青，光薄而无毛，开白花，四五月实成，子亦小于蓬蘽而稀疏，生则青黄，熟则乌赤，冬月苗雕者，俗名插田藨，即本草所谓覆盆子，《尔雅》所谓茥，缺盆也。此二者俱可入药。一种蔓小于蓬蘽，一枝三叶，叶面青，背淡白而微有毛，开小白花，四月实熟，其色红如樱桃者，俗名藕田藨，即《尔雅》所谓藨者也。故郭璞注云：藨即莓也。子似覆盆而大，赤色，酢甜可食。此种不入药用。一种树生者，树高四五尺，叶似樱桃叶而狭长，四月开小白花，结实与覆盆子一样，但色红为异，俗亦名藨，即《尔雅》所谓山莓也。……如此辨析，则蓬蘽、覆盆自定矣。"通过仔细观察，辨别药物的叶子形状、开花季节、果实的颜色、形状等不同，以分别覆盆、蓬蘽、山莓之不同。

从"予尝亲采"、"时珍一一采视"等语可以看出，时珍对药物花、叶、果、根、茎等形态的描述，并非闭门造车，均是源于实地考查而得。

2. 亲自解剖药用动物

李时珍为了弄清动物的构造和习性，有时亲手解剖动物。如其曾亲手解剖穿山甲，其在鲮鲤条下云："鲮鲤状似鼍而小，背如鲤而阔，首如鼠而无牙，腹无鳞而有毛，长舌尖喙，尾与身等。尾鳞尖厚，有三角，腹内脏腑俱全，而胃独大，常吐舌诱蚁食之。曾剖其胃，约蚁升许也。"时珍的这种从实践中获得知识的方法值得我们学习。

3. 访采民间经验方

李时珍为了证明药物功效，常虚心向病者、医生、农夫等请教验方。如用水杨枝叶煎汤洗浴以助痘疹透发。时珍说"直见一妪在村中用此有验，叩得其方，行之百发百中"。又如"南藤"下有从其表弟处得来的治愈验方，其云："杨倓《家藏经验方》有烈节酒，治历节风痛。用烈节、松节、牛膝、熟地黄、当归各一两，为粗末，绢袋盛之，以无灰酒二百盏，浸三日。每用一盏，入生酒一盏，温服。表弟武东叔，年二十余，患此痛不可忍。涪城马东之，以此治之而安。"又如"原蚕砂"条下其表兄病案云："《陈氏经验方》一抹膏，治烂弦风眼，以真麻油浸蚕砂二三宿，研细，以篦子涂患处。不问新旧，隔宿即愈。表兄卢少樊患此，用之而愈，亲笔于册也。时珍家一婢，病此十余年，试用之，二三次顿瘳，其功亦在去风收湿也。"又旋覆花，记时珍自京师还，见有北土车夫每载之，甚不解，问之，车夫云暮归煎汤饮，可补损伤。证明旋覆花"益气续筋之说，尤可征矣。"

六、李时珍学术思想对后世的影响

李时珍《本草纲目》的问世，对本草学的应用和发展产生了重要影响。如明·李中立的《本草原始》一书，其内容主要摘自《本草纲目》。各条主治，几乎全依《本草纲目》，其中注文称引时珍者居多。又沈穆石的《本草洞诠》一书，其在自序中称："余读蕲阳李氏《纲目》一书，精核赅博，叹其美备，从而采英撷粹，兼罗历代名贤所著，益以经史稗官，微义相关，并资采掇，勒成一编。"又《本草述》与《握灵本草》，均采用了《本草纲目》的分类。《握灵本草》的作者王东皋说："窃考近世本草，惟宋《证类》一书，最称明备，明李东璧又为之增品益方，资以百家考辨，撰为《纲目》若干卷，嗜奇之家，无不世袭珍之。"有些本草著作则迳自《本草纲目》中析出，如清·浦夕庵《读本草快编》一书，内容均出自《本草纲目》，其称："蕲水李氏父子，搜赜索隐，三易稿而始成，分类别部，皆有微意，……予不敢紊，悉遵其旧，题曰读者，明非自撰之书，盖读《纲目》得其快而拈出之者也。"

《本草纲目》一书，在世界科技史上亦有重要影响。此书先后被译成法文、德文、英文、俄文、拉丁文等多种文字，广布海内外。英国著名的生物学家达尔文研究进化论时曾参考过此书。莫斯科大学新校舍大礼堂的大走廊上镶嵌了世界各国科学家的彩色大理石像，其中即有李时珍。英国科学史家李约瑟博士，在《中国科学技术史》中对李时珍作了高度的评价，其中称："明朝最伟大的科学成就是李时珍的《本草纲目》。李时珍在和伽里略-凡萨乌斯的科学运动完全隔离的情况下能在科学上获得如此光辉的成就，这对任何人来说，都是难能可贵的。"

李时珍的《濒湖脉学》，因内容条理，简明易读，对后世的影响亦大。如萧京

《轩岐救正论》中论脉多取材于《濒湖脉学》。其称："一切诊法，悉宜遵依《内经》《难经》、仲景、叔和《脉经》、伯仁《机要》《濒湖脉学》，是皆宗传正印，炳如日星，无庸赘言。"又李中梓的《诊家正眼》、林之翰的《四诊抉微》等，大量引用了《濒湖脉学》的内容。林氏称赞说："惟李濒湖脉学，包括义理，可称美善，固为诸家之翘楚。"汪昂则将濒湖二十七脉歌散入《脉草经络五种会编》中。

李时珍所定之二十七种脉，总结了明以前的脉学成就，既符合临床实践，又易于掌握，乃为后人诊脉之法式。今之所行二十八脉，实是《濒湖脉学》二十七脉加疾脉而成。

附：李时珍医学研究论文题录

刘仲则　伟大的医药学家李时珍　《中药通报》1984，9（4）；43

胡国庆、戚清权　李时珍对口腔疾病的贡献　《上海中医药杂志》1984，（2）；42

马伯英　创“脑说”非独西方　清本凉功载时珍　《上海中医药杂志》1984，（3）；37

武鹏　十六世纪中国和西欧医学教育的比较　《中医药学报》1984，（3）；28

朱曾柏、杜天植　论李时珍治痰诸法　《北京中医》1984，（3）；10

木易　纪念李时珍逝世三百九十周年学术讨论会　《武汉医学院学报》1984，13（1）；34

杨今祥　《本草纲目》与我国古代的抗肿瘤药物　《武汉医学院学报》1984，13（5）；358

李钟文　李时珍对本草学整理方法的贡献　《中华医史杂志》1984，14（1）；35～39

周金林　纪念李时珍逝世390周年学术讨论会　《中华医史杂志》1984，14（1）；65

徐兴升　试论李时珍对中药用酒的贡献　《中华医史杂志》1984，14（4）；222

王绪前　试论李时珍的科学实践精神　《新中医》1984，（5）；52

高章营　试析《奇经八脉考》　《新中医》1984，（6）；48

宋翠琏　李时珍对瘟疫防治的贡献　《湖北中医杂志》1984，（2）；13～14

赵恩俭　李时珍的脉学成就　《天津中医》1984，1（1）；47～50

渠时光　李时珍的治学精神　《中医函授通讯》1984，（2）；96

周一谋　时珍重实践，药物亲采制　《中药材科技》1984，（2）；37

赵鸿云　李时珍收入《本草纲目》中的三味新药　《中药材科技》1984，（5）；51

王孝涛　《本草纲目》在中药炮制方面的成就-纪念本草学家李时珍逝世390周年　《中成药研究》1984，增；59～61

孙启明　陈嘉谟不当在李时珍之后　《中医杂志》1984，25（7）；80

涂晋文、石汉棋、王鹏　李时珍医学思想初探　《中医杂志》1984，25（8）；19

张荣显、赵国良　学习李时珍勇于求实的精神　《中医杂志》1984，25（11）；80

朱曾柏、杜天植　论李时珍治痰心法　《浙江中医学院学报》1984，8（4）；4

宋光锐　《李时珍先生年谱》中的几个小问题　《中华医史杂志》1985，15（3）；183

郎需才　评《李时珍先生年谱》　《中华医史杂志》1985，15（3）；184

喻自成　略论《奇经八脉考》的学术贡献　《中医杂志》1985，26（4）；67

杨永良　李时珍对药物性能的充实提高　《新中医》1985，17（11）；49～50

姜国峰　李时珍与世界植物学、药物学　《福建中医药》1985，16（5）；55～59

张守杰　试论李时珍眼科学术成就　《福建中医药》1985，16（5）；57～59

杨承祖　李时珍立志修本草　《陕西中医函授》1985，（5）；49

李聪甫　论濒湖《奇经八脉考》　《浙江中医学院学报》1985，9（1）；51

周方钊　李时珍研究会在蕲春成立　《药学通报》1985，（8）；467

宋知行　李时珍药性学说特点初探　《中医药研究》1985，（1）；11～12

田代华　李时珍本草震世　《山东中医杂志》1985，（3）；61

周嘉珍　李时珍及其《濒湖脉学》　《河北中医》1985，（4）；5

王米渠　李时珍的医学心理学思想探讨　《北京中医》1986，（2）；9～11

张金鼎　浅探李时珍用药经验　《上海中医药杂志》1986，（8）；37

郎需才 也谈李时珍任院判之争 《湖北中医杂志》1986，(2)；57
谢海洲、冯兴华 试论《本草纲目》中百病主治药 《中医药研究》1986，(1)；18
梅全喜 日本医药代表团访问李时珍故乡 《中华医史杂志》1987，17 (1)；47
李裕 关于李时珍的生卒年代 《中华医史杂志》1987，17 (1)；45
孟乃昌 沈括和李时珍对“秋石”的理论阐释 《中华医史杂志》1987，17 (3)；187
陈师农、杨晓生 “月经”非李时珍首称 《中华医史杂志》1987，17 (3)；163
吴佐忻 李言闻任太医院吏目考 《湖北中医杂志》1987，(1)；56
王晓萍 《濒湖脉学、奇经八脉考、脉诀考证》校读记 《湖北中医杂志》1987，(2)；44~46
尚志钧 《本草纲目·序例》辨误两则 《成都中医学院学报》1987，10 (2)；30~31
寇华胜 李时珍逻辑思维形式初探 《贵阳中医学院学报》1987，(2)；50~52
卜平 李时珍对老年用补法的特色 《江苏中医杂志》1987，8 (4)；26~29
王晖 李时珍新解麻黄汤、桂枝汤 《浙江中医学院学报》1987，11 (3)；29~30
孙启明 李时珍与中药的科学炮制 《药学通报》1987，(2)；112
卜平 《本草纲目》花粉药用食疗启秘 《江苏中医》1988，9 (10)；470~472
胡勇 李时珍临床医学思想浅析 《江苏杂志》1988，9 (11)；513~514
吴佐忻 李时珍楚王府任职日期考 《上海中医药杂志》1988，(1)；37~38
傅维康 医药学史上的划时代巨著《本草纲目》 《上海中医杂志》1988，(10)；34~35
刘兴仁 试论“心主神明”与“脑主神明” 《北京中医学院学报》1988，11 (1)；15~16
孙溥泉 李时珍是怎样对待古代药物学著作中的错误与缺点 《陕西中医学院报》1988，11 (3)；47~50
李阳、梅全喜 杰出的贡献伟大的一生——李时珍生平简介 《大众中医药》1988，(4)；39~40
胡勇 李时珍临床学术思想初探 《四川中医》1988，(6)；8~9
张同君 试析《本草纲目》对明清药学的影响 《药学通报》1988，23 (11)；641~645
杨梅香 李时珍对发展中医药学说的贡献 《药学通报》1988，23 (11)；645~648
孙启明 李时珍的中药药性“五性”分类法 《药学通报》1988，23 (11)；649
谢宗万 李时珍对药材品种辨疑正误的杰出贡献 《药学通报》1988，23 (11)；650~651
赵守训 李时珍对中药化学和天然药物化学的贡献 《药学通报》1988，23 (11)；651~653
曾育麟、关祥祖 《本草纲目》收载的民族药 《药学通报》1988，23 (11)；653~655
吴震西、吴自强 《本草纲目》外治法要览 《江苏中医》1989，10 (5)；232~233
刘春甫 从《本草纲目》看李时珍的科研方法 《中医药学报》1989，(2)；16~17
张林茂 明代名医李言闻生平考略 《浙江中医杂志》1989，24 (1)；40~41
李官火 李时珍对炮制学的贡献 《浙江中医杂志》1989，24 (2)；87~88
姚杰良 名中医在屏幕 《陕西中医函授》1989，(2)；48
聂广、郑伯成 李时珍外传三则 《大众中医药》1989，(2)；45~46
长青 李时珍 《山西中医》1989，5 (1)；48
吴正中 试论《本草纲目》的人文性 《上海中医药杂志》1989，(10)；40~42
李文宝、赵霖恩 李时珍临证用药拾粹 《云南中医学院学报》1989，12 (1)；16~17
杨国祥、王大观、金建民 李时珍之路与《临床中药学》 《云南中医学院学报》1989，12 (1)；41~44
高彦彬 《本草纲目》对祖国医药学的贡献 《黑龙江中医药》1989，(4)；53~55
李光春 《本草纲目》急重症治验选介 《福建中医药》1989，20 (1)；18~19，55
张永兴、何临香 李时珍对中药学的贡献及其对后世的影响 《陕西中医学院学报》1990，13 (1)；

29～32
彭吉富、杨荣琴、高华 李时珍记载银膏补牙早西方两百多年 《云南中医学院学报》1990，13（2）；14
游佳斌 谈谈《濒湖集简方》的来源与用法 《新疆中医药》1990，（2）；12～14
陈重明 《本草纲目》对我国植物药研究的贡献（Ⅱ） 《中药材》1990，13（2）；37～38
陈重明 《本草纲目》对我国植物药研究的贡献（Ⅲ） 《中药材》1990，13（3）；36～37
华祝考 略论李时珍的治学精神 《浙江中医学院学报》1990，14（5）；35～38
李从明 《本草纲目》时间用语类释 《陕西中医函授》1990，（6）；42
赵冠英、王发渭、孙随 《本草纲目》抗老延寿方药窥略 《上海中医药杂志》1990，（9）；32～33
何建北 《本草纲目》咽喉病辨治探要 《湖北中医杂志》1990，（1）；29
孙启明 《本草纲目》附录药物选介 《中国药学杂志》1990，25（10）；618～620
孙启明 李时珍新增药药名的存废问题 《中医药学杂志》1990，25（4）；237～238
马新风 《本草纲目》附方实验录 《浙江中医杂志》1990，25（1）；36
王绪前 《本草纲目》新增药物意义探析 《浙江中医学院学报》1990，14（2）；35
班兆根、班兆槟 李时珍的治学思想及其对祖国医药学的贡献 《广西中医药》1990，14（1）；34～36
高尚社、齐小玲、曲昌强 李时珍升降学说撮略 《河南中医》1991，11（1）；18～20
庄树范、杨春山、邢雅民 从《本草纲目》看苏颂对药物学的贡献 《吉林中医药》1991，（5）；7～8
李子慎 《本草纲目》虫部药儿科应用特点浅析 《吉林中医药》1991，（5）；41～43
楼之岑 李时珍对中国医药学的贡献 《时珍国药研究》1991，2（1）；1～6
沈保安 《本草纲目》土部新增药物品种考释 《时珍国药研究》1991，2（1）；7～10
李泽南 西域国药－时珍笔下的阿魏 《时珍国药研究》1991，2（1）；10～11
尚志钧 《本草纲目》新增药品出处的分析 《时珍国药研究》1991，2（1）；49～53
施观芬、王灵敏 《本草纲目》重言探析 《山东中医学院学报》1991，15（5）；53～56
陈修源 《本草纲目》草石蚕考释 《时珍国药研究》1991，2（3）；97～98
赵凯、薛晓军 从《本草纲目》看李时珍对中医医案学的贡献 《时珍国药研究》1991，2（3）；99～100
石长栓、王玉洁 《本草纲目》主要版本的演变图解 《时珍国药研究》1991，2（3）；145～147
李子慎 论《本草纲目》之儿科学贡献 《湖北中医杂志》1991，13（6）；26～28
汪何 《本草纲目》分类思想之探讨 《中医药学报》1991，（3）；9～11
李同生、李强 李时珍在骨伤科学方面的贡献 《中国骨伤》1991，4（6）；1～2
常俊 李时珍长寿粥 《大众中医药》1991，（4）；16～17
蔡捷思 略论李时珍的实践精神 《中国医学杂志》1991，26（1）；49～50
孔淑真 《本草纲目》对现代药物学的贡献 《西安医科大学学报》1991，12（1）；93～96
洪彬 李时珍和黄芩 《中老年保健》1991，（4）；16
董水华 李时珍的中药鉴定方法初探 《中国药房》1991，2（2）；45
王剑 《本草纲目》茶疗集腋 《中医药研究》1992，（5）；48
陈淑涛 古代名医成材与早期学业 《成都中医学院学报》1992，15（3）；156～159，163
丁艳蕊 《本草纲目》用粥浅探 《浙江中医学院学报》1992，16（6）；42～43
梁茂新 《本草纲目》对清代本草学的影响 《时珍国药研究》1992，3（1）；1～3
徐泽 《本草纲目》的养生思想 《时珍国药研究》1992，3（1）；4～6
沈保安 《本草纲目》金石部新增药物品种考释 《时珍国药研究》1992，3（2）；52～55，51

孙多善 李时珍对研究有毒中药的贡献 《时珍国药研究》1992，3（3）；97~99
陈秀珍 李时珍治疗痹证方药的特点 《时珍国药研究》1992，3（3）；100~101
吴佐忻 当代李时珍后裔小考 《上海中医药杂志》1992，（11）；43~44
李钟文 《本草纲目》对中药理论的贡献 《湖南中医学院学报》1992，12（2）；5~7
欧阳建军、陈大舜 从《本草纲目》分类法看李时珍的创造性想象 《湖南中医学院学报》1992，12（4）；3~5
陈文贵 对《本草纲目》正误版本探讨 《中国中药杂志》1992，17（4）；251~252
陈仁寿 李时珍对传统性药学的贡献 《南京中医学院学报》1992，8（2）；108~109
薛景春 中医脉诊的易学观 《辽宁中医杂志》1992，19（6）；39
乔守正 《本草纲目》对口腔医学的贡献 《中华医史杂志》1992，22（2）；84~86
黄英素 刘晓庄 明代医学发展得失谈 《中华医史杂志》1992，22（4）；248~250
赵志礼、赵汝能 《本草纲目》中植物分类学思想初探 《中国药学杂志》1992，27（5）；307~308
孙启明 李时珍对《山海经》药物的研究 《中国药学杂志》1992，27（7）；431~433
李钟文 李时珍对中药理论的贡献 《中国药学杂志》1992，27（增）；17~21
陈明 “脑为六神之府”辨析 《中医函授通讯》1993，11（1）；17
余北山 应用李时珍治臌胀法治疗晚期血吸虫病的体会 《实用中医内科杂志》1993，7（1）；19~20
王明华 李时珍对中医急症治疗学的贡献 《中国中医急症》1993，2（4）；9~10
邓来送 《本草纲目》中临证经验探 《中医药学报》1993，（4）；9~10
张绍连、张介安 李时珍治痫用药初探 《中医药学报》1993，（5）；6~7
祝和忠 “要长寿者，请到李时珍的家乡来”1993年将举办中国湖北首届李时珍医药节 《大众中医药》1993，（2）；18
郭瑞华 简议《本草纲目》的文献学价值 《山东中医学院学报》1993，17（5）；345~347
陈修源 《本草纲目》误记一则 《浙江中医杂志》1993，28（2）；53
王明华 略论李时珍对大黄的运用 《时珍国药研究》1993，4（1）；3~4
赵鸿云 王鹏 李时珍对咳嗽辨证用药的特点初探 《时珍国药研究》1993，4（4）；1~3
施仲安 《本草纲目》金陵版珍本影印出版札记 《中国药学杂志》1993，28（9）；515~516
陈新谦 《本草纲目》对动植物补益药的收载及其中20种药的现代研究 《中国药学杂志》1993，28（9）；516~520
郝近大、谢宗万 对《本草纲目》“集解”用于药物品种考证的体会 《中国药学杂志》1993，28（9）；521~523
赵金娟 李时珍治案启迪录 《中医杂志》1993，34（11）；692
袁德培 《本草纲目》延寿方药特色初探 《陕西中医》1993，14（12）；559
张志远 论李时珍的治学特色 《山西中医》1993，9（1）；4~6
傅维康 世界科技史上的不朽巨著《本草纲目》 《浙江中医杂志》1993，28（11）；522
丁章森 李时珍脉学成就初探 《浙江中医杂志》1993，28（11）；524~525
韩乐兵 略论李时珍对火热证用药卓见 《辽宁中医杂志》1994，21（8）；111~112
金岚 从《本草纲目》“发明”内容浅论李时珍对医药学的贡献 《上海中医药杂志》1994，（3）；2~6
郭振球 医林哲匠艺苑鸿儒—李时珍证治学思想举隅 《山西中医》1994，10（2）；54~55，54
邓来送、邓莉 李时珍对医学的贡献 《山西中医》1994，10（4）；8~9
孙多善、周学胜 论李时珍对治疗重危病证的贡献 《时珍国药研究》1994，5（2）；2~4
廖子君、戴宗富 李时珍对《伤寒论》之研究 《国医论坛》1994，9（1）；6~9

孙启明 《本草纲目》番木鳖“汤引”钩沉 《辽宁中医杂志》1994，21（12）；541～542
烟建华 奇经理论的建立与发挥 《中国医药学报》1994，9（6）；340～342
刘敦 李时珍巧用简验方法辨治疑难杂证特点初探 《湖南中医学院学报》1994，14（2）；9～11
华占海 李时珍学术特色及其对中医药走向世界的贡献 《甘肃中医》1994，7（4）；56～57
高闽 李时珍与曼陀罗花 《大众中医药》1994，（1）；44～45
胡爱萍 李时珍本草研究方法探折—比较法 《中医杂志》1994，35（1）；48～50
朱方石 《本草纲目》内病外治思想方法探讨 《中医药信息》1994，11（4）；3～4
王振平、何耀荣、卜立华 试论李时珍健身益寿遣方用药的学术特色 《湖南中医杂志》1994，10（3）；22～24
翟立华、张金鼎 试论李时珍对海洋药物的研究 《时珍国药研究》1995，6（1）；4～5
张运开、张军 李时珍对中药配伍理论的贡献 《时珍国药研究》1995，6（3）；2～3
沈鹏年 略论李时珍对治疗蛇伤的贡献 《时珍国药研究》1995，6（3）；4
刘家骅 李时珍对伤寒的研究 《时珍国药研究》1995，6（2）；2～3
王应芳、刘福祥、上官福来 李时珍医案简辑探析 《时珍国药研究》1995，6（4）；2～3
朱祥麟 李时珍脑病用药发微 《中国中医基础医学杂出》1995，1（3）；17
王发渭、郝爱真 李时珍治疗老年病验案浅析 《中医函授通讯》1995，14（6）；8～9
杨俊杰、张风瑞 李时珍研究本草学的方法 《吉林中医药》1995，（4）；43～44
游佳斌 论李时珍对中医学理论的贡献 《甘肃中医》1995，8（4）；5～6
李万瑶 论李时珍奇经八脉研究的贡献 《中国针灸》1996，16（6）；30～32
王应芳、刘福祥、贾存英 李时珍经方用药新解 《时珍国药研究》1996，7（1）；6～7
黄赐雄 运用李时珍的血症治则思想治疗小儿溃疡性结肠炎20例疗效分折 《时珍国药研究》1996，7（3）；131～132
黄锦华、赵云锋 李时珍《本草纲目》对中医外治法及外用药的贡献 《时珍国药研究》1996，7（3）；133
祝和忠 李时珍巧治王室病 《大众中医药》1996，（3）；53
郝近大、谢宗万 《本草纲目》新增植物药浅析 《中国中药杂志》1996，21（4）；195～197
刘玉荣、赵冰、王桂荣 李时珍本草比较药物功能及应用异同 《时珍国药研究》1996，7（4）；195～196
王宛彭、周莅莅 《奇经八脉考》探析 《长春中医学院学报》1996，12（4）；6
郎需才、郎兵 李时珍未任太医院判考 《中华医史杂志》1996，26（1）；49
吴佐忻 李时珍存世墨迹初探《李濒湖抄医书》的观察 《上海中医药杂志》1996，（11）；40～41
邓嘉成、董廷瑶 李时珍小儿病方探析 《中医文献杂志》1996，（4）；18～20
陈邦康、施仁潮 李时珍论饮茶之害 《浙江中医杂志》1996，31（10）；472
樊立侠 我国伟大的科学家——李时珍 《科学大众》1953，（6）；202
钱崇树 我国伟大的药物学家——李时珍《北京中医》1954，（1）；封面
李涛 李时珍和《本草纲目》 《科学通报》1954，（9）；64
刘伯涵 关于李时珍生卒的探索 《中华医史杂志》1955，（1）；1
李涛 李时珍和他的《本草纲目》 《中医杂志》1955，（2）；54
庄光祥 由藜芦催吐联想到李时珍的家世 《中国新医药》1955，（20）；10
傅再希 李时珍以后杰出的本草家——赵学敏 《江西中医药》1955，（3）；14
章次公 李时珍传（诊余抄一则）《新中医》1955，（7）；260
王吉民 李时珍文献参考资料汇目 《上海中医药杂志》1957，（3）；46

刘伯涵　李时珍太医院任职考　《医学史与保健组织》1957，(4)；294
曹元宇　李时珍引论《本草经》的一些错误　《江苏中医》1964，(10)；26
李益三　李时珍在临床医学上的丰富经验　《浙江中医杂志》1964，(11)；271
巫明　具有法家思想的医药学家李时珍《北京医学院学报》1974，(4)；206
胡世林　李时珍和他的《本草纲目》　《科学通报》1975，(2)；57
华中师范学院生物系　李时珍与《本草纲目》　《科学实验》1975，(7)；254
潘吉星　关于李时珍《本草纲目》外文译本的几个问题　《中医杂志》1980，(3)；222
朱德元等　从《本草纲目》看李时珍的科学实践精神《中医药学报》1982，(3)；19~21
赵思兢　学习李时珍医药结合精神，做好继承整理中医工作——纪念李时珍逝世390周年　《新中医》1983，(1)；1
巫明　李时珍的命门说　《大众医学》1983，(11)；507
巫明　李时珍——具有改革思想的杰出医药学家　《大众医学》1983，(9)；27
赵宏恩　李时珍对脉学的贡献　《中医杂志》1983，(9)；7~9
方春阳等　李时珍临床经验探析　《中医杂志》1983，(9)；4~6
储曜夫　评《濒湖脉学白话解》　《中医杂志》1965，(8)；37
宋光锐　李时珍——伟大的医药学家　《李时珍研究论文集》1985，1
吴佐忻　李时珍生平年表　《李时珍研究论文集》1985，21
周一谋　李时珍的科学态度　《李时珍研究论文集》1985，38
郑金生　周一谋　试论《本草纲目》编纂中的几个问题　《李时珍研究论文集》1985，73
马继兴、胡乃长　《本草纲目》版本的考察　《李时珍研究论文集》1985，113
谢宗万　《本草纲目》图版的考察　《李时珍研究论文集》1985，145
蔡景峰　《本草纲目》中的医学交流　《李时珍研究论文集》1985，200
潘吉星　《本草纲目》之东被及西渐　《李时珍研究论文集》1985，225
宋之琪　《本草纲目》对植物学的贡献　《李时珍研究论文集》1985，274
王孝涛　《本草纲目》在中药炮制方面的成就　《李时珍研究论文集》1985，285
谢海洲、冯兴华　试探《本草纲目》中"百病主治药"　《李时珍研究论文集》1985，311
陈新谦、张天禄　《本草纲目》与现代药学研究　《李时珍研究论文集》1985，324
傅芳　李时珍的其他医学著作及其医学成就　《李时珍研究论文集》1985，355
钱超尘　李时珍与《说文解字》　《纪念李时珍诞辰480周年学术论文集》1998，1
高文铸　"奇经八脉"命名考略　《纪念李时珍诞辰480周年学术论文集》1998，17
真柳诚　《本草纲目》最初传入日本的纪录及金陵本的所在　《纪念李时珍诞辰480周年学术论文集》1998，21
岩井祐泉　李时珍《奇经八脉考》所引气功文献考　《纪念李时珍诞辰480周年学术论文集》1998，26
张敏　《本草纲目·释名》误训举例　《纪念李时珍诞辰480周年学术论文集》1998，42
王剑　《金陵版《本草纲目》的艰难出版历程简考　《纪念李时珍诞辰480周年学术论文集》1998，50
肖才源　刍议《本草纲目·凡例》之特色　《纪念李时珍诞辰480周年学术论文集》1998，54
徐春波　《本草纲目》在名物训诂上的贡献　《纪念李时珍诞辰480周年学术论文集》1998，56
赵莲若　谈李时珍治痛风的用药特点　《纪念李时珍诞辰480周年学术论文集》1998，61
陈敏等　《本草纲目》鼻疗治头痛初探　《纪念李时珍诞辰480周年学术论文集》1998，64
林如祥　谈李时珍治痰疗法　《纪念李时珍诞辰480周年学术论文集》1998，66

吕恩志　运用《本草纲目》主治食气方外敷治疗肝硬化腹水临床探讨　《纪念李时珍诞辰480周年学术论文集》1998，71
石中盛等　《本草纲目》药方治验录　《纪念李时珍诞辰480周年学术论文集》1998，73
贾太谊等　《本草纲目》载方治验　《纪念李时珍诞辰480周年学术论文集》1998，76
陈三才等　受《本草纲目》启发应用五灵脂偶得　《纪念李时珍诞辰480周年学术论文集》1998，79
张发海　应用《本草纲目》方治疗血淋56例观察　《纪念李时珍诞辰480周年学术论文集》1998，82
谭普云等　《本草纲目》方药新用拾遗　《纪念李时珍诞辰480周年学术论文集》1998，84
汤宏勇　李时珍治面疮药物应用体会　《纪念李时珍诞辰480周年学术论文集》1998，86
张治强等　李时珍对临床遣方用药的贡献探析　《纪念李时珍诞辰480周年学术论文集》1998，88
李卫红　从《本草纲目》看李时珍治疗带下的用药特点　《纪念李时珍诞辰480周年学术论文集》1998，92
肖光德　《本草纲目》人发、人尿应用临床之体会　《纪念李时珍诞辰480周年学术论文集》1998，96
刘瑞铧　《本草纲目》附方治验4例　《纪念李时珍诞辰480周年学术论文集》1998，99
叶旭　李时珍经验用浅析　《纪念李时珍诞辰480周年学术论文集》1998，101
王柏康　《本草纲目》中"化铁丸"的临床运用举隅　《纪念李时珍诞辰480周年学术论文集》1998，105
赖楚怀　《本草纲目》附方临床验证　《纪念李时珍诞辰480周年学术论文集》1998，108
王伟　浅谈李时珍《本草纲目》治疗口腔疾病的临床运用　《纪念李时珍诞辰480周年学术论文集》1998，110
李守志等　《本草纲目》与癃闭证　《纪念李时珍诞辰480周年学术论文集》1998，111
陈敏等　《本草纲目》中医外治法在临床各科中的应用　《纪念李时珍诞辰480周年学术论文集》1998，113
孙凡　浅述《本草纲目》中的外治法　《纪念李时珍诞辰480周年学术论文集》1998，116
郭其来等　探李时珍对老年医学的研究及应用　《纪念李时珍诞辰480周年学术论文集》1998，119
吴风姣　李时珍临床医学思想初探　《纪念李时珍诞辰480周年学术论文集》1998，124
张耀煌　谈《本草纲目》第三卷中的百病主治药　《纪念李时珍诞辰480周年学术论文集》1998，127
占亚雄　浅析李时珍对健康长寿医学的贡献　《纪念李时珍诞辰480周年学术论文集》1998，130
徐建中　李时珍茶疗思想初探　《纪念李时珍诞辰480周年学术论文集》1998，132
詹亚华等　《本草纲目》中的裸子植物药材种类研究　《纪念李时珍诞辰480周年学术论文集》1998，134
姚振生等　《本草纲目》中蓼属植物的考证　《纪念李时珍诞辰480周年学术论文集》1998，135
谢在佩等　《本草纲目》中的海洋药物及品种考证　《纪念李时珍诞辰480周年学术论文集》1998，140
徐长化　从《濒湖集简方》看李时珍制方特点　《纪念李时珍诞辰480周年学术论文集》1998，151
姚振生等　略论《本草纲目》对植物分类学的贡献　《纪念李时珍诞辰480周年学术论文集》1998，154
朱武政等　《本草纲目》药物分类初探　《纪念李时珍诞辰480周年学术论文集》1998，160
缪奇祥　羌活、独活"乃一物二种"辨析　《纪念李时珍诞辰480周年学术论文集》1998，161
周立龙　浅评李时珍《本草纲目》对药物释名的考辨与启示　《纪念李时珍诞辰480周年学术论文集》1998，164
陆文光等　《本草纲目》中的钩吻　《纪念李时珍诞辰480周年学术论文集》1998，167

康永利 《本草纲目》中收涩药浅识 《纪念李时珍诞辰480周年学术论文集》1998，168
康永利 《纲目》中的几个问题探讨 《纪念李时珍诞辰480周年学术论文集》1998，171
张树人 石龙芮与水堇的本草考证 《纪念李时珍诞辰480周年学术论文集》1998，174
张树人 《本草纲目》中黄药子和红药非一物 《纪念李时珍诞辰480周年学术论文集》1998，176
骆传祖 土芋释名质疑 《纪念李时珍诞辰480周年学术论文集》1998，177
姜效毅 《本草纲目》中悬钩子考辨 《纪念李时珍诞辰480周年学术论文集》1998，180
孙启明 《本草纲目》芦荟补正 《纪念李时珍诞辰480周年学术论文集》1998，182
梅全喜 试论李时珍对艾叶的认识和应用 《纪念李时珍诞辰480周年学术论文集》1998，183
赵庚 《本草纲目》血竭的服用 《纪念李时珍诞辰480周年学术论文集》1998，188
李鸿林等 略论《本草纲目》发明项下磁石之功效 《纪念李时珍诞辰480周年学术论文集》1998，191
郑仰钦等 《本草纲目》海洋药物的应用与现代研究 《纪念李时珍诞辰480周年学术论文集》1998，193
安秀华等 从《本草纲目》对水银所载看李时珍对医药化学的成就 《纪念李时珍诞辰480周年学术论文集》1998，198
仲开德等 浅谈李时珍对药学的贡献 《纪念李时珍诞辰480周年学术论文集》1998，199
方宏琳等 浅谈李时珍对矿物药的贡献 《纪念李时珍诞辰480周年学术论文集》1998，202
陈平平 简论李时珍对牡丹研究的贡献 《纪念李时珍诞辰480周年学术论文集》1998，205
左武良 清香移在菊花枝 《纪念李时珍诞辰480周年学术论文集》1998，209
左武良 从《本草纲目》中看“药酒”健身美容的作用 《纪念李时珍诞辰480周年学术论文集》1998，213
吴承红 《本草纲目》药酒功用浅析 《纪念李时珍诞辰480周年学术论文集》1998，217
徐唐铭 浅谈李时珍《本草纲目》的药酒 《纪念李时珍诞辰480周年学术论文集》1998，220
雷红萍 浅谈李时珍的升降浮沉用药思维 《纪念李时珍诞辰480周年学术论文集》1998，222
陈少冬 从“是升降在物亦在人也”谈起 《纪念李时珍诞辰480周年学术论文集》1998，223
张义鸿 李时珍和他的四时用药例 《纪念李时珍诞辰480周年学术论文集》1998，225
刘家骅 浅谈李时珍在药对学上的成就 《纪念李时珍诞辰480周年学术论文集》1998，228
马红 《本草纲目》论药性相反药物的配伍 《纪念李时珍诞辰480周年学术论文集》1998，231
赵高潮 李时珍临床用药特色初探 《纪念李时珍诞辰480周年学术论文集》1998，233
张红武 《本草纲目》毒性中药炮制技术简介 《纪念李时珍诞辰480周年学术论文集》1998，235
金嘉懿等 用《本草纲目》所载救治马钱子中毒1例 《纪念李时珍诞辰480周年学术论文集》1998，237
熊济明 对《奇经八脉考》之浅见 《纪念李时珍诞辰480周年学术论文集》1998，238
贾太谊等 李时珍与《濒湖脉学》摭谈 《纪念李时珍诞辰480周年学术论文集》1998，239
郑玉洲 试论李时珍在脉学上的贡献 《纪念李时珍诞辰480周年学术论文集》1998，242
郝新建 《纪念李时珍诞辰480周年学术论文集》1998，244
赵明芬等 七怪脉与心律失常的关系及救治初探 《纪念李时珍诞辰480周年学术论文集》1998，246
王勇 《奇经八脉考》的医学气功价值初探 《纪念李时珍诞辰480周年学术论文集》1998，250
徐子华等 李时珍《奇经八脉考》与气功小周天运动 《纪念李时珍诞辰480周年学术论文集》1998，253
林如祥 论李时珍《奇经八脉考》源流及影响 《纪念李时珍诞辰480周年学术论文集》1998，255
章树林等 从《本草纲目》看李时珍的科学态度 《纪念李时珍诞辰480周年学术论文集》1998，264

方春阳 李时珍对道家医药学说的批判与断承 《纪念李时珍诞辰480周年学术论文集》1998，274
雅俊达 李时珍《本草纲目》医药贡献精神 《纪念李时珍诞辰480周年学术论文集》1998，280
王习培 李时珍学术思想勾沉 《纪念李时珍诞辰480周年学术论文集》1998，285
冯石松 李时珍的医药贡献浅见 《纪念李时珍诞辰480周年学术论文集》1998，288
綦桂英等 伟大的药学家和临床医学家李时珍 《纪念李时珍诞辰480周年学术论文集》1998，292
方生波 李时珍对中医药学的贡献 《纪念李时珍诞辰480周年学术论文集》1998，293
何光永 《本草纲目》是中医药学光辉的里程碑 《纪念李时珍诞辰480周年学术论文集》1998，297
何修德 赞李时珍的“格物穷理”思想 颂李时珍精神 《纪念李时珍诞辰480周年学术论文集》1998，299
曹沁峰 浅谈李时珍《本草纲目》的医药学特色 《纪念李时珍诞辰480周年学术论文集》1998，303
彭治彪 李时珍《本草纲目》小议 《纪念李时珍诞辰480周年学术论文集》1998，305
浅谈李时珍及其《本草纲目》 冯来福 《纪念李时珍诞辰480周年学术论文集》1998，307
金国华 李时珍及其《本草纲目》 《纪念李时珍诞辰480周年学术论文集》1998，309
杨德发 伟大的科学巨人——李时珍 《纪念李时珍诞辰480周年学术论文集》1998，313
刘德权 李时珍反方士思想浅谈 《纪念李时珍诞辰480周年学术论文集》1998，314
徐子华 李时珍成才道路初探 《纪念李时珍诞辰480周年学术论文集》1998，317
李佐敏 李时珍的敬业精神及成才探讨 《纪念李时珍诞辰480周年学术论文集》1998，319

唐勤丰等 歙砚与《本草纲目》 《纪念李时珍诞辰480周年学术论文集》1998，326
梅全喜 诞生在李时珍故乡的地方性本草 《纪念李时珍诞辰480周年学术论文集》1998，327
张丽君 真善美高度统一的科学巨著——谈李时珍的《本草纲目》 《纪念李时珍诞辰480周年学术论文集》1998，331
黄轶喆 重视民间医药学的李时珍 《纪念李时珍诞辰480周年学术论文集》1998，338